Th. Löscher†, G.-D. Burchard, A. Hörauf, J. May, M. Ramharter (Hrsg.)

Tropenmedizin: Reisemedizin – Globale Gesundheit

Thomas Löscher[†], Gerd-Dieter Burchard, Achim Hörauf, Jürgen May,
Michael Ramharter (Hrsg.)

Tropenmedizin

Reisemedizin – Globale Gesundheit

1. Auflage

Mit einem Geleitwort von
Dr. med. Dr. rer. nat. Carsten Köhler, Tübingen, und Prof. Dr. med. Bernhard Fleischer, Hamburg

Mit Beiträgen von
Marylyn M. Addo, Martin Alberer, John Amuasi, Herbert Auer, Anne Balkema-Buschmann, Heiko Becher, Marcus Beißner, Sabine Bélard, Christoph Bendick, Cornelia Betsch, Alfred Lennart Bissinger, Mauro Bodio, Gerhard Boecken, Juliane Bönecke, Kayvan Bozorgmehr, Theo Brehm, Gisela Bretzel, Silja Bühler, Gerd Burchard, Carsten Butsch, Sandra Ciesek, Clarissa Prazeres da Costa, Ina Danquah, Sandra Dehning, Claudia M. Denkinger, Gerhard Dobler, Josef Eberle, Jochen Ehrich, Daniel Eibach, Petra Emmerich, Verena Faehling, Hermann Feldmeier, Torsten Feldt, Thomas Fenner, Volker Fingerle, Marcellus Fischer, Rainald Fischer, Dimitrios Frangoulidis, Conrad Freuling, Inna Friesen, Carlos Fritzsche, Günter Fröschl, Daniela Fusco, René Gottschalk, Martin Peter Grobusch, Uwe Groß, Beate Grüner, Stephan Günther, Antje Hebestreit, Oliver Henke, Karl-Heinz Herbinger, Fritz G. E. Holst, Achim Hörauf, Marc P. Hübner, Markus Hufnagel, Thomas Jänisch, Andrea Jobst-Heel, Johannes Jochum, Sabine Jordan, Thomas Junghanss, Tilmann Kallinich, Eva J. Kantelhardt, Volkhard A. J. Kempf, Peter Kern, Matthias Klein, Kerstin Kling, Niko Kohmer, Carsten Köhler, Gabriele Köhler, Wolfgang Krahl, Alexander Krämer, Michael-Bernhardt Krawinkel, Benno Kreuels, Arne Kroidl, Inge Kroidl, Andreas Krüger, Detlev H. Krüger, Ralf Krumkamp, Martin Kuhns, Christoph Lange, Philipp Langenscheidt, David Leitsch, Jutta Lindert, Andreas Lindner, Micha Löbermann, Eva Lorenz, Thomas Löscher[†] Gabriele Margos, Jürgen May, Hermann Meyer, Frank P. Mockenhaupt, Ernst Molitor, Andreas Müller, Thomas Müller, Heinrich Neubauer, Andreas Neumayr, Eva-Maria Neurohr, Karsten Nöckler, Lena Oevermann, Sung-Joon Park, Jan Priebe, Michael Pritsch, Michael Ramharter, Pia Rausche, Dieter Reinel, Emil Reisinger, Joachim Richter, Volker Rickerts, Julia Riehm, Burkhard Rieke, Kristina M. Ritter, Camilla Rothe, Elmar Saathoff, Helmut J. F. Salzer, Ingo Schäfer, Ulrich E. Schaible, Ulrich C. Schaller, Wilfried Schmeller, Jonas Schmidt-Chanasit, Stefan Schmiedel, Gisela Schneider, Jörg Siedenburg, August Stich, Marija Stojkovic, Thomas Stompe, Hinrich Sudeck, Egbert Tannich, Dennis Tappe, Kay Tetzlaff, Christian Timmann, Friederike von Loewenich, Esther von Stebut, Jürgen Wacker, Katharina Wahedi, Julia Walochnik, Thomas Weinke, Tamara M. Welte, Nils Wetzstein, Alexander Wex, Marek Widera, Annelies Wilder-Smith, Andrea Sylvia Winkler, Gudrun Zimmermann, Thomas Zoller

ELSEVIER

Elsevier GmbH, Bernhard-Wicki-Str. 5, 80636 München, Deutschland
Wir freuen uns über Ihr Feedback und Ihre Anregungen an kundendienst@elsevier.com

ISBN 978-3-437-21642-8
eISBN 978-3-437-06325-1

Aus Gründen der Barrierefreiheit sind die Bilder in elektronischen Ausgaben dieses Buches mit Alt-Text-Beschreibungen (Alternativ-Text) versehen, die von Elsevier bereitgestellt werden. Mehr Informationen erhalten Sie unter https://www.elsevier.com/about/accessibility.

Bücher und Zeitschriften, die von Elsevier veröffentlicht werden, entsprechen den geltenden Produktsicherheitsanforderungen. Für etwaige Bedenken oder Fragen zur Produktsicherheit wenden Sie sich bitte an unseren autorisierten Vertreter, Elsevier B.V., productsafety@elsevier.com.

Elsevier nimmt eine neutrale Position in Bezug auf territoriale Meinungsverschiedenheiten oder Zuständigkeitsansprüche in seinen veröffentlichten Inhalten ein, einschließlich Landkarten und institutionellen Zugehörigkeiten.

1. Auflage 2025

Wichtiger Hinweis: Die medizinischen Wissenschaften unterliegen einem sehr schnellen Wissenszuwachs. Der stetige Wandel von Methoden, Wirkstoffen und Erkenntnissen ist allen an diesem Werk Beteiligten bewusst. Sowohl der Verlag als auch die Autorinnen und Autoren und alle, die an der Entstehung dieses Werkes beteiligt waren, haben große Sorgfalt darauf verwandt, dass die Angaben zu Methoden, Anweisungen, Produkten, Anwendungen oder Konzepten dem aktuellen Wissensstand zum Zeitpunkt der Fertigstellung des Werkes entsprechen.
Der Verlag kann jedoch keine Gewähr für Angaben zu Dosierung und Applikationsformen übernehmen. Es sollte stets eine unabhängige und sorgfältige Überprüfung von Diagnosen und Arzneimitteldosierungen sowie möglicher Kontraindikationen erfolgen. Jede Dosierung oder Applikation liegt in der Verantwortung der Anwenderin oder des Anwenders. Die Elsevier GmbH, die Autorinnen und Autoren und alle, die an der Entstehung des Werkes mitgewirkt haben, können keinerlei Haftung in Bezug auf jegliche Verletzung und/oder Schäden an Personen oder Eigentum, im Rahmen von Produkthaftung, Fahrlässigkeit oder anderweitig übernehmen.

Für die Vollständigkeit und Auswahl der aufgeführten Medikamente übernimmt der Verlag keine Gewähr.
Geschützte Warennamen (Warenzeichen) werden in der Regel besonders kenntlich gemacht (®). Aus dem Fehlen eines solchen Hinweises kann jedoch nicht automatisch geschlossen werden, dass es sich um einen freien Warennamen handelt.

Bibliografische Information der Deutschen Nationalbibliothek
Die Deutsche Nationalbibliothek verzeichnet diese Publikation in der Deutschen Nationalbibliografie; detaillierte bibliografische Daten sind im Internet über https://www.dnb.de abrufbar.

25 26 27 28 29 30 5 4 3 2 1

Für Copyright in Bezug auf das verwendete Bildmaterial siehe Abbildungsnachweis

In ihren Veröffentlichungen verfolgt die Elsevier GmbH das Ziel, genderneutrale Formulierungen für Personengruppen zu verwenden. Um jedoch den Textfluss nicht zu stören sowie die gestalterische Freiheit nicht einzuschränken, wurden bisweilen Kompromisse eingegangen. Selbstverständlich sind **immer alle Geschlechter** gemeint.

Planung: Dr. Bernhard Gall; Projektmanagement: Martha Kürzl-Harrison
Redaktion und Bildredaktion: Lisa Lorz, Garmisch-Partenkirchen
Redaktionsmanagement und Korrektorat: Dr. Christine Stenzer
Bildrechteklärung: Katja Sieger-Schauer
Herstellung: Der Buchmacher, Arthur Lenner, Windach
Satz: Thomson Digital, Noida/Indien
Druck und Bindung: EGEDSA, Sabadell (Barcelona)/Spanien
Umschlaggestaltung: SpieszDesign, Neu-Ulm
Titelfotografie: Colourbox/3x Stock.adobe.com/iStockphoto

Aktuelle Informationen finden Sie im Internet unter **www.elsevier.de**

Geleitwort

Als Vertreter der wissenschaftlichen Fachgesellschaft in Deutschland für die Bereiche Tropenmedizin, Reisemedizin und Globale Gesundheit freuen wir uns sehr, dass es den Herausgebern zusammen mit über 140 Autorinnen und Autoren gelungen ist, wieder ein deutschsprachiges Lehrbuch für diese Bereiche zu verfassen und diesmal mit dem Elsevier-Verlag zu veröffentlichen.

In Zeiten, in denen Englisch die Sprache der Wissenschaft darstellt und viele wissenschaftliche Literatur nur noch in dieser Sprache publiziert wird, ist es umso wichtiger, für die über 100 Millionen deutschsprachigen Menschen auf diesem Planeten die Möglichkeit zu schaffen, in ihrer Muttersprache Wissensinhalte in diesen spannenden Themenbereichen aufzunehmen. Während die wissenschaftlich Tätigen über ihre Untersuchungsbereiche, Methoden und Ergebnisse oft besser auf Englisch kommunizieren können, bevorzugen viele niedergelassene Kolleginnen und Kollegen und Tätige im eher angewandten Umfeld, Wissensinhalte – immer griffbereit – in ihrer Muttersprache studieren zu können.

Dass das Interesse unter den Fachkolleginnen und -kollegen an den genannten Themenbereichen groß ist, erleben wir momentan auch daran, wie schnell unsere Fachgesellschaft wächst – eine Verdopplung der Mitgliederzahlen seit 2016. Mit rund 1.500 Mitgliedern bilden wir momentan eines der größten Netzwerke in den genannten Bereichen, nicht nur, aber hauptsächlich im deutschsprachigen Raum.

Als Nachfolgewerk des Lehrbuchs von E. G. Nauck, das nach seiner vierten Auflage von 1975 nicht mehr fortgesetzt werden konnte, war das Lehrbuch „Tropenmedizin in Klinik und Praxis" von Thomas Löscher† und Gerd-Dieter Burchard, begründet von Werner Lang, 17 Jahre – bis zu seiner vierten Auflage im Jahr 2010 – das umfassendste deutschsprachige tropenmedizinische Herausgeberwerk. Wir hoffen und wünschen diesem hier nun neuen vorliegenden Werk eine mindestens genauso lange Lebenszeit.

Musste die geneigte Leserschaft zwischen dem Werk von E. G. Nauck und dem von Thomas Löscher† und Gerd-Dieter Burchard 18 Jahre geduldig warten, so sind nun „nur" 15 Jahre bis zu diesem Werk von Löscher†, Burchard, Hörauf, May und Ramharter vergangen. Zwei Herausgeber – Thomas Löscher† und Gerd-Dieter Burchard – waren auch erste Vorsitzende unserer Fachgesellschaft, wofür wir ihnen dankbar verbunden sind. Leider darf Thomas Löscher† das Erscheinen dieses Werks nicht mehr erleben – wir vermissen ihn sehr.

Als deutschsprachige Fachgesellschaft publizieren wir unsere Gesellschaftsseiten regelmäßig in der einzigen deutschsprachigen Zeitschrift auf unseren Fachgebieten, der „Flugmedizin, Tropenmedizin, Reisemedizin". Daneben nun dieses neue Werk zum Aufschlagen und Nachlesen in den Händen zu haben, ist ein großartiger Mehrgewinn – möge es zum neuen Standardwerk werden!

Hamburg, im Mai 2025
Carsten Köhler und Bernhard Fleischer für die Deutsche Gesellschaft für Tropenmedizin, Reisemedizin und Globale Gesundheit (DTG) e. V.

Vorwort

Wir Herausgeber freuen uns, dass Sie als Leserin bzw. Leser dieses neue Lehrbuch zur Tropenmedizin in den Händen halten.

Aus unserer Sicht ist das Erscheinen dieses Buches aus mehreren Gründen von großer Wichtigkeit: Zunächst macht es deutlich, dass die Tropenmedizin als aktive Fachdisziplin der Humanmedizin weiterhin lebt! Das ist nicht ganz selbstverständlich. Der Begriff „Tropenmedizin" hat sich im Laufe der Zeit deutlich gewandelt. Die Tropenmedizin ist im historischen Kontext des Kolonialismus als Fachdisziplin definiert worden, hat sich im Verlauf des letzten Jahrhunderts bis heute – vielleicht mehr als andere Fachgebiete der Medizin – an aktuelle Entwicklungen angepasst und ist zu einer Vorreiterin eines equitablen Gesundheitszugangs aller Menschen im Globalen Süden geworden. Wir hoffen, dass wir diesem Anspruch im vorliegenden Buch gerecht geworden sind.

Tropenmedizin ist nicht mehr wie zu ihren Anfängen ein Blick vom Norden auf den Süden. Die Tropenmedizin beschäftigt sich zwar mit krankheitsrelevanten Bereichen der Medizin, die vorwiegend in tropischen oder subtropischen Regionen vorkommen, aber eben auch mit der globalen Ausbreitung von Krankheiten in einer globalisierten Welt. Das ist ein weites Feld (sichtbar am Umfang dieses Buches) und niemand kann für sich in Anspruch nehmen, dies vollständig zu überblicken. Dies ist einer der Gründe dafür, warum eine große Zahl führender Expertinnen und Experten an diesem Buch als Autorinnen und Autoren mitgewirkt haben. Wir sind davon überzeugt, dass „der Tropenmediziner" und „die Tropenmedizinerin" sich mit all diesen Aspekten auseinandersetzen sollten.

Grundidee dieses Buches ist, in erster Linie Ärztinnen und Ärzten, die entweder in Tropen oder Subtropen arbeiten oder Reisende und Menschen mit Migrationserfahrung betreuen, eine Hilfe im klinischen Management zu bieten. Wir denken, dass es dafür erforderlich ist, einerseits die naturwissenschaftlichen Grundlagen der Erkrankungen darzustellen, andererseits aber auch die sozialen, ökonomischen, politischen und kulturellen Rahmenbedingungen ebenso wie die gesellschaftlichen Auswirkungen der Krankheiten zu kennen.

Einführend werden in diesem Buch wichtige Begriffe sowie Aufgaben und Perspektiven der Tropenmedizin bestimmt. In Teil I (Systematik der Tropenkrankheiten) werden in den Kapiteln der erregerbedingten Erkrankungen Spezialbereiche wie Mikrobiologie bzw. Parasitologie, Entomologie und Immunologie erläutert. Aus Sicht praktisch tätiger Ärztinnen und Ärzte werden in Teil III (Medizin in den Tropen) in den Kapiteln zur Kardiologie, Pulmonologie, Nephrologie, Onkologie, Neurologie, Dermatologie etc. weitere wichtige Krankheiten abgehandelt. Viele der genannten Erkrankungen sind armutsassoziiert. Die letzten Jahrzehnte haben, historisch gesehen, die größten Fortschritte in der Bekämpfung der weltweiten Armut gebracht. Während das Konzept der „Entwicklungsländer" heute endgültig ausgedient hat, sind große Unterschiede im Einkommen und den zur Verfügung stehenden Ressourcen in den Ländern des Globalen Südens weiterhin ein herausforderndes Problem für die Gesundheit der Bevölkerung.

Um die sozialen und ökonomischen Rahmenbedingungen und ihre Folgen für die Gesundheit darzustellen, beinhaltet das Buch nicht nur den Bereich Struktur und Management des Gesundheitswesens in Ländern des Globalen Südens, sondern insbesondere auch die Diskussion globaler Gesundheitsprobleme (Teil II). Bekanntermaßen spielen hier die Klimakrise und der Verlust der Biodiversität mit der Gefahr eines *spillovers* zoonotischer Erreger eine wichtige Rolle – auch diese neuen Themen werden im Buch dargestellt. Dem One-Health-Aspekt, in dessen Mittelpunkt der ganzheitliche Blick auf die Gesundheit von Mensch und Tier in Beziehung zur Umwelt steht, ist ein eigenes Kapitel gewidmet.

Auch die kulturellen Rahmenbedingungen sind von besonderer Bedeutung für die Gesundheit. Daher enthält das Buch einen Abschnitt zur Migrantenmedizin inkl. einer Einführung in die kulturvergleichende medizinische Anthropologie sowie ein Kapitel zur transkulturellen Psychiatrie. Alle Ärztinnen und Ärzte, die im Ausland arbeiten oder im Bereich der Migrantenmedizin tätig sind, sollten sich mit den kulturellen Einflüssen auf Gesundheit und Krankheit auseinandergesetzt haben.

Wie zuvor erklärt: Die Tropenmedizin ist ein hochdynamisches Gebiet der Humanmedizin, in dem neue Entwicklungen ständig wechselnde Anforderungen an die Tropenmedizinerinnen und Tropenmediziner stellen. Wir hoffen, dass wir mit dem Buch den gegenwärtigen Stand der Wissenschaft und der medizinischen Heilkunst umfassend und praxisrelevant dargestellt und die voraussichtlichen Entwicklungen der näheren Zukunft aufgezeigt haben. Bekanntermaßen sind Zukunftsprognosen oftmals schwierig – insbesondere in einer „Welt in Aufruhr". So wird vermutlich unter anderem der bereits in Ansätzen zu beobachtende Umbruch durch die Künstliche Intelligenz einen entscheidenden Einfluss auch auf die Tropenmedizin der Zukunft haben.

Wir bedanken uns bei allen Autorinnen und Autoren für die engagierte und hochkompetente Mitarbeit an diesem Werk. Wir haben großen Wert darauf gelegt, dass die Autorinnen und Autoren ausgewiesene Experten sind, um eine aktuelle Darstellung und bestmögliche Diskussionen zum Thema zu gewährleisten. Wir haben Kolleginnen und Kollegen gefunden, die alle aufgrund persönlicher Erfahrung, wissenschaftlicher Kompetenz und didaktischem Geschick Lernen und Fortbildung auf hohem Niveau garantieren.

Unser ganz besonderer Dank gilt den Mitarbeiterinnen und Mitarbeitern des Elsevier-Verlags. Zunächst Herrn Dr. Bernhard Gall für die Bereitschaft, das Thema Tropenmedizin aufzugreifen und das Buch herauszugeben. Dann insbesondere auch Frau Martha Kürzl-Harrison, Frau Lisa Lorz und Frau Dr. Christine Stenzer für die hervorragende Zusammenarbeit und professionelle Unterstützung. Man kann sich leicht vorstellen, dass die Herausgabe eines Buches, an dem mehr als 140 Autorinnen und Autoren beteiligt sind, eine Mammutaufgabe ist. Die komplexe Struktur des Buches hat eine enge Zusammenarbeit, Einfallsreichtum und Geduld erfordert.

Die Initiative für dieses Buchprojekt ging wesentlich von Herrn Professor Thomas Löscher† aus. Thomas Löscher† hatte im Jahr 2010 zusammen mit Gerd-Dieter Burchard beim Thieme-Verlag die vierte Auflage eines Lehrbuchs zur Tropenmedizin herausgegeben. Die Konzeption des vorliegenden Buches basiert teilweise auf dieser Vorarbeit. Thomas Löscher† ist während seiner Arbeit am Buch schwer erkrankt und am 12. September 2024 verstorben. Wir trauern um ihn als großen Vertreter des Fachs und wunderbaren Kollegen und Freund und sind gleichzeitig dankbar, dass er noch wesentliche Impulse und Beiträge zu dem Buch beigesteuert hat. Ohne Thomas Löscher† wäre dieses Buch nicht erschienen.

Hamburg und Bonn, im Mai 2025
Gerd-Dieter Burchard, Achim Hörauf, Jürgen May, Michael Ramharter

Nachruf auf Thomas Löscher†

Das Erscheinen dieses Fachbuchs zur Tropenmedizin ist ganz wesentlich Herrn Professor Thomas Löscher† zu verdanken. Als einer der Herausgeber des vor mehr als 15 Jahren erschienenen Vorläuferwerks hat sich Thomas Löscher† vor etwa 3 Jahren für eine grundlegende Überarbeitung und zeitgemäße Konzeption dieses Standardwerks eingesetzt. Er hat dazu beigetragen, eine jüngere Generation von Tropenmedizinerinnen und Tropenmedizinern in das Herausgeberteam einzubinden und den Kontakt zum Elsevier-Verlag hergestellt, der das Projekt erst möglich gemacht hat.

Thomas Löscher† hat mit seinem immensen, über die Jahrzehnte angeeigneten Wissen wesentlich zum Gelingen des Buches beigetragen, indem er viele Kapitel selbst verfasst und andere als Mitherausgeber betreut hat. Kurz nach Beginn der Arbeiten ist Thomas Löscher† schwer erkrankt. Er hat über die letzten Jahre bis zu seinem Tod am 12. September 2024 an diesem ihm so wichtigen Standardwerk der Tropenmedizin gearbeitet.

Thomas Löscher† hatte in Heidelberg und München Medizin studiert. Seine internistische Ausbildung absolvierte er an der Ludwig-Maximilians-Universität München. Er verbrachte mehrere Auslandsaufenthalte in Somalia, Tansania und auf den Philippinen. Sein Diplom für Tropenmedizin machte er an der London School of Tropical Medicine & Hygiene. Thomas Löscher† habilitierte sich 1989 im Fach Innere Medizin und Tropenmedizin, 1990 übernahm er den Lehrstuhl für Infektions- und Tropenmedizin an der Ludwig-Maximilians-Universität München. Unter seiner Leitung entwickelte sich das Institut für Infektions- und Tropenmedizin in München zu einer der führenden tropenmedizinischen Institutionen in Europa. Als Vorsitzender der Deutschen Gesellschaft für Tropenmedizin (DTG) von 2009 bis 2014 und im Vorstand der International Society of Travel Medicine (ISTM) war Thomas Löscher† wegweisend für die Entwicklung seines Fachgebiets.

Wir als jetzige Herausgeber hatten das Vergnügen, in verschiedenen Konstellationen über viele Jahre mit Thomas zusammenarbeiten zu dürfen und unzählige gemeinsame Projekte zu begleiten. Wir sind mit ihm auch persönlich eng befreundet gewesen und haben seine immer respektvolle, hilfsbereite und auch humorvolle Persönlichkeit neben seinem beeindruckenden Fachwissen außerordentlich geschätzt. Sein Tod hat uns sehr getroffen – aber wir sind dankbar, dass er unser Freund war.

Hamburg und Bonn, im Mai 2025

Gerd-Dieter Burchard, Achim Hörauf, Jürgen May, Michael Ramharter

Herausgeber

Prof. Dr. Gerd-Dieter Burchard
Bernhard-Nocht-Institut für Tropenmedizin, Hamburg

Prof. Dr. Achim Hörauf
Universitätsklinikum Bonn
Institut für Medizinische Mikrobiologie, Immunologie und Parasitologie

Prof. Dr. Thomas Löscher†
Klinikum der Ludwig-Maximilians-Universität München
Institut für Infektions- und Tropenmedizin

Prof. Dr. Jürgen May
Bernhard-Nocht-Institut für Tropenmedizin, Hamburg

Prof. Dr. Michael Ramharter
Bernhard Nocht Institut für Tropenmedizin
Universitätsklinikum Hamburg-Eppendorf, Hamburg

Autorinnen und Autoren

Prof. Dr. med. Marylyn M. Addo
Universitätsklinikum Hamburg-Eppendorf
I. Medizinische Klinik und Poliklinik
Sektion Infektiologie

PD Dr. med. Martin Alberer
Praxis Dr. Frühwein und Partner, München

Dr. John Amuasi
School of Public Health
Kwame Nkrumah University of Science and Technology
Kumasi, Ghana

Univ.-Prof. Dr. Herbert Auer
Medizinische Universität Wien
Zentrum für Pathophysiologie, Infektiologie und Immunologie
Institut für Spezifische Prophylaxe und Tropenmedizin

PD Dr. Anne Balkema-Buschmann
Friedrich-Loeffler-Institut, Greifswald
Institut für neue und neuartige Tierseuchenerreger

Prof. Dr. Heiko Becher
Universitätsklinikum Heidelberg
Heidelberger Institut für Global Health

PD Dr. med. Marcus Beißner
MVZ Laim GmbH, München

Prof. Dr. med. Sabine Bélard
Universitätsklinikum Tübingen
Medizinische Klinik, Innere Medizin VII
Institut für Tropenmedizin, Reisemedizin und Humanparasitologie

Prof. Dr. med. Christoph Bendick
Radevormwald

Prof. Dr. Cornelia Betsch
Bernhard-Nocht-Institut für Tropenmedizin, Hamburg

Dr. med. Alfred Lennart Bissinger
Universitätsklinikum Tübingen
Medizinische Klinik, Innere Medizin VII
Institut für Tropenmedizin, Reisemedizin, Humanparasitologie

Dr. phil. Mauro Bodio
Schweizerisches Tropen- und Public Health Institut, Basel

Dr. med. Gerhard Boecken
Gesundheitsdienst des Auswärtigen Amts
Regionalarztdienststelle Accra

Juliane Bönecke
Bernhard-Nocht-Institut für Tropenmedizin, Hamburg

Prof. Dr. Kayvan Bozorgmehr
Universität Bielefeld
Fakultät für Gesundheitswissenschaften

Dr. med. Thomas Theo Brehm
Universitätsklinikum Hamburg-Eppendorf
I. Medizinische Klinik und Poliklinik
Sektion Infektiologie

Prof. Dr. med. Gisela Bretzel
LMU Klinikum München
Institut für Infektions- und Tropenmedizin

PD Dr. med. Silja Bühler
Infektionsepidemiologisches Landeszentrum Hamburg
Institut für Hygiene und Umwelt

Prof. Dr. Carsten Butsch
Geographisches Institut der Universität Bonn

Prof. Dr. med. Sandra Ciesek
Universitätsklinikum Frankfurt
Institut für Medizinische Virologie

Prof. Dr. med. Clarissa Prazeres da Costa
Center for Global Health
Institut für Medizinische Mikrobiologie, Immunologie und Hygiene
TUM School of Medicine and Health, Department Preclinical Medicine
Technical University Munich (TUM)

Prof. Dr. Ina Danquah
Rheinische Friedrich-Wilhelms-Universität Bonn
Zentrum für Entwicklungsforschung

PD Dr. med. Sandra Dehning
Klinikum der Ludwig-Maximilians-Universität München
Klinik für Kinder- und Jugendpsychiatrie, Psychosomatik und Psychotherapie

Prof. Dr. Claudia M. Denkinger
Universitätsklinikum Heidelberg
Abteilung Infektions- und Tropenmedizin

Prof. Dr. med. Gerhard Dobler
Institut für Mikrobiologie der Bundeswehr, München

Prof. Dr. med. Josef Eberle
Ludwig-Maximilians-Universität München
Max von Pettenkofer-Institut

Prof. emeritus Dr. med. Jochen Ehrich, DCMT
(London)
Medizinische Hochschule Hannover
Abteilung für Pädiatrische Nieren-, Leber- und Stoffwechselkrankheiten

PD Dr. Daniel Eibach
Bundesministerium für wirtschaftliche Zusammenarbeit und Entwicklung, Berlin

PD Dr. rer. nat. Petra Emmerich
Bernhard-Nocht-Institut für Tropenmedizin, Hamburg

Dr. Verena Faehling
Universitätsklinikum Heidelberg
Abteilung Infektions- und Tropenmedizin

Prof. Dr. med. Hermann Feldmeier
Charité – Universitätsmedizin Berlin
Institut für Mikrobiologie und Infektionsimmunologie

Prof. Dr. med. Torsten Feldt
Universitätsklinikum Düsseldorf
Bereich Tropenmedizin

Dr. med. Thomas Fenner
Labor Dr. Fenner & Kollegen MVZ, Hamburg

Dr. med. Volker Fingerle
Bayerisches Landesamt für Gesundheit und Lebensmittelsicherheit, Oberschleißheim

Dr. med. Marcellus Fischer
Bundeswehrkrankenhaus Hamburg
Klink für Dermatologie, Venerologie und Allergologie

Prof. Dr. med. Rainald Fischer
Deutsche Gesellschaft für Berg- und Expeditionsmedizin e. V., München

PD Dr. med. Dimitrios Frangoulidis
Sanitätsakademie der Bundeswehr, Abteilung H / MI2 / Surveillance / MN FHP Nexus, München

Dr. med. vet. Conrad Freuling
Friedrich-Loeffler-Institut, Greifswald
Institut für molekulare Virologie und Zellbiologie

Dr. med. Inna Friesen
Forschungszentrum Borstel, Leibniz Lungenzentrum, Borstel
Nationales Referenzzentrum für Mykobakterien

Dr. med. Carlos Fritzsche
Universitätsmedizin Rostock
Zentrum für Innere Medizin
Abteilung für Tropenmedizin und Infektionskrankheiten

PD Dr. med. Günter Fröschl
LMU Klinikum München
Institut für Infektions- und Tropenmedizin

Dr. Daniela Fusco
Bernhard-Nocht-Institut für Tropenmedizin, Hamburg

Prof. Dr. med. René Gottschalk
Universitätsklinikum Frankfurt
Institut für Medizinische Virologie

Prof. Dr. med. Martin Peter Grobusch
Center for Tropical Medicine and Travel Medicine
Department of Infectious Diseases, Amsterdam University Medical Centers, Amsterdam, The Netherlands

Prof. Dr. med. Uwe Groß
Universitätsmedizin Göttingen
Institut für Medizinische Mikrobiologie und Virologie

Prof. Dr. med. Beate Grüner
Universitätsklinikum Ulm
Klinik für Innere Medizin III
Sektion Klinische Infektiologie

Prof. Dr. Stephan Günther
Bernhard-Nocht-Institut für Tropenmedizin, Hamburg

PD Dr. Antje Hebestreit
Leibniz-Institut für Präventionsforschung und Epidemiologie – BIPS, Bremen

PD Dr. med. Oliver Henke, M. Sc.
Universitätsklinikum Bonn
Institut für Hygiene und Public Health
Sektion Global Health

Prof. Dr. med. Karl-Heinz Herbinger
LMU Klinikum München
Institut für Infektions- und Tropenmedizin

Dr. med. Fritz G. E. Holst
Tropen- u. Reisemedizinisches Zentrum Marburg

Prof. Dr. Marc P. Hübner
Universitätsklinikum Bonn
Institut für Medizinische Mikrobiologie, Immunologie und Parasitologie

Prof. Dr. Markus Hufnagel
Universitätsklinikum Freiburg
Klinik für Allgemeine Kinder- und Jugendmedizin
Sektion Pädiatrische Rheumatologie und Klinische Infektiologie

PD Dr. med. Thomas Jänisch, PhD
Universitätsklinikum Heidelberg
Heidelberger Institut für Global Health

PD Dr. med. Andrea Jobst-Heel
Klinikum der Ludwig-Maximilians-Universität München
Klinik für Psychiatrie und Psychotherapie

Dr. med. Johannes Jochum
Universitätsklinikum Hamburg-Eppendorf
I. Medizinische Klinik und Poliklinik
Sektion Infektiologie und Tropenmedizin

Dr. Sabine Jordan
Universitätsklinikum Hamburg-Eppendorf
I. Medizinische Klinik und Poliklinik
Sektion Infektiologie und Tropenmedizin

Apl. Prof. Dr. Thomas Junghanss
Universitätsklinikum Heidelberg
Abteilung Infektions- und Tropenmedizin

Prof. Dr. Tilmann Kallinich
Charité – Universitätsmedizin Berlin
Klinik für Pädiatrie m. S. Pneumologie und Immunologie mit Intensivmedizin

Prof. Dr. Eva J. Kantelhardt
Universitätsklinikum Halle (Saale)
Klinik und Poliklinik für Gynäkologie und Institut für Medizinische Epidemiologie, Biometrie und Informatik

Univ.-Prof. Dr. med. Volkhard A. J. Kempf
Universitätsklinikum Frankfurt
Institut für Medizinische Mikrobiologie und Krankenhaushygiene

Prof. Dr. med. Peter Kern
Universitätsklinikum Ulm
Klinik für Innere Medizin III
Sektion Klinische Infektiologie

Prof. Dr. med. Matthias Klein
Klinikum der Ludwig-Maximilians-Universität München
Klinikum Großhadern
Neurologische Klinik

Dr. med. Kerstin Kling
Abteilung für Infektionsepidemiologie
Fachgebiet Impfprävention/STIKO
Robert Koch-Institut, Berlin
Universitätsklinikum Heidelberg
Abteilung Infektions- und Tropenmedizin

PD Dr. med. Niko Kohmer
Universitätsklinikum Frankfurt
Institut für Medizinische Virologie

Dr. med. Dr. rer. nat. Carsten Köhler
Universitätsklinikum Tübingen
Medizinische Klinik, Innere Medizin VII
Institut für Tropenmedizin, Reisemedizin, Humanparasitologie

Gabriele Köhler
UNRISD, Bonn und Genf
UN Research Institute for Social Development (UNRISD) Bonn und Genf

Dr. med. Dipl. Psych. Wolfgang Krahl
kbo-Klinik für Forensische Psychiatrie und Psychotherapie, Haar

Prof. Dr. med. Alexander Krämer
Universität Bielefeld
Fakultät für Gesundheitswissenschaften

Prof. i. R. Dr. Michael-Bernhardt Krawinkel
Justus-Liebig-Universität Giessen
Institut für Ernährungswissenschaft

Dr. Benno Kreuels
Bernhard-Nocht-Institut für Tropenmedizin, Hamburg

Dr. med. Arne Kroidl
LMU Klinikum München
Institut für Infektions- und Tropenmedizin

Prof. Dr. med. Inge Kroidl
LMU Klinikum München
Institut für Infektions- und Tropenmedizin

PD Dr. Andreas Krüger
Bundeswehrzentralkrankenhaus Koblenz
Sektion B – TE Medizinische Zoologie

Prof. Dr. med. Detlev H. Krüger
Charité – Universitätsmedizin Berlin
Institut für Medizinische Virologie

Dr. Ralf Krumkamp
Bernhard-Nocht-Institut für Tropenmedizin, Hamburg

Dr. med. Martin Kuhns
Forschungszentrum Borstel, Leibniz Lungenzentrum, Borstel
Nationales Referenzzentrum für Mykobakterien

Prof. Dr. med. Dr. h. c. Christoph Lange
Forschungszentrum Borstel, Leibniz Lungenzentrum, Borstel
Klinische Infektiologie

Dr. med. Philipp Langenscheidt
Sophien- und Hufeland Klinikum gGmbH, Weimar
Klinik für Allgemein-, Viszeral- und Gefäßchirurgie

Apl. Prof. PD Dr. rer. nat. David Leitsch
Medizinische Universität Wien
Zentrum für Pathophysiologie, Infektiologie und Immunologie
Institut für Spezifische Prophylaxe und Tropenmedizin

Prof. Dr. Jutta Lindert
Hochschule Emden/Leer
Gesundheitswissenschaften

Dr. med. Andreas Lindner, MSc
Charité – Universitätsmedizin Berlin
Charité Center for Global Health
Institut für Internationale Gesundheit

Prof. Dr. med. Micha Löbermann
Universitätsmedizin Rostock
Zentrum für Innere Medizin
Abteilung für Tropenmedizin und Infektionskrankheiten und Sektion Nephrologie

Dr. Eva Lorenz
Bernhard-Nocht-Institut für Tropenmedizin, Hamburg

Dr. Gabriele Margos
Bayerisches Landesamt für Gesundheit und Lebensmittelsicherheit, Oberschleißheim

Prof. Dr. Hermann Meyer
Unterschleißheim

Prof. Dr. med. Frank P. Mockenhaupt
Charité – Universitätsmedizin Berlin
Campus Virchow-Klinikum
Institut für Internationale Gesundheit

Dr. Ernst Molitor
Universitätsklinikum Bonn
Institut für Medizinische Mikrobiologie, Immunologie und Parasitologie

Dr. med. Andreas Müller
Universitätsklinikum Würzburg
Medizinische Klinik und Poliklinik II
Infektiologie/Tropenmedizin

Dr. med. vet. Thomas Müller
Friedrich-Loeffler-Institut, Greifswald
Institut für molekulare Virologie und Zellbiologie

Prof. Dr. med. vet. Heinrich Neubauer
Friedrich-Loeffler-Institut, Jena
Institut für bakterielle Infektionen und Zoonosen

PD Dr. med. Andreas Neumayr
Schweizerisches Tropen- und Public Health Institut, Basel
Zentrum für Tropen- und Reisemedizin
James Cook University, Townsville, Australia
Divison of Tropical Health and Medicine

Dr. med. Eva-Maria Neurohr
Universitätsklinikum Tübingen
Medizinische Klinik, Innere Medizin VII
Institut für Tropenmedizin, Reisemedizin, Humanparasitologie

Prof. Dr. med. vet. Karsten Nöckler
Bundesinstitut für Risikobewertung, Berlin

PD Dr. med. Lena Oevermann
Charité – Universitätsmedizin Berlin
Campus Virchow Klinikum
Klinik für Pädiatrie m. S. Hämato-/Onkologie und SZT

Dr. Sung-Joon Park
Bernhard-Nocht-Institut für Tropenmedizin, Hamburg

PD Dr. Jan Priebe
Bernhard-Nocht-Institut für Tropenmedizin, Hamburg

Prof. Dr. med. Michael Pritsch
Ludwig-Maximilians-Universität München
Medizinische Fakultät

Pia Rausche
Bernhard-Nocht-Institut für Tropenmedizin, Hamburg

Dr. med. Dieter Reinel
Dermatologie/Allergologie, Reise- und Tropendermatologie, Hamburg

Prof. Dr. med. univ. Emil Reisinger, MBA
Universitätsmedizin Rostock
Zentrum für Innere Medizin
Klinik für Tropenmedizin und Infektionskrankheiten und Sektion Nephrologie

Prof. Dott. univ. Pisa Joachim Richter
Charité – Universitätsmedizin Berlin
Charité Center for Global Health
Institut für Internationale Gesundheit

PD Dr. Volker Rickerts
Robert Koch-Institut, Berlin
Fachgruppe 16: Erreger von Pilz- und Parasiteninfektionen und Mykobakteriosen

Prof. Dr. med. vet. Julia Riehm
Bayerisches Landesamt für Gesundheit und Lebensmittelsicherheit, Oberschleißheim
Landesinstitut Tiergesundheit II

Dr. Burkhard Rieke, DTM&H (Liv.)
Tropen- und Reisemedizinische Praxis, Düsseldorf

Dr. Kristina M. Ritter
Privatpraxis Ritter-Stompe, Wien

PD Dr. med. Camilla Rothe
LMU Klinikum München
Institut für Infektions- und Tropenmedizin

PD Dr. Elmar Saathoff
LMU Klinikum München
Institut für Infektions- und Tropenmedizin

Univ.-Prof. Dr. med. Helmut J. F. Salzer, MPH, FECMM
Johannes Kepler Universität Linz
Kepler Universitätsklinikum und Medizinische Fakultät
Klinische Abteilung für Infektiologie und Tropenmedizin

Prof. Dr. med. Ingo Schäfer, MPH
Universitätsklinikum Hamburg-Eppendorf
Klinik für Psychiatrie und Psychotherapie

Prof. Dr. Ulrich E. Schaible
Forschungszentrum Borstel, Leibniz Lungenzentrum, Borstel

Prof. Dr. h. c. (Turkmenistan) Dr. med. habil. Ulrich C. Schaller
Augenklinik Herzog Carl-Theodor, München

Prof. Dr. med. Wilfried Schmeller
Groß Sarau

Prof. Dr. Dr. Jonas Schmidt-Chanasit
Bernhard-Nocht-Institut für Tropenmedizin, Hamburg

Dr. Stefan Schmiedel
Universitätsklinikum Hamburg-Eppendorf
I. Medizinische Klinik und Poliklinik
Sektion Infektiologie

Dr. Gisela Schneider
Deutsches Institut für Ärztliche Mission e. V., Tübingen

Dr. med. Jörg Siedenburg
Deutsche Botschaft, Nairobi
Regionalarzt Ostafrika und Golfstaaten

Prof. Dr. med. August Stich
Universitätsklinikum Würzburg
Medizinische Klinik und Poliklinik II
Infektiologie/Tropenmedizin

PD Dr. med. Marija Stojković
Universitätsklinikum Heidelberg
Abteilung Infektions- und Tropenmedizin

Univ.-Prof. Dr. Thomas Stompe
Privatpraxis Ritter-Stompe, Wien

Dr. med. Hinrich Sudeck
Innere Medizin/Tropenmedizin, Hamburg

Prof. Dr. Egbert Tannich
Bernhard-Nocht-Institut für Tropenmedizin, Hamburg

Prof. Dr. med. Dennis Tappe
Bernhard-Nocht-Institut für Tropenmedizin, Hamburg

Prof. Dr. Kay Tetzlaff
Universitätsklinikum Tübingen
Medizinische Klinik V
Sportmedizin

Dr. med. Christian Timmann
Bernhard-Nocht-Institut für Tropenmedizin, Hamburg

PD Dr. med. Friederike von Loewenich
Universitätsmedizin Mainz
Institut für Virologie

Univ.-Prof. Dr. Esther von Stebut
Universitätsklinikum Köln
Klinik und Poliklinik für Dermatologie und Venerologie

Prof. Dr. med. Jürgen Wacker
Fürst-Stirum-Klinik Bruchsal

Dr. med. Katharina Wahedi
Universitätsklinikum Heidelberg
Abteilung Allgemeinmedizin und Versorgungsforschung

Univ.-Prof. Mag. Dr. Julia Walochnik
Medizinische Universität Wien
Zentrum für Pathophysiologie, Infektiologie und Immunologie
Institut für Spezifische Prophylaxe und Tropenmedizin

Prof. Dr. med. Thomas Weinke
Praxis Dr. Leinhos, Berlin

Dr. med. Tamara M. Welte
TUM Universitätsklinikum, Technische Universität München (TUM)
Klinik und Poliklinik für Neurologie
Center for Global Health

PD Dr. med. Nils Wetzstein
Universitätsklinikum Frankfurt
Medizinische Klinik II
Infektiologie

Dr. med. Alexander Wex
Gigafactory Berlin-Brandenburg

PD Dr. Marek Widera
Universitätsklinikum Frankfurt
Institut für Medizinische Virologie

Prof. Dr. med. Annelies Wilder-Smith
Universitätsklinikum Heidelberg
Heidelberger Institut für Global Health

Prof. Dr. med. Dr. phil. Andrea Sylvia Winkler
TUM Universitätsklinikum, Technische Universität München (TUM)
Klinik und Poliklinik für Neurologie
Center for Global Health

Gudrun Zimmermann
Hochschule Bremerhaven

PD Dr. med. Thomas Zoller
Fächerverbund Infektiologie, Pneumologie und Intensivmedizin
Charité - Universitätsmedizin Berlin

Abkürzungen

A

AIDS acquired immunodeficiency syndrome
ARDS acute respiratory distress syndrome (akutes Atemnotsyndrom)
ART antiretrovirale Therapie
ATL adulte T-Zell-Leukämie

B

BAL bronchoalveoläre Lavage

C

CCHF Crimean-Congo hemorrhagic fever (Krim-Kongo-Hämorrhagisches-Fieber)
CDC Centers for Disease Control and Prevention
CED chronisch-entzündliche Darmerkrankung
CMV Zytomegalovirus
CPA chronisch-pulmonale Aspergillose
CVD cardiovascular diseases (Herz-Kreislauf-Erkrankungen)
cVDPV circulating vaccine-derived poliovirus

D

DALYs Disability-adjusted Life Years
DTG Deutsche Gesellschaft für Tropenmedizin, Reisemedizin und Globale Gesundheit
DIG disseminierte intravasale Gerinnung

E

EBV Epstein-Barr-Virus
ECDC European Centre for Disease Prevention and Control
EID emerging infectious diseases
EIR entomologische Inokulationsrate
ELISA enzyme-linked immunosorbent assay
EMA European Medicines Agency
ERCP endoskopische retrograde Cholangiopankreatikografie
ESBL Extended-Spectrum-Betalaktamase

F

FDA Food and Drug Administration
FFP fresh frozen plasma

G

GUD genital ulcer disease

H

HIC high income countries
HIV Humanes Immundefizienz-Virus
HSV Herpes-simplex-Viren
HTLV Humane T-lymphotrophe Viren
HUS hämolytisch-urämisches Syndrom

I

IfSG Infektionsschutzgesetz
IGRA Interferon-Gamma-Release-Assay
IRIS immunrekonstitutionelles inflammatorisches Syndrom
IRS indoor residual spraying of insecticide
IFT Immunfluoreszenztest

K

KBE koloniebildende Einheiten
kb(p) Kilobase(npaar)
LBRF louse-borne relapsing fever (Läuserückfallfieber)

L

LIC low income countries
LMIC low and middle income countries
LPS Lipopolysaccharid

M

Mbp Megabase
MDA mass drug administration
MDG Millennium Development Goals
MDR multiple drug resistance
MERS Middle East respiratory syndrome
MHK minimale Hemmkonzentration
MIC middle income countries
MSM Männer, die Sex mit Männern haben
MVA Modified-Vaccinia-Ankara-Virus

N

NAT Nukleinsäureamplifikationstest
NCD non-communicable diseases (nicht übertragbare Erkrankungen)
NGO non-governmental organization (Nichtregierungsorganisation)
NHL Non-Hodgkin-Lymphom
NTD neglected tropical diseases (vernachlässigte Tropenkrankheiten)
NW Nebenwirkungen
NWCL New World cutaneous leishmaniasis

O

OWCL Old World cutaneous leishmaniasis

P

PJP *Pneumocystis-jirovecii*-Pneumonie
PCR polymerase chain reaction (Polymerase-Kettenreaktion)
PI Protease-Inhibitor
PID pelvic inflammatory disease
PKDL Post-Kalar-Azar dermale Leishmaniasis
PML progressive multifokale Leukenzephalopathie
POCT Point-of-Care-Test

R

RVF Rift-Valley-Fieber-Virus
RSV Respiratory-Syncytial-Virus
RT-PCR Reverse-Transkriptase-Polymerase-Kettenreaktion

S

SAB Subarachnoidalblutung
SARS severe acute respiratory syndrome
SDG Sustainable Development Goals
SIV simian immunodeficiency virus
sp. Spezies
SSA Subsahara-Afrika
ssp. Subspezies
STAKOB Ständiger Arbeitskreis der Kompetenz- und Behandlungszentren für Krankheiten durch hochpathogene Erreger am Robert Koch-Institut
STH soil-transmitted helminths

T

TB Tuberkulose
TBEV tick-borne encephalitis virus
TBRF tick-borne relapsing fever

U

US Ultraschall

V

VFR visiting friends and relatives
VHF virales hämorrhagisches Fieber
VNT virus neutralization test

W

WW Wechselwirkungen
WNND West Nile neuroinvasive disease

Fehler gefunden?

An unsere Inhalte haben wir sehr hohe Ansprüche. Trotz aller Sorgfalt kann es jedoch passieren, dass sich ein Fehler einschleicht oder fachlich-inhaltliche Aktualisierungen notwendig geworden sind.
Sobald ein relevanter Fehler entdeckt wird, stellen wir eine Korrektur zur Verfügung. Mit diesem QR-Code gelingt der schnelle Zugriff.

https://else4.de/9783437216428

Wir sind dankbar für jeden Hinweis, der uns hilft, dieses Werk zu verbessern. Bitte richten Sie Ihre Anregungen, Lob und Kritik an folgende E-Mail-Adresse: kundendienst@elsevier.com

Abbildungsnachweis

Der Verweis auf die jeweilige Abbildungsquelle befindet sich bei allen Abbildungen im Werk am Ende des Legendentextes in eckigen Klammern. Alle nicht besonders gekennzeichneten Grafiken und Abbildungen © Elsevier GmbH, München.

E282-008 Salmon JF. Kanski's Clinical Ophthalmology, 9. Aufl., Elsevier, 2020

E321 Cohen J, Powderly WG, Opal SM. Infectious Diseases, 3. Aufl., Elsevier Mosby, 2010

E325-002 Kumar P, Clark M. Kumar & Clark's Clinical Medicine, 9. Aufl., Elsevier, 2017

E327-002 Nabarro L, Moore D et al. Peters' Atlas of Tropical Medicine and Parasitology, 7. Aufl., Elsevier, 2020

E355-027 Goldman L, Cooney KA. Goldman-Cecil Medicine, 27. Aufl., Elsevier, 2024

E434-004 Bolognia JL, Schaffer JV, Cerroni L. Dermatology, 4. Aufl., Elsevier Ltd., 2018

E434-005 Bolognia JL, Schaffer JV, Cerroni L. Dermatology, 5. Aufl., Elsevier Ltd., 2025

E444-002 Farrar J, Garcia P, Hotez P et al. Manson's Tropical Diseases, 23. Aufl., Elsevier Ltd., 2014

E444-003 Farrar J, Kang G, Lalloo D et al. Manson's Tropical Diseases, 24. Aufl., Elsevier, 2024

E527-004 Brooker C. Mosby's dictionary of medicine, nursing and health professions – UK edition, kindle edition, Elsevier Mosby, 2010

E730-004 Klatt EC. Robbins & Cotran Atlas of Pathology, 4. Aufl., Elsevier Inc., 2021

E819-002 Burt AD, Zaki SR, Hale GL et al. MacSween's Pathology of the Liver, 8. Aufl., Elsevier Ltd., 2024

E1018-002 Shruti Dhingra, PL Dhingra. Diseases of Ear, Nose and Throat & Head and Neck Surgery, 8. Aufl., Elsevier Inc., 2022

E1062-002 Mandel J, Cockrill BA, Weinberger SE. Principles of Pulmonary Medicine, 8. Aufl., Elsevier Inc., 2024

E1138 Kimberlin DW, Long SS et al. Principles and Practice of Pediatric Infectious Diseases, 6. Aufl., Elsevier, 2023

E1138-002 Long SS et al. Principles and Practice of Pediatric Infectious Diseases, 4. Aufl., Elsevier, 2012

E1396 El Kenawy AM et al. Hydroclimatic Extremes in the Middle East and North Africa: Assessment, Attribution and Socioeconomic Impacts. Elsevier Inc., 2024

E1401-001 Steffen R, Chen LH, Leggat PA. Travel vaccines – priorities determined by incidence and impact. J Travel Med. 2023 Nov 18;30(7):taad085

E1401-002 Kakoullis L, Steffen R, Osterhaus A, Goeijenbier M, Rao SR, Koiso S et al. Influenza: seasonality and travel-related considerations. J Travel Med. 2023;30(5)

E1412 Lin HW, Sadow PM, Afrogheh A et al. Cummings Review of Otolaryngology, 2. Aufl., Elsevier, 2024

E1413 Foucar K. Diagnostic Pathology : Blood and Bone Marrow, 3. Aufl., Elsevier, 2024

E1420 Palay DA, Krachmer JH. Cornea Atlas: Expert Consult – Online and Print, 3. Aufl., Elsevier Inc., 2014

E1422 Rifai N. Tietz Textbook of Clinical Chemistry and Molecular Diagnostics, 6. Aufl., Elsevier Inc., 2018

E1440 Diener H-C, Gerloff C, Dieterich M. Therapie und Verlauf neurologischer Erkrankungen, 8. Aufl., Kohlhammer, 2023

F210-050 GBD 2021 Diseases and Injuries Collaborators. Global incidence, prevalence, years lived with disability (YLDs), disability-adjusted life-years (DALYs), and healthy life expectancy (HALE) for 371 diseases and injuries in 204 countries and territories and 811 subnational locations, 1990–2021: a systematic analysis for the Global Burden of Disease Study 2021. Lancet. 2024;403(10440):2133–2161. doi:10.1016/S0140–6736(24)00757-8

F210-051 Prentice MB, Rahalison L. Plague. Lancet. 2007;369(9568):1196–1207. doi:10.1016/S0140–6736(07)60566-2

F220-008 Stockdale AJ et al. The global prevalence of hepatitis D virus infection: Systematic review and meta-analysis. J Hepatol. 2020;73(3):523–532. doi:10.1016/j.jhep.2020.04.008

F524-002 Agyemang C, Meeks K, Beune E et al. Obesity and type 2 diabetes in sub-Saharan Africans – Is the burden in today's Africa similar to African migrants in Europe? The RODAM study. BMC Med 14, 166 (2016). https://doi.org/10.1186/s12916-016-0709-0

F590-002 Kruger DH, Figueiredo LT, Song JW, Klempa B. Hantaviruses – globally emerging pathogens. J Clin Virol. 2015;64:128–136. doi:10.1016/j.jcv.2014.08.033

F645-002 Kuijpers SC, Klouwens M, de Jong KH, et al. Primary cutaneous melioidosis acquired in Nepal – Case report and literature review. Travel Med Infect Dis. 2021;42:102080. doi:10.1016/j.tmaid.2021.102080

F689-007 Dimopoulos MA et al. Multiple myeloma: EHA-ESMO Clinical Practice Guidelines for diagnosis, treatment and follow-up† [published correction appears in Ann Oncol. 2022 Jan;33(1):117. doi: 10.1016/j.annonc.2021.10.001]. Ann Oncol. 2021;32(3):309–322. doi:10.1016/j.annonc.2020.11.014

F715-003 Stenseth NC, Atshabar BB, Begon M, Belmain SR, Bertherat E, Carniel E, et al. (2008) Plague: Past, Present, and Future. PLoS Med 5(1): e3

F759-007 Mahler DA, Wells CK. Evaluation of clinical methods for rating dyspnea. Chest. 1988; 93(3): 580–586. doi:10.1378/chest.93.3.580.

F774-015 Sandlund JT, Guillerman RP, Perkins SL et al. International Pediatric Non-Hodgkin Lymphoma Response Criteria. J Clin Oncol. 2015;33(18):2106–2111. doi:10.1200/JCO.2014.59.0745

F809-002 Blum J, Desjeux P, Schwartz E, Beck B, Hatz C. Treatment of cutaneous leishmaniasis among travellers. J Antimicrob Chemother. 2004;53(2):158–166. doi:10.1093/jac/dkh058

F811-002 Kaiser PO et al. Bartonella spp.: throwing light on uncommon human infections. Int J Med Microbiol. 2011;301(1):7–15. doi:10.1016/j.ijmm.2010.06.004

F1006-005 Wolfe ND, Dunavan CP, Diamond J. Origins of major human infectious diseases. Nature. 2007;447(7142):279–283. doi:10.1038/nature05775

F1203-001 Chowdhury F, Khan AI, Faruque ASG, Ryan ET (2010) Severe, Acute Watery Diarrhea in an Adult. PLoS Negl Trop Dis 4(11): e898

F1203-002 Stojkovic M, Rosenberger K, Kauczor HU, Junghanss T, Hosch W. Diagnosing and staging of cystic echinococcosis: how do CT and MRI perform in comparison to ultrasound? PLoS Negl Trop Dis. 2012;6(10):e1880. doi: 10.1371/journal.pntd.0001880

F1204-001 Centers of Disease Control and Prevention. Prevention of plague: recommendations of the Advisory Committee on Immunization Practices (ACIP). MMWR Recomm Rep. 1996;45:1–15

F1209 Popkin BM. Nutritional Patterns and Transition. Popul Develop Rev 1993; 19(1): 138–157

F1210 Siervo M, Grey P, Nyan OA, Prentice AM. A pilot study on body image, attractiveness and body size in Gambians living in an urban community. Eat Weight Disord. 2006;11(2):100–109. doi:10.1007/BF03327758

F1211 Parkin DM, Hämmerl L, Ferlay J, Kantelhardt EJ. Cancer in Africa 2018: The role of infections. Int J Cancer. 2020 Apr 15;146(8):2089–2103. doi: 10.1002/ijc.32538

F1212 Milner DA Jr, Whitten RO, Kamiza S, Carr R, Liomba G, Dzamalala C, Seydel KB, Molyneux ME and Taylor TE (2014) The systemic pathology of cerebral malaria in African children. Front. Cell. Infect. Microbiol. 4:104. doi: 10.3389/fcimb.2014.00104

F1217 Bavuma C et al. Atypical forms of diabetes mellitus in Africans and other non-European ethnic populations in low- and middle-income countries: a systematic literature review. J Glob Health. 2019;9(2):020401. doi:10.7189/jogh.09.020401

G065 High-Yield Imaging: Chest. 1. Aufl., Saunders, 2010

G158 Cohen J, Powderly WG. Infectious Diseases, 2. Aufl., St Louis, Mosby, 2004

G702 Portaels F et al. Tropical Infectious Diseases: Principles, Pathogens and Practice, 3. Aufl., Elsevier Inc., 2011

G714-002 Jhaveri MD, Salzmann KL, Ross FS et al. ExpertDDX: Brain and Spine, 3. Aufl., Elsevier Inc. 2023

G753 Bowling B et al. Kanski's Clinical Ophthalmology, 8. Aufl., Elsevier/Saunders, 2016

G802 Lambert S, Lyons C. Taylor and Hoyt's Pediatric Ophthalmology and Strabismus, 5. Aufl., Elsevier Ltd., 2017

G1003-002 James W, Elston D, McMahon P et al. Andrews' Diseases of the Skin Clinical Atlas, 2. Aufl., Elsevier, 2023

G1150 Hall BJ et al. Diagnostic Pathology: Nonneoplastic Dermatopathology, 3. Aufl., Elsevier Inc., 2022

G1153 Tille PM. Bailey and scott's diagnostic microbiology, 15. Aufl., Mosby, St Louis; 2022

G1159 Bolognia JL et al. Dermatology Essentials, 2. Aufl., Elsevier, 2022

G1221 Ryan ET et al. Hunter's tropical medicine and emerging infectious diseases, 10. Aufl., Elsevier, 2020

G1340 Sadda SR. Ryan's Retina, 7. Aufl., Elsevier, 2023

G1373 Rothe C, Maguiña C, Jacquerioz F, Carlos Seas C. Clinical Cases in Tropical Medicine, 2. Aufl., Elsevier Ltd. 2022

G1376 Cherry JD et al. Feigin and Cherry's pediatric infectious diseases, 8. Aufl., Philadelphia, Elsevier. 2019

G1404 Procop GW, Pritt BS. Pathology of Infectious Diseases: A Volume in the Series: Foundations in Diagnostic Pathology. Philadelphia: Elsevier, 2015

G1405 Conlon CP, Snydman DR. Mosby's color atlas and text of infectious diseases. London/Mosby Ltd., 2000

H165-003 Junghanss T, Bodio M. Medically important venomous animals: biology, prevention, first aid, and clinical management. Clin Infect Dis. 2006;43(10):1309–1317. doi:10.1086/508279

H166-003 Agusti A, Fabbri LM, Singh D et al. Inhaled corticosteroids in COPD: friend or foe? Eur Respir J 2018; 52: 1801219 https://doi.org/10.1183/13993003.01219-2018

H274-003 Morens DM, Fauci AS. Emerging Pandemic Diseases: How We Got to COVID-19 [published correction appears in Cell. 2020 Oct 29;183(3):837. doi: 10.1016/j.cell.2020.10.022]. Cell. 2020;182(5):1077–1092

H453-002 Velkov S et al. The Global Hepatitis B Virus Genotype Distribution Approximated from Available Genotyping Data. Genes. 2018; 9(10):495. https://doi.org/10.3390/genes9100495

H465-001 Parrish CR et al. Cross-species virus transmission and the emergence of new epidemic diseases. Microbiol Mol Biol Rev. 2008;72(3):457–470. doi:10.1128/MMBR.00004-08

H466-001 Williams A et al. Geographic and Population Distributions of Human Immunodeficiency Virus (HIV)-1 and HIV-2 Circulating Subtypes: A Systematic Literature Review and Meta-analysis (2010–2021). J Infect Dis. 2023;228(11):1583–1591. doi:10.1093/infdis/jiad327

H467-001 Dhar BC. Diagnostic assay and technology advancement for detecting SARS-CoV-2 infections causing the COVID-19 pandemic. Anal Bioanal Chem 414, 2903–2934 (2022). https://doi.org/10.1007/s00216-022-03918-7

H500-002 Hay SI, Smith DL, Snow RW. Measuring malaria endemicity from intense to interrupted transmission. Lancet Infect Dis. 2008;8(6):369–378. doi:10.1016/S1473–3099(08)70069-0

H500-004 Barreto de Araújo TV et al. Association between Zika virus infection and microcephaly in Brazil, January to May 2016: preliminary report of a case-control study. Lancet Infect Dis 2016;16[12]:1356–1363

H500-005 Domínguez J et al. Clinical implications of molecular drug resistance testing for Mycobacterium tuberculosis: a 2023 TBnet/RESIST-TB consensus statement [published correction appears in Lancet Infect Dis. 2023 May;23(5):e166. doi: 10.1016/S1473–3099(23)00195-0.]. Lancet Infect Dis. 2023;23(4):e122–e137. doi:10.1016/S1473–3099(22)00875-1

H500-006 Thompson GR 3rd et al. Global guideline for the diagnosis and management of the endemic mycoses: an initiative of the European Confederation of Medical Mycology in cooperation with the International Society for Human and Animal Mycology [published correction appears in Lancet Infect Dis. 2021 Nov;21(11):e341. doi: 10.1016/S1473–3099(21)00588-0.]. Lancet Infect Dis. 2021;21(12):e364–e374. doi:10.1016/S1473–3099(21)00191-2

H516-001 Foucault C et al. Detection of Bartonella quintana by direct immunofluorescence examination of blood smears of a patient with acute trench fever. J Clin Microbiol. 2004;42(10):4904–4906. doi:10.1128/JCM.42.10.4904–4906.2004

H517-001 Smith DL, Ellis McKenzie F. Statics and dynamics of malaria infection in Anopheles mosquitoes. Malar J 3, 13 (2004). https://doi.org/10.1186/1475-2875-3-13

H540-001 Wang YT, Landeras-Bueno S, Hsieh LE, et al. Spiking Pandemic Potential: Structural and Immunological Aspects of SARS-CoV-2. Trends Microbiol. 2020;28(8):605–618. doi:10.1016/j.tim.2020.05.012

H541-001 Garcia-Quintanilla M, Dichter AA, Guerra H, Kempf VAJ. Carrion's disease: more than a neglected disease. Parasit Vectors. 2019;12(1):141. Published 2019 Mar 26. doi:10.1186/s13071-019-3390-2

H542-001	Behzad C, Lahmi F, Iranshahi M, Mohammad Alizadeh AH. Finding of biliary fascioliasis by endoscopic ultrasonography in a patient with eosinophilic liver abscess. Case Rep Gastroenterol. 2014;8(2):310–318. Published 2014 Oct 8. doi:10.1159/000367592
H543-001	Chankongsin S, Wampfler R, Ruf MT et al. Strongyloides stercoralis prevalence and diagnostics in Vientiane, Lao People's Democratic Republic. Infect Dis Poverty. 2020;9(1):133. Published 2020 Sep 21. doi:10.1186/s40249-020-00750-y
H544-001	Collins S, Sadler K, Dent N et al. Key issues in the success of community-based management of severe malnutrition. Food Nutr Bull. 2006;27(3 Suppl):S49–S82. doi:10.1177/156482650 60273S304
H573-001	Elzein F et al. Pulmonary manifestation of Plasmodium falciparum malaria: Case reports and review of the literature. Respir Med Case Rep. 2017;22:83–86. Published 2017 Jun 30. doi:10.1016/j.rmcr.2017.06.014
H574-001	Grobusch MP, Bergmann F, Teichmann D, Klein E. Cutaneous gnathostomiasis in a woman from Bangladesh. Int J Infect Dis. 2000;4(1):51–4. doi: 10.1016/s1201–9712(00)90067-5. PMID: 10689216
H575-001	Bhamray-Sanchez D, Subramanian S, Dever LL, Chew D. Ocular MPox: A report of two cases. IDCases. 2023;31:e01706. doi:10.1016/j.idcr.2023.e01706
H576-001	Salzer HJF, Burchard G, Cornely OA et al. Diagnosis and Management of Systemic Endemic Mycoses Causing Pulmonary Disease. Respiration. 2018;96(3):283–301. doi:10.1159/000489501
H583-001	Sharma AM, Kushner RF. A proposed clinical staging system for obesity. Int J Obes (Lond). 2009 Mar;33(3):289–95. doi: 10.1038/ijo.2009.2. Epub 2009 Feb 3. PMID: 19188927
H592-001	Gruell H, Schommers P. Broadly neutralizing antibodies against HIV-1 and concepts for application. Curr Opin Virol. 2022;54:101211. doi:10.1016/j.coviro.2022.101211
J794	Centers for Disease Control and Prevention (CDC), Public Health Image Library (PHIL)
J794-010	CDC/#21385
J794-011	CDC/#1962
J794-013	CDC/M.Melvin
J794-014	CDC/#3400
J794-015	CDC/Myron G. Schultz, DVM, MD, DCMT
J794-016	CDC/#21025
J794-017	CDC/Susan Lindsley
J794-018	CDC/#1381
K547	Britt Huckschlag
L138	Martha Kosthorst, Borken
L143	Heike Hübner, Berlin
M351	Prof. Dr. Klaus Fleischer, Würzburg
M589	Prof. Dr. med. Volker Klauss, München
M881	Prof. Dr. med. Wilfried Schmeller, Groß Sarau
M1137	Prof. Dr. med. Jürgen Wacker, Bruchsal
M1138	Prof. Dr. med. Christoph Bendick, Radevormwald
M1448	Prof. Dr. med. Alexander Krämer, Bielefeld
M1449	Prof. Dr. med. Josef Eberle, München
M1450	Prof. Dr. med. Torsten Feldt, Düsseldorf
M1451	Prof. Dr. Dr. Jonas Schmidt-Chanasit, Hamburg
M1452	Prof. Dr. med. Gerhard Dobler, München
M1453	Prof. Dr. med. Matthias Klein, München
O746	James R. Flowers
O749	Dr. Tresphory Bonaventura Zumba (TZ)
O750	Mitali Chatterjee, Kalkutta (IN)
O751	Priscus Mapendo (TZ)
O752	Dr. med. Rudolf Snethlage, Wiesbaden
O753	Vishal Santra (IN)
O754	Vipul Ramanuj (IN)
O1125	Dr. Lara Linnemann, Hamburg
O1126	Dr. Pierre Traoré, Bamako (ML)
P1335	Dr. med. Kerstin Kling, Hamburg
P1537	Prof. Dr. Gerd-Dieter Burchard, Hamburg
P1538	Prof. Dr. med. August Stich, Würzburg
P1539	Dr. Stefan Schmiedel, Hamburg
P1540	Prof. Dr. med. Thomas Löscher†
P1541	Dr. Ernst Molitor, Bonn
P1542	Dr. med. Volker Fingerle, Oberschleißheim
P1543	Prof. Dr. med. Volkhard A. J. Kempf, Frankfurt a. Main
P1544	Dr. med. Marcellus Fischer, Hamburg
P1545	Dr. med. Dieter Reinel, Hamburg
P1546	PD Dr. Volker Rickerts, Berlin
P1548	Prof. Dr. med. Uwe Groß, Göttingen
P1549	Univ.-Prof. Dr. Esther von Stebut, Köln
P1550	Dr. med. Andreas Lindner, Berlin
P1551	PD Dr. med. Thomas Zoller, Berlin
P1552	Prof. Dr. med. Achim Hörauf, Bonn
P1583	Prof. Dr. Marc Hübner, Bonn
P1554	Assoz. Prof. Mag. Dr. Julia Walochnik, Wien (A)
P1555	Dr. Andreas Müller, Würzburg
P1556	Dr. rer. nat. David Leitsch, Wien (A)
P1557	Prof. Dr. med. Clarissa Prazeres da Costa, München
P1558	Prof. Dr. Dr. med. Andrea Winkler, München
P1559	Dr. med. Andreas Neumayr, Basel (CH)
P1560	Univ.-Prof.Dr. Herbert Auer, Wien (A)
P1561	Prof. Michael Ramharter, Hamburg
P1562	OTL PD Dr. Andreas Krüger, Koblenz
P1563	PD Dr. Carsten Butsch, Bonn
P1564	Prof. Rene Gottschalk, Frankfurt
P1565	Prof. i.R. Dr. Michael B. Krawinkel, Giessen
P1566	Dr. Ralf Krumkamp, Hamburg
P1567	Dr. med. Hinrich Sudeck, Hamburg
P1568	Juliane Bönecke, Hamburg
P1569	Prof. Dr. Cornelia Betsch, Hamburg
P1570	Prof. Dr. Heiko Becher, Heidelberg
P1571	Dr. med. Jörg Siedenburg, Deutsche Botschaft, Nairobi (KE)
P1572	Prof. Dr. Ina Danquah, Bonn
P1573	Dipl.-Geogr. Gudrun Zimmermann, Bremerhaven
P1574	Pia Rausche, Hamburg
P1575	PD. Dr. med. Günter Fröschl, München
P1576	Prof. Dr. h.c. (Turkmenistan) Dr. med. habil. Ulrich C. Schaller
P1577	Prof. Dr. med. Hermann Feldmeier, Berlin
P1578	PD Dr. med. Oliver Henke, Halle/Saale
P1579	Prof. Dott. univ. Pisa Joachim Richter, Berlin
P1580	Prof. Dr. Thomas Junghanss, Heidelberg
P1581	Dr. phil. Mauro Bodio, Basel (CH)
P1584	Prof. Dr. Beate Grüner, Ulm
P1585	Prof. Dr. med. Peter Kern, Ulm
P1586	Prof. Dr. med. Sandra Ciesek, Institut für Medizinische Virologie am Zentrum der Hygiene, Universitätsmedizin Frankfurt
P1592	Dr. Gisela Schneider, Tübingen
P1593	Dr. med. Philipp Langenscheidt, Weimar
P1594	PD Dr. oec. Troph. Antje Hebestreit, Bremen
T714	Univ.-Prof. Dr. med. Erich Schmutzhard, Innsbruck (A)

T868 Dr. med. Thomas Fenner, Hamburg
T1460 Dr. J. Kajuna, Mbeya Referral Hospital (TZ)
T1466 Prof. Dr. Sinesi Talhari, Manaus (BR)
T1472 Prof. Dr. Peter Stingl
T1476 Dr. Fikadu Girma (Internist, Gastroenterologist and Hepatologist), Adama Hospital Medical College, Adama (ET)
T1477 Dr. Hartwig Sauter, Klinikum Ludwigsburg
T1478 Prof. Dr. D. W. Büttner
T1479 Prof. Dr. med. Stefan Schmidt, Klinik für Diagnostische und Interventionelle Radiologie, Universitätsklinikum Ulm
T1480 Dr. Jörg Blessmann, Bernhard-Nocht-Institut für Tropenmedizin, Hamburg
T1481 Prof. Ghyslain Mombo-Ngoma
T1483 Constanze Passenheim, Päditarische Onkologie, Charité – Universitätsmedizin Berlin
T1484 Dr. Nina Eberhardt, Klinik für Nuklearmedizin, Universitätsklinikum Ulm
T1485 Prof. Dr. Sandra Parisi, Fulda
T1486 Dr. med. Friederike Hunstig, Hamburg
T1488 Prof. Dr. med. W. Kratzer, Zentraler Ultraschall, Universitätsklinikum Ulm
T1490 Dr. Yasmine Hardy, Komfo Anokye Teaching Hospital, Kumasi (GH)
T1491 Friedrich-Loeffler-Institut (FLI), Bundesforschungsinstitut für Tiergesundheit, Elektronenmikroskopie: Dr. H. Granzow; Grafikdesign: M. Jörn
T1492 Univ.-Prof. Dr. Gerald Antoch, Institut für diagnostische und interventionelle Radiologie, Universitätsklinikum Düsseldorf
T1493 Dr. med. Michael Kallenbach, Klinik für Gastroenterologie, Hepatologie und Infektiologie, Universitätsklinikum Düsseldorf
T1513 Dr. E-P. Mues, Neunkirchen
T1514 Dr. Bernd Köhler, Randersacker
T1515 Dr. Kingsley Asiedu (WHO)
T1516 Dr. Katrin Völker, Timmendorfer Strand
T1517 PD Dr. med. Olaf Bach, Weimar
T1518 Dr. Regine Spohner, Geographisches Institut der Universität zu Köln
T1519 Prof. Dr. med. Dennis Tappe, Nationales Referenzzentrum für tropische Infektionserreger, Bernhard-Nocht-Institut für Tropenmedizin, Hamburg
U106 CEGLA Medizintechnik GmbH & Co. KG, Montabaur
W203-007 WHO Global progress report on HIV, viral hepatitis and sexually transmitted infections, 2021
W203-009 WHO Leishmaniasis control programme. 2023
W203-010 Report of the fifth WHO stakeholders meeting on gambiense and rhodesiense human African trypanosomiasis elimination, Geneva, Switzerland, 7–9 June 2023
W203-011 WHO Crimean-Congo haemorrhagic fever. 2022
W203-012 ICD-10-GM (BfArM) International Statistical Classification of Diseases and Related Health Problems. World Health Organization (WHO), Genf. 2024
W203-013 WHO Basic Malaria Microscopy – Part 1 Learner's Guide, 2nd Edition, 2010
W709-018 Institut Pasteur, Paris – WHO Collaborating Centre for Reference and Research on Salmonella, 2007
W798 World Health Organization (WHO), Genf (CH)
W798-004 WHO – International Agency for Research on Cancer (IARC)
W798-010 WHO Global Health Observatory Data Repository (2000–2018) and the Global Health Data Exchange (2019), Protected at birth data: WHO/UNICEF Joint Reporting Form on Immunization (2000–2020)
W798-012 WHO Basic laboratory methods in medical parasitology 1991, part II.
W798-013 WHO consolidated guidelines on tuberculosis. Module 4: treatment – drug-resistant tuberculosis treatment, 2022 update. Geneva: World Health Organization; 2022
W798-014 WHO consolidated guidelines on tuberculosis. Module 1: prevention – tuberculosis preventive treatment, second edition. Geneva: World Health Organization; 2024
W798-015 WHO (2020). Global Burden of Disease (GBD) 2019
W798-016 WHO (2018). Guidelines for the Diagnosis, Treatment and Prevention of Leprosy
W798-017 Global Polio Eradication Initiative – World Health Organization (WHO), Genf (CH)
W798-019 WHO. Iron deficiency anaemia: assessment, prevention and control. A guide for programme managers. Geneva: World Health Organization, 2001
W798-020 WHO: Integrated Management of Childhood Illness (ICMI). Chart Booklet. 2014
W798-021 WHO. World malaria report 2021. Geneva: World Health Organization; 2021
W798-022 WHO: Gobal malaria control and elimination 2008
W867-012 Bundesärztekammer (BÄK), Kassenärztliche Bundesvereinigung (KBV), Arbeitsgemeinschaft der Wissenschaftlichen Medizinischen Fachgesellschaften (AWMF). Nationale VersorgungsLeitlinie Asthma, Version 5.0. 2024 [cited: 2024-01-13]. register.awmf.org/de/leitlinien/detail/nvl-002.
W1137-003 GOLD-REPORT-2025Global Strategy for Diagnosis, Management and Prevention of Chronic Obstructive Pulmonary Disease (COPD) – 2025 Report. © 2024, 2025 Global Initiative for Chronic Obstructive Lung Disease, Inc.
W1166 Our World In Data (www.ourworldindata.org)
W1177-005 Cornberg M et al., S3-Leitlinie der Deutschen Gesellschaft für Gastroenterologie, Verdauungs- und Stoffwechselkrankheiten (DGVS) zur Prophylaxe, Diagnostik und Therapie der Hepatitis-B-Virusinfektion, AWMF-Register-Nr. 021-11, Z Gastroenterol 2021; 59: 691–776. Doi 10.1055/a-1498–2512
W1318 The World Bank, Washington (USA)
W1323 Forschungszentrum Borstel, Borstel
W1324 CDA Foundation Polaris Observatory
W1325 Malaria Atlas Project
W1326 WHO/UNICEF. Maternal and Neonatal Tetanus Elimination Database, Jan. 2022
X221-056 Karte der bisherigen Ebola- und Marburgfieber-Ausbrüche in Afrika sowie der Malaria- und Lassa-Endemiegebiete. Robert Koch-Institut, 2023
X221-062 Ständiger Arbeitskreis der Kompetenz- und Behandlungszentren für Krankheiten durch hochpathogene Erreger (STAKOB) – Robert Koch-Institut
X221-063 Robert Koch-Institut: Ratgeber Toxoplasmose. Epid Bull 24/2018
X333-026 Wikimedia Commons/Reisio
X333-027 Wikimedia Commons/Chumwa
X361 Bernhard-Nocht-Institut für Tropenmedizin, Hamburg
X409 SIB Swiss Institute of Bioinformatics, Lausanne (CH)

Inhaltsverzeichnis

KAPITEL

1 Einführung

1.1 Begriffsbestimmung Tropenmedizin

Thomas Löscher†, Gerd-Dieter Burchard, Achim Hörauf, Jürgen May, Michael Ramharter

1.1.1 Definition der Tropenmedizin

Die Tropenmedizin im Wortsinn umfasst vor allem die Bereiche der Medizin, die auf die Tropen, das heißt auf die Regionen der Erde zwischen den Wendekreisen (tropici) und zum Teil auch auf die daran angrenzenden Subtropen (zwischen den Wendekreisen und etwa den 45. Breitengraden) beschränkt oder dort von besonderer Bedeutung sind (➤ Abb. 1.1). Bei dieser alten geomedizinischen Definition ist zu berücksichtigen, dass innerhalb tropischer und subtropischer Regionen erhebliche klimatische Unterschiede bestehen, die Auswirkungen auf die Verbreitung von Krankheiten haben, und dass die globalen Veränderungen des Klimas (➤ Kap. 10) zu Änderungen der Verteilung des globalen Krankheitsspektrums führen, die alle Klimazonen betreffen, einschließlich der an die Subtropen polwärts anschließenden gemäßigten Zonen sowie der polaren Zonen.

Die heutige, **erweiterte Definition** der Tropenmedizin berücksichtigt zudem populationsbezogene und sozioökonomische Aspekte sowie die Tatsache, dass in den Tropen und Subtropen keine spezifische Tropenmedizin existiert, sondern alle dort vorkommenden Krankheiten und Gesundheitsprobleme integraler Bestandteil der gesamten Medizin und des Gesundheitswesens dieser Regionen sind. Unter diesem Aspekt geht der Begriff Tropenmedizin heute zu einem wesentlichen Teil in dem Überbegriff globale oder internationale Gesundheit (global health, international health) auf.

1.1.2 Globale Gesundheit und Tropenmedizin

Der Begriff globale bzw. internationale Gesundheit (Koplan et al. 2009, August et al. 2022) umfasst die weltweiten Gesundheitsprobleme unter besonderer Berücksichtigung der Gesundheitsprobleme der Länder mit niedrigem sozioökonomischem Standard (LMIC: low and middle income countries), die früher im Gegensatz zu den Industrieländern (high income countries, HIC) und den sog. Schwellenländern (upper-middle income countries) auch als Entwicklungsländer bezeichnet wurden (➤ Abb. 1.2). Letztere Einteilung ist obsolet und reflektiert nur unzureichend die regionalen und innerhalb eines Landes vorherrschenden Unterschiede der öffentlichen Gesundheit. Die heute geläufige Einteilung nach dem **Pro-Kopf-Einkommen** (World Bank 2023) ist unabhängig davon, ob die Länder innerhalb oder außerhalb der Tropen bzw. Subtropen liegen.

Die Tropenmedizin in diesem Sinne beschäftigt sich heute mit allen weltweit vorkommenden Krankheiten und Gesundheitsproblemen, d. h. nicht nur mit solchen, die **tropenspezifisch** sind (➤ Tab. 1.1), sondern ebenso mit solchen, die ubiquitär (d. h. auch in gemäßigten und kalten Zonen) vorkommen, dort aber eine geringere Häufigkeit aufweisen, andere Verläufe zeigen oder durch bessere Bekämpfungsstrategien nicht die Bedeutung wie in den LMIC haben. In diese Kategorie der keineswegs tropenspezifischen, aber heutzutage **tropentypischen** (➤ Tab. 1.1) oder **LMIC-typischen** Gesundheitsprobleme fallen viele der in tropischen und subtropischen Ländern wichtigen Krankheiten, deren Bekämpfung eine hohe gesundheitspolitische Relevanz hat. Beispiele sind HIV-Infektion, Tuberkulose, Durchfallerkrankungen, virale und bakterielle Atemwegserkrankungen, vermeidbare mütterliche und neonatale Schwangerschafts- und Geburtskomplikationen sowie Fehl- und Unterernährung. Hervorzuheben ist, dass die Einteilung der Medizin nach dem Pro-Kopf-Einkommen eine nur inadäquate Kategorisierung darstellt, da insbesondere in den Ländern des Globalen Südens oftmals größere Unterschiede zwischen den Gesundheitsprioritäten innerhalb der einzelnen Länder bestehen (z. B. urbane Bevölkerung versus ländliche Bevölkerung) als generell in Ländern des Globalen Nordens. So sind z. B. Zivilisationskrankheiten wie metabolische Erkrankungen eines der Hauptprobleme der urbanen Bevölkerung vieler afrikanischer Länder, während Infektionskrankheiten in den ländlichen Gebieten weiterhin eine bedeutende Rolle spielen.

Zusätzlich zu diesen interdisziplinären Public-Health-Aspekten umfasst die Tropenmedizin auch heute weiterhin individualmedizi-

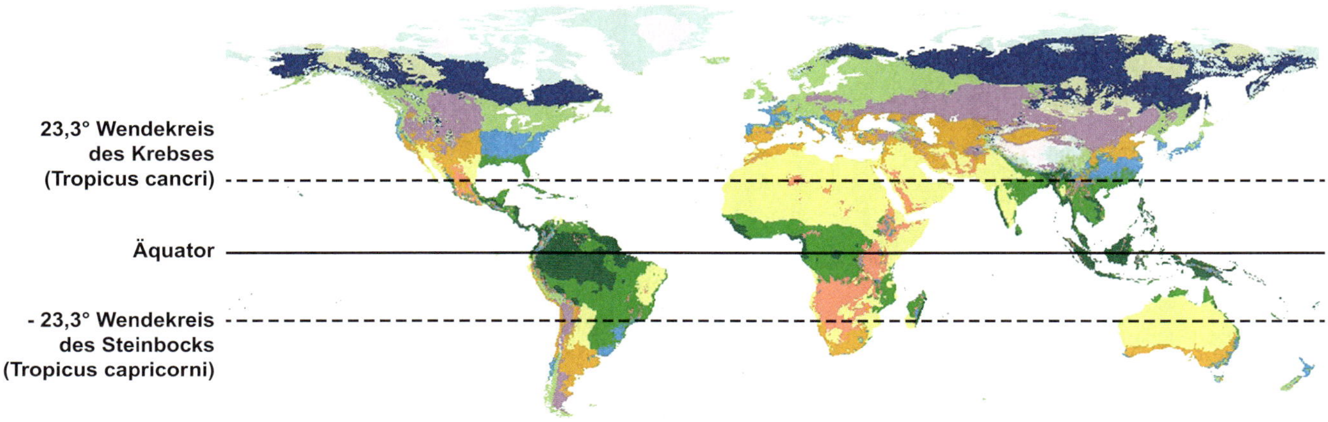

Abb. 1.1 Klimazonen [E1396]

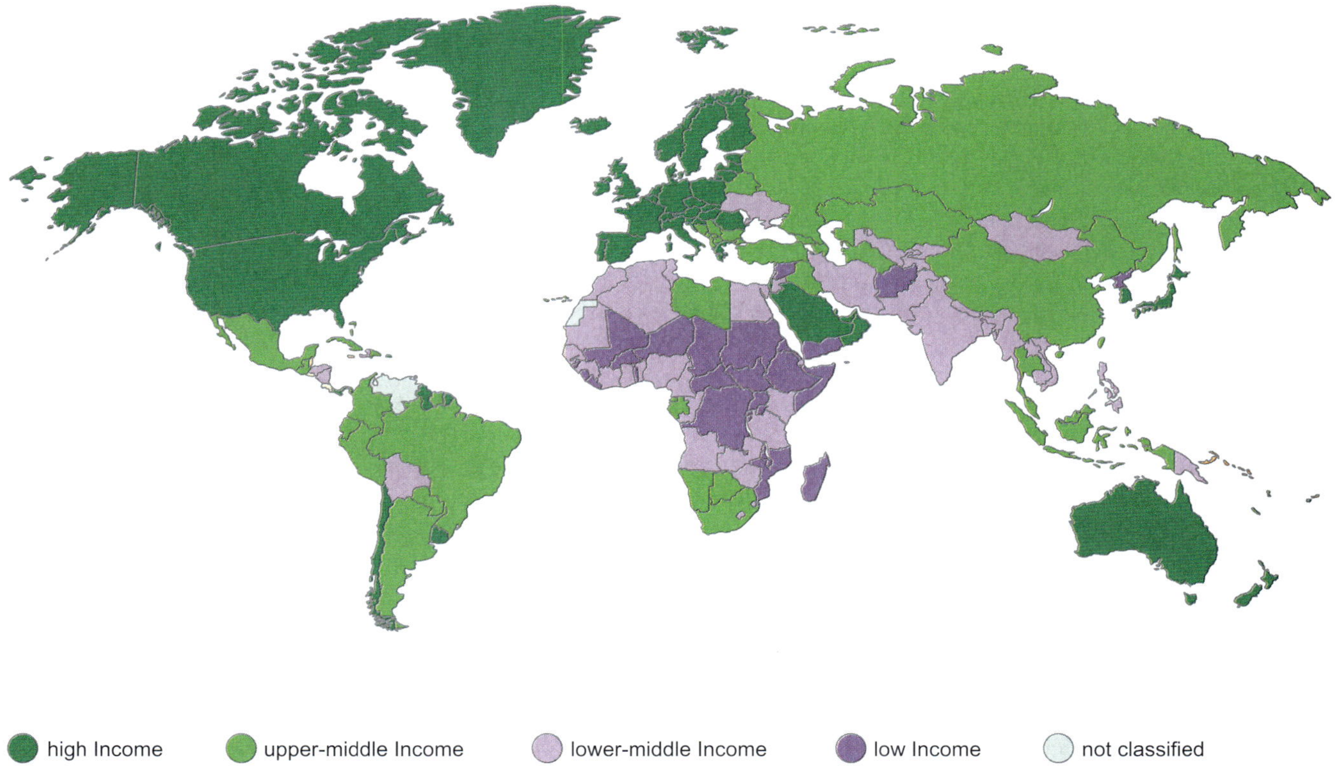

Abb. 1.2 Eingruppierung aller Länder nach Pro-Kopf-Einkommen pro Jahr (The World Bank, 2023 licensed by CC BY 4.0) [W1318, L138]

Tab. 1.1 Beispiele tropenspezifischer und tropentypischer Infektionskrankheiten

Tropenspezifische Infektionen	Tropentypische Infektionen
• Malaria tropica • Schistosomiasis • Filariosen • Schlafkrankheit • Gelbfieber • Ebolafieber	• HIV/AIDS • Tuberkulose • Hepatitis B • Cholera • Typhus abdominalis • Lepra

nische, kurative Gesichtspunkte. Dies kommt auch bei der medizinischen Betreuung von Patienten zum Tragen, die nach Aufenthalten in den Tropen und Subtropen in Ländern des Globalen Nordens medizinisch behandelt werden (z. B. Reisende und Migranten; ➤ Kap. 13, ➤ Kap. 15).

In diesem Sinne ist die Tropenmedizin auch ein **Spezialgebiet der Allgemeinmedizin** und **Inneren Medizin** mit Überschneidungen zur klinischen Infektiologie und Mikrobiologie. Bei diesen Krankheiten ist ein Spezialwissen erforderlich, weil sie in Industrieländern oft so selten sind, dass Kenntnisse nicht allgemein vorhanden sind. Bei der Diagnostik von Tropenkrankheiten und der damit verbundenen Einordnung labordiagnostischer Ergebnisse ist die Kenntnis des räumlichen und zeitlichen Vorkommens dieser Erkrankungen unerlässlich. Wer in LMIC-Ländern medizinisch tätig ist oder in Industrieländern Migranten aus diesen Ländern versorgt, sollte auch interkulturelle Kompetenz und grundlegende Kenntnisse der Kulturanthropologie (z. B. über die Gesundheitssysteme der Herkunftsländer der Patienten, über die Bedeutung kultureller Einflüsse auf Erkrankungen) besitzen (➤ Kap. 15).

Auf jeden Fall ist der Begriff der „Tropenmedizin" nicht statisch. Aus einem Zeitalter des Imperialismus kommend, hat sich die Tropenmedizin zu einem führenden Fachgebiet der Medizin im Einsatz für eine allgemein zugängliche, adäquate Gesundheitsversorgung in den Ländern des Globalen Südens entwickelt und bleibt in diesem Sinne weiterhin zukunftsorientiert und interdisziplinär. Die positiven wie negativen Entwicklungen in den Ländern des Südens, aber auch die Veränderungen des Klimas bedingen ständig wechselnde Anforderungen. Diese Breite macht die Tropenmedizin zu einer der interessantesten Disziplinen innerhalb der Medizin.

1.1.3 Geschichte der Tropenmedizin

Der Begriff Tropenmedizin, ursprünglich „Tropenhygiene", kommt aus dem Zeitalter des Imperialismus, in dem der Kolonialismus eine wichtige Rolle gespielt hat, und bezeichnete im Wesentlichen die spezifischen Gesundheitsprobleme der Tropen bzw. der Länder des Südens aus Sicht der europäischen Kolonialmächte des 19. und 20. Jahrhunderts. Hauptaufgabe der Tropenhygiene war die Prävention und Behandlung dieser Erkrankungen beim europäischen Militär, bei den Beamten der kolonialen Verwaltung, Missionaren und anderen Tropenreisenden aus den Ländern des Nordens. Die

Gesundheit der in den Tropen lebenden einheimischen Menschen interessierte meist nur unter dem Aspekt des Erhalts ihrer Arbeitskraft in den Kolonien, beispielsweise auf Plantagen und in Minen. Die damaligen Zeitgenossen gestanden freimütig, ja voller Stolz, die enge Beziehung zwischen Kolonisation und Medizin. Große Teile Subsahara-Afrikas waren tatsächlich auch durch die hohe Transmission von tödlich verlaufenden Tropenkrankheiten wie der Malaria, dem Gelbfieber oder der Schlafkrankheit über Jahrhunderte vor einer permanenten Besiedlung durch Europäer geschützt, da die Sterblichkeit Letzterer ungemein hoch war (the white man's grave). Wie hätten die damaligen imperialistischen Ziele ohne neues medizinisches Können vollbracht werden können?

So gab es gegen Ende des 19. Jahrhunderts eine der großen naturwissenschaftlichen Revolutionen in der Medizin: die **medizinische Mikrobiologie.** Der Grundgedanke, dass Krankheiten durch winzige Eindringlinge hervorgerufen werden, war zwar nicht ganz neu, aber vorherrschend war in dieser Zeit weiterhin die **Miasmalehre,** die besagte, dass für die Entstehung einer Seuche Verunreinigungen des Bodens durch giftige Gase (Miasmen) verantwortlich seien. Nach dem Beginn einer wissenschaftlich orientierten Medizin im letzten Drittel des 19. Jahrhunderts konnte sich dann die Tropenmedizin als eigenes Fachgebiet rasch entwickeln und die Ätiologie vieler Erkrankungen aufdecken. Sie befasste sich zunächst vor allem mit Parasitosen und Erregern, deren Entwicklung an die Bedingungen tropischer Regionen gebunden war. Es kam vorwiegend in den großen Hafenstädten verschiedener europäischer Länder zur Gründung tropenmedizinischer Institute (➤ Tab. 1.2) mit dem Auftrag der Erforschung dieser tropenspezifischen Krankheiten in enger Zusammenarbeit mit den Kolonial- und Militärbehörden. Diese Institute sind heute großteils akademische Einrichtungen und beteiligen sich an der Patientenversorgung großer Universitätskliniken.

Im Rahmen der missionsärztlichen Fürsorge wurden in Deutschland zudem tropenmedizinische Einrichtungen mit kirchlicher Trägerschaft gegründet (Tübingen, Würzburg). Auch an zahlreichen Universitäten wurden bestehende und neu gegründete Institute und Einrichtungen angesiedelt, die sich bis heute schwerpunktmäßig mit Tropenmedizin und globaler Gesundheit beschäftigen. Im deutschsprachigen Raum sind dies vor allem Basel, Berlin, Düsseldorf, Heidelberg, Leipzig, München, Rostock, Tübingen und Wien. Eine Ausnahme stellt das Hamburger Bernhard-Nocht-Institut für Tropenmedizin dar, das als erstes Tropeninstitut im deutschsprachigen Raum gegründet wurde, heute ein eigenständiges Institut der Leibniz-Gemeinschaft ist und eng mit der Universitätsmedizin in Hamburg kooperiert. Weitere internationale Institutionen wurden u. a. in Amsterdam, Antwerpen, Barcelona, Baltimore (Johns Hopkins), Harvard und Paris gegründet.

Tab. 1.2 Gründungsjahre einiger europäischer Tropeninstitute

Liverpool	1899
London	1899
Hamburg	1900
Lissabon	1902
Marseille	1905
Antwerpen	1906
Amsterdam	1910

1.1.4 Aktuelle Situation der Tropenmedizin und der Globalen Gesundheit

Mortalität und Todesursachen

Die Altersverteilung der weltweiten Mortalität zeigt eklatante Unterschiede zwischen verschiedenen Ländern und Regionen. Während in Afrika südlich der Sahara Todesfälle in 38 % Kinder betreffen und nur in 23 % ältere Menschen ab dem 60. Lebensjahr, sind dies in Ländern mit hohem Pro-Kopf-Einkommen nur in 1 % Kinder und in 84 % ältere Menschen (> 60 Jahre).

Bei der Ätiologie von Todesfällen unterscheidet die WHO zwischen:

- übertragbaren Krankheiten (Infektionen),
- nicht übertragbaren Krankheiten (akut, chronisch),
- mütterlichen und perinatalen Schwangerschaftskomplikationen,
- Ernährungsstörungen,
- Verletzungen und Traumata.

Neugeborenen-, Säuglings- und Kindersterblichkeit

Neonatale Erkrankungen waren 2019 mit ca. 2 Millionen Fällen noch an 5. Stelle aller Todesursachen. Allerdings zeigten diese während der letzten beiden Jahrzehnte den größten Rückgang seit dem Jahr 2000 mit 3,2 Millionen Todesfällen.

Insgesamt gab es 2019 bei Kindern im Alter unter 5 Jahren 5,3 Millionen Todesfälle (2000: 9,7 Mio.) durch Frühgeburtlichkeit, Infektionen der unteren Atemwege, intrapartale Probleme und Durchfallerkrankungen. Durch Impfungen verhinderbare Todesfälle (Atemwegsinfektionen, Meningitis, Masern, Pertussis) beliefen sich auf 21,7 %. Die Unter-5-Mortalität nimmt seit 2000 signifikant ab.

Infektionskrankheiten stellen in Ländern des Globalen Südens mit niedrigem Pro-Kopf-Einkommen noch immer die häufigste Todesursache dar (➤ Kap. 1.1.5, ➤ Tab. 1.3). Historisch waren Infektionen weltweit stets die führenden Krankheits- und Todesursachen. Durch verbesserte Lebensbedingungen, Überwindung von Hunger und Mangelernährung, Verbesserungen der allgemeinen Hygiene (z. B. sauberes Wasser, nicht kontaminierte Nahrungsmittel, Klärung der Abwässer) sowie durch die Fortschritte der Medizin kam es im 20. Jahrhundert vor allem in den Industrieländern zu einem drastischen Rückgang der infektionsbedingten Mortalität und Morbidität. Aus medizinischer Sicht haben insbesondere der Aufbau des öffentlichen Gesundheitswesens, seuchenhygienische Maßnahmen, die Verbesserung der Hygiene im Gesundheitsbereich sowie die Entwicklung von Impfstoffen und antimikrobiellen Chemotherapeutika zu den Erfolgen bei der Prävention und Behandlung von Infektionskrankheiten beigetragen. Allerdings kam es in den Industrieländern in den letzten Jahren zu einem Wiederanstieg von Infektionen als Todesursache (1993: 1,2 %, 2019: 6,0 %). Dies hängt neben der globalen Ausbreitung epidemischer Infektionen und Pandemien (z. B. HIV/AIDS, Influenza, Coronavirus-Infektionen) paradoxerweise auch mit den Fortschritten der modernen Medizin zusammen, die

Tab. 1.3 Todesursachen 2019 (Global Burden of Disease, WHO 2020), Anteil (in %) verschiedener Ursachen global und nach Pro-Kopf-Einkommen [W798-015]

Todesursachen	Global		Pro-Kopf-Einkommen pro Jahr (➤ Abb. 1.2)			
	Mio.	Anteil (%)	Hoch	Oberes Mittel	Unteres Mittel	Niedrig
Herz-Kreislauf-Erkrankungen	17,9	32,2	30,8 %	40,0 %	28,3 %	18,8 %
Malignome	9,3	16,8	25,4 %	21 %	10 %	7,3 %
Infektionskrankheiten*	7,7	13,7	6,0 %	6,7 %	21,2 %	32,8 %
Unfälle, Suizid, Gewalt, Krieg	4,4	8,0	5,6 %	7,7 %	8,8 %	11,0 %
Chronische Atemwegskrankheiten	4,1	7,5	7,3 %	7,5 %	8,4 %	3,2 %
Perinatale und mütterliche Krankheiten	2,2	4,1	0,3 %	1,2 %	7,1 %	12,6 %
Verdauungskrankheiten	2,5	4,4	4,3 %	4,1 %	5,0 %	4,2 %
Urogenitale Krankheiten	2,3	4,2	10,1 %	3,5 %	2,2 %	1,4 %
Neuropsychiatrische Krankheiten inkl. Demenz	1,6	3,0	3,2 %	2,9 %	3,1 %	2,0 %
Alle Todesfälle im Jahr 2019	55,4	100	10,73 Mio.	20,2 Mio.	19,8 Mio.	4,7 Mio.

* Inkl. Atemwegsinfektionen

eine höhere Zahl älterer, chronisch kranker und immunsupprimierter Patienten sowie eine Zunahme von nosokomialen Infektionen und Erregerresistenzen mit sich bringen.

Parallel zu einer Abnahme der infektionsbedingten Mortalität kam es in den letzten Jahrzehnten auch in den Ländern des Globalen Südens zu einem Anstieg der Todesfälle durch **nicht übertragbare Krankheiten** und **Zivilisationskrankheiten.** Herz-Kreislauf-Erkrankungen haben vor allem in Ländern mit mittlerem Pro-Kopf-Einkommen (Schwellenländer), aber auch in den ärmsten Ländern zugenommen. Hauptursachen sind neben einer gestiegenen Lebenserwartung die Veränderungen der Lebensweise mit fett- und kalorienreicher Ernährung, Adipositas, mangelnder Bewegung und stark gestiegenem Tabakkonsum sowie die damit verbundene Zunahme von chronischen Grunderkrankungen wie Hypertonie und Diabetes mellitus. Nach den globalen Projektionen der WHO ist neben einer Zunahme der kardio- und zerebrovaskulären Mortalität insbesondere mit einem Anstieg malignombedingter Todesfälle zu rechnen, der auch für Länder des Globalen Südens erwartet wird und auf ähnlichen Ursachen beruht wie steigender Lebenserwartung, Veränderung der Ernährung, Tabakkonsum und Umweltverschmutzung.

Krankheitslast und Morbidität

Die Krankheitslast wird von der WHO als **„krankheits- und behinderungsbereinigte Lebensjahre"** gemessen **(Disability-adjusted Life Years, DALYs).** Hiermit soll nicht nur die Sterblichkeit, sondern auch die Beeinträchtigung des normalen, beschwerdefreien Lebens durch eine Krankheit erfasst und in einer Maßzahl zusammengerechnet werden. Dieses Konzept schließt also die durch Krankheit vorzeitig verlorenen Lebensjahre (years of life lost to premature mortality, YLL) wie die durch Krankheit und Behinderung beeinträchtigten Lebensjahre (years lived with disability, YLD) mit ein (DALY = YLL + YLD). Eine weitere Kennzahl für die Morbidität ist das quality adjusted life year (QALY), ein Parameter für die Bewertung eines Lebensjahres in Relation zur Gesundheit (ein QALY von 1 bedeutet ein Jahr in voller Gesundheit, während ein QALY von 0 einem Versterben entspricht).

Mittlerweile tragen **Herz-Kreislauf-Erkrankungen** global zur höchsten, in DALYs gemessenen globalen Krankheitslast bei und haben im Vergleich zum Jahr 2000 die übertragbaren Erkrankungen (Infektionskrankheiten) auf Platz 2 verdrängt (➤ Tab. 1.4). Herz-Kreislauf-Erkrankungen tragen vor allem in Ländern mit hohem oder mittlerem Einkommen wesentlich zur Krankheitslast bei. Weltweit folgt die Morbidität infolge von Unfällen, Verletzungen und Gewalt an dritter Stelle. Neuropsychiatrische Krankheiten und Demenzerkrankungen (➤ Kap. 11.14) stehen bereits an vierter Stelle. Aufgrund ihrer zunehmenden Häufigkeit und ihres oft chronischen Verlaufs bedingen sie eine erhebliche Morbidität und sind mittlerweile die führende Ursache der mittels DALYs erfassten Krankheitslast in den Ländern des Globalen Nordens.

Wie bei den Todesursachen bestehen zwischen Industrie- und Schwellenländern und Ländern des Globalen Südens erhebliche Unterschiede hinsichtlich Morbidität und Krankheitsspektrum. So verursachen Infektionskrankheiten in den ärmsten Regionen noch immer die bei Weitem größte Krankheitslast, gefolgt von neonatalen Erkrankungen (➤ Kap. 11.1). Erfolge sind jedoch der Rückgang von HIV/AIDS und von Durchfallerkrankungen um jeweils ca. 50 % seit dem Jahr 2000.

Malignome sind in Europa und in den USA mittlerweile die dritthäufigste Morbiditätsursache. Dies ist einerseits durch die Zunahme von Malignomen infolge der gestiegenen Lebenserwartung und anderer Ursachen (s. o.) bedingt, andererseits durch die längeren Krankheitsverläufe aufgrund der, zumindest in den reichen Ländern, erheblich verbesserten Behandlungsmöglichkeiten und Heilungschancen.

WHO und Weltbank erwarten in den nächsten Jahrzehnten eine **Abnahme der globalen Krankheitslast** von ca. 2,5 Milliarden DALYs auf 1,4 im Jahr 2030. Bei einer Zunahme der Weltbevölkerung um 25 % im selben Zeitraum entspricht dies einem Rückgang der Krankheitslast von 30 % pro Kopf. Dabei wird auch in den Ländern der Tropen eine wesentliche Abnahme der Morbidität durch Infektionskrankheiten, Schwangerschafts- und Geburtsprobleme, peri- und

Tab. 1.4 Krankheitslast 2019 als DALYs (Disability-adjusted Life Years) (Global Burden of Disease, WHO 2020) [W798-015]

Krankheitsgruppe	Global		Anteil (%) DALYs nach Pro-Kopf-Einkommen (➤ Abb. 1.2)			
	DALYs (Mio.)	Anteil (%)	Hoch	Mittel hoch	Mittel niedrig	Niedrig
Herz-Kreislauferkrankungen	388	15	16	21	13	8
Infektionskrankheiten*	311	12	2	5	17	27
Unfälle, Verletzungen, Gewalt	260	10	10	11	10	11
Neuropsychiatrische Krankheiten inkl. Demenz	255	10	18	18	7	6
Malignome	242	10	16	14	6	4
Neonatale Erkrankungen	201	8	1	3	12	16
Atemwegsinfektionen	114	5	2	2	6	9
Chronische Atemwegserkrankungen	106	4	6	4	4	6
Sensomotorische Erkrankungen**	100	4	4	5	4	2
Verdauungskrankheiten	87	3	4	4	4	3
Total	2.531	100	–	–	–	–

* Ohne Atemwegsinfektionen
** Z. B. Augen- und Ohrenerkrankungen

neonatale Erkrankungen sowie Ernährungsstörungen erwartet. Diese Vorhersagen beruhen vor allem auf den Projektionen für das globale Wirtschaftswachstum, eine der wesentlichen Voraussetzungen für die erfolgreiche Umsetzung der bereits heute zur Verfügung stehenden Strategien zur Prävention und effektiven Behandlung dieser Krankheiten. Sollte das globale Wirtschaftswachstum allerdings wesentlich durch sozioökonomische und politische Krisen beeinträchtigt werden, ist von einem langsameren Rückgang auszugehen.

Umgekehrt wird erwartet, dass es nicht nur in den Ländern mit hohem oder mittlerem Einkommen, sondern auch in den ärmsten Ländern zu einer Zunahme nicht übertragbarer Krankheiten kommt, insbesondere zu einem Anstieg der Morbidität durch kardio- und zerebrovaskuläre Krankheiten, COPD und Diabetes mellitus, aber auch durch Verkehrsunfälle. Die Vorhersagen gehen davon aus, dass neuropsychiatrische Erkrankungen, insbesondere unipolare depressive Erkrankungen, zur global führenden Ursache der Morbidität werden. Zumindest mittelfristig wird für viele Länder der Tropen das Aufeinandertreffen der nur langsam abnehmenden Krankheitslast durch die klassischen übertragbaren, mütterlichen und perinatalen Erkrankungen mit den neuen Zivilisationskrankheiten zu einer besonderen Doppelbelastung des Gesundheitssystems (double burden of disease) führen (➤ Kap. 10).

1.1.5 Infektions- und Tropenkrankheiten

Gegen Ende des 20. Jahrhunderts sind Infektionskrankheiten weltweit erstmals an die zweite Stelle der Todesursachen nach Herz-Kreislauf-Erkrankungen gerückt (World Health Report 2000), allerdings mit erheblichen Unterschieden zwischen Ländern unterschiedlichen Einkommens.

Aufgrund verbesserter Behandlungs- und Bekämpfungsmöglichkeiten hat der Anteil der durch Infektionen verursachten Todesfälle auch in den meisten LMIC, ausgehend von einem hohen Niveau, langsam, aber kontinuierlich abgenommen. In einigen Regionen (besonders Ost- und Südafrika) wurden diese Erfolge jedoch durch die HIV-Pandemie (➤ Kap. 2.2) und die dadurch mitbedingte Wiederzunahme der Tuberkulose (➤ Kap. 3.17) eingeschränkt.

Heute sind Todesfälle durch Infektionen zu fast drei Viertel allein durch 5 verschiedene Erkrankungen bzw. Erkrankungsgruppen verursacht (➤ Tab. 1.5), die besonders Länder des Globalen Südens betreffen (the big five).

Atemwegsinfektionen, Durchfallerkrankungen und Malaria tragen in vielen tropischen Ländern wesentlich zur **hohen Sterblichkeit der Kinder bis zum 5. Lebensjahr** bei. Hohe Säuglings- und Kleinkindersterblichkeit sind ebenso wie hohe perinatale bzw. Neugeborenensterblichkeit (➤ Kap. 11.1) und hohe mütterliche Sterblichkeit

Tab. 1.5 Krankheitslast der wichtigsten Infektionskrankheiten, WHO-Schätzungen für 2019 in Millionen (Global Burden of Disease, WHO 2020) [W798-015]

	Todesfälle	Neuinfektionen bzw. Neuerkrankungen	Zahl infizierter Menschen
Infektionen der unteren Atemwege	2,6	429	–
Durchfallerkrankungen	1,5	4.620	–
Tuberkulose	1,2	7,5	ca. 2.000
HIV/AIDS	0,7	1,3	39
Malaria	0,4*	249	–
Summe	5,6 (72 % aller infektiösen Todesursachen)		
Gesamtzahl Todesfälle • durch Infektionen bedingt	ca. 55,4 Mio. ca. 7,7 (13,9 %)		

* 2022 und 2023 ist die Zahl der Malaria-Toten durch Unterbrechung der Bekämpfungsprogramme während der COVID-19-Pandemie wieder auf ca. 0,6 Mio. gestiegen.

(➤ Kap. 11.2) direkte Indikatoren für eine mangelhafte Gesundheitsversorgung (WHO 2020).

Die Länder des Südens sind weiterhin von fast allen wichtigen ubiquitären Infektionskrankheiten in besonderer Weise betroffen (➤ Abb. 1.3). Auch die heute impfpräventablen Erkrankungen spielen trotz der zum Teil eindrucksvollen Erfolge der Impfprogramme in den Ländern mit niedrigem Einkommen immer noch eine bedeutsame Rolle (➤ Abb. 1.4). Dies zeigt, dass in vielen der ärmsten Länder die Umsetzung der nationalen Impfprogramme noch weit von den Vorgaben der WHO entfernt ist, die erreicht werden müssten um diese Erkrankungen als Gesundheitsproblem auf nationaler und regionaler Ebene zu eliminieren.

Schließlich kommen in tropischen Ländern zahlreiche tropenspezifische und tropentypische Infektionskrankheiten vor, deren Verbreitung aus klimatischen Gründen auf die warmen Länder begrenzt ist (➤ Abb. 1.4). Allerdings sind auch hier meist nicht klimatische oder geomedizinische Faktoren für die noch immer hohe Prävalenz und Inzidenz dieser Erkrankungen in tropischen Ländern mit niedrigem Pro-Kopf-Einkommen ausschlaggebend, sondern Armut und Mangel an Ressourcen. So konnten beispielsweise in den in den Tropen gelegenen Industrie- und Schwellenländern (z. B. Singapur, Thailand, Brasilien) zahlreiche klassische Tropenkrankheiten und impfpräventable Krankheiten erfolgreich bekämpft, zurückgedrängt und zum Teil sogar als Gesundheitsproblem eliminiert werden.

Hauptursachen 2010	DALYs (Mio.)	Hauptursachen 2020	DALYs (Mio.)	Hauptursachen 2021	DALYs (Mio.)
1 neonatale Erkrankungen	236,3 (218,9–256,4)	1 neonatale Erkrankungen	192,6 (168,2–220,6)	1 COVID-19	212,0 (198,0–234,5)
2 ischämische Herzkrankheit	159,9 (153,8–164,9)	2 ischämische Herzkrankheit	185,1 (175,2–194,5)	2 ischämische Herzkrankheit	188,3 (176,7–198,3)
3 Schlaganfall	144,3 (137,3–150,3)	3 Schlaganfall	158,2 (146,4–168,8)	3 neonatale Erkrankungen	186,3 (162,3–214,9)
4 Infektionen der unteren Atemwege	127,3 (115,4–140,0)	4 COVID-19	123,4 (116,3–132,5)	4 Schlaganfall	160,4 (148,0–171,7)
5 Durchfallerkrankungen	104,1 (86,7–123,2)	5 Infektionen der unteren Atemwege	88,2 (78,1–99,4)	5 Infektionen der unteren Atemwege	82,5 (72,9–93,2)
6 Verkehrsunfälle	74,3 (70,9–78,4)	6 COPD	78,4 (72,1–84,3)	6 COPD	79,8 (74,0–86,0)
7 HIV/AIDS	67,8 (60,4–78,3)	7 Diabetes	76,5 (64,9–92,2)	7 Diabetes	78,9 (66,8–94,5)
8 angeborene Geburtsfehler	67,5 (55,9–82,5)	8 Schmerzen im unteren Rücken	69,3 (49,5–92,8)	8 andere COVID-19-bedingte Erkrankungen	77,4 (59,7–101,9)
9 COPD	67,0 (62,9–70,5)	9 Verkehrsunfälle	65,1 (61,0–69,8)	9 Schmerzen im unteren Rücken	70,2 (50,2–94,1)
10 Malaria	66,4 (37,7–105,9)	10 Durchfallerkrankungen	61,6 (49,6–75,5)	10 Verkehrsunfälle	65,1 (60,7–69,8)
11 Tuberkulose	61,8 (57,4–66,8)	11 Malaria	55,4 (21,5–110,5)	11 Durchfallerkrankungen	59,3 (47,4–73,2)
12 Schmerzen im unteren Rücken	58,8 (42,0–78,7)	12 depressive Störungen	55,3 (38,6–75,3)	12 depressive Störungen	56,3 (39,3–76,5)
13 Diabetes	52,7 (45,3–62,2)	13 angeborene Geburtsfehler	54,5 (47,3–65,1)	13 Malaria	55,2 (22,6–108,7)
14 Leberzirrhose	45,9 (43,9–48,7)	14 Tuberkulose	48,0 (43,4–53,1)	14 angeborene Geburtsfehler	52,3 (45,2–62,6)
15 Kopfschmerzerkrankungen	41,9 (8,4–88,9)	15 Kopfschmerzerkrankungen	47,5 (9,7–99,8)	15 Kopfschmerzerkrankungen	48,0 (9,8–100,7)
16 depressive Störungen	41,3 (29,1–56,0)	16 Leberzirrhose	46,1 (42,8–50,2)	16 Tuberkulose	47,0 (42,5–52,4)
17 Lungenkrebs	39,3 (37,5–40,9)	17 Lungenkrebs	45,6 (41,5–49,8)	17 Lungenkrebs	46,5 (41,9–51,2)
18 Stürze	37,8 (31,8–45,0)	18 sonstige Erkrankungen des Bewegungsapparats	44,4 (31,3–60,3)	18 Leberzirrhose	46,4 (43,0–50,7)
19 Selbstschädigung, Selbstverletzung	36,1 (33,6–37,3)	19 altersbedingte Schwerhörigkeit	43,6 (30,2–60,9)	19 sonstige Erkrankungen des Bewegungsapparats	45,2 (31,7–61,4)
20 sonstige Erkrankungen des Bewegungsapparats	35,3 (24,8–47,9)	20 chronische Nierenerkrankung	43,5 (40,0–47,2)	20 chronische Nierenerkrankung	44,5 (40,9–48,4)
21 altersbedingte Schwerhörigkeit	33,8 (23,3–41,1)	21 Stürze	43,4 (35,8–52,3)	21 altersbedingte Schwerhörigkeit	44,4 (30,7–62,0)
22 chronische Nierenerkrankung	33,4 (31,0–35,8)	22 HIV/AIDS	42,3 (39,0–47,5)	22 Stürze	43,8 (35,9–52,8)
23 Angstzustände	31,8 (22,0–43,5)	23 Angstzustände	40,5 (28,1–54,9)	23 Angstzustände	42,5 (29,4–57,7)
24 ernährungsbedingter Eisenmangel	31,3 (21,2–45,0)	24 andere COVID-19-bedingte Erkrankungen	39,4 (29,5–54,1)	24 HIV/AIDS	40,3 (37,2–44,8)
25 zwischenmenschliche Gewalt	28,3 (27,1–29,9)	25 Alzheimer-Erkrankung	34,9 (16,6–74,2)	25 Alzheimer-Erkrankung	36,3 (17,2–77,4)
26 Alzheimer-Erkrankung	24,8 (11,7–53,6)	26 Selbstschädigung, Selbstverletzung	32,2 (31,0–35,4)	26 Selbstschädigung, Selbstverletzung	33,5 (31,4–35,8)
		27 ernährungsbedingter Eisenmangel	32,3 (21,8–46,6)	27 ernährungsbedingter Eisenmangel	32,3 (21,8–46,5)
		30 zwischenmenschliche Gewalt	26,9 (25,3–28,6)	30 zwischenmenschliche Gewalt	26,8 (25,2–28,8)

übertragbare Krankheiten, mütterliche Krankheiten, Neugeborenenkrankheiten und ernährungsbedingte Krankheiten — nicht übertragbare Krankheiten — Unfälle — andere COVID-19-bedingte Erkrankungen

Abb. 1.3 Veränderung in den WHO-„Level-3-Ursachen" der wichtigsten Erkrankungen über die Jahre, mit einer Reduktion der Infektionskrankheiten, ein Trend, der allerdings durch COVID-19 unterbrochen wurde. (GBD 2021 Diseases and Injuries Collaborators 2024, licensed by CC BY 4.0) [F210-050, L138]

	1.	2.	3.	4.	5.	6.	7.	8.	9.	10.
hoher SDI	ischämische Herzkrankheit	COVID-19	Schmerzen im unteren Rücken	Schlaganfall	Diabetes	Tracheal-, Bronchial- und Lungenkrebs	Alzheimer und andere Demenzerkrankungen	COPD	Stürze	sonstige Erkr. des Bewegungsapparats
hoher-mittlerer SDI	ischämische Herzkrankheit	Schlaganfall	COVID-19	Tracheal-, Bronchial- und Lungenkrebs	Schmerzen im unteren Rücken	COPD	Diabetes	altersbedingte Schwerhörigkeit	depressive Störungen	Verkehrsunfälle
mittlerer SDI	COVID-19	ischämische Herzkrankheit	Schlaganfall	neonatale Erkrankungen	Diabetes	COPD	Verkehrsunfälle	andere COVID-19-bedingte Erkrankungen	Schmerzen im unteren Rücken	depressive Störungen
niedriger SDI	neonatale Erkrankungen	Malaria	ischämische Herzkrankheit	Schlaganfall	Infektionen der unteren Atemwege	andere COVID-19-bedingte Erkrankungen	COPD	Durchfallerkrankungen	Tuberkulose	Diabetes
Mitteleuropa, Osteuropa, Zentralafrika	ischämische Herzkrankheit	COVID-19	Schlaganfall	andere COVID-19-bedingte Erkrankungen	Schmerzen im unteren Rücken	Leberzirrhose und andere chron. Lebererkr.	Diabetes	Tracheal-, Bronchial- und Lungenkrebs	Kardiomyopathie und Myokarditis	Stürze
Zentralasien	ischämische Herzkrankheit	COVID-19	Schlaganfall	neonatale Erkrankungen	andere COVID-19-bedingte Erkrankungen	Infektionen der unteren Atemwege	Schmerzen im unteren Rücken	Leberzirrhose und andere chron. Lebererkr.	Diabetes	angeborene Geburtsfehler
Mitteleuropa	COVID-19	ischämische Herzkrankheit	Schlaganfall	Schmerzen im unteren Rücken	Tracheal-, Bronchial- und Lungenkrebs	Diabetes	andere COVID-19-bedingte Erkrankungen	Kolon- und Rektumkarzinom	Stürze	Leberzirrhose und andere chron. Lebererkr.
Osteuropa	ischämische Herzkrankheit	COVID-19	Schlaganfall	andere COVID-19-bedingte Erkrankungen	Schmerzen im unteren Rücken	Leberzirrhose und andere chron. Lebererkr.	Kardiomyopathie und Myokarditis	Selbstschädigung, Selbstverletzung	Alkoholgebrauchsstörungen	Diabetes
hohes Einkommen	COVID-19	ischämische Herzkrankheit	Schmerzen im unteren Rücken	Schlaganfall	Diabetes	Alzheimer und andere Demenzerkrankungen	Tracheal-, Bronchial- und Lungenkrebs	COPD	Stürze	depressive Störungen
Australien und Ozeanien	Schmerzen im unteren Rücken	ischämische Herzkrankheit	Stürze	depressive Störungen	Alzheimer und andere Demenzerkrankungen	Tracheal-, Bronchial- und Lungenkrebs	sonstige Erkr. des Bewegungsapparats	Schlaganfall	Angstzustände	Diabetes
hoh. Einkommen asiat. Pazifikraum	Schlaganfall	Alzheimer und andere Demenzerkrankungen	Schmerzen im unteren Rücken	ischämische Herzkrankheit	Diabetes	Tracheal-, Bronchial- und Lungenkrebs	sonstige Erkr. des Bewegungsapparats	Kolon- und Rektumkarzinom	altersbedingte Schwerhörigkeit	Stürze
hoh. Einkommen Nordamerika	COVID-19	ischämische Herzkrankheit	Drogenkonsumstörungen	Diabetes	Schmerzen im unteren Rücken	COPD	sonstige Erkr. des Bewegungsapparats	Schlaganfall	Tracheal-, Bronchial- und Lungenkrebs	depressive Störungen
südliches Lateinamerika	COVID-19	ischämische Herzkrankheit	Schmerzen im unteren Rücken	Schlaganfall	sonstige Erkr. des Bewegungsapparats	Diabetes	Infektionen der unteren Atemwege	Angstzustände	depressive Störungen	Verkehrsunfälle
Westeuropa	ischämische Herzkrankheit	COVID-19	Schmerzen im unteren Rücken	Alzheimer und andere Demenzerkrankungen	Schlaganfall	Tracheal-, Bronchial- und Lungenkrebs	Stürze	depressive Störungen	Diabetes	COPD
Lateinamerika und Karibik	COVID-19	ischämische Herzkrankheit	Diabetes	zwischenmenschliche Gewalt	neonatale Erkrankungen	Schlaganfall	andere COVID-19-bedingte Erkrankungen	Schmerzen im unteren Rücken	Verkehrsunfälle	chronische Nierenerkrankung

Abb. 1.4 Die führenden 10 Ursachen der WHO- „Level 3" Ursachen für DALYs im Jahr 2021 nach SDI-Quintil, Region, Superregion und annualisierte Änderungsrate zwischen 2010 und 2021 (GBD 2021 Diseases and Injuries Collaborators 2024, licensed by CC BY 4.0) [F210-050, L138]

Anden/ Lateinamerika	COVID-19	andere COVID -19-bedingte Erkrankungen	neonatale Erkrankungen	Infektionen der unteren Atemwege	ischämische Herzkrankheit	Diabetes	Verkehrs-unfälle	Angst-zustände	Schlaganfall	chronische Nieren-erkrankung
Karibik	COVID-19	ischämische Herzkrankheit	neonatale Erkrankungen	Diabetes	Schlaganfall	andere COVID -19-bedingte Erkrankungen	Infektionen der unteren Atemwege	zwischen-menschliche Gewalt	Verkehrs-unfälle	angeborene Geburtsfehler
zentrales Lateinamerika	COVID-19	ischämische Herzkrankheit	Diabetes	zwischen-menschliche Gewalt	andere COVID -19-bedingte Erkrankungen	chronische Nieren-erkrankung	neonatale Erkrankungen	Verkehrs-unfälle	Schmerzen im unteren Rücken	Schlaganfall
Tropen/ Lateinamerika	COVID-19	ischämische Herzkrankheit	zwischen-menschliche Gewalt	Schlaganfall	Diabetes	Schmerzen im unteren Rücken	Angst-zustände	neonatale Erkrankungen	Verkehrs-unfälle	depressive Störungen
Nordafrika und Mittlerer Osten	COVID-19	ischämische Herzkrankheit	neonatale Erkrankungen	Schlaganfall	andere COVID -19-bedingte Erkrankungen	angeborene Geburtsfehler	Verkehrs-unfälle	Diabetes	Schmerzen im unteren Rücken	depressive Störungen
Südasien	neonatale Erkrankungen	COVID-19	ischämische Herzkrankheit	COPD	Schlaganfall	andere COVID -19-bedingte Erkrankungen	Infektionen der unteren Atemwege	Durchfall-erkrankungen	Tuberkulose	Diabetes
Südostasien, Ost-asien u. Ozeanien	Schlaganfall	ischämische Herzkrankheit	COPD	Tracheal-, Bronchial- und Lungenkrebs	Diabetes	Verkehrs-unfälle	COVID-19	altersbedingte Schwer-hörigkeit	Schmerzen im unteren Rücken	neonatale Erkrankungen
Ostasien	Schlaganfall	ischämische Herzkrankheit	COPD	Tracheal-, Bronchial- und Lungenkrebs	Verkehrs-unfälle	altersbedingte Schwer-hörigkeit	Diabetes	Schmerzen im unteren Rücken	Magen-karzinom	Alzheimer und andere Demenz-erkrankungen
Ozeanien	neonatale Erkrankungen	neonatale Erkrankungen	andere COVID -19-bedingte Erkrankungen	COVID-19	ischämische Herzkrankheit	Diabetes	Schlaganfall	angeborene Geburtsfehler	Durchfall-erkrankungen	COPD
Südostasien	Infektionen der unteren Atemwege	COVID-19	ischämische Herzkrankheit	neonatale Erkrankungen	andere COVID -19-bedingte Erkrankungen	Diabetes	Verkehrs-unfälle	Infektionen der unteren Atemwege	Leberzirrhose und andere chron.Lebererkr.	Tuberkulose
Subsahara -Afrika	Schlaganfall	Malaria	COVID-19	Infektionen der unteren Atemwege	Durchfall-erkrankungen	HIV/AIDS	andere COVID -19-bedingte Erkrankungen	angeborene Geburtsfehler	Tuberkulose	Schlaganfall
zentrales Subsahara-Afrika	neonatale Erkrankungen	Malaria	COVID-19	Tuberkulose	Verkehrs-unfälle	Infektionen der unteren Atemwege	andere COVID -19-bedingte Erkrankungen	HIV/AIDS	Durchfall-erkrankungen	angeborene Geburtsfehler
östliches Subsahara-Afrika	neonatale Erkrankungen	COVID-19	HIV/AIDS	Malaria	Durchfall-erkrankungen	Infektionen der unteren Atemwege	andere COVID -19-bedingte Erkrankungen	Tuberkulose	angeborene Geburtsfehler	Schlaganfall
südliches Subsahara-Afrika	HIV/AIDS	COVID-19	neonatale Erkrankungen	andere COVID -19-bedingte Erkrankungen	Infektionen der unteren Atemwege	Tuberkulose	Verkehrs-unfälle	zwischen-menschliche Gewalt	Durchfall-erkrankungen	Schlaganfall
westliches Subsahara-Afrika	neonatale Erkrankungen	Malaria	Infektionen der unteren Atemwege	Durchfall-erkrankungen	COVID-19	angeborene Geburtsfehler	andere COVID -19-bedingte Erkrankungen	HIV/AIDS	Schlaganfall	Meningitis

Jährliche Änderungsrate (2010–2021)

<-5,3% · -5,3% – <-3,7% · -3,7% – <-1,9% · -1,9% – <-0,8% · -0,8% – <0% · 0% – <0,6% · 0,6% – <1,1% · 1,1% – <1,9% · 1,9% – <4,9% · =4,9%

Abb. 1.4 *(Forts.)*

1

1

1.1.6 Neue und wieder auftretende Infektionskrankheiten (emerging infectious diseases)

In den letzten 50 Jahren wurden mehr als 50 neue Erreger entdeckt (➤ Tab. 1.6 und ➤ Tab. 1.7), viele davon mit wesentlicher epidemiologischer Relevanz. Zudem kam es in den letzten Jahrzehnten immer wieder zu epidemischen Ausbrüchen altbekannter Infektionen, zum Teil auch in bisher nicht betroffenen Regionen. Die Ursachen für Entstehung bzw. Auftreten dieser im Englischen als emerging bzw. reemerging infectious diseases bezeichneten Infektionen sind vielfältig und meist direkt oder indirekt vom Menschen verursacht oder beeinflusst (➤ Kap. 1.2):

- Anpassungsfähigkeit der Erreger (Resistenzentstehung)
- Erhöhte Empfänglichkeit gegenüber Infektionen (z. B. steigende Zahl chronisch kranker und abwehrgeschwächter Patienten, Verhaltensänderungen wie z. B. Promiskuität, Drogenabusus)
- Ökologische Faktoren (z. B. Rodung von Urwäldern, Klimaveränderung, Umweltverschmutzung)
- Veränderungen der Landwirtschaft und Nahrungsmittelproduktion (z. B. Massentierhaltung, breite Anwendung von Pestiziden, Antibiotika und Wachstumsförderern)
- Vermehrtes Eindringen des Menschen in natürliche Ökosysteme (z. B. Ausdehnung von Landwirtschafts- und Siedlungsflächen, verändertes Freizeitverhalten)
- Demografische Faktoren (z. B. Bevölkerungszunahme, höhere Lebenserwartung)
- Sozioökonomische Faktoren (z. B. soziale Ungleichheit, Armut, Hunger, fehlende Ressourcen, mangelhafte Gesundheitssysteme)
- Politische Faktoren (z. B. Unterdrückung, mangelnder politischer Wille, Zusammenbruch der Gesundheitsversorgung)
- Politische und militärische Krisen (z. B. Kriege, Bürgerkriege, Unruhen, Flucht und Vertreibung)
- Absichtliche Freisetzung von Erregern (z. B. Anwendung von Biowaffen, Bioterrorismus)

Wesentliche Faktoren für Ausbreitung und Wiederauftreten von Infektionskrankheiten sind Globalisierung und internationale Migration (➤ Kap. 1.1.8).

Bei vielen der neu entdeckten Erreger handelt es sich um Verursacher längst bekannter Erkrankungen (➤ Tab. 1.6), bei anderen jedoch um tatsächlich neu aufgetretene Erreger (z. B. HIV, nvCJD-Prionen, SARS-Coronavirus, aviäres Influenzavirus H5N1, SARS-CoV-2), die meist zoonotischen Ursprungs sind (➤ Tab. 1.7). Erwähnenswert ist auch, dass erkannt wurde, dass vielen chronischen Erkrankungen Infektionen zugrunde liegen können (z. B. peptisches Ulkus, hepatozelluläre Karzinome und andere Tumoren).

Ein weiteres Problem ist das Auftreten von Erregerresistenzen, die rasch enorme epidemiologische Relevanz erlangen und die Therapie erschweren können.

Viele dieser neu oder erneut auftretenden Probleme betreffen Länder in den Tropen in besonderer Weise. Einerseits fördern Armut, mangelnde Bildung und Aufklärung, schlechte Gesundheitsversorgung und schwache Gesundheitssysteme die Verbreitung solcher neuen Infektionsprobleme, andererseits fehlen die Ressourcen für effektive Surveillance und Bekämpfung sowie für therapeutische Alternativen, wie z. B. teure Reservemedikamente für die Behandlung von Infektionen mit resistenten Erregern.

Tab. 1.6 Neu entdeckte Erreger als Ursache lange bekannter Erkrankungen (Beispiele)

Erreger	Jahr der Entdeckung	Erkrankung
Lassavirus	1969	Lassafieber
Legionellen	1977	Legionärskrankheit
Borrelia burgdorferi	1982	Lyme-Borreliose
Helicobacter pylori	1983	Gastritis, peptische Ulkuskrankheit, MALT-Lymphom, Magenkarzinom
Humane Papillomviren (HPV)	1983	Zervixkarzinom
Hepatitis-E-Virus (HEV)	1983/1990	Hepatitis E
Chlamydia pneumoniae	1986	Pneumonie
Hepatitis-C-Virus (HCV)	1989	Hepatitis C
Tropheryma whipplei	1992	Whipple-Krankheit
Cyclospora cayetanensis	1993	Enteritis (akut und chronisch)
Bartonella henselae	1994	Katzenkratzkrankheit, bazilläre Angiomatose
Metapneumovirus	2001	Pneumonie
Plasmodium knowlesi	2004	5. Malariaerreger des Menschen

Tab. 1.7 Neu entdeckte Erreger als Ursache sich neu ausbreitender Erkrankungen (Beispiele)

Erreger	Jahr der Entdeckung	Erkrankung	Reservoir/Herkunft
Marburg-Virus	1967	Marburg-HF	Flughunde
Ebola-Virus	1976	Ebola-HF	Flughunde
HIV	1983	AIDS	Affen
Vibrio cholerae 0139 Bengal	1992	Cholera	Mensch
Hantavirus	1993	Hantavirus pulmonales Syndrom (HPS)	Mäuse
PrP^{SC}-Prionen	1995	vCJD	Rinder
Influenzavirus H5N1	1996 (2003)*	Aviäre Influenza	Vögel
Nipah-Virus	1999	Enzephalitis	Fledermäuse
SARS-Coronavirus	2003	Schweres akutes respiratorisches Syndrom (SARS)	Fledermäuse
MERS-Coronavirus	2012	Middle East Respiratory Syndrome (MERS)	Fledermäuse, Kamele
SARS-CoV-2	2019	COVID-19	Fledermäuse

* Erste beim Menschen diagnostizierte Fälle

1.1.7 Klima und geomedizinische Aspekte

Tropisches Klima

In den Tropen sind die Temperaturen mit Ausnahme von Hochgebirgsregionen ganzjährig warm (Mitteltemperatur des kältesten Monats über 18 °Celsius). Typischerweise sind die tageszeitlichen Temperaturschwankungen größer als die Schwankungen der monatlichen Mitteltemperaturen im Laufe eines Jahres. Dennoch sind die klimatischen Bedingungen in den Tropen äußerst unterschiedlich. Neben Temperatur und Höhenlage sind vor allem die Niederschläge und ihre Menge, Intensität und jahreszeitliche Verteilung klimabestimmend. Das Spektrum tropischer Klima- und Vegetationszonen reicht vom immerfeuchten Regenwald über stark saisonale Klimate (Regenzeiten, Monsun) bis zu dauertrockenen Steppen- und Wüstenregionen (➤ Abb. 1.1).

In den nördlich bzw. südlich an die Tropen anschließenden **subtropischen Regionen** (von 23,3° bis ca. 35° nördlicher bzw. südlicher Breite) finden sich sommerheiße bis gemäßigt warme und Wüstenklimate, die wesentlich stärkere jahreszeitliche Temperaturschwankungen aufweisen, aber meist keine ausgesprochen kalten Jahreszeiten mit Frostperioden. Eine verbreitete Definition bezeichnet das Klima dort als subtropisch, wo die Mitteltemperatur im Jahr über 20 °Celsius liegt, die Mitteltemperatur des kältesten Monats jedoch unter 20 °Celsius bleibt. Die Temperaturschwankungen zwischen Tag und Nacht sind meist ausgeprägt.

Klima und Tropenkrankheiten

Zahlreiche tropenspezifische Krankheiten (➤ Tab. 1.1 und ➤ Abb. 1.3) sind aufgrund der Klimabedingungen auf tropische und zum Teil auch noch auf subtropische Gebiete beschränkt. Typischerweise werden solche Krankheiten durch spezifische Vektoren übertragen (z. B. Malaria, Gelbfieber, Dengue-Fieber und andere Arbovirosen, Leishmaniosen, Trypanosomiasis, Filariasis) oder sie benötigen spezielle Zwischenwirte (z. B. Schistosomiasis und andere Trematodeninfektionen), spezifische Reservoire (z. B. Lassa-Fieber, Filoviren, Mpox) oder mikroökologische Bedingungen (z. B. Strongyloidiasis, Melioidose).

Bei vielen als tropentypisch geltenden Krankheiten (➤ Tab. 1.1) sind aber nicht die klimatischen, sondern die sozioökonomischen Bedingungen entscheidend für ihr heute überwiegendes Vorkommen in tropischen LMIC (z. B. Durchfallerkrankungen, HIV, Tuberkulose). Dennoch können sich die tropischen Klimabedingungen begünstigend auswirken wie z. B. auf die Vermehrung von Enteritiserregern in Nahrungsmitteln und Trinkwasser (z. B. Cholera, *Campylobacter*- oder Salmonellen-Enteritis).

Kurzfristige Veränderungen des Klimas sind von großer Bedeutung für die Epidemiologie zahlreicher Infektions- und Tropenkrankheiten (➤ Tab. 1.8). Dies zeigt sich bereits an den üblichen saisonalen Schwankungen vieler vektorübertragener Erkrankungen (z. B. Malaria, Dengue-Fieber), bei denen die Haupttransmission meist während und kurz nach den Regenzeiten stattfindet. Auch das saisonale Auftreten der Cholera ist in stabilen Endemiegebieten wie z. B. Bangladesch eng mit der Monsunzeit assoziiert.

Besondere Wetterphänomene können die Epidemiologie entscheidend beeinflussen. Beispiele sind Überschwemmungen durch extreme Regenfälle, wie sie beispielsweise immer wieder in Ostafrika als Folge eines besonders ausgeprägten El Niño-Phänomens auftreten und z. B. zu nachfolgenden Malariaepidemien oder Ausbrüchen von Rifttalfieber führen können. Auch zoonotische Reservoire von Infektionserregern können durch klimatische Veränderungen beeinflusst werden wie beispielsweise die durch besonders warme und feuchte Sommer begünstigte Massenvermehrung von Nagern, die als Reservoir für Hantaviren dienen. In den USA und Europa ging dies mit einer erheblichen Zunahme menschlicher Erkrankungsfälle einher. Diese Veränderungen sind jedoch vorübergehend, und die epidemische Zunahme beschränkt sich meist auf die aktuelle oder die nachfolgende Saison.

Globaler Klimawandel

Die **globale Klimakrise** (➤ Kap. 10.12) stellt aktuell und vor allem in absehbarer Zukunft wohl eine der größten Herausforderungen für die Menschheit dar. Nach dem Beginn der Industrialisierung kam es seit Anfang des 20. Jahrhunderts zu einem deutlichen Anstieg des CO_2-Gehalts der Atmosphäre und der Durchschnittstemperatur der Erdoberfläche. Als eine der wesentlichen Ursachen gilt die Verstärkung des natürlichen Treibhauseffekts durch die vom Menschen verursachte vermehrte Freisetzung von CO_2 und anderen Treibhausgasen wie Methan, Lachgas und Fluorkohlenwasserstoffen (FCKWs), vorwiegend aufgrund des zunehmenden Verbrauchs fossiler Brennstoffe, aber auch durch andere Faktoren wie Entwaldung, Zementproduktion, vermehrte Methanfreisetzung infolge von Massentier-

Tab. 1.8 Klimaabhängige Infektionskrankheiten

Übertragung	Beispiele
Durch Vektoren	Borreliosen, Chikungunya-Fieber, Dengue-Fieber, Filariosen, FSME, Gelbfieber, Japanische Enzephalitis, Leishmaniosen, Krim-Kongo-Hämorrhagisches-Fieber, Malaria, Rickettsiosen, Trypanosomiasen, West-Nil-Fieber, Zika
Zoonotisch (Tierreservoire), Zwischenwirte	Borreliosen, FSME, Gelbfieber, Hantavirus-Infektionen, Japanische Enzephalitis, Leptospirose, Schistosomiasis, West-Nil-Fieber, Lassafieber
Wasser/Nahrung	Cholera und Infektionen durch andere Durchfallerreger, Typhus, Infektionen durch *Vibrio vulnificus*
Begünstigt durch Trockenheit und/oder Wärme	Legionellose, Kokzidioidomykose und andere Systemmykosen, Meningokokken-Infektionen, Q-Fieber
Begünstigt durch Kälte/Feuchtigkeit	COVID-19, Influenza, Norovirus-Infektionen (winter vomiting disease), verschiedene respiratorische Viren

haltung und Landwirtschaft (z. B. Reisanbau) sowie Chemie- und Düngemittelindustrie. Bislang ist es lediglich gelungen, die FCKWs, die u. a. auch für die Zerstörung der stratosphärischen Ozonschicht verantwortlich sind, durch internationale Abkommen deutlich zu reduzieren, während die globalen Emissionen von CO_2 und anderen Treibhausgasen weiter ansteigen (➤ Kap. 10.12).

Bereits jetzt hat die globale Erwärmung von Erdoberfläche, Atmosphäre und Ozeanen dazu geführt, dass Niederschläge variabler werden und häufiger extreme Wettersituationen wie Stürme, Überschwemmungen, Trockenperioden und Dürren auftreten. Zudem kam es zu einer Verkürzung der normalerweise bei 6 bis 8 Jahren liegenden Periodizität der El Niño Southern Oscillation (ENSO).

Neben vielfältigen Folgen des Klimawandels wie Änderung von Ökosystemen und Vegetationszonen, Verlust der biologischen Artenvielfalt, Einfluss auf die Landwirtschaft, Rückgang des Polar- und Gletschereises, Anstieg des Meeresspiegels und Zunahme extremer Wetterereignisse ergeben sich auch **Auswirkungen auf die Gesundheit.** Beispiele sind Trocken- und Dürreperioden (Wassermangel, Unter- und Mangelernährung), Überschwemmungen (Ertrinken, Wasserverschmutzung) oder Hitzewellen (erhöhte Morbidität und Mortalität durch Herz-Kreislauf-Erkrankungen, Hitzekrankheiten), Ozonbelastung und Luftverschmutzung (Begünstigung chronischer Atemwegserkrankungen). Neben diesen Auswirkungen auf nicht infektiöse Erkrankungen ist ein **Einfluss auch auf Infektionskrankheiten** zu erwarten, insbesondere auf vektorübertragene Infektionen (➤ Tab. 1.8), da die Entwicklung der Vektoren wie auch der Erreger im Vektor meist von der Außentemperatur abhängt. Bei steigenden Temperaturen kommt es beim Vektor zu verkürzter Entwicklungszeit von Larve und Puppe, häufigerer Eiablage, höherer Stechfrequenz (und gegenläufig zu verkürzten Lebenszeiten) und beim Erreger im Vektor zu schnellerer Replikation mit Verkürzung der extrinsischen Inkubationszeit (Intervall zwischen Infektion des Vektors an einem infizierten Wirt und Infektiosität des Vektors für neue Wirte). In geringerem Umfang wird auch ein Einfluss auf Tierreservoire zoonotischer Infektionen und möglicherweise auch auf durch Wasser übertragene Infektionen erwartet (Begünstigung des Erregerwachstums bei höheren Temperaturen). Infolge des Klimawandels wird auch die Migration zunehmen (➤ Kap. 1.1.8).

Die Zunahme vektorübertragener Infektionen als Folge der globalen Erwärmung betrifft also vor allem Infektions- und Tropenkrankheiten, deren Erreger und Vektoren eine bestimmte Mindesttemperatur für Entwicklung, Reifung und Übertragung benötigen. Dies kann sowohl zu einer Ausdehnung der potenziellen Verbreitungsgebiete wie zu einer Intensivierung der Übertragung in den bereits bestehenden Endemiegebieten führen. Die globale Erwärmung hat bereits jetzt zu einer Zunahme von Krankheitslast und Morbidität geführt, die vorwiegend Länder des Globalen Südens betrifft (➤ Kap. 10.12).

Die potenziellen Auswirkungen langfristiger Klimaänderungen hängen jedoch keineswegs nur von der Erwärmung des Klimas ab, sondern auch von Menge, Verteilung und Intensität der Niederschläge, dem Ausmaß und der Intensität saisonaler Wetteränderungen und zahlreichen anderen klimatischen Bedingungen. Zudem ist die Epidemiologie und Mikroökologie vektorübertragener und zoonotischer Infektionen kompliziert, zum Teil ungenügend bekannt und meist sehr spezifisch für die einzelnen Erreger, Vektoren und Reservoire.

Ein Beispiel für die **Ausbreitung von Vektoren** ist die der **asiatischen Tigermücke** *(Aedes albopictus)*, die sich nach Importen vorwiegend durch Schiffe weltweit in vielen Regionen fest etabliert hat und mittlerweile auch in Süd- und Mitteleuropa zu den häufigen Moskitoarten zählt. *Ae. albopictus* ist u. a. ein effektiver Überträger von Dengue-, Chikungunya- und Zika-Viren. Zudem haben sich in den letzten Jahren **Zecken** der Gattung *Hyalomma* in Südeuropa und auch in Deutschland neu etabliert.

Weitere Beispiele für die neue Ausbreitung vektorübertragener Infektionen sind das **West-Nil-Fieber** in den USA (zwischen 1999 und 2003) sowie in Europa einschließlich Deutschland. Durch *Ae. albopictus* wurden in den letzten Jahren auch in Europa autochthone Übertragungen und Ausbrüche von **Dengue-, Chikungunya- und Zika-Virus-Erkrankungen** verursacht (➤ Tab. 1.8). Seit 2013 treten in Spanien Erkrankungen durch das von *Hyalomma*-Zecken übertragene **Krim-Kongo-Hämorrhagische-Fieber** (➤ Kap. 2.10.3) auf, und es ist zu befürchten, dass sich diese schwerwiegende Erkrankung mit der Verbreitung von *Hyalomma*-Zecken weiter ausbreiten könnte.

Beim West-Nil-Fieber spielen der Austausch von Genen zwischen ornithophilen und anthropophilen Culexmücken und damit das Auftreten von Subspezies, die sowohl Vögel als auch Menschen stechen, eine besondere Rolle. Beim Chikungunya-Virus treten Mutationen auf, die eine bessere Anpassung an neue Vektoren wie *Ae. albopictus* erlauben.

Diese Beispiele zeigen, dass es beim Vorhandensein geeigneter Vektoren und klimatischer Bedingungen zu einer äußerst effektiven Verbreitung bestimmter vektorübertragener Infektionen auch in Industrie- und Schwellenländern kommen kann. Andererseits zeigen diese Beispiele auch, dass diesen Ländern effektive Gesundheitssysteme und adäquate Ressourcen zur Verfügung stehen, um rasch umfassende Bekämpfungsmaßnahmen zu implementieren, die eine effektive Kontrolle und Begrenzung solcher Epidemien und Ausbrüche ermöglichen.

Es wurden verschiedene **Modellrechnungen für die Ausbreitung von Infektionskrankheiten** bei Anhalten der Klimaerwärmung erstellt. Am Beispiel der **Malaria** ergibt sich nach den Berechnungen des Hadley Instituts ein Szenario für die potenziellen Transmissionsgebiete von *Plasmodium falciparum*, bei dem die Zunahme der Übertragung in den bereits bestehenden Endemiegebieten gegenüber der Ausdehnung in neue Gebiete (z. B. in nördlicher gelegene Gebiete Eurasiens) bei Weitem überwiegt. Die Verbreitung der Malaria hängt allerdings nicht nur vom Vorhandensein geeigneter Vektoren und Temperaturen ab, sondern auch von der gleichzeitigen Präsenz eines epidemiologisch bedeutsamen Reservoirs parasitämischer Menschen (Gametozytenträger) und deren fehlender oder unzureichender Behandlung. Neben einer Ausdehnung der Endemiegebiete am Rand bisheriger Verbreitungsgebiete werden vor allem eine Verlängerung der Übertragungssaison, eine Ausdehnung in höher gelegene Gebiete (z. B. Hochlandmalaria in Kenia) und eine Begünstigung epidemischer Ausbrüche in den betroffenen Ländern des Globalen Südens erwartet bzw. zum Teil jetzt schon beobachtet.

Zusammengefasst ist zu erwarten, dass die Länder des Globalen Südens in besonderer Weise von den gesundheitlichen Folgen des globalen Klimawandels betroffen sein werden. Schon jetzt tragen diese Länder die Hauptlast der durch den Klimawandel verursachten zusätzlichen Morbidität und Mortalität (➤ Kap. 10.12), obwohl sie an den Ursachen des Klimawandels einen vergleichsweise geringeren Anteil haben. Für das Verständnis der Klimakrise und ihrer gesundheitlichen Folgen spielen auch das **One-Health-** und das **Planetary-Health-Konzept** (➤ Kap. 10.7) bedeutsame Rollen, da sie die globale menschliche Gesundheit in Zusammenhang mit den politischen, ökonomischen und sozialen Systemen sowie mit den ökologischen Grenzen unseres Planeten bringen.

1.1.8 Internationale Migration und Globalisierung

Im Rahmen der Globalisierung und der beinahe uneingeschränkten Verfügbarkeit von Fern- und Massenverkehrsmitteln haben die internationale Migration und Reisetätigkeit ebenso wie der Transport von Tieren, Nahrungsmitteln und Waren aller Arten stark zugenommen. Im Jahr 2019 wurden von der WTO (World Tourism Organization) ca. 1,5 Milliarden internationale Reisen gezählt. Nach einem Rückgang um mehr als 1 Milliarde während der COVID-19-Pandemie nimmt die Reisetätigkeit seit 2022 wieder zu, und es wird mit einem erheblichen weiteren Anstieg gerechnet. Die häufigsten Gründe für internationale Reisen sind Tourismus, Geschäfte und Ausbildung. In vielen Weltregionen tragen zudem Migranten und Flüchtlinge wesentlich zur internationalen Mobilität bei.

Reisende

Mehr als 100 Millionen Einwohner des Globalen Nordens reisen jedes Jahr in Länder des Globalen Südens. Bei 80–95 % handelt es sich um touristische Kurzzeitreisende oder um Reisende, die Freunde und Verwandte besuchen (VFR, visiting friends and relatives). Berufliche Reisen dienen entweder kurzfristigen Geschäftsreisen oder Experteneinsätzen, regelmäßigen Kurzaufenthalten (z. B. Flugzeugbesatzungen) oder längerfristigen Einsätzen von Langzeitexperten (Expatriates), Entwicklungshelfern, freiwilligen Helfern, Missionaren oder dem Militär. Sowohl bei Kurz- wie bei Langzeitaufenthalten in Ländern des Globalen Südens bestehen erhöhte Gesundheitsrisiken. Deren Prävention und Behandlung sind wichtige Aufgaben der zunehmend an Bedeutung gewinnenden Reisemedizin (➤ Kap. 13.1). Bei beruflich veranlassten Reisen sind zudem die gesetzlichen Vorgaben der arbeitsmedizinischen Vorsorge und Betreuung zu beachten (➤ Kap. 14.3).

Migranten

Nach Schätzungen der Vereinten Nationen leben mehr als 280 Millionen Migranten außerhalb ihrer Heimatländer (UN 2023), davon fast zwei Drittel in Ländern des Nordens. Hinzu kommt eine schwer zu schätzende Zahl temporärer Arbeitsmigranten (z. B. kurzfristige Arbeitseinsätze, Saisonarbeit) und von Personen ohne aufenthaltsrechtlichen Status (sog. illegale Immigranten). Derzeit ist etwa jeder 10. Einwohner in Industrieländern ein Migrant, in Ländern des Globalen Südens nur einer von ca. 70 Einwohnern. Die Hauptgründe für Migration sind Arbeitsmigration, Familienzusammenführung, Ausbildung und politische Gründe (Flüchtlinge, Asylsuchende).

In Deutschland leben derzeit 23,8 Millionen Mitbürger mit Migrationshintergrund (ca. 18 % der gesamten Einwohnerzahl), davon 13,4 Millionen ausländische Mitbürger und vorübergehende Besucher. Migranten tragen nicht nur wesentlich zur Wirtschaftsleistung ihrer Gastländer bei, sondern transferieren einen Teil ihrer Einkünfte in ihre Herkunftsländer, z. B. zur Familienunterstützung oder Existenzgründung nach Rückkehr. Dies ist in einigen LMIC ein bedeutender Wirtschaftsfaktor. Während die Gastländer aufgrund eines Mangels an Fachkräften zunehmend von Arbeitsmigranten mit speziellen Fertigkeiten abhängig sind, bedeutet dies für viele LMIC eine Abwanderung dringend benötigter Fachkräfte (brain drain), die u. a. auch im Gesundheitswesen fehlen.

Bei Migranten besteht eine Reihe spezieller bzw. zusätzlicher Gesundheitsprobleme, die von den psycho-physischen Belastungen und Auswirkungen ihrer Migrationssituation bis zu spezifischen Erkrankungen ihrer Herkunftsländer reichen und die einer medizinischen Betreuung unter Berücksichtigung dieser besonderen Probleme bedürfen (➤ Kap. 15.1). Das Spektrum importierter Infektions- und Tropenkrankheiten bei Migranten unterscheidet sich wesentlich von dem bei Reisenden. Bei den häufigen Heimatbesuchen (VFR) muss daran gedacht werden, dass sich ein im Herkunftsland oft bestehender Schutz gegen endemische Krankheiten (z. B. Malaria) zurückbilden kann oder bei Migranten der zweiten Generation (z. B. Kinder) völlig fehlt. Dies ist auch bei den Präventionsmaßnahmen (z. B. Malariaprophylaxe, Impfungen) zu berücksichtigen.

Flüchtlinge

Nach dem Bericht der Vereinten Nationen sind im Jahr 2023 mehr als 110 Millionen Menschen durch Konflikte oder Verfolgung vertrieben. Davon sind ca. 36 Millionen Flüchtlinge, die in andere Länder geflohen sind. 62,5 Millionen Menschen sind innerhalb ihrer Heimatländer durch Gewalt und Verfolgung vertrieben (UNHCR). Nicht eingerechnet sind Menschen, die durch Naturkatastrophen obdachlos geworden bzw. außerhalb ihres eigentlichen Wohnsitzes untergebracht sind (ca. 25 Millionen). Die Zahl der Flüchtlinge unterliegt erheblichen Schwankungen in Abhängigkeit von aktuellen Kriegen, Konflikten oder Katastrophen und ihren Folgen.

Flüchtlinge sind neben dem psychischen Trauma von Krieg, Verfolgung und Flucht meist besonders und zum Teil auf extreme Weise von Gesundheitsproblemen betroffen. Besonders zu Beginn von Flüchtlingskatastrophen kann eine komplexe Notfallsituation (complex emergency) mit einer signifikanten Übersterblichkeit bestehen, ähnlich der Situation bei großen Naturkatastrophen. Hier steht zunächst die Wiederherstellung von Sicherheit und vitalen Grundbedürfnissen (Trinkwasser, Nahrung, Unterkunft, sanitäre Anlagen, Abwasserentsorgung) im Vordergrund. Daran schließt sich direkt die medizinische Notversorgung an, die so rasch wie möglich zu einer Basisversorgung ausgebaut werden sollte, mit Zusatzprogrammen entsprechend den

1

lokalen Erfordernissen (z. B. Zusatzernährung bei Malnutrition und Schwangerschaft, Impfprogramme). Vor allem in LMIC können sich in Flüchtlingslagern rasch Epidemien von Durchfallerkrankungen (z. B. Cholera, Shigellosen) entwickeln. Mittelfristig können auch Epidemien durch andere Krankheiten wie Typhus abdominalis, Masern, Meningitis, Influenza oder Hepatitis A oder E auftreten. Auch Ausbrüche oder Häufungen vektorübertragener Krankheiten wie Malaria, Dengue-Fieber oder Leishmaniosen sind möglich, insbesondere wenn es sich um Populationsbewegungen von nicht immunen Flüchtlingen in endemische Gebiete handelt.

Bevölkerungsentwicklung und Urbanisierung

In vielen LMIC kommt es aufgrund des Angebots an Arbeit, Ausbildung und Gesundheitsversorgung zu einer hohen Bevölkerungskonzentration in den großen Städten. Das rasche urbane Wachstum kann zu einer Verbesserung der Gesundheitsversorgung führen, aber auch zu sozialen und gesundheitlichen Problemen, zu denen sich ausbreitende Slums, unkontrollierbares Verkehrschaos, Umweltverschmutzung, hoher Ressourcenverbrauch, Bedrohung durch Naturkatastrophen (z. B. Erdbeben, Wirbelstürme, Überschwemmungen) oder vom Menschen (mit-)verursachte Risiken (z. B. Wasserknappheit, ethnisch-religiöse Auseinandersetzungen, Kriminalität) zählen, und die für ihre Einwohner massive Einschränkungen an Lebensqualität sowie Gefahren für die Gesundheit bringen. „Urban Health" ist somit ein wichtiger Aspekt der Medizin in den Tropen geworden (➤ Kap. 10.13).

Globalisierung und Infektions- und Tropenkrankheiten

Als Folge der Globalisierung reisen heute nicht nur Menschen und Waren, sondern auch Erreger mit Hochgeschwindigkeit und über beliebige Distanzen. Das wird nicht nur bei Ausbrüchen wie der SARS-Epidemie oder importierten Tropenkrankheiten mit großer Medienwirksamkeit (z. B. Lassa-, Marburg- oder Ebola-Fieber) deutlich, sondern vielmehr bei zwar zunächst weniger spektakulären, aber weit folgenreicheren Ereignissen wie der HIV/AIDS-Pandemie, Influenzapandemien oder der Verbreitung hochresistenter Erreger. Zwar ist die Ausbreitung von Infektionskrankheiten historisch nicht neu (➤ Tab. 1.9), neu ist jedoch die **Verbreitungsgeschwindigkeit,** selbst bei primär chronischen (z. B. HIV) oder nicht direkt von Mensch zu Mensch übertragbaren Infektionen (z. B. Chikungunya-Fieber). Als Antwort auf diese Herausforderungen der internationalen Gesundheit wurde eine Reihe internationaler Initiativen ins Leben gerufen, die eine rasche und effiziente Antwort auf diese Herausforderungen wie die rasche klinische Entwicklung von Impfstoffen ermöglichen.

Eine rasche Verbreitung über große Distanzen ist ebenso bedeutsam bei Tierseuchen (z. B. Schweinepest, aviäre Influenza, Maul- und Klauenseuche) und bei der Verbreitung von Vektoren, Zwischenwirten und Reservoirtieren. Ein aktuelles Beispiel ist die asiatische Tigermücke *Ae. albopictus,* ein potenter Überträger von Dengue- und Chikungunya-Viren, der vor allem durch den Containerschifftransport von Altreifen und Pflanzen (z. B. Glücksbambus) nahezu weltweit verbreitet wurde. Die Mückenlarven überleben hierbei im Süßwasser, in das die Pflanzen eingelegt sind bzw. das sich in kleinen Pfützen in den Reifen sammelt. Auch der zunehmend zu beobachtende Import anderer Vektoren wie Phlebotomen, Gnitzen oder tropischen und subtropischen Zeckenarten aus warmen in gemäßigte oder kalte Klimazonen scheint derzeit eher die Folge der immensen internationalen Transportaktivität zu sein als die des Klimawandels (s. o.).

Bestimmte **Importinfektionen** bei Reisenden und Migranten werden von den nationalen Meldesystemen registriert, diese sind jedoch auf die seuchenhygienisch bedeutsamen Infektionen begrenzt und zudem national unterschiedlich. Die **Internationalen Gesundheitsvorschriften** (IGV) wurden vor dem Hintergrund der zunehmenden Globalisierung und Ereignissen wie BSE-Krise, SARS-Ausbruch oder aviärer Influenzafälle beim Menschen dahingehend erweitert, dass

Tab. 1.9 Historische und aktuelle Beispiele für die weiträumige Verbreitung neuer Infektionen

Erkrankung	Herkunft aus	Verbreitung nach/über	Verbreitungsmechanismen
Pest	Zentralasien	Europa	Kriege, Schiffe, Rattenplage
Lues	Südamerika	Weltweit	Rückkehrende postkolumbische Eroberer[a]
Pocken	Eurasien	Amerika	Europäische Eroberer/Kolonialisten
Schistosomiasis	Afrika	Lateinamerika	Verschleppung von Afrikanern als Sklaven
Onchozerkose	Afrika	Lateinamerika	Verschleppung von Afrikanern als Sklaven
Cholera 01	Südasien	Weltweit	Hygienemängel, Meerwasser (Plankton, Schalentiere)
HIV/AIDS	Afrika	Weltweit	Sexuelle Übertragung, i. v. Drogengebrauch u. a.
BSE	England	Europa	Tiermehlverfütterung
West-Nil-Fieber	Israel	USA	Importierte Moskitos[b] oder Vögel? Zugvögel?
SARS	China	Weltweit	Tiermärkte, Mensch zu Mensch
Influenza H5N1	China	Alte Welt	Zugvögel, Geflügelmärkte, Tiertransporte
Chikungunya-Fieber	Ostafrika	Asien	Aedesmücken (bes. *Ae. albopictus*[c]), Mensch

[a] Gilt wahrscheinlich nur für besonders virulenten *T.-pallidum*-Stamm (Nachweis präkolumbischer Lues in Europa)
[b] In Flugzeugen
[c] Verbreitung von *Ae. albopictus* durch Schiffstransporte (Altreifen, Pflanzen u. a., ➤ Kap. 1.1.7)

neben der unverzüglichen Meldung von Erkrankungen von besonderer seuchenhygienischer Bedeutung (Pocken, Poliomyelitis verursacht durch den Wildtyp, neuer Subtyp einer humanen Influenza, SARS) an die WHO sämtliche Ereignisse (natürlich oder beabsichtigt), die eine Gefahr für die öffentliche Gesundheit darstellen können (biologisch, chemisch oder durch ionisierende Strahlen) einer Bewertung zu unterziehen und an die WHO zu melden sind, wenn sie internationale Tragweite erreichen könnten oder wenn die Ursache oder Quelle unbekannt ist. Dass dies jedoch bei einer Pandemie nur unzureichend funktioniert, hat COVID-19 eindrucksvoll gezeigt.

Neben den nationalen und internationalen Vorschriften existieren heute verschiedene **Sentinel-Erhebungssysteme,** die auch nicht meldepflichtige Erkrankungen erfassen, sowie internationale Netzwerke, die anonymisierte Patientendaten erkrankter Reisender und Migranten in elektronischen Datenbanken zusammenführen (➤ Tab. 1.10). Einige dieser Systeme erlauben eine sehr rasche Auswertung und Mitteilung epidemiologisch relevanter Ereignisse. Zudem gibt es webbasierte infektionsepidemiologische Informationssysteme, die tagesaktuell über solche Ereignisse und bedeutsame Einzelerkrankungen informieren. So erschienen beispielsweise die ersten Hinweise auf die SARS-Epidemie in China in dem infektionsepidemiologischen Internet-Dienst ProMED-mail.

1.1.9 Sozioökonomische Aspekte und Rahmenbedingungen

Obwohl es sich bei den Hauptursachen der hohen Morbidität und Mortalität in LMIC überwiegend um vermeidbare und behandelbare Ursachen (Infektions- und Tropenkrankheiten, Unter- und Fehlernährung, perinatale und mütterliche Erkrankungen) handelt, ist es bislang oftmals nicht gelungen, die heutigen Möglichkeiten der präventiven und kurativen Medizin auch in diesen Ländern flächendeckend umzusetzen und der gesamten Bevölkerung zur Verfügung zu stellen.

Die wichtigsten Gründe hierfür sind die oft herausfordernden Lebensbedingungen im privaten wie im öffentlichen Bereich der armen Länder, fehlendes Bewusstsein der Krankheitsprävention, unterfinanzierte Strukturen der Gesundheitssysteme und die fehlenden Ressourcen für Prävention und Behandlung (➤ Kap. 9, ➤ Kap. 10). Hinzu kommt, dass weltweit nur in geringem Ausmaß über Krankheiten geforscht wird, die vorwiegend oder ausschließlich LMIC betreffen.

Der Hauptgrund für diese Problematik ist die Armut mit geringem Pro-Kopf-Einkommen (➤ Abb. 1.2), niedrigem Bruttoinlandsprodukt und entsprechend geringen für Gesundheit verfügbaren Mitteln. Hinzu kommen andere Entwicklungshindernisse, die nur zum Teil durch Armut verursacht sind wie soziale Ungleichheit und Benachteiligung, mangelnde Bildung, schlechte Regierungsführung, Korruption, fehlende Transparenz und rasantes Bevölkerungswachstum.

Gleichzeitig wurden in den letzten 2 Jahrzehnten durch internationale Initiativen die medizinische Forschung und die Bereitstellung von Medikamenten massiv verbessert, sodass es in Schwerpunktbereichen wie HIV/AIDS, Tuberkulose und Malaria, aber auch bei den vernachlässigten Tropenkrankheiten (neglected tropical diseases, NTD, ➤ Kap. 10.8) zu noch nie dagewesenen Fortschritten gekommen ist.

Andererseits ist der schlechte Gesundheitsstatus von Teilen der Bevölkerung der LMIC per se ein schwerwiegendes Entwicklungshemmnis (➤ Kap. 10). Allein die AIDS-Katastrophe im subsaharischen Afrika war in manchen Teilen des Kontinents eine wesentliche Ursache von ausbleibender Entwicklung, zunehmender Verelendung und politischer Instabilität. Auch von anderen Pandemien sind die LMIC-Länder oftmals in besonderer Weise betroffen. Die wirksame Bekämpfung ihrer Gesundheitsprobleme ist für viele LMIC-Länder

Tab. 1.10 Infektionsepidemiologische Information und Surveillance (Auswahl)

	Internet-Adresse	Bemerkungen
Internationale und nationale Behörden		
WHO	www.who.org	Weltgesundheitsorganisation
ECDC	www.ecdc.europa.eu	• European Centre for Disease Prevention and Control • Wöchentliches Bulletin der EDCD
Eurosurveillance	www.eurosurveillance.org	Wissenschaftliche Fachzeitschrift des ECDC
CDC	www.cdc.gov	Centers for Disease Control and Prevention (CDC, USA)
Robert Koch-Institut	www.rki.de	Epidemiologisches Bulletin (wöchentlich)
Informationssysteme		
ProMED-mail	www.promedmail.org	Globales elektronisches Berichtssystem
Disease Outbreak News	www.who.int/emergencies/disease-outbreak-news	WHO-Informationen über Ausbrüche und Epidemien
DoD-GEIS	www.health.mil/Military-Health-Topics/Health-Readiness/AFHSD/Global-Emerging-Infections-Surveillance	Global Emerging Infections Surveillance and Response System (US Department of Defense)
Surveillance		
GeoSentinel	www.istm.org	Globales Surveillancesystem für importierte Infektionen
TropNetEurop	www.tropnet.net	Surveillance bestimmter Importinfektionen
EuroTravNet	www.ebpi.uzh.ch/en/translational_research/travel_and_health/euro_travnet.html	Surveillance importierter Infektionen in Europa

ein herausforderndes Problem, das je nach Land und Region unterschiedliche Fortschritte gezeigt hat. Ein wichtiger Aspekt der internationalen Entwicklungszusammenarbeit ist es, die politischen Entscheidungsträger in LMIC-Ländern auf die Bedeutung der Gesundheit für die Gesamtentwicklung hinzuweisen, und darauf, dass Ausgaben in diesem Bereich wichtige und lohnende Investitionen darstellen und dadurch die Länder des Globalen Südens die Verantwortung für die Gesundheitsthemen ihrer Bevölkerung verantwortungsvoll und nachhaltig übernehmen können.

1.1.10 Perspektiven und Aufgaben der Tropenmedizin

Aktuelle und zukünftige Bedeutung von Infektions- und Tropenkrankheiten

Aufgrund der Fortschritte bei der Behandlung und Bekämpfung von Infektionskrankheiten durch verbesserte Lebensbedingungen, hygienische Maßnahmen, Impfungen und Antibiotika erklärte der Surgeon General der USA, William H. Stewart, im Jahr 1967: *It is time to close the book on infectious diseases and declare the war against pestilence won.* Die Entdeckung neuer Infektionskrankheiten, das **Auftreten von Pandemien** wie HIV/AIDS, Influenza, SARS und COVID-19, die Entwicklung von **Erregerresistenzen** gegen Antibiotika und andere Infektiva (z. B. Malariamedikamente, Tuberkulostatika, Virustatika) zeigen jedoch eindrucksvoll, dass Infektions- und Tropenkrankheiten nach wie vor eine wichtige Rolle spielen. Aufgrund der Fortschritte der modernen Medizin bei der Behandlung von Malignomen und schwerwiegenden chronischen Erkrankungen hat zudem die Zahl abwehrgeschwächter und alter Patienten erheblich zugenommen, die durch Infektionen oft in besonderer Weise gefährdet sind. Schließlich besteht infolge der **globalen Klimaveränderungen** ein substanzielles Risiko, dass sich bislang auf warme Klimate wie Tropen und Subtropen beschränkte Infektionskrankheiten in gemäßigte Klimazonen ausbreiten können (➤ Kap. 10.12).

Trotz der relativen Zunahme nicht übertragbarer Erkrankungen als Ursache der globalen Morbidität und Mortalität hat sich die Einschätzung, dass Infektionskrankheiten in Industrieländern zukünftig keine relevante Rolle mehr spielen werden, als falsch erwiesen. Dem trägt auch die 2023 von der deutschen Bundesregierung formulierte nationale Sicherheitsstrategie (➤ Tab. 1.11) Rechnung, in der die Bekämpfung von Infektionen, Antibiotikaresistenzen, Impfungen und die Pandemieprävention explizit genannt werden.

Tab. 1.11 Nationale Sicherheitsstrategie (Integrierte Sicherheit für Deutschland) (Auswärtiges Amt – Bundesregierung Deutschland, Berlin)

Wehrhaftigkeit	*Frieden in Freiheit*
Resilienz	*Die Sicherung unserer Werte durch innere Stärke*
Nachhaltigkeit	*Sicherung unserer Lebensgrundlagen* • Bewältigung der Klimakrise (➤ Kap. 10.12) • Bekämpfung von Infektionen und Antibiotikaresistenzen • Impfungen, Pandemieprävention

Aktuelle und zukünftige Aufgaben von Tropenmedizin und Globaler Gesundheit

Die wesentlichen Aufgaben und Ziele der globalen Entwicklung wurden 2015 von den Vereinten Nationen (UN) im Rahmen der **Agenda 2030** anhand von 17 globalen Nachhaltigkeitszielen (SDG, **Sustainable Development Goals**) definiert und von allen 193 Mitgliedsstaaten ratifiziert, darunter auch von Deutschland, Österreich und der Schweiz. Die SDG sind die Fortführung der UN-Milleniumsziele (MDG, Millenium Development Goals) und umfassen folgende Ziele, die im Rahmen der Deutschen Nachhaltigkeitsstrategie formuliert wurden, um Armut in allen ihren Formen und überall beenden zu können:

1. Den Hunger beenden, Ernährungssicherheit und eine bessere Ernährung erreichen und eine nachhaltige Landwirtschaft fördern.
2. Ein gesundes Leben für alle Menschen jeden Alters gewährleisten und ihr Wohlergehen fördern.
3. Inklusive, gleichberechtigte und hochwertige Bildung gewährleisten und Möglichkeiten lebenslangen Lernens für alle fördern.
4. Geschlechtergleichstellung erreichen und alle Frauen und Mädchen zur Selbstbestimmung befähigen.
5. Verfügbarkeit und nachhaltige Bewirtschaftung von Wasser und Sanitärversorgung für alle gewährleisten.
6. Zugang zu bezahlbarer, verlässlicher, nachhaltiger und moderner Energie für alle sichern.
7. Dauerhaftes, inklusives und nachhaltiges Wirtschaftswachstum, produktive Vollbeschäftigung und menschenwürdige Arbeit für alle fördern.
8. Eine widerstandsfähige Infrastruktur aufbauen, inklusive und nachhaltige Industrialisierung fördern und Innovationen unterstützen.
9. Ungleichheit in und zwischen Ländern verringern.
10. Städte und Siedlungen inklusiv, sicher, widerstandsfähig und nachhaltig gestalten.
11. Nachhaltige Konsum- und Produktionsmuster sicherstellen.
12. Ozeane, Meere und Meeresressourcen im Sinne einer nachhaltigen Entwicklung erhalten und nachhaltig nutzen.
13. Umgehend Maßnahmen zur Bekämpfung des Klimawandels und seiner Auswirkungen ergreifen.
14. Landökosysteme schützen, wiederherstellen und ihre nachhaltige Nutzung fördern, Wälder nachhaltig bewirtschaften, Wüstenbildung bekämpfen, Bodendegradation beenden und umkehren und dem Verlust der biologischen Vielfalt ein Ende setzen.
15. Friedliche und inklusive Gesellschaften für nachhaltige Entwicklung fördern, allen Menschen Zugang zur Justiz ermöglichen und leistungsfähige, rechenschaftspflichtige und inklusive Institutionen auf allen Ebenen aufbauen.
16. Umsetzungsmittel stärken und die globale Partnerschaft für nachhaltige Entwicklung mit neuem Leben erfüllen.

Die SDG der Agenda 2030 repräsentieren die Entwicklungsbestrebungen der ganzen Welt und schließen explizit die Länder des Globalen Südens mit ein. Sie sind jedoch nicht nur Entwicklungsziele, sondern umfassen allgemein anerkannte menschliche Werte und Menschenrechte wie Frieden, Freiheit von Hunger, Recht auf Bildung, Recht auf Gesundheit, Gleichberechtigung, Rechtssicherheit sowie die Bekämpfung der Klimakrise und die Verantwortung gegenüber kommenden Generationen.

Die meisten SDG haben einen direkten oder indirekten Bezug zu Gesundheit und Klimakrise. Für die Bereiche **Tropenmedizin** und **Globale Gesundheit** ergeben sich wesentliche Aufgaben und Tätigkeitsfelder hinsichtlich der spezifischen Fachkompetenz und Politikberatung bei der Umsetzung und Erreichung der Entwicklungsziele. Expertise in Tropenmedizin und globaler Gesundheit sowie im öffentlichen Gesundheitswesen von Ländern des Globalen Südens sind wesentliche Fachkompetenzen in der Entwicklungszusammenarbeit (➤ Kap. 10.6). Weitere wichtige Aufgaben sind Lehre, Aus- und Weiterbildung von Ärzten, Natur- und Sozialwissenschaftlern auf diesen Gebieten sowie insbesondere von Fachkräften aus LMIC-Ländern.

Schließlich müssen Prioritäten für die epidemiologische, klinische, aber auch grundlagenorientierte Forschung im Bereich der Tropenmedizin festgelegt werden. Dabei müssen auch ethische Fragen in einem interkulturellen Kontext bedacht werden; so unterstellt etwa ein „ethischer Pluralismus", dass die Forschungsethik nach den kulturellen Normen eines Landes variieren kann.

Tropenkrankheiten und die Gesundheitsprobleme der Länder des Globalen Südens sind von enormer Bedeutung und haben weltweit erhebliche gesundheitliche, soziale, ökonomische und politische Auswirkungen. Angesichts neuer Herausforderungen wie Globalisierung, Klimawandel sowie von neuen und wieder auftretenden Infektionskrankheiten sind hiervon weltweit alle Länder betroffen. Auch die Unterscheidung zwischen „eigenen" und „fremden" Gesundheitsproblemen wird zunehmend bedeutungslos. Entscheidend für die zukünftige Entwicklung wird sein, inwieweit die Menschheit in der Lage ist, einerseits das extreme Gefälle zwischen den Industrie- und Schwellenländern und den ärmsten Ländern auszugleichen und andererseits adäquat auf alte und neue Probleme zu reagieren, wobei Klimakrise, Pandemieprävention und die Vermeidung von Konflikten die größten Herausforderungen darstellen.

LITERATUR

August E, Tadesse L, O'Neill MS et al. What is Global Health Equity? A Proposed Definition. Ann Glob Health 2022; 88: 50.

GBD 2021 Diseases and Injuries Collaborators. Global incidence, prevalence, years lived with disability (YLDs), disability-adjusted life-years (DALYs), and healthy life expectancy (HALE) for 371 diseases and injuries in 204 countries and territories and 811 subnational locations, 1990–2021: a systematic analysis for the Global Burden of Disease Study 2021. Lancet 2024; 403(10440): 2133–2161.

Koplan JP, Bond TC, Merson MH et al. Consortium of Universities for Global Health Executive Board. Towards a common definition of global health. Lancet 2009; 373: 1993.

Msemburi W, Karlinsky A, Knutson V et al. The WHO estimates of excess mortality associated with the COVID-19 pandemic. Nature 2023; 613: 130–137.

Peel MC, Finlayson BL, McMahon TA (2007) Updated world map of the Köppen-Geiger climate classification. Hydrol Earth Syst Sci 2007; 11:1633–1644; www.hydrol-earth-syst-sci.net/11/1633/2007.

Perin J, Mulick A, Yeung D et al. Global, regional, and national causes of under-5 mortality in 2000–19: an updated systematic analysis with implications for the Sustainable Development Goals. Lancet Child Adolesc Health; 2022: 6: 106.

UN (United Nations), Population Division. World Population Prospects 2022; https://population.un.org/wpp/Download/Standard/Mortality.

WHO (2020). Global Burden of Disease (GBD) 2019; https://www.healthdata.org/research-analysis/gbd.

World Bank (2023). The World by Income and Region. https://datatopics.worldbank.org/world-development-indicators/the-world-by-income-and-region.html.

INTERNETQUELLEN

UN (International Migration Report 2024): https://worldmigrationreport.iom.int.

UN (Millennium Development Goals): www.un.org/millenniumgoals.

UNHCR (2007 Global Trends – Refugees, Asylum-seekers, Returnees, Internally Displaced and Stateless Persons): https://www.unhcr.org/global-trends.

1.2 Neue Infektionserreger

Gerd Burchard, Marylyn M. Addo

Vorläufer der heutigen Infektionserreger des Homo sapiens sind sicherlich teilweise schon bei Vertretern der Gattungen Australopithecus und früheren Arten der Gattung Homo vorgekommen und mit dem Menschen ko-evolviert. Andererseits ist eine Reihe von Erregern erst im Laufe der Geschichte beim Menschen aufgetreten, schon immer kamen in der Geschichte der Menschen neue Seuchen hinzu. Aber auch in den letzten Jahrzehnten wurden viele neue Erreger bekannt, die resultierenden Krankheiten werden als emerging infectious diseases (EID) bezeichnet.

DEFINITION

Emerging infectious diseases

EID are defined as infectious diseases that are newly recognized in a population or have existed but are rapidly increasing in incidence or geographic range (Morse 1995).

Im Folgenden sollen einige Beispiele aus der Geschichte genannt werden, dann Beispiele für aktuelle neue Infektionskrankheiten. Es wird über die Herkunft dieser Infektionen diskutiert und wie sie sich ausbreiten können. Schließlich ist zu besprechen, wie mit der Gefahr neuer Infektionskrankheiten umgegangen werden sollte.

1.2.1 Neu auftretende Infektionserreger in der Geschichte

Bereits Jäger und Sammler litten unter einer Reihe von Infektionskrankheiten. Man kann davon ausgehen, dass Erreger, die bei nicht humanen Primaten vorkamen, zumindest gelegentlich auch den Menschen betrafen. Beispiele sind Dengue-Fieber und Gelbfieber (➤ Kap. 2.8). *Plasmodium falciparum*, der Erreger der Malaria tropica (➤ Kap. 5.2), scheint sich – nach molekulargenetischen Befunden – aus den Plasmodien der Gorillas entwickelt zu haben (Escalante et al. 2022). Erwähnenswert ist, dass auch heute immer wieder Affenplasmodien beim Menschen nachgewiesen werden, insbesondere *Plasmodium knowlesi*, aber auch andere (Antinori et al. 2021).

Als **Neolithische Revolution** wird das Aufkommen produzierender Wirtschaftsweisen (Ackerbau, Viehzucht) und von Vorratshaltung zu Beginn der Jungsteinzeit bezeichnet (von manchen als größter Fehler in der Menschheitsgeschichte angesehen). Der Fruchtbare Halbmond, eine sichelförmige Region Nordmesopotamiens, galt bis vor wenigen Jahren als Geburtsstätte der Jungsteinzeit, aber sicherlich haben Menschen auch anderswo das Jagen und Sammeln zugunsten der bäuerlichen Lebensweise aufgegeben. Es erscheint plausibel anzunehmen, dass die Sesshaftigkeit des Menschen der Jungsteinzeit den Krankheitserregern völlig neue Möglichkeiten eröffnete: Viele Menschen, die auf engem Raum und in unmittelbarer Nähe mit ihren Nutztieren zusammenlebten. Dadurch gelang es verschiedenen Bakterien und Viren vom Tier auf den Menschen „überzuspringen" und sich in der Bevölkerung zu verbreiten (z. B. Diphtherie, Masern, Mumps, Röteln, Pocken). Darüber hinaus gab es reichlich Nahrung für Nager, die zusammen mit ihren Mikroorganismen ebenfalls in engen Kontakt zum Menschen kamen. Es bestehen dementsprechend Ähnlichkeiten vieler Krankheiten bei Pferden, Rindern, Schweinen, Ziegen und Hunden mit Krankheiten beim Menschen. Die Zusammenhänge waren allerdings kompliziert und komplex, und manche dieser Erkrankungen können sich auch schon vor der Neolithischen Revolution an den Menschen angenähert haben. Dies wurde z. B. für *Mycobacterium tuberculosis* gezeigt (Buzic und Giuffra 2020). Auch das Hepatitis-B-Virus wurde in 12.000 bis 20.000 Jahre alten menschlichen Knochen gefunden, auch bei Menschen, die über die Beringstraße nach Amerika einwanderten (Kocher et al. 2021).

In den letzten Jahren ist eine Reihe von Publikationen zur Paläomikrobiologie verschiedener Erreger erschienen. Paradebeispiel ist die Pest: Wahrscheinlich hat sich *Yersinia pestis* aus dem im Boden vorkommenden, harmlosen Mikroorganismus *Y. pseudotuberculosis* entwickelt und wurde dann von den einstigen Reservoirtieren in Rindern und Nagern wie afrikanischen Rennmäusen und asiatischen Ratten auf den Menschen übertragen. Seitdem hat sich *Y. pestis* durch weitere Mutationen immer mehr an Nager und Menschen angepasst. Die erste große Epidemie war wahrscheinlich die **Justinianische Pest** im Jahr 542 in Konstantinopel, die mit 30 bis 50 Millionen Todesfällen die halbe Weltpopulation ausrottete (➤ Tab. 1.12).

Große Epidemien sind auch dann aufgetreten, wenn Erreger des Menschen in Kontakt mit Populationen kamen, die bisher keinen Kontakt hatten und dementsprechend nicht immun waren. Man geht davon aus, dass nach Import der **Pocken** *(Variola major)* durch die Spanier nach Mexiko um 1520 mehrere Millionen Menschen daran verstarben und die aztekische Zivilisation dadurch praktisch ausgerottet wurde.

Ebenfalls zu den tödlichsten emerging infections seit Aufzeichnung der Geschichte gehört die **Spanische-Grippe-Pandemie** 1918, die über 50 Millionen Todesopfer forderte (➤ Tab. 1.12).

1.2.2 Beispiele für aktuell neue Infektionskrankheiten

In den letzten Jahrzehnten wurde eine Vielzahl neuer Erreger entdeckt. Im Juni 1981 beschrieb der Arzt Michael Gottlieb in einem Bulletin der US-Gesundheitsbehörde die Häufung einer seltenen Form von Lungenentzündung bei 5 homosexuellen Männern in Los Angeles – die Krankheit, die später **AIDS** genannt wurde. Man geht davon aus, dass sich seitdem 84 Millionen Menschen mit HIV infiziert haben und 40 Millionen Menschen daran verstorben sind (Fauci 2022). Aus molekulargenetischen Daten lässt sich ableiten, dass das **Simian Immunodeficiency Virus (SIV)** aus Schimpansen (SIVcpz) mehrfach auf den Menschen übertragen wurde, und dass

Tab. 1.12 Emerging infectious diseases (EID) in der Geschichte (mod. nach Morens und Fauci 2020)

Jahr	Name	Todesfälle	Kommentar
430 v. C.	„Attische Seuche"	Etwa 100.000	Erste dokumentierte Pandemie; Erreger unklar
541	Justinianische Pest *(Yersinia pestis)*	30–50 Mio.	Hälfte der Weltbevölkerung gestorben
1340er Jahre	„Schwarzer Tod" *(Yersinia pestis)*	Etwa 50 Mio.	Mind. ein Viertel der Weltbevölkerung gestorben
1494	Syphilis	> 50.000	Pandemie aus Amerika nach Europa gebracht
Ca. 1500	Tuberkulose	Viele Mio.	Alte Erkrankung, im Mittelalter pandemisch geworden
1520	*Variola major*	3,5 Mio.	Pandemie von Europäern in die Neue Welt gebracht
1793–1798	„The American Plague"	Etwa 25.000	Gelbfieber in die Kolonien in Amerika eingeschleppt
1832	2. Cholera-Pandemie (Paris)	18.402	Ausbreitung aus Indien nach Europa
1918	Spanische Grippe	Etwa 50 Mio.	Führte zu weiteren Pandemien 1957, 1968 und 2009
1976–2020	Ebola	15.258	Erstmals erkannt 1976, 20 regionale Epidemien bis 2020
1981	HIV/AIDS	Etwa 37 Mio.	Erstmals erkannt 1981, weiter bestehende Pandemie
2002	SARS	813	–
2009	H1N1 Schweinegrippe	284.000	5. Influenza-Pandemie des Jahrhunderts
2015	Zika	Unklar Kongenitale Infektionen	Pandemie, Übertragung durch Mücken
2019	SARS-CoV-2-Infektion	7 Mio. (bis August 2024)	Pandemie

sich aus einem der übertragenen Viren die heute weltweit verbreiteten HIV-1-Viren der Gruppe M entwickelten. Die Übertragung fand wahrscheinlich in den 1930er Jahren in Kamerun statt und könnte auf den Verzehr von Tieren zurückzuführen sein, die mit SIV infiziert waren, möglicherweise auch auf die Injektion von Affenblut. HIV-2 stammt dagegen von SIV aus Rußmangaben (SIVsm) ab, das ebenfalls mehrfach auf den Menschen übertragen wurde. Ein weiteres Beispiel sind die Grippeviren – gegenwärtig breitet sich die **aviäre Influenza H5N1** global aus – sowie die **Erkrankungen durch Coronaviren** (➤ Kap. 2.14).

Von Bedeutung für die Tropenmedizin ist, dass auch **neue parasitäre Erkrankungen** beschrieben werden. So wurde auf der Insel Tioman vor Malaysia im Jahr 2011 erstmals eine eosinophile Myositis beschrieben, als deren Ursache sich der Einzeller *Sarcocystis* herausstellte.

1.2.3 Herkunft neuer Infektionen

Es gibt verschiedene Gründe für das Auftreten neuer Erreger bei Menschen:

- Herkunft aus tierischen Reservoiren
- Re-emerging und resurging infections
- Kein neuer Erreger, sondern neue Diagnostik
- Herkunft über horizontalen Gentransfer
- Synthetische Biologie
- Extraterrestrische Herkunft

Auf die Gensynthese im Labor oder die künstlichen Bakterien von Craig Venter soll an dieser Stelle nicht weiter eingegangen werden, auch nicht auf die Frage, ob Mikroben mit Meteoriten – oder UFOs – zu uns gelangen könnten. Neue molekularbiologische Techniken haben eine vorher unvorstellbare genomische Diversität unter den Mikroben gezeigt, sodass viele Arten jetzt in viele neue Arten unterteilt werden, dabei handelt es sich also nicht um „neue Erreger" im engeren Sinn.

Herkunft aus tierischen Reservoiren: Zoonosen

Am häufigsten ist die Herkunft neuer Erreger aus tierischen Reservoiren (cross-species transmission, zoonotic spillover). Etwa zwei Drittel der emerging infections (➤ Kap. 1.2.1) sind Zoonosen. Die meisten stammen aus Wildtieren, auch Fledermäuse spielen als Reservoir eine große Rolle. So gehen beispielsweise die Erreger von Rinderpest, Masern und Hundestaupe auf einen gemeinsamen Vorläufer zurück. Am häufigsten unter den emerging pathogens sind **tierische RNA-Viren.**

Dabei ist zu bedenken, dass die Erreger biologische Barrieren überwinden müssen: Identifizieren einer Eintrittspforte, Evasion der Immunantwort, Finden eines Wegs zum nächsten Wirt etc. Bei einem Sprung auf eine neue Spezies sind für den Erreger also üblicherweise zunächst Zwischenschritte erforderlich, die die Fitness im ursprünglichen Wirt herabsetzen – das sollten demnach nicht zu viele sein (➤ Abb. 1.5). Der Erreger muss durch ein fitness valley (Parrish et al. 2008) – daher ist eine cross-species transmission ein eher seltenes Ereignis. Die Anpassungsfähigkeit der Erreger (inkl. Resistenzentstehung) spielt bei der cross-species transmission eine Rolle, hohe Mutationsraten und kurze Generationszeiten sind vorteilhaft, z. B. bei Viren im Gegensatz zu Helminthen (Pedersen und Davies 2009). Andererseits spielt auch eine eventuell erhöhte Empfänglichkeit des Menschen gegenüber Infektionen (z. B. steigende Zahl chronisch kranker und abwehrgeschwächter Patienten) eine Rolle.

Risikofaktoren für eine cross-species transmission sind unter anderem hohe Populationsdichten (damit häufigere Kontakte), der Handel mit Wildtieren (live animal markets), Verkauf und Verzehr von „bush meat" und theoretisch auch Xenotransplantationen.

Daneben spielen **Umweltbedingungen** eine wesentliche Rolle. Die Zunahme vektorübertragener Infektionen in Folge der globalen Erwärmung betrifft vor allem Tropenkrankheiten, deren Erreger und Vektoren eine bestimmte Mindesttemperatur für Entwicklung und Reifung benötigen. Dies kann sowohl zu einer Ausdehnung der potenziellen Verbreitungsgebiete wie zu einer Intensivierung der Übertragung in den bereits bestehenden Endemiegebieten führen (Carlson et al. 2022). So können z. B. Fledermäuse als Antwort auf klimatische Veränderungen ihr Verbreitungsgebiet verschieben. Zugvögel spielten beim Eintrag von Krim-Kongo-Hämorrhagischem-Fieber (CCHF) nach Spanien 2016 eine signifikante Rolle, da davon ausgegangen wird, dass CCHF-tragende/infizierte *Hyalomma*-Zecken auf diesem Wege nach Westeuropa gelangten. Der Klimawandel führt außerdem zu veränderten Interaktionen zwischen Parasit und Wirt (Blum et al. 2017).

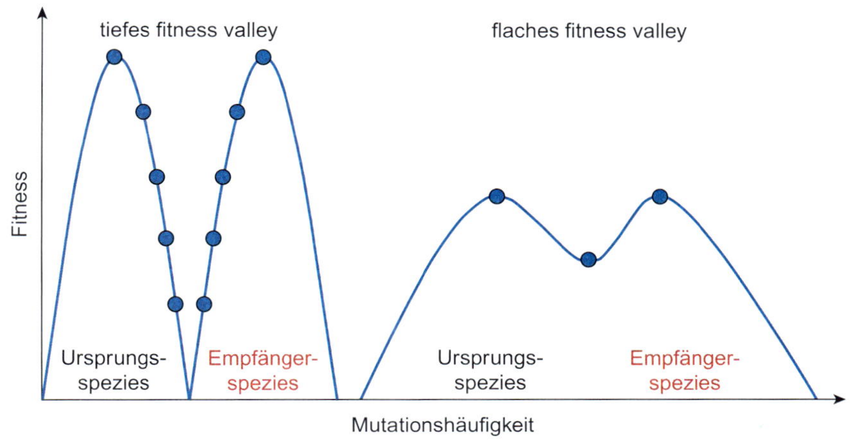

Abb. 1.5 Fitness valley bei der cross-species transmission (© 2008, American Society for Microbiology) [H465-001, L143]

Zum anderen kann der **Verlust der Biodiversität** eine Rolle spielen. So führte z. B. die Ausrottung der Opossums in Nordamerika zu einer Zunahme von Lyme-Borreliose, weil Mäuse an deren Stelle mehr Zecken beherbergen (Keesing et al. 2010). In den USA wurde eine Korrelation zwischen geringer Diversität der Vogelpopulation und dem Auftreten menschlicher West-Nil-Fieber-Fälle gesehen.

Re-emerging infections

Als re-emerging infections bezeichnet man bereits bekannte Infektionen, die plötzlich hohe Inzidenzen aufweisen, in neuen geografischen Gebieten vorkommen und/oder in resistenter Form auftreten. Ein Beispiel ist die **Meningokokkenmeningitis** im „Afrikanischen Meningitis-Gürtel". Medizinhistoriker gehen davon aus, dass es dort bis etwa 1900 keine Epidemien gegeben hat. Sie begründen dies u. a. damit, dass Leo Africanus, der Timbuktu Ende des 15. Jahrhunderts besucht hat, über viele Krankheiten berichtete, auch über die Schlafkrankheit, aber nicht über die Meningitis. Weitere Beispiele sind das erstmalige Auftreten von **Cholera auf Haiti** durch Eintrag des Erregers durch internationale Helfer im Kontext des schweren Erdbebens von 2010 oder die **Marburg-Virus-Ausbrüche** in Ghana (2022), Tansania und Äquatorialguinea (2023).

Von Menschen **unfreiwillig freigesetzte Erreger** (z. B. Vaccine-derived Polioviren) werden als accidentally emerging infectious diseases bezeichnet, **absichtlich freigesetzte Erreger** (z. B. im Rahmen von Bioterrorismus) als deliberately emerging infectious diseases (Morens und Fauci 2020).

Horizontaler/lateraler Gentransfer

Als horizontalen Gentransfer (HGT) oder lateralen Gentransfer (LGT) bezeichnet man eine Übertragung von Genen außerhalb der geschlechtlichen Fortpflanzung. Von Mai bis Juli 2011 ereignete sich in Norddeutschland der weltweit bisher größte Ausbruch des **hämolytisch-urämischen Syndroms,** der im Rückblick eine Bedrohung der öffentlichen Gesundheit war. Insgesamt wurden in Deutschland 3.793 Erkrankungen erfasst, davon hatten 827 Patienten ein HUS und 53 verstarben. Als Erreger wurde der *E.-coli*-Stamm O104:H4 identifiziert. Verschiedene Autoren schlussfolgern, dass das Gen für Shiga-Toxine durch eine Transduktion über einen horizontalen Gentransfer mittels Bakteriophagen in einen enteroaggregativen *E. coli* kam. Dadurch soll dieser EAEC-Stamm die Eigenschaft erworben haben, Shiga-Toxine zu produzieren.

1.2.4 Ausbreitung neuer Infektionskrankheiten

Ein neuer Erreger muss nicht nur den Übergang auf den Menschen schaffen (➤ Kap. 1.2.3), er muss auch fähig sein, sich in der menschlichen Population auszubreiten.

Man kann hierbei mehrere Stadien unterscheiden (➤ Abb. 1.6):

- Der Erreger geht gelegentlich auf den Menschen über, es gibt aber keine Übertragung von Mensch zu Mensch (z. B. Tollwut, Milzbrand).
- Einige Zyklen sekundärer Infektionen sind möglich, kommen aber schnell zum Stillstand (z. B. Affenpocken/Mpox).

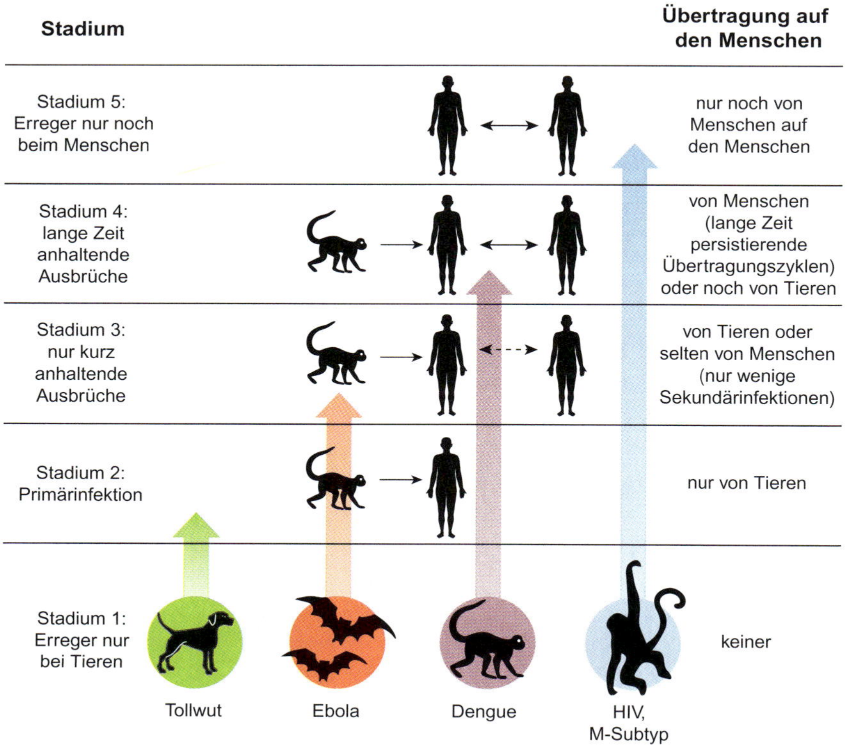

Abb. 1.6 Stadien der Ausbreitung neuer Erreger in menschlichen Populationen (nach Wolfe et al. 2007) [F1006-005, L143]

- Der Erreger hat ein natürliches Reservoir sowohl in Tieren als auch im Menschen (z. B. sylvatischer Zyklus versus urbaner Zyklus bei Gelbfieber oder Dengue).
- Der Erreger kommt nur noch im Menschen vor (z. B. *Plasmodium falciparum*).

Die Ursachen für diese unterschiedlichen Ausbreitungstendenzen sind vielfältig (➤ Abb. 1.7):
- Folge der Eigenschaften der Erreger
- Direkt oder indirekt vom Menschen verursacht oder beeinflusst
- Umweltfaktoren

Das Bevölkerungswachstum und die Urbanisierung tragen dazu bei, dass Menschen und Tiere enger in Kontakt kommen (Hassell et al. 2017). Massentierhaltung führt dazu, dass sich Erreger innerhalb dieser Tiere schneller ausbreiten können. Vermehrtes Eindringen des Menschen in natürliche Ökosysteme (z. B. Ausdehnung von Landwirtschafts- und Siedlungsflächen, verändertes Freizeitverhalten) erhöht die Kontaktmöglichkeiten. Die Vernichtung von Lebensräumen führt dazu, dass Menschen und Wildtiere ungewollt näher zusammenrücken.

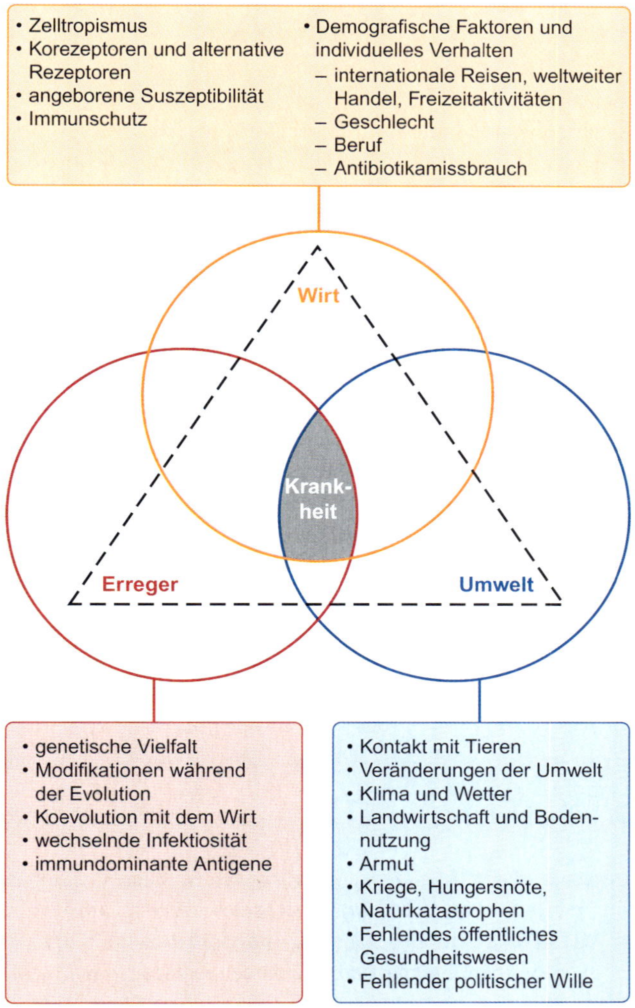

Abb. 1.7 Wechselwirkungen zwischen Erreger, Wirt und Umwelt bei der Etablierung neuer Infektionskrankheiten (nach Morens und Fauci 2020) [H274-003, L143]

Reisende können Infektionserreger schnell international verbreiten. Beispiele sind der Chikungunya-Ausbruch in Italien 2007 durch einen Reisenden aus Indien oder auch der erste Eintrag von SARS-CoV-2 nach Deutschland (Rothe et al. 2020). Andererseits können Reisende als Sentinel dienen (➤ Kap. 1.2.5).

Genauso können Erreger mit dem internationalen Wildtierhandel verbreitet werden, so wurden Mpox im Jahr 2003 mit Nagern aus Ghana in die USA importiert, infizierten hier Präriehunde (ebenfalls Nager) und wurden von diesen auf den Menschen übertragen.

1.2.5 Vorhersage und Management

Auch in Zukunft ist mit dem Auftreten neuer Erreger zu rechnen. Um auf diese Situation vorbereitet zu sein, muss versucht werden, aus der Vergangenheit zu lernen und Modelle für die Zukunft zu erstellen (Morse et al. 2012).

Außerdem ist eine **epidemiologische Überwachung** (Surveillance; ➤ Kap. 1.1.8) erforderlich, die an ein Response-System gekoppelt sein muss. Dazu gehören eine veterinärmedizinische Überwachung ebenso wie die Kontrolle der Erregerreservoire in Wildtieren, auch unter Einsatz molekularbiologischer Verfahren wie vollständiger Genomsequenzierung. So wurde z. B. in China eine meta-transkriptomische Analyse von 1.941 Wildtieren durchgeführt, die 18 Arten und 5 Säugetierordnungen repräsentiert. Es wurden 102 säugetierinfizierende Viren identifiziert, von denen 65 zum ersten Mal beschrieben wurden. 21 Viren wurden als potenziell hohes Risiko für Menschen und Haustiere eingestuft (He et al. 2022). Anwendungen künstlicher Intelligenzmethodik können die Surveillance zukünftig noch effektiver unterstützen (Brownstein et al. 2023). Daneben kann auch die Überwachung von Risikogruppen sinnvoll sein, z. B. von primate hunters im Kamerun. Weltweit und insbesondere in Afrika müssen die Kapazitäten dafür ausgebaut werden (Nachega et al. 2022). Dabei können auch Reisende als Sentinel infrage kommen. Im Jahr 2003 registrierte z. B. der GeoSentinel-Standort in Toronto einige der ersten SARS-Fälle außerhalb Asiens und teilte dem Netzwerk umgehend mit, dass SARS nicht nur ein asiatisches Problem gemäß den Warnungen der WHO sei, sondern ein globales Problem.

Hier kommt das **One-Health-Konzept** ins Spiel (➤ Kap. 10.7), welches die Verbindung zwischen der Gesundheit von Mensch, Tier und Umwelt beschreibt. Ein klassisches Beispiel ist die Tollwut: In Mitteleuropa wurden Hunde, später Füchse geimpft, d. h., der Mensch wird durch Maßnahmen in der Tierpopulation geschützt.

Es sind weltweite Netzwerke erforderlich, um Hinweise auf neue Erreger rasch zu verbreiten. Es müssen Reaktionsketten zur Vermeidung eines globalen Ausbruchs errichtet werden. Gesundheitsdaten sollten in Zukunft besser mit Informationen über die Bevölkerung, Impfdaten, aber auch Daten zu Wetter, Infrastruktur, Genomik u. a. verknüpft werden. Dazu sind neue Kommunikations- und Informationstechnologien mit digitalen Surveillance-Systemen erforderlich. Dazu zählt auch die Identifizierung von Ausbrüchen mittels Monitoring des Internetverkehrs (digital disease detection) – in Zukunft möglicherweise mit Hilfe künstlicher Intelligenz (Haug und Drazen et al. 2023, Brownstein et al. 2023).

Wichtig ist, beim Auftreten neuer Erreger rasch einen wirksamen und sicheren Impfstoff zur Verfügung zu haben. In den vergangenen Jahren wurden **Vakzine-Plattformen** entwickelt, die sehr schnell in eine Notfallvakzine umgewandelt werden können (Ghattas et al. 2021). Einige solcher Plattformen beruhen auf traditionellen Ansätzen wie inaktivierten Viren (z. B. Grippeimpfstoffe) oder abgeschwächten Lebendviren (z. B. Masernimpfstoffe), andere Ansätze verwenden neuere Plattformen wie mRNA (z. B. Impfstoffe gegen COVID-19), rekombinante Proteine (z. B. Impfstoffe gegen humane Papillomaviren) und virale Vektoren (z. B. Ebolaimpfstoffe). Beim Ebolavirus (➤ Kap. 2.11) hat man beispielsweise mit Hilfe eines vesikulären Stomatitisvirus (VSV) eine solche Plattform geschaffen und mit Antigenen des Ebolavirus in kurzer Zeit einen wirksamen Impfstoff hergestellt. Die moderne Impfstoffentwicklung kann sich auch ein KI-assistiertes Design von wirksameren Antigenen zu Nutze machen.

LITERATUR

Antinori S, Bonazzetti C, Giacomelli A et al. Non-human primate and human malaria: past, present and future. J Travel Med 2021; 28(5): taab036.

Blum AJ, Hotez PJ. Global „worming": Climate change and its projected general impact on human helminth infections. PLoS Negl Trop Dis 2018; 12: e0006370.

Brownstein JS, Rader B, Astley CM, Tian H. Advances in Artificial Intelligence for Infectious-Disease Surveillance, N Engl J Med 2023; 388(17): 1597–1607.

Buzic I, Giuffra V. The paleopathological evidence on the origins of human tuberculosis: a review, BJ Prev Med Hyg 2020; 61(1 Suppl 1): E3–E8.

Carlson CJ, Albery GF, Merow C et al. Climate change increases cross-species viral transmission risk. Nature 2022; 607(7919): 555–562.

Escalante AA, Cepeda AS, Pacheco MA. Why Plasmodium vivax and Plasmodium falciparum are so different? A tale of two clades and their species diversities, Malar J 2022; 21(1): 139.

Fauci AS. It Ain't Over Till It's Over … but It's Never Over – Emerging and Reemerging Infectious Diseases. N Engl J Med 2022; 387(22): 2009–2011.

Ghattas M, Dwivedi G, Lavertu M, Alameh MG. Vaccine Technologies and Platforms for Infectious Diseases: Current Progress, Challenges, and Opportunities. Vaccines (Basel). 2021; 9(12): 1490.

Hassell JM, Begon M, Ward MJ, Fevre EM. Urbanization and Disease Emergence: Dynamics at the Wildlife-Livestock-Human Interface. Trends Ecol Evol 2017; 32(1):55–67.

Haug CJ, Drazen JM. Artificial Intelligence and Machine Learning in Clinical Medicine. N Engl J Med 2023; 388(13): 1201–1208.

He WT, Hou X, Zhao J et al. Virome characterization of game animals in China reveals a spectrum of emerging pathogens. Cell 2022; 185(7): 1117–1129, Cell 2022; 185(7): 1117–1129.

Keesing F, Belden LK, Daszak P et al. Impacts of biodiversity on the emergence and transmission of infectious diseases. Nature 2010; 468(7324): 647–52.

Kocher A, Papac L, Barquera R et al. Ten millennia of hepatitis B virus evolution. Science. 2021; 374(6564): 182–188.

Morens DM, Fauci AS. Emerging Pandemic Diseases: How We Got to COVID-19. Cell 2020; 182(5): 1077–1092.

Morse SS. Factors in the emergence of infectious disease. Emerg Infect Dis 1995; 1(1): 7–15.

Morse SS, Mazet JA, Woolhouse M et al. Prediction and prevention of the next pandemic zoonosis. Lancet 2012; 380(9857): 1956–65.

Nachega JB, Nsanzimana S, Rawat A et al. Advancing detection and response capacities for emerging and re-emerging pathogens in Africa. Lancet Infect Dis 2022; c 20: S1473–3099(22)00723-X.

Parija SC. Climate adaptation impacting parasitic infection. Trop Parasitol 2022; 12(1): 3–7.

Parrish CR, Holmes EC, Morens DM. Cross-species virus transmission and the emergence of new epidemic diseases. Microbiol Mol Biol Rev 2008; 72(3): 457–70.

Pedersen AB, Davies TJ. Cross-species pathogen transmission and disease emergence in primates. Ecohealth 2009; 6(4): 496–508.

Rothe C, Schunk M, Sothmann P et al. Transmission of 2019-nCoV Infection from an Asymptomatic Contact in Germany. N Engl J Med 2020; 382(10): 970–971.

Wolfe ND, Dunavan CP, Diamond J. Origins of major human infectious diseases. Nature 2007; 447(7142): 279–83.

1.3 Systematik der Parasitologie

Marc P. Hübner, Achim Hörauf

Wie in ➤ Kap. 1.1 erwähnt, haben sich auch Parasiten abhängig von Umweltbedingungen und menschlicher Besiedlung unterschiedlich ausgebreitet. Parasiten unterliegen aber einer besonderen Nomenklatur, die deshalb an dieser Stelle aufgezeigt werden soll (ausführlich ➤ Kap. 5, ➤ Kap. 6). Parasiten bezeichnen eine Gruppe von Lebewesen, die zumindest teilweise auf Kosten eines artfremden Organismus **(Wirt)** leben, von diesem oft Nahrung beziehen und ihn schädigen. Der Parasitismus ist dabei die erfolgreichste Lebensform, und es wird geschätzt, dass etwa 50 % aller Lebewesen eine parasitäre Phase durchmachen. Der Begriff „Parasit" geht auf das griechische Wort „Parasitos" zurück und bezeichnet mit „para" „neben" und „sitos" „essen". Ursprünglich wurde der Begriff für Vorkoster geprägt, die aus ärmeren Schichten kamen und ohne eigene Arbeit in den Genuss von Speisen kamen. Obwohl Parasiten auch heute noch als Schmarotzer bezeichnet werden und ein negatives Image haben, sind sie wahre Überlebenskünstler. Sie haben sich im Laufe der Evolution erfolgreich an ihre Wirte angepasst und verschiedene Strategien entwickelt, um der Immunantwort ihrer Wirte zu entgehen und die Übertragung und das Überleben der eigenen Art zu sichern. Dabei üben Parasiten auch einen Selektionsdruck auf den Wirt aus. Parasiten, die gut an ihre Wirte angepasst sind, lösen oft keine oder nur milde Symptome in ihren Wirten aus, während evolutionär junge Parasiten bzw. der Befall von nicht prädisponierten oder ungeeigneten Wirten schwere Krankheitsbilder hervorrufen können.

Der **Hauptwirt** eines Parasiten ist meist gut an den Parasiten angepasst und erlaubt dem Parasiten eine bessere Entwicklung, Vermehrung und Überlebensdauer als der **Nebenwirt.** Der Nebenwirt kann allerdings ein wichtiges Reservoir für den Parasiten darstellen und entscheidend für den Erfolg oder auch Misserfolg von Eliminierungs- oder Kontrollprogrammen (z. B. bei Leishmaniosen) sein. **Fehlwirte** stellen eine Sackgasse für den Parasiten dar und erlauben nicht dessen komplette Entwicklung.

1.3.1 Einteilung

Parasiten lassen sich generell in zwei Gruppen einteilen; in Ektoparasiten und Endoparasiten. **Ektoparasiten** beschreiben Parasiten, die den Wirt äußerlich befallen, während **Endoparasiten** im Inneren des Wirts vorkommen. Ektoparasiten umfassen blutsaugende Mücken, Fliegen, Bremsen, Wanzen, Läuse, Zecken, Milben, Flöhe und Blutegel, die teilweise auch als **Vektoren** (Überträger) für verschiedene Endoparasiten dienen und in stationäre (z. B. Läuse) und temporäre Ektoparasiten (z. B. blutsaugende Mücken) unterteilt werden. Die

Endoparasiten können allgemein in **Protozoen** (Einzeller) und **Helminthen** (mehrzellige Würmer) unterteilt werden. Die Systematik der Endoparasiten unterscheidet sich oft in der Fachliteratur, wobei Endoparasiten generell aufgrund von morphologischen Merkmalen eingeteilt werden können (➤ Tab. 1.13).

Protozoen (➤ Kap. 5) umfassen u. a. die Kinetoplastida, zu denen z. B. die Trypanosomen und Leishmanien gehören, die Apicomplexa *(Plasmodium, Toxoplasma, Cryptosporidium),* die Metamonada *(Trichomonas vaginalis, Giardia lamblia)* sowie die Amoebazoa *Entamoeba histolytica* (sowie apathogene Entamoeben).

Die **Helminthen** (➤ Kap. 6) lassen sich in Plathelminthen (Plattwürmer) und Nematoden (Rundwürmer) unterscheiden. Die Plattwürmer enthalten die Gruppe der Trematoden (Saugwürmer bzw. Egel) und Zestoden (Bandwürmer). Zu den humanpathogenen Nematoden gehören intestinale Nematoden (entweder mit vollem Infektionszyklus oder nur larvale Infektionen, bei denen sich der Erreger nicht weiterentwickeln kann), *Gnathostoma* sowie Nematoden im Gewebe (Filariosen und Drakunkulose). Pentastomiden (Zungenwürmer), Akanthozephaliden (Kratzer) und Anneliden (Ringelwürmer und Blutegel) gehören weder zu den Plathelminthen noch zu den Nematoden.

1.3.2 Prävalenz

Die Prävalenz von Parasitosen, d. h. die Häufigkeit von durch Parasiten verursachten Erkrankungen, nimmt von den Polen zum Äquator zu. Dies hat neben klimatischen (z. B. Temperatur) und weiteren umweltbedingten Faktoren oft auch sozioökonomische Gründe, wie schlechtere hygienische Verhältnisse und ein eingeschränktes Gesundheitssystem. So sind in den gemäßigten Breiten der **Länder des Globalen Nordens** Toxoplasmen, Oxyuren (Madenwürmer), die Durchfallerreger *Giardia* und *Cryptosporidium* sowie Echinokokken endemisch. Im **Globalen Süden** kommen in den Ländern der Tropen und Subtropen zudem potenziell lebensbedrohliche Parasiten wie die Auslöser der Malaria, der viszeralen Leishmaniasis, der Chagas-Erkrankung und der Schistosomiasis vorkommen. Weitere Parasiten von großer medizinischer Bedeutung in den Tropen und Subtropen sind z. B. die intestinalen Helminthen, die zu Entwicklungsstörungen bei Kindern führen können, die Filariosen, Zestoden, nahrungsmittelassoziierte Trematoden- und larvale Nematodeninfektionen (➤ Tab. 1.13) sowie die kutane und mukokutane Leishmaniasis. Aus reisemedizinischer Sicht sind viele dieser Parasiten weltweit von Relevanz.

Tab. 1.13 Unterteilung von Parasiten mit ausgewählten Beispielen

Protozoen		
Kinetoplastida	*Trypansosoma, Leishmania*	
Apicomplexa	*Plasmodium, Babesia, Toxoplasma, Cryptosporidium*	
Metamonada	*Giardia, Trichomonas vaginalis*	
Amoebozoa	*Entamoeba*	
Helminthen		
Plathelminthen	Trematoden	*Schistosoma, Fasciola, Clonorchis, Opisthorchis,* intestinale Trematoden, *Paragonimus*
	Zestoden	*Taenia, Echinococcus, Diphyllobothrium, Hymenolepis*
Nemathelminthen (Nematoden)	• Intestinal: *Enterobius, Trichuris, Ascaris, Ancylostoma, Necator, Strongyloides* • Larvale Infektionen: *Trichinella, Angiostrongylus, Anisakis, Toxocara, Gnathostoma* • Onchocercidae (Filarien): *Onchocerca, Wuchereria, Loa, Brugia, Mansonella, Dirofilaria* • *Dracunculus*	
Pentastomiden, Akanthozephaliden und Anneliden	• *Armillifer, Linguatula* • *Macracanthorhynchus* • *Hirudinae (Haemadipsa, Limnatis, Dinobdella, Myxobdella)*	

1.3.3 Übertragung

Die **Übertragung** der Parasiten kann über **blutsaugende Vektoren** (z. B. bei Malaria, Babesiose, Leishmaniasis, Afrikanische Trypanosomiasis, Chagas-Krankheit, Filariosen), **fäkal-oral** u. a. durch kontaminierte Nahrungsmittel bzw. Wasser (z. B. Toxoplasmose, Amöbiasis, Giardiasis, Kryptosporidiose, [Neuro-]Zystizerkose, Echinokokkose, Enterobiasis, Trichuriasis, Askariasis, Toxocariasis, Pentostomiasis, Akanthozephalose), **oral** durch unzureichend zubereitete Nahrungsmittel/ungekochten Fisch (Clonorchiasis, Opisthorchiasis, intestinale Trematodenerkrankungen, Paragonimiasis, Taeniasis, intestinale larvale Nematodeninfektionen, Trichinellose, Angiostrongyliasis, Anisakiasis, Gnathostomiasis, Pentostomiasis) bzw. andere orale Infektionen (Chagas-Krankheit, Fascioliasis, Drakunkulose), **perkutan** durch einbohrende Helminthenlarven (Schistosomiasis, Hakenwurminfektionen, Strongyloidiasis, larvale Nematodeninfektionen), **diaplazentar** (z. B. Toxoplasmose) sowie **sexuell** (Trichomoniasis) erfolgen. Die **Spezifizität** für den Wirt kann dabei hoch sein, z. B. kommt der Rinderbandwurm *Taenia saginata* nur im Menschen als Endwirt und im Rind als Zwischenwirt vor, oder gering wie z. B. bei den Toxoplasmen, die weitestgehend alle warmblütigen Lebewesen befallen können.

Parasiten, die nur einen Wirt für ihr Überleben benötigen, werden als **monoxen** (z. B. *Trichomonas, Trichuris, Ascaris,* Hakenwürmer), Parasiten die mehrere Wirte benötigen, als **heteroxen** (z. B. Taenien, Echinokokken, Plasmodien, Filarien) bezeichnet. Der **Endwirt** ist hierbei der Wirt, in dem die sexuelle Vermehrung stattfindet, im **Zwischenwirt** findet keine bzw. nur eine asexuelle Vermehrung statt. Bei der Malaria ist somit die Anophelesmücke der Endwirt für die Plasmodien und der Mensch der Zwischenwirt. Einen Wechsel von geschlechtlicher und ungeschlechtlicher Fortpflanzung wird als **Wirtswechsel** bezeichnet und kann z. B. bei den Erregern der Schistosomiasis beobachtet werden, bei denen die Schistosomen sich im Menschen sexuell vermehren und Eier freisetzen, während in der Süßwasserschnecke als Zwischenwirt eine asexuelle Vermehrung stattfindet.

Die **Präpatenzzeit** gibt an, ab welchem Zeitpunkt das diagnostisch nachweisbare Stadium eines Parasiten vorhanden ist (z. B. Bandwurmglieder oder Helmintheneier im Stuhl, Mikrofilarien oder

Plasmodien im Blut). Der Zeitpunkt von der Infektion bis zum Auftreten erster Krankheitssymptome wird hingegen als **Inkubationszeit** bezeichnet. Die durch Parasiten hervorgerufene Klinik kann von asymptomatischen Fällen bis zu lebensbedrohlichen Verläufen reichen und wird durch die Parasitenspezies, den Immunstatus und die Prädisposition des Wirts bestimmt. Auch die möglichen Therapien richten sich streng nach der Parasitenspezies und werden in den folgenden Kapiteln im Detail behandelt (➤ Kap. 5).

LITERATUR

Ignatius R, Burchard GD. Allgemeine Parasitologie. In: Suerbaum S, Burchard GD, Kaufmann SHE, Schulz TF (Hrsg.). Medizinische Mikrobiologie und Infektiologie. Berlin: Heidelberg: Springer, 2020.

Lucius R, Loos-Frank B, Lane RP. Biologie von Parasiten. 3. A. Heidelberg: Springer Spektrum, 2018.

INTERNETQUELLEN

CDC (Parasites A-Z Index): www.cdc.gov/dpdx/az.html.

RKI (Infektionskrankheiten A-Z): www.rki.de/DE/A-Z/infektionskrankheiten-a-z-node.html.

I

Systematik der Tropenkrankheiten

KAPITEL

2 Viruskrankheiten

2.1 Einführung in die Virologie

Detlev H. Krüger

2.1.1 Historische Aspekte

Spätestens Anfang 2020 ist die Virologie aus ihrem „Nischendasein" inmitten der Fachgebiete der Medizin und Biowissenschaften herausgetreten und hat eine herausragende gesellschaftliche Aufmerksamkeit gewonnen. Die Auswirkungen von COVID-19 haben massiv in das Leben der Menschen eingegriffen. Viruserkrankungen – sogar mit einer weitaus höheren Letalität als der von COVID-19 – haben jedoch im Leben der Menschheit schon immer eine wichtige Rolle gespielt, so in der Vergangenheit die echten Pocken (➤ Kap. 2.7) und in den letzten Jahrzehnten HIV/AIDS (➤ Kap. 2.2) und Ebola (➤ Kap. 2.11).

Viren besitzen Eigenschaften, die sie von anderen Infektionserregern unterscheiden. Dazu gehört – neben der obligaten intrazellulären Vermehrung – ihre geringe Größe, wodurch sie in der Zeit vor der Entwicklung des Elektronenmikroskops in den 1930er Jahren für das menschliche Auge unsichtbar blieben. Deshalb waren es zunächst die **Ultrafiltrations-Experimente,** die zeigten, dass die gesuchten Erreger kleiner sind als Bakterien, aber dennoch eine korpuskuläre Struktur haben. Der entscheidende Durchbruch zum Verständnis der Natur der Viren bei Pflanzen und Tieren gelang auf diese Weise Martinus W. Beijerinck und Dmitri Iwanowski für das **Tabakmosaikvirus** und Friedrich Loeffler und Paul Frosch für das **Maul-und-Klauenseuche-Virus.** Es war aber ein „tropisches Virus" – das **Gelbfiebervirus** –, dem eine Pionierrolle für die menschlichen Viren zukam (➤ Kap. 2.8.2). Unter Führung von Walter Reed hatte eine US-amerikanische „Gelbfieber-Kommission" ab dem Jahr 1900 in Kuba Untersuchungen zur Ätiologie dieser Erkrankung durchgeführt. Ein Ergebnis der Forschungen war der Nachweis der „Ultrafilterabilität" des Gelbfiebervirus – das damit das erste bekannte humanpathogene Virus war (Murphy 2016).

Ein weiterer Umstand unterstreicht die Rolle der tropischen Viren in der Virusforschung. Bisher wurde erst ein Nobelpreis explizit für die Entwicklung einer wichtigen **Virusvakzine** vergeben: 1951 an Max Theiler für den attenuierten Gelbfieberimpfstoff. Er hatte in den Laboren der Rockefeller Foundation bereits 1932 begonnen, die Adaptation des Virus von Versuchstieren auf die damals revolutionäre neue Zellkultur umzustellen. Nach über 200 Zellkulturpassagen war ein genügend attenuierter, aber immunogener Impfstamm entstanden, der heute noch die Grundlage der Gelbfieberimmunisierung darstellt (Norrby 2007).

2.1.2 Emergente Viren

Die Gefahr der Übertragung viraler Krankheitserreger zwischen Tier und Mensch erinnert daran, dass wir im Sinne des One-Health-Konzepts (➤ Kap. 10.7) in *einer* Welt leben und Infektionsvorbeugung und -bekämpfung eines komplexen Herangehens bedürfen. Das One-Health-Konzept ist keinesfalls neu, sondern hat seine Wurzeln z. B. bei Rudolf Virchow und William Osler (Murphy 2016).

In den letzten Jahren ist das Gebiet der „emergenten Viren" (➤ Kap. 1.2) – also von Erregern, die wegen ihrer Neuentdeckung, steigenden Ausbreitung, erhöhten Pathogenität oder zunehmenden Therapieresistenz von wachsender Bedeutung sind – immer mehr in den Fokus des wissenschaftlichen Interesses gerückt. Viele „emergente Viren" sind zoonotische Erreger. Sie wurden (oder werden immer wieder neu) vom Tier auf den Menschen übertragen. Die Liste dieser Erreger ist lang; HIV, Ebolavirus, Influenzavirus und SARS-Coronavirus sind einige prominente Beispiele. Der auf der Erde immer enger werdende, gemeinsame Lebensraum von Mensch und Tier erhöht die Kontaktmöglichkeiten, womit die Voraussetzung für das Auftreten neuer Virusepidemien und sogar -pandemien geschaffen wird (Parrish et al. 2008, Longdon et al. 2014, Morse et al. 2012). Mit der Erderwärmung und ihren Folgen werden Wanderungen der Lebewesen in neue (v. a. kühlere bzw. nicht überflutete) Lebensräume erfolgen, wodurch sich neue Möglichkeiten ergeben, dass Spezies aufeinandertreffen. Daraus folgen neue Gefahren des Wirtswechsels von Viren (Carlson et al. 2022).

2.1.3 Neue Detektionstechniken

Die neuen technischen Errungenschaften des **Next Generation Sequencing** (NGS) schaffen die Bedingungen für das Auffinden und die Charakterisierung von Virusgenomen in ihren natürlichen Reservoiren. Man bestimmt dabei nicht mehr wie bei der Polymerasekettenreaktion einige Hundert oder Tausend Basenpaare eines bestimmten Genoms, sondern alle sinnvoll zuzuordnenden Sequenzen aus einer Untersuchungsprobe. Neben der Hochdurchsatz-Sequenzierung sind dabei leistungsfähige Datenverarbeitungsprogramme notwendig, um aus der erhaltenen Fülle von Informationen verwertbare Schlüsse zu ziehen. Diese Untersuchungen sind ergebnisoffen, da man nicht – wie in der Antikörperdiagnostik – virusspezifische Antigene einsetzt oder – wie in den meisten bisherigen Formen der molekularen Diagnostik – bestimmte Ziel-Nukleotidsequenzen von Viren vorgibt. Damit besteht auch leichter die Möglichkeit, neue, bisher nicht untersuchte Erreger aufzufinden. Bei **Virusausbrüchen** ist NGS ein nützlicher Weg zur Erregeridentifikation, Bestimmung der Infektionsdynamik, Charakterisierung von Virusübertragungen zwischen den Wirtsspezies, Identifizierung von „Minor-Varianten" sowie der Dynamik des quantitativen „Auf und Ab" der einzelnen genetischen Varianten in der Population eines Virus (Quer et al. 2022).

Mit der zunehmenden Anwendung von NGS wird deutlich, welche Vielfalt von bisher unbekannten Viren existiert, wobei oft nicht bekannt ist, wie weit die detektierten viralen Nukleotidsequenzen vermehrungsfähige Viren repräsentieren (Harvey und Holmes 2022). Die jetzt mögliche Bestimmung langer viraler Nukleotidsequenzen hat außerdem zu einer Revolution der **Virustaxonomie** geführt. Während zuvor in der Regel ein Virus anzüchtbar gewesen sein sollte, ehe es in die Taxonomieregister Eingang fand, und die Einteilung der Viren auf morphologischen, genetischen und funktionellen Charakteristika beruhte, kommen jetzt ausschließlich die in rascher Folge gewonnenen „Metagenomics"-Daten zum Tragen. Allein im Jahr 2020 fügte auf dieser Basis das Internationale Komitee zur Taxonomie der Viren (ICTV) 1.044 neue Virusspezies seiner offiziellen Liste hinzu (Dance 2021).

Zum besseren Verständnis der genetischen Veränderungen von Viren, die einen Wirtswechsel ermöglichen oder erleichtern, können

Gain-of-function-Manipulationen von Virusgenomen im Labor beitragen. Die Debatte um solche Dual-use-Arbeiten, die sowohl nutzen als auch schaden können, entbrannte im Jahr 2011, als Vogelinfluenzaviren genetisch so manipuliert wurden, dass sie zwischen getrennt gehaltenen Frettchen über die Luft übertragbar wurden. Der Schaden durch derartige Manipulationen könnte nicht nur durch missbräuchliche Anwendung entstehen, sondern auch durch die nicht beabsichtigte Freisetzung solch genetisch veränderter Viren aus dem Labor, z. B. durch einen Unfall. Die Diskussion zur Reglementierung der Gain-of-function-Forschung, die auch Aspekte der Herkunft des SARS-Coronavirus-2 berührt, ist noch nicht abgeschlossen (Kozlov 2022).

2.1.4 Therapie und Prävention

Die Vorstellungen vom Ablauf einer Viruserkrankung bezogen sich in der Vergangenheit zunächst auf dessen **akuten Verlauf,** bei dem Infektion und Erkrankung in einem direkten zeitlichen Zusammenhang zueinanderstehen. Inzwischen ist bekannt, dass Virusinfektionen auch Tumorbildungen auslösen können oder zu chronisch-entzündlichen und chronisch-degenerativen Erkrankungen führen. Die ersten Impfstoffe gegen Krebs waren Virusvakzine: Mit den Impfstoffen gegen Hepatitis-B-Virus und Humane Papillomviren ist es gelungen, die Zahl der virusbedingten Tumoren zurückzudrängen.

Die **kausale Therapie** von Virusinfektionen, also die direkte Hemmung der Virusvermehrung im Organismus durch Arzneimittel, ist nach wie vor für viele Viren nicht möglich und insgesamt im Vergleich zur Behandlung bakterieller Infektionen schwieriger. Während Bakterien eine Reihe struktureller und funktioneller Unterschiede zu den Zellen höherer Organismen besitzen und die Chemotherapie mit Antibiotika und Sulfonamiden diese Unterschiede ausnutzt, vermehren sich Viren stets in ihren lebenden Wirtszellen, welche durch die Chemotherapie nicht geschädigt werden sollten. Ein Beispiel einer erfolgreichen Chemotherapie ist die medikamentöse Behandlung der HIV-Infektion; dies ist von besonderer Bedeutung, da bisher kein brauchbarer Impfstoff zur Verhinderung der Infektion mit diesem tödlichen Virus zur Verfügung steht.

Wegen der schwierigen kausalen Therapie der meisten Viruskrankheiten hat die Infektions- und Krankheitsvorbeugung durch **Schutzimpfungen** besondere Bedeutung. Bei der Einführung neuer Impfstoffe müssen folgende Prämissen erfüllt sein:

- Der Impfstoff muss **wirksam** sein, er soll also über eine möglichst lange Zeit vor der Erkrankung durch eine Virusinfektion schützen. Ideal wäre auch die Verhinderung der Virusweitergabe durch die geimpfte Person.
- Der Impfstoff muss **nebenwirkungsarm** sein, zumindest müssen Ausmaß und Schwere der Nebenwirkungen entschieden geringer sein als die Krankheitslast in der Bevölkerung durch die natürliche Virusinfektion. Mögliche Spätfolgen der Immunisierung, wie sie in der Vergangenheit bei der Infektion mit Dengue-Viren oder dem Respiratory-Syncytial-Virus nach vorangegangenen Immunisierungsversuchen gegen diese Viren auftraten, sollten ausgeschlossen werden.

Auch mit wirksamen und nebenwirkungsarmen Impfstoffen ist es in der Regel nicht möglich, ein Virus auszurotten, weil das Virus z. B. neben dem menschlichen noch ein tierisches Reservoir hat und/oder es sich genetisch schnell verändert. Beispiele dafür sind die Influenzaviren und die Coronaviren. Selbst bei Viren, die rein „human" (also kein tierisches Reservoir besitzen) und genetisch stabil (Polioviren, Masernvirus) sind, erleben wir seit Jahrzehnten einen **Kampf um die weltweite Ausrottung,** der bisher nicht gewonnen ist. Gründe dafür sind Unterbrechungen der Impfkampagnen durch kriegerische Auseinandersetzungen, Unwissenheit und Aberglaube, es gibt aber auch biologische Ursachen. Der zur Poliobekämpfung verwendete, oral verabreichte Lebendimpfstoff, dessen Einsatz äußerst erfolgreich war, hat im Nebeneffekt dazu geführt, dass revertierte Impfviren zirkulieren, die Poliomyelitis-ähnliche Krankheitsbilder auslösen können (➤ Kap. 2.13.1). Andererseits ist es im Rahmen von Bekämpfungsprogrammen durch wirksame Impfstoffe und günstige Umstände bereits gelungen, zwei hochgefährliche menschliche bzw. tierische Viruskrankheiten – die echten Pocken *(Variola major)* und die Rinderpest – auszurotten.

Viren sind zwar vor allem als Krankheitserreger bekannt und gefürchtet, ihre Bedeutung geht aber weit darüber hinaus. So haben sie in der biologischen Evolution sicherlich einen wichtigen Beitrag bei der Zunahme der Komplexität des genetischen Materials von den niederen zu den höheren Lebewesen geleistet. Es ist außerdem bekannt, dass Teile von Virusgenomen „endogen" in unserem Erbgut vorkommen und dort regulatorische Funktionen ausüben. Darüber hinaus gibt es „gute" Viren, die mit ihrem Wirt mutuell nützliche Beziehungen eingehen (Roossinck 2011). Zum therapeutischen Einsatz in der Medizin kommen z. B. Bakterienviren (Bakteriophagen), die sich zur Bekämpfung bakterieller Infektionen nutzen lassen oder tierische/menschliche Viren, die zur Zerstörung von Tumorzellen oder als „Genfähren" bei der Behandlung bestimmter Krankheiten eingesetzt werden können.

2.1.5 Klimatische Aspekte

Der Begriff „tropische Viren" ist nicht eindeutig definiert. Man versteht darunter im weitesten Sinne Erreger, die ausschließlich oder besonders häufig in warmen Klimazonen auftreten (➤ Kap. 1.1). Dafür kann es verschiedene Gründe geben, am wichtigsten ist der, dass die tierischen Reservoir-Spezies bzw. die Vektoren für die Viren in diesen Regionen bevorzugt vorkommen (Preiser 2010). Die **Erderwärmung** wird dazu führen, dass sich die Verbreitung dieser Infektionsquellen aus dem paraäquatorialen Raum in Richtung Norden und Süden verschiebt (Brady et al. 2012). Eine weitere Ursache dafür, dass bestimmte Virusinfektionen in tropischen Ländern besonders häufig vorkommen, ist der sozioökonomische Status dieser Regionen einschließlich der hygienischen Verhältnisse. Im 21. Jahrhundert wird deshalb die Bekämpfung tropischer Viruserkrankungen mit vielen neuen Herausforderungen konfrontiert sein (ter Meulen 2015).

LITERATUR

Brady OJ, Gething PW, Bhatt S et al. Refining the global spatial limits of dengue virus transmission by evidence-based consensus. PLoS Negl Trop Dis 2012; 6(8): e1760.

Carlson CJ, Albery GF, Merow C et al. Climate change increases cross-species viral transmission risk. Nature 2022; 607(7919): 555–562.

Dance A. Beyond coronavirus: the virus discoveries transforming biology. Nature 2021; 595(7865): 22–25.
Harvey E, Holmes EC. Diversity and evolution of the animal virome. Nat Rev Microbiol 2022; 20(6): 321–334.
Kozlov M. Risky 'gain-of-function' studies need stricter guidance, say US researchers. Nature 2022; 605(7909): 203–204.
Longdon B, Brockhurst MA, Russell CA, Welch JJ, Jiggins FM. The evolution and genetics of virus host shifts. PLoS Pathog 2014; 10(11): e1004395.
Morse SS, Mazet JA, Woolhouse M et al. Prediction and prevention of the next pandemic zoonosis. Lancet 2012; 380(9857): 1956–1965.
Murphy FA. The Foundations of Virology. West Conshohocken, Pennsylvania: Infinity Publ., 2016.
Norrby E. Yellow fever and Max Theiler: the only Nobel Prize for a virus vaccine. J Exp Med 2007; 204(12): 2779–2784.
Parrish CR, Holmes EC, Morens DM et al. Cross-species virus transmission and the emergence of new epidemic diseases. Microbiol Mol Biol Rev 2008; 72(3): 457–470.
Preiser W. Tropische und reisemedizinisch relevante Virusinfektionen. In: Doerr HW, Gerlich WH (Hrg.). Medizinische Virologie. 2. A. Stuttgart: Thieme, 2010. S. 306–312.
Quer J, Colomer-Castell S, Campos C et al. Next-Generation Sequencing for confronting virus pandemics. Viruses 2022; 14(3): 600.
Roossinck MJ. The good viruses: viral mutualistic symbioses. Nat Rev Microbiol 2011; 9(2): 99–108.
Ter Meulen J (ed.). Special Section: Tropical Viruses in the 21st Century. J Clin Virol 2015; 64: 107–173.

2.2 HIV-Infektion und AIDS

Arne Kroidl

Das Wichtigste in Kürze

AIDS (**a**cquired **i**mmuno**d**eficiency **s**yndrome) bezeichnet ein Immunschwächesyndrom, das 1981 erstmals in den USA bei vorher gesunden homosexuellen Männern beschrieben wurde. 1983 wurde bei diesen Patienten ein bis dahin unbekanntes Virus isoliert und wenig später als Ursache für AIDS identifiziert. Das **HI-Virus (Humanes Immundefizienz-Virus)** hat sich als globale Pandemie verbreitet und betrifft überproportional Länder des Globalen Südens, insbesondere das subsaharische Afrika, wo HIV/AIDS zu den wichtigsten Gesundheitsproblemen gehört. Die nach variabler Latenz auftretende Erkrankung manifestiert sich als chronisch-progrediente Immunschwäche, die vor allem durch das Auftreten schwerer opportunistischer Infektionen und Neoplasien gekennzeichnet ist und unbehandelt zum Tod führt. Eine antiretrovirale Therapie (ART) kann die HI-Viruslast dauerhaft unterdrücken und somit das Fortschreiten in das Stadium AIDS verhindern. Mit der weltweiten Etablierung präventiver und therapeutischer Maßnahmen sind die globalen HIV-assoziierten Mortalitäts- und Neuinfektionsraten rückläufig.

2.2.1 Epidemiologie

Jährlich veröffentlicht UNAIDS die neuesten Schätzungen (www.unaids.org). Entsprechend der Hochrechnung von 2023 waren im Jahr 2022 geschätzte 39 Millionen Menschen mit HIV infiziert, davon 1,5 Millionen Kinder unter 15 Jahren. Im selben Jahr haben sich 1,3 Millionen Personen neu infiziert, rund 630.000 sind verstorben (UNAIDS 2023). Die Mehrzahl der Menschen mit einer HIV-Infektion leben in Süd- und Ostafrika (geschätzt 20,6 Mio.), gefolgt von Südostasien (5,8 Mio.) und West- und Zentralafrika (4,7 Mio.) (➤ Abb. 2.1). Insgesamt leben rund 65 % aller HIV-infizierten Menschen in Afrika südlich der Sahara, und 75 % aller Menschen mit einer HIV-Infektion oder einer HIV-Neudiagnose leben in 15 Schwerpunktländern. Hierzu gehören Südafrika, Nigeria, Indien, Kenia, Mosambik, Uganda, Tansania, Simbabwe, Sambia, Malawi, China, Äthiopien, die Russische Föderation, Brasilien und die Vereinigten Staaten.

Die **Hauptübertragungswege** einer HIV-Infektion unterscheiden sich von Land zu Land. Jede Population hat ihre eigene Mikroepidemiologie, die maßgeblich durch soziale Netzwerke, soziokulturelle und ökonomische Faktoren sowie dem Zugang zu HIV-präventiven Maßnahmen und Gesundheitsaufklärung beeinflusst wird. Stark vereinfacht lässt sich sagen, dass in den Industrieländern die Hauptrisikopersonen unter homosexuellen Männern und drogenabhängigen Personen zu finden sind, währen in vielen Ländern des Globalen Südens HIV überwiegend heterosexuell übertragen wird. Frauen besitzen aufgrund der anatomischen Verhältnisse ein höheres Risiko, sich bei Exposition mit HIV zu infizieren, welche mit einer gesamten Wahrscheinlichkeit von 1:250 für Frauen und 1:300 für Männer pro ungeschütztem heterosexuellem Risikogeschlechtsverkehr geschätzt wird. Zudem spielt die Übertragung von der Mutter auf das Kind global immer noch eine wichtige Rolle.

Mit dem Beginn eines effektiven Engagements zur weltweiten Bekämpfung der HIV-Epidemie seit Anfang dieses Millenniums haben sich die **HIV-Neuinfektionsfälle** von 2,8 Millionen im Jahr 2000 auf 1,3 Millionen im Jahr 2022 mehr als halbiert. Die AIDS-assoziierte Mortalität hat sich von 2 Millionen im Jahr 2004 auf 630.000 Fälle im Jahr 2022 um 69 % reduziert. Zwischen 2010 und 2022 zeigte sich die stärkste Reduktion der HIV-Neuinfektionen bei Kindern (0–14 Jahre) mit 58 % und bei jungen Personen (15–24 Jahre) mit 50 % bei jungen Frauen und mit 44 % bei jungen Männern. Diese Erfolge sind insbesondere mit den auf diese Alterspopulationen abzielenden Präventionsprogrammen assoziiert. Trotz dieser Erfolge steht die Bekämpfung der HIV-Pandemie weiterhin vor großen Herausforderungen, und in einigen Regionen finden sich noch steigende HIV-Neuinfektionsraten (➤ Tab. 2.1). Die Bekämpfung der HIV-Pandemie betrifft gezielte Interventionen für besonders vulnerable Populationen und Gegenden sowie die nachhaltige globale Finanzierung der HIV-Programme in den Ländern des Globalen Südens, mit einem derzeit geschätzten nötigen Volumen von 29 Milliarden US-Dollar pro Jahr. Die Vulnerabilität der HIV-Programme hat sich zuletzt auch während der COVID-19-Pandemie gezeigt, die durch den zeitlich begrenzten Zugang zu den Gesundheitsvorsorgezentren zu einer Zunahme der AIDS-assoziierten Todesfälle geführt hat.

2.2.2 Weltweite Ziele zur Bekämpfung der HIV-Pandemie

Die Bekämpfung der HIV-Pandemie ist in 10 der 17 durch die Vereinten Nationen definierten nachhaltigen Entwicklungsziele (Sus-

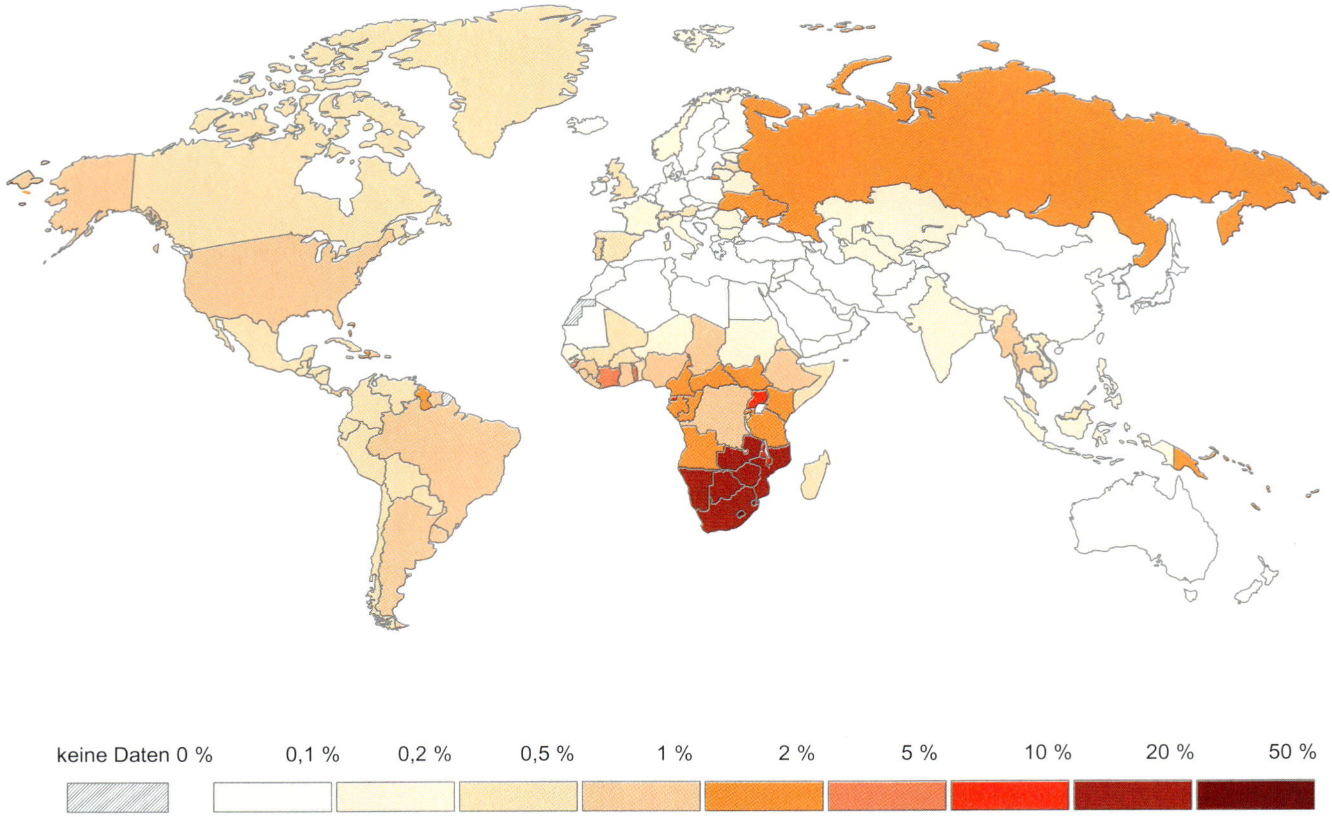

Abb. 2.1 Weltweite Verbreitung und Prävalenz der HIV-Infektion (IHME, Global Burden of Disease [2024] – with major processing by Our World in Data, licensed by CC BY 4.0) [W1166, L138]

tainable Development Goals, SDG) enthalten, maßgeblich in dem SDG 3 Gesundheit und Wohlergehen. Seit 2004 besteht ein effektives Engagement zur weltweiten Bekämpfung der HIV-Epidemie, maßgeblich unterstützt durch das gemeinsame Programm der Vereinten Nationen für HIV/AIDS (UNAIDS), dem United States President's Emergency Plan For AIDS Relief (PEPFAR) und dem Global Fund to Fight AIDS, Tuberculosis and Malaria. Die wesentlichen Maßnahmen betreffen die Etablierung der HIV-Diagnostik, die weltweite Verfügbarkeit und den Einsatz einer antiretroviralen Therapie (ART) sowie die Kontrolle einer effektiven Therapie durch die entsprechenden Surrogatmarker der HIV-Viruslast und der CD4-Zellzahl-Bestimmung. Diese Komponenten definieren als wesentliche Indikatoren die erfolgreiche Implementierung der HIV-Programme in den jeweiligen Ländern: bei 95 % aller HIV-infizierten Menschen wird die Labordiagnose gestellt, hiervon erhalten 95 % eine antiretrovirale Therapie, und diese ist in 95 % aller therapierten Fälle erfolgreich im Sinne einer unterdrückten HIV-Viruslast unter der Nachweisgrenze **(95-95-95-Ziele).** Weitere derzeit bis 2030 formulierte Ziele beinhalten die globale Reduktion der HIV-Neuinfektionen unter 200.000 Fälle pro Jahr, die Eliminierung von pädiatrischen HIV-Neuinfektionen (Mutter-zu-Kind-Übertragung) sowie die Eliminierung von HIV-assoziierter Diskriminierung und Stigmatisierung. Diese Zielindikatoren werden jährlich von UNAIDS für die globalen Regionen sowie für die einzelnen Länder veröffentlicht, und liefern somit Hinweise sowohl für den Erfolg als auch für die Notwendigkeit verstärkter Interventionen (➤ Tab. 2.1) (UNAIDS 2015).

Weitere Indikatoren sind die jährliche HIV/AIDS-Mortalität und die Stratifizierung von Zielgruppen, welche ein erhöhtes Risiko für eine HIV-Infektion haben oder besonders vulnerabel sind. Dies betrifft den intravenösen Drogengebrauch (derzeit ca. 35-fach erhöhtes relatives Risiko im Vergleich zur Allgemeinbevölkerung), Sexarbeit (30-fach erhöhtes relatives Risiko), männliche Homosexualität (28-fach erhöhtes relatives Risiko) und weibliche Transgender (14-fach erhöhtes relatives Risiko) sowie schwangere HIV-infizierte Mütter und ihre HIV-exponierten Babys als besonders vulnerable Gruppe. In den HIV-hochprävalenten Ländern des subsaharischen Afrika wird insgesamt die jüngere, sexuell aktive und vorwiegend weibliche Bevölkerung als Zielgruppe für präventive Maßnahmen hervorgehoben (UNAIDS 2022).

2.2.3 Erreger

Taxonomie und Ursprung

HIV ist ein zur Gruppe der Lentiviren zählendes Retrovirus, dessen bislang entdeckte Vertreter als HIV-1 und HIV-2 bezeichnet werden.

Die Lentiviren werden in 5 Untergattungen unterteilt, die jeweils Primaten, Rinder, Pferde, Katzen sowie Schafe und Ziegen infizieren

Tab. 2.1 HIV-Kennzahlen, antiretrovirale Therapieabdeckung und die 95-95-95-Indikation für die globalen Regionen (UNAIDS Data 2022)

	Global	Süd- und Ostafrika	West- und Zentralafrika	Asien und Pazifikraum	Nordafrika und Mittlerer Osten	Süd- und Mittelamerika	Karibik	Osteuropa und Zentralasien	Westeuropa und Nordamerika
Anzahl HIV-infizierter Menschen	39,0 Mio. [33,1–45,7]	20,6 Mio. [18,9–23,0]	4,8 Mio. [4,2–5,5]	6,5 Mio. [5,3–7,8]	190 Tsd. [160–220]	2,2 Mio. [2,0–2,5]	330 Tsd. [290–380]	2,0 Mio. [1,8–2,1]	2,3 Mio. [1,9–2,6]
Anzahl HIV-Neuinfektionen	1,3 Mio. [1,0–1,7]	500 Tsd. [370–670]	160 Tsd. [110–250]	300 Tsd. [220–400]	17 Tsd. [13–23]	110 Tsd. [94–130]	16 Tsd. [11–21]	160 Tsd. [140–180]	58 Tsd. [46–69]
Abnahme/Zunahme der HIV-Inzidenz seit 2010	−38 %	−57 %	−49 %	−14 %	+61 %	+8 %	−15 %	+49 %	−23 %
Anzahl AIDS-Todesfälle	630 Tsd. [480–880]	260 Tsd. [200–370]	120 Tsd. [96–160]	150 Tsd. [110–220]	5,3 Tsd. [4,0–7,1]	27 Tsd. [21–35]	5,6 Tsd. [4,1–7,5]	48 Tsd. [38–58]	13 Tsd. [9,3–17]
HIV-infizierte Erwachsene (≥ 15 J.) auf ART	77 % [65–90]	83 % [70–98]	82 % [72–95]	65 % [54–78]	51 % [44–60]	72 % [65–81]	69 % [60–79]	51 % [46–56]	76 % [64–87]
HIV-infizierte Kinder (0–14 J.) auf ART	57 % [44–78]	64 % [49–93]	37 % [29–45]	–*	34 % [29–40]	39 % [33–45]	39 % [31–48]	–*	–*
95-95-95 Indikatoren** Erwachsene (≥ 15 Jahre) (2021)	–*	91-79-74	84-82-73	76-62-59	68-50-45	82-70-64	85-70-61	76-62-61 (Frauen) 56-44-41 (Männer)	92-85-76 (Frauen) 90-84-75 (Männer)
95-95-95 Indikatoren** Kinder (0–14 Jahre) (2021)	–*	66-56-44	35-35-27	78-81-69	54-40-35	55-40-34	55-50-37	–*	–*

* Keine Angaben
** 95 % der HIV-infizierten Menschen kennen ihren HIV-Status – 95 % der Menschen mit einer bekannten HIV-Infektion erhalten eine ART – 95 % der Menschen auf ART haben eine unterdrückte Viruslast

können. Die primate Lentivirus-Gruppe enthält das human immunodeficiency virus (HIV) und das Simian immunodeficiency virus (SIV). Während bei **HIV-2** ein direkter Übergang (Überspringen der Speziesbarriere Affe-Mensch) von einem eng verwandten und in Westafrika bei bestimmten Affenarten (Rußmangaben) verbreiteten SI-Virus (SIV_{SMM}) wahrscheinlich ist (z. B. bei Affenbissen oder Kontakt zu Affenblut während Jagd, Zubereitung und Verzehr), werden bei **HIV-1** mehrere unabhängige Übertragungen von bei Schimpansen und Gorillas vorkommenden SI-Viren (SIV_{CPZ}) auf den Menschen mit einer schrittweisen Anpassung (Humanisierung) und Erhöhung der Übertragbarkeit von Mensch zu Mensch angenommen. Da die meisten HIV-1-Subtypen und zirkulierende rekombinante Formen (CRF) im zentralafrikanischen Kongobecken gefunden werden, wird diese Region am ehesten als Ursprungsregion der HIV-1-Pandemie angesehen.

Die HIV-1-Isolate lassen sich phylogenetisch in unterschiedliche Gruppen einteilen:

- M (main)
- O (outlier)
- N (non-M, non-O)
- P Gruppe

Während Viren der Gruppe O nur in einigen zentralafrikanischen Ländern (Kamerun, Gabun, Äquatorialguinea) vorkommen und Gruppe-N-Viren nur bei einzelnen Infizierten in Kamerun festgestellt wurden, sind **Gruppe-M-Viren** weltweit verbreitet. Derzeit lassen sich mindestens 9 verschiedene Subtypen innerhalb der Gruppe M (A–D, F–H, J, K) sowie eine größere Zahl zirkulierender rekombinanter Formen (CRF) unterschieden. Diese entstehen bei gleichzeitiger Infektion eines Menschen mit zwei verschiedenen Viren durch Rekombination von zwei oder mehreren Subtypen oder CRF. Die Verbreitung der verschiedenen Subtypen und CRF zeigt erhebliche regionale Unterschiede (➤ Abb. 2.2).

HIV-2 war ursprünglich nur in Westafrika endemisch und wird mittlerweile nahezu weltweit nachgewiesen, vor allem in durch Migrationsbewegungen mit Westafrika verbundenen Ländern wie Portugal, Angola, Brasilien, Indien und Frankreich. Zwei HIV-2-Subtypen (A und B) treten endemisch auf, 6 weitere (C–H) wurden nur in Einzelfällen gefunden. Insgesamt ist die Prävalenz von HIV-2 rückläufig.

Morphologie

HIV-1 ist etwas größer als 100 nm, hat eine Lipoproteinhülle mit env-Glykoproteinkomplexen, von denen der externe Anteil gp120 aus der Hülle herausragt und mit einem Transmembranprotein gp41 in der Hülle verankert ist (➤ Abb. 2.3). Beim Auslösen aus der Wirtszelle (budding) „nimmt" das Virus verschiedene Wirtsproteine mit (z. B. HLA Klasse I- und Klasse-II-Moleküle). Das Virus besitzt einen zylindrischen Kern (p24-core-antigen), der zwei an das Nukleoprotein (p7) gebundene Kopien HIV-RNA, die reverse Transkriptase (p66) sowie die Integrase (p32) und Protease (p11) enthält. Die Bezeich-

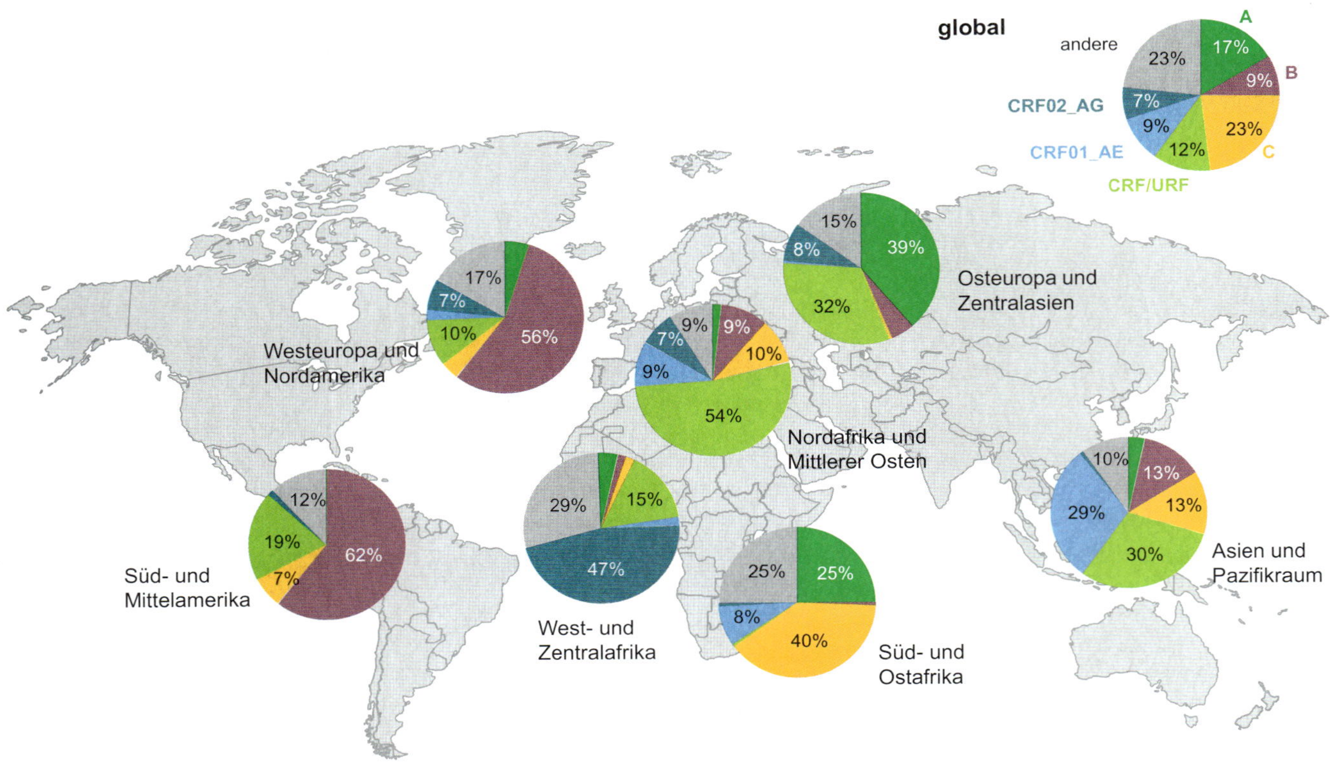

Abb. 2.2 Weltweite Verteilung der HIV-Subtypen (2010–2021) [H466-001, L138]

nung **Retrovirus** bezieht sich auf die Weitergabe der biologischen Information, welche im Vergleich zu anderen Viren umgekehrt verläuft. Das Genom von HIV ist RNA-haltig. Mit Hilfe der reversen Transkriptase wird im Zytoplasma der Wirtszelle ein komplementär DNA-haltiges Provirus aufgebaut. Die Struktur des HIV-1-Genoms ist grundsätzlich ähnlich wie bei anderen Retroviren. Vier wesentliche Gene sind vorhanden:

- gag (group antigens), welche die Kernproteine des Virions kodieren;
- pol (polymerase) für die virusspezifischen Enzyme;
- env (envelop), das die zwei Hüllglykoproteine gp120 und gp41 kodiert;
- LTR (long terminal repeat-)Gene, die regulatorische Sequenzen für die Expression der viralen Gene enthalten.

Daneben sind 2 Gene für Steuerungsproteine – rev (regulator of viron proteins) und tat (trans-activator) – sowie 4 akzessorische Gene, die am Reifungsprozess und an der Virusfreilassung aus der Wirtszelle beteiligt sind – nef (negative regulatory factor), vif (viron infectivity factor), vpu (viral protein U) und vpr (viral protein R) – identifiziert worden (➤ Abb. 2.3).

Entwicklungszyklus des HIV

Voraussetzung für den **Zelleintritt des HIV ist das CD4-Molekül,** das sich auf der Oberfläche von ca. 60 % aller T-Lymphozyten, von T-Zell-Vorläuferzellen in Knochenmark und Thymus, Monozyten/Makrophagen, Eosinophilen, dendritischen Zellen und Mikrogliazellen des ZNS befindet. Zusätzliche Korezeptoren sind für den Zelleintritt notwendig; für T-Zelllinien das Molekül Fusin **(CXCR4)** und für Monozyten und Makrophagen **CCR5.** Ein bislang fast nur bei Europäern nachgewiesener Defekt des CCR5-Gens (Deletion von 32 Basenpaaren) führt bei Homozygoten (Frequenz ca. 1 %) zu einem hochgradigen Schutz vor einer HIV-Infektion. Auch bei Heterozygoten (Frequenz ca. 20 %) besteht eine verminderte HIV-Transmissionsrate sowie eine verlangsamte Progression zu AIDS (long-term non-progressor). Daneben wurden weitere Polymorphismen von CCR5 und seinem Promoter sowie andere Mutationen von Chemokinen und Chemokinrezeptoren gefunden, die den Verlauf der HIV-Infektion beeinflussen können.

➤ Abb. 2.4 zeigt den Entwicklungszyklus von HIV-1.

Nach der Fusion mit der Wirtsmembran und Entleerung des Viruskerns in das Zytoplasma (uncoating) wird mit Hilfe des viralen Enzyms **reverse Transkriptase,** ausgehend von der einstrangigen Virus-RNA, eine doppelstrangige DNA erzeugt. Diese DNA kann bei aktivierten $CD4^+$-T-Zellen durch das virale Enzym **Integrase** in den Zellkern penetrieren und als provirale DNA in das Wirtsgenom aufgenommen werden, wo sie lebenslang integriert bleibt. Die Stimulation von infizierten Lymphozyten durch Mitogene oder Zytokine induziert eine Translokation von NF-kB in den Nukleus. Durch die Bindung von NF-kB an die HIV-LTR-Region wird eine Transkription von HIV-Genen initiiert. Auf dem Weg zur Zelloberfläche formieren sich die HIV-1-RNA, gag-Proteine und verschiedene pol-Enzyme als Viruskern zusammen. Die **HIV-Protease** spaltet diese Vorläuferproteine auf. Erst dann kann es zur Ausknospung (budding)

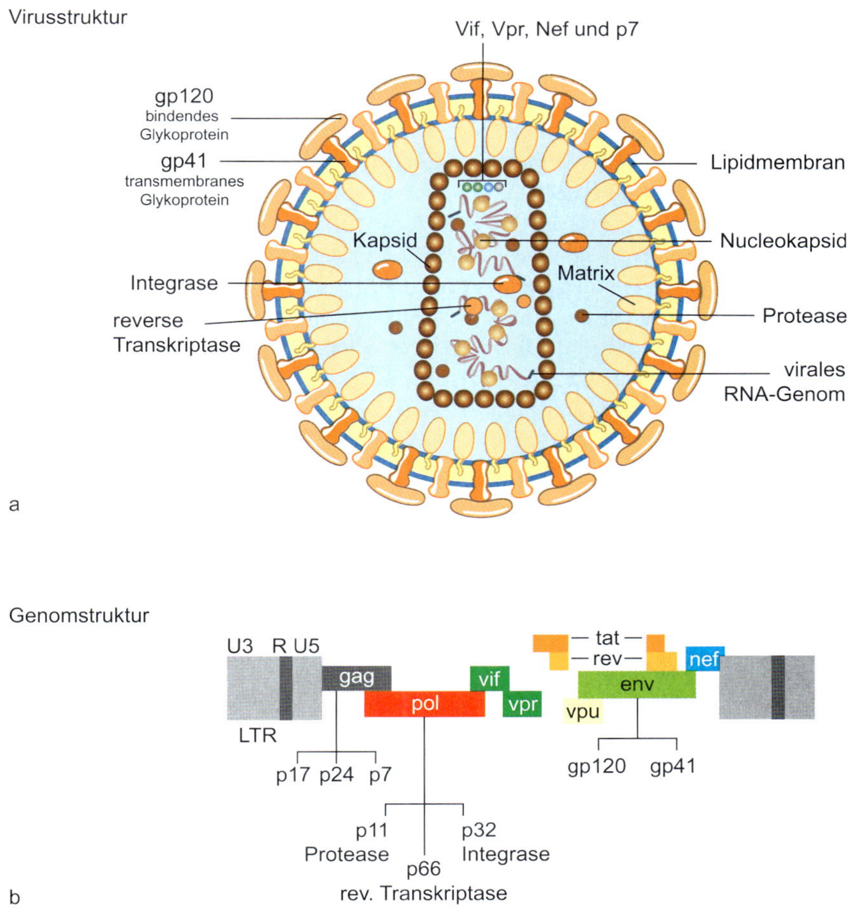

Abb. 2.3 Aufbau des HIV-1 (nach Löscher at al. 2010) [L138]

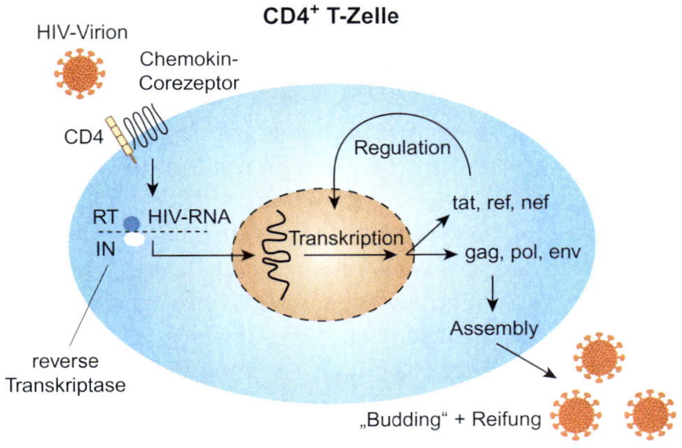

Abb. 2.4 Entwicklungszyklus von HIV-1 [L143]

infektiöser Partikel aus der Zelle kommen. Hierbei nimmt HIV Teile der Lipidhülle der Wirtszelle als eigene Virushülle mit. Da die reverse Transkriptase ein relativ ungenau arbeitendes Enzym ist (10 Fehler pro Replikationsrunde), entsteht nach wenigen Vermehrungszyklen ein ganzer Schwarm unterschiedlicher Varianten (Quasispezies) mit einer genetischen Heterogenität von bis zu 5 %. Hiermit kann HIV einem durch das Immunsystem oder Medikamente aufgebauten Selektionsdruck sehr effizient entkommen. Ein weiterer Mechanismus, dem Selektionsdruck entgegenzuwirken, ist die Rekombination, also der Austausch ganzer Genomabschnitte, die während der reversen Transkription von RNA in DNA 7- bis 30-mal pro Genom stattfindet.

2.2.4 Pathogenese und Immunologie

Die Mehrzahl aller HIV-Infektionen wird sexuell und somit durch Schleimhautkontakte übertragen, wobei das GALT-Gewebe (gut associated lymphoid tissue) der Schleimhaut das wesentliche Reservoir an infizierten T-Zellen ausmacht. Dendritische Zellen im Bereich der Schleimhäute (u. a. Langerhans-Zellen) gehören zu den ersten HIV-infizierten Zellen. Derartige HIV-infizierte dendritische Zellen wandern zum regionalen lymphatischen Gewebe und können dort HIV auf $CD4^+$-T-Zellen übertragen. Aufgrund ihrer immunstimulierenden Kapazität mittels Expression von MHC-Klasse-II-Molekülen aktivieren die dendritischen Zellen die $CD4^+$-T-Zellen. Dadurch kommt es bereits in der Frühphase der HIV-Infektion zu einer ausgeprägten Virusvermehrung im Bereich des lymphatischen Gewebes, welches mit einem massiven Verlust von Memory-T-Zellen in diesem Gewebe einhergeht.

Wirtszellspezifische Restriktionsfaktoren wie Korezeptor-Polymorphismen (CCR5-Polymorphismen), Apolipoprotein B-editing catalytic polypeptide-like subunits (APOBECs) und TRIM5-alpha kontrollieren die Etablierung einer produktiven Infektion und beeinflussen in der Frühphase der Infektion das Ausmaß der initialen Viruslast sowie im weiteren Verlauf die effektive virale Kontrolle. Während dieser Phase unterliegt die Immunabwehr zunächst dem nicht adaptierten Immunsystem der zellulären (NK-Zellen) und humoralen (Komplement) Immunmechanismen, welche unspezifisch virusinfizierte Zellen erkennen und lysieren können. Wenn die Restriktionsfaktoren des Wirtes und die nicht adaptiven Immunmechanismen relativ ineffizient sind, können für das sich entwickelnde spezifische Immunsystem ein bereits massiver Immunschaden mit ungünstigem Zytokinmilieu sowie eine durch schlecht kontrollierte Virusreplikation bedingte Vielzahl an viralen Quasispezies vorliegen.

Eine durch Zytokine und Interleukine beeinflusste **HIV-spezifische Immunantwort** wird durch HIV-spezifische zytotoxische T-Zellen (CTL) vermittelt, die virusinfizierte Zellen sehr effizient eliminieren können. Bei der Mehrzahl der Patienten sinkt jedoch im Verlauf der HIV-Infektion die CTL-Aktivität wieder ab und die Plasmavirämie steigt an, weil sich HIV bevorzugt in aktivierten $CD4^+$-T-Zellen reproduziert, diese dadurch zerstört und damit die Produktion von kostimulatorischen Zytokinen und Interleukinen ausfällt. Die humorale Immunantwort besteht aus Antikörpern gegen verschiedene HIV-Proteine, die zusammen mit Viruspartikeln und Komplement in Form von Immunkomplexen im Netzwerk der follikulär dendritischen Zellen (FDC) des lymphatischen Gewebes abgelagert werden. Im Gegensatz zu diesen komplementbindenden Antikörpern lassen sich neutralisierende Antikörper häufig erst nach Wochen bis Monaten nachweisen. Es hat sich gezeigt, dass während des gesamten Verlaufs der HIV-Infektion die Virusreplikation hoch ist (ca. 10^{10} Kopien/Tag). Dementsprechend ist der Umsatz von neu gebildeten und zerstörten $CD4^+$-T-Zellen ebenfalls hoch (> 10^9 Zellen/Tag). Innerhalb von ca. 6 Monaten nach der Infektion kommt es zu einem Gleichgewicht zwischen Virusneubildung und Abbau infizierter $CD4^+$-T-Lymphozyten. Die Höhe der zu diesem Zeitpunkt überschüssigen Plasmavirämie (viraler Setpoint) hat eine wesentliche Voraussagekraft für den weiteren Verlauf der HIV-Erkrankung (s. u. akute HIV-infektion, ➤ Kap. 2.2.6).

> Die zunehmende Immundefizienz bei der HIV-Erkrankung und AIDS ist im Wesentlichen auf die zunehmende Zerstörung der $CD4^+$-T-Zellen zurückzuführen, in deren Folge die zelluläre und auch die humorale Immunabwehr beeinträchtigt werden.

2.2.5 Diagnostik

Die Akzeptanz, sich auf HIV testen zu lassen, hat sich mit der Therapierbarkeit und Einführung antiretroviraler Therapien in Verbindung mit einer HIV-Aufklärung und Bekämpfung von HIV-assoziierter Diskriminierung in den HIV-Hochprävalenzländern über die letzten 20 Jahren deutlich verbessert. Die **HIV-Testbereitschaft** wird auch durch die UNAIDS 95-95-95 Ziele als Indikator hervorgehoben (➤ Kap. 2.2). Die Testbereitschaft ist bei Frauen am höchsten, was auch mit einem früheren Zugang zur Gesundheitsvorsorge im Zusammenhang mit Familienplanung, Schwangerschaften oder anderen Screening-Untersuchungen (Zervixkarzinomscreening) verbunden ist. Bei Männern und Adoleszenten ist die Testbereitschaft geringer, auch weil die Konsultation eines HIV-Testzentrums als stigmatisierend empfunden werden kann. Dies versucht man durchaus erfolgreich mit einem Angebot an **Selbsttests** (z. B. OraQuick® Speicheltest) zu verbessern, welche vergleichbare diagnostische Genauigkeiten wie Schnelltests aus Blutproben besitzen. Ein Nachteil hierbei ist, dass die HIV-Testung nicht mit einer begleitenden Aufklärung und unmittelbaren Verarbeitung des Testergebnisses verbunden ist.

Hinsichtlich des Zeitpunkts des HIV-Tests ist eine Antikörperantwort frühestens ab Woche 3, ein direkter Nachweis von HIV-RNA mittels PCR-Diagnostik aus dem Blut ab frühestens 11 Tagen nach einer vermuteten Exposition sinnvoll. Die Routinetestung auf HIV erfolgt durch den **Antikörper- und Antigennachweis.** Die Testgenauigkeit und Verringerung des diagnostischen Fensters wird durch den Nachweis von viralem **p24-Antigen** zusätzlich zum Antikörpernachweis verbessert, welches inzwischen in allen moderneren Testsystemen integriert ist. Die Tests umfassen den Nachweis aller Gruppen von HIV-1 und HIV-2, außerdem sollten alle weltweit zirkulierenden Subtypen nachgewiesen werden.

Ein positives Testergebnis muss immer durch einen zweiten Test bestätigt werden. Bei der Auswahl der Tests sollte der erste Suchtest möglichst sensitiv sein, um keine Infektion zu übersehen. Hierunter leidet jedoch oft die Spezifität, sodass gelegentlich falsch positive Ergebnisse auftreten. Auch bei einer Spezifität von 99,5 % können je nach HIV-Prävalenz in der Bevölkerung weit über die Hälfte der vermeintlich positiven Ergebnisse falsch sein. Bei einer HIV-Prävalenz von maximal 0,1 % in Deutschland stehen bei 1.000 Untersuchungen 5 falsch positive einem richtig positiven Ergebnis gegenüber. Dies bedeutet, dass der zweite Bestätigungstest möglichst spezifisch sein und an einer zweiten, separat abgenommenen Blutprobe durchgeführt werden sollte, um Probenverwechslungen auszuschließen.

Die meisten Suchtests basieren auf dem Prinzip des **ELISA** (enzyme linked immunosorbent assay) oder verwandter Testformate, für Bestätigungstests werden **Immunoblot**- oder **Immunfluoreszenz-Test** (IFT, IFA-)Verfahren eingesetzt. In den HIV-Hochprävalenzländern werden überwiegend sowohl für den Such- wie auch den Bestätigungstest **HIV-Schnelltests** aus Vollblutproben verwendet, welche auf der Sichtbarmachung von immundiagnostischen Testprinzipien basieren (Partikel-Agglutination, Immunofiltration oder Immunchromatografie). Der große Vorteil sind hierbei die Unabhängigkeit von einer Laborinfrastruktur, ein Testergebnis innerhalb von 20 Minuten, und somit die Integrierbarkeit in ein unmittelbares Aufklärungs- und Testangebot.

Für den **HIV-Nukleinsäurenachweis** mit dem Nachweis viraler RNA im Plasma bzw. Serum oder proviraler DNA aus Blutzellen werden übliche Nukleinsäureamplifikationstechniken (NAT) verwendet. Diese basieren auf der Polymerasekettenreaktion (PCR), Real-Time-PCR, branched-DNA (b-DNA-)Methode, Nukleinsäure-Sequenz-basierter Amplifikation (NASBA), Ligasekettenreaktion (LCR) oder droplet digital PCR (ddPR-)Systemen. Der quantitative Nachweis von HIV-RNA aus dem Plasma **(Viruslast)** stellt zudem den wichtigsten Parameter zur Therapiekontrolle dar. Mit der Entwicklung von **Point-of-Care (PoC-)Testsystemen** (z. B. Xpert®, m-PIMA®) stehen inzwischen für HIV auch isothermale NAT-Amplifikationssysteme zur Verfügung, welche dezentralisiert und laborunabhängig für die NAT-basierte HIV-Diagnostik (z. B. für Neugeborene von HIV-infizierten Müttern) und zum Viruslast-Monitoring vor allem in ländlichen Regionen integriert werden. Testergebnisse stehen nach 60 bis 90 Minuten zur Verfügung. PoC-Systeme vermeiden insbesondere anfällige und oftmals zeitintensive Linkage-Probleme zwischen zentralisierten Laboren und peripheren Gesundheitszentren. Sie ermöglichen außerdem dezentralisierte Test-and-Treat-Strategien, insbesondere in der Versorgung von HIV-exponierten Neugeborenen.

2.2.6 Klinik

Akute HIV-Infektion

Eine akute HIV-Infektion entwickelt sich 3 bis 6 Wochen nach Infektion und ist in 40–70 % der Fälle klinisch symptomatisch, wobei in den meisten Fällen ein **unspezifisches grippales oder mononukleoseartiges Krankheitsbild** vorliegt, welches sich innerhalb von 1 bis 4 Wochen spontan zurückbildet. Symptome wie Fieber, Pharyngitis, Lymphadenopathie oder Hautausschlag können auf eine akute HIV-Infektion hinweisen, seltener treten auch schwerwiegendere Symptome wie ein akutes Guillain-Barré-Syndrom auf. Aufgrund der überwiegend milden und unspezifisch viralen Symptomatik wird eine HIV-Diagnostik in diesem Stadium meist nicht durchgeführt. Die akute HIV-Infektion wird nach den **Fiebig-Stadien** unterteilt (➤ Abb. 2.5). Der HIV-Antikörper-Test ist frühestens nach 3, spätestens 6 Wochen nach der Infektion positiv (diagnostisches Fenster). Die Diagnose kann daher im Verdachtsfall in der frühen Phase (Fiebig I + II) nur durch den direkten Virusnachweis mittels PCR erbracht werden.

Die akute HIV-Infektion ist mit einer hohen Viruslast und einem passageren Abfall der CD4-Zellen assoziiert. Aufgrund der mitunter sehr hohen Viruslast (oft > 10^6 Kopien/ml) besteht in dieser Phase eine erhöhte Transmissionsgefahr.

Während der primären Phase der HIV-Infektion entwickelt sich eine Immunantwort mit einem Anstieg von HIV-spezifischen CD8-Zellen, was zu einem Abfall der Viruslast innerhalb einiger Wochen bis zu einem viralen Setpoint führt. Eine symptomatische akute HIV-Infektion ist mit der Höhe der initialen Viruslast assoziiert, welche wiederum die Höhe des viralen Setpoint beeinflusst.

> Ein hoher viraler Setpoint sowie die Dauer oder Anzahl an Symptomen während der akuten HIV-Infektion sind prognostisch für einen rascheren Abfall der CD4-Zellen und für die Progression zu AIDS. Der frühe Beginn einer antiretroviralen Therapie in der akuten Phase der HIV-Infektion kann die Ausbreitung der Viren vermindern, was durch die Menge an integrierter, zellulärer proviraler DNA quantifiziert werden kann und somit zu einem geringeren viralen Reservoir führt. Dies kann wiederum den langfristigen Verlauf der HIV-Infektion günstig beeinflussen, mit dem Potenzial einer dauerhaft niedrigen Viruslast und Remission.

Es gibt Fallbeispiele von Neugeborenen („Mississippi Girl“, „South Africa Child“) und aus Kohortenstudien mit jungen Erwachsenen (Visconti-Kohorte, SPARTAC-Studie), in denen nach einer frühen antiretroviralen Therapie und anschließender Therapieunterbrechung eine über Jahre andauernde natürliche Viruskontrolle im Sinne einer

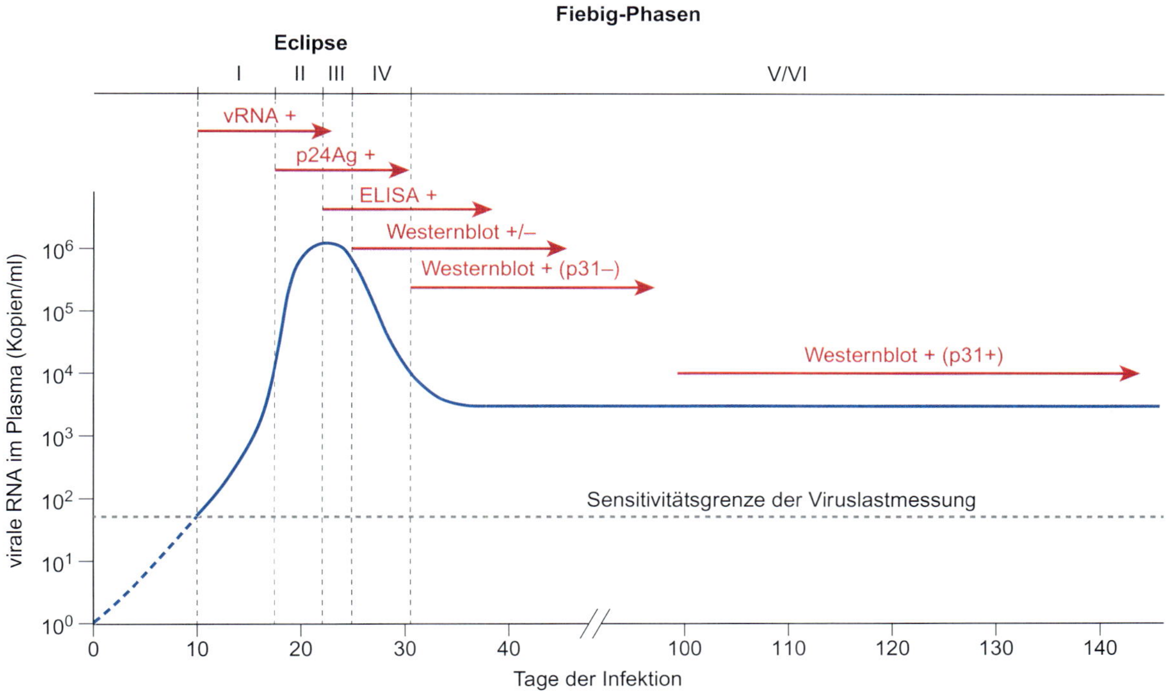

Abb. 2.5 Initialer Verlauf der HIV-Infektion und Nachweis von Virus-RNA, HIV-p24Antigen und HIV-Antikörpern im Blut [P1541, L143]

Remission beobachtet wurde. Allerdings sind dies Einzelfälle, in den meisten Fällen kommt es zu einem baldigen Viruslastanstieg, nachdem die Therapie unterbrochen wurde. Insgesamt besteht eine heterogene Komplexität aus virologischen und immunologischen Faktoren, Wirtsfaktoren und der jeweiligen Infektionskinetik im individuellen Fall. Eine Grundlage der HIV-Therapie ist weiterhin der Nachweis sowie die unmittelbare Therapie von HIV in der frühen Infektionsphase, was eigentlich nur für HIV-exponierte Neugeborene zum Zeitpunkt der Geburt in der klinischen Routine realistisch ist.

Chronischer Verlauf der HIV-Infektion

Die chronische Phase der HIV-Erkrankung geht mit einer kontinuierlichen Abnahme der CD4-Zellen und einem Anstieg der HIV-RNA (Viruslast) einher, mit einem häufig über viele Jahre asymptomatischen Verlauf. Die mittlere Latenzperiode vom Zeitpunkt der Infektion bis zum Auftreten von AIDS liegt bei 6 bis 10 Jahren mit erheblicher individueller Variation. Für perinatal infizierte Säuglinge liegt die AIDS-Mortalität nach 2 Jahren bei rund 50 %.

Das Fortschreiten der Immunsuppression und das Auftreten klinischer Symptome werden durch die **CDC-Klassifikation** charakterisiert. Diese basiert auf klinischen Manifestationen (A: asymptomatisch, B: Zeichen der Immunsuppression und Dysregulation wie orale Candidiasis, orale Haarzellleukoplakie, Herpes zoster, Thrombozytopenien, periphere Neuropathie, C: AIDS-definierende Erkrankungen) und dem Verlauf der CD4-Zellen (1: > 500, 2: 200–500, 3: < 200 Zellen/µl).

Im globalen Kontext wird die mehr symptom- und klinikorientierte **WHO-Klassifikation** (➤ Tab. 2.2) benutzt. In dieser werden z. B. die in Afrika und Asien häufiger als Frühmanifestationen auftretenden rezidivierenden Pneumonien oder andere bakterielle Infektionen sowie Diarrhöen besonders berücksichtigt.

Nach Diagnose einer HIV-Infektion sollte die **HIV-Erstuntersuchungen** neben der ausführlichen körperlichen Untersuchung und Labordiagnostik insbesondere eine **CD4-Zellzahlbestimmung** und **Viruslastbestimmung** beinhalten, um das Ausmaß des Immundefekts zu erfassen, die klinische Klassifikation zur ermitteln und das Risiko für opportunistische Erkrankungen abzuschätzen. Einen besonderen Schwerpunkt stellt für Patienten aus Hochprävalenzländern das **Tuberkulosescreening** dar (s. u. „HIV und Tuberkulose"). Für alle HIV-infizierten Personen sollte der **Hepatitis-B- und -C-Status** bekannt sein, ein **Syphilisscreening** sowie bei einer CD4-Zellzahl < 100/µl für Patienten aus Hochprävalenzländern ein **Kryptokokken-Antigen-Screening** aus dem Blut erfolgen. Wenn möglich, sollte je nach Herkunft ein Screening auf eine Schistosomiasis und Strongyloidiasis erfolgen, da beide Infektionen bei HIV-infizierten Menschen einen schweren Verlauf nehmen können. Alle HIV-infizierten Frauen sollten eine gynäkologische Untersuchung insbesondere zum Ausschluss einer **humanen Papillomaviren (HPV-)assoziierten Zervixerkrankung** oder eines Zervixkarzinoms erhalten.

Tab. 2.2 WHO-Klassifikation HIV-assoziierter Diagnosen für Erwachsene und Kinder [W203-012]

Stadium I – asymptomatisch	• Asymptomatisch • Generalisierte Lymphadenopathie • Hepatomegalie und/oder Splenomegalie (Kinder)
Stadium II – mild	• Moderater Gewichtsverlust (< 10 %) • Rezidivierende Erkrankungen des oberen Respirationstraktes • Herpes zoster • Rezidivierende orale Ulzerationen • Papuläre juckende Eruptionen (PPE) • Seborrhoische Dermatitis • Onychomykosen • Lineales gingivales Erythem (LGE) • Vergrößerung der Parotisdrüsen (Kinder) • Extensive HPV- oder Molluscum-Infektionen (Kinder)
Stadium III – fortgeschritten	• Ausgeprägter Gewichtsverlust (> 10 %) oder moderate Malnutrition (Kinder) • Unerklärte chronische Diarrhöe (Erwachsene > 1 Monat, Kinder > 14 Tage) • Unerklärtes chronisches Fieber (> 1 Monat) • Orale Candidiasis • Orale Haarleukoplakie (OHL) • Pulmonale Tuberkulose (Diagnose innerhalb der letzten 2 Jahre) • Schwere bakterielle Infektion (z. B. Pneumonie) • Akute nekrotisierende ulzerative Gingivitis (NUG) oder Parodontitis (NUP) • Unerklärte Anämie (< 8 mg/dl), Neutropenie (< 1.000/µl) oder Thrombozytopenie (< 50.000/µl) > 1 Monat • Lymphoide interstitielle Pneumonitis (LIP) (Kinder) • Chronische HIV-assoziierte Lungenerkrankungen, inkl. Bronchiektasien (Kinder)
Stadium IV – ausgeprägt	• Wasting-Syndrom oder schwere Malnutrition • *Pneumocystis*-Pneumonie (PcP) • Schwere rezidivierende bakterielle Infektionen (z. B. rezidivierende Pneumonien) • Chronische Herpes-simplex-Infektion (> 1 Monat) • Extrapulmonale Tuberkulose • Kaposi-Sarkom • Candida Ösophagitis • ZNS-Toxoplasmose • HIV-Enzephalopathie • Kryptokokken-Meningitis • Disseminierte atypische Mykobakterien-Infektion • Progressive multifokale Leukenzephalopathie (PML) • Kryptosporidiose, Cystoisosporiasis • Zytomegalievirus (CMV-)Infektion (außer Leber, Milz, Lymphknoten) • Disseminierte endemische Mykose (z. B. Histoplasmose) • Nicht typhoide Salmonellen-Septikämien • Lymphome (zerebral oder B-Zell-Non-Hodgkin) • Invasives Zervixkarzinom • Viszerale Leishmaniasis • Viszerale Herpes-simplex-Infektion • HIV-assoziierte Kardiomyopathie oder Nephropathie

Klinische Manifestation und opportunistische Erkrankungen

Die klinischen Manifestationen der HIV-Infektion hängen von der geografischen Region ab, von dem entsprechenden Erregerspektrum, dem Lebens- und Hygienestandard sowie dem Grad der vorhandenen medizinischen Versorgung und Diagnostik. Ein Teil der HIV-infizierten Personen in Ländern mit niedrigem Einkommen verstirbt bereits an üblichen Infektionskrankheiten (bakterielle Pneumonien, Diarrhöen), bevor sie die für das Endstadium der HIV-Infektion typischen opportunistischen Infektionen entwickeln. Frühsymptome einer HIV-Erkrankung betreffen oft Hautmanifestationen, wobei z. B. Herpes zoster und Herpes simplex in Regionen mit hoher HIV-Prävalenz hochgradig prädiktiv für eine HIV-Erkrankung sein können. Orale Manifestationen wie eine *Candida*-Stomatitis oder orale Haarleukoplakie (OHL), konstitutionelle Symptome wie Fieber, Gewichtsverlust und Diarrhöen, eine Amenorrhö bei Frauen sowie bakterielle Infektionen, insbesondere Pneumonien und Tuberkulose, können auf frühe Stadien der HIV-Infektion hinweisen.

Die klassischen **AIDS-definierenden Erkrankungen** manifestieren sich in der Regel erst ab einer CD4-Zellzahl von unter 200 Zellen/µl und werden bei Erwachsenen und Adoleszenten als fortgeschrittene HIV-Erkrankung definiert sowie bei Kindern bis zu einem Alter von 5 Jahren unabhängig von der CD4-Zellzahl. Die AIDS-Mortalität bei Erwachsenen ist am häufigsten assoziiert mit Tuberkulose, schweren bakteriellen Infektionen, Kryptokokkose, Histoplasmose, Toxoplasmose und der *Pneumocystis-jirovecii*-Pneumonie. In vielen Ländern des Globalen Südens treten im fortgeschrittenen Stadium zudem häufiger Erkrankungen durch ubiquitäre Erreger wie Mykobakterien und hochpathogene bakterielle Keime (Streptokokken, nicht typhoide Salmonellen) auf. AIDS-definierende Erkrankungen, die auch bei noch gutem Immunstatus auftreten können, sind periphere Lymphome, die Tuberkulose, das Kaposi-Sarkom und die progressive multifokale Leukenzephalopathie (PML).

Primärprophylaxen

Eine Primärprophylaxe der *Pneumocystis*-Pneumonie und Toxoplasmose mit Cotrimoxazol ist in den Hochprävalenzländern ab einer CD4-Zellzahl von ≤ 350/ml empfohlen, bei Kindern bis zu einem Alter von 5 Jahren unabhängig von der CD4-Zellzahl. In Gegenden mit einer hohen Malariaprävalenz oder einer hohen Rate an schweren bakteriellen Infektionen sollte ebenfalls eine Cotrimoxazol-Prophylaxe unabhängig von der CD4-Zellzahl durchgeführt werden. Neu diagnostizierte HIV-Patienten sollten auf Kryptokokken mittels Antigentest gescreent werden und im Fall eines positiven Testergebnisses (oder wenn kein Test verfügbar ist) eine Primärprophylaxe mit Fluconazol bei CD4-Zellzahl von ≤ 100/ml (ggf. auch ≤ 200/ml) erhalten.

Der Ausschluss einer **latenten Tuberkulose** (TB) durch einen negativen Tuberkulin-Hauttest oder Interferon-Gamma-Release-Assay (IGRA) ist aufgrund der geringen Sensitivität der Tests bei HIV-infizierten Personen nicht zuverlässig. In Ländern mit hoher TB-Inzidenz sollte daher eine **TB-präventive Therapie** (➤ Kap. 3.17) unabhängig von der CD4-Zellzahl oder der Einnahme einer ART für alle erwachsenen und adoleszenten HIV-infizierten Personen durchgeführt werden. Dies gilt auch für Schwangere oder Personen, die zuvor schon eine TB-Therapie erhalten haben. Für HIV-infizierte Personen ist eine Dauer von mindestens 36 Monaten empfohlen. Für HIV-infizierte Kinder jünger als 12 Monate sollte eine INH-Prävention für 6 Monate durchgeführt werden, wenn es einen TB-infizierten Haushaltskontakt gibt. Für Kinder älter als 12 Monate sollte eine INH-Prävention für 6 Monate durchgeführt werden, unabhängig davon, ob es TB-infizierten Haushaltskontakt gibt (WHO 2018).

Erkrankungen des Respirationstraktes

Zu den häufigen frühen HIV-assoziierten Erkrankungen in den Entwicklungs- und Schwellenländern gehören (rezidivierende) **bakterielle Pneumonien.** Differenzialdiagnostisch muss immer eine **pulmonale Tuberkulose** erwogen werden, welche sich bei noch erhaltener Immunfunktion wie bei Immungesunden durch Granulome mit entsprechenden radiologischen Befunden bis zur Kavernenbildung, oft assoziiert mit einer exsudativen Pleuritis, präsentieren kann. Die typischen Symptome wie Fieber, Nachtschweiß und Gewichtsverlust in Kombination mit chronischem, produktivem Husten werden häufig beschrieben, klinisch atypische Verläufe können jedoch bei der **miliaren** oder **disseminierten Tuberkulose** bei fortgeschrittenem Immundefekt auftreten. Ebenfalls möglich ist der pulmonale Befall eines **Kaposi-Sarkoms** oder **Lymphoms.**

Die **Pneumocystis-jirovecii-Pneumonie** tritt bei fortgeschrittener Immundefizienz (CD4-Zellen < 200/µl) auf und präsentiert sich durch einen meist schleichenden Beginn mit zunehmender Luftnot, subfebrilen Temperaturen, trockenem Husten und radiologisch häufig bilateralen interstitiellen Infiltraten (➤ Abb. 2.6). Die Diagnose erfolgt meist klinisch, der Nachweis von Pneumocysten gelingt oft nur aus der bronchoalveolären Lavage (BAL). Bei hochgradiger Immunsuppression (CD4-Zellen < 100/µl) müssen eine **CMV-Pneumonitis** und **Pneumonien durch atypische Mykobakterien** (z. B. *Mycobac-*

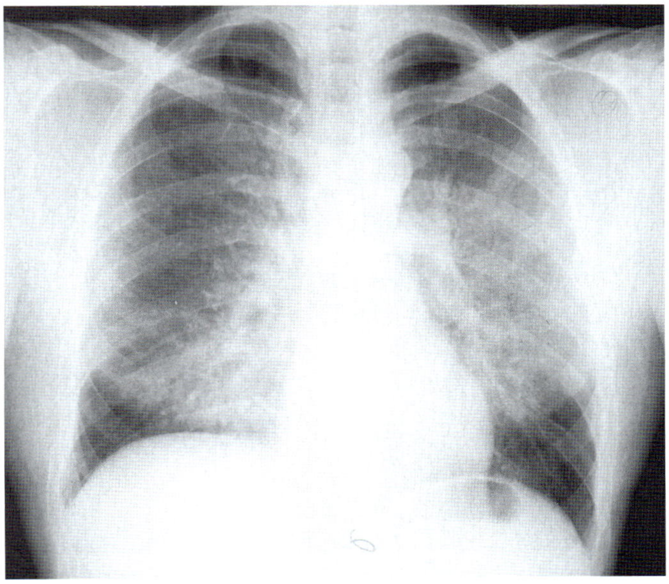

Abb. 2.6 *Pneumocystis*-Pneumonie mit bilateralen Infiltraten bei einem Patienten mit AIDS [E1062-002]

terium-avium-intrazellulare-Komplex) erwogen werden. Vor allem in Nordamerika und Südostasien sind pulmonale Manifestationen einer **Kryptokokkose** häufig, an eine **Histoplasmose** ist in Nord- und Mittelamerika sowie in Afrika zu denken, an eine **Kokzidioidomykose** vor allem im Südwesten der USA. In Südostasien gehört die pulmonale Pilzinfektion durch *Talaromyces marneffei* neben der Kryptokokkose zu den häufigeren opportunistischen Infektionen, welche sich mit hohem prolongiertem Fieber, Lymphadenopathie sowie Husten präsentiert. Eine weltweit vorkommende, bisher seltene opportunistische pulmonale Erkrankung wird durch den Gram-positiven, intrazellulären Erreger *Rhodococcus equi* verursacht, welcher ähnlich der Tuberkulose granulomatöse und kavernöse, bei fortgeschrittenem Immundefekt disseminierte Pneumonien verursacht. Diesbezüglich müssen auch **Norcardiosen** und **Aspergillosen** berücksichtigt werden.

HIV-assoziierte Erkrankungen der Haut und Schleimhäute

Dermatologische Frühmanifestationen der HIV-Infektion sind der **Herpes zoster** (klinisch ist auch auf Zosternarben zu achten), **Herpes-simplex**-Erkrankungen, **Condylomata acuminata,** Humane Papillomavirus-Erkrankungen (➤ Abb. 2.7), **Dermatomykosen** und **Onychomykosen, bakterielle Follikulitiden** und die **seborrhoische Dermatitis.** Häufig besteht nur eine juckende **Xerodermie.** In tropischen Regionen wird symptomatisch eine juckende, papuläre und oft narbig oder pigmentiert abheilende Hautmanifestation als Frühsymptom beschrieben **(papular pruritic eruptions, PPE).** Bei fortgeschrittener Immunschwäche treten Herpes zoster (➤ Abb. 2.8) und Herpes simplex häufig generalisiert und chronisch auf. Frühmanifestationen an den Schleimhäuten sind die **Candida-Stomatitis** und die orale **Haarleukoplakie,** welche sich an den Seitenrändern der Zunge mit typisch demarkierten, rauen (haarigen) Läsionen präsentiert. Am Zahnstatus können ein **lineales gingivales Erythem (LGE),** eine **nekrotisierende ulzerierende Gingivitis (NUG)** oder **Parodontitis (NUP)** auf eine HIV-Infektion hinweisen. Das im Zusammenhang mit HIV auftretende **Kaposi-Sarkom** präsentiert sich mit typischen lividen, erhabenen und schmerzlosen Hautknoten. Diesen sehr ähnlich sind die Hautmanifestationen einer **bazillären Angiomatose,** welche durch *Bartonella henselae* (Erregerreservoir Katzen, Vektoren Katzenflöhe) und seltener *Bartonella quintana* bei obdachlosen Menschen (Vektoren Kleiderlaus *[Pediculus humanus corporis]*) verursacht wird. Die bazilläre Angiomatose wird häufig in Nord- und Südamerika gesehen und kann bereits bei moderater Immunsuppression auftreten. Die systemische Manifestation einer Bartonelleninfektion kann sich mit Fieber, Lymphadenopathie und in der Leber und Milz als **Peliosis hepatitis** mit Gefäßproliferationen darstellen. Eine **Molluscum-contagiosum**-Infektion, hervorgerufen durch eine Unterart der Pockenviren, wird häufiger bei Kindern gesehen und stellt sich durch typische Dellwarzen dar. Bei Erwachsenen weisen diese auf eine fortgeschrittene Immundefizienz hin (oft CD4-Zellen < 100/µl) und können dann großknotig oder exophytisch wachsen. Differenzialdiagnostisch ähnlich sehen kutane Manifestationen einer **Kryptokokkose, Histoplasmose** oder **Talaromyces-marneffei**-Infektion aus.

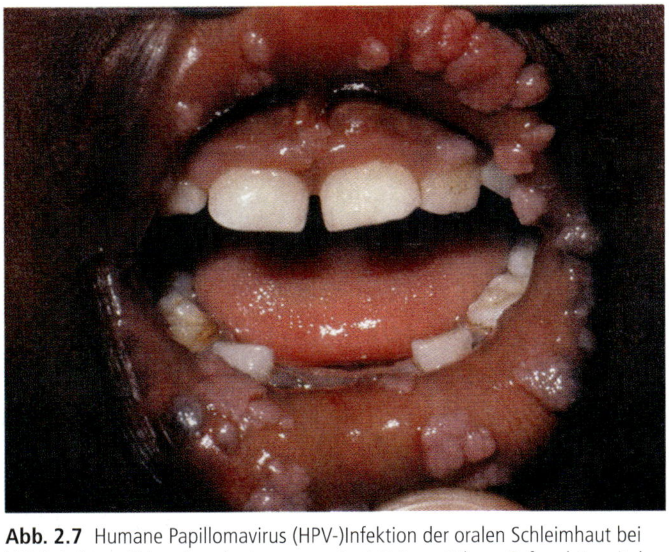

Abb. 2.7 Humane Papillomavirus (HPV-)Infektion der oralen Schleimhaut bei HIV (mit freundlicher Genehmigung von Dr. J. Kajuna, Mbeya Referral Hospital, Tansania) [T1460]

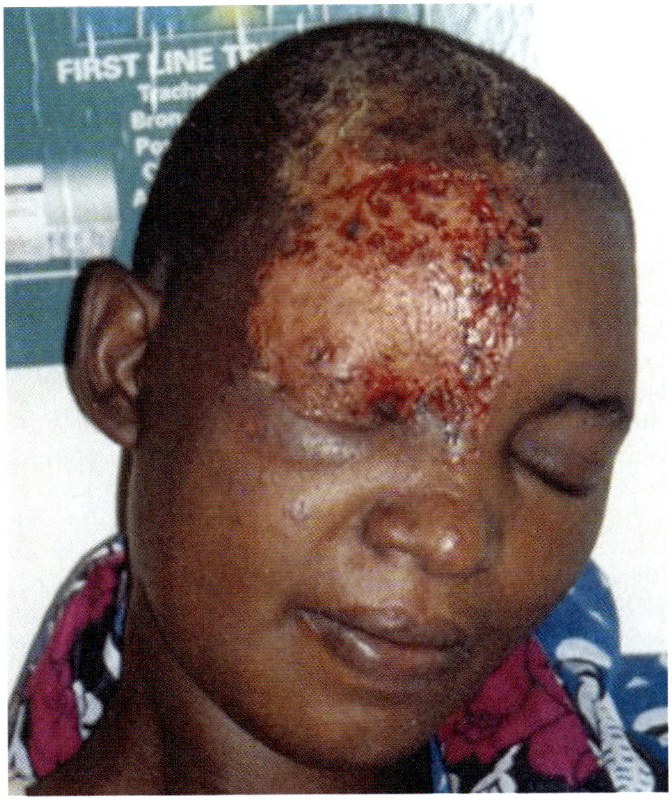

Abb. 2.8 Herpes zoster ophthalmicus bei fortgeschrittenem Immundefekt (mit freundlicher Genehmigung von Dr. J. Kajuna, Mbeya Referral Hospital, Tansania) [T1460]

Sexuell übertragbare Erkrankungen (STD) und HIV

In tropischen und subtropischen Regionen spielen sexuell übertragbare Erkrankungen wie **Herpes genitalis, Ulcus molle** (Chancroid, weicher Schanker, *Haemophilus ducreyi*) und andere ulzerierende

Geschlechtserkrankungen eine wichtige Rolle für das Transmissionsrisiko einer HIV-Infektion. Das vormals eher in den Tropen vorkommende **Lymphogranuloma venerum** (LGV, *Chlamydia trachomatis* Serotypen L1–3) wird inzwischen auch vermehrt in den Industrienationen beobachtet. Für die **Syphilis** sind bei HIV besondere Verlaufsformen möglich, mit Reaktivierungen früherer Infektionen und kurzen Latenzzeiten zwischen den Stadien mit rascher Ausbildung einer **Neurosyphilis.** Entsprechend sollte die Indikation einer Liquordiagnostik großzügig gestellt werden, da die üblicherweise eingesetzten Benzathinpenicilline eine Neurosyphilis nicht adäquat therapeutisch erreichen. Die Diagnostik mittels TPPA- oder TPHA-Test zeigt bei HIV oft falsch negative Ergebnisse und sollte durch spezifische Tests wie FTA-ABS, Cardiolipin- oder PCR-Tests ergänzt werden. Ein direkter Erregernachweis durch die Dunkelfeldmikroskopie sollte angestrebt werden.

HIV und neurologische Erkrankungen

Das zentrale und periphere Nervensystem kann einerseits durch das neurotrope HIV direkt oder durch opportunistische Erkrankungen geschädigt werden. Im ZNS können über einen direkten Einfluss von HIV in 15–20 % eine **Enzephalopathie** mit einer **HIV-1-assoziierten Demenz (HAD)** oder mildere Manifestationen eines **HIV-assoziierten neurokognitiven Defizits (HAND)** entstehen, welche sich durch kognitive, emotionale, aber auch motorische und vegetative Symptome äußern kann. Psychosen, Epilepsien oder eine Halbseitensymptomatik sind nicht typisch.

Die **HIV-Enzephalopathie** tritt meist bei niedrigem Immunstatus auf und ist mit einer hohen HI-Viruslast im Liquor assoziiert. Eine **HIV-Myelopathie** kann mit einer Enzephalopathie einhergehen, aber auch isoliert auftreten. Die Symptome können eine beinbetonte Tetrasymptomatik mit spastisch-ataktischem Gangbild, eine Hyperreflexie mit positivem Babinski, Störung der Sphinkterkontrolle sowie peripher sensible Störungen beinhalten. Für die Therapie der HIV-Enzephalopathie und -Myelopathie ist die Viruslast-Suppression im Liquor entscheidend, wobei das antiretrovirale Therapieregime möglichst viele ZNS-wirksame Substanzen (z. B. Zidovudin, Abacavir, Emtricitabine, Nevirapin, Lopinavir, Darunavir, Raltegravir, Dolutegravir, ➤ Kap. 2.2.7) beinhalten sollte.

Die **primären peripheren Neuropathien** werden durch immunologische Mechanismen ausgelöst und beinhalten akute (oft im Rahmen einer primären HIV-Infektion) und chronisch-demyelinisierende Polyneuroradikulitiden im Sinne eines Guillain-Barré-Syndroms sowie vaskulitisassoziierte Neuropathien, die jeweils bei noch gutem Immunstatus auftreten können. Eine distal symmetrische, vorwiegend sensible **HIV-bedingte Polyneuropathie** tritt bei schwerer Immunsuppression auf. Diese Neuropathien müssen von sekundären Ursachen wie Medikamententoxizitäten (Isoniazid), Vitaminmangel-Symptomen (Vitamin B_1, B_2, B_6, B_{12}, Folsäure), anderen Infektionen (CMV, Mykobakterien) oder neoplastischen Erkrankungen (Lymphome) abgegrenzt werden.

Zu den häufigsten opportunistischen Erkrankungen in Afrika und Asien gehört die **Kryptokokken-Meningoenzephalitis,** die unbehandelt zum Tode führt. Die klinischen Symptome sind vor allem Kopfschmerzen, Übelkeit, Fieber, Verwirrtheit und gelegentlich Visus- und Hörstörungen. Ein deutlicher Meningismus oder Krampfanfälle treten selten auf. In 25 % der Fälle werden fokale Hirnnervenausfälle beschrieben, häufig besteht ein erhöhter Hirndruck. Die Liquordiagnostik zeigt eine moderate lymphozytäre Pleozytose, der Nachweis von Kryptokokken gelingt mittels Tuschepräparat (➤ Abb. 2.9) und besitzt eine ausreichende diagnostische Sensitivität (~ 80 %), welche durch die zusätzliche Bestimmung des Kryptokokken-Antigens gesteigert werden kann. Therapeutisch steht in Ländern des Globalen Südens häufig nur eine Fluconazol-Monotherapie zur Verfügung, die im Vergleich zu der primär empfohlenen Amphotericin B plus Flucytosin-Kombinationstherapie eine längere Zeit bis zur Erregerelimination benötigt, häufiger mit Rezidiven einhergeht und zu Fluconazol-Resistenzen führen kann. Differenzialdiagnostisch müssen bakterielle Meningitiden, bei HIV insbesondere die **Mykobakterienmeningitis,** berücksichtigt werden. Die Diagnostik der Letzteren ist oftmals schwierig und basiert auf der Klinik aus Meningismus, subfebrilen Temperaturen und gelegentlichen Hirnnervenausfällen bei typischerweise basalem Befall der Hirnhäute, einer lymphozytären Pleozytose und vermindertem Liquorprotein sowie dem radiologischen Verdacht im MRT. Der Mykobakteriennachweis aus dem Liquor gelingt in der Regel nur durch kulturelle oder molekulare (PCR-)Methoden.

Zu den fokalen zerebralen Erkrankungen gehören die **zerebrale Toxoplasmose,** das **primäre ZNS-Lymphom** und die **progressive multifokale Leukenzephalopathie (PML)** mit klinisch häufig fokalneurologischen Symptomen und Krampfanfällen. Die Diagnostik basiert auf der Bildgebung mit typischen ringförmigen kontrastmittelanreichernden Läsionen im CT bei Toxoplasmose (➤ Abb. 2.10) oder mit fokalen bis großflächigen Veränderungen der weißen Hirnsubstanz im MRT bei PML (➤ Abb. 2.11). Zur Diagnosesicherung sowie Abgrenzung zum Lymphom ist eine Hirnbiopsie gelegentlich sinnvoll. Im Liquor weist der PCR-Nachweis von JC-Viren auf eine PML sowie von EBV auf ein ZNS-Lymphom hin. Da in LMIC (low and middle income countries) oft keine entsprechende radiologische oder infektionsspezifische Diagnostik möglich ist, wird

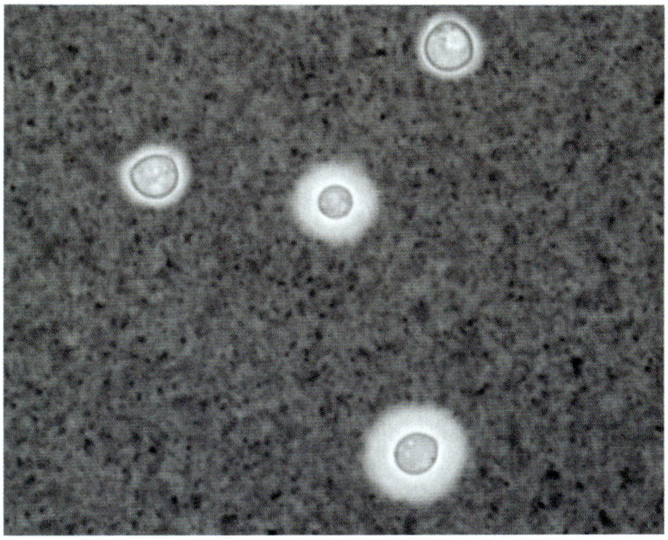

Abb. 2.9 *Cryptococcus neoformans* im Liquor (Tuschepräparat) [G1376]

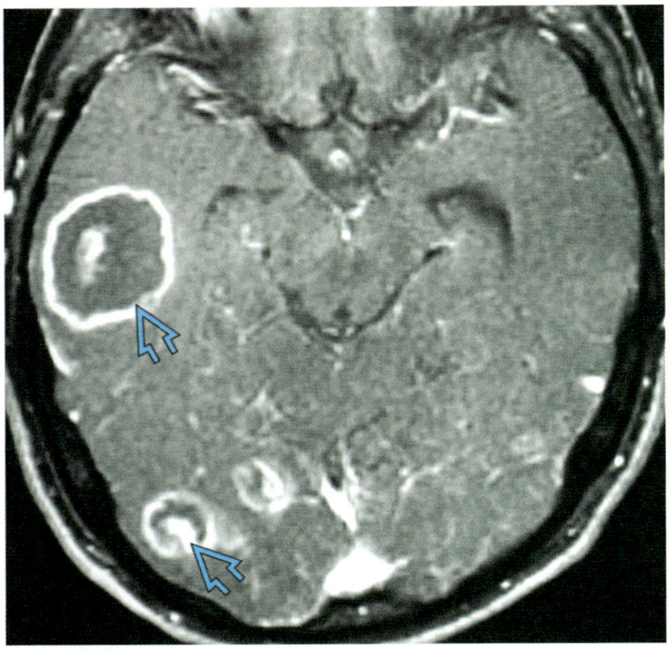

Abb. 2.10 Zerebrale Toxoplasmose mit hypodensen Rundherden mit ringförmiger Kontrastmittelaufnahme im kranialen CT [G714-002]

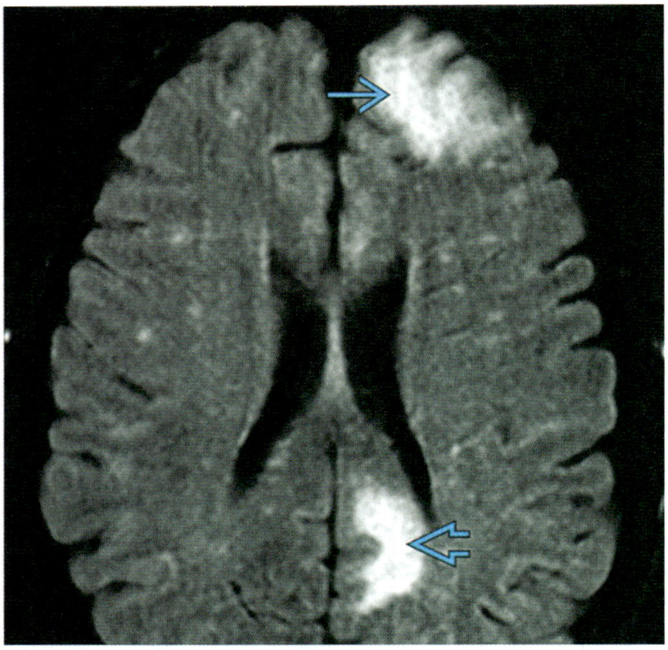

Abb. 2.11 Progressive multifokale Leukenzephalopathie (PML) bei einem Patienten mit AIDS: multiple hyperintense Läsionen der weißen Substanz (MRT, T2-gewichtet) [G714-002]

bei klinischem Verdacht einer fokalneurologischen Erkrankung und fortgeschrittenem Immundefekt häufig eine probatorische Behandlung einer Toxoplasmose mit hohen Dosen von Cotrimoxazol durchgeführt.

Weitere HIV-assoziierte zerebrale Infektionen sind die **CMV-Enzephalitis** und -Myelopathie (HSV, VZV), die **Neurosyphilis** und für die Karibik, Westafrika und Ostasien die **tropische spastische Paraparese** durch HTLV-1.

HIV und Erkrankungen des Gastrointestinaltrakts

Die häufigste Erkrankung des Ösophagus ist die **Candida-Ösophagitis** mit Dysphagie und retrosternalem Brennen, zum Teil mit gleichzeitigem oralem Soor. Differenzialdiagnostisch zu berücksichtigen sind ulzeröse Ösophagitiden durch CMV oder HSV, in seltenen Fällen auch durch Histoplasmen oder Mykobakterien. Das Kaposi-Sarkom und Lymphome können sich ebenfalls im Ösophagus manifestieren, prinzipiell jedoch den gesamten Verdauungstrakt betreffen. **Chronische oder rezidivierende Diarrhöen** werden bei HIV-infizierten Patienten aus den tropischen Ländern oft gesehen. Der Stuhl ist meist wässrig, Blut- oder Schleimbeimengungen sind selten. Der Durchfall kann durch die entsprechend der Region vorkommenden bakteriellen, viralen oder parasitären Erreger hervorgerufen werden, in 30–50 % der Fälle kann eine spezifische Ursache jedoch nicht festgestellt werden.

Bei schwerer Immundefizienz können chronische Diarrhöen durch Kryptosporidien, Mikrosporidien, *Cystoisospora belli, Cyclospora cayetanensis* oder durch eine CMV-Enterokolitis verursacht werden. Antiinfektiöse Therapieversuche sind insbesondere bei der **Kryptosporidiose** häufig frustran, eine Besserung tritt oft erst im Rahmen der Immunrekonstitution nach Einleitung einer ART ein. **Atypische Mykobakteriosen** (z. B. *Mycobacterium-avium-intrazellulare*-Komplex) treten mit Fieber, Gewichtsabnahme und Diarrhöen bei schwerer Immundefizienz auf und wurden in den USA und in Europa vor Einleitung der ART bei 5–10 % der AIDS-Patienten beschrieben. Sie können sich in Lunge, Leber, Milz, Darmschleimhaut und in Lymphknoten manifestieren. Der kulturelle Nachweis gelingt meist aus Blut, BAL, Knochenmark oder Organbiopsien.

Die Infektion mit **nicht typhoiden Salmonellen** kann bei immunsupprimierten Patienten schwere Septikämien zur Folge haben. Salmonellosen finden sich häufig in Südeuropa und Afrika, in einigen Regionen sind Salmonellen der am häufigsten in Blutkulturen nachgewiesene Erreger bei HIV-Patienten. Die Symptome sind hohes Fieber, Schüttelfrost und ein schweres Krankheitsgefühl, seltener Durchfälle. Neben Septikämien können auch atypische Infektionen mit Osteomyelitiden, Empyemen, Lungenabszessen, Pyelonephritiden oder Meningitiden auftreten. Eine **Proktitis** wird oft im Rahmen von Geschlechtserkrankungen gesehen und durch HSV-2, Gonokokken, Chlamydien oder Treponemen verursacht. Ein hohes Risiko besteht für die Infektion mit humanen Papillomaviren (HPV) und assoziierten Condylomata acuminata, aber auch intraepithelialen Neoplasien bis zur Entwicklung eines Analkarzinoms.

HIV und virale Hepatitiden

HIV-assoziierte Hepatitiden können nicht nur durch Hepatitisviren, sondern auch durch andere Viren (CMV, HSV), Pilze (*Candida,* Kryptokokken, Pneumocysten, Histoplasmen), Bakterien (Mykobakterien, Bartonellen, Treponemen) und Protozoen (Toxoplasmen) verursacht werden. Neoplastische Erkrankungen der Leber betreffen Lymphome, Kaposi-Sarkom oder hepatozelluläre Karzinome bei chronischer viraler Begleithepatitis.

Cholangitiden können durch Kryptosporidien, Mikrosporidien, *Cyclospora, Mycobacterium intracellulare* (MAI), Salmonellen und CMV verursacht werden und auch zu Begleitpankreatitiden führen.

Die vorwiegend parenteral übertragene **Hepatitis C (HCV)** findet sich bei HIV-Koinfizierten bei intravenösem Drogenkonsum und Empfängern kontaminierter Blutprodukte. Das sexuelle Transmissionsrisiko der HCV ist deutlich niedriger als das für die Hepatitis B, jedoch erhöht bei analem Geschlechtsverkehr, insbesondere beschrieben für homosexuell aktive Männer. Das perinatale Transmissionsrisiko ist bei gleichzeitiger Immundefizienz ohne ART aufgrund höherer HCV-Viruslasten höher als bei immungesunden Müttern und kann bis zu 20 % betragen. Die Prävalenz der HIV/HCV-Koinfektion ist am höchsten in Osteuropa und in asiatischen Ländern (oft assoziiert mit Drogenkonsum) und eher selten in den meisten afrikanischen Ländern (< 1 %). Der Verlauf der chronischen HCV wird mit zunehmender Immunsuppression beschleunigt, und die Latenz bis zum Auftreten einer Leberfibrose, Leberzirrhose oder eines hepatozellulären Karzinoms ist kürzer. Die antiretrovirale Therapie und die Immunrekonstitution können diesen Verlauf verlangsamen und müssen insgesamt günstig bewertet werden, wobei die Lebertoxizität antiretroviraler Substanzen bei gleichzeitiger viraler Hepatitis verstärkt ist. Seit der Einführung der **direkt wirksamen antiviralen Agenzien (DAA)** gegen HCV, welche Inhibitoren der RNA-abhängigen RNA-Polymerase, der NS3/4A-Protease und des NS5A-Proteins einschließen, ist die kurative Therapie inzwischen die Regel. Pangenotypische Therapieregime (z. B. Sofusbuvir plus Daclatasvir, Glecaprevir plus Pibrentasivir) und die virale HCV-RNA-Diagnostik sind seit der von der WHO 2018 ins Leben gerufenen „Treat-all"-Initiative auch in Ländern mit niedrigem Einkommen zunehmend zugänglich. Prinzipiell sollte vor Beginn einer HCV-Therapie der HIV-Status stabil unter einer effektiven ART sein. Weiterhin hat sich die DAA-Therapie als sicher und gut verträglich auch bei HIV-infizierten Patienten gezeigt, allerdings sind Wechselwirkungen mit antiretroviralen Substanzen (insbesondre Efavirenz) zu beachten (www.hep-druginteractions.org).

Die **Hepatitis B (HBV)** spielt eine größere Rolle in afrikanischen (überwiegende HBV-Genotypen A und E) und asiatischen (überwiegende HBV-Genotypen B und C) Ländern, wo beide Infektionen endemisch sind. Eine HIV/HBsAg+-Koinfektion liegt global bei 7,6 % der HIV-infizierten Menschen vor, wobei rund 70 % der Fälle in Subsahara-Afrika prävalent sind (Platt et al. 2020). Die Chronifizierungsrate ist bei HIV-infizierten Menschen 5-fach höher als bei Immungesunden, wobei insgesamt die HBsAg-Positivität in Afrika und Asien nur gering höher für HIV-infizierte Menschen im Vergleich zur immungesunden Population ist. Das kann am ehesten damit erklärt werden, dass eine HBV-Exposition in diesen Ländern vorwiegend perinatal (Asien) oder während der Kindheit und Adoleszenz (Afrika) stattfindet, und der HBV-Status somit vor einer HIV-Infektion bereits determiniert ist. Unterschiede finden sich jedoch in der Rate der HBe-Antigenämie, welche bei HIV/HbsAg+-Personen bis doppelt so hoch ist im Vergleich zu immungesunden HbsAg-Trägern mit einem Einfluss auf den klinischen Verlauf. Eine Immunsuppression ist mit einer höheren HBV-Viruslast, einer schnelleren HBV-Erkrankungsprogression (Fibrose, Zirrhose) und einer 15-fach größeren HBV-Mortalität assoziiert. Ein Paradoxon stellt die vergleichsweise oft beobachtete geringe Erhöhung der Lebertransaminasen dar, was durch die verminderte Schädigung der Hepatozyten aufgrund der eingeschränkten zellulären Immunität erklärt werden kann. Entsprechend kann eine zuvor ausgeheilte HBV unter Immunsuppression reaktiviert werden und eine Immunrekonstitution unter ART mit einem Anstieg der Lebertransaminasen einhergehen, insbesondere wenn die ART keine auch gegen die Hepatitis B aktive Substanzen beinhaltet. Dies betrifft die gegen HIV und HBV wirksameren Nukleosidanaloga Lamivudin, Emtricitabin und Tenofovir. Eine antiretrovirale Kombination bei HBV/HIV-koinfizierten Patienten sollte zumindest eine dieser Substanzen beinhalten.

! CAVE

Ein Absetzen von auch gegen HBV wirksame Nukleosidanaloga, z. B. bei virologischem Versagen einer ART unter Nichtberücksichtigung der HBV-Infektion, kann zu einer lebensbedrohlichen HBV-Reaktivierung bis hin zum Leberversagen führen.

HIV und Tumoren

HIV ist mit einem höheren Malignomrisiko assoziiert. Die häufigsten HIV-assoziierten Tumoren sind das Kaposi-Sarkom und die malignen Lymphome.

Das HIV-assoziierte **Kaposi-Sarkom** wird durch HHV8 vermittelt und unterscheidet sich erheblich vom klassischen Kaposi-Sarkom, das in Afrika endemisch ist, häufig nur die unteren Extremitäten betrifft und weitgehend gutartig ist. Bei HIV-Patienten präsentiert sich das Kaposi-Sarkom oft als generalisierte Erkrankung mit den typischen lividen, erhabenen und schmerzlosen Hautknoten. Es kann bereits in frühen Phasen der Immunsuppression auftreten, schwere Verläufe unter Mitbeteiligung der Schleimhäute, des lymphatischen Systems und innerer Organe (Lunge, Gastrointestinaltrakt) treten jedoch meist erst bei deutlichem Immundefekt auf. Eine lymphogene Ausbreitung kann zu brettharten, schmerzlosen Lymphödemen führen (➤ Abb. 2.12).

Das relative Risiko für maligne **Lymphome** ist für HIV-Infizierte 165-fach erhöht im Vergleich zur Normalbevölkerung. Betroffen sind oft Lymphknoten, Gastrointestinaltrakt und ZNS. Bei den Non-Hodgkin-Lymphomen finden sich am häufigsten diffus-großzellige B-Zell-Lymphome, gefolgt von den EBV-assoziierten Burkitt-Lymphomen, welche insbesondere in Afrika vorkommen. Das ebenfalls EBV-assoziierte primäre ZNS-Lymphom tritt fast nur bei weit fortgeschrittener Immunsuppression auf, während sich Hodgkin- und Burkitt-Lymphome auch bei noch gutem Immunstatus finden.

Das **squamöse Zellkarzinom** der Konjunktiven ist ein seltener HIV-assoziierter Tumor, jedoch wurde besonders in Ostafrika ein deutlicher Prävalenzanstieg dieses Tumors mit Beginn der HIV-Epidemie beobachtet.

Zu den durch humane Papillomaviren (HPV) vermittelten HIV-assoziierten Tumoren gehören das **Zervixkarzinom** sowie das in den letzten Jahren zunehmend diagnostizierte **Analkarzinom.** Das Zervixkarzinom ist neben dem Mammakarzinom der häufigste maligne Tumor bei Frauen in Afrika und hat in Assoziation mit einer HIV-Erkrankung einen deutlich früheren Manifestationsbeginn im Vergleich zu immungesunden Frauen.

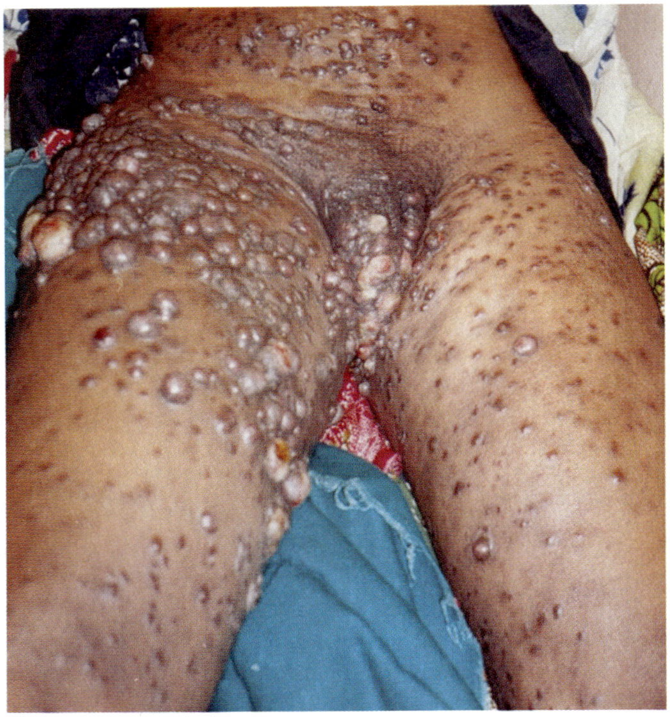

Abb. 2.12 Massiver Befund eines Kaposi-Sarkoms bei einem Patienten mit AIDS (mit freundlicher Genehmigung von Dr. J. Kajuna, Mbeya Referral Hospital, Tansania) [T1460]

Im Allgemeinen ist neben der tumorspezifischen Chemotherapie die Gabe einer antiretroviralen Therapie und die hierdurch erzielte Immunrekonstitution mit einer besseren Prognose HIV-assoziierter Malignome assoziiert, was die oft virale Genese und immunologische Kontrolle dieser Tumoren unterstreicht. Im Falle des Kaposi-Sarkoms ohne Schleimhautbeteiligung ist die ART als alleinige Therapie häufig bereits ausreichend.

HIV und Herz, Gefäße, Nieren

Die Bedeutung der **koronaren Herzerkrankung** in Verbindung mit medikamentösen Nebenwirkungen der ART (Hyper- und Dyslipidämien) spielt in Ländern des Globalen Südens eine zunehmend wichtige Rolle. Bedeutsam ist auch die **HIV-assoziierte Kardiomyopathie (HIVAC),** welche sich oft als dilatative Kardiomyopathie (DCM) präsentiert und bei bereits vorhandener systolischer Dysfunktion eine eher schlechte Prognose hat. Aufgrund der in den Ländern des Globalen Südens oft limitierten Diagnostik werden die Häufigkeit und der Schweregrad einer HIVAC wahrscheinlich unterschätzt, größere systematische Untersuchungen mit HIV-Patienten aus diesen Regionen fehlen. Ursächlich liegt der HIVAC am ehesten eine **chronische Myokarditis** zugrunde, wobei auch andere opportunistische und nicht opportunistische Infektionen eine Rolle spielen können. Über die Häufigkeit der aus den Industrienationen bekannten HIV-assoziierten **pulmonalen Hypertonie** kann für die Länder des Globalen Südens nur spekuliert werden. Gleiches gilt für die **HIV-assoziierte Nephropathie** (HIVAN), welche histologisch oft mit einer fokal sklerosierenden Glomerulonephritis einhergeht, eher bei fortgeschrittenem Immundefekt auftritt und sich durch Gabe einer ART bessern kann. Die HIVAN ist wahrscheinlich keine seltene Erkrankung in Afrika, da eine genetische Prädisposition als Risikofaktor für männliche Afroamerikaner beschrieben wurde. Systematische Untersuchungen aus Afrika fehlen allerdings noch.

HIV und hämatologische Störungen

Störungen des hämatopoetischen Systems werden bei HIV häufig gesehen, können als isolierte **Anämie, Thrombozytopenie** oder **Neutropenie/Lymphopenie** auftreten, wobei eine Panzytopenie meist auf einen fortgeschrittenen Immundefekt hinweist. Hierbei können immunologische Faktoren wie bei der in den früheren Stadien auftretenden **Immunthrombozytopenie (ITP)** eine Rolle spielen. Eine Myelosuppression durch das HIV selbst oder durch andere Infektionen (z. B. CMV, Parvoviren, Hepatitisviren, atypische Mykobakterien) oder Malignome (Lymphome) ist eher im fortgeschrittenen Stadium typisch, kann aber auch durch myelotoxische Medikamente (Zidovudin, Ganciclovir, Sulfonamide) verursacht werden. Eine Anämie wurde in afrikanischen Studien als unabhängiger Prädiktor für die Mortalität von HIV-Patienten beschrieben. Eine Lymphopenie ist oft assoziiert mit einem niedrigen CD4-Status. Die Assoziation einer Lymphopenie < 1.200 Zellen/µl, insbesondere in Verbindung mit einer Anämie, kann bei symptomatischen Patienten als Surrogatmarker einer Immunsuppression benutzt werden, für asymptomatische Patienten ist dies jedoch unzuverlässig.

HIV und Tuberkulose

Die Tuberkulose (TB) ist die wichtigste opportunistische Erkrankung in vielen Ländern des Globalen Südens. HIV erhöht sowohl das Risiko der latenten TB-Reaktivierung als auch die TB-Progression nach Infektion. Für latent TB-infizierte Personen liegt die Lebenswahrscheinlichkeit einer klinischen Manifestation bei 10–20 %, für HIV-infizierte Personen kann die Jahreswahrscheinlichkeit 10 % überschreiten. Entsprechend wurde ein dramatischer Anstieg der TB-Inzidenz seit Beginn der HIV-Pandemie insbesondere in Ländern mit hoher Koinzidenz beider Erkrankungen verzeichnet. Obwohl eine behandelbare Erkrankung, ist die TB in diesen Ländern eine der häufigsten Krankheitsmanifestationen und die häufigste Todesursache bei HIV-infizierten Personen. Weltweit liegt die Wahrscheinlichkeit einer HIV-Koinfektion bei Diagnose einer TB bei 13 %, in afrikanischen Ländern liegt diese Wahrscheinlichkeit bei rund 40 %, in einigen Gegenden bei bis zu 80 %.

Ein **Tuberkulosescreening** ist für HIV-infizierte Personen essenziell und beinhaltet die Erfassung der **4 Hauptsymptome** (Husten länger als 2 Wochen, Fieber, Nachschweiß, Gewichtsverlust), das C-reaktive Protein als Entzündungsparameter und ein Röntgenbild der Lunge. Bei symptomatischem Verdacht erfolgt die weitere mikroskopische und kulturelle Diagnostik aus induziertem Sputum, Magensaft oder bronchoalveolärer Lavage, wobei diese durch schnelle molekulardiagnostische Methoden (z. B. Xpert® MTB/RIF, Truenat®) ersetzt werden. Der Lipoarabinomannan (LF-LAM-)Test aus dem Urin ist zusätzlich für HIV-infizierte Patienten mit niedriger CD4-Zellzahl und pädiatrischen Populationen empfohlen, da für diese eine hohe Sensitivität und positive prädiktive Voraussage dargestellt wurden. Klinisch findet man bei HIV-infizierten Patienten häufiger extrapulmonale Manifestationen als bei immungesunden Menschen (Lymphknoten, Knochen, ZNS). Die differenzialdiagnostische Abgrenzung zu ähnlichen klinischen Erkrankungsbildern (z. B. Lymphome) kann schwierig sein.

Die antituberkulöse Therapie bei HIV entspricht weitgehend der für immungesunde Patienten (➤ Kap. 3.17), wobei Wechselwirkungen mit antiretroviralen Medikamenten und höhere Nebenwirkungsraten zu beachten sind (www.hiv-druginteractions.org). Eine antiretrovirale Therapie sollte 2 Wochen nach Initiation einer TB-Therapie eingeleitet werden, wobei ein früher ART-Beginn mit einem erhöhten Risiko eines Immunrekonstitutionssyndroms (s. u.) einhergeht.

HIV und Immunrekonstitutionssyndrom (IRIS)

DEFINITION

Als Immunrekonstitution-inflammatorisches Syndrom (IRIS) wird die Exazerbation von Symptomen sowie von klinischen und bildgebenden Befunden nach Beginn einer ART im Rahmen der Immunrekonstitution gegen ein infektiöses oder nicht infektiöses Antigen verstanden. Hierbei kann sich eine sowohl bereits bekannte Erkrankung vorübergehend verschlimmern als auch eine zuvor nur subklinisch oder latent vorhandene Infektion klinisch manifestieren.

Mykobakterien sind die häufigsten Erreger, die ein IRIS hervorrufen, aber auch Kryptokokkosen, CMV-Infektionen und PML sind öfters mit einem IRIS assoziiert. Weitere Berichte betreffen virale Hepatitiden, Toxoplasmose und Infektionen mit *Pneumocystis,* Leishmanien, HSV und VZV. Weiterhin können Autoimmunerkrankungen wie M. Basedow, Lupus erythematodes, reaktive Arthritis, Urethritis, Konjunktivitis (früher: Reiter-Syndrom) oder Guillain-Barré-Syndrom, aber auch Sarkoidosen im Rahmen eines IRIS auftreten.

Pathogenetisch wird eine überschießende T-Zell-Reaktion auf ein entsprechendes Pathogen angenommen. Ein IRIS tritt vorwiegend in den ersten 3 Monaten nach ART auf, der wichtigste Risikofaktor ist ein niedriger Immunstatus (CD4 < 50/µl) bei Therapiebeginn. Trotz oft signifikanter Morbidität ist die IRIS-assoziierte Mortalität gering. Eine Therapie kann durch Kortikosteroide oder nichtsteroidale Antiphlogistika (NSAID) erfolgen, selten ist eine Therapieunterbrechung der ART nötig.

HIV und Tropenerkrankungen

Die **Malaria** ist keine typische Mortalitätsursache bei HIV-infizierten Menschen, insgesamt scheinen sich beide Erkrankungen jedoch gegenseitig zu verstärken und den jeweiligen Krankheitsverlauf negativ zu beeinflussen. Eine Assoziation zwischen einer höheren Malaria-Parasitämie sowie klinisch komplizierten Verläufen mit niedrigen CD4-Zellzahlen wurde beschrieben, insgesamt ist der HIV-Serostatus als alleiniger Risikofaktor für schwere Malariaverlaufsformen jedoch nicht eindeutig bewertbar. Die Prophylaxe und Therapie einer Malaria für HIV-infizierte Menschen unterscheidet sich nicht von den allgemeinen Empfehlungen für immungesunde Menschen (➤ Kap. 5.2), allerdings bestehen Wechselwirkungen zwischen den antiretroviralen und Malariamedikamenten (Zytochrom-P-450-Metabolismus). Insbesondere betrifft dies Artemisinin-Kombinationstherapien (z. B. Artemether und Lumefantrin), welche als CYP3A-Substrate Interaktionen mit den antiretroviralen CYP3A4-Induktoren (Protease-Inhibitoren, Elvitegravir/Cobicistat) oder -Inhibitoren (nicht nukleosidischen Reverse-Transkriptase-Inhibitoren, NNRTI) haben. In einem geringeren Maße sind veränderte medikamentöse Wirkspiegel auch für Atovaquon und Proguanil (CYP2 C19) sowie für Mefloquin in Kombination mit Lopinavir/r, Atazanavir und Efavirenz zu erwarten. Für Doxycyclin als Malariaprophylaxe sind keine medikamentösen Interaktionen mit antiretroviralen Therapien zu erwarten (detaillierte Informationen zu Medikamentenwechselwirkungen: www.hiv-druginteractions.org).

Auch für **COVID-19** wurde bei HIV-infizierten Menschen eine gegenseitige Verstärkung beider Erkrankungen gesehen, insbesondere bei fortgeschrittener Immunschwäche. Das Infektionsrisiko mit SARS-CoV-2 scheint hierbei im Vergleich mit der Allgemeinbevölkerung nicht signifikant erhöht, ebenfalls zeigen Studien auch kein erhöhtes Risiko für schwere COVID-19-Erkrankungen, jedoch wurde eine signifikant erhöhte COVID-19-Mortalität für HIV-infizierte Menschen beschrieben (Wang et al. 2022). Für Letzteres ist zu vermuten, dass HIV-Patienten vorwiegend mit und nicht primär durch COVID-19 verstarben, da während der COVID-19-Pandemie zum Teil massive Unterversorgungen für HIV-Patienten auftraten, mit HIV-Therapieunterbrechungen, einer sich wieder verstärkenden Immundefizienz und opportunistischen Erkrankungen, begründet durch die Lockdowns und Sorgen vor SARS-CoV-2-Infektionen bei Kontakten in Gesundheitsinstitutionen (Wu et al. 2022).

Die **viszerale Leishmaniasis** ist eine relativ häufige opportunistische Erkrankung in mediterranen Ländern (z. B. Portugal, Spanien) und Indien, kommt jedoch auch in Nordafrika, einigen Gegenden in Ostafrika und Südamerika vor. Die Wahrscheinlichkeit einer viszeralen Leishmaniasis steigt mit der Zunahme der Immunsuppression, welche zudem mit einem höheren Rezidivrisiko nach erfolgter Leishmanien-Therapie assoziiert ist. Atypische klinische Verläufe sind bei HIV-Infektion ebenfalls beschrieben. Entsprechend sollte nach einer Therapie (➤ Kap. 5.5) eine Sekundärprophylaxe bis zum Erreichen einer ausreichenden Immunrekonstitution unter einer ART erfolgen (Diro et al. 2019).

In tropischen Gegenden mit einer hohen HIV-Prävalenz besteht eine hohe Exposition mit **Helmintheninfektionen,** die im Kontext mit einer HIV-Erkrankung verstärkt Anämien und Marasmus hervorrufen können. Helmintheninfektionen induzieren vorwiegend Reaktionen durch eosinophile Granulozyten und T-Helferzellen; eine Interaktion durch die HIV-vermittelte Immunschwäche ist entsprechend anzunehmen. Ein Beispiel hierfür ist ein erhöhtes Risiko für ein Hyperinfektionssyndrom, hervorgerufen durch eine disseminierte **Strongyloidiasis,** welche bei immunsupprimierten Patienten zu lebensbedrohlichen Verläufen führen kann. Neben der gegenseitigen Beeinflussung von Krankheitsverläufen können Helmintheninfektionen ein erhöhtes HIV-Infektionsrisiko hervorrufen. Eindrücklich konnte dies für die **lymphatische Filariose** gezeigt werden, welche mit einem mehr als 2-fach erhöhten Risiko für eine HIV-Infektion im Vergleich zu Menschen ohne Filarienerkrankung assoziiert war (Kroidl et al. 2016). Eine ähnliche Assoziation wird auch zwischen **Schistosomiasis** und HIV-Infektionsrisiko gesehen (Patel et al. 2021).

Der zugrunde liegende Pathomechanismus liegt einerseits an einer nicht mehr intakten Schleimhautbarriere, insbesondere für die genitale Schistosomiasis bei Frauen. Ein wesentlicher Risikofaktor betrifft weiterhin die lokale wurmvermittelte Entzündungsreaktion, welche durch einen deutlichen Anstieg an aktivierten CD4-positiven T-Helferzellen im Bereich der Schleimhäute zu einem erhöhten Repertoire an suszeptiblen Zielzellen für eine erfolgreiche HIV-Infektion nach Exposition führt.

Aus Südamerika gibt es Hinweise für die Reaktivierung einer asymptomatischen **Trypanosoma-cruzi-Infektion** (Chagas-Krankheit) unter einer HIV-assoziierten Immunsuppression, welche sich durch eine Meningoenzephalitis, zerebrale Raumforderungen oder Myokarditiden äußern kann.

Tropenerkrankungen, die bisher selten Interaktionen mit der HIV-Infektion gezeigt haben, sind die afrikanische Trypanosomiasis, Lepra und die Amöbiasis durch *Entamoeba histolytica*. Es gibt Hinweise für die Assoziation freilebender Amöbenspezies (*Acanthamoeba* sp. und *Balamuthia mandrillaris*) mit granulomatösen Enzephalitiden sowie für schwere lokale Infektionen von Haut und Hornhaut bei HIV.

2.2.7 Antiretrovirale Therapie

Seit Beginn der hochaktiven antiretroviralen Therapie (HAART) 1996 haben sich die Prognose, das Spektrum der opportunistischen Infektionen und die Betreuung der HIV-Erkrankung deutlich verändert. Durch die Kombination von zumeist 3 antiretroviralen Medikamenten aus den Substanzklassen der **nukleosidischen und nukleotidischen Reverse-Transkriptase-Inhibitoren (NRTI),** der **nicht nukleosidischen Reverse-Transkriptase-Inhibitoren (NNRTI),** der **Protease-Inhibitoren (PI),** der **Integrase-Strangtransfer-Inhibitoren (INSTI)** sowie der neueren Klassen wie den **Kapsid-Inhibitoren (CA)** ist eine dauerhafte Unterdrückung der HI-Viruslast mit einem kontinuierlichen Anstieg bzw. Erhalt der CD4-Zellzahl möglich. Hiermit wird eine deutliche Reduktion der AIDS-Progression und Mortalität erzielt. Für die überwiegend in Westafrika endemische **HIV-2-Infektion** ist zu beachten, dass NNRTI nicht wirksam sind.

Voraussetzung für die antiretrovirale Therapie ist eine unbedingt regelmäßig durchzuführende und derzeit lebenslange Einnahme, die hohe Anforderungen an Patienten und Gesundheitsdienste stellt. Eine unregelmäßige Einnahme begünstigt das Auftreten von Medikamentenresistenzen.

Die modernen antiretroviralen Therapiekonzepte unterscheiden sich inzwischen wesentlich von den frühen antiretroviralen Therapieregimen, welche mit schwierigen Einnahmemodalitäten (hohe Tablettenzahl, häufige Einnahmezeitpunkte), oft massiven Nebenwirkungsprofilen (Übelkeit, Diarrhöen, Polyneuropathien, Lipodystrophie-Syndrom) sowie mit einer hierdurch verursachten problematischen Therapieadhärenz und medikamentösen Resistenzentwicklung verbunden waren.

> Der Standard der ART ist inzwischen die einmalig, maximal zweimalig tägliche Einnahme von zumeist integrierten antiretroviralen Medikamentenkombinationen mit deutlich verbesserten Nebenwirkungsprofilen.

Zunehmend stehen auch Substanzen mit sehr langen Halbwertzeiten zur Verfügung **(long-acting drugs),** welche in mehrwöchigen bis mehrmonatlichen Intervallen intramuskulär appliziert werden (z. B. Cabotegravir, Rilpivirin, Lenacapavir). Alternative Applikationen wie subkutane Depotimplantate oder Mikronadelpflaster befinden sich in der Entwicklung, Letztere könnten insbesondere im pädiatrischen Bereich Schwierigkeiten für die regelmäßige Therapieeinnahme bei Kindern verbessern.

Therapieresistenzen

Aufgrund der deutlich verbesserten Verträglichkeit, Einnahmemodalitäten und pharmakokinetischen Eigenschaften hat sich das Auftreten von **Medikamentenresistenzen** verringert. Resistenzen entstehen, wenn eine Virusreplikation bei bestehendem Selektionsdruck durch antiretrovirale Substanzen stattfindet, was durch Einnahmefehler der ART, Resorptionsstörungen (z. B. Durchfallerkrankungen), Wechselwirkungen mit anderen Medikationen oder Virusreplikation in bestimmten Kompartimenten wie dem ZNS bei schlechter medikamentöser Liquorgängigkeit verursacht werden kann. Die pharmakokinetischen Eigenschaften der antiretroviralen Substanzklassen unterscheiden sich voneinander, wobei **hohe therapeutische Talspiegel** (bei den PI induziert durch Boostern mit Ritonavir) sowie eine **kurze terminale Halbwertzeit** günstig gegen eine Resistenzentwicklung sind. Dies ist bedingt durch eine kurze Phase eines Selektionsdrucks bei abfallenden subtherapeutischen Medikamentenspiegeln und trifft zu für die PI, die meisten NRTI und INSTI (Ausnahme long-acting drugs wie Carobtegravir). Die NNRTI besitzen hingegen eine lange terminale Halbwertzeit. Bei gleichzeitigem Absetzen aller Kombinationspartner eines NNRTI-haltigen Regimes kann so eine funktionelle NNRTI-Monotherapie mit langanhaltenden subtherapeutischen Medikamentenspiegeln entstehen. Es wird empfohlen, nach Absetzen des NNRTI die NRTI-Kombinationspartner noch für mindestens 7 Tage weiter zu geben.

Weiterhin unterscheiden sich die antiretroviralen Substanzklassen hinsichtlich der Resistenzentwicklung voneinander, welche in Kombination mit den pharmakologischen Eigenschaften die **Resistenzbarrieren** definieren. Die PI und meisten INSTI (Ausnahme Raltegravir) besitzen eine hohe Resistenzbarriere, die eine Akkumulation mehrerer Resistenzmutationen gegen die entsprechende Substanz für die volle Resistenzentstehung voraussetzen. Entsprechend sind Anschlusstherapien mit dem Einsatz von anderen Medikamenten aus derselben Substanzklasse häufig noch möglich, was Kenntnisse von Kreuzresistenzen und den geno- zu phänotypischen Eigenschaften für die jeweilige Substanz voraussetzt.

NRTI-Resistenzen entstehen einerseits durch die Akkumulation von Resistenzen wie bei den Thymidinanaloga-Mutationen (z. B. Zidovudin), andererseits können bereits einzelne Mutationen eine komplette Resistenz gegen die jeweilige Substanz bewirken (z. B. M184V gegen Lamivudin und Emtricitabin, L74V gegen Abacavir, K65R gegen Tenofovir). Insgesamt wird das Resistenzniveau für NRTI durch Anzahl und Muster der Resistenzmutationen geprägt, wobei diese auch die Empfindlichkeit anderer NRTI wieder erhöhen können (z. B. K65R für Zidovudin) oder die virale Fitness bei persistierendem Selektionsdruck vermindern (z. B. M184V), was therapeutisch bedeutsam sein kann.

NNRTI besitzen eine niedrige Resistenzbarriere, welche durch die komplette Resistenz einer einzigen Mutation (z. B. K103N oder Y188L) gegen die gesamte Substanzklasse, niedrigere Talspiegel sowie eine lange, terminale Halbwertzeit definiert wird. Für die Interpretation der genotypischen Resistenzinformationen gibt es **regelbasierte Interpretationssysteme** (z. B. Stanford-Database, Agence Nationale Recherche SIDA [ANRS] Retrogram), die aus regelmäßig überarbeiteten Expertenmeinungen bestehen, und **datenbasierte Interpretationssysteme** (z. B. geno2pheno), die auf bioinformatischen Datenanalysen einer Vielzahl gekoppelter geno- und phänotypischer Mutationspaare aus Datenbanken beruhen. Eine Übersicht der substanzspezifischen Resistenzmutationen sowie der kreuzresistenten geno- zu phänotypischen Eigenschaften können z. B. in der Stanford HIV Drug Resistance Database (https://hivdb.stanford.edu) oder auf der Webseite HIV-Grade (https://hiv-grade.de) eingesehen werden.

Ein **genotypischer Resistenztest** wird in den Industrieländern vor Beginn oder dem Wechsel einer ART durchgeführt, was in ressourcenarmen Ländern aufgrund der hohen Testkosten sowie geringer Verfügbarkeiten durch Speziallabore in der Regel nicht möglich ist.

Die Prävalenz von Resistenzmutationen in diesen Regionen basiert vorwiegend auf Surveys und klinischen Studien, welche die Grundlage für evidenzbasierte Therapieempfehlungen darstellen. Die globale und regionale Resistenzlage wird regelmäßig durch die WHO im Rahmen von Medikamentenresistenzen-Reports veröffentlicht (WHO 2024). **Primäre oder übertragene Resistenzen** sind definiert durch den Nachweis resistenter Viren bei therapienaiven Patienten, **erworbene Resistenzen** entstehen unter einer ART. Hinsichtlich der primären Resistenzen wurden in den letzten Jahren zunehmend NNRTI-Resistenzen in Afrika (8 % in Kamerun bis 21 % in Südafrika) und Süd- und Mittelamerika (6 % in Kolumbien bis 26 % in Honduras) gesehen, was 2021 zu einem Wechsel der Empfehlungen der Initialtherapie von einer Efavirenz (NNRTI-) auf eine Dolutegravir (INSTI-) basierte Kombination geführt hat.

Antiretroviraler Therapiebeginn

Der **rasche Therapiebeginn einer ART** ist für alle HIV-infizierten Personen nach Diagnosestellung empfohlen, unabhängig vom Krankheitsstadium (definiert durch die CDC- oder WHO-Einteilung, ➤ Tab. 2.2), der CD4-Zellzahl oder der Viruslast. Um ein Verständnis für die regelmäßige und derzeit lebenslange Therapie aufzubauen, ist eine entsprechende Patientenaufklärung essenziell.

Patienten mit einer schweren opportunistischen Erkrankung sollten vor Beginn der ART zunächst stabil bezüglich der jeweiligen akuten Erkrankung therapiert sein, was sich für einige Erkrankungen günstig auf eine geringere Wahrscheinlich eines Immunrekonstitutionssyndroms auswirkt. Eine ART sollte erst 2 Wochen nach Beginn einer Tuberkulosetherapie eingeleitet werden, und 4 bis 6 Wochen nach Beginn einer Kryptokokken-Meningitis-Therapie.

Der **WHO-Standard der antiretroviralen Therapie** ist die Dreierkombination HIV-wirksamer Medikamente (WHO 2021). Diese beinhaltet in der Regel die Kombination von zwei NRTI plus einem NNRTI, einem INSTI oder einem Ritonavir (RTV) geboosteten PI. Die Kombination von niedrig dosiertem Ritonavir (oft als „r" abgekürzt) zu einer PI-haltigen Kombination führt über eine Hemmung des Zytochrom P450 (Isoenzym 3A4) zu einer Beeinflussung der Metabolisierung anderer PI und somit zu höheren Wirkspiegeln mit einer verbesserten Wirksamkeit bei vergleichbarer Verträglichkeit. Für die evidenzbasierte Initialtherapie bestand über viele Jahre die Empfehlung für die beiden NRTI Tenofovir und Lamivudin in Kombination mit Efavirenz, welche als Kombinationspräparat einmal am Tag eingenommen werden müssen. Aufgrund der steigenden NNRTI-Primärresistenzrate wird seit 2021 eine Standarttherapieempfehlung für Tenofovir und Lamivudin in Kombination mit dem INSTI Dolutegravir empfohlen, welche ebenfalls als Kombinationspräpart einmal am Tag eingenommen werden können. Tenofovir, Lamivudin plus Efavirenz ist weiterhin eine Alternative für die Initialtherapie, sollte aber in Regionen mit bekannten NNRTI-Primärresistenzraten ≥ 10 % bei Nichtverfügbarkeit von Dolutegravir durch eine PI-basierte Therapie mit Lopinavir/r, Darunavir/r oder Atazanavir/r ersetzt werden.

Als **Zweitlinientherapie** wird ein PI im Anschluss an eine INSTI-basierte Initialtherapie oder ein INSTI im Anschluss an eine PI- oder NNRTI-basierte Initialtherapie jeweils in Kombination mit zwei NRTI empfohlen. Für die **Drittlinientherapie** gibt es keine standardisierten Empfehlungen. Regime sollten vor dem Hintergrund der Medikamentenhistorie noch nicht verwendete Medikamente einschließen, was Überlegungen hinsichtlich wahrscheinlicher Kreuzresistenzen einschließt und somit eine klinisch-virologische Expertise voraussetzt.

Als **alternative NRTI** liegen derzeit Zidovudin und Abacavir (üblicherweise in Kombination mit Lamivudin) sowie Emtricitabin als Alternative zu Lamivudin vor. Zidovudin ist vor allem aufgrund des myelotoxischen Nebenwirkungsprofils (insbesondere Anämien) nicht mehr Mittel der ersten Wahl. Für Abacavir ist ein Hypersensitivitätssyndrom (HRS) beschrieben, welches mit Fieber, Dyspnoe, Hautausschlag und gastrointestinalen Symptomen einhergehen kann. Nach einem Abacavir-induzierten HRS sollte diese Substanz nicht mehr reexponiert werden, da hierunter Todesfälle aufgetreten sind. Eine HLA-B*5701-assoziierte genetische Prädisposition ist mit einer 48–61-prozentigen Wahrscheinlichkeit für ein HRS unter Abacavir verbunden, verglichen mit 0–4 % HRS bei Patienten, die nicht Träger des HLA-B*5701-Allels sind. Die HLA-Testung vor Abacavir-Initiierung ist in ressourcenarmen Ländern nicht verfügbar, allerdings ist die Häufigkeit von HLA-B*5701-Trägern in Afrika mit 1 % und Asien mit 1,6 % deutlich niedriger als in anderen Regionen (6,8 % Europa, 2,6 % Süd-/Mittelamerika, 11 % Südwestasien) (Martin et al. 2012).

Als **alternatives NNRTI** ist derzeit noch Nevirapin im WHO-Bereich verfügbar, welches jedoch überwiegend nur noch in der Therapie von HIV-infizierten Neugeborenen und im Rahmen der Expositionsprophylaxe von HIV-exponierten Babys eine Rolle spielt.

Für **INSTI** ist Raltegravir für die Therapie von HIV-infizierten Neugeborenen empfohlen.

Ein im WHO-Bereich **erweitertes Spektrum für antiretrovirale Medikamente** beinhaltet Rilpivirin als Erweiterung der NNRTI-Optionen bei noch erhaltender Wirksamkeit bei bereits bestehenden NNRTI-Resistenzen sowie in Kombination mit dem INSTI Cabotegravir für Long-acting-Therapieregime. Tenofoviralafenamid (TAF) als Prodrug des Tenofovirs besitzt im Vergleich zu Tenofovir Vorteile hinsichtlich einer geringeren Nieren- und Knochentoxizität sowie Veränderungen der Blutfettspiegel, ist jedoch insbesondere bei afrikanischen Populationen mit einer stärkeren Gewichtszunahme assoziiert. TAF hat weiterhin Vorteile in der Pharmakokinetik mit schneller anflutenden, höheren und länger anhaltenden Medikamentenspiegeln im vaginalen und rektalen Gewebe, was für die **Präexpositionsprophylaxe (PrEP)** einen Vorteil darstellt. Für Cabotegravir und aktuell auch für den Kapsid-Inhibitor Lenacapvir etabliert sich neben der Indikation für die Long-acting-Therapieregime der Einsatz für eine Long-acting-PrEP.

Eine Zusammenfassung häufig eingesetzter antiretroviraler Substanzen mit wichtigen Eigenschaften gibt ➤ Tab. 2.3.

Tab. 2.3 Antiretrovirale Substanzen (Stand 2024)

Wirksubstanz	Dosierung	Resistenzmutationen (primäre Mutationen fett hervorgehoben)	Nebenwirkungen	Besonderheiten
Nukleosidische und Nukleotidische Reverse-Transkriptase-Inhibitoren (NRTI)				
Zidovudin (AZT)	300 mg 2 × tgl.	≥ 3 Mutationen aus: **M41L, D67N, K70R, L210W, K219Q/E;** Q151M; T69SSX Insertion	Übelkeit, Anämie, MCV-Erhöhung, Neutropenie, Myopathien, Haarausfall, Lipoatrophie +	• Oft als FDC mit Lamivudin • **(P)** ab Geburt zugelassen, Dosierung nach WHO-Gewichtsbanden (WHO 2021)
Lamivudin (3TC)	• 300 mg 1 × tgl. oder • 150 mg 2 × tgl.	**M184V/I,** K65R	Kaum NW, Übelkeit, Kopfschmerzen	• Wirksamkeit gegen Hepatitis B, M184V erhöht AZT- und TDF-Wirksamkeit und reduzierte virale Fitness • **(P)** ab Geburt zugelassen, Dosierung nach WHO-Gewichtsbanden (WHO 2021)
Abacavir (ABC)	• 300 mg 2 × tgl. oder • 600 mg 1× tgl.	**L74V,** Wirkungsverlust v. a. zusammen mit M184V/I und TAMs; Q151M, T69SSX Insertion, K65R	Hypersensitivitätsreaktion (HSR) in 4–6 %, Nausea	• **Cave**: Reexposition von ABC nach HSR, L74V erhöht AZT- und TDF-Wirksamkeit • Oft als FDC mit Lamivudin • **(P)** ab Woche 4 und 3 kg KG zugelassen, Dosierung nach WHO-Gewichtsbanden (WHO 2021)
Emtricitabin (FTC)	200 mg 1 × tgl.	**M184V/I,** K65R	Kaum NW, Übelkeit, Kopfschmerzen	Wirksamkeit gegen Hepatitis B, M184V erhöht AZT- und TDF-Wirksamkeit und reduzierte virale Fitness
Tenofovir disoproxil fumarate (TDF)	300 mg 1 × tgl.	**K65R,** zusätzlicher Wirkungsverlust, wenn ≥ 3 TAMs mit M41L oder L210W; T69SSX Insertion	Nierenfunktionsstörung (i. d. R. reversibel), Nausea, selten Transaminasen ↑, **cave:** Osteopenie bei Kindern	• Wirksamkeit gegen Hepatitis B, K65R erhöht AZT-Wirksamkeit • Oft als FDC mit Lamivudin/oder Emtricitabin, in Kombination mit Efavirenz oder verschiedenen INSTI
Tenofovir alafenamide (TAF)	25 mg 1 × tgl.		Nausea, deutlich geringere Nieren- und Knochentoxizität im Vergleich zu TDF	• 10 mg Dosisreduktion in Kombination mit Ritonavir oder Cobistat • Oft als FDC mit Lamivudin oder Emtricitabin, in Kombination mit Efavirenz oder verschiedenen INSTI
Nicht nukleosidische Reverse-Transkriptase-Inhibitoren (NNRTI)				
Efavirenz (EFV)	600 mg 1 × tgl.	**K103N,** V106M, **Y188L** oder L100I, V106A/M, Y181C/I, **G190**S/**A,** M230L	ZNS-Symptome (Depression, Schwindel, Vigilanzstörungen, Albträume), Exanthem, Transaminasen ↑, Dyslipidämie	• Kombination mit Rifampicin möglich, dann EFV-Dosis um 25 % ↑ (z. B. 800 mg für Erwachsene), in Kombination mit LPV/r (2× 533), ATV/r (400/100), Rifabutin (450 mg/d) • Oft als FDC mit 3TC/TDF
Nevirapin (NVP)	200 mg 2 × tgl. (1 × 200 über 14 Tage bei Therapiebeginn)	**K103N,** V106M, **Y188L** oder L100I, **V106A/M,** Y181C/I, **G190**S/**A,** M230L	Exanthem bis Stevens-Johnson-Syndrom, Transaminasen ↑ ↑ bis fulminante Hepatitis, v. a. wenn CD4 > 250/µl	Einschleichende Dosierung auch nach Therapiepause (> 7 Tage), in Kombination mit LPV/r (2× 533), keine Kombination mit Rifampicin **(P)** ab Geburt zugelassen, Dosierung nach WHO-Gewichtsbanden (WHO 2021)
Rilpivirin (RPV)	25 mg 2 × tgl.	Noch wirksam bei Einzelmutationen L100I, K103N, Y188L und/oder G190A/S; Resistenz bei multiplen NNRTI-Mutationen	Kopfschmerzen, Diarrhö, Exanthem	• Wirksamkeit bei vorbestehenden NNRTI-Mutationen (K103N) • In Kombination mit Cabotegravir als i. m.-Long-acting-Injektion 600 mg i. m. 1-monatlich oder 900 mg i. m. 2-monatlich

Tab. 2.3 Antiretrovirale Substanzen (Stand 2024) (*Forts.*)

Wirksubstanz	Dosierung	Resistenzmutationen (primäre Mutationen fett hervorgehoben)	Nebenwirkungen	Besonderheiten
Protease-Inhibitoren (PI)				
Lopinavir/Ritonavir (LPV/r)	400 mg/100 mg 2 × tgl.	L10F/I/R/V, K20M/R, L24I, M46I/L, F53L, I54L/T/V, L63P, A71I/L/T/V, V82A/F/T, I84V, L90M	Diarrhö, Nausea, Dyslipidämie (v. a. Triglyceride ↑), Transaminasen ↑, Lipodystrophie +	• In Kombination mit EFV oder NVP Dosis ↑ (LPV/r 2 x 533 mg); keine Kombination mit Rifampicin, alternativ Rifabutin 150 mg 3 x/Woche • **(P)** ab Woche 4 und 3 kg KG zugelassen, Dosierung nach WHO-Gewichtsbanden (WHO 2021) Lopinavir/r-Saft kühl lagern, enthält Propylenglykol und Ethanol Alternative pädiatrische Formulierung als Pellets oder Granulat zum Auflösen verfügbar
Atazanavir/Ritonavir (ATV/r)	300 mg ATV + 100 mg RTV 1 × tgl., besser mit Nahrung	L10I/V/F, K20R/M/I, L24I, L33I/F/V, M36I/L/V, K45R, M46I/L, M48V, **I50L**, I54V/L, L63P, **A71V**/T/I, **G73**C/**S**/T/A, V82A/F/S/T, L90M	Hyperbilirubinämie; Transaminasen ↑, selten GI-NW, verlängertes PQ-Intervall	Zahlreiche WW mit anderen Medikamenten, keine gleichzeitige Gabe von PPI; mit EFV Dosis ↑ (400/100 mg); keine Kombination mit Rifampicin, alternativ Rifabutin 150 mg 3 x/Woche
Darunavir/Ritonavir (DRV/r)	• 800 mg DRV + 100 mg RTV 1 × tgl. oder • 600 mg DRV + 100 mg RTV 2 × tgl.	V11I, V32I, L33F, I47V, I50V/L, I54L/M, G73S, L76V, I84V und L89V	Milde GI-NW, Transaminasen ↑ und Dyslipidämie eher selten, Exanthem	1 × tägliche Dosierung, wenn Therapienaive oder keine DRV-Resistenzen; 2 × tägliche Dosierung, wenn therapieerfahren, keine Kombination mit Rifampicin, alternativ Rifabutin 150 mg 3 ×/Woche
Integrase-Inhibitoren				
Raltegravir (RAL)	400 mg 2 × tgl.	T66 K, **E92Q, G118R, E138 K/A/T, G140S/A/C, Y143C/R/H, Q148H/K/R, N155H,** R263 K	Milde Kopfschmerzen, Schwindel, GI-NW, CK-Erhöhung, sehr selten Myopathie/Rhabdomyolyse	• In Kombination mit Rifampicin RAL Dosis ↑ 2 × 800 mg. In Kombination mit Rifabutin keine Dosisanpassung nötig • **(P)** ab Geburt zugelassen, Dosierung nach WHO-Gewichtsbanden (WHO 2021)
Dolutegravir (DTG)	50 mg 1 × tgl.	T66 K, **G118R,** E138 K/A/T, G140S/A/C, Q148H/K/R, N155H, R263 K	Milde Transaminasen ↑ und Dyslipidämie, CK-Erhöhung, Hyperglykämie	• In Kombination mit UGT1A/CY3A Induktion (Rifampicin, Efavirenz) DTG-Dosis ↑ 2 × 50 mg • In Kombination mit Rifabutin keine Dosisanpassung nötig • **(P)** ab Woche 4 und 3 kg KG zugelassen, Dosierung nach WHO-Gewichtsbanden (WHO 2021)
Cabotegravir (CAB)	• 400 mg i. m. 1-monatlich oder • 600 mg i. m. 2-monatlich	T66 K, **G118R,** E138 K/A/T, G140S/A/C/R, **Q148H/K/R,** N155H, R263 K	• Lokale Reaktion an Injektionsstelle: Schwellung, Knoten, Induration, Juckreiz, Rötung • Milde Kopfschmerzen, Schwindel, Transaminasen ↑	• 1-monatliche intramuskuläre Therapie in Kombination mit Rilpivirin (RPV) 600 mg oder 2-monatliche i. m.-Therapie in Kombination mit Rilpivirin (RPV) 900 mg • Vor IM-Erhaltungstherapie, orale Initialtherapie für 1 Monat mit CAB 30 mg + RPV 25 mg 1 × tgl. für 1 Monat, um Verträglichkeit zu prüfen • Indikation CAB auch für PreP
Bicetgravir (BIC)	50 mg 1 × tgl.	T66 K, G118R, E138 K/A/T, G140S/A/C, Q148H/K/R, N155H, R263 K	Milde Kopfschmerzen, Stuhlunregelmäßigkeiten, Übelkeit	Als FDC mit FTC/TAF; in Kombination mit UGT1A/CY3A-Induktion (Rifampicin, Efavirenz) signifikanter Abfall der BIC-Medikamentenspiegel
Kapsid-Inhibitoren				
Lenacapavir	927 mg s. c. 6-monatlich (+/- 2 Wochen)	L56I, M66I, Q67H, K70R, N74D	Lokale Reaktion an Injektionsstelle: Schwellung, Knoten, Induration, Juckreiz, Rötung	• Therapie Initiierung mit 927 mg s. c. (Tag 1) + 600 mg oral (Tag 1 und 2) • Indikation auch für PreP

GI = gastrointestinal, NW = Nebenwirkungen, WW = Wechselwirkungen, HSR = Hypersensitivitätsreaktion, P = pädiatrische Formulierung, FDC = fixed dose combination, RTV = Ritonavir, KG = Körpergewicht

Antiretrovirale Therapie bei Kindern

Der frühzeitige Beginn einer antiretroviralen Therapie bei Neugeborenen und im Säuglingsalter ist essenziell, die Mortalität bei unbehandelten Kindern liegt bei 50 % bis zum 2. Lebensjahr, mit einem Mortalitätsgipfel bei 3 bis 6 Monaten. In-utero infizierte Neugeborene haben ein erhöhtes Mortalitätsrisiko im Vergleich zu über die Muttermilch infizierten Säuglingen. Es gibt Hinweise, dass eine **Test-and-Treat-Strategie bei Geburt** im Vergleich zu Woche 4 mit einem relevanten klinischen Vorteil assoziiert ist. Die pädiatrische antiretrovirale Therapie ist im WHO-Bereich insbesondere für Neugeborene und Säuglinge allerdings noch limitiert.

Die derzeitige **Standardtherapie für Neugeborene** ist Zidovudin, Lamivudin und Nevirapin, wobei Nevirapin aufgrund von häufig übertragenden NNRTI-resistenten Viren nicht mehr als ausreichend effektive Therapie angesehen werden kann. Als Alternative wird daher Raltegravir empfohlen. Dolutegravir ist derzeit erst ab der 4. Lebenswoche zugelassen, wobei eine Zulassung für Neugeborene erwartet wird. Lopinavir/r ist erst ab der 4. Lebenswoche und einem Mindestgewicht von 3.000 Gramm zugelassen, welches mit Dosierungsschwierigkeiten aufgrund des in der Neugeborenenperiode sich entwickelnden Cytochrom-P450-Systems verbunden ist. Für Lopinavir/r wurde zudem insbesondere bei Frühgeborenen eine erhöhte Kardiotoxizität beschrieben. Abacavir ist ebenfalls erst ab der 4. Lebenswoche zugelassen. **Ab der 4. Lebenswoche** und einem Mindestgewicht von 3.000 Gramm sollten alle Säuglinge eine Standardtherapie mit Abacavir, Lamivudin plus Dolutegravir oder Lopinavir/r erhalten (WHO 2021).

Zidovudin, Lamivudin, Abacavir, Nevirapin und Lopinavir/r sind als flüssige Formulierungen verfügbar, wobei der Lopinavir/r-Saft Propylenglykol und Ethanol enthält und schlecht schmeckt. Für Zidovudin, Abacavir und Dolutegravir gibt es auflösbare Tabletten. Für Lopinavir/r gibt es eine Pellet- und eine Granulat-Formulierung, wobei beide Formulierungen von Säuglingen hinsichtlich der Einnahme oft nicht gut toleriert werden. Dosierungstabellen gemäß dem Körpergewicht sind in den WHO-Richtlinien veröffentlicht.

Die **Effektivität der antiretroviralen Therapie** für Kinder bis zum ersten Lebensjahr ist bisher suboptimal, eine dauerhafte Virusunterdrückung wird oft in weniger als 50 % der Fälle erreicht, was mit einem erhöhten Risiko für eine frühe Resistenzentwicklung einhergeht. Dies liegt einerseits an den derzeit verfügbaren, nicht optimalen pädiatrischen Formulierungen und an der Einnahmeakzeptanz bei Säuglingen. Es wird erwartet, dass sich mit der seit 2022 zugelassenen pädiatrischen Dolutegravir-Formulierung die virologische Therapieeffizienz verbessert. Ein weiterer Punkt betrifft die mitunter schwierigen soziokulturellen Bedingungen für Mütter, um sich offen, mit Ruhe und Unterstützung um ihre HIV-infizierten Säuglinge kümmern zu können. Dies ist oft verbunden mit Stigmatisierung, fehlender Offenbarung des HIV-Status, persönlicher Belastung, Depression und Schuldgefühlen.

Nebenwirkungen und Therapiemonitoring

Das **Nebenwirkungsprofil** hat sich im Vergleich zu den frühen Zeiten der antiretroviralen Therapien deutlich verbessert. Nebenwirkungen treten meist passager zu Beginn einer ART auf und bessern sich dann im Verlauf. Hierzu gehören **gastrointestinale Beschwerden** mit Übelkeit, Völlegefühl, Appetitlosigkeit oder Stuhlunregelmäßigkeiten. Erhöhungen der Leberenzyme treten meistens zu Beginn einer ART zumeist unter einem PI und NNRTI (Nevirapin) auf, wobei schwere **Hepatotoxizität** oder gar Leberversagen selten ist. Bedeutsam ist die durch Nevirapin induzierte **Hypersensitivitätsreaktion** (Fieber, grippeartige Symptome) mit Leberwerterhöhungen und einem in ~ 50 % der Fälle auftretenden Exanthem. Diese Nebenwirkung tritt in der Regel in den ersten 6 Wochen nach Therapiebeginn auf und sollte zu einem Absetzen von Nevirapin führen, da ein fulminantes Leberversagen auftreten kann.

Das **Lipodystrophie-Syndrom** ist gekennzeichnet durch äußerlich sichtbare Veränderungen von Fettverteilungsstörungen mit einer Verminderung des subkutanen Fettgewebes (Lipoatrophie) insbesondere am Gesäß, den Extremitäten sowie im periorbitalen, bukkalen und temporalen Gesichtsbereich, oder mit einer Fettgewebsakkumulation im viszeralen Bereich mit Zunahme des Bauchumfangs. Das Lipodystrophie-Syndrom war eine dramatische Nebenwirkung der frühen antiretroviralen Therapien, besitzt inzwischen jedoch keine Bedeutung mehr.

Metabolische Störungen betreffen insbesondere Dyslipoproteinämien (Hypertriglyzeridämie, Hypercholesterinämie, hohes LDL, niedriges HDL), welche zu einer Zunahme an kardiovaskulären Erkrankungen bei HIV-infizierten Patienten geführt haben. Auch hier hat sich das Nebenwirkungsprofil der moderneren ART deutlich verbessert. Allergische Reaktionen bis zum Stevens-Johnson-Syndrom und Hypersensitivitätssyndrome (HRS) treten außer bei Nevirapin auch unter Abacavir (HLA-B5701-assoziierte genetische Prädisposition) und seltener bei Efavirenz auf. Unter Tenofovir und weniger häufig unter TAF kann es zu einer Erhöhung des Kreatininwerts kommen, wobei eine klinisch bedeutsame **Nierentoxizität** (glomeruläre Filtrationsrate < 60 ml/min/1,73 m^2) eher selten ist.

Zusätzlich besteht ein möglicher Einfluss auf die **Knochenmineralisierung,** weswegen TDF oder TAF im pädiatrischen Bereich kontraindiziert ist.

Für die INSTI wurde insbesondere für Dolutegravir und Bictegravir ein verstärkender Einfluss auf eine **Gewichtszunahme** beschrieben, mit einem erhöhten Risiko für Frauen und afrikanische Populationen.

> Ein **Therapiemonitoring** sollte 2 bis 4 Wochen nach Beginn einer antiretroviralen Therapie zur Erfassung von frühzeitigen Nebenwirkungen mittels Laborkontrolle erfolgen und mindestens ein Blutbild, Leberwerte (ALT) und Nierenwerte (Kreatinin) beinhalten. Hiernach sollte ein Monitoring der Medikamententoxizität in 6-monatigen Intervallen erfolgen.

Das Ziel der antiretroviralen Therapie ist, die Viruslast unter die Nachweisgrenze von < 50 Kopien/ml zu drücken, was mit einem Anstieg der CD4-Zellzahlen einhergehen sollte. Ein virologischer Therapieerfolg kann bereits 4 bis 6 Wochen nach Therapiebeginn durch eine Viruslastkontrolle ermittelt werden, wobei eine signifikante Abnahme der Viruslast (2 $\log_{10}$) zu erwarten ist.

Im WHO-Bereich wird ein Monitorieren der Viruslast in 6-monatigen Intervallen im ersten Jahr, und bei unterdrückter Viruslast in 12-monatigen Intervallen danach empfohlen. Auf ein regelmäßiges Monitorieren der CD4-Zellzahl kann bei stabil unterdrückter Viruslast verzichtet werden. Eine Bestimmung der CD4-Zellzahl ist im Rahmen klinischer Erwägungen oder einer Revision von Primärprophylaxen sinnvoll.

Ein Anstieg der Viruslast bis auf 200 Kopien/ml kann als **„Blip“** interpretiert werden, welches ein passagerer Anstieg der Viruslast ohne klinische oder virologische Bedeutung ist. Da ein solcher Anstieg jedoch auch den Beginn eines virologischen Therapieversagens darstellen kann, sollte eine kurzfristige Verlaufskontrolle erfolgen.

Der Verdacht auf ein **virologisches Therapieversagen** ergibt sich bei wiederholt nicht unterdrückter Viruslast oder einer Viruslast von ≥ 1.000 Kopien/ml. Idealerweise sollte eine Resistenztestbestimmung durchgeführt werden, welche jedoch in ressourcenarmen Regionen oft nicht zur Verfügung steht. Da eine Erhöhung der Viruslast häufig mit einem Problem der Therapieadhärenz einhergeht, wird zunächst eine Adhärenzaufklärung durchgeführt, gefolgt von einer 2. Viruslastbestimmung nach einem Monat. Wenn diese erneut eine erhöhte Viruslast ergibt, sollte eine Umstellung auf eine Anschlusstherapie erfolgen. Aufgrund der hohen NNRTI-Resistenzraten ist ein sofortiges Umstellen ohne Adhärenzaufklärung im Falle eines NNRTI-basierten Therapieversagens empfohlen. Falls ein Monitorieren der Viruslast nicht möglich ist, kann alternativ eine signifikante Veränderung der CD4-Werte mit einem Abfall von 50 % im Vergleich zum Vorwert als immunologisches Therapieversagen gewertet werden.

HIV, Schwangerschaft und perinatale Transmissionsprophylaxe

Die perinatale HIV-Transmission von einer HIV-infizierten Mutter auf ihr Kind ist die wichtigste Ursache einer HIV-Infektion bei Kindern und liegt ohne Interventionen in den Hochprävalenzländern bei 15–30 %, mit Brustfütterung bei 25–45 %.

Ein wesentlicher Bestandteil der HIV-Prävention sind die **PMTCT-Programme** (Prevention-of-mother-to-child transmission), welche Familienplanung, die pränatale Vorsorge und HIV-Testung, eine geplante und adäquate Geburtshilfe, Bereitstellung einer antiretroviralen Transmissionsprophylaxe sowie Beratung beim Stillen oder Zubereitung von Flaschennahrung beinhalten. Der Standard der Transmissionsprophylaxe basiert auf den **Option B+**-Empfehlungen, die eine antiretrovirale Therapie während der Schwangerschaft (spätestens ab dem 2. Trimenon) und Stillzeit für alle Frauen unabhängig von der CD4-Zellzahl und dem klinischen Status beinhaltet, sowie auf einer antiretroviralen Transmissionsprophylaxe für alle HIV-exponierten Neugeborenen für 4 bis 12 Wochen nach der Geburt. Sicherheitsbedenken hinsichtlich der **antiretroviralen Therapie während der Schwangerschaft** haben sich nicht bestätigt für Efavirenz (nachgewiesene Teratogenität im Tiermodel) oder Dolutegravir (initiale Hinweise für Neuralrohrdefekte). Gemäß Berichten der UNAIDS erhielten 2022 weltweit 82 % der schwangeren oder stillenden HIV-infizierten Frauen eine ART.

Das wesentliche **Risikokriterium für die Mutter-zu-Kind-HIV-Übertragung** ist eine hohe Viruslast der Mutter. Eine antiretrovirale Therapie garantiert nicht die effektive Viruslastunterdrückung, und eine Viruslastbestimmung sollte bei allen Schwangeren im 2. oder 3. Trimenon durchgeführt werden. Mit der zunehmenden Bereitstellung von Point-of-Care-Systemen (z. B. Xpert®, m-PIMA™) soll ein dezentralisiertes und rascheres Viruslastmonitoring verbessert werden.

Hochrisikokriterien für eine Mutter-zu-Kind-Übertragung

- Mütterliche HIV-Erstdiagnose im Geburtszeitraum
- Frauen ohne ART oder eine ART-Initiierung in den letzten 4 Wochen vor der Geburt
- Viruslast > 1.000 Kopien/ml in den letzten 4 Wochen vor der Geburt

HIV-exponierte Neugeborene, auf die die genannten Hochrisikokriterien zutreffen, sollten eine **antiretrovirale Transmissionsprophylaxe** für 12 Wochen erhalten, bestehend aus Zidovudin und Nevirapin in den ersten 4 Wochen, gefolgt von einer Nevirapin-Monoprophylaxe für weitere 8 Wochen. HIV-exponierte Neugeborene ohne Hochrisikokriterien sollten eine Transmissionsprophylaxe für 4 Wochen erhalten, bestehend aus Nevirapin. Zusätzlich zu der antiretroviralen Prophylaxe wird eine **Cotrimoxazol-Prophylaxe** ab der 4. bis 6. Lebenswoche bis zum sicheren Ausschluss einer kindlichen HIV-Infektion empfohlen. Eine Nevirapin-basierte Transmissionsprophylaxe muss aufgrund der inzwischen hohen NNRTI-Resistenzraten als ungünstig bewertet werden, und der baldige Wechsel auf eine Dolutegravir-basierte Transmissionsprophylaxe ist wahrscheinlich. In einigen Hochprävalenzländern wird eine Transmissionsprophylaxe für 12 Wochen für alle HIV-exponierten Neugeborenen empfohlen, da ein risikobasiertes Stratifizieren insbesondere im ländlichen Bereich nicht praktikabel ist.

Aufgrund der diaplazentar übertragenen maternalen Antikörper muss die **HIV-Diagnostik bei Säuglingen** mit einem HIV-RNA-Direktnachweis, basierend auf Nukleinsäureamplifikationstechniken (NAT) wie der PCR, durchgeführt werden (➤ Kap. 2.2.5). Alle HIV-exponierten Neugeborenen und Säuglinge sollen eine entsprechende HIV-Diagnostik in der 4. bis 6. Lebenswoche erhalten, welche die intrauterinen und perinatalen Infektionen diagnostizieren sollte. Aufgrund des inzwischen relativ hohen Anteils an intrauterinen Infektionen vor dem Hintergrund der insgesamt deutlich gesunkenen vertikalen Transmissionsrate (ca. 50 % aller mit Woche 6 infizierten Neugeborenen sind bereits bei Geburt HIV-infiziert) wird zusätzlich eine Testung bei Geburt empfohlen, wenn Hochrisikokriterien vorliegen. Säuglinge sollten dann ab Monat 9 oder 2 Monate nach Abstillen eine erneute NAT-HIV-Testung erhalten, welche die Infektionsfälle während der Stillperiode identifizieren sollte. Eine HIV-Antikörperdiagnostik sollte abschließend zu Monat 18 durchgeführt werden.

Die NAT-basierte HIV-Diagnostik setzt entsprechende Laborkapazitäten voraus, und üblicherweise werden dry blood samples (DBS) aus dem kindlichen Kapillarblut aus der Peripherie an die zentralisierten Speziallabore geschickt. Die Zeit zwischen Blutentnahme, Probenverschickung, Messung sowie Ergebnisübermittlung an die Mütter stellt eine infrastrukturelle Herausforderung insbesondere im ländlichen Bereich dar. Dies führt zu mehrwöchigen bis mehrmonatigen Verzögerungen bis zur potenziellen ART-Einleitung, was aufgrund der hohen frühkindlichen Mortalität lebensbedrohlich sein kann. Durch die PoC-Systeme (z. B. Xpert®, m-PIMA®) ist eine dezentralisierte und schnelle kindliche HIV-Diagnostik möglich, welche idealerweise die Test-and-Treat-Strategien unterstützt.

2

In den ressourcenarmen Ländern des Globalen Südens wird das **Stillen** empfohlen, aufgrund des Vorteils der protektiven mütterlichen Antikörper auf die Säuglingsgesundheit und dem limitierten und teuren Zugang zu künstlicher Babynahrung sowie deren adäquater keimfreier Zubereitung durch die Mutter. Idealerweise sollte ein exklusives Stillen bis Monat 6 stattfinden, gefolgt von einem raschen Abstillen. In der Realität wird häufig deutlich länger gestillt. Entscheidend in den ersten Lebensmonaten ist das Stillen, da eine Mischnahrung mit Fremdantigen zu Schleimhautentzündungen und Mikroläsionen führt, welche bei gleichzeitigem Kontakt mit potenziell HIV-haltiger Muttermilch das Transmissionsrisiko erhöht.

Eine stabil unterdrückte Viruslast der Mutter ist mit einem äußerst geringen Risiko für eine vertikale Transmission assoziiert. Stillende Mütter sollten ein engeres Viruslastmonitoring erhalten. Die Therapieadhärenz der Mütter sinkt häufig jedoch nach der Geburt, was mit soziokulturellen oder emotionalen Herausforderungen assoziiert sein kann. Die vertikale Transmissionsrate während der Stillzeit ist somit in einigen Regionen immer noch beträchtlich.

Insgesamt sind die vertikalen HIV-Transmissionsraten seit 2010 deutlich gesunken und liegen in vielen Hochprävalenzländern inzwischen unter 5 %. Mit Blick auf das Ziel der UNAIDS, die vertikalen HIV-Infektionen bis 2030 zu eliminieren, liegt die wesentliche Herausforderung in der Identifizierung und Unterstützung von Risikofällen, was einen individuellen Therapie- und Präventionsansatz beinhaltet. Aufgrund der wahrscheinlich weiterhin fallenden Transmissionsraten ist zu erwarten, dass derzeitige Empfehlungen sich hin zu einem risikoadaptierten Ansatz verändern werden (z. B. Cotrimoxazol-Prophylaxe, neonatale HIV-Diagnostik bei Geburt), was mit Kostenerwägungen hinsichtlich der Breite und Frequenz der Empfehlungen für Screening und Prophylaxe einhergeht. Ebenfalls sind Änderungen für die pädiatrische HIV-Therapie und -Prophylaxe zu erwarten, bedingt durch die Anpassung besserer Therapieoptionen für den pädiatrischen Bereich, alternative Applikationsformen und neue therapeutische und präventive Ansätze mittels breitneutralisierenden HIV-spezifischen Antikörpern (bnAb).

2.2.8 Prävention

Präventionsstrategien zur Bekämpfung der Ausbreitung von HIV in Populationen bestehen aus einem Bündel von aufeinander abgestimmten Maßnahmen. Grundlage bilden **Aufklärungs- und Beratungskampagnen,** mit dem Ziel, das Bewusstsein für Risikoverhalten bewerten zu können, verfügbare prophylaktische Maßnahmen und den Zugang zu ihnen zu kennen (z. B. Kondome), Stigmatisierung und Diskriminierung zu bekämpfen sowie die **Bereitschaft für das HIV-Testen** zu steigern (HIV-Selbstests ➤ Kap. 2.2.5). Hierbei ist ein gezieltes und adaptiertes Vorgehen für Populationen mit einem erhöhten Infektionsrisiko (Sexarbeit, Drogenkonsum, Homosexualität) oder mit einer erhöhten Vulnerabilität (Mütter und Kinder, Adoleszenten) zu berücksichtigen.

Ein wesentlicher Faktor ist die Kenntnis des persönlichen HIV-Status, der mit einer effektiven **Therapie einer HIV-Infektion als Transmissionsprophylaxe** assoziiert ist, da bei effektiv unterdrückter Viruslast das Übertragungsrisiko sowohl beim Geschlechtsverkehr als auch bei der vertikalen HIV-Mutter-zu-Kind-Übertragung sehr gering ist und gegen null tendiert.

Neben dem Gebrauch von **Kondomen** steht für Männer die **Zirkumzision** im Vordergrund. In drei afrikanischen Studien (Uganda, Kenia, Südafrika) konnte gezeigt werden, dass eine Zirkumzision bei erwachsenen Männern das HIV-Infektionsrisiko beim Geschlechtsverkehr um bis zu 60 % reduziert. Kondome und die männliche Zirkumzision vermindern zusätzlich das Risiko für andere Sexualerkrankungen, wobei insbesondere die **Bekämpfung von ulzerierenden Sexualerkrankungen** (z. B. Syphilis, HSV-2, Ulcus molle) maßgeblich für die Transmissionsprophylaxe ist.

Für Frauen wurden in zahlreichen Studien **vaginale Mikrobizide** (Gele, Cremes, Zäpfchen, Vaginalringe) untersucht. Diese enthalten neben viruziden Substanzen insbesondere antiretrovirale Komponenten. In der südafrikanischen Caprisa-Studie konnte erstmalig mit einem Tenofovir-haltigen Mikrobizid eine 30-prozentige Transmissionsreduktion dargestellt werden, wobei die Effektivität maßgeblich von der Bereitschaft abhing, vor und nach dem Geschlechtsverkehr das Mikrobizid auch vaginal zu applizieren. Zugelassen wurde inzwischen der **Dapivirin (NNRTI-)haltige Vaginalring,** welcher für einen Monat permanent appliziert wird und in den meisten HIV-Schwerpunktländern erhältlich ist.

Ein wesentlicher Schwerpunkt der HIV-Prävention ist inzwischen die medikamentöse **Präexpositionsprophylaxe (PrEP),** welche auf die Einnahme antiretroviraler Medikamente für HIV-negative Personen mit einem erhöhten Infektionsrisiko abzielt. In zwei unabhängigen Studien in Großbritannien (Proud Study) und Frankreich/Kanada (Ipergay Study) konnte eine jeweils 86-prozentige Transmissionsreduktion durch eine Tenofovir-/Emtricitabin-haltige PrEP an einer homosexuellen Population dargestellt werden. Der Austausch von Tenofovir durch TAF verspricht durch eine höhere und schnellere Wirkstoffanflutung von TAF in rektalem und vaginalem Gewebe einen effektiven Einsatz auch wenige Stunden vor einem möglichen Risikokontakt, was eine dauerhafte Einnahme der PrEP durch eine punktuelle, risikoadaptierte Strategie ersetzt, sicherer macht, Kosten senkt und mögliche Stigmatisierungsbarrieren vermindert. Insbesondere aufgrund einer möglichen Stigmatisierung durch die Einnahme einer antiretroviralen Therapie bei negativem HIV-Status ist die Akzeptanz der PrEP in vielen HIV-Hochprävalenzländern derzeit noch niedrig. Zunehmend wird eine langanhaltende PrEP eingefügt, basierend auf dem INSTI Cabotegravir, mit monatlichen bis mehrmonatlichen intramuskulären Dosierungsintervallen. Im Vergleich mit einer Tenofovir-/Emtricitabin-haltigen PrEP konnte eine bessere Effektivität für Cabotegravir-haltige PrEP in Studien nachgewiesen werden. In der 2024 veröffentlichten PURPOSE-1-Studie zeigte sich weiterhin eine Überlegenheit einer 6-monatlich intramuskulär applizierten Lenacapavir-Injektion im Vergleich zu einer Tenofovir/Emtricitabin- oder TAF/Emtricitabin-basierten PrEP, wobei unter den mehr als 2.000 Studienteilnehmern in der Lenacapvir-Gruppe keine einzige HIV-Infektion beobachtet werden konnte (Bekker et al. 2024). Entsprechend hoch sind die Erwartungen hinsichtlich der Bereitstellung von Lenacapavir als PreP im WHO-Bereich.

Die **Postexpositionsprophylaxe (PEP)** betrifft die Gabe von antiretroviralen Substanzen nach einer HIV-Exposition, zumeist im beruflichen Kontext nach Nadelstichverletzung. Prinzipiell sollte die

Indexperson bekanntermaßen HIV-positiv sowie die PEP-erhaltende Person HIV-negativ sein und die PEP möglichst rasch (optimalerweise innerhalb der ersten 2 Stunden) nach Exposition eingeleitet werden. Nach 24 bis 36 Stunden nimmt die Effektivität einer PEP ab, international wird eine PEP noch bis 72 Stunden nach Risikokontakt empfohlen. Allgemein wird eine 80-prozentige Reduktion des Infektionsrisikos durch die PEP angenommen. Die Therapiedauer einer PEP beträgt 4 Wochen und beinhaltet meist eine INSTI-basierte antiretrovirale 3er Kombination.

Die Entwicklung einer **HIV-Vakzine** besitzt eine hohe Priorität, bisherige Ansätze waren bisher leider überwiegend frustran. Die Voraussetzung für eine vakzininduzierte effektive Prophylaxe ist die Induktion einer sterilisierenden Immunität auf dem Niveau der Schleimhäute, was durch die hohe antigene Variabilität des gp120/gp140-Env-Rezeptormoleküls auf der HIV-Oberfläche kompliziert wird. Zwei erste Studien, basierend auf einem rekombinanten gp120-Proteinimpfstoff (Vax 003 und Vax 004), zeigten keinen protektiven Effekt. Mit dem Ziel, einen insbesondere zellulären HIV-spezifischen Immunschutz zu induzieren, wurden Strategien entwickelt, basierend auf einem DNA-Vakzin-Prime, gefolgt von einem Booster mit einem vektorbasierten Impfstoff. In der Step-und-Phambili-Studie wurde ein Adenovirus-5-Vektor verwendet, jedoch wurde die Studie vorzeitig abgebrochen, da sich mehr Teilnehmer im Vakzin-Studienarm im Vergleich zum Placebo-Arm infizierten. Einer der möglichen Gründe hierfür lag in der durch die Impfung vermittelten Entzündungsreaktion, welche T-Zellen aktiviert und diese als Zielzellen für eine HIV-Infektion anreichert. Eine Folgestudie in den USA mit einem erweiterten Impfregime (HVTN 505) zeigte keine erhöhte vakzininduzierte Infektionsrate, leider aber auch keinen protektiven Effekt im Vergleich zum Placebo-Arm.

Einen Durchbruch brachte die **RV144-Studie (Thai Trial)** aus Thailand. In der Kombination mit einem Canarypox-Vektor (Subtyp AE) und einem rekombinanten gp120-Proteinimpfstoff (Subtyp AE und B) konnte eine 31-prozentige Infektionsreduktion erreicht werden. Das wesentliche Korrelat für eine Immunprotektion waren IgG-Antikörper gegen die V1/V2-Domäne des Env-Moleküls. In der **HVTN-702-Studie** wurde das RV144-Konzept mit einem gegen Subtyp C modifizierten Impfstoff in Südafrika wiederholt. Die Studie wurde jedoch aufgrund von Unwirksamkeit vorzeitig abgebrochen. Gründe für die diskrepanten Studienergebnisse mögen einerseits die unterschiedlichen HIV-Subtypen sein, wesentlich ist jedoch, dass im Thai Trial im Vergleich zu der südafrikanischen HVTN-702-Studie keine HIV-Hochrisikopopulation eingeschlossen wurde. Es kann spekuliert werden, dass der verwendete Impfstoff einen gewissen Schutz gegen HIV bei niedriger Expositionshäufigkeit vermittelt, welcher jedoch bei hoher und wiederholter HIV-Exposition nicht mehr ausreichend ist.

Eine weitere Effektivitätsstudie mit einem gegen multiple Subtypen designtem Mosaik-Adenovirus-26-Vektor in Kombination mit einem gp140-Proteinimpfstoff (HVTN 705, MOSAICO) in Europa, Nord- und Südamerika sowie in Südafrika (HVTN 705, Imbokodo) wurde 2021 aufgrund von Unwirksamkeit vorzeitig abgebrochen. Ebenfalls wurde zuletzt 2023 die durch ein europäisch-afrikanisches Konsortium geleitete PrePVacc-Studie aufgrund von Unwirksamkeit vorzeitig abgebrochen. In der PrePVacc-Studie wurde die Kombination von DNA-Vakzinen (Subtyp C) mit einem gp140-Proteinimpfstoff (Subtyp C) und einem heterologen MVA-Vektorimpfstoff (Subtyp AE) untersucht.

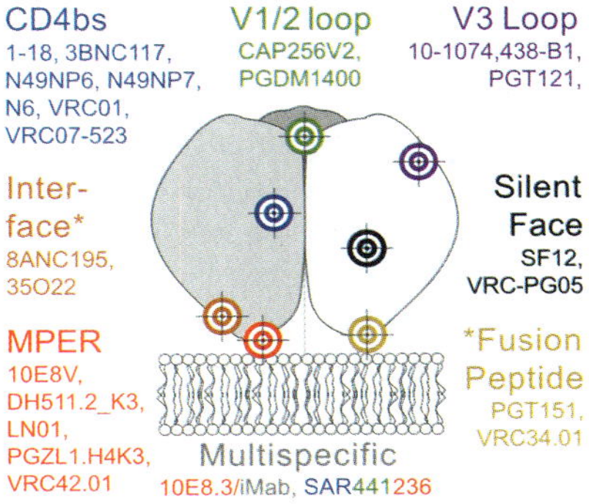

Abb. 2.13 Konservierte Epitope am HIV-gp120-/gp140-Oberflächenmolekül und breitneutralisierende-Antikörper (bnAb-)Kandidaten für therapeutische und präventive Interventionen [H592-001]

Zusammenfassend muss derzeit konstatiert werden, dass sämtliche Ansätze der HIV-Impfstoffforschung keinen ausreichenden Schutz vermitteln können, was vor allem daran liegt, dass keine dieser Impfstoffstrategien ausreichende Mengen an protektiven neutralisierenden Antikörpern induziert hat. Der Erkenntnisgewinn ist trotzdem zu beachten. Insbesondere wurden im Bereich des gp120/gp140-Molekülkomplexes des HIV-Env-Oberflächenproteins konservierte Epitope identifiziert, gegen die neutralisierende Antikörper einen protektiven Effekt haben (➤ Abb. 2.13). Aus Proben HIV-infizierter Probanden wurden B-Zellklone isoliert, die **breitneutralisierende Antikörper (bnAb)** gegen konservierte Epitope von multiplen HIV-Subtypen produzieren. Ein erster bnAb (VRC01) wurde in der **AMP-Studie** in Bezug auf eine HIV-Infektionsprophylaxe in einer HIV-negativen Hochrisikopopulation getestet. Im Ergebnis wurde zwar insgesamt kein protektiver Effekt gezeigt, allerdings konnte aus den HIV-infizierten Teilnehmern der Verumgruppe im Gegensatz zur Placebogruppe keine HIV-Isolate identifiziert werden, welche in vitro noch gegen die VRC01-bnAb neutralisiert wurden. Hieraus leitet sich eine antikörperspezifische Effektivität ab, die alleine noch keinen protektiven Effekt hat, jedoch in der Kombination von mehreren synergistischen bnAb möglicherweise eine klinische Effektivität vermitteln könnte. Die Ergebnisse von Studien, welche bnAb-Kombinationen sowohl im therapeutischen Bereich in Ergänzung zur antiretroviralen Therapie als auch in der Prävention untersuchen, werden in den nächsten Jahren erwartet.

In der HIV-Impfstoffentwicklung wird inzwischen versucht, durch designte Impfstoffe B-Zellklone zu aktivieren, die definierte bnAb produzieren und durch sequenzielle Immunisierungen die Affinitätsreifung dieser Antikörper in den Lymphgeweben induzieren **(germline-targeting).** Erste klinische Studien laufen seit 2022.

Konzepte hinsichtlich einer **Heilung oder nachhaltigen Remission der HIV-Infektion** werden angestrebt. Eine Heilung konnte inzwischen weltweit bei 7 Patienten erzielt werden (z. B. Berlin-Patient, Düsseldorf-Patient, London-Patient). Alle Patienten waren an einer Leukämie erkrankt und erhielten nach einer myeloablativen Chemotherapie eine allogene Stammzelltransplantation zumeist von einem Spender, der eine homozygote Anlage für den Delta-32-Polymorphismus im CCR5-Korezeptorgen hatte und somit einen Schutz gegen eine HIV-Infektion auf der zellulären Ebene vermittelte. Dieses sehr invasive Konzept ist auf Einzelfälle limitiert, und es gibt auch Fälle, die mit keiner dauerhaften HIV-Ausheilung nach den Interventionen assoziiert werden konnten. Das wesentliche Problem einer Heilung oder nachhaltigen Remission der HIV-Infektion betrifft das Reservoir an latent infizierten T-Zellen (v. a. Gedächtniszellen). Diese Zellen persistieren über Jahre und Jahrzehnte und sind hinsichtlich der HIV-Infektion für die immunologische Kontrolle weitgehend unsichtbar. Erst durch eine Immunaktivierung präsentieren diese T-Zellen dem Immunsystem wieder Virusantigene auf ihren Oberflächenrezeptoren. Unter dem Schlagwort **„Shock and Kill"** werden Konzepte verfolgt, welche nach einer Zellaktivierung und der damit verbundenen **Latenzreversion** (z. B. durch den **Histon-Deacetylase-Inhibitor** Panobinostat) Zellen wieder zugänglich für eine Therapie machen, mit dem Ziel, HIV-Reservoire zu reduzieren und eine Eradikation oder anhaltende Remission zu erzielen. Bisher haben sich jedoch noch keine vielversprechenden Studienergebnisse gezeigt. Zu erwarten sind in den nächsten Jahren erste Ergebnisse mit CRISPR/Cas9 oder ähnlichen Ansätzen durch **Gen Editing** und der gezielten Exzision von HIV-Genom aus dem zellulären Reservoir.

LITERATUR

Bekker, LG et al. Twice-Yearly Lenacapavir or Daily F/TAF for HIV Prevention in Cisgender Women. N Engl J Med 2024. doi: 10.1056/NEJMoa2407001.
Diro E et al. Long term outcomes and prognostics of visceral leishmaniasis in HIV infected patients with use of pentamidine as secondary prophylaxis based on CD4 level: a prospective cohort study in Ethiopia. PLoS Negl Trop Dis 2019; 13(2): e0007132.
Kroidl I et al. Effect of Wuchereria bancrofti infection on HIV incidence in southwest Tanzania: a prospective cohort study. Lancet 2016; 388(10054): 1912–1920.
Martin M A et al. Clinical pharmacogenetics implementation consortium guidelines for HLA-B genotype and abacavir dosing. Clin Pharmacol Ther 2012; 91(4): 734–8.
Patel P et al. Association of schistosomiasis and HIV infections: A systematic review and meta-analysis. Int J Infect Dis 2021; 102: 544–553.
Platt L et al. Prevalence and burden of HBV co-infection among people living with HIV: A global systematic review and meta-analysis. J Viral Hepat 2020; 27(3): 294–315.
UNAIDS. Global AIDS Update. 2022. www.unaids.org/en/resources/documents/2022/in-danger-global-aids-update.
UNAIDS. The path that ends AIDS: UNAIDS Global AIDS Update 2023. www.unaids.org/en/resources/documents/2023/global-aids-update-2023.
UNAIDS. Understanding Fast-Track Accelerating Actions to End the AIDS Epidemic by 2030. 2015. www.unaids.org/en/resources/documents/2015/201506_JC2743_Understanding_FastTrack.
Wang Y et al. Systematic Review and Meta-Analyses of The Interaction Between HIV Infection And COVID-19: Two Years' Evidence Summary. Front Immunol 2022; 13: 864838.
WHO. Consolidated guidelines on HIV prevention, testing, treatment, service delivery and monitoring: recommendations for a public health approach. 2021. www.who.int/publications/i/item/9789240031593.
WHO. Latent tuberculosis infection: Updated and consolidated guidelines for programmatic management. Geneva: World Health Organization, 2018. www.who.int/publications/i/item/9789241550239.
Williams A et al. Geographic and Population Distributions of Human Immunodeficiency Virus (HIV)-1 and HIV-2 Circulating Subtypes: A Systematic Literature Review and Meta-analysis (2010–2021). J Infect Dis 2023; 228(11): 1583–1591.
Wu X et al. The impact of COVID-19 non-pharmaceutical interventions on HIV care continuum in China: An interrupted time series analysis. Lancet Reg Health West Pac 2022; 29: 100569.

INTERNETQUELLEN

Clinical Info HIV.gov: https://clinicalinfo.hiv.gov/en/guidelines/hiv-clinical-guidelines-adult-and-adolescent-opportunistic-infections/whats-new.
WHO (HIV drug resistance: brief report 2024): www.who.int/publications/i/item/9789240086319.

2.3 Infektionen mit HTLV-1 und HTLV-2

Alexander Krämer, Josef Eberle

Das Wichtigste in Kürze

Im Jahr 1976 wurde erstmals eine schnell progrediente T-Zell-Leukämie (ATL) bei Menschen beschrieben, die von der Insel Kyushu stammten (Takatsuki et al. 1976). Über eine onkovirale Ursache wurde spekuliert, 1980 konnte bei einem Patienten mit einem T-Zell-Lymphom das Retrovirus HTLV-1 isoliert werden (Poiesz et al. 1980). Seroepidemiologische Studien machten diese Virusinfektion für ATL sowie die tropische spastische Paraparese/HTLV-assoziierte Myelopathie (TSP/HAM) verantwortlich (Gessain et al. 1985).

2.3.1 Epidemiologie

Verlässliche Prävalenzdaten zum Vorkommen von HTLV-Infektionen fehlen für viele Länder. Die meisten Untersuchungen stützen sich auf **Blutspenderdaten,** was durch eine Vorselektion für niedrige Infektionsrisiken zu einer generellen Unterschätzung der Durchseuchung führt. Die **Testung von Schwangeren** kommt der Infektionsverteilung in der Bevölkerung näher, kann aber immer noch zu einer Unterschätzung der Infektionszahlen führen, da in endemischen Regionen die Durchseuchung bei Frauen mit dem Lebensalter zunimmt. Insgesamt ist die geografische Verteilung der HTLV-Infektionen weltweit sehr inhomogen mit kleinen Nestern mit hoher Durchseuchung in endemischen Gebieten und gleichzeitig fehlender Durchseuchung in deren Umgebung.

Aktuelle Schätzungen gehen von mindestens 5–10 Millionen Infizierten weltweit aus. Während in Ländern mit guter medizinischer Versorgung regelmäßig Blutspenden getestet werden, ist die Datenlage in anderen Regionen lückenhaft. Die Durchseuchung in den USA liegt bei Erstblutspenden unter 1:10.000 mit etwas höherer Durchseuchung für Spender afrikanischer oder asiatischer Herkunft und in weiten Teilen Europas bei deutlich kleiner als 1:10.000, teilweise sogar kleiner als 1:100.000. Für Schwangere wurden in den meisten europäischen Ländern Durchseuchungen unter 1:5.000 gemessen, jedoch in Großbritannien 1:3.000 und in der Region Paris bis 1:1.000. In der Regel handelt es sich um Menschen, die aus Regionen mit höherer Durchseuchung stammen, bzw. um deren Sexualpartner (Proietti et al. 2005). Eine große Ausnahme bildet Rumänien, wo eine Untersuchung bei Blutspendern eine Prävalenz von 1:156 ergab.

Zu den Ländern, in denen HTLV häufig entdeckt wurde, gehört die Provinz Razavi Khorasan im Iran mit Durchseuchungswerten von bis zu 1:143 bei Blutspendern, 1:67 bei Schwangeren und 1:8 bei über 65-Jährigen. In anderen Ländern des Mittleren Ostens ist die Durchseuchung dagegen sehr gering.

Mit die höchsten Durchseuchungswerte wurden für Australien, Papua-Neuguinea, die Solomon-Inseln und die südwestlichen Inseln Japans berichtet. Spitzenwerte wurden bei Ureinwohnern Australiens mit einer Prävalenz von 1:2,6 für die Allgemeinbevölkerung und 1:17 bei Kindern zwischen 3 und 17 Jahren gefunden. Ähnlich hohe Durchseuchungswerte wurden vor ca. 20 Jahren in Papua-Neuguinea gemessen.

Die WHO geht davon aus, dass in Afrika die meisten Menschen mit HTLV leben. Die Durchseuchung in den meisten westafrikanischen Ländern erreicht 1:83 bei Blutspendern, 1:45 bei Schwangeren und 1:28 in der Allgemeinbevölkerung mit dem schon erwähnten Anstieg auf 1:11 bei Menschen im höheren Lebensalter. Etwas höhere Durchseuchungswerte findet man in Zentralafrika (Äquatorialguinea, Kamerun, Gabun und die DR Kongo). Dort erreichen Prävalenzen in der Allgemeinbevölkerung 1:8 und 1:22 bei Schwangeren. Dagegen liegt die Durchseuchung in ostafrikanischen Staaten deutlich niedriger mit maximal bis zu 1:333 in der Allgemeinbevölkerung. Im Süden Afrikas trifft man die höchsten Prävalenzen in Mosambik mit 1:111 für Blutspender und bis zu 1:53 für einzelne Patientengruppen, während in der Republik Südafrika die Blutspenderprävalenz maximal bei 1:500 liegt (ECDC 2015).

2.3.2 Erreger und Übertragung

Die Familie der HTLV (human T-cell leukemia/lymphoma viruses) besteht bislang aus 4 Mitgliedern. Für HTLV-1, HTLV-2 und HTLV-3 wurden jeweils die Vorläuferviren S(Simian)TLV-1, -2 und -3 in verschiedenen Affenarten entdeckt. Für HTLV-4 wurde das Gegenstück im Affen noch nicht identifiziert. Die gesamte Gruppe dieser **C-Typ-Retroviren** (Genus Deltaretroviren) wird unter dem Begriff PTLV (primate T-lymphotropic viruses) zusammengefasst. Unterschiedliche Virusisolate im Menschen in Afrika und Asien sind oft eng verwandt mit den entsprechenden Vorläuferviren in lokal vorkommenden Primaten, was auf eine Vielzahl von speziesüberschreitenden Infektionsereignissen hinweist. Von solchen Übertragungen ausgehend, haben sich HTLV-1 und HTLV-2 hauptsächlich durch Migration infizierter Menschen vor dem Ende der letzten Eiszeit weltweit verbreitet. Eine jüngere Ausbreitungswelle nur für HTLV-1 geht auf den Sklavenhandel zurück (➤ Abb. 2.14).

Für **Ausbreitung und Persistenz** dieser Viren in Menschen ist die Infektion von Säuglingen beim Stillen der wichtigste Übertragungsweg. Daneben gibt es Übertragungen während der Schwangerschaft auf das Ungeborene, durch ungeschützte Sexualkontakte und seit dem letzten Jahrhundert durch zelluläre Blutprodukte und beim Konsum intravenöser Drogen. Extrem selten sind Virusübertragungen durch Organtransplantationen.

Nur in der initialen Infektionsphase wird das **HTLV-RNA-Genom** mittels reverser Transkription in DNA umgeschrieben und als Provirus

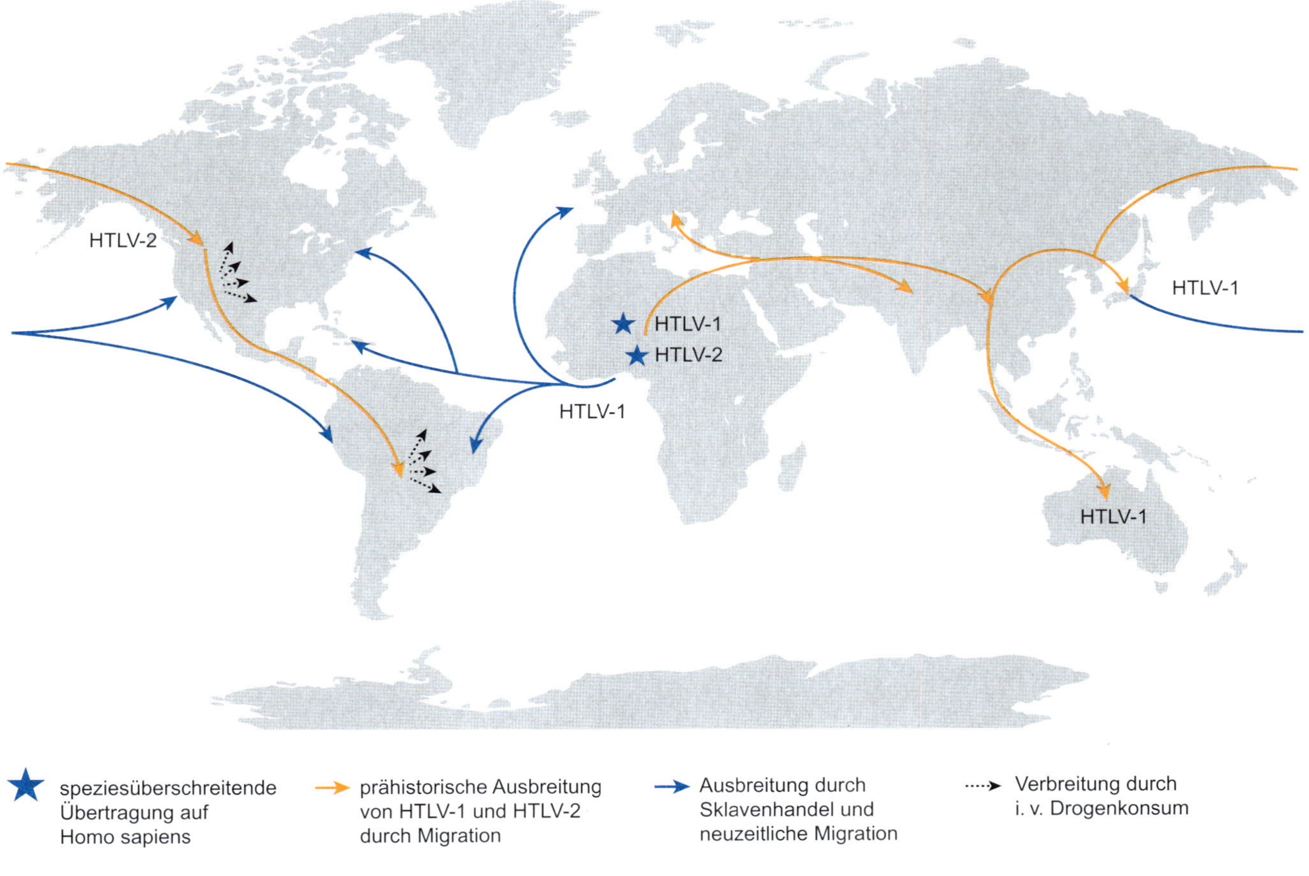

Abb. 2.14 Ausbreitungswellen von HTLV-1 und HTLV-2 [X333-026, L138]

integriert. Im weiteren Verlauf werden die Viren hauptsächlich beim direkten Kontakt von Zelle zu Zelle weitergegeben (biologische Synapse). Das führt erst zu einer polyklonalen Infektion von CD4+- und CD8+-Zellen, aus der sich dann eine monoklonale Expansion infizierter Zellen entwickelt. Das Virusgenom wird hierbei von der DNA-Polymerase der Wirtszelle repliziert. So erklärt sich die sehr geringe Variabilität des Genoms, die innerhalb eines Subtyps gerade einmal 2,7 % für das gp21-Hüllprotein erreicht (Gessain, Gallo und Franchini 1992).

Die Viruspartikel sind ca. 100 nm groß und transportieren 2 identische Kopien einer linearen viralen Einzelstrang-RNA (vRNA) mit 7,2–10 Kilobasen Länge. Das Genom kodiert für Strukturproteine (gag; Nukleokapsid und Matrix) das Hüllprotein (env) und 3 virale Enzymaktivitäten (Protease, reverse Transkriptase, Integrase). Zusätzliche Steuerproteine (TAX, REX) und das Antisense-Produkt HBZ sind vermutlich entscheidend für die Pathogenese, indem sie infizierte Zellen immortalisieren, diesen Zustand aufrechterhalten und zur klonalen Expansion beitragen. Das weit weniger pathogene HTLV-2 weist hinsichtlich des TAX- und des HBZ-analogen Proteins deutliche Unterschiede auf (Martinez, Al-Saleem und Green 2019).

2.3.3 Pathogenese und Immunologie

Der **Infektionszeitpunkt** mit HTLV-1 ist für die weitere Entwicklung der Infektion wichtig. Nach Infektion im Säuglingsalter, üblicherweise durch Stillen, ist die Kontrolle der Zellproliferation das entscheidende Stellglied für den Verlauf. Bei den meisten Infizierten (> 95 %) gelingt es dem Immunsystem, die Virusreplikation so gering zu halten, dass zeitlebens keine Krankheitszeichen auftreten. Kommt es aber früh zum Start einer klonalen Expansion HTLV-1-infizierter Zellen, erwächst daraus eine **adulte T-Zell-Leukämie (ATL).** Getriggert wird diese Entwicklung durch chronische Infektionen wie z. B. eine Infektion mit *Strongyloides stercoralis.* In Ländern mit einer hohen Durchseuchung mit *Strongyloides* besteht eine signifikante Verknüpfung dieser Infektion mit der Entwicklung einer ATL. Eine hohe Wahrscheinlichkeit, zeitnah an einer ATL zu erkranken, wurde bei infizierten Personen nach Organtransplantationen gesehen. Im Übrigen profitieren Patienten mit aggressiven ATL-Formen von einer Hemmung der Neuinfektion von T-Zellen, was auf eine Unterstützung maligner Zellklone durch frisch infizierte T-Zellen hinweist.

Ein ganz anderer Pathogeneseweg führt bei knapp 3 % der Infizierten über eine **chronische Entzündungsreaktion,** die durch HTLV-1-infizierte CD4+-Zellen ausgelöst wird. Die Entzündungen können in der Haut als infective dermatitis (ID) mit überschießender Th1-Aktivierung, an der Uvea des Auges als HTLV-1-assoziierte Uveitis (HU) und in Geweben des Rückenmarksstranges (TSP/HAM) liegen. HTLV infiziert CD4+-, CD8+-T-Zellen und Makrophagen. Bei der HTLV-1-assoziierten Myelopathie führen die Zerstörungen der Markscheiden zu Steifheit und Schwäche der unteren Extremitäten sowie zu Blasen- und Mastdarmstörungen. Der funktionelle Ausfall der zytotoxischen CD8+-Antwort behindert die korrekte Immunkontrolle anderer Infektionen, sodass Patienten mit hohem Befall, erkennbar an einer erhöhten proviralen Last, immunsupprimiert sind.

Außer dem Infektionszeitpunkt und chronischen Infektionen spielt der immungenetische Hintergrund des mit HTLV-1 Infizierten eine entscheidende Rolle dabei, ob später Symptome und wenn ja, welche klinische Manifestation sich im späteren Leben bildet. In entsprechenden Studien wurden verschiedene immungenetische Konstellationen für ATL versus TSP/HAM gefunden.

2.3.4 Klinik

Weniger als 5 % der mit **HTLV-1** infizierten Personen entwickeln eine klinische Symptomatik, die sich auf diese Infektion zurückführen lässt, sodass die Mehrzahl der Infizierten als Carrier klassifiziert werden kann. Mit HTLV-1 sind folgende Erkrankungen assoziiert:

- Adulte T-Zell-Leukämie (ATL)
- Tropische spastische Paraparese/HTLV-1-assoziierte Myelopathie (TSP/HAM)
- HTLV-1-assoziierte Uveitis (HU)
- Infektiöse Dermatitis (ID)

Insgesamt ist die Infektion mit **HTLV-2** deutlich geringer pathogen und führt nach bisherigem Forschungsstand nur zu einem TSP/HAM-artigen Krankheitsbild mit geringeren Manifestationsraten und einem langsameren Krankheitsverlauf.

Es wurden auch andere Erkrankungen wie z. B. Polymyositis, Pneumonitis, Arthritis und das Sjörgen-Syndrom in Verbindung mit HTLV-1 gebracht. Allerdings konnten bei diesen Erkrankungen bisher noch keine eindeutigen Nachweise erbracht werden.

ATL

Die mit ATL abgekürzte HTLV-1-assoziierte **T-Zell-Leukämie des Erwachsenen** (adult T-cell leukemia, ICD-10-WHO 2019: C91.5) wird bei ca. 1–5 % der HTLV-1-Infizierten mit einem Erkrankungsgipfel im 6. bis 7. Lebensjahrzehnt beobachtet. Höhere ATL-Inzidenzen, ein um 10 Jahre früherer Erkrankungsgipfel und eine kürzere Überlebenszeit (3,5 Monate nach Diagnose) wurden in Studien aus Südamerika berichtet. Bei einer HTLV-1-Infektion im Rahmen einer Organtransplantation wurde eine deutlich erhöhte Wahrscheinlichkeit für eine ATL und ein zeitlich schnellerer Verlauf beobachtet. Vermutlich haben Faktoren wie Immunsuppression, die Genetik der Bevölkerung und Kofaktoren wie die bereits oben erwähnte Infektion mit *Strongyloides stercoralis* über den stetigen Entzündungsreiz einen Einfluss auf die ATL-Pathogenese. Männer sind regelmäßig häufiger betroffen.

Die ATL ist eine aggressive maligne Erkrankung mit einer klonalen Expansion reifer T-Zellen. ATL-Zellen sind durch die Oberflächenmarker $CD3^+$, $CD4^+$, $CD5^+$, $CD7^-$, $CD8^-$, $CD25^+$ charakterisiert. Es werden nach der Shimoyama-Klassifikation 4 verschiedene Verlaufsformen unterschieden (akut 55–60 %, schwelend 5–10 %, lymphomatös 20–25 %, chronisch 10–20 %), für die das mittlere Überleben nur zwischen 6 und 24 Monaten nach Diagnose liegt.

TSP/HAM

Ungefähr 0,25–3,8 % der HTLV-1-Infizierten (Schwalb et al. 2020) entwickeln eine langsam fortschreitende, demyelinisierende, neurologische Erkrankung mit dem Bild einer spastischen Paraparese und

Gangunsicherheit. Etwa die Hälfte der Patienten ist 20 Jahre nach Symptombeginn auf einen Rollstuhl angewiesen, 6 bis > 20 % jedoch schon nach 2 Jahren. Frauen sind häufiger betroffen, die Erkrankung tritt meist im 4. bis 5. Lebensjahrzehnt auf. Bei Mutter-zu-Kind-Infektionen sind aber auch deutlich niedrigere Erkrankungsalter beobachtet worden.

Mögliche weitere Symptome bei TSP/HAM sind eine Blasensphinkterstörung, sexuelle Dysfunktion (Erektionsstörungen) und Darmsymptome (Obstipation). Die Blasensphinkterstörung geht einher mit Nykturie, Harninkontinenz oder Harnverhaltung (erhöhtes Risiko für Harnwegsinfekte und Notwendigkeit der Selbstkatheterisierung).

Uveitis

Relativ häufig in Verbindung mit TSP/HAM wird die HTLV-1-assoziierte Uveitis (HU) beobachtet. Klinisch imponieren ein Exophthalmus und Einschränkungen des Sehvermögens. Daneben gibt es noch weitere Erkrankungen des Auges, die mit der HTLV-1-Infektion einhergehen können.

Infektiöse Dermatitis

Eine weitere, mit HTLV-1 assoziierte klinische Entität wird im Englischen als „infective dermatitis“ (ICD-10-WHO 2019: Z22.6) bezeichnet (Sweet 1966). Die Hautmanifestation wird als schweres exsudatives Ekzem beschrieben, geht häufig mit TSP/HAM einher oder ist ein Anzeichen für einen drohenden Übergang von der asymptomatischen HTLV-1-Trägerschaft zur neurologischen Erkrankung. Sie ist neben der proviralen Last (PVL) als Prognosemarker zu sehen.

2.3.5 Diagnostik

Für den Infektionsnachweis existieren verschiedene Suchtests. Während früher ein Partikelagglutinationstest (PA) überwiegend in Japan zum Einsatz kam, werden mittlerweile in Ländern mit ausreichender Laborinfrastruktur moderne **Ligandenassays** eingesetzt, die mit Luminiszenzdetektion spezifische Antikörper gegen HTLV-1 und -2 nachweisen. Diese Tests sind in Großserientestungen erprobt, z. B. beim Blutspenderscreening in Japan, in den USA und einigen europäischen Ländern. Typische Spezifitäten liegen bei über 99 %, die Sensitivitäten werden mit 100 % angegeben. Der prädiktive Wert eines positiven Ergebnisses ist jedoch bei der extrem niedrigen Durchseuchung selbst bei hoher Spezifität des Suchtests sehr gering. Somit müssen zur Bestätigung weitere Testschritte folgen. Man hat die Auswahl zwischen Westernblots (WB) oder einem **Line-Immunoassay** (LIA). Letzterer bringt weniger indifferente Ergebnisse und lässt sich aufgrund der Standardisierung einfacher interpretieren. Auf dieser Bestätigungstestebene ist meist eine ausreichende Differenzierung zwischen HTLV-1 und HTLV-2 möglich.

Als **alternative Bestätigungstests** können molekulare Nukleinsäureamplifikationstests (NAT, z. B. PCR) zur Detektion von HTLV-1 bzw. HTLV-2 eingesetzt werden (➤ Abb. 2.15). Abweichend davon empfiehlt sich bei Patienten nach Transplantation beim Auftreten TSP/HAM- oder ATL-typischer Symptome auch bei negativem Antikörperbefund eine NAT-Diagnostik.

Beim Einsatz von NAT ist es wichtig, **EDTA-Blut** als Ausgangsmaterial zu wählen.

Neben dem Infektionsnachweis in Zellen erlaubt die Bestimmung der **proviralen Last** (PVL), also des Anteils HTLV-infizierter Zellen in peripheren Blutlymphozyten (PBMCs), eine prognostische Aussage für das Risiko einer Mutter-zu-Kind-Übertragung (PLV < 0,1 % vernachlässigbar, > 3 % erhöht), für die Entwicklung neurologischer Symptome (> 1 %) und für die Progression zu einer T-Zell-Leukämie (> 4 %). Gesunde HTLV-Träger haben durchschnittlich eine PVL von ca. 0,3 %. Die Viruslastmessung im Blutplasma ist häufig negativ und bringt keinen Informationsgewinn.

Als spezielle Diagnostik ist die Bestimmung des **Liquor-/Serum-Quotienten** für HTLV-Antikörper eine interessante Möglichkeit, um neurologische Symptome bei einer HTLV-Infektion abzuklären.

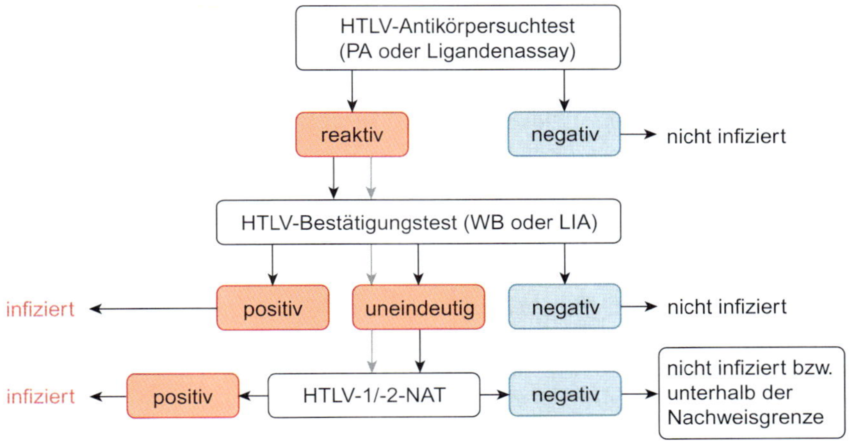

Abb. 2.15 Algorithmus HTLV-Diagnostik [M1448, M1449, L143]

2.3.6 Therapie

ATL

Die Therapie der ATL bleibt eine Herausforderung, auch wenn in den letzten Jahrzehnten erhebliche Fortschritte erzielt werden konnten. Immerhin können heute ca. 40 % der Patienten durch eine allogene Stammzelltransplantation und weitere 10–20 % nach einer Chemotherapie für mehr als 5 Jahre in eine komplette therapiefreie Tumorremission gebracht werden.

Für die Entscheidung zwischen aufmerksamer Beobachtung des Verlaufs (watch and wait policy) und therapeutischem Eingreifen hat sich die Unterscheidung zwischen **„indolenten" und „aggressiven" ATL-Formen** etabliert. Indolent sind die schwelenden und günstig-chronischen ATL-Typen, aggressiv die ungünstig-chronischen, die lymphomatösen und die akuten ATL-Typen. Die Kombination von Azidothymidin (AZT, Zidovudin) mit Interferon alpha (IFN-α) zeichnet sich durch ein gutes Ansprechen bei Patienten mit indolenten ATL-Formen und einem Subtyp der akuten ATL mit Wildtyp p53 aus. Auch Patienten mit aggressiven ATL-Formen können von dieser Therapie profitieren. Im Unterschied zu Therapiestudien mit monoklonalen Antikörpern verliefen präklinische Phase-1-Studien mit epigenetischen Inhibitoren vielversprechend. Aktuell am weitesten fortgeschritten ist eine Kombinationstherapie mit Arsen-Trioxid/AZT/IFN-α (teilweise komplette Remissionen in Phase-2-Studien bei Patienten mit ungünstiger Prognose) (Hajj et al. 2020). Ein besonders interessanter Ansatz besteht in Vakzineversuchen mit dem Ziel, die Proliferation von Zellklonen über die Induktion einer starken T-Zellantwort zu inhibieren.

TSP/HAM

Die Entwicklung von neurologischen Symptomen steht in einem Zusammenhang mit der proviralen Last und dem Anti-HTLV-1-Titer im Liquor. Die verfügbaren Evidenzen für medikamentöse Therapien sind schwach, da sie vorwiegend auf Beobachtungsstudien beruhen. Die infizierten Patienten können in drei Gruppen klassifiziert werden:

1. Patienten ohne bzw. mit sehr langsamer Progression zu TSP/HAM
2. Patienten mit langsamer Progression
3. Patienten mit schneller Progression

Für Patienten der Gruppe 1 wird aktuell die aufmerksame Beobachtung ohne weitere medikamentöse Therapie empfohlen. Für Patienten der Gruppen 2 und 3 kommen **Glukokortikoide** in unterschiedlichen Konzentrationen und Schemata zum Einsatz. Antivirale Medikationen hatten bisher keinen signifikanten Einfluss auf die PVL und die klinische Progression. Die Messwerte von Neopterin und CXCL10 im Liquor sind stark mit der Progression korreliert und können gut für die Therapieplanung eingesetzt werden.

Mogamulizumab ist ein rekombinanter humanisierter Antikörper mit antineoplastischer Wirkung, der bei kutanen T-Zell-Lymphomen und auch bei ATL eingesetzt wird. Ob Mogamulizumab auch bei TSP/HAM wirksam ist, wird zurzeit in Studien untersucht.

2.3.7 Bekämpfung und Prävention

Für die Übertragung von HTLV muss ein direkter Kontakt zu infizierten Zellen bestehen. Blutplasma ist nicht infektiös. **Der effektivste Infektionsweg ist das Stillen.** In Japan wurde die Übertragungsrate durch Stillverzicht von 20,3 % auf 2,5 % reduziert. Wann die Übertragung durch Muttermilch geschieht, ist dagegen nicht endgültig geklärt. Einige Untersuchungen sehen Hinweise darauf, dass erst nach Abfallen der mütterlichen Antikörper (Nestschutz) das Risiko für eine Übertragung durch Stillen ansteigt, also im 2. Lebenshalbjahr. Wie das Virus von virusinfizierten Zellen im Magen-Darm-Trakt des Kindes weiter zur Infektion führt, ist jedoch unklar. Das Übertragungsrisiko scheint erhöht zu sein, wenn die provirale Last (> $10^2/10^4$ PBMC) bei der Mutter erhöht ist oder wenn diese mit *Strongyloides stercoralis* koinfiziert ist. Auch ein sehr hoher Antikörpertiter ist mit einer erhöhten Übertragungsrate durch Stillen assoziiert.

Grundsätzlich zeichnen sich 2 Präventionswege ab, nämlich – am sichersten – der **komplette Stillverzicht** oder, mit einem kleinen, aber nicht genau bekannten Risiko, das **Stillen nur in den ersten 3 Lebensmonaten,** wenn keine hohe provirale Last (PVL) bei der Mutter vorliegt.

Für das restliche Mutter-zu-Kind-Infektionsrisiko von ≥ 2,5 % kommt eine Übertragung in utero oder peripartal infrage. Zwei Fallberichte zeigen eine HTLV-Infektion bei nicht gestillten Kindern, die durch eine elektive Kaiserschnittentbindung zur Welt kamen, und legen damit die sehr seltene Möglichkeit einer HTLV-Übertragung bereits in utero nahe. Ob das peripartale Infektionsrisiko durch einen elektiven Kaiserschnitt gesenkt werden kann, ist unklar.

Ein anderer wichtiger Übertragungsmodus für HTLV ist **ungeschützter Sexualverkehr.** Hier ist ein höheres Infektionsrisiko von Mann-zu-Frau belegt. In diskordanten Partnerschaften steigt die Prävalenz für Frauen mit dem Lebensalter viel deutlicher als für Männer. Die Neuinfektionsrate lag bei seronegativen Frauen mit seropositiven Männern mit 4,9 pro 100 Beobachtungsjahren 4-fach über der von seronegativen Männern mit seropositiven Frauen mit 1,2. Eine effiziente HTLV-Übertragung von Mann zu Mann ist ebenfalls möglich, was bisher aber wenig untersucht wurde. In Japan gilt die HTLV-Infektion als sexuell übertragbare Krankheit.

In Ländern mit messbarer HTLV-Durchseuchung sind **Bluttransfusionen** mit zellhaltigen Präparaten und Organtransplantationen ein ernsthaftes Infektionsrisiko. Daher wird in vielen Staaten bei Blutspendern eine Antikörpertestung auf HTLV-1/-2 durchgeführt, soweit dazu die finanziellen und technischen Möglichkeiten bestehen. Einzelne Fälle von transplantationsassoziierten HTLV-1-Übertragungen wurden auch in Deutschland beobachtet. Die Infektionsrate kann bei bis zu 60 % pro transfundiertem infiziertem zellhaltigem Blutprodukt liegen.

2.3.8 Reisemedizinische Bedeutung

Aufgrund der Übertragungswege spielt die HTLV-1/HTLV-2-Infektion für ungeschützte Sexualkontakte eine Rolle, wobei von infizierten Männern als Sexualpartner ein höheres Risiko ausgeht als von infizierten Frauen.

LITERATUR

ECDC. Geographical distribution of areas with a high prevalence of HTLV-1 infection. Technical Report 2015. https://data.europa.eu/doi/10.2900/047633.
El Hajj H, Tsukasaki K, Cheminant M et al. Novel Treatments of Adult T Cell Leukemia Lymphoma. Front Microbiol 2020; 11:1–12.
Gessain A, Barin F, Vernant J C et al. Antibodies to human T-lymphotropic virus type-I in patients with tropical spastic paraparesis. Lancet 1985; 24; 2(8452): 407–10.
Gessain A, Gallo R C, Franchini G. Low degree of human T cell leukemia/lymphoma virus type I genetic drift in vivo as a means of monitoring viral transmission and movement of ancient human populations. J Virol 1992; 66: 2288–2295.
Martinez M P, Al-Saleem J, Green P L. Comparative virology of HTLV-1 and HTLV-2. Retrovirology 2019; 16 Artikel 21. https://www.ncbi.nlm.nih.gov/pmc/articles/PMC6686503.
Poiesz B, Ruscetti F W, Gazdar A F et al. Detection and isolation of type C retrovirus particles from fresh and cultured lymphocytes of a patient with cutaneous T-cell lymphoma. PNAS 1980; 77: 7415–7419.
Proietti F A, Carneiro-Proietti A B F, Catalan-Soares B C et al. Global epidemiology of HTLV-1 infection and associated diseases. Oncogene 2005; 24: 6058–68.
Schwalb A, Pérez-Muto V, Cachay R et al. Early-Onset HTLV-1-Associated Myelopathy/Tropical Spastic Paraparesis. Pathogens 2020; 9: 450.
Sweet D. A pattern of eczema in Jamaica. Br J Dermatol 1966; 78(2): 93–100.
Takatsuki K, Uchiyama T, Sagawa K, Yodoi J. Surface markers of malignant lymphoid cells in the classification of lymphoproliferative disorders, with special reference to adult T-cell leukemia (author's transl). Rinsho Ketsueki 1976; 17: 416–421.

INTERNETQUELLEN

MDPI (HTLV-1 Disease): www.mdpi.com/journal/pathogens/special_issues/HTLV-1_Disease.
WHO (Human T-lymphotropic virus type 1): www.who.int/news-room/fact-sheets/detail/human-t-lymphotropic-virus-type-1.

2.4 Virushepatitiden

Torsten Feldt

Das Wichtigste in Kürze

Virale Hepatitiden verursachen jährlich mehr als 1,3 Millionen Todesfälle und stellen ein vordringliches globales Gesundheitsproblem dar. Länder mit niedrigem und mittlerem Einkommen (low and middle income countries [LMIC], ➤ Kap. 1.1.2) sind überproportional betroffen, und gleichzeitig sind die Behandlungsmöglichkeiten der viralen Hepatitis und ihrer klinischen Folgeerkrankungen lokal äußerst limitiert und damit die Prognose oft infaust. Hepatitis-B- und Hepatitis-C-Virus-Infektionen sind für über 90 % der Todesfälle durch virale Hepatitiden verantwortlich und sind daher im Fokus der weltweiten Anstrengungen zur Bekämpfung der viralen Hepatitis (WHO 2017, WHO 2024).

Die WHO hat 2016 eine Strategie mit umfangreichen Maßnahmen zur Bekämpfung der Virushepatitis mit dem Ziel verabschiedet, die Virushepatitis bis 2030 zu eliminieren (WHO 2016).

DEFINITION

Als virale Hepatitiden werden Virusinfektionen bezeichnet, deren primäre Zielzellen Hepatozyten sind und die Entzündungen des Leberparenchyms auslösen.

Bisher wurden **5 Hepatitisviren** im engeren Sinne identifiziert, die Hepatitis-Viren A–E. Nach der Beschreibung des Hepatitis-A-Virus (HAV) (1973), des Hepatitis-B-Virus (HBV) (1970) und des Hepatitis-D-Virus (HDV) (1977) wurde 1989 das Hepatitis-C-Virus (HCV) und 1990 das Hepatitis-E-Virus (HEV) identifiziert. Die Hepatitisviren A–E gehören verschiedenen Virusfamilien an und unterscheiden sich hinsichtlich der Übertragungswege und der klinischen Verläufe deutlich (➤ Tab. 2.4). Neben diesen Formen viraler Hepatitiden, bei denen die Leber das Hauptzielorgan ist, werden bei einer Reihe von systemischen viralen Infektionen Begleithepatitiden beobachtet, vor allem bei Infektionen mit dem Epstein-Barr-Virus, dem Zytomegalovirus und den Herpes-simplex-Viren.

2.4.1 Hepatitis A

Epidemiologie

Das Hepatitis-A-Virus (HAV) ist weltweit verbreitet und wird fäkal-oral übertragen. Daher korreliert das Infektionsrisiko mit den hygienischen Bedingungen. Enge Wohn- und Lebensverhältnisse, fehlende Abfallbeseitigung und ungenügende Trinkwasseraufbereitung fördern die Verbreitung in vielen **tropischen Regionen** (➤ Abb. 2.16; ➤ Kap. 13.3). Es wird geschätzt, dass im Jahr 2019 159 Millionen Fälle von akuter Hepatitis A und 39.000 HAV-assoziierte Todesfälle aufgetreten sind, von denen LMIC (mit 97 %) die größte Krankheitslast tragen (WHO 2022a).

In **Europa** ist die Inzidenz der Hepatitis A aufgrund des guten hygienischen Standards stark zurückgegangen. In Deutschland wurden 2023 noch 859 Fälle gemeldet, für die Mehrzahl der Fälle wurde Deutschland als Infektionsland angegeben.

Tab. 2.4 Hepatitisviren A–E: Virusfamilien, Übertragungswege und Häufigkeit chronischer Verläufe

Bezeichnung	Virus (Virusfamilie)	Übertragungswege	Chronische Infektion (Erwachsene)
Hepatitis A	HAV *(Picornaviridae)*	Fäkal-oral	Nie
Hepatitis B	HBV *(Hepadnaviridae)*	Parenteral/sexuell	5 %
Hepatitis C	HCV *(Flaviviridae)*	Parenteral/sexuell	50–85 %
Hepatitis D	HDV („Viroid"-ähnliche RNA)	Parenteral/sexuell	Simultaninfektion mit HBV: 5 %; Superinfektion: 80 %
Hepatitis E	HEV *(Hepeviridae)*	Fäkal-oral oder über kontaminierte Fleischprodukte	Selten bei Immunsuppression (z. B. Organtransplantation)

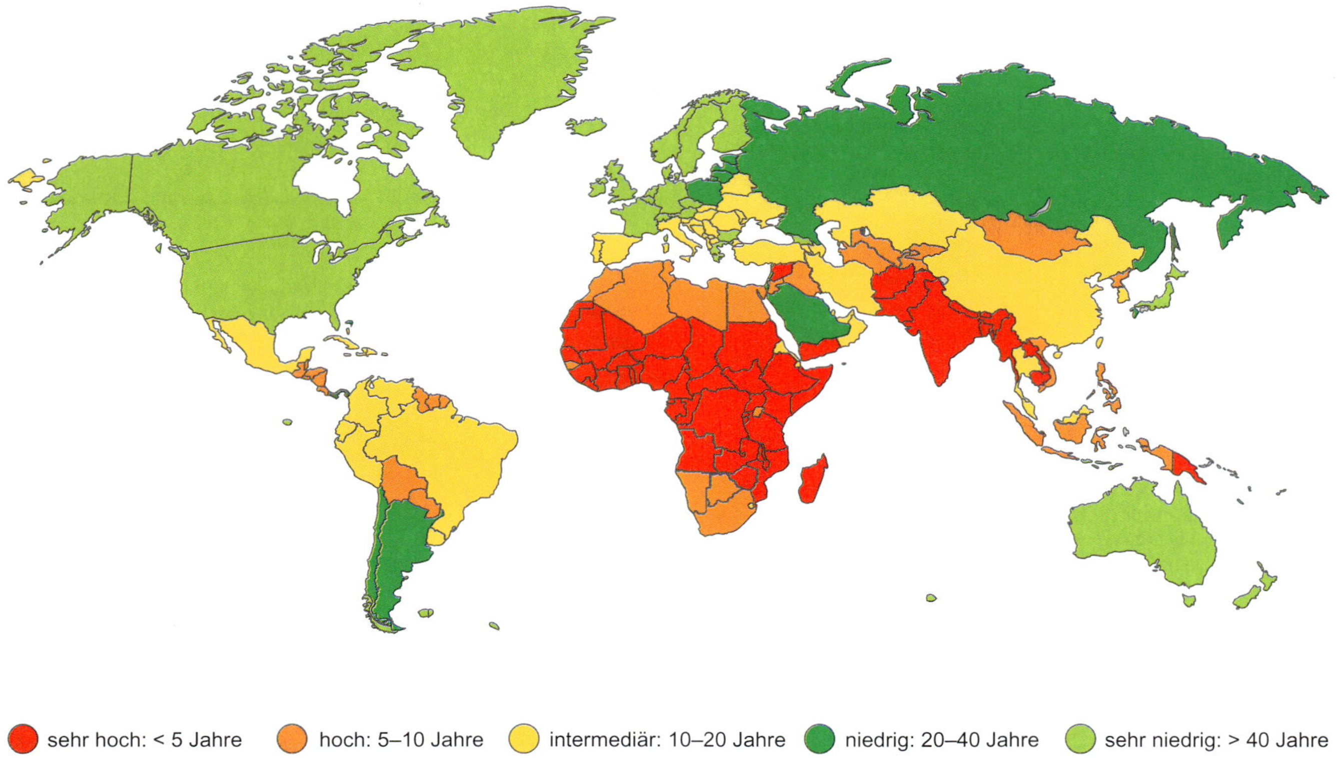

Abb. 2.16 Hepatitis-A-Seroprävalenz, geschätzt nach dem Alter, bei dem die Hälfte der Bevölkerung eine Immunität aufweist (AMPI) (mod. nach Jacobsen 2018). [L138]

In Regionen in den Tropen mit hoher Bevölkerungsdichte sowie unzureichenden Hygienestandards infiziert sich der Großteil der Bevölkerung bereits im Kindesalter, zu einem Zeitpunkt, in dem sich die Infektion klinisch mild manifestiert und dann zu einer lebenslangen Immunität führt. Mit der Verbesserung des Hygienestandards nimmt die Immunität in der Bevölkerung ab, aber das Risiko für **Ausbrüche** mit schweren Verläufen bei Infektionen im Erwachsenenalter steigt. Auch in Deutschland und Europa treten immer wieder Ausbrüche auf, wobei u. a. Männer, die Sex mit Männern haben (MSM), zu den Risikogruppen gehören.

Erreger und Übertragung

Die Hepatitis A wird durch ein kleines einzelsträngiges **RNA-Virus** verursacht, das zur Familie der *Picornaviridae* gehört. Die Übertragung erfolgt in der Regel über den fäkal-oralen Weg, entweder durch engen Kontakt von Mensch zu Mensch (z. B. Kindergarten, Haushaltskontake, sexuelle Kontakte vor allem bei MSM) oder durch kontaminierte Lebensmittel oder Wasser.

Epidemische Ausbrüche werden meist durch **kontaminiertes Trinkwasser** verursacht, in dem HAV äußerst stabil ist und über Wochen infektiös bleiben kann.

Klinik

Die HAV-Infektion ist zumeist eine komplikationslose Erkrankung, die nicht in eine chronische Verlaufsform übergeht. Vor allem bei Kindern verläuft die Infektion meist mild oder asymptomatisch, fulminante Verläufe treten in weniger als 1 % der Fälle auf.

Nach Aufnahme des Virus mit verunreinigtem Trinkwasser oder kontaminierten Nahrungsmitteln (z. B. Muscheln) beträgt die **Inkubationszeit** meist 2 bis 4 (7) Wochen. Die ersten klinischen Symptome sind Fieber, Müdigkeit, Glieder- und Kopfschmerzen sowie Übelkeit, Durchfall und Erbrechen. In wenigen Tagen kann sich das Vollbild einer ikterischen Hepatitis mit Dunkelfärbung des Urins, acholischen Stühlen und Ikterus entwickeln. Das Risiko für fulminante Verläufe und Todesfälle steigt mit dem Alter und ist bei vorbestehendem Leberschaden (z. B. Leberzirrhose oder chronische virale Hepatitis) erhöht. Auch wenn protrahierte Verläufe und mehrphasige Verläufe bzw. Rückfälle mit erneuten Transaminasenanstiegen auftreten können, heilt die HAV-Infektion immer aus.

Diagnostik

Aufgrund der langen Inkubationszeit sind **Anti-HAV-IgM-Antikörper** bei Auftreten der Symptome oder kurz (5–10 Tage) danach nachweisbar und sichern bei entsprechender Symptomatik die Diagnose.

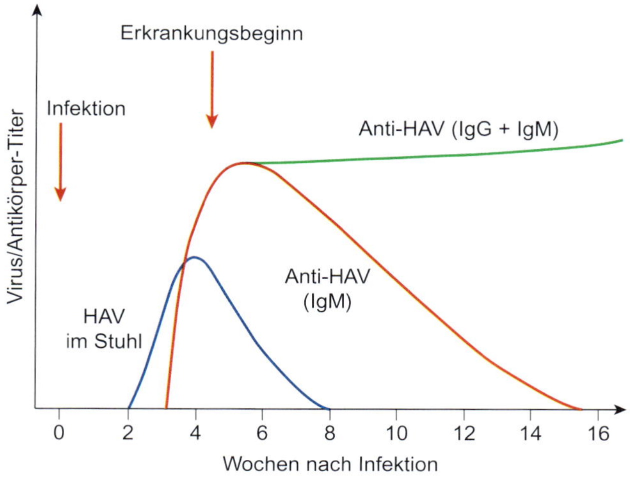

Abb. 2.17 Zeitlicher Verlauf der Ausscheidung von HAV im Stuhl und der Bildung von HAV-Antikörpern [M1450, L143]

- HAV-IgM können für etwa 4 (1–14) Monate nach durchgemachter Infektion nachgewiesen werden. Falsch positive Ergebnisse für HAV-IgM können u. a. nach HAV-Impfung vorkommen.
- Der Nachweis von Anti-HAV-IgG wird nur zur Untersuchung der Immunität durchgeführt. Eine Unterscheidung zwischen Z. n. Impfung und durchgemachter Infektion ist nicht möglich, HAV-IgG persistieren jahrelang, oft lebenslang.

Das Hepatitis-A-Virus wird ab 10 Tage vor Erkrankungsbeginn im Stuhl in großen Mengen ausgeschieden, der damit hochinfektiös ist. Der Nachweis von HAV-RNA im Stuhl oder im Serum mittels PCR beweist eine floride HAV-Infektion, spielt aber für die Routinediagnostik eine untergeordnete Rolle.

In ➤ Abb. 2.17 wird der typische zeitliche Verlauf der Ausscheidung von HAV im Stuhl und des Auftretens von Antikörpern dargestellt.

Therapie

Eine spezifische Therapie der Hepatitis A gibt es nicht. Potenziell hepatotoxische Medikamente und Alkohol müssen unbedingt gemieden werden. Eine stationäre Behandlung ist nur bei schweren Verlaufsformen notwendig; bei fulminanten Verläufen sollte schnellstmöglich Kontakt mit einem Transplantationszentrum aufgenommen werden.

Bekämpfung und Prävention

Die wichtigste Möglichkeit zur Bekämpfung der Hepatitis A besteht in der **Verbesserung der Hygienemaßnahmen.** Dabei stehen die Versorgung mit sauberem Trinkwasser und die sichere Abwasserentsorgung an erster Stelle. Auch für den individuellen Schutz ist, neben der Impfung, die persönliche Hygiene (sicheres Trinkwasser, Nahrungsmittelhygiene, Händehygiene) entscheidend.

Impfung

Es stehen verschiedene effektive und gut verträgliche **HAV-Totimpfstoffe** auf der Basis von Formalin-inaktivierten Hepatitis-A-Viren zur Verfügung (WHO 2022a). Die Grundimmunisierung besteht, je nach verwendetem Impfstoff, aus 2 Impfungen im Abstand von 6 bis 18 Monaten (➤ Kap. 13.3). Die Immunogenität ist sehr hoch, einen Monat nach einer Impfung mit einem monovalenten Impfstoff wird bei 95–100 % der Geimpften eine Serokonversion erreicht, schützende Antikörper sind bei den meisten Geimpften bereits ca. 14 Tage nach der ersten Impfdosis vorhanden.

Eine Überprüfung des Impferfolgs gegen Hepatitis A ist in der Regel nicht notwendig, es wird von einer Dauer der Schutzwirkung von mindestens 25 Jahren ausgegangen. Eine aktive Impfung gegen Hepatitis A ist angezeigt für Reisende in HAV-Endemiegebiete (➤ Abb. 2.16) und andere Personen mit erhöhtem Risiko für eine Infektion oder für schwere Verläufe. Dazu gehören u. a. auch MSM, i. v.-Drogenkonsumierende und Personen mit Lebererkrankungen (STIKO 2025).

2.4.2 Hepatitis B

Epidemiologie

HBV-Infektionen sind weltweit verbreitet und für den größten Teil der Morbidität und Mortalität der viralen Hepatitis verantwortlich. Nach den Daten der WHO waren 2022 weltweit 254 Millionen Menschen chronisch mit HBV infiziert, 1,1 Millionen sind im Jahr 2022 an den Folgen der Infektion verstorben (WHO 2024). Trotz der Verfügbarkeit einer wirksamen Schutzimpfung infizieren sich jährlich etwa 1,2 Millionen Menschen mit HBV. Es bestehen erhebliche Defizite beim Zugang zu Diagnostik und Therapie, vor allem in LMIC. Die WHO schätzt, dass 2022 weltweit nur 13,4 % (Afrika: 4,2 %) der chronischen HBV-Infektionen überhaupt diagnostiziert waren und dass nur 2,6 % (Afrika: 0,2 %) eine Therapie erhielten (WHO 2022b, WHO 2024).

Es gibt große Unterschiede in der **Prävalenz** der HBV-Infektion, wobei LMIC den weitaus größten Teil der Krankheitslast tragen. Vor allem in einigen Regionen in West- und Zentralafrika sowie in Sudostasien sind mehr als 10 % der Bevölkerung HBsAg-positiv (➤ Abb. 2.18).

Deutschland zählt mit einer Prävalenz von ca. 0,3 % in der erwachsenen Bevölkerung zu den HBV-Niedrigprävalenzländern, wobei die Prävalenz in vulnerablen Gruppen wie z. B. Migrantinnen und Migranten, MSM und injizierende Drogengebrauchende höher ist. Ein erheblicher Teil der von 2018 bis 2020 gemeldeten Infektionen (42 %) war im Ausland erworben (Dudareva et al. 2022).

Heute sind **9 HBV-Genotypen** (A bis I) mit Unterschieden in der regionalen Verbreitung bekannt (➤ Abb. 2.19). Die Genotypen haben unterschiedliche Eigenschaften hinsichtlich der Transmission und des klinischen Verlaufs. So sind beispielsweise die Genotypen B und C mit häufigerer vertikaler Transmission assoziiert, die Genotypen A und C mit einem höheren Risiko für chronische Verläufe.

Eine **HIV-Koinfektion** erhöht das Risiko für einen chronischen Verlauf der HBV-Infektion (etwa 5-fach) und beschleunigt den Krank-

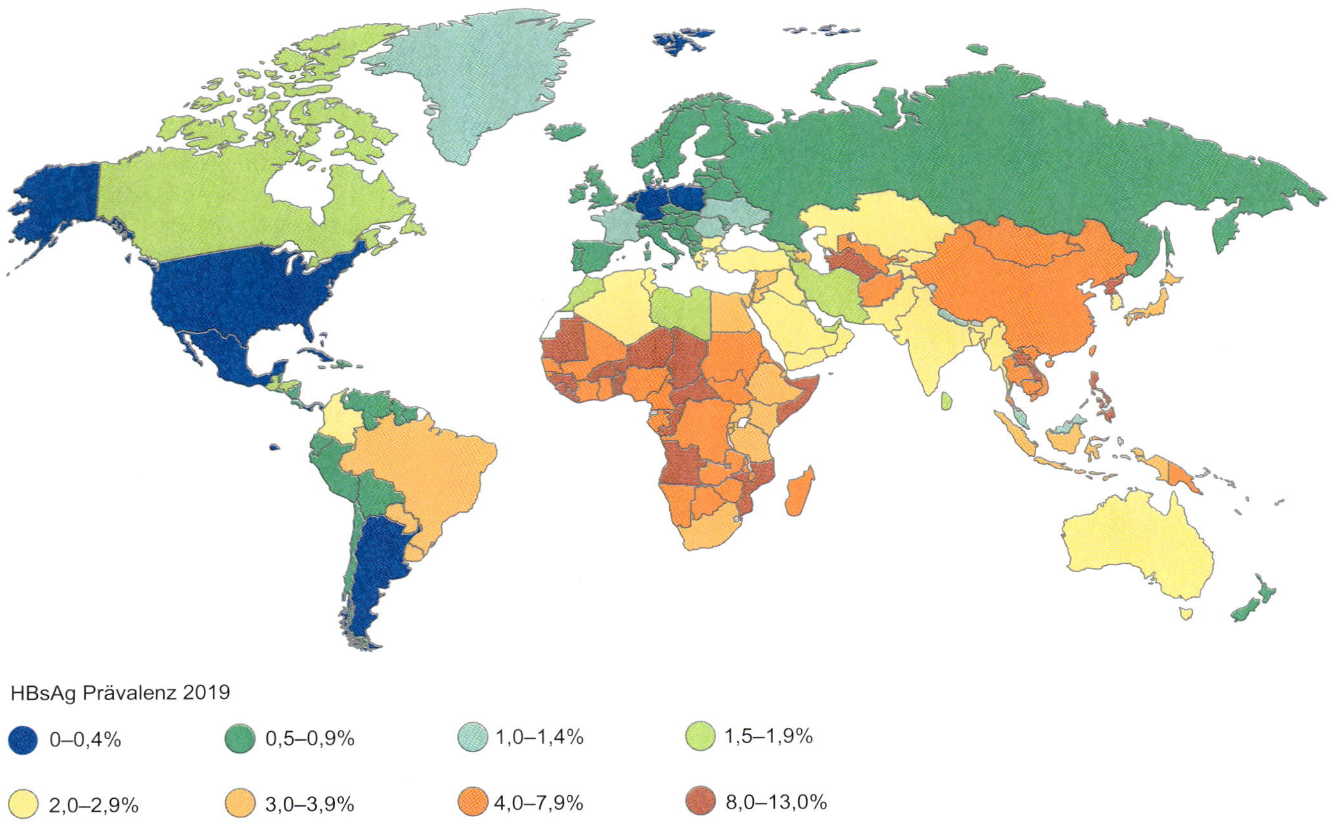

Abb. 2.18 Weltweite Prävalenz von HBV (HBsAg) [W203-007, L138]

heitsverlauf. Dies ist angesichts der Häufigkeit der HBV-HIV-Koinfektion vor allem in West- und Zentralafrika bedeutsam, wo 16,4 % der HIV-Infizierten gleichzeitig HBV-infiziert sind (Platt et al. 2020).

Erreger und Übertragung

Das Hepatitis-B-Virus (HBV) wird in erster Linie perinatal, sexuell und durch **Kontakt mit kontaminiertem Blut oder anderen Körperflüssigkeiten** übertragen. In den hochendemischen Regionen wird HBV vor allem von infizierten Müttern auf ihre Kinder während der Geburt (perinatale Übertragung) sowie horizontal zwischen Kindern in den ersten 5 Lebensjahren übertragen (WHO 2022b).

Das HBV gehört zur Familie der *Hepadnaviridae* und wurde erstmals 1970 beschrieben. Ähnlich wie bei den Retroviren wird bei HBV über RNA-Zwischenstufen HBV-Erbinformation in Form einer cccDNA (covalently closed circular DNA) in den Zellkern der Hepatozyten integriert, wodurch die HBV-DNA lebenslang in den Hepatozyten persistieren kann. Zu den wichtigsten Proteinen des HBV gehört das HBV-Oberflächenantigen (HBV-Surface-Antigen, **HBsAg**), das bei der Replikation des HBV in der Leberzelle im Überschuss produziert wird und die Hülle des HBV bildet. Das HBV-Core-Antigen **(HBcAg)** wird bei der Replikation des HBV vor allem im Kern der Hepatozyten nachgewiesen und aggregiert spontan zu Corepartikeln und schließt die HBV-RNA bzw. HBV-DNA ein. Das **HBeAg** wird in der Frühphase der Infektion (early) und bei einem Teil der chronischen HBV-Träger von den Hepatozyten sezerniert.

Da das Blut von Virusträgern bis zu 10^{10} infektiöse Partikel pro Milliliter enthalten kann, ist die Infektiosität sehr hoch. Daher ist auch die Übertragungswahrscheinlichkeit, z. B. bei Nadelstichverletzungen bei medizinischem Personal, bei HBV wesentlich höher als bei HIV.

Klinik

Die **Inkubationszeit** beträgt typischerweise etwa 90 (30–180) Tage, wobei etwa zwei Drittel der Infektionen zunächst oligo- oder asymptomatisch verlaufen. Bei einem Drittel zeigt sich das Bild einer akuten ikterischen Hepatitis. Dabei können unspezifische Beschwerden wie Abgeschlagenheit, Übelkeit, Erbrechen und abdominelle Schmerzen auftreten. Bei weniger als 1 % verläuft die Infektion fulminant mit Entwicklung eines akuten Leberversagens.

Der Hauptteil der Morbidität und Mortalität durch HBV wird durch **chronische Infektionen** bedingt. Von einer chronischen Infektion spricht man, wenn HBsAg im Serum über mindestens 6 Monate nachweisbar bleibt. Bei Infektion im Erwachsenenalter verlaufen etwa 5 % der Infektionen chronisch, wohingegen Infektionen im Säuglingsalter in etwa 90 % der Fälle chronisch verlaufen. Daher spielt die perinatale

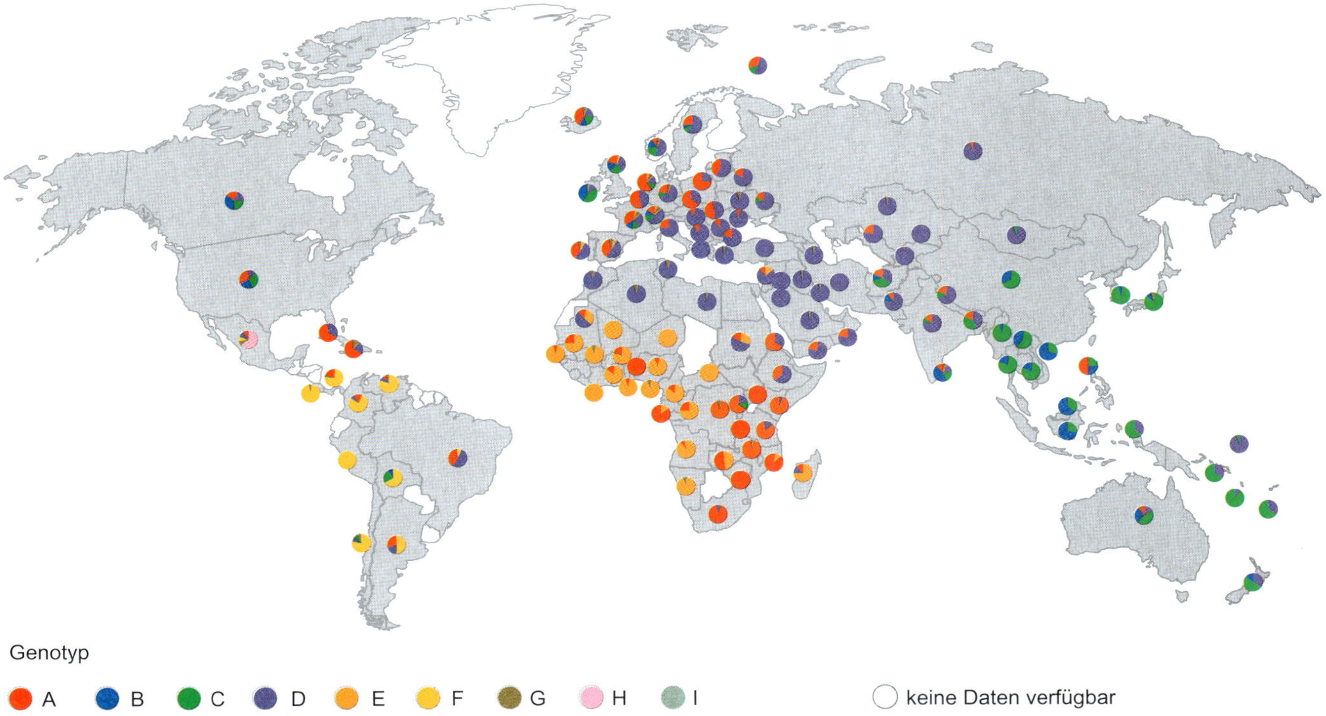

Abb. 2.19 Globale Verbreitung der HBV-Genotypen (licensed by CC BY 4.0) [H453-002, L138]

Übertragung eine besonders wichtige Rolle für die hohe Krankheitslast in den Tropen. Eine chronische HBV verursacht oft keine oder unspezifische Symptome, allerdings entwickelt sich bei einem Teil der Infizierten eine Leberzirrhose mit den entsprechenden Komplikationen, von denen insbesondere das **hepatozelluläre Karzinom (HCC)** mit einer schlechten Prognose assoziiert ist. HBV ist weltweit die wichtigste Ursache des HCC, das HCC-Risiko ist bei Vorliegen einer chronischen HBV-Infektion etwa um den Faktor 100 erhöht. Es wird geschätzt, dass 12–20 % der Menschen mit unbehandelter chronischer Hepatitis B innerhalb von 5 Jahren eine Leberzirrhose entwickeln und dass 15 % derjenigen mit kompensierter Leberzirrhose in diesem Zeitraum versterben (Fattovich, Bortolotti und Donato 2008). Das Risiko für die Entwicklung der **Leberzirrhose** mit ihren Komplikationen ist vor allem von der Höhe der HBV-Viruslast, dem HBeAg-Status, dem HBV-Genotyp, aber auch von Kofaktoren wie z. B. einer HIV- oder HCV-Koinfektion oder zusätzlichem Alkoholabusus abhängig. Insgesamt ist die Prognose der Leberzirrhose in den Endemiegebieten in LMIC, im Vergleich zu Niedrigprävalenzgebieten, aufgrund der eingeschränkten diagnostischen und therapeutischen Möglichkeiten deutlich schlechter (➤ Kap. 11.6).

Diagnostik

Die Diagnostik der HBV-Infektionen basiert auf dem Nachweis spezifischer viraler Antigene und der korrespondierenden Antikörper (➤ Tab. 2.5) und der HBV-DNA. Die Konstellation der Marker erlaubt die Unterscheidung zwischen einer Immunantwort auf Impfung vs. Infektion sowie die Bestimmung von Aktivität und Verlaufsform einer Infektion (➤ Abb. 2.20).

Tab. 2.5 Nomenklatur der Hepatitis-B-Virus-Antigene und der korrespondierenden Antikörper

Virusantigen oder Antikörper	Definition
HBsAg	Hepatitis-B-Surface-Antigen
HBcAg	Hepatitis-B-Core-Antigen
HBeAg	Hepatitis-B-exkretorisches Antigen
Anti-HBs	Antikörper gegen HBsAg
Anti-HBc	Antikörper gegen HBcAg
Anti-HBc-IgG	IgG-Antikörper gegen HBcAg
Anti-HBc-IgM	IgM-Antikörper gegen HbcAg
Anti-HBe	Antikörper gegen HBeAg

Der **Nachweis von HBV-DNA im Serum** ist heute die Methode der Wahl für Nachweis und Quantifizierung der HBV-Replikation. HBeAg ist ebenfalls ein Marker für aktive Virusreplikation sowie Infektiosität. In einigen Fällen findet sich replikationskompetente HBV-DNA in der Leber mit oder ohne Nachweis von HBV-DNA auch im Serum, ohne dass HBsAg nachgewiesen werden kann. In diesen Fällen spricht man von einer okkulten HBV-Infektion, die hinsichtlich der Ursachen und der klinischen Signifikanz ein weites Spektrum zeigen kann (Saitta, Pollicino und Raimondo 2022). Bei bestimmten Mutationen des HBV kann auch die Synthese des HBeAg, z. T. auch bei hoher Virämie, ausbleiben.

Verlaufsformen der HBV-Infektion, die für das klinische Management von Bedeutung sind, sind in ➤ Tab. 2.6 dargestellt. Auch

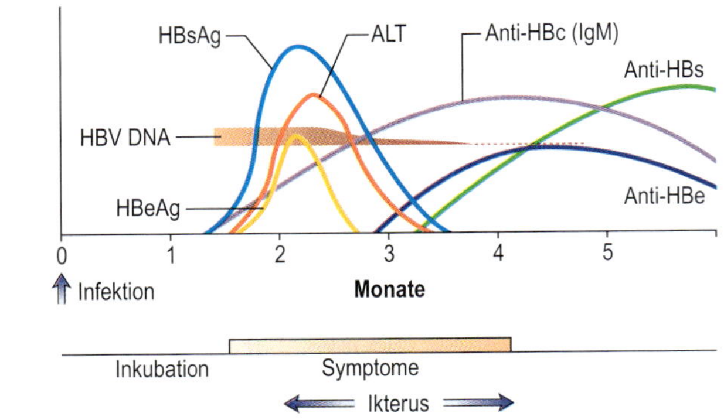

Abb. 2.20 Verlauf der akuten HBV-Infektion und der diagnostischen Parameter [E325-002]

Tab. 2.6 Diagnostische Kriterien der verschiedenen Verlaufsformen der Hepatitis B und D (nach S3-Leitlinie der DGVS: Prophylaxe, Diagnostik und Therapie der Hepatitis-B-Virusinfektion, 2021)

Akute Hepatitis B	• HBsAg positiv und Anti-HBc-IgM hoch positiv • Bei fehlendem HBsAg: HBeAg, HBV-DNA • Verlauf ≤ 6 Monate
Chronische Hepatitis B *HBeAg-positive chronische Hepatitis B* *HBeAg-negative chronische Hepatitis B*	• HBsAg positiv > 6 Monate • HBeAg positiv oder HBeAg negativ • Persistierend oder intermittierend erhöhte ALT/GPT-Werte • HBV-DNA initial > 2.000 IU/ml • Wenn vorhanden: Leberhistologie mit Zeichen der chronischen Hepatitis
HBsAg-Träger-Status *HBeAg-positive chronische HBV-Infektion* *HBeAg-negative chronische HBV-Infektion*	• HBsAg positiv > 6 Monate • Persistierend normale ALT/GPT-Werte • Leberbiopsie (optional) ohne wesentliche Hepatitis (Grading 0–1 nach Desmet) • Hochvirämisch: HBeAg positiv; HBV-DNA > 2.000 IU/ml (selten: HBeAg negativ bei HBeAg-negativen HBV-Varianten) • Inaktiv: HBeAg negativ; HBV-DNA ≤ 2.000 IU/ml
Ausgeheilte Hepatitis B	• Nachweis von Anti-HBc und Anti-HBs ≥ 10 IU/l • HBsAg negativ • HBV-DNA negativ*
Sonderfall „Anti-HBc only"	• Nachweis von Anti-HBc (bestätigt) • HBsAg negativ, Anti-HBs negativ oder < 10 IU/l • HBV-DNA negativ* • Normale ALT/GPT-Werte
Okkulte HBV-Infektion	• Nachweis von Anti-HBc (bestätigt) • HBsAg negativ • HBV-DNA positiv (≥ 20 IU/ml)*
Hepatitis Delta	• HBsAg positiv • Anti-HDV positiv • falls HDV-RNA positiv: aktive Infektion

ALT: Alaninaminotransferase; GPT: Glutamatpyruvattransaminase
* In Ausnahmefällen kann auch bei HBsAg-negativen Patienten mittels PCR noch HBV in minimalen Mengen nachweisbar sein (d. h. < 20 IU/ml).

nach Verlust von HBsAg und HBeAg und entsprechender Antikörperbildung (Serokonversion) ist das Risiko der Reaktivierung, vor allem unter Immunsuppression, zu berücksichtigen.

Therapie

Bei **akuter HBV-Infektion** wird eine Therapie aufgrund der hohen Spontanheilungsrate beim Erwachsenen nicht generell empfohlen. Es gibt allerdings Hinweise, dass der Verlauf der fulminanten Hepatitis B durch eine frühzeitige antivirale Therapie günstig beeinflusst werden kann (Cornberg et al. 2021).

Bei allen Patienten mit **chronischer HBV-Infektion** ist die Indikation für eine antivirale Therapie zu prüfen. Die Indikationsstellung berücksichtigt in erster Linie die Höhe der Virusreplikation (Grenzwert 2.000 IU/ml) sowie den Entzündungs- und Fibrosestatus (➤ Abb. 2.21).

Insbesondere bei Vorliegen einer **Leberzirrhose** ist eine konsequente antivirale Therapie bei jedem Nachweis einer Virämie wichtig.

Das primäre Ziel der Therapie ist es, die Morbidität und Mortalität der HBV-Infektion zu senken, idealerweise soll auch die Reversion einer Leberfibrose oder -zirrhose erreicht werden. Zur Therapie sollen bevorzugt die **Nukleotidanaloga** Entecavir oder Tenofovir verwendet werden, die sich durch ein gutes Verträglichkeits- und Sicherheitsprofil und eine hohe Resistenzbarriere auszeichnen. In den meisten Fällen ist eine lebenslange Therapie mit dem Ziel der dauerhaften Suppression der Virusreplikation erforderlich.

Ein **optimales virologisches Ansprechen** liegt vor, wenn die HBV-DNA unterhalb der Nachweisgrenze liegt oder nicht quantifizierbar ist. Regelmäßige Verlaufskontrollen inkl. Bestimmung der HBV-DNA sind erforderlich. Im ersten Jahr sollten diese alle 3 Monate erfolgen, bei stabilem Verlauf kann das Intervall danach auf 6 Monate verlängert werden. Bei erhöhtem HCC-Risiko, v. a. bei Vorliegen einer Leberzirrhose, sollte zur Früherkennung von HCC mindestens alle 6 Monate ein abdomineller Ultraschall durchgeführt werden.

Die Therapie führt nicht zu einer Heilung der HBV-Infektion und kann daher nur in wenigen Fällen beendet werden, z. B. wenn ein HBsAg-Verlust erreicht und innerhalb von 6 Monaten 2-malig bestätigt wurde.

Bekämpfung und Prävention

Die **aktive Impfung gegen Hepatitis B** ist das wichtigste Werkzeug für die individuelle Prävention und die weltweite Bekämpfung dieser Infektionserkrankung. Es stehen mehrere sichere und wirksame Wirkstoffe auf Basis des HBsAg zur Verfügung (➤ Kap. 13.3).

Die **Prophylaxe der Mutter-Kind-Transmission** spielt eine zentrale Rolle bei der weltweiten HBV-Bekämpfung. Neugeborene HBsAg-positiver Mütter sollten innerhalb von 12 Stunden nach der Geburt eine simultane aktive (HBV-Impfung) und passive (HBV-Immunglobulin)

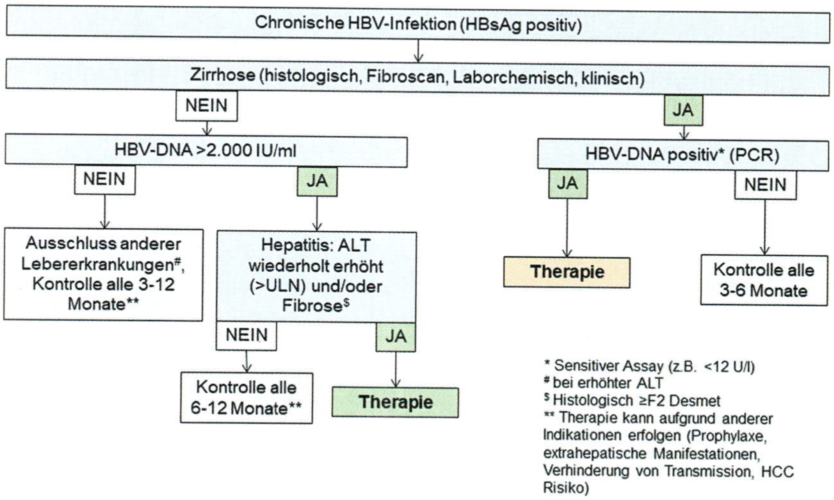

Abb. 2.21 Algorithmus zur Therapieindikation der chronischen HBV-Infektion (Cornberg et al. 2021) [W1177-005]

Immunisierung erhalten. Schwangeren mit einer hohen Viruslast (HBV-DNA > 200.000 IU/ml) soll zusätzlich eine antivirale Therapie mit Tenofovir angeboten werden, um das Transmissionsrisiko weiter zu senken (Cornberg et al. 2021).

Da in **LMIC** ein generelles HBV-Screening für schwangere Frauen meist nicht sichergestellt werden kann und HBV-Immunglobulin nur selten verfügbar ist, empfiehlt die WHO eine **generelle Impfung aller Neugeborenen** in den ersten Stunden (spätestens 24 Stunden) nach der Geburt als Teil der regulären Impfserie (WHO 2020). Durch diese auch als „birth dose" bezeichnete Impfung können zwar nicht alle perinatalen Übertragungen verhindert werden, sie stellt aber eine sehr wichtige und kosteneffektive Maßnahme zur Prävention der perinatalen Übertragung in LMIC dar. Bei HBV-Exposition von nicht immunen Personen (z. B. Nadelstichverletzungen) wird eine schnellstmögliche (max. nach 48 Stunden) aktiv-passive Simultanimmunisierung (s. o.) empfohlen.

2.4.3 Hepatitis D (Deltavirus)

Epidemiologie

Das HDV ist ein inkomplettes Virus, das für die Replikation das Hüllprotein des HBV benötigt und daher nur zusammen mit einer HBV-Infektion auftritt. Insgesamt wird geschätzt, dass weltweit ca. 12 Millionen Menschen mit HDV infiziert sind, sodass die Prävalenz der Hepatitis D bei HBsAg-positiven Personen bei etwa 4,5 % liegt. Die höchste Prävalenz wurde in der Mongolei mit 37 % festgestellt, aber auch in Ländern in West- und Zentralafrika betrug die Prävalenz mehr als 10 % (Stockdale et al. 2020). Es wird geschätzt, dass HDV für jeweils etwa ein Fünftel der HBV-assoziierten Fälle von Leberzirrhose und HCC verantwortlich ist. Die weltweite epidemiologische Verteilung der HDV-Infektion ist in ➤ Abb. 2.22 dargestellt.

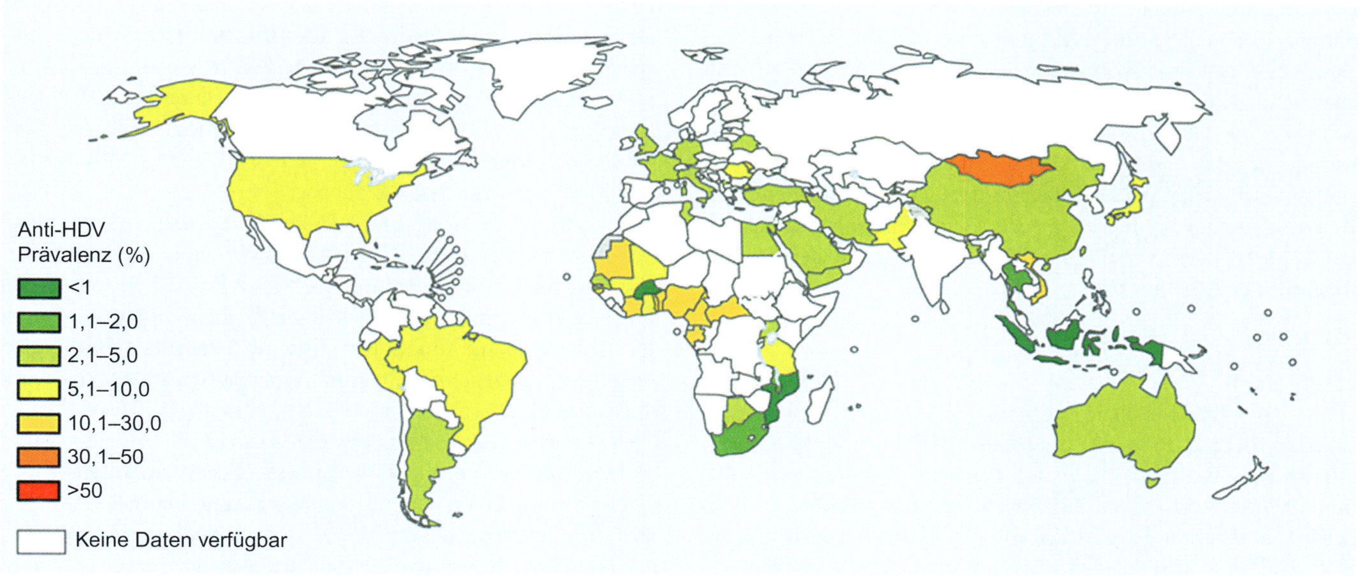

Abb. 2.22 Prävalenz von HDV bei HBsAg-positiven Personen (Stockdale et al. 2020, licensed by CC BY 4.0) [F220-008]

Es ist zu beachten, dass die Daten überwiegend auf positiven serologischen Tests (Nachweis von Anti-HDV-Antikörpern) basieren.

Erreger und Übertragung

Das HDV ist ein inkomplettes RNA-Virus, das zur Bildung der ca. 36 nm großen vermehrungsfähigen Viruspartikel das Hüllprotein HBsAg des HBV benötigt. Das Hepatitis-D-Antigen (HDAg) ist mit der genomischen RNA assoziiert und wird von HBsAg als Hülle umgeben. HDV wird, ähnlich wie die Hepatitis B, in erster Linie parenteral durch **Blut und Blutprodukte** übertragen. Die sexuelle Übertragung scheint dabei häufiger zu sein, als man bisher angenommen hat.

Klinik

Die HDV- und HBV-Koinfektion ist die am schwersten verlaufende Virushepatitis, sie geht mit einem besonders hohen Risiko für die Entwicklung einer Leberzirrhose und eines hepatozellulären Karzinoms einher. Dabei ist es entscheidend, ob die Infektion gleichzeitig (Simultaninfektion) oder als Superinfektion bei chronischer HBV-Infektion erfolgt.

- Eine **Simultaninfektion** verläuft zwar aggressiver als eine Superinfektion, heilt aber in 90–95 % der Fälle aus. Häufig wird ein biphasischer Verlauf beobachtet, wobei die erste Phase durch HBV und die zweite durch HDV verursacht wird.
- Eine **Superinfektion** verläuft fast immer chronisch und häufig mit schneller Entwicklung einer Leberzirrhose. Auch fulminante Verläufe kommen vor (ca. 5 %). Die klinische Symptomatik ist vergleichbar mit der HBV-Infektion (➤ Kap. 2.4.2).

Diagnostik

Die Diagnostik erfolgt durch **Anti-HDV als Suchtest** und **Bestimmung von HDV-RNA als Bestätigung einer aktiven Infektion.** Eine chronische HDV-Infektion ist durch den Nachweis von HDV-RNA über 6 Monate definiert. Im Serum werden dann Anti-HDV-IgM und hohe Titer des Anti-HDV-IgG nachgewiesen. Ein HDV-Screening ist bei jeder neu diagnostizierten HBV-Infektion indiziert sowie im Verlauf bei Infektionsrisiko sowie bei klinischen oder laborchemischen Hinweisen auf eine mögliche Superinfektion. Dabei ist letztlich ein großzügiges HBV-Screening (➤ Kap. 2.4.2) entscheidend für die Diagnose der HDV-Infektion.

Therapie

Im September 2020 wurde mit **Bulevirtid** die erste spezifische Therapieoption der HDV-Infektion (zunächst bedingt) zugelassen. Bulevirtid blockiert den Natrium-Taurocholat-Cotransporter (NTCP), den die Viren für Bindung und Eintritt in die Hepatozyten benötigen. Bulevirtid wird subkutan täglich als Langzeittherapie verwendet und führt nach einem Jahr bei etwa zwei Dritteln der Behandelten zu einer ALT-Normalisierung und bei ungefähr 15 % zu einer Negativierung der HDV-RNA. Aufgrund der dauerhaften Anwendung, der relativ komplizierten Lagerung/Anwendung und der hohen Kosten spielt Bulevirtid aktuell noch keine Rolle in LMIC, daher kommt der Prävention der HBV- und damit der HDV-Infektion eine entscheidende Rolle zu (Lee und Lee 2021).

Bekämpfung und Prävention

Eine Impfung gegen HDV gibt es bisher nicht, die Infektion kann durch Prävention der HBV-Infektion (s. o.) verhindert werden.

2.4.4 Hepatitis C

Epidemiologie

Nach Schätzungen der WHO sind weltweit ca. 50 Millionen Menschen chronisch mit HCV infiziert, ca. 240.000 Menschen sterben jährlich an den Folgen der Infektion. Der Zugang zu Testung und Therapie ist, wie auch bei der HBV-Infektion, in LMIC besonders limitiert. Weltweit sind nur 36 % der HCV-Infektionen diagnostiziert und nur 20 % behandelt (Stand 2019) (WHO 2024).

Die **HCV-Prävalenz** ist in den meisten Industrieländern niedrig und liegt in Deutschland bei etwa 0,3–0,6 %. Die weltweite HCV-Prävalenz ist in ➤ Abb. 2.23 dargestellt. Allerdings ist die Prävalenz in einigen Ländern in den letzten Jahren deutlich zurückgegangen, insbesondere in Ägypten (https://cdafound.org/polaris/global-distribution).

Erreger und Übertragung

HCV gehört zur Familie der *Flaviviridae* und wurde erstmals 1989 als Erreger der Non-A/Non-B-Hepatitis beschrieben. HCV zeichnet sich durch eine hohe Mutationsrate und damit eine ausgeprägte genetische Variabilität auf. Bisher wurden **7 Genotypen** und zahlreiche Subtypen identifiziert, die therapeutische Relevanz und eine regional unterschiedliche Verbreitung haben (Polaris Observatory HCV Collaborators 2017). Das einzelsträngige RNA-Genom kodiert ein etwa 3.000 Aminosäuren langes Polyprotein, das die HCV-Strukturproteine Core, E1 und E2 sowie die Nicht-Strukturproteine p7, NS2, NS3, NS4A, NS4B, NS5A und NS5B enthält. Die Strukturproteine sind Bestandteile der HCV-Partikel selbst, wohingegen die Nicht-Strukturproteine in den infizierten Wirtszellen der Prozessierung des HCV-Polyproteins und der viralen Replikation dienen. Durch die strukturelle und funktionelle Charakterisierung dieser viralen Proteine konnten spezifische Inhibitoren (directly acting antiviral agents, DAA) entwickelt werden (Lange et al. 2014).

Die **Übertragung** erfolgt überwiegend parenteral. In den Industrieländern spielt die Übertragung bei intravenös Drogenkonsumierenden durch gemeinsame Verwendung von Injektionsutensilien eine wichtige Rolle. In Ländern mit höherer HCV-Prävalenz erfolgen Übertragungen maßgeblich durch unsichere Injektionen und medizinische Eingriffe. In Ägypten, einem der Länder mit der weltweit höchsten HCV-Prävalenz,

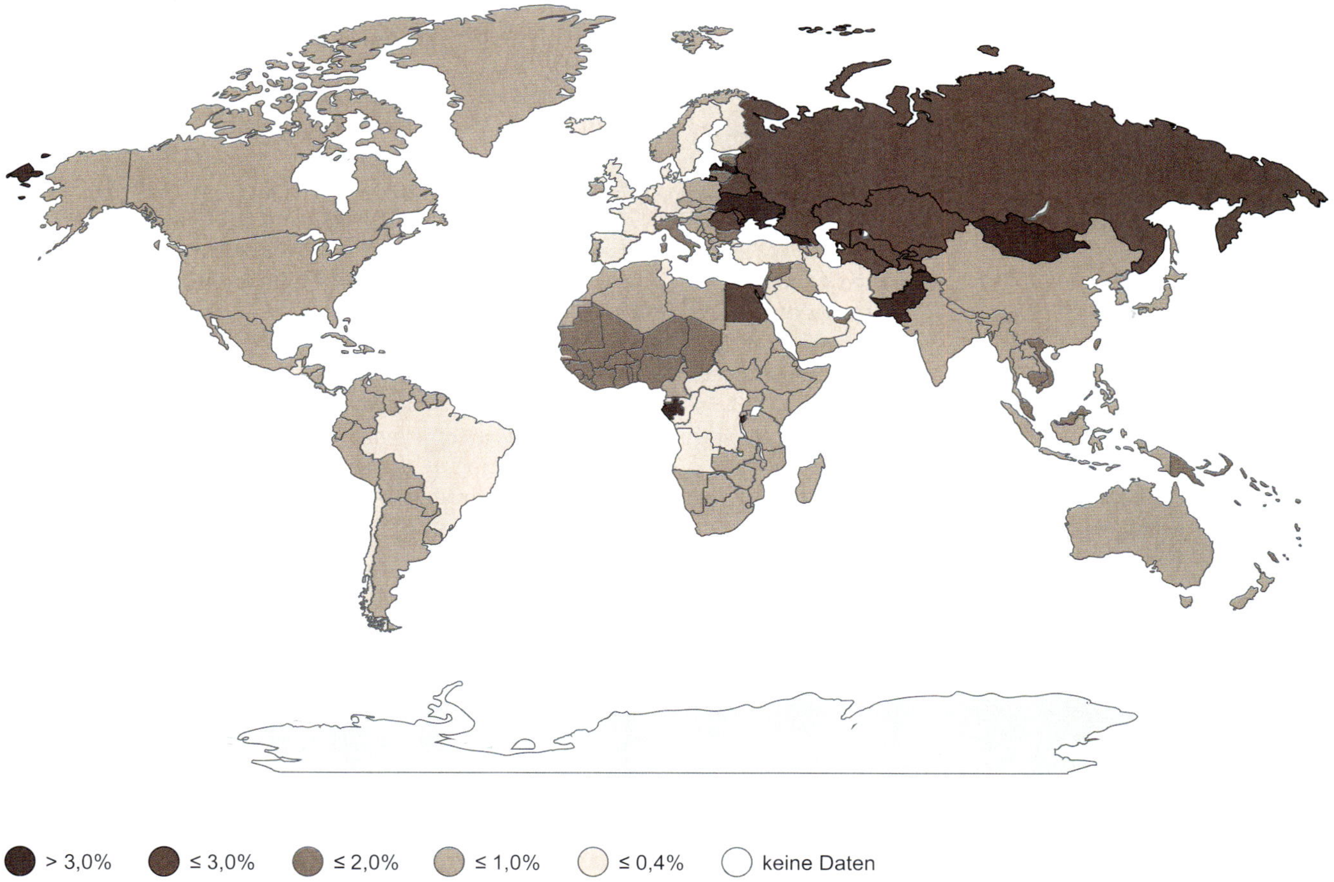

Abb. 2.23 Weltweite Prävalenz der HCV-Infektion (data source: 2019 estimates of hepatitis C virus disease burden. CDA Foundation Polaris Observatory.) [W1324]

wurde die Infektion durch die unsichere parenterale Massenbehandlung der Schistosomiasis bis in die 1980er Jahre verbreitet. Seltener erfolgt die Übertragung perinatal (v. a. bei HCV- und HIV-Koinfektion) oder sexuell (v. a. bei MSM), anders als bei der HBV-Infektion. Für Reisende ist das Risiko, sich zu infizieren, gering, muss aber z. B. bei medizinischen Behandlungen, Tätowierungen und Tätigkeiten im medizinischen Bereich in Ländern mit hoher HCV-Prävalenz berücksichtigt werden.

Klinik

Akute HCV-Infektionen verlaufen zu etwa 80 % asymptomatisch. In den restlichen Fällen können Ikterus und unspezifische Symptome wie Abgeschlagenheit, Druckgefühl im rechten Oberbauch sowie Übelkeit auftreten. Fulminante Verläufe werden nur sehr selten beobachtet. **Chronische Verläufe,** definiert als über mehr als 6 Monate persistierende Infektionen, sind mit 50–85 % sehr häufig und verursachen ebenfalls unspezifische Symptome wie Abgeschlagenheit, Schlafstörungen, Übelkeit und andere gastrointestinale Beschwerden sowie neuropsychiatrische Störungen (z. B. Depression). Die chronische Infektion verursacht eine langsam progrediente chronische Hepatitis, reduziert die Lebensqualität und ist mit einer erhöhten Morbidität und Mortalität assoziiert.

Es wird geschätzt, dass 20 % der chronisch infizierten Personen innerhalb von 20 Jahren eine **Leberzirrhose** entwickeln, und dass bei diesen das jährliche **HCC-Risiko** bis zu 4 % beträgt. Andere Komplikationen der Leberzirrhose werden in ➤ Kap. 11.6 behandelt.

Für den Verlauf sind Kofaktoren wie HBV- oder HIV-Infektion, Alkoholkonsum, männliches Geschlecht und höheres Alter bei Erstdiagnose von Bedeutung. Bei der HCV werden häufiger **extrahepatische Manifestationen,** u. a. aus dem rheumatologischen Formenkreis (z. B. kryoblobulinämische Vaskulitis, Glomerulonephritis) und aus dem hämatologischen Formenkreis (z. B. autoimmunhämolytische Anämie) beobachtet, die über Autoantikörper und Immunkomplexreaktionen vermittelt werden. Die Leberschädigung kann bereits in der Kindheit beginnen, sodass auch hier eine frühe Diagnose und Therapie wichtig sind (WHO 2022c). Bei Vorliegen einer **HIV-HCV-Koinfektion** ist das Risiko der Progression des Leberschadens und des Auftretens eines HCC deutlich erhöht.

Diagnostik

Als Suchtest dient der **Nachweis von Anti-HCV-Antikörpern** im ELISA oder Immunoblot (spezifischer), die etwa 2 bis 6 Monate nach Infektion gebildet werden. Sie erlauben keine Unterscheidung zwischen einer durchgemachten und einer aktiven Infektion und können bei Immunsuppression verzögert gebildet werden oder falsch negativ ausfallen.

Der direkte Nachweis des Virus durch **Bestimmung der HCV-RNA oder des HCV-Core-Antigens** ist daher zur Diagnose einer aktiven HCV-Infektion essenziell und Voraussetzung für die Durchführung einer antiviralen Therapie.

Die Viruslast korreliert, anders als bei der HBV-Infektion, nicht wesentlich mit der klinischen Progression. Zur Planung der Therapie sollte die Bestimmung des HCV-Genotyps erfolgen, auch wenn dies bei Verwendung eines pangenotypischen Therapieregimes nicht unbedingt erforderlich ist (s. u.). Wenn bei positiven Anti-HCV-Antikörpern keine HCV-RNA nachweisbar ist, sollte eine Wiederholung der Untersuchung nach 3 bis 6 Monaten erfolgen, um die Ausheilung zu bestätigen.

Für ein **dezentrales Management der HCV-Infektion in LMIC** stehen auch HCV-IgG-Point-of-Care (POC-)Schnelltests mit sehr guter Sensitivität und Spezifität zur Verfügung sowie POC-HCV-RNA-Assays. Wenn die HCV-RNA-Testung nicht zur Verfügung steht, empfiehlt die WHO als Alternative auch die Bestimmung des HCV-Core (p22-)Antigens (HCV-cAg) zur Bestätigung einer aktiven Infektion (WHO 2022d).

Therapie

Anders als bei der HBV-Infektion ist das Therapieziel bei der HCV-Infektion die Heilung. Diese wird durch ein anhaltendes virologisches Ansprechen (sustained virological response, SVR), also der **Nicht-Nachweisbarkeit von HCV-RNA im Blut 12 Wochen nach Therapieende,** definiert. Alle Patienten mit einer replikativen HCV-Infektion (HCV-RNA oder HCV-Core-Antigen nachweisbar) sollen antiviral behandelt werden. Auch bei Erstdiagnose einer HCV-Infektion mit der typischen Konstellation einer chronischen Infektion kann die antivirale Therapie umgehend begonnen werden. Ein formales Abwarten einer positiven HCV-RNA über 6 Monate ist nicht notwendig. Für Patienten mit einer fortgeschrittenen Fibrose oder Zirrhose besteht eine dringliche Behandlungsindikation (Sarrazin et al. 2020).

Durch die Einführung der **DAA (directly acting antiviral agents)** wurde die Therapie der chronischen HCV-Infektion revolutioniert. Mit den oralen, gut verträglichen und sehr sicheren Therapieregimen und einer Therapiedauer von 8 bis 16 Wochen gelingt in fast allen Fällen eine Heilung. Die Auswahl der Substanzen richtet sich nach Genotyp, HCV-Vortherapie, Begleiterkrankungen (z. B. Leberzirrhose oder Niereninsuffizienz) sowie nach möglichen Wechselwirkungen mit der Komedikation (z. B. antiretrovirale Therapie bei HIV) (Sarrazin et al. 2020).

Für **LMIC,** wo eine Bestimmung des HCV-Genotyps meist nicht zur Verfügung steht, empfiehlt die WHO **pangenotypische Therapieregime** (Glecaprevir/Pibrentasvir, Velpatasvir/Sofosbuvir, Daclatasvir/Sofosbuvir) (WHO 2018). Durch die Vereinfachung und Verbesserung der HCV-Therapie und der notwendigen Diagnostik konnten seit 2015 weltweit mehr als 12 Millionen Menschen mit HCV-Infektion behandelt werden. Aufgrund der sehr guten Verträglichkeit der DAA-Therapien ist eine engmaschige Kontrolle hinsichtlich klinischer Nebenwirkungen und Laborveränderungen in der Regel nicht notwendig.

Zur Überprüfung der antiviralen Effektivität der Therapie kann eine HCV-RNA-Messung während der Therapie erfolgen, allerdings sind virale Durchbrüche sehr selten. Das abschließende Therapieansprechen wird durch eine Bestimmung der HCV-RNA mindestens 12 Wochen nach Ende der Therapie bestätigt. Bei fehlendem Nachweis der HCV-RNA spricht man von einem dauerhaften virologischen Therapieansprechen (SVR) mit Eradikation der HCV-Infektion, spätere Rückfälle sind sehr selten.

Bei Vorliegen einer fortgeschrittenen Fibrose oder Zirrhose bleibt das Risiko für Komplikationen, insbesondere für die Entwicklung eines HCC, auch nach erfolgreicher Therapie bestehen, sodass regelmäßige Verlaufsuntersuchungen erforderlich sind.

Eine Therapie mit DAA ist auch bei Kindern ab 3 Jahren empfohlen und zeigt vergleichbar gute Erfolgsraten (WHO 2022c).

Bekämpfung und Prävention

Trotz jahrzehntelanger Anstrengungen ist es bisher nicht gelungen, einen wirksamen Impfstoff gegen Hepatitis C zu entwickeln. Nach durchgemachter Infektion entsteht ebenfalls keine schützende Immunität, sodass Reinfektionen und Infektionen mit mehreren Subtypen möglich sind. Daher sind Expositionsprophylaxe sowie Diagnose und Therapie von HCV-Infizierten entscheidend, um die Transmissionsketten zu unterbrechen. Vereinfachungen und Preissenkungen bei der HCV-Therapie haben die breite Einführung von Therapieprogrammen auch in LMIC möglich gemacht.

In Ägypten, einem der Länder mit der weltweit höchsten Krankheitslast durch HCV, konnte durch ein landesweit implementiertes Programm zur Diagnose und Therapie der HCV-Infektion, das auch als Modell für andere Länder dienen soll, mehr als die Hälfte der Bevölkerung auf HCV getestet und über 4 Millionen Menschen behandelt werden (Hassanin et al. 2021).

2.4.5 Hepatitis E

Epidemiologie

Es wird geschätzt, dass HEV jährlich für ca. 20 Millionen Infektionen und für mehr als 40.000 Todesfälle verantwortlich ist. Lange Zeit wurde angenommen, dass die Hepatitis E vorwiegend auf Fernreisen in tropische Länder erworben wird und ausschließlich akute Infektionen verursacht. Inzwischen ist klar, dass die bisher bekannten 4 humanpathogenen Genotypen (GT 1–4) mit verschiedenen Verbreitungsgebieten, Reservoiren, Übertragungswegen und klinischen Verläufen assoziiert sind. Die GT 1 und 2 sind vorwiegend in Afrika und Asien verbreitet und dort die wichtigste Ursache der akuten Hepatitis. In Deutschland und den Industrienationen treten überwiegend sporadische Infektionen durch GT 3 auf.

Die **Seroprävalenz** in LMIC kann bis zu 70 % erreichen, aber auch in Deutschland wurden Seroprävalenzen bis 30 % beschrieben (Horvatits et al. 2019). Dieser Befund weist auf eine hohe Rate asymptomatischer Infektionen hin. Dazu passend konnte in etwa einer von 600 Blutspenden HEV-RNA nachgewiesen werden, sodass seit 2020 in Deutschland alle Spenden getestet werden (Vollmer et al. 2019). Im Jahr 2022 wurden in Deutschland über 3.500 HEV-Infektionen gemeldet, von denen 91 % in Deutschland erworben wurden (RKI 2024).

Erreger und Übertragung

Das **einzelsträngige unbehüllte RNA-Virus** gehört zur Familie der *Hepeviridae.* Bisher können 8 Genotypen identifiziert werden, wovon bisher nur 4 im Menschen nachgewiesen wurden. Die Genotypen unterscheiden sich hinsichtlich Ihrer Verbreitungsgebiete (s. o.), aber auch hinsichtlich der Reservoire, Übertragungswege und der klinischen Verläufe. Für die Genotypen 1 und 2 erfolgt die Übertragung vor allem epidemisch durch **kontaminiertes Trinkwasser** in Ländern mit niedrigem Hygienestandard. Die Genotypen 3 und 4 sind **Zoonosen,** die Reservoire sind u. a. Hausschweine, Wildschweine und andere Wildtiere. Die Übertragung erfolgt hauptsächlich durch den Verzehr von unzureichend gegarten Fleischprodukten oder anderen kontaminierten Nahrungsmitteln. Eine Übertragung durch Blutprodukte sowie selten auch perinatale Übertragungen sind ebenfalls möglich.

Klinik

Der überwiegende Teil der Infektionen (> 90 %) verläuft oligo- oder asymptomatisch. Bei symptomatischen Verläufen beträgt die **Inkubationszeit** typischerweise 30 (15–60) Tage, dabei geht ein **Ikterus** mit unspezifischen Symptomen wie Abgeschlagenheit, Inappetenz, Übelkeit oder Erbrechen, abdominellen Schmerzen, Fieber und Hepatomegalie einher, seltener mit Arthralgien und Hautausschlägen. Fulminante Verläufe mit Leberversagen werden in 0,5 bis 4 % beschrieben.

Obwohl Infektionen mit GT 3 und 4 insgesamt milder zu verlaufen scheinen, kommen schwere Verläufe vor allem bei vorbestehenden Lebererkrankungen vor. Daher sollte HEV als Differenzialdiagnose bei unklaren, neu auftretenden Lebererkrankungen und vor allem bei akut auf chronischem Leberversagen immer ausgeschlossen werden. Neben hepatischen Komplikationen werden auch extrahepatische, insbesondere neurologische Komplikationen beobachtet wie z. B. das Guillain-Barré-Syndrom und Enzephalitiden.

Bei **schwangeren Frauen in Endemiegebieten** sind Infektionen mit GT 1 und 2 vor allem im letzten Trimenon gefürchtet, sie gehen mit einer Letalität von 15–25 % einher. Die zugrunde liegenden Pathomechanismen sind noch nicht vollständig geklärt. Hormonelle, immunologische und genetische Faktoren scheinen dabei eine Rolle zu spielen.

Wenn bei hochgradig **immunsupprimierten Personen** (v. a. nach Organtransplantation) eine HEV-Infektion auftritt, verläuft diese in bis zu 70 % der Fälle chronisch (Nachweis von HEV-RNA > 3 Monate) und kann dann eine Leberzirrhose sowie extrahepatische Komplikationen verursachen (Kamar, Garrouste und Haagsma 2011).

Diagnostik

In der Akutphase der Erkrankung können bei immunkompetenten Personen oft schon spezifische **Anti-HEV-IgM-Antikörper** nachgewiesen werden. Bei einem Teil der Infizierten, vor allem bei Immunsuppression, werden Anti-HEV-IgM jedoch erst später oder gar nicht positiv. Weiterhin sind unspezifische Reaktionen und falsch negative Befunde nicht selten. Daher sollten positive IgM-Befunde möglichst durch einen **Nachweis von HEV-RNA** in Blut oder Stuhl bestätigt werden. Bei klinischem Verdacht sollte auch bei negativen Anti-HEV-IgM-Antikörpern eine **HEV-PCR** erfolgen. Zur Bestätigung eines positiven Befunds im ELISA kann auch ein Western-Blot durchgeführt werden. **Anti-HEV-IgG** sind ebenfalls oft schon bei Auftreten einer Symptomatik positiv und bleiben für Jahre nachweisbar.

HEV-RNA kann im Stuhl etwa eine Woche vor Beginn der Erkrankung bis 2 Wochen danach nachgewiesen werden, im Blut etwa 2 bis 6 Wochen nach Infektion für eine Dauer von 2 bis 4 Wochen. Bei chronischen Infektionen kann die Virämie über Jahre persistieren.

Therapie

Die **akute Hepatitis E** ist bei immunkompetenten Personen eine selbstlimitierende Erkrankung, eine antivirale Therapie ist in der Regel nicht erforderlich. Potenziell hepatotoxische Medikamente und Alkohol müssen gemieden werden. Bei **fulminanten Verläufen** und **akut auf chronischem Leberversagen** sollte eine Therapie mit Ribavirin diskutiert werden. In diesen Fällen sollte Kontakt mit einem Leberzentrum aufgenommen werden, auch um eine Lebertransplantation zu evaluieren.

Bei **immunsupprimierten Personen mit chronischer HEV-Infektion** sollte, wenn eine Reduktion der Immunsuppression (z. B. bei organtransplantierten Personen) nicht möglich oder erfolgreich ist, eine Monotherapie mit Ribavirin über 12 Wochen erfolgen (EASL 2018).

Bekämpfung und Prävention

Obwohl sich eine Reihe von HEV-Impfstoffen in klinischer und präklinischer Evaluation befindet, ist in Europa bisher kein Impfstoff zugelassen (Behrendt und Wedemeyer 2022). In China steht mit HEV-239 (Hecolin®) ein Vakzin zur Verfügung, das mit hoher Effektivität das Risiko für eine symptomatische akute Hepatitis E durch GT 4 reduziert. Damit stellen **Hygienemaßnahmen** die wirksamste Präventionsmöglichkeit dar. In Deutschland und anderen Ländern mit Verbreitung von GT 3 oder 4 sollten Fleisch- und Fleischprodukte von Fleisch und Wild nur durchgegart (> 70° für mindestens 20 Minuten) verzehrt werden.

LITERATUR

Behrendt P, Wedemeyer H. Impfstoffe gegen Hepatitis E: Wo stehen wir? Bundesgesundheitsbl 2022; 65:192–201.
Cornberg M, Sandmann L, Protzer U et al. S3-Leitlinie der Deutschen Gesellschaft für Gastroenterologie, Verdauungs- und Stoffwechselkrankheiten

(DGVS) zur Prophylaxe, Diagnostik und Therapie der Hepatitis-B-Virusinfektion (AWMF-Register-Nr. 021-11). Z Gastroenterol 2021; 59: 691–776.

Dudareva S, Faber M, Zimmermann R et al. Epidemiologie der Virushepatitiden A bis E in Deutschland. Bundesgesundheitsblatt 2022; 65: 149–158.

EASL. EASL Clinical Practice Guidelines on hepatitis E virus infection. J Hepatol 2018; 68(6): 1256–1271.

Fattovich G, Bortolotti F, Donato F. Natural history of chronic hepatitis B: special emphasis on disease progression and prognostic factors. J Hepatol 2008; 48(2): 335–52.

Hassanin A, Kamel S, Waked I, Fort M. Egypt's Ambitious Strategy to Eliminate Hepatitis C Virus: A Case Study. Glob Health Sci Pract 2021; 9(1): 187–200.

Horvatits T, Schulze zur Wiesch J, Lütgehetmann M, Lohse AW, Pischke S. The Clinical Perspective on Hepatitis E. Viruses 2019; 11(7): 617.

Jacobsen KH. Globalization and the Changing Epidemiology of Hepatitis A Virus. Cold Spring Harb Perspect Med. 2018; 8(10): a03171.

Kamar N, Garrouste C, Haagsma EB. Factors associated with chronic hepatitis in patients with hepatitis E virus infection who have received solid organ transplants. Gastroenterology 2011; 140(5): 1481–9.

Lange CM, Jacobson IM, Rice CM, Zeuzem S. Emerging therapies for the treatment of hepatitis C. EMBO Mol Med 2014; 6: 4–15.

Lee AU, Lee C. Hepatitis D Review: Challenges for the Resource-Poor Setting. Viruses 2021; 13(10): 1912.

Platt L, French CE, McGowan CR et al. Prevalence and burden of HBV co-infection among people living with HIV: A global systematic review and meta-analysis. J Viral Hepat. 2020; 27(3): 294–315.

Polaris Observatory HCV Collaborators. Global prevalence and genotype distribution of hepatitis C virus infection in 2015: a modelling study. Lancet Gastroenterol Hepatol 2017; 2(3): 161–176.

RKI. Infektionsepidemiologisches Jahrbuch meldepflichtiger Krankheiten für 2022. Berlin: RKI, 2024.

Saitta C, Pollicino T, Raimondo G. Occult Hepatitis B Virus Infection: An Update. Viruses 2022; 14(7): 1504.

Sarrazin C, Zimmermann T, Berg T et al. S3-Leitlinie zur Prophylaxe, Diagnostik und Therapie der Hepatitis-C-Virus (HCV)-Infektion (AWMF-Register-Nr. 021/012). Z Gastroenterol 2020; 58: 1110–1131

STIKO. Empfehlungen der Ständigen Impfkommission (STIKO) beim Robert Koch-Institut 2025. Epid Bull 2025; 4: 1–75.

Stockdale AJ, Kreuels B, Henrion MYR et al. The global prevalence of hepatitis D virus infection: Systematic review and meta-analysis. J Hepatol 2020; 73(3): 523–532.

Vollmer T, Diekmann J, Knabbe C, Dreier J. Hepatitis E virus blood donor NAT screening: as much as possible or as much as needed? Transfusion 2019; 59(2): 612–622.

WHO. Global Heath strategy on viral hepatitis 2016–2021 towards ending viral hepatitis. Geneva: World Health Organization, 2016. www.who.int/publications/i/item/WHO-HIV-2016.06.

WHO. Global Hepatitis Report. Geneva: World Health Organization, 2017. www.who.int/publications/i/item/9789241565455.

WHO. Guidelines for the care and treatment of persons diagnosed with chronic hepatitis C virus infection. Geneva: World Health Organization, 2018. www.who.int/publications/i/item/9789241550345.

WHO. Prevention of Mother-to-Child Transmission of Hepatitis B Virus: Guidelines on Antiviral Prophylaxis in Pregnancy: policy brief. Geneva: World Health Organization 2020. www.who.int/publications/i/item/978-92-4-000270-8.

WHO. Global progress report on HIV, viral hepatitis and sexually transmitted infections. Geneva: World Health Organization, 2021. https://www.who.int/publications/i/item/9789240027077.

WHO. WHO position paper on hepatitis A vaccines, 2022a. www.who.int/publications/i/item/who-wer9740-493-512.

WHO. Hepatitis B Fact Sheet, 2022b. www.who.int/news-room/fact-sheets/detail/hepatitis-b.

WHO. Updated recommendations on treatment of adolescents and children with chronic HCV infection: policy brief. Geneva: World Health Organization, 2022c. www.who.int/publications/i/item/9789240052710.

WHO. Updated recommendations on simplified service delivery and diagnostics for hepatitis C infection: policy brief, 2022d. www.who.int/publications/i/item/9789240052697.

2.5 Virale Gastroenteritiden

Martin Alberer

2.5.1 Einleitung

Virale Gastroenteritiden führen weltweit und vor allem bei Kindern in Ländern des Globalen Südens zu erheblicher Morbidität und signifikanter Mortalität. Kinder unter 5 Jahren sind überproportional häufig betroffen und machen auch den größten Teil der schweren Erkrankungsfälle aus. Die Krankheitslast für alle akuten Gastroenteritiden ist in Afrika und Südasien am höchsten. Diese sind in Südasien für bis zu einem Drittel der Todesfälle bei unter 5-Jährigen verantwortlich (Walker et al. 2012).

Risikofaktoren für diese Art von Erkrankungen und für einen schweren Verlauf sind allgemein ein unzureichender Hygienestatus, Armut, Malnutrition (u. a. Vitamin-A- und Zinkmangel) sowie Immunsuppression, z. B. auch nach einer durchgemachten Maserninfektion.

Die meisten Erreger viraler Gastroenteritiden sind hochkontagiös. Die **Übertragung** erfolgt vorwiegend fäkal-oral bzw., im Fall der Norovirusinfektion, auch über Aerosole. Die **klinischen Manifestationen** wie Durchfälle, Erbrechen, Fieber und abdominelle Schmerzen sind nicht erregerspezifisch und können sich mit denen von bakteriell (➤ Kap. 3) oder parasitär (➤ Kap. 4) verursachten Gastroenteritiden überschneiden. Der definitive **Erregernachweis** beruht auf aufwendigen Verfahren wie Kultur, Antigennachweis oder PCR, wobei es heute auch Multiplex-PCR-Verfahren gibt, die gleichzeitig ein breites Spektrum verschiedener Erreger nachweisen können. Diese Methoden sind für die Diagnostik im Einzelfall insbesondere in LMIC (low and middle income countries) zu kostspielig und haben im Gegensatz zu bakteriellen oder parasitär bedingten Gastroenteritiden keine spezifischen therapeutischen Konsequenzen. Sie werden am ehesten zur Aufklärung von Ausbrüchen herangezogen, wobei die Untersuchung weniger Einzelfälle meist ausreichend ist.

Im Vordergrund der **Therapie** stehen die orale und ggf. parenterale Rehydratation sowie die Überwachung von Kreislauf und Flüssigkeitshaushalt. Häufig ist nicht von einer bleibenden Immunität nach Erkrankung auszugehen. Neben der Krankheitslast in den jeweiligen Ländern betreffen virale Gastroenteritiden auch sich dort aufhaltende Reisende und führen während der Reise auch in dieser Personengruppe zu relevanter Morbidität. Zudem können solche Erkrankungen bei Rückkehr in das Heimatland eingeschleppt werden und dort lokal zu Ausbrüchen führen.

2.5.2 Rotaviren

Epidemiologie

Rotaviren gehören zu den häufigsten Erregern viraler Gastroenteritiden weltweit. Im Alter von 3 bis 5 Jahren hat fast jedes Kind weltweit bereits eine Rotavirusinfektion durchgemacht. Der Großteil der Morbidität, aber auch der Mortalität betrifft insbesondere die Population der **Kinder unter 5 Jahren** in LMIC (Ardura-Garcia et al. 2021). Infektionen mit Rotaviren sind im Kindesalter für ca. 40 % der Hospitalisierungen bei Durchfallerkrankungen und für ca. 200.000 Todesfälle weltweit verantwortlich (Tate et al. 2012, Tate et al. 2016). Mit Einführung der Rotavirusimpfung konnte die Inzidenz der Erkrankung in den jeweiligen Ländern deutlich gesenkt und somit die Anzahl an schweren Erkrankungen und Todesfällen signifikant verringert werden.

Gemäß der Empfehlung der WHO aus dem Jahre 2009, die Rotavirusimpfung weltweit in die Impfprogramme im Kindesalter zu integrieren, ist dies bislang nur in 114 Ländern erfolgreich gelungen. In den Jahren 2013 bis 2017 starben noch schätzungsweise 122.000 bis 215.000 Kinder jährlich an einer Rotavirusinfektion. Dabei sind vor allem Kinder unter 5 Jahren in Ländern des Globalen Südens, insbesondere in Subsaharaafrika gefährdet. Vor der Einführung der Rotavirusimpfung wurde die Anzahl der Todesfälle bei Kindern unter 5 Jahren auf über 500.000 jährlich geschätzt (Tate et al. 2012). Verschiedene Organisationen bemühen sich darum, diese wesentliche Impfung auch in Ländern mit einem niedrigeren Budget für Gesundheitsausgaben einzuführen. Dies wäre ein wesentlicher Schritt, um die Mortalität durch virale Gastroenteritiden weltweit im Kindesalter zu reduzieren.

Erreger und Übertragung

Rotaviren (Familie *Reoviridae*) sind nicht behüllte, dreischichtig aufgebaute Viren mit einer segmentierten doppelsträngigen RNA mit 11 Segmenten, die bei Doppelinfektionen über einen Segmentaustausch (Reassortment) zu neuen Virusvarianten führen können. Bislang konnten 9 Rotavirus-Spezies identifiziert werden, die mit **Rotavirus A bis I** bezeichnet werden. Eine zehnte Spezies (J) wurde vorgeschlagen. Menschen können durch Rotavirus A, B, C und H infiziert werden, wobei **Rotavirus A** die größte medizinische Relevanz weltweit hat.

Das Genom mit 18,5 kb kodiert für 11 oder 12 Proteine. Unter diesen Proteinen finden sich 6 virale **Strukturproteine** (VP1 bis VP4, VP6 und VP7) sowie 5 oder 6 **nicht strukturelle Proteine** (NSP1 bis NSP5 oder NSP6) (Ardura-Garcia 2021). Für das Andocken an Zellen bzw. für die Ausbildung von neutralisierenden Antikörpern sind VP7 (G-Antigen, Glykoprotein) und VP4 (P-Antigen, Protease-sensitiv) von Relevanz, die an der Virusoberfläche lokalisiert sind. Dabei wird VP7 genetisch in G-Typen und VP4 in P-Typen eingeteilt. Bei Menschen konnten bislang mindestens 36 G-Typen und 51 P-Typen des Rotavirus-A-Stammes identifiziert werden, die in unterschiedlichen Kombinationen auftreten können. Von diesen Kombinationen sind allerdings nur 6 für ungefähr 90 % der schweren Infektionen verantwortlich, die einer medizinischen Behandlung bedürfen. In seltenen Fällen werden auch Rotavirusstämme aus dem Tierreich bei Menschen nachgewiesen. Die Übertragung erfolgt im Wesentlichen fäkal-oral, wobei eine geringe Anzahl der relativ umweltresistenten Viren ausreichend ist. Zudem ist auch eine Übertragung über kontaminierte Gegenstände möglich.

Pathogenese und Immunologie

Rotaviren infizieren und replizieren sich in **Enterozyten in der Mitte und an der Spitze der Villi** und in **enteroendokrinen Zellen im Dünndarm.** Die Anbindung des Virus an die Wirtszelle wird durch das Protein VP 4 vermittelt. Das Virus führt dabei zu einer im Wesentlichen nicht inflammatorischen Infektion des Gastrointestinaltrakts. Klinisch tritt daher ein zumeist nicht inflammatorischer Durchfall für eine relativ kurze Zeit auf. Die Ursachen des Durchfalls können zum einen eine osmotische Diarrhö aufgrund von Malabsorption oder eine sekretorische Diarrhö aufgrund der Wirkungen des NSP 4 und Aktivierung des enterischen Nervensystems sein (Ball et al. 1996). Zudem kann es zu einer durch die Rotavirusinfektion ausgelösten Freisetzung von 5-Hydroxytryptamin kommen, was zum Auftreten von Diarrhö und Erbrechen führen kann (Hagbom 2011). Als Folge der Erkrankung kann es u. a. zu einer Verkürzung oder Atrophie der Villi bzw. Verlust der Mikrovilli kommen.

Nach durchgemachter Erkrankung besteht eine zeitlich begrenzte Immunität, die mit sekretorischen IgA-Antikörpern in Darm und Serum korreliert. Reinfektionen verlaufen meist milder als die Erstinfektion und beruhen in der Regel auf unterschiedlichen Rotavirustypen.

Klinik

Die **Inkubationszeit** bei Rotavirusinfektionen beträgt 1 bis 3 Tage. Neben den üblichen gastrointestinalen Symptomen wie **Durchfall und Erbrechen** kann es im Fall der Rotavirusinfektion auch zum Auftreten von **Fieber** kommen. Die gastrointestinale Symptomatik reicht von milden, wässrigen Durchfällen von kurzer Dauer bis zu schweren Diarrhöen mit Erbrechen und Fieber, die zu einer raschen Dehydratation mit Auftreten von Schock, Elektrolytstörungen sowie im schlimmsten Fall auch zu Todesfällen führen können. Reinfektionen treten häufig auf, die Schwere der Erkrankung nimmt aber üblicherweise mit jeder durchgemachten Infektion ab.

Diagnostik

Die Rotaviruserkrankung ist klinisch von anderen Formen der Diarrhö nicht sicher zu unterscheiden. Die Schwere der Erkrankung und das saisonale Auftreten v. a. in Ländern der gemäßigten Zonen (im Winterhalbjahr) können allerdings Hinweise auf die Ätiologie geben. An Labortestungen stehen Rotavirus-Antigentests im Stuhl z. B. als enzyme-linked immunoadsorbent assay (ELISA) oder als Immunchromatografie zur Verfügung. Das sensitivste Verfahren ist die **RT-PCR,** wobei darauf geachtet werden muss, dass es vor allem auch bei sehr kleinen Kindern zur Miterfassung asymptomatischer Infektionen kommen kann.

Therapie

Die wesentliche Therapie der Rotavirusinfektion ist eine adäquate **Rehydratation** und **Kontrolle des klinischen Status.** Hierbei sind orale Rehydratationslösungen nach Vorgaben der WHO zu verwenden. In schweren Fällen kann auch eine intravenöse Rehydratationstherapie notwendig werden. Zu weiteren symptomatischen und unterstützenden Maßnahmen zählt die Gabe von Loperamid (nicht im Kindesalter) als Motilitätshemmer, von Raceacedotril als Sekretionshemmer bzw. auch die Gabe von Probiotika und bei ausgeprägtem Erbrechen von Antiemetika. Insbesondere bei kleinen Kindern ist die regelmäßige klinische Kontrolle durch einen Arzt mit Feststellung des Hydratationsstatus sinnvoll und notwendig.

Bekämpfung und Prävention

Ein wesentlicher Schritt zur Bekämpfung der Morbidität und Mortalität durch Rotavirusinfektionen war die Einführung einer gut wirksamen und verträglichen Impfung. Weltweit stehen mehrere Impfstoffe zur Verfügung, die beiden am häufigsten verwendeten sind eine **pentavalente Vakzine** (RV 5), die aus 5 reassortanten Rotaviren (Mensch – Rind) besteht, sowie eine **monovalente Vakzine,** basierend auf einem abgeschwächten humanen Rotavirusstamm (RV 1). Dabei besteht eine relevante Kreuzreaktivität zwischen diesem Stamm und anderen Rotavirusstämmen, die ebenso wie bei RV 5 zu einem hocheffektiven Schutz vor schweren Rotaviruserkrankungen in Ländern mit hohem Einkommen führt. In Ländern mit niedrigerem Einkommen wird eine geringere Impfstoffeffektivität gegen schwere Erkrankungen mit ca. 50–60 % angegeben.

Je nach Impfstoff werden 2 (RV1) oder 3 Dosen (RV5) ab einem Alter von 6 Wochen in 4-wöchigem Abstand gegeben. In seltenen Fällen kann es 1 bis 7 Tage nach Impfung zu einer Dünndarm-Invagination kommen. Das Risiko ist vom Alter zum Zeitpunkt der Impfung abhängig und bei einem Alter von über 3 Monaten erhöht. Daher muss die Impfung je nach Hersteller in einem Alter von 24 bzw. 32 Wochen abgeschlossen sein.

Reisemedizinische Bedeutung

Aufgrund der Infektiosität und der fäkal-oralen Übertragung bzw. auch Übertragung durch Gegenstände besteht für Reisende ein relevantes Risiko, sich mit Rotaviren zu infizieren und während der Reise zu erkranken. Im Erwachsenenalter führt dies aufgrund oft vorbestehender Immunität meist zu milderen Verläufen. Insbesondere reisende Kleinkinder sind aber ebenso wie vor Ort lebende Kinder auch durch die Gefahr schwerer Erkrankungen bedroht. In Studien zeigte sich bei Reisenden mit Durchfallerkrankungen eine Prävalenz von bis zu 7 % für Rotavirusinfektionen (Shah, DuPont und Ramsey 2009).

2.5.3 Noroviren

Epidemiologie

Global gesehen sind Noroviren für ungefähr ein Fünftel aller Durchfallerkrankungen weltweit verantwortlich. Betroffen sind mit ähnlicher Häufigkeit Kinder wie Erwachsene. Es wird geschätzt, dass bei insgesamt 685 Millionen Erkrankungsfällen weltweit jährlich mehr als 200.000 Todesfälle vor allem in Ländern des Globalen Südens auf Infektionen mit Noroviren zurückzuführen sind (Ahmed et al. 2014, Pires et al. 2015). 70.000 oder mehr dieser Todesfälle treten im Kindesalter auf. Im Alter von über 2 Jahren hat dabei jedes Kind wahrscheinlich bereits mehr als eine Norovirusinfektion durchgemacht. In entwickelten Ländern kommt es immer wieder zu **Ausbrüchen** vor allem in Gemeinschaftseinrichtungen oder Krankenhäusern sowie Altenheimen. Dabei zeigt sich insgesamt die höchste Inzidenz bei jungen Kindern, die Schwere der Erkrankung ist allerdings sowohl in dieser Altersgruppe als auch bei älteren Personen am höchsten. In Ländern, in denen bereits ein umfassendes Impfprogramm bezüglich Rotaviren etabliert wurde, zeigt sich Norovirus als die häufigste Ursache für Gastroenteritiden im Kindesalter, die einer medizinischen Behandlung bedürfen. Da die Immunität zeitlich beschränkt und auch abhängig vom Stamm bzw. Genotyp mit geringer oder fehlender Kreuzprotektion ist, kann es immer wieder zu erneuten Infektionen bei bereits Genesenen sowie zu großen Ausbrüchen kommen.

Erreger und Übertragung

Noroviren gehören zur Familie der *Caliciviridae*. Es handelt sich um nicht behüllte Viren mit einem Durchmesser von 27–40 nm. Das Genom besteht aus 7,5 Kilobasen langer positivsträngiger **RNA mit 3 Leserastern** (open reading frames, ORF). Hiervon kodiert ORF1 für 6 Nicht-Strukturproteine einschließlich der RNA-abhängigen RNA-Polymerase. ORF2 kodiert für das major capsid protein (VP1), das die Antigenität des Virus bestimmt, und ORF3 kodiert für das minor structural protein (VP2).

Noroviren werden anhand der Unterschiede in der Aminosäurensequenz bezüglich des major capsid protein in 10 Genogruppen (GI–GX) und mehr als 48 Genotypen unterteilt (Chhabra et al. 2019). Für menschliche Infektionen sind vor allem die Genotypen aus der Genogruppe GI, GII und GIV relevant. Diese Klassifizierung wurde zusätzlich durch die Typisierung der Polymerase-Region (P-Typ) zu einer dualen Typisierung erweitert.

Viren der **Genogruppe II Genotyp 4 (GII.4)** machten in den letzten Jahren weltweit den prädominanten Genotyp aus. Dieser Genotyp scheint Mutationen schneller als andere zu erwerben, ca. alle 2 bis 5 Jahre tritt ein neuer GII.4-Stamm auf, der häufig die zuvor bestehende prädominante Variante ersetzt (Lucero 2021). Seltener vorkommende Norovirus-Genotypen bzw. GII.4-Varianten können dabei zunächst im Kindesalter zirkulieren, bevor sie zu größeren Ausbrüchen führen.

Noroviren sind extrem ansteckend, Menschen sind das einzige bekannte Reservoir für humane Noroviren. Neben GII.4-Stämmen sind Viren von Nicht-GII.4-Stämmen wie GII.2, GII.3 und GII.6 eine häufige Ursache für sporadische Erkrankungen bei jungen Kindern.

Die **Übertragung** erfolgt **auf fäkal-oralem Weg** bei direktem Kontakt mit infizierten Personen, durch Aufnahme von infektiösen Sekreten oder Tröpfchen z. B. bei Erbrechen der Patienten mit Aerosolbildung oder durch kontaminierte Lebensmittel bzw. Wasser. Zudem kann es zu einer Übertragung über kontaminierte Gegenstände kommen. Aufgrund der hohen Kontagiosität besteht auch in entwickelten Ländern das Risiko von Ausbrüchen in Einrichtungen des Gesundheitssystems (z. B. Altenheime, Krankenhäuser).

Pathogenese und Immunologie

Aufgrund des Nachweises von Nicht-Strukturproteinen in Enterozyten wird vermutet, dass das Virus nach Aufnahme intestinale Zellen infiziert und sich dort vermehrt. Dabei bindet das Virus an **Blutgruppenantigene (histo-blood group antigens, HBGAs).** Dabei handelt es sich um Oligosaccharide, die sich auf der Oberfläche von Epithelzellen des Gastrointestinal- und des Respirationstraktes, aber auch im Speichel und in anderen Sekreten finden. Die Expression der HBGAs auf der Oberfläche von Darmepithelien wird teilweise durch das FUT-2-Gen kontrolliert. Hierbei besteht für dieses Gen eine Vielzahl von Polymorphismen, die zu einer fehlenden Sekretion der Oligosaccharide in Körperflüssigkeiten führen. „Non-secreter" scheinen vor einer Norovirusinfektion geschützt zu sein.

Die Immunität nach durchgemachter Erkrankung richtet sich nur gegen den jeweiligen Virustyp.

Klinik

Die **Inkubationszeit** beträgt im Mittel 24 Stunden (10–50 Stunden). Bis zu ca. 30 % der Infektionen bleiben asymptomatisch. Das klassische Bild der Norovirusinfektion ist die akute **Übelkeit** mit plötzlich auftretendem **Erbrechen** sowie akuten wässrigen **Durchfällen.** An zusätzlichen Beschwerden können Bauch- und Kopfschmerzen, Muskelschmerzen und ggf. leichtes Fieber auftreten. Die Erkrankungsdauer beträgt normalerweise ein bis zwei Tage, und die Erkrankung ist selbstlimitierend. Selten kommt es zu schweren Verläufen mit ausgeprägter Dehydratation, davon bedroht sind vor allem ältere Personen und Kleinkinder bei teilweise sehr ausgeprägtem Flüssigkeits- und Elektrolytverlust.

Diagnostik

Die Diagnose einer Norovirusinfektion kann durch eine **RT-PCR** bzw. durch einen Nachweis des viralen Antigens als **Antigen-EIA** erfolgen. Des Weiteren ist ein Nachweis des Virus mittels Elektronenmikroskopie möglich.

Therapie

Die Therapie erfolgt symptomatisch gemäß den Vorgaben bei der Rotavirusinfektion (➤ Kap. 2.5.1). Eine kausale Therapie steht bislang nicht zur Verfügung.

Bekämpfung und Prävention

Zur Prävention stehen bisher nur allgemeine hygienische Maßnahmen, insbesondere eine **adäquate Händehygiene,** zur Verfügung. Ein zugelassener Impfstoff existiert bislang nicht, es sind allerdings mehrere Kandidaten in Entwicklung, die bislang in Phase-I- und Phase-II-Studien erprobt werden. Ein wesentliches Hindernis bei der Entwicklung von Norovirusimpfstoffen sind die ausgeprägte genetische Diversität und das sich ständig ändernde Spektrum an Norovirusstämmen sowie unzureichende Erkenntnisse bezüglich einer möglichen Kreuzprotektivität.

Reisemedizinische Bedeutung

Genauso wie bei den Rotaviren besteht auch für Noroviren das Risiko, diese Erkrankung auf Reisen weltweit zu erwerben. In verschiedenen Studien wird die Prävalenz bei Reisenden mit traveler's diarrhea mit 3–65 % angegeben (Lindsay 2018). Aufgrund der hohen Kontagiosität besteht insbesondere das Risiko von Ausbrüchen z. B. im Rahmen von Kreuzfahrten.

2.5.4 Weitere Erreger viraler Gastroenteritiden

Zu den Viren, die neben Rotaviren (➤ Kap. 2.5.1) und Noroviren (➤ Kap. 2.5.12) eine medizinische Bedeutung bei der Entstehung viraler Gastroenteritiden haben, gehören zum Beispiel **Sapoviren** aus der Familie der *Caliciviridae* (19 Genogruppen, wobei GI, GII, GIV und GV humanpathogen sind) (Zbinden 2019), **Astroviren** aus der Familie der *Astroviridae* (4 humanpathogene Spezies: MAstV 1, MAstV 6, MAstV 8 und MAstV 9) (Zbinden 2019) und **humane enterische Adenoviren** aus der Familie der *Adenoviridae* (v. a. 2 Serotypen: HAdV 40 und HAdV 41). Es wird angenommen, dass diese Viren für ca. **10–20 % der Durchfallerkrankungen im Kindesalter** verantwortlich sind. Zudem können diese Erreger auch für die Entstehung von Ausbrüchen verantwortlich sein.

Sapo- und Astroviren können während des gesamten Jahres zu Infektionen führen, zeigen aber in gemäßigten Klimazonen eine Häufung während der Wintermonate (Zbinden 2019). Die Übertragung erfolgt fäkal-oral. Bei Sapoviren kann es auch zu lebensmittelassoziierten Erkrankungen kommen. Mögliche Quellen sind Meeresfrüchtesalat, Salat oder Trinkwasser (Zbinden 2019). Bei Adenoviren erfolgt die Übertragung auf fäkal-oralem Weg meist von Mensch zu Mensch. Eine klare Saisonalität wurde bislang nicht beschrieben.

Infektionen durch Sapoviren unterscheiden sich vom **klinischen Aspekt** kaum von der Erkrankung durch Noroviren (➤ Kap. 2.5.2) (Zbinden 2019). Die Krankheitsverläufe sind allerdings etwas leichter. Astrovirus-Diarrhöen verlaufen im Vergleich zu Norovirusinfektionen relativ milde. Bei Astroviren wurden aber auch schwerwiegende, generalisierte Infektionen mit ZNS-Beteiligung beschrieben (Zbinden 2019). Die Symptomatik bei Adenoviren ähnelt der von Norovirusinfektionen, allerdings kommt es zu weniger Erbrechen.

Die **Diagnose** von Astro-, Sapovirus- und Adenovirusinfektionen erfolgt durch spezifische Nukleinsäureamplifikationstechniken (NAT), entweder als Einzelnachweis oder im Rahmen von Multiplex-NAT (Zbinden 2019). Für Adenoviren stehen auch kommerzielle

Antigennachweise zur Verfügung, die allerdings eine niedrigere Sensitivität gegenüber NAT aufweisen.

Auch bei **Infektionen mit Coronaviren** treten gastrointestinale Symptome auf. Dies betrifft zum Beispiel die humanen Coronaviren OC43 und 229E, aber auch SARS-CoV und SARS-CoV-2 (➤ Kap. 2.14). Bei einer Infektion mit SARS-CoV tritt bei ca. einem Drittel der Patienten Durchfall auf, bei SARS-CoV-2 kommt es bei bis zu 60 % der Patienten zum Auftreten gastrointestinaler Symptome.

Der Erkrankungsverlauf bei Infektionen mit den oben aufgeführten Viren ist in der Regel selbstlimitierend und mild. Ausnahmen sind schwere Verläufe bei immunsupprimierten Patienten. Daher ist auch die supportive Therapie mit einer suffizienten Rehydratation zumeist ausreichend.

LITERATUR

Ahmed SM, Hall AJ, Robinson AE, Verhoef L, Premkumar P, Parashar DU et al. Global prevalence of norovirus in cases of gastroenteritis: a systematic review and meta-analysis. Lancet Infect Dis 2014; 14(8): 725–730.

Ardura-Garcia C, Kreis C, Rakic M, Jaboyedoff M, Mallet MC, Low N et al. Rotavirus disease and health care utilisation among children under 5 years of age in highly developed countries: A systematic review and meta-analysis. Vaccine 2021; 39(22): 2917–2928.

Ball JM, Tian P, Zeng CQ, Morris AP, Estes MK. Age-dependent diarrhea induced by a rotaviral nonstructural glycoprotein. Science 1996; 272(5258): 101–104.

Chhabra P, de Graaf M, Parra GI, Chan MC, Green K, Martella V et al. Updated classification of norovirus genogroups and genotypes. J Gen Virol 2019; 100(10): 1393–1406.

Hagbom M, Istrate C, Engblom D, Karlsson T, Rodriguez-Diaz J, Buesa J et al. Rotavirus stimulates release of serotonin (5-HT) from human enterochromaffin cells and activates brain structures involved in nausea and vomiting. PLoS Pathog 2011; 7(7): e1002115.

Lindsay L, DuPont HL, Moe CL, Alberer M, Hatz C, Kirby AE et al. Estimating the incidence of norovirus acute gastroenteritis among US and European international travelers to areas of moderate to high risk of traveler's diarrhea: a prospective cohort study protocol. BMC Infect Dis 2018; 18(1): 605.

Lucero Y, Matson DO, Ashkenazi S, George S, O'Ryan M. Norovirus: Facts and Reflections from Past, Present, and Future. Viruses 2021; 13(12): 2399.

Pires SM, Fischer-Walker CL, Lanata CF, Devleesschauwer B, Hall AJ, Kirk MD et al. Aetiology-Specific Estimates of the Global and Regional Incidence and Mortality of Diarrhoeal Diseases Commonly Transmitted through Food. PLoS One 2015; 10(12): e0142927.

Shah N, DuPont HL, Ramsey DJ. Global etiology of travelers' diarrhea: systematic review from 1973 to the present. Am J Trop Med Hyg 2009; 80(4): 609–614.

Tate JE, Burton AH, Boschi-Pinto C, Steele AD, Duque J, Parashar UD, Network WH-cGRS: 2008 estimate of worldwide rotavirus-associated mortality in children younger than 5 years before the introduction of universal rotavirus vaccination programmes: a systematic review and meta-analysis. Lancet Infect Dis 2012; 12(2): 136–141.

Tate JE, Burton AH, Boschi-Pinto C, Parashar UD, World Health Organization-Coordinated Global Rotavirus Surveillance N: Global, Regional, and National Estimates of Rotavirus Mortality in Children < 5 Years of Age, 2000–2013. Clin Infect Dis 2016; 62(Suppl 2): S96–S105.

Walker CL, Aryee MJ, Boschi-Pinto C, Black RE. Estimating diarrhea mortality among young children in low and middle income countries. PLoS One 2012; 7(1): e29151.

Zbinden A. Acute Viral Gastroenteritis: Viruses Other Than Norovirus. Praxis 2019; 108(5): 335–339.

INTERNETQUELLEN

ECDC (Norovirus infection): www.ecdc.europa.eu/en/norovirus-infection.

ECDC (Rotavirus infection). www.ecdc.europa.eu/en/rotavirus-infection.

WHO (Rotavirus): www.who.int/teams/health-product-policy-and-standards/standards-and-specifications/norms-and-standards/vaccines-quality/rotavirus.

2.6 Herpesvirus-Erkrankungen

Thomas Löscher[†], Gerd-Dieter Burchard

Herpesviren sind behüllte Viren mit einer doppelsträngigen, linearen DNA als Genom. Die Familie der *Herpesviridae* umfasst mehr als 200 Mitglieder, die wirtsspezifisch bei vielen Wirbeltieren (Säuger, Vögel, Reptilien, Fische) und einigen Wirbellosen verbreitet sind. Davon kommen 9 spezifisch beim Menschen vor **(humane Herpesviren).** Zudem wurde *Herpesvirus simiae*, ein bei Affen verbreitetes Herpesvirus, selten als Erreger schwerer Myeloenzephalitiden beim Menschen nachgewiesen (➤ Kap. 2.6.2).

2.6.1 Humane Herpesviren

Beim Menschen sind 9 Vertreter aus der Familie der Herpesviren bekannt (➤ Tab. 2.7).

Die humanen Herpesviren sind ubiquitär verbreitet und kommen auch in tropischen Regionen häufig vor. Gemeinsam ist den Herpesviren die Fähigkeit, in besonderen Zielzellen in einen Zustand einer **lebenslangen Persistenz** zu gelangen. Nach der Erstinfektion, die oft unbemerkt bleibt, begeben sich die Herpesviren in den Zustand einer **Latenz,** in der keine neuen Viruspartikel produziert werden.

Tab. 2.7 Humane Herpesviren (HHV) und Erkrankungen des Menschen

Humanes Herpesvirus (HHV) Typ	Virus	Erkrankungen
Alpha-Herpesviren		
HHV1	Herpes-simplex-Virus Typ 1 (HSV1)	Kutane, mukokutane (Herpes labialis, Herpes genitalis) und disseminierte Herpesinfektionen, Enzephalitis
HHV2	Herpes-simplex-Virus Typ 2 (HSV2)	
HHV3	Varicella-Zoster-Virus (VZV)	Windpocken, Zoster
Beta-Herpesviren		
HHV5	Zytomegalovirus (CMV)	Zytomegalie (konnatal, Immunsuppression)
HHV6A	Humanes Herpesvirus 6A	Roseola infantum, mononukleoseartige Erkrankungen, Meningoenzephalitiden, Enzephalitis nach allogener Stamzelltransplantation (meist HHV6B)
HHV6B	Humanes Herpesvirus 6B	
HHV7	Humanes Herpesvirus 7	Roseola infantum
Gamma-Herpesviren		
HHV4	Epstein-Barr-Virus (EBV)	Infektiöse Mononukleose, Haarleukoplakie, lymphoproliferative Syndrome, Malignome
HHV8	Kaposi-Sarkom-Herpesvirus (KSHV)	Kaposi-Sarkom, Lymphome, Castleman-Krankheit

Eine **Reaktivierung** ist vor allem bei einer Schwächung des Immunsystems bzw. in höherem Alter (Immunoseneszenz) möglich und kann erneute, besonders bei Immundefizienz zum Teil schwer verlaufenden Erkrankungen verursachen. Die Reaktivierung kann jedoch auch ohne auffällige Symptome ablaufen und aufgrund der Vermehrung und Ausscheidung von Viren zur Übertragung auf andere Menschen führen. Bei zwei Mitgliedern der Familie der Herpesviren kann es als Folge der latenten Infektion zu malignen Erkrankungen kommen.

Zur **Diagnostik und Therapie** der humanen Herpesvirus-Infektionen wird auf die gängigen Lehrbücher verwiesen. Bisher gibt es nur gegen das Varicella-Zoster-Virus Impfstoffe.

Herpes-simplex-Virus

Infektionen durch Herpes-simplex-Viren (HSV1, HSV2) sind weltweit verbreitet. Nach Schätzungen der WHO sind global ca. 3,7 Milliarden Menschen im Alter unter 50 Jahren mit HSV1 infiziert, bei ca. 490 Millionen Menschen im Alter von 15 bis 49 Jahren liegt ein genitaler Herpes durch HSV2 vor. Die meisten HSV1-Infektionen werden bereits in der Kindheit erworben. Demgegenüber werden HSV2-Infektionen vorwiegend sexuell und nach der Pubertät übertragen, wobei Frauen fast doppelt so häufig betroffen sind, da eine Übertragung vom Mann auf die Frau effizienter ist. Die HSV2-Prävalenz nimmt mit dem Alter zu, die Inzidenz von Neuinfektionen ist jedoch in der Adoleszenz am höchsten. HSV2-Infektionen sind in LMIC häufiger und erreichen bei Schwangeren in einigen subsaharischen Regionen Afrikas Prävalenzraten von 60 %, während die Prävalenz von genitalem Herpes durch HSV1 in LMIC niedriger ist. HSV ist weltweit die häufigste Ursache einer sporadischen Enzephalitis und wird nach der Neugeborenenperiode zu 90 % durch HSV1, zuvor sowohl durch HSV1 und HSV2 verursacht.

Varicella-Zoster-Virus

Das Varicella-Zoster-Virus ruft die **Windpocken** (chickenpox) als Manifestation der Primärinfektion hervor. Bei Reaktivierung entwickelt sich **Herpes zoster** (shingles). Als Komplikation der Varizellen kommt es selten zu Pneumonie, Hepatitis, Nephritis oder Meningoenzephalitis. In Afrika kann Mpox eine wichtige Differenzialdiagnose zu Windpocken sein (➤ Kap. 2.7).

Zytomegalievirus

Das Zytomegalievirus (CMV) kann bei Menschen mit geschwächtem Immunsystem, einschließlich Neugeborenen, die im Mutterleib mit CMV infiziert wurden, zu schweren Erkrankungen und sogar zum Tod führen. Die CMV-Seroprävalenz der erwachsenen Bevölkerung liegt in Ländern des Globalen Südens bei 80–100 %. Die Übertragung erfolgt durch CMV-haltige Körperflüssigkeiten, meist über direkten (Schleimhaut-)Kontakt. CMV ist eine wichtige Differenzialdiagnose bei Rückkehrern aus den Tropen mit Fieber, Lymphadenopathie und atypischer Lymphozytose. Eine Zytomegalie kann bei Bluttransfusionen in den Tropen übertragen werden.

HHV6 und HHV7

HHV6 und HHV7 sind lymphozytotrophe (bevorzugte Vermehrung in T-Zellen) Viren mit enger Verwandtschaft zum Zytomegalievirus. Beide sind global verbreitet. Bei HHV6 existieren zwei Serotypen (6A vornehmlich in Afrika, 6B vornehmlich in den gemäßigten Klimazonen). Der Mensch ist das einzige Virusreservoir. Infektionen mit HHV6 werden vor allem im Säuglings- und frühen Kleinkindalter erworben, wenn die diaplazentaren mütterlichen Antikörper verschwinden, Infektionen mit HHV7 werden etwas später erworben. Hohe Durchseuchungsraten werden für beide Viren bereits bei Jugendlichen erreicht und betragen bei Erwachsenen in den meisten Regionen 90 % und mehr.

Nach Abklingen der akuten Infektion persistiert das Virus im Wirtsorganismus. Die Mehrzahl der Primärinfektionen verläuft asymptomatisch oder als unspezifische fieberhafte Allgemeinerkrankung (Inoue et al. 2023), zum Teil mit Lymphadenopathie und respiratorischen oder gastrointestinalen Symptomen (mononukleoseartige Erkrankungen). Vor allem HHV6, aber auch HHV7 verursachen bei Kleinkindern häufig das typische Krankheitsbild des **Drei-Tage-Fiebers** (Exanthema subitum, Roseola infantum oder 6. Krankheit).

EBV-Infektionen

EBV-Infektionen sind global verbreitet und erreichen im Erwachsenenalter weltweit Durchseuchungsraten von über 90 %. Die Infektion findet in Ländern des Globalen Südens vor allem im Kleinkindesalter statt und verläuft dann meist asymptomatisch. In Ländern mit hohen Hygienestandards wird sie eher in der Adoleszenz erworben (kissing disease) und verläuft dann oft unter dem Krankheitsbild der infektiösen Mononukleose (IM). Das Epstein-Barr-Virus spielt bei verschiedenen, insbesondere auch in den Tropen vorkommenden Tumoren eine ursächliche Rolle: Burkitt-Lymphom, Nasopharynxkarzinom, Hodgkin-Lymphom, Posttransplantationslymphom (Burkitt-Lymphom ➤ Kap. 11.9).

HHV8

Das humane Herpesvirus 8 (HHV8), auch bekannt als **Kaposi-Sarkom-assoziiertes Herpesvirus (KSHV)** ist der Erreger des **Kaposi-Sarkoms** (KS) sowie des primären **Effusionslymphoms** und der meisten multizentrischen **Castleman-Erkrankungen.** Die Prävalenz von KSHV/HHV8 liegt in Afrika südlich der Sahara (insbesondere in den zentralen und östlichen Regionen) bei 50–60 %, ist aber auch im Mittelmeerraum, im Nordwesten Chinas und in indianischen Populationen in Südamerika endemisch. Die Inzidenz von KS ist in HHV8-endemischen Populationen erhöht. Wahrscheinlich tragen mehrere KSHV-/HHV8-Proteine zur malignen Transformation von Endothelzellen beim KS bei (zum Kaposi-Sarkom ➤ Kap. 11.9). Die Übertragung von KSHV/HHV8 erfolgt offenbar vor allem über Speichel. In nicht endemischen Ländern erfolgt die Übertragung von HHV8 hauptsächlich beim Geschlechtsverkehr, während in Endemiegebieten die Virusübertragung offenbar innerhalb von Familien erfolgt, hauptsächlich von der Mutter auf das Kind und zwischen Geschwistern. Ein vertikaler oder ein peripartaler Infektionsmodus wird ebenfalls vermutet (Capan-Melser et al. 2015).

2.6.2 Herpesvirus simiae

Erreger, Epidemiologie und Übertragung

Das **Herpes-B-Virus (BV)** kommt natürlicherweise bei asiatischen Affen der Gattung *Macaca* vor. BV war im Laufe der Jahre seit seiner Isolierung im Jahr 1932 unter mehreren Namen bekannt (am häufigsten *Herpesvirus simiae,* Cercopithecine herpesvirus 1, Affen-B-Virus und Herpes B). Es wird vom International Committee on Taxonomy of Viruses offiziell als **Macacine Alpha-Herpesvirus 1 (McHV-1)** bezeichnet. McHV-1 ist ein Mitglied der Familie *Herpesviridae,* Unterfamilie *Alphaherpesvirinae,* Gattung *Simplexvirus.* McHV-1 löst bei den Makaken keine oder nur milde Symptome ähnlich einem Herpes labialis aus.

McHV-1 wird normalerweise horizontal zwischen Makaken in Asien durch direkten Kontakt und Austausch von Körpersekreten übertragen. Aufgrund des Einsatzes von Affen und Affenzellkulturen in der biomedizinischen Forschung sowie der Haltung von Makaken in zoologischen Gärten wie im privaten Bereich ist das Virus aber weltweit verbreitet. Infizierte Makaken kommen also nicht nur in Asien vor; z. B. scheiden Rhesusaffen in einem beliebten öffentlichen Park in Südflorida Herpesvirus B aus. Infektionen anderer Affen-Spezies können zu schweren Erkrankungen mit hoher Letalität führen. Wird *Herpesvirus simiae* auf den Menschen übertragen, kann es zur **Herpes-B-Enzephalitis** mit sehr schwerem, meist tödlichem Verlauf kommen. Bislang sind ca. 60 Fälle menschlicher Infektionen dokumentiert.

Bisher traten fast alle bestätigten Fälle mit McHV-1 bei Personen auf, die mit in Gefangenschaft gehaltenen Affen gearbeitet haben. Menschen infizieren sich typischerweise durch direkten **Kontakt mit infizierten Makaken oder mit kontaminierten Materialien** (z. B. schmutzige Käfige, Zellpräparate). Obwohl im Labor eine Aerosolinfektion beschrieben und in zwei zoonotischen BV-Fällen vermutet wurde, gibt es keinen eindeutigen Beweis dafür, dass die Aerosolübertragung von BV auf natürliche Weise erfolgt. Die überwiegende Mehrheit der menschlichen BV-Infektionen wurde nach **Bissen** oder **Kratzern** von Makaken gesehen. Es wurden jedoch andere Übertragungswege dokumentiert, z. B. Spritzer von Makakenurin ins Auge, Nadelstichverletzungen, Kontamination von Schnittwunden mit Material aus primären Makakenzellen im Labor sowie eine Mensch-zu-Mensch-Übertragung (Eberle et al. 2017). Es ist unklar und rätselhaft, warum praktisch keine Fälle bei Einheimischen und Touristen auftreten, die sehr häufig von Makaken gebissen oder gekratzt werden (Muehlenbein et al. 2020, Thakur et al. 2020).

Klinik

Nach einer **Inkubationszeit** von 2 Tagen bis 5 Wochen kann sich eine schwere, aufsteigende nekrotisierende **Myeloenzephalitis** mit Einschlusskörperchen in den Nerven- und Gliazellen entwickeln. Leitsymptome sind Fieber, Schüttelfrost, Lymphangitis, Nausea, starke Kopfschmerzen und Verwirrtheit. Meist kommt es zu neurologischen Symptomen wie Ataxie, Hyperästhesie, Agitiertheit und aufsteigenden schlaffen Lähmungen. Die Letalität liegt bei 80 %.

Diagnostik

Bei Verdacht auf eine manifeste Herpes-B-Infektion ist eine weitere Diagnostik mittel PCR und/oder Kultur aus Liquor und ggf. verdächtigen Hautläsionen erforderlich.

Therapie

Nach Exposition sollte rasch eine **intensive Wundreinigung** mit Kochsalzlösung und Seife oder Detergenzien (Chlorhexidine oder Povidon-Jod) durchgeführt werden sowie eine anschließende Spülung mit Wasser über 15 bis 20 Minuten.

Die Behandlung erfolgt parenteral entweder mit **Aciclovir** (12,5–15 mg/kg alle 8 Stunden) oder mit dem in vitro und tierexperimentell besser wirksamen **Ganciclovir** (5 mg/kg alle 12 Stunden) über mindestens 14 Tage. In einigen Fällen führte die frühzeitige antivirale Therapie zum Überleben einer Herpes-simiae-Enzephalitis.

Prävention

Insbesondere in Einrichtungen zur Haltung von Labor- und Zootieren müssen genaue Protokolle für alle Mitarbeiter zu den Schutzmaßnahmen und zum Vorgehen bei möglicher Exposition vorliegen und regelmäßig trainiert werden (Cohen et al. 2002). Es wird auf die Empfehlungen der CDC verwiesen.

Reisemedizinische Bedeutung

Bisse oder Kratzer durch Affen sind bei Reisen keine seltenen Ereignisse (z. B. Einzel- und Zootiere, Tempelaffen), insbesondere bei Kindern. Dennoch sind bislang keine auf Reisen erworbenen Fälle einer Infektion oder Erkrankung durch *Herpesvirus simiae* bekannt geworden, obwohl in einigen beliebten Reiseregionen (z. B. Bali) relativ hohe Durchseuchungsraten von Affen mit *Herpesvirus simiae* vorliegen. In Einzelfällen kann bei Bissen durch asiatische Makaken eine postexpositionelle antivirale Chemoprophylaxe erwogen werden.

LITERATUR

Capan-Melser M, Mombo-Ngoma G, Akerey-Diop D, et al. Epidemiology of Human Herpes Virus 8 in Pregnant Women and their Newborns – A cross-sectional delivery survey in Central Gabon. Int J Infect Dis. 2015; 39: 16–9.

Cohen JI, Davenport DS, Stewart JA et al. Recommendations for prevention of and therapy for exposure to B virus (cercopithecine herpesvirus 1). Clin Infect Dis 2002; 35: 1191–1203.

Eberle R, Jones-Engel L J Understanding Primate Herpesviruses. Emerg Dis Virol 2017; 3(1): 10.16966/2473–1846.127.

Inoue J, Weber D, Fernandes JF et al. HHV-6 infections in hospitalized young children of Gabon, Infection 2023; 51: 1759–1765.
Muehlenbein MP, Angelo KM, Schlagenhauf P et al. GeoSentinel Surveillance Network. Traveller exposures to animals: a GeoSentinel analysis. J Travel Med 2020; 27(7): taaa010.
Thakur S, Chauhan V, Sharma K, Singh MJ. Over 8000 Macaque Bites Since 2014 but No Herpes B Virus Infection Reported from Shimla, India. Glob Infect Dis 2020; 12(3):163–164.

INTERNETQUELLEN
CDC (B Viru): www.cdc.gov/herpes-b-virus/about/index.html.
Deutsches Primatenzentrum (Einfluss von Herpes Simplexviren auf die Gesundheit von Menschen und nicht-menschlichen Primaten). www.dpz.eu/infektionsbiologie/virusdiagnostik/herpes-simplexviren-von-primaten.
WHO (Herpes simplex virus): www.who.int/news-room/fact-sheets/detail/herpes-simplex-virus.

2.7 Erkrankungen durch Pockenviren

Hermann Meyer

Das Wichtigste in Kürze

Die hier beschriebenen Pockenviren gehören taxonomisch zur Familie *Poxviridae,* Subfamilie *Chordopoxvirinae.* Es handelt sich um komplexe Viren, die aus ca. 100 verschiedenen Proteinen bestehen und sich im Zytoplasma vermehren. Morphologisch sind sie entweder ziegelsteinförmig (Orthopocken-, Yatapocken- und Molluscipockenviren) oder ovoid (Parapockenviren). Ihr Genom ist eine lineare Doppelstrang-DNA von 134.000 bis 228.000 Basenpaaren Länge mit kovalent geschlossenen Enden. Für viele Pockenviren liegen komplette Genomsequenzen vor. Damit lassen sich verschiedene Genera und Spezies unterscheiden, auch können einzelne Stämme und Varianten abgegrenzt werden. Im Genus *Orthopoxvirus* gibt es 4 Spezies, deren Vertreter beim Menschen zu generalisierten oder lokalen Infektionen führen können. Die „berüchtigtste" Spezies ist das **Variolavirus,** der Erreger der Pocken (smallpox), die ausgerottet werden konnten. Derzeit verursachen **Affenpockenviren** weltweit beim Menschen Pockenerkrankungen, während Infektionen mit Vaccinia- und Kuhpockenviren wesentlich seltener lokale Läsionen bewirken. Alle Orthopockenviren sind morphologisch nicht voneinander zu unterscheiden und weisen eine hohe serologische Kreuzreaktivität auf.

2.7.1 Variolavirus, der Erreger der Pocken

Bedeutung der Pocken heute

Es war einer der größten Triumphe der Weltgesundheitsorganisation: Am 8. Mai 1980 wurde die vollständige **Ausrottung des Variolavirus,** des Erregers der Pocken, verkündet. Seit Menschengedenken hatte dieses Virus Millionen Menschen getötet, allein im 20. Jahrhundert starben rund 300 Millionen Menschen daran. Seit 1978 gab es weltweit keinen Pockenfall mehr, doch vermehrungsfähige Variolaviren lagern noch in Hochsicherheitslaboren in den USA und in Russland. Auszuschließen ist es nicht, dass es noch irgendwo versteckte Bestände gibt. Mit Hilfe der synthetischen Biologie könnte man heute sogar vermehrungsfähiges Variolavirus aus Chemikalien in vitro herstellen. Eine absichtliche Freisetzung des Variolavirus wäre heutzutage eine Katastrophe. Daher wird es unter den **„Class A Bioterrorist Threats"** als der gefährlichste Erreger angesehen. Da es so gut wie keine Geimpften mehr gibt und der Anteil immunsupprimierter Personen deutlich gestiegen ist, würde das Virus während der Inkubation über den interkontinentalen Verkehr in kürzester Zeit jeden Winkel der Erde erreichen. Hinzu kommen die besonders hohe Infektiosität und Stabilität im luftgetragenen Zustand, die eine Rate von bis zu 10 Sekundärinfektionen pro Indexpatient ermöglichen. Die Diagnose einer Pockenerkrankung würde somit – in Abhängigkeit vom Verlauf – aufgrund der langen **Inkubationszeit** erst 7 bis 21 Tage nach „Ausbringung" gestellt werden können. Ein globaler Public-Health-Notfall wäre die Folge. Daher hat die WHO Forschungsarbeiten mit vermehrungsfähigen Variolaviren für die Entwicklung moderner diagnostischer Verfahren, sicherer Impfstoffe und antiviraler Medikamente für den Einsatz im Notfall autorisiert (Meyer, Ehmann und Smith 2020).

Herkunft der Pocken und Pockenschutzimpfung

Typische Narben auf ägyptischen Mumien belegen, dass es das Variolavirus schon seit über 3.000 Jahren gibt. Erste klinische Beschreibungen finden sich in chinesischen und indischen Schriften aus dem 4. bzw. 7. Jahrhundert v. Chr. Ausgehend von den damaligen Siedlungsgebieten hat sich das Virus mit dem Bevölkerungswachstum und der Kolonisierung weltweit verbreitet.

Schon früh versuchte man, sich durch **„Variolation"** zu schützen: Dabei wurde Pustelmaterial von einem Pockenkranken in den Arm eines Gesunden geritzt oder das Material wurde inhaliert. Es kam zwar zu Fieber und Ausschlag, aber es traten weniger Todesfälle auf als bei natürlicher Infektion. Vor über 200 Jahren beobachtete Edward Jenner, dass Milchmädchen vor den Pocken geschützt waren, wenn sie zuvor eine Infektion mit Kuhpockenvirus durchgemacht hatten. Jenner, der die Methode der Variolation kannte, vermutete, dass sich nach lokaler Inokulation mit Kuhpockenvirus eine belastbare Immunität gegenüber Pocken ausbildet. Vom lateinischen Namen *vacca* (= die Kuh) leiteten sich Begriffe wie „vaccination", „Vakzine" und „Vacciniavirus" ab. Wann und wie es im Laufe der Jahre zur Verdrängung des ursprünglich verwendeten Kuhpockenvirus durch das **Vacciniavirus als Impfvirus** kam, ist nicht bekannt. Jenner hoffte schon vor 200 Jahren, dass sich bei konsequenter Anwendung der Impfung die Pocken ausrotten ließen. Obwohl verschiedene Länder die Schutzimpfung über Jahre hinweg praktizierten, gelang es erst 1980 durch das konsequent betriebene und weltweit koordinierte **Eradikationsprogramm** der WHO, die Pocken endgültig zu tilgen. Von entscheidender Bedeutung für diesen Erfolg war zum einen die hohe Kreuzimmunität und zum anderen die Tatsache, dass es für Variolaviren weder ein tierisches Reservoir noch gesunde Virusausscheider oder chronische Verlaufsformen gab.

Bekannte **Komplikationen der Impfungen,** wie Vaccinia generalisata, Ekzema vaccinatum, Vaccinia progressiva, postvakzinale Enzephalitis und Myokarditis wurden im Rahmen der Eradikation

2

seinerzeit in Kauf genommen. Nach Erfahrungswerten aus den 1950er und 1960er Jahren rechnete man mit 15 lebensbedrohlichen Komplikationen und zwei Todesfällen pro einer Million Geimpfter. Heute ist die Pockenpflichtimpfung weltweit abgeschafft (Henderson et al. 1999).

Übertragung und Klinik

Üblicherweise wird Variolavirus bei engem Kontakt direkt über **erregerhaltige Tröpfchen** übertragen, und zwar durch Inhalation von Tröpfchen, die bereits in einer frühen Phase der Infektion von den infizierten Schleimhautzellen des Respirationstrakts durch Husten ausgeschieden werden. Da die charakteristischen Pockenläsionen zu diesem Zeitpunkt nicht ausgebildet sind, infizierten sich häufig Familienangehörige bzw. das Pflegepersonal. Bei Ungeimpften kann die sekundäre Befallsrate bis zu 60 % betragen. Das Virus kann aber auch durch **Kontakt mit Körperflüssigkeiten, Pockenvesikeln bzw. Krusten** übertragen werden. Seltener wurde über aerogene Übertragungen über größere Entfernungen durch Aerosole berichtet.

Am Ende der 7- bis 19-tägigen **Inkubationszeit** (meist 10 bis 14 Tage) kommt es in der Prodromalphase (2 bis 4 Tage) zu hohem Fieber, Kopf- und Rückenschmerzen sowie starker Abgeschlagenheit. Dann zeigt sich ein **Ausschlag** in Form von roten Pünktchen auf der Zunge und im Mund. Diese Bereiche ulzerieren schnell, wodurch große Mengen an Virus freigesetzt werden können. Ein bis zwei Tage später kommt es zum Ausschlag (rash) , zunächst im Bereich des Gesichts und der Unterarme, bevor er sich auf Rumpf und Beine ausbreitet. Die stecknadelkopfgroßen, blassroten Effloreszenzen entwickeln sich in etwa 5 Tagen unter Größenzunahme zu Bläschen, die sich zu nabelförmig eingedellten, erbsengroßen **Pockenbläschen** umwandeln. Der Bläscheninhalt trübt sich (Pustelbildung). Die Pusteln sind rund, prall gefüllt und tief in die Haut eingebettet. An Hand- und Fußflächen überragen die Pusteln die Hautoberfläche nur wenig. Alle Pusteln zeigen das gleiche Entwicklungsstadium (➤ Abb. 2.24). Etwa 9 Tage nach dem Ausschlag beginnt die Krustenbildung. In unkomplizierten Fällen entfiebert der Kranke zu Beginn der 3. Krankheitswoche. Bis sich die Krusten abgelöst haben und Narben sichtbar werden, vergehen noch weitere 10 bis 12 Tage. Bei einer letal verlaufenden Infektion tritt der Tod meist in der 2. Krankheitswoche ein.

> Die Manifestationsrate der Pocken liegt bei nahezu 100 %, d. h., jeder Infizierte wird klinisch krank.

Bei Ungeimpften muss mit einer Letalität von 30 % gerechnet werden. Der normale Verlauf wird als **Variola major,** ein besonders milder als **Variola minor** oder **Alastrim** bezeichnet (Letalität bei Ungeimpften 1,5–5 %). Bei **Variola pustulosa haemorrhagica** („schwarze Blattern“) ist der Pustelinhalt blutig (sekundär hämorrhagische Pocken), und der Tod tritt meist am 6. Krankheitstag ein. Gesunde Virusausscheider oder chronische Verlaufsformen sind nicht bekannt. Die Immunität nach überstandener Krankheit ist robust und lang andauernd (Breman und Henderson 2002).

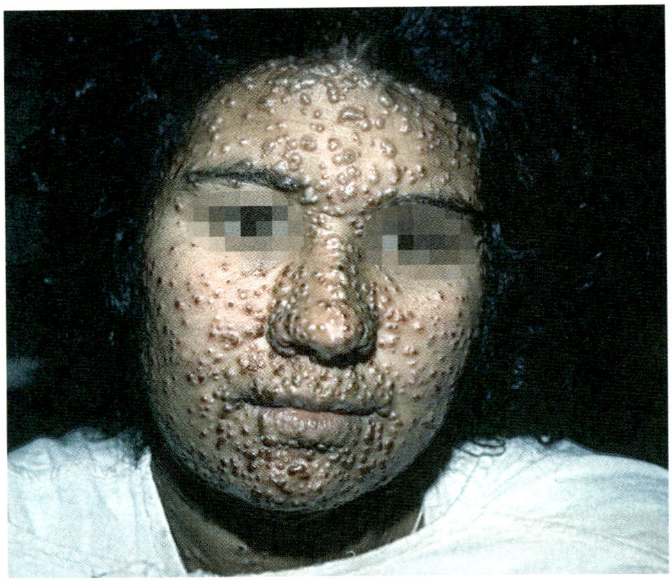

Abb. 2.24 Pockenexanthem [P1537]

Diagnose und Differenzialdiagnose

Früher konnte bei Vorliegen der typischen Läsionen die Diagnose „Pocken“ relativ einfach gestellt werden. Nach Tilgung der Pocken ist diese Erfahrung aber verloren gegangen.

Differenzialdiagnostisch muss immer auch an eine Infektion mit **Varicella-Zoster-Virus (Windpocken)** gedacht werden. Allerdings entwickeln sich bei Windpocken die Läsionen in unterschiedlichen Reifestadien (Vesikel, Pusteln oder Krusten), die oberflächlich auftreten und sich fast nie an Hand- und Fußflächen finden. Ferner sind **Affenpocken** (➤ Kap. 2.7.2) oder generalisierte Infektionen mit **Vaccinia-** oder **Kuhpockenvirus** ebenso abzugrenzen wie **Herpes simplex generalisatus, Erythema multiforme, Ekzema vaccinatum** oder **Insektenstiche.** Eine möglichst rasche Diagnose ist essenziell, um in der Frühphase der Erkrankung – mit hoher Virusausscheidung und ohne ausgeprägte klinische Symptome – die Anzahl weiterer Infektionen möglichst gering zu halten (Breman und Henderson 2002).

> Der Verdacht einer Pockeninfektion ist meldepflichtig und muss in spezialisierten Laboren bestätigt werden, da der dringende Verdacht einer bioterroristischen bzw. kriminellen Ausbringung besteht.

Verwendet werden generische **PCR-Verfahren** (Nachweis des Genus Orthopockenvirus), gefolgt von Variola-, Affenpocken-, Kuhpocken- und Vacciniavirus-spezifischen PCR-Verfahren (Olson et al. 2004). In der Frühphase ist die Untersuchung von respiratorischen Sekreten angezeigt, bei Vorliegen von Läsionen sind Abstriche von Vesikeln oder Krusten zu nehmen. Bei bestätigtem Nachweis von Variolavirus-DNA ist die WHO zu involvieren und das Probenmaterial abzugeben, um forensisch den Nachweis eines bioterroristischen Anschlags zu sichern (Meyer, Ehmann und Smith 2020).

Therapie und Bekämpfung

Vor einer Pockeninfektion kann man sich vorbeugend durch eine **Impfung** mit einem der in den USA zugelassenen Impfstoffen ACAM2000 und JYNNEOS (letzterer in Europa unter dem Handelsnamen IMVANEX zugelassen) schützen. JYNNEOS/IMVANEX enthalten das attenuierte Vacciniavirus MVA, das auch bei immungeschwächten Personen angewendet werden kann. Im Fall einer bioterroristischen Freisetzung ist eine Impfung allerdings wenig hilfreich für die direkt Betroffenen, denn sie müsste – um zu schützen – bereits innerhalb von 3 bis 5 Tagen nach Infektion erfolgen. Da sich Symptome aber erst nach ca. 14 Tagen zeigen, wird ein Pockenausbruch wohl erst zu diesem Zeitpunkt diagnostiziert.

Dank intensiver Forschungsarbeiten steht ein **effektiver, antiviraler Wirkstoff** in Kapselform gegen Pocken zur Verfügung, der auch bei bereits symptomatischen Patienten vor einem schweren Verlauf schützt. In den USA ist er seit 2018 unter dem Namen TPOXX, in Europa unter dem Namen TECOVIRIMAT seit 2022 zugelassen.

Gemäß § 6 IfSG sind Krankheitsverdacht, Erkrankung und Tod an bzw. durch Pocken zu melden. Ein **Pockenausbruch** kann nur mit einer Kombination verschiedener Maßnahmen beherrscht werden: Das Massenscreening mittels PCR-Verfahren erlaubt die rasche Identifizierung von mit Pocken infizierten Personen, die isoliert und mit TPOXX/TECOVIRIMAT behandelt werden müssen. Pockenansteckungsverdächtige (Kontaktpersonen) müssen ermittelt werden, sie unterliegen für 17 Tage einer Quarantäne und sollten getestet und geimpft bzw. bei Auftreten von Symptomen behandelt werden. Begleitet werden müssen diese Maßnahmen von den bekannten Abstands- und Hygieneregeln. Aus Angst vor einem bioterroristischen Einsatz hat die Bundesregierung um die Jahrtausendwende ausreichend Pockenimpfstoff erworben. Es sind die Impfstoffe Lancy-Vaxina und Lister Elstree-BN, mit denen Ende der 1970er Jahre die Pocken ausgerottet wurden. Zugelassen sind sie nicht, sie können aber im Notfall nach der AMG-Zivilschutzausnahmeverordnung eingesetzt werden, Rechtsgrundlage hierfür ist § 20 IfSG.

2.7.2 Mpox-Virus (früher: Affenpockenvirus)

> Die Bezeichnung „Affenpocken" wurde 2022 auf Empfehlung der WHO in „Mpox" umbenannt, da der Begriff „Affenpocken" als rassistisch oder stigmatisierend wahrgenommen werden kann.

Epidemiologie und Übertragung

In einigen Ländern West- und Zentralafrikas, die von der WHO schon als pockenfrei geführt wurden, traten in den 1970er Jahren sporadisch Läsionen bei Kindern auf, die denen der originären Menschenpocken ähnelten. Sie wurden aber durch Mpox-Virus (MPX, früher Affenpockenvirus) verursacht, eine 1958 in Zoos bei Affen neu entdeckte Spezies im Genus Orthopoxvirus. Jedoch sind Affen Fehlwirte, das eigentliche Reservoir stellen Hörnchen (Feuerfußhörnchen) und möglicherweise andere Nagetiere dar. Der Mensch infiziert sich beim Fangen bzw. bei der Zubereitung von „bush meat". **Übertragungen** beschränkten sich auf Familienangehörige, eine sich verselbstständigende Mensch-zu-Mensch-Verbreitung wurde damals noch nicht beobachtet. MPXV werden, basierend auf ihrer Genetik, in Kladen eingeteilt. Bisher wurden humane MPXV-Infektionen mit den Kladen Ia, Ib, IIa und IIb identifiziert, die unterschiedliche geografische Verbreitungsmuster aufweisen. **Virusvarianten** der genetischen Klade I, die in zentralafrikanischen Ländern vorkommen, führen zu Infektionen mit höherer Letalität, schwereren Krankheitsverläufen und einer ausgeprägteren Virämie als die Virusvarianten der Klade II, welche in westafrikanischen Ländern vorkommen (Mitjà et al. 2023).

In den 1990er Jahren wurde über das vermehrte Auftreten von Mpox in Afrika berichtet: Die Fallzahlen in der DR Kongo waren z. T. um das 20-Fache gestiegen (Rimoin et al. 2010). Dies wurde auf die Einstellung der Pockenimpfung (die auch gegen Mpox schützt) zurückgeführt, denn Infektionen traten überproportional häufig bei jüngeren, nicht geimpften Personen auf.

2003 kam es zum ersten **Ausbruch von Mpox mit Viren der Klade II** in einem nicht endemischen Land: In den USA infizierten sich insgesamt 47 Personen über als Schmusetiere verkaufte Präriehund (eine nordamerikanische Gattung von Erdhörnchen). Diese hatten in einer Tierhandlung Kontakt zu importierten Nagern aus Westafrika. Eine Mensch-zu-Mensch-Übertragung wurde nicht beobachtet. In der Zeit von 2003 bis 2018 trat Mpox nur in den endemischen Ländern Afrikas auf. Nach 2018 wurden immer wieder kleinere Ausbrüche außerhalb von Afrika gemeldet, die aber alle ihren Ursprung durch Reisende aus Westafrika hatten.

Das Mpox-Infektionsgeschehen änderte sich im Jahr 2022: Beginnend im Mai wurden in kurzer Zeit weltweit in über 100 Ländern gehäuft Mpox-Fälle beobachtet, die von Mpox-Viren der Klade II verursacht wurden. Bemerkenswert an diesem Ausbruchsgeschehen war die – bisher so nicht beobachtete – **Mensch-zu-Mensch-Übertragung** bei engen, körperlichen Kontakten. In erster Linie sind es sexuelle Aktivitäten, insbesondere bei Männern, die sexuelle Kontakte mit anderen Männern haben (weniger als 1 % der Fälle betrafen Frauen, Jugendliche oder Kinder). Ein großer Teil der Mpox-Infizierten war zudem HIV-positiv. Weltweit wurden bisher mehr als 95.000 Fälle an die WHO gemeldet, darunter rund 170 Todesfälle.

Im Jahr 2024 kam es erneut zu einem Anstieg von Krankheitsfällen durch Mpox-Viren der Klade Ib (bei gleichzeitig zirkulierender Klade Ia und II) in der DR Kongo, dann in mehreren anderen afrikanischen Staaten wie Uganda und Burundu, seit 2025 auch in Sierra Leone. Seit Herbst 2024 wurden in Deutschland und in anderen europäischen Ländern vereinzelte Mpox-Infektionen mit Klade Ib bei Reisenden nachgewiesen. Insgesamt wurden in Deutschland bislang mehr als 4.100 Mpox-Fälle an das RKI übermittelt, der Großteil davon (rund 3.700 Fälle) von Frühsommer bis Herbst 2022. Seitdem sind die Fallzahlen deutlich zurückgegangen. Seit Mitte Oktober 2022 werden nur noch vereinzelte Fälle gemeldet.

Klinik

Allgemeine Symptome wie Fieber, Kopfschmerzen, Muskel- oder Rückenschmerzen oder geschwollene Lymphknoten treten innerhalb von 5 bis 11 Tagen auf. Typisch sind schmerzhafte Hautveränderun-

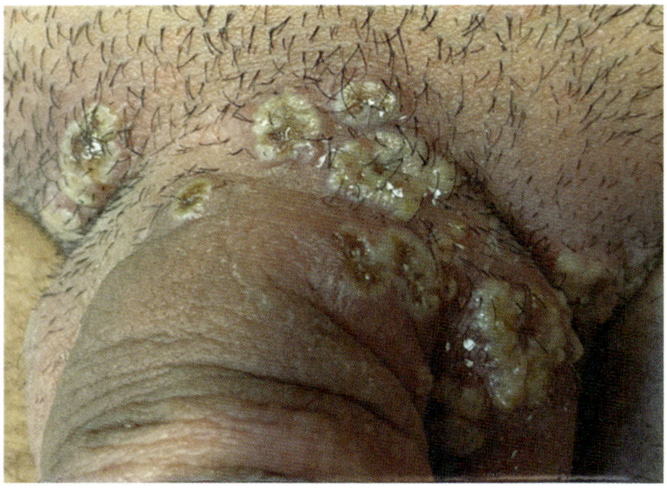

Abb. 2.25 Mpox-Läsionen im Genitalbereich [P1539]

gen, die sich vom Ausschlag/Fleck über Knötchen und Bläschen bis zu Pusteln und Schorf entwickeln. Sie treten oft im Gesicht auf, in der Genital- und/oder Analregion (➤ Abb. 2.25) und heilen in der Regel nach 2 bis 4 Wochen von selbst ab. Der überwiegende Teil der Infektionen verläuft milde, Fälle mit mehr als 50 Läsionen sind eher selten. Schwere Verläufe sind bei Patienten mit Immundefekt (z. B. bei HIV-Infektion mit hoher Viruslast und niedrigen CD4-Zellen) möglich, Komplikationen sind u. a. bakterielle Superinfektionen (skin and soft tissue infections), Proktitis, Tonsillitis und peritonsilläre Abszesse, Augenbeteiligung (➤ Kap. 11.12) und Enzephalitis. Letale Verläufe sind möglich (Nakamura und Yamamoto 2024).

Diagnose und Differenzialdiagnose

Die Labordiagnostik beruht auf dem Erregernachweis in Krusten und/oder in der Vesikelflüssigkeit mittels PCR-Verfahren. Differenzialdiagnostisch sollten Windpocken, Herpes zoster, Syphilis, Scharlach, Lymphogranuloma venereum, Herpes simplex und andere Pockenvirusinfektionen ausgeschlossen werden.

Therapie und Bekämpfung

Bisher einziges in Europa zur Therapie von Mpox zugelassenes Arzneimittel ist das Virustatikum **Tecovirimat**. Gegenwärtig kann keine definitive Aussage zu seiner Wirksamkeit getroffen werden – es wird hierzu auf die Empfehlungen des Ständigen Arbeitskreises der Kompetenz- und Behandlungszentren für Krankheiten durch hochpathogene Erreger (STAKOB) beim Robert Koch-Institut verwiesen.

Im Rahmen der **Expositionsprophylaxe** sollten sexuelle Kontakte mit an Mpox infizierten Personen minimiert und die Zahl der Sexpartner und/oder Sexpartnerinnen reduziert werden. Kondome verhindern den direkten Kontakt mit Schleimhautveränderungen. Solange ein Übertragungsrisiko besteht, sollten Personen mit Mpox-Infektion und deren Partner bzw. Partnerinnen auf jeglichen Sex, Berührungen und Küsse verzichten. Darüber hinaus sollten Betroffene nach Abheilen aller Läsionen für 8 Wochen Kondome benutzen, da das Virus noch eine Zeit lang in der Samenflüssigkeit vorhanden sein könnte.

Auch durch den Einsatz von **Impfstoff** kann das Infektionsgeschehen reduziert werden. In den USA ist seit 2019 der Impfstoff JYNNEOS verfügbar, letzterer ist in Europa unter dem Handelsnamen IMVANEX zugelassen. Bei JYNNEOS/IMVANEX handelt es sich um einen im Menschen nicht vermehrungsfähigen Lebendimpfstoff, der auf dem modifizierten Vacciniavirus Ankara (MVA) basiert. MVA kann in menschliche Zellen noch eindringen, hat aber die Fähigkeit eingebüßt, sich in diesen zu replizieren und eine produktive Infektion auszulösen, kann also auch bei immungeschwächten Personen angewendet werden. Der Impfstoff ist zum Schutz vor Infektionen sowohl mit dem Variolavirus (➤ Kap. 2.7.1) als auch mit dem Mpox-Virus zugelassen. **Reisende** sollten grundsätzlich hygienische Maßnahmen beachten und den Kontakt zu Mpox-Erkrankten meiden. Ist ein direkter Kontakt nicht auszuschließen (z. B. bei ärztlichen oder medizinisch-technischen Einsätzen oder in der Katastrophenhilfe), ist nach Nutzen-Risiko-Abwägung eine Impfung gegen Mpox zu erwägen. Eine allgemeine Reiseimpfempfehlung zum Schutz vor Mpox gibt es aber nicht. IMVANEX kann auch als **Postexpositionsprophylaxe** (PEP) nach Exposition eingesetzt werden, die Impfung sollte so früh wie möglich im Zeitraum von bis zu 14 Tagen nach Exposition erfolgen.

In den Endemiegebieten konzentrieren sich die Maßnahmen auf die Eindämmung von Ausbrüchen, die Steigerung der Impfquoten und den Übergang zu einer längerfristigen, nachhaltigen Bekämpfung (WHO 2025).

2.7.3 Vacciniavirus

Vacciniaviren werden in zahlreichen Laboren für biochemische, virologische und gentechnologische Experimente verwendet, und es wurde über die eine oder andere Laborinfektion berichtet. Vacciniaviren sind außerdem **Grundlage aller Pockenimpfstoffe,** da sie eine belastbare Immunität gegen Menschenpockenviren erzeugen. Lange glaubte man, dass Edward Jenner Kuhpockenvirus verwendet hat (➤ Kap. 2.7.1). In den 1930er Jahren zeigte jedoch eine Analyse des Impfvirus, dass es sich um das später als eigene Spezies geführte Vacciniavirus handelte. Dessen Ursprung ist unbekannt, ein natürlicher Wirt wurde nie gefunden. Wahrscheinlich wurden im Laufe der Jahre unterschiedliche Impfstofflinien mit unterschiedlichen Virenstämmen, einschließlich Pferdepockenvirus, genutzt. In den letzten Jahren wurden aus Brasilien und Indien mehrfach Infektionen bei Menschen, Kühen und Wasserbüffeln mit Vacciniavirus-ähnlichen Viren beschrieben. Diese Viren weisen eine enge phylogenetische Verwandtschaft mit Impfviren auf. Man vermutet, dass diese Viren seit der Impfära in Nagerpopulationen überdauern und sporadisch auch Menschen infizieren können (Duggan et al. 2020).

2.7.4 Kuhpockenvirus

Kuhpockenviren kommen nur in Europa und im angrenzenden asiatischen Raum vor. Lange Zeit galten Rinder als Reservoir, an denen sich Menschen beim Melken infizieren. Heute weiß man, dass der Mensch, die Katze, das Rind und Zootiere Endglieder eines Infektionsgeschehens sind, das von einem **Virusreservoir in Nagern** ausgeht. Kuhpockeninfektionen treten nur sehr sporadisch beim Menschen auf. Die Häufigkeit scheint aber nach Ende der Pockenimpfung zuzunehmen.

Beim Menschen steht eine **Infektion über das „Schmusetier" Katze** im Vordergrund. Die Erkrankung äußert sich lokal an den Kontaktstellen (z. B. Kratzverletzungen) durch rote Hautläsionen, die sich später zentral schwarz verfärben und erst nach 6 bis 8 Wochen abheilen, wobei Narben zurückbleiben. Vor allem bei Jüngeren (ohne Pockenschutzimpfung) kommen Fieber und lokale Lymphknotenschwellungen vor, der Befall der Augenregion wurde ebenfalls beschrieben. Bei immunsupprimierten Patienten können auch schwere systemische Infektionen auftreten, hier könnte TECOVIRIMAT eingesetzt werden (➤ Kap. 2.7.1).

2.7.5 Yatapockenvirus

Tanapockenviren aus dem Genus *Yatapoxvirus* können beim Menschen sehr selten Infektionen auslösen. Das Virus wurde am Tana-Fluss in Kenia 1957 erstmalig beobachtet. Der Erreger kommt in Affen vor, man nimmt an, dass blutsaugende Arthropoden als mechanische Vektoren fungieren. Eine Infektion beginnt als **akute, fieberhafte Erkrankung,** die 3 bis 4 Tage andauert. Juckreiz besteht an den Hautstellen, an denen sich eine oder mehrere **Effloreszenzen** bilden. Anfangs sind diese pockenähnlich, d. h., aus einem Erythem bildet sich eine Papel, die einen Durchmesser von max. 15 mm erreicht. Das Zentrum kann sich nabelförmig einziehen, die regionalen Lymphknoten sind geschwollen. Während der 3. Woche ulzeriert die Wunde und heilt innerhalb von 6 Wochen mit geringer Narbenbildung ab. Bis zu 10 Läsionen sind beschrieben worden (Lewis-Jones 2004).

Da die Infektion in der Frühphase mit den originären Menschenpocken (➤ Kap. 2.7.1), Mpox (➤ Kap. 2.7.2), der Tularämie (➤ Kap. 3.6) oder dem Hautmilzbrand (➤ Kap. 3.9) verwechselt werden kann, ist eine **Abgrenzung mittels PCR** von Bedeutung.

2.7.6 Parapockenvirus

Im Genus *Parapoxvirus* kommen 3 humanpathogene Spezies vor:

- Orf-Virus (auch bekannt als Ecthyma contagiosum)
- Bovines Papuläres Stomatitis-Virus
- Pseudokuhpockenvirus (oder Melkerknotenvirus)

Durch Parapockenviren verursachte **pustuläre Dermatitiden,** die sich auf das Epithelium beschränken, sind seit Jahrhunderten bekannt. Bereits 1798 wies Edward Jenner darauf hin, dass es neben den „echten" Pocken auch die „spurious" Pocken gibt, die nicht zur Pockenschutzimpfung geeignet seien. Dies lässt sich mit der fehlenden Kreuzimmunität zwischen Ortho- und Parapockenviren erklären.

Parapockenviren werden **durch direkten Kontakt** auf beruflich exponierte Personen wie Schäfer, Bauern und Tierärzte übertragen. Die **Inkubationszeit** beträgt 4 bis 8 Tage, danach kommt es zu Proliferationen mit hyperämischen Kapillaren und Venen. Die Läsionen von bis zu 2 cm Durchmesser können bis zu 6 Wochen bestehen bleiben. Persistierende Infektionen sind nicht bekannt.

Die **Diagnose** kann mittels Elektronenmikroskopie leicht gestellt werden: Parapocken-Viruspartikel sind ovoid und zeigen eine regelmäßige Anordnung ihrer Oberflächenfilamente, die eine rasche Abgrenzung zu den anderen Pockenviren erlaubt. Die Behandlung erfolgt symptomatisch (Lewis-Jones 2004).

2.7.7 Molluscum-contagiosum-Virus

Dellwarzen (Mollusca contagiosa, Mollusken) sind weltweit verbreitete, harmlose Wucherungen der Haut, die überall am Körper auftreten können und durch Schmierinfektionen mit dem Molluscum-contagiosum-Virus verursacht werden. Dellwarzen sind stecknadelkopf- bis erbsengroße, weiße, rötliche oder hautfarbene Knötchen mit glatter und oft glänzender Oberfläche, die häufig multipel auftreten. Sie haben meist in der Mitte eine kleine Öffnung, aus der sich auf Druck eine weißliche Masse entleeren lässt, und sie treten in unterschiedlicher Anzahl (wenige bis mehrere Hundert) am ganzen Körper auf. Mollusken werden **durch direkten oder indirekten Kontakt** übertragen. Am häufigsten kommen sie bei Kindern unter 10 Jahren vor. Die **Inkubationszeit** liegt zwischen 17 Tagen und 3 Monaten. Bei einem großen Teil der Patienten bilden sich die Veränderungen nach 6 bis 9 Monaten ohne Behandlung spontan zurück. Sie können aber auch mehrere Jahre bestehen bleiben. Die Verdachtsdiagnose ist dank des charakteristischen Aussehens meist per **Blickdiagnose** möglich. Dellwarzen können chirurgisch durch Abtragung oder mittels Kryotherapie behandelt werden.

LITERATUR

Breman LG, Henderson DA. Diagnosis and management of smallpox. N Engl J Med 2002; 17: 1300-08.

Duggan AT, Klunk J, Porter AF et al. The origins and genomic diversity of American Civil War Era smallpox vaccine strains. Genome Biology 2020; 21: 175.

Henderson DA, Inglesby TV, Bartlett JG et al. Smallpox as a biological weapon: medical and public health management. Working Group on Civilian Biodefense. JAMA 1999; 281: 2127–37.

Lewis-Jones S. Zoonotic poxvirus infections in humans. Curr Opin Infect Dis 2004; 17: 81-9.

Meyer H, Ehmann R, Smith GL. Smallpox in the Post-Eradication Era. Viruses 2020; 12: 138.

Mitjà O, Ogoina D, Titanji BK et al. Monkeypox. Lancet 2023; 401: 60–74.

Nakamura H, Yamamoto K. Mpox in people with HIV: A narrative review. HIV Med 2024; May 15. https://doi.org/10.1111/hiv.13661.

Olson VA, Laue T, Laker MT, Babkin VI, Drosten C, Shchelkunov SN et al. Realtime PCR system for detection of orthopoxviruses and simultaneous identification of smallpox virus. J Clin Microbiol 2004; 42: 1940–6.

Rimoin AW, Mulembakanic PM, Johnston SC et al. Major increase in human monkeypox incidence 30 years after smallpox vaccination campaigns cease in the Democratic Republic of Congo. PNAS USA 2010; 107(37): 16262–7.

INTERNETQUELLEN

CDC (Smallpox): www.cdc.gov/smallpox.

ECDC (Mpox): www.ecdc.europa.eu/en/mpox-monkeypox.

STAKOB (Hinweise zur Therapie und Prophylaxe von Mpox): www.rki.de/DE/Themen/Infektionskrankheiten/Biologische-Gefahren/STAKOB/Handlungshinweise/Stellungnahme-mpox.html.

WHO (Mpox): www.who.int/publications/m/item/mpox-global-strategic-preparedness-and-response-plan-april-2025.

2.8 Erkrankungen durch Flaviviren

2.8.1 Einleitung

Gerhard Dobler

Die Flaviviren stellen eine Gruppe von zum Teil wichtigen, v. a. durch Vektoren übertragenen Krankheitserregern dar. Sie bilden die Gattung *Flavivirus* in die Familie der *Flaviviridae*. Der Name leitet sich von lat. *flavis* (gelb) ab und bezieht sich auf das Gelbfiebervirus (➤ Kap. 2.8.2), das die Typ-Spezies der gesamten Gattung darstellt. Bei allen Flaviviren handelt es sich um behüllte Viruspartikel mit einer einzelsträngigen RNA als Virusgenom. Die RNA hat eine Länge von etwa 11.000 Nukleotiden und ist von positiver Polarität. Am 5'-Ende der RNA befinden sich 3 Strukturproteine (Capsid-Protein, Matrix-Protein, Envelope-Protein) und in Richtung 3'-Ende schließen sich 7 Nichtstruktur-Proteine (NS1, NS2a, NS2b, NS3, NS4a, NS4b, NS5) an, die für die zelluläre Replikation wichtig, jedoch selbst nicht im Viruspartikel vorhanden sind.

Flaviviren werden in **3 große Gruppen** entsprechend ihrer Ökologie und Phylogenetik eingeteilt:

- **Stechmücken-übertragene** Flaviviren
- **Zecken-übertragene** Flaviviren
- **Nicht-Vektor-übertragene** Flaviviren

Diese einzelnen Gruppen können in weitere Untergruppen oder Serokomplexe unterteilt werden. Bei den Stechmücken-Flaviviren sind dies u. a. der Japan-Enzephalitis-Serokomplex, der Dengue-Serokomplex, der Aroa-Serokomplex und der Ntaya-Serokomplex, der Kokobera-Serokomplex, der Spondweni-Serokomplex sowie der Gelbfieber-Serokomplex. Für die Zecken-übertragenen Flaviviren werden die beiden Gruppen der Säugetier-Zecken-Flaviviren und der Seevögel-Zecken-Flaviviren unterschieden. Die Nicht-Vektor-Flaviviren werden in die Fledermaus-Flaviviren, die Rio-bravo-Gruppe und die Modoc-Gruppe unterteilt.

Viele Flaviviren, u. a. Dengue-Viren, Gelbfiebervirus, Japan-Enzephalitis-Virus, FSME-Virus u. v. a., besitzen eine große medizinische Bedeutung und werden im Folgenden in eigenständigen Kapiteln abgehandelt.

2.8.2 Gelbfieber

Annelies Wilder-Smith

Erreger

Gelbfieber ist ein durch Mücken übertragenes **virales hämorrhagisches Fieber,** das durch das Gelbfiebervirus aus der Familie der *Flaviviridae* verursacht wird. Flaviviren sind kleine kugelförmige, einzelsträngige **RNA-Viren** mit einer Hülle, die Lipid und zwei Hüllproteine sowie ein einzelnes Kapsidprotein enthält. Die Gelbfieberviren gehören zu einem einzigen Serotyp. Die relativ hohe genetische Stabilität der Wildtyp-Gelbfieberviren im Vergleich zu vielen anderen RNA-Viren ist entscheidend für die Wirksamkeit eines einzelnen Virusstammes als Impfstoff. Es wurden 7 Genotypen beschrieben, 5 davon in Afrika.

> Von allen Flavivirusinfektionen hat Gelbfieber eine der höchsten Sterblichkeitsraten.

Epidemiologie

Gelbfieber tritt in **tropischen Regionen Afrikas** südlich der Sahara und in **Südamerika** auf (Jentes et al. 2011; ➤ Kap. 13.3). Es ist eine epidemische Krankheit, die zu **sporadischen Ausbrüchen** beträchtlichen Ausmaßes führen kann. Die Reproduktionszahl (basic reproductive number, R_0) ist mit etwa 4,8 ähnlich hoch wie die des Dengue-Virus (➤ Kap. 2.8.3) (Liu und Rocklov 2020).

Im Regenwald zirkuliert das Virus im **sylvatischen Zyklus** enzootisch zwischen nicht menschlichen Primaten und in Baumhöhlen brütenden Mücken (*Haemagogus* spp. in Südamerika und *Aedes* spp. in Afrika). Menschen, die mit diesem sylvatischen Zyklus in Kontakt kommen, sind sporadisch infizierten Moskitos ausgesetzt. Das Risiko ist in Afrika im Allgemeinen höher als in Südamerika.

In **Afrika** ist eine Vielzahl von **Aedes-Vektoren** für die Übertragung verantwortlich (Oyono et al. 2022). Während der Regenzeit zirkuliert das Virus über Mücken in der Vegetationszone der Savanne in der Nähe menschlicher Siedlungen. Sowohl Menschen als auch nicht menschliche Primaten können Wirte im Übertragungszyklus sein. Die Rate der Virusübertragung kann sich beschleunigen und epidemische Ausmaße erreichen. Die Alters- und Geschlechtsverteilung ist charakteristisch für die sylvatische Übertragung (Faria et al. 2018): Bei Kindern werden hohe Anfallsraten beobachtet, ältere Menschen sind durch natürliche Immunität oder frühere Gelbfieber-Impfkampagnen geschützt.

In **Südamerika** findet die Larvenentwicklung von Moskitos in Gebieten mit Baumhöhlen statt, die Regenwasser enthalten. Personen, die diese Waldgebiete betreten, sind ansteckungsgefährdet **(Dschungel-Gelbfieber),** das erklärt die Dominanz der Fälle bei jungen Männern, die in der Waldrodung und in der Landwirtschaft tätig sind. Zu den berufsbedingten Expositionsrisiken gehören Tätigkeiten bei Waldrodungen, Abholzung und Straßenbau. In den 1970er Jahren drang *Aedes aegypti* erneut in Gebiete Südamerikas ein, in denen sie zuvor ausgerottet worden war, und erhöhte so das Risiko, dass auch das städtische Gelbfieber wieder auftritt.

> *Aedes aegypti,* eine gewöhnliche heimische Mücke, die sich in städtischen Gebieten vermehrt, ist ein wirksamer Vektor, der zum „städtischen Gelbfieber" beiträgt, welches zu großen Epidemien führen kann. Der erste gut dokumentierte Fall einer städtischen Epidemie seit 1942 ereignete sich 2008 in Paraguay, dann 2016 in Angola und 2017 bis 2018 in Brasilien.

Die WHO hat eine Arbeitsgruppe internationaler Experten einberufen, um wichtige Faktoren für die Übertragung des Gelbfiebervirus und länderspezifische Gelbfieberinformationen zu überprüfen, Kriterien für die Aufnahme oder Streichung von der Liste der Länder mit Risiko für die Übertragung festzulegen, Gelbfieber-Risikokarten zu aktualisieren und Impfempfehlungen für internationale Reisen zu überarbeiten (Jentes et al. 2011).

Pathogenese und Immunologie

Nach der Inokulation des Virus durch den Mückenstich gelangt das Virus in die regionalen Lymphknoten und breitet sich über den Blutweg in andere Organe aus. Die Leber ist das wichtigste Zielorgan des Virus. Neben Hepatozyten werden auch Kupffer-Zellen infiziert. Histopathologisch sind die **Leberläsionen** durch eosinophile Degeneration von Hepatozyten und Bildung von Councilman-Körperchen gekennzeichnet. Daneben findet sich eine mikrovakuoläre fettige Degeneration. Die Entzündungsreaktion ist trotz der massiven Zellschädigung minimal und durch CD4+-Zellen, NK-Zellen und Makrophagen charakterisiert. In der Umgebung der Läsionen wird TNF-α und Interferon gamma (IFN-γ) gebildet. In der **Niere** steht die Tubulusnekrose im Vordergrund. Die systemischen Konzentrationen von proinflammatorischen Zytokinen wie IL-6 und TNF-α sind bei Patienten mit letaler Infektion höher als bei Patienten, die die Infektion überleben.

Eine spezifische Immunantwort gegen das Virus ist innerhalb der ersten Woche anhand von spezifischem IgM und neutralisierenden Antikörpern nachweisbar. Letztere persistieren über viele Jahre und schützen vor Reinfektion. Es bildet sich eine **lebenslange Immunität.**

Klinik

Das klinische Spektrum des Gelbfiebers umfasst subklinische Infektionen, abortive Infektionen mit unspezifischer fieberhafter Erkrankung bis hin zu Leberfunktionsstörungen, Nierenversagen, Gerinnungsstörungen, hämorrhagischen Erkrankungen und Schock. Möglicherweise verlaufen bis zu 55 % der Infektionen asymptomatisch und 33 % führen zu einer leichten Erkrankung. Aufgrund dieses breiten Spektrums werden Infektionen und Fälle häufig nicht gemeldet, daher ist die genaue Anzahl der Infektionen nicht bekannt.

Nach einer **Inkubationszeit** von 2 bis 9 Tagen (Median 4,3 Tage) ist die manifeste klinische Erkrankung durch 3 Stadien gekennzeichnet:

- Im **ersten Stadium** treten Fieber, Unwohlsein, Erschöpfung, Kopfschmerzen, Myalgien und Knochenschmerzen auf. Eine charakteristische Bradykardie in Relation zur erhöhten Körpertemperatur ist als Faget-Zeichen bekannt.
- Typischerweise folgt eine kurze **Remissionsphase** mit Entfieberung, viele Patienten erholen sich in diesem Stadium.
- Das **dritte Stadium** tritt nach 6 Krankheitstagen auf und ist durch Ikterus mit hämorrhagischer Diathese gekennzeichnet. In diesem Stadium ist das Virus im Blut nicht mehr nachweisbar, und es treten Antikörper auf. Der nachfolgende Verlauf spiegelt die Dysfunktion mehrerer Organsysteme wider, einschließlich Leber, Nieren und Herz-Kreislauf-System. Die hämorrhagische Diathese manifestiert sich als kaffeesatzartiges Bluterbrechen (Vomito negro), Meläna, Hämaturie, Ekchymosen, Epistaxis (➤ Abb. 2.26) und starkes Nachbluten aus Punktionsstellen.

Höheres Alter ist ein Risikofaktor für einen letalen Verlauf. **Ungünstige prognostische Faktoren** sind Gelbsucht, hohe Transaminasen-, Bilirubin- und Harnstoffwerte. Eine Studie von Krankenhauspatienten mit laborbestätigter Gelbfieberinfektion in Brasilien aus dem Jahr 2018 zeigte, dass bei 24 % der Patienten Krampfanfälle auftraten, auch ohne wesentlich erhöhten intrakraniellen Druck. Ebenfalls fanden sich bemerkenswert häufig Pankreatitiden und schnell fortschreitende, schwere metabolische Azidosen (Ho et al. 2019). 73 % der Patienten benötigten eine Nierenersatztherapie. Die **Sterblichkeitsrate** im Krankenhaus betrug 67 %. Patienten mit Diabetes mellitus hatten eine höhere Letalität von 80 %, während Patienten ohne Diabetes eine Letalität von 65 % aufwiesen. Haupttodesursachen waren schwere gastrointestinale Blutungen, Krampfanfälle, schwere metabolische Azidose, Pankreatitis und Multiorganversagen.

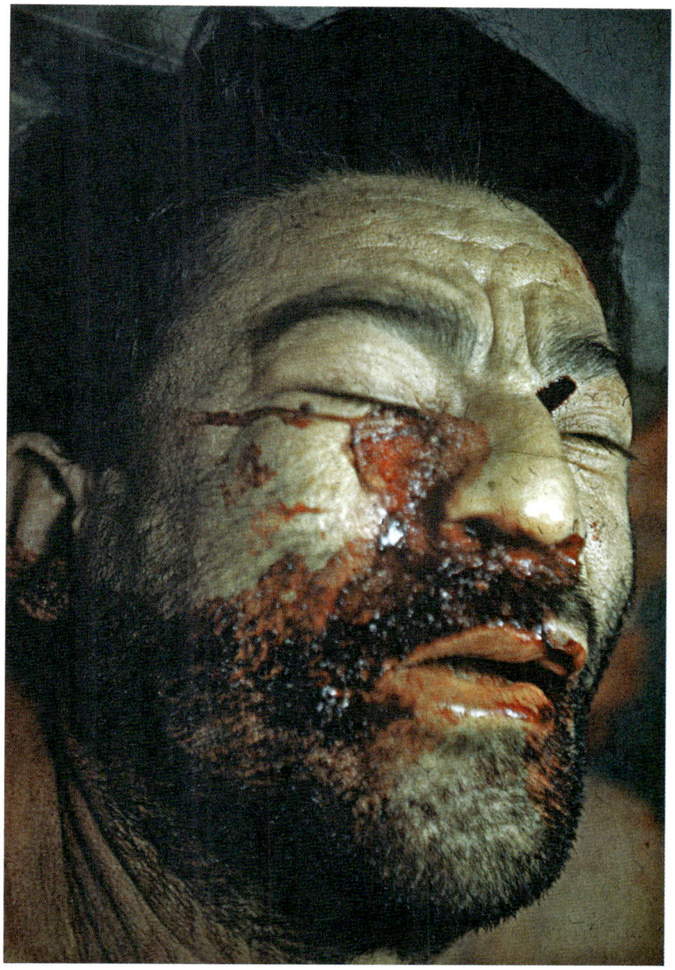

Abb. 2.26 Patient mit Gelbfieber: hämorrhagische Tendenzen einschließlich Blutungen von der nasalen Mukosa aus dem Mund (häufig auch rektal) [P1557]

Typische **Laborveränderungen** beinhalten Leukopenie mit einer relativen Neutropenie, die Transaminasen sind oft erhöht. Die Aspartataminotransferase-Spiegel übersteigen typischerweise die Alaninaminotransferase. Eine Nierenfunktionsstörung ist durch eine Zunahme der Albuminurie, eine Verringerung der Urinausscheidung und eine zunehmende Azotämie gekennzeichnet. Die hämorrhagische Diathese korreliert mit Thrombozytopenie, verlängerter Gerinnungs- und Prothrombinzeit sowie Reduktion der Gerinnungsfaktoren, oft mit Werten, die auf eine disseminierte intravaskuläre Gerinnung hindeuten.

Diagnostik

Die Diagnose erfolgt durch Serologie, Nachweis des Virusgenoms durch Polymerasekettenreaktion (PCR), durch Virusisolierung oder durch Histopathologie und Immunhistochemie am postmorten Gewebe.

Die **serologische Diagnose** wird am besten mit einem enzymgebundenen Immunadsorptionstest (ELISA) für IgM durchgeführt (Leong 2018). IgM-Antikörper in einer einzigen Probe liefern eine Verdachtsdiagnose, die Bestätigung erfolgt durch einen Titeranstieg zwischen gepaarten akuten und rekonvaleszenten Proben oder durch einen Abfall zwischen früh- und spätrekonvaleszenten Proben. Eine Kreuzreaktivität durch die Gabe eines Gelbfieberimpfstoffs kann die Interpretation von IgM-Ergebnissen allerdings erschweren. Außerdem erschweren Kreuzreaktionen mit anderen Flaviviren wie Dengue und Zika die Diagnose von Gelbfieber durch serologische Methoden. Der Neutralisationstest ist spezifischer, erfordert jedoch ein spezialisiertes Labor.

Zu den **Schnelldiagnostiktests** gehören die PCR zum Nachweis des viralen Genoms im Blut oder Gewebe. Next-Generation-Sequenzierung von direkt aus Blut amplifizierter RNA wurde verwendet, um die Diagnose zu bestätigen und den Virusstamm des Patienten mit bekannten geografischen Kladen des Virus zu vergleichen. Diese Werkzeuge sind zunehmend in nationalen und regionalen Labors in den Endemiegebieten verfügbar. Ein Gelbfieber-Diagnosetest mit Reverse-Transkriptions-Loop-vermittelter isothermer Amplifikation (RT-LAMP), der keine Thermocycling-Ausrüstung erfordert und visuell abgelesen werden kann, hat sich als empfindlicher und schneller Test für den Einsatz unter Feldbedingungen und als vielversprechend erwiesen.

Therapie

Es steht keine spezifische antivirale Therapie zur Verfügung. Eine **symptomatische Behandlung** der Dehydratation und des Leber- und Nierenversagens verbessert die Ergebnisse. Insgesamt kann die Behandlung von Patienten durch moderne Intensivmedizin, einschließlich Lebertransplantation, verbessert werden. Die unterstützende Behandlung dient der Aufrechterhaltung des Ernährungsstatus, der Vorbeugung einer Hypoglykämie, der Vorbeugung einer Magenaspiration durch eine nasogastrische Absaugung, der Behandlung einer Hypotonie durch Flüssigkeitsersatz und ggf. vasoaktive Medikamente. Weitere symptomatische Maßnahmen sind die Gabe von Sauerstoff, eine prophylaktische Gabe von Antikonvulsiva sowie die Behandlung einer metabolischen Azidose. Bei Blutungen wird ggf. gefrorenes Frischplasma gegeben, bei Nierenversagen ist eine Dialyse indiziert. Sekundärinfektionen müssen beachtet und konsequent behandelt werden (Kallas et al. 2019).

Bekämpfung und Prävention

Trotz eines wirksamen Impfstoffs (s. u.) kommt es weiterhin zu Gelbfieberausbrüchen aufgrund einer unvollständigen Durchimpfung, der Migration ungeimpfter Menschen in Endemiegebiete und der Aufrechterhaltung des Virus in einem enzootischen Zyklus. Zusammenfassend zielt die globale Strategie darauf ab, Gelbfieberepidemien bis 2026 zu beenden. Sie besteht aus 3 Zielen:

1. Schutz gefährdeter Bevölkerungsgruppen
2. Verhinderung einer internationalen Ausbreitung
3. Schnelle Eindämmung von Ausbrüchen

Schutz gefährdeter Bevölkerungsgruppen

Gelbfieber war die erste Krankheit, für welche die Internationalen Gesundheitsvorschriften eine Impfbescheinigung für Reisende vorgeschrieben haben, die aus einem Endemieland in ein empfängliches Gebiet (mit Vorkommen von *Aedes aegypti*) einreisen (Vanderslott und Marks 2020). Große Ausbrüche von Gelbfieber in Angola und Brasilien in den Jahren 2015 bis 2018 in Verbindung mit weltweiten Engpässen bei Impfstoffvorräten unterstreichen die dringende Notwendigkeit, die derzeitigen Bekämpfungsstrategien zu bewerten. Die WHO schätzt, dass eine **Durchimpfungsrate** von mehr als 80 % erforderlich ist, um neue Ausbrüche zu verhindern. Die weltweite Gelbfieber-Durchimpfungsrate hat von 1970 bis 2016 erheblich zugenommen, aber innerhalb der Risikozonen bestehen immer noch bemerkenswerte Lücken in der Abdeckung (Shearer et al. 2017). Eine Studie schätzt, dass zwischen 393 Millionen und 472 Millionen Menschen in Gebieten, in denen das Risiko einer Übertragung des Gelbfiebervirus besteht, immer noch eine Impfung benötigen, um die von der WHO empfohlene 80-prozentige Bevölkerungsabdeckungsschwelle zu erreichen; dies entspricht zwischen 43 % und 52 % der Bevölkerung in Gelbfieber-Risikozonen, verglichen mit zwischen 66 % und 76 % der Bevölkerung, die 1970 eine Impfung benötigt hätten (Shearer et al. 2017).

Um die Lagerbestände zu erhöhen und die Produktion von Gelbfieberimpfstoffen zu steigern, wurde von einer Koalition von Partnern (Gavi, UNICEF und WHO) eine umfassende globale Strategie zur Beseitigung von Gelbfieberepidemien (EYE) entwickelt. Die **EYE-Strategie** zielt auch darauf ab, Arbeitnehmer mit hohem Risiko zu schützen (z. B. Personen, die in der Rohstoffindustrie tätig sind und einem Risiko für sylvatische Expositionen ausgesetzt sind), die Anwendung der Internationalen Gesundheitsvorschriften (IHR 2005) zu stärken (z. B. die Einhaltung der Überprüfung der Impfpflicht an den Einreisepunkten zu verbessern) und die Entwicklung widerstandsfähiger städtischer Zentren zu unterstützen (z. B. Entwicklung von Bereitschaftsplänen zur Verringerung des Risikos eines großflächigen Gelbfieberausbruchs und Verstärkung der Vektor-Kontrollmaßnahmen).

Verhinderung einer internationalen Ausbreitung

Es besteht Besorgnis, dass sich Gelbfieber aufgrund der zunehmenden Globalisierung in **Asien** etablieren könnte (Wilder-Smith et al. 2019, Tuite et al. 2020). Empfängliche *Aedes-aegypti*-Mücken kommen im größten Teil Asiens vor, darüber hinaus hat Asien die größte Bevölkerung der Welt, und ein Gelbfieberausbruch in einer immunologisch naiven Bevölkerung könnte potenziell explosiv sein. Nach dem Ausbruch in Angola im Jahr 2016 wurden Gelbfieberfälle zum ersten Mal nach China eingeschleppt (Wilder-Smith und Leong 2017), was das Risiko deutlich macht. Glücklicherweise erfolgte der Import während der Wintersaison und führte zu keiner autochthonen Übertragung. Dennoch sollten Notfallpläne und Vorratshaltung für einen möglichen Ausbruch in Asien vorhanden sein.

Impfung

Die Impfung gegen Gelbfieber in Endemiegebieten wird im Rahmen des erweiterten Impfprogramms im Alter von 9 Monaten durchgeführt. Aufholende Massenimpfkampagnen werden auf der Grundlage geografischer Risikobewertungen oder als Reaktion auf Ausbrüche durchgeführt.

Ein attenuierter Lebendimpfstoff gegen Gelbfieber wurde 1936 entwickelt **(Gelbfieber-17D-Impfstoff).** Weltweit gibt es 6 Hersteller von Gelbfieberimpfstoffen, die jährlich etwa 70 bis 90 Millionen Dosen produzieren; 4 sind von der WHO zugelassen. Stamaril wird in Frankreich hergestellt und kommt in Europa, Australien und vielen endemischen Gebieten zur Anwendung. In den Vereinigten Staaten produziert und vertreibt Sanofi Pasteur den Impfstoff YF-VAX, welcher dem Stamaril sehr ähnlich ist.

Der **17D-Impfstoff** hat eine **hohe Schutzwirkung.** Eine schützende Immunität tritt bei 90 % der Geimpften innerhalb von 10 Tagen nach Verabreichung der subkutanen Dosis von 0,5 ml und bei fast 100 % der Geimpften innerhalb von 3 bis 4 Wochen nach der Impfung auf (Staples et al. 2018).

Eine Metaanalyse von Studien zur Seroprotektion zeigte, dass 97,5 % der geimpften Personen protektive Antikörper aufwiesen (95 %, CI 82,9–99,7 %) (Jean et al. 2016). Bei immungeschwächten Personen sind die primären Serokonversionsraten niedriger, und die Dauer des Schutzes kann kürzer sein als bei nicht immungeschwächten Personen. Insbesondere bei HIV-infizierten Personen wurde eine geringere Immunogenität beobachtet, eine supprimierte HIV-Viruslast zum Zeitpunkt der Impfung scheint aber mit hohen Serokonversionsraten verbunden zu sein (Martin et al. 2022). Kleinkinder und schwangere Frauen sprechen möglicherweise nicht so gut auf den 17D-Impfstoff an (Gotuzzo Yactayo und Cordova 2013). In einer großen Studie bei Kleinkindern lag die Rate der Impfversager bei etwa 9 % (Belmusto-Worn et al. 2005).

Seit der Entwicklung des 17D-Impfstamms wurden mehr als 700 Millionen Impfstoffdosen verabreicht. Leichtes Fieber, Kopfschmerzen, Myalgie und Unwohlsein sowie Schmerzen an der Inokulationsstelle können auftreten. Die Melderate für Anaphylaxie betrug 1,3 pro 100.000 Dosen und war am höchsten bei Personen ≤ 18 Jahren (2,7 pro 100.000) (Lindsey et al. 2016). **Schwerwiegende Nebenwirkungen** des 17D-Impfstoffs sind sehr selten. Hierzu gehören zwei Syndrome, die als Gelbfieberimpfstoff-assoziierte neurotrope Erkrankung (YEL-AND) und Gelbfieberimpfstoff-assoziierte viszerotrope Erkrankung (YEL-AVD) bekannt sind (s. u.). Die Melderaten von Gelbfieberimpfstoff-assoziierten neurologischen Erkrankungen und Gelbfieberimpfstoff-assoziierten viszerotropen Erkrankungen betrugen 0,8 bzw. 0,3 pro 100.000 verteilten Dosen; beide Raten nahmen mit zunehmendem Alter zu.

Gelbfieberimpfstoff-assoziierte neurotrope Erkrankung (YEL-AND)

YEL-AND bezeichnet eine **Enzephalitis,** wie sie normalerweise durch eine Infektion des zentralen Nervensystems mit dem 17D-Virus verursacht wird. Die Erkrankung beginnt 2 bis 8 Tage nach der Impfung; sie ist fast immer selbstlimitierend und selten mit neurologischen Folgen verbunden. Die definitive Diagnose basiert auf der Virusisolierung, dem Nachweis des viralen Genoms durch PCR oder dem Nachweis von IgM-Antikörpern im Liquor. Fälle von Neuromyelitis, Guillain-Barré-Syndrom (GBS) und akuter disseminierter Enzephalomyelitis (ADEM) wurden ebenfalls beschrieben und haben vermutlich eine autoimmune Ätiologie, die Prognose von YEL-AND mit GBS, ADEM oder Myelitis ist schlechter (Lecomte et al. 2020).

Das **Risiko für YEL-AND** ist bei Säuglingen im Alter von 9 Monaten und darunter höher, daher sollte der Impfstoff, abhängig von der lokalen Epidemiologie, nur Säuglingen ab 9 Monaten und idealerweise ab 12 Monaten verabreicht werden. Das Risiko für YEL-AND steigt auch mit zunehmendem Alter und ist bei Erwachsenen ab 70 Jahren am höchsten, hier beträgt die Rate 2,3 pro 100.000 (Khromava et al. 2005, Lindsey et al. 2016).

Gelbfieberimpfstoff-assoziierte viszerotrope Erkrankung (YEL-AVD)

YEL-AVD bezieht sich auf ein Syndrom, das einer Wildtyp-Gelbfieberinfektion ähnelt und im Rahmen einer Gelbfieber-17D-Impfung auftritt. Falldefinitionen wurden veröffentlicht (Gershman et al. 2012). Die Krankheit beginnt im Allgemeinen 3 bis 5 Tage nach der Impfung mit Fieber, Unwohlsein, Gelbsucht, Oligurie, kardiovaskulärer Instabilität und Blutung.

Die Sterblichkeitsrate von YEL-AVD beträgt 63 %. Es gibt keine spezifische Behandlung (Hayes et al. 2007).

Die geschätzte Inzidenz von YEL-AVD in den Vereinigten Staaten beträgt 0,4 pro 100.000, kann aber bei Personen im Alter von ≥ 60 Jahren 6-mal höher sein (Lindsey et al. 2016). Unter 38 Millionen Impfungen, die zwischen 2007 und 2010 in Westafrika verabreicht wurden, während eine Pharmakovigilanz erfolgte, wurden wenige schwerwiegende unerwünschte Ereignisse und nur 5 YEL-AVD-Verdachtsfälle gefunden (Breugelmans et al. 2013), was die hohe Sicherheitsbilanz des Impfstoffs unterstreicht. YEL-AVD hängt wahrscheinlich mit **Defekten in der angeborenen Immunität** des Wirts zusammen; bei betroffenen Personen scheint die frühe antivirale Reaktion beeinträchtigt zu sein, was eine unkontrollierte virale Replikation vor der Aktivierung der adaptiven Immunantwort ermöglicht. Erworbene Wirtsfaktoren wie fortgeschrittenes Alter und Thymuserkrankungen erhöhen das Risiko, nach der Impfung eine YEL-AVD zu entwickeln. Die durch Gelbfieber-17D-Impfstoff verursachte Virämie war bei älteren Erwachsenen verlängert und die Antikörperreaktion verzögert. Eine Thymuserkrankung (z. B. Thymom, Myasthenia gravis, Thymektomie) ist häufiger bei Personen mit YEL-AVD. Darüber hinaus nimmt die Thymusrückbildung mit zunehmendem Alter zu, und die damit verbundene Immunsuppression könnte zu einem erhöhten Risiko für YEL-AVD bei älteren Erwachsenen beitragen.

Reisemedizinische Bedeutung

Reisende in tropische Regionen Südamerikas und Subsaharaafrikas, in denen die Krankheit endemisch ist, sind einem Infektionsrisiko ausgesetzt. Das geschätzte Krankheits- und Todesrisiko aufgrund von Gelbfieber bei einem ungeimpften Reisenden in ein Endemiegebiet ist relativ hoch (1 von 1.000 bzw. 1 von 5.000 pro Monat) (Monath und Cetron 2002). Reisende sollten vor Aufenthalt in Endemiegebieten eine Gelbfieberimpfung erhalten (➤ Kap. 13.3).

LITERATUR

Belmusto-Worn VE, Sanchez JL, McCarthy K et al. Randomized, double-blind, phase III, pivotal field trial of the comparative immunogenicity, safety, and tolerability of two yellow fever 17D vaccines (Arilvax and YF-VAX) in healthy infants and children in Peru. Am J Trop Med Hyg 2005; 72(2): 189–97.

Breugelmans JG, Lewis RF, Agbenu E et al. Adverse events following yellow fever preventive vaccination campaigns in eight African countries from 2007 to 2010. Vaccine 2013; 31(14): 1819–29.

Faria NR, Kraemer MUG, Hill SC et al. Genomic and epidemiological monitoring of yellow fever virus transmission potential. Science 2018; 361(6405): 894–9.

Gershman MD, Staples JE, Bentsi-Enchill AD et al. Viscerotropic disease: case definition and guidelines for collection, analysis, and presentation of immunization safety data. Vaccine 2012; 30(33): 5038–58.

Gotuzzo E, Yactayo S, Cordova E. Efficacy and duration of immunity after yellow fever vaccination: systematic review on the need for a booster every 10 years. Am J Trop Med Hyg. 2013; 89(3): 434–44.

Hayes EB. Acute viscerotropic disease following vaccination against yellow fever. Trans R Soc Trop Med Hyg. 2007; 101(10): 967–71.

Ho YL, Joelsons D, Leite G F C et al. Severe yellow fever in Brazil: clinical characteristics and management. J Travel Med 2019; 26(5).

Jean K, Donnelly CA, Ferguson NM, Garske T. A Meta-Analysis of Serological Response Associated with Yellow Fever Vaccination. Am J Trop Med Hyg 2016; 95(6): 1435–9

Jentes ES, Poumerol G, Gershman MD et al. The revised global yellow fever risk map and recommendations for vaccination, 2010: consensus of the Informal WHO Working Group on Geographic Risk for Yellow Fever. Lancet Infect Dis 2011; 11(8): 622–32.

Kallas EG, Wilder-Smith A. Managing severe yellow fever in the intensive care: lessons learnt from Brazil. J Travel Med 2019;26(5).

Khromava AY, Eidex RB, Weld LH et al. Yellow fever vaccine: an updated assessment of advanced age as a risk factor for serious adverse events. Vaccine 2005; 23(25): 3256–63.

Lecomte E, Laureys G, Verbeke F, Domingo Carrasco C, Van Esbroeck M, Huits R. A clinician's perspective on yellow fever vaccine-associated neurotropic disease. J Travel Med 2020; 27(7).

Leong WY. New diagnostic tools for yellow fever. J Travel Med. 2018;25(1).

Lindsey NP, Rabe IB, Miller ER, Fischer M, Staples JE. Adverse event reports following yellow fever vaccination, 2007–13. J Travel Med. 2016;23(5).

Liu Y, Rocklov J. What is the reproductive number of yellow fever? J Travel Med 2020;27(7).

Martin C, Florence E, Domingo C, Delforge M, De Wit S, Dauby N. Seroconversion and antibody persistence after yellow fever vaccination in people living with HIV: impact of baseline HIV viral load and yellow fever seropositivity. J Travel Med 2022; 29(8).

Monath TP, Cetron MS. Prevention of yellow fever in persons traveling to the tropics. Clin Infect Dis 2002; 34(10): 1369–78.

Oyono MG, Kenmoe S, Abanda NN et al. Epidemiology of yellow fever virus in humans, arthropods, and non-human primates in sub-Saharan Africa: A systematic review and meta-analysis PLoS Negl Trop Dis. 2022; 16 (7).

Shearer FM, Moyes CL, Pigott DM et al. Global yellow fever vaccination coverage from 1970 to 2016: an adjusted retrospective analysis. Lancet Infect Dis 2017; 17(11): 1209–17

Tuite AR, Bhatia D, Moineddin R, Bogoch, II, Watts AG, Khan K. Global trends in air travel: implications for connectivity and resilience to infectious disease threats. J Travel Med 2020; 27(4).

Vanderslott S, Marks T. Health diplomacy across borders: the case of yellow fever and COVID-19. J Travel Med 2020; 27(5).

Wilder-Smith A, Lee V, Gubler DJ. Yellow fever: is Asia prepared for an epidemic? Lancet Infect Dis 2019; 19(3): 241–2.

Wilder-Smith A, Leong WY. Importation of yellow fever into China: assessing travel patterns. J Travel Med 2017; 24(4).

INTERNETQUELLEN

WHO (International Health Regulations): www.who.int/publications/i/item/9789241580496.

2.8.3 Dengue-Fieber

Annelies Wilder-Smith

Das Wichtigste in Kürze

Dengue-Fieber ist eine akute Virusinfektion, die durch Mücken übertragen wird. Es stellt in zahlreichen tropischen und subtropischen Regionen auf der ganzen Welt eine erhebliche sozioökonomische und krankheitsbedingte Belastung dar und gilt weltweit als die häufigste Arboviruserkrankung (Horstick et al. 2015). Der Hauptüberträger *Aedes aegypti* ist eine Mücke, die in kurzer Zeit mehrere Menschen stechen kann, tagsüber aktiv ist und eine große Anzahl unterschiedlicher künstlicher und natürlicher Wasserstellen als Brutstätte nutzen kann. *Aedes albopictus* ist ein weniger effizienter Vektor, breitet sich aber weiter nach Norden und Westen in Europa aus (➤ Kap. 1.1.7). Auf Asien entfallen 75 % der Dengue-Krankheitslast, gefolgt von Lateinamerika und Afrika.

Epidemiologie

Die jährliche Inzidenz von Dengue-Virus-Infektionen wurde auf etwa 400 Millionen pro Jahr geschätzt, dabei machen klinisch manifeste Fälle etwa 25 % aller Dengue-Virus-Infektionen aus und führen weltweit zu 1.100.000 Disability-adjusted Life Years (DALYs, ➤ Kap. 1.1). In hochendemischen Gebieten ist Dengue für ungefähr 10 % aller Fieberepisoden verantwortlich. Fieberepisoden, die einen Krankenhausaufenthalt erforderten, waren in Asien in 19 % der Fälle und in Lateinamerika in 11 % auf Dengue-Fieber zurückzuführen.

Daten aus der Global-Burden-of-Disease-Studie zeigen, dass Dengue schneller zunimmt als jede andere übertragbare Krankheit, mit einem Anstieg von 400 % in nur 13 Jahren (2000–2013).

Dengue-Fälle, Todesfälle und DALYs zeigen weltweit einen Aufwärtstrend, wobei insbesondere Häufigkeit und Ausmaß von Ausbrüchen zunehmen. Bemerkenswert ist, dass im Jahr 2019 die Altersgruppe der 15- bis 49-Jährigen diejenige der unter 5-Jährigen in Hinblick auf den Anteil an Todesfällen und DALYs übertraf, was eine deutliche Veränderung gegenüber den vergangenen Jahrzehnten darstellt (Yang et al. 2021). Altersstandardisierte Inzidenz, Anzahl der Todesfälle und DALYs haben sich in Ländern mit einem mittleren-hohen und mit einem hohen sozioökonomischen Index (SDI) am stärksten beschleunigt.

Man hat festgestellt, dass Daten zur globalen Erderwärmung sowie Daten zum Aufkommen von Flugpassagieren erstaunlich gut mit der Dengue-Häufigkeit korrelieren. Der Klimawandel mit der globalen Erwärmung führt zu einer größeren geografischen Verbreitung der *Aedes*-Mücken, damit erhöht sich das Potenzial für Dengue-Epidemien in gemäßigten Regionen. Die Hauptursachen für die **zunehmende Verbreitung von Aedes-Mücken** und die zunehmende Dengue-Inzidenz sind aber Bevölkerungswachstum und hohe Populationsdichten, Migration vom Land in die Städte, eine zerstörte städtische Umwelt und eine fehlende zuverlässige Wasserversorgung. Dazu kommt, dass Mückenbekämpfungsprogramme oft unterfinanziert sind (Wilder-Smith et al. 2019).

Die rasche geografische Ausbreitung von Dengue-Viren weltweit ist auch das Ergebnis der zunehmenden Mobilität der Menschen. In die USA importierte Dengue-Fälle führen seit vielen Jahren zu kleinen Dengue-Clustern. Die ersten autochthonen sporadischen Fälle in Europa (Frankreich und Kroatien) wurden im Jahr 2010 gemeldet, mit dem ersten größeren Ausbruch im Jahr 2012 auf Madeira (Portugal). Im Jahr 2020 kam es in Italien zu einem großen Dengue-Ausbruch infolge eines importierten Virusfalls.

Erreger und Übertragung

Dengue-Viren gehören zur Gattung *Flavivirus*, Familie *Flaviviridae*, mit 4 serologisch und genetisch unterschiedlichen **Dengue-Virus (DENV-)Serotypen.** DENV ist ein umhülltes Virus mit einem einzelnen Positivstrang-RNA-Genom, das für 3 Strukturgene (Kapsid [C-], Prämembran [prM-] und Envelop [E-]Gene) sowie 7 Nicht-Strukturgene (NS1, NS2A, NS2B, NS3, NS4A, NS4B und NS5) kodiert. Die Strukturproteine bilden die Hülle des Virus. Das C-Protein bildet das Kapsid, während das E-Protein und der M-Teil des prM-Proteins in die Lipidhülle eingelagert werden, welche das Kapsid umgibt. Das E-Protein bindet an zelluläre Rezeptoren, um so den Viruseintritt in Zielzellen zu ermöglichen. Es trägt die wesentlichen antigenen Determinanten, die für die Bildung neutralisierender Antikörper entscheidend sind. Die Proteine NS1 bis NS5 bilden den Replikationskomplex und spielen eine wichtige Rolle bei der Interaktion mit Wirtsproteinen, die für eine erfolgreiche Virusreplikation notwendig sind.

Dengue wird durch den **Stich einer infizierten weiblichen Aedes-Mücke** übertragen. Es kann auch zu einer Übertragung ohne Vektoren kommen, z. B. durch Bluttransfusionen, Organtransplantationen, Nadelstichverletzungen oder Schleimhautspritzer. Im Gegensatz zu Zika (➤ Kap. 2.8.4) wurde über eine sexuelle Übertragung von Dengue bisher nicht berichtet. In einem Einzelfallbericht wurde eine längere Ausscheidung des Dengue-Virus im Sperma beschrieben. Im Gegensatz dazu wurde in einer anderen Studie an 5 Patienten mit Dengue (bestätigt mit PCR) kein Virus im Sperma nachgewiesen. Im Vaginalsekret wurde ein Shedding von DENV-RNA bis zu 18 Tage nach Symptombeginn beschrieben. Eine vertikale Übertragung kommt häufig bei Müttern vor, die bei der Entbindung virämisch sind. Man geht nicht davon aus, dass es zu einer transplazentaren Übertragung bei frühen Infektionen während der Schwangerschaft kommt.

Pathogenese und Immunologie

Antibody-dependent enhancement (ADE)

Die 4 Serotypen DENV-1 bis DENV-4 teilen einen beträchtlichen Teil ihrer strukturellen Antigene, die nach einer Infektion die Bildung von DENV-Antikörpern induzieren, welche sowohl typspezifisch als auch mit anderen DENV kreuzreaktiv sind (Katzelnick et al. 2017, Kok et al. 2023). Nach einer Infektion mit einem DENV führt die sich entwickelnde adaptive Immunantwort zu einer langfristigen Immunität gegen das homologe Virus. Der Schutz vor den heterologen DENV ist demgegenüber nur von kurzer Dauer, epidemiologische Beobachtungen deuten darauf hin, dass die Kreuzimmunität durch Antikörper, die zwischen den 4 Serotypen kreuzreaktiv, aber nicht neutralisierend sind, bis zu 2 Jahre anhalten kann.

> Die Erstinfektion mit einem DENV-Serotyp erhöht das Risiko eines schweren Dengue-Fiebers nach einer Sekundärinfektion mit einem heterologen Virus.

Ähnlich ist es bei Säuglingen: Wenn eine DENV-Infektion zu einem Zeitpunkt erfolgt, an dem die mütterlichen Antikörper auf subneutralisierende Konzentrationen abfallen, nimmt das Risiko für schwere Dengue-Verläufe zu.

Der **Pathomechanismus für schwere Krankheitsverläufe** kann durch die „antikörperabhängige Verstärkung“ der DENV-Infektion (ADE) erklärt werden (Halstead et al. 1970). Dieses Modell besagt, dass kreuzreaktive Antikörper oder subneutralisierende Antikörper heterologe DENV binden und damit deren Eintritt in Zielzellen über Fc-Rezeptoren ermöglichen, die von Monozyten, Makrophagen und dendritischen Zellen exprimiert werden. Mechanistisch gesehen, ist ADE ein effizienterer Weg für den Viruseintritt als die entsprechende rezeptorvermittelte Endozytose. Darüber hinaus ermöglicht das ADE dem Virus, antiviralen und immunologischen Reaktionen des Wirts zu entgehen. Die Folge ist eine höhere Infektionslast, die unkontrolliert entzündungsfördernde und entzündungshemmende Reaktionen hervorruft, welche zu Endothelschäden und Gefäßleckagen führen können – was möglicherweise zu einem hypovolämischen Schock, dem Dengue-Schock-Syndrom (DSS), führt.

Die Hypothese des ADE wird untermauert durch den Zusammenhang zwischen höherer Virämie und NS-Antigenämie-Spiegeln bei Patienten mit Sekundärinfektion. ADE wurde auch in vivo an Mäusen und an nicht menschlichen Primaten gezeigt. Allerdings führt nicht jede Sekundärinfektion zu einer schweren Erkrankung. Beobachtungen aus einer Langzeit-Kohortenstudie in Nicaragua deuten darauf hin, dass nicht alle Kinder, die vor einer akuten DENV-Infektion Dengue-seropositiv waren, das gleiche Risiko für schweres Dengue-Fieber hatten; schweres Dengue-Fieber trat nur bei Personen auf, deren Ausgangsantikörper vor der Infektion innerhalb eines bestimmten, begrenzten Titerbereichs lagen. Das ADE-Risiko ist also auf Personen mit kreuzreaktiven Antikörpern beschränkt, die innerhalb bestimmter Grenzen liegen.

Virale Determinanten

Langfristige epidemiologische Beobachtungen legen nahe, dass auch virale Faktoren eine wichtige Rolle bei der Pathogenese spielen:

- In Puerto Rico unterschied sich die Sequenz des während eines Ausbruchs im Jahr 1994 isolierten DENV-2 deutlich von der des DENV-2, das zuvor seit 1982 endemisch zirkulierte.
- Eine DENV-2-Epidemie in Santiago de Cuba im Jahr 1997 wurde auf einen einzelnen Aminosäureaustausch im NS1-Protein im Vergleich zu dem DENV-2 zurückgeführt, das vor der Epidemie auf der Insel zirkulierte.

- In Sri Lanka war DENV-3 für einen Dengue-Hämorrhagisches-Fieber (DHF-)Ausbruch im Jahr 2000 verantwortlich, obwohl DENV-3 in diesem Land schon vor 1989 endemisch war. Die DENV-3 bei diesem Ausbruch waren genetisch so abweichend, dass die Viren in eine neue Klade eingruppiert wurden. Ähnliches wurde bei anderen Ausbrüchen beobachtet.

DENV entwickelt sich aufgrund seiner fehleranfälligen RNA-abhängigen RNA-Polymerase ständig weiter, wenn auch möglicherweise nicht so schnell wie andere RNA-Viren. DENV, die aufgrund der Mutationen den antiviralen Reaktionen des Wirts effizienter entgehen, sind in der Lage, sowohl beim Menschen als auch in den Mücken höhere Virustiter zu erreichen.

Das **Nicht-Strukturprotein NS1** ist Teil des Replikationskomplexes des DENV-Genoms und befindet sich als Dimer auf dem endoplasmatischen Retikulum. Dort interagiert es mit einer Vielzahl von Wirtsproteinen. NS1 kann toxinähnliche Eigenschaften erlangen und die endotheliale Glykokalyx angreifen. Eine Störung der endothelialen Glykokalyx erhöht die Gefäßpermeabilität und trägt wahrscheinlich zu Dengue-assoziierten Gefäßleckagen bei. Obwohl die genaue Rolle von NS1 in der klinischen Pathogenese noch nicht geklärt ist, ist NS1 damit zu einem interessanten Ziel für antivirale Therapien und Impfungen geworden.

Wirtsfaktoren

Neben ADE und viralen Faktoren spielen auch Wirtsfaktoren eine Rolle beim klinischen Verlauf einer DENV-Infektion. In mehreren Studien wurden genetische **Polymorphismen** identifiziert, die mit schwereren Erkrankungen assoziiert sind, z. B. im Fc-gamma-Rezeptor FcγRIIA, in Zytokinen, im HLA-System sowie in Genen im Metabolismus von Lipiden und Steroiden. In einer genomweiten Assoziationsstudie wurden Suszeptibilitätsmarker in den Genen der MHC-Klasse I und der Phospholipase C epsilon 1 (PLCE1) identifiziert.

Klinik

Während die meisten Menschen mit DENV asymptomatisch bleiben oder nur leichte Symptome entwickeln, kommt es in etwa 25 % der Fälle zu einer selbstlimitierenden fieberhaften Erkrankung. Bei einem kleinen Teil dieser Patienten treten klinisch relevante Komplikationen auf, darunter ein systemisches **Vascular-Leak-Syndrom,** Gerinnungsstörungen, die mit Blutungen einhergehen können, sowie eine Organbeteiligung, typischerweise der Leber oder des Nervensystems. Das Spektrum der klinischen Manifestationen ist breit und kann sehr unterschiedlich sein. Eine ursprüngliche Einteilung, welche 1997 von der WHO eingeführt wurde, differenzierte die klinische Erkrankung in Dengue-Fieber und hämorrhagisches Dengue-Fieber. Der Nutzen dieser Klassifikation wurde jedoch infrage gestellt. Im Jahr 2009 schlug die WHO ein neues Klassifikationsschema vor, wonach symptomatische Verläufe als **„Dengue-Fieber"** klassifiziert werden, wenn sie keine schwerwiegenden Komplikationen haben, während diejenigen, bei denen Komplikationen in einer von 3 Kategorien auftreten (Vascular-Leak-Syndrom schwerwiegend genug, um DSS oder Atemnot zu verursachen; schwere Blutungen; schwere Organbeeinträchtigungen), als **„schweres Dengue-Fieber"** bezeichnet werden (WHO 2009).

In hyperendemischen Gebieten ist **symptomatisches Dengue-Fieber** vor allem eine Erkrankung älterer Kinder und junger Erwachsener. Säuglinge von Dengue-immunen Müttern, die zum ersten Mal zu einem Zeitpunkt infiziert werden, zu dem die mütterlichen Anti-Dengue-Antikörper (transplazentar erworben) auf ein subneutralisierendes Niveau abgesunken sind, haben ebenfalls ein hohes Risiko für eine symptomatische bzw. schwere Erkrankung. Schwangere Frauen sind eine weitere Gruppe mit einem hohen Risiko für schwere Erkrankungen, insbesondere im dritten Trimester. Eine perinatale Übertragung auf den Säugling ist möglich. Zwei große epidemiologische Studien aus Brasilien weisen darauf hin, dass symptomatisches Dengue-Fieber während der Schwangerschaft mit einem erhöhten Risiko für eine Frühgeburt und fetalen Tod assoziiert ist, jedoch nicht mit angeborenen Missbildungen oder mit einem niedrigen Geburtsgewicht. Darüber hinaus wird in Regionen mit relativ geringer Endemizität häufiger über klinische Erkrankungen und Komplikationen bei älteren Menschen berichtet, vermutlich aufgrund von Komorbiditäten.

Nach einer **Inkubationszeit** von 4 bis 7 Tagen (max. 14 Tage) beginnen die Symptome typischerweise abrupt und verlaufen in 3 Phasen:
- Fieberphase
- Kritische Phase
- Erholungsphase

Fieberphase

Das klassische Dengue-Fieber beginnt mit einem plötzlichen Auftreten von hohem Fieber und Schüttelfrost, oft mit starkem Unwohlsein, Erbrechen und konstitutionellen (insbesondere muskuloskelettalen) Symptomen. Ein erythematöses Exanthem kann ab dem 2. bis 3. Tag sichtbar werden, oft mit typischen fleckförmigen Aussparungen (white islands in a red sea) (➤ Abb. 2.27) oder mit einem weißen Dermografismus (➤ Abb. 2.28). Einige Patienten haben ein vorübergehendes makulöses oder makulopapulöses Exanthem.

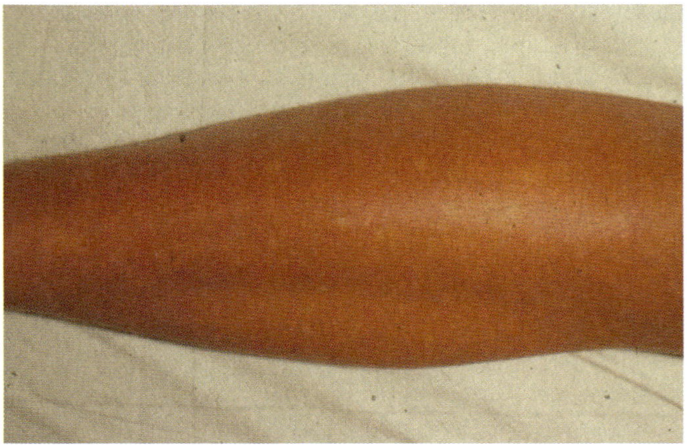

Abb. 2.27 Erythematöses Exanthem bei Dengue-Fieber mit typischen fleckförmigen Aussparungen [P1537]

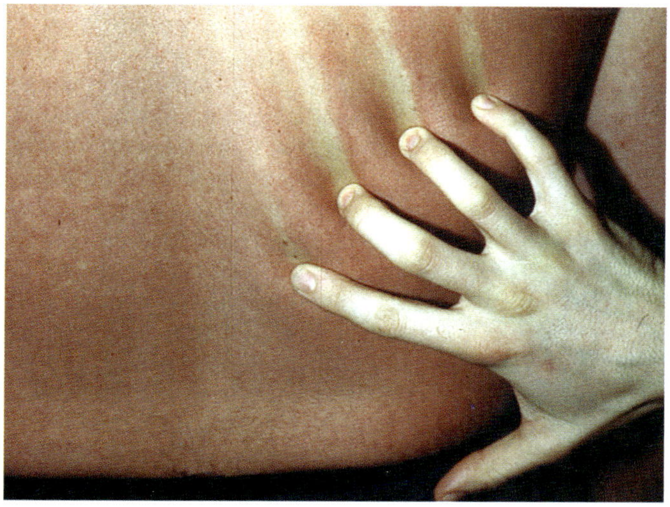

Abb. 2.28 Dermografismus bei Dengue-Exanthem [P1538]

Kritische Phase

Den meisten Patienten geht es besser, wenn das Fieber nachlässt.

Entscheidend ist, dass sich im Zuge der Entfieberung verschiedene **Komplikationen** entwickeln können, die sofort erkannt werden müssen, um ein effektives Fallmanagement zu ermöglichen (Sangkaew et al. 2021).

Am wichtigsten ist eine – schlecht definierte – **Vaskulopathie,** die durch erhöhte Gefäßpermeabilität, Plasmaleckage und intravaskulären Volumenmangel gekennzeichnet ist und zu einem lebensbedrohlichen DSS führen kann (Rosenberger et al. 2017). Herkömmlicherweise wird ein Anstieg des Hämatokrits von 20 % oder mehr als Hinweis auf ein schweres Dengue-Fieber angesehen, aber im Einzelfall ist dieses Kriterium schwer anzuwenden, da der Ausgangshämatokrit meist nicht bekannt ist. In ähnlicher Weise spiegeln seröse Ergüsse (Pleura-, Peritoneal- und manchmal Perikardergüsse) die Schwere der Vaskulopathie wider, sind jedoch klinisch schwer zu erkennen. Ultraschalluntersuchungen weisen darauf hin, dass Pleuraergüsse, Aszites und Gallenblasenwandödeme häufig während der Vaskulopathie auftreten. Mit zunehmender Volumendepletion kann ein ungewöhnliches und höchst charakteristisches Phänomen beobachtet werden: Der diastolische Druck steigt an, während der systolische Druck aufrechterhalten wird, es kommt also zu einer **Verringerung der Blutdruckamplitude.** Eine Blutdruckamplitude von 20 mmHg oder weniger spricht für ein DSS. Diese Patienten können noch in einem guten Allgemeinzustand sein, ohne sofortige Flüssigkeitszufuhr kann sich der Zustand aber rasch verschlechtern. In den 2 bis 3 Tagen vor Abklingen der Vaskulopathie können mehrfach Schockepisoden (reshock) auftreten. Solche wiederholten Episoden sind mit einem erheblichen Anstieg der Letalität assoziiert.

! CAVE
Bei Säuglingen, älteren Menschen, schwangeren Frauen und Patienten mit Hypertonus oder Gefäßerkrankungen können die frühen Hinweise auf einen Schock übersehen werden.

Auch **hämorrhagische Manifestationen** treten in der kritischen Phase häufig auf, sind jedoch meist geringfügig. Klinische Zeichen einer Organschädigung werden selten beobachtet, Vorkrankheiten wie z. B. Diabetes, Asthma oder Herzkrankheiten sind aber Risikofaktoren für Organschädigungen. Asymptomatische Hepatomegalie und leichte bis mittelschwer erhöhte Transaminasen sind sehr häufig, akutes Leberversagen ist jedoch selten.

Komplikationen können selten auch das **periphere und zentrale Nervensystem** betreffen, es können z. B. DENV-Enzephalopathie und -Enzephalitis und ischämische oder hämorrhagische Schlaganfälle auftreten. Es wurden verschiedene kardiale Manifestationen beschrieben, darunter eingeschränkte Pumpfunktion und verschiedene Rhythmusstörungen. Augenaffektionen wurden ebenfalls beschrieben; verschwommenes Sehen, Skotom, Netzhautblutungen, Makulaödem, Vaskulitis und Optikusneuropathie, es kann auch zum Auftreten einer Uveitis kommen.

Erholungsphase

Selbst bei Patienten, bei denen Komplikationen auftreten, ist bei guter Pflege eine vollständige Genesung in der Regel innerhalb von 1 bis 2 Wochen möglich. Die erhöhte Gefäßpermeabilität und die Gerinnungsstörungen sind vorübergehender Natur und klingen innerhalb von 48 bis 72 Stunden ab. Der Patient bleibt jedoch oft mehrere Tage lang müde und lethargisch. Bei Erwachsenen kann die Genesung sehr lange dauern, und nach dem Abklingen der akuten Erkrankung können die Patienten wochen- bis monatelang unter starker Müdigkeit, Schwäche, Myalgie und Depression leiden.

Laborveränderungen

Eine mäßig ausgeprägte **Thrombozytopenie** und **Leukopenie** sind während der Fieberphase fast immer nachweisbar, oft mit einem Anstieg atypischer Lymphozyten. Eine schwere Neutropenie kann auftreten, ist jedoch nicht mit einer schweren Erkrankung, sekundären bakteriellen Infektionen oder einem tödlichen Ausgang assoziiert. Eine prophylaktische Antibiotikagabe ist ohne zusätzliche Hinweise auf eine bakterielle Infektion nicht indiziert.

Gerinnungsstörungen kommen häufig vor, wobei eine erhöhte aktivierte partielle Thromboplastinzeit und verringerte Fibrinogenspiegel am häufigsten gesehen werden. Diese Veränderungen der Laborwerte sind am stärksten ausgeprägt in der kritischen Phase (s. o.), bevor sie sich gegen Ende der zweiten Woche wieder normalisieren.

Die **Transaminasen** sind im gesamten Verlauf der Erkrankung fast immer **erhöht,** wobei die GOT-Werte typischerweise höher sind als die GPT-Werte. **Hypoproteinämie** (insbesondere Hypoalbuminämie) ist grundsätzlich ein Marker für die Schwere der Leckage, die Werte können aber während der kritischen Phase durch die gleichzeitige Hämokonzentration maskiert sein. Ein akutes **Nierenversagen** ist selten, die Nierenfunktion ist meistens normal, außer bei Patienten mit akuter Tubulusnekrose im Rahmen eines Schocks oder bei älteren Patienten mit Grunderkrankungen.

Warnzeichen, Risikovorhersage

Von der WHO wurde eine Reihe klinischer Warnzeichen definiert, die während des Übergangs von der fieberhaften zur kritischen Phase eine drohende Verschlechterung anzeigen. Die Evidenz hierfür ist allerdings gering, und einige Kriterien sind subjektiv. Die Etablierung eines zuverlässigen **Früherkennungsalgorithmus für schweres Dengue-Fieber** hat hohe Priorität, um die Triage und die optimale Nutzung begrenzter Ressourcen in Endemiegebieten zu erleichtern. Die Entwicklung dynamischer Vorhersagemodelle, die wiederholte Beobachtungen einbeziehen, wäre ein alternativer Ansatz. In einer großen Studie erwies sich die Einbeziehung serieller täglicher Thrombozytenmessungen zur Vorhersage von DSS als vielversprechend. Es wurden auch verschiedene virale, immunologische und vaskuläre Biomarker vorgeschlagen, die möglicherweise mit klinischen Daten kombiniert werden könnten, um die Algorithmen zur Risikovorhersage zu verbessern (Moallemi et al. 2023). Beispielsweise könnten Chymasen oder Ferritin möglicherweise prognostische Biomarker für schweres Dengue-Fieber sein.

Diagnostik

Die Wahl des Labortests hängt vom Tag nach Krankheitsbeginn ab. **Vor dem 5. Tag** kann Dengue-Fieber durch Virusisolierung in **Zellkultur,** durch den Nachweis viraler RNA mit Nukleinsäureamplifikationstests wie **RT-PCR** oder durch den Nachweis viraler Antigene wie NS1 mittels **ELISA** oder **Schnelltest** diagnostiziert werden. **Nach dem 4. bis 5. Tag** verschwinden Dengue-Viren aus dem Blut, obwohl NS1-Antigene länger nachweisbar bleiben können, insbesondere bei primären Dengue-Infektionen. Nach Auftreten von Dengue-spezifischen Antikörpern sollten serologische Tests durchgeführt werden. **Dengue-IgM-Antikörper** beginnen ab dem 4. Tag zu steigen, erreichen nach etwa 10 bis 14 Tagen ihren Höhepunkt, nehmen dann ab und verschwinden nach etwa 3 Monaten. Bei Primärinfektionen kann Anti-Dengue-IgG bereits am Ende der ersten Woche (häufig erst ab dem 10. Tag) in geringen Mengen nachgewiesen werden; der Wert steigt dann langsam an und bleibt vermutlich lebenslang nachweisbar. Bei Patienten mit einer früheren Dengue-Infektion (oder einer anderen Flavivirusinfektion) steigen die Dengue-IgG-Titer innerhalb der ersten Krankheitswoche schnell an.

Serologische Tests ermöglichen in der Regel keine Bestimmung des Serotyps des infizierenden Virus, sind anfällig für Kreuzreaktivität mit anderen Flaviviren und erfordern häufig gepaarte (akute und rekonvaleszente) Proben. Schnelltests für den NS1-Antigen- oder den IgM-Antikörpernachweis haben geringere Sensitivitäten und Spezifitäten als die entsprechenden laborbasierten ELISA-Tests. Dennoch bietet die Kombination von NS1-Antigen- und IgM-Tests als Point-of-Care-Verfahren ein langes Diagnosefenster und hat die Dengue-Diagnostik revolutioniert. Kreuzreaktivität mit dem Zika-Virus wird für alle serologischen Tests und auch für das NS1-Antigen berichtet.

Therapie

Die Entwicklung spezifischer Therapeutika gegen Dengue war in den letzten Jahrzehnten ein Hauptschwerpunkt der Forschung. Angesichts der Tatsache, dass eine hohe Virämie als Risikofaktor für die Entwicklung einer schweren Erkrankung gilt, hat die Gabe eines antiviralen Mittels zu einem frühen Zeitpunkt im Krankheitsverlauf das Potenzial, sowohl die Dauer der Infektion zu verkürzen als auch den Schweregrad zu mildern. Wenn ein solches Medikament wirksam wäre, könnte es auch die Transmission von DENV reduzieren, indem der Zeitraum der Infektiosität für Mücken begrenzt wird. Verschiedene Medikamente mit antiviraler Aktivität (Chloroquin, Balapiravir, Celgosivir und Lovastatin) hatten in klinischen Studien jedoch keinen Effekt.

Parallel zu den Erkenntnissen über Struktur und Biologie von DENV wurden große Anstrengungen auf die Entdeckung von Arzneimitteln gegen eine Reihe von Zielstrukturen auf Wirtszellen und auf die Viren gerichtet. Kleine Moleküle, die beim Viruseintritt in die Zellen beteiligt sind, sind von besonderem Interesse. Das derzeit am meisten erfolgversprechende niedermolekulare Medikament ist ein **NS4B-Inhibitor,** der von Janssen Pharmaceutica entwickelt wird. Ein anderer Ansatz zielt auf die Entwicklung monoklonaler Antikörper, die die Virusreplikation hemmen. Die wirksamsten neutralisierenden Antikörper, die bisher identifiziert wurden, sind gegen die Domäne III des E-Proteins oder gegen komplexe quartäre Strukturepitope auf dem E-Protein-Dimer gerichtet. Neuartige humane protektive monoklonale NS1-Antikörper sind ebenfalls vielversprechend.

In mehreren kleinen Studien hatte die Gabe von **Kortikosteroiden** keinen Einfluss auf die Letalität bei DSS. Ein Cochrane-Review kam zu dem Ergebnis, dass es nicht genügend Evidenz zum Einsatz von Kortikosteroiden gibt.

In Ermangelung einer wirksamen antiviralen oder immunsuppressiven Therapie sind eine **gute Pflege** und **symptomatische Therapie** essenziell. Bei DSS sind eine schnelle Erkennung eines Volumenmangels und ggf. die sofortige Flüssigkeitsgabe von entscheidender Bedeutung, mit dem Ziel, ein ausreichendes intravaskuläres Volumen für 48 bis 72 Stunden aufrechtzuerhalten, bis sich die Vaskulopathie umkehrt. Um iatrogene Komplikationen zu vermeiden, ist ein **sorgfältiges Flüssigkeitsmanagement** erforderlich. Balancierte kristalloide Lösungen erwiesen sich bei der Behandlung von Kindern mit mittelschwerem DSS als ebenso wirksam wie kolloidale Lösungen, es wurden jedoch bisher keine Untersuchungen zu möglichen Therapieoptionen beim reshock durchgeführt. Aktuelle WHO-Leitlinien, die hauptsächlich auf Expertenmeinungen basieren, empfehlen die Verwendung von Kolloiden als Bolus, auch wenn in Industrieländern die Verwendung synthetischer Kolloidlösungen zur Volumenexpansion nicht mehr als optimal angesehen wird.

Umstritten ist der Einsatz einer prophylaktischen Thrombozytentransfusion bei mittelschwerer bis schwerer Thrombozytopenie ohne Blutungszeichen. In einer Studie mit asiatischen Erwachsenen mit Thrombozytenzahlen unter 20.000/µl war die prophylaktische Thrombozytentransfusion der Standardtherapie nicht überlegen, sondern im Gegenteil mit mehr unerwünschten Ereignissen assoziiert. Eine Reihe anderer prophylaktischer und therapeutischer Interventionen wurde in kleinen Studien evaluiert (Infusion von Plasma, rekombinanter aktivierter Faktor VII, Anti-D-Globulin, Immunglobulin, Interleukin 11) – ohne Hinweise auf eine signifikante Wirksamkeit.

Bekämpfung und Prävention

Vektorbekämpfung

„Integriertes Vektormanagement" ist der von der WHO favorisierte strategische Ansatz zur Reduzierung der Dengue-Morbidität und

-Mortalität. Dies umfasst eine Kombination verschiedener Ansätze: soziale Mobilisierung, die Integration von chemischen und nicht chemischen Vektorkontrollmaßnahmen in Gebieten mit häufigem Kontakt zwischen Mensch und Vektor, evidenzbasierte Entscheidungsfindung in Forschung und Politik sowie capacity building.

Vektorkontrollmaßnahmen können grob in biologische, chemische und umweltbezogene Methoden unterteilt werden. Biologische Methoden umfassen die Aussetzung von *Bacillus thuringiensis israelensis*, larvenfressenden Fischen oder Ruderfußkrebsen zur Bekämpfung von Larvenstadien; zu den chemischen Methoden gehören Insektizide mit verlängerter Wirkung sowie Substanzen wie Temephos oder Pyriproxyfen zur Kontrolle der Larvenstadien. Umweltmethoden zielen darauf ab, Brutstätten zu reduzieren.

Eine multizentrische, randomisierte, kontrollierte Studie hat gezeigt, dass eine **Mobilisierung der Community** die Vektorkontrolle verbessern und die Dengue-Inzidenz reduzieren kann.

Der **persönliche Schutz tagsüber gegen Aedes-Mückenstiche** ist eine Herausforderung. Es hat sich gezeigt, dass die Compliance bei Reisenden niedrig ist. Metaanalysen haben gezeigt, dass das Screening von Häusern das Dengue-Risiko deutlich reduziert, ebenso wie ein Umweltmanagement und das Abdecken von Wasserbehältern. Für „indoor residual spraying" (IRS, Sprühen mit Insektiziden innerhalb von Häusern und Hütten) ist die Evidenzlage noch recht dünn. Es sind weitere Studien erforderlich, um Methoden zu untersuchen, die man während des Tages zum Schutz vor Mücken einsetzen kann (z. B. mit Insektiziden imprägnierte Kleidung). Eine Studie in Thailand mit Permethrin-imprägnierten Schuluniformen zeigte keine Wirkung.

Drei **neuartige Ansätze zur Bekämpfung von Aedes aegypti** befinden sich in fortgeschrittener Entwicklung:
- Freisetzung von *Wolbachia*-infizierten Mücken
- Sterile-Insekten-Technik
- Freisetzung von Insekten, die dominant-letale Gene tragen (RIDL = Release of Insects Carrying a Dominant Lethal Genetic System)

Bei der **Wolbachia-Infektion** handelt es sich um eine invasive Strategie, die vererbbare endosymbiotische Bakterien nutzt, um natürliche Mückenpopulationen arbovirusresistent zu machen. Stämme des Bakteriums *Wolbachia,* mit denen *Aedes-aegypti*-Mücken infiziert werden, können sich nach Freisetzung auf die Mückenpopulation ausbreiten, mit diesen Bakterien infizierte Mücken zeigen eine deutlich verminderte Vektorkompetenz (Utarini et al. 2021).

Beim **RIDL-Ansatz** wird ein tödliches Gen in das Genom von *Aedes aegypti* eingefügt. Wenn sich die männliche Mücke mit einem tödlichen Gen mit Wildtyp-Weibchen paart, wird das tödliche Merkmal an die Nachkommen weitergegeben; derzeit werden Feldversuche durchgeführt.

Impfung

QDENGA® (TAK-003) ist ein Dengue-Impfstoff, der auf einem attenuierten Lebendvirus des Dengue-Serotyps 2 basiert, welches das genetische „Rückgrat" für alle 4 Dengue-Virus-Serotypen bildet und gegen jeden dieser Serotypen schützen soll. Die Strategic Advisory Group of Experts (SAGE) on Immunization der WHO hat im Oktober 2023 folgende Empfehlung abgegeben:
- Die Einführung des Impfstoffs sollte in **Regionen mit hoher Dengue-Krankheitslast** und hoher Übertragungsintensität in Betracht gezogen werden, um die Auswirkungen auf die öffentliche Gesundheit zu maximieren und mögliche Risiken bei seronegativen Personen zu minimieren.
- Der Impfstoff sollte **Kindern im Alter von 6 bis 16 Jahren** appliziert werden. Innerhalb dieser Altersgruppe sollte der Impfstoff etwa 1 bis 2 Jahre vor dem altersspezifischen Höhepunkt der Dengue-bedingten Krankenhauseinweisungen verabreicht werden. Der Impfstoff sollte in einem 2-Dosen-Schema mit einem Abstand von 3 Monaten zwischen den Dosen verabreicht werden.
- Die Einführung des Impfstoffs sollte von einer gut durchdachten **Kommunikationsstrategie** begleitet werden.

Zur Anwendung der Dengue-Impfung bei Reisenden ➤ Kap. 13.3.

Reisemedizinische Bedeutung

Dengue-Fieber ist derzeit die **häufigste arbovirale Krankheit bei Reisenden.** Nach Angaben von GeoSentinel – einem globalen Netzwerk reise- und tropenmedizinischer Institutionen – ist das Dengue-Virus die häufigste Ursache für Fieber bei Reiserückkehrern aus vielen Teilen der Welt. Dengue ist beispielsweise bei Reiserückkehrern aus Südostasien häufiger die Ursache für Fieber als Malaria. Virämische Reiserückkehrer in nicht endemische Gebiete stellen die Hauptquelle für eine autochthone Übertragung dar.

Insgesamt hängt das Risiko vom Reiseziel, der Jahreszeit und der Dauer der Reise sowie von den Aktivitäten während der Reise ab. Serokonversionsraten schwanken zwischen < 1 % und > 20 %. Die **Inzidenzrate für symptomatisches Dengue-Fieber liegt bei 0,7 %** (Steffen et al. 2023). Schweres Dengue-Fieber und Todesfälle sind bei Reisenden sehr selten (Huits et al. 2023), sie treten eher bei Besuchern von Freunden und Verwandten (visiting friends and relatives, VFR) auf. In endemischen Populationen treten schwere Erkrankungen und Todesfälle hauptsächlich nach einer Sekundärinfektion bei Kindern auf (s. o.), aber bei Reisenden kann auch eine Primärinfektion zu schweren Krankheitsverläufen führen (Huits et al. 2021).

LITERATUR

Halstead SB, Nimmannitya S, Cohen SN. Observations related to pathogenesis of dengue hemorrhagic fever. IV. Relation of disease severity to antibody response and virus recovered. Yale J Biol Med 1970; 42(5): 311–28.

Horstick O, Tozan Y, Wilder-Smith A. Reviewing dengue: still a neglected tropical disease? PLoS Negl Trop Dis 2015; 9(4): e0003632.

Huits R, Angelo KM, Amatya B et al. Clinical Characteristics and Outcomes Among Travelers with Severe Dengue: A GeoSentinel Analysis. Ann Intern Med 2023; 176(7): 940–948.

Huits R, Angelo KM, Amatya B et al. Ann Intern Med 2023 Jul; 176(7): 940–948.

Huits R, Schwartz E. Fatal outcomes of imported dengue fever in adult travelers from non-endemic areas are associated with primary infections. J Travel Med 2021; 28(5): taab020.

Katzelnick LC, Gresh L, Halloran ME et al. Antibody-dependent enhancement of severe dengue disease in humans. Science 2017; 358(6365): 929–32.

Kok BH, Lim HT, Lim CP, Lai NS, Leow CY, Leow CH. Dengue virus infection – a review of pathogenesis, vaccines, diagnosis and therapy. Virus Res 2023; 324: 199018.

Moallemi S, Lloyd AR, Rodrigo C. Early biomarkers for prediction of severe manifestations of dengue fever: a systematic review and a meta-analysis. Sci Rep 2023; 13(1): 17485.
Rosenberger KD, Lum L, Alexander N et al. Vascular leakage in dengue – clinical spectrum and influence of parenteral fluid therapy. Trop Med Int Health 2016; 21(3): 445–53.
Sangkaew S, Ming D, Boonyasiri A. Risk predictors of progression to severe disease during the febrile phase of dengue: a systematic review and meta-analysis. Lancet Infect Dis 2021; 21(7): 1014–1026.
Steffen R, Chen LH, Leggat PA. Travel vaccines-priorities determined by incidence and impact. J Travel Med 2023; 18(30): taad085.
Utarini A, Indriani C, Ahmad RA et al. Efficacy of Wolbachia-Infected Mosquito Deployments for the Control of Dengue. N Engl J Med 2021; 384(23): 2177–86.
WHO. Dengue: guidelines for diagnosis, treatment, prevention and control – New edition. 2009 ed. Switzerland: World Health Organization, 2009.
Wilder-Smith A, Ooi EE, Horstick O, Wills B. Dengue. Lancet 2019; 393(10169): 350–63.
Yang X, Quam MBM, Zhang T, Sang S. Global burden for dengue and the evolving pattern in the past 30 years. J Travel Med 2021; 28(8): taab146.

INTERNETQUELLEN
WHO (Dengue and severe dengue): www.who.int/news-room/fact-sheets/detail/dengue-and-severe-dengue.

2.8.4 Zika-Virus-Erkrankung

Thomas Jänisch

Epidemiologie

Das Zika-Virus (ZIKV) wurde 1947 zum ersten Mal in Uganda in Rhesusaffen isoliert und nach dem dortigen Zika-Wald benannt. 1954 wurde die erste Erkrankung im Menschen in Nigeria beschrieben. Bis 2007 hat sich das Virus **von Afrika nach Südostasien ausgebreitet,** ohne bemerkenswerte Erkrankungen auszulösen (Pettersson et al. 2018), und hat daher kaum Beachtung gefunden, bis ein erster Ausbruch auf der Insel Yap (Mikronesien) beschrieben wurde. Es dauerte jedoch bis 2013/2014, bis das ZIKV weitere lokale Epidemien im pazifischen Raum verursachte, einschließlich Französisch-Polynesien, Neukaledonien und der Osterinsel. In diesem Zusammenhang wurde auch zum ersten Mal die Kozirkulation der drei Arboviren Dengue, Zika, Chikungunya beschrieben. Aus Tahiti wurden in der Folge zum ersten Mal mögliche Assoziationen mit neurologischen Komplikationen berichtet. Interessanterweise waren kongenitale Folgeschäden im pazifischen Raum zunächst nicht aufgefallen.

Ab Mitte 2015 wurden die ersten Fälle von ZIKV-Infektionen aus Brasilien berichtet (Campos, Bandeira und Sardi 2015), und als es Ende 2015 zu einer Häufung von Mikrozephalie-Fällen bei Neugeborenen kam, wurde eine Verbindung zu der ZIKV-Infektion vorgeschlagen. Ähnlich wie im pazifischen Raum wurde auch in Südamerika eine erhöhte Rate von neurologischen Folgeerkrankungen bei Erwachsenen beobachtet. Die Assoziation von ZIKV-Infektionen mit kongenitalen Folgeschäden (insb. Mikrozephalie) war zu diesem Zeitpunkt (Ende 2015) eine neue Hypothese. Die Epidemie betraf 48 Länder und Territorien. Brasilien war das am schwersten betroffene Land, mit über 200.000 gemeldeten Fällen zum Jahresende 2016.

Die ZIKV-Epidemie in Zentral- und Südamerika endete in 2017, wobei nicht ganz geklärt ist, warum die Epidemie zum Erliegen kam. Herdenimmunität gegen Zika stellt sich bei ca. 65 % bis 70 % Durchseuchung ein – ein Wert, der in den Epizentren der ZIKV-Epidemie, den Städten an der brasilianischen Atlantik-Küste, erreicht wurde. Allerdings gibt es Seroprävalenzdaten aus weiteren Städten Brasiliens und anderen Ländern in Südamerika, die eine deutlich geringere Durchseuchung zeigen, bei gleichzeitiger Präsenz der Moskitovektoren und anderer Arboviren, die von den gleichen Moskitos verbreitet werden (z. B. Dengue oder Chikungunya).

Die kongenitalen Folgeschäden wurden vor allem aus den Städten an der brasilianischen Atlantikküste berichtet, wobei Brasilien das am schwersten betroffene Land in Südamerika war, gefolgt von Kolumbien. Der Vergleich der Mikrozephalie-Häufigkeiten zwischen Regionen in Brasilien (Jaenisch et al. 2017) und zwischen den Jahren 2016 und 2017 weist deutliche Unterschiede auf, die nicht abschließend geklärt werden konnten. Außerdem ist ungewiss, warum Kolumbien, das nach Brasilien am stärksten betroffen war, eine deutlich reduzierte Rate von Mikrozephalie-Fällen pro Anzahl an Infektionen aufwies.

Erreger und Übertragung

Der Erreger ist ein Flavivirus, eng verwandt mit dem Dengue-Virus (➤ Kap. 2.8.3), was auch Konsequenzen hinsichtlich der Kreuzreaktivität in serologischen Tests hat (s. u. „Diagnostik").

Zika wird von weiblichen *Aedes*-spp.-Moskitos während der Blutmahlzeit übertragen (hauptsächlich *Aedes aegypti* und *Aedes albopictus*). Zika kann neben der Übertragung durch Moskitovektoren auch sexuell übertragen werden. Das Risiko wurde auf ca. 0,1–1 % geschätzt, abhängig von sexuellen Praktiken (Major et al. 2021). Das Virus ist ferner in anderen Körperflüssigkeiten wie Speichel und Urin nachgewiesen worden. Als weiterer Übertragungsmodus fungiert die vertikale Übertragung von Mutter zu Fötus, sowie die Übertragung via Blut-Transfusion.

Pathogenese und Immunologie

Wichtige Pathomechanismen sind neuronale Apoptose, zum Beispiel nach Infektion der neuronalen Progenitorzellen, Zellzyklus-Dysregulation, Modulation der Immunantwort des Wirts und der jeweiligen Signalpfade, und eine Aktivierung der Entzündungskaskade, die die Blut-Hirn-Schranke beeinträchtigt. Die beteiligten Zelltypen sind im Zentralnervensystem vor allem neuronale Progenitorzellen, Gliazellen und Astrozyten. In der Plazenta repliziert das ZIKV in den Hofbauer-Zellen und nach Überwindung der Plazentaschranke in neuronalen Zellen des Fötus. Allerdings ist für die Plazenta bisher nicht im Detail geklärt, wie das ZIKV die Plazentaschranke überwindet und den Fötus infiziert (Villalobos-Sanchez et al. 2022).

Eine Kombination verschiedener Pathomechanismen scheint für die Ausprägung des pathologischen Phänotyps verantwortlich zu sein. Immunologische Wechselwirkungen zwischen Dengue- und ZIKV-Infektionen wurden mitverantwortlich gemacht für die Unterschiede in der Häufigkeit von schweren Verläufen, die zwischen verschiedenen Ländern in Südamerika und der Karibik beobachtet wurden, wobei die Studienlage heterogen ist, und sozio-ökonomische Faktoren mitberücksichtigt werden müssen. Sowohl protektive als auch kreuzreagierende (potenziell risikobehaftete) Antikörper-Konstellationen bei prä-existierenden Dengue-Infektionen und nachfolgenden ZIKV-Infektionen wurden nachgewiesen, und andere Autoren fanden keinen Hinweis auf eine Rolle von prä-existierenden Dengue-Infektionen.

Klinik

Die Krankheitsdauer der akuten Episode beträgt 3 bis 7 Tage, mit einer **Inkubationszeit** von 4 bis 10 Tagen. Die Erkrankung verläuft nur in ca. 20–25 % der Fälle symptomatisch, jedoch können Infektionen während der Schwangerschaft zu Infektionen des Fötus und schweren neurologischen Fehlbildungen beim ungeborenen Kind führen (Song et al. 2017).

Symptomatische Infektionen sind typischerweise gekennzeichnet durch **einen juckenden Hautausschlag** (➤ Abb. 2.29), der sich auf dem Oberkörper und im Gesicht ausbreitet, Gelenk- und Muskelschmerzen und durch eine Konjunktivitis. Fieber ist nicht immer als Begleitsymptom vorhanden. Oft kommt es auch nur zu einem kurzzeitigen Fieberschub. Periartikuläre Ödeme der kleinen Gelenke werden als typisch beschrieben.

Bei Erwachsenen kann die ZIKV-Erkrankung in seltenen Fällen zu neurologischen Folgeerkrankungen wie dem Guillain-Barré-Syndrom führen. Geschätzt wird ein Risiko von ca. 5 pro 10.000 Erkrankungen. Andere neurologische Folgeerkrankungen nach akuter ZIKV-Erkrankung sind demyelinisierende Erkrankungen, Enzephalitis, ZNS-Vaskulitis und Optikusneuritis (Filgueiras et al. 2021).

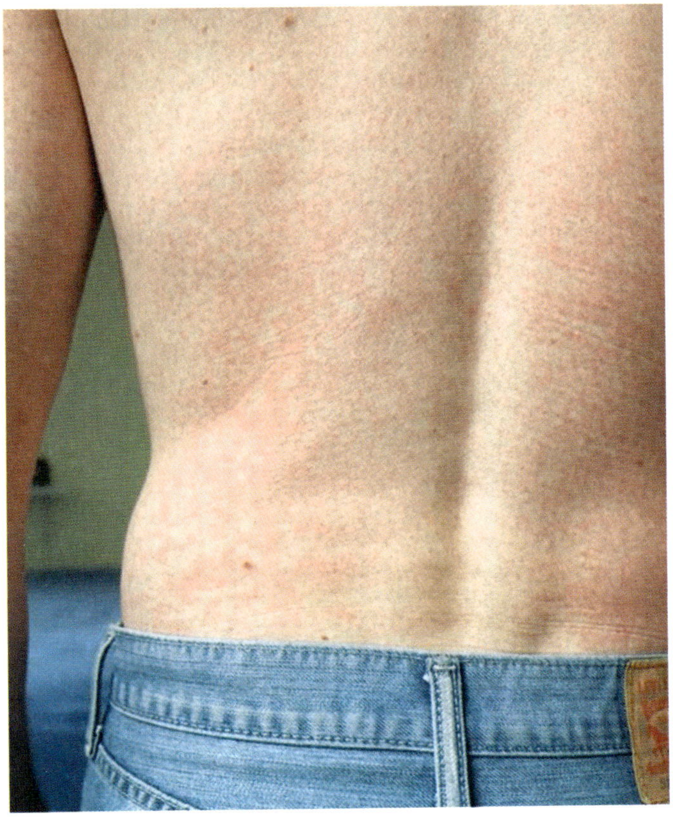

Abb. 2.29 Typischer Hautausschlag bei Zika [J794-010]

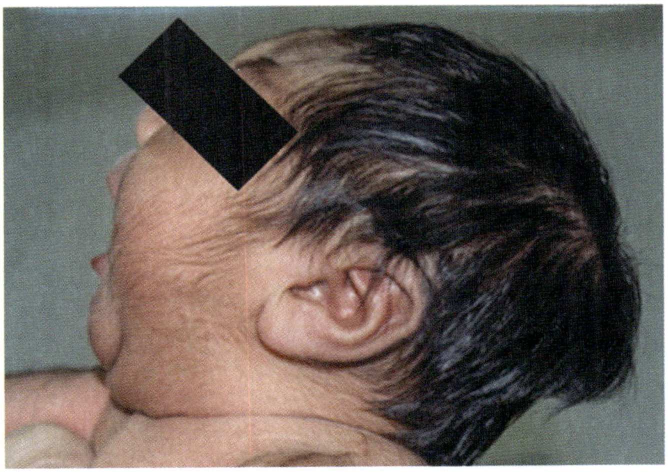

Abb. 2.30 Mikrozephalie eines Neugeborenen mit laborbestätigter Zika-Virus-Infektion (reproduced with permission from Elsevier) [H500-004]

Die Schätzung der Häufigkeit von Mikrozephalie (➤ Abb. 2.30) bzw. kongenitaler Folgeschäden wird zwischen 3 % und 10 % angegeben, mit erhöhtem Risiko bei Infektion am Anfang der Schwangerschaft. Einige dieser Studien zeigten allerdings unterschiedliche Häufigkeiten von anderen neurologischen Folgeerkrankungen wie z. B. zerebrale Kalzifikationen, Hypoplasien von zerebralen Strukturen, oder Ventrikelerweiterungen. Da die relativen Häufigkeiten der kongenitalen Folgeschäden geografisch variieren, werden zusätzliche Risikofaktoren für möglich gehalten. In einer retrospektiven Studie wurde das Risiko für Mikrozephalien in Polynesien auf ca. 1 % geschätzt. In zumindest einer Studie im Bundesstaat Sao Paulo in Brasilien wurden keine Fälle von Mikrozephalie berichtet, in dieser Studie wurden subependymale Zysten, Hörstörungen oder Chorioretinitis berichtet, was die Forderung nach einer weiteren Definition des kongenitalen Zika-Syndroms unterstreicht (Moore et al. 2017). Es werden 3 Gruppen kongenitaler Folgeschäden unterschieden:

- **Neurologische Manifestationen** (Ventrikulomegalie, Kalzifikationen im Parenchym oder Zerebellum, Mikrozephalie, Hypoplasie oder Atrophie des Kortex, Hydrocephalus, Epilepsien)
- **Muskuloskelettale Malformationen** (Arthrogryposis, Klumpfuß)
- **Visuelle Malformationen**

Manche Autoren unterscheiden zudem zwischen Malformationen der Morphologie des Schädels (v. a. Mikrozephalie) und des Parenchyms bzw. der Ventrikel (Freitas et al. 2020).

Die potenziellen Risikofaktoren, die zusätzlich zur ZIKV-Infektion für kongenitale Folgeschäden verantwortlich gemacht werden, sind parallel vorhandene sexuelle Infektionen, vorherige Dengue-Virus-Infektionen (wegen immunologischer Interaktionen) und sozio-ökonomische Bedingungen. Der Zusammenhang mit sozio-ökonomischen Bedingungen wurde mehrfach berichtet und scheint über die Intensität der Transmission vermittelt zu werden. Wenn für die höhere Zika-Inzidenz in niedrigeren Einkommensschichten adjustiert wurde, dann war das Mikrozephalie-Risiko vergleichbar zwischen höherem und niedrigem Einkommen.

Diagnostik

Die Diagnostik der Zika-Virus-Erkrankung leidet darunter, dass

- die durchschnittliche Viruslast gering ist, sodass Infektionen mit niedriger Viruslast der Entdeckung durch den PCR-Test entgehen können,
- Kreuzreaktivitäten in serologischen Tests mit anderen Flaviviren häufig sind.

Antikörper sind oft erst ab Tag 5 nach Beginn der Erkrankung nachweisbar. Kreuzreaktionen zwischen Dengue- und Zika-Antikörpern (und anderen Flaviviren) komplizieren die Aussagekraft der serologischen Tests. Bei zweizeitiger Blutabnahme (akut/konvaleszent) und typischer klinischer Symptomatik gilt eine Serokonversion als diagnostisch. Direkte Tests (PCR aus Plasma oder Urin) können eine Diagnose sicher etablieren. Im Urin ist die PCR eventuell länger positiv als im Blut. Das Virus wurde außerdem mittels PCR aus dem Speichel nachgewiesen (s. o.), wobei die diagnostische Aussagekraft bei negativem Ergebnis nicht gesichert ist.

Therapie

Es gibt keine kausale Therapie gegen die Zika-Virus-Erkrankung. Die Therapie während der akuten Krankheitsepisode ist symptomatischer Natur.

Bekämpfung und Prävention

Expositionsprophylaxe mit Repellentien oder Moskitonetz wird empfohlen. Bisher existiert kein lizensierter Impfstoff, allerdings sind mehrere Kandidaten in Entwicklung bzw. wurden in klinischen Studien der Phase 1 und 2 getestet (Wang et al. 2022).

Reisemedizinische Bedeutung

Im Jahr 2020 wurden 6 importierte Zika-Virus-Erkrankungen (2019: 11, 2018: 18) in Deutschland auf Basis des § 7 Abs. 2 IfSG gemeldet. Seit dem 1.5.2016 besteht eine Meldepflicht für labordiagnostizierte akute Infektionen gemäß IfSG-Meldepflicht-Anpassungsverordnung.

LITERATUR

Campos GS, Bandeira AC, Sardi SI. Zika Virus Outbreak, Bahia, Brazil. Emerg Infect Dis 2015; 21(10): 1885–6.

Filgueiras IS, Torrentes de Carvalho A, Cunha DP et al. The clinical spectrum and immunopathological mechanisms underlying ZIKV-induced neurological manifestations. PLoS Negl Trop Dis 2021; 15(8): e0009575.

Freitas DA, Souza-Santos R, Carvalho LMA. Congenital Zika syndrome: A systematic review. PLoS One 2020; 15(12): e0242367.

Jaenisch T, Rosenberger KD, Brito C, Brady O, Brasil P, Marques ET. Risk of microcephaly after Zika virus infection in Brazil, 2015 to 2016. Bull World Health Organ 2017; 95(3): 191–198.

Major CG, Paz-Bailey G, Hills SL, Rodriguez DM, Biggerstaff BJ, Johansson M. Risk estimation of sexual transmission of Zika virus-United States, 2016–2017. J Infect Dis 2021; 224(10):1756–1764.

Moore CA, Staples JE, Dobyns WB et al. Characterizing the Pattern of Anomalies in Congenital Zika Syndrome for Pediatric Clinicians. JAMA Pediatr 2017; 171(3): 288–295.

Pettersson JH, Bohlin J, Dupont-Rouzeyrol M et al. Re-visiting the evolution, dispersal and epidemiology of Zika virus in Asia. Emerg Microbes Infect 2018; 7(1): 79.

Song BH, Yun SI, Woolley M, Lee YM. Zika virus: History, epidemiology, transmission, and clinical presentation. J Neuroimmunol 2017;308: 50–64.

Villalobos-Sánchez E, Burciaga-Flores M, Zapata-Cuellar L, Camacho-Villegas TA, Elizondo-Quiroga DE. Possible Routes for Zika Virus Vertical Transmission in Human Placenta: A Comprehensive Review. Viral Immunol 2022; 35(6): 392–403.

Wang Y, Ling L, Zhang Z, Marin-Lopez A. Current Advances in Zika Vaccine Development. Vaccines (Basel) 2022; 10(11): 1816.

INTERNETQUELLEN

CDC (Zika Virus): www.cdc.gov/zika/index.html.

RKI (FAQ Zikavirus-Infektionen): www.rki.de/SharedDocs/FAQs/DE/Zikavirus/Zikavirus-Infektionen.html.

WHO (Zika virus): www.who.int/news-room/fact-sheets/detail/zika-virus.

2.8.5 West-Nil-Virus-Erkrankung

Jonas Schmidt-Chanasit

Erreger und Übertragung

Das West-Nil-Virus (WNV) wurde 1937 aus einem fieberhaften Patienten in Uganda isoliert und ab den 1950er Jahren in Stechmücken, Vögeln und Patienten aus Ägypten und Israel nachgewiesen. Nach diesen sporadischen Ausbrüchen in Afrika kam es in den letzten 20 Jahren zu vermehrten Epidemien auf fast allen Kontinenten. Besonderes Interesse erweckt das WNV seit 1999, als es erstmalig in Nordamerika auftrat und sich innerhalb weniger Jahre über den gesamten amerikanischen Kontinent ausbreitete. Das WNV wurde in vielen Stechmückenarten nachgewiesen (z. B. *Ochlerotatus* spp., *Aedes* spp.), aber *Culex pipiens* s. l. ist der relevante Vektor in Europa, der für WNV-Epidemien verantwortlich ist. Das Virus zirkuliert saisonal zwischen Stechmücken (Vektor und Reservoir) und Vögeln (Amplifikationswirte) (➤ Abb. 2.31), die hohe Virämien entwickeln und teilweise auch versterben. Die Virämie beim Menschen ist zu gering (Fehlwirt) für eine Weiterübertragung durch Stechmücken. Das WNV kann neben der transovarialen Transmission auch in adulten Stechmücken überwintern.

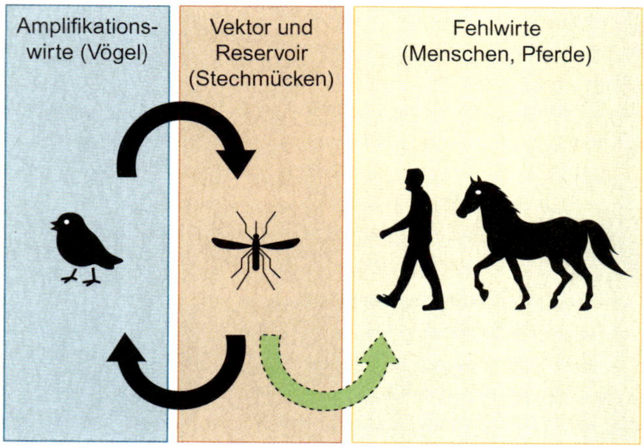

Abb. 2.31 Übertragungszyklus des West-Nil-Virus [M1451, L143]

Epidemiologie

Der erste große WNV-Ausbruch in Europa wurde zwischen 1962 und 1965 in den Feuchtgebieten der Camargue in Frankreich registriert, hauptsächlich waren Wild- und Hauspferde von neurologischen Erkrankungen betroffen. Die nachfolgenden epidemiologischen Untersuchungen zeigten eine WNV-IgG-Serokonversion bei einigen Menschen, die auf asymptomatische Infektionen hindeuteten. Die nächste große WNV-Epidemie in Europa fand 1996 in Rumänien statt und ging das erste Mal in Europa mit schweren humanen Erkrankungen und Todesfällen einher (Han et al. 1996). Im Hitzesommer 2018 erlebte Europa den bisher größten registrierten WNV-Ausbruch mit mehr als 2.000 Fällen, darunter 181 Todesfälle. Bis 2017 waren alle in Deutschland gemeldeten WNV-Infektionen reiseassoziiert. Im Jahr 2018 wurde erstmals eine autochthone menschliche Infektion in Deutschland gemeldet.

Seit 2016 ist die humane WNV-Infektion in Deutschland gemäß IfSG meldepflichtig, zusätzlich bestehen überlappende Meldepflichten nach dem Transfusionsgesetz.

Pathogenese und Immunologie

Nach dem Stich einer infizierten Stechmücke repliziert sich das WNV lokal an der Injektionsstelle in den Keratinozyten und Langerhans-Zellen der Epidermis (Petersen et al. 2013). Das WNV-Hüllprotein E kann an die Glykosaminoglykane auf der Wirtszelle binden, allerdings sind auch die primären Rezeptoren DC-SIGN, DC-SIGN-R und das Integrin αvβ3 für die Bindung an die Wirtszelle notwendig. Durch Bindung an diese primären Rezeptoren dringt WNV durch Clathrin-vermittelte Endozytose in die Zelle ein. Das WNV kann sich aufgrund der **immunmodulatorischen Wirkung des Stechmückenspeichels** – z. B. durch die Veränderung der Leukozytenproliferation und die Unterdrückung der Produktion von Interleukin 2 und IFNγ – besser in der Zelle replizieren. Die infizierten Langerhans-Zellen wandern in die regionalen Lymphknoten, in denen sich das Virus weiter repliziert. Die Virusreplikation findet dort auch in dendritischen Zellen und in B- und T-Lymphozyten statt. Die Infektion und Virusreplikation in diesen Zellen gehen mit dem Auftreten erster Symptome am Ende der Inkubationszeit einher. Von den Lymphknoten ausgehend, kann das WNV mit dem Blutstrom in die peripheren Organe gelangen.

Für die **Neuroinvasion des WNV** werden 2 Szenarien diskutiert: Der hämatogene und transneurale Weg.

- Die **direkte Invasion des ZNS** aus den Blutgefäßen heraus könnte über einen transendothelialen Mechanismus durch die WNV-Infektion der Endothelzellen erfolgen. Eine weitere Hypothese diskutiert die Neuroinvasion des WNV durch die geschädigte Blut-Hirn-Schranke mit Hilfe eines „transsudativen" Mechanismus. Die Schädigung der Blut-Hirn-Schranke ist das Ergebnis einer erhöhten Gefäßpermeabilität aufgrund entzündungsfördernder Zytokine und Chemokine, die in der akuten Phase der WNV-Infektion exprimiert werden.
- Beim **transneuralen Mechanismus der Neuroinvasion** gelangt das WNV durch retrograden und anterograden axonalen Transport und über Astrozyten und Mikrogliazellen ins Gehirn.

Eine Mutation des Gens CCR5 (CCR5Δ32) erhöht die Anfälligkeit eines Menschen für das WNV. Es ist noch nicht geklärt, ob die CCR5Δ32-Mutation neben der Anfälligkeit auch die Schwere des Krankheitsverlaufs nach einer WNV-Infektion beeinflusst (Lim et al. 2010).

Eine WNV-Infektion geht im Allgemeinen mit einer Hochregulierung oder Herunterregulierung der Expression spezifischer Zytokine und Chemokine einher. Bei Patienten mit neuroinvasiven Krankheitsverläufen ist die Expression von IL-4, IL-1β (periphere Blutzellen) und CXCL1 (myeloische dendritische Zellen) herunterreguliert. Hingegen ist IFN-γ, TNF-α und IL-6 im ZNS während der akuten Phase der Neuroinvasion hochreguliert. Ebenso wurde gezeigt, dass die IL-10-Genexpression während der akuten Phase der WNV-Infektion hochreguliert ist.

Klinik

Die Infektionen verlaufen überwiegend klinisch unauffällig. Die **Inkubationszeit** beträgt 2 bis 14 Tage. Etwa 20 % der Infizierten entwickeln eine fieberhafte, grippeähnliche Erkrankung, die etwa 3 bis 6 Tage andauert und als **West-Nil-Fieber (WNF)** bezeichnet wird (Petersen et al. 2013, Bakos et al. 2022). Der Beginn der Erkrankung ist durch Fieber und Kopfschmerzen gekennzeichnet. Diese initiale klinische Phase kann auch mit Depressionen, einer Veränderung des Geisteszustands mit Lethargie und Veränderung der Persönlichkeit einhergehen. Es kann aber auch zu einem makulopapulösen Ausschlag kommen. Das WNF heilt in der Regel komplikationslos aus.

Die **neuroinvasive Form der WNV-Infektion (WNND)** ist die schwerste Form der Erkrankung. Sie tritt in etwa 1 % der WNV-Infektionen bei Menschen auf. Die WNND kann mit einer Meningitis, Enzephalitis, Meningoenzephalitis oder Myelitis einhergehen. Die **Meningoenzephalitis** ist durch Nackensteifigkeit und Photophobie gekennzeichnet, manchmal kann auch eine schlaffe Paralyse auftreten. Radiologisch zeigt sich im MRT ein hyperintensives T2-Signal in tiefen Hirnstrukturen (d. h. Basalganglien, insbesondere Thalami und Mittelhirn) mit oder ohne Beteiligung der Pedunculi cerebri und der Substantia nigra (Bailey et al. 2020). Zu Beginn der Klinik kann die Bildgebung noch negativ ausfallen.

Kinder, ältere Menschen und Patienten mit chronischen Erkrankungen neigen dazu, eine schwerere Erkrankung zu entwickeln. Vorerkrankungen wie Krebs, Herz-Kreislauf-Erkrankungen und Diabetes sind wichtige Risikofaktoren für eine schwere WNV-Erkrankung. Immunsupprimierte Personen haben ein 40-mal höheres Risiko, zu erkranken und an einer WNV-Infektion zu versterben. Eine WNV-Infektion kann mit langfristigen Einschränkungen der Gesundheit einhergehen. Bei WNND-Patienten wurde auch über einen Hörverlust berichtet, der auf einen vestibulären Tropismus hindeutet, der zu einer chronischen vestibulocochleären Neuritis führen kann. Über eine dauerhafte Schädigung anderer Hirnnerven und Retinopathien wurde ebenfalls berichtet. Neurokognitive Störungen können über längere Zeit oder auch dauerhaft persistieren (Patel, Greenwald und Sabini 2021).

Das WNV ist insbesondere für die **Blutsicherheit** von Bedeutung. Nicht virusinaktivierte Blutprodukte können zu einer Übertragung des WNV auf den Empfänger führen, und transfundierte Patienten sind häufig im Rahmen ihrer Grunderkrankungen und/oder einer Immundefizienz anfällig für schwere Krankheitsverläufe.

Diagnostik

Die laborbasierten diagnostischen Ansätze umfassen die **Virusisolierung, RT-PCR** und **Serologie.** Serologisch basiert die Diagnose einer WNV-Infektion auf dem Nachweis von WNV-spezifischen IgM- und IgG-Antikörpern im Serum des Patienten. Diese Antikörper können frühestens 3 bis 7 Tage nach der Infektion nachgewiesen werden. IgM-Antikörper können noch mehrere Monate nach der Infektion nachweisbar sein, IgG-Antikörper wahrscheinlich lebenslang. In den unterschiedlichen serologischen Testverfahren (ELISA, IFT aber auch VNT) kann eine Kreuzreaktivität mit anderen Flaviviren auftreten wie z. B. gegen das Usutu-Virus oder das Japanische-Enzephalitis-Virus. Trotzdem ist der VNT der Goldstandard für den Nachweis WNV-spezifischer Antikörper, da er die höchste Spezifität aufweist. Eine Einschränkung des VNT besteht allerdings darin, dass er sehr kosten- und zeitaufwendig durchgeführt werden muss und deshalb in der Routinediagnostik kaum Verwendung findet. In den letzten Jahrzehnten sind deshalb die **WNV-Direktnachweisverfahren** die am häufigsten eingesetzten diagnostischen Werkzeuge gewesen, da sie eine hohe Sensitivität und Spezifität besitzen. Die hauptsächlich verwendeten Nachweisverfahren sind die **Reverse-Transkriptase-Polymerasekettenreaktion** (RT-PCR), die **quantitative RT-PCR** (qRT-PCR) und die **In-situ-Hybridisierung.** Die qRT-PCR hat gegenüber der klassischen RT-PCR den Vorteil, dass die WNV-Nukleinsäure genau quantifiziert werden kann. Die RT-PCR kann in den ersten beiden Krankheitswochen aus Plasma, Liquor oder Urin erfolgen. WNV-Nukleinsäure kann im Urin sogar länger als 2 Wochen nachweisbar sein. Die In-situ-Hybridisierung erfolgt aus Biopsien.

Therapie, Bekämpfung und Prävention

Wie für die meisten Arbovirusinfektionen gibt es auch für die WNV-Infektion keine spezifische Therapie, die Behandlung beruht daher ausschließlich auf supportiven Maßnahmen. Die Patienten gelten als nicht infektiös und können unter normalen hygienischen Bedingungen betreut werden. Trotz der zugelassenen WNV-Tot- und DNA-Impfstoffe für Pferde ist bisher kein Impfstoff für den Menschen verfügbar. Insofern kommen der klassischen Bekämpfung und Prävention eine besondere Bedeutung zu. Diese bestehen zum einem aus der professionellen **Vektorkontrolle, persönlichen Schutzmaßnahmen,** um das Expositionsrisiko zu verringern, und **Screening von Blut- und Organspendern.** Die **„4 D" der persönlichen Schutzmaßnahmen** stehen in den USA für:

- „Dusk to Dawn" – Aufenthalte während der Dämmerung im Freien vermeiden,
- „Dress" – stichsichere, mit Permethrin imprägnierte Kleidung tragen,
- „DEET" – der wichtigste Wirkstoff in Repellentien und
- „Drain" – Wasseransammlungen austrocknen

und fassen die wichtigsten Präventionsmaßnahmen zusammen.

LITERATUR

Bailey C, Mach J, Kataria S et al. West Nile virus encephalitis: A report of two cases and review of neuroradiological features. Radiol Case Rep 2020; 15: 2422–2426.

Bakos I, Mahdi M, Kardos L et al. Clinical spectrum and CSF findings in patients with West-Nile virus infection, a retrospective cohort review. Diagnostics 2022; 12: 805.

Han LL, Popovici F, Alexander JP et al. Risk factors for West Nile virus infection and meningoencephalitis, Romania, 1996. J Infect Dis 1999; 179: 230–233.

Lim JK, McDermott DH, Lisco A et al. CCR5 deficiency is a risk factor for early clinical manifestations of West Nile virus infection but not for viral transmission. J Infect Dis 2010; 201(2): 178–85.

Patel K, Greenwald BD, Sabini RC. Rehabilitation Outcomes in Subjects with West Nile Neuro-Invasive Disease. Brain Sci 2021; 11: 1253.

Petersen L R, Brault A C, Nasci R S. West Nile virus: Review of the literature. JAMA 2013; 310: 308–315.

INTERNETQUELLEN

RKI (West-Nil-Fieber im Überblick): www.rki.de/DE/Themen/Infektionskrankheiten/Infektionskrankheiten-A-Z/W/West-Nil-Fieber/west-nil-fieber-node.html.

2.8.6 Frühsommer-Meningoenzephalitis (FSME)

Gerhard Dobler

Das Wichtigste in Kürze

Die Frühsommer-Meningoenzephalitis (FSME) ist die häufigste durch Zecken übertragene Virusinfektion in Europa und Asien. Das gleichnamige Virus aus der Familie der Flaviviren kommt in Eurasien in mindestens 6 verschiedenen Subtypen vor, die unterschiedlich schwere Verlaufsformen verursachen können. Das Virus zirkuliert in einem natürlichen Übertragungszyklus zwischen Zecken und Kleinnagern und wird überwiegend durch Zecken, selten auch durch unbehandelte Milch und Milchprodukte auf den Menschen übertragen. Die klinische Erkrankung kann unterschiedliche Verlaufsformen bis hin zu tödlichen Meningoenzephalomyelitiden nehmen. Es gibt keine ursächliche Therapie. Einzige zuverlässige Prophylaxe ist die FSME-Impfung. Die in Europa verfügbaren Impfstoffe schützen auch gegen den sibirischen und fernöstlichen Subtyp.

Definition

Die Frühsommer-Meningoenzephalitis ist eine Virusinfektion, die durch ein Virus aus der Familie *Flaviviridae* hervorgerufen wird. Es wird international als „**t**ick-**b**orne **e**ncephalitis **v**irus" (TBEV) bezeichnet, und es existiert eine Reihe von Subtypen, die zu unterschiedlichen Verlaufsformen führen können. Die klinische Symptomatik reicht von asymptomatischen Verläufen bis hin zu schwersten Meningoenzephalomyelitiden mit tödlichen Verlaufsformen. Das TBEV/FSMEV zirkuliert in der Natur in einem natürlichen Übertragungszyklus zwischen dem Überträger (Zecken der Familie Ixodidae; insbesondere der Holzbock *Ixodes ricinus* und die Taigazecke *Ixodes persulcatus*) und Kleinnagern und kleinen anderen Säugetieren (u. a. Insektivora). Die Übertragung auf den Menschen erfolgt überwiegend durch einen Zeckenstich. Allerdings sind auch alimentäre Übertragungen durch die unbehandelte Milch von Nutztieren (u. a. Ziegen, seltener Kühe und Schafe) bekannt.

Epidemiologie und Erreger

Das FSME-Virus ist ein behülltes RNA-Virus mit einzelsträngiger RNA-positiver Polarität. Es wird in die Familie *Flaviviridae* eingruppiert und gehört dort zur Gruppe der Zecken-übertragenen Säugetier-Flaviviren (Pulkkinen et al. 2018). Aufgrund seiner Zugehörigkeit zu den Flaviviren existiert eine genetische Verwandtschaft u. a. mit dem Gelbfiebervirus, den Dengue-Viren, dem Japan-Enzephalitis-Virus, dem West-Nil-Virus und anderen humanpathogenen Flaviviren. Diese genetische Verwandtschaft ist in Bezug auf die serologische Diagnostik von großer Bedeutung. Genetisch lässt sich das international als TBEV bezeichnete Virus in mindestens 6 verschiedene **Subtypen** (Genotypen) unterscheiden. Davon spielen der europäische, der sibirische und der fernöstliche Subtyp die wichtigste Rolle. Der baikalische Subtyp ist von lokaler Bedeutung. Die humanpathogene Bedeutung des himalayischen Subtyps ist unklar. Er wurde bisher nur einmal in Nagetieren im Qinghai-Tibet nachgewiesen. Ein weiterer, genetisch differenzierbarer Subtyp („178–79") wurde einmal in der Region des Baikalsees nachgewiesen. Auch dessen humanmedizinische Bedeutung ist bisher ungeklärt.

Anders als der Name der Subtypen beschreibt, werden europäische Subtypenstämme auch in Asien, u. a. in Südkorea und in Sibirien nachgewiesen. Der sibirische Subtyp kommt neben Russland auch im Baltikum, in Finnland, in der Ukraine und in Serbien vor. Der fernöstliche Subtyp wurde neben Russland, China und Japan u. a. auch in Moldawien und in der Ukraine nachgewiesen. Baikalische FSME-Fälle treten in Sibirien und in der Mongolei auf. Der himalayische Subtyp wurde bisher ausschließlich am Qinghai-Tibet-Plateau gefunden. Auch aus der mittelasiatischen Region (u. a. Iran, Kirgistan) kamen in den letzten Jahren vermehrt verlässlich scheinende Daten zur dortigen Verbreitung des FSME-Virus.

Die FSME kam bis vor wenigen Jahren ausschließlich in Europa und Asien vor. In den letzten Jahren hat sich ihr Verbreitungsgebiet deutlich in allen Richtungen hin ausgeweitet. Das FSME-Virus wurde kürzlich erstmals in Tunesien, d. h. außerhalb des eurasischen Kontinents, nachgewiesen. In Europa hat sich das Verbreitungsgebiet der FSME insbesondere nach Westen (in die Niederlande, nach Belgien, England und Frankreich) ausgeweitet. Im Norden werden zunehmend Fälle aus den nördlicheren Breiten Schwedens und Norwegens gemeldet. Insbesondere in den osteuropäischen Ländern (u. a. Slowakei, Polen, Ungarn, Estland), aber vereinzelt auch in Deutschland, Österreich und in Frankreich (u. a. 43 Patienten bei einem Ausbruch in der Auvergne im Jahr 2020) wurden in den letzten Jahren immer wieder Ausbrüche durch alimentäre Übertragung (insbesondere durch Ziegenmilch) beschrieben. Während der Stillperiode scheint auch eine Übertragung von der Stillenden auf den Säugling möglich. Eine intrauterine Übertragung von der Schwangeren auf den Embryo oder Föten wurde dagegen bei mehreren FSME-Infektionen während der Schwangerschaft bisher nicht beschrieben.

Das FSME-Virus wird überwiegend durch den **Stich verschiedener Zeckenarten** auf den Menschen übertragen (Kahl et al. 2023). Es vermehrt sich in antigenpräsentierenden Zellen (Langerhans-Zellen) in der Haut und gelangt durch migratorische Immunzellen in die Lymphknoten, wo eine weitere Virusvermehrung stattfindet. Von dort breitet sich das Virus mit infizierten Lymphozyten im Blutstrom aus und erreicht die Zellen des retikuloendothelialen Organsystems (Worku 2023). Hier erfolgt eine zweite Virusvermehrung. Ist diese hoch genug, wird eine ausreichend hohe Virusmenge im Blut erreicht, damit das Virus die Blut-Hirn-Schranke überwinden und in das ZNS eindringen kann. Dort kann sich das FSME-Virus in den Neuronen, Gliazellen und Oligodendrozyten replizieren und verschiedene Bereiche des Gehirns erreichen und durch direkte Viruseinwirkung und immunologische Wirtsreaktionen zur Schädigung führen. Besonders betroffene Bereiche sind u. a. Thalamus, Claustrum, Putamen, Teile des Kleinhirns, der Medulla oblongata und bei myelitischen Verlaufsformen des Rückenmarks.

Seltener werden auch **Übertragungen v. a. durch Ziegenmilch** berichtet. Die Pathogenese im Rahmen dieses Übertragungswegs ist weithin ungeklärt. Es wird angenommen, dass der Proteingehalt der Milch das FSME-Virus vor der Inaktivierung durch Magensäure schützt und die Absorption des Virus im Dünndarm erfolgt. Die bisherigen wenigen Ergebnisse weisen darauf hin, dass grundsätzlich jeder Virusstamm auf diesem Weg übertragen werden kann. Die weitere Pathogenese ist unklar. Der Übertragungsweg scheint allerdings effektiver (ca. 90 % Infektionsrate) zu sein als die Übertragung durch Zeckenstich (ca. 30 % Infektionsrate).

Klinik

Wie viele andere Virusinfektionen bietet die FSMEV-Infektion ein breites Spektrum an klinischen Manifestationen, die von subklinischen bis zu schwersten enzephalomyelitischen Verlaufsformen mit Todesfällen reichen können (Johnson et al. 2023). Grundsätzlich können 4 klinische Verlaufsformen unterschieden werden:

- **Subklinischer Verlauf**: Infektion ohne erkennbare Symptome (ca. 70–80 %)
- **Abortiver Verlauf**: Infektion mit Prodromalphase (Allgemeinsymptomatik), ohne ZNS-Beteiligung
- **Biphasischer Verlauf**: Infektion mit Allgemeinsymptomatik, symptomfreier Zwischenphase und nachfolgender ZNS-Symptomatik
- **Monophasischer Verlauf**: Infektion mit direkt beginnender Allgemein- und ZNS-Symptomatik ohne symptomfreie Zwischenphase

Die **Inkubationszeit** der FSME liegt nach Übertragung durch Zeckenstich bei 5 bis 8 Tagen bis zum Beginn der Prodromalphase bzw. des monophasischen Verlaufs. Die Prodromalphase dauert meist 4 bis 7 Tage. Häufig wird eine symptomfreie/-arme Zwischenphase von 4 bis 7 Tagen beobachtet. Die ZNS-Symptomatik setzt im Durchschnitt ca. 18 Tage (10–28 Tage) nach dem Zeckenstich ein (➤ Abb. 2.32).

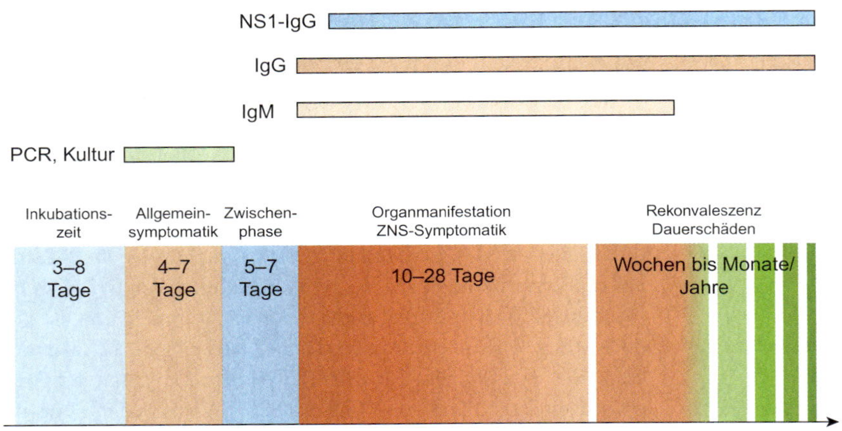

Abb. 2.32 Klinischer Verlauf und Diagnostikverfahren der FSMEV-Infektion [M1452, L143]

Bei alimentärer Übertragung wird häufig eine verkürzte Inkubationszeit von nur 2 bis 7 Tagen beschrieben.

Klinisch können **3 ZNS-Verlaufsformen** unterschieden werden, die allerdings auch in Zwischenformen imponieren können (Valarcher et al. 2015):

- **Meningitischer Verlauf**: hohes Fieber, Kopfschmerz (retroorbital, frontal), Übelkeit, Erbrechen, Nackensteife
- **Enzephalitischer Verlauf**: Eintrübung, Stupor, Koma, Krampfanfälle, Ataxie, Schwindel, Desorientiertheit
- **Myelitischer Verlauf**: Lähmungen, Muskelatrophie

Die FSME verläuft mit zunehmendem Lebensalter tendenziell schwerer. Der Anteil an Enzephalitiden und Myelitiden nimmt mit dem Alter deutlich zu. Allerdings werden vereinzelt auch bei Kindern schwere und schwerste Verlaufsformen der FSME beobachtet, die zu bleibenden neurologischen und ggf. psychiatrischen Restschäden führen (Parfut et al. 2020). Ca 50 % der FSME-Patienten zeigten nach 18 Monaten noch meist konstitutionelle Residuen. Insbesondere bei Myelitiden und auch Enzephalitiden werden in einem hohen Prozentsatz diese bleibenden somatischen und psychischen Folgen beschrieben. Insgesamt scheinen Infektionen durch sibirische und v. a. fernöstliche Subtypen deutlich schwerer zu verlaufen als Infektionen durch den europäischen Subtyp.

Die **Letalität** der europäischen Subtypinfektionen wird mit 1–2 % angegeben, während sie bei sibirischen und insbesondere fernöstlichen Subtypinfektionen bei bis zu 20 % liegen kann.

Die **Differenzialdiagnose** der FSME umfasst alle Erkrankungen, die mit einer Allgemeinsymptomatik (Prodromalphase) oder einer Symptomatik vonseiten des ZNS-Systems einhergehen. Insbesondere bei unspezifischen Allgemeinsymptomen (Prodromalphase) ist es schwierig, an die FSME zu denken. Die wichtigste Differenzialdiagnose in der **Prodromalphase** ist der „grippale Infekt", wie er durch viele zirkulierende Virusinfektionen (Echoviren, Enteroviren etc.) oder auch in der Prodromalphase spezifischer Infektionskrankheiten (z. B. Borreliose) verursacht wird. In der **ZNS-Phase** ist der Ausschluss einer Herpesenzephalitis entscheidend, um nicht einen verspäteten Therapiebeginn zu riskieren. Der Ausschluss weiterer, mit Enzephalitis einhergehender Infektionen (Masern, Mumps, Windpocken) ist meist durch die vorausgehende typische Symptomatik erfolgreich. Auch eine Abgrenzung von den meist milder verlaufenden Meningitisformen durch Enteroviren ist im Zweifelsfall nur durch den virologischen Erregernachweis möglich. Durch die Ausbreitung des FSME-Virus auch in den Mittelmeerraum kommen dort auch die Toskana-Meningitis und ggf. Sandmückenfieber als Differenzialdiagnosen infrage.

Schwieriger ist die Abgrenzung von anderen Flavivirusinfektionen, insbesondere dort, wo diese koexistent mit dem FSME-Virus sind. Hier ist an erster Stelle die West-Nil-Virus-Infektion zu nennen (➤ Kap. 2.8.5). Die Differenzialdiagnose von der FSME kann außerdem Probleme in der Routinediagnostik bereiten. Auch weitere Flavivireninfektionen wie die Japan-Enzephalitis (➤ Kap. 2.8.7) oder das Omsk-Hämorrhagische-Fieber und im Fernen Osten Russlands die Powassan-Enzephalitis (➤ Kap. 2.8.8) sind in den jeweiligen Vorkommensgebieten teilweise schwierig von der FSME zu unterscheiden.

Diagnostik

Die Diagnostik der FSME-Infektion ist abhängig vom Stadium der Erkrankung. Im **Prodromalstadium** kann die Diagnose ausschließlich durch den Nachweis des **FSME-Virus im Blut (Virämie)** gestellt werden. Hierzu kommen PCR oder Virusisolierung (Zellkultur, Tierversuch) infrage (Ergunay et al. 2016). In einzelnen Publikationen wird auch von einem Nachweis des FSME-Virus im Urin berichtet. Im **Stadium der ZNS-Manifestation** sind in > 90 % der Fälle Antikörper nachweisbar. In diesem Verlaufsstadium gelingt der Virusnachweis weder im Blut noch im Liquor. Die Akutdiagnose wird in diesem Fall durch den **Nachweis von IgG- und IgM-Antikörpern im Blut** gestellt. Auch ein Nachweis spezifischer IgM-Antikörper im Liquor ist ein deutlicher Hinweis für eine akut ablaufende FSME-Infektion. IgM-Antikörper verschwinden in der Regel ca. 6 bis 8 Wochen nach akuter Infektion wieder, während IgG-Antikörper über Jahrzehnte, möglicherweise lebenslang nachweisbar bleiben. Die Unterscheidung von Impf- und Infektionsantikörpern war früher nur durch den Nachweis von IgM im Liquor oder eines positiven Liquor-Serum-Index möglich. Seit wenigen Jahren ist ein IgG-Test, basierend auf dem

Nachweis von Antikörpern gegen ein Nichtstruktur-Protein des Virus, verfügbar. Diese **Anti-NS1-IgG** werden nur bei aktiver Virusreplikation, d. h. während einer Infektion, gebildet und nicht nach Verabreichung von inaktiviertem Impfvirus.

Patienten mit schwerer Immunsuppression (angeboren oder erworben) bilden häufig keine oder keine ausreichenden Antikörper. Bei diesen Patienten kann Virus und virale RNA über längere Zeit im Liquor nachgewiesen werden. Ansonsten ist der Virusnachweis im Stadium der ZNS-Manifestation in den meisten Fällen negativ, und eine negative FSME-PCR schließt eine FSME-Infektion nicht aus.

Aufgrund der engen genetischen Verwandtschaft gibt es deutliche **Kreuzreaktionen gegen unterschiedliche Flaviviren.** So reagieren z. B. ca. 30 % einer Kohorte von Blutspendern mit FSME-Impfung gegen West-Nil-Antigen im ELISA. Auch Patienten mit akutem Dengue-Fieber oder kurz nach einer Gelbfieberimpfung können in verschiedenen IgG-spezifischen Testsystemen (ELISA, Immunfluoreszenz) kreuzreagieren, was zu falsch positiven Ergebnissen führen kann. Dahingegen sind Kreuzreaktionen bei IgM-Antikörpern selten und dann meist nur gering ausgebildet. Im Falle der Fragestellung nach schützenden Antikörpern ist allein der Neutralisationstest aussagekräftig, der spezifisch und ohne Kreuzreaktion reagiert.

Therapie

Aktuell ist keine ursächliche Therapie verfügbar. Die Therapie ist damit rein **symptomorientiert** möglich. Bei schweren, lebensbedrohlichen Verlaufsformen kommen alle Maßnahmen der modernen Intensivmedizin zum Einsatz. Nach überstandener akuter Krankheitsphase können durch rehabilitative Maßnahmen auch noch nach einem Jahr Erfolge bei der Behandlung von neurologischen Symptomen erzielt werden. Insgesamt ist die Rekonvaleszenz der akuten, auch gutartigen FSME-Formen langwierig und kann über Wochen oder Monate dauern.

Bekämpfung und Prävention

Neben präventiven Maßnahmen zur **Vermeidung von Zeckenstichen** (lange Hose, imprägnierte Kleidung, Absuchen des Körpers nach Aufenthalten in der Natur, Anwendung von akarizid wirkenden Repellentien) ist die **FSME-Impfung** die einzige sichere Möglichkeit der Prophylaxe (Kubinski et al. 2020). Aktuell sind in Europa 2 inaktivierte adjuvantierte Impfstoffe verfügbar. Weitere russische und ein chinesischer Impfstoff sind in den europäischen Ländern nicht verfügbar und werden nicht empfohlen.

Beide Impfstoffe enthalten Viren des europäischen Subtyps, die in den 1970er Jahren in Österreich (Stamm Neudörfl) und Deutschland (Stamm K23) isoliert wurden. Beide Impfstoffe sind adjuvantiert mit Aluminiumsalzen und werden in Hühnerei-Fibroblastenzellen hergestellt und mit Formalin inaktiviert.

Es existieren Formulierungen für Kinder und Erwachsene (Zavadska et al. 2013). Nach einer Grundimmunisierung (0–28 Tage – 5–12 Monate) und einer Auffrischung nach einem Jahr werden, abhängig vom Alter, **Boosterimpfungen** alle 5 bzw. 3 Jahre empfohlen. Nach den verfügbaren Daten wirken die Impfstoffe auch gegen Infektionen mit anderen FSMEV-Subtypen (➤ Kap. 13.3)

LITERATUR

Ergunay K, Tkachev S, Kozlova I, Ruzek D. A Review of Methods for Detecting Tick-Borne Encephalitis Virus Infection in Tick, Animal, and Human Specimens. Vector Borne Zoonotic Dis 2016; 16(1): 4–12.
Johnson N, Migne CV, Gonzalez G. Tick-borne encephalitis. Curr Opin Infect Dis 2023; 36(3): 198–202.
Kahl O, Gray JS. The biology of Ixodes ricinus with emphasis on its ecology. Ticks Tick Borne Dis 2023; 14(2): 102114.
Kubinski M, Beicht J, Gerlach T, Volz A, Sutter G, Rimmelzwaan GF. Tick-Borne Encephalitis Virus: A Quest for Better Vaccines against a Virus on the Rise. Vaccines (Basel) 2020; 8(3): 451.
Parfut A, Laugel E, Baer et al. Tick-borne encephalitis in pediatrics: An often overlooked diagnosis. Infect Dis Now 2023; 53(2): 104645.
Pulkkinen LIA, Butcher SJ, Anastasina M. Tick-Borne Encephalitis Virus: A Structural View. Viruses 2018;10(7): 350.
Valarcher JF, Hagglund S, Juremalm M, et al. Tick-borne encephalitis. Rev Sci Tech 2015; 34(2): 453–66.
Worku DA. Tick-Borne Encephalitis (TBE): From Tick to Pathology. J Clin Med. 2023;12(21): 6859.
Zavadska D, Anca I, Andre F et al. Recommendations for tick-borne encephalitis vaccination from the Central European Vaccination Awareness Group (CEVAG). Hum Vaccin Immunother 2013; 9(2): 362–74.

INTERNETQUELLEN

Global Health Press (Diagnostic of TBEV-infections): https://tbenews.com/tbe/chapter-11-diagnostic-of-tbev-infections.
Global Health Press (Epidemiology of TBE): https://tbenews.com/tbe/chapter-12-epidemiology-of-tbe.
Global Health Press (TBE in adults): https://tbenews.com/tbe/chapter-9-tbe-in-adults.

2.8.7 Japanische Enzephalitis

Gerd-Dieter Burchard, Thomas Löscher†

Erreger und Übertragung

Das Japanische-Enzephalitis-Virus (JEV) ist ein zu den **Flaviviren** gehörendes RNA-Virus mit wesentlicher antigener Variation verschiedener Virusstämme und antigenetischer Verwandtschaft zu anderen Flaviviren. Die Übertragung erfolgt durch Stechmücken, hauptsächlich durch *Culex tritaeniorhynchus* und *C. vishnui*, wahrscheinlich auch durch andere Arten von *Culex-*, *Anopheles-*, *Aedes-* und *Mansonia*-Moskitos.

Epidemiologie

Die Japanische Enzephalitis ist die häufigste virale Enzephalitis in Asien mit circa 50.000 Erkrankungsfällen und 20.000 Todesfällen pro Jahr (Moore 2021). Sie ist von den westpazifischen Inseln bis zur pakistanischen Ostgrenze und von Korea bis Neuguinea verbreitet. Auch die nördlichen Regionen Australiens sind betroffen, darüber hinaus wurden seit 2022 Fälle in New South Wales, Northern Territory, Queensland, South Australia und Victoria gemeldet (Übersicht über die Verbreitungsgebiete ➤ Kap. 13.3). **Virusreservoir sind Vögel** (insb. Wasservögel) und **Schweine.** Letztere erkranken meist nicht und spielen als menschennahe Verstärkerwirte (Amplifyer) eine wichtige Rolle. Der Mensch stellt kein Reservoir dar, er ist ein Fehlwirt, die Virämie reicht üblicherweise nicht aus, um Mücken zu infizieren.

Die Verbreitung hängt vor allem vom **Reisanbau** (Moskitobrutplätze in gefluteten Reisfeldern) und intensiver Schweinezucht (geringe Verbreitung in moslemischen Ländern) ab. In den letzten Jahren wurde aufgrund einer Zunahme der Schweinezucht auch außerhalb ländlicher Gebiete ein erhöhtes Risiko auch in periurbanen Gebieten festgestellt.

Die Übertragung ist in vielen Ländern saisonal während und nach der Monsunzeit (meist Mai bis September), in äquatornahen, dauerfeuchten Regionen jedoch auch ganzjährig. Zu ausgesprochenen Epidemien kommt es nach besonders heftigen Niederschlägen und beim Vordringen der Erkrankung in neue Verbreitungsgebiete (fehlende Immunität der Bevölkerung). In Endemiegebieten erkranken bevorzugt Kleinkinder, da Erwachsene und ältere Kinder meist schon immun sind.

Pathogenese

Die Pathogenese beruht auf einer Kombination aus direkt virusinduziertem neuronalem Zelltod und einer unkontrollierten neuroinflammatorischen Reaktion (Yadav et al. 2022).

Klinik

Die Mehrzahl der Infektionen verläuft mild (Fieber, Kopfschmerzen) oder inapparent. Nur etwa eine von 50–250 Infektionen (Manifestationsindex mit dem Alter abnehmend) führt zur **neurologischen Erkrankung,** die dann allerdings oft schwer verläuft und nach einer **Inkubationszeit** von 4 bis 15 Tagen meist plötzlich mit Fieber, Myalgien und Kopfschmerzen beginnt. Vor allem bei Kindern treten oft gastrointestinale Symptome wie Nausea, Erbrechen und Bauchschmerzen hinzu. Nach Stunden bis wenigen Tagen kommt es zu Störungen der Bewusstseinslage, Lichtscheu, Nackensteifigkeit und häufigen Krampfanfällen (ca. 85 %). Zudem können Lähmungen, Tremor, Ataxie, Rigor und extrapyramidalmotorische Bewegungsstörungen auftreten (Sunwoo 2017). Bei komatösen Patienten kann es zu Schlaganfällen, Delir, Dezerebrationszeichen, Opisthotonus mit pathologischem okulozephalem Reflex, respiratorischer Insuffizienz, Hyperthermie und Hypertonie kommen. Präfinal treten oft ein akutes Hirnödem und ein Lungenödem auf. Bei überlebenden Patienten kommt es in etwa der Hälfte der Fälle zu neurologischen oder psychiatrischen Funktionsstörungen.

Im MRT finden sich typischerweise hyperintensive Läsionen in T2-gewichteten oder diffusionsgewichteten Aufnahmen, am häufigsten im Thalamus beidseits, auch im Hippocampus, Mittelhirn, in den Basalganglien und in der Großhirnrinde (Ramli et al. 2023).

Die Sterblichkeit der enzephalitischen Erkrankung nimmt mit dem Alter zu und schwankt je nach intensivmedizinischen Therapiemöglichkeiten zwischen 5 und 30 % (in Epidemien bis zu 60 %). Bei ca. 30–50 % der symptomatisch Erkrankten persistieren neurologische Folgeschäden wie z. B. motorische, kognitive und/oder sprachliche Defizite (Chen 2021).

Diagnostik

Eine **Virusisolierung** oder der Nachweis viraler RNS mittels **PCR** ist vor allem in der Frühphase der Erkrankung erfolgreich und gelingt eher aus dem Liquor als aus Blut. Die Diagnose lässt sich auch serologisch durch den **Nachweis spezifischer Antikörper** (Neutralisationstest, IgG-/IgM-ELISA, IFT) absichern (Serokonversion, signifikanter Anstieg). Allerdings sind Kreuzreaktionen mit anderen Flavivirusinfektionen und -impfungen (z. B. Gelbfieber, FSME) zu berücksichtigen.

Therapie und Prävention

Eine spezifische antivirale Therapie steht nicht zur Verfügung.

In den Verbreitungsgebieten werden verschiedene, gut wirksame Impfstoffe (Tot- und Lebendvakzinen) eingesetzt, zum Teil in regionalen Impfprogrammen (z. B. in China und Indien). Für Reisende steht ein **Zellkultur-Totimpfstoff** zur Verfügung (IXIARO®), der 2-mal im Abstand von mind. 4 Wochen gegeben wird (➢ Kap. 13.3). Für Erwachsene im Alter von 18 bis 65 Jahren ist auch ein Schnellimpfschema zugelassen. Der Impfstoff ist sicher und hoch immunogen (Kling 2020).

Die Bekämpfung beruht neben Impfprogrammen auf der **Reduktion der Vektorpopulation** (z. B. Residualinsektizide, Larvizide, intermittierende Bewässerungstechniken). Ein individueller Schutz ist zudem möglich durch Mückenschutzmaßnahmen (Repellentien, Moskitonetze etc.).

Reisemedizinische Bedeutung

Aufgrund der geringen Fallzahlen wurde zum Teil auf die Anzahl der symptomatischen Reisenden pro Zeitabschnitt oder die Fälle pro Reise ohne Zeitangabe hochgerechnet oder von der Inzidenz der Erkrankung bei der endemischen Bevölkerung extrapoliert. Schätzungen der CDC zufolge wird von einer JEV-Infektion/1.000.000 Reisende ausgegangen, wobei wahrscheinlich die Anzahl der Erkrankungen stark unterschätzt wird, da viele Erkrankungen nicht gemeldet werden und hauptsächlich Kurzzeitreisende für diese Schätzung herangezogen wurden.

Das Infektionsrisiko für Reisende bleibt, unabhängig von erfolgreich implementierten Impfprogrammen, in den Endemieländern bestehen, da der Mensch nur ein Fehlwirt ist und das Virus in der Tierwelt weiterhin zirkuliert.

LITERATUR

Chen HY, Yang CY, Hsieh CY et al. Long-term neurological and healthcare burden of adults with Japanese encephalitis: A nationwide study 2000–2015. PLoS Negl Trop Dis 2021; 15(9): e0009703.

Kling K, Harder T, Younger Z, Burchard G, Schmidt-Chanasit J, Wichmann O. Vaccination against Japanese encephalitis with IC51: systematic review on immunogenicity, duration of protection and safety. J Travel Med 2020; 27(2): 1–22.

Moore SM. The current burden of Japanese encephalitis and the estimated impacts of vaccination: Combining estimates of the spatial distribution and

transmission intensity of a zoonotic pathogen. Negl Trop Dis 2021; 15(10): e0009385.
Ramli NM, Bae YJ. Structured Imaging Approach for Viral Encephalitis. Neuroimaging Clin N Am 2023; 33(1): 43–56.
Sunwoo JS et al. Clinical Characteristics of Severe Japanese Encephalitis: A Case Series from South Korea. J Trop Med Hyg 2017; 97(2): 369–375.
Yadav P, Chakraborty P, Jha NK et al. Molecular Mechanism and Role of Japanese Encephalitis Virus Infection in Central Nervous System-Mediated Diseases. Viruses. 2022; 14(12): 2686.

INTERNETQUELLEN

Australian Government/Department of Health and Aged Care (Japanese encephalitis): www.health.gov.au/diseases/japanese-encephalitis.
CDC (Japanese Encephalitis Virus): www.cdc.gov/japanese-encephalitis/index.html.
ECDC (Japanese encephalitis): www.ecdc.europa.eu/en/japanese-encephalitis.

2.8.8 Andere Flaviviruserkrankungen

Gerhard Dobler

Im folgenden Kapitel werden die weniger bekannten Flaviviren mit nachgewiesener oder vermuteter oder v. a. lokaler medizinischer Bedeutung vorgestellt.

Omsk-Hämorrhagisches-Fieber-Virus

In den Jahren 1941/1942 und dann vermehrt 1945/1946 trat in Teilen Westsibiriens in der Umgebung der Stadt Omsk eine Infektion mit schwerer Allgemeinsymptomatik und auch hämorrhagischen Verlaufsformen auf. Die ursprüngliche Annahme, es handle sich um generalisierte Formen von Tularämie oder Leptospirose, konnte durch Arbeiten von Moskauer und Omsker Wissenschaftlern widerlegt werden, und es wurde ein neues, bis dahin unbekanntes Virus aus dem Blut Erkrankter als Erreger identifiziert. Die Charakterisierung dieses neuartigen Virus ergab eine enge Verwandtschaft mit dem schon bekannten Virus der Russischen Frühjahr-Sommer-Enzephalitis (heute tick-borne encephalitis virus des Fernöstlichen Subtyps). Die Erkrankung erhielt 1949 den Namen der Region, in der sie erstmals identifiziert wurde: Omsk-Hämorrhagisches-Fieber (OHF). Seither wird das Virus nur vereinzelt nachgewiesen und die Erkrankung nur sporadisch diagnostiziert. Nach den verfügbaren Daten liegt die Verbreitung vor allem in den russischen administrativen Bezirken Tyumen, Kurgan, Omsk und Novosibirsk und umspannt damit den südlichen Teil des Sibirischen Tieflands. Kürzlich konnten das OHF-Virus und OHF-Patienten erstmals auch in Kasachstan identifiziert werden.

Epidemiologie und Erreger

Die epidemiologische Bedeutung des OHF in den betroffenen Regionen ist weitgehend ungeklärt. Zwischen 1946 und 1958 wurden dort knapp 1.000 Erkrankungsfälle registriert. 1988 bis 1997 wurden 167 Erkrankungsfälle diagnostiziert. 1998 verlief einer von sieben berichteten Erkrankungsfällen mit letalem Ausgang. Beim OHF handelt es sich um eine vorwiegend bei **Bisamratten-Felljägern** auftretende, berufsbedingte Infektionskrankheit. Von den 167 zwischen 1988 und 1997 gemeldeten Erkrankungsfällen stammten 155 von Bisamratten-Felljägern.

Das OHF-Virus ist ein typisches Flavivirus aus der Gruppe der **Säugetier-assoziierten Zecken-übertragenen Flaviviren.** Die genetisch nahe Verwandtschaft zu den Viren der Tick-borne Encephalitis (TBE-)Gruppe klassifiziert es in diesen Serokomplex (Kovalev et al. 2022). Aufgrund genetischer Analysen wurde die Hypothese geäußert, es handle sich um ein an Bisamratten adaptiertes Virus der TBE-Gruppe. Die natürliche Zirkulation des OHF-Virus scheint komplex zu sein. Sie involviert die Auwaldzecke *(Dermacentor reticulatus)* und Bisamratten *(Ondratha zibethicus)* in einem Sumpfzyklus in den Feuchtgebieten des Sibirischen Tieflands und einen weiteren Grasland-Übertragungszyklus zwischen der Sumpflandzecke *(Ixodes apronophorus)* und der Schermaus *(Arvicola terrestris).* Die ökologischen Zusammenhänge sind weitgehend unklar. Die meisten menschlichen Infektionen scheinen sich im Sumpflandzyklus durch den Kontakt mit Bisamratten zu ereignen. Die Übertragung auf den Menschen erfolgt durch den Zeckenstich und vermutlich auch durch direkten Kontakt mit infizierten Bisamratten. Auch eine alimentäre Infektion durch den Verzehr von kontaminiertem Wasser kann als Übertragungsweg nicht ausgeschlossen werden.

Klinik und Diagnostik

Nach einer kurzen **Inkubationszeit** von 3 bis 7 Tagen entwickelt sich rasch hohes Fieber, begleitet von Allgemeinsymptomen wie Kopfschmerz, Myalgie, Konjunktivitis und/oder Gesichtsrötung. Von Beginn an treten hämorrhagische Symptome auf, vorwiegend Nasenbluten oder Gingivalblutungen. Bei einem Drittel bis der Hälfte der Infektionen kommt es nach einer Woche zu einem erneuten Fieberanstieg mit schwerer Allgemeinsymptomatik und weiteren Blutungen aus den Schleimhäuten, insbesondere dem Urogenitaltrakt. Die Gesamtdauer der Erkrankungsphase wird mit 3 Wochen angegeben. Selten werden Komplikationen wie Bronchopneumonie oder Meningoenzephalitis beobachtet. Die Letalitätsrate liegt bei etwa 1–3 % (Ruzek et al. 2010).

Die **Diagnose** erfolgt durch den Virusnachweis (PCR) in den ersten Erkrankungstagen oder durch Nachweis spezifischer Antikörper (IgG, IgM) ab dem Ende der ersten Erkrankungswoche. Bei Verdacht sollten immer beide diagnostische Verfahren Anwendung finden. Zur Unterscheidung insbesondere von FSME-Antikörpern muss der Neutralisationstest durchgeführt werden.

Therapie und Prävention

Es existiert keine ursächliche Therapie. Die Behandlung erfolgt symptomatisch. Bei stärkerer Blutungsneigung mit Blutverlusten sollte mit Transfusionen substituiert werden. Derzeit gibt es keine Immunprophylaxe gegen eine Infektion mit dem OHF-Virus. Ein früher in der Sowjetunion hergestellter Impfstoff aus Mäusehirn ist nicht mehr verfügbar. Es ist unklar, ob eine Impfung gegen FSME-Virus aufgrund der vorhandenen genetischen Verwandtschaft beider Viren auch einen Schutz oder eine Teilimmunität gegen OHF induziert. Aktuell bleibt damit nur die Vermeidung einer Exposition als Präventionsmaßnahme. Dazu zählen der Schutz vor Zecken, der Schutz vor direktem Kontakt mit potenziell infizierten Nagetieren und der Verzicht auf Verzehr unbehandelten Wassers aus endemischen Regionen.

Kyasanur-Forest-Virus

Im Jahr 1957 wurde in Teilen des damaligen indischen Bundesstaats Mysore (heute Bundesstaat Karnataka) gehäuft eine Erkrankung mit einem typhusähnlichen Krankheitsbild beobachtet. Allerdings konnte die Diagnose bei keinem einzigen Patienten bestätigt werden. Es fiel eine Koinzidenz mit der Häufung toter Affen auf, sodass sofort auch an Gelbfieber gedacht wurde. Die eingeleiteten Untersuchungen ergaben, dass in toten Hanuman-Languren (*Semnopithecus* [ehemals *Prebytis*] *entellus*) und Hutaffen (*Maccaca radiata*) ein bisher unbekanntes Virus isoliert werden konnte. Das neue Virus erhielt nach dem Ort der Entdeckung den Namen Kyasanur-Forest-Virus (KFD-Virus). In der deutschsprachigen medizinischen Fachliteratur wurde die Erkrankung auch als **Indische Waldkrankheit** bekannt.

Erreger und Epidemiologie

Untersuchungen zeigten, dass es sich um ein Virus aus der Familie *Flaviridae* handelt. Das Virus zeigt eine nähere genetische Verwandtschaft mit dem FSME-Virus (TBE-Virus) und wird in die Gruppe der **Säugetier-assoziierten Zecken-übertragenen Flaviviren** eingruppiert. Weitere Untersuchungen zeigten, dass die Übertragung in einem Naturzyklus zwischen Zecken (vorwiegend Gattung *Haemaphysalis,* insbesondere *Haemaphysalis spinigera;* selten *Ixodes, Dermacentor, Amblyomma*) und kleineren Nagetieren wie der Blanford-Ratte *(Rattus blanfordi),* dem Urwald-Streifenhörnchen *(Funambulus tristriatus tristriatus)* und der Hausspitzmaus *(Suncus murinus).*

Aktuell ist das KFD-Virus neben dem Bundesstaat Karnataka in den indischen Bundesstaaten Kerala und Tamil Nadu nachgewiesen worden (Ajesh et al. 2017). Serologische Untersuchungen legen ein Vorkommen auch in den indischen Distrikten Kolkata (West Bengal), Saurashtra und Kutch (Gujarat) und möglicherweise auf der Andamanen-Inselgruppe nahe.

Klinik und Diagnostik

Die Symptome treten nach einer **Inkubationszeit** von 2 bis 7 Tagen auf. Die Erkrankung beginnt plötzlich mit Schüttelfrost, starken frontalen Kopfschmerzen und nachfolgend Muskelschmerzen in Nacken- und Lendenregion. Daneben werden von einem Teil der Patienten auch Symptome vonseiten des Respirations- und des Gastrointestinaltrakts beschrieben. Schon am 3. oder 4. Erkrankungstag können **Hämorrhagien** auftreten. Alle Organsysteme können betroffen sein: Nasenbluten, Blut im Stuhl, Makro- oder Mikrohämaturie, gastrointestinale Blutungen oder Konjunktivalblutungen. Schon in dieser Phase können Bewusstseinseintrübungen, Verwirrtheit oder Desorientiertheit auftreten, die jedoch nicht Folge einer Enzephalitis, sondern einer metabolischen Störung im Gehirn zu sein scheinen. Geschmacksstörungen verschwinden im Rahmen der Rekonvaleszenz wieder. Schon in dieser Phase können sich ungünstige Verlaufsformen durch **neurologische Symptome** wie Teilnahmslosigkeit, Zittern oder Atemprobleme ankündigen. Nach etwa 1 bis 2 Wochen klingen die Symptome ab (Gupta et al. 2022).

Bei einem Teil der Patienten nimmt die Erkrankung einen biphasischen Verlauf, und es entwickeln sich in einer zweiten Erkrankungsphase Symptome einer **Meningoenzephalitis,** ähnlich der FSME-Infektion (➤ Kap. 2.8.6). Die Letalität wurde ursprünglich mit 8–12 %, nach neueren Daten mit 3–5 % angegeben. Die Rekonvaleszenz kann sich über Monate hinziehen.

Die **Diagnose** wird in der ersten Erkrankungsphase durch den Nachweis des Virus im Blut gestellt. Sowohl die Anzucht des Virus in Zellkultur als auch der molekularbiologische Nachweis gelingen hier sehr häufig. In der zweiten Erkrankungsphase lässt sich dagegen meist kein Virus mehr nachweisen. Die Diagnose wird hier durch den Nachweis spezifischer IgG- und IgM-Antikörper gestellt. Aufgrund der engen genetischen Verwandtschaft gelingt der serologische Nachweis auch mittels FSME-Tests. Allerdings kann bei FSME-Geimpften oder nach Impfung oder Infektion mit anderen Flaviviren nur durch den Nachweis neutralisierender Antikörper die Diagnose eindeutig gestellt werden.

Therapie und Prävention

Es existieren keine spezifischen therapeutischen Möglichkeiten. Die Behandlung erfolgt symptomorientiert und sollte bei schweren Verlaufsformen unter intensivmedizinischen Bedingungen durchgeführt werden. In der langen Rekonvaleszenzphase haben rehabilitative Maßnahmen ihren Platz. Obwohl es keine Hinweise für eine Mensch-zu-Mensch-Übertragung gibt, sollten alle bluthaltigen Flüssigkeiten von Patienten unter entsprechenden Sicherheitsmaßnahmen gehandhabt werden.

Schon zu Beginn des Ausbruchgeschehens in den 1950er Jahren wurde in Indien ein Formalin-inaktivierter **Impfstoff** auf der Basis infizierter Mäusegehirne entwickelt und angewandt. Dieser wurde mit guter Wirkung an Risikopersonen in den betroffenen Regionen verabreicht. Seit den 1990er Jahren wurde ein entsprechender Impfstoff auf Basis von infizierten Hühnerembryo-Fibroblasten entwickelt (Holbrook et al. 2012). Dieser findet aktuell in den betroffenen Gebieten Karnatakas eine breite Anwendung mit guter Wirksamkeit und geringen Nebenwirkungen. Die Wirksamkeit der FSME-Impfstoffe wurde ebenfalls getestet. Es zeigte sich jedoch, dass diese keinen ausreichenden Schutz induzieren.

Die epidemiologischen Daten zeigen, dass heute hauptsächlich landwirtschaftliche Arbeiter von **Nuss- und Früchteplantagen** betroffen sind. Solche Plantagen sollten gemieden werden. Bei Aufenthalten in der Natur in den betroffenen Regionen sollten Maßnahmen zum Schutz vor Zecken durchgeführt werden.

Alkhurma-Virus

Im Jahr 1995 erkrankte ein Metzger in der saudi-arabischen Stadt Makkah (Mekka) an einem schweren hämorrhagischen Fieber. Als Infektionsquelle wurde das Schlachten eines Schafs aus der Stadt Alkhurma im Gouvernat Taif identifiziert (Madani et al. 2021). Zuerst wurde die Verdachtsdiagnose Krim-Kongo-Hämorrhagisches-Fieber geäußert. Allerdings konnte diese nicht bestätigt werden. Stattdessen konnte aus dem Blut des Patienten ein neues, bis dahin unbekanntes Flavivirus isoliert werden. Molekulargenetische Charakterisierungen ergaben ein mit dem Kyasanur-Forest-Virus (s. o.) eng verwandtes, aber unterscheidbares Virus, das nach dem Ort des Ursprungs seines ersten Nachweises Alkhurma-Virus (ALK-Virus) genannt wurde.

Erreger und Epidemiologie

Es handelt sich um ein klassisches Flavivirus aus der Gruppe der Säugetier-übertragenen Zecken-Flaviviren. Bisher konnte der Übertragungszyklus des ALK-Virus nur unzureichend aufgeklärt werden. Das Virus wurde bisher in Schildzecken *(Hyalomma dromedarii)* und Lederzecken *(Ornithodoros savignyi)* nachgewiesen. Welche dieser Zeckenarten/-gruppen die eigentliche Rolle im Übertragungszyklus spielt, ist bisher ungeklärt. Als Wirbeltierwirte werden v. a. Kamele, aber auch Schafe und Ziegen vermutet. ALK-Virus wurde in einer Zecke der Art *Hyalomma rufipes* an einem Zugvogel in Italien nachgewiesen. Die Bedeutung von Stechmücken als Vektor des ALK-Virus wurde verschiedentlich postuliert, konnte bisher aber noch nicht nachgewiesen werden.

Der Mensch kann sich mit ALK-Virus auf verschiedene Weise infizieren. Der am häufigsten beobachtete Übertragungsweg ist der **direkte Kontakt mit Blut von infizierten Nutztieren.** Auch die ungeschützte Bearbeitung von Fleisch dieser Tiere führt zur Infektion. Bei einigen Erkrankungsfällen wurde der Verzehr frischer unbehandelter Kamelmilch als Infektionsquelle identifiziert. Daneben kann der Stich infizierter Zecken zur Infektion führen. Aktuell ist das ALK-Virus in Saudi-Arabien (Makkah, Jeddakh, Najran, Jezan, Taif), in den Vereinigten Arabischen Emiraten und in Ägypten verbreitet. Das Virus wurde einmal in *Hyalomma rufipes* von einem Zugvogel auf der italienischen Insel Ponza nachgewiesen.

Klinik und Diagnostik

Die Erkrankung durch ALK-Virus wird als Arabisch-Hämorrhagisches Fieber (AHF) bezeichnet. Die **Inkubationszeit** des AHF wird mit 4 bis 6 (8) Tagen angegeben. Nach anfänglich hohen Letalitätsraten zeigten die Studien, dass wohl nur ein kleiner Teil der mit ALK-Virus Infizierten an einem AHF erkrankt. Es scheint ein hoher Anteil milder oder subklinischer Infektionen zu existieren. Bei weniger als 10 % der Infizierten manifestieren sich schwere neurologische oder hämorrhagische Symptome. Die Letalität wird mit ca. 1–2 % angegeben. Symptomatisch ist die Erkrankung nicht von anderen viralen hämorrhagischen Fieberformen, z. B. Krim-Kongo-Hämorrhagisches-Fieber, Rift-Valley-Fieber, Dengue-Fieber, Influenza oder systemischen bakteriellen Infektionen wie Leptospirose oder Brucellose zu unterscheiden.

Die **Diagnose** kann in den ersten Erkrankungstagen durch den Nachweis des Virus (Zellkultur, PCR) geführt werden. Etwa eine Woche nach Erkrankungsbeginn gelingt der Virusnachweis nicht mehr. Die Diagnose erfolgt dann durch den Nachweis spezifischer Antikörper (IgG, IgM). Zum Ausschluss von Kreuzreaktionen mit anderen Flaviviren (v. a. Dengue-Fieber) sollten nachgewiesene Antikörper durch einen Neutralisationstest bestätigt werden.

Therapie und Prävention

Aktuell gibt es keine ursächlich therapeutischen Optionen. Die Therapie erfolgt symptomorientiert und bei Bedarf mittels intensivmedizinischer Maßnahmen. Es gibt keine Impfstoffe gegen eine Infektion mit dem ALK-Virus.

Impfstoffe gegen andere Flaviviren (insbesondere das genetisch näher verwandte FSME-Virus) schützen nicht vor einem AHF. Präventiv bleiben allein der Schutz vor Zecken, der Schutz vor direktem Kontakt mit Blut oder bluthaltigen Organen sowie der Verzicht auf den Verzehr von unbehandelter Milch von Kamelen und ggf. anderen Nutztieren. Es gibt bisher keine Berichte einer Mensch-zu-Mensch-Übertragung. Allerdings entwickeln Patienten hohe virämische Titer zu Beginn der Erkrankung, die eine Infektion durch Blutkontakt möglich erscheinen lassen. Daher sollten bei medizinischen Maßnahmen auch spezielle Maßnahmen zum Schutz vor Kontakt mit Patientenblut ergriffen werden.

Powassan-Enzephalitis-Virus

Im Jahr 1958 konnte aus dem Gehirn eines an Enzephalitis verstorbenen 5-jährigen Jungen ein Virus isoliert werden, das mit dem in Europa und Asien verbreiteten FSME-/TBE-Virus genetisch verwandt war. Es erhielt den Namen der Stadt Powassan (POW) in der kanadischen Provinz Ontario, in der der Junge erkrankt und verstorben war. Aufgrund dieser genetischen Verwandtschaft konnte das POW-Virus bald auch in Zecken verschiedener Arten in Nordamerika nachgewiesen werden. 1972 wurde das Virus dann auch in Zecken und Stechmücken in der fernöstlichen Region der ehemaligen Sowjetunion identifiziert. Während die POW-Enzephalitis bis Ende der 1990er Jahre eine seltene Infektion beim Menschen darstellte, häufen sich seither die Berichte über menschliche Erkrankungsfälle. In den Jahren 2002 bis 2015 wurden in den USA im Durschnitt 6,5 Fälle pro Jahr diagnostiziert. Von 2016 bis 2023 gab es mit im Schnitt 31 Fällen eine Verfünffachung.

Epidemiologie und Erreger

Die Erkrankung tritt bisher ausschließlich im nördlichen Mittleren Westen (North Dakota, Minnesota, Indiana, Ohio) und im Osten der USA (Virginia, North Carolina, Pennsylvania, New Jersey, New York, Connecticut, Rhode Island, Massachusetts, New Hampshire, Maine) auf sowie in den angrenzenden kanadischen Provinzen Quebec und Nova Scotia (Krow-Lucal et al. 2016). In weiteren US-Bundesstaaten (u. a. Michigan, Wisconsin, Colorado, Kalifornien) und in den kanadischen Provinzen Saskatchewan und British Columbia wurde POW-Virus nachgewiesen, allerdings wurden bisher keine menschlichen Erkrankungsfälle registriert. Die Bedeutung der POW-Enzephalitis im Fernen Osten Russlands ist unklar.

Klinik und Diagnostik

POW-Virus ist ein Flavivirus aus der Serogruppe der durch **Säugetiere übertragenen Zecken-Flaviviren.** Es ist genetisch mit dem

FSME-Virus, dem OHF-Virus, dem KFD-Virus näher verwandt und entfernt auch mit dem Gelbfiebervirus u. a. 1997 wurde eine neue genetische Linie des POW-Virus entdeckt und nach der Zecke, in der es gefunden wurde, als **deer-tick virus (DTV)** bezeichnet. Beide Linien können genetisch (84 % Homologie auf Nukleotidebene), jedoch nicht serologisch unterschieden werden. Die verfügbaren Daten gehen heute davon aus, dass das in Russland nachweisbare POW-Virus um 1800 aus den USA nach Russland eingeschleppt wurde, vermutlich über infizierte Minks, die zur Fellproduktion aus den USA nach Russland eingeführt worden waren.

Das POW-Virus zirkuliert in einem natürlichen Übertragungszyklus zwischen Zecken und Säugetierwirten. Als wichtige Überträger des POW-Virus gelten *Ixodes (I.) marxi, I. spinipalpus, I. cookei* und vermutlich auch *Dermacentor (D.) andersoni* und *D. variabilis.* Das DTV konnte bisher hauptsächlich in *I. scapularis* nachgewiesen werden. Die Viruslinie gilt als an den neuen Vektor *I. scapularis* adaptiert und scheint nur eine geringe humanmedizinische Bedeutung aufzuweisen. *Ixodes marxi* scheint v. a. an Hörnchenblut zu saugen und damit das POW-Virus auf diese Kleinnager zu übertragen. In einem weiteren Übertragungszyklus scheint *I. cookei* das POW-Virus auf Waldmurmeltiere *(Marmota monax)* und evtl. auf Marderartige *(Musteliidae)* zu übertragen. DTV scheint in einem Übertragungszyklus zwischen *I. scapularis* und Kleinnagern *(Peromyscus leucopus)* zu zirkulieren. Insgesamt gibt es bisher wenige Untersuchungen zum Übertragungszyklus des POW-Virus und des DTV in Nordamerika. Die Bedeutung des Nachweises von POW-Virus in Stechmücken im Fernen Osten Russlands für einen möglichen Übertragungszyklus ist bisher unklar.

Der **klinische Verlauf** der POW-Enzephalitis entspricht dem Bild der schweren FSME (➤ Kap. 2.8.6). Meist wird nach einer **Inkubationszeit** von 1 bis 5 Wochen ein Prodromalstadium mit unspezifischer Allgemeinsymptomatik gesehen (Dauer ca. 5 bis 7 Tage), gefolgt von einer organspezifischen ZNS-Phase (Fieber, Erbrechen, Desorientiertheit, Koordinationsverlust, Sprechschwierigkeiten, epileptische Anfälle, Lähmungen). Die Letalitätsrate der POW-Enzephalitis wird mit bis zu 10 % angegeben. Etwa die Hälfte der Überlebenden klagt über anhaltende neurologische und bleibende psychische Residuen. Die Rekonvaleszenzphase wird mit Monaten oder sogar Jahren angegeben (Hermance et al. 2017).

Die **Diagnose** der POW-Infektion wird in der ersten Erkrankungsphase durch den Virusnachweis im Blut (Isolierung, PCR) gestellt. Spätestens ab der Phase der Organmanifestation ist das POW-Virus aus dem Blut und im Liquor nicht mehr nachweisbar. Hier erfolgt die Diagnose durch den Nachweis spezifischer IgM- und IgG-Antikörper. Zur Differenzierung von der in den USA ebenfalls heimischen und kreuzreagierenden West-Nil-Virus-Infektion (➤ Kap. 2.8.5) sollte ein Neutralisationstest durchgeführt werden.

Therapie und Prävention

Wie bei den übrigen Flavivirusinfektionen existiert auch für die POW-Enzephalitis bisher keine ursächliche Therapie. Bei schweren und lebensbedrohlichen Verlaufsformen kommen lebenserhaltende und symptomatische Behandlungen zum Einsatz. Der Einsatz von Kortikosteroiden und von hochdosiertem spezifischem Immunglobulin wird kontrovers diskutiert. In der Phase der Rekonvaleszenz werden alle Möglichkeiten der rehabilitativen Medizin eingesetzt.

Aktuell ist keine Immunprophylaxe gegen die POW-Virus-Infektion verfügbar. Eine FSME-Impfung kann die Infektion mit POW-Virus nicht verhindern. Daher sind allein Präventionsmaßnahmen zum Schutz vor Zecken sinnvoll einzusetzen, um das Expositions- und damit Infektionsrisiko zu reduzieren.

Murray-Valley-Enzephalitis-Virus

In den Jahren 1917 und 1918 trat in Teilen Australiens (Queensland, New South Wales, Victoria) eine bis dahin unbekannte Erkrankung unter dem Bild einer schweren Enzephalitis mit hoher Letalität auf. Von insgesamt 172 Erkrankungsfällen verstarben 118 Patienten (Letalität 67 %). Ein weiterer Ausbruch wurde im Jahr 1922 (49 Todesfälle auf 79 Erkrankte) und ein kleiner Ausbruch mit einigen wenigen Erkrankungsfällen im Jahr 1925 registriert. Nachdem die unbekannte Erkrankung keiner damals bekannten Infektion zugeordnet werden konnte, erhielt sie den Namen „Australian X Disease“. Nach einer 25 Jahre dauernden Ruhephase kam es 1950 zu einem erneuten Auftreten der Erkrankung im Tal des Murray River zwischen New South Wales und Victoria. Im Verlauf des Ausbruchs konnte ein neues, bis dahin unbekanntes Virus angezüchtet werden, das sich als nahe verwandt mit dem Japan-Enzephalitis-Virus herausstellte und als Murray Valley Encephalitis (MVE) Virus benannt wurde (Knox et al. 2012). Seit dieser Zeit tritt die Krankheit in unregelmäßigen Abständen immer wieder auf.

Epidemiologie und Erreger

Der Erreger ist ein Flavivirus aus dem Japan-Enzephalitis-Serokomplex. Es wird von Stechmücken (v. a. *Culex annulirostris,* selten *Culex australicus*) übertragen. Als natürliche Wirte fungieren verschiedene Vogelarten, v. a. aus der Ordnung der Stelzvögel (Ciconiiformes). Das Virus ist über den gesamten australischen Kontinent und in Teilen Neuguineas verbreitet. Dabei hat es bisher die Wallace-Linie, die das australische Faunen- und Florenreich vom asiatischen Floren-/ Faunenreich trennt, nicht überschritten. Epidemisches Auftreten wird immer dann beobachtet, wenn starke Regenfälle zu einem plötzlichen und massiven Anstieg der Mückenpopulationen führen.

Klinik und Diagnostik

Wie bei anderen Flavivirusinfektionen liegt der Manifestationsindex der MVE-Infektion schätzungsweise bei 1:200–500. Nach einer **Inkubationszeit** von 5 bis 15 Tagen beginnt die Symptomatik der MVE plötzlich mit hohem Fieber und starken frontalen Kopfschmerzen mit nachfolgenden Symptomen einer Enzephalitis. Es werden grundsätzlich **3 Verlaufsformen** unterschieden:

- **Milde Verlaufsform (50 %)**: Nackensteifigkeit, Grimassieren, Zähneknirschen; ggf. psychische Labilität, Koordinationsstörungen
- **Schwere Verlaufsform (30 %)**: Stupor bis Koma, Lähmung der Extremitäten, der Schluckmuskulatur, epileptische Anfälle;

häufig bleibende Residuen (Paraplegie, Tetraplegie, epileptische Anfälle, Parkinsonismus)
- **Letale Verlaufsform (20 %)**: minimale bis ausbleibende Gehirnfunktionen; Tod nach 1 bis 4 Wochen

Die **Diagnose** wird durch den Nachweis viraler RNA mittels PCR in Blut und Liquor und durch den Nachweis von Antikörpern (IgG, IgM) in Blut und/oder Liquor geführt. Es existieren Kreuzreaktionen mit Antikörpern gegen andere Flaviviren, insbesondere des Japan-Enzephalitis-Komplexes. Die Kombination der beiden Verfahren steigert die Sensitivität der beiden einzelnen Verfahren von jeweils 45 % auf bis zu 95 %.

Therapie und Prävention

Es existiert keine ursächliche Therapie. Schwere Verlaufsformen werden meist intensivmedizinisch betreut. Die Therapie umfasst rein symptomatische supportive und bei Notwendigkeit lebenserhaltende Maßnahmen. Es existiert keine spezifische Immunprophylaxe. Zu einer möglichen Kreuzprotektion nach Japan-Enzephalitis-Impfung liegen keine Daten vor. Zur Prävention werden individuelle expositionsprophylaktische Maßnahmen zum Schutz vor Mückenstichen empfohlen.

Saint-Louis-Enzephalitis-Virus

Im Jahr 1933 trat in St. Louis im US-Bundesstaat Missouri eine bis dahin unbekannte Form der Enzephalitis auf. Sie erhielt den Namen Saint-Louis-Enzephalitis (SLE). Schon damals konnte ein Virus aus Verstorbenen isoliert und in Rhesusaffen passagiert werden. 1941 wurde es aus Stechmücken isoliert, und der schon in der ursprünglichen Epidemie postulierte Übertragungsweg konnte bestätigt werden. Der Erreger ist ein typisches Flavivirus aus dem Japan-Enzephalitis-Serokomplex der **Stechmücken-übertragenen Flaviviren.**

Epidemiologie und Erreger

Das Verbreitungsgebiet ist auf den amerikanischen Kontinent beschränkt und erstreckt sich von Kanada bis nach Argentinien (Ortiz-Martinez et al. 2017). Auch auf den Karibischen Inseln wurden vereinzelt Ausbrüche mit menschlichen Erkrankungsfällen beschrieben, in Südamerika auch in Argentinien, Surinam und Französisch-Guayana. Das Auftreten der Infektion ist an das hauptsächliche Aktivitätsmaximum der übertragenden Stechmücken gekoppelt, die meisten Erkrankungsfälle in den USA werden in den Monaten August und September berichtet. In den letzten Jahren wurden jährlich durchschnittlich zwischen 10 und 30 Erkrankungsfälle in den USA diagnostiziert.

Das SLE-Virus zirkuliert in der Natur in einem Übertragungszyklus zwischen Stechmücken und Wirbeltieren. Vektoren sind Stechmücken des *Culex (C.) pipiens*-Komplex und weiterer lokal vorkommender Arten (u. a. *C. salinarius, C. restuans, C. nigripalpus, C. tarsalis, C. peus*). Als Wirbeltierwirte fungieren in Nordamerika vermutlich Vögel der Ordnung Passeriformes, in Zentralamerika könnten auch Wasservögel eine Rolle spielen, während in Südamerika möglicherweise ein sylvatischer Regenwaldzyklus zwischen Stechmücken und den Dreifinger-Faultierarten *(Bradypus spp.)* existiert.

Klinik und Diagnostik

Die Infektion des Menschen erfolgt durch Stechmückenstiche. Die **Inkubationszeit** variiert von 5 bis 20 Tagen. Der Manifestationsindex wird für Kinder und jüngere Erwachsene nur mit etwa 1:400 angegeben und steigt mit zunehmendem Alter auf 1:80. Die **Symptomatik** der SLE beginnt plötzlich mit hohem Fieber und Symptomen einer Meningitis. Die Patienten entwickeln rasch eine Desorientiertheit und nachfolgend Eintrübung des Bewusstseins. Es folgen Ataxie, Adiadochokinese, Finger-, Zungen-, Augenlider-Tremor, Intentionstremor, pathologische Reflexe und Paresen. Das Auftreten von ZNS-Anfällen gilt als prognostisch ungünstiges Zeichen. Die Letalität wird im jungen Alter mit 0,5–2 % angegeben, steigt mit zunehmendem Alter auf bis zu 20 % (> 75 Jahre). Die Rekonvaleszenz wird mit bis zu 3 Jahren angegeben. 20–50 % zeigen über eine längere Zeit hinweg neurologische oder psychische Residuen.

Die **Diagnose** der SLE-Infektion erfolgt üblicherweise durch den Nachweis von IgM- und IgG-Antikörpern. Ein Nachweis des Erregers (Virusisolierung) bzw. seiner Bestandteile (Nukleinsäure – PCR) ist meistens erfolglos. Es bestehen ausgiebige Kreuzreaktionen mit anderen Flavivirusantikörpern, sodass die Bestätigung einer SLE-Infektion durch ein Speziallaboratorium mittels Neutralisationstest gestellt werden muss.

Therapie und Prävention

Es existiert keine ursächliche Therapie gegen SLE-Virus. Die therapeutischen Möglichkeiten beschränken sich auf akute symptomatische Maßnahmen, ggf. unter intensivmedizinischen Bedingungen, und nachfolgende ergotherapeutische und eine psychiatrische/psychologische Therapie bestehender Residuen.

Es gibt keinen Impfstoff gegen SLE-Virusinfektionen. Es existieren bisher keine Daten zu einem möglichen Schutz durch Kreuzprotektion durch den Japan-Enzephalitis-Impfstoff. Die einzige Möglichkeit der Prävention stellen damit individuelle Maßnahmen der Expositionsprophylaxe vor Mückenstichen dar.

Seltene Flavivirusinfektionen

➤ Tab. 2.8 gibt einen Überblick über seltene Flavivirusinfektionen und Flavivirusinfektionen mit fraglicher Humanpathogenität (Dobler 2010, Garcia-Romero et al. 2023).

2

Tab. 2.8 Seltene Flavivirusinfektionen bzw. Flavivirusinfektionen mit fraglicher Humanpathogenität

Serogruppe	Flavivirus	Arthropoden-Vektor	(Haupt-)Vertebratenwirt	Geografische Verbreitung	Humanpathogene Bedeutung
Mammalian Tick-borne	Langat	*Haemaphysalis* spp.	–	Südostasien	Enzephalitis (bei Immunsuppression)
	Negishi	*Ixodes* spp.	–	Japan	Enzephalitis
	Louping ill	*Ixodes ricinus*	–	Britische Inseln, Irland	Enzephalitis
Seabird tick-borne	Tyuleniy	–	–	Russland, Norwegen, Alaska	Fieber, Hämorrhagien (?)
	Meaban	–	–	Frankreich	Fieber (?)
Aroa	Bussuquara	*Culex, Mansonia*	Nagetiere	Zentral-, Südamerika	Fieber
Japanese Encephalitis	Kunjin	*Culex annulirostris*	Vögel	Australien	Enzephalitis
	Usutu	*Culex* spp.	Vögel	Afrika, Asien, Europa	Fieber, Enzephalitis
	Koutango	*Culicidae (Aedes?)*	Nagetiere	West-, Zentralafrika	Fieber (?)
	Ilheus	*Culicidae (Psorophora, Aedes, Culex, Sabethes, Haemagogus, Coquillettidia, Wyeomyia)*	Vögel	Südamerika	Fieber, Enzephalitis
	Rocio	*Psorophora, Aedes*	Vögel (?)	Südamerika	Enzephalitis
Spondweni	Spondweni	*Aedes, Mansonia, Eretmapodites, Culex*	?	Afrika	Fieber
	Wesselsbron	*Aedes*	Ungulaten	Afrika	Fieber, Hepatitis, Enzephalitis
Gelbfieber	Banzi	*Culex, Mansonia*	Nagetiere	Afrika	Fieber
Ntaya	Sepik	*Mansonia, Ficalbia, Armigeres*	?	Neuguinea	Fieber
	Bagaza	*Culicidae* (?)	?	Westafrika, Indien	Fieber, Enzephalitis (?)

LITERATUR

Ajesh K, Nagaraja BK, Sreejith K. Kyasanur forest disease virus breaking the endemic barrier: An investigation into ecological effects on disease emergence and future outlook. Zoonoses Public Health 2017;64(7): e73-e80.

Dobler G. Zoonotic tick-borne flaviviruses. Vet Microbiol 2010;140(3–4): 221–8.

Garcia-Romero C, Carrillo Bilbao GA, Navarro JC, Martin-Solano S, Saegerman C. Arboviruses in Mammals in the Neotropics: A Systematic Review to Strengthen Epidemiological Monitoring Strategies and Conservation Medicine. Viruses 2023;15(2).

Gupta N, Wilson W, Neumayr A, Saravu K. Kyasanur forest disease: a state-of-the-art review. QJM 2022;115(6):351–8.

Hermance ME, Thangamani S. Powassan Virus: An Emerging Arbovirus of Public Health Concern in North America. Vector Borne Zoonotic Dis 2017;17(7):453–62.

Holbrook MR. Kyasanur forest disease. Antiviral Res 2012;96(3):353–62.

Knox J, Cowan RU, Doyle JS, Ligtermoet MK, Archer JS, Burrow JN, et al. Murray Valley encephalitis: a review of clinical features, diagnosis and treatment. Med J Aust 2012;196(5):322–6.

Kovalev SY, Mazurina EA. Omsk hemorrhagic fever virus is a tick-borne encephalitis virus adapted to muskrat through host-jumping. J Med Virol 2022.

Krow-Lucal ER, Lindsey NP, Fischer M, Hills SL. Powassan Virus Disease in the United States, 2006–2016. Vector Borne Zoonotic Dis 2018;18(6):286–90.

Madani TA, Abuelzein EME. Alkhumra hemorrhagic fever virus infection. Arch Virol 2021.

Ortiz-Martinez Y, Vega-Useche L, Villamil-Gomez WE, Rodriguez-Morales AJ. Saint Louis Encephalitis Virus, another re-emerging arbovirus: a literature review of worldwide research. Infez Med 2017;25(1):77–9.

Ruzek D, Yakimenko VV, Karan LS, Tkachev SE. Omsk haemorrhagic fever. Lancet 2010;376(9758):2104–13.

INTERNETQUELLEN

CDC (About Powassan): www.cdc.gov/powassan/about/index.html.

CDC (About Kyasanur Forest Disease): www.cdc.gov/kyasanur/about/index.html.

Better Health Channel (Murray Valley encephalitis): www.betterhealth.vic.gov.au/health/conditionsandtreatments/murray-valley-encephalitis.

2.9 Erkrankungen durch Arenaviren

Das Wichtigste in Kürze

Bisher sind mehr als 25 verschiedene Arenavirusspezies beschrieben worden, die sich geografisch und phylogenetisch in Arenaviren der Neuen Welt (Nord- und Südamerika) und der Alten Welt (Afrika und Europa) aufteilen. Humanpathogene Vertreter finden sich unter den Neuweltviren (Junín-, Guanarito-, Machupo- und Sabiá-Virus) und unter den Altweltviren (Lassa-Virus und Lymphozytäres Choriomeningitis-Virus [LCMV]). LCMV verursacht eine milde aseptische Meningitis, während die anderen humanpathogenen Vertreter ein hämorrhagisches Fieber auslösen können. Die natürlichen Wirtstiere der Arenaviren sind fast ausschließlich Nagetiere, wobei eine Virusspezies immer mit einer bestimmten Wirtsspezies assoziiert ist. Nur LCMV ist weltweit verbreitet, da die Hausmaus *(Mus musculus)* der natürliche Wirt des Virus ist.

2.9.1 Lassa-Fieber

Stephan Günther, Jonas Schmidt-Chanasit, Michael Ramharter

Das Wichtigste in Kürze

Lassa-Fieber ist eine von Nagetieren übertragene Infektionserkrankung der Gruppe der Viralen hämorrhagischen Fieber (VHF), die in Westafrika endemisch ist. Es kann von Mensch zu Mensch übertragen werden und nosokomiale Epidemien auslösen.

Epidemiologie

Lassa-Fieber ist nach einer Stadt im Nordosten Nigerias benannt, wo 1969 die Erkrankung beschrieben und das Virus erstmals isoliert wurde. Es ist in mehreren Ländern Westafrikas endemisch. Es gibt 2 wesentliche etablierte Endemiegebiete: **Sierra Leone, Guinea und Liberia im Westen** und **Nigeria im Osten** (➤ Abb. 2.33). Infektionen kommen aber auch in Mali, Elfenbeinküste und Benin vor. Die einzelnen Endemiegebiete sind durch unterschiedliche genetische Linien des Lassa-Virus charakterisiert. Relevant für Infektionen des Menschen sind die Linien II und III in Nigeria, Linie IV in Sierra Leone, Guinea und Liberia, Linie V in Mali und Elfenbeinküste und Linie VII in Benin (Garry 2023).

Der wichtigste natürliche Wirt des Virus (Reservoir) ist das afrikanische Nagetier *Mastomys natalensis* (Natal-Vielzitzenmaus). Obwohl *M. natalensis* im gesamten Afrika südlich der Sahara vorkommt, sind aus bisher unbekannten Gründen nur Tiere in Westafrika mit Lassa-Virus infiziert. *M. natalensis* sind kommensale Nagetiere, die in ländlichen Regionen in und um menschliche Siedlungen leben. In einigen Dörfern tragen 50–100 % der Tiere das Virus, in anderen ist es deutlich weniger. Daher variiert die Lassa-Virus-Seroprävalenz beim Menschen selbst in der Endemieregion zwischen 2 % und 55 %.

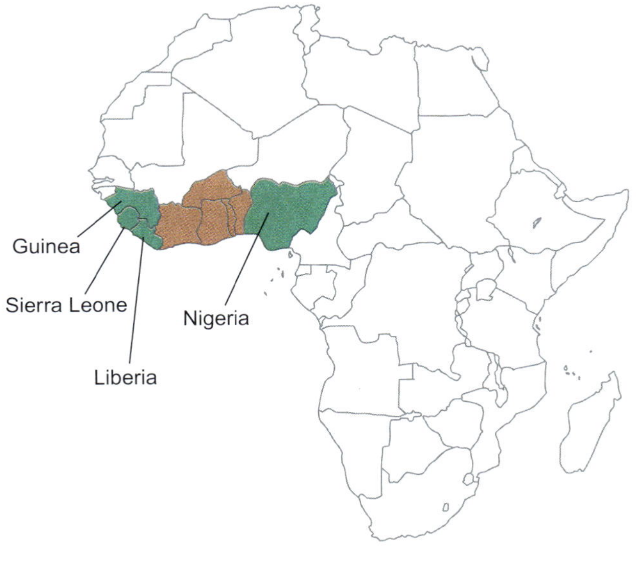

Abb. 2.33 Verbreitung des Lassa-Fiebers [E327-002]

Lassa-Virus wurde auch in anderen Nagetierspezies wie *Hylomyscus pamfi* (Afrikanische Waldmaus) und *Mastomys erythroleucus* (Guinea-Vielzitzenmaus) nachgewiesen. Sie spielen aber vermutlich für die Übertragung auf den Menschen nur eine untergeordnete Rolle.

In der Vergangenheit wurden **nosokomiale Ausbrüche** mit bis zu 60 % Sterblichkeit berichtet. Derzeit liegt die Fallsterblichkeit bei hospitalisierten Patienten zwischen 10 % und 30 %. Sowohl das Vorhandensein intensivmedizinischer Infrastruktur und entsprechend ausgebildeten Gesundheitspersonals als auch die breite Einführung hochsensitiver Diagnostik, die eine bessere Erkennung milder Verläufe ermöglicht, führten zu einer niedrigeren Fallsterblichkeit.

Im Gegensatz zu anderen viral hämorrhagischen Virusinfektionen kommt es bei Lassa-Fieber zu regelhaften Ausbrüchen in den Hochendemiegebieten, die mit dem **Einsetzen der Trockenzeit und des Harmattan** jedes Jahr zeitlich assoziiert sind. Dieser klimatische Zusammenhang lässt auf eine vermehrte Übertragung durch trockenen Staub oder eine engere Überlappung der Lebensräume von Mensch und Nagetier als Ursache für die saisonale Häufung schließen.

Die meisten Lassa-Virusinfektionen verlaufen unspezifisch als milde fieberhafte Erkrankung oder ganz asymptomatisch, was auch die hohe Seroprävalenz erklärt. In einigen Dörfern infizieren sich jährlich bis zu 20 % der suszeptiblen, d. h. serologisch negativen Personen, ohne ernsthaft zu erkranken. Basierend auf diesen Daten wurde hochgerechnet, dass sich jährlich 100.000 bis 300.000 Menschen mit Lassa-Virus infizieren, von denen 1–2 % an Lassa-Fieber versterben. Während diese Modellrechnungen nur ein sehr ungenaues epidemiologisches Bild geben, wird derzeit eine groß angelegte prospektive Studie in den Hochtransmissionsgebieten Westafrikas durchgeführt, die zu einer besseren Evidenz der Epidemiologie des Lassa-Fiebers beitragen sollte.

Erreger und Übertragung

Arenaviren gehören zu den segmentierten **Negativstrang-RNA-Viren.** Das Genom besteht aus 2 RNA-Segmenten. Das Virus wird über den Urin von *M. natalensis* ausgeschieden. Die Übertragung auf den Menschen erfolgt vermutlich indirekt wie z. B. durch **Kontamination von ungeschützt gelagerten Lebensmitteln,** die den Tieren als Nahrung dienen, oder Gegenständen des täglichen Bedarfs. Virushaltige Aerosole, die durch Kontamination mit Urin entstehen könnten, oder kontaminierte Staubpartikel werden ebenfalls als Infektionsquelle vermutet. In der Trockenzeit kann das Infektionsrisiko höher sein, da sich *M. natalensis* dann präferenziell in Häusern aufhält, während es in der Regenzeit die umliegenden Felder besiedelt. In einigen Teilen Westafrikas dient *Mastomys* auch als Nahrungsquelle für den Menschen. Das Fangen und Zubereiten der Tiere mit direktem Kontakt zu infektiösem Blut oder Organen ist daher ein Risikofaktor für eine Infektion. Die Möglichkeit, Arenaviren oral oder in Form von Aerosol zu übertragen, ist tierexperimentell nachgewiesen worden. Die direkte oder indirekte Übertragung durch Nagetiere ist für die überwiegende Zahl von Lassa-Virus-Infektionen verantwortlich.

Das Virus kann **von Mensch zu Mensch übertragen** werden, was im Wesentlichen unter nosokomialen Bedingungen erfolgt. Ursache nosokomialer Epidemien sind **mangelnde Hygienestandards.** Krankenhauspersonal ist oft in die Epidemien einbezogen. Für die Übertragung ist ein direkter Kontakt mit infektiösen Körperflüssigkeiten wie Blut, Speichel oder Urin erforderlich. Eine **Übertragung durch Tröpfchen,** z. B. durch Anhusten, ist ebenfalls möglich, es gibt aber bisher keinen Hinweis, dass Aerosole bei der Mensch-zu-Mensch-Übertragung eine wesentliche Rolle spielen. Infektiöses Virus wird Monate nach überstandener Infektion noch in der Samenflüssigkeit männlicher Patienten ausgeschieden. Allerdings scheinen sexuelle Übertragungen eher selten zu sein.

Während der Inkubationszeit kann ein infizierter Reisender das Virus in nicht endemische Länder „importieren". Es sind ca. 40 nach Japan, Kanada, USA und Europa (einschließlich Deutschland) **importierte Lassa-Virus-Infektionen** dokumentiert. Obwohl diese Infektionen meist erst nach mehreren Tagen diagnostiziert worden sind und es eine beträchtliche Zahl von Kontaktpersonen gab, wurden bisher nur 2 klinisch apparente Sekundärinfektionen beobachtet. Lassa-Virus scheint daher zumindest vor Erreichen des klinischen Endstadiums und unter den in Europa üblichen hygienischen Standards schwer übertragbar.

Pathogenese und Immunologie

In der **Frühphase der Infektion** scheint eine virale Suppression der Immunantwort dem Virus eine weitgehend ungehinderte Vermehrung zu ermöglichen. Dazu kommt, dass das Virus in praktisch allen Organen replizieren kann. Die höchste Viruslast findet sich in Leber, Lunge, Milz und Pankreas. Je höher die Viruslast im Blut ist, umso ungünstiger ist die Prognose.

Viele Patienten sterben ohne Blutungen oder die Schleimhautblutungen sind nicht stark genug, um einen Schock zu erklären. Makroskopisch finden sich Lungenödem mit Pleuraerguss, Aszites und Blutungszeichen an der gastrointestinalen Mukosa. Auch histopathologisch finden sich oft keine Befunde, die den Tod erklären können. Im Vordergrund stehen eine mittelgradige **hepatozelluläre Nekrose** mit Makrophagenaktivierung, aber nur minimaler lymphozytärer Infiltration, sowie **interstitielle Pneumonitis, Nephritis** und **Myokarditis.** Die Leberzellschädigung wird auch durch erhöhte Transaminasen angezeigt, wobei die GOT deutlich höher ist als die GPT. Vermutlich ist die GOT-Erhöhung auch auf die Schädigung anderer Gewebe zurückzuführen.

Bei der **Endphase der Infektion** handelt es sich um ein generalisiertes Entzündungssyndrom mit Störungen der Gerinnungskaskade und Endothelbarriere. Patienten mit Lassa-Fieber mit tödlichem Ausgang weisen gegenüber Überlebenden höhere Spiegel proinflammatorischer Zytokine und Chemokine, löslicher vaskulärer Adhäsionsmoleküle sowie Gerinnungs- und Fibrinolyseregulatoren auf.

Im Verlauf der akuten Infektion werden IgM- und IgG-Antikörper gegen das Nukleoprotein des Virus gebildet, die neben dem zirkulierenden Virus nachgewiesen werden können und nicht neutralisierend sind. Neutralisierende Antikörper, die gegen das Glykoprotein des Virus gerichtet sind, werden erst nach der akuten Phase und meist nur in geringen Titern gebildet. Da die Viruselimination nicht mit der Bildung neutralisierender Antikörper korreliert, wird angenommen, dass die zelluläre Immunantwort entscheidend ist.

Klinik

Das Spektrum möglicher klinischer Manifestationen des Lassa-Fiebers ist breit (Grant et al. 2023). Die Mehrzahl der Infektionen verläuft **subklinisch oder milde mit vollständiger Genesung.** Nur bei einer Minderheit der Patienten entwickelt sich aus bisher unbekannten Gründen das **lebensbedrohliche Krankheitsbild eines schweren Lassa-Fiebers,** das aufgrund des Auftretens von Organversagen häufig einen letalen Verlauf nimmt. Schweres Lassa-Fieber kann sowohl bei pädiatrischen als auch adulten Patienten auftreten. Ältere Menschen mit vorbestehenden Komorbiditäten und Schwangere sind Risikogruppen für einen schweren Verlauf.

Die **Inkubationszeit** beträgt in der Regel 3 bis 21 Tage. Die Krankheit beginnt schleichend mit Fieber und unspezifischen grippeähnlichen und gastrointestinalen Symptomen wie retrosternalen Schmerzen, Kopfschmerzen, Konjunktivitis, ausgeprägten Myalgien, Husten, Übelkeit, abdominellen Schmerzen und Erbrechen. Während dieser Phase ist aufgrund des oftmals unspezifischen Verlaufs eine klinische Diagnose kaum möglich. Das Krankheitsbild unterscheidet sich nicht von einer Vielzahl anderer in Westafrika endemischer Infektionskrankheiten. Relativ spezifisch ist eine **schmerzhafte ulzerierende Pharyngitis,** z. T. mit Glottisödem. Gelegentlich wird auch ein makulopapuläres Exanthem gesehen, das aber auch bei einer Vielzahl anderer Virusinfektionen beobachtet wird.

Als **Vorzeichen für einen schweren Verlauf** gelten ab der 2. Krankheitswoche Ödeme der Augenlider und des Gesichts, Zeichen einer allgemeinen Blutungsneigung (➤ Abb. 2.34) (Schleimhautblutungen), Pleura- und Perikardergüsse, Niereninsuffizienz sowie neurologische Symptome.

Der Tod tritt im Durchschnitt 12 Tage nach Krankheitsbeginn im irreversiblen Schockzustand mit Organversagen, Hypovolämie und Anurie ein.

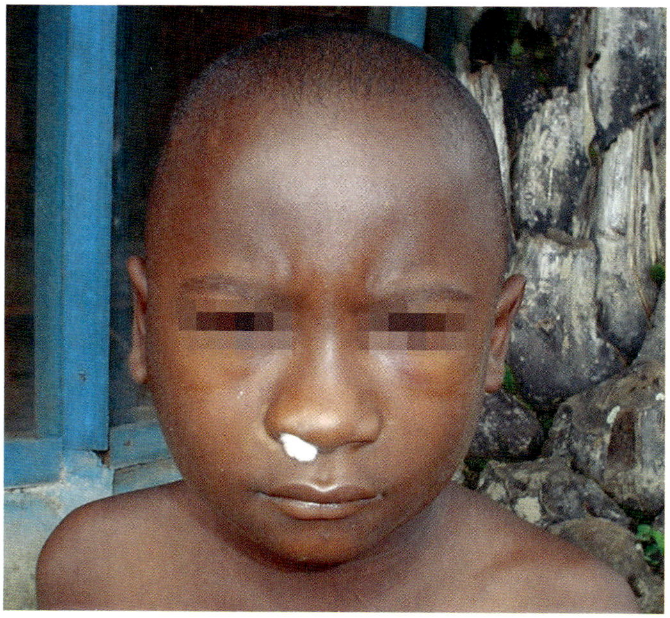

Abb. 2.34 Patient mit Lassa-Fieber: Lidödeme und subkonjunktivale Blutungen [E355-027]

Oft werden Patienten aufgrund der zunächst unspezifischen Symptome empirisch gegen Malaria und bakterielle Infektionen behandelt, bevor sie nach Ausbleiben einer klinischen Besserung zur Diagnostik des Lassa-Fiebers in spezialisierte Einrichtungen gesandt werden.

Das Zentralnervensystem kann mit einer **Enzephalopathie** beteiligt sein, die sich mit Krämpfen, klinischen Zeichen eines Meningismus oder Somnolenz bis zum Koma manifestieren kann. Blutungen, exsudative Pharyngitis mit Ödem (Erstickungsgefahr) sowie die Kombination von GOT-Erhöhung (> 150 U/l) mit hoher Virämie (> 10^3 infektiöse Einheiten/ml) sind prognostisch ungünstig.

Ein spezifisches klinisches Bild bei Kindern aller Altersgruppen ist das **„swollen baby syndrome"**, das durch ausgeprägte Ödeme, Blutungen und hohe Letalität gekennzeichnet ist. Ebenso verlaufen Infektionen in der Schwangerschaft besonders schwer. Klinisch imponiert bei infizierten **Schwangeren** oftmals eine neu aufgetretene **Brustschwellung** als relativ spezifisches klinisches Zeichen einer Lassa-Virus-Infektion. Die Infektion des Fötus führt unbehandelt zu seinem Tod und verschlechtert die Prognose der Mutter. Eine Kürettage erhöht die Überlebenschance der Mutter.

Eine **Genesung** setzt meist ab der 2. Krankheitswoche ein. Patienten sind aber auch nach virologischer Abheilung des Lassa-Fiebers oft über längere Zeit deutlich geschwächt. Neurologische Symptome wie sensorineurale Taubheit und Ataxie können in der Rekonvaleszenz auftreten.

Laborchemisch zeigt sich initial meist eine **Lymphopenie,** später auch eine **Neutrophilie.** Die Thrombozytopenie ist nicht sehr ausgeprägt. Die **Transaminasen** sind oft **erhöht** (GOT > GPT), können aber vor einem letalen Ausgang bereits wieder abfallen. Pankreas- und Nierenbeteiligung in der Spätphase zeigen sich durch Anstieg von Lipase und Kreatinin im Serum und Proteinurie. Bei hämorrhagischem Verlauf sind Gerinnungsparameter pathologisch verändert (Anstieg von PTT, Abfall von Fibrinogen und Thrombozyten).

Diagnostik

Nach Krankheitsbeginn ist mit einem **kontinuierlichen Anstieg der Virämie** zu rechnen, die bei letalen Verläufen ein Plateau von 10^3 bis 10^8 infektiösen Einheiten pro ml erreicht. Bei günstiger Prognose wird der Gipfel der Virämie um den 4. bis 9. Tag erreicht, danach fällt die Virämie wieder ab.

Problematisch für molekulare und serologische Nachweisverfahren ist die hohe genetische Variabilität des Virus, die die Entwicklung entsprechender Tests sehr anspruchsvoll macht. Die Methode der Wahl zum Nachweis einer akuten Lassa-Virus-Infektion ist die **RT-PCR,** für die es einen gut validierten kommerziellen Test der Firma Altona Diagnostics (Hamburg) gibt, der alle relevanten Linien des Lassa-Virus erkennt. Schnelltests zum Antigennachweis sind ebenfalls erhältlich, ihre Empfindlichkeit ist derzeit allerdings deutlich geringer als die der RT-PCR. Auch ist ihr diagnostischer Nutzen bisher nicht für alle Lassa-Virus-Linien gezeigt worden, sodass noch keine Empfehlung für ihren alleinigen Einsatz in der Routinediagnostik gegeben werden kann. Das Virus kann auch in Zellkultur angezüchtet werden; dies muss in einem Sicherheitslabor der Stufe 4 erfolgen. Üblicherweise werden Vero-Zellen verwendet. Lassa-Virus kann in Blut, Speichel, Urin, Liquor, Pleuraflüssigkeit und Samenflüssigkeit nachgewiesen werden.

Die **Bestimmung der Antikörper** ist in der frühen Phase des Lassa-Fiebers von untergeordneter Bedeutung, da nur ein Teil der Patienten positiv ist und bei schweren Verläufen oft keine Antikörper gebildet werden. In der Rekonvaleszenz sind fast alle Patienten IgM- und IgG-positiv. Ein Auftreten von IgG und/oder IgM oder ≥ 4-facher Titeranstieg gelten als beweisend für eine akute Infektion. Der Stellenwert der Serologie liegt im Nachweis einer inapparenten, milden oder abgelaufenen Lassa-Virus-Infektion. Klassische Methode ist die **Immunfluoreszenz** mit Lassa-Virus-infizierten Zellen. Mittlerweile sind auch gut validierte **ELISA** auf dem Markt erhältlich, die auf rekombinantem Nukleoprotein oder Glykoprotein basieren. Neutralisierende Antikörper spielen wegen ihres späten Auftretens in der Akutdiagnostik keine Rolle, können aber spezifischer als die Immunfluoreszenz eine Lassa-Virus-Infektion in der Vergangenheit nachweisen. Neutralisierende Titer werden mittels **Plaquereduktionstest** gemessen.

Therapie

Das derzeit einzige Medikament, das in Therapieleitlinien empfohlen wird, ist das **Nukleosidanalogon Ribavirin.** Studien aus den 1980er Jahren zeigten, dass Ribavirin bei schwerem Lassa-Fieber zu einer Verbesserung der Prognose führen soll, wenn es frühzeitig verabreicht wurde. Bei Einsatz etwa eine Woche nach Symptombeginn ist ein geringerer Nutzen beschrieben. Ribavirin wird heute in oraler oder parenteraler Formulierung in den großen Therapiezentren der endemischen Gebiete routinemäßig für die Therapie des Lassa-Fiebers eingesetzt. Eine Reevaluierung der ersten klinischen Studien hat allerdings erhebliche Zweifel an der Qualität der damaligen Untersuchungen ergeben und sogar Hinweise geliefert, dass der Einsatz von Ribavirin bei leichteren Fällen von Lassa-Fieber mit einer Verschlechterung der Prognose einhergehen könnte (Eberhardt et al. 2019). Eine aktuelle klinische Studie zeigte auch, dass die bei Patienten mit Lassa-Fieber erzielbaren Ribavirin-Konzentrationen keinen direkten antiviralen Effekt erwarten lassen, weshalb eher eine immunmodulatorische Wirkung von Ribavirin angenommen wird.

Das **Breitspektrum-Virustatikum Favipiravir,** das die Polymerase des Lassa-Virus hemmt, spezifische Substanzen gegen den Zelleintritt des Lassa-Virus sowie monoklonale Antikörper gegen das Glykoprotein des Virus zeigen in präklinischen Studien in Tiermodellen sehr gute Wirksamkeit. Sie werden in ersten klinischen Studien untersucht, sodass Hoffnung besteht, dass in Zukunft eine bessere spezifische Therapie des Lassa-Fiebers möglich werden wird (Moore et al. 2024).

Das **supportive Management von Organkomplikationen** ist für das Überleben der Patienten von besonderer Bedeutung, wenngleich auch modernste intensivmedizinische Behandlung einen letalen Ausgang nicht immer verhindern kann, wie importierte Fälle von Lassa-Fieber zeigen. Hierbei sind vor allem Nierenersatzverfahren, Management des Schocks, neurologischer Komplikationen und respiratorischer Insuffizienz vorranging. Einzelberichte zeigen die Wirksamkeit einer passiven Immuntherapie mit Rekonvaleszentenserum, das einen hohen Titer neutralisierender Antikörper enthält. Allerdings enthalten die meisten Rekonvaleszentenseren keinen hinreichenden Titer, sodass dies noch keinen therapeutischen Ansatz in der Routineversorgung ergeben hat.

Bekämpfung und Prävention

Eine Impfung steht aktuell noch nicht zur Verfügung. Ein internationales Programm arbeitet derzeit an der klinischen Erprobung einer Reihe an Vektorimpfstoffen, sodass die Hoffnung auf eine effektive Vakzine in den kommenden Jahren besteht (Moore et al. 2024).

Da auch bei großen Ausbrüchen die zoonotische Übertragung die epidemiologische Hauptrolle spielt, kann das Risiko einer Übertragung von Lassa-Virus auf den Menschen vor allem durch **Schutz der Lebensmittel** gegenüber *M. natalensis* bzw. durch **Kontrolle der Nagetierpopulation** in und um menschliche Behausungen verringert werden. Ebenso ist die Risikoexposition wie das Fangen der Nagetiere oder ihre Nutzung als Nahrungsquelle zu vermeiden.

Die Mensch-zu-Mensch-Übertragung im Krankenhaus in Afrika kann durch einfache **Barrier-Nursing-Maßnahmen** wie das Tragen von Kittel, Handschuhen, Mundschutz und Brille, die Einhaltung minimaler Hygienestandards und das Vermeiden des direkten Kontakts mit Körperausscheidungen Infizierter verhindert werden. In Deutschland stehen für das Management von Patienten mit Lassa-Fieber die spezialisierten Behandlungseinheiten der **STAKOB-Zentren** zur Verfügung.

Bei Auftreten eines Lassa-Fieberfalles müssen **Kontaktpersonen** identifiziert und entsprechend der Enge des Kontakts klassifiziert werden. Kontakten mit hohem Risiko (direkter ungeschützter Kontakt zu Körperflüssigkeiten des Indexpatienten) wird **Ribavirin zumeist als Postexpositionsprophylaxe** angeboten. Die Effizienz von Ribavirin für diesen Zweck ist in Affenversuchen gezeigt worden. Die häufigsten Nebenwirkungen von Ribavirin sind eine reversible, dosisabhängige, hämolytische Anämie sowie eine unangenehme Mukositis. Schwere und irreversible Nebenwirkungen sind bisher nicht im Zusammenhang mit Postexpositionsprophylaxe oder Behandlung von Lassa-Fieber berichtet worden.

Reisemedizinische Bedeutung

Der Verzehr von ungekochten Speisen in Dörfern in der Endemieregion und das Übernachten in Hütten, die nicht gegen das Eindringen von Nagetieren geschützt sind, sollte vermieden werden. Ebenso ist auf Hygienestandards in der Therapie fieberhafter Patienten in Endemiegebieten zu achten, um nosokomiale Infektionen sicher vermeiden zu können.

LITERATUR

Eberhardt KA, Mischlinger J, Jordan S, Groger M, Günther S, Ramharter M. Ribavirin for the treatment of Lassa fever: A systematic review and meta-analysis. Int J Infect Dis 2019; 87: 15–20.

Garry RF. Lassa fever – the road ahead. Nat Rev Microbiol 2023; 21(2): 87–96.

Grant DS, Samuels RJ, Garry RF, Schieffelin JS. Lassa Fever Natural History and Clinical Management. Curr Top Microbiol Immunol 2023; 440: 165–192.

Moore KA, Ostrowsky JT, Mehr AJ et al. Lassa fever research priorities: towards effective medical countermeasures by the end of the decade. Lancet Infect Dis 2024 Jul 1: S1473–3099(24)00229-9.

INTERNETQUELLEN

RKI (Ratgeber Lassafieber): www.rki.de/DE/Aktuelles/Publikationen/RKI-Ratgeber/Ratgeber/Ratgeber_Lassa-Fieber.html.

2.9.2 Südamerikanische hämorrhagische Fieber

Stephan Günther, Jonas Schmidt-Chanasit, Gerd-Dieter Burchard

Erreger und Übertragung

Alle Erreger der südamerikanischen hämorrhagischen Fieber gehören zur Gattung *Mammarenavirus* der Familie *Arenaviridae* (Order *Bunyavirales*).

➤ Tab. 2.9 gibt einen Überblick über die südamerikanischen hämorrhagischen Viren.

Die **Reservoirwirte** der südamerikanischen hämorrhagischen Fieberviren sind verschiedene Nagetierspezies der Neuen Welt (Familie: Cricetidae, Unterfamilie: Sigmodontinae). Die Übertragung der Viren zwischen den Reservoirwirten kann horizontal oder vertikal erfolgen. Die Tiere können lebenslang infiziert sein.

- Reservoir des **Junín-Virus** sind wildlebende kleine Nagetiere (ratón maicero = *Calomys musculinus* und *Calomys laucha*). Die Infektion verläuft bei ihnen latent mit einer wahrscheinlich lebenslangen Viruspersistenz und Ausscheidung des Erregers mit Urin und Speichel.
- Das Reservoir des **Machupo-Virus** sind ebenfalls Nager (vesper mouse = *Calomys callosus*), die während der Trockenzeit auch in die Häuser gelangen können.

Tab. 2.9 Südamerikanische hämorrhagische Viren

Virus	Krankheit	Englisch	Spanisch
Junín-Virus (JUNV)	Argentinisches hämorrhagisches Fieber	Argentine hemorrhagic fever	Fiebre Hemorrágica Argentina (FHA) = mal de los rastrojos
Machupo-Virus (MACV)	Bolivianisches hämorrhagisches Fieber	Bolivian hemorrhagic fever	Fiebre Hemorrágica Boliviana (FHB)
Guanarito-Virus (GTOV)	Venezolanisches hämorrhagisches Fieber	Venezuelan hemorrhagic fever	Fiebre Hemorrágica Venezolana (FHV)
Sabiá-Virus (SABV)	Brasilianisches hämorrhagisches Fieber	Brazilian hemorrhagic fever	Fiebre Hemorrágica Brasileña = Fiebre Hemorrágica de Sao Paulo
Chapare-Virus (CHAPV)	Chapare-hämorrhagisches Fieber	Chapare hemorrhagic fever	Fiebre Hemorrágica de Chapare

- Als Reservoirwirte für das **Guanarito-Virus** wurden die Baumwollratte (cotton rat = *Sigmodon alstoni*) und die Zuckerrohrmaus (cane mouse, ratón de la caña de azúcar = *Zygodontomys brevicauda*) gefunden.
- **Chapare-Viren** wurden in Kleinohr-Zwergreisratten (pygmy rice rats = *Oligoryzomys microtis*) nachgewiesen.
- Die Reservoirwirte für das **Sabiá-Virus** sind nicht bekannt.

Menschen infizieren sich vermutlich über die Schleimhäute bei **Kontakt mit kontaminierten Lebensmitteln** oder durch direkten **Kontakt mit Nagern** und deren Ausscheidungen oder Einatmen von **infiziertem Staub.** Im Endemiegebiet sind Beschäftigte in der Landwirtschaft besonders gefährdet, zum Beispiel Mähdrescherfahrer durch Einatmen von aerolisiertem Blut der beim Mähen verletzten Nager.

Überwiegend **nosokomiale Mensch-zu-Mensch-Übertragungen** sind beim Argentinischen und Chapare-hämorrhagischen Fieber beschrieben. Laborinfektionen traten beim Brasilianischen hämorrhagischen Fieber auf. Guanarito- und Junín-Virus scheinen schlecht, wenn überhaupt von Mensch zu Mensch übertragbar zu sein. Da bei einigen südamerikanischen hämorrhagischen Fiebern infektiöses Virus für einige Zeit nach der Genesung im Sperma ausgeschieden wurde, besteht die Möglichkeit einer sexuellen Übertragung. Entsprechende Fälle sind allerdings nicht eindeutig beschrieben.

Epidemiologie

Menschliche Erkrankungsfälle im Verbreitungsgebiet der Reservoirwirte sind häufig lokal begrenzt. Fälle treten besonders dort auf, wo das Abholzen neue Kontakte mit den sylvatischen Reservoirwirten ermöglicht. Die Hauptübertragungszeit korreliert meistens mit der Zeit der höchsten Aktivität in der Landwirtschaft; so ist der Hauptübertragungsmonat beim Argentinischen hämorrhagischen Fieber der Mai während der Mais- oder Weizenernte (Ortiz-Prado et al. 2025).

Das **Argentinische hämorrhagische Fieber** hat die größte Verbreitung. Die Erkrankung wurde zunächst im Nordwesten der Provinz Buenos Aires festgestellt; das Verbreitungsgebiet wurde später auf die Provinzen Córdoba, La Pampa und Santa Fé ausgedehnt. Nach Einführung einer Impfung ist die Zahl gemeldeter Fälle rückläufig, so wurden 2018 noch 13 bestätigte Fälle gemeldet. Epidemien des **Bolivianischen hämorrhagischen Fiebers** traten zunächst 1959 und dann in den 1960er Jahren in ländlichen Gebieten Boliviens auf, insbesondere im Department Beni und in der Gegend um die Ortschaften San Joaquin an der östlichen Landesgrenze. Im Jahr 2019 kam es zu einem kleinen Ausbruch im Department La Paz. Fälle von **Venezolanischem hämorrhagischem Fieber** wurden bisher in ländlichen Gebieten von Portuguesa und im benachbarten Staat Barinas gemeldet – bei zunehmender Migration und Zusammenbruch des Gesundheitssystems ist auch in anderen Landesteilen mit Fällen zu rechnen. Erkrankungen durch **Chapare-Virus** sind selten, zuletzt wurde ein kleiner Ausbruch mit 9 Fällen 2019 in Bolivien beschrieben. Es gibt nur wenige Einzelfallbeschreibungen zu Erkrankungen durch das **Sabiá-Virus.**

Pathogenese und Immunologie

Die südamerikanischen Arenaviren benutzen den Transferrin-Rezeptor auf der Oberfläche ihrer Zielzellen als Rezeptor. Nach Inhalation oder Inokulation vermehren sich die Viren zunächst lokal und in den regionalen Lymphknoten. Im Verlauf kommt es zu einer Virämie mit Ausbreitung des Virus im gesamten Organismus, begleitet von einer massiven Entzündungsreaktion und zunehmender Symptomatik. Über folgende pathophysiologische Mechanismen können schwere Krankheitsbilder mit Multiorganversagen resultieren:

- Es kommt zum Auftreten eines **Kapillarschadens,** teilweise durch direkte Schädigung von Endothelzellen, teilweise nach Freisetzung von Zytokinen und vasoaktiven Substanzen.
- Es treten **Störungen der Hämostase** auf, die selten zu klinisch manifesten Blutungen führen können.
- Es kann sich eine **Herzinsuffizienz** entwickeln, das Herzzeitvolumen ist typischerweise vermindert und der systemische Widerstand erhöht.

Klinik

> Die Symptomatik und die Laborwerte erlauben klinisch keine Differenzierung der verschiedenen südamerikanischen hämorrhagischen Fieber (Frank et al. 2021).

Die Mehrheit der Patienten weist **zunächst unspezifische Zeichen und Symptome** auf, mit Fieber, Kopfschmerzen, Myalgien, Arthralgien, Übelkeit, Appetitlosigkeit, Schwindel, LWS-Schmerzen, Erbrechen, Durchfall. Es können dann Symptome durch die **erhöhte Gefäßpermeabilität** auftreten mit konjunktivalen Blutungen, Proteinurie, Ödemneigung und Hypotonie. Schließlich kann es zu **Hämorrhagien** kommen mit Hämatemesis, Meläna, Metrorrhagien, Petechien, Purpura, Epistaxis und Blutungen aus Punktionsstellen. Schwere Verläufe werden insbesondere bei Schwangeren beschrieben, es kann zu Aborten, aber auch zu kongenitalen Missbildungen kommen

Klinisch am besten charakterisiert ist das **Argentinische hämorrhagische Fieber.** Der Krankheitsbeginn ist allmählich mit Fieber und unspezifischen Allgemeinsymptomen. Retroorbitale und epigastrische Schmerzen, relative Bradykardie und orthostatische Hypotension sind häufig. Die Lymphknoten am Hals können geschwollen sein. Bei Frauen können Uterusblutungen das erste Krankheitssymptom sein. Der Zustand der Patienten verschlechtert sich langsam, mit Gesichtsrötung, periorbitalen Ödemen, konjunktivaler Injektion und Gingivablutungen. Meist findet sich ein petechiales Enanthem am weichen Gaumen. Auch ein Mundsoor kann auftreten. Es kann zu Haarausfall kommen. Bei einigen wenigen Patienten kommt es nach einer Woche zu einer weiteren Verschlechterung mit **hämorrhagischen und neurologischen Komplikationen.** Terminal tritt häufig ein hypovolämischer Schock auf. Selten führt eine akute Tubulusnekrose zum akuten Nierenversagen. Neurologische Symptome manifestieren sich in erhöhter Reizbarkeit, Lethargie, Tremor, Ataxie, kutaner Hypersensitivität, Tremor insbesondere der Hände und der Zunge, Krämpfen, Delir und Zeichen einer Enzephalopathie. Die Letalität bei unbehandelten Fällen liegt bei 15–20 %.

Das **Bolivianische hämorrhagische Fieber** verläuft im Allgemeinen milder, etwa ein Drittel der Patienten zeigt Komplikationen mit hämorrhagischen Symptomen, Schock und zentralnervösen Störungen.

Auch beim **Venezolanischen hämorrhagischen Fieber** stehen zunächst Fieber, Abgeschlagenheit, Kopfschmerzen, Arthralgien, Halsschmerzen, Erbrechen, Bauchschmerzen, Diarrhöen und dann neurologische Symptome und Hämorrhagien im Vordergrund. Die Letalität wurde mit 23–33 % angegeben.

Häufige **EKG-Veränderungen** sind insbesondere ST-Streckenhebungen und Veränderungen der T-Welle, seltener Niedervoltage und Extrasystolen.

Das **Labor** zeigt eine zunehmende **Leukopenie** und **Thrombozytopenie,** Werte zwischen 1.000 und 2.000 Leukozyten/µl und zwischen 50.000 und 100.000 Thrombozyten/µl sind nicht selten. Bei entsprechender Anamnese haben Falldefinitionen mit Thrombozytenzahlen < 100.000/µl und Leukozytenzahlen < 2.500/µl eine Sensitivität von 87 % und eine Spezifität von 88 %. Die Hämatopoese im Knochenmark scheint gehemmt zu sein. Die Megakaryopoese ist allerdings normal, Ursache der Thrombozytopenie könnte eine verkürzte Überlebenszeit der Thrombozyten sein. Transaminasen, LDH und CK können leicht erhöht sein. Hyperbilirubinämie oder Hyperamylasämie sind eher ungewöhnlich. Die Blutsenkung ist nicht beschleunigt. Gerinnungsanalysen zeigen eine verlängerte PTT, niedrige Aktivitäten von Faktor VIII, IX und XI, erhöhten Von-Willebrand-Faktor und Fibrinogen sowie einen leichten Abfall von AT III und Plasminogen. Eine Aktivierung des Gerinnungssystems ist auch an erhöhten Thrombin-Antithrombin-Komplexen zu erkennen. Die Blutungen scheinen die Folge der kombinierten Auswirkungen von Thrombozytopenie, Thrombozyten-Funktionsstörung, Veränderungen in der Blutgerinnung und einer Aktivierung der Fibrinolyse zu sein. Eine klassische Verbrauchskoagulopathie tritt nicht auf. Der Liquor ist auch dann normal, wenn neurologische Symptome vorliegen.

Diagnostik

Für die schnelle und frühe Diagnose während der akuten Phase ist die **RT-PCR** am besten geeignet. Die Viren können auch in **Zellkultur** (Vero-Zellen) angezüchtet werden; dies muss in einem Sicherheitslabor der Stufe 4 erfolgen. Diagnostisch hat die Kultur aufgrund der langen Bearbeitungszeit und der Sicherheitsanforderungen an die Labore aber kaum Bedeutung. Ansonsten kann die Diagnose der südamerikanischen hämorrhagischen Fieber durch den **Nachweis spezifischer Antikörper** gestellt werden, insbesondere in der Rekonvaleszenz. Beweisend für eine Infektion sind eine IgM- und IgG-Serokonversion oder ein mindestens 4-facher Anstieg des Titers in einem Serumpaar. Postmortal kann die Diagnose auch mittels immunhistochemischer Färbungen erfolgen.

Therapie

Erkrankte Personen sollten isoliert werden (in Deutschland in einem Behandlungszentrum für Krankheiten durch hochpathogene Erreger, ➢ Kap. 16.7).

Ribavirin hat keine gesicherte Wirkung und ist in den USA nicht zur Behandlung der südamerikanischen hämorrhagischen Fieber zugelassen (Frank et al. 2021). In Entwicklung sind andere Virostatika (z. B. Favipiravir) und monoklonale Antikörper gegen den Transferrin-Rezeptor.

Beim Argentinischen hämorrhagischen Fieber konnte die Letalität durch **Verabreichung von Rekonvaleszenten-Plasma** innerhalb der ersten Tage nach Erkrankungsbeginn deutlich gesenkt werden. Die Verfügbarkeit ist bei den kleinen Fallzahlen aber sehr begrenzt. Außerdem kann diese Plasmatherapie zu einem 4 bis 7 Wochen später auftretenden neurologischen Syndrom mit Fieber, zerebellären Symptomen und Hirnnervenlähmungen (late neurologic syndrome, LNS) führen und sollte deshalb sehr zurückhaltend eingesetzt werden.

Bekämpfung und Prävention

Von größter Bedeutung ist die **Nagerbekämpfung,** um das Übertragungsrisiko insbesondere während der Erntezeit zu minimieren.

Für das Argentinische hämorrhagische Fieber wurde in einer Kooperation zwischen der argentinischen Regierung, dem Instituto Nacional de Enfermedades Virales Humanas (INEVH) in Buenos Aires, der PAHO, den Vereinten Nationen und dem United States Army Medical Research Institute for Infectious Diseases ein attenuierter **Lebendimpfstoff** mit guter Wirksamkeit entwickelt (Candid#1). Der Impfstoff wird vom INEVH hergestellt und ist nur in Argentinien lizensiert (Kumar et al. 2023).

LITERATUR

Frank MG, Beitscher A, Webb CM, Raabe V; Members of the Medical Countermeasures Working Group of the National Emerging Special Pathogens Training and Education Center's (NETEC's) Special Pathogens Research Network (SPRN). South American Hemorrhagic Fevers: A summary for clinicians. Int J Infect Dis 2021; 105: 505–515.

Kumar S, Yadav D, Singh D, Shakya K, Rathi B, Poonam. Recent developments on Junin virus, a causative agent for Argentine haemorrhagic fever. Rev Med Virol 2023; 33(2): e2419.

Ortiz-Prado E, Vasconez-Gonzalez J, Becerra-Cardona DA et al. Hemorrhagic fevers caused by South American Mammarenaviruses: A comprehensive review of epidemiological and environmental factors related to potential emergence. Travel Med Infect Dis 2025; 64:102827.

INTERNETQUELLEN

CDC (About Chapare Hemorrhagic Fever): www.cdc.gov/chapare/about/index.html.

2.9.3 Andere Arenaviruserkrankungen

Stephan Günther, Jonas Schmidt-Chanasit, Stefan Schmiedel

Andere Arenaviruserkrankungen umfassen die lymphozytäre Choriomeningitis sowie einige tropische Arenavirusinfektionen, die geografisch nur sehr punktuell, meist in entlegenen Regionen und nur sehr selten vorkommen (➢ Tab. 2.10).

Die **lymphozytäre Choriomeningitis** kommt weltweit vor, ist keine Erkrankung mit tropenmedizinischer Bedeutung und wird hier deshalb nicht ausführlich diskutiert, menschliche Erkrankungen sind zudem selten.

Tab. 2.10 Seltene Arenaviruserkrankungen mit humanpathogener Bedeutung

Virus	Vorkommen	Erkrankung
Altwelt-Arenaviren		
Lujo-Virus	Sambia, Südafrika	5 Fälle eines hämorrhagischen Fiebers
Neuwelt-Arenaviren		
Tacaribe-Virus	Karibik	Bisher ein bekannter humaner Erkrankungsfall
Whitewater-Arroyo-Virus	Südwestliche USA	Bisher 5 humane Fälle (VHF)

Ansteckungswege und klinische Erkrankung der anderen Arenavirosen ähneln sehr denen bei Lassa-Virus-Infektion (➤ Kap. 2.9.1):

- Beim **Lujo-Virus** wurde bisher ein Ausbruch mit 5 Fällen in Südafrika beschrieben (Paweska et al. 2009).
- Das **Tacaribe-Virus** (als Prototyp der nicht taxonomischen Gruppe des „Tacaribe-Serokomplex" = Neuwelt-Arenaviren) wurde nicht in Nagern, sondern in Fledermäusen und in Florida in Zecken nachgewiesen; es ist ein menschlicher Fall aus Trinidad beschrieben (Cogswell-Hawkinson et al. 2012).
- Beim **Whitewater-Arroyo-Virus** sind bisher einige Fälle in Kalifornien bekannt geworden (CDC 2020).

Importierte Erkrankungsfälle sind bisher nicht bekannt.

LITERATUR

Centers for Disease Control and Prevention (CDC). Fatal illnesses associated with a New World arenavirus – California, 1999–2000. Morb. Mort Wkly Rep 2000; 49: 709–711.

Cogswell-Hawkinson A, Bowen R, James S et al. Tacaribe virus causes fatal infection of an ostensible reservoir host, the Jamaican fruit bat. J Virol 2012; 86: 5791–5799.

Paweska J T, Sewlall N H, Ksiazek T G et al. Nosocomial outbreak of novel arenavirus infection, southern Africa. Emerg. Infect Dis 2009; 15:1598–1602.

2.10 Erkrankungen durch Bunyaviren

2.10.1 Erkrankungen durch Hantaviren

Detlev H. Krüger

DEFINITION

Hantavirus-Erkrankungen sind Zoonosen, die von Nagetieren auf den Menschen übertragen werden. Als erster Prototyp dieser Viren wurde 1978 das Hantaan-Virus als Erreger des Koreanischen Hämorrhagischen Fiebers am Grenzfluss Hantan-gang zwischen Süd- und Nordkorea aus Mäusen isoliert. Die in Asien und Europa vorkommenden Viren rufen ein hämorrhagisches Fieber mit renalem Syndrom (HFRS) unterschiedlichen Schweregrades hervor, während die Hantaviren der Neuen Welt das Hantavirus(Cardio-)Pulmonale Syndrom (HCPS) auslösen können.

Epidemiologie

Humanpathogene Hantaviren werden von Nagetieren beherbergt, welche taxonomisch den Familien Muridae (Echte Mäuse) und Cricetidae (Wühler) angehören. In den letzten Jahren sind Hantaviren auch in Spitzmäusen (sind keine Nagetiere!), Maulwürfen und Fledermäusen gefunden worden, jedoch ist die humanmedizinische Relevanz dieser neuen Viren noch weitgehend unklar (Krüger et al. 2015, Heinemann et al. 2016).

Hantaviren sind weltweit verbreitet, lediglich die Polargebiete der Erde sind ausgenommen, und auch die Situation auf dem australischen Kontinent ist noch wenig aufgeklärt. Man geht von etwa **100.000 erfassten Patienten mit Hantavirus-Erkrankung pro Jahr** aus, wobei die Dunkelziffer sicherlich viel höher ist. Die meisten bekannten, klinischen Fälle treten in Asien und Europa auf.

Es existiert eine enge Assoziation der einzelnen Hantaviren mit ihren Wirtsspezies (Reservoirwirten), innerhalb derer sie sich vermehren und weitergegeben werden. Der Mensch ist als Fehlwirt anzusehen, da das Virus nicht in der menschlichen Population zirkuliert. Für die Infektion beim Menschen muss das Virus also immer wieder von Nagetieren übertragen werden. Regional und zeitlich begrenzte Häufungen und Ausbrüche menschlicher Erkrankungen können als Folge einer starken, oft klimaabhängigen (Temperatur, Niederschläge, Nahrungsangebot etc.) Vermehrung der Reservoirwirte auftreten.

Erreger und Übertragung

Hantaviren sind **umhüllte RNA-Viren** mit einem Durchmesser von 80–110 nm. Das Hantavirus-Genom besteht aus 3 einzelsträngigen RNA-Segmenten in Negativstrang-Orientierung, die als Large (L)-, Medium (M)- und Small (S)-Segmente bezeichnet werden. Das L-Segment kodiert die RNA-abhängige RNA-Polymerase (RdRp), das M-Segment die viralen Glykoproteine G1 (auch Gn genannt) und G2 (auch Gc genannt), das S-Segment das Nukleokapsidprotein (N). Jedes Genomsegment ist von N umgeben und auch mit RdRp-Molekülen assoziiert. Final umhüllt sind die Segmente von einer Lipid-Doppelschichtmembran, in die G1 und G2 eingelagert sind (Vaheri et al. 2013).

Die Viren bilden eine eigene Familie *Hantaviridae* innerhalb der taxonomischen Order *Bunyavirales*. Hantaviren mit humanmedizinischer Relevanz gehören dem Genus *Orthohantavirus* an, das wiederum in einzelne Virusspezies (hier auch „Virustypen" oder nur „Hantaviren" genannt) unterteilt werden kann. ➤ Abb. 2.35 zeigt die geografische Verteilung verschiedener Hantaviren in Abhängigkeit vom Vorkommen ihrer Reservoirwirte (s. a. ➤ Tab. 2.11, ➤ Tab. 2.12).

Die übliche **Eintrittspforte** für das Virus ist der menschliche **Respirationstrakt.** Die Virusübertragung erfolgt über die Ausscheidungen (z. B. Urin, Speichel, Fäzes) infizierter Tiere, die aerosoliert und vom Menschen eingeatmet werden. Auch eine Virusaufnahme über den Darm kann nicht ausgeschlossen werden. In seltenen Fällen erfolgt die Infektion durch Tierbiss. Für das südamerikanische Andes-Virus sind auch Fälle von Mensch-zu-Mensch-Übertragung postuliert worden, was aber weiterer Bestätigungen bedarf.

Der klinische Manifestationsindex der Infektion liegt bei etwa 10 %, wobei unspezifische fieberhafte Affektionen sicherlich weitaus häufiger auftreten. Die **Inkubationszeit** wird mit durchschnittlich 2 bis 3 Wochen angegeben, die kürzeste beschriebene Frist war 1 Woche, die längste bisher nachgewiesene Inkubationszeit betrug 6 Wochen.

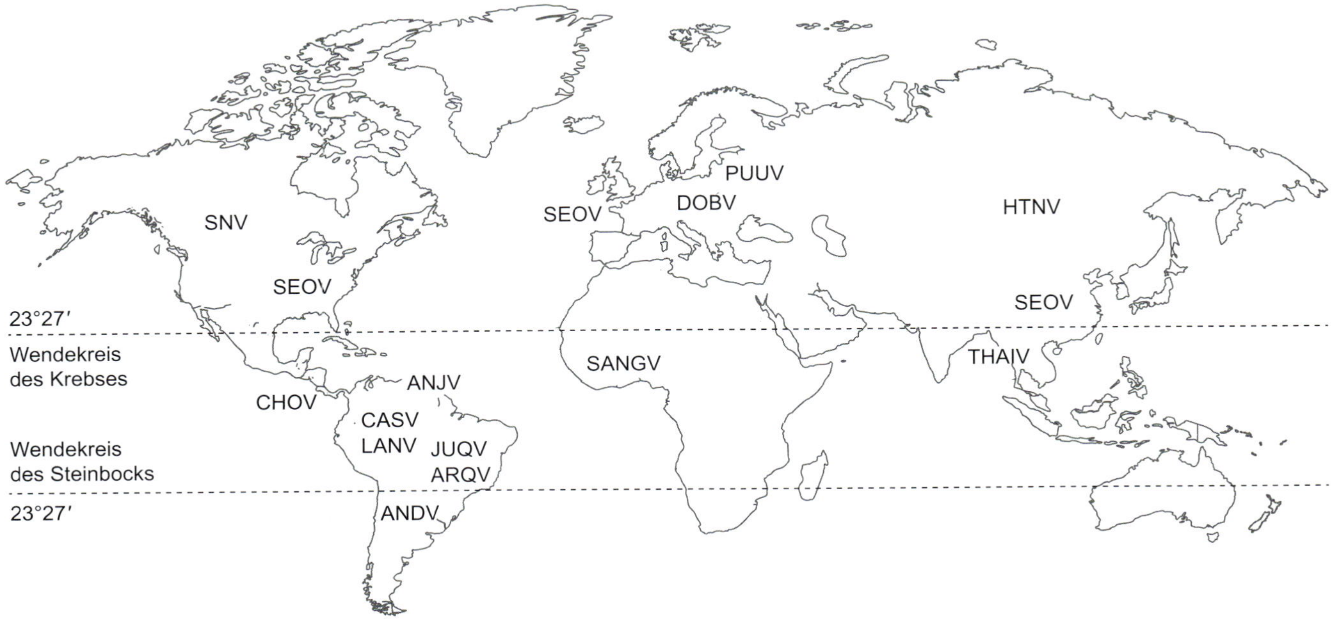

Abb. 2.35 Auswahl humanpathogener Hantaviren außerhalb und innerhalb der tropischen Zone (vgl. ➤ Tab. 2.11, ➤ Tab. 2.12) (nach Krueger et al. 2015) [F590-002, L138]

Tab. 2.11 Bekannteste humanpathogene Hantaviren weltweit (➤ Abb. 2.35) (nach Krueger et al. 2015) [F590-002]

Kontinent	Virus	Reservoirwirt
Asien	Hantaan-Virus (HTNV)	*Apodemus agrarius,* (Asiatische) Brandmaus
Europa	Puumala-Virus (PUUV)	*Myodes glareolus,* Wühlmaus (Rötelmaus)
	Dobrava-Belgrad-Virus (DOBV)	*Apodemus flavicollis,* Gelbhalsmaus *A. ponticus,* Schwarzmeerwaldmaus *A. agrarius,* (Europäische) Brandmaus
	Tula-Virus (TULV)	*Microtus arvalis,* Feldmaus und andere *Microtus*-Spezies
Nordamerika	Sin-Nombre-Virus (SNV)	*Peromyscus maniculatus,* Hirschmaus
Südamerika	Andes-Virus (ANDV)	*Oligoryzomys longicaudatus,* Langschwanz-Zwergreisratte
Mehrere Kontinente	Seoul-Virus (SEOV)	*Rattus norvegicus,* Wanderratte und verwandte *Rattus*-Spezies

Tab. 2.12 Auswahl humanpathogener Hantaviren mit Wirten in der tropischen Zone (➤ Abb. 2.35) (mod. nach Krueger et al. 2015, Figueiredo et al. 2014)

Kontinent	Virus	Reservoirwirt
Asien	Thailand-Virus (THAIV)*	*Bandicota indica,* Bandikutratte
Afrika	Sangassou-Virus (SANGV)*	*Hylomyscus simus,* Afrikanische Waldmaus
Mittel- und Südamerika	Anajatuba-Virus (ANJV)**	*Oligoryzomys fornesi,* Zwergreisratte
	Araraquara-Virus (ARQV)**	*Necromys lasiurus,* Südamerikanische Feldmaus
	Castelo dos Sonhos-Virus (CASV)**	*Oligoryzomys moojeni,* Zwergreisratte
	Choclo-Virus (CHOV)	*Oligoryzomys fulvescens,* Zwergreisratte
	Juquitiba-Virus (JUQV)**	*Oligoryzomys nigripes,* Zwergreisratte
	Laguna-Negra-Virus (LANV)	*Calomys callidus, C. laucha,* Vespermaus
Mehrere Kontinente	Seoul-Virus (SEOV)	*Rattus norvegicus,* Wanderratte und verwandte *Rattus*-Spezies

* Bisher nur Hinweise auf Pathogenität aus Serodiagnostik, kein molekularer Virusnachweis aus Patienten
** Gehören virustaxonomisch zur Andes-Spezies

Pathogenese und Immunologie

Zielzellen für Hantaviren sind die Vertreter des Mononukleären Phagozytensystems (dendritische Zellen, Makrophagen, Monozyten), bestimmte Epithelzellen, Thrombozyten-Vorläuferzellen sowie vaskuläre Endothelzellen. Die Infektion führt zu Koagulationsstörungen sowie zu einer Erhöhung der vaskulären Permeabilität, was Flüssigkeitsaustritt und nachfolgend Inflammation im umliegenden Gewebe zur Folge hat. Die Permeabilitätsstörung der Blutkapillaren erfolgt wahrscheinlich nicht durch direkte zytolytische Zerstörung des infizierten Endothels, sondern durch überschießende Synthese inflammatorischer Zytokine/Chemokine. Es ist bekannt, dass beispielsweise TNF-α, welches vor allem von aktivierten Makrophagen und dendritischen Zellen gebildet wird, endotheliale Barrierefunktionen über eine zunehmende Leukozytenadhäsion, Erhöhung der transendothelialen Migration sowie Förderung vaskulärer Durchlässigkeit und Thrombenbildung zu beeinträchtigen vermag (Vaheri et al. 2013, Raftery et al. 2020).

Über die Infektion und Reifung dendritischer Zellen kommt es zur **Stimulierung der T-Zell-Antwort** gegen Hantaviren. Die Infektion führt unter anderem zu einer robusten und langanhaltenden Induktion zytotoxischer T-Zellen (CD8), deren Wirkung ambivalent ist: Sie dienen der Abwehr der Infektion, werden aber auch für die endotheliale Dysfunktion mitverantwortlich gemacht. T-Zell-Epitope wurden auf allen Hantavirus-Strukturproteinen (N, G1, G2) nachgewiesen, jedoch scheint N das Haupttarget der antiviralen T-Zell-Antwort zu sein (Reuter und Krüger 2018).

Neben der zellulären Immunantwort wird durch die Hantavirus-Infektion eine **starke humorale Immunität** ausgelöst. Immunglobuline der Klassen IgM, IgA und IgG sind nachweisbar, wobei N auch für die Antikörperantwort das Hauptantigen darstellt. Der humoralen Immunität kommt – im Gegensatz zur zytotoxischen T-Zell-Antwort – eine weitaus deutlichere protektive Rolle zu, um der Virusausbreitung im Organismus entgegenzuwirken. Wegen des stabilen Antikörpergedächtnisses geht man nach durchgemachter Infektion/Erkrankung von einem langjährigen und möglicherweise lebenslangen **Schutz gegenüber einer Zweitinfektion** aus, wobei das Ausmaß einer Kreuzprotektivität gegenüber Infektion mit heterologen Hantavirus-Typen unklar ist (Krüger et al. 2011).

Klinik

Infektionen mit Hantaviren verlaufen oft asymptomatisch, mit unspezifischen Symptomen oder (klinischer Manifestationsindex von etwa 10 %) mit dem klinischen Bild der Hantavirus-Erkrankung (Clement et al. 2014, Figueiredo et al. 2014, Krüger et al. 2013, Mertz et al. 2006). Für die Erkrankungen durch asiatische und europäische Hantaviren existiert die Bezeichnung **„hämorrhagisches Fieber mit renalem Syndrom" (HFRS),** für Erkrankungen durch nord-, mittel- und südamerikanische Hantaviren der Begriff **„Hantavirus (Cardio-)Pulmonales Syndrom" (HCPS).** Dies zeigt, dass im ersten Fall Funktionsverluste der Niere im Mittelpunkt stehen, im zweiten Fall solche von Herz und Lunge. Beide Syndrome werden hier gemeinsam abgehandelt, weil

- die entscheidenden Grundlagen der Epidemiologie und Pathogenese einander entsprechen,
- die klinische Symptomatik sich überlappt, also auch HFRS mit Lungenfunktionsverlust und HCPS mit Nierenversagen auftreten kann, sowie
- in tropischen Gebieten je nach Erdteil vom Auftreten beider Syndrome ausgegangen werden muss.

Die Erkrankung beginnt eher unspezifisch mit **hohem Fieber über 3 bis 5 Tage.** Dabei treten Myalgien, Kopfschmerzen, Benommenheit und Schwindelgefühl, Bauch- und Rückenschmerzen auf, oft auch Lichtempfindlichkeit, gastrointestinale Beschwerden, Erbrechen und Durchfall. Dann entwickelt sich eine **Hypotonie,** die in schweren Fällen in den Schockzustand münden kann. Etwa eine Woche nach Krankheitsbeginn kommt es in schwereren Fällen zur direkten **Organmanifestation.** Dabei stehen eine akute tubulointerstitielle Nephritis mit Nierenversagen (acute kidney injury) oder/und Husten, Tachypnoe und kardiopulmonaler Dekompensation mit Lungeninfiltrationen (pulmonales Ödem) sowie der Entwicklung eines Atemnotsyndroms (ARDS) im Mittelpunkt. Äußerlich sichtbare Blutungen sind eher selten und betreffen vor allem Patienten mit Infektionen durch Viren in Asien, z. B. Hantaan-Virus. Insgesamt ist die Progredienz des Krankheitsgeschehens insbesondere bei HCPS oft sehr fulminant.

Paraklinisch finden sich bereits nach wenigen Krankheitstagen eine Thrombozytopenie, erhöhter Hämatokrit, Leukozytose mit Linksverschiebung sowie erhöhte Leberenzyme. Kreatinin und Harnstoff im Serum sind erhöht (oft auch beim HCPS). Nierenfunktionsstörungen gehen mit Proteinurie und Hämaturie einher, Lungenfunktionsstörungen mit Hypoxämie und metabolischer Azidose in der arteriellen Blutgasanalyse. Für die Falldefinition der Hantavirus-Erkrankung durch das RKI und die CDC siehe nachfolgenden Kasten.

Referenzen für die Falldefinition der Hantavirus-Erkrankung

- NNDSS (Hantavirus Pulmonary Syndrome): https://ndc.services.cdc.gov/case-definitions/hantavirus-pulmonary-syndrome-2015
- RKI (Falldefinitionen): www.rki.de/DE/Themen/Infektionskrankheiten/Meldewesen/Falldefinitionen/falldefinitionen-node.html.

Die **Letalität** der Hantavirus-Erkrankung wird wesentlich durch den Virulenzgrad der verschiedenen Virustypen bestimmt und hängt zudem von der Schnelligkeit und Qualität der medizinischen Versorgung der Patienten ab. Die Spanne reicht von < 1 % Letalität bei Erkrankungen durch das Puumala-Virus in Nord- und Mitteleuropa bis zu 50 % Letalität bei Erkrankungen durch das Araraquara-Virus (einem Vertreter der Spezies Andes-Virus) in Brasilien.

Die **Gesundungsphase** überlebender Patienten beginnt mit Zeichen der Polyurie. Bei den meisten Patienten heilt die Erkrankung folgenlos aus, jedoch können noch wochen- und monatelang Einschränkungen wie Schwäche und Müdigkeit auftreten. Die Entwicklung von Hochdruckerkrankungen sowie chronischer Nieren- oder Lungeninsuffizienz ist in Einzelfällen beschrieben.

Diagnostik

Die klinische Verdachtsdiagnose ergibt sich aus der Symptomatik und den paraklinischen Befunden. Dazu gehört beim HCPS auch die radiologische Untersuchung mit dem Nachweis interstitieller Lungenödeme, die sich hin zu alveolären Ödemen mit beidseitiger Ausdehnung entwickeln können, auch Pleuraergüsse werden gefunden.

Der spezifische Nachweis der Infektion besteht im Regelfall im Antikörpernachweis durch serologische Verfahren wie **ELISA, Immundiffusion, Immunoblot** und **Immunfluoreszenz** (Krüger et al. 2015, Mattar et al. 2015, Schmidt et al. 2006). Der **Antikörpernachweis** wird umso besser gelingen, je näher das verwendete diagnostische Antigen mit dem Virus verwandt ist, das die Infektion des Patienten ausgelöst hatte. Bei der überwiegenden Mehrzahl Hantavirus-infizierter Patienten sind Antikörper der Klassen IgM und IgG schon bei Beginn der klinischen Symptomatik nachweisbar. Die IgM-Titer verschwinden nach wenigen Monaten, jedoch kann IgM manchmal auch noch 2 Jahre nach der akuten Phase der Infektion gefunden werden. In seltenen Fällen tritt IgG im akuten Infektionsgeschehen nur verzögert auf. Ein weiteres Problem besteht im Nachweis von unspezifischem IgM, wodurch IgM-positive/IgG-negative Konstellationen entstehen können, die für die Infektion nicht beweisend sind (siehe Kasten).

Praxistipp

Serodiagnostik der Hantavirus-Infektion

- Beweisend für eine akute Infektion sind gleichzeitiger IgM- und IgG-Nachweis oder Titeranstieg paariger IgG-Seren.
- Je mehr das/die diagnostische(n) Antigen(e) dem gesuchten Virus entspricht/entsprechen (phylogenetische Verwandtschaft der Viren), desto sensitiver ist der Antikörpernachweis.
- Bei Infektionsverdacht aus tropischen Gebieten Amerikas sollte deshalb wenigstens Andes- oder Sin-Nombre-Antigen im Test vorhanden sein, für Asien und Afrika Hantaan-Antigen.
- Screeningtests (z. B. ELISA) sollten möglichst durch Bestätigungstests (z. B. Blot, IFT) ergänzt werden.

Eine engere Typisierung des für die Infektion verantwortlichen Virus kann über die Charakterisierung der neutralisierenden Antikörper des Patienten im **Focusreduktionsneutralisationstest (FRNT)** und in davon abgeleiteten Verfahren erfolgen. Der FRNT ermöglicht aber nicht die Identifizierung von Infektionen mit (neuen) Hantaviren, die in der Laborkollektion der Hantaviren nicht enthalten sind; in einem solchen Fall würde (bei ausreichend hohem Antikörpertiter) durch Kreuzreaktion dasjenige Laborvirus am besten neutralisiert werden, das dem neuen Virus am ähnlichsten ist.

Aus diesem Grund ist die **Charakterisierung viraler Nukleotidsequenzen** die einzige Methode zur Virustypisierung mit sicherer Aussagekraft. Da aber die Virämie/RNAämie bei den Patienten nur kurzzeitig nach Erkrankungsbeginn auftritt und zudem durch fluktuierende RNA-Titer charakterisiert ist, spielen molekulargenetische Verfahren (RT-PCR) in der Routinediagnostik bisher kaum eine Rolle. Wenn im Speziallabor eine RNA-Diagnostik durchgeführt werden soll, sind die Asservierung und Tiefkühlung von Patientenserum bzw. EDTA-Plasma schon in den ersten Krankheitstagen entscheidend.

Die Virusanzucht gelingt nur in Ausnahmefällen, sie ist wegen der geringen Effizienz, des großen Zeitbedarfs und der Labor-Sicherheitsanforderungen kein Verfahren zur Routinediagnostik.

Therapie

Die Therapie ist symptomatisch, wobei der Erhalt der kardiovaskulären Stabilität (Schockbekämpfung) sowie der Nieren- bzw. Lungenfunktion im Mittelpunkt steht. In schweren Fällen können Hämodialyse bzw. künstliche Beatmung (bis hin zur ECMO) notwendig werden.

Es gibt bisher kein antivirales Chemotherapeutikum, das für die kausale Therapie von Hantavirus-Infektionen zugelassen ist. Ribavirin erwies sich in Zellkultur- und Tierversuchen als wirksam. Klinische Studien zeigten jedoch widersprüchliche Ergebnisse. Therapieversuche mit Hyperimmunseren, monoklonalen Antikörpern sowie anderen Wirkstoffen, wie Typ-I-Interferonen, Bradykininrezeptor-Antagonisten, Steroiden oder Cyclophosphamid, brachten bisher keine überzeugenden oder abschließenden Ergebnisse (Brocato und Hooper 2019, Krüger et al. 2011).

Bekämpfung und Prävention

In Europa ist kein Impfstoff zur aktiven Immunisierung zugelassen. In mehreren Ländern Asiens sind jedoch verschiedene inaktivierte Virusvakzinen im routinemäßigen Einsatz oder in Phasen der klinischen Testung.

Hantavirus-Infektionen könnten weitestgehend verhindert werden, wenn der Kontakt mit Nagetieren und deren Ausscheidungen vermieden wird. An erster Stelle steht dabei die **Bekämpfung von Mäusen** (und Ratten) innerhalb und in der Umgebung menschlicher Behausungen. Bei Tätigkeit in Räumlichkeiten, in denen Mäuse gehaust haben können (z. B. Stallungen, Schuppen, Reinigung von Sommerhäusern nach der Winterpause), sollten Einweghandschuhe und möglichst Mundschutz getragen werden, eine Aufwirbelung von Staub bei der Entfernung von Mäusekot oder Nestmaterial ist zu vermeiden, Hände sind gründlich zu waschen. Beim Aufenthalt im Freien (z. B. Camping, Tätigkeit in Wald und Feld) sollten ebenfalls Kontakte mit Mäusenestern und Mäuseausscheidungen vermieden werden (Krüger et al. 2011).

Weitere Maßnahmen sind die **sichere Aufbewahrung von Nahrungsmitteln** innerhalb und außerhalb menschlicher Wohnungen sowie die Desinfektion und Entsorgung von gefangenen bzw. toten Mäusen. Da die Infektion auch durch im Labor gehaltene Nagetiere übertragen werden kann, sollten diese auf eine mögliche persistierende Hantavirus-Infektion untersucht werden.

Reisemedizinische Bedeutung

Nagerspezies, die in tropischen Regionen heimisch sind und humanpathogene Hantaviren beherbergen, dienen dort als Infektionsquelle für den Menschen (Montoya-Ruiz et al. 2014, Klempa et al. 2010, Witkowski et al. 2015). Die Patienten kommen infiziert bzw. schon erkrankt nach Europa zurück (importierte Fälle). Zur diagnostischen Abklärung unklaren Fiebers ist die Reisanamnese heranzuziehen, und es sind serologische Tests zum Antikörpernachweis zu verwenden, die möglichst auch diagnostisches Antigen von Viren aus der entsprechenden geografischen Region enthalten.

LITERATUR

Brocato RL, Hooper JW. Progress on the prevention and treatment of Hantavirus disease. Viruses 2019; 11(7): 610.

Clement J, Maes P, Van Ranst M. Hemorrhagic Fever with Renal Syndrome in the New, and Hantavirus Pulmonary Syndrome in the Old World: paradi(se)gm lost or regained? Virus Res 2014; 187: 55–58.

Figueiredo LT, Souza WM, Ferrés M, Enria DA. Hantaviruses and cardiopulmonary syndrome in South America. Virus Res 2014; 187: 43–54.

Heinemann P, Tia M, Alabi A et al. Human infections by non-rodent-associated hantaviruses in Africa. J Infect Dis 2016; 214(10): 1507–1511.

Klempa B, Koivogui L, Sylla O et al. Serological evidence of human hantavirus infections in Guinea, West Africa. J Infect Dis 2010; 201(7): 1031–1034.

Krüger DH, Schönrich G, Klempa B. Human pathogenic hantaviruses and prevention of infection. Hum Vaccin 2011; 7(6): 685–693.

Krüger DH, Ulrich RG, Hofmann J. Hantaviruses as zoonotic pathogens in Germany. Dtsch Arztebl Int 2013; 110(27–28): 461–467.
Kruger DH, Figueiredo LT, Song JW, Klempa B. Hantaviruses – globally emerging pathogens. J Clin Virol 2015; 64: 128–136.
Mattar S, Guzmán C, Figueiredo LT. Diagnosis of hantavirus infection in humans. Expert Rev Anti Infect Ther 2015; 13(8): 939–946.
Mertz GJ, Hjelle B, Crowley M, Iwamoto G, Tomicic V, Vial PA. Diagnosis and treatment of new world hantavirus infections. Curr Opin Infect Dis 2006; 19(5): 437–442.
Montoya-Ruiz C, Diaz FJ, Rodas JD. Recent evidence of hantavirus circulation in the American tropic. Viruses 2014; 6(3): 1274–1293.
Raftery MJ, Lalwani P, Lütteke N, et al. Replication in the Mononuclear Phagocyte System (MPS) as a determinant of hantavirus pathogenicity. Front Cell Infect Microbiol 2020; 10: 281.
Reuter M, Krüger DH. The nucleocapsid protein of hantaviruses: much more than a genome-wrapping protein. Virus Genes 2018; 54(1): 5–16.
Schmidt J, Meisel H, Capria SG et al. Serological assays for the detection of human Andes hantavirus infections based on its yeast-expressed nucleocapsid protein. Intervirology 2006; 49(3): 173–184.
Vaheri A, Strandin T, Hepojoki J, et al. Uncovering the mysteries of hantavirus infections. Nat Rev Microbiol. 2013; 11(8): 539–50.
Witkowski PT, Leendertz SA, Auste B et al. Human seroprevalence indicating hantavirus infections in tropical rainforests of Côte d'Ivoire and Democratic Republic of Congo. Front Microbiol 2015; 6: 518.

INTERNETQUELLEN
CDC (About Hantavirus): www.cdc.gov/hantavirus/about/index.html.
CDC (Clinician Brief: Hantavirus Pulmonary Syndrome): www.cdc.gov/hantavirus/hcp/clinical-overview/hps.html.
RKI (Ratgeber Hantavirus-Erkrankung). www.rki.de/DE/Aktuelles/Publikationen/RKI-Ratgeber/Ratgeber/Ratgeber_Hantaviren.html?templateQueryString=Ratgeber+Hantavirus.
RKI (Vermeidung von Hantavirus-Infektionen): www.rki.de/DE/Themen/Infektionskrankheiten/Infektionskrankheiten-A-Z/H/Hantavirus/Merkblatt_PDF.html.

2.10.2 Rift-Tal-Fieber

Jonas Schmidt-Chanasit, Stephan Günther, Gerd-Dieter Burchard

Erreger und Übertragung

Das **Rift-Tal-Fieber-Phlebovirus (RVFV)** gehört zum Genus *Phlebovirus* der Familie *Phenuiviridae* (Ordnung Bunyavirales). Phleboviren sind **segmentierte Negativstrangviren** mit 3 Genomsegmenten.

Vektoren des RVFV sind verschiedene *Culex-* und *Aedes-*Stechmücken. Das RVFV wird deshalb auch in die Gruppe der **Arthropoden-übertragbaren Viren (Arboviren)** eingruppiert. Es kann bei einigen Mückenarten durch transovariale Transmission auf die nächste Stechmückengeneration übertragen werden.

RFV-Epidemien treten häufig nach Regenfällen oder Überschwemmungen auf, was mit dem Ausbrüten infizierter Eier und einer generellen Vermehrung der Mücken erklärt wird. Während der Ausbrüche zirkuliert das Virus zwischen den Stechmücken und den Amplifikationswirten. Obwohl das Virus verschiedene Tierspezies infizieren kann, sind Nutztiere wie **Schafe, Ziegen, Rinder** oder **Kamele** die wichtigsten **Amplifikationswirte.** Ein Ausbruch manifestiert sich üblicherweise zuerst bei diesen Tieren. Bei fast allen infizierten schwangeren Tieren treten Aborte auf. Die Letalität ist umso höher, je jünger das Tier ist.

Menschen infizieren sich entweder über die **Stechmücken** oder häufiger durch **Kontakt zu infizierten Tieren** (d. h. zu Blut, Amnionflüssigkeit und anderen Körperflüssigkeiten), z. B. beim Schlachten oder bei der Beseitigung verstorbener Tiere. Eine Übertragung über Aerosole, wie sie beim Schlachten entstehen, wird angenommen. Es gibt keine Hinweise auf eine horizontale Mensch-zu-Mensch-Übertragung. Eine vertikale Übertragung von der Mutter auf das Kind wurde im Einzelfall beschrieben.

Epidemiologie

Das RVFV wurde 1931 als Erreger einer Tierseuche aus Schafen im Rift Valley in Kenia isoliert. Seitdem traten zahlreiche **Epizootien** (Epidemien bei Tieren) in Afrika auf, bei denen es gleichzeitig zu Infektionen beim Menschen kam. Einer der größten Ausbrüche war 1950/1951 in Kenia, dem 100.000 Schafe zum Opfer fielen. Die Ausbrüche waren auf Afrika südlich der Sahara begrenzt, bis das Virus 1977 in Ägypten zu einem Ausbruch mit geschätzten 200.000 humanen Infektionen und 600 Toten führte. Der erste große Ausbruch in Westafrika ereignete sich 1987 im Zusammenhang mit Überflutungen beim Bau des Senegal-Staudamms. Im Jahr 2000 manifestierte sich das Arbovirus erstmals außerhalb Afrikas in Saudi-Arabien und Jemen, dann auch in dem europäischen Überseegebiet Mayotte.

> Derzeit kommt die Krankheit in großen Teilen von Afrika südlich der Sahara und Ägypten endemisch vor oder es kommt hier zu sporadischen Ausbrüchen (Grossi-Soyser et al. 2020). Man geht aber davon aus, dass das Arbovirus das Potenzial hat, sich weltweit auszubreiten.

Pathogenese und Immunologie

Bei **Nutztieren** ist die Leber das wichtigste Zielorgan. Der Tod tritt infolge der Lebernekrose ein, was der Erkrankung auch den Namen **„enzootische Hepatitis"** gab.

Die **Pathogenese beim Menschen** ist wenig untersucht. Man vermutet eine direkte Zellzerstörung durch das Virus, insbesondere der Hepatozyten. Die schwere Infektion beim Menschen ist durch ausgedehnte Lebernekrosen, Verbrauchskoagulopathie und hämolytische Anämie gekennzeichnet. Klinisch manifestiert sich die Infektion als Leberversagen mit hepatischer Enzephalopathie, Blutungen, Nierenversagen und Schock. Eine initial hohe Virämie ist mit einer schlechten Prognose assoziiert. Der erst im späteren Krankheitsverlauf auftretenden Meningoenzephalitis bzw. Retinitis liegt vermutlich eine zellvermittelte Immunpathogenese zugrunde. Retinaläsionen sind durch Einblutungen, Ödeme, Vaskulitis und Gefäßverschlüsse gekennzeichnet.

Klinik

Milde Verläufe

Die Mehrzahl der Infektionen des Menschen verursacht eine unspezifische fieberhafte Allgemeinerkrankung mit grippaler Symptomatik (Anywaine et al. 2022). Die Patienten klagen über Schüttelfrost, retroorbitale Kopfschmerzen, Arthralgien und Myalgien sowie Fatigue. Die **Inkubationszeit** liegt bei etwa 2 bis 6 Tagen. Einige Patienten entwickeln Appetitlosigkeit und Übelkeit oder Nackensteifigkeit, sodass eine Meningitis abgegrenzt werden muss. Die Symptome, manchmal mit schwerem Krankheitsgefühl, halten 4 bis 7 Tage an.

Schwere Verlaufsformen

Man schätzt, dass in 1–2 % der Fälle schwere Verläufe mit Organversagen, Meningoenzephalitis, hämorrhagischer Verlaufsform oder Augenbeteiligung einhergehen (Wright et al. 2019). Der Anteil schwerer Verläufe scheint aber in verschiedenen geografischen Regionen unterschiedlich zu sein.

- **Hepatische Manifestationen** umfassen erhöhte Transaminasen, Hepatomegalie oder auch Leberversagen. Ein Ikterus kann zwischen der 1. und 3. Krankheitswoche auftreten.
- Eine **Nierenbeteiligung** mit erhöhten Kreatininwerten ist möglich, auch ein akutes Nierenversagen kann auftreten.
- Die **okuläre Beteiligung** kann 1 bis 3 Wochen nach der fieberhaften Allgemeinerkrankung auftreten. Die Patienten klagen über retroorbitale Schmerzen, vorübergehende Blindheit, verschwommenes Sehen oder Gesichtsfeldausfall. Ophthalmologisch finden sich eine Retinavaskulitis und Blutungen, Infiltrate und Ödeme mit Retinaablösungen. Wenn die Makula betroffen ist, bleibt bei bis zu 50 % der Patienten eine Blindheit zurück.
- Bei der **enzephalitischen Form** stellen sich 1 bis 4 Wochen nach Krankheitsbeginn Meningismus, motorische Ausfallerscheinungen, Verwirrtheit und schließlich Bewusstlosigkeit ein. Im Liquor findet sich meist eine lymphozytäre Pleozytose mit etwa 20 bis 600 Zellen/µl und normalem Eiweiß und normaler Glukose. Neurologische Komplikationen können auch noch spät im Verlauf auftreten. Die Letalität ist gering, aber Residuen sind häufig.
- Bei den **hämorrhagischen Verläufen** (in < 1 % der Fälle) kommt es ab dem 2. bis 5. Krankheitstag zu petechialen Blutungen, Ekchymosen, Sklerenikterus und Hypotonie. Die Patienten werden zunehmend ikterisch, es treten Oligurie und schwere gastrointestinale Blutungen mit Meläna und Hämatemesis auf. Als Zeichen eines fulminanten Leberversagens kann eine hepatische Enzephalopathie auftreten. Labordiagnostisch liegen eine Thrombozytopenie, erhöhte Transaminasen, erhöhtes Kreatinin, verlängerte Gerinnungszeit und erhöhte Bilirubinwerte vor. Die Letalität liegt bei 50 %.

Diagnostik

Die Virämie ist in den ersten Krankheitstagen am höchsten. Die Viruslast liegt bei letalen Verläufen ca. 1.000-fach höher als bei nicht letalen Verläufen und fällt vor dem Tod nur wenig ab. Bei günstiger Prognose fällt der Virustiter schnell ab und liegt nach 1 bis 3 Wochen unter der Nachweisgrenze der PCR.

Die Methode der Wahl zum Nachweis einer RVFV-Infektion ist die **RT-PCR.** Für die PCR wird Serum verwendet; ob andere Körperflüssigkeiten geeignet sind, ist nicht bekannt. Das RVFV kann in Zellkultur angezüchtet werden, üblicherweise werden Vero- oder C6/36-Zellen verwendet.

IgM und IgG lassen sich innerhalb der ersten Krankheitswoche nachweisen – und sind als Verlaufsmarker (Konversion und Rekonversion) geeignet. Ein RVFV-IgM-Nachweis oder ≥ 4-facher IgG-Titeranstieg gelten als beweisend für eine akute oder kürzlich durchgemachte Infektion. IgM persistiert nur wenige Monate. Bei letalen Verläufen sind Antikörper nicht immer nachweisbar. In endemischen Regionen besteht ein hohe IgG-Seroprävalenz in der Bevölkerung.

Therapie

Eine Übertragung von Mensch zu Mensch wurde bisher nicht dokumentiert (nur ein Fall einer fraglichen Übertragung durch Aerosol bei pulmonaler Verlaufsform). Die Patienten müssen nicht in Isoliereinheiten untergebracht werden.

Bei leichten Verläufen ist eine Therapie nicht erforderlich, schwere Verläufe werden supportiv behandelt. Virostatika (Ribavirin) und Immunseren sind nach bisheriger Studienlage nicht indiziert (Javelle et al. 2020).

Bekämpfung und Prävention

Schlachthausarbeiter, Viehhalter und Veterinäre haben ein hohes Infektionsrisiko. Diese Personengruppen müssen ungeschützten Kontakt zu Blut und Körperflüssigkeiten von potenziell infizierten Tieren, Tierkadavern oder Abortmaterial vermeiden. Für Reisende gilt der übliche Schutz vor Insektenstichen. Mehrere Impfstoffe befinden sich in klinischer Testung (Grossi-Soyster et al. 2020).

Reisemedizinische Bedeutung

Bei Reiserückkehrern wird eine RVFV-Infektion selten diagnostiziert, bei der Differenzialdiagnose von Meningoenzephalitis, hämorrhagischen Fiebern oder von Sehstörungen nach Fernreisen muss die Erkrankung aber berücksichtigt werden.

LITERATUR

Anywaine Z, Lule SA, Hansen C, Warimwe G, Elliott A. Clinical manifestations of Rift Valley fever in humans: Systematic review and meta-analysis. PLoS Negl Trop Dis 2022; 16(3): e0010233.

Grossi-Soyster EN, LaBeaud AD. Rift Valley Fever: Important Considerations for Risk Mitigation and Future Outbreaks. Trop Med Infect Dis 2020; 5(2): 89.

Javelle E, Lesueur A, Pommier de Santi V et al. The challenging management of Rift Valley Fever in humans: literature review of the clinical disease and algorithm proposal. Ann Clin Microbiol Antimicrob 2020; 19(1): 4.

Wright D, Kortekaas J, Bowden TA, Warimwe GM. Rift Valley fever: biology and epidemiology. J Gen Virology 2019; 100: 1187–1199.

2.10.3 Krim-Kongo-Hämorrhagisches-Fieber

Petra Emmerich

Das Wichtigste in Kürze

Krim-Kongo-Hämorrhagisches-Fieber (CCHF, Crimean-Congo hemorrhagic fever) ist eine durch Zecken übertragene Zoonose, die in weiten Teilen Asiens, des Nahen Ostens, Afrikas und zunehmend in Süd- und Osteuropa zu finden ist. Infektionen können auch durch symptomlos infizierte Nutztiere auf den Menschen übertragen werden. Der Erreger ist nosokomial von Mensch zu Mensch übertragbar und kann Ausbrüche und Epidemien auslösen.

Epidemiologie

Das CCHF wurde erstmals 1944 beim Menschen beschrieben, als Soldaten auf der Krim in der ehemaligen Sowjetunion an einem hämorrhagischen Fieber erkrankten.

Molekulardiagnostische Untersuchungen in den 1960er Jahren zeigten, dass der Erreger dieses hämorrhagischen Fiebers mit dem Erreger des im Jahre 1956 beobachteten hämorrhagischen Fiebers in Belgisch-Kongo (heute DR Kongo) identisch ist. Das Virus wurde daraufhin **„Crimean-Congo hemorrhagic fever virus“ (CCHFV)** genannt.

CCHFV persistiert in der Natur in einem endemischen **Zecken-Wirt-Zecken-Zyklus.** Zecken sind sowohl Reservoir als auch Vektor von CCHFV. **Schildzecken** der Gattung *Hyalomma* (➤ Kap. 7.5.4) gelten epidemiologisch als die wichtigsten Vektoren. Ferner fungieren zahlreiche Vertebraten (Wild- und Nutztiere) als temporäres Reservoir, da sie nach einer Infektion – im Gegensatz zum Menschen – in der Regel keine Krankheitssymptome entwickeln.

Das Verbreitungsgebiet von CCHF entspricht im Wesentlichen demjenigen der *Hyalomma*-Zecken. Es umfasst ganz Afrika, weite Teile von Süd- und Osteuropa, den Nahen Osten, ferner den indischen Subkontinent sowie weitere Teile Asiens (➤ Abb. 2.36).

Das Auftreten von CCHF in den Jahren 2013 bis 2025 in Spanien und Portugal deutet daraufhin, dass sich das geografische Verbreitungsgebiet dieses Virus weiter ausdehnt.

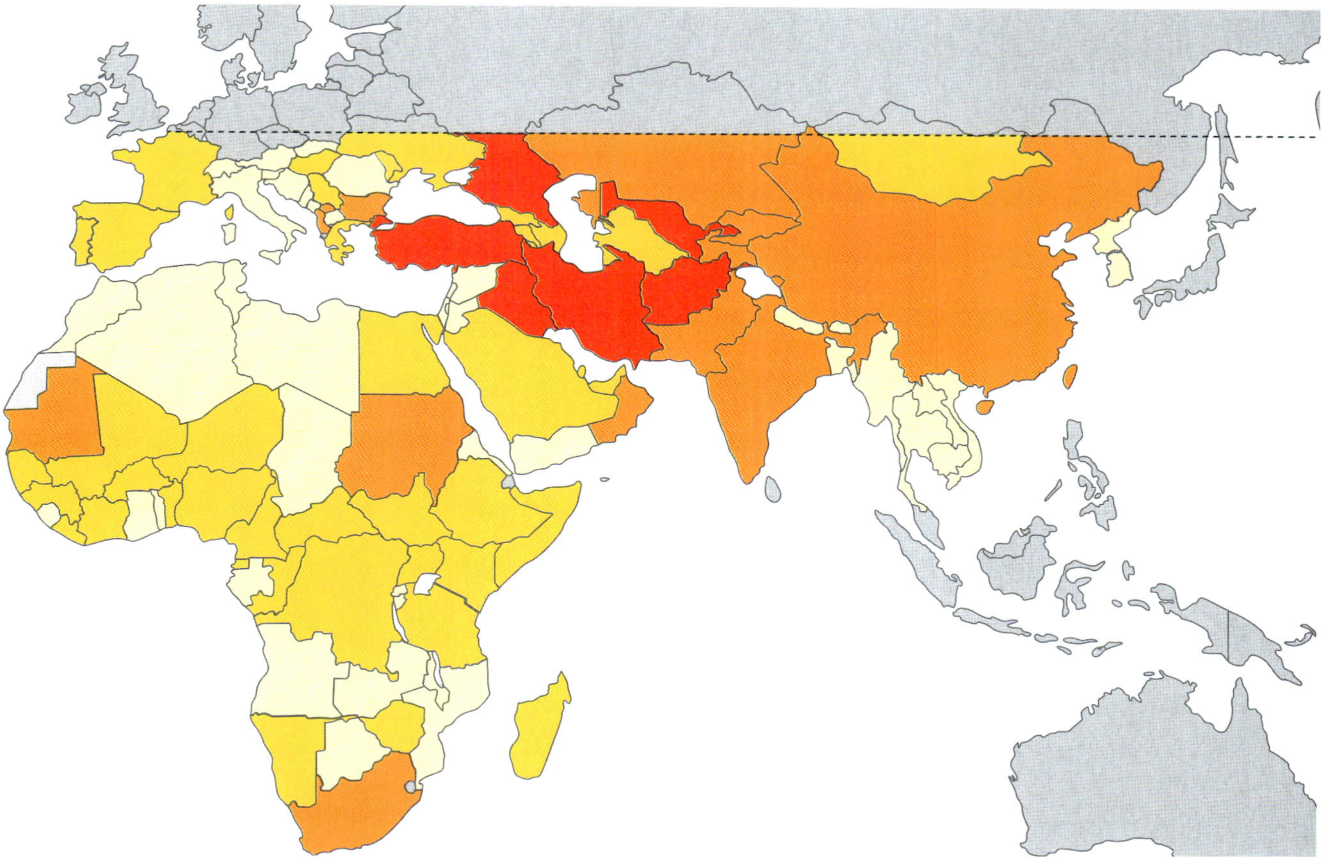

Abb. 2.36 Geografische Verteilung von Krim-Kongo-Fieber [W203-011, L138]

Nach WHO-Schätzungen kommt es jährlich zu 10.000 bis 15.000 humanen Infektionen mit CCHFV, von denen die meisten subklinisch verlaufen und unerkannt bleiben. Die **Letalität** bei hospitalisierten Fällen liegt zwischen 10 % und 30 % und kann bei Ausbrüchen 40 % erreichen. Die Zahl jährlicher Todesfälle wird auf ca. 500 geschätzt. Vereinzelt wird über importierte Fälle nach Deutschland und Mitteleuropa berichtet.

Erreger und Übertragung

CCHFV ist ein **segmentiertes Negativstrang-RNA-Virus.** Es gehört zur Familie der *Nairoviridae,* die ihrerseits zur Ordnung der Bunyavirales gehören. Das Virus weist eine erhebliche genetische Vielfalt auf; unterschiedliche geografische Regionen beherbergen in der Regel unterschiedliche Virusvarianten.

Das Virus wurde bereits aus Zecken verschiedener Genera innerhalb der Familie Ixodidae isoliert. Der wichtigste Vektor sind Zecken der Art *Hyalomma.* Dabei zirkuliert CCHFV in einem enzootischen Zyklus zwischen Zecke und Vertebratenwirt.

Zecken infizieren sich mit CCHFV durch Blutmahlzeiten an virämischen Vertebraten. Als Larven und Nymphen benötigen sie Vertebratenblut für ihre weitere Entwicklung sowie als adulte Weibchen für die Produktion von Eiern. Transstadiale, transovariale und venerische Übertragung innerhalb der Zeckenpopulation tragen dazu bei, dass Zecken während ihrer gesamten mehrjährigen Lebenszeit infiziert bleiben. Die Speicheldrüsen infizierter Zecken enthalten bereits wenige Tage nach der infektiösen Blutmahlzeit sehr hohe Virusmengen, sodass bei jeder späteren Blutmahlzeit Viren auf den Wirt übertragen werden können.

Zu den Wirten des CCHFV gehören Vertebraten wie Rinder, Schafe, Ziegen und Strauße. Vor allem Letztere können in Endemiegebieten eine hohe Infektionsprävalenz aufweisen. Im Gegensatz zum Menschen erkranken infizierte Wirtstiere seltener, sie entwickeln jedoch nach Infektion eine mehrere Tage andauernde Virämie.

Der Mensch kann sich durch einen **Zeckenbiss** oder durch **Kontakt mit infiziertem Tierblut oder -gewebe** während und unmittelbar nach der Schlachtung infizieren. Besonders gefährdet sind Personen, die in der Viehwirtschaft tätig sind wie Landarbeiter, Schlachthofmitarbeiter und Tierärzte. Das Virus ist durch engen Kontakt mit Blut, Sekreten, Organen oder anderen Körperflüssigkeiten auch von Mensch zu Mensch übertragbar, selbst eine sexuelle Übertragung ist nicht auszuschließen. In Krankenhäusern kann es z. B. nach fehlerhafter Sterilisation und Verunreinigung von medizinischen Geräten oder Wiederverwendung von Injektionsnadeln zu **nosokomialen Ausbrüchen** kommen.

Pathogenese und Immunologie

Die Pathogenese von CCHF ist bisher unvollständig erforscht. Auffällig ist, dass Menschen nach Infektion mit CCHF deutlich häufiger ein schweres Krankheitsbild entwickeln als tierische Wirte.

Das CCHFV kann Wirtszellen infizieren, aktivieren und schädigen. Dies trifft unter anderem für **Endothelzellen** und für **Gliazellen** zu. Die Zellschädigung kann sowohl von der Infektion selbst als auch von der Immunabwehr gegen infizierte Zellen ausgehen. Erhöhte Gefäßpermeabilität, Vasodilatation, Hypotonie, Schock, Multiorganversagen und Tod zählen zu den Folgen.

Mehrere Studien zeigen, dass bei schweren Verläufen die Clearance von CCHFV verzögert ist. CCHFV beeinträchtigt die angeborene Immunantwort, verzögert das adaptive Immunsystem und verursacht eine systematische Ausbreitung sowie eine unkontrollierte Replikation des Virus im gesamten Wirtskörper, begleitet von einer verzögerten Induktion von Interferon, erhöhten IL-6-, IL-1- und TNF-α-Spiegeln, Apoptose von Lymphozyten, teilweiser Aktivierung von Makrophagen und dendritischen Zellen. Thrombozytopenie und disseminierte intravasale Gerinnung sind frühe Anzeichen einer Infektion. Eine Antikörperantwort bleibt bei einer tödlichen Infektion oft aus.

Klinik

Der Verlauf von CCHF kann in **4 Phasen** unterteilt werden: Inkubation, prähämorrhagische Phase, hämorrhagische Phase und Rekonvaleszenz. Die **Inkubationszeit** hängt von der Infektionsdosis und vom Infektionsweg ab. Nach einem Zeckenstich beträgt sie zwischen 1 und 5 Tagen, nach Kontakt mit infiziertem Blut oder Gewebe in der Regel 5 bis 7 Tage. Die **prähämorrhagische Phase** von CCHF ist durch plötzliches Fieber, Abgeschlagenheit, Schüttelfrost, Kopf- und Muskelschmerzen, Konjunktivitis, Nackensteifigkeit und Photophobie gekennzeichnet. Übelkeit, Erbrechen, Durchfall und Bauchschmerzen können auftreten. Schmerzen im rechten Oberbauch deuten auf eine Heptomegalie hin. Bei etwa 25 % der Erkrankten entwickelt sich zwischen dem 3. und 5. Erkrankungstag eine **hämorrhagische Phase** mit Petechien von Haut, Bindehaut und Schleimhäuten. Sie können sich zu großen kutanen Ekchymosen und Blutungen aus Nase, Zahnfleisch, Gaumen, Uterus, Harnwegen und Verdauungstrakt ausweiten und zum Kreislaufkollaps führen. Splenomegalie, Pleuraerguss, Bewusstseinsstörungen und andere Störungen des ZNS, Meningismus, Krampfanfälle und Koma gelten als ungünstige Zeichen. Der Tod durch Blutungen, Multiorganversagen und Schock tritt meist zwischen dem 5. und dem 14. Krankheitstag ein.

Unter den **Laborbefunden** fallen eine Abnahme der Hämoglobinkonzentration, ferner Thrombopenie, Leukopenie und Gerinnungsstörungen (Veränderung von Quickwert/INR, PTT, Fibrinogen, D-Dimere) bis hin zur disseminierten intravasalen Gerinnung auf. Ferner sind die Serumspiegel der Lebertransaminasen sowie von LDH und CK als Ausdruck des Zellschadens erhöht. Ein Mangel des Kreislaufvolumens kann zu Nierenversagen führen.

Bei Überlebenden kann die **Rekonvaleszenz** bis zu einem Jahr dauern und von Schwäche, Haarausfall, Appetitlosigkeit, Polyneuritis, Hörverlust sowie Gedächtnis- und Sehstörungen begleitet sein. Nach überstandener Infektion persistieren IgG-Antikörper über längere Zeit. Es ist jedoch unklar, ob dies mit einer langfristigen Immunität gegen CCHFV einhergeht und ob diese dann alle geografischen Virustypen umfasst. Reinfektionen mit erneuter Erkrankung sind bislang jedoch nicht gesichert.

Diagnostik

Die Methode der Wahl für die Diagnose eines akuten CCHF ist der Nachweis von CCHFV-RNA durch die **RT-PCR.** Mit RT-qPCR kann zusätzlich die Viruslast bestimmt werden; diese korreliert mit Krankheitsschwere und Prognose. Für die Primärdiagnose ist Serum und auch Plasma geeignet.

Beim Umgang mit bzw. der Verarbeitung von Probenmaterial von Patienten mit CCHF-Verdacht sind **strikte Infektionsschutzmaßnahmen** zu beachten.

Ferner kann CCHFV auf Zellen (üblicherweise Vero-Zellen) aus verschiedenen Körperflüssigkeiten angezüchtet werden; dies muss in einem Sicherheitslabor der Stufe S 4 erfolgen.

Der Enzymimmunoassay und der indirekte Immunfluoreszenztest zum Nachweis von humanen IgM- und IgG-spezifischen Antikörpern sind in der frühen Krankheitsphase meist nicht zur Klärung eines Krankheitsverdachts geeignet, da **Antikörperreaktionen bei schweren CCHF-Fällen häufig fehlen oder verzögert auftreten.** Sowohl IgM-, als auch IgG-Antikörper sind bei Überlebenden meist erst ab dem 5. oder 7. Krankheitstag nachweisbar. IgM-Antikörper persistieren nur wenige Wochen, während IgG-Antikörper über Monate bis Jahre nachweisbar sind. Eine Serokonversion oder ein mindestens 4-facher Titeranstieg gelten als beweisend für eine akute Infektion.

Therapie

Eine sicher wirksame antivirale Therapie existiert bisher nicht. Ribavirin wird zwar von der WHO empfohlen, ein Einfluss auf den Krankheitsverlauf ist jedoch bisher nicht eindeutig bewiesen. Nach dem jetzigen Stand kann eine sichere Empfehlung zugunsten von **Ribavirin** nur für die **Postexpositionsprophylaxe** (z. B. nach Stichverletzungen oder Exposition durch spritzende Körperflüssigkeiten) ausgesprochen werden, da Ribavirin hier das Todesrisiko wahrscheinlich deutlich vermindert.

Bisher ist die Therapie des schweren CCHF beim Menschen im Wesentlichen supportiv. Die Patienten sollten in einer Sonderisolierstation behandelt werden (➤ Kap. 16.7).

Bekämpfung und Prävention

Menschen sind durch Zeckenbisse, die Tierhaltung und das Schlachten von infiziertem Vieh sowie durch die Versorgung von CCHF-Patienten dem Risiko einer Infektion mit dem CCHFV ausgesetzt. Von besonderer Bedeutung sind deshalb die **Vermeidung von Bissen durch Hyalomma-Zecken** (die, anders als *Ixodes*-Zecken, ihren Bissopfern nicht nur auflauern, sondern auch aktiv hinterherlaufen können) sowie Schutzkleidung, Barrierepflege, Identifizierung von Kontaktpersonen und ggf. Postexpositionsprophylaxe (s. o.).

An Tiermodellen werden derzeit DNA- und RNA-basierte Impfstoffe gegen CCHF entwickelt. Eine zugelassene Impfung für den Menschen gibt es derzeit noch nicht.

LITERATUR

Emmerich P et al. Comparison of diagnostic performances of ten different immunoassays detecting anti-CCHFV IgM and IgG antibodies from acute to subsided phases of Crimean-Congo hemorrhagic fever. PLoS Negl Trop Dis. 2021; 15: e0009280.

Hawman DW, Feldmann H. Crimean-Congo haemorrhagic fever virus. Nat Rev Microbiol 2023; 14:1–15.

INTERNETQUELLEN

WHO (Crimean-Congo Haemorrhagic Fever [CCHF] Outbreak Toolbox): www.who.int/emergencies/outbreak-toolkit/disease-outbreak-toolboxes/crimean-congo-hemorrhagic-fever-outbreak-toolbox.

2.10.4 Andere Bunyaviruserkrankungen

Jonas Schmidt-Chanasit

Oropouche-Fieber

Das Wichtigste in Kürze

Das **Oropouche-Virus (OROV)** ist in Teilen Mittelamerikas und des tropischen Südamerikas verbreitet, wird durch Gnitzen und Stechmücken übertragen und kann bei bestimmten ökologischen Bedingungen Epidemien verursachen. In Brasilien ist das Oropouche-Fieber die zweithäufigste Arbovirose nach Dengue. Die Erkrankung manifestiert sich mit uncharakteristischer Fiebersymptomatik. Es ist keine Impfung oder spezifische Therapie verfügbar.

Erreger

Das OROV wurde 1955 aus dem Blut eines fieberhaft erkrankten Waldarbeiters in Trinidad isoliert. Es gehört in die Serogruppe Simbu aus der Gattung *Orthobunyavirus* in der Virusfamilie *Peribunyaviridae*. Es handelt sich um **behüllte Viren** mit geringer Stabilität gegenüber äußeren Umwelteinflüssen. Die Größe der Viruspartikel beträgt ca. 100 nm. Das virale Genom liegt in Form **einzelsträngiger RNA negativer Polarität** vor. Das Virusgenom ist in 3 Segmente geteilt.

Übertragung

Die Übertragung des OROV auf den Menschen erfolgt hauptsächlich durch **Gnitzen.** Als Hauptvektor wird *Culicoides paraensis* angesehen. **Stechmücken** spielen vermutlich nur eine untergeordnete Rolle im urbanen Zyklus. Der sylvatische Übertragungszyklus des OROV ist bisher nicht vollständig geklärt, aber das OROV kann durch *Aedes serratus* und *Culex quinquefaciatus* auf Faultiere, Beuteltiere, Primaten und Vögel übertragen werden. Im epidemischen Übertragungszyklus kann der **Mensch** die Rolle eines **Amplifikationswirts** des Virus übernehmen. Im Labor konnten Infektionen durch Aerosolinfektion und durch orale Aufnahme des Virus beim Menschen dokumentiert werden.

2

Epidemiologie

OROV ist in den tropischen Regionen Südamerikas verbreitet. Im Jahr 2024 kam es zu einem anhaltenden größeren Ausbruch in Brasilien, das Virus konnte außerdem in Peru, Panama, Ecuador und anderen südamerikanischen Staaten, weiterhin auch auf Kuba, nachgewiesen werden. Epidemien treten auf, wenn *Culicoides*-Populationen stark ansteigen. Dies wird vor allem nach der Regenzeit und nach der Kakaoernte beobachtet, da die Gnitzen in den leeren, liegen gebliebenen Kakaohülsen ihre Eier ablegen und große Populationen ausbilden können.

Klinik

Die **Inkubationszeit** des Oropouche-Fiebers liegt bei 4 bis 8 Tagen. Der Beginn der Symptomatik ist plötzlich mit hohem Fieber (bis 40 °Celsius). **Kopfschmerzen** sind das vorherrschende Symptom der Erkrankung. Weiterhin treten Nacken-, Rücken- und Lendenschmerzen prominent auf. Zeichen eines Allgemeininfekts mit Abgeschlagenheit, Gelenkschmerzen, Lichtscheu und Missempfindungen der Haut kommen vor. Beschrieben sind auch Symptome vonseiten des Gastrointestinaltrakts (Übelkeit, Erbrechen, Durchfall, Bauchschmerzen, Appetitlosigkeit). Meningitische Reizung und Meningitis können auftreten, auch Guillain-Barré-Syndrome wurden beschrieben. Die Dauer der Erkrankung beträgt zwischen 3 und 7 Tage. Aktuelle Daten deuten darauf hin, dass eine Infektion bei schwangeren Frauen zu Fehlgeburten, Aborten und/oder Entwicklungsstörungen wie Mikrozephalie des Fötus führen kann.

Diagnostik

Die Diagnose einer OROV-Infektion kann durch den **Virusnachweis im Patientenblut** oder durch den **Nachweis spezifischer Antikörper** gestellt werden. Patienten sind in den ersten beiden Tagen virämisch. Hier gelingt der Nachweis des Virus durch Anzucht in Zellkultur oder durch molekularbiologischen Nachweis (RT-PCR) sicher. Ab dem 3. Tag nimmt die Virämie ab, ab dem 6. Erkrankungstag ist der direkte Virusnachweis nicht mehr erfolgversprechend. Der Antikörpernachweis gelingt ab dem 7. Erkrankungstag sicher mittels IgM- und IgG-Nachweis.

Therapie und Prophylaxe

Es gibt keine ursächliche Therapie gegen OROV-Infektionen. Die Behandlung erfolgt rein symptomatisch mit fiebersenkenden und schmerzlindernden Medikamenten (nichtsteroidale Entzündungshemmer). Eine Impfung steht nicht zur Verfügung. Die prophylaktischen Maßnahmen richten sich daher auf die Durchführung der **Stechmücken-Expositionsprophylaxe.** In den bekannten Verbreitungsgebieten sollten Kakaoplantagen während der Ernte gemieden werden.

Reisemedizinische Bedeutung

Seit 2024 werden vermehrt Fälle von Oropouche-Fieber bei Reiserückkehrern aus Südamerika und Kuba beschrieben.

Sandmücken-Fieber (Pappataci-Fieber) und Toskana-Meningitis

Das Wichtigste in Kürze

Verschiedene durch Sandmücken (Phlebotomen) übertragene Phleboviren sind in der Mittelmeerregion, in Vorder- und Zentralasien bis Indien verbreitet. Die häufigste klinische Manifestation ist eine uncharakteristische Fiebersymptomatik. Im Mittelmeergebiet tritt zudem eine Meningitis durch das Toskana-Virus auf. Eine spezifische Therapie oder eine Impfung ist nicht verfügbar.

Definition

Die Erreger des Pappataci-Fiebers sind Viren aus der Gattung *Phlebovirus,* die durch Sandmücken übertragen werden. Diese Viren bilden eine Serogruppe, die als Sandmücken-Gruppe (sandfly fever serocomplex) bezeichnet wird. Bei den früheren Subtypen des Toskana-Virus (TOSV) wurden sogar 3 Serotypen (N, T und S – benannt nach ihren ursprünglichen Entdeckungsorten Neapel, Toskana und Sizilien) zu eigenständigen Spezies aufgewertet. Daneben haben sie in der medizinischen Nomenklatur auch als **Pappataci-Fieber** oder als **Dreitagefieber** Eingang gefunden.

Erreger

Die durch Sandmücken übertragenen Viren werden in die Gattung *Phlebovirus* der Virusfamilie *Phenuiviridae* eingruppiert. Drei Phleboviren spielen eine wichtige humanmedizinische Rolle: das Virus des Neapolitanischen und des Sizilianischen Sandmücken-Fiebers und das Virus der Toskana-Meningitis. Phleboviren sind von ihrem morphologischen Aufbau her typische Bunyaviren mit einer Größe von rund 90–110 nm. Sie besitzen eine Lipidhülle (Envelope) und sind daher gegenüber Umwelteinflüssen relativ instabil. Das **Virusgenom** liegt in Form **von 3 Segmenten einzelsträngiger RNA von negativer Polarität** vor.

Übertragung

Phleboviren werden während der **Blutmahlzeit** von verschiedenen Sandmückenarten der Familie Psychodidae (Schmetterlingsmücken) auf den Menschen übertragen. Es handelt sich um kleine (1,5–3 mm große) behaarte Insekten mit einer charakteristischen vertikalen Flügelhaltung. Häufige Arten, die als Vektoren für die Erreger fungieren, sind *Phlebotomus perniciosus, P. perfiliewi* und *P. pappatasi,* wobei Letztere den Menschen als Hauptwirt bevorzugt. Das **natürliche Reservoir** der Viren sind verschiedene **Nagetiere** und **Fledermäuse,** möglicherweise auch Schafe, Ziegen und Rinder. Durch eine Blutmahlzeit bei diesen Tieren gelangen die Phleboviren in die Mückenpopulation. Nach etwa 6 Tagen kann das Virus auf den Menschen übertragen werden. Die Viren können sich innerhalb der Mückenpopulation auch vertikal verbreiten, das bedeutet, dass die Eier der Mücken bereits infiziert sind und die daraus schlüpfenden Larven das Virus in sich tragen (transovarielle Transmission). Somit sind die Sandmücken sowohl Vektoren für die Übertragung als auch teilweise Reservoirwirte für diese Viren.

Verbreitung und Epidemiologie

Das Sandmücken-Fieber ist im gesamten europäischen und nordafrikanischen Mittelmeerraum verbreitet, ebenso in Teilen Portugals, im südlichen Alpenraum, dem Nahen Osten, den Staaten am Roten Meer, der arabischen Halbinsel, Iran, Irak, Afghanistan, Pakistan, Nordindien, Bangladesch, Myanmar und China. Eine jahreszeitliche Häufung des Sandmücken-Fiebers tritt im späten Frühjahr und Sommer auf, wenn die Vermehrung und Aktivität der Sandmücken am höchsten sind. In den Herbst- und Wintermonaten ist die Erkrankung weniger präsent.

Klinik und Pathogenese

Die meisten Infektionen verlaufen asymptomatisch und hinterlassen eine lebenslange Immunität gegenüber dem jeweiligen Serotyp. Allerdings ist eine **Reinfektion** mit einem anderen der verschiedenen Serotypen möglich. Nach einer **Inkubationszeit** von 3 bis 5 Tagen treten sehr plötzlich Symptome auf, darunter hohes Fieber, ausgeprägtes Krankheitsgefühl und starke Kopfschmerzen, insbesondere im Stirn- und retrobulbären Bereich. Die Symptome beginnen nach 3 Tagen allmählich abzuklingen. In einigen Fällen kann es zu einem kurzzeitigen erneuten Anstieg des Fiebers kommen, bevor die Erkrankung schließlich abklingt.

Bei einer **begleitenden Meningoenzephalitis** und **serösen Meningitis** (bei Serotyp Toskana in 2–12 % der Fälle) treten schwerere neurologische Symptome auf wie Nackensteifigkeit (Meningismus), Bewusstseinsstörungen, Zittern, Lähmungen, Nystagmus und sogar komatöse Zustände. Im Rahmen der **Liquordiagnostik** fallen ein erhöhter Liquordruck (> 200 mm Hg), eine Pleozytose (11 bis 1400 Zellen/µl, meist zwischen 100 und 500 Zellen/µl) und ein erhöhter Proteingehalt (0,4–1,8 g/l) auf. Laborchemisch findet sich eine uncharakteristische Leuko- und Lymphozytopenie. Häufig kann auch eine Linksverschiebung im Blutbild nachgewiesen werden. Teilweise zeigt sich ebenfalls eine leichte bis mäßige Thrombozytopenie.

Diagnostik

Sandmücken-Fieber können in den ersten Erkrankungstagen durch **den Nachweis des Erregers im Blut** des Patienten diagnostiziert werden. Dazu sind die **Virusanzucht in Zellkultur** oder der molekularbiologische Nachweis mittels **RT-PCR** möglich. Als Untersuchungsmaterial sollte Blut/Serum/Plasma der ersten 2 bis 3 Erkrankungstage verwendet werden. Im späteren Erkrankungsverlauf erfolgt die Diagnostik der Sandmücken-Fieber mittels serologischer **Antikörpertestung.** Diese kann erfolgen durch den Nachweis von IgM-Antikörpern oder durch einen signifikanten Titeranstieg der IgG-Antikörper in zwei im Abstand von etwa 2 Wochen abgenommenen Blutproben. Im Fall der Toskana-Meningitis sind zum Zeitpunkt des Beginns der ZNS-Symptomatik meist IgM-Antikörper nachweisbar. Es bestehen serologische Kreuzreaktionen insbesondere zwischen Neapolitanischem Sandmücken-Fieber-Virus und Toskana-Virus. Antikörper gegen diese Viren können im Neutralisationstest unterschieden werden.

Therapie

Es gibt keine ursächlich spezifische Therapie gegen Sandmücken-Fieber. Diese ist üblicherweise auch nicht notwendig. Symptomatisch können fiebersenkende und schmerzlindernde Medikamente verabreicht werden. Dies ist allerdings meist nur bei schwereren Verlaufsformen notwendig. Schwere neurologische Verlaufsformen der Toskana-Meningitis sollten intensivmedizinisch betreut werden.

Prophylaxe

Es gibt keine spezifische Prophylaxe (Immun-, Chemoprophylaxe) gegen Sandmücken-Fieber. Wichtig ist in Regionen mit Vorkommen von Sandmücken insbesondere die individuell durchzuführende **Expositionsprophylaxe.** Diese ist insbesondere in den Abend- und Nachtstunden durchzuführen, da Sandfliegen ausschließlich abends und nachts aktiv sind. Da diese aufgrund ihrer geringen Größe zumindest in nüchternem Zustand durch Netze üblicher Maschenweite (ca. 1,2–1,5 mm) schlüpfen können, sind entweder besonders engmaschige oder pyrethroidimprägnierte Netze zu bevorzugen.

Reisemedizinische Bedeutung

Sandmücken-Fieber und Toskana-Meningitis werden gelegentlich bei Reisenden diagnostiziert, insbesondere während und nach Reisen in den Mittelmeerraum.

LITERATUR

Bai F, Denyoh PMD, Urquhart C et al. A Comprehensive Review of the Neglected and Emerging Oropouche Virus. Viruses 2025; 17: 439.

2.11 Erkrankungen durch Filoviren: Ebolavirus- und Marburgvirus-Erkrankung

Stephan Günther, Stefan Schmiedel

Das Wichtigste in Kürze

Ebola- und Marburgvirus zählen zu den gefährlichsten bekannten Krankheitserregern. Humanpathogene Vertreter stammen aus Fledermäusen und kommen nach bisheriger Erkenntnis nur in Afrika südlich der Sahara vor. Sie können von Mensch zu Mensch übertragen werden und Epidemien auslösen.

2.11.1 Epidemiologie

Die Familie der Filoviren hat 2 Genera, die humanpathogene Viren enthalten: Marburgvirus und Ebolavirus. Aufgrund der Gemeinsamkeiten des durch beide Viren hervorgerufenen hämorrhagischen Fiebers (HF) werden beide Vertreter in diesem Kapitel gemeinsam behandelt.

Die Infektion des Menschen wird nach ICD-10 als Ebolavirus- bzw. Marburgvirus-Erkrankung bezeichnet. Da Blutungen nicht im Vordergrund der Klinik stehen, wird der frühere Begriff Ebola- bzw. Marburg-Hämorrhagisches Fieber nicht mehr verwendet. Die Geschichte der Filoviren besteht im Wesentlichen in der Abfolge größerer und kleinerer Ausbrüche sowie einiger sporadischer Fälle. In den 50 Jahren seit der Entdeckung der Filoviren wurden insgesamt mehr als 25 Ebola- und 15 Marburgvirus-Ausbrüche beobachtet. Bis auf den initialen Ausbruch, der zur Entdeckung der Filoviren führte, traten alle in Afrika auf, vereinzelt ist es nach Ausreise infizierter Patienten zu nosokomialen Sekundärfällen in Europa und den USA gekommen. Die Gesamtzahl der Erkrankungen ist, verglichen mit anderen Infektionskrankheiten, sehr gering: ca. 30.000 Fälle von Ebolavirus-Erkrankungen, die meisten davon von 2014 bis 2016 in Westafrika (Sierra Leone, Liberia, Guinea) und etwa 500 Fälle von Marburgvirus-Erkrankungen wurden bisher registriert. Die tatsächliche Erkrankungsziffer wird vermutlich deutlich höher liegen, da sporadische Fälle aufgrund der Ähnlichkeit der klinischen Präsentation zu anderen Infektionskrankheiten und der oftmals fehlenden diagnostischen Möglichkeiten häufig nicht erkannt werden. Die gesamte Region südlich der Sahara kommt als Verbreitungsgebiet in Betracht, wobei der Regenwald Zentral- und Westafrikas sowie der umgebende Wald-Savannengürtel als zentrale endemische Zone angesehen werden.

Die Filoviren wurden 1967 entdeckt, als in Marburg und im damaligen Jugoslawien mehrere Laborarbeiter an einem akuten Fieber unbekannter Genese erkrankten. Auslöser der Epidemie waren infizierte Affen, die zu Forschungszwecken aus Uganda nach Europa importiert worden waren. Obwohl der Ursprung des Virus in Afrika lag, wurde es nach dem Ort der Entdeckung **„Marburgvirus"** genannt. Da in dieser ersten Epidemie nur 20 % der Erkrankten an der Infektion verstarben, ging man lange Zeit von einer geringeren Virulenz des Marburgvirus gegenüber dem Ebolavirus aus. Diese Ansicht änderte sich erst 30 Jahre später mit dem Auftreten von 2 größeren Marburgvirus-Ausbrüchen: 1998 bis 2000 in Durba im Norden der DR Kongo und 2004 bis 2005 in Uige (Angola); kleinere Ausbrüche gab es auch 2023 in Äquatorialguinea und Tansania. Bei diesen Epidemien lag die Letalität der bekannten Fälle bei 90 %. Neben den Ausbrüchen gab es sporadische Infektionen bei Reisenden, die sich in Simbabwe, Ghana und Uganda aufgehalten hatten. Weltweit leben mehr als 100 Millionen Menschen in Gebieten, in denen zoonotische Transmissionen von Marburgvirus möglich sind.

Ebolavirus wurde erstmals 1976 als Verursacher zweier großer Epidemien in Zaire, der heutigen DR Kongo, und dem Sudan beobachtet. Das Virus ist nach einem Fluss (Ebola) in der Nähe des Epizentrums der ersten Epidemie im damaligen Zaire benannt. Beide Epidemien wurden durch unterschiedliche Viren hervorgerufen, die entsprechend ihrem ersten Auftreten als Zaire- bzw. Sudan-Ebolaviren benannt worden sind. Sie sind bis heute für die überwiegende Zahl von Ebolavirus-Erkrankungen verantwortlich. Das Sudan-Ebolavirus verursachte weitere größere Epidemien (> 100 Fälle) in Uganda (2000/2001 und 2022/2023). Das **Zaire-Ebolavirus** verursachte weitere Ausbrüche (> 100 Fälle) in der DR Kongo (1995, 2002/2003, 2007, 2018–2020 und 2020) und der Republik Kongo (2003) sowie viele kleinere Ausbrüche in der DR Kongo und Gabun und der Republik Kongo. Es war auch für den bislang größten Ausbruch der Ebolavirus-Erkrankung von 2014 bis 2016 mit 28.000 Erkrankten und 11.000 Todesfällen in Guinea, Sierra Leone und Liberia verantwortlich. Im Verlauf der Epidemie breitete sich die Krankheit auf 7 weitere Länder aus: Italien, Mali, Nigeria, Senegal, Spanien, das Vereinigte Königreich und die USA. Neben Zaire und Sudan sind 2 weitere humanpathogene Ebolavirus-Spezies bekannt, die ebenfalls nach dem Ort ihres erstmaligen Auftretens benannt sind: **Tai-Forest** aus der Elfenbeinküste und **Bundibugyo** aus Uganda. Bisher ist nur eine einzige Infektion mit dem Tai-Forest-Ebolavirus beobachtet worden, die nicht letal verlief. Bundibugyo-Ebolavirus verursachte 2007/2008 eine Epidemie im Westen Ugandas.

Ebolavirus-Spezies sind mit **unterschiedlicher Letalität** assoziiert. Die höchste Letalität hat das Zaire-Ebolavirus (60–80 %), gefolgt von Sudan (50 %) und Bundibugyo (25 %; Schätzung basierend auf einem Ausbruch). Die Letalität des Tai-Forest-Ebolavirus ist aufgrund mangelnder Fallzahlen nicht bekannt.

Neben den in Afrika vorkommenden humanpathogenen Ebolaviren gibt es das **Reston-Virus.** Er wurde aus Affen isoliert, die in Tierhaltungen in den USA und Italien erkrankt waren. Die Tiere stammten aus den Philippinen, die als Verbreitungsgebiet dieses Virus angesehen werden. Da sich Tierpfleger zwar infizierten, aber nicht erkrankten, wird davon ausgegangen, dass das Virus nicht humanpathogen ist. Das **Bombali-Ebolavirus** wurde bisher nur aus Fledermäusen in Afrika isoliert; seine Pathogenität für den Menschen ist nicht bekannt. Es kann nicht ausgeschlossen werden, dass Ebola- und Marburgviren weiter verbreitet sind, als derzeit bekannt ist.

Es ist sehr selten, dass Reisende das Virus in nicht endemische Regionen importieren. Importierte Filovirus-Erkrankungen wurden in Südafrika, den USA und mehreren europäischen Ländern (Deutschland, Spanien, Frankreich, Großbritannien) behandelt. Marburgvirus-Infektionen wurden durch Reisende auch nach Kenia, Südafrika, in die USA und in die Niederlande importiert.

2.11.2 Management von Filovirus-Erkrankungen

Frühzeitige Erkennung von Filovirus-Erkrankungs- und Verdachtsfällen ist nicht nur für die Betroffenen essenziell, sondern auch, um weitere Infektionen durch Mensch-zu-Mensch-Übertragungen, insbesondere im Gesundheitswesen, zu verhindern. Außerhalb der afrikanischen Endemiegebiete ist allenfalls mit importierten Einzelfällen zu rechnen. Da die Symptomatik gerade zu Beginn der Erkrankung unspezifisch ist, ist hier ein gehöriges Maß an Aufmerksamkeit erforderlich.

Die Abklärung und Behandlung von Krankheitsverdächtigen und Kranken sollte unter **strengen hygienischen Vorsichtsmaßnahmen** in dafür vorgesehenen **Isolierstationen** durchgeführt werden. Hierfür stehen in Deutschland Behandlungszentren für hochkontagiöse Erkrankungen zur Verfügung (STAKOB 2023).

In den afrikanischen Endemiegebieten kommt es immer wieder zu Eintragungen der zoonotischen Filoviren in die menschliche Population. Das Ergebnis können Einzelerkrankungen, kleinere Ausbrüche mit wenigen Betroffenen, aber auch Explosivepidemien mit Hunderten bis Tausenden von Erkrankten sein. Mittlerweile hat sich mit Unterstützung durch internationale Organisationen (WHO, NGOs) im Zusammenspiel mit lokalen und nationalen Gesundheitsdiensten der betroffenen afrikanischen Regionen ein hochprofessionelles Management bei Auftreten von Filovirus-Erkrankungen entwickelt. Auch in Afrika werden Patienten in Sonderisolierstationen behandelt, und der öffentliche Gesundheitsdienst betreibt aktives „case-finding", initiiert Aufklärungskampagnen und führt, wenn möglich, Impfungen durch.

2.11.3 Erreger und Übertragung

Filoviren gehören zu den **nicht segmentierten Negativstrang-RNA-Viren** (Ordnung Mononegavirales). Das Genom hat eine Länge von 19.000 Nukleotiden. Innerhalb der Filoviren gibt es das Genus **Ebolavirus** mit 6 Spezies (Zaire-, Sudan-, Bundibugyo-, Tai-Forest- und Bombali-Ebolavirus) und das Genus **Marburgvirus** mit einer Spezies (Marburgvirus).

Das natürliche **Reservoir** der Filoviren war lange Zeit unbekannt. Mittlerweile gibt es eine Reihe von Belegen, die für **Flughunde** und **Fledermäuse** sprechen. Das Genom des Zaire-Ebolavirus ist in 3 Arten fruchtfressender Flughunde *(Hypsignathus monstrosus, Epomops franqueti, Myonycteris torquata)* nachgewiesen worden; das Genom des Marburgvirus in einer fruchtfressenden Art *(Rosettus aegyptiacus)* und 2 insektenfressenden Fledermausarten *(Rhinolophus eloquens, Miniopterus inflatus)*. Infektiöses Virus wurde bisher nur aus *Rosettus aegyptiacus* (Nilflughund) isoliert. Man stellt sich verschiedene Übertragungsmodi vor. Einerseits ist eine direkte Übertragung des Virus von Flughunden oder Fledermäusen auf den Menschen möglich. Die Marburgvirus-Infektionen bei Minenarbeitern (Durba 1998–2000, Uganda 2007) und Reisenden (Kenia 1980 und 1987, Uganda 2008), die sich in Fledermaushöhlen aufgehalten hatten, sind vermutlich durch direkten Kontakt mit den Tieren (oder deren infektiösen Ausscheidungen) verursacht worden. In den Fledermäusen einer Höhle zirkulieren Marburgviren verschiedener genetischer Linien, was sich bei den entsprechenden humanen Infektionen widerspiegelte. Andererseits wird Ebolavirus – vermutlich direkt oder indirekt von Fledermäusen – auf andere Säugetiere wie **Schimpansen, Gorillas** und **Antilopen** übertragen, die an der Infektion erkranken bzw. versterben. Ein bedeutender Teil der Gorilla- und Schimpansenpopulation in Gabun und in der DR Kongo ist in den letzten Jahren dem Zaire-Ebolavirus zum Opfer gefallen.

Die **Übertragung auf den Menschen** erfolgt zumeist durch Kontakt zu erkrankten (Jagd) oder verstorbenen Tieren. Mehrere Ebolavirus-Epidemien sind auf diesem Weg ausgelöst worden. Oft bleibt aber das initiale Übertragungsereignis im Dunkeln. Nach Übertragung des Virus vom Tier auf den Menschen kann eine weitere Übertragung von Mensch zu Mensch erfolgen. Das Ergebnis können typische Explosivepidemien mit Hunderten bis Tausenden von Erkrankten sein, die mehrere Monate oder sogar Jahre andauern (z. B. die Epidemie in Westafrika 2014–2016).

Das Virus verändert sich im Verlauf einer Epidemie genetisch mit einer für Viren typischen Mutationsrate. Es gibt bisher keinen Hinweis auf eine Veränderung der Eigenschaften des Virus, weder hinsichtlich einer Verstärkung der Pathogenität noch einer Attenuierung. Da sich die Symptome der Ebola- bzw. Marburgvirus-Erkrankung kaum von denen anderer Infektionskrankheiten in Afrika unterscheiden, wird eine Epidemie meist erst im fortgeschrittenen Stadium erkannt.

Die **Übertragung** erfordert den **direkten Kontakt zum Erkrankten** und geschieht in erster Linie durch infektiöse Körperflüssigkeiten wie Blut, Speichel, Urin und Erbrochenes. Eine Übertragung über die Luft in Form feiner Tröpfchen (Aerosol) wird nicht ausgeschlossen, scheint aber epidemiologisch nur eine untergeordnete Rolle zu spielen. Das Übertragungsrisiko vor Symptombeginn ist vernachlässigbar. Ein hohes Ansteckungsrisiko besteht bei der Pflege von Erkrankten, weshalb bei Ausbrüchen regelhaft Krankenhauspersonal und Familienangehörige, die meist die Pflege übernehmen, betroffen sind. Weitere Risikofaktoren sind die Vorbereitung eines Verstorbenen (Waschungen etc.) und das Begräbnis, da die Rituale mit sehr engem Kontakt zum Toten verbunden sind.

In der Rekonvaleszenz kann Virus noch **über Monate bis Jahre in der Samenflüssigkeit nachgewiesen werden.** Eine sexuelle Übertragung in dieser Phase ist im Einzelfall beschrieben und kann zu einem Wiederaufflammen von Fällen nach Beendigung einer Epidemie führen. Die Ebolavirus-Epidemie 2021 in Guinea wurde durch ein Ebolavirus verursacht, das aus der Epidemie von 2014 bis 2016 stammte. Infektiöses Virus persistierte offenbar in einem oder mehreren Überlebenden über 5 Jahre, wurde dann übertragen und löste eine neue Übertragungskette klinisch apparenter Infektionen aus.

Die meisten Ebolavirus-Erkrankungsausbrüche treten initial in ländlichen Regionen auf (➤ Abb. 2.37). Die weitere Übertragung findet überwiegend innerhalb der Familie statt, Krankenhauspersonal ist zunächst wenig betroffen. Bei Ausbrüchen in Städten (z. B. Kikwitt, DR Kongo 1995; Gulu, Uganda 2000) spielt die nosokomiale Übertragung eine größere Rolle, und entsprechend ist zumeist eine große Zahl von Krankenhauspersonal betroffen (ca. 20 % der Erkrankten).

2.11.4 Pathogenese und Immunologie

Primatenexperimenten zufolge findet die frühe Virusvermehrung in lymphatischen Geweben wie Lymphknoten und Milz statt. Initiale Zielzellen sind Monozyten, Makrophagen und dendritische Zellen. Im späteren Stadium lassen sich Filoviren in praktisch allen Organen nachweisen. Zielzellen sind insbesondere Hepatozyten, Nebennierenzellen und endotheliale Zellen. Histopathologisch finden sich Nekrosen in viszeralen Organen wie Leber, Milz und Nieren ohne nennenswerte Infiltration von Entzündungszellen.

Verschiedene **Faktoren in der Pathogenese** werden diskutiert, wobei die pathophysiologische Abfolge und die Bedeutung einzelner Faktoren nicht geklärt sind:

1. Virusinduzierte Immunsuppression
2. Pantropismus mit schneller Virusvermehrung
3. Disseminierte intravasale Gerinnung (DIC)
4. Freisetzung proinflammatorischer Mediatoren wie IL-6 und IL-10 sowie Stickoxid (NO)

Ursache der **Immunsuppression** könnte die frühe Infektion dendritischer Zellen sein, deren Aktivierung durch die Infektion gehemmt wird. Die Folge ist eine gestörte T-Zellantwort. Daneben findet sich eine ausgesprochene Apoptose von Lymphozyten. Beides könnte zu-

2

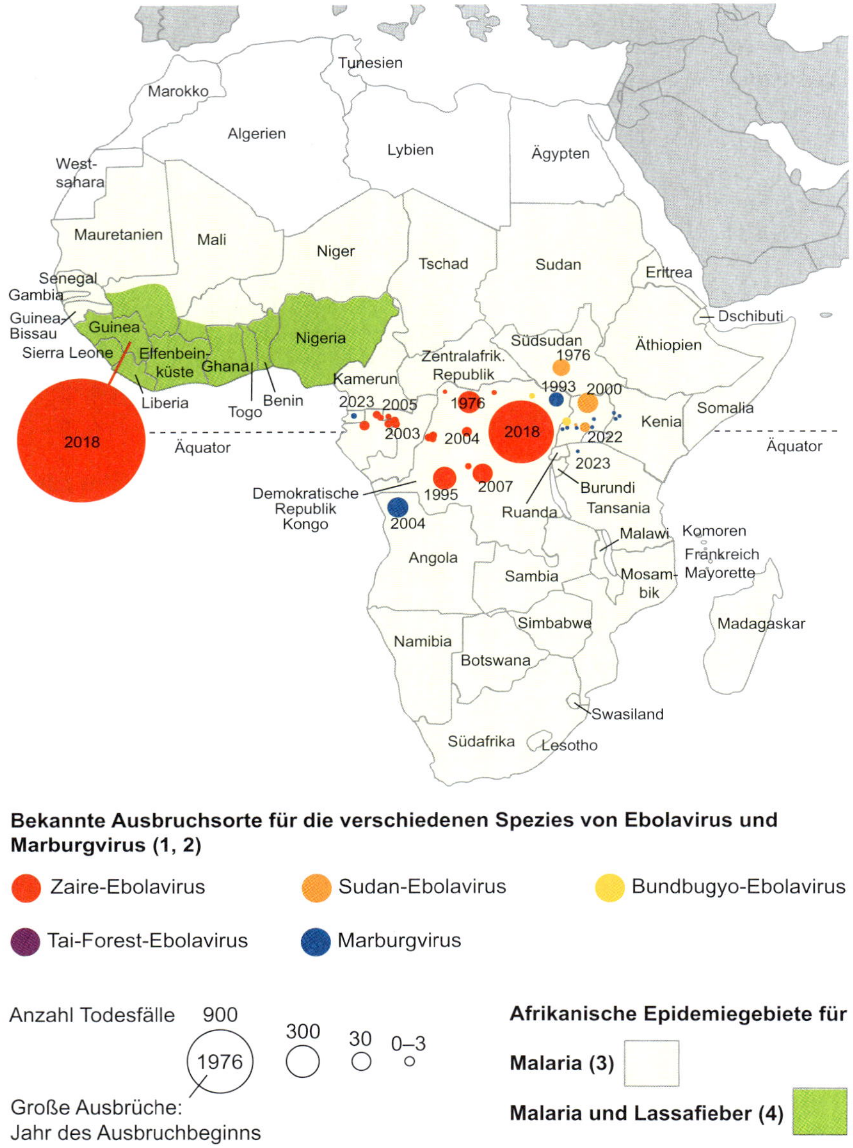

Abb. 2.37 Karte der bisherigen Ausbrüche von Ebolavirus- und Marburgvirus-Erkrankung in Afrika [X221-056, L138]

mindest teilweise die Lymphopenie, die geringe oder fehlende lymphozytäre Infiltration und das enorme, unkontrollierte Viruswachstum erklären. Die Viruslast steigt bei letalen Verläufen innerhalb weniger Tage nach Symptombeginn auf über 10^8 Genomkopien/ml an und liegt im Durchschnitt 100-fach höher als bei milden Verläufen. Die Rolle der Infektion endothelialer Zellen wird kontrovers diskutiert. Ein direkter Effekt auf die Endothelfunktion ist möglich. Eine Pathologie der Endothelien könnte aber auch indirekt über Mediatoren wie TNF-α ausgelöst werden. Die Infektion der Nebennieren und eine entsprechend gestörte Funktion (Glukokortikoidsynthese, Blutdruckregulation) kann in der späten Schockphase eine Rolle spielen.

Ein Charakteristikum der Ebola- und Marburg-Viruserkrankung ist eine **disseminierte intravasale Gerinnung** (DIC). Fibrin und Fibrinthrombi lassen sich in Blutgefäßen unterschiedlicher Organe nachweisen. Daneben finden sich DIC-typische Veränderungen der Gerinnungs- und Fibrinolyseparameter und Hinweise auf Endothelschädigung. Experimente am Affen sprechen für eine erhöhte Freisetzung von Gewebefaktor durch Ebolavirus-infizierte Monozyten als Auslöser der DIC. Der durch die Gerinnungsstörung ausgelöste Blutverlust ist meist nicht hinreichend, um zum Tod zu führen. Es wird vermutet, dass Mikrothrombi (Hypoxämie) und Entzündungsmediatoren (systemisches Entzündungssyndrom) letztendlich zu Multiorganversagen und Schock führen.

Infektionen mit Ebolavirus (und vermutlich auch Marburgvirus) können auch **asymptomatisch** ablaufen. Die Personen zeigen in der ersten Woche nach Infektion eine starke Zytokinantwort und bilden dann spezifisches IgM und IgG. Virus lässt sich nur in geringsten Mengen in weißen Blutzellen nachweisen.

2.11.5 Klinik

Die **Inkubationszeit** beträgt 2 bis 21 Tage (Median 7 Tage). Mit plötzlichem Fieber entwickeln sich schwere Kopf-, Gelenk-, Muskel-,

Brust- und Bauchschmerzen und Anorexie. Relativ typisch sind eine Pharyngitis, konjunktivale Injektion und ein masernartiges, insbesondere auf weißer Haut gut sichtbares, nicht juckendes, nicht hämorrhagisches Exanthem. Gastrointestinale Symptome treten häufig auf, wobei die Durchfälle bei fatalem Verlauf blutig werden und bei allgemeiner Blutungsneigung Epistaxis, Hämaturie, Hämoptysis, Hämatemesis, Metrorrhagien und Aborte auftreten (5.–7. Krankheitstag). Neurologische Symptome (Halbseitenlähmungen, Psychosen) sind häufig, eine Anurie kann auftreten, ebenso eine Uveitis. Der Tod tritt meist um den 6. bis 16. Krankheitstag ein. Schwangere erkranken oftmals besonders schwer. Hämorrhagien treten nur in einem Teil der Fälle auf. Aborte bzw. perinataler Tod sind häufig. Wird die Erkrankung überlebt, können in der Rekonvaleszenz Komplikationen auftreten, beschrieben wurden Myelitis, Hepatitis, Psychosen und Uveitis.

Laborchemisch findet man Leukopenie, atypische Lymphozyten, Thrombozytopenie, erhöhte Transaminasen (GOT > GPT), Proteinurie, pathologische Quick- und PTT-Werte und evtl. Fibrinspaltprodukte sowie andere Hinweise auf eine DIC. In späteren Stadien können bei bakteriellen Sekundärinfektionen die Leukozyten erhöht sein.

2.11.6 Diagnostik

Nach Krankheitsbeginn steigt die Virämie exponentiell an und erreicht bei letalen Verläufen ein Plateau von 10^8 bis 10^9 Genomkopien pro ml. Bei Überlebenden liegt die Viruslast zwischen 10^6 bis 10^7 Genomkopien pro ml und fällt ab dem 4. bis 6. Tag wieder ab. Nach 1 bis 3 Wochen liegt sie im Regelfall unter der Nachweisgrenze der PCR. Viruspersistenz über mehrere Monate ist vor allem in Samenflüssigkeit beschrieben.

Die Methode der Wahl zum Nachweis einer akuten Filovirusinfektion ist die **RT-PCR.** Es sind kommerzielle Real-Time-RT-PCR-Assays erhältlich. Für die PCR-Testung eignen sich Blut sowie Speichel, Letzterer insbesondere unter Feldbedingungen. Der Ct-Wert im Blut zur Aufnahme hat prognostischen Wert; je niedriger, umso höher die Wahrscheinlichkeit eines tödlichen Ausgangs. Sollte das Virus aus dem Blut bereits eliminiert sein, kann ein **PCR-Nachweis** in Urin, Muttermilch und Sperma versucht werden. Aufgrund der hohen Viruslast sind auch **Antigenassays** für den Virusnachweis geeignet. Sie sind allerdings weniger sensitiv und spezifisch als die PCR. Für die postmortale PCR-Diagnostik eignet sich ein Abstrich aus der Mundhöhle. Filoviren können in Zellkultur angezüchtet werden; dies muss in einem Sicherheitslabor der Stufe 4 erfolgen. Üblicherweise werden Vero-Zellen verwendet. Für den Nachweis einer symptomlosen oder milden Filovirusinfektion sind hochsensitive PCR-Tests erforderlich. Als Material empfehlen sich PBMC.

Die Bestimmung der Antikörper ist in der akuten Phase von untergeordneter Bedeutung, da bei schweren Verläufen meist keine Antikörper gebildet werden. IgM und IgG treten typischerweise in der Rekonvaleszenz auf. Ihr Auftreten oder ≥ 4-facher Titeranstieg gelten als beweisend für eine akute Infektion. Der Stellenwert der Serologie liegt im Nachweis einer symptomlosen, milden oder abgelaufenen Filovirusinfektion.

2.11.7 Therapie

Die Pflege der Kranken sollte unter strengen hygienischen Vorsichtsmaßnahmen in dafür vorgesehenen **Isolierstationen** durchgeführt werden. Hierfür stehen in Deutschland Behandlungszentren für hochkontagiöse Erkrankungen zur Verfügung (STAKOB 2023).

Viele Patienten benötigen eine **intensivmedizinische supportive Therapie,** z. B. symptomatische Maßnahmen zur Schockprävention, Hirnödemprophylaxe, eine medikamentöse und evtl. apparative Unterstützung (Beatmung, Dialyse) der Vitalfunktionen unter Antibiotikaschutz.

Während der durch das Zaire-Ebolavirus hervorgerufenen Ausbrüche von 2014 bis 2016 in Westafrika sowie von 2018 bis 2020 in der DR Kongo wurden wegweisende klinische Studien mit Impfstoffen sowie antiviralen Substanzen durchgeführt. Randomisierte kontrollierte Studien konnten die Wirksamkeit antikörperbasierter Therapieansätze zeigen. Es zeigte sich eine deutliche Reduktion der Sterblichkeit nach intravenöser Gabe zweier verschiedener Regime **humaner monoklonaler Antikörper (mAb)** (REGN-EB3 und mAB114) im Vergleich zur Gabe des Antikörper-Cocktails ZMapp oder des Polymerasehemmstoffs Remdesivir. Diese Antikörper wurden 2020 in den USA von der FDA als erste Ebolavirus-Therapeutika zugelassen.

REGN-EB3 (Inmazeb®) ist ein intravenös applizierbares Gemisch aus den 3 Zaire-Ebolavirus-spezifischen neutralisierenden mAb Atoltivimab, Maftivimab, Odesivimab-EBGN in gleichwertigem Mischverhältnis. **mAB114** (Ebanga®) enthält den neutralisierenden mAb Ansuvimab. Alle Antikörper binden an das Glykoprotein des Zaire-Ebolavirus, wodurch das Eindringen des Virus in Körperzellen verhindert wird. Diese spezifische Therapie soll so früh als möglich geplant und durchgeführt werden. Es ist wie bei anderen Antikörpertherapien mit Hypersensitivitätsreaktion zu rechnen. REGN-EB3 und mAB114 ermöglichen allerdings nur eine Behandlung von Infektionen mit dem Zaire-Ebolavirus. Für Sudan-Ebolavirus gibt es zumindest präklinische Daten. Die Kombinationsgabe des **Pan-Ebolavirus-mAb-Cocktails MBP431** zusammen mit dem Polymeraseinhibitor **Remdesivir** zeigte therapeutische Effekte bei Sudan-Ebolavirus-infizierten, nicht humanen Primaten.

Bei Marburgvirus-infizierten, nicht humanen Primaten zeigten **Remdesivir** und der neutralisierende **mAb MR186-YTE** Wirksamkeit, die bei Kombination der beiden Medikamente noch verstärkt wurde. Ein zugelassenes Medikament zur Behandlung der Marburgvirus-Erkrankung gibt es aber noch nicht.

Experimentell wurde bei Primaten außerdem rekombinantes **Nematoden-Antikoagulant-Protein c2 (rNAPc2),** ein Inhibitor der gewebefaktorabhängigen Gerinnungskaskade, getestet. Bei Ebolavirus-Infektion führte die Behandlung zur Reduktion von Fibrinablagerungen und intravaskulären Thrombi und zu einer Erhöhung der Überlebensrate. Bei Marburgvirus-Infektion war kein signifikanter Behandlungserfolg nachweisbar.

Ribavirin ist gegen Ebola- und Marburgvirus in präklinischen Studien inaktiv und wird nicht empfohlen. In Einzelfällen wurden Patienten mit **Rekonvaleszentenserum** behandelt; klinische Studien konnten einen positiven Effekt aber nicht belegen.

2.11.8 Prophylaxe

Um das Risiko einer Übertragung des Virus vom Tier auf den Menschen zu reduzieren, sollte der Besuch von Fledermaushöhlen und der Kontakt zu verstorbenen oder kranken Tieren, insbesondere Affen, in der Endemieregion unbedingt vermieden werden.

> Wichtigste Maßnahmen zur Eindämmung einer Epidemie sind die **strikte Isolation der Erkrankten,** die **Impfung von Kontaktpersonen** und der **Schutz des Pflegepersonals** vor Ansteckung (➤ Abb. 2.38). Einfache Mittel wie das Tragen eines transparenten Gesichtsschildes sowie Mundschutz, Schutzkittel, Handschuhe, Schürze und abwaschbare Schuhe sind oftmals hinreichend, um Übertragungen zu vermeiden.

In den betroffenen Gebieten ist **Aufklärungsarbeit** erforderlich, um die Bevölkerung von Infektionsschutzmaßnahmen und sicheren Begräbnisritualen zu überzeugen. Kontaktpersonen müssen identifiziert, geimpft und unter medizinische Kontrolle gestellt werden. Bei den letzten Ausbrüchen haben sich **mobile Diagnostiklabore** als nützlich erwiesen, um Ebola- und Marburgvirus-Erkrankungen von anderen febrilen Erkrankungen vor Ort zu differenzieren. Damit kann die Isolation von Erkrankten und die Überwachung von Kontaktpersonen auf tatsächliche Fälle beschränkt werden.

Eine **Postexpositionsprophylaxe** mit Ervebo®-Impfstoff wird für Kontaktpersonen von Erkrankten und deren Kontakte („Kontakte der Kontakte") durchgeführt. Dies muss so schnell wie möglich erfolgen, da die Impfung einige Tage Zeit bis zur Entwicklung eines Schutzes benötigt. Außerdem besteht für besonders infektionsgefährdete Menschen, z. B. für medizinisches Personal in Behandlungseinheiten in Afrika, die Möglichkeit einer **Präexpositionsprophylaxe** (PrEP). Aktuell sind die Ebolavirus-Impfstoffe in Deutschland nicht verfügbar, können aber über die WHO zeitnah beschafft werden.

Bei dem **Ervebo®-Impfstoff** handelt es sich um ein rekombinantes replikationsfähiges Vesikuläres-Stomatitis-Virus (VSV), bei dem das Glykoprotein der VSV-Virushülle entfernt und durch das Glykoprotein des **Zaire-Ebolavirus** ersetzt wurde. In Europa bekam der Impfstoff 2021 durch die EMA die Zulassung zur aktiven Immunisierung für Patienten ab 18 Jahren. Die gute Wirksamkeit vor einer Infektion mit **Zaire-Ebolavirus** sowie gute Verträglichkeit von Ervebo® wurden im Rahmen einer klinischen Studie über eine **Ringimpfung** (Impfung von Kontakten und deren Kontakte) belegt. Im Rahmen von Ausbrüchen wird es prophylaktisch bei Labor- und Gesundheitspersonal sowie postexpositionell als Ringimpfung von Kontaktpersonen verwendet. Geimpfte Personen sollten bei Umgang mit Ebola-infizierten Patienten aber weiterhin die Maßnahmen zur Infektionsprävention konsequent anwenden. Die Schutzwirkung ist nach ca. 10 Tagen erreicht, ihre Dauer ist unbekannt. Die Notwendigkeit einer Auffrischimpfung ist bisher nicht untersucht. Es besteht vermutlich keine Schutzwirkung von Ervebo® gegenüber anderen Ebolavirus-Spezies.

Daneben gibt es ein **Prime-Boost-Impfregime** mit 2 unterschiedlichen Vektorimpfstoffen (Zabdeno® und Mvabea®). Dieses 2-Dosen-Impfschema besteht aus einer ersten Impfung (Prime) mit Zabdeno®, gefolgt von einer zweiten Impfung (Boost) mit Mvabea® etwa 8 Wochen später. Die Zulassung in der EU erfolgte für beide Impfstoffe im Juli 2020. Dieses Impfregime ist indiziert für die aktive prophylaktische Immunisierung zur Prävention einer **Zaire-Ebolavirus-Erkrankung** bei Erwachsenen und Kindern

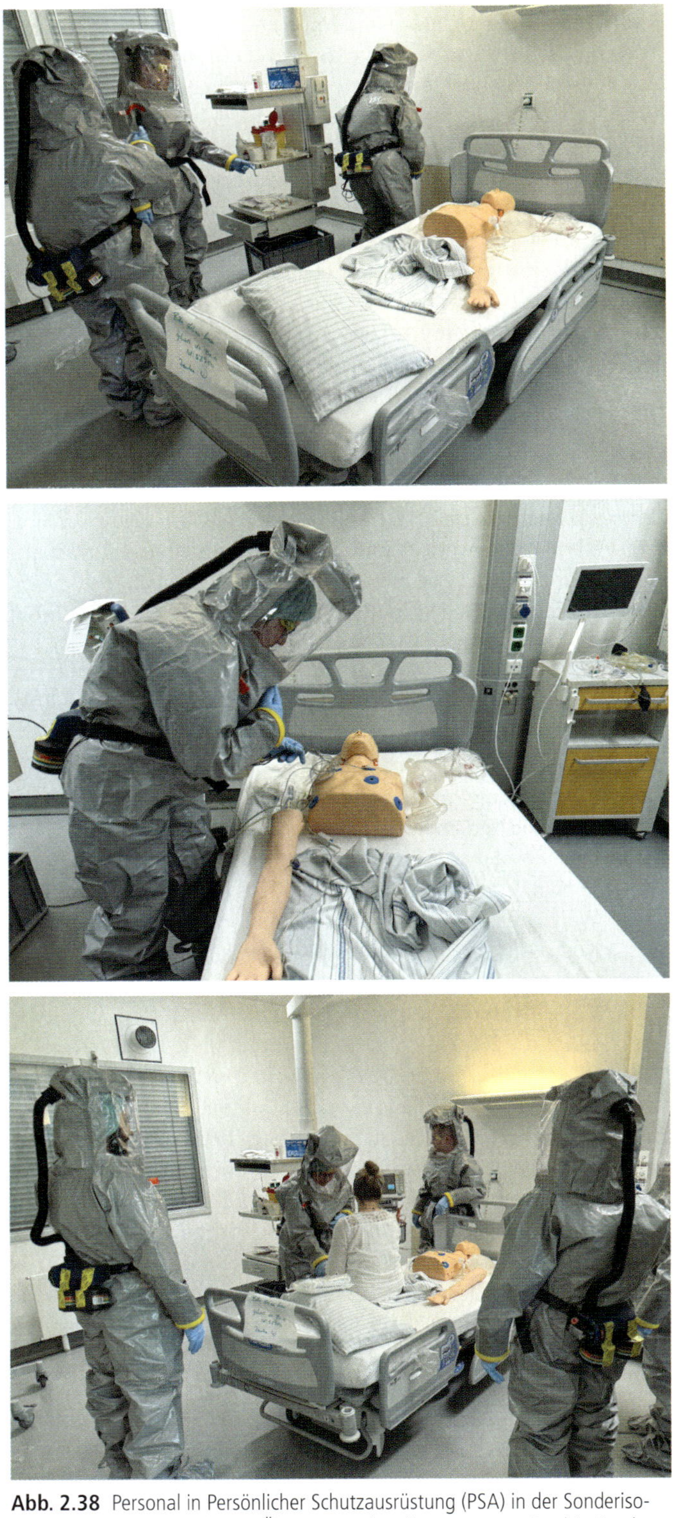

Abb. 2.38 Personal in Persönlicher Schutzausrüstung (PSA) in der Sonderisoliereinheit (SIS) während einer Übung im Behandlungszentrum Nord in Hamburg [P1539]

ab einem Jahr; aufgrund des langen Zeitraums zwischen Prime und Boost ist es aber nicht für den Ausbruch geeignet. Zabdeno® enthält einen Adenovirus-basierten Vektor, der das Glykoprotein des Zaire-Ebolavirus enthält. Mvabea® beruht auf dem Modified-Vaccinia-Ankara-Virus (MVA-)Vektor, der die Glykoproteine des Zaire- und Sudan-Ebolavirus und des Marburgvirus sowie das Nukleoprotein des Tai-Forest-Ebolavirus enthält. Grad und Dauer des Schutzes gegen diese Viren wurden in klinischen Studien noch nicht ermittelt. Als Vorsichtsmaßnahme sollte eine Auffrischungsimpfung mit Zabdeno® für Personen in Betracht gezogen werden, bei denen ein unmittelbares Risiko einer Exposition gegenüber dem Zaire-Ebolavirus besteht und die vor mehr als 4 Monaten das Zabdeno®/Mvabea®-Impfschema abgeschlossen haben.

LITERATUR

Bossi P, Tegnell A, Baka A et al. Bichat guidelines for the clinical management of haemorrhagic fever viruses and bioterrorism-related haemorrhagic fever viruses. Eurosurveillance 2004; 9: 1–8.
Feldmann H, Sprecher A, Geisbert TW. Ebola. N Engl J Med 2020; 382(19): 1832–1842.
Geisbert TW Jahrling PB. Exotic emerging viral diseases: progress and challenges. Nat Med 2004; 10: S110.
Isaäcson M. Viral hemorrhagic fever hazards for travelers in Africa. Clin Inf Dis 2001; 33: 1707–12.
Jones S M, Feldmann H, Stroher U et al. Live attenuated recombinant vaccine protects nonhuman primates against Ebola and Marburg viruses. Nat Med 2005; 11: 786–790.
Lee A. Ansuvimab: first approval. Drugs 2021, 81, 595–598.
Markham, A. REGN-EB3: first approval. Drugs 2021; 81: 175–178.
Marty AM, Jahrling PB, Geisbert TW. Viral hemorrhagic fevers. Clin Lab Med 2006; 26: 345.
Mulangu S, Dodd L E, Davey Jr RT et al. A randomized, controlled trial of Ebola virus disease therapeutics. N Engl J Med 2019; 381(24): 2293–2303.
Pigott DC. Hemorrhagic fever viruses. Crit Care Med 2005; 21:765–783.
Woodrow CJ, Eziefula AC, Agranoff D et al. Early risk assessment for viral hemorrhagic fever: experience at the Hospital for tropical diseases, London, UK. J Inf 2007; 54: 6–11.

INTERNETQUELLEN

CDC (clinical guidance for Ebola disease): www.cdc.gov/ebola/hcp/clinical-guidance.
ECDC (Factsheet about Ebola disease. Im Internet): www.ecdc.europa.eu/en/ebola-and-marburg-fevers/facts/factsheet.
RKI (Ebolafieber): www.rki.de/DE/Themen/Infektionskrankheiten/Infektionskrankheiten-A-Z/E/Ebola/ebola-node.html.
RKI (Hinweise zur Labordiagnostik bei Verdacht auf Ebolafieber): www.rki.de/DE/Themen/Infektionskrankheiten/Infektionskrankheiten-A-Z/E/Ebola/Labordiagnostik_Ebolafieber_Verdachtsfall.html.
RKI (Marburgvirus-Infektionen): www.rki.de/DE/Themen/Infektionskrankheiten/Infektionskrankheiten-A-Z/M/Marburgvirus-Infektionen/marburgvirus-node.html.
WHO (Ebola disease): www.who.int/news-room/fact-sheets/detail/ebola-virus-disease.
WHO (Global Clinical Platform forms to support the case management of viral haemorrhagic fever): www.who.int/tools/global-clinical-platform/viral-haemorrhagic-fever.
WHO (Infection control for viral haemorrhagic fevers in the African health care setting): https://iris.who.int/handle/10665/65012.

2.12 Erkrankungen durch Alphaviren

2.12.1 Chikungunya-Fieber

Thomas Jänisch

Epidemiologie

Das Chikungunya-Fieber ist die am weitesten verbreitete fieberhafte Erkrankung, die durch Alphaviren ausgelöst wird. Mit geschätzten 50.000–330.000 Fällen pro Jahr und wegen des hohen Anteils an symptomatischen Infektionen sowie der persistierenden klinischen Symptomatik (v. a. Gelenkschmerzen) verursacht Chikungunya eine erhebliche Krankheitslast (Puntasecca, King und LaBeaud 2021).

Das **Chikungunya-Virus (CHIKV)** hat zuletzt 2005/2006 in den Anrainerstaaten des Indischen Ozeans eine Epidemie verursacht, ausgehend von einem Ausbruch auf La Réunion (Pialoux et al. 2007). In der Folge kam es zu einem Satellitenausbruch in Oberitalien. CHIKV wurde im Dezember 2013 in die Karibik eingetragen, und in den folgenden Jahren (2014–2017) kam es zu einer Epidemie in Mittel- und Südamerika.

Erreger und Übertragung

Das CHIKV gehört in die Gattung *Alphavirus* der Virusfamilie *Togaviridae*, wie z. B. auch Mayaro-, O'nyong-nyong- oder Ross-River-Virus (➤ Kap. 2.12.2). Es handelt sich bei dem CHIKV um im Durchmesser 60–70 nm große, behüllte Viruspartikel. Das Nukleokapsid enthält als Genom eine **einzelsträngige RNA positiver Polarität** mit etwa 11.000 Nukleotiden. Die Viruspartikel sind von einer Lipidhülle umgeben, sodass die Viren eine geringe Stabilität gegenüber Umwelteinflüssen aufweisen.

Der Name „Chikungunya" stammt aus der Makonde-Sprache in Tansania, wo der Erreger 1953 erstmals isoliert wurde, und bedeutet „das, was sich aufkrümmt" – ein Hinweis auf die Gelenkschmerzen und die gebückte Haltung der Patienten.

Chikungunya-Fieber wird von **weiblichen Moskitos** der Gattung *Aedes (Stegomyia)* während der Blutmahlzeit übertragen. Wichtigste Überträger sind *Aedes aegypti* und *Aedes albopictus*, wobei sich das Virus durch adaptive Mutationen an *A. albopictus* angepasst hat.

Neben der Übertragung durch Mücken wurden in seltenen Fällen nosokomiale Übertragungen beschrieben, z. B. durch Bluttransfusionen oder Korneatransplantationen (Thiberville et al. 2013). Eine CHIKV-Infektion während der Schwangerschaft führt nicht zu teratogenen Effekten; Gebärende, die sich während der Geburt (< 3 Tage) mit CHIKV infizieren, können das Virus aber transplazentar auf das Neugeborene übertragen, was zu einer perinatalen Übertragung führt (Quintans et al. 2025).

Pathogenese und Immunologie

Nach dem infektiösen Stich replizieren die Viren zunächst in Fibroblasten der Haut, werden dann durch den Blutstrom im Körper verteilt und erreichen Zielgewebe wie Muskeln, Gelenke, Haut, aber auch Leber oder Milz. Vor allem in den **Gelenken** kommt es dann zur **Entzündung,** auch als Reaktion der lokalen Immunabwehr (Weaver und Lecuit 2015).

Obwohl mehrere Genotypen des CHIKV existieren, wird allgemein angenommen, dass es nur einen CHIKV-Serotyp gibt und dass die Infektion eine langanhaltende (evtl. lebenslange) Immunität verursacht.

Klinik

Chikungunya imponiert als **hochfieberhafte akute Erkrankung.** Der Anteil der asymptomatischen Verläufe liegt mit 3–25 % niedriger als bei anderen Arboviruserkrankungen (Staples, Breiman und Powers 2009).

Die **Inkubationszeit** wird mit 2 bis 12 Tagen angegeben (Thiberville et al. 2013), aber häufig liegt sie im Bereich von 4 bis 7 Tagen (Simon et al. 2015). Es werden **3 Phasen der Erkrankung** unterschieden:

- Akute Phase (Tag 1–21)
- Postakute Phase (Tag 21–90)
- Chronische Phase (ab 3 Monaten)

Symptome der **akuten Phase** sind neben Fieber Kopf-, Glieder-, Muskel- und **Gelenkschmerzen, mit Betonung der peripheren Gelenke** (z. B. Hand- und Fingergelenke), die meistens symmetrisch betroffen sind. Zusätzlich wird über Muskel-, Kopf-, Rückenschmerzen und ein makulopapulöses, oft juckendes Exanthem berichtet. Außerdem treten Schwellungen im Gesicht und der Lymphknoten auf. Patienten beklagen ferner Müdigkeit, Antriebslosigkeit und Übelkeit (Simon et al. 2015).

In mehr als der Hälfte der Fälle schließt sich die **postakute Phase** an, in der die Gelenkschmerzen über Monate persistieren können. Als Risikofaktoren wurden Alter (> 40 Jahre), weibliches Geschlecht, die Schwere der initialen Symptomatik (hohes Fieber, hohe Viruslast, ≥ 6 Gelenke betroffen, Depression) und Komorbiditäten des Muskel- und Skelettapparats beschrieben.

Die **chronische Phase** ist definiert durch persistierende Beschwerden nach 90 Tagen. Für die meisten Patienten (~ 95 %) stehen die Schmerzen des Muskel- und Skelettapparats im Vordergrund, nur bei einem kleinen Anteil (~ 5 %) wird eine chronisch-rheumatische Entzündung der Gelenke mit destruktivem Verlauf diagnostiziert (Ng et al. 2024). Besonders die letztgenannte Patientengruppe benötigt einen differenzierten therapeutischen Ansatz in einem rheumatologischen Zentrum (s. u. „Therapie").

Bei erwachsenen Patienten mit Chikungunya-Fieber in Frankreich (N = 391, Altersmedian 50 Jahre) waren 40 % nach einem Jahr beschwerdefrei. In La Réunion wurden **persistierende Gelenkschmerzen** in ca. 50–60 % der Fälle noch nach 24 bis 43 Monaten berichtet. In Curaçao (Karibik) waren von 304 erwachsenen Patienten 64 % nach 400 Tagen noch nicht beschwerdefrei (Elsinga et al. 2017). Nach 2,5 Jahren waren 43 % der in der Studie verbleibenden 248 Patienten genesen, 35 % hatten noch milde Symptome, 22 % waren noch schwer betroffen (Doran et al. 2022).

Atypische Verläufe (0,3–1,0 %) sind vor allem durch **neurologische Manifestationen** gekennzeichnet, u. a. Enzephalitis, Optikusneuropathie, Retinitis oder Guillain-Barré-Syndrom. Zusätzlich wurden kardiovaskuläre, pneumologische oder hepatorenale Manifestationen berichtet, wobei die Sterblichkeit der Fälle mit neurologischen Manifestationen am höchsten zu sein scheint. Neurologische Manifestationen (inkl. Enzephalitis) fanden sich vor allem bei Kindern < 1 Jahr und Erwachsenen > 65 Jahren. Bei einer 2022 durchgeführten Studie mit Kindern in Kenia, die mit neurologischer Symptomatik ins Krankenhaus eingewiesen wurden, konnte in ca. 10 % der Fälle CHIKV nachgewiesen werden. Damit war CHIKV häufiger als zerebrale Malaria oder Meningitis mit neurologischen Manifestationen assoziiert (Nyamwaya et al. 2022). Ähnliche Zahlen wurden aus Indien berichtet. Während des Ausbruchs in La Réunion hatten 25 % der Kinder mit Chikungunya neurologische Manifestationen. Insgesamt kommen bei Kindern häufiger schwere neurologische Manifestationen wie Meningoenzephalitis oder Enzephalopathie vor. Perinatale Übertragungen gehen oft mit einem schweren Krankheitsbild einher, einschließlich neurokognitiver Folgeschäden beim Kind.

Atypische Verläufe finden sich sowohl bei Erwachsenen als auch bei Kindern gehäuft in vulnerablen Gruppen wie Kleinkindern oder älteren Patienten mit Begleiterkrankungen. Todesfälle aufgrund von Chikungunya sind selten. Die **Letalität** wird auf ca. 0,01 bis 0,1 % geschätzt, Risikofaktoren sind höheres Alter (> 75 Jahre) und chronische Begleiterkrankungen (Simon et al. 2015).

Diagnostik

Im akuten Stadium kann das CHIKV mittels **PCR** nachgewiesen werden. Die oft hohe Viruslast erleichtert den Nachweis im Vergleich zu anderen Arboviruserkrankungen (z. B. Zika mit einer im Durchschnitt eher niedrigen Viruslast). Ab der 2. Krankheitswoche treten IgM-Antikörper und ab dem 10. Krankheitstag IgG-Antikörper auf. Kreuzreaktionen und damit falsch positive Ergebnisse in serologischen Tests sind mit anderen Alphaviren (Mayaro-, O'nyong-nyong-, Ross-River-Virus) beschrieben. Die Abnahme von gepaarten Blutproben (akut/konvaleszent) für den Nachweis von Serokonversionen oder die Verwendung von Neutralisationstests erhöht die Spezifität der serologischen Diagnostik.

Differenzialdiagnostisch kommen vor allem andere Arboviruserkrankungen in Betracht wie zum Beispiel Dengue-Fieber oder Zika-Virus-Erkrankung (➤ Kap. 2.8).

Therapie

Zur Therapie liegen Leitlinien der Kollegen aus Frankreich vor (Simon et al. 2015).

Im **akuten Stadium** sollte zunächst **Paracetamol** gegen die Schmerzen gegeben werden. Die Gabe von nichtsteroidalen Antiphlogistika wird in den ersten 14 Tagen nicht empfohlen, wenn Dengue-Fieber (➤ Kap. 2.8.3) als Differenzialdiagnose nicht ausgeschlossen werden kann (sowie wegen des Risikos eines Reye-Syndroms). Kortikosteroide werden in diesem Stadium nicht empfohlen, auch wegen der Möglichkeit eines Rebounds der Arthritis nach Absetzen.

Im **postakuten Stadium** werden **nichtsteroidale Antiphlogistika** und **antirheumatische Medikamente** eingesetzt (inkl. DMARD [disease modifying antirheumatic drugs], z. B. Methotrexat) sowie für schwerere Fälle auch antineuropathische Substanzen. Auch **Kortikosteroide** können eingesetzt werden, wenn die erstgenannten Medikamente nicht ausreichend sind. Krankengymnastik ergänzt die pharmakologische Therapie.

Auch im **chronischen Stadium** werden entzündliche Verläufe (ca. 5 % aller chronischen Verläufe) ggf. zusätzlich mit **antirheumatischen Medikamenten** behandelt (DMARD). Diese sollten jedoch nicht vor Ablauf einer Krankheitsdauer von 8 Wochen eingesetzt werden. Ein differenziertes **rheumatologisches Assessment** ist spätestens im chronischen Stadium essenziell für die Therapieplanung. Ansonsten sind die therapeutischen Optionen identisch mit dem postakuten Stadium.

Bekämpfung und Prävention

Expositionsprophylaxe mit Repellentien oder Moskitonetz wird empfohlen. Seit Kurzem sind 2 Impfstoffe zugelassen.

Ixchiq® ist ein attenuierter Lebendimpfstoff. Er enthält Chikungunya-Viren, die in Verozellen produziert wurden und schlecht vermehrungsfähig sind. Den Impfviren (Δ5nsP3-Stamm) wurde gentechnisch eine 183-Nukleotid-Deletion im nsP3-Gen eingeführt, das für ein nicht strukturelles Replikase-Komplexprotein codiert. Dadurch wird die Replikation des Virus in vivo abgeschwächt. Die klinische Wirksamkeit des Impfstoffs wurde aus einem Surrogatparameter (CHIKV-spezifischer neutralisierender Antikörpertiter nach der Impfung) abgeleitet. Die Impfung ist für Erwachsene ab 18 Jahren zugelassen. Der Impfstoff wird als Einzeldosis i. m. verabreicht. Als Lebendimpfstoff ist er bei immunsupprimierten oder -defizienten Personen kontraindiziert. Selten können Chikungunya-ähnliche Nebenwirkungen auftreten (siehe Fachinformation). Serious adverse events wurden bei Personen > 60 Jahre beschrieben, diese Personengruppe sollte deshalb nicht geimpft werden (Stand Mai 2025).

Der Impfstoff Vimkunya® ist eine Totvakzine. Er enthält Proteine aus einem Chikungunya-Virusstamm (Kapsidprotein und Hüllproteine E1 und E2); diese Proteine werden zu virusähnlichen Partikeln zusammengesetzt, die nicht infektiös sind. Zwei Hauptstudien zeigten, dass **Vimkunya**® bei Erwachsenen und Jugendlichen die Bildung von Antikörpern gegen das CHIKV wirksam auslöste. Die Impfung ist ab 12 Jahren zugelassen und wird als Einzeldosis i. m. verabreicht (Nebenwirkungen siehe Fachinformation).

Beide Impfstoffe könnten für Reisende in Ausbruchsgebiete von Interesse sein. Bei Reisen in Endemiegebiete (ohne akutes Ausbruchsgeschehen) könnten Langzeitreisende und Reisende mit Risikofaktoren von einer Impfung profitieren. Eine STIKO-Empfehlung ist in Vorbereitung (Stand Mai 2025).

Reisemedizinische Bedeutung

International werden die meisten Chikungunya-Fieber-Fälle bei Reisenden aus der Karibik, aus Südost- und Südzentralasien sowie aus Südamerika gesehen (Bierbrier et al. 2024). In Deutschland wurden im Jahr 2023 44 importiere Erkrankungen gemeldet, die meisten aus Indien (Falkenhorst et al. 2024).

Seit Mai 2016 besteht **Meldepflicht** für labordiagnostizierte akute Infektionen gemäß IfSG-Meldepflicht-Anpassungsverordnung.
Unter den Arboviren hat das CHIKV das höchste Potenzial der Eintragung bzw. autochthonen Weiterübertragung in Europa. Der Überträger *Aedes albopictus* ist gegenüber *Aedes aegypti* besser an kühleres Klima angepasst und breitet sich derzeit in Europa aus.

LITERATUR

Bierbrier R, Javelle E, Norman F et al. GeoSentinel Network. Chikungunya infection in returned travellers: results from the GEOSENTINEL network, 2005–2020. J Travel Med 2024 Jan 9: taae005.
Doran C, Elsinga J, Fokkema A et al. Long-term Chikungunya sequelae and quality of life 2.5 years post-acute disease in a prospective cohort in Curacao. PLoS Negl Trop Dis 2022; 16(3): e0010142.
Elsinga J, Gerstenbluth I, van der Ploeg S et al. Long-term Chikungunya Sequelae in Curacao: Burden, Determinants, and a Novel Classification Tool. J Infect Dis 2017; 216(5): 573–581.
Falkenhorst G, Frank C, Faber M et al. Zur Situation bei wichtigen Infektionskrankheiten – Importierte Infektionskrankheiten 2023, Epid Bull 2024; 45: 3–21.
Ng WH, Amaral K, Javelle E, Mahalingam S. Chronic chikungunya disease (CCD): clinical insights, immunopathogenesis, and therapeutic perspectives. QJM 2024; Feb 20: hcae028.
Nyamwaya D K, Oteinde M, Mwano L et al. Incidence of chikungunya virus infections among Kenyan children with neurological disease, 2014–2018: A cohort study. PLoS Med 2022; 19(5): e1003994.
Pialoux G, Gaüzère B A, Jauréguiberry S, Strobel M. Chikungunya, an epidemic arbovirosis. Lancet Infect Dis 2007; 7(5): 319–27.
Puntasecca C J, King C H, LaBeaud A D. Measuring the global burden of chikungunya and Zika viruses: A systematic review. PLoS Negl Trop Dis 2021; 15(3): e0009055.
Robert Koch-Institut (RKI). Infektionsepidemiologisches Jahrbuch meldepflichtiger Krankheiten für 2020. Berlin: Robert Koch-Institut, 2021.
Schneider M, Narciso-Abraham M, Hadl S et al. Safety and immunogenicity of a single-shot live-attenuated chikungunya vaccine: a double-blind, multicentre, randomised, placebo-controlled, phase 3 trial. Lancet 2023; 401(10394): 2138–2147.
Simon F, Javelle E, Cabie A et al. French guidelines for the management of chikungunya (acute and persistent presentations). November 2014. Med Mal Infect 2015; 45(7): 243–63.
Staples J E, Breiman R F, Powers A M. Chikungunya fever: an epidemiological review of a re-emerging infectious disease. Clin Infect Dis 2009; 49(6): 942–8.
Thiberville S D, Boisson V, Gaudart J, Simon F, Flahault A, de Lamballerie X. Chikungunya fever: a clinical and virological investigation of outpatients on Reunion Island, South-West Indian Ocean. PLoS Negl Trop Dis 2013; 7(1): e2004.
Weaver S C, Lecuit M. Chikungunya Virus Infections. N Engl J Med 2015; 373(1): 94–5.

INTERNETQUELLEN

RKI (Chikungunya-Fieber): www.rki.de/DE/Themen/Infektionskrankheiten/Infektionskrankheiten-A-Z/C/Chikungunya/chikungunya-node.html.

2.12.2 Ross-River-Fieber

Jonas Schmidt-Chanasit

Das Wichtigste in Kürze

Das Ross-River-Virus (RRV) ist vorwiegend in Australien, Papua-Neuguinea und auf den Salomonen endemisch. Es wird durch verschiedene Stechmückenarten übertragen, tritt meist saisonal auf und kann nach starken Niederschlägen zu Epidemien führen. Es manifestiert sich als akute fieberhafte Erkrankung mit Exanthem und teilweise langanhaltenden Gelenkbeschwerden. Eine Impfung oder spezifische Therapie ist nicht verfügbar.

Erreger und Definition

Das Krankheitsbild der **epidemischen Polyarthritis** (Ross-River-Virus-Infektion) ist seit den 1920er Jahren aus Australien bekannt. Das **Ross-River-Virus (RRV)** wurde erstmals in den 1950er Jahren aus Stechmücken im nördlichen Queensland, Australien, isoliert (Harley et al. 2001). Das RRV gehört zur Gattung *Alphavirus* in der Familie *Togaviridae*. Es handelt sich um ein einfach gebautes, behülltes Viruspartikel mit **einzelsträngiger RNA positiver Polarität** und einer Länge von etwa 11.000 Nukleotiden. Der Durchmesser beträgt 60–70 nm. Die Widerstandsfähigkeit des Virus gegenüber Umwelteinflüssen ist gering. Es besteht eine nahe Verwandtschaft zu anderen Alphaviren (u. a. Barmah-Forest-, Chikungunya-, O'nyong-nyong-, Mayaro-Virus, amerikanische Pferdeenzephalitis-Viren).

Übertragung

Der Übertragungszyklus ist in der Regel ein Stechmücken-Beuteltier-Zyklus mit Pferden, Flughunden und Menschen als möglichen Amplifikationswirten in städtischen und periurbanen/ländlichen Umgebungen (Harley et al. 2001). Das Virus wurde zuerst aus *Aedes vigilax* isoliert, aber auch zahlreiche andere Stechmückenarten, darunter *Ae. aegypti, Ae. polynesiensis* und *Mansonia uniformis*, zeigen ein hohes Maß an Vektorkompetenz (Harley et al. 2001). Eine weitere Ausbreitung des Virus ist daher nicht unwahrscheinlich. Neben dem oben genannten Übertragungszyklus konnte im Rahmen von Ausbrüchen auf pazifischen Inseln ein Mensch-Stechmücken-Mensch-Übertragungszyklus nachgewiesen werden.

Epidemiologie

RRV ist in Australien, Papua-Neuguinea, Indonesien und einigen Pazifikinseln (Salomonen, Fidschi, Amerikanisch-Samoa, Cookinseln, Neukaledonien) verbreitet. In **Australien** ist die epidemische Polyarthritis durch RRV mit jährlich mehr als 5.000 Erkrankungsfällen die **häufigste durch Stechmücken übertragene Viruserkrankung des Menschen.** Das Virus kommt vor allem in den wenig erschlossenen Feuchtgebieten vor. Zunehmend wird das Virus auch in der Nähe großer Städte nachgewiesen. Am häufigsten tritt die epidemische Polyarthritis zwischen November und April zur Zeit der größten Stechmückenaktivität epidemisch auf (Harley et al. 2001). Es zeigt sich ein tendenzieller Anstieg der Erkrankungen mit epidemischer Polyarthritis in Verbindung mit starken Regenfällen in El-Niño-Jahren.

Klinik

Die Klinik der epidemischen Polyarthritis beginnt nach einer durchschnittlich 9- (3–21-)tägigen **Inkubationszeit.** Erwachsene erkranken häufiger als Kinder. Die Erkrankung beginnt mit **plötzlich einsetzendem schwerem Krankheitsgefühl, Abgeschlagenheit, Fieber, Kopfschmerzen, Gelenk- und Muskelschmerzen.** Teilweise treten auch ein makulopapulöses Exanthem, Übelkeit, Erbrechen, Husten und Durchfälle auf. An diese 24 bis 72 Stunden dauernde Akutphase schließt sich in unkomplizierten Fällen eine Rekonvaleszenzphase von bis zu 3 Wochen an. Im Fall einer **2. Phase mit Arthritis** sind sowohl große als auch kleine Gelenke betroffen. Die Beschwerden können zu jedem Zeitpunkt im Krankheitsverlauf beginnen, teilweise auch ohne Vorangehen der oben genannten fieberhaften Prodromalphase. Die Arthritissymptomatik ist typischerweise symmetrisch ausgeprägt. Gelenkergüsse treten häufig auf und betreffen meist periphere Gelenke. Die Gelenkschmerzen können über Monate bis Jahre persistieren. Obwohl kaum Todesfälle gemeldet wurden, können seltene Komplikationen wie eine Enzephalitis auftreten. Eine überstandene Infektion mit dem RRV hinterlässt eine langanhaltende Immunität.

Diagnostik

Das RRV kann in Vollblut, Serum oder Synovialflüssigkeit von akut erkrankten Personen nachgewiesen werden. Der Nachweis gelingt durch **Virusanzucht** oder durch den **molekularbiologischen Nachweis.** Spätestens ab dem 7. Erkrankungstag ist der direkte Erregernachweis aus Blut oder Synovialflüssigkeit nicht mehr erfolgversprechend (Harley et al. 2001). Die Diagnose kann dann nur noch serologisch gestellt werden. IgM-Antikörper sind meist für einige Wochen nachweisbar, selten bis zu mehreren Monaten. IgG-Antikörper persistieren für Monate bis Jahre nach der Infektion. Falsch positive Ergebnisse können durch kreuzreagierende Antikörper gegen andere Alphaviren (v. a. Barmah-Forest-, Sindbis-, ggf. Chikungunya-Virus) verursacht werden. Im Blutbild findet sich häufig eine **Leukozytopenie.**

Therapie

Eine kausale antivirale Behandlung ist nicht verfügbar oder in Aussicht. Die symptomatische Behandlung der Allgemeinsymptome und der Gelenkbeschwerden erfolgt mit **nichtsteroidalen Antiphlogistika** (Harley et al. 2001). Bei chronisch fortbestehender Entzündungsaktivität mit starker klinischer Symptomatik kann auch eine antiphlogistische Therapie mit **antirheumatischen Basistherapeutika** erwogen werden. Außerdem sind **physikalische Therapiemaßnahmen** bei arthritischen Symptomen sinnvoll. Es sollten Maßnahmen zum Schutz der Patienten vor Insektenstichen durchgeführt werden, um eine mögliche Übertragung des RRV mittels Vektoren auf andere Patienten zu verhindern.

Prophylaxe

Es existieren keine zugelassenen Impfstoffe gegen RRV-Infektionen. Da die epidemische Polyarthritis ausschließlich durch Stechmücken übertragen wird, ist eine effektive **Expositionsprophylaxe** der wirksamste Schutz vor Ansteckung. Allgemein geltende Regeln wie die Benutzung von Repellentien auf Haut (z. B. DEET, Icaridin), die Imprägnierung der Kleidung (z. B. Permethrin) und die Anwendung von Insektenschutznetzen sollten daher bei Aufenthalten in Endemiegebieten konsequent befolgt werden.

Reisemedizinische Bedeutung

Mit der zunehmenden Ausbreitung der Infektion in Australien und im Südpazifik wird die Erkrankung auch häufiger in der Reisemedizin beobachtet, gehört aber nach wie vor zu den seltenen Arbovirosen, die nach Deutschland importiert werden.

LITERATUR

Harley D, Sleigh A, Ritchie S. Ross River virus transmission, infection, and disease: a cross-disciplinary review. Clin Microbiol Rev 2001; 14(4): 909–32.

INTERNETQUELLEN

Ministry of Health, Australien (Ross River virus infection): www.healthdirect.gov.au/ross-river-virus.

2.12.3 Andere Alphaviruserkrankungen

Jonas Schmidt-Chanasit

O'nyong-nyong-Fieber

Das Wichtigste in Kürze

Das einzige humanmedizinisch relevante, durch *Anopheles*-Stechmücken übertragene Arbovirus ist das **O'nyong-nyong-Virus (ONNV),** das im tropischen Afrika verbreitet ist und dort große Epidemien verursacht hat. Häufigste klinische Manifestationen sind uncharakteristische Fiebersymptomatik, Arthritis und Lymphadenitis. Es ist keine Impfung oder spezifische Therapie verfügbar.

Erreger und Definition

Das O'nyong-nyong-Virus (ONNV) ist in Afrika südlich der Sahara endemisch, wo es erstmals 1959 während einer sehr großen Epidemie isoliert wurde, die in Uganda begann und sich über Kenia nach Südostafrika ausbreitete (Rezza et al. 2017). Ähnlich wie bei CHIKV bedeutet der Name der Krankheit („o'nyong-nyong") „schmerzhafte Schwächung der Gelenke"; der etymologische Ursprung der Krankheit ist die Acholi-Sprache in Norduganda. ONNV ist ein enger genetischer Verwandter von CHIKV und bildet eine monophyletische Gruppe innerhalb des Semliki-Forest-Antigenkomplex (Rezza et al. 2017). Das Viruspartikel hat einen Durchmesser von 60–70 nm. Es ist behüllt und damit gegenüber der Umwelt wenig stabil. Das virale Genom wird aus **Einzelstrang-RNA mit positiver Polarität** und einer Größe von etwa 11.000 Nukleotiden gebildet.

Übertragung

Im Gegensatz zu CHIKV, dessen Hauptvektoren *Aedes*-spp.-Stechmücken sind, sind die Hauptvektoren von ONNV *Anopheles funestus* und *An. gambiae*, die auch Malariaüberträger sind (Rezza et al. 2017). Die natürlichen Reservoirwirte sind nach wie vor unbekannt, ebenso wie die für die interepidemische Übertragung verantwortlichen enzootischen Vektoren. Es konnten aber Antikörper gegen das Virus in bestimmten Affenarten nachgewiesen werden. Als einziger bekannter Amplifikationswirt des ONNV ist bisher der Mensch identifiziert worden, der im Rahmen eines urbanen Übertragungszyklus (Stechmücke-Mensch-Stechmücke) die Virusübertragung bei epidemischem Auftreten aufrechterhält (Rezza et al. 2017).

Verbreitung und Epidemiologie

ONNV konnte bisher ausschließlich in **Afrika südlich der Sahara** nachgewiesen werden. Das bekannte Verbreitungsgebiet des Erregers erstreckt sich von Mosambik im Osten Afrikas über Kenia, Tansania, Malawi und Uganda nach Westen in die Zentralafrikanische Republik und Kamerun bis in den Senegal (Rezza et al. 2017).

Die Übertragung erfolgt in erster Linie in den tropischen Regionen Afrikas während des gesamten Jahres. Hohe Vektorpopulationen werden gegen Ende der Regenzeit erreicht, sodass hier mit einer besonders intensiven Übertragung des Virus zu rechnen ist. ONNV zeigt ein ausgeprägtes Aktivitätsmuster, das in Ostafrika große Epidemien (mit Millionen von Fällen beim Menschen) auslöst, auf die Jahre mit scheinbarer Virusabwesenheit folgen. Nach dem ersten Ausbruch, der zur Identifizierung des Virus führte (1959–1962) und sowohl Ost- als auch Westafrika betraf (über 2 Mio. Fälle), wurden in diesen Regionen bis zum erneuten Auftreten in Uganda im Jahr 1996 keine Infektionen mehr gemeldet (Rezza et al. 2017).

Klinik

Die Symptome des O'nyong-nyong-Fiebers ähneln denen des Chikungunya-Fiebers (➤ Kap. 2.12.1), was eine Differenzialdiagnose erschwert: Fieber, **Arthralgie vor allem der großen Gelenke,** Kopfschmerzen, Hautausschlag, Lymphadenopathie und Bindehautentzündung (Rezza et al. 2017). Die **Inkubationszeit** bis zur akuten Erkrankung beträgt etwa 8 Tage. Die im Vergleich zum Chikungunya-Fieber öfter auftretenden **Lymphknotenschwellungen** sind am Hals und im Nacken stark ausgeprägt, sodass sie teilweise aus der Entfernung erkennbar sind (Rezza et al. 2017). Laborchemisch fällt eine **Granulozytopenie** auf. Die Dauer der akuten fieberhaften Symptomatik beträgt 5 bis 6 Tage, die Gelenkbeschwerden können dagegen noch Tage bis Wochen danach anhalten. Obwohl die Krankheit selbstlimitierend ist und bisher keine Todesfälle gemeldet wurden, führen Ausbrüche von ONN-Fieber zu erheblicher Morbidität und längerer Arbeitsunfähigkeit der Patienten (Rezza et al. 2017).

Diagnostik

Der Nachweis einer ONNV-Infektion gelingt durch den Virusdirektnachweis z. B. mittels **RT-PCR** in der 1. Krankheitswoche oder indirekt durch **Antikörpernachweis** ab der 2. Krankheitswoche. Der Virusdirektnachweis gelingt in der 1. Erkrankungswoche aus Blutproben mittels Virusisolierung in Zellkultur oder durch den molekularbiologischen Nachweis, da oft hohe RNA-Lasten im Blut nachweisbar sind (Rezza et al. 2017). Ab dem 7. Erkrankungstag kann die Diagnose einer ONNV-Infektion durch den Nachweis von IgM- oder einen signifikanten Anstieg der IgG-Antikörper gestellt werden. Serologische Kreuzreaktionen mit anderen Alphaviren, insbesondere mit Antikörpern gegen Chikungunya-Virus, können nur im Neutralisationstest ausgeschlossen werden.

Therapie und Prophylaxe

Eine spezifische Therapie ist nicht verfügbar. Die symptomatische Therapie besteht u. a. durch Verabreichung von **nichtsteroidalen Antirheumatika.** Die Maßnahmen zur Prophylaxe gegen ONN-Fieber entsprechen denen der Malaria-Expositionsprophylaxe. Da *Anopheles*-Stechmücken vorwiegend in der Dämmerung und nachts stechen, sollten die entsprechenden Maßnahmen in der Dämmerung und nachts intensiviert durchgeführt werden.

Reisemedizinische Bedeutung

Die Erkrankung wird nur sehr selten bei Reisenden diagnostiziert. Bisher wurde nur ein importierter Fall nach Deutschland publiziert. Wegen des geringen Krankheitswerts wird nur selten ein Nachweis versucht, am ehesten bei anhaltenden Arthritiden nach fieberhafter Erkrankung und Aufenthalt im tropischen Afrika.

Barmah-Forest-Erkrankung

Das Wichtigste in Kürze

Die Barmah-Forest-Erkrankung kommt ausschließlich in Australien vor, wird durch Stechmücken übertragen und führt zu einer Erkrankung, die sehr dem Ross-River-Fieber ähnelt und neben Fieber und Exanthem ebenfalls mit langanhaltenden Arthralgien einhergeht.

Erreger und Definition

Der Erreger wurde 1974 im Rahmen von epidemiologischen Untersuchungen zu Ausbrüchen der epidemischen Polyarthritis in Stechmücken im Barmah-Forest entdeckt, einem Waldgebiet im Tal des Murray-River im australischen Bundesstaat Victoria. Erst rund 10 Jahre später konnte die humanmedizinische Bedeutung des Virus aufgeklärt werden. Das **Barmah-Forest-Virus (BFV)** gehört zur Gattung *Alphavirus,* Familie *Togaviridae.* Das Virus hat eine Größe von rund 60–70 nm. Es besitzt eine Hülle und ist damit gegenüber Umwelteinflüssen wenig widerstandsfähig. Die Erbinformation liegt in Form von **einzelsträngiger RNA positiver Polarität** vor. Das virale Genom hat eine Länge von rund 11.000 Nukleotiden. Es bestehen umfangreiche serologische Kreuzreaktionen zu anderen Alphaviren.

Übertragung

BFV wird durch *Culex-* und *Aedes*-Stechmücken übertragen, die auch als Vektoren für das Ross-River-Virus (➤ Kap. 2.12.2) dienen. Dabei handelt es sich um Stechmückenarten, die in erster Linie im Brackwasser von Salzmarschen ihre Eier legen. Bisher sind keine ausreichenden Informationen über die natürlichen Wirte des BFV verfügbar. Aufgrund serologischer Daten könnten evtl. Beuteltiere als Wirte dienen. Nach anderen Untersuchungen könnten auch Vögel eine Rolle als natürliche Wirte und vor allem für die Ausbreitung des Erregers über den australischen Kontinent spielen.

Vorkommen und Epidemiologie

Das BFV ist das zweithäufigste Arbovirus in Australien. Man rechnet mit etwa 1.400 gemeldeten Fällen pro Jahr in Australien. Ein Anstieg in den letzten Jahren könnte auf Urbanisierung und Veränderungen in der Land- und Bewässerungspraxis zurückzuführen sein, die letztendlich vermehrte Brutplätze für Stechmücken ermöglichen und somit zu mehr Ausbrüchen führen.

Klinik

Die Barmah-Forest-Erkrankung nimmt einen ähnlichen klinischen Verlauf wie das Krankheitsbild der epidemischen Polyarthritis (➤ Kap. 2.12.2). Nach einer **Inkubationszeit** von 6 bis 9 Tagen beginnt die Symptomatik mit Fieber, Frösteln, Kopf- und Muskelschmerzen. Dieses Bild einer akuten Allgemeininfektion wird bei rund zwei Drittel der Patienten beschrieben. Mehr als drei Viertel entwickeln die typischen Zeichen einer **Polyarthritis.** Betroffen sind Fußgelenk (32 %), Kniegelenk (26 %), Handgelenk (21 %), Ellenbogengelenk (16 %) und andere Gelenke (26 %). Im Gegensatz zur epidemischen Polyarthritis tritt bei der Barmah-Forest-Krankheit bei der Hälfte der Patienten ein überwiegend **makulopapulöses Exanthem** auf. Die Dauer der Fiebersymptomatik beträgt meist etwa eine Woche. Die Arthritissymptomatik und auch eine rasche Ermüdbarkeit dauern bei mehr als der Hälfte der Patienten über mehrere Wochen an. Bleibende Gelenkschädigungen, sonstige Residuen oder Todesfälle sind bisher nicht beschrieben worden.

Diagnostik

Der Nachweis einer BFV-Infektion gelingt durch den Virusdirektnachweis z. B. mittels **RT-PCR** in der 1. Krankheitswoche oder indirekt durch **Antikörpernachweis** ab der 2. Krankheitswoche. Das Diagnostikverfahren der Wahl für die Barmah-Forest-Krankheit ist der Nachweis von Antikörpern. IgM-Antikörper sind zu Beginn der typischen Arthritissymptomatik bei der überwiegenden Zahl der Patienten (90 %) vorhanden. Die Diagnostik kann auch durch den Nachweis eines signifikanten Titeranstiegs der IgG-Antikörper gesichert werden. Aufgrund des Vorkommens von 2 anderen verwandten Alphaviren (Sindbis-, Ross-River-Virus) im Verbreitungsgebiet des BFV müssen immer Antikörper gegen die beiden anderen Alphaviren im Neutralisationstest ausgeschlossen werden.

Therapie und Prophylaxe

Aktuell ist keine Kausaltherapie für die Barmah-Forest-Krankheit verfügbar. Fiebersenkende und schmerzlindernde Medikamente, hauptsächlich **nichtsteroidale Entzündungshemmer,** kommen zur symptomatischen Therapie zum Einsatz. Diese müssen z. T. über längere Zeit verabreicht werden, um bei protrahierten Verlaufsformen die Patienten einigermaßen schmerzfrei zu halten.

Eine Immunprophylaxe für BFV-Infektionen ist nicht verfügbar. Die prophylaktischen Möglichkeiten konzentrieren sich daher auf die Maßnahmen der **Expositionsprophylaxe.**

Reisemedizinische Bedeutung

Die Erkrankung gehört in die Differenzialdiagnose anhaltender Arthritiden nach Australienaufenthalt, sie kommt aber sehr selten vor.

Mayaro-Fieber

Das Wichtigste in Kürze

Mayaro-Fieber ist in Mittel- und Südamerika verbreitet, wird vor allem im tropischen Regenwald durch Stechmücken übertragen und manifestiert sich als fieberhafte Erkrankung mit Arthralgien und makulopapulösem Exanthem.

Erreger und Definition

Das erste Auftreten des **Mayaro-Virus (MAYV)** wurde 1954 in Trinidad und Tobago dokumentiert, nachdem das Virus aus dem Blut von 5 Arbeitern aus dem Bezirk Mayaro isoliert worden war (Mackay und Arden 2016). Das MAYV gehört zum Semliki Forest-Virus-Komplex und ist ein Virus aus der Gattung *Alphavirus* in der Familie *Togaviridae*. MAYV ist von einer Lipidhülle umgeben und damit wenig widerstandsfähig gegenüber Umwelteinflüssen. Die Größe des Viruspartikels liegt bei 60–70 nm. Die Erbinformation liegt in Form **einzelsträngiger RNA mit positiver Polarität** vor. Die Länge des Genoms beträgt rund 11.000 Nukleotide.

Übertragung

Der enzootische (sylvatische) Zyklus umfasst *Haemagogus janthinomys*-Stechmücken und nicht menschliche Primaten als Hauptwirte. An diesem Zyklus können auch kleine Wirbeltiere als Sekundärwirte beteiligt sein (Nagetiere, Reptilien, Vögel), deren Rolle noch zu klären ist (Mackay und Arden 2016). Stechmücken der Gattungen *Mansonia* spp., *Culex* spp., *Sabethes* spp., *Aedes* spp. oder *Psorophora* spp. können eine sekundäre Rolle bei der MAYV-Übertragung spielen (Mackay und Arden 2016). Die Virämie in erkrankten Patienten beträgt in den ersten Erkrankungstagen bis über 10^6 infektiöse Einheiten/ml Blut, sodass auch ein Übertragungszyklus zwischen Stechmücken und Menschen (urbaner Zyklus) möglich erscheint.

Vorkommen und Epidemiologie

MAYV kommt in weiten Regionen des tropischen Südamerikas vor. Das Virus konnte in Brasilien, Bolivien, Peru, Surinam, Trinidad und Panama nachgewiesen werden. Serologische Hinweise für das Vorkommen von MAYV stammen auch aus Guyana, Französisch-Guayana, Venezuela und Kolumbien (Mackay und Arden 2016). Die meisten Ausbrüche beschränken sich auf ländliche Gebiete, insbesondere am Rande von Waldgebieten. Es wird jedoch erwartet, dass sich MAYV aufgrund von Landnutzungsänderungen (z. B. Verstädterung, Entwaldung, Landwirtschaft) und der Kompetenz städtischer, anthropophiler Vektoren wie *Ae. aegypti* und *Ae. albopictus* zu einem urbanen Arbovirus entwickelt (Mackay und Arden 2016). Die MAYV-Ausbrüche folgen eng auf die Abfolge von Regen- und Trockenzeiten und fallen oft mit Ausbrüchen von Dengue-Fieber, Gelbfieber und Chikungunya-Fieber zusammen (Mackay und Arden 2016).

Klinik

Die **Inkubationszeit** des Mayaro-Fiebers wird mit 6 bis 10 Tagen angegeben. Der Beginn der Symptomatik ist plötzlich mit hohem Fieber bis 40 °Celsius, Kopf-, Muskelschmerzen, Frösteln, Schwindel und Lichtscheu. Übelkeit, Erbrechen, Schmerzen im Epigastrium und Durchfall werden von mehr als der Hälfte der Patienten berichtet (Mackay und Arden 2016). Bei nahezu allen Patienten wird als Kardinalsymptom **Gelenkschmerz** beschrieben. Am häufigsten betroffen sind die kleinen Gelenke (Hand-, Finger-, Fuß-, Zehengelenke). Die Gelenkschmerzen werden von den Patienten als die am meisten beeinträchtigende Symptomatik genannt. Mit dem Sinken der Körpertemperatur um den 5. Erkrankungstag erscheint bei etwa der Hälfte der Patienten (häufiger bei jüngeren als bei älteren Patienten) ein **makulopapulöses Exanthem,** das 3 bis 5 Tage anhalten kann. Die Symptomatik ist meist um den 8. bis 10. Erkrankungstag beendet. Die Arthralgien können jedoch über mehrere Wochen und Monate persistieren und die Arbeitsfähigkeit der Patienten deutlich einschränken (Mackay und Arden 2016). Es wurden bisher keine bleibenden Gelenkschäden oder Residuen anderer Organsysteme beschrieben. Todesfälle treten sehr selten auf.

Diagnostik

Der Nachweis einer MAYV-Infektion gelingt durch den Virusdirektnachweis z. B. mittels **RT-PCR** in der 1. Krankheitswoche oder indirekt durch **Antikörpernachweis** ab der 2. Krankheitswoche. Die ab dem 7. Erkrankungstag erscheinenden IgM- und wenige Tage später erscheinenden IgG-Antikörper weisen Kreuzreaktionen mit anderen Alphaviren auf (z. B. Venezolanisches und Westliches Pferdeenzephalitis-Virus, Chikungunya-Virus, Ross-River-Virus, Barmah-Forest-Virus). Diese können nur im Neutralisationstest ausgeschlossen werden.

Therapie und Prophylaxe

Wie für alle Alphaviren ist eine Kausaltherapie für Mayaro-Fieber nicht verfügbar. Es bleiben fiebersenkende und schmerzlindernde Medikamente und Verfahren zur symptomatischen Therapie. Zum Einsatz kommen insbesondere **nichtsteroidale Entzündungshemmer.**

Eine Immunprophylaxe gegen MAYV-Infektionen ist nicht verfügbar. Einzige Möglichkeit der Prophylaxe bleibt damit die **Stechmücken-Expositionsprophylaxe.** *Haemagogus*-Arten zeigen ein Aktivitätsmaximum um die Mittagszeit. Deshalb ist zum Schutz vor Mayaro-Fieber insbesondere während des Tages eine Expositionsprophylaxe durchzuführen. Entsprechende Maßnahmen sollten jedoch auch am Abend und in der Nacht durchgeführt werden, da die Rolle anderer Stechmückenarten, insbesondere von *Aedes aegypti,* im Rahmen eines epidemischen Auftretens des MAYV bisher ungeklärt ist.

Reisemedizinische Bedeutung

Die Erkrankung ist insbesondere für Reisende ins **Amazonasbecken** von reisemedizinischer Bedeutung. Sie muss deshalb in ausgewählten Einzelfällen nach Aufenthalt im Regenwald des tropischen Südamerikas differenzialdiagnostisch berücksichtigt werden.

Sindbis-Fieber

Das Wichtigste in Kürze

Das **Sindbis-Virus (SINV)** ist in Afrika, Süd- und Nordeuropa, Australien, Afrika und Asien verbreitet und wird durch ornithophile Stechmücken übertragen. Das Sindbis-Fieber manifestiert sich als fieberhafter Infekt mit Exanthem und Arthritis, die teilweise langanhalten kann (v. a. in Nordeuropa und Südafrika).

Erreger und Definition

Beim SINV handelt es sich um das Prototyp-Virus der Gattung *Alphavirus* aus der Familie *Togaviridae*. Das SINV wurde erstmals 1952 aus *Culex-univitattus*-Stechmücken isoliert, die in dem gleichnamigen ägyptischen Dorf in der Nähe von Kairo gesammelt wurden. Hauptüberträger sind ornithophile *Culex*-spp.-Stechmücken, die das Virus auf Wildvögel übertragen. Die erste Isolierung von SINV in Europa wurde 1984 in Schweden aus *Culiseta* spp. (Lundström 1999) beschrieben. Der erste Fall beim Menschen wurde 1961 in Uganda dokumentiert. Etwa zur selben Zeit wurde erstmals eine „neue" Erkrankung in Skandinavien beschrieben, die sich mit der Trias Fieber, Arthralgien und Exanthem manifestierte. Die Erkrankung wurde als Karelisches Fieber (Russland), als Pogosta-Krankheit (Finnland) oder als Ockelbo-Krankheit (Schweden) bezeichnet. Sechs Genotypen von SINV (I–VI) wurden bisher durch phylogenetische Analysen identifiziert, und die Phylogeografie der SINV-Genotypen zeigt, dass der Genotyp SINV-I, der für die Erkrankung von Menschen in Europa verantwortlich ist, aus Zentralafrika stammt, von wo er höchstwahrscheinlich durch Zugvögel importiert und regional verbreitet wird.

Übertragung

SINV wird in der Natur von **Stechmücken** übertragen. Aufgrund seiner weiten globalen Verbreitung konnte es aus einer Reihe von Stechmückenarten der Gattungen *Culex* und *Aedes* isoliert werden. Als natürliche Wirbeltierwirte für das SINV konnten Vögel verschiedener Arten, u. a. Rabenvögel, Grasmücken, Reiher, Webervögel, Taubenvögel, Stelzenvögel und Starenvögel identifiziert werden.

Verbreitung und Epidemiologie

SINV ist auf den Kontinenten Europa, Asien, Afrika und Australien verbreitet. Das Verbreitungsgebiet durchzieht damit die Zonen der gemäßigten, der subtropischen und tropischen Klimazonen. Obwohl SINV in Stechmücken und Vögeln in der gesamten Alten Welt und in Ozeanien nachgewiesen wurde, werden **symptomatische Infektionen beim Menschen fast ausschließlich in Nordeuropa** (Finnland, Schweden, Russland) und **Südafrika** gefunden (Lundström 1999). Ausbrüche des Sindbis-Fiebers in Europa treten in der Regel im Juli und August auf und verschwinden am Ende des Herbstes. Der Beginn der SINV-Übertragung im Sommer ist noch nicht ganz geklärt. Es wurden 3 Mechanismen für die **Viruspersistenz über den Winter** vorgeschlagen:

- Saisonale Wiedereinschleppung von SINV
- Anhaltende Infektion von Wirbeltierwirten
- Überwinterung infizierter Stechmücken

Die Einschleppung des Virus über weite Entfernungen durch den Vogelzug wurde durch phylogeografische Studien belegt, allerdings handelt es sich dabei um seltene Ereignisse, die die saisonalen Muster der SINV-Aktivität in endemischen Gebieten nicht erklären können. Die bisher gesammelten Erkenntnisse deuten darauf hin, dass die Persistenz von SINV in **überwinternden Weibchen von Culex spp.** der Hauptmechanismus für die Viruspersistenz in endemischen Gebieten Europas (z. B. Schweden) ist.

Klinik

Nach einer **Inkubationszeit** von 4 bis 7 Tagen beginnt die SINV-Infektion mit plötzlichem Fieber, Kopfschmerzen und allgemeinem Krankheitsgefühl. In Nordeuropa und Südafrika zeigten die Erkrankten ein **makulopapuläres Exanthem.** An den Händen wird gelegentlich ein Übergang in ein vesikuläres Erscheinungsbild beobachtet. Alle Patienten zeigen eine **Arthritis an den Extremitäten.** Die Fußgelenke sind in 50 %, das Kniegelenk in 40 % und das Handgelenk in mehr als 60 % betroffen. Hüftgelenk und Fingergelenke sind nur in weniger als 20 % beteiligt. Das fieberhafte Erkrankungsbild und das Exanthem dauern üblicherweise eine bis max. 3 Wochen an. Die Gelenkbeschwerden können über mehrere Wochen bis zu Monaten persistieren und die Aktivität der Patienten stark beeinträchtigen. In Skandinavien wiesen ein Siebtel der Erkrankten sogar noch nach bis zu 3 Jahren Gelenkbeschwerden auf (Lundström 1999).

Diagnostik

Die Diagnose des Sindbis-Fiebers wird in der Regel serologisch gestellt. Allerdings gelingt es in Einzelfällen, das Virus aus Blut oder bei vesikulärem Exanthem auch aus dem Bläscheninhalt in Zellkultur zu isolieren bzw. molekularbiologisch mittels **RT-PCR** nachzuweisen (Lundström 1999). IgM-Antikörper sind meist ab Ende der 1. Erkrankungswoche nachweisbar und bleiben üblicherweise für 2 bis 3 Monate positiv. IgG-Antikörper treten kurz nach den IgM-Antikörpern auf. Zum Nachweis einer akuten Infektion ist ein signifikanter Anstieg des IgG-Antikörpertiters erforderlich. Serologische Kreuzreaktionen mit anderen Alphaviren können ggf. im Neutralisationstest ausgeschlossen werden.

Therapie und Prophylaxe

Wie für alle Alphaviren ist eine spezifische Therapie nicht möglich. Die Maßnahmen beschränken sich auf die Verabreichung fiebersenkender und schmerzlindernder Medikamente, in erster Linie **nichtsteroidale Entzündungshemmer.** Diese müssen ggf. über längere Zeit verabreicht werden, um die persistierenden Gelenkbeschwerden symptomatisch zu therapieren.

Es ist keine spezifische Immunprophylaxe für SINV-Infektionen verfügbar. Aufgrund der insgesamt geringen Patientenzahlen und des insgesamt milden Krankheitsbildes ist ein entsprechender Impfstoff auch nicht zu erwarten. Vorbeugende Maßnahmen beschränken sich damit auf die Durchführung einer Expositionsprophylaxe. In Regionen mit bekanntem epidemischem Auftreten (v. a. Skandinavien) sollte im Zeitraum der Hauptaktivität (Juli bis Oktober) eine ganztägige **Stechmücken-Expositionsprophylaxe** durchgeführt werden. *Culiseta*-Stechmücken bevorzugen verkrautete Teiche und Marschen, suchen auch tagsüber Behausungen auf und stechen auch während des Tages. Die individuelle Expositionsprophylaxe sollte daher tagsüber, in der Dämmerung und nachts durchgeführt werden.

Reisemedizinische Bedeutung

Infektionen mit Sindbis-Virus haben insbesondere für Reisende nach **Skandinavien** eine reisemedizinische Bedeutung. Sie sollten daher bei Skandinavien-Reisenden in den Sommermonaten differenzialdiagnostisch berücksichtigt werden.

Pferde-Enzephalomyelitis

Das Wichtigste in Kürze

Das Östliche Pferde-Enzephalomyelitis-Virus (EEEV), das Westliche Pferde-Enzephalomyelitis-Virus (WEEV) und das Venezolanische Pferde-Enzephalomyelitis-Virus (VEEV) werden in Amerika durch Stechmücken übertragen und können eine schwere Enzephalomyelitis bei Menschen und Pferden hervorrufen.

Erreger und Definition

Das **EEEV,** ein Alphavirus, wurde erstmals 1933 aus dem Gehirn infizierter Pferde isoliert. Im Jahr 1938 wurden die ersten bestätigten Fälle beim Menschen festgestellt, als 30 Kinder im Nordosten der USA an Enzephalitis starben. Diese Fälle traten zeitgleich mit Ausbrüchen bei Pferden in denselben Regionen auf. Das **WEEV** umfasst 6 Serotypen innerhalb der Alphaviren, die sich in ihrer Virulenz unterscheiden. Eine der größten registrierten WEEV-Epidemien ereignete sich 1930 in Kalifornien und betraf etwa 6.000 Pferde. Das **VEEV** umfasst 6 VEEV-Subtypen innerhalb der Alphaviren, die in der westlichen Hemisphäre zirkulieren. VEEV-Stämme bestimmter Varietäten und Subtypen gelten als „epizootische" Stämme, während andere als „enzootische" Stämme bezeichnet werden, die unterschiedliche Vorkommen und Virulenz aufweisen. VEEV befällt Pferde, Esel und Maultiere und wurde 1936 nach einer Epizootie bei Pferden in Venezuela entdeckt.

Übertragung

Das **EEEV** zirkuliert in der Natur in einem **Vogel-Stechmücken-Zyklus.** Die ornithophilen Stechmücken *Culiseta melanura* und *Cs. morsitans* gelten als die primären Vektoren des EEEV, während *Cq. perturbans, Ae. vexans, Ae. sollicitans* und *Ae. canadensis* als Brückenvektoren bekannt sind, die die Viren von Vögeln auf Säugetierwirte (einschließlich Menschen) übertragen. Obwohl Vögel die wichtigsten Amplifikationswirte sind, kann das EEEV eine Vielzahl von Wirbeltieren infizieren, darunter Säugetiere, Reptilien und Amphibien.

Das **WEEV** wird in einem **komplexen enzootischen Zyklus** aufrechterhalten, an dem Stechmücken als Überträger und Vögel oder kleine Säugetiere als Reservoirwirte beteiligt sind. Wichtige Vektoren sind Stechmücken der Gattung *Culex* wie *Cx. tarsalis* (westliche Hälfte Nordamerikas), aber auch *Ae. dorsalis* oder *Ae. albifasciatus* (Argentinien) können beteiligt sein.

Pferde sind an der epizootischen Übertragung des **VEEV** beteiligt. Allerdings können auch **kleine Nagetiere** und gelegentlich **Vögel** an der Übertragung beteiligt sein. Obwohl der Mensch eine ähnlich hohe Virämie entwickelt wie das Pferd, gilt er aufgrund seiner geringeren Exposition gegenüber kompetenten Vektoren nicht als relevanter Amplifikationswirt. Die primären (enzootischen) VEEV-Vektoren gehören zur Untergattung *Melanoconion* der Gattung *Culex* spp., obwohl Mitglieder anderer Gattungen wie *Aedes* spp., *Anopheles* spp., *Deinocerites* spp., *Mansonia* spp. und *Psorophora* spp. in bestimmten Ökosystemtypen als sekundäre oder potenzielle Vektoren gelten.

Verbreitung und Epidemiologie

Die durch das **EEEV** verursachte Krankheit wurde erstmals 1931 während einer Pferdeepidemie in Massachusetts im Osten der USA gemeldet. Seitdem wurde sie auch in Zentral-/Südamerika und in der Karibik festgestellt (Kehn-Hall und Bradfute 2022). EEEV-Epizootien bei Pferden sind in den Vereinigten Staaten weiterhin regelmäßig aufgetreten. Das EEEV kann in **2 Viruslinien** unterschieden werden, das EEEV in Nordamerika und das Madariaga-Virus in Südamerika. Die beiden Viruslinien haben unterschiedliche Pathogenität, wobei das nordamerikanische EEEV das pathogenere Virus ist.

Die Häufigkeit von **WEEV-Infektionen** in den USA ist in den letzten Jahrzehnten zurückgegangen (über 600 menschliche Fälle in den Jahren 1964–2010), obwohl kürzlich auch über equine WEEV-Infektionen in Mexiko berichtet wurde (Kehn-Hall und Bradfute 2022).

Von 1936 bis 1968 kam es in mehreren südamerikanischen Ländern zu verheerenden **VEEV-Ausbrüchen bei Pferden.** In den folgenden Jahren breitete sich die Krankheit über ganz Mittelamerika nach Norden aus und erreichte 1971 Mexiko und Texas (Kehn-Hall und Bradfute 2022).

Klinik

Geschätzte **96 % der EEEV-infizierten Menschen sind asymptomatisch.** Bei den anderen treten nach etwa einer Woche (zwischen 3 und 10 Tagen) unspezifische Krankheitszeichen auf, mit Fieber, starken Kopfschmerzen, Muskelschmerzen (Myalgie), Übelkeit und

Erbrechen. Direkt nach Krankheitsausbruch (nach 0–5 Tagen) treten oft auch **neurologische Symptome** auf, die von der in der Jahreszeit häufigeren enterovirusbedingten Meningoenzephalitis nicht zu unterscheiden sind. Bei den infizierten Personen, die Symptome entwickeln, liegt die **Letalität bei etwa 33 %.** Die Überlebenden leiden häufig an neurologischen Folgeerscheinungen wie Krämpfen, Anfällen und Lähmungen, die sich auf die geistigen Fähigkeiten und das Verhalten auswirken können (Kehn-Hall und Bradfute 2022).

Die hohe Sterblichkeitsrate und schwere Morbidität bei symptomatischen Fällen machen EEEV zu einem wichtigen humanpathogenen Alphavirus.

WEEV-Infektionen treten vor allem im Sommer und Frühherbst auf, wenn die Stechmücken aktiv sind. Die **Inkubationszeit** bei einer WEEV-Infektion beträgt 1 bis 7 Tage (Kehn-Hall und Bradfute 2022). Beim Menschen endet die Erkrankung in etwa 10 % der Fälle tödlich. Das Virus ist besonders für junge Patienten pathogen (> 90 % Sterblichkeit bei Kindern unter 1 Jahr), die häufig Krampfanfälle erleiden. Klinische Fälle enden oft tödlich, doch ist die Gesamtsterblichkeitsrate bei WEEV im Vergleich zu EEEV geringer (3–15 %). Gesunde erwachsene Menschen, die sich mit VEEV infizieren, können nach einer Woche grippeähnliche Symptome entwickeln. Bei immungeschwächten Personen, Kindern oder älteren Menschen kann es jedoch zu schweren Krankheitsverläufen und zum Tod kommen (Kehn-Hall und Bradfute 2022).

Therapie und Prophylaxe

Wie für alle Alphaviren ist eine spezifische Therapie nicht möglich. Die Maßnahmen beschränken sich auf die Verabreichung **fiebersenkender und schmerzlindernder Medikamente** (Kehn-Hall und Bradfute 2022).

Impfstoffe für Pferde zur Vorbeugung von EEEV-Infektionen sind im Handel erhältlich. Aufgrund des Potenzials von EEEV als Biokampfstoff wird seit Jahrzehnten an Impfstoffen geforscht. Für den Menschen ist jedoch kein Produkt verfügbar (Kehn-Hall und Bradfute 2022). Für den Menschen steht ebenso kein WEEV-Impfstoff zur Verfügung. Für Pferde wurde ein inaktivierter Impfstoff zugelassen. Für das VEEV gibt es einen experimentellen Impfstoff für Menschen, der selektiv verabreicht wird. Seine Wirksamkeit ist jedoch unbekannt, und die Nebenwirkungen sind beträchtlich (Kehn-Hall und Bradfute 2022). Vorbeugende Maßnahmen beschränken sich damit auf die Durchführung einer **Expositionsprophylaxe.**

Reisemedizinische Bedeutung

Humane Infektionen mit den 3 Pferde-Enzephalomyelitis-Viren haben vor allem für jüngere Reisende in **Nordamerika** eine reisemedizinische Bedeutung. Sie sollten daher insbesondere in der Ausbruchssaison und bei längeren Aufenthalten in der Nähe von Pferden berücksichtigt werden.

LITERATUR

Kehn-Hall K, Bradfute S B. Understanding host responses to equine encephalitis virus infection: Implications for therapeutic development. Expert Review of Anti-Infective Therapy 2022; 20(12): 1551–1566.

Lundström J O. Mosquito-borne viruses in Western Europe: A review. J Vect Ecol 1999; 24(1): 1–39.

Mackay I M, Arden K E. Mayaro virus: A forest virus primed for a trip to the city? Microbes and Infection 2016; 18(12): 724–734.

Rezza G, Chen R, Weaver S C. O'nyong-nyong fever: A neglected mosquito-borne viral disease. Pathogens and Global Health 2017; 111(6): 271–275.

2.13 Erkrankungen durch Picornaviren

Das Wichtigste in Kürze

Die Familie der *Picornaviridae* ist in zahlreiche Genera unterteilt, die jeweils mehrere Arten enthalten. Diese Genera umfassen eine breite Palette von Picornaviren, die eine Vielzahl von Wirten infizieren, darunter Menschen, Tiere und Pflanzen. Der Name „Picornavirus" leitet sich aus der Kombination „pico" (klein) und „RNA" ab.

2.13.1 Poliomyelitis

Andrea Sylvia Winkler, Thomas Löscher†

Das Wichtigste in Kürze

Die Poliomyelitis (polio = grau, myelon = mark) ist eine durch Polioviren hervorgerufene Erkrankung, die besonders das ZNS betreffen kann. Die gefürchtete paralytische Poliomyelitis beruht auf einer Entzündung der Vorderhornzellen in der grauen Substanz des Rückenmarks, die bei Schädigung der dortigen Motoneurone zu schlaffen Lähmungen führt.

Erreger und Übertragung

Polioviren sind kleine (25–30 nm große), nicht umhüllte **Einzelstrang (+ss-)RNA-Viren** (1,7 kb) und gehören zusammen mit den Coxsackieviren A und B, den Echoviren und den Enteroviren 68 bis 95 zum Genus *Enterovirus* der Familie *Picornaviridae*.

Es gibt 3 verschiedene Poliovirus-Typen, die antigenetisch so unterschiedlich sind, dass nach Infektion oder Impfung keine zuverlässige Kreuzimmunität entsteht. Derzeit zirkulieren nur **noch Poliowildviren (WPV) vom Typ 1** (WPV2 gelten seit 1999 als ausgerottet; WPV3 seit 2020).

Nach Impfung mit dem attenuierten **oralen Polio-Lebendimpfstoff (OPV)** kann es sehr selten (ca. 0,4–4 Fälle pro 1 Million Impfstoffdosen) zu einem Verlust der attenuierenden Mutationen und damit zu erneuter Neurovirulenz bei einem der 3 OPV-Impfstämme kommen. Diese als **cVDPV (circulating vaccine-derived poliovirus)** bezeichneten Viren können bei erstmals mit OPV geimpften Personen, aber auch bei nicht immunen Kontaktpersonen, eine **vakzineassoziierte paralytische Poliomyelitis** (**VAPP,** sog. Impfpolio) verursachen. VAPP ist selten (Häufigkeitsschätzungen: 1 Fall pro 2,5 Mio. Dosen) und tritt am ehesten bei ungeschützten Personen mit Immundefizienz auf (insbesondere bei B-Zell-Immundefekten oder Hypogammaglobulinämie). In Populationen mit unzureichendem Impfschutz können solche cVDPV-Stämme zu Ausbrüchen führen und auch langfristig in der Bevölkerung zirkulieren **(cVDPP, circulating vaccine-derived paralytic poliomyelitis).**

Die Infektion mit **WPV,** aber auch mit **rückmutierten Impfviren (VAPP),** wird überwiegend durch **fäkal-orale Schmierinfektion** (Stuhl oder Urin) von Mensch zu Mensch oder über Abwasser übertragen. Die Ausscheidung kann wochen- bis monatelang anhalten, bei Immunkompromittierten sogar Jahre. Auch eine **Tröpfcheninfektion** ist möglich. Die Kontagiosität sinkt mit zunehmendem Hygienestandard. Nicht immune Jugendliche und Erwachsene können ebenso erkranken wie Kinder, wobei schwere Verläufe mit dem Alter zunehmen und auch bei Schwangeren häufiger sind. Säuglinge seropositiver Mütter (nach durchgemachter Infektion und/oder nach Impfung) sind durch diaplazentare Antikörper in den ersten Lebensmonaten geschützt.

Epidemiologie

Die Poliomyelitis war ursprünglich weltweit verbreitet. Sie breitete sich vor allem im 19. Jahrhundert epidemisch aus (Einzelfälle polioartiger Erkrankungen wurden bereits in der Antike beschrieben) und führte bis zur Einführung der Impfung in den 1960er Jahren oft zu großen Ausbrüchen mit Tausenden Erkrankten und Toten. Betroffen sind in den Verbreitungsgebieten vorwiegend Kleinkinder bis zum 5. Lebensjahr (Kinderlähmung). Der Mensch ist das einzige Virusreservoir; experimentell mögliche Infektionen bei einigen Affenarten spielen epidemiologisch keine Rolle.

Der letzte **autochthone Poliofall durch WPV** in Deutschland wurde 1990 registriert, 2002 wurde die WHO-Region Europa frei von Polio erklärt (1994 die WHO-Region der Amerikas). In den letzten Jahren zirkulierte das WPV nur noch in eingeschränkt zugänglichen Gebieten in **Pakistan** und **Afghanistan** bei Populationen (endemische Übertragung), die die Polioimpfung häufig ablehnen (➤ Tab. 2.13). Dabei ist zu bedenken, dass symptomatische Poliomyelitisfälle nur einen Bruchteil des Infektionsgeschehens anzeigen, da nur eine von rund 200 Infektionen zu einer Parese führt. 2020 wurde der afrikanische Kontinent von der WHO als frei von WPV deklariert; überschattet wurde dieser Meilenstein jedoch von Ausbrüchen importierter Polioviren vom Wildtyp 1 in Malawi (2021) und Mosambik (2022). Der Ursprung konnte auf Pakistan zurückgeführt werden und durch groß angelegte Impfkampagnen in beiden Ländern gestoppt werden. Zusätzlich traten in den letzten Jahren vermehrt Fälle und **Ausbrüche von VAPP** auf (600–1.100 gemeldete Poliomyelitisfälle pro Jahr), meist verursacht durch rückmutierte Typ-2-Impfviren (cVDPV2), in Einzelfällen auch durch cVDPV1 und cVDPV3. In den letzten Jahren wurden in über 50 Ländern VAPP-Fälle vor allem in Afrika und im Jemen gemeldet, aber auch einzelne Fälle in der Ukraine, Israel und in den USA. Schließlich verursachte die COVID-19-Pandemie in vielen Ländern erhebliche Rückschläge und Lücken bei den Impfprogrammen, sodass die Zahl der WPV-Fälle (➤ Tab. 2.13) und vor allem die der VAPP-Fälle aktuell wieder zugenommen hat (pro Jahr mehr als 10-mal so viele VAPP- wie WPV-Fälle).

Pathogenese und Immunologie

Nach der oralen Aufnahme vermehren sich Polioviren in den Epithelzellen der gastrointestinalen Mukosa. Voraussetzung für Anheftung und Eindringen in Wirtszellen ist der nur bei Primaten vorkommende **Poliovirus-Rezeptor CD155,** der auch an der neuromuskulären Endplatte zu finden ist. Über das submuköse lymphatische Gewebe der Peyer-Plaques und der Tonsillen erreichen die Viren die regionalen Lymphknoten und verursachen nach 3 bis 5 Tagen eine Virämie mit einer Vermehrung im retikuloendothelialen System. In einigen Fällen kommt es zu einer zweiten Virämie mit Vermehrung in weiteren Organen.

Die Viren können das ZNS wahrscheinlich sowohl **hämatogen** (über die Blut-Hirn-Schranke) als auch retrograd über **axonale Wanderung** nach Eindringen in periphere Nervenendigungen erreichen. Die Vorderhornzellen insbesondere im Lumbalmark werden bevorzugt befallen, mit Zellschädigung bis zur lytischen oder apoptotischen Zerstörung oder Erholung mit funktioneller Wiederherstellung. Lähmungen resultieren meist erst aus der Zerstörung zahlreicher Motoneurone. Sensorische Neurone sind nicht betroffen.

Tab. 2.13 Weltweite Meldungen menschlicher Erkrankungen durch Poliowildvirus Typ 1 (2014 bis 2024) [W798-017]

	2024	2023	2022	2021	2020	2019	2016	2014
Pakistan	24	6	20	1	63	147	20	306
Afghanistan	73	6	2	4	56	29	13	28
Malawi	–	–	–	1	–	–	–	–
Mosambik	–	–	8	–	–	–	–	–
Nigeria	–	–	–	–	–	–	4	6
Somalia	–	–	–	–	–	–	–	5
Äquatorialguinea	–	–	–	–	–	–	–	5
Kamerun	–	–	–	–	–	–	–	5
Irak	–	–	–	–	–	–	–	2
Syrien	–	–	–	–	–	–	–	1
Äthiopien	–	–	–	–	–	–	–	1
Total	**98**	**12**	**30**	**6**	**140**	**176**	**37**	**359**

*Keine endemische Übertragung, Ursprung war Pakistan.

Die Primärinfektion führt zu einer ausgeprägten humoralen und zellulären Immunantwort. Nach 7 bis 10 Tagen sind spezifische IgM-Antikörper nachweisbar, die meist 3 bis 6 Monate persistieren. Neutralisierende IgG-Antikörper, vor allem gegen das VP1-Kapsidprotein, erscheinen ca. 2 Wochen nach Infektion, steigen innerhalb von 2 bis 3 Wochen signifikant an und persistieren langfristig. Sie verleihen eine in der Regel **lebenslange typspezifische Immunität.** Bei schweren humoralen Immundefekten (z. B. Hypo- oder Agammaglobulinämie) treten gehäuft besonders schwere Erkrankungen und chronische Infektionen mit persistierender Virusausscheidung auf. Defekte der zellulären Immunität wie etwa bei einer HIV-Infektion sind weder mit häufigeren oder schwereren Erkrankungen noch mit einer verlängerten Virusausscheidung assoziiert.

Klinik

Die große Mehrzahl der Infektionen (> 90 %) verläuft **asymptomatisch** unter Ausbildung neutralisierender Antikörper und Hinterlassung einer Immunität gegen den jeweiligen Serotyp. Klinisch manifeste Erkrankungen verlaufen meist als **abortive Poliomyelitis** (minor illness). Bei ca. 4–8 % aller Infizierten treten nach einer **Inkubationszeit** von 1 bis 2 Wochen (Extreme 3 bis 35 Tage) unspezifische Symptome wie Fieber, Halsschmerzen, Myalgien und Kopfschmerzen auf, zum Teil auch Durchfälle, Übelkeit und Erbrechen. Die Beschwerden klingen innerhalb weniger Tage ab.

Bei ca. 1–2 % kommt es zu ZNS-Manifestationen, meist im Anschluss an eine als Prodromalphase vorausgegangene „minor illness", zum Teil erst nach einem beschwerdefreien Intervall von wenigen Tagen. Am häufigsten ist eine aseptische Meningitis mit erneutem Fieberanstieg, Kopfschmerzen, Nackensteifigkeit und lymphozytärer Pleozytose bei normalem Glukosespiegel und normalem oder leicht erhöhtem Eiweiß im Liquor. In der Mehrzahl klingt diese wieder ab **(nicht paralytische Poliomyelitis).**

Bei 0,1–1 % aller Infizierten kommt es zur Entwicklung einer **paralytischen Poliomyelitis (major illness)** mit Auftreten schlaffer Lähmungen (AFP, acute flaccid paralysis). Diese manifestieren sich meist plötzlich (z. B. „Morgenlähmung" des am Vorabend noch neurologisch unauffälligen Kindes), sind üblicherweise asymmetrisch und betreffen am häufigsten die Beinmuskulatur (insbesondere Oberschenkel), seltener Arm-, Bauch-, Thorax- oder Augenmuskeln. Wenn die zugehörigen Segmente des Rückenmarks beteiligt sind, können auch die Muskulatur von Harnblase und Mastdarm oder sogar das Zwerchfell betroffen sein. Die Muskulatur schmerzt, die tiefen Sehnenreflexe sind im Bereich der schlaffen Lähmungen erloschen, die Sensorik ist in der Regel nicht beeinträchtigt. Bei der **bulbären Form** sind die Hirnnervenkerne mitbetroffen, und es kann zu Schluckstörungen, Dysphonie, Atem- und Kreislaufregulationsstörungen kommen. Die ausgeprägte Bulbärparalyse mit respiratorischer Insuffizienz hat eine hohe Letalität. Für die Gesamtheit der Erkrankten, bei denen Lähmungen auftreten, schwankt die **Letalität** abhängig von den Behandlungsmöglichkeiten schwerer Verläufe (Beatmung) **zwischen 2 und 20 %.**

Bei einem Teil der Patienten kommt es im Laufe von Wochen bis Monaten zu einer partiellen oder sogar vollständigen Rückbildung der Funktionseinschränkungen. Mehr als die Hälfte der Patienten zeigt jedoch bleibende neurologische Spätfolgen mit persistierenden Lähmungen und Atrophie der betroffenen Muskulatur. Zudem können allgemeine Schwäche und Leistungsminderung persistieren. In der Folge können sich Gelenkveränderungen und Fehlstellungen (z. B. Spitzfuß, neurogener Klumpfuß, Skoliosen) sowie eine Wachstumsretardierung der betroffenen Extremitäten bei Kindern entwickeln.

In einigen Fällen kommt es Jahre bis Jahrzehnte nach der Erkrankung zu einem **Postpolio-Syndrom** mit Zunahme von Schwäche und Atrophie der initial betroffenen Muskulatur, zum Teil begleitet von Faszikulationen und Schmerzen sowie gelegentlich auch mit Ausdehnung auf ursprünglich nicht betroffene Muskeln. Als Ursache wird eine Degeneration der ursprünglich nicht oder nur gering geschädigten Motoneurone infolge chronischer Überlastung angenommen. Für eine persistierende oder reaktivierte Infektion besteht kein Anhalt (Menant und Gandevia 2018).

Differenzialdiagnose

Poliomyelitisähnliche Erkrankungen (mit meist leichterem Verlauf) können gelegentlich auch durch andere Enteroviren wie Enterovirus Typ 70 und 71, Coxsackievirus A7 und A9 oder Echovirus 3 hervorgerufen werden. Erkrankungen durch Nicht-Polio-Enteroviren, in letzter Zeit auch als **„acute flaccid myelitis (AFM)"** bezeichnet, erfuhren seit 2012 einen rasanten Anstieg und werden hauptsächlich einer Infektion mit dem Enterovirus D68 zugeschrieben (Murphy et al. 2021).

Eine Meningomyelitis mit schlaffen Lähmungen kann auch bei Tollwut und gelegentlich auch bei FSME und West-Nil-Fieber auftreten (➤ Kap. 2.16, ➤ Kap. 2.8). Bei bulbärer Verlaufsform stellt die Diphtherie eine wichtige Differenzialdiagnose dar. Das Guillain-Barré-Syndrom ist im Gegensatz zur Poliomyelitis durch symmetrische, aufsteigende Lähmungen gekennzeichnet; im Liquor ist meist eine ausgeprägte Eiweißvermehrung, aber keine Pleozytose nachweisbar. Lähmungen bei postinfektiöser oder postvakzinaler Querschnittsmyelitis, Rückenmarkkompression, Apoplexie (initial schlaffe Lähmungen möglich) und entzündlichen oder toxischen Neuropathien (meist auch sensorische Defizite) gehen üblicherweise nicht mit Fieber und aseptischer Meningitis einher.

Diagnostik

Akute schlaffe Lähmungen (AFP) ohne sensorische Defizite sind immer polioverdächtig. Meist besteht eine **lymphozytäre Liquorpleozytose** mit normalen Glukose- und normalen oder gering erhöhten Eiweißwerten. Die Vorderhornläsionen lassen sich elektrophysiologisch darstellen und kernspintomografisch nachweisen.

Bei allen Verdachtsfällen sind möglichst frühzeitig Viruskulturen von Stuhlproben, Rachenabstrichen und, soweit möglich, auch von Liquor anzulegen. Es sind wenigstens 2 Stuhl- und Rachenabstriche im Abstand von mindestens einem Tag zu untersuchen. Zudem sollten Serumproben akut und während der Rekonvaleszenz gewonnen werden. Der Virusnachweis mittels PCR ist ähnlich empfindlich, aber rascher möglich wie der mittels Zellkultur. Ein Erregernachweis aus Liquor, Serum oder Gewebematerial gelingt zwar weniger häufig wie der aus Stuhl oder Rachenabstrich, spricht jedoch mit hoher Wahrscheinlichkeit für einen Zusammenhang mit der klinischen Erkrankung, während WPV wie Lebendimpfviren auch bei subklinischer Infektion über Wochen mit dem Stuhl oder über den Nasopharynx ausgeschieden werden können. Isolierte Polioviren sollten durch ein Referenzzentrum charakterisiert werden (Serotyp, Wild-/Impfvirus). Der Nachweis spezifischer Antikörper (Neutralisationstest, IgG-/IgM-ELISA) kann bei fehlendem Virusnachweis zur retrospektiven Diagnose beitragen (Serokonversion, signifikanter Anstieg).

Therapie und Meldepflicht

Eine wirksame antivirale Therapie steht derzeit nicht zur Verfügung. Die Behandlung ist **symptomatisch** (Analgetika, feuchtwarme Packungen, Lagerung und physiotherapeutische Maßnahmen zur Verhinderung von Kontrakturen) mit körperlicher Schonung während der akuten Erkrankung. Bei Atem- und Schluckstörungen sowie bei Kreislaufinstabilität ist eine intensivmedizinische Überwachung erforderlich, in schweren Fällen eine mechanische Beatmung. Die Folgen der neurologischen Dauerschädigungen lassen sich durch Krankengymnastik und orthopädische Hilfsmittel bessern.

Bereits der **Krankheitsverdacht** (jede akute schlaffe Lähmung, außer wenn traumatisch bedingt) ist in den meisten Ländern unverzüglich den Gesundheitsbehörden zu melden, in Deutschland dem zuständigen Gesundheitsamt. Die Meldepflicht gilt auch für den labordiagnostischen Nachweis unabhängig von einer Erkrankung.

Poliofälle bzw. Verdachtsfälle müssen **räumlich getrennt von anderen Patienten** untergebracht werden und erfordern **konsequente Hygienemaßnahmen** (Vermeidung von fäkal-oralen Schmierinfektionen durch Händewaschen und -desinfektion, auch bei Kontaktpersonen). Personen ohne Impfschutz (insbesondere ohne Grundimmunisierung) sollten von der Versorgung solcher Patienten ausgeschlossen werden. Bei allen Kontaktpersonen sollte so früh wie möglich eine Schutzimpfung mit IPV (s. u.) erfolgen. Bei Kontaktpersonen mit Grundimmunisierung ist ein Ausschluss von Gemeinschaftseinrichtungen nach **postexpositioneller Schutzimpfung** in der Regel nicht erforderlich. Wenn es sich um eine Boosterung handelt, ist der Schutz gegen eine Erkrankung umgehend vorhanden (RKI 2021).

Bei Kontaktpersonen sollte, unabhängig vom Impfstatus, so früh wie möglich eine Impfung mit IPV erfolgen. Ein Sekundärfall (= eine vom Infizierten angesteckte Person) ist Anlass für Riegelungsimpfungen (= Impfung beschränkt auf bestimmte Populationen, um die weitere Ausbreitung der Erkrankung zu verhindern) mit IPV.

Prävention und Bekämpfung

Bekämpfung wie individuelle Prophylaxe beruhen vorwiegend auf der Anwendung der Impfstoffe (➤ Kap. 13.3). Der erste **inaktivierte Totimpfstoff** (IPV, Salk-Vakzine) wurde ab 1955 eingesetzt, der erste **attenuierte Lebendimpfstoff** (OPV, Sabin-Vakzine) ab 1961.
Solange die globale Eradikation nicht erreicht ist, sollten alle Kinder weltweit möglichst frühzeitig, d. h. ab dem 2. Lebensmonat, eine vollständige Immunisierung gegen Polio erhalten.

In Deutschland und zahlreichen anderen poliofreien Ländern wird heute nur noch die **inaktivierte trivalente Poliovakzine (IPV)** verwendet. Diese wird intramuskulär meist als Bestandteil von Kombinationsimpfstoffen oder auch als Monoimpfstoff ab dem 2. Lebensmonat 2-mal (bei Frühgeborenen 3-mal) im Abstand von einem Monat gegeben. Zur Vervollständigung der Grundimmunisierung ist eine 3. Dosis (bei Frühgeborenen 4. Dosis) im Alter von ca. 11 Monaten erforderlich (Mindestabstand zur vorangegangenen Impfstoffdosis: 6 Monate). Als vollständig geimpft gelten jedoch nur Personen, die eine komplette Grundimmunisierung und eine einmalige Auffrischimpfung im Alter von 9 bis 16 Jahren erhalten haben. Diese vollständige Immunisierung bietet einen sehr hohen Schutz über mindestens 10 Jahre (RKI 2024, 2025). Sie dient auch der Aufrechterhaltung einer Bevölkerungsimmunität und kann nach 10 Jahren durch eine einmalige Impfung aufgefrischt werden.

Grundsätzlich sollten ausstehende oder fehlende bzw. nicht dokumentierte Impfungen mit IPV nachgeholt werden. Darüber hinaus werden routinemäßige Auffrischimpfungen für Erwachsene in Deutschland derzeit nicht empfohlen, mit Ausnahme von Riegelungsimpfungen bei Ausbrüchen sowie bei folgenden Indikationen:

- Reisende in Regionen mit Infektionsrisiko durch WPV oder cVDPV-Stämme (bei fehlender Grundimmunisierung 2 Dosen im Abstand von mind. 4 Wochen vor Ausreise),
- Aussiedler, Flüchtlinge und Asylsuchende in Gemeinschaftsunterkünften und bei Einreise aus Gebieten mit Infektionsrisiko durch WPV oder cVDPV sowie bei Personal solcher Einrichtungen und bei medizinischem sowie Laborpersonal mit Infektionsrisiko.

In den meisten LMIC (➤ Kap. 1.1) und insbesondere in Gebieten mit noch bestehender Wildviruszirkulation werden noch bevorzugt **tri- oder bivalente orale, attenuierte Lebendvakzinen (OPV)** verwendet, aufgrund der einfacheren Anwendungslogistik und des erwünschten Effekts einer Weitergabe der mit dem Stuhl ausgeschiedenen Impfviren an andere Menschen zur Verstärkung der Herdenimmunität durch passive „Mitimpfung". Allerdings besteht bei den OPV-Impfstoffen das Risiko einer **vakzineassoziierten paralytischen Poliomyelitis (VAPP)**, insbesondere bei Erstimpflingen und selten auch bei nicht immunen Kontaktpersonen durch Revertierung der Neurovirulenz attenuierter Impfviren während der Vermehrung im Geimpften. Die VAPP ist häufiger bei Immundefizienten. Sie kann im Einzelfall schwer verlaufen und bleibende Lähmungen wie bei Wildvirusinfektionen hinterlassen. Zudem werden in unzureichend geimpften Populationen immer wieder epidemische Ausbrüche durch solche rückmutierten Impfviren (circulating vaccine-derived poliovirus, **cVDPV**) beobachtet, insbesondere durch cVDPV-Typ 2. Beim IPV besteht kein VAPP-Risiko. Die vollständige Grundimmunisierung schützt bei beiden Impfstoffen (IPV, OPV) nicht nur vor Erkrankung durch WPV, sondern auch vor VAPP bzw. cVDPV.

Aufgrund der hohen Wirksamkeit der Impfung, der extremen Seltenheit chronischer Infektionen und des Fehlens eines Tierreservoirs erscheint – ähnlich wie bei den Pocken – eine globale **Ausrottung** möglich.
Im Jahr 1988 initiierte die WHO mit verschiedenen Partnern (Unicef, Rotary u. a.) auf der Basis des breiten Einsatzes der oralen Polio-Vakzine (OPV) die **Globale Polio-Eradikations-Initiative** (GPEI). Durch Impfkampagnen konnten bis heute 19 Millionen Menschen vor einer Lähmung und 1,5 Millionen Menschen vor dem Tod durch Polio bewahrt werden. Die Anzahl der Poliofälle weltweit konnte im Vergleich zu den 1980er Jahren um 99,9 % verringert werden. Trotz dieser enormen Erfolge wurde die für das Jahr 2000 angestrebte Eradikation

nicht erreicht. Gründe sind lückenhafte Impfprogramme, fehlende Ressourcen, Kriege und Konflikte, aber auch Fehlinformationen sowie Impfskeptizismus und Ablehnung von Impfungen aus weltanschaulichen Gründen. Wenn es gelingt, diese Widerstände zu überwinden und die Impfprogramme konsequent durchzuführen, scheint eine globale Polio-Eradikation möglich.

Reisemedizinische Bedeutung

Importe durch Reisende und Migranten in poliofreie Länder kommen noch immer vor (s. o. „Epidemiologie"), auch wenn diese selten geworden sind (in Deutschland zuletzt 1992). Deshalb sollte bei Reisen in und aus Endemiegebieten stets ein **aktueller Impfschutz** vorliegen. Dieser ist auch empfehlenswert für Aufenthalte in Regionen mit Auftreten von Impfpolio (cVDPV). Solange eine Eradikation nicht erreicht ist, sollte auch in poliofreien Regionen zumindest eine vollständige Grundimmunisierung flächendeckend beibehalten werden, da Importe jederzeit möglich sind und sich Polioviren unter nicht immunen Personen auch unter guten hygienischen Bedingungen rasch verbreiten können. Für genauere Informationen verweisen wir auf das Kapitel „reisemedizinische Impfungen" (➤ Kap. 13.3) und **zur aktuellen Situation auf die Webseite der WHO**: www.who.int/groups/poliovirus-ihr-emergency-committee.

LITERATUR

Menant JC, Gandevia SC. Chapter 21. Poliomyelitis. In: Day BL, Lord SR (eds.). Handbook of Clinical Neurology 2018; 159: 337–344.
Murphy OC, Messacar K, Benson L et al. Acute flaccid myelitis: cause, diagnosis, and management. Lancet 2021; 397 (10271): 334–346.
Robert Koch-Institut (RKI). Epidemiologisches Bulletin 4/2022. Empfehlungen der Ständigen Impfkommission beim Robert Koch-Institut. 2022. www.rki.de/DE/Aktuelles/Publikationen/Epidemiologisches-Bulletin/2022/04_22.pdf?__blob=publicationFile&v=3.
Robert Koch-Institut (RKI). Ratgeber Poliomyelitis. 2021 (Stand 28.11.2024). www.rki.de/DE/Aktuelles/Publikationen/RKI-Ratgeber/Ratgeber/Ratgeber_Poliomyelitis.html.

INTERNETQUELLEN

Global Polio Eradication Initiative (GPEI): https://polioeradication.org
WHO (Poliovirus IHR Emergency Committee): www.who.int/groups/poliovirus-ihr-emergency-committee.

2.13.2 Andere Picornavirus-Erkrankungen

Benno Kreuels

Neben dem Poliomyelitisvirus (➤ Kap. 2.13.1) und dem Hepatovirus A (➤ Kap. 2.4.1) sind Picornaviren für bis zu 50 % der weltweiten Erkältungserkrankungen verantwortlich und werden auch häufig bei viralen Myokarditiden nachgewiesen. Hauptverursacher sind sie bei der Hand-Fuß-Mund-Krankheit, der Herpangina und der viralen Meningitis, die im Folgenden näher beschrieben werden.

Hand-Fuß-Mund-Krankheit

Die Hand-Fuß-Mund-Krankheit (HFMK) wird vorwiegend durch **Enteroviren der Gruppe A** (EV-A) verursacht. Hierzu gehören Coxsackie-A-Viren (A2–A8, A10, A12, A14, A16), Enterovirus A71 (EV-A71) und neuere Serotypen. HFMK betrifft vor allem Kinder unter 5 Jahren. In gemäßigten Regionen tritt die Krankheit häufiger in den Sommer- und Herbstmonaten auf, während sie in tropischen Regionen das ganze Jahr über vorkommt. HFMK kommt weltweit vor, hat aber insbesondere in der asiatisch-pazifischen Region eine hohe Prävalenz. Klinisch treten vor allem **Mund- oder Halsschmerzen** auf. Bei der klinischen Untersuchung zeigt sich ein typisches **orales Enanthem** und ein **Exanthem an Händen und Füßen.** Die oralen Läsionen befinden sich typischerweise vor den Gaumenbögen, am häufigsten auf der Zunge und der Wangenschleimhaut (➤ Abb. 2.39b). Das Exanthem kann makulär, makulopapulös oder vesikulär sein (➤ Abb. 2.39). Die Hautläsionen sind nicht juckend und verschwinden normalerweise nach 3 bis 4 Tagen. Während die HFMK meist harmlos verläuft, sind **Enterovirus A71** und **Coxsackievirus A6** auch mit schwereren Verläufen in Verbindung gebracht worden. Hierbei kann es als Komplikation zu einer **Rhombenzephalitis** mit akuter schlaffer Lähmung, Lungenödemen und -blutungen sowie zu Herzversagen kommen.

Herpangina

Die Herpangina wird vor allem durch **Coxsackie-A-Viren** verursacht. Typisch ist ein **plötzlicher Beginn mit hohem Fieber, Unwohlsein, Kopfschmerzen und Halsschmerzen.** Die Untersuchung des Rachens zeigt eine Hyperämie und wenige gelb/gräulich-weiße **papulovesikuläre Läsionen.** Die am häufigsten betroffenen Bereiche sind die vorderen Gaumenbögen, der weiche Gaumen, die Mandeln und das Zäpfchen (➤ Abb. 2.40). Die Läsionen beginnen als Papeln, die sich innerhalb von 24 Stunden vesikularisieren. Bei Kindern gibt es normalerweise keine weiteren körperlichen Befunde; allerdings können bei Erwachsenen eine Nackensteifigkeit und eine zervikale Adenitis auftreten.

Virale Meningitis und Enzephalitis

Enteroviren verursachen mehr als **90 % der viralen Meningitisfälle bei Säuglingen** und bis zu 50 % bei älteren Kindern und Erwachsenen. Die wichtigsten Erreger sind der **Enterovirus-Spezies B** zuzuordnen, zu der die Gruppe-B-Coxsackieviren und die meisten Echoviren gehören. Eine vollständige Genesung ohne neurologische Folgen ist die Regel. Die meisten Säuglinge und Kinder erholen sich innerhalb von 3 bis 7 Tagen nach Symptombeginn vollständig. Bei Erwachsenen halten die Symptome oft länger an.

Enteroviren verursachen etwa 5 % aller Fälle von akuter Enzephalitis. Als verursachende Serotypen werden am häufigsten Coxsackievirus-Typen A9, B2 und B5 sowie Echovirus-Typen 6 und 9 gefunden. Eine **Enterovirusenzephalitis** kann in jedem Alter auftreten, mit einer leichten Häufung bei Kindern und jungen Erwachsenen. Klinische Manifestationen reichen von milden bis hin zu tödlichen Erkrankungen. Die Enterovirusenzephalitis ist jedoch eher mit einer leichteren Erkrankung assoziiert als bei durch andere Viren (z. B. Herpes-simplex-Viren) verursachten Enzephalitiden.

Als wichtige Komplikation kann, wie bei der Poliomyelitis (➤ Kap. 2.13.1), eine **akute schlaffe Lähmung** oder **akute schlaffe**

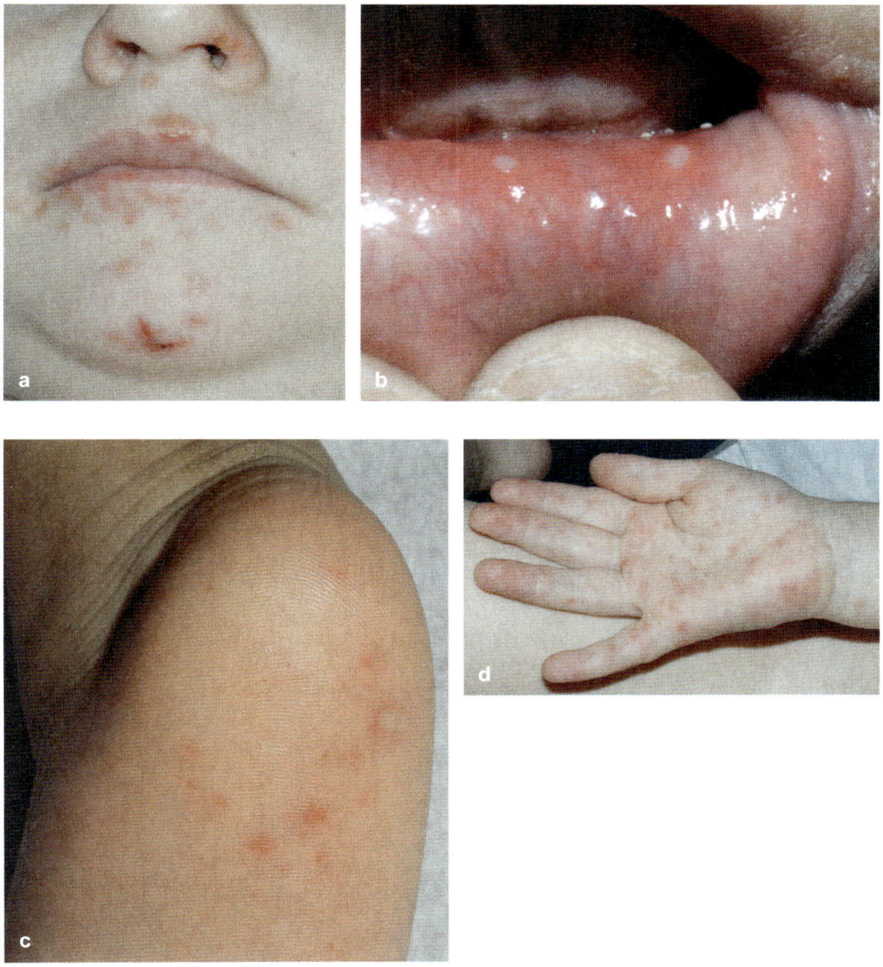

Abb. 2.39 Hand-Fuß-Mund-Krankheit: a) + b) Bläschen und erythematöse Flecken am und im Mund sowie an der Fußsohle (c) und der Hand (d) (Courtesy Julie V. Schaffer, MD. H, Courtesy Henry Heaton, MD.) [E434-005]

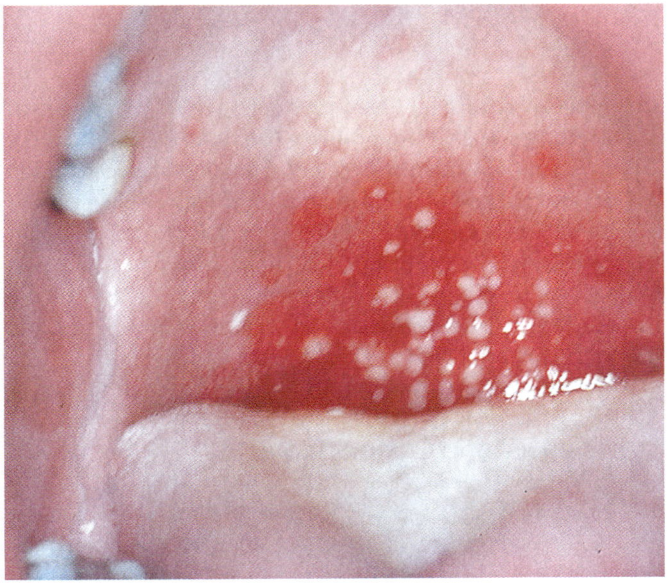

Abb. 2.40 Typischer Befund einer Herpangina mit papulovesikulären Läsionen auf gerötetem Grund am weichen Gaumen [E321]

Myelitis (AFM) auftreten. Diese wurde bei vielen Enterovirus-Serotypen beschrieben, tritt aber vor allem bei **Enterovirus D68** und **Enterovirus A71** auf. Die auftretende Schwäche ist typischerweise asymmetrisch und betrifft eher proximale als distale Muskeln. Die Wiedererlangung der Muskelfunktion ist in der Regel langsam und oft unvollständig, sodass motorische Defizite persistieren können.

Diagnostik

Die HFMK und die Herpangina werden meist klinisch diagnostiziert. In Einzelfällen kann eine molekulare Diagnostik mittels PCR sinnvoll sein. Als Nachweismaterial eignen sich Stuhlproben, Rachenabstriche und Bläscheninhalt. Bei ZNS-Manifestation ist eine PCR-Diagnostik aus Liquor sinnvoll. Auch eine Bildgebung mittels MRT kann ergänzend hilfreich sein.

Therapie

Für die meisten Picornavirus-Infektionen gibt es keine spezifische antivirale Therapie. Als supportive Therapie ist vor allem eine Analgesie relevant. In schweren Fällen kann ein Krankenhausaufenthalt erforderlich sein, insbesondere bei Symptomen einer Meningitis oder viralen Myokarditis. Hier erfolgt dann auch ggf. eine Therapie der Komplikationen (z. B. Herzinsuffizienztherapie).

Prävention

Während es für die Hepatitis A und Polioviren wirksame Impfstoffe gibt, sind diese für andere Picornaviren in Deutschland nicht verfügbar. Lediglich in China ist für die dort vorherrschenden Stämme von EV A-71 eine Impfung zugelassen. Für die Prävention von Infektionen mit Picornaviren stehen daher gute Hygienepraktiken wie Abwasserhygiene, Händehygiene und Atemwegshygiene im Vordergrund.

LITERATUR

Meyding-Lamadé U et al. Virale Meningoenzephalitis, S1-Leitlinie, 2025; in: Deutsche Gesellschaft für Neurologie (Hrsg.), Leitlinien für Diagnostik und Therapie in der Neurologie. www.dgn.org/leitlinien.

Robert Koch-Institut (RKI). Ratgeber Hand-Fuß-Mund-Krankheit (HFMK). Epid Bull 2025; 11: 3–6.

2.14 Erkrankungen durch Coronaviren

2.14.1 Middle East Respiratory Syndrome (MERS)

Sandra Ciesek, Niko Kohmer

Das Wichtigste in Kürze

Das Middle East Respiratory Syndrome (MERS) wird durch das **MERS-Coronavirus (MERS-CoV)** verursacht. Erstmals wurde der Erreger im Jahr 2012 im Nahen Osten als Auslöser schwerwiegender Atemwegserkrankungen beim Menschen identifiziert. Dromedare (einhöckrige Kamele) gelten als Reservoir, von denen eine Übertragung auf den Menschen durch engen Kontakt erfolgen kann, außerdem ist eine direkte Übertragung von Mensch zu Mensch möglich. Die Symptomatik von MERS-CoV variiert von asymptomatischen Verläufen über milde Erkältungssymptome bis hin zu schweren Pneumonien mit akutem Atemnotsyndrom (ARDS) und Nieren-/Multiorganversagen.

Epidemiologie

Geografische Verbreitung

Menschliche Infektionen mit MERS-CoV (bisher 2.612 der WHO gemeldete Fälle, Stand: Juli 2024) wurden seit 2012 in 27 Ländern, überwiegend jedoch auf der Arabischen Halbinsel, identifiziert (WHO 2024). Bisher wurden in Europa lediglich vereinzelte importierte Fälle oder sekundäre Fälle von importierten Fällen gemeldet. Das Virus zirkuliert größtenteils in Kamelen auf der Arabischen Halbinsel, aber auch in Afrika und Teilen Asiens (➤ Abb. 2.41). Entsprechende Antikörper konnten bereits Anfang 1980 aus Blutproben von Dromedaren und bei Personen mit regelmäßigem Kamelkontakt nachgewiesen werden, was auf frühere bzw. subklinische Infektionen mit dem Erreger schließen lässt (Sikkema et al. 2019, Aguanno et al. 2018).

Infektionen innerhalb der Kamelpopulationen werden hauptsächlich von Jungtieren aufrechterhalten, die mit Abnahme des Nestschutzes anfällig für überwiegend mild bzw. inapparent verlaufende Infektionen werden. MERS-CoV hat seinen **Ursprung vermutlich in Fledermäusen,** da MERS-ähnliche Coronaviren, nicht jedoch MERS-CoV selbst, unter anderem in Fledermäusen in Afrika nachgewiesen wurden (Omrani, Al-Tawfiq und Memish 2015). Seit seiner Entdeckung konnten unterschiedliche MERS-CoV-Stämme in Kamelpopulationen identifiziert werden (Arabische Halbinsel: Klade A, B; Afrika: Klade C), und es ist möglich, dass sich der Erreger weiterentwickelt bzw. verbreitet (Azhar et al. 2023).

Übertragungs- und Verbreitungsfaktoren

Die Übertragung findet zoonotisch nach **direktem oder indirektem Kontakt mit Dromedaren** oder **von Mensch zu Mensch über Tröpfchen, Aerosole** oder als **Schmierinfektion** statt. Unterschiede in der Prävalenz von Infektionen hängen vermutlich mit Unterschieden in der Interaktion zwischen Menschen und Dromedaren in den verschiedenen Regionen zusammen. Insbesondere Mensch-zu-Mensch- bzw. nosokomiale Übertragungen fanden in den frühen Jahren des Ausbruchs in Saudi-Arabien und während eines größeren Ausbruchs durch einen Reiserückkehrer in Korea im Jahr 2015 (186 nachgewiesene Infektionen, 38 Todesfälle) statt (WHO 2023). Deshalb wird der frühzeitigen Identifizierung von MERS-Fällen und der Einhaltung strikter Hygienemaßnahmen eine besondere Bedeutung zugeschrieben.

Erreger

Bei MERS-CoV handelt es sich um ein behülltes, etwa 100 nm großes, **einzelsträngiges RNA-Virus positiver Polarität** aus der Familie der *Coronaviridae.* Das Genom besitzt eine Größe von 30,1 Kilobasen und kodiert strukturelle (Spike-, Membran-, Hüll- bzw. Nukleokapsidprotein) und nicht strukturelle Proteine (u. a. Proteasen, RNA-abhängige RNA-Polymerase), die für die Verpackung und Replikation benötigt werden. Weitergehende Informationen zu Coronaviren und den Grundzügen ihrer Replikation sind detaillierter in ➤ Kap. 2.14.2 (SARS) beschrieben.

Pathogenese und Immunologie

Der Zelleintritt erfolgt hauptsächlich über **Dipeptidyl-Peptidase-4 (DPP4-)Rezeptoren,** die insbesondere in Zellen des unteren Respirationstrakts und in den Nieren exprimiert werden. Die Virusreplikation führt hierbei zu einer Zellschädigung, einer entzündlichen Reaktion und entsprechenden Symptomatik, die durch die ausgelöste Immunantwort verstärkt wird. Ein wichtiger Aspekt der weiteren

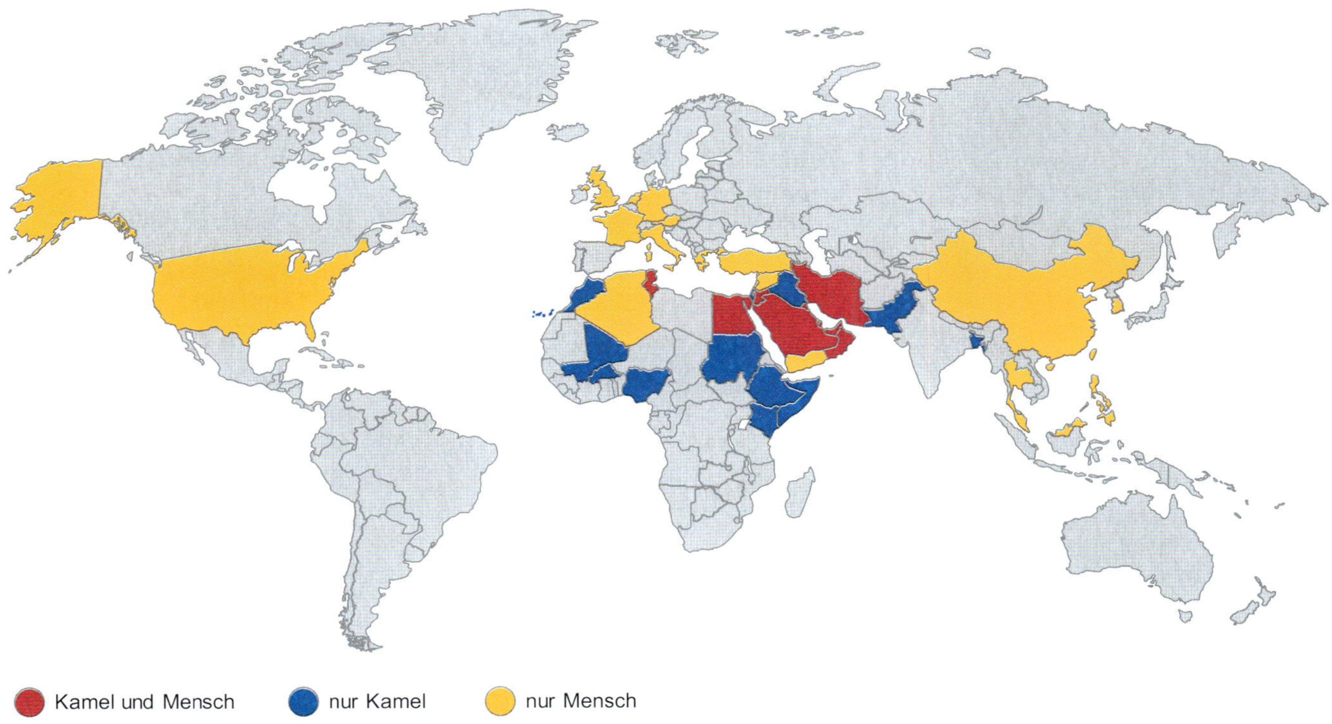

Abb. 2.41 Globale Verbreitung von MERS-CoV-Infektionen beim Menschen bzw. beim Kamel (in Anlehnung an Howley et al. 2020) [L138]

Pathogenese ist eine **dysregulierte Immunantwort,** die bei schweren Verläufen zu einer übermäßigen Freisetzung von Zytokinen (u. a. IL-1β, IL-6 und IL-8) bzw. Chemokinen, zu einer Schädigung des Lungengewebes und einem akuten Atemnotsyndrom (ARDS) bzw. Nieren-/Multiorganversagen führen kann. Eine durch MERS-CoV zusätzlich verursachte **dysfunktionale T-Zell-Reaktion** trägt ebenfalls zu schweren Verläufen bei (Choudhry et al. 2019). Neutralisierende Antikörper werden einige Wochen nach Infektion gebildet und sind abhängig vom Schweregrad der Infektion über mehrere Jahre nachweisbar (Corman et al. 2016, Alshukairi et al. 2021). Inwieweit eine humoral bzw. zellulär ausgebildete Immunität vor einer erneuten Infektion bzw. schwerem Verlauf schützt, ist derzeit unklar.

Klinik

Die klinischen Symptome variieren je nach Alter und bestimmten Risikofaktoren der Patienten. Nach einer **Inkubationszeit** von etwa 7 bis 14 Tagen verläuft eine MERS-CoV-Infektion **in den meisten Fällen asymptomatisch** oder es kommt zu **grippeähnlichen Symptomen** wie Fieber, Husten und Halsschmerzen. Einige Patienten entwickeln zusätzlich Durchfall. Im weiteren Verlauf kann sich eine **Pneumonie** bis hin zu einem **ARDS** entwickeln. Es ist davon auszugehen, dass eine Person mit Auftreten der ersten Symptome infektiös ist. Die Dauer der Infektiosität ist noch nicht ausreichend untersucht. Bei der überwiegenden Anzahl bisher gemeldeter MERS-Fälle handelt es sich um männliche Erwachsene (Median 50 Jahre), betroffen sind aber alle Altersgruppen.

Weitere Komplikationen sind ein **Nieren- bzw. Multiorganversagen,** welches in über 30 % der Fälle zum Tod des Patienten führte (CDC 2023). Ältere Menschen und Personen mit kardiopulmonalen Vorerkrankungen, Nierenerkrankungen, Diabetes oder einer Immundefizienz haben ein erhöhtes Risiko für einen schweren Verlauf. Von bisher insgesamt 2.612 der WHO gemeldeten Fällen sind 940 Personen verstorben, was einer fallbezogenen **Letalitätsrate von etwa 36 %** entspricht (Stand: Juli 2024; WHO 2024). Da viele Infektionen asymptomatisch oder mit milden Symptomen verlaufen, ist bei der Anzahl tatsächlicher Infektionen von einer hohen Dunkelziffer auszugehen. Inwieweit letztere Verläufe zur weiteren Verbreitung des Erregers beitragen, ist unklar.

> Eine **frühzeitige Diagnose** und **angemessene medizinische Versorgung** sind entscheidend, um die Ausbreitung von MERS einzudämmen und schwere Komplikationen zu verhindern.
> Der Infektionsverdacht ist nach § 6 IfSG **namentlich meldepflichtig** (RKI 2024).

Diagnostik

Für „Patienten unter Abklärung" (Verdachtsfälle) sollte zum Schutz des Personals eine **erweiterte Basishygiene** mit zusätzlichem Schutz der Atemwege durchgeführt werden (vorzugsweise Atemschutzmasken mind. FFP2). Bei klinischem Verdacht wird MERS symptombasiert mittels bildgebender Verfahren, laborchemischer Analysen und insbesondere durch den direkten Erregernachweis diagnostiziert.

Zum labordiagnostischen Nachweis einer Infektion mit MERS-CoV eignen sich ein Nasopharyngeal- bzw. Oropharyngealabstrich sowie bei entsprechender klinischer Symptomatik die bronchoalveoläre Lavage, Trachealsekret und Sputum. Es wird empfohlen, wenn möglich, sowohl Proben aus den oberen als auch den unteren Atemwegen parallel zu entnehmen. Der Nachweis erfolgt in der Regel mittels **PCR** und ggf. anschließender Sequenzierung. Auch **kartuschenbasierte Testverfahren** (z. B. das Biofire Filmarray® Multiplex-PCR-Testsystem) stehen hierfür zur Verfügung. Eine Virusisolierung ist in spezialisierten BSL-3-Laboratorien möglich.

MERS-CoV konnte bei Patienten auch in Blut, Stuhl und Urin nachgewiesen werden. Die Testung aus Blut kann hilfreich sein, wenn keine Proben aus den unteren Atemwegen verfügbar sind.

> Alle Proben sollten **schnellstmöglich ins Labor** gelangen. Bei einer voraussichtlichen Ankunft innerhalb von 72 Stunden können die Proben bei 4 °Celsius gelagert und gemäß gesetzlichen Vorgaben transportiert werden. Eine Testung sollte nur bei hochgradigem Verdacht nach entsprechender Exposition bzw. Aufenthalt in einem Risikogebiet erfolgen, um das Risiko falsch positiver Resultate zu reduzieren.

Insbesondere für epidemiologische Fragestellungen stehen Antikörperassays und T-Zell-Immunitätstests zur Verfügung.

Der **direkte bzw. indirekte Erregernachweis** ist, sofern er auf eine akute Infektion hinweist, nach §7 IfSG **namentlich meldepflichtig** (RKI 2018).

Differenzialdiagnostik

Die Differenzialdiagnostik sollte weitere respiratorische Erreger wie Influenzaviren, Parainfluenzaviren, Respiratorisches Synzytial-Virus (RSV), SARS-CoV-2, Adenoviren oder auch bakteriell verursachte Erkrankungen wie Legionellose, Tuberkulose und Mykoplasmen-, Chlamydien- bzw. Pilzinfektionen berücksichtigen. Auch bakterielle Sekundärinfektionen sind möglich.

Therapie

Bei der Versorgung von wahrscheinlichen oder bestätigten Fällen im Krankenhaus sollten wegen der Gefahr nosokomialer Übertragungen auf das medizinische Personal und andere Kontaktpersonen strenge Hygienemaßnahmen entsprechend den Empfehlungen für Erkrankungen durch das SARS-Virus (➤ Kap. 2.14.2) eingehalten werden (Einzelunterbringung in einem Isolierzimmer mit Nasszelle und Schleusenfunktion/Vorraum, persönliche Schutzausrüstung für das Personal inkl. Atemschutzmaske FFP2 bzw. FFP3, Schutzkleidung, Einmalhandschuhe, ggf. Schutzbrille, Desinfektionsmaßnahmen) (RKI 2024, RKI 2018, WHO o. J.).

Eine spezifische Therapie ist nicht verfügbar, die **Behandlung** erfolgt **unterstützend und symptomatisch.** Für den Einsatz von in vitro antiviral wirksamen Substanzen, der Gabe von Interferonen bzw. immunmodulierenden Medikamenten, Immunglobulinen oder einer Plasmapherese gibt es keine ausreichende Evidenz, hierfür sind größere Studien notwendig (Kandeel 2023). Die Notwendigkeit einer intensivmedizinischen Behandlung ist individuell und im Wesentlichen vom Alter und von eventuell vorliegenden Vorerkrankungen der betroffenen Person abhängig (Wit 2016).

Prävention und Hygienemaßnahmen

Impfstoffe gegen MERS stehen derzeit nicht zur Verfügung, befinden sich aber in der Entwicklung bzw. klinischen Prüfung (derzeit bis Phase 2). Die WHO rät Reisenden auf die Arabische Halbinsel, den **Kontakt mit Dromedaren zu vermeiden** und keine rohen oder unzureichend erhitzten Kamelprodukte (z. B. Milch, Fleisch) zu konsumieren. Es wird empfohlen, regelmäßig die Hände zu waschen und die üblichen Hygieneregeln zu befolgen. Bei der Versorgung von Verdachts- oder bestätigten MERS-Fällen sollten strenge Hygienemaßnahmen gemäß den offiziellen Empfehlungen beachtet werden (RKI 2024, WHO o. J.).

Reisemedizinische Bedeutung

In verschiedenen Ländern aller Kontinente sind importierte MERS-Erkrankungen aufgetreten, die meist von Patienten oder Reiserückkehrern von der Arabischen Halbinsel eingeschleppt wurden. In Deutschland wurden bislang 3 Importfälle diagnostiziert. Importfälle traten auch in anderen europäischen Ländern (Frankreich, Griechenland, Großbritannien, Italien, Niederlande, Österreich, Türkei) und in den USA auf. Im Rahmen der weltweit intensivierten Surveillance aufgrund der Pilgerfahrten nach Saudi-Arabien (Hadsch bzw. Umra) wurden einzelne laborbestätigte MERS-Fälle identifiziert.

> **! CAVE**
> Bei verzögerter Diagnosestellung und fehlenden Isolations- und Schutzmaßnahmen kann es zu nosokomialen Übertragungen und Ausbrüchen beim medizinischen Personal, Familienangehörigen, Mitpatienten und deren Angehörigen kommen.

Differenzialdiagnostisch sollte MERS-CoV insbesondere dann in Betracht gezogen werden, wenn sich **Patienten mit Pneumonie** in den 14 Tagen vor Erkrankungsbeginn
- in einem Land der Arabischen Halbinsel oder angrenzenden Ländern aufgehalten oder
- einen Kontakt mit einem Patienten mit bestätigter oder wahrscheinlicher MERS-CoV-Infektion hatten (RKI 2018, 2024).

Es empfiehlt sich, bei Patienten mit schweren Atemwegserkrankungen auch deren Kontakt zu anderen Erkrankten mit Reiseanamnese bezüglich der Arabischen Halbinsel nachzufragen. Bei Patienten, die in einem direkten Kontakt mit einem bestätigten oder wahrscheinlichen Fall standen, muss auch eine leichtere Atemwegserkrankung umgehend auf MERS-CoV abgeklärt werden.

LITERATUR

Aguanno R, Elldrissi A, Elkholy AA, Ben Embarek P, Gardner E, Grant R et al. MERS: Progress on the global response, remaining challenges and the way forward. Antiviral Research 2018; 159: 35–44.

Alshukairi AN, Zhao J, Al-Mozaini MA, Wang Y, Dada A, Baharoon SA et al. Longevity of Middle East Respiratory Syndrome Coronavirus Antibody Responses in Humans, Saudi Arabia. Emerg Infect Dis 2021; 27(5): 1472–6.
Azhar EI, Velavan TP, Rungsung I, Traore T, Hui DS, McCloskey B et al. Middle East respiratory syndrome coronavirus-a 10-year (2012–2022) global analysis of human and camel infections, genomic sequences, lineages, and geographical origins. Int J Infect Dis 2023; 131: 87–94.
Centers for Disease Control and Prevention (CDC). MERS Clinical Features. (2024). www.cdc.gov/coronavirus/mers/clinical-features.html.
Choudhry H, Bakhrebah MA, Abdulaal WH, Zamzami MA, Baothman OA, Hassan MA et al. Middle East respiratory syndrome: pathogenesis and therapeutic developments. Future Virol 2019; 14(4): 237–46.
Corman VM, Albarrak AM, Omrani AS, Albarrak MM, Farah ME, Almasri M et al. Viral Shedding and Antibody Response in 37 Patients With Middle East Respiratory Syndrome Coronavirus Infection. Clin Infect Dis 2016; 62(4): 477–83.
Howley PM, Knipe DM, Whelan S. Fields Virology: Emerging Viruses. Wolter Kluwers, 2020.

2.14.2 SARS und COVID-19

Sandra Ciesek, Marek Widera

Das Wichtigste in Kürze

SARS

SARS steht für „schweres akutes respiratorisches Syndrom" (severe acute respiratory syndrome) und ist eine schwere Atemwegserkrankung, die erstmals im Jahr 2002 auftrat. SARS wird durch das Coronavirus SARS-CoV verursacht (im nicht wissenschaftlichen Kontext gelegentlich auch als SARS-CoV-1 bezeichnet, um es von SARS-CoV-2 abzugrenzen). Zu den Symptomen werden häufig Fieber, Husten, Kopf- und Gliederschmerzen sowie Myalgien und Erschöpfung gezählt. Bei schweren Verläufen kann es in Abhängigkeit von Risikofaktoren zu schweren Pneumonien mit akutem Atemnotsyndrom (ARDS) bis hin zum Tod kommen. Asymptomatische Fälle sind eher die Ausnahme. Impfstoffe sowie eine spezifische Therapie stehen nicht zur Verfügung. 2003 führte SARS zu einer weltweiten Epidemie und breitete sich auf mehr als 30 Länder in Asien, Amerika und Europa aus, wobei seit 2004 durch Hygiene- und Präventionsmaßnahmen keine dokumentierten neuen Infektionen und Todesfälle mehr gemeldet wurden.

COVID-19

COVID-19 steht für „coronavirus disease 2019" und ist eine hochansteckende Atemwegserkrankung, die durch das Coronavirus SARS-CoV-2 (schweres akutes respiratorisches Syndrom Coronavirus 2) verursacht wird. Vergleichbar mit SARS sind häufig beschriebene Leitsymptome Fieber, Husten und Schnupfen sowie Hals-, Kopf- und Gliederschmerzen. Asymptomatische Fälle werden jedoch im Gegensatz zu SARS-CoV häufig beobachtet, wobei COVID-19 auch von Personen bereits vor Auftreten der Symptome weitergegeben werden kann. Schwere bis hin zu lebensbedrohlichen Verläufen mit einer Pneumonie und der Entwicklung eines ARDS sind in Abhängigkeit von Risikofaktoren beschrieben. Das Risiko, schwer zu erkranken, ist vor allem bei älteren Menschen und Personen mit Vorerkrankungen gegeben und im Vergleich zu gesunden, jüngeren Menschen deutlich erhöht. Als „Long-COVID" bezeichnete Langzeitfolgen sind möglich. 2020 bis 2023 führte SARS-CoV-2 zu einer weltweiten Pandemie. Bereits seit Ende 2020 stehen Impfstoffe (auch an Varianten angepasste) und monoklonale Antikörper zur Prävention sowie therapeutische Medikamente mehrerer Substanzklassen zur Verfügung.

Epidemiologie

Geografische Verbreitung von SARS

SARS wurde erstmals am 16.11.2002 in der **chinesischen Provinz Guangdong** beschrieben. Insgesamt wurden im Zeitraum von 2002 bis 2004 innerhalb von 8 Monaten 8.454 SARS-Fälle in 33 Ländern auf insgesamt 5 Kontinenten gemeldet (WHO) (➤ Abb. 2.42). SARS ging damit als die erste große Epidemie des 21. Jahrhunderts in die Geschichte ein. Der Ausbruch dieses zur damaligen Zeit gänzlich unbekannten Erregers wurde offiziell am 11.2.2003 als eine Anhäufung atypischer Pneumonien bekannt gemacht und betraf zu diesem Zeitpunkt etwa 300 Fälle, von denen etwa ein Drittel unter Mitarbeitern der örtlichen Gesundheitsversorgung aufgetreten war.

Der Ursprung von SARS-CoV wurde auf **in Südchina vorkommende Fledermauspopulationen** zurückgeführt (s. u. „Übertragungs- und Verbreitungsfaktoren"). Von diesem Reservoir aus übertrug sich die Krankheit wahrscheinlich über andere Tiere als Zwischenwirte, bevor sie schließlich auf den Menschen überging und sich insbesondere in Großstädten wie Guangzhou und Peking weiter ausbreitete. In kurzer Zeit verzeichneten auch benachbarte asiatische Länder wie Taiwan, Singapur, Vietnam, Thailand und Südkorea sowohl eingeschleppte Fälle als auch lokale Ausbrüche. Außerhalb Asiens war Nordamerika, insbesondere die Stadt Toronto in Kanada, stark betroffen.

In der Allgemeinbevölkerung traten die meisten Fälle bei Erwachsenen auf, während Kinder nur selten betroffen waren. Auffälliges Merkmal des SARS-Ausbruchs war unter anderem der hohe Anteil an medizinischem Personal unter den Erkrankten, was auf nosokomiale Infektionen hindeutet. Eine wichtige Rolle bei der initialen Verbreitung von SARS-CoV spielten **Superspreader-Ereignisse.** Der Ursprung eines massiven Superspreader-Events wurde auf den 21.2.2003 zurückgeführt, bei dem ein aus China stammender Arzt in einem Hotelgebäude in Hongkong mindestens 16 weitere Menschen infizierte. Diese Personen haben das Virus anschließend in der dicht besiedelten Metropole Hongkong rapide weitergegeben. Schätzungen zufolge gehen auf dieses Ereignis etwa 4.000 und damit etwa die Hälfte aller weltweit dokumentierten SARS-Fälle zurück.

In Deutschland wurden insgesamt 9 Fälle ohne tödlichen Ausgang dokumentiert, die wegen hoher Isolationsmaßnahmen nicht selbst zu Ausgangspunkten neuer Infektionswellen wurden. Der erste dokumentierte Fall in Deutschland geht auf den 15.3.2003 zurück. Ein an SARS erkrankter Arzt aus Singapur, der auf der Durchreise in sein Heimatland war, informierte am Flughafen Frankfurt die

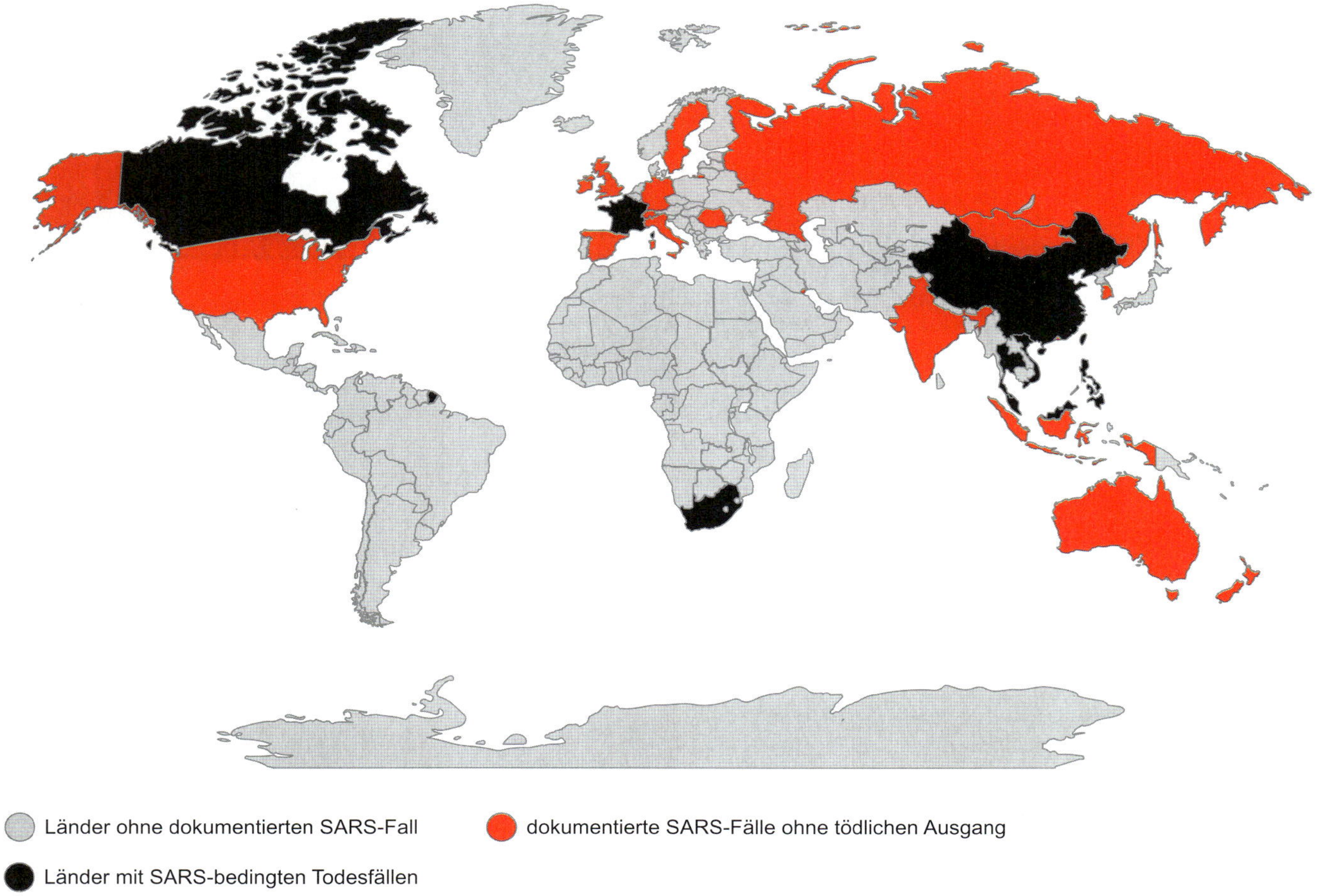

Abb. 2.42 Übersichtskarte der weltweiten Verbreitung von SARS-CoV während des SARS-Ausbruchs in den Jahren 2002/2003 (licensed under CC BY-SA 4.0) [X333-027, L138]

Behörden, dass er sich mit SARS infiziert haben könnte. Der Mann wurde isoliert und in das Universitätsklinikum Frankfurt gebracht, wo der dort angegliederten Virologie die Virusanzucht in Zellkultur gelang. Aus diesem Anzuchtmaterial konnte Ende März 2003 ein bisher unbekanntes Coronavirus als Erreger identifiziert werden. Seit 2004 wurden keine SARS-Fälle mehr dokumentiert.

Geografische Verbreitung von COVID-19

COVID-19 wurde erstmals im Dezember 2019 in der **Stadt Wuhan in der chinesischen Provinz Hubei** beschrieben (Zhu et al. 2020) und hat sich seit 2020 zu einer **weltweiten Pandemie** ausgeweitet. Seit Beginn der Pandemie wurden global über 775 Millionen bestätigte Infektionen und insgesamt über 7 Millionen SARS-CoV-2-assoziierte Todesfälle gemeldet (WHO 2024). Die ersten Fälle außerhalb Chinas wurden mit Reisen nach Wuhan in Verbindung gebracht. Am 30.1.2020 erklärte die WHO die COVID-19-Pandemie zur „gesundheitlichen Notlage internationaler Tragweite". Bereits im Februar 2020 überstieg die Zahl der dokumentierten Todesfälle mit über 800 die Gesamtzahl der Todesfälle, die während der SARS-Pandemie von 2002/2003 verzeichnet worden war. Seit März 2020 traten die meisten Fälle von COVID-19-Infektionen in China, Italien, Spanien, Iran, Deutschland, Frankreich und den USA auf. Im weiteren Verlauf breitete sich SARS-CoV-2 auch in Lateinamerika und Indien aus, wo es zeitweise zu einem exponentiellen Anstieg der Fallzahlen kam.

Die ersten Fälle in Deutschland ereigneten sich bei einem Münchener Zulieferunternehmen der Automobilindustrie. Ein 33 Jahre alter Mitarbeiter, der sich während der Arbeit bei einer aus China/Shanghai angereisten Kollegin infizierte, war der erste Fall einer Infektion in Deutschland. Im Februar 2020 wurde ein Evakuierungsflug von 126 Personen aus der chinesischen Stadt Wuhan zum Flughafen Frankfurt durchgeführt. Ein symptombasiertes Screening-Verfahren war nicht in der Lage, eine SARS-CoV-2-Infektion bei 2 Passagieren nachzuweisen, bei denen später in einem Rachenabstrich mittels PCR SARS-CoV-2-RNA nachgewiesen wurde. Von beiden Patienten konnte in der Virologie des Universitätsklinikums Frankfurt eine Virusanzucht durchgeführt werden, was belegt, dass eine Ausscheidung des potenziell infektiösen Virus aus den oberen Atemwegen erfolgte und bei Personen auftreten kann, die keine Symptome oder nur geringe Anzeichen einer Infektion aufweisen (Hoehl et al. 2020).

Ähnlich wie bei SARS wurden bei SARS-CoV-2 zahlreiche **Superspreading-Ereignisse** beschrieben. Bekanntes Beispiel für ein Superspreader-Event in Deutschland war eine Karnevalveranstaltung mit ca. 300 Teilnehmern in der Gemeinde Gangelt, an der auch ein mit SARS-CoV-2 infiziertes Ehepaar teilnahm. In einer im Anschluss durchgeführten Einzelfallstudie wurde bei 15 % der untersuchten Bürger eine zurückliegende Infektion nachgewiesen. Der größte Ausbruch in Deutschland ereignete sich im Juni 2020 in einem Fleischerei-Massenbetrieb in Rheda/Wiedenbrück in Nordrhein-Westfalen. Anhand von Gensequenzanalysen konnten das Ereignis detailliert rekonstruiert und die Übertragungsfaktoren identifiziert werden (Günther et al. 2020). Ausgehend von einem einzigen Mitarbeiter wurden SARS-CoV-2-Partikel in einem gekühlten Bereich mit niedriger Temperatur sowie geringer Frischluftzufuhr, jedoch bei dauerhafter Luftumwälzung in einem Umkreis von mehreren Metern zu zahlreichen Personen in der Halle weitergetragen. Weitere Faktoren, die die Übertragung begünstigten, waren wahrscheinlich die schwere körperliche Arbeit und die damit verbundene starke Aerosolausatmung sowie mangelnder Einsatz von Mund-Nasen-Schutz. Im Zusammenhang mit diesem Superspreader-Ereignis haben sich insgesamt 1.413 Werksmitarbeiter sowie 353 Personen in deren Umfeld mit SARS-CoV-2 infiziert.

Übertragungs- und Verbreitungsfaktoren

SARS und COVID-19 sind **zoonotische Infektionskrankheiten,** die von Coronaviren (CoV) verursacht und wechselseitig zwischen Tieren und Menschen übertragen werden können. Es wird angenommen, dass SARS-CoV und SARS-CoV-2 von **Fledermäusen** abstammen und auf andere tierische Wirte und schließlich auf den Menschen übertragen worden sind. In diesem Zusammenhang wurden Fledermäuse experimentell mit SARS-CoV infiziert und als effiziente und sehr wahrscheinliche Vektoren identifiziert.

Tatsächlich wurden allein in China mehr als 500 Coronaviren in Fledermauspopulationen beschrieben, wobei die tatsächliche Diversität auf über 5.000 geschätzt wird (Rabi et al. 2020), sodass hier ein großes zoonotisches Potenzial für humanpathogene Coronaviren vorliegt. Auch bei verschiedenen Tierarten, die in Südchina als Delikatessen verzehrt werden (z. B. Schleichkatzen, Frettchen), aber auch bei Hauskatzen wurde eine Infektion mit einem verwandten Coronavirus nachgewiesen. Im Fall von **SARS** konnte die Zibetkatze als Zwischenwirt identifiziert werden. Bei **COVID-19** ist noch nicht abschließend geklärt, ob der Artenübersprung direkt von der Fledermaus auf den Menschen erfolgt ist, oder ob noch ein Zwischenwirt involviert war.

Während **SARS-CoV** in den unteren Atemwegen repliziert und dort schwere Entzündungen auslösen kann, infiziert **SARS-CoV-2** zunächst in der Regel die oberen Atemwege, aber unter bestimmten Bedingungen kann sich die Replikation auch auf die unteren Atemwege ausweiten. Beide Erreger werden hauptsächlich durch Tröpfchen und Aerosole von symptomatischen, im Falle von SARS-CoV-2 auch von asymptomatischen, infizierten Personen übertragen (➤ Abb. 2.43).

Bei SARS-CoV-2 ist eine Ansteckung bereits 1 bis 2 Tage vor Symptombeginn einer infizierten Person möglich, sodass der frühzeitigen Erkennung und Isolation von infizierten Individuen eine besondere Bedeutung zugeschrieben werden.

Virusvarianten

Im Zuge des natürlichen Anpassungsprozesses von Viren an einen neuen Wirt können Mutationen auftreten, die zur Entstehung unterschiedlicher Virusvarianten mit veränderten Eigenschaften führen. Diese neuen Varianten können durch erhöhte Übertragbarkeit und schnelle Ausbreitung, schwerere Krankheitsverläufe, eingeschränkte Empfindlichkeit gegenüber Impfstoffen oder Medikamenten sowie diagnostischen Nachweisverfahren gekennzeichnet sein. Die **D614G-Mutation im SARS-CoV-2-Spike-Protein** war die erste bedeutende Anpassung an den Menschen, die bereits in der Anfangsphase der Pandemie auftrat und gegenüber der ursprünglichen Variante (D614) einen deutlichen evolutionären Vorteil hinsichtlich der Übertragbarkeit zur Folge hatte. Im Laufe der Pandemie hat die WHO SARS-CoV-2-Varianten mit veränderten Eigenschaften, die zu einem evolutionären Vorteil gegenüber anderen Varianten führen können, als **„variants of concern"** (VOC, „besorgniserregende Varianten") definiert, von denen nachfolgend die bedeutsamsten beschrieben werden:

- Die **Alpha-Variante (B.1.1.7)** wurde erstmals in Großbritannien beschrieben und weist zusätzlich zur D614G- weitere für den Viruseintritt bedeutsame Mutationen im Spike-Gen auf (del69/70, del144, N501Y, P681H). Bedingt durch die Mutation N501Y im Spike-Gen wies Alpha eine höhere Bindungsaffinität zum zellu-

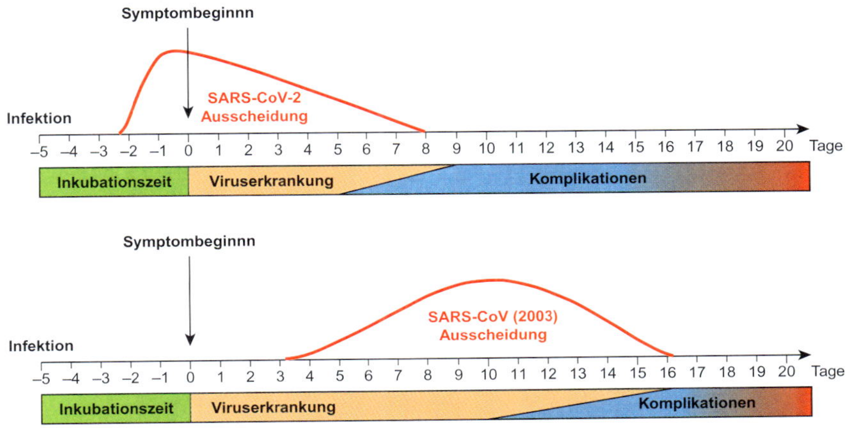

Abb. 2.43 Vergleich der Virusausscheidungen bei einer Infektion mit SARS-CoV (2003) und SARS-CoV-2 (2019) im zeitlichen Verlauf unter Berücksichtigung des Beginns der Symptome und von Komplikationen (licensed by CC BY-SA 4.0) [X409, L143]

lären Rezeptor, Typ-I-Membranprotein Angiotensin-converting enzyme 2 (ACE2) auf. Hiervon ging eine höhere Übertragbarkeit aus, was der Variante schnell zur internationalen Vorherrschaft verhalf. Die Deletion an Position 69/70 in der Amplifikationsregion eines frühen kommerziellen PCR-Tests führte zu einem Ausfall und falsch negativen Testergebnissen.

- Die Varianten **Beta (B.1.351)** und **Gamma (P.1),** ursprünglich in Südafrika bzw. Brasilien identifiziert, zeigten Veränderungen im Spike-Protein (z. B. K417N und E484 K), was Auswirkungen auf die Wirksamkeit von monoklonalen Antikörpern sowie Serumantikörpern von geimpften und genesenen Individuen zur Folge hatte.
- Die in Indien identifizierte **Delta-Variante (B.1.617.2)** breitete sich rasant aus und wurde wegen des Auftretens von weiteren immunevasiven Mutationen im Spike-Gen (wie L452R) als besonders ansteckend eingestuft.
- Am 26.11.2021 hat die WHO die SARS-CoV-2-Variante **Omikron (B.1.1.529)** aufgrund signifikanter genetischer Unterschiede (~50 Aminosäuresubstitutionen), davon etwa die Hälfte im immunogenen Spike-Protein, als VOC definiert. Omikron-Varianten sind nach wie vor vorherrschend (Stand Mai 2025), weisen jedoch mittlerweile zahlreiche Unterlinien bei unterschiedlicher geografischer Verbreitung (z. B. BA.1, BA.2, BA.4/BA.5, BQ.1.1, XBB.1.5, JN.1, KP.3.1.1, XEC) auf. Alle Omikron-Varianten haben die Fähigkeit, der antikörpervermittelten Immunabwehr bedeutsam zu entgehen, wenn auch in unterschiedlich starker Ausprägung. Bislang gibt es jedoch keine Hinweise auf eine Immunflucht vor der T-Zell-vermittelten Immunität.

Monitoring von SARS-CoV-2 im Abwasser

Respiratorische Infektionserreger wie SARS-CoV-2 werden auch über Fäkalien ausgeschieden und gelangen unter anderem über den Stuhl ins Abwasser. Mittels angepasster Isolation und PCR-Techniken können virale RNA-Fragmente proportional zur abgegebenen Menge nachgewiesen werden. Im Rahmen des **nationalen Erregermonitorings** werden regelmäßig Abwasserproben von großen Klärwerken entnommen und die Proben auf das Vorhandensein und die Menge von SARS-CoV-2 sowie deren Varianten untersucht. Insbesondere zuzeiten einer niedrigen Testbereitschaft in der Bevölkerung kann die Menge von SARS-CoV-2 im Abwasser eine von der Individualtestung unabhängige, aber diese unterstützende Trendlinie der COVID-19-Ausbreitung in der Bevölkerung abbilden.

Erreger

Morphologie und Genomstruktur von Coronaviren

SARS-CoV und SARS-CoV-2 sind **behüllte RNA-Viren** und gehören beide zur Gattung der Betacoronaviren aus der Familie der *Coronaviridae,* die Säugetiere und Vögel infizieren. Der Name leitet sich von dem in elektronenmikroskopischen Darstellungen beobachteten Kranz aus keulenförmigen Stachelproteinen (Spikes) ab, der den Viruspartikeln das Aussehen einer Sonnenkorona bzw. einer Krone verleiht (➤ Abb. 2.44). Die Größe der Viruspartikel beträgt im Durchmesser etwa 120 nm. Die Spike-Oberflächenproteine sind in einer Lipidhülle eingelagert, die das virale Kapsid umschließt (➤ Abb. 2.44b). Durch die Lipidhülle weisen Coronaviren eine relativ geringe Umweltstabilität gegenüber chemischen und physikalischen Einwirkungen auf.

Das **linear einzelsträngige RNA-Genom** wird während der Virusfertigung in das virale Kapsid verpackt. Mit einer Größe von etwa 30 kb ist es relativ klein, weist aber eine genetisch hohe Komplexität auf. Es kodiert für mindestens 10 Gene: ORF1ab-Polyprotein (Replikase-Komplex), Spike-Glykoprotein (S), Envelope-Hüllprotein (E), Membran-Glykoprotein (M), ein Nukleokapsid (N) sowie die Proteine ORF3, ORF6, ORF7, ORF8 und ORF10, wobei deutliche Unterschiede in der Genomorganisation (z. B. ORF3b, ORF8a/b) vorliegen (Wang et al. 2020). Die beiden Viren weisen eine Aminosäureidentität von 77,46 % im Spike bis hin zu 96 % im E-Gen auf (➤ Abb. 2.44c).

Replikationszyklus von Coronaviren

SARS-CoV und SARS-CoV-2 binden beide an ACE2, das auf der Zelloberfläche empfänglicher Zellen vorhanden ist und als Hauptrezeptor für den viralen Eintritt in die Wirtszelle dient (Hoffmann et al. 2020). Die Verschmelzung der viralen und zellulären Membran erfolgt, abhängig vom Virus bzw. der Virusvariante, entweder an der Zelloberfläche oder innerhalb von Endosomen. Bei SARS-CoV-2 ist hierfür die Spaltung des viralen Spike-Proteins zwischen der S2- und ST-Stelle durch die zelluläre transmembrane Serinprotease 2 (TMPRSS2) entscheidend. Erfolgt nach Bindung des ACE2-Proteins eine TMPRSS2-vermittelte Spaltung der SARS-CoV-2-Spike-Proteinuntereinheit S2, erfolgt die Membranverschmelzung an der Zellmembran. Bleibt die Spaltung aus, wird das Viruspartikel durch Endozytose aufgenommen, und die Membranfusion erfolgt an der endosomalen Membran nach S2-Spaltung durch die zelluläre Endoprotease Cathepsin L. Die Membranfusion wird in diesem Fall durch einen niedrigen pH-Wert ausgelöst, was zur Freisetzung des Nukleokapsids in das Zytosol führt. Das virale positiv-strängige RNA-Genom wird translatiert, um die Proteine 1a und 1ab zu produzieren, wobei Letzteres durch ribosomales Frameshifting ermöglicht wird. Diese Vorläuferproteine werden durch virale Proteasen autoproteolytisch prozessiert und führen zur Bildung essenzieller viraler Proteine, einschließlich der RNA-abhängigen RNA-Polymerase (RdRP) sowie der 3CL-Protease. Die übrigen viralen strukturellen und nicht strukturellen Proteine werden von subgenomischen mRNAs kodiert, die alle eine 5'-Leadersequenz gemeinsam haben und durch einen komplexen Mechanismus, der als diskontinuierliche Transkription bezeichnet wird, synthetisiert werden. Die membrangebundenen Proteine M, S und E werden in das endoplasmatische Retikulum (ER) eingefügt und bewegen sich dann zum ER-Golgi-Intermediärkompartiment, an dem die Fertigung der neuen Viren erfolgt. Volllängen-RNA-Moleküle dienen als Vorlage für die Synthese des Virusgenoms, das vom N-Protein eingekapselt wird. Das Nukleokapsid stülpt sich in das ER-Golgi-Intermediärkompartiment ein und erwirbt eine Membran, die die S-, E- und M-Proteine enthält. Die fertigen Viruspartikel werden anschließend in kleinen subzellulären Vesikeln zur Zellmembran transportiert und durch Exozytose aus den Zellen freigesetzt, sobald die Transportvesikel mit der Zellmembran verschmelzen.

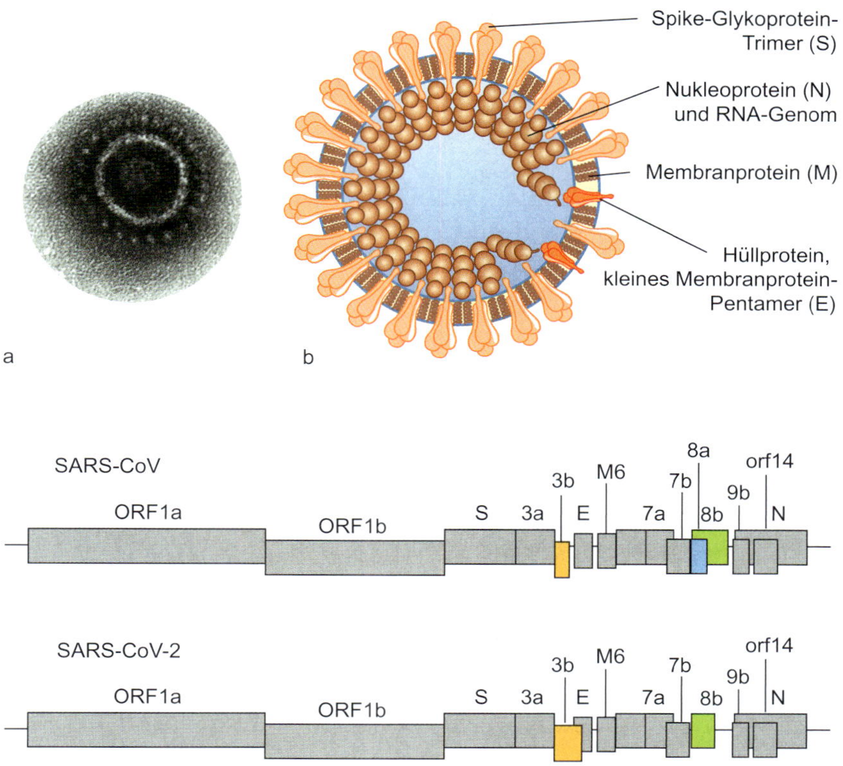

Virus strain	ORF1ab	S	E	M	N
SARS-CoV Urbani Protein ID	AAP13442.1	AAP13441.1	QHD43418.1	QHD43419.1	OHD43423.2
SARS-CoV-2 Wuhan-Hu-1 Protein ID	QHD43415.1	QHD43416.1	AAP13443.1	AAP13444.1	AAP13445.1
% Identity (a.a.)	86,46	77,46	96,00	89,59	89,74

c

Abb. 2.44 Morphologie und Genomstruktur von SARS und SARS-CoV-2: a) Transmissions-elektronenmikroskopische Aufnahme eines Coronavirus [P1586]; b) Schematische Darstellung eines Coronaviruspartikels [X409, L138]; c) Vergleich der Genomstrukturen von SARS-CoV und SARS-CoV-2; *oben:* Unterschiede in ORF3 und ORF8 sind farblich hervorgehoben; *unten:* Die beiden Genome weisen eine Aminosäureidentität von 86,46 % im ORF1ab, 77,46 % im Spike-Gen, 96 % im E-Gen, 89,59 % im M-Gen und 89,74 % im N-Gen auf. [H540-001].

Pathogenese und Immunologie

Pathogenese

Sowohl SARS-CoV als auch SARS-CoV-2 binden an das zelluläre Membranprotein ACE2, das insbesondere in den **oberen Atemwegen und im Lungenepithel** exprimiert und als primärer Infektionsweg genutzt wird. ACE2 wird in weiteren Geweben exprimiert, darunter kardiopulmonale Gewebe, Gastrointestinaltrakt sowie in Leber und Niere. Die Virusreplikation führt hierbei zu einer starken Zell- und Gewebeschädigung und entsprechender gewebespezifischer Symptomatik.

SARS-CoV und SARS-CoV-2 besitzen die Fähigkeit, der zellulären Wirtsabwehr besonders effizient zu entgehen. Mehrere viruskodierte Proteine wirken auf intrazellulären Wegen der Immunreaktion entgegen. Zugunsten der Virusvermehrung wird hierbei insbesondere der Signalweg für Typ-I- und Typ-III-Interferone unterdrückt, wodurch die Induktion interferonstimulierter Gene (ISG) mit antiviraler Wirkung verhindert wird (Park und Iwasaki 2020). Im fortschreitenden Krankheitsverlauf bei einer SARS-CoV-2-Infektion führt jedoch eine stark erhöhte Synthese proinflammatorischer Zytokine (Zytokinsturm) wie Interleukin-6 (IL-6) zu sekundären **Komplikationen bis hin zur Ausbildung des systemisch inflammatorischen Antwortsyndroms (SIRS), des akuten Atemnotsyndroms (ARDS), Multiorganversagen** sowie **Koagulopathie.** Bei Patienten mit COVID-19 mit bestimmten Vorerkrankungen tritt ein **Zytokinsturm** häufiger auf, wobei erhöhte Serum-IL-6-Konzentrationen mit Atemversagen, ARDS und ungünstigen klinischen Verläufen korrelieren. Ein Vergleich der Symptome und Komplikationen bei einer milden und schweren COVID-19-Erkrankung sind in ➤ Abb. 2.45 zusammengefasst.

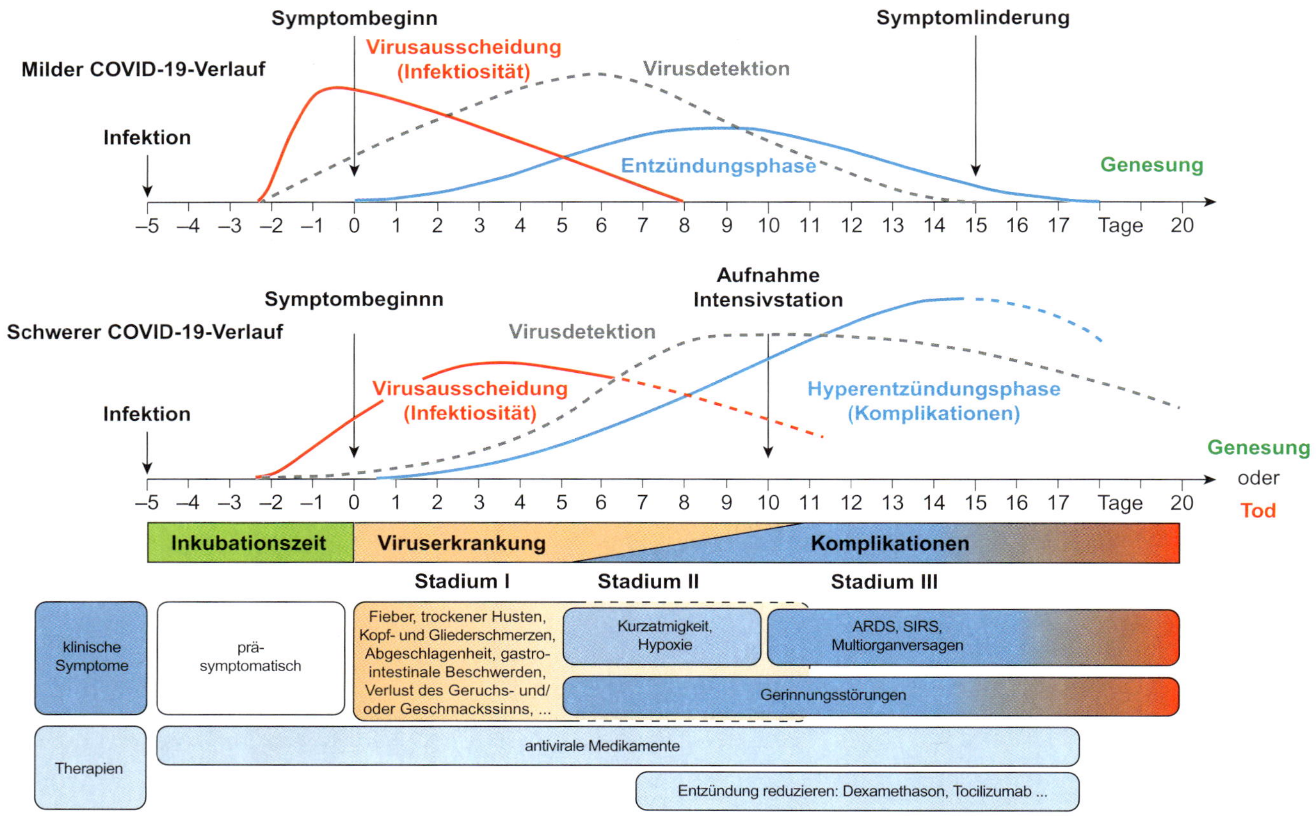

Abb. 2.45 Vergleich der Symptome und Komplikationen bei einer milden und schweren COVID-19-Erkrankung. Für die stationäre und ambulante Versorgung von Patienten mit COVID-19 sowie für die Prävention und Behandlung spezieller Patientengruppen gelten jeweils eigene Leitlinien (s. u. „Therapie"). (Quelle: Expasy – Viral Zone: https://viralzone.expasy.org/9116) [X409, L143]

Antikörpervermittelte Immunität

Von Infizierten oder geimpften Individuen werden spezifische Anti-Spike-Antikörper der Klasse IgG gebildet (bei Genesenen auch gegen andere Virusstrukturen gerichtet), die dazu beitragen, die Wahrscheinlichkeit einer Infektion bzw. Reinfektion mit SARS-CoV-2 zu reduzieren und somit COVID-19 zu verhindern bzw. den Krankheitsverlauf wesentlich abzumildern. Diese als **neutralisierende Antikörper** bezeichneten Immunglobuline blockieren primär die viralen Oberflächenproteine (Spikes), sodass eine Bindung an die Wirtszellrezeptoren nicht mehr erfolgen kann. Allerdings nimmt die IgG-Konzentration samt neutralisierender Antikörper im Laufe der Zeit ab, wenn keine erneute Exposition gegenüber dem Erreger oder Impfauffrischungen erfolgen. Dieses Phänomen wird als **„waning immunity"** bezeichnet und hat zur Folge, dass eine Person im Laufe der Zeit anfälliger für erneute Infektionen mit dem gleichen Erreger wird, da der schützende Antikörpertiter abfällt. Bei SARS-CoV-2 erfolgt eine signifikante Abnahme der Anti-Spike-IgG-Antikörper-Konzentrationen bereits nach wenigen Monaten. Impfauffrischungen (Boosterimpfungen) werden derzeit älteren Personen über 60 Jahre sowie Personen mit einer signifikanten Vorerkrankung oder Immunsupprimierten empfohlen, um die IgG-Level aufrechtzuerhalten (siehe STIKO-Empfehlungen).

Die Anwesenheit einer kritischen Menge neutralisierender Antikörper ist notwendig, um auch Virusvarianten mit erniedrigter Antikörperbindung zu neutralisieren. Im Gegensatz zu zuvor zirkulierenden SARS-CoV-2-Varianten weisen Omikron-(Sub-)Varianten eine hohe Resistenz gegenüber der antikörpervermittelten Neutralisierung durch Impfantikörper aus nicht variantenangepassten Impfstoffen sowie Antikörpern, die nach einer Durchbruchsinfektion mit vorherigen SARS-CoV-2-Linien gebildet worden sind, auf.

Der Schutz durch Impfung beschränkt sich nicht allein auf neutralisierende Antikörper, da auch die Qualität der Antikörper eine Rolle spielt. Insbesondere wirkt sich der nicht neutralisierende Effekt von Impfseren auch auf die zelluläre Immunität aus, da die antikörperabhängige zelluläre zytotoxische Wirkung (ADCC) und die antikörperabhängige zelluläre Phagozytose (ADO) ebenfalls zur klinischen Wirksamkeit von Impfstoffen beitragen können.

Zelluläre Immunität

Die T-Zell-vermittelte Immunität stellt eine wesentliche Barriere dar, um schwere COVID-19-Verläufe zu verhindern. Diese hat sich bisher auch gegenüber neuen immunevasiven Virusvarianten wie Omikron als sehr stabil herausgestellt. Zytotoxische T-Zellen ($CD8^+$-T-Zellen) haben die Fähigkeit, Coronavirus-infizierte Zellen zu erkennen und direkt zu zerstören. Helfer-T-Zellen ($CD4^+$-T-Zellen) hingegen spielen eine zentrale Rolle bei der Koordinierung der Immunantwort. Sie aktivieren weitere Zellen des Immunsystems, einschließlich B-Zellen, die Antikörper produzieren, und Makrophagen, die bei der Beseitigung helfen.

Klinik

SARS

Die **Inkubationszeit** von SARS beträgt im Durchschnitt 5 Tage, wobei sie zwischen 2 und 10 Tagen variieren kann. Es wurden jedoch vereinzelte Berichte über Fälle mit einer längeren Inkubationszeit verzeichnet. Häufige Symptome sind **Fieber, Husten, Kopf- und Gliederschmerzen** sowie **Erschöpfung.** Die Symptome variieren jedoch je nach Alter und Risikofaktoren. Bei schweren Verläufen kann es im weiteren Verlauf in Abhängigkeit von Risikofaktoren zu einer **Pneumonie** oder einem **ARDS** bis hin zum Tod kommen. Es wird angenommen, dass infizierte Personen bei Einsetzen der Symptome infektiös werden. Asymptomatische Fälle bilden bei einer SARS-CoV-Infektion eher die Ausnahme. Die **Letalität** bei einer SARS-Infektion wird mit bis zu 11 % beziffert (weltweit), jedoch ist sie mit zunehmendem Alter und bei relevanten Vorerkrankungen stark ansteigend. Hinsichtlich der Differenzialdiagnostik einer SARS-Erkrankung ist der Ausschluss anderer respiratorischer Infektionen entscheidend. Die Identifizierung des SARS-CoV bzw. seiner RNA durch spezifische molekulare Testverfahren wie PCR ist entscheidend für die Bestätigung der SARS-Diagnose. Eine Reiseanamnese kann Hinweise auf mögliche Expositionen in potenziellen Zoonosegebieten geben, da in den Jahren 2002/2003 SARS in der Regel mit Reisen in betroffene Gebiete oder Kontakt mit Infizierten in Verbindung gebracht wurde. Es ist jedoch derzeit unklar, ob tatsächlich noch ein SARS-Reservoir existiert. Weitere klinische bildgebende Verfahren wie Röntgenaufnahmen oder CT-Scans der Lunge können helfen, typische Lungenveränderungen, die bei SARS auftreten, zu erkennen.

> Bei direktem oder indirektem Nachweis des SARS-Erregers besteht namentliche Meldepflicht nach § 6 und § 7 IfSG.

COVID-19

Eine SARS-CoV-2-Infektion ist verantwortlich für das Auftreten von COVID-19. Die **Inkubationszeit** beträgt je nach Variante etwa 4 bis 6 Tage. Zu den häufigsten Symptomen einer SARS-CoV-2-Infektion gehören **trockener Husten, Schnupfen, Fieber, Halsschmerzen, Kopf- und Gliederschmerzen.** Ferner können **Abgeschlagenheit** sowie **gastrointestinale Beschwerden** auftreten. Zu Beginn der Pandemie wurde häufig der **Verlust des Geruchs- und Geschmackssinns** beschrieben (> 20 %), was aber seit der Dominanz der Omikron-Variante und mit Zunahme der Immunität in der Bevölkerung deutlich seltener beobachtet wurde (< 10 %). Eine Ansteckung ist bereits 1 bis 2 Tage vor Symptombeginn einer infizierten Person primär durch Aerosole oder Tröpfcheninfektion möglich. Bei schweren Verläufen können Kurzatmigkeit bis hin zu Atemnot auftreten. Im weiteren Krankheitsverlauf kann eine erhöhte Synthese proinflammatorischer Zytokine wie Interleukin-6 (IL-6) zu sekundären Komplikationen führen. **Schwere COVID-19-Verläufe** gehen mit einem massiven **Zytokinsturm** und erheblicher Entgleisung des Immunsystems einher. Der Zytokinsturm ist maßgeblich an der Entstehung eines **ARDS** beteiligt und kann zu **Multiorganversagen** sowie **Koagulopathie** mit einer hohen Sterblichkeitsrate führen.

Die Letalität von COVID-19 kann in verschiedenen Ländern und zu verschiedenen Zeitpunkten zum Teil erheblich variieren und hängt auch vom Ausmaß der durchgeführten Testungen und der Teststrategie ab. Ferner ist die Letalität stark abhängig von der Altersgruppe und anderen Faktoren wie z. B. von bestimmten Vorerkrankungen. Zu Beginn der Pandemie traf SARS-CoV-2 auf eine immunologisch naive Population. Nach Angaben des RKI kann entsprechend die COVID-19-bezogene **Letalität in der ersten Welle** (Deutschland) näherungsweise unter Berücksichtigung mehrerer Korrekturfaktoren auf 6,2 % geschätzt werden. Während der **zweiten SARS-CoV-2-Infektionswelle** im Herbst und Winter 2020/2021 erreichte die COVID-19-Sterblichkeit in Deutschland im Dezember und Januar ihren Höhepunkt. In diesem Zeitraum sind nach Angaben des RKI bzw. der Gesundheitsämter über 42.000 COVID-19-positive Personen verstorben. Die überwiegende Mehrheit (ca. 90 %) gehörte zu der altersbedingt vulnerablen Gruppe und war 70 Jahre oder älter. Sozial benachteiligte Regionen Deutschlands verzeichneten hierbei den stärksten Anstieg der COVID-19-Todesfälle, wobei die Anzahl der COVID-19-assoziierten Todesfälle in sozial stark benachteiligten Gebieten bis zu 70 % höher lag im Vergleich zu Regionen mit geringer sozialer Benachteiligung (RKI 2021). Die Letalität von SARS-CoV-2 kann spätestens nach Auftreten der Omikron-Variante nicht mehr beziffert werden, da sich in der Bevölkerung eine Immunität durch natürliche Infektionen, Impfungen oder durch Hybridimmunität eingestellt hat.

Die S1-Leitlinie „Long/Post-COVID" der AWMF (Registernummer 020027) definiert den Sammelbegriff **„Long-COVID"** entsprechend der Begriffsbestimmung des britischen National Institute for Health and Care Excellence (NICE) als das Auftreten verschiedenartiger Symptome, die

1. im Zusammenhang mit einer postakuten SARS-CoV-2-Infektion oder deren Behandlung fortbestehen,
2. die neu in der postakuten Phase als Folge des SARS-CoV-2-Infekts aufkommen und
3. solche, die mit der Verschlechterung einer Vorerkrankung infolge einer SARS-CoV-2-Infektion einhergehen.

Bei Long-COVID handelt es sich um ein sehr heterogenes Krankheitsbild, wobei verschiedene Organe und Gewebe jeweils unterschiedlichen Ursprungs betroffen sein können. Dazu werden sowohl psychische, kognitive als auch körperliche Beeinträchtigungen gezählt, die länger als 4 Wochen andauern oder nach Abklingen der akuten Symptome neu auftreten.

Bei der Differenzialdiagnostik sollten vielfältige Erkrankungen ausgeschlossen werden, die ähnliche Symptome wie COVID-19 oder Long-COVID verursachen können. Primär ist – wie auch bei SARS – der direkte Erregernachweis mittels spezifischer molekularbiologischer Methoden wie PCR erforderlich bei gleichzeitigem Ausschluss anderer viraler und bakterieller respiratorischer Erreger.

> Bei Untersuchungen zum direkten SARS-CoV-2-Nachweis mittels PCR ist das Untersuchungsergebnis, mittlerweile nur noch nicht namentlich, zu melden.

Diagnostik

Die Diagnostik einer SARS-CoV-2-Erkrankung kann mittels **PCR-Tests, Antigentests** oder **serologischer Methoden** erfolgen, wobei die Auswahl abhängig von der klinischen Symptomatik, dem Zeitpunkt der Infektion und den verfügbaren Ressourcen getroffen wird (➤ Abb. 2.46).

PCR-basierte Diagnostik (Polymerasekettenreaktion)

Bei asymptomatischen Personen kann replikationsfähiges SARS-CoV-2 über die Atemwege ausgeschieden und das Virus somit übertragen werden. Die **quantitative Reverse-Transkriptase-Polymerasekettenreaktion (RT-qPCR)** ist hierbei der Goldstandard für den sensitiven und spezifischen Nachweis einer SARS-CoV-2-Infektion und für die Diagnose von COVID-19. Die Zuverlässigkeit der Testergebnisse hängt maßgeblich vom Zeitpunkt und von der Methode der Probenentnahme nach Infektion und Symptombeginn sowie von der Probenqualität ab. Ein oro/-naso-pharyngealer Abstrich ist die Methode der Wahl, um aussagekräftige Ergebnisse zu erzielen. Alternativ kann auch ein Speicheltest (z. B. Lolli-Test bei Kindern) durchgeführt werden. Ein positiver PCR-Test liefert jedoch nur begrenzt Aussagekraft zur Infektiosität, sodass insbesondere ein hoher Ct-Wert nicht immer ausreicht, um eine klinisch relevante Aussage zu erstellen, und er sollte in Verbindung mit anderen klinischen Informationen und Laborparametern bewertet werden. Spezifische PCR-Tests für den Nachweis von SARS-CoV und weiteren Coronaviren inkl. MERS-CoV sind vorhanden. Das Konsiliarlaboratorium für Coronaviren nimmt humane Proben bei Verdacht auf Infektionen mit Coronaviren und differenzialdiagnostisch relevanten viralen Erregern entgegen.

Antigentests (Lateral Flow-Test)

Lateral Flow (Schnell-)Tests (auch als **Antigentests** bezeichnet), detektieren spezifische virale Antigene (überwiegend das SARS-CoV-2-N-Protein) in der Regel in einer Abstrich- oder Speichelprobe. Die Tests sind einfach in der Anwendung und liefern in der Regel bereits innerhalb von 15 bis 30 Minuten ein kosteneffizientes Ergebnis und sind insbesondere für die Screening-Testung geeignet. Die Sensitivität ist abhängig vom Hersteller, jedoch auch von der Qualität der Probe und dem Infektionszeitpunkt. Im Vergleich zu

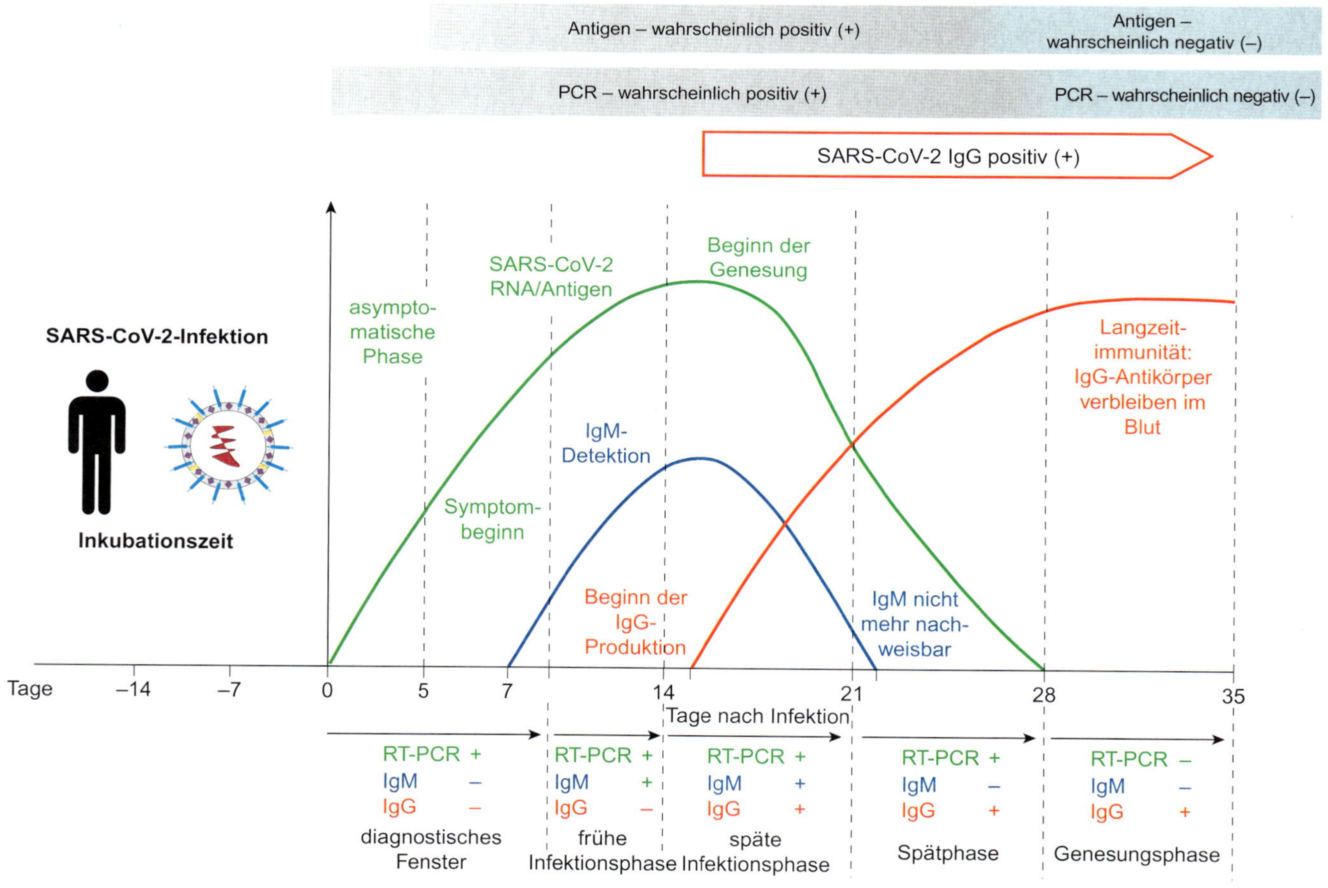

Abb. 2.46 Häufig genutzte Nachweisverfahren zur Bestimmung der Viruslast und Antikörperantwort im zeitlichen Verlauf einer SARS-CoV-2-Infektion. Abgebildet ist eine beispielhafte Darstellung der immunologischen und virologischen Parameter sowie geeigneter Testmethoden. Die in dieser Grafik dargestellten Mengen dienen lediglich der Veranschaulichung und stellen keine tatsächlichen Werte dar. [H467-001, L143]

PCR-Tests sind sie jedoch deutlich weniger sensitiv und können bei Personen mit geringer Viruslast sowie bei sehr frischen oder länger zurückliegenden Infektionen falsch negative Ergebnisse liefern. Falsch positive Ergebnisse können ebenfalls z. B. durch Streptokokkenbesiedlung auftreten. Mit zunehmender Immunität in der Bevölkerung und Etablierung eines endemischen Erregers ist damit zu rechnen, dass SARS-CoV-2-Antigentests häufiger falsch negative Befunde liefern (ähnlich wie bei der Influenza) und ihre Bedeutung verlieren werden. Ein Bestätigungstest mittels PCR sollte insbesondere bei klinischen Konsequenzen durchgeführt werden.

Sequenzierung

Durch den technischen Fortschritt in der Hochdurchsatz-Sequenzierungstechnologie (Next Generation Sequencing, NGS) erfolgte die Identifizierung des **COVD-19-Erregers** bereits im Dezember 2019, kurz nachdem die ersten Fälle der neuartigen Atemwegserkrankung bekannt wurden. Da im Pandemieverlauf zahlreiche genetische Veränderungen auftreten, die mit verschiedenen Varianten mit teils klinisch relevanten neuen Eigenschaften einhergehen (s. o. „Virusvarianten" [VOC]), wird unter anderem durch das ECDC eine fortwährende Sequenzüberwachung mittels NGS empfohlen. Auch bei persistierenden Infektionen kann die Sequenzierung Hinweise zu Therapieoptionen geben. Die NGS-Methode kann auch zum Ausschluss einer SARS-Infektion verwendet werden.

Serologische Tests

IgG-Antikörpertiter gegen das Spike-Protein oder Nukleokapsid können zum Nachweis einer durchgemachten Infektion bei Genesenen oder zur Bestimmung des Impftiters (nur Spike) nach SARS-CoV-2-Impfung eingesetzt werden. Antikörper gegen das Nukleokapsid sind bei vielen Patienten nur transient nachweisbar, sodass ein negativer Befund eine durchgemachte Infektion nicht sicher ausschließt. SARS-CoV-2-Varianten können unterschiedlich stark von therapeutischen Antikörpern und Antikörpern aus Konvaleszenz- und Impfseren neutralisiert werden. Klassische Neutralisationstests, bei denen authentische („lebende") Viren und suszeptible Zellen in vitro verwendet werden, stellen den zuverlässigsten Goldstandard dar, um einen Neutralisationstiter angeben zu können.

Weiterführende Diagnostik

Die **differenzialdiagnostische Untersuchung** sollte andere Atemwegserreger wie Influenzaviren, Parainfluenzaviren, das respiratorische Synzytial-Virus (RSV), Adenoviren und weitere respiratorische Viren sowie bakterielle Erkrankungen wie Legionellose, Tuberkulose und Mykoplasmen, Chlamydien oder Pilzinfektionen und parasitäre Erkrankungen in Betracht ziehen. Auch das Auftreten von Sekundärinfektionen ist möglich.

Bildgebende Verfahren wie Röntgenaufnahmen oder Computertomografie von Thorax und Lunge können helfen, typische Lungenveränderungen, die bei SARS oder COVID-19 auftreten, zu erkennen. Typische COVID-19 assoziierte Lungenveränderungen zeigen sich in Form von milchglasartigen Infiltraten, Verdichtungen sowie interstitieller Zeichnungsvermehrung. Ferner wird eine symptombasierte weiterführende Diagnostik empfohlen.

Bekämpfung und Prävention

Quarantäne und Isolierung von Personen mit SARS-CoV-2-Expositionen und -Infektionen

Der Einhaltung **strikter Hygienemaßnahmen** wie dem Tragen einer persönlichen Schutzausrüstung von medizinischem Personal und Patienten wird eine entscheidende Bedeutung zur Prävention zugesprochen. Quarantäne und Isolierung von Personen mit SARS-CoV-2-Expositionen und -Infektionen sind insbesondere im Krankenhaus und in Pflegeeinrichtungen bedeutsam.

Der Ausbruch von **SARS** fand im Jahr 2002 statt und löste eine umfassende internationale Antwort aus. Sie umfasste Quarantänemaßnahmen, Reisebeschränkungen und intensive Bemühungen zur Identifizierung und Isolierung von infizierten Personen. Durch diese Maßnahmen und die internationale Zusammenarbeit konnte der Ausbruch schließlich eingedämmt werden, sodass seit 2004 keine neuen Infektionen und Todesfälle mehr gemeldet wurden.

Auch bei Bekanntwerden der flächendeckenden **COVID-19**-Ausbreitung wurden Quarantäne- und Isolierungsmaßnahmen bei SARS-CoV-2-Expositionen und -Infektionen sowie Reisebeschränkungen verhängt, die in lokalen und zeitlichen Abwandlungen bis ins Jahr 2023 aufrechterhalten wurden. Am 7.4.2023 endeten offiziell die verhängten SARS-CoV-2-Schutzmaßnahmen in Deutschland.

Hygiene und Desinfektion

Aufgrund der morphologischen Ähnlichkeit von Coronaviren ist die Stabilität gegenüber äußeren Umweltfaktoren und Desinfektionsmitteln vergleichbar. Aufgrund der Membranhülle sind Coronaviren sehr sensitiv gegenüber alkoholischen Desinfektionsmitteln. **Desinfektionsmittel mit begrenzt viruzider Wirkung** sind daher bereits ausreichend, um SARS-CoV und SARS-CoV-2 effektiv zu inaktivieren. Coronaviren sind ferner **empfindlich gegenüber UV-Licht** (UV-A, UV-B und UV-C). Bei direkter Bestrahlung (vergleichbar mit direkter Sonneneinstrahlung im Freien) wird das Virus rasch inaktiviert. In Aerosolen (Hauptübertragungsweg) weisen die Viren jedoch in Abhängigkeit weiterer Umweltfaktoren eine Stabilität von mehreren Stunden auf (vgl. Günther et al. 2020).

COVID-19-Impfstoffe

Ab Dezember 2020 stand mit der Zulassung eines **mRNA-Impfstoffs** der erste COVID-19-Impfstoff in der Europäischen Union zur Verfügung. Der Impfstart in Deutschland erfolgte am 27.12.2020. Stand Juli 2024 stehen weitere mRNA-basierte Impfstoffe zum Teil mit variantenspezifischen Adaptionen zur Verfügung. Ferner stehen **Vektorimpfstoffe** vor allem adenoviralen Ursprungs sowie **Impfstoffe basierend auf Protein-Untereinheiten** zur Verfügung. Durch Virusmutationen im immunogenen Spike-Protein entstanden Virusvarianten, die die erworbene Immunität reduzierten und die Entwicklung von angepassten Impfstoffen notwendig machten.

Aktuelle Impfempfehlungen zur Grundimmunisierung und Auffrischung werden durch die Ständige Impfkommission (STIKO) herausgegeben und an die epidemiologische Situation angepasst. 2023 wurde die COVID-19-Impfung in die allgemeinen Empfehlungen der STIKO implementiert.

Derzeit wird eine **Basisimmunität,** bestehend aus 3 Antigenkontakten, für alle Erwachsenen einschließlich schwangerer Frauen ab 18 Jahren empfohlen. Diese Basisimmunität erfordert insgesamt 3 immunogene Erregerkontakte durch Impfung oder Infektion, wobei mindestens 2 dieser Kontakte durch eine Impfung erworben werden sollten.

Die **hybride Immunität,** die durch Impfung und Infektion erreicht wird, schützt vor schweren Krankheitsverläufen und bleibt mindestens 12 Monate bestehen. Daher sollten auch Personen mit einer oder mehreren zurückliegenden SARS-CoV-2-Infektionen geimpft werden. Für **Risikogruppen** empfiehlt die STIKO zusätzliche **Auffrischungsimpfungen** im Abstand von 12 Monaten, vorzugsweise mit variantenadaptierten Impfstoffen. Dies gilt für Personen ab 60 Jahren, Personen mit relevanten Grundkrankheiten (ab 6 Monaten) sowie für medizinisches und pflegendes Personal mit direktem Patientenkontakt. Auch Familienangehörige und enge Kontaktpersonen von Personen mit eingeschränktem Immunsystem sollten weitere Auffrischungsimpfungen erhalten.

Gegenwärtig haben über 70 % der Weltbevölkerung mindestens eine Dosis eines COVID-19-Impfstoffs erhalten. In Schwellenländern liegt die Quote bei 32,6 % (Our world in data, 10.10.2023). In Deutschland sind 76,5 % der Gesamtbevölkerung grundimmunisiert und t, 62,8 % haben eine oder mehrere Boosterimpfungen erhalten (Statista, Stand 14.5.2025). Es ist davon auszugehen, dass der überwiegende Anteil der Bevölkerung in Deutschland zusätzlich eine natürlich erworbene Immunität oder eine Hybridimmunität aufweist.

Therapie

Eine spezifische Therapie von **SARS** ist nicht verfügbar, die Behandlung erfolgt unterstützend und symptomatisch. Für die medikamentöse Therapie von **COVID-19** stehen antivirale und immunmodulatorische Therapien zur Verfügung. Die Empfehlung für den jeweiligen Einsatz hängt von Krankheitsphase, Schweregrad, Vorerkrankungen und weiteren Risikofaktoren ab.

Antivirale Therapieansätze

Für die stationäre und ambulante Versorgung von Patienten mit COVID-19 sowie für die Prävention und Behandlung spezieller Patientengruppen gelten jeweils eigene Leitlinien (www.awmf.org/aktuelle-leitlinien-und-informationen-zu-covid-19). Für die Therapie von **COVID-19**-Patienten mit der Notwendigkeit einer stationären Behandlung gilt die aktuelle S3-Leitlinie der AWMF (Register-Nr. 113-001, Stand Februar 2025). Zur Sicherung einer ausreichenden Oxygenierung wird primär eine supportive Therapie durchgeführt. Der Einsatz von antiviralen Medikamenten sollte stets anhand des individuellen Risikopotenzials und des jeweiligen Immunstatus und der Immunkompetenz sowie dem Vorhandensein von Vorerkrankungen evaluiert werden.

Bei Patienten mit einer Infektion in der Frühphase (bis Tag 5 der Diagnose) und Risiko für einen schweren Verlauf wird die Gabe von **Nirmatrelvir/Ritonavir** (p. o.) oder **Remdesivir** (i. v.) empfohlen. Nirmatrelvir hemmt die SARS-CoV-2-Protease 3CLpro, die für die Virusreplikation essenziell ist, wobei Ritonavir die Verstoffwechslung von Nirmatrelvir hemmt und dadurch die Gabe einer niedrigeren Dosis ermöglicht. Das Nukleosidanalogon Remdesivir weist eine breite antivirale Wirksamkeit gegen Coronaviren inkl. **SARS-CoV** und **SARS-CoV-2** sowie MERS-CoV auf und hemmt die Virusreplikation durch Inhibition der RNA-abhängigen RNA-Polymerase (RdRP). Die Gabe des Ribonukleosid-Analogons Molnupiravir wird aufgrund kürzlich erwiesener ungenügender Wirksamkeit in der Klinik nicht mehr empfohlen. Patienten, die zu bestimmten Risikogruppen gehören und ein erhöhtes Risiko für einen schweren Krankheitsverlauf haben, können auch eine **Präexpositionsprophylaxe** gegen COVID-19 erhalten. Aktuell wird dazu primär Nirmatrelvir/Ritonavir empfohlen.

Immunmodulatorische Therapien

Entsprechend der aktuellen AWMF-S3-Leitlinie (s. o.) wird bei behandlungspflichtigen COVID-19-Patienten mit **schwerem Verlauf unter Sauerstofftherapie oder Beatmung** eine Therapie mit systemischen Kortikosteroiden wie **Dexamethason** über 10 Tage empfohlen. Das Medikament reduziert die Menge an Inflammation auslösenden Botenstoffen wie z. B. Interleukin-6 (IL-6), was der überschießenden Immunreaktion bei schweren COVID-19-Verläufen entgegenwirkt. **Baricitinib** ist eine Wirkstoffgruppe der Januskinase-Inhibitoren mit ebenfalls entzündungshemmender und immunsuppressiver Wirkung. Die Therapie mit Baricitinib wird in der aktuellen Version der Leitlinie nicht mehr empfohlen.

Der humanisierte monoklonale Antikörper **Tocilizumab** (TCZ) bindet den Interleukin-6-Rezeptor und verhindert die Signalweitergabe, durch die die Entzündungsreaktion maßgeblich ausgelöst wird. Die Gabe wird empfohlen bei COVID-19-Patienten mit fortschreitender, schwerer COVID-19-Erkrankung mit Sauerstoffbedarf sowie bei invasiver Beatmung. Tocilizumab und Baricitinib sollen nicht gemeinsam in Kombination verabreicht werden.

Monoklonale Antikörper gegen SARS-CoV-2

Monoklonale Antikörper (MAK) sind Immunglobuline, die durch Bindung an das SARS-CoV-2-Spike-Protein in der Lage sind, den viralen Eintritt in die Zielzellen zu hemmen. Da Antikörper in vitro noch weitere Spike-unabhängige Wirkmechanismen aufweisen können, kann die effektive klinische Wirksamkeit von den In-vitro-Daten abweichen. Aufgrund von Virusmutationen im Spike-Protein muss der Einsatz von monoklonalen Antikörpern zur passiven Immunisierung stetig an die gegenwärtig zirkulierenden SARS-CoV-2-Varianten bzw. deren Mutationsprofil angepasst werden. Monoklonale Antikörper gegen SARS-CoV-2 werden nur noch selten in speziellen Zentren unter Berücksichtigung der aktuellen epidemiologischen Lage zur Behandlung von Patienten mit Risikofaktoren eingesetzt. Bei Patienten mit persistierender Infektion kann eine Virussequenzierung Hinweise zur Wirksamkeit liefern.

Reisemedizinische Bedeutung

Seit Abklingen der Pandemie wird SARS-CoV-2 als endemisch betrachtet. Aktuell (Stand Mai 2025) gibt es keine Hinweise auf Varianten, die den gesamten Impfschutz, vor allem hinsichtlich der T-Zell-vermittelten Immunität, umgehen, sodass SARS-CoV-2 derzeit keine spezielle reisemedizinische Bedeutung hat.

LITERATUR

Dhar BC. Diagnostic assay and technology advancement for detecting SARS-CoV-2 infections causing the COVID-19 pandemic. Anal Bioanal Chem 2022; 414(9): 2903–2934.

Günther T et al. SARS-CoV-2 outbreak investigation in a German meat processing plant. EMBO Mol Med 2020; 12(12): e13296.

Hoehl S et al. Evidence of SARS-CoV-2 Infection in Returning Travelers from Wuhan, China. N Engl J Med 2020; 382: 1278–1280.

Hoffmann M et al. SARS-CoV-2 Cell Entry Depends on ACE2 and TMPRSS2 and Is Blocked by a Clinically Proven Protease Inhibitor. Cell 2020; 181(2): 271–280.e8.

Kandeel M. An overview of the recent progress in Middle East Respiratory Syndrome Coronavirus (MERS-CoV) drug discovery. Expert Opinion on Drug Discovery 2023; 18(4): 385–400.

Lehfeld AS et al. The Changing Symptom Profile of COVID-19 During the Pandemic-Results From the German Mandatory Notification System. Dtsch Arztebl Int 2023; 120: 420–421.

Omrani AS, Al-Tawfiq JA, Memish ZA. Middle East respiratory syndrome coronavirus (MERS-CoV): animal to human interaction. Pathogens and Global Health 2015; 109(8): 354–62.

Park A, Iwasaki A. Type I and Type III Interferons – Induction, Signaling, Evasion, and Application to Combat COVID-19. Cell Host Microbe 2020; 27(6): 870–878.

Rabi FA et al. SARS-CoV-2 and Coronavirus Disease 2019: What We Know So Far. Pathogens 2020; 9(3): 231.

Robert Koch-Institut (RKI). Soziale Unterschiede in der COVID-19-Sterblichkeit während der zweiten Infektionswelle in Deutschland (Stand: 29.10.2021) www.rki.de/DE/Themen/Gesundheit-und-Gesellschaft/Sozialer-Status/Faktenblatt_COVID-19-Sterblichkeit.html.

Sikkema RS, Farag EABA, Islam M, Atta M, Reusken CBEM, Al-Hajri MM et al. Global status of Middle East respiratory syndrome coronavirus in dromedary camels: a systematic review. Epidemiol Infect 2019; 147: e84.

STAKOB. Hinweise zu Erkennung, Diagnostik und Therapie von Patienten mit COVID-19 (Stand 8.2.2023)). www.rki.de/DE/Themen/Infektionskrankheiten/Biologische-Gefahren/STAKOB/Handlungshinweise/Stellungnahme-Covid-19_Therapie_Diagnose.html.

Wang Y-T et al. Spiking Pandemic Potential: Structural and Immunological Aspects of SARS-CoV-2. Trends Microbiol. 2020; 28(8): 605–618.

Wit E de, van Doremalen N, Falzarano D, Munster VJ. SARS and MERS: recent insights into emerging coronaviruses. Nat Rev Microbiol 2016; 14(8): 523–34.

Zhou P et al. A pneumonia outbreak associated with a new coronavirus of probable bat origin. Nature 2020; 579(7798): 270–273.

Zhu N et al. A Novel Coronavirus from Patients with Pneumonia in China, 2019. N Engl J Med 2020; 382: 727–73.

INTERNETQUELLEN

AWMF (S3-Leitlinie Empfehlungen zur Therapie von Patienten mit COVID-19): https://register.awmf.org/de/leitlinien/detail/113-001.

AWMF. (S1-Leitlinie Long/Post-COVID): https://register.awmf.org/de/leitlinien/detail/020-027.

Bundesministerium für Gesundheit (BMG Impfdashboard): https://impfdashboard.de/#:~:text=April%202023-,64%2C9%20Mio.,(76%2C4%20%25)%20grundimmunisiert.%20https://www.ema.europa.eu/en.

ECDC (SARS Surveillance Report. Annual Epidemiologial Report for 2015): www.ecdc.europa.eu/en/publications-data/severe-acute-respiratory-syndrome-sars-annual-epidemiological-report-2015.

Paul-Ehrlich-Institut, PEI (Kurzübersicht COVID-19-Impfstoffprodukte): www.pei.de/DE/arzneimittel/impfstoffe/covid-19/covid-19-node.html.

RKI (Epidemiologisches Bulletin, Ausgabe 08/2023): www.rki.de/DE/Aktuelles/Publikationen/Epidemiologisches-Bulletin/2023/08_23.html.

RKI (FAQ zu SARS-CoV2 und COVID-19): www.rki.de/SharedDocs/FAQs/DE/COVID-19/FAQ-gesamt.html.

RKI (Informationen zu MERS-Coronavirus): www.rki.de/DE/Themen/Infektionskrankheiten/Infektionskrankheiten-A-Z/M/MERS/MERS-CoV.html.

RKI (MERS-Coronavirus – Hinweise für die Labordiagnostik bei Verdacht auf schweres akutes Atemwegssyndrom aufgrund einer Infektion mit MERS-CoV): www.rki.de/DE/Themen/Infektionskrankheiten/Infektionskrankheiten-A-Z/M/MERS/MERS-CoV_Labordiagnostik.html.

RKI (STIKO-Emfpehlung zur COVID-19-Impfung): www.rki.de/DE/Themen/Infektionskrankheiten/Impfen/Impfungen-A-Z/COVID-19/Impfempfehlung-Zusfassung.html.

WHO (Coronavirus disease [COVID-19] Epidemiological Updates and Monthly Operational Updates). www.who.int/emergencies/diseases/novel-coronavirus-2019/situation-reports.

WHO (Middle East Respiratory Syndrome Coronavirus – Kingdom of Saudi Arabia): www.who.int/emergencies/disease-outbreak-news/item/2024-DON516.

WHO (Middle East Respiratory Syndrome Coronavirus, MERS-CoV): www.who.int/health-topics/middle-east-respiratory-syndrome-coronavirus-mers#tab=tab_1.

2.15 Erkrankungen durch Paramyxoviren

2.15.1 Masern

Sabine Bélard, Thomas Löscher†

Das Wichtigste in Kürze

Masern sind eine äußerst ansteckende virale Infektionserkrankung, die durch Fieber, Husten, Schnupfen und Bindehautentzündung, gefolgt von Hautausschlag, gekennzeichnet ist und schwerwiegende Komplikationen sowie tödliche Verläufe verursachen kann. Vor der Einführung der Masernimpfung 1963 kam es alle 2 bis 3 Jahre zu Masernepidemien mit geschätzten 30 Millionen Fällen und über 2 Millionen Todesfällen jährlich. Trotz der aktuellen Verfügbarkeit eines sicheren und kostengünstigen Impfstoffs wurden weltweit im Jahr 2022 etwa 136.000 Todesfälle durch Masern verzeichnet, welche vor allem ungeimpfte oder unzureichend geimpfte Kinder < 5 Jahren in Ländern mit schwachen Infrastrukturen betrafen.

Epidemiologie

Die Ausrottung von Masern erscheint biologisch möglich, da **kein nicht-menschliches Reservoir** bekannt ist und sowohl spezifische diagnostische Tests als auch wirksame Masernimpfstoffe verfügbar sind. Bisher konnte die Eliminierung von Masern jedoch nur in wenigen Regionen der Welt erreicht werden. Masern kommen weiterhin weltweit vor und stellen nach wie vor eine Hauptursache für die Sterblichkeit von Kindern < 5 Jahren dar. Der überwiegende Teil der Maserntodesfälle tritt in Ländern mit niedrigem Pro-Kopf-Einkommen oder schwachen Gesundheitsinfrastrukturen und niedrigeren Impfraten bei Kindern auf. Auch in Europa und Nordamerika kam es in den letzten Jahren regelhaft zu Ausbrüchen, die durch unzureichende Durchimpfungsraten bei Kindern vor allem aufgrund ideologischer Ablehnung von Impfungen erklärt sind (Cousins et a. 2019). Global gesehen, stellt das Auftreten von Maserninfektionen einen Indikator für Gesundheitssysteme mit unzureichender Verabreichung der Grundimmunisierung von Kindern dar (Branda et al. 2024).

Infolge großer gezielter **Impfprogramme** und der Verpflichtung aller 6 WHO-Regionen zur Eliminierung von Masern konnte von 2000 bis 2016 ein relevanter Fortschritt bei der **weltweiten Eindämmung der Masern** erzielt werden. In dieser Zeitspanne gingen die gemeldete jährliche Maserninzidenz um 87 % (von 145 auf 19 Fälle pro 1 Million Personen) und die geschätzten jährlichen Maserntodesfälle um 84 % (von 550.000 auf 89.780) zurück. Die Masernimpfung verhinderte somit etwa 20,4 Millionen Todesfälle in dieser Zeitspanne (Dabbagh et al. 2017). Die weltweiten Maserntodesfälle sanken 2016 erstmals unter 100.000, in den Folgejahren 2017 und 2018 kam es jedoch zu einem globalen **Wiederanstieg der Masernfallzahlen und Todesfälle.** Der Wiederanstieg war zunächst auf große Masernausbrüche in mehreren Ländern zurückzuführen; ab 2019 meldeten jedoch alle WHO-Regionen aufgrund niedrigerer Impfraten eine Zunahme an Masernfällen. Infolge der anschließenden COVID-19-Pandemie verpassten Millionen von Kindern ihre Masernimpfung. Im Jahr 2022 wurde im Vergleich zu 2021 ein Anstieg um 18 % der geschätzten Masernfälle sowie um 43 % der geschätzten Maserntodesfälle verzeichnet – ein Trend ansteigender Fallzahlen, der bis heute anhält.

Obwohl die **WHO-Region Afrika** seit 2000 erhebliche Fortschritte bei der Eindämmung von Masern erreichte, wurde das regionale Ziel der Masernelimininierung bis zum Jahr 2020 nicht erreicht. Die Bemühungen zur Eindämmung der Masern wurden durch die COVID-19-Pandemie weiter erschwert, was zu einem Anstieg der regionalen Maserninzidenz im Vergleich zu den Vorjahren führte. Im Jahr 2021 war die gemeldete Fallzahl um 22 % höher als im Jahr 2017, wobei fast drei Viertel (73 %) der Fälle aus der DR Kongo und Nigeria stammten. Die Diskrepanz zwischen den im Jahr 2021 gemeldeten Fällen (88.789 Fälle) und der geschätzten Fallzahl (4,4 Mio. Fälle) deutet auf eine unzureichende Surveillance in dieser Region hin.

Für die **WHO-Region Südostasien** wird geschätzt, dass zwischen 2000 und 2020 die Masernsterblichkeit um 98 % und die Masernfallzahlen um 82 % sanken. Im Jahr 2014 trug diese Region noch mit 40 % zu den weltweiten Maserntodesfällen bei, was sich bis 2021 auf 8 % reduzierte. Dennoch gehören Indien und Indonesien zu den Ländern mit den höchsten Fallzahlen im Rahmen von Masernausbrüchen.

Die **WHO-Region Amerika** wurde 2016 für masernfrei erklärt, in den Jahren 2017 bis 2019 kam es jedoch zu erneuten Masernausbrüchen in Brasilien und Venezuela. Zuletzt, im Jahr 2023, meldeten mehrere Länder Amerikas vereinzelte Masernfälle, wobei es in den USA wieder zu mehr als 1.000 bestätigten Masernfällen gekommen ist.

Klinik

Das **Masernvirus (MeV)** ist ein **einsträngiges RNA-Virus** aus der Familie der *Paramyxoviridae,* Gattung *Morbillivirus.* Masern sind hochkontagiös mit einem Manifestationsindex von fast 100 %. Die Übertragung erfolgt durch Tröpfchen im Direktkontakt; da das Virus bis zu 2 Stunden in der Luft oder auf Oberflächen kontagiös bleiben kann, ist eine Übertragung auch ohne Direktkontakt möglich. Infizierte sind 3 bis 5 Tage vor bis 4 Tage nach Exanthembeginn infektiös.

Die klinische Manifestation der klassischen Masern durchläuft verschiedene Stadien. Die **Inkubationszeit** beträgt 6 bis 21 Tage (Median 13 Tage). Während des anschließenden 2 bis 4 Tage andauernden **Prodromalstadiums** kommt es zu Fieber und katarrhalischen Erscheinungen wie Konjunktivitis, Schnupfen, Halsschmerzen, Heiserkeit und trockenem Husten. Ein Enanthem mit den pathognomonischen **Koplik-Flecken** (feine, kalkweiße Stippchen, ➤ Abb. 2.47) auf hochroter Wangenschleimhaut gegenüber den Molaren ist zu diesem Zeitpunkt charakteristisch, tritt jedoch nicht immer auf.

Das **Exanthemstadium,** 3 bis 4 Tage nach dem Prodromalstadium beginnend, ist durch einen hohen Fieberanstieg und das Auftreten konfluierender makulopapulöser Effloreszenzen gekennzeichnet. Ein Beginn des Exanthems im Gesicht und hinter den Ohren mit folgender rascher zephalokaudaler und zentrifugaler Ausbreitung ist typisch. Hämorrhagische Exanthemmanifestationen können auftreten. Eine klinische Besserung tritt typischerweise 2 bis 3 Tage nach Exanthembeginn ein; nach 3 bis 4 Tagen folgen Entfieberung und Abblassen des Exanthems, welches insgesamt für 6 bis 7 Tage besteht. Während der Rekonvaleszenz kann Husten noch bis zu 2 Wochen fortbestehen, das Auftreten von Fieber nach dem 3. bis 4. Exanthemtag deutet auf Komplikationen hin. Nach durchgemachten Masern besteht eine **lebenslange Immunität.**

In seltenen Fällen können Masern auch milder mit nur schwachem Hautausschlag und weniger Beschwerden verlaufen. Diese abgeschwächte Form kann bei jungen Säuglingen mit noch maternalen Antikörpern, als Durchbruchinfektion nach postexpositioneller Immunglobulingabe oder bei unvollständigem Impfschutz auftreten.

Komplikationen treten in ungefähr 30 % der Masernfälle auf. Die Masernvirusinfektion führt regelmäßig zu einer transienten Immun-

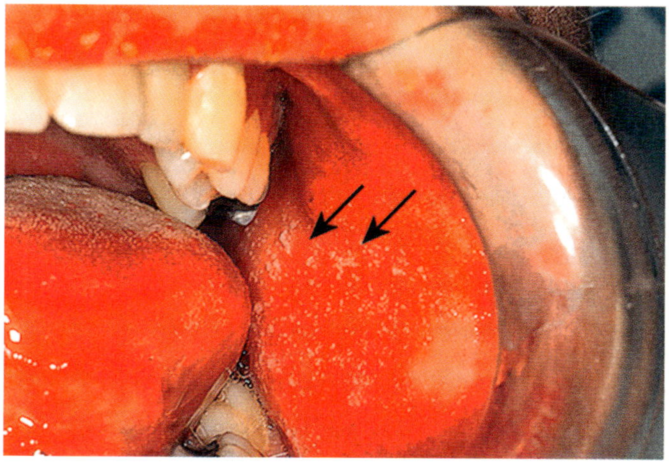

Abb. 2.47 Koplik-Flecken der Wangenschleimhaut bei Masern [E527-004]

schwäche, welche einen bedeutenden Anteil der Masernmorbidität und -mortalität bedingt und bis zu 3 Jahren nach Infektion klinisch relevant anhalten kann. **Bakterielle Sekundärinfektionen** treten bei etwa 15 % der Erkrankten auf und umfassen am häufigsten Bronchopneumonien, Diarrhöen oder Otitis media. Pulmonale Komplikationen schließen neben Bronchopneumonien auch Laryngotracheobronchitis und Bronchiolitis ein; Pneumonien stellen die häufigste Ursache masernassoziierter Todesfälle dar. **Gastrointestinale Komplikationen** umfassen neben Diarrhö auch Stomatitis, Gastroenteritis und Hepatitis und können zu einer beeinträchtigten Ernährungssituation führen. Die **akute Masernenzephalitis** tritt in etwa 1:1.000 Fällen auf und manifestiert sich typischerweise um den 5. Exanthemtag mit Fieber, Kopfschmerz, Erbrechen bis hin zu Herdsymptomen mit Hemiplegien oder Hirnnervenparesen und Bewusstseinsstörung mit Koma. Die Masernenzephalitis hat eine Letalität von 10–20 % sowie eine Defektheilungsrate von 20–30 %. Eine **akute disseminierte Enzephalomyelitis** (ADEM) tritt in etwa 1:1.000 Fällen auf. Diese postinfektiöse Autoimmunkomplikation tritt typischerweise innerhalb von 2 Wochen nach Exanthembeginn auf, manifestiert sich mit einem großen Spektrum an neurologischen Symptomen und hat eine Mortalität von 10–20 %. Die **subakut sklerosierende Panenzephalitis** (SSPE) ist eine seltenere neurologische Komplikation, die 5 bis 10 Jahre nach einer Maserninfektion auftreten kann und innerhalb von 3 bis 5 Jahren tödlich verläuft. Weitere Komplikationen einer Maserninfektion umfassen ophthalmologische (Keratitis) und kardiologische (Myokarditis, Perikarditis) Komplikationen.

Personen mit Immunschwäche, Schwangere, Personen mit Vitamin-A-Mangel, eingeschränktem Ernährungsstatus sowie sehr junge oder sehr alte Personen haben ein erhöhtes Risiko für Komplikationen. Immunsupprimierte Patienten können ein untypisches klinisches Bild der Maserninfektion zeigen (z. B. fehlendes oder untypisches Exanthem) und seltene Manifestationen wie die Riesenzellpneumonie oder Einschlusskörperchen-Enzephalitis (engl. MIBE) erleiden. Die Maserninfektion während der Schwangerschaft ist mit erhöhtem Risiko für maternale und fetale Komplikationen verbunden.

Diagnostik

Eine Maserninfektion sollte bei febrilen Patienten mit Exanthem und weiteren passenden Symptomen (z. B. Husten, Schnupfen, Konjunktivitis), insbesondere bei fehlender vollständiger Immunisierung, in Betracht gezogen werden. Ein Masernverdacht sollte labordiagnostisch per Serologie (IgM- oder IgG-Titeranstieg) oder Virusnachweis (Nasen-Rachen-Abstrich, Urin) bestätigt werden, insbesondere wenn es sich um sporadische Fälle oder erste Fälle eines Masernausbruchs handelt. In Regionen mit niedrigen Impfraten und hoher Masernprävalenz empfiehlt die WHO die Bestimmung von Anti-Masern-IgM als Standardbestätigungstest, welches sich in der Regel zwischen dem 3. und 30. Tag nach Exanthembeginn nachweisen lässt; mögliche falsch positive Ergebnisse durch Kreuzreaktionen sind zu beachten. Ein Virusnachweis ist in der Regel bis 3 Tage nach Exanthembeginn möglich.

Differenzialdiagnosen einer Maserninfektion umfassen unter anderem im Prodromalstadium gewöhnliche virale Atemwegsinfektionen (z. B. RSV, Rhinovirus, Parainfluenza) und im Exanthemstadium andere exanthematöse Infektionen wie Dengue-Fieber, Parvovirus-B19-Infektion, Röteln und Scharlach.

Therapie

Eine etablierte antivirale Therapie steht nicht zur Verfügung. Bei schweren Masern kann im Einzelfall eine Therapie mit Ribavirin erwogen werden, die klinische Datengrundlage hierfür ist jedoch sehr begrenzt. Die **supportive Therapie** umfasst Antipyretika, Flüssigkeitsgabe, antibiotische Therapie bakterieller Superinfektionen sowie die Behandlung weiterer Komplikationen. Die WHO empfiehlt bei akuten Masern bei Kindern in ressourcenschwachen Gegenden eine **orale Vitamin-A-Supplementierung,** um die schwere der Infektion sowie Komplikationen zu verringern.

Prävention

International verfügbare attenuierte **Lebendimpfstoffe** sind sicher, wirksam und können innerhalb von Impfprogrammen ausgetauscht werden.

Für die **Grundimmunisierung** im Kindesalter werden 2 Dosen empfohlen. Die erste Dosis des Masernimpfstoffs wird für Kinder in Ländern mit zirkulierendem Masernvirus im Alter von 9 Monaten und in Ländern mit niedriger Masernprävalenz im Alter von 12 Monaten empfohlen. Die zweite Impfdosis wird in der Regel im zweiten Lebensjahr (z. B. 15.–18. Lebensmonat) verabreicht, kann jedoch bereits 4 Wochen nach der ersten Dosis gegeben werden.

Masernimpfstoffe werden für die Anwendung bei HIV-infizierten Personen empfohlen, es sei denn, sie sind schwer immungeschwächt. Impfprogramme, die zwei Dosen Masernimpfstoff bereitstellen, werden als äußerst kosteneffektiv erachtet, unabhängig von der Strategie, die zur Verabreichung der Dosen verwendet wird. Eine Bevölkerungsimmunität von > 95 % ist erforderlich, um anhaltende Masernübertragungen zu stoppen.

LITERATUR

Branda F, Giovanetti M, Romano C et al. Global Measles Surveillance: Trends, Challenges, and Implications for Public Health Interventions. Infect Dis Rep 2024; 16(2): 367–379.
Cousins S. Measles: a global resurgence. Lancet Infect Dis 2019; 19(4): P362–363.
Dabbagh A et al. Progress Toward Regional Measles Elimination – Worldwide, 2000–2016. MMWR Morb Mortal Wkly Rep 2017; 66(42): 1148.

INTERNETQUELLEN

CDC (Global Measles Outbreaks): www.cdc.gov/global-measles-vaccination/data-research/global-measles-outbreaks/index.html.
Pan American Health Organization/World Health Organization (Epidemiological Alert: Measles): www.paho.org/en/documents/epidemiological-alert-measles-20-october-2023.
WHO (Measles): www.who.int/news-room/fact-sheets/detail/measles.
WHO (South-East Asia. Measles and Rubella Elimination): www.who.int/southeastasia/activities/measles-and-rubella-elimination.
WHO (Weekly epidemiological record. 28 April 2017): https://iris.who.int/bitstream/handle/10665/255149/WER9217.pdf?sequence=1.

2.15.2 Infektionen mit Nipah- und Hendra-Virus

Anne Balkema-Buschmann

Das Wichtigste in Kürze

Nipah-Virus (NiV) und **Hendra-Virus (HeV)** sind seit den frühen 1990er Jahren in Australien und Südostasien als Krankheitserreger bekannt, die bei Tieren und Menschen gefährliche und teils tödlich verlaufende Infektionen hervorrufen können. Beide werden dem Genus Henipavirus der Familie *Paramyxoviridae* zugeordnet.

Epidemiologie

HeV wurde erstmals 1994 in Hendra, einem Vorort von Brisbane in **Australien** nachgewiesen, wo es bei Pferden schwere respiratorische und zentralnervöse Symptome hervorrief (Selvey et al. 1995). Seitdem wurden mehr als 65 Ausbrüche bei Pferden und 7 Übertragungen auf den Menschen bekannt; 4 dieser humanen Infektionen verliefen tödlich. Flughunde der Gattung *Pteropus* wurden als Virusreservoir identifiziert, eine Übertragung auf Pferde erfolgte über kontaminierte Früchte, zu denen Weidetiere Zugang hatten.

1998/1999 trat bei Hausschweinen in **Malaysia** eine schwere Atemwegserkrankung auf, die auf Infektionen mit dem bisher unbekannten **NiV** zurückgeführt wurde. Fast 300 Farmarbeiter, die direkten Kontakt zu infizierten Tieren gehabt hatten, entwickelten schwere respiratorische und zentralnervöse Symptome mit einer **Sterblichkeitsrate von 39 %.** Das Virus wurde von einem Patienten aus dem Ort Kampung Teluk Nipah isoliert. Auch hier hatten *Pteropus*-Flughunde das Virus auf Schweine übertragen (Chua 2003). Seitdem werden fast jährlich Ausbrüche menschlicher NiV-Infektionen in **Indien** und **Bangladesch** gemeldet, dort allerdings nach direkter Übertragung von Flughunden über kontaminierten Saft oder Früchte der Dattelpalme auf den Menschen. Auch Mensch-zu-Mensch-Übertragungen werden beschrieben. Im Jahr 2018 verursachte ein Ausbruch in Indien 19 Infektionen beim Menschen, von denen 17 tödlich verliefen (Ajith Kumar und Anoop Kumar 2018). Auch in den Jahren 2019, 2021, 2023 und 2024 kam es in dieser Region zu NiV-Übertragungen auf den Menschen, bei denen allerdings geringere Fallzahlen beobachtet wurden. 2014 wurde auf den **Philippinen** ein NiV-Ausbruch gemeldet, bei dem 9 der 17 infizierten Menschen verstarben; als Infektionsquelle wurde mit NiV kontaminiertes Pferdefleisch genannt (Ching et al. 2015). Experimentell zeigten sich umgekehrt auch Schweine empfänglich für eine HeV-Infektion.

Weiterhin wurden natürliche NiV- oder HeV-Infektionen bei Hunden, Katzen und Ziegen berichtet, diese standen jeweils im epidemiologischen Zusammenhang mit Ausbrüchen bei Pferden oder Schweinen. Darüber hinaus gibt es zahlreiche Berichte von serologischen oder molekuaren Nachweisen von Henipavirus-Infektionen hauptsächlich bei Flughunden, Schweinen und Menschen in vielen afrikanischen Ländern. Die dort vorkommenden Henipaviren scheinen jedoch nur gering oder sogar apathogen zu sein (Mbu'u et al. 2019).

Erreger und Übertragung

Henipaviren tragen ein **unsegmentiertes RNA-Genom negativer Polarität.** Die Virushülle, die während des „Budding"-Prozesses aus der Zellmembran übernommen wird, ist aufgrund ihres Aufbaus als Lipid-Doppelmembran empfindlich gegenüber Detergenzien und Lösungsmitteln, eine Desinfektion kontaminierter Oberflächen ist daher leicht erreichbar.

Während für NiV 2 getrennte Kladen beschrieben sind (NiV Malaysia und NiV Bangladesch), wurden für HeV zunächst lediglich Varianten eines Genotyps beschrieben. Kürzlich wurde jedoch auch für HeV ein zweiter Genotyp identifiziert.

Zum Genus Henipavirus zählen weiterhin das in australischen Flughunden nachgewiesene Cedar-Virus sowie das in afrikanischen Ländern hauptsächlich ebenfalls in Flughunden nachgewiesene Ghana-Virus, beide sind nach heutigem Kenntnisstand nur sehr gering pathogen oder apathogen. Weiterhin wurde das vermutlich hochpathogene Moijang-Virus dem Genus Henipavirus zugeordnet. Dieser Erreger wird für einen Ausbruch einer schweren respiratorischen Erkrankung bei Bergarbeitern in China verantwortlich gemacht; in diesem Fall scheinen Ratten das Erregerreservoir zu bilden (Wu et al. 2012). Kürzlich wurden ebenfalls in Spitzmäusen in Asien Henipaviren nachgewiesen (u. a. Langya-Virus), die möglicherweise mit respiratorischen Erkrankungen beim Menschen im Zusammenhang stehen. Die in Nagetieren und Spitzmäusen nachgewiesenen Viren werden zukünftig vermutlich durch das ICTV (International Committee on Taxonomy of Viruses) einem neuen Genus Parahenipavirus zugeordnet.

NiV und HeV sind durch **Tröpfcheninfektion** bei direktem und engem Kontakt zu infizierten Tieren bzw. deren Ausscheidungen oder Organe übertragbar. Eine Mensch-zu-Mensch-Übertragung von HeV wurde bisher nicht berichtet, dagegen treten NiV-Infektionen bei Angehörigen oder Pflegepersonal von NiV-Patienten in Indien und Bangladesch regelmäßig auf. Indirekt können beide Erreger ebenfalls durch den Verzehr kontaminierter Früchte bzw. von kontaminiertem Dattelpalmsaft auf Mensch und Tier übertragen werden.

Pathogenese und Immunpathologie

NiV und HeV nutzen die zellulären Transmembranproteine ephrinB2 und ephrinB3 zum Andocken an die Wirtszelle. ephrinB2 wird auf zahlreichen Zellen wie Lymphozyten, Neuronen, glatten Muskelzellen sowie Endothelzellen kleiner Arterien exprimiert, was die durch das Virus verursachten Gewebsschädigungen erklärt. Eine Infektion dieser Zielzellen resultiert in der Bildung mehrkerniger Riesenzellen (Synzytien) in den Vaskular-Epithelien, gefolgt von Gewebsdegeneration und Nekrose hauptsächlich in den lymphatischen Gefäßen und kleinen Blutgefäßen der Hauptorgane wie Lunge, Gehirn, Milz, Lymphknoten und Niere sowie weiterer Organe. ephrinB3, welches dagegen überwiegend auf Neuronen exprimiert wird, wird überwiegend durch NiV genutzt, was die verstärkte Neuropathologie bei dieser Infektion erklärt.

Durch Interaktion der viralen Nicht-Strukturproteine C, W und V mit Komponenten des Immunsystems kommt es zur Hemmung der Interferon (IFN-)Antwort, insbesondere durch Hemmung der

Synthese von IFN-β und IFN-α sowie durch Hemmung der nachfolgenden Signalwege (Basler 2012), was die Virusvermehrung in den betroffenen Organen begünstigt. Hierbei handelt es sich um einen essenziellen Virulenzfaktor, da genetisch modifizierte NiV-Stämme, die kein C- oder V-Protein exprimierten, im Hamstermodell keine klinischen Symptome hervorriefen (Yoneda et al. 2010). Ebenso wurde postuliert, dass die geringe Pathogenität des Cedar-Virus durch dessen fehlende Expression des V-Proteins bedingt sein kann.

Klinik

Infektionen mit NiV oder HeV können einen asymptomatischen, milden, schweren oder sogar tödlichen Verlauf nehmen. Die **Inkubationszeit** beträgt zwischen 5 und 21 Tagen. Nach der Infektion treten je nach Schwere der Erkrankung zunächst unspezifische influenzaähnliche Symptome wie Fieber und Kopfschmerzen, Halsschmerzen, Erbrechen, Myalgien und/oder respiratorische Symptome auf.

Bei einer Infektion mit dem **NiV** überwiegen meist die zentralnervösen Symptome, hier können nach 3 bis 14 Tagen Schwindel, Bewusstseinsstörung bis hin zum Koma, fokal-neurologische Symptome wie Krampfanfälle, vegetative Entgleisungen und Atemregulationsstörungen folgen. Ebenso können jedoch respiratorische Symptome wie Husten und Atemnot mit bei röntgenologischer Untersuchung nur milden Abweichungen von der Norm bis zu erkennbaren diffusen bilateralen Trübungen auftreten. Eine Enzephalitis kann sich auch Monate oder Jahre nach einer zunächst überstandenen NiV-Infektion entwickeln (Tan et al. 2002). Die **Letalität** bei einer NiV-Infektion liegt **zwischen 30 % und über 75 %.** Demnach gehören Infektionen mit dem NiV zu den tödlichsten der bisher bekannten Virusinfektionen.

Bei einer Infektion mit dem **HeV** überwiegen dagegen meist die **respiratorischen Symptome,** die sich binnen weniger Tage zu einer tödlichen Pneumonie oder Enzephalitis entwickeln können. Vier der bisher bekannten 7 HeV-Infektionen beim Menschen verliefen tödlich, die Letalitätsrate scheint daher ähnlich hoch zu sein wie bei NiV-Infektionen.

> NiV und HeV wurden aufgrund ihrer hohen Pathogenität in die **höchste Biosicherheitsstufe** (BSL-4) eingestuft. NiV wurde von den CDC als potenzieller bioterroristischer Wirkstoff der Stufe C eingestuft.
> NiV steht darüber hinaus auf der Liste der WHO für **epidemische Bedrohungen,** die dringende Forschungs- und Entwicklungsmaßnahmen erfordern.

Diagnostik

Ein direkter Virusnachweis kann nur in der akuten Phase der Infektion aus dem Blut, dem Liquor cerebrospinalis (CSF) oder anderem klinischen Material (Rachenflüssigkeit, respiratorische Sekrete, Urin) erfolgen. Die Untersuchungsmaterialien sind hochkontagiös. Hierzu findet eine **Reverse-Transkriptase-Polymerasekettenreaktion (Real-Time-RT-PCR)** zur gezielten Amplifikation einer Teilsequenz des Virusgenoms Anwendung. Erstrebenswert ist darüber hinaus eine Virusisolierung, diese gelingt bei ausreichender Probenqualität regelmäßig, muss jedoch zwingend in einem Labor der höchsten Sicherheitsstufe (BSL-4) erfolgen.

Ein Nachweis spezifischer Antikörper ist ab dem 7. bis 9. Krankheitstag in der Serologie möglich. Zum Nachweis neutralisierender Antikörper erfolgt ein Virus-Neutralisationstest, auch dieser muss zwingend in einem BSL-4-Labor durchgeführt werden.

Therapie

Derzeit gibt es keinen zugelassen spezifischen Wirkstoff zur Behandlung einer NiV- oder HeV-Infektion, die Behandlung stützt sich daher auf die **symptomatische Therapie.** Ein monoklonaler Antikörper (m102.4) steht bislang im Fokus der möglichen Therapie. Dieser hat die klinischen Studien der Phase 1 bereits abgeschlossen und wurde auf „Compassionate-Use-Basis" beispielsweise bei der Behandlung von Besitzern HeV-positiver Pferde, die vor der Diagnose engen Kontakt zu dem betroffenen Pferd hatten, verwendet.

Für das Nukleosid-Analogon **Ribavirin** wurde während des NiV-Ausbruchs in Malaysia eine Wirksamkeit beschrieben und es konnte eine In-vitro-Effizienz gezeigt werden, eine anschließende In-vivo-Studie konnten diesen Effekt jedoch nicht bestätigen.

Für **Pferde** wurde in Australien ein **rekombinanter Impfstoff** (Equivax®) zugelassen. Dieser verringert indirekt auch das Infektionsrisiko für den Menschen. Für die Anwendung beim Menschen steht kein Impfstoff zur Verfügung.

Derzeit befindet sich, auch als Reaktion auf die Empfehlungen der WHO, eine Reihe von NiV-Impfstoffkandidaten für die Anwendung beim Menschen in der Entwicklung bzw. bereits in der klinischen Studie im Menschen.

Bekämpfung und Prävention

Zur Bekämpfung des NiV-Ausbruchs in Malaysia wurde eine Ausrottungspolitik verfolgt, die fast die gesamte malaysische Hausschweinpopulation auslöschte. Diese drastische Maßnahme konnte den Ausbruch stoppen.

In den von wiederkehrenden NiV-Ausbrüchen betroffenen Regionen Südostasiens erfolgt eine gezielte Aufklärung hinsichtlich des Übertragungsrisikos über Früchte und Dattelpalmsaft. So werden die zur Sammlung des Palmsafts aufgehängten Schalen und Töpfe mit Netzen oder Bambusmatten abgedeckt, um den Flughunden den Zugang zu verwehren.

Die HeV-Impfung von Pferden in den betroffenen Regionen im westlichen Australien wird ebenfalls als Prophylaxe humaner Infektionen gesehen, allerdings ist die Akzeptanz der Vakzine unter den Pferdehaltern nicht sehr hoch.

Reisende in den betroffenen Gebieten sollten Baumfrüchte mit tierischen Bissspuren oder Spuren von Exkrementen nicht nur zur Vermeidung von NiV- oder HeV-Infektionen unbedingt meiden. Auch Baumfruchtsäfte wie Palmen- oder Dattelsäfte sollten keinesfalls unerhitzt verzehrt werden. In Gebieten, in denen es zu NiV-Erkrankungsfällen gekommen ist, sollten sich Reisende von Schweinen und Schlachthöfen fernhalten.

Reisemedizinische Bedeutung

Wie oben ausgeführt, ist für NiV- und HeV-Infektionen die hohe Letalitätsrate von bis zu 75 % bekannt. Allerdings ist die Wahrscheinlichkeit, mit kontaminiertem Material in Kontakt zu kommen, als äußerst gering anzusehen, sofern die oben genannten Hinweise beachtet werden. Demnach ist das Infektionsrisiko für Reisende insgesamt als sehr gering einzustufen.

LITERATUR

Ajith Kumar AK, Anoop Kumar AS. Deadly Nipah Outbreak in Kerala: Lessons Learned for the Future. Indian J Crit Care Med 2018; 22(7): 475–476.

Basler CF. Nipah and hendra virus interactions with the innate immune system. Curr Top Microbiol Immunol 2012; 359: 123–52.

Chua KB. Nipah virus outbreak in Malaysia. J Clin Virol 2003; 26(3): 265–75.

Mbu'u CM, Mbacham WF, Gontao P, Sado Kamdem SL, Nlôga AMN, Groschup MH, Wade A, Fischer K, Balkema-Buschmann A. Henipaviruses at the Interface Between Bats, Livestock and Human Population in Africa. Vector Borne Zoonotic Dis 2019; 19(7): 455–465.

Selvey LA, Wells RM, McCormack JG et al. Infection of humans and horses by a newly described morbillivirus. Med J Aust 1995; 162: 642–645.

Tan CT, Goh KJ, Wong KT et al. Relapsed and late-onset Nipah encephalitis. Ann Neurol 2002; 51(6): 703–8.

Weingartl H, Czub S, Copps J et al. Invasion of the central nervous system in a porcine host by nipah virus. J Virol 2005; 79(12): 7528–7534.

Wong KT, Shieh WJ, Kumar S et al. Nipah Virus Pathology Working Group. Nipah virus infection: pathology and pathogenesis of an emerging paramyxoviral zoonosis. Am J Pathol 2002; 161(6): 2153–2167.

Wu Z, Yang L, Yang F et al. Novel Henipa-like virus, Mojiang Paramyxovirus, in rats, China, 2012. Emerg Infect Dis 2014; 20(6): 1064–6.

Yoned, M, Guillaume V, Sato H et al. The nonstructural proteins of Nipah virus play a key role in pathogenicity in experimentally infected animals. PLoS ONE 2010; 5: e12709.

INTERNETQUELLEN

Friedrich-Loeffler-Institut (NRL für Henipaviren): www.fli.de/de/institute/institut-fuer-neue-und-neuartige-tierseuchenerreger-innt/referenzlabore/nrl-fuer-henipaviren.

Queensland Government (Summary of Hendra virus incidents in horses. 2022): www.business.qld.gov.au/industries/service-industries-professionals/service-industries/veterinary-surgeons/guidelines-hendra/incident-summary.

tropeninstitut.de (Nipah-Virus-Infektion): https://tropeninstitut.de/krankheiten-a-z/nipah-virus-infektion.

RKI (Nipah- und Hendraviren im Überblick): www.rki.de/DE/Themen/Infektionskrankheiten/Infektionskrankheiten-A-Z/H/Henipaviren/Ueberblick.html.

2.16 Erkrankungen durch Lyssaviren: Tollwut

Thomas Müller, Gerd-Dieter Burchard, Conrad Freuling

Das Wichtigste in Kürze

Tollwut ist eine durch Lyssaviren verursachte, durch Impfung vermeidbare Enzephalitis (Fooks et al. 2017). Es handelt sich aufgrund des Virusreservoirs im Tierreich um eine Zoonose. Die Tollwut gehört zu den ältesten beschriebenen und am meisten gefürchteten Krankheiten der Menschheit. Ohne sofortige Impfung und Immunglobulingabe nach Bisskontakt mit einem tollwutkranken oder -verdächtigen Tier liegt die Sterblichkeit der Erkrankung bei 100 %. Obwohl es seit vielen Jahrzehnten hocheffiziente Impfungen gegen die Tollwut gibt, versterben nach Schätzungen der WHO jährlich weltweit 40.000–70.000 Menschen daran (Hampson et al. 2015).

2.16.1 Ätiologie

Tollwut wird durch **neurotrope RNA-Viren** der Familie *Rhabdoviridae,* Genus *Lyssavirus,* verursacht (➤ Tab. 2.14). Durch intensive Untersuchungen von Fledermäusen auf Pathogene ist auch die Anzahl an neuentdeckten Lyssaviren in den letzten Jahren gestiegen. Neben dem **Rabiesvirus (RABV)** sind weitere 17 und 2 vorläufige Virusspezies bekannt, die belegen, dass Fledermäuse das eigentliche Reservoir für Lyssaviren darstellen (Kuhn et al. 2020).

Die geschossförmigen Virionen enthalten eine **kontinuierliche einsträngige RNA negativer Polarität,** die 5 Gene kodiert (➤ Abb. 2.48).

Das Virion ist von einer Lipidhülle (M) umgeben, in dessen Oberfläche die Glykoproteine (G) verankert sind, während im Inneren das Erbmaterial im Ribonukleoproteinkomplex (RNP) vorliegt. Das Glykoprotein (G) bestimmt maßgeblich die Pathogenität des Virus und fungiert als Hauptantigen für die Entstehung neutralisierender Antikörper nach einer Immunisierung (Fooks et al. 2017). Phylogenetisch lassen sich die Lyssaviren in Phylogruppen einordnen, zwischen denen es größere genetische und antigenetische Unterschiede gibt. Serologische Kreuzreaktivität ist nur innerhalb der Phylogruppen gegeben, sodass die Tollwutimpfung auf der Basis von RABV nur gegen Viren der Phylogruppe 1 einen Schutz vermittelt. Neben RABV vermitteln Impfstoffe somit einen Schutz vor den in Europa am häufigsten bei Fledermäusen vorkommenden Lyssaviren EBLV-1, EBLV-2 und BBLV (➤ Tab. 2.14).

2.16.2 Epidemiologie

Die durch RABV hervorgerufene klassische Tollwut ist weltweit verbreitet, und nur wenige Gebiete auf der Welt wie z. B. West- und Zentraleuropa, Australien und Japan sind tollwutfrei (➤ Kap. 13.3). Domestizierte (Hunde) und wildlebende Fleischfresser (Füchse, Marderhunde, Waschbären, Mangusten, Schakale und Sonnendachse) bilden natürliche Reservoire, in denen das Virus unabhängig zirkuliert. Das RABV wird nahezu ausschließlich durch Tierbisse übertragen. Bloßes Berühren oder Kontakt zu Blut, Urin oder Kot eines tollwutverdächtigen Tieres stellt keinen Übertragungsweg für Tollwut dar. Andere Übertragungswege, wie z. B. nach Exposition von aerosolisierten Viruspartikeln z. B. bei Laborunfällen sowie durch Organtransplantation infizierter Organspender sind selten.

Tollwutfälle beim Menschen werden zu **99 % durch Hundebisse** hervorgerufen. Gerade in den **Ländern des Globalen Südens** führt Hundetollwut zu zahlreichen Opfern, besonders unter Kindern und innerhalb der armen Bevölkerungsgruppen, die keinen Zugang zu medizinischer Infrastruktur haben. Derzeit bemüht sich eine internationale Initiative, die durch Hunde hervorgerufene Tollwut beim Menschen bis zum Jahr 2030 zu tilgen (Abela-Ridder et al. 2016).

Prinzipiell können alle Säugetiere an Tollwut erkranken und das Virus auch übertragen, sodass man gerade in Ländern mit noch verbreiteter Tollwut bei unprovoziertem Tierbiss von einem Infektionsrisiko ausgehen muss. Insbesondere bei **Fledermäusen** als dem eigentlichen Lyssavirusreservoir kann eine Infektion mit Lyssaviren nie ausgeschlossen werden, sodass die WHO eine Postexpositionsprophylaxe nach jedem Kontakt mit der Möglichkeit einer

Tab. 2.14 Übersicht über die bisher bekannten Lyssaviren

Virus	Abk.	Reservoir	Verbreitung
Rabiesvirus	RABV	Fleischfresser (*Carnivora*, insbesondere Hund), hämatophage und insektenfressende Fledermäuse (nur Amerika)	Asien, Amerika, Afrika
European Bat Lyssavirus 1	EBLV-1	*Eptesicus serotinus, Eptesicus isabellinus*	Europa
European Bat Lyssavirus 2	EBLV-2	*Myotis daubentonii*	
Bokeloh Bat Lyssavirus	BBLV	*Myotis nattereri*	
Lleida Bat Lyssavirus	LLBV	*Miniopterus schreibersi* (Spanien, Frankreich)	
West Caucasian Bat Virus	WCBV	*Miniopterus schreibersi* (Kaukasusregion, Italien)	
Kotalahti Bat Lyssavirus	KBLV	*Myotis brandtii* (Finnland)	
Lagos Bat Virus	LBV	Fruchtfleischfressende Fledermäuse (Megachiroptera)	Afrika
Mokola Virus	MOKV	Unbekannt	
Duvenhage Virus	DUVV	Insektenfressende Fledermäuse	
Shimoni Bat Virus	SHIBV	*Hipposideros commersoni*	
Ikoma Virus	IKOV	Unbekannt	
Australian Bat Lyssavirus	ABLV	Flughunde und insektenfressende Fledermäuse (Mega-/Microchiroptera)	Australien
Aravan Virus	ARAV	*Myotis blythi*	Asien
Khujand Virus	KHUV	*Myotis mystacinus*	
Irkut Virus	IRKV	*Murina leucogaster*	
Gannoruwa Bat Lyssavirus	GBLV	*Pteropus giganteus*	
Taiwanese Bat Lyssavirus	TWBLV	*Pipistrellus abramus* (Taiwan)	

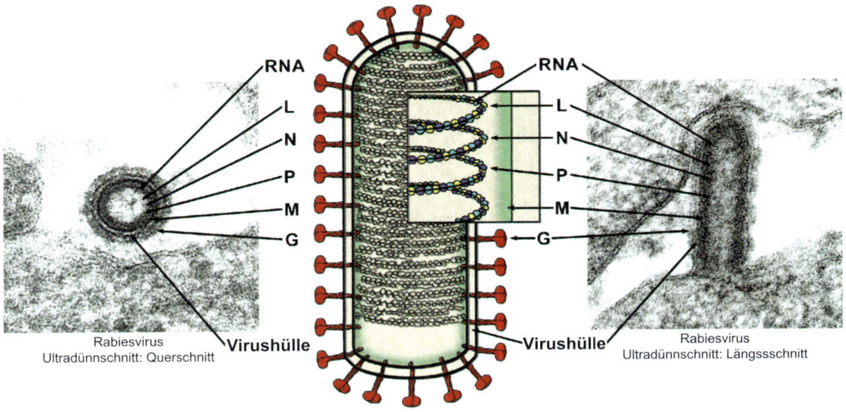

Abb. 2.48 Schematische Darstellung des Lyssavirus-Virions und elektronenmikroskopische Darstellungen [T1491]

Übertragung empfiehlt (WHO 2018). Daher sollten Menschen mit häufigem Kontakt zu Fledermäusen prophylaktisch gegen Tollwut geimpft sein. Im Gegensatz zum RABV haben Fledermaustollwutviren (➤ Tab. 2.14) je nach Reservoir ein mehr oder weniger begrenztes geografisches Vorkommen. Während die Fledermaustollwut auf dem amerikanischen Kontinent ausschließlich durch RABV hervorgerufen wird und gerade im Amazonasgebiet häufiger zu humanen Tollwutfällen führt, sind Todesfälle durch Tollwut nach Fledermausbiss in anderen Teilen der Welt sehr selten. In Europa, wo bislang 5 verschiedene Lyssaviren bei wenigen Fledermausarten nachgewiesen wurden (EBLV-1, EBLV-2, BBLV, LLBV, WCBV und KBLV, ➤ 2.14), sind in den letzten 50 Jahren nur 6 humane Fälle bekannt geworden (Banyard et al. 2020).

2.16.3 Pathogenese

Nach dem Eindringen des Tollwutvirus über Wunden oder Hautdefekte kommt es zum rezeptorvermittelten Eintritt in Nervenzellen, vermutlich über Synapsen, freie Nervenendigungen bzw. im Bereich neuromuskulärer Endplatten. Von hier aus erfolgt der retrograde axonale Transport zum ZNS entlang von Mikrotubuli innerhalb endosomaler

Transportvesikel. Nach der Virusreplikation im Zellkörper werden die Viren transsynaptisch auf die nächsthöheren Nervenzellen übertragen. Entscheidend für die Pathogenese ist, dass es dem Virus gelingt, die Immunantwort zu umgehen und die Funktionalität und Lebensfähigkeit infizierter Neuronen so lange wie möglich aufrechtzuerhalten (Fooks et al. 2017). Virale Proteine spielen dabei eine Rolle und können die Ausschüttung von Interferonen als Teil des angeborenen Immunsystems verhindern. Im ZNS kommt es zur Virusvermehrung im Perikaryon der Neuronen des Hirnstamms, des Thalamus, der Basalganglien und des Spinalmarks (Hemachudha et al. 2013). Später findet sich Virus in allen Nervenzellen des ZNS. Je nach Lyssavirus sind auch Zellen der weißen Substanz (Astrozyten) betroffen. Durch die **Kompartimentierung im ZNS** entgeht das Virus der adaptiv-humoralen Elimination. Nur die rechtzeitige Induktion neutralisierender Antikörper erlaubt das Überleben nach einer Infektion, wobei der zugrunde liegende Mechanismus bisher unklar ist. Nach der Virusvermehrung im ZNS streut das Virus über anterograden axonalen Transport in andere Gewebe. Zu Beginn der Erkrankung sind dies besonders Speicheldrüsen, Haut und stark vegetativ innervierte Organe wie Herz- und Skelettmuskulatur. Trotz Freisetzung hoher Mengen an Virus und guter diagnostischer Nachweisbarkeit (➤ Kap. 2.16.7) ist eine lokale Virusreplikation in den Speicheldrüsen nicht gesichert. Obwohl bei der Tollwut Nervenzellen direkt von Virus befallen sind, können im Vergleich zu anderen Virusenzephalitiden nur milde neuropathologische Läsionen und Veränderungen nachgewiesen werden. Offensichtlich führt die Virusreplikation vor allem zu neuronalen Funktionsstörungen.

2.16.4 Klinik

Nachdem erste Krankheitserscheinungen aufgetreten sind, führt die Tollwut unweigerlich zu einer progressiven **hirnstammbetonten Enzephalitis** und zum Tod. Tollwut zeigt sich in zwei klassischen und einer weniger typischen Manifestationsform:

- Enzephalitische (wilde) Wut
- Paralytische (stille) Wut
- Atypische Tollwut

Enzephalitische (wilde) Wut

Dieser Verlauf ist die klassische Erscheinungsform mit wechselnden Bewusstseinszuständen, Halluzinationen, Hydrophobie, Aerophobie, Schlundkrämpfen und Hyperaktivität. Etwa zwei Drittel der Betroffenen leiden an dieser enzephalitischen Verlaufsform.

Paralytische (stille) Wut

Hier zeigen sich typischerweise eine Tetraplegie oder Extremitätenlähmungen, ein dem Guillain-Barré-Syndrom ähnliches Krankheitsbild, jedoch mit Sphinkterlähmungen und meist subfebrilen Temperaturen. Die Patienten weisen ansonsten weniger häufig Zeichen einer zerebralen Beteiligung auf.

Atypische Tollwut

Gekennzeichnet ist diese Verlaufsform durch neuropathische Schmerzen, Chorea der Extremität mit der Viruseintrittsstelle, Hirnstammsymptome, Horner-Syndrom, Myoklonien und Krampfanfälle.

Der Verlauf der Tollwut lässt sich in **5 Stadien** einteilen. Zunächst kommt es zu einer mehrere Tage bis Monate dauernden, asymptomatischen **Inkubationsperiode.** Als nächstes setzen unspezifische **Prodromi** ein. Die Prodromi können grippeartig imponieren, es bestehen oft Fieber, Schwindel und Übelkeit, pharyngeale Reizung, Irritabilität, Kopfschmerzen und Erbrechen. Oft treten auch neurologische Beschwerden an der oft schon verheilten Viruseintrittsstelle auf wie Parästhesien, Schmerzen und Juckreiz. Meist besteht ein Myo-Ödem bei Perkussion betroffener lokaler Muskulatur. Dieses Stadium besteht wenige Tage, meist nicht länger als eine Woche.

Als nächstes entwickelt sich ein **akutes neurologisches Syndrom,** das sich entweder enzephalitisch (dann auch Exzitationsphase genannt) oder paralytisch präsentiert. Beim häufigen **enzephalitischen Verlauf** stehen Hyperaktivität, Fieber, Bewusstseinsstörungen, pharyngeale und inspiratorische Spasmen, Hypersalivation und Muskelkrämpfe im Vordergrund. Aerophobie und Hydrophobie sind nahezu immer bei enzephalitischer Tollwut vorhanden. Oftmals zeigt sich jetzt auch eine kardiale Beteiligung (Arrhythmien, Myokarditis), wobei sowohl die autonome Dysregulation als auch die Virusinfektion hierfür ursächlich sein können.

Paralytische Tollwut zeigt sich meist als Tetraparese mit Sphinkterbeteiligung, jedoch treten diese Symptome erst spät im Krankheitsverlauf auf. Muskelschwäche in der vom Biss betroffenen Extremität ist häufig lange Zeit das einzige Zeichen dieser Verlaufsform. Kopfschmerzen und Meningismus können, wie bei den anderen Manifestationen, auch hier vorkommen.

Im weiteren Krankheitsverlauf kommt es zur Ausbildung eines **Koma**s mit generalisierter schlaffer Lähmung (auch bei enzephalitischer Wut), Vasomotorenkollaps sowie respiratorischer Insuffizienz. Der **Tod** tritt meist im Rahmen eines Multiorganversagens auf, wenn die Patienten nicht schon durch eine kardiale Ursache (Arrhythmien) verstorben sind. Die meisten Patienten sterben ohne Intensivtherapie 1 bis 2 Wochen nach Einsetzen des Komas.

2.16.5 Therapie

Die manifeste Tollwuterkrankung verläuft abgesehen von wenigen vermuteten Ausnahmen immer letal. Etablierte Behandlungsstrategien gibt es nicht, und die Behandlung der Erkrankung ist bei Ungeimpften rein symptomatisch. Die **palliative Therapie** sollte sich auf Schmerzkontrolle, Sedation, Anxiolyse und Krampfunterdrückung beschränken. Obwohl der Patient im Sterben liegt, muss ein Atemstillstand vermieden werden, insbesondere wenn die Familie den Patienten nach Benachrichtigung lebend nach Hause bringen möchte, damit beispielsweise die Bestattungsriten eingehalten werden können. Das medizinische Personal sollte geschult und die klinischen Richtlinien aktualisiert werden, um die palliative Behandlung von Tollwut in endemischen Ländern einzubeziehen (Warrell et al. 2017).

Von einer klinisch und serologisch dokumentierten, allerdings nicht durch Virusnachweis gesicherten Ausnahme abgesehen, hat noch kein zuvor ungeimpfter Patient die Erkrankung überlebt. Wenige Erkrankte, die nach Tollwutexposition unvollständig oder suboptimal immunisiert wurden, haben die klinische Erkrankung überstanden, meist mit schweren neurologischen Defiziten. Dies kann aber nicht als ein Beispiel erfolgreicher Therapie, sondern muss eher als ein Versagen von Postexpositionsstrategien verstanden werden. Die empfohlene Gabe von Rabies-Immunglobulin bei Patienten mit Symptomen scheint auf Grund tierexperimenteller Beobachtungen wenig hilfreich, ist aber dennoch in nationalen und internationalen Richtlinien empfohlen.

Die in den Krankenhäusern üblichen **Standardhygienevorschriften** reichen aus, um eine Gefahr für das Gesundheitspersonal im Umgang mit Patienten mit Tollwut zu minimieren. Angehörige, Ärzte, Pflegepersonal und in ausgewählten Fällen auch das Laborpersonal (Aufarbeitung von Hirn oder Speichel) sollten geimpft werden.

Alle Therapieversuche mit antiviralen Substanzen (Ribavirin, Alpha-Interferon, Vidarabin, Amantadin u. v. m.) waren bisher erfolglos. Die Strategie, neuroprotektive Analgosedation (Midazolam und Ketamin) mit Amantadin und Ribavirinmedikation sowie maximaler supportiver Therapie zu kombinieren (Milwaukee-Protokoll), konnte nicht verifiziert werden (weder an weiteren Patienten noch im Tiermodell).

2.16.6 Differenzialdiagnose

Paralytische Tollwut muss vom Guillain-Barré Syndrome unterschieden werden. Alle Erkrankungsformen müssen außerdem von Enzephalomyelitiden (➤ Kap. 11.14) anderer infektiöser oder nicht infektiöser Ätiologie abgegrenzt werden. Insbesondere sind zu nennen Tetanus, Intoxikationen, andere virale Enzephalomyelitiden wie Japanische Enzephalitis, Poliomyelitis etc. Eine paralytische Tollwut kann als zerebrale Malaria fehldiagnostiziert werden.

2.16.7 Diagnostik

Klinische Diagnose

Die Diagnose beruht in LMIC oft auf der typischen Klinik und der Anamnese eines Tierbisses (WHO 2018). In Ländern mit geringer Inzidenz kommt es immer wieder zu Erkrankungen nach einer unbemerkten Exposition (Fledermausbiss) und unzureichender oder unterbliebener Postexpositionsprophylaxe. Tollwut sollte als Differenzialdiagnose bei Patienten mit ätiologisch unklaren, neu aufgetretenen neurologischen Symptomen auch bei fehlender Expositionsanamnese in möglichen Tollwutverbreitungsgebieten (oder Reise dorthin) in Betracht gezogen werden. Weil die frühen Symptome unspezifisch sind und bei vielen Infektionen vorkommen können, insbesondere auch von anderen infektiösen Enzephalitiden nicht unterscheidbar sind, muss eine Tollwut immer dann ausgeschlossen werden, wenn eine unklare enzephalitische Erkrankung vorliegt.

Bildgebung

Wenn keine Labordiagnostik zur Verfügung steht, können bildgebende Untersuchungen eventuell hilfreich sein. Zu Beginn der Krankheit kann die Bildgebung normal sein, als erstes lässt sich häufig ein **Hirnödem** nachweisen. Das MRT-Bild des Gehirns und des Rückenmarks von Patienten mit Tollwut kann charakteristisch sein mit **überwiegender Beteiligung der grauen Substanz** – im Unterschied zur akuten disseminierten Enzephalomyelitis, die überwiegend die weiße Substanz betrifft. Im MRT wurden hohe Signalintensität in T2- und FLAIR-MRT-Sequenzen in den Hippocampi, Thalami, Basalganglien und dorsalen Teilen des Hirnstamms beschrieben (Bhat et al. 2021).

Labordiagnostik

Bei Vorliegen eines klinischen Verdachts kann Tollwut bereits ante mortem diagnostiziert werden. Hierzu eignet sich der RNA-Nachweis durch hochsensitive **RT-PCR** aus Speichel und Tränenflüssigkeit (WHO 2019). Aufgrund der intermittierenden Ausscheidung sind Probeentnahmen zu mehreren Zeitpunkten (mind. 3 Proben innerhalb von 3–6 Stunden) ratsam. Alle Proben müssen als potenziell infektiös angesehen werden. Für den PCR-Nachweis eignen sich weiterhin Bioptate aus der Nackenhaut am Kopfansatz sowie Gehirnbioptate, sofern sie vorliegen. Hier finden sich meist früh hohe Viruskonzentrationen, während im Gegensatz dazu der Liquor cerebrospinalis auch bei Vorliegen klarer Symptome noch PCR-negativ sein kann.

Der **Nachweis von Antikörpern** hat nur eine sehr eingeschränkte Bedeutung in der Diagnosefindung. Nur wenn keine aktive oder passive Immunisierung zuvor stattgefunden hat, ist der Nachweis von Tollwut-Antikörpern diagnostisch. Ein negativer Nachweis schließt die Erkrankung aber nicht aus, da Antikörper, wenn überhaupt, erst sehr spät im Krankheitsverlauf gebildet werden. Der Nachweis von Tollwut-Antikörpern im Liquor bei fehlender Schrankenstörung legt eine Tollwutinfektion unabhängig vom Immunisierungsstatus nahe, denn Impfungen induzieren keine intrathekale Antikörperproduktion.

Falls bereits zu Symptombeginn neutralisierende Antikörper im Serum nachweisbar sind, sollte nochmals genauestens nach einer möglichen, evtl. auch lange zurückliegenden Immunisierung gefragt und die Verdachtsdiagnose Tollwut überdacht werden.

Zytologische und laborchemische Untersuchungen des Liquors von Erkrankten zeigen meist ein unauffälliges Bild, allenfalls liegt im späten Verlauf eine geringe Schrankenstörung, Eiweißerhöhung und eine lymphozytäre Pleozytose vor.

Postmortale Untersuchungen des ZNS zielen auf den Nachweis von Virusantigen (Immunfluoreszenztest, IFT) bzw. viraler RNA (RT-PCR) an nativem Gehirnmaterial. Auch der spezifische Antigennachweis in fixiertem Gehirnmaterial ist möglich. Epidemiologische Zusammenhänge (z. B. Ursprungsland, Reservoirspezies) können durch eine partielle bzw. Komplettgenomanalyse des Virus gewonnen werden.

2.16.8 Bekämpfung und Prävention

Bekämpfung der Hundetollwut

Die Expositionsprophylaxe muss vor allem auf Hunde als Hauptüberträger abzielen. Angesichts der hohen Fallzahlen in LMIC gerade in Afrika und Asien kommt der Bekämpfung der Hundetollwut durch eine präventive Impfung eine besondere Bedeutung zu. Auch die Aufklärung der Bevölkerung über die Gefahren der Tollwut und die Notwendigkeit, bei einer Exposition eine entsprechende Postexpositionsprophylaxe (PEP) einzuleiten, sind essenziell, um humane Todesfälle zu vermeiden.

Immunprophylaxe/Postexpositionsprophylaxe (PEP)

Da keine effektive Behandlung für die manifeste Erkrankung zur Verfügung steht, kann eine Prävention nur durch eine **großzügige Indikationsstellung zur Immunprophylaxe** erreicht werden. Diese ist glücklicherweise bei korrekter Durchführung auch postexpositionell noch erfolgreich.

Die Maßnahmen der **postexpositionellen Tollwutprophylaxe** sind durchzuführen, wenn der Verdacht auf eine Tollwutvirusexposition nicht entkräftet werden kann. Bei der Bewertung des Tollwutrisikos sind zu beachten: die Art der Exposition, die Tierart und die Epidemiologie der Tiertollwut im betreffenden Gebiet sowie die Umstände, die zur Exposition geführt haben (WHO 2018, Nadal et al. 2023).

Es ist besonders darauf hinzuweisen, dass nicht nur Tierbisse, sondern auch der **Kontakt mit potenziell virushaltigem Material** (Gehirn, Tierspeichel) auf **Schleimhäuten** oder **nicht intakter Haut** ein Übertragungsrisiko darstellt.

Bei Bissverletzungen oder Kratzwunden durch Säugetiere sowie bei Kontamination von Schleimhäuten oder offenen Wunden mit Speichel wird sofort eine **Impfserie** begonnen (aktive Immunisierung). Wenn die exponierte Person präexpositionell nicht immunisiert war, müssen **zusätzlich Immunglobuline** verabreicht werden (passive Immunisierung). Dies gilt auch für medizinisches Personal, selbst wenn bei der Betreuung tollwutinfizierter Personen korrekt befolgte Standardhygienemaßnahmen ausreichend sind.

Die aktive Immunisierung erfolgt postexpositionell gemäß den Angaben der Hersteller nach **verschiedenen Schemata.** Ein übliches Schema (Essen-Schema) sind aktive Impfungen an den Tagen 0 (Tag der Erstvorstellung nach Exposition), 3, 7, 14 und 28. Die passive Immunisierung erfolgt einmalig mit Tollwut-Immunglobulin (20 IE/kg KG). Wenn das Immunglobulin nicht gleichzeitig mit Beginn der aktiven Immunisierung gegeben wurde, kann dies bis Tag 7 nach Beginn der Impfserie nachgeholt werden. Soweit anatomisch möglich, soll das Immunglobulin in den Bereich der Wunde infiltriert werden. Nach einer Bissverletzung oder Oberflächenkontamination mit tollwutinfiziertem Speichel sollte die kontaminierte Wunde sofort und ausgiebig mit Seifenlösung oder Wasser gereinigt werden. Die PEP sollte möglichst unmittelbar begonnen werden.

Es sind bei der Tollwut Inkubationszeiten von länger als einem Jahr dokumentiert (Boland et al. 2014). Die aktive Immunisierung wird daher durchgeführt unabhängig davon, wie viel Zeit seit dem Biss bzw. der Exposition vergangen ist.

Auch **präexpositionell Geimpfte** sollen nach möglicher Tollwutexposition möglichst schnell eine PEP erhalten. Nach Präexpositionsprophylaxe (PrEP, ➤ Kap. 13.3) mit 3 Impfstoffdosen (z. B. Tag 0, Tag 7 und Tag 21–28) sind hierfür 2 Impfstoffdosen postexpositionell an den Tagen 0 und 3 erforderlich. Bei Anwendung eines aus 2 Impfstoffdosen bestehenden PrEP-Schemas sollte nach einem Jahr eine 3. Impfstoffdosis verabreicht werden (➤ Kap. 13.3). Wenn diese 3. Impfstoffdosis nach einem Jahr nicht gegeben wurde, kann nach derzeitigem Wissensstand nicht garantiert werden, dass im Falle einer Exposition auch nach Jahren noch 2 Impfstoffdosen zur PEP ausreichen. Grundsätzlich ist aber bei einer PEP keine Gabe von Immunglobulinen erforderlich, wenn eine PrEP (mit 2 oder 3 Impfstoffdosen) verabreicht wurde.

Rechtzeitig appliziert, liegt die Schutzrate nach PEP bei peripheren Verletzungen bei 100 %. Es wurden nur Einzelfälle von Impfversagern mitgeteilt, vor allem bei ausgedehnten Verletzungen im Kopfbereich – meist ist aber schwer festzustellen, ob die PEP korrekt durchgeführt worden war (Whitehouse et al. 2022).

2.16.9 Reisemedizinische Bedeutung

Reiseassoziierte Tollwuterkrankungen werden in Einzelfällen immer wieder gesehen. Vor Aufenthalten in Tropen und Subtropen ist daher die Indikation für eine Tollwutimpfung zu überprüfen.

Impfempfehlungen

Insbesondere sollte eine Impfung bei Reisenden mit einem Expositionsrisiko (z. B. bei Trekkingtouren) in Regionen mit hoher Tollwutgefährdung (z. B. durch streunende Hunde) großzügig durchgeführt werden. Zur Durchführung der PrEP wird auf das Kapitel „Reisemedizinische Impfungen" (➤ Kap. 13.3) verwiesen.

LITERATUR

Abela-Ridder B, Knopf L, Martin S, Taylor L, Torres G, Balogh K de. 2016: the beginning of the end of rabies? Lancet Glob Health 2016; 4(11): e780–e781.

Banyard AC, Davis A, Gilbert AT, Markotter W. Bat rabies. In: Fooks AR, Jackson AC (Hg.): Rabies: Scientific Basis of the Disease and Its Management, 4th Ed. Boston: Academic Press, 2020. p. 231–276. www.sciencedirect.com/science/article/pii/B9780128187050000078.

Bhat MD, Priyadarshini P, Prasad C, Kulanthaivelu K. Neuroimaging Findings in Rabies Encephalitis. J Neuroimaging 2021; 31(3): 609–614.

Boland TA, McGuone D, Jindal J et al. Phylogenetic and epidemiologic evidence of multiyear incubation in human rabies. Ann Neurol 2014; 75(1): 155–60.

Fooks AR, Cliquet F, Finke S, Freuling C, Hemachudha T, Mani R, Reeta S et al. Rabies. Nat Rev Dis Primers 2017; 3: 17091.

Hampson K, Coudeville L, Lembo T et al. Estimating the global burden of endemic canine rabies. PLoS Neglect Trop Dis 2015; 9(4): e0003709.

Hemachudha T, Ugolini G, Wacharapluesadee S, Sungkarat W, Shuangshoti S, Laothamatas J. Human rabies: neuropathogenesis, diagnosis, and management. Lancet Neurol 2013; 12(5): 498–513.

Kuhn JH, Adkins S, Alioto D et al. 2020 taxonomic update for phylum Negarnaviricota (Riboviria: Orthornavirae), including the large orders Bunyavirales and Mononegavirales. Arch Virol 2020; 165(12): 3023–3072.
Maier T, Schwarting A, Mauer D et al. Management and Outcomes after Multiple Corneal and Solid Organ Transplantations from a Donor Infected with Rabies Virus. Clin Infect Dis 2010; 50(8): 1112–1119.
Nadal D, Bote K, Masthi R, Narayana A, Ross Y, Wallace R, Abela B. Rabies post-exposure prophylaxis delivery to ensure treatment efficacy and increase compliance. IJID One Health 2023; 1: 100006.
Warrell M, Warrell D, Tarantola A. The Imperative of Palliation in the Management of Rabies Encephalomyelitis. Trop Med Infect Dis 2017; 2(4): 52.
Whitehouse ER, Mandra A, Bonwitt J, Beasley EA, Taliano J, Rao AK. Human rabies despite post-exposure prophylaxis: a systematic review of fatal breakthrough infections after zoonotic exposures, Lancet Infect Dis 2022; 12: S1473.
WHO. WHO expert consultation on rabies, third report. WHO Tech Rep Ser 2018; 1012: 195.
WHO. Laboratory techniques in rabies, fifth edition. Volume 2/Charles E Rupprecht, Anthony R Fooks, Bernadette Abela-Ridder, editors. Geneva, 2018. https://iris.who.int/handle/10665/310836.

INTERNETQUELLEN

CDC (Rabies): www.cdc.gov/rabies.
WHO Collaborating Centre for Rabies Surveillance & Research (Rabies Bulletin Europe): http://www.who-rabies-bulletin.org.

KAPITEL

3 Bakterielle Erkrankungen

3

3.1 Einführung in die Bakteriologie

Thomas Fenner

DEFINITION

Bakterien gehören zur Gruppe der **Prokaryonten.** Sie haben zwar wie Eukaryonten eine Erbinformation, aber hierfür keinen eigenen abgeschlossenen Zellkern, der durch eine Membran von der übrigen Zelle abgegrenzt ist. Die Mikrobiologie hat die Bakterien als Prokaryonten nach ihren Kulturstämmen definiert. Die Namensgebung erfolgt durch das internationale Komitee zur Systematik der Prokaryonten (ICPS, www.the-icsp.org). Eine weitere Quelle ist die LPSN (List of Prokaryontic Names with Standing in Nomenclature), die frei verfügbar ist und alle Informationen zur Nomenklatur aktualisiert. Die Systematik der Namensgebung erfolgt nach einer strengen **Taxonomie.** Diese beinhaltet Klasse, Ordnung, Familie, Gattung, Art (Spezies) und Unterart (Subspezies). Die Subspezies können dann noch gemäß ihren Eigenschaften in Serovare unterteilt werden.

Zum **Nachweis von Bakterien** stehen zum einen klassische **kulturelle Verfahren** zur Verfügung, bei denen bestimme Keime durch Wachstum, Geruch und Aussehen isoliert und identifiziert werden können. Die taxonomische Bezeichnung erfolgt aus der Reinkultur mit biochemischen Verfahren. Aus Reinkulturen können Antibiogramme erstellt werden, die eine Aussage über die Wahrscheinlichkeit der Wirksamkeit eines Antibiotikums oder einer Antibiotikagruppe gegen den nachgewiesenen Erreger erlaubt. Kulturelle Verfahren dauern zwischen Erstansatz bis zur taxonomischen Identifizierung je nach Keim zwischen 18 Stunden und 7 Tagen, bei den Tuberkelerregern oder Aktinomyzeten individuell auch länger.

Aufgrund der langen Anzuchtzeit kommen daher mittlerweile auch molekularbiologische Verfahren zum Einsatz. Diese modernen Methoden wie **PCR** (polymerase chain reaction) oder **Sequenzierung** erlauben es, Erregergruppen oder taxonomisch eindeutige Erregernachweise in wesentlich kürzerer Zeit vorzunehmen, sind aber aufgrund der Kosten nachgeordnete Verfahren.

Eine weitere Nachweismethode ist das **MALDI-TOF,** ein **massenspektrografisches Verfahren,** bei dem aus Reinkulturen innerhalb von Sekunden der Familien- und Speziesname ermittelt werden kann. Dies hat die mikrobiologische Diagnostik Anfang des 21. Jahrhunderts deutlich beschleunigt.

Länderabhängig wird der Nachweis bis auf Gattungs-, Familien- oder Speziesnamen sehr unterschiedlich gehandhabt.

Die **bakteriologische Diagnostik** kann aus Proben wie z. B. Abstrichen, Abradaten, Blut (in Form von Blutkulturen), bronchoalveolären Lavagen, Exzidaten, Gewebeproben, Katheterspitzen, Liquores, Punktaten, Sputum, Stuhl oder Urin durchgeführt werden. Speziallaboratorien untersuchen in den Körper eingebrachte Devices wie Endoprothesen auf Keimbesiedlung bzw. Biofilme. Je nach Ausgangsmaterial ist die Präanalytik zu berücksichtigen. Für die Gewinnung des richtigen Einsendematerials berät das Labor den Einsender. Lange Transporte oder falsche Transportmedien verschlechtern die Aussagekraft der Diagnostik.

Eine besonders einfache Klassifikation, insbesondere für die erste Einordnung der antibiotischen Therapie, ist die **Gram-Färbung.** Sie wurde von dem dänischen Bakteriologen Hans Christian Gram im 19. Jahrhundert entwickelt und hat noch heute uneingeschränkt Bedeutung zum **Erstnachweis von Bakterien und Pilzen.** Hierbei wird mit einer aus 4 Schritten bestehenden Färbung des Kultur- oder Nativmaterials mikroskopisch zwischen **Gram-positiven und Gram-negativen Erregern** unterschieden. Dabei stellen sich aufgrund ihres unterschiedlichen Wandaufbaus die Gram-positiven Erreger blau, die Gram-negativen Erreger rot dar. Die Form und die Anordnung der Bakterien in Ketten oder Haufen sowie Palisaden oder anderen Strukturen sind weitere Differenzierungskriterien. Eine Gram-Färbung kann auch unter einfachen Laborbedingungen durchgeführt werden, wenn ein Mikroskop und die drei Farbstoffe sowie Alkohol zur Verfügung stehen. Je nach Einteilung in der Gram-Färbung kann dann bis zur taxonomischen Bestimmung und der Erstellung des Antibiogramms gezielt mit einer Antibiose begonnen werden.

Die Zuordnung der Erreger gemäß der Gram-Färbung ist in ➤ Abb. 3.1 und ➤ Abb. 3.2 dargestellt und dient der besseren Orientierung bei der Bestimmung, hinter welcher Form und Färbung sich welcher Erreger verbergen kann.

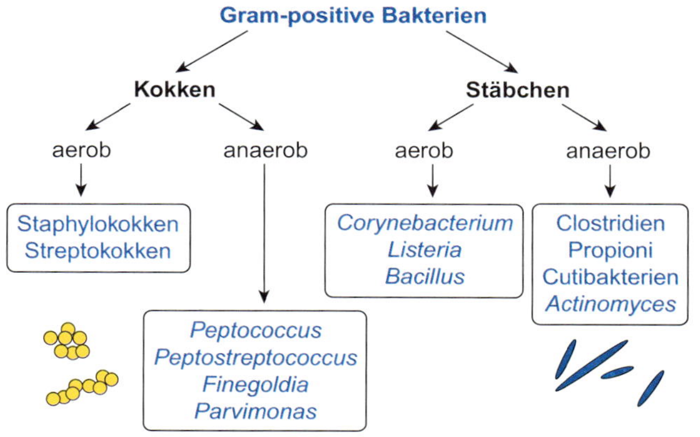

Abb. 3.1 Einteilung Gram-positive Erreger [T868, L143]

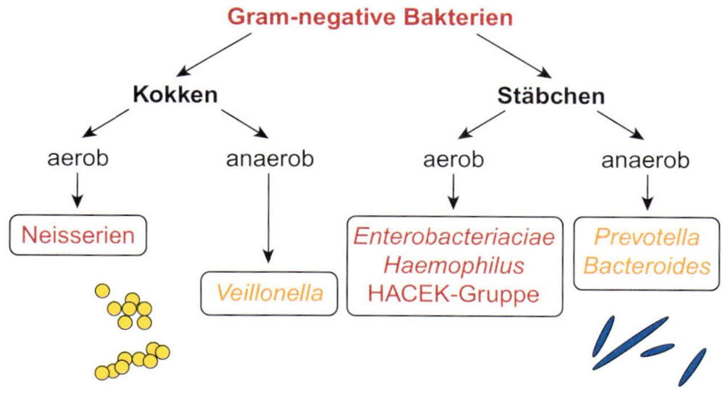

Abb. 3.2 Einteilung Gram-negative Erreger [T868, L143]

3.2 Erkrankungen durch Enterobakterien

Ernst Molitor

3.2.1 Salmonellen

Das Wichtigste in Kürze

Die Gattung ist nach dem amerikanischen Tierarzt Daniel E. Salmon benannt, der *„Bacillus choleraesuis"* (heute: *Salmonella enterica*) aus dem Darminhalt von Schweinen angezüchtet und beschrieben hat (Ryan et al. 2017). Humanmedizinisch relevante Salmonellen gehören den Arten *S. enterica* und *S. bongori* an und können aufgrund von Oberflächen- (O) und Flagellenantigenen (H) serologisch charakterisiert werden. Unter den 6 Subspezies von *S. enterica* (*S. enterica* ssp. *enterica*, *S. enterica* ssp. *salmae*, *S. enterica* ssp. *arizonae*, *S. enterica* ssp. *diarizonae*, *S. enterica* ssp. *houtenae* und *S. enterica* ssp. *indica*) sind für die mehr als 2.600 beschriebenen Serovarietäten der ersten Unterart (*S. enterica* ssp. *enterica*) aufgrund von Krankheitsbildern, Ort des ersten Nachweises oder Erregerhabitaten eigene Namen vergeben worden. Die Bezeichnung der **Serovarietäten** mit Namen vereinfacht die Verwendung: Anstelle von *„Salmonella enterica* ssp. *enterica* Serovar 9,12;d,-" kann *„Salmonella enterica* Serovar Typhi" oder – ganz kurz – *„Salmonella* Typhi" angegeben werden. Für andere Subspezies und die Art *S. bongori* gibt es keine eigenen Namen für Serovarietäten. Die umfassende Auflistung der beschriebenen Serovarietäten findet sich im **Kauffmann-White-Le-Minor-Schema,** das seit 1964 vom WHO Collaborating Centre for Salmonella am Institut Pasteur in Paris gepflegt wird (Grimont und Weill 2007).

Die Gattung *Salmonella* gehört zur Familie *Enterobacteriaceae,* die ihrerseits der Ordnung Enterobacterales angehört (Adeolu et al. 2016).

Salmonellen können beim Menschen auf den Verdauungstrakt beschränkte Infektionserkrankungen – enteritische Salmonellosen – und invasive Erkrankungen auslösen:

- **Septische Krankheitsbilder** durch invasive Stämme (typhöse Salmonellen, **TS**): Typhus durch *S.* Typhi, Paratyphus durch *S.* Paratyphi A, B und C. Wichtige Komplikationen: Meningitis, Osteomyelitis, Pneumonie, Endokarditis, Darmperforation (meist mit Peritonitis), Cholezystitis.
- **Enteritische Salmonellosen** durch nichtinvasive Stämme (nicht-typhöse Salmonellen, **NTS**): Gastroenteritis durch andere Serovarietäten von *S. enterica* ssp. *enterica.* NTS kommen bei zahlreichen Tierarten (v. a. bei Geflügel, Schweinen, Rindern, Katzen, Hunden und Reptilien) im Darmtrakt vor.

Typhus und Paratyphus

Epidemiologie

Salmonella enterica ser. Typhi und *S.* Paratyphi sind wirtsspezifisch und infizieren nur Menschen. Weltweit schätzte die WHO für 2019 die Zahl der Typhuserkrankungen auf 9 Millionen; diese Erkrankungen führten zu 110.000 Todesfällen. Die Erkrankung tritt vor allem in den Regionen auf, in denen Überbevölkerung und unzureichende Sanitärversorgung – Fehlen von Toiletten und sachgerechter Fäkalienentsorgung – bestehen. Außerhalb von Endemiegebieten (z. B. Südostasien oder der Süden Afrikas) sind Reisen in solche Gebiete ein wichtiger Risikofaktor.

Erreger und Übertragung

Typhus- und Paratyphuserreger werden meist mit **Wasser oder Lebensmitteln** oral aufgenommen, die mit Ausscheidungen eines erkrankten oder erregerausscheidenden Menschen kontaminiert wurden.

Bis zu 5 % der Menschen, die Infektionen mit *S.* Typhi oder *S.* Paratyphi überstanden haben, scheiden die Erreger länger als 6 Monate (potenziell lebenslang) mit dem Stuhl aus (Dauerausscheider) ohne Krankheitssymptome zu zeigen. Werden menschliche Exkremente zur Düngung eingesetzt, können auch roh genossene Gemüse und Obst zur Übertragung führen.

Salmonellen sind **stäbchenförmige, Gram-negative, fakultativ anaerobe Bakterien,** die fast alle durch peritriche Begeißelung aktiv beweglich sind. Die Oberflächenantigene von Salmonellen und das Vi-Antigen von *S.* Typhi sind Polysaccharide, die Geißelantigene sind Varianten des Proteins Flagellin, das Bestandteil der Flagellen ist. Viele Serovarietäten von Salmonellen können zwei verschiedene Flagellen-Serotypen bilden. Die Bezeichnung „H-", **„Hauch-Antigene",** verdanken die Salmonellen dem flächenhaften Wachstum auf Weichagar nach Gard nach punktförmiger Inokulation. Mit Hilfe der Flagellen bewegen sich die Bakterien auf der Agaroberfläche, sodass im Lauf der Bakterienvermehrung anstelle von Kolonien eine dünne Wachstumsschicht entsteht, die an eine durch kondensierte Atemfeuchtigkeit beschlagene, kalte Fensterscheibe erinnert.

Die Infektionsdosis kann bei normaler Azidität des Magens bei experimenteller Infektion gesunder Versuchspersonen vergleichsweise hoch sein; die ID_{50} liegt bei Gesunden bei 10^5 koloniebildenden Einheiten (KBE, vermehrungsfähige Bakterienzellen). Das schließt aber Infektionen mit deutlich geringeren Dosen (10^3 KBE) nicht aus (Waddington et al. 2014). Die Analyse von Typhusausbrüchen zeigt, dass häufig Infektionsdosen von weniger als 10^3 KBE zur Erkrankung führen.

Pathogenese und Immunologie

Viele Stämme von *S.* Typhi exprimieren als Polysaccharidkapsel das **Vi-Antigen,** dessen Bildung auf der *Salmonella*-Pathogenitäts-Insel 7 (SPI-7) kodiert wird (Dougan und Baker 2014). Durch das Vi-Antigen wird das Lipopolysaccharid in der äußeren Membran der Bakterienzellen maskiert, was die Opsonisierung und Phagozytose durch Leukozyten verringert. Die Bildung des Vi-Antigens ist allerdings keine notwendige Voraussetzung für invasive Infektionen.

Entscheidendes Pathogenitätsmerkmal von Salmonellen-Serovarietäten, die in der Regel generalisierte Infektionserkrankungen hervorrufen, ist die Befähigung zur **Invasion in Epithelzellen und Makrophagen** und zur intrazellulären Persistenz sowie Vermehrung in diesen Zellen, die der Ausbreitung im Körper vorausgeht. Im Darm binden die Typhuserreger an die M-Zellen, die im Bereich der Peyer-Plaques zur Innenauskleidung des Dünndarms gehören, und werden phagozytiert. Die Zellinvasion benötigt Gene, die auf einer Genregion, der Salmonella-Pathogenitäts-Insel 1 (SPI-1), bereitgestellt werden (House et al. 2001). SPI-1 kodiert mit den *inv*-Genen A bis H für ein Typ-3-Sekretionssystem. Ein weiteres für die Phagozytose wichtiges Typ-3-Sekretionssystem ist auf der Salmonella-Pathogenitäts-Insel 2 (SPI-2) kodiert.

Im Phagosom von Makrophagen aktivieren die typhösen Salmonellen einen aus 2 Komponenten gebildeten Reaktionsregulationskomplex. Das phoP-phoQ-System führt zur Transkription der *pag*-Gene (Baker et al. 1997), deren Genprodukte das Überleben der Bakterien im Phagosom und deren weitere intrazelluläre Vermehrung ermöglichen, und zur Repression der SPI-1-Gene. Die Aktivierung von SPI-2 im Phagosom ist Voraussetzung für den Transport bakterieller Proteine ins Zytoplasma der Wirtszelle und verhindert die Abtötung der Bakterien.

Nach Penetration der Darmschleimhaut werden die Erreger von Makrophagen phagozytiert und gelangen mit diesen in mesenteriale Lymphknoten. Auf dem Weg über den Ductus thoracicus kommt es zur ersten, vorübergehenden Bakteriämie und Absiedlungen in Leber und Milz. Nach lokaler Vermehrung kommt es zur erneuten, oft langanhaltenden oder wiederkehrenden Bakteriämie, nun treten massivere Symptome der Erkrankung auf. Es kommt zu Absiedlungen in verschiedenen Organen, häufig auch in der Gallenblase, wo (v. a. bei vorbestehenden Erkrankungen oder Gallensteinen) eine dauerhafte Besiedlung resultieren kann (Dauerausscheidertum), sowie in den Peyer-Plaques des Dünndarms. Letztere können auf dem Blutweg oder über Ausscheidung von Typhuserregern mit der Galle in den Darm befallen werden.

Die Infektion mit Typhuserregern führt bei ausreichend langem Überleben des Wirts zur Bildung spezifischer Antikörper gegen die O- und H-Antigene (und ggf. das Vi-Antigen) des jeweiligen Erregerstammes. Diese Antikörper spielen aber für den Krankheitsverlauf, soweit bekannt, keine wesentliche Rolle: Kommt es bei unbehandelter Typhuserkrankung zur Genesung, ist der glückliche Verlauf weitgehend eine Folge zellulärer Immunabwehr.

Klinik

Nach einer **Inkubationszeit** von 8 bis 14 Tagen (Typhus 3–60 Tage, Paratyphus 1–10 Tage, höhere Infektionsdosen verkürzen die Inkubationszeit, haben aber keinen erkennbaren Einfluss auf die Schwere des weiteren Krankheitsverlaufs) treten meist zunächst unspezifische Symptome wie Kopf- und Gliederschmerzen, teils auch subfebrile Temperaturen auf. In den darauffolgenden Tagen tritt ein schweres Krankheitsbild ein, das durch hohes Fieber – typischerweise als **über mehrere Wochen anhaltende Temperaturen von ≈ 40 °Celsius (Fieberkontinua),** bei manchen erkrankten Menschen aber auch als undulierendes Fieber – charakterisiert ist, bei dem nicht selten eine relative Bradykardie imponiert. Häufig zeigen sich als Folge der Bakteriämie auch 2–4 mm große, hellrote Papeln, meist am Bauch, die nicht jucken (Roseolen). Aus Biopsien dieser Herde können die Erreger angezüchtet werden (Arun und Ananthakrishnan 2023). Mit zunehmender Schwere der Erkrankung werden die Patienten apathisch, teils auch verwirrt oder delirant. Diesen zentralnervösen Symptomen verdankt das Krankheitsbild seinen Namen „Typhus" (gr. *typhos* = Nebel). Meist besteht zunächst Obstipation; im weiteren Krankheitsverlauf können Durchfälle auftreten.

Mögliche **Komplikationen** sind Myokarditis, Bronchopneumonie, sehr selten Meningitis. Bei ausgeprägter entzündlicher Darmwandschädigung kann es zur Darmperforation mit der Folge einer Peritonitis kommen. Unbehandelt führt der Typhus bei etwa 20 % der Betroffenen zum Tod, die Genesung tritt nur langsam ein.

Bei **gleichzeitiger Erkrankung an Schistosomiasis** kann der Typhus chronifizieren, da die Erreger am Integument der adulten Pärchenegel – geschützt vor der Wirtsabwehr – überleben können. Nach Absetzen der antimikrobiellen Therapie des Typhus ist ein Wiederaufflammen der Erkrankung möglich.

Insbesondere bei **vorbestehenden Gallenblasenerkrankungen** kann es zur langanhaltenden Ansiedlung von Typhuserregern in der Gallenblase kommen. Lassen sich mehr als 6 Monate nach Auftreten der Erkrankung noch Typhuserreger im Stuhl nachweisen, besteht die Gefahr der lebenslang anhaltenden Ausscheidung dieser Bakterien und damit ein Infektionsrisiko für andere Menschen. Zudem geht die dauerhafte Besiedlung der Gallenblase mit Typhuserregern mit einem erhöhten Risiko für Gallenblasenkarzinome einher.

Diagnostik

Zu den unspezifischen Laborbefunden bei Typhus oder Paratyphus gehören Leukopenie, Linksverschiebung und Aneosinophilie. Häufig finden sich erhöhte CRP-Blutspiegel, nicht selten auch erhöhte Leberenzyme.

Die Anzucht von *Salmonella* Typhi und *S.* Paratyphi gelingt in der ersten Krankheitswoche vor allem mittels **Blutkulturen;** es handelt sich um eine septische Allgemeininfektion, daher sollten – vorzugsweise unmittelbar vor Beginn der antimikrobiellen Chemotherapie und auch in den Stunden danach – mehrmals Blutkulturen gewonnen werden. Dabei muss auf ausreichend große Inokula (bei Erwachsenen und Jugendlichen ab 40 kg Körpergewicht meist 10 ml Blut je Kulturmedium, 20–30 ml Blut je Blutkultur) geachtet werden, da die Bakterienkonzentration im Blut der Erkrankten häufig niedrig ist. Ebenfalls als Untersuchungsmaterial geeignet sind **Knochenmarkspunktate,** die allerdings eine invasivere Art der Probengewinnung mit entsprechenden Komplikationsmöglichkeiten darstellen. Auch in Urin-, Sputum- oder Trachealsekretproben kann die Kultur erfolgreich sein. Der Erreger wächst auf gängigen diagnostischen Medien (Columbia-Schafblutagar, MacConkey-Agar).

Ab der 2. Krankheitswoche nimmt die Chance des **Erregernachweises in Stuhlproben** zu, wobei Selektiv-Differenzialmedien wie Xylose-Lysin-Desoxycholat-Agar (XLD-Agar) oder *Salmonella-Shigella*-Agar sowie der Einsatz einer Selektivanreicherungsbouillon – etwa einer Selenit-Bouillon – sinnvoll sind, da auch bei schwerer Erkrankung der Anteil der Typhuserreger an den im Stuhl vorhandenen Mikroorganismen gering bleibt. Die Serovarietäten *S.* Typhi und *S.* Paratyphi bilden oft nur geringe Mengen von Schwefelwasserstoff, sodass die Kolonien – wenn überhaupt – meist erst verzögert durch Schwarzfärbung (Bildung von Eisensulfid) auffallen, wenn ein Differenzialmedium ein Eisensalz enthält.

Tab. 3.1 Serovarietäten von *Salmonella enterica* (Beispiele nach Grimont und Weill 2007) [W709-018]

Serovarietät	O-Antigene	H-Antigene (Phase 1)	H-Antigene (Phase 2)	H-Antigene
S. Typhi	9, 12, [Vi]	d	–	[j], [z_{66}]
S. Paratyphi A	*1, 2, 12*	a	[1, 5]	–
S. Paratyphi B	1, 4, [5], 12	b	1, 2	[z_5], [z_{33}]
S. Paratyphi C	6, 7, [Vi]	c	1, 5	–
Angaben in [eckigen Klammern]: möglich, aber nicht obligatorisch				

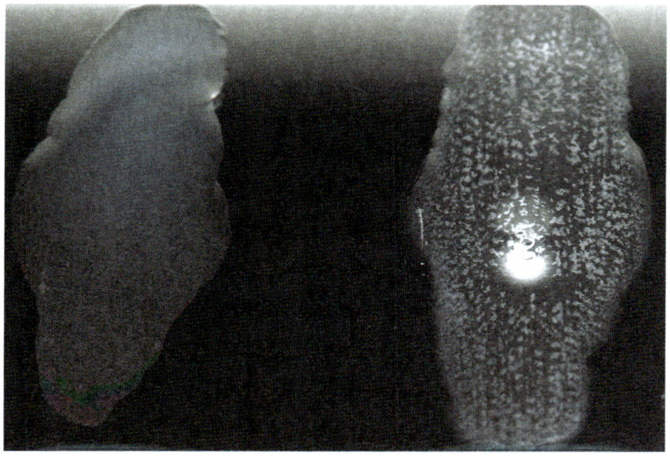

Abb. 3.3 *Salmonella* Typhi: Objektträger-Agglutination nach Gruber. Links: physiologische Kochsalzlösung, rechts: Antiserum gegen das Antigen O 9. [P1541]

Die Identifikation der Bakterienart kann mittels Stoffwechselleistungsprüfung („Bunte Reihe") oder Analyse der Makromoleküle mit Hilfe von **MALDI-TOF-MS** erfolgen; für die Diagnose wird die Serotypisierung oder die Analyse der Genomsequenz eines Isolats benötigt. Da es spontan agglutinierende Salmonellenstämme gibt, muss stets neben den Misch- und dann den zunehmend spezifischen Antiseren eine Kontrolle in physiologischer Kochsalzlösung mitgeführt werden. ➤ Tab. 3.1 zeigt einige Serovarietäten, ➤ Abb. 3.3 zeigt eine Agglutinationsreaktion nach Gruber.

Die Anzucht der Typhuserreger ist Voraussetzung für die **Empfindlichkeitsprüfung,** die angesichts der weltweiten Zunahme antibiotikaresistenter Stämme unverzichtbar ist. Unabhängig vom Ergebnis der Empfindlichkeitsprüfung sollten für die Behandlung systemischer Salmonellenerkrankungen keine Cephalosporine der Gruppen 1 oder 2 eingesetzt werden, da deren klinische Wirksamkeit schlecht ist. Hat ein Stamm Resistenzmerkmale gegen Chinolone erworben, ist die Wirksamkeit von Ciprofloxacin unsicher; aus diesem Grund hat EUCAST den MHK-Grenzwert für die Empfindlichkeitskategorie „S-empfindlich bei normaler Dosierung" auf 0,06125 mg/l Ciprofloxacin gesenkt.

Der Nachweis spezifischer Antikörper ist für die Diagnose der akuten Erkrankung nicht geeignet. Mit Hilfe der **Bakterienagglutination nach Widal** lassen sich meist wenige Wochen nach Beginn einer Typhuserkrankung Antikörper gegen Salmonellen nachweisen, wobei sich nicht zuverlässig zwischen Antikörpern gegen *S.* Typhi, *S.* Paratyphi oder andere Serovarietäten von *S. enterica* ssp. *enterica* unterscheiden lässt. Antikörper gegen das Vi-Antigen sind zwar spezifisch für Typhuserreger, können aber fehlen.

Therapie

Alle Patienten mit Typhus müssen **unverzüglich antimikrobiell** behandelt werden. Die kalkulierte Therapie muss die Empfindlichkeitslage in der Endemieregion, in der die Erkrankung erworben wurde, berücksichtigen.

Gegen das früher häufig eingesetzte Chloramphenicol bestehen oft **Resistenzen,** ebenso gegen Cotrimoxazol und Aminopenicilline. In Endemiegebieten in Südostasien sind auch Fluorchinolon-Resistenzen verbreitet. Oft besteht hingegen noch Empfindlichkeit gegen Ceftriaxon und Azithromyzin; falls auch gegen diese Wirkstoffe Resistenzen bestehen, kommen Carbapeneme in Betracht. Sind typhöse Salmonellen gegen 3 Klassen antimikrobieller Chemotherapeutika resistent, die bei Wildtyp-sensiblen Stämmen wirksam sind, liegt eine **Multiresistenz** vor (multiple drug resistance, MDR). Ein Viertel der *S.*-Typhi-Stämme aus Afrika sind multiresistent, Tendenz weltweit steigend (Van Puyvelde et al. 2023). Es gab zudem mehrere Ausbrüche mit extremresistenten Isolaten, die gegen Ampicillin, Cotrimoxazol, Chloramphenicol, Fluorchinolone und Cephalosporine der dritten Generation unempfindlich sind (**extremresistente Stämme,** extensively drug resistant [XDR], nach Definition der WHO). Bei solchen Stämmen sind **Azithromycin** und **Carbapenem-Antibiotika** (z. B. Meropenem) zur Behandlung zu empfehlen (Abro et al. 2024).

Bei schwerem Krankheitsbild wird die antimikrobielle Chemotherapie parenteral verabreicht. Nur bei sehr mildem Verlauf und Grund zu der Annahme, dass Ciprofloxacin oder Azithromycin wirksam sind, kann eine primär orale Therapie versucht werden (Bioverfügbarkeit!). Wichtig ist, stets den Erregerstamm anzuzüchten und auf Antibiotikaempfindlichkeit zu untersuchen.

Soweit **Fluorchinolone** wirksam sind, bieten sie den Vorteil vergleichsweise hoher Gallenspiegel, was dem Dauerausscheidertum entgegenwirkt, und der Wirksamkeit in eukaryonten Zellen, die bei Cephalosporinen nicht gegeben ist. Bei Einsatz von **Cephalosporinen** sollte die Behandlung mindestens 14 Tage lang erfolgen, da andernfalls das Wiederaufflammen der Erkrankung zu befürchten ist. Ceftriaxon scheint besser wirksam zu sein als Cefotaxim, möglicherweise, da Letzteres geringere Spiegel in der Galle erreicht.

Bei schwerer Erkrankung (Delir, Stupor, Koma oder septischer Schock) sollte in den ersten 48 Stunden **Dexamethason** eingesetzt werden (Erstdosis 3 mg/kg KG, dann 1 mg/kg KG alle 6 h).

Drei bis 5 Tage nach Behandlungsbeginn sollte sich eine wesentliche Besserung einstellen; Entfieberung tritt meist nach 4 bis 6 Tagen

3

ein. Bei Erregerpersistenz in weiteren Blutkulturen kann eine Kombinationstherapie zweckmäßig sein (Kleine et al. 2017).

Bekämpfung und Prävention

Bei erkrankten Personen, die bei Entwicklung eines Dauerausscheidertums Gefahr laufen würden, Ansteckungsquellen zu sein, sollten frühestens eine Woche nach Absetzen der Antibiotika und einen Monat nach Krankheitsausbruch im Abstand von je mind. 24 Stunden zueinander 3 Stuhlproben gewonnen und mit geeigneten Verfahren kulturell auf Typhuserreger untersucht werden. Werden *S.* Typhi gefunden, wird diese Untersuchung monatlich wiederholt, bis 3 konsekutive Proben mit negativem Kulturbefund erhalten werden.

Bei **Dauerausscheidung** empfiehlt sich bei fluorchinolonsensiblen Stämmen ein Therapieversuch mit Ciprofloxacin in hoher Dosierung (0,75 g p. o. morgens und abends) über 4 Wochen.

Wichtig als Präventionsmaßnahme sind die Sicherstellung von guter **Sanitärversorgung** und **Hygiene.** Reisende sollten auf Händehygiene achten, bei Getränken auf Leitungswasser, Eiswürfel aus Leitungswasser und mit Leitungswasser gewaschene rohe Früchte verzichten und nur gekochte oder geschälte Lebensmittel zu sich nehmen.

In Endemiegebieten müssen **Impfprogramme** durchgeführt werden, bei denen wegen der besseren Immunogenität Konjugatimpfstoffe zum Einsatz kommen. Geimpft werden sollen vor allem Kinder vom 6. Lebensmonat bis zum 15. Lebensjahr.

Reisemedizinische Bedeutung

Bei Reisen in Endemiegebiete (insbesondere Indien, Nepal, Pakistan, Bangladesch und Afghanistan) ist eine **Impfung** indiziert (➢ Kap. 13.3). Falls verfügbar, sind konjugierte Impfstoffe wegen der höheren Immunogenität zu bevorzugen – diese sind in Hochprävalenzländern zunehmend erhältlich (z. B. Typbar-TCV®). Der orale Lebendimpfstoff, der deutlich weniger effektiv ist, ist bei Imuninkompetenz sowie in der Schwangerschaft kontraindiziert; bei Anwendung dürfen keine antibakteriellen Wirkstoffe eingenommen werden. Die bislang verfügbaren Impfstoffe auf der Basis des Vi-Polysaccharid-Antigens schützen nicht vor Paratyphus. Die Typhusimpfungen bieten nur bedingten Schutz, weshalb die weiteren Vorbeugemaßnahmen auch bei Geimpften unbedingt zu empfehlen sind.

Sepsis und Organinfektionen durch nicht-typhöse Salmonellen

Epidemiologie

In Ländern mit leistungsfähiger Sanitärversorgung sind septische Erkrankungen durch nicht-typhöse Salmonellen-Serovarietäten selten, in manchen Teilen der Welt, insbesondere in **Subsahara-Afrika,** hingegen häufig. Immer wieder treten Epidemien auf. Prädisponierend wirken eine HIV-Infektion in fortgeschrittenem Krankheitsstadium (eine Sepsis durch nicht-typhöse Salmonellen ist eine AIDS-definierende Erkrankung), Unterernährung sowie Malariaerkrankung. Besonders häufig werden die Serovarietäten **S. Enteritidis und S. Typhimurium** als Erreger systemischer Erkrankungen bei prädisponierten Personen nachgewiesen. Bleibt eine wirksame Behandlung der prädisponierenden Faktoren aus, besteht erhebliche Rezidivgefahr.

Anders als *S.* Typhi und *S.* Paratyphi finden sich die nicht-typhösen Salmonellen-Serovarietäten bei zahlreichen Tierarten, sowohl Wildtieren als auch landwirtschaftlich gehaltenen Arten und Haustieren. Zudem kommt es immer wieder zur Verbreitung enteritiserregender Salmonellen-Serovarietäten über damit kontaminiertes Futter oder Lebensmittel.

Erreger und Übertragung

Die nicht-typhösen, enteritiserregenden Salmonellen werden als **fäkal-oral** übertragene Infektionserreger mit Nahrungsmitteln oder – selten – Getränken aufgenommen, auch **Schmutz-Schmier-Infektionen** sind möglich. Bei normaler Azidität des Magens sind etwa 10^5 Bakterien für eine Infektion notwendig. Begünstigend für eine Infektionserkrankung wirkt eine krankheits- oder behandlungsbedingte Verringerung der Azidität des Mageninhalts. Manche Nahrungsmittel können Salmonellen offenbar vor der Magensäure schützen: Wiederholt haben beispielsweise geringe Mengen von Salmonellen in Schokolade, die deren Überleben längere Zeit ermöglicht, zu Erkrankungen geführt.

Pathogenese und Immunologie

Histologisch finden sich im Kolon dilatierte Kapillaren und Einwanderung von Leukozyten in die Lamina propria; auch Kryptenabszesse sind typisch. Als Folge einer Infektion mit Salmonellen kann es in den Wochen nach Auftreten der Erkrankung zu reaktiven Arthritiden kommen. Oft sind Knie- oder Sprunggelenk betroffen, gelegentlich treten nacheinander sterile Synovitiden mehrerer Gelenke auf. Zusätzlich kann eine Iridozyklitis entstehen.

Klinik

Nach oraler Aufnahme der Erreger und Passage des Magens kommt es zur Vermehrung im Darmlumen. Die **Inkubationszeit** schwankt zwischen 12 und 48 Stunden, wobei höhere Infektionsdosen meist mit kürzeren Inkubationszeiten einhergehen. Die Erkrankung beginnt mit Allgemeinsymptomen (Abgeschlagenheit, Kopfschmerzen, Fieber), es treten **Übelkeit** und **Erbrechen** sowie schließlich **Bauchschmerzen,** teils krampfartig, sowie oft größere Mengen **wässriger Durchfälle** auf (Enterokolitis). Es kann zu erheblicher Dehydratation kommen. Im weiteren Verlauf können aufgrund starker Kolitis blutige oder eitrige Stühle ausgeschieden werden. Neugeborene, Säuglinge, hochbetagte Menschen sowie Patienten mit erheblicher Immunsuppression (HIV-Infektion, Diabetes, Tumorleiden oder hämatologische Systemerkrankung, Organtransplantation) zeigen häufig weniger ausgeprägte enterokolitische Symptome, bei ihnen kann aber mit höherer Wahrscheinlichkeit eine septische Allgemeininfektion eintreten.

Diagnostik

Die Diagnose erfolgt durch **Anzucht des Erregers aus dem Stuhl** oder – bei septischen Verläufen – aus **Blutkulturen** sowie mittels Nukleinsäureamplifikation (z. B. PCR). Bei allen schwerkranken Personen sollten unbedingt auch Blutkulturen gewonnen werden. Zweckmäßig ist die Serotypisierung, die auch mit dem Ziel der Ausbruchserkennung erfolgt. Zukünftig wird die **Genomsequenzierung** die Serotypisierung als Surveillanceverfahren wohl ersetzen (Uelze et al. 2021).

Therapie

Bei Verdacht auf oder Nachweis einer systemischen Infektionserkrankung durch nicht-typhöse Salmonellen ist unverzüglich eine wirksame **antimikrobielle Chemotherapie** erforderlich; für die Auswahl der kalkulierten Behandlung ist die Kenntnis der lokalen Empfindlichkeitslage hilfreich. Soweit möglich, ist zumindest zu Beginn der Behandlung die parenterale Applikation der antimikrobiellen Therapeutika vorzuziehen (höhere Blut- und Gewebespiegel). Bei Vorliegen der Empfindlichkeitsbefunde des Erregerstammes muss die Behandlung, soweit möglich, optimiert werden.

Bekämpfung und Prävention

Die zuverlässige Entsorgung von Fäkalien menschlichen und tierischen Ursprungs ist für die Infektionsprophylaxe entscheidend. Zudem ist bei Herstellung und Umgang mit Lebensmitteln auf hygienisch korrektes Vorgehen zu achten. Stets sind rohes Fleisch und rohe Eier und deren Produkte strikt von anderen Lebensmitteln getrennt zu bearbeiten. Menschen, die Salmonellen ausscheiden, dürfen nicht in der Lebensmittelherstellung und -zubereitung arbeiten.

Der Nachweis von Salmonellen, die Erkrankung von zwei oder mehr Menschen an einer Gastroenteritis bei Anhalt für einen epidemischen Zusammenhang sowie die Gastroenteritiserkrankung von Personen, die mit Lebensmitteln arbeiten, sind in Deutschland meldepflichtig.

Reisemedizinische Bedeutung

Reisende sollten, umso mehr, wenn bei ihnen Risikofaktoren für invasive Erkrankungen durch nicht-typhöse Salmonellen-Serovarietäten vorliegen, nur geschälte oder gekochte Lebensmittel essen und nur industriell hergestellte oder abgekochte Getränke zu sich nehmen.

Enteritische Salmonellosen

Epidemiologie

Enteritiserregende Salmonellen-Serovarietäten finden sich bei domestizierten und wilden Tieren und beim Menschen in allen Erdteilen. Weltweit treten jährlich etwa 150 Millionen Salmonellen-Gastroenteritiden auf, die bei ca. 60.000 Betroffenen zum Tode führen (CDC 2024). Häufig dominieren bestimmte Serovarietäten das örtliche endemische Infektionsgeschehen. Andererseits kommt es immer wieder zu weltweiter Verbreitung bestimmter Serotypen; zugleich nimmt die Häufigkeit multiresistenter Stämme weltweit zu.

Eine Analyse einer großen Zahl von *Salmonella*-Infantis-Isolaten aus 74 Ländern über einen Zeitraum von 4 Jahrzehnten zeigte die Zugehörigkeit von 99 % aller Stämme zum gleichen Sequenztyp (ST), nämlich ST32 (Mattock et al. 2024); die Genomsequenzierung ergab 2 Cluster. Der Ursprungscluster fand sich auf allen Kontinenten, ein weiterer Cluster vorwiegend in Nord- und Südamerika, der dritte Cluster fast ausschließlich in Europa. In allen Clustern fanden sich bei etwa 44 % der Stämme Resistenzgene, 40 % dieser Isolate waren multiresistent. Die höchsten MDR-Häufigkeiten fanden sich bei Stämmen aus Geflügelproben (73 %), gefolgt von den Isolaten aus menschlichen Proben (35 %).

Erreger und Übertragung

Überwiegend stecken sich Menschen durch **erregerhaltige Nahrungsmittel** (z. B. Eier, Milchprodukte, Fleisch) an, seltener durch Getränke oder durch Schmutz-Schmier-Infektionen bei direktem Erregerkontakt (erregerausscheidende Menschen oder Tiere, Fäkalien). Das Ansteckungsrisiko ist bei Antibiotika- oder Antazidatherapie erhöht. Nicht selten treten Salmonellen-Gastroenteritiden epidemisch auf. Bei Hühnern kommt eine vertikale Übertragung durch Infektion von Eiern vor dem Legen vor, auch Rohmilch kann mit nicht-typhösen Salmonellen kontaminiert sein. Wiederholt sind Ausbrüche durch kontaminierte pflanzliche Lebensmittel – beispielsweise Tomaten oder Basilikum – ausgelöst worden. Auch in Schokolade können Salmonellen lange überleben, was zu Ausbrüchen geführt hat. Da Reptilien dauerhaft mit enteritiserregenden Salmonellen besiedelt sein können, kann von ihnen in besonderen Situationen – etwa für Kleinkinder – ein Infektionsrisiko ausgehen.

Pathogenese und Immunologie

Die Übertragung erfolgt meist durch **Aufnahme infizierter Nahrungsmittel.** Der unkritische Einsatz von antimikrobiellen Wirkstoffen in der Tierzucht bedingt einen Selektionsdruck, der höchstwahrscheinlich wesentlich zur beobachteten Zunahme von **antibiotikaresistenten Stämmen enteritiserregender Salmonellen-Serovarietäten** beiträgt. Bei der industriellen Verarbeitung wie in der Nahrungszubereitung können Salmonellen von erregerhaltigen Lebensmitteln auf weitere Nahrungsmittel übertragen werden.

! CAVE
Salmonellen werden durch Einfrieren und Auftauen nicht zuverlässig abgetötet.

Bei normaler Azidität des Magens tritt eine Infektion nur bei Aufnahme größerer Bakterienmengen (ca. 10^5 lebenden Bakterienzellen) auf. Bei wesentlichen Immundefekten – etwa fortgeschrittener HIV-Erkrankung – steigt das bei Gesunden sehr geringe Risiko invasiver Erkrankungen durch nicht-typhöse Salmonellen erheblich an.

Klinik

In der Regel führt eine enterale Infektion mit enteritiserregenden Salmonellen nach einer **Inkubationszeit** zwischen 12 und 48 Stunden zu einer **akuten Enterokolitis,** die als Gastroenteritis mit Übelkeit und Erbrechen beginnen kann. Schwere und Verlauf der Erkrankung werden sowohl von der Virulenz der Erreger und der von diesen gebildeten Pathogenitätsfaktoren als auch vom Immunstatus des Wirts bestimmt. Oft leiden die Betroffenen zunächst an Kopfschmerzen, Krankheitsgefühl und Fieber, an die sich krampfartige Bauchschmerzen und Durchfälle anschließen. Manche Patienten setzen nur wenige Tage dünnflüssige Stühle ab, andere verlieren im Halbstundentakt größere Mengen wässriger, später schleimiger Fäzes und laufen Gefahr, eine bedrohliche Dehydratation zu entwickeln.

3

Diagnostik

Die Diagnose basiert auf der **kulturellen Anzucht** und dem Erregernachweis durch **Nukleinsäureamplifikation** (z. B. PCR). Bei Proben, in denen andere Mikroorganismen vorkommen, insbesondere Stuhlproben oder Rektalabstriche, erfordert der kulturelle Salmonellennachweis den Einsatz von Selektiv-Differenzialmedien, z. B. Xylose-Lysin-Desoxycholat-Agar, *Salmonella-Shigella*-Agar und MacConkey-Agar.

Bei **mildem Verlauf** einer Gastroenteritis ist eine Empfindlichkeitsbestimmung klinisch nicht erforderlich und allenfalls epidemiologisch (Ermittlung der Resistenzlage) sinnvoll. Bei **schweren Krankheitsverläufen,** insbesondere bei Neugeborenen und Säuglingen sowie sehr alten Menschen oder bei Personen mit wesentlichen Einschränkungen der Immunfunktion, ist eine phänotypische Empfindlichkeitsprüfung stets angezeigt. Die Serotypisierung führt zum Serotyp des jeweiligen Erregers und ist auch der Surveillance wegen ratsam.

Therapie

Gastroenteritiden durch nicht-typhöse Salmonellen-Serovarietäten erfordern eine **Korrektur des Wasser- und des Elektrolytverlusts,** die häufig durch orale Gabe geeigneter Lösungen ausgeglichen werden können.

Praxistipp

Empfehlenswert ist die **oral rehydration solution (ORS)** der WHO in der 2006 modifizierten Zusammensetzung (Natrium 75 mmol/l, Kalium 20 mmol/l, Zitrat 10 mmol/l, Chlorid 65 mmol/l, Gesamtosmolarität 245 mosm/l), wenig geeignet sind hingegen gängige Getränke (Apfelsaft, Tee, Softdrinks), deren Zucker- und Salzgehalt teils wesentlich von den idealen Konzentrationen abweicht (WHO 2006, Lifschitz et al. 2023).

Bei **Erbrechen** soll in minütlichem bis zweiminütlichem Abstand jeweils ein kleiner Schluck Rehydratationslösung gegeben werden. Bei schwerer Dehydratation oder Störung der Elektrolytbalance kann ein parenteraler Ausgleich erforderlich sein.

Bekämpfung und Prävention

Die wichtigste Vorbeugungsmaßnahme ist die **hygienisch einwandfreie Behandlung potenziell salmonellenhaltiger Lebensmittel** (z. B. Geflügel, Eier, rohes Fleisch, Rohwurst, Meeresfrüchte, Salat). Gekühlter Transport und gekühlte Lagerung vermindern die Gefahr der weiteren Vermehrung von Salmonellen im Lebensmittel (Einfrieren und Auftauen töten Salmonellen nicht ab). Bei der Verarbeitung sind potenziell salmonellenhaltige Lebensmittel strikt von anderen, insbesondere für den rohen Verzehr vorgesehenen Speisen zu trennen.

Erst nach einer Durcherhitzung auf 70 °Celsius und Beibehalten dieser Mindesttemperatur über mehr als 10 Minuten sind Salmonellen im Lebensmittel nicht mehr vermehrungsfähig. Warme Speisen sollten stets innerhalb von 2 Stunden nach der Erhitzung für den Verzehr gegessen werden.

Entscheidend ist zudem die **Händehygiene**: Nach Umgang mit potenziell salmonellenhaltigen Lebensmitteln ist unverzügliches, gründliches Händewaschen notwendig. Besonders bei kleinen Kindern kommen Ansteckungen durch Schmutz-Schmier-Infektion von infizierten Personen auf Gesunde vor; der Besuch von Kindergärten oder anderen Gemeinschaftseinrichtungen ist bei Kindern bis zum vollendeten 6. Lebensjahr erst 48 Stunden nach Abklingen der Symptome vertretbar, zudem muss bedacht werden, dass die Erreger noch einige Wochen lang mit dem Stuhl ausgeschieden werden können. Das ist auch für Personen wichtig, die in der Lebensmittelherstellung arbeiten (Arbeitskarenz bis zum Ende der Erregerausscheidung mit dem Stuhl).

Reisemedizinische Bedeutung

Diarrhö ist das häufigste im Zusammenhang mit Reisen auftretende Symptom; neben anderen Erregern sind häufig enteritiserregende Salmonellen die Ursache. In Regionen, in denen Salmonellen-Gastroenteritiden häufig sind, sollten Reisende nur frisch geschälte, gekochte oder durchgebratene Lebensmittel verzehren und Trinkwasser (auch zum Zähneputzen) nur abgekocht verwenden.

3.2.2 Shigellen und Escherichia coli

Epidemiologie

Escherichia coli ist normaler Bestandteil des Mikrobioms im Darm des Menschen und vieler Tierarten. Virulente Stämme verursachen weltweit sehr viele Durchfallerkrankungen, von denen viele aufgrund ihres gutartigen Verlaufs ätiologisch nicht geklärt werden. *E. coli* ist in reichen Ländern der Erde der häufigste als Sepsisursache detektierte Erreger: 48 Erkrankungen je 100.000 Menschen jährlich, die Häufigkeit nimmt mit dem Lebensalter zu (Bonten et el. 2021). Auch bei nicht nosokomialen Harnwegsinfektionen führt *E coli* die Liste der am häufigsten nachgewiesenen Erreger weltweit an. *E. coli* ist der häufigste nachgewiesene Erreger bakterieller Meningitiden bei Frühgeborenen und der zweithäufigste Erreger bakterieller Meningitiden bei reifen Neugeborenen (Nhu et al. 2024). *E. coli* ist eine ausgesprochen variationsreiche Bakterienart; viele Stämme zählen zur physiologischen bakteriellen Flora im Darm von Mensch und Tieren, andere haben Bedeutung als Infektionserreger.

Shigellen lösen jährlich etwa 190 Millionen Erkrankungen aus, die zu mehr als 160.000 Todesfällen führen. Insbesondere in armen

Regionen der Erde ist die bakterielle Ruhr durch *Shigella flexneri* die häufigste Ursache invasiver, oft blutiger Diarrhöen, wobei vor allem Kinder bis zum 6. Lebensjahr und alte Menschen betroffen sind. In ökonomischen Übergangsregionen und in reichen Ländern überwiegt *Shigella sonnei* als Erreger der Bakterienruhr, *Shigella boydii* findet sich überwiegend auf dem indischen Subkontinent, *Sh. dysenteriae* ist im Vergleich zu den anderen drei Arten selten.

Erreger und Übertragung

Escherichia coli

Escherichia coli wurde nach dem deutschen Kinderarzt und Bakteriologen Theodor Escherich benannt, der die Art 1886 beschrieben hat. Die Genomsequenzierung einer Vielzahl von *E.-coli*-Stämmen hat eine erhebliche genetische Variabilität gezeigt – zwischen manchen Isolaten findet sich nur eine Nukleinsäurensequenzübereinstimmung von etwa 20 %, wobei die Sequenz des 16S-rRNA-Gens ausnahmslos bei allen untersuchten *E.-coli*-Isolaten identisch ist (Riley 2020). Das allen *E.-coli*-Stämmen gemeinsame **Kern-Genom umfasst etwa 900 Gene,** die Gesamtzahl aller bislang bei *E.-coli*-Isolaten nachgewiesenen Gene (Pan-Genom) liegt bei über 43.000.

Wären die Genomunterschiede bereits vor langer Zeit bekannt gewesen, wäre vermutlich die Art *E. coli* in der heutigen Form nicht beschrieben worden. Unter der Vielzahl von unterschiedlichen *E.-coli*-Varianten finden sich Stämme ohne Virulenzfaktoren – Kommensalen im Darm des Menschen und vieler Tierarten. Andere Stämme besitzen unterschiedliche und verschieden viele Virulenzfaktoren. Diese Pathovarietäten von *E. coli* werden in **intestinal pathogene E. coli (IPEC)** und **extraintestinal pathogene E. coli (ExPEC)** eingeteilt (Riley 2020). Sie unterscheiden sich von avirulenten *E.-coli*-Stämmen durch den Verlust von genetischen Merkmalen, die einer Virulenz entgegenwirken, und den Gewinn von Virulenzfaktoren, auf denen die Pathogenität beruht.

Einteilung IPEC
- Enterotoxinbildende *E. coli* (ETEC)
- Enteropathogene *E. coli* (EPEC)
- Enteroinvasive *E. coli* (EIEC)
- Enteroaggregative *E. coli* (EAEC)
- Shigatoxin bildende *E. coli* (STEC), auch als enterohämorrhagische *E. coli* (EHEC) bezeichnet.

Einteilung ExPEC
- Uropathogene *E. coli* (UPEC)
- Neonatale Meningitis auslösende *E. coli* (NMEC)
- Sepsisauslösende *E. coli* (SEPEC).

IPEC und ExPEC verfügen jeweils über spezielle **Pathogenitätsfaktoren,** die die Auslösung von zugehörigen Krankheitsbildern ermöglichen. Die pathogenen Varianten von *E. coli* unterscheiden sich in ihrer mikroskopischen sowie ihrer Kulturmorphologie sowie ihren biochemischen Eigenschaften nicht erkennbar von nicht pathogenen Stämmen. Manche Pathovarietäten zeigen überzufällig häufig bestimmte Serotypen, was ihre Erkennung erleichtern kann. Die definitive Diagnose von Pathovarietäten gelingt mit Hilfe molekulardiagnostischer Verfahren, etwa durch den Nachweis spezifischer Gene mittels Nukleinsäureamplifikation. Wegen der grundsätzlichen Unterschiede erfolgt die Beschreibung der ExPEC getrennt (s. u. „Erkrankungen durch ExPEC").

- **ETEC** sind die weltweit häufigste Ursache der Reisediarrhö, wobei die Infektionsdosis bei Gesunden bei etwa 100 Millionen Bakterienzellen liegt. Die Übertragung erfolgt vorwiegend über Lebensmittel.
- **EPEC** finden sich vor allem als Ursache wässriger Diarrhöen bei Säuglingen und Kleinkindern, vorwiegend in ärmeren Regionen der Erde. Die Infektion wird über Lebensmittel oder durch Schmutz-Schmier-Infektion erworben.
- **EAEC** kommen in allen Weltregionen vor und können akute sowie chronische, wässrige Diarrhö hervorrufen; sie sind auch Erreger von Reisediarrhö.
- **EIEC** sind eng mit Shigellen (s. u.) verwandt und besitzen wie diese das pINV-Plasmid.
- **EHEC/STEC** sind weltweit endemisch; die WHO hat eine globale Inzidenz von 2,8 Millionen Erkrankungen jährlich geschätzt. Die ernste Komplikation der EHEC/STEC-Infektion, das hämolytisch-urämische Syndrom (HUS), tritt gehäuft vor dem 5. und nach dem 60. Lebensjahr auf.

Shigella

Die Gattung *Shigella* wurde nach dem japanischen Bakteriologen Kiyoshi Shiga benannt, der 1897 die später nach ihm als *Shigella dysenteriae* bezeichnete Bakterienart beschrieben hat. In etwa zeitgleich haben auch Walther Kruse, Angelo Celli und André Chantemesse unabhängig voneinander die Erreger der Bakterienruhr entdeckt.

Shigella flexneri, Sh. sonnei, Sh. dysenteriae und *Sh. boydii* sind genetisch sehr eng mit *E. coli* verwandt und stellen insoweit eigentlich nur Pathovarietäten der Art *E. coli* dar. Wahrscheinlich sind die 4 Arten vor mind. 35.000 Jahren durch Verlust von Genen, die der Pathogenität abträglich waren, und Gewinn von Pathogenitätsfaktoren evolutionär entstanden (Haidar-Admad et al. 2023). Shigellen besitzen im Gegensatz zu *E. coli* keine Flagellen und sind somit unbeweglich, zudem können sie Laktose nicht abbauen. Aufgrund unterschiedlicher O-Antigene (Lipopolysaccharidantigene der äußeren Zellmembran der Bakterien) lassen sich die 4 Shigellen-Serogruppen A (*Sh. dysenteriae,* 16 Serovarietäten), B (*Sh. flexneri,* 8 Serovarietäten), C (*Sh. boydii,* 23 Serovarietäten) und D (*Sh. sonnei,* 2 Serovarietäten) voneinander abgrenzen. Shigellen sind an den menschlichen Wirt adaptiert und kommen (von seltenen Ausnahmen abgesehen) nur beim Menschen vor.

> Wegen der großen medizinischen Bedeutung hat die Judicial Commission des International Committee on Systematics of Prokaryotes (ICSP) entschieden, trotz der heutigen Kenntnis der engen Verwandtschaft zu *E. coli* an den Artnamen der Shigellen festzuhalten.

Shigelleninfektionen finden sich besonders in Regionen mit sehr hoher Bevölkerungsdichte, schlechter Sanitär- und Trinkwasserversorgung und benachteiligten Bevölkerungsgruppen. In reichen Ländern sind Ausbrüche bei homosexuellen Männern beschrieben worden.

Pathogenese und Immunologie

Enterotoxinbildende E. coli (ETEC) adhärieren mit ihren Fimbrien an der Darmschleimhaut und können Toxine sezernieren, die auf Virulenzplasmiden kodiert werden. Das hitzelabile Toxin, das eine ausgeprägte Verwandtschaft zum Choleratoxin aufweist, steigert die Aktivität der Adenylatcyclase in den Enterozyten; aufgrund der erhöhten intrazellulären Konzentration von zyklischem Adenosinmonophosphat (cAMP) kommt es zur Chlorid- und damit Wassersekretion ins Darmlumen. Das hitzestabile Toxin steigert die Aktivität der Guanylatcyclase; die erhöhte intrazelluläre Konzentration von zyklischem Guanosinmonophosphat (cGMP) führt zur Chlorid- und Wassersekretion ins Darmlumen. Zugleich wird die Natriumchloridabsorption gehemmt, es kommt zu einer wässrigen Diarrhö.

Enteropathogene E. coli (EPEC) binden mit Hilfe eines vom Plasmid pEAF kodierten Pilus an Enterozyten. Die Bindung wird durch das Protein Intimin auf der äußeren Zellmembran der Bakterien verstärkt. Das Gen für Intimin, eae, gehört zu einer Pathogenitätsinsel im Bakterienchromosom, in der auch eine Reihe von Toxinen kodiert werden, die nach Bindung an einen Enterozyten mit Hilfe des Injektisoms (Typ-3-Sekretions-System, T3SS) aus der Bakterienzelle in das Zytoplasma der Darmschleimhautzelle sezerniert werden. In der Folge kommt es zum Verlust der Mikrovilli, einer erhöhten Permeabilität der Tight Junctions zwischen den Enterozyten und Veränderungen des Wasser- und Elektrolyttransports zwischen Enterozytenzytoplasma und Darmlumen.

Enteroinvasive E. coli (EIEC) besitzen das pINV-Plasmid, das eine Reihe von Pathogenitätsfaktoren trägt, darunter stets die Gene für ein Typ-3-Sekretions-System (Injektisom). Nach Adsorption an die M-Zellen in der Darmschleimhaut injizieren die Bakterien verschiedene Proteine, die die Invasion der Bakterien in die M-Zellen ermöglichen. Innerhalb der Zellen erfolgt durch das polar in der äußeren Membran liegende IcsA-Protein die Bildung von Actinfilamenten, mit deren Hilfe sich die Bakterienzellen im Zytoplasma der Wirtszelle aktiv bewegen. Nach Durchdringen der M-Zellen, die auch absterben, dringen die EIEC von der lumenfernen Seite aus in weitere Enterozyten der Darmwand ein, es kommt zu einer ausgeprägten Kolitis.

Enteroaggregative E. coli (EAEC) besitzen ein Virulenzplasmid, aufgrund dessen an die Darmwand adhärierende Fimbrien, adhäsionssteigernde Oberflächenproteine und Enterotoxine gebildet werden können. In der Regel bilden EAEC den Transkriptionsaktivator AggR, der eine Reihe von Genen aktiviert, die Pathogenitätsfaktoren kodieren. Manche EAEC-Stämme sind zellinvasiv und führen zur Freisetzung von Interleukin-8 (IL-8).

Enterohämorrhagische, shigatoxinbildende E. coli (EHEC/STEC) bilden Shigatoxine, bakterielle AB-Toxine, die aus einer A- und 5 B-Untereinheiten bestehen. Die B-Untereinheiten binden an den zellulären Rezeptor auf Endothelzellen, Glykosphingolipid Gb3, die in die Zelle freigesetzte Toxin-Untereinheit A inhibiert die zelluläre Proteinsynthese, was zu Zelluntergang führt. Stx 1 und stx 2 können einzeln oder gemeinsam freigesetzt werden, nur stx 2 führt zu blutigen Durchfällen. EHEC/STEC-Stämme bilden weitere Toxine, etwa das porenbildende Hämolysin, das auf dem Virulenzplasmid pO157 kodiert ist. Die Shigatoxine gelangen ins Blut und erreichen weitere Epithelzellen, beispielsweise die Glomerulusepithelzellen in den Nieren, die ebenfalls durch die Toxinwirkung zugrunde gehen, was zu erheblicher Nierenschädigung führen kann. Die Aktivierung der Gerinnungskaskade kann Thrombopenie und Anämie zur Folge haben, es kommt zur mikroangiopathischen hämolytischen Anämie – so entsteht das Krankheitsbild des **hämolytisch-urämischen Syndroms (HUS).** Bei 15–20 % infizierter Kinder tritt als Komplikation der Erkrankung ein HUS auf.

Shigellen bilden Enterotoxine: *Sh. flexneri* bildet das auf dem Bakterienchromosom kodierte Shigellen-Enterotoxin 1, *Sh. dysenteriae* bildet Shigatoxin, alle 4 Shigellenarten zudem das auf einem Virulenzplasmid kodierte Shigellen-Enterotoxin 2. Die Enterotoxine induzieren im Dickdarm die Sekretion von Elektrolyten und Wasser ins Darmlumen hinein, eine wesentliche Bedeutung für die Krankheitsschwere hat aber nur das Shigatoxin. Alle Shigellen und die weniger virulente Pathovariante der enteroinvasiven *E. coli* (EIEC) besitzen das nicht konjugative Virulenzplasmid pINV, das zumindest die Pathogenitätsinsel aufweist, in der die Gene für das Typ-3-Sekretions-System (T3SS, wegen der morphologischen und funktionellen Ähnlichkeit zu einer Spritze auch Injektisom genannt) liegen. Das T3SS befähigt die Stämme, die das pINV besitzen, dazu, Proteine in eukaryonte Zellen zu transferieren, und ist damit Grundlage für die Invasion von Shigellen und EIEC in eukaryonte Zellen und für das Überleben und die Vermehrung der Bakterien in den Wirtszellen. Von luminal aus dringen Shigellen in M-Zellen ein und durchwandern diese. Nach Freisetzung auf der lumenfernen Seite der Schleimhaut dringen Shigellen in andere Schleimhautepithelzellen ein; Leukozyten wandern ein, werden teils von aufgenommenen Shigellen zerstört und tragen zur lokalen Gewebsschädigung bei.

Shigellen sind vergleichsweise säureresistent und können im Magen überleben; die Übertragung erfolgt als **Schmutz-Schmier-Infektion** oder über **kontaminierte Lebensmittel** oder Getränke, seltener durch Schlucken von Wasser beim Schwimmen, wobei die orale Aufnahme von 10 bis 100 Bakterienzellen eine Ansteckung nach sich zieht. Meist erfolgt die Ansteckung bei einem manifest erkrankten Menschen, besonders gefährdet sind Kinder zwischen dem 1. und 6. Lebensjahr. Wiederholt sind Ausbrüche unter homosexuellen Männern beschrieben worden, darunter auch Epidemien durch sehr antibiotikaresistente Shigellenstämme.

> Die CDC definieren extremresistente (extensively drug resistant, XDR) Shigellen als Stämme mit Resistenz gegen Azithromycin, Ciprofloxacin, Ceftriaxon, Trimethoprim-Sulfamethoxazol und Ampicillin.

Klinik

E.-coli-Enteritiden

E.-coli-Enteritiden durch **IPEC** gehören weltweit zu den häufigsten Gastroenteritiserregern.

- **ETEC** führen nach oraler Aufnahme von 10^8 bis 10^{10} Bakterien mit Nahrung oder Trinkwasser in Regionen mit unzureichender Sanitärversorgung zu **wässrigen Diarrhöen** vor allem bei Säuglingen und Kleinkindern sowie Reisenden jeden Alters. Die

Inkubationszeit liegt bei 1 bis 3 Tagen, die Beschwerden treten rasch auf. Übelkeit kommt vor, Erbrechen ist allerdings selten. Meist verläuft die Erkrankung selbstlimitierend und dauert 1 bis 5 Tage.

- **EPEC** lösen insbesondere im Kindesalter **schwere Diarrhöen** aus, die mit Erbrechen einhergehen und zu bedrohlicher Dehydratation führen können. Die wässrigen Stühle zeigen weder Blut- noch Eiterbeimengungen, selten tritt auch Fieber auf. Anhaltende Diarrhö kann zur Unterernährung führen.
- **EIEC** können mildere, aber auch schwer verlaufende **Diarrhö** auslösen. Die Erreger werden über den Verzehr roher oder unvollständig gegarter Nahrungsmittel übertragen, wobei die für eine Infektion nötige Erregermenge hoch ist.
- **EAEC** finden sich weltweit als Erreger **akuter und chronischer Diarrhö;** eine asymptomatische Besiedlung des Darms ist nicht selten. EAEC spielen auch als Erreger von Reisediarrhö eine gewisse Rolle. Vor allem bei Patienten mit fortgeschrittener HIV-Infektion können EAEC chronische Diarrhö auslösen.
- **EHEC/STEC** werden vorwiegend über Lebensmittel und durch direkten Kontakt zu infizierten Menschen oder Tieren übertragen. Das wichtigste Reservoir sind infizierte Rinder, aber auch andere Tiere (z. B. Schafe, Ziegen, Rotwild, Schweine) können im Darm mit EHEC/STEC besiedelt sein. Die Infektionsdosis liegt bei nur 10 Bakterien, ist also sehr niedrig. Daher ist auch eine Infektion über kontaminiertes Trinkwasser möglich. Die Erkrankung beginnt mit **Bauchschmerzen, Erbrechen** und **Diarrhö;** bei Infektion mit stx2-bildenden Erregern geht der Durchfall rasch in eine blutige Diarrhö über. Meist 5 bis 10 Tage nach Krankheitsausbruch kann als Komplikation das **hämolytisch-urämische Syndrom (HUS)** hinzutreten: mikroangiopathische hämolytische Anämie, Thrombopenie und Nierenschädigung. Bei der Hälfte der HUS-Erkrankten kommt es zu einer dialysepflichtigen Niereninsuffizienz, die häufig reversibel ist. Bei einem Drittel der HUS-Betroffenen finden sich zentralnervöse Symptome (z. B. Verwirrtheit, Krampfanfälle, Schlaganfall, kortikale Erblindung). Etwa 10 % entwickeln eine passagäre Glukoseintoleranz oder einen manifesten Diabetes mellitus.

Shigellosen

Shigellosen haben eine **Inkubationszeit** von 1 bis 3(–5) Tagen (im Mittel 2 Tage). Die Erkrankung kann nach Aufnahme von nur 10–100 Bakterien entstehen (geringe Infektionsdosis) und beginnt mit unspezifischen Symptomen (Fieber, Appetitlosigkeit und Abgeschlagenheit), zu denen dann **Durchfall** und **Bauchschmerzen** hinzutreten **(Bakterienruhr).** Oft zunächst wässrig, gehen die Durchfälle zu schleimiger Konsistenz, teils mit Blutbeimengungen, über und treten meist 8- bis 10-mal täglich auf. Übelkeit und Erbrechen finden sich nur selten, der Flüssigkeitsverlust ist meist begrenzt. Infektionen durch *Sh. flexneri* und *Sh. dysenteriae* neigen zu ausgeprägter Symptomatik, wohingegen Erkrankungen durch *Sh. sonnei* eher milde verlaufen. Wenn die betroffenen Menschen nicht sehr jung, sehr alt oder vorerkrankt sind, kommt es meist innerhalb von 7 Tagen zur Abheilung.

Als systemische **Komplikationen** der Bakterienruhr sind eine Hyponatriämie, eine schwere Hypovolämie, die Entstehung einer Sepsis, eine reaktive Arthritis, ein Reiter-Syndrom (Arthritis, Konjunktivitis, Iritis), eine massive Leukozytose im Blut (leukämoide Reaktion) und – sehr selten und nur bei shigatoxinbildenden Stämmen *(Sh. dysenteriae)* – ein hämolytisch-urämisches Syndrom (HUS) möglich.

Zu den seltenen lokalen **Komplikationen der Bakterienruhr** zählen die Proktitis, teils mit Rektalprolaps, die durch besonders ausgeprägte Entzündung als Folge der invasiven bakteriellen Infektion entsteht. Insbesondere bei Erkrankungen durch *Sh. dysenteriae* Serotyp 1 können sehr selten ein toxisches Megakolon, ein Darmverschluss oder eine Kolonperforation auftreten. Bei Kindern und Jugendlichen bis zum Beginn des 15. Lebensjahrs können sich Krampfanfälle zeigen. Bei einem Teil der betroffenen Kinder tritt eine Enzephalopathie ein, die durch Lethargie, Kopfschmerzen und Verwirrtheitszustände imponiert. Selten tritt ein Koma ein, sehr selten kommt es zum Tod unter den Zeichen eines ausgeprägten Hirnödems.

Diagnostik

Wenn ausreichende Ressourcen verfügbar sind, können zusätzlich zur kulturellen Stuhldiagnostik **Multiplex-PCR-Verfahren** eingesetzt werden, die hohe Empfindlichkeit und Spezifität in sich vereinen. Mit derartigen Tests lassen sich in Stuhlproben beispielsweise das eaeA-Gen (Intimin, EPEC), das aggR-Gen (EAEC), die Gene für die dem Choleratoxin ähnlichen Toxine (ETEC), stx1 und stx2 (EHEC/STEC) sowie ipaH (Teil des pINV-Plasmids, Nachweis von Shigellen oder EIEC) detektieren.

- **ETEC** können durch den Nachweis der Gene für die Toxine mittels Nukleinsäureamplifikation nachgewiesen werden.
- **EPEC** werden durch die Detektion des pEAF-Plasmids oder des Gens für die Pilusbildung diagnostiziert. Nachweisverfahren, die auf das eae-Gen abzielen, welches das Intimin-Protein kodiert, erfassen auch sogenannte atypische EPEC-Isolate, denen das pEAF-Plasmid fehlt.
- **EIEC** lassen sich durch den molekularen Nachweis des iINV-Plasmids detektieren, das auch in Shigellen zu finden ist. Biochemisch erfolgt die Abgrenzung beispielsweise durch den Nachweis der Fermentation von Glukose und Xylose, zu der EIEC imstande sind, Shigellen hingegen nicht. EIEC können aus Stuhlproben mit Selektiv-Differenzialmedien angezüchtet werden. Die Identifizierung als EIEC ergibt sich aus der Fermentation von Laktose (Abgrenzung zu *Shigella* spp.) und dem molekularen Nachweis des ipaH-Gens, das regelhaft auf dem pINV-Plasmid vorliegt, welches bei dieser Pathovarietät von *E. coli* stets vorhanden ist.
- **EAEC** können durch den Nachweis des aggR-Genkomplexes mittels Nukleinsäureamplifikation nachgewiesen werden. Auf in vitro kultivierten HEp-2-Zellen zeigen EAEC eine typische, palisadenähnliche Adhärenz; dieses Phänomen ist allerdings für die klinische Diagnostik nicht einsetzbar.
- **EHEC/STEC** bilden Shigatoxin 1, Shigatoxin 2 oder beide Toxine. Vor Verfügbarwerden von Nukleinsäureamplifikationsverfahren zum Nachweis der zugehörigen Gene stx1 und stx2 war der Erregernachweis auf die Detektion der Toxinmoleküle mit immunologischen Verfahren und die serologische Typisierung aus Stuhlproben bei Diarrhö isolierter *E.-coli*-Stämme

beschränkt. Die Toxinmoleküle sind relativ labil, sodass deren Nachweis sehr frische Stuhlproben erfordert. Viele *E.-coli*-Isolate des Serotyps O157:H7 sind EHEC/STEC; anders als die meisten *E.-coli*-Isolate fermentieren *E. coli* O157:H7 kein Sorbitol, was in der Diagnostik durch Einsatz eines Sorbitol-MacConkey-Agars ausgenutzt werden kann. Direkt im Stuhl können der Serotyp O157 und das Shigatoxin mittels Immundiffusionstests nachgewiesen werden (➤ Abb. 3.4). Zuverlässiger ist der Nachweis der Toxingene mit molekularen Methoden. Das **HUS** zeigt sich laborchemisch durch Anämie (pathologisch niedrige Hämoglobinwerte), Thrombopenie, Anstieg des Kreatininserumspiegels und Protein- sowie Hämaturie. Im Blutausstrich finden sich typischerweise fragmentierte rote Blutkörperchen (Schistozyten). Charakteristisch sind weiterhin ein Anstieg der Serum-Laktatdehydrogenase, des indirekten Bilirubins und eine Verminderung der Haptoglobinkonzentration im Serum. Bei einem Hämatokritwert < 30 %, einer Thrombozytenzahl < 150.000/µl und pathologisch erhöhtem Serumkreatininwert ist ein HUS-Verdacht bestätigt. Die CDC empfehlen, bei Diarrhö stets auch auf EHEC/STEC zu untersuchen, wenn eine Diagnostik indiziert ist.

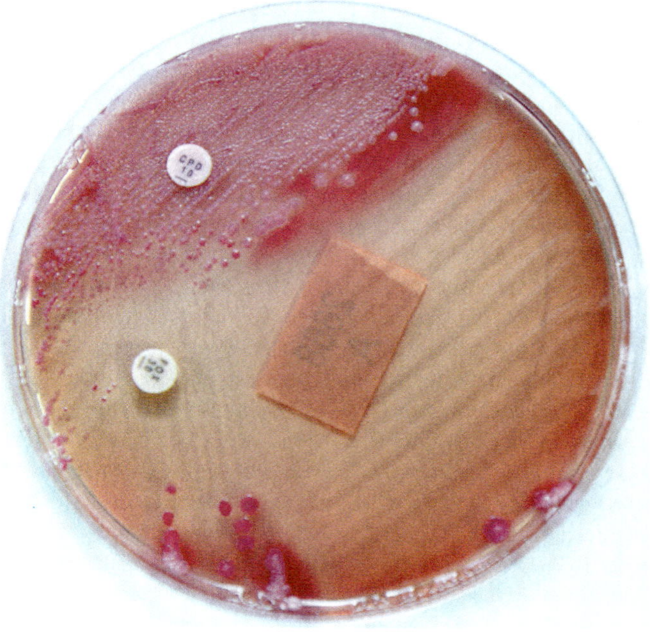

Abb. 3.5 Kultur des EHEC/STEC-Ausbruchsstamms 2011 auf MacConkey-Agar: Der Stamm wächst an das Cefpodoxim-Antibiotikablättchen heran, bildet aber um Cefoxitin, das gegen Betalaktamasen stabil ist, einen Hemmhof aus. [P1541]

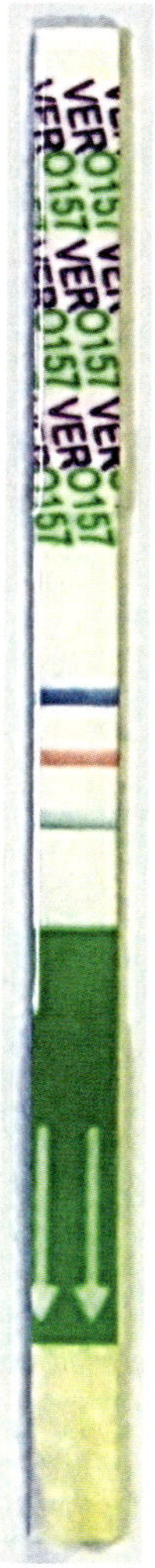

Abb. 3.4 Nachweis der Antigene O157 (grüne Bande) sowie des Shigatoxins (rote Bande) durch Immundiffusion direkt aus einer Stuhlprobe [P1541]

Der EHEC-HUS-Ausbruch in Deutschland im Jahr 2011 war durch eine Chimäre ausgelöst, die nur das stx2-Gen, aber zusätzlich enteroaggregative Eigenschaften (EAEC) besaß und eine Extended-Spectrum-Betalaktamase (ESBL) bildete (➤ Abb. 3.5).

Shigellen können durch Anzucht auf Selektiv-Differenzialmedien (z. B. MacConkey-Agar, Xylose-Lysin-Desoxycholat-Agar) aus Stuhlproben angezüchtet oder durch ein spezifisches Nukleinsäureamplifikationsverfahren (z. B. PCR) zum Nachweis von ipaH – einem Gen, das charakteristischerweise auf dem pINV-Plasmid vorhanden ist – nachgewiesen werden. Nach Anzucht kann eine Identifizierung mittels spezifischer Antiseren gegen die O-Antigene der Shigellen erfolgen. Stets schließt sich bei Kulturerfolg eine Empfindlichkeitsprüfung mit standardisiertem Verfahren an.

Shigellen sind in **Stuhlproben** nicht stabil; eine zuverlässige kulturelle Diagnostik setzt voraus, dass die Untersuchung wenige Stunden nach Defäkation erfolgt. Sinnvoll sind der Einsatz eines Transportmediums (Cary-Blair oder gepufferte Glyzerol-Salzlösung) und die Kühlung der Probe auf dem Transportweg auf +4 °Celsius.

Bei Ressourcenmangel ergibt sich die klinische Diagnose bei akuter Diarrhö mit sichtbaren Blutbeimengungen im Stuhl; eine sichere Diagnose erfordert aber eine Laboruntersuchung.

Therapie

Bei milden Durchfallerkrankungen können zur symptomatischen Behandlung **darmmotilitätshemmende Wirkstoffe** wie Loperamid eingesetzt werden.

! CAVE

Da die Ausscheidung der Erreger durch darmmotilitätshemmende Wirkstoffe verzögert werden kann, ist der Einsatz bei schwereren Diarrhöen kritisch zu prüfen; bei blutiger Diarrhö sind sie kontraindiziert. Es muss zudem bedacht werden, dass unter einer darmmotilitätshemmenden Behandlung eine wesentliche Dehydratation durch Elektrolyt- und Flüssigkeitssekretion in den Darm eintreten kann, die zunächst nicht durch entsprechende Mengen abgesetzter Stühle erkennbar ist.

- **ETEC** werden mit Flüssigkeits- und Elektrolytsubstitution behandelt. Da die Erkrankung durch ETEC in der Regel selbstlimitierend ist, sollte auf eine antimikrobielle Chemotherapie verzichtet werden. Bei den seltenen schwer verlaufenden Erkrankungen kann beispielsweise mit Azithromycin, Rifaximin oder Rifamycin behandelt werden, wobei eine Empfindlichkeitsbestimmung unbedingt angestrebt werden sollte. Früher wurde bei Bedarf auch Ciprofloxacin eingesetzt, was wegen der erheblichen Resistenzentwicklung jedoch nicht mehr ratsam erscheint.
- **EIEC und EPEC** erfordern in der Regel zur Therapie nur die Substitution von Flüssigkeit und Elektrolyten. Eine antimikrobielle Therapie (z. B. mit Azithromycin oder, falls noch wirksam, Ciprofloxacin) kann bei schweren Verläufen, insbesondere bei vorerkrankten Patienten, erforderlich werden; in diesen Fällen sollte stets eine Empfindlichkeitsprüfung erfolgen.
- **EHEC/STEC**: Es gibt keine spezifische Behandlung. Wichtig sind eine ausreichende Flüssigkeitssubstitution (bei schwerem Verlauf und HUS Infusionsbehandlung mit isotoner Lösung, z. B. Ringer-Laktat-Lösung) unter engmaschiger Elektrolytkontrolle. Eine Antibiotikatherapie sollte bei EHEC/STEC-Infektion und HUS möglichst vermieden werden, da jedenfalls bei Kindern Studiendaten zeigen, dass die Antibiotikatherapie das HUS-Risiko erhöht (Freedman et al. 2023). Ebenfalls sollte bei EHEC/STEC-Infektionen auf darmmotilitätsvermindernde Medikamente (z. B. Opioide) verzichtet werden. Nichtsteroidale Antiphlogistika/Antirheumatika (z. B. Acetylsalicylsäure, Ibuprofen, Diclofenac, Indomethacin, Naproxen, Coxibe) können die Nierendurchblutung vermindern und sollten daher vermieden werden, zumal ihre Wirkung auf die infektionsbedingten Bauchschmerzen gering ist. Wegen der Gefahr der Verlängerung des QT-Intervalls sollte auf die parenterale Gabe von Ondansetron ebenfalls verzichtet werden.
- **Shigellen**: Die Bakterienruhr wird durch Korrektur des Wasser- und Elektrolytverlusts und antimikrobielle Chemotherapie behandelt. Häufig kann die Rehydratation oral erfolgen, eine parenterale Rehydratationsbehandlung ist bei Kindern unter 5 Lebensjahren und bei alten oder unterernährten Menschen oft notwendig. Eine wirksame antimikrobielle Chemotherapie verkürzt Dauer und Schwere der Erkrankung, wird aber durch die weltweite Zunahme der Häufigkeit antibiotikaresistenter Stämme erschwert. Sinnvoll ist daher die **Berücksichtigung lokaler Daten zur Empfindlichkeit der Ruhrerreger** bei der Auswahl des Antibiotikums. Bei Empfindlichkeit können beispielsweise Azithromycin oder Ciprofloxacin eingesetzt werden.

Bekämpfung und Prävention

Die Infektionsvermeidung ist entscheidend: Verzicht auf den Verzehr von Rohmilch und Rohmilchprodukten, nicht pasteurisierten Fruchtsäften und rohen oder nicht ausreichend durchgegarten Lebensmitteln, strikte Händehygiene und adäquate Sanitation. Bislang sind *E.-coli*-Erkrankungen und Shigellosen nicht durch Impfung vermeidbar.

Reisemedizinische Bedeutung

Viele Diarrhöen und die teilweise daraus folgenden Komplikationen werden auf Reisen erworben. Vorbeugung ist entscheidend: Nur geschälte Früchte sowie durcherhitzte Nahrungsmittel essen, nur abgekochtes Trinkwasser verwenden (auch zum Zähneputzen), strikte Händehygiene beachten (ggf. alkoholisches Handdesinfektionsmittel mitführen).

Erkrankungen durch ExPEC

Uropathogene *E. coli* (UPEC), neonatale Meningitis auslösende *E. coli* (NMEC) und sepsisauslösende *E. coli* (SEPEC) zeigen – wie auch die verschiedenen Pathovarietäten der Erregerart, die intestinale Infektionserkrankungen auslösen (s. o.) – eine sehr hohe genetische Variabilität.

Epidemiologie

SEPEC zählen weltweit zu den **am häufigsten nachgewiesenen Sepsiserregern.** In einer Studie zur Epidemiologie der Sepsis in Singapur und Dänemark wurde *E. coli* in 35,3 % bzw. 32,3 % aller monomikrobiellen Sepsen identifiziert; die Grunderkrankungen in den beiden Ländern wiesen hingegen wesentliche Unterschiede in den relativen Häufigkeiten auf (Sim et al. 2024).

Erreger und Übertragung

- **SEPEC** verfügen über auf dem Bakterienchromosom und auf Plasmiden befindliche Gene für Virulenzfaktoren – darunter oft solche für Adhäsine (etwa Fimbrien), Kapselbildung (Schutz vor Phagozytose), Sekretionssysteme, Siderophore für die Eisenakquise, Invasine –, ein Enterotoxin (astA-Gen) sowie häufig Antibiotikaresistenzmechanismen (Bonten el al. 2021). Zurzeit ist noch weitgehend unklar, wo relevante Reservoire für SEPEC liegen und auf welchen Wegen die Übertragung erfolgt. Belegt ist das Vorkommen von SEPEC bei Geflügel und in Eiern sowie bei Haustieren.
- **UPEC** haben häufig Adhäsine (Fimbrien, mannoseresistente Adhäsine), den Eisenchelator Aerobactin, Hämolysine, Polysaccharidkapseln und Serumresistenzmerkmale; Stämme, die symptomatische Harnwegsinfekte auslösen, sind zur Zellinvasion und intrazellulären Vermehrung in der Lage. Isolate, die nicht in Urothelzellen eindringen und sich darin vermehren können, können zu asymptomatischer Bakteriurie führen. Die Bildung

von Toxinen, etwa Hämolysein (hlyA-Gen), führt zur Wirtszellschädigung und löst eine Entzündungsreaktion aus. Die Bildung von Biofilmen ist ein weiterer Pathogenitätsmechanismus, der die Entstehung von Pyelonephritiden begünstigt. Eine Quelle für Harnwegsinfektionen durch UPEC ist das Mikrobiom des Darms, eine fäkal-orale Übertragung sowie eine Verbreitung über Sexualkontakte sind ebenfalls möglich.
- **NMEC** überleben intravasal und wandern in die Meningen ein. Die bei neonataler Meningitis isolierten NMEC-Stämme unterscheiden sich teils erheblich voneinander, was die Abgrenzung zu kommensalen *E.-coli*-Isolaten erschwert. Häufig vorhandene Virulenzfaktoren sind das K1-Kapselantigen, das vor Phagozytose schützt, die Gene ibeA, ibeB und ibeC, die für Zell- und Gewebsinvasion wichtig sind, das Iss-Protein, welches vor Phagozytose und der bakteriziden Wirkung von Serum schützt, und der koloniestimulierende Faktor V.

Pathogenese und Immunologie

- **UPEC** besiedeln die periurethrale Haut und die Vagina, aszendieren über die Urethra in die Harnblase und adhärieren am Urothel; in der Folge kommt es zur Aszension über die Urethra.
- **NMEC** erreichen die Neugeborenen unter oder kurz nach der Geburt; vermutlich ist nicht selten die Mutter das Erregerreservoir.

Klinik

- **UPEC** führen zu Schmerzen beim Wasserlassen, Pollakisurie, suprapubischen Schmerzen, Fieber, besonders bei Pyelonephritis sind ferner Schüttelfrost, ausgeprägtes Krankheitsgefühl, vor allem im Kindesalter Übelkeit und Erbrechen zu nennen. Komplizierend kann es zu Sepsis, Abszessen, Absiedlungsherden in weiteren Organen sowie – bei Männern – zur Prostatitis kommen.
- **NMEC** lösen bei Neugeborenen ein klinisches Bild aus, das von einer neonatalen Sepsis ohne Beteiligung der Meningen nicht zu unterscheiden ist. Meist bestehen Fieber (Rektaltemperatur > 39 °Celsius) oder Hypothermie (Rektaltemperatur < 36 °Celsius), Irritabilität, Lethargie, verminderter Muskeltonus, gelegentlich Tremor oder Krampfanfälle, die oft fokal und nicht immer leicht erkennbar sind. Charakteristischere, aber seltene Symptome sind vorgewölbte große Fontanelle und Nackensteifigkeit.
- **SEPEC** bedingen bei systemischer Infektion eine überschießende Immunreaktion und die daraus folgenden Symptome und Befunde: Hypotonie, Tachykardie, Fieber und Leukozytose. Im weiteren Verlauf treten komplizierend Organfunktionsstörungen auf: akutes Nierenversagen, Verwirrtheit und eine Vielzahl weiterer Folgen sind möglich. Bei Störung der Mikrozirkulation, etwa durch disseminierte intravasale Gerinnung, bestehen auffällig erhöhte Serumlaktatwerte als Zeichen des Sauerstoffmangels in den Geweben (anaerobe Glykolyse).

Diagnostik

Gelingt die Anzucht eines ExPEC-Stamms aus relevantem Untersuchungsmaterial, ist stets die Empfindlichkeit gegenüber antimikrobiellen Chemotherapeutika mit geeigneten Verfahren zu ermitteln.

- **UPEC** werden durch Anzucht aus geeigneten Urinproben (z. B. Mittelstrahlurin) nachgewiesen; als Zeichen der infektionsbedingten Entzündung liegt meist eine Leukozyturie mit > 10 Leukozyten je µl Urin vor. Bereits 10^2 *E. coli* je ml Mittelstrahl- oder Einmalkatheterurin belegen bei Leukozyturie eine Harnwegsinfektion (Schubert et al. 2020).
- **NMEC** werden aus Liquor oder Blutkulturproben durch Anzucht nachgewiesen. Bei Meningitisverdacht ist eine Lumbalpunktion notwendig; es sollten stets zusätzlich zum Kulturansatz unverzüglich eine mikroskopische Liquordiagnostik sowie eine molekulare Untersuchung erfolgen, beispielsweise eine Multiplex-PCR, die die wichtigsten Meningitiserreger (bei Neugeborenen zumindest *E. coli, Streptococcus agalactiae, Streptococcus pneumoniae* und *Listeria monozytogenes* sowie *Simplexvirus humanalpha1* und *Simplexvirus humanalpha2)* rasch nachweisen kann. Die Abnahme von Blutkulturen ist ebenfalls indiziert.
- **SEPEC** werden durch die Abnahme von Blutkulturen diagnostiziert. Der wichtigste Einflussfaktor für den Erfolg der Anzucht ist das untersuchte Blutvolumen – bei Menschen ab 35 kg KG besteht eine Blutkultur aus je mind. einer aeroben und einer anaeroben Blutkulturflasche, die jeweils mit je 8–10 ml Blut beimpft werden. Bei Kindern erfolgt die Abnahme in ein spezielles Blutkulturmedium; abhängig vom Körpergewicht werden geringere Blutmengen inokuliert.

Therapie

Je nach klinischer Lage sind bei Meningitis oder Sepsis eine stationäre, ggf. eine intensivmedizinische Versorgung erforderlich. Die kausale Behandlung von Infektionserkrankungen durch ExPEC erfolgt zunächst mittels **kalkulierter antimikrobieller Chemotherapie.** Dabei sind die lokale Resistenzlage der jeweiligen Erreger und die klinische Situation zu beachten.

> Bei Vorliegen der Antibiotika-Empfindlichkeitsresultate wird die Behandlung optimiert: Auszuwählen ist eine möglichst wirksame Therapie, zu beachten ist das Ziel, eine Beschleunigung der Resistenzentwicklung als Folge unnötigen Einsatzes breit wirksamer antimikrobieller Chemotherapeutika zu vermeiden.

Bekämpfung und Prävention

Ein Teil der häufigen nosokomialen Harnwegsinfektionen, deren wesentlicher kausaler Faktor der Urinkatheter darstellt, kann durch **Vermeidung unnötigen oder unnötig langen Kathetereinsatzes** vermieden werden. Bei rezidivierenden Harnwegsinfektionen kann eine Impfung empfohlen werden (Doiron et al. 2024).

Reisemedizinische Bedeutung

ExPEC-Infektionen haben, soweit bekannt, keinen besonderen Bezug zur Reisemedizin.

LITERATUR

Abro UA, Bano S, Tunio SA, Abassi SM. Antibiotic resistance trends in high-risk lineages of Salmonella enterica serovar Typhi: A study spanning pre

to post COVID-19 pandemic. Infection, Genetics and Evolution. 2024; 123: 105632.
Adeolu M, Alnajar S, Naushad S, S. Gupta R. Genome-based phylogeny and taxonomy of the 'Enterobacteriales': proposal for Enterobacterales ord. nov. divided into the families Enterobacteriaceae, Erwiniaceae fam. nov., Pectobacteriaceae fam. nov., Yersiniaceae fam. nov., Hafniaceae fam. nov., Morganellaceae fam. nov., and Budviciaceae fam. nov. International Journal of Systematic and Evolutionary Microbiology 2016; 66(12): 5575–99.
Arun V, Ananthakrishnan R. Rose spots: Pathognomonic rash of enteric fever. J Clin Infect Dis Soc. 2023; 1(2): 154.
Baker SJ, Daniels C, Morona R. PhoP/Q regulated genes inSalmonella typhi: identification of melittin sensitive mutants. Microbial Pathogenesis 1997; 22(3): 165–79.
Bonten M, Johnson JR, van den Biggelaar AHJ et al. Epidemiology of Escherichia coli Bacteremia: A Systematic Literature Review. Clin Infect Dis 2021 72(7): 1211–1219.
Chowdhury AR, Mukherjee D, Chatterjee R, Chakravortty D. Defying the odds: Determinants of the antimicrobial response of *Salmonella* Typhi and their interplay. Molecular Microbiology [Internet]. Februar 2024 [zitiert 30. April 2024]; 121(2): 213–29.
Doiron RC, Cotechini T, Nickel JC. It's Time to Embrace Vaccination as We Enter the Postantibiotic Era of Recurrent Urinary Tracdt Infection Management. J Urol 2024; 211: 797–799.
Dougan G, Baker S. Salmonella enterica Serovar Typhi and the Pathogenesis of Typhoid Fever. Annu Rev Microbiol. 2014; 68(1): 317–36.
Freedman SB, Van De Kar NCAJ, Tarr PI. Shiga Toxin-Producing Escherichia coli and the Hemolytic-Uremic Syndrome. Ingelfinger JR, Herausgeber. N Engl J Med 2023; 389(15):1402–14.
Grimont PAD, Weill FX. Antigenic Formulae of the *Salmonella* Serovars. 9. A. Paris: Institut Pasteur Paris, 2007. www.pasteur.fr/sites/default/files/veng_0.pdf.
Haidar-Ahmad N, Manigat FO, Silué N, Pontier SM, Campbell-Valois FX. A Tale about Shigella: Evolution, Plasmid, and Virulence. Microorganisms. 2023;11(7):1709.
House D, Bishop A, Parry C, Dougan G, Wain J. Typhoid fever: pathogenesis and disease: Current Opinion in Infectious Diseases. 2001;14(5):573–8.
Kleine CE, Schlabe S, Hischebeth GTR, Molitor E, Pfeifer Y, Wasmuth JC, Spengler U. Successful Therapy of a Multidrug-Resistant Extended-Spectrum β-Lactamase-Producing and Fluoroquinolone-Resistant Salmonella enterica Subspecies enterica Serovar Typhi Infection Using Combination Therapy of Meropenem and Fosfomycin. Clin Infect Dis 2017; 65(10): 1754–1756.
Lifschitz C, Kozhevnikov O, Oesterling C, Anbar A, Walker S. Acute gastroenteritis – changes to the recommended original oral rehydration salts: a review. Front Pediatr 2023; 1. https://doi.org/10.3389/fped.2023.1294490.
Mattock J, Chattaway MA, Hartman H et al. A One Health Perspective on Salmonella enterica Serovar Infantis, an Emerging Human Multidrug-Resistant Pathogen. Emerg Infect Dis. 2024; 30 (4): 701–712.
Nhu NTK, Phan MD, Hancock SJ et al. High-risk *Escherichia coli* clones that cause neonatal meningitis and association with recudescent infection. Elife 2023; 12: RP91853.
Pfister HW, Klein M. Ambulant erworbene bakterielle Meningoenzephalitis im Erwachsenenalter. S2k-Leitlinie, 2023. In: Deutsche Gesellschaft für Neurologie (Hrsg.). Leitlinien für Diagnostik und Therapie in der Neurologie. https://www.dgn.org/leitlinien.
Riley LW. Distinguishing Pathovars from Nonpathovars: Escherichi coli. Adv Molec Epiemiol 2020; 8(4). Verfügbar unter: https://doi.org/10.1128/microbiolspec.ame-0014-2020.
Ryan MP, O'Dwyer J, Adley CC. Evaluation of the Complex Nomenclature of the Clinically and Veterinary Significant Pathogen Salmonella. BioMed Research International 2017; 3782182: 1–6.
Schubert S, Podschun R, Gatermann S et al. Harnwegsinfektionen. MiQ 02. 2. Aufl., München: Elsevier, 2020.
Sim PJW, Li Z, Aung AH et al. Comparative epidemiology of bacteraemia in two ageing populations: Singapore and Denmark. Epidemiol Infect 2024; 152: 1–6.
Uelze L, Becker N, Borowiak M et al. Toward an Integrated Genome-Based Surveillance of *Salmonella enterica* in Germany. Front Microbiol 2021; 12. https://doi.org/10.3389%2Ffmicb.2021.626941.
Van Puyvelde S, de Block T, Sridhar S et al. A genomic appraisal of invasive Salmonella Typhimurium and associated antibiotic resistance in sub-Saharan Africa. Nat Commun 2023; 14: 6392.
Waddington CS, Darton TC, Jones C et al. An Outpatient, Ambulant-Design, Controlled Human Infection Model Using Escalating Doses of Salmonella Typhi Challenge Delivered in Sodium Bicarbonate Solution. Clin Infect Dis 2014; 58(9): 1230–40.
WHO: Oral Rehydration Salts. Production of the new ORS. Genf, 2006. Verfügbar unter: https://iris.who.int/bitstream/handle/10665/69227/WHO_FCH_CAH_06.1.pdf.

3.3 Cholera und andere Erkrankungen durch Vibrionen

Benno Kreuels

Das Wichtigste in Kürze

Vibrio cholerae, der Erreger der Cholera, ist zweifelsohne der bekannteste Vertreter der Gattung *Vibrio*. Er verursacht mitunter eine schwer verlaufende akute Diarrhö, die allein aufgrund der Dynamik der Symptome zu ausgeprägten Exsikkosen und Elektrolytverschiebungen mit Todesfolge führen kann.

Die Nicht-Cholera-Vibrionen, insbesondere *Vibrio vulnificus*, verursachen gelegentlich schwer verlaufende Hautinfektionen, vor allem nach Salzwasserkontakt von nicht intakter Haut.

3.3.1 Cholera

Erreger und Übertragung

Vibrio cholerae ist ein **Gram-negatives Stäbchen mit einer polaren Geißel,** das vorzugsweise im wässrigen Milieu vorkommt und aufgrund unterschiedlicher Strukturen des O-Antigens der Lipopolysaccharide seiner Zellwand in über 200 verschiedene Serogruppen eingeteilt wird, von denen nur die toxinproduzierenden als pathogen eingestuft werden. Der Großteil aller klinischen Cholerafälle sowie alle größeren Ausbrüche sind auf die 2 Serogruppen O1 und O139 zurückzuführen.

V. cholerae O1 ist für einen Großteil der weltweiten Cholerafälle verantwortlich und wird auf der Grundlage der O-Methylierung des O-Antigens weiter in die Subserotypen Inaba und Ogawa sowie den instabilen Serotypen Hikojima klassifiziert. Die O1-Serogruppe wird auch auf der Grundlage von phänotypischen und genetischen Markern in den klassischen und in den El-Tor-Biotyp eingeteilt. Während alle Epidemien bis in die 1970er Jahre auf den klassischen Biotypen zurückzuführen waren, hat seitdem El Tor die Überhand gewonnen und ist der Haupterreger der Cholera. **V. cholerae O139** wurde zuerst im Jahr 1992 in Bangladesch detektiert und war über 10 Jahre lang für größere Ausbrüche verantwortlich, ist aber inzwischen fast verschwunden.

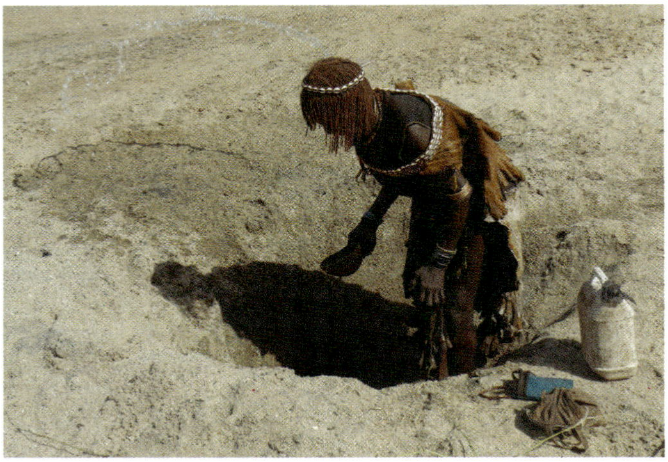

Abb. 3.6 Entnahmestelle für Trinkwasser. Solche oberflächlichen Entnahmestellen sind nicht gegen fäkale Kontamination geschützt und daher mögliche Quellen einer Cholerainfektion. [T1486]

Genetisch weist der Erreger die Besonderheit von 2 Bakterienchromosomen und die Fähigkeit auf, sich im Sinn eines horizontalen Gentransfers genetisch schnell zu verändern. Der Erreger ist vergleichsweise umweltresistent und kann bei 4 °Celsius oder in Salzwasser (Konzentration bis zu 1 % NaCl) mehrere Monate überleben. Bei 55 °Celsius über 15 Minuten stirbt er jedoch ab.

Die Übertragung erfolgt durch **orale Aufnahme von kontaminiertem Trinkwasser** (➤ Abb. 3.6) oder **Nahrungsmitteln.** Diese Kontamination erfolgt wiederum durch Ausscheidungen eines Infizierten, dabei ist der Stuhl eines schwer Erkrankten hochinfektiös.

Pathogenese

Der Pathomechanismus der Erkrankung beruht auf der Wirkung des Choleratoxins. Das **Choleratoxin** ist ein Protein, das aus einer A- und 5 B-Subeinheiten besteht. Die B-Subeinheiten binden am Epithel der Darmschleimhautzelle am Monosialogangliosid GM1-Rezeptor, was zur Endozytose des gesamten Toxinmoleküls führt. Intrazellulär wiederum aktiviert die A-Subeinheit die Adenylatcyclase, wodurch vermehrt cyclisches Adenosinmonophoyphat (cAMP) entsteht und was am CFTR-Kanal (Cystic Fibrosis Transmembrane Conductance Regulator) zur Chloridsekretion und verminderten Natriumchlorid-Reabsorption führt. Das Resultat ist, einem Gradienten folgend, ein starker Ausstrom von Wasser, Natriumchlorid, Bicarbonat und Kalium in das Darmlumen. Das Krankheitsbild entsteht, pathophysiologisch gesehen, somit aus einer sekretorischen Diarrhö.

Epidemiologie

Historische Pandemien

Die Cholera ist seit etwa 600 v. Chr. bekannt, und Choleraausbrüche sind seit mehreren Jahrhunderten gut dokumentiert, waren jedoch bis zum 19. Jahrhundert auf den indischen Subkontinent beschränkt. Nach Europa wurde die Cholera erstmals im Rahmen der ersten Pandemie (1817–1824) eingeschleppt, vermutlich entlang der Handelswege zwischen Europa und der damaligen britischen Kolonie Indien. Seitdem sind insgesamt 5 weitere Pandemien beobachtet worden (➤ Tab. 3.2). Einer der bekanntesten Ausbrüche im deutschsprachigen Raum war die **Choleraepidemie in Hamburg 1892** (unbekannter Autor 1892), die über 8.500 Todesopfer forderte und zur Gründung des heutigen „Bernhard-Nocht-Instituts für Tropenmedizin" führte. Europa war immer einer der „Hotspots" der ersten 5 Pandemien, wobei Ausbrüche vor allem in den großen Städten auftraten und eng mit schlechter Hygiene und Trinkwasserversorgung vergesellschaftet waren. Nachdem dieser Zusammenhang in der zweiten Hälfte des 19. Jahrhunderts unter anderem durch John Snow, William Farr, Filippo Pacini und Robert Koch wissenschaftlich nachgewiesen werden konnte, kam es in Westeuropa während der 6. Pandemie aufgrund massiver Verbesserungen der Trinkwasser- und Abwasserverhältnisse zu keinen größeren Ausbrüchen mehr.

Tab. 3.2 Historische Cholerapandemien

Pandemie	Zeitraum	Verbreitung	Besonderheiten
1. Pandemie	1817–1824	Asien, Ostafrika, Kleinasien, Russland, Europa	• Erste Einschleppung der Cholera nach Europa
2. Pandemie	1826–1841	Von Mekka nach Ägypten und Europa sowie Nordamerika	• Einschleppung nach Europa durch russische Soldaten • 1830–1831 ca. 2.000 Tote in Wien
3. Pandemie	1852–1860	Asien, Maghreb (v. a. Algerien), Europa, Nordamerika	• > 1. Mio. Tote in Russland • 1854 erstmals epidemiologischer Nachweis einer Übertragung durch Trinkwasser durch John Snow in London
4. Pandemie	1863–1876	Europa, Nordafrika und Südamerika	• Ausbreitung im Rahmen des Preußisch-Österreichischen Krieges forciert • Verbreitung auch in bisher weniger betroffene, ländliche Gebiete Europas
5. Pandemie	1883–1896	Asien, Europa, Afrika, Nordamerika	• 1892 Ausbruch in Hamburg mit 8.600 Todesfällen
6. Pandemie	1899–1923	Asien und Europa	• Kaum noch Ausbrüche in Westeuropa durch massive Verbesserung der Hygiene und Trinkwasserversorgung

Aktuelle Pandemie und Epidemiologie

Epidemiologisch gesehen befindet sich die Welt derzeit in der 7. Pandemie. Diese begann 1961 in Indonesien, erreichte im Jahr 1971 Afrika und im Jahr 1991 Südamerika – zum ersten Mal seit über 100 Jahren. Erstmals ist für diese Pandemie nicht der klassische Biotyp von *V. cholerae O1* verantwortlich, sondern der 1906 in der namensgebenden Quarantänestation im Sinai entdeckte **Biotyp El Tor.**

In verschiedenen Ländern gilt Cholera als endemisch (Definition „endemisch": bestätigte lokal übertragene Fälle innerhalb der letzten 3 Jahre). Ausbrüche können dabei sowohl in Ländern ohne endemische Cholera als auch in Ländern mit endemischer Cholera auftreten. In endemischen Gebieten sind vor allem Kinder von Ausbrüchen betroffen, da bei Erwachsenen eine zunehmende Immunität besteht. Insbesondere Ansiedlungen, die über keinerlei sanitäre Anlagen verfügen, wie Camps für Geflüchtete oder Behelfsunterkünfte nach Naturkatastrophen oder bewaffneten Konflikten, aber auch sehr abgelegene, verstreute Siedlungen können betroffen sein (Charnley et al. 2022). Insgesamt leben weltweit 1,3 Milliarden Menschen mit einem Risiko für Cholera. Im Jahr 2020 wurden nach Angaben der WHO 323.369 Fälle und 857 Todesfälle gemeldet, auch 2021 wurden die meisten Fälle vom afrikanischen Kontinent gemeldet (➤ Tab. 3.3). Da nicht jeder Infizierte symptomatisch ist, bei mildem Verlauf keine Diagnostik stattfindet und in den betroffenen Gebieten nur schwache Surveillancesysteme existieren, muss von einer hohen Dunkelziffer ausgegangen werden. Schätzungen aus dem Jahr 2015 gehen von jährlich 2,8 Millionen Fällen und 91.000 Toten aus (Ali et al. 2015, Lessler et al. 2018).

Da die Übertragung eng mit kontaminiertem Trinkwasser zusammenhängt, sind Länder mit niedrigem Einkommen besonders betroffen, insbesondere der indische Subkontinent, der Nahe Osten ebenso wie Staaten in Afrika, Südostasien und Latein- und Südamerika. Derzeit wird von 47 Ländern weltweit ausgegangen, die von der Cholera betroffen sind, wobei regionale Unterschiede zu berücksichtigen sind (WHO 2017).

Zwei Beispiele für größere Ausbrüche der vergangenen Jahre sind ein Ausbruch im Jahr 2010 in Haiti und der seit dem Jahr 2016 anhaltende Ausbruch im Jemen.

In **Haiti** kam es nach einem schweren Erdbeben im Januar 2010, bei dem ein Großteil der Infrastruktur zerstört wurde, nach Jahrzehnten ohne Cholera zu einem großen Ausbruch: Laut Schätzungen erkrankten bis 2016 790.000 Menschen, über 9.000 starben bei dieser Epidemie. Als wahrscheinlichste Ursache gilt die Einschleppung des Erregers durch Rettungskräfte aus Südasien, der dann auf eine nicht immune Bevölkerung und nach der Naturkatastrophe auf schlechte hygienische Bedingungen traf (Chin et al. 2011).

In der Folge des Zusammenbruchs der staatlichen Infrastruktur im **Jemen** durch den seit 2015 herrschenden Bürgerkrieg kam es ab 2016 zu einem massiven Ausbruch der Cholera, insbesondere in den von den Houthi-Rebellen kontrollierten Gebieten. Es wird geschätzt, dass dieser Ausbruch bis 2021 insgesamt über 2,5 Millionen Fälle und über 4.000 Todesfälle zur Folge hatte.

Tab. 3.3 Länder mit den weltweit meisten Cholerafällen 2021 (WHO)

1. Nigeria	111.062
2. Jemen	72.765
3. DR Kongo	12.103
4. Niger	5.188
5. Mosambik	5.072
6. Afghanistan	4.755
7. Somalia	4.342
8. Philippinen	2.019
9. Nepal	1.607
10. Benin	1.298

Klinik und Komplikationen

Die **Inkubationszeit** ist mit typischerweise 1 bis 2 Tagen kurz. Klassischerweise führt die Infektion zu einer Diarrhö, die mit Erbrechen und abdominellem Druckgefühl einhergehen kann. Jedoch kann es insbesondere bei Erwachsenen in Endemiegebieten häufig zu asymptomatischen, dennoch ansteckenden Verläufen kommen. Fieber sowie Tenesmen sind untypisch.

Während milde Verläufe klinisch nicht von den durch andere Erreger verursachten Diarrhöen unterschieden werden können, zeichnen sich schwerere Verläufe durch **reiswasserartige (weißlich durchsichtige wässrige) Stühle** und durch **bis zu einem Liter Flüssigkeitsverlust pro Stunde** aus (➤ Abb. 3.7). Im Vergleich zu anderen Erregern hat der Stuhl bei durch *V. cholerae* verursachter Diarrhö eine hohe Konzentration an Natrium, Kalium und Bicarbonat.

Durch den **starken und raschen Flüssigkeits- und Elektrolytverlust** kommt es zu eingesunkenen Augen, Mundtrockenheit, vermindertem Hautturgor und Waschfrauenhänden. Die Zentralisierung des Kreislaufs zeigt sich in Hypotonie, Tachykardie, kühler Haut und Apathie. Die Elektrolytverluste können zu Muskelkrämpfen, ebenfalls

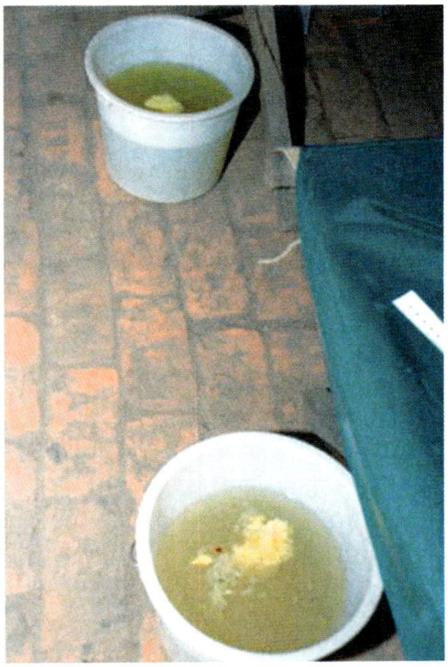

Abb. 3.7 Reiswasserstuhl eines Patienten mit Cholera [F1203-001]

Tachykardien und die metabolische Azidose zu Kussmaul-Atmung führen.

Flüssigkeits- und Elektrolytverluste können **lebensbedrohliche Komplikationen** wie einen hypovolämischen Schock oder eine akute tubuläre Nekrose verursachen. Auch Aspirationspneumonien nach Erbrechen werden berichtet.

Insbesondere bei **Kindern** kann die Cholera unbehandelt bei 50–70 % der Erkrankten (Siddique et al. 1995) letal verlaufen, die korrekte Behandlung reduziert die Letalität jedoch auf 0,5 %.

3

Diagnostik

Die Untersuchung der Elektrolyte zeigt häufig eine Hypokaliämie und Hypokalzämie. Meist zeigt sich eine isonatriämische Dehydratation, allerdings kann auch eine Hypernatriämie oder Hyponatriämie auftreten. Durch den Verlust von Bicarbonat besteht häufig eine metabolische Azidose, und es kann zu einer Hypoglykämie kommen. Nierenretentionsparameter sind meist im Rahmen des prärenalen Nierenversagens erhöht.

Als Goldstandard der mikrobiologischen Diagnostik gilt weiterhin der Nachweis über die **Kultur des Stuhls auf Selektivmedien.** Einmalig isoliert, können mittels serologischer Tests der Serotyp und die Serogruppe festgestellt sowie ein Antibiogramm erstellt werden.

Als Alternative gibt es seit einigen Jahren kommerziell verfügbare **Antigenschnelltests für die Antigene O1 und/oder O139** (Muzembo et al. 2021). Die Sensitivität und Spezifität dieser Tests lagen in einer Metaanalyse bei ca. 90 % im Vergleich zur Kultur. Auch der molekulare Nachweis mittels PCR ist prinzipiell möglich, im Setting von Choleraausbrüchen jedoch selten praktikabel.

Bei mangelnden Ressourcen und insbesondere bei einem epidemiologischen Zusammenhang im Rahmen von Ausbrüchen bleibt die Cholera eine **klinische Diagnose.**

Therapie

Symptomatische Therapie

Entsprechend der Pathophysiologie und resultierenden Klinik der Cholera besteht die wichtigste Therapiemaßnahme in der **Substitution von Flüssigkeit und Elektrolyten.** Im Vordergrund sollte der Versuch einer oralen Substitution stehen. Nur im Fall eines Schocks, in dem eine möglichst rasche Flüssigkeitsgabe zur Aufrechterhaltung wichtiger Kreislauffunktionen notwendig ist, oder anderer Kontraindikationen (Erbrechen, Bewusstseinstrübung) gegen eine orale Substitution sollte primär eine intravenöse Therapie erfolgen.

Die orale Rehydratation wird von der WHO angepasst an die spezielle Situation des Cholerapatienten empfohlen. Der Bedarf richtet sich nach Volumenstatus und Stuhlmenge und -frequenz, sodass insbesondere eine Einschätzung der Schwere der Dehydratation und ein kontinuierliches Monitoring des Flüssigkeitsverlustes im Vordergrund stehen. Als Lösung für die orale Rehydratation werden spezielle Elektrolytzusammensetzungen mit leicht reduzierter Osmolarität empfohlen. Als vorteilhaft hat sich der Zusatz von Glukose oder Reispulver gezeigt. Hintergrund des Glukosezusatzes ist neben der Energiequelle auch der Na^+-Glukose-Kotransporter. Diese Lösungen sind meist in Pulverform kommerziell erhältlich, können im Notfall aber auch selbst hergestellt werden (➤ Tab. 3.4).

Im Falle einer intravenösen Rehydratation ist eine ausgeglichenere Elektrolytlösung (z. B. Ringer-Laktat) einer Substitution mit reinem NaCl vorzuziehen. In einigen Ländern sind auch lokale, speziell für Cholerapatienten hergestellte Lösungen verfügbar (z. B. Dhaka Solution).

Zunächst sollte in den ersten Stunden das Flüssigkeitsdefizit ausgeglichen, dann je nach Symptomen die Rehydratation bis zum Sistieren der Durchfälle aufrechterhalten werden. Ein Richtwert sind 200 ml/kg KG in den ersten 24 Stunden, der akute Bedarf kann aber auch bis zu 350 ml/kg KG betragen.

Zusätzlich sollte insbesondere bei **Kindern** einer Malnutrition vorgebeugt werden, weswegen eine Substitution mit Zink und Vitamin A empfohlen wird. Bei Säuglingen und Kleinkindern, die noch gestillt werden, sollte zusätzlich zur oralen Rehydratation auch weiter Muttermilch gegeben werden.

Antimikrobielle Therapie

Eine zusätzliche Therapie mit Antibiotika ist **bei mittleren und schweren Verläufen** sinnvoll. Bei diesen Patienten kann die Gabe von Antibiotika die Dauer des Durchfalls verkürzen, das Volumen der Stuhlverluste um bis zu 50 % reduzieren und die Dauer der Ausscheidung von *V. cholerae* um ein bis zwei Tage verkürzen (Leibovici-Weissmann et al. 2014). Je nach Verfügbarkeit und Kontraindikationen (Schwangerschaft, Kinder, Allergie) können Makrolide, Fluorchino-

Tab. 3.4 Orale Rehydratationslösungen

Orale Rehydratationstherapie	Millimol/Liter				
	Na^+	K^+	Cl^-	$HCO3^-$	Kohlenhydrate
ORS (WHO 2006)	75	20	65	10 (Citrat)	75 g (Glukose)
ORS auf Reisbasis (z. B. CeraLYTE 70®)	70	20	60	30 (Citrat)	40 g Reispulver
Hausgemachte ORS • ½ Teelöffel Salz (3 g) • 8 Teelöffel Zucker (40 g) • 1 Liter sauberes Wasser	~50	0	~50	0	~40 g (Glukose)

Tab. 3.5 Antibiotikatherapie bei Cholera

Alter	Erstlinie*+	Alternative*
Kinder	Doxycyclin 4–6 mg/kg KG	• Azithromycin 20 mg/kg KG • Ciprofloxacin 20 mg/kg KG
Erwachsene	Doxycyclin 300 mg	• Azithromycin 1 g • Ciprofloxacin 1 g

* Jeweils als Einzeldosis per os zu verabreichen
\+ Nicht für Schwangere und Kinder unter 8 Jahren empfohlen

lone und Tetrazykline zur Therapie eingesetzt werden (➤ Tab. 3.5). Die meiste Erfahrung besteht für Tetrazykline, allerdings liegt häufig eine Resistenz gegen diese Substanzklasse vor, was einen Einsatz zur empirischen Therapie bei Einzelfällen schwierig macht. Im Rahmen von Ausbrüchen können Tetrazykline jedoch eingesetzt werden, wenn bekannt ist, dass der zirkulierende Erreger suszeptibel ist.

Bekämpfung und Prävention

Die WHO hat im Jahr 2017 eine Eradikationskampagne gestartet mit dem Ziel, Cholera nachhaltig zu bekämpfen und bis 2030 zu eradizieren. Die zu diesem Zweck gegründete Taskforce empfiehlt hierzu vor allem die etablierten Maßnahmen wie Surveillance, Verbesserung der Trinkwasserversorgung und Hygiene sowie Impfungen, aber auch Maßnahmen zur Einbindung lokaler Gemeinschaften (WHO 2017).

Hygiene

Die wirksamste Prävention besteht darin, Zugang sowohl zu sauberem Trinkwasser und Nahrungsmitteln als auch zu sanitären Einrichtungen und Toiletten zu gewährleisten.

In akuten Notsituationen, z. B. nach Naturkatastrophen oder in Flüchtlingslagern, sollte Wasser vor Ort aufbereitet werden, insbesondere wenn es aus Oberflächenwasser wie Seen und Flüssen stammt. Das Filtern durch einen Hohlfaserfilter, behelfsweise aber auch durch Textilien kann dabei effektiv sein, ebenso das chemische Behandeln mit Chlorid oder Iodid, wobei *Vibrio cholerae* unter Umständen resistent gegen die reine Chlorbehandlung sein kann. Abkochen von Wasser und durchgegarte Speisen sind ebenfalls ein wesentlicher Faktor. Bereits eine Keimreduktion kann hier ausschlaggebend sein.

Auch das Errichten von Latrinen, das Vermeiden von offener Defäkation und das Händewaschen mit Seife nach dem Toilettengang sind hilfreich.

Impfung

Die WHO empfiehlt den Einsatz oraler Choleraimpfstoffe in Cholera-Kontrollprogrammen in endemischen Gebieten in Verbindung mit anderen Präventions- und Kontrollstrategien sowie als wirksames Mittel zur Bekämpfung von Ausbrüchen. Aktuell sind sowohl inaktivierte als auch lebend-attenuierte Impfstoffe auf dem Markt erhältlich.

In **akuten Ausbruchsituationen** haben sich die bivalenten (gegen O1 und O139 gerichteten) Whole-Cell-Vakzinen Shanchol® und Euvichol-Plus® bewährt, appliziert werden 2 Dosen, die dann eine Effizienz von 53–67 % für 5 Jahre (je nach Studie) ergaben. Kurzfristig erreicht auch eine einzelne Dosis einen gewissen Schutz (40–63 %). Damit erkauft man sich in der akuten Notsituation durchaus Zeit.

Unter den **inaktivierten Impfstoffen** ist der Impfstoff Dukoral® (Whole Cell recombinant B-Subunit [WC-rBS]) auch außerhalb der Endemiegebiete erhältlich. Der Impfstoff enthält abgetötete Zellen verschiedener Biotypen und Serotypen von *V. cholerae* O1 zusätzlich zur rekombinanten B-Untereinheit des Choleratoxins. Seine Wirksamkeit liegt bereits nach Gabe einer Dosis bei ca. 78 %, wobei der Schutz bei kleinen Kindern nach 6 Monaten rasch abnimmt. Er ist nicht wirksam gegen *V. cholerae* O139. Der oft postulierte Schutzeffekt dieses Impfstoffes gegenüber anderen Erregern einer Diarrhö kann in Metaanalysen aller verfügbaren Daten nicht bestätigt werden (Ahmed at al. 2013).

Als weiterer oraler Impfstoff steht seit Kurzem ein **attenuierter Cholera-Lebendimpfstoff** (CVD 103-HgR [Vaxchora®]) zur Verfügung. Dieser Impfstoff wurde 2016 von der FDA in den USA zugelassen und hat bei Erwachsenen eine Wirksamkeit von 90 % gegenüber *V. cholerae* O1. Allerdings zielt dieser Impfstoff vor allem auf den europäischen und amerikanischen Markt.

Weltweit steht die Versorgung mit Impfstoff phasenweise aufgrund von Lieferengpässen stark unter Druck, und es kommt immer wieder zu deutlichen Verzögerungen im Einsatz zur Bekämpfung von Ausbrüchen.

Reisemedizinische Bedeutung

Die Cholera ist heute in Europa und den USA sehr selten und zumeist direkt importiert (Connor et al. 2019), autochthone Übertragung kommt so gut wie nie vor. Naturgemäß gibt es wenig Überschneidungen zwischen den klassischen touristischen Reisegebieten und den Cholera-Ausbruchgebieten, sie kommen aber vor, beispielsweise auf der Insel Hispaniola mit den Nachbarländern Haiti und Dominikanische Republik. Hinzu kommen Länder mit endemischer Cholera, in denen zumindest Individualtourismus vorkommt (z. B. Philippinen oder Äthiopien). Jedoch sind es auch dort häufig nicht die Gebiete mit schlechter sanitärer und Trinkwasserversorgung, in denen sich Touristen aufhalten.

Generell ist die Impfung gegen Cholera auch bei Reisenden in Endemiegebiete oder Länder mit aktuellen Ausbrüchen nicht empfohlen.

Eine Ausnahme stellt z. B. eine Reise zum Zweck eines humanitären oder medizinischen Einsatzes unter sehr einfachen hygienischen Bedingungen dar. Auch in diesem Szenario sind jedoch eine sichere Trinkwasserversorgung und Nahrungsmittel- sowie Toilettenhygiene deutlich wichtiger, auch vor dem Hintergrund anderer Erkrankungen.

Für den **akut erkrankten Reiserückkehrer** gilt jedoch, Cholera zumindest in der Liste der Differenzialdiagnosen zu berücksichtigen. Bei Verdacht sollte dieser dem mikrobiologischen Labor kommuniziert werden, da spezielle Selektivmedien verwendet werden müssen, um den Erreger nachzuweisen.

Gemäß IfSG besteht bei Vorliegen einer Cholerainfektion in Deutschland eine namentliche Meldepflicht.

3.3.2 Andere Erkrankungen durch Vibrionen

Nicht-Cholera-Vibrionen sind unter humanpathogenen Gesichtspunkten in erster Linie *Vibrio vulnificus* und *Vibrio parahaemolyticus.*

Bei einer Fallsterblichkeit von 25 % und höher sind Nicht-Cholera-Vibrionen für ihre Krankheitsbilder primäre Sepsis oder Sepsis nach Wundinfektion gefürchtet (Hoefler et al. 2022).

3

Vibrio vulnificus

V. vulnificus ist ein weltweit vorkommendes, in **Brackwasser** oder **Meerwasser** mit geringen Salzkonzentrationen (z. B. Ostsee), freilebendes Bakterium. Insbesondere bei warmen Wassertemperaturen über 20 °Celsius vermehrt es sich stark (Motes et al. 1998) und kann dann auch in **wasserfiltrierenden Muscheln und Austern** nachgewiesen werden. Durch die orale Aufnahme von rohen kontaminierten Muscheln und Austern kann es zu einer Infektion mit primär septischem Krankheitsverlauf kommen.

Neben der oralen Aufnahme spielen auch **Wundinfektionen** nach Exposition einer Wunde mit kontaminiertem Wasser oder während der Zubereitung von Meerestieren eine Rolle. Dabei können kleinste Eintrittspforten wie Nadelstiche oder Tätowierungen ausreichend sein. Zunächst entsteht eine **lokale Zellulitis** mit der Gefahr einer **Myositis** und nekrotisierenden **Fasziitis.** Immungeschwächte Patienten mit chronischen Erkrankungen, Lebererkrankungen und Männer haben ein erhöhtes Risiko für Wundinfektionen. Das Toxin von *V. vulnificus* führt zu einem oft rasch eintretenden, mitunter schweren septischen Verlauf (➤ Abb. 3.8).

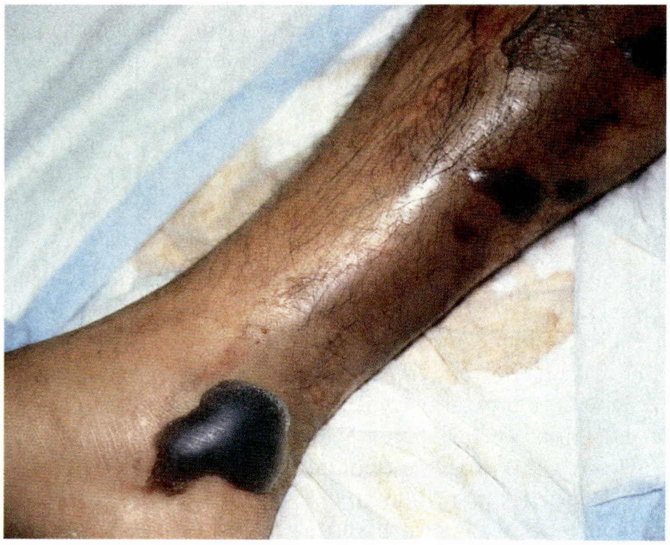

Abb. 3.8 Infektion mit *Vibrio vulnificus* (Courtesy of the USC Dermatology Residents' Slide Collection) [E434-004]

Der Erregernachweis erfolgt mittels Blutkultur oder Kulturen aus Wunden. Für den Nachweis aus Stuhl sind Selektivmedien erforderlich.

Aufgrund des septischen Krankheitsbildes ist eine möglichst **sofortige antimikrobielle Therapie** ausschlaggebend für den Verlauf. Als Therapie der Wahl gilt eine Kombinationstherapie aus Dritt-Generations-Cephalosporin plus einem Tetrazyklin oder Fluorchinolon. Bei Verdacht auf eine nekrotisierende Fasziitis ist auch ein adäquates chirurgisches Wundmanagement rasch anzustreben und kann helfen, die Sterblichkeit zu senken.

Vibrio parahaemolyticus

V. parahaemolyticus ist ebenfalls ein in **Brack- und Salzwasser** vorkommendes, freilebendes Bakterium, das wie *V. vulnificus* entweder durch den Verzehr von kontaminierten Meerestieren oder direkten Kontakt übertragen werden kann. Die Verläufe sind deutlich milder als bei *V. vulnificus.* Meist kommt es zu einer **Gastroenteritis** oder **lokalen Wundinfektionen.** Die Sterblichkeit liegt bei ca. 1 %, allerdings können schwere Verläufe bei immunsupprimierten Patienten und solchen mit Lebererkrankung auftreten. Die Diagnostik erfolgt wie bei *V. vulnificus.* Bei einer Gastroenteritis oder lokalen Wundinfektionen ist meist nur eine symptomatische Therapie notwendig. Bei Bakteriämie oder schweren Wundinfektionen erfolgt die Therapie analog den Prinzipien der Therapie bei einer Infektion mit *V. vulnificus.*

LITERATUR

Ahmed T, Bhuiyan TR, Zaman K, Sinclair D, Qadri F. Vaccines for preventing enterotoxigenic Escherichia coli (ETEC) diarrhoea. Cochrane Database Syst Rev 2013; 2013(7): CD009029.

Ali M, Nelson AR, Lopez AL, Sack DA. Updated global burden of cholera in endemic countries. PLoS Negl Trop Dis 2015; 9(6): e0003832.

Charnley GEC, Jean K, Kelman I, Gaythorpe KAM, Murray KA. Association between Conflict and Cholera in Nigeria and the Democratic Republic of the Congo. Emerg Infect Dis 2022; 28(12): 2472–81.

Chin CS, Sorenson J, Harris JB et al. The origin of the Haitian cholera outbreak strain. N Engl J Med 2011; 364(1): 33–42.

Connor BA, Dawood R, Riddle MS et al. Cholera in travellers: a systematic review. J Travel Med 2019; 26(8): taz085.

Hoefler F, Pouget-Abadie X, Roncato-Saberan M et al. Clinical and Epidemiologic Characteristics and Therapeutic Management of Patients with Vibrio Infections, Bay of Biscay, France, 2001–2019. Emerg Infect Dis 2022; 28(12): 2367–73.

Leibovici-Weissman Y, Neuberger A, Bitterman R, Sinclair D, Salam MA, Paul M. Antimicrobial drugs for treating cholera. Cochrane Database Syst Rev 2014; 2014(6): CD008625.

Lessler J, Moore SM, Luquero FJ et al. Mapping the burden of cholera in sub-Saharan Africa and implications for control: an analysis of data across geographical scales. Lancet 2018; 391(10133): 1908–15.

Motes ML, DePaola A, Cook DW et al. Influence of water temperature and salinity on Vibrio vulnificus in Northern Gulf and Atlantic Coast oysters (Crassostrea virginica). Appl Environ Microbiol 1998; 64(4): 1459–65.

Muzembo BA, Kitahara K, Ohno A, Debnath A, Okamoto K, Miyoshi SI. Cholera Rapid Diagnostic Tests for the Detection of Vibrio cholerae O1: An Updated Meta-Analysis. Diagnostics (Basel) 2021; 11(11): 2095.

No authors listed. The Cholera: Special Report on the Water Supply of Hamburg. Br Med J 1892; 2(1656): 708–13.

Siddique AK, Salam A, Islam MS et al. Why treatment centres failed to prevent cholera deaths among Rwandan refugees in Goma, Zaire. Lancet 1995; 345(8946): 359–61.

World Health Organisation (WhO), Global Taskforce on Cholera control. Ending Cholera. A global road map to 2030 (2017). www.gtfcc.org/wp-content/uploads/2020/09/ending-cholera-a-global-roadmap-to-2030.pdf.

INTERNETQUELLEN

ECDC (Cholera): www.ecdc.europa.eu/en/cholera.

RKI (Cholera, Choleratoxin-bildende *Vibrio cholerae*): www.rki.de/DE/Themen/Infektionskrankheiten/Infektionskrankheiten-A-Z/C/Cholera/cholera-node.html.

RKI (Vibrionen außer Choleratoxin-bildenden *Vibrio cholerae*): www.rki.de/DE/Themen/Infektionskrankheiten/Infektionskrankheiten-A-Z/V/Vibrionen/vibrionen-node.html.

WHO (Cholera): www.who.int/health-topics/cholera#tab=tab_1.

3.4 Akute bakterielle Meningitis

Matthias Klein

Das Wichtigste in Kürze

Bei der akuten bakteriellen Meningitis handelt es sich um eine Infektion der Meningen und des Subarachnoidalraums. Trotz antibiotischer Therapie und intensivmedizinischer Behandlung versterben je nach Erreger und Region 5–30 % der Patienten, und bis zu 50 % der Überlebenden leiden an Folgeschäden. Ein wichtiger Faktor bei der Behandlung von Patienten mit akuter bakterieller Meningitis ist eine frühzeitige Diagnosestellung und Initiierung einer antibiotischen Therapie. Die bakterielle Meningitis gehört zu den zeitkritischsten infektiösen Notfallerkrankungen.

3.4.1 Epidemiologie

Die Inzidenz und das Erregerspektrum der ambulant erworbenen bakteriellen Meningitis haben sich in den letzten Jahrzehnten regional stark verändert. In Ländern mit Impfprogrammen gegen *Haemophilus influenzae* sind die Haupterreger derzeit *Streptococcus pneumoniae,* gefolgt von *Neisseria meningitidis* und *Listeria monocytogenes* (Letztere v. a. bei Neugeborenen und älteren/immunsupprimierten Patienten); die früher häufige *Haemophilus-influenzae*-Meningitis ist selten geworden. Zusätzliche Impfprogramme gegen *Neisseria meningitidis* und *Streptococcus pneumoniae* haben die Inzidenzen der durch diese Erreger hervorgerufenen akuten bakteriellen Meningitis regional ebenfalls deutlich reduziert. Aufgrund von Serotypen, die nicht durch die verwendeten Impfstoffe abgedeckt werden, kommt es aber auch dort weiterhin zu einer signifikanten Anzahl an Erkrankungsfällen.

Die **Inzidenz** der akuten bakteriellen Meningitis liegt in Mitteleuropa bei ca. 1,6 Fällen/100.000 Einwohnern (Koelman et al. 2020). In Ländern des „Meningitis-Gürtels" in Afrika (südlich der Sahara und nördlich des Äquators, von der West- bis zur Ostküste) sind die Inzidenzen deutlich höher – dort sind vor allem *Neisseria meningitidis* neben *Streptococcus pneumoniae* die dominanten Erreger (Franklin et al. 2021, Mazamay et al. 2021). Die Inzidenzen von invasiven Meningokokkenerkrankungen liegen im Meningitis-Gürtel bei teilweise 70 Fällen/100.000 Einwohnern, und in epidemischen Situationen wird ein Anstieg auf bis zu 1.000 Fällen/100.000 Einwohnern beobachtet (Jaca et al. 2021, Mazamay et al. 2021). Aktuell werden in den meisten Ländern im Meningitis-Gürtel große Impfkampagnen gegen Meningokokken der Serogruppe A durchgeführt, sodass auch dort die Inzidenz von invasiven Meningokokkenerkrankungen der Serogruppe A gesunken ist. Allerdings kommt es immer wieder zu kleineren Ausbrüchen mit Erregern der Serogruppe C, W und X. Aktuelle Impfstoffentwicklungen mit Impfstoffen gegen die Serogruppen A, W, C, Y und X geben Hoffnung auf eine zukünftige weitere Reduktion der Inzidenz (Haidara et al. 2023).

Bei Neugeborenen sind die wichtigsten Erreger *Streptococcus agalactiae, Escherichia coli* und seltener *Listeria monocytogenes.*

Bei Patienten mit nosokomialer Meningitis nach neurochirurgischen Eingriffen spielen auch andere Erreger eine wichtige Rolle. Dazu gehören Gram-negative *Enterobacteriaceae* und *Staphylococcus aureus.*

3.4.2 Erreger und Übertragung

Die Meningokokkenmeningitis wird durch **Tröpfcheninfektion** übertragen. Bei Patienten mit Pneumokokkenmeningitis liegt in bis zu 50 % ein HNO-Fokus vor. Mögliche Trigger sind deshalb virale Infektionen der oberen Atemwege. Dies wird durch die Beobachtung gestützt, dass es während der COVID-19-Pandemie durch die eingeführten Kontaktbeschränkungen sowie die Einführung strenger Hygienemaßnahmen zu einer signifikanten Abnahme von Fällen einer bakteriellen Meningitis nicht nur durch *Neisseria meningitidis,* sondern auch durch *Streptococcus pneumoniae* gekommen ist (Völk et al. 2022). *Listeria monocytogenes* wird durch **kontaminierte Nahrung** aufgenommen (z. B. unpasteurisierte Milchprodukte).

3.4.3 Pathogenese und Immunologie

Die Erreger erreichen den Subarachnoidalraum entweder **hämatogen** (v. a. *Neisseria meningitidis, Streptococcus pneumoniae* und *Listeria monocytogenes*) oder direkt bei **parameningealen Infektionserkrankungen** wie einer Mastoiditis oder Sinusitis (v. a. *Streptococcus pneumoniae* und *Haemophilus influenzae*) oder im Rahmen eines **Liquorlecks** (z. B. nach Schädel-Hirn-Trauma oder neurochirurgischen Operationen).

Im Subarachnoidalraum können die Erreger zunächst weitgehend unbehindert proliferieren, da die Immunantwort eingeschränkt ist. Nach Aktivierung des Immunsystems (u. a. über Pathogenerkennungsrezeptoren, NLRP-3-Aktivierung und Interleukin-1β-Produktion) kommt es zu einer **massiven subarachnoidalen Entzündungsantwort,** auf die das Gehirn nur unzureichend vorbereitet ist. Sowohl die eingedrungenen Erreger wie auch die körpereigene Entzündungsantwort führen zu neuronalen und endothelialen Zellschädigungen und Problemen der Liquorzirkulation. Komplikationen wie Hirnödem, vaskuläre Komplikationen und ein Hydrozephalus mit entsprechenden klinischen Zeichen können die Folge sein.

Neben einer frühzeitigen antibiotischen Therapie scheint in diesem Kontext bei der Pneumokokkenmeningitis eine adjuvante Therapie mit Dexamethason zu einem Rückgang der Sterblichkeit zu führen (Details s. u. „Therapie"). Neue, aktuell noch experimentelle Therapie-

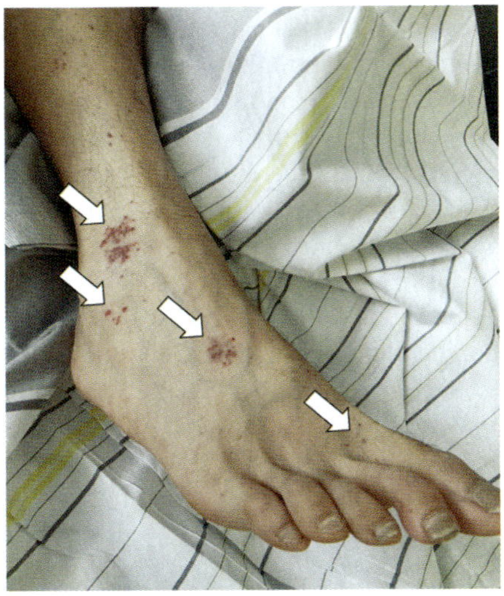

Abb. 3.9 Petechien bei Meningokokkenmeningitis. 24-jähriger Patient mit Kopfschmerzen, Fieber und petechialen Einblutungen (Pfeile) bei Meningokokkenmeningitis und -sepsis. [M1453]

ansätze zielen deshalb auf eine Modulation der zerebralen Immunantwort bei akuter bakterieller Meningitis.

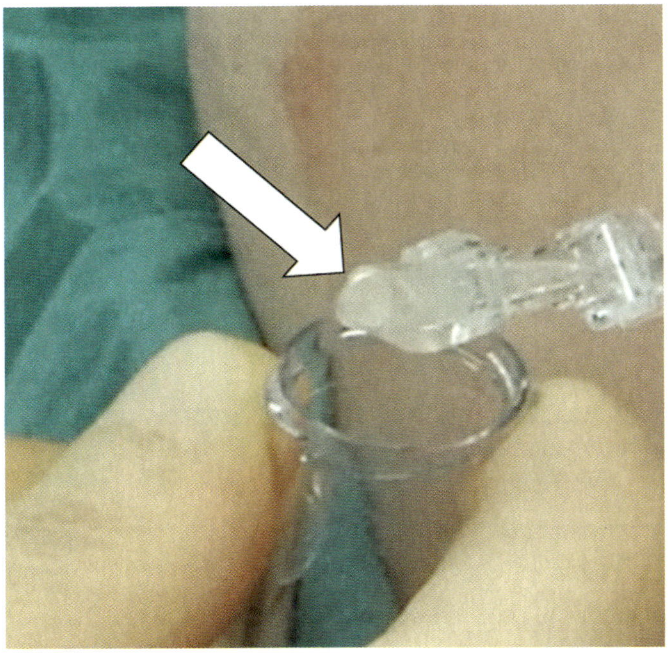

Abb. 3.10 Trüber Liquor bei bakterieller Meningitis. 69-jähriger Patient mit otogener Pneumokokkenmeningitis. Bei der Lumbalpunktion imponiert der Liquor bereits trüb (Zellenzahl 3.864/µl, Protein 154 mg/dl, Liquorglucose 12 mg/dl bei 98 mg/dl Serumglucose). [M1453]

3.4.4 Klinik

Die Kardinalsymptome einer akuten bakteriellen Meningitis sind **Kopfschmerzen, Fieber, Nackensteife** und **Vigilanzstörungen** (van de Beek et al. 2004, Bildsam et al. 2016). Allerdings fehlen einzelne Symptome bei bis zu 50 % der Patienten, sodass eine akute bakterielle Meningitis aufgrund des Fehlens eines Kardinalsymptoms nicht ausgeschlossen werden darf (Bijlsma et al. 2016). Zusätzliche Symptome, die sich bei Patienten mit akuter bakterieller Meningitis finden, sind Übelkeit, Erbrechen, Lichtscheu, ein Verwirrtheitssyndrom, fokale neurologische Defizite und epileptische Anfälle.

Bei Patienten mit Meningokokkenmeningitis findet sich bei ca. zwei Dritteln ein Exanthem im Sinne von **Petechien** (➤ Abb. 3.9) bis hin zu konfluierenden Einblutungen mit Hautnekrosen (Waterhouse-Friderichsen-Syndrom) (Heckenberg et al. 2008). Das Vorhandensein von Petechien im Sinne einer Purpura muss vor allem bei Kindern, Jugendlichen und jungen Erwachsenen bei gleichzeitig vorliegenden Zeichen einer Infektion immer an eine Infektion mit *Neisseria meningitidis* denken lassen.

Meningeale Dehnungszeichen wir Kernig- und Brudzinski-Zeichen sind bezüglich der Diagnosestellung aufgrund einer niedrigen Sensitivität von nur 20–30 % und einer Spezifität von 85–95 % nicht sehr hilfreich (van de Beek et al. 2016).

3.4.5 Diagnostik

Die Diagnose einer akuten bakteriellen Meningitis kann nur durch die **Untersuchung des Liquors** bestätigt oder ausgeschlossen werden. Meist ist der Liquor trüb als Ausdruck einer erhöhten Zellzahl und/oder eines erhöhten Proteingehalts (➤ Abb. 3.10). Bei ca. zwei Drittel der Patienten zeigt sich eine **granulozytäre Pleozytose** mit mehr als 1.000 Zellen/µl. Im Gegenzug finden sich aber bei einem Drittel der Patienten auch niedrigere Zellzahlen und in wenigen Fällen kann die Zellzahl auch normal sein (apurulente bakterielle Meningitis bei dann meist hoher Erregerdichte, erhöhter Liquoreiweißkonzentration und erniedrigtem Liquor/Serum-Glukosequotienten bzw. erhöhtem Liquorlaktat) (Bijlsma et al. 2016). Neben der Pleozytose zeigt sich eine **Blut-Liquor-Schrankenstörung** durch eine erhöhte Eiweißkonzentration im Liquor. Der Liquor/Serum-Glukosequotient ist meist erniedrigt und das Liquorlaktat erhöht. Von allen aufgeführten Parametern scheint das Liquorlaktat der beste Parameter zur Unterscheidung zwischen einer bakteriellen und einer viralen Meningitis zu sein. Die Sensitivität sinkt nach antibiotischer Vorbehandlung.

Im Blut findet sich eine Leukozytose, ein erhöhtes C-reaktives Protein (CRP) und vor allem ein erhöhtes Procalcitonin.

Neben der Diagnosestellung durch Untersuchung von Zellzahl, Eiweiß und Glukose oder Laktat im Liquor muss dringend versucht werden, den Erreger zu identifizieren. Dies ist nicht nur zur Diagnosesicherung wichtig, sondern ermöglicht auch eine gezieltere antibiotische Behandlung.

Als Basisverfahren wird der Einsatz der **Gram-Färbung** und die **Anlage von Kulturen aus Liquor** empfohlen (van de Beek et al. 2016). Eine zusätzliche hilfreiche Methode ist die **Multiplex-PCR,** mit der Liquor in kurzer Zeit auf die häufigsten Meningitis- und Enzephalitiserreger untersucht werden kann. Aufgrund der einfachen Anwendung kommt die Multiplex-PCR mittlerweile auch in strukturschwächeren Regionen zunehmend zum Einsatz. Einzelfallberichte lassen vermuten, dass durch den Einsatz von solchen PCR-Verfahren bei einigen Patienten sogar Erreger identifiziert werden können, die mittels Gram-Färbung oder kulturell nicht mehr nachweisbar sind (z. B. infolge einer schon vor der Liquorpunktion begonnenen antibiotischen Therapie) (Volk et al. 2023). Einschränkend scheint es jedoch vereinzelt bezüglich Herpes-simplex-Virus und Varicella-Zoster-Virus (VZV) zu falsch negativen Ergebnissen zu kommen. Eine weitere Möglichkeit zur Erregeridentifikation ist der Einsatz von **Antigennachweismethoden** (Latexagglutinationstests), die allerdings gegenüber den Standardverfahren wie der Gram-Färbung und dem kulturellen Erregernachweis keinen Zusatznutzen zu bringen scheinen (van de Beek et al. 2016).

Für alle Verfahren gilt, dass ein negatives mikrobiologisches Testergebnis nie das Vorliegen eines bestimmten Erregers ausschließen kann.
Neben der mikrobiologischen Untersuchung des Liquors sollen unbedingt bei allen Patienten mit Verdacht auf bakterielle Meningitis **Blutkulturen** abgenommen werden, da sich dadurch bei 30–50 % der Patienten der Erreger nachweisen lässt.

3.4.6 Therapie

Initial muss in Unkenntnis des Erregers immer mit einer **empirischen antibiotischen Therapie** begonnen werden. Aufgrund des Erregerspektrums im **Säuglingsalter** wird die Gabe von einem Cephalosporin der Gruppe 3A (z. B. Cefotaxim oder Ceftriaxon) plus Ampicillin empfohlen (Pfister et al. 2023); bei **Kindern ab einem Monat und Jugendlichen** wird ein Cephalosporin der Gruppe 3A (z. B. Cefotaxim oder Ceftriaxon) eingesetzt (➤ Tab. 3.6).

Im **Erwachsenenalter** empfiehlt sich aufgrund der Möglichkeit einer Infektion mit Listerien eine empirische Kombinationstherapie mit einem Cephalosporin der Gruppe 3A plus Ampicillin (➤ Tab. 3.7). In Regionen mit einer hohen Rate an Resistenzen gegen Cephalosporine bei Pneumokokken soll zusätzlich mit Vancomycin oder Rifampicin behandelt werden. In epidemischen Situationen mit einer regionalen Häufung von Erkrankungsfällen durch *Neisseria meningitidis* wird von der WHO eine Primärtherapie mit Ceftriaxon empfohlen.

Die empfohlene **Therapiedauer** liegt bei Pneumokokken bei 10 bis 14 Tagen, bei Meningokokken bei 7 bis 10 Tagen, bei *Haemophilus influenzae* bei 7 bis 10 Tagen und bei *Listeria monocytogenes* bei 14 bis 21 Tagen. Allerdings gibt es Hinweise, dass bei Kindern im Falle eines Vorliegens von Pneumokokken, Meningokokken oder *Haemophilus influenzae* auch eine 5-tägige Therapie mit Ceftriaxon ausreicht, falls es bis zum 5. Tag zu keinen Komplikationen gekommen ist.

Tab. 3.6 Antibiotikadosierungen bei Säuglingen und Kindern zur Behandlung von ZNS-Infektionen

Antibiotikum	Dosierung
Ampicillin	• Alter < 1 Woche: 3 × 50 mg/kg KG • Alter 1–4 Wochen: 4 × 50 mg/kg KG
Cefotaxim	• Alter < 1 Woche: 3 × 50 mg/kg KG • Alter 1–4 Wochen: 3–4 × 50 mg/kg KG • Alter 1 Monat bis 18 Jahre: 3–4 × 75 mg/kg KG
Ceftriaxon	Alter 1 Monat bis 18 Jahre: 2 × 50 mg/kg KG (max. 2 × 2 g/Tag)
Vancomycin	Alter 1 Monat bis 18 Jahre: 4 × 10–15 mg/kg KG
Rifampicin	Alter 1 Monat bis 18 Jahre: 2 × 10 mg/kg KG (max. 600 mg/Tag)

Tab. 3.7 Antibiotikadosierungen bei Erwachsenen zur Behandlung von ZNS-Infektionen (mod. nach Pfister et al. 2023)

Antibiotikum	Dosierung
Ampicillin	6 × 2 g
Ceftriaxon	2 × 2 g
Cefotaxim	3 × 2–4 g
Ceftazidim	3 × 2 g
Fosfomycin	3 × 5 g[2]
Gentamicin	1 × 240–360 mg[3,1]
Linezolid	2 × 600 mg
Meropenem	3 × 2 g
Moxifloxacin	1 × 400 mg
Penicillin G	6 × 4–5 Mio. IE
Rifampicin	1 × 600 mg
Vancomycin	2 × 1 g[1]

[1] Serumspiegelbestimmungen erforderlich. Cave: Dexamethason scheint die Liquorgängigkeit von Vancomycin zu beeinträchtigen.
[2] Möglicherweise ist eine Fosfomycin-Dosierung von 3 × 8 g/d bei der Behandlung der Ventrikulitis erforderlich.
[3] Laut Literaturangaben liegt die Gentamicin-Tagesdosis bei 3–6 mg/kg KG.

Im Falle einer **nosokomialen Meningitis** wird aufgrund des veränderten Erregerspektrums eine Therapie mit beispielsweise Meropenem und Vancomycin empfohlen.

In vielen Ländern fanden sich in den letzten Jahren hohen Raten an **Penicillin-Resistenzen** bei Meningokokken. Deshalb soll eine Behandlung einer invasiven Meningokokkenerkrankung in Ländern mit entsprechenden (oder unbekannten) Resistenzraten immer zunächst mit einem Cephalosporin der Gruppe 3A und nicht mit Penicillin durchgeführt werden (van de Beek et al. 2016).

Adjuvante Therapie mit Dexamethason

Bei Erwachsenen mit akuter Pneumokokkenmeningitis senkt Dexamethason in Ländern mit einem hohen Grad einer medizinischen Versorgung die Letalität, bei Patienten mit *Haemophilus-influenzae*-Meningitis scheint es die Entstehung eines Hörschadens zu reduzieren. Deshalb soll in Ländern mit einem hohen Grad einer medizinischen Versorgung die empirische antibiotische Therapie um Dexamethason ergänzt werden. Im Falle einer Identifikation von Pneumokokken oder *Haemophilus influenzae* als Erreger soll Dexamethason weitergegeben werden (insgesamt 4 × 10 mg über 4 Tage). In allen anderen Fällen soll Dexamethason nach Erregeridentifikation wieder abgesetzt werden.

Der positive Effekt von Dexamethason bei akuter bakterieller Meningitis konnte in Ländern wie Malawi, Vietnam oder Äthiopien nicht gezeigt werden (Molyneux et al. 2003, Scarborough et al. 2007). Die Gründe dafür sind unklar, mögliche Erklärungen wären ein hoher

Anteil an HIV-positiven Patienten, Fehlernährung, ein fortgeschrittenes Krankheitsbild bei Diagnosestellung und eingeschränkte intensivmedizinische Versorgungsmöglichkeiten. Infolgedessen wird der Einsatz von Dexamethason in Ländern mit einem niedrigen Grad einer medizinischen Versorgung nicht empfohlen. Ebenfalls nicht empfohlen wird der adjuvante Einsatz von Dexamethason im Säuglingsalter. Bei Kindern ist ein Nutzen umstritten; im Falle von *Haemophilus influenzae* sollte die Gabe von Dexamethason aber erwogen werden.

3.4.7 Vorgehen bei Verdacht auf bakterielle Meningitis

Ein entscheidender Faktor für die Prognose bei akuter bakterieller Meningitis ist ein **frühzeitiger Beginn der antibiotischen Behandlung.** Um keine Zeit zu verlieren, wird folgendes Vorgehen empfohlen (➤ Abb. 3.11): Bei Patienten mit dem klinischen Verdacht auf eine akute bakterielle Meningitis soll unmittelbar nach der klinischen Untersuchung und der Abnahme von Blutkulturen eine Liquorpunktion durchgeführt werden. Im unmittelbaren Anschluss soll die empirische Therapie (plus/minus Dexamethason) begonnen werden. Bei Patienten mit einer schweren Vigilanzminderung, epileptischen Anfällen oder fokalen neurologischen Defiziten soll vor der Liquorpunktion noch eine zerebrale Bildgebung ergänzt werden, um Kontraindikationen für eine Liquorpunktion auszuschließen (wie Hydrocephalus internus, generalisiertes Hirnödem, große zerebrale Raumforderungen). In diesem Fall soll die empirische Therapie noch vor der Bildgebung und der Liquorpunktion begonnen werden. Gleiches gilt für Patienten mit Kontraindikationen gegen eine Liquorpunktion (beispielsweise bei Einnahme von Antikoagulanzien).

In Ländern mit limitierten Ressourcen im Gesundheitssystem kann die Durchführung eines CTs vor Lumbalpunktion trotz klinischer Indikation (s. o.) aufgrund fehlender CT-Ressourcen nicht immer sichergestellt werden. In diesen Fällen muss abgewogen werden, ob eine Lumbalpunktion mit vertretbarem Risiko trotzdem durchgeführt werden soll. Dies ist vor allem in Bezug auf die Diagnosesicherheit wichtig: Sollte die Diagnose einer akuten bakteriellen Meningitis aufgrund einer nicht durchführbaren Liquorpunktion nicht gesichert bzw. ausgeschlossen werden können, besteht das Risiko, andere Differenzialdiagnosen zu übersehen – was zu Fehlbehandlungen mit schlechter Prognose führen kann (Gudina et al. 2016).

! CAVE

Auf keinen Fall soll eine Liquorpunktion bei Patienten mit klinischen Zeichen einer **zerebralen Herniation** (Koma mit Streck- und Beugesynergismen) ohne vorherige Bildgebung durchgeführt werden.

Bei bestätigter akuter bakterieller Meningitis soll unbedingt nach dem **Infektionsfokus** gesucht und, falls ein solcher identifiziert werden kann, eine entsprechende Fokustherapie eingeleitet werden. Wichtige Infektionsfoci bei akuter bakterieller Meningitis sind eine Otitis media, Mastoiditis oder Sinusitis (v. a. bei Pneumokokken und *Haemophilus influenzae*), ein Zahnfokus und eine Endokarditis

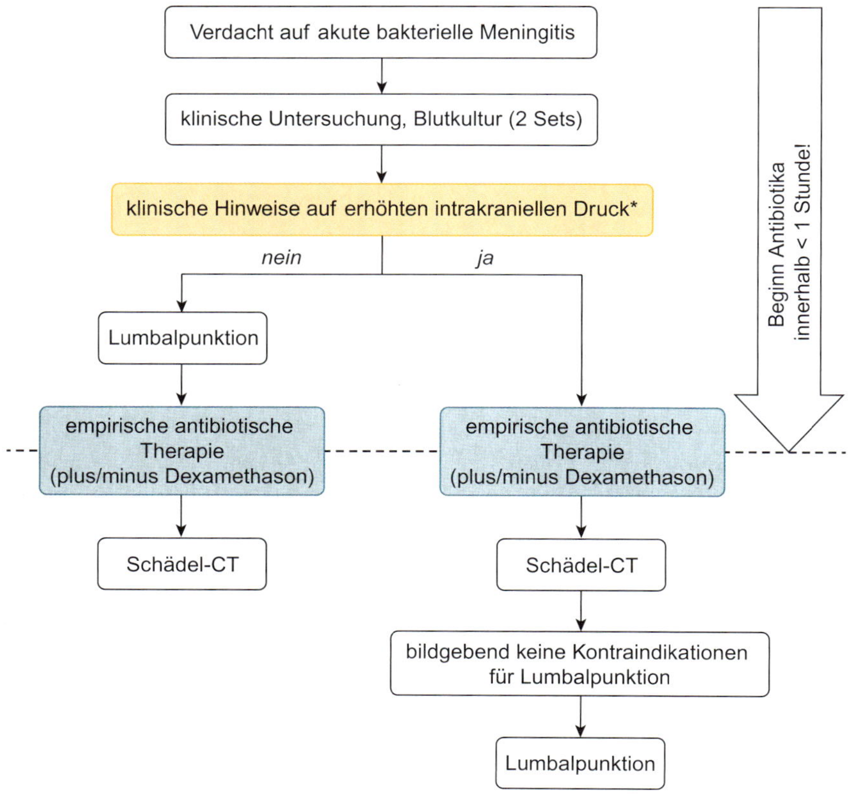

Abb. 3.11 Empfohlenes Vorgehen bei V. a. akute bakterielle Meningitis (Details siehe Text). [M1453, L143]
(*) Klinische Hinweise, die auf Kontraindikationen für eine Lumbalpunktion hinweisen, sind (i) schwere Vigilanzminderung, (ii) epileptische Anfälle und (iii) neu aufgetretene fokale neurologische Defizite. Bei fehlender Verfügbarkeit eines CTs muss die Entscheidung zur Lumbalpunktion in einer individuellen Risiko-Nutzen-Abwägung getroffen werden. Eine absolute Kontraindikation sind klinische Zeichen einer zerebralen Herniation.

(insbesondere bei Vorliegen von Osler-Spots, neu aufgetretenem Herzgeräusch, septischen zerebralen Embolien).

3.4.8 Komplikationen und Prognose

Komplikationen treten bei ca. der Hälfte der Patienten mit akuter bakterieller Meningitis auf, meist innerhalb der ersten Woche. Dazu gehören das Auftreten eines **Hirnödems,** einer **Liquorabflussstörung** mit Hydrocephalus internus, einer **zerebralen Vaskulopathie** mit Auftreten von ischämischen Schlaganfällen, **epileptische Anfälle** mit Status epilepticus und eine **Ventrikulitis.** Seltenere, aber auch schwere intrakranielle Komplikationen bei akuter bakterieller Meningitis sind septische Sinus- oder Venenthrombosen und zerebrale Blutungen.

Die **Letalität** ist abhängig vom Erreger:

- In Mitteleuropa liegt die Sterblichkeit bei Erwachsenen mit akuter bakterieller Meningitis bei 6–12 % für Pneumokokken, 20–30 % für Listerien und 3–10 % für Meningokokken (Bijlsma et al. 2016, Buchholz et al. 2016).
- In Ländern mit einem niedrigeren Grad der medizinischen Versorgung liegt die Sterblichkeit deutlich höher (Wall et al. 2013, Gudina et al. 2018).

Bei Überlebenden finden sich als wichtige Langzeitkomplikationen Hörstörungen, eine Vestibulopathie sowie kognitive Defizite (Kloek et al. 2020, Tubiana et al. 2020).

3.4.9 Prophylaktische Maßnahmen bei Meningokokkenerkrankungen

Patienten mit Verdacht auf oder gesicherter Meningokokkenmeningitis sollen für bis zu 24 Stunden nach Beginn der antibiotischen Therapie isoliert werden. Pflege- und ärztliches Personal soll folgende **Hygienemaßnahmen** durchführen: Tragen von Schutzkitteln, Mund-Nasen-Schutz, Handschuhe, Händedesinfektion. Enge Kontaktpersonen sollen eine **Chemoprophylaxe** erhalten: Für Kinder empfiehlt sich eine prophylaktische Therapie mit Rifampicin (< 1 Monat: 2 × 5 mg/kg/Tag für 2 Tage; > 1 Monat bis 18 Jahre 2 × 10 mg/kg KG für 2 Tage). Bei Erwachsenen empfiehlt sich die Gabe von Rifampicin (2 × 600 mg/Tag für 2 Tage, nicht bei Schwangeren), Ciprofloxacin (500 mg Einzeldosis, nicht bei Patienten < 18 Jahren oder Schwangeren und stillenden Frauen) oder Ceftriaxon (250 mg als Einzeldosis i. m.). Auch Azithromycin (500 mg Einzeldosis) kann zur Anwendung kommen. Enge (haushaltsähnliche) Kontaktpersonen eines Patienten mit Meningokokkenmeningitis, der an einem impfpräventablem Serotyp erkrankt ist, sollten zudem eine entsprechende Impfung erhalten. Dies scheint das seltene Auftreten von sehr späten Erkrankungsfällen im engen Umfeld des Indexpatienten zu verhindern.

Bei Patienten, die bei Meningokokkenmeningitis nur mit **Penicillin G** (cave: Resistenzen [s. o.]) behandelt wurden, soll vor Krankenhausentlassung ebenfalls eine Eradikationstherapie mit Rifampicin, Ciprofloxacin oder Ceftriaxon durchgeführt werden, da es unter Penicillin G in der Regel zu keiner Eradikation der Erreger im Nasen-Rachen-Raum kommt.

3.4.10 Wichtige Differenzialdiagnosen

Wichtige Differenzialdiagnosen einer bakteriellen Meningitis sind virale Meningitiden, die tuberkulöse Meningitis (häufig lymphogranulozytäre Pleozytose, sehr starke Schrankenstörung und nur moderat erniedrigter Liquor-Serum-Glukose-Index), Kryptokokkeninfektionen (v. a. bei Patienten mit HIV) sowie Parasitenerkrankungen (dann meist eosinophile Meningitis) wie beispielsweise *Angiostrongylus cantonensis* (Westpazifik, Japan, Philippinen, Thailand, Mittelamerika) und *Gnathostoma spinigerum* (Südostasien). Wichtige nicht infektiöse Differenzialdiagnosen sind das Vorliegen einer Meningeosis carcinomatosa (Vorliegen von atypischen Zellen) sowie autoimmune (Meningo-)Enzephalitiden.

LITERATUR

Bijlsma MW, MC Brouwer, ES Kasanmoentalib et al. Community-acquired bacterial meningitis in adults in the Netherlands, 2006–14: a prospective cohort study. Lancet Infect Dis 2016; 16(3): 339–347.

Buchholz G, Koedel U, Pfister HW, Kastenbauer S, Klein M. Dramatic reduction of mortality in pneumococcal meningitis. Crit Care 2016; 20(1): 312.

Franklin K, Kwambana-Adams B, Lessa FC et al. Pneumococcal Meningitis Outbreaks in Africa, 2000–2018: Systematic Literature Review and Meningitis Surveillance Database Analyses. J Infect Dis 2021; 224(12 Suppl 2): S174–s183.

Gudina EK, Tesfaye M, Adane A, K Lemma, Shibiru T, Pfister HW, Klein M. Challenges of bacterial meningitis case management in low income settings: an experience from Ethiopia. Trop Med Int Health 2016; 21(7): 870–878.

Gudina EK, Tesfaye M, Wieser A, Pfister HW, Klein M. Outcome of patients with acute bacterial meningitis in a teaching hospital in Ethiopia: A prospective study. PLoS One 2018; 13(7): e0200067.

Haidara FC, Umesi A, Sow SO et al. Meningococcal ACWYX Conjugate Vaccine in 2-to-29-Year-Olds in Mali and Gambia. N Engl J Med 2023; 388(21): 1942–1955.

Heckenberg SG, de Gans J, Brouwer MC et al. Clinical features, outcome, and meningococcal genotype in 258 adults with meningococcal meningitis: a prospective cohort study. Medicine (Baltimore) 2008; 87(4): 185–192.

Jaca A, Wiyeh AB, Sambala EZ, Wiysonge CS. The burden of meningococcal meningitis in the African Meningitis Belt, from 2009 to 2014: a trend analysis. Pan Afr Med J 2021; 39: 57.

Kloek AT, Brouwer MC, Schmand B, Tanck MWT, van de Beek D. Long-term neurologic and cognitive outcome and quality of life in adults after pneumococcal meningitis. Clin Microbiol Infect 2020; 26(10): 1361–1367.

Koelman DLH, van Kassel MN, Bijlsma MW, Brouwer MC, van de Beek D, van der Ende A. Changing Epidemiology of Bacterial Meningitis Since Introduction of Conjugate Vaccines: Three Decades of National Meningitis Surveillance in The Netherlands. Clin Infect Dis 2021; 73(5): e1099–e1107.

Mazamay S, Guégan JF, Diallo N et al. An overview of bacterial meningitis epidemics in Africa from 1928 to 2018 with a focus on epidemics „outside-the-belt". BMC Infect Dis 2021; 21(1): 1027.

Molyneux EM, Tembo M, Kayira K et al. The effect of HIV infection on paediatric bacterial meningitis in Blantyre, Malawi. Arch. Dis Child 2003; 88(12): 1112–1118.

Pfister H, Abdel-Hadi C, Grabein B, Klein M et al. Ambulant erworbene bakterielle Meningoenzephalitis im Erwachsenenalter. AWMF Leitlinie 2023; AWMF-Registernummer 030/089. https://register.awmf.org/de/leitlinien/detail/030-089.

Scarborough M, Gordon SB, Whitty CJ et al. Corticosteroids for bacterial meningitis in adults in sub-Saharan Africa. N Engl J Med 2007; 357(24): 2441–2450.

Tubiana S, Varon E, Biron C et al. Community-acquired bacterial meningitis in adults: in-hospital prognosis, long-term disability and determinants of outcome in a multicentre prospective cohort. Clin Microbiol Infect 2020; 26(9): 1192–1200.

van de Beek D, Cabellos C, Dzupova O, Esposito S, Klein M et al. ESCMID guideline: diagnosis and treatment of acute bacterial meningitis. Clin Microbiol Infect 2016; 22 (Suppl 3): S37–62.

van de Beek D, de Gans J, Spanjaard L, Weisfelt M, Reitsma JB, Vermeulen M. Clinical features and prognostic factors in adults with bacterial meningitis. N Engl J Med 2004; 351(18): 1849–1859.

Volk S, Dobler F, Koedel U, Pfister HW, Bruegel M, Schubert S, Klein M. Cerebrospinal fluid analysis in emergency patients with suspected infection of the central nervous system. Eur J Neurol 2023; 30(3): 702–709.

Völk S, Pfirrmann M, Koedel U et al. Decline in the number of patients with meningitis in German hospitals during the COVID-19 pandemic. J Neurol 2022: 1–11.

Wall EC, Cartwright K, Scarborough M et al. High mortality amongst adolescents and adults with bacterial meningitis in sub-Saharan Africa: an analysis of 715 cases from Malawi. PLoS ONE 2013; 8(7): e69783.

3.5 Pest (Yersinia-pestis-Infektion)

Stefan Schmiedel, Julia Riehm

3.5.1 Epidemiologie

Wenigstens 3 weltweite Pest-Seuchenzüge sind wissenschaftlich belegt. Etwa ein Drittel der Einwohner Europas starb an dieser Zoonose zu Zeiten der Justinianischen Pest (541–767) und des Schwarzen Todes (1347–1353). Ende des 19. Jahrhunderts verbreitete sich der Pesterreger erneut aus China in zahlreiche Regionen Asiens, Afrikas und Amerikas. Aktuell werden der WHO jährlich etwa 1.000 bis 5.000 humane Fälle und 100 bis 200 Todesfälle aus den Ländern Madagaskar, Kenia, DR Kongo, Uganda, Mosambik, Tansania, Malawi, Zimbabwe, Bolivien, Brasilien, Ecuador, Peru, USA, China, Indien, Indonesien, Kasachstan, Mongolei und Vietnam gemeldet (➤ Abb. 3.12).

In Europa wurde die letzte Epidemie 1945 in Korsika verzeichnet (Bramanti 2019). Von den Naturherden ausgehend (➤ Abb. 3.12), kommt es immer wieder zu humanen Endemien, zuletzt 1994 in Indien, 2005 in Madagaskar und 2006 in der DR Kongo. Dabei wird Madagaskar durch die WHO zudem weiterhin als Endemiegebiet für Pest, darunter auch die gefürchtete klinische Form der Lungenpest (➤ Kap. 3.5.4), bewertet (WHO 2009, WHO 2022).

Yersinia pestis wurde aus zahlreichen Säugetierarten isoliert. Häufige Wirte in Endemiegebieten sind **Ratten, Murmeltiere** und **Präriehunde,** gelegentlich können **Katzen** infiziert sein. Ektoparasiten, insbesondere **Flöhe,** spielen eine Schlüsselrolle im Infektionsgeschehen bei Tieren, aber auch bei der Übertragung der Pest auf den Menschen (➤ Abb. 3.13).

Der Pesterreger ist als **biologischer Kampfstoff** gezielt an Menschen, meist Kriegsgefangenen, beforscht worden und gehört aufgrund seiner Pathogenität auch heute noch in die höchste Kategorie A der Biowaffen. Antibiotikaresistente Peststämme kommen endemisch vor und könnten zudem im Labor erzeugt werden (WHO 2009).

3.5.2 Erreger und Übertragung

Yersinia pestis ist ein **Gram-negatives, sporenloses Stäbchenbakterium** aus der Familie *Enterobacteriaceae.* Diverse Virulenzfaktoren sind auf 3 Plasmide zurückzuführen und unterscheiden den Erreger von

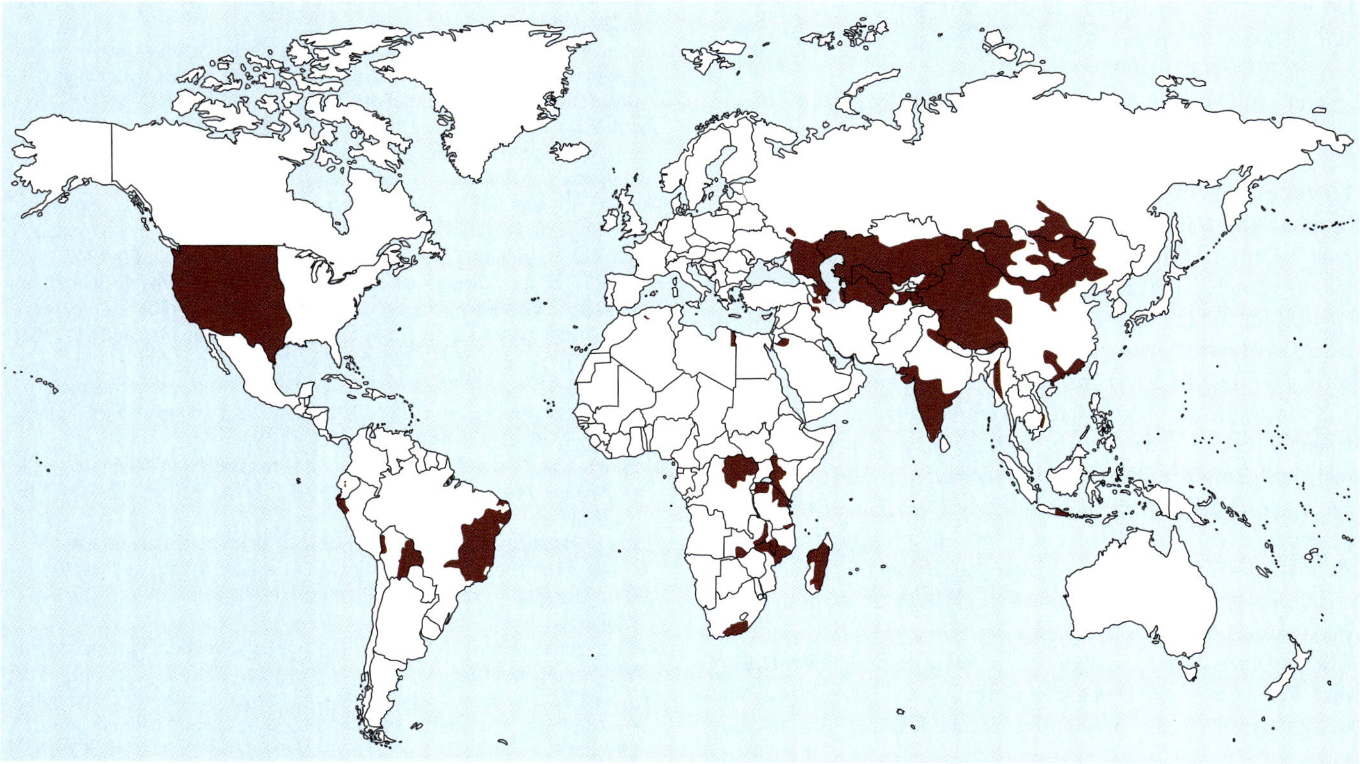

Abb. 3.12 Weltweite Naturherde der Pest [F1204-001]

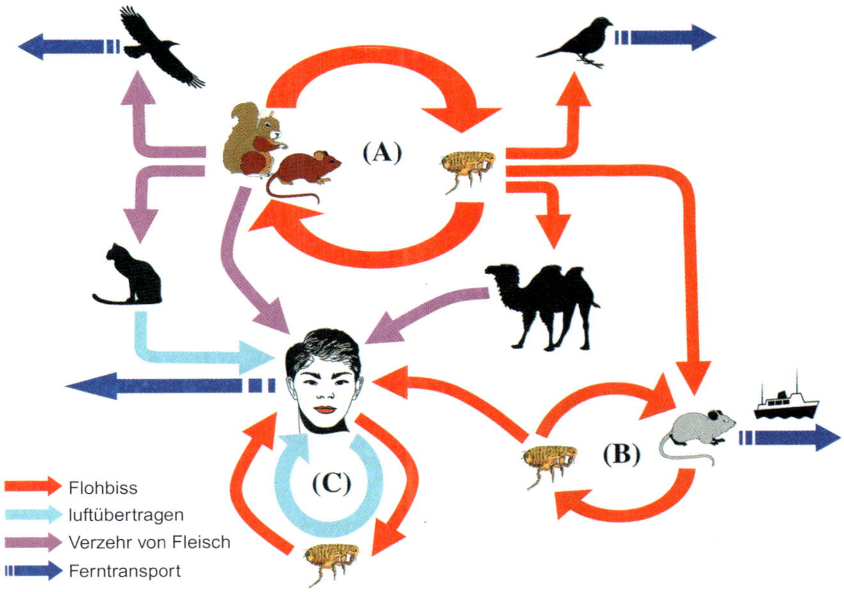

Abb. 3.13 Übertragungswege des Pesterregers [F715-003]

anderen, auch in Deutschland vorkommenden und eng verwandten *Yersinia*-Arten (WHO 2009).

In Endemiegebieten erfolgt die Übertragung der Pest auf den Menschen meist nach **Flohstich,** perkutan. Seltener ist die **Tröpfcheninfektion** bei Kontakt zu Lungenpest-infizierten Personen oder die aerogene Übertragung.

Die Lungenpest ist **hochkontagiös** und der perakute Verlauf in höchstem Maße lebensbedrohlich!

Übertragungswege der Pest (➤ Abb. 3.13):

- Flohstich
- Kontakt mit Lungenpest-infizierten Personen
- Kontakt mit infizierten Tierkadavern
- Verzehr infizierter Tiere (z. B. Meerschweinchen in Südamerika, Kamelleber in Libyen)
- Bisse und Aerosol infizierter Katzen
- Exposition gegenüber Aerosolen

3.5.3 Pathogenese und Immunologie

Die **Inkubationszeit** beträgt wenige Stunden (Lungenpest) bis 10 Tage. Der Pesterreger vermehrt sich schnell, lokal, in Zellen des Immunsystems, in Organen und Lunge sowie im Blutstrom. Sein Temperaturoptimum liegt zwischen 28 und 37 °Celsius. Die Verfügbarkeit von Eisen fördert das Wachstum zusätzlich. *Y. pestis* produziert eine Reihe von Endotoxinen, die Blut- und Lymphgefäße schädigen. Hierdurch kommt es zu Hämorrhagien und Nekrosen in betroffenen Organen und schließlich zur hämatogenen Generalisation der Erkrankung. Bei Lungenbefall kann, wenn die Bakterien in die Alveolen übertreten, eine sehr große Erregerzahl aerogen übertragen werden.

Eine überstandene Pestinfektion oder aktive Immunisierung induziert Immunität. Diese schützt jedoch kaum vor der Lungenpest.

3.5.4 Klinik

Das klinische Bild ist abhängig von Übertragungsart, der Eintrittspforte, Infektionsdosis und Pathogenese. *Y. pestis* zeigt dabei einen ausgeprägten **Lymphtropismus.** Wichtige klinische Formen sind die **Bubonen- oder Beulenpest, Pestsepsis** und **Lungenpest.** Wenig charakteristisch und zudem seltener sind durch *Y. pestis* verursachte Meningitis, Pharyngitis, isolierte Hautinfektion, Harnwegsinfekt oder Gastroenteritis (WHO 2009).

Bubonenpest (Beulenpest)

Die Bubonenpest ist mit 80–90 % die häufigste Form beim Menschen in Endemiegebieten. Nach perkutaner Infektion **(Flohstich)** führt eine Erregervermehrung lokal zur **Lymphadenitis** und Entzündung im drainierenden Lymphareal. Die Klinik beginnt mit hohem Fieber, Schüttelfrost, Kopfschmerzen und schwerem Krankheitsgefühl. Eine schmerzhafte Bubone entsteht beispielsweise inguinal nach Stich durch einen infizierten Floh am Bein (➤ Abb. 3.14a). Der akute Bubo ist sehr derb, nicht fluktuierend, häufig ist das umgebende Gewebe geschwollen und gerötet. Axillare oder zervikale Lymphknotenstationen sind entsprechend betroffen bei Ursprung der Infektion an Arm oder Kopf (➤ Abb. 3.14b).

Pestsepsis

Die Pestsepsis entsteht nach Streuen des Erregers in die Blutbahn bei etwa 10–20 % der Infektionen. Ohne Therapie geht dieses Stadium in eine disseminierte septische Erkrankung über, die auch zu Komplikationen wie Meningitis und Pneumonie führen kann. Die septische Pest ist schwierig zu diagnostizieren, da charakteristische Krankheitssymptome wie Bubonen fehlen. Die Patienten sind fiebrig und

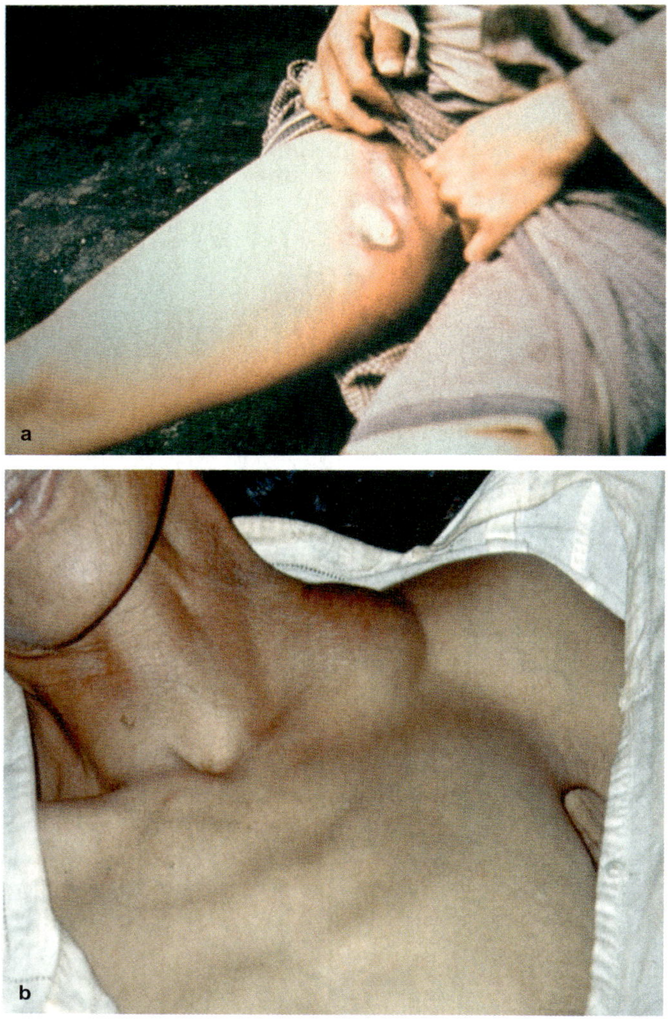

Abb. 3.14 Bubonenpest: Entzündeter und spontan durchgebrochener Lymphknoten am Oberschenkel. Hämorrhagien und weitere vergrößerte Bubonen sind erkennbar (a) [J794]. Bubone am Hals (b) [F210-05].

erscheinen außerordentlich krank. Gelegentlich treten gastrointestinale Beschwerden, Übelkeit, Benommenheit, Diarrhö, Erbrechen und Bauchschmerzen auf. Hypotension, disseminierte intravasale Gerinnung (DIC) und Multiorganversagen entwickeln sich rasch aus dieser Verlaufsform. Die Bildung einer trockenen Gangrän an Extremitäten ist eine weitere, mögliche Komplikation.

Lungenpest

Die Übertragung der primären Lungenpest kann durch direkten Kontakt zu Lungenpest-erkrankten Personen, infizierten Tieren oder nach Inhalation von erregerhaltigem Aerosol (Laborinfektion) erfolgen. Die **Inkubationszeit** beträgt nur wenige Stunden bis Tage. Sekundär kann die Lungenpest im Verlauf der Pestsepsis oder Bubonenpest auftreten. Der Verlauf ist fulminant. Betroffene sind plötzlich dyspnoisch, hochfiebernd und leiden unter Brustschmerzen. Der Husten ist oft von blutigem Auswurf begleitet. Unbehandelt versterben diese Patienten sehr rasch.

Lungenpest ist sehr ansteckend. Familienmitglieder und Kontaktpersonen von Erkrankten infizieren sich häufig ebenfalls (WHO 2009). Wegen der hohen Kontagiosität und dem schweren Krankheitsverlauf wird der aerolisierte Pesterreger als potenzieller biologischer Kampfstoff angesehen.

3.5.5 Diagnostik

Die Diagnostik der humanen Pest ist aufgrund des sporadischen Vorkommens schwierig. Bei Patienten mit Fieber und Lymphadenopathie ist der Aufenthalt in einem bekannten Endemiegebiet für die **Anamnese** von Bedeutung. Weiterhin sind Tierkontakte (Nager, Katzen u. a.) und Flohstiche hinweisend.

Es gibt keine typischen klinisch oder radiologisch eindeutigen Zeichen für eine Pestpneumonie. Bronchopneumonische Bilder, Pleuraergüsse, hiläre und mediastinale Lymphadenopathien und gelegentlich Kavernen sind hinweisend.

Im Routinelabor gibt es keine pestspezifischen Veränderungen. Leukozytenzahlen sind zwischen 3.000–100.000/µl, BSG und CRP sind jeweils erhöht. Diagnosebeweisend ist der Erregernachweis mittels **PCR** oder **Kultur** aus klinischem Material wie **Bubonenaspirat, Sputum, Blut** oder je nach Manifestation auch Liquor, Urin, Stuhl oder Abstrichtupfer. Ein Bubonenaspirat kann nach Injektion von NaCl-Lösung gewonnen werden. Bei längeren Transportzeiten sollten entsprechende Transportmedien verwendet werden (Cary Blair u. a.). *Y. pestis* wächst gut auf kommerziell erhältlichen Medien. Blutkulturen und Bubonenaspirat sind in 30–95 % der Pestfälle kulturpositiv. Der PCR-Nachweis gelingt auch an Überträgerflöhen. Vorteil der PCR ist ein Ergebnis binnen weniger Stunden. Patientenmaterial kann ebenfalls gefärbt und mikroskopiert werden. *Y. pestis* zeigt in bis zu 40 % der Fälle die Form Gram-negativer Stäbchen mit bipolarer Anfärbung (Giemsa u. a.). Ein **Antigenschnelltest** mit sehr guter Sensitivität und Spezifität weist das *Y.-pestis*-F1-Antigen nach. Die Antikörper-Titerbestimmung im Serum ist beispielsweise mittels ELISA möglich. Beweisend ist ein **vierfacher Titeranstieg** im Abstand von 14 Tagen (WHO 2009).

Differenzialdiagnostisch umfasst das große Spektrum Erkrankungen mit monosymptomatischem Fieber, Pneumonien und fieberhaften Erkrankungen, sowohl mit respiratorischer Symptomatik als auch mit Lymphknotenschwellungen.

3.5.6 Therapie

Aufgrund der hohen **Letalitätsrate,** möglichen **Komplikationen** und schwerem Verlauf der Pestinfektion, insbesondere der Lungenpest und der Pestsepsis, ist eine **Antibiotikatherapie** im begründeten Verdachtsfall, nach Probenahme, sofort einzuleiten. Je später die Diagnose gestellt und die Therapie eingeleitet wird, desto schlechter ist die Prognose. Die **Letalität** der Beulenpest liegt unbehandelt bei etwa 50–90 %, die der Lungenpest bei 100 %. Unter Antibiotikatherapie sinken diese Werte auf etwa 10 % für die Bubonenpest und weniger als 50 % bei der Lungenpest ab.

Die Antibiotikatherapie sollte 10 bis 14 Tage lang erfolgen. Die aktuellen Therapieempfehlungen für Deutschland sind einer Ver-

Tab. 3.8 Antibiotikatherapie bei Infektion mit dem Pesterreger (aus STAKOB 2025) [X221-062]

Indikation	Substanz/-en	Patientenkategorie	Dosierung
Lungenpest, durch *Y. pestis* verursachte Sepsis und/oder Meningitis, lebensbedrohliche Form der Pest	Gentamicin + Ciprofloxacin	Erwachsene	5–7 mg/kg i. v. + 2 × 750 mg
		Kinder	5–7 mg/kg i. v. 2 × 15 mg/kg
	Gentamicin + Doxycyclin	Erwachsene und Kinder ≥ 45 kg	5–7 mg/kg i. v. + 2 × 100 mg
		Kinder	5–7 mg/kg i. v. + 2 × 2,2 mg/kg
Leichter/lokaler Verlauf der Pestinfektion, Prophylaxe	Ciprofloxacin	Erwachsene	2 × 750 mg
		Kinder	2 × 15 mg/kg

öffentlichung durch den STAKOB zu entnehmen (➤ Tab. 3.8; STAKOB 2025). Bei Kindern ist die Datenlage bzgl. Antibiotika sehr eingeschränkt. Ciprofloxacin ist ausschließlich für schwere Infektionen zugelassen. Die Gabe von Doxycyclin ist bei Kindern ≤ 8 Jahre kontraindiziert. In lebensbedrohlichen Situationen kann die Gabe dieser Substanzen jedoch gerechtfertigt sein, wobei hier Ciprofloxacin der Vorzug gegeben werden sollte.

Weitere wirksame Therapieansätze sind beschrieben, aber nach aktuellem Stand in Deutschland nicht oder nur schwer verfügbar. Darunter gelistet sind Streptomycin (2 g i. m. 1 × tgl. [auch in Kombination mit Ciprofloxacin]) und Chloramphenicol (50 mg/kg p. o. oder i. v., aufgeteilt in 4 Tagesdosen) (WHO 2009).

Als (Postexpositions-)Prophylaxe zum Schutz vor einer *Y.-pestis*-Infektion wird die orale Einnahme von Ciprofloxacin oder Doxycyclin über 7 Tage empfohlen. Individuelle Dosierung oder Alternativen sind in aktuellen STAKOB-Empfehlungen auf der Webseite des RKI zu finden (STAKOB 2025).

3.5.7 Bekämpfung und Prävention

Die Lungenpest ist hochansteckend, international gilt **Quarantäne** unter Barrier-Nursing-Bedingungen. Patienten, bei denen eine Pesterkrankung vermutet wird, müssen unter strengen Isolationsbedingungen abgesondert werden, bis eine Pestpneumonie ausgeschlossen, eine antibiotische Behandlung für 48 Stunden erfolgt oder die Sputumkultur negativ ist. Kontaktpersonen von Lungenpest-erkrankten Personen sollte eine Chemoprophylaxe angeboten werden (WHO 2009).

Gemäß IfSG gilt in Deutschland die **Meldepflicht** bei Krankheitsverdacht, Erkrankung und Tod durch Pest (§ 6), aber auch für den direkten oder indirekten Nachweis von *Y. pestis* (§ 7). Eine unverzügliche Isolierung von Patienten mit Lungenpest ist bereits bei begründetem Verdacht anzuordnen (§ 30).

Die WHO hat Empfehlungen zum **Management eines Pestausbruchs** veröffentlicht, die in den meisten Ländern in entsprechende lokale Maßnahmenkataloge umgesetzt wurden. Wenn Pesterkrankungen durch Flohstiche übertragen werden, muss primär eine wirksame Flohbekämpfung mit Insektiziden durchgeführt werden. Individuell sind auch Repellentien wirksam. In den bekannten Naturherden (➤ Abb. 3.12) sollten Expositionen (z. B. Umgang mit Nagetieren) vermieden werden. Gegebenenfalls kann eine zeitweise Unterdrückung der Nagetierpopulation einen Ausbruch beenden. Eine Sanierung des Nagetierreservoirs in den Naturherden ist bisher nicht möglich.

Es besteht für hochexponierte Risikogruppen die Möglichkeit einer Impfung, die jedoch nicht vor aerogener Übertragung und somit nicht vor Lungenpest schützt. Nach 2-maliger Impfung entwickelt sich eine partielle Immunität für etwa 6 Monate. Obwohl mehrere Impfstoffe entwickelt wurden, steht in Deutschland derzeit kein Impfstoff zur Verfügung (WHO 2009).

3.5.8 Reisemedizinische Bedeutung

Bei Reisen in Endemiegebiete sind Repellentien, insbesondere ein Schutz vor Flohstichen, empfohlen. Kontakt zu Nagetieren, Wildtieren oder Tierkadavern sollte vermieden werden. Für Touristen besteht auch in Gebieten mit Pestvorkommen ein sehr geringes Infektionsrisiko, Impfungen werden hier nicht empfohlen.

LITERATUR

Bramanti B, Dean KR, Walløe L, Stenseth NC. The Third Plague Pandemic in Europe. Proc Biol Sci 2019; 286(1901): 20182429.

STAKOB (Ständiger Arbeitskreis der Kompetenz- und Behandlungszentren für Krankheiten durch hochpathogene Erreger): Feldt T, Guggemoos W, Kellner N et al. Hinweise zur Therapie und Prophylaxe der Lungenpest (Stand März 2025). www.rki.de/DE/Themen/Infektionskrankheiten/Biologische-Gefahren/STAKOB/Handlungshinweise/Therapiehinweise_Lungenpest_download.pdf?__blob=publicationFile&v=3.

Stenseth NC, Atshabar BB, Begon M et al. Plague: past, present, and future. PLoS Med 2008; 5(1): e3.

World Health Organisation (WHO). Global distribution of natural plague foci. 2016. www.who.int/images/default-source/health-topics/plague/plague-map-2016.png?sfvrsn=68bcc3ee_4.

World Health Organisation (WhO). Operational guidelines on plague surveillance, diagnosis, prevention and control. WHO Library Cataloguing-in-Publication data 2009.

INTERNETQUELLEN

CDC (Plague): https://www.cdc.gov/plague/index.html.

ECDC (Plague): https://www.ecdc.europa.eu/en/plague.

RKI (Pest *[Yersinia pestis]*): www.rki.de/DE/Themen/Infektionskrankheiten/Infektionskrankheiten-A-Z/P/Pest/Pest.html.

WHO (Plague): https://www.who.int/news-room/fact-sheets/detail/plague.

3.6 Tularämie (Francisella-tularensis-Infektion)

Stefan Schmiedel, Julia Riehm

Das Wichtigste in Kürze

Die Tularämie ist eine durch *Francisella tularensis* verursachte Zoonose. Klinische Manifestationen reichen von asymptomatischer Infektion bis zu schwerster Erkrankung mit septischem Schock und deutlicher Letalität. In der vorantibiotischen Ära erreichte die Tularämie eine Letalitätsrate von etwa 30 %, unter sachgerechter Behandlung liegt die Sterblichkeit heute bei unter 4 %. Der in Europa endemische Typ B der Tularämie verläuft milder, Todesfälle sind sehr selten (Sjöstedt 2007). Alternative Bezeichnungen sind Hasenpest, deer fly fever, Ohara disease, Yatobyo oder Lemmingfieber.

3

3.6.1 Epidemiologie

Das Vorkommen der Tularämie ist für die **gesamte Nordhalbkugel** beschrieben (WHO 2007). Im Jahr 2017 wurde das Bakterium bei Beuteltieren und erstmals in **Australien** isoliert (Eden 2017). Reservoir für *F. tularensis* sind zahlreiche Nagetierarten, Wild-, Haus- und Nutztiere. Häufig im Zusammenhang mit humanen Fällen steht die Infektion bei Feldhasen, Hörnchen und Schaf (Jacob 2020, WHO 2007). Tularämie ist eine Naturherderkrankung, Inzidenzen unterliegen daher typischen, aber wenig erklärbaren Schwankungen. Das Bakterium zeigt eine hohe Umweltresistenz und kann für Wochen in Schlamm, Wasser und Tierkadavern infektiös bleiben.

F. tularensis wurde als potenzieller biologischer Kampfstoff intensiv beforscht. Auch in diesem Zusammenhang ist mit antibiotikaresistenten Varianten zu rechnen (WHO 2007).

3.6.2 Erreger und Übertragung

F. tularensis ist ein Bakterium, das sich intrazellulär in Makrophagen vermehrt. Erstmals wurde es 1912 kultiviert, als man nach dem großen Erdbeben von San Francisco die Ursache einer pestähnlichen Erkrankung bei Nagetieren suchte. In Nordamerika ist die Typ-A-Tularämie endemisch. Aufgrund der hohen Pathogenität ist die Subspezies *F. tularensis tularensis* als einzige in die Risikogruppe 3 eingeordnet. In Deutschland herrschen die weniger pathogene Subspezies *F. tularensis holarctica* und Erreger der Typ-B-Tularämie vor. Weltweit sind 3 Subtypen von klinischer Relevanz:

- *F. tularensis* ssp. *tularensis* → Typ-A-Tularämie
- *F. tularensis* ssp. *holarctica* → Typ-B-Tularämie
- *F. tularensis* ssp. *mediasiatica*

Die Übertragung auf den Menschen findet durch **direkten Kontakt mit infizierten Tieren** und **Ausscheidungen,** über **Aerosol** oder mittels **Blutübertragung durch Arthropoden** statt. In Europa sind Zecken und Mücken als Überträger beschrieben, in den USA auch Bremsen. Die Infektion kann zudem über unbelebte, kontaminierte Vektoren wie Trinkwasser erfolgen. Von hoher Bedeutung sind erregerhaltige Aerosole, die beim Abbalgen von infizierten Wildtieren, während dem Abort infizierter Feten oder der Geburt lebensschwacher Lämmer entstehen. Die Infektionsdosis ist äußerst gering (WHO 2007).

3.6.3 Pathogenese und Immunologie

Nach transkutaner Infektion werden initial nekrotisierende Läsionen beobachtet, die von Neutrophilen und Makrophagen umgeben sind. Später finden sich überwiegend Lymphozyten, Epitheloid- und Riesenzellen. Auch nach aerogener Infektion können ausgedehnte Nekrosen in Lymphknoten und Lungenparenchym auftreten, die makroskopisch an Infarktareale erinnern. Thrombenbildung in und Nekrosen von kleinen bis mittleren Venen und Arterien sind häufig. Bei der Abwehr von *F. tularensis* spielt die zellvermittelte Immunität eine entscheidende Rolle.

Im Anschluss an eine Infektion bildet sich eine langfristige Immunität aus. Daher existieren bisher keine Fallberichte über eine erneute generalisierte Erkrankung. Im Gegensatz hierzu sind jedoch lokalisierte Reinfektionen dokumentiert. Ebenso kann es zur Erregerpersistenz nach Einnahme von bakteriostatischen Antibiotika kommen. Agglutinierende Antikörper sind ab der 2. Krankheitswoche nachweisbar und erreichen maximale Konzentrationen zwischen der 4. und 8. Woche (WHO 2007).

3.6.4 Klinik

Wie seroepidemiologische Studien zeigen, scheint eine Infektion mit *F. tularensis* in etwa einem Drittel aller Fälle subklinisch zu verlaufen. Die **Inkubationszeit** beträgt 1 bis 10 Tage. Das Krankheitsbild ist durch plötzlichen Beginn mit hohem Fieber, Schüttelfrost, Kopf-, Muskel- und Gliederschmerzen sowie allgemeiner Schwäche gekennzeichnet. Weitere Beschwerden hängen von der Eintrittspforte und den Manifestationsorganen ab. Häufige Symptome sind eine **generalisierte Lymphadenopathie** (96 %), **Fieber** (97 %), **Pharyngitis** (34 %), **Hauterscheinungen** wie Papeln, Ulkus oder Eschar (45 %), **Übelkeit, Erbrechen** (35 %) oder **Hepatosplenomegalie.** Immunsupprimierte Patienten scheinen keine schwereren Verläufe aufzuweisen (WHO 2007).

Die im Folgenden dargestellten klinischen Verlaufsformen können sich überlappen. Es gibt keine ausschließlichen, für Tularämie spezifischen Krankheitszeichen. Die Diagnose kann durch anamnestische Hinweise vermutet und muss über die Labordiagnostik bestätigt werden.

Ulzeroglanduläre Verlaufsform

Die ulzeroglanduläre Tularämie als Folge eines Bisses oder Stichs ist mit Abstand die häufigste Form und tritt in bis zu 85 % der Fälle auf. Die Betroffenen leiden meist unter Fieber und zeigen eine singuläre **papuloulzerative** oder **nekrotische Hautveränderung (Eschar).** Diese Hautveränderung wird häufig von einer lokalen, derben, gelegentlich auch generalisierten **Lymphadenopathie** begleitet. Selten besteht auch eine Lymphangitis. (➤ Abb. 3.15) (Hanke 2009, WHO 2007)

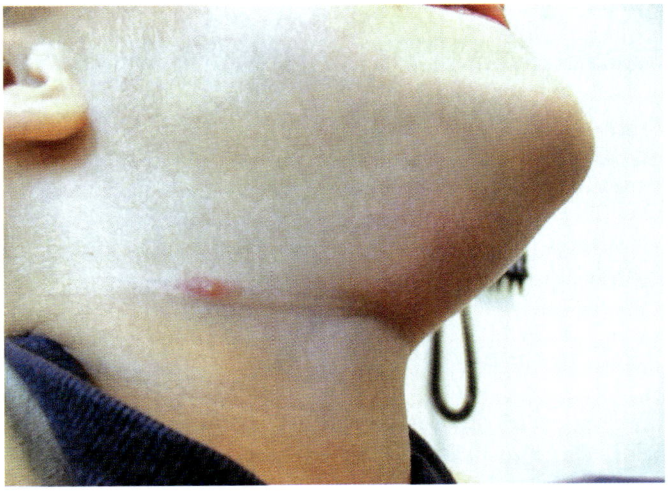

Abb. 3.15 Ulzeroglanduläre Tularämie im Bereich der zervikalen Lymphknoten nach einem Zeckenbiss [E1138-002]

Glanduläre Verlaufsform

Die glanduläre Verlaufsform der Tularämie zeigt sich in Form von **palpier- und/oder sichtbaren Schwellungen lokal in einem Lymphareal.** Die Eintrittsstelle oder eine Primärläsion ist bei dieser Form nicht erkennbar (Marks 2018, WHO 2007).

Pneumonische Verlaufsform

Die pneumonische Verlaufsform kann nach Inhalation des Erregers oder durch hämatogene Aussaat entstehen. Gelegentlich treten pneumonische Verlaufsformen auch community acquired auf. *Francisella*-Pneumonien kommen häufiger bei älteren Menschen und berufsbedingt bei Jägern, Schafzüchtern oder Schäfern vor. Röntgenologisch stellt sich diese Form oft als **fleckige uni- oder bilaterale Pneumonie** dar. Es finden sich auch eine hiläre Lymphadenopathie, Pleuraergüsse, Kavernen und selten miliare Bilder. Die Letalität ist höher als bei anderen Verlaufsformen (WHO 2007).

Typhoidale Verlaufsform

Die typhoidal verlaufende Tularämie ist sehr selten. Patienten zeigen **Fieber und Zeichen einer Sepsis.** Gelegentlich findet sich auch eine lymphomonozytäre Meningitis. Blutkulturen bleiben, trotz Septikämie, oft negativ.

Oropharyngeale Verlaufsform

Die oropharyngeale Tularämie kommt bei etwa 1–4 % der Infizierten vor. Die Infektion erfolgt meist über kontaminiertes, ungenügend gegartes Fleisch oder verunreinigtes Wasser. Das klinische Bild umfasst Symptome einer sehr **schmerzhaften, ulzeroexsudativen Pharyngitis** mit zervikaler Lymphadenopathie und Fieber (WHO 2007).

Okuloglanduläre Verlaufsform

Die okuloglanduläre Tularämie tritt bei etwa 1–2 % der Fälle auf. Diese Verlaufsform kommt durch direkte Erregerinokulation in das Auge zustande. Man sieht ein **ausgeprägtes konjunktivales Erythem und Ödem.** Die präaurikulären Lymphknoten sind meist vergrößert, oft besteht auch ein periorbitales Erythem (WHO 2007).

3.6.5 Diagnostik

Epidemiologische und anamnestische Hinweise bei entsprechender Klinik sind erforderlich, um die Verdachtsdiagnose einer Tularämie zu stellen. Routinelabor, Blutbild und Differenzialblutbild sind meist unauffällig, etwa die Hälfte der Infizierten hat erhöhte Leberwerte. Der **molekularbiologische Nachweis (PCR)** ist hochspezifisch und sensitiv. Der kulturelle Nachweis aus Blut oder Geweben gelingt selten und ausschließlich in zysteinhaltigen Nährmedien. Ein Kulturisolat ist jedoch Voraussetzung für die **Antibiotikaresistenzbestimmung.** Eine Verdachtsdiagnose sollte serologisch abgeklärt werden. Sensitive und spezifische **ELISA** zur Bestimmung von IgM und IgG stehen zur Verfügung. Die Diagnose wird durch einen vierfachen Titeranstieg 2 bis 4 Wochen nach Ersttestung bestätigt. Antikörpertiter bleiben oft über Jahre bestehen. Vorhandene Titer können unspezifisch und kreuzreaktiv sein (Jacob 2020, WHO 2007). Histologische Untersuchungen zeigen früh Nekrosen und Abszedierung. Bei längerem, mehr chronischem Verlauf kommt es zu einer nekrotisierenden Granulombildung.

3.6.6 Therapie und Prophylaxe

Aufgrund der Morbidität und möglicher Mortalität der Tularämie ist im begründeten Verdachtsfall eine Therapie vorzugsweise mit Fluorchinolonen unmittelbar zu beginnen (➤ Tab. 3.9) (STAKOB 2025).

Wegen erhöhter **Rezidivgefahr** sollten immunsupprimierte Personen mind. 14 Tage oder länger behandelt werden. Die Auswahl der Chemotherapeutika hängt von der Schwere der Verlaufsform ab. Da in Deutschland die akut lebensbedrohliche Typ-A-Tularämie **nicht** verbreitet ist, sollte eine Therapie mit Aminoglykosiden aufgrund potenzieller Nebenwirkungen abgewogen werden. Therapieversagen und Rückfälle treten gelegentlich bei allen antibiotischen Regimes auf. Ausführlichere Empfehlungen zur Therapie können in aktuellen Veröffentlichungen der STAKOB auf der Seite des RKI nachgeschlagen werden.

Eine **Postexpositionsprophylaxe** kann mit Ciprofloxacin oder Doxycyclin über 14 Tage erfolgen (STAKOB 2025).

Prognose und Komplikationen

Die Letalität der Typ-A-Tularämie liegt behandelt bei unter 4 %, Todesfälle der Typ-B-Tularämie sind sehr selten. In der Regel kommt es zur vollständigen Ausheilung. Als Komplikationen treten Spontanfistelungen von purulenten Lymphknoten, Perikarditis, Meningitis, akutes Lungenversagen, Rhabdomyolyse und sekundäres Nierenversagen auf.

Tab. 3.9 Therapie der Tularämie (nach STAKOB 2025) [X221-062]

Indikation	Substanz	Patientenkategorie	Dosierung
Milder Verlauf	Ciprofloxacin	Erwachsene	2 × 500 mg, 14 d
		Kinder	2 × 15 mg/kg, 14 d
	Doxycyclin	Erwachsene	2 × 100 mg, 21 d
Schwerer Verlauf	Gentamicin + Ciprofloxacin	Erwachsene	5 mg/kg i. v. + 2 × 500 mg, 14 d
		Kinder	5 mg/kg i. v. + 2 × 15 mg/kg, 14 d

3.6.7 Bekämpfung und Prävention

Wie bei anderen Anthropozoonosen mit tierischem Reservoir ist **keine** Sanierung der Naturherde von *F. tularensis* möglich. Alle Bemühungen müssen deshalb darauf zielen, eine Übertragung auf den Menschen zu vermeiden. Aufklärungskampagnen über die möglichen Übertragungswege sowie Expositionsschutz erscheinen die erfolgreichsten Präventionsmaßnahmen.

Eine attenuierte Tularämie-Lebendvakzine wurde entwickelt. In Deutschland ist aktuell aber kein Impfstoff verfügbar.

LITERATUR

Eden JS, Rose K, Ng J et al. Francisella tularensis ssp. holarctica in Ringtail Possums, Australia. Emerg Infect Dis 2017; 23(7): 1198–1201.

Hanke CA, Otten JE, Berner R et al. Ulceroglandular tularemia in a toddler in Germany after a mosquito bite Eur J Pediatr 2009; 168(8): 937–40.

Jacob D, Barduhn A, Tappe D et al. Outbreak of Tularemia in a Group of Hunters in Germany in 2018-Kinetics of Antibody and Cytokine Responses. Microorganisms 2020; 8(11): 1645.

Marks L, Spec A. Glandular Tularemia N Engl J Med 2018; 379(10): 967.

Sjöstedt A. Tularemia: history, epidemiology, pathogen physiology, and clinical manifestations. Ann N Y Acad Sci 2007; 1105:1–29.

Ständiger Arbeitskreis der Kompetenz- und Behandlungszentren für Krankheiten durch hochpathogene Erreger am Robert Koch-Institut (STAKOB). Hinweise zur Therapie der Tularämie (Stand: Oktober 2021). https://edoc.rki.de/handle/176904/8865.2.

World Health Organisation (WHO). Guidelines on Tularaemia (2007). https://iris.who.int/bitstream/handle/10665/43793/9789241547376_eng.pdf?sequence=1&isAllowed=y.

INTERNETQUELLEN

CDC (Tularemia): https://www.cdc.gov/tularemia/index.html.

ECDC (Tularaemia): https://www.ecdc.europa.eu/en/tularaemia.

RKI (Tularämie *[Francisella tularensis]*): www.rki.de/DE/Themen/Infektionskrankheiten/Infektionskrankheiten-A-Z/T/Tularaemie/Tularaemie-node.html.

3.7 Melioidose

Martin Peter Grobusch

Das Wichtigste in Kürze

Melioidose, verursacht durch das Gram-negative, in der Umwelt in Böden und Oberflächenwasser vorkommende Bakterium *Burkholderia pseudomallei,* ist eine lebensbedrohliche, opportunistische Infektion in tropischen Regionen, insbesondere in Südostasien. *B. thailandensis* wird dem *B. pseudomallei*-Komplex zugerechnet und verursacht selten Infektionen beim Menschen und beim Tier.

3.7.1 Epidemiologie

Weltweit werden pro Jahr ungefähr 170.000 Patienten bei einer Letalität von bis zu 50 % angenommen. Hotspots mit bis zu 50 Patienten/100.000 Bevölkerung finden sich innerhalb des Hauptendemiegebiets **Südostasien im Nordosten Thailands.** Ebensolche Fallzahlen sind aus dem tropischen **Queensland im Nordosten Australiens** bekannt. Insgesamt sind Melioidosefälle aus mehr als 45 Ländern bekannt, mit sporadischen Fällen in den USA und Mexiko sowie in Zentral- und im nördlichen Südamerika. Melioidose kommt auch in zahlreichen Ländern Afrikas sporadisch vor. „Under-reporting“ ist wahrscheinlich; außerhalb der Kernendemiegebiete ist davon auszugehen, dass bei klinisch unspezifischen Verläufen und dementsprechend Nichtanwendung von spezifischer Diagnostik das Krankheitsbild verkannt werden kann. Als Faustregel kann gelten, dass in entsprechenden Klimaten der Erreger vielfach in Bodenproben und sporadisch bei Patienten nachgewiesen werden kann, wo explizit danach gesucht wird.

Mit geschätzten 4,6 Millionen DALYs (Disability-adjusted Life Years) im Jahr 2015 ist die globale Krankheitsbelastung insbesondere in ärmeren, ländlichen Bevölkerungsgruppen erheblich; eine offizielle Einstufung als „neglected tropical disease“ durch die WHO ist überfällig (Wiersinga et al. 2012, Birnie et al. 2019, Savelkoel et al. 2022).

3.7.2 Erreger und Übertragung

Erreger

Der Gram-negative Umweltkeim *B. pseudomallei* gehört zum Genus *Burkholderia,* das mehr als 40 Spezies umfasst. Neben *B. pseudomallei* haben unter anderem *B. thailandensis* und *B. oklahomensis* ein (deutlich geringeres) humanpathogenes Potenzial. Das Genom von *B. pseudomallei* besteht aus 2 Chromosomen und mehr als 2.500 Genen, inklusive variablen Regionen (genomic islands), die von anderen Bakterien requiriert wurden und mit erhöhter Virulenz assoziiert werden (Wiersinga et al. 2012).

Unter den für den Menschen relevanten Tierarten mit zoonotischem Potenzial können Schafe, Ziegen und Schweine mit *Burkholderia* spp. infiziert sein und auch an einer melioidoseartigen Erkrankung leiden: *Burkholderia mallei* verursacht bei Paarhufern die Erkrankung Rotz (engl. glanders).

Übertragung beim Menschen

Die große Mehrheit aller menschlichen Fälle kommt durch direkte Exposition mit *B. pseudomallei* zustande (Goarant et al. 2022). Perkutane Inokulation, Kontamination von Wunden bei Kontakt mit erkrankten Tieren oder kontaminierten Kadavern, aber auch Inhalation oder Ingestion via Magen-Darm-Trakt sind die möglichen Übertragungswege.

3.7.3 Pathogenese und Immunität

Bei einer transkutanen Infektion kann die Erkrankung auf das Eintrittsgebiet begrenzt bleiben (kutane Melioidose). In der großen Mehrheit aller Fälle kommt es zu einer disseminierten Erkrankung unter dem Erscheinungsbild einer Sepsis; häufig auch zu multiplen Abszessformationen. Zahlreiche Virulenzfaktoren sind bekannt, wobei im Unklaren bleibt, welche individuelle Bedeutung diesen im Einzelnen zuzumessen ist (Wiersinga et al. 2012). Quorum sensing (mit N-acyl-homoserin-Lakton als sezerniertem Botenstoff), das das „Verhalten" von ganzen *B.-pseudomallei*-Populationen beeinflusst, sowie verschiedene Sekretionssysteme, die Virulenz und das intra- und extrazelluläre Überleben im Menschen begünstigen, sind bekannt und in ihren Funktionen charakterisiert (Wiersinga et al. 2012). *B. pseudomallei* ist in der Lage, sowohl phagozytierende als auch nicht phagozytierende Zellen zu befallen und sich in ihnen zu replizieren sowie sich direkt von Zelle zu Zelle weiter zu verbreiten.

Die Infektion erzeugt beim Menschen ein weites Spektrum der Immunantwort – pathogenassoziierte molekulare Muster werden unter anderem von Toll-like-Rezeptoren erkannt und führen zu einer überwiegend neutrophilen zellulären Immunantwort. Die Aktivierung proinflammatorischer Zytokine (u. a. IL-6 und TNF-α) dominiert die humorale Antwort und trägt zu Aktivierung von Koagulationskaskade und Komplementverbrauch bei schweren Krankheitsverläufen bei. Bis zu 80 % aller Patienten mit Melioidose haben Risikofaktoren oder manifeste chronische Erkrankungen, die sich immunkompromittierend auswirken. 50 % aller Patienten sind Diabetiker, deren Erkrankungsrisiko gegenüber der Allgemeinbevölkerung (in einem Endemiegebiet) als 12-fach erhöht eingeschätzt wird (Birnie et al. 2019).

3.7.4 Klinik

Nach einer **Inkubationsphase** von 1 bis 21 Tagen (in Ausnahmefällen deutlich länger, bis hin zu Jahren) entwickelt sich abhängig von Infektionsweg, Virulenz, Inokulum und Immunstatus des Patienten eine **lokalisierte Infektion (kutane Melioidose)** oder eine **generalisierte, oft lebensbedrohliche Erkrankung.** Diese kann sich als Pneumonie, mit intraabdominellen oder in anderen Kompartimenten lokalisierten, multiplen Abszessen (➤ Abb. 3.16) oder als Sepsis manifestieren. Darüber hinaus sind isolierte oder kombinierte Organmanifestationen aller Art (z. B. Otitiden, urogenitale Manifestationen, ZNS- und Schilddrüseninfektionen) beschrieben (Birnie et al. 2019).

In 85 % aller Fälle verläuft die Krankheit akut und in den übrigen Fällen chronisch in der Form von wiederholten Krankheitsepisoden.

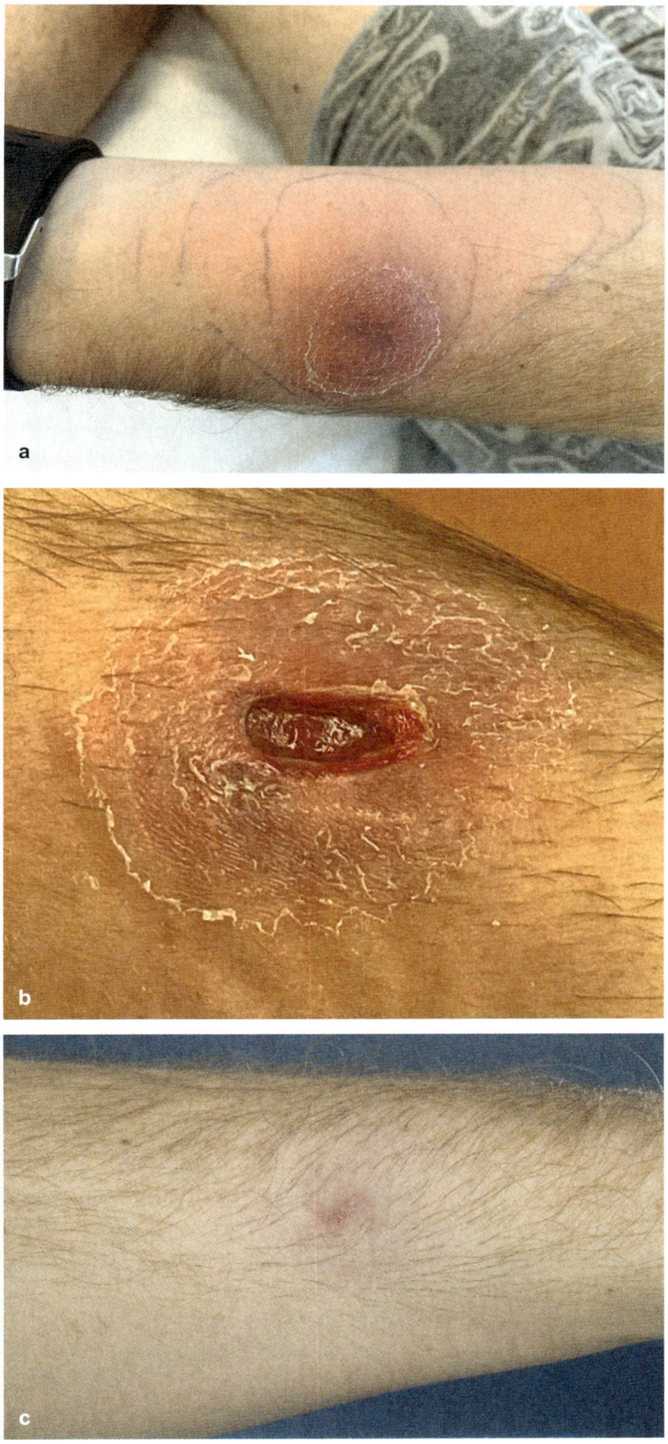

Abb. 3.16 Abszess bei Melioidose: a) Abszess auf der Unterseite des linken Oberarms am Tag der Erstvorstellung des Patienten. Stiftmarkierungen, angebracht durch den Patienten, zeigen die Ausbreitung der Läsion in den Tagen vor Präsentation; b) Läsion nach Drainage und 3-wöchiger Antibiotikatherapie; c) Abschlussuntersuchung nach 8-wöchiger Behandlung. (licensed under CC BY 4.0) [F645-002]

In unterschiedlichen Kohorten sind bis zu 50 % an Todesfällen beschrieben worden.

Obwohl von begrenzter Aussagekraft für den Menschen bieten im Mausmodell auffallende Virulenzunterschiede zwischen *Burkholderia-pseudomallei*-Isolaten aus Asien und Afrika eine mögliche Erklärung für Differenzen im klinischen Erscheinungsbild (mit selteneren, klinisch weniger spezifischen Krankheitsbildern in Afrika) (Weehuizen et al. 2017).

3.7.5 Differenzialdiagnose

Entsprechend dem großen Spektrum der klinischen Manifestationen ist die Differenzialdiagnose breit. Ein distinktes typisches Melioidose-Krankheitsbild wird am häufigsten in Endemiegebieten als solches erkannt; oft suggeriert das Erscheinungsbild der Melioidose andere Erkrankungen (Neoplasien, Tuberkulose) oder die Erkrankung geht mit atypischer, bisweilen anfänglich symptomarmer Präsentation einher. Insbesondere bei kutanen Abszessen und Patientenpräsentation außerhalb der Endemiegebiete wird die Diagnose häufiger erst im Labor gestellt (Kuijpers 2021).

3.7.6 Bioterrorismus-Potenzial

Melioidose wird von den CDC aufgelistet als „Tier 1 Select Agent" wegen des zumindest theoretischen Missbrauchspotenzials als Biowaffe. Bis dato sind keine entsprechenden Versuche bekannt (Jansen et al. 2014).

3.7.7 Diagnostik

Praxistipp

In der Praxis (außerhalb der Endemiegebiete) ist als Fallstrick zu bedenken, dass es zur akzidentellen Identifizierung eines BSL-3-pflichtigen Erregers in einem nicht entsprechend ausgerüsteten Labor kommen kann, wenn diese Diagnose nicht von Beginn an differenzialdiagnostisch erwogen wird. Daneben besteht das Risiko, dass bei einer Probenverarbeitung mit mikrobiologischen Standardmethoden eine weitere Differenzierung eines pseudomonasartigen Erregers nicht vorgenommen wird (Kuijpers et al. 2021).

Beweisend für eine Infektion ist die **Kultur auf Schafsblut- oder MacConkey-Agar unter aeroben Konditionen,** gewöhnlich binnen weniger Tage. Mit Hilfe molekularer Techniken sind Erreger- (z. B. mittels Real-Time-PCR) und Stammidentifizierung (z. B. mittels MALDI-TOF) zuverlässig möglich. Serologische Methoden sind inadäquat (Kuijpers et al. 2021).

3.7.8 Management und Therapie

Bei Melioidose besteht praktisch kein Übertragungsrisiko von Mensch zu Mensch.

Eine **systemische Melioidose** wird initial in der Akutphase 2 Wochen lang mit einem Carbapenem (Imipenem oder Meropenem) oder Ceftazidim intravenös behandelt, gefolgt von einer oralen Eradikationstherapie von 3 bis 6 Monaten Dauer mit Trimethoprim-Sulfamethoxazol oder Amoxicillin/Clavulansäure (Wiersinga et al. 2012). Die Dosierung erfolgt körpergewichtsbezogen. Bei schweren Verläufen werden Organkomplikationen gemäß den allgemeinen intensivmedizinischen Prinzipien behandelt. **Kutane Melioidose** wird im Prinzip mit dem gleichen antibiotischen Regime behandelt; in der Praxis scheint eine Therapieverkürzung möglich (Kuijpers et al. 2021).

Möglicherweise stellt die Melioidose in der Zukunft eine der Indikationen zur Phagentherapie dar (Lim et al. 2023).

3.7.9 Prävention

Eine Impfung ist derzeit nicht verfügbar. Jedoch sind in den vergangenen Jahren größere Fortschritte in der präklinischen Entwicklung von Melioidoseimpfstoffen mit diversen Plattformen erzielt worden; sowohl mit inaktivierten Ganzzell- und lebenden, attenuierten Impfstoffen (LAV) als auch mit Subunit- und Glykokonjugat-, Outer-Membrane-Vesicle- (OMV), DNA-Vakzinen und anderen (Wang et al. 2020, Chapartegui-González 2021). Bisher hat jedoch kein Impfstoffkandidat die klinische Entwicklung erreicht. Schwierigkeiten bestehen unter anderem in der begrenzten Übertragbarkeit von Tiermodelldaten auf die Situation im Menschen, der grundsätzlichen Problematik, eine Immunantwort gegen intrazelluläre Organismen zu erzielen, und dies auch bei immunkompromittierten Individuen (z. B. bei mit HIV infizierten Personen).

Präventive Maßnahmen umfassen die Risikominimierung für immunkompetente, insbesondere aber für immunkompromittierte Individuen durch **Vermeidung von Kontakt mit möglicherweise kontaminierten Böden oder Gewässern** während Outdooraktivitäten – möglich für Reisende, aber unrealistisch für einen Großteil der Menschen in Endemiegebieten mit alltäglicher, möglicherweise arbeitstätigkeitsbezogener Exposition. In Thailand haben Limmathurotsakul und Kollegen dennoch evidenzbasierte Empfehlungen zur Melioidoseprävention aufgestellt, die auf dem Vermeiden eines Kontakts mit möglicherweise kontaminiertem Wasser und Boden basieren (Limmathurotsakul et al. 2013).

3.7.10 Reisemedizinische Bedeutung

Weltweit wurden 6 Fälle von Melioidose unter insgesamt 3.666 Diagnosen mit potenziell lebensbedrohlichen Erkrankungen in einer großen GeoSentinel-Netzwerk-Studie zwischen 1996 und 2011 festgestellt (Jensenius et al. 2013); mit 2 tödlichen Verläufen. Dementsprechend sind auch in Europa importierte Fälle von Melioidose relativ selten (Kuijpers et al. 2021, Grobusch et al. 2021). In Teilen überlappende Literaturübersichten identifizierten weniger als 100 Fälle von importierter Melioidose in Europa zwischen 1982 und 2018 (Dan et al. 2015, Le Tohic et al. 2019). Eine andere Arbeit, fokussierend auf kutane Melioidose und in Teilen ebenfalls überlappend mit den oben genannten Übersichten, identifizierte zwischen 1970 und 2018 43 Fälle in Europa, davon 29 (67 %) bei Reisenden (Fertitta et al. 2019). In den Niederlanden wurden kumulativ zwischen 1990 und 2018 33 Fälle (mit in 4 Fällen tödlichem Verlauf) von Melioidose gemeldet (Birnie et al. 2019).

Aufgrund erhöhter Vigilanz und der zunehmenden Anzahl immunkompromittierter Reisender wird tendenziell eine Zunahme von exportierten Infektionen erwartet.

LITERATUR

Birnie E, van 't Hof S, Bijnsdorp A et al. Identification of Burkholderia thailandensis with novel genotypes in the soil of central Sierra Leone. PLoS Negl Trop Dis. 2019; 13(6): e0007402.
Birnie E, Savelkoel J, Reubsaet F et al. Dutch Melioidosis Study Group. Melioidosis in travelers: An analysis of Dutch melioidosis registry data 1985–2018. Travel Med Infect Dis 2019; 29:101461.
Chapartegui-González I, Bowser S, Torres AG, Khakhum N. Recent Progress in *Shigella* and *Burkholderia pseudomallei* Vaccines. Pathogens 2021; 10(11): 1353.
Dan M. Melioidosis in Travelers: Review of the Literature. J Travel Med 2015; 22(6): 410–4.
Fertitta L, Monsel G, Torresi J, Caumes E. Cutaneous melioidosis: a review of the literature. Int J Dermatol 2019; 58(2): 221–227.
Goarant C, Dellagi K, Picardeau M. Ending the Neglect of Treatable Bacterial Zoonoses Responsible for Non-Malaria Fevers. Yale J Biol Med 2021; 94(2): 351–360.
Grobusch MP, Weld L, Goorhuis A et al.; for EuroTravNet. Travel-related infections presenting in Europe: A 20-year analysis of EuroTravNet surveillance data. Lancet Reg Health Eur 2020; 1: 100001.
Jansen HJ, Breeveld FJ, Stijnis C, Grobusch MP. Biological warfare, bioterrorism, and biocrime. Clin Microbiol Infect 2014; 20(6): 488–96.
Jensenius M, Han PV, Schlagenhauf P et al. GeoSentinel Surveillance Network. Acute and potentially life-threatening tropical diseases in western travelers – a GeoSentinel multicenter study, 1996–2011. Am J Trop Med Hyg 2013; 88(2): 397–404.
Kuijpers SC, Klouwens M, de Jong KH et al. Primary cutaneous melioidosis acquired in Nepal – Case report and literature review. Travel Med Infect Dis 2021; 42: 102080.
Le Tohic S, Montana M, Koch L, Curti C, Vanelle P. A review of melioidosis cases imported into Europe. Eur J Clin Microbiol Infect Dis 2019; 38(8): 1395–1408.
Lim YM, Vadivelu J, Mariappan V, Venkatraman G, Vellasamy KM. Effective Therapeutic Options for Melioidosis: Antibiotics versus Phage Therapy. Pathogens 2022; 12(1): 11.
Limmathurotsakul D, Kanoksil M, Wuthiekanun V et al. Activities of daily living associated with acquisition of melioidosis in northeast Thailand: a matched case-control study. PLoS Negl Trop Dis 2013; 7(2): e2072.
Savelkoel J, Dance DAB, Currie BJ, Limmathurotsakul D, Wiersinga WJ. A call to action: time to recognise melioidosis as a neglected tropical disease. Lancet. Infect Dis 2022; 22(6): e176-e182.
Wang G, Zarodkiewicz P, Valvano MA. Current Advances in *Burkholderia* Vaccines Development. Cells 2020; 9(12): 2671.
Weehuizen TAF, Birnie E, Ferwerda B, Roelofs JJTH, de Vos AF, Grobusch MP, Wiersinga WJ. Differences in Inflammation Patterns Induced by African and Asian *Burkholderia pseudomallei* Isolates in Mice. Am J Trop Med Hyg 2017; 96(6): 1365–1369.
Wiersinga WJ, Currie BJ, Peacock SJ. Melioidosis. N Engl J Med 2012; 367(11): 1035–44.
Wiersinga WJ, Birnie E, Weehuizen TA et al. Clinical, environmental, and serologic surveillance studies of melioidosis in Gabon, 2012–2013. Emerg Infect Dis 2015; 21(1): 40–7.

3.8 Tetanus

Stefan Schmiedel

Das Wichtigste in Kürze

Tetanus (Wundstarrkrampf, engl. lockjaws) ist eine akute, spastische Erkrankung des Nervensystems, die durch Muskelkrämpfe charakterisiert ist und die durch Toxine des Bakteriums *Clostridium tetani* verursacht wird. Aufgrund der hohen Durchimpfungsraten in den Industrieländern kommt die Erkrankung heute vor allem in Ländern der Tropen mit unzureichend funktionierenden Gesundheitssystemen vor.

Tetanus ist eine klinische Diagnose, die bei Patienten mit Muskelkrämpfen und unzureichender Immunisierung vermutet werden muss.

Wesentliche Strategie zum erfolgreichen Management einer Tetanuserkrankung ist eine gute supportive Therapie, insbesondere auch, um Komplikationen zu vermeiden oder frühzeitig zu erkennen und zu behandeln. Durch die Gabe von Tetanusimmunglobulin kann versucht werden, noch nicht an Nervenzellen gebundenes Tetanustoxin zu neutralisieren. Eine antimikrobielle Therapie sollte, neben einer guten Wundreinigung zur Infektionskontrolle, gegeben werden. Hierzu eignen sich Penicillin oder Metronidazol. Muskelkrämpfe werden durch eine ausreichende Sedierung mit Benzodiazepinen und mit nicht depolarisierenden Muskelrelaxanzien therapiert. Autonome Dysregulation/Hyperaktivität ist häufig und kann mit Labetalol und Morphinderivaten therapiert werden (Yen 2019).

3.8.1 Epidemiologie

Tetanus ist auch heute noch eine medizinische Herausforderung in Ländern, in denen eine adäquate Wundversorgung und aktive Tetanusimmunisierungen nicht regelmäßig stattfinden. In den Industrieländern liegt die Inzidenz bei weniger als 0,2 Fällen/Million Einwohner jährlich, im Wesentlichen ist dies durch die hohen Impfraten von > 90 % zu erklären (CDC 2011). Allerdings nehmen die Inzidenzen bei Personen über 60 Jahren zu, die nachlassende Impfrate dieser Personengruppe scheint dafür verantwortlich (Hopkins 2005).

In den letzten Jahren sind in den **Industrieländern** zunehmend jüngere intravenös drogenabhängige Personen von Tetanusinfektionen betroffen. Auch nach Erdbeben, Überschwemmungen und anderen Naturkatastrophen sind gehäuft Tetanusinfektionen aufgetreten. Etwa drei Viertel der an Tetanus Erkrankten erinnert eine akute Verletzung vor Ausbruch der ersten Symptome (Yen und Thwaites 2019), zwei Drittel (CDC 2011) der Betroffenen hatte keine medizinische Behandlung erhalten. In den Industriestaaten spielt der **Tetanus neonatorum,** im Gegensatz zu der Situation in LMIC, epidemiologische keine Rolle und ist extrem selten.

Die meisten Tetanuspatienten haben niemals eine vollständige Tetanusgrundimmunisierung erhalten, Tetanuserkrankungen bei vollständig geimpften Personen stellen eine extreme Rarität dar (CDC 2011). Dennoch wird immer wieder über eine Tetanuserkrankung bei Personen mit vorbestehender Immunität und Nachweis von Anti-Tetanustoxoid-Antikörpern berichtet (Berger 1978).

Die Inzidenz von Tetanus in Industrieländern ist sehr niedrig, in Italien liegt sie deutlich höher als in anderen europäischen Ländern (0,2/100.000). Obwohl in Industrieländern die Erkrankung sehr selten ist, sind viele Erwachsene, insbesondere die ältere Bevölkerung, unzureichend immunisiert (Filia 2014, Li et al. 2023).

In den **LMIC** werden nach WHO-Schätzungen für das Jahr 2016 etwa 48.000–80.000 Todesfälle jährlich aufgrund von Tetanus angenommen. Die Letalität ist unterschiedlich hoch, insbesondere in einigen asiatischen und afrikanischen Ländern, und liegt z. B. in der Türkei bei 58 %, in Brasilien bei 25 % und in Korea bei 24 % (s. u. Internetquellen).

Neonataler Tetanus, der nach den Zielen der WHO bereits 1995 eliminiert sein sollte, hat mit abnehmender Häufigkeit weiterhin eine jährliche Mortalität von 34.000 Toten (Jones et al. 2024).

3.8.2 Pathogenese

Tetanus entsteht, wenn Sporen des obligat **anaeroben, sporenbildenden Stäbchenbakteriums** *Clostridium tetani* in menschliches Gewebe eindringen können. Das übliche Habitat von *C. tetani* ist der Darm von Säugetieren, Sporen sind auch ubiquitär im Erdreich vorhanden.

Unter anaeroben Bedingungen kann *C. tetani* nach Eindringen in das Gewebe zu einem Stäbchenbakterium heranwachsen, das zwei Metalloproteinasetoxine, Tetanospasmin und Tetanolysin produziert. Für die Erkrankung ist hauptsächlich **Tetanospasmin** verantwortlich. Das Toxin wird durch retrograden axonalen Transport in das Rückenmark und Stammhirn transportiert, wo es irreversibel an Rezeptoren bindet; Tetanospasmin blockiert inhibitorische Neurotransmitter durch eine Hemmung der Neuroexocytose. Hierdurch werden exzitatorische Impulse aus dem Motorkortex desinhibiert und es kommt zu Muskelrigidität und Muskelkrämpfen. Disinhibition von Nerven des autonomen Nervensystems führt außerdem zu der weitverbreiteten vegetativen Instabilität (Thwaites 2015). Der Verlust der autonomen Steuerung führt zur Freisetzung adrenaler Katecholamine, was sich klinisch in Hyperthermie, Schweißausbrüchen, Tachykardie und Hypertension äußert. Diese Wirkung des Tetanospasmins hält über sehr lange Zeit, oftmals Wochen an, die Erholung erfolgt erst nach einem Nachwachsen von axonalen Nervenenden. **Tetanolysin** kann eine Hämolyse bedingen, ist aber für die klinische Erkrankung von geringerer Bedeutung.

Risikofaktoren

C. tetani kann ausschließlich unter anaeroben Bedingungen wachsen und sich vermehren, in gesundem Gewebe ist es nicht überlebensfähig. Deshalb bedarf es neben einer penetrierenden Verletzung mit Sporeninokulation weiterer Wirtsfaktoren, damit es zu einer Erkrankung kommen kann. Oft sind dies eine bakterielle Koinfektion, Nekrosen im Wundbereich, Fremdkörper oder eine lokale Ischämie.

Risikopersonen und Risikokonstellationen sind deshalb Neugeborene durch Umbilikalinfektionen, Frauen nach septischen Aborten oder unsterilen Geburtspraktiken, chirurgische Patienten nach Darmoperationen, Patienten nach Dentaloperationen und schlechter Oralhygiene, Diabetiker mit Ulzerationen und Drogenkonsumenten mit infizierten Injektionsbestecken oder -materialien. Jedoch findet sich bei etwa 10 % der an Tetanus Erkrankten kein identifizierbarer Grund für die Infektion, offensichtlich führt hier eine Bagatellverletzung zu einem Eindringen der infektiösen Sporen. Auch Hautdefekte bei Drakunkulose oder nach Schlangenbissen wurden als wahrscheinliche Eintrittsorte für eine Tetanusinfektion beschrieben.

3.8.3 Klinik

Die **Inkubationszeit** kann bei Tetanus zwischen 3 Tagen und mehreren Monaten liegen, etwa 90 % der Erkrankten hatten eine Verletzung innerhalb des zurückliegenden Monats. Nach der Inokulation von Sporen kann offenbar auch eine lange Latenzzeit bis zur aktiven Infektion und Toxinbildung liegen. Infektionen, die weit entfernt vom zentralen Nervensystem auftreten (z. B. an den Füßen), haben meist eine längere Inkubationszeit als nahe am ZNS gelegene Lokalisationen (z. B. Kopf) (Yen 2019).

Schwere und Häufigkeit der klinischen Erscheinungen können sehr variieren, je nach Menge des Tetanustoxins, welche das ZNS erreicht. Der Höhepunkt der Erkrankung ist oft erst 2 Wochen nach Symptombeginn erreicht (Yen 2019). Resttiter nach früheren Immunisierungen mildern die Erkrankung deutlich ab, lange Inkubationszeiten prädisponieren offensichtlich ebenfalls zu einem milderen Verlauf. Grundsätzlich lassen sich 4 klinische Verlaufsformen unterscheiden:

- Generalisierter Tetanus
- Lokaler Tetanus
- Zephalischer Tetanus
- Neonataler Tetanus

Generalisierter Tetanus

Die häufigste und schwerste Manifestation ist der generalisierte Tetanus. Leitsymptome sind **Kiefersperre (Trismus)** (➤ Abb. 3.17), eine Starre

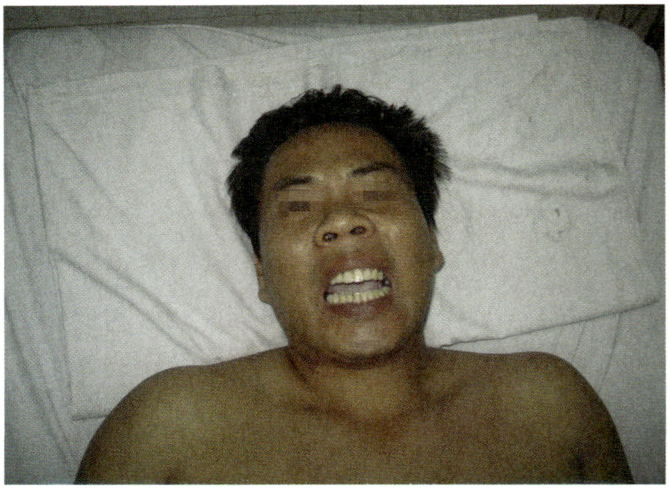

Abb. 3.17 Trismus bei Tetanus [G1221]

der Gesichtsmuskulatur, die der Physiognomie den Ausdruck eines erzwungenen Lächelns verleiht **(Risus sardonicus)** und **autonome Dysregulation.** Auch die Zungen-, Mundboden- und Schlundmuskulatur kann an der Starre beteiligt sein und zu Schluck- und Sprachbeschwerden führen. Oftmals bestehen eine ausgeprägte Unruhe, Fieber und Irritabilität, jedoch keinerlei Bewusstseinseinschränkung. Patienten mit generalisiertem Tetanus haben meist tonische Kontraktionen der Skelettmuskulatur und intermittierend intensive, sehr schmerzhafte Muskelkrämpfe. Tonische und periodische Muskelspasmen werden oft durch sensorische Reize (Luftzug, Geräusche) ausgelöst. Diese Krampfanfälle sind für den Kranken äußerst qualvoll.

Typische Klinik des generalisierten Tetanus

- Nackensteife
- Opisthotonus
- Trismus (Kiefersperre)
- Risus sardonicus
- Bretthartes Abdomen
- Apnoe durch Zwerchfellkontraktionen, pharyngeale oder glottische Spasmen
- Dysphagie

Bei **generalisierten tetanischen Spasmen** kommt es zu einer charakteristischen Körperhaltung mit überstreckter Wirbelsäule und Beinen, gebeugten, abduzierten Armen sowie geballten Händen und Füßen.

Lokaler Tetanus

Selten bleiben Krämpfe und Muskelrigidität auf eine Körperregion beschränkt, meist kommt es im zeitlichen Verlauf dann doch zu einer Generalisation. Die Diagnose kann bei lokalisiert verlaufender Erkrankung äußerst schwierig sein.

Zephalischer Tetanus

Patienten mit Verletzungen an Kopf und Hals entwickeln gelegentlich eine Tetanusform, die zumindest initial nur die Hirnnerven befällt. Oftmals entsteht aber auch beim zephalischen Tetanus im weiteren Verlauf ein generalisierter Tetanus. Bei dieser Verlaufsform bestehen initial oft Dysphagie, Trismus und eine kraniale Neuropathie, der N. facialis ist immer mitbetroffen (Yen 2019).

Neonataler Tetanus

Neonataler Tetanus ist eine besondere Verlaufsform der Erkrankung, die bei Neugeborenen innerhalb des ersten Lebensmonats auftritt. Normales Saugen und Verhalten finden sich innerhalb der ersten Lebenstage, dann entwickeln sich **Unvermögen zu saugen, Muskelkrämpfe und Rigidität.** Oft besteht oder bestand eine **Nabelinfektion,** eine erkennbare Wunde oder Wundinfektion kann aber auch gänzlich fehlen.

Außerhalb der Subtropen und Tropen kommt diese Verlaufsform kaum vor, die WHO schätzt die jährliche Inzidenz auf etwa 200.000–500.000 Fälle in LMIC (Yen 2019). Neonataler Tetanus tritt meist als Folge mangelnder aseptischer Techniken bei der Nabelversorgung auf. Eine weitere Bedingung ist eine unzureichende Tetanusimmunisierung (< 2 aktive Impfungen) der Mütter, da ansonsten eine Immunität der Neugeborenen durch mütterliche Antikörper besteht (Thwaites 2015) (➤ Abb. 3.18 und ➤ Abb. 3.19).

3.8.4 Differenzialdiagnose

Die Diagnose wird aufgrund der **typischen, klinischen Zeichen** gestellt. Tetanus muss vermutet werden, wenn aktuell oder in der Vorgeschichte eine Verwundung aufgetreten ist und kein sicherer Tetanusimpfschutz besteht. Dennoch kann Tetanus gelegentlich, besonders

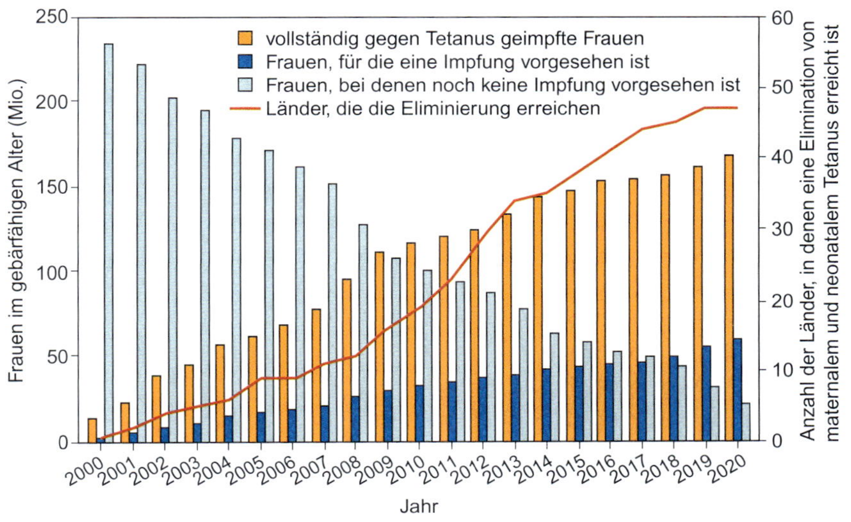

Abb. 3.18 Anzahl der Frauen im gebärfähigen Alter mit Tetanusimpfschutz weltweit (2000–2020) (nach Kanu et al. 2022) [W1326, L143]

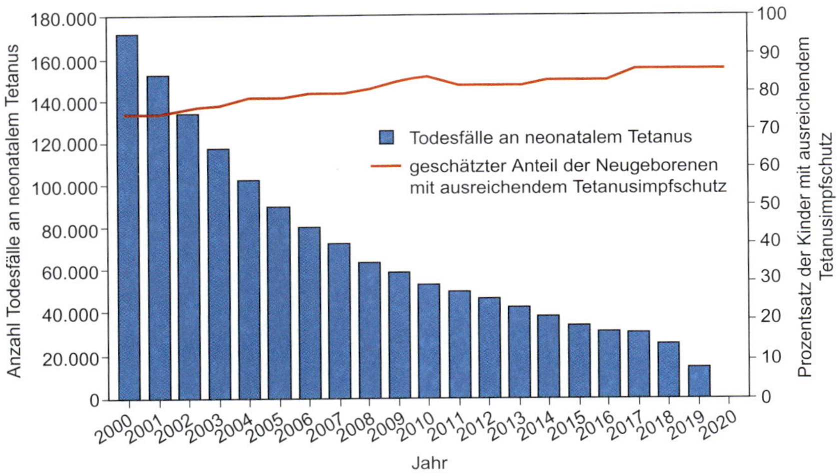

Abb. 3.19 Todesfälle an neonatalem Tetanus weltweit (2000–2020) (nach Kanu et al. 2022) [W798-010, L143]

in der Initialphase, mit anderen Erkrankungen verwechselt werden. Erkrankungen die unbedingt ausgeschlossen werden müssen, sind:

- Meningitis/Enzephalitis
- Tollwut
- Hypokalzämie
- Medikamenteninduzierte Dystonien (Phenothiazine)
- Gesichtskrämpfe (Trismus) nach Dentaloperationen
- Strychnin- und Arsenvergiftung
- Malignes neuroleptisches Syndrom
- „Stiff-man-syndrome“

3.8.5 Diagnostik

Die Diagnostik beruht allein auf **anamnestischen Angaben** und typischen **klinischen Befunden.** Serologische Verfahren, der Nachweis von zirkulierendem Toxin oder Antiköpern sowie der direkte Erregernachweis sind möglich, für die Diagnosestellung aber nicht erforderlich. Allerdings macht der Nachweis von vorstehender Immunität durch einen protektiven Antikörpernachweis in einer frühen Phase eines Erkrankungsfalls die Diagnose sehr unwahrscheinlich. Die zirkulierende Toxinmenge erlaubt keine Rückschlüsse auf die Schwere der Tetanuserkrankung oder deren Prognose.

3.8.6 Therapie

Therapieziele

Die Therapie des Tetanus ist vor allem symptomatisch:

- Wundbehandlung
- Unterbindung von Toxinproduktion
- Neutralisation von ungebundenem Toxin
- Kontrolle der Muskelspastik
- Kontrolle der vegetativen Dysregulation
- Generelles supportives Management
- Aktive Immunisierung, da die durchgemachte Erkrankung keine protektive Immunität hinterlässt

Wundbehandlung

Jeder Tetanuskranke mit noch bestehenden Wunden sollte einem chirurgischen Wunddébridement zugeführt werden, um Nekrosen und anaerobe Wundverhältnisse, die ein weiteres Keimwachstum und Toxinproduktion erlauben, zu unterbinden.

Antimikrobielle Therapie

Auch wenn der antibiotischen Therapie eine untergeordnete Rolle beim Management des Tetanus zukommt, wird sie dennoch allgemein empfohlen. Penicillin G (z. B. 2–10 Mio. IE i. v. oder i. m. für 3–7 Tage), Metronidazol, Ceftriaxon, Cefuroxim und Cefazolin sind gut gegen *C. tetani* wirksam. Möglicherweise ist Metronidazol anderen Antibiotika überlegen, da es nicht die GABA-antagonistischen Effekte der Betalaktamantibiotika aufweist (Yen 2019).

Toxinneutralisation

Tetanospasmin bindet irreversibel an Nervenzellen, nur bei weniger als 10 % der Erkrankten lässt sich freies Toxin im Serum oder Liquor nachweisen. Dennoch bedingt eine passive Immunisierung mit Tetanusimmunglobulin zur Neutralisierung noch ungebundenen Toxins einen deutlichen Überlebensvorteil und gehört zur Standardtherapie. **Humanes Tetanusimmunglobulin (HTIG)** wird hierfür einmalig in einer Dosis von 500–1000 IU i. m. verabreicht. In vielen Ländern ist HTIG nicht ausreichend verfügbar; hier kann auch equines Immunglobulin verwendet werden (Yen 2019).

Aktive Immunisierung

Die durchgemachte Tetanusinfektion induziert keinen ausreichenden Impfschutz, deshalb muss nach erfolgreicher Behandlung eine **Grundimmunisierung** durchgeführt werden. Bei Reisenden sollte ebenfalls der Tetanusimpfschutz überprüft und ggf. erneuert werden

(➤ Kap. 13.3). Insbesondere erscheint es auch wichtig darauf zu achten, dass alle Schwangeren und Frauen mit Kinderwunsch gegen Tetanus geimpft sind, um dem Neugeborenentetanus wirksam vorzubeugen.

Supportive Therapie

Die generalisierten Muskelkrämpfe und die vegetative Instabilität müssen medikamentös kontrolliert werden. Patienten sollten so untergebracht werden, dass keine externen Störfaktoren die Symptome auslösen.

Benzodiazepine (z. B. Diazepam) sind zur **Sedierung und Krampfkontrolle** gut geeignet, ebenso Propofol. Oft müssen auch Relaxanzien wie Pancuronium eingesetzt werden, insbesondere wenn maschinelle Beatmung erforderlich wird. Baclofen, ein zentral wirksamer GABA-Agonist, wirkt systemisch oder intrathekal appliziert ebenfalls gut. Phenothiazine und Barbiturate werden kaum mehr eingesetzt (Yen 2019).

Die **autonome Dysregulation** muss zusätzlich mit Magnesiumsulfat, Verapamil oder besser Labetalol, einer sowohl alpha- als auch beta-adrenerge Rezeptoren blockierenden Substanz, behandelt werden. Auch Morphin kann gut zur Kontrolle der vegetativen Instabilität eingesetzt werden. Im Übrigen beinhaltet die supportive Therapie die Vorbeugung und Behandlung der Folgen langanhaltender Immobilisierung, Pneumonieprophylaxe, Sondenernährung sowie Thrombembolieprophylaxe mit Heparinen (Yen 2019).

3.8.7 Prophylaxe

Eine **routinemäßige Immunisierung** gegen Tetanus ab dem frühen Kindesalter – hier werden meist tri- bis oktavalente Mehrfachkombinationen eingesetzt – und bei Erwachsenen wird heute weltweit empfohlen. Eine Grundimmunisierung erfolgt mit 3 Impfstoffdosen Tetanustoxoid-Aluminiumhydroxid-Adsorbatimpfstoff zu den Zeitpunkten 0, 1, 12 Monate.

Auffrischungsimpfungen im Erwachsenenalter werden von der WHO nicht empfohlen, sollen aber nach Leitlinien in vielen Ländern mit einer Einzeldosis alle 10 Jahre stattfinden, um Erkrankungsfälle in höherem Lebensalter zu verhindern. Eine Tetanusimmunisierung von Schwangeren beugt ebenfalls maternalem und neonatalem Tetanus vor (Yen 2019).

LITERATUR

Berger SA, Cherubin CE, Nelson S, Levine L. Tetanus despite preexisting antitetanus antibody. JAMA 1978; 240: 769.

Centers for Disease Control and Prevention (CDC). Tetanus surveillance – United States, 2001–2008. MMWR Morb Mortal Wkly Rep 2011; 60(12): 365–9.

Filia A, Bella A, von Hunolstein C et al. Tetanus in Italy 2001–2010: a continuing threat in older adults. Vaccine 2014; 32(6): 639–44.

Hopkins RS, Jajosky RA Hall PA et al. Summary of notifiable diseases – United States, 2003. MMWR Morb Mortal Wkly Rep 2005; 52: 1.

Jones CE, Yusuf N, Ahmed B et al. Progress Toward Achieving and Sustaining Maternal and Neonatal Tetanus Elimination - Worldwide, 2000–2022. MMWR Morb Mortal Wkly Rep 2024; 73: 614.

Li J et al. Global epidemiology and burden of tetanus from 1990 to 2019: A systematic analysis for the Global Burden of Disease Study 2019. Inter J Infect Dis 2023; 132: 118–126.

Thwaites CL, Beeching NJ, Newton CR. Maternal and neonatal tetanus. Lancet. 2015; 385(9965): 362–70

Yen LM, Thwaites CL. Tetanus. Lancet 2019; 393(10181): 1657–1668.

INTERNETQUELLEN

ECDC (Tetanus): www.ecdc.europa.eu/en/Tetanus.

RKI (Tetanus): www.rki.de/DE/Themen/Infektionskrankheiten/Infektionskrankheiten-A-Z/T/Tetanus/tetanus-node.html.

WHO (Tetanus): www.who.int/news-room/fact-sheets/detail/tetanus.

3.9 Anthrax

Dimitrios Frangoulidis, Martin Peter Grobusch, Gerd-Dieter Burchard

Das Wichtigste in Kürze

Anthrax (Milzbrand) ist eine akute, durch das Gram-positive, sporenbildende Bakterium *Bacillus anthracis* hervorgerufene Infektion, die als Zoonose vorwiegend von Pflanzenfressern oder deren Produkten auf den Menschen übertragen wird. Der zoonotisch übertragene Anthrax präsentiert sich überwiegend auf der Haut, deutlich seltener kommt es bei Ingestion von infizierten Lebensmitteln zu Symptomen auf der Mundschleimhaut und im Darm und sehr selten durch Inhalation zur Lungenform. Eine Sonderform ist der Injektionsmilzbrand, der erstmals 2009 bei heroinabhängigen Personen beschrieben wurde.

Der Erreger wird zu den Mikroorganismen mit einem hohen bioterroristischen Potenzial gerechnet.

Die Namensgebung „Anthrax" (schwarz, Kohle bzw. Milzbrand) kommt von der hämorrhagisch-schwarzen oder brandigen Milz befallener Tiere.

3.9.1 Epidemiologie

Milzbrand kommt weltweit vor, jedoch bevorzugt in **wärmeren Klimazonen.** Anthrax ist heute ein Problem vornehmlich tropischer Regionen, in denen die Veterinärkontrolle der Viehbestände ungenügend entwickelt ist oder durch kriegerische Auseinandersetzungen unterbrochen wurde. Mit Anthraxsporen belastete Weidegründe mit gelegentlichen Ausbrüchen bei Tieren und Mensch liegen vorwiegend in Afrika vor, allerdings kann es auch in Europa wie z. B. 2012 in Stendal (Deutschland) oder 2022 in Kroatien zu Milzbrandfällen unter Weidetieren (Rindern) kommen. Die natürliche Inzidenz von tierischem und humanem Anthrax ist weltweit stark rückläufig und beschränkt sich auf Tier- und Tierprodukte bezogene Berufe. Da genaue Daten fehlen, geht die WHO global von weniger als 2.000 humanen Fällen pro Jahr, meist der kutanen Form, aus.

3.9.2 Ätiologie

Bacillus anthracis ist ein nicht mobiles, **Gram-positives, sporenbildendes aerobes Stäbchen,** das im Gewebe in langen Ketten angeordnet ist. Es formt zentral liegende Sporen, die das infektiöse

Agens darstellen. Die Sporen sind extrem umweltresistent gegenüber Austrocknung, Hitze und Kälte und können bis zu 60 Jahre im Boden oberflächennah virulent bleiben. Eng verwandt mit *B. anthracis* ist *Bacillus cereus biovar anthracis* (Bcbva), welches beide Virulenzplasmide von *B. anthracis* aufweist und bisher überwiegend in Affenpopulationen (Schimpansen und Gorillas) in Teilen Westafrikas für viele Todesfälle verantwortlich ist. Milzbrandfälle beim Menschen durch diese Variante wurden bisher nicht beobachtet, wohingegen andere atypische *Bacillus-cereus*-Stämme auch beim Menschen milzbrandähnliche Infektionsverläufe gezeigt haben. Solche Fälle wurden bisher nur bei bestimmten Berufsgruppen (Stahlwerkarbeitern) in den USA nachgewiesen (Baldwin et al. 2020, Bower et al. 2022).

Übertragung bei Tieren

Tiere infizieren sich durch das Eindringen von Sporen aus dem Boden und Gras in kleine Wunden am Maul, welche besonders in der Trockenheit und bei Überweidung auf harten, dornigen Weideflächen entstehen. Nach dem Durchbruch der lokalen Lymphbarrieren folgen Sepsis und Tod innerhalb von 2 bis 4 Tagen. Der präterminale **Ausfluss der Tiere aus Nase, Maul und After** ist angereichert mit ausgekeimten Anthraxerregern, die sich rasch in die Sporenform zurückbilden und auf der Haut des Tieres und dem umgebenden Boden zur Infektionsquelle werden.

Übertragung beim Menschen

Der Mensch infiziert sich durch das **Einbringen von virulenten Anthraxsporen ins Gewebe.** Die Eintrittspforte entscheidet über die Art des Milzbrandes.

Bei der häufigsten Form – bei ca. 95 % – geschieht dies durch **Mikrowunden der Haut,** etwa beim Zerteilen infizierter Tiere oder beim industriellen Handhaben von infiziertem Tiermaterial (Fleisch, Felle, Tierhaare etc.). Es kommt zum Hautmilzbrand (Pustula maligna) genannt (➤ Abb. 3.20).

Der **oropharyngeale Anthrax** entsteht beim Verzehr von nicht vollständig gegartem Fleisch durch Mikrowunden in der Mund- und

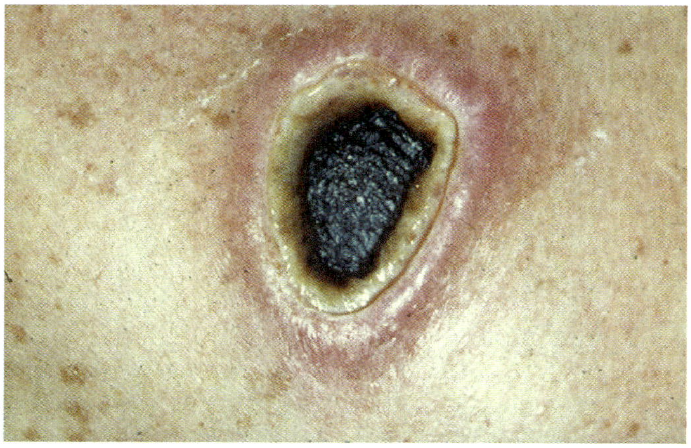

Abb. 3.20 Kutaner Anthrax [P1537]

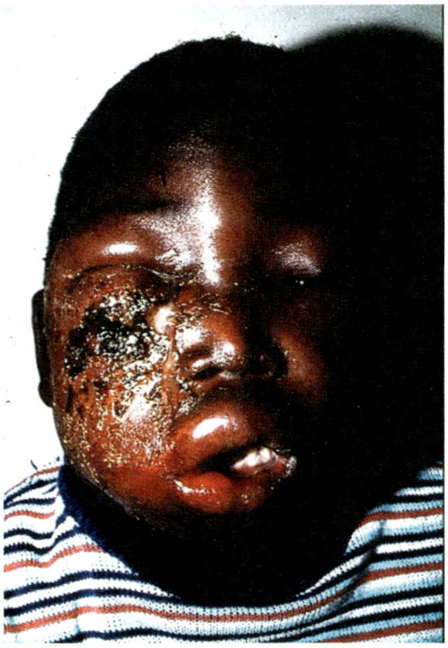

Abb. 3.21 Oropharyngealer Anthrax [M351]

Rachenschleimhaut (➤ Abb. 3.21). In gleicher Weise kommt es zum **intestinalen Anthrax** in Dünn- und Dickdarm, indem Sporen die darmassoziierte Lymphbarriere überwinden, auskeimen und zur Sepsis führen.

Der **Inhalationsanthrax (Lungenmilzbrand)** entsteht durch die Inhalation einer ausreichenden Zahl von Sporen, die in das Lymphgewebe transportiert werden und sich dort als vegetative Form rasch vermehren. Dieser Übertragungsweg kommt bei der direkten Infektion von Tier zum Menschen praktisch nicht vor. Relevant war dies jedoch in früherer Zeit durch Inhalation von sporenhaltigem Staub in Hallen der Woll-, Leder-, Pelz- und Knochenmehlindustrie. Durch technische und persönliche Sicherheitsmaßnahmen (z. B. Absaugung, Filtration, Luftbefeuchtung, Masken) ist diese Gefahr beendet. Allerdings kam es 2006 bei der Verwendung von Tierhäuten zur Herstellung von Trommeln zu Todesfällen in England und den USA. Beim Auftreten von Inhalationsanthrax, insbesondere von mehr als einem Fall, muss immer auch ein bioterroristischer Hintergrund ausgeschlossen werden.

Zwischen 2010 und 2012 gab es mehrere Fälle von **Injektionsmilzbrand** bei Heroinkonsumenten in Deutschland und Europa, wobei die Ursache wahrscheinlich mit Anthraxsporen verunreinigte Drogen waren.

3.9.3 Pathogenese und Immunität

An der Eintrittspforte von virulenten Anthraxsporen kommt es innerhalb von wenigen Stunden zur Auskeimung vegetativer Erreger und deren rascher Vermehrung. Ursache der Pathologie sind 3 Toxine:

- das **protektive Antigen** (PA), das den Erreger schützt,
- der **Ödemfaktor** (EF), der wie das Choleratoxin zu massivem Flüssigkeitsaustritt führt, und
- der **Letalfaktor** (LF), der das umgebende Gewebe zerstört.

Die Virulenzfaktoren EF und LF sind auf dem Plasmid pXO1 kodiert. Zusätzlich ist die Fähigkeit, eine Kapsel zu bilden, auf dem Plasmid pXO2 hinterlegt.

Im Gegensatz zu den systemischen Milzbrandinfektionen (Darm-, Lungen-, Injektionsmilzbrand) wird durch eine kutane Anthraxerkrankung keine relevante Immunität gegen *B. anthracis* aufgebaut.

3.9.4 Klinik

Kutaner Anthrax

Der Hautmilzbrand ist die mit Abstand häufigste und auch überwiegend folgenlos ausheilende Form (Kutmanova et al. 2020). An der meist nicht wahrgenommenen Eintrittspforte der Sporen bildet sich innerhalb von 1 bis 3 Tagen eine auf der weißen Haut gerötete, auf der schwarzen Haut glänzende, **juckende Papel** von wenigen Millimetern Durchmesser. Innerhalb eines weiteren Tages entstehen auf der Papel oder im Ring darum ein oder mehrere Bläschen, die sich vergrößern und konfluieren. Diese **Blase** bricht innerhalb der folgenden 1 bis 2 Tage auf und entleert ein oft **hämorrhagisches Exsudat,** das hochinfektiös ist. Es formt sich ein unter der Hautebene liegendes **Ulkus mit braunem, dann in schwarz übergehendem, trockenem Grund** von 0,5–3 cm Durchmesser (➤ Abb. 3.20). Es umfasst die gesamte Hauttiefe, bricht aber nicht in Faszien oder Muskelzüge ein. Vom trockenen Ulkus werden nur noch sehr wenige Sporen abgegeben. Es ist kraterförmig umgeben von einem prallen Ödemwall, der sich je nach Lokalisation in weichem Gewebe (z. B. Wange, Mamma) diffus ausbreitet oder bei straffem Gewebe (z. B. Unterarm) regional begrenzt bleibt. Das Ulkus ist anfangs schmerzlos; die Patienten berichten aber häufig über ein lokales Hitzegefühl. Fieber und Allgemeinsymptome bestehen nur bei einem Teil der Patienten. Auch unbehandelt heilt die lokale Anthraxpustel meist innerhalb von 3 bis 6 Wochen mit nur geringer Narbenbildung ab.

Unter begrenzten Wundversorgungsmöglichkeiten und Hygienebedingungen kommt es oft innerhalb kurzer Zeit zu **Sekundärinfektionen** mit prolongierten und komplizierteren Heilungsverläufen. Insbesondere bei ausgedehnten ödematösen und sekundärinfizierten Läsionen kann sich eine Bakteriämie mit systemischem Milzbrand (s. u.) und hoher Letalität entwickeln. Eine rechtzeitig begonnene Antibiotikagabe kann die systemische Ausbreitung des Erregers sicher verhindern.

Oropharyngealer Anthrax

Diese seltene, aber gefährliche Sonderform folgt dem Verzehr von ungenügend gegartem Fleisch infizierter Tiere. Die Eintrittsläsion ist im Mund-Rachen-Bereich zu erkennen. Möglich sind auch circumorale Infektionen von außen. Wie beim kutanen Anthrax bildet sich 1 bis 3 Tage nach der Mahlzeit eine **Schleimhautpapel,** die rasch ulzeriert, begleitet von starkem **Ödem** und **regionaler Lymphknotenbeteiligung** im weichen Gewebe (➤ Abb. 3.21). Ein Glottis- oder Pharynxödem ist eine tödliche Komplikation. Weitere Komplikationen können der Durchbruch eines Ulkus durch die Wange, Beteiligung der Orbita – der Verlust des Auges ist jedoch eine Ausnahme – oder zentral-septikämische Meningitiden sein. Hinweisend auf das Krankheitsbild sind der massiv geschwollene Hals, Schluckbeschwerden und Atemnot.

Abdomineller Anthrax

Hierbei wurde ebenfalls mit der Nahrung eine infektiöse Dosis von Sporen aufgenommen, die vor der Auskeimung die Magensäurebarriere überwunden haben. Die Auskeimung erfolgt im Ileum, v. a. im Ileozökalbereich, mit rascher Wandinfiltration und **Ausbreitung in Leber und Milz.** Die Symptomatik ist rasch progredient mit Bauchschmerzen, Fieber, Übelkeit und Erbrechen sowie Entwicklung eines paralytischen Ileus mit blutiger Diarrhö. Durch das Toxin entsteht ein hypovolämischer Schock mit Aszites. Der Tod tritt meist innerhalb von 48 Stunden ein.

Lungenmilzbrand

Aufgrund von tierexperimentellen Daten wird beim Lungenmilzbrand eine sehr lange Inkubationszeit von bis zu 100 Tagen angenommen. Die Anfangssymptome sind Fieber, trockener Husten, Schmerzen und Schwäche. Diese unspezifischen Beschwerden gehen innerhalb von 1 bis 3 Tagen in eine **hochakute Mediastinitis** mit Schock und Atemnot über. Im Röntgenbild sieht man eine deutliche Verbreiterung des Mediastinums und Pleuraergüsse. Der Übergang in eine **systemische Infektion** mit sepsisartigem Krankheitsbild und/oder rasch fortschreitender Meningoenzephalitis führt in der Mehrzahl der Fälle zum Tode.

Injektionsmilzbrand

An der Injektionsstelle kommt es zu einer ausgedehnten Haut-Weichteilgewebe-Infektion – mit massiver Ödembildung und ausgeprägtem Kompartmentsyndrom –, die in einen systemischen und tödlichen Verlauf übergehen kann.

3.9.5 Differenzialdiagnose

Wesentlich ist hierfür die Umwelt- und Berufsanamnese, die auf Kontakt zu potenziell infizierten Tieren hinweist. Vom kutanen Anthrax sind nekrotisierende Staphylokokkenulzera, Follikulitis, Hautdiphtherie, Bubonenpest, Buruli-Ulkus und Rattenbissfieber abzugrenzen. Beim abdominellen Anthrax kommt als Ursache des paralytischen Ileus insbesondere Typhus abdominalis infrage. Der Inhalationsanthrax kann einer bakteriellen Mediastinitis anderer Genese ähneln.

3.9.6 Bioterrorismus-Potenzial

Bacillus anthracis gilt als „Referenzerreger" für biologische Waffen. Er ist einfach zu beschaffen und in Massen herzustellen, überlebt problemlos in Sporenform, kann einfach über die Luft verbreitet werden und zeigt eine hohe Letalität. So kam es 1979 zu einer akzidentellen Freisetzung von Sporen aus einer Fabrik für biologische Kampfstoffe in

Swerdlowsk/Jekaterinburg in der ehemaligen Sowjetunion. In der Folge erkrankten in der Abwindzone der Fabrik mind. 77 Personen an Lungenmilzbrand, von denen 66 verstarben. Im Jahr 2001 wurden in den USA Milzbrandsporen in mehreren Briefen mit der Post verschickt. In der Folge kam es insgesamt zu 22 Anthraxfällen, von denen 5 Patienten verstarben. Dieser umfassend dokumentierte bioterroristische Anschlag wirkt bis heute nach und ist zum Synonym für Bioterror geworden.

3.9.7 Diagnostik

Der Erreger kann aus dem Direktmaterial (Haut, Blut, Punktate) mittels Gram-Färbung, Antigentest und spezifischer DNA-Amplifikation (PCR) nachgewiesen werden.

Für die Erregeranzucht aus o. g. Materialien ist zu beachten, dass *Bacillus anthracis* zur Risikogruppe 3 zählt und eine differenzierende und spezifische Diagnostik nur in Biosicherheitslaboren der Stufe 3 zulässig ist. Klinisches Verdachtsmaterial sollte daher möglichst an entsprechend spezialisierte Labore versandt werden.

Zur Diagnostik abgelaufener (inkl. kurz zurückliegender) Infektionen stehen kommerzielle Antikörpernachweistests (ELISA) gegen das protektive Antigen (PA) zur Verfügung. Aufgrund des hohen bioterroristischen/kriminellen Potenzials des Erregers ist stets eine forensische, molekularbiologische Charakterisierung des Materials im Referenzlabor am Robert Koch-Institut in Berlin zu empfehlen. Auch unter dem Aspekt der Möglichkeit von milzbrandähnlichen *Bacillus-cereus*-Varianten (s. o.) ist eine solche Differenzierung sinnvoll.

3.9.8 Therapie

Eine **Antibiotikatherapie** ist schnellstens zu beginnen, v. a. um eine systemische Ausbreitung aus einem lokalen Geschehen zu verhindern.

Bei einem primär systemischen Geschehen nach Ingestion oder Inhalation kann nur der **sehr frühe Einsatz einer intravenösen antibiotischen Kombinationstherapie** den fatalen Verlauf ggf. verhindern.

Beim Injektionsmilzbrand ist außerdem immer eine zusätzliche **chirurgische Wundversorgung** notwendig.

Der Erreger ist sensibel gegen alle Penicilline, Gyrasehemmer und Doxyzyklin. Bei allen schweren Verlaufsformen ist die Therapie der Wahl die Kombination von 2 bakteriziden Antibiotika (z. B. Gyrasehemmer und Carbapenem) mit einem Proteinbiosynthesehemmer wie z. B. Doxycyclin oder Linezolid, oder einem Hemmstoff der RNA-Polymerase (z. B. Rifampicin) und einem Immunglobulin (z. B. Nyxthracis®/Obiltoxaximab). Penicillin/Ampicillin sollten erst nach einer entsprechenden Empfindlichkeitstestung verwendet werden. Cephalosporine und Sulfonamide sind nicht geeignet (CDC 2023).

Die o. g. **Immunglobulingabe** gegen Milzbrand ist immer – bei Verfügbarkeit – durchzuführen. Nyxthracis®/Obiltoxaximab besitzt seit 2020 eine EMA-Zulassung bei inhalativer Milzbranderkrankung. Raxibacumab® oder Anthrax Immune Globulin Intravenous (AIGIV, Anthrasil®) besitzen außer einer Orphan-drug-Zulassung der EMA (Raxibacumab®) nur eine FDA-Zulassung (Anthrasil®) und sind daher in Europa nur eingeschränkt verwendbar (www.ema.europa.eu/en/homepage).

3.9.9 Management von erkrankten und ansteckungsverdächtigen Personen

Da eine Mensch-zu-Mensch-Übertragung praktisch nicht vorkommt, ist eine Pflege mit normalen Hygienemaßnahmen ausreichend. Das medizinische Personal, das Kontakt mit Blut, Stuhl, Urin und Wäsche eines an Anthrax erkrankten Patienten hat, ist über die Ansteckungswege zu informieren. Eine Postexpositionsprophylaxe kann ggf. mit Ciprofloxacin oder Doxycyclin für die Dauer von 60 Tagen durchgeführt werden. Eine Unterbringung in einem Behandlungszentrum für hochinfektiöse Patienten ist nicht erforderlich.

3.9.10 Prävention

Bei einem Ausbruch in einem LMIC (low and middle income country), besonders unter Kriegsbedingungen, muss die Bevölkerung eingehend davor gewarnt werden, nicht von kranken und verendeten Tieren zu essen. In LMIC müssen die Tiere mit Benzin und Holz in Gruben verbrannt werden, möglichst zusammen mit dem Erdboden, auf dem sie verendeten. Die Sporenbelastung wird dadurch vermindert. Das Verzehrverbot für kranke Tiere muss jeweils durchgesetzt werden.

Dem Gesundheitsamt wird gemäß § 6 Abs. 1 Nr. 1 IfSG der Krankheitsverdacht, die Erkrankung an sowie der Tod durch Milzbrand sowie gemäß § 7 Abs. 1 IfSG der direkte oder indirekte Nachweis von *Bacillus anthracis*, soweit er auf eine akute Infektion hinweist, namentlich gemeldet.

In Deutschland ist seit 2013 ein **Impfstoff** zur Milzbrandprophylaxe zugelassen (BioThrax®). Hauptkomponente dieses Subunit-Impfstoffs ist das protektive Antigen. Die intramuskuläre Injektion wird nach einem und nach 6 Monaten wiederholt, Auffrischimpfungen werden alle 3 Jahre empfohlen. Der Impfstoff hat seine Bedeutung bei Hochrisikogruppen in Endemiegebieten und für exponierte Personengruppen wie Laborpersonal oder Soldaten. Bei einem bioterroristischen Anschlag kann der Impfstoff ergänzend zu einer Antibiotikaprophylaxe verabreicht werden.

3.9.11 Reisemedizinische Bedeutung

Anthrax stellt für Reisende in alle Länder der Welt keine Gefahr dar und bedarf keiner speziellen Vorbeugemaßnahmen. Abenteuerreisende sollten jedoch Kenntnis davon haben, dass sie verendete Tiere meiden und keinesfalls an Mahlzeiten mit derartigem Fleisch teilnehmen. Wie bereits erwähnt, kam es in Verbindung mit dem Bau oder der Benutzung von Trommeln, bei denen Tierhäute verarbeitet wurden, zu einzelnen Milzbrandfällen. Dies sollte als mögliches Risiko für eine Infektion ebenfalls berücksichtigt werden.

LITERATUR

Baldwin VM. You Can't *B. cereus* – A Review of *Bacillus cereus* Strains That Cause Anthrax-Like Disease. Front Microbiol 2020; 11: 1731.

Bower WA, Hendricks KA, Vieira AR et al. What Is Anthrax? Pathogens 2022; 11(6): 690.

Bower WA, Yu Y, Person MK et al. CDC Guidelines for the Prevention and Treatment of Anthrax, 2023. MMWR Recomm Rep. 2023 Nov 17;72(6): 1–47. doi: 10.15585/mmwr.rr7206a1. Erratum in: MMWR Morb Mortal Wkly Rep. 2024 Aug 08;73(31):689.

CDC. Guidelines for the Prevention and Treatment of Anthrax (2023); www.cdc.gov/mmwr/volumes/72/rr/rr7206a1.htm.

Kutmanova A, Doganay M, Zholdoshev S. Human anthrax in Kyrgyz Republic: Epidemiology and clinical features. J Infect Public Health 2020; 13(8): 1161–1165.

INTERNETQUELLEN

CDC (Expert Panel Meetings on Prevention and Treatment of Anthrax in Adults): www.nc.cdc.gov/eid/article/20/2/13-0687_article.

CDC (Impfempfehlungen USA): https://www.cdc.gov/mmwr/pdf/rr/rr5906.pdf.

Deutschen Gesellschaft für Infektiologie (DGI), Deutsche Gesellschaft für Hygiene und Mikrobiologie (DGHM) (Stellungnahme zur Therapie des Injektionsmilzbrandes): www.dghm.org/wp-content/uploads/2019/01/323_anthraxdgidghm_03092012.pdf.

ECDC (Anthrax – Annual Epidemiological Report for 2020): www.ecdc.europa.eu/sites/default/files/documents/AER_Anthrax2020.pdf.

EMA (Papier zu Behandlungsstrategien von Milzbrandinfektionen im Falle eines bioterroristischen Anschlags): www.ema.europa.eu/en/documents/regulatory-procedural-guideline/superseded-ema-guidance-use-medicinal-products-treatment-prophylaxis-biological-agents-might-be-used-weapons-bioterrorism_en.pdf.

RKI (Milzbrand [Anthrax]): www.rki.de/DE/Themen/Infektionskrankheiten/Infektionskrankheiten-A-Z/A/Anthrax/anthrax-node.html.

3.10 Rückfallfieber-Borreliose

Gabriele Margos, Volker Fingerle

Das Wichtigste in Kürze

Als Rückfallfieber (RF) oder Rückfallfieber-Borreliose (RFB) wird die symptomatische Infektion mit Spirochäten der Gattung *Borrelia* bezeichnet. Das charakteristische Symptom ist remittierendes Fieber unterbrochen durch fieberfreie Intervalle. Das RF gliedert sich in **epidemisches Läuserückfallfieber (louse-borne RF [LBRF],** Erreger *B. recurrentis*) und **zeckenübertragenes endemisches Rückfallfieber (tick-borne RF,** TBRF), wobei man hier soft tick-borne RF (STBRF) und hard tick-borne RF (HTBRF) unterscheidet. (Jakab et al. 2022)

Rückfallfieber durch Borrelien sind seltene, aber wichtige Differenzialdiagnosen bei febrilen Patienten, Reiserückkehrern oder Migranten aus Endemiegebieten.

Charakteristisches Symptom sind rezidivierende Fieberschübe im Wechsel mit fieberfreien Intervallen. Die Diagnostik erfolgt durch den Nachweis von Spirochäten im gefärbten Blutausstrich (bereits Therapieindikation) oder mittels PCR, die Differenzierung erfolgt mittels molekularbiologischer Methoden.

Die Therapie mit Doxycyclin, Tetrazyklin, Penicillin G, Ceftriaxon und Erythromycin. Cave: Jarisch-Herxheimer Reaktion, die auch tödlich verlaufen kann. Therapie erfolgt initial unter stationärer Überwachung.

3.10.1 Epidemiologie

TBRF finden sich auf allen Kontinenten außer Australien und Antarktis. Erreger des STBRF sind in Nordamerika v. a. *B. hermsii* und *B. turicatae;* in Mittel- und Südamerika – bei dürftiger Studienlage – *B. venezuelensis;* in Afrika v. a. *B. duttonii* und *B. crocidurae;* in Vorder- und Zentralasien *B. persica, B. latyschevii* und *B. caucasica;* sowie in Nordafrika und Südeuropa *B. hispanica* (➤ Tab. 3.10) (Margos et al. 2023). *Borrelia miyamotoi,* Erreger des HTBRF, kommt in Nordamerika, Europa und Asien vor (Azagi et al. 2022, Telford et al. 2015).

Mit „lausigen Zeiten" (Kriege, Naturkatastrophen u. a.) assoziierte Epidemien von LBRF wurden historisch weltweit beschrieben, heutzutage scheint die Krankheit auf Länder rund um das Horn von Afrika beschränkt zu sein (Warrell 2019; Kahlig, Paris und Neumayr 2021).

Für RF ist die Krankheitslast (Burden of Disease) in der Bevölkerung schwierig abzuschätzen, da häufig eine exakte Diagnose wegen fehlender Mittel nicht durchgeführt wird. Besonders in Regionen, in denen Malaria endemisch ist, werden fieberhafte Symptome oftmals als solche behandelt und von einer Differenzialdiagnose abgesehen (Nordstrand et al. 2007). Für die bislang seltenen *B.-miyamotoi*-Infektionen (Azagi et al. 2022) stehen keine relevanten Daten zur Abschätzung des Gesundheitsrisikos zur Verfügung (Lopez et al. 2016).

Der Klimawandel und die nachfolgenden ökologischen und anthropologischen Veränderungen werden zweifelsohne einen Einfluss auf Habitate, Vektoren und Vertebratenwirte haben. Aber auch Änderungen des menschlichen Verhaltens (z. B. Eindringen in Habitate) könnten das Infektionsrisiko erhöhen.

3.10.2 Erreger und Übertragung

Rückfallfieber-Spirochäten gehören zum Genus *Borrelia* (emended Margos et al. 2018), das derzeit 60 benannte und vorgeschlagene (Candidatus-)Spezies umfasst; davon werden 22 Spezies der Gruppe der Rückfallfieber-Spirochäten zugeordnet (Margos 2023). Borrelien sind lebhaft bewegliche, spiralförmige Bakterien von ca. 10–30 µm Länge und 0,2–0,3 µm Durchmesser. Die **Gram-negativen Borrelien** besitzen eine diderme Zellhülle aus einer äußeren Zellmembran und einer zytoplasmischen Membran, getrennt durch den periplasmatischen Spalt. In diesem befinden sich Endoflagellen, die auf beiden Seiten des protoplasmatischen Zylinders inserieren, den Borrelien ihre typische Bewegungsform verleihen und eine wichtige Funktion bei Wirts- und Vektorinfektion spielen (Barbour und Hayes 1986). Das Genom der Borrelien besitzt ein großes lineares Chromosom (ca. 900 kbp) sowie mehrere lineare und zirkuläre Plasmide. Wichtige plasmidlokalisierte Gen-Loci sind die variablen **major surface proteins (Vmp),** die eine wichtige Rolle beim Antigen-Switching spielen. Dadurch können Borrelien der humoralen Antikörperantwort des Wirts entgehen (Lopez et al. 2016).

Entwicklungsstadien von Zecken umschließen Eier, Larven, Nymphen und Adulte. Die mobilen Stadien müssen eine Blutmahlzeit aufnehmen, um sich in das nächste Stadium zu entwickeln bzw. für die Produktion von Eiern. Im Gegensatz zu **Schildzecken,** die mehrere Tage für ihre Blutmahlzeit benötigen, saugen **Lederzecken** in Minuten bis Stunden. Entsprechend übertragen Lederzecken Spirochäten, die in der Speicheldrüse residieren, innerhalb kurzer

3

Tab. 3.10 Überblick über relevante humanpathogene Rückfallfieber-Borrelienarten (adaptiert nach Margos et al. 2023)

Name	Reservoirwirt	Vektor	Geografische Verbreitung	Erkrankung
*B. anserina**	Hühnervögel	*Argas* sp.	Weltweit	Vogel-Borreliose
B. baltazardii	Unklar	*O. tholozani*	Iran	TBRF
B. caucasica	Nagetiere?	*O. verrucosus*	Ukraine, Kaukasus, Südosteuropa	TBRF
B. crocidurae	Nager, Spitzmäuse	*O. erraticus, O. sonrai*	Nord- und Westafrika	TBRF
B. duttonii	Hühner, Schweine?	*O. moubata, O. porcinus*	Zentrales, östliches und südliches Afrika	TBRF
B. graingeri	Unklar	*O. graingeri*	Kenia	TBRF
B. hermsii	Nager, Streifenhörnchen, Hirsche, Hunde, Eulen, Eichhörnchen	*O. hermsi*	USA (Westen), British Columbia (Kanada)	TBRF
B. hispanica	Rinder, Hunde, Katzen, Schweine, Nagetiere, Schafe	*O. erraticus, O. marocanus, O. occidentalis*	Iberische Halbinsel, Nordafrika	TBRF
B. latyschewii	Vögel	*O. tartakovsky*	Iran, Naher Osten	TBRF
B. mazzottii	Ratten	*O. talaje*	Mittelamerika, westliches Nordamerika	TBRF
B. miyamotoi	Nagetiere	*I. ricinus, I. persulcatus, I. scapularis, I. pacificus*	Europa, Asien, Nordamerika	TBRF
B. parkeri	Pferde	*O. parkeri*	Westliches Nordamerika	TBRF
B. persica	Kamele, Hunde, Katzen, Dachs? Hyänen?	*O. tholozani*	Zentralasien, Naher Osten, Ägypten, Indien	TBRF
B. recurrentis	Mensch	*Pediculus humanus*	Ostafrika	louse-borne RF
B. turicatae	Vögel, Hunde, Füchse, Kojoten, Ratten	*O. turicata*	Kanada (British Columbia), USA (Süd-zentral, Südwesten), Mexiko	TBRF
B. venezuelensis	Unklar	*O. rudis*	Mittelamerika, nördliches Südamerika	TBRF
Candidatus B. algerica	Unklar	Unklar	Afrika (Algerien)	TBRF
Candidatus B. kalaharica	Unklar	*O. savigni, O. kalahariensis*	Afrika	TBRF
Candidatus B. fainii	Fledermäuse	Unklar	Asien (China)	TBRF
Candidatus B. ivorensis	Unklar	*Rhipicephalus* sp.	Afrika (Elfenbeinküste)	TBRF

TBRF: tick-borne RF
* Typstamm des Genus *Borrelia*

Zeit. In Schildzecken residieren die Spirochäten normalerweise im Mitteldarm und benötigen viele Stunden für die Übertragung. Ob dies auch bei *B. miyamotoi* der Fall ist, ist bisher ungeklärt.

Eine transovarielle Übertragung von TBRF-Spirochäten findet sowohl in Leder- als auch in Schildzecken statt. Somit kann die Zecke nicht nur als Vektor, sondern auch als Wirt angesehen werden. Im Gegensatz zu Schildzecken, die nur ein Nymphenstadium haben, haben Lederzecken mehrere Nymphenstadien, die jeweils eine Blutmahlzeit aufnehmen. Lederzecken können dabei 10 bis zu 20 Jahre überleben. Während der Blutmahlzeit der Zecken werden die Borrelien auf Wirbeltiere übertragen, die als Reservoir für die Infektion anderer Zecken dienen können. Die Erreger des TBRF werden während der Blutmahlzeit einer infizierten Zecke auf den Menschen übertragen.

Borrelia recurrentis wird nicht durch den Stich der Laus übertragen, sondern während der **Blutmahlzeit einer infizierten Kleiderlaus** durch z. B. Zerquetschen der Laus und Einreiben der Spirochäten aus der Hämolymphe in die Haut oder Stichwunde. Es gibt keine transovarielle Übertragung in der Laus, und Menschen sind die einzigen bekannten Wirte von *B. recurrentis* (Warrell 2019).

3.10.3 Pathogenese und Immunologie

Nach Infektion mittels Laus-Hämolymphe oder Zeckenstich gelangen die Borrelien ins Blut. Sie vermehren sich primär intravaskulär, können aber zahlreiche Organe infizieren. Die **Inkubationszeit** dauert 4 bis 18 Tage, häufig treten 5 Tage post infectionem erste Symptome auf. Die Verdoppelungszeit beträgt ca. 4 bis 6 Stunden, nach 3 bis 5 Tagen können Dichten von 10^6–10^8 pro ml Blut erreicht werden. Faktoren zum Schutz der RF-Borrelien vor der angeborenen Immunität umfassen u. a. multifunktionale, komplement- oder plasminogenbindende Proteine (Röttgerding et al. 2022). Die Borrelien – bei denen keine Toxine bekannt sind – induzieren Zytokinausschüttung und T-Helfer-Zellen werden aktiviert, die B-Lymphozyten zur Antikörperproduktion anregen. Die Zytokine IL-1 und IL-6 induzieren Fieber und stimulieren andere Immunzellen und die Ausschüttung weiterer Zytokine. TNF-α spielt hierbei eine wichtige Rolle.

Das charakteristische Krankheitsbild der wiederkehrenden Fieberschübe ist auf die **antigene Variation verschiedener, nacheinander exprimierter Versionen der Vmp** zurückzuführen, die es dem Bakterium ermöglichen, der humoralen Immunantwort des Wirts vorübergehend zu entgehen. Sobald das Immunsystem des Wirts Antikörper gegen die aktuelle Vmp-Variante gebildet hat, wird diese eliminiert, und es kommt zum

Fieberabfall. Daraufhin wird eine neue Vmp-Variante von den u. a. in Leber, Milz oder ZNS persistierenden Borrelien exprimiert, die Bakterien können sich so getarnt wieder im Blut vermehren mit erneutem Fieberanfall, bis auch gegen die neue Vmp-Variante Antikörper gebildet werden. Dies kann sich mehrfach wiederholen (Margos et al. 2023, Lopez et al. 2016).

Bei schweren Verläufen kann es zu hämorrhagischer Diathese mit Multiorganversagen kommen. Wird die Erkrankung überlebt, kommt es zur Elimination der Borrelien, chronische Verläufe sind nicht bekannt. Die Erkrankung hinterlässt nur eine Teilimmunität: Reinfektionen sind möglich, verlaufen aber leichter.

3.10.4 Klinik

Das charakteristischste, namensgebende Symptom sind die **wiederkehrenden Fieberschübe,** die von fieberfreien Intervallen unterbrochen werden. Frühe Symptome können Schüttelfrost, Kopf-, Muskel-, Gelenk- und Bauchschmerzen, Übelkeit, Erbrechen, Schwindel und Durchfall sein, im weiteren Verlauf Husten, Ikterus, druckschmerzhafte Hepatosplenomegalie und Petechien. Speziell bei LBRF können in ca. 25 % der Fälle subkonjunktivale Hämorrhagien und Epistaxis auftreten sowie gastrointestinale, respiratorische oder intrakraniale Blutungen bei disseminierter intravasaler Koagulopathie (Warrell 2019; Kahlig, Neumayr und Paris 2021). Speziell TBRF-Borrelien können sich im Gehirn ansiedeln und zu Symptomen wie Fazialisparese, Radikulopathie und Meningoenzephalitis führen (Jakab et al. 2022).

Die durch *B. miyamotoi* verursachte HTBRF zeigt nach bisherigen Daten überwiegend subklinische oder leichte Verläufe mit v. a. Fieber, Schüttelfrost, Kopf-, Muskel- und Gelenkschmerzen, selten auch Erythema migrans wie bei Lyme-Borreliose. Remittierendes Fieber findet sich nur selten. Schwerere Verläufe mit u. a. Meningoenzephalitis können sich bei immunsupprimierten Personen zeigen (Telford et al. 2015, McCormick et al. 2023).

Die **Letalität** bei TBRF liegt bei unbehandelten Patienten bei 2–10 %, bei mit Antibiotika behandelten Patienten bei weniger als 2 % (Jakab et al. 2022). Bei LBRF wurde früher die Letalität bei unbehandelten Patienten mit 30–70 % berichtet, möglicherweise durch Unterernährung oder mangelnde medizinische Versorgung bedingt. Aktuelle Daten sprechen für eine mit dem TBRF vergleichbare Letalität von 4–10 % (Warrell 2019).

➤ Tab. 3.11 gibt einen Überblick über die Charakteristika von TBRF und LBRF.

Tab. 3.11 Charakteristika TBRF vs. LBRF (adaptiert nach Jakab et al. 2022)

Charakteristika	TBRF	LBRF
Erreger	> 15 *Borrelia* spp.	*B. recurrentis*
Vektoren	Leder- und Schildzecken	*Pediculus humanus*
Epidemiologie	Endemisch, Einzelfälle auf allen Kontinenten (außer Australien und Antarktis)	Epidemisch, derzeit nur Nordostafrika
Inkubationszeit	4–18 d	4–18 d
Anzahl febrile Episoden (Dauer)	≥ 2 bis 12 (2–7 d)	Meist < 2 bis 5 (4–10 d)
Afebrile Episoden	Bis 10 d	5–9 d
Therapie	7–10 d, bei ZNS-Beteiligung 10–14 d	Einzeldosis ausreichend
Komplikationen	Häufig neurologisch, selten Hämorrhagien	Selten neurologisch, häufig Epistaxis und subkonjunktivale Einblutungen
Augenbeteiligung	Möglich	Keine beschrieben
Jarisch-Herxheimer-Reaktion	Ca. 20 %	Ca. 50 %
Sterblichkeitsrate	6,5 %	4–10,2 %
Perinatale Todesfälle	Meist postpartal	Meist präpartal

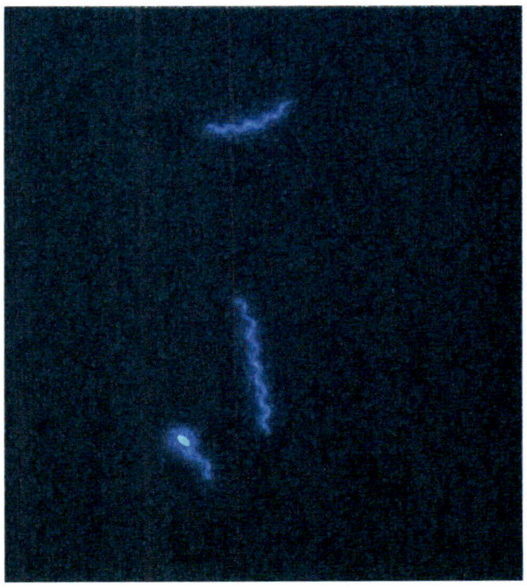

Abb. 3.22 *Borrelia recurrentis* in Kultur (DAPI-Färbung) (courtesy Dr. V. Fingerle) [P1542]

3.10.5 Differenzialdiagnose

Je nach Infektionsgebiet sind differenzialdiagnostisch insbesondere virale hämorrhagische Fieber, Malaria, Rickettsiosen, Leptospirose, Bartonellosen, Pest, virale Hepatitiden, Sepsis und Meningitis zu beachten.

3.10.6 Diagnostik

Im orientierenden **Labor** finden sich meist Thrombozytopenie, seltener Leukozytose, Anämie, erhöhtes CRP sowie erhöhte Transaminasen.

Der **lichtmikroskopische Direktnachweis** der Erreger erfolgt im z. B. nach Giemsa oder Wright gefärbten Blutausstrich bzw. mit dicken Tropfen aus während eines Fieberschubs entnommenem Blut, alternativ auch mittels DAPI (➤ Abb. 3.22). Mittels Dunkelfeldmikroskopie können bewegliche Spirochäten nachgewiesen werden. Der lichtmikroskopische Nachweis ist erst ab etwa 10^4–10^5 Borrelien pro ml Blut möglich. Mittels quantitativer Buffy-coat-Anreicherung (QBC) kann die Sensitivität deutlich gesteigert werden. Bei ZNS-Befall können Borrelien auch im Liquor nachweisbar sein. Zu betonen ist, dass lichtmikroskopische Methoden keine Speziesidentifikation ermöglichen, lediglich die Aussage „Nachweis von Spirochäten".

Zunehmend wird für die Diagnostik auch die **PCR** aus EDTA-Blut oder Liquor eingesetzt, standardisierte Protokolle existieren nicht. Neben einer im Vergleich zur Lichtmikroskopie höheren Sensitivität ermöglicht die Sequenzierung eine Speziesidentifikation.

Serologische Methoden zum Nachweis von Antikörpern gegen RFB haben sich bislang in der Diagnostik nicht etabliert. Die Anzucht der RFB ist mit Spezialnährmedien möglich, wird aber wegen geringer Sensitivität und komplexen Anforderungen nur von Speziallaboren angeboten.

Der direkte oder indirekte Nachweis von *B. recurrentis* ist nach § 7 IfSG namentlich meldepflichtig, sofern der Nachweis auf eine akute Infektion hinweist.
Als Berufskrankheit kann eine RFB nach den Merkblättern 3101, 3102 und 3104 der Berufskrankheiten-Verordnung anzeigepflichtig sein.

3.10.7 Therapie

RFB sind mit Doxycyclin, Tetrazyklin, Ceftriaxon, Penicillin G, Erythromycin und Chloramphenicol sehr wirksam therapierbar. Am häufigsten wird **Doxycyclin** (2 × 100 mg pro Tag p. o. ohne Altersbeschränkung) oder **Ceftriaxon** (1 × 2 g pro Tag i. v.) für 7 bis 10 Tage, bei neurologischen Symptomen für 10 bis 14 Tage eingesetzt; bei Schwangeren häufig **Erythromycin** (4 × 500 mg pro Tag p. o.).

Das LBRF kann grundsätzlich mit einer Einzeldosis therapiert werden, während das TBRF – wegen sonst hoher Rückfallrate – länger therapiert werden soll.

Nach Einnahme der ersten Antibiotikadosis kann es innerhalb weniger Stunden zu einer manchmal lebensbedrohlichen **Jarisch-Herxheimer-Reaktion (JHR)** infolge der Freisetzung von Zytokinen (v. a. TNF-α) kommen. Auf eine initiale Schüttelfrostphase mit Unruhe, Rigor, Temperatur- und Blutdruckanstieg, Tachykardie, Tachypnoe, Delirium, gastrointestinalen Symptomen, Husten und Ganzkörperschmerzen folgt eine Flush-Phase mit Schwitzen, massivem Blutdruckabfall und langsamem Temperaturabfall. Die Behandlung mit i. v. Tetrazyklin birgt das höchste Risiko für eine JHR; bei Kindern ist eine JHR weniger häufig (Warrell 2019, Bryceson et al. 1970). Bei LBRF wird eine JHR bei etwa 50 % (bis zu 100 %) der Patienten beobachtet, bei der TBRF in etwa 20 % (bis zu 40 %) aller Fälle. Die ausschließlich symptomatische Therapie sollte zumindest initial unter stationärer Überwachung erfolgen (Jakab et al. 2022, Butler 2017).

3.10.8 Prophylaxe

Maßnahmen gegen **STBRF** umfassen das Meiden von zeckenverseuchten Gebieten, nagetierfreie Unterkünfte, Verwendung von Repellentien für Haut, Kleidung, Schlafsäcke und unter die Matratze geschobenen Bettnetzen; außerdem den Einsatz von Rodentiziden und Akariziden für „Ritzen und Spalten" in Gebäuden sowie das Reduzieren nagerfreundlicher Umgebungen in und um Gebäude. Aufgrund der kurzen Saugzeit v. a. nachts und der unmittelbaren Übertragung des Erregers ist die Empfehlung einer frühzeitigen Entfernung von Lederzecken ineffizient.

Gegen **HTBRF** wird körperbedeckende, helle Kleidung, das Meiden zeckenverseuchter Gebiete, Repellentien für Haut und Kleidung sowie regelmäßiges Absuchen nach Zecken empfohlen. Nach Zeckenstich die Zecke zeitnah entfernen.

Da **LBRF** vor allem bei schlechten Hygienebedingungen auftritt, sollten beengte Unterkunftsverhältnissen gemieden, eigene Bettwäsche verwendet, Kleidung bei mindestens 60 °Celsius gewaschen, heiß getrocknet und gebügelt werden. Die Dekontamination von Gegenständen mit möglichem Läusekontakt durch Einschweißen in eine Plastiktüte (Textilien 14 Tage, andere 3 Tage) oder in eine Tiefkühltruhe für mindestens 3 Tage ist möglich. Bei gehäuftem Auftreten von Kleiderläusen kann unterstützend eine pedikulozide Behandlung erfolgen.

3.10.9 Reisemedizinische Bedeutung

Die Bedeutung der RFB für die deutsche Reisemedizin ist gering, sollte aber in differenzialdiagnostische Überlegungen einbezogen werden.

LITERATUR

Azagi T, Harms M, Swart A et al. Self-reported symptoms and health complaints associated with exposure to Ixodes ricinus-borne pathogens. Parasit Vectors 2022; 15: 93.

Barbour AG, Hayes SF. Biology of Borrelia species. Microbiol Rev 1986; 50: 381–400.

Bryceson AD, Parry EH, Perine PL, Warrell DA, Vukotich D, Leithead CS. Louse-borne relapsing fever. Q J Med 1970; 39: 129–70.

Butler T. The Jarisch-Herxheimer Reaction After Antibiotic Treatment of Spirochetal Infections: A Review of Recent Cases and Our Understanding of Pathogenesis. Am J Trop Med Hyg 2017; 96: 46–52.

Jakab Á, Kahlig P, Kuenzli E, Neumayr A. Tick borne relapsing fever – a systematic review and analysis of the literature. PLoS Negl Trop Dis 2022; 16: e0010212.

Kahlig P, Neumayr A, Paris DH. Louse-borne relapsing fever-A systematic review and analysis of the literature: Part 2-Mortality, Jarisch-Herxheimer reaction, impact on pregnancy. PLoS Negl Trop Dis 2021; 15: e0008656.

Kahlig P, Paris DH, Neumayr A. Louse-borne relapsing fever-A systematic review and analysis of the literature: Part 1-Epidemiology and diagnostic aspects. PLoS Negl Trop Dis 2021; 15: e0008564.

Lopez JE, Krishnavahjala A, Garcia MN, Bermudez S. Tick-Borne Relapsing Fever Spirochetes in the Americas. Vet Sci 2016; 3(3): 16.

Margos G, Henningsson AJ, Hepner S, Markowicz M, Sing A, Fingerle V. Borrelia Ecology, Evolution, and Human Disease: A Mosaic of Life. In: Sing A (ed). Zoonoses: Infections Affecting Humans and Animals. Cham: Springer, 2023. p. 1–66.

McCormick DW, Brown CM, Bjork J et al. Characteristics of Hard Tick Relapsing Fever Caused by Borrelia miyamotoi, United States, 2013–2019. Emerg Infect Dis 2023; 29: 1719–29.

Nordstrand A, Bunikis I, Larsson C et al. Tickborne relapsing fever diagnosis obscured by malaria, Togo. Emerg Infect Dis 2007; 13: 117–23.

Röttgerding F, Njeru J, Schlüfter E et al. Novel approaches for the serodiagnosis of louse-borne relapsing fever. Front Cell Infect Microbiol 2022; 12: 983770.

Telford SR, 3rd, Goethert HK, Molloy PJ et al. Borrelia miyamotoi Disease: Neither Lyme Disease Nor Relapsing Fever. Clin Lab Med 2015; 35: 867–82.

Warrell DA. Louse-borne relapsing fever (Borrelia recurrentis infection). Epidemiol Infect 2019; 147: e106.

INTERNETQUELLEN

Tropeninstitut (Rückfallfieber): https://tropeninstitut.de/krankheiten-a-z/rueckfallfieber.

CDC (About Tick and Louse-borne Relapsing Fevers): www.cdc.gov/relapsing-fever/about/index.html.

LPSN (List of Prokaryotic names with Standing in Nomenclature): https://lpsn.dsmz.de.

3.11 Leptospirose

Martin Peter Grobusch

Das Wichtigste in Kürze

Leptospirose ist eine weltweit und in zunehmendem Maße vorkommende Zoonose. *Leptospira interrogans* sensu lato ist ein Spirochät mit über 250 Serovaren. Die Infektion erfolgt in erster Linie durch Kontakt mit Urin von Wirtstieren (v. a. von Ratten und anderen Nagetieren), über kontaminiertes Süßwasser oder kontaminierten Boden. Das Krankheitsbild variiert von harmlosen, unspezifischen Verläufen bis hin zu potenziell tödlichen Krankheitsmanifestationen, wobei der klassische Morbus Weil nur eine der vielfältigen Varianten darstellt.

3.11.1 Epidemiologie

Leptospiren überleben unter feuchten, tropischen und subtropischen Konditionen am längsten außerhalb des Tierreservoirs, aber auch in gemäßigten Klimaten. Die Erkrankung beim Menschen kommt dementsprechend weltweit vor (De Vries et al. 2014), sowohl in ländlichen als auch in städtischen Siedlungsräumen. Die meisten Fälle werden aus der Karibik, Lateinamerika, dem indischen Subkontinent und Südostasien, Ozeanien und Osteuropa berichtet (De Vries et al. 2014). Die weltweite Anzahl der Fälle pro Jahr fluktuiert, insgesamt wird seit einigen Jahren eine Zunahme beobachtet. Berufliche Risikofaktoren sind Minenarbeit, Abwasserarbeit, Landarbeit; unter Reisenden/in der Freizeit ist Süßwasserexposition (River Rafting, Kanufahren) ein bekannter Risikofaktor.

Pro Jahr wird mit mehr als einer Million Fällen, mehr als 350.000 schweren Verläufen und 60.000 Todesfällen gerechnet, wobei die Dunkelziffer erheblich ist (De Vries et al. 2014). Insgesamt besteht eine Tendenz zur Unterschätzung aufgrund von fehlenden Meldedaten und undiagnostiziert bleibenden Fällen insbesondere bei milderen Verläufen. Zunehmend werden Ausbrüche während und nach großflächigen Überflutungen im Zusammenhang mit dem Klimawandel erwartet (Grobusch und Grobusch 2021).

3.11.2 Ätiologie und Übertragung

Ätiologie

Leptospiren sind hochbewegliche, in der Form längliche, helikal gewundene und an den Enden gebogene, gegen Austrocknung empfindliche, obligat **aerobe Spirochäten** und somit verwandt mit Treponemen und Borrelien. Sie wurden klassischerweise serologisch in 2 Genera differenziert, das Pathogen *Leptospira interrogans* (mit deutlich mehr als 200 Serovaren) und den Saprophyten *L. biflexa* mit mehr als 60 Serovaren. Die moderne Taxonomie macht von molekularen Differenzierungsmethoden Gebrauch. In der Praxis rechnet man *L. interrogans* und *L. kirschneri* zu den Krankheitsverursachern bei Nagetier und Mensch; *L. biflexa* und wenige andere Spezies zu den (per Definition keine Erkrankungen verursachenden) Saprophyten. Wenige „biochemische Intermediäre" wie *L. parva* leben als Saprophyten und können im Einzelfall Erkrankungen verursachen (Bharti et al. 2003, Samrot et al. 2021).

Übertragung

Das Leptospirosereservoir wird durch Nagetiere geformt, in deren proximalen renalen Tubuli Leptospiren persistieren. Befallene Tiere können symptomfrei bleiben und ein Leben lang Erreger mit ihrem Urin in die Umwelt ausscheiden. Menschen spielen als Reservoir und Übertragungsquelle keine Rolle, obwohl infizierte Personen Leptospiren Wochen und Monate mit dem Urin ausscheiden können (Bharti et al. 2003).

Die Infektion des Menschen erfolgt selten mittels direktem Tierkontakt (neben Nagetieren können u. a. Schweine, Hunde, Rinder und Pferde Leptospirenträger sein), sondern in erster Linie durch **Exposition gegenüber mit Nagetierurin ausgeschiedenen Bakterien,** entweder im Ausnahmefall direkt oder über kontaminiertes Wasser oder kontaminierte Böden. Die wichtigste Infektionsroute ist der Erregerkontakt via Schleimhaut- oder Hautläsionen bei Süßwasserkontakt und die Ingestion von kontaminiertem Wasser oder Nahrungsmitteln. Weitere potenzielle, aber in der Praxis irrelevante mögliche Übertragungswege sind Geschlechtsverkehr und Stillen (Samrot et al. 2021).

3.11.3 Pathogenese und Immunität

Die Virulenz der Erreger wird durch eine große Anzahl an Antigenen bestimmt. Hierzu gehören diverse Proteine und Lipopolysaccharide der äußeren Zellmembran, Adhäsionsmoleküle und Hämolysine. Bemerkenswert ist die **hohe Kontagiosität** der Erreger. Ein sehr kleines Inokulum erscheint ausreichend, um Infektion und Krankheit zu verursachen (Samrot et al. 2021). Mehr als 4.500 Gene sind in 2 Chromosomen organisiert; mehr als 50 kodieren allein Mobilitätsfaktoren (Barthi et al. 2003).

Die Pathogenese der Leptospirose als generalisierte Erkrankung wird durch die hohe Motilität der Bakterien und ihre Fähigkeit zur raschen Fortbewegung in viskösen Flüssigkeiten bestimmt, die die Dissemination im Menschen und die multiplen Endorganmanifestationen unter anderem in Lunge, Leber und Niere bedingen. Leptospiren sind in erster Linie extrazelluläre Pathogene, können aber an viele Zelltypen andocken, in sie eindringen und sich intrazellulär vermehren. In Abhängigkeit von Inokulum und Virulenz kann die Infektion asymptomatisch, mild oder bis hin zu lebensbedrohlichen Krankheitsbildern verlaufen.

Schwere Krankheitsverläufe sind durch eine ausgeprägte humorale und zelluläre Immunantwort gekennzeichnet. Immunität wird durch die humorale Immunantwort vermittelt. Die Antikörperbildung erfolgt primär gegen Oberflächenlipopolysaccharide des Erregers, mit partieller Kreuzimmunität gegenüber verwandten Serovaren. Die frühe Immunantwort führt Tage nach Infektion zu IgM-Bildung; IgG-Antikörper bleiben durchschnittlich 3 bis 6 Jahre nachweisbar. Dementsprechend ist die Dauer einer protektiven Immunität unsicher. Zweitinfektionen sind beschrieben, darunter auch Fälle von schwerer Leptospirose, verursacht vom selben Serovar (Rees et al. 2022).

3.11.4 Klinik

Asymptomatisch verlaufende Infektionen sind keine Seltenheit, ebenso wenig wie milde, symptomarme Verläufe. Das klinische Spektrum der Leptospirose ist extrem breit, mit zahllosen teils typischen, teils unspezifischen Ausprägungen und einem oft biphasischen, aber nicht selten auch fulminanten, monophasischen Verlauf (Barthi et al. 2003).

Nach kurzer, **wenige Tage dauernder Inkubationsperiode** ist bei biphasisch verlaufender Erkrankung die **akute oder „septikämische" Phase** von ungefähr einer Woche durch meist plötzlich einsetzendes Fieber mit damit verbundener Allgemeinsymptomatik (Kopf- und Gliederschmerzen; Letztere häufig in der Wadenmuskulatur), Appetitlosigkeit, Übelkeit und Erbrechen sowie evtl. charakteristischer konjunktivaler Injektion gekennzeichnet. Mit Abklingen der Bakteriämie und Erscheinen von IgM-Antikörpern klingt die Symptomatik zwischenzeitlich häufig ab, um 3 bis 4 Tage später zu einer **zweiten Erkrankungsphase** zu führen. Ein meningitisartiges Erscheinungsbild mit granulozytärer Pleozytose ist keine Seltenheit. Die klassische **schwere Leptospirose** (die sich als Komplikation in einer zweiten Phase der Erkrankung, aber auch direkt fulminant aus der Frühphase heraus entwickeln kann) ist der **Morbus Weil,** gekennzeichnet durch die klassische Symptomtrias von Ikterus, Nierenfunktionsstörung und Hämorrhagien. Insgesamt wird akutes Nierenversagen in bis zu 40 % aller Fälle beschrieben. Schwere Krankheitsverläufe, bei denen ein hepatopathisches oder meningitisches Bild dominiert, sind möglich. In zunehmendem Maße wird die **schwere pulmonale Form der Leptospirose (SPFL)** mit dem Leitsymptom von plötzlichen, oft massiven Lungenblutungen beschrieben (Helmerhorst et al. 2012). Okuläre Symptome sind vielfältig und reichen von subkonjunktivalen Einblutungen bis zu Optikusneuritis und Uveitis, nicht selten zu Erblindung führend.

3.11.5 Differenzialdiagnose

Die Differenzialdiagnose ist sehr breit und abhängig von Krankheitsstadium und Ausprägung des durch Fieber als Leitsymptom charakterisierten Krankheitsbildes. Bei schweren, evtl. unspezifischen Erkrankungsverläufen umfasst die Differenzialdiagnose unter anderem bakterielle Sepsis, Meningitis, Rickettsiosen, Typhus abdominalis, Hantavirus-Infektionen, und selbstverständlich – sofern epidemiologisch plausibel und bis zum Beweis des Gegenteils – die Malaria tropica. Des Weiteren müssen bei epidemiologischer Plausibilität viral-hämorrhagische Fieber differenzialdiagnostisch erwogen werden. Aufgrund einer bestimmten Symptomatik ist eine Leptospirose bei einer fieberhaften Erkrankung niemals auszuschließen.

> Als Faustregel gilt, dass die Leptospirose in jedem Fall bei entsprechender Anamnese früh bedacht werden sollte; und darüber hinaus angesichts der Möglichkeit von schwerem Verlauf mit letalem Ausgang frühzeitig bei einer fieberhaften Erkrankung ohne offensichtliche alternative Diagnose.

3.11.6 Diagnostik

Im **biochemischen und hämatologischen Labor** sind entsprechend der extrem breiten Bandbreite der klinischen Symptomatik vielfältige Normabweichungen zu beobachten; milde bis ausgeprägte Nierenfunktionsstörungen, Transaminasenerhöhungen, konjugierte Hyperbilirubinämie und Blutbildabweichungen (Thrombopenie, granulozytäre Neutrophilie, bisweilen auch eine Neutropenie) werden regelmäßig beobachtet.

Zum direkten Erregernachweis aus dem Blut sind **Dunkelfeld- oder Phasenkontrastmikroskopie** zur Visualisierung notwendig, da sich die Bakterien nur schlecht anfärben lassen (sie teilen Eigenschaften von sowohl Gram-Positiven wie -Negativen).

Serologisch ist eine große Anzahl an verschiedenen Methoden bekannt. Der Goldstandard der serologischen Diagnostik ist der **mikroskopische Agglutinationstest (MAT),** der eine Serovarzuordnung ermöglicht. IgM-Antikörper erschienen nach wenigen Tagen im Blut; gefolgt von IgG-Antikörpern, die Monate bis Jahre nachweisbar bleiben. Titerbewegungen in der gepaarten serologischen Untersuchung (bei Erstkontakt und 2 Wochen später) gelten als indikativ für eine akute Leptospirose. In der **PCR** aus dem Blut ist die Leptospirose in den ersten Krankheitstagen nachweisbar, danach noch (bis zu Wochen) aus dem Urin. Die Kultur ist mühsam. Vorsichtiger und richtliniengemäßer Umgang mit Labormaterial schützt vor Laborinfektionen. Ein aktueller Cochrane-Review bietet einen detaillierten Überblick über molekulare und antigenbasierte diagnostische Methoden (Yang et al. 2019).

3.11.7 Therapie

Penizillin G (1 Mio. Einheiten 4 × tgl. i. v. über 5–7 Tage; Kinder: 30.000 Einheiten pro kg KG tgl., aufgeteilt in 4 Dosen; alternativ 750 mg 3 × tgl. über 5–7 Tage) oder bei leichteren Verläufen **Doxyzyklin** (100 mg 2 × tgl. oral über denselben Zeitraum gegeben) werden generell als Mittel der Wahl betrachtet. **Ceftriaxon** hat den Vorteil einer einmaligen Gabe pro Tag, ist hochgradig kosteneffektiv und kann ebenso bei vermuteter oder bekannter Penizillinallergie sicher intravenös oder intramuskulär verabreicht werden.

3.11.8 Prävention

Risikofaktoren ergeben sich für bestimmte berufliche Aktivitäten (Landwirtschaft in tropischen und subtropischen Regionen, Abwasser- und Minenarbeiten). Als Freizeitaktivitäten sind jegliche (Süß-)Wassersportarten als Risiko anzusehen (z. B. River Rafting, Kanufahren). Entsprechend sind Kontaktvermeidungsstrategien als prophylaktisch anzusehen. Bei temporär stark erhöhtem Kontaktrisiko ist eine Doxyzyklin-Prophylaxe möglich und zu erwägen.

3.11.9 Reisemedizinische Bedeutung

Leptospirose kennt keine epidemiologischen Grenzen; allein die Antarktis gilt als leptospirosefrei. Dementsprechend kann der Leptospirose überall auf der Welt als autochthone, aber auch als importierte Erkrankung bei Reisenden begegnet werden.

Innerhalb des globalen GeoSentinel-Netzwerks zur Erfassung importierter Infektionskrankheiten wurden zwischen 1997 und 2016 180 Reisende mit der Diagnose einer Leptospirose erfasst (De Vries et al. 2018a). Hierbei waren 74 % aller Erkrankten männlich; 81 % aller Patienten waren als Touristen unterwegs. Am häufigsten (52 %) traten Infektionen bei Reisen nach Südostasien auf; 59 % aller Patienten erkrankten so schwer, dass sie hospitalisiert werden mussten; in der Gesamtkohorte trat ein Todesfall auf. Häufigste klinische Erscheinungsformen waren hepatisch und renal; mit einer anamnestischen Süßwasserexposition. Allein in den Niederlanden – einem wasserreichen Land, in dem auch autochthone Fälle keine Seltenheit sind (im Durchschnitt halten sich autochthone und importierte Fälle die Waage) – wurden zwischen 2009 und 2016 224 Fälle importierter Erkrankungen registriert; mit 78 % aller Fälle bei Männern, 62 % mit Exposition in Südostasien, und in dieser Serie mit keinem fatalen Verlauf (De Vries et al. 2018b).

Niedrigschwelliger Verdacht insbesondere bei Reisenden mit (süß-) wassersportlichen Aktivitäten ermöglicht frühzeitige Diagnostik und Behandlung, was essenziell zur Vermeidung schwerer Verläufe ist.

LITERATUR

Bharti AR, Nally JE, Ricaldi et al. Peru-United States Leptospirosis. Consortium. Leptospirosis: a zoonotic disease of global importance. Lancet. Infect Dis 2003; 3(12): 757–71.

De Vries SG, Visser BJ, Nagel IM, Goris MG, Hartskeerl RA, Grobusch MP. Leptospirosis in Sub-Saharan Africa: a systematic review. Int J Infect Dis 2014; 28: 47–64.

De Vries SG, Visser BJ, Stoney RJ et al. For The GeoSentinel Surveillance Network. Leptospirosis among Returned Travelers: A GeoSentinel Site Survey and Multicenter Analysis-1997–2016. Am J Trop Med Hyg 2018a; 99(1): 127–135.

De Vries SG, Bekedam MMI, Visser BJ et al. Travel-related leptospirosis in the Netherlands 2009–2016: An epidemiological report and case series. Travel Med Infect Dis 2018b; 24:44–50.

Grobusch LC, Grobusch MP. A hot topic at the environment-health nexus: investigating the impact of climate change on infectious diseases. Int J Infect Dis 2022; 116: 7–9.

Helmerhorst HJ, van Tol EN, Tuinman PR, de Vries PJ, Hartskeerl RA, Grobusch MP, Hovius JW. Severe pulmonary manifestation of leptospirosis. Neth J Med 2012; 70(5):215–21.

Rees EM, Lau CL, Kama M, Reid S, Lowe R, Kucharski AJ. Estimating the duration of antibody positivity and likely time of Leptospira infection using data from a cross-sectional serological study in Fiji. PLoS Negl Trop Dis 2022; 16(6) :e0010506.

Samrot AV, Sean TC, Bhavya KS et al. Leptospiral infection, pathogenesis and its diagnosis – a review. Pathogens 2021; 10(2): 145.

Yang B, de Vries SG, Ahmed A et al. Nucleic acid and antigen detection tests for leptospirosis. Cochrane Database Syst Rev 2019; 8(8): CD011871.

3.12 Nicht venerische Treponematosen

Marcellus Fischer

3.12.1 Allgemeines

Zu den endemischen oder nicht venerisch übertragenen Treponematosen gehören die **Frambösie** (➤ Kap. 3.12.2), die **endemische Syphilis** (➤ Kap. 3.12.3) und die **Pinta** (➤ Kap. 3.12.4). Klinisch verlaufen diese meist in der Kindheit erworbenen Erkrankungen ähnlich wie die Syphilis in Stadien, wobei sich diese erheblich in der Schwere ihrer klinischen Ausprägung unterscheiden (Koff et al. 1993, Morand et al. 2006).

Allen Erregern der nicht venerischen Treponematosen ist gemeinsam, dass sie nach wie vor morphologisch und serologisch sowohl untereinander als auch von dem Erreger der Syphilis, *Treponema pallidum,* nicht unterschieden werden können. Erst durch molekulargenetische Untersuchungsmethoden konnten in den vergangenen Jahren experimentell minimale phylogenetische Unterschiede bei den einzelnen *T.-pallidum*-Subspecies dargestellt werden. Eine Erregerdifferenzierung ist jedoch in der klinischen Routinediagnostik serologisch aufgrund der Kreuzreaktivität der unterschiedlichen *Treponemata* immer noch nicht möglich (Centurion-Lara A et al. 2006).

Epidemiologisch haben die nicht venerischen Treponematosen gemeinsam, dass ihre **Übertragung** in der Regel **bereits in der Kindheit** erfolgt und ihr Auftreten durch Armut und schlechte Hygienebedingungen entschieden begünstigt wird.

Es ist inzwischen weitgehend in Vergessenheit geraten, dass die erste von der WHO in Zusammenarbeit mit UNICEF durchgeführte **Eradikationskampagne** gegen die Verbreitung dieser nicht venerischen Treponematosen gerichtet war, die vorwiegend bei Kindern in vielen tropischen Ländern hoch endemisch auftraten. Im Rahmen dieser Kampagne wurden ab 1954 weltweit in 46 Ländern mehr als 50 Millionen Einzelbehandlungen mit Depotpenicillinen durchgeführt. Dieses erste koordinierte Engagement gegenüber einer Gruppe von Infektionserregern führte dazu, dass die nicht venerischen Treponematosen über mehr als ein Jahrzehnt als nahezu ausgerottet angesehen werden konnten. Der Erfolg war allerdings nur von kurzer Dauer. Die Vernachlässigung der ehemals etablierten Überwachungssysteme, begleitet von der zunehmenden Verelendung der Bevölkerung in vielen Ballungsräumen im Globalen Süden, besonders in Südostasien und in Westafrika, führte zu einer schleichenden Renaissance im Auftreten dieser Infektionskrankheiten. So wurden 2006 allein in Indonesien mehr als 6.000 Neuerkrankungen an Frambösie gemeldet. Weltweit leiden nach einer zuletzt 1996 durchgeführten Schätzung der WHO wieder mehr als 2,5 Millionen Menschen an nicht venerischen Treponematosen.

3.12.2 Frambösie

Das Wichtigste in Kürze

Die Frambösie ist eine rezidivierende, nicht venerische Treponematose, die durch *Treponema pallidum* ssp. *pertenue* hervorgerufen wird. Der Erregernachweis wurde erstmals 1905 durch Aldo Castellani erbracht. Die Erkrankung wird im angelsächsischen Raum als „yaws" und im Französischen als „pian" bezeichnet.

Epidemiologie und Übertragung

Die Erkrankung kommt weltweit in den Tropen, insbesondere in den Regenwaldgebieten vor. Noch Anfang der 1950er Jahre litten geschätzt bis zu 150 Millionen Menschen in Afrika, Asien, Mittel- und Südamerika sowie in Ozeanien an der Frambösie. Aufgrund der zwischen 1954 bis 1963 von der WHO und UNICEF durchgeführten Massenbehandlungen konnte ihre Prävalenz weltweit deutlich gesenkt werden, allerdings wird seit 1984 fokal wieder eine Zunahme der Frambösie in Südostasien, Zentralafrika und Lateinamerika gerade bei Patienten beobachtet, die unter ärmlichen sozioökonomischen Verhältnissen in ländlichen Gebieten leben („Frambösie beginnt dort, wo die Straßen aufhören").

Wie alle nicht venerischen Treponematosen wird die Frambösie überwiegend im Kindesalter innerhalb der Familien durch direkten Körperkontakt übertragen. 2021 wurden der WHO insgesamt 123.866 Verdachtsfälle aus 13 Ländern gemeldet, wobei 80 % der Fälle aus der Region Westpazifik und hier insbesondere aus Papua-Neuguinea, den Solomonen und aus Vanuatu gemeldet wurden.

Klinik

Die Frambösie verläuft in 3 Stadien und ist klinisch in ihrem Erscheinungsbild ausgesprochen polymorph.

Primärstadium

Der Primäraffekt tritt nach einer **Inkubationszeit** von mind. 21 Tagen an der Eintrittsstelle der Erreger in Form von einer oder mehreren **entzündlich infiltrierten Papeln** (Mutterherd, mother-yaw) auf, die rasch ulzerieren. Im weiteren Verlauf entwickeln sich aus den Ulzerationen heraus papillomatöse Wucherungen, die morphologisch an Himbeeren (franz. framboise) erinnern und der Erkrankung ihren Namen gaben (➤ Abb. 3.23). Diese vegetierenden Hautveränderungen sind erregerreich und hochinfektiös. Analog zur Syphilis können regional nicht einschmelzende **Lymphknotenvergrößerungen** auftreten. Der Primärherd persistiert über Monate und heilt in der Regel unter Ausbildung einer atrophischen Narbe ab.

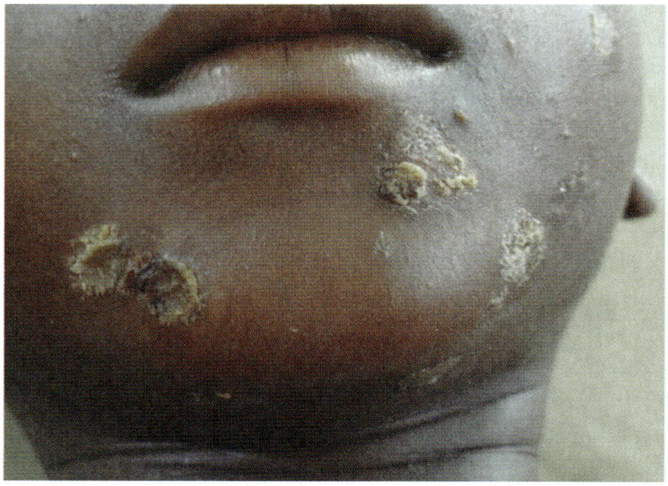

Abb. 3.23 Frambösie: Frambösiome bei einem Patienten aus Ghana (mit freundlicher Genehmigung von Dr. Katrin Völker, Hamburg) [T1516]

Sekundärstadium

Dieses Stadium ist durch eine generalisierte Aussaat des Erregers gekennzeichnet und zeigt sich mit zahlreichen fleischfarbenen, **himbeerartig-papillomatösen Hautveränderungen** (Frambösiome oder Pianome) disseminiert am gesamten Integument. Sie treten rezidivierend in Schüben auf, jucken, bestehen über Jahre und heilen schließlich unter Ausbildung von Hypo- oder Hyperpigmentierungen ab. Weiterhin sind für das Sekundärstadium ausgeprägte palmare und plantare Hyperkeratosen charakteristisch, die von Rhagaden durchsetzt sind und bei den betroffenen Patienten zu einem Kriechgang (crab yaws) führen (➤ Abb. 3.24). Begleitet werden diese Hautveränderungen oft von Fieber und nächtlichen Knochenschmerzen, die durch Osteoperiostitiden hervorgerufen werden.

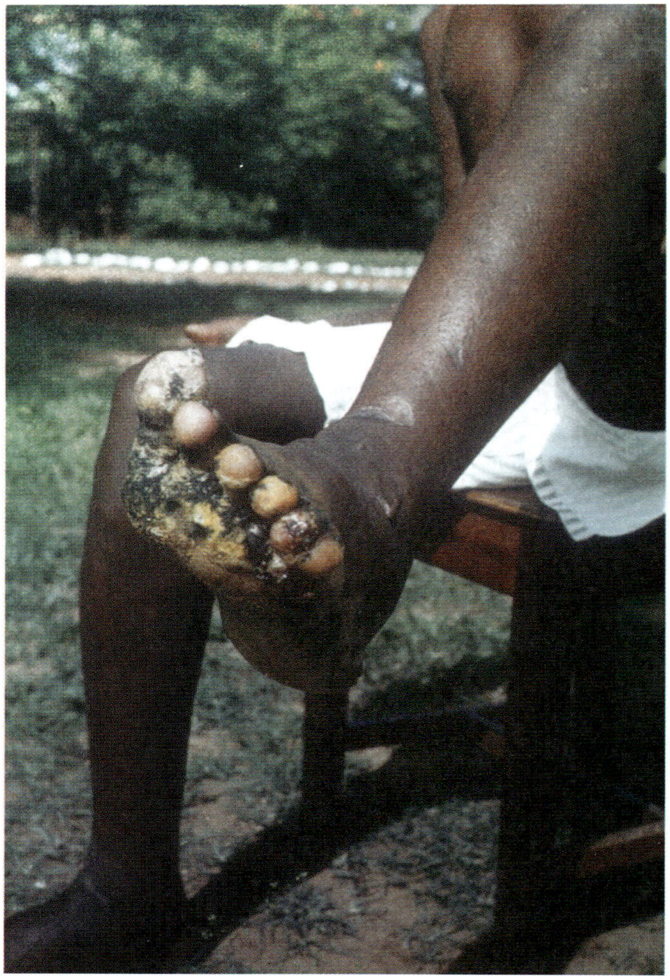

Abb. 3.24 Frambösie: Hyperkeratosen und Rhagaden, plantar. Klinisch besteht ein Kriechgang (mit freundlicher Genehmigung von Herrn Dr. Rudolf Snethlage, Wiesbaden). [O752]

Tertiärstadium

Das Tertiärstadim kann sich nach einer Latenzzeit von einigen Jahren ausbilden und ist in seiner klinischen Ausprägung variabel. Neben **exulzerierten Gummen** vorwiegend an der unteren Extremität ist das Tertiärstadium durch **gummöse Osteoperiostitiden** gekennzeichnet, die überwiegend an den langen Röhrenknochen auftreten und zu Deformitäten (Säbelscheidentibia) führen. Im Spätstadium treten weiterhin entstellende **Mutilationen im Bereich des Gesichtsschädels** auf, die neben dem Knochengewebe auch die Knorpel und Schleimhäute im gesamten Nasopharynxbereich schädigen. Die so veränderten anatomischen Verhältnisse führen sekundär zu einer näselnden Sprache, die spanisch als „Gangosa" (Syn. Rhinopharnygitis mutilans) bezeichnet wird. Historische Aufnahmen aus Afrika zeigen auch das Auftreten von Exostosen mit gigantischem Ausmaß im Bereich des Gesichtsschädels im Tertiärstadium, die als „Goundou" bezeichnet werden.

Kardiovaskuläre oder neurologische Spätschäden – wie sie bei der Syphilis auftreten – sind bei der Frambösie nicht bekannt.

Diagnostik

Analog zur Syphilis erfolgt der **Direktnachweis** von Treponemen nach der Gewinnung von serösem Reizserum aus den Frambösiomen im Dunkelfeld.

Serologisch können Antikörper bei allen auch in der Syphilisdiagnostik angewendeten treponemenspezifischen und nicht treponemenspezifischen Screening- und Bestätigungsverfahren stadienabhängig nachgewiesen werden. Die treponemenspezifischen Seroreaktionen umfassen u. a. folgende Testverfahren: TPHA, FTA ABS und 19 S IgM FTA ABS, TPI und verschiedene Western-Blot-Verfahren. Zu den noch heute gebräuchlichen, nicht treponemenspezifischen Seroreaktionen gehörten Lipoidtests wie der VDRL-Test.

In der **Felddiagnostik** werden zunehmend auch immunchromatografische Schnelltests eingesetzt. Einzelne spezielle Schnelltestverfahren wie das „Dual Path Platform Syphilis Screen and Confirm Assay" beinhalten Such- und Bestätigungstests.

Therapie

Von der WHO (Stand 2020) werden zur Behandlung der Frambösie 2 therapeutische Alternativen aufgezeigt:

- Eine Einmaltherapie mit Azithromycin (30 mg/kg, max. 2 g) p. o. oder alternativ der Einsatz von Depotpenicillinen: 1,2 Mio. IU Penicillin G mit 2 % Aluminiummonostearat (PAM) oder 1,2 Mio. IU Benzathin-Penicillin als Einmaldosis; bei Kindern unter 10 Jahren halbiert sich die Dosis.
- Bei Penicillinunverträglichkeit können neben Azithromycin auch Tetrazyklin eingesetzt werden: 2 × 500 mg tgl., 250 mg bei Kindern > 8 Jahre über 15 Tage; alternativ Erythromycin 500 mg 2 × tgl., bei Kindern > 8 Jahre 8 mg/kg KG tgl. über 15 Tage oder Doxyzyklin 2 × 100 mg tgl., bei Kindern > 8 Jahre 2,5 mg/kg KG über 15 Tage.

Im Rahmen einer von der WHO initiierten **Eradikationskampagne** ist bis Ende 2023 mit Beginn im Jahr 2021 die Ausgabe von insgesamt 9 Millionen Einmalbehandlungen mit Azithromycin vorgesehen. Diese Massenbehandlung findet derzeit im Kamerun, in der Zentralafrikanischen Republik, in Papua-Neuguinea, auf den Solomonen und auf Vanuatu statt.

3.12.3 Endemische Syphilis

Das Wichtigste in Kürze

Die endemische Syphilis (nicht venerische Syphilis) wird durch *Treponema pallidum* ssp. *endemicum* verursacht. Sie gilt heute weitgehend als ausgerottet.

Die Erkrankung wurde in Schottland als „sibbens", in Irland als „button scurvy" und in Norwegen als „radesyge" bezeichnet. Weitere geläufige Synonyme waren je nach Region Bejel (Syrien), Firjal, Loath, Njovera (Simbabwe), Dichuchwa (Botswana), Siti etc. Da überwiegend Kinder betroffen sind, wurde die endemische Syphilis früher auch als „Lues innocentium" bezeichnet.

Epidemiologie und Übertragung

Bis in die 1960er Jahre trat die Erkrankung endemisch überwiegend bei Nomaden in den Wüstengebieten in **Nordafrika, Arabien** und im **Mittleren Osten** auf, die unter schlechtesten Hygienebedingungen lebten. Medizinhistorisch wurden zuvor auch Endemiegebiete in Europa, zuletzt 1960 in Bulgarien, beschrieben.

Die **Übertragung** erfolgt **durch direkten Haut- und Schleimhautkontakt** zwischen infizierten Erwachsenen und ihren Kindern. Küssen, Stillen, das Vorkauen von Nahrung oder auch der gemeinschaftliche Gebrauch von Trink- und Essgeschirr werden als Hauptinfektionsquellen in den betroffenen Familien angesehen. Die endemische Syphilis ist ausschließlich humanpathogen, eine kongenitale Übertragung ist im Gegensatz zur venerischen Syphilis nicht bekannt. Die **Inkubationszeit** beträgt 14 Tage bis 3 Monate.

Klinik

Die endemische Syphilis verläuft in Stadien.

Primär-, Sekundärstadium

Die Primärläsion fehlt in der Regel, Sekundärstadien zeigen sich mit einer oder mehreren mukösen **Plaques an der Mundschleimhaut.** Diese nicht schmerzhaften Läsionen können an den Mundwinkeln blutig ulzerieren (Stomatitis angularis). Neben der Mundschleimhaut kann der gesamte Rachenraum bis zum Kehlkopf betroffen sein. Das Auftreten von **Condylomata lata** im Anogenitalbereich und in intertriginösen Räumen (z. B. axillär) wurde ebenfalls beschrieben. Diese Schleimhautläsionen können über Wochen bis hin zu 9 Monaten bestehen. Sie sind hochinfektiös. Weitere klinische Manifestationen des Sekundärstadiums sind analog zur venerischen Syphilis ein Exanthem und eine generalisierte Lymphadenopathie. Im späten Sekundärstadium werden Periostitiden und Knorpelläsionen beschrieben.

Latente Phase

Nach etwa 9 Monaten heilen die Haut- und Schleimhautläsionen ab, allerdings gehen im Gegensatz zur venerischen Form bis zu 50 % der Patienten in die latente Phase über, die klinisch durch **fortschreitende Knochen- und Knorpeldestruktionen** gekennzeichnet ist. Das Nasenskelett, der Gesichtsschädel und die langen Röhrenknochen („Säbelscheidentibia") sind besonders betroffen. Neben diesen entstellenden Mutilationen finden sich weiterhin – analog zur venerischen Syphilis im Tertiärstadium – **ulzerierende Gummen an der Haut,** zusätzlich werden wie bei der Frambösie ausgeprägte Palmoplantarkeratosen beobachtet. Im Gegensatz zur venerischen Syphilis kommt es nie zu einem Befall des kardiovaskulären Systems wie z. B. in Form einer Mesaortitis syphilitica oder zu einem Befall des Zentralnervensystems wie bei der Neurosyphilis oder der Tabes dorsalis.

Diagnostik

In den Endemiegebieten ist bei Kindern der Hautbefund hinweisend für das Vorliegen einer endemischen Syphilis. Sie sind in der Regel zu alt für eine Syphilis connata und zu jung für die venerische Form. Der Direktnachweis von *Treponema pallidum* ssp. *endemicum* gelingt in der **Dunkelfeldmikroskopie** nach z. B. vorausgegangener Erregergewinnung aus einer mukösen Plaque im Bereich der Mundschleimhaut. **Serologisch** besteht in allen Phasen und bei allen gängigen Nachweisverfahren sowohl bei den treponemenspezifischen als auch nicht treponemenspezifischen Seroreaktionen Kreuzreaktivität zu *Treponema pallidum.*

Therapie

Nach der letzten Empfehlung der WHO (1980) erfolgt die Behandlung der endemischen Syphilis mit Benzathin-Penicillin. Kinder erhalten 600.000 IU, Erwachsene 1,2 Mio. IU einmalig intramuskulär.

3.12.4 Pinta

Das Wichtigste in Kürze

Die Pinta, hervorgerufen durch *Treponema carateum,* ist die einzige humanpathogene Treponematose, die in ihrem klinischen Erscheinungsbild ausschließlich die Haut befällt.

Der Name der Erkrankung leitet sich von dem spanischen bzw. im Portugiesischen gleichlautenden Verb „pintar" (malen) ab, das die bei den Erkrankten in Stadium II auftretenden flächenhaften Hyperpigmentierungen beschreibt. Die Erkrankung wurde synonym je nach den betroffenen Regionen auch als „Purú-Purú", „Caraté", „Mal de Pinto" und „Enfermedad azul del valle de los Chillos" bezeichnet.

Epidemiologie und Übertragung

Im Gegensatz zu den anderen nicht venerisch übertragenen Treponematosen ist das Verbreitungsgebiet der Pinta ausschließlich auf **Mittel- und Südamerika** begrenzt. Bis in die 1950er Jahre war ihr Vorkommen in den Regenwaldgebieten entlang des Amazonas und seiner Nebenflüsse in Brasilien, Peru, Kolumbien und Venezuela mit vielen hunderttausend Erkrankungen insbesondere bei der indigenen Bevölkerung hoch endemisch. Allein in Kolumbien wurden 1924 mehr als 400.000 Erkrankungen registriert, was einer Infektionsrate von 8 % der damaligen Gesamtbevölkerung entsprach. Erst durch Penicillin-Massenbehandlungen im Rahmen des Kontrollprogramms der WHO zur Eindämmung der nicht venerischen Treponematosen kam es ab 1954 zu einem deutlichen Rückgang von Prävalenz und Inzidenz der Pinta in den vormalig massiv betroffenen Regionen. Zwischen 1974 und 1992 wurden noch etwa 500 Erkrankungsfälle bei Indigenen registriert, die in entlegenen Regionen fernab jeder medizinischer Regelversorgung unter einfachsten hygienischen Bedingungen im brasilianisch-kolumbianisch-peruanischen Grenzgebiet lebten.

Zahlreiche epidemiologische Studien zeigen auf, dass die Pinta in bis zu 60 % der registrierten Fälle **vor dem 15. Lebensjahr erworben** wurde. Ähnlich wie bei der Syphilis endemica erfolgt die Ansteckung in den Familien und wird meist durch direkten Körperkontakt der Mutter mit ihren Kleinkindern verursacht. Die Ansteckung wird durch Verletzungen und Insektenstiche begünstigt.

Klinik

Die klinischen Erscheinungsbilder der Pinta sind variabel. Das Erkrankungsbild ist von Primär-, Sekundär- und Tertiärstadien geprägt, dabei werden aufgrund des chronischen Verlaufes, der sich unbehandelt über Jahrzehnte erstrecken kann, eine Frühphase („fase recente") und eine Spätphase („fase tardia") unterschieden. Tertiärstadien mit Organmanifestationen, wie sie bei der Syphilis oder den anderen nicht venerisch übertragenen Treponematosen vorkommen, sind bei der Pinta nicht bekannt.

Primärstadium

Etwa 7 bis 20 Tage nach der Inokulation von *T. carateum* bilden sich an der Eintrittsstelle eine oder auch mehrere **erythematöse,** teilweise auch **erythematosquamöse Plaques** aus. Diese Primärläsionen treten überwiegend an den Extremitäten und im Gesicht auf: Sie vergrößern sich langsam über Monate hinweg und können dabei bogenförmige, zirzinäre, oder serpinginöse Konturen ausbilden. Begleitet werden diese Hautveränderungen von **Hypo- und Hyperpigmentierungen.** Die Plaques können einen Durchmesser von bis zu 12 cm entwickeln, Juckreiz besteht in der Regel nicht.

Sekundärstadium

Dieses Stadium tritt etwa 6 Monate bis 3 Jahre nach der Infektion auf und wird durch die generalisierte Aussaat der Erreger hervorgerufen. Klinisch zeigen sich disseminiert am Integument **hypo- und**

hyperpigmentierte Plaques, die teilweise schuppen. Diese Läsionen erinnern an eine Psoriasis und werden als „Pintide" bezeichnet. Sie können im Verlauf großflächig landkartenartig konfluieren. Anfänglich erscheinen sie noch erythematös, später nehmen sie in der Regel eine livide-bläuliche bis grau-schwarze Farbe (span. enfermedad azul) an. Mehrere Farbschattierungen können dabei innerhalb einer einzigen Läsion vorkommen. Pintide sind hochinfektiös.

Tertiärstadium

Das Spätstadium der Pinta tritt 3 bis 5 Jahre nach der Primärinfektion auf und ist klinisch durch **flächenhafte Hypo- und Depigmentierungen** gekennzeichnet (➤ Abb. 3.25). Diese können an allen Körperstellen auftreten, werden aber bevorzugt an den Handgelenken, Ellenbogen, gluteal, prätibial sowie an den Fußrücken und Fußsohlen beobachtet. Weiterhin treten flächenhafte Hyperkeratosen palmar und plantar auf. Wiederholt wurden bei Patienten mit den typischen Hautmanifestationen der Pinta in der Spätphase Liquoruntersuchungen (VDRL- und FTA-ABS-Test) und Leberbiopsien durchgeführt, die jedoch zu keinem Zeitpunkt Hinweise auf eine zerebrale oder viszerale Mitbeteiligung ergaben. Somit kann die Pinta von ihrem Verlauf her als die harmloseste der drei nicht venerischen Treponematosen angesehen werden.

Differenzialdiagnose

Differenzialdiagnostisch müssen in der Frühphase neben der Psoriasis eine Pityriasis versicolor, ein Erythema chronicum perstans (ashy dermatosis) und eine indeterminierte oder tuberkuloide Lepra in Betracht gezogen werden, zusätzlich ist in der Spätphase eine Vitiligo eine mögliche Differenzialdiagnose.

Diagnostik

In der Primärphase gelingt die Darstellung von *T. carateum* aus läsional entnommener Gewebsflüssigkeit/Lymphe in der Dunkelfeldmikroskopie, serologisch besteht ab dem 2. Monat Kreuzreaktivität mit allen Seroreaktionen der Syphilisdiagnostik.

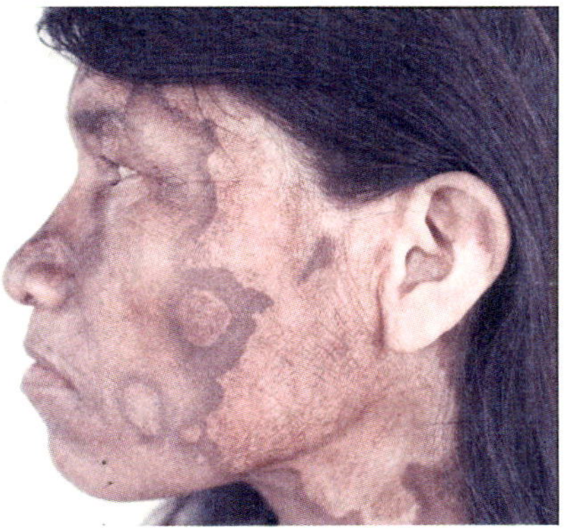

Abb. 3.25 Pinta: Spätstadium mit ausgeprägter Hyperpigmentierung (mit freundlicher Genehmigung von Herrn Prof. Sinesi Talhari, Manaus/Brasilien) [T1466]

Therapie

Die Therapie der Pinta erfolgt mit **Depotpenicillinen.** Kleinkinder erhalten eine Einmaldosis von 600.000 IU Benzathin-Penicillin, Kinder vom 6. bis 12. Lebensjahr 1,2 Mio. IU Benzathin-Penicillin und Erwachsene 2,4 Mio. IU Benzathin-Penicillin intramuskulär. Bereits 24 Stunden nach Applikation sind die Läsionen nicht mehr infektiös.

Bei Penicillinallergie: Tetrazyklin oder Erythromycin über 15 Tage p. o. (siehe Behandlung der Frambösie [➤ Kap. 3.12.2]). Unter der Therapie bilden sich zuerst die erythematosquamösen und hypopigmentierten Läsionen zurück. Die Hyperpigmentierungen, die sich im Verlauf gewöhnlich sehr langsam entwickelt haben, bleiben oft lebenslang bestehen oder bilden sich allenfalls unvollständig zurück.

LITERATUR

Centurion-Lara A, Molini B, Godornes C et al. Molecular Differentiation of *Treponema pallidum* Subspecies. J Clinical Microbiol 2006; 44(9): 3377–3380.

Koff A, Rosen T. Nonveneral treponematoses: Yaws, endemic syphilis, and pinta. J Am Acad Dermatol 1993; (29)4: 519–538.

Morand J, Simon F, Garnotel E, Mahé A, ClityE, Morlain B. Panorama des tréponématoses endémiques. Med Trop (Mars) 2006; 66(1): 15–20.

INTERNETQUELLEN

WHO (Yaws): www.who.int/news-room/fact-sheets/detail/yaws.

3.13 Brucellose

Heinrich Neubauer

Das Wichtigste in Kürze

Die Brucellose ist eine Zoonose, die durch eine Infektion mit Bakterien der Gattung *Brucella* hervorgerufen wird. Die Erreger sind weltweit in den Nutztierbeständen verbreitet. Für die Landwirtschaft entstehen durch Aborte und Infertilität große wirtschaftliche Schäden. Von besonderer Bedeutung für die Epidemiologie der humanen Brucellose ist *B. melitensis,* mit Hauptreservoir in Schafen und Ziegen, da der überwiegende Teil der humanen Erkrankungen durch diese für den Menschen hochinfektiöse und pathogene Art verursacht wird. *B. suis* (Reservoir Schweine), *B. abortus* (Rinder) und *B. canis* (Hunde) verursachen ebenfalls humane Infektionen. In der **Veterinärmedizin** verwendete Lebendimpfstoffe verringern wirtschaftliche Verluste, sind aber noch tier- und humanpathogen. 10 bis 100 Bakterien können einen Menschen infizieren. Die Erreger können oral, im Aerosol oder durch Wunden aufgenommen werden. Sie dringen aber auch aktiv über unverletzte Haut und Schleimhaut ein. Infektionen sind bei Tierhaltern, Tierärzten oder Schlachtern durch den Kontakt zu infizierten Tieren berufsbedingt. Kontaminierte Lebensmittel, v. a. Rohmilch, führen auch in städtisch geprägten Regionen der Endemiegebiete zu Infektionen bei Verbrauchern.

Bei Reisenden oder Personen mit Migrationshintergrund ist Brucellose beim Auftreten von Fieber unbekannter Genese als Differenzialdiagnose zu berücksichtigen. Globale Verschleppung durch kontaminierte Produkte wie z. B. Hundefutter und „autochthone" Folgeinfektionen sind möglich.

Das **Krankheitsbild** beim Menschen ist **unspezifisch.** Es schwankt von akuter fieberhafter Allgemeinerkrankung zur chronischen disseminierten Infektion oder singulären lokalen Manifestation, die alle Organsysteme betreffen kann. Deshalb stützt sich die Diagnostik auf eine ausführliche Anamnese, Serologie und Kultur.

Die **Therapie** folgt den Empfehlungen der WHO, wobei Doxycyclin, Streptomycin sowie weitere Antibiotika zum Einsatz kommen. Bei chronischer Infektion oder Komplikationen muss die Therapie dem Krankheitsbild angepasst werden und z. B. eine chirurgische Versorgung ergänzend durchgeführt werden. Rezidive sind häufig.

Die **Letalität** ist mit 2 % gering und beruht v. a. auf Infektionen des kardiovaskulären Systems. Die Brucellose ist eine Zoonose, die durch Kriege und Bürgerkriege, durch den Zusammenbruch des öffentlichen Veterinärwesens in Staaten mit prekärer Wirtschaftslage oder einfach von der Globalisierung stark profitiert. Sie erlebt als **„re-emerging neglected disease"** seit 2 Jahrzehnten eine Renaissance, d. h., es sind ausbruchsbedingte Inzidenzanstiege bei Mensch und Tier zu verzeichnen.

3.13.1 Allgemeines

Die Brucellose ist eine Zoonose, die durch eine Infektion mit Bakterien der Gattung *Brucella* hervorgerufen wird. Die Erreger sind weltweit verbreitet. Ein prominentes Symptom nutzend, wurde die Brucellose regional als Mittelmeerfieber, Maltafieber, Gibraltarfieber, oder, allgemeiner, als **undulierendes Fieber** bezeichnet. Nicht alle Arten bzw. Vertreter einer Art sind dabei gleichermaßen humanpathogen, so sind bei *B. suis* nur die Biovare 1 und 3 von zoonotischer Bedeutung. Weitere relevante Humanpathogene sind *B. melitensis*, B. abortu*s* und *B. canis.* Zur Kontrolle der Brucellose bedarf es immer der intensiven Zusammenarbeit von Veterinär- und Humanmedizin. Die WHO zählt Brucellose zu den am meisten vernachlässigten tropischen Erkrankungen, die definitionsgemäß v. a. arme und marginalisierte Bevölkerungsgruppen in „ressourcenarmen" Gemeinschaften betrifft, aber wegen ihrer Pathogenität besonderer Beachtung bedarf. Da Brucellose in Endemiegebieten auch massive wirtschaftliche Verluste durch Aborte, verringerte Fruchtbarkeit und Leistung betroffener Nutztiere verursacht und somit unmittelbar zur Armut kleinbäuerlicher Gesellschaften beiträgt, ist die **Food and Agriculture Organization der Vereinten Nationen (FAO)** seit Jahrzehnten bemüht, durch Ausbildung der in der Produktion von tierischen Lebensmitteln Tätigen Wissen zum Tierseuchenmanagement zu vermitteln, aber auch den Verantwortlichen in endemischen Ländern bei der Entwicklung von Bekämpfungsstrategien Hilfestellung zu leisten. Dabei setzt die FAO auf regionale Programme und länderübergreifende Kooperation. Als dritter **Global Player stellt die World Organisation for Animal Health (WOAH)** international anerkannte Standards zur Diagnostik und zur Verbesserung der Tiergesundheit zur Verfügung und organisiert ein weltumspannendes Netzwerk von Brucellose-Referenzlaboren und Spezialisten zur Unterstützung von Staaten. Viele Industriestaaten und Stiftungen beteiligen sich finanziell an den Programmen dieser Organisationen oder fördern spezialisierte Projekte vor Ort. Trotz dieser massiven Anstrengungen hat die Brucellose nach 2000 eine massive Renaissance erfahren und muss nun als **„re-emerging disease"** klassifiziert werden. Von diesem Trend sind nicht nur Länder des Globalen Südens betroffen, sondern auch Länder mit entwickelten Gesundheitssystemen für Mensch und Tier. Die genaue Zahl der Neuinfektionen weltweit pro Jahr ist unbekannt, da in vielen endemischen Ländern weder diagnostische Kapazitäten, Meldepflicht noch funktionierende Strukturen der öffentlichen Gesundheit bestehen. Es wird aber inzwischen von **mehreren Millionen neuer Fälle** ausgegangen (Wareth et al. 2022). Die Ursachen sind vielschichtig, aber immer lokal bzw. regional, und müssen immer ganzheitlich und interdisziplinär (One Health) bekämpft werden.

Eine **zunehmende Resistenz der Isolate** gibt Anlass zur Beunruhigung, wobei die klinische Relevanz noch zu beurteilen sein wird (Wareth et al. 2022).

3.13.2 Erreger

Bakterien der Gattung *Brucella* sind kleine (kokkoide Form: 0,5–0,7 µm × 0,6–1,5 µm), **aerobe, nicht sporenbildende, langsam wachsende Gram-negative Stäbchenbakterien.** Das Genus *Brucella* gehört zur artenreichen Alpha-2-Subklasse der *Protobacteria* und stellt innerhalb der Familie der *Brucellaceae* (*Brucella, Daeguia, Falsochrobactum, Ochrobactrum* [heterotypisches Synonym von *Brucella*], *Paenobactrum* und *Pseudochrobactrum*) das Typgenus dar. Die Typspezies ist *Brucella melitensis.* Die List of Prokaryotic Names with Standing in Nomenclature (LPSN) listet 25 Taxa (Spezies), wobei 17 Arten dem Basonym *Ochrobactrum* zugeordnet werden (Parte et al. 2020). Dabei ist die durchschnittliche Genomgröße 3,3 Mb, die sich auf 2 zirkuläre Chromosomen der Größen 2,1 Mb und 1,2 Mb aufteilt. Bei wenigen Vertretern sind diese auch vereint.

Für moderne genetische Typisierungsverfahren ist es wichtig zu wissen, dass das Genom konserviert und stabil ist, keine Plasmide vorkommen, kein horizontaler Gentransfer nachweisbar ist, keine aktiven Phagen vorliegen oder kürzlich aufgetretene externe Rekombinationen offensichtlich sind, aber IS-Elemente durchaus existieren (Suárez-Esquivel et al. 2020).

Historisch entwickelte sich die Nomenklatur der Spezies des Genus *Brucella* nach epidemiologischen und medizinischen Notwendigkeiten, wobei v. a. primäre Wirtspräferenz, Pathogenität und einzelne phänotypische Marker (Spezies und Biovar [BV]) zu einer Zuordnung von Isolaten genutzt wurden. Es entstanden so die „klassischen" Spezies *Brucella melitensis* (bei kleinen Wiederkäuern: Schaf und Ziege BV1–3), *Brucella suis* (BV1–3 bei Schweinen, BV4 bei Rentieren, BV5 bei Nagetieren), *B. abortus* (bei Rindern BV1–9) und *Brucella canis* (bei Hunden), wobei diese Reihung auch das zoonotische Potenzial widerspiegelt. Später stellte sich heraus, dass diese Spezies eigentlich nur Pathovare einer Art sind, aber die medizinische Bedeutung dieser Klassifizierung die Beibehaltung der empirischen Arteinteilung rechtfertigt. Ihre DNA-Sequenz-Ähnlichkeit ist dabei größer als 99 %. Die 1956 beschriebene Art *Brucella ovis* ist spezifisch für kleine Wiederkäuer, *B. neotomae* wurde 1957 für Isolate von Mäusen etabliert. Sukzessive wurden ab 2000 weitere Arten mit einer ähnlich hohen DNA-Verwandtschaft zu *B. melitensis* und pathogenem Potenzial für ihre primären Wirte beschrieben: *B. ceti* (bei einigen Walarten, 2007), *B. pinnipedialis* (bei Robbenartigen, 2007), *B. microti* (bei Mäusen, 2008) und *B. papionis* (bei Pavianen, 2014). Die sich ständig verbessernden Standards der Gesamtgenomsequenzierung und deren Anwendung in Diagnostik und Nomenklatur führten auch für das Genus *Brucella* schnell zur Entdeckung neuer Spezies und Isolatgruppen aus unerwarteten Wirten und Biotopen, sodass sich hier ein permanenter Wandel abzeichnet, den es für die Diagnostik und Therapie zu berücksichtigen gilt. Bei diesen „nicht klassischen" Spezies liegt die Ähnlichkeit zum *B.-melitensis*-Genom bei 97 %. Zu diesen Arten zählen *B. inopinata* (aus einem Brustimplantat isoliert, 2010), *B. vulpis* (aus Füchsen, 2016) und viele noch nicht benannte Isolate aus Amphibien, Fischen oder Reptilien mit vollständig neuen phänotypischen Merkmalen wie Beweglichkeit, schnellem Wachstum etc. (Suárez-Esquivel et al. 2020). Allen neuen, nach 2000 beschriebenen Arten bzw. Taxa ist gemein, dass ihr zoonotisches Potenzial diskutiert wird. Aufgrund des vermuteten Ursprungs der Brucellen aus Bodenkeimen werden aber noch viele Arten folgen, und es muss über die Definition des Krankheitsbegriffs „der" Brucellose per se neu nachgedacht werden.

Die Erreger sind **empfindlich gegenüber Hitze, Sonnenlicht** und verschiedenen **Desinfektionsmitteln,** wobei den einschlägigen Vorschriften der Human- und Tiermedizin zur Desinfektion bzw. Sterilisation Folge zu leisten sind. Für die Lebensmittelproduktion ist von Bedeutung, dass Erhitzen (Abkochen, Braten, Pasteurisieren) die Erreger inaktiviert.

Getrocknet oder gefroren können Brucellen noch nach Monaten infektiös sein, sodass Lebensmittel, Geburtsprodukte infizierter Tiere oder deren Aborte, kontaminierte Stallumgebung und kontaminierte Böden und Oberflächengewässer nach (illegaler) unsachgerechter Entsorgung langfristig eine Infektionsquelle bzw. ein Reservoir für Neuansteckung von Menschen und Tieren darstellen können.

3.13.3 Epidemiologie

Die Brucellose ist eine Seuche, die erst mit der Domestikation von Wildtieren, deren Zucht und Nutzung und ihrer globalen Verbreitung durch den Menschen für die Human- und Tiergesundheit schnell und massiv relevant wurde. Haben sich Sammler- und Jägergesellschaften wie *Australopithecus* oder Neandertaler noch sporadisch am erjagten Wild infiziert, wird die **neolithische Ziegenhaltung** und der Konsum von mit *B. melitensis* kontaminierter Milch im fruchtbaren Halbmond vor mehr als 8.000 Jahren als „die Initialzündung" für diese Zoonose interpretiert. Für Ägypter und Römer war die Brucellose schon zur Alltagsgeißel geworden. In ziegenhaltenden (nomadischen) Gesellschaften lässt sich dieser sehr alte Zyklus auch heute noch bestätigen. Seit diesen Zeiten hat sich die Epidemiologie der Brucellose des Menschen durch die Entwicklung regionaler Tierhaltungsformen, implementierte, fehlende oder nicht umgesetzte Maßnahmen des öffentlichen Veterinärwesens in der Lebensmittel- und Tierproduktion, das unbewusste bzw. bewusst in Kauf genommene Verschleppen der Erreger durch (globalen) Waren- und Tiertransport (movement) und nicht zuletzt durch das Verbraucherverhalten (Tourismus, lokales Verzehrverhalten, religiöse Praktiken, praktizierter Tierschutz etc.) regional sehr unterschiedlich entwickelt.

Prinzipiell kommen alle als Landnutztiere gehaltenen Tierarten, exklusive des Geflügels, unter bestimmten Bedingungen als Reservoire für Brucellen in Betracht. *B. melitensis* als Hauptverursacher der humanen Brucellose weltweit hat einen ausgeprägten Wirtstropismus für kleine Wiederkäuer wie **Schaf** und **Ziege,** kann aber bei gemeinsamer Haltung auch auf **Rinder, Büffel, Zebus** und **Yaks** übergehen und ebenfalls **Kamele** befallen. In vielen Ländern, z. B. Ägypten, wird bereits über adaptierte Varianten diskutiert, die sich in diesen untypischen Wirtstieren fest etabliert haben und eigenständige Infektionszyklen bilden könnten. Beim Ausbruchsgeschehen sind immer auch wilde, streunende Hunde, Hüte- und Haushunde sowie Katzen in die Betrachtung mit einzubeziehen. Auch diese Karnivoren können chronisch erkranken und zum Aufrechterhalten eines Infektionsgeschehen in der Herde, aber auch zur Infektion des Menschen beitragen. In Endemiegebieten müssen auch empfängliche Wildtierarten bei der Bekämpfung berücksichtigt werden, da sich z. B. Füchse, Bären oder Wölfe an gefallenen oder falsch entsorgten Kadavern infizieren können und Wildwiederkäuer wie Antilopen sich beim gemeinsamen Weiden infizieren (spill over) und so zum Reservoir (spill back) werden können. In den französischen Alpen sind z. B. unter strengem Schutz stehende Steinbockpopulationen Träger des Bakteriums und haben bereits auf Almen grasende Nutztiere infiziert. In Ägypten wurde sogar von der Infektion von Nilwelsen berichtet, die sich anscheinend von in Kanälen entsorgten Kadavern ernährten. Durch die Neuausrichtung der Tierproduktion hin zur Massentierhaltung von Schafen und Ziegen in Shaanxi, China, kam es in dieser Provinz zu einer deutlichen Zunahme der Inzidenz beim Menschen in den Jahren 2008 bis 2012 (An et al. 2021). Endemieschwerpunkte befinden sich in den Anrainerstaaten des Mittelmeers, Ländern der Levante, der Arabischen Halbinsel, Zentralasien, Südostasien, Afrika, Süd- und Mittelamerika und China.

Brucellose beim Schwein wird durch *B. suis* ausgelöst, wobei das in Europa bei Wildschweinen und Wildhasen verbreitete BV2 als wenig humanpathogen gilt und bisher nur für einige wenige Infektionen verantwortlich gemacht wird. BV1 und/oder BV3 sind in den USA, Zentral- und Südamerika, Ägypten, China, Indien, Südostasien, Australien in Haus- und/oder verwilderten (feral pigs) Schweinepopulationen verbreitet, wurde aber auch von vielen untypischen Wirten, u. a. auch Pferden, isoliert. Durch seine schnelle Verbreitung in verwilderten Schweinebeständen wurde *B. suis* in kurzer Zeit ein zoonotisches Risiko für Jagdhunde und Jäger in Australien. Unerwartet war das Auftreten von *B.-suis*-BV1-Brucellose bei einem Hund in Niederlande, wobei sich die Verfütterung von aus Argentinien importierten, kontaminierten Hasenkarkassen als Ursache herausarbeiten ließ. Dieses für den Menschen hochpathogene

Bakterium stellt auch ein erhebliches Risiko für Hundebesitzer bei der Zubereitung des Futterfleischs dar und zeigt die Gefahren eines globalisierten Markts, der dem Verbraucherwunsch der propagierten, artgerechten Rohfleischfütterung (Barfen) entsprach.

B. abortus gilt als für den Menschen weniger pathogen als *B. melitensis* und *B. suis*. *B. abortus* hat als Hauptwirte **Boviden** wie Rinder, Büffel, Bison, Yaks oder Zebus, kann aber auch auf andere Haustierarten wie Kamele übergehen. *B. abortus* ist ebenfalls weltweit verbreitet, wobei auch hier gilt, dass die Nutztierbestände einiger Länder z. B. in Mittel- und Nordeuropa als seuchenfrei gelten. Auch für diese Art sind Spillover-Episoden auf Wildtierarten beschrieben, z. B. von Rindern auf Antilopen in Afrika oder von Bisons auf Wapitis *(Cervus canadenis)* im Yellowstone Nationalpark in den USA. Bei Bekämpfungsmaßnahmen gilt es zu berücksichtigen, dass intrauterin infizierte Tiere bis zur ersten Geburt bzw. zum Abort seronegativ bleiben, aber mit den Geburtssekreten bzw. dem Abortmaterial Bakterien in hohen Mengen ausgeschieden werden, die Geburtshelfer und Herdenmitglieder infizieren können. Diese Tiere tragen dazu bei, dass trotz durchgeführter Bekämpfung der „Morbus Bang" unerkannt in den Herden weiterbesteht.

Alle drei Erreger können in Pferdezuchten durch Aborte zu erheblichen Verlusten führen.

Die ebenfalls zoonotische Art *B. canis* ist in Hundezuchten weltweit verbreitet und scheint sich ebenfalls derzeit in Ausbreitung zu befinden (Djokic et al. 2023).

Allgemein lässt sich also zwischen Ländern unterscheiden, in denen die Brucellose in den Nutztierbeständen getilgt wurde, wie z. B. in den Ländern Nordeuropas, und Ländern wie China, Kenia oder der Türkei, die (chronisch) infizierte Tierbestände mit (oder ohne) Bekämpfungsprogrammen aufweisen.

> Bei der Verschleppung der Erreger in bis dato freie Regionen oder Bestände gilt es zu berücksichtigen, dass die Erkrankung in den Tierbeständen oft erst mit erheblicher zeitlicher Verzögerung, d. h. beim Auftreten der ersten Abortstürme oder bei Routineuntersuchungen, festgestellt wird, und es dann häufig bereits zur Etablierung und Verschleppung gekommen ist. Dieses Geschehen geht oft mit unerkannten bzw. spät diagnostizierten sporadischen Infektionen von Tierbesitzern oder mit diesen Tieren konfrontierten Personen (Tierärzten, Tierhändlern, Schlachtern etc.) einher.
> Festzuhalten gilt, dass die Ausbreitung durch Tierbewegungen oft sehr schnell über große räumliche Distanzen erfolgt.

Die Inzidenz von akuten humanen Infektionen nimmt durch vermehrten Kontakt bei in der Landwirtschaft tätigen Menschen und bei Verbrauchern durch Konsum kontaminierter Lebensmittel zu. Bei Vorhandensein eines chronisch durchseuchten Tierbestandes (viele positive Herden mit wenig infizierten Einzeltieren) treten chronische und akute Infektionen beim Menschen zeitgleich auf und sind oft einziger Beweis für die Präsenz der Brucellose in den Tierbeständen. **Beruflich bedingte Infektionen** machen in Endemiegebieten inzwischen den Großteil der gemeldeten Erkrankungen aus. In brucellosefreien Ländern treten Infektionen nach Reisen z. B. durch Tourismus oder bei Migranten auf. Bei der Bestätigung einer Infektion gilt es immer, ein ausführliches „tracing back" und „tracing forward" zu betreiben, um Herden schnell zu eliminieren oder zumindest zu kontrollieren. Kontrovers wird der „spill over" von Brucellen von infizierten Menschen auf Nutztierbestände diskutiert, sollte aber ebenfalls in Erwägung gezogen werden, falls keine „natürliche" Eintragsquelle bestätigt werden konnte.

3.13.4 Übertragung

Der mit Sekreten und Exkreten ausgeschiedene Erreger kann **oral, transkutan** (über Haut und Schleimhaut), durch **Verletzungen** oder über **Aerosole,** aber auch beim **Deckakt** aufgenommen werden. Die bisher in der Veterinärmedizin verwendeten Vakzine zielen auf eine Reduktion des wirtschaftlichen Schadens und weisen eine gewisse Pathogenität für Mensch und Tier auf.

Der Mensch infiziert sich entweder beim direkten **Umgang mit Tieren,** z. B. bei der Geburtshilfe, oder durch das **Konsumieren von kontaminierten Nahrungsmitteln** wie Rohmilch oder daraus hergestellten Produkten. In Endemiegebieten sind Tierhalter, Tierärzte, Abdecker und Jäger besonders häufig betroffen, wobei sich v. a. nach der Ablammsaison akute Fälle häufen. In Städten überwiegt die Infektion durch Nahrungsmittel, die oft auf lokalen Märkten ohne amtliche Kontrolle angeboten werden. Der Zusammenbruch öffentlicher Strukturen durch Kriege oder Bürgerkriege führte in den letzten Jahren zur Ausbreitung der Brucellose (Yagupsky et al. 2020).

3.13.5 Pathogenese und Immunologie

Die Erreger der humanen Brucellose haben sich in ihrer Phylogenie zu Spezialisten entwickelt, die an ihre primären Wirte und spezielle Zelltypen hochadaptiert sind, ohne jedoch dabei die Fähigkeit verloren zu haben, auch andere Wirte zu infizieren und krank zu machen. Dazu entwickelten sie einen überwiegend intrazellulären Lebenszyklus, wobei sie sich nach Überwinden der Hautbarriere in Makrophagen und dendritischen Zellen (DZ) einnisten und vermehren, um das wirtseigene Immunsystem effektiv zu umgehen (Ropp et al. 2021). Im Folgenden werden einige gut charakterisierte **Virulenzfaktoren** beispielhaft beschrieben. Ein Toll-like-Rezeptor 4 (TLR4) wenig stimulierendes LPS fördert die Adhäsion und Aufnahme in die Zelle einerseits und verhindert zudem eine effektive, komplementgetragene Eliminierung und Immunantwort andererseits. Ein Typ-IV-Sekretionssystem (T4SS) und die von diesem ins Zellinnere von Makrophagen sezernierten Effektormoleküle kontrollieren die zelluläre Immunantwort und ermöglichen so die Adaptation an und das Überleben von weniger als 10 % der in speziellen Vakuolen (Brucellosom) aufgenommenen Brucellen. Die Effektoren sind aber auch am Chronischwerden der Infektion und am Abortgeschehen beteiligt. Outer Membrane Proteine (OMP) stabilisieren die Zellhülle (Ropp et al. 2021). Weitere Mechanismen zur Etablierung einer chronischen Infektion sind Verhinderung von Apoptose, eingeschränkte DZ-Reifung, reduzierte Antigenpräsentation und negative T-Zell-Regulierung (de Figueiredo et al. 2015).

Die in Wirtszellen persistierenden Brucellen werden mit diesen über das lymphoretikuläre System im gesamten Wirtsorganismus verteilt. Sie können sich dann auch in Fibroblasten, Gliazellen, epithelialen und endothelialen Zellen vermehren, zeigen aber einen ausgeprägten **Gewebstropismus für Trophoblasten des graviden Uterus, fötales Lungengewebe** und **Zellen des männlichen Reproduktionsorganes** (de Figueiredo et al. 2015). Schließlich können alle Organsysteme wie Leber, Milz, das kardiovaskuläre System, ZNS oder Knochengewebe und Gelenke von der Erkrankung betroffen sein (de Figueiredo et al. 2015). Über die Bildung von Mikroabszessen kommt es zur Granulom- und Abszessbildung. Beim Wirt bildet sich keine protektive Immunität (Ropp et al. 2021). Schließlich entstehen bei Mensch und Tier schwierig zu therapierende Infektionen, die mit einer hohen Rückfallrate einhergehen. In den Nutztierbeständen entwickeln sich dauerhaft Reservoire.

3.13.6 Klinik

Das Krankheitsbild der Brucellose beim Menschen ist unspezifisch und wird zusätzlich durch viele wirts- und erregerunabhängige Faktoren beeinflusst.

Die regionale Epidemiologie in den Nutztierbeständen und die Form der Landwirtschaft entscheiden über Saisonalität der Erkrankung (Geburtszeiten der Nutztiere) und den Anteil von Frauen und Männern bzw. Anteil von Kindern und Jugendlichen am Patientengut. In einigen Ländern sind nur Männer an der Viehzucht beteiligt (Geburtshilfe), in anderen nur Frauen und Kinder. Die Dauer der Infektion wird durch die „Awareness" für Brucellose von Ärzten und Betroffenen wie Kleinbauern oder Nomaden, Zugang zu und Kosten für medizinische Serviceleistungen oder Therapeutika, aber auch (religiöse) Traditionen (z. B. Konsum von Rohmilch) bestimmt. Das Bild des, über den Tag undulierenden, **Fieberverlaufs** wird aufgrund von Selbstmedikation bei Auftreten von Fieber in den Endemiegebieten nur noch selten gesehen. Bei Krankenhausaufenthalten muss eine kontinuierliche Fiebermessung sichergestellt sein, um eine entsprechende Fieberkurve überhaupt dokumentieren zu können. Lokale und auf den Patienten bezogene Besonderheiten sind also immer zu berücksichtigen. Unterschiedliche Brucellenspezies sind unterschiedlich pathogen. Besonders prominente Verläufe werden durch *B. melitensis* und *B. suis* BV 1 und 3 verursacht. Der Verlauf der Erkrankung wird auch von der aufgenommenen Infektionsdosis beeinflusst.

Die **Inkubationszeit** kann von einer Woche bis zu mehreren Monaten schwanken. Die Erkrankung kann systemisch verlaufen oder lokalisiert sein, wobei jedes Organsystem betroffen sein kann. Der Beginn der Erkrankung kann akut oder schleichend sein, wobei auch asymptomatische Verläufe beschrieben sind.

Eine gebräuchliche klinische Einteilung richtet sich nach der Art der Symptome und ihrer Dauer:

- Die **akute Form** (bis zu 8 Wochen) ist die im Endemiegebiet häufigste Form. Sie ist geprägt von Fieber, Schwäche, Unwohlsein, Kopf- und Rückenschmerzen, Anorexie, Gewichtsverlust, Myalgien und Arthralgien. Spleno- und Hepatomegalie treten regelmäßig auf. Arthritiden sind häufig (Doganay und Aygen 2003). Die akute Brucellose lässt sich als fieberhafte Allgemeinerkrankung mit unspezifischer grippeähnlicher Symptomatik beschreiben (AlDahouk und Neubauer 2008).
- Die **subakute Form** (bis 52 Wochen) tritt unbehandelt oder nach fehlgeschlagener antibiotischer Therapie auf. Die Symptome sind milder, aber gelegentlich stellen sich psychiatrische Manifestationen und Uveitiden ein (Doganay und Aygen 2003). Patienten mit der Diagnose „fever of unknown origin" (Fieber unbekannten Ursprungs) müssen immer auf das Vorliegen von Brucellose untersucht werden, wenn sie in Endemiegebieten leben oder aus diesen kommen.
- Die **chronische Form** (< 52 Wochen) ähnelt dem „chronischen Erschöpfungssyndrom" mit Leistungsminderung, unspezifischen Allgemeinsymptomen und Schweißausbrüchen. Es treten vermehrt psychiatrische Störungen wie zyklisch wiederkehrende depressive Episoden, Augenentzündungen wie Uveitiden und Episkleritiden sowie Spondylitiden auf, während andere Symptome wie Fieber, Leber- und Milzvergrößerung oder Lymphadenopathien selten in Erscheinung treten.

Lokalisierte Brucellose bezeichnet Verläufe mit negativer Blutkultur und lokalem Infekt, wobei diese Folge einer systemischen Brucellose als Komplikation oder lokalisierte Infektion per se sein kann. Betroffen sind häufig das Knochensystem mit osteoartikulärer Manifestation (Knochenschmerz [sehr häufig], Arthritis, Spondylitis, Sakroileitis, Osteomyelitis, Tenosynovitis und Bursitis), selten das Nervensystem (Meningitis, Enzephalitis, Meningoenzephalitis, Radikulitis, Myelitis und allgemein Entzündung der Nerven), selten das Herz-Kreislauf-System (Myokarditis und Perikarditis, Ablagerung in Aneurismen), der Magen-Darm-Trakt (Anorexie, Übelkeit, Erbrechen, Durchfall, Bauchschmerz, Blutungen), regelmäßig das blutbildende System (Anämie [häufig], Leukopenie, Thrombozytopenie, Purpura, Petechien, Nasenbluten und Blutungsneigung aufgrund von Gerinnungsstörungen) und regelmäßig das Urogenitalsystem (unilaterale Entzündung der Hoden und Nebenhoden, Pyelonephritis, Nieren- oder Blasenentzündung, Entzündung der Prostata). Ferner kann sich die Brucellose auf Haut, Augen und Lunge (trockener Husten, Pneumonie, Pleuritis oder Abszesse) auswirken. Brucellose kann wie jede septikämisch verlaufende Infektion dramatische Auswirkungen auf das ungeborene Kind und die Mutter haben (Doganay und Aygen 2003, Liu et al. 2020).

Eine weitere Unterteilung richtet sich nach dem **Alter der Patienten,** wobei zwischen Erwachsenen (Kardinalsymptome: Fieber, Muskelschmerz, Erschöpfung, Knochenschmerz sowie Schweißausbrüche) und Kindern (Kardinalsymptome: Knochenschmerz, Fieber, Gewichtsverlust, Erschöpfung und Nachtschweiß) unterschieden wird. Weitere Symptome bei Kindern sind Ausschlag, Beteiligung des Atmungs- und Herz-Kreislauf-Systems sowie Hoden- und Nebenhodenentzündung. Lymphknotenschwellungen und Pharyngitis können lokal gehäuft in Erscheinung treten. Anämie, Leukopenie, Thrombozytopenie sind selten, ebenso wie erhöhte Aspartat- und Alaninaminotransferasewerte. Nur bei ca. 45 % der Patienten wird die Blutkultur positiv (Kaman et al. 2022). Bei Erwachsenen treten Schüttelfrost, Kopfschmerz und Gewichtsverlust häufiger auf. Vermehrt festgestellte Laborbefunde sind Leukozytose, Anämie, Thrombozytopenie, Panzytopenie und Leukozytose. Die gelisteten Komplikationen entsprechen dabei der oben bereits geschilderten Bandbreite (Zheng et al. 2018). Der CRP-Wert kann erhöht sein. Diese Auflistung folgt Reviews für klinisch manifeste Brucellose aus der Türkei (Doganay und Aygen 2003, Özdem et al. 2022) und China (Zheng et al. 2018) – beides Länder mit hohen Inzidenzen. Diese

Reviews richten sich v. a. an Ärzte aus Endemiegebieten, erfassen aber sicherlich nicht alle möglichen Manifestationen der Brucellose.

Allgemein kann gesagt werden, dass die **Letalität** der Brucellose mit 2–8 % gering ist und 80 % aller Todesfälle durch Endokarditis verursacht werden (AlDahouk und Neubauer 2008). Die Wahl der Therapie hat sich entsprechend der Klinik auszurichten.

3.13.7 Bioterrorismus-Potenzial

Brucellen galten und gelten aufgrund ihrer einfachen Verfügbarkeit, geringen Infektionsdosis und krankmachenden Eigenschaften als potenzielle biologische Agenzien. Ihre mögliche Verwendung als Mittel gegen Menschen (Bioterrorismus) oder Nutztiere (Agroterrorismus) wird als durchaus realistisch eingeschätzt (AlDabouk und Neubauer 2008).

3.13.8 Diagnostik

Die Mannigfaltigkeit der Symptome und das komplexe Krankheitsbild erzwingen eine **gründliche Anamnese** (Herkunft aus oder Besuch von Endemiegebieten, berufliche Exposition, spezielle Verzehrgewohnheiten) und **gerichtete Labordiagnostik** bei Patienten, bei denen eine Brucellose ursächlich sein kann. Die Exposition kann dabei Jahre zurückliegen, da Brucellose unbehandelt oder falsch therapiert chronisch wird.

Laborwerte geben oft keinen Hinweis auf das Vorliegen von Brucellose, oder Veränderungen sind Zeichen für die Beteiligung eines spezifischen Organsystems.

> Beim Umgang mit Probenmaterial, das lebende Brucellen enthalten kann, ist immer mit großer Vorsicht und Sorgfalt zu verfahren, um sich und andere nicht zu gefährden. Den lokal gültigen Rechtsnormen ist dabei immer strikt zu folgen. Dies gilt auch für Probengewinnung, Versand und weiterführende Arbeiten in Laboratorien.

In Gewebeschnitten von Bioptaten betroffener Organe zeigt sich unter Umständen eine nicht verkäsende, granulomatöse Entzündung.

Beweis für das Vorhandensein einer Brucellose ist die erfolgreiche **Anzucht aus Probenmaterial,** die jedoch durch das langsame Wachstum der Erreger und den Fakt, dass der Anzuchterfolg mit der Dauer des Bestehens der Infektion abnimmt, Limitationen hat. Die Anzucht bietet verschiedene Vorteile. Ein Isolat kann zur Bio- oder Genotypisierung eingesetzt werden, wodurch Infektketten erkannt werden können. Durch die beschriebene Zunahme von Resistenzen bei Brucellen kann die **Resistenztestung** bei der Wahl von Antibiotika zur Therapie eine wichtige Entscheidungshilfe sein.

> **! CAVE**
> Vorsicht vor Laborinfektionen ist immer geboten. Diese treten v. a. dann gehäuft auf, wenn z. B. bei Routineblutuntersuchungen nicht mit dem Vorhandensein der Erreger im Untersuchungsmaterial gerechnet wird, da Brucellen sehr effektiv durch Aerosole (Infektionsdosis für den Menschen: 10–100 Bakterien und hohe Tenazität) übertragen werden können. Im Labor sind deshalb bei Brucelloseverdacht besondere Schutzmaßnahmen zu treffen.

Der Erfolg der Blutkultur ist von vielen Faktoren – wie der Indikationsstellung, Lokalisation der Infektion, nutzbarem Volumen der Probe, verwendetem Blutkultursystem, wiederholten Anzuchtversuchen, Anzahl der angewachsenen (und erkannten) Kulturen, Anzuchtzeitraum (> 7 Tage) etc. – abhängig. Eine **positive Anzucht** kann v. a. zu Beginn der Infektion erwartet werden, da eine andauernde, wenn auch geringgradige, Septikämie vorliegt. Wiederholte Probennahme erhöht die Sensitivität deutlich. Im Allgemeinen wird allerdings von einer Sensitivität von ca. 50 % ausgegangen. Die Kultur kann bereits vor der Bildung von Antikörpern positiv verlaufen. Die Erreger siedeln sich später in ihren Prädilektionsorganen ab, und die Sensitivität nimmt ab. Trotzdem kann eine Septikämie jederzeit wieder auftreten. Die Kultivierung von Knochenmark-, Leber- oder Lymphknotenbioptaten geht davon aus, dass Brucellen aus diesen makrophagenreichen Geweben bevorzugt anziehbar sind. Es versteht sich von selbst, dass vor Gewinnung dieser Proben ein Nutzen deutlich erkennbar ist. Proben vieler anderer betroffener Organsysteme und Körperflüssigkeiten inklusive Synovial- und Zerebrospinalflüssigkeit, Knochengewebe, Samen, Plazenta, Abortmaterial etc. können in der Anzucht mit unterschiedlicher Sensitivität auf festen oder in flüssigen Medien untersucht werden.

> Die Anzucht ist mit einer Zeit von mindestens mehreren Tagen bis zu 4 Wochen eine sehr langwierige Methode zur Diagnostik (Yagupsky et al. 2019).

In den letzten Jahren haben molekulare Detektionsverfahren wie **PCR** oder **Real-Time-PCR** die klassische Anzucht zunehmend verdrängt. Es können prinzipiell alle Probenmatrizes untersucht werden, aber auch für diese Technik gelten die bereits für die Anzucht beschriebenen Einschränkungen. Bisherige Methoden unterscheiden auch nicht zwischen lebenden und toten Bakterien, sodass ein positiver Befund gerade in endemischer Umgebung mit entsprechendem Augenmerk hinterfragt werden muss. Der Nachweis von Brucellen-DNA aus Blutproben hat sich sowohl beim Menschen als auch beim Tier als effektiver erwiesen als die Blutkultur (Yagupsky et al. 2019).

Isolate können unter S3-Laborbedingungen mittels Phänotypisierung (Spezies und Biovar), MALDI-TOF und molekularen Techniken (spezifische PCR, Multilocus Sequence Typing, Single Nucleotide Polymorphism Typing und Gesamtgenomsequenzierung) weiter charakterisiert werden (Yagupsky et al. 2019). Inzwischen hat die **Gesamtgenomsequenzierung** für die Speziesdiagnostik und bei der Feintypisierung im Zuge von Ausbruchsuntersuchungen wegen ihrer sehr hohen Auflösungsrate eine führende Rolle übernommen.

Bisher wird Brucellose weltweit am häufigsten mittels serologischer Methoden, d. h. durch den Nachweis von **Anti-Brucella-Antikörpern,** in Patientenproben diagnostiziert. Es gibt eine Vielzahl unterschiedlicher Techniken wie Agglutinationstests, ELISA, Immunfluoreszenztests etc. Wie bei vielen anderen Infektionen sollte gerade bei Personen aus Endemiegebieten immer ein vierfacher Anstieg des Antikörpertiters zur Entscheidungsfindung herangezogen werden. Es sei allerdings auch betont, dass sich immer wieder Patienten mit Brucellose vorstellen, die keine Antikörper gegen Brucellen gebildet haben, oder bei denen Antikörper nicht mehr nachweisbar sind. Bei der Verwendung von Tests, die sich auf Kulturmaterial von Brucellen stützen, ist die Möglichkeit von Kreuzreaktionen mit anderen Gram-negativen, humanpathogenen

Bakterien wie u. a. *E. coli, Salmonella* spp., *Yersinia enterocolitica, Vibrio cholerae* zu berücksichtigen. In der ersten Woche der Infektion werden vom Wirt IgM-Antikörper gebildet, die mit Agglutinationstests (Rose-Bengal-Test [RBT] und Serumagglutinationstest [SAT]) gut detektiert werden können. Sie können in Einzelfällen bis zu einem Jahr nachgewiesen werden. Die nach einer Woche gebildeten IgG- und IgA-Antikörper sind auch ELISA diagnostisch zugänglich. Die Unterscheidung der Klassen IgM und IgG ist möglich.

Im späteren Infektionsverlauf gebildete inkomplette Antikörper müssen mit dem **Coombs-Agglutinationstest** nachgewiesen werden. Dieser wird auch zur Detektion von Rückfällen und bei chronischen Fällen eingesetzt. Mercaptoethanol (ME) wird zur Zerstörung von störenden IgM-Antikörpern verwendet (2ME-Test). Der Lateral-Flow-Assay und der Fluoreszenz-Polarisationstest dienen der Point-of-Care- bzw. Schnelldiagnostik. Zur Bestätigung werden SAT-, Komplementfixierungstest (CFT) und ELISA gleichermaßen eingesetzt. Die Tests sind nicht geeignet zur Erkennung der kausativen Brucellen-Spezies, da sie primär nur genusspezifische Epitope des glatten LPS nachweisen. ELISA-Tests können allerdings auch auf (genusspezifischen) Proteinfraktionen von Brucellen aufgebaut sein. Für Infektionen mit *B. canis* müssen spezielle Tests verwendet werden, die auf den Nachweis von Antikörpern gegen das raue LPS dieser Bakterien zielen. Antikörpertiter können unter Umständen sehr lange persistieren und über den aktuellen Infektionsstatus täuschen. Richtig angewendet weisen die Tests allerdings eine sehr hohe Sensitivität auf, bei Screening-Tests (singulärer RBT) ist die Spezifität im Allgemeinen niedriger (AlDahouk und Neubauer 2008, Yagupsky et al. 2019).

3.13.9 Differenzialdiagnose

Aus den Erläuterungen zum Krankheitsbild (➤ Kap. 3.13.6) geht hervor, dass sehr viele andere Erkrankungen mit der Brucellose verwechselt werden können. Die häufigsten Fehldiagnosen sind Erkältung, Rheuma (Fieber und Arthritis), Typhus und Paratyphus, Malaria, Septikämie anderer Genese und Bandscheibenvorfall (Zheng et al. 2018). Weitere mögliche Fehldiagnosen sind viszerale Leishmaniasis, Mononukleose, Influenza, Tuberkulose, Tularämie, Yersiniosen, Rückfallfieber, Q-Fieber oder Wolhynisches Fieber. Wellenförmiges Fieber, Nachtschweiß, Gewichtsverlust mit Hepatosplenomegalie und/oder Lymphadenopathie können mit der B-Symptomatik maligner Lymphome verwechselt werden (AlDahouk und Neubauer 2008).

3.13.10 Therapie

Die WHO empfiehlt momentan, **Doxycyclin** 100 mg 2 × tgl. für 45 Tage und **Streptomycin** 1 g tgl. für 15 Tage zu verabreichen. Die wichtigste alternative Behandlungsoption ist die Verabreichung von **Doxycyclin** 100 mg 2 × tgl. für 45 Tage und **Rifampicin** 15 mg/kg/Tag (600–900 mg) für 45 Tage. Streptomycin kann wohl durch Gentamicin 5 mg/kg/Tag für 7 bis 10 Tage ersetzt werden, es fehlt aber eine beweisende Studie. Eine allgemeingültige Behandlungsempfehlung für Schwangere, Neugeborene und Kinder unter 8 Jahren gibt die WHO nicht.

Für **Kinder** gibt die WHO Trimethoprim/Sulfamethoxazol (Cotrimoxazol) in Kombination mit Aminoglykosiden (Streptomycin, Gentamycin) oder Rifampicin als Behandlungsoptionen an.

Therapieversagen in einem nicht unerheblichen Prozentsatz ist für die Kombinationstherapie von Doxycyclin und Streptomycin seit Langem bekannt (Franco et al. 2007). Monotherapien gelten als obsolet. Bei Komplikationen muss eine adäquate, symptombezogene Therapie (z. B. chirurgische Intervention bei Infektion der Herzklappen oder Knochen) eingeleitet werden. Das Eliminieren von viablen Brucellen kann auch eine verlängerte, fallbezogene Gabe von Antibiotika erfordern. Manche Therapieansätze werden kontrovers diskutiert (Bosilkovski et al. 2021). Eine **Zunahme der Resistenzen** bei Brucellen in den letzten Jahren ist gut dokumentiert. Ein kausaler Zusammenhang zwischen der Therapie von Tuberkulose und der Resistenz gegen Rifampicin wird vermutet (Wareth et al. 2022).

Das vorzeitige Beenden der Therapie durch den Patienten nach Auftreten von starken unerwünschten Wirkungen führt regelmäßig zu Rückfällen. Nichtkonformes Verhalten muss besonders berücksichtigt werden.

3.13.11 Bekämpfung und Prävention

Eine wirksame Bekämpfung der humanen Brucellose ist nur durch die Eradikation/Kontrolle der Erreger aus den infizierten Nutztierbeständen möglich. Dies geschieht am effektivsten durch serologische **Massentestung** und **Keulung** positiver Tiere. Die Tötung einer geringen Anzahl falsch positiver Tiere ist leider unvermeidbar. Üblicherweise werden die Tierkadaver entweder unschädlich entsorgt oder die Schlachtkörper nach Beschau entsprechend den geltenden veterinärmedizinischen Bestimmungen verwertet. Laut WOAH und FAO führen **Massenimpfungen** zur Reduktion der Prävalenz der Brucellose, aber auch zum ständigen Fortbestehen unter der Impfdecke. Zur Eradikation muss letztendlich auf Testen und Keulen ausgewichen werden. Strikte **Biosafety-Maßnahmen** müssen den Eintrag aus Naturherden oder durch Zukauf unterbinden. Sollte keine Eradikation möglich sein, basiert die Prävention einer Infektion des Menschen hauptsächlich auf Sensibilisierung, Maßnahmen zur Lebensmittelsicherheit (Pasteurisieren von Rohmilch), Arbeitshygiene und Laborsicherheit (WHO, WOAH, FAO).

3.13.12 Meldepflicht

Der direkte oder indirekte Nachweis von *Brucella* sp., soweit er auf eine akute Infektion hinweist, wird gemäß § 7 Abs. 1 IfSG dem Gesundheitsamt namentlich binnen 24 Stunden gemeldet. An die zuständige Landesbehörde werden gemäß § 11 Abs. 1 IfSG nur Erkrankungs- oder Todesfälle und Erregernachweise, die der Falldefinition gemäß § 11 Abs. 2 IfSG entsprechen, weitergemeldet.

Der begründete Verdacht auf eine Brucellose als **Berufskrankheit** ist nach § 4 in Verbindung mit Anlage 1 der Berufskrankheiten-Verordnung durch jeden Arzt dem Träger der Unfallversicherung oder der für den Beschäftigungsort des Versicherten zuständigen Stelle des medizinischen Arbeitsschutzes unverzüglich anzuzeigen.

3

Aufgrund der Verordnung über **anzeigepflichtige Tierseuchen** – basierend auf § 4 Abs. 4 Tiergesundheitsgesetz in der Fassung der Bekanntmachung vom 21.11.2018 (BGBl. I S. 1938), zuletzt geändert durch Art. 2 G vom 21.12.2022 I 2852 –, ist Brucellose der Rinder, Schweine, Schafe und Ziegen anzeigepflichtig. Dabei sind die Vorgaben der Verordnung (EU) 2016/429 des Europäischen Parlaments und des Rates vom 9.3.2016 zu Tierseuchen und zur Änderung und Aufhebung einiger Rechtsakte im Bereich der Tiergesundheit („Tiergesundheitsrecht") sowie daraus abgeleitete delegierte Verordnungen und Durchführungsverordnungen in der jeweils gültigen Fassung zu berücksichtigen. Es bestehen weiter Verpflichtungen zur Meldung an die EU und WOAH.

3.13.13 Reisemedizinische Bedeutung

Die Brucellose ist in Deutschland eine Erkrankung, die bei Patienten nach Reisen in Endemiegebiete (cave: auch europäische Mittelmeeranrainer!), bei Patienten mit Migrationshintergrund oder nach beruflicher Exposition einer Person (z. B. Wissenschaftler in einem ausländischen Forschungs- oder Diagnostiklabor) auftreten kann. Brucellose ist als Differenzialdiagnose bei Fieber unklaren Ursprungs (fever of unknown origin) immer zu berücksichtigen.

LITERATUR

Al Dahouk S, Neubauer H. *Brucella* spp. (Brucellose). In Mauch H (Hrsg.). Mikrobiologisch-infektiologische Qualitätstandards: MiQ 26; 2008: Hochpathogene Erreger – biologische Kampfstoffe/Teil I. Qualitätsstandards in der mikrobiologisch-infektiologischen Diagnostik/Expertengremium Mikrobiologische-Infektiologische Qualitätsstandards (MiQ). Im Auftrag der Deutschen Gesellschaft für Hygiene und Mikrobiologie (DGHM). München/Jena: Elsevier Urban & Fischer, 2008. p. 56–68.

An CH, Liu ZG, Nie SM et al. Changes in the epidemiological characteristics of human brucellosis in Shaanxi Province from 2008 to 2020. Sci Rep 2021; 11(1): 17367.

Bosilkovski M, Keramat F, Arapović J. The current therapeutical strategies in human brucellosis. Infect 2021; 49(5): 823–832.

de Figueiredo P, Ficht TA, Rice-Ficht A, Rossetti CA, Adams LG. Pathogenesis and immunobiology of brucellosis: review of *Brucella*-host interactions. Am J Pathol 2015; 185(6): 1505–17.

Doganay M, Aygen B. Human brucellosis: an overview. Int J Infect Dis 2003; 7: 173–182.

Djokic V, Freddi L, de Massis F et al. The emergence of *Brucella canis* as a public health threat in Europe: what we know and what we need to learn. Emerg Microbes Infect 2023; 12(2): 2249126.

Franco MP, Mulder M, Gilman RH, Smits HL. Human brucellosis. Lancet Infect Dis 2007; 7(12): 775–86.

Kaman A, Öz FN, Fettah A, Durmuş SY, Teke TA, Tanır G. Clinicoepidemiological findings of childhood brucellosis in a tertiary care center in Central Anatolia: with the emphasis of hematological findings. Turk J Pediatr 2022; 64(1): 10–18.

Liu Z, Wei D, Li Y, Zhou H, Huang D, Guan P. Different clinical manifestations of human Brucellosis in pregnant women: A systematic scoping review of 521 cases from 10 countries. Infect Drug Resist 2020; 13: 1067–1079.

Özdem S, Tanır G, Öz FN et al. Bacteremic and nonbacteremic Brucellosis in children in Turkey. J Trop Pediatr 2022; 68(1): fmab114.

Parte AC, Sardà Carbasse J, Meier-Kolthoff JP, Reimer LC, Göker M. List of Prokaryotic names with Standing in Nomenclature (LPSN) moves to the DSMZ. Int J Syst Evol Microbiol 2020; 70: 5607–5612.

Roop RM 2nd, Barton IS, Hopersberger D, Martin DW. Uncovering the hidden credentials of *Brucella* virulence. Microbiol Mol Biol Rev 2021; 85(1): e00021–19.

Suárez-Esquivel M, Chaves-Olarte E, Moreno E, Guzmán-Verri C. *Brucella* Genomics: Macro and Micro Evolution. Int J Mol Sci 2020; 21(20): 7749.

Wareth G, Dadar M, Ali H, Hamdy MER, Al-Talhy AM, Elkharsawi AR, Tawab AAAE, Neubauer H. The perspective of antibiotic therapeutic challenges of brucellosis in the Middle East and North African countries: Current situation and therapeutic management. Transbound Emerg Dis 2022; 69(5): e1253–e1268.

Yagupsky P, Morata P, Colmenero JD. Laboratory diagnosis of human Brucellosis. Clin Microbiol Rev 2019; 33(1): e00073–19.

Zheng R, Xie S, Lu X et al. A systematic review and meta-analysis of epidemiology and clinical manifestations of human Brucellosis in China. Biomed Res Int 2018; 2018: 5712920.

INTERNETQUELLEN

FAO (Capacity building for surveillance and control of bovine and caprine brucellosis): www.fao.org/4/a0083e/a0083e0a.htm.

WHO (Brucellosis): www.who.int/news-room/fact-sheets/detail/brucellosis#:~:text=Treatment%20options%20include%20doxycycline%20100,%2D900mg)%20for%2045%20days.

WOAH (Brucellosis): www.woah.org/fileadmin/Home/fr/Health_standards/tahm/3.01.04_BRUCELLOSIS.pdf.

3.14 Rickettsiosen

Gerhard Dobler

Das Wichtigste in Kürze

Rickettsien sind kleine, sich intrazellulär vermehrende Bakterien, die durch verschiedene Arthropoden übertragen werden. Sie verursachen akute fieberhafte Erkrankungen mit Kopf- und Gliederschmerzen, Allgemeinsymptomatik und häufig Exanthemen. Zum Teil können sie schwer verlaufen mit Komplikationen wie Hämorrhagien, Enzephalitis, Pneumonie und Myo- oder Endokarditis. Bei den Zeckenstichfiebern, dem Tsutsugamushi-Fieber und den Rickettsienpocken findet sich häufig ein diagnostisch wegweisender, als Eschar bezeichneter Primäraffekt an der Stich- oder Bissstelle des übertragenden Arthropoden. Die Diagnose erfolgt meist serologisch, neuerdings auch durch PCR. Doxycyclin ist das Therapeutikum der ersten Wahl bei allen Rickettsiosen.

3.14.1 Erreger

Rickettsien sind kleine, Gram-negative, kokkoide Stäbchenbakterien der Gattungen *Rickettsia* und *Orientia* (Ordnung Rickettsiales, Klasse Alphaproteobacteria). Sie vermehren sich obligat intrazellulär sowohl im Zytoplasma als auch im Nukleus. Zur Kultivierung und Charakterisierung werden Zellkulturen, Tierversuch oder molekularbiologische Methoden verwendet. Es wird eine minimale Infektionsdosis von < 10 Erregern angenommen. Deshalb ist die diagnostische Erregerisolierung unbeliebt, zumal dafür Hochsicherheitslabore (L3) benötigt werden (Coggin 2006). Die immun- oder molekularbiologische Diagnostik wird bevorzugt. Die einzelnen Rickettsienarten werden mikrobiologisch anhand ihrer spezifischen Oberflächenproteine (u. a. ompA, ompB, src4) und zunehmend durch molekulargenetische Charakterisierung unterschieden. Die Taxonomie ist derzeit im Fluss und wird zum Teil unterschiedlich angewendet. Etwa die Hälfte der bekannten Rickettsienarten verursacht Erkrankungen beim Menschen (➤ Tab. 3.12).

Unter **klinischen** und **epidemiologischen Gesichtspunkten** können die Rickettsiosen in verschiedene Gruppen eingeteilt werden (Fournier et al. 2007):

1. **Fleckfiebergruppe** (typhus group):
   a) Klassisches Fleckfieber, Brill-Zinsser-Krankheit
   b) Murines Fleckfieber
2. **Zeckenstichfiebergruppe** (spotted fever group) mit Mitgliedern mit weltweiter Verbreitung, u. a.:
   c) Mediterranes und afrikanisches Zeckenstichfieber und regionale Varianten wie sibirisches, israelisches, australisches und japanisches Fleckfieber sowie Flinders-Island-Fleckfieber
   d) Rocky-Mountain-Fleckfieber (RMSF) und Brasilianisches Fleckfieber
   e) Durch Flöhe übertragenes Flohfleckfieber
   f) Durch Milben übertragene Rickettsienpocken
3. **Tsutsugamushi-Fieber,** verursacht durch *Orientia tsutsugamushi* (Südostasien, Indien), *Orientia chuto* (Ostafrika, Arabien) und *Candidatus Orientia chiloensis* (Südamerika)

Seit den 1990er Jahren wurde eine Reihe neuer Spezies als Krankheitserreger beim Menschen entdeckt, u. a. *Rickettsia africae, R. felis, R. honei, R. japonica, R. sibirica mongolotimonae, R. slovaca* und *R. parkeri.* Zudem wurden verschiedene Arten aus Zecken, anderen Vektoren, Tieren und einzelnen Patienten isoliert, deren Humanpathogenität ungeklärt *(R. canadensis, R. helvetica, R. raoultii)* oder bislang auf wenige Einzelfälle beschränkt ist (z. B. *R. aeschlimannii, R. massiliae, R. monacensis, R. heilongjiangensis*) (Brouqui et al. 2007).

Zu den Rickettsiosen im weiteren Sinne, d. h. der Ordnung *Rickettsiales,* sind neben der Familie der Rickettsiaceae auch die Familie *Anaplasmataceae* mit den Gattungen *Ehrlichia, Anaplasma* und *Neorickettsia* zugehörig (➤ Kap. 3.16).

Zu den Krankheitsbildern der Rickettsiosen im Einzelnen ➤ Kap. 3.14.10.

3.14.2 Klinik

Alle Rickettsiosen sind während der ersten 5 Tage **akut fieberhafte Infektionen** mit Kopf- und Gliederschmerzen, zuweilen mit Übelkeit, Erbrechen und Husten. Ab dem 6. Krankheitstag können Exanthem, Eschar, Pneumonie, Lymphadenitis und Meningoenzephalitis dazukommen. Eine weitere Gemeinsamkeit ist das gute Ansprechen auf Doxycyclin, Spätrückfälle verursacht nur das Fleckfieber.

Tab. 3.12 Rickettsiosen (alphabetisch geordnet)

Krankheit	Erreger	Verbreitung	Klinik	Übertragung
Brasilianisches Fleckfieber	Verbreitung in Südamerika, sonst wie Rocky-Mountain-Fleckfieber			
Brill-Zinsser-Krankheit	Wie Fleckfieber		Wie mildes Fleckfieber	Rickettsienpersistenz nach Fleckfieber
Fleckfieber (klassisches Fleckfieber)	*Rickettsia prowazekii*	Weltweite Einzelherde in gemäßigten Klimazonen	Schwere fieberhafte Erkrankung mit Exanthem, Blutungsneigung, Enzephalitis	Mensch zu Mensch über Kleiderläuse
Flinders-Island-Fleckfieber	*Rickettsia honei*	Australien, Thailand	Wie Zeckenstichfieber	Von Nagern über Zecken
Flohfleckfieber	*Rickettsia felis*	Amerika	Ähnlich dem murinen Fleckfieber; meist milderer Verlauf	Von Katzen und Nagern über Flöhe
Japanisches Fleckfieber	*Rickettsia japonica*	Japan, China, Thailand	Wie Rocky-Mountain-Fleckfieber	Von Nagern über Zecken
Murines Fleckfieber	*Rickettsia typhi*	Weltweite Einzelherde	Fieberhafte Erkrankung mit Exanthem	Von Nagern über Flöhe und Läuse
Rickettsienpocken	*Rickettsia akari*	Einzelherde in Amerika, Asien und Afrika	Milde Erkrankung mit Eschar (➤ Abb. 3.27) und papulovesikulärem Exanthem	Von Mäusen über Milben
Rocky-Mountain-Fleckfieber	• *Rickettsia rickettsii* • *R. parkeri?*	Amerika	Häufig schwere fieberhafte Erkrankung mit Exanthem	Von kleinen Säugetieren und Hunden über Zecken
Tsutsugamushi-Fieber	*Orientia tsutsugamushi*	Asien, Pazifik, Australien	Eschar, sonst wie Rocky-Mountain-Fleckfieber	Von Nagern, Ratten, Mäusen und Beuteltieren über Laufmilbenlarven
Zeckenstichfieber	*Rickettsia conorii*	Mittelmeer, Afrika, Indien	Mäßig schwere fieberhafte Erkrankung mit Eschar (➤ Abb. 3.27) und Exanthem	Von Nagern und Hunden über Zecken
	R. africae	Afrika, Karibik		
	R. australis	Australien		
	R. sibirica	Nord- und Zentralasien		
	R. mongolotimonae	Mongolei, Frankreich		
	R. slovaca	Europa		

Lebensbedrohliche Infektionen können vor allem durch *Rickettsia rickettsii, R. prowazekii, Orientia tsutsugamushi, R. conorii, R. typhi,* selten (v. a. bei Vorliegen von Grunderkrankungen) auch durch andere Rickettsienspezies hervorgerufen werden. Übliche **Komplikationen** der Rickettsiosen sind Thrombosen sowie Blutungsneigung in Form von Petechien und Gastrointestinalblutungen (Faccini-Martinez et al. 2014).

Im Fall von Zeckenstichfieber, Rickettsienpocken und Tsutsugamushi-Fieber ist noch die **Primärläsion** (**Eschar,** ➤ Abb. 3.27) in Form einer Papel mit zentraler, schwarzer Nekrose sichtbar, wenn der Patient wegen seines Fiebers und des Exanthems den Arzt aufsucht. Generalisierte **Lymphknotenschwellungen** sind häufig. Schwer verlaufende Rickettsiosen manifestieren sich auch als Enzephalitis, Myokarditis, Nephritis, Hämorrhagien und Gangrän. Infektionen mit *Rickettsia prowazekii* können aufgrund der Erregerpersistenz zu Fieberrückfällen führen (Brill-Zinsser-Krankheit). Ein Glukose-6-Phosphat-Dehydrogenase-Mangel prädisponiert zu schwereren Krankheitsverläufen.

3.14.3 Übertragung und Epidemiologie

Die meisten Rickettsiosen sind Zoonosen, d. h., der Mensch ist eher Zufallswirt. Nur für das klassische Fleckfieber mit seinen Spätrezidiven (Brill-Zinsser-Krankheit) ist der Mensch das Reservoir (➤ Kap. 3.14.10). Rickettsien werden üblicherweise von Arthropoden übertragen (➤ Tab. 3.12) (Telford et al. 2007). *Rickettsia prowazekii* und *R. typhi* können längere Zeit außerhalb des Vektors oder Wirts überleben, wo sie noch ihre extreme Infektiosität bewahren. Sie gelten daher als geeignet für biologische Waffen.

Die verschiedenen Zeckenstichfieber, das Rocky-Mountain-Fleckfieber und das Brasilianische Fleckfieber sowie Japanisches Fleckfieber, Rickettsienpocken und Tsutsugamushi-Fieber werden durch **Zecken, Milben** oder **Milbenlarven,** das Flohfleckfieber auch durch **Flöhe** übertragen, diese dienen sowohl als Vektor als auch als Reservoir. In den Überträgerzecken, -milben und -milbenlarven erreichen die Rickettsien die Speicheldrüsen und werden so beim Biss übertragen.

Fleckfieber und murines Fleckfieber werden vorwiegend durch **Läuse** oder **Flöhe** übertragen. Bei den Überträgerläusen und -flöhen sind die infektiösen Fäzes, die in Hautläsionen oder Schleimhäute eingerieben werden, die Infektionsquelle. Für *Rickettsia prowazekii* ist der Mensch sowohl Wirt als auch Reservoir. Die lange Persistenz der Erreger im Wirt erklärt diese Doppelfunktion. Ansonsten können verschiedene Nager und andere Säugetiere als Reservoir dienen.

Die Rickettsiosen des Menschen sind gegenwärtig eher von untergeordneter klinischer und epidemiologischer Bedeutung. Sie treten nur ausnahmsweise epidemisch auf, spielten aber in der Geschichte eine überragende Rolle für den Ausgang von Kriegen.

3.14.4 Pathogenese und Immunologie

Der Zeckenstich oder Milbenbiss mit Inokulation von Rickettsien führt zu einer lokalen Vermehrung mit Entzündungsreaktion an der Stich-/Bissstelle (Primärläsion), die von einer regionalen Lymphadenitis begleitet sein kann. Diese Primärläsion heilt häufig unter zentraler Nekrotisierung ab, die als schwärzlicher Schorf (Eschar) mit Umgebungsrötung imponiert (➤ Abb. 3.27) (Fischer 2018). Eine Übertragung durch Läuse- und Flohbisse oder schleimhautvermittelte Infektionen verursacht keine Primärläsion. Rickettsien vermehren sich im Monozyten-Makrophagen-System und Endothelien des Wirts. Die klinischen Korrelate sind Lymphknotenschwellungen, Splenomegalie und Vaskulitis.

Die Pathophysiologie der schweren Rickettsiosen, insbesondere des Fleckfiebers und des Rocky-Mountain-Fleckfiebers, wird im Wesentlichen erklärt durch die disseminierte Infektion der Endothelien kleiner Blutgefäße der Haut (Petechien, „Flecken"), des Gehirns (Fleckfieberknötchen), des Myokards und anderer Organe, die zu Nekrosen, Mikrothromben und perivaskulärer Entzündung führt (Walker et al. 2007). Die Läsionen verursachen eine vermehrte Permeabilität oder auch den Verschluss der Gefäße, wodurch Ödeme, auch ein Lungenödem, entstehen können.

In einigen Rickettsien wurde Endotoxin (LPS) nachgewiesen. Die Rickettsiosen hinterlassen eine stabile Immunität. Dabei scheint die zellvermittelte Immunität wichtiger als die antikörpervermittelte zu sein.

Die Persistenz der Rickettsien bei einer Infektion mit *Rickettsia prowazekii* (Erreger des klassischen Fleckfiebers und der Brill-Zinsser-Krankheit, ➤ Kap. 3.14.10) beruht möglicherweise auf dem Befall sich teilender, nicht phagozytärer Wirtszellen.

Die Ursachen der zum Teil sehr deutlichen Virulenzunterschiede innerhalb der Rickettsienarten scheinen in der Größe des Genoms und damit der Größe der kodierten Gene und der damit von den Rickettsien leistbaren eigenen Stoffwechselleistungen abzuhängen. Die Rickettsien mit den kleinsten Genomen weisen dabei die höchste Pathogenität auf. Im Tierversuch spielen die dendritischen Zellen eine wesentliche Rolle. Dendritische Zellen sezernieren proinflammatorische Zytokine, die eine Aktivierung und Proliferation der natürlichen Killerzellen veranlassen, deren Ausmaß positiv mit einer guten Prognose quoad vitam korreliert.

3.14.5 Diagnostik

Fieber, Lymphadenitis, Exanthem (petechiale Blutungen insbesondere unter Einbeziehung der Palmar- und Plantarflächen) und Eschar (➤ Abb. 3.27) weisen auf eine Rickettsiose hin. Orientierende Laboruntersuchungen zeigen häufig zunächst unauffällige Befunde. Eine Thrombozytopenie ist meistens ein Zeichen einer komplizierenden intravasalen Gerinnung, die allerdings nicht klinisch relevant werden muss. Bisweilen sind die leberspezifischen Enzyme als Ausdruck einer Begleithepatitis und die harnpflichtigen Substanzen als Ausdruck einer interstitiellen Nephritis im Serum vermehrt nachweisbar.

Die **Erregerisolierung** wird wegen der hohen Infektiosität der Rickettsien, der Notwendigkeit von Zellkulturen oder Tiermodellen und von L3-Laboratorien meistens nicht versucht. Die Diagnose der Rickettsiosen wird deshalb üblicherweise durch den **Nachweis spezifischer Serumantikörper** oder mittels spezifischer **PCR** gestellt. Die früher übliche Weil-Felix-Reaktion (Agglutination von kreuzreagierenden Proteus-Bakterien der Serotypen OX-2, OX-19 und OX-K) soll wegen mangelnder Spezifität und Empfindlichkeit zur Rickettsiosediagnose nicht mehr verwendet werden (Stewart at al. 2021).

Am gebräuchlichsten zum Nachweis rickettsienspezifischer Serumantikörper ist weiterhin die **indirekte Immunfluoreszenz.** IgM-Antikörper können häufig ab dem Ende der 1. Krankheitswoche gefunden werden, können jedoch auch fehlen, ein signifikanter IgG-Anstieg oft erst später, kann allerdings bei frühzeitiger Behandlung ebenfalls fehlen. Kreuzreaktionen unter den Rickettsienantigenen sind häufig, insbesondere innerhalb der beiden Rickettsiengruppen; als Bestätigungsreaktion kann ein Adsorptions-Immunoblot angewendet werden, bei dem nach Vorabsorption mit den gängigen Rickettsienarten Antikörper gegen spezifische Proteinantigene spezifischer Rickettsienarten nachgewiesen werden.

Die zellkulturelle Erregerisolierung aus Blut, Gewebeproben oder Eschar-Aspiraten soll, ebenso wie die Anreicherung der Rickettsien z. B. in Meerschweinchen, Ratten oder embryonierten Hühnereiern, nur im zuständigen Referenzzentrum oder Konsiliarlabor versucht werden (L3-Labor).

In Biopsiematerial aus inneren Organen oder einem Eschar können Rickettsien auch mit Hilfe spezifischer, konjugierter Antikörper immunhistochemisch nachgewiesen werden.

In allen rickettsienhaltigen Untersuchungsproben können die Bakterien mit Hilfe einer speziesspezifischen PCR detektiert werden. Dabei ist der Nachweis aus dem Eschar meist sensitiver als derjenige aus Blut. Eine Rickettsiämie ist meist nur gering, vor allem während der ersten Krankheitstage ausgeprägt. Manchmal gelingt der Nachweis von Rickettsien mittels PCR in der Leukozytenfraktion des Bluts (Buffy Coat) (Stewart et al. 2021).

3.14.6 Differenzialdiagnose

Die Trias **Fieber, Eschar** und **Exanthem** ist pathognomonisch für die Zeckenstichfieber, Tsutsugamushi-Fieber und Rickettsienpocken, wobei geografische und Expositionsanamnese eine weitere Differenzierung erlauben können. Schwere Verläufe sind am ehesten typisch für Tsutsugamushi-Fieber. Ein vesikuläres Exanthem spricht für Rickettsienpocken oder Afrikanisches Zeckenstichfieber. Letztere können Varizellen ähneln. Während bei den Rickettsienpocken ein Eschar häufig nicht eindeutig nachweisbar ist, findet er sich beim Afrikanischen Zeckenstichfieber meist an der Zecken-Einstichstelle.

Fleckfieber, murines Fleckfieber und Wolhynisches Fieber (➤ Kap. 3.16) ähneln klinisch und epidemiologisch dem Rückfallfieber (➤ Kap. 3.10), vor allem dann, wenn Läuse- oder Flohbefall nachweisbar ist. Ein schwerer Verlauf spricht dabei für Fleckfieber, insbesondere bei Enzephalitis. Ähnlich schwere Verläufe finden sich auch bei anderen bakteriellen Septikämien. Wesentlich ist auch in der Reisemedizin immer die Berücksichtigung des Typhus abdominalis, der allerdings bakteriologisch gut abgrenzbar ist.

Fieber mit und ohne Exanthem soll differenzialdiagnostisch insbesondere solche behandelbaren Infektionen berücksichtigen, die mit Hilfe üblicher Blutkulturmedien nicht nachweisbar sind: Brucellose, Leptospirose, Lues, Malaria, Kala-Azar, Amöbenleberabszess und Histoplasmose. Zahlreiche systemische Virusinfektionen verlaufen rickettsioseähnlich. So sind stets eine Zytomegalie oder eine infektiöse Mononukleose (beim Erwachsenen häufig atypisch verlaufend) differenzialdiagnostisch zu beachten, in Tropen und Subtropen auch Arbovirosen. In Nordamerika ist bei Verdacht auf RMSF auch das Colorado-Zeckenfieber, ebenfalls durch *Dermacentor andersoni* übertragen, zu beachten.

Die **monozytäre Ehrlichiose** ähnelt dem RMSF, das Exanthem erscheint jedoch früher und schließt typischerweise Handflächen und Fußsohlen nicht mit ein. Die **granulozytäre Ehrlichiose** verläuft typischerweise ohne Exanthem und erinnert in der Kombination von Fieber, Anämie und Thrombozytopenie an eine Malaria, obwohl es vermutlich keine ausgedehnten überlappenden Verbreitungsregionen geben dürfte. Bei der Zeckenstichanamnese muss insbesondere bei splenektomierten Personen an eine Babesiose gedacht werden. *Ixodes scapularis* überträgt in Amerika die granulozytäre Ehrlichiose, die Babesiose und die Lyme-Borreliose. Diese Infektionen können sich klinisch ähneln. Mehrfachinfektionen kommen vor.

3.14.7 Therapie

Doxycyclin, Tetrazyklin und **Chloramphenicol** sind die Medikamente der Wahl zur Therapie der Rickettsiosen. Die übliche Erwachsenendosierung für Doxycyclin ist 200 mg pro Tag für 5 bis 10 Tage. Makrolide (z. B. Azithromycin) und Ciprofloxacin zeigten bei einigen Rickettsiosen ebenfalls eine gute Wirksamkeit. Penicilline sind nicht wirksam, Sulfonamide sind kontraindiziert, da sie das Wachstum der Rickettsien begünstigen können.

Mittel der Wahl sind Doxycyclin und Chloramphenicol als Reservemittel (➤ Tab. 3.13). Allerdings wurden Resistenzen sowohl gegen Tetrazykline wie gegen Chloramphenicol aus Thailand berichtet. Alternativ wurde hier erfolgreich Azithromycin und Clarithromycin eingesetzt. Ebenfalls wirksam ist Rifampicin, das wegen des Resistenzrisikos nicht alleine eingesetzt werden sollte, sowie Ciprofloxacin, das in Einzelfällen jedoch klinisch versagte (Rolain et al. 1998, Sood et al. 2020).

200 mg **Doxycyclin** pro Woche erwies sich in kontrollierten Studien mit einer Dauer von bis zu 6 Monaten als wirksame Chemoprophylaxe und kann bei besonderer Exposition (z. B. Militär, Landarbeiter, Epidemien) eingesetzt werden.

3.14.8 Bekämpfung und Prophylaxe

Eine **Expositionsprophylaxe** gegen Zecken und Milben ist mit geeigneten Repellentien möglich (z. B. DEET). Läuse, Flöhe und Nager werden mit Pestiziden bekämpft. Nagerdichte Wohnungen sind anzustreben, jedoch häufig in den endemischen Gebieten nicht verfügbar. Verlauste Patienten werden entwest.

Eine **prä- oder postexpositionelle Prophylaxe** mit Doxycyclin ist bei Fleckfieber und Tsutsugamushi-Fieber wirksam (➤ Kap. 3.14.10) und kann bei besonderer Exposition oder direkten Kontakten zu Fleckfieberpatienten bzw. während Epidemien eingesetzt werden (Maender et al. 2004).

Läusekot auf Fleckfieberpatienten gefährdet nicht immune Kontaktpersonen. Fleckfieber als Berufskrankheit beim Klinikpersonal

Tab. 3.13 Therapie der Rickettsiosen

Rickettsiose	Patient	Empfehlung (Therapie der 1. Wahl in Fettdruck)
• Fleckfieber • Brill-Zinsser-Krankheit • Murines Fleckfieber • Katzenfloh-Fleckfieber • Rocky-Mountain-Fleckfieber	Erwachsene und Schwangere[1]	• **Doxycyclin 2 × 100 mg tgl. für 7–10 Tage p. o. oder i. v.** • Chloramphenicol[2] 4 × 500–750 mg tgl. für 7 Tage p. o. oder i. v.
	Kinder	• Doxycyclin 2 × 2,2 mg/kg tgl. für 7–10 Tage p. o. oder i. v. • Chloramphenicol 4 × 15–20 mg/kg tgl. für 7 Tage p. o. oder i. v.
Mittelmeer-Zeckenstichfieber (u. a. Zeckenstichfieber)[3]	Erwachsene	• **Doxycyclin 1 × 200 mg od. 2 × 100 mg tgl. für 2–7 Tage p. o. oder i. v.** • **Doxycyclin 2 × 200 mg an einem Tag p. o. (unkomplizierte Fälle)** • Ciprofloxacin 2 × 750 mg für 7 Tage p. o. • Azithromycin 1 × 500 mg tgl. für 3 Tage p. o.
	Kinder	• **Doxycyclin 2 × 2,2 mg/kg tgl. für 5–10 Tage p. o. oder i. v.** • **Azithromycin 1 × 10 mg/kg tgl. für 3 Tage p. o.** • **Clarithromycin 2 × 7,5 mg/kg tgl. für 7 Tage p. o.**
	Schwangere	• Azithromycin 1 × 10 mg/kg tgl. für 3 Tage p. o. • Doxycyclin 1 × 200 mg od. 2 × 100 mg tgl. für 2–7 Tage p. o. oder i. v. • Doxycyclin 2 × 200 mg an einem Tag p. o. (unkomplizierte Fälle)
Tsutsugamushi-Fieber	Erwachsene	• **Doxycyclin 2 × 100 mg tgl. für 3–7 d[2] p. o. oder i. v.** • Doxycyclin 200 mg Einmaldosis (unkomplizierte Fälle) • Chloramphenicol 4 × 500–750 mg tgl. für 7 Tage p. o. oder i. v. • Azithromycin 1 × 1 g, dann 500 mg tgl. über 2 weitere Tage p. o. • Azithromycin 500 mg Einmaldosis (unkomplizierte Fälle) • Rifampicin 2 × 450 mg tgl. für 7 Tage p. o.
	Kinder	• **Doxycyclin 2 × 2,2 mg/kg tgl. für 3–7 Tage p. o. oder i. v.** • Azithromycin 1 × 10 mg/kg für 3 Tage p. o.
	Schwangere	• **Doxycyclin 2 × 100 mg tgl. für 3–7 Tage[2] p. o. oder i. v.** • Azithromycin 1 × 1 g, dann 500 mg tgl. über 2 weitere Tage p. o. • **Azithromycin 500 mg Einmaldosis (unkomplizierte Fälle)**

(keine Studien zu anderen Medikamenten)

[1] Tetrazykline sind während der Schwangerschaft wegen des Risikos der Störung der fetalen Zahn- und Knochenentwicklung kontraindiziert; bei lebensbedrohlichen Fleckfiebererkrankungen sind Tetrazykline trotzdem das Mittel der Wahl; bei murinem Fleckfieber während der Schwangerschaft waren Erythromycin, Azithromycin oder Rifampicin in Einzelfällen wirksam.

[2] Bei Schwangeren kein Chloramphenicol während der Präpartalperiode (Risiko eines Gray-Syndroms des Neugeborenen).

[3] Bei allen anderen Zeckenbissfieber-Rickettsiosen erfolgt die Standardtherapie mit Doxycyclin 2 × 100 mg tgl. für 7 Tage p. o. der i. v.

ist in den Endemiegebieten nicht selten. Dekontamination und Entlausung von an Fleckfieber Erkrankten gehören zur Routine bei der Klinikeinweisung. Hitzedekontamination tötet Läuse und Rickettsien. Obwohl Fleckfieberimpfstoffe mit nachgewiesener Wirksamkeit (im Zweiten Weltkrieg) entwickelt wurden, steht derzeit keine Vakzine zur Verfügung.

In Deutschland besteht nach § 7 IfSG namentliche Meldepflicht für den direkten oder indirekten Nachweis von *Rickettsia prowazekii,* soweit die Nachweise auf eine akute Infektion hinweisen.
Das klassische Fleckfieber ist in der Anlage der Berufskrankheiten-Verordnung (BKV) zusammen mit den Tropenkrankheiten gelistet und kann nach der Nr. 3104, d. h., ohne dass ein unmittelbarer Bezug zur Tätigkeit bewiesen werden muss, als Berufskrankheit anerkannt werden, was allerdings gegenwärtig praktisch nicht mehr vorkommt.

3.14.9 Reisemedizinische Bedeutung

Das durch *R. africae* verursachte Afrikanische Zeckenstichfieber ist eine häufige von Reisenden erworbene Erkrankung, insbesondere bei Safaritouristen im südlichen Afrika. Zeckenstichfieber durch *R. conorii* und verwandte Zeckenstichfieber-Rickettsiosen werden auch häufiger aus dem Mittelmeergebiet und Ostafrika importiert, gelegentlich auch aus dem Nahen Osten, Asien, Lateinamerika und Australien. Vereinzelt treten auch Fälle von Tsutsugamushi-Fieber und murinem Fleckfieber bei Reisenden auf. In den USA hat das Rocky-Mountain-Fleckfieber für Camper und Ferienhausbewohner eine gewisse Bedeutung. Die aktuelle Verbreitung der Rickettsiosen in Ländern des Globalen Südens ist leider oft nur unzureichend bekannt.

3.14.10 Krankheitsbilder der Rickettsiosen im Einzelnen

Klassisches Fleckfieber (Läusefleckfieber)

Rickettsia prowazekii, der Erreger des Fleckfiebers (engl. typhus, nicht zu verwechseln mit Typhus abdominalis [➤ Kap. 3.2]; auch epidemisches Fleckfieber) und der Brill-Zinsser-Krankheit, wurde 1916 von Henrique Rocha Lima im Magen des natürlichen Vektors, der **Kleiderlaus** *(Pediculus humanus humanus [corporis]),* nachgewiesen, beschrieben und benannt. Kopfläuse sind nicht als Überträger bekannt. Die Kleiderläuse infizieren sich an rickettsiämischen Menschen. Es gibt keine vertikale oder transovarielle Transmission der Laus auf ihre Nachkommen; Läuse können sich jedoch durch Aufnahme infektiösen Kots anderer Läuse infizieren. Die Rickettsien vermehren sich im Darm der Läuse und werden mit dem Kot ausgeschieden. Die Infektion des Menschen erfolgt durch das **Einreiben des Läusekots** während des Kratzens in juckende Bissstellen oder Konjunktiven. Auch eine Infektion durch Inhalation von getrocknetem Läusekot ist möglich, in endemischen Gebieten selten auch durch rickettsienhaltige Bluttransfusion.

Fleckfieber kann immer dort auftreten, wo sozioökonomische Faktoren eine Verlausung begünstigen wie in Berg- und Wüstenregionen von Ländern des Globalen Südens. Die **Epidemiologie** ist identisch mit der des Läuserückfallfiebers, auch was die Bedeutung als typische Lager- und Gefängnisseuche betrifft. Einerseits begünstigt ständig getragene dicke Kleidung die Verlausung, andererseits genügen schon Arm- und Fußreifen den Läusen als Unterschlupf, auch wenn sonst kaum Kleider getragen werden. Das Temperaturoptimum für die Laus liegt bei 25 °Celsius. Hochfieberhafte Patienten verlässt sie deshalb, was die Übertragung auf andere Personen begünstigt.

Fleckfieberherde existieren gegenwärtig im Hochland von Mexiko und Guatemala, im Himalaja einschließlich Afghanistan und Pakistan, in den Bergregionen Äthiopiens, Burundis, Ruandas, Lesothos und Nordchinas sowie in den Anden und der Sahelzone. 1997 und 2000 gab es auch lokale Ausbrüche in Russland und Kasachstan. In den USA wurde *R. prowazekii* bei Flughörnchen isoliert und führte wohl über deren Läuse und Flöhe sowie durch direkten Kontakt zu diesen Tieren und ihren Nestern zu sporadischen Erkrankungen bei Menschen, insbesondere während des Winters, wenn die Flughörnchen menschliche Behausungen aufsuchen.

Nach einer **Inkubationszeit** von 1 bis 2 Wochen beginnt das Fleckfieber (epidemic typhus, louse-borne typhus) abrupt mit heftigen Kopf- und Gliederschmerzen, Myalgien, Schüttelfrösten, ansteigendem Fieber und Kontinua bis 40 °Celsius. Typisch ist eine **starke Rötung des Gesichts.** Die Eintrittspforte der Infektion ist nicht zu erkennen. Nachfolgende zentralnervöse Symptome wie Benommenheit, Somnolenz oder Verwirrtheitszustände als Zeichen einer Enzephalitis sind häufig. Das Allgemeinbefinden verschlechtert sich rapide. Am 4. bis 5. Krankheitstag zeigt sich ein **Exanthem** aus nicht konfluierenden, auf Druck abblassenden, stecknadelkopf- bis linsengroßen, polymorphen Effloreszenzen, die in den Axillen und am Körper beginnen, sich zunehmend zentrifugal ausbreiten und Gesicht, Handflächen und Fußsohlen aussparen. In schwereren Fällen wird das Exanthem oft petechial und ist vor allem auf heller Haut eindrucksvoll (Houhamdi et al. 2007).

Seltener kommt es zu trockenem Husten bei röntgenologisch nachweisbaren pneumonischen Infiltraten, zu Ertaubung und Tinnitus. Die Nierenfunktionsstörungen aufgrund einer interstitiellen Nephritis sind reversibel, wenn rechtzeitig antibiotisch behandelt wird. Eine ausgedehnte **Vaskulitis** der Extremitäten-Gefäße kann zur Akren-Nekrose (Gangrän) führen. Eine **Myokarditis** kann Tachyarrhythmien, Hypotonie und Herzversagen zur Folge haben.

Die **Letalität** liegt unbehandelt bei 15 % und kann bei Epidemien unter schlechten Bedingungen 50 % erreichen.

Als **Brill-Zinsser-Krankheit** wird ein Fleckfieberrezidiv bezeichnet, das nach Monaten bis vielen Jahren auftreten kann. Grund ist die intrazelluläre Persistenz der Erreger, die bei anderen Rickettsien nicht bekannt ist, sowie die nachlassende spezifische Immunität. Der Krankheitsverlauf ist im Vergleich zur Primärinfektion meist milder und kürzer, und das Exanthem kann fehlen.

Murines Fleckfieber (Flohfleckfieber)

Rickettsia typhi (früher auch *R. mooseri*) ist der Erreger des murinen Fleckfiebers (murine typhus, endemic typhus). Die Infektion wird hauptsächlich vom **Rattenfloh** *(Xenopsylla cheopis),* selten auch von Katzenflöhen auf den Menschen übertragen und gelegentlich über Läuse weiterverbreitet (Blanton 2023). In den USA scheint das Opossum ein wesentliches Reservoir zu sein. Zumeist sind Menschen betroffen, die berufsbedingt oder durch andere Umstände rattenexponiert sind. *Rickettsia typhi* vermehrt sich in den Zellen des Gastrointestinaltrakts der Arthropoden, die unbeschadet bleiben. Die Erreger werden beim Saugakt mit dem Kot ausgeschieden und gelangen über Kratzwunden oder als Aerosol in den menschlichen Körper. Reservoire in den Verbreitungsgebieten Amerika, Nordafrika, Mittelmeerländer, Türkei, Südrussland, Indien, Thailand, Malaysia, Indonesien, Japan und Australien sind an erster Stelle Ratten, insbesondere die **Wanderratte** *Rattus norvegicus,* daneben auch **Mäuse.** Typisch sind sporadische Erkrankungsfälle (endemisches Fleckfieber) (Caravedo Martinez et al. 2021). Die Krankheit befällt bevorzugt Personen, die im Hafen, in Lebensmittelbetrieben, Lebensmittelspeichern, auf Bauernhöfen und an anderen Plätzen beschäftigt sind, an denen sich Ratten gerne aufhalten.

Nach einer **Inkubationszeit** von 1 bis 2 Wochen, bei Laborinfektionen von 6 bis 9 Tagen, beginnt das murine Fleckfieber eher schleichend mit Fieber, Kopf- und Muskelschmerzen. Bei etwa 80 % der erkrankten Personen tritt ein **makuläres Exanthem** auf (➤ Abb. 3.26), das meist weniger eindrucksvoll ist als das des klassischen Fleckfiebers. Die Infektion verläuft insgesamt leichter als das klassische (epidemische) Fleckfieber und hat auch unbehandelt eine **Letalität** von weniger als 1 %.

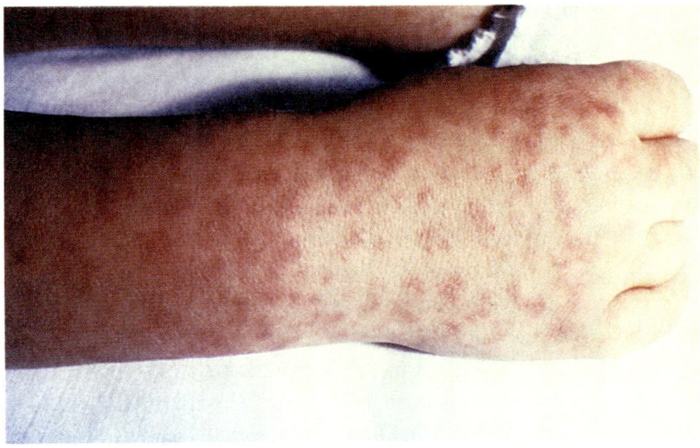

Abb. 3.26 Petechiales Exanthem bei murinem Fleckfieber [J794-011]

Katzenfloh-Fleckfieber

Rickettsia felis, eine 1990 isolierte Rickettsienart, verursacht das 1994 erstmals beim Menschen diagnostizierte Katzenfloh-Fleckfieber, das durch **Katzenflöhe** übertragen wird und klinisch sehr dem murinen Fleckfieber (s. o.) ähnelt. Erkrankungen beim Menschen wurden bisher in den USA, Mexiko, Brasilien, Europa (Frankreich, Spanien, Deutschland), Tunesien und Südostasien (Thailand, Laos, Südkorea, Taiwan) nachgewiesen; mit *R. felis* infizierte Katzenflöhe nahezu weltweit. Selten wird der Erreger auch in Zecken gefunden und in anderen Insekten (z. B. Bücherläusen). Serologisch ist die sichere Differenzierung von *Rickettsia typhi* und anderen Rickettsien schwierig, mit Hilfe der PCR können entsprechende Isolate aber eindeutig als *R. felis* identifiziert und von *R. typhi* und anderen Rickettsien unterschieden werden (Tsokana et al. 2022).

Zeckenstichfieber

Das Zeckenstichfieber (auch Zeckenstichfieber der Alten Welt) wird durch *Rickettsia conorii* und verschiedene verwandte Rickettsienarten verursacht. *R. conorii conorii* ist der Erreger des Mittelmeer-Zeckenstichfiebers (boutonneuse fever, fièvre boutonneuse, Mediterranean spotted fever [MSF]). Das israelische, indische und das Astrakhan-Zeckenstichfieber sind MSF-ähnliche, klinisch jedoch etwas unterschiedliche Erkrankungen, die durch *R.-conorii*-Stämme verursacht werden, die genetisch so eng verwandt sind, dass eine Abtrennung als eigenständige Spezies umstritten ist und die derzeit als *R. conorii israelensis, R. c. indica* und *R. c. caspia* bezeichnet werden (Subspezies des *R.-conorii*-Komplex).

Weitere Erreger von Zeckenstichfiebern sind *Rickettsia africae, R. sibirica, R. sibirica mongolotimonae, R. australis, R. massiliae, R. monacensis* und *R. slovaca* (➤ Tab. 3.12). Das Zeckenstichfieber der Neuen Welt ist ein Synonym für das Rocky-Mountain-Fleckfieber (s. u.) (Parola et al. 2013).

Als Tierreservoire der Zeckenstichfieber-Rickettsiosen sind mehr als 15 Nagetierarten nachgewiesen. Im Mittelmeerraum besteht zudem ein Hundereservoir. **Überträger** sind **Zecken,** insbesondere *Rhipicephalus-, Hyalomma-, Amblyomma-, Haemaphysalis-* und *Dermacentor*-Arten.

Das im Mittelmeergebiet (Europa, Nordafrika, Türkei) und gelegentlich im subsaharischen Afrika (z. B. Kenia) vorkommende **Mittelmeer-Zeckenstichfieber** (MSF) wird wie alle Erreger des *R.-conorii*-Komplex vorwiegend durch die 3 Arten des Artenkomplexes der Braunen Hundezecke (*Rhipicephalus linnaei, Rh. rutilus, Rh. sanguineus* s. s.) übertragen und beginnt nach 5- bis 12-tägiger Inkubation plötzlich mit hohem Fieber und frontalen Kopfschmerzen. Eine **singuläre Primärläsion (Eschar,** tache noir) ist häufig (➤ Abb. 3.27). Meist tritt ein papulöses (boutonneuse fever), zuweilen petechiales, selten vesikuläres Exanthem auf, das zum Teil diskret und wenig dicht stehend ist, auch an Handflächen und Fußsohlen auftritt, das Gesicht jedoch in der Regel ausspart. Mögliche **Komplikationen** sind Meningoenzephalitis, Myo-/Perikarditis, Nephritis, Pankreatitis, gastrointestinale Blutungen und tiefe Venenthrombosen. Die **Letalität** schwankt zwischen 0,5 und 2,5 %.

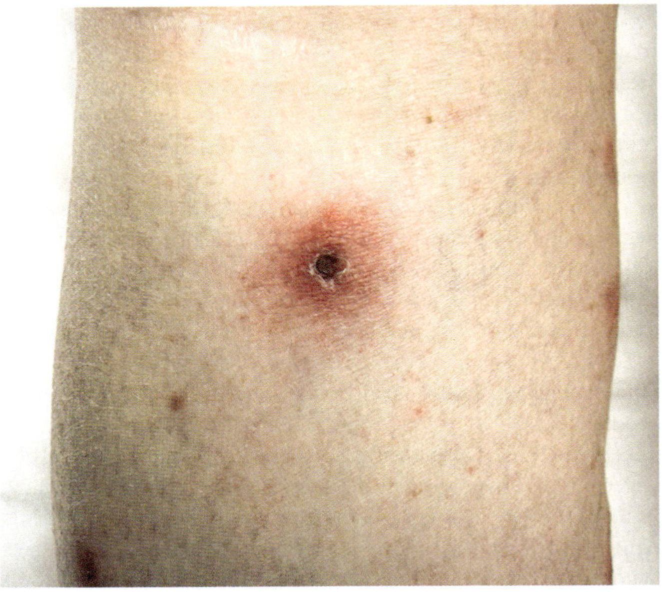

Abb. 3.27 Eschar (tache noir) bei afrikanischem Zeckenbissfieber [G1159]

Beim in Israel, Portugal und Sizilien vorkommenden **Israelischen Zeckenstichfieber** (Israeli spotted fever, ISF) ist die Primärläsion oft atypisch (uncharakteristische rote Papel) oder fehlt ganz, der Verlauf ist vor allem bei Kindern und bei Glukose-6-Phosphat-Dehydrogenase (G6PD-)Mangel schwer (Letalität bis 20 %). Das als **Sommerfleckfieber** am Kaspischen Meer sowie vereinzelt auch im Kosovo, in Sambia und im Tschad vorkommende **Astrakhan-Fieber** sowie das sporadisch in Indien und vereinzelt in Thailand beobachtete **Indische Zeckenstichfieber** (Indian tick typhus, ITT) verlaufen ähnlich wie das MSF, mit häufigem Exanthem, aber oft fehlender Primärläsion und ohne bekannte Todesfälle.

Das **Afrikanische Zeckenstichfieber** (African tick bite fever, ATBF) durch *Rickettsia africae* wird von *Amblyomma*-Zecken übertragen und ist vor allem im südlichen Afrika verbreitet. Das Referenzisolat aus Simbabwe stammt aus *Amblyomma hebraeum* und war ursprünglich als *Rickettsia conorii* typisiert worden. *R. africae* kommt in vielen afrikanischen Ländern vor (hohe Durchseuchungsraten bereits im Kindesalter); einzelne Erkrankungen und Nachweise in Zecken finden sich auch in der Karibik (Guadeloupe und andere Inseln der Kleinen Antillen). Klinisch manifeste Erkrankungen treten vor allem bei nicht immunen Reisenden auf (v. a. Safaritouristen in Süd- und Ostafrika). Der Verlauf ist zeckenstichfiebertypisch, wobei das Exanthem vergleichsweise wenig und dann auch vesikulär ausgeprägt ist und häufig multiple Primärläsionen (Eschars, ➤ Abb. 3.27) bestehen. Todesfälle sind nicht bekannt.

Das **Sibirische Zeckenstichfieber** (Siberian tick typhus) durch *Rickettsia sibirica* wurde erstmalig in Sibirien in den 1930er Jahren beschrieben. Es ist in großen Teilen von Nord- und Zentralasien endemisch (von Pakistan bis Nordchina) und wird vorwiegend von *Dermacentor*-Zecken übertragen. Die Symptomatik ist zeckenstichfiebertypisch mit Exanthem, häufigem Eschar und regionaler Lymphadenopathie. Trotz gelegentlicher ZNS-Beteiligung verläuft die Erkrankung in der Regel benigne.

Zeckenstichfieber durch *Rickettsia sibirica mongolotimonae,* einer genotypisch eng mit *R. sibirica* verwandten Spezies (oder Subspezies), wurde erstmals 1996 in Südfrankreich als Erkrankung beim Menschen beobachtet, nachdem der Erreger bereits 1991 aus einer Zecke der Inneren Mongolei isoliert worden war. Die klinischen Zeichen sind zeckenstichfiebertypisch; wegen der häufigen schmerzhaften Lymphangitis zwischen Eschar und drainierendem Lymphknoten wird die Erkrankung im angelsächsischen Sprachraum auch „lymphangitis-associated rickettsiosis" genannt. Über die Verbreitung ist wenig bekannt; außer in Frankreich wurden Fälle auch auf Kreta, in Algerien und Südafrika diagnostiziert.

Das **Queensland-Zeckenstichfieber** (Queensland tick typhus, Australian spotted fever) durch *Rickettsia australis* ist an der australischen Ostküste endemisch. Überträger sind Buschzecken (scrub ticks) der Spezies *Ixodes holocylus.* Es verläuft üblicherweise milde und zeckenstichfiebertypisch, häufig mit makulopapulösem oder vesikulärem Exanthem, Eschar und Lymphadenopathie; bisher sind nur 2 Todesfälle bekannt geworden. Das Exanthem kann makulopapulös, petechial oder vesikulär sein. Das Reservoir besteht aus Nagern und Beuteltieren.

Rickettsia slovaca ist erstmalig 1968 aus einer *Dermacentor*-Zecke isoliert worden. Krankheitsfälle sind aus dem gesamten Verbreitungsgebiet von *Dermacentor marginatus* (u. a. Frankreich, Ungarn, Deutschland, Italien, Kosovo, Slowenien, Russland) diagnostiziert worden. Sie verlaufen eher milde und ohne Exanthem. Charakteristisch sind verkrustete Zeckenstichläsionen am behaarten Kopf mit regionaler, bis zu 5 Jahre anhaltender Alopezie und schmerzhaften zervikalen und okzipitalen Lymphknotenschwellungen. Die Erkrankung wird in der Slowakei und Ungarn als **TIBOLA** (tick borne lymphadenopathy) bezeichnet, in Spanien auch als **DEBONEL** (*Dermacentor*-borne necrosis-erythema-lymphadenopathy).

Rocky-Mountain-Fleckfieber

Das Rocky-Mountain-Fleckfieber (Rocky Mountain spotted fever [RMSF], Felsengebirgsfleckfieber), verursacht durch *Rickettsia rickettsii,* tritt in Amerika (Zeckenbissfieber der Neuen Welt) als recht variable Infektion sporadisch auf. Möglicherweise sind auch andere Rickettsien wie *Rickettsia parkeri* Erreger der Erkrankung. Nager und Hunde sind das Tierreservoir der Infektion. Der wesentliche Überträger in Nordamerika ist *Dermacentor variabilis* (American dog tick) sowie die Waldzecke *Dermacentor andersoni* und neuerdings auch die Mitglieder des Artenkomplexes der Braunen Hundezecke *Rhipicephalus sanguineus* s. s., *Rhipicephalus linnaei.* Dadurch ist das Biotop in bedrohliche Nähe bewohnter Gebiete gerückt. Ob die dramatische Zunahme der Erkrankungen in den USA seit 1998 durch diese Erweiterung des Reservoir- und Vektorrepertoires verursacht wurde, ist nicht klar.

Die Infektion kann asymptomatisch als leichte Allgemeinerkrankung oder fulminant-fiebrig mit hoher Letalität verlaufen. Im Gegensatz zu den meisten anderen durch Zecken übertragenen Rickettsiosen entwickelt sich an der Stichstelle kein Eschar. Nach einer mittleren **Inkubationszeit** von einer Woche (1–14 Tage) beginnt das RMSF akut mit Fieber, Kopf-, Gelenk- und Muskelschmerzen. Konjunktivitiden und Photophobie sind nicht selten. Dyspnoe und pneumonische Symptome werden bei etwa einem Viertel aller erkrankten Personen beobachtet. Zwischen dem 3. und 5. Krankheitstag tritt ein **blassrotes Exanthem** auf, das zunächst an Händen und Füßen beginnt und sich rasch zentripetal auf die gesamte Haut ausbreitet. Anders als beim Fleckfieber können auch Handinnenflächen und Fußsohlen betroffen sein. Das Exanthem ist zunächst makulös, dann makulopapulös und in schwereren Fällen schließlich petechial.

Häufige **Komplikationen** sind eine zentralnervöse Beteiligung mit Apathie, Verwirrtheit, Koma, Seh- und Hörstörungen sowie Gerinnungsstörungen (Blutungen an Haut und Schleimhäuten). Ähnlich den viralen hämorrhagischen Fiebern besteht eine generelle Blutungsneigung, ohne dass sich eine klinisch relevante Anämie entwickelt. Thrombozytopenie und die Aktivierung von Fibrinspaltprodukten sind häufig, jedoch nur selten Ausdruck einer intravasalen Gerinnung, sondern eher einer physiologischen Antwort auf die Endothelläsionen, die auch zu Mikrozirkulationsstörungen führen und z. B. ein klinisch relevantes Lungenödem verursachen können. Weitere Komplikation sind Herzrhythmusstörungen, Enzephalitis oder Meningoenzephalitis, angezeigt durch Liquor-Pleozytose und erhöhte Proteinkonzentration bei normalen Glukosewerten. Beim Multiorganversagen sind regelmäßig die Niere mit einer tubulären Nekrose und die Leber mit einer nekrotisierenden Hepatitis, jedoch ohne lebensbedrohlichen Leberausfall, beteiligt. Eine Rhabdomyolyse wird durch erhöhte Kreatinkinase-Plasmaspiegel angezeigt. Fulminante Verläufe werden bevorzugt bei afrikastämmigen Personen mit Glukose-6-Phosphat-Dehydrogenase (G6PD-)Mangel beobachtet. Permanente Residuen bestehen in neurologischen Ausfällen und gangränbedingten Amputationen (Jay et al. 2020).

Die **Differenzialdiagnose** umfasst Influenza, enterovirale Infektionen, EBV- und CMV-Infektionen, Virushepatitis, Leptospirose, Typhus abdominalis, Sepsis, Ehrlichiosen und andere Rickettsiosen. Zur Frühdiagnose ist am besten eine Biopsie aus Hauteffloreszenzen geeignet, aus der die Erreger regelmäßig mit Hilfe der PCR nachweisbar sind.

Zur **antibiotischen Behandlung** ist neben Tetrazyklinen auch Chloramphenicol geeignet. Eine rechtzeitige antibiotische Behandlung reduziert die Letalität von 20–30 % auf 3–10 %.

Die **Prävention** besteht in der Expositionsprophylaxe gegenüber Zecken.

Die Bedeutung der **Rickettsia-parkeri-Infektion** als RMSF-Erreger ist weitgehend unklar. Diese Bakterien wurden 1937 aus Zecken am Golf von Mexiko isoliert. Ein Krankheitsfall wurde 2004 in Virginia, USA, identifiziert. Der 40-jährige, fieberhafte Patient mit leichten Allgemeinsymptomen zeigte rötliche Papeln, aus denen sich Eschars entwickelten. Die Symptomatik besserte sich unter Doxycyclin, nachdem andere Antibiotika wirkungslos geblieben waren. Mittlerweile handelt es sich um die nach dem RMSF zweithäufigste durch Zecken übertragene Rickettsiose in den USA. Der Erreger und humane Infektionen wurden neben den USA auch in Brasilien, Argentinien, Uruguay und Kolumbien nachgewiesen. Die Symptomatik verläuft wie ein typisches Zeckenstichfieber mit dem Nachweis eines Eschars in bis zu 87 % der Fälle. Es wird mit einer hohen Dunkelziffer gerechnet, weil die übliche Diagnostik im Nachweis von Serumantikörpern besteht, die vielfach keine eindeutige Speziesidentifizierung erlaubt, insbesondere nicht in der Differenzierung gegenüber *R. rickettsii* und *R. parkeri.*

3

Brasilianisches Fleckfieber

In Südamerika ist der wesentliche Vektor für *Rickettsia rickettsii* die Zeckenspezies *Amblyomma cajennense,* das Rocky-Mountain-Fleckfieber wird hier als Brasilianisches Fleckfieber bezeichnet (➢ Tab. 3.12). Erkrankungsfälle werden vor allem aus Brasilien gemeldet, seltener auch aus Kolumbien, Panama und Mexiko. In Südamerika werden gelegentlich noch neue Endemiegebiete entdeckt. Die Erreger werden von den Zecken transovariell an die Larven weitergegeben. Deshalb ist eine zweigipflige Infektionsverteilung typisch: im Frühjahr durch die überwinterten Zecken und später im Jahr durch deren Nachkommen.

Japanisches Fleckfieber

Als eine ostasiatische Variante der typischerweise schwer, d. h. mit Enzephalitis, zuweilen mit intravasaler Gerinnung und Multiorganversagen verlaufenden Rickettsiosen (wie klassisches Fleckfieber oder Rocky-Mountain-Fleckfieber) kann unter klinischen Gesichtspunkten das Japanische Fleckfieber betrachtet werden, das in Japan, China und Thailand endemisch ist und durch die erst 1984 entdeckte Rickettsienspezies *Rickettsia japonica* verursacht wird. Wahrscheinlich wurde die Erkrankung zuvor häufig als Tsutsugamushi-Fieber (s. u.) fehldiagnostiziert. Betroffen waren bisher überwiegend Landwirte. Ein Nagerreservoir wird vermutet, bekannte Zeckenvektoren-Genera sind *Dermacentor, Haemaphysalis* und *Ixodes.*

Es handelt sich um ein **akut-fieberhaftes Krankheitsbild,** fast immer mit **Eschar** und einem makulösen **Exanthem,** das häufig innerhalb von 3 bis 4 Tagen petechial wird. Komplizierte Verläufe (Enzephalitis, Hämorrhagien, Atemnotsyndrom, Multiorganversagen) und Todesfälle sind beschrieben. Im Gegensatz zum in der gleichen Region endemischen Tsutsugamushi-Fieber tritt keine Lymphadenopathie auf. Eine Thrombozytopenie kann bei beiden Erkrankungen auftreten.

Flinders-Island-Fleckfieber

Dies wurde in den 1980er Jahren von einem australischen Allgemeinmediziner auf einer Insel der Bass Strait zwischen Tasmanien und dem australischen Festland entdeckt. Der Erreger *Rickettsia honei* unterscheidet sich genotypisch deutlich von *Rickettsia australis,* weshalb eine Abgrenzung vom Queensland-Zeckenstichfieber gerechtfertigt ist, obwohl sich die klinischen Bilder stark ähneln. Das Flinders-Island-Fleckfieber verläuft gewöhnlich milde unter Fieber, Kopf- und Muskelschmerzen, meistens mit einem erythematösen oder petechialen Exanthem. Ein Viertel der Patienten haben eine escharartige Primärläsion, die Hälfte eine lokale Lymphadenopathie. Einige Isolate aus Flinders-Island-Fleckfieber-Patienten unterscheiden sich molekularbiologisch von den bekannten *R.-honei*-Stämmen und wurden als Marmionii-Stamm von *R. honei* bezeichnet.

Bei einem thailändischen Patienten wurde *R. honei* isoliert, weshalb vermutet wird, dass diese Art auch für Erkrankungen verantwortlich ist, die bislang als thailändisches Zeckenbissfieber bezeichnet wurden.

Rickettsienpocken

Die Rickettsienpocken (rickettsialpox) treten selten und sporadisch auf. Der Erreger, *Rickettsia akari,* wird durch Milben *(Liponyssoides sanguineus)* von Hausmäusen und Ratten auf den Menschen übertragen. Durch transovarielle Infektion dient der Vektor gleichzeitig als Reservoir. Die Infektion ist in Einzelherden in Amerika, Osteuropa, Asien und Zentralafrika verbreitet. Die Erkrankungen in den USA traten überwiegend bei Personen aus modernen Mietshäusern auf, deren Müllschächte und Müllverbrennungsöfen Nagern freien Zugang gestatteten und günstige Lebensbedingungen für die blutsaugenden Milben abgaben.

Die **Inkubationszeit** beträgt 7 bis 14 Tage. Die nicht schmerzhafte Primärläsion (Eschar) kann 0,5–3 cm messen und findet sich bei fast allen Patienten vor den allgemeinen Symptomen Fieber, Frösteln, Zephalgien, Rücken- und Gliederschmerzen sowie Photophobie. Üblich ist eine regionale **Lymphadenopathie.** Binnen Stunden bis Tagen tritt ein generalisiertes papulovesikuläres Exanthem auf, das sich allmählich pustulös-verkrustend verändert. Die Krankheit verläuft in der Regel milde, Todesfälle sind sehr selten. Kopfschmerzen können länger persistieren. Ohne Behandlung kann die Erkrankungsdauer mehrere Wochen betragen, schwere Verläufe sind aber selten (Paddock et al. 2007).

Tsutsugamushi-Fieber

Das Tsutsugamushi-Fieber (scrub typhus), hervorgerufen durch *Orientia tsutsugamushi,* ist auf dem indischen Subkontinent, in Ost- und Südostasien und Nordaustralien sowie auf den Inseln des Westpazifiks und des Indischen Ozeans verbreitet (➢ Abb. 3.28).

O. tsutsugamushi unterscheidet sich von den Rickettsien der Gattung *Rickettsia* durch das Fehlen von Lipopolysacchariden und Peptidoglykan in der Zellwand. Es bestehen deutliche Unterschiede hinsichtlich Virulenz und Antigenstruktur zwischen verschiedenen Isolaten, die sich serologisch in mindestens 6 Stämme gruppieren lassen (Gilliam, Karp, Kato, Shimokoshi, Kawasaki, Kuroki).

Die Überträger, **Laufmilben** der Gattung *Leptotrombidium* (*L. akamushi, L. deliensis, L. fletcheri* u. a.) werden transovariell infiziert und sind damit auch ein wichtiges Reservoir. Nur die 6-beinigen Milbenlarven (chiggers) sind parasitisch und übertragen die Erreger auf den Menschen, während die jeweils 8-beinigen Nymphen und Adulten sich am Boden von Insekten, Insekteneiern und anderen wirbellosen Kleinstlebewesen ernähren. Die nur ca. 0,25 mm großen, je nach Art weißlichen bis rötlichen Larven parasitieren normalerweise einmalig auf Nagern, insektivoren Kleinsäugern oder Vögeln über einen Zeitraum von 2 bis 10 Tagen, bis sie abfallen und sich zu Nymphen weiterentwickeln. Die Larven saugen kein Blut, sondern dauen mit ihrem Speichel die oberste Hautschicht an und saugen den verflüssigten Gewebesaft auf. *O. tsutsugamushi* wird über den Speichel übertragen (Bhandari et al. 2022).

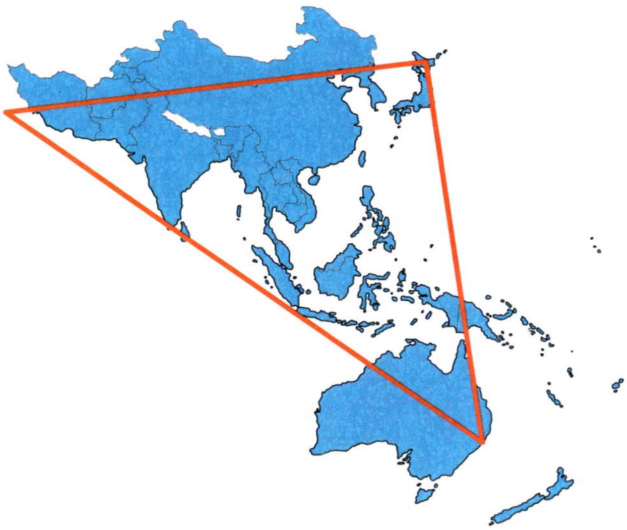

Abb. 3.28 Verbreitung des Tsutsugamushi-Fiebers (courtesy David H. Walker) [G1159]

Das Vorkommen der Milben hängt vor allem von der Verbreitung der als Wirt bedeutsamen Ratten und Wildnager ab, aber auch von der für Milben wie Wirte geeigneten Vegetation wie sekundäre Gras- oder Buschvegetation (scrub), die z. B. nach Rodungen, um Ölpalmen- oder Kautschukplantagen und Reisfelder zu finden ist. Milbenlarven können sich zwar auch an Ratten anstecken, die – zum Teil chronisch – mit *O. tsutsugamushi* infiziert sind; die transovarielle Weitergabe ist jedoch epidemiologisch weit bedeutsamer. All diese Faktoren führen typischerweise zu begrenzten Infektionsherden (Milbeninseln). Vögel spielen wahrscheinlich eine Rolle bei der Verbreitung infizierter Milben über größere Distanzen.

Menschen infizieren sich vor allem, wenn sie auf dem Weg zur Arbeit in Reisfeldern oder Plantagen infestierte Gras- und Buschvegetation passieren und die darauf sitzenden Milbenlarven abstreifen. Auch bei Erkrankungen von Reisenden ist anamnestisch meist eine entsprechende Exposition, etwa Plantagenbesuche, Wandern oder Camping in der Natur, zu eruieren. In vielen Gebieten besteht eine saisonale Häufung während und kurz nach der Regenzeit, wenn die Milben bevorzugt ihre Eier ablegen, aus denen dann die zum Teil bereits infizierten Larven schlüpfen.

Nach einer **Inkubation** von 5 bis 20 Tagen beginnt die Erkrankung meist plötzlich mit **Fieber** (oft als Kontinua), heftigen **Kopfschmerzen** und zum Teil **schwerem Krankheitsgefühl.** In etwa der Hälfte der Fälle besteht eine meist singuläre **Primärläsion (Eschar),** die oft vom Patienten nicht bemerkt wird und gesucht werden muss, bevorzugt dort, wo die Kleidung wie im Becken- und Gürtelbereich, am Skrotum oder in der Axilla eng anliegt. Häufig fallen gerötete Konjunktivitiden und Handflächen sowie eine generalisierte, teilweise dolente **Lymphadenopathie** auf. Das makulöse, später papulöse **Exanthem** ist ab dem 5. Krankheitstag zu erwarten, zunächst am Stamm, dann an den Extremitäten. Es kann jedoch fehlen und ist bei dunkler Haut schwierig zu sehen. Weitere Symptome sind Gesichtsödeme, trockener Husten, Apathie und bei etwa einem Drittel der Patienten eine vorübergehende Hörminderung. **Komplikationen** sind Blutungsneigung mit generalisierter Purpura, ZNS-Beteiligung (Meningismus, Tremor, Verwirrtheit, Gereiztheit, Sprachstörungen, Taubheit), Pneumonie und Myokarditis. In schweren Fällen kann sich ein Multiorganversagen mit ARDS, Nierenversagen und Kreislaufversagen entwickeln.

Vor Verfügbarkeit einer antibiotischen Therapie war die **Letalität** sehr unterschiedlich und schwankte, wahrscheinlich stammabhängig, zwischen 3 und 30 %. Bei in Endemiegebieten Aufgewachsenen verläuft die Erkrankung meist leichter oder abortiv. Die Immunität nach durchgemachter Erkrankung ist stammabhängig und oft nur kurzdauernd, sodass Zweit- bzw. Mehrfachinfektionen in den Endemiegebieten häufig sind (Peter et al. 2015).

Die zahlreichen antigenetischen Varianten von *O. tsutsugamushi* erschweren die spezifische Immundiagnostik (Mischantigene empfehlenswert). Mittels geeigneter PCR-Methoden gelingt aber die Speziesdiagnose aus peripherem Blut und Gewebeproben (Escharbiopsie) in der akuten Krankheitsphase (Tarale et al. 2024).

3

LITERATUR

Bhandari M, Singh RK, Laishevtcev A. Revisiting scrub typhus: a neglected tropical disease. Comp Immunol Microbiol Infect Dis 2022; 90–91: 101888.

Blanton LS. Murine typhus: A review of a reemerging flea – borne rickettsiosis with potential for neurologic manifestations and sequelae. Infect Dis Rep 2023 ; 16(6): 700–716.

Brouqi P, Parola P, Fournier PE, Raoult D. Spotted fever rickettsioses in southern and eastern Europe. FEMS Immunol Med Microbiol 2007; 49(1): 2–12.

Caravedo Martinez MA, Ramirez-Hernandez A, Blanton LS. Manifestations and management of flea-borne rickettsioses. Res Rep trop Med 2021; 12: 1–14.

Coggin JR, Bacterial pathogens. In: Fleming DO, Hunt DL (eds.). Biological Safety – Principles and Practice. 4th ed. ASM Press Washington 2006. p. 93–114.

Faccini-Martinez AA, Garcia-Alvarez L, Hidalgo M, Oteo JA. Syndromic classification of rickettsioses: an approach for clinical practice. Int J Infect Dis 2014: 126–139.

Fischer M. Rickettsioses: Cutaneous findings frequently lead to diagnosis. A review. J Dtsch Dermatol Ges 2018; 16(12): 1459–1476.

Fournier P-E, Raoult D. Bacteriology, taxonomy and physiology of Rickettsia. In: Raoult D, Parola P (eds.). Rickettsial Diseases. Informa healthcare Press 2007. p. 1–13.

Houhamdi L, Raoult D. Louse-borne epidemic typhus. In: Raoult D, Parola P (eds.). Rickettsial Diseases. Informa healthcare Press 2007. p. 51–62.

Jay R, Armstron PA. Clinical characteristics of Rocky Mountain spotted fever in the United States: a literature review. J Vector Borne Dis 2020; 57(2): 114–120.

Maender JL, Tyring SK. Treatment and prevention of rickettsial and ehrlichial infections. Dermatol Ther 2004, 17(6): 499–504.

Paddock CD, Eremeeva ME. Rickettsialpox In: Raoult D, Parola P (eds.): Rickettsial Diseases. Informa healthcare Press 2007. p. 63–86.

Parola P, Paddock CD, Socolovschi C et al. Update on tick-borne rickettsioses around the world: a geographic approach. Clin Microbiol Rev 2013; 26(4): 657–702.

Peter JV, Sudarsan TI, Prakash JA, Varghese GM. Severe scrub typhus infection: clinical features, diagnostic, challenges and management. World J Crit Care Med 2015; 4(3): 244–250.

Rolain JM, Maurin M, Vestris G, Raoult D. In vitro susceptibilities of 27 rickettsiae to 13 antimicrobials. Antimicrob Agents Chemotherap 1998; 42(7): 1537–1541.

Sood AK, Sachdeva A. Rickettsioses in children – a review. Indian J Pediatr 2020; 87(11): 930–936.

Stewart AG, Stewart AGA. An Update of the Laboratory Diagnosis of rickettsia spp. Infection. Pathogens 2021; 10(10):1319.

Tarale MS, Sajjanar AB. Unravelling the enigma of scrub typhus: a critical review and insights into epidemiology, clinical features, diagnostic advances and emerging trends. Cureus 2012; 16(6): e62867.

Telford III S, Parola P. Arthropods and rickettsiae. In: Raoult D, Parola P (eds.). Rickettsial Diseases. Informa healthcare Press 2007. p. 27–36.
Tsokana CN, Kapna I, Valiakos G. Current data on Rickettsia felis occurrence in vectors, human and animals in Europe: a scoping review. Microorganisms 2022; 10(12): 2491.
Walker DH, Ismail N, Olano JP, Valbuena G, McBride J. Pathogenesis, immunity, pathology and pathophysiology in rickettsial disease. In: Raoult D, Parola P (eds.). Rickettsial Diseases. Informa healthcare Press 2007. p. 15–26.

INTERNETQUELLEN

AGES (Rickettsien): www.ages.at/mensch/krankheit/krankheitserreger-von-a-bis-z/rickettsien.
BNITM (Zeckenbissfieber und Fleckfieber): www.bnitm.de/labordiagnostik/leistungen/zeckenbiss-und-fleckfieber.
Infektionsschutzgesetz (IfSG): www.bundesrecht.juris.de/ifsg/__7.html.
RKI (Fleckfieber *[Rickettsia prowazeckii]*): www.rki.de/DE/Themen/Infektionskrankheiten/Infektionskrankheiten-A-Z/F/Fleckfieber/fleckfieber-node.html.

3

3.15 Q-Fieber

Gerhard Dobler

Das Wichtigste in Kürze

Coxiellen sind kleine, sich intrazellulär vermehrende Gram-negative Bakterien aus der Klasse der *Gammaproteobacteria.* Sie kommen weltweit vor. Als tierisches Reservoir spielen insbesondere Nutztiere wie Schafe und Ziegen für die Übertragung auf den Menschen eine Rolle. Die Übertragung erfolgt meist über Aerosol durch kontaminierten Staub, wobei der Erreger in hohen Mengen von infizierten Tieren ausgeschieden wird. Auch Zecken können den Erreger mit dem Kot ausscheiden und so Tiere und Menschen infizieren. Der Erreger bildet sehr umweltresistente Dauerformen und kann über Wochen in der Umwelt infektiös sein.

Die Infektion beim Menschen verläuft häufig als atypische Pneumonie, es können jedoch auch weitere parenchymatöse Organe betroffen sein, und in vorgeschädigten Herzklappen kann sich eine chronische Endokarditis etablieren.

Die Diagnose erfolgt meist serologisch, neuerdings auch durch PCR.

Doxycyclin ist das Therapeutikum der ersten Wahl. Ein in Australien entwickelter Impfstoff findet in Europa keine Anwendung.

Präventiv werden betroffene Tiere bzw. Ställe isoliert.

3.15.1 Epidemiologie und Erreger

Coxiella burnetii, der Erreger des Q-Fiebers, ist ein **Gram-negatives, obligat intrazelluläres Bakterium.** Es wurde früher den Rickettsien (➤ Kap. 3.14) zugeordnet. Moderne genetische Analysen zeigten jedoch, dass es sich phylogenetisch um ein **Gammaproteobakterium** handelt, das mit den Legionellen näher verwandt ist (Ullah et al. 2022). Die Coxiellen bilden außerhalb der Wirtsorganismen über Monate hinweg widerstandsfähige Dauerformen mit verdickter Zellwand aus, die in kontaminiertem Staub zu den typischen Aerosolinfektionen, z. B. in Nutztierställen oder nach Wildtierexposition, führen.

Der Erreger kommt weltweit mit Ausnahme von Neuseeland und der Antarktis vor. Das Tierreservoir umfasst **Vögel** und **Säugetiere.** Typische Infektionsquellen für den Menschen sind unmittelbar durch Milch- und Fleischgenuss oder mittelbar über Aerosole, ausgehend von Ausscheidungen oder Aborten von Rindern und Schafen, seltener auch von Pferden und Katzen (Christodoulou et al. 2023). Weitere Infektionsmöglichkeiten bestehen durch infizierte **Zecken,** über kontaminierte Milch, konnatal, bei Autopsien von Infizierten, Intimkontakt, Bluttransfusion oder Laborinfektion (Cellina et al. 2022).

Es wird eine **minimale Infektionsdosis** von < 10 Erregern angenommen. Deshalb darf die Erregerisolierung nur in einem Hochsicherheitslabor (L3) durchgeführt werden.

3.15.2 Klinik

Das Q-Fieber („Q" von engl. „query" = Fragezeichen) wurde 1935 erstmals in Brisbane, Australien, bei Schlachthofarbeitern beschrieben. 1937 erfolgte die Identifizierung des Erregers. Aufgrund des ausschließlich intrazellulären Wachstums wurde der Erreger den damals sogenannten großen Viren und damit der Gruppe der Rickettsien zugeordnet. Neuere genetische Untersuchungen zeigen jedoch, dass es sich um ein Bakterium aus der Klasse der Gammaproteobakterien handelt und der Erreger somit den Legionellen näher verwandt ist.

Das **akute Q-Fieber** beginnt nach einer **Inkubation** von 3 bis 30 Tagen mit grippeartigen Symptomen, meist mit Fieberanstieg, schwerem Krankheitsgefühl, Gliederschmerzen und retrobulbären Kopfschmerzen. Zusätzlich können Husten, Übelkeit, Erbrechen und Diarrhöen vorliegen. In den folgenden Tagen entwickelt sich häufig eine **atypische Pneumonie,** die auskultatorisch meistens nicht nachweisbar ist und röntgenologisch variable, zum Teil milchglasartige Verschattungen zeigt (Kamde et al. 2022). Das akute Q-Fieber kann sich auch unter dem Bild einer Hepatitis manifestieren, seltener als Myo- und Perikarditis oder Orchitis. Neurologische Symptome, z. B. im Rahmen einer Meningoenzephalitis, Zerebellitis oder eines Guillain-Barré-Syndroms, sind normalerweise selten, können jedoch im Epidemiefall anteilig bis zu über 20 % betragen. Ein diskretes makulöses Exanthem tritt in 4–18 % der Fälle auf (Kamde et al. 2022).

In über der Hälfte der akuten Q-Fieberfälle bei Schwangeren ist mit Komplikationen wie Frühgeburt, Abort oder Totgeburt zu rechnen.

Die bevorzugte Primärinfektion ist regional und je nach Exposition unterschiedlich, z. B. als Pneumonie, wenn die Infektion überwiegend inhalativ erworben wird, als granulomatöse Hepatitis, wenn sie über kontaminierte Milch erfolgt. Höheres Alter und männliches Geschlecht prädisponieren hinsichtlich einer erfolgreichen Infektion. Weibliche Sexualhormone scheinen eine gewisse Schutzwirkung zu haben. Ein jahrelanges **chronisches Müdigkeitssyndrom** (CFS) kann dem akuten Q-Fieber folgen, genetisch begünstigt durch HLA-DRB1*11 und den 2/2 Genotyp des Interferon-γ-Intron-1-Mikrosatelliten.

Das akute Q-Fieber dauert üblicherweise nur eine Woche, protrahierte Verlaufsformen kommen jedoch in 20 % der Fälle vor, typischerweise als Hepatitis. In etwa 1 % der Fälle entstehen **chronische Verläufe.** Diese manifestieren sich als **Endokarditis** (meist an der

Aortenklappe), **granulomatöse Hepatitis** oder nur als persistierendes Fieber. Jeder Fall von kulturnegativer Endokarditis ist Q-Fieber-verdächtig und erfordert eine serologische Abklärung. Vorbestehende Herzklappenläsionen und Niereninsuffizienz wirken prädisponierend (Kamde et al. 2022). Bei chronischen Verlaufsformen ist konstant eine Hepatosplenomegalie nachweisbar. Weitere Manifestationen können purpuraähnliche Effloreszenzen, Aneurysmen, Apoplexie und chronische Wundinfektionen sein, selten sind Livedo reticularis, chronische Thrombozytopenie und gemischte Kryoglobulinämie (Miller et al. 2021).

Bei den protrahierten oder chronischen Verläufen persistieren die Coxiellen in Monozyten, begünstigt durch eine Interleukin-10-Überproduktion. Dabei wird die finale Phase der Phagosomenreifung (Cathepsin-Fusion) gehemmt, und die Bakterien werden an das saure Phagolysosom adaptiert. Demnach wird die Persistenz weitgehend, wenn nicht ausschließlich, durch den Wirt bestimmt. Bei der Endokarditis ist das $CD4^+/CD8^+$-Verhältnis erniedrigt. Für die Eliminierung der Bakterien im Wirt ist überwiegend die zellvermittelte Immunität verantwortlich.

3.15.3 Diagnostik

Die Diagnostik erfolgt meist **serologisch.** *Coxiella burnetii* kommt in den antigenetischen Varianten Phase I (natürlich) und Phase II (kulturadaptiert) vor. Aktuelle oder kürzlich durchgemachte Infektionen werden durch Serumantikörper der Klassen IgM, IgA und IgG überwiegend gegen Phase-II-Antigen nachgewiesen, beim chronischen Q-Fieber kehrt sich dieses Verhältnis zugunsten von IgG-Antikörpern v. a. gegen die Phase I um (Miller et al. 2021).

Bei der **chronischen Q-Fieber-Endokarditis** gelingt der Nachweis von *Coxiella burnetii* aus Patientenblut meistens mit Hilfe sensibler PCR-Methoden (Miller et al. 2021). Hinweise auf die Aktivität einer Endokarditis können Zytokinprofile, insbesondere die Hochregulation von TNF-α und IL-1β in den Monozyten der Patienten geben.

3.15.4 Therapie

Die antibiotische Therapie des akuten Q-Fiebers sollte mit **Doxycyclin** in der Dosierung von 2 × 100 mg/Tag für 14 Tage durchgeführt werden. Chinolone sind ebenfalls wirksam. Gravide sollen mit Cotrimoxazol für die gesamte Dauer der Schwangerschaft behandelt werden. Der Therapieerfolg wird durch einen Abfall der Phase-I-Serumantikörper-Konzentration angezeigt. Gelegentlich tritt eine therapiebedingte Jarisch-Herxheimer-Reaktion auf.

Die Q-Fieber-Endokarditis und andere chronische Verlaufsformen der *C.-burnetii*-Infektion erfordern eine monate- bis jahrelange Chemotherapie. Meistens wird Doxycyclin (2 × 100 mg/Tag) mit **Hydroxychloroquin** (3 × 200 mg/Tag) kombiniert. Chinolone (z. B. Ciprofloxacin) und Minocyclin scheinen ebenfalls wirksam zu sein. Bei Vitien wird ein Klappenersatz nötig, der jedoch nicht vor einem Endokarditisrückfall schützt. Alternativ kann Rifampicin (300 mg/Tag), kombiniert mit Doxycyclin (2 × 100 mg/Tag) oder Ciprofloxacin (2 × 750 mg/Tag), eingesetzt werden. Mit einer **Therapiedauer von mind. 3 Jahren** muss gerechnet werden, bis die Titer der spezifischen Phase-I-IgA-Serumantikörper auf 1:50 und die der Phase-I-IgG-Serumantikörper auf 1:200 abgefallen sind.

Die Therapie des Q-Fieber-bedingten Aneurysmas wird nach dem gleichen Schema durchgeführt. Bei Endokarditis und Aneurysma sollte zudem frühzeitig chirurgisch interveniert werden.

Patienten mit Herzklappenersatz sollen bei akutem Q-Fieber Doxycyclin und Hydroxychloroquin für 12 Monate erhalten. Alternativ wird verlaufskontrolliert, um sicherzustellen, dass der Phase-I-IgG-Titer auf unter 1:800 absinkt, anderenfalls wird wie bei chronischem Q-Fieber vorgegangen (Kamde et al. 2022).

Bei therapieresistenten, chronisch fieberhaften Verläufen wurden in Einzelfällen Interferon gamma oder Prednison erfolgreich angewendet.

3.15.5 Bekämpfung und Prävention

Übliche präventive Maßnahmen schließen die **Isolierung von abortierendem Vieh** für 14 Tage, die keimdichte Lagerung von Futter, die Verbrennung und das Vergraben von Abortmaterial, das Verwenden von Schutzkleidung bei Personen, die mit Abortmaterial zu tun haben, sowie die Nichtzulassung von seropositiven Tieren für Tierhaltungsanlagen wie Zoos und in der Forschung ein. In Australien ist ein Ganzzell-Totimpfstoff zugelassen, der sich bei Schlachthofpersonal als wirksam gezeigt hat (Schutzraten in verschiedenen Studien: 83–100 %). In Deutschland ist der Impfstoff nicht erhältlich und nicht zugelassen (Sam et al. 2023).

In Deutschland ist das Q-Fieber eine meldepflichtige Erkrankung. Sowohl der direkte als auch der indirekte Nachweis einer akuten Infektion sind nach § 7 IfSG namentlich meldepflichtig. Insgesamt wurden seit Einführung der Meldepflicht zwischen 55 und 400 menschliche Erkrankungsfälle jährlich gemeldet.

LITERATUR

Celina SS, Cerný J. Coxiella burnetii in ticks, livestock, pets and wildlife: A mini-review. Front Vet Sci 2022; 9: 1068129.
Christodoulou M, Malli F, Tsaras K, Billinis C, Papagiannis D A. Narrative Review of Q Fever in Europe. Cureus 2023; 15(4): e38031.
Kamde SP, Anjankar A. Pathogenesis, Diagnosis, Antimicrobial Therapy, and Management of Infective Endocarditis, and Its Complications. Cureus 2022; 14(9): e29182.
Miller HK, Priestley RA, Kersh GJ. Q Fever: A troubling disease and a challenging diagnosis. Clin Microbiol Newsl 2021; 43(13): 109–118.
Sam G, Stenos J, Graves SR, Rehm BHA. Q fever immunology: the quest for a safe and effective vaccine. NPJ Vaccines 2023; 8(1): 133.
Ullah Q, Jamil T, Saqib M, Iqbal M, Neubauer H. Q Fever – A Neglected Zoonosis. Microorganisms 2022; 10(8): 1530.

INTERNETQUELLEN

BAG/Schweiz (Q-Fieber): www.bag.admin.ch/bag/de/home/krankheiten/krankheiten-im-ueberblick/q-fieber.html.
BNITM (FAQ zum Q-Fieber): www.bnitm.de/aktuelles/fragen-und-antworten/faq-zum-q-fieber.
RKI (Q-Fieber *[Coxiella burnetii]*): www.rki.de/DE/Themen/Infektionskrankheiten/Infektionskrankheiten-A-Z/Q/QFieber/QFieber-node.html.
RKI (Ratgeber Q-Fieber): www.rki.de/DE/Aktuelles/Publikationen/RKI-Ratgeber/Ratgeber/Ratgeber_Q-Fieber.html.

3.16 Bartonellosen und Erkrankungen durch Anaplasmataceae

3.16.1 Bartonellosen

Volkhard A. J. Kempf

Das Wichtigste in Kürze

Die Gattung *Bartonella* umfasst human- und tierpathogene aerobe oder mikroaerophile Gram-negative, fakultativ intrazelluläre, stäbchenförmige Bakterien, die nach dem peruanischen Bakteriologen Alberto Leonardo Barton benannt sind. *Bartonella* spp. gehören zu den Alpha-Proteobakterien, es sind über 50 Spezies beschrieben.

Die wichtigsten humanpathogenen Erreger sind *B. henselae*, *B. quintana* und *B. bacilliformis*. Das Erkrankungsspektrum beim Menschen reicht von leichten, lokal beschränkten Infektionen bis hin zu schwersten systemischen Infektionsverläufen. Die Erreger weisen einen Tropismus für Erythrozyten und Endothelzellen auf. Unter allen humanpathogenen Bakterien besitzen Bartonellen die einzigartige Eigenschaft, pathologisches Blutgefäßwachstum auslösen zu können.

3

Bartonella bacilliformis: Carrión-Krankheit (Verruga peruana, Oroya-Fieber)

Zur „Carrión-Krankheit" liegen nur wenige Kenntnisse vor, viele Aspekte (z. B. Reservoire, Vektoren, Pathogenität, Immunologie) sind unzureichend erforscht (Garcia et al. 2019).

Epidemiologie

Die Carrión-Krankheit wird durch *Bartonella bacilliformis* verursacht und durch den Stich von Phlebotomen (Sandmücken) der Gattung *Lutzomyia* (*L. verrucarum* u. a.) übertragen. Reservoir sind teilimmune Bakterienträger; ein Tierreservoir ist nach wie vor nicht bekannt.

Die auf **Südamerika** begrenzte Erkrankung, die derzeit nur auf den westlichen Abhängen der Anden von Peru, Ecuador und Kolumbien auftritt, kommt fokal in 600–3.200 Meter hoch gelegenen Gebirgstälern vor. In Peru traten in den letzten Jahren auch Epidemien in tiefergelegenen Urwaldgebieten (Chamberlin et al. 2013) sowie in einigen Küstenregionen Ecuadors (Guayas und Manabi) auf (Lydy et al. 2018). In den Endemiegebieten sind bevorzugt Kinder betroffen. Wegen der intraerythrozytären Persistenz der Erreger erscheint eine Übertragung durch Blutprodukte prinzipiell möglich (Ruiz et al. 2012).

Die Erkrankung wurde zuerst im Oroya-Tal in Peru beim Bau einer Eisenbahnlinie bei auswärtigen Arbeitern beobachtet, hierbei verstarben ca. 8.000 Menschen am „Oroya-Fieber", Überlebende entwickelten später warzenartige Gefäßproliferationen (Verruga peruana). Der Name des Viadukts „Puente de Verrugas" (➤ Abb. 3.29) erinnert heute an die Toten.

Im Jahr 1895 verstarb der damals 28-jährige Daniel Carrión, ein peruanischer Medizinstudent, am Oroya-Fieber, nachdem er sich mit Material aus den verrukösen Knoten einer Patientin mit Verruga peruana durch Selbstinokulation infiziert hatte, um zu beweisen, dass Oroya-Fieber und Verruga peruana – obwohl klinisch verschieden – dieselbe Ursache haben.

Pathogenese und Immunologie

Oroya-Fieber

Bei der **akuten Bartonellose** finden sich *B. bacilliformis* bevorzugt in den Erythrozyten (➤ Abb. 3.30). Deren Zerstörung verursacht eine schwere hämolytische Anämie, auch die Zellen des retikuloendothelialen Systems werden befallen. In einigen Fällen kommt es zur massiven Invasion befallener Erythrozyten ins Gehirn mit der Folge von Thrombenbildung, Blutungen und Invasion des Gliaepithels. Unbehandelt weist das Oroya-Fieber eine **Sterblichkeit** von bis zu ca. 90 % auf, bei frühzeitiger antibiotischer Therapie liegt diese immer noch bei bis zu ca. 10 %.

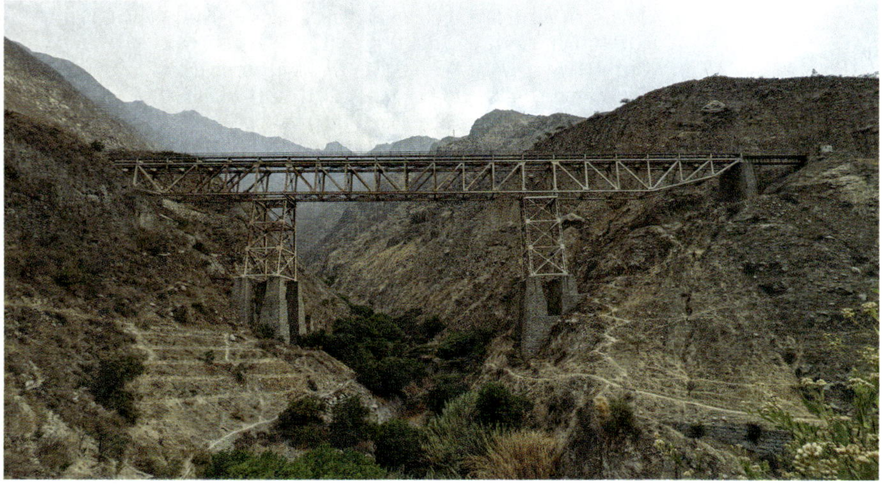

Abb. 3.29 Der „Puente Carrión" oder auch „Puente Verrugas" an der Bahnstrecke von Lima nach Rocha (November 2022) [P1543]

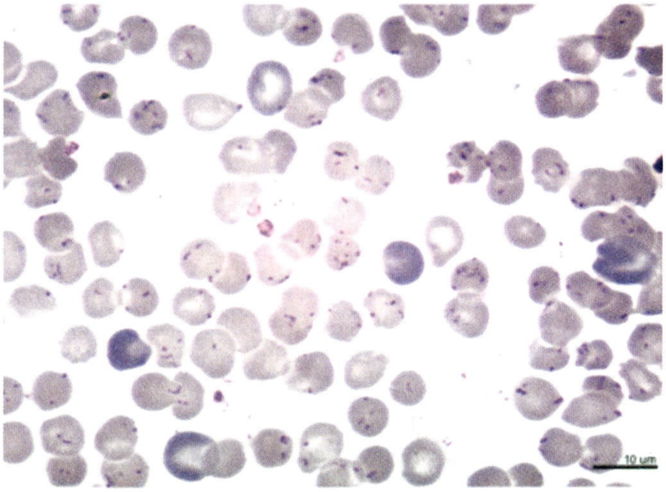

Abb. 3.30 Massive Erythrozyteninfektion durch *B. bacilliformis.* Giemsa-gefärbter Blutausstrich eines Patienten mit Oroya-Fieber (courtesy of P. Ventosilla and M. Montes, Universidad Peruana Cayetano Heredia, Lima, Peru – licensed under CC BY 4.0) [H541-001]

Verruga peruana

Bei der **chronisch-eruptiven Bartonellose** vermehren sich die Erreger vor allem in den Endothelzellen der Haut und induzieren die Produktion von vaskuloproliferativen Faktoren (Cerimele et al. 2003). Histiozytäre Infiltration und angioblastische Proliferation führen zur Bildung hämangiomartiger Haut- und Schleimhautläsionen (➤ Abb. 3.31).

Als Pathogenitätsfaktoren gelten Flagellen (vermitteln Motilität), Adhäsine (Bbad; vermittelt wahrscheinlich Adhäsion an Endothelzellen), GroEL (möglicherweise angiogenetisch aktiv) und IalA/B (Erythrozyteninvasion). Der Faktor, der zur Hämolyse führt, ist bislang nicht identifiziert (Garcia et al. 2019) (➤ Abb. 3.32).

An der akuten Bartonellose erkranken bevorzugt nicht immune Personen (z. B. Touristen, Wanderarbeiter), unbehandelt entwickelt sich nach einem variablen Intervall häufig eine Verruga peruana. Bei teilimmunen Einheimischen in den Endemiegebieten kommt es meist nur zum chronisch-eruptiven Stadium. In weniger als 5 % der Fälle ist eine vorausgegangene, akute fieberhafte Erkrankung erinnerlich, die einer akuten Bartonellose entsprechen könnte. Serologische Untersuchungen zeigen in einigen Verbreitungsgebieten eine hohe Durchseuchung, die zwar vor der akuten Bartonellose schützt, aber keiner sterilen Immunität entspricht. So sind bis zu 15 % der Bevölkerung asymptomatisch infiziert und stellen ein epidemiologisch bedeutsames Erregerreservoir dar. Diese Zahlen sind jedoch mit Unsicherheiten behaftet, neuere Diagnostika könnten hier zu einer genaueren epidemiologischen Analyse führen (Dichter et al. 2021).

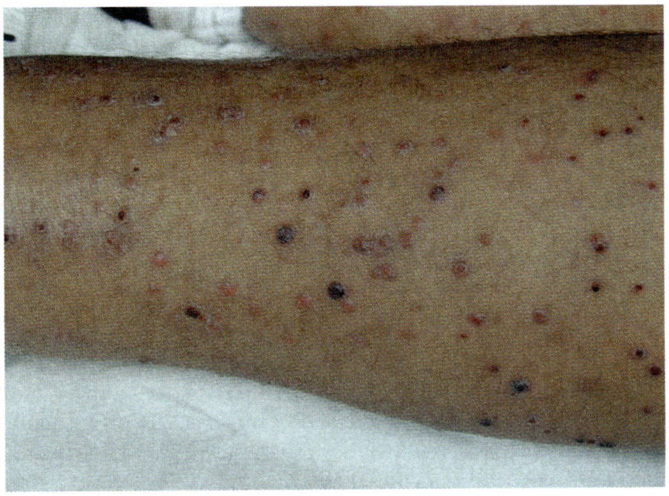

Abb. 3.31 Verruga peruana [G1373]

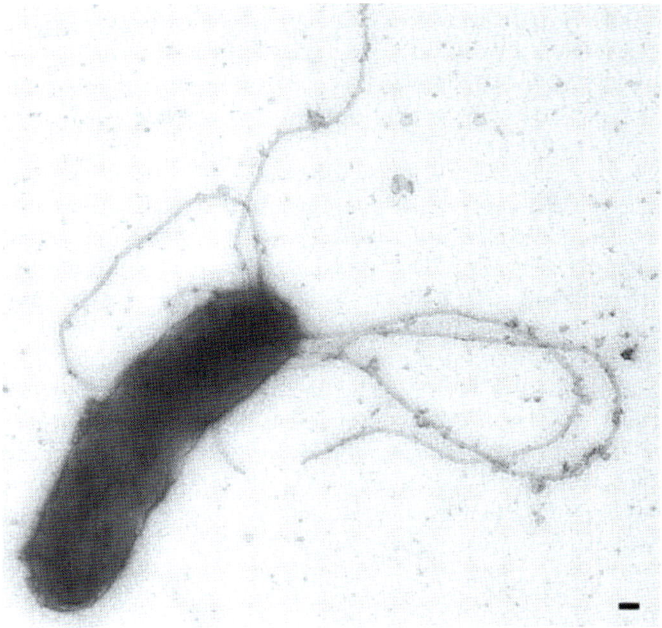

Abb. 3.32 *B. bacilliformis* mit Flagellen (Elektronenmikroskopie) (courtesy of M. Schaller and B. Fehrenbacher, Eberhard Karls-University, Tuebingen, Germany – licensed under CC BY 4.0) [H541-001]

Klinik

Die Erkrankung tritt in zwei völlig unterschiedlichen Stadien auf:

Das **Oroya-Fieber** beginnt nach einer Inkubation von ca. 2 bis 6 Wochen mit anhaltendem Fieber, Kopfschmerzen und Unwohlsein. Es entwickelt sich eine hämolytische Anämie (Blässe, Ikterus), die lebensbedrohliche Ausmaße annehmen kann. Lebervergrößerung und eine zervikale oder generalisierte Lymphadenopathie (weich, verschieblich, wenig dolent) treten häufig auf, eine Splenomegalie seltener. Eine Leukopenie mit erheblich verminderten CD4-Werten ruft eine temporäre Immunsuppression hervor. In dieser Phase treten gehäuft schwere Koinfektionen auf, insbesondere durch enteritische oder typhöse Salmonellosen. Bei einigen Patienten kommt es zu einer Neurobartonellose, die sich als Meningoenzephalitis (Meningismus, Bewusstseinsstörungen, Krampfanfälle, Lähmungen) manifestiert. Weitere Komplikationen sind respiratorische Insuffizienz, Myokarditis, Perikardergüsse, Schock und Multiorganversagen. Bei Schwangeren treten besonders häufig Komplikationen und eine hohe Abortrate auf. Diaplazentare und konnatale Infektionen wurden beschrieben. Unbehandelt ist die Letalität des Oroya-Fiebers hoch (bis zu 90 %).

Verruga peruana tritt entweder einige Wochen bis Monate nach dem Oroya-Fieber auf oder – in den Endemiegebieten – als primär chronisch-eruptive Bartonellose ohne vorausgehendes Akutstadium. Typischerweise entwickeln sich in Wellen rötlich-livide papulöse Hautveränderungen (➤ Abb. 3.31). Das Erscheinungsbild ist variabel: Am häufigsten sind kleinere (1–4 mm) miliare Herde, die oft jucken und in großer Zahl auftreten können, insbesondere an den unteren Extremitäten, gelegentlich auch an den Schleimhäuten (Nase, Intestinum, Uterus, Blase, Vagina, Glans penis). Daneben kommen auch große, verruköse und leicht blutende Hautläsionen vor, die einzeln stehen oder konfluieren können. Subkutane noduläre Herde unter der intakten Haut treten besonders an den Knien und Ellenbogen auf. Vor allem zu Beginn der eruptiven Phase bestehen häufig auch Allgemeinsymptome wie Fieber, Schwäche, Arthralgien, Blässe, Lymphadenopathie und Kopfschmerzen. Die Läsionen können über Jahre persistieren, die häufigsten Komplikationen sind Blutungen und Sekundärinfektionen.

Gesicherte Aussagen zur Immunität nach einer Infektion können aufgrund der unzureichenden Datenlage nicht getroffen werden.

Diagnostik

B. bacilliformis kann im Giemsa-gefärbten Blutausstrich vor allem während der **akuten Fieberschübe** intraerythrozytär nachgewiesen werden (➤ Abb. 3.30). Auch eine kulturelle Anzucht aus Blut kann in diesem Stadium gelingen (Columbia-Blutagar, mikroaerophil, 30 ° Celsius, sichtbare Kolonien frühestens nach ca. 10–14 Tagen). In der **chronisch-eruptiven Phase** sind Blutausstriche und Blutkulturen jedoch meist negativ. Die Histopathologie der Hautläsionen zeigt ein typisches, aber nicht beweisendes Bild mit ausgeprägter endothelialer Hyperplasie und massiver Proliferation neuer Kapillaren. Der histologische Nachweis von Bakterien ist schwierig und gelingt am ehesten mit immunhistologischen Methoden. Der kulturelle Nachweis aus Hautbiopsien ist vor allem wegen des langsamen und anspruchsvollen Wachstums selten erfolgreich. Antikörper lassen sich bei der Mehrzahl der Patienten im akuten Stadium und bei fast allen im chronischen Stadium mit verschiedenen Methoden (Fluoreszenz-Antikörpertest, ELISA, Immunoblot u. a.) nachweisen. Die diagnostische Aussagekraft ist in den Endemiegebieten aufgrund der zum Teil hohen Durchseuchung eingeschränkt, zudem sind die meisten serologischen Testverfahren nur unzureichend validiert. Als Diagnostikmethode mit hoher Sensitivität und Spezifität haben sich PCR-basierte Nachweisverfahren aus Blut und Hautbiopsien erwiesen.

Differenzialdiagnose

Oroya-Fieber ist vor allem von Typhus abdominalis, Malaria (nicht in den teilweise hochgelegenen Endemiegebieten), Brucellose, akuten Virushepatitiden, Tuberkulose, Leptospirose, Meningitis und anderen hämolytischen Anämien (inkl. maligner hämatologischer Erkrankungen) zu unterscheiden.

Bei den Hautläsionen der chronisch-eruptiven Phase ist differenzialdiagnostisch insbesondere an bazilläre Angiomatose (verursacht durch *B. henselae,* s. u.), Kaposi-Sarkom (verursacht durch HHV-8) und Hämangiome, aber auch an verschiedene Hauttumoren, pyogene Granulome, Syphilis und Lupus erythematodes zu denken.

Therapie

B. bacilliformis ist gegen die meisten Betalaktam-Antibiotika, Tetrazykline, Makrolide, Chloramphenicol und Rifampicin empfindlich. Standardtherapeutikum in den Verbreitungsgebieten war lange Zeit Chloramphenicol, gegen das in den letzten Jahren gelegentliche Resistenzen beobachtet wurden. Daher wird heute bei unkompliziertem **Oroya-Fieber** bevorzugt **Ciprofloxacin** 2 × 500 mg/Tag (Kinder 10 mg/kg/Tag) über 10 Tage eingesetzt (Huarcaya et al. 2004); jedoch sind auch hier Resistenzen (über Mutationen im *gyrA*-Gen) beschrieben. Alternativ kann Chloramphenicol (50 mg/kg/d in 4 Tagesdosen über die ersten 3 Tage, dann 25 mg/kg/Tag über insgesamt 2 Wochen) gegeben werden. Eine Kombination mit einem Betalaktam-Antibiotikum wird empfohlen. Bei **Komplikationen** wird Ciprofloxacin mit Ceftriaxon oder Ceftazidim kombiniert (bei Schwangeren Chloramphenicol zusammen mit Penicillin G 50.000–100.000 IU/kg/Tag). Bei schwerer Anämie sind Bluttransfusionen erforderlich.

Die Therapie des **chronisch-eruptiven Stadiums** erfolgt mit **Rifampicin** (10 mg/kg/Tag) über 2 bis 3 Wochen. Alternativen sind Azithromycin, Erythromycin oder Ciprofloxacin. In diesem Stadium sind Chloramphenicol und Penicillin nicht zuverlässig wirksam.

Prävention und Bekämpfung

Die individuelle Prophylaxe in den Endemiegebieten beruht auf Mückenschutz gegen die dämmerungs- und nachtaktiven Phlebotomen (imprägnierte Moskitonetze, residualinsektizide Repellentien). Die Bekämpfungsstrategien umfassen Maßnahmen zur Mückenbekämpfung (Brutplatzsanierung, Insektizide) sowie zur Fallfindung und Behandlung chronisch Infizierter in Endemiegebieten.

Bartonella henselae: Katzenkratzkrankheit

Erreger und Epidemiologie

Die Katzenkratzkrankheit ist eine ubiquitäre Zoonose, die durch *Bartonella henselae* verursacht wird, selten auch durch andere *Bartonella* spp. (➤ Tab. 3.14). Das Erregerreservoir sind vor allem **junge Katzen,** die häufig mehrmonatige asymptomatische Bakteriämien aufweisen können. Die Übertragung auf den Menschen erfolgt durch **Kratzer, Bisse** oder **Belecken.** Kinder und Jugendliche sind am häufigsten betroffen. Zwischen den Katzen wird die Infektion vor allem durch Katzenflöhe übertragen. Serologische Untersuchungen zeigen bei Familien, die Katzen halten, bereits im Kindesalter hohe Durchseuchungsraten und deuten darauf hin, dass die Infektion sehr häufig niedrig- oder nicht symptomatisch verläuft. Es gibt Hinweise auf eine Übertragung der Erreger auf den Menschen über Zecken, diese müssen gegenwärtig jedoch als nicht gesichert angesehen werden.

Als Pathogenitätsfaktoren gelten: **Bartonella**-Adhäsin A (BadA, vermittelt Adhäsion), ein VirB/D4-Typ-IV-Sekretionssystem (inhibiert u. a. die Wirtszellapoptose) (➤ Abb. 3.33).

Tab. 3.14 Humanpathogene Erreger und Krankheiten verursacht durch *Bartonella* spp. (Kaiser et al. 2011, Krügel et al. 2022)

Spezies	Reservoir	Vektor (vermutet*)	Erkrankung(en)	Verbreitung
B. alsatica	Kaninchen	Flöhe, Zecken*	Endokarditis, Lymphadenopathie	Europa
B. bacilliformis	Mensch	Phlebotomen	Carrión-Krankheit	Südamerika
B. clarridgeiae	Katzen	Katzenfloh	Katzenkratzkrankheit, Endokarditis	Europa, USA, Asien
B. doshiae	Nager	Flöhe	Unspezifisch (Fieber, Arthralgien u. a.)	Europa
B. elizabethae	Ratten	Flöhe* *(Xenopsylla cheopis)*	Fieber, bazilläre Angiomatose, Neuroretinitis	Europa, USA, Asien
B. grahamii	Mäuse	Flöhe *(Ctenophthalmus nobilis)*	Neuroretinitis, Lymphadenopathie	Europa, Kanada, Asien
B. henselae (➤ Abb. 3.33)	Katzen	Katzenfloh *(Ctenocephalides felis)*, Zecken* *(Ixodes ricinus)*	Katzenkratzkrankheit, Endokarditis, Meningitis, Enzephalitis, Neuritis nervi optici, bazilläre Angiomatose, Peliosis hepatis	Weltweit
B. koehlerae	Katzen, Hunde	Flöhe	Endokarditis	USA
B. mayotimonensis	Fledermaus	Fledermausflöhe	Endokarditis	Europa
B. melophagi	Schafe	Schaflausfliegen, Zecken	Unklar (isoliert bei Koinfektion mit *B. henselae*)	USA
B. quintana	Mensch, evtl. Hunde	Kleiderläuse	Wolhynisches Fieber, Endokarditis, bazilläre Angiomatose, Peliosis hepatis	Südamerika, USA, Europa, Afrika
B. rattimassiliensis	Ratten	Flöhe	Fieber	Asien
B. rochalimae	Hund, Fuchs, Meerschweinchen	Flöhe *(Pulex irritans)*	Fieber, Bakteriämie	Peru, Asien
B. schoenbuchensis	Rehe	Hirschlausfliege	Dermatitis	Europa
B. tamiae	Ratten	Milben	Fieber	Thailand
B. tribocorum	Ratten	Flöhe	Fieber, unspezifische Symptome	Europa, Thailand
B. vinsonii ssp. *arupensis*	Mäuse, Hunde, Ziegen	Unbekannt	Fieber, Bakteriämie, Endokarditis	Europa, USA, Thailand
B. vinsonii ssp. *berkhoffii*	Hunde	Zecken*	Endokarditis	Europa, USA
B. vinsonii ssp. *Vinsonii*	Mäuse	Flöhe	Fieber, Bakteriämie	Europa, USA, Thailand
B. washoensis	Eichhörnchen	Flöhe *(Oropsylla montana)**	Fieber, Myokarditis	USA

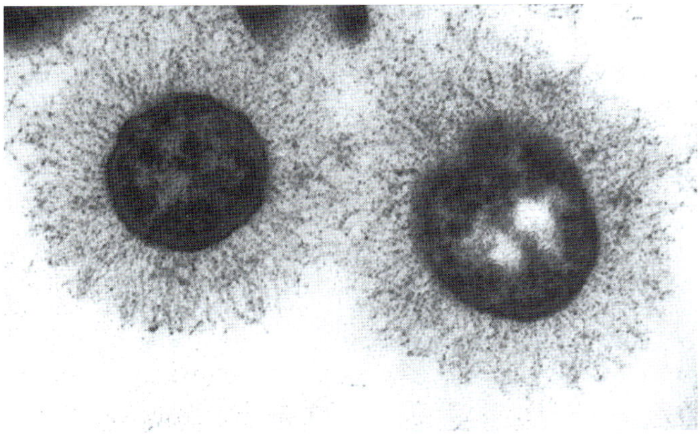

Abb. 3.33 *B. henselae* mit einem dichten Saum des BadA [F811-002]

Klinik

Bei etwa 25–60 % der Patienten entwickelt sich an der Inokulationsstelle nach 3 bis 10 Tagen eine primäre Läsion in Form einer **Papel** oder **Pustel** (bis 1 cm). In den meisten Fällen (> 90 %) entwickelt sich nach 1 bis 2 Wochen eine **Adenopathie der regionalen Lymphknoten** (meist axillar, inguinal oder zervikal), oftmals mit Mikroabszessen. Diese sind dolent und beweglich, gelegentlich kommt es zur Eiterentleerung (bis 15 %). Bei einem Großteil der Patienten bestehen Allgemeinsymptome und subfebrile Temperaturen, Nausea und Erbrechen. Granulomatöse Leberläsionen oder Splenomegalie sind beschrieben. Meist handelt es sich um eine gutartige Erkrankung, die unbehandelt innerhalb von 6 bis 12 Wochen spontan abheilt.

In 10–25 % der Fälle werden atypische Verläufe oder **Komplikationen** beobachtet. Am häufigsten ist das **Parinaud'sche okuloglanduläre Syndrom.** Es kommt zu einer meist einseitigen Konjunktivitis mit präaurikulärer Lymphadenopathie. Möglich ist auch eine granulomatöse Entzündung der hinteren Augenabschnitte mit Neuroretinitis und transitorischem Visusverlust, wenngleich sich diese Entität noch nicht abschließend in ihrer Kausalität bewerten lässt. Schwerwiegende Komplikationen wie Meningitis, Enzephalitis, Osteomyelitis, Endokarditis und disseminierte Infektionen treten bevorzugt bei immunkompromittierten Personen auf, wurden selten aber auch bei immunkompetenten Personen beschrieben. Auch als Erreger der „kulturnegativen" Endokarditis spielt *B. henselae* eine wichtige Rolle. Vereinzelt in der Literatur beschriebene rheumatische, neurologische oder psychiatrische Krankheitsbilder bleiben umstritten.

Die **Differenzialdiagnose** umfasst u. a. Pyodermien und Weichteilinfektionen, Lymphome, Toxoplasmose und Mykobakterieninfektionen.

Diagnostik und Differenzialdiagnostik

Der klinische Verdacht gründet auf dem (allerdings nicht immer) typischen klinischen Bild mit Primärläsion und regionaler Lymphadenopathie sowie dem Kontakt zu Katzen. Bis zu 14 % aller unklaren Schwellungen im Kopf-Hals-Bereich sind durch *B. henselae* verursacht (Ridder et al. 2005).

Serologische Untersuchungen sind die wichtigste Labordiagnostik bei *B. henselae*-Infektionen, Immunfluoreszenztests oder neuerdings auch ELISA-Technologien sind ausreichend sensitiv und spezifisch, allerdings kommt dem verwendeten Antigen eine wesentliche Bedeutung zu; es ist oft nicht klar, welche Bakterienstämme seitens der Testhersteller eingesetzt werden.

Direkte Erregernachweise sollten angestrebt werden, wenn serologische Untersuchungen nicht zu einer eindeutigen Diagnose führen. Die Histologie von Lymphknotenbiopsaten, Aspiraten oder Exstirpationen zeigt in der Regel eine granulomatöse Entzündung mit neutrophilen Infiltraten, Mikroabszessen und einzelnen Riesenzellen. In der Warthin-Starry-Färbung können typische Cluster von Gram-negativen Bakterien sichtbar sein, diese Färbung ist jedoch nicht spezifisch für Bartonellen. Der Goldstandard der Diagnostik ist ein **erregerspezifischer DNA-Nachweis** aus Lymphknoten-, Organ- oder Herzklappenbiopsien. Eine kulturelle Anzucht gelingt wegen der langen Inkubationszeiten und des anspruchsvollen Wachstums der Erreger meist nicht (Vaca et al. 2021).

Therapie und Prophylaxe

Wegen des prognostisch günstigen Verlaufs der Katzenkratzkrankheit ist in der Regel keine Therapie nötig, lediglich bei anhaltenden oder schwerer verlaufenden Infektionen mit Organbefall wird zur antibiotischen Therapie geraten. Im Falle der Notwendigkeit einer Behandlung wird **Azithromycin** (500 mg initial, dann 250 mg/Tag über 4 Tage), bei Retinitis eine Therapie mit beispielsweise Doxycyclin (2 × 100 mg/Tag) und Rifampicin (2 × 300 mg/Tag) über 4 bis 6 Wochen empfohlen.

Möglichkeiten der **Prophylaxe** bestehen in hygienischem Umgang mit Katzen oder in der Vermeidung von Katzenkontakten (insbesondere für immunkompromittierte Personen), Desinfektion von Katzenkratzern und Flohbekämpfung. Eine antibiotische Behandlung von Katzen zur „Sanierung" wird nicht empfohlen.

Bartonella quintana: Wolhynisches Fieber (Schützengrabenfieber)

Erreger und Epidemiologie

Erreger des Wolhynischen Fiebers (Fünftagefieber, Schützengrabenfieber) ist *B. quintana*. Die Übertragung erfolgt durch Inokulation der Fäzes von **Kleiderläusen** *(Pediculus humanus corporis)* an der Saugstelle durch Kratzen. Die Krankheit kam in den beiden Weltkriegen in Europa und in Mexiko vor, endemische Foci bestehen noch in Russland, Mexiko, Bolivien, Nordafrika, Burundi und Äthiopien. In letzter Zeit war das Wolhynische Fieber häufiger bei Patienten mit HIV-Infektion und bei obdachlosen Menschen in großen Städten zu beobachten. Ein Tierreservoir ist nicht bekannt, wenngleich der Erreger in Hunden nachgewiesen wurde (Kelly et al. 2006).

An Pathogenitätsfaktoren gelten bei *B. quintana* variable *outer membrane proteins* (homolog zu BadA von *B. henselae;* vermitteln Adhäsion) und ein VirB/D4-Typ-IV-Sekretionssystem.

Klinik

Nach einer **Inkubationszeit** von 5 bis 20 Tagen beginnt die Krankheit plötzlich mit Fieber, Kopf-, Rücken- und Gliederschmerzen. Der Verlauf reicht von einmaligen Fieberepisoden, die in wenigen Tagen wieder abklingen, über **rekurrierendes Fieber mit ca. 5-tägigen fieberfreien Intervallen** (Febris quintana) bis zu chronischen Verläufen (➤ Abb. 3.34). Die Erkrankung kann Monate persistieren und heilt in der Regel spontan aus. Schmerzhafte osteolytische Läsionen können durch *B. quintana* bedingt sein (prätibiale Schmerzen).

Insbesondere wurden in den letzten Jahren Infektionen mit *B. quintana* sowie mit *B. henselae* und selten auch mit anderen Bartonellen

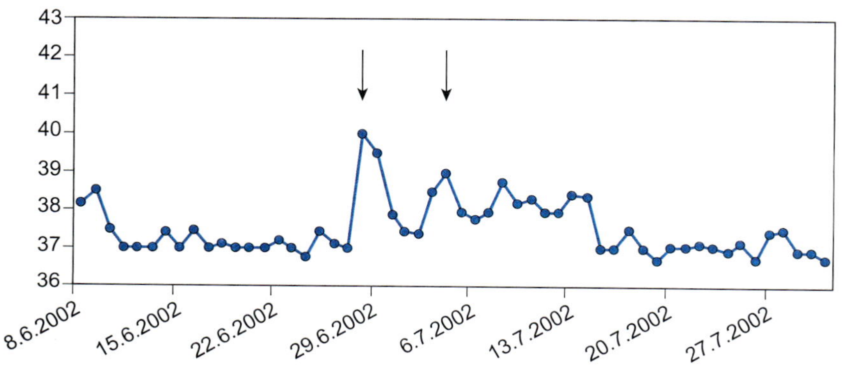

Abb. 3.34 Verlauf eines Wolhynischen Fiebers, das im Abstand von ca. 5 Tagen periodisch wiederkehrt (Fünftagefieber) (nach Foucault et al. 2004). [H516-001, L143]

(➤ Tab. 3.14) als eine wichtige Ursache der **kulturnegativen Endokarditis** erkannt. Risikofaktoren für die *B.-quintana*-Endokarditis sind Obdachlosigkeit und Infestation mit Kleiderläusen. Das klinische Bild entspricht einer subakuten Endokarditis.

Diagnostik

Die Diagnose stützt sich auf serologische Untersuchungen und bei Endokarditis (i. d. R. sehr hohe Antikörpertiter) auch auf den Nachweis erregerspezifischer DNA mittels PCR aus Herzklappengewebe und Blut. Der Erreger lässt sich aus Blutkulturen kultivieren (verlängerte Bebrütung über 4–6 Wochen erforderlich).

Therapie

Unkomplizierte Erkrankungen können mit **Doxycyclin** alleine behandelt werden. Bei chronisch-bakteriämischen Erkrankungen und bei Endokarditis ist eine Kombinationstherapie mit Doxycyclin (2 × 100 mg/Tag über 6 Wochen) und Gentamicin (3 mg/kg/über 14 Tage) angezeigt.

Bartonellosen bei Personen mit HIV-Infektion

B. henselae und *B. quintana* können bei immunkompromittierten Patienten mit Defekten der zellvermittelten Immunität, insbesondere bei Patienten mit HIV-Infektion, vaskuloproliferative Erkrankungen (bazilläre Angiomatose, Peliosis hepatis) verursachen.

Bazilläre Angiomatose und Peliosis hepatis

Diese Erkrankungen treten in der Regel bei Patienten mit HIV-Infektion mit CD4$^+$-Zellzahlen unter 100/µl auf.

Die **bazilläre Angiomatose** manifestiert sich meist mit schmerzlosen, rötlich-lividen Knoten der Haut oder Unterhaut, die ulzerieren können. Es handelt sich um lobuläre Gefäßproliferationen mit neutrophilen und lymphozytären Infiltraten. Die bazilläre Angiomatose kann selten auch Schleimhäute und innere Organe betreffen.

Bei der meist durch *B. henselae* verursachten **Peliosis hepatis** finden sich blutgefüllte zystische Läsionen in der Leber, seltener auch in anderen Organen. Histologisch sind die Zysten teils durch Endothelzellen begrenzt und von einem fibromyxoiden Gewebe mit dilatierten Kapillaren und Entzündungszellen umgeben. In der Warthin-Starry-Färbung können Gram-negative Bakterien sichtbar sein.

Diese vaskuloproliferativen Erkrankungen werden wahrscheinlich durch ein Zusammentreffen einer Aktivierung gefäßwachstumssteuernder Transkriptionsfaktoren und Zytokine sowie einer Inhibition der Endothelzellapoptose durch *Bartonella* spp. ausgelöst.

Die **Diagnose** wird aufgrund des klinischen Bildes und der Histologie gestellt und durch serologische Tests gestützt. Zum Bartonellennachweis ist am besten die PCR aus Gewebebiopsien geeignet. Eine Erregeranzucht gelingt oft nicht. Eine diagnostische Abgrenzung vom Kaposi-Sarkom (ausgelöst durch HHV-8) ist notwendig.

Therapeutisch sind längerfristige Gaben (3–4 Monate) von **Erythromycin** (4 × 0,5 g/Tag) und/oder **Doxycyclin** (2 × 100 mg/Tag) wirksam. Rezidive sind jedoch häufig, solange es nicht gelingt, die Grundkrankheit erfolgreich zu behandeln.

LITERATUR

Cerimele F, Brown LF, Bravo F, Ihler GM et al. Infectious angiogenesis: *Bartonella bacilliformis* infection results in endothelial production of angiopoetin-2 and epidermal production of vascular endothelial growth factor. Am J Pathol 2003; 163: 1321–1327.

Chamberlin J, Laughlin LW, Romero S et al. Epidemiology of endemic *Bartonella bacilliformis:* a prospective cohort study in a Peruvian mountain valley community. J Infect Dis 2002; 186: 983–990.

Dichter A A, Schultze T G, Wenigmann A et al. Identification of immunodominant *Bartonella bacilliformis* proteins: a combined in silico and serology approach. Lancet Microbe 2021; 2(12): 685–694.

Foucault C, Rolain J M, Raoult D, Brouqui P. Detection of *Bartonella quintana* by direct immunofluorescence examination of blood smears of a patient with acute trench fever. J Clin Microbiol 2004; 42: 4904–4906.

Garcia-Quintanilla M, Dichter A, Guerra H, Kempf V A J. Carrion⊠s disease: more than a neglected disease. Parasites & Vectors 2019; 12(1): 141.

Huarcaya E, Maguiña C, Torres R et al. Bartonellosis (Carrion's Disease) in the pediatric population of Peru: an overview and update. Braz J Infect Dis 2004; 8: 331–339.

Kaiser P, Riess T, ÓRourke F, Linke D. Kempf V A J. *Bartonella* spp.: throwing light on uncommon human infections. Int J Med Microbiol 2011; 301(1): 7–15.

Kelly P, Rolain JM, Maggi R et al. *Bartonella quintana* endocarditis in dogs. Emerg Infect Dis 2006; 12(12): 1869–72.

Kempf V A J. *Bartonella*-Infektionen des Menschen: Neue Erkrankungen durch einen alten Erreger. Der Mikrobiologe 2008; 17: 171–180.

Krügel M, Krol N, Kempf V.A. J, Pfeffer M, Obiegala A. Rodent-associated Bartonella species – a risk for human health? Parasites & Vectors 2022; 15(1): 113.

Lydy SL, Lascano MS, Garcia-Perez JE, Williams-Newkirk AJ, Grijalva MJ. Seroprevalence and risk factors for infection with *Bartonella bacilliformis* in Loja Province, Ecuador. Emerg Microbes Infect 2018; 7: 115.

Ridder G J, Boedeker C C, Technau-Ihling K, Sander A. Cat-scratch disease: Otolaryngologic manifestations and management. Otolaryngol Head Neck Surg 2005; 132: 353–358.

Ruiz J, Silva W, Pon M J et al. Long time survival of *Bartonella bacilliformis* in blood stored at 4 °C. A risk for blood transfusions. Blood Transfus 2012; 10(4): 563–4.

Sanchez Clemente N, Ugarte-Gil C A, Solórzano N et al. *Bartonella bacilliformis:* A Systematic Review of the Literature to Guide the Research Agenda for Elimination. PLoS Negl Trop Dis 2012; 6(10): e1819.

Vaca D J, van Belkum A, Orenga S et al. Contemporary diagnostics for medically relevant fastidious microorganisms belonging to the genera *Anaplasma, Bartonella, Coxiella, Orientia* and *Rickettsia*. FEMS Microbiol Rev 2022; 46(4): fuac01.

3.16.2 Anaplasmataceae

Friedrike von Loewenich

Das Wichtigste in Kürze

Die Familie der *Anaplasmataceae* besteht aus Gram-negativen, obligat intrazellulären Bakterien, die sich in Vakuolen ihrer Wirtszellen vermehren. Die sich bildenden intrazytoplasmatischen Einschlüsse werden als Morulae (von lat. *morum* = Maulbeere) bezeichnet und können lichtmikroskopisch dargestellt werden. Von human- und veterinärmedizinischer Relevanz sind die Genera *Anaplasma, Ehrlichia, Neoehrlichia* und *Neorickettsia.* Mit Ausnahme von *Neorickettsia sennetsu* stellen Zeckenstiche den nachgewiesenen oder vermuteten Hauptübertragungsmechanismus der humanpathogenen Vertreter der Anaplasmataceae dar.

Anaplasma phagocytophilum ist der humanmedizinisch bedeutsamste Vertreter des Genus *Anaplasma.* Eine bislang provisorisch als „*Anaplasma capra*" bezeichnete Spezies wurde 2015 in China bei 28 Patienten mit Fieber nach Zeckenstich nachgewiesen. Vereinzelt wurde DNA von *A. bovis, A. ovis* und *A. platys* aus humanen Blutproben amplifiziert.

Ehrlichia chaffeensis ist der humanmedizinisch bedeutsamste Vertreter des Genus *Ehrlichia. E. ewingii* und *E. muris* ssp. *eauclairensis* sind von untergeordneter Bedeutung. Vereinzelt wurde DNA von *E. canis, E. ruminantium* und der provisorisch als Panola Mountain *Ehrlichia* bezeichneten Spezies aus humanen Blutproben amplifiziert.

Neoehrlichia mikurensis und *Neorickettsia sennetsu* sind die einzigen humanpathogenen Vertreter innerhalb ihrer Genera.

Epidemiologie und Übertragung

Humane Erkrankungen durch *A. phagocytophilum* wurden hauptsächlich in **Nordamerika, Europa** und **Asien** beobachtet. Wahrscheinlich kommt der Erreger aber weltweit vor. Die Übertragung erfolgt durch **Zecken** des *Ixodes-persulcatus*-Komplex, im östlichen Teil der USA durch *I. scapularis,* im westlichen Teil der USA durch *I. pacificus,* in Europa durch *I. ricinus* und in Osteuropa und Asien durch *I. persulcatus.*

Abgesehen von vereinzelten Fallberichten ist das Vorkommen humaner Erkrankungen durch *E. chaffeensis* auf Nordamerika beschränkt. *E. chaffeensis* wird durch Zecken der Art *Amblyomma americanum* auf den Menschen übertragen. Infektion des Menschen durch *E. ewingii* und *E. muris* ssp. *eauclairensis* wurden bisher nur in den USA beschrieben. *E. ewingii* wird durch *A. americanum* und *E. muris* ssp. *eauclairensis* durch *I. scapularis* auf den Menschen übertragen.

Humane Infektionen durch *N. mikurensis* wurden bislang hauptsächlich in Europa beobachtet. Es existiert jedoch auch ein Bericht aus China, der den Nachweis von *N. mikurensis* bei 7 von 622 Patienten mit akut febriler Erkrankung nach Zeckenstich beschreibt. Als Überträger werden in Europa *I. ricinus* und in Asien *I. persulcatus* vermutet.

Menschliche Erkrankungen durch *N. sennetsu* sind nur aus Asien bekannt. Die bislang berichteten Fällen stammen aus Japan und Laos. Die Übertragung erfolgt vermutlich durch mit *N. sennetsu* infizierte Trematoden, die durch den Verzehr von rohem Fisch aufgenommen werden.

Die Übertragung durch die Transfusion von Blut oder Blutbestandteilen ist vor allem für *A. phagocytophilum,* aber auch für *E. chaffeensis* und *E. ewingii* gezeigt worden. Vereinzelt wurde die perinatale Übertragung von *A. phagocytophilum* berichtet.

Krankheitsbilder

Humane granulozytäre Anaplasmose

A. phagocytophilum ist der Erreger der humanen granulozytären Anaplasmose. Die primäre Wirtszelle von *A. phagocytophilum* stellen neutrophile Granulozyten dar. Die meisten Fälle werden während der Hauptaktivität der Zecken zwischen Frühjahr und Herbst beobachtet. Seroepidemiologische Studien deuten darauf hin, dass die meisten Infektionen wahrscheinlich asymptomatisch oder subklinisch verlaufen.

Die Inkubationszeit der humanen granulozytären Anaplasmose beträgt zwischen 7 und 11 Tage nach Zeckenstich. Typische Symptome sind **Fieber, allgemeines Krankheitsgefühl, Kopf- und Muskelschmerzen** sowie **Arthralgien** (Bakken und Dumler 2015). Weniger häufig treten respiratorische oder gastrointestinale Symptome auf. Ein Hautausschlag ist selten. Der klinische Verlauf ist in der Regel gutartig. Selten treten schwere Komplikationen wie septischer Schock, Atemnotsyndrom oder Nierenversagen auf. Die Letalität ist niedrig und wird mit 0,6 % angegeben. Die Laborveränderungen sind unspezifisch und bestehen in Leukopenie, Thrombozytopenie und erhöhten Transaminasen. Eine Anämie wird seltener gefunden.

Humane Ehrlichiose

Die humane Ehrlichiose wird durch *E. chaffeensis*, E. ewingii und *E. muris* ssp. *eauclairensis* hervorgerufen. Der Erreger der humanen monozytären Ehrlichiose ist *E. chaffeensis.* Die primären Wirtszellen von *E. chaffeensis* stellen Monozyten bzw. Makrophagen dar. Die meisten Fälle werden zwischen Mai und August beobachtet. Die Inkubationszeit beträgt zwischen 7 und 10 Tage nach Zeckenstich. Das Krankheitsbild ähnelt der humanen granulozytären Anaplasmose (s. o.), verläuft aber häufig schwerer. Typische Symptome sind **Fieber, Kopf- und Muskelschmerzen** sowie **Arthralgien** (Ismail und McBride 2017). Eine gastrointestinale und pulmonale Beteiligung ist möglich. Hautmanifestationen in Form eines **makulopapulären Exanthems** oder von **Petechien** werden häufiger beobachtet als bei der humanen granulozytären Anaplasmose. Sie treten bei pädiatrischen Patienten in bis zu 60 % der Fälle auf, bei Erwachsenen sind sie deutlich seltener. Schwere Verläufe können zur Entwicklung eines Atemnotsyndroms sowie zu einer Meningoenzephalitis führen. Die Letalität beträgt 2–3 %. Die Laborveränderungen sind unspezifisch und bestehen in Leukopenie, Thrombozytopenie und erhöhten Transaminasen.

Die primäre Wirtszelle von *E. ewingii* stellen Granulozyten dar. Die *E.-ewingii*-Ehrlichiose verläuft klinisch ähnlich wie die humane monozytäre Ehrlichiose. Die meisten der wenigen berichteten Fälle traten bei immunsupprimierten Personen auf (Ismail und McBride 2017).

Die primäre Wirtszelle von *E. muris* ssp. *eauclairensis* ist noch unklar. Die ersten Fälle wurden 2009 bekannt (Johnson et al. 2015). Klinische Symptome und Laborveränderungen sind ähnlich wie bei der humanen granulozytären Anaplasmose und der humanen monozytären Ehrlichiose.

Neoehrlichiose

N. mikurensis vermehrt sich wahrscheinlich in Endothelzellen. Die Inkubationszeit ist noch unbekannt. Klinisch symptomatische Fälle traten bisher vor allem bei immunsupprimierten Personen, insbesondere mit hämatologischer Grunderkrankung, auf. Diese hatten Symptome wie Fieber, Muskel- und Gelenkschmerzen (Portillo et al. 2018). Auffällig war eine **Häufung thromboembolischer**

Komplikationen. In den meisten Fällen wurde die Diagnose aufgrund der unspezifischen Symptome erst verspätet und durch die ungezielte Amplifikation des bakteriellen 16S-rRNA-Gens gestellt. Die häufigste Laborveränderung bestand in einem erhöhten C-reaktiven Protein.

Sennetsu-Fieber

Der Erreger des Sennetsu-Fiebers ist *N. sennetsu*. Die primären Wirtszellen stellen wahrscheinlich Monozyten dar. Es handelt sich um eine **mononukleoseähnliche Erkrankung,** die mit plötzlichem Fieber, Kopf- und Muskelschmerzen beginnt (Dittrich et al. 2015). Im weiteren Krankheitsverlauf entwickelt sich eine generalisierte Lymphadenopathie, die von einer Hepatosplenomegalie begleitet sein kann. Laborveränderungen bestehen in einer Mononukleose mit begleitendem Nachweis von atypischen Lymphozyten oder in einer Leukopenie.

Diagnose und Differenzialdiagnose

Die wichtigste Nachweismethode besteht in der Amplifikation von Erregernukleinsäure aus EDTA-Blut oder ggf. Gewebe. Für *A. phagocytophilum* und *E. chaffeensis* sind **spezifische PCR-Assays** breiter verfügbar. Die spezifische Amplifikation von DNA von *E. ewingii, E. muris* ssp. *eauclairensis*, N. mikurensis und *N. sennetsu* ist nur in Speziallaboratorien möglich. Die Diagnose kann auch durch die ungezielte Amplifikation des bakteriellen 16S-rRNA-Gens mit anschließender Sequenzierung gestellt werden. Diese Nachweismethode ist jedoch weniger sensitiv als ein spezifischer PCR-Assay.

Für *A. phagocytophilum* und *E. chaffeensis* ist der mikroskopische Nachweis von Morulae im Giemsa-gefärbten Blutausstrich etabliert. Allerdings ist die Sensitivität dieser Detektionsmethode eingeschränkt und stark von der Erfahrung der Untersuchenden abhängig.

Spezifische IgG-Antikörper gegen *A. phagocytophilum* und *E. chaffeensis* können mittels indirekter Immunfluoreszenz nachgewiesen werden. Ein mind. 4-facher Tieranstieg zwischen Akut- und Rekonvaleszenzserum bestätigt die Diagnose. Allerdings ist die hohe serologische Kreuzreaktivität innerhalb der Familie der *Anaplasmataceae* zu beachten.

Mit Ausnahme von *E. ewingii* sind die genannten humanpathogenen Vertreter der Anaplasmataceae in der Zellkultur anzüchtbar. Das Verfahren ist jedoch für den Nachweis im Routinelabor ungeeignet.

Die häufigsten Differenzialdiagnosen stellen verschiedene virale Infektionen dar. Differenzialdiagnostisch sollten auch andere durch Zecken übertragene Erkrankungen wie Borreliose, Babesiose oder verschiedene Rickettsiosen erwogen werden.

Therapie

Die Therapie der Wahl für alle Erkrankungen durch Anaplasmataceae stellt **Doxycyclin** (Erwachsene: 2 × 100 mg) dar, auch wenn die Erfahrung bei den bisher selten nachgewiesenen Spezies diesbezüglich gering ist.

Prophylaxe

Die Prävention besteht in der Vermeidung von Zeckenstichen durch das Tragen langer, heller Kleidung und durch die Verwendung von Repellentien. Der Verzicht auf den Verzehr rohen Fischs beugt dem Sennetsu-Fieber vor.

LITERATUR

Bakken J S, Dumler J S. Human granulocytic anaplasmosis. Infect. Dis. Clin N Am 2015; 29: 341–355.

Dittrich S, Phuklia W, Turner G D et al. *Neorickettsia sennetsu* as a neglected cause of fever in South-East Asia. PLoS Negl Trop Dis 2015; 9(7): e0003908.

Ismail N, McBride J W. Tick-borne emerging infections: ehrlichiosis and anaplasmosis. Clin Lab Med 2017; 37: 317–340.

Johnson D K, Schiffman E K, Davis J P et al. Human infection with *Ehrlichia muris*-like pathogen, United States, 2007–2013. Emerg Infect Dis 2015; 21: 1794–1799.

Portillo A, Santibáñez P, Palomar A M, Santibáñez S, Oteo J A. „*Candidatus* Neoehrlichia mikurensis" in Europe. New Microbes New Infect 2018; 22: 30–36.

INTERNETQUELLEN

CDC (Anaplasmosis): www.cdc.gov/anaplasmosis/site.html.

CDC (Ehrlichiosis): www.cdc.gov/ehrlichiosis/site.html.

3.17 Tuberkulose

Christoph Lange, Stefan Schmiedel, Inna Friesen, Martin Kuhns, Ulrich E. Schaible, Thomas Theo Brehm

3.17.1 Epidemiologie

Im Jahr 2022 wurden weltweit 7,5 Millionen Neuerkrankungen durch eine Tuberkulose (TB) diagnostiziert (WHO 2023). Die WHO schätzt, dass inklusive einer Dunkelziffer von etwa 25 % im Jahr 2022 ca. 10,6 Millionen Menschen an einer TB erkrankt sind, was einer globalen Inzidenz von 133/100.000 entspricht (zum Vergleich: in Deutschland lag die Inzidenz im Jahr 2022 bei < 5/100.000). Im selben Jahr verstarben etwa 1,3 Millionen Menschen an einer TB. Nach der COVID-19-Pandemie war die TB damit weltweit die häufigste zum Tod führende bakterielle Infektionskrankheit. Während sich die globale Inzidenz der TB in den letzten zwei Jahrzehnten kaum verändert hat, ist im gleichen Zeitraum ein erheblicher Rückgang der HIV-assoziierten TB zu beobachten. Ursächlich hierfür ist die bessere Verfügbarkeit antiretroviraler Medikamente in Hochinzidenzländern für HIV und TB (➤ Kap. 2).

Mehr als zwei Drittel aller TB-Fälle traten im Jahr 2022 in **8 tropischen und/oder subtropischen Ländern** auf. Allein 27 % der weltweiten Fälle kamen aus Indien, 10 % aus Indonesien, 7,1 % aus China, 7,0 % aus den Philippinen und 5,7 % aus Pakistan. Im Jahr 2022 waren geschätzt 55 % der an TB erkrankten Menschen Männer, 33 % Frauen und 12 % Kinder unter 15 Jahren. Neben soziodemografischen, verhaltens- und berufsbedingten Faktoren könnten auch biologische Faktoren für eine erhöhte Suszeptibilität von Männern für TB verantwortlich sein.

Antibiotikaresistente Stämme von *M. tuberculosis* erschweren in vielen Ländern die Kontrolle der TB. Im Jahr 2022 entwickelten schätzungsweise 410.000 Menschen eine TB mit Resistenz gegen Rifampicin (RR-TB). Bei einer zusätzlichen Resistenz gegen Isoniazid spricht man von einer multiresistenten TB (MDR-TB). Die WHO fasst beide Kategorien als MDR/RR-TB zusammen. Während die Behandlungserfolge für die TB generell bei > 85 % liegen, erzielen nur knapp 60 % der Patienten mit einer MDR/RR-TB ein erfolgreiches Behandlungsergebnis. Nur etwa 40 % der Patienten mit einer MDR/RR-TB erhielten im Jahr 2022 überhaupt eine Behandlung.

3.17.2 Erreger und Übertragung

Zu den Bakterien des *M.-tuberculosis*-**Komplex** gehören neben *M. tuberculosis* auch *M. bovis, M. africanum, M. microti, M. canetti* und *M. pinnipedii.* Davon abgegrenzt werden *M. leprae* und nicht-tuberkulöse Mykobakterien. Die Erreger des *M.-tuberculosis*-Komplex sind **obligat pathogen** und können daher auch bei immungesunden Personen eine Erkrankung auslösen.

Gemäß IfSG besteht in Deutschland eine Meldepflicht sowohl für den Erregernachweis durch das mikrobiologische Labor sowie für die Erkrankung und/oder den Tod an einer behandlungsbedürftigen TB (auch ohne bakteriologischen Nachweis) durch den behandelnden Arzt.

Die Erreger des *M.-tuberculosis*-Komplex sind stäbchenförmige Bakterien mit einer einzigartigen und charakteristischen komplexen Zellwand, die große Mengen an Lipiden enthält. Diese wachsartige Außenschicht trägt dazu bei, dass die Bakterien gegen viele chemische Desinfektionsmittel und Antibiotika intrinsisch resistent sind und in einer Vielzahl von Umgebungen überleben können. Eines der diagnostischen Merkmale von Mykobakterien ist ihre Fähigkeit, bestimmte Färbemittel auch bei Einwirkung von Säure zu behalten. Diese Eigenschaft wird für den mikroskopischen Nachweis säurefester Stäbchen genutzt, um das Vorhandensein der Bakterien in klinischen Proben nachzuweisen.

Die **Transmission** von Mensch zu Mensch erfolgt hauptsächlich **über die Luft.** Wenn eine infizierte Person mit aktiver Lungen-TB hustet, niest, spricht oder sogar atmet, können kleine bakterienhaltige Tröpfchen in die Luft geschleudert werden. Die infektiösen Tröpfchen, die von Personen mit aktiver TB produziert werden, sind klein, sodass sie über einen längeren Zeitraum in der Luft schweben können. Ein enger und längerer Kontakt mit einer infizierten Person in schlecht gelüfteten oder gar fensterlosen Räumen erhöht das Risiko einer Übertragung.

3.17.3 Immunologie und Pathogenese

Zellen des angeborenen Immunsystems

Die Übertragung von *M. tuberculosis* erfolgt meist durch erregerhaltige Aerosoltröpfchen, die durch Alveolarmakrophagen (aMO) phagozytiert und ins Lungenparenchym transportiert werden (➤ Abb. 3.35). Die angeborenen Immunzellen in diesem sich bildenden ersten Infektionsherd geben Chemokine und Lipidmediatoren ab, welche Entzündungszellen wie polymorphonukleäre neutrophile Granulozyten (PMN), monozytäre Makrophagen (MO) und dendritische Zellen (DZ) zum Infektionsherd locken und eine entzündliche Reaktion auslösen. Dendritische Zellen nehmen Erregerantigene auf und wandern in die drainierenden Lymphknoten, um diese Antigene zu präsentieren und so T-Zellen zu primen. In der Folge wandern antigenspezifische T- und B-Zellen in den Entzündungsherd ein. Es bildet sich eine typische Gewebsstruktur, das **Granulom** (Sia und Rengarajan 2019). Makrophagen schließen phagozytierte Mikroben normalerweise in Phagosomen ein, die dann einen Reifungsprozess unterlaufen. Durch Fusion mit Transportvesikeln des endosomalen Systems gelangen sowohl hydrolytische Enzyme als auch porenbildende antimikrobielle Peptide (AMP) in die Phagosomen. In diesen können die meisten Erreger nicht überleben. *M. tuberculosis* verhindert jedoch aktiv die Reifung der Phagosomen und nistet sich in einem frühen endosomalen Kompartiment ein, das kaum ansäuert und wenig hydrolytisch aktive Enzyme enthält (Weiss und Schaible 2015). Die Vermehrung der Mykobakterien führt meist zum nekrotischen Zelltod der Makrophagen. PMN phagozytieren ebenfalls TB-Bakterien. Sie tragen in ihren Granula wirksame antimikrobielle Effektoren und sind damit wichtige Abwehrzellen, die viele bakterielle Erreger und Pilze schnell eliminieren können, bevor diese zu Erkrankungen führen. Gegen den Tuberkuloseerreger, der PMN in den nekrotischen Zelltod schickt, sind sie jedoch wenig wirksam. DZ nehmen bakterielle Antigene auf, reifen zu professionellen antigenpräsentierenden Zellen und tragen die Antigene auf ihrer Wanderung in die drainierenden Lymphknoten. Im drainierenden Lymphknoten aktivieren sie naive $CD4^+$- und $CD8^+$-T-Zellen. DZ, aber auch MO, erkennen die Erreger über ihre „pattern recognition receptors“ (PRR) anhand von „microbe associated molecular pattern“ (MAMP). Bindung der MAMP an PRR führt in der Regel zur Bildung eines Proteinkomplexes (Inflammasom) zur Zellaktivierung und zur Expression entzündlicher Mediatoren. Dadurch werden die Phagosomenreifung angestoßen und die Erreger in für sie lebensfeindliche Phagolysosomen transportiert. Schlussendlich gehen aktivierte Makrophagen in den apoptotischen und nicht mehr in den nekrotischen Zelltod. Insgesamt tragen all diese Mechanismen dazu bei, dass das Wachstum der Mykobakterien durch aktivierte Makrophagen gehemmt wird (Boom et al. 2021).

Erworbene antigenspezifische Immunantwort

Aus Tierexperimenten wird geschlossen, dass die antigenspezifische Immunantwort 2 Wochen nach Infektion initiiert wird und erst nach 3 bis 4 Wochen die Kontrolle übernimmt. Warum nach der Infektion mit *M. tuberculosis* die spezifische Immunantwort so spät einsetzt, ist nicht klar. Im Laufe des Infektionsprozesses gehen infizierte Zellen vor allem durch die zunehmende Aktivierung über IFN-γ eher in den apoptotischen als in den nekrotischen Zelltod. Die dabei entstehenden apoptotischen Vesikel können Erregerantigene zu nicht infizierten DZ und MO transportieren, die dann sowohl $CD4^+$- als auch $CD8^+$-positive *M.-tuberculosis*-spezifische T-Zellen aktivieren und zum Immunschutz beitragen (➤ Abb. 3.36). *M.-tuberculosis*-spezifische **$CD4^+$-T-Zellen** sind die wichtigsten Effektor-T-Zellen gegen den TB-Erreger. Durch die von MO und DZ produzierten Zytokine IL-12/-23/-18 differenzieren diese T-Zellen zu T-Helfer 1 (TH1-)Zellen aus, deren

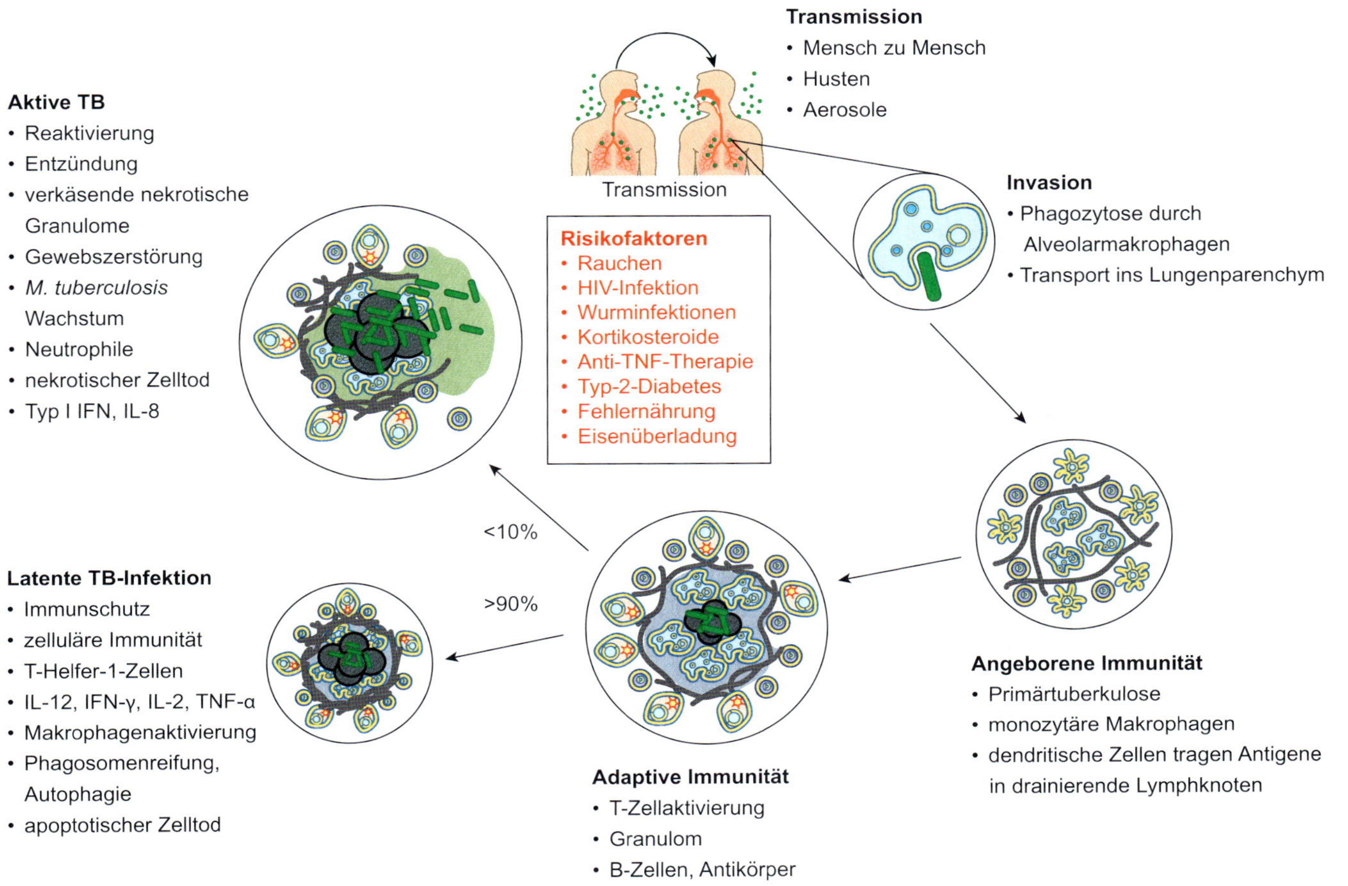

Abb. 3.35 Infektionszyklus von *Mycobacterium tuberculosis:* Granulomentwicklung, Risikofaktoren für die Reaktivierung der latenten (LTBI) und Übergang in eine aktive TB (ATB) sowie Unterschiede beider Infektionsstadien [O1125, L138]

Hauptcharakteristik die Produktion von IFN-γ, TNF-α und IL-2 ist, die Makrophagen aktivieren bzw. die T-Zell-Proliferation fördern. Die entzündliche Immunantwort antigenspezifischer CD4-T-Zellen kann zu einer überschießenden Immunpathologie führen, die jedoch durch regulatorische angeborene (myeloid derived suppressor cells, MDSC) und erworbene Immunmechanismen (regulatorische T-Zellen, Treg) kontrolliert wird (➤ Abb. 3.36), dann aber die spezifische protektive Immunantwort im Sinne des Gleichgewichts zwischen Immunpathologie und Immunschutz einschränkt (Boom et al. 2021).

Die genaue Rolle spezifischer B-Zellen und Antikörper in der Immunantwort gegen *M. tuberculosis* ist weiter in der Diskussion. Insgesamt scheinen sie vor allem regulatorische Funktionen zu haben. Während des Infektionsprozesses entstehen sowohl $CD4^+$- als auch $CD8^+$-Gedächtnis-T-Zellen. Diese bilden die immunologische Grundlage für den diagnostischen Nachweis der Immunreaktion gegen den Erreger anhand des IFN-γ-Release-Assays (IGRA) oder des Tuberkulinhauttests (THT) aber auch für die Vakzinierung gegen TB (➤ Kap. 3.17.7). Während der klassische THT nicht zwischen der Immunantwort gegen den BCG-Impfstoff oder *M. tuberculosis* unterscheiden kann, ist dies anhand des IGRA oder neuerer Hauttests durch den Einsatz *M.-tuberculosis*-spezifischer Antigene besser möglich (Krutikov et al. 2022). Diese Tests können aber nicht für die Differenzialdiagnostik zwischen einer latenten Infektion mit *M. tuberculosis* (LTBI) und einer aktiven TB eingesetzt werden.

Pathogenese und Granulom

Eine Primär-TB kann oft unerkannt bleiben, bildet aber die Grundlage einer LTBI mit dem Risiko einer Reaktivierung hin zur späteren aktiven TB. Solange die Erreger durch die Immunantwort kontrolliert werden, kann die Infektion lebenslang im latenten Stadium verharren und möglicherweise auch ausheilen.

Schätzungen zufolge sind zwar 25 % der Weltbevölkerung latent mit *M. tuberculosis* infiziert, jedoch entwickeln weniger als 10 % im Laufe ihres Lebens eine aktive TB.

Bestimmte **Risikofaktoren** können zur Reaktivierung führen oder zumindest dazu beitragen. Dazu gehören in der Regel immunmodulierende oder -supprimierende Faktoren und Komorbiditäten. Der bedeutendste Risikofaktor für eine TB ist **Mangelernährung.** Bei **HIV-Patienten** mit LTBI, die keine HIV-Therapie erhalten, ist das jährliche Risiko, eine aktive TB zu entwickeln, zwischen 3 und 16 % im

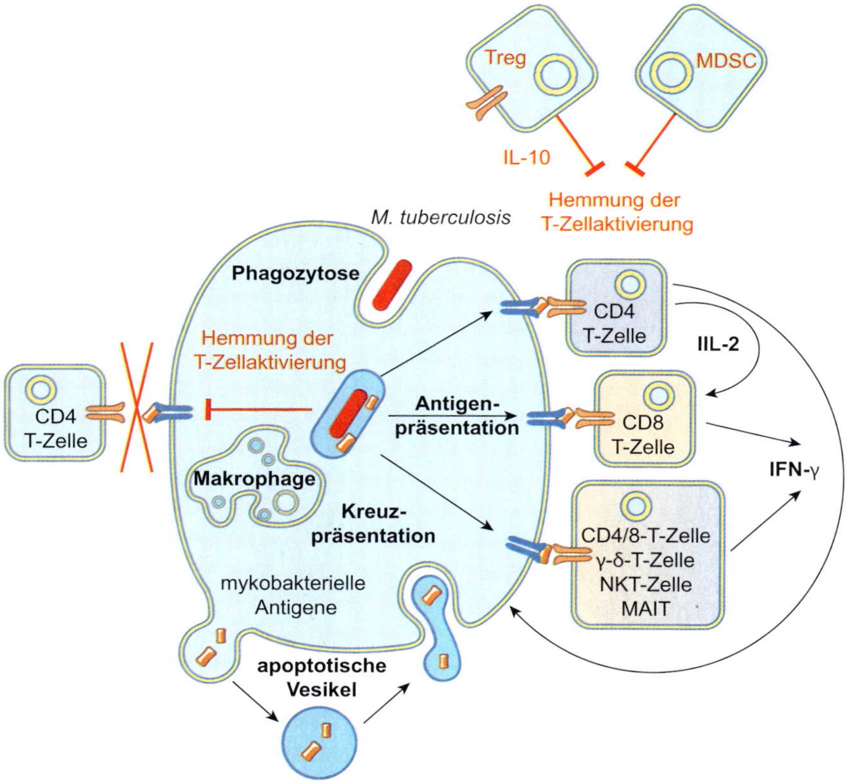

Abb. 3.36 Interaktion von Makrophagen und T-Zellen währen der Infektion mit *Mycobacterium tuberculosis: M. tuberculosis* infizierte Makrophagen und dendritische Zellen können MHC-I- und -II-restringierte $CD4^+$- bzw. $CD8^+$-T-Zellen, aber auch über nicht polymorphe antigenpräsentierende Moleküle wie z. B. CD1 besondere, mehr der angeborenen Immunität zugeordnete T-Zellen aktivieren. Überschießende Immunantworten werden durch regulatorische T-Zellen (Treg), myeloide Suppressorzellen (MDSC) und IL-10 gehemmt. Der Erreger selbst kann aber auch mit der Antigenpräsentation direkt interferieren und die T-Zell-Aktivierung blockieren. Diese Blockade kann das Immunsystem durch Kreuzpräsentation mykobakterieller Antigene über apoptotische Vesikel infizierter Zellen, die in nicht infizierte antigenpräsentierende Zellen transportiert werden, überwinden. [P1550, L138]

Vergleich zu einem Lebenszeitrisiko von etwa 10 % bei HIV-negativen Menschen (WHO 2023). Weitere Risikofaktoren sind **Diabetes mellitus Typ 2, inhalatives Zigarettenrauchen** sowie **immunsuppressive Behandlungen.** Diese Risikofaktoren können dazu beitragen, dass das Gleichgewicht im Granulom zwischen schützender Immunkontrolle und Immunpathologie außer Kraft gesetzt wird. Bei der Reaktivierung kommt es zur ungehemmten Vermehrung der Erreger und einer starken Gewebszerstörung vor allem durch einwandernde PMN. Diese Zellen machen den Hauptteil *M.-tuberculosis*-infizierter Zellen in bronchoalveolären Lavagen und Sputen von Patienten mit aktiver pulmonaler TB aus (Eum et al. 2010). Schließlich kommt es zum Aufbrechen des Granuloms in die Alveolen und Bronchiolen, zur Kavernenbildung und zum Aushusten der Erreger. Das exazerbierende Granulom enthält verkäsende nekrotisierende Bereiche mit vielen toten Entzündungszellen.

3.17.4 Klinik

Es mehren sich die Hinweise, dass etwa die Hälfte aller TB-Erkrankungen asymptomatisch abläuft und autonom sistiert. Der Krankheitsverlauf der TB wird grundsätzlich in verschiedene Stadien eingeteilt. Die Erstinfektion mit *M. tuberculosis* wird als **Primärinfektion** bezeichnet. Während diese in Ländern mit hoher Prävalenz meist im Kindesalter erfolgt, tritt sie in Ländern mit niedriger Prävalenz häufig erst im Jugend- oder Erwachsenenalter auf. Die Primärinfektion verläuft **in etwa 95 % der Fälle asymptomatisch** und bleibt daher meist unbemerkt. Mögliche Symptome in diesem Stadium sind Fieber, Husten, pleuritische Schmerzen, Dyspnoe und unspezifische Allgemeinsymptome (Poulsen 1957). Insbesondere bei Kindern kann eine Primärinfektion auch in eine progrediente Erkrankung übergehen und zu Komplikationen wie Trachealkompression, Lymphknoteneinbruch, Kavernisierung oder Atelektasen führen. Im Rahmen einer Primärinfektion sind auch akute foudroyante miliare oder **septikämische Verläufe (Landouzy-Sepsis)** möglich, die mit einer hohen Mortalität einhergehen. Besonders gefährdet sind immungeschwächte Personen wie Menschen mit HIV-Infektion und niedriger $CD4^+$-T-Zellzahl sowie Säuglinge und Kleinkinder. In der Mehrzahl der Fälle kommt es jedoch nach durchgemachter Primärinfektion zu einer immunologischen Kontrolle mit Übergang in eine LTBI mit intrazellulärer Persistenz der Mykobakterien.

Im weiteren Verlauf geht diese nach oft mehrjähriger Latenz bei schätzungsweise 10 % der latent Infizierten in eine klinisch manifeste Erkrankung über. Diese wird auch als **postprimäre oder sekundäre TB** bezeichnet. Der Krankheitsverlauf ist oft schleichend. Die Patienten berichten regelhaft von über Wochen bis Monate anhaltende unspezifische Beschwerden wie klassischerweise leichtes abendliches Fieber, Nachtschweiß, unbeabsichtigten Gewichtsverlust, Appetitlosigkeit, Müdigkeit und allgemeine Abgeschlagenheit. Ein relevanter Anteil der Patienten entwickelt jedoch zunächst keinerlei Beschwerden. Insbesondere kleine Kinder sind häufig asymptomatisch und fallen nur durch Gedeihstörungen auf. Die Lunge ist mit etwa 80 % das mit Abstand am häufigsten betroffene Organ. Häufige organspezifische Beschwerden sind **chronischer Husten** mit oder ohne Auswurf, oft mit Blutbeimengungen.

Neben der Lunge kann die TB prinzipiell auch jedes andere Organ befallen und sich klinisch dementsprechend vielgestaltig präsentieren. Die **extrapulmonalen Manifestationen** entstehen in der Regel durch postprimäre lymphogene oder hämatogene Streuung oder direkte Erregerausbreitung in umliegende Strukturen. Sie können sowohl zusätzlich zu einer Lungen-TB als auch isoliert ohne pulmonalen Befall auftreten. Die häufigste extrapulmonale Manifestation ist die **Lymphknoten-TB.** Sie befällt bevorzugt die zervikalen, supraklavikulären und axillären Lymphknotenstationen und ist durch eine langsam progrediente, meist indolente Lymphadenopathie gekennzeichnet. Die **Pleuritis tuberculosa** stellt die zweithäufigste extrapulmonale Form der TB dar und kann sowohl im Rahmen der pulmonalen Primärinfektion als auch im Rahmen einer Reaktivierung auftreten. Insbesondere ein einseitiger Pleuraerguss bei jungen Menschen aus Hochinzidenzländern ist hochverdächtig auf eine TB. Die **Knochen-TB** befällt bevorzugt die untere Brust- und die Lendenwirbelsäule. Diese tuberkulöse Spondylitis geht klinisch meist mit schleichend zunehmenden, belastungsabhängigen Rückenschmerzen einher, kann aber auch zu neurologischen Ausfällen oder neuropathischen Schmerzen führen. Durch den Zusammenbruch eines oder mehrerer Wirbelkörper kann es zu einer Gibbusbildung (Morbus Pott) kommen. Häufig treten auch Senkungsabszesse im Bereich des Musculus psoas major auf. Die **tuberkulöse Arthritis** betrifft vor allem die Hand-, Knie- und Hüftgelenke sowie das Iliosakralgelenk. Die **tuberkulöse Meningitis** ist meist durch einen eher schleichenden Beginn mit uncharakteristischer Symptomatik gekennzeichnet. Häufig sind die basalen Leptomeningen betroffen, sodass es zu Hirnnervenausfällen kommt. Weiterhin können Liquorzirkulationsstörungen, Vaskulitiden mit zerebraler Ischämie und raschen Vigilanzminderungen bis hin zum Koma auftreten. In Hochprävalenzgebieten tritt die tuberkulöse Meningitis häufig bei Kindern bis zum 5. Lebensjahr auf und ist mit einer hohen Mortalität und Morbidität behaftet. Die **Urogenital-TB** kann bei Nierenbeteiligung asymptomatisch verlaufen oder sich als symptomatische Pyelonephritis mit steriler Pyurie manifestieren. Ein genitaler Befall kann bei beiden Geschlechtern zu Infertilität führen. Die **tuberkulöse Peritonitis** entsteht in der Regel durch hämatogene Streuung oder ausgehend von einer intestinalen oder urogenitalen TB. Besonders häufig sind Personen mit chronischem Alkoholabusus oder Leberzirrhose betroffen. Klinisch zeigen sich meist Bauchschmerzen und eine abdominelle Umfangsvermehrung durch Aszites. Die **Darm-TB** entsteht meist durch eine Primärinfektion mit *M. bovis* durch den Verzehr von kontaminierter Rohmilch, kann aber auch durch Verschlucken von *M. tuberculosis* bei bestehender pulmonaler Infektion verursacht werden. Es können Bauchschmerzen, Stuhlunregelmäßigkeiten und Malabsorptionssymptome auftreten. Die Prädilektionsstelle ist die Ileozökalregion, klinisch kann die Abgrenzung zum Morbus Crohn eine diagnostische Herausforderung darstellen. Die **tuberkulöse Perikarditis** ist in einigen Hochprävalenzländern eine häufige Ursache der Herzinsuffizienz. Sie geht mit einer hohen Mortalität einher und kann zu einer akuten Herzbeuteltamponade führen. Die klinischen Manifestationen der **Haut-TB** sind mannigfaltig und umfassen die nach exogener Infektion auftretende Inokulations-TB und Tuberculosis cutis verrucosa, den durch hämatogene oder lymphatische Ausbreitung entstehenden Lupus vulgaris und die durch kontinuierliche Ausbreitung entstehende Tuberculosis colliquativa cutis (Skrofuloderm). Bisweilen können auch bei nicht kutaner TB durch Immunreaktionen ausgelöste Hautphänomene wie der Lichen scrofulosum oder das Erythema induratum Bazin auftreten.

Unter **Miliar-TB** versteht man die durch hämatogene Dissemination entstandene generalisierte Form der TB. Sie ist gekennzeichnet durch kleine, hirse- bis linsenkorngroße (lat. *milium* = Hirsekorn) Krankheitsherde in der Lunge, dem Knochenmark oder verschiedenen anderen Organen wie Leber, Milz, Nieren oder Knochen. Betroffen sind vor allem Patienten mit reduziertem Immunstatus, sehr alte und sehr junge Patienten.

3.17.5 Diagnostik

Mikrobiologie

Weltweit stellen die Diagnose der TB und der damit verbundene Zugang zu einer angemessenen Therapie eine der bedeutendsten Herausforderungen für die effektive Kontrolle dieser Erkrankung dar. Gemäß dem Global Tuberculosis Report der WHO blieben im Jahr 2022 3,1 Millionen von geschätzt 10,6 Millionen neuen TB-Erkrankungen unerkannt (WHO 2023). In der TB-Diagnostik sind 3 wesentliche Aspekte zu beachten:

1. Bei der Entnahme von Proben, insbesondere bei invasiven Methoden, ist es entscheidend, bereits im Vorfeld an die TB-Diagnostik zu denken. Dies ist wichtig, da eine erneute Probenentnahme oft nur eingeschränkt möglich ist.
2. Die mikrobiologische Untersuchung auf Mykobakterien sollte explizit angefordert werden, da ein Nachweis mit den üblichen mikrobiologischen Routinemethoden in der Regel nicht erfolgreich ist.
3. Ein negativer Befund in der mikroskopischen oder PCR-Diagnostik schließt eine TB nicht aus. Die Qualität des untersuchten Materials ist entscheidend für die mikrobiologische Diagnostik, als Goldstandard ist die Kultur anzusehen.

Der definitive Nachweis einer TB erfolgt durch den mikrobiologischen Nachweis des Erregers. Dieser Nachweis entsteht durch eine Kombination von mikroskopischen, kulturellen und molekularbiologischen Verfahren, die an nativem Untersuchungsmaterial durchgeführt werden.

Für die Erstdiagnose einer Lungen-TB sollten mindestens 3 unabhängig gewonnene respiratorische Materialien (Sputum, bronchoalveoläre Lavage) nativ für den Erregernachweis untersucht werden.

Die aktuelle Entwicklung in der TB-Diagnostik legt den Fokus verstärkt auf nicht sputumbasierte Verfahren zur Materialgewinnung. Besonders bei Kindern unter 6 Jahren, die oft nicht in der Lage sind, Sputum zu produzieren, erweisen sich neue Methoden wie der Nachweis in Stuhlproben als vorteilhaft (WHO 2022a). Dies kann in ressourcenarmen Ländern die Diagnose erheblich erleichtern.

Mikroskopischer Nachweis

Der mikroskopische **Nachweis von säurefesten Stäbchen** ist das schnellste und kostengünstigste Verfahren in der TB-Diagnostik. Die untere Nachweisgrenze der mikroskopischen Verfahren liegt bei 10^4 Erregern/ml, sodass der Nachweis nur bei hinreichend hoher Erregerdichte im Untersuchungsmaterial gelingt. Der Nachweis von säurefesten Stäbchen liefert jedoch keine Informationen zur Vitalität der Mykobakterien in der Probe und ist nicht gleichbedeutend mit dem Nachweis einer TB, da eine Unterscheidung zwischen Erregern des *M.-tuberculosis*-Komplex, nicht-tuberkulösen Mykobakterien (NTM) und anderen partiell säurefesten Erreger mikroskopisch nicht sicher möglich ist.

Kultureller Nachweis

In der TB-Diagnostik gilt die kulturelle Anzucht aufgrund der höheren Sensitivität im Vergleich zu anderen Verfahren als Goldstandard. Unter optimalen Bedingungen liegt die untere Nachweisgrenze bei 5–100 Erregern/ml.

Ein kultureller Nachweis von Bakterien des *M.-tuberculosis*-Komplex ist ein eindeutiger Beleg für das Vorhandensein vitaler Erreger und somit der definitive Nachweis einer TB.

Der kulturelle Nachweis benötigt durchschnittlich 1 bis 3 Wochen. Bei Nachweis von Mykobakterien erfolgt die Differenzierung zwischen den Erregern des *M.-tuberculosis*-Komplex und NTM bzw. eine exakte Identifizierung auf molekularer Ebene. Für jede Erstdiagnose sollte eine phänotypische Empfindlichkeitsprüfung angestrebt werden. Aufgrund von Ressourcenknappheit in vielen tropischen Ländern kann eine phänotypische Empfindlichkeitsprüfung insbesondere für Antibiotika der „Nicht-Standard"-Therapie jedoch nur selten realisiert werden.

Molekularbiologie

Moderne Verfahren zum Direktnachweis mittels **Nukleinsäureamplifikationstechniken (NAT)** besitzen im Vergleich zum mikroskopischen Nachweis eine höhere Sensitivität und Spezifität bei vergleichbarer bzw. nur geringfügig längerer Untersuchungsdauer. Das am weitesten verbreite Verfahren, GeneXpert® Ultra, erlaubt eine PCR-Diagnostik von *M.-tuberculosis*-DNA aus Sputum mit einer Sensitivität von 88 % (63 % wenn keine säurefesten Stäbchen mikroskopisch nachweisbar sind) gegenüber dem kulturellen Nachweis von *M. tuberculosis* (Dorman et al. 2018). NAT-basierte Verfahren eignen sich auch, um Vorhersagen für das Vorkommen von **Antibiotikaresistenzen** zu treffen. Mit dem GeneXpert®-Ultra-Verfahren liegen die Sensitivität zur Vorhersage einer Rifampicin-Resistenz bei 95 % und die Spezifität bei 98 % (Dorman et al. 2018). Resistenzen gegenüber Isoniazid und Fluorchinolonen können mit vergleichbaren Verfahren ebenfalls rasch halbautomatisch aus Primärmaterial identifiziert werden.

Line probe assays sind etwas aufwendigere Untersuchungsverfahren, können jedoch neben der Information, ob eine Resistenz vorliegt, auch die zugrunde liegenden Mutationen angeben. Für die Wahl der Therapie im Falle einer MDR/RR-TB, präXDR-TB oder XDR-TB liefern die Verfahren nicht genügend Informationen. In diesen Fällen eignen sich Next-generation-sequencing-Verfahren, entweder durch Amplifizierung des gesamten Genoms der Mykobakterien (whole genome sequencing) oder Targeted-next-generation-sequencing (tNGS-) Verfahren, bei denen nur Gene, die für Resistenz gegenüber den wichtigsten Substanzen besonders relevant sind, amplifiziert, sequenziert und analysiert werden (Dominguez et al. 2023). Aktuell sind NGS-Verfahren in Hochinzidenzländern in den Tropen noch nicht als Standardverfahren etabliert, stellen jedoch eine vielversprechende Technologie dar, die aufwendige, kulturbasierte Verfahren zur Resistenztestung auch bei limitierten Ressourcen ersetzen werden. In ➤ Tab. 3.15 sind die wichtigsten Resistenz-assoziierten Mutationen im Genom von *M. tuberculosis,* die für Therapientscheidungen relevant sind, dargestellt.

Radiologie

Die **Röntgenaufnahme des Thorax in 2 Ebenen** wird auch heute noch am häufigsten zum Screening, zur Diagnosestellung sowie zur Therapiekontrolle der Lungentuberkulose eingesetzt (Miller et al. 2017). Bei subtilen Parenchymveränderungen oder hilärem Lymphknotenbefall ist die Sensitivität jedoch eingeschränkt, hier stellt die **Computertomografie,** insbesondere zur Beurteilung der Krankheitsaktivität, die überlegene diagnostische Modalität dar (Schaberg et al. 2022).

Im Rahmen der **Primärinfektion** treten häufig keine radiologischen Auffälligkeiten auf. Bei Kindern kann sich 3 bis 6 Wochen nach der Infektion ein Primärkomplex entwickeln, bestehend aus einem kleinen peripheren parenchymatösen Verdichtungsherd (Ghon-Herd) und einer meist einseitigen hilären Lymphadenopathie (Curvo-Semedo, Teixeira und Caseiro-Alves 2005). Im Gegensatz zur postprimären TB tritt das Infiltrat bei der Primärinfektion in allen Lungenlappen gleich häufig auf. Das radiologische Korrelat einer solchen ausgeheilten Primärinfektion ist ein verkalkter Primärherd sowie ein ggf. verkalkter ipsilateraler Hiluslymphknoten, die in Kombination auch als Ranke-Komplex bezeichnet werden.

Bei der **postprimären TB** zeigen die meisten Patienten Auffälligkeiten im Röntgenbild des Thorax, unabhängig vom Vorliegen respiratorischer Symptome (Curvo-Semedo, Teixeira und Caseiro-Alves 2005). Bei Anschluss einer verkäsenden Nekrose an das Bronchialsystem können sich dickwandige, unscharf und unregelmäßig berandete Kavernen bilden. Bei endobronchialer Ausbreitung der Infektion finden sich unscharfe, zentrilobuläre 2–4 mm große Noduli sowie scharf abgrenzbare verzweigte lineare Strukturen (Tree-in-bud-Zeichen).

Bei Vorliegen einer **Miliar-TB** ist die Röntgenaufnahme des Thorax häufig unauffällig. In der Computertomografie zeigen sich diffus verteilte, gleichförmige, 1–3 mm große, unscharfe Noduli in beiden Lungenflügeln.

Zur Diagnostik und Verlaufskontrolle der **extrapulmonalen TB** werden je nach Lokalisation verschiedene bildgebende Verfahren wie Sonografie, Computertomografie und Magnetresonanztomografie eingesetzt.

Tab. 3.15 Mutationen im Genom von *M. tuberculosis* in Assoziation mit phänotypischer Arzneimittelresistenz (nach Dominguez et al. 2023) [H500-005]

Gruppe	Medikament	Gen	Mit hoher Wahrscheinlichkeit mit Arzneimittelresistenz assoziierte Mutationen	Eine Dosissteigerung kann in Betracht gezogen werden, um die Resistenz bei der Standarddosierung zu überwinden, aber der Wirkstoff sollte nicht zu den aktiven Medikamenten gezählt werden (zusätzliche Daten erforderlich)
Erstlinie	Rifampicin	*rpoB*	Am häufigsten S450L aber > 20 andere Mutationen bekannt	D435Y, H445L, L452P, L430P, H445N, I491F
	Isoniazid	*inhA-mabA*	c-15t+I194T, c-15t+S94A	c-15t
		katG	S315I, S315N, S315T	–
A	Bedaquilin	*Rv0678*	Q22L, T33A, S63R, I67fs, R72W, R135G, L136P	185ins_cag
		atpE	D28G, D28V, A63P	–
		pepQ	Unzureichende Daten	–
	Levofloxacin/Moxifloxacin	*gyrA*	G88C, D94G, D94H, D94N, D94Y	D89N, A90V, S91P, D94A
		gyrB	–	D461H, D461N, D499D, A504V
	Linezolid	*rplC*	T460C	–
		rrl	g2299t, g2814t	–
B	Clofazimin	*Rv0678*	Q22L, T33A, S63R, I67fs, R72W, G25D, L44P, R135G, L136P, S68R, > 30 andere Mutationen bekannt	–
		pepQ	Unzureichende Daten	–
	Cycloserin	*alr*	t-8c, M319T, Y364D, Y364C, R373L, R373G	–
C	Amikacin	*rrs*	a1401 g, a1484t	*eis* c-14t, rrs c1402t
		eis	–	–
	Streptomycin	*rpsL*	K43R, K43T, K88Q, K88R	–
		rrs	a514c, a514t, c462t, c513t, c517t	–
	Delamanid	*fbiA*	D49Y, K250Stop	–
		ddn	W88Stop	–
	Ethambutol	*embB*	M306I, M306V, D354A, G406D, G406C, G406S, Q497R	–
		embC-embA	c-8t, c-12t, c-16t (oft mit *embB*-Mutationen kombiniert)	–
	Ethionamid/Prothionamid	*inhA*	c-15t, S94A	–
		ethA	Frameshifts und vorzeitige Stop-Codons	–
	Imipenem/Meropenem	?	Unzureichende Daten	–
	p-Aminosalicylsäure	*folC*	E153A, E153G, S150G, F152S, I43T, I43A, E40G	–
		ribD	g-12a	–
		thyA	–	–
	Pyrazinamid	*pncA*	> 300 Mutationen bekannt	V180I, A170V, D110G, S65A, E37V
Unklassifiziert	Pretomanid	*fibiC*	V720I, P372S, frameshift ins C2549	–
		ddn	S11*, Y133D, Trp20vStop	–

3.17.6 Therapie der medikamentensensiblen Tuberkulose

Die Standardtherapie der **pulmonalen TB** bei voller Antibiotikaempfindlichkeit der Erreger gegenüber den Medikamenten der Erstlinientherapie umfasst eine Therapieeinleitung mit Rifampicin, Isoniazid, Pyrazinamid und Ethambutol über 2 Monate, gefolgt von einer Erhaltungstherapie mit Rifampicin und Isoniazid für weitere vier Monate (➤ Tab. 3.16) (Schaberg et al. 2022). Diese Empfehlung gilt für Manifestationen an Lungen, Lymphknoten, Pleura, Abdomen, Urogenitalsystem und im HNO-Bereich.

Extrapulmonale Manifestationen am ZNS, an Knochen und Gelenken und disseminierte Erkrankungen (Miliar-TB) werden über 9 bis 12 Monate behandelt. Bei einer TB-Meningitis wird zu Therapiebeginn eine zusätzliche systemische Steroidtherapie empfohlen (Schaberg et al. 2022).

Die Standardtherapie der TB kann auf 4 Monate verkürzt werden, wenn man Rifampicin gegen Rifapentin und Ethambutol gegen Moxifloxacin ersetzt (4 Monate Rifapentin, Isoniazid, Moxifloxacin und zusätzlich Pyrazinamid in den ersten 2 Monaten) (➤ Tab. 3.16) (Dorman et al. 2021). Da Rifapentin in der EU und vielen anderen

Tab. 3.16 Therapie der Lungentuberkulose, wenn keine Antibiotikaresistenzen vorliegen (nach WHO 2022b, licensed under CC BY-NC-SA 3.0 IGO) [W798-013]

Initiale Therapie		Erhaltungsphase		Kommentar
Medikamente	Dauer (Monate)	Medikamente	Dauer (Monate)	
Therapieregime 1				
H R Z E	2	H R	4	Standard-Therapieregime
Therapieregime 2				
H Rpt Z Mfx	4	–	–	Von der WHO für nicht schwangere Patienten im Alter von ≥ 12 Jahren mit einem KG von ≥ 40 kg und bei fehlendem Nachweis von Antibiotikaresistenzen zur Behandlung der Lungentuberkulose empfohlen
Therapieregime 3				
H R Z (E)	2	H R	2	Von der WHO für Kinder und Jugendliche zwischen 3 Monaten und 16 Jahren und bei fehlendem Nachweis von Antibiotikaresistenzen und nicht schwerer Krankheit empfohlen
Abkürzungen: H = Isoniazid; R = Rifampicin; Z = Pyrazinamid; E = Ethambutol; Rpt = Rifapentin; Mfx = Moxifloxacin				

Tab. 3.17 Dosierung der Medikamente für die Therapie der Tuberkulose bei Erwachsenen, wenn keine Antibiotikaresistenzen vorliegen (nach WHO 2022b, licensed under CC BY-NC-SA 3.0 IGO) [W798-013]

Medikament	Tagesdosis
Isoniazid (H)	Standarddosierung: 4–6 mg/kg–0–0 (i. d. R. 300 mg–0–0)
	Hohe Dosierung: 10–15 mg/kg–0–0
Ethambutol (E)	15–20 mg/kg (i. d. R. 1.000–1.500 mg–0–0)
Moxifloxacin (Mfx)	400 mg–0–0
Pyrazinamid (Z)	20–30 mg/kg–0–0 (i. d. R. 1.500–2.000 mg–0–0)
Rifampicin (R)	8–12 mg/kg–0–0 (i. d. R. 600 mg–0–0)
Rifapentin (Rpt)	1.200 mg

Tab. 3.18 Definitionen der antibiotikaresistenten Tuberkulose (nach WHO 2022b, licensed under CC BY-NC-SA 3.0 IGO) [W798-013]

RR-TB	**Rifampicin-resistente Tuberkulose**
MDR-TB	**Multiresistente Tuberkulose**: Resistenz gegenüber Rifampicin und Isoniazid
PräXDR-TB	**Prä-extensiv-resistente Tuberkulose**: MDR-/RR-TB mit zusätzlicher Resistenz gegenüber Fluorchinolon (Levofloxacin oder Moxifloxacin)
XDR-TB	**Extensiv-resistente Tuberkulose**: MDR-/RR-TB mit zusätzlicher Resistenz gegenüber Fluorchinolon und mindestens einer weiteren Gruppe-A-Substanz (Bedaquilin und/oder Linezolid)
Die RR-TB gilt als Surrogat für die MDR/TB. Beide werden von der WHO als MDR/RR-TB zusammengefasst.	

Ländern nicht zugelassen ist, stellt das 6-monatige Standardtherapieregime in den meisten Fällen die Therapie der ersten Wahl der antibiotikaempfindlichen TB von Erwachsenen dar. Für Kinder, die an einer paucibazillären Lungen-TB leiden, empfiehlt die WHO seit 2022 eine Therapie über 4 Monate, basierend auf einer initialen Therapie mit Rifampicin, Isoniazid, Pyrazinamid (mit oder ohne Ethambutol), gefolgt von 2 Monaten Erhaltungstherapie mit Rifampicin und Isoniazid (➤ Tab. 3.16). Dosierungen der Medikamente der Standarttherapie sind in ➤ Tab. 3.17 dargestellt.

Isoniazid-Monoresistenz

Bei einer Monoresistenz gegenüber Isoniazid wird eine Therapie über 6 Monate mit Rifampicin, Levofloxacin, Pyrazinamid und Ethambutol empfohlen (WHO 2020).

MDR/RR-, präXDR-, XDR-TB

Die WHO fasst die Behandlungen der Rifampicin-resistenten TB und der MDR-TB zusammen (➤ Tab. 3.18). In der letzten Überarbeitung der Empfehlung für antibiotikaresistente TB von 2022 priorisiert die WHO eine 6-monatige Behandlung mit oral verfügbaren Medikamenten für die MDR/RR-TB und präXDR-TB (WHO 2022b) (➤ Tab. 3.19). Patienten mit einer MDR/RR-TB, bei denen eine Fluorchinolon-Empfindlichkeit vermutet oder nachgewiesen wird, sollen das 6-monatige, rein orale Behandlungsschema BPaLM mit Bedaquilin, Pretomanid, Linezolid und Moxifloxacin erhalten. Liegt eine Fluorchinolon-Resistenz der TB-Bakterien vor, ohne dass es Hinweise für eine Bedaquilin-, Pretomanid- und/oder Linezolid-Resistenz (präXDR-TB) oder Unverträglichkeit gegenüber diesen Medikamenten gibt, sollen die Betroffenen mit BPaL ohne Moxifloxacin über 6 Monate behandelt werden (WHO 2022b).

Als **erste Alternative** empfiehlt die WHO ein 9-monatiges rein orales Behandlungsschema, bestehend aus 4 bis 6 Monaten Bedaquilin (6 m-)Levofloxacin/Moxifloxacin-Clofazimin-Pyrazinamid-Ethambutol-Hochdosis-Isoniazid-Ethionamid/Prothionamid oder Linezolid für 2 Monate, gefolgt von 5 Monaten Levofloxacin/Moxifloxacin-Clofazimin-Pyrazinamid-Ethambutol. Eine Resistenz gegenüber Fluorchinolonen muss vorher ausgeschlossen werden (WHO 2022b). Diese Alternative dürfte für viele Länder aber aufgrund komplizierter Resistenzmuster der TB-Bakterien und fraglicher Wirksamkeit von Hochdosis-Isoniazid nicht relevant sein.

Tab. 3.19 WHO-Empfehlungen zur Therapie der Tuberkulose bei Antibiotikaresistenzen (nach WHO 2022b, licensed under CC BY-NC-SA 3.0 IGO) [W798-013]

Kombinationstherapie	MDR/RR-TB Fluorchinolon-empfindlich	PräXDR-TB	XDR-TB	Schwergradige pulmonale TB	Extrapulmonale TB	Alter < 14 Jahre
6 Monate BPaLM/BPaL	Ja (BPaLM)	Ja (BPaL)	Nein	Nein	Ja – außer ZNS-TB, Miliar-TB und Knochen-TB	Nein
9 Monate orale Therapie	Ja	Nein	Nein	Nein	Ja – außer TB-Meningitis, Miliar-TB, Knochen-TB und TB-Perikarditis	Nein
Längeres individualisiertes Therapieregime 18 Monate	Ja*/Nein	Ja*/Nein	Ja	Ja	Ja	Ja
Zusätzliche Faktoren, die zu berücksichtigen sind, wenn mehrere Schemata möglich sind	Medikamentenunverträglichkeit oder unerwünschte Ereignisse					
	Frühere Exposition gegenüber Arzneimitteln aus dem Regime oder Wahrscheinlichkeit der Wirksamkeit/Unwirksamkeit von Arzneimitteln					
	Wunsch des Patienten oder der Familie					
	Zugang zu und Kosten von Arzneimitteln, die Bestandteil des Regimes sind					

BPaL: Bedaquilin, Pretomanid und Linezolid; BPaLM: Bedaquilin, Pretomanid, Linezolid und Moxifloxacin; ZNS: zentrales Nervensystem; MDR/RR-TB: multiresistente oder Rifampicin-resistente TB; TB: Tuberkulose; XDR-TB: extensiv-resistente TB.
* Wenn die 6-Monats-BPaLM/BPaL-Therapie und das orale 9-Monats-Schema nicht angewendet werden können.

Die dritte Therapieoption für Patienten, die mit keinem der beiden anderen Schemata behandelt werden können, ist eine **individualisierte Therapie** für eine Dauer von mindestens 18 Monaten. Diese Empfehlung gilt für Patienten mit Therapieversagen unter den beiden oben genannten Schemata und Patienten mit einer XDR-TB. Die Therapie wird individuell auf der Grundlage der Empfindlichkeit der Mykobakterien nach einem hierarchischen Prinzip (zuerst Medikamente der Gruppe A, dann Medikamente der Gruppe B, danach Medikamente der Gruppe C) erstellt, bis die Therapie mindestens 4 aktive Substanzen erhält (➤ Tab. 3.20) (WHO 2022b).

3.17.7 Bekämpfung und Prävention

Seit mehr als 100 Jahren gibt es einen einzigen **Impfstoff** zur Vorbeugung von Tuberkulose, eine Lebendimpfung mit abgeschwächten Rinder-TB-Bakterien, *M. bovis* **Calmette-Guérin (BCG).** Diese wird nach wie vor über 85 % aller Neugeborenen auf der Welt in den ersten Lebenstagen verabreicht. Der Schutz vor einer TB durch die BCG-Impfung ist auf die ersten 5 Lebensjahre beschränkt. Gegenwärtig befinden sich mehr als 10 TB-Impfstoffkandidaten in der klinischen Erprobung, und in den nächsten Jahren ist mit einem neuen TB-Impfstoff zu rechnen (Kaufmann 2020).

In Ermangelung einer effektiven Impfung kann eine **präventive Antibiotikatherapie** eine wirksame vorbeugende Maßnahme darstellen. Die WHO empfiehlt, Personen mit Haushaltskontakten über 5 Jahre, Patienten mit einer Silikose, mit einer dialysepflichtigen Niereninsuffizienz, Kandidaten für Transplantationen und Therapien mit TNF-Antagonisten mit einem Tuberkulinhauttest (THT) oder einem IGRA zu testen und im Fall eines positiven Testergebnisses und bei fehlenden Kontraindikationen für eine präventive Therapie zu behandeln. Kinder unter 5 Jahren im Haushalt von TB-Patienten und Menschen mit einer HIV-Infektion sollen nach

Tab. 3.20 WHO-Gruppierung und Empfehlungen zur Dosierung von Medikamenten zur Therapie der Tuberkulose bei Erwachsenen bei Antibiotikaresistenzen (nach WHO 2022b, licensed under CC BY-NC-SA 3.0 IGO) [W798-013]

WHO-Gruppe	Medikament	Tagesdosis (Erwachsene)
A	Moxifloxacin (Mfx)	400 mg–0–0
A	Levofloxacin (Lfx)	≤ 45 kg: 750 mg–0–0 > 45 kg: 1.000 mg–0–0
A	Bedaquilin (Bdq)	400 mg–0–0 tgl. für 2 Wochen, dann 200 mg–0–0 Montag/Mittwoch/Freitag für 22 Wochen
A	Linezolid (Lzd)	600 mg–0–0
B	Clofazimin (Cfz)	100 mg–0–0
B	Cycloserin (Cs)/Terizidon (Tdn)	10–15 mg/kg (i. d. R. 750 mg–0–0)
C	Delamanid (Dlm)	100 mg–0–100 mg
C	Ethambutol (E)	15–20 mg/kg–0–0
C	Meropenem (Mpm)	1,5–2 g alle 8 Stunden
C	Clavulansäure (Clv)	125 mg als Amoxicillin/Clavulansäure 500/125 mg alle 8 Stunden
C	Protionamid (Pto)	15–20 mg/kg (i. d. R. 750 mg–0–0)
C	Pyrazinamid (Z)	20–30 mg/kg–0–0
C	Para-Aminosalicylsäure (PAS)	4 g–4 g–4 g
C	Streptomycin (S)	12–18 mg/–0–0
Keine	Pretomanid (Pa)	200 mg–0–0

3

Ausschluss einer aktiven Erkrankung auch ohne Testung auf eine LTBI eine präventive Therapie erhalten (WHO 2020). Für die präventive Therapie stehen verschiedene Medikamente einzeln oder in Kombination zur Verfügung, welche alle vergleichbar effektiv sind (➤ Tab. 3.21). Für die präventive Therapie nach Kontakt mit einem Patienten mit einer MDR/RR-TB wird bei bekannter Empfindlichkeit der TB-Bakterien des Indexpatienten eine Behandlung mit Levofloxacin über 6 Monate – mit oder ohne Ethambutol – empfohlen (WHO 2020).

3.17.8 Reisemedizinische Bedeutung

Reisende aus Gebieten mit niedriger TB-Inzidenz, die in Gebiete mit mittlerer oder hoher TB-Inzidenz reisen, stellen eine Risikogruppe für die Infektion mit *M. tuberculosis* dar.

Eine kürzlich durchgeführte Metaanalyse ergab eine kumulative Inzidenz von LTBI bei Reisenden von 2,3 %. Angehörige des Gesundheitswesens wiesen die höchste kumulative Inzidenz (4,3 %) auf. Fälle von aktiver TB traten mit einer Inzidenz von 121 pro 100.000 Reisende auf (Diefenbach-Elstob 2021). Reisende können ein erhöhtes Risiko entweder aufgrund der erhöhten Wahrscheinlichkeit einer *M.-tuberculosis*-Exposition oder aufgrund einer erhöhten Anfälligkeit für die Entwicklung einer aktiven Erkrankung haben. Die Bewertung dieses Risikos sollte vor einer Reise durch Reisemediziner erfolgen und auch die Häufigkeit von Medikamentenresistenzen im Reiseland beinhalten. Reisepläne sollten überprüft werden um festzustellen, wer während der Reise einem erhöhten TB-Risiko ausgesetzt sein könnte. Reisende, die Freunde und Verwandte besuchen (visiting friends and relatives, VFR), müssen bei der Beurteilung vor Reiseantritt besonders berücksichtigt werden, da deren typische Reisedauer länger ist und die Wahrscheinlichkeit einer längeren Exposition gegenüber TB-Patienten größer sein kann.

Nach der Rückkehr von einer Reise sollte festgestellt werden, ob ein signifikantes Risiko für eine *M.-tuberculosis*-Exposition bestand und ggf. ein Test auf das Vorliegen einer LTBI durchgeführt werden sollte.

Die Behandlung einer LTBI ist im Zusammenhang mit reisebedingter Exposition und Testkonversion besonders wichtig, da das Risiko des Fortschreitens zu einer aktiven Erkrankung in den ersten 1 bis 5 Jahren nach der Exposition am höchsten ist.

Bei symptomatischen Personen sollten gezielte Untersuchungen zum TB-Nachweis erfolgen.

Tab. 3.21 Behandlungsoptionen und Dosierungsempfehlungen zur präventiven Therapie der Tuberkulose (nach WHO 2020, licensed under CC BY-NC-SA 3.0 IGO) [W798-014]

Therapie	Dosierung					
1 Monat H + RPT (1HP) Tgl.: 28 Dosen	Alter ≥ 13 Jahre (gewichtsunabhängig) • H 300 mg/tgl. • RPT 600 mg/tgl.					
3 Monate H + RPT (3HP) Wöchentlich: 12 Dosen	Alter 2–14 Jahre					
	Präparate/Dosierungen	10–15 kg	16–23 kg	24–30 kg	31–34 kg	> 34 kg
	H 100 mg*	3	5	6	7	7
	RPT 150 mg	2	3	4	5	5
	Alter > 14 Jahre					
	Präparate/Dosierungen	30–35 kg	36–45 kg	46–55 kg	56–70 kg	> 70 kg
	H 300 mg	3	3	3	3	3
	RPT 150 mg	6	6	6	6	6
	*300-mg-Tabletten können ebenfalls benutzt werden, um die Anzahl der Tabletten zu verringern					
3 Monate H+ RIF (3HR) Tgl.: ~90 Dosen	H: • Alter ≥ 10 Jahre: 5 mg/kg tgl. • Alter < 10 Jahre: 10 mg/kg tgl. (7–15 mg) RIF: • Alter ≥ 10 Jahre: 10 mg/kg tgl. • Alter < 10 Jahre: 15 mg/kg tgl. (10–20 mg)					
4 Monate RIF (4R) Tgl.: ~120 Dosen	• Alter ≥ 10 Jahre: 10 mg/kg tgl. • Alter < 10 Jahre: 15 mg/kg tgl. (10–20 mg)					
6 oder 9 Monate H Tgl. (6H, 9H): ~180 oder 270 Dosen	• Alter ≥ 10 Jahre: 5 mg/kg tgl. • Alter < 10 Jahre: 10 mg/kg tgl. (7–15 mg)					
H = Isoniazid; RPT = Rifapentin; RIF = Rifampicin						

Tuberkulose im internationalen Flugverkehr

Es gibt Hinweise darauf, dass die Übertragung von *M. tuberculosis* während langer Flüge von einer infektiösen Quelle mit infektiöser Lungen-TB auf andere Personen erfolgen kann. Dennoch ist die Rolle der flugreisebedingten Übertragung von *M. tuberculosis* weltweit minimal. In einem Flugzeug gilt als enge TB-Kontaktperson nur, wer in derselben Reihe oder in den beiden Reihen vor oder hinter einem potenziell infektiösen Patienten gesessen hat. Die WHO empfiehlt, dass Personen mit infektiöser oder potenziell infektiöser TB nicht mit kommerziellen Flugzeugen reisen sollten (WHO 2008). Abweichend davon rät das Europäische Zentrum für die Prävention und die Kontrolle von Krankheiten (ECDC), dass Patienten mit infektiöser Lungen-TB nach einer angemessenen Behandlung mit klinischer Besserung über einen Zeitraum von mindestens 2 Wochen an Bord von Verkehrsflugzeugen reisen dürfen (Mangili und Gendreau 2005). In diesem Fall wird aber eine vorherige Absprache mit den lokalen Gesundheitsbehörden und der Fluglinie erforderlich sein, um geeignete Schutzmaßnahmen festzulegen.

Tuberkulosescreening von risikoexponierten Personen

Viele Länder des Globalen Nordens verlangen von Einwanderern, Flüchtlingen und Asylbewerbern, teilweise auch von einreisenden Studenten, Personen mit Arbeitsvisa und Besuchern, die einen Aufenthalt von mehr als 3 Monaten planen, ärztliche Untersuchungen, einschließlich eines Screenings auf TB. In einigen Ländern muss diese Untersuchung im Herkunftsland durchgeführt werden, während sie in anderen Ländern sowohl im Herkunftsland als auch bei der Ankunft im Zielland erforderlich ist.

LITERATUR

Curvo-Semedo L, Teixeira L, Caseiro-Alves F. Tuberculosis of the chest. Eur J Radiol 2005; 55(2): 158–72.
Boom WH, Schaible UE, Achkar JM. The knowns and unknowns of latent Mycobacterium tuberculosis infection. J Clin Invest. 2021; 131(3): e136222.
Diefenbach-Elstob TR, Alabdulkarim B, Deb-Rinker P et al. Risk of latent and active tuberculosis infection in travellers: a systematic review and meta-analysis. J Travel Med 2021; 28(1): taaa214.
Dominguez J, Boeree MJ, Cambau E et al. Clinical implications of molecular drug resistance testing for Mycobacterium tuberculosis: a 2023 TBnet/RESIST-TB consensus statement. Lancet Infect Dis 2023; 23(4): e122–e37.
Dorman SE, Nahid P, Kurbatova EV et al. Four-Month Rifapentine Regimens with or without Moxifloxacin for Tuberculosis. N Engl J Med 2021; 384(18): 1705–18.
Dorman SE, Schumacher SG, Alland D et al. Xpert MTB/RIF Ultra for detection of Mycobacterium tuberculosis and rifampicin resistance: a prospective multicentre diagnostic accuracy study. Lancet Infect Dis 2018; 18(1): 76–84.
Eum SY, Kong JH, Hong MS et al. Neutrophils are the predominant infected phagocytic cells in the airways of patients with active pulmonary TB. Chest 2010; 137(1): 122–8.
Kaufmann SHE. [New vaccines against tuberculosis]. Bundesgesundheitsbl 2020; 63(1): 56–64.
Krutikov M, Faust L, Nikolayevskyy V et al. The diagnostic performance of novel skin-based in-vivo tests for tuberculosis infection compared with purified protein derivative tuberculin skin tests and blood-based in vitro interferon-gamma release assays: a systematic review and meta-analysis. Lancet Infect Dis 2022; 22(2): 250–64.
Mangili A, Gendreau MA. Transmission of infectious diseases during commercial air travel. Lancet 2005; 365(9463): 989–96.
Miller C, Lonnroth K, Sotgiu G, Migliori GB. The long and winding road of chest radiography for tuberculosis detection. Eur Respir J 2017; 49(5): 1700364.
Poulsen A. Some clinical features of tuberculosis. Acta Tuberc Scand 1957; 33(1–2): 37–92; concl.
Schaberg T, Brinkmann F, Feiterna-Sperling C et al. [Tuberculosis in adulthood – The Sk2-Guideline of the German Central Committee against Tuberculosis (DZK) and the German Respiratory Society (DGP) for the diagnosis and treatment of adult tuberculosis patients]. Pneumologie 2022; 76(11): 727–819.
Sia JK, Rengarajan J. Immunology of Mycobacterium tuberculosis Infections. Microbiol Spectr. 2019;7(4): 10.1128/microbiolspec.gpp3-0022-2018.
Weiss G, Schaible UE. Macrophage defense mechanisms against intracellular bacteria. Immunol Rev 2015; 264(1): 182–203.
World Health Organization (WHO). Tuberculosis and air travel: guidelines for prevention and control. Geneva: Switzerland, 2008. www.who.int/publications/i/item/9789241547505.
World Health Organization (WHO). WHO operational handbook on tuberculosis (Module 1 – Prevention): Tuberculosis preventive treatment. Geneva: Switzerland, 2020. www.who.int/publications/i/item/9789240002906.
World Health Organization (WHO). Practical manual of processing stool samples for diagnosis of childhood TB. Geneva: Switzerland, 2022a. https://www.who.int/publications/i/item/9789240042650.
World Health Organization (WHO). WHO consolidated guidelines on tuberculosis. Module 4: treatment – drug-resistant tuberculosis treatment (2022 update). Geneva: Switzerland, 2022b. www.who.int/publications/i/item/9789240063129.
World Health Organization (WHO). Global tuberculosis report 2023. Geneva, Switzerland; 2023. www.who.int/publications/i/item/9789240083851.

3.18 Nicht-tuberkulöse Mykobakteriosen

Nils Wetzstein, Martin Kuhns, Inna Friesen, Christoph Lange

3.18.1 Epidemiologie

Mykobakterien sind eine heterogene Gruppe von Gram-positiven Bakterien mit hohem Guanin-Cytosin (GC-)Gehalt der DNA, die phylogenetisch Corynebakterien, Nocardien und Aktinomyzeten nahestehen. Die klinisch bedeutendsten Arten sind *Mycobacterium tuberculosis* und *M. leprae/M. lepromatosis*, die Erreger der Tuberkulose (➤ Kap. 3.17) bzw. der Lepra (➤ Kap. 3.19), die aufgrund der Übertragung von Mensch zu Mensch und der Wirtsgebundenheit eine Sonderstellung in der Gattung einnehmen. Darüber hinaus gibt es annähernd 200 weitere Mykobakterien, die natürlicherweise im Boden oder im Wasser vorkommen (nicht-tuberkulöse Mykobakterien, NTM). Am häufigsten treten Lungenerkrankungen auf (Prevots et al. 2023). Aber auch andere Erkrankungsmanifestationen wie z. B. Lymphadenopathien, Osteomyelitiden, ZNS-Infektionen oder Hautinfektionen kommen vor.

Im Gegensatz zur Tuberkulose sind Erkrankungen durch NTM in Deutschland keine meldepflichtigen Erkrankungen, außer sie werden innerhalb eines Ausbruchsgeschehens detektiert. Je nach Spezies und Immunstatus des Wirts ist das Spektrum von Kolonisation zu Erkrankung sehr variabel, sodass der mikrobiologische Nachweis aus Sputum oder anderen biologischen Proben nicht beweisend für das Vorliegen einer Erkrankung ist. In den meisten tropischen Ländern endet die Diagnostik beim Nachweis säurefester Stäbchen und fehlendem Nachweis von *M.-tuberculosis*-spezifischer DNA in der PCR aus biologischen Proben. Auch wenn molekulare Verfahren zur Speziesdifferenzierung verfügbar sind, scheitert deren Anwendung meist an Laborkapazitäten. Angaben zur Inzidenz von Erkrankungen durch NTM in den Tropen liegen meist nicht vor. Diese Erkrankungen sind aber wahrscheinlich deutlich weniger häufig als Tuberkulose oder Lepra.

3.18.2 Erreger und Übertragung

Wie alle Mykobakterien zeichnen sich NTM durch eine einzigartige Zellwandstruktur aus, die besonders reich an Lipiden, insbesondere an Mykolsäuren, ist. Diese Struktur verleiht ihnen eine hohe Tenazität, und die Erreger können damit auch mehrere Monate in der Umwelt infektionsfähig bleiben. Die Zellwandstruktur führt ebenfalls zu **intrinsischen Resistenzen gegenüber den meisten weltweit verbreiteten Antibiotika.**

Grundsätzlich werden NTM in **2 Hauptkategorien** unterteilt: **schnell wachsende** und **langsam wachsende** NTM, die sich in ihrer Zellwandstruktur unterscheiden. Langsam wachsende NTM haben eine Generationszeit von ca. 6 bis 24 Stunden, schnell wachsende hingegen von etwa 1 bis 4 Stunden (im Vergleich *E. coli:* 20 Minuten). Die Unterteilung hat auch phylogenetische Relevanz, da sich darin evolutionäre Verwandtschaftsverhältnisse widerspiegeln.

Der Hauptübertragungsweg für NTM erfolgt durch das **Einatmen von kontaminierten Aerosolen oder Stäuben,** die aus verschiedenen Quellen stammen wie z. B. Wassertröpfchen in Duschen, Whirlpools, heißen Quellen oder dem Erdreich. Auch Wundinfektionen können nach Traumata und nicht ausreichend gereinigten Wunden vorkommen. Im Gegensatz zur Tuberkulose konnte bei NTM bisher keine wissenschaftlich überzeugende Bestätigung für eine Übertragung von Mensch zu Mensch gezeigt werden.

3.18.3 Pathogenese und Immunologie

Die meisten NTM sind **opportunistische Pathogene,** die Erkrankungen bei Patienten mit besonderen Dispositionen hervorrufen. Die klinische Relevanz eines Erregernachweises ist jedoch nicht nur durch Wirtsfaktoren bestimmt. Einige Spezies stellen meist Kontaminationen dar (v. a. *M. gordonae*). Andere hingegen sind variabel humanpathogen (z. B. *M.-avium*-Komplex [MAC], *M. xenopi*), während eine kleine Gruppe fast immer als humanpathogen *(M. abscessus, M. kansasii)* oder sogar obligat pathogen einzustufen ist *(M. marinum, M. ulcerans)*.

Bezüglich einer **Lungenerkrankung durch NTM** sind vor allem vorbestehende strukturelle Lungenveränderungen als Risikofaktoren zu sehen. Hier stellen Bronchiektasenerkrankungen (zystische Fibrose [CF] und Non-CF-Bronchiektasen), chronische obstruktive Lungenerkrankungen oder auch Tuberkulosesequelae wichtige Entitäten dar. Zur Unterscheidung einer klinisch relevanten Erkrankung von einer Besiedlung sind die Diagnosekriterien der American Thoracic Society (ATS-Kriterien) weiterhin der Goldstandard (Griffith et al. 2007). Patienten mit endogener oder iatrogener **Immunsuppression** haben ein erhöhtes Risiko für extrapulmonale oder disseminierte Infektionen. Hierbei zeigen sich besonders eindrückliche Verläufe bei Patienten mit HIV-Infektion im Stadium AIDS. Immunsuppressive Therapien (z. B. zur Behandlung von rheumatologischen Erkrankungen, Tumorleiden oder nach Organtransplantationen) sind ein weiterer Risikofaktor für atypische oder disseminierte Verläufe. Insbesondere Medikamente, die den TNF-α-Pathway beeinflussen, aber auch gewöhnliche Kortikosteroide, erhöhen das individuelle Risiko für eine Infektion durch NTM. Schließlich können hereditäre Immundefekte das Risiko für NTM-Infektionen erhöhen (z. B. Mendelian susceptibility to mycobacterial disease oder Autoantikörper gegen Interferone).

3.18.4 Klinik

Das klinische Spektrum von Erkrankungen durch NTM unterscheidet sich kaum von dem der Tuberkulose. Zu den (unspezifischen) Symptomen einer **pulmonalen NTM-Infektion** gehören Fatigue, Husten und Gewichtsverlust. Ein niedriger BMI von < 20 kg/m² ist bei betroffenen Personen nicht ungewöhnlich. Symptome können häufig über Monate oder Jahre persistieren, bis eine Diagnose gestellt wird. Häufigste **extrapulmonale Manifestation** ist eine **Lymphadenopathie,** die sich meist an Halslymphknoten manifestiert und in der Regel durch MAC verursacht wird. Schnell wachsende Mykobakterien *(M. abscessus, M. chelonae, M. fortuitum)* verursachen häufiger **Haut- und Weichteilinfektionen** als die langsam wachsenden Arten. Diese Arten können auch pulmonale Erkrankungen verursachen, die sich klinisch nicht von dem durch langsam wachsende Arten verursachten Krankheitsbild unterscheiden. Personen, die mit Schalentieren und/oder Fischen hantieren, haben ein erhöhtes Risiko, Hautinfektionen durch *M. marinum* zu erwerben. Lungenerkrankungen durch diese Art treten praktisch nie auf. Das gleichzeitige Auftreten von Lungenerkrankungen und extrapulmonalen Erkrankungen durch NTM ist ungewöhnlich.

3.18.5 Diagnostik

Mikrobiologie

Der mikrobiologische Nachweis von NTM ist entscheidend für die Diagnose und Therapie von NTM-assoziierten Infektionen. Die Probenentnahme erfolgt nach denselben Richtlinien wie bei *M. tuberculosis* (➤ Kap. 3.17).

> Präzise Informationen zu Proben und klinischem Bild helfen dem Labor, den passenden diagnostischen Algorithmus zu wählen, da zum Beispiel nicht alle NTM bei 37 °Celsius optimal wachsen, so bevorzugen *M. marinum* und einige schnellwachsende NTM 30 °Celsius.

Im diagnostischen Algorithmus bei Verdacht auf eine Infektionskrankheit durch Mykobakterien folgt dem Nachweis säurefester Stäbchen durch die Mikroskopie eine *M.-tuberculosis*-Komplex-PCR.

Diese ist bei NTM-Infektionen negativ. Methoden zum Direktnachweis von NTM mittels NAT erfassen in der Regel nicht alle NTM gleichermaßen und sind anfällig für Kreuzkontaminationen aufgrund ihres ubiquitären Vorkommens in der Umwelt.

Die Kultur auf Festnährmedien und im Flüssigmedium (Mycobacteria growth indicator tube, MGIT) und die Resistenzbestimmung mittels kommerzieller Mikrodilutionsplatten dauern je nach Wachstumsgeschwindigkeit und Keimlast 2 bis 8 Wochen. Es ist jedoch wichtig zu beachten, dass der Nachweis des Erregers allein kein ausreichender Beweis für eine bestehende Infektion ist. Bei der klinischen Bewertung der mikrobiologischen Befunde sollte auch das unterschiedlich ausgeprägte pathogene Potenzial verschiedener NTM berücksichtigt werden.

Molekularbiologie

Zu Erregerbestimmung sollte eine molekularbiologische Untersuchungsmethode verwendet werden. Die genaue Speziesidentifikation ist zur Einleitung einer Therapie von großer Wichtigkeit, da sich die Empfindlichkeitsprofile der verschiedenen NTM-Spezies erheblich unterscheiden. Sie muss daher als erster Schritt der Antibiotikaempfindlichkeitstestung angesehen werden.

Streifenhybridisierungstests ermöglichen eine schnelle und sichere Identifizierung der häufigsten NTM auf Spezies- bzw. Subspeziesebene und Abgrenzung von den Erregern des *M.-tuberculosis*-Komplex durch spezifische single nucleotide polymorphisms (SNP). Neben der Identifikation erlauben diese Tests eine Resistenzprädiktion für die Makrolide und Amikacin, welche einen wichtigen Bestandteil der etwaigen Therapie darstellen. Für seltenere, von den Streifenhybridisierungstests nicht erfasste Erreger kann eine Identifizierung durch Sequenzierung verschiedener „House-keeping-Gene" (wie z. B. 16 s-rRNA, *rpoB*) erfolgen. Erregeridentifikation und Resistenzprädiktion durch Ganzgenomsequenzierung wie bei *M. tuberculosis* sind bei NTM zwar möglich, haben aber noch nicht Einzug in die klinische Routine finden können.

Radiologie

Manifestationen pulmonaler Erkrankungen durch NTM können in 2 Gruppen eingeteilt werden, die prognostisch bedeutsam, aber nicht für NTM-Infektionen spezifisch sind: **nodulär-bronchiektatische** (➤ Abb. 3.37) und **fibro-kavernöse** (➤ Abb. 3.38) **Erkrankungen.** Nodulär-bronchiektatische Erkrankungen stellen die häufigere Manifestationsform dar. Sie sind benigner als fibro-kavernöse Manifestationen und zeigen u. U. auch ohne antibiotische Therapie keine Progression. Im Gegensatz dazu sind kavernöse Erkrankungen schwer zu heilen, besonders wenn es sich um größere Kavernen handelt. Zwischen beiden Formen kann es zu fließenden Übergängen kommen, und im selben Patienten können beide Manifestationen gleichzeitig auftreten.

Häufig ist das Ausmaß der pulmonalen Läsionen im konventionellen Röntgen-Thorax schlecht erfassbar, daher sollte – wenn verfügbar – ein CT des Thorax angefertigt werden.

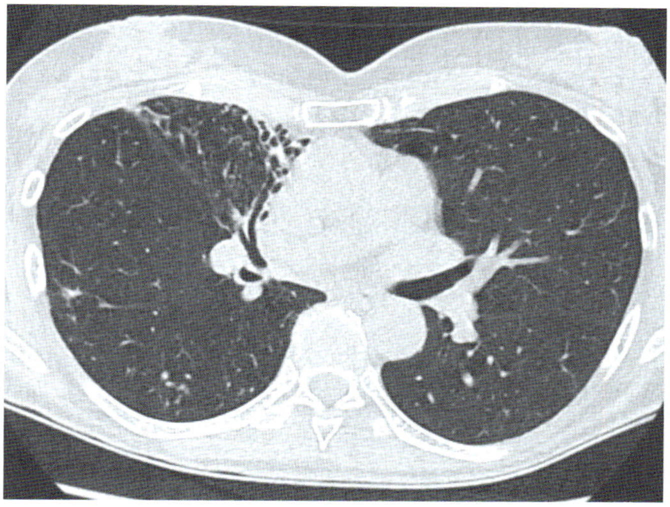

Abb. 3.37 CT-Thorax eines Patienten mit nodulär-bronchiektatischer NTM-Lungenerkrankung durch MAC [W1323]

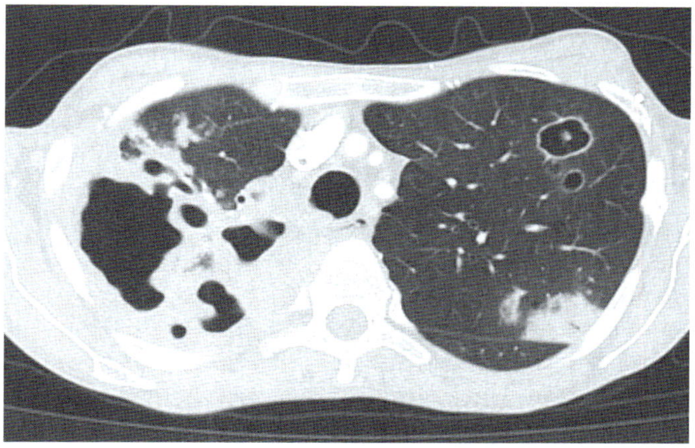

Abb. 3.38 CT-Thorax eines Patienten mit fibro-kavernöser NTM-Lungenerkrankung durch MAC [W1323]

3.18.6 Therapie

Seit 2020 gibt es evidenzbasierte internationale Leitlinien der American Thoracic Society (ATS), der European Respiratory Society (ERS), der European Society for Microbiology and Infectious Diseases (ESCMID) und der Infectious Disease Society for America (IDSA) für die Therapie pulmonaler Infektionen durch NTM. Allerdings behandeln diese nur die 4 klinisch relevantesten Arten MAC, *M. kansasii, M. xenopi* und *M. abscessus* (➤ Tab. 3.22) (Daley et al. 2020).

Für **Lungenerkrankungen durch MAC** wird eine Therapie mit Azithromycin, Ethambutol und mind. einem weiteren Medikament (i. d. R. Rifampicin) empfohlen. Bei Vorliegen von Kavernen oder ausgeprägter nodulär-bronchiektatischer Erkrankung oder einer Makrolidresistenz sollte die Therapie zumindest zu Beginn um Amikacin oder Streptomycin ergänzt werden. Bei Therapieversagen wird liposomal verkapseltes inhalatives Amikacin empfohlen. Dieses dürfte aber in den meisten Ländern der Tropen nicht verfügbar sein. In weniger ausgeprägten Fällen kann eine orale Azithromycin-basierte

Tab. 3.22 Medikamente für Kombinationstherapien bei Infektionskrankheiten durch NTM (nach Daley et al. 2020, Lange et al. 2022). Die Therapie sollte mind. 3 aktive Medikamente, bei schweren Erkrankungen auch mehr als 3 aktive Medikamente umfassen. Für die Dauer der Therapie werden i. d. R. 12 Monate über den Zeitpunkt der Konversion der Mykobakterienkulturen hinaus empfohlen*,**. In Fällen mit ausgedehnten Kavernen oder refraktärer Erkrankung sollte das anfängliche Behandlungsschema um Aminoglykoside erweitert werden, je nach den Ergebnissen des Empfindlichkeitstests.+ = Medikament der ersten Wahl; (+) = Medikament der zweiten Linie zur zusätzlichen Gabe bei schwerer Erkrankung, bei Resistenzen oder Unverträglichkeiten gegenüber einem Medikament der ersten Wahl, oder wenn nicht ausreichend Medikamente der ersten Wahl zur Verfügung stehen.

	AZI	RIF	EMB	INH	AM	SM	TM	CFZ	MFX	CFT	CPM	LZD	DOX	TIG	T/S
M.-avium-Komplex	+	+	+		(+)	(+)		(+)							
*M. kansasii**	+	+	+	+											
M. xenopi	+	+	+		(+)										
*M. abscessus***	+				(+)			(+)		(+)	(+)	(+)		(+)	
M. chelonae	+						(+)	(+)	(+)		(+)	(+)			
M. fortuitum					(+)			(+)	+	(+)	(+)	(+)	(+)		(+)
M. malmoense	+	+	+		(+)			(+)	(+)						
M. genavense	+	+	+		(+)			(+)	(+)						
M. simiae	+				(+)			(+)	(+)						(+)
M. szulgai	+	+	+		(+)			(+)	(+)						
*M. gordonae****															

AZI = Azithromycin; RIF = Rifampicin oder Rifabutin; EMB = Ethambutol; INH = Isoniazid; AM = Amikacin; SM = Streptomycin; TM = Tobramycin; CFZ = Clofazimin; MFX = Moxifloxacin; CFT = Cefoxitin; CMP = Carbapenem (Imipenem oder Meropenem); LZD = Linezolid; Dox = Doxycyclin; TIG = Tigecyclin; T/S = Trimetroprim/Sulfamethoxazol

* Entweder Azithromycin oder Isoniazid; für die Dauer der Therapie bei Infektionen mit *M. kansasii* werden pauschal 12 Monate empfohlen.

** Die Behandlung sollte sich nach den Ergebnissen der Empfindlichkeitstests richten. Für die Dauer der Therapie bei Infektionen mit *M. abscessus* gibt es keine Empfehlungen.

*** Obwohl häufig isoliert, ist eine durch *M. gordonae* verursachte Erkrankung extrem selten; eine Behandlung wird nicht empfohlen, es sei denn, mehrere Kulturen weisen *M. gordonae* nach und bei der Mikroskopie werden säurefeste Stäbchen gefunden.

Therapie (3 ×/Woche) gegeben werden. Die Dauer der Therapie wird für 12 Monate nach Konversion der Sputumkultur empfohlen.

Lungenerkrankungen durch M. kansasii können mit Rifampicin, Ethambutol und Isoniazid behandelt werden Die Dauer dieser Therapie soll 12 Monate betragen.

Lungenerkrankungen durch M. xenopi werden wie Erkrankungen durch MAC behandelt. Bei Unverträglichkeit gegenüber Azithromycin kann dieses auch durch Moxifloxacin ersetzt werden.

Lungenerkrankungen durch M. abscessus sind in der Regel sehr schwierig zu behandeln, da die Bakterien gegen multiple Antibiotika resistent sind. Die Substanzauswahl sollte laut Leitlinie auf einer in-vitro-Resistenztestung basieren und mindestens 3 aktive Medikamente enthalten. In den meisten Fällen resultieren aus den in-vitro-Resistenztestungen von *M. abscessus* Therapieregime, die ein oder mehrere injizierbare Medikamente enthalten. Für fast alle Labore in Ländern der Tropen ist es aktuell nicht möglich, In-vitro-Resistenztestung für NTM durchzuführen, und in den meisten Fällen stehen auch keine adäquaten Therapien für betroffene Patienten zur Verfügung.

Im Jahr 2022 wurde eine weitere evidenzbasierte Empfehlung für weniger häufig auftretende Erkrankungen durch *M. fortuitum, M. chelonae, M. malmoense, M. genavense, M. simiae, M. szulgai* und durch *M. gordonae* verfasst (➤ Tab. 3.22) (Lange et al. 2022). Damit liegen aktuell Behandlungsempfehlungen für alle klinisch relevanten NTM-Lungenerkrankungen vor.

3.18.7 Bekämpfung und Prävention

NTM sind ubiquitäre Organismen, und die generelle Vermeidung einer Exposition erscheint nicht möglich bzw. nicht sinnvoll. Kommerzialisierte immunologische Tests für eine NTM-Infektion sind derzeit nicht flächendeckend verfügbar. Screening mittels NTM-Kultur sollte sich daher auf Patientenkollektive mit erhöhtem Risiko beschränken: So wird zum Beispiel für Personen mit einer zystischen Fibrose (CF) ein jährliches Screening zum Nachweis einer Besiedlung oder Infektion mit NTM empfohlen. Ein ähnliches Vorgehen ist wahrscheinlich auch bei Personen mit anderen strukturellen Lungenerkrankungen sinnvoll. Bei Individuen mit generalisierter Immunsuppression sollte im Fall von unklarem Fieber an die Erkrankung gedacht werden, dies ist in den Tropen insbesondere bei Personen mit einer HIV-Infektion von Relevanz. Eine medikamentöse Prophylaxe wird allerdings auch bei diesem Patientenkollektiv nicht mehr empfohlen.

3.18.8 Reisemedizinische Bedeutung

Als importierte Reiseerkrankung wurden NTM-Infektionen nach operativen Eingriffen, welche im Rahmen von medizinischem Tourismus durchgeführt wurden, beschrieben. Hierbei handelte es sich vor allem um kosmetische Eingriffe wie Liposuktion, Nasenkorrekturen, Brustaugmentationen etc., bei denen schnell wachsende Mykobakterien wie *M. chelonae*, *M. abscessus* oder *M. fortuitum* in Kliniken auf Patienten übertragen wurden. *M. marinum* kann im Rahmen von Wasseraktivitäten (z. B. Fisch-Pediküre) übertragen werden. In der reisemedizinischen Praxis sollte daher auch an diese besonderen Risikoexpositionen gedacht werden.

LITERATUR

Daley CL, Iaccarino JM, Lange C et al. Treatment of nontuberculous mycobacterial pulmonary disease: An official ATS/ERS/ESCMID/IDSA clinical practice guideline. Eur Respir J 2020; 56: 2000535.

Griffith DE, Aksamit T, Brown-Elliott BA et al. An Official ATS/IDSA Statement: Diagnosis, Treatment, and Prevention of Nontuberculous Mycobacterial Diseases. Am J Respir Crit Care Med 2007; 175: 367–416.

Lange C, Böttger EC, Cambau E et al. Consensus management recommendations for less common non-tuberculous mycobacterial pulmonary diseases. Lancet Infect Dis 2022; 22(7): e178–e190.

Prevots DR, Marshall JE, Wagner D, Morimoto K. Global Epidemiology of Nontuberculous Mycobacterial Pulmonary Disease: A Review. Clin Chest Med 2023; 44(4): 675–721.

INTERNETQUELLEN

NTMnet (Non-Tuberculous Mycobacteria Network European Trialsgroup): www.ntmnet.org.

3.19 Lepra

Gisela Bretzel, Marcellus Fischer

Das Wichtigste in Kürze

Die Lepra (engl. leprosy) ist eine chronisch verlaufende granulomatöse Erkrankung, verursacht durch *Mycobacterium leprae* sowie selten durch *Mycobacterium lepromatosis.* Die Lepra kann Haut und Schleimhäute, periphere Nerven, Augen und andere Gewebestrukturen befallen. Der Verlauf wird von der Immunitätslage des Infizierten bestimmt und erstreckt sich in einem breiten Spektrum von lepromatöser bis zu tuberkuloider Lepra mit dazwischenliegenden Borderline-Formen.

Klinisch reicht das Spektrum von asymptomatischen Infektionen bis hin zu schweren Gewebsdestruktionen, Sehverlust und körperlichen Behinderungen. Die vereinfachte WHO-Klassifikation unterscheidet bakterienreiche (multibazilläre, MB) und bakterienarme (paucibazilläre, PB) Formen. Enger Kontakt mit MB-Patienten und die genetische Empfänglichkeit für eine Leprainfektion werden als wichtige Voraussetzungen für eine Übertragung angesehen. Aufgrund der oft langen Inkubationszeit können Infizierte auch erst lange nach Verlassen endemischer Regionen eine manifeste Lepra entwickeln, was eine Herausforderung für Ärzte außerhalb dieser Gebiete darstellen kann. Lepra ist heute mit einer Kombinationstherapie heilbar, deren Dauer sich zwischen pauci- und multibazillären Formen unterscheidet.

3.19.1 Geschichte

Die Lepra gilt als eine der ältesten Seuchen der Menschheit. Der älteste paläopathologische Nachweis einer Leprainfektion anhand eines Skelettfundes stammt aus dem Jahr 2000 bis 2500 v. Chr. aus Indien. Ob es sich bei in indischen medizinischen Schriften und ägyptischen Papyri aus dem ersten und zweiten vorchristlichen Jahrtausend erwähnten Krankheitsbildern um Lepra handelt, ist umstritten. Die erste präzise Beschreibung der Erkrankung stammt vom griechischen Arzt Aretaios aus dem 2. Jahrhundert n. Chr. Über das Mittelalter hinweg galt die Erkrankung als hochansteckend und unheilbar. An Lepra oder anderen chronischen Hauterkrankungen Leidende wurden als Aussätzige stigmatisiert und außerhalb der Stadtmauern in Siechhöfen und Leprakolonien isoliert. Rudolf Virchow beschreibt 1864 in einem Beitrag zur Geschichte des Aussatzes, dass allein im 13. Jahrhundert in Frankreich nicht weniger als 2.000 Leprosarien bestanden.

Lepra war im Mittelalter in Europa überall endemisch. In der Renaissance verschwand das Krankheitsbild weitgehend zumindest aus Mitteleuropa, was auf die strenge Isolation der Erkrankten und die dadurch erzielte Unterbrechung der Transmission zurückzuführen war. In einzelnen Regionen in Europa bestand die Lepra jedoch bis in das 20. Jahrhundert fort. Hierzu zählten die iberische Halbinsel, Sizilien, der Balkan, Südrumänien, das Baltikum und Skandinavien. Besonders in Norwegen fand die wissenschaftliche Auseinandersetzung mit dem Krankheitsbild „Spedalsked" statt, wie dort die Lepra genannt wurde. C. Wilhelm Boeck und Daniel Cornelius Danielsen verfassten bis heute relevante pathologisch-anatomische Beschreibungen, bevor Gerhard Armauer Hansen 1873 *Mycobacterium leprae* in Bergen in Mittelnorwegen entdeckte und damit bewies, dass es sich um eine bakterielle Infektionskrankheit handelt.

Die Therapie der Lepra wurde 1941 mit dem ersten erfolgreichen Einsatz von Sulfonamiden durch Guy Henry Faget in Carville (Louisiana, USA) revolutioniert. 1947 führte Robert Greenhill Cochrane Dapson in die Lepratherapie ein, das bis heute fester Bestandteil der von der WHO seit 1981 empfohlenen Multidrug-Therapie ist (Fischer 2017).

3.19.2 Epidemiologie

Gemäß WHO-Definition (< 1 Fall pro 10.000 Bevölkerung) gilt die Lepra als Problem des öffentlichen Gesundheitswesens auf globaler Ebene seit 2000 als eliminiert. Es werden jedoch nach wie vor jährlich 150.000 bis 200.000 neue Fälle registriert, zudem leiden weltweit geschätzte 3–4 Millionen Patienten nach Therapie unter teils schweren Behinderungen.

Für 2023 lag die globale **Prävalenz** (definiert als Anzahl der Fälle unter Therapie) der Lepra bei 172.570 Erkrankten. Die **Inzidenz** jährlicher Neuerkrankungen wurde mit 174.087 angegeben (Inzidenzrate von 22.7 pro Million Bevölkerung), 39,8 % der Leprafälle waren weiblich, 68,8 % der Patienten hatten die multibazilläre Form der Lepra.

Über die letzten 10 Jahre war eine stetige Reduktion der Fallzahlen zu beobachten, die Zahl der Neuerkrankungen lag beispielsweise 2014 noch bei 213 899. Mehr als 95 % der Neuerkrankungen entfallen auf 23 global priority countries (Angola, Bangladesch, Brasilien, Komoren, Elfenbeinküste, DR Kongo, Ägypten, Äthiopien, Indien, Indonesien, Kiribati, Madagaskar, Mikronesien, Mosambik, Myanmar, Nepal, Nigeria, Philippinen, Somalia, Südsudan, Sri Lanka, Sudan, Tansania), etwa 80 % davon werden aus Brasilien (2023: 22.773), Indien (2023: 107.851) und Indonesien (2023: 14376) gemeldet.

3

Die Zahl der **Neuerkrankungen bei Kindern** (2023: 10.322, 5,7 % aller Neuerkrankungen, Inzidenzrate von 3,9 % pro Million Kinder) gilt als Indikator für bestehende aktive Transmission der Erkrankung. Der Anteil paucibazillärer Formen lag bei Kindern über 50 %. Bei den Neuerkrankungen von Kindern war in den letzten 10 Jahren ein Rückgang der Fallzahlen um etwa 50 % zu beobachten. Kinder unter 5 Jahren sind relativ selten betroffen, wohl infolge der intensiven für eine Übertragung erforderlichen Kontakte und der variablen, oft langen Inkubation.

Ein wichtiger Indikator für die Leistungsfähigkeit der Gesundheitssysteme bezüglich Früherkennung und Therapie von Neuerkrankungen sowie Verzögerungen bei der Diagnostik und Therapie ist der **Anteil der Patienten mit Grad-2-Behinderungen** (G2D; sichtbare, oft irreversible Behinderung). 2023 wurden 9.729 Patienten mit G2D registriert, darunter 266 Fälle bei Kindern. Auch bei den Grad-2-Behinderungen ist über die letzten 10 Jahre eine Reduktion um annähernd 30 % zu verzeichnen.

Insgesamt wurden 2023 in 41 Ländern 378 importierte Fälle registriert. Von den 33 gemeldeten Neuerkrankungen in der europäischen WHO-Region (aus Deutschland, Frankreich, Großbritannien, Niederlanden, Russische Föderation, Schweden, Spanien, Türkei, Ukraine) wurden 67,5 % als importierte Fälle angegeben. Eine geringe Zahl autochthoner Fälle wird regelmäßig aus diversen Ländern vor allem in Süd- und Osteuropa berichtet (2023: Schweden, Ukraine) (Richardus, Ignotti und Smith 2019; WHO 2023; WHO 2024; Beauvillain 2021).

3.19.3 Erreger und Übertragung

Das 1873 vom norwegischen Arzt Gerhard Armauer Hansen (1841–1912) entdeckte *Mycobacterium leprae* ist ein **Gram-positives, säure- und alkoholfestes, aerobes, unbewegliches, nicht sporenbildendes, stäbchenförmiges, obligat intrazelluläres Bakterium.** Es wird der Gruppe III (nicht chromogene, langsam wachsende Mykobakterien) der Runyon-Klassifizierung zugeordnet und weist einen Tropismus für Makrophagen und Schwann-Zellen auf.

Die Zellwandstruktur von *M. leprae* mit mehrschichtigem Peptidoglykan, aufgelagertem Arabinogalactan und daran gebundenen langkettigen Mykolsäuren ist weitgehend mit der Zellwandstruktur anderer Mykobakterien identisch. Ein für *M. leprae* **spezifisches Lipid (Phenolisches Glykolipid I, PGL-I)** induziert die Stickoxidsynthase in infizierten Makrophagen, was eine Schädigung axonaler Mitochondrien und letztlich die Demyelinisierung von Nerven zur Folge hat. *M. leprae* vermehrt sich insbesondere in Geweben, die eine niedrigere Körpertemperatur aufweisen und hat eine extrem lange Reproduktionszeit von bis zu 13 Tagen. Alle Versuche, *M. leprae* in vitro zu kultivieren, schlugen bisher fehl. 1960 gelang die In-vivo-Kultur in Mäusepfoten thymektomierter Mäuse, 1971 wurde das Neunbinden-Gürteltier *Dasypus novemcinctus* als Infektionsmodell etabliert und dient seither als Hauptquelle zur Gewinnung von *M. leprae* zur weiteren Erforschung des Erregers (Brennan und Spencer 2019).

Die Sequenzierung des kompletten Erregergenoms im Jahr 2000 eröffnete neue, weitreichende Möglichkeiten für die Lepraforschung. Das nur **3,26 MB große Lepragenom** ist ein Paradebeispiel für **reduktive Evolution** im Sinne einer Verkleinerung des Genoms, des Verlustes von Kodierungskapazität und der Akkumulation von Pseudogenen – nur etwa die Hälfte des Lepragenoms besteht aus funktionalen Genen (im Vergleich *M. tuberculosis:* 4,4 MB, 90 % funktionale Gene). Reduktive Evolution gilt als Reaktion eines Organismus auf extreme Veränderungen ökologischer Nischen durch Anpassung an neue Lebensräume oder Wirte. Im Fall der Lepra wird der Übergang eines freilebenden Vorläuferorganismus auf ein hochspezialisiertes, intrazelluläres Bakterium mit reduzierter metabolischer Aktivität angenommen. Vergleichende Genomik und phylogenetische Untersuchungen lassen den Beginn der reduktiven Evolution des Vorläuferorganismus etwa zeitgleich mit der Infektion von Hominiden vor ca. 20 Millionen Jahren vermuten. Vor ca. 10 Millionen Jahren erfolgte dann die Aufspaltung in *M. leprae* und das eng verwandte, erst seit 2008 bekannte *Mycobacterium lepromatosis,* den Erreger der diffusen lepromatösen Lepra. Bisher existieren 27 Fallbeschreibungen einer *M.-lepromatosis*-Infektion (u. a. aus Süd- und Mittelamerika, den USA und Südostasien). Der Erreger wurde außerdem in 12 retrospektiven Studien in 1.098 Gewebeproben aus Süd- und Mittelamerika und dem Asien-Pazifik-Raum nachgewiesen.

M. leprae weist eine sehr begrenzte genetische Diversität auf. Derzeit werden **4 SNP (single nucleotide polymorphism-)Varianten** mit 16 Untervarianten unterschieden:

- **SNP Typ 1**: Asien, Pazifikraum, Ostafrika
- **SNP Typ 2**: Äthiopien, Malawi, Nepal/Nordindien, Amerika
- **SNP Typ 3**: Europa, Nordafrika, Amerika
- **SNP Typ 4**: Westafrika, Karibik

Die mutmaßliche Verbreitung der 4 Varianten korrelierte mit humanen Migrationsbewegungen, Kolonialismus und Sklavenhandelsrouten (Singh et al. 2019, Collin et al. 2023).

Die **Transmission** der Lepra findet hauptsächlich als **von Mensch zu Mensch übertragene Tröpfchen- oder Aerosolinfektion** über die insbesondere bei multibazillären Formen mit *M. leprae* besiedelten Schleimhäute des oberen Respirationstrakts statt. Unbehandelte multibazilläre Fälle stellen die wichtigste Infektionsquelle dar, eine Übertragung kann jedoch auch über asymptomatische Träger des Leprabakteriums aus dem unmittelbaren Umfeld des Patienten stattfinden. Der Anteil asymptomatischer Haushaltskontakte mit positivem Nachweis von *M.-leprae*-DNA in Nasen- und/oder Mundschleimhäuten liegt – je nach Region und Infektionsdynamik – bei etwa 10–50 %. Auch eine Übertragung des Erregers ausgehend von intakter Haut erkrankter Personen ist möglich, spielt aber wohl eine untergeordnete Rolle.

Unter den Tierreservoiren kommt dem in Nord- und Südamerika (von Argentinien bis Mexiko) heimischen und aus Mexiko in die USA eingewanderten **Neunbinden-Gürteltier** *(Dasypus novemcinctus)* Bedeutung für humane Infektionen zu. Die Prävalenz natürlich infizierter Gürteltiere in den südlichen Vereinigten Staaten wird mit bis zu 15 % der untersuchten Populationen angegeben, in Brasilien wurden Infektionsraten von bis zu 60 % nachgewiesen. Die Jagd von Gürteltieren sowie die Zubereitung und der Verzehr von Gürteltierfleisch sind nachweislich mit einem erhöhten Infektionsrisiko assoziiert. Auch andere, in Südamerika lebende Gürteltierspezies *(Dasypus sabanicola, Dasypus hybridus)* sind suszeptibel für eine Infektion mit *M. leprae.*

In England und Schottland wurde *M. leprae* (Brownsea Island) und *M. lepromatosis* (Schottland, Irland, Isle of Wight) in **roten eu-**

rasischen Eichhörnchen *(Sciurus vulgaris)* mit und ohne klinische Zeichen einer Lepra nachgewiesen. Phylogenetische Analysen des *M.-lepromatosis*-Stammes im Vergleich mit einem mexikanischen Isolat zeigten, dass sich beide vor etwa 27.000 Jahren von einem gemeinsamen Vorläufer abgespalten hatten. Wann und wie es zur Infektion der Eichhörnchen kam, ist jedoch unklar. Der *M.-leprae*-Stamm aus Brownsea Island entspricht weitgehend einem im Mittelalter in England endemischen Stamm und lässt vermuten, dass Lepra im Mittelalter, möglicherweise im Kontext der Jagd auf Eichhörnchen als Pelzlieferanten, vom Menschen auf die Eichhörnchen übertragen wurde. Das Risiko einer Übertragung vom Eichhörnchen auf den Menschen gilt als vernachlässigbar gering. Außerhalb der Britischen Inseln gab es bisher keinen Nachweis des Lepraerregers in Eichhörnchen oder Nagetieren.

Wie sporadische Fallberichte über Infektionen bei importierten, meist als Versuchs- oder Haustiere gehaltenen Primaten belegen, können sich Schimpansen, Mangaben und Makaken mit *M. leprae* infizieren und klinische Symptome entwickeln. Natürliche Infektionen in freier Wildbahn wurden bei Schimpansenpopulationen in Wildparks in Guinea-Bissau und der Elfenbeinküste beschrieben, wobei sich nicht nachweisen lässt, ob eine Mensch-zu-Affe-Transmission stattfand oder die Infektionen anderweitig erworben wurden.

M. leprae kann in diversen Amöbenarten Tage bis Wochen überleben, Amöben könnten somit als Vektoren fungieren. In diversen Studien u. a. in Indien, Brasilien, Surinam und Bangladesch wurde in endemischen Regionen *M.-leprae*-DNA in Boden- und Wasserproben aus dem Umfeld von Leprapatienten nachgewiesen und die Viabilität der Erreger mittels RNA-basierten Viabilitätsassays bestätigt. Es wurden dabei Überlebenszeiten des Erregers von bis zu 46 Tagen beobachtet. (Ploemacher et al. 2020)

3.19.4 Pathogenese und Immunologie

Die klinische Manifestation der Lepra wird von der Immunantwort des Wirts bestimmt, die u. a. von genetischen Faktoren, Umweltfaktoren, Ernährungszustand und Komorbiditäten, aber auch der Erregerdichte bei Infektion abhängt. Sie umfasst ein weites Erkrankungsspektrum, das von Ridley und Jopling nach klinischen, histologischen, bakteriologischen und immunologischen Kriterien in unterschiedliche Formen unterteilt wurde (➤ Abb. 3.39).

Das Erkrankungsspektrum enthält 2 polare Formen und reicht von der **lepromatösen Form (LL),** gekennzeichnet durch abwesende zelluläre Immunantwort im Sinne einer lepraspezifischen Anergie ohne protektive Granulombildung mit unbegrenzter Proliferation der Leprabakterien und der Ausbildung multipler Haut- und Nervenläsionen, bis zur **tuberkuloiden Form (TT)** bei hoher Resistenzlage, welche die Krankheit auf wenige Haut- und Nervenläsionen limitiert, die wenige oder keine Bakterien enthalten. Zwischen den beiden Polen der LL- und TT-Lepra stehen die interpolaren Formen, die **Borderline-Lepragruppen** BL, BB und BT, denen die meisten Leprapatienten zuzuordnen sind, und deren histopathologische Charakteristika sowohl Elemente der LL- als auch der TT-Lepra beinhalten. Die interpolaren Lepraformen können im Verlauf des Krankheitsgeschehens – abhängig von Veränderungen der zellulären Immunantwort z. B. nach Therapie oder anderen, die Immunität beeinflussenden Faktoren – in andere Formen übergehen.

Die Interaktion zwischen Erreger und Wirt beginnt in der Regel in den **Schleimhäuten des oberen Respirationstraktes** mit der Phagozytose von *M. leprae* durch residente Makrophagen und entscheidet über den weiteren Verlauf der Erkrankung. Eine erfolgreiche Infektion setzt eine permissive Immunantwort voraus, bei der *M. leprae* aus dem Phagosom ins Zytosol gelangt und Autophagie und antimikrobielle Makrophagenaktivität reduziert werden, wodurch eine Dissemination der Infektion in Richtung LL möglich wird. Bei TT-Formen liegt dagegen keine Einschränkung von Autophagie und antimikrobieller Makrophagenaktivität vor, wodurch phagozytierte Bakterien schon im initialen Infektionsstadium weitgehend reduziert oder beseitigt werden können. Im weiteren Verlauf erfolgt die Verbreitung der Erreger vermutlich auf hämatogenem Weg.

Die **adaptive Immunantwort bei LL-Formen** besteht in einer Aktivierung von T-Helfer-2-Zellen (Th2) und einem charakteristischen Th2-Zytokinprofil (IL-4, IL-5 und IL-10), welches über die Aktivierung von B-Zellen zur Produktion von IgM-, IgG-, und IgA-

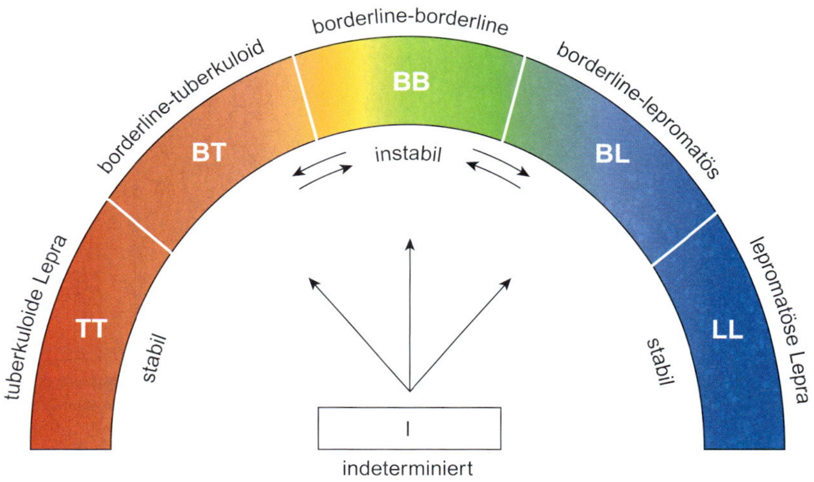

Abb. 3.39 Klassifikation der Lepra nach Ridley und Jopling (Ridley et al. 1966) [L143]

Antikörpern hauptsächlich der Subklassen IgG1, IgG2 und IgG4 führt, die jedoch keine protektive Wirkung gegen das Fortschreiten der Infektion aufweisen. Eine hohe Bakterienlast korreliert mit hohen Antikörperspiegeln, der Entwicklung von Leprareaktionen (Assoziation hoher Anti-PGL-I-Antikörper v. a. mit Entwicklung eines Erythema nodosum leprosum) und Neuritis. Anti-PGL-I-Antikörper sind in 90–95 % aller Fälle von LL-Lepra nachweisbar. Weder findet sich eine nennenswerte Zahl von $CD4^+$-T-Helfer-Lymphozyten ($CD4^+$/$CD8^+$ Ratio 0,6:1) noch kommt es zu Granulombildung. Dagegen sind $CD8^+$-T-Suppressorzellen und $CD4^+$-regulatorische T-Zellen (Tregs) in der gesamten Läsion vorhanden. In der Dermis finden sich diffuse Anhäufungen von mit Leprabakterien beladenen, schaumzellartigen Makrophagen, die außerstande sind, die Erreger abzutöten und zu eliminieren.

Bei **TT-Formen** beinhalten die Läsionen lymphozytäre Infiltrate aus $CD4^+$-T-Helfer-1-Zellen (Th1), $CD4^+$-Th17-Helfer-T-Zellen ($CD4^+$/$CD8^+$ Ratio 1,9:1) und Granulome mit epitheloiden Zellen und Langhans-Riesenzellen. Das Zytokinmuster entspricht dem proinflammatorischen Th1- (IL-2, IFN-γ, Lymphotoxin) und dem Th17-Typ (IL-17A, IL-17F, IL-22) und führt u. a. über die Aktivierung von Makrophagen, antigenpräsentierenden dendritischen Zellen und $CD8^+$-zytotoxischen T-Lymphozyten (CTL) zur Elimination der Erreger. *M. leprae* sind kaum oder nicht nachweisbar. Anti-PGL-1-Antikörper lassen sich nur bei 25–60 % der TT-Patienten nachweisen.

Bei **intraneuraler Infektion** erfolgt der Eintritt des Erregers in das Endoneurium wahrscheinlich über Blutgefäße und deren Endothelzellen, wobei zunächst kleine Hautnerven befallen werden und im Anschluss eine aufsteigende Infektion peripherer Nervenbahnen erfolgt. *M. leprae* repliziert in infizierten Schwann-Zellen, Entzündungsmediatoren begünstigen eine segmentale axonale Demyelinisierung, und Entzündungszellen bilden intraneurale Granulome. Bei LL-Formen vermehren sich die Erreger ungehindert in den Schwann-Zellen, es finden sich Makrophageninfiltrate, Plasmazellen und vereinzelte Lymphozyten, und die Nerven sind aufgrund fibrotischer Veränderungen strangartig verdickt. Bei TT-Formen kommt es zur Bildung von Granulomen aus Epitheloidzellen, Langhans-Riesenzellen und Lymphozyten, die zur Zerstörung des Nervengewebes führen. (Moraes, Silva und Pinheiro 2019; Weiss et al. 2019; Shetty, Rambhia und Khopkar 2019; Ebenezer, Polydefkis und Scollard 2019; Scollard 2019)

3.19.5 Klinik

Es wird allgemein angenommen, dass nach Exposition gegenüber *M. leprae* nur etwa 5 % der exponierten Personen eine Infektion und nur bis zu 20 % der Infizierten eine klinisch manifeste Lepraerkrankung entwickeln, somit ein erheblicher Teil der Bevölkerung eine natürliche – vermutlich weitgehend genetisch determinierte – Resistenz gegen den Lepraerreger besitzt.

Die mittlere **Inkubationszeit** wird auf etwa 5 Jahre geschätzt, variiert jedoch zwischen mehreren Monaten und bis zu 20 Jahren und mehr.

In einer vereinfachten, auf klinische Diagnostik und Therapie unter Feldbedingungen ausgelegten Einteilung der WHO werden zwei polare klinische Verlaufsformen, die **multibazilläre oder bakterienreiche Lepra** (MB; entspricht LL, BL, BB nach Ridley/Jopling, > 5 Läsionen, auch rein neuritische Formen oder Nervenbeteiligung mit einer beliebigen Anzahl von Läsionen) und die **paucibazilläre oder bakterienarme Lepra** (PB; entspricht BT und TT nach Ridley/Jopling, ≤ 5 Läsionen) unterschieden (➤ Abb. 3.39).

➤ Tab. 3.23 zeigt den Vergleich der Lepra-Klassifikationen nach Ridley/Jopling und nach WHO.

Es ist anzumerken, dass die 1981 etablierte WHO-Klassifikation initial die mikroskopische Untersuchung von slit skin smears beinhaltete, wobei jeder Bakteriennachweis unabhängig von der Anzahl der Läsionen zur Einstufung als MB führte. Aufgrund von Problemen bei der Qualitätssicherung der mikroskopischen Diagnostik in endemischen Regionen wurde seit 1998 jedoch in der Praxis auf die mikroskopische Diagnostik verzichtet, die Einteilung wird seither weitgehend rein nach dem klinischen Befund vorgenommen.

Im Idealfall sollte die klinische Diagnose auf dem Vorhandensein von mind. einem der **3 klassischen Kardinalzeichen** (hypopigmentierte oder rötliche Hautläsion mit fehlender oder reduzierter Sensibilität; verdickter oder vergrößerter peripherer Nerv mit herabgesetzter Sensibilität und/oder Muskelschwäche im Versorgungsbereich; Nachweis von säurefesten Stäbchen in slit skin smears, Nasenabstrichen oder Biopsien, idealerweise auch molekularbiologisch bestätigt) beruhen. Zudem sollte – soweit verfügbar – auch der histopathologische Befund berücksichtigt werden (WHO 2018a).

Indeterminierte Lepra

Das Initialstadium der Lepra wird durch singuläre oder wenige makulöse, hypochrome, teils unscharf begrenzte Läsionen bestimmt. Die **Maculae** zeigen anfänglich weder Erythem noch Infiltration, können an jeder Körperstelle auftreten und werden selbst in Endemiegebieten bei den betroffenen überwiegend jugendlichen Patienten häufig als Pityriasis versicolor, Pityriasis alba bei atopischer Diathese, Vitiligo oder als postinflammatorische Hypopigmentierungen bei Ekzemleiden fehldiagnostiziert (➤ Abb. 3.40).

Gegen Ende dieses Krankheitsstadiums, das bis zu 5 Jahre andauern kann, können **dezent ausgeprägte neurologische Beeinträchtigungen** wie eine verminderte Schweißbildung und/oder ein Verlust der Thermosensibilität bei noch unbeeinträchtigter Schmerzsensibilität auftreten, die den Übergang in eine der determinierten Formen anzeigen. Lepra ist in dieser initialen Krankheitsphase weder kontagiös noch muss nach erfolgter Therapie mit bleibenden Nervenschädigungen gerechnet werden. Die Laborbestätigung einer indeterminierten

Tab. 3.23 Vergleich der Lepra-Klassifikationen nach Ridley/Jopling und nach WHO

	Leicht	Defekt der zellvermittelten Immunität			Schwer
Ridley/Jopling	Tuberkuloide Lepra (TT)	Borderline-tuberkuloid (BT)	Borderline-borderline (BB)	Borderline-lepromatös (BL)	Lepromatöse Lepra (LL)
WHO	Paucibazilläre Lepra (PB)		Multibazilläre Lepra (MB)		

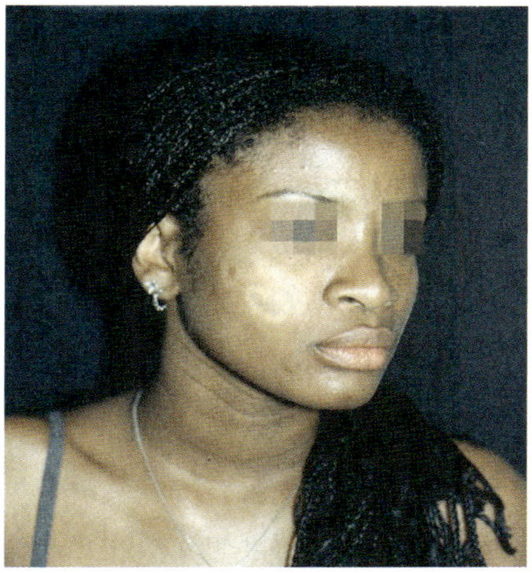

Abb. 3.40 Indeterminierte Lepra (Manaus, Brasilien) [P1544]

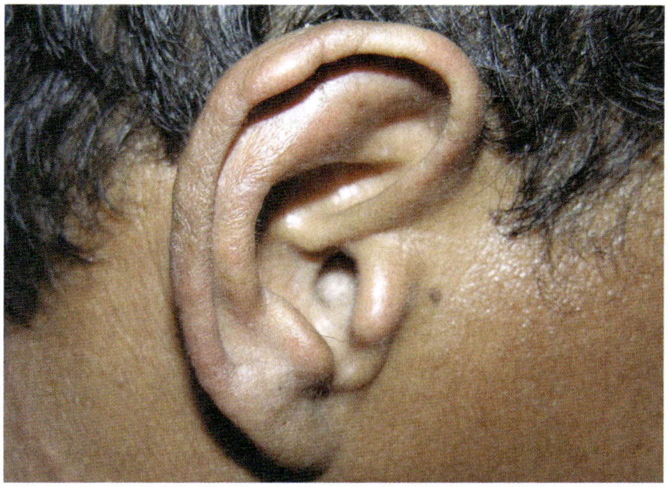

Abb. 3.42 Lepromatöse Lepra: charakteristische Infiltrate an der Ohrmuschel (Banda Aceh, Sumatra) [P1544]

Lepra durch histopathologische und bakteriologische inkl. molekularbiologischer Verfahren gelingt selten. Ein diskretes lymphohistiozytäres Infiltrat, das sich perivaskulär, periläsional oder in Nähe der Adnexstrukturen findet, erlaubt allein keine sichere Diagnose.

Schlechte Immunitätslage: lepromatöse oder multibazilläre Lepra (LL)

Das Krankheitsbild einer lepromatösen Lepra ist klinisch durch multiple rotbraune, knotige, symmetrisch auftretende **Infiltrate (Leprome) an der Haut** (Prädilektionsstellen sind Gesicht und Ohrmuscheln, v. a. die Ohrläppchen) und den Schleimhäuten gekennzeichnet (➤ Abb. 3.41, ➤ Abb. 3.42).

Die symmetrische Verteilung der polsterförmigen Infiltrate zentrofazial wird bildhaft auch als **Löwengesicht (Facies leonina)** beschrieben, der Verlust von Wimpern und Augenbrauen ist ebenfalls für eine lepromatöse Lepra typisch (➤ Abb. 3.43).

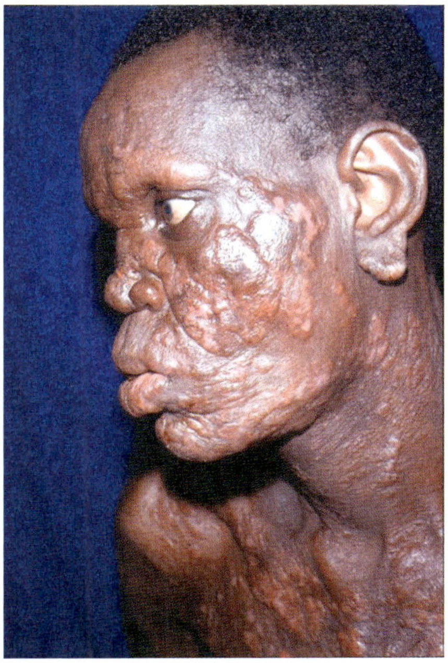

Abb. 3.43 Lepromatöse Lepra: polsterförmige Infiltrate zentrofazial (Facies leonina) [O1126]

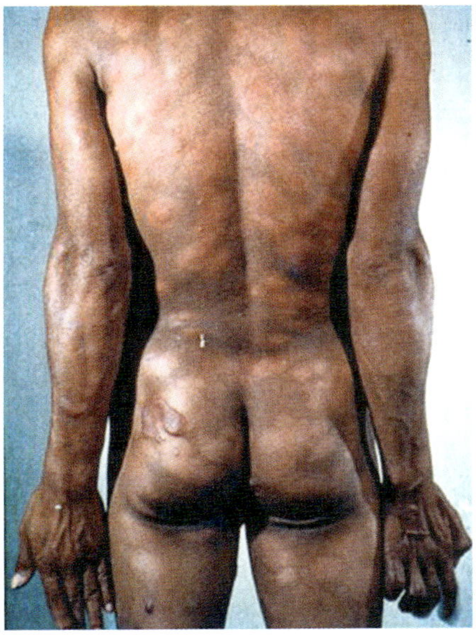

Abb. 3.41 Lepromatöse Lepra: multiple Infiltrate am gesamten Integument (Leprome) [O1126]

Ein **Befall der Schleimhäute** führt endonasal zur Destruktion des Septums und zur Deformierung des Nasenskeletts (Sattelnase). Im weiteren Verlauf kann dieser destruierende Entzündungsprozess den gesamten Nasen-Rachen-Raum erfassen und sich klinisch auch an den Schleimhäuten mit Ulzerationen im Gaumen- und Kehlkopfbereich manifestieren.

Besonders gefürchtet ist eine **Beteiligung der Augen,** die bei bis zu 10 % der Erkrankten zu bleibendem Visusverlust bis zur Erblindung führt.

Die lymphogene und hämatogene Aussaat von *M. leprae* kann u. a. zu einem Befall der Nieren (Glomerulonephritis mit nephrotischem

Syndrom und späterer Ausbildung einer Amyloidose), der Leber (Hepatitis und periportale Fibrose) und zur akuten Orchitis führen. Ein Knochenbefall zeigt sich mit multibazillären Knochenmarkslepromen, bei Gelenkbefall treten Gelenkergüsse auf.

Gute Immunitätslage: tuberkuloide oder paucibazilläre Lepra (TT)

Die tuberkuloide Erscheinungsform der Lepra ist durch einzelnstehende, asymmetrische **Papeln** und **Plaques** gekennzeichnet, welche zu scharf begrenzten erythematösen Plaques mit aufgeworfenem Randwall und anulärem Erscheinungsbild konfluieren können. Zentral sind die Läsionen oft atrophisch und hypopigmentiert, sie befinden sich bevorzugt an den Extremitäten und erinnern differenzialdiagnostisch an eine Tinea corporis, die auch eine häufige Fehldiagnose bei dieser Verlaufsform der Lepra darstellt. Spontanheilungen dieser Form sind möglich. Eine orientierende neurologische Untersuchung kann an den betroffenen Hautstellen meist im Zentrum der Läsion neben einer Anhidrose Beeinträchtigungen der Thermo-, Berührungs- und Schmerzsensibilität aufzeigen, wobei die Nervenschäden asymmetrisch verteilt sind. Die tuberkuloide Lepra ist wenig kontagiös.

Zwischenstadium: Borderline-Lepra (dimorphe Lepra)

Bei der Mehrheit der Infizierten nimmt die Lepra eine intermediäre Verlaufsform an, die klinische Merkmale der tuberkuloiden und lepromatösen Verlaufsformen in unterschiedlicher Ausprägung zeigen kann und als Borderline-Lepra oder dimorphe Lepra bezeichnet wird.

Borderline-lepromatöse Verlaufsform (BL)

Multiple, unscharf begrenzte hypopigmentierte Papeln, Knoten und infiltrierte Plaques charakterisieren diese Verlaufsform (➤ Abb. 3.44). Unveränderte Haut ist bei weitgehend symmetrischer Verteilung noch erkennbar. Haarwachstum und Schweißbildung sind kaum beeinträchtigt. Es besteht eine ausgedehnte periphere Nervenbeteiligung.

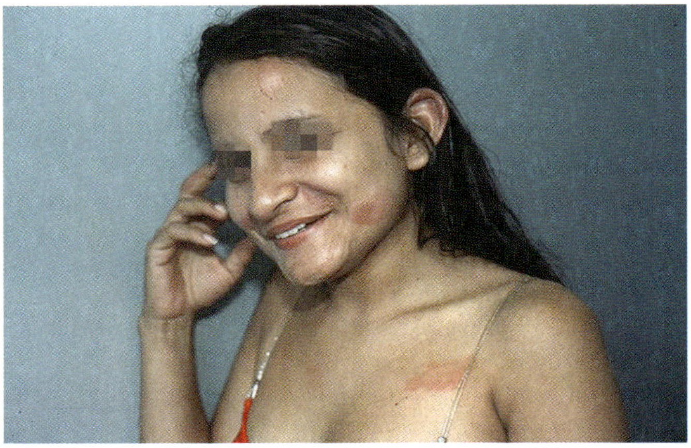

Abb. 3.44 Borderline-lepromatöse Verlaufsform (BL) (Manaus, Brasilien). Infiltrate auch an der Ohrmuschel. Erstvorstellung erfolgte unter der Verdachtsdiagnose Urtikaria. [P1544]

Borderline-borderline Verlaufsform (BB)

Bei dieser Verlaufsform können die Läsionen bei insgesamt deutlicher Zunahme und nahezu symmetrischer Verteilung am Integument klinisch sowohl die Morphe einer tuberkuloiden als auch gleichzeitig die einer lepromatösen Lepra annehmen (➤ Abb. 3.45). Haarwachstum und Schweißbildung sind wenig beeinträchtigt, periphere Nerven zeigen motorische und sensible Ausfälle.

Borderline-tuberkuloide Verlaufsform (BT)

Im Vergleich zur tuberkuloiden Lepra sind die Hautläsionen zahlreicher und ausgedehnter. Die erythematösen und randbetonten Infiltrate sind scharf begrenzt, asymmetrisch angeordnet, teilweise treten Satellitenläsionen auf (➤ Abb. 3.46). Es besteht eine sensible und motorische Nervenbeteiligung. Das Ausmaß des nervalen Befalls erscheint im Vergleich zur tuberkuloiden Verlaufsform weniger ausgeprägt.

Neurologische Beteiligung

Nervenbeteiligungen kommen bei allen Lepraformen vor und treten in der Regel bereits in frühen Krankheitsstadien auf. Art und Verlauf der Neuropathien hängen vom Erkrankungstyp, dem Ausmaß der bakteriellen Infektion, der Immunantwort des Patienten und der daraus resultierenden Entzündungsreaktion in den Nerven ab.

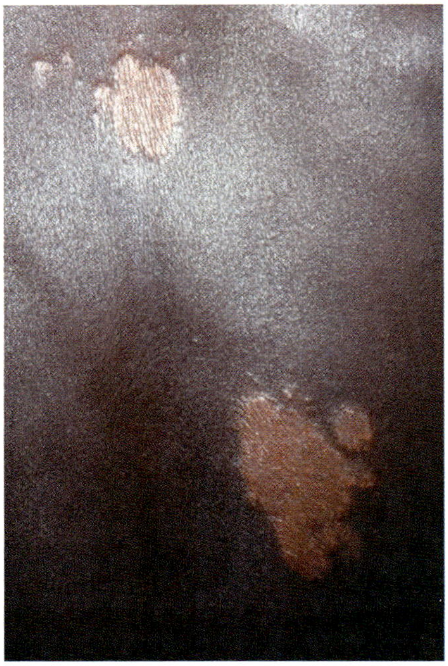

Abb. 3.45 Borderline-borderline Verlaufsform (BB) [O1126]

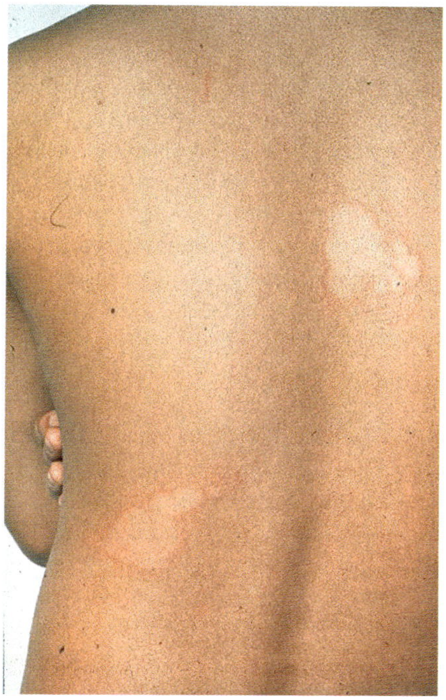

Abb. 3.46 Borderline-tuberkuloide Verlaufsform (BT) (Manaus, Brasilien) [P1544]

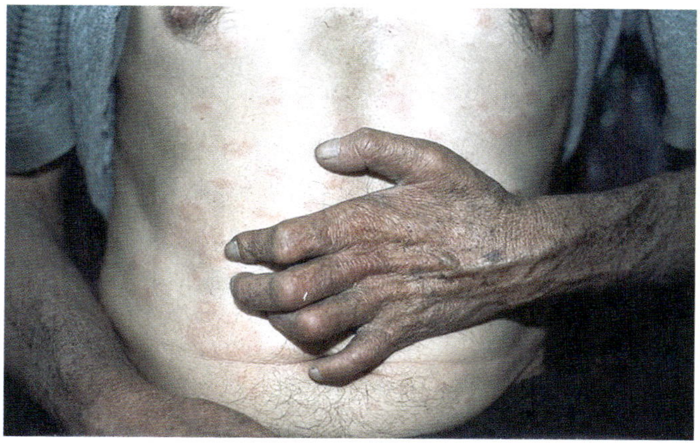

Abb. 3.47 Krallenhand bei Schädigung des N. ulnaris (Kabul, Afghanistan) [P1544]

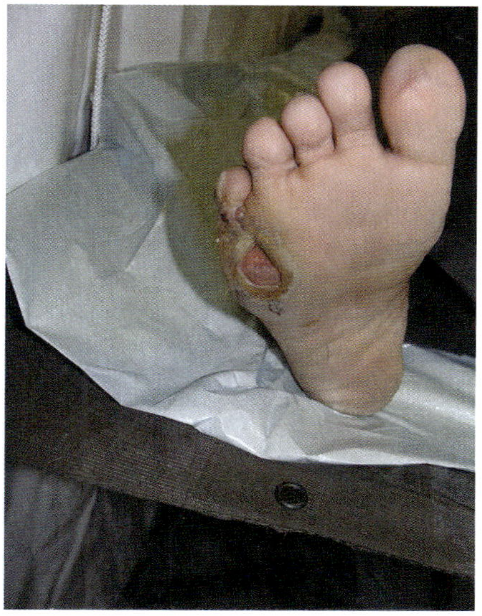

Abb. 3.48 Ulkus plantar (Banda Aceh, Sumatra) [P1544]

Eine Schädigung der Nerven kann sowohl direkt als Folge massiver bakterieller Infektion oder indirekt als Folge immunologischer Prozesse mit Granulom- und Ödembildung erfolgen. Eine Nervenbeteiligung kann sich als **rein neurale Form ohne Hautbeteiligung** (bei geschätzten 7 % der Patienten auch als „stumme Neuropathie" ohne manifeste klinische Symptome bereits bei Diagnosestellung, im weiteren Verlauf bei geschätzten 75 % der Patienten im ersten Jahr nach Therapiebeginn), als **akute, meist mit Leprareaktionen assoziierte Neuritis** (vorwiegend bei MB-Patienten mit LL und Borderline-Formen), als **autonome Neuropathie** oder als **neuropathischer Schmerz** manifestieren. Betroffen sind in der Regel periphere (häufig N. ulnaris, N. medianus, N. radialis, N. peroneus, N. tibialis) und kraniale (häufig N. facialis, N. trigeminus) Nerven.

Lepromatöse Formen

Die Nervenbeteiligung bei Formen des lepromatösen Spektrums ist durch ungehinderte Vermehrung von *M. leprae* in Schwann-Zellen und Makrophagen peripherer Nerven charakterisiert, wobei der perineurale Entzündungsprozess anfänglich weniger stark ausgeprägt ist als bei den tuberkuloiden Formen. Die Nerven sind verdickt, klinische Symptome treten trotz massiver bakterieller Infiltration oft mit Verzögerung auf und sind durch eine symmetrisch verteilte, periphere, distale **Polyneuropathie** gekennzeichnet. Im Borderline-Stadium können einzelne oder mehrere der oben genannten Nerven betroffen sein. Diese multiplen Mononeuropathien führen zu schweren motorischen Ausfällen mit entsprechenden Deformitäten in den jeweiligen Versorgungsgebieten. (➤ Abb. 3.47, ➤ Abb. 3.48)

Tuberkuloide Formen

Granulomatöse Entzündungsprozesse, die sich klinisch in tastbaren Nervenverdickungen manifestieren, erzeugen intraneural eine Druckatrophie und führen zu **fortschreitenden nervalen Funktionsverlusten.** Die dabei auftretenden Sensibilitätsstörungen zeigen sich anfänglich noch mit Hyperästhesien und Parästhesien, später mit Hypästhesien bzw. mit Anästhesien. Analog zu den Hautveränderungen treten auch bei der tuberkuloiden Lepra die Nervenschäden in der Regel asymmetrisch auf. Motorische und sensible Ausfälle können sich rasch progredient entwickeln, teilweise aber auch schleichend und ohne anfänglich wahrgenommene neuropathische Schmerzsymptomatik (Neuritis silenciosa) auftreten.

Besonders betroffen sind periphere sensible und motorische Nerven an den Extremitäten und im Gesicht:

- N. ulnaris im Sulcus ulnaris
- N. medianus vor Eintritt in den Karpaltunnel
- N. peroneus communis in Höhe des Fibulaköpfchens

- N. tibialis posterior am Innenknöchel retromalleolär
- N. radialis Ramus superficialis mit Nervenkompressionssyndrom (Wartenberg-Syndrom) mit streckseitigen sensiblen Ausfällen dorso-ulnar
- N. suralis retromalleolär im Bereich der lateralen Malleoli
- N. auricularis magnus am Hinterrand des M. sternocleidomastoideus
- N. facialis Rami frontales und Rami cervicales

An den Extremitäten kommt es bei fortschreitender Polyneuropathie klinisch, analog zur diabetischen Polyneuropathie, zu schweren neurologischen Ausfällen in Form von **trophischen Ulzerationen (Malum perforans)** mit gleichzeitig bestehenden palmaren und plantaren Hyperkeratosen. Sekundärinfektionen und Osteomyelitiden sind häufige Komplikationen. Zusätzlich treten an den Phalangen Resorptionsvorgänge im Knochengewebe auf, die klinisch bei fortschreitendem Knochenverlust zur schmerzlosen Verkrümmung der Finger und Zehen führen. Schwere **Mutilationen** mit schleichend verlaufenden Autoamputationen sind hier Folge. Der Befall der Gesichtsnerven, insbesondere der Rami occipitotemporalis und zygomaticus, kann zu Fazialisparesen bis hin zur Erblindung führen.

3

Augenbeteiligung

Die aus der Schädigung des N. facialis resultierende **Augenmuskellähmung** bewirkt klinisch einen Lagophthalmus mit konsekutiven Sekundärinfektionen der Kornea durch den unvollständigen Lidschluss (Bell-Paralyse, ➤ Abb. 3.49). Die daraus resultierende mimische Starre wird als **Facies antonina** bezeichnet. Auch der Ausfall des sensiblen N. trigeminus V 1 (Ramus ophthalmicus) führt zu einer Anästhesie der Kornea und begünstigt das Auftreten von bakteriell hervorgerufenen Kornealulzerationen. Neben den motorischen und sensiblen Nervenschädigungen dringt bei den lepromatösen Lepraformen zusätzlich *M. leprae* in vordere und hintere Augenabschnitte ein. Klinisch bilden sich noduläre Infiltrate in der Kornea (Keratitis punctata), an den Konjunktiven und in der Iris aus. *M. leprae* befällt auch den Ziliarkörper und vermehrt sich dort. Die mit der schweren Sehbehinderung meist einhergehende ausgeprägte **Störung des Tastempfindens** ist für betroffene Patienten besonders unheilvoll und führt zu Verletzungen.

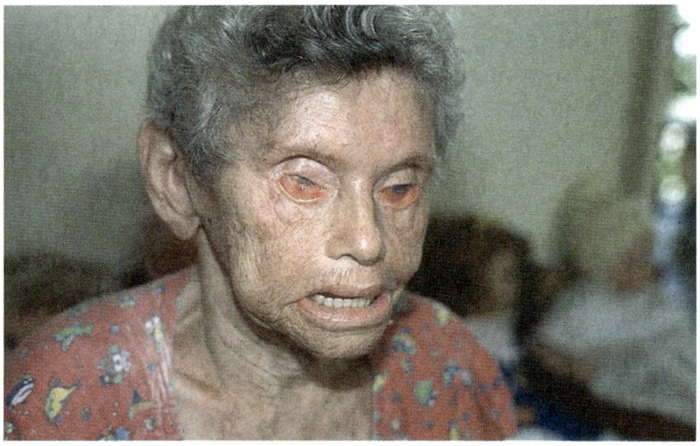

Abb. 3.49 Lagophthalmus, Bell-Paralyse (Manaus, Brasilien) [P1544]

Leprareaktionen

Bei bis zu 30 % der Patienten treten – spontan, unter oder auch nach Therapie – heftige, zum Teil lebensbedrohlich verlaufende akute Exazerbationen auf, die als Leprareaktionen bezeichnet werden. Sie sind generell Ausdruck einer plötzlich auftretenden Dysbalance des immunologischen Gleichgewichts, das sich zwischen Erreger und betroffenem Individuum im vorausgegangenen Krankheitsverlauf bereits eingestellt hatte. Insgesamt werden unter den Leprareaktionen 3 verschiedene Typen unterschieden.

Typ-I-Reaktion

Bei der Typ-I-Reaktion handelt es sich um ein **Hypersensitivitätssyndrom** gegen *M.-leprae*-Antigene, das sich klinisch mit einem plötzlichen urtikariellen Anschwellen der leprösen Hautläsionen manifestiert und mit akuten, sehr schmerzhaften Neuritiden mit sensiblem und motorischem Funktionsverlust einhergehen kann (➤ Abb. 3.50). Betroffene Nerven sind deutlich verdickt und weisen Abszedierungen auf. Das Krankheitsbild kann von hohem Fieber begleitet sein.

Die Typ-I-Reaktion tritt als häufigste Leprareaktion bei bis zu 30 % der Patienten mit borderline-tuberkuloider (BT), borderline-borderline (BB) und borderline-lepromatöser Lepra (BL) meist innerhalb von 12 Monaten nach Behandlungsbeginn auf. Auslöser können Schwangerschaft, Begleiterkrankungen und Therapien sein.

Die Typ-I-Reaktion ist unter adäquat durchgeführter Therapie meist Ausdruck eines immunologischen upgradings bei gleichzeitiger Zunahme der zellvermittelten Immunität und stellt somit einen Übergang zum tuberkuloiden Typ dar. Allerdings können ähnliche Symptome auch vor Therapiebeginn, während einer Schwangerschaft oder unter einer inadäquat durchgeführten Therapie mit histopathologischen Veränderungen in Richtung des lepromatösen Pools auftreten. Dieses Immunphänomen wird als downgrading bezeichnet, es können analog zu den lepromatösen Verlaufsformen neue Läsionen auftreten.

Typ-II-Reaktion (Erythema nodosum leprosum)

Diese Leprareaktion wird bei borderline-lepromatöser und lepromatöser Lepra nach Beginn der Behandlung beobachtet und ist klinisch überwiegend durch das Auftreten von schmerzhaften livide-erythematösen kutanen oder subkutan gelegenen Knoten gekennzeichnet, die im weiteren Verlauf ulzerieren und nekrotisieren können. Sie treten im Gegensatz zum klassischen Erythema nodosum nicht nur an den Unterschenkeln, sondern am gesamten Integument, vorzugsweise an den Streckseiten der Extremitäten, im Gesicht und am Körperstamm auf. Pathophysiologisch handelt es sich um eine **Immunkomplexvaskulitis** (Typ-III-Reaktion nach Coombs und Gell), die sich – über Hautmanifestationen und septaler und lobulärer Pannikulitis der Subkutis hinausgehend – auch als Systemreaktion u. a. mit Glomerulonephritis, Lymphadenitis, Iridozyklitis und Orchitis manifestieren kann. Knochen-, Muskel- und Gelenkschmerzen gehen als Symptome mit der Typ-II Reaktion einher.

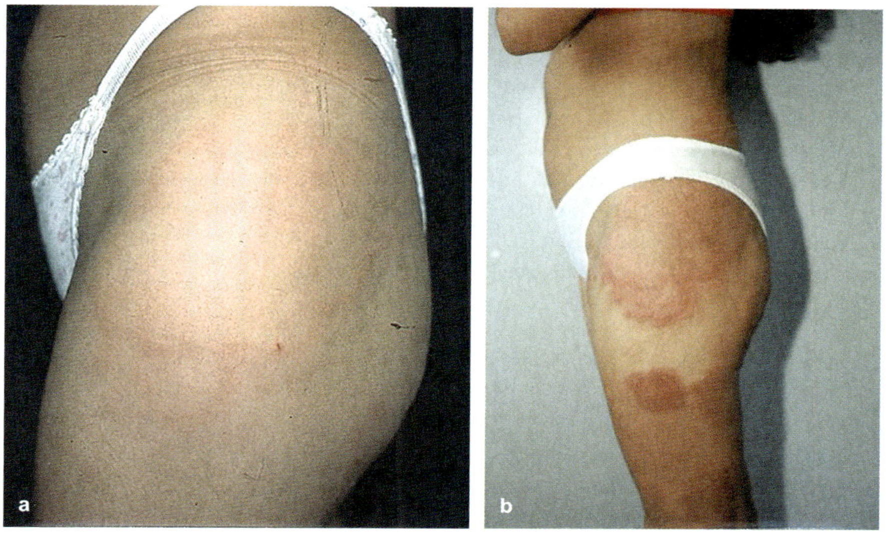

Abb. 3.50 Entwicklung einer Leprareaktion Typ I bei einer Patientin (Manaus, Brasilien): a) Ausgangsbefund, b) urtikarielles Hervortreten der Hautveränderungen 4 Monate nach Therapiebeginn [P1544]

Typ-III-Reaktion (Lúcio-Phänomen)

Das neuerdings als Typ-III-Reaktion bezeichnete, bei unbehandelten Patienten aus dem lepromatösen Spektrum auftretende, oft afebril verlaufende Lúcio-Phänomen ist durch flächenhafte livide Erytheme und bullöse Infiltrate gekennzeichnet, die ulzerieren und nekrotisieren können. Bei erfolgreicher Therapie heilen die Läsionen narbig ab.

Neurologische Untersuchung

Eine standardisierte neurologische Untersuchung sollte im Idealfall monatlich (mind. quartalsweise) erfolgen, um neu auftretende sensorische oder motorische Beeinträchtigungen frühzeitig zu erkennen und ggf. behandeln zu können.

Die Untersuchung sollte eine Überprüfung von N. ulnaris, N. medianus, N. radialis und N. tibialis auf Verdickung/Schmerzen/Druckempfindlichkeit, eine Überprüfung der sensorischen Funktionen mittels der Monofilamenttechnik nach Semmes-Weinstein an definierten 4 bis 10 Dermatomen an Händen und Füßen, die Überprüfung der willkürlichen, quergestreiften Muskulatur (voluntary muscle test, Lidschluss, Lidschlussreflex, Abduktion des kleinen Fingers, Extension von Daumen, Handgelenk und Fuß), Nervenleitgeschwindigkeit und Sonografie von N. ulnaris, N. medianus, N. radialis, N. tibialis posterior, N. peroneus, N. suralis sowie eine quantitative sensorische Testung beinhalten.

Nervenbiopsien werden bevorzugt aus verdickten, oberflächlichen und somit gut zugänglichen Nerven wie dem N. suralis, dem N. peroneus superficialis, N. ulnaris und N. saphenus entnommen.

Unter Feldbedingungen können bereits bei der Inspektion der Haut Pseudoabszesse entlang der Nervenstränge und eine oberflächlich sichtbare Nervenverdickung wahrgenommen und durch Palpation verdickte Nervenstränge erfasst werden. Einfache Funktionsprüfungen zeigen eine Abschwächung (Paresie) oder einen Verlust (Paralyse) von Muskelkraft wie z. B. eine Großzehenhebeschwäche an. Für eine **orientierende Sensibilitätsprüfung** kann z. B. die „Reagenzglasprobe" Aufschluss über eine Beeinträchtigung der Thermosensibilität geben: Ein Reagenzglas, das Wasser enthält, wird zuvor mit einem Taschenfeuerzeug vorsichtig erwärmt und auf einzelne Hautveränderungen und deren Umgebung angehalten. Ein weiteres Reagenzglas enthält Wasser bei Zimmertemperatur und wird im Wechsel ebenfalls läsional und periläsional angehalten. Die Augen des Patienten sollten bei dieser Untersuchung geschlossen bleiben. Der Patient wird bei geschlossenen Augen befragt, ob er den Unterschied zwischen warm und kalt wahrnimmt. Einschränkungen in der Berührungssensibilität können durch das Auflegen eines Wattebausches ermittelt werden, auch die Berührung mit der Ecke eines Papierblatts gibt Hinweise auf eine schon bestehende Beeinträchtigung dieser Sinnesqualität. (WHO 2020, Vijayan und Wilder-Smith 2019, Ebenezer und Scollard 2021)

3.19.6 Diagnostik

Mikroskopie

Mangels der Möglichkeit des kulturellen Nachweises galt der mikroskopische Nachweis von *M. leprae* mit den für die unterschiedlichen polaren Formen charakteristischen histopathologischen Veränderungen in Fite-Faraco gefärbten Haut- oder Nervenbiopsien lange Zeit als diagnostischer Goldstandard.

Der mikroskopische Erregernachweis ist ebenso aus Nasenabstrichen oder Lymphe möglich, die, durch oberflächliche Einritzung mit einem Skalpell an Ohrläppchen, Ellbogen, Knie oder vom Rand aktiver Läsionen gewonnen, auf Objektträgern ausgestrichen **(slit skin smears)** und nach Ziehl-Neelsen (klassische Heißfärbung) oder der Kinyoun-Färbevariante (Kaltfärbung mit höherem Karbolfuchsingehalt) angefärbt werden. Die Sensitivität der Methode ist allerdings nur begrenzt und wird mit 10^4 Bakterien/ml angegeben. Studien zeigten bei PB-Patienten eine mittlere Positivrate von um die 20 % (1,7–35 %), bei MB-Patienten um die 60 % (15–100 %). Der „Bakteriologische Index (BI)" definiert die Zahl der Bakterien pro mit 100-facher Vergrößerung durchmusterten Gesichtsfeldern: 1+: 1–10 Bakterien/100 Felder, 2+:

1–10 Bakterien/10 Felder, 3+: 1–10 Bakterien/Feld, 4+: 10–100 Bakterien/Feld, 5+: 100–1.000 Bakterien/Feld, 6+ > 1.000 Bakterien/Feld. Bei LL-Formen werden oft größere Bakterienansammlungen in Form von „Globi" gefunden. Der Morphologische Index (MI) dokumentiert das Verhältnis morphologisch intakter, regulär anfärbbarer (solid stained), viabler Bakterien zur Bakteriengesamtzahl. Absterbende bzw. tote Bakterien erscheinen fragmentiert bzw. granuliert und färben sich nur noch unregelmäßig an. Die Viabilitätsbestimmung mittels MI wurde traditionell zur Therapiekontrolle herangezogen.

Nukleinsäureamplifikationstechniken

In Anbetracht der begrenzten Sensitivität der mikroskopischen Diagnostik, insbesondere bei bakterienarmen Frühstadien oder PB-Formen, wurde seit den 1990er Jahren ein weites Spektrum an Nukleinsäureamplifikationstechniken mit verschiedenen DNA-Zielsequenzen u. a. an Hautbiopsien, Blutproben, slit skin smears und Nasenabstrichen evaluiert. Je nach verwendeter Methode und Probentyp lagen die mittleren Positivraten bei PB-Patienten um die 50 % (7–81 %), bei MB-Patienten um die 80 % (17–100 %). Die Real-Time-qPCR ist ca. 20-mal sensitiver als die Mikroskopie, insbesondere das **M.-leprae-spezifische repetitive Element RLEP** gilt als geeignete Zielsequenz für diagnostische Anwendungen. Die RLEP-Kopienzahl im *M.-leprae*-Genom variiert je nach geografischer Herkunft des entsprechenden Stammes zwischen 28 und 37, was für eine Quantifizierung der Bakterienlast beispielsweise zur Therapiekontrolle zu beachten ist.

Bis vor Kurzem berücksichtigten die WHO-Empfehlungen zur Labordiagnostik der Lepra die PCR aufgrund ihrer Komplexität, der fehlenden Standardisierung und der mangelnden Verfügbarkeit kommerzieller Testformate nicht. Im Rahmen der „WHO Global Leprosy Strategy 2021–2030", die eine Implementierung diagnostischer Methoden im Feld ab 2026 vorsieht, und der aktuellen Empfehlungen der „Technical Advisory Group" der WHO zum Ausbau der Laborkapazität einschließlich molekularbiologischer Untersuchungen, erhalten Nukleinsäureamplifikationstechniken allerdings voraussichtlich zukünftig mehr Bedeutung. Zur Anwendung als Point-of-Care-Test in dezentralisierten Laboren im Feld eignet sich hierbei insbesondere die **LAMP-Technologie** (loop-mediated isothermal amplification), die keine komplexe Geräteausstattung benötigt, einfach durchzuführen und schnell erlernbar ist, und weitgehend den Anforderungen der WHO ASSURED criteria (Affordable, Sensitive, Specific, User-friendly, Rapid and robust, Equipment-free and Delivered) entspricht.

Neben der Quantifizierung der Bakterienlast können seit einigen Jahren auch **RNA-basierte Viabilitätsassays** zur Therapiekontrolle und zur Ermittlung der Infektiosität herangezogen werden und die traditionelle Viabilitätstestung in immunsupprimierten Mäusen ersetzen. Hierbei wird mittels RT- (reverse Transkriptase-)Real-Time-qPCR ribosomale (z. B. 16SrRNA) oder Messenger-RNA amplifiziert, die nur aus viablen/replizierenden Bakterien detektierbar ist und somit das Vorhandensein viabler *M. leprae* im Probenmaterial anzeigt.

Insbesondere bei MB-Patienten eignen sich Nasenabstriche als nicht invasive Untersuchungsprobe sowohl für die initiale Diagnostik als auch für wiederholte Kontrolluntersuchungen zur Quantifizierung und Viabilitätsbestimmung.

Resistenzbestimmungen

Bei Verdacht auf ein Rezidiv ist eine Resistenzbestimmung indiziert. Diverse PCR-basierte Methoden (PCR-DNA-Sequenzierung, Schmelzpunktanalyse, DNA-Arrays; als bisher einziger kommerzieller Test der „GenoType®LepraeDR DNA-Strip-Test") ermöglichen die Detektion der entsprechenden DRDRs (drug resistance determining regions; folP1 [Dapson], rpoB [Rifampicin], gyrA [Ofloxacin]), die entsprechenden Assays sind in den teilnehmenden Laboren des 2008 vom WHO Global Leprosy Programme gegründeten „WHO Sentinel Surveillance Network to Study Drug Resistance in Leprosy" verfügbar. Die Ergebnisse der globalen Resistenztestung werden jährlich im „Weekly Epidemiological Record" der WHO veröffentlicht (2023: 0,1 % Rifampicin, 0,9 % Dapson, 0,9 % Ofloxacin).

Serologie

Für die serologische Diagnostik stehen derzeit ELISA-, Lateral-Flow-, Dipstick-, und Partikelagglutinationstests zum Nachweis von IgM-Antikörpern gegen PGL-1 zur Verfügung, außerdem ein immunchromatografischer Schnelltest gegen NDO-LID-1 (mit natürlichem Octyl Disaccharid [NDO] kombiniertes Fusionsprotein LID-1), welcher IgM-Antikörper gegen NDO und IgG-Antikörper gegen LID-1 nachweist. Während die Sensitivität serologischer Tests bei PB-Patienten auf 25–60 % begrenzt ist, sind bei über 90 % der MB-Patienten Antikörper nachweisbar, wobei die Titer mit der Bakterienlast korrelieren und in der Regel unter der Therapie sinken. Ein erneuter Anstieg kann auf Rezidive hinweisen. Diverse Studien belegen einen Zusammenhang zwischen Antikörpertitern und Erkrankungsrisiko bei Kontaktpersonen. (WHO 2021; Fontes et al. 2019; Tatipally, Srikantam und Kasetty 2018; Saar et al. 2021; Beissner et al. 2019; Lahiri und Adams 2019; Saar et al. 2019; Hooij und Geluk 2019)

Lepromin-Test

Bei dem früher häufiger verwendeten Lepromin- oder Mitsuda-Test (intradermale Injektion einer standardisierten [40 Mio. Bakterien/ml] Suspension hitzeinaktivierter Leprabakterien) wird die Reaktion auf Lepromin in Form einer Induration nach 3 bis 4 Wochen abgelesen und gibt Aufschluss über den Grad der zellulären Immunität in Form von Granulombildung. Der Test führt in der Regel nur bei PB-Patienten zu einer positiven Hautreaktion (gelegentlich aber auch zu falsch positiven Reaktionen bei Menschen ohne Lepra), bei MB-Patienten (LL/BL Formen) bleibt die Induration aus.

Histologie

Das histopathologische Spektrum der Lepra (➤ Tab. 3.24) ist je nach dem klinischen Bild sehr vielfältig. Die Zuordnung eines Patienten zu einer der Lepraverlaufsformen (➤ Kap. 3.19.5) basiert jedoch nie allein auf den histologischen Veränderungen, sondern geschieht immer in klinisch-pathologischer Korrelation. Hautbiopsien sind

Tab. 3.24 Histopathologische Befunde der Lepraformen nach der Ridley-Jopling-Klassifikation (s. a. ➤ Abb. 3.39)

Ridley/Jopling-Kategorie	LL	BL	BB	BT	TT
BI	**Bakterienreich**			**Bakterienarm**	
	4+	3+	2+	1+	0/(1+)
Histopathologische Charakteristika Dermis	Schaumzellgranulome, große Globi	Schaumzellgranulome, Lymphozyten, kleine Globi	Epitheloidzellen, diffuse Lymphozyten-Infiltrate, Schaumzellen, Langhans-Riesenzellen	Epitheloidzellgranulome, Lymphozyten, Langhans-Riesenzellen	Epitheloidzellgranulome mit Lymyphozytenring
Nerv	Zahlreiche Bakterien in Schwann-Zellen und Makrophagen, endo- und perineurale Infiltrate von Schaumzellen und Plasmazellen			Endo- und perineurale Infiltrate von Epitheloidzellen, Langhans-Riesenzellen, Lymphozyten, Demyelinisierung, epi-, peri- und endoneurale Fibrose	

vorzugsweise aus den **Randbereichen der Läsionen** zu entnehmen und sollten auch subkutanes Fettgewebe erfassen. Die Fite-Faraco-Färbung erweist sich im Vergleich zur Ziehl-Neelsen-Färbung bezüglich der Darstellung von *M. leprae* als sensitiver.

3.19.7 Therapie

Die Therapie der Lepra beruht auf den zuletzt 2018 aktualisierten Therapieleitlinien der WHO. Analog zur Behandlung der Tuberkulose handelt es sich um eine Kombinationstherapie (Multidrug-Therapie, MDT) aus 3 Medikamenten – Dapson, Rifampicin und Clofazimin –, die auch gegen *M. lepromatosis* wirksam sind. Eine Monotherapie mit nur einer dieser Substanzen ist aufgrund der raschen Resistenzentwicklung obsolet (WHO 2018a).

Dapson

Dapson (4,4′-Diaminodiphenylsulfon) wurde 1908 in Deutschland synthetisiert und 1941 erstmals als Monotherapie in der Leprabehandlung eingesetzt. Es wirkt auf *M. leprae* bakteriostatisch durch Inhibition der bakterieneigenen Folsäuresynthese.

Zu den **Nebenwirkungen** zählen eine dosisabhängige Hämolyse und Methämoglobinbildung, die bei einem Glucose-6-Phosphat-Dehydrogenase-Mangel verstärkt auftreten. Weitere Nebenwirkungen sind gastrointestinale Beschwerden, Cephalgien und Abgeschlagenheit. Selten werden fototoxische Reaktionen, Urtikaria, ein fixes toxisches Arzneimittelexanthem, Erythema exsudativum multiforme, DRESS-Syndrom, eine Agranulozytose und Hepatitiden beobachtet. Eine Teratogenität ist nicht bekannt, eine Schwangerschaft stellt keine Kontraindikation dar. Die tägliche Dosierung bei allen Formen der Lepra beträgt 100 mg.

Rifampicin

Rifampicin wurde in Italien aus im Erdboden vorkommenden Gram-positiven Bakterien *(Amycolatopsis rifamycinica)* aus der Ordnung der Actinomycetales synthetisiert und ab 1965 industriell hergestellt. Gegenüber Mykobakterien wirkt es durch Hemmung der bakteriellen RNA-Polymerase bakterizid. Bereits nach wenigen Tagen Einnahme sind auch bei den lepromatösen Lepraformen in den Haut- und Schleimhautläsionen kaum noch Bakterien nachweisbar. Die Resistenzquote liegt derzeit bei 5 % und verbietet eine Monotherapie. Zu den schweren Nebenwirkungen, die vor allem bei C_2H_5OH-Abusus beobachtet werden, zählen eine **Hepatotoxizität** mit erhöhten Transaminasen und intrahepatischer Cholestase. Weitere Nebenwirkungen sind gastrointestinal (Nausea, Erbrechen, Diarrhö). Hautmanifestationen können 2 bis 3 Stunden nach der Einnahme als erythematöse Maculae im Gesicht und an der Kopfhaut auftreten. Rifampicin färbt Körperflüssigkeiten wie Speichel, Urin und Tränen rot-orange.

Rifampicin ist teratogen und vermindert zusätzlich durch Enzyminduktion die Wirkung oraler Kontrazeptiva. Die Dosierung beträgt beim Erwachsenen in der Lepratherapie monatlich 600 mg. Die Einnahme soll mit den Mahlzeiten erfolgen.

Clofazimin

Clofazimin ist ein roter Farbstoff, der 1954 in Dublin synthetisiert wurde. Ab 1959 erfolgte erstmals der Einsatz in der Lepratherapie in Nigeria. Es wirkt überwiegend antiinflammatorisch bei geringer Bakterizidie. Clofazimin ist auch zur Therapie der Typ-II-Lepra-Reaktion (➤ Kap. 3.19.5) geeignet. Als sichtbare **Nebenwirkung** zeigen sich bei über 75 % der Behandelten bereits nach wenigen Wochen ausgeprägte rotbraune **Hyperpigmentierungen** an den Lepraläsionen, die bei weißer Haut deutlich sichtbar werden. Diese Hautveränderungen bilden sich erst nach Absetzen der Therapie sehr langsam über Monate und Jahre zurück und sind häufig Ursache für einen vorzeitigen Therapieabbruch bei jungen Frauen mit der Folge von Relapsen und dem Auftreten von Leprareaktionen. Neben den Konjunktiven verfärben sich auch Körperflüssigkeiten. Als weitere Nebenwirkungen treten neben Xerosis häufig gastrointestinale Beschwerden auf, die mit einer kristallinen Ansammlung von Clofazimin in der Darmmukosa in Verbindung gebracht werden.

Therapieschemata

Entsprechend der diagnostischen Einteilung nach der WHO-Klassifikation (➤ Kap. 3.19.4) beträgt die Therapiedauer (Rifampicin, Dapson, Clofazimin) für PB-Patienten 6 Monate, für MB-Patienten 12 Monate (➤ Tab. 3.25).

Gegenüber der früheren Therapieempfehlung, die PB-Lepra nur mit einer Zweifachkombination (Rifampicin und Dapson) über 6 Monate zu behandeln, stellt dies eine Vereinfachung und Vereinheitlichung dar und verhindert, dass fälschlicherweise als PB klassifizierte Patienten unzureichend behandelt werden.

Tab. 3.25 Standardtherapie der Lepra (WHO 2018a) [W798-016]

Altersgruppe	Medikamente	Dosierung	Therapiedauer	
			MB	PB
Erwachsene	Rifampicin	600 mg 1 × monatlich	12 Monate	6 Monate
	Clofazimin	300 mg 1 × monatlich und 50 mg tgl.		
	Dapson	100 mg tgl.		
Kinder (10–14 J.)	Rifampicin	450 mg 1 × monatlich	12 Monate	6 Monate
	Clofazimin	150 mg 1 × monatlich und 50 mg jeden 2. Tag		
	Dapson	50 mg tgl.		
Kinder < 10 Jahre oder < 40 kg	Rifampicin	10 mg/kg 1 × monatlich	12 Monate	6 Monate
	Clofazimin	100 mg 1 × monatlich und 50 mg 2 × wöchentlich		
	Dapson	2 mg/kg tgl.		

Hinweis: Für die Behandlung von Kindern mit einem Körpergewicht von weniger als 40 kg sind Einzelpräparate erforderlich, da keine MDT-Kombinationsblisterpackungen verfügbar sind. Für Kinder mit einem Körpergewicht zwischen 20 und 40 kg können die Anweisungen im Operational Manual, Global Leprosy Strategy 2016–2022, zur teilweisen Verwendung von (MB-Child) Blisterpackungen für die Behandlung befolgt werden.

Basierend auf klinischen Studien in Indien und einigen anderen Ländern wird zur Therapie von PB-Fällen mit nur einer einzigen kutanen Läsion (single-lesion PB) seitens der WHO auch das **ROM-Therapieschema** empfohlen, das auf einer Einmalgabe von **R**ifampicin 600 mg, **O**floxacin 400 mg und **M**inocyclin 100 mg beruht (bei Kindern über 5 Jahre werden die genannten Dosierungen halbiert). Einige Studien evaluierten die monatliche Gabe von ROM über 6 bis 24 Monate für PB- und MB-Patienten und zeigten eine dem MDT-WHO-Therapieschema vergleichbare Effektivität, jedoch ohne dessen charakteristische Nebenwirkungen (Lazo-Porras et al. 2020, Lockwood et al. 2022).

Abweichend von den WHO-Empfehlungen wird in den **USA** die PB-Lepra mit einer Zweifachkombination aus Rifampicin und Dapson für 12 Monate, die MB-Lepra mit einer Dreifachkombination aus Rifampicin, Dapson und Clofazimin für 24 Monate behandelt, wobei auch die Rifampicin-Gabe täglich erfolgt (➤ Abb. 3.51).

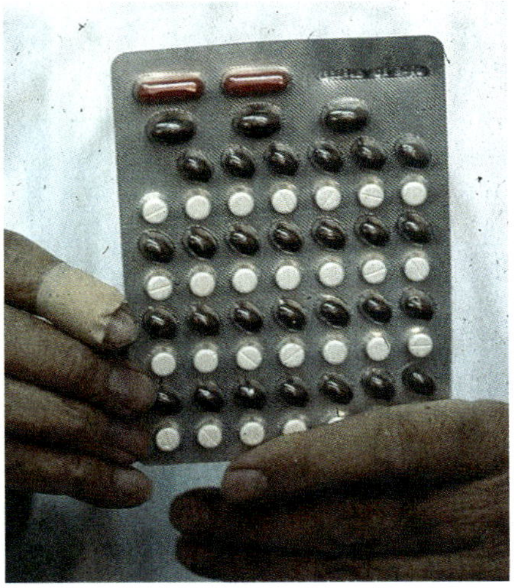

Abb. 3.51 Blister für die Behandlung multibazillärer Lepra mit Rifampicin, Dapson und Clofazimin nach dem standardisiertes WHO-Therapieschema (Kabul, Afghanistan) [P1544]

Nach der retrospektiven Analyse einer von 2019 bis 2022 mit einer monatlichen Gabe von Rifampicin 600 mg, Minocyclin 100 mg und Moxifloxacin 400 mg (RMM) für 12 bzw. 24 Monate unter Leitung des National Hansen's Disease Program behandelten Fallserie gilt in den USA auch RMM mittlerweile als nebenwirkungsarmes und effizientes Therapieschema mit dem Potenzial, MDT als Standardtherapie abzulösen (Franco-Paredes et al. 2022).

Die Therapie kann ambulant durchgeführt werden. Die Medikamente werden von der pharmazeutischen Industrie im Rahmen von Spendenprogrammen kostenlos zur Verfügung gestellt und über die WHO und die nationalen Lepraprogramme verteilt. Die Ausgabe der Medikamente, die weltweit einheitlich in speziellen Blistern für Erwachsene und für Kinder verpackt sind, erfolgt in den Behandlungszentren monatlich persönlich an die Patienten. Die Einnahme wird in den Endemiegebieten dokumentiert überwacht. Somit wird der Behandlungsverlauf durch geschultes Personal mit dem Ziel begleitet, eine ausreichende Compliance sicherzustellen und aufkommende Leprareaktionen frühzeitig zu erkennen.

Besondere Patientengruppen

- **Kinder und Jugendliche**: Bei einem Körpergewicht von mehr als 50 kg gelten die Dosierungsempfehlungen für Erwachsene. Für Kinder zwischen 10 und 14 Jahren bzw. Kinder unter 10 Jahren oder < 40 kg Körpergewicht gelten die in ➤ Tab. 3.25 dargestellten reduzierten Dosierungsempfehlungen.
- **Schwangere**: Das Risiko von Leprareaktionen ist erhöht (in bis zu 38 %), Typ-2-Reaktionen sind häufiger während der Schwangerschaft, Typ-1-Reaktionen eher postpartal. Die Behandlung ist identisch wie außerhalb der Schwangerschaft. Kontraindikationen und Nebenwirkungen für das Kind müssen berücksichtigt werden (ggf. Abstillen).
- **Patienten mit HIV-Infektion**: Die Lepra ist in HIV-Hochprävalenzgebieten nicht häufiger und zeigt keine anderen

Verläufe. Der Beginn einer antiretroviralen Therapie kann im Rahmen eines Immunrekonstitutionssyndroms das Auftreten von Lepra-Typ-1-Reaktionen begünstigen. Die Wirksamkeit der Lepratherapie ist vergleichbar mit der bei Patienten ohne HIV-Infektion.

- **Patienten mit Tuberkulose**: Bei einer Doppelinfektion mit Tuberkulose und Lepra orientiert sich die Behandlung mit Rifampicin an den Therapieempfehlungen der Tuberkulose (➤ Kap. 3.17.6).

Alternative Medikamente bei Resistenz und Medikamentenunverträglichkeit

In ➤ Tab. 3.26 sind alternative Therapieschemata bei Resistenz gemäß WHO-Empfehlungen zusammengefasst (WHO 2018). **Ofloxacin** bewirkt, dass nach 4-wöchiger Einnahme von 400 mg täglich mehr als 99 % von *M. leprae* von ihrem Färbeverhalten als avital eingestuft werden können. **Minocyclin** wirkt als einziges Tetrazyklin bei einer täglichen Gabe von 100 mg gegenüber *M. leprae* bakterizid, wobei die bakterizide Potenz unter der des Rifampicin liegt. **Clarithromycin** zeigt als Makrolidantibiotikum eine Bakterizidie von 99 % gegenüber *M. leprae* nach 4-wöchiger Einnahme von täglich 500 mg. Ofloxacin, Moxifloxacin, Minocyclin und Clarithromycin können auch bei Medikamentenunverträglichkeit eingesetzt werden.

Behandlung der Lepra-Reaktionen

Die im Folgenden genannten Therapieoptionen wurden in diversen Studien evaluiert, es gibt jedoch derzeit keine einheitlichen oder verbindlichen Therapieempfehlungen. Eine prophylaktische, niedrig dosierte Steroidtherapie scheint langfristig das Auftreten von Reaktionen nicht signifikant zu verhindern. Auch eine Therapie von länger als 6 Monaten bestehenden Reaktionen ist nicht effektiv. (WHO 2020)

Tab. 3.26 Medikamente bei Resistenz (WHO 2018a) [W798-016]

Resistenz	Therapie: In den ersten 6 Monaten tgl.	Therapie: Ab 7. Monat bis 24. Monat tgl.
Rifampicin-Resistenz	• Ofloxacin 400 mg* + • Minocyclin 100 mg + • Clofazimin 50 mg	• Ofloxacin 400 mg* **oder** • Minocyclin 100 mg + • Clofazimin 50 mg
	• Ofloxacin 400 mg* + • Clarithromycin 500 mg + • Clofazimin 50 mg	• Ofloxacin 400 mg* + • Clofazimin 50 mg
Rifampicin- und Ofloxacin-Resistenzen	• Clarithromycin 500 mg + • Minocyclin 100 mg • Clofazimin 50 mg	• Clarithromycin 500 mg **oder** • Minocyclin 100 mg + • Clofazimin 50 mg

* Ofloxacin 400 mg kann durch Levofloxacin 500 mg oder Moxifloxacin 400 mg ersetzt werden.

Typ-I-Reaktion

Die Behandlung der Typ-I-Reaktion erfolgt systemisch mit **Glukokortikoiden.** Behandelt werden durch Reaktionen verursachte Hautulzerationen oder Reaktionen, die mit Paracetamol oder NSAR nicht beherrschbar sind, über 20 Wochen mit einer Anfangsdosis von 0,5–1,0 mg/kg KG (entspricht 30–40 mg) für 1 bis 2 Wochen, danach, je nach Rückgang der Symptomatik, schrittweise Reduktion um 5–10 mg auf 5 mg.

Typ-II-Reaktion (Erythema nodosum leprosum, ENL)

Milde Verlaufsformen des ENL können mit **NSAR** therapiert werden, bei schweren Verlaufsformen kann zunächst ein Therapieversuch mit moderaten Dosen **Prednisolon** (30–40 mg) bis zum Abklingen der Symptomatik und entsprechender Reduktion der Steroidgabe erfolgen. Rezidivierendes oder chronisches ENL erfordert höher dosierte Steroidgaben über längere Zeiträume.

Bei fehlendem Ansprechen auf Steroide oder bei steroidbedingten Nebenwirkungen sollte eine Therapie mit **Thalidomid** in einer Dosierung von 100–400 mg/Tag je nach Schwere der Reaktion begonnen werden. Die Therapie mit Thalidomid erstreckt sich bei schweren Verläufen über Monate und wird nur in langsamen Schritten in Abständen von 20 bis 30 Tagen um jeweils 100 mg reduziert. Bei Frauen im gebärfähigen Alter ist aufgrund des bekannten teratogenen Effektes eine gynäkologisch überwachte Kontrazeption unbedingt erforderlich.

Auch **Clofazimin** in einer Dosierung von 300 mg/Tag über 1 Monat, anschließend 200 mg/Tag für 3 bis 6 Monate, anschließend 100 mg/Tag bis zum Abklingen der Symptome kann zur Therapie des rezidivierenden oder chronischen ENL angewendet werden. Beide Medikamente können auch mit Steroiden kombiniert werden.

Des Weiteren wurden bei einzelnen Patienten auch Pentoxfyllin, Methotrexat, Cyclosporin, Azathioprin, TNF-α-Inhibitoren und Etanercept zur Therapie des ENL eingesetzt, größere Studien stehen noch aus.

Typ-III-Reaktion (Lúcio-Phänomen)

Zusätzlich zu MDT scheint die Kurzzeitgabe (bis zu 2 Wochen) von hochdosierten **Glukokortikoiden** effektiv zu sein.

Bei allen Leprareaktionen wird die antibakterielle Behandlung nicht unterbrochen und muss weitergeführt werden.

3.19.8 Verlauf

Hautläsionen bilden sich unter MDR-Therapie meist innerhalb weniger Monate zurück, bis zur vollständigen Rückbildung können allerdings Jahre vergehen.

Die meisten Läsionen heilen ohne Vernarbungen. Unter Therapie sollten nach 2 bis 4 Wochen, dann ca. alle 3 Monate Kontrolluntersuchungen (klinische Beurteilung insbesondere von Haut, Nerven,

Augen, ebenso Blutbild, Kreatinin, Leberwerte, Urinuntersuchung) erfolgen, um mögliche Nebenwirkungen zu erfassen, wobei Transaminasenerhöhungen bis zum 3-Fachen der Normalwerte noch tolerabel sind und keine Therapieunterbrechung erfordern. Bei neuen Hautveränderungen unter Therapie handelt es sich in der Regel um immunologisch bedingte Leprareaktionen (➤ Kap. 3.19.5).

Unter den **mikrobiologischen Laborparametern** eignet sich die Serologie zur Überprüfung des Therapieerfolgs (Abfall der Antikörpertiter innerhalb einiger Monate auf ein niedriges Niveau). Serologische Kontrollen sollten insbesondere bei MB-Patienten mit einem initial hohen BI auch nach Beendigung der Therapie über mehrere Jahre fortgeführt werden, da wieder ansteigende Antikörpertiter lange vor Vorliegen einer klinischen Symptomatik auf Rezidive hinweisen. Entgegen der weitverbreiteten Meinung, dass bereits wenige Tage nach Rifampicin-Gabe keine Infektiosität mehr besteht, konnten Viabilitätsassays zeigen, dass insbesondere MB-Patienten mit einem initial hohen BI über Monate viable Leprabakterien ausscheiden können. Viabilitätsassays sollten daher bei bekannt infektiösen Patienten während der ersten Monate der Therapie zur Überprüfung der Infektiosität eingesetzt werden. Auch die klassische mikroskopische Bestimmung des morphologischen Index kann – sofern von erfahrenen Mykobakteriologen durchgeführt – durch den Nachweis solid angefärbter Leprabakterien Hinweise auf eine mögliche Infektiosität des Patienten geben. (Saar et al. 2019)

Nach Beendigung der Therapie werden jährliche Nachkontrollen bei PB-Patienten über mindestens 3 Jahre, bei MB-Patienten über mindestens 5 Jahre empfohlen, wobei sich die Patienten bei Hautveränderungen oder anderen Symptomen zwischenzeitlich auf eigene Initiative vorstellen sollten. **Rezidive** treten meist 5 bis 10 Jahre nach Therapieende auf. Nach Schätzungen der WHO beträgt die Rezidivrate ca. 1 %. Risikofaktoren sind unvollständige Therapie (mangelnde Compliance, Unverträglichkeiten), multibazilläre Lepra und hohe initiale Bakterienlast. Bei Verdacht auf ein Rezidiv ist zusätzlich zu den regulären mikrobiologisch-diagnostischen Laboruntersuchungen eine Resistenzbestimmung indiziert.

3.19.9 Nachsorge und Behinderungen

Maßnahmen zur Versorgung von Patienten mit bereits eingetretener Nervenschädigung beinhalten die aktive und passive Physiotherapie paretischer oder kontrakter Gliedmaßen und eine intensive Hautpflege der Akren. Vorbeugend sollten Maßnahmen getroffen werden, um im Haushalt und im Arbeitsleben Bagatellverletzungen zu vermeiden. Patienten werden hierzu gezielt geschult und sollten, wenn immer möglich, beispielsweise auch mit Kochutensilien mit speziell wärmeisolierten Griffen und Arbeitshandschuhen versorgt werden. Oberstes Ziel ist die Rückführung der Patienten in ein normales Sozialleben ohne Stigmatisierung und permanente medizinische Betreuung.

Bereits erlittene **Mutilationen** an den Akren (➤ Abb. 3.52) erfordern z. B. die Versorgung mit orthopädischem Schuhwerk. Im Rahmen der Wiederherstellungschirurgie wurde zudem eine Reihe von operativen Maßnahmen entwickelt, um Langzeitfolgen funktionell wie ästhetisch abzumildern. Gängige operative Eingriffe stellen u. a. die plastische Rekonstruktion der Nase, die Rekonstruktion des Lidschlusses durch Tarsorrhaphie, die Korrektur der Krallenhand durch Insertionstransfer des M. flexor digitorum superficialis oder M. extensor carpi radialis longus sive brevis. Zur Korrektur des Fallfußes wird ein Insertionstransfer des. M. tibialis posterior durchgeführt.

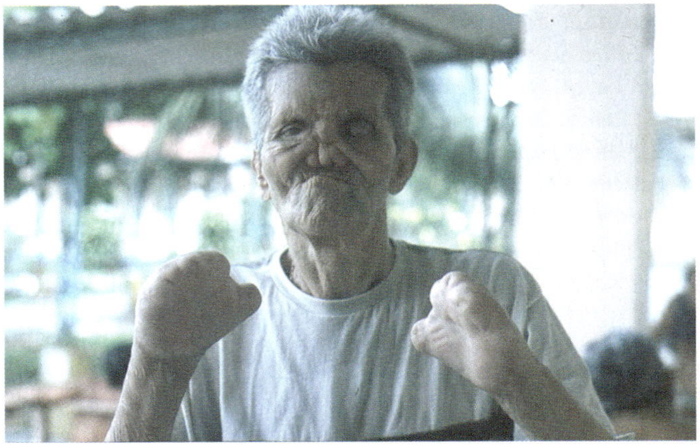

Abb. 3.52 Die Lepra dieses Patienten wurde medikamentös behandelt, die Mutilationen bleiben (Manaus, Brasilien). [P1544]

Die Komplexität der geschilderten Eingriffe macht deutlich, dass sie erhebliche Ansprüche an Operateur und Patienten stellen. Sie sind nur in ausgewählten Zentren z. B. in Brasilien oder Thailand durchführbar.

Über die medizinische Versorgung hinausgehend streben sozioökonomische Rehabilitationsmaßnahmen gezielt die Rückführung der Betroffenen in das gesellschaftliche Leben an. Diese beinhalten bei den oft jugendlichen Patienten berufliche Trainingsprogramme und finanzielle Starthilfen für eine Berufsausbildung.

3.19.10 Bekämpfung und Prävention

Die globale Leprastrategie 2021–2030 der WHO („Towards Zero Leprosy") hat als Ziel die Elimination der Lepra als weltweite Unterbrechung der Übertragung definiert. Zu den essenziellen Komponenten der Strategie zählen die frühzeitige Diagnose und Therapie durch aktive Fallfindung, konsequente Umgebungsuntersuchungen bei allen neu diagnostizierten Fällen, die präventive Chemotherapie von Kontaktpersonen mit SDR-Prophylaxe (single-dose Rifampicin; Rifampicin reduziert nach aktuellen Studien das Leprarisiko bei Kontaktpersonen um etwa 60 %; Rifapentin, ein Rifampicin-Derivat mit längerer Halbwertszeit und geringerer minimaler Hemmkonzentration gegen *M. leprae,* führte in einer chinesischen placebokontrollierten Vergleichsstudie zu einer um 84 % niedrigeren kumulativen Leprainzidenz; ➤ Tab. 3.27) sowie der Einsatz verfügbarer (BCG-Impfung, Schutz bis zu 60 % gegen Lepra, von der WHO für alle Länder mit hoher Leprainzidenz empfohlen) und potenzieller neuer (Lepvax, ab 2024 in klinischer Phase 1b/2a Studie) Impfstoffe. (WHO 2018b, WHO 2021, Wang et al. 2023)

Tab. 3.27 Medikamentöse Leprprävention [W798-016]

	Medikament	Körpergewicht	Alter	Dosierung
Kontakte im eigenen Haushalt	Rifapentin[1]	–	≥ 15 Jahre	600 mg oral (Einmalgabe)
			10–14 Jahre	450 mg oral (Einmalgabe)
Sonstige soziale Kontakte	Rifampin[2]	≥ 20 kg	≥ 15 Jahre	600 mg oral (Einmalgabe)
			10–14 Jahre	450 mg oral (Einmalgabe)
			6–9 Jahre	300 mg oral (Einmalgabe)
		< 20 kg	≥ 2 Jahre	10–15 mg/kg oral (Einmalgabe)

[1] Wang L et al. Single-Dose Rifapentine in Household Contacts of Patients with Leprosy. N Engl J Med 2023; 388: 1843–1852.
[2] World Health Organization. Guidelines for the Diagnosis, Treatment and Prevention of Leprosy; www.who.int/publications/i/item/9789290226383.

3.19.11 Reisemedizinische Bedeutung

In Deutschland wurden dem Robert Koch-Institut von 2001 bis 2023 insgesamt 45 Lepraerkrankungen (1–5 Fälle pro Jahr) gemeldet. Mit Ausnahme einer Berufserkrankung (Infektion einer Chirurgin) handelte es sich dabei hauptsächlich um Patienten mit Migrationshintergrund aus verschiedenen Ländern in Asien, Afrika und Lateinamerika. Bei entsprechenden neurologischen oder dermatologischen Manifestationen sollte eine Lepra daher insbesondere bei Patienten mit Migrationshintergrund berücksichtigt werden. Autochthone Fälle treten immer wieder vor allem in Süd- und Osteuropa auf, von 2000 bis 2020 wurden aus dem Mittelmeerraum (Spanien, Griechenland, Portugal, Italien) insgesamt 18 autochthone Fälle publiziert. Bei Touristen sind weltweit nur wenige Einzelfälle bekannt.

3.19.12 Meldepflicht

Nach dem IfSG besteht eine namentliche Arztmeldepflicht bei Krankheitsverdacht, Erkrankung oder Tod. Auch der direkte oder indirekte Nachweis des Erregers der Lepra ist meldepflichtig, soweit der Nachweis auf eine akute Infektion hinweist.

LITERATUR

Beauvillain Q et al. Autochthonous leprosy in Europe: a case report and literature review Int J Infect Dis 2021, 110: 111.

Beissner M, Woestemeier A, Saar M, Badziklou K, Maman I, Amedifou C, Wagner M, Wiedemann FX, Amekuse K, Kobara B, Herbinger KH, Kere AB, Löscher T, Bretzel G. Development of a combined RLEP/16S rRNA (RT) qPCR assay for the detection of viable M. leprae from nasal swab samples. BMC Infect Dis. 2019; 19: 753.

Brennan PJ, Spencer JS. The Physiology of Mycobacterium leprae. In: Scollard DM, Gillis TP (ed). International Textbook of Leprosy. American Leprosy Mission 2019. https://internationaltextbookofleprosy.org.

Collin SM et al. Systematic Review of Hansen Disease Attributed to Mycobacterium lepromatosis. Emerg Infect Dis 2023; 29(7): 1376–1385.

Ebenezer GJ, Polydefkis M, Scollard DM. Mechanisms of Nerve Injury in Leprosy. In: Scollard DM, Gillis T P (ed). International Textbook of Leprosy. American Leprosy Mission 2019. https://internationaltextbookofleprosy.org.

Ebenezer GJ, Scollard DM. Treatment and Evaluation Advances in Leprosy Neuropathy. Neurotherapeutics 2021; 18: 2337–2350.

Fischer M. Leprosy – an overview of clinical features, diagnosis, and treatment. J Dtsch Dermatol Ges 2017;15: 801–827.

Fontes AB, Lara FA, Santos AR, Suffys P. Pathogen Detection. In: Scollard DM, Gillis TP (ed). International Textbook of Leprosy. American Leprosy Mission 2019. https://internationaltextbookofleprosy.org.

Franco-Paredes C et al. Novel approaches in the treatment of Hansen's disease (Leprosy): a case series of multidrug therapy of monthly rifampin, moxifloxacin, and minocycline (RMM) in the United States. Ther Adv Infect Di. 2022; 9: 20499361221135885.

Hooij A, Geluk A. Immunodiagnostics for Leprosy. In: Scollard DM, Gillis TP (ed). International Textbook of Leprosy. American Leprosy Mission 2019. https://internationaltextbookofleprosy.org.

Lahiri R, Adams L. Cultivation and Viability Determination of Mycobacterium leprae. In: Scollard DM, Gillis TP (ed). International Textbook of Leprosy. American Leprosy Mission 2019. https://internationaltextbookofleprosy.org.

Lazo-Porras M et al. World Health Organization (WHO) antibiotic regimen against other regimens for the treatment of leprosy: a systematic review and meta-analysis. BMC Infect Dis 2020; 20(1):62.

Lockwood DNJ et al. Safer and newer antimicrobial drugs for leprosy – time to test monthly ROM in an adequately powered randomised trial? Lepr Rev 2022; 93: 96–101.

Moraes MO, Silva LRB, Pinheiro RO. Innate Immunity. In: Scollard DM, Gillis TP (ed). International Textbook of Leprosy. American Leprosy Mission 2019. https://internationaltextbookofleprosy.org.

Ploemacher T, Faber WR, Menke H, Rutten V, Pieters T. Reservoirs and transmission routes of leprosy. A systematic review. PLOS Negl Trop Dis 2020; 14(4): e0008276.

Richardus JH, Ignotti, Smith WCS. Epidemiology of Leprosy. In: Scollard DM, Gillis TP (ed). International Textbook of Leprosy. American Leprosy Mission 2019. https://internationaltextbookofleprosy.org.

Ridley DS, Jopling WH. Classification of leprosy according to immunity. A five-group system. Int J Lepr Other Mycobact Dis. 1966; 34(3): 255–7.

Saar M et al. Report on an unusual case of leprosy from Germany: just an exception of the rule? Infection 2019; 47: 1065–1069.

Saar M, Beissner M, Gültekin F, Maman I, Herbinger KH, Bretzel G. RLEP LAMP for the laboratory confirmation of leprosy: towards a point of care test. BMC Infectious Diseases 2021; 21: 1186.

Scollard DM. Pathogenesis and Pathology of Leprosy. In: Scollard DM, Gillis TP (ed). International Textbook of Leprosy. American Leprosy Mission 2019. https://internationaltextbookofleprosy.org.

Shetty VP, Rambhia KD, Khopkar US. Descriptive Pathology of Nerves in Leprosy. In: Scollard DM, Gillis TP (ed). International Textbook of Leprosy. American Leprosy Mission 2019. https://internationaltextbookofleprosy.org.

Singh PJ, Tufariello JA, Wattam AR, Gillis TP, Jacobs WR. Genomics Insights into the Biology and Evolution of Leprosy Bacilli. In: Scollard DM, Gillis TP (ed). International Textbook of Leprosy. American Leprosy Mission 2019. https://internationaltextbookofleprosy.org.

Tatipally S, Srikantam A, Kasetty S. Polymerase Chain Reaction (PCR) as a Potential Point of Care Laboratory Test for Leprosy Diagnosis – A Systematic Review. Trop Med Infect Dis 2018; 3: 107.

Vijayan J, Wilder-Smith E. Neurological Manifestations of Leprosy. In: Scollard DM, Gillis TP (ed). International Textbook of Leprosy. American Leprosy Mission 2019. https://internationaltextbookofleprosy.org.
Wang L et al. Single-Dose Rifapentine in Household Contacts of Patients with Leprosy. N Engl J Med 2023; 388: 1843–1852.
Weiss DI, Do TH, de Andrade Silva BJ et al. Adaptive Immune Response in Leprosy. In: Scollard DM, Gillis TP (ed). International Textbook of Leprosy. American Leprosy Mission 2019. https://internationaltextbookofleprosy.org.
World Health Organization (WHO). Guidelines for the Diagnosis, Treatment and Prevention of Leprosy (2018a). www.who.int/publications/i/item/9789290226383.
World Health Organization (WHO). BCG vaccines: WHO position paper – February 2018. Weekly Epidemiological Record 2018b; 93(8): 73–96.
World Health Organization (WHO). Leprosy/Hansen Disease: Management of Reactions and prevention of disabilities. Technical guidance. 2020. www.who.int/publications/i/item/9789290227595.
World Health Organization (WHO). Towards zero leprosy. Global leprosy (Hansen's Disease) strategy 2021–2030 (2021). www.who.int/publications/i/item/9789290228509.
World Health Organization (WHO). Weekly Epidemiological Record. 2023; 98(37): 409–429.
World Health Organization (WHO). Weekly Epidemiological Record. 2024; 99: 497–522.

3.20 Buruli-Ulkus

Gisela Bretzel, Marcus Beissner

3.20.1 Epidemiologie

Die Erstbeschreibung ausgedehnter, zur klinischen Diagnose eines Buruli-Ulkus passender Hautulzera stammt von dem britischen, in Uganda tätigen Arzt Sir Albert Cook aus dem Jahr 1897. Peter MacCallum und Kollegen beschrieben im Jahr 1948 6 weitere Fälle aus der Region um Bairnsdale nahe Melbourne, Australien. Ihnen gelang die Erstisolierung des Erregers *Mycobacterium ulcerans.* Aufgrund der Herkunft der ersten australischen Patienten ist die Erkrankung im südlichen Australien bis heute auch unter dem Namen „Bairnsdale ulcer" bekannt. In den 1960er Jahren wurde ein gehäuftes Auftreten des Buruli-Ulkus im Buruli County in Uganda (heute: Nakasongola District) beobachtet. Die derzeit meistgebrauchte Bezeichnung „Buruli-Ulkus" hat hier ihren Ursprung. Zu Beginn der 1980er Jahre wurden zunehmend neue Fälle aus weiteren Ländern mit Schwerpunkt in Westafrika beschrieben. Das Buruli-Ulkus ist gegenwärtig die dritt-, in einigen westafrikanischen Ländern bereits die zweithäufigste mykobakterielle Erkrankung und tritt meist in abgelegenen ländlichen Gegenden auf, deren Bevölkerung unter Armutsbedingungen lebt. Hauptsächlich betroffen sind Kinder unter 15 Jahren.

Bisher wurden Fälle aus 35 Ländern (Afrika [Schwerpunkt in West- und Zentralafrika], Asien, Süd- und Mittelamerika, Westpazifik) beschrieben, 14 Länder melden regelmäßig Fallzahlen an die WHO. Die Mehrzahl der Fälle entfällt auf **tropische und subtropische Regionen** hauptsächlich in West- und Zentralafrika, Ausnahmen bilden gemäßigte Klimazonen in Australien, China und Japan. Bis 2010 wurden jährlich etwa 5.000 Neuerkrankungen gemeldet, in den Folgejahren kam es aus unbekannten Gründen zu einer globalen und regionalen Fluktuation der Fallzahlen (Rückgang der globalen Fallzahlen bis 2016 auf knapp 2.000, gefolgt von einem erneuten Anstieg, starker Rückgang der Fälle in Westafrika, zeitgleich Vervierfachung der Fallzahlen im australischen Bundesstaat Victoria). 2023 wurden 1.952 Fälle aus 12 Ländern gemeldet, 1.573 aus Afrika, 379 aus der Westpazifik-Region. (Yotsu et al. 2018, Guarner 2018, Bretzel und Beissner 2018)

3.20.2 Erreger und Übertragung

Mycobacterium ulcerans, ein **Gram-positives, säurefestes, nicht chromogenes, langsam wachsendes Stäbchen** (Gruppe III der Runyon-Klassifizierung) aus der Familie der *Mycobacteriaceae,* Gattung *Mycobacterium,* zählt zu den atypischen Mykobakterien (MOTT: mycobacteria other than tuberculosis; synonym NTM: nontuberculous mycobacteria). *M. ulcerans* kann bei Temperaturen zwischen 29 und 33 °Celsius auf Löwenstein-Jensen-Nährböden kultiviert werden. (Beissner, Herbinger und Bretzel 2010; Portaels 2014)

Das 5,8 Mbp große *M.-ulcerans*-Genom, bestehend aus 2 zirkulären Replikons, einem 5.632 kb Chromosom und dem Virulenzplasmid pMUM001, weist eine Sequenzhomologie von über 98 % mit *Mycobacterium marinum* auf. Multi-Locus-Sequenztypisierung legte eine Abspaltung von einem *M.-marinum*-Vorläufer durch Akquisition von pMUM001 und des in > 200 Kopien im *M.-ulcerans*-Genom vorhandenen Insertionselements IS*2404* nahe. Phylogenetischen Analysen zufolge entstanden im weiteren evolutionsbiologischen Verlauf 2 Abstammungslinien. Die „ancestral lineage" (Isolate aus Asien [China, Japan: *M. ulcerans* ssp. *shinshuense*], Südamerika, Mexiko) weist einen hohen genetischen Übereinstimmungsgrad mit *M. marinum* auf, die phylogenetische Evolution der „classical lineage" (Isolate aus Afrika, Australien, Südostasien) führte dagegen zu umfangreicher Reorganisation und Reduktion des Genoms und ermöglichte *M. ulcerans* eine Anpassung an neue ökologische Nischen. (Doig et al. 2012, Röltgen und Pluschke 2015)

Die begrenzte genetische Variabilität von *M. ulcerans* erschwert die Anwendung von Genotypisierungen, für populationsgenetische Untersuchungen von Isolaten aus Umwelt und klinischen Proben werden derzeit VNTRs (variable number tandem repeats), SNPs (single nucleotid polymorphisms) und WGS (whole genome sequencing) herangezogen (Bretzel und Beissner 2018).

Epidemiologische Studien weisen auf eine Assoziation der Erkrankung mit langsam fließenden Gewässern, Teichen, Seen und Sümpfen hin. *M.-ulcerans*-DNA konnte mittels PCR in Wasser-, Bodenproben und Biofilmen aus Gewässern, Wasserpflanzen, Wasserorganismen (Schnecken, Fische, Krebse), in den Speicheldrüsen von Wasserinsekten der Gattung *Naucoridae* und *Belostomatidae* (Ordnung Hemiptera) sowie in diversen Stechmücken (u. a. *Aedes notoscriptus*) in Südostaustralien nachgewiesen werden. Die erstmalige Kultivierung des Erregers gelang aus Wasserinsekten der Ordnung Hemiptera aus einer endemischen Region in Benin. In Australien treten natürliche Infektionen diverser Beuteltiere (u. a. Koalas, Possums, Potoroos) auf, der Erreger ist regelmäßig im Kot infizierter Possums nachweisbar.

Die genauen Mechanismen der Transmission aus Umweltreservoirs auf Tier und Mensch sind bislang ungeklärt, möglich wäre eine intradermale Inokulation des Erregers nach Mikrotraumen kolonisierter Oberflächen. Aktuelle epidemiologische Studien aus Südostaustralien (Bundesstaat Victoria) weisen auf eine Übertragung von infizierten Possums über *Aedes-notoscriptus*-Stechmücken auf den Menschen hin. Es gibt derzeit keine Hinweise für eine Übertragung von Mensch zu Mensch. Eine HIV-Infektion gilt gegenwärtig nicht als prädisponierender Faktor für eine Erkrankung, es wurden allerdings bei Patienten mit HIV-Infektion gravierende Verläufe mit multiplen Läsionen beobachtet. (Yotsu et al. 2018, Guarner 2018)

3.20.3 Pathogenese und Immunologie

Das plasmidkodierte, in unterschiedlichen strukturellen Varianten bei *Mycobacterium ulcerans* und diversen eng verwandten mykolaktonproduzierenden Mykobakterienspezies nachgewiesene Exotoxin **Mykolakton** (Mykolakton A/B, C, D in *M. ulcerans;* E, F in *M. liflandii, M. pseudoshottsii,* vereinzelten *M.-marinum*-Stämmen, eng verwandten mykolaktonproduzierenden Mykobakterienspezies), führt zu massiven Gewebszerstörungen. Primäres Ziel der Mykolaktonaktivität ist das für die Zell-Zell-Kommunikation relevante Transmembranprotein Sec61-Translocon, dessen Inhibition u. a. eine verminderte Produktion von sekretorischen Zytokinen (u. a. IL-2 und IFN-γ) und Plasmamembranrezeptoren bewirkt und somit über eine Suppression der primären T-Zellantwort eine effektive Immunantwort am Ort der Infektion verhindert. Mykolaktonexposition führt weiterhin über Bindung an die für die Polymerisation von Aktinfilamenten wichtigen Wiskott-Aldrich-Syndrom-Proteine zu reduzierter Zelladhäsion, durch zelluläre Stressreaktionen und Inhibition des mTOR- (mechanistic Target of Rapamycin-)Protein-Signalwegs zum Zelltod durch Apoptose, und über Aktivierung von Typ-2-Angiotensin-II-Rezeptoren durch Hyperpolarisierung von Neuronen zu analgetischen Effekten. Dies erklärt die Abwesenheit von Entzündung und Schmerzen trotz ausgedehnter Läsionen. Detaillierte Studien zur Immunantwort sind nur begrenzt verfügbar.

Derzeit wird angenommen, dass im Rahmen der angeborenen Immunantwort Phagozyten in der Mehrzahl der Fälle *M. ulcerans* unmittelbar nach initialer Exposition/Inokulation eliminieren und somit die Ausbildung von Bakterienclustern und die Entstehung der charakteristischen nekrotisierenden Ulcera verhindern. Während Antikörper bei der initialen Immunantwort keine entscheidende Rolle spielen, wird eine Aktivierung von Phagozyten durch $CD4^+$-T-Zellen bzw. die direkte Eliminierung infizierter Zellen durch $CD8^+$-T-Zellen angenommen. Bei erkrankten Patienten wurde eine Korrelation bestimmter TNF-α-produzierender $CD4^+$-T-Zell-Subsets mit Läsionsgröße und Heilungsverlauf beobachtet. Die Eignung solcher Subpopulationen als prognostischer Biomarker wird diskutiert. (Yotsu et al. 2018, Guarner 2018, Pluschke und Röltgen 2019, Röltgen und Pluschke 2020)

3.20.4 Klinik

Das Buruli-Ulkus ist eine meist im Bereich der Extremitäten auftretende Erkrankung der Haut und des subkutanen Fettgewebes. Typisch ist die **Schmerzlosigkeit** auch ausgedehnter Läsionen. Ein Teil der betroffenen Patienten berichtet über vorausgehende Traumata am Entstehungsort der Erkrankung. Anhand der reiseanamnestischen Daten australischer Patienten konnte eine mittlere **Inkubationszeit** von 135 Tagen (4,5 Monate) ermittelt werden. Das präulzerative Stadium manifestiert sich als schmerzlose noduläre oder papuläre Läsion, Plaque, und/oder Ödem. Der Übergang dieser Formen in ebenfalls schmerzlose, oft großflächige Ulzerationen mit charakteristisch weit unterminierten Rändern kann sich innerhalb von Tagen vollziehen (➤ Abb. 3.53).

Etwa 5–10 % der Patienten **entwickeln multifokale Läsionen und/oder eine Osteomyelitis.** Letztere entsteht durch direkte Erregerausbreitung, ausgehend von benachbarten Läsionen (fortgeleitete Osteomyelitis) oder durch lymphohämatogene Dissemination von entfernten Läsionen (metastatische Osteomyelitis). Eine Knochenbeteiligung kommt jedoch gelegentlich auch isoliert, ohne aktuelle oder frühere Läsionen vor. Die Läsionen werden derzeit in 3 Kategorien eingeteilt:

- Kategorie I: einzelne Läsion, < 5 cm Durchmesser
- Kategorie II: einzelne Läsion, 5–15 cm Durchmesser
- Kategorie III: einzelne Läsion, > 15 cm Durchmesser, sowie multiple Läsionen, Läsionen an kritischer Lokalisation und Osteomyelitis

Während oder nach Therapie verschlechtern sich bei etwa 20 % der Patienten bestehende Läsionen oder es treten Sekundärläsionen auf. Diese **„paradoxen Reaktionen"** sind auf eine Immunantwort nach therapiebedingter Rekonstitution des Immunsystems zurückzuführen und müssen von Therapieversagen, Rezidiven oder Reinfektion unterschieden werden.

Unbehandelt sistiert die Erkrankung meist im Lauf von Monaten. Selbstheilungsprozesse können zu Narbenbildung und umfangreichen Kontrakturen mit Funktionseinschränkungen der betroffenen Gelenke führen (➤ Abb. 3.54).

Läsionen können mit Erregern der regulären Haut- und Schleimhautflora oder Umweltkeimen kolonisiert sein, die nicht selten **Sekundärinfektionen** verursachen. Das Auftreten von Schmerzen, Schwellungen, Erythemen, Verfärbungen und Gewebszerstörung des Granulationsgewebes, Absonderungen meist gelblich gefärbter Wundsekrete und Geruchsbildung weisen auf solche Sekundärinfektionen hin.

Die im Hinblick auf diagnostische und therapeutische Entscheidungen bedeutsame **Differenzialdiagnose** umfasst ein breites Spek-

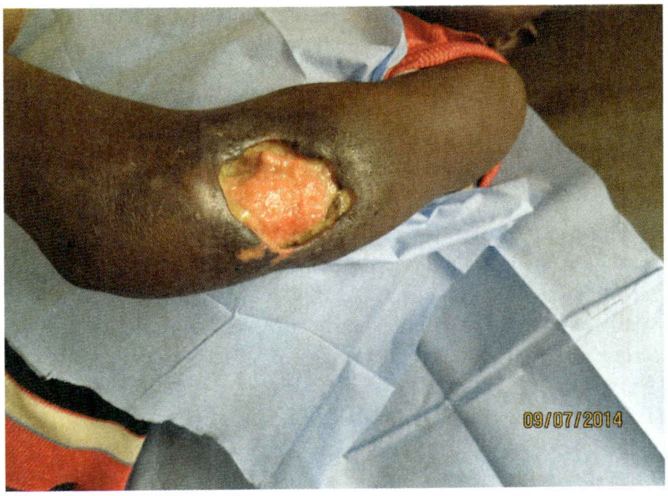

Abb. 3.53 Buruli-Ulkus mit unterminierten Rändern [T1515]

3

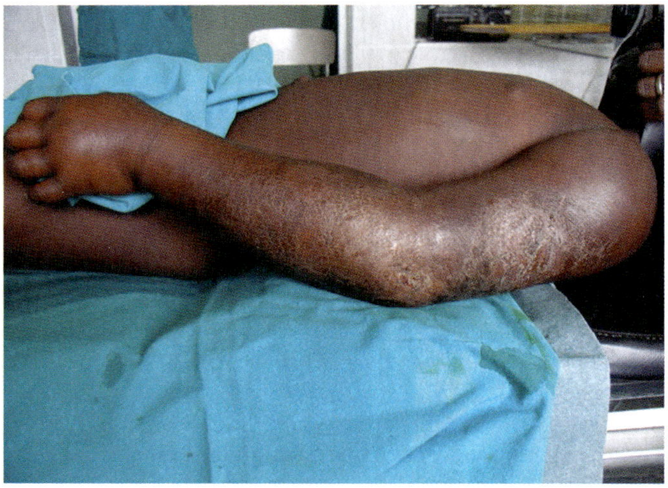

Abb. 3.54 Kontraktur nach Narbenbildung [G702]

trum von infektiösen und nicht infektiösen Erkrankungen. Noduläre Formen müssen beispielsweise von Onchozerkomen, Abszessen, Lipomen oder vergrößerten Lymphknoten, ulzerative Formen von tropischen Ulzera, kutaner Leishmaniasis oder Tuberkulose, Lepra, Mykosen sowie von Neoplasmen unterschieden werden. (Yotsu et al. 2018, Guarner 2018, Pluschke und Röltgen 2019)

3.20.5 Diagnostik

Zum bakteriologischen Nachweis von *Mycobacterium ulcerans* aus Abstrichen und Gewebe (Feinnadelaspirate; bei spezieller, z. B. differenzialdiagnostischer Indikation Stanzbiopsien) stehen die Mikroskopie Ziehl-Neelsen-gefärbter Präparate, die Kultur auf Löwenstein-Jensen-Medien, die PCR (Amplifikation des in über 200 Kopien vorhandenen Insertionselements IS*2404*) und die Histopathologie zur Verfügung. Die Sensitivitäten der einzelnen Methoden reichen von > 90 % für IS*2404*-PCR und Histopathologie, über 40 % bis 80 % für Kultur, und < 40 % bis 78 % für Mikroskopie. Unterschiedliche Faktoren wie beispielsweise Alter der Läsion/Erkrankungsdauer, Qualität der Probenabnahme oder Probentransport können die diagnostischen Sensitivitäten entscheidend beeinflussen.

Generell sollten folgende Aspekte beachtet werden: Die Probenabnahme von nicht ulzerativen Läsionen sollte aus dem Zentrum der Läsion, von ulzerativen Läsionen dagegen unter dem unterminierten Rand, im Grenzbereich zwischen nekrotischem und optisch gesundem Gewebe erfolgen. Abstriche ulzerativer Läsionen werden durch kreisförmiges Umfahren der Läsion tief unter dem unterminierten Rand gewonnen. Da die PCR-Untersuchung von Abstrichen in den meisten Fällen bereits zur Sicherung der Diagnose führt, ist eine routinemäßige Gewebeentnahme bei ulzerativen Fällen nicht erforderlich, sondern sollte nur bei negativem Abstrich und begründetem klinischem Verdacht durchgeführt werden. Für den Transport der Proben ins Labor empfiehlt sich die Verwendung geeigneter Transportmedien in Absprache mit dem untersuchenden Labor.

Gemäß WHO-Empfehlungen sollten zunächst 2 positive Labortests als Kriterium für eine positive Labordiagnose zugrunde gelegt werden. Aufgrund des hohen positiven prädiktiven Werts der PCR (100 %) gilt mittlerweile jedoch ein positives PCR-Ergebnis als ausreichend zur Sicherung der klinischen Diagnose.

Die WHO fordert aktuell die PCR-Bestätigung von 70 % aller klinischen Verdachtsfälle weltweit. Methode der Wahl ist hierbei die IS*2404*-Real-time qPCR. Im Rahmen des 2019 gegründeten „Africa Buruli Ulcer Laboratory Network" (seit 2023 „skin NTD LABNET") wird derzeit die molekulare Diagnostik in PCR-Laboren in 9 afrikanischen Ländern nach standardisierten Protokollen durchgeführt. Aufgrund der langen Persistenz mykobakterieller DNA in Geweben eignet sich die PCR nicht zur Therapiekontrolle. Der Nachweis viabler Mykobakterien unter oder nach Therapie ebenso wie die Differenzierung paradoxer Reaktionen (kein Nachweis viabler Mykobakterien) von Rezidiven und Reinfektionen (Vorhandensein viabler Mykobakterien) kann mittels eines RNA-Assays erfolgen. Isothermale Amplifikationstechniken (loop-mediated isothermal amplification, LAMP) eignen sich als Point-of-Care-Test zum Erregernachweis in dezentralen Laboren. (Bretzel und Beissner 2018; Beissner, Herbinger und Bretzel 2010; Portaels 2014, Pluschke und Röltgen 2022)

3.20.6 Therapie

Erkennung und Therapie im Frühstadium der Erkrankung sind essenziell für eine komplikationslose Heilung. Bis 2004 erfolgte die Therapie des Buruli-Ulkus durch weiträumige Exzision, eine Methode, die mit langer Hospitalisierungsdauer und hohen Rezidivraten bis über 20 % assoziiert war. Seit 2004 empfiehlt die WHO eine **antimykobakterielle Kombinationstherapie,** zunächst mit Rifampicin (10 mg/kg/Tag oral) und Streptomycin (15 mg/kg/Tag i. m.) über 8 Wochen, aktuell Rifampicin (10 mg/kg/Tag oral) und Clarithromycin (7,5 mg/kg 2 × tgl. oral), falls erforderlich gefolgt von Wund-Débridement und Hauttransplantation. Bisher durchgeführte klinische Studien belegen die Wirksamkeit der antimykobakteriellen Kombinationstherapie.

Läsionen der Kategorie I und II können in vielen Fällen durch alleinige medikamentöse Behandlung therapiert werden, nach derzeitigem Kenntnisstand erfolgt bei der Mehrzahl der antimykobakteriell behandelten Patienten eine Heilung allein durch die medikamentöse Therapie.

Kann keine vollständige Heilung erreicht werden, bewirkt die medikamentöse Behandlung dennoch eine Verkleinerung der Läsionen und erleichtert somit nachfolgende chirurgische Eingriffe, falls erforderlich. Die Rezidivraten liegen mit etwa 3 % deutlich unter denen vormals nur mit chirurgischer Exzision behandelter Fälle. In Australien wird Rifampicin (10 mg/kg/Tag oral) in Kombination mit Moxifloxacin (400 mg/Tag oral) mit gutem Erfolg verabreicht, auch die chirurgische Exzision kleiner Läsionen und eine Kombination von mind. 4-wöchiger antimykobakterieller Therapie, gefolgt von chirurgischer Exzision wird nach Bedarf mit gutem Erfolg praktiziert.

Weitere Therapieschemata werden derzeit in klinischen Studien evaluiert und könnten die Therapiedauer auf 4 Wochen (Amoxicillin/Clavulansäure) bzw. 2 Wochen (Telacebec) verkürzen.

Bei ausgedehnter Ödembildung kann zusätzlich eine präventive Prednisolon-Therapie (0,5 mg/kg/Tag) erwogen werden, um Gewebsnekrosen und dadurch erforderliche rekonstruktive plastisch-chirurgische Eingriffe zu vermeiden.

Essenzielle Elemente der **Wundversorgung** – oftmals weit über das Ende der antimykobakteriellen Therapie hinaus erforderlich – sind regelmäßige Wundreinigung (z. B. mit 0,9-prozentiger Kochsalzlösung, ggf. in Kombination mit chirurgischem Débridement zur Entfernung nekrotischen Gewebes), täglicher Verbandswechsel (bei verstärkter Wundexsudation mit absorbierenden Verbandsmaterialien) und Feuchthaltung der Wunde. Die Anwendung topischer Antiseptika wird aufgrund ihrer gewebsschädigenden Wirkung nicht empfohlen. Richtlinien zur Prävention und Behandlung von Sekundärinfektionen bei Buruli-Ulkus existieren derzeit nicht. Die Wundversorgung sollte in jedem Fall unter aseptischen Bedingungen stattfinden, der unkontrollierte Einsatz von Antibiotika ist zu vermeiden. Eine Kombination mit physiotherapeutischen Maßnahmen ist empfehlenswert. (Yotsu et al. 2018, Guarner 2018, Lehman et al. 2006, Macdonald und Geyer 2010)

3.20.7 Bekämpfung und Prävention

Die WHO gründete als Reaktion auf die stetig steigenden Fallzahlen 1998 die Global Buruli Ulcer Initiative (GBUI). Die World Health Assembly (WHA) verabschiedete schließlich im Jahr 2004 eine Resolution mit dem Ziel der Verbesserung von Überwachung und Kontrollmaßnahmen sowie einer Intensivierung der Forschung. Eine mögliche Effektivität der BCG-Vakzine wurde in verschiedenen Studien kontrovers beurteilt, ein spezifischer Impfstoff existiert derzeit nicht. Die einzig mögliche Prävention besteht in der Vermeidung einer Exposition durch Kontakt mit potenziell kontaminierten Umweltreservoiren sowie Schutz vor Insektenstichen und anderen Mikrotraumen, die zur intradermalen Inokulation des Erregers führen können. (Yotsu et al. 2018, Guarner 2018)

3.20.8 Reisemedizinische Bedeutung

Mit Ausnahme Australiens, wo touristische Regionen wie die Mornington und Bellarine Peninsulas in Endemiegebieten liegen, spielten *M.-ulcerans*-Infektionen bei rein touristischen Reisen bisher keine Rolle. Vereinzelte importierte Fälle wurden in den USA (aus Westafrika und Australien), England (aus Brasilien), Frankreich (aus Mali), den Niederlanden (aus Surinam und China), Italien (aus Madagaskar), Spanien (aus Peru) und Deutschland (Angola und DR Kongo) diagnostiziert. Die importierten Fälle betreffen meist in Endemiegebieten berufstätige Personen oder von Hilfsorganisationen für medizinische Interventionen in die betreffenden Länder gebrachte Patienten.

LITERATUR

Beissner M, Herbinger KH, Bretzel G. Laboratory diagnosis of Buruli ulcer disease. Future Microbiol 2010; 5(3): 363–70.

Bretzel G, Beissner M. PCR detection of *Mycobacterium ulcerans* – significance for clinical practice and epidemiology. Expert Rev Mol Diagn 2018; 18(12): 1063–74.

Doig KD, Holt KE, Fyfe JA et al. On the origin of *Mycobacterium ulcerans*, the causative agent of Buruli ulcer. BMC Genomics 2012; 13: 258.

Guarner J. Buruli ulcer: review of a neglected skin mycobacterial disease. J Clin Micobiol 2018; 56(4): e01507–e0150717.

Lehman L, Simonet V, Saunderson P, Agbenorku P. Buruli ulcer: prevention of disability (POD). Geneva, Switzerland: World Health Organization, 2006.

Macdonald JM, Geyer MJ. Wound and lymphoedema management. 2010. Geneva, Switzerland: World Health Organization, 2010.

Pluschke G, Röltgen K (ed.). Buruli ulcer [Internet]. Mycobacterium ulcerans disease. Cham, Switzerland: Springer, 2019.

Pluschke G, Röltgen K (ed.). Mycobacterium ulcerans. Methods and Protocols. New York: Human Press, 2022.

Portaels F (ed.). Laboratory diagnosis of Buruli ulcer. A manual for health care providers. Geneva, Switzerland: World Health Organization, 2014.

Röltgen K, Pluschke G. Epidemiology and disease burden of Buruli Ulcer. A review. Res Rep Trop Med 2015; 6: 59–73.

Röltgen K, Pluschke G. Buruli ulcer. The efficacy of innate immune defense may be a key determinant for the outcome of infection with *Mycobacterium ulcerans*. Front Microbiol 2020; 11: 1018.

Yotsu RR, Suzuki K, Simmonds R et al. Buruli Ulcer: a review of current knowledge. Curr Trop Med Rep 2018; 5: 247–56.

INTERNETQUELLEN

Africa BULABNET (Buruli Ulcer Laboratory Network): www.africabulabnet.org.

Health.vic (Beating Buruli in Victoria): www.health.vic.gov.au/infectious-diseases/beating-buruli-in-victoria.

WHO (Buruli ulcer [*Mycobacterium ulcerans* infection]): www.who.int/health-topics/buruli-ulcer#tab=tab_1.

WHO (Essential Intervention No. 2: Wound Management): www.afro.who.int/sites/default/files/2017-06/BU-5POD-interventions-2.pdf.

3

KAPITEL

4 Mykosen

4.1 Einführung in die Mykologie

Helmut J. F. Salzer

Das Wichtigste in Kürze

Pilze sind eukaryotische Organismen und stellen eine eigenständige Organismengruppe dar. Sie können Sporen bilden, weisen aber keine aktive Beweglichkeit auf und sind nicht zur Fotosynthese befähigt. Der Aufbau der Pilze, bestehend aus Zellkern, Ribosomen, Zellmembran, Zellwand und ggf. Kapsel, unterscheidet sich deutlich von Bakterien.

Der **Zellkern** enthält das Genom (DNA) und ist durch eine Kernmembran vom Zytoplasma abgetrennt.

Die **Ribosomen** ähneln mehr denen des Menschen als bakteriellen Ribosomen. Die ribosomale RNA (rRNA) weist eine hohe Konservierung auf, d. h., Gene der rRNA liegen im Pilzgenom häufig in mehrfachen Kopien vor. Dies hat eine Bedeutung für die molekulare Speziesbestimmung und die Infektionsdiagnostik.

Die **Zellmembran** besteht aus einer Phospholipid-Doppelschicht und wird von Transmembranproteinen durchsetzt. Anders als bei Tier- und Pflanzenzellen enthält die Zellmembran der Pilze **Ergosterol** als Zellmembranlipid und nicht Cholesterin. Der Zellmembranaufbau ist ein wichtiger Angriffspunkt für Antimykotika. So hemmen Azole die Ergosterolsynthese (fungistatisch), und Polyene (Porenbilder; z. B. Amphotericin B, Nystatin) erhöhen die Durchlässigkeit der Zellmembran.

Die **Zellwand** besteht aus Glukanen und Chitin, wodurch sie sich im Aufbau von Bakterien und Pflanzen unterscheidet. Diese Unterschiede im Aufbau der Zellwand macht man sich auch in der Diagnostik und Therapie von Mykosen zunutze. So ist z. B. die glykosidische Zellwandverbindung β-(1,3-)D-Glukan (BDG) ein Biomarker in der Diagnostik invasiver Pilzinfektionen. Antimykotika der Gruppe der Echinocandine hemmen die 1,3-β-Glukansynthase, wodurch die Stabilität der Zellwand beeinträchtigt wird (fungizide Wirkung). Andere Zellwandbestandteile wie Mannane, Mannoproteine und Galaktomannane sind eher artspezifisch und kommen nicht, wie die Glukane, bei jedem Pilz vor. So ist der Nachweis von Galaktomannanen ein wichtiger diagnostischer Parameter bei Infektionen durch *Aspergillus*. Klinisch weniger bedeutsam, aber artspezifisch, ist der Nachweis bestimmter Mannane bzw. Mannoproteine bei *Candida* (*Candida*-Antigen).

Polysaccharidkapseln werden z. B. von *Cryptococcus*-Arten gebildet und haben für die Virulenz und für die Diagnostik eine Bedeutung.

Morphologisch lassen sich Hefepilze und Schimmelpilze unterscheiden. **Hefepilze** sind einzellig (5–15 µm), vermehren sich durch Sprossung und bilden in Kultur Kolonien. **Schimmelpilze** bilden ein Geflecht aus filamentösen Zellen (Hyphen) und zeigen ein Spitzenwachstum. Die Gesamtheit des Hyphengeflechts bezeichnet man als Myzel, in dem Sporen zur Fortpflanzung gebildet werden. Für die Artbestimmung humanpathogener Schimmelpilze ist die makroskopische und mikroskopische Morphologie entscheidend. So werden das Myzelwachstum, die Pigmentierung der Sporen (Konidien), die Sporenbildung (Sporangiosporen, Blastokonidien, Arthrokonidien), Art der Sporenträger (undifferenziert, unverzweigt, verzweigt) und die Fruchtkörper (asexuell/mitotischer Ursprung oder sexuell/meiotischer Ursprung) beurteilt. Pilzsporen sind unempfindlich gegenüber Umwelteinflüssen (z. B. Trockenheit, UV-Strahlung), stellen aber in aller Regel keine Dauerform dar und dienen der Ausbreitung und Fortpflanzung.

Pilze werden taxonomisch in **5 Divisionen** eingeteilt. Die **Ascomycota** (Schlauchpilze) umfassen die meisten humanpathogenen Vertreter und zeichnen sich durch eine spezielle Form der sexuellen Sporenbildung aus. Zu ihnen zählen *Candida, Aspergillus, Fusarium,* Dermatophyten und dimorphe Pilze. Die Basidiomycota (Ständerpilze) beinhalten humanpathogene Pilze wie *Cryptococcus* und Trichosporen.

Exakte epidemiologische Daten zu Pilzinfektionen sind nicht vorhanden. Man geht aber von mehr als 2,5 Millionen Todesfällen jährlich weltweit durch Pilzinfektionen aus. Dies entspricht in etwa doppelt so vielen Todesfällen wie durch Tuberkulose und etwa 4-mal so viel wie durch Malaria. Neben Haut- und Weichteilinfektionen sind es vor allem schwere chronische bzw. subakute und invasive Pilzinfektionen, die zu einer hohen Mortalität und Morbidität beitragen.

Derzeitige epidemiologische Daten gehen von weltweit jährlich 1,8 Millionen chronisch-pulmonalen Aspergillose (CPA-)Fällen, 194.000 Kryptokokken-Meningitis-Fällen, 1,6 Millionen Candidämie-Fällen, 505.000 *Pneumocystis-jirovecii*-Pneumonie (PJP-)Fällen, 2,1 Millionen invasiven Aspergillosefällen und 71.000 disseminierten Histoplasmosefällen bei HIV/AIDS aus. Viele dieser schweren Pilzinfektionen sind mit einem geschwächten Immunsystem (z. B. invasive Aspergillose, PJP, Mucormykose) oder einem strukturellen Lungengerüstschaden (z. B. CPA) assoziiert, während andere auch bei immunkompetenten Individuen (z. B. verschiedene endemische Mykosen wie die akute pulmonale Histoplasmose oder die Kokzidioidomykose) auftreten können.

Die WHO veröffentlichte 2022 eine Liste von 19 pathogenen Pilzerregern, die im Bereich der Forschung, Diagnostik und Aufklärung priorisiert werden sollen. Dabei wurden 3 Gruppen definiert, wobei in der Gruppe mit der höchsten Priorität die Erreger *Cryptococcus neoformans*, *Aspergillus fumigatus*, *Candida auris* und *Candida albicans* vertreten sind. Ziel ist der Ausbau von mykologischen Laborkapazitäten und Surveillance, nachhaltige Investitionen in Forschung, Entwicklung und Innovation sowie Public-Health-Maßnahmen, um auf die große Bedeutung von Pilzinfektionen hinzuweisen.

LITERATUR

Denning DW. Global incidence and mortality of severe fungal disease. Lancet Infectious Diseases 2024; 24: e428–e438.

INTERNETQUELLEN

WHO (fungal priority pathogens list): www.who.int/publications/i/item/9789240060241.

4.2 Subkutane Mykosen

Dieter Reinel

4.2.1 Myzetom

Das Wichtigste in Kürze

Das Myzetom ist eine Infektionskrankheit der Haut und der Subkutis. Unterschiedliche Erreger können identische Krankheitssymptome auslösen, dies gilt auch für das Myzetom, bei dem entweder Pilze (Eumyzetome) oder Bakterien (Aktinomyzetome) die Auslöser sind. Unabhängig vom Erreger ist das Krankheitsbild asymmetrisch, typisch für Infektionen, die von außen in die Haut implantiert werden.

Historisch gibt es Beschreibungen schon in der Babylonischen Medizin. Auch in Indien ist das Myzetom seit Jahrhunderten bekannt. Durch Beschreibungen englischer Militärärzte hat es die bis heute gängige Bezeichnung **Madurafuß** (nach der Stadt Madura, heute Madurai).

Epidemiologie

Betroffen sind vor allem barfuß laufende Menschen aus dem ländlichen Raum der Tropen und Subtropen. Dies gilt vor allem für Eumyzetome, bei denen man in Afrika einen **„Myzetom-Gürtel"** zwischen dem 15. und 30. Grad Nord als Region des häufigsten Vorkommens definierte. In Asien ist es vor allem Südostasien, außerdem ist das Myzetom in Mittelamerika und in Teilen Südamerikas endemisch. Auch aus Europa gibt es Einzelbeschreibungen in mediterranen Ländern, außerdem in Südosteuropa.

Erreger und Übertragung

Der häufigste Erreger von Eumyzetomen ist *Madurella mycetomatis*, aber viele weitere Schimmelpilze (u. a. *Exophiala jeanselmei, Aspergillus* sp., *Acremonium* sp., *Fusarium* sp.) kommen infrage (de Hoog et. al 2021). Auslöser von Aktinomyzetomen sind Aktinomyzeten der Genera *Actinomyces, Nocardia* und *Streptomyces*. Typischerweise entstehen Myzetome durch die **Implantation der Erreger durch kleine Hautverletzungen,** bei denen Pflanzenteile oder Erdbodenbestandteile in die Haut eindringen. Eine Übertragung vom Tier auf den Menschen oder von Mensch zu Mensch gibt es nicht.

Pathogenese und Immunologie

Durch die Implantation der Erreger in die Haut kommt es zur (langsam fortschreitenden) subkutanen Infektion, mit einer Ausbreitung in die Umgebung und in die Tiefe. Bei Immunkompetenten kommt es aber nicht zur Dissemination oder zur generalisierten Infektion. Bei der Ausbreitung in die Tiefe kommt es zur Mitbeteiligung z. B. von Sehnen und Knochen, niemals aber zum Befall innerer Organe.

Klinik

Myzetome entwickeln sich langsam, die Krankheitsherde wachsen unbehandelt über Jahre. Zu Beginn verhärten sich kleine Hautpartien bei zunächst erhaltener Hautstruktur. Die häufigste Lokalisation sind die **Füße** (Sohle, auch Fußrücken), es folgen Hände und Arme, aber auch Kopf, Nacken und Schulterregion können betroffen sein (beim Tragen von Lasten). Typisch für Implantationsinfektionen sind Myzetome immer einseitig (asymmetrisch), bei multiplen Verletzungen sind auch mehrere Myzetome an unterschiedlichen Stellen beschrieben. Über Monate und Jahre wachsen die Schwellungen, und es bilden sich serosanguinös sezernierende **Fisteln** aus. Aus diesen lassen sich **harte Körnchen** exprimieren (**Drusen,** engl. grains). Diese sind (je nach Erreger) verschiedenfarbig und können insofern erste Hinweise zur Diagnostik geben.

Die Trias Schwellung, Fisteln und Drusen gilt als typisch für Myzetome (➤ Abb. 4.1).

Das Allgemeinbefinden der Erkrankten ist nicht beeinträchtigt, im Normalfall besteht kein Fieber, auch Schmerzen entwickeln sich spät, meist erst bei Superinfektion. Unbehandelt stoppt der Krankheitsprozess nie, es entwickeln sich unförmige Anschwellungen, die betroffene Gliedmaßen im Endeffekt in ihrer Funktion behindern und

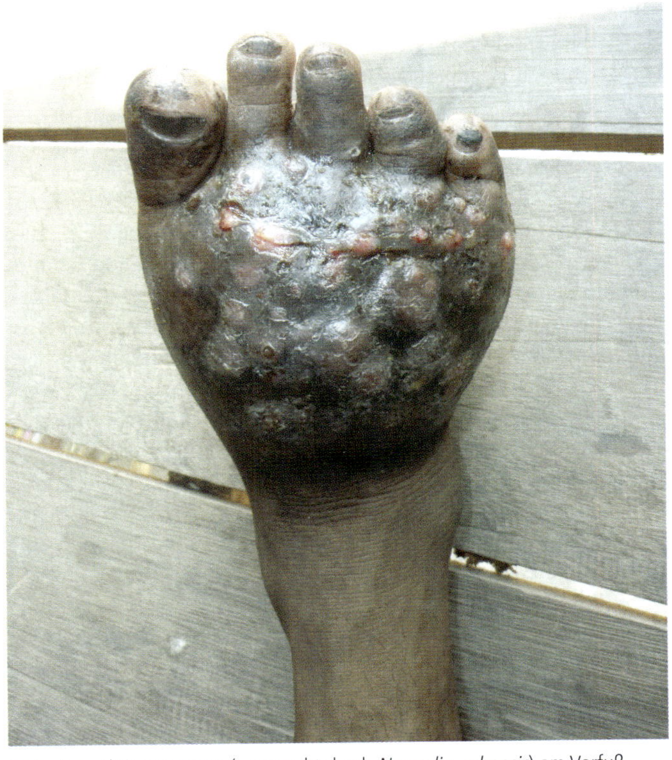

Abb. 4.1 Aktinomyzetom (verursacht durch *Nocardia aobensis*) am Vorfuß [T1480]

4

dadurch Invalidität auslösen können. Eine vitale Gefährdung besteht allenfalls erst sehr spät, es kommt niemals zur hämatogenen Aussaat mit Befall innerer Organe.

Diagnostik

Das Sekret der Fisteln (Materialgewinnung z. B. durch Exprimieren) wird makroskopisch und mikroskopisch auf das **Vorhandensein von Drusen** untersucht (Hao et al. 2022). Nur wenn im Sekret keine Drusen gefunden werden, ist eine tiefe Stanze zur Materialgewinnung indiziert. Drusen sind verschiedenfarbig, die Farbe gibt erste Hinweise auf den auslösenden Erreger, z. B. sind schwarze Drusen fast immer ein Beweis für ein Eumyzetom, also für Pilze als Auslöser, während weißliche, gelbe, braune und rote Drusen von Bakterien und/oder von Pilzen gebildet werden können. Mikroskopisch findet man die Erreger von Myzetomen nur in den Drusen, einzeln im Gewebe sind sie nicht nachweisbar (mit Ausnahme vom Sonderfall der seltenen Dermatophytenmyzetome). Für die mikroskopische Untersuchung von Drusenmaterial eignet sich 20-prozentige Kalilauge, für die zusätzliche Fluoreszenzmikroskopie Blankophor oder Calcofluor. An Gewebefärbungen eignen sich H&E, PAS und Grocott-Gomori für Pilze, für Bakterien wird zusätzlich eine Gram-Färbung empfohlen. Die fadenförmigen Nokardien und Aktinomyzeten sind höchstens 1 µm groß, die Pilzhyphen jedoch 2–6 µm breit, sie sind also mikroskopisch gut zu unterscheiden. Im Zentrum der Drusen liegen die Erreger oft so dicht, dass ihre Form nicht zu beurteilen ist, die Randregionen sind hierfür geeigneter. In der Peripherie der Drusen ist bei allen Myzetomformen oft das **Splendore-Höppli-Phänomen** in der HE-Färbung vorhanden. Man sieht dann längliche, dornenähnliche rote (eosinophile) Massen, die sternförmig um die Drusen herum angeordnet sind.

Aus dem Untersuchungsmaterial sollten auch Pilz- und Bakterienkulturen angelegt werden. Den Nährmedien dürfen weder Antibiotika, noch Hemmstoffe gegen Überschimmelung zugesetzt werden. Die Pilzkulturen werden möglichst bei 26 °Celsius und bei 37 °Celsius inkubiert, das Wachstum des häufigsten Erregers von Eumyzetomen *(Madurella mycetomatis)* ist langsam, die Kulturen sollten bis zu 6 Wochen lang beobachtet werden. Auch Aktinomyzeten wachsen vergleichsweise langsam, die Bakterienkulturen müssen deswegen ca. 10 Tage lang bebrütet werden.

Zusätzlich zu den genannten bakteriologischen und mykologischen Untersuchungen wird überall, wo es technisch möglich ist, auch eine weiterführende genetische Untersuchung (PCR) empfohlen.

Differenzialdiagnose

Bei den infektiösen Erkrankungen können andere subkutane Mykosen, aber auch die Botryomykose, weiterhin die kutane Tuberkulose und atypische Mykobakteriosen ähnliche Krankheitsbilder hervorrufen. Bei den nicht infektiösen Hauterkrankungen sind es vor allem die Podokoniose und gelegentlich onkologische Erkrankungen, z. B. das Kaposi-Sarkom.

Therapie

Die Therapie muss den auslösenden Erreger berücksichtigen. Bei **Aktinomyzetomen** gilt Trimethoprim-Sulfamethoxazol (80/400–160/800 mg pro Tag) über Monate als Standardtherapie, bei *Nocardia* wird zusätzlich Dapson 100–200 mg pro Tag empfohlen, in ausgedehnten Fällen kann Amikacin in Kombination mit den Vorgenannten erwogen werden.

Bei **Eumyzetomen** ist das Ansprechen auf Antimykotika meist verzögert. Als Standardtherapie bewährt sich Itraconazol 2 × 200 mg/Tag über Monate bis Jahre. Alternativ ist auch Terbinafin (250–500 mg/Tag), ebenfalls über sehr lange Zeiträume, wirksam. Bedeutung könnten auch neuere (und leider teurere) systemische Antimykotika bekommen. Generell sprechen Eumyzetome auf Behandlungen oft nur inkomplett an, sodass häufig eine chirurgische Zusatztherapie notwendig wird.

Bekämpfung und Prävention

Die wichtigste Präventivmaßnahme ist die Empfehlung von geeigneten Schuhen bei Arbeiten im Freien. Da dies den Menschen in den ärmeren Regionen noch immer oft nicht möglich ist, hat die WHO Myzetome ihrer Liste von „neglected tropical disease priorities“ hinzugefügt. Aber auch eine frühe Desinfektion der Haut nach kleinen, banalen Verletzungen ist wichtig.

Da Reisende in dieser Hinsicht gut versorgt und gut unterrichtet sind, hat das Myzetom keine reisemedizinische Bedeutung.

4.2.2 Chromoblastomykose

Epidemiologie

Die Chromoblastomykose ist eine chronische Mykose, die zwar in Einzelfällen weltweit, aber doch vorwiegend in den Tropen vorkommt (Seas et al. 2022). Es sind mehrere Erreger beschrieben, die alle zu den *Dematiaceae* gezählt werden (definiert als Pilze mit einer Eigenfarbe [von gelblich bis braun/schwarz reichend]). Neben dem klinischen Bild ist bei allen Auslösern der Chromoblastomykose auch die Mikroskopie gemeinsam: Alle Pilze finden sich im Gewebe als pigmentierte rundliche Zellen, die sich durch Spaltung vermehren. Findet man Hyphen im Gewebe, muss die Erkrankung als Phäohyphomykose eingeordnet werden.

Vorwiegend betroffen sind Landarbeiter und bevorzugt barfuß laufende Menschen. Männer der Altersgruppe von 30 bis 50 Jahren sind häufig betroffen. In Gebieten, in denen auch Frauen die gleiche Landarbeit ausüben (z. B. Japan), sind beide Geschlechter betroffen. Bei Kindern ist die Erkrankung seltener. Pilznachweise in der freien Natur gelingen aus Boden- und Pflanzenmaterial (besonders bei Fäulnis).

Erreger und Übertragung

Alle Erreger sind Schimmelpilze und *Dematiaceae.* Am häufigsten sind es *Fonsecea pedrosoi* in feuchtwarmen Gebieten und *Cladophialo-*

phora carrionii in Trockengebieten der Tropen. Die Erkrankung zählt zu den Implantationsmykosen, die durch geringfügige, oberflächliche Verletzungen zustande kommen.

Die Pilze wachsen in der Kultur langsam bei Temperaturen um 30 °Celsius. Makroskopisch entwickeln sie eine graue, oliv-grünliche oder braune Farbe.

Pathogenese und Immunologie

Nach der Implantation des Erregers entsteht im subkutanen Gewebe eine chronische Entzündung, in der die Erreger als rundliche (muriforme, sklerotische) Zellen liegen, die sich durch Spaltung teilen. Für die Infektion sind immunologische Defizite nicht erforderlich, Chromoblastomykose befällt auch immunkompetente Menschen.

Klinik

Nach einer oberflächlichen Verletzung und Erregerimplantation entwickelt sich sehr langsam (oft über Jahre) ein anfangs untypisches Krankheitsbild. Papeln, später verruköse, hyperkeratotische Bezirke und teilweise plaqueartige, teilweise tumoröse Strukturen von verschiedener Farbe (rötlich, braun), daneben narbenartige, weißliche Veränderungen bieten ein polymorphes Bild (➤ Abb. 4.2). Das Krankheitsbild dehnt sich langsam in der Fläche aus, geht aber normalerweise nicht unter die Subkutis. Weder Knochenbeteiligung noch Befall innerer Organe sind beschrieben. Das Allgemeinbefinden ist außer durch Juckreiz und gelegentlich oberflächlichen Schmerz nicht beeinträchtigt. Dies erklärt, warum Patienten erst mit oft sehr ausgedehnten Herden medizinische Hilfe suchen.

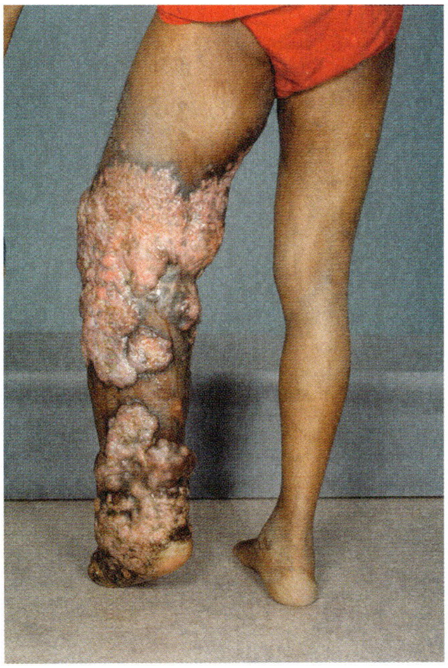

Abb. 4.2 Chromoblastomykose (Courtesy of David A. J. Moore) [E327-002]

Diagnostik

Die Diagnose kann durch Mikroskopie eines Abstrichs (insbesondere von serösen Krusten oder aus einer Ulzeration) gestellt werden. Typisch sind schon ohne Färbung die rundlichen, gelb-bräunlichen Pilzzellen, die in der Literatur als **sclerotic bodies** und, bildlich zutreffender, als **copper coins** (Kupfermünzen) beschrieben werden. Abstriche und Probeexzisionen bieten die gleiche Mikromorphologie. Typisch sind Falten oder Septen in den Pilzzellen, während Hyphen nicht beobachtet werden (diese wären definitionsgemäß beim Krankheitsbild der Phäohyphomykose typisch).

Pilzkulturen (bei 30 °Celsius auf üblichen Nährböden) sind lediglich für die genaue Bestimmung der Erreger erforderlich.

Die Diagnose wird aus der Kombination von klinischem Bild und Abstrich (Nativprärat) gestellt.

Differenzialdiagnostisch kommen andere Pilzinfektionen und bakterielle Infektionen der Haut infrage, evtl. auch untypische onkologische Krankheitsbilder.

Therapie

Antimykotische Chemotherapie ist das Mittel der Wahl. Wirksam sind **Itraconazol** (200–400 mg/Tag) oder **Terbinafin** (bis 1.000 mg/Tag). Auch neuere und teurere Antimykotika werden verwendet. Unterstützend sind chirurgische (auch kryochirurgische) Abtragungen, in fortgeschrittenen Fällen wird meist kombiniert chirurgisch-medikamentös behandelt. Interessant ist die Hitzeempfindlichkeit der *Fonseceae*, bei denen örtliche Überwärmung (41–43 °Celsius) als sehr wirksam beschrieben ist.

Die Prävention besteht in geeignetem Hautschutz vor Verletzungen (v. a. geeignete Schuhe) und früher Reinigung/Desinfektion oberflächlicher Hautverletzungen.

Eine reisemedizinische Bedeutung hat die Chromoblastomykose ansonsten nicht.

4.2.3 Phäohyphomykose

Epidemiologie

Verschiedene Dematiazeen können das Krankheitsbild auslösen. Diese Mykose gibt es auf allen Kontinenten, aber manche Erreger haben keine weltweite Verbreitung. Aus warmen Ländern und bei auf dem Land Arbeitenden finden sich die häufigsten Beschreibungen. Es erkranken bevorzugt Personen ab dem 30. Lebensjahr, Frauen und Männer sind gleichermaßen betroffen. Man unterscheidet bei der Phäohyphomykose eine oberflächliche (kutane, otitische und ophthalmologische), subkutane (zystische und nodulär disseminierte), zerebrale und systemische Form.

Erreger und Übertragung

Die Erreger der Phäohyphomykose haben dunkel gefärbtes Myzel und gehören zu den Dematiazeen. Beschrieben wurden Fälle aus vielen

Pilzgattungen, am häufigsten sind dabei *Phialophora*, *Exophiala* und *Curvularia*. Gemeinsam ist diesen unterschiedlichen Auslösern, dass sie bei der Phäohyphomykose definitionsgemäß Hyphen im erkrankten Gewebe bilden.

Auch diese Mykose entsteht durch Implantation der Erreger bei meist banalen Verletzungen. Die Erreger wurden aus Pflanzenmaterial und in Bodenproben nachgewiesen.

Pathogenese und Immunologie

Auch wenn es Einzelfallbeschreibungen der Erkrankung bei Immunkompetenten gibt, betrifft die Phäohyphomykose fast immer immunsupprimierte Personen (Kortikoidtherapie, onkologische Erkrankungen, HIV und andere erworbene Immunschwächen, Zustand nach Transplantation, auch i. v.-Drogenkonsum). Schon die Tatsache, dass einige Erreger der Phäohyphomykose auch eine Chromomykose auslösen können, spricht für immunologische Faktoren in einem Wirtsorganismus, der es Pilzen ermöglicht, im Gewebe in Myzelform zu wachsen.

Klinik

Ausgehend von der verletzten Hautstelle, meist an den Extremitäten, entwickeln sich eine langsam wachsende zystenartige Struktur oder auch, bei der nodulär disseminierten Form, langsam wachsende Hautareale mit konfluierenden Knötchen und verrukösen (insgesamt pleomorphen) Anteilen (➢ Abb. 4.3). Superinfektion und Ulzeration sind möglich. Die Ausbreitung der subkutanen Form ist per continuitatem, angrenzende Schleimhaut kann betroffen sein. Juckreiz und Schmerz wurden beschrieben, sind aber eher gering. Der Allgemeinzustand wird durch die Grundkrankheit bestimmt.

Diagnostik

Wegen der Eigenfarbe des Myzels kann das ungefärbte Nativpräparat mikroskopiert werden. Die Hyphen sind pigmentiert, verzweigt und septiert. Zusätzlich zu Hyphen werden oft rundliche Zellen mit dicken Wänden beschrieben. Die Erreger werden z. B. auf Sabouraud-Agar bei 25–28 °Celsius inkubiert, die meist schimmelähnlichen Kulturen müssen nach mikromorphologischen Merkmalen beurteilt werden. Eine genetische Differenzierung ist zu empfehlen.

Therapie

Die zystische subkutane Form sollte operativ entfernt werden, evtl. ergänzt durch antimykotische Therapie. Bei der nodulär disseminierten Form können Azole empfohlen werden, das Ansprechen ist sehr vom Erreger und vom Immunzustand abhängig. **Itraconazol** wird häufig als wirksam beschrieben.

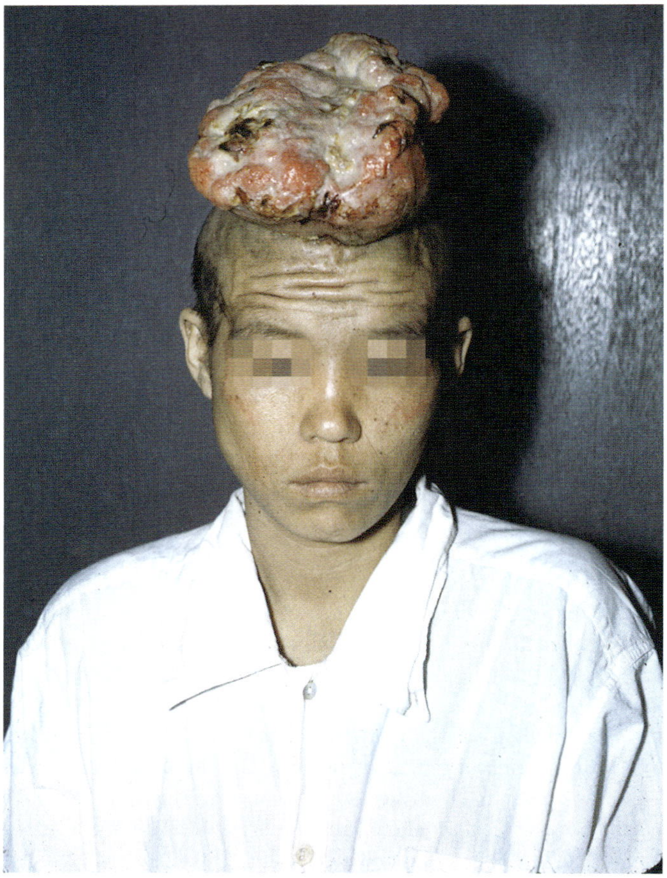

Abb. 4.3 Phäohyphomykose am behaarten Kopf [P1537]

Bekämpfung und Prävention

Immunsupprimierte sollten nicht mit ungeschützter Haut Landarbeit verrichten. Auch banale Hautverletzungen sollten schnell gereinigt und desinfiziert werden.

Eine nennenswerte reisemedizinische Bedeutung besteht nicht.

4.2.4 Sporotrichose

Epidemiologie, Erreger und Übertragung

Der Erreger, *Sporothrix schenkii*, kommt ubiquitär auf Pflanzenmaterial und im Erdboden vor, vorwiegend in den Tropen und Subtropen. Er wird bei kleinen Verletzungen mit Pflanzen/Erdboden übertragen. Zoonotische Infektionen durch *Sporothrix brasiliensis*, ausgehend von Katzen, werden insbesondere in Brasilien beobachtet (Motta et al. 2025). Befallen werden alle Altersgruppen beider Geschlechter.

Pathogenese und Immunologie

Die Mykose befällt Immunkompetente, aber die Immunabwehr scheint das Krankheitsbild zu beeinflussen und zu variieren. Die sehr seltene Lungenaffektion durch *Sporothrix* und die disseminierte Sporotrichose tritt nur bei Immunschädigung auf.

Klinik

An der Implantationsstelle (in absteigender Reihenfolge die obere, dann untere Extremität, seltener Gesicht) entwickelt sich eine derbe Papel, die ulzeriert und verkrustet. Es kommt zur lymphogenen Ausbreitung mit hartem, tastbarem subkutanem Strang und in diesem fortlaufend zu neuen Herden (➤ Abb. 4.4). Dadurch entsteht das typische Bild der sporotrichoiden Form (70 % der Fälle), bei der fixen kutanen Form (25 % der Fälle) ist nur eine Hautstelle befallen. Sehr selten und nur bei Immunsuppression kommt es zur disseminierten Form (die einzige Form mit relativ symmetrischer Verteilung der Herde).

Diagnostik

Das klinische Bild der lymphokutanen sporotrichoiden Form ist überaus typisch. Optimal ist der Pilznachweis aus Abstrichen, Krustenmaterial, bioptisch gewonnenem Material frischer Herde nach Anzucht auf üblichen Nährmedien. Der Erreger ist dimorph und wächst bei Raumtemperatur wie ein Schimmelpilz, oberhalb von 30 °Celsius hefepilzähnlich. In der Schimmelpilzform (cave: Mikroskopie nur unter Abzug) ist die mikromorphologische Bestimmung gut möglich.

Die Histologie ist eher unspezifisch und zeigt eine suppurative granulomatöse Entzündung, auch bei PAS- oder Silberfärbungen sieht man nur selten hinweisende zigarrenförmige Sprosszellen und Asteroid-Bodies.

Differenzialdiagnostisch kommen atypische Mykobakterieninfektionen, die Hauttuberkulose und die kutane Leishmaniasis infrage.

Therapie

Als Mittel der Wahl gilt **Itraconazol** (100–200 mg/Tag) oder **Terbinafin** (500 mg/Tag) über Monate. In tropischen, vor allem in ressourcenarmen Regionen, wird mit gutem Erfolg **SSKI** (gesättigte Jodkalilösung) in ansteigender Dosierung eingesetzt.

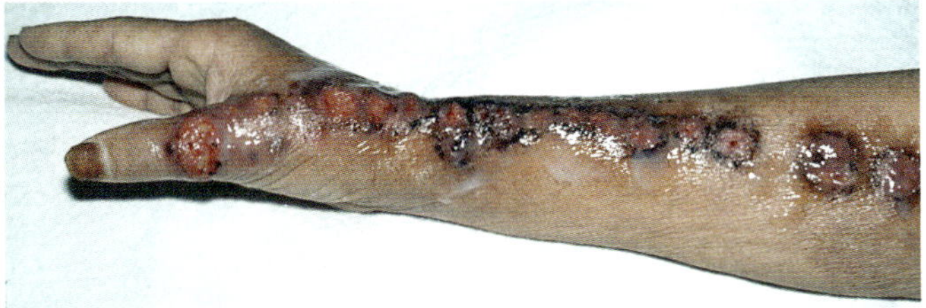

Abb. 4.4 Sporotrichose an Daumen und Unterarm [P1537]

Bekämpfung und Prävention

Die Erstversorgung banaler Hautverletzungen durch adäquate Reinigung und Desinfektion ist entscheidend. Dies gilt natürlich auch für Reisende, bei denen die Sporotrichose aber nur selten beschrieben wird.

4.2.5 Lobomykose

Epidemiologie

Auch die Lobomykose ist eine Implantationsmykose. Sie kommt fast ausschließlich in feuchtwarmen Regionen Süd- und Mittelamerikas vor. Der Erreger wurde freilebend in der Natur noch nicht nachgewiesen, ein Bezug zu Wasser ist aber wahrscheinlich, da die Lobomykose auch einzelne Delphinarten befallen kann.

Klinik

An der Implantationsstelle entwickeln sich sehr langsam ausdehnende Herde aus Papeln und Plaques mit glatter, gelegentlich verruköser, später ulzerierender Oberfläche. Das Bild ähnelt Keloiden. Die Erkrankung bleibt asymmetrisch, durch Autoinokulation scheinen sich aber weitere Ausgangsstellen bilden zu können (➤ Abb. 4.5).

Diagnostik

Nativpräparate aus Krustenmaterial und aus Biopsien (Grocott-Gomori-Färbung) zeigen den Erreger *Lacazia loboi* (= *Paracoccidioides loboi*) als hefeähnliche Zellen von im Durchschnitt 10 μm Größe, oft in Ketten angeordnet. Eine kulturelle Anzucht gelang bis heute nicht. Differenzialdiagnostisch sind Lepra, kutane Leishmaniasis, Chromoblastomykose, Keloide und ein Dermatofibrosarkom auszuschließen.

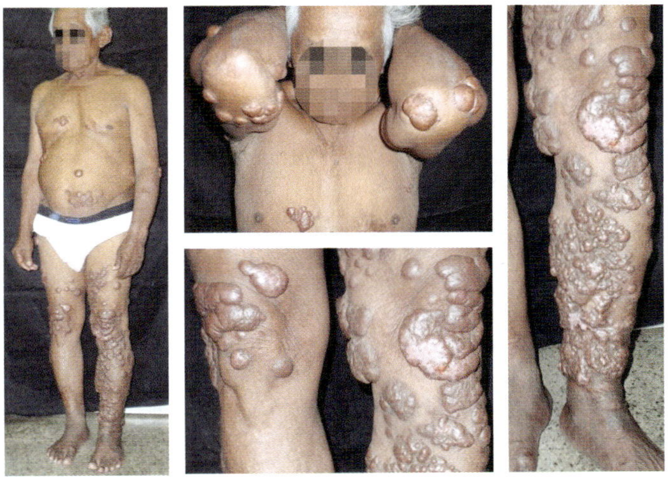

Abb. 4.5 Lobomykose an Stamm und Extremitäten [P1545]

4

Therapie

Eine medikamentöse Behandlung ist nur in Anfangsstadien erfolgreich. Beschrieben wurde **Clofazimin** und **Itraconazol** (auch in Kombination). Ebenfalls nur bei lokalisierten Formen wurden chirurgische und kryotherapeutische Maßnahmen erfolgreich eingesetzt. Da sich die Erkrankung sehr langsam entwickelt, schmerzfrei bleibt und praktisch nie vital gefährdend wird, bleiben in abgelegenen Regionen viele Erkrankte unbehandelt, auch weil erst spät medizinische Hilfe nachgesucht wird.

4.2.6 Conidiobolomykose

Die Erkrankung wird weltweit unterschiedlich bezeichnet, da sich die Taxonomie der Pilze in den letzten Jahren geändert hat. Gebräuchliche Namen sind auch Entomophthoromykose und Basidiobolomykose. Der frühere Oberbegriff Zygomykosen wird nach Änderung der Taxonomie nicht mehr verwendet.

Subkutane Basidiobolomykose

Erreger sind Arten von *Conidiobolus* und *Basidiobolus.* Nach traumatischer Inokulation entwickeln sich sehr harte, schmerzlose, subkutane Schwellungen, meist an Hüften, Gesäß, Rücken oder Brust. Die Therapie ist schwierig, sowohl chirurgische Entfernung als auch Versuche mit Amphotericin B, Kaliumjodid, Cotrimoxazol und Azolen blieben unbefriedigend.

Paranasale Conidiobolomykose (Rhinoentomophthoromykose)

Ausgangspunkt ist eine Verletzung der Mukosa oder der Haut dicht neben einem Nasenloch, durch die der Erreger *Conidiobolus coronatus* eindringt. In der Folge kommt es zwar langsam, aber untherapiert immer, zu sich ausdehnenden subkutanen Anschwellungen, die per continuitatem auch Blutgefäße und Knochen mitbefallen (➤ Abb. 4.6).

Im Anfangsstadium ist eine Behandlung mit Kaliumjodid oder Azolen (auch Cotrimoxazol ist als wirksam beschrieben) der meist immunkompetenten Patienten noch gut wirksam. Später, nach zunehmender Gesichtsschwellung, die bis zur fazialen Elephantiasis gehen kann, sind Heilungen kaum noch möglich.

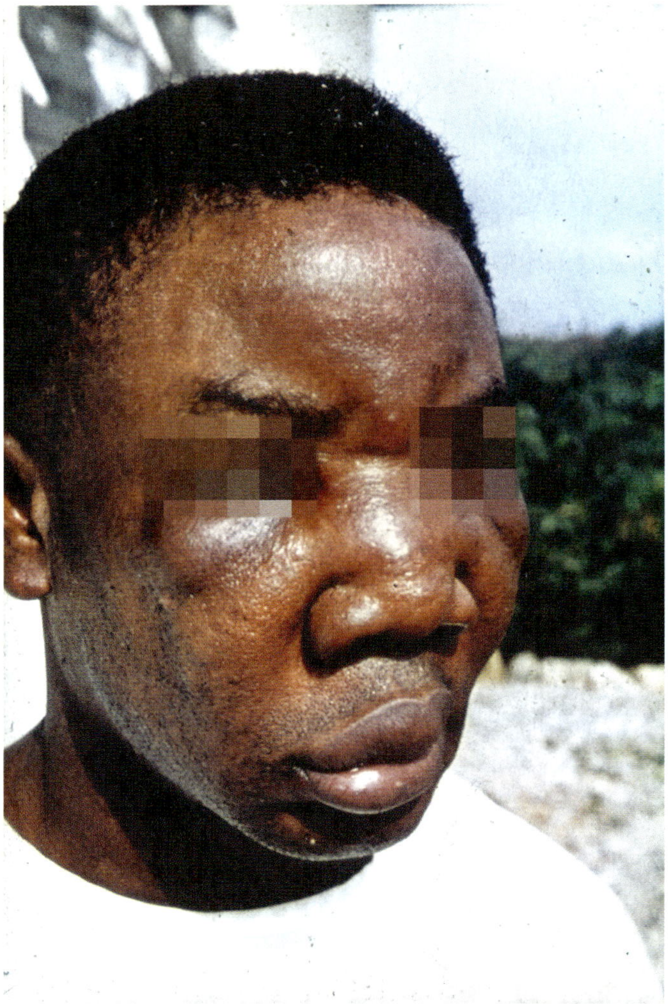

Abb. 4.6 Rhinoentomophthoromykose [P1537]

4.2.7 Mucormykosen

Dies ist eine Infektion durch verschiedene Arten der *Mucorales,* am häufigsten Arten von *Rhizopus.* An der Eintrittspforte entstehen Rötung und Schwellung, sehr schnell entwickelt sich eine nekrotisierende Entzündung, der Pilz wächst invasiv in Blutgefäße ein. Die Erreger sind Opportunisten, es handelt sich also um eine Erkrankung immungeschwächter Patienten (sehr häufig Diabetes mellitus, metabolische Azidose, Eisenüberladung). Unterschieden werden die rhinozerebrale Mucormykose, die pulmonale M., die gastrointestinale M., die renale M. und die primär kutane M. Letztere entwickelt sich häufig auf ausgedehnten Hautverbrennungen. Die Therapie muss sehr schnell, also schon bei Verdacht, eingeleitet werden. Wirksam sind liposomales Amphotericin B und Azole, oft ist die Behandlung aber frustran.

LITERATUR

De Hoog GS, Guarro J, Gené J et al. (eds). Atlas of Clinical Fungi. 4. A. Hilversum: Foundation, 2021.

Hao X, Cognetti M, Burch-Smith R, Mejia EO, Mirkin G. Mycetoma: Development of Diagnosis and Treatment. J Fungi (Basel) 2022; 8(7): 743.

Motta GT et al. One Health: Action in Brazilian Cases of Sporotrichosis in Humans and Cats. Pathogens 2025; 25(14): 225.

Seas C, Legua P. Mycetoma, chromoblastomycosis and other deep fungal infections: diagnostic and treatment approach. Curr Opin Infect Dis 2022; 35(5): 379–383.

4.3 Rhinosporidiose

Gerd-Dieter Burchard

Das Wichtigste in Kürze

Die Rhinosporidiose ist eine chronische, mukokutane, granulomatöse Entzündung mit polypartiger Tumorbildung, am häufigsten an der Nasenschleimhaut.

4.3.1 Epidemiologie

Die Erkrankung kommt weltweit vor, die meisten Fälle (ca. 90 %) werden aus Indien und Sri Lanka berichtet. Fälle sind auch aus Südamerika und Afrika bekannt, auch aus den Südstaaten der USA. Männer sind häufiger als Frauen (3–4:1), meist im Alter zwischen 15 und 40 Jahren betroffen. Der Erreger wird auch bei einer Reihe von Tieren nachgewiesen.

4.3.2 Erreger und Übertragung

Die Erreger *(Rhinosporidium seeberi)* wurden ursprünglich als Pilze angesehen. Sie gehören zu einer Gruppe von einzelligen Parasiten, die im Süßwasser an Fischen und Krebsen leben, der Klasse der Mesomycetozoea oder Ichthyosporea zugeordnet werden und somit an der evolutionären Schnittstelle von Protozoen und Pilzen liegen. Eine Anzucht gelang bisher nicht. Die Infektion erfolgt vermutlich durch traumatische Inokulation bei Kontakt mit stehenden Gewässern.

4.3.3 Pathogenese und Immunologie

Es kommt zu einer chronischen granulomatösen Entzündung, die über Jahre zu einem weichen, rötlichen, erdbeerartigen Polypen heranwächst.

4.3.4 Klinik

Es finden sich gestielt oder breitbasig aufsitzende Polypen, fragil und leicht blutend, sodass Epistaxis ein Leitsymptom ist. In 70 % der Fälle ist die Nasenschleimhaut befallen (➢ Abb. 4.7), in etwa 15 % die Konjunktiven und Tränengänge (auch als Oculosporidiosis bezeichnet), seltener Mundschleimhaut, Atemwege, Haut, Genitalbereich, Urethra und Rektum (Arias et al. 2020). Disseminierte Läsionen sind selten.

Bei Patienten vom indischen Subkontinent mit Nasenbluten oder Fremdkörpergefühl in der Nase sollte an eine Rhinosporidiose gedacht werden.

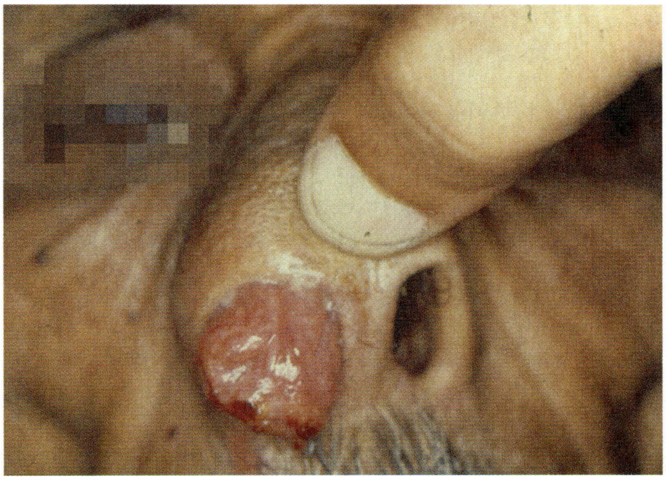

Abb. 4.7 Rhinosporidiose im Bereich der Nasenschleimhaut [E1018-002]

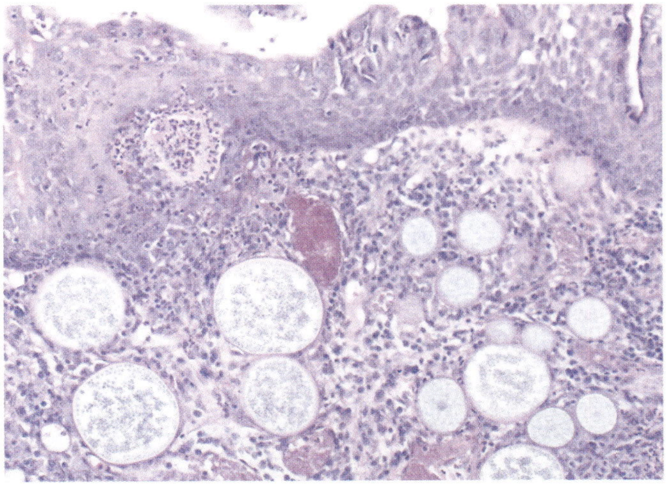

Abb. 4.8 Rhinosporidiose: histologischer Nachweis von Sporangien [E1412]

4.3.5 Diagnostik

Der histologische Nachweis dickwandiger, 100–450 µm durchmessender, runder **Sporangien** mit Tausenden von Endosporen von 6–10 µm Größe sichert die Diagnose. Es finden sich mehrkernige Fremdkörperriesenzellen um degenerierte oder rupturierte Sporangien (➢ Abb. 4.8).

4.3.6 Therapie und Prophylaxe

Eine medikamentöse Therapie ist nicht bekannt, sodass die **radikale Exstirpation** die einzige Behandlungsmöglichkeit ist. Lokale Rezidive sind möglich (Varghese et al.2021). Insgesamt ist die Prognose aber gut, Langzeitverläufe bis zu 30 Jahren sind beschrieben. Sehr selten sind Todesfälle bei disseminierter Aussaat.

LITERATUR

Arias AF, Romero SD, Garcés CG. Case Report: Rhinosporidiosis literature review. Am J Trop Med Hyg 2020; 104(2): 708–711.

Varghese L, Kurien R, Susheel S, Cherian LM, Rebekah G, Rupa V. Rhinosporidiosis – factors predicting disease recurrence. Mycoses 2021; 64(12): 1471–1479.

4.4 Systemmykosen

Helmut J. F. Salzer, Volker Rickerts

4.4.1 Einleitung

In diesem Kapitel werden tropen- und reisemedizinisch besonders relevante Systemmykosen besprochen.

Die **endemischen Systemmykosen** werden durch obligat pathogene Pilze der Gattungen *Histoplasma, Coccidioides, Blastomyces* und *Paracoccidioides* verursacht. Erkrankungen treten unabhängig vom Immunstatus auf. Die in der Umwelt vorkommenden Pilze verursachen meist selbstlimitierende respiratorische Erkrankungen, die aufgrund unspezifischer „grippeähnlicher" Symptomatik oft nicht diagnostiziert werden. Disseminierte, lebensbedrohliche Infektionen werden meist bei Patienten mit Immundefekt diagnostiziert. Die Pilze zeigen einen temperaturabhängigen Dimorphismus, d. h., bei Umgebungstemperaturen wachsen sie als Schimmelpilze, bei 37 °Celsius im Wirtskörper in z. T. charakteristischen Gewebeformen (➤ Abb. 4.9).

Außerhalb der typischen Endemiegebiete dieser Pilze (➤ Abb. 4.10) ist eine bestehende Auslandsanamnese oft der entscheidende Anlass zur Durchführung spezifischer Diagnostik (direkte Erregernachweisverfahren, spezifische Antikörpertests) zum Nachweis dieser Infektionen. Labore, die mit der Diagnostik beauftragt werden, sollten über die Verdachtsdiagnose informiert werden, um notwendige spezifische Färbungen, Nährmedien, ggf. längere Bebrütungsdauer sowie Maßnahmen zur Vermeidung von Sekundärinfektionen (S3-Labor nach Anzucht) anzuwenden.

Die durch *Talaromyces (Penicillium) marneffei* verursachte **Talaromykose** (Penicilliose) und die **Kryptokokkose** werden überwiegend bei Patienten mit AIDS als disseminierte Infektionen mit pulmonaler bzw. zentralnervöser Symptomatik diagnostiziert. Der Pilz *Sporothrix schenckii* verursacht meist subkutane Mykosen und wird in ➤ Kap. 4.2.4 behandelt.

Die Nomenklatur von Mykoseerregern ist im Wandel. Molekulare Typisierungen deuten darauf hin, dass unter den bisher bekannten Arten unterschiedliche Spezies mit differenter geografischer Verbreitung abgrenzbar sein können. Ob damit spezifische klinische Charakteristika (Leitsymptome, Diagnostik, Antimykotikaempfindlichkeit) verbunden sind, ist überwiegend unklar. Vor Kurzem neu beschrieben wurde die **Emergomykose.** Diese thermal dimorphen Pilze verursachen opportunistische Infektionen und scheinen weltweit verbreitet zu sein. Die meisten Fälle wurden bislang bei Patienten mit AIDS in Südafrika dokumentiert, oft mit pulmonaler Beteiligung und Hautherden. Aufgrund fehlender spezifischer Labortests und identischer Histopathologie wie bei der Histoplasmose ist die Epidemiologie noch unzureichend verstanden.

Als **Differenzialdiagnosen** der hier behandelten Mykosen kommen neben bakteriellen Infektionen inklusive der Tuberkulose weltweit vorkommende opportunistische Systemmykosen durch Pilze der Gattungen *Aspergillus, Candida* und andere in Betracht. Sie werden meist bei immunsupprimierten oder hospitalisierten Patienten diagnostiziert. Sie werden hier nicht behandelt, ebenso wenig wie die phylogenetisch zu den Pilzen zählenden *Pneumocystis* und Mikrosporidien.

4.4.2 Histoplasmose

Epidemiologie

Die Histoplasmose ist die häufigste Infektion durch thermal dimorphe Pilze und wird auf allen Kontinenten diagnostiziert (➤ Abb. 4.10). Gut dokumentiert ist die Epidemiologie insbesondere in US-Bundesstaaten, die dem Mississippi und Ohio angrenzen. Dort werden bis zu 6 Infektionen pro 100.000 Einwohner pro Jahr diagnostiziert, meist als Pneumonie bei erwachsenen Patienten über 50 Jahren. Es wird vermutet, dass nur 1 % der sporadischen Fälle symptomatisch wird. Aufgrund positiver Hautreaktionen für Histoplasmin schätzt man, das 60–90 % der Einwohner dieser Regionen exponiert werden. Etwa 57 % der diagnostizierten Patienten werden hospitalisiert. Die **Letalität** liegt bei 7 % gemeldeter Fälle. Bei hohen Erregerkonzentrationen, z. B. nach Besuch bestimmter Fledermaushöhlen, können 50–100 % der exponierten Personen erkranken.

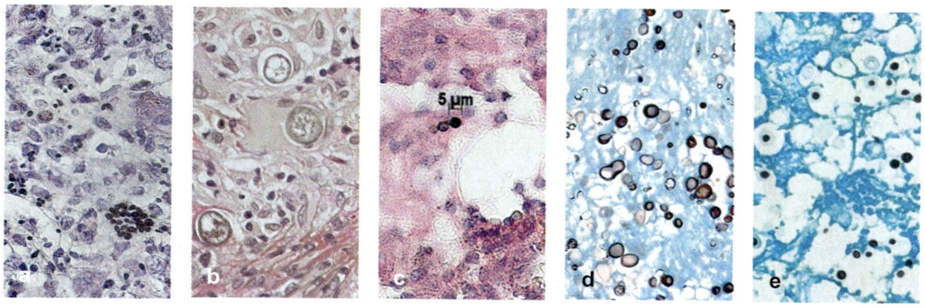

Abb. 4.9 Morphologie von Mykoseerregern in Gewebeschnitten (Grocott-Färbung) [P1546]:
a) Histoplasmose: meist 2–4 µm kleine Hefezellen, extra- und intrazellulär in Gruppen. Hefezellen können nicht von der Emergomykose und *Candida glabrata* unterschieden werden. Bei der afrikanischen Histoplasmose können deutlich größere Hefezellen (8–15 µm) nachweisbar sein (nicht gezeigt). Bei der Talaromykose sind 2–5 µm große, teils längliche Zellen ohne Sprossung, aber Längsteilung nachweisbar (nicht gezeigt).
b) Kokzidioidomykose: ringförmige Sphärulen (10–100 µm) mit oder ohne darin liegenden Endosporen (1–2 µm). Selten ist der alleinige Nachweis von Endosporen oder Hyphen. Bei Rhinosporidiose oder Adiaspiromykose nachweisbare zystische Strukturen sind meist größer.
c) Parakokzidioidomykose: Hefen unterschiedlicher Größe mit teils multifokaler Sprossung (4–60 µm inkl. Sprossung).
d) Blastomykose: Hefezellen (8–15 µm) mit dicker Zellwand und z. T. breitbasiger Sprossung.
e) Kryptokokkose: pleomorphe Hefezellen (4–10 µm), z. T. mit Nachweis umliegender Kapsel. Diese Befunde können auch in zytologischen Präparaten (z. B. aus BAL oder Liquor) beobachtet werden und bei typischem Befund die Diagnose sehr wahrscheinlich machen.

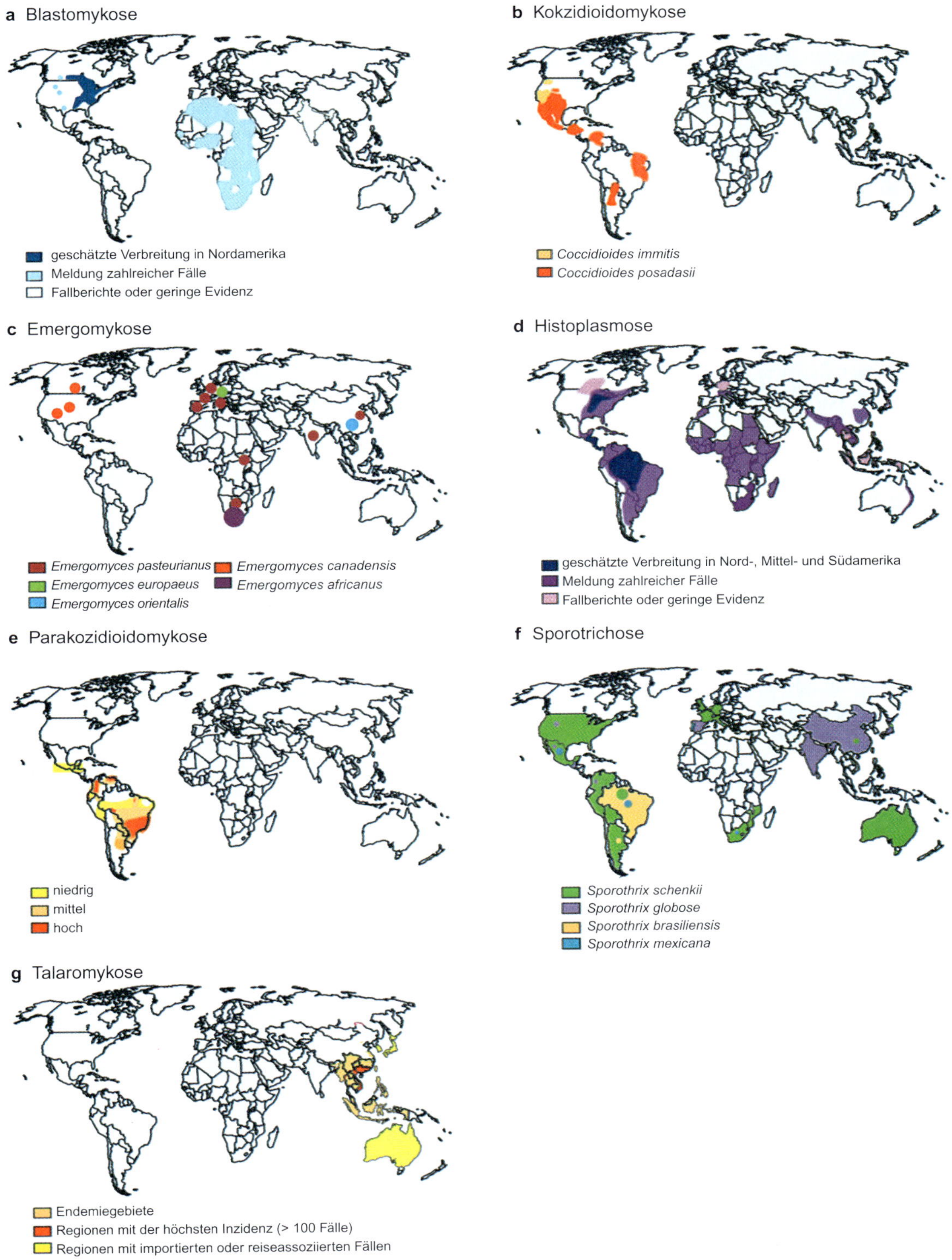

Abb. 4.10 Typische Endemiegebiete von Systemmykosen. Gezeigt sind Regionen, in denen autochthone humane Infektionen dokumentiert sind. Durch Fortschritte in der Diagnostik und Veränderungen der Umweltbedingungen treten Veränderungen auf. Bei Aufenthalten in diesen Regionen sollten importierte Systemmykosen differenzialdiagnostisch in Betracht gezogen werden und bei passender klinischer Symptomatik spezifische Diagnostik eingeleitet werden (Thompson 2021). [H500-006]

In **Ländern mit hoher AIDS-Prävalenz** (Lateinamerika, Afrika, Südostasien) wird die Infektion vor allem als progrediente disseminierte Infektion diagnostiziert. Prospektive Kohortenstudien zeigen eine Inzidenz von 7–9 % bei HIV-infizierten Personen in Ländern Zentralamerikas. In Europa werden die meisten Infektionen wenige Wochen bis gelegentlich Jahre nach einem Aufenthalt in Lateinamerika, Südostasien oder Afrika, in der Regel als disseminierte, seltener pulmonale Infektion diagnostiziert. Vereinzelt wurde über autochthone Fälle in Europa berichtet.

Erreger und Übertragung

Traditionell wird *Histoplasma* in 3 Varietäten unterteilt:

- *H. capsulatum* var. *capsulatum* als Erreger humaner Infektionen mit Nachweis kleiner Hefezellen (2–4 µm) (➤ Abb. 4.9a) in betroffenen Organen.
- Insbesondere in West-, Zentralafrika und Madagaskar werden Erkrankungen mit Nachweis größerer Hefezellen (> 10 µm) und kutanen (nodulär, tumorös, makulopapulös) und ossären Läsionen nachgewiesen, deren Erreger als *H. capsulatum* var. *duboisii* bezeichnet wird.
- Vorwiegend oberflächliche Infektionen bei Tieren wurden *H. capsulatum* var. *farciminosum* zugerechnet.

Dieser Unterteilung steht eine phylogenetische Klassifizierung von *Histoplasma* gegenüber, basierend auf der Sequenzierung von Markergenen. Damit können mindestens 6 geografisch verteilte Linien unterschieden werden, die vermutlich eigenen Arten entsprechen.

Pathogenese und Immunologie

Infektiöse Partikel (Sporen) von *Histoplasma* können eingeatmet werden und pulmonale Infektionen auslösen. Die meist kleinen Hefezellen (➤ Abb. 4.9a) werden von Wirtszellen aufgenommen und teilen sich intrazellulär. Man geht davon aus, dass eine hämatogene Dissemination in Organe mit retikuloendothelialen Zellen (Knochenmark, Milz, Lymphknoten, Leber) rasch nach Erstinfektion stattfindet. Bei inadäquater zellulärer Immunität (z. B. bei AIDS) kann sich dadurch das Krankheitsbild der **progressiven disseminierten Histoplasmose** entwickeln, das mit B-Symptomatik, Hepato-/Splenomegalie und Blutbildveränderungen einhergeht und unbehandelt letal verlaufen kann.

Klinik

Bei einer **akuten pulmonalen Histoplasmose** bestehen meist Fieber, trockener Husten und Brustschmerzen. Radiologisch sind meist lokalisierte pulmonale Infiltrate und vergrößerte intrathorakale Lymphknoten nachweisbar (➤ Abb. 4.11). Bei hohem Inokulum ist auch die Entwicklung generalisierter Infiltrate mit Ausbildung eines ARDS möglich. Bei fehlender Ausheilung in der Lunge kann sich eine **chronische pulmonale Histoplasmose** mit einschmelzenden, kavernösen Läsionen entwickeln. Komplikationen pulmonaler Erkrankungen beinhalten entzündliche mediastinale Prozesse (z. B. fibrosierende Mediastinitis), die zu einer Beeinträchtigung der Funktion mediastinaler Organe mit Odynophagie, Husten, Brustschmerzen, Fisteln und Verkalkungen führen können. Bei residualen Kavernen besteht das Langzeitrisiko einer chronisch-pulmonalen Aspergillose (CPA). Abgeheilte Läsionen können radiologisch mit Neoplasien verwechselt werden.

Die **progressive disseminierte Histoplasmose** wird insbesondere bei Patienten mit gestörter T-Zell-Funktion (z. B. AIDS) diagnostiziert. Anamnestisch können Fieber, Appetitlosigkeit und Gewichtsverlust bei Hepato-/Splenomegalie und Lymphadenopathie bestehen, bis hin zu Schock mit multiplen Organausfällen. Relativ häufig können gastrointestinale Symptome (insbesondere Diarrhö, Bauchschmerzen) bestehen, ggf. mit Nachweis vergrößerter abdomineller Lymphknoten und verdickten Darmwänden. Dabei kann ein histologischer Nachweis von *Histoplasma* in Schleimhautläsionen gelingen (➤ Abb. 4.9a). Klinisch können weitere Organmanifestationen wie eine zentralnervöse Infektion im Vordergrund stehen. Insbesondere bei Patienten mit ausgeprägtem T-Zelldefekt kann sich eine hämophagozytische Lymphohistiozytose entwickeln.

Bei Patienten ohne deutlichen Immundefekt wurde über **chronische Infektionen** mit vorherrschender Beteiligung des Gastro-

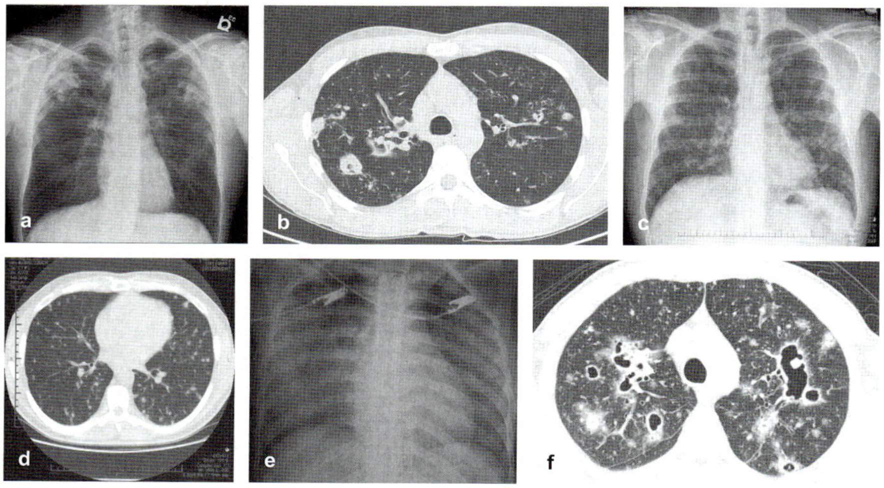

Abb. 4.11 Radiologische und klinische Erscheinungsbilder von importierten Systemmykosen. Radiologische Manifestationen der Histoplasmose mit nodulären Konsolidierungen und zentraler Einschmelzung im Röntgen-Thorax (a) bzw. im CT-Thorax (b) und miliare Aussaat im Röntgen-Thorax (c, d). AIDS-Patient mit diffusen Infiltraten (e) bei Talaromykose. Multiple Kavernen im CT-Thorax (f) bei Parakokzidioidomykose. (Copyright © 2018, Karger Publishers) [H576-001]

intestinaltrakts berichtet. Neben B-Symptomatik können Diarrhö und Bauchschmerzen bestehen. Aphthöse Schleimhautläsionen können im gesamten Magen-Darm-Trakt nachweisbar sein.

Diagnostik

> Aufgrund unspezifischer Symptomatik wird die Diagnose oft verzögert gestellt, was insbesondere bei Patienten mit Immunsuppression und progressiver disseminierter Histoplasmose mit einem schweren bis letalen Verlauf einhergehen kann. Außerhalb hochendemischer Länder ist insbesondere eine Expositionsanamnese (Aufenthalt in hochendemischem Land, evtl. Besuch einer Fledermaushöhle) bei passendem Krankheitsbild entscheidend.

Bei **akuter pulmonaler Histoplasmose** kann eine mikroskopische Verdachtsdiagnose bei Nachweis kleiner, intrazellulär gelegener Hefezellen gelingen. Die kulturelle Anzucht auf mykologischen Standardnährmedien kann 2 bis 6 Wochen benötigen. Spezifische PCR-Nachweise können zu einer rascheren Diagnose beitragen. Differenzialdiagnostisch sollten weitere pulmonale Mykosen, bakterielle und mykobakterielle Infektionen ausgeschlossen werden, die auch gleichzeitig bestehen können. Die Abgrenzung von der Emergomykose (➤ Kap. 4.4.1) ist bei typischem histopathologischem Nachweis kleiner Hefezellen nicht möglich. Sie beruht auf Anzucht oder PCR-Befunden. Die Erkrankung geht klinisch neben Pneumonien häufiger mit disseminierten Hautläsionen einher.

Bei **progressiver disseminierter Infektion** kann die Anzucht aus Blut, Knochenmark und Leberbiopsie möglich sein. Für das Histoplasmaantigen im Urin ist insbesondere bei Patienten mit AIDS aus hochendemischen Ländern eine sehr gute Sensitivität (98 %) und Spezifität (97 %) belegt. Für andere Patientenkollektive und Erkrankungen in Ländern mit niedrigerer Prävalenz ist der Test weniger gut untersucht. Kreuzreaktionen mit anderen Mykosen sind möglich.

Der Nachweis von Antikörpern mit Immundiffusion bzw. Komplementbindungsreaktion gelingt bei 55–70 % der infizierten Patienten etwa 2 bis 12 Wochen nach Infektion. Ein negativer Test schließt lokalisierte Infektionen und auch disseminierte Infektionen bei Immunsuppression nicht aus.

Therapie

Bei akuter pulmonaler Infektion wird eine antimykotische Therapie mit **Itraconazol** bei über einen Monat persistierenden Symptomen empfohlen. Bei chronisch-pulmonalen Infektionen wird Itraconazol für 12 bis 24 Monate empfohlen (➤ Tab. 4.1).

Moderate bis schwere pulmonale Infektionen werden initial mit **Amphotericin B** i. v. behandelt (bevorzugt liposomales Amphotericin B aufgrund der besseren Verträglichkeit). Nach klinischer Stabilisierung wird mit **Itraconazol** p. o. für 6 bis 12 Wochen weiterbehandelt, mit Bestimmung von Serumspiegeln (therapeutisches Drugmonitoring, TDM). Medikamenteninteraktionen müssen beachtet werden (cave: Beeinflussung der CYP450-Enzyme durch Azole). Dieses therapeutische Grundprinzip ist mit Abweichungen in der Therapiedauer für die meisten Systemmykosen empfohlen und wird im Text nicht redundant abgebildet. Dosierungen sind in ➤ Tab. 4.1 dargestellt. Bei schweren pulmonalen Infektionen mit Hypoxämie

Tab. 4.1 Klinische Präsentation, Risikofaktoren, Diagnostik und Therapie typischer Reise- und tropenmedizinisch bedeutsamer tiefer Mykosen

Erkrankung/Erreger	Klinisches Bild[b]	Risikofaktoren[c]	Diagnostik	Therapie	Therapiedauer
Histoplasmose *Histoplasma capsulatum*[a]	Akut pulmonal	Expositionen gegenüber kontaminierter Erde/Staub (z. B. Fledermaushöhlen, Hotelrenovierung)	Erregernachweis aus respiratorischem Material: • Mikroskopie • Kultur • Ggf. PCR • Antigen • Antikörper	• Mild-moderat (Symptome ≥ 4 Wochen): Itraconazol[d] • Moderat-schwer: s. u. disseminierte Infektion	6–12 Wochen
	Chronisch pulmonal	Residuale Kavernen			12–24 Monate
	Progressiv disseminiert	Immunsuppression, Schädigungen des Lungenparenchyms (COPD, ILD etc.)	Aus Blut, Knochenmark, Leberbiopsie (s. o.)	AmB[e], gefolgt von Itraconazol nach klinischer Besserung	12 Monate
	Reaktivierung einer latenten Infektion[f]	–	–	–	–
Kokzidioidomykose (Valley fever, San Joaquin fever, desert rheumatism) *Coccidioides immitis*	Akut pulmonal	Outdooraktivitäten, v. a. bei Staubentwicklung mit kontaminierter Erde/Staub	Direkter Erregernachweis aus respiratorischem Material oder anderen Organmanifestationen: • Mikroskopie • Kultur • Ggf. PCR • Antigen • Antikörper	• Milde Erkrankung: Keine Therapie (außer bei Immunsuppression) • Moderat-schwer: Fluconazol[d] p. o. oder Itraconazol	3–6 Monate (ggf. bis 12 Monate bei Immunsuppression)
	Chronisch pulmonal			AmB[e], gefolgt von Itraconazol nach klinischer Besserung	
	Disseminiert		Aus Liquor, Knochen u. a.		
	Reaktivierung einer latenten Infektion[f]	–	–	–	–

Tab. 4.1 Klinische Präsentation, Risikofaktoren, Diagnostik und Therapie typischer Reise- und tropenmedizinisch bedeutsamer tiefer Mykosen (*Forts.*)

Erkrankung/Erreger	Klinisches Bild[b]	Risikofaktoren[c]	Diagnostik	Therapie	Therapiedauer
Blastomykose *Blastomyces dermatitidis*	Akut pulmonal	Outdooraktivitäten, v. a. bei Staubentwicklung mit kontaminierter Erde/Staub	Direkter Erregernachweis aus respiratorischem Material oder anderen Organmanifestationen: • Mikroskopie • Kultur • Ggf. PCR • Ggf. Antikörper	Immer empfohlen • Mild-moderat: Itraconazol • Schwer: AmB[e], gefolgt von Itraconazol nach klinischer Besserung	6–12 Monate (je nach Manifestation und Schweregrad)
	Extrapulmonal	Immunsuppression, späte Diagnose			
	Chronisch pulmonal	Schädigungen des Lungenparenchyms			
	Disseminiert	Immunsuppression			
	Reaktivierung einer latenten Infektion[f]	–	–	–	–
Parakokzidioidomykose *Paracoccidioides brasiliensis*	Akut/subakut (juvenile Form)	Outdooraktivitäten, v. a. bei Staubentwicklung mit kontaminierter Erde/Staub	Direkter Erregernachweis aus respiratorischem Material oder anderen Organmanifestationen: • Mikroskopie • Kultur • Ggf. PCR • Antikörper	• Mild-moderat: Itraconazol • Alternativ: TMP/SMX[d] • Schwer: AmB[e], gefolgt von Itraconazol nach klinischer Besserung	• 12 Monate (9–18 Monate) • Bei TMP/SMX längere Therapie erforderlich (mind. 2 Jahre)
	Chronisch (adulte Form)	Landwirtschaft, Erdarbeiten, eher Immigranten betroffen			
Kryptokokkose *C. neoformans* var. *grubii*	• Subakute Meningoenzephalitis[g] • Disseminiert	Immunsuppression; Exposition gegenüber Vogelfäkalien	Liquor[h]: • Mikroskopisch • Kultur • Antigen	AmB[e] und 5-FC[d, i], danach Fluconazol-Erhaltungstherapie	AmB[e] und 5-FC[d, i] bei HIV i. d. R. 2 Wochen, danach mind. 8 Wochen Erhaltungstherapie (Fluconazol 800 mg) und suppressive Therapie (Fluconazol 200 mg) bis auf mind. 12 Monate fortführen bzw. bis Regeneration der CD4-Helferzellen
	Isoliert pulmonal (selten)	Auch Immunkompetente; eher *C. gattii*	Direkter Erregernachweis aus respiratorischem Material	Unkomplizierte Lungen- oder Hautinfektionen: Fluconazol[h]	
	Kutane/subkutane Infektionen	Eher *C. neoformans*	Haut-/Gewebebiopsie		
	Reaktivierung einer latenten Infektion[f]	–	–	–	–
Talaromykose *Talaromyces marneffei* (früher: *Penicillium marneffei*)	Lokalisiert	Milde-moderate Immunsuppression (eher nicht HIV-Infizierte)	Direkter Erregernachweis aus respiratorischem Material oder anderen Organmanifestationen: • Kultur (auch Blutkultur) • Antikörper • Antigen	Immer Beginn mit AmB[e], gefolgt von Itraconazol nach klinischer Besserung	12 Wochen
	Disseminiert	Schwere Immunsuppression (z. B. AIDS)			

AmB: Amphotericin B; COPD: chronisch-obstruktive Lungenerkrankung; CPA: chronisch-pulmonale Aspergillose; 5-FC: 5-Flucytosin; ILD: interstitial lung disease (= Lungenfibrose); L-AmB: liposomales Amphotericin B; PCR: Polymerasekettenreaktion; TB: Tuberkulose; TMP/SMX: Trimethoprim/Sulfamethoxazol; ZNS: zentrales Nervensystem

[a] Unterschiedliche genotypisch definierte, lokale Arten werden aktuell diskutiert und als eigene Arten vorgeschlagen und benannt, z. B. *Histoplasma suramericanum*.

[b] Grundsätzlich verlaufen Infektionen durch endemische Mykosen, insbesondere die Histoplasmose, die Kokzidioidomykose und die Parakokzidioidomykose häufig unspezifisch und selbstlimitierend.

[c] Aufenthalt in Endemiegebiet vorausgesetzt; Immunsuppression als Risikofaktor für schwere Verläufe

[d] Dosierungen: 5-FC p. o.: 4 × 25 mg/kg KG; AmB i. v.: 0,6–1 mg/kg KG tgl.; Fluconazol p. o.: 400 mg 1 × tgl.; Itraconazol p. o.: 2 × 200 mg tgl. (wenn mit Itraconazol begonnen wird, dann initial „loading dose": 3× 200 mg tgl. für 3 Tage, dann 2 × 200 mg tgl. weiter); L-AmB i. v.: 3–5 mg/kg KG tgl.; TMP/SMX p. o.: 2–3 × 160/800 mg tgl. Spiegelkontrollen bei 5FC und Azolen außer Fluconazol empfohlen.

[e] Bevorzugt und je nach Verfügbarkeit L-AmB (bessere Verträglichkeit)

[f] Tritt in der Regel auf, wenn das Immunsystem geschwächt ist.

[g] Häufigste Ursache von Meningitis bei HIV/AIDS

[h] Ggf. Liquor-Eröffnungsdruck messen. Immer ZNS-Beteiligung ausschließen.

[i] Wenn nicht verfügbar, dann AmB mit Fluconazol kombinieren.

4

empfehlen Experten begleitend **Methylprednisolon** (0,5–1 mg/kg KG tgl.) während der ersten 1 bis 2 Wochen. Auch die progressive disseminierte Infektion wird initial mit Amphotericin B therapiert, gefolgt von Itraconazol für insgesamt 12 Monate.

Neuere Azole (Vori-, Posa-, Isavuconazol) sind in vitro aktiv gegen *Histoplasma.* Sie kommen bei Unverträglichkeit, ungenügenden Serumspiegeln, besonderen Kompartimenten (z. B. ZNS) bzw. ungenügender Wirksamkeit von Itraconazol infrage. Dies gilt auch für andere Systemmykosen (cave: wenig Evidenz), daher wird in den Folgeabschnitten nicht mehr darauf hingewiesen.

Bei **residualen pulmonalen Kavernen** im Rahmen von Systemmykosen sollte grundsätzlich eine chirurgische Resektion diskutiert werden, um das Risiko einer chronisch-pulmonalen Aspergillose als Langzeitkomplikation zu reduzieren.

Bekämpfung und Prävention

Aufgrund des Vorkommens von *Histoplasma* in Erde (mit Vogel- und Fledermauskot kontaminiert) kann eine vollständige Expositionsprävention in der Regel nicht erreicht werden. Bei typischen Risikosituationen – z. B. Erdarbeiten in hochendemischen Gegenden, Besuchen von Fledermaushöhlen, Reinigung von mit Fledermaus- oder Vogelkot kontaminierten Gebäuden – kann eine Exposition mit Atemschutzmasken abgeschwächt werden.

4.4.3 Kokzidioidomykose

Epidemiologie

Die Kokzidioidomykose wird durch Pilze der Gattung *Coccidioides* hervorgerufen. Die Erkrankung wird vor allem im Südwesten der USA (Kalifornien, Arizona), seltener in Texas, New Mexiko, Utah, Nevada, Washington, in Mexiko, Bolivien, Argentinien, Paraguay und im Nordosten Brasiliens diagnostiziert (➢ Abb. 4.10). 2019 wurden in den USA laut CDC 20.000 Erkrankungen gemeldet. Über Ausbrüche wurde berichtet, z. B. in Gefängnissen in endemischen Regionen. Wetterextreme wie Wirbelstürme wurden mit erhöhten Fallzahlen assoziiert durch Mobilisierung in der Erde befindlicher infektiöser Partikel.

Erreger und Übertragung

Coccidioides immitis kommt in den Wüstenregionen Kaliforniens, dem anliegenden Baja California in Mexiko sowie im Bundesstaat Washington (Eastern Washington) vor. Die morphologisch nicht unterscheidbare Art *Coccidioides posadasii* ist in den anderen endemischen Bundesstaaten der USA, in Mittel- und Südamerika verbreitet. Diese Pilze wachsen als Hyphen im Wüstensand. Hyphen zerfallen in **Arthrokonidien,** die eingeatmet werden können. Aus inhalierten Konidien entstehen innerhalb von 5 Tagen im Körper **Sphärulen,** 15–80 µm große Ansammlungen von bis zu 1.000 Endosporen mit einer umgebenden Wand (➢ Abb. 4.9b). Nach Ruptur werden die Endosporen freigesetzt, was zu einer Ausweitung der Infektion führt.

Pathogenese und Immunologie

Zellen des unspezifischen Immunsystems benötigen die Rezeptoren TLR2, MyD88 und Dectin1, um *Coccidioides* zu binden und darauf zu reagieren. Während Konidien und Endosporen von neutrophilen Granulozyten und anderen Zellen phagozytiert werden können, sind Sphärulen durch ihre Größe geschützt. Eine Th1- und Th17-Antwort scheint vor Erkrankung zu schützen.

Klinik

Nach einer **Inkubationszeit** von 1 bis 3 Wochen kann klinisch eine **Pneumonie** mit Krankheitsgefühl, Fieber mit Schüttelfrost, Husten und Gelenkschmerzen diagnostiziert werden. Pulmonale Infektionen können mit Einschmelzungen i. S. einer Kavernenbildung und Pleurabeteiligung einhergehen oder unter Bildung von Residuen (radiologisch nachweisbare kalzifizierende Knoten) abheilen. In etwa 1 % der Fälle rechnet man mit einer Dissemination insbesondere in die Hirnhäute, Knochen, Muskeln oder Haut. Prädisponierend für schwere disseminierte Verläufe sind Immunsuppression, höheres Alter, Schwangerschaft im 3. Trimester sowie Herkunft aus bestimmten Ethnien (Afroamerikaner, Filipinos).

Diagnostik

Im **Routinelabor** können erhöhte Entzündungsparameter und eine Eosinophilie auffallen. In gefärbten Präparaten (Grocott, Calcofluor) von Sekreten der Atemwege (Sputum, BAL) und ggf. Punktaten können mikroskopisch Sphärulen nachweisbar sein. Ihr Nachweis ist diagnostisch wegweisend für eine Kokzidioidomykose (➢ Abb. 4.9b). Bei ausschließlichem Nachweis von kleinen Endosporen (um 1–2 µm) muss von der Histoplasmose und Candidiasis abgegrenzt werden.

Die **Anzucht** von *Coccidioides* gelingt auf gängigen Nährmedien oft bereits nach wenigen Tagen. Die zunächst weißlichen Schimmelpilze werden im Verlauf dunkler. Nach wenigen Tagen beginnt das Myzel, in die hochinfektiösen Arthrokonidien zu zerfallen, weswegen der Umgang mit Kulturen in S3-Laboren stattfinden muss. Eine primäre PCR-Diagnostik in spezialisierten Laboren kann ggf. die Diagnostik abkürzen. Die Unterscheidung der beiden Arten ist klinisch nicht relevant. Eine In-vitro-Resistenztestung wird in der Regel nicht durchgeführt.

Erste **Antikörper** (IgM) können nach 1 bis 3 Wochen im Serum nachweisbar sein mit Immundiffusion (ID), ELISA oder Western-Blot. IgG-Antikörper können ab der 2. Woche nachweisbar werden und für Monate persistieren. Die Höhe der IgG-Antikörper in der Komplementbindungsreaktion (KBR) korreliert mit der Krankheitsausdehnung. Titer > 1:16 sind mit einer disseminierten Infektion vereinbar. ELISA-Nachweise zeigen die höchste Sensitivität (ca. 80 %), die ID und KBR liegen darunter. Somit schließt eine negative Serologie eine Infektion nicht aus. Kreuzreaktionen mit anderen Mykosen sind möglich.

Bei Kopfschmerzen oder neurologischen Symptomen sollte bei neu diagnostizierter Infektion eine Lumbalpunktion durchgeführt werden zum Ausschluss einer Meningitis durch mikroskopische, kulturelle Untersuchung sowie Nachweis von Antikörpern oder PCR.

Therapie

Bei lokalisierten **unkomplizierten Pneumonien** oder Nachweis von (residualen) dünnwandigen Kavernen wird außer bei Patienten mit Prädisposition für schwere Verläufe (z. B. Immunsuppression) keine antimykotische Therapie empfohlen (➤ Tab. 4.1). Patienten sollten über den Erkrankungsverlauf und mögliche Komplikationen aufgeklärt werden.

Bei **progredienten Infektionen,** symptomatischen Kavernen wird Fluconazol oder Itraconazol empfohlen. Knochen- und Gelenkinfektionen sollen mit einem oralen Azol behandelt werden, bei Meningitis werden höhere Dosen Fluconazol (400–1.200 mg) oder neuere Azole mit guter ZNS-Penetration unter Spiegelkontrolle empfohlen.

Schwere Infektionen werden initial mit Amphotericin B behandelt (siehe Histoplasmose, ➤ Kap. 4.4.2). Indikationen zu chirurgischer Therapie bestehen z. B. bei Infektionen der Wirbelsäule mit Instabilität, nach Ruptur einer Zyste in den Pleuraraum oder zur Resektion residualer Kavernen.

Bekämpfung und Prävention

Nach überstandener Infektion können Patienten vor einer Reinfektion geschützt sein. Ein bei Menschen einsetzbarer Impfstoff steht noch nicht zur Verfügung. Nach Laborexposition gegenüber Arthrokonidien bildender Kolonien kann eine antimykotische Prophylaxe indiziert sein.

Reisemedizinische Bedeutung

Eine Anamnese der Exposition (Aufenthalt in Wüstenregion der Endemiegebiete) kann zur frühen Diagnose entscheidend sein.

4.4.4 Blastomykose

Epidemiologie

Die Blastomykose wurde initial in der Region der großen Seen der USA und Kanadas, dem Ohio- und Mississippi-Tal beschrieben (➤ Abb. 4.10). Die Inzidenz der Blastomykose liegt bei 0,2–2 Fällen pro 100.000 pro Jahr.

Erreger und Übertragung

Als Erreger werden die beiden Arten *B. dermatitidis* und *B. gilchristii* nachgewiesen. Außerhalb der genannten Regionen wurden in Nordamerika vereinzelt Infektionen bei Tieren und Menschen diagnostiziert und *B. helicus* als Erreger beschrieben.

Sporadische Fälle aus Afrika (Tunesien bis Südafrika), dem Mittleren Osten und Indien ließen bereits auf eine weitere Verbreitung der Blastomykose schließen. Ätiologisch sind die kürzlich beschriebenen Arten *B. helicus, B. percursus, B. emantzii, B. parvus* sowie *B. silverae* verantwortlich.

Pathogenese und Immunologie

Infektionen entstehen nach **Inhalation** von Sporen, seltener nach transkutaner Inokulation. Nach Inhalation wandeln sich Sporen in Hefezellen um. Sie sind relativ resistent gegen reaktive Sauerstoffarten und können die NO-Produktion in Makrophagen supprimieren. Die adaptive Immunantwort beinhaltet Th17- und Th11-Zellen, die Zytokine wie IL-17, TNF-α und Interferone sezernieren, um die antimykotische Aktivität von Makrophagen zu stimulieren. Nach Ausheilung einer akuten Blastomykose persistieren zelluläre Immunantworten für einige Zeit und könnten Schutz vor Reinfektionen gewähren.

Klinik

Die **Inkubationszeit** wird mit 3 bis 16 Wochen angenommen. Reaktivierungen latenter Infektionen sind beschrieben, z. B. bei AIDS. Symptomatische Fälle werden meist als **Pneumonie** diagnostiziert, mit Fieber, Husten, Hämoptysen, Nachtschweiß und Gewichtsabnahme. Insbesondere wenn die Diagnose verzögert gestellt wird, sind rasch progrediente Infektionen unter dem Bild eines ARDS möglich, das mit einer hohen **Letalität** bis zu 80 % verbunden ist. Patienten mit symptomatischer Primärinfektion entwickeln in 25–40 % der Fälle extrapulmonale Herde (Haut, Knochen, Schleimhäute, Urogenitaltrakt, ZNS), insbesondere bei bestehender Immunsuppression.

Chronische pulmonale Formen verlaufen klinisch ähnlich einer Tuberkulose. Kutane Läsionen können papulär, exulzerierend sowie als (drainierende) Abszesse erscheinen. Eine zentralnervöse Beteiligung kann im Rahmen schwerer disseminierter Infektionen oder nach Abheilung pulmonaler Läsionen als subakute Meningitis oder Raumforderung auftreten. Bei den in Afrika und dem Nahen Osten vorherrschenden Arten scheinen kutane Manifestationen klinisch im Vordergrund zu stehen.

Diagnostik

Respiratorisches Material (z. B. BAL oder Bronchialsekret) sollte gefärbt werden (Grocott, PAS, Calcofluor). Die Morphologie nachweisbarer Hefen kann diagnostische Hinweise liefern (➤ Abb. 4.9d). Allerdings wurden bei den neu beschriebenen Arten auch atypische Morphologien (kleine Hefen, Hyphen) im Gewebe beobachtet. Die Anzucht des Erregers sichert die Diagnose einer Blastomykose, benötigt aber mind. 5 bis 14 Tage Bebrütung. Einige spezialisierte Laboratorien bieten molekularbiologische Nachweisverfahren (PCR) an.

Der Nachweis von Antikörpern mit Immundiffusion oder Komplementbindungsreaktion hat eine eingeschränkte Spezifität und Sensitivität. Der Nachweis von Antigen mit ELISA im Urin zeigt eine gute Sensitivität und Spezifität, ist aber bislang außerhalb endemischer Regionen nicht weitverbreitet. Kreuzreaktionen mit anderen Mykosen, insbesondere der Histoplasmose, kommen bei Antikörper- und Antigennachweis vor.

Therapie

Eine antimykotische Therapie wird aufgrund häufiger Dissemination für alle Patienten mit Blastomykose empfohlen, auch wenn Symptome bereits abgeklungen sind (➤ Tab. 4.1). Schwere Pneumonien, disseminierte Infektionen und Infektionen bei Immunsuppression ebenso wie Infektionen bei Schwangeren und Neugeborenen werden initial stets mit **Amphotericin B** i. v. behandelt. **Itraconazol** ist das Mittel der Wahl für leichte und mittelschwere Infektionen sowie als orale Step-down-Therapie.

Bekämpfung und Prävention

Die Erreger kommen in der Erde vor, die Vermeidung der Exposition ist damit nicht sicher möglich. Eine Impfung steht nicht zur Verfügung, medikamentöse Prophylaxen werden in der Regel nicht empfohlen. Aktivitäten mit erhöhter Übertragungswahrscheinlichkeit sind Freizeitaktivitäten in der Umwelt (Wandern, Campen, Schwimmen etc.).

Reisemedizinische Bedeutung

Die reisemedizinische Bedeutung der Erkrankung ist gering. Die Inzidenz der Histoplasmose ist höher in Endemiegebieten, weshalb Empfehlungen für Histoplasmose berücksichtigt werden sollten (➤ Kap. 4.4.2).

4.4.5 Parakokzidioidomykose

Epidemiologie

Die Parakokzidioidomykose ist endemisch in **Südamerika,** insbesondere Brasilien, wo 80 % der Infektionen diagnostiziert werden (➤ Abb. 4.9c). Daneben wird die Erkrankung in Argentinien, Paraguay, Kolumbien, Venezuela und Ecuador diagnostiziert. Sie ist nach der Histoplasmose die zweithäufigste Systemmykose durch thermal dimorphe Pilze in diesen Ländern.

Erreger und Übertragung

Phylogenetisch werden bislang die beiden Arten *Paracoccidioides lutzii* und *P. brasiliensis* unterschieden. Letzterer kann in mehrere phylogenetische Arten unterteilt werden *(P. americana, P. restrepiensis, P. venezuelensis)*. Die Pilze kommen in Erde und in Assoziation mit Tieren (Armadillos) vor. Infektiöse Partikel können eingeatmet werden. Risikofaktoren für Infektionen bestehen in Tätigkeiten, die mit Erdarbeiten einhergehen (Landwirtschaft, Bauarbeiten). Seltener sind transdermale Inokulationen, die zu Hautinfektionen führen können.

Nach Inhalation wandeln sich inhalierte Konidien in z. T. multipolar sprossende Hefezellen um, die in der Regel eine subklinische Infektion des Atemwegtrakts verursachen. Hämatogene Dissemination kann zu Infektionsherden in der Haut, oropharyngealen Mukosa, in Lymphknoten und verschiedensten Organen führen. Es wird vermutet, dass nur 1–2 % der Infektionen diagnostiziert werden, meist zwischen dem 10. und 20. Lebensjahr. Reaktivierungen werden meist zwischen dem 30. und 50. Lebensjahr diagnostiziert, auch erst Jahrzehnte nach Exposition.

Klinik

Die **akute/juvenile Form** der Erkrankung wird bei Patienten vor dem 35. Lebensjahr diagnostiziert, mit Fieber, Gewichtsverlust, Lymphadenopathie, Hepato-/Splenomegalie und Beteiligung des Knochenmarks mit Anämie. Daneben kann das Blut eine Eosinophilie zeigen. Schleimhautläsionen des Gastrointestinaltrakts finden sich in 50 % der Fälle, Hautläsionen sind möglich. Demgegenüber steht bei der **chronischen, adulten Form** die Lungenbeteiligung im Vordergrund. Betroffen sein können daneben aber auch Schleimhäute, Knochen, das ZNS und andere Organsysteme. Meist leiden die Betroffenen an Husten, z. T. mit Hämoptysen und Brustschmerzen. Die im Thoraxröntgen nachweisbaren Infiltrate sind oft deutlicher ausgeprägt, als die klinischen Symptome vermuten lassen (➤ Abb. 4.11). Koinfektionen mit *M.-tuberculosis*-Komplex kommen vor. Die am häufigsten betroffenen Schleimhäute sind der Mund und Rachen mit granulomatösen, teils ulzerierenden Läsionen („Mulburry-like"-Stomatitis). Läsionen der Haut können warzenartig und mit Ulzeration erscheinen. Bei neurologischen Symptomen sollte eine ZNS-Beteiligung ausgeschlossen werden. Bei fortbestehender unbehandelter Infektion können sich eine Fibrose der Lunge, narbige Veränderungen der oberen Luftwege und eine Nebenniereninsuffizienz ausbilden.

Diagnostik

Diagnostisch wegweisend kann der Nachweis teils großer (> 10 µm) Hefezellen typischerweise mit multipolarer Sprossung (Steuerrad, Mickymaus) in Atemwegssekreten oder Biopsien sein (➤ Abb. 4.9c). Die Anzucht der Pilze gelingt auf mykologischen Routinenährmedien, benötigt aber 3 bis 6 Wochen bis weißlich beige Kolonien sichtbar werden.

Serologische Assays benutzen meist das GP43-Antigen von *P. brasiliensis,* um bei Infizierten Antikörper per Immundiffusion nachzuweisen. Die Sensitivität wird mit 70–95 % angegeben. Von einer schlechten Sensitivität bei Infektionen durch *P. lutzii,* vorwiegend in Brasilien (Amazonas, zentraler Westen) und Ecuador, wird ausgegangen. Kreuzreaktionen mit anderen Mykosen und mit Leishmaniasis sind möglich. Eine quantitative Durchführung ist möglich. Die Titerhöhe korreliert mit der Erkrankungsschwere bei Infektionen durch *P. brasiliensis.* PCR-Nachweise sind in manchen Laboren verfügbar.

Differenzialdiagnostisch stehen Infektionen wie die Histoplasmose, Tuberkulose, Leishmaniasis, andere Mykosen und hämatologische Erkrankungen im Vordergrund.

Therapie

Eine umfangreiche Leitlinie wurde erarbeitet, die das Patientenmanagement detailliert diskutiert. Bei leichten bis moderaten Infektionen wird eine Therapie mit **Itraconazol** für 6 bis 18 Monate empfohlen, abhängig vom klinischen Ansprechen. In Endemiegebieten wird auch **Trimethoprim/Sulfamethoxazol** eingesetzt, das 2 Jahre gegeben werden sollte (➤ Tab. 4.1).

Bekämpfung und Prävention

Die Exposition kann bei Vorkommen in der Erde nicht völlig verhindert werden.

Reisemedizinische Bedeutung

Die reisemedizinische Bedeutung ist gering, die Erkrankung wird eher bei Immigranten aus den endemischen Regionen beobachtet.

4.4.6 Kryptokokkose

Die Kryptokokkose ist die häufigste Pilzinfektion des zentralen Nervensystems. Weltweit ist *C. neoformans* var. *grubii* der häufigste Erreger. Infektionen werden v. a. in Ländern mit hoher AIDS-Prävalenz diagnostiziert.

Epidemiologie

Aufgrund fehlender Meldepflicht wird die Erkrankungshäufigkeit aus gut untersuchten Kohortenstudien, die vor allem über Personen mit HIV-Infektion publiziert wurden, extrapoliert. Die Kryptokokkämie (Nachweis von Kryptokokkenantigen in Serum) als Ausdruck einer latenten, meist subklinischen Infektion wird weltweit bei etwa 6 % der Personen mit HIV-Infektion mit weniger als 100 CD4/µl gefunden. Die Hauptzahl dieser Fälle wird in Afrika südlich der Sahara und in Asien diagnostiziert. Weitere Risikokollektive sind Transplantatempfänger, Patienten unter immunsuppressiver Therapie, Patienten mit chronischen Lungen-, Leber- und Nierenerkrankungen sowie hämatologischen Neoplasien. In den USA wird die Kryptokokkose in 30 % der Fälle bei Patienten ohne Grunderkrankung diagnostiziert.

Erreger und Übertragung

Für diagnostische Belange wird oft eine Aufteilung in die *C.-neoformans-* bzw. *C.-gattii*-Spezies-Komplexe benutzt. Für diese beiden können epidemiologische und klinische Unterschiede gezeigt werden, die diese Einteilung relevant erscheinen lässt. Aufgrund molekularer Typisierung werden aktuell 7 Arten pathogener Kryptokokken sowie Hybride aus diesen Arten innerhalb dieser beiden Komplexe vorgeschlagen. Humane Infektionen durch Kryptokokken, die nicht zu diesen beiden Komplexen zählen, sind selten.

Pathogene Kryptokokken kommen in der Umwelt in Erde, Vogelfäkalien und in Assoziation mit Bäumen vor. Es wird vermutet, dass die typischen Virulenzfaktoren dieser Pilze (Kapsel, Melaninproduktion, Wachstum bei 37 °Celsius) in Interaktion mit anderen Mikroben, mikrobiellen Phagozyten (Amöben) und Wirtstieren, die in denselben Habitaten vorkommen, selektiert wurden, um das Überleben in den Umweltnischen zu sichern (akzidentelle Virulenz).
Bei *C. neoformans* werden 2 Varietäten unterschieden:

- *C. neoformans* var. *grubii* ist der häufigste Erreger der Kryptokokkenmeningitis. Diese Infektionen werden weltweit durch nah verwandte Sequenztypen verursacht. Sie scheinen ursprünglich in Afrika in Assoziationen mit Bäumen gelebt zu haben und sind in den letzten 5.000 Jahren z. B. durch Migration von Menschen oder Vögeln (z. B. Tauben) oder Handel weltweit verteilt worden.
- *C. gattii* scheinen aus tropischen Gegenden Südamerikas und Australiens zu stammen.

Pathogenese und Immunologie

Kryptokokken können durch **Inhalation** aus der Umwelt aufgenommen werden. In vielen Fällen kommt es vermutlich zunächst zu einer latenten, subklinischen Infektion der Lunge, bevor die Erreger hämatogen disseminieren. Zerebrale Infektionen werden meist bei eingeschränkter T-Zell-Funktion (HIV-Infektion, medikamentöse Immunsuppression) diagnostiziert. In Abhängigkeit von Erreger- und Wirtseigenschaften können unterschiedlich ausgeprägte inflammatorische Antworten vorliegen, die in der Summe zu verschiedenen Manifestationen wie zerebralen Infarkten, Kryptokokkomen oder Hydrozephalus beitragen. Der Anteil der Symptomatik, der durch aktives Pilzwachstum bzw. die dagegen gerichtete Körperantwort bedingt ist, variiert vermutlich zwischen Patienten und auch im Verlauf der Infektion und ihrer Therapie. Dies wird am deutlichsten beim **Immunrekonstitutionssyndrom (IRIS),** dass bei 10–20 % der Patienten mit AIDS-assoziierter Kryptokokkose diagnostiziert wird. Es tritt meist 1 bis 2 Monate nach Beginn einer Therapie der HIV-Infektion auf und ist Ausdruck einer Regeneration der T-Zell-Antwort auf die Pilze. Insbesondere bei Patienten mit zuvor niedrigen CD4-Helfer-Zellen, hoher Pilzbeladung und frühem Beginn einer antiretroviralen Therapie kann das Eindringen neu generierter Immunzellen in das Nervensystem zu einer Verschlechterung der ZNS-Symptomatik (Kopfschmerzen, Bewusstseinsstörung) führen. Die Diagnose IRIS ist eine Ausschlussdiagnose, die bei typischer Präsentation und Ausschluss eines Rezidivs angenommen wird (negative Liquorkulturen, Mikroskopie und Antigen können weiter positiv sein). Ein IRIS kann auch ohne vorherige Diagnose einer Kryptokokkose auftreten, wenn durch die antiretrovirale Therapie die durch eine latente Infektion vorhandenen minimalen Symptome durch Regeneration des Immunsystems verstärkt werden.

Klinik

Die Kryptokokkose manifestiert sich meist als **subakute Meningoenzephalitis** mit Kopfschmerzen, ggf. eingeschränktem Bewusstsein. Fieber und Meningismus müssen nicht vorhanden sein. Im Verlauf können Sehstörungen, Koma und Krampfanfälle auftreten. Bei Patienten mit

HIV-Infektion bestehen die Symptome im Median 2 Wochen bis zur Diagnostik, bei Patienten ohne HIV-Infektion dagegen 6 bis 12 Wochen, weil die mykologische Diagnostik bei Letzteren bei meist geringerer Erregermenge weniger sensitiv ist und die Kryptokokkose seltener differenzialdiagnostisch bedacht wird. Differenzialdiagnostisch kommen insbesondere Tuberkulose und die importierten Systemmykosen infrage.

Seltener wird die Kryptokokkose als **Pneumonie** diagnostiziert. Diese wird in manchen Ländern vorwiegend durch *C. gattii* ausgelöst.

Nach traumatischer Inokulation mit erdhaltigem Material kann es zu **subkutanen Infektionen** kommen, insbesondere bei Infektionen mit *C. neoformans* var. *neoformans*, die vor allem in Europa nachweisbar sind.

Diagnostik

Wenn möglich sollte, insbesondere bei Bewusstseinseinschränkungen und fokalen neurologischen Zeichen, eine zerebrale Bildgebung erfolgen. Bei Liquorpunktion sollte der Eröffnungsdruck gemessen werden, da einem adäquaten Management erhöhten Drucks symptomatische und prognostische Bedeutung zukommt.

Typischerweise sind im Liquor Leukozyten (v. a. Lymphozyten) und Eiweiß erhöht sowie Glukose erniedrigt. Bei Personen mit HIV-Infektion kann die Zellzahl normal sein. Bei Patienten mit AIDS ist die Diagnostik der Kryptokokkenmeningitis meist unproblematisch aufgrund hoher Pilzbeladung des Liquors. Hier kann bereits der Nachweis im Tuschepräparat gelingen. Kryptokokken wachsen in bis zu 5 Tagen auf den gängigen Nährmedien. Quantitative Kulturen des Liquors sowie die Prüfung auf Sterilität unter Therapie werden v. a. in Therapiestudien als Indikator für die Erkrankungsschwere und das Therapieansprechen benutzt. Eine Resistenztestung wird bei kulturell nachgewiesenem Rezidiv empfohlen, kann aber aus epidemiologischen Gründen sinnvoll sein, bei zunehmendem Nachweis gegen Fluconazol resistenter Stämme vor allem in Afrika.

Sensitiver als der mikroskopische und kulturelle Nachweis ist der Nachweis von *Cryptococcus*-Antigen, der initial parallel in Serum und Liquor durchgeführt werden sollte. Höhere Titer sind mit schlechterer Prognose assoziiert. Die Titer verschiedener Testhersteller und die Durchführung in verschiedenen Laboren machen die Titerstufen nur eingeschränkt vergleichbar.

Therapie

Die Standardtherapie der Kryptokokkose bei Patienten mit AIDS in entwickelten Ländern besteht in einer Induktionstherapie mit **Amphotericin B** (AmB) und **5-Flucytosin** (5-FC), in der Regel für 2 Wochen (➤ Tab. 4.1). Ist 5-FC nicht verfügbar, wird AmB mit Fluconazol (Flu) kombiniert. Im Anschluss erfolgt die Gabe von Flu als Erhaltungstherapie für mind. 8 Wochen. Danach folgt eine suppressive Therapie mit Flu bis zur Regeration der CD4-Zellen. Die gesamte Therapie sollte 12 Monate in der Regel nicht unterschreiten. Aufgrund begrenzter Ressourcen in weniger entwickelten Ländern wurden orale Therapien auf Basis von hochdosiertem Flu und 5-FC entwickelt, auch nach Einmalgabe von liposomalem AmB. Die HIV-Therapie sollte erst 4 Wochen nach Beginn der antimykotischen Therapie mit klinischem Ansprechen begonnen werden. Bei verzögertem klinischem Ansprechen und bei Patienten ohne HIV-Infektion sollte die Induktionstherapie länger verabreicht werden.

Ein **erhöhter Hirndruck** (> 25 cm H2O) sollte bei Diagnostik nachgewiesen werden (Messung Eröffnungsdruck) und falls vorhanden mit wiederholten Liquorentnahmen therapiert werden. Bei persistierend erhöhtem Druck kann die Anlage einer Drainage hilfreich sein.

Unkomplizierte Infektionen der Lunge oder der Haut können in einigen Fällen mit Flu als Monotherapie behandelt werden. Eine ZNS-Beteiligung sollte ausgeschlossen werden. Schwere Lungeninfektionen werden wie eine disseminierte (ZNS-)Infektion behandelt.

Bekämpfung und Prävention

Aufgrund des Vorkommens in verschiedenen Umweltnischen ist eine Expositionsprophylaxe nicht möglich. Eine Kryptokokkenmeningitis kann verhindert werden durch initiales Serumscreening auf *Cryptococcus*-Antigen bei Hochrisikopatienten wie z. B. Personen mit HIV-Infektion mit < 100 CD4-Helferzellen. Retrospektive Analysen zeigen, dass Serumantigen 3 Wochen vor Beginn neurologischer Symptome nachweisbar sein kann und damit einer früheren Behandlung zugängig ist, die hilft, zentralnervöse Infektionen zu verhindern.

Reisemedizinische Bedeutung

Infektionen durch *C. gattii* wurden wiederholt aus Kanada (Vancouver Island) importiert. Bei den Patienten wird zunächst eine Pneumonie diagnostiziert, aber auch ZNS-Infektionen sind möglich. Auch immunkompetente Personen können von *C. gattii* betroffen sein.

4.4.7 Talaromykose

Epidemiologie

Die Talaromykose (früher: Penicilliose) kommt in tropischen und subtropischen Regionen Asiens (Thailand, Vietnam, Myanmar, Südchina, Hongkong, Taiwan, Nordosten Indiens) vor (➤ Abb. 4.10). Sie wird vorwiegend bei Patienten mit fortgeschrittener HIV-Infektion (< 100 CD4/µl) diagnostiziert und ist dort die dritthäufigste AIDS-Manifestation nach Tuberkulose und Kryptokokkose. Seltener, aber zunehmend häufiger werden Infektionen bei Patienten mit anderen Grunderkrankungen diagnostiziert.

Erreger und Übertragung

Talaromyces marneffei ist ein thermal dimorpher Pilz, der von einigen Nagern (Bambusratten u. a.) und aus Erde angezüchtet werden kann. Nach **Inhalation** wandeln sich die Sporen in kleine Hefezellen um, die sich intrazellulär in Makrophagen replizieren können. Gelingt die primäre Erregerelimination nicht (z. B. bei unzureichender Th1-Antwort), kann es zu hämatogener Dissemination kommen.

Klinik

Patienten können mit Fieber, Husten, Lymphadenopathie und Hautherden (meist papulöse Läsionen mit zentraler Nekrose) auffallen. Disseminierte Infektionen können sich zudem mit Beteiligung des Gastrointestinaltrakts, Hepato-/Splenomegalie sowie Knochen- und Gelenkbeteiligung manifestieren. Atemwegsinfektionen können den gesamten Respirationstrakt betreffen, von endoskopisch sichtbaren mukosalen Läsionen des Larynx bis zu den Bronchien, nodulären parenchymatösen Läsionen der Lunge bis zu alveolären Infiltraten und kavernösen Veränderungen. Bei nicht HIV-Infizierten, z. B. mit medikamentöser Immunsuppression, werden zunehmend lokalisierte (Lunge, Magen-Darm-Trakt) und disseminierte Infektionen diagnostiziert. Die Prognose ist vergleichbar wie bei Patienten mit HIV-Infektion, vermutlich wegen oft verspäteter Diagnose bei unspezifischen Symptomen.

Diagnostik

Diagnostisch wegweisend kann der Nachweis runder bis ovaler 2–3 µm großer intrazellulärer Hefezellen mit Längsteilung sowie extrazellulär liegender elongierter Hefezellen (bis 13 µm) sein. Andere thermal dimorphe Pilze wie *Histoplasma* teilen sich ausschließlich durch Sprossung und können daher ggf. mikroskopisch unterschieden werden (➤ Kap. 4.4.2). Die Anzucht gelingt auf vielen Nährmedien bei 25 °Celsius. Hier zeigt sich Wachstum als Schimmelpilz, bei 37 °Celsius als Hefepilz. Ein an manche Nährmedien abgegebener roter Farbstoff ist typisch für *T. marneffei,* aber auch bei einigen anderen verwandten Arten nachweisbar, sodass weitere Identifizierungsschritte notwendig sein können. Klinische Materialien, aus denen ein Nachweis (mikroskopisch, kulturell) gelingt, sind unter anderem Blutkulturen, Haut- und Schleimhautläsionen, Atemwegssekrete, Knochenmark und Leberbiopsien.

Antikörper- und Antigennachweise wurden auf verschiedenen Testplattformen entwickelt. Diese können bei der Diagnostik helfen, sind außerhalb endemischer Regionen aber nur in wenigen spezialisierten Laboren verfügbar, ebenso molekularbiologische Tests.

Differenzialdiagnostisch müssen andere pulmonale (Tuberkulose) und disseminierte Infektionen (z. B. Kryptokokkose, Histoplasmose, Lues) bedacht werden.

Therapie

Die Initialtherapie wird immer mit **Amphotericin B** für 2 Wochen durchgeführt. Im Anschluss wird in der Regel mit **Itraconazol** weiterbehandelt, da sonst viele der Patienten Rezidive erleiden.

Bekämpfung und Prävention

Bei Vorkommen des Erregers in Erde ist eine sichere Expositionsprävention unwahrscheinlich.

Reisemedizinische Bedeutung

Seit Beginn der AIDS-Epidemie wurden Infektionen bei Personen mit HIV-Infektion aus Europa und Nordamerika nach Reisen in Endemiegebiete diagnostiziert.

LITERATUR

Adenis AA et al. Burden of HIV-associated histoplasmosis compared with tuberculosis in Latin America: a modelling study. Lancet Infect Dis 2018; 18(10): 1150–1159.

Antinori S et al. Histoplasmosis Diagnosed in Europe and Israel: A Case Report and Systematic Review of the Literature from 2005 to 2020. J Fungi (Basel) 2021; 7(6): 481.

Develoux M et al. Histoplasmosis Caused by Histoplasma capsulatum var. duboisii: A Comprehensive Review of Cases From 1993 to 2019. Clin Infect Dis 2021; 73(3): e543–e549.

Guarner J, Brandt ME Histopathologic diagnosis of fungal infections in the 21st century. Clin Microbiol Rev 2011; 24(2): 247–80.

McBride JA et al. Clinical Manifestations and Treatment of Blastomycosis. Clin Chest Med 2017; 38(3): 435–449.

Medina N et al. A Rapid Screening Program for Histoplasmosis, Tuberculosis, and Cryptococcosis Reduces Mortality in HIV Patients from Guatemala. J Fungi (Basel) 2021; 7(4): 268.

Rodrigues AM et al. The global epidemiology of emerging Histoplasma species in recent years. Stud Mycol 2020; 97: 100095.

Salzer HJ et al. Diagnosis and Management of Systemic Endemic Mycosis causing Pulmonary Disease. Respiration 2018; 96(3): 283–301.

Schwartz IS et al. Emergomyces: The global rise of new dimorphic fungal pathogens. Plos Pathog 2019; 15(9): https://doi.org/10.1371/journal.ppat.1007977.

Schwartz IS et al. Blastomycosis in Africa and the Middle East: A Comprehensive Review of Reported Cases and Reanalysis of Historical Isolates Based on Molecular Data. Clin Infect Dis 2021; 73(7): e1560–e1569.

Shikanai-Yasuda MA et al. Brazilian guidelines for the clinical management of paracoccidioidomycosis. Rev Soc Bras Med Trop 2017; 50(5):715–740.

Theel ES et al. Detection of Blastomyces dermatitidis Antigen in Urine Using a Commercially Available Quantitative Enzyme Immunoassay. J Clin Microbiol 2021; 59(10): e0144421.

Thompson GR et al. Global Guidelione for the diagnosis and manegement of the endemic mycoses: an initiative of the European Confederation of Medical Mycology in cooperation with the International Society for Human and Animal Mycology. Lancet Infect Dis 2021; 21(12): e364–e374.

Van Dyke, MCC et al. The Rise of Coccidioides: Forces Against the Dust Devil Unleashed. Front Immunol 2019; 10: 2188.

Vanittanakom N et al. Penicillium marneffei infection and recent advances in the epidemiology and molecular biology aspects. Clin Microbiol Rev 2006; 19(1): 95–110.

Williamson PR et al. Cryptococcal meningitis: epidemiology, immunology, diagnosis and therapy. Nat Rev Neurol 2017; 13(1): 13–24.

INTERNETQUELLEN

CDC (fungal diseases): www.cdc.gov/fungal/index.html.

ECMM (Leitlinien zur Diagnostik und Therapie der Kryptokokkose und endemischer Mykosen): https://www.ecmm.info/guidelines.

IDSA (Leitlinien zur Diagnostik und Therapie von Mykosen): www.idsociety.org/practice-guideline/practice-guidelines/#/+/0/date_na_dt/desc/?organism_na_str=Fungi.

LIFE (Leading International Fungal Education): https://en.fungaleducation.org.

RKI (Konsiliarlabor für Kryptokokkose und seltene Systemmykosen): www.rki.de/DE/Themen/Forschung-und-Forschungsdaten/Nationale-Referenzzentren-und-Konsiliarlabore/Cryptococcus/konsiliar_Cryptococcus.html.

KAPITEL

5 Erkrankungen durch Protozoen

5.1 Einführung Protozoeninfektionen

Egbert Tannich

„Protozoen" ist eine im medizinischen Kontext übliche Bezeichnung einer biologisch heterogenen Gruppe von Einzellern, die eine heterotrophe und oftmals parasitäre Lebensweise haben. Protozoen umfassen eine diverse Gruppe phylogenetisch sehr früher, einzelliger Organsimen, die im Gegensatz zu den Bakterien bereits einen Zellkern besitzen (Eukaryonten) und in ihrem Aufbau und ihrer zellulären Ausstattung tierischen Zellen sehr ähnlich sind. Die DNA ist in Form von Chromosomen im Zellkern gelagert. Sie besitzen ein strukturiertes Zytoskelett und klassische Organellen wie Golgi-Apparat, endoplasmatisches Retikulum oder Mitochondrien. Protozoen verfügen über gerichtete Transportmechanismen, die es ihnen erlauben, Moleküle oder ganze Vesikel gezielt aufzunehmen oder abzugeben. Zur Anpassung an die Lebensweise im Menschen oder in anderen Wirten haben einige Protozoen-Spezies zum Teil spezialisierte Organellen entwickelt wie Kinetoplast (Leishmanien, Trypanosomen) oder parasitophore Vakuole (Plasmodien), oder sie haben klassische Organellen, wie die Mitochondrien, wieder verloren *(Entamoeba, Giardia)*.

Protozoen vermehren sich durch einfache Zellteilung oder durch Schizogonie (Kernteilung geht der Zellteilung voraus) und durchlaufen in der Regel zwei oder mehr Entwicklungsstadien. Die Übertragung auf den Menschen erfolgt, je nach Art, entweder durch Arthropoden, oral durch kontaminierte Umweltproben und Nahrungsmittel, oder sexuell. Entsprechend ihrem Infektionsort kann man die wichtigsten tropenmedizinisch relevanten Protozoen in 2 größere Gruppen unterteilen: Hämatoprotozoen und intestinale Protozoen.

Die **Hämatoprotozoen** werden durch spezifische, blutsaugende Vektoren auf den Menschen übertragen und vermehren sich entweder extrazellulär im Blutplasma (Trypanosomen) oder intrazellulär in hämatologischen Zellen wie Erythrozyten (Plasmodien, Babesien) oder Makrophagen (Leishmanien). Die verschiedenen Hämatoprotozoen-Spezies sind äußerst spezialisiert, und jede Art wird durch spezifische blutsaugende Insekten übertragen. Innerhalb der Vektoren durchlaufen die Erreger in der Regel verschiedene Entwicklungsschritte, um sich zu amplifizieren und, als Voraussetzung für die Übertragung, in die Speicheldrüsen bzw. den Stechapparat zu gelangen. Übertragungen über den Kot von Vektoren ist ebenso möglich wie bei *Trypanosoma cruzi*. Die Entwicklung und Vermehrung der Protozoen in den Überträgerinsekten ist in den meisten Fällen temperaturabhängig und kann je nach Außentemperatur mehrere Tage bis Wochen dauern. Eine Transmission der verschiedenen Hämatoprotozoen ist folglich an warme Klimate gebunden sowie an das Vorkommen der entsprechenden Vektoren. Die klinische Symptomatik durch Hämatoprotozoen ist je nach Erreger sehr unterschiedlich und reicht von asymptomatischen oder oligosymptomatischen Verläufen bis hin zu schweren, lebensbedrohlichen klinischen Manifestationen, wobei sehr unterschiedliche Organe betroffen sein können.

Die **intestinalen Protozoen** des Menschen werden im Allgemeinen fäkal-oral übertragen und besiedeln den Darm. Ihr Vorkommen ist in erster Linie von den hygienischen Bedingungen abhängig und weniger von der Temperatur. Die meisten Arten vermehren sich extrazellulär, innerhalb des Darmlumens durch einfache Zellteilung. Lediglich die Kokzidien haben auch ein intrazelluläres Entwicklungsstadium. Neben den behandlungsbedürftigen pathogenen Erregern wie *Entamoeba histolytica, Giardia duodenalis* oder die verschiedenen Kokzidienarten *(Cryptosporidium, Cyclospora, Cystoisospora, Sarcocystis)* gibt es eine große Zahl intestinaler Protozoen wie *Dientamoeba fragilis, Jodamoeba bütschlii* oder die vielen verschiedenen *Entamoeba*-Spezies wie *Entamoeba coli, E. dispar, E. hartmanni, E. moshkovskii etc.*, die zwar den Darm des Menschen besiedeln können, die aber in der Regel offensichtlich nicht die Gesundheit beeinträchtigen und daher als nicht behandlungsbedürftige Kommensalen gesehen werden.

Die wesentliche klinische Symptomatik durch humanpathogene intestinale Protozoen betrifft je nach Besiedlungsort den Dünn- oder Dickdarm mit wässrigen oder blutigen Diarrhöen von unterschiedlichem Schweregrad. Lediglich *E. histolytica* kann neben intestinalen Verläufen auch zu extraintestinalen Manifestationen führen, meist als Abszesse der Leber.

Humanpathogene Protozoen können unbehandelt längere Zeit im Körper des Menschen persistieren (zum Teil mehrere Jahre). Abhängig vom Immunstatus und bereits früher durchgemachten Infektionen entgehen die Erreger durch vielfältige Evasionsmechanismen wie Immunmodulation oder Antigenvariation der Immunantwort des Menschen. Symptomatische Verläufe können in chronische asymptomatische Infektionen übergehen und umgekehrt.

Die **Diagnostik** der humanpathogenen Protozoen beruht in erster Linie auf dem direkten Erregernachweis. Mit Hilfe entsprechender mikroskopischer und hochsensitiver molekularer Verfahren lassen sich die meisten Infektionen sicher nachweisen. Indirekte Methoden wie der Antikörpernachweis sind nur in wenigen Fällen angezeigt (extraintestinale Amöbiasis, Chagas-Krankheit).

Zur **Behandlung** der verschiedenen humanpathogenen Protozoen stehen heute größtenteils sehr gute und effiziente Medikamente zur Verfügung (Ausnahme Kryptosporidien). Bei korrekter diagnostischer Identifizierung lassen sich die meisten Protozoeninfektionen zielgerichtet kausal behandeln und ausheilen. Dennoch werden immer wieder aufgrund unzureichender Kenntnisse oder schlechter Diagnostik Infektionen durch Protozoen übersehen oder zu spät einer adäquaten Therapie zugeführt.

Die WHO verfolgt das Ziel, viele der wichtigen Protozoeninfektionen in den nächsten Jahren zu eradizieren bzw. wesentlich zurückzudrängen. Trotz aller Erfolge der letzten Jahre in der Entwicklung neuer, verbesserter Medikamente und erster Impfstoffe, insbesondere gegen die Malaria, scheint es noch ein weiter Weg zu sein, die gesteckten Ziele zu erreichen.

5.2 Malaria

Benno Kreuels, Frank P. Mockenhaupt, Michael Ramharter

Das Wichtigste in Kürze

Die Malaria ist weltweit eine der wichtigsten Infektionskrankheiten und über weite Teile der Tropen und Subtropen verbreitet. Sie wird durch Plasmodien, einzellige Parasiten, verursacht und durch *Anopheles*-Mücken übertragen. Die Zahl der Todesfälle und die Inzidenz sind über die letzten 20 Jahre insgesamt deutlich gesunken, noch immer versterben jedoch mehr als 600.000 Menschen jährlich überwiegend an einer Malaria tropica durch *Plasmodium falciparum*. Betroffen sind vor allem Kinder im Afrika südlich der Sahara. Auch bei Reisenden spielt die Malaria eine wichtige Rolle.

Bei nicht immunen Personen verläuft die Malaria als akute fieberhafte Erkrankung, die bei der Malaria tropica rasch zu mitunter lebensbedrohlichen Komplikationen führen kann. Die Diagnose beruht primär auf dem mikroskopischen Nachweis der Erreger im Blut. Entscheidend zur Vermeidung von Todesfällen ist die rechtzeitige Therapie, die durch das Auftreten von Resistenzen gegen die verfügbaren Medikamente erschwert wird. Mittel der Wahl bei der Malaria tropica sind derzeit Artemisinin-Kombinationstherapeutika, bei schwerer Malaria Artesunat i. v.

Vorbeugung und Bekämpfung beruhen u. a. auf dem Schutz vor Mückenstichen, Mückenbekämpfung und der vorbeugenden Einnahme von Malariamedikamenten. Die ersten beiden zugelassenen Impfstoffe gegen die Malaria werden derzeit in endemischen Gebieten in Kinderimpfprogramme integriert, spielen aber in der Reisemedizin keine Rolle.

DEFINITION

Erreger der Malaria sind Protozoen der Gattung *Plasmodium.* Unter den 5 humanpathogenen Plasmodienarten kommt *Plasmodium falciparum,* dem Erreger der Malaria tropica (engl. falciparum malaria) mit Abstand die größte Bedeutung zu, da sie fast ausschließlich für malariaassoziierte Todesfälle verantwortlich und die häufigste Form der Malaria ist. Seltener, aber ebenfalls häufig sind die Malaria tertiana durch *P. vivax* (v. a. Mittelamerika sowie am Horn von Afrika) oder *P. ovale wallikeri* und *P. ovale curtisi* (v. a. Afrika) und die Malaria quartana durch *P. malariae.* In Gebieten Südostasiens spielt zudem *P. knowlesi* (Malaria quotidiana), eine bei Affen vorkommende Plasmodienart, eine Rolle als Krankheitserreger des Menschen. Die Entwicklung der Parasiten vollzieht sich sowohl im Menschen (Zwischenwirt) wie im Vektor *Anopheles* (Endwirt). Für *P. falciparum, P. vivax* und *P. ovale* spp. gibt es außer Mensch und *Anopheles*-Mücke kein anderes relevantes Erregerreservoir.

5.2.1 Geschichte

Die Malaria begleitet den Menschen wahrscheinlich seit der Entstehung des *Homo sapiens.* Bereits in über 4.000 Jahre alten chinesischen Schriften und späteren assyrischen und indischen Quellen finden sich Beschreibungen zyklischer Fieber mit Schüttelfrost, von denen angenommen wird, dass es sich um Malaria handelte. Die bislang ältesten Malariafälle wurden durch Identifizierung von *P. falciparum*-spezifischen DNA-Sequenzen in über 4.000 Jahre alten ägyptischen Mumien nachgewiesen. Die erste detaillierte Krankheitsbeschreibung wird Hippokrates zugeschrieben. Er erkannte den Zusammenhang zwischen saisonalen Wechselfiebern und Sumpfgebieten (lat. palus = Sumpf; franz. paludisme = Sumpffieber) ebenso wie die Römer, die die Malaria mit den Ausdünstungen der Tibersümpfe in Zusammenhang brachten (ital. mal aria = schlechte Luft) und die bereits Bekämpfungsmaßnahmen durch Drainieren von Feuchtgebieten durchführten.

Bis ins 19. Jahrhundert hatte die Malaria ein geografisch sehr ausgedehntes Verbreitungsgebiet, das weite Teile Nordamerikas und beinahe ganz Europa von England, Skandinavien und Russland im Norden bis in die Gebiete Südeuropas umfasste. Erst 1975 erklärte die WHO Europa für malariafrei. Gelegentliche autochthone Fälle verweisen allerdings auf das Vorkommen kompetenter Vektoren.

Die Malariaerreger wurden 1880 von dem französischen Militärarzt Alphonse Laveran im Blut von Patienten in Algerien entdeckt. 1897 gelang dem englischen Militärarzt Ronald Ross der Nachweis der Übertragung der Malariaerreger durch Moskitos. Beide erhielten den Nobelpreis.

5.2.2 Erreger und Entwicklungszyklus

Malariaparasiten sind einzellige Eukaryonten (Gattung *Plasmodium,* Ordnung Haemosporida) des Stammes Apicomplexa. Dieser umfasst vorwiegend intrazelluläre Parasiten mit Organellen für die aktive Invasion von Wirtszellen, die im Apikalkomplex gruppiert sind (Apikalring, Conoid, Rhoptrien, Mikronemen). Rund 200 Arten von *Plasmodium* befallen Wirbeltiere. Bei der humanen Malaria verläuft die Entwicklung der Plasmodien als sexueller Zyklus in der Überträgermücke *(Anopheles)* sowie als asexuelle Vermehrung im Menschen in 2 aufeinanderfolgenden Generationszyklen: der erste in Leberzellen als **Gewebsschizogonie** und der zweite in repetitiven Vermehrungszyklen in Erythrozyten als **Blutschizogonie,** welche für die Krankheitserscheinungen verantwortlich ist. Zum Verständnis von Pathogenese und Klinik ist die Kenntnis des gesamten Zyklus unerlässlich (➤ Abb. 5.1).

Zyklus in der Anopheles-Mücke

Beim Saugakt des schwangeren Weibchens am seit einigen Tagen infizierten Menschen gelangt Blut, das Gametozyten enthält (männliche und weibliche Mikro- bzw. Makrogametozyten), in den Magen der Mücke. Innerhalb weniger Minuten werden die Gametozyten aus den Erythrozyten freigesetzt und entwickeln sich zu Gameten, die durch Befruchtung eine diploide Zygote bilden (dabei meiotischer Austausch von Parasiteneigenschaften). Die Zygote entwickelt sich zum beweglichen Ookineten, der nach Durchdringung der Magenzellen zur Oozyste wird. In dieser entwickeln sich mehrere Tausend haploider Sporozoiten (Sporogonie), welche in die Speicheldrüsen der Mücke wandern und beim Stich von dort mit dem Speichel auf den Menschen übertragen werden (➤ Abb. 5.1).

Die Dauer der **Sporogonie** ist direkt abhängig von der Temperatur und verläuft in gewissen Grenzen (16–33 °Celsius) umso rascher, je

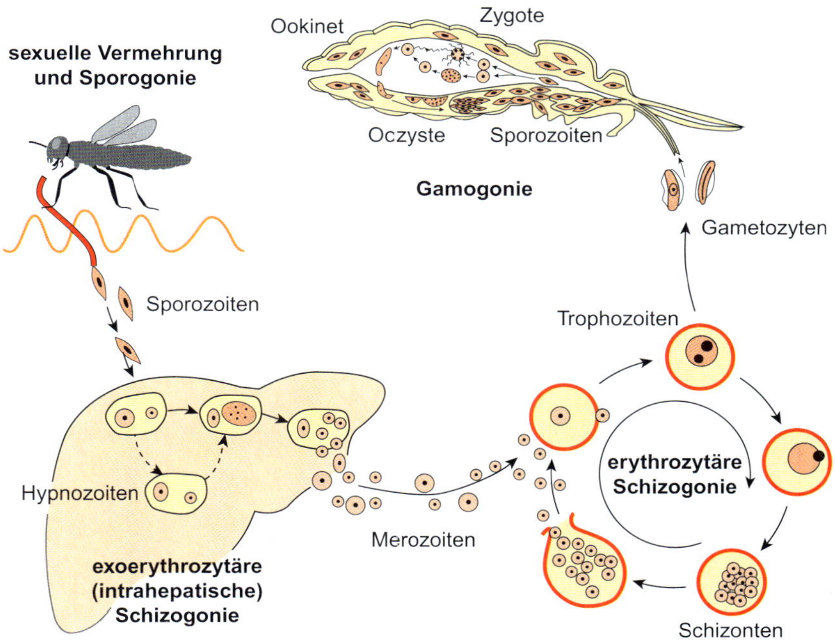

Abb. 5.1 Lebenszyklus der Malariaparasiten [L143]

wärmer es ist, sistiert jedoch unter 15 °Celsius und über 45 °Celsius vollständig. Abhängig von Außentemperatur sowie Erreger- und *Anopheles*-Art schwankt die Entwicklungsdauer in der Mücke (extrinsische Inkubationszeit) zwischen 7 und über 30 Tagen (➤ Tab. 5.1). Eine Dauer von 30 Tagen wird bei den meisten Stämmen von *P. vivax* bei Außentemperaturen von ≤ 16–18 °Celsius überschritten, bei *P. falciparum* bei ≤ 20 °Celsius. Da die durchschnittliche Lebensdauer infizierter Mücken unter diesen Bedingungen kürzer als die Sporogonie ist, findet unterhalb dieser Mitteltemperaturen in der Regel keine effektive Vermehrung im Vektor mehr statt. Andererseits ist mit zunehmenden Temperaturen im Rahmen des Klimawandels von einer Verkürzung der extrinsischen Inkubationszeit in bislang kühleren Regionen (u. a. Hochland) auszugehen.

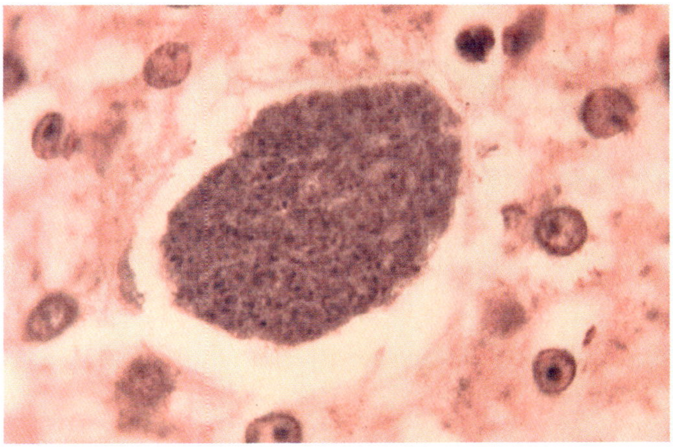

Abb. 5.2 Gewebeschizont von *Plasmodium* sp. [J794-018]

Zyklus im Menschen

Durch den Stich einer infizierten Mücke gelangen wenige (8–15, max. 100) Sporozoiten (➤ Abb. 5.2) in die menschliche Blutbahn (bzw. in das Lymphsystem) und dringen innerhalb von 15 bis 45 Minuten in Leberzellen ein. Dort entwickeln sie sich durch asexuelle Teilung (Gewebe- oder exoerythrozytäre Schizogonie) zu Schizonten. Am Ende der hepatischen Schizogonie enthalten die reifen Gewebsschizonten je nach Art 2.000–30.000 **Merozoiten.** Diese werden sukzessive aus Merosomen freigesetzt, die sich von Gewebsschizonten abschnüren und in größere Blutgefäße treiben lassen. Die freigesetzten Merozoiten dringen aktiv in Erythrozyten ein, wobei sie sich u. a. speziesspezifische erythrozytäre Rezeptoren zunutze machen. Im Erythrozyten sind sie von einer Doppelmembran umgeben und liegen in einer parasitophoren Vakuole. Als junge **Trophozoiten** sind sie frei beweglich und besitzen eine deutlich sichtbare zentrale Nahrungsvakuole, die sich mit den üblichen Färbungen nicht anfärbt und den Kern an den Zytoplasmarand drängt, sodass sich der Trophozoit lichtmikroskopisch als Ring darstellt (➤ Abb. 5.3). Diese typischen Ringformen wachsen rasch zu amöboiden Trophozoiten heran und beginnen mit der asexuellen Teilung (erythrozytäre Schizogonie). Am Ende der Blutschizogonie füllt der reife Schizont mit 8 bis 32 Merozoiten den Wirtserythrozyten weitgehend aus und bringt diesen zur Lyse. Die freigesetzten Merozoiten befallen neue Erythrozyten, und die Blutschizogonie wiederholt sich in der je nach Erregerart typischen Zyklusdauer (➤ Tab. 5.1).

Durch die zunächst exponentielle Vermehrung kommt es nach wenigen Blutschizogoniezyklen zu einer für die Auslösung klinischer Symptome ausreichend hohen asexuellen Parasitämie. Das Auftreten von Fieberanfällen ist dabei zum Teil mit der Erythrozytenlyse am Ende eines Zyklus assoziiert. Parasitäre Proteine werden in der Erythrozytenmembran integriert; hervorzuheben ist das **Plasmodium**

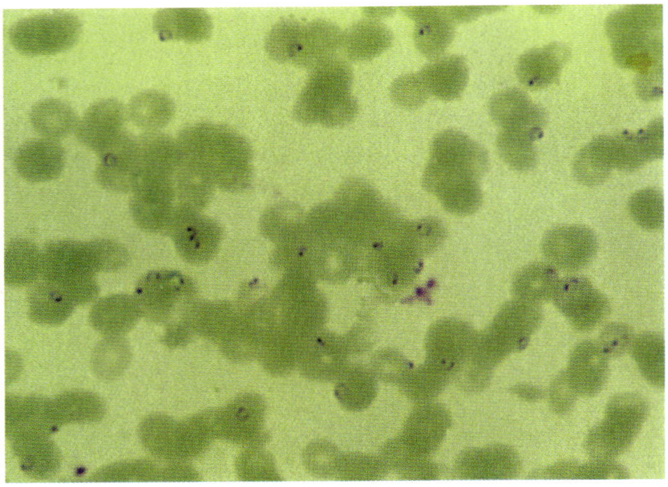

Abb. 5.3 Junge Trophozoiten (Ringformen) von *Plasmodium falciparum* [G1405]

falciparum Membrane Protein 1 (PfEMP1), das seine höchste Dichte zur Mitte des erythrozytären Zyklus von *P. falciparum* erreicht und das die Adhäsion an das Endothel kleiner Gefäße vermittelt. Neben dem Beitrag zur Pathophysiologie (➤ Kap. 5.4.2) resultiert die Adhäsion von älteren *P.-falciparum*-Trophozoiten im Kapillarbett (Sequestrierung) darin, dass im peripheren Blut nur junge Ringformen sichtbar sind. Bei den Non-*falciparum*-Malariaformen (hervorgerufen durch *P. vivax, P. ovale* spp., *P. malariae* und *P. knowlesi*) tritt diese Adhäsion nicht auf, und alle Stadien des Zyklus sind sichtbar. Zudem begrenzt die Verfügbarkeit von Zielzellen (Retikulozyten, gealterte Erythrozyten) deren maximale Parasitämie (➤ Tab. 5.2). Die Parasiten beziehen 90 % der für ihre Entwicklung erforderlichen Energie und Aminosäuren aus der Verdauung des Hämoglobins des Wirtserythrozyten. Das dabei entstehende lösliche Abbauprodukt Häm (Ferriprotoporphyrin IX) ist toxisch, wird in das unlösliche kristalline Hämozoin umgewandelt und erscheint mikroskopisch als das bräunliche Malariapigment des Schizonten.

Eine geringe Zahl der in Erythrozyten eingedrungenen Merozoiten teilt sich nicht, sondern bleibt in einem einzelligen Stadium und entwickelt sich zu den für *Anopheles* infektiösen **Gametozyten,** die je nach Plasmodienspezies morphologisch verschieden erscheinen. Während bei *P. falciparum* die Entwicklung der Gametozyten 7 bis 10 Tage in Anspruch nimmt, sind bei *P. vivax* bereits frühzeitig (4 Tage ab Erythrozyteninfektion) Gametozyten nachweisbar. Gametozyten können über einen längeren Zeitraum im Blut zirkulieren und müssen zur weiteren Entwicklung von einer *Anopheles*-Mücke bei einer Blutmahlzeit aufgenommen werden. Reife Gametozyten (➤ Abb. 5.4) können trotz erfolgreicher Therapie noch für 1 bis 2 (–4) Wochen

Tab. 5.1 Charakteristika humanpathogener Plasmodienspezies

	P. falciparum	P. vivax	P. ovale	P. malariae	P. knowlesi
Mindestdauer der extrinsischen Inkubation[1] (Tage)	10	7	14	15	8
Dauer Gewebsschizogonie (Tage)	5–6	8	9	13–15	4–5[2]
Bildung von Hypnozoiten	-	+	+	-	-
Präpatenzzeit[3] (Tage)	6–28	8–27 (> 365)	12–20	14–59	5–12[2]
Dauer erythrozytärer Zyklus (Stunden)	48	48	50	72	24
Bevorzugt befallene Erythrozyten	Alle	Junge[4]	Junge	Alte	Junge[4]/alle
Merozoiten/erythrozytärer Schizont	8–32	12–18	8–14	8–10	8–16
Maximale Dauer der unbehandelten Infektion (Jahre)	2	4	4	> 40[5]	?

[1] Entwicklung in der *Anopheles*-Mücke
[2] Im natürlichen Wirt (Makakken)
[3] Zeit zwischen Infektion (Mückenstich) und Parasitennachweis im peripheren Blut
[4] Retikulozyten
[5] Anektdotisch

Tab. 5.2 Malariaerreger und Malariaerkrankungen

Erreger	Erkrankung	Inkubationszeit	Dauer der Blutschizogonie	Fieberrhythmus	Parasitämie	Symptomatik (bei nicht immunen Personen)
Plasmodium falciparum	Malaria tropica	6–30 Tage (gel. länger)	48 Stunden (oft asynchron)	Irregulär	Unbegrenzt	Irreguläres Fieber; Verlauf als „schwere und komplizierte Malaria" mit Organkomplikationen möglich
P. vivax *P. ovale*	Malaria tertiana	12 Tage bis > 1 Jahr	48 Stunden (meist synchron)	48 Stunden	Max. 2 %	Fieber jeden 2. Tag; i. d. R. unkomplizierter Verlauf
P. malariae	Malaria quartana	18–50 Tage (gel. länger)	72 Stunden (meist synchron)	72 Stunden	Max. 1–2 %	Fieber jeden 3. Tag; i. d. R. unkomplizierter Verlauf
P. knowlesi	Malaria quotidiana	5–12 Tage	24 Stunden	24 Stunden	Unbegrenzt	Tägliche Fieberspitzen, rasche Progredienz zu Verlauf mit Organkomplikationen möglich

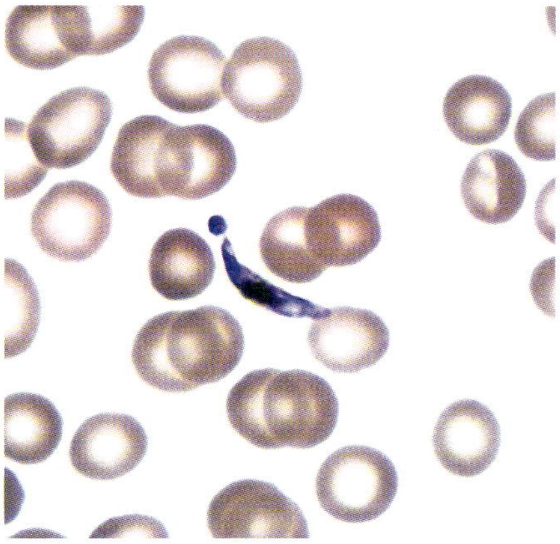

Abb. 5.4 Reifer Mikrogametozyt von *Plasmodium falciparum* [E1413]

nachweisbar sein, beim natürlichen Verlauf unbehandelter Infektionen bis zu über einem Jahr. Infektionen mit mehreren Plasmodienspezies sind vor allem in hochendemischen Regionen nicht selten.

Besonderheiten des Entwicklungszyklus humanpathogener Plasmodien

P. falciparum

Bei diesen häufig polyklonalen Infektionen verläuft die Blutschizogonie regelhaft nicht so synchron wie bei den anderen Arten, sodass trotz eines Entwicklungszyklus von ca. 48-stündiger Dauer kein typisch periodisches „Wechselfieber" auftritt. *P. falciparum* verfügt über mehrere erythrozytäre Invasionswege. Somit können grundsätzlich alle Erythrozyten befallen werden, was zu sehr hohen Parasitämien und schweren Verläufen beiträgt.

P. vivax und P. ovale spp.

Sporozoiten von *P. vivax* und *P. ovale* spp. können primär in einer **einzelligen Ruhephase (Hypnozoiten)** in der Leberzelle persistieren. Erst nach einem variablen Intervall von Wochen bis Monaten (Jahren) und durch bisher noch wenig bekannte Auslöser (u. a. vorangegangene Malaria tropica, Bluttransfusion) beginnen sie mit der Schizogonie und führen dann zu den für die **Malaria tertiana** charakteristischen Rezidiven (engl. relapse). Die Ruhephasen in der Leber dauern in gemäßigten Zonen in der Regel länger als in den Tropen, offenbar wurden sie von den Parasiten zum „Überwintern" entwickelt. Ein diagnostisches Verfahren für Hypnozoiten fehlt, und die üblichen Mittel der Therapie und Chemoprophylaxe sind unwirksam (außer den 8-Aminochinolinen Primaquin und Tafenoquin).

Die **Blutschizogonie** verläuft nach wenigen Zyklen meist synchron und führt zu den tertianatypischen Fieberschüben in 2-tägigen Abständen. Beim Auftreten von 2 Parasitengenerationen kann es bei *P.-vivax*-Infektionen selten auch zu täglichen Fieberschüben kommen. Die Parasitämie erreicht in der Regel max. 2–3 %, da nur junge Erythrozyten befallen werden. Das Duffy-Blutgruppenantigen ist der wichtigste erythrozytäre Rezeptor für Merozoiten von *P. vivax* und *P. knowlesi*. Dies erklärt, warum Duffy-Blutgruppenantigen-negative Menschen relativ resistent gegen *P. vivax* sind sowie die weitgehende Abwesenheit dieses Erregers in (West-)Afrika. Neuere Befunde legen allerdings nahe, dass dieser Schutz nicht vollständig ist.

P. ovale wallikeri und *P. ovale curtisi* sind lichtmikroskopisch nicht zu unterscheiden und stellen sympatrische, aber getrennte, sich nicht rekombinierende Spezies dar. Berichte über mögliche Unterschiede der Präpatenzzeiten und Häufigkeiten für Rezidive bedürfen weiterer Bestätigung, sodass im Moment von parasitologischer und klinischer Seite keine wesentlichen Unterschiede zwischen diesen beiden Spezies zu bestehen scheinen.

P. malariae

Die Blutschizogonie erfolgt weitgehend synchron in ca. 3-tägigem Rhythmus mit entsprechenden Fieberschüben. Die Parasitämie erreicht maximal 1–2 %; es werden vorwiegend alte Erythrozyten befallen. Unbehandelt kann eine asexuelle Parasitämie auf niedrigem Niveau (z. T. submikroskopisch) lange Zeit asymptomatisch persistieren und nach variablen Intervallen, z. T. nach Jahren, wieder aufflackern (Rekrudeszenz, ➤ Kap. 5.2.6).

P. knowlesi

Die Blutschizogonie dauert nur ca. 24 Stunden. Dementsprechend findet sich meist tägliches oder unregelmäßiges Fieber. Die Parasitämie liegt meist unter 2 %; allerdings wurden Fälle mit hoher Parasitämie (> 10 %) und lebensbedrohlichen bzw. fatalen Erkrankungen beschrieben.

5.2.3 Epidemiologie

Geografische Verbreitung

Die Malaria ist die bei Weitem wichtigste parasitäre Erkrankung des Menschen. Ihre gesundheitlichen, gesellschaftlichen und ökonomischen Kosten sind enorm. Die Verbreitung der Malaria umfasst tropische und einige subtropische Gebiete (➤ Abb. 5.5). Fast die Hälfte der Menschheit lebt in Gebieten, in denen Malaria vorkommt (derzeit 85 Länder und Territorien). Die Zahl klinischer Fälle wird von der WHO auf mehr als 200 Millionen geschätzt, die Zahl der Todesfälle auf mehr als 600.000. Dies entspricht knapp 8 % der globalen Krankheitslast. Mehr als 95 % der malariabedingten Erkrankungs- und Todesfälle betreffen **Afrika,** mit weitem Abstand gefolgt von Südostasien (2 %). *P. falciparum* ist global der dominierende Erreger (> 90 %), mit weitem Abstand gefolgt von *P. vivax* (2 %). 96 % der globalen Malariafälle verteilen sich auf 29 Länder; 55 % auf 6 Länder: Nigeria (27 %), DR Kongo (12 %), Uganda (5 %), Mosambik (4 %), Angola (3,4 %) und Burkina Faso (3,4 %).

Die Fallzahlschätzungen unterliegen erheblichen Unsicherheiten, z. B. durch schwache Erfassungssysteme oder methodische Unterschiede. Generell muss von einer Untererfassung ausgegangen werden. Störungen der Gesundheitsversorgung und der Malariakontrolle (z. B. Unruhen, Kriege) können rasch mit einem Anstieg der Malariafälle einhergehen. So stiegen im ersten Jahr der COVID-19-Pandemie (2020) die Zahl der Malariafälle (6 %) und malariabedingten Todesfälle (12 %), insbesondere in Afrika. Absolute Fallzahlen geben Entwicklungen nur unzureichend wieder. Aus Afrika werden heute zwar rund 10 % mehr Malariafälle gemeldet als vor 20 Jahren, allerdings hat sich die afrikanische Bevölkerung

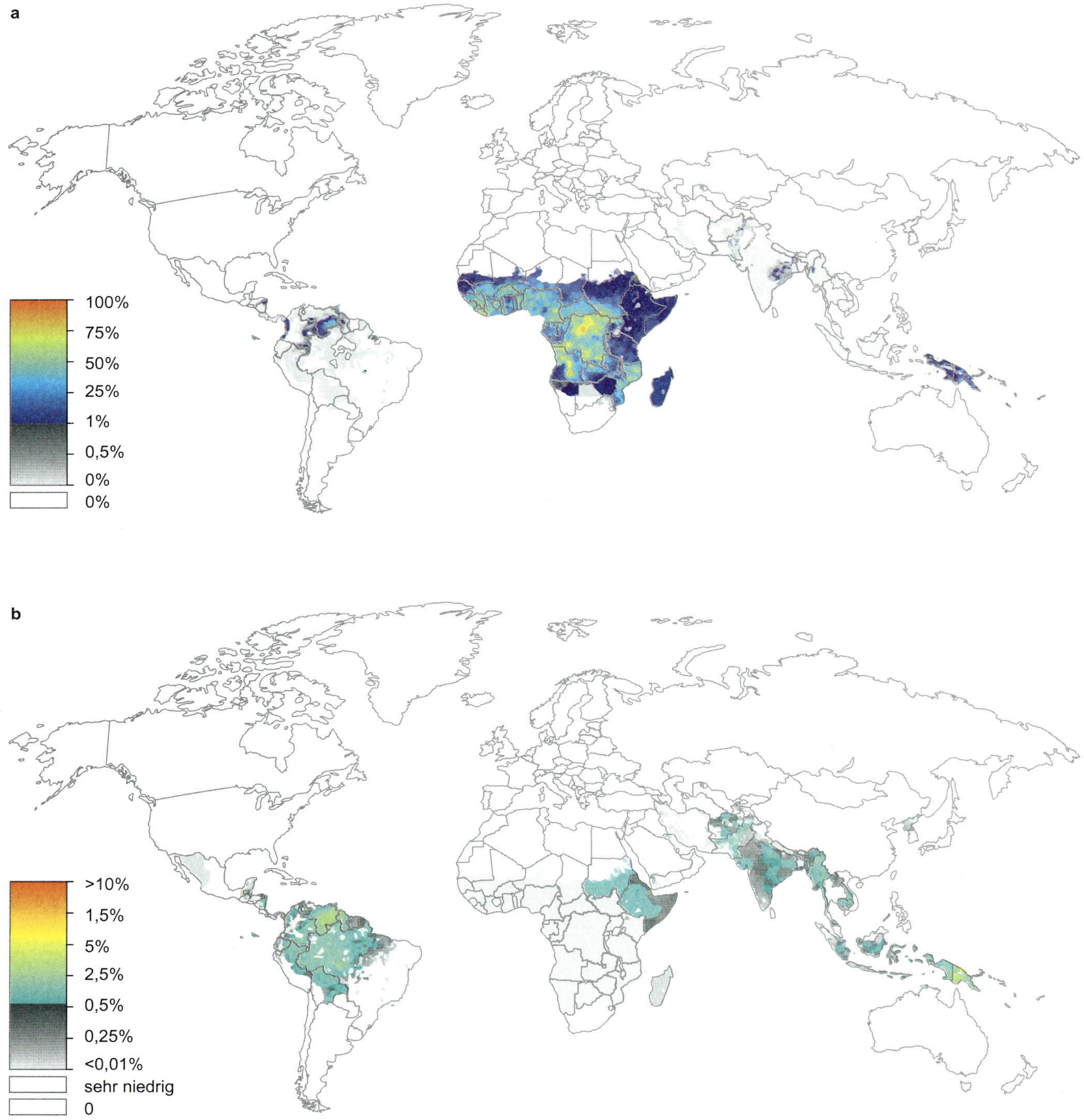

Abb. 5.5 Prävalenz a) Infektion mit *P. falciparum* (Altersgruppe 2–10 Jahre), b) Infektion mit *P. vivax* (alle Altersgruppen) [W1325, L138]

in dieser Zeit nahezu verdoppelt. Zwischen 2000 und 2020 sind erhebliche Erfolge in der Bekämpfung der Malaria erzielt worden, auch wenn dieser positive Trend seit 2015 stagniert. Die WHO schätzt, dass zwischen 2000 und 2020 – v. a. durch die Verteilung von Moskitonetzen sowie durch den Einsatz von Artemisinin-Kombinationstherapeutika (ACT) und Insektiziden – 1,7 Milliarden Malariafälle und 10,6 Millionen Todesfälle verhindert wurden. Der Vergleich der Jahre 2020 und 2000 zeigt dementsprechend ein in der Tendenz positives Bild (➤ Tab. 5.3). Zwar wurden weltweit in beiden Jahren 241 Millionen Malariafälle erfasst, allerdings bei deutlicher Reduktion von Malariainzidenz (–27 %), Todesfällen (–30 %) und Mortalität (–50 %). Die größten Fortschritte erzielte Südostasien. Insbesondere die Mekong-Region (Laos, Kambodscha, Myanmar, Thailand, Vietnam, Yunann/China), bedeutsam wegen

Tab. 5.3 Kennzahlen zur Malaria im Vergleich von 2000 und 2020 (nach WHO 2021) [W798-021]

WHO Region[1]	2000	2020
Zahl erfasster Malariafälle/Jahr		
Weltweit	241 Mio.	241 Mio.
Afrika	207 Mio.	228 Mio.
Südostasien	23 Mio.	5 Mio.
Östlicher Mittelmeerraum[2]	7 Mio.	5,7 Mio.
Westpazifischer Raum[3]	2,8 Mio.	1,7 Mio.
Amerika[4]	1,5 Mio.	0,65 Mio.
Jährliche Inzidenz pro 1.000 Menschen unter Risiko		
Weltweit	81	59
Afrika	368	232
Südostasien	18	3
Östlicher Mittelmeerraum	21	11
Westpazifischer Raum	4,2	2,2
Amerika	14.1	4,6
Zahl der Todesfälle/Jahr		
Weltweit	896.000	627.000
Afrika	840.000	602.000
Südostasien	35.000	9.000
Östlicher Mittelmeerraum	13.700	12.300
Westpazifischer Raum	6.100	3.200
Amerika	909	409
Jährliche Mortalität pro 100.000 Menschen unter Risiko		
Weltweit	30	15
Afrika	150	62
Südostasien	2,8	0,5
Östlicher Mittelmeerraum	4,2	2,4
Westpazifischer Raum	0,9	0,4
Amerika	0,8	0,3

[1] Liste der Länder der WHO-Regionen: https://www.who.int/countries
[2] Schließt Nordafrika (ohne Algerien) bis Pakistan sowie Sudan und Somalia ein
[3] Umfasst Länder von der Mongolei bis Neuseeland einschließlich Papua-Neuguinea, Kambodscha, Laos und Malaysia, aber nicht Indonesien und Osttimor (zu Südostasien)
[4] Nord- und Südamerika

Artemisinin-resistenter *P. falciparum*, konnte 93 % der Fälle von Malaria tropica binnen zweier Jahrzehnte reduzieren. Der Anteil der auf *P. vivax* zurückzuführenden Fälle ging global von etwa 8 % (18,5 Mio.) im Jahr 2000 auf 2 % (4,5 Mio.) im Jahr 2020 zurück. Der positiven Entwicklung folgend, hat sich zwischen 2000 und 2020 die Zahl der Länder mit weniger als 10.000 Malariafällen von 26 auf 47 erhöht, die der Länder mit weniger als 100 Fällen von 6 auf 26.

Afrika trägt mit Abstand die Hauptlast der Malaria (➤ Abb. 5.6). Auf die **WHO-Region Afrika** entfallen aktuell etwa 95 % der Fälle (2020: 228 Mio.) und 96 % der Todesfälle (602.000) weltweit; 80 % aller Todesfälle betreffen Kinder unter 5 Jahren. Die Inzidenz ist näherungsweise 20- bis 100-fach höher als in den anderen Risikogebieten, die Mortalität 25- bis 200-fach. Der überwiegende Teil der Infektionen in Subsahara-Afrika ist durch *P. falciparum* verursacht, *P. vivax* macht 0,3 % aus (v. a. am Horn von Afrika), hinzu kommen Infektionen durch *P. ovale* spp. und *P. malariae*, die oft als Doppel- und Mehrfachinfektionen auftreten.

In der **WHO-Region Südostasien** wurden 2020 5 Millionen Malariafälle und 9.000 Todesfälle registriert. Davon entfielen jeweils > 80 % auf Indien. Mehr als ein Drittel der Fälle (36 %) wurde durch *P. vivax* verursacht.

Der **östliche Mittelmeerraum** (südlich bis Sudan, östlich bis Pakistan) verzeichnete 2020 5,7 Millionen Fälle und 12.300 Todesfälle. Auf den Sudan entfielen die meisten der Malariafälle in dieser Region (56 %), gefolgt von Somalia, Jemen, Pakistan, Afghanistan und Dschibuti. *P. vivax* versursachte 18 % der Fälle. In dieser Region fallen seit 2010 Inzidenz und Mortalität nicht mehr, sondern steigen insbesondere seit 2015 wieder an.

Im **westpazifischen Raum** erkrankten 2020 1,7 Millionen Menschen an einer Malaria (30 % *P. vivax*), 3.200 verstarben, der jeweils größte Teil (≥ 85 %) davon in Papua-Neuguinea.

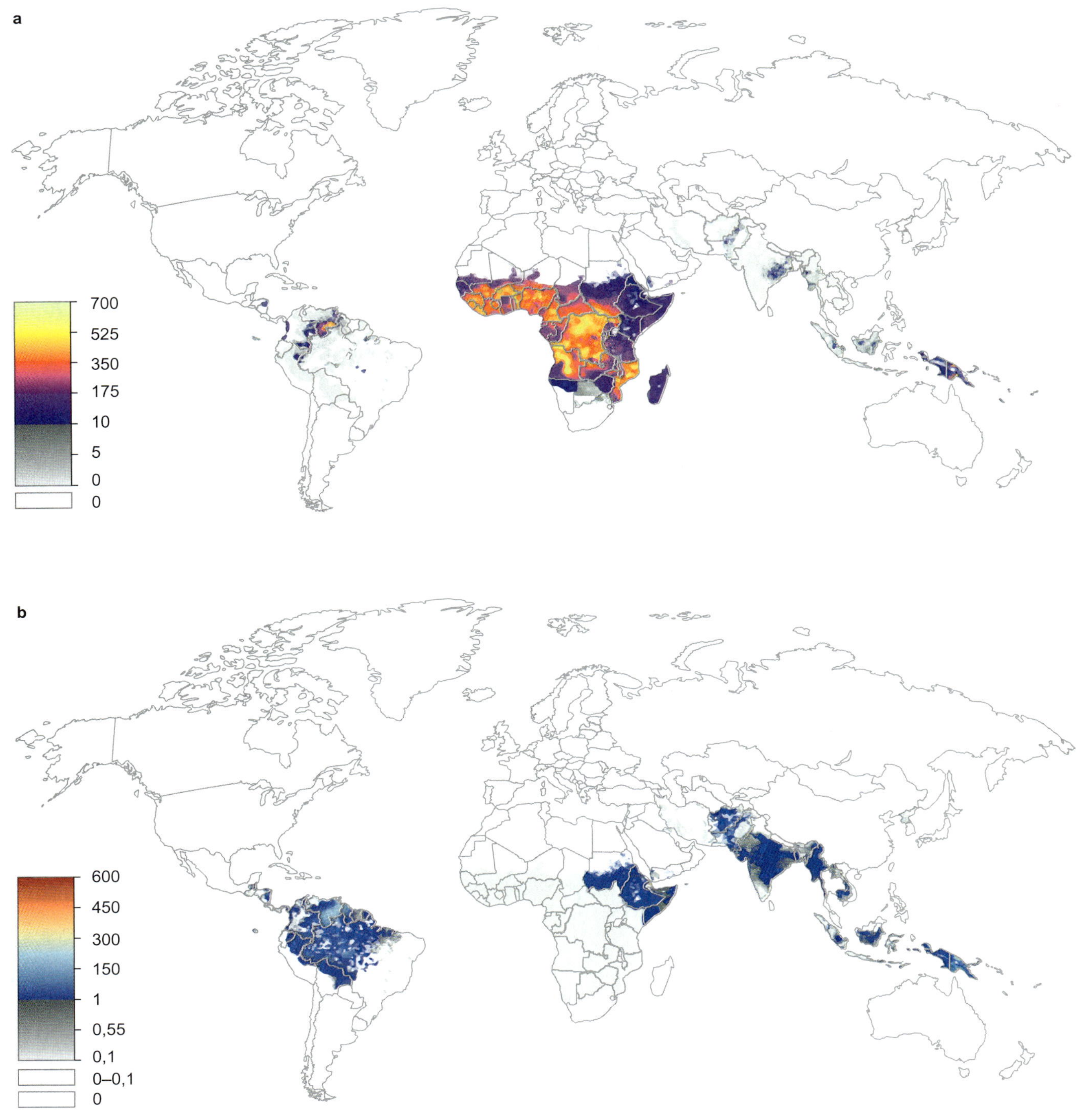

Abb. 5.6 Jährliche Inzidenz pro 1.000 Menschen von *P.-falciparum*-Malaria (a) und *P.-vivax*-Malaria (b) [W1325, L138]

Mittel- und Südamerika verzeichneten 2020 global die geringste Zahl an Malariapatienten (650.000) und Todesfällen (409; 77 % bei Erwachsenen). Drei Viertel der Erkrankungen entfielen auf Venezuela, Brasilien und Kolumbien, 68 % waren *P.-vivax*-bedingt.

In der **Europäischen Union** wurden bis zur COVID-19-Pandemie jährlich über 6.000, überwiegend importierte, Malariafälle gemeldet. Rund zwei Drittel der Fälle entfielen auf Frankreich (34 %), Großbritannien (20 %) und Deutschland (12 %). *P. falciparum* lag in 88 % vor; die Letalität betrug 1,2 %. Vereinzelte autochthone Fälle traten v. a. in Südeuropa auf, hinzu kommen vereinzelte Fälle vermutlicher Flughafenmalaria u. ä. In Deutschland wurden bis zur COVID-19-Pandemie und der damit verbundenen Reduktion der internationalen Reisetätigkeit jährlich ca. 800 bis 1.000 Malariafälle sowie vereinzelte Todesfälle gemeldet. Nach der COVID-19-Pandemie kam es zu einem Wiederanstieg der importierten Malariafälle und 2022 zu einer Rekordzahl von 8 Todesfällen. Afrika, v. a. Westafrika, dominiert als angegebene Ursprungsregion, *P. falciparum* als Erreger.

Hinsichtlich der Erregerspezies wird zwar der überwiegende Anteil der Fälle und Todesfälle durch *P. falciparum* verursacht, das geografische Verbreitungsgebiet ist aber größer für *P. vivax*. (➢ Abb. 5.5). Neben häufigem koendemischem Auftreten mit *P. falciparum* (v. a. in Indien, Neuguinea, Südamerika), dominiert *P. vivax* in den meisten lateinamerikanischen und zahlreichen asiatischen Malariagebieten. In einigen Gebieten ist *P. vivax* der alleinige Malariaerreger, darunter in den Malariagebieten des Nahen Ostens, Nordkorea und einigen Gebieten Mittel- und Südamerikas. In Haiti und der Dominikanischen Republik kommt *P. vivax* nicht vor, dafür aber *P. falciparum*. *P. ovale* spp. treten im gesamten malariaendemischen Gebiet auf – am häufigsten in Subsahara-Afrika. *P. malariae* kommt weltweit mit meist geringer Endemizität vor und findet sich regional gehäuft in einigen Gebieten im tropischen Afrika und im Westpazifik. Hauptverbreitungsgebiet von *P. knowlesi* sind Borneo und Malaysia; der Erreger ist zudem in der Mekong-Region, Singapur, Philippinen, Indonesien und Indien sowie selten bei Reiserückkehrern beschrieben.

Vektor und Vektorepidemiologie

> Ausschließlich Arten der Gattung *Anopheles* sind Überträger der Malaria. Von den weltweit etwa 480 verschiedenen *Anopheles*-Arten sind ca. 45 als Vektor relevant.

Der **Stich einer infektiösen weiblichen Anopheles-Mücke** ist der mit Abstand häufigste Weg der Übertragung einer Malaria. Vor allem in Endemiegebieten können selten Übertragungen durch Transfusionen auftreten, sehr selten auch durch Übertragung von der Mutter auf das Kind in der Schwangerschaft bzw. während der Geburt. Infektionen durch kontaminierte Injektionskanülen oder Transplantate sind ebenfalls beschrieben. In nicht endemischen Gebieten ist eine Übertragung durch die Einschleppung infizierter *Anopheles* möglich, aber insgesamt selten. Hierunter fallen die Flughafen-, Hafen- und Gepäckmalaria. Auch lokale *Anopheles*-Arten in malariafreien Gebieten können zu Einzelinfektionen oder i. d. R. kleineren Ausbrüchen Anlass geben. Hierbei erfolgt die Infektion des Vektors zumeist durch asymptomatische Gametozytenträger, häufig in der warmen Jahreszeit.

Morphologie

Anopheles-Mücken lassen sich an ihrer Flügelzeichnung (➢ Abb. 5.7) sowie an der Ruhestellung (➢ Abb. 5.8) von anderen Stechmücken unterscheiden. Die Flügel zeigen eine artspezifische Schwarzweiß-Zeichnung oder dunkle Flecken. In Ruhestellung bilden Kopf und Rumpf eine gerade Längsachse, die schräg zur Unterlage verläuft, während andere Stechmücken den Kopf anwinkeln und der Rumpf parallel zur Unterlage steht. Weitere Unterschiede beziehen sich u. a. auf die Morphologie der Eier und Larven (➢ Tab. 5.4).

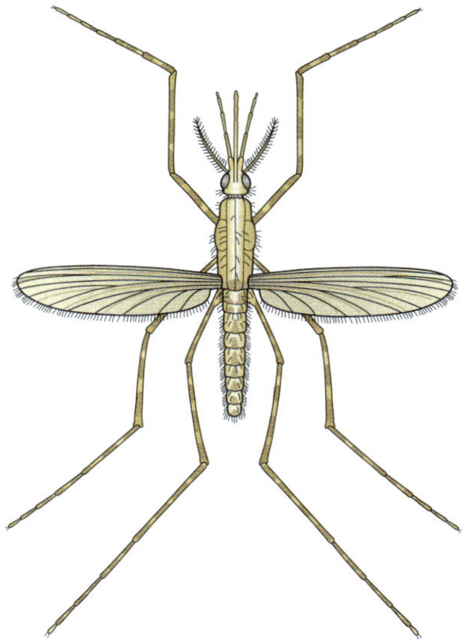

Abb. 5.7 *Anopheles* [E444-003]

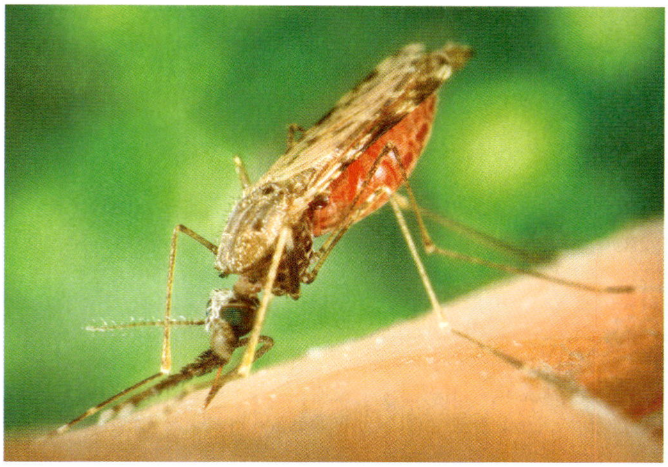

Abb. 5.8 *Anopheles* bei der Blutmahlzeit [J794]

Biologie und Verhalten

Anopheles-Mücken sind dämmerungs- und nachtaktiv. Ihr aktiver Flugradius beträgt maximal 2–3 Kilometer, es wurden allerdings Wanderungen von *Anopheles* über mehrere hundert Kilometer durch passiven Transport durch Winde beschrieben. Einige Arten verhalten sich während der **Wirtsfindung** und der Blutmahlzeit exophil bzw. exophag, bewegen sich also nur im Freiland, während beispielsweise hocheffektive Vektoren wie *Anopheles gambiae* endophil bzw. endophag und anthropophil sind, sich also überwiegend in Häusern aufhalten und dort nachts die schlafenden Menschen stechen. Schlüsselreize bei der Wirtsfindung sind neben dem Ausstoß von Kohlendioxid Komponenten des menschlichen Körpergeruchs wie Milch- und Fettsäuren sowie Ammoniak. Die Ernährung von *Anopheles* besteht primär aus zuckerhaltigen Pflanzensäften. Die Weibchen saugen Blut (alle 3–4 Tage), um die Eiproduktion zu gewährleisten. Unter tropischen Bedingungen folgt ca. 2 bis 3 Tage

Tab. 5.4 Hauptunterschiede zwischen *Anopheles, Culex* und *Aedes*

Anopheles (➤ Abb. 5.7, ➤ Abb. 5.8)	Culex	Aedes
Eier werden einzeln auf dem Wasser abgelegt	Eier werden zusammenhängend als „Schiffchen" auf dem Wasser abgelegt	Eier werden einzeln oberhalb der Wasserlinie auf Substrat abgelegt
Larve liegt waagerecht unter der Wasseroberfläche	Larve hängt fast senkrecht zur Wasseroberfläche	
Gesamter Körper bildet in Ruhehaltung eine gerade Linie in einem 45°-Winkel zur Wandfläche	Ruhehaltung gekrümmt, wobei Hinterleib parallel zur Wandfläche steht	
Flügel meist gefleckt	Flügel meist ungefleckt	
Palpen (Weibchen) etwa so lang wie Stechrüssel	Palpen (Weibchen) viel kürzer als Stechrüssel	
Abdomenende mehr oder weniger abgerundet		Abdomenende zugespitzt
Überträgt Malaria, Lymphatische Filariasis u. a.	Überträgt Lymphatische Filariasis, Japanische Enzephalitis u. a.	Überträgt Gelb-, Dengue-, Chikungunya-Fieber u. a.

Tab. 5.5 Wichtige epidemiologische Parameter der Malaria (WHO 2008) [W798-022]

Parameter	Beschreibung	Mathematisches Modell
Vektorkapazität (V)	Effektivität der Übertragung*	$V = ma^2 p^n/\text{-}\log_e p$
Entomologische Inokulationsrate (EIR)	Anzahl infektiöser Stiche pro Person pro Zeit (Jahr, Tag)	$EIR = maY$
Basisreproduktionsrate (R_0)	Zahl der Infektionen, die von einem infizierten Menschen ausgehen	$R_0 = bcV/r$

m = Vektordichte; a = Anteil der Blutmahlzeiten von Menschen; p = Überlebenswahrschlichkeit des Vektors pro Tag; n = extrinsische Inbkubationszeit; p^n = Anteil der Vektoren, die die extrinsische Inbkubationszeit überleben; $-\log_e p$ = verbleibende Vektor-Überlebenszeit; Y = Sporozoitenrate (Anteil infektiöser Moskitos mit Sporozoiten in ihren Speicheldrüsen); b = Anteil tatsächlich zur Infektion führender Moskitostiche (reduziert bei präerythrozytärer Immunität); c = Anteil der sich an infektiösen Menschen tatsächlich infizierenden Moskitos (reduziert bei transmissionsblockierender Immunität); r = tägliche Verlustrate der menschlichen Infektiosität

* Zahl infektiöser Stiche, ausgehend von allen Moskitos, die sich an einem infektiösen Mensch an einem Tag infiziert haben

nach einer Blutmahlzeit die Eiablage (wenige Dutzend bis mehrere hundert Eier), meist in nährstoffarmen, offenen, stehenden, z. T. temporären Wasserflächen wie Pfützen, Gräben, Sümpfen. Einige Arten bevorzugen küstennahe, salzhaltige Gewässer, andere kleinste Wasseransammlungen in Baumhöhlen oder Blattachseln. Die Eier benötigen bis zum Schlupf wiederum nur wenige Tage und entwickeln sich unter günstigen Bedingungen in 2 bis 3 Wochen bis zur Puppe, die nach weiteren 2 Tagen schlüpft. Die Lebensdauer im Freiland liegt zwischen 3 und 8 Wochen.

Verbreitung

Anopheles-Mücken sind weltweit bis an die Grenzen der Arktis verbreitet (in Deutschland 6 Arten). In **Art-Komplexen** werden eng verwandte Spezies zusammengefasst, die zwar meist morphologisch identisch sind (Unterscheidung zytologisch oder molekulargenetisch), jedoch eine unterschiedliche Verbreitung, Wirtswahl und Überträgerbedeutung haben können. So beherbergt der *Anopheles-gambiae*-Komplex (= *An. gambiae* s. l. für sensu lato: im weiteren Sinn) insgesamt 6 Arten, darunter die in Afrika weitverbreiteten Malariaüberträger *An. gambiae* s. s. (für sensu stricto: im engeren Sinn) und *An. arabiensis.* Hoch effiziente Überträger wie *An. gambiae* s. s., *An. arabiensis* und *An. funestus* sind die vorherrschenden und wichtigsten Überträger im subsaharischen Afrika. In urbaner Umgebung in Asien findet sich der Vektor *An. stephensi* (zunehmend auch in Afrika), in ländlichen, bewaldeten oder bergigen Regionen Asiens zudem *An. minimus* und *An. dirus.* Hauptvektoren in Südamerika sind *An. darlingi* und *An. pseudopunctipennis* sowie *An. albimanus* in Mittelamerika und in der Karibik. In Europa gehören die ehemals wichtigen Malariaüberträger *An. atroparvus* und *An. labranchiae* zum *An.-maculipennis*-Komplex.

Kenngrößen

Auch in Hochendemiegebieten sind oftmals nur 1–3 % der lokalen Vektorpopulation infektiös (Sporozoiten in Speicheldrüsen), die Sporozoitenrate kann jedoch je nach Saison und *Anopheles*-Art auf weit über 10 % steigen. Für die Epidemiologie der Malaria spielen zahlreiche vektorabhängige Faktoren eine Rolle, darunter Vektordichte, Vektorkompetenz (Fähigkeit zur Übertragung), Stechverhalten (z. B. anthrophil, endophag), Lebensdauer und Geschwindigkeit der Sporogonie. Die dadurch bestimmte **Vektorkapazität** ist ein Maßstab der Effektivität der Übertragung (➤ Tab. 5.5). Hocheffektive Vektoren wie *An. gambiae* s. s. zeichnen sich durch lange Lebensdauer, hohe Dichte, schnelle Reproduktion, Ruhen und Stechen in der Wohnstätte sowie eine Präferenz von Menschen gegenüber anderen Wirbeltieren aus. Die **entomologische Inokulationsrate (EIR)** beschreibt die Zahl der infektiösen *Anopheles*-Stiche pro Person und Jahr und ist ein Maß für die Intensität der Übertragung und damit für die Exposition der Bevölkerung. In Afrika reicht sie von < 1 bis zu mehreren hundert. Eine EIR > 50 beschreibt eine hohe Transmission, eine EIR < 10 eine niedrige. EIR und Infektionsprävalenz stehen in einem nicht linearen Zusammenhang (➤ Abb. 5.9). Daraus ergibt sich, dass deutliche Reduktionen der EIR, z. B. durch Moskitobekämpfungsmaßnahmen, mit vergleichsweise geringen Effekten auf der Ebene der Infektionshäufigkeit einhergehen können. Ein weiterer Parameter ist die **Basisreproduktionsrate** (R_0), die Anzahl der zu erwartenden

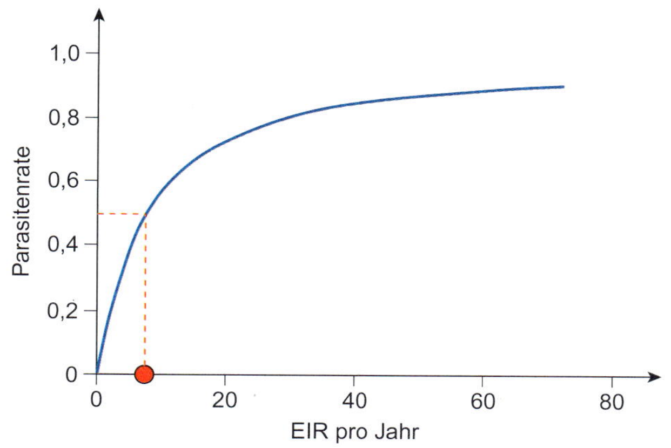

Abb. 5.9 Beziehung zwischen entomologischer Inokulationsrate (EIR) und Parasitenrate (mod. nach Smith und McKenzie 2004, licensed by CC BY 4.0) [H517-001, L143]

Ansteckungen (d. h. Übertragungen), die von einer infizierten Person ausgehen (➢ Tab. 5.5).

Epidemiologie beim Menschen

Die **Endemizität** der Malaria wird traditionell mit Hilfe der **Milzrate** oder der **Parasitenrate** bestimmt. Zugrunde liegt, dass sich bei der akuten Malaria fast immer eine passagere Splenomegalie unterschiedlicher Ausprägung entwickelt. In Regionen mit hohem Durchseuchungsgrad führen die immer wieder erfolgenden Neuinfektionen zu einer über längere Zeit persistierenden Milzvergrößerung, die vor allem im Kindesalter nachweisbar ist und in diesen Regionen ganz überwiegend durch Malaria verursacht wird. Zur klassischen Endemizitätsbestimmung wird daher der Anteil von Kindern zwischen 2 und 9 Jahren mit tastbar vergrößerter Milz herangezogen (Milzrate). Alternativ dient der Anteil der Kinder in dieser Altersgruppe mit mikroskopisch nachweisbarer Parasitämie (Parasitenrate). Die Endemizität der Malaria wird folglich eingeteilt in:

- Hypoendemisch: Milzrate oder Parasitenrate 0–10 %
- Mesoendemisch: Milzrate oder Parasitenrate 11–50 %
- Hyperendemisch: Milzrate oder Parasitenrate 51–75 %
- Holoendemisch: Milzrate oder Parasitenrate > 75 %

Zu berücksichtigen ist, dass die Parasitenrate saisonalen Schwankungen unterliegen kann.

Eine weitere Klassifizierung unterscheidet zwischen stabiler und instabiler Transmission:

- **Stabile Malaria** beschreibt eine i. d. R. ganzjährige, meist hohe Übertragung, d. h. *Anopheles* sind ganzjährig vorhanden, auch wenn es zu einem Ansteigen der Vektordichte wenige Wochen nach Regenfällen kommen kann. Häufig sind Gebiete stabiler Malaria hyper- oder holoendemisch. Die Zahl der Neuinfektionen ist hoch, Morbidität und Mortalität sind vor allem bei Kleinkindern ausgeprägt, und eine Semiimmunität (s. u.) entwickelt sich frühzeitig. Schwere und komplizierte Malaria finden sich vor allem bei den jüngsten Kindern (0,5–2 Jahre), semiimmune Erwachsene erkranken selten symptomatisch.
- Bei **instabiler Malaria** bestehen erhebliche Schwankungen der Transmission, die durch Regenfälle und die Verfügbarkeit von Moskitobrutplätzen bedingt werden. Die Gebiete sind oft hypo- bis mesoendemisch. Die Übertragungsraten sind eher niedrig, saisonal stark schwankend oder erratisch. Eine Semiimmunität entwickelt sich spät oder gar nicht. Es kommt zu Erkrankungen und schweren Verläufen in allen Lebensaltern. Epidemische Ausbrüche können auftreten. Eine Malaria in der Schwangerschaft verläuft für die Mütter häufig symptomatisch oder sogar schwer.

Epidemien entwickeln sich oft im Gefolge ökologischer oder sozioökonomischer Veränderungen wie schwere Regenfälle, Klimaveränderungen (z. B. El Niño), Populationsbewegungen (Flüchtlinge, Migranten) von niedrig in hochendemische Gebiete, Zusammenbruch der Gesundheitsstrukturen und/oder der Präventionsprogramme. Am ehesten sind Gebiete mit instabiler oder fehlender Transmission betroffen (z. B. Hochlandmalaria).

Die Beziehungen zwischen Transmission, Infektionsprävalenz, Morbidität, Alter und Semiimmunität sowie Mortalität sind komplex. Generell fällt die Mortalität mit sinkender EIR, bleibt jedoch bis zu einem Schwellenwert von ca. 1 erheblich. Schätzungen mit großem Unsicherheitsbereich gehen davon aus, dass bei afrikanischen Kindern 1–2 % der klinischen Malariaepisoden in einen schweren Verlauf münden. Die Krankenhausletalität schwerer Malaria in vielen Gebieten Afrikas liegt bei 10–30 %, im ländlichen Bereich auch höher. Säuglinge bis zu einem Lebensalter von etwa einem halben Jahr erkranken relativ selten an einer Malaria (u. a. infolge mütterlicher Antikörper). In den stabilen Hochendemiegebieten Afrikas (z. B. EIR > 100) liegt (vereinfacht) der Altersgipfel für eine tödliche Malaria bei ca. einem Jahr, für eine stationäre Behandlung bei ca. eineinhalb Jahren und für eine unkomplizierte Malaria bei 2 bis 3 Jahren. Diese Altersgipfel verschieben sich mit geringerer Transmission zu älteren Gruppen hin. Bei der schweren Malaria dominiert in holoendemischen Gebieten die schwere Anämie junger Kinder, zerebrale Malaria ist vergleichsweise selten. Bei hyper- oder mesoendemischer Situation besteht ebenfalls ein Altersgipfel für schwere Anämie bei jungen Kindern, hinzu kommt allerdings eine deutliche Häufung von zerebraler Malaria bei älteren Kindern. Hypoendemisch-instabile Malariagebiete zeigen keine klaren altersabhängigen Muster für schwere Anämie und zerebrale Malaria, d. h., beide treten auch bei Erwachsenen auf. Hier findet sich allerdings auch das malariabedingte Nierenversagen bei Erwachsenen (bei Kindern und Hochendemie selten). Infolge der genannten Zusammenhänge können Kontrollmaßnahmen, die zu einer Senkung der Transmission in einem Gebiet führen, zu einem Anstieg symptomatischer Fälle bei älteren Kindern und Erwachsenen führen.

5.2.4 Pathogenese

Proinflammatorische Antwort, Hämolyse sowie – bei *P. falciparum* – Zytoadhärenz und Sequestrierung sind zentrale pathogenetische Faktoren. Die initiale, niedrige Parasitämie nach Merozoitenfreisetzung aus der Leber (➢ Kap. 5.2.2) verläuft häufig asymptomatisch oder mit unspezifischen Prodromi (u. a. Unwohlsein, Kopf- und Muskelschmerzen). Bei anfangs exponentiellem Wachstum der Parasiten setzt Fieber nach weiteren 1 bis 2 Tagen ein. Eine Parasitendichte, ab der fieberhafte Symptome auftreten, ist schwierig zu definieren und variiert mit Endemizität, Alter und Immunitätsgrad. Bei einer unkomplizierten Malaria liegen typischerweise Parasitendichten von 1.000–50.000/µl vor, Nichtimmune (Kinder, Reisende) können jedoch schon bei < 1.000 Parasiten/µl symptomatisch sein. (**cave:** Bei stark sequestrierter Infektion mit *P. falciparum* kann die mikroskopisch sichtbare Parasitendichte erheblich von der Zahl tatsächlich vorhandener Parasiten abweichen.) Auslöser der entzündlichen Reaktion und der klassischen Fieberschübe ist die Freisetzung von Parasitenbestandteilen und Merozoiten bei der Lyse infizierter Erythrozyten. Kandidaten für die freigesetzten „Malariatoxine" sind Glykosylphosphatidylinositolphosphat (GPI), das über die Toll-like-Rezeptoren (TLR) 2 und 4 erkannt wird, sowie Hämozoin (mit gebundener parasitärer DNA), auf das TLR 9 anspricht. Weitere parasitäre Entzündungsmediatoren und humane Sensoren sind wahrscheinlich. Die somit aktivierte Zytokinkaskade führt letztlich zur Ausschüttung von TNF-α, IL-1 und IFN-γ, später auch der Interleukine 6, 8, 12 und 18. Die proinflammatorischen Mediatoren sind an der akuten Symptomatik beteiligt (u. a. Fieber, Unwohlsein), führen zu einer Hochregulierung endothelialer Liganden für die Adhäsionsrezeptoren *P.-falciparum*-infizierter Erythrozyten und werden durch IL-10 und andere antiinflammatorische Mediatoren gedrosselt. Schwere Malaria zeichnet sich nicht zuletzt durch eine Dysbalance der Zytokine aus. Die initiale Zytokinantwort auf die Infektion mit *P. falciparum* ist nicht stärker als die bei *P.-vivax*-Infektion; bei gleicher Parasitendichte scheint *P. vivax* sogar pyrogener zu wirken. Bei älteren Kindern und Erwachsenen in hochendemischen Gebieten findet sich häufig eine relative Toleranz (Prämunition) gegenüber der Infektion, die mit einer Immunkontrolle der Parasitendichte und verminderter Zytokinausschüttung (antitoxische Immunität, ➤ Kap. 5.2.5) einhergeht.

5

Endotheladhäsion P.-falciparum-infizierter Erythrozyten

Die Endotheladhäsion und Sequestrierung von *P.-falciparum*-infizierten Erythrozyten (➤ Abb. 5.10) ermöglicht dem Parasiten, der Zirkulation durch und der Eliminierung in der Milz zu entgehen, führt jedoch zu einer Reihe gewebsspezifischer Pathologien. Das **Adhäsionsmolekül PfEMP1** wird, aggregiert in Knobs genannten Protrusionen, auf der Oberfläche infizierter Erythrozyten exprimiert. Die Expression und die vermittelte Zytoadhärenz erreichen ungefähr zur Mitte des asexuellen Zyklus ihren Gipfel. PfEMP1 wird von etwa 60 Kopien der *var*-Genfamilie pro Genom kodiert und stellt eines der wichtigsten Antigene von *P. falciparum* dar. PfEMP1 ist mosaikartig aus mehreren Adhäsionsdomänen aufgebaut, sodass ein Molekül an mehrere Rezeptoren binden kann, wobei das Spektrum klonal begrenzt ist. Vertreter eines Parasitenklons exprimieren nur ein *var*-Gen und wechseln synchron zu einem anderen, sodass sich eine sequenzielle Antigen- und Adhäsionsvariation ergibt (switching).

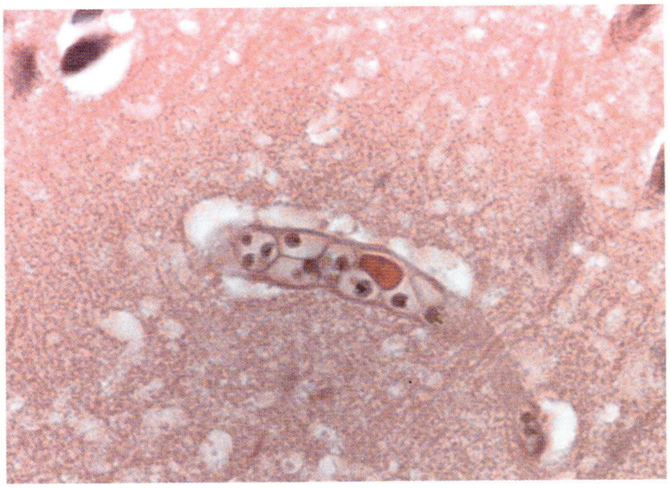

Abb. 5.10 Hirnkapillaren mit Sequestration von *Plasmodium-falciparum*-parasitierten Erythrozyten [E819-002]

Neben PfEMP1 gibt es weitere parasitäre Adhäsionsmoleküle sowie weitere endotheliale Rezeptoren, deren Rolle aber nicht abschließend geklärt ist. CD36 fungiert als nahezu ubiquitärer Rezeptor, der von nahezu allen *P.-falciparum*-Isolaten genutzt werden kann. ICAM-1 (intercellular adhesion molecule 1) ist der wichtigste bekannte Rezeptor auf zerebralen Endothelien. CSA (Chondroitinsulfat A) ist der wichtigste Rezeptor bei der Malaria in der Schwangerschaft und wird nahezu ausschließlich auf dem Synzytiotrophoblasten exprimiert.

Die PfEMP1-Rezeptor-Bindung und damit Sequestrierung findet in erster Linie an Endothelien in postkapillären Venolen statt. Die Bindung infizierter Erythrozyten führt in organabhängigem Maße zu lokaler Stase, Hypoxie, Einwanderung proinflammatorischer Zellen, Endothelaktivierung bzw. -schädigung und letztlich Obstruktion des Gefäßes. Hierzu trägt eine bei der Malaria tropica generell reduzierte Verformbarkeit auch nicht infizierter Erythrozyten bei.

Ein weiteres Phänomen der Zytoadhärenz ist das **Rosetting.** Hierbei gruppieren sich mehrere nicht infizierte Erythrozyten um *P.-falciparum*-infizierte Blutzellen, und diese Konglomerate tragen zur Obstruktion bei. Hinsichtlich der „benignen" Malariaformen mehren sich Belege dafür, dass auch *P. vivax* adhäsive Phänotypen besitzt. Neben der Endotheladhäsion besteht die Fähigkeit zur Rosettenbildung. Ausmaß und Bedeutung sind derzeit weitgehend unklar.

Das Krankheitsbild der schweren und komplizierten Malaria tritt zum überwiegenden Teil bei der **Malaria tropica** auf, wenn auch über schwere Verlaufsformen und Todesfälle selten bei allen anderen humanpathogenen Malariaerregern berichtet wird.

Die schwere und komplizierte Malaria ist, vereinfacht (WHO 2000), gekennzeichnet durch das Vorliegen einer *P.-falciparum*-Parasitämie und mind. einem der nachfolgenden Symptome: schwere Anämie (Hb < 5 g/dl), Bewusstseinsstörung/zerebrale Malaria, Krampfanfälle, ausgeprägte Schwäche, Atemnot, Ikterus, Hämoglobinurie, Lungenödem, Schock und abnorme Blutungen. Hinzu können Hyperparasitämie (> 10 %), Hypoglykämie, Hyperlaktatämie, Azidose und Nierenversagen treten.

Zerebrale Malaria

Die zerebrale Malaria als Manifestationsform der schweren Malaria tropica ist durch zunächst oft unspezifische neurologische Alterationen bis zum tiefen Koma, peripherer Parasitämie und Ausschluss anderer Komaursachen definiert. Bei Vorbehandlung kann die Parasitämie auch fehlen. Kennzeichnend ist die Sequestrierung von infizierten Erythrozyten in zerebralen Kapillaren und postkapillären Venolen (➢ Abb. 5.10). Ausmaß von Sequestrierung und zerebraler Symptomatik korrelieren. Die Untersuchung der Gefäße im Augenhintergrund ist eine sensitive und spezifische Methode zur Diagnose einer zerebralen Malaria. ICAM-1 ist der primäre Rezeptor für *P.-falciparum*-infizierte Erythrozyten auf Endothelien zerebraler Gefäße und wird dort während einer inflammatorischen Reaktion noch verstärkt exprimiert. Die Bindung an CD36 auf lokal adhärierenden Thrombozyten kann hinzutreten, ebenso sind weitere Rezeptoren denkbar. Bereiche mit hoher Sequestrierung gehen einher mit Verlust von endothelialen Antikoagulanzrezeptoren und endothelialem Protein-C-Rezeptor (EPCR), Zeichen verminderter Perfusion, Fibrinablagerungen auf der Endotheloberfläche, Mikrothromben, Barrierestörungen, lokalen Leckagen und Mikrohämorrhagien. Autoptisch zeigen sich meist Punktblutungen im subkortikalen Hirngewebe (➢ Abb. 5.11), bei denen es sich um ringförmige Hämorrhagien um kleine Gefäße handelt (➢ Abb. 5.12). Untersuchungen mit Magnetresonanztomografie (MRT) deuten darauf hin, dass Hirnschwellungen stark mit Tod assoziiert sind. Zu den möglichen Ursachen gehören eine erhöhte Flüssigkeitsaufnahme der Zellen infolge einer parenchymatösen Zellschädigung (zytotoxisches Ödem) oder eine verstärkte Bewegung von Flüssigkeit aus dem Gefäßraum in das Gehirn (vasogenes Ödem). Hochauflösende MRT-Studien aus Asien und Afrika sprechen für Letzteres.

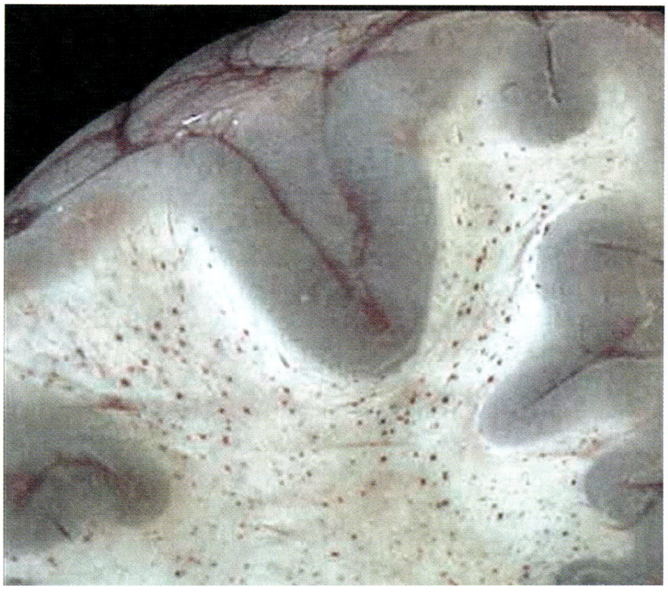

Abb. 5.11 Zerebrale Punktblutungen bei einem an Malaria tropica verstorbenen Patienten (© 2014 Milner, Whitten, Kamiza, Carr, Liomba, Dzamalala, Seydel, Molyneux and Taylor – licensed by CC BY 4.0) [F1212]

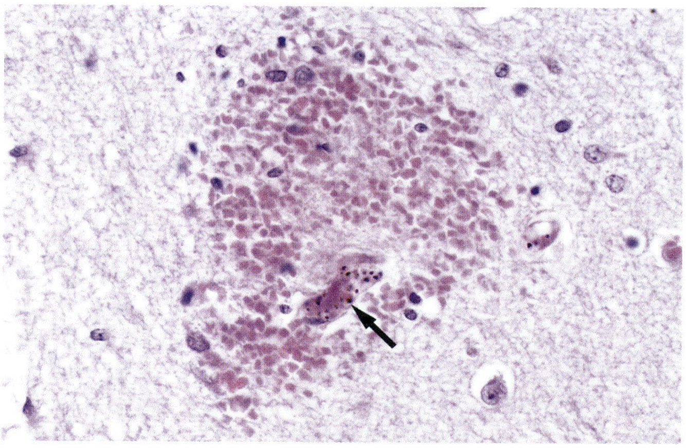

Abb. 5.12 Lichtmikroskopische Aufnahme einer zerebralen Ringblutung um Kapillare (Austritt von Erythrozyten durch das Endothel ins Gewebe) (reproduced with permission from Pritt BS. Protozoal infections) [G1404]

Schwere Anämie

Der Abfall des Hämoglobin (Hb-)Spiegels kann bei akuter Malaria und v. a. bei jungen Kindern schnell und dramatisch sein sowie in eine schwere Anämie (Hb < 5 g/dl) münden. Bei chronischen und rezidivierenden Infektionen mit vorherrschender Dyserythropoese sowie oftmals anderen Ursachen, die eine Anämie begünstigen (Eisenmangel, Hakenwurminfektion etc.), können niedrigste Spiegel oft erstaunlich gut kompensiert werden. Das Ausmaß der Anämie übersteigt oft den anhand der Parasitendichte erwarteten Hb-Verlust. Die Ursachen sind vielfältig und letztlich nicht eindeutig geklärt: Über die Lyse infizierter Erythrozyten hinaus werden quantitativ mehr nicht infizierte Erythrozyten in der Milz abgebaut. Zytoadhärenz, Rosettenbildung und reduzierte Verformbarkeit tragen dazu bei. Phagozyten, insbesondere Neutrophile, induzieren Eryptose (Apoptose der Erythrozyten). Komplement- oder Antikörperbindung lösen eine immunvermittelte Hämolyse aus. Zum Verlust von Erythrozyten tritt eine Knochenmarkshemmung oder Dyserythropoese, die das akute Geschehen um Wochen überdauern können. Die Milz ist zentral an der selektiven Filterung und Beseitigung abnormaler, beschädigter oder rigider Erythrozyten beteiligt. Die Entfernung infizierter Erythrozyten ist essenziell für den Schutz vor schwerer Malaria, während die Entfernung nicht infizierter Erythrozyten entscheidend zur Anämie beiträgt. Zudem kann die Milz Plasmodien aus dem Erythrozyten entfernen (pitting) und wieder in die Zirkulation entlassen. Die Lebensdauer solcher Erythrozyten ist allerdings verkürzt, was zur verspäteten Hämolyse nach Therapie beitragen kann (➢ Kap. 5.2.9). Eine infolge der Filterung und des Poolings entstehende Splenomegalie zählt zu den häufigen klinischen Zeichen einer Malaria.

Azidose

Eine weitere häufige Form der schweren *P.-falciparum*-Malaria ist die Azidose, die bei Kindern in Endemiegebieten oft mit Atemnot und Hyperventilation im Sinne des Abbaus von überschüssigem

CO_2 einhergeht (Kußmaul-Atmung). Ursächlich scheinen die anaerobe Glykolyse mit nachfolgender Laktatazidose in durch Sequestration obstruierten Gewebeteilen, eine gesteigerte Laktatproduktion durch die Plasmodien sowie eine reduzierte hepatische und renale Laktatausscheidung zu sein. Weitere Säureäquivalente sind nicht ausgeschlossen.

Respiratorische Insuffizienz und Lungenödem

Bei Kindern ist ein malariaindiziertes akutes Atemnotsyndrom (ARDS, diffuse Inflammation mit Alveolarschäden) selten und ein Lungenödem seltener als bei Erwachsenen. Bei Erwachsenen mit schwerer Malaria und ARDS zeigte die ultrastrukturelle Analyse der Lunge klassische Merkmale mit hyalinen Membranen, neutrophile und monozytäre Infiltrate sowie ausgeprägte Fibrinbildung und Thromben im Zusammenhang mit sequestrierten Erythrozyten. Ursache des interstitiellen Lungenödems ist mutmaßlich die erhöhte Kapillarpermeabilität im Gefolge der Endotheladhärenz parasitierter Erythrozyten mit Schädigung der alveokapillären Membran durch Zytokinfreisetzung.

Nierenversagen

Auch das akute Nierenversagen ist bei Kindern selten, tritt jedoch bei Erwachsenen und v. a. in niedrigendemischen Regionen auf. Es finden sich Hypoperfusion und tubuläre Nekrosen. Die Parasitenbiomasse, zellfreies Hämoglobin und Lipidperoxidationsmarker sind mit dem Grad der Nierenschädigung assoziiert. Autoptisch zeigen die Nieren eine Sequestrierung von *P.-falciparum*-infizierten Erythrozyten in glomerulären und peritubulären Kapillaren. Das Ausmaß der Sequestrierung ist geringer als bei der zerebralen Malaria.

Gerinnungsstörungen

Eine disseminierte intravasale Gerinnung ist auch bei schwerer Malaria selten. Man findet zwar chemische Zeichen einer Gerinnungsaktivierung, doch keine Dekompensation des plasmatischen Gerinnungssystems mit klinischer Blutungsneigung. Eine Thrombozytopenie ist dagegen bei allen Malariaformen häufig, insbesondere bei nicht immunen Erwachsenen. Ursächlich spielt die Anreicherung in der vergrößerten Milz eine Rolle (splenic pooling). Es wird spekuliert, dass darüber hinaus eine Immunthrombozytopenie eintreten kann oder dass die Plättchen an Endotheldefekten aktiviert oder verbraucht werden, die durch Adhärenz parasitierter Erythrozyten entstehen.

Andere Bilder der schweren Malaria

Ausgeprägte **Schwäche** (prostration) ist ein häufiges Symptom schwerer Malaria bei Kindern in Endemiegebieten und wird definiert als Unfähigkeit eines Kindes, das normalerweise sitzen kann, aufrecht zu sitzen, oder eines jüngeren Kindes, zu trinken. Ein milder **Ikterus** tritt häufig auf, v. a. bei Erwachsenen. Die Hyperbilirubinämie ist überwiegend unkonjugiert und beruht auf einer Kombination aus Hämolyse und Leberfunktionsstörung. Als ein Kriterium schwerer Malaria wird der Ikterus als Plasmabilirubin > 3 mg/dl zusammen mit einer Parasitendichte > 100.000/µl definiert. Hämoglobinurie kann in verschiedenen Ausprägungen oder als klassisches **Schwarzwasserfieber** auftreten. Letzteres beschreibt eine schwere akute intravasale Hämolyse, häufig mit Nierenversagen und Hämoglobinurie („Cola Urin"). Postuliert wurden Sensibilisierungen durch wiederholte Chiningaben mit nachfolgenden Autoimmunhämolysen, die Evidenz ist aber gering, wenngleich epidemiologisch das Schwarzwasserfieber seit dem Ersatz von Chinin durch andere Malariamedikamente eine Rarität geworden ist. Akute Hämolysen bei schwerem Mangel an Glukose-6-phosphat-Dehydrogenase (G6PD), mit oder ohne Malaria, können sich ähnlich manifestieren. **Schock** (algide Malaria) ist ein seltenes, aber prognostisch ungünstiges Symptom, das einem septischen Schock ähnelt. Ursächlich können hierfür u. a. die häufigen Bakteriämien bei schwerer Malaria sowie schwere Dehydrierung bei Kindern, Blutungen und kardiale Dekompensation sein. Sequestrierung und Zytokinsturm können darüber hinaus zu vielgestaltigen Symptomen Anlass geben. Zum Beispiel finden sich gelegentlich Zeichen einer Myokarditis oder auch eine thyreotoxische Krise.

Malaria in der Schwangerschaft

Auch bei ansonsten semiimmunen Schwangeren kann die Infektion mit an **CSA adhärierenden P. falciparum** eine Schwangerschaftsmalaria hervorrufen. CSA wird spezifisch vom Synzytiotrophoblasten exprimiert, der den intervillösen Raum der Plazenta auskleidet. Die Sequestrierung kann im intravillösen Raum zu teilweise sehr hohen Parasitendichten führen und so ausgeprägt sein, dass im peripheren Blut dennoch keine oder nur wenige Parasiten nachweisbar sind. Das Vollbild zeigt eine massive chronische Intervillositis mit Ansammlung von Entzündungszellen, Hämozoin- und Fibrinansammlungen, Membranverdickungen und Diffusionsstörungen. Es resultiert eine intrauterine Wachstumsretardierung mit niedrigem Geburtsgewicht. Spät im Schwangerschaftsverlauf einsetzende Infektionen können zu Frühgeburtlichkeit führen. Während in holoendemischen Gebieten die Malaria für die Mütter häufig bis auf eine Anämie oligosymptomatisch und ohne schwere Komplikationen verläuft, kann in niedrigendemischen Gebieten eine akut lebensbedrohliche schwere Malaria entstehen. Da CSA-bindende PfEMP1 außerhalb der Schwangerschaft in keinem Organ adhärieren können, sind entsprechende *P.-falciparum*-Infektionen bei nicht schwangeren Frauen offenbar nicht zahlreich oder anhaltend genug, um immunogen zu wirken. Daher werden in der Kindheit keine entsprechenden Antikörper gebildet, und die erstmalige Ausbildung einer Plazenta macht ansonsten semiimmune Frauen in der ersten Schwangerschaft wieder empfänglich, und zwar für Infektionen mit Parasiten, die eine Bindung infizierter Erythrozyten an CSA ermöglichen. Frauen erwerben dann im Verlauf weniger Schwangerschaften Antikörper gegen CSA-bindende PfEMP1-Moleküle und vermögen dadurch, die Infektion zu kontrollieren.

5.2.5 Immunologie

Natürliche Resistenz

Die Malaria wird als der stärkste bekannte Faktor evolutionärer Selektion in der neueren Geschichte des menschlichen Genoms betrachtet. Über Generationen hinweg wurden in ehemaligen und aktuellen Malariagebieten solche humangenetischen Polymorphismen selektiert, die einen relativen Schutz gegenüber der Malaria und damit einen Überlebensvorteil sowie eine höhere Fortpflanzungschance vermitteln. Diese „Malariahypothese" wurde Ende der 1940er Jahre von John Haldane anhand der Verbreitung erythrozytärer Varianten formuliert. Nicht selten ist ein balancierter Polymorphismus, bei dem die Nachteile der homozygoten Anlage (z. B. Sichelzellkrankheit) durch die Überlebensvorteile der Heterozygoten in evolutionärer Sicht ausgeglichen werden. Die **Sichelzellanlage (HbAS)** ist das bekannteste Beispiel. Sie reduziert die Wahrscheinlichkeit einer Malaria auf nahezu allen Ebenen der Erkrankung. Das Risiko einer unkomplizierten Malaria ist um rund 50 % gesenkt, das einer schweren Malaria um rund 90 %. In Hochendemiegebieten ist folglich die Sterblichkeit heterozygoter Kinder reduziert. Zahlreiche, nur zum Teil verstandene Mechanismen tragen zu diesem Schutz bei, darunter das Sicheln parasitär befallener HbAS-Erythrozyten mit nachfolgender Phagozytose, intraerythrozytäre Wachstumshemmung, verstärkte Antigenität infizierter Erythrozyten sowie reduzierte Zytoadhäsion infolge gestörten Membrantransports von PfEMP1. Neue Befunde verweisen allerdings auf eine mutmaßliche Koselektion bestimmter *P.-falciparum*-Genotypen, bei denen sich der HbS-vermittelte Schutz verliert. Die klinisch-epidemiologische Bedeutung dieses Zusammenhangs ist derzeit noch unklar.

Bei einer milden Variante der Sichelzellerkrankung **(HbC),** die vorwiegend in Westafrika auftritt, ist der heterozygote Schutz (HbAC) vor Malaria vergleichsweise geringer; die Risikoreduktion hinsichtlich schwerer Malaria liegt bei etwa 15–50 %, häufiger bei Patienten mit HbCC. Ein zentraler Mechanismus scheint in der modifizierten Expression von parasitären Adhärenz-Rezeptoren zu liegen. Dementsprechend wird eine spezifische Wirksamkeit gegenüber zerebraler Malaria postuliert.

Die **α^+-Thalassämie** verursacht in Afrika eine Mikrozytose oder milde Anämie. Sie hat keinen oder kaum Einfluss auf die unkomplizierte Malaria, verringert aber das Risiko schwerer und tödlicher Malaria, v. a. schwerer Malariaanämie. Allerdings wird bereits bei asymptomatischen Infektionen das Ausmaß der Malariaanämie abgemildert. Treffen α^+-Thalassämie und HbAS zusammen, heben sich die jeweiligen Schutzeffekte partiell wieder auf (negative Epistase). Eine Risikoreduktion von rund 50 % hinsichtlich schwerer Malaria wird bei heterozygoten Mädchen und hemizygoten Jungen mit **G6PD-Mangel** vom Typ A geschätzt.

Das **Dantu-Blutgruppenantigen** infolge einer strukturellen Neuordnung der Glykophorin-kodierenden Gene findet sich vorwiegend in Ostafrika und reduziert das Risiko einer schweren Malaria für Homozygote um drei Viertel. Eine Variante des *ATP2B4*-Gens, das für den wichtigsten Kalzium-Transporter des Erythrozyten kodiert, vermittelt einen rund 40-prozentigen Schutz vor schwerer Malaria.

Zu den weiteren erythrozytären Varianten, die mit unterschiedlichem Ausmaß an Schutz einhergehen, werden die β-Thalassämie und die hereditäre Persistenz fetalen Hämoglobins ebenso gerechnet wie die in Südostasien auftretenden Varianten HbE und Ovalozytose. Auch die ABO-Blutgruppen beeinflussen die Empfänglichkeit für Malaria, wobei Blutgruppe 0 einen relativen Schutz vor (schwerer) *P.-falciparum*-Malaria zu verleihen scheint. Natürliche Resistenz gegen *P.-vivax*-Malaria wird durch das in Afrika nahezu regelhafte Fehlen des Duffy-Blutgruppenantigens vermittelt, das vom Parasiten zur Invasion in die Erythrozyten benutzt wird. Allerdings werden zunehmend Fälle von *P.-vivax*-Malaria bei Menschen mit dieser Variante berichtet, sodass auch andere Invasionsmechanismen eine Rolle spielen müssen.

Auch im Bereich der Regulatoren und Effektormoleküle der Immunantwort werden Polymorphismen, die das Malariarisiko beeinflussen, beschrieben. Dazu zählen u. a. solche von Toll-like-Rezeptoren und nachgeschalteten Mediatoren, Interleukinen (z. B. *IL-23R*, *IL-12-RB2*), mannosebindenden Lektinen und Komplementrezeptor 1, wobei die Befunde insgesamt nicht immer einheitlich sind.

Erworbene Immunität

In Hochendemiegebieten schützen diaplazentar übertragene Antikörper, fetales Hämoglobin und zum Teil verhaltensbezogene Besonderheiten das Kind bis zum Alter von ca. einem halben Jahr großteils vor symptomatischer Malaria. Daten aus Afrika und Papua-Neuguinea zeigen, dass sich bereits früh im Leben und nach nur wenigen Infektionen (zum Teil durch mütterliche Antikörper gedrosselt) eine beträchtliche Immunität gegen schwere Malaria entwickelt. Dem liegen Antikörper gegen ein begrenztes Repertoire wahrscheinlich konservierter PfEMP1-Varianten zugrunde. Protrahierte Verläufe dieser Immunitätsentwicklung gegen schwere Malaria werden ebenfalls beobachtet. Bis ins spätere Kindesalter wird eine klinische Immunität gegen unkomplizierte Malaria langsam erworben, dazu tritt eine Begrenzung hoher Parasitendichten. Steril, also den Parasiten eliminierend und Neuinfektion sicher verhindernd, ist diese Immunität selbst bei Erwachsenen in Hochendemiegebieten nicht, was sich an den häufigen asymptomatischen Infektionen zeigt. Die Komplexität dieser Immunitätsentwicklung und ihre Altersabhängigkeit sind in ➢ Abb. 5.13 dargestellt.

Bis heute gibt es keinen immunologischen Marker, der diese Semi- (oder Teil-)Immunität individuell anzeigen kann. Die natürlich erworbene Immunität ist Stamm-, Stadien-, und Antigen-spezifisch; Immunantworten gegen das erythrozytäre Stadium sind nicht gegen Sporozoiten oder das intrahepatische Stadium wirksam. Darüber hinaus wird die Malariaimmunität u. a. auch durch Alter, Ernährungszustand, Koinfektionen, Genetik und Schwangerschaft beeinflusst.

Bei der *P.-falciparum*-Malaria liegt ein Grund für die komplexe Entwicklung protektiver Immunität in der extremen Diversität des Hauptantigens PfEMP1 und der Möglichkeit des antigen switching. Eine natürlich erworbene Immunität gegen Krankheitssymptome entwickelt sich bei häufiger Exposition gegenüber *P.-falciparum*-Infektionen und erfordert vermutlich den stückweisen Erwerb eines breiten Repertoires von zum Teil kreuzreagierenden Antikörpern

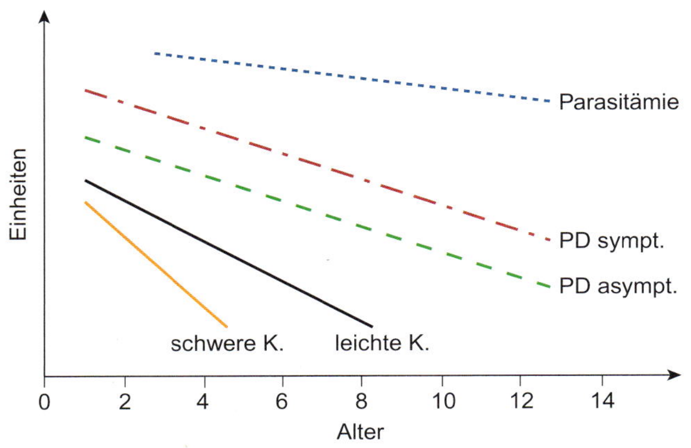

Abb. 5.13 Vereinfachtes Schema der Durchschnittswerte verschiedener Zeichen der *Falciparum*-Malaria bei Kindern in einem Hyperendemiegebiet: Häufigkeit der schweren *Falciparum*-Malaria (schwere K.), Häufigkeit unkomplizierter Krankheitsepisoden (leichte K.), Parasitendichte bei asymptomatischen Kindern (PD asympt.), Parasitendichte bei Kindern mit unkomplizierten Krankheitsepisoden (PD sympt.), Häufigkeit einer Parasitämie (Parasitämie) [L143]

gegen verschiedene PfEMP1-Varianten, die in der Parasitenpopulation zirkulieren. Diese Immunität äußert sich in einer Verringerung von Malariasymptomen und deren Schwere mit zunehmendem Alter. Die letztliche **Semiimmunität** auch gegen niedrige Parasitämien, die, falls sie dennoch auftreten, meist asymptomatisch und polyklonal sind (➤ Tab. 5.6), bedarf der kontinuierlichen Exposition zur Aufrechterhaltung. Bei einem Aufenthalt in malariafreien Gebieten klingt sie meist innerhalb weniger Jahre ab, sodass nach Rückkehr in ein Endemiegebiet auch bei Erwachsenen wieder klinisch manifeste Erkrankungen auftreten können. Schwere Erkrankungen oder Todesfälle können daher wieder auftreten, wenngleich das Risiko insgesamt reduziert scheint.

Welche Abwehrvorgänge für die einzelnen Schritte der Entwicklung der Teilimmunität gegen klinische Erscheinungen der Malaria verantwortlich sind, wird nur unzureichend verstanden. Der Großteil des Infektionsgeschehens spielt sich auf der Ebene der Erythrozyten ab, die mangels HLA-Antigene für die zellgebundene, zytotoxische Immunität nicht bzw. nur begrenzt erreichbar sind. Bedeutsam ist hier die **humorale Immunantwort.** Seit Jahrzehnten ist bekannt, dass man mit Gammaglobulinen semiimmuner Erwachsener eine *P.-falciparum*-Malaria behandeln kann. Die Spezifität der Antikörper zeigt sich eindrucksvoll an der Empfänglichkeit ansonsten semiimmuner Frauen für eine Schwangerschaftsmalaria, und das sich verbreiternde Repertoire erkannter Parasitenstämme entspricht der wachsenden Zahl agglutinierter Stämme mit zunehmendem Alter in Hochendemiegebieten. PfEMP1 ist dabei das relevanteste Ziel von Antikörpern. Später im Kindesalter wächst scheinbar die Bedeutung von Antikörpern gegen Merozoitenantigene, wobei ein breites Repertoire mit protektivem Schutz vor klinischer Malaria einhergeht. Die Rolle von Antikörpern gegen weitere polymorphe, parasitäre Erythrozytenmembran-Antigene (RIFINs, STEVORs) ist weitgehend unklar. Einzelne protektive Antikörper schützen vor Reinfektion mit autologen Stämmen. Antikörper hemmen die parasitäre Vermehrung durch die Opsonierung infizierter Zellen mit nachfolgender Phagozytose durch das Monozyten-Makrophagen-System, v. a. in der Milz. Zudem werden Merozoiten agglutiniert und somit deren Invasion verhindert. Allerdings scheinen diese erst in letzter Sekunde als „Schutzkappen" dienende Proteindomänen freizulegen und sich damit einer Antikörperbindung zu entziehen. Die antikörpervermittelte zelluläre Zytotoxizität (ADCC), Komplementaktivierung und der antikörperabhängige oxidative Burst durch Neutrophile (ADRB) sind weitere Mechanismen. **Antikörper gegen die Malariatoxine** unterdrücken proinflammatorische Reaktionen mit der dazugehörigen Symptomatik. Im Tiermodell verhindert eine Impfung mit Plasmodien-GPI das Auftreten von Organkomplikationen, nicht aber hohe Parasitämie und Anämie. Die nur kurz im Blut befindlichen Sporozoiten induzieren ebenfalls eine Antikörperbildung, die aber eine Infektion offenkundig nicht sicher unterbinden kann.

Um wirksame inflammatorische Antikörper zu bilden (IgG_3, IgG_1), bedarf es in der Regel der Hilfe durch T-Helfer-Lymphozyten. Diesen Vorgang scheinen die Parasiten auf verschiedene Weise zu behindern. Indem sie in zahlreichen Proteinen repetitive Aminosäuresequenzen tragen, scheinen sie Antigenrezeptoren von B-Lymphozyten zu vernetzen und die Zellen damit der T-Zell-Hilfe zu entziehen. Darüber hinaus zeigen Peptidsequenzen, die zur Präsentation an T-Helfer-Zellen aus Proteinen ausgeschnitten und über MHC-II-(HLA-D-)Moleküle präsentiert werden, eine erhebliche Variabilität bei verschiedenen Parasitenklonen, sodass sie nicht nur eine Kreuzreaktivität verhindern, sondern sogar die Aktivierung von T-Helfer-Zellen gegen

Tab. 5.6 Endemizität, Immunität und typische epidemiologische Szenarien bei der Malaria (WHO 2008, Stürchler 2008)

Population	Meist semiimmun	Immunität gemischt	Meist nicht immun
Endemizität	Hyper- oder holoendemisch	Mesoendemisch	Hypoendemisch
Stabilität	Stabil	Instabil, z. T. stabil	Instabil
Übertragungssaison	Ganzjährig	3–9 Monate	0–3 Monate
Klima	Tropischer Regenwald	Monsun, 1–2 Regenzeiten	Trockengebiete, Hochland
EIR	> 12 bis > 1.000	12–1	< 1
Dauer bis zur Semiimmunität	< 5 Jahre	5–10 Jahre	Nie erreicht
Parasitenrate bei Kindern	> 50 %	11–50 %	0,1–10 %
Malaria als Fieberursache	10 bis > 30 % (Kinder > 50 %)	< 10 % (saisonal* bis 80 %)	< 5 % (bei Epidemien > 50 %)
Klonalität der Parasitämie	> 3	1–3	1

* Während und kurz nach Regenzeit

andere Klone aktiv lähmen können. Drittens bindet *P. falciparum* über CD36, das auch als Adhäsionsrezeptor auf Endothelzellen fungiert, an dendritische Zellen und hemmt deren Entwicklung, die für die initiale Aktivierung (priming) von T-Zellen essenziell ist. Nicht zuletzt verursacht die malariabedingte Inflammation die Expansion atypischer Memory-B-Zellen, die mutmaßlich funktionell eingeschränkt sind und zur Bildung von Antikörpern unzureichender Affinität beitragen.

Generell ist die Abwehr intrazellulärer Infektionen im Wesentlichen eine Aufgabe der **zytotoxischen T-Lymphozyten (CTL)** und der **Natürlichen Killer (NK-)Zellen.** Bei Malaria müssen sie sich auf infizierte Leberzellen beschränken, da Erythrozyten nicht über MHC-I-Moleküle zur Antigenpräsentation für CTL oder Erkennungsmoleküle für NK-Zellen verfügen. Werden Killerzellen unter experimentellen Bedingungen z. B. durch Dauerstimulation mit IL-12 hochgradig aktiviert, können sie eine sterile Immunität bewirken, offenbar durch Abtöten aller infizierten Leberzellen. Dies gelingt auch durch Immunisierung mit bestrahlten Sporozoiten, sodass nach Möglichkeiten gesucht wird, diese Wirkung durch genetisch veränderte Parasiten oder isolierte Antigene für die Impfstoffentwicklung zu nutzen.

Viele Bereiche der Immunologie der Malaria sind nur unzureichend verstanden. Welche klinische Bedeutung z. B. die postulierte Modulation der Immunantworten durch die Bindung der parasitären Antigene der RIFIN-Familie an inhibitorische Rezeptoren von B- und T-Zellen hat, ist derzeit unklar. Für detaillierte Aspekte der involvierten Effektormoleküle und -zellen wird auf aktuelle Übersichtsarbeiten verwiesen.

Hyperreaktive Malaria-Splenomegalie (tropisches Splenomegaliesyndrom)

Die hyperreaktive Malaria-Splenomegalie (HMS, früher tropisches Splenomegaliesyndrom) findet sich nur in Endemiegebieten, v. a. bei jungen Frauen und Männern (2:1) und ist charakterisiert durch eine exzessive Milzvergrößerung, die mit sehr hohen Serumkonzentrationen überwiegend von IgM-Antikörpern gegen *P. falciparum* und einem deutlichen Schutz vor Malaria einhergeht. In der Folge findet sich häufig eine monoklonale Vermehrung von B-Lymphozyten, die sich nicht selten zu einer chronisch-lymphatischen Leukämie entwickelt. In frühen Stadien der Erkrankung bewirkt eine kontinuierliche Malariaprophylaxe eine Rückbildung der Krankheitszeichen.

Malaria und HIV-Infektion

Die Verbreitungsgebiete von HIV/AIDS und Malaria überlappen sich vor allem in Afrika. HIV/AIDS wirkt sich allerdings nicht so dramatisch auf die Malaria wie z. B. auf die Tuberkulose aus. Evidenz für wechselseitige Interaktion besteht v. a. für die Malaria tropica und für Erwachsene. Deutlich sind die Zusammenhänge zwischen HIV/AIDS und größerer Häufigkeit und Schwere einer Malaria, gesteigertem Risiko einer Schwangerschaftsmalaria sowie hoher Parasitendichte. Umgekehrt ist die Malaria mit erhöhter Viruslast (v. a. bei Erwachsenen), größerer Wahrscheinlichkeit der HIV-Übertragung (u. a. von der Mutter auf das Kind) sowie der Progression von HIV zu AIDS vergesellschaftet. In Brasilien zeigten Patienten mit HIV ein erhöhtes Risiko einer *P.-vivax*-Malaria, aber keine gesteigerte Hospitalisierungsrate wegen Malaria und keine Unterschiede in der Parasitendichte im Vergleich zu HIV-negativen Patienten mit Malaria.

5.2.6 Klinik

Klinik der Malaria und ihre Einteilung

Die **Inkubationszeit** der Malaria ist je nach Plasmodienspezies unterschiedlich (s. u.), beträgt aber in der Regel zumindest eine knappe Woche. In dieser Zeit der Inokulation und Migration der Sporozoiten sowie während der darauffolgenden Vermehrung der Parasiten in der Leber bestehen keine klinischen Symptome, und es gibt in diesem Stadium auch keine Möglichkeit des diagnostischen Nachweises der Infektion. Erst nachdem die Parasiten in den Blutstrom eingetreten sind und sich innerhalb der Erythrozyten vermehren, kommt es zu klinischen Symptomen.

Jede Malaria beginnt zunächst als eine relativ unspezifische Erkrankung, bei der es zu einer Vielzahl von Symptomen kommen kann. **Fieber** ist ein Kardinalsymptom, das beinahe immer im Verlauf der Malaria auftritt, aber nicht zu jedem Zeitpunkt vorhanden ist. Oftmals sind auch andere Symptome wie Übelkeit, Diarrhö, Cephalea oder Arthralgien und Myalgien die ersten Vorboten der Malaria.

Aus klinischer Sicht ist die Einteilung der Malaria in eine unkomplizierte Form und eine komplizierte Form (schwere Malaria) von Bedeutung, da je nach Form ein spezifisches Management des Patienten notwendig ist. Alle humanpathogenen Plasmodienspezies verursachen zu Beginn eine unkomplizierte Malaria. Insbesondere bei den häufig auftretenden *P.-falciparum*-Infektionen, ebenso regelhaft bei den seltenen *P.-knowlesi*-Infektionen – und in Einzelfällen bei den anderen humanpathogenen Erregern – kann es bei Ausbleiben einer frühzeitigen, adäquate Therapie zur schweren Malaria kommen, die durch Gefahrenzeichen und Organversagen gekennzeichnet ist. Die schwere Malaria hat trotz bester intensivmedizinischer Versorgung weiterhin eine bedeutende Sterblichkeit.

> Malariaerkrankungen durch alle humanpathogenen Plasmodienerreger beginnen als unkomplizierte Malaria, die in weiterer Folge vor allem bei *P. falciparum* (und *P. knowlesi;* in seltenen Fällen auch bei *P. vivax, P. ovale* spp. und *P. malariae*) in eine schwere (oder komplizierte) Malaria übergehen können. Die Einteilung in unkomplizierte und schwere Malaria hat für das adäquate Management des Patienten eine große Bedeutung.

Erwachsene in Hochendemiegebieten haben durch die über ihre Lebenszeit vielfache Exposition gegenüber der Malaria regelhaft eine gewisse Teilimmunität entwickelt, die oftmals vor der schweren Malaria schützt. Kleinkinder in Endemiegebieten sowie alle Menschen, die in Gebieten mit geringer oder fehlender Malariaendemizität aufgewachsen sind, haben keine Teilimmunität. Sie können schwer erkranken und rasch lebensbedrohliche Komplikationen entwickeln. Auch Schwangere in Hochendemiegebieten können insbesondere in den ersten Schwangerschaften wieder schwerere Verläufe der Malaria (insbesondere mit Anämie) durchmachen, da sie keine Immunität gegen die CSA-bindenden Parasitenstämme aufweisen.

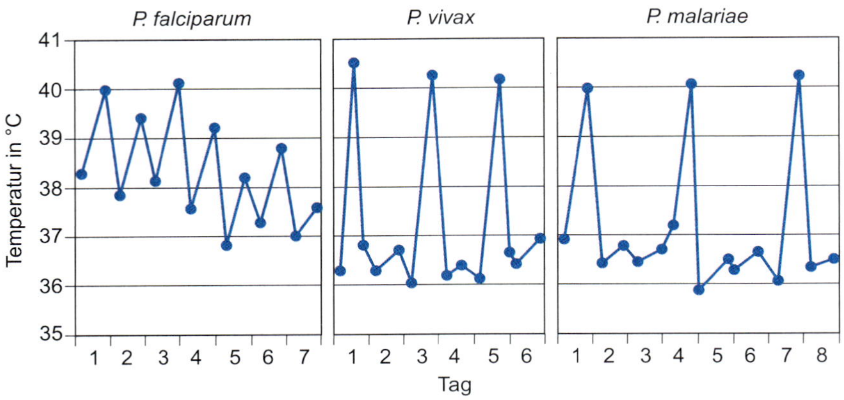

Abb. 5.14 Fieberverläufe bei Malaria tropica, tertiana und quartana [L143]

Unkomplizierte Malaria tropica (P.-falciparum-Malaria)

Die **Inkubationszeit** der Malaria tropica liegt meist zwischen 10 und 15 Tagen, kann jedoch mehrere Wochen betragen. Kürzere Inkubationen als 6 Tage, über die in Einzelfällen berichtet wurde (bis zu 3 Tagen), sind fraglich. Sie werden gelegentlich bei hämatogener Übertragung (z. B. Transfusionsmalaria) beobachtet, da hier die Phase der Leberschizogonie wegfällt. Inkubationen von über 2 Monaten sind bei nicht immunen Personen selten und treten am ehesten nach Einnahme von Chemoprophylaktika mit langer Halbwertszeit auf. Inkubationen von über einem Jahr (bis zu 4 Jahren) wurden in Einzelfällen mitgeteilt, sind bei Nichtimmunen aber sehr ungewöhnlich.

Bei Nichtimmunen beginnt die Erkrankung meist plötzlich mit ausgeprägtem Krankheitsgefühl und Fieber. Prodromi, die dem Fieber bis zu 2 Tage vorausgehen können, sind Abgeschlagenheit, Inappetenz, Kopf- und Gliederschmerzen. Leitsymptom bei Nichtimmunen ist **Fieber,** das oft 39 °Celsius und mehr erreicht. Nur bei einem Teil der Patienten treten die für Malaria häufig als typisch angesehenen Fieberparoxysmen mit einem mehr oder weniger typischen Verlauf in 3 Phasen auf:

- Schüttelfrost
- Steiler Temperaturanstieg
- Darauffolgende Entfieberung mit Schweißausbruch, orthostatischer Hypotonie, Erschöpfung und Müdigkeit

Eine rhythmische Wiederholung der Fieberschübe ist im Gegensatz zur Malaria tertiana oder Malaria quartana nur bei einer Minderzahl von Patienten zu beobachten, da die Blutschizogonie häufig asynchron verläuft und eher unregelmäßige Fieberzacken oder Fieberschübe in kürzeren als 48-stündigen Abständen (subtertian malaria) oder in täglichem Rhythmus (quotidiana) verursacht. Gerade bei der Malaria tropica ist der Fieberverlauf daher völlig variabel oder unregelmäßig und reicht von inter- oder remittierendem Fieber bis zur Kontinua (➤ Abb. 5.14). Zudem kann der Fieberverlauf durch die Einnahme von Antipyretika verändert sein. Die Klinik ist vor allem zu Beginn oft wenig spezifisch, auch Schüttelfröste und Schweißausbrüche können fehlen.

! CAVE

Jedes unklare Fieber in Malariagebieten bzw. nach Aufenthalt in Endemiegebieten gilt als ein Malariaverdacht bis zum Beweis des Gegenteils.

Häufige weitere Symptome sind Kopf-, Glieder- und Rückenschmerzen. Auch Durchfälle sind nicht selten ein Symptom der Malaria tropica und wurden in verschiedenen Studien in 10–25 % bei nicht immunen Patienten beobachtet. Zudem können zahlreiche weitere Symptome (➤ Tab. 5.7) auftreten wie Nausea, Erbrechen und trockener Husten sowie Ikterus, zerebrale und kardiopulmonale Symptome, die zum Teil bereits mit beginnenden Komplikationen in Zusammenhang stehen. Während Patienten, die mit deutlichen

Tab. 5.7 Häufigkeit von Symptomen und Befunden bei importierter Malaria in verschiedenen Studien (meist nicht immune Patienten) (nach Genton und D'Acremont 2008)

Symptom	Häufigkeit (95 % Konfidenzintervall)
Fieber	97 % (96–98)
Schüttelfrost	78 % (75–80)
Kopfschmerzen	74 % (72–76)
Schweißausbrüche	64 % (60–67)
Myalgien	34 % (31–37)
Nausea	27 % (24–30)
Erbrechen	27 % (23–30)
Husten	20 % (17–23)
Durchfälle	18 % (17–20)
Abdominelle Schmerzen	13 % (11–15)
Befund*	
Temperatur > 38 °Celsius	79 % (77–82)
Splenomegalie	25 % (23–27)
Hepatomegalie	14 % (12–17)
Blässe	12 % (10–16)
Ikterus	9 % (7–10)
Dehydratation	6 % (3–9)
Blut im Stuhl	3 % (1–5)

* Zum Zeitpunkt der Erstuntersuchung

Fieberparoxysmen erkranken, zumindest initial zwischen den Fieberschüben völlig entfiebern können und sich im Intervall relativ wohl fühlen, verschlechtert sich das Allgemeinbefinden meist nach wenigen Krankheitstagen drastisch.

Die klinischen Untersuchungsbefunde bei **unkomplizierter Malaria tropica** sind wenig charakteristisch (➤ Tab. 5.7). Eine Anämie entwickelt sich oft erst nach Tagen, ebenso eine Hepatosplenomegalie. Laborchemisch entwickelt sich rasch eine Thrombozytopenie, die jedoch vor allem zu Beginn nicht obligat ist. Meist liegen eine LDH-Erhöhung und ein erniedrigter Haptoglobinspiegel vor. Ein Hb-Abfall erfolgt häufig verzögert, die Leukozytenzahl ist meist normal, kann aber auch erniedrigt oder erhört sein. Eine Leukozytose findet sich gehäuft bei schweren Verläufen und bei bakteriellen Sekundärinfektionen (z. B. Pneumonie oder Sepsis). CRP und Procalcitonin sind meist erhöht. Weitere pathologische Laborbefunde korrelieren mit dem Auftreten von Komplikationen und zeigen das Ausmaß von Organstörungen an.

Der Krankheitsverlauf ist abhängig vom Zeitpunkt der Diagnose und Therapie. Die **Sterblichkeit** der unbehandelten Malaria tropica bei nicht immunen Personen wird auf mind. 20 % geschätzt. Bei frühzeitiger Behandlung wird das Auftreten schwerer Verläufe und Todesfälle verhindert, und es kommt je nach Therapie innerhalb von 1 bis 3 Tagen zur Entfieberung und zum Verschwinden der asexuellen Formen der Parasiten im Blut. Unbehandelt hängt der natürliche Verlauf bei Nichtimmunen von einer Vielzahl an Faktoren ab wie der angeborenen und erworbenen Suszeptibilität bzw. Resistenz des Wirts sowie von vermuteten potenziellen Virulenzfaktoren des Erregerstammes. Kommt es nicht zu schweren Komplikationen und Todesfällen, ist der **Spontanverlauf** gekennzeichnet durch an Intensität abnehmende Fieberanfälle, die über Wochen anhalten können. Innerhalb einiger Monate (max. 2 Jahre) heilt die Infektion von selbst aus. Gelegentlich kommt es während dieser Zeit zu Rekrudeszenzen, bei denen die asexuelle Parasitämie wieder aufflackert und erneut Krankheitserscheinungen verursachen kann.

Jede Malaria kann bei sofortiger Diagnose und adäquater Therapie geheilt werden. Durch eine Verzögerung der Diagnose und Therapie steigt das Risiko für komplizierte Verläufe dramatisch an und kann trotz bester medizinischer Versorgung zum Tod führen. Daher sind die sofortige und adäquate Diagnose und Therapie der Malaria von höchster Bedeutung!

Komplizierte Malaria tropica (P.-falciparum-Malaria)

Komplikationen treten oftmals nach dem 4. Krankheitstag auf, gelegentlich jedoch bereits früher (besonders bei Kleinkindern und Schwangeren) oder auch erst in der 2. Krankheitswoche. Schwere Verläufe werden häufig bei nicht immunen Menschen aller Altersgruppen sowie in Endemiegebieten gehäuft bei Kleinkindern und in der Schwangerschaft beobachtet (s. u.). Auch ältere Menschen und Patienten mit chronischen Grunderkrankungen einschließlich HIV-Infektion stellen eine Risikogruppe dar. Eine Asplenie scheint ebenso mit schwereren Verläufen assoziiert zu sein.

Die **häufigsten Komplikationen** bei nicht immunen Erwachsenen sind Niereninsuffizienz und zerebrale Malaria, gefolgt von respiratorischer Insuffizienz und schwerer Anämie (➤ Tab. 5.8). Häufig treten mehrere Komplikationen gleichzeitig oder kurz nacheinander im Verlauf auf.

Tab. 5.8 Häufigkeit von Komplikationen bei Malaria tropica in verschiedenen Studien (meist nicht immune Patienten) (nach Genton und D'Acremont 2008)

Symptom	Häufigkeit (%)
WHO Kriterien (1990)	
Akutes Nierenversagen	2,2
Zerebrale Malaria (unerweckbares Koma)	2,0
ARDS oder Lungenödem	1,4
Schwere Anämie (< 5 g/dl)	1,1
Hypotension oder Schock	0,5
Azidose (pH < 7,25)	0,4
Blutungen oder DIG	0,3
Wiederholte Krampfanfälle	0,2
Hämoglobinurie	0,2
Hypoglykämie (BZ < 40 mg/dl)	0,1
Zusätzliche Kriterien (WHO 2000)	
Hyperparasitämie (> 5 %)	5,3
Ikterus	4,5
Bewusstseinsstörung (jede Form)	3,2

! CAVE

Bei Malaria tropica können sich lebensbedrohliche Komplikationen insbesondere bei nicht immunen Personen sehr rasch und jederzeit – auch noch nach Beginn der antiparasitären Therapie – entwickeln.

Zerebrale Malaria

Eine zerebrale Beteiligung kündigt sich meist durch Verlangsamung, Benommenheit, Desorientiertheit und Somnolenz, gelegentlich auch durch delirante Zustände mit Agitation oder psychotische Symptome an. Daraus entwickelt sich häufig rasch eine zerebrale Malaria, die beim Erwachsenen als unerweckbares Koma, Delir oder wiederholte Krampfanfälle definiert ist. Gelegentlich kommt es bei zunächst unkompliziertem Verlauf zu plötzlichem Bewusstseinsverlust, dem insbesondere bei Kindern nicht selten ein generalisierter Krampfanfall vorausgeht. Es ist stets zu berücksichtigen, dass auch eine Hypoglykämie zu Bewusstseinsstörung und anderen neurologischen Symptomen führen kann.

Die zerebrale Malaria manifestiert sich meist als diffuse symmetrische **Enzephalopathie mit unterschiedlich tiefem Koma.** Pathophysiologisch steht eine Adhärenz der infizierten Erythrozyten im Blutstromgebiet des ZNS im Vordergrund. Dies ist diagnostisch durch eine Augenhintergrundspiegelung darstellbar, die daher zur Diagnose einer zerebralen Malaria in Differenzialdiagnose zu anderen Gründen für verminderte Vigilanz hilfreich sein kann. Für Quantifizierung und Verlaufsbeurteilung der Bewusstseinsstörung eignet sich bei Erwachsenen und älteren Kindern am besten die Glasgow Coma Scale (www.glasgowcomascale.org).

Wiederholte **generalisierte oder fokale Krampfanfälle** sind vor allem bei Kindern häufig. Zudem können Augenachsendivergenzen oder abnorme Augenbewegungen als Zeichen einer internukleären Ophthalmoplegie auftreten. Andere neurologische Herdsymptome wie spastische oder schlaffe Lähmungen sind seltener. Weitere mögliche Symptome sind Tremor, Ataxie, Myoklonus, Spastik und Choreoathetose. Reflexe und Tonus können sowohl vermindert wie vermehrt sein, zum Teil mit Symptomen wie verkrampfte Kiefermuskulatur und Bruxismus. Streckkrämpfe als Zeichen einer Hirnstammdysfunktion treten eher bei Kindern auf und können sich als Dezerebrationsstarre (Streckung aller Extremitäten) oder seltener als Dekortikationsstarre (gebeugte Arme, gestreckte Beine) manifestieren. Sind noch Spontanbewegungen vorhanden, spricht dies für ein leichteres Koma und eine bessere Prognose.

Bei der Untersuchung sind die Korneal- und Pupillenreflexe meist erhalten (außer bei tiefem Koma), Kremaster- und Abdominalreflexe sind typischerweise erloschen, zum Teil finden sich pathologische Reflexe wie positives Babinski-Zeichen oder Orbicularis-oris-Reflex (Schnauzenreflex) mit Vorstülpung der Lippen (pouting) nach Bestreichen der Lippen bzw. Mundwinkel oder auch spontan. Obwohl ein passiver Widerstand oder Rigor bei Kopfbeugung vorhanden sein kann, sind Opisthotonus und andere Meningismuszeichen selten und treten am ehesten bei Kindern auf.

Der **Liquor** ist wenig verändert mit bis zu 15 Lymphozyten/µl und geringer Erhöhung von Eiweiß und LDH. Die Glukosekonzentration im Liquor entspricht der im Blut und kann bei Hypoglykämie sehr niedrig sein. Bei Erwachsenen ist der Liquordruck meist normal, und es findet sich nur selten ein Papillenödem, während retinale Blutungen (➢ Abb. 5.15) relativ häufig zu sehen sind (in 10 bis 40 %). Im CT oder MRT lässt sich in einigen Fällen eine Hirnschwellung nachweisen. Hirnschwellung und erhöhter Hirndruck sind prognostisch ungünstige Zeichen und treten bei Erwachsenen am ehesten präterminal auf.

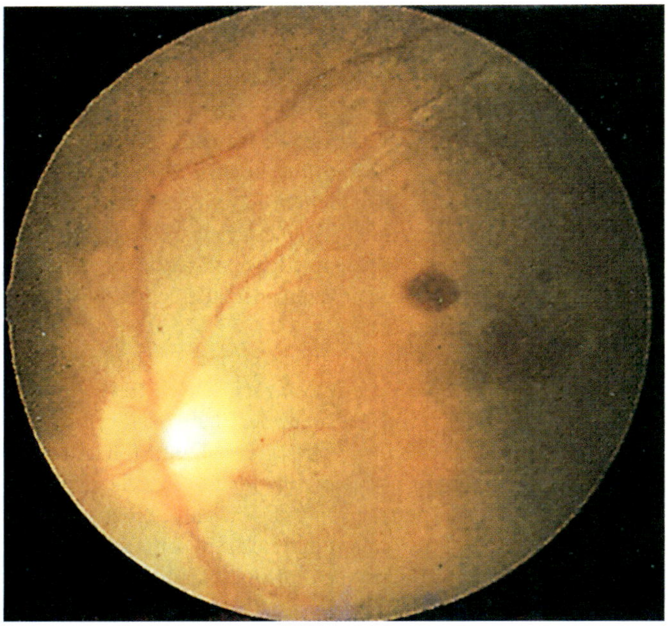

Abb. 5.15 Zentrale retinale Blutung (Makulablutung) bei zerebraler Malaria [G158]

Unbehandelt endet die zerebrale Malaria fast immer fatal. Trotz Therapie erreicht die **Letalität** im Kindesalter ca. 15 %, bei Erwachsenen ca. 20 % und mehr (z. B. bei älteren nicht immunen Personen). Neurologische Folgeschäden sind bei Erwachsenen im Gegensatz zu Kindern relativ selten (< 3 %); in einigen Fällen wurden zerebelläre Ataxie, Dysarthrie, Nystagmus, Intentionstremor und muskuläre Hypotonie beschrieben.

Nierenbeteiligung und Hämoglobinurie (Schwarzwasserfieber)

Eine akute Niereninsuffizienz ist bei Erwachsenen mit schwerer Malaria im Gegensatz zu Kindern häufig. Ein akutes Nierenversagen wurde bei nicht immunen Personen in ca. 30–50 % der Fälle von schwerer Malaria tropica beobachtet. Bei fulminant auftretendem Nierenversagen kommt es zu Oligurie oder Anurie, meist zusammen mit anderen Komplikationen. Dies hat eine ernste Prognose und erfordert frühzeitige Dialyse oder Hämofiltration. Das Nierenversagen ist jedoch regelhaft reversibel und hinterlässt bei Überlebenden keine bleibende Nierenschädigung.

Wichtige Mechanismen der Nierenschädigung scheinen einerseits ungenügende Mikrozirkulation durch die Zytoadhärenz der infizierten Erythrozyten zu sein und andererseits eine direkte Schädigung des Nierenparenchyms durch oxidativen Stress durch das bei der Hämolyse freiwerdende Hämoglobin darzustellen. Letzterer Pathomechanismus wurde experimentell durch hochdosierte Paracetamolgaben als Inhibitor der Oxidation zu behandeln versucht. Ein Nierenversagen bei Malaria kann auch prärenal durch verminderte renale Perfusion bedingt sein. Solange die Tubulusfunktion intakt ist, geht das prärenale Nierenversagen mit einem konzentrierten Urin (> 500 mosm, Urin/Plasma Kreatinin > 40) und ausgeprägter Natriumretention (Urinnatrium < 20 mmol/l, fraktionelle Natriumexkretion < 1 %) einher. Allerdings kann es bei prolongiertem prärenalem Nierenversagen ebenfalls zur akuten Tubulusnekrose kommen. Zudem liegt bei schwerster Malaria mit Hypotonie oder Schock nicht selten eine Kombination von renalem und prärenalem Nierenversagen vor.

Bereits bei **unkompliziert verlaufender Malaria tropica** ist nicht selten eine Nierenbeteiligung mit Anstieg von Serumkreatinin, Harnstoff-N und Cystatin C zu beobachten, die in ein langsamer verlaufendes oligurisches, gelegentlich auch polyurisches Nierenversagen übergehen kann. Diese Form manifestiert sich nicht selten erst nach Therapiebeginn, wenn Parasitämie und andere Komplikationen bereits rückläufig sind. Gelegentlich tritt sie auch isoliert ohne wesentliche sonstige Komplikationen auf. Die Prognose ist wesentlich besser, aufgrund von Urämie oder Hyperkaliämie können jedoch ebenfalls Nierenersatzverfahren erforderlich werden.

Bei ausgeprägter Hämolyse und Nierenversagen kann eine massive **Hämoglobinurie** auftreten, die früher als **Schwarzwasserfieber** bezeichnet wurde. In einigen Fällen scheint die Hämoglobinurie durch Medikamente (insbesondere Chinin) mitausgelöst zu werden, zum Teil wohl bei gleichzeitigem Glukose-6-phosphat-Dehydrogenase-Mangel (➢ Kap. 10.3, ➢ Kap. 11.8). Das klassische Schwarzwasserfieber ist vermutlich auch aufgrund der Verdrängung von

Chinin durch Artemisinin-Kombinationstherapien in der Therapie der Malaria selten geworden.

Lungenbeteiligung

In bis zu 10 % aller Malaria-tropica-Fälle kommt es zu respiratorischen Symptomen, die von trockenem Husten bis zur beatmungspflichtigen respiratorischen Insuffizienz reichen. Die erhöhte Permeabilität der Lungenkapillaren führt zu einem interstitiellen **Lungenödem** mit akuter Lungenschädigung (Malaria-Schocklunge), die sich zum Vollbild eines ARDS (acute respiratory distress syndrome) entwickeln kann (➤ Tab. 5.9). Dieses nicht kardiogene Lungenödem tritt oft plötzlich bei Patienten mit schwerer Malaria auf und ist prognostisch besonders ungünstig. Meist liegen noch andere Komplikationen wie zerebrale Malaria und Niereninsuffizienz vor. In manchen Fällen tritt das Lungenödem auch erst nach Therapiebeginn auf, wenn sich Parasitämie und Zustand des Patienten bereits gebessert haben. Klinisch stehen Tachypnoe, zunehmende Dyspnoe und Hypoxie im Vordergrund. Es kann eine zentrale und periphere Zyanose auftreten (nicht bei ausgeprägter Anämie). Die Hypoxie kann Krampfanfälle auslösen, die Bewusstseinslage verschlechtern und in einem Circulus vitiosus Dysfunktion und Versagen anderer Organe begünstigen. Häufig kommt es zu bakteriellen Sekundärinfektionen (Pneumonie, Sepsis).

Der Auskultationsbefund ist normal oder uncharakteristisch (vereinzelte Nebengeräusche wie basale Rasselgeräusche und exspiratorische Stenosegeräusche). Röntgenologisch finden sich bilateral meist ausgedehnte interstitielle Infiltrate, die im Verlauf zunehmend konfluieren können (➤ Abb. 5.16). Der pulmonal-kapilläre Verschlussdruck (PCWP) und der pulmonale Gefäßwiderstand sind meist nicht erhöht. Kardiogene Lungenödeme sind trotz der bei schwerer Malaria möglichen Myokardbeteiligung selten. Sie können jedoch ebenso wie eine iatrogene Flüssigkeitsüberlastung die Entstehung eines ARDS begünstigen. Die **Letalität des malariaassoziierten ARDS** liegt bei Fehlen von Beatmungsmöglichkeiten bei über 80 % und ist auch bei adäquater Beatmungstherapie hoch (33 % in einer Fallserie).

Herz-Kreislauf-System und Schock

Trotz kapillärer Sequestration parasitierter Erythrozyten und Mikrozirkulationsstörung im Myokard ist eine klinisch relevante Myokardbeteiligung keine häufige Komplikation. ST-Streckenveränderungen oder QT-Verlängerungen finden sich bei bis zu 30 % der Patienten mit komplizierter Malaria. Diese können auch durch Hypokaliämie, Hypokalzämie oder medikamentös (Chinin u. a. Antimalariamittel) bedingt bzw. verstärkt werden. Schwere Arrhythmien sind jedoch eher selten. Gelegentlich treten Perikardergüsse oder eine akute Linksherzinsuffizienz auf.

Tab. 5.9 Definitionen der akuten Lungenschädigung und des akuten Atemnotsyndroms (ARDS) (nach Mohan et al. 2008)

	Akute Lungenschädigung	ARDS
Verlauf	Akuter Beginn, bilaterale Infiltrate im Thorax-Röntgenbild	
PaO_2/FIO_2	≤ 300	≤ 315
SpO_2/FIO_2	≤ 200	≤ 235
PCWP	< 18 mmHg, oder kein Hinweis für Druckerhöhung im linken Vorhof	

*Unabhängig von der Höhe des positiven endexpiratorischen Drucks
PaO_2 = arterieller Sauerstoffpartialdruck
FIO_2 = inspiratorische Sauerstoff-Fraktion
SpO_2 = pulsoxymetrische Messung der Sauerstoffsättigung
PCWP = pulmonary capillary wedge pressure

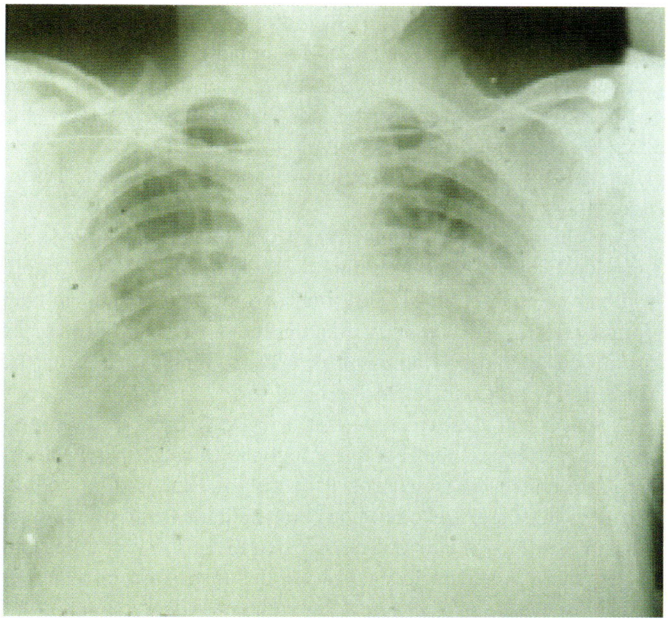

Abb. 5.16 Interstitielles Lungenödem mit akutem Atemnotsyndrom des Erwachsenen (ARDS) bei Malaria tropica [H573-001]

Orthostatische Hypotension ist auch bei unkomplizierter Malaria häufig, vor allem bei Kindern, und kann durch Antimalariamittel verstärkt werden, insbesondere wenn diese i. v. oder i. m. appliziert werden. Hochfieberhafte Patienten haben meist ein erhöhtes Herzminutenvolumen bei niedrigem systemischem Gefäßwiderstand und niedrigem Blutdruck mit warmer und gut durchbluteter Peripherie. Bei schweren Verläufen kann sich ein **Schock** entwickeln, zunächst meist als hyperdynames Schocksyndrom wie beim septischen Schock. In einem Teil dieser Fälle liegt zusätzlich eine bakterielle Sepsis vor. Bei einigen Patienten kommt es rasch zur Zentralisierung mit kalter Peripherie und normaler oder erniedrigter Körpertemperatur (algide Malaria).

Schwere Anämie

Eine schwere Anämie ist in den Endemiegebieten die häufigste Komplikation und eine wichtige Todesursache bei Kindern unter 2 Jahren und ist ebenso häufig bei schwangeren Frauen zu beobachten. Häufig liegt bereits eine vorbestehende chronische Anämie vor, z. B. aufgrund chronischer oder rezidivierender Malaria und ihren Folgeerkrankungen wie dem tropischen Splenomegaliesyndrom sowie infolge anderer Infektionen (z. B. Hakenwurminfektion) und Mangelernährung (Eisen, Folsäure, Vitamin B_{12} etc.). Die Anämie korreliert in gewissen Grenzen mit der Parasitämie. Häufig übersteigen Entwicklungsgeschwindigkeit und Ausmaß der Anämie jedoch die durch die

Blutschizogonie erklärbare Hämolyse. Die Anämie ist meist normochrom und normozytär. Bei massiver Hämolyse kann es zur Hämoglobinurie kommen (Schwarzwasserfieber, s. o.), insbesondere wenn gleichzeitig ein Nierenversagen besteht. Plötzliche Todesfälle sind vor allem bei Hämoglobinwerten unter 5 g/dl (Hämatokrit < 15 %) zu erwarten. Die schwere Malariaanämie erfordert eine rasche Transfusionstherapie.

Bei nicht immunen Patienten wie z. B. Reisenden sind bedrohliche Anämien seltener. Einige Patienten tolerieren auch ausgeprägtere Anämien relativ gut, da sie aufgrund chronischer Anämie an eine erhöhte O_2-Transportkapazität adaptiert sind. Hier kommt es nicht nur auf die absoluten Hämoglobinwerte an, sondern auch auf die Abfallgeschwindigkeit (bis zu 2 g/dl pro Tag).

Bei manchen Patienten entwickelt sich eine Anämie erst während oder nach erfolgreicher Therapie. Mögliche Ursachen sind Hämolyse-auslösende Medikamente bei Patienten mit Glukose-6-phosphat-Dehydrogenase-Mangel oder eine persistierende Immunhämolyse, z. T. mit positivem Coombs-Test, die sich meist spontan innerhalb von Tagen bis Wochen wieder zurückbildet. Insbesondere bei hoher Parasitämie und der Therapie mit Artemisinin-Derivaten kommt es häufig zwischen Tag 10 und 14 zu einer „Post-Artemisinin-verzögerten-Hämolyse". Diese wird durch den synchronen Zerfall von Erythrozyten, die in der Milz von intrazellulären Malariaparasiten befreit wurden (pitting) und wieder in den Blutkreislauf entlassen wurden, erklärt. Diese verzögert auftretende Hämolyse kann mitunter zu transfusionspflichtiger Anämie führen.

Hypoglykämie, Azidose und Elektrolytstörungen

Vor allem bei Kleinkindern und schwangeren Frauen zeigt sich oft schon frühzeitig eine Hypoglykämie, die durch den Einsatz von Chinin meist weiter verstärkt wird. Typische Symptome sind Unruhe, Schwitzen, Mydriasis, Tachypnoe und Tachykardie, die vor allem bei Kindern leicht übersehen oder durch das Vorliegen einer zerebralen Malaria maskiert werden, wobei jedoch die Hypoglykämie für sich allein schon zum Koma führen kann. Die Differenzialdiagnose zur zerebralen Malaria (s. o.) ist wichtig, denn mit parenteraler Glukosezufuhr ist der hypoglykämische Zustand rasch zu beseitigen.

Bei schwerer Malaria besteht oft eine metabolische Azidose, bei Kleinkindern kann sich eine schwere Laktatazidose mit Atemnotsyndrom entwickeln. Hypokaliämie und Hypokalzämie sind ebenfalls häufig bei schwerer Malaria, zudem kommt es nicht selten zu Hyponatriämien als Folge der verminderten Ausscheidung von freiem Wasser bei reduzierter glomerulärer Filtration. Bei einem Teil dieser Patienten besteht eine inadäquate ADH-Sekretion (SIADH).

Gerinnungsstörungen und Hämorrhagien

Thrombozytopenie und eine gewisse Aktivierung der zytoplasmatischen Gerinnung sind sehr häufig bereits bei unkomplizierter Malaria tropica nachweisbar. Dennoch kommt es auch bei schwerer Malaria in weniger als 5 % der Fälle zu manifesten Blutungen, die von Petechien, Epistaxis, gingivalen und subkonjunktivalen Blutungen bis zu Meläna und Hämatemesis reichen, wobei Letztere bei schwerer Malaria nicht selten auch auf Stressulcera oder akuten Magenerosionen beruhen. Selten tritt eine massive disseminierte intravasale Gerinnung mit Gefäßverschlüssen und akralen Nekrosen (ähnlich einer Meningokokkensepsis) und/oder Verbrauchskoagulopathie mit ausgedehnten Hämorrhagien an Haut und Schleimhäuten (ähnlich wie bei viralen hämorrhagischen Fiebern) auf.

Weitere Komplikationen und Verlauf

Sehr hohes Fieber über 39,5 bis 42 °Celsius tritt vor allem bei Kindern auf und ist mit schweren Verläufen assoziiert. Hyperpyrexie mit Temperaturen über 41 °Celsius begünstigt Krampfanfälle und Bewusstseinsstörungen.

Ein Anstieg der Leberenzyme auf mehr als das 3-Fache der Norm und ein Ikterus sind Folge einer direkten Leberschädigung und als Zeichen einer komplizierten Malaria zu werten. Bei schwerem Verlauf treten vermehrt Durchfälle auf, die meist wässrig sind und blutig tingiert sein können. Eine Milzruptur ist eine seltenere, aber dramatisch verlaufende Komplikation, die jedoch eher bei Malaria tertiana auftritt (s. u.).

Hyperparasitämie. Bei schwerer und komplizierter Malaria tropica findet sich häufig eine hohe Parasitämie. Allerdings können trotz niedriger Parasitämie bereits Komplikationen vorliegen, sodass die periphere Parasitämie nur bedingt mit der Schwere der Erkrankung korreliert. Bedeutender scheint die Gesamtparasitenlast, die neben den zirkulierenden Parasiten auch die am Endothel anhaftenden Parasiten miteinbezieht. Diese wird allerdings meist nur für wissenschaftlichen Studien und nicht in der medizinischen Praxis bestimmt. Da aber insgesamt bei einer peripheren Hyperparasitämie mit Befall von mehr als 5 % der Erythrozyten im peripheren Blut gehäuft mit dem Auftreten von Komplikationen zu rechnen ist, sollte dies vor allem bei nicht immunen Personen als komplizierte Malaria eingestuft werden, auch wenn sonst keine Kriterien einer schweren Malaria vorliegen.

Das Vorliegen jedes einzelnen, in ➤ Tab. 5.10 genannten Kriteriums definiert bereits die Diagnose einer komplizierten Malaria, auch wenn ansonsten (noch) keine weiteren Komplikationen vorliegen. Häufig bestehen jedoch mehrere Komplikationen gleichzeitig. Prostration wird etwas unscharf als schweres allgemeines Krankheitsbild definiert, bei Kindern je nach Alter auch als Unfähigkeit zu stehen oder zu sitzen. Die von der WHO definierten Kriterien der schweren Malaria umfassen einige vor allem in der Reisemedizin relevante Risikofaktoren wie hohes Alter, Komorbiditäten und Komedikation nicht. Daher sollte im Zweifelsfall – wenn ein schwerer Verlauf aufgrund des klinischen Zustandsbildes oder der Gesamtkonstellation der Risikofaktoren befürchtet wird – eine Behandlung im Sinne einer komplizierten Malaria eingeleitet werden.

Unbehandelt ist die **Letalität** der komplizierten Malaria tropica extrem hoch und erreicht bei schweren Komplikationen (zerebrale Malaria, Lungenödem, Schock, schwere Laktatazidose) annähernd 100 %. Auch bei adäquater antiparasitärer Medikation und bester intensivmedizinischer Therapie liegt die Letalität oftmals bei etwa 15–20 %.

Todesfälle treten oft innerhalb von Stunden nach Klinikaufnahme auf, können aber auch erst im Verlauf der Behandlung eintreten.

Tab. 5.10 Kriterien einer schweren Malaria nach DTG-Leitlinie (nach S1-Leitlinie Diagnostik und Therapie der Malaria, DTG 2025)

Klinische Kriterien	• Bewusstseinsstörungen, epileptische Anfälle • Respiratorische Insuffizienz (Surrogatmarker: periphere Sättigung SpO_2 < 92 %) • Schock oder Hypotension (RRsys < 90 mmHg oder MAP < 65 mmHg plus Tachykardie [trotz Volumentherapie]) • Spontanblutungen • Urinausscheidung < 400 ml/24 Stunden • Hämoglobinurie (Schwarzwasserfieber) • Ausgeprägte Schwäche mit Unfähigkeit zu sitzen, zu stehen oder zu laufen (Prostration)
Laborkriterien	• Hypoglykämie < 40 mg/dl (< 2,22 mmol/l) • Azidose oder Laktaterhöhung (Base Excess < 8 mmol/l, Laktat ≥ 5 mmol/l) • Hyperkaliämie > 5,5 mmol/l • Kreatinin > 2,5 mg/dl (> 221 µmol/l), bzw. im Verlauf rasch ansteigende Kreatininwerte • Schwere Anämie (< 7 g/dl [< 4,8 mmol/l] bei Erwachsenen [nach WHO]) • Bilirubin > 3 mg/dl (50 µmol/l) mit Parasitämie > 100.000/µl
Parasitologische Kriterien	Parasitämie mit *P. falciparum* > 250.000/µl (≥ 5 %), *P. knowlesi* > 100.000/µl (≥ 2 %)
Zusatzkriterium	Unabhängig von den oben genannten Kriterien kann in Abhängigkeit von Komorbiditäten, Alter, klinischem Bild, Komedikation oder anderen anamnestischen, klinischen oder labordiagnostischen Kriterien die Entscheidung getroffen werden, ein Management und eine Therapie im Sinne einer komplizierten Malaria einzuleiten, wenn eine schnellstmögliche Reduktion der Parasitenlast und eine intensivierte Überwachung des Patienten notwendig erscheinen.

Für die Therapie der komplizierten Malaria ist es entscheidend, so rasch wie möglich die Diagnose zu stellen, eine unverzügliche und sicher wirksame antiparasitäre Therapie einzuleiten, die parenteral appliziert zu sofort effektiven Wirkspiegeln im Blut führt, und eine adäquate supportive Therapie zur Erhaltung der Vitalfunktionen betroffener Organe und Organsysteme durchzuführen.

Malaria tropica bei Kindern in Endemiegebieten

Die meisten der weltweiten Todesfälle betreffen Kleinkinder bis zum 5. Lebensjahr, insbesondere in den afrikanischen Hochendemiegebieten südlich der Sahara. Bei Neugeborenen und während der ersten Lebensmonate besteht ein relativer Schutz vor Erkrankung (➤ Kap. 5.2.5). Die Neugeborenenmalaria ist daher ein eher seltenes Ereignis trotz der in Endemiegebieten relativ häufigen prä- und perinatalen Parasitenübertragung von der Mutter auf ihr Kind. Selbst bei Kindern von nicht immunen Müttern, die während der Schwangerschaft an Malaria erkrankt waren, tritt eine kongenitale Malaria, wenn überhaupt, meist erst nach dem 3. Lebensmonat auf. In Endemiegebieten sind Spätmanifestationen kongenitaler Infektionen dann von der großen Zahl moskitoübertragener Erkrankungen nicht mehr zu unterscheiden.

Auch in Gebieten mit hoher Transmission ist die Häufigkeit der Malaria in den ersten 3 bis 6 Lebensmonaten gering und steigt erst dann steil an. Bei den weitgehend nicht immunen älteren Säuglingen und Kleinkindern führt die Malaria tropica oft rasch zu Komplikationen und weist unbehandelt eine hohe Letalität auf. Die größte Morbidität und Mortalität wird in Hochendemiegebieten zwischen dem 1. und 3. Lebensjahr erreicht, in Gebieten mit niedrigerer Endemizität oder instabiler Malaria erst wesentlich später (z. B. 3. bis 10. Lebensjahr). In den jeweils folgenden Jahren nimmt die Schwere der Erkrankung mit zunehmender Teilimmunität wieder ab.

Kommt es trotz der relativen Seltenheit zur Malariaerkrankung bei Neugeborenen und jungen Säuglingen, verläuft diese oft schwer, und häufig stehen wenig spezifische Symptome wie Apathie, Trinkschwäche und Tachypnoe im Vordergrund. Bei Kleinkindern treten eher malariatypische Krankheitsbilder mit hohem Fieber auf, die häufig schon initial von Erbrechen und Husten begleitet sind, während andere Symptome wie z. B. Durchfälle seltener als bei Erwachsenen auftreten (➤ Tab. 5.11). Das Sistieren der Nahrungs- und Flüssigkeitsaufnahme sowie, je nach Alter, die Unfähigkeit zum Sitzen oder Stehen kündigen oft einen schweren Verlauf an.

Die **häufigsten Komplikationen bei Kindern** sind schwere Anämie, zerebrale Malaria, Hypoglykämie, Dehydratation und Azidose mit Atemnotsyndrom (respiratory distress). Eine besonders ernste Prognose haben Kinder mit Atemnotsyndrom und tiefer azidotischer Atmung oder mit tiefem Koma. Generalisierte Krampfanfälle sind häufig (mit oder ohne gleichzeitige Bewusstseinsstörung) und können auch bei Malaria tertiana auftreten. Fokale Anfälle äußern sich z. T. nur durch geringfügige Symptome wie z. B. intermittierender Nystagmus, Hypersalivation, Myoklonus oder Störungen des Atemrhythmus. Zur Quantifizierung und Verlaufsbeurteilung von Bewusstseinsstörungen eignet sich bei Kleinkindern am besten die Blantyre Coma Scale (➤ Tab. 5.12). Während Kinder rascher als Erwachsene aus einem Koma erwachen, wurden neurologische Spätschäden wie

5

Tab. 5.11 Unterschiede der schweren Malaria bei Erwachsenen und Kindern

Symptom oder Befund	Erwachsene	Kinder
Husten	Gelegentlich	Häufig
Durchfälle	Häufiger	Gelegentlich
Krämpfe	Gelegentlich	Häufig
Krankheitsdauer*	5–7 Tage	1–2 Tage
Gelbsucht	Häufiger	Selten
Hypoglykämie	Gelegentlich	Häufig
Lungenödem	Häufiger	Selten
Niereninsuffizienz	Häufig	Selten
Azidose mit Atemnotsyndrom	Gelegentlich	Häufig
Blutungen/Gerinnungsstörungen	Bis zu 10 %	Selten
Pathologische Hirnstammreflexe	Selten	Häufiger
Erhöhter Hirndruck	Selten	Häufiger
Rückbildung eines Komas	2–4 Tage	1–2 Tage
Neurologische Folgeschäden	Seltener (< 3 %)	Häufiger (> 10 %)

* Bis zum Auftreten von Komplikationen

Tab. 5.12 Blantyre Coma Scale (für Kleinkinder und Säuglinge)

Augenbewegung	Gezielt*	1
	Ungezielt	0
Beste verbale Antwort	Adäquates Schreien	2
	Stöhnen, jammern	1
	Keine	0
Beste motorische Reaktion (auf Schmerzreiz)	Gezielte Schmerzabwehrbewegung	2
	Auf Schmerzreiz Beugeabwehr	1
	Keine Reaktion	0
Summe		0–5

Ein Score von < 3 entspricht einem unerweckbaren Koma
* Z. B. Folgen dem Gesicht der Mutter

z. B. neurokognitive Störungen zumindest bei Kindern in Endemiegebieten wesentlich häufiger (10–20 %) beobachtet. Insgesamt sprechen Kinder meist rasch auf eine antiparasitäre Therapie an, und die Letalität der komplizierten Malaria tropica ist bei adäquater Therapie geringer als bei Erwachsenen.

Malaria bei teilimmunen Personen

Bei Menschen, die in Malariagebieten aufwachsen, entwickelt sich nach vielfachen Infektionen eine Teilimmunität, die in Hochendemiegebieten meist schon im Alter von 5 bis 10 Jahren zunehmend dazu führt, dass die Infektionen leichter und schließlich zumeist asymptomatisch verlaufen. Diese Immunität ist wesentlich von der Anzahl der Plasmodieninfektionen pro Jahr bestimmt, sodass bei erfolgreichen Kontrollprogrammen die Entwicklung der Teilimmunität verzögert oder auch verhindert werden kann. Die Teilimmunität ist jedoch in der Regel nicht steril, sondern die Parasitämie sinkt auf ein niedriges, mikroskopisch oft nicht mehr feststellbares Niveau ab. Nach Verlassen der Endemiegebiete und Wegfall ständiger Reinfektionen bildet sich die Teilimmunität wieder zurück. In diesem Sinn führt eine hohe Malariaübertragung einerseits zu hoher Kindersterblichkeit, andererseits aber zu einer robusten Teilimmunität im Erwachsenenalter.

Kommt es bei Semiimmunen zu symptomatischen Infektionen, verlaufen diese meist leichter und zum Teil protrahiert mit geringgradigem oder fehlendem Fieber und Allgemeinsymptomen. Schwere Komplikationen und Todesfälle treten bei voll ausgeprägter Teilimmunität in der Regel nicht auf.

In Hochendemiegebieten findet man nicht selten gesunde Teilimmune mit niedriger, aber mikroskopisch nachweisbarer Parasitämie von < 100 bis 10.000/µl, in Einzelfällen sogar höher. Umgekehrt können auch Teilimmune mit niedriger Parasitämie an Malaria erkrankt sein. Grundsätzlich sollte bei teilimmunen Patienten berücksichtigt werden, dass Fieber vor allem bei niedriger Parasitämie nicht in jedem Fall durch eine Malaria bedingt, sondern möglicherweise auf andere Ursachen (z. B. Pneumonie, Meningitis) zurückzuführen ist und die Plasmodieninfektion nur ein Nebenbefund ist. In der Regel wird man solche Patienten antiparasitär therapieren, differenzialdiagnostisch aber auch andere fieberhafte Erkrankungen berücksichtigen und ggf. abklären und therapieren. In Gebieten, wo dies aufgrund mangelnder Ressourcen nicht möglich ist, empfiehlt es sich, dies bei der empirischen Therapie entsprechend zu berücksichtigen (➤ Kap. 5.2.9).

Chronische Malariafolgen

Als Folge rezidivierender und chronischer Infektionen kann es vor allem bei Kindern zu chronischer Anämie, Wachstumsverzögerung und erheblicher Hepatosplenomegalie kommen.

Bei einigen Einwohnern von *P.-falciparum*-Hochendemiegebieten in Afrika und Asien kann sich wohl aufgrund einer genetischen Prädisposition ein **tropisches Splenomegaliesyndrom (TSS)** entwickeln, das auch als **hyperreaktive Malaria-Splenomegalie (HMS)** bezeichnet wird (➤ Kap. 5.2.5). TSS tritt bevorzugt bei Jugendlichen und jungen Erwachsenen auf und ist charakterisiert durch eine ausgeprägte Splenomegalie mit einer durch Hypersplenismus bedingten Panzytopenie (Anämie, Granulozytopenie mit relativer Lymphozytose, Thrombozytopenie). Die Serumspiegel von Malariaantikörpern und Gesamt-IgM sind stark erhöht, es besteht eine Hypergammaglobulinämie und meist sind verschiedene Autoantikörper (ANA, Rheumafaktoren) nachweisbar. Eine Parasitämie ist aufgrund der hohen Immunität meist nicht nachweisbar. Klinisch manifestiert sich das TSS mit abdominellem Druckschmerz und Spannungsgefühl durch die große und verhärtete Milz, Allgemeinsymptomen wie Müdigkeit und Schwäche aufgrund der ausgeprägten Anämie sowie einer Abwehrschwäche mit vermehrter Anfälligkeit gegenüber bakteriellen Infektionen. Akute Komplikationen sind Milzinfarkte und Milzruptur, die mit akuten linksseitigen Oberbauchschmerzen einhergehen. TSS-Patienten haben eine erhöhte Mortalität und ein deutlich erhöhtes Risiko für maligne B-Zell-Lymphome. Die Behandlung besteht in einer Langzeit-Chemoprophylaxe. Eine Splenektomie sollte nur bei Versagen der Chemoprophylaxe (über mind. 6 Monate) und ausgeprägtem Hypersplenismus erwogen werden.

Malaria bei schwangeren Frauen

Nicht immune schwangere Frauen sind durch eine Malaria tropica besonders gefährdet, da die Erkrankung vor allem im 2. und 3. Trimenon rasch zu kompliziertem Verlauf, Plazentainsuffizienz und massiver Beeinträchtigung der Schwangerschaft führt. Die Folgen sind schwere Anämie, hohe Abortrate und Frühgeburtlichkeit sowie erhöhte Sterblichkeit bei Mutter und Kind. Besonders häufige Komplikationen bei Schwangeren sind zerebrale Malaria, nicht kardiogenes Lungenödem und schwere Hypoglykämie. Zudem kommt es gehäuft zu Sekundärinfektionen wie bakterieller Pneumonie oder Harnwegsinfektion.

Junge Frauen in Hochendemiegebieten haben in der Regel eine bereits als Kind erworbene Teilimmunität. Vor allem während der ersten und zweiten Schwangerschaft können sie diese jedoch scheinbar verlieren, da oft keine wirksame Immunität gegen *P.-falciparum*-Stämme vorliegt, die bevorzugt an CSA binden, dem Hauptliganden für die Sequestration parasitierter Erythrozyten in der Plazenta (➤ Kap. 5.2.4). Dadurch kommt es zu einer massiven Vermehrung der Plasmodien in der Plazenta, und die Mütter können dadurch ähnlich schwer erkranken wie nicht immune Schwangere. Bei weiteren Schwangerschaften entsteht meist eine zunehmende Immunität gegen CSA-bindende *P.-falciparum*-Stämme, die zumindest die Mutter vor akuten Krankheitserscheinungen schützt. Allerdings findet sich nicht selten dennoch eine Parasitenansammlung in der Plazenta, ohne dass eine bedeutende periphere Parasitämie nachweisbar ist. Häufige Folgen sind chronische Anämie der Schwangeren, Frühgeburtlichkeit, niedriges Geburtsgewicht, Beeinträchtigung der fetalen Entwicklung, Aborte und dadurch insgesamt eine erhöhte perinatale und Säuglingssterblichkeit.

Auch *P.-vivax*-Infektionen sind bei Schwangeren in Endemiegebieten mit mäßiggradiger Anämie, einer Reduktion des Geburtsgewichts und einer erhöhten Sterblichkeitsrate assoziiert, wobei die Pathophysiologie keine spezifischen Mechanismen wie bei *P. falciparum* aufzuweisen scheint.

Malaria tertiana (P.-vivax- oder P.-ovale-wallikeri- bzw. P.-curtisi-Malaria)

Sowohl *P. vivax* als auch die beiden *Plasmodium-ovale*-Spezies *P. o. wallikeri* und *P. o. curtisi* (zwischen den letztgenannten bestehen nach heutigem Wissensstand keine relevanten klinischen Unterschiede) können das klinische Bild einer Malaria tertiana hervorrufen. Klinisch kann die Malaria tertiana vor allem zu Beginn nicht von einer Malaria tropica unterschieden werden. Die **Inkubationszeit** ist im Durchschnitt etwas länger (12–20 Tage). Es sind jedoch mehrmonatige Inkubationszeiten möglich. Zudem kann sowohl bei *P.-vivax-* wie *P.-ovale*-Infektionen die primäre Erkrankung mitunter so mild verlaufen, dass erst ein Spätrezidiv zur Diagnose führt. Die Parasitämie der Malaria tertiana ist durch eine präferentielle Invasion von jungen Erythrozytenstadien begrenzt, sodass es normalerweise zu keiner Hyperparasitämie kommt.

Die Erkrankung beginnt plötzlich oder nach kurzer uncharakteristischer Prodromalphase mit ausgeprägtem **Schüttelfrost,** hohem **Fieber** (meist über 39,5 °Celsius) und variablen Allgemeinsymptomen wie Kopfschmerzen, Myalgien, Übelkeit und gelegentlichem Erbrechen. Nach wenigen Stunden kommt es zur meist vollständigen Entfieberung mit Schweißausbruch. Die Fieberanfälle sind oft ausgeprägter und für den Patienten subjektiv schwerer als bei Malaria tropica. Typischerweise kommt es zu erneuten Fieberattacken, die sich zunehmend an einem 48-Stunden-Rhythmus orientieren (➤ Abb. 5.14). Zum Teil besteht auch tägliches Fieber, wenn eine Infektion mit verschiedenen Parasitengenerationen vorliegt, am ehesten bei *P. vivax*. Zwischen den Fieberanfällen besteht oft relatives Wohlbefinden. Die klinische Untersuchung zeigt insbesondere bei längerem Verlauf eine **Hepatosplenomegalie** und vor allem bei Kindern auch eine **Anämie.** Thrombozytopenie und LDH-Erhöhung sind häufig; die Leukozytenzahl ist meist normal oder erniedrigt, die Leberenzyme können geringgradig erhöht sein. Unbehandelt klingt die Erkrankung innerhalb weniger Wochen, gelegentlich auch erst nach Monaten spontan ab, wobei die Fieberparoxysmen im Verlauf an Intensität abnehmen und zum Teil auch in größeren als 2-tägigen Abständen auftreten.

Bei ca. der Hälfte der Patienten kommt es zu echten Rezidiven (Rückfälle, engl. relaps), die sich meist plötzlich mit erneuten Fieberanfällen im Tertiana-Rhythmus manifestieren und ähnlich oder auch milder als die Primärerkrankung verlaufen. *P.-vivax*-Stämme in tropischen Regionen verursachen häufiger (2- bis > 10-mal) und in kürzeren Abständen (2–6 Wochen) als solche in gemäßigten Zonen (meist nur 1- bis 2-mal, in Abständen von 9–12 Monaten) Rezidive durch Hypnozoiten der Leber. Bei *P. ovale* kann es auch zu mehrfachen Rezidiven in meist etwa 2- bis 4-monatigen Abständen kommen. Rezidive nach mehr als 3 Jahren sind selten, es wurden aber Rezidive nach über 10 Jahren dokumentiert.

Üblicherweise verläuft die Malaria tertiana subjektiv schwer beeinträchtigend, aber ohne wesentliche Organkomplikationen. Es ist aber bekannt, dass bei allen Malariaerregern selten schwere Verlaufsformen auftreten können, die mitunter auch letal verlaufen. Beschriebene **Komplikationen** umfassen vor allem nicht kardiogenes Lungenödem (ARDS) und Milzruptur. Die vergrößerte und in ihrer Struktur aufgelockerte Milz kann während der akuten Erkrankung und noch bis zu mehrere Wochen danach durch geringfügige Traumen oder sogar spontan rupturieren (z. T. zweizeitig nach vorausgehender subkapsulärer Blutung) und lebensbedrohliche Blutungen verursachen, die eine sofortige Behandlung erfordern (Transfusionen; Notoperation, meist mit Milzexstirpation). Neben diesen Komplikationen wurden auch Fälle von zerebraler Malaria, Nierenversagen, schwerer Anämie und Thrombozytopenie mit Hämorrhagien beschrieben. Die Pathogenese scheint insgesamt nicht auf der für *P. falciparum* typischen Zytoadhärenz und Sequestration befallener Erythrozyten zu beruhen, sondern anderen wirtsspezifischen Faktoren geschuldet.

Malaria quartana (P.-malariae-Malaria)

Die **Inkubation** schwankt zwischen 18 und 50 Tagen. Gelegentlich verläuft die Ersterkrankung so mild, dass die Diagnose erst sehr viel später bei einer klinisch manifesten Rekrudeszenz (s. u.) gestellt wird.

Das klinische Bild entsprich dem einer unkomplizierten Malaria. Die Parasitämie steigt selten über 1 %. Diese Kontrolle der Parasitämie erreicht *P. malariae* vor allem durch eine bevorzugte Invasion alter Erythrozyten-Entwicklungsstadien. Anämie und Splenomegalie sind weniger ausgeprägt, und meist kommt es schon im Verlauf der ersten Woche zur Etablierung des typischen 72-Stunden-Rhythmus, d. h. zwischen je 2 Fieberanfällen liegen 2 aufeinanderfolgende fieberfreie Tage (➤ Abb. 5.14). Unbehandelt klingt die Erkrankung spontan nach 3 bis 20 Fieberattacken ab und geht in eine auf sehr niedrigem Niveau persistierende Blutschizogonie über. Diese kann lange Zeit asymptomatisch verlaufen, bei einigen Patienten ist sie mit einer chronischen Splenomegalie assoziiert, die mit Anämie und Gewichtsverlust einhergehen kann. Aus nicht geklärten Gründen (Nachlassen der Immunität, Stress, interkurrente Infektionen?) kann es nach völlig variablen Intervallen zu **Rekrudeszenzen** (Wiederauftreten von Parasitämie aus der Blutschizogonie kommend) der Parasitämie mit klinischem Wiederauftreten einer erneuten Quartana-Symptomatik kommen. Klinisch sind die Anfälle (die auch nach über 50 Jahren auftreten können!) meist milder als die Rezidive bei Malaria tertiana.

Die langdauernde Persistenz von *P. malariae* als asymptomatische, meist submikroskopische Blutschizogonie (Hypnozoiten wie bei Malaria tertiana werden nicht gebildet) ist bedeutsam als Ursache einer **Transfusionsmalaria.** In einigen Fallserien sind mehr als 50 % der Fälle durch *P. malariae* bedingt, wobei natürlich die Herkunft der Blutspender von Bedeutung ist.

Organkomplikationen oder Todesfälle sind bei akuter Malaria quartana sehr selten. Die chronisch persistierende oder rezidivierende *P.-malariae*-Infektion scheint jedoch mit dem Auftreten einer chronischen Glomerulonephritis assoziiert zu sein. Epidemiologie und kausale Zusammenhänge sind jedoch nicht vollständig geklärt, und andere Auslöser oder Kofaktoren wie Unterernährung werden diskutiert.

Malaria quotidiana (P.-knowlesi-Malaria) und Mischinfektionen

Durch den Einsatz molekularbiologischer Diagnostik wurde in den letzten Jahrzehnten klar, dass ein großer Anteil (mitunter die Mehrzahl) der zuvor oft mikroskopisch als *P.-malariae*-Infektionen deklarierten Krankheitsfälle in Teilen Malaysiens und anderen Teilen Südostasiens eigentlich durch den Affenmalaria-Parasiten *P. knowlesi* hervorgerufen werden. *P. knowlesi* hat im Gegensatz zu den anderen humanpathogenen Erregern einen **24-Stunden-Vermehrungszyklus** während der Blutschizogonie, sodass es sehr rasch zu hohen Parasitämien und schweren Krankheitsbildern mit letalem Ausgang kommen kann. Im Gegensatz zu *P. falciparum* scheinen Schnelltests nur eine unzureichende Verlässlichkeit in der Diagnostik der *P.-knowlesi*-Infektionen zu haben, sodass immer eine mikroskopische oder molekularbiologische Diagnostik vorzunehmen ist. In Bezug auf die Einteilung der schweren Malaria können die für *P. falciparum* definierten Kriterien verwendet werden (➤ Tab. 5.10), wobei die Definition einer Hyperparasitämie schon bei 100.000/µl (≥ 2 % Parasitämie) gegeben ist. Die Therapie ist wie bei *P. falciparum* bei unkomplizierter und schwerer Malaria empfohlen.

Insbesondere bei Personen mit Teilimmunität und langer Exposition, gelegentlich aber auch bei nicht immunen Reiserückkehrern kann es zu **Doppel- und Mehrfachinfektionen** mit verschiedenen humanpathogenen Spezies kommen. Diese sind vor allem aus diagnostischer Sicht eine Herausforderung, da eine klare Speziesdifferenzierung bei oft niedriger Parasitämie einer Spezies mikroskopisch schwierig vorzunehmen ist. In diesem Fall empfiehlt sich eine PCR-Diagnostik, da hier die Sensitivität für Mehrfachinfektionen deutlich höher zu bewerten ist. Die Klinik entspricht der der entsprechenden Erreger, wobei es in Bezug auf die Fieberrhythmik zu Mischformen kommen kann. Interessanterweise scheinen vor allem in Südostasien *P.-vivax*-Relapse nach durchgemachter Malaria tropica gehäuft aufzutreten, was auf eine Reaktivierung von Hypnozoiten durch die behandelte Malaria tropica hinweist.

> Bei Mehrfachinfektionen mit *P. falciparum* oder bei diagnostischer Unklarheit ist immer eine Therapie im Sinne einer Malaria tropica durchzuführen, um einen Therapieerfolg sicherzustellen.

5.2.7 Diagnostik

> In Malariagebieten oder bei Reiserückkehrern, die sich in solchen Gebieten aufgehalten haben, muss bei jedem unklaren Fieber oder anderen unspezifischen Symptomen wie Cephalea, Arthralgien, Myalgien oder Diarrhö unverzüglich eine Malariadiagnostik veranlasst werden. Nur die rasch einsetzende und korrekt durchgeführte Therapie kann schwerwiegende Komplikationen und Todesfälle vermeiden.

Grundlage der Diagnostik ist auch heute noch der **direkte mikroskopische Erregernachweis** von gefärbten Blutproben. Alternativ kommen zunehmend auch Schnelltests zum Nachweis zirkulierender Antigene oder, in Industrieländern, auch **Real-Time-PCR-Verfahren** zum Einsatz. Wichtig ist dabei eine schnelle und verlässliche Diagnostik inkl. Erregerdifferenzierung. Für das Labor gilt, dass die Untersuchung am selben Tag innerhalb weniger Stunden – bei schwerem Krankheitsbild sofort – zu erfolgen hat und der Befund dem behandelnden Arzt umgehend und ohne Verzug mitgeteilt werden muss. Laboratorien, die Malariadiagnostik durchführen, sollten an einer regelmäßigen externen Qualitätskontrolle (z. B. Ringversuche; in Deutschland: www.instandev.de) teilnehmen.

Klinische Diagnostik

Diagnostisches Leitsymptom bei nicht immunen Personen ist **Fieber,** wobei auch andere Symptome (➤ Kap. 5.2.6) vor allem zu Beginn führend sein können. Die Diagnostik ist unabhängig davon einzuleiten, ob monosymptomatisches Fieber oder Fieber mit Begleitsymptomen vorliegt. Auch der Fiebertyp spielt keine Rolle, da insbesondere bei der Malaria tropica das Fieber völlig variabel verlaufen kann.

> Eine Diagnostik ist auch dann unverzüglich einzuleiten, wenn bei Vorstellung kein Fieber vorliegt, da fieberfreie Phasen häufig vorkommen und die Diagnostik dadurch nicht beeinträchtigt ist.

Laborchemisch sind Thrombozytopenie, erhöhtes indirektes Bilirubin sowie erhöhter LDH-Wert charakteristisch, jedoch nicht obligat.

Bei Teilimmunen kann Fieber ganz oder weitgehend fehlen, und andere Symptome wie Anämie, Hepatosplenomegalie und Allgemeinsymptome (Schwäche, Apathie, Anorexie, Trinkschwäche und Unfähigkeit zum Stehen oder zum Sitzen bei Kleinkindern und Säuglingen) können im Vordergrund stehen. Wenn eine Malaria tropica diagnostiziert wird, muss umgehend das Vorliegen einer unkomplizierten oder schweren Malaria überprüft werden (Kriterien der schweren Malaria, ➤ Tab. 5.13), da hiervon die Therapie und das weitere Patientenmanagement abhängen.

Mikroskopischer Erregernachweis

Plasmodien lassen sich mikroskopisch im gefärbten Blutausstrich nachweisen, bei geringer Parasitendichte muss ein „Dicker Tropfen" als Anreicherungsverfahren herangezogen werden (➤ Kap. 12). Am besten werden die Ausstriche direkt aus Kapillar- oder Venenblut

Tab. 5.13 Untersuchungen zur Feststellung der Organschädigung bei Malaria tropica

Körperlicher Untersuchungsbefund	Körpertemperatur; Herzfrequenz und Blutdruck; Atemfrequenz; Bewusstseinszustand
Laborwerte	Rotes und weißes Blutbild, Thrombozytenzahl; Blutzucker; Kreatinin (oder Cystatin C), Transaminasen, Bilirubin, Elektrolyte
Apparative Untersuchungen	EKG, Röntgen-Thorax
Zusätzliche Untersuchungen bei Vorliegen einer komplizierten Malaria	Gerinnungsstatus, Bestimmung der Blutgase mit Säure-Basen-Status, Harnmenge

hergestellt, wobei im Kapillarblut eine geringfügig höhere Dichte nachweisbar ist. EDTA-Blut sollte am selben Tag verarbeitet werden, um morphologische Veränderung der Parasiten zu vermeiden.

Im **Dicken Tropfen** wird etwa 50-mal mehr Blut pro Gesichtsfeld untersucht. Die Nachweisgrenze liegt bei Expertenmikroskopie bei ca. 5–20 Parasiten/µl. Um einen Dicken Tropfen als negativ zu bewerten, sollten zumindest 200 Gesichtsfelder untersucht werden.

Die Plasmodien sind anhand ihrer charakteristischen Morphologie (➤ Kap. 5.2.3) intraerythrozytär zu erkennen. Sowohl im Dicken Tropfen wie auch im Ausstrich erscheinen das Chromatin der Zellkerne rot-violett, das Plasma blau und die Erythrozyten im Ausstrich rötlich grau. ➤ Tab. 5.14 und ➤ Abb. 5.17 geben die für die Bestimmung der Plasmodienspezies charakteristischen Merkmale wieder. Für die Unterscheidung der Arten ist auch die Morphologie der befallenen Erythrozyten von Bedeutung: Besondere Kennzeichen der Erreger der Malaria tertiana (*P. vivax* und *P. ovale* spp.) sind eine zunehmende Vergrößerung und Abblassung der befallenen roten Blutkörperchen und eine feine rosa-färbige Punktierung (Schüffner-Tüpfelung); von *P. falciparum* oder *P. malariae* befallene Erythrozyten sind dagegen weder vergrößert noch getüpfelt, gelegentlich lassen sich in *P.-falciparum*-befallenen Erythrozyten bei kräftiger Färbung grobschollige, schwach eosinophile Flecken von unregelmäßigem Umriss (Maurer-Fleckung) erkennen. Da der Dicke Tropfen nicht fixiert wird, ist die Form der Parasiten nicht so gut erhalten und die Morphologie der befallenen Erythrozyten kann nicht beurteilt werden. Daher setzt diese Methode entsprechende Erfahrung voraus und sollte zur sicheren Speziesdifferenzierung immer mit einem Ausstrich kombiniert angewandt werden.

Wird eine *P.-falciparum*-Infektion nachgewiesen, muss die **Parasitendichte** bestimmt werden. Hierzu wurden verschiedene Methoden beschrieben. Man kann die Anzahl der Parasiten auf mehrere hundert Leukozyten beziehen und dann aus Kenntnis der Gesamtleukozytenzahl die Zahl der Parasiten pro µl Blut bestimmen. Andererseits kann man den Prozentsatz befallener Erythrozyten angeben. Die

5

Tab. 5.14 Morphologische Kriterien der Identifikation und Differenzierung von Malariaparasiten im gefärbten Blutausstrich

	P. falciparum	P. vivax	P. ovale	P. malariae	P. knowlesi
Befallener Erythrozyt	Normale Größe und Form; gel. Maurer-Fleckung	Vergrößert, feine Schüffner-Tüpfelung	Normal oder vergrößert, ovaläre Deformierung*, gröbere Schüffner-Tüpfelung	Normale Größe oder kleiner als normal (alte Erythrozyten), keine Tüpfelung	Normale Größe und Form
Ringform (junger Trophozoit)	Kleine zarte Ringe, ein- und zweikernig, Accolé-Formen, Mehrfachbefall häufig	Große kräftige Ringe, meist einkernig, selten Mehrfachbefall	Kompakte Ringe, meist einkernig, selten Mehrfachbefall	Kleine kompakte Ringe, meist einkernig, selten Mehrfachbefall	Kompakte Ringe, ein- und zweikernig, Mehrfachbefall möglich
Später Trophozoit	Kompakt, einzelner großer Pigmentklumpen	Groß und amöboid, feine Pigmentschollen	Kompakt, gröbere Pigmentschollen	Kompakt, z. T. Bandformen, gröbere Pigmentschollen	Kompakt, z. T. Bandformen wie *P. malariae*
Reifer Schizont	Selten im peripheren Blut, 8–32 Merozoiten, einzelner großer Pigmentklumpen	Füllt Erythrozyt ganz aus, 12–24 Merozoiten, granuläres Pigment	Kompakt, 6–12 Merozoiten, grobe Pigmentschollen	Kompakt, 6–12 Merozoiten um zentralen Pigmentklumpen angeordnet (Gänseblümchen)	Kompakt, 8–16 Merozoiten, grobe Pigmentschollen
Gametozyt	Halbmondförmig, verteiltes granuläres Pigment	Groß, rund, granuläres Pigment	Wie *P. vivax*, aber kleiner, gröberes Pigment	Wie *P. vivax*, aber kleiner, gröberes Pigment	Wie *P. malariae*, verteiltes Pigment

* Z. T. mit Auszipfelung der Erythrozytenmembran

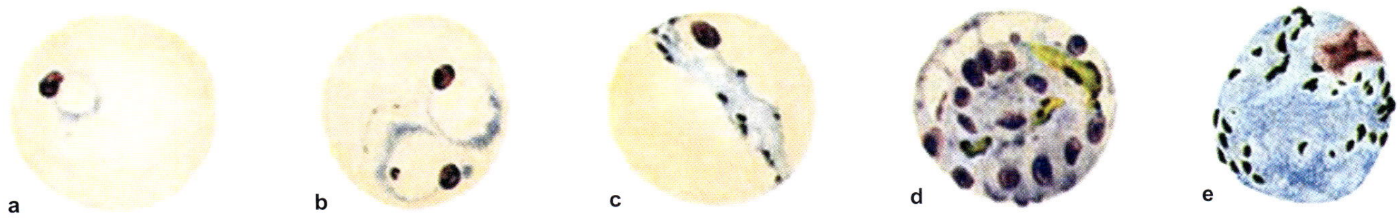

Abb. 5.17 Parasiten im Ausstrichpräparat [W203-013]: a) Ringform, b) 2 Ringformen in einem Erythrozyten, c) Bandform, d) reifer Schizont, e) Makrogametozyt

Lambaréné-Methode erlaubt durch ein definiertes Volumen an Blut, das auf einer definierten Fläche des Objektträgers aufgetragen wird, eine direkte Bestimmung der Parasitämie.

Als weiterer prognostischer Marker für die Schwere der Infektion wurde der Prozentsatz von Neutrophilen oder Monozyten, die Malariapigment enthalten, beschrieben. Ebenso scheint das Vorliegen einer Hyperparasitämie mit Ausschwemmung von Schizonten von *P. falciparum* ein Marker für eine schlechte Prognose zu sein.

Während der Nachweis von Plasmodien im Blutausstrich das Vorliegen einer Malaria sichert, schließt ein negatives Untersuchungsergebnis diese Erkrankung nicht verlässlich aus. Zu Beginn einer Malaria können die Parasiten noch so spärlich sein, dass sie im Blutausstrich noch nicht sicher nachgewiesen werden können. Bei begründetem Verdacht muss der Plasmodien-Nachweis daher in 12- bis 24-stündlichem Abstand mehrfach versucht werden. Dabei kann Blut unabhängig vom Fieberrhythmus abgenommen werden, da Plasmodien grundsätzlich jederzeit und keinesfalls nur während des Fieberanstiegs nachweisbar sind.

Zusammenfassend bleibt der mikroskopische Erregernachweis zwar die Methode der Wahl, setzt aber gut geschultes Personal und regelmäßige Qualitätskontrollen voraus. In einer Studie in England wurden mehr als 10 % der positiven Ausstriche nicht erkannt, auch Infektionen mit mehreren Plasmodien-Arten gleichzeitig werden häufig fehldiagnostiziert. In Zukunft könnte die telemedizinische Übertragung der Ausstriche oder die automatisierte Analyse mit auf künstlicher Intelligenz basierenden Algorithmen eine größere Rolle spielen. Weitere mikroskopische Diagnostikmethoden wie die QBC-Methode (quantitative Buffy-Coat-Analyse) oder die Fluoreszenzmikroskopie Acridinorange-gefärbter Ausstriche sind technisch aufwendiger und bieten keine entscheidenden Vorteile.

Antigennachweise

Die **„Malaria-Schnelltests" (rapid diagnostic tests = RDT)** basieren auf dem mit Hilfe monoklonaler Antikörper, die in Teststreifen integriert sind, bewerkstelligten Nachweis von Antigenen, die aus den Plasmodien freigesetzt werden. Bisher kommen vor allem das für *P. falciparum* spezifische „histidine rich protein II", die in allen Plasmodien vorhandene Plasmodien-Laktatdehydrogenase und das Aldolase-Enzym zum Einsatz. Die WHO publiziert laufend eine aktuelle Liste der Hersteller von RDTs, die als verlässlich angesehen werden.

Die Sensitivität der herkömmlichen RDTs ist in der Diagnostik der *P.-falciparum*-Infektion der Expertenmikroskopie leichtgradig unterlegen, in der klinischen Routine aber meist ebenbürtig. Eine neue Generation von hochsensitiven RDTs soll diesen Nachteil beheben. Die Sensitivität anderer als *P.-falciparum*-Infektionen ist deutlich schlechter als Expertenmikroskopie und erlaubt keinen verlässlichen Nachweis. Die Spezifität ist bei initialer Untersuchung gut. Vor allem nach erfolgreicher Therapie ist sie aber aufgrund der länger bestehenden Positivität von Schnelltests aufgrund des noch zirkulierenden Antigens trotz kompletter Elimination der Parasitämie der Expertenmikroskopie deutlich unterlegen. HRP-2-basierte Tests können je nach Ausgangsparasitämie bis zu 28 Tage positive Ergebnisse liefern. Aldolase und PLDH sind Antigene, die auch in Gametozyten exprimiert werden und daher auch durch diese nicht krank machenden Stadien beeinflusst werden können. Falsch positive Resultate von RDTs sind ebenso durch andere Faktoren beschrieben worden (z. B. bei Vorhandensein von Rheumafaktor).

Ein medizinisch besonders kritisches Problem ist das Vorliegen von falsch negativen Befunden durch RDTs, da dies mitunter zu einer Verzögerung einer lebensrettenden Therapie führen kann. **Falsch negative Befunde** sind bei extrem hohen Parasitenzahlen beschrieben und durch das „Prozonenphänomen" erklärt, bei dem durch die hohe Antigendichte ein Nachweis unterbleibt. Durch Vorverdünnung des Bluts – oder besser durch mikroskopische Untersuchung – kann das Problem umgangen und ein positiver Befund erhoben werden. Ein anderes schwerwiegendes Problem stellt die zunehmende Selektion von *P.-falciparum*-Stämmen dar, die eine Deletion im HRP-2- und HRP-3-Gen aufweisen und daher diese Antigene nicht oder nur in geringen Mengen produzieren. Dadurch kann es ebenso zu falsch negativen RDT-Ergebnissen kommen. PLDH- und Aldolase-basierte RDTs weisen diese Einschränkung nicht auf.

Aufgrund dieser Einschränkungen sind Dicker Tropfen und dünner Blutausstrich weiterhin der „Goldstandard" der Malariadiagnostik in der klinischen Versorgung von Patienten. Nur wenn diese nicht in angemessener Zeit und Qualität zur Verfügung stehen (sofort beim kritisch kranken Patienten; innerhalb weniger Stunden beim leicht kranken Patienten mit Malariaverdacht) kann ein Malaria-Schnelltest eingesetzt werden, wenn die Möglichkeit falsch negativer und falsch positiver Befunde beachtet wird. Sowohl in ressourcenarmen Endemiegebieten als auch in malariafreien, hochindustrialisierten Ländern können RDTs dennoch eine wichtige Rolle im initialen Screening spielen, wenn geschultes Personal für die Mikroskopie nicht sofort zur Verfügung steht und wenn eine Bestätigung mit einem zuverlässigen Verfahren angeschlossen wird.

Molekularbiologische Nachweisverfahren

Es stehen verschiedene „Inhouse"- sowie kommerzielle, validierte PCR-Methoden für diagnostische und wissenschaftliche Fragestellungen zur Verfügung, die insbesondere für Untersuchungen über verschiedene Parasiten-Subspezies, zur Erkennung von Mehrfachinfektionen und zur Ausbildung und Häufigkeit von Medikamentenresistenzen verwendet werden. Mittels Real-Time-PCR ist auch eine Quantifizierung der Parasiten möglich. Sensitivität und Spezifität der PCR-Methoden liegen vor allem bei niedrigen Parasitämien deutlich über der Mikroskopie.

Die **PCR-Methoden** kommen insbesondere bei folgenden Fragestellungen zum Einsatz:

- Speziesdifferenzierung bei geringer Parasitendichte und bei möglichen Mehrfachinfektionen
- Sicherer Ausschluss einer Plasmodieninfektion (z. B. vor Organtransplantationen oder Bluttransfusionen beim Spender)
- Diagnose einer konnatalen Malaria
- Einsendung von Organ- und Leichenblutproben (z. B. gerichtsmedizinische Fragestellungen)
- Speziesdiagnose von *Plasmodium-knowlesi*-Infektionen beim Menschen

PCR-Methoden sind ebenfalls zur Resistenzbestimmung gut etabliert, die allerdings weniger für die individuelle Patientenversorgung, sondern eher zur epidemiologischen Beschreibung von Medikamentenresistenzen in geografischen Regionen eingesetzt werden.

Antikörperdiagnostik

Für die Diagnostik akuter Erkrankungen ist die Bestimmung von Serumantikörpern gegen Plasmodien völlig ungeeignet, da die Antikörperbildung meist erst nach der ersten Krankheitswoche beginnt. Die höchsten Titer zeigen sich in der 2. und 3. Woche. Bei nur kurzdauernden Infektionen (z. B. unter Therapie) fallen die Antikörperspiegel im Allgemeinen nach 3 bis 6 Monaten ab. Die Antikörper können aber über Jahre persistieren, und in Endemiegebieten aufgewachsene Menschen sind meist seit der Kindheit seropositiv. Auch subklinische Infektionen, z. B. unter Chemoprophylaxe, können zur Antikörperbildung führen.

Die übliche Referenzmethode ist die **indirekte Immunfluoreszenz.** Obwohl meistens ganze Parasiten als Antigen verwendet werden, sind unspezifische Reaktionen und Kreuzreaktionen ohne wesentliche praktische Bedeutung. Die Immundiagnostik ist insbesondere bei gutachterlichen (Nachweis einer durchgemachten Malaria, Blutspenderuntersuchungen) oder sero-epidemiologischen Fragestellungen (Aufdeckung endemischer Herde, Durchseuchung der Bevölkerung z. B. nach Altersgruppen, Grad der Exposition, Abschätzung der Übertragungshäufigkeit usw.) indiziert. Sie kann bei Verdacht auf rezidivierende Malaria tertiana auch im beschwerdefreien Intervall einen Hinweis darauf geben, ob die Verdachtsdiagnose möglich oder unwahrscheinlich ist.

5.2.8 Differenzialdiagnostik

Fieber ist das Leitsymptom bei ca. 20 % aller erkrankten Tropenrückkehrer, die Malaria ist eine der häufigsten Ursachen dieses Fiebers. Die wichtigsten Differenzialdiagnosen bei Fieber und Thrombozytopenie nach Tropenaufenthalt sind virale Infektionen wie das Dengue-Fieber, das in etwa der Hälfte der Fälle mit erniedrigten Thrombozyten einhergeht, sowie andere Arbovirosen. Das rote Blutbild ist weniger hilfreich, da eine normochrome normozytäre Anämie zu Beginn der Erkrankung selten ist. Auch die Leukozytenzahl gibt keinen Hinweis zur Diagnose der Malaria, da sowohl normale Werte als auch Leukopenien und Leukozytosen möglich sind. Blutkörperchensenkungsgeschwindigkeit und C-reaktives Protein sind bei akuter Malaria meist mäßig, Neopterin meist stark erhöht. In Einzelfällen kann auch die Bestimmung des Prokalzitonins sinnvoll sein, welches sowohl bei bakteriellen Infekten als auch bei Malaria erhöht ist, bei Virusinfektionen aber oftmals im Normbereich liegt.

Differenzialdiagnostische Probleme können auftreten, wenn eher untypische Symptome wie z. B. Abgeschlagenheit oder Diarrhö im Vordergrund stehen. Wichtige Differenzialdiagnosen bei **monosymptomatischem Fieber** sind Typhus bzw. Paratyphus, Amöbenleberabszess und ubiquitäre Infektionen wie Pneumonie, Harnwegsinfekt oder global auftretende Virusinfektionen wie COVID-19, Influenza, CMV und EBV. Bei **Fieber mit Splenomegalie** muss neben der Malaria an die viszerale Leishmaniasis (Kala-Azar) gedacht werden, auch an Typhus abdominalis, CMV- und EBV-Infektionen, akute HIV-Infektion, Dengue-Fieber, Rickettsiosen, Brucellose, Rückfallfieber, infektiöse Endokarditis und Schlafkrankheit. Auch bei **Fieber mit Leberbeteiligung** muss eine Malaria ausgeschlossen werden, differenzialdiagnostisch kommen neben Hepatitis A, B, C oder E eher noch Dengue-Fieber, CMV, EBV, Rickettsiosen, Q-Fieber, Borreliosen, Brucellose und Leptospirose in Betracht. Bei persistierendem Fieber, Leberbeteiligung und mitunter Blutungskomplikationen muss bei entsprechender Anamnese auch ein virales hämorrhagisches Fieber erwogen werden. Wichtige Differenzialdiagnosen bei **Bewusstseinsstörungen** sind der Typhus abdominalis und Rickettsiosen, bei neurologischen und psychiatrischen Symptomen die Schlafkrankheit. Die wichtigsten Differenzialdiagnosen der zerebralen Malaria sind die bakterielle und die virale Meningitis.

5.2.9 Therapie

Grundsätzlich richtet sich die Therapie nach
- der Art der Malaria,
- der Schwere der Erkrankung,
- der Wahrscheinlichkeit einer Medikamentenresistenz und
- eventuell vorhandenen Vorkrankheiten und Komedikation.

Art der Malaria

Patienten mit einer Malaria tertiana oder Malaria quartana können in der Regel ambulant behandelt werden. Hierbei sollten allerdings die Therapieadhärenz und Bereitschaft zu engmaschigen Kontrollen sichergestellt sein. Da etwa 1 % der Fälle der Non-*falciparum*-Malaria einen komplizierteren Verlauf nehmen können, kann eine stationäre Therapie im Einzelfall dennoch sinnvoll sein.

Patienten mit einer Malaria tropica und Malaria quotidiana sollten in nichtendemischen Gebieten aufgrund der hohen Letalität bei einer nicht korrekt behandelten Infektion generell stationär behandelt werden. Bei diesen Formen kann es, auch bei initial leichter Klinik, rasch zu einer klinischen Verschlechterung mit der Notwendigkeit intensivmedizinischer Therapie kommen.

Wenn eine Speziesbestimmung zunächst nicht sicher möglich ist, sollte die Behandlung initial der einer Malaria tropica entsprechen. Dies gilt auch für Doppel- bzw. Mehrfachinfektionen unter Beteiligung von *P. falciparum.*

Schwere der Erkrankung und therapeutisches Vorgehen

Bei der Malaria tropica oder quotidiana muss vor bzw. zu Beginn der Therapie beurteilt werden, ob ein komplizierter Verlauf vorliegt. Hierbei sollten die Kriterien einer komplizierten Malaria nach WHO (➤ Kap. 5.2.6, ➤ Tab. 5.8) bzw. der aktuellen Version der DTG-Leitlinie zur Therapie der Malaria (➤ Kap. 5.2.6, ➤ Tab. 5.10) beachtet werden.

5

Eine unkomplizierte Malaria wird in der Regel oral über 3 Tage therapiert. Bei Vorliegen eines Kriteriums für eine komplizierte Malaria (s. o.) ist eine umgehende und zuverlässig wirksame parenterale antiparasitäre Therapie erforderlich. Patienten sollten sofort auf eine Station mit der Möglichkeit eines engmaschigen Monitorings und unmittelbarem Zugang zu intensivmedizinischer Versorgung verlegt werden, um auch potenziell notwendige supportive Therapien umgehend initiieren zu können.

Malariamedikamente

Chinarindenpulver aus der Rinde südamerikanischer Cinchona-Bäume wurde als das wohl erste Chemotherapeutikum der westlichen Medizin bereits im 17. Jahrhundert von den Spaniern in Peru zur Therapie der Malaria eingesetzt und nach Europa gebracht. Heute wird Chinin nur noch in Einzelfällen verwendet. Es steht eine umfangreiche Palette weiterer Antimalariamittel zur Verfügung, deren Wirksamkeit jedoch insbesondere bei der Malaria tropica durch Resistenzen beeinträchtigt wird (➢ Abb. 5.18). Zur Prophylaxe und Therapie der Malaria stehen folgende Medikamente zur Verfügung: Artemisinin-Derivate (als parenterales Artesunat oder für die orale Therapie mit einem weiteren Medikament als Artemisinin-basierte Kombinationstherapie: in Deutschland zugelassen sind Arthemeter-Lumefantrin und Dihydroartemisinin-Piperaquin), Atovaquon-Proguanil, Mefloquin, Chloroquin, Sulphadoxin-Pyrimethamin, Doxycyclin, Clindamycin, Chinin, Primaquin und Tafenoquin.

5

Resistenz von P. falciparum gegen Chemotherapeutika

Seit der Einführung der ersten synthetischen Malariamedikamente ist das Auftreten und die Verbreitung von spezifischer Medikamentenresistenz eines der Hauptprobleme in der Therapie der Malaria tropica, während es bei den anderen Malariaerregern von untergeordneter Bedeutung ist (mit Ausnahme der Chloroquin-Resistenz von *P. vivax*). Historisch gesehen entwickelten sich Resistenzen gegen Malariamittel vor allem dort, wo der Medikamentendruck groß und unkontrolliert und die Malariatransmission eher gering ist, da hier der Selektionsvorteil für resistente Parasitenisolate besonders groß ist. Auch die wiederholte Unterdosierung und Medikamente mit schlechter Qualität und Wirkstoffzusammensetzung sind für die Entwicklung von Resistenzen von Bedeutung.

Bereits in den 1960er Jahren kam es, ausgehend von Thailand, sowie unabhängig davon in Kolumbien zur raschen Ausbreitung von Resistenzen gegen das langjährige Standardmittel **Chloroquin.** Heute finden sich Resistenzen gegen Chloroquin nahezu in allen endemischen Gebieten. Auch bei dem lange eingesetzten **Sulphadoxin-Pyrimethamin** sind Resistenzen inzwischen weitverbreitet, sodass dieses nur noch in besonderen Situationen eingesetzt wird (intermittierende präventive Behandlung ➢ Kap. 5.2.11).

Resistenzen gegen **Mefloquin** wurden bereits seit den 1980er Jahren an den thailändischen Grenzen zu Myanmar und Kambodscha beobachtet und haben sich seither in Südostasien stark ausgebreitet. In anderen Regionen ist bisher selten mit Mefloquin-Resistenzen zu rechnen (obwohl aufgrund der langen Halbwertszeit lange subtherapeutische Dosen vorliegen).

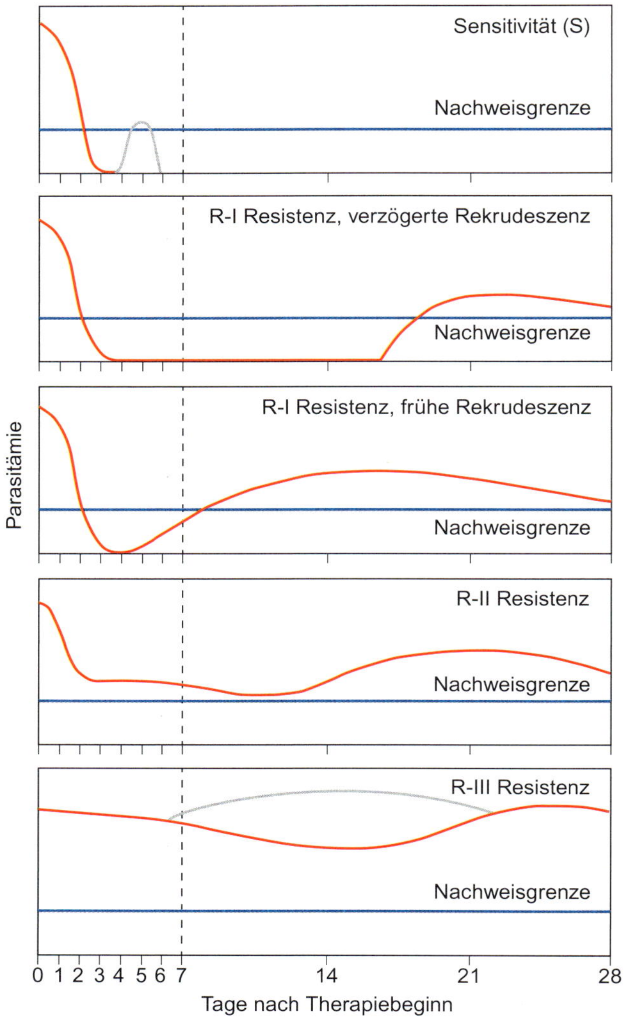

Abb. 5.18 Die ursprüngliche Klassifikation der Resistenz gegen Malariamedikamente (WHO 1973) zeigt anschaulich die möglichen klinischen Konsequenzen von Infektionen mit resistenten Malariastämmen. [L143]

Resistenzen gegen **Atovaquon/Proguanil** (Malarone®) wurden wiederholt in Einzelfällen beschrieben, größere geografische Cluster sind aber weiterhin nicht bekannt. Dies dürfte durch einen selektiven Nachteil der Entwicklung resistenter Stämme in der *Anopheles*-Mücke bedingt sein.

Auch bei den **Artemisinin-Derivaten,** die heute von der WHO als Bestandteil der Artemisinin-basierten Kombinationstherapie (ACT) als Erstlinientherapie der Malaria empfohlen werden, ist zunehmend ein schlechteres Ansprechen von *P. falciparum* zu beobachten. Diesem schlechteren Therapieansprechen liegt eine spezifische Resistenz zugrunde, die aufgrund ihres teilweisen Wirkverlustes als „partielle Resistenz" benannt wird. Auch diese Resistenzen wurden ursprünglich im Jahr 2008 in der thailändisch-kambodschanischen Grenzregion beschrieben und haben sich inzwischen in weiten Teilen Südostasiens ausgebreitet. Auch in Südamerika, Ost- und Zentralafrika und Papua-Neuguinea gibt es inzwischen Hinweise auf eine lokale Resistenzentwicklung gegenüber Artemisinin-Derivaten und deren Kombinationstherapien (ACT). Da ACT seit mehr als 15 Jahren die wichtigsten Erstlinienmedikamente gegen die Malaria in beinahe allen Ländern darstellen, ist der potenziell nahende Verlust der Effektivität der ACT ein schwerer Rückschlag in der Therapie und Kontrolle der Malaria.

Die molekularen Mechanismen der Resistenz sind teilweise aufgeklärt: Polymorphismen in mehreren Genen des *P.-falciparum*-Genoms sind an der **Resistenz gegen 4-Aminochinolin-Medikamente** (Chloroquin, Mefloquin, Piperaquin, Amodiaquin) beteiligt. Das pfcrt-Gen ist auf Chromosom 7 lokalisiert und kodiert für Pfctr, ein Transportprotein der vakuolären Membran. Die Substitution von Lysin durch Threonin in Codon 76 war in mehreren Studien mit Resistenz verbunden, kam allerdings auch in Chloroquin-sensitiven Stämmen vor. Auch ein Pfmdr1-Polymorphismus (*P. falciparum* mulitdrug resistance gene) sowie die Kopienzahl des Pfmdr1-Gens sind mit Resistenz gegen Chloroquin bzw. Mefloquin assoziiert, ebenso Polymorphismen in der repetitiven Region des cg2-Gens. Plasmepsin ist ein weiterer molekularer Marker für Medikamentenresistenz (v. a. Piperaquin bzw. Mefloquin).

Die molekularen Grundlagen der SP-Resistenzen sind gut aufgeklärt. Sulfadoxin inhibiert die Dihydropteroat-Synthetase (DHPS), und Pyrimethamin hemmt die Dihydrofolat-Reduktase (DHFR), beide Enzyme sind an der Folatsynthese beteiligt. Mehrere Punktmutationen in den entsprechenden Genen sind mit Resistenzen assoziiert. Für Atovaquon-Resistenzen sind Mutationen im Cytochrom-bc1-Komplex verantwortlich, durch welche die Affinität des Atovaquons herabgesetzt wird.

Bei den **Artemisinin-Derivaten** sind verschiedene Punktmutationen, vor allem in der Beta-Propeller Domaine des *P.-falciparum*-Kelch13-Proteins, für eine Resistenzentwicklung verantwortlich. Durch die Mutationen kommt es zu einer reduzierten Funktion des Kelch13-Proteins, was zu einer verminderten Endozytose von Hämoglobin führt. Da Artemisinin-Derivate durch Hämoglobin-Abbauprodukte aktiviert werden, kommt es zu einer verminderten Wirksamkeit.

Klinisch ergibt sich der Verdacht auf das Vorliegen einer Resistenz, wenn es nach Therapiebeginn nicht innerhalb der ersten 3 Tage zu einer kompletten Elimination der Parasiten aus dem peripheren Blut und einem Sistieren des Fiebers kommt oder wenn es innerhalb von 63 Tagen zu einem parasitologisch bestätigten Rückfall kommt.

Für epidemiologische Untersuchungen zur Verbreitung der Resistenzen hat die WHO Kriterien aufgestellt. Ursprünglich wurde die In-vivo-Antwort in S (sensitiv) und 3 Resistenzgrade (RI, RII und RIII) eingeteilt (➤ Abb. 5.18). Diese Klassifikation zeigt zwar anschaulich die klinischen Konsequenzen der Medikamentenresistenz, ist aber schlecht für Regionen mit hoher Übertragung geeignet, da Neuinfektionen als Rekrudeszenz (Wiederauftreten einer vorübergehend mikroskopisch nicht mehr nachweisbaren Parasitämie) verkannt werden können. Deshalb wurde von der WHO eine neue Klassifizierung (early treatment failure, late clinical failure, late parasitological failure und adequate clinical and parasitological response) für Regionen vorgeschlagen, in denen eine asymptomatische Parasitämie häufig vorkommt (➤ Tab. 5.15).

Tab. 5.15 Klinische Klassifikation der Resistenzen nach WHO

Early treatment failure	Parasitenzahl an Tag 2 höher als an Tag 1 oder: Persistenz oder Verschlimmerung klinischer Symptome bei Vorhandensein einer Parasitämie an den ersten 3 Tagen
Late clinical failure	Parasitämie mit klinischen Symptomen wie Fieber zwischen den Tagen 4–28 (42)
Late parasitological failure	Parasitämie ohne klinische Symptome zwischen den Tagen 4–28 (42)
Adequate clinical and parasitological response	Fehlen einer Parasitämie an Tag 28 (42) (unabhängig von eventuellem Fieber) oder Fehlen klinischer Symptome (unabhängig von Parasitämie) bei Patienten ohne vorheriges Therapieversagen

Die Medikamentenresistenz kann auch mit In-vitro-Assays untersucht werden, in denen die Hemmung des Parasitenwachstums oder das fehlende Ausreifen zu Schizonten in der Kultur gemessen werden. Ebenso kommt die Bestimmung der Prävalenz genetischer Mutationen, die mit Resistenzen assoziiert sind, als Methode zur Resistenz-Surveillance zum Einsatz.

Strategien, um die Resistenzentwicklung aufzuhalten, sind rasche und verlässliche Diagnostik, kontrollierte Medikamentenausgabe, verbesserte Behandlungsprotokolle, die Anwendung von Kombinationstherapien und die Entwicklung neuer Medikamente. Beispielsweise sollte eine Behandlung nur dann erfolgen, wenn die Diagnose parasitologisch gesichert ist. Vorformulierte Packungen mit klar verständlichen Einnahmeanweisungen können die Compliance der Patienten erhöhen. Beispiele für derzeit auf dem Markt erhältliche Kombinationen sind vor allem die Artemisinin-Kombinationstherapien. Derzeit wird in klinischen Studien die Kombination von 3 oder mehr Malariamedikamenten in Analogie zur Therapie der Tuberkulose und HIV-Infektion untersucht, um das Auftreten von Resistenzen in der Zukunft verlässlich verhindern zu können.

Therapie der unkomplizierten Malaria tropica

Bei nicht immunen Personen sollte auch eine unkomplizierte Malaria tropica möglichst stationär behandelt werden, da auch nach Behandlungsbeginn kurzfristig Komplikationen auftreten können. In Endemiegebieten werden Teilimmune in der Regel ambulant behandelt. Bei Kleinkindern und Schwangeren ist jedoch auch in Endemiegebieten häufig eine initiale Überwachung ratsam, um Komplikationen rechtzeitig zu erkennen und zu behandeln.

Als Therapie der Wahl wird von der WHO derzeit eine **Artemisinin-basierte Kombinationstherapie (ACT)** empfohlen. Artemether/Lumefantrin (Riamet®) und Dihydroartemisinin/Piperaquin (Eurartesim®) sind derzeit die einzigen in Deutschland für die orale Therapie zugelassenen ACT (➤ Tab. 5.16, ➤ Tab. 5.17). Beim Einsatz von Dihydroartemisinin/Piperaquin sollte das Risiko einer QT-Zeit-Verlängerung beachtet werden. Es sollten daher regelmäßige EKG-Kontrollen erfolgen. In Endemiegebieten sind auch andere ACT (Artesunat-Pyronaridin, Artesunat-Sulfadoxin-Pyrimethamin, Artesunat-Mefloquin, Artesunat-Amodiaquin) verfügbar, die (bis

Tab. 5.16 Therapie der unkomplizierten Malaria tropica mit Artemether/Lumefantrin

Therapiebeginn	80 mg/480 mg Artemether/Lumefantrin
Nach 8 Stunden	80 mg/480 mg Artemether/Lumefantrin
Tag 2	2 × 80 mg/480 mg Artemether/Lumefantrin
Tag 3	2 × 80 mg/480 mg Artemether/Lumefantrin
1 Tablette Riamet® enthält 20 mg Artemether und 120 mg Lumefantrin	

Tab. 5.17 Therapie der unkomplizierten Malaria tropica mit Dihydroartemisinin/Piperaquin

Therapiebeginn	120 mg/960 mg Dihydroartemisinin/Piperaquin*
Tag 2	120 mg/960 mg Dihydroartemisinin/Piperaquin*
Tag 3	120 mg/960 mg Dihydroartemisinin/Piperaquin*
1 Tablette Eurartesim® enthält 40 mg Dihydroartemisinin und 320 mg Piperaquin * Dosierung gilt für 36–75 kg KG, von 75–100 kg KG gilt eine Tagesdosis von 160 mg/1.280 mg Dihydroartemisinin-Piperaquin	

Tab. 5.18 Therapie der unkomplizierten Malaria tropica mit Atovaquon/Proguanil

Therapiebeginn	1.000 mg/400 mg Atovaquon/Proguanil
Tag 2	1.000 mg/400 mg Atovaquon/Proguanil
Tag 3	1.000 mg/400 mg Atovaquon/Proguanil
1 Tablette Malarone® enthält 250 mg Atovaquon und 100 mg Proguanil	

auf Artesunat-Sulfadoxin-Pyrimathamin) ebenso wirksam und gut verträglich sind. In Deutschland steht ebenso Atovaquon-Proguanil für die Therapie zur Verfügung, das eine zuverlässige Wirkung, bei allerdings relativ langsamem Wirkeintritt, aufweist (➤ Tab. 5.18). Die früher häufig verwendeten Medikamente Mefloquin und Chinin (Ausnahme s. u. „Therapie von Kindern und Schwangeren") sollten aufgrund des Nebenwirkungsprofils in der Regel nicht mehr eingesetzt werden.

Therapie der komplizierten Malaria

Antiparasitäre Therapie

Bei komplizierter Malaria tropica muss, je nach Schwere der Erkrankung, auf einer Intensivstation oder einer Station mit unmittelbarem Zugang zu einer Intensivstation mit **Artesunat** parenteral behandelt werden. Der Vorteil von Artesunat gegenüber dem herkömmlichen Chinin ist ein sehr schneller Wirkungseintritt und ein gutes Nebenwirkungsprofil. Parenterales Artesunat ist seit 2025 zur Therapie der schweren Malaria in Europa zugelassen und verfügbar. Um eine unmittelbare Therapie nach Diagnosestellung sicherzustellen, muss Artesunat auf Vorrat gelagert werden. Der Die Artesunat-Dosierung (➤ Tab. 5.19) muss bei Leber- oder Nierenversagen nicht geändert werden. Wenn im Ausnahmefall die Gabe von Artesunat nicht möglich ist (z. B. bei bekannter schwerer Allergie auf Artemisinine), kann stattdessen intravenöses Chinindihydrochlorid zum Einsatz kommen. Hierbei ist auf das schmale therapeutische Fenster von Chinin zu achten, eine kontrollierte Infusionsgeschwindigkeit sicherzustellen und eine kontinuierliche Überwachung von EKG, Blutdruck und Blutzucker anzustreben.

Tab. 5.19 Therapie der komplizierten Malaria tropica mit Artesunat

Gemäß WHO-Empfehlung	2,4 mg/kg KG zu den Zeitpunkten 0h; 12h; 24h; 48h; 72h
Anschließend	Orale Folgetherapie analog Therapie bei unkomplizierter Malaria
Bei rascher klinischer Besserung	Früherer Beginn der oralen Anschlusstherapie nach 24 h parenteraler Therapie möglich

Post-Artemisinin-Hämolyse

Im Anschluss an eine Artemisinin-Therapie kann es, insbesondere bei hoher Parasitämie, mit zeitlicher Verzögerung zu Hämolyseepisoden kommen. Diese treten bevorzugt im Zeitraum von 7 bis 14 Tagen nach Therapiebeginn auf. Daher sind für diesen Zeitraum bei Patienten mit hohem Risiko für verspätete Hämolyse klinische und laborchemische Kontrollen insbesondere des Blutbilds und bei Bedarf der Hämolyseparameter vorzusehen. Die Hämolyse kann abrupt und massiv oder auch relativ langsam sein, aber über längere Zeit persistierend. Bisher ist keine spezifische Therapie des Post-Artemisinin-Hämolyse-Syndroms beschrieben, sodass eine engmaschige Kontrolle des Blutbilds und ggf. eine Substitution von Erythrozytenkonzentraten nach üblichen Kriterien zu empfehlen sind, bis es zu einem Sistieren der zum Teil prolongierten Hämolyse kommt.

Supportive Therapie

Alle Patienten mit komplizierter Malaria sollten auf einer Station mit der Möglichkeit eines engmaschigen Monitorings und unmittelbarem Zugang zu intensivmedizinischer Versorgung behandelt werden. Dabei ist auf die im Folgenden genannten Parameter zu achten.

Zerebrale Symptome

- **Epileptische Anfälle:** Eine initiale Therapie mit Benzodiazepinen oder Benzodiazepin-Derivaten ist indiziert. Der Einsatz von Phenobarbital ist mit einer erhöhten Letalität verbunden.
- **Bewusstseinsstörungen:** Eine Hypoglykämie ist auszuschließen. Bei Verschlechterung des Bewusstseins oder Auftreten neuer neurologischer Symptome ist ein Computer- oder Kernspintomogramm des Kopfs (DD intrazerebrale Blutung, Hirnödem, Herniation) notwendig. Es gibt hierfür keine spezifische Therapie außer der effektiven Therapie der Malaria.
- **Erhöhter Hirndruck:** Hinweise können zunehmende Bewusstseinsstörungen oder fokale neurologische Ausfälle sein, ebenso Pupillenstörungen. Ein Papillenödem oder Hypertension und relative Bradykardie treten sehr spät auf. In einem solchen Fall ist zu klären, inwieweit weitere spezifische Therapiemaßnahmen erforderlich sind. Im Gegensatz zu Erwachsenen scheinen Kinder im Falle einer zerebralen Malaria eher zu generalisiertem Hirnödem mit dem Risiko einer Herniation zu neigen. Der generelle Einsatz von hochdosierten Kortikosteroiden oder Mannitol

ist mit einer Verlängerung der Komadauer und Verschlechterung der Prognose vergesellschaftet. Der Nutzen einer intrakraniellen Druckmessung ist nicht belegt.

Nierenversagen und Flüssigkeitsmanagement

Bei Vorliegen eines prärenalen Nierenversagens aufgrund von Volumenmangel ist eine vorsichtige Korrektur des Flüssigkeitsstatus sinnvoll. Eine übermäßige Flüssigkeitszufuhr kann die Entwicklung eines Lungenödems auslösen (s. u.), das mit einer hohen Letalität verbunden und unbedingt zu vermeiden ist. Ein kardiovaskuläres und volumetrisches Monitoring ist daher sinnvoll.

Auch bei vorübergehender Dialysepflichtigkeit verursacht die Malaria keine Dauerschäden an der Niere – andererseits kann ein durch aggressive Flüssigkeitszufuhr verursachtes Lungenödem oftmals zu nicht beherrschbarer respiratorischer Insuffizienz führen. Die Flüssigkeitssubstitution ist daher bei schwerer Malaria – im Gegensatz zum Management der Sepsis – selbst bei Nierenversagen eher restriktiv zu handhaben.

Die Indikationen zur Akutdialyse sind bei komplizierter Malaria nicht unterschiedlich zu anderen Erkrankungen mit akutem Nierenversagen. In einer experimentellen Studie wurde ein protektiver Effekt von hochdosiertem Paracetamol (4 g Tagesdosis), das durch seine antioxidative Wirkung vor hämolyseinduziertem Tubulusschaden schützen soll, beschrieben. Dieser Befund wurde bisher noch nicht unabhängig bestätigt und findet sich daher noch nicht in allgemeinen Therapieempfehlungen.

Metabolische Azidose

Eine metabolische Azidose wird meist durch eine Laktatazidose durch Mikrozirkulationsstörung und Hypovolämie verursacht. Andere metabolische Ursachen sind möglich. Unter antiparasitärer Therapie kommt es meist zu einem raschen Ausgleich. Eine alkalisierende Therapie soll nur ausnahmsweise erfolgen, wenn trotz Korrektur einer Hypovolämie und einer Hypoxämie der arterielle pH unter 7,2 abfällt.

! CAVE

Natriumbikarbonatgaben können zu einem Anstieg des intrazerebralen pH und zu einem intrakraniellen Druckanstieg führen.

Anämie

Bei schwerer Anämie sollten Erythrozytenkonzentrate nach üblichen klinischen und laborchemischen Kriterien verabreicht werden (i. d. R, ab einem Wert von Hb < 7 g/dl; < 4,4 mmol/l). Austauschtransfusionen bei hoher Parasitämie werden nicht mehr empfohlen, da sie mit erhöhter Letalität einhergehen. Ebenso ist der Nutzen von Erythrozytenapherese bisher nicht eindeutig belegt.

Hämostasestörungen

Eine grundsätzliche therapeutische Heparinisierung ist nicht indiziert. Bei verlängerter aPTT oder pathologischer INR soll die Gerinnungsdiagnostik ausgedehnt werden, um das Ausmaß der Gerinnungsstörung quantifizieren zu können. Das Vollbild der disseminierten intravasalen Gerinnung wird bei der Malaria nur sehr selten gesehen. Wegen der häufigen Thrombozytopenie sollte keine Acetylsalicylsäure gegeben werden. Eine Substitution von FFP, Frischblut oder Thrombozytenkonzentraten ist daher nur in Ausnahmefällen indiziert.

Herz- und Kreislauf-Störungen

Initial sind tägliche EKG-Kontrollen empfohlen, um Rhythmusstörungen oder medikamentenbedingte QTc-Zeit-Veränderungen zu erfassen und entsprechend therapieren zu können.

Bei Schocksymptomatik (DD: Dehydratation, seltener Blutverlust bei gastrointestinaler Blutung oder Milzruptur, Sepsis u. a.) sowie komplexem klinischem Verlauf ist ein invasives Kreislaufmonitoring notwendig. Zusätzlich sind die transthorakale Echokardiografie und die Sonografie der Vena cava einfach durchzuführende Maßnahmen zur Steuerung der Volumen- und Katecholamintherapie.

An das gleichzeitige Vorliegen einer bakteriellen Sepsis sollte gedacht und je nach klinischem Zustandsbild und nach entsprechender Diagnostik (Blutkulturen etc.) eine empirische intravenöse antibiotische Therapie erwogen werden. Diese sollte laufend reevaluiert werden, um bei Stabilisierung des klinischen Zustandsbildes und Ausschluss einer bakteriellen Koinfektion die antibakterielle Therapie wieder fokussieren oder beenden zu können.

Therapie der Malaria tertiana

Die Akuttherapie der Malaria tertiana erfolgt mit **Artemether/Lumefantrin** oder **Dihydroartemisinin/Piperaquin** (Notwendigkeit eines EKG vor Therapie beachten) in derselben Dosierung wie bei der Malaria tropica. Die Therapie mit **Atovaquon/Proguanil** erscheint trotz fehlender Daten aus randomisierten Studien ebenso möglich. Es ist darauf hinzuweisen, dass es sich bei allen genannten Medikamenten um einen Off-Label-Use handelt. Die Therapie mit Chloroquin oder Hydroxychloroquin ist als Alternative in Einzelfällen weiterhin möglich, wenngleich insbesondere bei *P.-vivax*-Malaria eine mitunter hohe Rate an Chloroquin-Resistenz beschrieben ist. Zudem muss sichergestellt sein, dass keine Mischinfektion mit Beteiligung von *P. falciparum* vorliegt, da *P. falciparum* in nahezu allen Teilen der Welt Chloroquin-resistent ist.

Rezidivprophylaxe

Bei Malaria tertiana soll in der Regel eine Behandlung mit **Primaquin** (in Deutschland nicht zugelassen, aber über internationale Apotheken zu beziehen) erfolgen, um Hypnozoiten in der Leber zu eradizieren und so Rezidive zu verhindern. Vor Gabe des Primaquins muss ein Glukose-6-phosphat-Dehydrogenase (G6PD-) Mangel ausgeschlossen werden, da es sonst zu schweren Hämolysen kommen kann. Dosierungsempfehlungen sind in ➤ Tab. 5.20 aufgeführt.

Tab. 5.20 Rezidivprophylaxe der Malaria tertiana mit Primaquin

1 × tgl. im Abstand von 24 Stunden	• *P. vivax:* 0,5 mg (Base)/kg KG bis 30 mg Gesamteinzeldosis • *P. ovale:* 0,25 mg (Base)/kg KG bis 15 mg Gesamteinzeldosis
Besonderheiten	• Zuvor Glukose-6-phosphat-Dehydrogenase-Mangel ausschließen • QTc-Verlängerung durch Primaquin beachten • Bei nur leichtem G6PD-Mangel kann die Gabe von 0,75 mg/kg KG 1 × wöchentlich über 8 Wochen erwogen werden

In den USA ist neben Primaquin auch das eng verwandte 8-Aminochinolin **Tafenoquin** (mit deutlich längerer Halbwertszeit) zur Rezidivprophylaxe bei *P. vivax* bei Patienten ab 16 Jahren zugelassen und verfügbar. Während im Allgemeinen die gleichen Einschränkungen wie bei Primaquin gelten (v. a. das Risiko schwerer Hämolyse bei G6PD-Defizienz), so ist die Einnahme durch eine Einmalgabe von 300 mg deutlich einfacher. Wann und ob Tafenoquin auch in Europa zugelassen wird, ist derzeit noch nicht abzusehen.

Therapie der Malaria quartana

Die Behandlung kann mit **Dihydroartemisinin/Piperaquin** (Notwendigkeit eines EKG vor Therapie beachten) analog zur unkomplizierten Malaria tropica (s. o.) durchgeführt werden. Bei einer Therapie mit Artemether/Lumefantrin besteht zumindest aus theoretischen Überlegungen aufgrund der kürzeren Halbwertszeit des Präparats vor dem Hintergrund der längeren Blutschizogonie von *P. malariae* das Risiko eines Therapieversagens. Alternativ ist aus klinischer Erfahrung eine Therapie mit **Atovaquon/Proguanil** möglich, bei allerdings derzeit mangelnder Datenlage aus randomisierten Studien. Auch hier ist in Einzelfällen die Therapie mit Chloroquin oder Hydroxychloroquin möglich. Eine Mischinfektion mit anderen Malariaformen muss jedoch sicher ausgeschlossen sein.

Therapie der Knowlesi-Malaria

Die Therapie der Knowlesi-Malaria erfolgt wie die Therapie der unkomplizierten und komplizierten Malaria tropica (s. o.).

Therapie von Kindern und schwangeren Frauen

Kinder

Die antiparasitäre **Therapie der unkomplizierten Malaria** entspricht denselben Prinzipien wie die Therapie erwachsener Patienten. Es ist zu beachten, dass es bei Kindern unter 14 kg KG (Artemether/Lumefantrin) bzw. bei Kindern unter 5 Jahren (Dihydroartemisinin/Piperaquin) bei den durch die Hersteller empfohlenen und zugelassenen Dosierungen zu niedrigeren Serumkonzentrationen der Medikamente kommt als bei den erwachsenen Vergleichsgruppen. Hierbei sind die Empfehlungen der WHO zur Therapie der Malaria bei Kleinkindern zu beachten. Tabletten von Artemether/Lumefantrin, Dihydroartemisinin/Piperaquin und Atovaquon/Proguanil können gemörsert und mit Nahrung oder Flüssigkeit eingenommen werden. Artemether/Lumefantrin steht auch als dispergierbare Tablette zur Verfügung, deren Anwendung zu weniger gastrointestinalen Nebenwirkungen zu führen scheint. Pharmakologische Untersuchungen und Wirksamkeitsstudien bei Kindern unter 5 kg KG liegen kaum vor, Hinweise zum Vorgehen leiten sich von kleinen Subgruppen innerhalb vorhandener Studien ab. Dabei scheinen kleine Kinder niedrigere Plasmakonzentrationen von Artemether/Lumefantrin und Dihydroartemisinin/Piperaquin aufzubauen. Daher spricht auch die WHO die Empfehlung aus, die gleiche Dosis wie bei Kindern in der untersten zugelassenen Gewichtsdosis (ab 5 kg KG) zu verwenden. Die Kinderdosierungen der Malariamedikamente sind in ➤ Tab. 5.21 zusammengefasst.

Die **Therapie der komplizierten Malaria tropica und quotidiana** erfolgt analog der Dosierung bei Erwachsenen mit parenteralem Artesunat (Dosierung ➤ Tab. 5.19). Eine orale Anschlusstherapie ist auch bei Kindern erforderlich. In Ausnahmefällen, z. B. wenn Artesunat nicht verfügbar ist, kann auch mit intravenösem Chinindihydrochlorid behandelt werden.

Schwangere Frauen

Primaquin und Doxycyclin sind kontraindiziert und für Atovaquon/Proguanil ist die Datenlage für einen Einsatz nicht ausreichend. Mittlerweile wird der Einsatz von **Artemether/Lumefantrin** in allen Trimestern der Schwangerschaft als unbedenklich angesehen und als Erstlinientherapie der unkomplizierten Malaria empfohlen. Alternativ kann weiterhin **Chininsulfat** eingesetzt werden.

Es ist zu beachten, dass die Therapieempfehlungen für Schwangere größtenteils einem Off-Label-Use entsprechen. Eine Malaria in der Schwangerschaft birgt jedoch Gefahren für Mutter und Ungeborenes, sodass dies nicht davon abhalten sollte, unverzüglich eine angemessene antiparasitäre Therapie einzuleiten. Die empfohlene antiparasitäre Malariatherapie in Abhängigkeit von Schwangerschaftsphase und Art der Malaria ist in ➤ Tab. 5.22 zusammengefasst.

Monitoring des Therapieverlaufs

Neben regelmäßigen klinischen Kontrollen sollte eine laborchemische und parasitologische Kontrolle des Therapieansprechens erfolgen.

Hinweise für das adäquate Ansprechen der Therapie sind: klinische Besserung mit Entfieberung innerhalb von 48 Stunden (Artemisinin-basierte Therapien) oder 72 Stunden (andere Medikamente), Normalisierungstendenz von Thrombozyten- und LDH-Werten, deutliche Reduktion der asexuellen Parasiten im Blutausstrich nach 24 bis spätestens 48 Stunden, sowie komplettes Verschwinden asexueller Parasitenstadien aus dem peripheren Blut innerhalb von 48 bis spätestens 72 Stunden. Sollte dies nicht der Fall sein, besteht der Verdacht auf das Vorliegen einer Resistenz. In den ersten 24 bis 36 Stunden ist ein Anstieg der Parasitenzahl aber auch bei guter Aktivität der Substanz möglich.

Tab. 5.21 Therapie der unkomplizierten Malaria bei Kindern

Einzeldosis	Dosierschema	Besonderheiten
Artemether/Lumefantrin (Kinder ab 5 kg KG)*		
5–14,9 kg KG: 1 Tbl. à 20 mg/120 mg 15–24,9 kg KG: 2 Tbl. à 20 mg/120 mg 25–34,9 kg KG: 3 Tbl. à 20 mg/120 mg Ab 35 kg KG: 4 Tbl. à 20 mg/120 mg	2 × tgl. für 3 Tage (insgesamt 6 Dosen über 60 Stunden: 0, 8, 24, 36, 48 und 60 h)	• Mit einer fetthaltigen Mahlzeit oder Milch einnehmen • Interaktionen s. Fachinformation
Dihydroartemisinin/Piperaquin (Kinder ab 5 kg KG)*		
5–6,9 kg KG: 10 mg/80 mg (¼ Tbl. à 40 mg/320 mg) 7–12,9 kg KG: 20 mg/160 mg (½ Tbl. à 40 mg/3200 mg) 13–23,9 kg KG: 40 mg/320 mg (1 Tbl. à 40 mg/320 mg) 24–35,9 kg KG: 80 mg/640 mg (2 Tbl. à 40 mg/320 mg) 36–75 kg KG: 120 mg/960 mg (3 Tbl. à 40 mg/320 mg) > 75 kg KG: 160 mg/1.280 mg (4 Tbl. à 40 mg/320 mg)	1 × tgl. im Abstand von 24 Stunden An 3 aufeinanderfolgenden Tagen (insgesamt 3 Dosen)	• Im Abstand von mind. 3 Stunden zu einer Mahlzeit mit Wasser einnehmen • **EKG-Kontrolle zum Ausschluss einer relevanten QTc-Verlängerung vor der 1. Dosis, vor der 3. Dosis und 4–6 h nach der 3. Dosis** • Interaktionen s. Fachinformation
Atovaquon/Proguanil (Kinder ab 5 kg KG)*		
5–8,9 kg KG: 125 mg/50 mg (entspr. 2 Tbl. Malarone® Junior à 62,5 mg/25 mg) 9–10,9 kg KG: 187,5 mg/75 mg (entspr. 3 Tbl. Malarone® Junior à 62,5 mg/25 mg) 11–20 kg KG: 250 mg/100 mg (entspr. 1 Tbl. Malarone® à 250 mg/100 mg) 21–30 kg KG: 500 mg/200 mg (entspr. 2 Tbl. Malarone® à 250 mg/100 mg) 31–40 kg KG: 750 mg/300 mg (entspr. 3 Tbl. Malarone® à 250 mg/100 mg) > 40 kg KG: 1.000 mg/400 mg (entspr. 4 Tbl. Malarone® à 250 mg/100 mg)	1 × täglich im Abstand von 24 Stunden An 3 aufeinanderfolgenden Tagen (insgesamt 3 Dosen)	• Mit einer fetthaltigen Mahlzeit oder Milch einnehmen • Vorsicht bei höheren Parasitämien aufgrund langsameren Wirkeintritts • Interaktionen s. Fachinformation

* Nach WHO soll für Kinder < 5 kg KG die gleiche Dosis wie bei Kindern in der untersten zugelassenen Gewichtsdosis (ab 5 kg KG) verwendet werden.

Tab. 5.22 Antiparasitäre Malariatherapie in der Schwangerschaft

Unkomplizierte Malaria tropica (*P. falciparum*)	1. Trimenon	• Artemether/Lumefantrin* • *Alternativen bei Unverträglichkeit/fehlender Verfügbarkeit:* Chininsulfat* oral + Clindamycin*
	2. bis 3. Trimenon	• Artemether/Lumefantrin* • Dihydroartemisinin/Piperaquin (EKG-Kontrolle vor Therapie)*# • *Alternativen bei fehlender Verfügbarkeit:* Chininsulfat* oral + Clindamycin*
Komplizierte Malaria tropica (*P. falciparum*)	1. bis 3. Trimenon	• Artesunat* (3 Tage i.v.), gefolgt von Artemether/Lumefantrin (3 Tage p.o.) (alternativ zu Artemether/Lumefantrin-Anschlusstherapie kann auch Clindamycin 7 Tage i.v. oder p.o. oder ab dem 2. Trimenon Dihydroartemisinin/Piperaquin eingesetzt werden)# • *Alternativ bei fehlender Verfügbarkeit:* Chinindihydrochlorid* i.v. + Clindamycin*
Malaria tertiana (*P. vivax, P. ovale* spp.)	1. bis 3. Trimenon	• Wie Malaria tropica, *keine* Primaquin-Therapie in der Schwangerschaft • Therapie mit Chloroquin bzw. Hydroxychloroquin im Einzelfall möglich (Ausschluss einer Mischinfektion mittels PCR empfohlen)
Malaria quartana (*P. malariae*)	1. bis 3. Trimenon	• Wie Malaria tropica • Therapie mit Chloroquin bzw. Hydroxychloroquin im Einzelfall möglich (Ausschluss einer Mischinfektion mittels PCR empfohlen)
Knowlesi-Malaria	1. bis 3. Trimenon	• Wie Malaria tropica • Therapie mit Chloroquin bzw. Hydroxychloroquin im Einzelfall möglich (Ausschluss einer Mischinfektion mittels PCR empfohlen)

* Off-Label-Use bzw. keine Zulassung in Deutschland.
# Dihydroartemisinin/Piperaquin war in den letzten Jahren in Deutschland nicht oder nur eingeschränkt verfügbar.

Bei Behandlung mit Dihydroartemisinin/Piperaquin soll vor Therapiebeginn sowie vor Einnahme der letzten Dosis jeweils ein **EKG** geschrieben werden, ebenso etwa 4 bis 6 Stunden nach der letzten Dosis (Bestimmung der QTc-Zeit). QTc-Intervalle von mehr als 500 ms sind mit einem Risiko potenziell lebensbedrohlicher ventrikulärer Tachyarrhythmien verbunden. In diesem Fall sollten Patienten keine weitere Dosis Dihydroartemisinin/Piperaquin erhalten, und die Behandlung sollte mit einer anderen medikamentösen Therapie begonnen bzw. fortgesetzt werden, die kein oder nur ein geringes Potential zur QTc-Verlängerung hat (z. B. Atovaquon/Proguanil).

Besonderheiten bei Therapie von Kindern in den Tropen

Die antiparasitäre Therapie richtet sich nach den nationalen Leitlinien. Dies umfasst in beinahe allen Ländern der Welt für die unkomplizierte Malaria **Artemisinin-basierte Kombinationstherapie (ACT).** Es stellen sich aber oft folgende Probleme:

- Eine verlässliche mikroskopische Diagnostik steht oftmals nicht zur Verfügung, sodass die Diagnose oft nur anhand eines RDT (Malaria-Schnelltests), mitunter sogar nur klinisch gestellt wird.
- Wenn mikroskopisch Plasmodien nachgewiesen werden, ist möglicherweise unklar, ob diese ursächlich für das Krankheitsbild sind oder ob eine asymptomatische Parasitämie und eine andere lebensbedrohliche Erkrankung vorliegen.
- Vor allem bei komplizierter Malaria bestehen häufig bakterielle Koinfektionen mit mitunter ungewöhnlichem Erregerspektrum (Non-typhi-*Salmonella* sind oft die häufigsten bakteriellen Erreger in Blutkulturdiagnostik bei schwerer Malaria in Endemiegebieten).

In endemischen Gebieten können bis zu 50–80 % der (gesunden) Kinder parasitämisch sein. In einer Autopsiestudie in Malawi an 31 Kindern mit positivem Parasitennachweis fand sich in 23 % der Fälle eine andere Todesursache. Die Folgen einer Überdiagnose der Malaria sind also fehlerhafte oder ausbleibende Therapien anderer lebensbedrohlicher Erkrankungen. Insbesondere eine bakterielle Sepsis kann übersehen werden (oder gleichzeitig mit einer Malaria vorliegen). Eine zerebrale Malaria kann klinisch nicht von einer Meningitis differenziert werden.

Es wird daher empfohlen, in den meisten Fällen schwer kranke Kinder empirisch gleichzeitig für 5 Tage mit parenteralen Breitspektrumantibiotika (z. B. Ceftriaxon) zu behandeln, um mögliche bakterielle Infektionen adäquat zu therapieren. Wenn möglich sollte bei Verdacht auf zerebrale Malaria eine Meningitis durch Lumbalpunktion ausgeschlossen werden (mikroskopische Leukozytenzählung, Glukose in Liquor/Blut), wenn das nicht möglich ist, sollte ebenfalls antibiotisch behandelt werden.

5.2.10 Bedeutung und Prophylaxe in der Reisemedizin

Die reisemedizinische Bedeutung der Malaria und die Maßnahmen zur individuellen Prophylaxe (Expositions- und Chemoprophylaxe) werden ausführlich in ➢ Kap. 13.4 dargestellt.

5.2.11 Bekämpfung und Prävention

Noch im 19. Jahrhundert war die Malaria auf allen Kontinenten (außer der Antarktis) über viele Gebiete verbreitet, in denen geeignete Vektoren vorkommen. Während in den gemäßigten Klimazonen von Nordeuropa, Russland und Nordamerika nur *P.-vivax*-Infektionen in den Sommermonaten auftraten, gab es in Teilen Südeuropas eine intensive Übertragung auch von *P. falciparum*. Durch verschiedene Faktoren wie Trockenlegung von Feuchtgebieten zur landwirtschaftlichen Nutzung, Trennung von Wohnräumen und Stallungen mit Reduktion des Kontakts zoophiler Vektoren zum Menschen, rasche Diagnostik und Therapie von Patienten mit Malaria sowie zum Teil durch aktive Bekämpfungsmaßnahmen (Mückenbekämpfung mit DDT, Fallfindung und Behandlung) gelang es bereits in der ersten Hälfte des 20. Jahrhunderts, die Malaria in den gemäßigten Zonen drastisch zurückzudrängen. Zusätzlich begünstigt durch die fehlende Übertragung während der kalten Jahreszeit wurde nach dem Zweiten Weltkrieg in Europa, Nordamerika und Australien die vollständige Eradikation erreicht (letzte autochthone Fälle in Deutschland 1950).

Ermutigt durch diese Erfolge wurden in den 1950er Jahren weltweite Eradikationsprogramme mit Unterstützung der WHO **(Global Malaria Eradication Programme)** initiiert, die vor allem auf dem massiven Einsatz von DDT (indoor spraying) und der Anwendung von Chloroquin zur Therapie und zum Teil auch zur Massenchemoprophylaxe beruhten. Nach Erfolgen vor allem in Asien und Lateinamerika kam es jedoch zur Entwicklung von Insektizidresistenzen der Moskitos und Erregerresistenzen gegen Antimalariamittel, insbesondere von *P. falciparum* gegen Chloroquin, sodass das Eradikationsprogramm Ende der 1960er Jahre als gescheitert galt und beendet wurde. Neben der Resistenzproblematik tragen ganz unterschiedliche Faktoren wie Armut, politische und ökonomische Krisen, Bevölkerungsentwicklung, Globalisierung und Klimaveränderung dazu bei, dass die Malaria in vielen Verbreitungsgebieten sowohl zahlenmäßig und zum Teil auch in der geografischen Ausbreitung wieder zugenommen hat.

In den letzten 15 Jahren führte eine Reihe von **neuen Initiativen,** u. a. das WHO Global Malaria Programme, Roll Back Malaria Partnership und internationale Geberorganisationen (z. B. Global Fund, EU, Gates Foundation, President's Malaria Initiative), zu einer Intensivierung der Malariabekämpfung. Die Millennium Development Goals (➢ Kap. 1, ➢ Kap. 10) und der Global Malaria Action Plan (GMAP) der WHO von 2008 haben Ziele zur Reduktion der Malariamorbidität gesetzt. Durch die angestoßenen Kontrollmaßnahmen ist die Zahl der durch Malaria verursachten Todesfälle zwischen 2000 und 2015 um fast 40 % von 896.000 Todesfällen im Jahr 2000 auf 562.000 im Jahr 2015 gesunken. Seitdem ist die Zahl jedoch stagnierend und, v. a. durch die COVID-19-Pandemie, wieder auf über 600.000 Todesfälle gestiegen.

Die Ziele und Maßnahmen wurden daher 2015 in der **Global Technical Strategy for Malaria 2016–2030** der WHO angepasst und zuletzt 2021 aktualisiert. Die Ziele der aktuellen Maßnahmen bis 2030 im Vergleich zu 2015 sind:

- Senkung der Malaria-Sterblichkeitsraten weltweit um mind. 90 %.
- Reduzierung der Malariafälle weltweit um mind. 90 %.
- Eliminierung von Malaria aus mind. 35 Ländern, in denen Malaria übertragen wurde.
- Verhinderung der Wiederkehr von Malaria in allen malariafreien Ländern.

Zur Erreichung dieser Ziele wurden folgende Prinzipien in den Vordergrund gerückt:

- Die Eigenverantwortung und Führung des jeweiligen Landes unter Beteiligung der betroffenen Gemeinschaften sind für die Beschleunigung des Fortschritts durch einen multisektoralen Ansatz von entscheidender Bedeutung.
- Alle Länder können die Bemühungen zur Eliminierung durch Kombinationen von Interventionen beschleunigen, die auf lokale Kontexte zugeschnitten sind.

- Interventionen können verbessert werden, indem sie unter Verwendung lokaler Daten an den lokalen Kontext stratifiziert und angepasst werden.
- Gleichberechtigter Zugang zu hochwertigen Gesundheitsdiensten, insbesondere für benachteiligte, diskriminierte und ausgegrenzte Bevölkerungsgruppen, ist von grundlegender Bedeutung.
- Innovationen bei Interventionen werden es den Ländern ermöglichen, ihre Fortschritte auf dem Weg zur Eliminierung zu maximieren.
- Ein widerstandsfähiges Gesundheitssystem untermauert den Gesamterfolg der Malariabekämpfung.

Die Strategie zur Reduktion der Malariafälle umfasst 3 Säulen:

- **Säule 1:** Gewährleistung des Zugangs zu Malariaprävention, -diagnose und -behandlung
- **Säule 2:** beschleunigte Bemühungen zur Eliminierung und Erlangung des malariafreien Status
- **Säule 3:** Verwandlung der Malaria-Surveillance in eine Schlüsselintervention

Diese 3 Säulen sollen durch die Nutzung von Innovationen, Ausbau der Forschung und Verbesserung der Rahmenbedingungen unterstütz werden.

Je nach Höhe der Endemizität und Resistenzlage werden unterschiedliche Kombinationen von Maßnahmen aus den Bereichen Diagnostik, Therapie, Prophylaxe und Vektorkontrolle empfohlen. Dies sind im Wesentlichen:

- Sicherstellung einer adäquaten Diagnostik und effektiven Therapie
- Präventive Behandlung
  - Intermittierende präventive Behandlung bei Schwangeren (intermittent preventive treatment in pregnancy, IPTp)
  - Ganzjährige, intermittierende präventive Behandlung bei Kleinkindern (perennial malaria chemoprevention [PMC], früher: intermittent preventive treatment in infants [IPTi])
  - Saisonale Malariaprophylaxe (seasonal malaria chemotherapy, SMC)
  - Weitere präventive Therapien: intermittierende präventive Behandlung bei Schulkindern (IPTSc), Massenbehandlung (mass drug administration, MDA) und Chemoprävention nach Entlassung (post-discharge malaria chemoprevention, PDMC)
- Imprägnierte Mückennetze (long-lasting insecticidal nets, LLIN)
- Vektorkontrolle mit Insektiziden (indoor residual spraying of insecticide, IRS)
- Einsatz zugelassener Vakzine. Die ersten beiden Malaria-Impfstoffe RTSS und R21 wurden seit 2021 erstmals von der WHO zum Einsatz in Kinderimpfprogrammen in endemischen Gebieten breitflächig empfohlen.

Sicherstellung einer adäquaten Diagnostik und effektiven Therapie

Frühzeitige Erkennung und Behandlung einer Malaria sind nicht nur entscheidend für die Vermeidung von schweren und tödlichen Erkrankungen, sondern begrenzen auch die Transmission durch eine Verminderung des Parasitenreservoirs in der Bevölkerung. Am wirksamsten sind derzeit **Artemisinin-Derivate,** die zur Verminderung einer Resistenzentwicklung nur in Kombination mit anderen Antimalariamitteln (ACT) gegeben werden sollten. Artemisinine haben nicht nur eine rasche blutschizontozide Wirkung, sondern vermindern mehr als die meisten sonstigen Antimalariamittel die Reifung und Übertragbarkeit von Gametozyten (allerdings keineswegs vollständig).

Eine häufige Selbstdiagnose und -behandlung außerhalb der Gesundheitsdienste mit der Folge einer häufigen Fehltherapie von nicht durch Malaria bedingten, fieberhaften Erkrankungen und übermäßigem Verbrauch von Malariamedikamenten begünstigen die **Resistenzentwicklung.** Die WHO empfiehlt daher, dass die Diagnose vor einer Behandlung durch mikroskopische Untersuchung oder Malaria-Schnelltests (s. o.) bestätigt sein sollte. Hierbei ist die Entwicklung HRP-2/3-negativer Isolate von *P. falciparum* eine diagnostische Herausforderung der Zukunft. Eine wichtige Aufgabe der globalen Bekämpfungsinitiativen ist eine flächendeckende Versorgung und Verbesserung von bevölkerungsnahen Gesundheitsdiensten, der mikroskopischen Diagnostik und/oder Schnelltests von guter Qualität und Stabilität sowie von regional wirksamen und qualitativ einwandfreien Medikamenten. Ebenso spielt angesichts zunehmender Resistenzentwicklung gegenüber Artemisininen die Entwicklung neuer Malariamedikamente und Kombinationstherapien eine entscheidende Rolle.

Präventive Behandlung (IPTp, PMC und SMC)

Zu den von der WHO zur breiten Anwendung empfohlenen, präventiven Behandlungsstrategien gegen Malaria, für die mind. moderate Evidenz für eine Wirksamkeit vorliegt, gehören derzeit die intermittierende präventive Behandlung von Schwangeren (IPTp), die ganzjährige intermittierende präventive Behandlung von Kindern > 24 Monate (PMC) und die saisonale Malaria-Chemoprävention (SMC) für Kinder unter 6 Jahren. Diese Interventionen werden vor allem in Malaria-Endemiegebieten in Subsahara-Afrika empfohlen, wobei die Empfehlung für PMC auf Gebiete mit mittlerer bis hoher Malariaendemizität und für SMC auf Gebiete mit stark saisonaler Übertragung beschränkt ist. Ziel dieser intermittierenden Therapien ist es, die Anzahl der schweren Malariafälle zu reduzieren, aber gleichzeitig sollen diese Maßnahmen nicht jede Malariainfektion verhindern, sodass es zu einer natürlichen Immunitätsentwicklung kommen kann.

Als Medikamente werden derzeit Sulfadoxin-Pyrimethamin (SP) für PMC (eine Dosis pro Gabe) und IPTp (eine Dosis pro Gabe), und Sulfadoxin-Pyrimethamin + Amodiaquine für SMC (Gabe einer vollen Therapie) eingesetzt. Die Medikamente werden im Rahmen der Vorsorgeuntersuchungen (antenatal care visits, ANC) als intermittent preventive treatment in pregnancy (IPTp) oder im Rahmen von Routineimpfprogrammen im ersten Lebensjahr (IPTi) gegeben. SMC wird bei Kindern < 5 Jahren in monatlichen Abständen während der Regenzeit gegeben.

Weitere empfohlene präventive Strategien, die teils auch breit angewendet werden, deren Wirksamkeit allerdings wissenschaftlich noch nicht endgültig beurteilt wurde, sind die intermittierende präventive Behandlung bei Schulkindern (IPTSc), analog zu PMC und IPTp bei Schulkindern bis 15 Jahre, sowie die Massenbehandlung ganzer Bevölkerungen (mass drug administration, MDA), insbesondere um in Notfallsituationen bei Zusammenbruch des Gesundheitssystems kurzzeitig die Krankheitslast zu senken, oder in Gegenden mit niedriger Inzidenz, um die Transmission zu senken oder zu unterbrechen. Ebenso wird in Gegenden mit hoher Malariainzidenz bei Kindern, die mit schwerer Anämie (ohne Blutverlust) im Krankenhaus behandelt werden, eine Chemoprävention nach Entlassung (post-discharge malaria chemoprevention, PDMC) empfohlen.

Chemopräventionsstrategien sollten auf den lokalen Kontext zugeschnitten sein; beispielsweise sollte die Anzahl der Runden von SMC ausreichen, um die Übertragungssaison abzudecken, und alternative Bereitstellungsstrategien für IPTp und möglicherweise IPTi sollten in Betracht gezogen werden, um die Abdeckung zu maximieren. Präventive Behandlungsstrategien zielen derzeit vor allem auf die Malaria tropica ab, sollten aber auch für andere Arten der Malaria beim Menschen in Erwägung gezogen werden.

Insbesondere zunehmende **Resistenzen gegenüber SP** verringern die Wirksamkeit dieser Strategien, sodass die WHO die Empfehlung zur Gabe von IPTi, IPTp und SMC auf Gebiete begrenzt hat, in denen noch eine ausreichende Sensitivität der Parasiten gegenüber den eingesetzten Medikamenten vorhanden ist. Hier wird auch die Bedeutung der **Surveillance von Resistenzen** für die Bekämpfung der Malaria deutlich, die auch im Rahmen der WHO-Strategie hervorgehoben wird.

Eine weitere bahnbrechende Entwicklung, die in Zukunft eine mögliche Alternative, insbesondere für SMC (und ggf. für IPTp) darstellt, ist der Einsatz von langwirksamen, **monoklonalen Antikörpern gegen Antigene der Sporozoiten oder anderer Entwicklungsstadien.** Neue Daten aus Phase-II-Studien zeigen eine hervorragende Sicherheit und eine Reduktion der Infektionen mit *P. falciparum* bei Kindern in Mali von bis zu 88 % über 6 Monate. Inwiefern diese Wirksamkeit auch in anderen Settings und größeren Gruppen erhalten bleibt, und ob monoklonale Antikörper großflächig einsetzbar sind, werden die nächsten Jahre zeigen.

Anwendung imprägnierter Mückennetze (ITN)

Die wichtigste Maßnahme der Expositionsprophylaxe in allen Endemiegebieten ist die konsequente Anwendung von Moskitonetzen, deren Effektivität durch eine **Imprägnierung mit Pyrethroiden** entscheidend verbessert wird (insecticide-treated nets, ITN). Zahlreiche Studien haben gezeigt, dass die breite ITN-Anwendung bei Kleinkindern in Hochendemiegebieten die Häufigkeit von Malariaerkrankungen um ca. 50 % und die Gesamtsterblichkeit um ca. 20 % reduziert. Auch bei Erwachsenen kann die Erkrankungsinzidenz um über 50 % reduziert werden (z. B. in Gebieten mit instabiler Malaria). Zusätzlich zum Individualschutz vor Malaria und anderen vektorübertragenen Infektionen werden zahlreiche Moskitos beim Kontakt mit ITN abgetötet, sodass ein gewisser Schutz auch für Haushaltsmitglieder besteht, die nicht unter ITN schlafen. Wenn die Mehrzahl der Bevölkerung ITN benutzt, ist sogar ein gemeindeweiter Rückgang der Malariatransmission möglich, von dem auch die Nicht-ITN-Nutzer profitieren (ITN als Vektorkontrollmaßnahme).

Die WHO empfiehlt die flächendeckende ITN-Anwendung bei allen Einwohnern von Malariaendemiegebieten. Es sollten nur noch long-lasting insecticidal nets (LLIN) angewendet werden, bei denen langwirksame Pyrethroide (Permethrin, Deltamethrin) oder in zunehmendem Maße Kombinationspräparate in das zur Herstellung der Netze verwendete Kunststoffmaterial (Polyäthylen, Polyester) eingearbeitet sind, und die auch bei mehrfachem Waschen eine Wirkungsdauer von mind. 3 Jahren haben und somit die bei den früher verwendeten ITN notwendige regelmäßige Reimprägnierung überflüssig machen. In Gegenden mit bekannten Resistenzen wird der Einsatz von Kombinationen verschiedener Insektizide empfohlen.

Trotz hoher Wirksamkeit und Kosteneffektivität ist Verbreitungs- und Nutzungsgrad der ITN gerade in vielen Hochendemiegebieten derzeit noch unbefriedigend. Als Priorität sollte zumindest eine möglichst vollständige ITN-Nutzung bei besonders gefährdeten Personen wie Kleinkindern und Schwangeren angestrebt werden.

Insektizide und weitere Maßnahmen der Vektorkontrolle

Die Kontrolle bzw. Bekämpfung des Vektors ist nach wie vor eine der wichtigsten Maßnahmen der Malariabekämpfung. Der Lebenszyklus der Mücken bietet mehrere Angriffspunkte für Interventionen, angefangen vom Trockenlegen der Larvenbrutplätze (physikalische Kontrolle) über die Anwendung von Bakterientoxinen (z. B. *Bacillus thuringiensis*) oder mückenfressenden Fischen (beides biologische Kontrolle) bis hin zu verschiedenen Möglichkeiten der chemischen Kontrolle (Repellentien, Insektizide).

Die früher bei der Malariabekämpfung zum Teil in großem Umfang angewandte flächenhafte Versprühung von Insektiziden (Imagozide, Larvizide) in Außenbereichen menschlicher Siedlungen oder in nicht peridomestischen Brutstätten (z. B. Reisfelder, Seen und sonstige Gewässer) ist als kostenintensive und umweltbelastende Maßnahme heute weitgehend verlassen oder höchstens eine Notfallmaßnahme mit vorübergehender Wirksamkeit bei epidemischen Ausbrüchen.

Demgegenüber hat sich die gezielte Versprühung von **Residualinsektiziden** im Innenbereich (indoor residual spraying, IRS) in vielen Endemiegebieten mit anthropophilen und endophilen *Anopheles*-Vektoren (v. a. Subsahara-Afrika) bewährt und wird von der WHO für alle Gebiete mit anhaltender Malariatransmission empfohlen. IRS kann als öffentlich propagierte und geförderte, von Haus zu Haus durchgeführte Maßnahme einen hohen Abdeckungsgrad (> 80 %) erreichen, der neben regelmäßiger Anwendung über einen längeren Zeitraum Voraussetzung für eine signifikante Senkung der Transmission ist. Allerdings erfordert IRS stringente Planung, Management und Überwachung.

Die Auswahl der infrage kommenden Insektizide ist beschränkt, und es werden nur solche empfohlen, die durch die WHO präqualifiziert wurden.

Pyrethroide, die ca. 4 bis 6 Monate, und **Organophosphate** (z. B. Malathion) sowie Carbamate, die nur 2 bis 6 Monate wirken, müssen 2- bis 4-mal pro Jahr ausgebracht werden. Zu berücksichtigen sind auch Moskitoresistenzen, die bei allen Residualinsektiziden auftreten können (regelmäßige Testung erforderlich). Trotz der Probleme von

IRS-Programmen in ländlichen Hochendemiegebieten können diese bereits zu Beginn von Vektorkontrollprogrammen einen wesentlichen Beitrag zur Reduktion der Malariaprävalenz leisten. IRS ist auch bedeutsam, um verbliebene Transmissionsherde zu beseitigen. In bestimmten Situationen empfiehlt die WHO das Anbringen von Netzen (screens) an Fenstern, Türen und anderen möglichen Eintrittspforten, um die Mückenlast innerhalb der Häuser zu reduzieren. Allerdings liegt bislang keine ausreichende Evidenz für die Wirksamkeit dieser Maßnahme gegen Malaria vor.

Malaria-Kontrollprogramme und Erfolgskontrollen

Die aktuellen Initiativen empfehlen meist eine Kombination mehrerer Interventionsstrategien. Neben der breiten Implementierung von ITN und IRS, dem effektiven Management von Erkrankungen und der Implementierung von IPTp, IPTi und SMC werden weitere Strategien zur Vektorkontrolle auf regionaler und lokaler Ebene unter Einbeziehung der jeweiligen biologischen, klimatischen, geografischen und sozioökonomischen Faktoren empfohlen.

Art und Intensität der Interventionsmaßnahmen hängen wesentlich von der Endemizität, der Art und Intensität der Transmission und der Resistenzlage ab (➤ Abb. 5.19). Die Messung dieser Faktoren ist einer der Hauptaspekte epidemiologischer Studien während Malaria-Kontrollprogrammen. Die Messung der Übertragungsintensität bestimmter Vektorpopulationen hängt zunächst vom Stabilitätsindex (Anzahl menschlicher Stiche eines Vektors während seiner Lebenszeit) ab. Dieser errechnet sich aus der Anthropophagie-Rate (durchschnittliche Zahl humaner Blutmahlzeiten eines Moskitoweibchens pro Tag) und aus der Lebenserwartung des Moskitoweibchens. Wird der Stabilitätsindex durch die Variablen Mückendichte und Inkubationszeit der Mückeninfektiosität ergänzt, lässt sich die Effektivität der Übertragung als Vektorkapazität quantifizieren (➤ Kap. 5.2.3, ➤ Tab. 5.5).

Die Entomologische Inokulationsrate (EIR) und die Basisreproduktionsrate R_0 (➤ Kap. 5.2.3, ➤ Tab. 5.5) sind zwar die aussagekräftigsten Parameter zur Erfassung von Transmissionsintensität und Endemizität, ihre Bestimmung ist jedoch aufwendig und erfordert

Phase	Start	Erhaltung	Übergang	Konsolidierung	Eradikation
			Risiko von Epidemien	Risiko von Epidemien	
Endemizität	intensiv stabil hyper-holo-endemisch	mäßig stabil hypo-meso-endemisch	instabil, endemisch	nicht endemisch	frei
				Anophelismus ohne Malaria	Anophelismus ohne Malaria
malariometrische Daten	PfPR > 40%	PfPR 5–40%	PfPR < 5% PfAPI 0,1–0,01%	PfAPI < 0,01%	PfAPI 0%
Basisreproduktionsrate PfR_0	> 2,5	1,2–2,5	1,0–1,2	< 1	0
Aktionsstadium	Beginn mit aggressiven, kombinierten und extensiven Maßnahmen	Aufrechterhaltung der aggressiven, kombinierten und extensiven Maßnahmen	spezifische und gezielte Interventionen, aktive und passive Fallfindung (Surveillance), Beginn der Herdsanierung	Aufrechterhaltung spezifische und gezielte Interventionen, aktive und passive Fallfindung (Surveillance), Herdsanierung	malariafrei nach 3 Jahren ohne autochthone Übertragung, Wachsamkeit aufrechterhalten
Interventionen	vollständige RxACT ITN, IRS, IPT etc.	vollständige RxACT ITN, IRS, IPT etc.	gezielte RxACT, ITN Herd-Kontrolle	gezielte RxACT, ITN Herd-Eliminierung	RxACT bei Bedarf ggf. Herd-Eliminierung

Abb. 5.19 Klassifikation der Malariaendemizität während Kontrollprogrammen, ausgehend von intensiver Transmission bis zur Eradikation (Hay et al. 2008, licensed by CC BY 4.0) [H500-002, L143]
PfPR: *P.-falciparum*-Parasitenrate; PfAPI: jährlicher Parasitenindex für *P. falciparum;* PfR0: *P.-falciparum*-Basisreproduktionsrate; RxACT: Artemisinin-Kombinationstherapie; ITN: imprägnierte Moskitonetze; IRS: Versprühung von Insektiziden in Innenräumen; IPT: intermittierende präventive Therapie

die Quantifizierung der sporozoitenhaltigen *Anopheles*-Mücken, die pro Nacht direkt an Versuchspersonen oder durch um diese herum aufgestellte Moskitofallen (odour trap, light trap) gefangen wurden.

Daher steht für die Erfolgskontrolle von Bekämpfungsprogrammen häufig nur die Parasitenrate (Prävalenz der mikroskopisch oder mittels Schnelltests bestimmten Parasitämie bei 2- bis 10-Jährigen) und, bei niedriger Endemizität, die jährliche Parasiteninzidenz (Zahl parasitologisch bestätigter Malariafälle pro 1.000 Einwohner/Jahr) zur Verfügung. Dabei ist zu berücksichtigen, dass erst bei niedrigerer Endemizität (EIR < 12/Jahr) bzw. Transmission ($R_0 < 2,5$) mit einem Rückgang der Parasitenraten zu rechnen ist. So führt etwa eine 90-prozentige Reduktion der EIR in Hochendemiegebieten von 300 auf 30 infektiöse Stiche pro Person pro Jahr noch zu keiner wesentlichen Abnahme der Parasitenrate (➤ Kap. 5.2.3, ➤ Abb. 5.9). Allerdings kann es zu einer Verschiebung schwerer Verläufe in höhere Lebensalter z. T. mit Verschiebung des Krankheitsspektrums (z. B. häufigere zerebrale Malaria bei 3- bis 4-Jährigen und weniger schwere Anämie bei 2-Jährigen) und zu einem höheren Risiko für Epidemien kommen. Solche Phänomene sind bei Malaria-Kontrollprogrammen zu berücksichtigen (effektives Management von Erkrankungen, intensivierte Surveillance). Für die Erreichung der Eliminationsphase von Kontrollprogrammen ist bedeutsam, dass die Zahl der von einem parasitämischen Menschen ausgehende Zahl von Neuinfektionen erst abnimmt, wenn R_0 unter 1 sinkt.

5

Schließlich muss durch ein entsprechendes Monitoring die Entstehung von Resistenzen gegen Medikamente (case management, IPT) und Insektizide (ITN, IRS) frühzeitig erfasst werden, um rechtzeitig alternative Strategien zu implementieren. Auch bei adäquater Planung und Durchführung können Kontrollprogramme durch vielfache Probleme wie politische und ökonomische Krisen beeinträchtigt werden.

Sonderfall P. vivax

Die meisten Maßnahmen zur Malariakontrolle und -elimination sind auf *P. falciparum* zugeschnitten. In den letzten Jahren ist jedoch auch *P. vivax* immer mehr in den Vordergrund möglicher Bekämpfungsstrategien gerückt. Insbesondere bei der Therapie klinischer Fälle und möglicher präventiver Strategien müssen die Besonderheiten dieses Erregers (z. B. Hypnozoiten, ➤ Kap. 5.2.2) und die damit einhergehenden Schwierigkeiten der Therapie berücksichtigt werden. Insbesondere die notwendige Untersuchung auf G6PD stellt hier eine Schwierigkeit dar, die durch die Entwicklung von quantitativen Schnelltests seit Kurzem mitigiert scheint. Hierzu werden in den nächsten Jahren noch weitere leicht implementierbare Strategien entwickelt werden müssen.

Impfstoffentwicklung

Zugelassener Impfstoff

Nach über 30 Jahren Entwicklung wurde im Jahr 2021 die erste Impfung gegen Malaria von der WHO zum breiten Einsatz bei Kleinkindern in Endemiegebieten empfohlen. Der empfohlene Impfstoff, **RTS,S/AS01** (RTS,S; Handelsname Mosquirix), ist eine rekombinant in Hefe hergestellte Totvakzine, die eine Reihe von T-Zellepitopen des Circumsporozoiten-Proteins (s. o.) und koexprimiertes Hepatitis-B-Oberflächenantigen (HBsAg) enthält. Insgesamt bietet die Impfung nach Verabreichung von 4 Dosen eine Risikoreduktion von ungefähr 30 % für schwere Malaria. Die nächsten Schritte zur Implementierung dieser Impfung werden von Finanzierungsentscheidungen der globalen Gesundheitsgemeinschaft und den globalen Produktionskapazitäten für eine breitere Einführung abhängen. Zudem sind die Länderentscheidungen abzuwarten, ob der Impfstoff als Teil nationaler Malaria-Kontrollstrategien eingeführt werden soll.

Weitere Impfstoffkandidaten

Eine Weiterentwicklung des RTS,S-Impfstoffs ist der **R21/Matrix-M-Impfstoff.** Im Vergleich zu RTS,S ist der Anteil des verwendeten Circumsporozoiten-Protein (CSP-)Antigens gegenüber dem ebenfalls enthaltenen Hepatitis-B-Antigen größer. Während erste Studien auf eine höhere Wirksamkeit als bei RTS,S hingedeutet haben, ist mittlerweile von einer ähnlichen Wirksamkeit auszugehen. Ein wesentlicher Vorteil des R21-Impfstoffs liegt aber in der deutlich größeren Skalierbarkeit der Produktion, sodass ein großflächiger Einsatz dieses Impfstoffs möglich erscheint.

Eine hohe Wirksamkeit in klinischen Studien zeigten auch **Ganzzellsporozoiten-Impfstoffe.** Bei diesen Impfstoffen werden Sporozoiten durch Röntgenbestrahlung (PfSPZ) inaktiviert oder die Entwicklung entweder durch die gleichzeitige Gabe einer Chemoprophylaxe mit Pyrimethamin und Chloroquin (PfSPZ-CVac) oder durch genetische Modifikation (PfGAP3KO) im Leberstadium gestoppt.

Auch wenn diese Impfungen generell eine hohe Wirksamkeit bei Erwachsenen und Reisenden in klinischen Studien zeigen, scheint die Wirksamkeit bei Kleinkindern in endemischen Gebieten unzureichend. Des Weiteren bleiben noch einige Fragen offen, da die Herstellung des Impfstoffs relativ aufwendig und teuer scheint und eine Lagerung bei −180 °Celsius notwendig ist.

Basierend auf dem großen Erfolg der mRNA-Impfstoffe bei COVID-19 gibt es derzeit große Anstrengungen, diese Impfstofftechnologie auch für die Entwicklung eines Malariaimpfstoffs auf mRNA-Basis zu verwenden. Auch hier bleibt die Entwicklung abzuwarten.

LITERATUR

Anonymous. Severe malaria. Trop Med Int Health. 2014; 19(Suppl 1): 7–131.
Bailey JW, Williams J, Bain BJ, Parker-WilliamsJ et al. Guideline: The laboratory diagnosis of malaria. 2008. www.guidelines.gov.
Band G, Leffler EM, Jallow M et al. Malaria protection due to sickle haemoglobin depends on parasite genotype. Nature 2022; 602(7895): 106–111.
Balikagala B, Fukuda N, Ikeda M et al. Evidence of Artemisinin-Resistant Malaria in Africa. N Engl J Med 2021; 385(13): 1163–1171.
Birnbaum J, Scharf S, Schmidt S et al. A Kelch13-defined endocytosis pathway mediates artemisinin resistance in malaria parasites. Science 2020; 367(6473): 51–59.
Breman JG. Malaria: Epidemiology, prevention, and control. UpToDate: https://www.uptodate.com/contents/malaria-epidemiology-prevention-and-control.
Bruneel F, Hocqueloux L, Alberti C et al. The clinical spectrum of severe imported falciparum malaria in the intensive care unit: report of 188 cases in adults. Am J Respir Crit Care Med 2003; (167): 684–689.
Day N, Dondorp AM. The management of patients with severe malaria. Am J Trop Med Hyg 2007; 77(Suppl 6): 29–35.
DTG (Deutsche Gesellschaft für Tropenmedizin, Reisemedizin und Globale Gesundheit). S1-Leitlinie Diagnostik und Therapie der Malaria. 2025.

AWMF-Registernummer 042-001. https://register.awmf.org/de/leitlinien/detail/042-001.
Dondorp A, Nosten F, Stepniewska K et al. South East Asian Quinine Artesunate Malaria Trial (SEAQUAMAT) group. Artesunate versus quinine for treatment of severe falciparum malaria: a randomised trial. Lancet 2005; 366: 717–725.
Griffith KS, Lewis LS, Mali S et al. Treatment of malaria in the United States: a systematic review. JAMA 2007; 297: 2264–77.
Gomes M, Ribeiro I, Warsame M et al. Rectal artemisinins for malaria: a review of efficacy and safety from indivudual patient data in clinical studies. BMS Infectious Diseases 2008; 8 :39.
Gonzales SJ, Reyes RA, Braddom AE et al. Naturally Acquired Humoral Immunity Against Plasmodium falciparum Malaria. Front Immunol 2020; 11: 594653.
Gwer S, Newton CRJC, Berkley JA. Over-diagnosis and co-morbidity of severe malaria in African children: a guide for clinicians. Am J Trop Med Hyg 2007; 77(Suppl. 6): 6–13.
Hay SI, Smith DL, Snow RW. Measuring malaria endemicity from intense to interrupted transmission. Lancet Infect Dis 2008; 8(6): 369–78.
Jones KL, Donegan S, Lalloo DG. Artestunate versus quinine for treating severe malaria. Cochrane Database Syst Rev 2007; 4: CD005967.
Lalloo D, Shingadia D, Pasvol G et al. UK malaria treatment guidelines. J Inf 2007; 54: 111–121.
Kalkman LC, Hänscheid T, Krishna S, Grobusch MP. Fluid therapy for severe malaria. Lancet Infect Dis 2022; 22(6): e160-e170.
Kariuki SN, Williams TN. Human genetics and malaria resistance. Hum Genet 2020; 139 (6–7): 801–811.
Kayentao K, Ongoiba A, Preston AC et al. Safety and Efficacy of a Monoclonal Antibody against Malaria in Mali. N Engl J Med 2022; 387:1 833–1842.
Mischlinger J, Pitzinger P, Veletzky L et al. Use of Capillary Blood Samples Leads to Higher Parasitemia Estimates and Higher Diagnostic Sensitivity of Microscopic and Molecular Diagnostics of Malaria Than Venous Blood Samples. J Infect Dis. 2018; 218(8): 1296–1305.
Mischlinger J, Rönnberg C, Álvarez-Martínez MJ, Bühler S, Paul M, Schlagenhauf P, Petersen E, Ramharter M. Imported Malaria in Countries where Malaria Is Not Endemic: a Comparison of Semi-immune and Nonimmune Travelers. Clin Microbiol Rev 2020; 33(2): e00104–19.
Moormann AM, Nixon CE, Forconi CS. Immune effector mechanisms in malaria: An update focusing on human immunity. Parasite Immunol 2019; 41(8): e12628.
Moxon CA, Gibbins MP, McGuinness D, Milner DA Jr, Marti M. New Insights into Malaria Pathogenesis. Annu Rev Pathol 2020; 15: 315–343.
Murray CK et al. Update of rapid diagnostic testing for malaria. Clin Microbiol Rev 2008, 21: 97–110.
Noedl H, Se Y, Schaecher K et al. Artemisinin Resistance in Cambodia 1 (ARC1) Study Consortium. Evidence of artemisinin-resistant malaria in western Cambodia. N Engl J Med 2008; 359(24): 2619–20.
Phillips MA, Burrows JN, Manyando C, van Huijsduijnen RH, Van Voorhis WC, Wells TNC. Malaria. Nat Rev Dis Primers 2017; 3: 17050.
Plewes K, Kingston HWF, Ghose A et al. Acetaminophen as a Renoprotective Adjunctive Treatment in Patients with Severe and Moderately Severe Falciparum Malaria: A Randomized, Controlled, Open-Label Trial. Clin Infect Dis 2018; 67(7): 991–999.
Rehman K, Lötsch F, Kremsner PG, Ramharter M. Haemolysis associated with the treatment of malaria with artemisinin derivatives: a systematic review of current evidence. Int J Infect Dis 2014; 29: 268–73.
Rogerson SJ, Carter R. Severe viavax malaria: newly recognised or rediscovered? PLoS Medicine 2008; 5: e136.
Schlagenhauf-Lawlor P et al. (Hrsg.). Travlers' malaria. BC Decker Inc., 2005.
Smith DL, Ellis McKenzie F. Statics and dynamics of malaria infection in Anopheles mosquitoes. Malar J 2004; 3: 13.
Stich A, Schlitzer M. Wirkstoffe zur Therapie und Prophylaxe der Malaria. Chemotherapie Journal 2008; 17: 37–56.
WHO: Pocket book of hospital care for children – Guidelines for the management of common illnesses with limited ressources. Genf: WHO, 2005, reprinted 2006.
WHO. Global Malaria Control and Elimination. Genf: WHO, 2008.
WHO. World malaria report 2021. 2021. www.who.int/teams/global-malaria-programme/reports/world-malaria-report-2021.

INTERNETQUELLEN
AWMF (S1-Leitlinie Malaria): https://register.awmf.org/de/leitlinien/detail/042-001.
Medicine for Malaria Venture (MMV's strategy to 2030): www.mmv.org.

5.3 Babesiose

Michael Ramharter, Johannes Jochum

Das Wichtigste in Kürze

Die Babesiose ist eine durch Protozoen verursachte zoonotische Erkrankung, die beim Menschen asymptomatische, fieberhafte bis hin zu lebensbedrohlichen Infektionen hervorrufen kann. Babesien sind einzellige Eukaryoten, die zum Stamm der Apicomplexa gehören und somit mit Plasmodien und Toxoplasmen verwandt sind. Es handelt sich um zoonotische Infektionen, die natürlicherweise durch **Schildzecken** übertragen werden. Verschiedene *Babesia*-Spezies sind in den jeweiligen Weltregionen endemisch, die aufgrund ihrer unterschiedlichen Pathogenität zu mitunter klinisch relevanten Besonderheiten der Erkrankung führen.

5

5.3.1 Babesia microti

Epidemiologie

Babesia microti ist weltweit mit Abstand für die meisten humanen Infektionen verantwortlich. Der Erreger ist vor allem in den **USA** endemisch, insbesondere an der nördlichen Ostküste (Connecticut, Massachusetts, New Jersey, New York, Rhode Island – besonders auch die Inseln Long Island, Martha's Vinyard und Nantucket) und im nördlichen Mittleren Westen (v. a. Minnesota und Wisconsin). In einigen Gebieten wurden Seroprävalenzen bis 20 % bei Blutspendern gemessen. Über 2.000 Fälle werden jährlich gemeldet, wobei von einer hohen Dunkelziffer auszugehen ist. Die Meldezahlen haben in den letzten 20 Jahren deutlich zugenommen.

Einzelne Fälle sind auch in Europa (v. a. nordöstliches Polen), Ostasien, Nordafrika, Lateinamerika sowie Australien beschrieben. Zudem gibt es Nachweise bei Wildtieren in Europa, Asien und Afrika.

Erreger und Übertragung

Bei *Babesia microti* sind vor allem Nagetiere der natürliche Wirt, der primäre Vektor ist *Ixodes scapularis* (außerhalb Nordamerikas andere *Ixodes*-Arten). Bei der Übertragung auf den Menschen sind vor allem die **Zeckennymphen** bedeutsam, die aufgrund ihrer geringen Größe und unauffälligen Farbe oft übersehen werden. Nur die Hälfte der Erkrankten erinnert sich an einen Zeckenstich.

Darüber hinaus kommt es in den USA zunehmend zur Übertragung von *Babesia microti* durch Blutprodukte, insbesondere Erythrozytenkonzentrate. In einer Untersuchung gaben weniger als 20 % der seropositiven Blutspender an, in den 2 Jahren vor der Spende an Fieber oder Abgeschlagenheit gelitten zu haben. Transplazentare bzw.

intrapartale Infektionen sowie Übertragungen durch Nierentransplantation sind als Einzelfälle berichtet.

Pathogenese und Immunologie

Die Erreger wandern in die Speicheldrüse der Zecke und werden gegen Ende der etwa 3-tägigen Blutmahlzeit injiziert. Anders als bei der Malaria gibt es kein hepatisches Stadium, die Sporozoiten befallen direkt Erythrozyten. Hier teilen sie sich zu 2, dann 4 Merozoiten. Diese werden durch Lyse freigesetzt und infizieren ihrerseits weitere Erythrozyten.

Für die Kontrolle der Infektion ist vor allem eine intakte Milzfunktion wesentlich. Umgekehrt ist eine anatomische oder funktionelle **Asplenie** der wichtigste Risikofaktor für fulminante Verläufe. Eine wichtige Rolle spielt außerdem die zelluläre Immunität, insbesondere Interferon-gamma produzierende T-Helferzellen. Auch der humoralen Immunität scheint eine Bedeutung zuzukommen: Personen mit B-Zell-Depletion durch Rituximab haben ein erhöhtes Risiko für chronische Verläufe und Rückfälle.

Klinik

Am häufigsten sind asymptomatische Infektionen oder milde subakute bis chronische Verläufe. Nach einer **Inkubationszeit** von 1 bis 4 Wochen nach einem Zeckenstich kommt es zu einer langsam progredienten Abgeschlagenheit, Kopf- und Gliederschmerzen sowie Fieber. Schüttelfrost und Nachtschweiß können hinzukommen. Ikterus und dunkler Urin sind Ausdruck fortgeschrittener Hämolyse. Gelegentlich treten Splinter-Hämorrhagien und retinale Einblutungen bzw. Infarkte auf.

Asplenie und Immunschwäche sind Risikofaktoren für **schwere Verläufe.** Neben ausgeprägterer Hämolyse kommt es häufiger zu gastrointestinalen und neurologischen Symptomen. Bei fulminanter Erkrankung sind Lungenödem mit ARDS, disseminierte intravasale Koagulopathie sowie Herz-, Leber- und Nierenversagen möglich.

Laborchemisch auffällig sind eine hämolytische Anämie, Thrombozytopenie sowie Leukopenie. Entzündungswerte, Hämolyseparameter und Leberwerte sind regelhaft erhöht, bei fulminantem Verlauf kommt es des Weiteren zu einer Beeinträchtigung der Nierenfunktion und Gerinnungsparameter. Die Bildgebung zeigt häufig eine Splenomegalie, gelegentlich auch Hepatomegalie.

> Die Fallsterblichkeit beträgt bei transfusionsbedingter Babesiose bis zu 20 % und ist damit ähnlich hoch wie bei schwerer Immunsuppression und zeckenübertragener Erkrankung.

Diagnostik

Die Diagnostik der Babesiose besteht im **direkten Erregernachweis.** Dieser ist durch Mikroskopie gefärbter Blutausstriche bei ausreichend hoher Parasitämie sicher zu erbringen. Aufgrund der morphologischen Ähnlichkeiten mit *Plasmodium falciparum* (Erreger der Malaria tropica, ➤ Kap. 5.2) kommt es nicht selten zunächst zu einer Verwechslung mit diesem Erreger.

- Die direkte **Mikroskopie** von gefärbten Blutausstrichen zeigt intraerythrozytäre Parasiten, die Ähnlichkeit mit *P. falciparum* aufweisen können (➤ Abb. 5.20). Allerdings wird kein Hämozoin gebildet, und die Merozoiten erscheinen insgesamt kleiner als bei der Malaria. Durch die binäre Teilung können auch bei relativ geringer Parasitämie Erythrozyten mit 2 und 4 Parasiten auftreten (➤ Abb. 5.20). Die als pathognomonisch angesehene Malteser-Kreuz-Formation (durch 4 Merozoiten) ist selten. Bei asymptomatischen und chronischen Verläufen ist die Parasitämie oft sehr niedrig und teilweise unter der mikroskopischen Nachweisgrenze.
- Mittels **PCR** und **Sequenzierung** kann die Diagnose durch direkten Erregernachweis bestätigt werden. Die Sensitivität und Spezifität sind der Blutmikroskopie überlegen. Diese Methodik ist allerdings nur in wenigen Zentren verfügbar und kann daher nicht als Routinediagnostik angesehen werden.
- Als **Serologie** steht vor allem die indirekte Immunfluoreszenz zur Verfügung. Diese wird erst ab der 2. Krankheitswoche positiv und kann nach Ausheilung der Erkrankung über ein Jahr positiv bleiben. Ihre Rolle in der Diagnostik der klinischen Erkrankung ist daher nur von eingeschränktem Nutzen. Eine positive Serologie sollte daher immer durch einen Direktnachweis bestätigt werden. Möglicher Einsatz sind das Screening von Blutspendern (in den USA) sowie epidemiologische Untersuchungen.

Mögliche Koinfektionen mit anderen zeckenübertragenen Erregern sind zu beachten.

Therapie

Asymptomatische Infektionen sollten nicht primär antimikrobiell behandelt werden, da es zu einer hohen Rate an Spontanheilung kommt. Dennoch ist eine engmaschige klinische und laborchemische Kontrolle empfohlen.

> Nicht alle Malariamedikamente sind auch gegen *Babesia* spp. nachweislich wirksam, weshalb spezifische Therapieempfehlungen für *B.-microti*-Infektionen entwickelt wurden.

- **Milde Erkrankung:** Atovaquon 750 mg oral 2 × tgl. plus Azithromycin 500 mg oral 1 × tgl. (ab dem 2. Tag Reduktion von Azithromycin auf 250 mg). Therapiedauer 7 bis 10 Tage.
- **Akute schwere Erkrankung:** Atovaquon 750 mg oral 2 × tgl. plus Azithromycin 500 mg i. v. 1 × tgl. Bei Stabilisierung kann Azithromycin im weiteren Verlauf oral verabreicht werden. Bei hoher Parasitämie (> 10 %) oder schweren Komplikationen empfehlen amerikanische Leitlinien (Krause 2021), eine Austauschtransfusion zu erwägen. Bei Immunkompetenz beträgt die Therapiedauer 7 bis 10 Tage.
- Bei **Asplenie** oder **Immunsuppression** sollte die Therapiedauer mind. 6 Wochen betragen, davon mind. 2 Wochen über das Negativwerden der Blutmikroskopie hinaus. Orales Azithromycin sollte in einer Dosis von 500–1.000 mg eingesetzt werden.
- Als **Alternative zur Erstlinientherapie** steht Clindamycin (600 mg 3–4 × tgl.) plus orales Chininsulfat (650 mg 3 × tgl.) zur Verfügung.

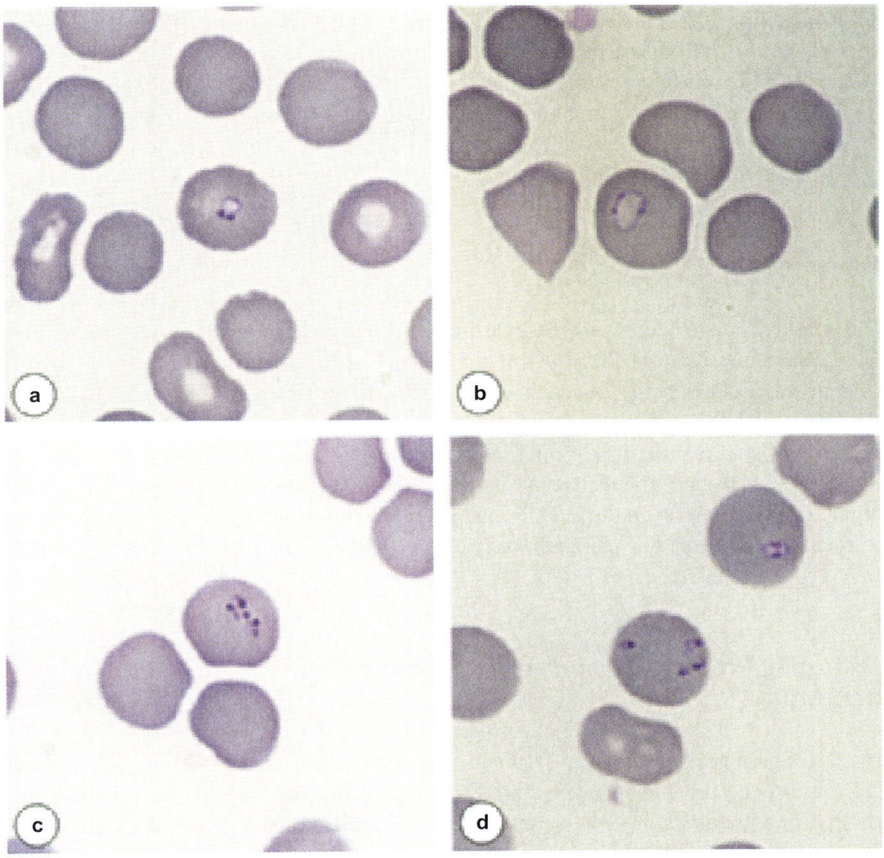

Abb. 5.20 *Babesia microti* im Blutausstrich (Giemsa, Originalvergrößerung 1.000 ×): a) ringförmiger Trophozoit mit 2 Chromatinkernen und morphologischer Ähnlichkeit zu *P. falciparum;* b) reifer Trophozoit mit größerer Vakuole; c) + d) Erythrozyten mit jeweils 4 Merozoiten in unterschiedlicher Anordnung [T1519]

Bekämpfung und Prävention

Die Vermeidung von Zeckenstichen durch bedeckende Kleidung und Repellentien ist die wichtigste Präventionsmaßnahme. Insbesondere nach Outdooraktivitäten in Hochendemiegebieten ist das Absuchen nach Zecken sinnvoll, um eine rasche Entfernung sicherzustellen und dadurch das Infektionsrisiko zu reduzieren, da die Übertragung erst gegen Ende des Saugakts stattfindet.

Reisemedizinische Bedeutung

In der reisemedizinischen Beratung sollte vor geplanten Outdooraktivitäten in Endemiegebieten auf Möglichkeiten der Prävention hingewiesen werden. Insbesondere Menschen mit Asplenie oder mit anderweitig hohem Risiko sollten Expositionen in Hochrisikogebieten von Mai bis September möglichst meiden.

Differenzialdiagnostisch sollte eine Infektion durch *Babesia microti* bei unklarem Fieber oder hämolytischer Anämie in Erwägung gezogen werden, wenn ein Aufenthalt in Risikogebieten bestand oder Blutprodukte verabreicht wurden. Auf die Differenzialdiagnose zur Malaria, die durch eine ähnliche Klinik, Laborparameter und Morphologie der Erreger bedingt ist, wurde bereits hingewiesen (s. o. „Diagnostik").

5.3.2 Babesia divergens

Epidemiologie

Babesia divergens kommt fast ausschließlich in **Europa** vor und ist hier mit etwa 40 beschriebenen Fällen die häufigste Babesiose beim Menschen. Fast immer waren die Erkrankten immunsupprimiert oder asplenisch. Einzelne Erkrankungen durch *Babesia-divergens*-artige Organismen wurden auch aus den USA berichtet. Bei Waldarbeitern und an Lyme-Borreliose Erkrankten in Europa wurden in einigen Studien Seroprävalenzen im einstelligen Prozentbereich nachgewiesen (wobei Kreuzreaktivität mit anderen *Babesia*-Spezies zu beachten ist).

Erreger und Übertragung

Babesia divergens kommt natürlich vor allem in **Rindern** vor, die Übertragung erfolgt durch *Ixodes ricinus.* Durch transovarielle Transmission stellt auch *Ixodes ricinus* selbst ein Reservoir dar.

Klinik

Fast alle klinisch manifesten Fälle traten bei Personen mit **gestörter Immunfunktion** (insbesondere **Asplenie**) auf und verliefen überwiegend schwer. Nach einer Inkubationszeit von 1 bis 3 Wochen treten Fieber und schweres Krankheitsgefühl auf. Durch die Hämolyse kommt es zu Anämie, Ikterus und Hämoglobinurie. Bei Fortschreiten der Erkrankung kommt es zum Multiorganversagen wie bei schwerer *Babesia-microti*-Infektion (➢ Kap. 5.3.1). Seltener sind auch chronisch-rezidivierende Verläufe beschrieben.

Diagnostik

Der **direkte Erregernachweis** ist wiederum der Goldstandard der Diagnostik einer *Babesia-divergens*-Infektion. Die Blutmikroskopie zeigt bei ausreichend hoher Parasitämie intraerythrozytäre Babesien, die Ring- oder Birnenform annehmen können. Auch hier besteht wiederum Verwechslungsgefahr mit *Plasmodium falciparum*, wobei *Babesia divergens* eine größere Pleomorphie zeigt und kein Hämozoin bildet. Die Diagnose kann durch PCR und Sequenzierung gesichert werden. Die Serologie spielt ähnlich wie bei *Babesia microti* nur eine untergeordnete Rolle.

5

Therapie, Prävention und reisemedizinische Bedeutung

Durch die geringe Fallzahl fehlen systematische Daten, die eine evidenzbasierte Empfehlung ermöglichen würden. Üblicherweise gilt als Erstlinientherapie die Gabe von oralem **Chininsulfat** (650 mg 3 × tgl. bzw. i. v.-Verabreichung von Chinin) in Kombination mit **Clindamycin** (600 mg 3–4 × tgl.). Die Rolle von Chinin ist insgesamt allerdings etwas unklar, da dieses in vitro keine Aktivität gegen *Babesia divergens* zeigen konnte. Auch die Kombination von **Atovaquon** und **Azithromycin** (Dosierung wie gegen *Babesia microti*) war in Fallberichten erfolgreich. Bei schwerer Erkrankung wird frühzeitig die Durchführung einer kompletten Austauschtransfusion empfohlen. Bei unzureichendem Therapieansprechen kann die Kombination aller 4 Medikamente erwogen sowie die Austauschtransfusion wiederholt werden.

Die Prävention der *B.-divergens*-Babesiose besteht in der Vermeidung der Exposition zu Zecken durch Verhaltensmaßnahmen und den Einsatz wirksamer Repellentien sowie das rasche Entfernen von Zecken. Die ausgesprochene Seltenheit der Erkrankung macht eine gezielte Beratung schwierig. Insbesondere Personen mit Risikofaktoren sollten jedoch bei Outdooraktivitäten Zeckenschutz betreiben; bei ihnen ist bei passender Klinik frühzeitig eine Babesiose abzuklären.

5.3.3 Babesia duncani, Babesia venatorum und weitere Spezies

Die Zahl der dokumentierten menschlichen Infektionen mit anderen *Babesia*-Spezies ist wie bei anderen Zoonosen mit seltenen Spillover-Ereignissen limitiert.

Epidemiologie und Übertragung

- *Babesia duncani* kommt an der Pazifikküste der USA vor und wird über *Dermacentor*-Zecken übertragen, Hirsche stellen den natürlichen Wirt dar. Transfusionsbedingte Infektionen sind beschrieben.
- *Babesia venatorum* ist für einzelne Fälle in Europa und China verantwortlich. *Ixodes ricinus* und *Ixodes persulcatus* sind Vektoren, Rehe spielen als Reservoire eine Rolle.
- *Babesia crassa* verursachte ein Cluster in Nordostchina, Einzelfälle durch weitere Spezies sind in Kolumbien, Südkorea und Mosambik aufgetreten.

Klinik und Diagnostik

Die Krankheitsschwere ist sehr variabel, es kommen asymptomatische, chronische, leichte subakute sowie fulminante Verläufe vor. Symptome und Befunde entsprechen je nach Schweregrad der Erkrankung durch *Babesia microti* und *Babesia divergens* (➢ Kap. 5.3.1, ➢ Kap. 5.3.2). Gleiches gilt für die Labordiagnostik.

Therapie

Aufgrund der geringen Fallzahlen liegen nur anekdotische Berichte vor. *Babesia duncani* wurde erfolgreich mit Clindamycin und Chinin behandelt. Für *Babesia venatorum* existieren positive Erfahrungen sowohl mit Atovaquon + Azithromycin als auch mit Clindamycin + Chinin.

Bei unklarem Fieber und Hämolyse ohne Aufenthalt in einem Malariagebiet sollte differenzialdiagnostisch an eine Babesiose gedacht werden, insbesondere bei Asplenie oder Immunsuppression.

LITERATUR

Krause PJ, Auwaerter PG, Bannuru RR, Branda JA, Falck-Ytter YT, Lantos PM, et al. Clinical Practice Guidelines by the Infectious Diseases Society of America (IDSA): 2020 Guideline on Diagnosis and Management of Babesiosis. Clin Infect Dis. 2021 Jan 27;72(2): e49-e64.

Vannier E, Gelfand JA. Babesia Species. In: Bennett E, Dolin R, Blaser MJ (eds.). Mandell, Douglas, and Bennetts's Principles and Practice of Infectious Diseases. Ninth Edition. Philadelphia: Elsevier; 2020. p. 3400–3409.

Vannier E, Krause PJ. Human babesiosis. N Engl J Med. 2012 Jun 21;366(25): 2397–407.

Yabsley MJ, Shock BC. Natural history of Zoonotic Babesia: Role of wildlife reservoirs. Int J Parasitol Parasites Wildl. 2012 Nov 22;2: 18–31.

5.4 Toxoplasmose

Uwe Groß

5.4.1 Epidemiologie

Ungefähr ein Drittel der Weltbevölkerung ist latent mit Toxoplasmen infiziert. Damit gehört die Toxoplasmose zu den häufigsten Parasitosen. Gründe dafür sind das sehr breite Wirtsspektrum (Säugetiere und Vögel) und die Fähigkeit des Parasiten, nahezu jede Zelle in seinen Wirten zu infizieren.

Vergleichsweise hohe Seroprävalenzen bestehen in der Süd- und niedrigere in der Nordhemisphäre (Maenz et al. 2014). Ungefähr die Hälfte der Menschen in Deutschland ist infiziert, wobei die Seroprävalenzrate direkt mit dem Lebensalter korreliert.

Die pränatale *Toxoplasma*-Infektion kommt weltweit mit einer Inzidenz von 0,5 bis 3,4 Promille vor (Torgerson und Mastroiacovo 2013). Modellierungen zeigen, dass sich in Deutschland jährlich mehr als 6.000 schwangere Frauen erstmals infizieren und mehr als 300 Neugeborene symptomatisch an einer konnatalen Toxoplasmose erkranken (Pleyer et al. 2019). Die Diskrepanz zu den gemäß IfSG gemeldeten 10–20 konnatalen Toxoplasmosefällen pro Jahr wird u. a. dadurch erklärt, dass weder Aborte noch die erst im jugendlichen Alter klinisch auffällig werdenden Fälle erfasst werden.

5.4.2 Erreger und Übertragung

Toxoplasmen gehören innerhalb der einzelligen Protozoen zu den Sporozoen. Am anterioren Pol befindet sich das Konoid, mit dessen Hilfe die Parasiten aktiv in die Wirtszelle eindringen, um sich dann innerhalb einer fusionsinkompetenten, parasitophoren Vakuole zu vermehren. Die intrazelluläre Invasion und Etablierung innerhalb dieser Vakuole gelingt durch ein feines Zusammenspiel von parasitären Faktoren, die von 3 Organellen (Mikronemen, Rhoptrien und dichte Granula) sezerniert werden (➤ Abb. 5.21).

Phylogenetische Untersuchungen weisen darauf hin, dass *Toxoplasma gondii* wahrscheinlich vor 1,5 Millionen Jahren seinen Ursprung in Südamerika hatte und sich über den Weg nach Nordamerika, Asien und schließlich Europa und Afrika vor allem durch orale Infektionen im Zwischenwirt unter Vermeidung der geschlechtlichen Vermehrung im feliden Endwirt ausgebreitet und dadurch seine Heterogenität zunehmend verloren hat (Bertranpetit et al. 2017). Aus diesem Grund ist die genetische Diversität der Toxoplasmen in Südamerika sehr hoch, während sich in Europa vor allem nur 3 klonale Linien etablieren konnten (Shwab et al. 2014).

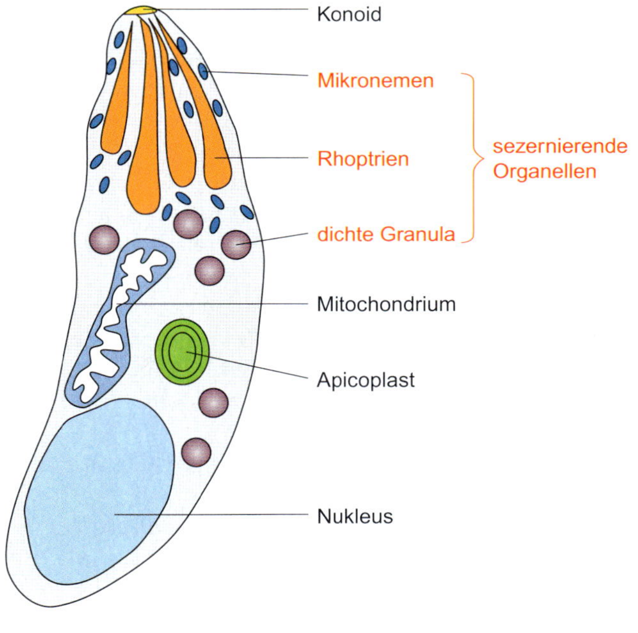

Abb. 5.21 Schema des Parasiten *Toxoplasma gondii* [P1548, L143]

Der natürliche Lebenszyklus von *Toxoplasma gondii* ist durch einen Wechsel zwischen dem Endwirt (meistens die Hauskatze) und verschiedenen Zwischenwirten (Nage- und andere Säugetiere wie z. B. Schafe und Schweine, sowie Vögel) gekennzeichnet (➤ Abb. 5.22). Nachdem die Katze zystenhaltiges Fleisch oder Gehirn des Zwischenwirts gefressen hat, kommt es in ihrem Darmepithel zur sexuellen Entwicklung des Parasiten (Gamogonie). Anschließend scheidet die Katze nach einer Präpatenzzeit von 3 bis 10 Tagen bis zu mehr als 100 Millionen Oozysten mit ihrem Kot aus. Je häufiger sich die Katze erneut infiziert, desto leichter entwickelt sie sich selbst zum Zwischenwirt und scheidet schließlich kaum noch Oozysten aus. Daher gelten vor allem **junge Freiläuferkatzen** als potenziell infektiös. Die ausgeschiedenen Oozysten sind nicht sofort ansteckend, sondern müssen im Freien für 2 bis 4 Tage sporulieren, um dann 8 infektiöse **Sporozoiten** zu bilden. Diese sporulierten Oozysten sind extrem umweltresistent und können im Erdboden in Abhängigkeit von den lokalen Bedingungen über Monate bis Jahre lebensfähig und infektionstüchtig bleiben. Aus diesem Grund gilt weniger der direkte Katzenkontakt als vielmehr die Aufnahme von im Erdboden befindlichen Oozysten als Übertragungsrisiko für andere Tiere oder den Menschen (z. B. durch die Gartenarbeit).

Nimmt der Zwischenwirt die sporulierten Oozysten oral auf, überstehen diese die Magenpassage und dringen im Darm in die Epithelzellen ein, wo sie sich in **Tachyzoiten** umwandeln und sich dann ungefähr alle 6 Stunden durch Endodyogenie (Entwicklung von Tochterparasiten innerhalb der mütterlichen Parasitenzelle) vermehren. Nach mehreren Replikationsphasen rupturiert die Wirtszelle, sodass die Tachyzoiten in benachbarte Wirtszellen eindringen können. Dadurch werden u. a. auch Endothelzellen von Blutgefäßen befallen, sodass die Toxoplasmen v. a. innerhalb von Blutmonozyten hämatogen disseminieren und in alle Gewebe und Organe gelangen. Hauptziele der Parasiten sind die bradytrophe Muskulatur und das Gehirn, denn dort persistieren sie dann lebenslang als **Bradyzoiten,** die sich zu Hunderten oder Tausenden innerhalb von intrazellulär gelagerten Zysten befinden. In diesem persistierenden Latenzstadium warten die Toxoplasmen darauf, dass sie eines Tages wieder von einer Katze gefressen werden, um in den sexuellen Vermehrungszyklus überzugehen. Im Gehirn sind aufgrund ihrer langen Vitalität und fehlenden Antigenpräsentation vor allem Neurone optimale Wirtszellen für *Toxoplasma gondii.*

Für die **Übertragung auf den Menschen** ist wahrscheinlich die lebenslange Zystenpersistenz in Muskelzellen von Schlachttieren (v. a. Schweine) von herausragender Bedeutung: In Europa sind 30–63 % der Infektionen auf den Verzehr von unzureichend erhitztem (z. B. Schweinemett) oder gepökeltem Fleisch zurückzuführen und nur 6–17 % auf den Kontakt mit oozystenhaltiger Erde (Cook et al. 2000). Im Fleisch können *Toxoplasma*-Zysten bei Kühlschranktemperaturen (4 °Celsius) mind. bis zu 3 Wochen lang überleben, bei −12 °Celsius oder bei mehr als 67 °Celsius werden sie hingegen innerhalb weniger Stunden abgetötet. Die Salzung von Fleischprodukten gilt erst ab einer NaCl-Konzentration von mehr als 6 % als sicher (Dubey 2000). Im

5

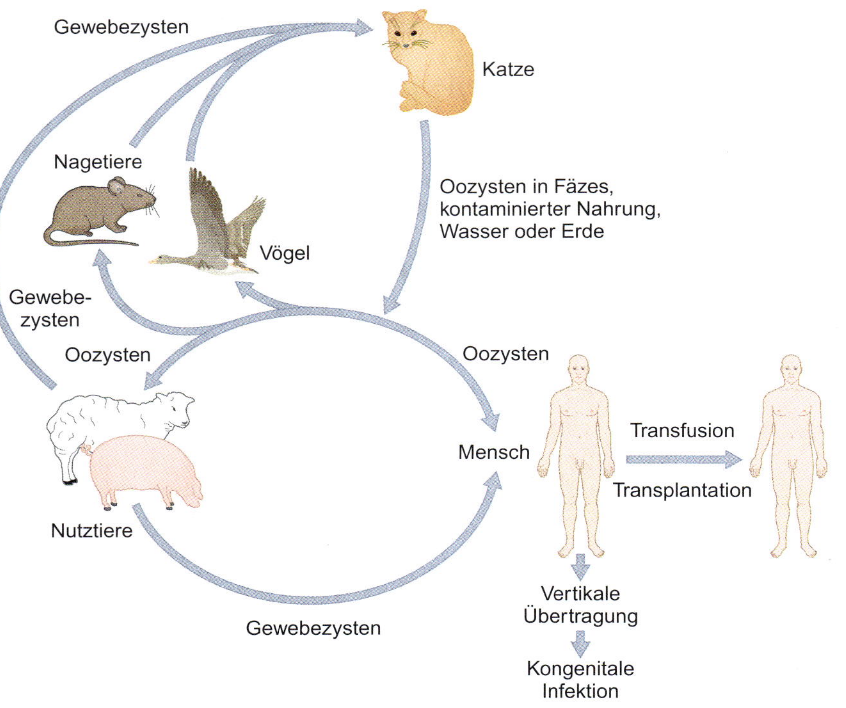

Abb. 5.22 Lebenszyklus von *Toxoplasma gondii* mit Wechsel zwischen dem feliden Endwirt und den verschiedenen Zwischenwirten (zahlreiche Tierarten sowie der Mensch) [G753]

natürlichen Lebenszyklus können Zysten durch das Fressen infizierter Tiere auf den feliden Endwirt übertragen werden (➤ Abb. 5.22).

Das Tachyzoitenstadium kann vor allem durch diaplazentare Übertragung von einer erstmals infizierten Schwangeren in das ungeborene Kind gelangen. Sehr viel seltener sind hingegen Übertragungen von Tachyzoiten auf den Menschen durch Applikation unzureichend behandelter Blutprodukte oder durch den Verzehr unpasteurisierter Schafs- oder Ziegenmilch. Abschließend sei darauf hingewiesen, dass es auch durch Transplantation eines parasitenhaltigen Organs zur Toxoplasmose des Transplantatempfängers kommen kann.

5.4.3 Pathogenese und Immunologie

Die Parasiten der oral aufgenommenen Oozysten oder Zysten differenzieren sich im Menschen und in anderen Zwischenwirten zunächst in das **Tachyzoitenstadium,** um in der akuten Infektionsphase hämatogen zu disseminieren. Dank der hohen Immunogenität von Tachyzoiten wird dabei die zelluläre Immunantwort kräftig stimuliert. Als Antwort auf die Exposition mit parasitären Produkten sezernieren antigenpräsentierende Zellen (insbesondere Makrophagen und dendritische Zellen) vor allem Interleukin-12. Dieses Interleukin führt zu einer TH_1-Immunantwort mit Dominanz von Interferon-gamma, das für die Immunabwehr der Toxoplasmose wohl die entscheidende Rolle spielt. Interferon-gamma aktiviert u. a. infizierte Makrophagen und andere Zellen, wodurch es zellabhängig einerseits zur Modifikation der den Parasiten eigentlich schützenden parasitophoren Vakuole und andererseits zur Expression wichtiger antiparasitärer Effektormoleküle (z. B. Stickoxid, NO und Indolamin-2,3-dioxygenase [IDO]) kommt. Schließlich inhibieren diese Effektormoleküle die intrazelluläre Replikation der Tachyzoiten und führen zur Differenzierung in das **Bradyzoitenstadium** (Frickel und Hunter 2021, Groß et al. 1996). Dieser Stadienwechsel ist für *Toxoplasma gondii* lebenserhaltend, denn dadurch entgeht der Parasit dem weiteren Angriff der durch IFN-gamma-vermittelten Attacken. Gleichzeitig ermöglicht der Wechsel vom Tachyzoiten- in das Bradyzoitenstadium eine lebenslange Persistenz im Zwischenwirt. Diese kann als das Leitmotiv für die Übertragung von Toxoplasmen von einem auf den anderen Wirt verstanden werden.

Die Differenzierung vom Tachyzoiten- in das Bradyzoitenstadium findet besonders leicht in **Neuronen** und **Muskelzellen** statt; in anderen Wirtszellen hingegen sind dafür die oben beschriebenen antiparasitären Effektormoleküle (NO, IDO) bzw. exogene Stressoren (z. B. Nährstoffmangel oder Änderung des pH-Werts) notwendig (Lüder und Rahman 2017). Mit dem Transkriptionsfaktor BFD1 (bradyzoite-formation deficient 1) wurde ein molekularer Hauptschalter des Parasiten für diesen Umschaltprozess identifiziert (Waldman et al. 2020). Um intrazellulär möglichst lange, wenn nicht sogar lebenslang, persistieren zu können, haben Toxoplasmen eine Reihe von Evasionsmechanismen entwickelt. Dazu zählen u. a. (Nast et al. 2020, Sumpf et al. 2017, Graumann et al. 2015):

- die epigenetische Kontrolle von IFN-gamma-vermittelten Immunantworten,
- die Hemmung der MHC-Klasse-II-abhängigen Antigenpräsentation und
- die Inhibierung der Apoptose infizierter Wirtszellen.

5.4.4 Klinik

Die **postnatale Infektion des immunkompetenten Menschen** verläuft überwiegend gutartig; in nur weniger als 5 % der Infektionen entstehen klinische Manifestationen. Die einsetzende spezifische Immunabwehr führt zur Differenzierung des Parasiten in Bradyzoiten, um ihm eine lebenslange Persistenz innerhalb von Zysten zu ermöglichen. Zysten werden vor allem im Gehirn und in der Muskulatur gefunden. Da dieses Stadium keine klinischen Symptome verursacht, wird auch von einer latenten Infektion gesprochen.

Im Falle einer **symptomatischen Infektion** treten nach einer **Inkubationszeit** von 2 bis 3 Wochen milde Allgemeinsymptome und zerviko-nuchale Lymphknotenschwellungen (Lymphadenitis Piringer-Kuchinka) auf, die ein charakteristisches histologisches Bild mit Follikelhyperplasie und zahlreichen Epitheloidzellgranulomen ohne Nekrosen aufweisen. In den meisten Fällen kommt es nach einigen Wochen oder Monaten zur vollständigen Rückbildung, sodass eine Therapie der unkomplizierten Lymphadenitis meistens nicht erforderlich ist. Nur selten persistieren Lymphknotenschwellungen und Müdigkeit für mehrere Jahre. Differenzialdiagnostisch ist bei zerviko-nuchaler Lymphadenitis an maligne Lymphome (z. B. Morbus Hodgkin) sowie an eine Lymphknotenbeteiligung im Rahmen anderer Infektionskrankheiten (z. B. EBV, Streptokokkenangina) zu denken.

Eine **konnatale Toxoplasmose** kann dann eintreten, wenn eine Frau sich erstmalig während ihrer Schwangerschaft infiziert und die Parasiten diaplazentar auf ihren Fötus überträgt (Groß et al. 2017). Mit zunehmender Schwangerschaftsdauer nimmt das Risiko der diaplazentaren Transmission zu und das der klinischen Manifestation beim Neugeborenen ab (➤ Tab. 5.23, Dunn et al. 1999). Es wird davon ausgegangen, dass eine diaplazentare Übertragung des Parasiten im frühen 1 Trimenon meistens zum Spontanabort führt. Eine Infektion des Fötus im späten 1. Trimenon oder frühen 2. Trimenon kann zu ausgeprägten klinischen Manifestationen mit Beteiligung des Gehirns, der Augen sowie von Leber und Milz führen. Sonografisch fallen die betroffenen Kinder in utero durch einen Hydro- oder Mikrozephalus sowie zerebrale Kalzifikationsherde und eventuell eine Hepatosplenomegalie auf. Das Vorliegen einer Retinochoroiditis wird meistens erst postnatal erkannt. Die fälschlicherweise als typisch beschriebene Trias Hydrozephalus, Retinochoroiditis und zerebrale Kalzifikationen kommt jedoch nur in etwa 2 % aller pränatalen *Toxoplasma*-Infektionen vor. Wenn Toxoplasmen erst spät während der Schwangerschaft übertragen werden, hat das Neugeborene zunächst keine für eine Toxoplasmose typischen Zeichen. Dabei kommen sowohl latente als auch klinisch

Tab. 5.23 Risikowahrscheinlichkeit der diaplazentaren Übertragung und der Manifestation klinischer Symptome des Neugeborenen in Abhängigkeit vom Infektionszeitpunkt während der Schwangerschaft (nach Dunn et al. 1999)

Infektionszeitpunkt	Transmission	Klinische Manifestation
1. Trimenon	6 %	61 %
2. Trimenon	40 %	25 %
3. Trimenon	72 %	9 %

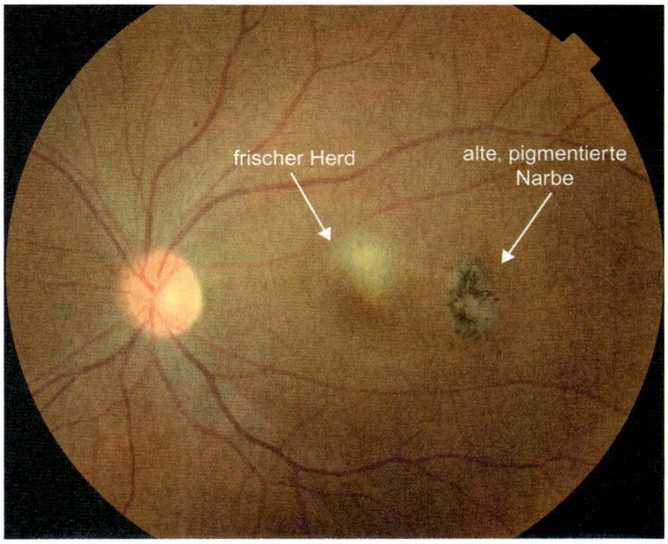

Abb. 5.23 Typischer Befund einer durch Toxoplasmen verursachten Retinochoroiditis mit einem in unmittelbarer Nähe einer alten Narbe liegenden frischen Entzündungsherd (Pfeile) [G1340]

uncharakteristische Verläufe mit Fieber, Konvulsionen oder einem prolongierten Ikterus vor. Trotz bei Geburt fehlender klinischer Symptomatik werden bei ungefähr 50 % der nicht behandelten Kinder in den ersten 20 Lebensjahren Folgeerkrankungen wie Retinochoroiditis, Strabismus, Blindheit, Taubheit, psychomotorische Retardierung oder Epilepsie beobachtet.

Eine **Retinochoroiditis** kommt auch bei Immunkompetenz vor und kann sowohl auf eine pränatale wie auch auf eine postnatale Infektion zurückzuführen sein (Pleyer et al. 2019). Es handelt sich dabei um eine das Sehvermögen bedrohende klinische Manifestation, die meistens einen typischen Befund des Augenhintergrunds zeigt (in der unmittelbaren Nachbarschaft einer Narbe befindet sich ein frischer Herd, ➤ Abb. 5.23).

Bei **immunsupprimierten Patienten** muss zwischen akuter und reaktiver *Toxoplasma*-Infektion unterschieden werden. Die **akute Infektion,** besonders bei Patienten mit therapeutisch induzierter Immunsuppression nach Organtransplantation (Transplantation eines parasitenhaltigen Organs in einen seronegativen Empfänger) oder als opportunistische Infektion bei nicht adäquat therapierter HIV-Infektion, verläuft meistens sehr schwer. Typisch ist eine interstitielle Pneumonie mit Befall weiterer Organe wie z. B. Leber und Milz. Daher kann die akute Toxoplasmose leicht mit einer bei dieser Patientengruppe nicht seltenen CMV-Infektion verwechselt werden. Sehr viel häufiger ist die **Reaktivierung einer latenten Toxoplasma-Infektion,** die bei immunsupprimierten Patienten bei weniger als 150 $CD4^+$-T-Zellen/µl beobachtet wird. Dabei sind vor allem die im Gehirn persistierenden Zysten der Ausgangspunkt für die bei Reaktivierung häufige zerebrale Toxoplasmose. Die daraus resultierenden klinischen Symptome hängen von der intrazerebralen Lokalisation der Foci ab; so kommt es z. B. zur Halbseitenlähmung bei Befall des entsprechenden motorischen Zentrums oder zu einer verstärkten Aggressivität bei Befall des Frontalhirns. In den meisten Fällen finden sich jedoch nur vereinzelte Herde vor allem im Stammhirnbereich. In der Bildgebung spricht ein verzögertes,

5

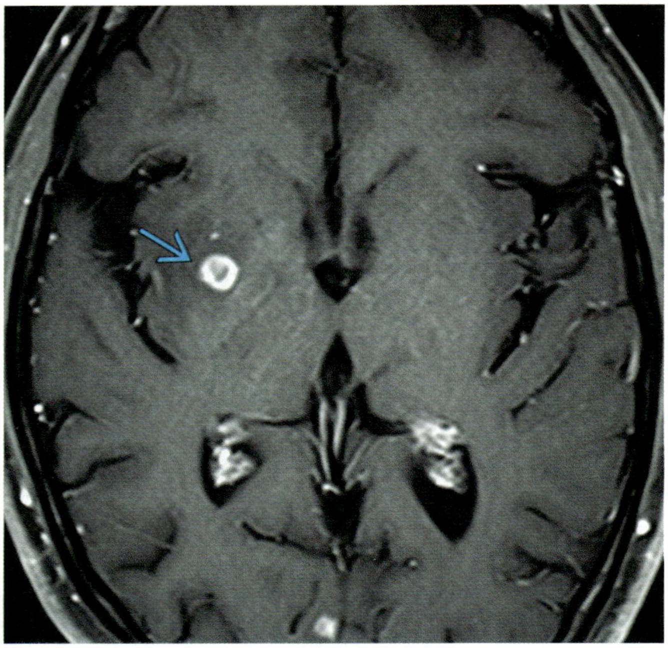

Abb. 5.24 MR eines Patienten mit AIDS und zerebraler Toxoplasmose [G714-002]

randbetontes Kontrastmittel-Enhancement für eine Toxoplasmose (➤ Abb. 5.24). **Differenzialdiagnostisch** muss unter Umständen auch an eine zerebrale Aspergillose und Hirninfarkte gedacht werden. Bei multifokalen zerebralen Foci stellt die durch das JC-Virus verursachte progressive multifokale Leukenzephalopathie (PML) die wichtigste Differenzialdiagnose dar. In diesem Fall gelingt durch eine Therapie ex juvantibus mit *Toxoplasma*-spezifischen Antiinfektiva (➤ Kap. 5.4.6) die Abklärung, da sich im Gegensatz zur infausten Prognose der PML die zerebrale Toxoplasmose therapeutisch gut beeinflussen lässt.

Ausgehend von tierexperimentellen Daten wurde in den letzten Jahren vermehrt über die Möglichkeit der Beeinflussung des menschlichen Verhaltens oder die Entstehung neurodegenerativer Erkrankungen durch Toxoplasmen berichtet (Poirette at al. 2016, Johnson und Koshy 2020). Dabei handelt es sich aber um reine Assoziationsstudien, sodass die wissenschaftliche Validität dieser Untersuchungsergebnisse bisher ungeklärt bleibt.

5.4.5 Diagnostik

Die *Toxoplasma*-Infektion wird in der Regel serologisch diagnostiziert. Bei bestimmten Fragestellungen kann auch der direkte Erregernachweis durch PCR eingesetzt werden.

Die **Toxoplasmose des immunkompetenten Patienten** lässt sich serologisch meistens durch Bestimmung der IgG- und IgM-Antikörper gut diagnostizieren. Für die Diagnostik der **Erstinfektion während der Schwangerschaft** werden aufgrund einer nicht selten vorkommenden IgM-Persistenz meistens zusätzliche serologische Verfahren benötigt. Werden bereits vor Eintritt der Schwangerschaft spezifische Antikörper nachgewiesen, sind normalerweise keine weiteren Serumkontrollen notwendig, weil die schwangere Frau über eine für das Kind protektive Immunität verfügt. Die Anwesenheit von hoch-aviden IgG-Antikörpern spricht für eine Infektion, die mind. 3 bis 4 Monate zurückliegt. Umgekehrt haben niedrig-avide IgG-Antikörper diagnostisch aber keine Aussagekraft. Seronegative Frauen sollten während der Schwangerschaft Präventionsmaßnahmen einhalten (➤ Kap. 5.6.7) und mind. alle 8 bis 12 Wochen serologisch auf das Vorhandensein *Toxoplasma*-spezifischer Antikörper untersucht werden, um bei Serokonversion zeitnah eine Therapie zu erhalten. Bei signifikantem Anstieg von niedrig-aviden IgG-Antikörpern und ggf. IgA-Antikörpern liegt eine akute Infektion vor. Ein grenzwertig oder niedrig positiver IgM-Befund ist meistens noch nicht beweisend für eine akute Infektion, da *Toxoplasma*-spezifische IgM-Antikörper u. U. jahrelang persistieren können. Gerade in diesen Fällen ist eine weitere Abklärung in Speziallaboren (Konsiliar- oder Beratungslaboren) sinnvoll (➤ Tab. 5.24).

In der Schwangerschaft kann bei serologischem Nachweis einer Primärinfektion während der Schwangerschaft zwar ggf. durch den direkten Parasitennachweis (PCR) aus Fruchtwasser oder seltener aus Nabelschnurblut geklärt werden, ob der Fötus infiziert ist. Mit einem positiven PCR-Befund kann oft nur dann gerechnet werden, wenn die Infektion der Mutter mind. 4 Wochen bestanden hat, der Zeitpunkt der Amniozentese nicht vor der 16. Schwangerschaftswoche (SSW) lag und bislang keine Therapie mit Pyrimethamin und Sulfadiazin stattgefunden hat. Dabei ist nur der positive PCR-Befund aus Fruchtwasser beweisend für eine pränatale Infektion, während ein negatives PCR-Ergebnis eine schwangerschaftsrelevante *Toxoplasma*-Infektion nicht vollkommen ausschließt. Daher ist die PCR

Tab. 5.24 Vereinfachtes Schema der serologischen Befundinterpretation (in Anlehnung an RKI-Ratgeber Toxoplasmose) [X221-063]

IgM	IgG	IgG-Avidität	Interpretation
Negativ	Negativ	Nicht möglich	Serologisch besteht kein Hinweis auf eine Infektion.
Negativ	Positiv	Nicht notwendig	Serologisch handelt es sich am ehesten um eine inaktive, latente Infektion. Eine akute Infektion ist nicht wahrscheinlich.
Positiv	Negativ	Nicht möglich	Serologisch besteht der Verdacht auf eine hochakute Infektion. Eine Kontrolle ist erforderlich, um einen unspezifischen Befund auszuschließen.
Positiv	Positiv	Niedrig	Eine akute Infektion ist möglich, jedoch nicht bewiesen. Weitere Abklärungsverfahren und engmaschige Verlaufskontrollen sind erforderlich (ggf. Speziallabor!).
Positiv	Positiv	Hoch	Serologisch liegt am ehesten keine akute Infektion vor. Der Zeitpunkt der Erstinfektion liegt mindestens 3 bis 4 Monate zurück (je nach Testverfahren). Gegebenenfalls werden weitere Abklärungsverfahren und engmaschige Verlaufskontrollen empfohlen (ggf. Speziallabor!).

aus Fruchtwasser oft wenig aussagekräftig. In der Praxis wird heute eine frühzeitige Therapie bereits bei begründetem serologischem Verdacht der Infektion der Mutter angestrebt, um das Kind rechtzeitig vor den Folgen einer Infektion zu schützen (➤ Kap. 5.6.6).

Die Diagnostik der **pränatalen Infektion des Neugeborenen** beruht vor allem auf dem Nachweis von *Toxoplasma*-spezifischen IgM- und/oder IgA-Antikörpern im kindlichen Serum direkt postnatal. Um den Nachweis dieser Antikörper durch eine unter der Geburt erfolgte Kontamination aus maternalem Blut auszuschließen, ist zusätzlich ca. 4 bis 6 Wochen nach der Geburt eine Bestätigung erforderlich. Unabhängig von IgM- und/oder IgA-Antikörpern gelten auch die Persistenz oder Konzentrationserhöhung von spezifischen IgG-Antikörpern im kindlichen Serum im weiteren postnatalen Verlauf oder/und der Nachweis von im Kind gebildeten IgG-Antikörpern (direkter Vergleich von mütterlichen und kindlichen IgG-Antikörpern im Immunoblot) als Beweis für eine pränatal erworbene Toxoplasmose. Bei serologisch unklarer Konstellation kann eine pränatal erworbene Toxoplasmose des Neugeborenen auch durch den direkten Erregernachweis (z. B. durch PCR) in Geburtsmaterial (Plazenta, Eihaut, Nabelschnur) oder in kindlichem EDTA-Blut oder Liquor (bei ZNS-Infektion) gesichert werden.

Da die **Retinochoroiditis** in der Regel einen typischen ophthalmologischen Befund des Augenhintergrunds aufweist, dient die Labordiagnostik meist lediglich zur Bestätigung. Liegt der Retinochoroiditis eine pränatale Infektion zugrunde, sind beim Jugendlichen oder Erwachsenen serologisch nur spezifische IgG-Antikörper nachweisbar. Bei akuter Infektion mit zeitnah sich entwickelnder Retinochoroiditis sind dagegen in dieser Altersgruppe neben IgG- auch spezifische IgM-Antikörper nachweisbar. Eine sichere mikrobiologische Diagnostik basiert aber vor allem auf dem direkten Erregernachweis durch PCR aus Augenkammerwasser sowie dem Nachweis von spezifischen IgA-Antikörpern im Augenkammerwasser (vergleichendes IgA-Antikörperprofil aus Augenkammerwasser und Serum). Meistens erfolgt jedoch keine Punktion von Augenkammerwasser, sodass die augenärztliche Verdachtsdiagnose dann durch eine Therapie ex juvantibus bestätigt wird.

Bei **immunsupprimierten Personen** kommt eine akute Infektion sehr viel seltener vor als eine reaktive Toxoplasmose. Bei Letzterer werden daher meist nur spezifische IgG-Antikörper als Zeichen für eine früher durchgemachte Infektion nachgewiesen. Dabei kann es bei einer Reaktivierung einer latenten *Toxoplasma*-Infektion in seltenen Fällen zu einem Anstieg dieser IgG-Antikörper oder zum Nachweis spezifischer IgA-Antikörper kommen. Die Diagnose kann bei dieser Patientengruppe vor allem durch den Nachweis des Parasiten oder dessen DNA aus Körperflüssigkeiten (z. B. Liquor oder Blut) oder Gewebe (z. B. Hirnbiopsie) gesichert werden. Oft gelingt der direkte Erregernachweis bei dieser Patientengruppe jedoch nicht, sodass die Diagnose meistens durch eine Therapie ex juvantibus gesichert wird.

5.4.6 Therapie

Die unkomplizierte **akute Toxoplasmose des immunkompetenten Patienten** (isolierte Lymphadenitiden) benötigt in der Regel keine Therapie, da es sich meistens um eine selbstlimitierende Erkrankung handelt. Bei schweren Verläufen wie z. B. Enzephalitis, Retinochoroiditis oder Myokarditis ist therapeutisch eine 2- bis 4-wöchige Kombination aus 25 (–50) mg/Tag Pyrimethamin + 4–6 g/Tag Sulfadiazin + 10 mg/Tag Folinsäure indiziert. Dabei sollten Pyrimethamin am ersten Tag als Startdosis von bis zu 2 × 100 mg und Sulfadiazin in der Dosierung von 75 mg/kg KG verabreicht werden. Da es sich um eine Therapie mit Folsäureantagonisten handelt, werden wöchentliche Kontrollen des Blutbildes empfohlen. Um einer unter Sulfadiazin eventuell auftretenden Konkrementbildung in den ableitenden Harnwegen entgegenzuwirken, sollte auf eine ausreichende Diurese geachtet werden.

> Bereits bei begründetem Verdacht auf eine **Erstinfektion während der Schwangerschaft** sollte sehr zeitnah die Therapie initiiert werden (Hotop et al. 2012).

Bis zur 16. SSW kommt Spiramycin in einer Dosierung von 3,0 g (9.000.000 IE/Tag) zum Einsatz, um danach für mind. 4 Wochen durch die Kombination aus Pyrimethamin (50 mg/1. Tag; 25 mg/Tag ab 2. Tag) + Sulfadiazin (50 mg/kg KG/Tag; bis 4,0 g/Tag) + Folinsäure (10–15 mg/Tag) abgelöst zu werden. Falls Sulfadiazin nicht lieferbar ist oder schwere unerwünschte Wirkungen (z. B. Allergie) auftreten, sollte Sulfadiazin durch Clindamycin in einer Dosierung von 1,2–2,4 g/Tag ersetzt werden. Auftretende Übelkeit wird meistens durch Pyrimethamin verursacht und kann ggf. mit Hilfe von Antiemetika bekämpft werden. Falls die Ultraschalluntersuchung nach 4-wöchiger Kombinationstherapie Hinweise auf Schäden beim Kind ergibt, wird diese Therapie bis zur Entbindung (d. h. ohne freies Intervall) fortgesetzt (Hotop et al. 2012, RKI-Ratgeber Toxoplasmose).

Neugeborene mit pränatal erworbener Toxoplasmose sollten – abhängig vom klinischen Schweregrad – für 3 bis 12 Lebensmonate mit der Kombinationstherapie, bestehend aus Pyrimethamin (2 mg/kg KG/Tag an den ersten beiden Behandlungstagen, danach 1 mg/kg KG/Tag) + Sulfadiazin (50–100 mg/kg KG/Tag) + Folinsäure (2 × 5 mg/Woche), behandelt werden. Bei akuten Entzündungszeichen des ZNS oder am Auge sollte zusätzlich Prednisolon (2 mg/kg KG/Tag) bis zum Abklingen der akuten Symptome gegeben werden. Um potenzielle Nebenwirkungen frühzeitig zu entdecken, sollten Laborkontrollen (Blutbild, Transaminasen und Urinstatus) initial wöchentlich, danach monatlich durchgeführt werden.

Eine aktive **Retinochoroiditis** sollte über mind. 4 Wochen mit der klassischen Kombination Pyrimethamin + Sulfadiazin + Folinsäure + ggf. Prednisolon (1–2 mg/kg KG/Tag) behandelt werden. Alternativ zu Pyrimethamin/Sulfadiazin/Folinsäure kann Clindamycin (1,2–2,4 g/Tag) oder Cotrimoxazol (TMP/SMX 160 mg/800 mg 1 ×/Tag) oder Atovaquon (3 × 750 mg/Tag) eingesetzt werden (Pleyer et al. 2019). Für Cotrimoxazol (1 × jeden 3. Tag) wurde gezeigt, dass es als Rezidivprophylaxe die Zeitspanne von Retinochoroiditis-Rückfällen bei immunkompetenten Patienten verlängern kann (Silveira et al. 2002).

Die **zerebrale Toxoplasmose** als Reaktivierung einer latenten Infektion kommt in der Regel nur **bei Immunsuppression** vor. Hier gilt die Kombinationstherapie Pyrimethamin + Sulfadiazin

5

+ Folinsäure als erste Therapieoption; sie sollte bis ca. 5 Wochen nach Abklingen der Symptomatik fortgesetzt werden. Insbesondere bei Sulfadiazin-Unverträglichkeit stehen Clindamycin (bis zu 2,4 g/Tag) oder Cotrimoxazol (1 ×/Tag) oder Atovaquon (3 × 750 mg/Tag) zur Verfügung. Als Erhaltungstherapie oder Prophylaxe wird auch das Langzeitsulfonamid Sulfalen (2 g am 1. Tag, danach 1 g jeden 3. Tag) oder Cotrimoxazol (1 ×/Tag) eingesetzt. Generell sollte eine Immunrekonstitution angestrebt werden, da die Therapeutika zwar die reaktivierten Toxoplasmen in das ruhende Bradyzoitenstadium überführen, sie aber nicht endgültig abtöten.

5.4.7 Bekämpfung und Prävention

Eine Prävention kommt vor allem für nicht immune Frauen während der Schwangerschaft, Kinder im ersten Lebensjahr sowie immunsupprimierte Patienten in Betracht. Wirkungsvoll sind vor allem die folgenden Regeln:

- Katzenkontakt meiden oder die Katzentoilette täglich von einer anderen Person reinigen lassen.
- Keine Gartenarbeit oder diese nur mit Handschuhen durchführen.
- Gemüse und Obst stets gut waschen.
- Rohes Fleisch nur mit Handschuhen bearbeiten.
- Fleisch nur ausreichend erhitzt (> 67 °Celsius) essen oder/und Fleisch vorher bei mindestens –12 °Celsius lagern.

5.4.8 Reisemedizinische Bedeutung

Die Toxoplasmose kommt weltweit vor. Dennoch spielt sie vor allem in Südamerika eine besondere Rolle, da hier vor allem im Bereich des südlichen 27. Breitengrades verstärkt über eine schwere Form der Retinochoroiditis berichtet wird (Glasner et al. 1992, Rudzinski et al. 2016). Anfang des 19. Jahrhunderts sind viele Europäer in diese Region Südamerikas eingewandert. Da besonders diese Einwanderer und sehr viel weniger die dortigen indigenen Einwohner von dieser klinischen Manifestation der Toxoplasmose betroffen sind, wird als mögliche Ursache für diese schwere Form der Retinochoroiditis eine unzureichende Zeit für die Koevolution zwischen den in Südamerika heimischen, ursprünglichen *Toxoplasma*-Stämmen und den später eingewanderten Europäern vermutet.

LITERATUR

Bertranpetit E, Jombart T, Paradis E et al. Phylogeography of *Toxoplasma gondii* points to a South American origin. Infect Genet Evol 2017; 48: 150–155.

Cook AJ, Gilbert RE, Buffolano W et al. Sources of *Toxoplasma* infection in pregnant women: European multicentre case-control study. BMJ 2000; 321: 142–147.

Dubey JP. The scientific basis for prevention of *Toxoplasma gondii* infection: studies on tissue cyst survival, risk factors and hygiene measures. In: Ambroise-Thomas P, Petersen E (eds.). Congenital toxoplasmosis, 1. A. France: Springer; 2000. p. 272–275.

Dunn D, Wallon M, Peyron F, Petersen E, Peckham C, Gilbert R. Mother-to-child transmission of toxoplasmosis: risk estimates for clinical counselling. Lancet 1999; 353: 1829–1833.

Frickel E-M, Hunter CA. Lessons from *Toxoplasma*: Host responses that mediate parasite control and the microbial effectors that subvert them. J Exp Med 2021; 218: e20201314.

Glasner PD, Silveira C, Kruszon-Moran D et al. An unusually high prevalence of ocular toxoplasmosis in southern Brazil. Am J Ophthalmol 1992; 114: 136–144.

Graumann K, Schaumburg F, Reubold TF, Hippe D, Eschenburg S, Lüder CGK. *Toxoplasma gondii* inhibits cytochrome c-induced caspase activation in its host cell by interference with holo-apoptosome assembly. Microb Cell 2015;2: 150–162.

Groß U, Bohne W, Soete M, Dubremetz JF. Developmental differentiation between tachyzoites and bradyzoites of *Toxoplasma gondii*. Parasitol Today 1996; 12:30–33.

Groß U, Enders M, Garweg JG, Reiter-Owona I, Schrod L. Toxoplasmose in der Schwangerschaft und beim Neugeborenen. Gyn. Praxis 2017; 42: 43–54.

Hotop A, Hlobil H, Groß U. Efficacy of rapid treatment initiation following primary *Toxoplasma gondii* infection during pregnancy. Clin Infect Dis 2012; 54: 1545–1552.

Johnson HJ, Koshy AA. Latent toxoplasmosis effects on rodents and humans: how much is real and how much is media hype? mBio 2020; 11: e02164–19.

Lüder CGK, Rahman T. Impact of the host on *Toxoplasma* stage differentiation. Microb Cell 2017; 22: 203–211.

Maenz M, Schlüter D, Liesenfeld O, Schares G, Groß U, Pleyer U. Ocular toxoplasmosis past, present and new aspects of an old disease. Prog Retin Eye Res 2014; 39: 77–106.

Nast R, Choepak T, Lüder CGK. Epigenetic control of IFN-γ host responses during infection with *Toxoplasma gondii*. Front Immunol 2020; 11:581241.

Pleyer U, Groß U, Schlüter D, Wilking H, Seeber F. Toxoplasmosis in Germany: Epidemiology, diagnosis, risk factors, and treatment. Dtsch Arztebl Int 2019; 116: 435–444.

Poirotte C, Kappeler PM, Ngoubangoye B, Bourgeois S, Moussodji M, Charpentier MJE. Morbid attraction to leopard urine in *Toxoplasma*-infected chimpanzees. Curr Biol 2016; 26: R98–99.

Rudzinski M, Khoury M, Couto C, Ajzenberg D. Reactivation of ocular toxoplasmosis in non-hispanic persons, Misiones Province, Argentina. Emerg Infect Dis 2016; 22: 912–913.

Shwab EK, Zhu Y-Q, Majumdar D, Pena HFJ. Geographical patterns of *Toxoplasma gondii* genetic diversity revealed by multilocus PCR-RFLP genotyping. Parasitology 2014; 141: 453–461.

Silveira C, Belfort Jr R, Muccioli C et al. The effect of long-term intermittent trimethoprim/sulfamethoxazole treatment on recurrences of toxoplasmic retinochoroiditis. Am J Ophthalmol 2002; 134: 41–46.

Sumpf K, Nast R, Downie B, Salinas G, Lüder CGK. Histone deacetylase inhibitor MS-275 augments expression of a subset of IFN-γ-regulated genes in *Toxoplasma gondii*-infected macrophages but does not improve parasite control. Exp Parasitol 2017; 180: 45–54.

Torgerson PR, Mastroiacovo P. The global burden of congenital toxoplasmosis: a systematic review. Bull World Health Organ 2013; 91: 501–508.

Waldmann BS, Schwarz D, Wadsworth II MH, Saeij JP, Shalek AK, Lourido S. Identification of a master regulator of differentiation in *Toxoplasma*. Cell 2020; 180: 359–372.

INTERNETQUELLEN

RKI (Ratgeber Toxoplasmose): www.rki.de/DE/Aktuelles/Publikationen/RKI-Ratgeber/Ratgeber/Ratgeber_Toxoplasmose.html.

5.5 Leishmaniasis (Leishmaniose)

Esther von Stebut, Gerhard Boecken, Benno Kreuels, Sabine Jordan

5.5.1 Epidemiologie

Protozoen des Genus *Leishmania* verursachen einen Komplex an kutanen und viszeralen Erkrankungen (Leishmaniasis, auch:

Leishmaniose), deren jeweilige Form und Schwere von der *Leishmania*-Spezies und bis zu einem gewissen Grad von der Immunantwort des befallenen Individuums abhängen.

Sie werden nach den Hauptmanifestationen folgendermaßen klassifiziert:

- Kutane Leishmaniasis (CL)
- Mukokutane Leishmaniasis (MCL)
- Viszerale Leishmaniasis (VL) oder Kala-Azar

Die **kutane Leishmaniasis (CL)** wird weiter in die kutane Leishmaniasis der Alten Welt (Old World CL, OWCL) und der Neuen Welt (New World CL, NWCL) eingeteilt.

Jährlich werden laut WHO geschätzt 600.000 bis 1 Million neue Fälle von kutaner Leishmaniasis beobachtet. Im Jahr 2019 wurde die Prävalenz auf 4,6 Millionen Infizierte geschätzt.

Die Verbreitungsgebiete sind die Mittelmeerregion, der Nahe und Mittlere Osten, die südlichen GUS-Staaten und Mittelasien, der indische Subkontinent, Sri Lanka, Pakistan, Nordwestchina, Nord-, Ost-, Zentral- und Westafrika (z. B. Marokko, Tunesien, Äthiopien, Zentralafrikanische Republik, Kenia, Sudan, Namibia) sowie weite Teile von Mittel- und Südamerika (z. B. Mexiko, Guatemala, Honduras, Costa Rica, Brasilien, Bolivien, Peru, Ecuador, Französisch-Guayana, Venezuela, Paraguay) (➤ Abb. 5.25). Im Jahr 2019 konnten 80 % aller Infektion auf 7 Länder zurückgeführt werden: Afghanistan, Algerien, Brasilien, Kolumbien, Irak, Pakistan und Syrien.

Die **viszerale Leishmaniasis (VL)** ist die zweithäufigste tödliche parasitäre Infektion nach der Malaria. Die VL tritt überwiegend in Regionen mit geringer wirtschaftlicher Entwicklung auf und ist assoziiert mit einer schlechten Versorgung mit Nahrungsmitteln und Wasser, begrenzten finanziellen Ressourcen und hoher Migration.

Die geschätzte jährliche Zahl an Neuerkrankungen beläuft sich auf 50.000–90.000, nur 25–45 % der Fälle sind der WHO gemeldet. Die Zahl asymptomatisch Infizierter wird auf 12 Millionen geschätzt.

Die VL ist endemisch in über 70 Ländern, sie betrifft vor allem wirtschaftlich benachteiligte Länder in Ostafrika, Süd- und Südostasien und Südamerika. Weltweit leben über 500 Millionen Menschen in Gebieten, die endemisch für VL sind. Zu den Hauptendemiegebieten zählen Bangladesch, Brasilien, China, Äthiopien, Indien, Nepal, Somalia, Südsudan und Sudan, die Erkrankungen in diesen Ländern machen 95 % aller weltweiten Fälle aus. In europäischen Mittelmeergebieten treten weniger als 1 % der weltweiten Neuinfektionen auf, von dem australischen Kontinent wurden bislang keine autochthonen humanen Leishmaniasis-Erkrankungen berichtet.

Es existieren Hinweise für das vereinzelte Vorkommen autochthoner Erkrankungen außerhalb klassischer Endemiegebiete und für eine Ausbreitung der Sandmückenvektoren in nördlichere Regionen.

Viele der nach Deutschland importierten Erkrankungen stammen aus den Urlaubsländern um das Mittelmeer. Die Kanarischen und die Kapverdischen Inseln gelten bisher als Leishmaniasis-frei.

Als **Risikogruppe** für die Infektion zählen Reisende und Soldaten nach Aufenthalten in Endemiegebieten, ausländische Mitbürger, Migrationsarbeiter, Asylsuchende, Flüchtlinge aus Endemiegebieten sowie immunsupprimierte Personen und Kinder. Besonderes Augenmerk muss auf die Koinfektion von HIV und *Leishmania* gelegt werden, da solche Patienten besonders schwere Verläufe (beider Infektionen) durchmachen.

Verlässliche Zahlen zur Häufigkeit von **mukokutanen Verläufen** existieren nicht. Sie sind selten (ca. 3–5 % regional, vermutlich eher untertherapierte Primärinfektionen). Die mukokutane Leishmaniasis tritt in 90 % aller Fälle vorwiegend in Bolivien, Brasilien, Äthiopien und Peru auf.

5.5.2 Erreger und Übertragung

Leishmanien gehören zur Familie der Trypanosomen-ähnlichen Protozoen. Innerhalb des Genus *Leishmania* unterscheidet man die Subgenera *Leishmania* und *Viannia* (➤ Abb. 5.26). Leishmanien der Gattung *Leishmania* kommen in der Alten Welt (Europa, Afrika, Asien) vor (Ausnahme ist der *L. L.-mexicana*-Komplex), während die Gattung *Viannia* in der Neuen Welt heimisch ist.

Anstelle der offiziellen Speziesbezeichnung (z. B. *L. L. major, L. V. braziliensis*) wird im Folgenden eine vereinfachte Nomenklatur unter Weglassung des Subgenus benutzt.

Vektor

Die Übertragung erfolgt durch **Sandmücken** (Gattung *Phlebotomus* in der Alten Welt sowie *Lutzomyia* und *Psychodopygus* in der Neuen Welt). Weibliche Sandmücken benötigen die Blutmahlzeit für die Eireifung.

In der Alten Welt kommen sie bei mildem Klima vorwiegend im Sommer vor, in tropischen Regionen ganzjährig. Die Brutstätten müssen feucht und reich an organischem Material (z. B. Abfällen) sein. Die sehr kleinen Sandmücken (1–3 mm) sind überwiegend dämmerungs- und nachtaktiv, je nach Spezies anthropophil und/oder zoophil. Ihr Flugradius ist auf 50–100 m begrenzt (Ausnahme: Neuwelt-Sandmücken, die zum kollektiven Schwärmen neigen). Windverdriftung ist möglich, i. d. R. wird aber ab etwa 5 km/h die Flugaktivität eingestellt. Eine Flughöhe von 1,5–2 m wird selten überschritten. Sie stechen bevorzugt im Freien.

Selten erfolgt die Übertragung auch ohne Vektor direkt durch Bluttransfusion/Knochenmarktransplantation, Geschlechtsverkehr, Laborunfall, „needle sharing“ sowie transplazentar.

Reservoir

Reservoir für humanpathogene Leishmanien sind der Mensch (bei anthroponotischer CL/VL; nur *L. donovani* und *L. tropica*) oder geeignete Reservoirtiere (z. B. Nager, Hunde; bei zoonotischer CL/VL). Bei der zoonotischen Form ist der Mensch Fehlwirt.

Übertragung

Die mit der Blutmahlzeit aus dem Reservoir aufgenommene unbewegliche amastigote Form des Parasiten reift im Darm der Vektoren zu infektiösen (metazyklischen), begeißelten Leishmanien (Promastigote) heran (➤ Abb. 5.27). Die dann im Stechapparat/Spei-

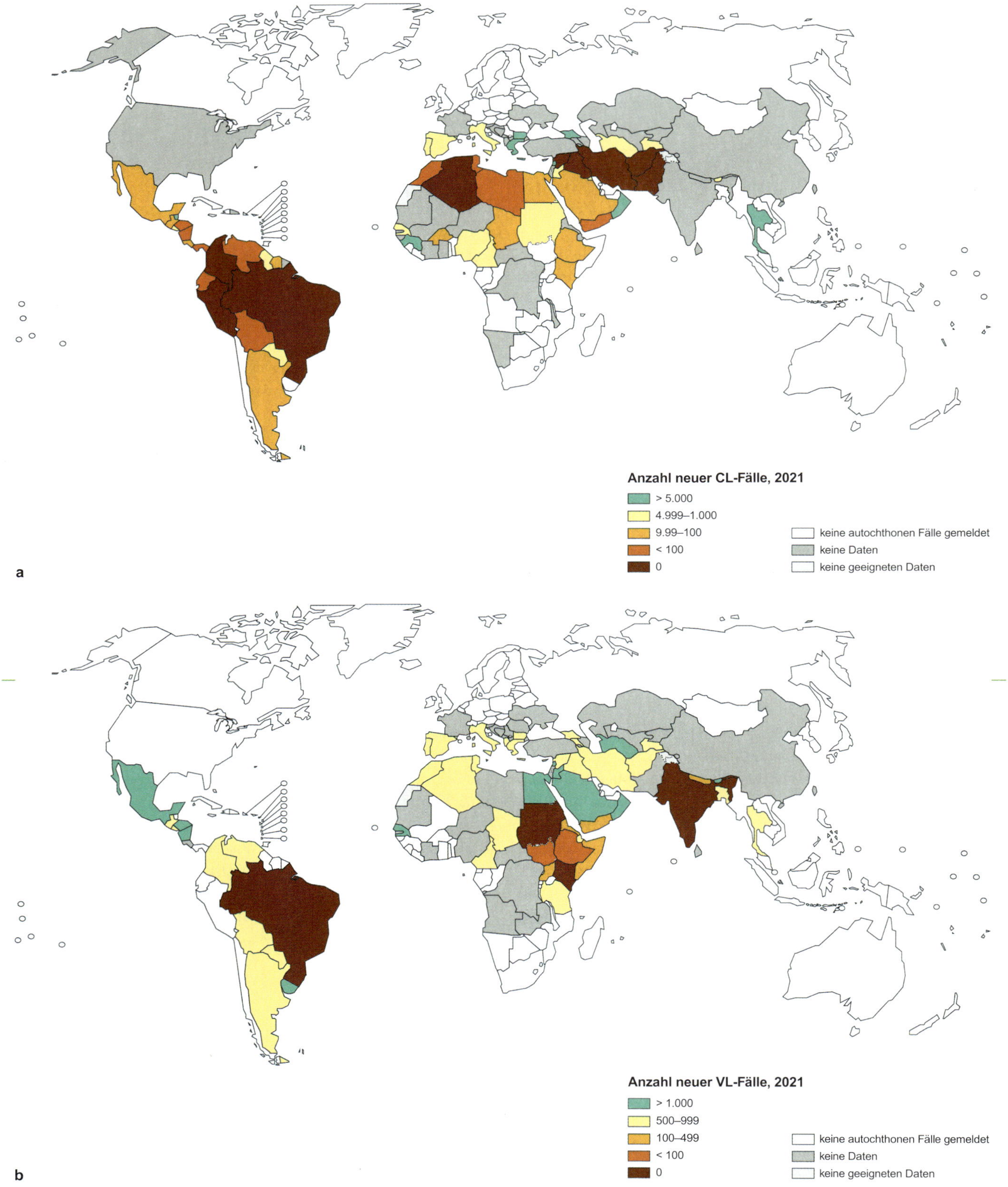

Abb. 5.25 Verbreitungsgebiete (2021) a) der kutanen Leishmaniasis (CL) und b) der viszeralen Leishmaniasis (VL) (WHO 2023a) [W203-009]

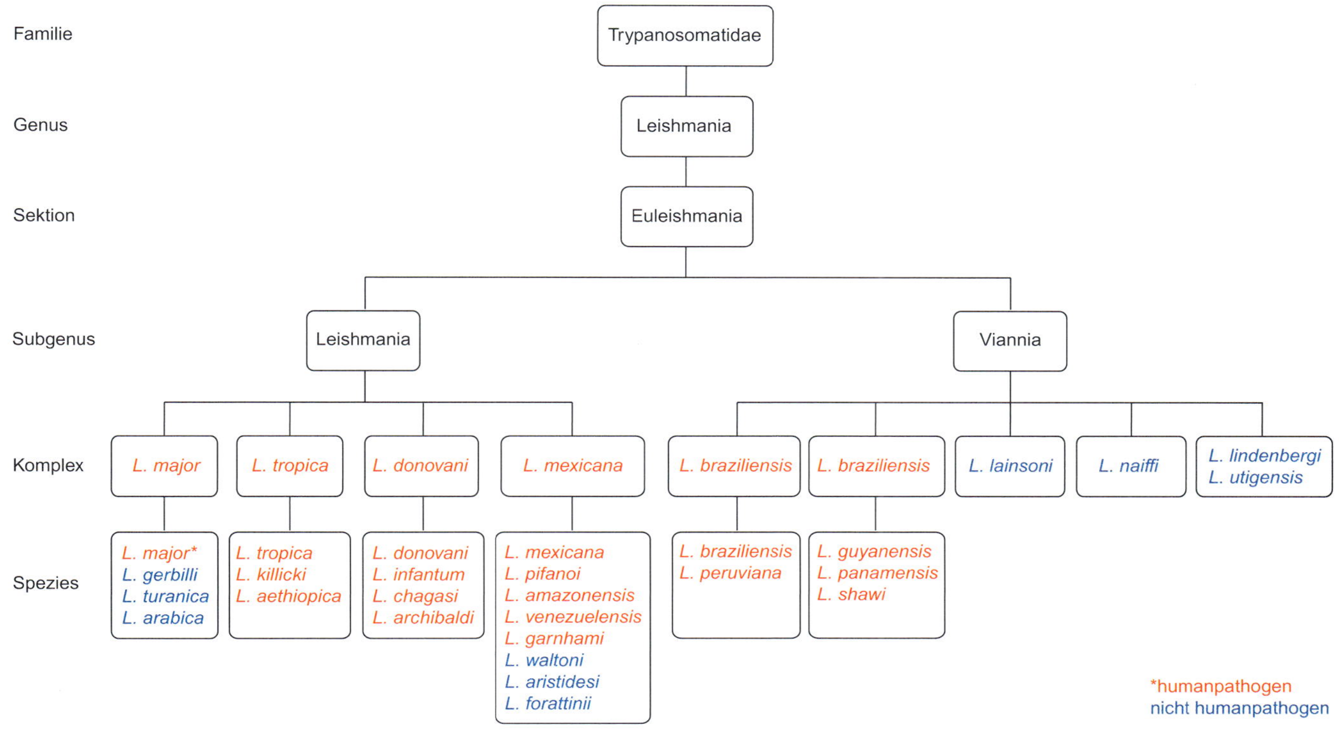

Abb. 5.26 Fluxogramm der derzeitigen Klassifikation von Leishmanien [P1549, L143]

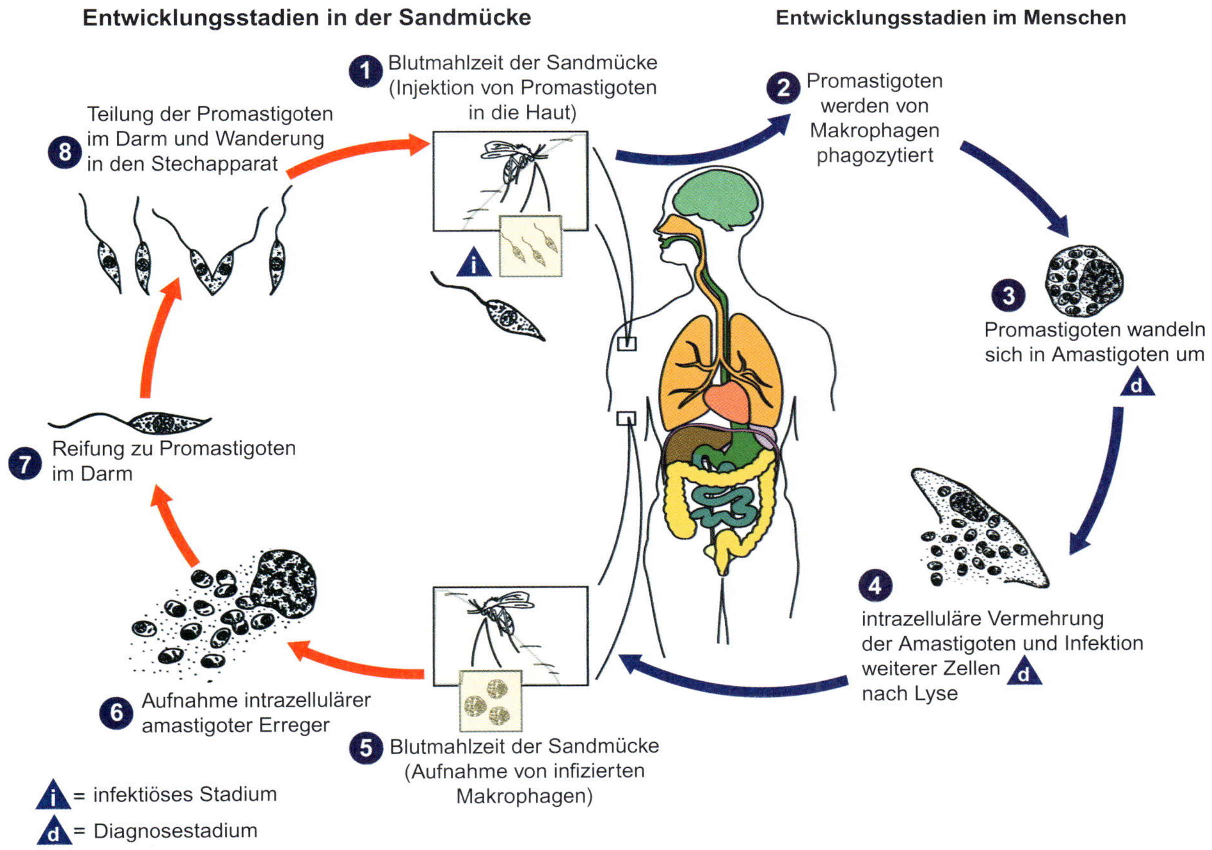

Abb. 5.27 Lebenszyklus von Leishmanien (nach CDC) [J794-014]

chel befindlichen Leishmanien werden beim Stich des Wirts in die Haut übertragen, wo sie innerhalb weniger Minuten von Phagozyten (neutrophilen Granulozyten, Makrophagen) internalisiert werden. Neutrophile dienen als „trojanisches Pferd" und geben anschließend die Leishmanien an umgebende Zellen weiter. Innerhalb von Makrophagen wandeln sich die Parasiten aufgrund des pH-Sprungs in Phagolysosomen in die max. 2–4 µm große, obligat intrazellulär vorkommende Lebensform, die **Amastigote,** um und vermehren sich. Durch eine Lyse von infizierten Zellen im Gewebe kommt es zur Infektion weiterer Zellen und letztlich zur Immunreaktion und Bildung eines Granuloms. Eine unvollständige Eingrenzung der Infektion in der Haut führt zur Dissemination des Erregers in Lymphknoten und ggf. zur Viszeralisierung. Der Lebenszyklus wird vervollständigt durch den Stich eines infizierten Wirts durch eine Sandmücke.

Die **Inkubationszeit** bis zur Entwicklung von ersten Symptomen beträgt 2 Wochen bis mehrere Monate.

5.5.3 Pathogenese und Immunologie

Der Krankheitsverlauf wird zum einen durch die auslösenden Erreger-Subspezies bestimmt, aber auch durch die resultierende Immunantwort des Wirts.

Man unterscheidet dermatotrope von viszerotropen *Leishmania*-Subspezies:

- Dermatotrop: *L.-major-, L.-tropica-, L.-mexicana-, L.-braziliensis-, L.-guyanensis*-Komplex
- Viszerotrop: *L.-donovani*-Komplex inkl. *L. infantum*

Die Gründe für diesen Parasiten-Gewebetropismus sind nur unzureichend bekannt und resultieren u. a. aus der induzierten Immunantwort und/oder der Fähigkeit der jeweiligen Subspezies, die Barriere des sich entwickelnden Granuloms zu umgehen. Des Weiteren trägt der Speichel der Sandmücken elementar zur Pathogenese der Infektion bei. Er enthält Vasodilatatoren, Antikoagulanzien und Immunmodulatoren.

Auf der Seite des Wirtsorganismus tragen Geschlecht, der genetische Hintergrund und Unterernährung zur resultierenden Immunantwort bei. Nach der, immunologisch gesehen, stillen Infektion der gewebeständigen Makrophagen kommt es im Verlauf zur Infektion und Aktivierung von dendritischen Zellen, die letztlich im drainierenden Lymphknoten antigenspezifische T-Zellen induzieren. Die Freisetzung von u. a. Interleukin (IL-)12 aus den dendritischen Zellen bewirkt die Induktion von antigenspezifischen T-Zellen, die in der Lage sind, IFN-gamma zu produzieren. IFN-γ bewirkt im Gewebe die Aktivierung von infizierten Makrophagen und induziert reaktives NO, was die Abtötung der intrazellulären Parasiten bewirkt.

Während humorale Immunität gegen den Parasiten keine wesentliche Rolle für die Immunabwehr spielt, ist Heilung daher mit der Induktion von **IFN-γ-produzierenden T-Zellen** assoziiert (sowohl $CD4^+$-Th1-Zellen als auch $CD8^+$-Tc1-Zellen). Hingegen ist Th2-Immunität (mit Prädominanz von IL-4, IL-5, IL-10, IL-13) mit viszeraler Leishmaniasis und ineffizienter Parasitenkontrolle verbunden. Auch die Induktion von regulatorischen T-Zellen (IL-10-Produktion) und Th17-Zellen (Produktion von Zytokinen der IL-17-Familie) begünstigt das Überleben des Parasiten und hemmt eine effektive Elimination des Erregers. Die Balance zwischen diesen Faktoren ist ausschlaggebend für den Krankheitsverlauf. Immunologisch findet sich bei der CL (besonders bei prolongierten Verläufen) eine IFN-γ-dominierte Th1-Antwort, die allerdings unter Kontrolle von IL-10 steht. Die Immunantwort bei der MCL ist durch eine Überexpression von IFN-γ und TNF und durch einen relativen Mangel an IL-10 charakterisiert. Besonders bei der MCL treten daher granulomatöse Entzündungsreaktionen mit niedrigen Parasitenzahlen auf.

Eine Besonderheit stellen **HIV-VL-Koinfektionen** dar. Beide Erreger können dieselben Wirtszellen (Makrophagen, dendritische Zellen) infizieren, gegenseitig die pathogenen Erregereffekte verstärken und somit zusätzlich auch Makrophagenfunktionen abschwächen. Zudem führt eine *Leishmania*-Koinfektion zu einer verstärkten Immunaktivierung bei Patienten mit HIV-Infektion, die auch über eine erfolgreiche Therapie der VL und Einleitung einer antiretroviralen Therapie hinaus persistieren und zu einer weiteren Progression der HIV-Infektion und verzögerter Immunrekonstitution führen kann.

Bedeutsam ist, dass *Leishmania*-Antigen-spezifische T-Zellen einen Homingfaktor für die Haut tragen; die Anti-*Leishmania*-Immunantworten im peripheren Blut sind weniger spezifisch.

Auf die durch IFN-γ ausgelöste Abtötung des Parasiten folgt der langsame Abbau der granulomatösen Entzündungsreaktion. Ob es wirklich zu einer vollständigen Elimination des Parasiten aus dem Organismus kommt, ist umstritten. Experimentelle Daten belegen, dass einzelne, im Körper verbleibende Parasiten für die Aufrechterhaltung einer lebenslangen Immunität notwendig sind. In analoger Weise kann es bei Immunsuppression (auch solcher, die nach der Infektion auftritt) zu einer Reaktivierung des Parasiten und zu einem Rezidiv kommen.

5.5.4 Kutane Leishmaniasis (CL)

Klinik

Nach der Infektion entwickelt sich am Inokulationsort eine rote **Papel,** die zu einem Knoten oder einer **Plaque** heranwächst und meistens ulzeriert (vulcano sign). Bis zur Entwicklung der typischen Läsion dauert es in der Regel mehrere Wochen (➤ Abb. 5.28). Das Ulkus ist unregelmäßig konturiert, hat leicht erhabene, manchmal hyperkeratotische Ränder und typischerweise oft krustige Beläge (OWCL). Mitunter befinden sich weitere Ulzera in unmittelbarer Nähe (Autoinokulation) oder an weiteren unbedeckten Körperteilen (multilokale Infektion). Prädilektionsstellen sind unbedeckte Hautareale.

> Wegen der zunehmenden Häufigkeit der CL als „Reisedermatose" sollte auch in nicht endemischen Regionen bei Bestehen von chronisch-ulzerierten Papeln, Plaques oder Knoten („schlecht heilender Insektenstich") und bei positiver Reiseanamnese an das Vorliegen einer Leishmaniasis gedacht werden.

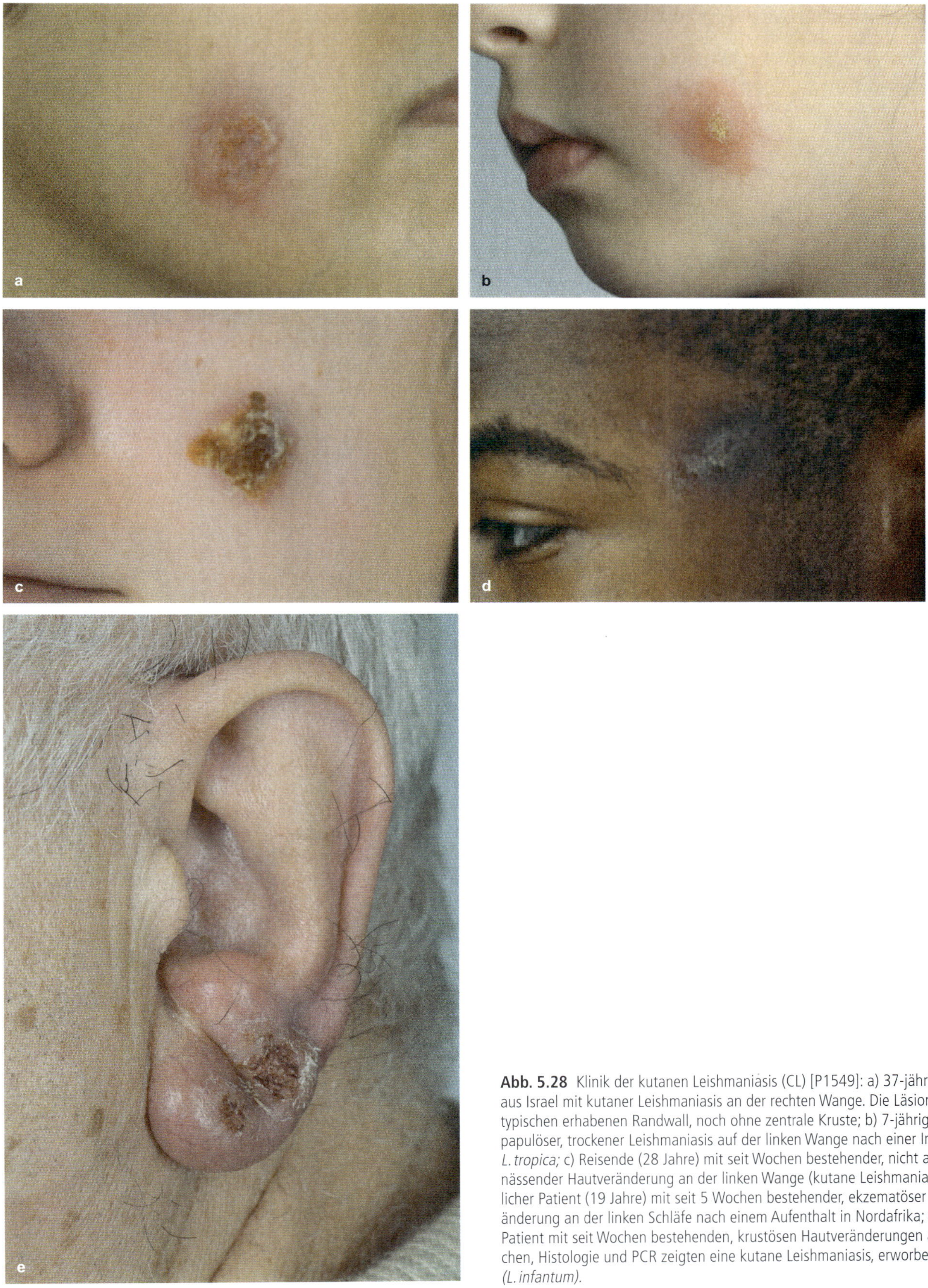

Abb. 5.28 Klinik der kutanen Leishmaniasis (CL) [P1549]: a) 37-jährige Patientin aus Israel mit kutaner Leishmaniasis an der rechten Wange. Die Läsion zeigt den typischen erhabenen Randwall, noch ohne zentrale Kruste; b) 7-jähriger Junge mit papulöser, trockener Leishmaniasis auf der linken Wange nach einer Infektion mit *L. tropica;* c) Reisende (28 Jahre) mit seit Wochen bestehender, nicht abheilender, nässender Hautveränderung an der linken Wange (kutane Leishmaniasis); d) Männlicher Patient (19 Jahre) mit seit 5 Wochen bestehender, ekzematöser Hautveränderung an der linken Schläfe nach einem Aufenthalt in Nordafrika; e) 60-jähriger Patient mit seit Wochen bestehenden, krustösen Hautveränderungen am Ohrläppchen, Histologie und PCR zeigten eine kutane Leishmaniasis, erworben in Spanien *(L. infantum).*

Tab. 5.25 Klinische Verlaufsform der (muko-)kutanen Leishmaniasis und auslösende *Leishmania*-Subspezies

Klinische Verlaufsform	„Old World" CL (OWCL)	„New World" CL (NWCL)
Lokalisierte CL	• *L. major* • *L. tropica* • *L. infantum* • *L. aethiopica*	• *L. braziliensis* • *L. mexicana* • *L. amazonensis* • *L. panamensis* • *L. guyanensis*
Rezidivierende CL	• *L. tropica*	• *L. braziliensis*
Diffuse CL (hämato- oder lymphogene Ausbreitung, Läsionen mit hoher Parasitenzahl)	• *L. aethiopica* • *L. major* • (bei Immunsuppression auch andere)	• *L. mexicana* • *L. amazonensis* • *L. pifanoi* • *L. braziliensis* • (bei Immunsuppression auch andere)
Disseminierte CL (hämato- oder lymphogene Ausbreitung, Läsionen mit sehr niedriger Parasitenzahl)	–	• *L. braziliensis* • *L. guyanensis* • *L. panamensis* • Klinisch divergenter Verlauf: *L. amazonensis*
MCL (selten)	• Selten: *L. infantum*	• *L. braziliensis* • *L. guyanensis* • *L. panamensis* • Seltener: *L. peruviana*
CL = kutane Leishmaniasis, MCL = mukokutane Leishmaniasis		

Die **klinische Verlaufsform** der CL hängt von folgenden Faktoren ab:
- von der *Leishmania*-Spezies (➤ Tab. 5.25) und
- dem genetischen, immunologischen und kulturellen Hintergrund des Patienten.

Es gibt keine strenge Korrelation zwischen der klinischen Form und der Parasitenspezies. Eine einzelne *Leishmania*-Spezies kann morphologisch unterschiedliche Hautläsionen auslösen. Umgekehrt kann ein und dieselbe Hautmanifestation durch verschiedene Leishmanien-Spezies verursacht sein.

Besondere klinische Verlaufsformen der kutanen Leishmaniasis

Rezidivierende kutane Leishmaniasis (meist L. tropica, gelegentlich L. braziliensis)

In bis zu 6 % der Fälle kann es nach 1 bis 15 Jahren zu einer Rezidivierung kommen, bei der die Betroffenen mehrere Monate nach Abheilung rötliche, unregelmäßig konturierte, schuppende Papeln in oder um die Primärläsion entwickeln (tuberkuloide Granulome).

Die Läsionen enthalten nur wenige Leishmanien. Die spezifische zellvermittelte Immunreaktion auf Leishmanien-Antigene (Leishmanin-Test, Montenegro-Test) ist intakt.

Diffuse kutane Leishmaniasis

Kommt sehr selten bei Infektion mit *L. mexicana, L. amazonensis, L. pifanoi* sowie *L. aethiopica* und *L. major* vor. Bei immunsupprimierten Patienten kann diese Form auch bei weiteren Spezies auftreten. Durch unkontrollierte lymphogene oder hämatogene Ausbreitung entstehen multiple, über den ganzen Körper verteilte Hautknoten, die nur sehr selten ulzerieren, aber extrem hohe Parasitenzahlen aufweisen.

Immunologisch liegt eine Anergie vor (keine spezifische T-Zell-antwort gegen Leishmanien, DTH/Leishmanin-Test immer negativ, Th1 << Th2), daher wird sie auch anergic diffuse cutaneous leishmaniasis (ADCL) genannt. Eine Therapie ist nur sehr schwer möglich (Hodiamont et al. 2014, Reveiz et al. 2013).

Disseminierte kutane Leishmaniasis

Tritt in Nord- und Nordostbrasilien (Bahia, Ceara, Einzelfälle in Französisch-Guayana, Ecuador, Kolumbien) bei ca. 0,2 % aller Fälle durch *L. braziliensis,* selten *L. guyanensis* und *L. panamensis* sowie in Nordbrasilien (Pará) in einer klinisch divergenten Form bei *L. amazonensis* auf. Bei der erstgenannten Form kommt es durch schnelle lymphogene oder hämatogene Parasitenaussaat (ausgehend von der Primärläsion) zu 10–800 pleomorphen (erythematös, papulös, akneiform, ulzeriert) Läsionen mit geringer Parasitenzahl in > 2 nicht benachbarten Körperregionen. Unbehandelt tritt in bis zu 38 % der Fälle eine MCL auf.

Bei der durch *L. amazonensis* verursachten **borderline disseminated cutaneous leishmaniasis (BDCL)** entstehen durch langsamere, lymphogene Parasitenaussaat (ausgehend von der Primärläsion) < 10 erythematöse Plaques, teilweise mit Beteiligung der Lymphknoten und einer hohen läsionalen Parasitenzahl.

Immunologisch liegt bei den Formen der BDCL eine reduzierte zelluläre Immunantwort zugrunde (DTH/Leishmanin-Test positiv oder negativ; Th1-Zytokine reduziert).

Die Ulzera heilen bei der OWCL in der Regel spätestens nach 2 Jahren spontan unter Hinterlassung einer flachen, z. T. entstellenden Narbe ab.

Bei Vorliegen einer Infektion mit einer NWCL durch Subgenus *Viannia* oder durch *L. amazonensis* sollte aufgrund des potenziell mukokutan, lokal destruierenden Verlaufs (s. u.) auch der Nasen-Rachen-Raum inspiziert werden.

Eine VL bei gleichzeitig bestehender CL wurde in Einzelfällen für *L. infantum* und eine Viszeralisierung bei CL durch *L. tropica* (viszerotrope Verlaufsform) beschrieben.

Mukokutane Leishmaniasis (MCL)

Die MCL ist eine spezielle Manifestationsart einer zunächst kutanen Verlaufsform durch bestimmte Erreger der CL, die in die Schleimhäute (besonders des Nasopharynx) disseminieren und dort schwere Gewebsdestruktionen verursachen.

Bei der MCL handelt es sich um eine Disseminierung von Leishmanien meist des Subgenus *Viannia* aus den ursprünglich kutanen Herden in die Schleimhäute (v. a. L. *braziliensis,* aber auch *L. guyanensis* und *L. panamensis,* ggf. auch *L. peruviana* oder andere). In seltenen Fällen wird die Disseminierung auch bei anderen Spezies (z. B. *L. infantum*) beobachtet.

Die MCL tritt bei ca. 1–5 % der unzureichend oder nicht behandelten, selten auch bei korrekt behandelten Patienten des Subgenus *Viannia* auf. Weitere Risikofaktoren sind eine hohe Anzahl kutaner

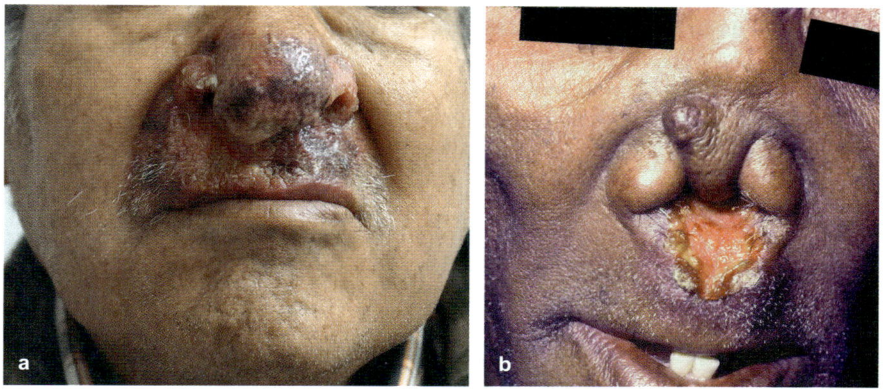

Abb. 5.29 Mukokutane Leishmaniasis (MCL) mit Befall des Nasopharynx (a [E434-005] + b [G1150])

Läsionen und männliches Geschlecht. Bei der Hälfte der Patienten tritt sie innerhalb von 2 Jahren, bei 90 % innerhalb von 10 Jahren nach der primären kutanen Infektion auf, die daher oft nur noch an den zurückbleibenden Narben erkennbar ist. Sie geht mit einer gesteigerten zellulären Immunreaktion einher. Bei der MCL beginnt die **Gewebsdestruktion** meist am **Nasenseptum** mit nachfolgender Perforation (➢ Abb. 5.29). Die Primärinfektion der Haut ist oftmals schon abgeheilt. Der Prozess schreitet auf den Nasen-Rachen-Raum, den Pharynx, den Larynx und die Trachea fort und kann auch die Augen betreffen. Unbehandelt kommt es häufig durch Destruktion, Superinfektion und Obstruktion zur Schluckunfähigkeit und Kachexie mit Todesfolge.

Differenzialdiagnose

Insbesondere bei der CL **besteht ein weites Spektrum an Differenzialdiagnosen,** das allerdings durch die Reiseanamnese und auch den zeitlichen Verlauf deutlich eingegrenzt werden kann.

Differenzialdiagnosen der CL

- **Ekthym(ata) oder erosiv-ulzerierte Pyodermie:** häufigste Differenzialdiagnose nach Reise in Endemiegebiete, ausgelöst durch *Staphyloccocus aureus* oder β-hämolysierende Streptokokken. Prädilektionsstellen des Ekthyms sind die Beine. Es zeigt sich ein Ulkus mit scharf begrenztem, rotem, teils matschigem Ulkusgrund und umgebendem Erythem. Innerhalb von wenigen Tagen (!) bildet sich das 1–3 cm große schmerzhafte Ulkus.
- **Primäre Hauttuberkulose:** Papel, die schnell in ein schmerzloses, schmierig-eitrig belegtes Ulkus mit überhängenden, unregelmäßigen Rändern übergeht (im Gegensatz zum krustig belegten Ulkus mit erhabenem Randwall bei der CL).
- **Tuberculosis cutis verrucosa:** beginnt mit einer hyperkeratotischen, entzündlichen Papel. Es handelt sich um eine Reinfektion bei guter Abwehrlage gegen *M. tuberculosis* und ohne aktive Tuberkulose anderer Organe.
- **Buruli-Ulkus** (*Mycobacterium ulcerans,* ➢ Kap. 3.20): nodulär ulzerierende Hautinfektion, bei der zunächst ein schmerzloser, subkutaner, beweglicher Knoten entsteht, der sekundär auch ulzeriert und sich dann schnell ausbreitet. Charakteristisch sind Schmerzlosigkeit und Fehlen von Allgemeinsymptomen (wie bei CL). Die Ulzeration weist unterminierte Ränder auf. Häufig in Westafrika, aber auch in Zentralafrika und Australien.
- **Schwimmbadgranulom** *(Mycobacterium marinum):* granulomatöse, noduläre Hautläsion meist der Extremitäten, die sich innerhalb von 2 bis 6 Wochen am Verletzungsort aus einer roten Papel und einem entzündlichen, lividroten Knötchen mit hyperkeratotisch, verruköser Oberfläche bildet.
- **Lepra** (➢ Kap. 3.19): Bei Vorliegen einer rezidivierenden oder diffusen CL bereiten manche Formen der Lepra (borderline-tuberkuloide Verlaufsform) wegen der normalerweise fehlenden Ulzeration differenzialdiagnostische Schwierigkeiten.
- **Tiefe Trichophytie:** Es liegen Follikulitiden und hochentzündliche Plaques vor, die – im Gegensatz zur CL – zum Teil eitrig einschmelzen und schmerzhaft sind sowie Fieber und Abgeschlagenheit zur Folge haben können. Prädilektionsstellen sind bei Kindern Unterarme und der behaarte Kopf, bei Männern Bart- und Halsregion.
- **Lues I:** Der ulzerierende Primäraffekt hat typische Prädilektionsstellen, meist fehlende Krusten und Hyperkeratosen sowie eine entsprechende Anamnese.
- **Hauttumoren:** Insbesondere ein spinozelluläres Karzinom mit Ulzeration und Hyperkeratosen an lichtexponierten Körperstellen kann einer CL ähneln.

Differenzialdiagnose der MCL

Bei der MCL ist v. a. an Mykosen, Lues, Histoplasmose, Sarkoidose, Tumoren und Lymphome zu denken. Wegweisend sind das mutilierende Auftreten an der Schleimhaut und die Narben als Zeichen einer abgelaufenen CL.

Diagnostik

Die Diagnose einer (muko-)kutanen Leishmaniasis kann schwierig sein, insbesondere erregerarme Läsionen sind schwerer zu identifizieren, mukokutane oder rein mukosale Formen können zudem mit einer Latenz von Monaten bis Jahren nach Exposition auftreten. Auch sind Ärzte in Deutschland mit der Erkrankung weniger vertraut. Dies kann zu erheblichen Verzögerungen bei der Diagnosestellung führen.

Wann sollte an eine Diagnostik gedacht werden?

Bei jedem Patienten, der sich in den letzten Wochen bis Monate (bei MCL: bis Jahren) in einem Endemiegebiet aufgehalten hat und nicht heilende Haut- und/oder Schleimhautveränderungen aufweist, die länger als 3 bis 4 Wochen bestehen.

Probengewinnung

Zur Diagnostik ist zellreiches Material erforderlich, welches möglichst unblutig gewonnen werden sollte. Zur Verfügung stehen dafür:

- **Biopsie:** Stanzbiopsie (z. B. 4 mm Stanzzylinder) oder Exzisionsbiopsie vom Rand einer Läsion. Biopsie teilen für (a) parasitologische Untersuchungen (in wenig steriler 0,9 %-NaCl-Lösung), und (b) dermatohistologische Untersuchungen (in Formalin).

Weitere Techniken zur Gewebegewinnung:

- **Skin scraping:** Mit dem Skalpell oder mit dem scharfen Löffel wird Gewebe möglichst unblutig aus Zentrum und Rand einer Ulzeration entnommen (Exsudat ebenfalls verwenden).
- **Slit skin smear:** Mit einer sterilen Lanzette oder einem sterilen Skalpell werden möglichst unblutig eine oder mehrere Inzisionen (z. B. 3 mm lang und 3 mm tief) in die geschlossene Läsion oder den Ulkusrand gesetzt. Nach Entfernung des Bluts mit steriler Gaze wird von der Wand der Inzisionen Gewebe abgekratzt.
- **Aspirat:** Mit einer feinen Kanüle (27 G) wird wenig NaCl-Lösung in die geschlossene Hautläsion injiziert. Nach mehrfacher Rotation der Kanüle wird Flüssigkeit reaspiriert.

Für mikroskopische Untersuchungen wird das gewonnene Material unfixiert auf einen Objektträger aufgebracht. Kultur und PCR können versucht werden, sofern das Material ausreicht. Dazu wird das Material in einer kleinen Menge steriler 0,9 %-NaCl-Lösung verschickt.

Welches Entnahmeverfahren gewählt wird, hängt von individuellen Faktoren ab. Die hierzulande üblichen Biopsien bieten den erheblichen Vorteil, dass ausreichend Material für die parallele Durchführung mehrerer Diagnostikmethoden einschließlich der Differenzialdiagnostik (Histologie, weitere kulturelle oder molekulare mikrobiologische Untersuchungen) gewonnen wird und die Sensitivität entsprechend hoch ist. Weniger invasive Methoden haben u. a. an kosmetisch oder anatomisch problematischen Stellen oder unter Feldbedingungen ihre Berechtigung. Jegliche Probenentnahme ohne ausreichende Lokalanästhesie ist meist insuffizient.

Spezifische Diagnostik

Beweisend für die Diagnosestellung ist der Nachweis von Leishmanien oder Leishmanien-DNA im Gewebe.

Aufgrund speziesspezifischer Therapieempfehlungen ist unbedingt eine Differenzierung der verursachenden *Leishmania*-Spezies anzustreben!

Die Kombination mehrerer Nachweismethoden und die Entnahme mehrerer Proben kann die Sensitivität erhöhen. Die Erregerdichte kann so gering sein, dass alle Erregernachweise versagen, insbesondere bei CL-Läsionen, die länger als 3 bis 6 Monate bestehen, sowie bei MCL.

Mikroskopischer Nachweis im histologischen (oder zytologischen) Präparat

Der Nachweis von amastigoten Lebensformen in Histiozyten ist Hinweis auf eine Infektion mit *Leishmania* spp. Der Nachweis hat eine hohe Spezifität und gelingt zeitnah. Eine Färbung mit einem kreuzreagierenden Anti-CD1a-Antikörper (Klon MTB1) erleichtert die Visualisierung im Gewebe, alternativ wird eine Giemsa-Färbung verwendet. Die Sensibilität variiert, besonders bei länger bestehenden Läsionen und MCL mit niedriger Erregerdichte. Die Detektion der intrazellulär lokalisierten Amastigoten (meist epidermisnah!) erfordert Erfahrung. Ein Beweis für eine Infektion kann mittels Histologie nicht erfolgen, ebenso gelingt keine Speziesdifferenzierung. Die Histologie des entzündlichen Infiltrats (gemischtzelliges, granulomatöses Infiltrat in der oberen Dermis) ist hinweisgebend.

Molekularbiologischer Nachweis von Leishmanien-DNA

Die PCR vom entnommenen Material ist die sensitivste Methode für den Leishmanien-Nachweis und gilt daher als diagnostischer Goldstandart. Die Methode kann auch an bereits formalinfixiertem Material (von der Histologie oder den Objektträgern) erfolgen, mit einem geringen Sensitivitätsverlust gegenüber der Nativprobe muss gerechnet werden. Die Spezifität und Sensitivität sind hoch. Für die Speziesdifferenzierung stehen Genus-, Subgenus-, Komplex- und Spezies-spezifische Protokolle zur Verfügung.

Folgende Leishmanien-Spezies bzw. Komplexe sollten wegen Konsequenzen bezüglich der Therapie und Prognose mittels PCR differenziert werden:

- CL/MCL der Neuen Welt: Unterscheidung zwischen *L.-mexicana*-Komplex und Subgenus *Viannia*
- Infektionen mit *L.-mexicana*-Komplex: Abgrenzung von *L. amazonensis*
- CL und seltene mukosale Formen der Alten Welt: Unterscheidung zwischen *L. infantum* und *L. major, L. tropica, L. aethiopica*

Nachteilig ist, dass diese Spezialuntersuchung nur in wenigen Laboren zur Verfügung steht. Da der Nachweis von Leishmanien aber nicht zeitkritisch und die Speziesdifferenzierung wichtig ist für den Therapieentscheid, ist meist ein Abwarten des Laborergebnisses sinnvoll.

Leishmanien-Kultur

Durch Verwendung von Spezialmedien können optimale Kulturergebnisse aus nativem Material erzielt werden. Vorteil ist die sehr hohe Spezifität und die Möglichkeit des direkten Parasitennachweises. Die Sensitivität ist zwischen Mikroskopie und PCR anzusiedeln, gelegentlich aber auch höher.

Nach Erregeranzucht ist eine nachfolgende Speziesdifferenzierung mittels PCR notwendig. Die Kultur ist in nur wenigen Speziallaboren möglich; eine fehlende Standardisierung und eine mögliche Latenz bis zur Positivität in Abhängigkeit von der Parasitendichte sind zu bedenken.

Andere, in Einzelfällen nützliche diagnostische Verfahren

Serologie

Grundsätzlich ist zu berücksichtigen, dass Sensitivität und Spezifität serologischer Tests von der beteiligten Spezies, der klinischen Ausprägung (Zahl, Dauer und Größe der Läsionen) und dem verwandten Antigen bzw. dem Laborverfahren (ELISA, Western-Blot, Immunfluoreszenztest) abhängen. Während Patienten mit einer einzelnen *Leishmania*-bedingten Hautläsion meist seronegativ sind, können bei multiläsionalen Manifestationen Anti-Leishmania-Antikörper nachweisbar sein. Daher sind serologische Untersuchungen bei der monoläsionalen CL der Alten Welt überflüssig. Besonders bei CL/MCL der Neuen Welt mit langen Verläufen, Lymphknotenbeteiligungen und/oder geringer Parasitenzahl scheinen serologische Untersuchungen sinnvoll zu sein.

Leishmanin-Intrakutan-Test (Montenegro-Test)
Der Leishmanin-Intrakutan-Test überprüft das Vorhandensein von IFN-γ-produzierenden T-Zellen im Wirtsorganismus (analog zum Tuberkulintest), was einer Immunreaktion vom verzögerten Typ entspricht. Ein negatives Testergebnis zeigt die Dominanz von z. B. IL-10 oder Th2-Zytokinen an. Dieses Testverfahren hat bei der CL/MCL wahrscheinlich eine etwas höhere Sensitivität als serologische Methoden, ist aber wenig spezifisch und wird in Deutschland aufgrund der nicht kommerziell verfügbaren Antigene nicht mehr in der Routinediagnostik eingesetzt.

Weitere Diagnostik

Eine Leishmanien-Aussaat bei CL-Patienten in innere Organe (Viszeralisierung) sollte ausgeschlossen werden, wenn
- Zeichen einer systemischen Erkrankung (z. B. Fieber, Anämie) vorliegen,
- Hinweise auf eine Immundefizienz vorliegen (z. B. HIV, aktive Tuberkulose),
- bei Gabe von immunsuppressiven Medikamenten (z. B. Kortikosteroidtherapie, Therapie mit TNF-Blockern, Chemotherapie),
- sich aus einer einzelnen Hautläsion multiple Sekundärläsionen entwickelten (diffuse oder disseminierte CL).

Die notwendige Diagnostik ist in ➢ Kap. 5.5.5 beschrieben.

Therapie

Therapieprinzipien

Aufgrund der geringen Erkrankungszahlen sind die meisten leishmanienwirksamen Therapeutika in Deutschland nicht oder nicht spezifisch für die Behandlung der Leishmaniasis zugelassen. Darüber hinaus ist die Beschaffung einiger Medikamente aus dem Ausland schwierig. Keines der derzeit verfügbaren Medikamente besitzt eine universelle (d. h. vergleichbar gute) Wirksamkeit gegenüber allen Komplexen oder den verschiedenen *Leishmania*-Spezies. Vielmehr muss der natürlichen Vielfalt der Spezies und dem breiten Spektrum der klinischen Erscheinungen aus den unterschiedlichen geografischen Regionen ebenso wie einer möglichen Immunsuppression auf der Seite des Patienten bei der Therapieentscheidung Rechnung getragen werden. Im Hinblick auf unerwünschte Wirkung, Applikationsform und Preis gibt es kein generell zu empfehlendes Medikament.

Aufgrund der **Toxizität und der nur speziesabhängigen Wirksamkeit der verfügbaren Therapeutika** sollte vor Therapiebeginn eine Speziesdifferenzierung angestrebt werden. Da eine Behandlung nicht zeitkritisch ist, kann in Deutschland das Diagnostikergebnis abgewartet werden. Sollte im Ausnahmefall eine spezifische Diagnostik nicht möglich sein, kann sich eine Therapieentscheidung auch auf die epidemiologischen Daten aus der Region stützen, in der sich der Patient potenziell infiziert hat. Die Spezies, die für die Infektion am wahrscheinlichsten infrage kommt, sollte dann therapiebestimmend sein. Patienten aus dem Verbreitungsgebiet des Subgenus *Viannia* sind jedoch immer systemisch zu behandeln.

Grundlage für die Auswahl und die Anwendung der Therapeutika sind bei der Behandlung in Deutschland
- die Leishmanien-Spezies, die aufgrund der Differenzierung ermittelt wurde sowie
- die klinische Verlaufsform.

Hierbei wird international zwischen „einfachen“ und „komplexen“ Formen unterschieden. Eine „komplexe“ CL ist definiert als
- mehr als 4 Läsionen,
- Einzelläsionen von mehr als 40 mm im Durchmesser,
- Läsionen an kosmetisch und funktionell heiklen Hautarealen (Gesicht, Hände, über kleinen Gelenken, an Haut-Schleimhaut-Übergängen),
- Lymphangitis, Lymphadenitis (sporotrichoide Verlaufsform) oder Satellitenläsionen,
- eine Therapieresistenz sowie
- eine Immunsuppression bzw. ein Immundefekt beim Patienten.

Zur Behandlung stehen lokale und systemische Monotherapien sowie lokale und systemische **Kombinationstherapien** zur Verfügung. Unterschieden werden können auch physikalische und topisch antiparasitäre Verfahren und deren Kombinationen.

Grundsätzlich sollten komplexe Läsionen, mukokutane Verlaufsformen, rezidivierende, disseminierte und diffus kutane Verläufe sowie Infektionen bei immunkompromittierten Personen systemisch behandelt werden. Für eine Lokalbehandlung eignen sich einfache Läsionen sowie CL bei schwangeren Frauen und bei anderen Patienten mit Kontraindikationen für eine systemische Therapie. Bevor alternative, weniger gut validierte oder experimentelle Off-Label-Therapieformen angewendet werden, muss eine sichere Speziesdiagnostik vorliegen. Eine frühe Therapie vermag die Läsionen klein zu halten und das Risiko einer Superinfektion zu minimieren.

Der in bestimmten Endemiegebieten der Alten Welt angewandte abwartende, nicht antiparasitär behandelnde Ansatz bei einfachen Läsionen kann nicht unbedingt auf die Verhältnisse in Deutschland übertragen werden, weil hier die Diagnostik- und Therapieressourcen generell zur Verfügung stehen und das kosmetische Ergebnis im Einzelfall einen höheren Stellenwert hat. Dieses Vorgehen kann jedoch mit dem Patienten individuell nach adäquater Diagnostik und Speziesidentifikation besprochen werden, da z. B. im Falle einer CL durch *L. infantum, L. major, L. tropica* oder *L. mexicana* bei Immunkompetenz keine Komplikationen zu erwarten sind.

Da das Ulkus der CL eine chronische Wunde darstellt, sollten immer eine optimale **Wundbehandlung** einschließlich Débridement und eine Behandlung möglicher Sekundärinfektionen erfolgen. Es gibt gute Daten, dass bei einfachen Läsionen auch eine alleinige, z. T. spezifische Wundbehandlung die Selbstheilung wirksam unterstützt.

Grundsätzlich muss betont werden, dass es trotz vieler internationaler Versuche mit Metaanalysen und systematischen Reviews bislang nicht gelungen ist, evidenzbasierte oder international konsensuelle Therapieempfehlungen zu finden. Eine einheitliche Definition der klinischen Endpunkte, die stadien-, spezies- und sogar stammspezifischen unterschiedlichen Empfindlichkeiten der Parasiten, die Zusammensetzung, Herstellungsweise und Adjuvanzien der eingesetzten Therapeutika, die Lokalisation, Zahl und Größe der Läsionen sowie die natürliche Selbstheilungsrate und eine regionenspezifische Teilimmunität stellen enorme Herausforderungen an Therapiestudien dar. Aufgrund des Status der Erkrankung als NTD (neglected tropical disease) besteht wenig Hoffnung auf eine Verbesserung der Empfehlungslage in der Zukunft.

Deshalb sollte auf der Basis der vorhandenen publizierten Daten und der jeweiligen klinischen Rahmenbedingungen eine Therapieentscheidung getroffen werden, die auch die Grundkrankheiten, das Alter des Patienten und die Möglichkeit des Follow-ups berücksichtigt.

Prinzipiell heilen Läsionen unter Therapie verzögert ab. Ungefähr 1 bis 2 Monate nach Therapieende sollten das Ulkus oder die Ulzera einer CL deutlich verkleinert sein, anderenfalls muss ggf. eine alternative Therapie in Erwägung gezogen werden. Eine vollständige Abheilung ist oft erst nach Monaten zu sehen.

Die Entscheidung für eine spezifische Therapie und die Verfügbarkeit und Dosierung der aufgeführten Therapieoptionen sollten mit einem Tropeninstitut, einer tropenmedizinischen oder spezialisierten dermatologischen bzw. mikrobiologischen Abteilung besprochen werden.

Bei allen diskutierten Therapeutika sind die Fachinformationen bzgl. Anwendung, Kontraindikationen, unerwünschter Arzneimittelwirkungen, Interaktionen und ggf. die Off-Label-Use-Aufklärung zu beachten.

Lokale Therapieformen

Häufig eingesetzte und etablierte lokale Verfahren sind die Anwendung von Kälte oder Wärme (Leishmanien sind temperatursensibel), lokal penetrierende Salbenkombinationen mit Paromomycin (➤ Tab. 5.26) oder periläsional injizierte 5-wertige Antimone (Präparate s. u.), mit Kälte kombiniert oder allein. In Einzelfällen wird eine photodynamische Therapie (PDT) erfolgreich angewendet.

Für die periläsionale Injektion ist es wichtig, die Injektion mit der richtigen Technik (➤ Abb. 5.30) durchzuführen.

Tab. 5.26 Lokale Therapieverfahren bei kutaner Leishmaniasis

Verfahren	Bemerkungen (alle ambulant)
Periläsionales Antimon (plA) (➤ Abb. 5.30)	Richtige Injektionstechnik und Dosierung entscheidend. Erfahrung und Lokalanästhesie erforderlich, Synergie mit Kryotherapie (López-Carvajal et al. 2016; Husein-ElAhmed, Gieler und Steinhoff 2020), auch in Kombination mit oralem Allopurinol gute Resultate (Berbert et al. 2018).
Kryotherapie (López-Carvajal et al. 2016) (flüssiger Stickstoff)	Aufwendig bei großen und alten Läsionen, optimal bis ca. 2 cm. Narbenbildung möglich, logistisch aufwendig, wenn nicht vorrätig, auch ohne Lokalanästhesie möglich, Erfahrung erforderlich.
Thermotherapie (Cardona-Arias et al. 2015)	Nur 1–4 Sitzungen notwendig, evtl. Lokalanästhesie erforderlich, optimale Ergebnisse über Radiofrequenzwellenbehandlung mit ThermoMed® Gerät (FDA-Zulassung). Sonst fehlende Standardisierung der Dosis, Applikationsform und der Behandlungsdauer.
Topisches Aminosidinsulfat (Paromomycin)	Verschiedene Kombinationen in Studien mit nachgewiesener Wirksamkeit. Zugelassen ist nur die Kombination 15 % Paromomycin + 12 % Methylbenzethoniumchlorid (MBCL, Leshcutan®). Die Beschaffung ist oft schwierig.

Systemtherapie

Als systemische Therapeutika der CL/MCL werden 5-wertige Antimone in Kombination mit Allopurinol oder Pentoxyphillin, Pentamidin, Miltefosin und liposomales Amphotericin B eingesetzt, teilweise auch Azole.

Die im Folgenden besprochenen Therapeutika werden international häufig eingesetzt bzw. von der WHO empfohlen (➤ Tab. 5.27).

5-wertige Antimone (SbV)

Die am häufigsten verwendeten Präparate sind Natriumstibogluconat (Pentostam®, enthält 100 mg SbV/ml) und Meglumin-Antimonat (Glucantime®, enthält 82 mg SbV/ml). Beide Verbindungen haben die gleiche Effektivität und das gleiche Nebenwirkungsprofil. Die Produktion von Pentostam® wurde 2023 eingestellt.

Antimonpräparate werden langsam peripher intravenös als Kurzinfusion, verdünnt in einer 5-prozentigen Glukoselösung und Infusion über 30 Minuten oder periläsional (ggf. auch intramuskulär, schmerzhaft) verabreicht. Häufiger Wechsel der Venenverweilkanülen oder Butterflys wird empfohlen, um Phlebitiden

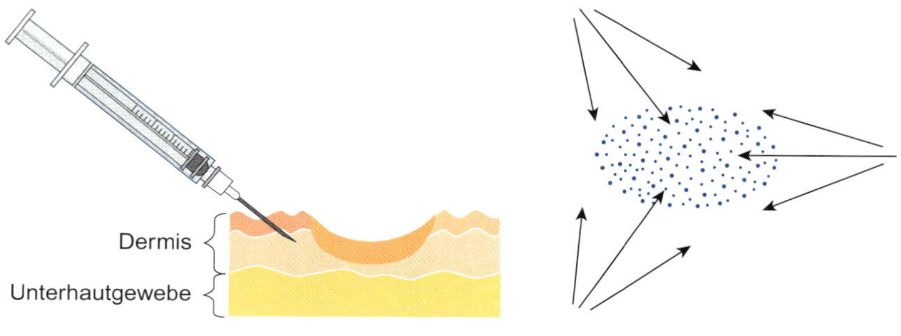

Abb. 5.30 Periläsionale Injektion von Antimonaten [F809-002, L143]

Tab. 5.27 Systemische Therapeutika für die Behandlung der CL/MCL

Therapeutikum	Route	Dosierung (Erwachsene)	Therapiedauer	Wichtige UAW/Management/Bemerkungen
Systemische Standardtherapeutika				
Miltefosin (Impavido®)	p. o.	• 30–45 kg KG (ab 12. Lj.): 100 mg/Tag • > 45 kg: 150 mg/Tag • (Tagesdosis: 2,0–3,3 mg/kg KG)	28 Tage	• Ambulant (Murray 2012, Mosimann et al. 2018) • Häufig Übelkeit und Erbrechen, hepato- und nephrotoxisch, teratogen, urogenitale UAW; 5 Monate Kontrazeption notwendig, regelmäßige Laborkontrollen unter Therapie • Ansprechrate für *L. braziliensis/L. panamensis* abhängig von Subspezies; individuelle Dosisanpassung könnte Effektivität verbessern
Liposomales Amphotericin B (AmBisome®)	i. v.	Standarddosierung: • CL: 18–21 mg/kg KG Gesamtdosis • MCL: 20–60 mg/kg KG Gesamtdosis	Gabe von 3 mg/kg KG/Tag über einen Zeitraum von bis zu 21 Tagen bis zum Erreichen der Gesamtdosis (z. B. an Tag 1–5, 10, 17)	• Stationäre Einleitung, ggf. ambulante Weiterführung (Aronson et al. 2018, WHO 2010) • Besser verträglich als Amphotericin B; Nephro- und Hämatotoxizität, Hypokaliämie, Laborkontrollen unter Therapie; Hör- und Visusstörungen, Anaphylaxie • Höhere Gesamtdosis ggf. notwendig (z. B. bei Immunsuppression)
5-wertiges Antimon (Glucantime®, Pentostam®)	i. v.	20 mg/kg KG/Tag	• CL 20 Tage • MCL 30 Tage	• Stationär • Nur bis 50. Lj. • Kardio-, nephro- und hepatotoxisch; Arthralgien, Myalgien, abdominelle Symptomatik, Pankreatitis • Regelmäßig EKG (ST-Strecke, QTc-Zeit) • Laborkontrolle vor und während der Therapie, Alkoholkarenz • Bessere Wirkung durch Kombination mit Allopurinol (Husein-ElAhmed, Gieler und Steinhoff 2020)
Pentamidin-Diisethionat (Pentacarinat®)	i. m.	In Studien untersuchte Dosierungen: • 4 mg/kg KG (max. 300 mg) pro Einzeldosis • 7 mg/kg KG	• 3 × in 7 Tagen oder • 2 × in 2 Tagen • 2–3 × in 7 Tagen	• Stationär/ambulant (Murray 2012, Monge-Maillo und Lopez-Velez 2013) • Anaphylaxie, Hypoglykämien; dosisabhängig kardio-, nephro-, hepato- und hämatotoxisch, Pankreatitis • Vor und nach Therapie Labor- und Kreislaufkontrollen, besonders posttherapeutischen Glukosespiegel überwachen und ggf. ausgleichen
Mögliche Alternativen als Kombinationspartner oder bei bestimmten Indikationen				
Allopurinol	p. o.	15–20 mg/kg KG/Tag	15–30 Tage	• Nur in Verbindung mit Antimon (Madusanka, Silva und Karunaweera 2022) • UAW selten, hepato- und nephrotoxisch, selten schwere Hautreaktionen
Pentoxyphillin (Trental®)	p. o.	3 ×/Tag 400 mg max. 1.200 mg pro Tag	30 Tage	• Nur in Verbindung mit Antimon (Monge-Maillo und Lopez-Velez 2013) • Häufig Übelkeit, Erbrechen, Flush; gelegentlich Herzrhythmusstörungen, Exantheme
Fluconazol (Triazol)	p. o.	• 200–400 mg/Tag • oder 8 mg/kg/KG	• 6 Wochen • 4–12 Wochen	• Bei *L. major* höhere Dosierung wirksamer • Häufig gastrointestinale UAW, hepatotoxisch, Exantheme, Neuropathien • Laborkontrollen unter Therapie • Eher als Kombinationspartner geeignet (Galvão, Rabello und Cota 2017)

zu vermeiden. Die Dosisberechnung erfolgt individuell nach Körpergewicht. Gemäß WHO (WHO 2010, WHO 2014) liegt die **empfohlene Dosierung bei 20 mg/kg KG** ohne obere Begrenzung. Die **Behandlungsdauer beträgt durchschnittlich 20 Tage,** kürzere, aber auch längere Behandlungszeiträume sind in Abhängigkeit vom Heilungsverlauf und der zugrunde liegenden Spezies möglich. Die Standardbehandlung der MCL ist die verlängerte Dosierung (20 mg/kg/Tag für 30 Tage).

Kombinationstherapien mit lokalen (z. B. Paromomycin-Salbe) oder weiteren systemischen Therapeutika (Allopurinol, bei MCL auch Pentoxyphillin) haben in Studien eine synergistische Wirkung gezeigt.

Wegen einer höheren Clearance-Rate ist der Wirkspiegel der Antimone bei Kindern niedriger. Ob dies durch eine höhere Dosierung und dann ggf. in welcher Höhe berücksichtigt werden muss, ist unklar. Therapieversagen unter Antimontherapie aufgrund vermuteter Medikamentenresistenzen sind weltweit beschrieben.

Liposomales Amphotericin B (LAmB)
LAmB ist ein Polyen-Antimykotikum aus *Streptomyces nodosum* mit Natriumdesoxycholat als Lösungsvermittler. Es führt durch Bindung an die parasitären Vorläufer von Ergosterol zur Zerstörung der Parasitenmembran. LAmB ist dem im Ausland noch eingesetzten konventionellen Amphotericin B wegen geringerer Toxizität und dem Erreichen höherer Wirkspiegel in Phagozyten, den Wirtszellen der Leishmanien, vorzuziehen. Die in Deutschland für die Behandlung der CL/MCL nicht zugelassene, aber verfügbare i. v. Formulierung ist AmBisome® (50 mg). Für die Therapie der VL ist AmBisome® zugelassen. Da LAmB enteral nicht resorbiert wird, ist eine intravenöse Gabe notwendig. Vermutlich ist bei der CL im Vergleich zu VL eine höhere Dosis sinnvoll, da die Anreicherung in Leber und Milz höher ist im Vergleich zu Serum oder anderen Geweben. Bei sehr schweren Verläufen oder bei Immundefekt scheint, Verträglichkeit vorausgesetzt, eine längere Therapiedauer und höhere Gesamtdosis indiziert (➤ Tab. 5.27).

Miltefosin
Miltefosin (Impavido®) ist das einzige zur oralen Therapie verfügbare Medikament. Der Wirkmechanismus ist bislang nicht vollständig geklärt, allerdings scheint es Enzyme der parasitären Lipidsynthese zu hemmen. Es ist zur Behandlung der CL, verursacht durch die Komplexe *L. braziliensis* und *L. mexicana*, in Deutschland zugelassen.

Pentamidin-Diisethionat
Pentamidin-Diisethionat (Pentacarinat® 300 mg) ist in Deutschland zugelassen und verfügbar. Die Trockensubstanz wird vor der Anwendung in 5 ml Wasser für Injektionszwecke gelöst und systemisch i. m. oder langsam i. v. in 50–200 ml Glukose- oder physiologischer Kochsalzlösung (0,9 %) gemischt verabreicht (i. v. weniger schmerzhaft als i. m.). Kombinationstherapien mit lokalen Verfahren oder systemischen Präparaten zeigen bessere Wirksamkeiten.

Welche Substanzen bei welchen Verlaufsformen und Subspezies in Frage kommen, kann den ➤ Tab. 5.28 und ➤ Tab. 5.29 entnommen werden.

5.5.5 Viszerale Leishmaniasis (VL)

Klinik

Die viszerale Leishmaniasis wird ausgelöst durch Infektionen mit Erregern des *L.-donovani-* und *L. infantum/L. chagasi*-Komplex. *L. donovani* ist endemisch in Süd(ost-)Asien und Ostafrika. Hier ist die Transmission anthroponotisch, der Mensch dient als (primäres) Reservoir. *L. infantum/L. chagasi* ist prävalent in Südeuropa, West-Zentral-Asien und Mittel-/Südamerika mit überwiegend zoonotischer Transmission.

Asymptomatische Infektion

Bis zu 90 % der Infektionen verlaufen asymptomatisch. Das Immunsystem kann in diesen Fällen den Erreger kontrollieren. Das Verhältnis von asymptomatischen zu symptomatischen Infektionen variiert je nach Region sehr stark. In Europa verläuft ein Großteil der Infektionen asymptomatisch (50:1), wohingegen bei Kindern in Hochendemiegebieten in Südamerika ein Verhältnis von 6,5:1 beschrieben wurde. Die Ursachen der unterschiedlichen Verteilung sind vielfältig. Es spielen sowohl Wirtsfaktoren wie genetische Prädisposition, Alter, Ernährungszustand und Immunkapazität als auch Unterschiede in der parasitären Virulenz eine Rolle.

Die Erreger persistieren in der Regel lebenslang in Makrophagen und können sich in Situationen eines kompromittierten Immunsystems reaktivieren. So kann auch Jahre nach Exposition in Endemiegebieten eine klinisch manifeste VL auftreten. Neben der HIV-Infektion, die weltweit den Hauptrisikofaktor für die Entwicklung von VL dar-

Tab. 5.28 Speziesspezifische Therapieoptionen: Leishmaniasis der Alten Welt (OWCL, ➤ Tab. 5.25)

Erreger	Therapie einfache Läsionen	Therapie komplexe Läsionen
L. major	• Abwarten und lokale Wundbehandlung[1], z. B. mit 0,045 % pharmazeutischem Natriumchlorit • plA[2, 3] + Kryotherapie[1, 2] • Thermotherapie[2, 5] • Topisches Paromomycin-MBCL	• Miltefosin[1, 5] • Liposomales Amphotericin B[6, 7] • Antimon i. v.[1] + Allopurinol[4, 7, 8] • Antimon i. v. + Pentoxyphillin[2] • Fluconazol p. o. 400 mg/d[9]
L. tropica	• plA[2, 3] + Kryotherapie[4, 10] • Thermotherapie[2] + lokale Wundbehandlung[1]	• Miltefosin[6] • Liposomales Amphotericin B • Antimon i. v. + Allopurinol[4, 7, 8]
L. infantum	• Abwarten und lokale Wundbehandlung (Immunkompetenz vorausgesetzt) • plA[3] + Kryotherapie[4, 10] • Thermotherapie	• Antimon i. v. + Allopurinol[4, 8] • Miltefosin[6] Liposomales Amphotericin B[11]
L. aethiopica	• Abwarten und lokale Wundbehandlung (Immunkompetenz vorausgesetzt) • plA[3] + **Kryotherapie**[4, 10] • Kryotherapie[12]	• Antimon i. v.[12] + Allopurinol[8] • Miltefosin[6] • Liposomales Amphotericin B[7]

[1]Murray 2012; [2] Monge-Maillo und López-Vélez 2013; [3] Brito, Rabello und Cota 2017; [4] Husein-ElAhmed, Gieler und Steinhoff 2020; [5] de Vries, Reedijk und Schallig 2015; [6] Mosimann et al. 2018; [7] Madusanka, Silva und Karunaweera 2022; [8] Berbert et al. 2018; [9] WHO 2010; [10] López-Carvajal et al. 2016; [11] Ubals et al. 2021; [12] Negera et al. 2012

Tab. 5.29 Speziesspezifische Therapieoptionen: Leishmaniasis der Neuen Welt (NWCL, ➤ Tab. 5.25)

Erreger	Therapie einfache Läsionen	Therapie komplexe Läsionen
L. mexicana	• Abwarten und lokale Wundbehandlung[1], z. B. mit 0,045 % pharmazeutischem Natriumchlorit • Topisches Paromomycin-MBCL[2] • plA3 + Kryotherapie[1, 4] • Thermotherapie[2, 4, 5]	• Miltefosin[6] • Antimon i. v.[4, 5, 6] + Allopurinol[1, 7, 8]
L. braziliensis **CL**	Lokal nur in Kombination mit systemischer Behandlung, aber: Thermotherapie alleine (Kolumbien[2, 9])	• Liposomales Amphotericin B[2, 5, 6, 8] • Antimon[2, 6, 9] + Allopurinol[1, 7, 8] Regionabhängig besser als Miltefosin wirksam • Miltefosin[3, 4, 8, 9]
L. braziliensis **MCL**	Grundsätzlich wird bei MCL eher eine Kombinationstherapie empfohlen[4, 5, 7, 9] • Antimon + Pentoxyphillin • Liposomales Amphotericin B • Miltefosin	
L. panamensis	Lokal nur in Kombination mit systemischer Behandlung • plA[3] + Kryotherapie[1, 5] • Thermotherapie[2, 5] • Topisches Paromomycin-MBCL[2]	• Miltefosin[2, 6, 8] (regionabhängig wirksam) • Antimon i. v.[2, 5, 6] + Allopurinol[1, 8] • Pentamidin[2] • Liposomales Amphotericin B[6]
L. guyanensis	Nur in Kombination mit systemischer Behandlung • plA[3] + Kryotherapie[1, 3] • Thermotherapie[2]	• Pentamidin[2, 4, 5, 6] • Miltefosin[2, 8]
L. amazonensis	Nur in Kombination mit systemischer Behandlung • plA[3] + Kryotherapie[1, 4, 5, 10] • Thermotherapie[4]	• Antimon[6] + Allopurinol[1, 4, 7] • Miltefosin[6] • Liposomales Amphotericin B[6]

[1]Husein-ElAhmed, Gieler und Steinhoff 2020; [2] Monge-Maillo und Lopez-Velez 2013; [3] Brito, Rabello und Cota 2017; [4] Hodiamont et al. 2014; [5] de Vries, Reedijk und Schallig 2015; [6] Murray 2012; [7] Berbert et al. 2018; [8] Madusanka, Silva und Karunaweera 2022; [9] Reveiz et al. 2013; [10] López-Carvajal et al. 2016

stellt, werden zunehmend Reaktivierungen unter immunsuppressiven und immunmodulatorischen Therapien beschrieben.

Viszerale Leishmaniasis (Kala-Azar)

Die symptomatische Form der viszeralen Leishmaniasis, die auch Kala-Azar (Hindi: „Schwarzes Fieber") genannt wird, ist charakterisiert durch Fieber, Hepatosplenomegalie und Panzytopenie.

In seltenen Fällen kann sich an der Inokulationsstelle eine papilläre Hautläsion im Sinne eines primären Leishmanioms entwickeln, dies wird jedoch fast ausschließlich aus Ostafrika berichtet.

Die **Inkubationszeit** beträgt in der Regel 2 bis 6 Monate, in Einzelfällen kann es auch mehrere Jahre nach Inokulation des Erregers noch zu klinisch manifesten Infektionen kommen.

Die Symptome entwickeln sich meist subakut, mit einem über Wochen oder Monate schleichenden Fortschreiten von Fieber, Abgeschlagenheit, Gewichtsverlust und abdominellen Beschwerden, die durch die Entwicklung einer Splenomegalie, oft auch begleitet von einer Hepatomegalie, verursacht werden.

In seltenen Fällen sind akut verlaufende, fieberhafte Erkrankungen mit raschem Beschwerdeprogress beschrieben.

Es kann zudem zu einer generalisierten Lymphadenopathie kommen, jedoch wird dies nahezu ausschließlich in den Endemiegebieten Ostafrikas beobachtet.

Durch die Replikation der amastigoten Formen des Erregers im Retikuloendothelialen System finden sich hohe Parasitenlasten in Milz, Leber und im Knochenmark. Durch Knochenmarksuppression und Hypersplenismus treten in der Folge Blutbildveränderungen auf. Es zeigt sich initial meist eine **Anämie,** die durch hämolytische Prozesse verstärkt werden kann. Im weiteren Krankheitsverlauf bildet sich in der Regel eine **Panzytopenie** aus. Die deutliche Immunaktivierung zeigt sich laborchemisch meist durch eine ausgeprägte polyklonale Hypergammaglobulinämie.

Der weitere Krankheitsverlauf ist gekennzeichnet durch **ausgeprägte Schwäche, Kachexie** und **Muskelatrophie.**

In selten Fällen ist ein Befall des Gastrointestinaltrakts mit Auftreten von chronischen Diarrhöen und Malabsorption beschrieben. In diesen Fällen kann auch ein Erregernachweis aus gastrointestinalen Biopsien erfolgreich sein.

Durch eine zunehmende Immunsuppression steigt das Risiko für bakterielle Infektionen. Insbesondere Pneumonien und Sepsis, aber auch opportunistische Infektionen oder der Progress einer gleichzeitig bestehenden Tuberkulose stellen häufige Todesursachen bei VL dar. Selten kommt es zu Multiorganversagen und disseminierter intravasaler Gerinnung mit oder ohne Hämophagozytischer Lymphohistiozytose.

Unbehandelt verläuft die Erkrankung in > 90 % der Fälle letal. Auch behandelt liegt die Fatalität bei 7–10 %.

Ikterus, Kachexie, schwere Anämie sowie Tuberkulose- und/oder HIV-Koinfektion sind mit erhöhter Mortalität assoziiert. Zudem kann es bei persistierender Immunsuppression auch nach primär erfolgreicher Therapie zu einem Rezidiv der Erkrankung kommen, sodass auch nach abgeschlossener Primärtherapie eine Erhaltungstherapie erforderlich sein kann.

Besondere Verlaufsformen

Schwangerschaft

VL in der Schwangerschaft ist mit einer erhöhten Rate von Fehl- und Frühgeburtlichkeit assoziiert. Zudem besteht die Gefahr einer perinatalen Transmission des Erregers.

HIV-Koinfektion

HIV-VL-Koinfektionen stellen eine große Herausforderung in der Leishmaniasis-Therapie und -Kontrolle dar. Eine HIV-Koinfektion erhöht das Risiko der Entwicklung einer klinisch manifesten Erkrankung nach Infektion. Unter einer VL kommt es zudem zu einer beschleunigten Erkrankungsprogression der HIV-Infektion. Das Risiko der Entwicklung opportunistischer Infektionen ist bei HIV-VL-Koinfektionen deutlich erhöht.

Das klinische Erscheinungsbild von HIV-VL-Koinfektionen zeichnet sich durch einige Besonderheiten aus. So tritt die Splenomegalie etwas seltener auf. Bei sehr niedrigen CD4-Zahlen kommt es zudem häufiger zu einem Befall von Organsystemen außerhalb des Retikuloendothelialen Systems wie z. B. Gastrointestinaltrakt, Lunge, Haut und Schleimhaut.

Hämophagozytische Lymphohistiozytose (HLH)

Die Hämophagozytische Lymphohistiozytose ist eine lebensbedrohliche Komplikation der VL. Sie ist Ausdruck einer exzessiven Immunaktivierung und präsentiert sich ebenfalls mit Fieber, Panzytopenie und Hepatosplenomegalie, sodass die Diagnosestellung im Rahmen der VL erschwert ist, und es häufig zu Verzögerungen in der Diagnostik kommt. Die Häufigkeit der HLH bei VL ist daher schwierig zu beziffern. Sie wird generell als seltene Komplikation beschrieben. Jedoch zeigen Fallserien unter Kindern in Brasilien eine Häufigkeit von bis zu 28 %.

Eine rasche Diagnosestellung ist entscheidend für die Prognose der Erkrankung. In frühen Stadien ist meist die Einleitung einer kausalen Leishmanien-Therapie ausreichend, um die gesteigerte Immunantwort zu kontrollieren. Mit Progress der HLH sind in der Regel zusätzliche immunsuppressive oder immunmodulatorische Therapien erforderlich.

Post-Kala-Azar dermale Leishmaniasis (PKDL)

Die PKDL ist eine Hautveränderung, die nach Abschluss einer erfolgreichen Therapie einer VL auftreten kann. Die Erkrankung tritt vor allem in den Verbreitungsgebieten von *L. donovani* in **Ostafrika** und **Südasien** auf. Im Sudan tritt die PKDL bei bis zu 50 % der behandelten Fälle auf, in Indien bei 10–20 %. Das Intervall zwischen Therapieabschluss und Auftreten der Hautveränderungen beträgt bei der ostafrikanischen Verlaufsform meist wenige Wochen bis 6 Monate, selten treten die Veränderungen bereits unter laufender Therapie auf. Bei der indischen Verlaufsform vergehen meist mehrere Jahre bis zum Auftreten der Läsionen. Die PKDL ist charakterisiert durch zum Teil hypopigmentierte makulöse, makulopapulöse Hautveränderungen, die sich im Verlauf auch zu Plaques und Noduli entwickeln können (➢ Abb. 5.31). Die Läsionen beginnen meist perioral, können sich im Verlauf jedoch über den gesamten Körper ausbreiten. Ursächlich erscheint eine Immunrekonstitutionsreaktion auf persistierende Erreger. Insbesondere in den nodulären Läsionen lassen sich hohe Erregerlasten nachweisen, die auch eine Rolle bei der Transmission der Erkrankung spielen.

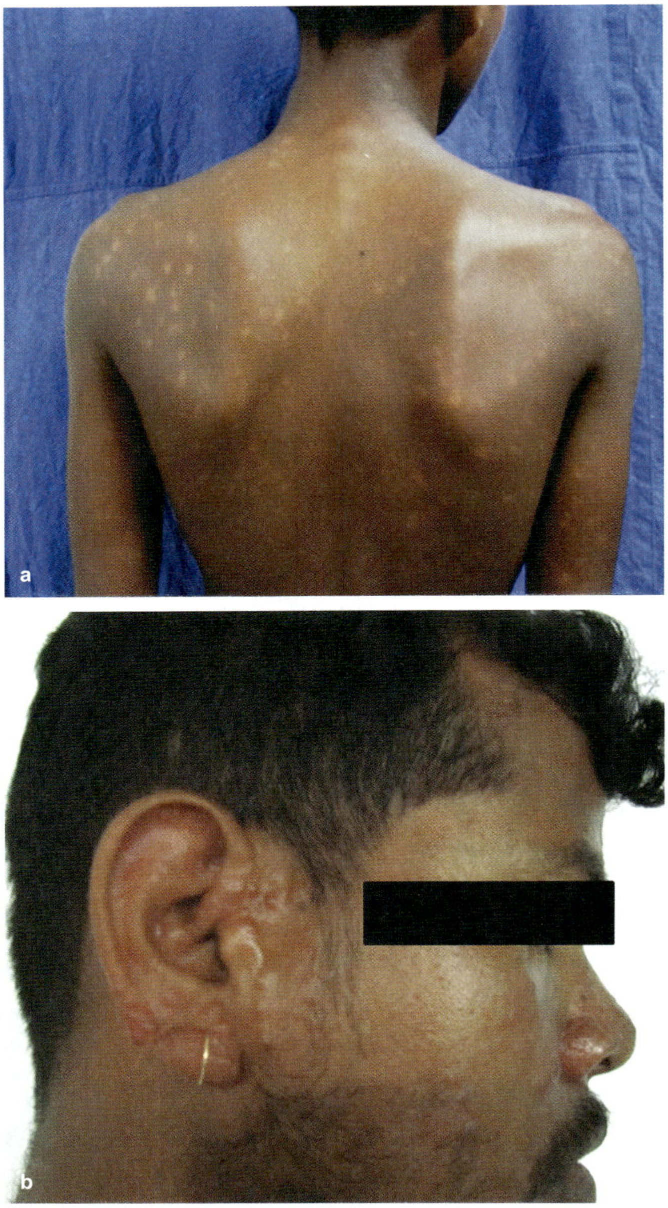

Abb. 5.31 Typische Läsionen der PKDL: a) makulöse Form mit hypopigmentierten makulösen Arealen; b) papulöse Form mit Plaques und Noduli. [O750]

Differenzialdiagnose

Wichtige Differenzialdiagnosen der VL sind aufgrund der klinischen Präsentation folgende:

- **Lymphome** oder **Leukämien** stellen aufgrund der klassischen Symptome mit Lymphadenopathie, Hepatomegalie, Splenomegalie, Zytopenie und Fieber die wichtigsten Differenzialdiagnosen dar.
- Patienten mit akuter **Histoplasmose** zeigen ebenso Fieber, Müdigkeit, Hepatosplenomegalie und Panzytopenie.

- Die **hepatosplenische Schistosomiasis** kann aufgrund einer Fibrose der periportalen Felder der Leber zu portaler Hypertonie und Splenomegalie führen.
- Die **disseminierte Tuberkulose** kann sich durch Befall des Knochenmarks mit Fieber und Panzytopenie äußern. Insbesondere bei Patienten mit HIV-Infektion stellt die Tuberkulose eine wichtige Differenzialdiagnose dar.
- **Malaria** kann ebenfalls mit Fieber, Unwohlsein und Splenomegalie einhergehen, im Gegensatz zur VL sind die Symptome jedoch meist akut, allerdings kann eine „tropische Splenomegalie" auch im Rahmen häufiger Malariainfektionen auftreten.
- Verschiedene **immunologische Erkrankungen** (z. B. Felty-Syndrom) können mit Splenomegalie, Neutropenie und Fieber einhergehen.
- Die PKDL entwickelt sich meist im Verlauf oder nach Therapie der VL und kann klinisch dem Bild einer **Lepra** ähneln.

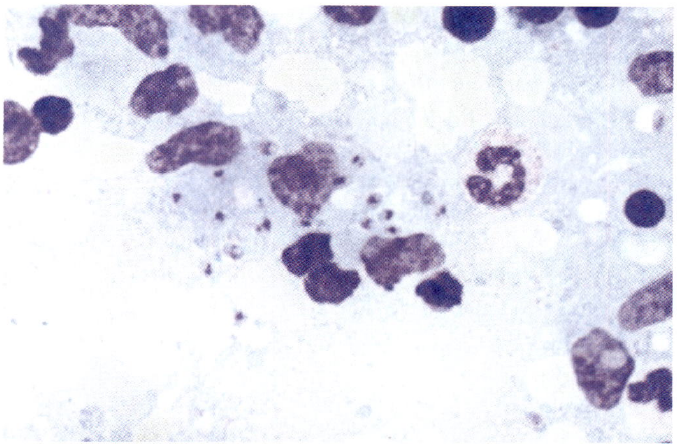

Abb. 5.32 Amastigoten in der Mikroskopie des Knochenmarks [P1549]

Diagnostik

Charakteristische Laborbefunde der VL sind eine normozytäre Anämie, Neutropenie und Thrombozytopenie. Zudem können erhöhte Leberenzyme sowie ein erhöhtes Bilirubin vorkommen. Aufgrund einer polyklonalen B-Zell-Aktivierung kommt es häufig auch zu einer Hypergammaglobulinämie.

Spezifische Diagnostik

Der diagnostische Nachweis einer VL ist auf verschiedenen Wegen möglich. Übliche Verfahren umfassen die mikroskopische Visualisierung der Amastigoten im Blut oder im Gewebe, den molekularen Nachweis von Parasiten-DNA und serologische Tests. Auch eine Anzüchtung des Erregers in einer In-vitro-Kultur ist möglich. Meist werden mehrere diagnostische Ansätze gleichzeitig verfolgt, um die Wahrscheinlichkeit eines positiven Ergebnisses zu maximieren, wobei idealerweise immer ein direkter Erregernachweis angestrebt werden sollte.

Als Untersuchungsmaterial für den Erregernachweis eignen sich insbesondere Aspirate aus dem Knochenmark oder aus der Milz. Aufgrund der niedrigeren Komplikationsrate wird meist eine Knochenmarkpunktion vorgenommen.

Mikroskopischer Nachweis

In der Mikroskopie des Knochenmarks zeigen sich die Amastigoten (➤ Abb. 5.32) meist innerhalb der Makrophagen, können (insbesondere bei Quetschpräparaten) aber auch extrazellulär zu sehen sein. Zusätzlich zum mikroskopischen Nachweis sollte immer simultan ein molekularer Nachweis von Parasiten-DNA angestrebt werden.

Molekulare Diagnostik

Die Sensitivität der PCR ist deutlich höher als die der Mikroskopie und auch aus Blut nur unwesentlich schlechter als aus Knochenmark. Aufgrund der möglichen hämatoonkologischen Differenzialdiagnosen bei Fieber mit Anämie und Neutropenie sollte jedoch auch eine Mikroskopie des Knochenmarks durchgeführt werden. Auch eine kulturelle Anzüchtung ist möglich, wird in der Routine allerdings nur selten durchgeführt.

Serologie

Der direkte Erregernachweis mittels Mikroskopie und PCR ist der Goldstandard in der Diagnostik der VL in Ländern mit ausreichender Laborkapazität. Serologische Tests können in bestimmten Situationen zusätzlich von diagnostischem Wert sein. In Endemiegebieten können serologische Tests jedoch auch bei asymptomatischen Infektionen positiv sein, und stellen daher keinen definitiven Nachweis einer klinisch manifesten VL dar. Zudem sinkt die Sensitivität bei Immunsuppression. Insbesondere in ressourcenarmen Gegenden wird die Diagnose dennoch häufig durch einen serologischen Test gestellt. Hier hat sich ein **Schnelltest,** basierend auf dem rekombinanten Kinesin-Antigen (rK39), als Standardtest durchgesetzt. Dieser Test hat bei immunkompetenten Patienten eine hohe Sensitivität und Spezifität, die auf dem indischen Subkontinent bei 93–100 % bzw. 96–100 % liegt, in Ostafrika und Brasilien jedoch variabler ist (Sensitivität: 62–91 %, Spezifität: > 95 % in Brasilien, 91–98 % in Afrika) (Chappuis et al. 2006).

Besondere Situationen

- **Post-Kala-Azar dermale Leishmaniasis:** In Hautbiopsien aus betroffenen Arealen lassen sich mit niedriger Sensitivität mikroskopisch oder mittels PCR (Sensitivität bis zu 90 %) Parasiten nachweisen.
- **HIV-VL-Koinfektion:** Bei Patienten mit einer HIV-Koinfektion liegen meist höhere Parasitenlasten vor als bei immungesunden. Daher steigt die Sensitivität der direkten Nachweisverfahren an. Gleichzeitig sinkt jedoch die Sensitivität der serologischen Tests.

Therapie

Therapieprinzipien

Aufgrund der hohen Letalität von bis zu 90 % ohne Therapie muss eine klinisch manifeste viszerale Leishmaniasis (VL) immer therapiert werden. Bei asymptomatischen Infektionen können die Patienten auch zunächst engmaschig beobachtet werden, um bei Auftreten von Symptomen frühzeitig eine Therapie zu beginnen.

Im Gegensatz zur kutanen Leishmaniasis (➤ Kap. 5.5.4) ist immer eine **systemische Therapie** notwendig, und die verursachende Spezies spielt bei der Wahl der Therapie keine wesentliche Rolle. Neben der Verfügbarkeit, den Kosten und der Verträglichkeit haben ggf. die geografische Herkunft und mögliche Resistenzen (insbesondere in Südostasien) sowie eine eventuell bestehende Immunsuppression Einfluss auf die zu wählende Therapie. Neben der kausalen Therapie ist oft eine supportive Behandlung der entstandenen Komplikationen (z. B. Bluttransfusionen) notwendig.

Spezifische medikamentöse Therapie

Grundsätzlich wirksam in der Therapie der VL sind liposomales Amphotericin B, Miltefosin, 5-wertige Antimone, Paromomycin und Pentamidin.

- Für die Therapie der VL ist **liposomales Amphotericin B** (AmBisome®) in Deutschland zugelassen (zur Therapie von *L. donovani*) und dem im Ausland noch eingesetzten Amphotericin B wegen geringerer Toxizität und dem Erreichen höherer Wirkspiegel in Phagozyten, den Wirtszellen der Leishmanien, vorzuziehen (s. a. ➤ Kap. 5.5.4).
- **Miltefosin** ist als einziges Medikament zur oralen Therapie zugelassen (in Deutschland zur Therapie von *L. donovani*). Die besten Daten zur Wirksamkeit bei VL liegen für den indischen Subkontinent vor, allerdings zeigt sich über die letzten Jahre eine Abnahme der Wirksamkeit. Dies könnte sowohl an einer schwachen Compliance in der ambulanten, unbeobachteten Therapie oder an aufgetretenen Resistenzen liegen.
- **5-wertige Antimone** werden seit den 1940er Jahren zur Therapie der VL eingesetzt. In Deutschland sind aktuell keine Präparate zugelassen. Weltweit ist der Einsatz 5-wertiger Antimone in der Therapie der VL jedoch noch weitverbreitet.
- **Paromomycin** ist ein Aminoglykosid-Antibiotikum mit Aktivität gegen Leishmanien sowie gegen Bakterien und einige enterische Protozoen. Es bindet die ribosomale 30S-Untereinheit und beeinträchtigt hierdurch die Proteinsynthese des Parasiten. Paromomycin wird in der Therapie der VL parenteral als Kombinationspartner von Miltefosin (Indien) oder 5-wertiger Antimone (Ostafrika) eingesetzt. In Deutschland ist es jedoch zur parenteralen Therapie nicht mehr zugelassen.
- **Pentamidin** wird aufgrund der hohen Nebenwirkungsrate zur Behandlung der VL nicht mehr regelmäßig eingesetzt.

➤ Tab. 5.30 zeigt eine Übersicht der Medikamente mit Dosierungen, Therapiedauer und Nebenwirkungen. Weitere Details zu den Medikamenten finden sich in ➤ Kap. 5.5.4.

Empfohlene Therapie bei immungesunden Patienten

Als Standardtherapie der VL bei immungesunden Patienten gilt **liposomales Amphotericin B,** wobei die Wirksamkeit der Therapie in Studien aus verschiedenen Teilen der Welt bei > 95 % liegt. Als Standard gilt eine Gesamtdosis von 20 mg/kg KG, die üblicherweise in mehreren Dosen über einen Zeitraum von 21 Tagen gegeben wird. Entscheidend für den Therapieerfolg ist die Gesamtdosis, nicht die Höhe der Einzeldosis. Üblicherweise werden insgesamt 7 Dosen à 3 mg/kg KG gegeben (z. B. Tag 1–5, 14, 21). Als Alternative, bei Kontraindikationen gegen Amphotericin B, gilt **Miltefosin.** Der Vorteil von Miltefosin besteht in der oralen Gabe und somit der Möglichkeit einer ambulanten Therapie. Das Medikament ist jedoch in der Schwangerschaft absolut kontraindiziert und erfordert bei Frauen im gebärfähigen Alter eine sichere Kontrazeption bis mehrere Monate nach Therapieende.

Kombinationstherapien werden auch in der Therapie der VL zunehmend untersucht. Hierbei zeigen vor allem die Kombination von Paromomycin mit 5-wertigen Antimonen oder Miltefosin eine hohe Wirksamkeit. Der Einsatz von Kombinationstherapien hat neben dem Schutz vor Resistenzentwicklung vor allem das Ziel, die Therapiedauer und die Nebenwirkungsrate zu verringern und damit die Compliance zu erhöhen.

Empfohlene Therapie bei gleichzeitiger HIV-Infektion

Eine gleichzeitig bestehende HIV-Infektion ist bei Patienten mit VL nicht nur mit einer deutlich erhöhten Sterblichkeit verbunden, auch die Effektivität der Standardtherapie liegt niedriger als bei immungesunden Patienten. In Europa und Amerika, wo *L. infantum* die vorherrschende Ursache der VL ist, wird auch bei Personen mit HIV-Infektion eine Monotherapie mit **liposomalem Amphotericin B** empfohlen, allerdings mit einer höheren Gesamtdosis von 40 mg/kg KG. In Südasien und Ostafrika, wo *L. donovani* der Hauptverursacher der VL ist, empfiehlt die WHO eine **Kombination** aus **liposomalem Amphotericin B** (30 mg/kg KG Gesamtdosis) und **Miltefosin.** Diese Empfehlung basiert auf kleinen Studien in Äthiopien (Diro et al. 2019) und Indien (Burza et al. 2022), in denen die Kombinationstherapie, bei kürzerer Dauer der i. v. Therapie, mindestens genauso gut wirksam war wie die Monotherapie mit liposomalem Amphotericin B.

Ähnlich wichtig wie die kausale Therapie der VL ist eine zügige **Initiierung oder Optimierung einer antiretroviralen Therapie (ART),** um das Risiko eines Rezidivs zu senken. Auch unter einer ART liegt das Rezidivrisiko jedoch bei > 50 %, sodass eine Sekundärprophylaxe empfohlen wird. Hierfür eignet sich eine periodische Gabe von Amphotericin B oder Pentamidin (➤ Tab. 5.31). Das Risiko eines Rezidivs ist zwar bei CD4-Zahlen < 200/µl besonders hoch, jedoch sind Rezidive auch bei höheren CD4-Zellen möglich. Das Absetzen einer Sekundärprophylaxe sollte daher erst bei sicherer Immunrekonstitution (z. B. kontinuierlich CD4 > 350/µl für mind. 6 Monate) erwogen werden.

Therapie bei anderweitiger Immunsuppression

Analog zur Therapie bei HIV-Infektion ist auch bei anderweitiger Immunsuppression eine Therapie mit liposomalem Amphotericin B in höherer Gesamtdosis zu empfehlen. Bei fortbestehender Immunsuppression ist ebenso eine Sekundärprophylaxe zu empfehlen.

Post-Kala-Azar dermale Leishmaniasis (PKDL)

Die Therapie der PKDL erfordert eine längere Behandlung als die Standardtherapie der VL. Der optimale Ansatz ist jedoch ungewiss und die

Tab. 5.30 Übersicht über aktuelle systemische Therapeutika für die Behandlung der viszeralen Leishmaniasis

Medikament	Route	Dosierung (Erwachsene)	Therapiedauer	Wichtige UAW/Management/Bemerkungen
Standardtherapeutika				
Liposomales Amphotericin B (AmBisome®)	i. v.	Standarddosierung: 3 mg/kg KG/ Therapietag (mind. 20 mg/kg KG Gesamtdosis)	Bis zu 10 Gaben über einen Gesamtzeitraum von 21 Tage	• Fieber, Schüttelfrost, Erbrechen, Hör- und Visusstörungen, Anaphylaxie, nephro- und hämatotoxisch, Hypokaliämie • Laborkontrollen unter Therapie (insbesondere Kalium, Kreatinin und Hämoglobin) • Entscheidend für den Therapieerfolg ist die Gesamtdosis, nicht die Höhe der Einzeldosis; üblicherweise werden insgesamt 7 Dosen von 3 mg/kg KG gegeben (z. B. Tag 1–5, 10, 17)
Miltefosin (Impavido®)	p. o.	2,5 mg/kg/Tag bei Erwachsenen Standarddosis: • 30–44 kg: 50 mg 2 ×/d • ≥ 45 kg: 50 mg 3 ×/d Bei Kindern < 12 Jahren allometrische Dosierung, basierend auf Geschlecht, Größe und Gewicht	28 Tage	• Häufig Übelkeit und Erbrechen, hepato- und nephrotoxisch, teratogen, urogenitale UAW • 5 Monate Kontrazeption notwendig, regelmäßige Laborkontrollen unter Therapie • Ambulante Therapie möglich
Mögliche Alternativen bei fehlender Verfügbarkeit der Standardtherapeutika				
Konventionelles Amphotericin B	i. v.	0,75–1 mg/kg KG/Tag	• 15–20 Tage tägliche Therapie oder • 30–40 Tage mit Therapie an alternierenden Tagen	• Deutlich schlechter verträglich als liposomales Amphotericin; Fieber, Schüttelfrost, Erbrechen, Hör- und Visusstörungen, Anaphylaxie, nephro- und hämatotoxisch, Hypokaliämie • Langsame Infusion über 4 Stunden • Laborkontrollen unter Therapie (insbesondere Kalium, Kreatinin und Hämoglobin)
5-wertiges Antimon (Pentostam®; Glucantime®)	i. v.	20 mg/kg KG/Tag	28–30 Tage	• Kardio-, nephro- und hepatotoxisch; Arthralgien, Myalgien, abdominelle Symptomatik, Pankreatitis • Regelmäßig EKG (ST-Strecke, QTc-Zeit) • Laborkontrolle vor/während der Therapie, Alkoholkarenz • Hohe Rate an Resistenzen in einigen Gegenden Indiens
Paromomycin	i. v.	15 mg/kg KG in Indien (Kombination mit Miltefosin oder Antimon)	21–28 Tage	• Hepatotoxisch, ototoxisch (reversibel), selten nephrotoxisch • In Deutschland nicht als i. v. Präparat verfügbar • Hohe geografische Variabilität in der Suszeptibilität; Einsatz nur als Kombinationstherapie mit Miltefosin (Indien) oder Antimon (Ostafrika)

Tab. 5.31 Empfohlene Therapie und Sekundärprophylaxe bei HIV-VL-Koinfektion (Pan American Health Organzation 2022, WHO 2022, WHO 2017)

Region	Empfohlene Therapie	Alternative
Initiale Therapie		
Ostafrika (*L. donovani)*	Liposomales Amphotericin B 5 mg/kg i. v. an den Tagen 1, 3, 5, 7, 9 und 11 **plus** Miltefosin für 28 Tage	Liposomales Amphotericin B 5 mg/kg i. v. an den Tagen 1 bis 5, 10, 17 und 24
Südostasien (*L. donovani)*	Liposomales Amphotericin B 5 mg/kg i. v. an den Tagen 1, 3, 5, 7, 9 und 11 **plus** Miltefosin für 14 Tage	Liposomales Amphotericin B 5 mg/kg i. v. an den Tagen 1 bis 4, 8, 10, 17 und 24
Europa/Amerika (*L. infantum)*	Liposomales Amphotericin B 3 mg/kg/Tag bis zu einer Gesamtdosis von 40 mg/kg	Amphotericin-B-Deoxycholat 0,7 mg/kg/Tag für 28 Tage, Höchstdosis 50 mg/Tag*
Sekundärprophylaxe		
Ostafrika (*L. donovani)*	Pentamidinisethionat 4 mg/kg (300 mg für Erwachsene) i. v. alle 3–4 Wochen	Natriumstibogluconat 20 mg/kg i. v. oder i. m. alle 4 Wochen
Südostasien (*L. donovani)*	Liposomales Amphotericin B 3 bis 5 mg/kg i. v. alle 3–4 Wochen	Amphotericin-B-Deoxycholat 1 mg/kg i. v. alle 3–4 Wochen*
Europa/Amerika (*L. infantum)*	Liposomales Amphotericin B 3 bis 5 mg/kg i. v. alle 3–4 Wochen	Amphotericin-B-Deoxycholat 1 mg/kg i. v. alle 3–4 Wochen*

* Nur bei fehlender Verfügbarkeit von liposomalem Amphotericin B

Daten aus klinischen Studien sind begrenzt. In Südasien besteht die Standardtherapie aus der Gabe von **Miltefosin** über 12 Wochen, in Afrika aus einer 30- bis 60-tägigen **Natriumstibogluconat-Therapie.** Neuere Studien, allerdings meist mit wenigen Dutzend Patienten, zeigen eine mögliche Überlegenheit der Therapie mit Amphotericin B oder Kombinationen von Amphotericin B mit Miltefosin.

Monitoring des Therapieerfolges

Der Therapieerfolg wird im Allgemeinen klinisch bewertet. Bei einer erfolgreichen Therapie sollte das Fieber typischerweise innerhalb von 1 bis 2 Wochen abklingen, die Milzgröße sollte innerhalb eines Monats nach Behandlungsbeginn abnehmen, und es sollte zu einer Gewichtszunahme kommen. Bei Patienten mit klinischem Ansprechen ist keine parasitologische Bestätigung des Therapieerfolgs notwendig, allerdings sollte mind. 12 Monate lang ein klinisches Monitoring für das Wiederauftreten der Symptome erfolgen. Bei immunkompetenten Patienten treten die meisten Rückfälle innerhalb von 6 bis 12 Monaten nach Abschluss der Behandlung auf, allerdings sollten Patienten darauf hingewiesen werden, dass Rezidive im Falle einer neuen Immunsuppression auch noch Jahre später auftreten können. Immungeschwächte Patienten sollten idealerweise lebenslang oder bis zur wirksamen Immunrekonstitution nachbeobachtet werden.

Bei Patienten mit unklarem Ansprechen (z. B. anhaltendes Fieber) oder bei vermutetem Rückfall sollte eine Knochenmark- oder Milzpunktion durchgeführt werden, um die Diagnose einer VL zu bestätigen.

Herkömmliche serologische Tests bleiben Monate bis Jahre nach der Therapie positiv und sind daher nicht zur Therapiekontrolle geeignet.

Tests auf Anti-rK39-Immunglobulin (Ig-)G1 werden schneller negativ und können als Diagnostik bei Verdacht auf ein Rezidiv nach wenigen Monaten eingesetzt werden.

Therapieanpassung

Immunkompetente Patienten mit VL, die auf eine Initialtherapie nicht ansprechen, sollten prinzipiell mit einem anderen Medikament oder einer Kombinationstherapie behandelt werden. Bei initialer Therapie mit liposomalem Amphotericin B kann auch ein erneuter Versuch mit einer höheren Dosis oder längerer Dauer versucht werden. Bei initialer Therapie mit einem anderen Medikament sollte möglichst liposomales Amphotericin B als Therapie gegeben werden.

Bei **immunkompetenten Patienten mit einem Rezidiv** nach initial erfolgreicher Therapie sollte die Behandlung entweder mit einem alternativen Medikament erfolgen oder ein erneuter Therapieversuch mit längerer Dauer erfolgen. Bei liposomalem Amphotericin B kann auch ein Therapieversuch mit einer höheren Gesamtdosis (z. B. 30–40 mg/kg KG) gerechtfertigt sein.

Bei **immungeschwächten Patienten,** die nicht auf die Initialtherapie ansprechen, sollte eine erneute Behandlung mit liposomalem Amphotericin B in einer höheren Gesamtdosis oder in Kombination mit Miltefosin erfolgen.

5.5.6 Bekämpfung und Prävention

Kontrollmaßnahmen gegen VL/CL basieren auf 2 verschiedenen Ansätzen:

- Vektorkontrolle, um Sandfliegenstiche unter Menschen zu verhindern,
- Therapie infizierter Menschen und Tiere, um das Infektionsreservoir zu verringern.

Vektorkontrolle

Prinzipiell werden für die Vektorkontrolle die gleichen Methoden angewendet wie bei der Bekämpfung der Malaria (➤ Kap. 5.2). Diese beinhalten vor allem den Einsatz von **mit Insektiziden behandelten Bettnetzen (ITN)** und das **Versprühen von Insektiziden mit Residualwirkung in Innenräumen (indoor residual spraying, IRS).** Da Sandmücken, im Gegensatz zu den meisten *Anopheles*-Mücken, eher außerhalb von Behausungen stechen (exophagisch) und ruhen (exophil), ist die Wirksamkeit vermutlich begrenzt. Auch die Maschenweite der meisten Mückennetze ist größer als durchschnittliche Sandmücken, sodass keine absolute mechanische Barriere hergestellt wird. Der Einsatz von engmaschigen Moskitonetzen und die Imprägnierung mit Insektiziden sind daher besonders wichtig.

Insgesamt ist die Datenlage zur Wirksamkeit einer Vektorkontrolle sehr begrenzt, sodass die WHO keine Interventionen explizit zur Anwendung empfiehlt. Stattdessen hat sie ein Handbuch herausgegeben, welches für verschiedene geografische Regionen die Arten von Eingriffen zur Vektorkontrolle beschreibt, die in verschiedenen epidemiologischen und ökologischen Umgebungen eingesetzt werden können (WHO 2023b). Ein gründliches Verständnis des lokalen Vektorverhaltens ist unerlässlich, um effektive Kontrollstrategien zu entwickeln. Aufgrund der begrenzten Flugreichweite kann es in Gebieten, in denen die Übertragung überwiegend sylvatisch ist, z. B. sinnvoll sein, vegetationsfreie Pufferzonen um menschliche Behausungen herum einzurichten. In Gebieten, in denen die Sandmücken eher endophagisch und endophil sind, kann eine 6-monatige IRS eine wirksame Intervention sein. Dies ist jedoch aufgrund der erforderlichen Infrastruktur, Ausrüstung und Schulung kostspielig. Wie bei der Malaria ist die Verwendung von Repellentien (z. B. DEET) und mit Insektiziden behandelter Kleidung für Reisende ratsam, ist aber keine Routinemaßnahme für Bewohner von Endemiegebieten.

Aufgrund der schlechten Datenlage betont die WHO insbesondere die Notwendigkeit einer rigorosen Evaluation der eingesetzten Kontrollmaßnahmen, um in Zukunft Ressourcen sinnvoll und gezielter einsetzen zu können. Hierzu gehört die Untersuchung möglicher Resistenzentwicklungen bei den Sandmücken, um wirksame Insektizide zu identifizieren und die Entstehung von Resistenzen rasch zu erkennen.

Therapie zur Prävention

Auch um die Therapie gezielt als Prävention einzusetzen, ist eine genaue Kenntnis der lokalen Epidemiologie essenziell.

In Gegenden, in denen die Übertragung anthroponotisch ist, können eine schnelle Diagnose und wirksame Therapie helfen, das menschliche Infektionsreservoir zu verringern. Insbesondere Patienten mit Post-Kala-Azar dermaler Leishmaniasis (PKDL) können ein wichtiges Infektionsreservoir sein. PKDL kann jahrelang bestehen bleiben (➤ Kap. 5.5.5). Die PKDL-Behandlung erfordert einen längeren Therapieverlauf, womit diese Personen sehr lange infektiös sein können.

Bei zoonotischer Leishmaniasis ist die Kontrolle des Infektionsreservoirs um einiges schwieriger. Programme, die versucht haben, das Hundereservoir zu verringern, waren nicht sehr effektiv. Dies kann auf eine mangelhafte Identifizierung infektiöser Hunde oder eine Verzögerung zwischen Diagnose und Keulung zurückzuführen sein. Auch ist denkbar, dass die meisten Sandmückeninfektionen von wenigen hochinfektiösen Hunden (Superspreader) stammen.

LITERATUR

Aronson N, Herwaldt BL, Libman M et al. Diagnosis and Treatment of Leishmaniasis: Clinical Practice Guidelines by the Infectious Diseases Society of America (IDSA) and the American Society of Tropical Medicine and Hygiene (ASTMH). Am J Trop Med Hyg. 2017; 96(1): 24–45.

Berbert TRN, de Mello TFP, Wolf Nassif P et al. Pentavalent Antimonials Combined with Other Therapeutic Alternatives for the Treatment of Cutaneous and Mucocutaneous Leishmaniasis: A Systematic Review. Dermatol Res Pract 2018: 9014726.

Brito NC, Rabello A, Cota GF. Efficacy of pentavalent antimoniate intralesional infiltration therapy for cutaneous leishmaniasis: A systematic review. PLoS One 2017; 12(9): e0184777.

Burza S, Mahajan R, Kazmi S et al. AmBisome Monotherapy and Combination AmBisome-Miltefosine Therapy for the Treatment of Visceral Leishmaniasis in Patients Coinfected With Human Immunodeficiency Virus in India: A Randomized Open-Label, Parallel-Arm, Phase 3 Trial. Clin Infect Dis 2022; 75(8): 1423–1432.

Cardona-Arias JA, Vélez ID, López-Carvajal L. Efficacy of thermotherapy to treat cutaneous leishmaniasis: a meta-analysis of controlled clinical trials. PLoS One 2015; 10(5): e0122569.

Chappuis F, Rijal S, Soto A, Menten J, Boelaert M. A meta-analysis of the diagnostic performance of the direct agglutination test and rK39 dipstick for visceral leishmaniasis. BMJ 2006; 333(7571): 723.

de Vries HJC, Reedijk SH, Schallig HDFH. Cutaneous Leishmaniasis: Recent Developments in Diagnosis and Management. Am J Clin Dermatol 2015; 16(2): 99–109.

Diro E, Blesson S, Edwards T et al. A randomized trial of AmBisome monotherapy and AmBisome and miltefosine combination to treat visceral leishmaniasis in HIV co-infected patients in Ethiopia. PLoS Negl Trop Dis 2019; 13(1): e0006988.

Galvão EL, Rabello A, Cota GF. Efficacy of azole therapy for tegumentary leishmaniasis: A systematic review and meta-analysis. PLoS One 2017; 12(10): e0186117.

Hodiamont CJ, Kager PA, Bart A et al. Species-directed therapy for leishmaniasis in returning travellers: A Comprehensive Guide. PLoS Negl Trop Dis 2014; 8(5): e2832.

Husein-ElAhmed H, Gieler U, Steinhoff M. Evidence supporting the enhanced efficacy of pentavalent antimonials with adjuvant therapy for cutaneous leishmaniasis: a systematic review and meta-analysis. J Eur Acad Dermatol Venereol 2020; 34(10): 2216–2228.

López-Carvajal L, Cardona-Arias JA, Zapata-Cardona MI, Sánchez-Giraldo V, Vélez ID. Efficacy of cryotherapy for the treatment of cutaneous leishmaniasis: meta-analyses of clinical trials. BMC Infect Dis 2016; 16: 360.

Madusanka RK, Silva H, Karunaweera ND. Treatment of Cutaneous Leishmaniasis and Insights into Species-Specific Responses: A Narrative Review. Infect Dis Ther 2022; 11(2): 695–711.

Monge-Maillo B, López-Vélez R. Therapeutic Options for Old World Cutaneous Leishmaniasis and New World Cutaneous and Mucocutaneous Leishmaniasis. Drugs. 2013; 73(17): 1889–1920.

Mosimann V, Neumayr A, Paris DH, Blum J. Liposomal amphotericin B treatment of Old World cutaneous and mucosal leishmaniasis: A literature review. Acta Trop 2018; 182: 246–250.

Murray HW. Review: Leishmaniasis in the United States: Treatment in 2012. Am J Trop Med Hyg 2012; 86(3): 434–440.

Negera E, Gadisa E, Hussein J et al. Treatment response of cutaneous leishmaniasis due to Leishmania aethiopica to cryotherapy and generic sodium stibogluconate from patients in Silti, Ethiopia. Trans R Soc Trop Med Hyg 2012; 106(8): 496–503.

Pan American Health Organization. Guideline for the treatment of leishmaniasis in the Americas. 2022. www.paho.org/en/documents/guideline-treatment-leishmaniasis-americas-second-edition.

Reveiz L, Maia-Elkhoury ANS, Nicholls RS, Romero GA, Yadon ZE. Interventions for American cutaneous and mucocutaneous leishmaniasis: a systematic review update. PLoS One 2013; 8(4): e61843.

Ubals M, Bosch-Nicolau P, Sánchez-Montalvá A et al. Treatment of Complex Cutaneous Leishmaniasis with Liposomal Amphotericin B. Pathogens 2021; 10(10): 1253.

WHO. Control of the leishmaniasis: report of a meeting of the WHO Expert Committee on the Control of Leishmaniases. Geneva, 22–26 March 2010. (WHO technical report series no. 949). 10. WR 350, ISBN: 978 92 4 120949 6.

WHO. Leishmaniasis control programme. Annual country reports. Endemicity of cutaneous leishmaniasis (CL), 2022. 2023a. www.who.int/data/gho/map-gallery-search-results?maptopics=910b5dfc-ce2e-4440-8b43-8d83f4a85485.

WHO. Manual on case management and surveillance of the leishmaniases in the WHO European Region (2017). https://apps.who.int/iris/handle/10665/344118?show=full.

WHO. Neglected Tropical Diseases. Operational manual on leishmaniasis vector control, surveillance, monitoring and evaluation. 2023b. www.who.int/publications/i/item/9789240060340.

WHO Regional Office for the Eastern Mediterranean. WHO manual for case management of cutaneous leishmaniasis in the WHO Eastern Mediterranean Region. 2014. https://iris.who.int/handle/10665/120002.

WHO. WHO guideline for the treatment of visceral leishmaniasis in HIV co-infected patients in East Africa and South-East Asia. 2022. www.who.int/publications/i/item/9789240048294.

5.6 Afrikanische Trypanosomiasis (Schlafkrankheit)

Andreas Lindner, August Stich

Das Wichtigste in Kürze

Die Afrikanische Trypanosomiasis (Schlafkrankheit) gehört zu den vernachlässigten Tropenkrankheiten im ländlichen Afrika südlich der Sahara. Einzellige Flagellaten der Art *Trypanosoma brucei (T. b.)* werden durch den Stich infizierter Tsetsefliegen übertragen. Die Schlafkrankheit tritt in 2 epidemiologisch und klinisch unterschiedlichen Formen auf:

- Die **westafrikanische Schlafkrankheit** (Erreger *T. b. gambiense*) kommt in Teilen West- und Zentralafrikas vor und kann lokal von großer Bedeutung sein. Der Verlauf ist in der Regel chronisch über Monate bis Jahre.
- Die **ostafrikanische Schlafkrankheit** (Erreger *T. b. rhodesiense*) tritt in Teilen Ostafrikas und im südlichen Afrika auf. Diese Form ist eine Zoonose und befällt nur sporadisch den Menschen, mitunter auch Reisende. Es handelt sich um ein akutes, innerhalb von Tagen bis Wochen fortschreitendes Krankheitsbild, das rasch schwer verläuft.

5

Die Schlafkrankheit wird in 2 Stadien unterteilt. Zuerst breiten sich die Erreger im hämolymphatischen System aus. Eine Primärläsion an der Einstichstelle (Trypanosomenschanker), Fieber, Kopfschmerzen, Lymphadenopathie und Myokarditis können wichtige Krankheitszeichen sein. Nach einer variablen Zeit kommt es zum Befall des zentralen Nervensystems mit einer Vielzahl an neurologischen und psychiatrischen Symptomen, bis die Erkrankung – wenn nicht rechtzeitig und adäquat behandelt – tödlich verläuft.

Mit Fexinidazol ist seit dem Jahr 2019 erstmals eine rein orale Monotherapie verfügbar. Das klinische Management hat sich erheblich vereinfacht, bleibt aber komplex. Aktuelle klinische Studien lassen auf weitere Fortschritte in naher Zukunft hoffen.

Intensive Kontrollmaßnahmen haben zu einem deutlichen Rückgang der Fallzahlen seit Beginn des 21. Jahrhunderts geführt. Zum Erreichen der Eliminationsziele der WHO bedarf es anhaltend intensiver Bemühungen.

5.6.1 Epidemiologie

Geografische Verbreitung

Die Afrikanische Trypanosomiasis (Schlafkrankheit) tritt in 2 epidemiologisch und klinisch unterschiedlichen Formen auf (➤ Tab. 5.32). Die **westafrikanische Schlafkrankheit,** verursacht durch *Trypanosoma brucei gambiense* (*Gambiense*-Infektion), kommt in Teilen West- und Zentralafrikas vor. Die **ostafrikanische Schlafkrankheit,** verursacht durch *Trypanosoma brucei rhodesiense* (*Rhodesiense*-Infektion), tritt in Teilen Ostafrikas und im südlichen Afrika auf.

Die Schlafkrankheit ist in 36 afrikanischen Ländern südlich der Sahara innerhalb des Verbreitungsgebiets des Vektors, der Tsetsefliege, endemisch (➤ Abb. 5.33). Zu den von der westafrikanischen Form besonders betroffenen Ländern zählen: DR Kongo (> 50 % aller Fälle), Zentralafrikanische Republik, Guinea, Angola, Tschad, Republik Kongo, Südsudan und Gabun. Die Erkrankung tritt herdförmig (mikrofokal) auf, wobei ca. 300 *Gambiense*-Foci beschrieben sind. Die ostafrikanische Form kommt vor allem in Malawi, Sambia, Simbabwe und Tansania vor. In Äthiopien traten im Jahr 2022 zum ersten Mal seit 31 Jahren wieder Fälle auf. Uganda ist das einzige Land, in dem beide Formen der Schlafkrankheit vorkommen, allerdings in unterschiedlichen Regionen. Detaillierte Karten der endemischen Gebiete und die länderspezifischen Fallzahlen werden von der WHO bereitgestellt (Simarro et al. 2010, WHO Datenbank Global Health Observatory).

Bevölkerung mit Infektionsrisiko

Geschätzt 3 Millionen Menschen waren im Zeitraum von 2016 bis 2020 einem mittleren oder höheren Infektionsrisiko ausgesetzt (Franco et al. 2022). Viele der Betroffenen leben in abgelegenen

Tab. 5.32 Zusammenfassung wesentlicher Charakteristika der west- und ostafrikanischen Schlafkrankheit

	Westafrikanische Schlafkrankheit	Ostafrikanische Schlafkrankheit
Erreger	*T. b. gambiense*	*T. b. rhodesiense*
Verbreitung	West- und Zentralafrika	Ostafrika und südliches Afrika
Parasitenreservoir	Mensch als Hauptwirt	Zoonose, gelegentliche Infektion von Menschen
Vektor mit bevorzugtem Vorkommen	Tsetsefliege (*Glossina-palpalis*-Gruppe) Feuchtbiotope in der Nähe von Gewässern	Tsetsefliege (*Glossina-morsitans*-Gruppe) Trockene Savannenbiotope
Höchste Inzidenz	DR Kongo, Zentralafrikanische Republik, Guinea, Angola, Republik Kongo, Südsudan	Malawi, Uganda, Sambia, Simbabwe, Tansania
Häufige Symptome	• Trypanosomenschanker, Fieber, Kopfschmerzen, Lymphadenopathie, Pruritus, Ödeme (insbesondere Gesicht), Myokarditis, Schlafstörungen • Im Stadium II jede Form neurologischer oder psychiatrischer Symptome	
Klinischer Verlauf	Chronisch, über Monate bis viele Jahre	Akut, über Tage bis Wochen
Klassische Diagnose	• Screening mittels Serologie • Parasitennachweis im Blut (evtl. nach Anreicherung) oder im Lymphknoten • Ggf. Liquoruntersuchung[1]	• Parasitennachweis im Blut • Ggf. Liquoruntersuchung; bei Einsatz von Fexinidazol kann auf eine Liquoruntersuchung verzichtet werden
Therapie Stadium I	Fexinidazol oder Pentamidin[2]	Fexinidazol oder Suramin[2] (Pentamidin[4])
Therapie Stadium II	Fexinidazol oder Eflornithin-Nifurtimox-Kombinationstherapie[3]	Fexinidazol oder Melarsoprol[2] (Pentamidin[4])
Infektionsrisiko für Reisende	Sehr gering, Langzeitaufenthalte (entlegene Gebiete)	Sehr gering, insbesondere Safaritouristen

[1] Eine Lumbalpunktion zur Therapieentscheidung ist nur noch bei klinischem Verdacht auf ein schweres Stadium II (≥ 100 Leukozyten/µl Liquor) sowie bei Kindern < 6 Jahren oder < 20 kg notwendig
[2] Bei Kindern < 6 Jahren oder < 20 kg
[3] Bei Kindern < 6 Jahren oder < 20 kg und/oder bei ≥ 100 Leukozyten/µl Liquor
[4] Zum schnellen Therapiebeginn überbrückend bis zur Verfügbarkeit der Erstlinientherapie

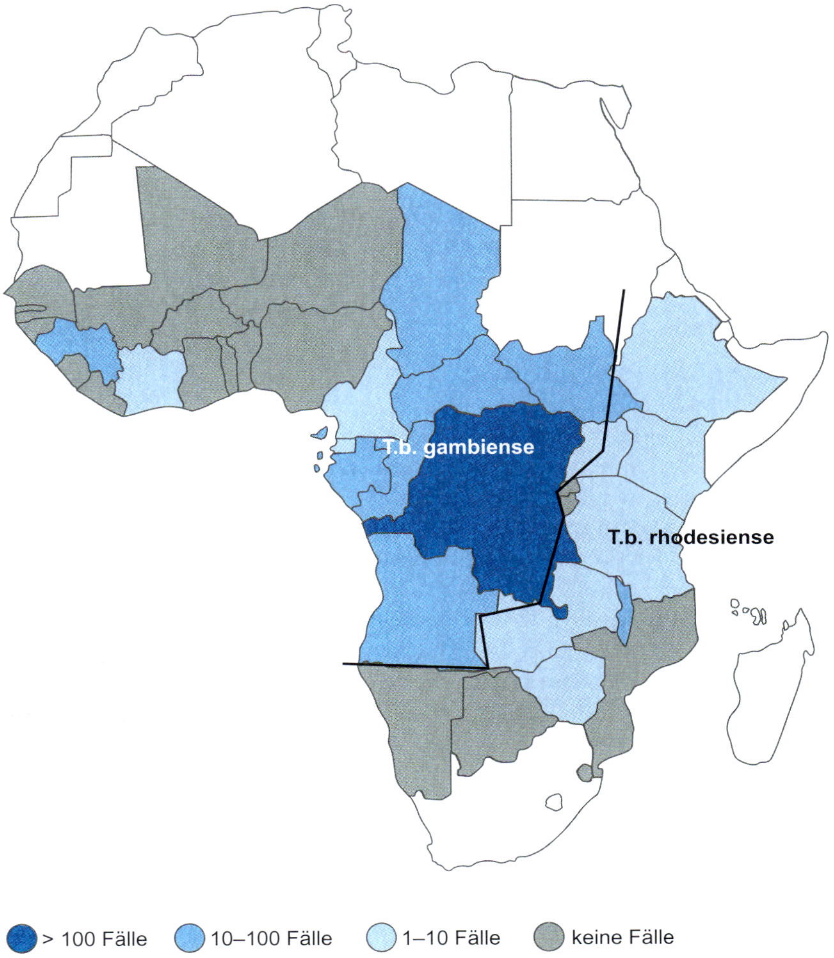

Abb. 5.33 Endemische Länder der Schlafkrankheit mit durchschnittlicher jährlicher Fallzahl im Zeitraum 2018 bis 2022; ungefähre geografische Trennlinie zwischen west- und ostafrikanischer Form. [W203-010, L138]

ländlichen Gebieten und sind der Tsetsefliege durch ihre täglichen Aktivitäten an Flüssen, in der Landwirtschaft oder bei der Jagd ausgesetzt. Politische Instabilität, Flucht, Vertreibung und Armut sind wichtige Faktoren, die eine Ausbreitung fördern. Die ostafrikanische Form ist eine Zoonose und befällt nur sporadisch den Menschen, jedoch kam es in der Vergangenheit auch wiederholt zu Epidemien. Exponiert sind Personen, die sich in der Nähe von Wildtieren, dem hauptsächlichen Erregerreservoir, aufhalten. Dies sind z. B. Jäger und Wildhüter, aber auch Touristen in Nationalparks und Wildreservaten.

Fallzahlen

Anfang des 20. Jahrhunderts kam es zu verheerenden Epidemien im Inneren des afrikanischen Kontinents. Nach intensiven Kontrollmaßnahmen galt in den 1960er Jahren die Schlafkrankheit als nahezu eliminiert. Politische Instabilität und der Zusammenbruch von Kontrollprogrammen führten jedoch in den 1970er Jahren zu einer neuen, schleichenden Epidemie mit dramatischen Auswirkungen. Im Jahr 1998 wurden fast 40.000 Fälle gemeldet, und geschätzte 300.000 Menschen waren infiziert, von denen nur ein kleiner Teil Zugang zu Behandlungsprogrammen hatte. Intensive Bemühungen der WHO zusammen mit den nationalen Gesundheitsbehörden, internationalen Partnern und Nichtregierungsorganisationen in Form vertikaler Programme brachten die Schlafkrankheit seitdem wieder unter Kontrolle. Im Jahr 2009 sank die Zahl der gemeldeten Fälle zum ersten Mal nach 50 Jahren wieder unter 10.000, wobei es sich zu über 98 % um die westafrikanische Form handelte. Dieser Erfolg hat sich mit 836 neu gemeldeten Fällen (798 *Gambiense*- und 38 *Rhodesiense*-Infektionen) im Jahr 2022 fortgesetzt.

Eliminationsziele

Im Jahr 2012 setzte sich die WHO das Ziel, die Schlafkrankheit bis 2020 als Public-Health-Problem zu eliminieren (WHO 2012). Das erste Ziel, weniger als 2.000 gemeldete Fälle pro Jahr, wurde erreicht. Das zweite Ziel, eine Verringerung der Gebiete mit mittlerem oder höherem Risiko um 90 %, wurde annähernd erreicht (Franco et al. 2022). Der neue WHO-Aktionsplan hat das Ziel, die Übertragung der westafrikanischen Form bis 2030 zu unterbrechen (WHO 2020). Dazu bedarf es jedoch anhaltend intensiver Maßnahmen und weiterer Forschung (Büscher et al. 2018). So ist die Frage der bestmöglichen Integration der Schlafkrankheitsbekämpfung in die allgemeine Basisgesundheitsversorgung der Länder weiterhin ungeklärt. Die Kontrolle der ostafrikanischen Form ist wegen des Tierreservoirs komplexer und erfordert einen One-Health-Ansatz. Eine Unterbrechung der Übertragung dieser Form wird bis 2030 nicht möglich sein.

Intensive Kontrollmaßnahmen haben zu einem deutlichen Rückgang der Fallzahlen seit Beginn des 21. Jahrhunderts geführt. Zur Vermeidung wiederkehrender Epidemien und zum Erreichen der Eliminationsziele der WHO bedarf es anhaltend intensiver Bemühungen.

5.6.2 Erreger und Übertragung

Die Schlafkrankheit wird durch einzellige Flagellaten der Art *Trypanosoma brucei (T. b.)* hervorgerufen. Humanpathogen sind nur die Subspezies *T. b. gambiense* und *T. b. rhodesiense.*

Andere Trypanosomen wie *T. b. brucei, T. congolense, T. evansi, T. equiperdum* und *T. vivax* sind für die **Rinderseuche Nagana** verantwortlich.

Mikroskopisch sind *T. b. gambiense* und *T. b. rhodesiense* nicht zu unterscheiden. Durch die geografische Exposition erschließt sich die Subspezies. In der Giemsa-Färbung zeigen die Erreger folgende Merkmale (➤ Abb. 5.34):

- Größe 15–35 µm
- Zentraler Zellkern mit dunkelrot-violettem Chromatin
- Roter Kinetoplast am hinteren Zellende
- Zartrot gefärbte Geißel, die vom Kinetoplasten ausgeht und bis zum Vorderende der Zelle reicht.
- Undulierende Membran, die dem Trypanosom seine Beweglichkeit verleiht.

Der **Mensch** ist das **Hauptreservoir für T. b. gambiense.** Tierreservoire (Schweine und einige andere Säugetiere) sind von geringer Bedeutung. Antilopen (z. B. Buschböcke) und andere Wildtiere der Savanne, aber auch **Schafe, Ziegen oder Rinder dienen als Reservoir für T. b. rhodesiense,** erkranken aber kaum. Der Mensch ist eher zufälliger Nebenwirt.

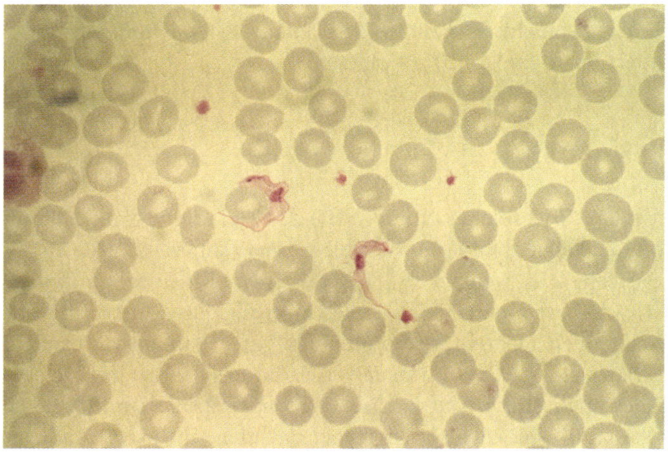

Abb. 5.34 *Trypanosoma brucei gambiense* im Blutausstrich, Giemsa-Färbung (× 100 Ölimmersion) [P1550]

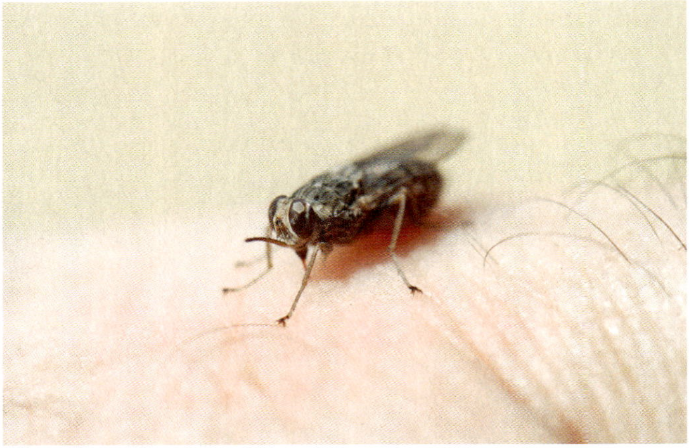

Abb. 5.35 Tsetsefliege (*Glossina*-Gattung) beim Saugakt. Charakteristisch ist die Haltung der Flügel, in Ruhe flach über den Rücken übereinander gefaltet. [P1538]

Die Schlafkrankheit wird durch den Stich infektiöser **Tsetsefliegen** der Gattung *Glossina* auf den Menschen übertragen (➤ Abb. 5.35). Für *T. b. gambiense* ist dies hauptsächlich die *Glossina-palpalis*-Gruppe, die in feuchten Biotopen in der Nähe von Gewässern vorkommt. Die *Glossina-morsistans*-Gruppe, typischerweise in trockenen Savannengebieten, überträgt *T. b. rhodesiense.* Tsetsefliegen sind vergleichsweise ineffiziente Vektoren mit nur einer geringen Rate an infektiösen Fliegen in Endemiegebieten. Das Verbreitungsgebiet beschränkt sich auf den afrikanischen Kontinent zwischen 14 Grad nördlicher und 19 Grad südlicher Breite.

Während einer Blutmahlzeit injiziert eine infizierte Tsetsefliege metazyklische Trypanosomen in das Hautgewebe des Wirts. Sie dringen in das Lymphsystem ein, verbreiten sich im Blut und differenzieren sich zu bis zu 35 µm langen **Trypomastigoten,** die sich durch Längsteilung vermehren. Sie können durch die Wände von Blut- und Lymphgefäßen in das Bindegewebe, den Liquor und das Gehirn eindringen. Die Haut kann als Reservoir dienen. Trypomastigote werden von der Tsetsefliege während einer Blutmahlzeit wieder aufgenommen. In der Fliege dauert die Entwicklung zu infektionstüchtigen metazyklischen Trypanosomen etwa 3 Wochen.

Eine **vertikale Übertragung** der Schlafkrankheit ist selten, jedoch könnte das Risiko höher sein als angenommen. Seltene **Transmission in Städten** und Stadtrandgebieten wurde z. B. in Kinshasa (DR Kongo) beschrieben. Auch eine Übertragung durch Bluttransfusion und Nadelstichverletzungen ist möglich.

Der Erreger *Trypanosoma brucei* ist benannt nach Sir David Bruce, einem schottischen Pathologen und Mikrobiologen. Er entdeckte Ende des 19. Jahrhunderts den Erreger als Ursache für die Rinderseuche Nagana und seine Übertragung durch die Tsetsefliege.

5.6.3 Pathogenese und Immunologie

Nach der Invasion vermehren sich Trypanosomen rasch, um ihre Population im Wirt zu etablieren (Pentreath und Kennedy 2004). Sie vermehren sich ausschließlich **extrazellulär durch Zweiteilung** im

Blut, Liquor oder interstitiellen Raum. Sie dringen nicht in Wirtszellen ein. In der frühen Phase sind vor allen die Haut, das muskuloskelettale System, seröse Häute (Perikard, Pleura, Peritoneum) sowie das Herz betroffen. Pathologische Veränderungen entstehen insbesondere im lymphatischen System, am Herz und im Zentralnervensystem (ZNS). Histologisch kommt es zu einer interstitiellen Infiltration von inflammatorischen Zellen mit Vaskulitis. Charakteristisch sind **Mott-Zellen,** große morulaartige Plasmazellen mit vakuolisiertem Zytoplasma, das große Granula mit aggregierten Immunglobulin M (IgM) enthält.

Trypanosomen haben **variable Oberflächenglykoproteine** (variant surface glycoproteins, VSG), die eine hohe Immunogenität aufweisen. Sie können sich der humoralen Immunantwort des Säugetierwirts entziehen, indem sie regelmäßig ihre VSG wechseln **(Antigenvariation).** Klinisch zeigt sich dies in einer undulierenden Parasitämie.

Die Antigenvariation führt zu einer unspezifischen **polyklonalen B-Zell-Aktivierung,** und IgM wird in großen Mengen produziert. Dies kann zu falsch positiven Reaktionen bei anderen Antikörpertests führen. Im weiteren Verlauf kommt es zu einer allgemeinen **Unterdrückung der humoralen und zellulären Immunabwehr.**

Die komplexe Pathogenese der Schlafkrankheit ist wahrscheinlich auf eine Kombination von Entzündungsreaktionen, Immunkomplexablagerungen und einer Gewebeschädigung durch direkte Parasiteneinwirkung sowie konsekutiver sekundärer Immundefizienz zurückzuführen.

Durch fortgesetzte **Antigenvariation** entziehen sich *T. b. gambiense* und *rhodesiense* der humoralen Immunantwort. Eine unspezifische polyklonale B-Zell-Aktivierung mit großen Mengen an IgM kann zu falsch positive Reaktionen in anderen Antikörpertests führen und diagnostisch fehlleiten.

5.6.4 Klinik

Das klinische Bild ist vielseitig, mit wesentlichen Unterschieden zwischen der ost- und westafrikanischen Form.

Die Inkubationszeit der **Rhodesiense-Infektion** beträgt unter 3 Wochen, oft nur wenige Tage. Die Erkrankung verläuft meist akut mit schweren Symptomen innerhalb von Tagen bis wenigen Wochen, einer Sepsis oder Malaria tropica ähnlich.

Die Inkubationszeit der **Gambiense-Infektion** ist variabel und kann Wochen oder Monate bis zum Auftreten erster systemischer Symptome betragen. Die Infektion verläuft in der Regel langsam. Eine oligosymptomatische Phase kann Monate oder Jahre dauern.

Die Schlafkrankheit verläuft in **2 Stadien:** das erste Stadium, in dem Trypanosomen ins Blut- und Lymphsystem gelangen, und das zweite Stadium mit ZNS-Befall. Eine sichere Unterscheidung zwischen den beiden Stadien ist klinisch in der Regel nicht möglich. Zur Therapieauswahl kann eine Lumbalpunktion erforderlich sein. Unbehandelt verläuft die Schlafkrankheit in der Regel tödlich.

Erstes, hämolymphatisches Stadium

An der Stelle des infektiösen Stichs der Tsetsefliege kann sich nach etwa einer Woche eine Primärläsion entwickeln: der **Trypanosomenschanker** (➤ Abb. 5.36). Ein typischer Schanker zeigt ein schmerzhaftes Erythem mit einem Durchmesser von 2–5 cm, wobei das Erscheinungsbild erheblich variiert. Er kann als Spinnentierbiss, Erysipel oder Eschar fehlinterpretiert werden. Der Schanker geht in der Regel nicht mit einer Nekrose einher und ist größer als ein Eschar. Er bildet sich in der Regel nach einigen Wochen mit peripherer Hautdesquamation und Hyper- oder Depigmentation spontan zurück. Schanker werden häufiger bei Reisenden (*Rhodesiense*-Infektion 88 %; *Gambiense*-Infektion 56 %) als bei Bewohnern endemischer Gebiete (*Rhodesiense*-Infektion 5–26 %; *Gambiense*-Infektion < 5 %) beobachtet.

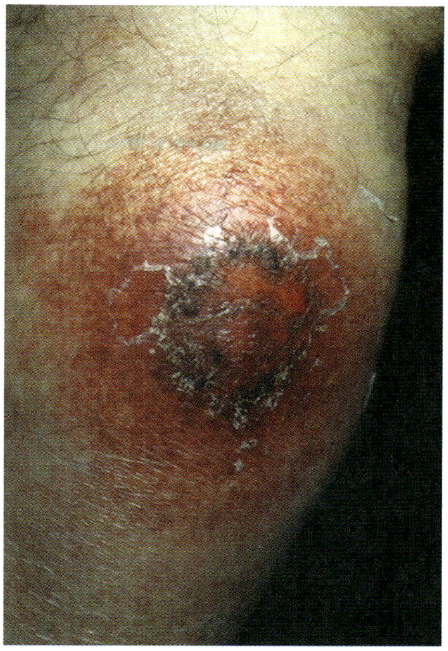

Abb. 5.36 Trypanosomenschanker bei einem aus der DR Kongo evakuierten Missionar mit Fieber [P1538]

Bereits in der frühen Phase der Infektion kommt es zu einem Befall des Lymphsystems, meist mit generalisierter Lymphadenopathie. Speziell bei der *Gambiense*-Infektion sind indolente, weiche Lymphknoten oft im Bereich des hinteren Halsdreiecks tastbar **(Winterbottom-Zeichen).** Zu den frühen Symptomen der Schlafkrankheit gehören **intermittierendes Fieber,** ausgeprägte persistierende Kopfschmerzen, Unwohlsein und muskuloskelettale Schmerzen. Diese Symptome können mit Wellen einer Parasitämie einhergehen. Das Fiebermuster ist unregelmäßig, schubweise und oft im Stadium I ausgeprägter als im Stadium II.

Hepatomegalie, Splenomegalie, generalisierter Pruritus, gastrointestinale Symptome, Ödeme (besonders im Gesicht), neuroendokrine Störungen (Amenorrhö, Impotenz) und Hyperästhesien beim Berühren von Knochen oder Weichteilen (Kérandel-Zeichen) können auftreten. Bevorzugt am Rumpf kann es zum Auftreten von girlandenförmigen Erythemen kommen. Schlaf- und Verhaltensstörungen können ebenfalls im ersten Stadium beobachtet werden.

Vor allem bei der *Rhodesiense*-Infektion zeigt sich häufig eine **kardiale Beteiligung** mit hämodynamischer Instabilität und Multiorganversagen. Patienten versterben oft noch vor der ZNS-Manifestation an Herzversagen.

Der **Trypanosomenschanker** ist ein wichtiges klinisches Zeichen und kann frühzeitig zur Diagnose führen, was insbesondere bei der fulminant verlaufenden *Rhodesiense*-Infektion wichtig ist. Der Schanker ist bei *Rhodesiense*-Infektion und heller Haut häufiger zu beobachten (etwa 50–80 %), bei *Gambiense*-Infektion seltener.

Zweites, meningoenzephalitisches Stadium

Dieses setzt bei *Rhodesiense*-Infektionen bereits sehr früh, bei *Gambiense*-Infektionen im Allgemeinen erst nach Monaten (evtl. Jahren) ein.

Sämtliche Manifestationen des ersten Stadiums können persistieren oder neu auftreten. ZNS-Symptome können initial fehlen oder nur leicht ausgeprägt sein. Kopfschmerzen, Konzentrationsschwierigkeiten, Probleme bei der Ausführung komplexer Aufgaben, Persönlichkeitsveränderungen, Psychosen, Sensibilitätsstörungen, Tremor und Ataxie können auftreten. **Schlafstörungen** sind eines der auffälligsten Merkmale und namensgebend für die Erkrankung. Die Störung des zirkadianen Schlaf-Wach-Zyklus führt zu Schläfrigkeit am Tag und Umtriebigkeit in der Nacht. Meningismus und fokale neurologische Zeichen sind eher ungewöhnlich. Der Patient verfällt allmählich in einen stuporösen bis komatösen Zustand. Konvulsionen können auftreten. Durch sekundäre Immunsuppression und Kachexie sind interkurrente Infektionen häufig. Bei einem fortgeschrittenen Krankheitsbild sind die Befunde durch die Therapie oft nur teils reversibel.

Der Einfluss einer HIV-Koinfektion auf den natürlichen Verlauf der Schlafkrankheit ist bisher unklar.

Im zweiten Stadium kann jede Form von neurologischen und psychiatrischen Symptomen auftreten. Insbesondere bei Patienten aus Endemiegebieten einer *Gambiense*-Infektion kann die Entwicklung dieser Symptome sogar mehrere Jahre dauern.

Laborveränderungen

Im Blut sind oft frühzeitig eine Anämie und Thrombozytopenie nachweisbar. In der Serumelektrophorese fällt eine breitbasige Gammazacke auf. Die Serumimmunglobuline sind erhöht, vor allem das **Gesamt-IgM** erreicht das **Mehrfache der Norm.** Polyklonales IgM kann zu falsch positiven Ergebnissen bei serologischen Tests auf andere Krankheiten führen.

Im Stadium II findet sich im **Liquor** meist eine Zellzahlerhöhung mit bis zu 200 Leukozyten/µL (mit oder ohne Trypanosomen), es können jedoch auch Werte von bis zu 2.000 beobachtet werden. Intrathekale Synthese führt auch im Liquor zu sehr hohen IgM-Werten. Selten gelingt der Nachweis von Mott-Zellen.

5.6.5 Diagnostik

Eine definitive Diagnose der Schlafkrankheit erfordert den **mikroskopischen Nachweis von Trypanosomen** in Körperflüssigkeiten (Blut, Liquor) oder Geweben (Lymphknoten, Schankeraspirat). Oft müssen verschiedene Methoden parallel angewendet werden. Bei negativem Befund sind Wiederholungsuntersuchungen angezeigt (Krishna, Lindner und Lejon 2022).

Direkter Parasitennachweis

Untersuchung von Blut

Der Giemsa-gefärbte Blutausstrich und Dicke Tropfen sind Methode der ersten Wahl (➤ Kap. 5.6.2, ➤ Abb. 5.34). Im Nasspräparat sind motile Trypanosomen zu erkennen. Eine *Rhodesiense*-Infektion lässt sich aufgrund der höheren Parasitämie in der Regel leicht nachweisen. Bei *Gambiense*-Infektion ist die Sensitivität gering (27–35 % im Dicken Tropfen; 4–22 % im Blutausstrich), weswegen verschiedene Methoden zur Parasitenanreicherung angewendet werden:

- Die **Mikro-Hämatokrit-Zentrifugationstechnik** basiert auf der mikroskopischen Untersuchung der Buffy-Coat-Zone (zwischen Plasma und weißen Blutzellen) nach Zentrifugation in Kapillaren (Sensitivität ca. 50 %).
- Die im Feldgebrauch sensitivste Methode zur Anreicherung ist die Anionenaustausch-Chromatografie (**m-AECT,** mini anion exchange column technique) mit Hilfe von Minisäulen (Sensitivität 75–85 %, > 90 % bei der Durchführung mit Buffy-Coat). Diese werden in der DR Kongo und der Elfenbeinküste hergestellt. Außerhalb endemischer Gebiete wird m-AECT nur in spezialisierten Labors durchgeführt.

Untersuchung von Gewebeaspirat

Aus der **Ödemflüssigkeit eines Trypanosomenschankers** ist ein früher Nachweis möglich. Die Untersuchung von **Lymphknotenaspirat** ist eine gängige Methode bei vergrößerten Lymphknoten, insbesondere im hinteren Halsdreieck (Winterbottom-Zeichen). Das Aspirat wird ohne Anreicherung nativ im Nasspräparat auf motile Parasiten mikroskopiert (alternativ Fixierung und Färbung mit Giemsa). Die Sensitivität ist variabel (19–77 %), aber am höchsten während einer frühen Infektion.

Schnelltests

Schnelltests zum Antikörpernachweis bei einer *Gambiense*-Infektion sind:

- **CATT** (card agglutination test for trypanosomiasis) aus Blut, Plasma oder Serum. Er eignet sich gut zum Screening in gefährdeten Populationen. Der Test ist relativ einfach, schnell, kostengünstig und von hoher Sensitivität und Spezifität.
- **Lateral-Flow-Tests** werden im Allgemeinen für ein erstes Screening symptomatischer Patienten verwendet und eignen sich gut für die individuelle Evaluation (Sensitivität 90–100 %, mit einigen Berichten über geringere Sensitivität; Spezifität ≥ 95 %). Diese können, wie der Malariaschnelltest, ohne technischen Aufwand auch von wenig geschultem Personal durchgeführt werden.

Auch kombinierte Lateral-Flow-Tests werden für die *Gambiense*-Infektion und Malaria eingesetzt. Für die *Rhodesiense*-Infektion steht kein Schnelltest zur Verfügung.

Weitere laborbasierte Methoden

Zu den laborbasierten **serologischen Tests** für *Gambiense*-Infektion gehören:

- Enzyme-linked immunosorbent assay (**ELISA,** Sensitivität 95–100 %, Spezifität 97–100 %)
- Indirekter Fluoreszenzantikörpertest (**IFAT,** Sensitivität je nach verwendetem Antigen 75–95 %, Spezifität > 95 %)
- **Trypanolysetest** (Sensitivität 95 %, Spezifität 100 %)

Für *Rhodesiense*-Infektion stehen ebenfalls eigene ELISA und IFAT zur Verfügung, die eine geringere Sensitivität und Spezifität aufweisen.

Zu den **molekularen Techniken** gehören PCR und LAMP (loop-mediated iso-thermal amplification). Die Sensitivität und Spezifität dieser Tests bei Anwendung im Forschungsbereich liegen bei etwa 90 %. Die Bedeutung zur klinischen Anwendung bedarf einer weiteren Evaluation. Molekulare Tests können als Ergänzung zur serologischen oder parasitologischen Diagnose eingesetzt werden. Die methodisch einfache LAMP-Technik erlaubt auch den Einsatz unter Feldlaborbedingungen.

FIND (Foundation for Innovative New Diagnostics, www.finddx.org), eine Non-Profit-Organisation für armutsassoziierte und vernachlässigte Tropenkrankheiten, hat mit seinen Testverfahren neue Möglichkeiten im Kampf gegen die Schlafkrankheit eröffnet.

Stadieneinteilung

In der Vergangenheit mussten alle Patienten zur Therapieauswahl systematisch einer Lumbalpunktion unterzogen werden, um zwischen

- **Stadium I:** ≤ 5 Leukozyten/μL und keine Trypanosomen im Liquor und
- **Stadium II:** > 5 Leukozyten/μL und/oder Trypanosomen im Liquor

zu unterscheiden. Seit 2019 kann, aufgrund der Verfügbarkeit von Fexinidazol, auf eine Lumbalpunktion unter gewissen Voraussetzungen verzichtet werden.

Einfache oder Doppelzentrifugation des Liquors erhöhen die Sensitivität des Trypanosomennachweises beträchtlich.

Bei *Rhodesiense*-Infektion wird häufig vor der Lumbalpunktion eine Dosis Suramin verabreicht, um die Parasitämie zu reduzieren und das theoretische Risiko einer Inokulation von Trypanosomen in den Liquor zu minimieren.

Eine definitive Diagnose erfordert den mikroskopischen Nachweis von Trypanosomen in Körperflüssigkeiten (Blut, Liquor) oder Geweben (Lymphknoten, Schankeraspirat). Konzentrationsmethoden kommen bei *Gambiense*-Infektion zum Einsatz. Bei negativem Befund sind Wiederholungsuntersuchungen angezeigt.

5.6.6 Therapie

Die Behandlung der Schlafkrankheit ist abhängig von der Art des Erregers und dem Krankheitsstadium (WHO 2013, WHO 2024). Die Medikamente werden von den Herstellern gespendet und **von der WHO an die endemischen Länder verteilt.** Es gibt außerdem strategische **Notfalldepots in verschiedenen nicht endemischen Ländern** (für Deutschland am Institut für Internationale Gesundheit der Charité in Berlin).

Therapie der ostafrikanischen Schlafkrankheit

Im Jahr 2024 wurde **Fexinidazol** auch für die ostafrikanische Form in Stadium I und II als Therapie der ersten Wahl empfohlen. Dies ist ein Meilenstein in Anbetracht der bisher verwendeten, teils hochtoxischen Medikamente. Wenn Fexinidazol nicht verabreicht werden kann (z. B. Kinder < 6 Jahren oder < 20 kg KG, ➤ Tab. 5.32), ist zur Therapieentscheidung – Suramin im Stadium I vs. Melarsoprol im Stadium II – eine Lumbalpunktion notwendig.

- **Suramin** (Germanin®), von Paul Ehrlich entwickelt, ist im Stadium I wirksam. Die Applikation erfolgt i. v. an mehreren Tagen, mit einer initialen Testdosis zur Vermeidung einer Herxheimer-Reaktion. Die Therapie ist nebenwirkungsreich (u. a. Anaphylaxie, Nephrotoxizität).
- **Melarsoprol** (Arsobal®), 1949 eingeführt, war bis zum Jahr 2023 das einzig verfügbare Mittel im Stadium II der *Rhodesiense*-Infektion. Es ist ein hochtoxisches Arsenpräparat, welches als Nebenwirkung in 5–10 % der Fälle zu einer akuten, oft tödlichen Enzephalopathie führt. Zudem sind Resistenzen, insbesondere in Zentralafrika, problematisch. Die Therapie erfolgt meist nach einem 10-Tage-Schema i. v. zusammen mit Prednisolon zur Reduktion der **Melarsoprol-induzierten Enzephalopathie.** Aufgrund der Toxizität sollte es nur eingesetzt werden, wenn die Anwendung von Fexinidazol nicht möglich ist (➤ Tab. 5.32).

Falls Pentamin leichter verfügbar ist, sollte dieses überbrückend bis zum Eintreffen der Erstlinientherapie begonnen werden.

Für Fexinidazol als noch junges Medikament empfiehlt die WHO klinische Verlaufskontrollen bis zu 12 Monate nach Therapie. Kriterien für ein Rezidiv und Therapieoptionen finden sich im Detail in der WHO-Leitlinie (WHO 2024).

Therapie der westafrikanischen Schlafkrankheit

Das klinische Management der *Gambiense*-Infektion hat sich durch die Einführung von Fexinidazol zwar vereinfacht, bleibt aber weiterhin komplex (Krishna, Lindner und Lejon 2024).

Fexinidazol, ein Nitroimidazol, ist eine **orale Monotherapie** und wurde von DNDi (Drugs for Neglected Diseases initiative), einer Non-Profit-Organisation, und deren Partnern entwickelt. Fexinidazol ist Erstlinientherapie im Stadium I und II bei < 100 Leukozyten/μl im Liquor. Bei ≥ 100 Leukozyten/μl im Liquor (*schweres* Stadium II) ist es deutlich weniger wirksam als NECT. Es kann **im Alter von ≥ 6 Jahren und ≥ 20 kg KG** eingesetzt werden. Die Einnahme erfolgt einmal täglich über 10 Tage (4 Tage Aufsättigungsdosis, 6 Tage Erhaltungsdosis) zusammen **mit Nahrung.** Ohne begleitende Nahrungsaufnahme ist die Bioverfügbarkeit bis zu 3-mal niedriger, und therapeutische Spiegel werden nicht erreicht. Übelkeit und Erbrechen sind häufige Nebenwirkungen. Zur Sicherung der Compliance wird von der WHO eine **Einnahme unter direkter Aufsicht** und nur unter gewissen Voraussetzungen ambulant empfohlen.

Bei der **Therapieauswahl** hat die **klinische Beurteilung** durch geschultes medizinisches Personal eine entscheidende Bedeutung. Symptome und klinische Zeichen, die mit einem *schweren* Stadium II (≥ 100 Leukozyten/µl im Liquor) korrelieren, sind geistige Verwirrung, Verhaltensauffälligkeit, Logorrhö, Sprachstörung, ausgeprägte Ängstlichkeit, Tremor, motorische Schwäche, Ataxie, Gangstörung, Bewegungsstörung, Krampfanfall. Ohne eines dieser Symptome kann bei Patienten ≥ 6 Jahren und ≥ 20 kg KG auf eine Lumbalpunktion verzichtet und Fexinidazol als Erstlinientherapie verabreicht werden. In allen anderen Fällen ist weiterhin eine Lumbalpunktion zur Therapieauswahl notwendig.

- **Pentamidin** (Pentacarinat®) wird im Stadium I für Kinder < 6 Jahren oder < 20 kg KG als Mittel der Wahl eingesetzt. In endemischen Ländern wird es einmal täglich über 7 bis 10 Tage meist i. m. appliziert, da die i. v. Therapie häufig mit arterieller Hypotonie verbunden ist. Pentamidin ist auch in nicht endemischen Ländern verfügbar, da es u. a. zur Behandlung der *Pneumocystis-jirovecii*-Pneumonie eingesetzt wird.
- **Eflornithin** (DFMO = Difluoromethylornithin, Ornidyl®) hat in der ersten Dekade des 21. Jahrhunderts trotz der hohen Effektivität und der wesentlich geringeren Nebenwirkungen Melarsoprol nur langsam zur Therapie des Stadiums II abgelöst. Das Therapieschema ist komplex (i. v. 4 × tgl. über 14 Tage). Wegen des guten klinischen Erfolgs bei bereits komatösen Patienten wurde es auch als „resurrection drug" bezeichnet. Es ist nicht effektiv gegen *Rhodesiense*-Infektion.
- **NECT (nifurtimox-eflornithine combination therapy)** führte zu einer wesentlichen Vereinfachung der Therapie. Diese wurde 2009 in die „Essential Drug List" der WHO zur Behandlung des Stadiums II aufgenommen (Nifurtimox oral 3 × tgl. über 10 Tage und Eflornithin i. v. 2 × tgl. über 7 Tage). Nifurtimox (Lampit®) wird auch zur Therapie der Chagas-Krankheit (➤ Kap. 5.7) eingesetzt. NECT ist weiterhin Erstlinientherapie bei ≥ 100 Leukozyten/µl im Liquor bei *Gambiense*-Infektion.

Skandalös war Anfang des Millenniums die Situation, dass einige Medikamente gegen die tödliche Schlafkrankheit nicht mehr produziert wurden, andererseits Eflornithin in reichen Ländern als Enthaarungscreme eingesetzt wurde. Durch intensive Bemühungen, insbesondere der WHO und von Ärzte ohne Grenzen, wurde die kostenlose Verfügbarkeit aller Medikamente ab dem Jahr 2001 sichergestellt.

Gegenwärtig laufende Studien zu Fexinidazol und zu **Acoziborol** – einer neuen oralen Therapie als Einzeldosis für beiden Stadien der *Gambiense*-Infektion – lassen auf weitere bedeutende Fortschritte in Zukunft hoffen.

Es gibt keinen Test, um den Behandlungserfolg zu bestätigen, **Rezidive** sind möglich. Für Fexinidazol als noch junges Medikament empfiehlt die WHO eine klinische Kontrolle nach 6, 12, 18 und 24 Monaten zur Überprüfung des Behandlungserfolgs. Kriterien für ein Rezidiv und Therapieoptionen finden sich im Detail in der WHO-Leitlinie (WHO 2024).

> Die Entwicklung von Fexinidazol ist ein Meilenstein und ein Erfolg für das Model der Non-Profit-Partnerschaften. Eine Lumbalpunktion kann in vielen Fällen vermieden werden. Durch die orale Einnahme wird der Zugang zur Behandlung erleichtert.

5.6.7 Bekämpfung und Prävention

Die wichtigste Maßnahme zur Bekämpfung von *T. b. gambiense* ist das **aktive Screening** (Reihenuntersuchungen) der Bevölkerung in Risikogebieten und die Behandlung von Patienten (WHO 2013). Dadurch kann die Transmission lokal vollkommen unterbunden werden, da der Mensch das einzig relevante Erregerreservoir ist. Wegen des oft lange oligosymptomatischen Verlaufs ist eine aktive Überwachung (Surveillance) erforderlich. Screening-Programme erfordern beträchtliche Ressourcen und sind besonders in ländlichen oder politisch instabilen Gebieten eine Herausforderung.

Die *Rhodesiense*-Infektion wird klinisch rasch apparent. Sie ist eine Zoonose, daher bedarf es eines anderen Ansatzes. Die Bekämpfung beruht hauptsächlich auf **Vektorkontrolle.** Tsetsefliegen werden visuell von dunklen Stoffen (blau/schwarz) angezogen. Diese Farben werden für Fliegenfallen und für mit Insektiziden behandelte Netze verwendet. Herstellung und Implementierung können von den betroffenen Dorfgemeinschaften selbst übernommen werden.

Die „Pan African Tsetse and Trypanosomiasis Eradication Campaign" **(PATTEC)** hat in vielen afrikanischen Ländern flächendeckende Maßnahmen zur Vektorkontrolle eingeführt.

Zur **individuellen Prophylaxe** bleiben aufgrund des Fehlens einer Vakzine oder einer Chemoprophylaxe lediglich Maßnahmen zur Verhinderung von Stichen der tagaktiven Tsetsefliege: Repellentien, mit Insektenschutzmittel imprägnierte körperbedeckende Kleidung in neutralen Farben, Inspektion von Fahrzeuginnenräumen (Tsetsefliegen werden von Objekten in Bewegung angezogen) und Meiden von Gebieten mit hoher Tsetsefliegendichte.

5.6.8 Reisemedizinische Bedeutung

Das Infektionsrisiko ist bei Reisen ins tropische Afrika sehr gering. Im Zeitraum von 2000 bis 2010 wurden 94 Fälle der Schlafkrankheit in **nicht endemischen Ländern** berichtet (Simarro et al. 2012).

Die **ostafrikanische Form** war dabei für die Mehrzahl der Fälle (72 %) verantwortlich. Dabei handelte es sich überwiegend um Kurzzeittouristen, die sich während Safaris oder bei Großwildjagden durch die Nähe zu Wildtieren als Erregerreservoir ansteckten. Die Diagnose erfolgte überwiegend im Stadium I, meist 1 bis 3 Wochen nach Exposition.

Die **westafrikanische Form** kommt bei Reisenden – im Gegensatz zur einheimischen Bevölkerung – seltener vor. Reisende halten sich kaum in den entlegenen endemischen Regionen auf. Die Infektionen werden meist bei einem beruflichen Langzeitaufenthalt erworben (z. B. humanitäre Arbeit, Militäreinsatz, Missionsaufenthalt). Eine andere wichtige Gruppe sind Migranten und Flüchtlinge, die sich wegen des langsamen Krankheitsverlaufs auch noch Jahre nach Verlassen ihrer Heimatländer vorstellen können. Die Diagnose der westafrikanischen Form erfolgt häufig erst im Stadium II.

Aus **Deutschland** wurden der WHO im Zeitraum von 2000 bis 2023 4 Fälle der ostafrikanischen und 3 Fälle der westafrikanischen Schlafkrankheit gemeldet. Das Krankheitsbild ist in nicht endemischen Ländern wenig bekannt und wird initial häufig fehldiagnostiziert.

LITERATUR

Büscher P, Bart JM, Boelaert M et al. Do cryptic reservoirs threaten Gambiense-sleeping sickness elimination? Trends Parasitol. 2018;34: 197–207.

Franco JR, Cecchi G, Paone M, et al. The elimination of human African trypanosomiasis: Achievements in relation to WHO road map targets for 2020. PLoS Negl Trop Dis. 2022;16(1): e0010047.

Krishna S, Lindner AK, Lejon V. Human African trypanosomiasis: Treatment and prevention. Post TW, ed. UpToDate. Waltham, MA: UpToDate Inc.

Krishna S, Lindner AK, Lejon V. Human African trypanosomiasis: Human African trypanosomiasis: Epidemiology, clinical manifestations, and diagnosis. Post TW, ed. UpToDate. Waltham, MA: UpToDate Inc.

Pentreath VW, Kennedy PG. Pathogenesis of human African trypanosomiasis. In: The Trypanomiases, Mudlin I, Holmes PH, Miles MA (Eds), CABI Publishing, Reading, UK 2004.

Simarro PP, Cecchi G, Paone M, et al. The Atlas of human African trypanosomiasis: a contribution to global mapping of neglected tropical diseases. Int J Health Geogr 2010; 9: 57.

Simarro PP, Franco JR, Cecchi G et al. Human African trypanosomiasis in non-endemic countries (2000–2010). J Travel Med 2012; 19: 44.

WHO. Accelerating work to overcome neglected tropical diseases: a roadmap for implementation. Geneva: World Health Organization; 2012.

WHO. Ending the neglect to attain the sustainable development goals: a road map for neglected tropical diseases 2021–2030. World Health Organization; 2020.

WHO. Guidelines for the treatment of human African trypanosomiasis. Geneva: World Health Organization; 2024.

WHO & WHO Expert Committee on the Control and Surveillance of Human African Trypanosomiasis (2013: Geneva, Switzerland). Control and surveillance of human African trypanosomiasis: report of a WHO expert committee. World Health Organization, 2013.

INTERNETQUELLEN

DNDi (Sleeping sickness): https://dndi.org/diseases/sleeping-sickness.

FIND (Neglected Tropical Diseases): www.finddx.org/what-we-do/programmes/neglected-tropical-diseases.

WHO (Human African trypanosomiasis): www.who.int/data/gho/data/themes/topics/human-african-trypanosomiasis.

5.7 Südamerikanische Trypanosomiasis (Chagas-Krankheit)

Michael Pritsch, Thomas Zoller

Das Wichtigste in Kürze

Die Amerikanische Trypanosomiasis (Chagas-Krankheit) ist eine durch das flagellierte Protozoon *Trypanosoma cruzi (T. cruzi)* ausgelöste Zoonose der Gruppe der vernachlässigten Tropen- und Armutserkrankungen. Der Verlauf der Infektion kann in eine akute und in eine chronische Phase eingeteilt werden. Gegenwärtig gilt sie in 21 lateinamerikanischen Ländern als endemisch (wobei nicht alle Landesteile endemisch sein müssen) und verursacht dort eine bedeutende Krankheitslast, die z. B. die der Malaria übersteigt (➤ Abb. 5.37). Aufgrund der unbehandelt lebenslang persistierenden Infektion, gekoppelt mit zunehmenden Populationsbewegungen sowie nicht vektoriellen Übertragungswegen, kommt die Erkrankung inzwischen weltweit vor. Schätzungen gehen von **derzeit 6–7 Millionen infizierten Menschen** aus, von denen ungefähr ein Drittel schwere Organmanifestationen bis hin zum Tod erleidet.

5.7.1 Epidemiologie

Die Amerikanische Trypanosomiasis **gehört zu den Zoonosen.** Neben den Menschen als Reservoir wurden bisher bei ungefähr 200 Säugetierarten Infektionen durch *T. cruzi* beschrieben. **Vektorielle Übertragung** kann in beide Richtungen stattfinden. Die menschliche Erkrankung ist besser erforscht, aber auch Tiere können symptomatisch erkranken und daran versterben. Als Vektoren wurden **viele Raubwanzenarten** (Triatominae) beschrieben mit geografisch

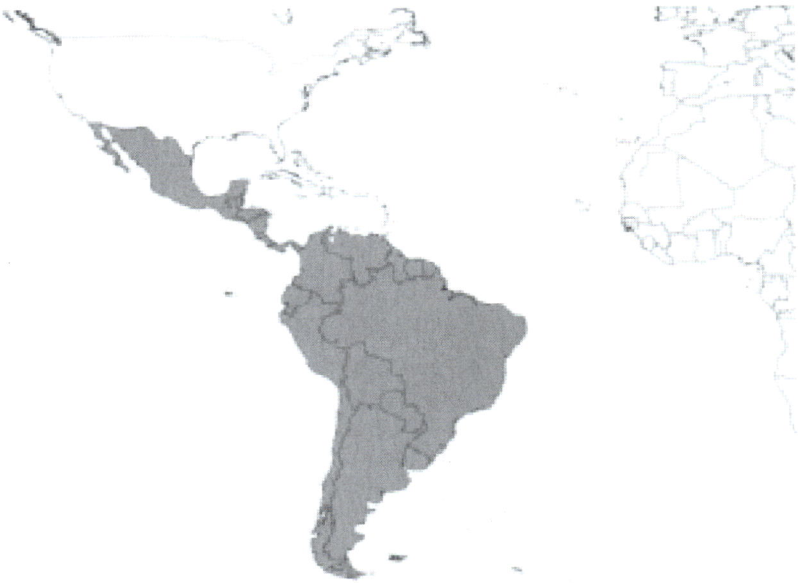

Abb. 5.37 Abgebildet sind die 21 als endemisch klassifizierten lateinamerikanischen Länder in Grau, wobei nicht alle geografischen Regionen betroffen sind. [P1551]

5

unterschiedlichem Vorkommen und unterschiedlicher Relevanz für Menschen. Nicht vektorielle Übertragungswege rücken in den letzten Jahrzehnten aufgrund der Vektorkontrollmaßnahmen und der zunehmenden Zahl infizierter Menschen, die in nicht endemischen Gebieten leben, zunehmend in den Fokus. Hierzu gehören z. B. Übertragungen durch Blutkontakt (z. B. Injektionen) und Blutprodukte, von der Mutter auf das Kind und durch orale Aufnahme kontaminierter Lebensmittel.

Aufgrund vieler Vektoren und Säugetierarten als Reservoir scheint die Eradikation von *Trypanosoma cruzi* derzeit unmöglich.

Evolutionsgeschichtliche Betrachtungen

Die Erforschung der Evolutionsgeschichte parasitärer Erkrankungen ist unter anderem für deren Bekämpfung in der Gegenwart wichtig. In der Entstehungsgeschichte von *T. cruzi* scheint der Erreger wohl lange vor dem Eintreffen der ersten Menschen in Südamerika im **sylvatischen Zyklus,** d. h. bei im Wald lebenden Wildtieren gut etabliert. Menschen könnten den südamerikanischen Kontinent vor mehr als 30.000 Jahren erstmals besiedelt haben, und im Zuge dessen könnten die ersten humanen Infektionen mit *T. cruzi* aufgetreten sein. **Paläoparasitologische Untersuchungen** konnten *T.-cruzi*-DNA und/oder möglicherweise durch sie ausgelöste Pathologien in bis zu 9.000 Jahre alten Mumien nachweisen. Menschliche Behausungen boten ideale Bedingungen für die vektorielle Übertragung durch Raubwanzen in einem domestischen (d. h. im häuslichen Umfeld stattfindenden) Zyklus. Die vermehrte Domestizierung von Tieren verbesserte diese zusätzlich und vernetzte den sylvatischen mit dem **peridomestischen und domestischen Zyklus.** Verschiedene Arten von Raubwanzen passten sich in weiterer Folge den Gegebenheiten im Umfeld der menschlichen Behausungen zunehmend an.

Moderne Entwicklungen

Die Erstbeschreibung der Amerikanischen Trypanosomiasis wird Carlos Chagas im ländlichen Brasilien im Jahre 1909 zugeschrieben und führte zur Bezeichnung Chagas-Krankheit. Zu dieser Zeit boten in ländlichen Gegenden die meisten Behausungen exzellente Gegebenheiten für **intra- und peridomestische Vektorbesiedlung,** was in manchen Regionen leider bis heute der Fall ist. Der domestische, peridomestische und sylvatische Zyklus stehen mehr oder weniger eng vernetzt im Austausch. Es zirkulieren, geografisch verteilt, unterschiedliche Genotypen von *T. cruzi* als auch Vektorpopulationen, welche Übertragungswahrscheinlichkeiten und klinische Präsentation der Erkrankung beeinflussen. Mitte des 20. Jahrhunderts gingen Schätzungen von ungefähr 20 Millionen Infizierten aus. Seit den 1960er Jahren wurden mehrere **großangelegte, überregionale Kontrollprogramme** durchgeführt, zum Teil koordiniert vom Amerikanischen Regionalprogramm der WHO (PAHO). Initial wurde vor allem die domestische Besiedlung durch Vektoren und dann die Übertragung via Bluttransfusionen bekämpft. Nachdem hierdurch die Menge an Neuinfektionen reduziert werden konnte, wurde versucht, weitere Übertragungswege wie die Übertragung von der Mutter auf das Kind zu unterbinden. Aktuell ist von einer deutlich reduzierten und tendenziell sinkenden Zahl von 6–7 Millionen Infizierten weltweit auszugehen. Kontrollmaßnahmen müssen jedoch nachhaltig angelegt werden, unter anderem da die domestische Reinfestation durch Vektoren schnell erfolgen kann und auch die Reinfektion von bereits erfolgreich therapierten Menschen möglich ist.

Populationsbewegungen wie die ausgeprägte Landflucht bzw. Urbanisierung vor allem gegen Ende des 20. Jahrhunderts mit der Entstehung großer Slums in Lateinamerika hatten einen großen Einfluss auf die Infektionsepidemiologie von *T. cruzi*. Hierdurch und durch internationale Populationsbewegungen wurde die Erkrankung von einem regional ländlichen zu einem auch in nicht endemischen Gebieten wie Europa urbanisierten globalen Gesundheitsproblem. **Schätzungen gehen von 68.000–123.000 Infizierten in Europa aus.** Der Wissensmangel über diese Erkrankung auf unterschiedlichen Ebenen führt allerdings auch in Deutschland zur **Unterdiagnose,** schlechtem klinischen Management und persistierender nicht vektorieller Übertragung der Erkrankung in nicht endemischen Gebieten.

Stand 2022 geht man von ungefähr 6–7 Millionen Infizierten weltweit und möglicherweise mehr als 100.000 Infizierten in Europa aus. Im Sommer 2022 wurden unter Mitarbeit verschiedener Experten und Fachgesellschaften AWMF-S1-Handlungsempfehlungen mit Bezug auf Screening, Diagnose, Behandlung und klinisches Management der Chagas-Erkrankung in Deutschland veröffentlicht. Diese können auf der Webseite der AWMF (www.awmf.org) oder der DTG (www.dtg.org) abgerufen werden.

Erreger und Übertragung

Die Benennung der Erreger wurde von Carlos Chagas zu Ehren seines Mentors Oswaldo Cruz gewählt. In Vektoren (Raubwanzen, ➤ Abb. 5.38) sowie Wirten (Mensch und viele Säugetiere) werden 3 morphologisch unterschiedliche Stadien von *T. cruzi* unterschieden (➤ Abb. 5.39). Suszeptible Raubwanzen nehmen in einer Blutmahlzeit enthaltene **Trypomastigoten** auf (➤ Abb. 5.40, ➤ Abb. 5.41). Diese vermehren sich im Mitteldarm als Epimastigoten und differenzieren sich danach im hinteren Darmabschnitt erneut zu infektiösen Trypomastigoten. Diese werden während bzw. nach der Blutmahlzeiten über den Kot der Wanze ausgeschieden und infizieren die Wirte über Hautläsionen (begünstigt z. B. durch Kratzen an der Einstichstelle) oder über Schleimhäute (z. B. Berühren der Bindehaut, der Nasenschleimhaut oder der Mundschleimhaut mit einem kontaminierten Finger oder über Ingestion von vitalen Trypanosomen in den Verdauungstrakt).

Nach dem Eindringen in Wirtszellen wandeln sich die Trypomastigoten in Amastigoten (➤ Abb. 5.42) um und vermehren sich durch Zweiteilung in Pseudozysten. Bei Zerstörung der Wirtszelle werden die Amastigoten freigesetzt und differenzieren sich wieder zu Trypomastigoten. Diese zirkulieren in der Blutbahn, befallen neue Gewebe, und der Kreis schließt sich bei erneuter Aufnahme durch Vektoren während der Blutmahlzeit.

Der oben beschriebene **vektorielle Übertragungsweg** (➤ Abb. 5.40) war bis vor mehreren Jahrzehnten am bedeutendsten. In-

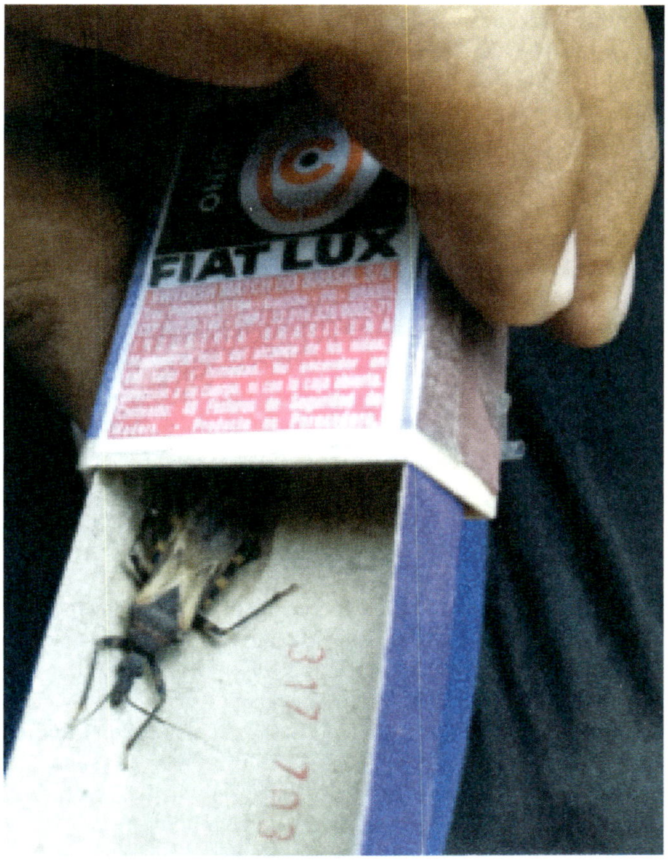

Abb. 5.38 Raubwanze (hier abgebildet *Triatoma infestans*) [T1485]

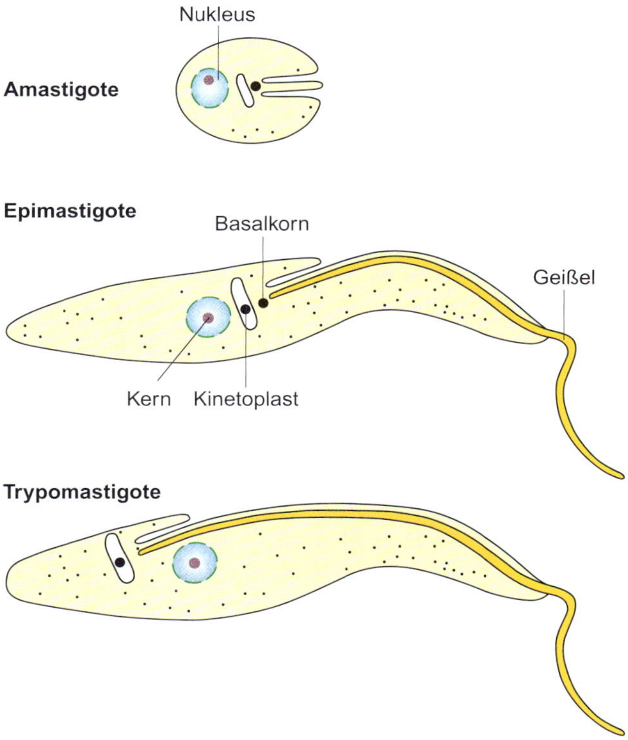

Abb. 5.39 Die Parasitenstadien von *Trypanosoma cruzi* [L143]

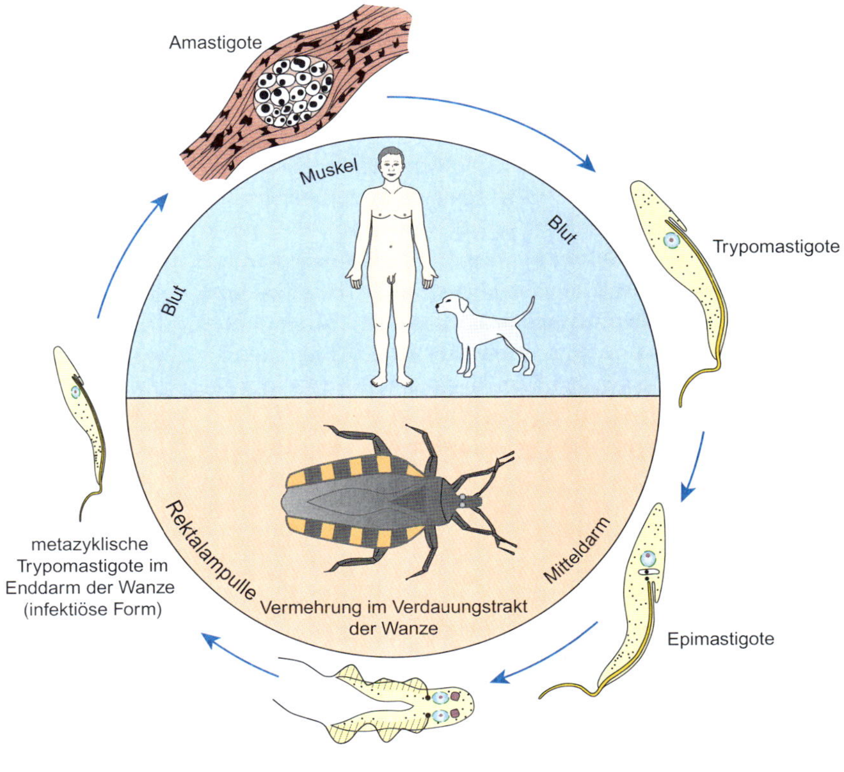

Abb. 5.40 Lebenszyklus von *Trypanosoma cruzi* [L143] beim vektoriellen Übertragungsweg

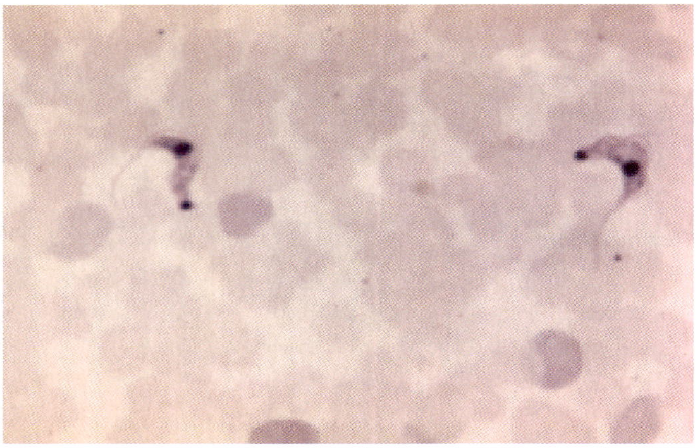

Abb. 5.41 Menschlicher Blutausstrich mit in typischer C-Form fixierter Trypomastigoten [J794-015]

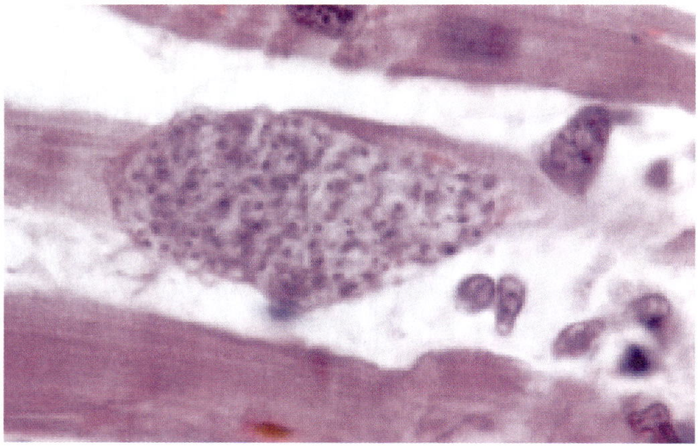

Abb. 5.42 Zahlreiche Amastigoten in einer Pseudozyste humaner Herzmuskulatur [J794-016]

zwischen sind insgesamt und vor allem in Gegenden mit effektiver Vektorkontrolle sowie in städtischen und/oder nicht endemischen Gebieten die **nicht vektoriellen Übertragungswege** epidemiologisch in den Vordergrund gerückt.

Chronisch infizierte Mütter können T. cruzi diaplazentar, bei der Geburt oder in Ausnahmefällen beim Stillen (falls Läsionen im Brustwarzenbereich vorhanden sind) auf ihre Kinder übertragen. Die Übertragungswahrscheinlichkeit scheint hauptsächlich von der Parasitämie sowie dem Krankheitsstadium der Mutter abhängig zu sein und beträgt im nicht akuten Stadium ungefähr 5 %.

Der **orale Übertragungsweg über verunreinigte Nahrungsmittel** wurde erst spät beschrieben und lange Zeit vernachlässigt, obwohl wahrscheinlich die zum Teil hohen Inokulationsmengen sowie das über diesen Weg effiziente Eindringen der Erreger zu einer vergleichsweise hohen Mortalität in der akuten Erkrankungsphase führen können. Kot von oder ganze infizierte Vektoren können unerkannt in Nahrungsmittel (z. B. unpasteurisierte Säfte aus Açai, Guave oder Zuckerrohr) gelangen und eine Infektion herbeiführen. Übertragungen können ebenfalls beim Umgang mit oder Verzehr von infiziertem rohen Wirtsfleisch stattfinden.

Bei unzureichenden Präventionsmaßnahmen können **bei der Transfusion von Blutbestandteilen** oder intravenösem Drogenkonsum infektiöse Trypomastigoten den Empfänger infizieren. Auch **durch Gewebe- und Organtransplantationen und bei Unfällen** (z. B. bei Laborarbeiten) sind Übertragungen beschrieben.

Die Übertragungswahrscheinlichkeiten differieren je nach Übertragungsweg und weiteren Faktoren wie Immunstatus oder Inokulationsmenge. Die *T.-cruzi*-Genotypen sind geografisch unterschiedlich verteilt, und ihr Einfluss auf Übertragungswahrscheinlichkeiten sowie Erkrankungsverlauf ist noch nicht abschließend geklärt. Als Erregerreservoir können der Mensch und wohl die meisten Säugetierarten mit unterschiedlicher Relevanz fungieren. Die diversen Vektorpopulationen sind ebenfalls regional unterschiedlich und auf verschiedene ökologische Gegebenheiten spezialisiert.

Neben der vektoriellen Übertragung rücken nicht vektorielle Übertragungswege immer mehr in den Vordergrund.

5.7.2 Pathogenese und Immunologie

Während der initialen **akuten Infektionsphase** werden Gewebeschäden durch direkte Parasiteninvasion mit damit einhergehender Entzündungsreaktion bedingt. In betroffenen Geweben können Amastigote und lymphozytäre Infiltrate dargestellt werden. Wichtig zur frühen Kontrolle der Parasitenlast ist das **angeborene Immunsystem** mit **phagozytischen Zellen,** dem **Komplementsystem** und **proinflammatorischen Zytokinen.** Phagozytische Zellen gehören zur ersten Verteidigungslinie und erkennen mit ihren Rezeptoren spezifische Erregerstrukturen und Gewebeschäden. Sie phagozytieren *T. cruzi* sowie zellulären Debris und sekretieren proinflammatorische Zytokine zur Förderung der Entzündungsreaktion sowie zur Aktivierung anderer Zellen und des Komplementsystems. Letzteres unterstützt durch Opsonierung der Pathogene deren Phagozytose und Zerstörung. Im Gewebe ansässige Makrophagen zählen wohl zu den ersten von *T. cruzi* invadierten Wirtszellen. Aktivierte dendritische Zellen produzieren kostimulatorische Moleküle für die Aktivierung und Differenzierung von T-Zellen. Natürliche Killerzellen können sowohl intrazelluläre als auch extrazelluläre Erreger vernichten, benötigen keine klonale Expansion und sind die stärksten INF-γ-Produzenten. *T. cruzi* verfügen jedoch über ausgeklügelte Mechanismen, um das angeborene Immunsystem der Wirte zu umgehen. Beispielsweise verfügen sie über Moleküle zur Beeinträchtigung der antigenpräsentierenden Funktion oder zur Dämpfung bis hin zur Inaktivierung von Teilen des Komplementsystems. Ein antioxidatives metabolisches Netzwerk hilft Trypomastigoten, der Immunantwort durch Makrophagen zu entkommen.

Im natürlichen Krankheitsverlauf ohne antiparasitäre Therapie kommt es nach der akuten Infektionsphase regelhaft zu einer **chronischen Infektionsphase mit oder ohne nachweisbare Pathologien,** in der zum adaptiven Immunsystem gehörende B-Zellen maturieren und differenzieren. Obwohl Antikörper für die Kontrolle der Infektion wichtig sind, ist die Antikörperantwort nicht fähig, die Erreger effektiv zu eliminieren oder Individuen nach erfolgreicher Therapie gegenüber einer Reinfektion zu schützen. Hierfür scheinen erneut parasitäre Mechanismen wie die Antigenvariabilität, die Reduktion unreifer B-Zellen im Knochenmark oder die unspezifische polyklonale B-Zell-Aktivierung verantwortlich zu sein. Weiterhin verfügen regulatorische B-Zellen über einen wichtigen immunmodulatorischen Einfluss unter anderem auf die T-Zell-Antwort. **T-Zell-Antworten** sind für die Kontrolle von *T. cruzi* essenziell und werden mittels Erkennung von Peptid-MHC-Komplexen auf der Oberfläche von antigenpräsentierenden Zellen durch den T-Zell-Rezeptor ausgelöst. Pathogenspezifische Effektorzellen helfen, die Parasitämie in der chronischen Phase niedrig zu halten. T-Zellen tragen auf der anderen Seite auch zur Inflammation und direkten Gewebeschädigung bei. Eine persistierende Antigenstimulation kann zu T-Zell-Erschöpfung führen. Durch iatrogen und/oder andere Erkrankungen (z. B. AIDS) ausgelöste Immunsuppression kann die Kontrolle der chronischen Infektion durch das Immunsystem verloren gehen und damit zu einer **Reaktivierung** führen. Die dabei gesteigerte Parasitenvermehrung kann mit intrazerebralen Läsionen sowie Myokarditis und hoher Letalität einhergehen. Das Wechselspiel von *T. cruzi* mit Koinfektionen, anderen chronischen Erkrankungen oder Immunisierungen ist insgesamt leider noch wenig untersucht.

Auch bei der **chagasischen Kardiomyopathie** wird ein Zusammenspiel zwischen direkt parasitär und inflammatorisch bedingtem Schaden sowie Autoimmunmechanismen postuliert. Herzmuskulatur und Zellen des autonomen Nervensystems werden direkt geschädigt mit der Folge autonomer Denervierung sowie mikrovaskulärer Veränderungen. Zusätzlich kann die persistierende Infektion zu einem niedriggradigen, aber fortschreitenden Inflammationsprozess führen. Kreuzreaktive Autoantikörper gegen Rezeptoren des Myokards bzw. des Darms wurden bei Patienten mit Chagas-Krankheit in unterschiedlichen Mustern bei Herz- und Darmbeteiligung nachgewiesen, ihre pathogenetische und vielleicht sogar auch diagnostische und prädiktive Bedeutung ist bis heute jedoch noch nicht geklärt. Aus diesen multifaktoriellen Prozessen resultiert wahrscheinlich das klinische Bild der dilatativen Kardiomyopathie mit Arrhythmien, der Bildung von v. a. linksventrikulären Aneurysmen und dadurch begünstigten Embolien.

Bei den **gastrointestinalen Manifestationen bis hin zu Megakolon und -ösophagus** liegt pathophysiologisch eine Destruktion der glatten Muskulatur sowie der Neuronen des enterischen Nervensystems zugrunde. Es resultiert eine peristaltische Dysfunktion mit nachfolgender Dilatation und Bildung von Megaorganen wie Megaösophagus, Megagaster oder typischerweise Megakolon.

Das **Nervensystem** kann in der akuten Infektionsphase (meist nur bei immunsupprimierten Personen und/oder Kleinkindern) und bei Reaktivierungen in Form einer oft tödlichen Meningoenzephalitis betroffen sein. Generell liegt in der chronischen Infektionsphase vor allem eine Beeinträchtigung des autonomen Nervensystems vor, welche zu o. g. spezifischen Organschädigungen beiträgt. Eine periphere und taktile Polyneuropathie kann auftreten, und kardioembolische, aber wohl auch inflammatorisch bedingte Schlaganfälle sind begünstigt. Ein Einfluss der verschiedenen Genotypen von *T. cruzi* auf Gewebetropismus und Virulenz wird vermutet.

Ein positiver Einfluss einer **antiparasitären Therapie in der chronischen Phase** auf die Immunreaktion wird durch die Reduktion der Parasitenlast postuliert, in deren Folge es zu einer Serokonversion und zu einer Veränderung zellulärer Immunantworten im Sinne einer besseren Balancierung inflammatorischer sowie regulatorischer Prozesse kommen kann.

Die **chagasische Kardiomyopathie** scheint sowohl durch direkte parasitär und inflammatorisch bedingte Schäden als auch durch Autoimmunmechanismen zu entstehen.

5.7.3 Klinik

Man unterscheidet zwischen der akuten Infektion, der chronischen Infektion mit oder ohne nachweisbare Pathologien und einer möglichen Reaktivierung.

Die **Inkubationszeit** ist je nach Infektionsweg unterschiedlich lang, von wenigen Tagen bis hin zu mehreren Wochen oder sogar Monaten. Bei vektorieller Übertragung beträgt sie in etwa 4 bis 15 Tage, danach beginnt die 1- bis 3-monatige **akute Infektionsphase,** welche meist spontan ausheilt. Bei vektorieller Übertragung kann am Ort der Inokulation ein **Inokulations-Chagom** vorliegen. Dies ist oft an den Wangen, den Unterarmen oder den Beinen lokalisiert. Es handelt sich um ein interstitielles Ödem mit Lymphozyteninfiltration sowie reaktiver Hyperplasie der regionalen Lymphknoten und kann klinisch einem Erysipel oder Furunkel ähneln. Das **Romaña-Zeichen** kann beim Parasiteneintritt über die okuläre Schleimhaut entstehen und bezeichnet ein einseitiges Lidödem mit ipsilateraler Konjunktivitis und regionärer Lymphadenopathie. Beide Formen werden zumeist von Fieber und weiteren generalisierten Krankheitszeichen wie Tachykardie, Hepatosplenomegalie und generalisierten Ödemen begleitet. In knapp der Hälfte der Fälle lassen sich EKG-Veränderungen und z. T. ein Perikarderguss nachweisen. Schwere akute Verlaufsformen mit Myokarditis und/oder Meningoenzephalitis bis hin zur Todesfolge kommen eher selten und dann zumeist bei immunsupprimierten Patienten oder Kleinkindern vor. Bei **oraler Übertragung** verläuft die akute Infektion ähnlich, allerdings meist schneller und fulminanter. Der schwerere klinische Verlauf mit deutlich erhöhter Mortalität könnte mit größeren Inokulationsmengen sowie einer effizienten Aufnahme über die Magenschleimhaut zusammenhängen.

Die akute Erkrankung nach Transfusion von Blutbestandteilen, Transplantationen oder Unfällen präsentiert sich prinzipiell ähnlich, hängt aber stark von Faktoren wie Grunderkrankungen, Medikation (z. B. immunsuppressive Therapie) und Inokulationsdosis ab. Nach diaplazentarer Übertragung sind die Neugeborenen meist asymptomatisch, können allerdings unterschiedliche Symptome wie Frühgeburtlichkeit und Organmanifestationen aufweisen.

Nach der akuten Erkrankungsphase persistiert die Infektion ohne antiparasitäre Therapie lebenslang in einer **chronischen Phase.** Ungefähr zwei Drittel der Infizierten entwickeln während der chronischen Infektionsphase keine Symptome und keine Organkomplikationen. Ungefähr ein Drittel der Infizierten erkrankt nach einem variablen Zeitraum bis hin zu mehreren Jahrzehnten mit einer Herz-, (seltener) einer Darmerkrankung oder auch beiden Ausprägungen. Die Gründe der interindividuell stark unterschiedlichen Krankheitsverläufe sind derzeit unzureichend verstanden. Bedeutend ist die **hohe Morbidität und Mortalität,** wenn chronische Infektionsfolgen auftreten, die sich durch zusätzliche Faktoren (z. B. Immunsuppression, Koinfektion mit HIV) deutlich erhöhen kann.

Ungefähr 20–30 % der chronisch Infizierten entwickeln eine **chagasische Kardiomyopathie.** Es handelt sich um eine dilatative Kardiomyopathie mit beeinträchtigter Kontraktilität, Tendenz zur Bildung von Aneurysmen (besonders apikal) und Beeinträchtigung des Reizleitungssystems. Klinisch kann sie sich durch Arrhythmien (z. B. ventrikulär, oft bradykard, mit Ursprung im Sinusknoten und/oder aurikoventrikulär), dem Auftreten von thromboembolischen Ereignissen sowie den generellen Zeichen einer Kardiomyopathie äußern. In hochendemischen Ländern ist der plötzliche rhythmogene oder thromboembolisch bedingte Herztod bei jungen Erwachsenen eine typische klinische Manifestation. Atypische präkordiale Schmerzen werden beschrieben, welche denen einer ischämischen Kardiomyopathie ähneln können. Im Regelfall sind die Veränderungen am Herz progressiv. Etwa 5–10 % der Patienten mit klinischer Myokarditis in der akuten Phase entwickeln zügig ohne eine lange Zwischenphase die chronische chagasische Kardiomyopathie. Die Patienten mit chronischer chagasischer Kardiomyopathie können sich oft plötzlich rasch klinisch verschlechtern, was diese Form der Kardiomyopathie von anderen Ätiologien unterscheidet.

Gastrointestinale Schädigungen sind die zweithäufigsten Organkomplikationen. Ungefähr 10–20 % der Infizierten entwickeln Beschwerden des Verdauungstraktes, bis zu einem Drittel davon zusammen mit einer Kardiomyopathie. Die Prävalenz variiert stark je nach geografischer Herkunft: In Brasilien beispielsweise häufiger als in Bolivien, in Zentralamerika und Mexiko extrem selten. Veränderungen am Ösophagus und Kolon sind klinisch am bedeutsamsten, obwohl der gesamte Verdauungstrakt betroffen sein kann. Die damit assoziierte Mortalität ist niedrig, allerdings wird die Lebensqualität stark eingeschränkt. Klinisch führen Dysphagie und Obstipation am häufigsten zur Vorstellung der Patienten, allerdings kann eine große Zahl an Symptomen aus der chronischen *T. cruzi*-Infektion resultieren. Eine ösophageale Beteiligung kann Dysphagie, Regurgitation, retrosternale Brustschmerzen, Odynophagie, nächtlichen Husten und/oder Sialorrhö bewirken. Gastrale und duodenale Beteiligung kann zu Dyspepsie, Flatulenzen, Pyrosis, Sättigungsgefühl und/oder epigastrischen Schmerzen (meist postprandial) führen. Falls das Kolon betroffen ist, können Obstipation, Diarrhö, Änderung der Stuhlgewohnheiten, Defäkationsbeschwerden und/oder ein Gefühl inkompletter Entleerung auftreten. Ösophagus sowie Kolon können progressiv in der Kontraktilität eingeschränkt und dilatiert werden bis hin zu den **Vollbildern des Megaösophagus und Megakolons.**

Bei ca. 5 % aller Infizierten kommt es zu **neurologischen Manifestationen.** Häufigste Komplikationen sind autonome Dysfunktionen des Nervensystems mit deren symptomatischen Folgen. Weiterhin ist die Infektion mit *T. cruzi* als ursächlich für das Auftreten kryptogener oder auch kardioembolischer Schlaganfälle anzusehen. Zerebrovaskuläre Erkrankungen scheinen ebenfalls durch eine *T.-cruzi*-Infektion begünstigt, auch wenn die genauen Mechanismen bisher unklar sind.

Wenn das Immunsystem von Infizierten in der chronischen Phase beeinträchtigt oder unterdrückt wird, kann die Fähigkeit zur Kontrolle der *T. cruzi* vermindert werden. Die Symptome einer **Reaktivierung,** einhergehend mit einer wieder deutlich erhöhten Parasitämie im Anschluss an eine chronische Phase der Infektion, können stark durch die zugrunde liegende Ursache (z. B. Koinfektionen, Grunderkrankungen, immunsuppressive Therapie) beeinflusst werden, weshalb diese unbedingt im Behandlungsmanagement berücksichtigt werden müssen. Eine korrekte sowie schnelle Diagnose ist oftmals überlebenswichtig: Patienten mit einer *T.-cruzi*-Reaktivierung können, oft begünstigt durch falsche oder fehlende Behandlung, ein fulminantes Krankheitsbild mit der Präsentation aggravierter chronischer Symptome oder neu auftretender Beschwerden wie Gewichtsverlust, Malaise, Zeichen einer Myokarditis und unterschiedliche neurologische Manifestationen zeigen. Schmerzhafte Hautplaques, welche in der akuten Infektion eher selten sind, wurden ebenfalls beschrieben. Eine Reaktivierung wird häufig durch eine immunsuppressive Therapie ausgelöst und kann bei Personen mit HIV-Infektion sowohl klinisch als auch radiologisch einer Toxoplasmose ähneln. Bei Transplantierten muss sie klinisch von einer Abstoßungsreaktion gegenüber dem transplantierten Organ unterschieden werden.

5.7.4 Diagnostik und Differenzialdiagnostik

Je nach Krankheitsstadium, Klinik, Patientencharakteristika und Möglichkeit kommen unterschiedliche diagnostische Verfahren zum Einsatz, um eine Infektion nachzuweisen. In Deutschland bieten derzeit mehrere spezialisierte Zentren (Adressen tropenmedizinischer Institutionen in Deutschland: www.dtg.org) unterschiedliche mikroskopische, serologische und molekularbiologische Nachweismethoden für die Patientenversorgung an.

Praxistipp

Spezialisierte Zentren sollten bereits vor Probengewinn und -versendung kontaktiert werden, besonders falls spezielle Konstellationen wie z. B. die Untersuchung von Neugeborenen oder Patienten nach Organtransplantation vorliegen.

Direkter Parasitennachweis

In der parasitologischen Diagnostik ist der direkte Parasitennachweis die sicherste Methode, allerdings ist dieser für *T. cruzi* meist nur in der akuten Infektionsphase, bei konnataler Infektion und bei Reaktivierungen möglich. Aufgrund variabler Parasitämie können repetitive und zu unterschiedlichen Zeitpunkten durchgeführte Untersuchungen hilfreich sein. Sollten nach antiparasitärer Therapie weiterhin oder erneut Parasiten im peripheren Blut nachgewiesen werden, ist dies als Behandlungsversagen zu werten.

Die Suche nach Trypomastigoten im Blut ist schnell und leicht durchzuführen. Sie kann direkt **mikroskopisch** mit einem Blutstropfen auf einem Objektträger und Deckglas oder durch Konzentrationsmethoden in der Sensitivität gesteigert durchgeführt werden. Färbungstechniken (z. B. Giemsa) können weitere Differenzialdiagnostik miteinbeziehen (z. B. Malaria) und für die morphologische Charakterisierung herangezogen werden. Während der **chronischen Infektionsphase** ist ein mikroskopischer Nachweis im Blut aufgrund niedriger Parasitämie meist nicht möglich. Gewebebiopsien (z. B. der Herzmuskulatur oder von Hauteffloreszenzen) können mittels Hämatoxylin-Eosin gefärbt werden, um mikroskopisch Amastigoten nachzuweisen. Bei ZNS-Beteiligung kann für den Trypomastigotennachweis Liquor zentrifugiert und mikroskopiert werden. Die Sensitivität mikroskopischer Analysen hängt stark vom verwendeten Material und vom Untersucher ab.

Der direkte Nachweis kann auch über *T.-cruzi*-DNA mittels **qualitativer und/oder quantitativer PCR** erfolgen, was sensitiver als die Mikroskopie ist. PCR-Methoden werden in der Patientenversorgung und in klinischen Studien als Surrogatmarker für den Behandlungserfolg der antiparasitären Therapie oder zur Quantifizierung der Erregerlast eingesetzt. Sie kommen ebenfalls bei der Diagnose akuter Infektionen, kongenitaler Übertragungen und der Überwachung möglicher Reaktivierungen zum Einsatz. Bei möglicher Kreuzreaktivität und/oder unklaren Ergebnissen von serologischen Testverfahren können sie zur Klärung beitragen.

Der parasitäre Genotyp beeinflusst aktuell nicht die klinische Versorgung, weshalb Genotypisierungen nur bei epidemiologischen Untersuchungen und/oder im Forschungsbereich zum Einsatz kommen. Parasitennachweise mittels Xenodiagnose, Blutkultur und/oder Antigentestverfahren sind möglich, werden in Deutschland aufgrund der zur Verfügung stehenden besseren Alternativen allerdings nicht angeboten.

Serologische Testverfahren

Während der chronischen Erkrankungsphase wird die **Diagnose regelhaft serologisch durch 2 positive Tests** in unterschiedlichen Testverfahren gestellt. Am besten wird ein Test mit hoher Sensitivität sowie ein Test mit hoher Spezifität verwendet, wobei diese auf unterschiedliche Prinzipien bzw. Antigenstrukturen beruhen sollten. Bei Diskordanz ist ein dritter Test und/oder eine Wiederholung der serologischen Testung nach 3 Monaten sowie eine PCR-Untersuchung empfohlen. Bei den serologischen Testverfahren müssen Kreuzreaktivitäten mit anderen Erkrankungen (z. B. viszerale Leishmaniasis, Lepra, Autoimmunerkrankungen) in Betracht gezogen werden, obwohl die verfügbaren Testverfahren hinsichtlich Sensitivität (bis zu 100 %) und Spezifität (bis zu 97–99 %) qualitativ hochwertig sind. Zumeist werden für *T. cruzi* spezifische IgG gegenüber konservierten Epitopen nachgewiesen, was auch für Screening-Maßnahmen (z. B. Blutprodukte, Organtransplantationen, epidemiologische Studien und/oder Personen mit Risiko) eingesetzt werden kann. Kommerziell sind auf unterschiedlichen Verfahren basierende Tests erhältlich (ELISA, Immunfluoreszenz, Hämagglutination, ICT, CMIA, WB, PA). Zusammen mit der PCR werden serologische Verfahren auch zur **Kontrolle des Therapieerfolges** antiparasitärer Medikation verwendet, wenngleich zu beachten ist, dass es auch bei Ausheilung auch nach langer Zeit nicht in jedem Fall zu einer kompletten Negativierung kommen muss. Je nach Krankheitsstadium und -dauer kann die Negativierung etwa ein Jahr (kongenitale Infektion), 3 bis 5 Jahre (akute Erkrankungsphase), 5 bis 10 Jahre (kürzer zurückliegende chronische Infektion) oder 10 bis 25 Jahre (länger zurückliegende chronische Infektion) benötigen.

> In der akuten Infektionsphase wird die Diagnose durch direkten Parasitennachweis gesichert. In der chronischen Infektionsphase wird die Diagnose durch zwei unterschiedliche serologische Testverfahren gestellt, bei Diskordanz entscheidet ein dritter Test.

Klinische Diagnostik

Bei allen Patienten mit *T.-cruzi*-Infektion sollte zur **Abklärung möglicher Komplikationen** und zur **Klassifizierung der Erkrankung** weiterführende klinische Diagnostik erfolgen (➤ Abb. 5.43). Mittels eingehender **Anamnese** können Infektionsrisiken, Ausbruchsgeschehen und evtl. bestehende Symptomatik eruiert werden. Zusätzlich zu einer **gründlichen körperlichen Untersuchung** sollten zum Ausschluss einer chagasischen Kardiomyopathie auch bei jedem asymptomatisch Infizierten nach Diagnosestellung mind. ein **EKG mit 30-Sekunden-Rhythmusstreifen, ein Röntgen-Thorax und eine Echokardiografie** durchgeführt werden. Zur Detektion von Komplikationen im Verdauungstrakt oder Nervensystem ist initial die eingehende Anamnese sowie die körperliche Untersuchung als Screening ausreichend. Bei Befunden in Anamnese und/oder klinischer Diagnostik sollten diese **weiterführend von Spezialisten** (Gastroenterologie, Kardiologie, Neurologie) mit Hinweis auf die vorliegende *T.-cruzi*-Infektion sowie unter Einsatz geeigneter Verfahren (z. B. CT, MRT, Endoskopie, Kontrastmitteldarstellungen, spezifische Labormarker, Langzeit-EKG, Belastungs-EKG) abgeklärt werden.

> Nach Erstdiagnose müssen Anamnese, körperliche Untersuchung sowie weitere klinische Untersuchungen wie EKG mit Rhythmusstreifen, Echokardiografie und Röntgen-Thorax das Vorliegen von Komplikationen abklären.

Differenzialdiagnostische Überlegungen

Die akute Erkrankungsphase kann klinisch vielen bakteriell, parasitär oder viral bedingten Erkrankungen mit oder ohne Fieber ähneln. Bei Vorliegen einer Kardiomyopathie muss diese gegenüber anderen Ursachen abgegrenzt werden. Bei gastrointestinalen Symptomen müssen alle anderen Ursachen wie z. B. Achalasie, Strikturen und/oder Tumorerkrankungen abgeklärt werden. Der zerebrale Befall bei immunsupprimierten Patienten kann klinisch und in der Bildgebung einer Toxoplasmose ähneln. Reaktivierungen nach Organtransplantationen sind vom klinischen Bild einer Abstoßungsreaktion abzugrenzen.

5.7.5 Therapie

Für viele klinisch relevante Fragestellungen liegen wenige bis keine klinischen Studien in adäquater Qualität vor, dementsprechend existiert bei manchen Therapieentscheidungen Unsicherheit. Ein **Gesamtbehandlungskonzept** (s. u.) ist für alle infizierten Personen essenziell und sollte die Evaluation und ggf. Verabreichung **antitrypanosomaler Medikation,** die **Detektion von Komplikationen, deren Therapie und Management,** das **Management weiterer Komorbiditäten** sowie eine **regelmäßige Nachverfolgung** beinhalten. Nur so kann die mit *T. cruzi* assoziierte Morbidität und Mortalität verringert werden. Aufgrund der Komplexität der Erkrankung und der in unterschiedliche Fachgebiete fallenden Pathologien sollte die **Behandlung interdisziplinär in Zusammenarbeit** der primären Pa-

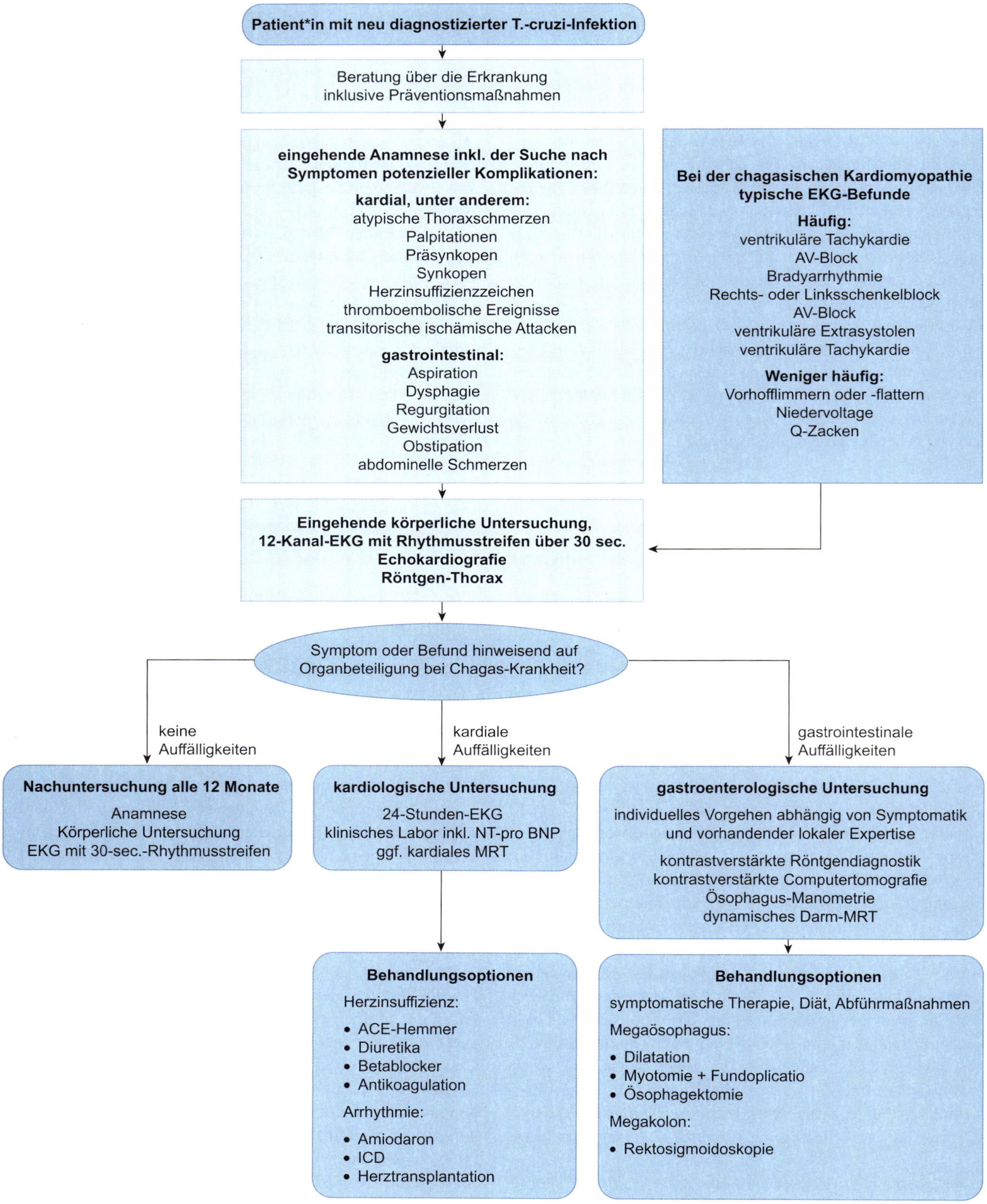

Abb. 5.43 Möglicher klinischer Algorithmus zum Vorgehen bei erstmaligem Nachweis einer Infektion durch *T. cruzi.* Die antitrypanosomale Therapie (➤ Kap. 5.7.5) wurde nicht berücksichtig. [P1551, L138]

tientenversorgung mit Spezialisten aus den Bereichen Infektions- und Tropenmedizin sowie ggf. Kardiologie, Gastroenterologie, Neurologie, Gynäkologie, Pädiatrie, Chirurgie und Radiologie erfolgen.

Antitrypanosomale Therapie

Als antiparasitäre Therapieoptionen existieren bis heute lediglich **Benznidazol** und **Nifurtimox.** Die lange asymptomatische Phase sowie fehlende Biomarker zur Messung des Therapieerfolgs komplizieren klinische Studien und führen zu vielen, nicht eindeutig beantwortbaren Fragestellungen. Einige Patientengruppen profitieren mit hoher Wahrscheinlichkeit von der ätiologischen Behandlung. Durch eine Heilung oder Senkung der Parasitenlast sollen Komplikationen und Spätfolgen verhindert oder zumindest verringert werden. Je jünger die betroffene Person und je kürzer zurückliegend der Infektionszeitpunkt, desto besser ist die Effektivität. Aktuell wird der therapeutische Erfolg dadurch nachgewiesen, dass nach Beendigung der Therapie keine Parasiten mit direkten Methoden (Mikroskopie, PCR) mehr nachgewiesen werden können. Die Dauer bis zur Negativierung der Serologie hängt von den verwendeten Testverfahren, dem Alter der Patienten sowie der Zeitspanne zwischen Infektionszeitpunkt und Therapie ab: Sie kann zwischen Monaten (jüngere Patienten und kürzere Zeit seit Infektion) bis hin zu mehr als 20 Jahre dauern, selten auch komplett ausbleiben.

Benznidazol wird aufgrund besserer Verträglichkeit sowie besserer Datenlage als erste Option empfohlen. Im Allgemeinen kommen sowohl bei Benznidazol als auch Nifurtimox **unerwünschte Wirkungen** in unterschiedlicher Ausprägung vor. Schwere unerwünschte Wirkungen sind allerdings selten. Junge Patienten vertragen die Therapie mit Benznidazol besser, aber mit entsprechendem klinischem Management müssen nur < 10 % älterer und morbiderer Personen die Therapie aufgrund unerwünschter Wirkungen abbrechen. Neuere Studiendaten weisen darauf hin, dass auch kürzere und geringer dosierte Schemata der Benznidazoltherapie vergleichbare Wirksamkeit haben könnten und trotz einem etwaigen Therapieabbruch eine Wirksamkeit gegeben sein kann. Im Regelfall wird eine Therapie für 60 Tage einer alters- sowie gewichtsadaptierten Tagesdosis auf 2–3 Einzeldosen aufgeteilt empfohlen. Während der Therapiedauer sollte eine **engmaschige Überwachung** bezüglich unerwünschter Nebenwirkungen inklusive Laboruntersuchungen (z. B. Blutbild, Leber- und Nierenfunktionstests) erfolgen. Weder Benznidazol noch Nifurtimox sind in Deutschland zugelassen, können aber bei entsprechender Behandlungsindikation **kostenlos von der WHO** bezogen und **im Rahmen eines individuellen Heilversuchs** mit entsprechender Aufklärungserfordernis verwendet werden. Bei Behandlungsindikation sollte die Therapie frühestmöglich erfolgen.

International besteht Konsens darüber, dass eine **Behandlung bei akuter Infektion, Reaktivierung, vertikaler Übertragung, Kindern und Jugendlichen sowie bei Frauen im gebärfähigen Alter empfohlen** werden sollte. Jedoch scheinen deutlich mehr Patienten von der Therapie zu profitieren, weshalb mit allen chronisch Infizierten ohne oder mit geringgradiger Kardiomyopathie die Therapie im Rahmen einer individuellen Nutzen-Risiko-Abwägung und einem gemeinsamen Entscheidungsfindungsprozess besprochen werden sollte. Die Unsicherheiten in Bezug auf Behandlungserfolg müssen thematisiert werden. Einige Personen (z. B. Patienten mit bevorstehender Immunsuppression) profitieren wahrscheinlich mehr von einer Therapie als andere. Gastrointestinale und/oder neuronale Organmanifestationen stellen keine Kontraindikationen dar. Bei Vorliegen einer mittelgradigen oder schweren Kardiomyopathie ist bisher kein ausreichender Nutzen belegt.

Bei Behandlungsindikation sollte eine antiparasitäre Therapie mit **Benznidazol** als erster Option frühestmöglich erfolgen. Benznidazol kann von der WHO kostenlos bezogen werden.

Gesamtbehandlungskonzept

Um die krankheitsassoziierte Morbidität und Mortalität zu minimieren, ist neben der antiparasitären Therapie ein Gesamtbehandlungskonzept essenziell. Auf hausärztlicher Ebene ist vor allem die erste **Einschätzung des Infektionsrisikos einer Person** (bei gegebenem Risiko auch für das familiäre Umfeld) erforderlich und falls notwendig, sollte eine serologische Testung veranlasst werden. Bei Nachweis einer Infektion sollte eine **erste Evaluation und weitergehende Beratung** bei entsprechender Expertise hausärztlich oder in einer tropenmedizinischen Institution (Adressen: www.dtg.org) erfolgen. Sollten keine Organkomplikationen nachweisbar sein, ist die weitere **regelmäßige Nachverfolgung** auf hausärztlicher Ebene ggf. in Rücksprache mit einer tropenmedizinischen Institution möglich.

Falls aus anderen medizinischen Gründen eine **immunsuppressive Therapie** notwendig ist, müssen die Risiken und der Nutzen in Bezug auf das damit assoziierte *T.-cruzi*-Reaktivierungsrisiko überlegt werden und eine engmaschige **Überwachung einer möglichen Reaktivierung** erfolgen – auch wenn eine nicht iatrogene Immunsuppression eintritt. Da *T. cruzi* das Risiko für andere Erkrankungen erhöhen kann (z. B. kardiovaskulärer Genese), muss die **Optimierung evtl. vorliegender weiterer Risikofaktoren bzw. Komorbiditäten** angestrebt werden. Es ist anzumerken, dass Infizierte eine 2- bis 3-fach erhöhte Gesamtmortalität aufweisen. Das jährliche Risiko für schwere kardiale Ereignisse und Tod kann um 1 % für unselektionierte Patientenpopulationen und bei Patienten mit schwerer Kardiomyopathie bis 30 % pro Jahr betragen. In regelmäßigen Abständen sollten Folgeuntersuchungen durchgeführt werden. Während bei asymptomatisch Infizierten ohne Organbeteiligung oder andere komplizierende Faktoren (z. B. Immunsuppression) jährliche Kontrollen ausreichen dürften, müssen Patienten mit Organbeteiligung und Patienten mit chagasischer Kardiomyopathie engmaschiger mit regelmäßiger Risikoevaluation überwacht werden. Bei entsprechender Indikation sollten ICD-Implantation und/oder Herztransplantation in die Wege geleitet werden.

Ein umfassendes Gesamtbehandlungskonzept mit regelmäßiger Nachverfolgung und Reevaluation ist essenziell und kann die assoziierte Morbidität und Mortalität senken.

5.7.6 Bekämpfung und Prävention

Im Jahr 2020 beschlossen alle WHO-Mitgliedsstaaten das bis 2030 geltende Vorgehen in Bezug auf „vernachlässigte Tropenerkrankungen“. Für die Amerikanische Trypanosomiasis sind die Hauptziele die **Unterbrechung aller Übertragungswege** sowie die **deutliche Erhöhung der Behandlungsabdeckung für Betroffene.** Zur Bekämpfung dieser komplexen Erkrankung ist es wichtig, alle relevanten Schlüsselpersonen, die Gesamtbevölkerung sowie die sozialen und kulturellen Aspekte mit einzubeziehen und Informations-, Bildungs- und Kommunikationsprogramme zu etablieren. Eine Eradikation scheint aufgrund der zahlreichen Vektoren und des großen Tierreservoirs derzeit nicht möglich. Weiterhin ist die Reduktion von Armut mit besseren Lebensbedingungen für **nachhaltige Vektorkontrollmaßnahmen** inkl. der Verhinderung von **Reinfestation** notwendig. Als Primär-, Sekundär- sowie Tertiärprävention müssen **Infektionsscreening** und die **adäquate Behandlung diagnostizierter Infektionen** mit *T. cruzi* eingesetzt werden. Dies gilt insbesondere bei Frauen im gebärfähigen Alter zur **Verhinderung von Mutter-Kind-Übertragungen** sowie bei **Blut-/Organspendern** mit entsprechendem Risiko. Bei Neugeborenen infizierter Mütter sollte – auch für nicht endemische Regionen – auf eine vertikal übertragene Infektion geachtet und bei deren Vorliegen schnellstmöglich behandelt werden. Bei der regulären Gesundheitsversorgung sollte anamnestisch das Risiko für eine *T.-cruzi*-Infektion eruiert und ggf. die entsprechende Diagnostik eingeleitet werden. Bei Diagnosestellung sollte das **familiäre/soziale Umfeld miteinbezogen** und bei entsprechendem Risiko ebenfalls die Testung angeboten werden. Forschungs- und Entwicklungsmaßnahmen in Bezug auf die Amerikanische Trypanosomiasis müssen verstärkt werden. Leider sind viele der genannten Maßnahmen durch die **inhärenten Probleme bei mit Armut assoziierten und vernachlässigten Erkrankungen** behindert.

5.7.7 Reisemedizinische Aspekte

Die Amerikanische Trypanosomiasis ist eine mit Armut assoziierte Erkrankung und wird primär im dafür typischen Umfeld in ländlichen Gegenden und unter einfachen Wohnbedingungen übertragen. Infektionen bei Reisenden werden zwar kasuistisch beschrieben, spielen aber insgesamt in der Reisemedizin eine unwesentliche Rolle. Alle sich längere Zeit in endemischen Gebieten unter einfachen Bedingungen aufhaltende Personen sollten beraten werden. In diesen Fällen und ggf. auch bei Wander- und Campingaufenthalten in endemischen Gebieten schützen **korrekt angewendete Moskitonetze** vor Infektion – hierbei ist vor allem auf ausreichende Größe, Dichtigkeit, Abschluss nach unten und Abstand des Schlafenden vom Netz zu achten. **Ausreichende Nahrungsmittelhygiene** verhindert die orale Übertragung von *T. cruzi*. Bei Vorstellung nach einem Aufenthalt in Endemiegebieten und insbesondere bei o. g. Risikokonstellationen sollte z. B. bei unklarer Infektsymptomatik, akuten kardiologischen Beschwerden oder berichtetem Biss einer Wanze eine diagnostische Abklärung erfolgen.

LITERATUR

Abras A, Ballart C, Fernández-Arévalo A et al. Worldwide Control and Management of Chagas Disease in a New Era of Globalization: a Close Look at Congenital Trypanosoma Cruzi Infection. Clin Microbiol Rev. 2022. doi: 10.1128/cmr.00152-21.

Adauto Araújo et al. Paleoparasitology of Chagas Disease: A Review, Memórias do Instituto Oswaldo Cruz 104, no. suppl 1 (2009): 9–16. http://www.scielo.br/scielo.php?script=sci_arttext&pid=S0074-02762009000900004&lng=en&tlng=en.

Andrea Angheben et al. Chagas Disease and Transfusion Medicine: A Perspective from Non-Endemic Countries, Blood Transfusion (2015). https://doi.org/10.2450/2015.0040-15.

AWMF. S1-Leitlinie Screening, Diagnose, Behandlung und klinischem Management der Chagas-Krankheit in Deutschland. 2022. AWMF-Register-Nr. 042-009. https://register.awmf.org/de/leitlinien/detail/042-009.

Bayón Rueda A, Borrás Salvador R, Calabuig Muñoz E et al. Generalitat Valenciana, Conselleria de sanitat. 2009: Enfermedad de Chagas importada, protocolo de actuación. www.sp.san.gva.es/DgspPortal/docs/Manual_Enfermedad_Chagas.pdf.

Bern C, Montgomery SP, Herwaldt BL et al. Evaluation and treatment of chagas disease in the United States: a systematic review. JAMA. 2007 Nov 14;298(18):2171–81.

Bern C, Messenger LA, Whitman JD, Maguire JH. Chagas Disease in the United States: a Public Health Approach. Clin Microbiol Rev. 2019 Nov 27;33(1): e00023–19.

Gascón J et al. Diagnóstico, manejo y tratamiento de la cardiopatía chagásica crónica en áreas donde la infección por Trypanosoma cruzi no es endemica. Enfermedades Infecciosas y Microbiología Clínica 2008; 26 (2): 99–106.

Guggenbühl Noller JM et al. Describing Nearly Two Decades of Chagas Disease in Germany and the Lessons Learned: A Retrospective Study on Screening, Detection, Diagnosis, and Treatment of Trypanosoma Cruzi Infection from 2000–2018, BMC Infectious Diseases 20, 919 (2020). https://doi.org/10.1186/s12879-020-05600-8.

Lee BY et al. Global Economic Burden of Chagas Disease: A Computational Simulation Model, The Lancet Infectious Diseases 2013; 13(4): 342–348.

Medicos sin Fronteras, España 2016. Manual de atención integral de Chagas en zona rural, Bolivia. www.studocu.com/bo/document/universidad-del-valle/salud-publica/manual-de-atencion-integral-de-chagas-en-zona-rural-de-msf-en-bolivia/89962660.

Ministerio de Salud, Argentina 2018: Guías para la atención al paciente infectado con Trypanosoma cruzi (Enfermedad de Chagas). www.argentina.gob.ar/sites/default/files/bancos/2020-01/chagas-atencion-paciente-infectado-2018.pdf.

Morillo CA et al. Randomized Trial of Benznidazole for Chronic Chagas' Cardiomyopathy. N Engl J Med 2015; 373: 1295–1306.

Müller Kratz J et al. Clinical and Pharmacological Profile of Benznidazole for Treatment of Chagas Disease. Expert Review of Clinical Pharmacology 2018; 11(10), 943–957.

Navarro M et al. Estimating chagas disease prevalence and number of underdiagnosed, and undertreated individuals in Spain. Travel Med Infect Dis; 47: 102284.

Pérez-Molina JA, Molina I. Chagas Disease. The Lancet 2018; 391(10115): 82–94.

Pérez-Molina JA, Rodríguez-Guardado A, Soriano A et al. Chagas Study Group Of The SEMTSI (Sociedad Española de Medicina Tropical Y Salud Internacional [Spanish Society Of Tropical Medicine And International Health]). Guidelines on the treatment of chronic coinfection by Trypanosoma cruzi and HIV outside endemic areas. HIV Clin Trials. 2011; 12(6):287–98.

Pinazo MJ et al. Diagnosis, Management and Treatment of Chronic Chagas' Gastrointestinal Disease in Areas Where Trypanosoma Cruzi Infection Is Not Endemic, Gastroenterología y Hepatología 2010; 33(3): 191–200.

Pinazo MJ et al. Immunosuppression and Chagas Disease: A Management Challenge, ed. Mauricio Martins Rodrigues. PLoS Neglected Tropical Diseases 2013; 7(1): e1965.

Pinazo MJ, Miranda B, Rodríguez-Villar C et al. Recommendations for management of Chagas disease in organ and hematopoietic tissue transplantation programs in nonendemic areas. Transplant Rev (Orlando). 2011; 25(3): 91–101.
Pinto Dias JC et al. 2nd Brazilian Consensus on Chagas Disease, 2015, Revista da Sociedade Brasileira de Medicina Tropical 2106; 49(suppl 1): 3–60, www.scielo.br/scielo.php?script=sci_arttext&pid=S0037-86822016000700003&lng=en&tlng=en.
Requena-Méndez A et al. Health Policies to Control Chagas Disease Transmission in European Countries, ed. Rodrigo Correa-Oliveira. PLoS Neglected Tropical Diseases 2014; 8(10): e3245.
Requena-Méndez A et al. Cost-Effectiveness of Chagas Disease Screening in Latin American Migrants at Primary Health-Care Centres in Europe: A Markov Model Analysis. The Lancet Global Health 2017; 5(4): e439–e447.
Roca Saumell C, Soriano-Arandes A, Solsona Díaz L, Gascón Brustenga J; Grupo de consenso Chagas-APS. Documento de consenso sobre el abordaje de la enfermedad de Chagas en atención primaria de salud de áreas no endémicas [Consensus document for the detection and management of Chagas disease in primary health care in a non-endemic areas]. Aten Primaria 2015; 47(5):308–17.
Sicuri E et al. Economic Evaluation of Chagas Disease Screening of Pregnant Latin American Women and of Their Infants in a Non Endemic Area. Acta Tropica 2011; 118(2): 110–117.
Soriano-Arandes A et al. Control and Management of Congenital Chagas Disease in Europe and Other Non-Endemic Countries: Current Policies and Practices. Tropical Medicine & International Health 2016; 21(5): 590–596.
Torrico F et al. Treatment of Adult Chronic Indeterminate Chagas Disease with Benznidazole and Three E1224 Dosing Regimens: A Proof-of-Concept, Randomised, Placebo-Controlled Trial. The Lancet Infectious Diseases 2018; 18(4): 419–430.
Torrico F et al. New Regimens of Benznidazole Monotherapy and in Combination with Fosravuconazole for Treatment of Chagas Disease (BENDITA): A Phase 2, Double-Blind, Randomised Trial. The Lancet Infectious Diseases 2021; 21(8): 1129–1140.
Vallejo M et al. Trypanocidal Drugs for Late-Stage, Symptomatic Chagas Disease (*Trypanosoma Cruzi* Infection), ed. Cochrane Heart Group. Cochrane Database of Systematic Reviews. December 11, 2020. http://doi.wiley.com/10.1002/14651858.CD004102.pub3.
Velasco M et al. Screening for Trypanosoma Cruzi Infection in Immigrants and Refugees: Systematic Review and Recommendations from the Spanish Society of Infectious Diseases and Clinical Microbiology, Eurosurveillance 2020; 25(8). www.eurosurveillance.org/content/10.2807/1560-7917.ES.2020.25.8.1900393.

INTERNETQUELLEN
PAHO (Geuidelines fort he Diagnosis and Treatment of Chagas Disease): https://iris.paho.org/bitstream/handle/10665.2/49653/9789275120439_eng.pdf.
WHO (Chagas Disease): https://www.who.int/news-room/fact-sheets/detail/chagas-disease-(american-trypanosomiasis).
WHO (Ending the neglect to attain the Sustainable Development Goals: a road map for neglected tropical diseases 2021–2030): www.who.int/publications/i/item/9789240010352.

5.8 Erkrankungen durch Amöben

Egbert Tannich, Gerd-Dieter Burchard

Das Wichtigste in Kürze

Die Amöbiasis ist eine Infektionskrankheit, hervorgerufen durch das Protozoon *Entamoeba histolytica,* das primär den Dickdarm des Menschen besiedelt. Die Amöbiasis kann in unterschiedlichen Verlaufsformen auftreten. Einerseits gibt es asymptomatische Verläufe, bei denen infizierte Personen den Parasiten mit dem Stuhl ohne Zeichen einer Erkrankung ausscheiden. Andererseits findet man invasive Verläufe, bei denen der Parasit das Darmlumen verlässt, in das Gewebe eindringt und zu klinischen Symptomen führt. Neben intestinalen invasiven Verläufen (Amöbenkolitis) können durch hämatogene Streuung in andere Organe auch extraintestinale Manifestationen auftreten, die sich überwiegend in der Leber als Abszesse manifestieren (Amöbenleberabszess). Zahlreiche andere, apathogene Amöbenarten können den Darm des Menschen kolonisieren, es werden aber nur Infektionen mit *E. histolytica* definitionsgemäß als Amöbiasis bezeichnet.

5.8.1 Epidemiologie

Die Amöbiasis ist in den **meisten tropischen und subtropischen Ländern der Erde** endemisch, kommt aber auch in Gegenden mit gemäßigtem Klima vor, in denen aufgrund unzureichender hygienischer Bedingungen die fäkal-orale Übertragung des Erregers ermöglicht wird. Aktuelle Zahlen zu Prävalenz und Mortalität liegen nicht vor, man schätzt aber, dass etwa 100.000 Menschen pro Jahr insbesondere an Amöbenleberabszessen versterben (GBD 2016, Diarrhoeal Disease Collaborators 2018).

Die **Übertragung** des Parasiten ist abhängig von der Bevölkerungsdichte, vor allem aber von hygienischen Bedingungen wie dem Zugang zu Toiletten und der Bereitstellung sauberen Trink- und Brauchwassers. In Deutschland spielt die Amöbiasis vor allem als Reiserückkehrererkrankung eine Rolle. Daten des GeoSentinel Surveillance Network haben gezeigt, dass *E. histolytica* der dritthäufigste isolierte Erreger bei Reiserückkehrern mit infektiösen Magen-Darm-Erkrankungen ist, Amöbiasis macht 12,5 % aller mikrobiologisch bestätigten Fälle aus, mit einer geschätzten Inzidenz von 14 von 1.000 (Swaminathan et al. 2009). Autochthone Fälle sind in Westeuropa selten, wurden aber wiederholt bei Kanalarbeitern, männlichen Homosexuellen und Bewohnern von Behindertenheimen beobachtet. Auch Übertragungen von asymptomatisch infizierten Reiserückkehrern auf andere Kontaktpersonen sind dokumentiert. Sexuelle Übertragungen sind möglich (Billet et al. 2019).

Bedeutsam ist die Tatsache, dass zwischen einer Infektion mit *E. histolytica* und dem Auftreten einer invasiven Amöbiasis mehrere Monate bis Jahre liegen können, wobei die mittlere Latenzzeit für einen Amöbenleberabszess bei etwa 3 bis 5 Monaten liegt. Die Halbwertszeit der Zystenausscheidung bei unbehandelten **asymptomatischen E-histolytica-Trägern** beträgt im Mittel 13 Monate, in Einzelfällen kann der Parasit aber auch mehrere Jahre persistieren.

Um sowohl die Transmission der Amöben auf andere Personen als auch die mögliche Progression von der asymptomatischen Besiedlung zur invasiven Erkrankung zu verhindern, sollte man **E. histolytica-Ausscheider** frühzeitig identifizieren und grundsätzlich behandeln.

5.8.2 Ätiologie

Die Infektion mit *E. histolytica* erfolgt durch die orale Aufnahme infektionstüchtiger, 4-kerniger **Zysten,** die sich im Darm in die teilungsfähigen einkernigen **Trophozoiten** umwandeln und den oberen Dickdarm besiedeln. Im distalen Kolon kommt es zur erneuten Enzystierung und zur Ausscheidung reifer Zysten, die in der Außenwelt über mehrere Wochen infektiös bleiben können. Die Menge der ausgeschiedenen Zysten ist individuell sehr variabel, kann aber in Einzelfällen durchaus 100 Millionen pro Tag betragen. In anderen Fällen kann die Zahl sehr niedrig sein und unterhalb der mikroskopischen Nachweisgrenze liegen.

Neben einigen Affenarten ist der Mensch der einzige Wirt für *E. histolytica*, sodass davon ausgegangen werden kann, dass alle Infektionen direkt oder indirekt von Mensch zu Mensch erfolgen. Während die meisten Infektionen asymptomatisch verlaufen (nichtinvasive Amöbiasis), kommt es nur in etwa 10 % der Fälle zur Invasion des Parasiten in das Gewebe (invasive Amöbiasis). Dabei ist der Dickdarm betroffen, mit den klinischen Zeichen einer Kolitis (intestinale invasive Amöbiasis) oder es entstehen extraintestinale Abszesse, die sich in über 95 % der Fälle in der Leber manifestieren, wobei den Abszessen nur in 10–20 % eine Kolitis vorausgeht.

5.8.3 Pathogenese

Die **invasive Amöbiasis** ist gekennzeichnet durch ausgedehnte Gewebsläsionen im Darm bzw. in der Leber, an denen sowohl nekrotische als auch apoptotische Prozesse beteiligt sind. *E. histolytica* besitzt die Fähigkeit, Gewebe mit hoher Effizienz zu lysieren und Zellen abzutöten. Für die lytische Komponente werden in erster Linie Proteasen verantwortlich gemacht, von denen der Parasit große Mengen synthetisiert. Das direkte Abtöten von Zellen erfolgt durch **porenbildende Peptide,** die über eine kontaktabhängige Reaktion in die Membran von Zielzellen integriert werden und zum Zusammenbruch des Membranpotentials führen. Der Kontakt mit humanen Darm- oder Leberzellen wird durch zuckerbindende Proteine (Lektine) auf der Oberfläche der Trophozoiten vermittelt. Neben Proteinen des Parasiten spielen aber offenbar auch Wirtskomponenten eine wichtige Rolle für die Pathogenese der Amöbiasis. Dies wird insbesondere deutlich bei der Entstehung des Amöbenleberabszesses (➤ Kap. 5.8.5). Studien zeigen, dass Testosteron die Entstehung von Leberabszessen durch eine amöbenabhängige Inhibition von proinflammatorischen Zytokinen begünstigt.

Amöbenulkus im Kolon

Die initiale Läsion einer Amöbeninvasion beginnt als kleiner Nekroseherd in der Schleimhaut. Es entsteht ein Geschwür mit unregelmäßiger Tiefenausdehnung, das scharf abgegrenzte, unterminierte Ränder besitzt (**Flaschenhals**- oder **Knopflochulkus**). Die Ulzera können punktförmig auftreten, aber auch zusammenfließen. An der Oberfläche kommt es zur Abstoßung von Nekrosematerial, das die Ränder emporhebt und sich als graue Flächen, gelegentlich mit frischen Blutspuren, von der umgebenden normalen Schleimhaut landkartenartig abhebt. Kolonabschnitte sind oft selektiv befallen, selten ist das distale Ileum einbezogen (➤ Abb. 5.44).

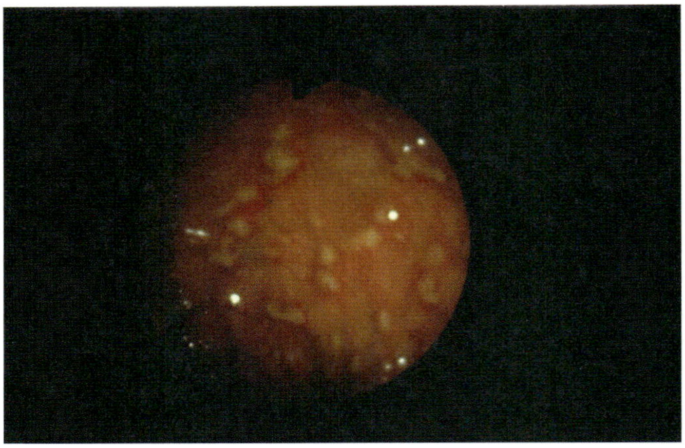

Abb. 5.44 Multiple Ulzera im Zökum bei Amöbenkolitis [P1540]

Die Mukusschicht im Darm und das Mikrobiom stellen wichtige Schutzmechanismen gegen das Eindringen der Amöben dar (Uddin et al. 2021). Nach Invasion der Amöben gibt es wenig Entzündungsreaktionen und Ödeme. Erst die sekundäre bakterielle Infektion ruft als Antwort eine lymphozytäre Infiltration mit Vermehrung von Plasmazellen und gelegentlich Eosinophilen hervor, die zum Auftreten von Charcot-Leyden-Kristallen im Stuhl führen.

Die wichtigste und gefährlichste **Komplikation** ist die **Perforation** eines Geschwürs. Am häufigsten ist sie im Zökumbereich, gefolgt von der rektosigmoidalen Übergangszone. Sie verläuft meist langsam und sickernd und ruft, wenn nicht gedeckt, eine ausgedehnte **Peritonitis** oder einen **Douglas-Abszess** hervor. Massive Darmblutungen durch Arrosion eines größeren Gefäßes sind äußerst selten. Eine **Amöbenappendizitis** kommt bei ausgedehnten Amöbenulzerationen im Zökum vor. Das sehr seltene **Amöbom** kann sich als starke Granulation aus einem Ulkusbereich entwickeln und makroskopisch mit einem Kolonkarzinom verwechselt werden; histopathologisch ist es ein typisches fibroblasten- und kollagenhaltiges Granulomgewebe. Gleicher Art sind granulomatöse Strikturen, die im oberen oder unteren Dickdarm auftreten können.

Amöbenleberabszess

Mit dem Portalkreislauf können die Erreger in die Leber gelangen. Durch Lyse formen sie im Zentrum eines Leberläppchens eine Nekrose, die sich zur Abszesshöhle ausweitet. Da es sich um eine Nekrose, nicht um einen Abszess im klassischen Sinn handelt, gibt es keine Leukozytenreaktion. Die Höhle ist vielmehr gefüllt mit lytischem Material, das die Pathologen früher bildlich als „anchovy sauce" beschrieben. Die aktiven Trophozoiten sitzen im Randbereich und hinterlassen in der Abszessmitte eine amorphe Flüssigkeit.

Andere extraintestinale Absiedelungen

Aus Leberabszessen kann es durch Ruptur, Durchwanderung oder hämatogene Streuung zu Absiedelungen vor allem in der Lunge, im Hirn, im Pleura- oder Peritonealraum kommen. Abszessformationen, Fistelbildungen, **Pleuraergüsse** oder nicht reaktive Bauchfellentzündungen sind die Folgen. Von besonderer Bedeutung ist die **Amöbenperikarditis.** Eine **kutane Amöbiasis** im genitoanalen Bereich oder um Stomata ist selten. Sie kommt besonders bei abwehrgeschwächten Personen vor. Eine Invasion der Zervixschleimhaut und der Prostata wurde beobachtet.

5.8.4 Amöbenkolitis

Klinik

Klinische Symptomatik

Die invasive intestinale Amöbiasis kann zu einem Spektrum von Symptomen führen. In unkomplizierten Fällen tritt eine mehr oder weniger starke akute Rektokolitis auf, das resultierende Krankheitsbild wird als **Amöbenruhr** bezeichnet. Bei Fortschreiten der Erkrankung können schwere Komplikationen auftreten.

Bei experimentellen Infektionen beim Menschen wurde für die Amöbenruhr eine Inkubationszeit von 65 Tagen gemessen, Krankheitserscheinungen können aber wenige Tage oder auch erst Jahre nach dem – meist vermuteten – Infektionszeitpunkt auftreten.

Typische Symptome einer Amöbenruhr sind **Bauchschmerzen** und blutige **Diarrhöen.** Die Symptome entwickeln sich oft allmählich über 1 bis 3 Wochen – im Gegensatz zum häufig stürmischen Einsetzen der Symptome bei der Shigellenruhr. Fieber tritt bei der Amöbenruhr nur in etwa einem Drittel der Fälle auf. Die Bauchschmerzen reichen von Druckgefühl, leicht ziehenden Schmerzen und leichten Koliken vor der Defäkation bis zu Tenesmen. Der Stuhl ist in den ersten Tagen eventuell noch geformt oder breiig, mit aufgelagertem Schleim, dann entwickelt sich eine **Dysenterie** mit 4 bis 6 blutig-schleimigen Stühlen pro Tag. In typischen Fällen erscheint der Stuhl himbeergeleeartig (➤ Abb. 5.45). Andererseits können bei der akuten Amöbenruhr auch wässrige Stuhlentleerungen auftreten; profuse, wässrige Durchfälle, die zur Elektrolytentgleisung führen, sind allerdings eher selten. Bei wässrigen Durchfällen ohne Blutauflagerungen ist meist die Untersuchung auf okkultes Blut positiv.

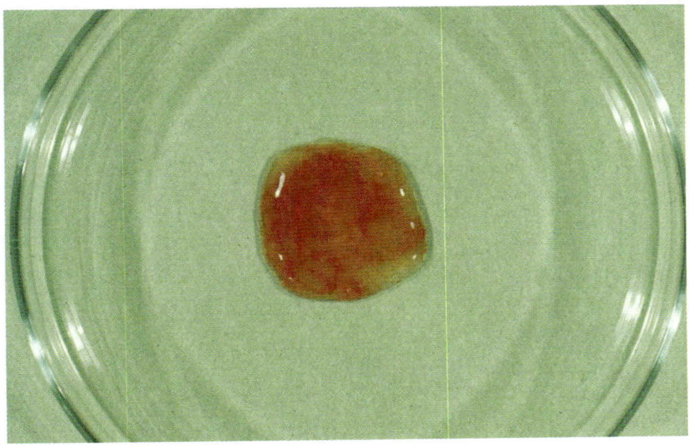

Abb. 5.45 Schleimig-blutige (himbeergeleeartige) Durchfälle bei Amöbenkolitis [P1540]

Bei milder Infektion besteht insgesamt relatives Wohlbefinden mit erhaltenem Appetit und Leistungsfähigkeit. Bei raschem Fortschreiten zur akuten **Amöbendysenterie** wird der Patient bettlägerig, bekommt septische Fieberschübe mit Schüttelfrost, Übelkeit, Tenesmen und Kopfschmerzen.

Fulminante Verläufe einer Amöbenruhr werden bei offensichtlicher Resistenzminderung z. B. während einer **Schwangerschaft** oder bei **Kortikosteroidtherapie** beobachtet, häufig auch bei Kindern. Solche fulminanten Verläufe gehen einher mit starken Tenesmen und mit bis zu 20 blutigen Stühlen pro Tag. Die Patienten sind schwerkrank mit Fieber und hoher Leukozytose. Eventuell treten peritonitische Zeichen, Dehydratation und Schock auf. Fulminante Verläufe auf dem Boden nekrotisierender Ulzerationen, die bis in die Muscularis reichen, können schnell zur Perforation (s. u.) führen.

Komplikationen

Die gefährlichsten Komplikationen einer Amöbenruhr sind Perforation mit Peritonitis, akute nekrotisierende Kolitis und toxisches Megakolon. Die **Perforation** verläuft meist schleichend in Form einer Durchwanderung (slow leakage) und verschlechtert den schwerkranken Zustand schrittweise durch das langsame Auftreten einer **Peritonitis.** Die akute Perforation ist seltener und führt rasch zum Bild eines akuten Abdomens mit Schmerz, Wölbung und Spannung. Es ist daher notwendig, einen Patienten mit akuter Amöbendysenterie täglich wenigstens 2-mal abdominal zu untersuchen. Häufig ist freie Luft unter dem Zwerchfell das erste Zeichen dafür, dass eine Perforation stattgefunden hat. Die Perforation ist eine seltene Komplikation der Amöbenruhr, die höchstens in 1–3 % der Fälle auftritt. Patienten mit **nekrotisierender Kolitis** sind schwerkrank, haben Fieber, blutige Durchfälle und ein akutes Abdomen. Das **toxische Megakolon** tritt bei etwa 0,5 % der Patienten auf, insbesondere unter einer Kortikosteroidbehandlung. Wie bei einem toxischen Megakolon als Komplikation einer Colitis ulcerosa verschlechtert sich der Zustand des Patienten innerhalb weniger Stunden, mit gespanntem Leib, Verminderung der Darmgeräusche und Schocksymptomatik. Die Diagnose ergibt sich aus der Abdomen-Übersichtsaufnahme, welche die stark aufgeblähten Kolonkonturen zeigt, eventuell ist intramural Gas nachweisbar.

Besondere Verlaufsformen

Besondere Verlaufsformen der Amöbenruhr sind Amöbenappendizitis und Amöbom. Eine **Amöbenappendizitis** scheint selten zu sein, wird aber gelegentlich bei der histologischen Untersuchung von Operationspräparaten diagnostiziert. Die Symptome ähneln denen einer bakteriellen Appendizitis. Die Diagnose einer Amöbenappendizitis ist daher nur histologisch zu stellen, allerdings geben gleichzeitig mit den Symptomen der Appendizitis bestehende blutig-schleimige Durchfälle einen Anhaltspunkt. Ein **Amöbom** ist ein lokal begrenzter, entzündlicher Tumor, der vorwiegend aus Granulationsgewebe besteht (➤ Kap. 5.8.3). Klinisch imponiert ein Amöbom, welches am häufigsten im Zökom anzutreffen ist, als druckempfindlicher, tastbarer Unterbauchtumor, bei meist gleichzeitig bestehender blutiger Diarrhö. Insgesamt scheinen Amöbome sehr selten vorzukommen.

Diagnostik

Die Diagnose der intestinalen Amöbiasis beruht in erster Linie auf dem Direktnachweis von *E. histolytica* im Stuhl. Allerdings hat die Entdeckung von *Entamoeba dispar* und *Entamoeba moshkovskii* als eigenständige, grundsätzlich apathogene Amöbenspezies, die sich morphologisch nicht von *E. histolytica* unterscheiden, zu einer differenzierteren Vorgehensweise bei der Stuhldiagnostik der intestinalen Amöbiasis geführt. Während früher der einfache mikroskopische Nachweis von Zysten oder Trophozoiten des Erregers im Stuhl zur Sicherung der Diagnose genügte, wird heute eine weiterführende Klassifizierung der Amöben gefordert. Lediglich der mikroskopische Nachweis **hämatophager Trophozoiten** (Amöben mit phagozytierten Erythrozyten), auch **„Magnaformen"** genannt (➤ Abb. 5.46a), gilt als ausreichend sicher für das Vorliegen einer durch *E. histolytica* bedingten Kolitis. Weiterhin beweisend für eine Amöbenkolitis ist der endoskopische Befund entsprechender Schleimhautläsionen zusammen mit dem Nachweis des Erregers im Biopsiematerial.

Stuhluntersuchung

Der Erregernachweis im Stuhl, verbunden mit einer weiterführenden Differenzierung, bestimmt die Diagnostik.

Mikroskopie

Wegen der fehlenden morphologischen Unterschiede zwischen Zysten und Trophozoiten von *E. histolytica* auf der einen Seite und *E. dispar* und *E. moshkovskii* auf der anderen Seite hat die klassische Stuhlmikroskopie für die Diagnose der intestinalen Amöbiasis an Bedeutung verloren. Sie ist aber nach wie vor Mittel der Wahl zum Nachweis der pathognomonischen hämatophagen Trophozoiten, die nur bei Infektionen mit *E. histolytica* gefunden werden, sowie als orientierende Untersuchung für das mögliche Vorliegen einer Amöbeninfektion oder zum Nachweis anderer Darmparasiten. Während Zysten von *E. histolytica* (➤ Abb. 5.46b) außerhalb des Körpers relativ stabil sind und selbst nach einigen Tagen noch in Stuhlproben nachgewiesen werden können, sterben die beweglichen Trophozoiten rasch ab. Die Untersuchung auf hämatophage **Trophozoiten** sollte daher innerhalb einer Stunde nach Absetzen des Stuhls erfolgen, wobei die Erreger bei der klassischen Amöbenkolitis vor allem in den blutig-schleimigen Stuhlbeimengungen zu finden sind. Die Untersuchung erfolgt durch Vermischen eines Tropfens isotonischer Kochsalzlösung mit einer kleinen Menge Schleim auf einem Objektträger und der mikroskopischen Durchmusterung des Präparats. Bei mittlerer Vergrößerung (40er Objektiv) sind die mindestens 20 µm großen Trophozoiten gut zu erkennen, sie fallen durch ihre amöboide Bewegung auf. Diese besteht in der Aussackung der äußeren Zellmembran, in die dann das Amöbenzytoplasma einfließt (Bruchsackpseudopodien). Die Amöbe selbst ist klar und kann mehrere phagozytierte Erythrozyten enthalten (➤ Abb. 5.46a). Da **Amöbenzysten** im Nativpräparat nicht gut zu beurteilen sind, sollte einem zweiten Präparat eine kleine Menge Lugol-Lösung zugesetzt werden, welche die Zellkerne, Glykogenvakuolen und Chromidialkörperchen deutlich hervortreten lässt. Eine 1-prozentige Eosinlösung ist hierzu eine Alternative. *E.-histolytica-*, *E.-dispar-* und *E.-moshkovskii*-Zysten enthalten maximal 4 Kerne und sind immer größer als 10 µm (➤ Abb. 5.46b). Vierkernige Zysten kleiner als 10 µm oder Zysten mit 8 Kernen sprechen für eine Infektion mit den apathogenen Amöbenspezies *Entamoeba hartmanni* bzw. *Entamoeba coli.* Ist eine unmittelbare Untersuchung des Stuhls nicht möglich, empfiehlt sich eine Überschichtung der Stuhlprobe mit MIF (Merthiolat-Jod-Formaldehyd) oder SAF (Sodium-Acetat-Formaldehyd). Hierdurch werden Protozoenzysten, aber auch Wurmeier konserviert und lassen sich selbst nach Monaten noch mikroskopisch beurteilen. Die Empfindlichkeit für den Nachweis von Amöben, aber auch von Wurmeiern im Stuhl kann durch verschiedene Methoden wie der Formol-Äther-Konzentration gesteigert werden (➤ Kap. 11.6). Dennoch bedarf die mikroskopische Untersuchung auf Amöben großer Erfahrung. Man geht davon aus, dass selbst eine in der Amöbendiagnostik geübte Laborkraft bei einer einmaligen

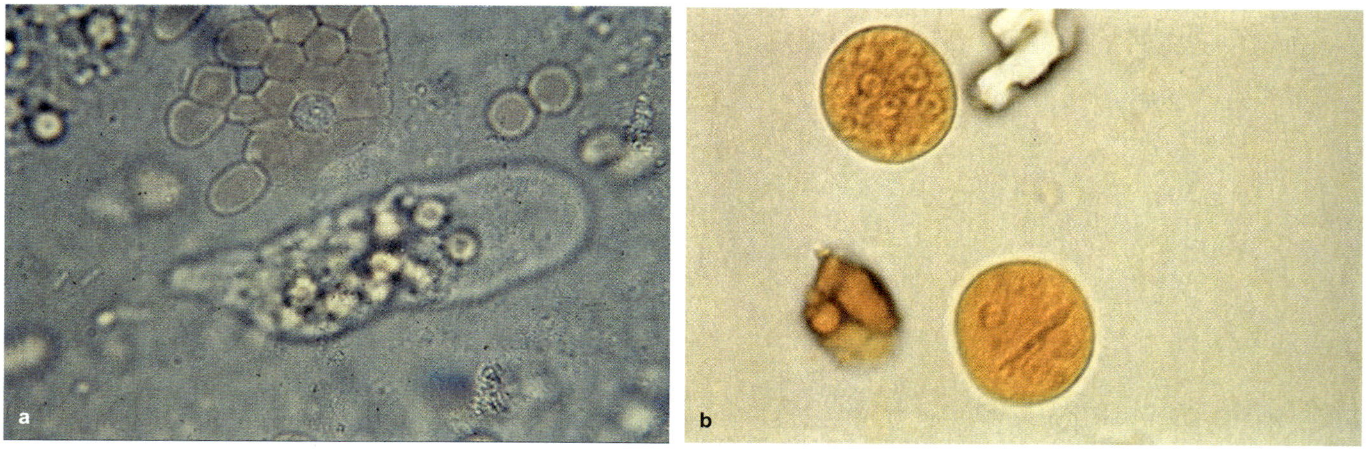

Abb. 5.46 *E. histolytica:* a) erythrozytophager Trophozoit (Magnaform) im frischen Stuhl; b) Zysten von *E. histolytica* [P1540]

Untersuchung nur etwa 60 % der positiven Stühle identifiziert. Es empfiehlt sich daher, bei negativem Befund und begründetem Verdacht weitere Stuhlproben zu untersuchen.

Stuhl-ELISA

Da bei Fehlen hämatophager Trophozoiten die mikroskopische Unterscheidung zwischen *E. histolytica* und *E. dispar* bzw. *E. moshkovskii* nicht möglich ist, wurden ELISA-Verfahren zum spezifischen Nachweis von *E.-histolytica*-Antigenen in Stuhlproben entwickelt. Diese basieren auf der Verwendung monoklonaler Antikörper, die ausschließlich an Proteine von *E. histolytica* binden und diese aus einer Stuhlaufschwemmung herausfangen. Mit Hilfe eines weiteren Antikörpers können dann die gebundenen Proteine durch eine Farbreaktion nachgewiesen werden. Diese Verfahren sind in ihrer Sensitivität vergleichbar mit der Mikroskopie. Neben dem spezifischen Nachweis von *E. histolytica* haben sie darüber hinaus den Vorteil, dass sie unabhängig von der Mikroskopieerfahrung reproduzierbare Ergebnisse liefern. Allerdings ist zu beachten, dass einige der angebotenen Tests, ähnlich wie die Mikroskopie, nicht zwischen *E. histolytica* und *E. dispar* unterscheiden können. Der Nutzer sollte sich vorab beim Hersteller bezüglich der Spezifität genau erkundigen, denn häufig ist diese Information in der Produktbeschreibung (Beipackzettel) nicht klar ausgeführt. Für die **Koproantigen-ELISA-Untersuchung** darf der Stuhl nicht mit MIF oder SAF konserviert werden. Da Proteine im Stuhl einer gewissen proteolytischen Degradation unterliegen, sollten die ELISA-Untersuchungen innerhalb von 24 Stunden durchgeführt oder der Stuhl bei −20 °Celsius gelagert werden.

PCR

Die PCR dient mittlerweile als bevorzugtes Verfahren zum differenzierten Amöbennachweis. Sie ist die empfindlichste Methode zur Detektion von *E. histolytica* in klinischen Proben. Die Technik erlaubt den **Nachweis von weniger als einer Amöbe pro Gramm Stuhl** und ist damit anderen Verfahren wie Mikroskopie oder Antigennachweis deutlich überlegen. Darüber hinaus kann sie sicher *E. histolytica* von *E. dispar* oder *E. moshkovskii* unterscheiden. Nachteile der PCR sind der größere technische Aufwand und die höheren Kosten. Daher wird die PCR in erster Linie eingesetzt zur Spezies-Differenzierung bei positivem mikroskopischem Befund sowie als hochsensitive Erfolgskontrolle nach amöbizider Therapie. Zunehmend werden mittlerweile auch Multiplex-PCR-Verfahren eingesetzt, die den simultanen Nachweis verschiedener humanpathogener intestinaler Protozoen wie *E. histolytica*, *Giardia duodenalis* und *Cryptosporidium* ssp. ermöglichen.

Immundiagnostik

Der serologische Nachweis spezifischer Antikörper gegen *E. histolytica* ist eine wesentliche Hilfe in der Diagnostik, insbesondere bei extraintestinalen Manifestationen (➤ Kap. 5.8.5). In der Diagnostik der Amöbenruhr spielt die Serologie keine wesentliche Rolle. Im Gegensatz zu Infektionen mit *E. dispar* oder *E. moshkovskii* ist selbst bei asymptomatischen Zystenausscheidern von *E. histolytica* häufig ein signifikanter Antikörpertiter zu beobachten, allerdings sind die Antikörperspiegel in der Regel nicht so hoch wie bei invasiven Verläufen.

Endoskopische und bildgebende Diagnostik

Endoskopie

In unklaren Fällen ist eine **Koloskopie** indiziert (eine Koloskopie im akuten Stadium einer Dysenterie bedeutet allerdings ein erhöhtes Perforationsrisiko und ist nur in Ausnahmefällen indiziert). Es finden sich häufig nur punktförmige Hämorrhagien, entsprechend der Schwere der Erkrankung konfluierend mit schleimig-blutigem Sekret bedeckt. Im Gegensatz zur bakteriellen diffusen Schleimhautreizung sind sie landkartenartig abgegrenzt. Makroskopisch sind sie nicht von anderen entzündlichen Darmkrankheiten zu differenzieren (Lee et al. 2015). Neben dem Abstrichmaterial sollten stets auch Biopsien entnommen werden, Färbungen mit Hämatoxylin-Eosin oder PAS zeigen die Trophozoiten im Gewebe.

Sonografie

Die Sonografie des Dickdarms kann für die Diagnose einer Amöbenkolitis oder auch eines Amöboms Hinweise liefern. Umschriebene Verdickungen der Kolonwand oder pathologische Kokarden können eine Kolitis andeuten, sind aber unspezifisch.

Differenzialdiagnose

Differenzialdiagnostisch sind andere infektiöse Darmkrankheiten zu bedenken (➤ Kap. 11.6). Dabei unterscheidet sich die Amöbenruhr von der häufigeren bakteriellen Ruhr klinisch meist durch den in der Regel langsameren Beginn und das relativ gute Allgemeinbefinden. Die gleiche Symptomatik wie bei einer Amöbenruhr kann bei einer Infektion mit *Balantidium coli* auftreten (➤ Kap. 5.10), diese kommt aber sehr selten vor. Bei Nachweis von *E. histolytica* sollte außerdem sicherheitshalber immer eine bakteriologische Stuhlkultur zum Ausschluss einer gleichzeitig erworbenen EHEC, Salmonellose, Shigellose oder *Campylobacter*-Infektion veranlasst werden.

Auch chronisch-entzündliche Darmkrankheiten sind wichtige Differenzialdiagnosen. Bei Herkunft des Patienten aus Amöbiasis-Endemiegebieten sollte vor invasiver Therapie (z. B. Hemikolektomie) bei vermuteter chronisch-entzündlicher Darmkrankheit eine Amöbiasis sicher ausgeschlossen sein (Casas Deza et al. 2019). Zu beachten ist, dass in seltenen Fällen auch eine Amöbiasis bei vorbestehendem Morbus Crohn oder Colitis ulcerosa auftreten kann.

Therapie

Die Amöbenruhr wird mit **Metronidazol** behandelt (➤ Tab. 5.33, ➤ Tab. 5.34). Andere **Nitroimidazole** sind ebenfalls möglich (Gonzales et al. 2019). Die Therapie sollte bei schlechtem Allgemeinzustand

Tab. 5.33 Therapie der Amöbiasis

Metronidazol	3 × 10 mg/kg/Tag (max. 3 × 800 mg) i.v. oder oral über 10 Tage
Anschließend Paromomycin	3 × 500 mg/Tag über 9–10 Tage

Tab. 5.34 Hinweise zu den Medikamenten gegen Amöbiasis

Metronidazol	• **Pharmakokinetik:** vorwiegender Abbau über die Leber, Dosis muss bei schwerer Leberinsuffizienz reduziert werden • **Nebenwirkungen:** – Bauchschmerzen, Übelkeit und Erbrechen, metallischer Geschmack – Alkoholunverträglichkeit – extrem selten periphere Neuropathie, Ataxie oder andere ZNS-Nebenwirkungen- • **Wechselwirkungen:** – Halbwertszeit bei gleichzeitiger Gabe von Phenobarbital verkürzt – Cimetidin erhöht Metronidazol-Blutspiegel – Wirkung oraler Antikoagulanzien kann potenziert werden • **Kontraindikationen:** während Schwangerschaft nur bei vitaler Indikation
Paromomycin	• **Pharmakokinetik:** Aminoglykosid-Antibiotikum, Resorption nach oraler Gabe sehr gering • **Nebenwirkungen:** geringe gastrointestinale Störungen • **Kontraindikationen:** nicht bekannt, nicht während einer Schwangerschaft

des Patienten intravenös begonnen werden. Mit Resistenzen ist bisher nicht zu rechnen. Metronidazol ist nicht ausreichend wirksam gegen Amöben im Darmlumen. Daher muss immer eine Nachbehandlung mit einem Darmlumen-wirksamen Medikament erfolgen, Mittel der Wahl ist **Paromomycin** (z. B. Humatin®).

Asymptomatische Zystenausscheider von *E. histolytica* sollten ebenfalls mit Paromomycin in der in ➤ Tab. 5.33 genannten Dosierung behandelt werden, damit eine spätere Invasion der Amöben in die Darmschleimhaut verhindert wird.

Die **Prognose** aller Formen der Amöbiasis ist bei rechtzeitiger Diagnose und Therapie ausgezeichnet. Eines der Imidazolpräparate und ein lumenwirksames Präparat genügen in der Regel als therapeutisches Repertoire.

Zur **Prophylaxe** sind alle Maßnahmen, die zur Vorbeugung gegen bakterielle Darminfektionen geeignet sind, auch gegen Amöben wirksam (➤ Kap. 11.6).

5.8.5 Amöbenleberabszess/extraintestinale Abszesse

Der Amöbenleberabszess ist eine schwerwiegende Erkrankung und gehört zu den Notfällen in der Tropenmedizin.

Klinik

Klinische Symptomatik

Ein Leberabszess kann sich während einer bestehenden Amöbenkolitis oder auch zeitlich getrennt davon entwickeln, allerdings geht den Abszessen nur in 10–20 % eine manifeste Kolitis voraus. Der

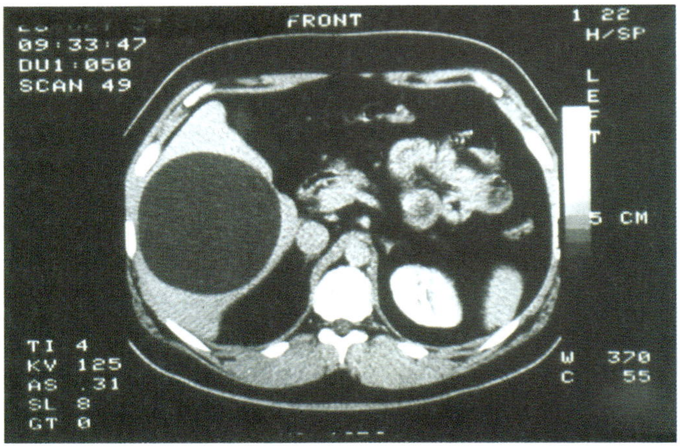

Abb. 5.47 Amöbenleberabszess im CT [P1540]

Leberabszess kann auch noch Monate bis Jahre nach der Infektion auftreten.

Der rechte Leberlappen ist in 80–90 % der Fälle betroffen, der linke nur in 10–20 %. In etwa 70 % der Fälle sind die Abszesse singulär (➤ Abb. 5.47), in etwa 30 % multipel mit bis zu 20 und mehr Absiedelungen in der Leber, die insgesamt deutlich an Größe zunimmt.

Der Amöbenleberabszess äußert sich durch meist akut auftretenden, zunächst dumpfen, dann heftigeren **Schmerz im rechten Oberbauch** und durch **Fieber.** Es handelt sich um ein akutes, bedrohliches Krankheitsbild mit Abgeschlagenheit und schwerem Krankheitsgefühl, seltener entwickelt sich die Symptomatik schleichend. Die Schmerzen im rechten Oberbauch können in den Rücken und zur rechten Schulter und Skapula ausstrahlen, die Schmerzen sind manchmal atemabhängig. In anderen Fällen können Bauchschmerzen mit Abwehrspannung vorhanden sein, selten kann der Amöbenleberabszess als akutes Abdomen imponieren. Einige Patienten klagen über linksseitige Oberbauchschmerzen. Linksseitige Abszesse können insbesondere deshalb differenzialdiagnostische Probleme bereiten, da sie auch mit retrosternalen oder präkordialen Schmerzen einhergehen können. Längere, schleichende Verläufe mit wenig ausgeprägter Symptomatik sind selten.

Über eine Diarrhö klagt nur eine Minderheit der Patienten, oft ist eine Diarrhö auch in der Anamnese nicht zu erfragen. Das Fehlen einer Amöbenruhr in der Anamnese schließt also einen Amöbenleberabszess nicht aus. Etwa ein Drittel der Patienten klagt über Übelkeit oder Erbrechen, häufig wird auch ein unproduktiver pleuritischer Reizhusten angegeben.

Untersuchungsbefund

Fieber ist fast immer vorhanden. Dabei sind die Temperaturerhöhungen uncharakteristisch intermittierend oder remittierend. Zwar klagen nicht alle Patienten über Oberbauchschmerzen, ein Druckschmerz im rechten Oberbauch oder ein Thoraxkompressionsschmerz lässt sich aber bei mehr als 80 % der Patienten nachweisen. Eine Hepatomegalie ist bei etwa der Hälfte der Patienten zu palpieren. Gelegentlich lassen sich rechtsbasal Rasselgeräusche auskultieren.

Komplikationen

Komplikationen scheinen häufiger bei Patienten mit Grundkrankheiten wie z. B. Diabetes mellitus aufzutreten. Die wichtigsten Komplikationen des Amöbenleberabszesses sind:
- Leberversagen
- Ruptur in die Bauchhöhle
- Ruptur in den Pleuraraum
- Ruptur ins Perikard

Ein **fulminantes Leberversagen** wurde nur in Einzelfällen beschrieben. Die größte Gefahr für den Patienten geht von der Möglichkeit der Ruptur des Amöbenleberabszesses aus. ➤ Abb. 5.47 zeigt, wie dünn der Saum des noch verbliebenen Lebergewebes sein kann. Rupturen können je nach Sitz des Abszesses in alle umliegenden Hohlräume erfolgen, vor allem in den Peritoneal- oder den rechten Pleuraraum. Rupturen in den Perikardraum, das anliegende Duodenum oder den Magen sind beschrieben. Die Entwicklung der Ruptur erfolgt häufig langsam, kann aber auch plötzlich geschehen mit sofort auftretendem Schmerz und Schock. Die langsame Durchwanderung in den Pleuraraum führt zu einem Erguss mit zunehmendem Schmerz über der vergrößerten Leber und Atemnot bei hoher Temperatur.

Die Ruptur in den Bauchraum führt zu einer **Peritonitis.** Offene Perforationen in die Bauchhöhle oder gedeckte Perforationen können vorkommen, dementsprechend kann die Symptomatik plötzlich oder allmählich einsetzen. Fibrin- und Netzverklebungen auf der Abszessoberfläche ermöglichen meist eine nur verzögerte Ausbreitung des Materials. Die Entwicklung der peritonealen Reizung und die Ausprägung des **akuten Abdomens** benötigen in der Regel einen halben Tag und länger.

Eine **Amöbenperikarditis** geht gewöhnlich von einem Abszess im linken Leberlappen aus, wobei eine direkte **Tamponade des Herzbeutels** sehr selten ist. Nur eine rasche Entlastung kann hierbei den tödlichen Ausgang verhindern. Häufiger kommt es zu einer Durchwanderung von einem benachbarten Abszess mit anfänglichem **Perikardreiben** und dann zunehmendem Erguss. Amöbenabszesse können sich in seltenen Fällen an ungewöhnlichen Stellen bilden und dort lange weitgehend reizlos ruhen oder sich mit Fistelbildungen in abführende Wege wie Dünndarm, Gallengang, Nierenbecken, Bronchien oder Vagina vorwühlen.

Andere Organlokalisationen

Eine **pleuropulmonale Amöbiasis** kann sich unterschiedlich manifestieren. Seröse Ergüsse mit basaler Atelektase sind häufig röntgenologisch bzw. sonografisch nachweisbar, verursachen aber meist keine Symptomatik. Zwerchfellnahe Amöbenleberabszesse können in den Pleuraraum und in die Lunge durchbrechen, der perforierte Abszess kann häufig Anschluss an das Bronchialsystem erlangen. In diesen Fällen werden dann unter plötzlichen Schmerzen große Mengen nekrotischen Materials ausgehustet. Die schwerste pulmonale Komplikation eines Amöbenleberabszesses stellt das **Pleuraempyem** dar. Auch primäre **Lungenabszesse** aus hämatogener Streuung direkt vom Darm ohne Leberbeteiligung kommen vor.

Eine seltene Komplikation des Amöbenleberabszesses ist die **hämatogene Verschleppung von Trophozoiten ins Gehirn** mit nachfolgender Abszedierung. Die Klinik ist abhängig von Größe und Sitz der Abszesse; Kopfschmerzen, Erbrechen, Krämpfe und Bewusstseinsstörungen können auftreten. Die Symptome setzen meist akut ein und führen schnell zum Tod.

Anusnahe Ulzerationen können selten auf die äußere Haut sowie auf Scheide und Blase übergreifen. Andererseits wurden auch rektovaginale Fisteln beschrieben. Differenzialdiagnostisch ist bei **genitaler Amöbiasis** außer an ein Karzinom auch an eine Tuberkulose, ein Ulcus molle, ein Granuloma inguinale oder an ein Lymphogranuloma venereum zu denken. Schmerzhafte, unspezifische Ulzera am Penis können ebenfalls selten durch *E. histolytica* hervorgerufen werden, die Infektion kann vaginal oder anal erfolgen.

Eine **renale Amöbiasis** ist extrem selten, ein **Amöben-Milzabszess** scheint noch seltener zu sein.

Diagnostik

Laborchemie

Laborchemisch am wichtigsten ist der **Nachweis stark erhöhter Entzündungsparameter.** Eine Beschleunigung der Blutsenkungsgeschwindigkeit ist fast immer vorhanden, ebenso eine Leukozytose. Entsprechend sind die Akutphaseproteine im Serum stark erhöht, z. B. C-reaktives Protein, Fibrinogen, auch das Procalcitonin. Eine leichte normochrome Anämie kann ebenfalls vorliegen. Die Transaminasen sind meist nur gering erhöht, die alkalische Phosphatase ist meist mäßig erhöht. Eine Erhöhung des Bilirubins ist ungewöhnlich, das Auftreten einer Cholestase hängt von der Lokalisation des Abszesses und dem daraus resultierenden Druck auf die Gallenwege ab.

Bildgebende Verfahren

Sonografisch findet sich eine runde oder ovale Raumforderung (➤ Abb. 5.48). Diese ist meist solitär, meist im rechten Leberlappen und meist peripher gelegen. Eine Wand ist nicht nachweisbar. Die Raumforderung ist meist echoarm, mit feinen Binnenechos und mit dorsaler Schallverstärkung. Allerdings kann der Amöbenleberabs-

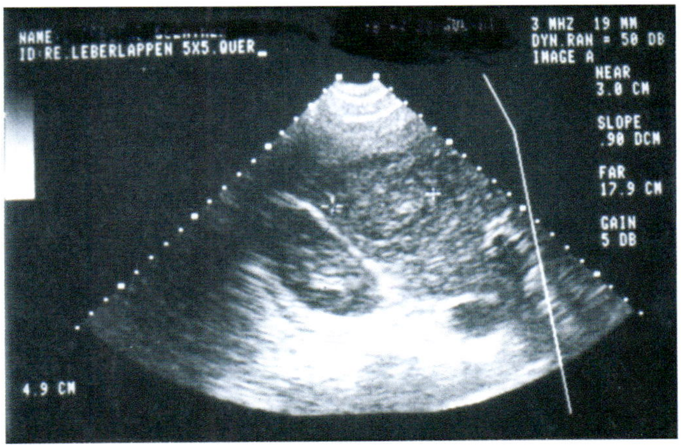

Abb. 5.48 Amöbenleberabszess in der Sonografie [P1540]

zess auch als echoreich imponieren, gelegentlich auch heterogen mit echoreichen und echoarmen Anteilen. Diese echoreichen Abszesse werden im weiteren Verlauf meist echoarm. Komplikationen des Amöbenleberabszesses, insbesondere Rupturen (s. o.), sind sonografisch gut zu diagnostizieren. Die Sensitivität der Ultraschalluntersuchung ist somit bei Patienten mit entsprechender Anamnese und Klinik hoch. Die Spezifität ist niedrig, da ein **pyogener Leberabszess** nicht auszuschließen ist.

Computertomografisch ist der Abszess meist etwas hyperdenser als Wasser, mit 10–20 H. Auch ohne Kontrastmittel ist häufig eine 3–15 mm dicke Wand nachweisbar. Nach Kontrastmittelgabe kann die Wand hyperdens imponieren. Ein Ödemsaum ist selten nachweisbar. Interne Septen wurden in bis zu 30 % der Fälle beschrieben (Priyadarshi et al. 2021).

Kernspintomografisch findet man auf T1-gewichteten Aufnahmen den Abszess scharf begrenzt und signalarm, auf T2-gewichteten Aufnahmen sieht man eine hyperintense Region. Entsprechend ödematösem Lebergewebe erscheint auch die Umgebung des Abszesses hyperintens. Auch kernspintomografisch ist eine sichere Abgrenzung eines Amöbenleberabszesses von bakteriellen Abszessen oder nekrotischen Tumoren nicht möglich. Allerdings ist bei Verdacht auf Ruptur eines Abszesses in den Thorax ein Empyem von einem Transsudat durch Hyperintensität in sowohl T1- als auch in T2-gewichteten Aufnahmen abzugrenzen.

Immundiagnostik

Bei Nachweis eines Abszesses in den bildgebenden Verfahren muss die Diagnose durch den Nachweis spezifischer Serumantikörper bestätigt werden. Das Serum muss hierfür an ein für die Amöbenserologie ausgewiesenes Labor eingeschickt werden. Für die serologische Amöbendiagnostik steht eine Reihe von käuflichen Antigenen und Testkits von guter Qualität zur Verfügung, wobei sich vor allem die IIF (indirekte Immunfluoreszenz) und der ELISA bewährt haben. Am weitesten verbreitet ist der ELISA mit löslichen Extrakten der Erreger als Antigen, die Sensitivität liegt bei nahezu 100 %, bei akuter Präsentation spätestens wenige Tage nach Symptombeginn.

Perkutane Aspiration

Eine **Punktion des Leberabszesses** aus diagnostischen Gründen ist im Allgemeinen nicht erforderlich. Nur bei fraglichen serologischen Befunden oder bei ausbleibender Besserung unter Therapie muss in Einzelfällen punktiert werden. Der Abszessinhalt sollte dann insbesondere mittels PCR auf *E. histolytica* untersucht werden (da die Amöben meist mikroskopisch nicht nachweisbar sind – sie finden sich eher im umgebenden Lebergewebe). Selbstverständlich sollten auch eine aerobe und anaerobe Bakterienkultur angelegt werden.

Differenzialdiagnose

Amöbenleberabszesse werden in gemäßigten Zonen vor allem deshalb nicht erkannt, weil wegen der lange zurückliegenden Tropenreise nicht daran gedacht wird. Unter den Fieberzuständen nach einer Tropenreise können Malaria, Typhus abdominalis, Kala-Azar, Sepsis, aber auch basale Pneumonie, Pyelonephritis und Perikarditis eine vergleichbare Oberbauchsymptomatik und Schwere der Erkrankung hervorrufen.

Bei den raumfordernden Leberprozessen können ein zentral zerfallendes Hepatom und vor allem ein pyogener Leberabszess ein ähnlich schweres Krankheitsbild zeigen (Neill et al. 2019, Roediger et al. 2020). Insbesondere Abszesse durch *Klebsiella pneumoniae* sind zu bedenken, da sich multiresistente Klebsiellen, die KPC-Carbapenemasen bilden, in den letzten Jahren weltweit ausgebreitet haben und auch in den Tropen häufig vorkommen. Größere Fallstudien zeigten, dass bakterielle Abszesse häufiger multipel auftraten, häufiger mit Ikterus, Sepsis oder Schock einhergingen und eher seltener Schmerzen verursachten. Echinokokkuszysten spielen differenzialdiagnostisch keine Rolle, da die Patienten nicht schwerkrank sind und keine erhöhten Entzündungsparameter aufweisen (es sei denn, die Echinokokkuszyste ist sekundär infiziert).

Therapie

Der Amöbenleberabszess ist eine internistische Erkrankung und bedarf nur in Ausnahmefällen der chirurgischen Intervention.

Auch ein ausgedehnter Amöbenleberabszess oder multiple Amöbenleberabszesse reagieren sehr gut auf die medikamentöse Therapie. Sie führt den Patienten in aller Regel innerhalb weniger Tage aus dem hochakuten Stadium, in dem die Perforation droht, in ein Stadium geringer Gefahr und der kontinuierlichen Besserung. Solange Perforationsgefahr besteht, hat der Patient strikte Bettruhe einzuhalten.

Die Therapie besteht wie bei der Amöbenkolitis in der Gabe eines **Nitroimidazolpräparats,** gefolgt von einer Behandlung mit einem luminal wirksamen Medikament (➤ Kap. 5.8.4, ➤ Tab. 5.33, ➤ Tab. 5.34). Bevor die Diagnose eines Amöbenleberabszesses gesichert ist (z. B. durch die Serologie), sollte zusätzlich ein Breitbandantibiotikum gegeben werden, da ein pyogener Abszess, insbesondere durch Klebsiellen, klinisch nicht abgrenzbar ist.

Eine Drainage des Abszesses ist im Allgemeinen nicht indiziert und sollte nur dann zur Druckentlastung erwogen werden, wenn aufgrund der Lokalzeichen über der Leber eine Perforation dringend befürchtet werden muss (Kumar et al. 2019).

5.8.6 Besiedlung mit nichtinvasiven oder Schleimhautamöben

Neben *E. histolytica* können eine Reihe anderer Amöbenarten, denen die Fähigkeit zur Gewebeinvasion fehlt, den menschlichen Dickdarm besiedeln. Sie leben auf der Schleimhautoberfläche und nähren sich von flüssigen Nahrungsbestandteilen und Bakterien. Der Übertragungsweg entspricht dem von *E. histolytica*. Ihre genaue Differenzierung in der Stuhluntersuchung ist notwendig, um sie von *E. histolytica* zu unterscheiden. Diagnose und Differenzierung der verschiedenen Amöben und Flagellaten im Stuhl (➤ Kap. 11.6) erfordern große Erfahrung, sind bisher nicht automatisierbar und – im Gegensatz zur häufigen Praxis – keine Aufgabe für unerfahrenes Laborpersonal.

- **Entamoeba coli** ist eine aus den Subtropen und Tropen häufig mitgebrachte, apathogene Amöbenart, die gelegentlich mit Zysten und Trophozoiten von *E. histolytica* verwechselt wird. Die *E.-coli*-Zyste ist aber deutlich größer (15–20 µm) und durch ihre starke Lichtbrechung in der Stuhlaufschwemmung etwas prominenter als die *E.-histolytica*-Zyste. Im Inneren findet man in verschiedenen Ebenen 1–8 Kerne, während bei *E. histolytica* nicht mehr als 4 Kerne vorkommen. Ein Chromidialkörperchen fehlt, dafür sind größere Schollen oder fadenförmige Einschlüsse zu sehen. Der Trophozoit von *E. coli* hat nie Erythrozyten aufgenommen, zeigt aber seinen Zellkern und bewegt sich langsamer als der von *E. histolytica*. Dies hängt jedoch auch von der Frische und Temperatur des Materials ab.
- **Entamoeba dispar** ist ein reiner Kommensale und immer apathogen. Selbst im Falle eines Immundefekts führen diese Amöben nicht zu einer klinischen Symptomatik und bedürfen keiner Behandlung.
- Infektionen des Menschen mit **Entamoeba moshkovskii** wurden ebenfalls gehäuft beschrieben. Diese für den Menschen apathogene Amöbenspezies findet sich weltweit in Abwässern sowie in Sedimenten von Flüssen und Seen. Morphologisch lässt sich *E. moshkovskii* nicht von *E. histolytica* oder *E. dispar* unterscheiden.
- **Entamoeba hartmanni** wurde früher als kleine Unterart (small race) von *E. histolytica* angesehen, da sie außer ihrer geringeren Größe (Zyste 10 µm) das Bild von *E. histolytica* bietet. Sie ist heute als eigene, nicht pathogene Art klassifiziert. Die Unterscheidung beruht auf einer DNA-Analyse.
- **Endolimax nana** ist die häufigste apathogene Amöbe. Die kleinen, runden bis ovalen Zysten von 5–14 µm (meist um 7–8 µm) Größe mit 1–4 Kernen, die meist exzentrisch liegen, sind gut zu erkennen.
- **Jodamoeba bütschlii** ist wesentlich seltener und zeigt in der ovalen Zyste von 6–15 µm Größe eine auffällige, mit Jod braun färbbare Glykogenvakuole neben 1–2 unscheinbaren Kernen.
- **Entamoeba gingivalis** kann gelegentlich als Trophozoit aus dem Belag von rezidivierenden Ulzera im Zahnfleisch bei Parodontose, chronischer Gingivitis oder ungenügender Mundpflege nachgewiesen werden

LITERATUR

Billet AC, Salmon Rousseau A, Piroth L, Martins C. An underestimated sexually transmitted infection: amoebiasis, BMJ Case Rep. 2019 May 10;12(5).

Casas Deza D, Llorente Barrio M, Monzón Baez RM et al. It is not always Crohn's disease: Amebiasis as a differential diagnosis of inflammatory bowel disease, Gastroenterol Hepatol. 2019 Nov;42(9):548–549.

GBD 2016 Diarrhoeal Disease Collaborators. Estimates of the global, regional, and national morbidity, mortality, and aetiologies of diarrhoea in 195 countries: a systematic analysis for the Global Burden of Disease Study 2016. Lancet Inf Dis 2018; 18(11): 1211–1228.

Gonzales MLM, Dans LF, Sio-Aguilar J. Antiamoebic drugs for treating amoebic colitis, Cochrane Database Syst Rev. 2019 Jan 9;1(1):CD006085.

Kumar R, Ranjan A, Narayan R, Priyadarshi RN, Anand U, Shalimar. Evidence-based therapeutic dilemma in the management of uncomplicated amebic liver abscess: A systematic review and meta-analysis, Indian J Gastroenterol. 2019; 38(6): 498–508.

Lee KC, Lu CC, Hu WH, Lin SE, Chen HH. Colonoscopic diagnosis of amebiasis: a case series and systematic review, Int J Colorectal Dis 2015; 30(1): 31–41.

Neill L, Edwards F, Collin SM, Harrington D, Wakerley D, Rao GG, McGregor AC. Clinical characteristics and treatment outcomes in a cohort of patients with pyogenic and amoebic liver abscess. BMC Infect Dis 2019; 19(1):490.

Priyadarshi RN, Sherin L, Kumar R, Anand U, Kumar P. CT of amebic liver abscess: different morphological types with different clinical features. Abdom Radiol (NY). 2021; 46(9): 4148–4158.

Roediger R, Lisker-Melman M. yogenic and Amebic Infections of the Liver, Gastroenterol Clin North Am 2020; 49(2): 361–377.

Swaminathan A, Torresi J, Schlagenhauf P et al. GeoSentinel Network. A global study of pathogens and host risk factors associated with infectious gastrointestinal disease in returned international travellers. J Infect 2009; 59: 19–27.

Uddin MJ, Leslie JL, Petri WA Jr. Host Protective Mechanisms to Intestinal Amebiasis, Trends Parasitol 2021; 37(2): 165–175.

INTERNETQUELLEN

AWMF (S1-Leitlinie „Diagnostik und Therapie der Amöbiasis"): https://register.awmf.org/de/leitlinien/detail/042-002.

5.9 Infektionen mit freilebenden Amöben

Julia Walochnik

5

Das Wichtigste in Kürze

Freilebende Amöben (FLA) sind weltweit ubiquitär verbreitete Protisten. Im Unterschied zu den parasitischen Entamöben brauchen FLA keinen Wirt, Infektionen mit FLA sind immer akzidentell. Dennoch können einige FLA Erkrankungen beim Menschen verursachen. Akanthamöben sind die Erreger der **Acanthamoeba-Keratitis (AK),** einer hauptsächlich bei Kontaktlinsenträgern bzw. nach Augenverletzungen auftretenden, häufig fulminant verlaufenden Entzündung der Kornea. Außerdem können sie, ebenso wie Balamuthien und Sappinien, zahlreiche Formen disseminierender Infektionen bei immunsupprimierten Personen hervorrufen, insbesondere die fatale **granulomatöse Amöbenenzephalitis (GAE).** *Naegleria fowleri* ist der Erreger der akut verlaufenden und fast immer tödlichen **primären Amöben-Meningoenzephalitis (PAME).** All diese Infektionen sind selten, die Fallzahlen nehmen aber zu, was zum Teil durch die verbesserte Diagnostik bedingt ist, aber auch mit Faktoren wie der wachsenden Anzahl an Kontaktlinsenträgern einerseits und immunsupprimierten Personen andererseits zusammenhängt.

5.9.1 Epidemiologie

Alle Infektionen mit FLA kommen weltweit vor und alle sind selten. Insgesamt sind rund **5.000 AK-Fälle, 300 GAE-Fälle** und **450 PAME-Fälle** beschrieben.

Bei der **AK** gilt das Tragen von Kontaktlinsen in Zusammenhang mit unzureichender Kontaktlinsenhygiene als wichtigster Risikofaktor, in den Tropen auch das Auswaschen von Augenverletzungen mit Wasser. In Wassertanks oder stehenden Leitungen kann es zu erheblichen Akanthamöbenkonzentrationen kommen.

Acanthamoeba-GAE tritt fast ausschließlich bei Immunsupprimierten auf, Balamuthien und Sappinien können auch bei Menschen ohne bekannte Immunsuppression zu Infektionen führen. Die Eintrittspforte ist meist verletzte Haut, die wichtigsten Infektionsquellen sind Wasser und Erde.

Die **PAME** ist assoziiert mit Baden in warmen Süßwässern oder nicht ausreichend gechlorten Schwimmbädern. *N. fowleri* ist thermophil (Wachstum bei bis zu 45 °Celsius!). Das Infektionsrisiko ist umso höher, je mehr Wasser in die Nase gelangt. In den letzten Jahren wurden auch PAME-Fälle nach Nasenspülungen beobachtet.

5.9.2 Ätiologie, Pathogenese, Immunologie

Akanthamöben, Balamuthien und Sappinien gehören – wie die Entamöben – zu den Amoebozoa, Näglerien hingegen – wie etwa auch Leishmanien und Trypanosomen – zu den Excavata. Alle FLA verfügen über ein Fressstadium (Trophozoit) und ein Dauerstadium (Zyste) (➤ Abb. 5.49), Näglerien haben zusätzlich ein Flagellatenstadium. Die invasive Form der FLA ist der Trophozoit. Im Unterschied zu *N. fowleri* und anderen Amöben können Akanthamöben auch im Gewebe Zysten bilden, was die Therapie deutlich erschwert. Außerdem können FLA als Vektoren für Viren, Bakterien und Pilze dienen.

Akanthamöben (bis 45 µm) sind flächig und haben charakteristische hyaline Fortsätze (Akanthopodien), die Zysten (14–20 µm) sind doppelwandig und polygonal bis rund (➤ Abb. 5.49a+b). Die Validität der beschriebenen Arten ist umstritten, die Akanthamöben werden in derzeit 23 Genotypen eingeteilt. Genotyp T4, der auch den Typusstamm von *Acanthamoeba castellanii* enthält, ist der häufigste Genotyp in der Umwelt und auch der mit Abstand häufigste Verursacher von Infektionen beim Menschen.

Balamuthien haben lang gestreckte, verzweigte Trophozoiten (bis 60 µm) und runde Zysten (12–30 µm) mit einer dreischichtigen Zystenwand (➤ Abb. 5.49c+d). Bis heute gilt nur *B. mandrillaris* als humanpathogen.

Sappinien (bis 60 µm) haben eine monopodiale Fortbewegung mit einem großen Hyaloplasma am Vorderende der Zelle und runde Zysten (18–25 µm) (➤ Abb. 5.49e+f). Sie können auch bizelluläre Zysten bilden. Bisher ist nur ein Fall einer Sappinien-GAE beschrieben, vermutlich verursacht durch *Sappinia pedata.*

Näglerien verfügen über ein Trophozoiten- (bis 25 µm), ein Zysten- (7–15 µm) (➤ Abb. 5.49g+h) und ein zweigeißeliges Flagellatenstadium. Charakteristisch ist das bruchsackartige Herausquellen der Pseudopodien bei der Fortbewegung. Obwohl die Gattung *Naegleria* über 20 beschriebene Arten umfasst, scheint ausschließlich *N. fowleri* humanpathogen zu sein.

Die **Inkubationszeit der AK** beträgt einige Tage bis Wochen. In den allermeisten Fällen bleibt die Infektion einseitig. Typische Symptome sind Lichtempfindlichkeit, Tränenfluss und starke okuläre Schmerzen. Anfangs sind die Erreger noch auf das Epithel beschränkt und die Heilungschancen gut. Später sind die Amöben bereits tief in das Stroma vorgedrungen, wo sie zu multifokalen und perineuralen Läsionen führen. Charakteristisch ist das in etwa der Hälfte der Fälle auftretende Ringinfiltrat. In den AK-Läsionen finden sich vor allem neutrophile Granulozyten.

Die **GAE** ist eine chronisch verlaufende, granulomatöse Infektion. Fast alle *Acanthamoeba*-GAE-Fälle und etwa die Hälfte der beschriebenen *Balamuthia*-GAE-Fälle traten bei immunsupprimierten Personen auf, oft bei Patienten mit Grunderkrankungen wie Lupus erythematodes, Tuberkulose oder AIDS. Die Infektion erfolgt bei Kontakt verletzter Haut mit Wasser/Erde oder durch Einatmen

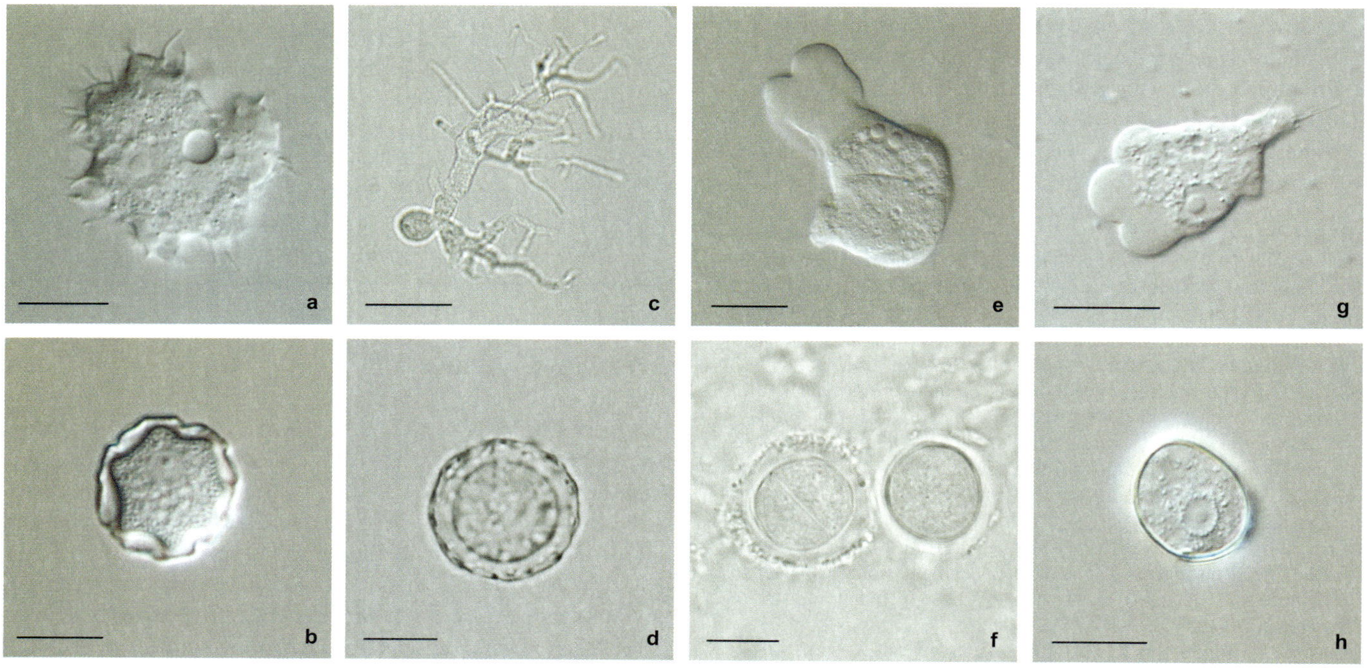

Abb. 5.49 Morphologie der verschiedenen freilebenden Amöben: *Acanthamoeba*-Trophozoit (a) und -Zyste (b), *Balamuthia*-Trophozoit (c) und -Zyste (d), *Sappinia*-Trophozoit (e) und -Zysten (f), *Naegleria*-Trophozoit (g) und -Zyste (h). Messbarren: 10 µm. Orig. [P1554]

von Aerosolen bzw. Zysten aus der Luft. Meist kommt es bereits an diesen Primärfoci zu Entzündungen (FLA-Hautläsionen und FLA-Pneumonie), nicht immer breiten sich die Amöben weiter aus. Die Amöben gelangen über den Blutweg bzw. entlang der Gefäße ins Gehirn, wo sie multiple Läsionen v. a. im Hirnstamm, Kleinhirn und Schläfenlappen verursachen. Die Zeitspanne zwischen dem Auftreten der Hautläsionen und dem Einsetzen der neurologischen Symptome kann von wenigen Wochen bis mehreren Jahren reichen. Die ersten Symptome sind Kopfschmerzen und Photophobie, später kommt es zu Nausea, Fieber, Myalgien und Krämpfen. Etwa 90 % der Infektionen enden einige Wochen nach Beginn der neurologischen Symptomatik mit dem Tod. Post mortem kann oft ein Befall auch anderer Organe festgestellt werden. Bei fortschreitender GAE ist die unkontrollierte Komplementaktivierung zumindest zum Teil für die Schädigung der Gefäße verantwortlich. Durch das Einwandern von Makrophagen und erhöhte T-Zellaktivität bilden sich rund um die Trophozoiten-Ansammlungen Granulome, welche aber bei schwer immunsupprimierten Personen oft weniger ausgeprägt sind.

Die **PAME** ist eine akute Infektion. Die Amöben gelangen beim Baden in warmen Gewässern in die Nase und nach Eindringen in das olfaktorische Neuroepithel entlang des Riechnervs ins Gehirn (die Siebplatte ist bei Kindern poröser als bei Erwachsenen). Die Inkubationszeit beträgt 2 bis 7 Tage, meist kommt es abrupt zu heftigen Kopfschmerzen und Fieber, später zu Lethargie, Halsstarre und Koma. Das klinische Bild ist das einer diffusen Meningitis und einer hauptsächlich peripheren Enzephalitis. Betroffen ist entsprechend dem Infektionsweg in erster Linie der Frontallappen. Ohne Behandlung endet eine PAME nach spätestens 14 Tagen mit dem Tod. Die Kombination aus amöbenbedingter Zelllyse und starker inflammatorischer Immunreaktion führt zu erheblicher Gewebszerstörung. Der Hirndruck ist typischerweise erhöht und der Liquor trüb, oft mit Einblutungen.

5.9.3 Diagnostik

Bei allen Infektionen mit FLA steht der direkte Erregernachweis im Vordergrund. Wenn ein Lebendnachweis angestrebt wird, darf das Material nicht austrocknen und nicht tiefgefroren werden. Die meisten FLA (Ausnahme: *B. mandrillaris*) lassen sich auf mit *E. coli* (oder anderen Gram-negativen Bakterien) beschichteten Agarplatten kultivieren. Für den molekularbiologischen Nachweis stehen zahlreiche PCR- und Real-Time-PCR-Protokolle zur Verfügung, inklusive mehrerer Multiplex-Protokolle zum gleichzeitigen Nachweis mehrerer FLA.

Bei einer antibiotikaresistenten Keratitis sollte immer, auch bei Nicht-Kontaktlinsenträgern, an die **AK** gedacht werden. Für die Labordiagnostik ist ein Hornhautgeschabsel das Untersuchungsmaterial der Wahl, weil die Amöben oberflächlich meist nicht zu finden sind. Bei der **GAE** können die Amöben durch (Immunfluoreszenz-) Färbung, Kultur oder PCR im Biopsiematerial nachgewiesen werden. Die Dichte der Amöben im Liquor ist meist gering. Die **PAME** sollte bei jeder Meningitis, bei der kein Bakteriennachweis erbracht werden kann, in Betracht gezogen werden. Das wichtigste Untersuchungsmaterial ist der Liquor, meist ist die Erregerdichte hoch.

5.9.4 Prävention und Therapie

Eine **AK** kann durch strikte Kontaktlinsen- bzw. Augenhygiene weitgehend vermieden werden. Wichtig in diesem Zusammenhang ist auch die Händehygiene. Die Therapie stützt sich auf das Entfernen des infizierten Gewebes mit anschließender langfristiger topischer Anwendung von Antiseptika. Meist wird **Propamidin-Isethionat** mit **Polyhexamethylen-Biguanid** oder **Chlorhexidin** kombiniert. Die Lösungen müssen zu Beginn stündlich alternierend eingetropft werden. Antiinflammatorische Substanzen sollten erst Wochen nach Beginn der antimikrobiellen Therapie zusätzlich gegeben werden. Rezidive sind wegen der widerstandsfähigen Akanthamöbenzysten häufig.

Während die Prävention der **GAE** aufgrund der Ubiquität der Erreger schwierig ist, kann die **PAME** durch das Vermeiden von Badeaktivitäten in warmen Süßwässern (insbesondere des Eindringens von Wasser in die Nase) und die fachgerechte Wartung von Schwimmbädern weitgehend verhindert werden. *N. fowleri* ist im Unterschied zu den Akanthamöben empfindlich gegenüber Chlor und anderen Desinfektionsmitteln. Die therapeutischen Möglichkeiten bei der **GAE** sind nach wie vor unbefriedigend, generell wird eine **Multidrug-Therapie** empfohlen. Wichtige Wirkstoffe sind Miltefosin, Rifampicin, Cotrimoxazol und Fluconazol.

Bei der **PAME** ist das Mittel der Wahl **Amphotericin B,** welches intravenös oder intrathekal verabreicht wird. Außerdem wurden Rifampicin und Miltefosin in verschiedenen Fällen erfolgreich eingesetzt.

LITERATUR
Lorenzo-Morales J, Khan NA, Walochnik J. An update on Acanthamoeba keratitis: diagnosis, pathogenesis and treatment. Parasite 2015; 22 (10):1–20.
Sarink MJ, van der Meijs NL, Denzer K, Koenderman L, Tielens AGM, van Hellemond JJ. Three encephalitis-causing amoebae and their distinct interactions with the host. Trends Parasitol. 2022; 38(3): 230–245.
Taravaud A, Fechtali-Moute Z, Loiseau PM, Pomel S. Drugs used for the treatment of cerebral and disseminated infections caused by free-living amoebae. Clin Transl Sci. 2021; 14(3): 791–805.

5.10 Giardiasis und andere intestinale Protozoeninfektionen

Andreas Müller

5.10.1 Giardiasis

Epidemiologie

Die Giardiasis ist eine weltweit verbreitete, häufige, parasitäre Darminfektion. Es besteht eine klare Assoziation zu Armut, unzureichender Sanitär- und Trinkwasserversorgung und zum Hygienestandard. Die Prävalenzen werden für Industrieländer mit bis zu 2–5 % und für Länder mit niedrigem Einkommen mit 20–30 % angegeben (Hajare, Chekol und Chauhan 2022; Adam 2021). Die höchsten Prävalenzen werden bei Kindern in unterprivilegierten Lebenssituationen gefunden. Seit Einführung der Meldepflicht in Deutschland liegen die dem RKI gemeldeten Zahlen akuter Erkrankungen bei etwa 3.000–4.000 Fällen pro Jahr. Mit Ausnahme der Jahre 2020–2022, die durch Reisebeschränkungen infolge der SARS-CoV-2-Pandemie beeinflusst waren, lag der Anteil der im Ausland erworbenen Infektionen bei etwa 50 % (RKI 2021). Die Giardiasis ist die häufigste parasitäre Ursache einer chronischen Diarrhö nach Reisen in tropische Regionen. Ein beachtlicher Anteil ist allerdings auch auf autochthone Infektionen zurückzuführen. Dieser Aspekt wird in der Praxis bislang unzureichend berücksichtigt und dürfte zu einer deutlichen Untererfassung der Fälle führen (ECDC 2019, Espelage et al. 2010).

Erreger und Übertragung

Giardia lamblia (Syn. *G. duodenalis, G. intestinalis*) gehört taxonomisch zu den Flagellaten (Diplomonadida). Giardien kommen in 2 Formen vor, als 12–20 µm langer, flacher, birnenförmiger Trophozoit mit 2 Zellkernen und 4 Paar Geiseln (➤ Abb. 5.50) und als Zyste (➤ Abb. 5.51). **Die 8–12 µm großen Zysten stellen das infektiöse Stadium dar.** Nach oraler Aufnahme erfolgt im oberen Dünndarm die Exzystierung und Anheftung der Trophozoiten an die Mukosa mittels einer ventralen Saugscheibe. Die Vermehrung erfolgt durch Längsteilung. Eine geschlechtliche Vermehrung, wie z. B. bei den Kokzidien, ist nicht bekannt. Mit der Passage in tiefere Darmabschnitte erfolgt bei ausreichend langer Transitzeit die Enzystierung. Die Zysten benötigen keinen längeren Reifungsprozess und sind unmittelbar nach Ausscheidung infektiös. Während die Trophozoiten in der Umwelt rasch zugrunde gehen, sind die Zysten recht umweltresistent und können in feuchter, kühler Umgebung mehrere Monate infektiös bleiben. Die **Inkubationszeit** wird variabel angegeben und liegt zwischen 3 Tagen und etwa 3 Wochen, im Mittel 7 Tage. Die minimale Infektionsdosis ist gering und liegt bei etwa 10 Zysten.

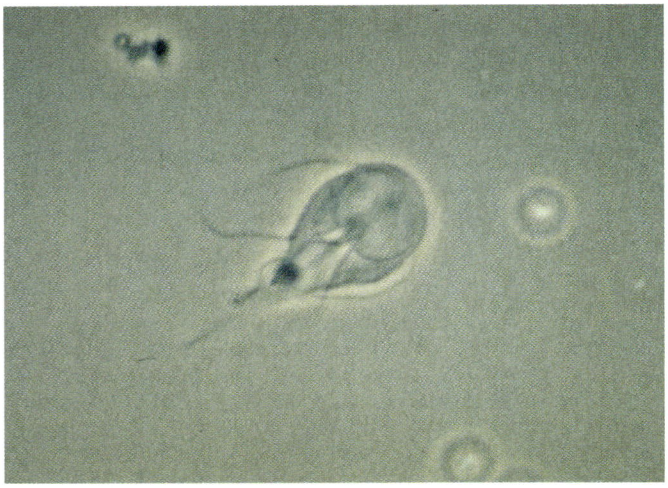

Abb. 5.50 *Giardia*-Trophozoit: Nativpräparat (Stuhl, Phasenkontrast-Mikroskopie) [P1555]

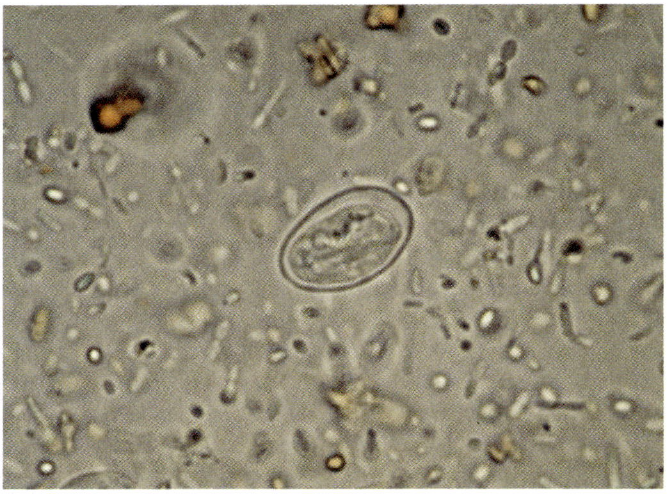

Abb. 5.51 *Giardia*-Zyste im Anreicherungspräparat (Stuhl, Hellfeldmikroskopie) [P1555]

Die **Übertragung** der Zysten erfolgt **fäkal-oral.** Kontaminiertes Trinkwasser wird dabei als Hauptinfektionsquelle angesehen und die Giardiasis zu den durch Wasser übertragenen Infektionen (waterborne infections) gerechnet. Erkrankungsfälle durch Verschlucken von Wasser bei Freizeitaktivitäten wie Schwimmen in Seen, Flüssen, Badeteichen und Swimmingpools sind dokumentiert. Eine Übertragung durch kontaminierte Lebensmittel (z. B. grüner Salat) ist ebenfalls möglich (Espelage et al. 2010). Untersuchungen von Ausbrüchen in Kindergärten und Pflegeheimen belegen, dass auch eine Mensch-zu-Mensch-Übertragung vorkommt. Im Regelfall ist sie Ausdruck unzureichender Hygiene. Auch eine Übertragung unter männlichen Homosexuellen ist dokumentiert.

Giardien kommen nicht nur beim Menschen, sondern auch bei zahlreichen Haus- und Wildtieren vor. Molekulargenetisch konnten mindestens 8 unterschiedliche Gruppen (assemablages) differenziert werden, die mit den Buchstaben A–H bezeichnet werden (Adam 2021). Die Typen A und B gelten als humanpathogen, weisen aber neben dem Vorkommen beim Menschen auch ein breites Wirtsspektrum unter Haus- und Nutztieren auf. Welche epidemiologische Bedeutung dies hat, ist gegenwärtig unklar. Zumindest in Einzelfällen konnte für die Typen C und F eine zoonotische Übertragung molekulargenetisch bestätigt werden.

Pathogenese und Immunologie

Die Giardien besiedeln den oberen Dünndarm (➤ Abb. 5.52) und können dort zu einer Störung der Zottenarchitektur mit Abflachung der Mikrovilli führen (Halliez und Buret 2013). Daraus resultieren eine Verminderung der Aktivität von zellgebundenen Disaccharidasen und klinisch eine häufig zu beobachtende, sekundäre **Laktoseintoleranz.** Weiterhin gibt es Hinweise auf chronische, postinfektiöse gastrointestinale Beschwerden, wie ein irritables Kolon, deren zugrunde liegende Immunpathologie bisher nicht hinreichend geklärt ist (Halliez und Buret 2013, Adam 2021). Einige Studien weisen auf eine Veränderung des Mikrobioms als mögliche Ursache chronischer postinfektiöser Beschwerden hin (Adam 2021).

Die altersspezifische Prävalenz der Giardiasis nimmt bis in das junge Erwachsenenalter zu und geht dann bei älteren Erwachsenen deutlich zurück. Offenbar verleiht eine wiederholte Exposition einen gewissen Schutz vor Reinfektion. Bei symptomatischer Giardiasis lassen sich in einem hohen Prozentsatz IgG-Serumantikörper nach-

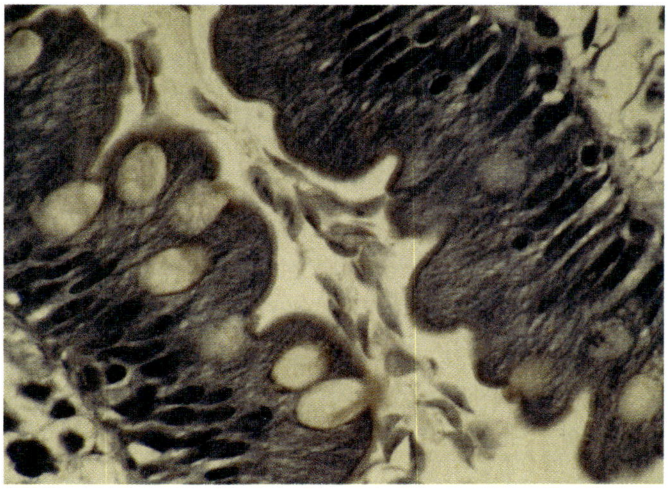

Abb. 5.52 Duodenalbiopsie bei Giardiasis, zahlreiche Giardien auf der Schleimhautoberfläche [P1555]

weisen, die lange Zeit persistieren können. Die größere Bedeutung in der antiparasitären Immunantwort kommt aber offenbar dem sekretorischen IgA zu. So erweist sich eine Giardiasis bei Patienten mit **Immunglobulin-A-Mangel** trotz Einsatz aller verfügbarer antimikrobieller Therapieoptionen häufig als therapierefraktär.

Die Erkenntnisse zum Stellenwert der zellulären Abwehr stammen im Wesentlichen aus dem Mausmodell. CD4-T-Lymphozyten kommt im Tiermodell eine Schlüsselrolle bei der Elimination einer Giardiasis zu, möglicherweise durch Stimulation der IgA-Produktion von B-Lymphozyten. Eine zumindest mäßiggradige lymphozytäre Schleimhautinfiltration wird auch bei der humanen Giardiasis gefunden. Im Gegensatz zu den Kokzidieninfektionen bereitet die Giardiasis bei Patienten mit HIV-Infektion weniger therapeutische Probleme.

Klinik

Das Beschwerdebild der Giardiasis ist variabel und reicht von einem asymptomatischen Trägerstadium bis zur akuten **wässrigen Diarrhö.** Patienten klagen häufig über Oberbauchbeschwerden wie Übelkeit, Appetitlosigkeit und Magenkrämpfe, einen ausgeprägten Meteorismus sowie übelriechende, fettige Stühle. Fieber gehört nicht zu den charakteristischen Symptomen der Giardiasis, ebenso wenig wie Blut im Stuhl. Nach 2 bis 3 Wochen kommt es häufig zu einem Rückgang der Beschwerden. Eine spontane Ausheilung der Infektion ist ebenso möglich wie der Übergang in ein oligosymptomatisches, **chronisches Stadium** mit intermittierenden Exazerbationen und wechselhaftem Stuhlverhalten. Eine chronische Infektion kann sich unter dem Bild eines **Malabsorptionssyndroms** präsentieren, in leichteren Formen mit einer **Laktoseintoleranz,** in schwerer Ausprägung auch mit Gewichtsverlust. Die Symptomatik wird von Wirtsfaktoren wie dem Immunstatus, Alter und Ernährungsstaus beeinflusst, möglicherweise spielen aber auch Virulenzfaktoren des Parasiten eine Rolle. Zunehmend wird die chronische Giardiasis als Mitursache für die verzögerte Entwicklung von Kindern in LMIC (low and middle income countries) erkannt.

Diagnostik

Das klassische Verfahren ist der mikroskopische **Nachweis von Zysten im Stuhl** nach vorheriger Anreicherung. Dazu dient z. B. die SAF (sodium acetate acetic acid formalin-)Konzentration, ein Routineverfahren für die Untersuchung auf Protozoenzysten und Wurmeier. Neben der Hellfeldmikroskopie werden auch direkte Immunfluoreszenzverfahren mit monoklonalen Antikörpern eingesetzt, die die Sensitivität der Mikroskopie steigern können (Garcia et al. 2018). Bei einer akuten Giardiasis mit wässriger Diarrhö können bei sofortiger Untersuchung im Nativpräparat auch Trophozoiten gefunden werden, während Zysten nur spärlich auftreten. Da die Trophozoiten durch das Anreicherungsverfahren in der Regel zerstört werden, kann in dieser Situation bei Beschränkung auf die Anreicherung ein falsch negativer Befund resultieren. Im Verdachtsfall ist weiterhin zu berücksichtigen, dass die tägliche Ausscheidung von Zysten stark variieren kann. Dies trifft insbesondere auf chronische Verlaufsformen zu. Daher ist eine mind. 3-malige Untersuchung des Stuhls von unterschiedlichen Tagen zu empfehlen.

Die Mikroskopie wird in der Routinediagnostik zunehmend zugunsten **der indirekten Nachweisverfahren** verlassen. Der Antigennachweis im Stuhl mittels Enzymimmunoassay (EIA) lässt sich automatisieren und ist dem mikroskopischen Nachweis in der Sensitivität überlegen. Einfach anwendbare Point-of-care-Schnelltests (POC-T) sind ebenfalls kommerziell verfügbar. Weiterhin ist ein DNA-Nachweis mittels Nukleinsäureamplifikationstechniken (z. B. PCR) mit kommerziell angebotenen, standardisierten Systemen möglich. Für die Differenzialdiagnostik stehen Multiplex-PCR-Tests sowie gastroenterologische Paneltests zur Verfügung (Basmaciyan et al. 2021, Argy et al. 2022). Hinsichtlich der Sensitivität und Spezifität sind die molekularbiologischen Verfahren den anderen Testverfahren überlegen.

Besteht bei persistierender Diarrhö nach wiederholter Stuhluntersuchung ohne Erregernachweis eine Indikation zur differenzialdiagnostischen Abklärung mittels Ösophagogastroduodenoskopie, bietet sich die Untersuchung von aspiriertem Duodenalsekret auf *Giardia*-Trophozoiten an. Das aspirierte **Duodenalsekret** sollte deutlich gallig gefärbt sein und unmittelbar (< 15 Minuten) nach schonender Zentrifugation nativ mikroskopiert werden. Ergänzend kann eine **Duodenalbiopsie** auf einem Objektträger abgerollt und das Präparat nach Fixierung und Giemsa-Färbung auf Trophozoiten untersucht werden (➤ Abb. 5.53). Gelegentlich kann auch die Pathologie in der Duodenalbiopsie Giardien nachweisen (➤ Abb. 5.52). Der Versuch des Erregernachweises anhand endoskopisch gewonnenen Materials ist jedoch in der Sensitivität der wiederholten Stuhluntersuchung nicht überlegen und daher eher als ergänzendes Verfahren im Rahmen der Differenzialdiagnostik zu werten.

Verfahren zum Nachweis spezifischer Giardiaantikörper lassen bislang eine ausreichende Sensitivität und Spezifität für die Routinediagnostik vermissen.

Es gibt keine laborchemischen Parameter, die wegweisend sind. Eine Eosinophilie im Differenzialblutbild oder deutliche Erhöhung des C-reaktiven Proteins sprechen eher für eine andere Ursache, ebenso der Nachweis von Leukozyten im Stuhl.

Der Nachweis einer Giardiasis unterliegt nach § 7, Abs. 1 IfSG der Labormeldepflicht.

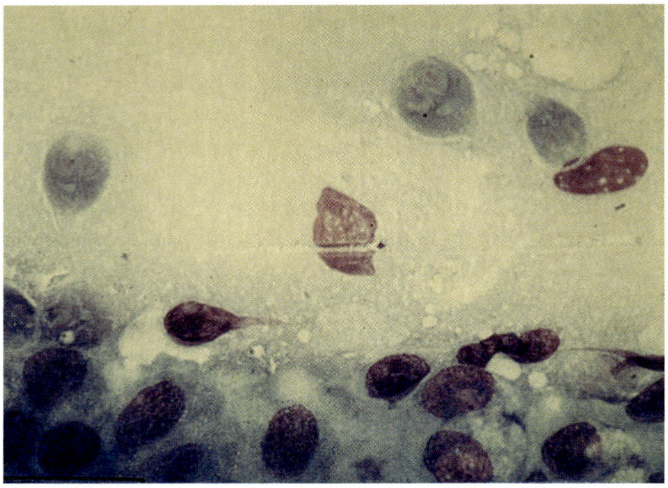

Abb. 5.53 Duodenalbiopsie: Abrollpräparat (May-Grünwald-Giemsa-Färbung) mit 3 Giardia-Trophozoiten [P1555]

Therapie

Bei symptomatischen Infektionen wird in Industrienationen in der Regel eine antibiotische Therapie mit dem Ziel der Elimination verordnet. Auch in Fällen einer asymptomatischen Zystenausscheidung wird in Deutschland meist eine Sanierung der Infektion angestrebt. Einerseits dient dies der Unterbrechung potenzieller Infektionsketten. Andererseits sind bei einer chronischen Infektion intermittierende Beschwerden im Sinne einer Exazerbation möglich. International besteht hinsichtlich der Sanierung asymptomatischer Träger jedoch kein Konsens. In vielen Hochprävalenzländern wird die Therapie der Giardiasis vernachlässigt, entgegen der enormen Bedeutung als Durchfallerreger.

Als Therapeutika der Wahl gelten die Nitroimidazolpräparate wie **Metronidazol, Tinidazol, Secnidazol.** Die einzelnen Präparate unterscheiden sich in ihrer Pharmakokinetik, dem Therapieschema (➤ Tab. 5.35) und der Verfügbarkeit in einzelnen Ländern.

In einer umfangreichen Metaanalyse aus dem Jahr 2018 zeigte sich **Tinidazol** gegenüber Metronidazol und alternativen Medikamenten überlegen (Ordonez-Mena, McCarthy und Fanshawe 2018). Tinidazol ist seit einigen Jahren nicht mehr in Deutschland verfügbar, kann aber aus Nachbarländern importiert werden. Zunehmend wird über ein therapeutisches Versagen der Therapie mit **Nitroimidazolen** berichtet, insbesondere bei Infektionen, die auf dem indischen Subkontinent erworben wurden (Loderstädt und Frickmann 2021). Neben einer Medikamentenresistenz können auch Wirtsfaktoren wie ein IgA-Mangel ursächlich sein. Eine allgemein akzeptierte Zweitlinientherapie existiert nicht. Als Alternativen zu den Nitroimidazolen werden das Aminoglykosid-Antibiotikum **Paromomycin,** das Benzimidazolpräparat **Albendazol** oder das Thiazolid **Nitazoxanid** eingesetzt. Letzteres ist gegenwärtig in Deutschland nicht zugelassen, aber über internationale Apotheken zu beziehen. Eine Zulassung für die Indikation Giardiasis besitzen in Deutschland nur die Nitroimidazolpräparate. In den USA wird auch **Furazolidon,** eine seit Jahrzehnten bekannte Nitrofuranverbindung, eingesetzt.

Einige Studien favorisieren für **therapierefraktäre Fälle** das Acridinderivat **Quinacrin,** das ursprünglich als Malariapräparat entwickelt wurde (Requena-Méndez et al. 2017). In einer Studie aus dem Jahr 2021 mit 106 Patienten, die auf Nitroimidazolpräparate klinisch und parasitologisch nicht angesprochen hatten, zeigte sich die Monotherapie mit Quinacrin gegenüber einer Kombinationstherapie aus Albendazol und Chloroquin als überlegen und erreichte bei 100 % (56/56 Patienten) eine parasitologische Sanierung der Giardiasis (Neumayr et al. 2021). Der Effekt von Quinacrin auf eine chronische Giardiasis bei Immundefizienz wurde in dieser Studie nicht untersucht. In Deutschland sind Quinacrin und auch Furazolidon nicht verfügbar, jedoch über internationale Apotheken zu beschaffen. Für in Deutschland nicht zugelassene Medikamente muss eine Kostenübernahme durch die Krankenversicherung vorab beantragt werden.

Zur Effektivität der einzelnen Therapeutika liegen zahlreiche Studien mit zum Teil divergenten Ergebnissen vor. Keines der Therapieregime erreicht in allen Fällen eine Eradikation der Parasiten, sodass Kontrolluntersuchungen im zeitlichen Abstand von einigen Wochen zu empfehlen sind. In Einzelfällen vermag erst eine wiederholte Therapie oder sequentielle Anwendung unterschiedlicher Therapeutika eine Infektion zu sanieren. Auch eine Kombination von Präparaten unterschiedlicher Substanzklassen erscheint in einem gesichert therapierefraktären Fall denkbar, doch liegen dazu nur sehr limitierte Erfahrungen vor.

Die aktualisierte Leitlinie „Gastrointestinale Infektionen“ der Deutschen Gesellschaft für Gastroenterologie, Verdauungs- und Stoffwechselkrankheiten (DGVS) empfiehlt bei Therapieversagen eine Kombinationstherapie aus einem Nitroimidazol + Paromomycin, Albendazol oder Chloroquin. Als Alternative zur Kombinationstherapie wird eine Monotherapie mit Quinacrin oder Nitazoxanid genannt (Addo et al. 2023).

Problematisch ist die Eradikation der Parasiten bei Vorliegen eines Immunglobulinmangelsyndroms, wie einem isolierten **IgA-Mangel** oder **CVID (common variable immuno-deficiency-)Syndrom.** Bei therapierefraktären Fällen sollte daher ein Immundefekt ausgeschlossenen werden. Weiterhin sollte nach Quellen für eine potenzielle Reinfektion im Umfeld, wie z. B. bei Familienmitgliedern, gesucht werden.

In der **Schwangerschaft** kann, sofern eine Therapie indiziert ist, **Metronidazol** während des 2. und 3. Trimenon eingesetzt werden (www.embryotox.de). Paromomycin wird aufgrund einer unzureichenden Datenlage nicht empfohlen. Zu Albendazol liegen Daten von mehreren tausend Behandlungen zur Therapie von Helmintheninfektionen im 2. und 3. Trimenon vor, die keinen Hinweis auf eine Fetotoxizität erbrachten (Gyorkos und St-Denis 2019). Allerdings wird zur Therapie der Giardiasis eine längere Therapiedauer empfohlen (➤ Tab. 5.35), die nicht untersucht wurde.

Eine **sekundäre Laktoseintoleranz** infolge einer Giardiasis kann auch nach erfolgreicher Eradikation der Erreger über mehrere Wochen persistieren. Die Abgrenzung gegenüber einem Therapieversagen erfordert unter Umständen wiederholte parasitologische Stuhluntersuchungen.

Bekämpfung und Prävention

Die Beachtung der Grundregeln der Hygiene wie Händewaschen nach Benutzung der Toilette und vor Mahlzeiten oder der Zuberei-

Tab. 5.35 Therapieoptionen bei Giardiasis

	Dosierung Erwachsene	Pädiatrische Dosierung
Mittel der ersten Wahl		
Metronidazol	400–500 mg p. o. 3 × tgl./5–7 d	15 mg/kg/d p. o., aufgeteilt auf 3 Dosen/5–7 d
Tinidazol[3]	• 2 g Einmaldosis • oder aufgeteilt auf 2 × 1 g/1 d	50 mg/kg Einmaldosis (max. 2 g)
Secnidazol[1]	• 2 g Einmaldosis • oder aufgeteilt auf 2 × 1 g/1 d	30 mg/kg Einmaldosis
Alternativen		
Paromomycin[2]	25–35 mg/kg/d p. o., aufgeteilt auf 3 Dosen/7–10 d, meist 500 mg 3 × tgl./7–10 d	25–35 mg/kg/d p. o., aufgeteilt auf 3 Dosen/7–10 d
Albendazol[2]	400 mg 1 × tgl./5 d	10 mg/kg/5 d
Nitazoxanid[1]	500 mg 2 × tgl./3 d	• 1.–3. Lj.: 100 mg 2 × tgl./3 d • 4.–11. Lj.: 200 mg 2 × tgl./3 d • > 12. Lj.: 500 mg 2 × tgl./3 d
Chloroquin[1]	250 mg 2 × tgl./5 d	10 mg 2 × tgl./5 d
Reservepräparate		
Quinacrin[1]	100 mg 3 × tgl./5 d	6 mg/kg/d in 3 Dosen/5 d
Furazolidon[1]	100 mg 3 × tgl./5 d	6 mg/kg/d in 4 Dosen/7–10 d

[1] Nicht in Deutschland zugelassen und nicht regulär verfügbar. Bestellung über internationale Apotheke erforderlich.
[2] Nicht in Deutschland für die Indikation Giardiasis zugelassen, aber regulär verfügbar.
[3] Nicht in Deutschland regulär verfügbar. Bestellung über internationale Apotheke erforderlich.

tung von Speisen ist essenziell. Obst und Gemüse für den rohen Verzehr sollten in mikrobiologisch einwandfreiem Wasser gewaschen und ggf. geschält werden. Das Trinken von Wasser aus unsicherer Quelle, z. B. bei Reisen in tropischen Ländern, sollte vermieden werden.

Eine chemische Wasserdesinfektion tötet Protozoenzysten nicht zuverlässig ab, wohl aber Abkochen des Wassers. Sicher ist auch die Verwendung von Wasserfiltern mit einer Porengröße unter 1 µm. Relativ neu ist für Individualreisende die UV-Wasserdesinfektion mit portablen, batteriebetriebenen Geräten, die auch eine Abtötung von Giardiazysten versprechen. Beim Wassersport sollte das Verschlucken von Wasser vermieden werden.

Bei der Aufbereitung von Oberflächenwasser für die öffentliche Trinkwasserversorgung sind die besonderen Ansprüche zur Entfernung oder Inaktivierung von Protozoenzysten zu berücksichtigen.

Eine Impfung ist bisher nicht verfügbar. Da sich nach wiederholter Infektion ein gewisser Grad an Immunität einstellt, erscheint die Entwicklung einer Impfung grundsätzlich vorstellbar, und potenziell geeignete Antigene wurden identifiziert (Sangkanu et al. 2023, Ihara et al. 2022).

Reisemedizinische Bedeutung

Die Giardiasis ist die häufigste parasitäre Ursache einer chronisch-persistierenden Diarrhö nach einem Aufenthalt in tropischen Regionen. Infektionen, die in Asien erworben wurden, zeigen häufig eine Resistenz gegenüber Nitroimidazol-Antibiotika, sodass eine Kontrolle des Therapieeffekts sinnvoll ist. Wenn nach wiederholter adäquater Diagnostik eine Giardiasis unwahrscheinlich ist, sollte differenzialdiagnostisch insbesondere an Kokzidieninfektionen (Kryptosporidiose, Cyclosporiasis, seltener auch Cystoisosporiasis) gedacht und eine spezifische Diagnostik veranlasst werden (➤ Kap. 5.10.2, ➤ Kap. 5.10.3, ➤ Kap. 5.10.4).

5.10.2 Kryptosporidiose

Epidemiologie

Infektionen, auch in Form von Ausbruchsgeschehen, durch zoonotische und nicht zoonotische Kryptosporidien-Spezies kommen weltweit vor (Cacciò und Chalmers 2016, ECDC 2021). Kryptosporidieninfektionen des Menschen unterliegen seit 2013 in Deutschland der Meldepflicht nach IfSG. Nach den Meldedaten handelt es sich in Deutschland nach der Giardiasis (➤ Kap. 5.10.1) um die zweithäufigste intestinale Protozoeninfektion. Die Infektionen zeigen in Deutschland eine Saisonalität mit Häufung im 3. Quartal des Jahres. Kinder im Alter von 1–9 Jahren weisen in den Meldedaten deutlich höhere Inzidenzen auf als Erwachsene, wobei eine Untererfassung bei Erwachsenen aufgrund seltener durchgeführter Diagnostik möglich ist. Der Anteil der in Deutschland erworbenen Infektionen wird für die Jahre 2018 bis 2022 mit 72–91 % angegeben (ECDC 2021, RKI 2024).

Erreger und Übertragung

Kryptosporidien-Spezies haben ein breites Wirtsspektrum bei Wirbeltieren einschließlich der Säugetiere, Vögel und Reptilien. *Cryptosporidium hominis* (früher: *C. parvum* Genotyp I) kommt überwiegend beim Menschen vor und wird als anthroponotischer Erreger angesehen, während *Cryptosporidium parvum* (früher: Genotyp II) sowohl beim Menschen als auch bei Haustieren (u. a. Hunde, Katzen, Rinder, Schafe) vorkommt und als Zoonose gilt (Cacciò und Chalmers 2016). **Das infektiöse Stadium sind Oozysten,** die mit dem Stuhl ausgeschieden werden. Mehrere Ausbruchsgeschehen durch *C. parvum* wurden mit infizierten Rindern in Verbindung gebracht. Insbesondere Kälber scheiden bei Infektion große Mengen an Oozysten aus. Im Gegensatz zu den Oozysten der anderen humanpathogenen Kokzidien sind Kryptosporidien-Oozysten bei Ausscheidung bereits infektionsfähig, was die Transmission begünstigt. Die **Übertragung erfolgt fäkal-oral,** z. B. durch Aufnahme kontaminierten Oberflächenwassers beim Schwimmen oder bei anderen Freizeitaktivitäten in Süßgewässern, über kontaminierte Lebensmittel, Trinkwasser oder Tierkontakte.

Weitere, seltener beim Menschen beschriebene, zoonotische Kryptosporidien-Spezies sind z. B. *C. meleagridis, C. felis, C. canis, C. ubiquitum, C. cuniculus, C. viatorum* und *C. muris.*

5

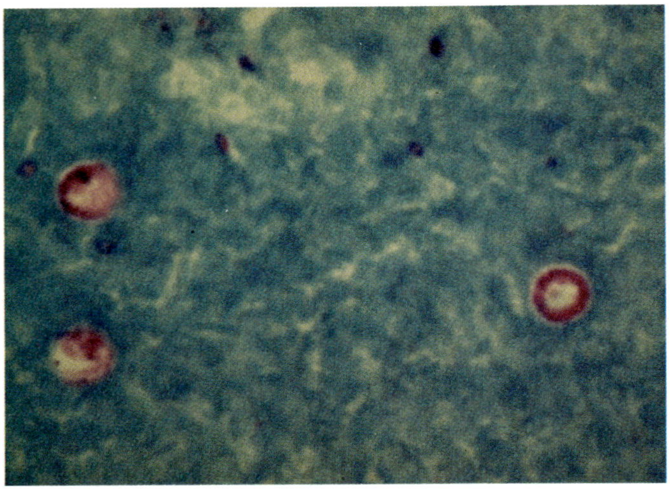

Abb. 5.54 Kryptosporidien-Oozysten im Stuhl-Ausstrichpräparat (Kinyoun-Färbung) [P1555]

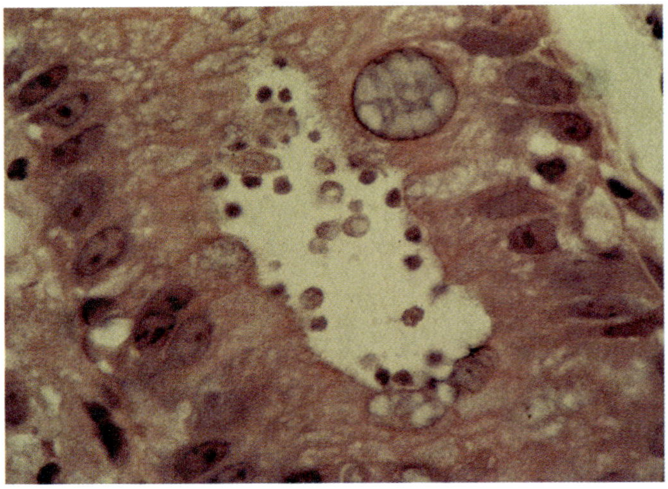

Abb. 5.55 Kryptosporidien in der Dünndarmbiopsie (Hämatoxylin-Eosin-Färbung), Immunsuppression infolge einer HIV-Infektion [P1555]

Pathogenese und Immunologie

Nach Aufnahme der Oozyste erfolgt im Dünndarm die Exzystierung mit Freisetzung von Sporozoiten, die in die Dünndarmepithelzellen eindringen. Innerhalb des Bürstensaums der Enterozyten (➤ Abb. 5.54) erfolgt zunächst eine asexuelle Vermehrung durch Zweiteilung und schließlich eine sexuelle Differenzierung mit Ausbildung männlicher Mikrogamonten und weiblicher Makrogamonten. Nach Befruchtung entstehen 2 Typen von Oozysten, die noch im infizierten Wirt sporulieren und damit infektionsfähig werden. Während dickwandige Oozysten mit dem Stuhl ausgeschieden werden, sind die dünnwandigen Oozysten an einem internen Autoinfektionszyklus beteiligt.

Die Infektion der Enterozyten führt durch Abflachung des Mikrovillisaums zu einer Reduktion der resorbierenden inneren Oberfläche des Darms und beeinträchtigt sowohl die absorptive wie auch sekretorische Funktion des Dünndarmepithels. Neben der direkten Schädigung der Epithelzellen spielen bei der Pathogenese wahrscheinlich auch inflammatorische Zytokine und Entzündungszellen eine Rolle (Bouzid et al. 2013).

Klinik

Die **Inkubationszeit** wird im Mittel mit 7 Tagen (2–10 Tage) angegeben. Die Infektion führt zu einer **wässrigen Diarrhö,** die initial auch mit Fieber verbunden sein kann. Bei immunkompetenten Personen verläuft die Infektion meist als protrahierte, aber nach ca. 2 bis 3 Wochen selbstlimitierende Diarrhö. Unter Immunsuppression kann die Infektion deutlich schwerer verlaufen und zu einem lebensbedrohlichen Malabsorptionsgeschehen mit kritischem Gewichtsverlust oder einer Mitbeteiligung der Gallenwege führen. Das Dünndarmepithel ist der übliche Manifestationsort der Infektion (➤ Abb. 5.55). Daneben wurden auch Infektionen im Gallen- und Pankreasgangsystem sowie pulmonale Infektionen beschrieben. In der Regel liegt solchen extraintestinalen Infektionen eine Immunsuppression zugrunde.

Diagnostik

In der Routinediagnostik erfolgt der **Nachweis der Oozysten im Stuhl** durch Mikroskopie von gefärbten Stuhlausstrichpräparaten, entweder als Direktpräparat oder nach Anreicherung. Dafür kommen säurefeste Färbemethoden wie die modifizierte Kinyoun-Färbung zum Einsatz (Garcia et al. 2018). Die Oozysten erscheinen dabei als rundliche, ca. 5 µm große, rot gefärbte Gebilde unterschiedlicher Färbungsintensität (➤ Abb. 5.54). Gelegentlich lassen sich im Inneren 2 Sporozoiten differenzieren. Durch Immunfluoreszenzmikroskopie lassen sich die Sensitivität und Spezifität der Mikroskopie steigern. Zunehmend werden in der Routinediagnostik Stuhlantigentests (Enzymimmunoassays) eingesetzt. Es sind auch kommerzielle Point-of-Care-Tests (POCT) im Kassettenformat verfügbar, die den Nachweis von *Giardia, Entamoeba* spp. und Kryptosporidien in einem Ansatz kombinieren.

Der molekularbiologische Nachweis mittels PCR ist seit Langem etabliert, wird jedoch aufgrund der höheren Kosten und Fragen der Kostenübernahme durch die Krankenversicherung seltener eingesetzt. Die Untersuchung auf Kryptosporidien ist auch in mehreren kommerziell angebotenen, automatisierten gastrointestinalen Paneltests enthalten, die ebenfalls auf der Nukleinsäureamplifikation beruhen (Argy et al. 2022). Anzumerken ist, dass die üblicherweise in der Routinediagnostik angewendeten Verfahren wie Mikroskopie, Antigennachweis und Nukleinsäurenachweis mittels PCR keine Differenzierung der Kryptosporidien-Spezies erlauben. Die molekulare Differenzierung, die für epidemiologische Studien wichtig ist, erfordert spezialisierte PCR-Protokolle.

Therapie

Die **gezielte medikamentöse Therapie** der Kryptosporidiose ist nach wie vor ein therapeutisches Problem. Die Studienlage zu den vorgeschlagenen Therapieoptionen basiert überwiegend auf geringen Fallzahlen (Diptyanusa und Sari 2021). Durch die Einführung der antiretroviralen Therapie (ART) hat sich das Problem der chronischen, mit Auszehrung einhergehenden Kryptosporidiose bei Personen mit HIV-Infektion allerdings erheblich reduziert. Die Wiederherstellung der Immunfunktion mittels ART ist daher der primäre Therapieansatz für diese Grunderkrankung. Das einzige in den USA für die Therapie der Kryptosporidiose von der FDA zugelassene Medikament ist **Nitazoxanid.** Es gilt dort als Mittel der Wahl. Während es bei immunkompetenten Personen in der Mehrzahl zu einer Besserung der Symptome und Klärung der Parasitenausscheidung kommt, ist die Effektivität bei immunsupprimierten Patienten deutlich geringer. Ein funktionierendes Immunsystem scheint zur Wirksamkeit von Nitazoxanid beizutragen (Diptyanusa und Sari 2021). In Europa ist Nitazoxanid nicht zugelassen und verfügbar, das importierte Medikament ist sehr teuer. Als Dosierung wird für immunkompetente Erwachsene 2 × tgl. 500 mg für 3 Tage angegeben. Bei Immunsuppression kann eine Verlängerung der Therapiedauer auf bis zu 28 Tage versucht werden (Drugs for Parasitic Infections 2013).

Zur Effektivität von **Paromomycin** bei der Kryptosporidiose liegen nur wenige Studien mit geringen Fallzahlen vor, die variable Ergebnisse zeigten. Als Dosierung wurde bei Erwachsenen meist 500 mg 3 × tgl. für 2 bis 4 Wochen gewählt. In einer Studie bei unterernährten Kindern zeigte es sich gegenüber Nitazoxanid als unterlegen.

Für unterschiedliche **Makrolidantibiotika,** von denen Azithromycin am häufigsten eingesetzt wurde, liegen keine überzeugenden Daten zur Effektivität vor. In kleinen Fallserien wurde bei HIV-positiven Erwachsenen eine gute Effektivität für **Albendazol** 2 × 400 mg tgl. über 14 Tage und für **Rifaximin** 600 mg 3 × tgl. über 14 Tage berichtet (Diptyanusa und Sari 2021). Die beiden Medikamente stellen eine potenzielle, in Deutschland verfügbare Therapieoption für schwere, chronische Verläufe dar, ohne dass sich aus der Datenlage allerdings derzeit eine klare Therapieempfehlung ableiten lässt. Ebenso sind Kombinationen aus Nitazoxanid, Paromomycin und Azithromycin bei schweren klinischen Verläufen eingesetzt worden.

Bekämpfung und Prävention

Die generellen Präventionsmaßnahmen zur Verhinderung fäkal-oraler Infektionen dienen auch der Prävention von Infektionen durch Kryptosporidien. Beim Schwimmen in Naturgewässern wie auch öffentlichen Freizeitanlagen sollte darauf geachtet werden, kein Wasser zu verschlucken. Nach Tierkontakten, z. B. in Streichelzoos für Kinder, ist sorgfältiges Händewaschen mit Wasser und Seife sinnvoll. Alkoholhaltige Händedesinfektionsmittel vermögen die Oozysten nicht zu inaktivieren.

> Bei der **Trinkwasseraufbereitung** ist zu berücksichtigen, dass Kryptosporidien-Oozysten chlorbasierten Wasserdesinfektionsmitteln widerstehen, aber durch UV-Bestrahlung inaktiviert oder durch Wasserfilter entfernt werden können.

Eine Impfung steht nicht zur Verfügung.

Reisemedizinische Bedeutung

Bei persistierender wässriger Diarrhö nach einem Auslandsaufenthalt sind Infektionen durch Kryptosporidien eine wichtige Differenzialdiagnose. Für die Diagnosesicherung ist im Regelfall eine gezielte Anforderung erforderlich. Es ist daher von einer Untererfassung der Fälle auszugehen. Der Einsatz molekularbiologischer Paneltests würde die Detektionsrate intestinaler Infektionserreger wahrscheinlich deutlich erhöhen.

5.10.3 Cyclosporiasis

Epidemiologie

Cyclospora cayetanensis gehört zu den beim Menschen vorkommenden Kokzidien. Ein epidemiologisch relevantes tierisches Erregerreservoir ist nicht bekannt. Infektionen kommen vornehmlich in den Tropen und Subtropen vor. Aus den USA sind wiederholt größere Ausbruchsgeschehen, v. a. in der warmen Jahreszeit, dokumentiert.

Erreger und Übertragung

Wie bei anderen Kokzidien ist die **gereifte, sporulierte Oozyste** das infektiöse Stadium. Kontaminierte Lebensmittel oder Trinkwasser werden als Infektionsquelle angesehen. Nach Ingestion werden im oberen Dünndarm Sporozoiten freigesetzt, die in Enterozyten eindringen und in diesen einen asexuellen wie auch sexuellen Vermehrungszyklus durchlaufen. Das Produkt der sexuellen Vermehrung sind Oozysten, die nach Ausscheidung mit dem Stuhl noch nicht infektionsfähig sind. Bei Temperaturen zwischen 22 und 32 °Celsius erfolgt im Verlauf von einigen Tagen bis Wochen die Reifung (Sporulation) mit Ausbildung von 2 Sporozysten mit je 2 Sporozoiten.

Pathogenese und Immunologie

Die *Cyclospora*-Infektion kann zu erheblichen Veränderungen der Dünndarmmukosa mit Verkürzung der intestinalen Villi, Villusatrophie, Kryptenhyperplasie und ausgeprägter Lymphozyteninfiltration führen.

Klinik

Die Infektion präsentiert sich nach einer **Inkubationszeit** von > 1 Woche klinische sehr variabel. Sie kann ein Spektrum von asymptomatisch bis zu bedeutender klinischer Kompromittierung annehmen. Häufigste klinische Symptome sind **wässrige Diarrhö** unterschiedlicher Intensität, die nicht von einer Diarrhö anderweitiger infektiöser Ätiologie zu unterscheiden ist, außerdem Meteorismus, Übelkeit, abdominelle Krämpfe sowie erhöhte Körpertemperatur. Die Symptomatik kann jedoch unbehandelt auch bei immunkompetenten Personen über 10 bis 12 Wochen anhalten und zu Gewichtsverlust führen. Bei Immunsuppression sind chronische Verläufe mit ausgeprägtem Gewichtsverlust bekannt.

5

Diagnostik

Cyclospora-Oozysten werden intermittierend und in geringer Zahl ausgeschieden, sodass wiederholte Untersuchungen erforderlich sein können. Das klassische Nachweisverfahren ist die **Mikroskopie von gefärbten Stuhlsediment-Ausstrichen.** Analog zum Nachweis von Kryptosporidien kommen Färbungen auf säurefeste Erreger zum Einsatz, z. B. die modifizierte Ziehl-Neelsen-Färbung (Garcia et al. 2018). Bei der Untersuchung von Feuchtpräparaten können UV-Fluoreszenz-Mikroskopie oder Interferenzkontrast-Mikroskopie hilfreich sein. Die Trichromfärbung ist in diesem Fall ungeeignet.

Molekulare, PCR-basierte Nachweisverfahren bieten eine höhere Sensitivität. *Cyclospora* ist auch in kommerziell angebotenen, auf der DNA-Microarray-Technik basierenden Paneltests für gastrointestinale Infektionen enthalten.

Ein kommerzieller Antikörpertest ist nicht verfügbar (Li et al. 2020).

Therapie

Etabliertes Mittel der ersten Wahl ist **Trimethoprim/Sulfamethoxazol.** Die Dosierung für Erwachsene beträgt 160 mg TMP/800 mg SMX 2 × tgl. für 7 bis 10 Tage. Bei Unverträglichkeit gelten Ciprofloxacin oder Nitazoxanid als Alternative.

Bekämpfung und Prävention

Nahrungs- und Trinkwasserhygiene.

Reisemedizinische Bedeutung

Cyclospora sollte insbesondere bei chronisch protrahierter wässriger Diarrhö nach Tropenaufenthalt in der Differenzialdiagnose berücksichtigt werden. *Cyclospora*-Infektionen entgehen, ebenso wie andere Kokzidieninfektionen, wahrscheinlich häufig der korrekten Diagnose, da die spezifische Diagnostik unterbleibt.

5.10.4 Cystoisosporiasis

Epidemiologie

Die Cystoisosporiasis kommt weltweit vor, am häufigsten in den Tropen und Subtropen. Es besteht eine Assoziation zu Immunsuppression unterschiedlicher Ätiologie einschließlich HIV-Infektion (Ghoshal et al. 2018). *Cystoisospora belli* (früher: *Isospora belli*) gilt als die seltenste der 3 humanpathogenen Kokzidien-Spezies.

Erreger und Übertragung

Die Infektion erfolgt analog zu Kryptosporidien und *Cyclospora* fäkal-oral über sporulierte Oozysten. Die nach Ingestion freigesetzten Sporozoiten dringen in die Enterozyten der Dünndarmmukosa ein, durchlaufen dort eine asexuelle Vermehrung sowie sexuelle Reproduktion mit Ausbildung von Oozysten. Seltener ist ein Nachweis auch im Epithel von Gallenblase und Gallengängen (Lai et al. 2016). Die Oozysten sind bei Ausscheidung noch unreif.

Klinik

Die **Inkubationszeit** liegt bei 7 bis 9 Tagen. Als typische Präsentation treten akute, **nicht blutige Durchfälle** auf, teilweise mit krampfartigen abdominellen Schmerzen und über mehrere Wochen anhaltend. Schwere Verläufe mit Malabsorption und Gewichtsverlust kommen insbesondere bei Immunsuppression und Kindern vor. Fieber, abdominelle Schmerzen und Übelkeit können bei *Cystoisospora*-Infektionen auftreten. Extraintestinale Infektionen wurden bei Patienten mit HIV-Infektion im Stadium AIDS beschrieben (Lai et al. 2016). Bemerkenswert ist im Gegensatz zu anderen Protozoeninfektionen eine **mäßiggradige Eosinophilie.**

Diagnostik

Die Ausscheidung von *Cystoisospora*-Oozysten erfolgt intermittierend und in geringer Zahl. Es werden daher wiederholte Stuhluntersuchungen nach Anreicherung empfohlen. Neben der Mikroskopie von Feuchtpräparaten im Hellfeld oder Interferenzkontrast (➤ Abb. 5.56) kann UV-Mikroskopie aufgrund der Autofluoreszenz der Oozysten den Nachweis erleichtern. *Cystoisospora*-Oozysten sind von ovaler bis elipsoider Form und mit 25–30 µm relativ groß. Auch mittels modifizierter Ziehl-Neelsen-Färbung gefärbte Stuhlausstriche sind für die Diagnostik geeignet.

Molekulare, PCR-basierte Nachweisverfahren bieten eine höhere Sensitivität.

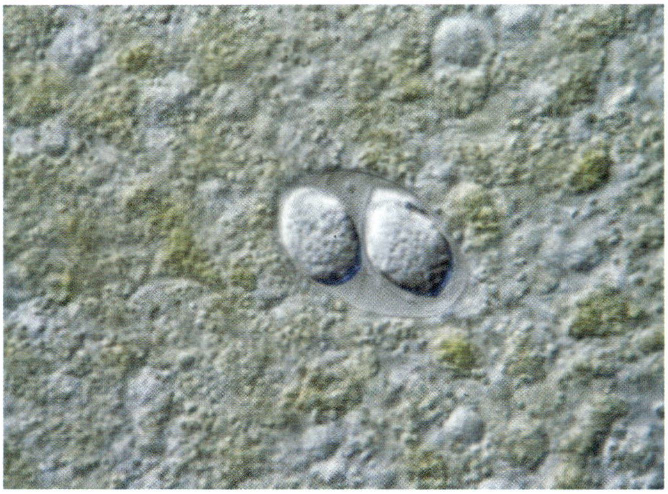

Abb. 5.56 *Cystoisospora belli:* Oozyste mit 2 enthaltenen Sporozysten (Stuhl-Nativpräparat, Interferenzkontrast-Mikroskopie) [P1555]

Therapie

Etablierte Therapie der ersten Wahl ist **Trimethoprim/Sulfamethoxazol.** Die Dosierung für Erwachsene beträgt 160 mg TMP/800 mg SMX 2 × tgl. für 10 Tage. Bei Unverträglichkeit sind Pyrimethamin und Ciprofloxacin Alternativen.

Bekämpfung und Prävention

Nahrungs- und Trinkwasserhygiene.

Reisemedizinische Bedeutung

Cystoisospora sollte insbesondere bei protrahierter wässriger Diarrhö nach Tropenaufenthalt in der Differenzialdiagnose berücksichtigt werden. *Cystoisospora*-Infektionen entgehen, ebenso wie die anderen Kokzidieninfektionen, wahrscheinlich häufig der korrekten Diagnose, da die spezifische Diagnostik unterbleibt.

5.10.5 Mikrosporidiosen

Epidemiologie

Mikrosporidieninfektionen beim Menschen sind weltweit verbreitet. Mit der AIDS-Pandemie wurden Infektionen in zunehmender Zahl als **opportunistische Infektionen** bei fortgeschrittener HIV-Infektion, aber auch bei Immunsuppression anderer Ätiologie beschrieben (Dumortier et al. 2021). Mit verbesserter Diagnostik wurden Infektionen auch bei immunkompetenten Personen nachgewiesen. Seroepidemiologische Studien sprechen dafür, dass eine Exposition und asymptomatische Infektion häufig sind (Han, Pan und Weiss 2021). Die häufigsten beim Menschen nachgewiesenen Spezies sind *Enterocytozoon bieneusi* und *Encephalitozoon intestinalis.*

Erreger und Übertragung

Mikrosporidien sind obligate intrazelluläre Parasiten mit einem weiten Wirtsspektrum unter den Wirbeltieren und Wirbellosen. Nach phylogenetischen Analysen stehen sie den Pilzen nahe. Von den bisher beschriebenen ca. 220 Gattungen mit mehr als 1.700 Spezies wurden bisher 17 Spezies aus 10 Gattungen als Pathogene beim Menschen identifiziert (Han, Pan und Weiss 2021). Die Sporen als infektiöses Stadium wurden im Oberflächenwasser wie auch im Abwasser nachgewiesen. Neben der **fäkal-oralen Übertragung** durch kontaminiertes Trinkwasser oder Lebensmittel ist für einige Spezies auch eine **inhalative Infektion** durch erregerhaltige Aerosole, Inokulation in die Augen oder offene Wunden und sexuelle Transmission anzunehmen. Die Mehrzahl der Mikrosporidiosen (z. B. *Encephalitozoon cuniculi, Encephalitozoon hellem*) stellt für den Menschen wahrscheinlich eine Zoonose dar (Han, Pan und Weiss 2021; Kicia et al. 2022). *Enterocytozoon bieneusi* und *Encephalitozoon intestinalis* werden in der Regel als menschliche Parasiten angesehen.

Pathogenese und Immunologie

Die infektiöse Form ist eine **umweltresistente Spore.** Nach Kontakt mit der Wirtszellmembran wird über den ausgestülpten Polfaden das infektiöse Sporoplasma in die Zelle injiziert. Je nach Spezies erfolgt die Vermehrung im Zytosol oder innerhalb einer parasitophoren Vakuole durch Teilung (Merogonie). Die weitere Entwicklung (Sporogonie) führt zu reifen Sporen mit dem für die Mikrosporidien charakteristischen Invasionsapparat. Nach Ruptur der infizierten Wirtszelle können die Sporen ausgeschieden werden oder neue Zellen infizieren und den Lebenszyklus fortsetzen (für Details siehe Han, Pan und Weiss 2021). Die Infektion führt zu einer humoralen Immunreaktion. Die klinisch manifeste Erkrankung ist meist mit einem Defekt der zellvermittelten Immunität verbunden.

Klinik

Die häufigste Manifestation ist die durch *Enterocytozoon bieneusi* verursachte **wässrige Diarrhö,** die bei immunsupprimierten Patienten chronisch verlaufen kann. Medizinhistorisch gesehen war diese Infektion eine potenzielle Ursache des **Wasting-Syndroms bei Patienten mit AIDS.** Seit Implementierung einer effektiven antiretroviralen Therapie sind klinisch manifeste Infektionen bei dieser Patientengruppe selten geworden. Je nach verursachender Spezies, Infektionsweg und Immunstatus kann die klinische Präsentation jedoch sehr variabel sein. Unterschiedliche Organbeteiligungen und disseminierte Infektionen kommen vor, auch mit fatalem Ausgang. *E. bieneusi* kann auch die Gallengangepithelien infizieren und das Bild einer sklerosierenden Cholangitis hervorrufen. Mehrere Spezies wurden als Ursache von Hornhaut- und Augeninfektionen identifiziert, u. a. *Encephalitozoon hellem, Anncaliia algerae, Microsporidium* spp., *Nosema ocularum, Trachipleistophora hominis* und *Vittaforma corneae.* Systemische Infektionen wurden u. a. durch *Encephalitozoon cuniculi, Encephalitozoon hellem, Anncaliia connori, Trachipleistophora anthropopthera* und *Tubulinosema acridophagus* beschrieben. Diese können sich u. a. als Myositis, Nephritis, Hepatitis, Pneumonitis oder Enzephalitis präsentieren.

Diagnostik

Standard ist die **lichtmikroskopische Untersuchung von gefärbten Ausstrichpräparaten,** insbesondere von Stuhlausstrichen. Die Färbung mit Chromotrop 2R stellt Mikrosporidien hellrot dar, erlaubt aber keine Speziesdifferenzierung. Fluoreszenzfärbungen wie z. B. mit Calcofluor white erlauben ein schnelleres Screening von Ausstrichen (Garcia et al. 2018).

Auch Immunfluoreszenztests mit mono- oder polyklonalen Antikörpern sind verfügbar. Die Sporen von *Enterocytozoon bieneusi* messen nur 0,8–1,4 µm, die Sporen anderer Spezies einschließlich *Encephalitozoon* spp. liegen bei 1,5–4 µm. Weiterhin stehen für einige Spezies PCR-Protokolle zur Verfügung (Tanida et al. 2021). In der Histologie können Mikrosporidien mit der Hämatoxylin-Eosin-Färbung dargestellt werden. Spezialfärbungen wie z. B. die Methylenblau-Azur-II-Fuchsin-Färbung oder chromotrope Gewebefärbungen verbessern die Visualisierung. Die Transmissionselektronenmikroskopie erlaubt zwar anhand der Zahl und Anordnung interner Organellen eine gewisse Differenzierung, ist jedoch keine Routinediagnostik. Dies gilt auch für die Serologie und den Kulturversuch in Zellkulturen.

Therapie

Mikrosporidieninfektionen betreffen häufig immunkompromittierte Patienten, insbesondere Patienten mit einer fortgeschrittenen HIV-Infektion und CD4-Zellzahlen < 50/µl. Die wichtigste Maßnahme in diesem Kollektiv ist eine **Rekonstitution des Immunsystems** durch eine effektive **antiretrovirale Therapie.** Bei Immunsuppression anderer Ätiologie ist zu prüfen, ob eine Modifikation der immunsuppressiven Therapie möglich ist.

Albendazol, das mit dem β-Tubulin der Mikrosporidien interagiert, wirkt bei Infektionen durch *Encephalitozoon hellem, Encephalitozoon cuniculi* und *Encephalitozoon intestinalis* (2 × 400 mg für 2–4 Wochen). Bei Infektionen durch *Enterocytozoon bieneusi* ist Albendazol jedoch weniger effektiv. Alternativ wurde **Fumagillin** (20 mg 3 × tgl.) erfolgreich zur Therapie gastrointestinaler Infektionen durch *E. bieneusi* bei Patienten mit HIV-Infektion und bei Patienten nach Organtransplantation eingesetzt. Metronidazol scheint unwirksam zu sein.

Bekämpfung und Prävention

Beim Umgang mit Probenmaterial im Labor sollte auf die Einhaltung üblicher Sicherheitsstandards, wie die Bearbeitung von Stuhlproben unter BSL2-Bedingungen, geachtet werden, um eine Infektion zu verhindern. Eine medikamentöse Prophylaxe für immunsupprimierte Personen ist nicht etabliert. Zur Prävention werden die üblichen Maßnahmen zur Reduktion fäkal-oraler Infektionen wie Händewaschen, Lebensmittel- und Trinkwasserhygiene empfohlen.

Reisemedizinische Bedeutung

Basierend auf Seroprävalenzstudien, wurden höhere Inzidenzen bei Reisenden mit Tropenaufenthalt im Vergleich zu Nichtreisenden nachgewiesen (Han, Pan und Weiss 2021). Fallberichte belegen, dass Mikrosporidien auch Ursache einer reiseassoziierten Diarrhö sein können, systematische Untersuchungen zum Stellenwert fehlen jedoch.

5.10.6 Balantidiasis (Balantidiose)

Epidemiologie

Als wichtigster Reservoirwirt werden **Haus- und Wildschweine** angesehen, das Vorkommen bei Nagetieren und nicht humanen Primaten ist ebenfalls dokumentiert.

Dementsprechend ist die Balantidiasis weltweit verbreitet, insbesondere in Regionen mit Schweinehaltung und unzureichender Hygiene, insgesamt jedoch selten (< 1 % der Weltbevölkerung).

Erreger und Übertragung

Balantidium coli ist der einzige Vertreter der Ziliaten, der beim Menschen eine Infektion verursacht. Die Infektion erfolgt fäkal-oral über kontaminierte Lebensmittel und Trinkwasser durch das Zystenstadium.

Pathogenese und Immunologie

Im Dünndarm erfolgt die Exzystierung. Die Trophozoiten besiedeln den Dickdarm, vermehren sich durch Zweiteilung und ernähren sich von der intraluminalen Bakterienflora. *B. coli* verfügt durch proteolytische Enzyme über die Fähigkeit zur Gewebeinvasion.

Klinik

Die meisten Infektionen sind asymptomatisch, gelegentlich findet sich eine akute oder chronische Diarrhö. Insbesondere bei Immunsuppression oder Mangelernährung kommen jedoch auch invasive Infektionen unter dem Bild einer ulzerativen **Kolitis** mit blutiger Diarrhö, Darmperforation, Peritonitis und Abszedierungen vor.

Diagnostik

Mikroskopisch können im frischen Stuhl Trophozoiten nachgewiesen werden. Da diese recht labil sind, ist eine zeitnahe Untersuchung notwendig. Im geformten Stuhl kann das Zystenstadium gefunden werden. Anreicherungsverfahren erhöhen die Nachweisrate. Aufgrund der diskontinuierlichen Ausscheidung ist die Untersuchung mehrerer Proben sinnvoll. Gelegentlich erfolgt der Nachweis histologisch aus endoskopisch gewonnenen Biopsien.

Therapie

Metronidazol 500–750 mg 3 × tgl. über 5 Tage oder **Tetrazyklin** 500 mg 4 × tgl. über 10 Tage (Drugs for Parasitic Infections 2013).

Bekämpfung und Prävention

Lebensmittel- und Trinkwasserhygiene, Händehygiene, insbesondere im Umgang mit Schweinen bzw. deren Fäkalien.

Reisemedizinische Bedeutung

Ein Nachweis bei Reisenden ist extrem selten. Die Balantidiasis ist eine Differenzialdiagnose zur ulzerativen Kolitis anderer Ätiologie, z. B. Amöbenkolitis.

5.10.7 Blastocystis hominis

Epidemiologie

Blastocystis ist ein Einzeller im Darm des Menschen und zahlreicher Tiere, dessen Taxonomie, Lebenszyklus und pathogene Bedeutung nach wie vor unklar sind. Es ist weltweit der am häufigsten vorkommende Einzeller in menschlichen Stuhlproben. Die Verbreitung ist weltweit, wobei die Prävalenz mit dem Hygienestandard korreliert. Nach genetischen Analysen wird er zu den Stramenopilen gezählt und kommt in mindestens 9 genetisch stark unterschiedlichen Subtypen vor. Von diesen werden die Subtypen 1–4 am häufigsten beim Menschen gefunden, während weitere Subtypen sporadisch auftreten und mit einer zoonotischen Übertragung assoziiert werden.

Erreger und Übertragung

In Stuhlproben werden am häufigsten vakuoläre Formen unterschiedlicher Größe (5–40 µm) gefunden. Neben der Zystenform (3–5 µm), die als infektiöses Stadium angesehen wird, wurden in Stuhlproben bzw. Kulturen auch granuläre und amöboide Formen beschrieben. Welche Bedeutung diesen Formen im Lebenszyklus zukommt, ist unklar.

Pathogenese und Immunologie

Blastocystis verursacht keine morphologisch fassbaren Veränderungen der intestinalen Mukosa. Ob *Blastocystis* überhaupt eine pathogene Bedeutung zukommt, wird kontrovers diskutiert. Oftmals wird *Blastocystis* als Indikator für eine relevante Exposition fäkal-oral übertragbarer Pathogene angesehen, wobei auch eine Reihe von Fallberichten und Fallserien einen klinischen Nutzen der Therapie von *Blastocystis*-Infektionen behaupten. Die Frage nach der Pathogenität von *Blastocystis* – oder mancher genetischer Subtypen – scheint daher nicht abschließend geklärt.

Klinik

Blastocystis wird sowohl in Stuhlproben von Patienten mit **nicht blutiger Diarrhö** als auch bei vollkommen beschwerdefreien Personen gefunden. Weiterhin wird der Nachweis mit unspezifischen Symptomen wie abdominellen Schmerzen, Obstipation, Blähungen und irritablem Kolon assoziiert.

In der klinischen Praxis stellt sich daher immer wieder die Frage nach der Therapie, wenn nach umfangreicher vorausgegangener Differenzialdiagnostik von Durchfallerkrankungen *Blastocystis* als einziger potenzieller Erreger nachgewiesen wird.

Diagnostik

In der klinischen Routine erfolgt der Nachweis meist mikroskopisch im Anreicherungsverfahren. Ein Nachweis mittels PCR ist ebenso wie eine Kultur möglich, doch kommen diese Verfahren eher in Studien zur Anwendung. Daneben gibt es auf dem Markt einen kommerziell angebotenen Koproantigen-ELISA (Dogruman et al. 2015).

Therapie

Der alleinige Nachweis ohne klinische Symptomatik rechtfertigt nach gegenwärtigem Kenntnisstand keine antibiotische Therapie. Sollte nach umfangreicher Diagnostik kein Pathogen identifiziert worden sein, kann bei massenhaftem Auftreten von *Blastocystis* ein Therapieversuch mit Paromomycin, Metronidazol, Cotrimoxazol oder Nitazoxanid (Drugs for Parasitic Infections 2013) erwogen werden. Aufgrund der fraglichen Pathogenität sollte der Therapieerfolg vor allem klinisch bewertet werden.

Bekämpfung und Prävention

Blastocystis wurde beim Menschen wie zahlreichen Tierspezies nachgewiesen. Da eine fäkal-orale Transmission wahrscheinlich ist, sind Händehygiene, Lebensmittel- und Trinkwasserhygiene vorrangig.

Reisemedizinische Bedeutung

Blastocystis wird mit Aufenthalten unter niedrigem Hygienestandard assoziiert. Differenzialdiagnosen sind definitive Pathogene.

5.10.8 Dientamoeba fragilis

Epidemiologie

Dientamoeba fragilis kommt weltweit vor, wobei die Datenlage in Ländern niedrigen Einkommens spärlich ist. In Studien variiert die Prävalenz bei Personen ohne gastrointestinale Symptomatik je nach untersuchtem Kollektiv, Region und verwendeter diagnostischer Methode zwischen wenigen Prozent und einem mittleren zweistelligen Prozentbereich (Jirk et al. 2022: 24 %, Garcia 2016: 0–82 %, Stark et al. 2016: 0,4–71 %). Die Nachweisrate scheint bei Kindern im Vergleich zu Erwachsenen höher zu sein.

Erreger und Übertragung

Trotz des Namens ist *Dientamoeba fragilis* keine Amöbe, sondern steht nach elektronenmikroskopischen und molekulargenetischen Untersuchungen den Flagellaten nahe, obwohl sich die Trophozoiten analog zu Amöben mit Pseudopodien fortbewegen. In menschlichen Stuhlproben werden fast ausschließlich Trophozoiten nachgewiesen, die 1- oder 2-kernig sind, eine Größe von 5–15 µm und runde bis ovale Form haben. Sie besiedeln den Dickdarm und vermehren sich durch Zweiteilung. Auch ein Zysten- und Präzystenstadium (3,5–5 µm) wurden zwischenzeitlich beschrieben. Eine fäkal-orale Übertragung erscheint wahrscheinlich, der Stellenwert dieser Stadien im Lebenszyklus ist aber noch nicht definitiv geklärt (Garcia 2016). In einigen

Arbeiten fand sich eine Assoziation zum Madenwurmbefall, und spezifische DNA konnte in Eiern von *Enterobius vermicularis* nachgewiesen werden, sodass eine Rolle von Helminthen als Vektor diskutiert wird (Garcia 2016). Neben dem Menschen wurde *Dientamoeba fragilis* auch bei nicht humanen Primaten, Schweinen, Hunden, Katzen und einigen weiteren Säugetierspezies nachgewiesen. Eine zoonotische Übertragung lässt sich gegenwärtig nicht belegen. Bisher sind 2 Genotypen bekannt. Beim Menschen wird überwiegend Genotyp 1 nachgewiesen.

Pathogenese und Immunologie

Dientamoeba fragilis wird sowohl bei beschwerdefreien Personen als auch Menschen mit diversen unspezifischen gastrointestinalen Symptomen mit vergleichbaren Prävalenzen nachgewiesen. Die Pathogenität ist insofern ungeklärt und wird kontrovers diskutiert. Einige Studien berichten von einer hohen Koinfektionsrate mit *Blastocystis hominis* bei gesunden Probanden und postulieren sogar eine Assoziation mit einem gesunden Mikrobiom (Jirk et al. 2022).

Klinik

Die Kolonisierung mit *D. fragilis* wird mit **unterschiedlichen gastrointestinalen Beschwerden** wie Übelkeit, intermittierender Diarrhö und abdominellen Schmerzen, aber auch Müdigkeit und chronisch-entzündlichen Darmerkrankungen oder Reizdarmsyndrom in Verbindung gebracht (Garcia 2016). Die Studienlage ist jedoch inkonsistent. So wird einerseits von einer Beschwerdebesserung nach Elimination durch eine antibiotische Therapie berichtet, während andere Studien keinen Effekt sehen. In einigen Studien wurde *D. fragilis* in der beschwerdefreien Kontrollgruppe häufiger nachgewiesen als in der Gruppe mit Beschwerden (Jirk et al. 2022).

Diagnostik

Die klassische Diagnostik erfolgt mikroskopisch in gefärbten (Trichrom, Eisenhämatoxylin) Stuhlausstrichen. Im gefärbten Präparat besteht aufgrund der Kernmorphologie eine Verwechslungsmöglichkeit mit *Endolimax nana* oder *Entamoeba hartmanni* (Garcia 2016, Garcia et al. 2018). Im Sediment der üblichen Stuhlanreicherungsverfahren lassen sich die Trophozoiten kaum nachweisen. Zysten oder Präzysten finden sich nur sehr spärlich. Der DNA-Nachweis mittels Real-Time-PCR gilt daher als das empfindlichste Nachweisverfahren (Jirk et al. 2022). Es wurden jedoch erhebliche Unterschiede in der Sensitivität und Spezifität der einzelnen Protokolle berichtet. Mittlerweile steht auch ein standardisierter, kommerzieller PCR-Test zur Verfügung (Gough, Ellis und Stark 2019; Argy et al. 2022).

Therapie

Der alleinige Nachweis ohne klinische Symptomatik rechtfertigt nach gegenwärtigem Kenntnisstand keine antibiotische Therapie. Sollte nach umfangreicher Diagnostik kein definitives Pathogen identifiziert worden sein, kann ein Therapieversuch erwogen werden. Doppelblinde, placebokontrollierte Studien zur Wirksamkeit unterschiedlicher Therapieregime zur Elimination wurden bisher nicht durchgeführt (Stark et al. 2016). Empfohlen werden Metronidazol, Tetrazyklin oder Paromomycin (Garcia 2016, Stark et al. 2016).

Bekämpfung und Prävention

Da eine fäkal-orale Übertragung angenommen wird, sind Lebensmittel-, Trinkwasser- und Händehygiene sowie eine adäquate Sanitärversorgung wahrscheinlich die wesentlichen präventiven Maßnahmen.

Reisemedizinische Bedeutung

Dientamoeba fragilis wird häufiger bei Reisenden nachgewiesen, die sich außerhalb Europas aufgehalten haben (Jirk et al. 2022).

5.10.9 Nicht pathogene Darmflagellaten

Gelegentlich werden bei Stuhluntersuchungen Mikroorganismen gefunden, für die keine pathogene Bedeutung nachgewiesen ist. In der Stuhldiagnostik und Befundinterpretation werfen sie jedoch immer wieder Fragen auf, insbesondere wenn es gleichzeitig nicht gelingt, ein eindeutiges Pathogen nachzuweisen. Hierzu gehören *Chilomastix mesnili, Enteromonas hominis, Retortamonas intestinalis* und *Pentatrichomonas hominis.* Sie werden als Kommensalen angesehen. Der Infektionsweg ist fäkal-oral. Der Nachweis kann daher als Indikator für eine Exposition gegenüber fäkaler Kontamination angesehen werden. Eine medikamentöse Therapie ist nach gegenwärtigem Kenntnisstand nicht indiziert.

LITERATUR

Adam R. D. *Giardia duodenalis:* Biology and Pathogenesis. Clin Microbiol Rev. 2021 Oct; 34(4): e00024–19.

Argy N, Nourrisson C, Aboubacar A, Poirier P et al. Selecting a multiplex PCR panel for accurate molecular diagnosis of intestinal protists: a comparative study of Allplex_(Seegene®), G-DiaParaTrio (Diagenode®), and RIDA_GENE(R-Biopharm®) assays and microscopic examination. Parasite 2022; 29:5.

Basmaciyan L, François, A.; Vincent, A.; Valot, S. et al. Commercial Simplex and Multiplex PCR Assays for the Detection of Intestinal Parasites Giardia intestinalis, Entamoeba spp., and Cryptosporidium spp.: Comparative Evaluation of Seven Commercial PCR Kits with Routine In-House Simplex PCR Assays. Microorganisms 2021; 9: 2325.

Bouzid M, Hunter P R, Chalmers RM, Tylera KM. *Cryptosporidium* Pathogenicity and Virulence. Clinical Microbiology Reviews January 2013 Volume 26 Number 1, p. 115–134.

Cacciò SM, Chalmers RTM. Human cryptosporidiosis in Europe. Clin Microbiol Infect 2016; 22: 471–480.

Diptyanusa A, Sari IP. Treatment of human intestinal cryptosporidiosis: A review of published clinical trials. International Journal for Parasitology: Drugs and Drug Resistance 2021; 17: 128–138.

Dogruman-Al F, Turk S, Adiyaman-Korkmaz G et al. A novel ELISA test for laboratory diagnosis of Blastocystis spp. in human stool specimens. Parasitol Res (2015) 114; 495–500.

Drugs for Parasitic Infections. Treatment Guidelines from The Medical Letter, Vol. 11 (Suppl), 2013.

Dumortier J, Radenne S, Kamar N, Conti F et al. Microsporidiosis after liver transplantation: A French nationwide retrospective study. Transplant Infectious Disease, 2021, pp. e13665.
Espelage W, an der Heiden M, Stark K, Alpers K. Characteristics and risk factors for symptomatic Giardia lamblia infections in Germany. BMC Public Health 2010, 10: 41.
European Centre for Disease Prevention and Control (ECDC). Cryptosporidiosis. In: ECDC. Annual epidemiological report for 2018. Stockholm: ECDC; 2021.
European Centre for Disease Prevention and Control (ECDC). Giardiasis (lambliasis). In: ECDC. Annual Epidemiological Report for 2019. Stockholm: ECDC; 2022.
Garcia LS. *Dientamoeba fragilis*, One of the Neglected Intestinal Protozoa. Journal of Clinical Microbiology 2016; 54(9): 2243–2250.
Garcia LS, Arrowood M, Kokoskin E et al. Laboratory diagnosis of parasites from the gastrointestinal tract. Clin Microbiol Rev 2018; 31: e00025–17.
Ghoshal U, Jain V, Tejan N et al. A Road Less Travelled: Clinical Comparison of HIV Seropositive and Seronegative Patients with Cystoisosporiasis – An 11-Year Experience from a Tertiary Care Centre in Northern India. Indian J Med Microbiol 2018; 36: 508–12.
Gough R, Ellis J, Stark D. Comparison and recommendations for use of *Dientamoeba fragilis* real-time PCR assays. J Clin Microbiol 2019; 57: e01466–18.
Gyorkos T, St-Denis K. Systematic review of exposure to albendazole or mebendazole during pregnancy and effects on maternal and child outcomes, with particular reference to exposure in the first trimester. Int J Parasitol. 2019; 49(7): 541–554.
Halliez MCM, Buret AG. Extra-intestinal and long term consequences of *Giardia duodenalis* infections. World J Gastroenterol 2013; 19(47): 8974–8985.
Hajare ST, Chekol Y, Chauhan NM. Assessment of prevalence of *Giardia lamblia* infection and its associated factors among government elementary school children from Sidama zone, SNNPR, Ethiopia. PLoS ONE 2022; 17(3): e0264812.
Han B, Pan G, Weiss LM. Microsporidiosis in humans. Clin Microbiol Rev 2021; 34: e00010–20.
Ihara S, Miyamoto Y, Le CHY, Tran VN, Hanson EM, Fischer M, et al. Conserved metabolic enzymes as vaccine antigens for giardiasis. PLoS Negl Trop Dis 2022; 16(4): e0010323.
Jirk M, Kašparová A, Lhotská Z, Oborník M et al. A Cross-Sectional Study on the Occurrence of the Intestinal Protist, Dientamoeba fragilis, in the Gut-Healthy Volunteers and Their Animals. Int. J. Mol. Sci. 2022, 23,15407.
Kicia M, Zajaczkowska Z, Kváč M, Cebulski K et al. *Encephalitozoon cuniculi* and Extraintestinal Microsporidiosis in Bird Owners. Emerging Infectious Diseases, Vol. 27, No. 3, March 2022, 705–708.
Lai KK, Goyne HE, Hernandez-Gonzalo D et al. Cystoisospora belli Infection of the Gallbladder in Immunocompetent Patients: A Clinicopathologic Review of 18 Cases. Am J Surg Pathol. 2016 Aug;40(8):1070-4.
Li J, Cui Z, Qi M, Zhang L. Advances in Cyclosporiasis Diagnosis and Therapeutic Intervention. Frontiers in Cellular and Infection Microbiology. 2020; 10. https://doi.org/10.3389/fcimb.2020.00043.
Lindsay D.S., Dubey J.P., Blagburn B.L. Biology of *Isospora* spp. from Humans, Nonhuman Primates, and Domestic Animals. Clinical Microbiology reviews 1997; 19(1):19–34.
Loderstädt U, Frickmann H. Antimicrobial resistance of the enteric protozoon Giardia duodenalis – A narrative review. European Journal of Microbiology and Immunology 2021; 11(2): 29–43.
Manthey CF, Epple HJ, Keller HM et al. S2k-Leitlinie Gastrointestinale Infektionen der Deutschen Gesellschaft für Gastroenterologie, Verdauungs- und Stoffwechselkrankheiten (DGVS). 2023. AWMF-Registernummer 021-024. https://register.awmf.org/de/leitlinien/detail/021-024.
Neumayr A, Schunk M, Theunissen C et al. Efficacy and Tolerability of Quinacrine Monotherapy and Albendazole Plus Chloroquine Combination Therapy in Nitroimidazole-Refractory Giardiasis: A TropNet Study. Clinical Infectious Diseases, 2021; 73(8): 1517–23.
Ordonez-Mena JM, McCarthy N D, Fanshawe TR. Comparative efficacy of drugs for treating giardiasis: a systematic update of the literature and network meta-analysis of randomized clinical trials. J Antimicrob Chemother 2018; 73: 596–606.
Requena-Méndez A., Goñi P, Rubio E, Pou D et al. The use of Quinacrine in Nitroimidazole-resistant *Giardia duodenalis:* An old drug for an emerging problem. J Infect Dis. 2017; 215(6): 946–953.
RKI. Infektionsepidemiologisches Jahrbuch meldepflichtiger Erkrankungen für 2020. Robert Koch-Institut, 2021. https://edoc.rki.de/handle/176904/8766.2.
Sangkanu S, Paul AK, Chuprom J et al. Conserved Candidate Antigens and Nanoparticles to Develop Vaccine against Giardia intestinalis. Vaccines 2023; 11: 96.
Stark D, Barratt J, Chan D, Ellis JT. D*ientamoeba fragilis*, the Neglected Trichomonad of the Human Bowel. Clinical Microbiology Reviews Jul 2016; 29(3): 553–580.
Tanida K, Hah, A, Eberhardt et al. Comparative Assessment of In-House Real-Time PCRs Targeting Enteric Disease-Associated Microsporidia in Human Stool Samples. Pathogens 2021; (10): 656.

INTERNETQUELLEN

CDC (DPDx – Laboratory Identification of Parasites of Public Health Concern): www.cdc.gov/dpdx/index.html.

5.11 Trichomoniasis

David Leitsch

5.11.1 Epidemiologie

Die Trichomoniasis ist vermutlich die **häufigste nicht virale, sexuell übertragbare Erkrankung weltweit.** Da sie keine meldepflichtige Erkrankung darstellt, ist ihre Inzidenz nicht genau bestimmbar, aber nach einer Schätzung der WHO aus dem Jahr 2016 erkranken 156 Millionen Menschen pro Jahr an der Trichomoniasis. Trotz des weltweiten Vorkommens ist das Auftreten der Trichomoniasis geografisch sehr unterschiedlich gewichtet, mit Inzidenzraten nahe 10 % im südlichen Afrika oder Spitzenwerten von über 20 % bei schwangeren Frauen in Papua-Neuguinea. Die Inzidenzrate ist stark durch gesellschaftliche Normen beeinflusst, die das Geschlechtsleben betreffen. Generell sind Frauen wesentlich häufiger und schwerer betroffen als Männer. Aus epidemiologischer Sicht ist die positive Korrelation der Trichomoniasis mit HIV-Infektionen am bedeutendsten, da eine unterliegende Trichomoniasis das Risiko einer HIV-Infektion deutlich erhöht.

Es wird davon ausgegangen, dass im südlichen Afrika 20 % der HIV-Infektionen auf eine unterliegende Trichomoniasis zurückzuführen sind.

5.11.2 Erreger und Übertragung

Der Erreger der Trichomoniasis ist der Flagellat *Trichomonas vaginalis* aus der Gruppe der Excavata. Er befällt ausschließlich den Menschen und wird durch vaginalen Geschlechtsverkehr übertragen. Der Einzeller ist piriform, 10–20 µm lang und 2–14 µm breit. *T. vaginalis* hat einen mikroaerophilen Stoffwechsel, der sich wesentlich von dem seines Wirts unterscheidet. Trotz seiner vermeintlichen Simplizität weist das Genom des Parasiten über 60.000 proteinkodierende Gene auf und somit deutlich mehr als die Genome anderer Humanparasiten.

5

5.11.3 Pathogenese und Immunologie

T. vaginalis wird durch **vaginalen Geschlechtsverkehr** übertragen und besiedelt extrazellulär das Epithel des urogenitalen Trakts von Frauen und Männern. Die **Inkubationszeit** zwischen Infektion und Auftreten von Symptomen beträgt 4 bis 28 Tage. Ein entscheidender Schritt ist die Adhäsion der Trichomonaden an das Epithel der Vagina und/oder der Endozervix bei Frauen bzw. der Urethra bei Männern. Infolge dieses Prozesses nimmt der Parasit eine amöboide Form an. Die Adhäsion wird durch Lipoglycan und andere Faktoren an der Oberfläche des Parasiten vermittelt. Danach kommt es zu Schädigungen der Epithelzellen, was die Aktivierung der Immunantwort und entzündliche Reaktionen zur Folge hat. Diese Vorgänge bewirken vermutlich die höhere Anfälligkeit für HIV-Infektionen. Einerseits wird das Epithel geschädigt, was das Eintreten des Virus in den Körper erleichtert, andererseits befinden sich aufgrund der ausgelösten Immunantwort mehr Zielzellen des HIV-1 vor Ort.

Die Immunantwort auf *T. vaginalis* ist noch unzureichend verstanden, allerdings wird neutrophilen Granulozyten bei der Eliminierung des Parasiten eine zentrale Rolle zugesprochen.

5

5.11.4 Klinik

Der größte Anteil der Trichomonadeninfektionen verläuft symptomlos (Frauen 85 %, Männer 77 %), was die Verbreitung des Erregers befördert. Hauptsymptome der Trichomoniasis **sind übelriechender vaginaler Ausfluss bei Frauen** bzw. **urethraler Ausfluss bei Männern, Dysurie** und **starkes persistierendes Jucken,** welches in Schmerz übergehen kann. Letzteres betrifft überwiegend Frauen aufgrund des weiter ausgebreiteten Entzündungsgeschehens. Bei 5 % der symptomatischen Patientinnen ist eine Colpitis macularis (strawberry cervix) feststellbar. In seltenen Fällen kann es zu Entzündungen der Paraurethraldrüse oder des Endometriums bzw. der Nebenhoden kommen. Die Symptome können bei Frauen viele Monate bis Jahre andauern, bei Männern hingegen gewöhnlich kürzer als zwei Wochen.

Die Trichomoniasis bei schwangeren Frauen ist auch mit Frühgeburten, vorzeitigem Blasensprung und niedrigem Geburtsgewicht assoziiert.

5.11.5 Diagnostik

Die herkömmliche Methode in der Trichomonadendiagnostik stellt die **mikroskopische Untersuchung von Vaginalsekret bzw. Urethralabstrichen** dar (➤ Abb. 5.57). Aufgrund ihrer Einfachheit ist sie v. a. in ressourcenarmen Settings standardmäßig in Gebrauch, allerdings ist sie wenig sensitiv, da das Ausmaß der Symptome nicht immer mit der Zahl der Parasiten in situ korreliert, was häufig falsch negative Testergebnisse zur Folge hat. Alternativ kann eine zeitintensive Anzucht des Parasiten in Kulturmedium versucht werden.

Wesentlich verlässlicher sind unterschiedliche nukleinsäurebasierte bzw. immunologische Verfahren. Aus tropenmedizinischer Sicht sind besonders die Point-of-Care (POC-)Tests relevant, da sie schnell durchführbar sind und bei positivem Test eine sofortige Behandlung im Rahmen eines einzigen Patientenbesuchs ermöglichen. Die gebräuchlichsten POC-Tests sind OSOM®, Solana®, Cepheid GeneXpert® und AmpliVue®.

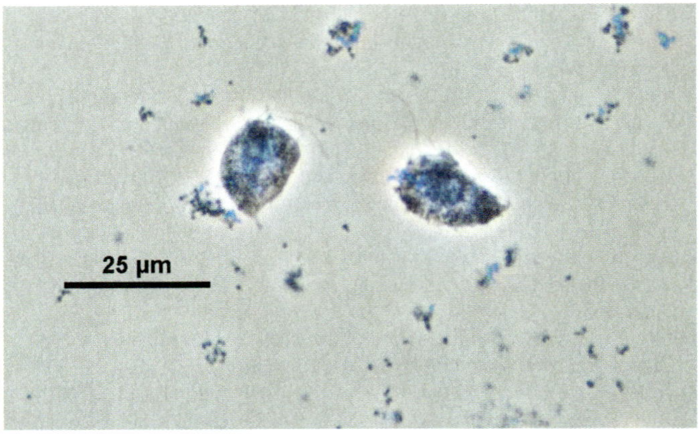

Abb. 5.57 Lichtmikroskopische Aufnahme von *T. vaginalis* (Giemsa-Färbung, Vergrößerung 400-fach) [P1556]

5.11.6 Therapie

Die Trichomoniasis wird praktisch ausnahmslos mit **Metronidazol** bzw. anderen 5-Nitroimidazolen behandelt. Metronidazol kann entweder in einer hohen Dosis von 2 g 1 × tgl. verabreicht werden oder in kleineren Dosen von 500 mg 2 × tgl. über 7 Tage. Das erstgenannte Behandlungsschema erfährt höhere Patientencompliance, während das zweite etwas effektiver ist. Aufgrund der hohen Wahrscheinlichkeit einer Reinfektion bei nicht erfolgter Behandlung des Geschlechtspartners wird empfohlen, diesen bzw. diese zeitgleich ohne vorherige Untersuchung mitzubehandeln (expedited partner therapy, EPT).

Bei rund 10 % der Patientinnen (Daten für Männer fehlen) führt die Behandlung nicht zur Elimination der Trichomonaden. In solchen Fällen wird eine längere Gabe von Metronidazol in höheren Dosen durchgeführt bzw. auf Tinidazol, einem wirksameren, aber teureren 5-Nitroimidazol, umgestellt. Sollte auch die intensivierte Therapie fehlschlagen, kann intravaginal verabreichtes Borat Abhilfe schaffen. Statistisch belastbare Daten zu dieser Behandlungsoption fehlen indes.

5.11.7 Bekämpfung und Prävention

Da keine Impfung gegen die Trichomoniasis zur Verfügung steht, stellt sexuelle Enthaltsamkeit bzw. der vorsichtige und konsequente Gebrauch von Präservativen die einzige Möglichkeit der Prävention dar.

LITERATUR

Kissinger P. *Trichomonas vaginalis:* A review of epidemiologic, clinical and treatment issues. BMC Infectious Diseases 2015; 15: 307.

Mercer F, Johnson PJ. Trichomonas vaginalis: Pathogenesis, symbiont interactions, and host cell immune responses. Trends in Parasitol 2018; 34: 8.

Rowley J, Vander Hoorn S, Korenromp E et al. Chlamydia, gonorrhea, trichomoniasis and syphillis: Global prevalence and incidence estimates, 2016. Bull World Health 2019; 97: 548–562.

KAPITEL

6 Erkrankungen durch Helminthen

6.1 Einführung Helmintheninfektionen

Achim Hörauf, Marc P. Hübner

Helminthen gehören wie die Protozoen (➤ Kap. 5) zu den Parasiten, d. h., ihnen ist ein Lebensstil eigen, bei dem sie ihre Wirtsorganismen zwar schädigen, aber in der Regel nicht akut töten; die Schädigung kann jedoch zu erheblichen Krankheitssymptomen mit Mortalität und Letalität führen, die im Folgenden besprochen werden.

Im Gegensatz zu den Protozoen sind Helminthen mehrzellige Organismen, die einen meist hochgradig an ihre Wirte angepassten Lebenszyklus aufweisen, oft mit ein bis zwei obligatorischen Zwischenwirten, die der Verbreitung und auch dem Schutz vor Umwelteinflüssen dienen. Die **Taxonomie** der Helminthen, vor allem der nicht medizinisch relevanten, ist komplex. Medizinisch unterscheidet man 3 große Gruppen, die **Rundwürmer (Nematoden)** und die **Plattwürmer (Plathelminthen),** welche wiederum in **Trematoden (Saugwürmer)** und **Zestoden (Bandwürmer)** unterteilt werden. Dazu kommen noch Pentastomiden und Anneliden, wurmförmige Parasiten, die aber nicht mit den parasitischen Helminthen verwandt sind. Sie parasitieren bei Tieren und können akzidentell den Menschen befallen.

Die Vermehrung der Helminthen erfolgt in der Regel sexuell mit Produktion und Freisetzung von Eiern bzw. bereits lebenden Larven; bei den Trematoden gibt es zusätzlich in den Zwischenwirten ein asexuelles Vermehrungsstadium. Als Endwirte werden wie bei den Protozoen diejenigen **Wirte** bezeichnet, in denen die sexuelle Reproduktion erfolgt, die anderen am Zyklus beteiligten Wirte sind die **Zwischenwirte.** Als **Fehlwirte** werden akzidentell besiedelte Wirtsspezies definiert, die für den Parasiten eine Sackgasse darstellen bzw. in denen sich der Parasit nicht vermehren kann und in denen er in der Regel stärkere Immunreaktionen hervorruft als im eigentlichen Hauptwirt. **Paratenische Wirte** sind solche, in denen es zu einer Ansammlung, aber nicht zu einer Vermehrung der Parasiten kommt (manche Zwischenwirte bei Trematoden).

An den Helminthen ist insbesondere das immense **Größenwachstum** während des Entwicklungszyklus eindrücklich: Sie entwickeln sich aus mikroskopisch kleinen Larven zu Adultwürmern, die z. B. im Fall der Fadenwürmer (Filarien) Längen von bis zu einem halben Meter erreichen können. Die Lebenszyklen sind störanfällig, weshalb hier Chancen zur Prophylaxe und auch zur Kontrolle (z. B. durch Wasserhygiene, Kochen von Nahrungsmitteln, Vermeidung bzw. Bekämpfung von Vektoren) liegen. Insofern sind Helminthosen klassische Beispiele für One-Health-Ansätze (➤ Kap. 10.7). Ein weiteres Charakteristikum ist, dass die erwachsenen Würmer im Wirtsorganismus zwar Eier oder Larven ausscheiden, es aber nicht zu einer weiteren Vermehrung der Adulten nach deren Entwicklung kommt, auch nicht nach Immunsuppression. Ausnahme sind *Strongyloides stercoralis* und *Hymenolepis nana.*

Trotz (oder vielleicht wegen?) des komplexen Entwicklungszyklus gehören die Helminthen zu den erfolgreichsten Parasiten, stellen sie doch die Ursache für über 1,7 Milliarden Infektionen weltweit dar. Dies wird gefördert durch schlechte Wasserhygiene, traditionelle Speisenzubereitung (z. B. ungekochter Fisch) und ein für Vektoren geeignetes warmes Klima. Aus diesen Gründen sind Wurmerkrankungen besonders prävalent in den Tropen, zwischen den Wendekreisen bei 23° nördlicher und südlicher Breite.

Die **Nematoden** und die **Plathelminthen** sind – obwohl sie zum Teil eine ähnliche Epidemiologie aufweisen – untereinander phylogenetisch ähnlich weit entfernt verwandt wie die Säugetiere zu den Nematoden. Trotzdem haben sie, wohl durch Konvergenz, ähnliche Methoden zur optimalen Besiedlung ihrer Wirte entwickelt: So ist es allen Gewebshelminthen eigen, dass sie die Immunantwort in ihren Wirten modulieren und hemmen, sodass sich z. B. eine Belastung von Millionen von Filarienlarven im Blut oder Gewebe klinisch unauffällig darstellen kann. Die Schattenseite dieser Immunsuppression sind schwächer ausgebildete Impftiter, aber umgekehrt verhindert die helminthenabhängige Immunsuppression wohl Autoimmunität und Allergien. Funktioniert die Immunsuppression nicht, entweder weil bei einem geringen Prozentsatz der befallenen Menschen eine (teilweise genetisch mitbedingte) starke Entzündungsreaktion auftritt, oder durch medikamentös induziertes Absterben der Würmer, kommt es zu starken Immunreaktionen, die die Parasiten erfolgreich reduzieren, aber meist mit Schädigungen ihrer Wirte einhergehen, also zur Krankheit (bis hin zum Tod) führen.

Auch bei **Fehlwirten** funktioniert oft die Immunsuppression nicht, weswegen es dort häufig zu granulomatösen Entzündungsreaktionen im Gewebe kommt. Eine weitere Manifestation bei Fehlwirten sind die umherirrenden Nematodenlarven, die, anders als bei den natürlichen Wirten, ihre Zielorgane nicht erreichen. Wenn die Larven in den inneren Organen wandern, spricht man von **Larva migrans visceralis** (meist bei Toxocariasis, manchmal auch bei Gnathostomiasis). Wenn in die Haut eingedrungene Larven umherirren, ergibt sich das klinische Bild der **Larva migrans cutanea** (z. B. durch einige zoonotische Hakenwürmer) oder der **Larva currens,** wenn die Geschwindigkeit der Wanderung mehrere Zentimeter pro Stunde beträgt (z. B. bei *Strongyloides stercoralis*).

Die **Labordiagnostik** der Helminthosen ist einerseits dadurch charakterisiert, dass es wegen großer Antigengemeinschaften viele Kreuzreaktionen gibt, weshalb man in der Regel verschiedene Tests (unspezifische, aber empfindliche Suchtests und spezifische, weiterführende Untersuchungen) benötigt und, falls möglich, den direkten Nachweis der Erreger (z. B. in Stuhl, Urin, Blut oder Gewebe) anstrebt. Serologische Untersuchungen sind in der Regel nicht sinnvoll bei der endemischen Bevölkerung, da ein Großteil der Menschen gegenüber den Würmern eine Exposition aufweist, sodass eine Seropositivität nicht auf eine akute Infektion hinweisen muss. Für Prävalenzuntersuchungen ist die Serologie jedoch geeignet. Das zweite Charakteristikum ist, dass in der Regel nur eine Gewebspenetration eine ausreichende Immunantwort induziert, sodass Helminthen, die nur eine Darmpassage durchführen, in der Regel keine starken Seroreaktionen bei Menschen induzieren.

Der große Erfolg der Helminthen bei der Besiedlung ihrer menschlichen Wirte mit mehreren Milliarden Infizierten, verbunden mit der klaren Assoziation zu niedrigem Lebensstandard, hat dazu geführt, dass diese Erkrankungen (mit einigen anderen bakteriellen und Protozoenerkrankungen) zu den **vernachlässigten Tropenerkrankungen (neglected tropical diseases, NTD)** zusammengefasst werden. Die Liste der derzeit 22 NTD wird von der WHO in regelmäßigen Abständen aktualisiert. Zur Elimination der NTD werden enorme finanzielle und operative Anstrengungen unternommen wie Massenchemotherapie durch gespendete Medikamente (v. a. Praziquantel, Albendazol, Ivermectin, Diethylcarbamazin), Morbidity Management durch nationale NTD-Programme in den endemischen Ländern mit Unterstützung von NGOs sowie Case Finding und Individualtherapie (z. B. bei Lepra oder Leishmaniasis), wobei es hier auf die Solidarität der Weltgemeinschaft ankommt, da die betroffenen Personen in der Regel nicht in der Lage sind, ihre Therapie selbst zu finanzieren (➤ Kap. 10.8).

INTERNETQUELLEN

DNTDs (Deutsches Netzwerk gegen vernachlässigte Tropenkrankheiten): https://dntds.de/was-sind-ntds.html.

Uniting to Combat Neglected Tropical Diseases: https://unitingtocombatntds.org/de.

WHO (Control of Neglected Tropical Diseases): www.who.int/teams/control-of-neglected-tropical-diseases.

6.2 Erkrankungen durch Trematoden

6.2.1 Einleitung

Achim Hörauf

Trematoden umfassen die perkutan erworbenen **Schistosomen** und die enteral erworbenen **Leber-, Darm- und Lungenegel.** Der Mensch ist stets der Endwirt. Die Adultwürmer sind mit Ausnahme der Schistosomen (Pärchenegel) zwittrig und kommen je nach Art in den Blutgefäßen, im Darm (Darmegel), in den Gallengängen (Leberegel), in der Lunge (Lungenegel) und gelegentlich in anderen Organen vor. Schädigungen und Krankheitserscheinungen entstehen bei der Schistosomiasis überwiegend durch die von den weiblichen Adulten abgelegten Eier, bei den anderen Arten durch die Adultwürmer selbst bzw. durch die Migration der zu Adulten heranwachsenden Infektionslarven.

Alle Trematoden benötigen zur Entwicklung **Schnecken als Zwischenwirte.** Dabei ist jede Trematodenart an bestimmte Schneckenarten gebunden. Die Infektion dieser Schnecken erfolgt durch Mirazidien (Wimpernlarven), die aus den vom Endwirt ausgeschiedenen Eiern schlüpfen. Nach dem Eindringen bzw. der Aufnahme des Mirazidiums in die Schnecke kommt es zu einer **Vermehrung** über eine 2. Larvengeneration (Sporozysten oder Redien) und schließlich zur Bildung der 3. Larvengeneration, den Zerkarien (Ruderschwanzlarven; bei Schistosomen Gabelschwanzlarven). Diese schwärmen aus den Schnecken ins umgebende Wasser aus.

Bei Schistosomen dringen diese Infektionslarven durch die Haut in den Endwirt ein. Bei allen anderen Trematoden erfolgt eine Enzystierung in Form von Metazerkarien, je nach Art entweder an Wasserpflanzen oder in einem 2. Zwischenwirt (Fische, Krabben, Krebse). In diesen reinen Transportwirten erfolgt keine weitere Vermehrung. Zur Infektion kommt es, wenn befallene Pflanzen oder Transportwirte als Nahrungsmittel roh oder ungenügend gekocht gegessen werden, oder wenn mit Metazerkarien kontaminiertes Wasser getrunken wird.

6.2.2 Schistosomiasis (Bilharziose)

Joachim Richter, Clarissa Prazeres da Costa

Das Wichtigste in Kürze

Die Schistosomiasis (Syn. Bilharziose) umfasst Erkrankungen, die von verschiedenen humanpathogenen Trematodenspezies der Gattung *Schistosoma (S.)* (Syn. Pärchenegel) hervorgerufen werden:

- *S. haematobium*
- *S. intercalatum* und *S. guineensis*
- *S. japonicum*
- *S. mansoni*
- *S. mekongi*

Je nach Lokalisation der adulten Würmer in urogenitalen oder mesenterialen Venen und dem entsprechenden chronischen Krankheitsbild lassen sich 2 Hauptformen unterscheiden:

- **Urogenitale Schistosomiasis** oder **Blasenbilharziose,** verursacht durch *S. haematobium.*
- **Intestinale Schistosomiasis** oder **Darmbilharziose,** verursacht durch *S. mansoni, S. japonicum, S. mekongi, S. intercalatum* und *S. guineensis* und deren wichtigste Komplikation, der **hepatolienalen Schistosomiasis.**

Erreger und Entwicklungszyklus

Schistosomen sind **getrenntgeschlechtliche Trematoden** der Familie der Schistosomatiden. Die adulten Würmer halten sich in der Regel paarweise vereint im Lumen von Blutgefäßen auf (Pärchenegel), die je nach Art in mesenterialen Venen oder in urogenitalen und anderen Venen des kleinen Beckens *(S. haematobium)* zu finden sind. Allerdings ist dies nicht absolut spezifisch, da adulte *S. haematobium* nicht selten auch in mesenterialen Venen und intestinale Schistosomenarten in Venen des kleinen Beckens vorkommen, selten auch in denjenigen der Lunge oder anderer Organe.

Ihre **Eier** legen Schistosomen in das Gefäßlumen ab. Sie bleiben vor allem in den Gefäßen des Endstromgebiets stecken und verursachen dort eine entzündliche Reaktion (Granulom). Diese erleichtert die Gewebspassage der Eier in das Lumen von Harnblase, Ureteren oder Darm, wo sie mit dem Urin oder Stuhl ausgeschieden werden. Aus den Eiern schlüpfen nach Kontakt mit Süßwasser **Mirazidien (Wimpernlarven).** Diese schwimmen mit ihren Zilien zu einer als Zwischenwirt geeigneten Schnecke. Aquatische bzw. amphibische Lungen- und Kiemenschnecken sind die obligaten Zwischenwirte der Schistosomen. Nach Eindringen in die Schnecke vermehren sich die Mirazidien über 2 Generationen von Sporozysten zu zahlreichen **Zerkarien.** Diese infektiösen Gabelschwanzlarven (Furkozerkarien) schwärmen aus der Schnecke ins umgebende Wasser und dringen beim Kontakt mit einem geeigneten Endwirt (Mensch, geeignete Säugetiere) durch die intakte Haut ein. Die eingedrungenen Zerkarien werfen ihren Gabelschwanz ab, transformieren in der Haut zu **Schistosomula,** wandern über das Kapillarbett der Lunge in den arteriellen Blutkreislauf und über die *A. hepatica* in die Leber. In den intrahepatischen Pfortaderästen wachsen sie zu männlichen

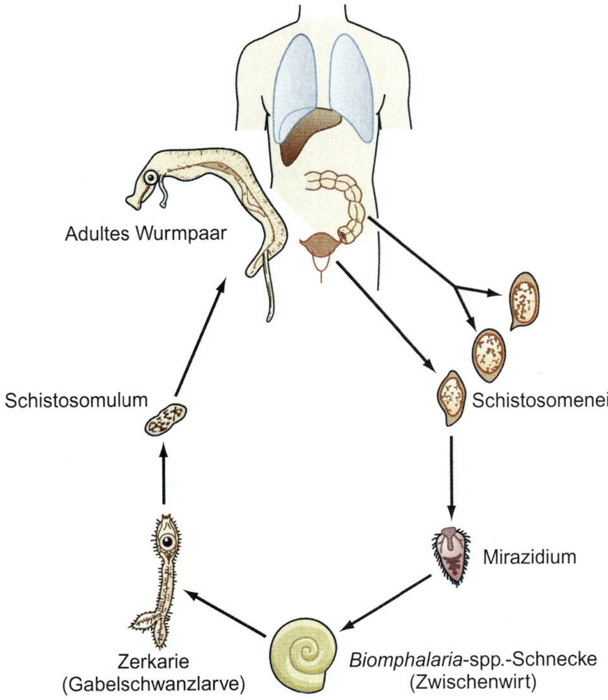

Abb. 6.1 Der Zyklus der Schistosomiasis [E1138]

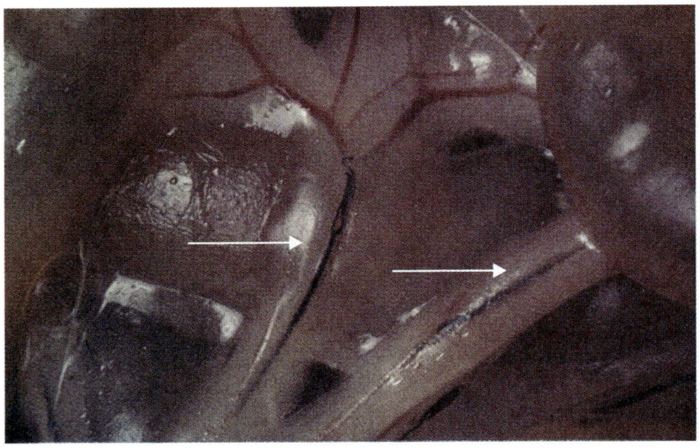

Abb. 6.2 Adultwürmer von *Schistosoma mansoni* in Mesenterialvenen (experimentelle Infektion): Weibchen sind langgestreckt und schwarz (Pfeile) [P1557]

und weiblichen **Würmern** heran, die sich verpaaren und bis in kleine mesenteriale Venen (intestinale Schistosomiasis) oder über Anastomosen in die Venengeflechte des kleinen Beckens und der Harnblase (urogenitale Schistosomiasis) gelangen, wo die Eiablage stattfindet. Die Entwicklung dauert 30 bis 40 Tage. Die Lebensdauer der Schistosomen beträgt zwischen 3 und 5 Jahren, seltener auch bis zu 40 Jahre (➤ Abb. 6.1).

Adulte Würmer

Die adulten Würmer variieren in der Länge je nach Art zwischen 6 und 26 mm (➤ Abb. 6.2). Das kräftiger entwickelte Männchen ist von weißlicher Farbe und dorsoventral abgeplattet. Es bildet mit

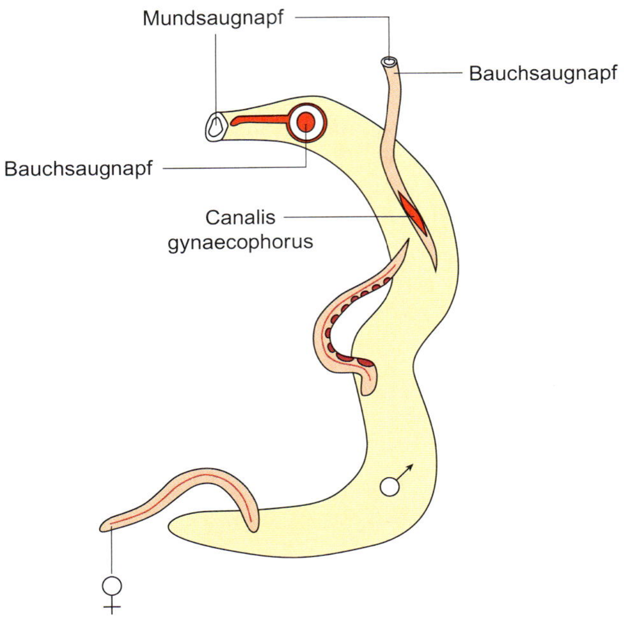

Abb. 6.3 Schema eines Schistosomenpärchens [L143]

seinen ventral eingerollten Körperrändern einen Kanal (Canalis gynaecophorus), der das dünne, längere und runde Weibchen umfasst (➤ Abb. 6.3). Beide Geschlechter haben einen oralen und einen ventralen Saugnapf. Besonders Letzterer dient zur Anhaftung am Gefäßendothel. Schistosomen ernähren sich vom Blut des Wirts, sodass verdaute Erythrozyten im Darmkanal die typische schwärzliche Färbung verursachen (➤ Abb. 6.2), vor allem bei Weibchen, die 8-mal mehr als die Männchen fressen (ca. 3×10^5/Stunde). Das beim Hämoglobinabbau entstehende hämatinartige Pigment kann als Ablagerung in Phagozyten der Leber und Milz zu finden sein.

Die wichtigsten morphologischen Kriterien zur Differenzierung der verschiedenen Arten sind bei den männlichen Würmern die Beschaffenheit der Oberfläche sowie die Zahl und Lage der Testes, bei den weiblichen Würmern die Lage der Ovarien, Länge des Uterus und die Zahl der darin enthaltenen Eier (➤ Tab. 6.1). Bei simultaner Infektion durch unterschiedliche, auch zoonotische Schistosomenspezies können sich unterschiedliche Arten paaren und damit hybride Nachkommen produzieren.

Das **Tegument** der Schistosomen ist wesentlich für das Überleben der Würmer im Blut, da es sie vor lytischen Angriffen des Immunsystems schützt. Zudem werden wirtseigene Moleküle (z. B. Blutgruppensubstanzen) an das Tegument adsorbiert, sodass das Immunsystem die Schistosomen nicht als „fremd" erkennt.

Eier

Die großen ovalen Schistosomeneier besitzen einen lateralen oder terminalen Stachel, der bei den kleineren rundlichen Eiern der asiatischen Schistosomen erheblich zurückgebildet ist. Position und Ausprägung des Stachels ermöglichen zusammen mit der Eigröße und -form eine Artdifferenzierung (➤ Tab. 6.1, ➤ Abb. 6.4). Die **tägliche**

Tab. 6.1 Verbreitungsgebiete und Merkmale der humanpathogenen Schistosomen

	S. haematobium	S. intercalatum	S. mansoni	S. japonicum	S. mekongi
Verbreitungsgebiete					
	Afrika, Arabische Halbinsel, Nahost (Indien)	Zentralafrika	Afrika, Südamerika, östliche Karibik, Arabien	China, Philippinen	Laos, Kambodscha
Männliche Adulte					
Größe (Länge × Dicke in mm)	10–15 × 1	11–14 × 0,4	6–13 × 1	11–20 × 0,4	6–15 × 0,4
Tegument	Feinhöckerig	Höckerig	Höckerig	Glatt	Glatt
Testes	4 (selten 5)	4–6	4–13	6–7 (selten 8)	6–7
Weibliche Adulte					
Größe (Länge × Dicke in mm)	20–16 × 0,25	10–14 × 0,2	7–17 × 0,25	12–28 × 0,3	6–20 × 0,25
Lage der Ovarien	Im hinteren Körperdrittel	In der hinteren Körperhälfte	In der vorderen Körperhälfte	In der Körpermitte	In der vorderen Körperhälfte
Eizahl im Uterus	10–100	5–50	1–2	50–200	> 50
Lebensdauer der adulten Würmer					
	3–10 Jahre	3–10 (?) Jahre	5–7 bis mehr als 30 Jahre	Bis mehr als 40 Jahre	4–? Jahre
Lokalisation der adulten Würmer					
	Blasen- und Mesenterialvenen; Venen der Beckenorgane	Untere Mesenterialvenen	Dickdarmvenen, untere und obere Mesenterialvenen, Pfortadersystem	Darmvenen, obere und untere Mesenterialvenen, Pfortadersystem	Darmvenen, obere und untere Mesenterialvenen, Pfortadersystem
Eier					
Form	Oval	Spindelförmig	Oval	Rundelliptisch	Rundelliptisch
Stachel	Terminal	Terminal	Lateral	Rudimentär	Rudimentär
Größe (Länge × Durchmesser in μm)	110–170 × 40–70	140–240 × 50–85	115–180 × 50–70	70–100 × 50–65	50–65 × 30–50
Tägliche Eiausscheidung					
	200–1.000	160–400	250–400	1.500–3.500	ca. 1.000 (?)

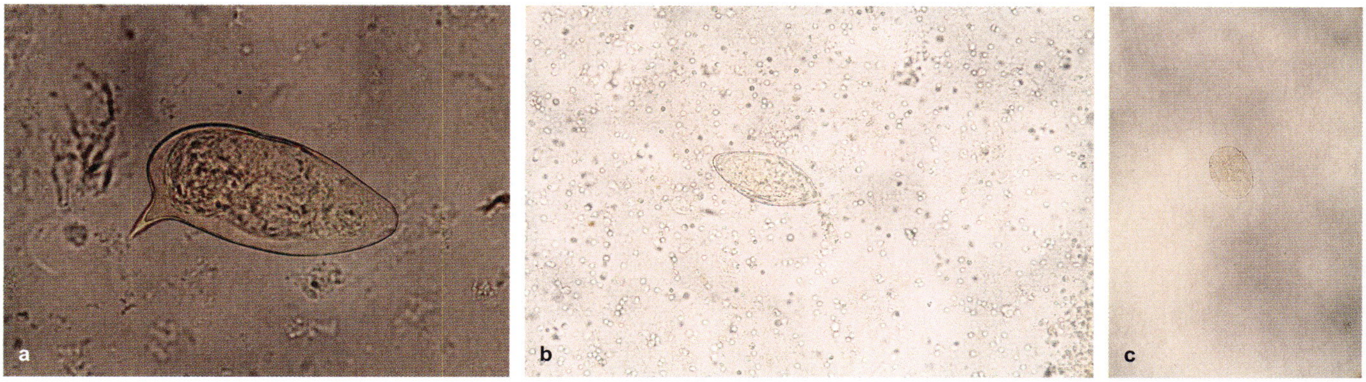

Abb. 6.4 Eier verschiedener Schistosomenspezies [P1557]: a) Ei von *Schistosoma mansoni,* b) Ei von *Schistosoma haematobium,* c) Ei von *Schistosoma japonicum*

Eiproduktion eines Wurmpaares bei Infektionen des Menschen beläuft sich auf 200–1.000 für *S. haematobium,* 250–400 für *S. mansoni* und 1.500–3.500 für *S. japonicum.* Bei *S.-intercalatum*-Infektionen liegt diese Zahl je nach Wirt bei 160–400.

Die Eier werden bevorzugt in den kleinsten von den Würmern erreichbaren Venulen des urogenitalen bzw. intestinalen Systems abgelegt und liegen meist kettenförmig hintereinander. Mikroporen der Eischale ermöglichen den Stoffwechsel des intraovulären Mirazidiums.

Krankheitsbestimmend sind vor allem diejenigen Eier, die entweder lokal im Gewebe steckenbleiben oder bereits intravasal mit dem venösen Blutstrom in die Leber oder andere Organe gelangen. Epidemiologisch bedeutsam sind hingegen nur die Eier, die ins Süßwasser gelangen. Die Eier enthalten das sehr bewegliche Mirazidium, das durch Austrocknung und bei hohen Temperaturen rasch abstirbt. Die Mirazidien schlüpfen erst aus den Eiern, wenn sie ins Süßwasser gelangen. Der Schlüpfvorgang wird durch den niedrigen osmotischen

Druck stimuliert. Die Eischale, die viele Tage der Immunattacke im Granulom standgehalten hat, kann bereits nach 10 Minuten aufreißen, und das Mirazidium entschlüpft. Bei *S. haematobium* ist die Eiausscheidung im Urin einem der Ökologie der Schnecken synchronisierten zirkadianen Rhythmus unterworfen, um eine optimale Infektionswahrscheinlichkeit der Schnecken durch die Mirazidien zu gewährleisten. Die max. Eiausscheidung liegt um die Mittagszeit.

Mirazidien

Die Mirazidien (Wimpernlarven) verfügen über zahlreiche Zilien, mit deren Hilfe sie schnell (2 mm pro Sekunde) und weit (einige Meter) schwimmen können. Mirazidien werden durch z. T. gattungsspezifische chemotaktische Moleküle der Schnecken angelockt und müssen – je nach Wassertemperatur – innerhalb eines Tages in einen geeigneten Zwischenwirt eindringen, da sie sonst absterben. Die Penetration erfolgt meist durch den Fuß, und es kommt zur Umwandlung in eine schlauchförmige **Mutter-Sporozyste** und über mehrere Generationen **sekundärer Sporozysten** zur Bildung zahlreicher Zerkarien. Aus einem Mirazidium können in optimal geeigneten Zwischenwirten bis zu mehrere tausend Zerkarien entstehen. Die Entwicklung ist stark von der Temperatur abhängig und dauert bei afrikanischen Schistosomen mehrere Wochen, bei *S. japonicum* mehrere Monate.

Zerkarien

Die Auswanderung der reifen Zerkarien (400–600 µm lang) aus der Schnecke bei den Schistosomen des Menschen wird durch helles Sonnenlicht stimuliert. Bei den zoonotischen Schistosomen, die nachtaktive Nagetiere befallen, setzt die Zerkarienauswanderung hingegen mit der Dunkelheit ein. Durch diese Wirtsanpassung erhöhen die Zerkarien trotz kurzer Überlebensdauer (max. 2 Tage) ihre Chance, einen geeigneten Hauptwirt zu finden. Aus einer Schnecke können täglich bis zu mehrere hundert Zerkarien ausschwärmen. Die Larven bestehen aus dem Körper bzw. Kopf, der später zu einem Schistosomulum heranwächst, sowie einem langen gegabelten Schwanz (➤ Abb. 6.5). Mit Wasserströmungen können sie über größere Distanzen verschleppt werden.

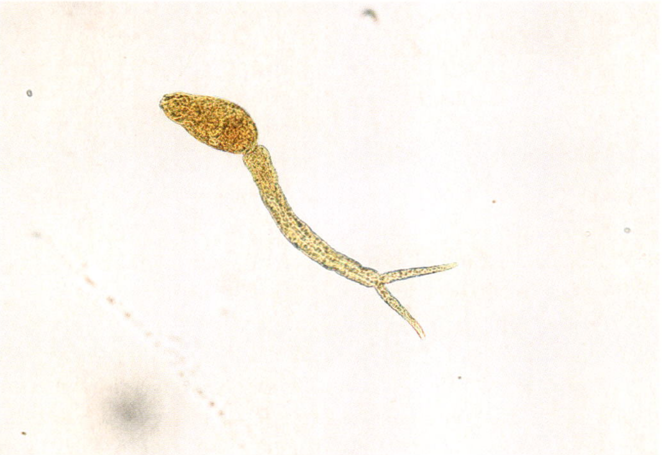

Abb. 6.5 Zerkarie von *Schistosoma mansoni* [P1557]

Schistosomulum

Bei der Penetration in die Haut stößt die Zerkarie ihren Schwanz ab, streift ihre Glykokalyx ab und transformiert sich in ein Schistosomulum. Innerhalb weniger Stunden bildet sich das Tegument mit der typischen Doppelmembran. Die Schistosomula erreichen nach wenigen Tagen mit dem Blutstrom die Lunge und von dort die Leber. Diese Wanderung durch die Blutgefäße ist verbunden mit weiteren Metamorphosen der jungen Würmer. Die definitive Reifung der Schistosomen erfolgt im Portalsystem, wobei die Entwicklung der juvenilen weiblichen Würmer zur Geschlechtsreife nur nach der Paarung mit einem männlichen Wurm möglich ist.

Epidemiologie

Die Schistosomiasis stellt weltweit die bedeutendste Wurminfektion dar und gehört zu den wichtigsten vernachlässigten Tropenkrankheiten (neglected tropical diseases, NTD). Sie ist über weite tropische und subtropische Gebiete verbreitet. Nach Schätzungen der WHO leben 700 Millionen Menschen in Endemiegebieten von derzeit 76 Ländern der Erde. Die Zahl infizierter Menschen wird auf über 240 Millionen geschätzt, mit über 20 Millionen schweren Infektionen und deren Folgen. Die Zahl der direkt oder indirekt durch die Schistosomiasis hervorgerufenen Todesfälle ist schwer zu ermitteln, da die Dunkelziffer sehr hoch ist, und liegt laut Schätzungen zwischen 20.000 und 200.000 jährlich. Die Endemiegebiete der einzelnen Schistosomenarten sind an das Vorkommen geeigneter Zwischenwirtschnecken gebunden. Die Verbreitung und Übertragung der Erkrankung hängen jedoch im Wesentlichen von menschlichen Lebensbedingungen ab.

Geografische Verbreitung

In Afrika sind 4 der 6 humanpathogenen *Schistosoma*-Arten, nämlich *S. haematobium, S. mansoni, S. intercalatum* und der mit *S. intercalatum* eng verwandten Spezies *S. guineensis* endemisch. Auf der Arabischen Halbinsel sind dies *S. haematobium* und *S. mansoni,* in Süd- und Ostasien *S. japonicum* und *S. mekongi.* In Südamerika und der Karibik kommt nur *S. mansoni* vor. Erstaunlicherweise ist der indische Subkontinent als eine Region mit verbreiteter zoonotischer Schistosomiasis praktisch frei von humaner Schistosomiasis (➤ Abb. 6.6).

Schistosoma haematobium kommt in den meisten afrikanischen Ländern sowie im Nahen Osten vor. Die Zahl der Infizierten wird auf ca. 90 Millionen geschätzt. Die Prävalenz im Bereich der großen afrikanischen Flüsse West- und Ostafrikas ist besonders hoch (bis 100 %). Seit 2013 werden erstmalig autochthone Übertragungen in Südostkorsika (Flüsse Cavu und Solenzara) durch *S. haematobium* mit Introgression von *S.-bovis*-Genen beschrieben. Retrospektiv wurde eine kleine autochthone Clustertransmission, die 2003 in Südspanien stattgefunden hatte, nachgewiesen.

Schistosoma mansoni ist vor allem in Afrika südlich der Sahara verbreitet. Die Endemiegebiete entsprechen teilweise denen von *S. haematobium.* Verbreitungsgebiete bestehen zudem im Nildelta, in Libyen und auf der Arabischen Halbinsel. *S. mansoni* wurde erst mit

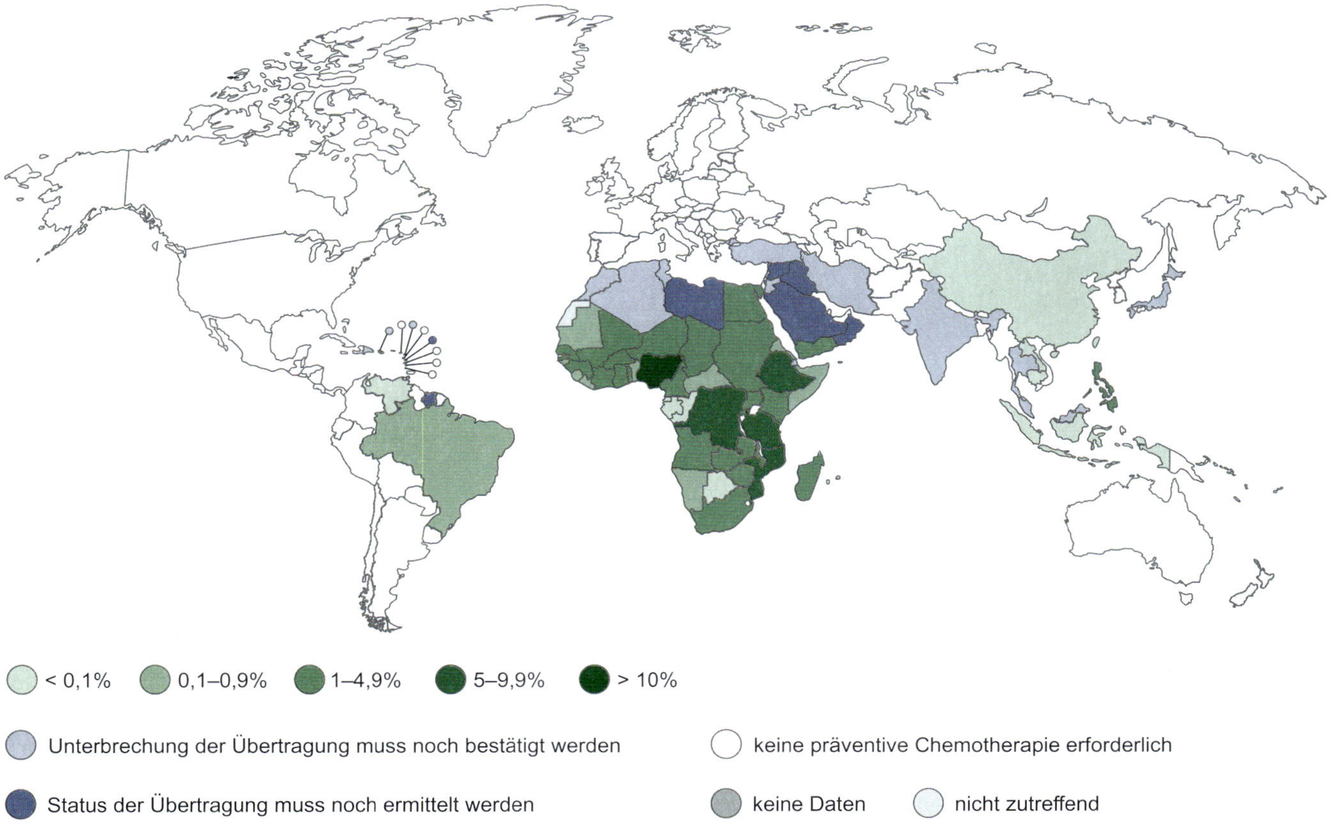

Abb. 6.6 Verbreitung von *Schistosoma mansoni* und *Schistosoma intercalatum:* Anteil der Bevölkerung, der eine präventive Chemotherapie gegen Schistosomiasis benötigt. [W798, L138]

afrikanischen Sklaven im 16. Jahrhundert nach Amerika importiert und ist heute an der südamerikanischen Ostküste (Brasilien, Surinam, Venezuela) und in der Karibik endemisch. Weltweit sind vermutlich mehr als 100 Millionen Menschen mit *S. mansoni* infiziert. In Subsahara-Afrika und im Niltal sind Doppelinfektionen mit *S. haematobium* häufig.

Schistosoma intercalatum und **Schistosoma guineensis** sind deutlich seltener und treten in fokalen Endemiegebieten in Zentralafrika und Westafrika auf. Natürliche Hybride zwischen *S. intercalatum, S. guineensis* und *S. haematobium* wurden in Kamerun und wahrscheinlich auch in Gabun beobachtet.

Schistosoma japonicum ist auf Ostasien beschränkt. Endemiegebiete finden sich nurmehr in China vor allem entlang und südlich des Jangtse sowie auf mehreren Inseln der Philippinen. In Japan traten seit 1977 keine menschlichen Neuinfektionen mehr auf. Durch massive Bekämpfungskampagnen ist die Zahl infizierter Menschen von über 33 Millionen (vor 1950) auf derzeit weniger als 3–5 Millionen zurückgegangen. In China sind in mehreren Provinzen ehemals endemische Gebiete inzwischen frei. In Taiwan tritt ein zoophiler Stamm von *S. japonicum* auf, der nicht auf Menschen übertragbar ist.

Schistosoma mekongi kommt in Laos und Kambodscha entlang des Mekong sowie fokal in Thailand vor. In Malaysia und Thailand wurde in den letzten Jahren eine neue, mit *S. mekongi* nah verwandte Art *(S. malayensis)* identifiziert, die zu Infektionen des Menschen führen kann.

Noch seltener kommen Infektionen des Menschen durch zoonotisch verbreitete Spezies vor *(S. mattheei, S. bovis, S. curassoni, S. spindale, S. magrebowiei, S. rodhaini)*. Patente Infektion mit Entwicklung bis zur Eiausscheidung ist aber fraglich. Bei *S. bovis* und *S. mattheei* sind jedoch aktive Hybridinfektionen mit *S. haematobium* und Eiausscheidung bestätigt.

Übertragungs- und Verbreitungsfaktoren

Verbreitung, aber auch Häufigkeit und Intensität der Infektion beim Menschen hängen in erster Linie von 3 Faktoren ab:

- Klimatisch und ökologisch geeignete Habitate für die als Zwischenwirt geeigneten Schneckenarten.
- Kontamination von Gewässern, in denen solche Schnecken leben, mit Urin oder Stuhl infizierter Menschen oder Tiere.
- Kontakthäufigkeit der Bevölkerung mit infiziertem Wasser.

Schnecken als Zwischenwirte

Die geografische Verbreitung der Schistosomiasis hängt stark von derjenigen der Schneckenspezies ab. Zwischenwirte von afrikanischen Schistosomen sind rein aquatische **Lungenschnecken** der Gattungen *Bulinus* (Zwischenwirte von *S. haematobium, S. intercalatum* und *S. guineensis*) und *Biomphalaria* (Zwischenwirte von *S. mansoni*). Sie bevorzugen stehende oder langsam fließende Gewässer wie Be-

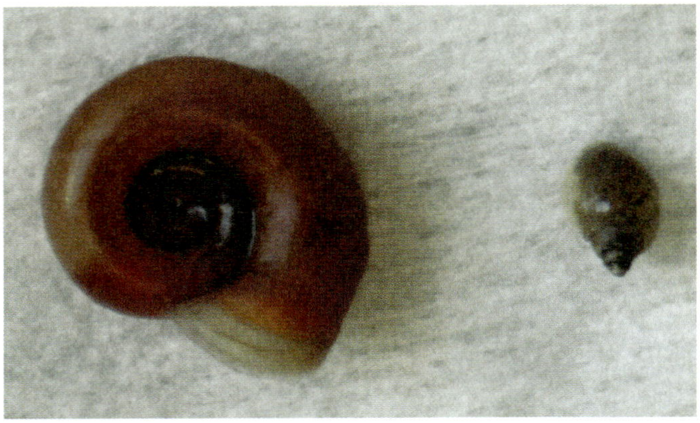

Abb. 6.7 Zwischenwirtsschnecken der Gattung *Biomphalaria* für *Schistosoma mansoni* (links) und der Gattung *Bulinus* für *Schistosoma haematobium* und *Schistosoma intercalatum* (rechts) [P1557]

wässerungskanäle, Wassergräben oder Reisfelder und halten sich vor allem an den Pflanzen der Uferzonen auf. Sie kommen jedoch auch an Flüssen, großen Seen und breiten Bewässerungskanälen vor. *Bulinus* spp. sind 5–20 mm große, ei- bis spindelförmige Turmschnecken mit linksdrehendem Gehäuse; die 7–30 mm großen *Biomphalaria* spp. haben ein scheibenförmiges, posthornartiges Gehäuse (➤ Abb. 6.7).

Zwischenwirte von *S. japonicum* sind amphibische, getrenntgeschlechtliche **Kiemenschnecken** der Gattung *Oncomelania,* die im Gegensatz zu den afrikanischen Schnecken amphibisch sind und sich vor allem im feuchten Grasland mit Schlamm und Morast (z. B. in Überschwemmungsgebieten, bewässerten Reisfeldern) aufhalten.

Der einzige bisher bekannte Zwischenwirt von *S. mekongi* ist die rein aquatische Kiemenschneckenart *Neotricula aperta. Robertsiella kaporensis* gilt als Zwischenwirt für *S. malayensis.*

Reservoire für menschliche Schistosomen

Für *S. haematobium, S. mansoni, S. intercalatum* und *S. guineensis* ist der Mensch der einzige bedeutsame Wirt. Gelegentliche Infektionen bei Affen (*S. haematobium* und *S. mansoni*) und bei Nagern (*S. mansoni* und *S. intercalatum*) kommen vor, spielen aber epidemiologisch wahrscheinlich keine Rolle.

Anders ist die Situation bei *S. japonicum,* wo bei über 40 verschiedenen Arten von Säugetieren natürliche Infektionen beschrieben sind. Rinder und Wasserbüffel sind in vielen Regionen die wichtigsten Ausscheider von Eiern, sodass die *S.-japonicum*-Infektion im Wesentlichen eine Zoonose darstellt. Auch Hunde, Schweine, Ziegen und einige Arten von Nagern können Kontaminationsquellen sein.

Zumindest in einem Teil der Verbreitungsgebiete von *S. mekongi* sind Infektionen bei Hunden nicht selten. Der wichtigste Wirt scheint aber der Mensch zu sein.

Infektion des Menschen

Entscheidend für die Verbreitung der Erkrankung ist neben dem Vorkommen des Zwischenwirts das menschliche Verhalten, das durch verschiedene sozioökonomische und soziokulturelle Faktoren bestimmt wird. So ist die Schistosomiasis assoziiert mit Armut, inadäquater Wasserversorgung der Menschen, Entwicklung von Bewässerungssystemen und Wasserkrafteinrichtungen und zoonotischer Übertragung (bei *S. japonicum* z. B. durch Wasserbüffel). **Wasserkontakt mit infektionstüchtigen Zerkarien** erfolgt beim Baden, Spielen, Waschen und Durchwaten sowie bei Arbeiten in und an verseuchten Gewässern.

Bei allen Arten der Schistosomiasis sind vor allem ländliche Bevölkerungsgruppen mit niedrigem Lebensstandard und schlechten hygienischen Bedingungen betroffen. Besonders schwere Infektionen werden bei Kindern beobachtet, die in der Nähe stark befallener Gewässer wohnen, sowie bei dem Teil der Bevölkerung, der aufgrund seiner Arbeit ständigem und intensivem Kontakt mit Wasser ausgesetzt ist. Wo infizierte Landbevölkerung in städtische Randgebiete migriert und die Voraussetzungen eines intensiven Kontakts mit Wasser und für fäkale Kontamination desselben Wassers vorliegen, breitet sich die Schistosomiasis auch unter urbanen Bedingungen aus.

Es besteht eine typische Altersverteilung. Prävalenz und Intensität der Infektion nehmen ab etwa dem 5. Lebensjahr ständig zu und erreichen bei der afrikanischen Schistosomiasis zwischen dem 10. und 19. Lebensjahr ein Maximum. Die **Prävalenz** bei dieser Altersgruppe kann in hochendemischen Gebieten bis zu 100 % betragen. Vor allem die Intensität der Infektion nimmt danach deutlich ab, während die Prävalenz meist erst nach dem 30. Lebensjahr wesentlich zurückgeht. Dem Rückgang der Reinfektionsrate nach dem 15. bis 20. Lebensjahr scheinen sowohl ein verminderter Mensch-Wasser Kontakt als auch das Entstehen einer partiellen Immunität zugrunde zu liegen.

Stark **infizierte Kinder und Jugendliche** spielen eine entscheidende Rolle für die Aufrechterhaltung des Infektionskreislaufs bei *S. mansoni* und *S. haematobium.* Einerseits scheiden sie große Mengen vitaler Eier aus, andererseits ist Wasser für sie von besonderer Attraktivität zum Baden und Spielen. Die Zeit des hauptsächlichen Mensch-Wasser-Kontakts fällt meist mit dem Maximum der Zerkarienausschüttung während des späten Vormittags und des frühen Nachmittags zusammen.

Einen weiteren wesentlichen Einfluss haben **landwirtschaftliche Bewässerungssysteme** und **Stauseen.** Diese schaffen in Afrika hervorragende Habitate für die aquatischen Zwischenwirtschnecken *Biomphalaria* und *Bulinus.* Ganz im Gegensatz dazu hat in China die Verbesserung der Landwirtschaft durch Wasserregulierung und Entwässerung die Habitate der amphibischen *Oncomelania* und damit das Infektionsrisiko für den Menschen deutlich reduziert.

Pathogenese und Immunpathologie

Bei der Schistosomiasis kommt es nicht zu einer Vermehrung der Würmer im menschlichen Wirt. Die Zahl der vorhandenen Wurmpaare wird durch das Ausmaß von Infektion und Reinfektion mit Zerkarien und durch die Überlebensdauer der Würmer bestimmt. Die vorhandenen Adulten produzieren über einen Zeitraum von mehreren Jahren eine große Zahl von Eiern, von denen ein Teil mit dem Stuhl oder Urin ausgeschieden wird. Der verbleibende Teil ist überwiegend für die Pathogenese und Pathologie der Erkrankung verantwortlich.

Zerkariendermatitis

Bei der Penetration der Haut durch Zerkarien kann es zu einer akuten Hypersensitivitätsreaktion kommen. Diese ist gekennzeichnet durch eine entzündliche Reaktion mit Ödem und Infiltration von Neutrophilen, Monozyten und Eosinophilen. Die Zerkariendermatitis tritt vor allem nach wiederholter Exposition durch Zerkarien auf (kutane Typ-I-Reaktion). Besonders häufig und ausgeprägt ist die Reaktion nach der Penetration von Zerkarien nicht humanpathogener Schistosomatiden, der bei Wasservögeln vorkommenden *Trichobilharzia*-Arten, die in der Haut absterben.

Akute Schistosomiasis

Die akute Schistosomiasis ist eine fieberhafte Allgemeinerkrankung **(Katayama-Syndrom)** und kann sich einige Wochen nach Infektion mit einer größeren Zahl von Zerkarien manifestieren. Die Invasion des Wirts durch Schistosomula führt zu einer Einwanderung eosinophiler Granulozyten in Haut, Lunge, Leber und Milz. Bei sehr frühen Infektionen, bei denen Säuglinge noch über den immunologischen Schutz der Mutter verfügen, ist diese Reaktion wenig ausgeprägt. Bei immunnaiven Personen führt sie zu unterschiedlich ausgeprägter Vergrößerung von Leber und Milz. Nach etwa 1,5 bis 2 Monaten beginnt die Bildung entzündlicher, eosinophilenreicher Granulome um frisch in die verschiedenen Organe deponierten Schistosomeneier, die sich jedoch im Laufe der Zeit durch Immunmodulation verkleinern und ihre zelluläre Zusammensetzung verändern.

Chronische Schistosomiasis

Die Schädigungen während des chronischen Stadiums werden durch die im Körper zurückbehaltenen Eier und die dagegen ausgelösten Immunreaktionen bestimmt. Über Darm- und Blasenschleimhaut wird nur etwa die Hälfte der Eier ausgeschieden, während ein unterschiedlich großer Anteil im Gewebe zurückgehalten wird. Die Eier bleiben nicht nur in der Nachbarschaft der Adulten in und um die kleinen Venen von Darm und Urogenitaltrakt liegen, sondern werden mit dem Blutstrom auch in andere Organe, insbesondere in die Leber und später auch die Lunge verschleppt. Sie bleiben dort in den präsinusoidalen Portalvenen bzw. in den pulmonalen Arteriolen hängen. Da das Immunsystem die großen Eier nicht eliminieren kann (z. B. durch Phagozytose), kommt es zur Abkapselung im Sinne eines **Granuloms** und einer chronisch getriggerten Immunantwort im Wirt. Die Granulome bestehen anfänglich aus Eosinophilen, die im Verlauf durch Gewebemakrophagen und T-Helferzellen ersetzt werden. Im weiteren Verlauf kommt es zu einer ausgeprägten Fibrosierung vor allem im Randgebiet des Granuloms (➤ Abb. 6.8).

Das Ausmaß der Granulombildung korreliert mit einer vermehrten Synthese von Th2-Zytokinen aus T-Helferzellen wie beispielsweise Interleukin 4 (IL-4), IL-5 und IL-13 und dem profibrotischen TGF-β, das durch verschiedene Immun- und Parenchymzellen produziert wird. Allerdings zeigen Untersuchungen bei Patienten mit schwerer chronischer Pathologie zudem erhöhte Spiegel Th1-typischer Zytokine (TNF-α). Die Granulome werden im Verlauf durch immunsuppressive Mechanismen wie der Freisetzung von IL-10 aus T- und B-Zellen moduliert und der fibrotische Gewebeumbau wird verstärkt. Dieser ist die Grundlage der pathologischen Veränderungen, die schließlich die Krankheitserscheinungen nach sich ziehen. Allerdings entwickelt nur ein Teil der Patienten schwere Organveränderungen. Die Gründe hierfür liegen nicht nur in der Anzahl der Eier, sondern

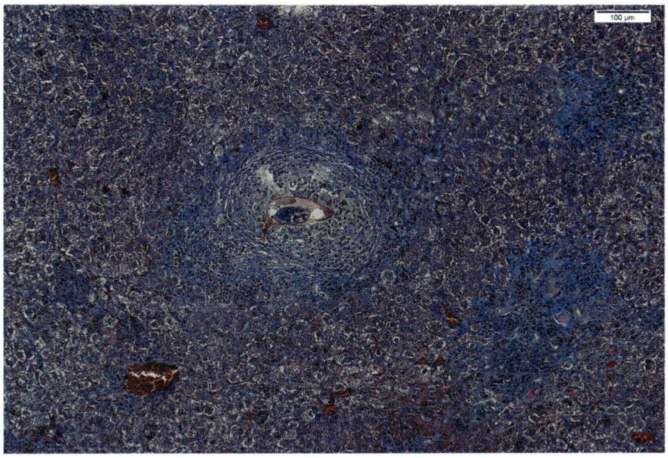

Abb. 6.8 Lebergranulom (Pseudotuberkel) um ein Ei von *Schistosoma mansoni* [P1557]

sind auch genetisch bedingt. So können erhebliche Unterschiede bei der Ausprägung von Krankheitserscheinungen unter Individuen einer Bevölkerungsgruppe mit identischem Expositionsmuster auftreten. Es wurden Häufungen schwerer Erkrankungen in Familien, aber auch erhebliche Unterschiede innerhalb von Familien beobachtet. Die fibrotischen Veränderungen sind anfangs nach Therapie oder spontan reversibel, im Spätstadium jedoch unterschiedlich irreparabel.

Urogenitale Schistosomiasis

Von den pathologischen Veränderungen sind – entsprechend der Lokalisation der adulten Würmer im Venengeflecht des kleinen Beckens – besonders die Harnblase **(Blasenbilharziose)** und der distale Anteil der Ureteren betroffen. Die Eier von *S. haematobium* neigen besonders dazu, auf ihrem Weg durch die Wandschichten der ableitenden Harnwege stecken zu bleiben. Da Adulte ihren intravasalen Standort meist über längere Zeit beibehalten, kann eine größere Zahl von Eiern in einem begrenzten Bereich akkumulieren und zu fokalen Läsionen führen.

Bereits im Frühstadium der Eiausscheidung ist die Blasenschleimhaut hyperämisch und kann Petechien aufweisen. Die **Eigranulome,** die sich um die in der Wand von Blase und Ureteren verbleibenden Eier bilden, erreichen oft eine makroskopisch sichtbare Größe und stellen sich als bis zu 1–2 mm große Knötchen **(Pseudotuberkel)** dar. Diese verschmelzen häufig zu nodulären oder polypoiden Läsionen, die ulzerieren und zu lokalisierten Schleimhautblutungen führen können. Begünstigt durch Fibrosierung, gleichzeitige Hyperplasie der Mukosa und Hypertrophie der Blasenmuskulatur bilden sich papillomatöse und granulomatöse **Wucherungen.** Mit fortschreitender Fibrosierung zeigt die Schleimhaut bräunlich-gelbliche Flecken von leder- oder sandbelagartigem Aussehen und rauer Oberfläche. Diese bevorzugt im Trigonum lokalisierten **Sandflecken** (engl. sandy patches, franz. grains de sable) sind pathognomonisch für die Schistosomiasis. Durch die Verkalkung der intramural abgestorbenen Eier können große, zum Teil schalenförmige **Kalkeinlagerungen** in der Blasenwand entstehen. Die granulomatöse Entzündung kann zur Bildung von **Ulzerationen, entzündlichen Massen** und **Polypen** der Blasenwand führen. Der zunehmende Ersatz der chronisch entzündeten Wandschichten durch fibrotisches Bindegewebe führt zu einer Verdickung der Blasenwand, die nicht selten von einer narbigen Schrumpfung begleitet ist. Dabei können Trigonum und Blasenhals derart nach vorn gezogen werden, dass es zu einer Obstruktion des Blasenhalses oder einer ein- oder beidseitigen Verlegung des Ureterostiums kommt, mit der Folge eines Aufstaus der oberen Harnwege.

Zwischen dem Auftreten von **Blasenkarzinomen** und der *S.-haematobium*-Infektion besteht ein eindeutiger Zusammenhang. Blasenkarzinome gehören in einigen Ländern mit endemischer Blasenbilharziose zu den häufigsten Malignomen und sind z. B. in Ägypten für etwa ein Viertel aller Krebserkrankungen verantwortlich.

Im Gegensatz zu sonstigen Blasenkarzinomen handelt es sich vorwiegend um Plattenepithelkarzinome mit solidem, nodulär exophytischem oder infiltrierendem Wachstum ohne die sonst vorherrschenden weichen, leicht verletzlichen und stark vaskularisierten, papillären Läsionen.

Pathologische Veränderungen in den Ureteren, insbesondere im unteren Drittel, sind häufig. Durch entzündliche und narbige Veränderungen können sich Strikturen entwickeln, die zur Erweiterung und **Deformierung des Ureters** mit nachfolgender **Hydronephrose** und postrenalem Nierenversagen führen. Bei einem Befall der Ureterwand kann sich auch eine atonische Dilatation entwickeln, die bei längerem Bestehen ebenso zu einem Rückstau bis ins Nierenbecken führt. Rezidivierende, aufstaubedingte bakterielle Pyelonephritiden aggravieren die Nierenveränderungen und sind häufig Todesursache. Eine Assoziation zwischen *S.-haematobium*-Infektion und Urolithiasis ist fraglich.

Eier und Eigranulome mit nachfolgender konfluierender Sklerose und Verkalkungen sind oft auch in anderen Beckenorganen vorhanden, insbesondere in den Geschlechtsorganen **(Genitalbilharziose).** Bei adoleszenten und jungen Frauen werden Granulome meist im Gewebe von Vulva, Vagina und Cervix uteri gefunden, makroskopisch als **Ulzerationen, Sandflecken** und **Papillomata** evident. Ab der 3. Lebensdekade sind zunehmend die inneren Genitalorgane wie Corpus uteri, die Eileiter und Ovarien betroffen, mit **Fibrosierung** der betroffenen Organe und entzündlich-narbiger **Striktur** einer oder beider **Eileiter** infolge einer Schistosomiasis-Salpingitis. Die narbigen Veränderungen können zur Bildung von **granulomatösen Massen** im kleinen Becken und **vesikovaginalen Fisteln** führen. Auch in der **Plazenta** sind Eier nachweisbar, die nicht auf das Kind übertreten.

Bei den männlichen Genitalorganen sind Samenbläschen und Prostata am häufigsten betroffen, seltener auch Urethra, Hoden, Nebenhoden und Samenstränge, wo es zu **Fibrosierungen** und **Verkalkungen** kommt. Eine Schwellung des Skrotums kann sowohl im Rahmen einer Orchitis und Bildung eines **Pseudotumors** als auch durch eine obstruktive **Hydrozele** bedingt sein.

Die **Genitalbilharziose** kann durch alle Schistosomenspezies bedingt sein, tritt aber bei *S.-haematobium*- und *S.-intercalatum*-Infektionen am häufigsten auf. Fast regelmäßig sind außerdem Eier auch in der Mukosa und Submukosa des Kolons nachweisbar, insbesondere in Appendix und Rektosigmoid. Die Anzahl der Eier und das Ausmaß der pathologischen Veränderungen sind jedoch in der Regel gering. Bei einem wesentlichen Teil der medikamentös behandelten Patienten können sich die Veränderungen signifikant zurückbilden. Dies gilt auch für die Folgen der Harnwegsobstruktionen bei der Blasenbilharziose. Auch im Spontanverlauf chronischer Infektionen kann in späteren Phasen eine Zunahme des Kollagenabbaus beobachtet werden, was eine Rückbildung der Fibrose zu begünstigen scheint.

Intestinale Schistosomiasis (Darmbilharziose)

Die Darmbilharziose wird durch Infektionen mit *S. mansoni, S. japonicum, S. intercalatum, S. guineensis* und *S. mekongi* hervorgerufen. Die möglichen Schädigungen betreffen vor allem den Darmtrakt; komplizierend sind bei einem Teil der Patienten die Leber und Milz (hepatolienale Schistosomiasis), die Lunge (kardiopulmonale Schistosomiasis) und gelegentlich das ZNS (Neuroschistosomiasis) mitbetroffen. Gravierende pathologische Veränderungen mit ernsthaften Krankheitsbildern treten im Wesentlichen bei der *S.-mansoni-*, *S.-mekongi-* und der *S.-japonicum*-Infektion auf. Bei Infektionen mit *S. intercalatum* und *S. guineensis* sind diese auf den Enddarmtrakt beschränkt.

Ein Teil der Eier wird in der Darmwand zurückgehalten und führt zu einer chronischen granulomatösen Entzündung. Obwohl Eier häufig auch in den Wandschichten des Dünndarms zu finden sind, treten signifikante Läsionen fast nur im Dickdarm auf. Ihre Verteilung ist meist fokal mit dazwischenliegender unauffälliger Schleimhaut. Das distale Kolon bis zum Rektosigmoid ist meist stärker betroffen. Je nach Stadium und Ausmaß der Läsionen finden sich eine **Hyperämie** der Schleimhaut, erhabene Knötchen, **typische Sandflecken, Ulzerationen** und **Blutungen,** in fortgeschrittenen Stadien auch große papillomartige oder tumorartige granulomatöse Wucherungen. An Stellen hoher Eikonzentrationen im Gewebe nimmt die Schleimhaut ein feingranuläres Aussehen an (Sandflecken). Bei der *S.-mansoni*-Infektion wurde vor allem in Ägypten und Brasilien eine bevorzugt bei jungen Männern auftretende **Polyposis** des Kolons beschrieben.

Hepatolienale Schistosomiasis

Morbidität und Mortalität der intestinalen Schistosomiasis werden weniger durch die Darmmanifestationen bestimmt, sondern meist durch die hepatolienale Schistosomiasis. Die granulomatös-fibrotische Reaktion um die Eier führt zu einer progressiven portalen Fibrose, die bei fortgeschrittener Erkrankung das typische Bild der **Tonpfeifenstielfibrose** (clay pipe-stem fibrosis) nach Symmers bietet. Bei Zunahme der Verstopfung und Vernarbung der kleinen Pfortaderverästelungen sind auch die großen Äste und der Pfortader-Hauptstamm zunehmend betroffen. Ursprüngliche Portaläste, von denen die Fibrosierung ausging, werden narbig verengt bzw. verschlossen, was zu einer Reduktion der Kapazität des portalen Gefäßnetzes und folglich zu einer **präsinusoidalen portalen Hypertension** führt. Es bilden sich portosystemische Kollateralen (Shunts) mit Ösophagus- und Magenfundusvarizen, hypertensiver Gastropathie und Aszites (➤ Abb. 6.9).

Ein zirrhotischer Umbau findet in der Regel nicht statt, die Funktion des Leberparenchyms bleibt erhalten. Bei der *S.-japonicum*-Infektion und möglicherweise auch bei der *S.-mekongi*-Infektion kann, isoliert oder in Assoziation mit der Portalfibrose, eine **interseptale Fibrose** auftreten, die sich maschendrahtähnlich über das gesamte

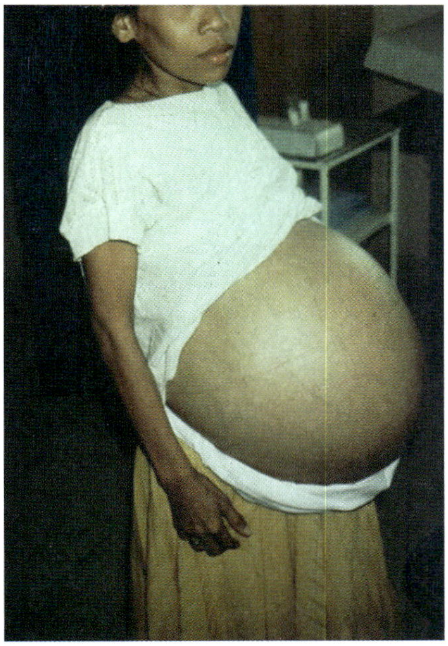

Abb. 6.9 Philippinische Patientin mit hepatolienaler *Schistosoma-japonicum*-Infektion und dekompensierter portaler Hypertension (Aszites) [P1557]

Lebergewebe erstreckt (Netzwerkfibrose, Syn. tortoise back, Fishscale-Fibrose) (➤ Abb. 6.10).

Im Frühstadium kommt es zu einer reaktiven Hyperplasie der **Milz.** Im weiteren Verlauf nimmt die Milzgröße außerdem im Rahmen einer zunehmenden Kongestion mit Hyperspleniemus zu.

In den meisten Fällen wird die Gallenblase bei einer *S.-mansoni*-bedingten hepatolienalen Schistosomiasis in den fibrotischen Prozess involviert **(Bilharziose-Cholezystopathie).** In Einzelfällen kann es bereits zu einer Gallenblasenfibrose kommen, bevor der hepatolienale Befall evident wird. Aus konfluierenden Eigranulomen entwickelt sich der fibrotische Umbau der gesamten Gallenblasenwand, der bis hin zum vollständigen Verlust des Gallenblasenlumens führen kann. Bei asiatischen Schistosomiasisformen hingegen sind Gallenblasenveränderungen dagegen untypisch und deuten auf eine andere Ätiologie hin.

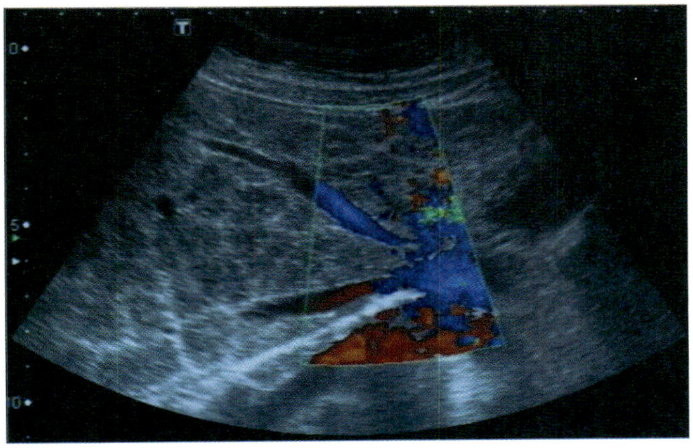

Abb. 6.10 Netzwerkfibrose (Lebersonografie) bei hepatolienaler Schistosomiasis [P1579]

Klinik

Zerkariendermatitis

Am Ort der Zerkarieninvasion der Haut kommt es vor allem bei durch vorangegangene Infektionen sensibilisierten Menschen nicht selten wenige Minuten bis 24 Stunden nach Zerkarienpenetration zum Juckreiz im exponierten Hautareal. Bei der Zerkariendermatitis (engl. swimmer's itch, span. piquina, japan. Kabure) handelt es sich um ein erythematöses, makulöses oder papulöses Exanthem, das unterschiedlich ausgeprägt ist und rasch wieder abklingt. Die Dermatitis ist aber bei den meisten Infektionen mit humanpathogenen Schistosomen nur gering ausgeprägt oder fehlt völlig. Die Zerkariendermatitis wird dagegen in unseren Breiten von vogelpathogenen Arten wie *Trichobilharzia* hervorgerufen, z. B. sommerliche Ausbrüche von Badedermatitis. Auch in Asien können tierpathogene Schistosomenspezies (*S. indicum, S. spindale, S. incognitum* und *S. nasale)* eine Zerkariendermatitis hervorrufen. Diese Schistosomenspezies können sich beim Menschen nicht weiterentwickeln.

Akute Schistosomiasis (Katayama-Syndrom)

Dieses akute, fieberhafte Anfangsstadium manifestiert sich nur bei einem kleinen Teil der Infizierten und ist am ehesten bei stärkeren Erstinfektionen zu erwarten, d. h. bei nicht immunen Individuen mit erstmaliger oder geringer vorheriger Infektion und beim gleichzeitigen Eindringen einer größeren Zahl von Zerkarien (Schneckenfieber). Das Katayama-Fieber tritt daher vor allem bei Reisenden und Zuwanderern aus nicht endemischen Gebieten auf, während es bei der einheimischen Bevölkerung von Endemiegebieten seltener beobachtet wird. Am häufigsten und am stärksten ausgeprägt ist das Katayama-Fieber bei *S.-japonicum*- und *S.-mansoni*-Infektionen und wird durch wandernde Larvenstadien verursacht, und nicht durch die Eiablage, wie manchmal vermutet wurde.

Die **Inkubationszeit** liegt in der Regel bei 4 bis 6 Wochen, sie kann jedoch zwischen 1 und 12 Wochen schwanken. Die häufigsten Symptome sind Fieber, Abgeschlagenheit, Kopf-, Nacken- und Gliederschmerzen, trockener Husten, Oberbauchschmerzen, Übelkeit, breiige, mitunter blutige Durchfälle. Nicht selten treten wandernde urtikarielle, auch großflächige Hautveränderungen auf. Die Leber und die Milz sind meist vergrößert und druckdolent. In einzelnen Fällen entwickeln sich bakteriell superinfizierte Leberabszesse (meist durch *S. aureus*). Die Erkrankung ist normalerweise selbstlimitierend und klingt in 1 bis 2 Wochen spontan ab.

Bedrohliche Verläufe bei massiver Exposition und bei Erstinfektionen von nicht immunen Individuen sind jedoch möglich, und Todesfälle aufgrund kardialer und zerebraler Komplikationen sind bei massiven Infektionen insbesondere mit *S. japonicum* und *S. mansoni* beschrieben. Bei *S.-japonicum*-Infektionen wurden bereits in diesem Stadium ektope Verlaufsformen mit zerebralen Krampfanfällen und zentralnervösen Herdmanifestationen beobachtet.

Chronische Schistosomiasis

Urogenitale Schistosomiasis

Leichte Infektionen verlaufen häufig asymptomatisch. Auch bei ausgeprägteren Infektionen mit wesentlichen pathologischen Veränderungen können klinische Krankheitserscheinungen in beiden Stadien über längere Zeit fehlen oder nur minimal ausgeprägt sein. In endemischen Gebieten entwickelt sich jedoch bei einem wesentlichen Teil der Infizierten eine chronische Erkrankung, die auch beim Sistieren von Re- und Superinfektion einen chronisch progredienten Verlauf nehmen und Folgeerkrankungen wie obstruktive Uropathie und Blasenkarzinom nach sich ziehen kann.

Am häufigsten ist die Beteiligung der Harnblase **(Blasenbilharziose).** Die ersten Symptome treten 10 bis 12 Wochen nach der Infektion auf. Es kann jedoch auch Jahre dauern, bis sich die ersten Krankheitserscheinungen manifestieren. Die Beschwerden beginnen typischerweise mit Schmerzen während der Miktion und erhöhter Miktionsfrequenz. Es besteht das Gefühl der unvollständigen Blasenentleerung. Bald kommt dazu eine Hämaturie, die meist auf die letzte Harnportion beschränkt ist **(terminale Hämaturie)** und bereits im Kindesalter auftreten kann. In manchen Hochendemiegebieten tritt die Makrohämaturie bei männlichen Jugendlichen so häufig auf, dass sie als Pendant zur Menstruation im Sinne einer Manifestation der sexuellen Reifung angesehen wird. Sie tritt allerdings oft nur intermittierend auf, während die Mikrohämaturie in der Regel auch zwischen solchen Episoden nachweisbar bleibt. Hinweisend ist auch die Trübung des Urins. Bei stärkeren Infektionen kommt es häufig zu gesteigertem Harndrang; Pollakisurie, Enuresis und/oder Inkontinenz können sich entwickeln. Schmerzen sind oft in der Harnröhre lokalisiert, aber auch suprapubisch und perineal. Sie können sehr ausgeprägt sein, aber auch völlig fehlen. Der Urin enthält in wechselnder Zahl Erythrozyten, Leukozyten und *S.-haematobium*-Eier. Es besteht eine Albumin-Proteinurie; solange keine bakterielle Sekundärinfektion vorliegt, ist der Urin sauer. Zystoskopisch zeigt sich als häufigste und früheste Veränderung eine Hyperämie der Schleimhaut mit oder ohne petechiale Hämorrhagien. In der Blasenschleimhaut entstehen kleine gelbliche, in Gruppen angeordnete Knötchen (Pseudotuberkel), die anfangs von einer hyperämischen Zone umgeben sind. Sie entsprechen Eigranulomen und sind bevorzugt im Bereich des Trigonums und der Ureterostien zu finden. Bei länger bestehenden Infektionen entwickeln sich die typischen **Sandflecken (sandy patches).** Weitere, vor allem bei stärkeren Infektionen vorkommende Veränderungen sind noduläre oder polypoide Läsionen, Ulzera, fleckförmige Schleimhautblutungen sowie papillomatöse und granulomatöse Wucherungen.

Bei einem Teil der Infizierten entwickelt sich eine, meist durch entzündliche Ureterstrikutur hervorgerufene, ein- oder beidseitige **obstruktive Uropathie.** Zum Harnwegsaufstau können außerdem in unterschiedlichem Maße eine Blasenhalsobstruktion und der Kapazitätsverlust der Blase durch fibrotische Schrumpfung beitragen. Die Obstruktion kann zu vesiko-ureteralem Reflux, Stauung und Dilatation des Ureters, Hydronephrose und Niereninsuffizienz führen. Bakterielle Sekundärinfektionen werden begünstigt; eine Pyelonephritis ist nicht selten die Ursache einer akuten Dekompensation der Niereninsuffizienz und von Todesfällen durch Sepsis und akutes Nierenversagen. Salmonellen können an Tegument und Canalis gynaecophorus der adulten Würmer adhärieren und zu chronischen Salmonelleninfektionen, persistierender Bakteriämie und Bakteriurie führen.

Blasenkarzinome können infolge einer chronischen *S.-haematobium*-Infektion auftreten. Deren klinisches Bild unterscheidet sich nicht wesentlich von dem der unkomplizierten Blasenbilharziose. Miktionsbeschwerden und Hämaturie sind hinweisende Symptome. Bilharzioseassoziierte Blasenkarzinome treten bevorzugt bei Männern zwischen 35 und 50 Jahren auf, Einzelfälle wurden aber bereits im Kindesalter beschrieben.

Die **Genitalbilharziose** manifestiert sich bei **Mädchen und Frauen (female genital schistosomiasis, FGS)** mit unspezifischen Ulzerationen und papillomatösen Wucherungen der Genitalschleimhaut im Bereich der Vulva und Vagina, die nicht selten mit sexuell übertragenen Erkrankungen verwechselt werden. Vesikovaginale Fisteln äußern sich durch Harninkontinenz und Urinausfluss aus der Vagina und heilen grundsätzlich schlecht ab. Diese Krankheitserscheinungen können zu einer Stigmatisierung führen, insbesondere wenn gleichzeitig im Urin keine Wurmeier nachgewiesen werden. Problematisch ist zudem das erhöhte HIV-Infektionsrisiko bei bestehender genitaler Erkrankung. Koinfektionen von Schistosomiasis und humanem Papillomavirus (HPV) und anderen sexuell übertragenen Erkrankungen treten ebenfalls auf, und auch hier könnte die bilharziosebedingte Schädigung der Genitalschleimhaut die sexuelle Übertragung von Infektionen begünstigen. Perineale Schmerzen und Schmerzen beim Sexualverkehr können auf eine Genitalbilharziose hinweisen. Die Schistosomiasis der inneren Genitalorgane kann sich durch primäre oder sekundäre Sterilität manifestieren. Akut lebensbedrohliche intraperitoneale Blutungen bei einer rupturierten extrauterinen Schwangerschaft können infolge eines Tubenverschlusses durch eine Schistosomiasis-Salpingitis auftreten. Mitunter werden intraperitoneale Verwachsungen mit anderen Ursachen einer chronischen Entzündung des kleinen Beckens oder Malignomen verwechselt. Ein Zusammenhang zwischen retardiertem intrauterinem fötalem Wachstum, Prämaturität und Schistosomiasis wird diskutiert. Die Schistosomiasis kann den Verlauf einer Schwangerschaft beispielsweise durch Aggravierung des schwangerschaftsbedingten Aufstaus der Harnleiter oder Eisenmangelanämie beeinflussen.

Bei **Männern** äußert sich die Genitalbilharziose (male genital schistosomiasis, MGS) meist durch die Veränderung der Konsistenz bzw. blutige Tingierung des Ejakulats und Schmerzen im Perineum oder im Hoden. Skrotale Schwellungen können auf einer Hydrozele oder auf einer Fibrosierung der Testes beruhen.

Intestinale Schistosomiasis

Die Beteiligung des Intestinaltrakts kann bei Immunnaiven bereits während des akuten Stadiums (Katayama-Syndrom) zu einem akuten febrilen dysenterischen Krankheitsbild führen, das durch den Beginn der Eiausscheidung und die Wanderung der Eier durch die Darmschleimhaut verursacht wird.

Leichte chronische Infektionen verlaufen meist asymptomatisch. In Endemiegebieten ist die Mehrzahl der Menschen weitgehend beschwerdefrei. Bei stärkeren Infektionen können abdominelle Schmerzen und blutige Diarrhöen auftreten. Häufiger wird intermittierend Blut und Schleim im Stuhl ausgeschieden, ohne dass eine Diarrhö vorliegt. Die bei der *S.-mansoni*-Infektion vorkommende **Polyposis** des Kolons äußert sich ähnlich mit blutigen Durchfällen und Tenesmen, geht aber mit einem erheblichen enteralen Blut- und Eiweißverlust einher, der zu Anämie und Ödemen führen kann. Große granulomatöse Läsionen (Bilharziome) im Kolon und im Rektosigmoid, die mit Tumoren oder chronisch entzündlichen Darmerkrankungen zu verwechseln sind, können zu Blutungen, Passagestörungen, Ileus, Invagination oder Rektumprolaps führen.

Hepatolienale Schistosomiasis

Eine Hepatosplenomegalie kann bereits nach wenigen Wochen bis Monaten auftreten. Klinische Symptome und Befunde fortgeschrittener Krankheitsstadien mit Leberfibrose und portaler Hypertension entstehen in der Regel erst nach einer Infektionsdauer von mehreren Jahren. Insgesamt erfolgt diese Entwicklung rascher bei der Infektion mit *S. japonicum* (im Durchschnitt nach 3–5 Jahren) als mit *S. mansoni* (etwa 5–15 Jahre). Eine portale Hypertension kann sich in Endemiegebieten bei bis zu 5 bis 10 % der Infektionen entwickeln. Meist kommt es zu einer Vergrößerung der Milz. Leber und Milz sind anfangs weich und zeigen eine glatte Oberfläche. Später nimmt ihre Konsistenz zu und die Leberoberfläche wird höckerig. Bei fortgeschrittenen Fällen entsteht eine narbig retrahierte Schrumpfleber, während die Milzgröße in schweren Fällen weiter zunimmt. Bei Patienten mit *S.-mansoni*-Infektion und Portalfibrose ist häufig auch die Gallenblase betroffen, mit progredientem Verlust der Gallenblasenkontraktilität **(Bilharziose-Cholezystopathie),** jedoch nicht mit vermehrter Cholezystolithiasis.

Typische Symptome sind zunehmende allgemeine Schwäche, abdominelle Beschwerden, Gewichtsverlust, Muskelatrophie und Anämie. Nicht selten entwickeln sich Amenorrhö, Infertilität, Libidoverlust und Impotenz. Aufgrund des Hypersplenismus besteht eine Panzytopenie, die Infektionsanfälligkeit ist vermehrt. Chronische persistierende Salmonelleninfektionen mit anhaltendem Fieber und positiver Blutkultur aber negativer Stuhlkultur treten gehäuft auf. Wenn sich die hepatolienale Schistosomiasis bereits im Kindesalter manifestiert, kann sie mit Entwicklungsverzögerung, Zwergwuchs und retardierter sexueller Entwicklung einhergehen.

Die hepatolienale Schistosomiasis wird nicht selten durch Malnutrition, infektiöse (virale Hepatitis) oder toxische Faktoren (Aflatoxine, Alkoholabusus, Khat) verstärkt. Ein Teil der Patienten ist weitgehend beschwerdefrei bis die Erkrankung weit fortgeschritten ist und sich die Folgen und Komplikationen der **portalen Hypertension** manifestieren: hypertensive Gastropathie, Ösophagus- oder Magenvarizenblutung mit Hämatemesis und Meläna und die Ausbildung sichtbarer portosystemischer Kollateralgefäße (periumbilikale Varikosis, Caput medusae).

Die Leberfunktion ist meist gut erhalten, wobei die Cholestaseparameter aufgrund narbiger Strikturen kleiner intrahepatischer Gallengangsäste nicht selten gering bis mäßig erhöht sind. Zeichen der Leberinsuffizienz wie Ikterus, Leberhautzeichen, Gerinnungsstörungen und Enzephalopathie sind selten. Aszites und Ödeme treten relativ spät auf und sind prognostisch ungünstig (➤ Abb. 6.9). Hepatische Enzephalopathie und Leberkoma treten meist nur dann auf, wenn weitere Faktoren wie Varizenblutung, virale Hepatitis, Alkoholabusus oder andere toxische Faktoren, Sekundärinfektion, Shuntoperationen, Mangel- oder Fehlernährung hinzukommen. Die häufigsten Todesursachen sind die massive Blutung der **Ösophagusvarizen** und Sekundärinfektionen wie Sepsis und Pneumonie.

Kardiopulmonale Schistosomiasis

Eine klinisch manifeste Lungenbeteiligung tritt meist nur bei länger bestehender hepatolienaler Schistosomiasis auf, bei der Wurmeier durch kollaterale Venen an der Leber vorbeigeleitet werden. Durch massive Ei-Embolisierung und progressive Vaskulitis kann sich eine **pulmonale Hypertonie** entwickeln. Mit zunehmender Druckerhöhung im kleinen Kreislauf entwickelt sich eine Rechtsherzbelastung mit Dilatation der Pulmonalarterie, Hypertrophie des rechten Ventrikels und schließlich eine Rechtsherzinsuffizienz **(Cor pulmonale).** Häufig beobachtete, für eine allein rechtsventrikuläre Herzinsuffizienz untypische, Trommelschlegelfinger („Clubbing") werden auf arterovenöse Mikroanastomosen in Folge der Schädigung der Lungengefäßarchitektur durch Eigranulome und Fibrose zurückgeführt. Eine Koinfektion mit *Trypanosoma cruzi* ist in Endemiegebieten keine Seltenheit.

Ektope und Neuroschistosomiasis

Durch kollaterale Venen können Eier und sogar adulte Würmer hämatogen an der Leber vorbei verschleppt werden, wodurch grundsätzlich eine Beteiligung aller Organe möglich wird. Klinisch relevante pathologische Veränderungen sind – allerdings selten – bei einer Anzahl weiterer ektoper Lokalisationen wie Haut, Magen, Pankreas, Genitalorgane, Perikard, Myokard, Schilddrüse oder Augen beschrieben. Bei *S. haematobium* tritt eine chronische oder akute **Appendizitis** als häufigste ektope Lokalisation auf.

m bedeutsamsten sind ektope Läsionen jedoch im ZNS. Bei der **Neuroschistosomiasis** durch *S. japonicum* können Ei-Embolien und Granulome zu einer zerebralen Schistosomiasis führen, über die bei Untersuchungen von hospitalisierten Patienten mit *S.-japonicum*-Infektion in 1–4 % berichtet wurde. Häufigstes Symptom sind epileptische Krampfanfälle, seltener sind fokale motorische und sensible Ausfälle, Hirnnervenstörungen, Hirndruckzeichen oder apoplektiforme Bilder. Bei *S.-mansoni*- und *S.-haematobium*-Infektionen manifestiert sich eine ZNS-Beteiligung eher als akute oder chronische Myelitis, bevorzugt als **transverse Myelitis** mit segmentalen sensorischen und motorischen Ausfällen. Typischerweise beginnt diese mit Schmerzen im Lumbalbereich und an den unteren Extremitäten, gefolgt von sensomotorischen Defiziten einschließlich Blasen- und Mastdarmlähmung. Bei Beteiligung des Zervikalmarks kann sich innerhalb weniger Tage eine Tetraplegie entwickeln.

Indirekte Folgen der Schistosomiasis (unacknowledged morbidity)

Insbesondere bei schwer mit *S. mansoni* oder *S. japonicum* infizierten Kindern treten Wachstumsstörungen bis hin zum Zwergwuchs auf. Inwieweit diese im Zusammenhang mit den allgemein schlechten Ernährungsbedingungen und häufig auftretenden anderen Wurminfektionen der meist ärmlichen Landbevölkerung stehen, und welchen Anteil an deren Entstehung die Schistosomiasis hat, ist schwer zu klären. Die Schistosomiasis scheint auch einen Einfluss auf das Endokrinum zu haben, der noch nicht hinreichend untersucht ist. Auffällig ist bei chronisch Schwerinfizierten neben der Wachstumsretardierung eine Häufung von Patienten mit retardierter Geschlechtsentwicklung.

Interaktionen zwischen Schistosomiasis und anderen Infektionen

Bei der Blasenbilharziose begünstigen Abflussstörungen des Harntraktes **bakterielle Pyelonephritiden.** Superinfektionen von Kratzexkoriationen im Rahmen einer Zerkariendermatitis oder andere Pyodermien können **Staphylokokkenabszesse** der Leber und Milz zur Folge haben. Bei fortgeschrittener hepatolienaler Schistosomiasis besteht eine Abwehrschwäche mit erhöhter Gefahr von Sekundärinfektionen.

Die Interaktion zwischen Genitalbilharziose und Infektionen durch das Humane Immundefizienz-Virus (HIV), das humane T-Zell-Leukämie/Lymphom-Virus (HTLV), Hepatitisviren, das humane Papillomavirus oder durch Erreger anderer Geschlechtskrankheiten wird in letzter Zeit erforscht und tatsächlich steigt das Risiko einer HIV-Infektion um das fast 4-fache bei bestehender Genitalläsion. Auch traditionelle Methoden zur Behandlung schistosomiasisbedingter Veränderungen können zur parenteralen Übertragung von Erregern führen, wenn beispielsweise papillomatöse Veränderungen des äußeren Genitales mit unsterilen Rasierklingen abgetragen werden. Die Rolle der genitalen und plazentären Schistosomiasis bei der Mutter-Kind-Übertragung von anderen Infektionserregern ist unklar.

Die Beziehungen zwischen **viraler Hepatitis** und Schistosomiasis sind komplex. Meist führt die Koinfektion zu einer erheblichen Aggravierung der Erkrankungen. Bevor wirksame orale Antischistosomenmittel zur Verfügung standen, wurden in Ägypten Massenbehandlungen der Schistosomiasis mit parenteralen Antimonpräparaten durchgeführt, die zur erheblichen Verbreitung des HCV beigetragen haben. Bei Schistosomen-Koinfizierten führte diese zu höheren HCV-Chronifizierungsraten und rascherer Entwicklung einer Leberinsuffizienz. In Endemiegebieten ist auch die Assoziation einer Schistosomiasis z. B. mit einer urogenitalen Tuberkulose keine Seltenheit und kann die Differenzialdiagnose erschweren.

Diagnostik

Parasitologische Untersuchungen

Urinuntersuchung

Die Ausscheidung von *S.-haematobium*-Eiern (➤ Abb. 6.4a) beginnt 30–40 Tage nach der erstmaligen Infektion, gelegentlich auch erst nach mehreren Monaten. Bei hoher Eiausscheidung gelingt der Einachweis bereits bei der Untersuchung der letzten Portion (10–50 ml) eines Spontanurins. Die Eiausscheidung ist am höchsten in den späten Vormittagsstunden (Mittagsurin) und nach körperlicher Aktivität (exercise urine). Das durch einfache Sedimentation oder Zentrifugation gewonnene Sediment sollte quantitativ mikroskopisch durchgemustert werden. Da die Eiausscheidung sehr variieren kann, muss die Untersuchung ggf. mehrfach durchgeführt werden. Bei geringer Eiausscheidung sind Anreicherungsverfahren erforderlich wie beispielsweise durch einen **24-h-Sammelurin,** dessen Sediment mikroskopisch untersucht wird. Am praktikabelsten ist die **Mikrofiltration** durch Kunststoff- oder Papierfilter (Nucleporefilter) (➤ Kap. 12.5). Dies ermöglicht zudem eine Quantifizierung der Eiausscheidung und eine Beurteilung der Vitalität des Mirazidiums sowie einer **Vitalfärbung** mit Trypanblau. Urinproben sollten innerhalb von 1 bis 2 Stunden untersucht werden, da ansonsten die Mirazidien zu schlüpfen beginnen. Andernfalls sollte ein Fixativ (z. B. Formalin) oder eine Salzlösung zugegeben werden. Gelegentlich sind auch Eier von *S. mansoni* oder *S. intercalatum* im Urin zu finden. Besonders sensitiv zum Nachweis vitaler Eier, aber aufwendig und schwierig zu standardisieren, ist der **Mirazidienschlüpfversuch,** bei dem die Mirazidien nach Verdünnung von z. B. Urin mit Waser zum Schlüpfen gebracht und mikroskopisch beobachtet werden.

Stuhluntersuchung

Bei der mikroskopischen Durchmusterung eines einfachen dünnen Stuhlausstrichs gelingt der direkte Nachweis der Schistosomeneier (➤ Abb. 6.4.b und c) meist nur bei Infektionen mit hoher Eiausscheidung. Bewährt für Untersuchungen unter Feldbedingungen und in einfach ausgerüsteten Labors hat sich der dicke Stuhlausstrich nach **Kato-Katz,** allerdings werden hierbei maximal 50 mg Stuhl untersucht. Anreicherungsmethoden können deutlich sensitiver sein, so die labortechnisch aufwendigeren **Sedimentationsverfahren** wie die Merthiolat-Jod-Formalin (MIF)- oder die Sodiumacetat-Formalin (SAF)-Konzentration, bei denen ca. 1 g Stuhl untersucht wird. Da eine einmalige negative Untersuchung eine Infektion keineswegs ausschließen kann, sind zum Ausschluss einer aktiven Infektion bzw. zur Feststellung einer effektiven Therapie die Untersuchung von mindestens drei unabhängigen Stuhlproben gefordert.

Biopsie

Die Untersuchung von Biopsien der Darm-, Blasen- oder Genitalschleimhaut ist eine sensitive Methode und der parasitologischen Stuhl- oder Urinuntersuchung beim Nachweis leichter Infektionen eindeutig überlegen. Allerdings setzt die bioptische Untersuchung eine invasive Materialgewinnung voraus, die unter einfachen medizinischen Bedingungen wenig geeignet und nicht immer komplikationslos ist (Blutung, Infektion).

Die Biopsate sollten bei der endoskopischen Untersuchung bevorzugt im Bereich verdächtiger Veränderungen, insbesondere aus Sandflecken entnommen werden. Bei unauffälligem makroskopischem Befund empfiehlt sich die Entnahme von mehreren Biopsien an verschiedenen Stellen; in der Blase vor allem im Trigonum, im weiblichen Genitale im Zervixbereich. Die Untersuchung erfolgt am besten frisch oder nach Transport in physiologischer Kochsalzlösung als Quetschpräparat. Histologische Schnittpräparate zeigen meist nur Anschnitte eines Teils der Eier und sind hinsichtlich des Aufwandes diagnostisch nicht sinnvoll, da die Beurteilung von Morphologie und Vitalität erheblich erschwert ist.

Schistosomeneier können auch in Leberbiopsaten nachweisbar sein; eine Leberbiopsie allein zur Diagnostik einer Schistosomiasis ist jedoch nicht indiziert und sollte unklaren Fällen bzw. Verdacht auf Komorbidität (Hepatitis, Leberzirrhose, Leberegelinfektion) vorbehalten bleiben. Eine ektope Schistosomiasis wird häufig erst histologisch nachgewiesen, wenn eine andere Ursache, insbesondere Malignome, ausgeschlossen wurde.

Immun- und Molekulardiagnostik

Zum Nachweis von Antikörpern stehen einige Verfahren zur Verfügung (➤ Kap. 12.8). Als Antigene werden meist Adultwurm- oder Eiantigene (zur Serodiagnostik frischer Infektionen auch Zerkarienantigen) von *S. mansoni* verwendet, da der Parasitenzyklus dieser Spezies am einfachsten im Labor etabliert werden kann. Unter guten technischen Voraussetzungen lassen sich bei über 95 % der Infizierten *Schistosoma*-spezifische Antikörper mittels ELISA oder Immunfluoreszenztests nachweisen. Kreuzreaktionen innerhalb der Schistosomenarten oder mit anderen Helminthiasen können vorkommen, jedoch wird deren tatsächliche Relevanz meist überbewertet. Die Sensitivität des Antikörpernachweises ist unabhängig von der Antigen-Quelle und nicht wesentlich unterschiedlich in den verschiedenen Krankheitsphasen und kann noch lang nach erfolgreicher Therapie positiv sein. Methoden zum Antikörpernachweis sind in der Reisemedizin geeignet für die Verdachtsdiagnose von akuten oder auch geringgradigen Infektionen, die mit den herkömmlichen Methoden nicht nachweisbar sind. Bei Erstinfektionen können sie den einzigen diagnostischen Hinweis während der meist 1- bis 3-monatigen Präpatenzzeit, in der noch keine Eier ausgeschieden werden, liefern. Antikörpertests, insbesondere von Kindern, sind für epidemiologische Untersuchungen geeignet, wenn beispielsweise die Durchseuchung einer Population vor und nach Massentherapie festgestellt werden soll, weil der Nachweis von Antikörpern in dieser Altersgruppe für eine Neuinfektion spricht.

Eine immer größere Rolle spielen die Direktnachweise von zirkulierenden Ei- und Adultwurmantigenen in Urin und Serum. Diese korrelieren mit der Befallsintensität bzw. dem Ausmaß der Eiausscheidung. Zum Nachweis der Antigene wurden Schnelltests entwickelt, die durch die Verwendung von Urinproben als Point-of-Care-Diagnostik auch in endemischen Gebieten angewendet werden können und seit kurzem auch kommerziell erhältlich sind (POC-CCA). Nach effektiver Therapie fallen die Werte innerhalb von wenigen Tagen bzw. Wochen signifikant ab. Allerdings ist zu beachten, dass die Sensitivität dieser Tests bei milden Infektionen deutlich geringer ist. Mehrere Studienergebnisse zeigen außerdem, dass die Sensitivität für Infektionen mit *S. mansoni* hoch, für *S. haematobium* und andere Arten jedoch deutlich geringer ausfällt und auch die Spezifität in ersten großen Feldstudien möglicherweise relativ gering ist.

Mit PCR-Methoden können Schistosomen-spezifische DNS-Abschnitte in Stuhl- oder Urinproben, aber auch in Vaginalflüssigkeit oder Rektumabstrichen nachgewiesen werden. Bei Verdacht auf Katayama-Syndrom sowie in frühen Stadien der Infektion **(Präpatenzzeit),** wenn mikroskopische und serologische Untersuchungen noch negativ ausfallen können, kann eine Serum-PCR versucht werden. Diese Tests weisen zwar grundsätzlich eine sehr hohe Sensitivität sowie Spezifität auf, und können verschiedene Schistosomenarten differenzieren, allerdings sind sie technisch enorm aufwendig und teuer (daher nur in wenigen spezialisierten Laboren verfügbar), und die DNA-Extraktionsmethoden sind noch nicht ausgereift. Auch zur Überwachung des Behandlungserfolges ist eine PCR nicht geeignet, da ein positives Ergebnis kein Beweis für lebende Schistosomen darstellt, sondern auch DNS aus abgestorbenen Würmern und Eiern noch lange Zeit z. B. nach einer Behandlung detektierbar ist.

Grundsätzlich werden jedoch weiter verfeinerte Antigen- und PCR-Testmethoden entwickelt, basierend auf Lateral-Flow- oder LAMP-Verfahren.

Sonstige Laboruntersuchungen

Bei der akuten Schistosomiasis besteht fast regelmäßig eine meist ausgeprägte Bluteosinophilie (10–70 %), die häufig zu einer Erhöhung der Gesamtleukozytenzahl führt. Die BSG ist erheblich beschleunigt; Transaminasen, alkalische Phosphatase und Laktatdehydrogenase sind meist mäßig erhöht.

Im chronischen Stadium ist die Eosinophilie weniger ausgeprägt und nur teilweise vorhanden, die hämatologischen sowie biochemischen Laborparameter sind bei der Mehrzahl der Infizierten ohne Krankheitserscheinungen unauffällig. In fortgeschrittenen Erkrankungsstadien liegt sowohl bei der urogenitalen wie bei der intestinalen Schistosomiasis eine Anämie vor, die BSG ist mäßig beschleunigt, IgG- und IgE-Serumkonzentrationen sind deutlich erhöht. Bei hepatolienaler Erkrankung bestehen zudem häufig eine Leukopenie und Thrombozytopenie, während Gerinnungsstörungen, Hypoalbuminämie und Hypergammaglobulinämie, eine Erhöhung der Bilirubinspiegel oder der Serumtransaminasen auf eine hepatische Komorbidität hindeuten. Leberstauungsparameter sind nicht oder gering erhöht. Während die Blasenbilharziose auch im asymptomatischen Stadium meist mit einer Proteinurie einhergeht, weist diese bei der intestinalen Schistosomiasis auf eine Glomerulopathie hin. Ein rascher Anstieg der Retentionswerte ist sowohl bei der obstruktiven Uropathie als auch bei der hepatolienalen Schistosomiasis ein prognostisch ungünstiges Zeichen.

In Endemiegebieten ist der Nachweis einer Mikrohämaturie mittels Fertigreagenz-Teststreifen eine einfache und kostengünstige Methode, um die Verdachtsdiagnose einer *S.-haematobium*-Infektion zu stellen. Die Untersuchung von Teststreifen auf okkultes Blut im Stuhl ist abhängig vom Endemiegebiet unterschiedlich sensitiv. Der Nachweis eines von aktivierten eosinophilen Granulozyten sezernierten Proteins, des „eosinophilen kationischen Proteins" (ECP), im Urin belegt eine entsprechende entzündliche Reaktion. Hierbei handelt es sich jedoch noch um eine experimentelle Methodik.

Bildgebende und endoskopische Untersuchungen

In der frühen Invasionsphase können radiologisch rasch wechselnde und sich spontan zurückbildende Lungeninfiltrate (Löffler-Infiltrate) nachweisbar sein. Die Radiologie ist sensitiver als die Sonografie beim Nachweis von Blasenverkalkungen, gibt aber sonst weniger Aufschluss über die Blasenwand und ist daher selten erforderlich.

Die **Sonografie** hat sich sowohl bei der **Blasenbilharziose** als auch bei der hepatolienalen Schistosomiasis als aussagekräftige, feldtaugliche, nichtinvasive Methode zur Diagnostik und zur Verlaufskontrolle nach Therapie erwiesen. Expertengruppen der WHO haben entsprechende standardisierte Kriterien zur Bestimmung des Schweregrads von Organveränderungen definiert. Bei *S.-haematobium*-Infektionen zeigt sich meist eine irregulär verdickte Blasenwand mit polypoiden oder anderen Blasenmassen bzw. einer kompletten Verdickung der Blasenwand. Sonografisch ist ein Aufstau der oberen Harnwege mit Hydroureter und Hydronephrose schnell und ohne Strahlenbelastung nachweisbar. Besonderes Augenmerk ist bei Blasenmassen auf die Möglichkeit eines Blasenkarzinoms zu richten. Verdächtig sind eine besonders unregelmäßige blumenkohlartige Morphologie und die fehlende Rückbildung der Läsion nach Therapie. Fibrosierungen der Prostata, Skrotalmassen und Hydrozele sind zwar sonografisch nachweisbar, andere Gentitalläsionen jedoch nicht. Unspezifische Darmwandverdickungen wurden beschrieben, und Kolonpolypen können hydrosonografisch nachgewiesen werden.

Bei **hepatolienaler Beteiligung** ist das sonografische Bild charakteristisch: bei der portalen Fibrose zeigen sich scharf abgegrenzte echoreiche Areale entlang der Pfortaderäste, deren Schweregrad sonografisch bestimmt werden kann. Bei der durch *S. japonicum* bedingten interseptalen Fibrose zeigen sich pathognomonische netzwerkartige echoreiche Leberveränderungen (tortoise back, ➤ Abb. 6.10). Die Sonografie gibt außerdem Auskunft über den Schweregrad der portalen Hypertension und erlaubt die Risikoabschätzung einer Ösophagusvarizenblutung. Die Sonografie, insbesondere die Duplexsonografie, ermöglicht außerdem den Nachweis einer Pfortaderthrombose und die Evaluation des Blutflusses vor oder nach transjugulärem intrahepatischem Shunt-Stent und Shuntoperation. Da die portale Hypertension bei der Schistosomiasis erheblich auf einem gesteigerten Afflux von der Milz beruht, besteht die Gefahr der Unterschätzung der portalen Hypertension durch die Dopplersonografie. Sonografisch kann eine schistosomiasisbedingte Gallenblasenfibrose, die typischerweise nicht druckdolent ist, dargestellt werden.

Bei kardiopulmonaler Schistosomiasis erlaubt die **Doppler-Echokardiografie** die Beurteilung der Rechtsherzbelastung. Der Nachweis von ZNS-Läsionen gelingt mittels **Computertomografie** oder **Kernspintomografie.**

Endoskopische Verfahren wie Zysto-, Kolpo-, Ösophago-Gastro-Duodenoskopie und koloskopische Verfahren sind mehr oder weniger invasiv, aufwendig und nur eingeschränkt feldtauglich. Ein karzionomverdächtiger Blasenpolyp kann zystoskopisch abgetragen und der histopathologischen Untersuchung zugeführt werden. Spekulumuntersuchungen erlauben meist die Darstellung schistosomiasisverdächtiger Genitalveränderungen und die Durchführung einer Biopsie. Beim Verdacht auf eine vesikovaginale Fistel kann ein Farbstoff durch einen Katheter in die Blase instilliert werden, der bei bestehender Fistel aus der Vagina austritt. Eine Kolposkopie ist nur bei Verdacht auf eine maligne Läsion erforderlich, hilft aber bei der Diagnose einer FGS. Die Ösophagogastroduodenoskopie (ÖGD) ist indiziert, wenn klinische und sonografische Befunde den Verdacht auf behandlungsbedürftige Varizen nahelegen und ermöglicht die zeitgleiche Intervention, z. B. Bandligatur oder Sklerotherapie. Sigmoido- bzw. Koloskopie sind zur Abklärung von Bilharziomen und Polyposis erforderlich, werden aber in Endemiegebieten vergleichsweise selten durchgeführt.

Therapie

Antiparasitäre Therapie

Praziquantel

- Mittel der Wahl ist Praziquantel (Biltricide® u. a. Handelsnamen), das nicht nur für die individuelle Therapie, sondern auch in Massenbehandlungs-Kampagnen (mass drug administration, MDA) eingesetzt wird.
- Aufgrund der guten Wirksamkeit und Verträglichkeit kann eine Behandlung auch bei sehr leichten oder nur serologisch diagnostizierten Infektionen indiziert sein.
- Praziquantel lähmt die Muskulatur der adulten Schistosomen, die als Folge den Halt am Endothel der Venen verlieren. Zusätzlich führt die Schädigung des Teguments dazu, dass die Evasionsmechanismen gegen das Immunsystem unwirksam und die Würmer abgetötet werden.
- Praziquantel ist vor allem gegen adulte Schistosomen, aber fast nicht gegen Schistosomula und juvenile Würmer wirksam.

Die WHO empfiehlt in allen Endemiegebieten und unabhängig von der Schistosomen-Spezies eine Behandlung mit einer einmaligen oralen Gabe von 40 mg/kg. Die parasitologisch gemessenen Heilungsraten liegen dabei zwischen 75 und 95 %, wobei dies auch von der Sensitivität und Intensität der zur Verlaufskontrolle verwendeten diagnostischen Methoden abhängt.

Während in Endemiegebieten mit begrenzten Ressourcen und anhaltender Re-Exposition die Praktikabilität einer Einmaldosisbehandlung mit dem Ziel einer Reduktion der Eiausscheidung von über 95 % im Vordergrund steht, ist bei Rückkehrern aus Endemiegebieten ohne abzusehende Re-Exposition eine vollständige Eradikation wünschenswert. Hierzu wird die einmalige orale Gabe von 40 mg/kg nur bei Infektionen mit *S. haematobium* empfohlen. Bei *S. mansoni* und *S. intercalatum* soll eine Aufteilung der Dosis in 2 Dosen von 20 mg/kg eine bessere Verträglichkeit ergeben. Bei *S.-japonicum-* und *S.-mekongi-*Infektionen sind 3 Dosen von je 20 mg/kg an einem Tag empfehlenswert.

Um eine vollständige Eradikation der Infektion zu erreichen, ist, insbesondere wenn keine Re-Expositionen nach Verlassen eines Endemiegebiets zu erwarten sind, eine Gabe von 3 Therapiedosen empfohlen.

Nebenwirkungen sind auch bei Patienten mit fortgeschrittenen Erkrankungsstadien gering oder nicht existent. Urtikaria, Oberbauchschmerzen, Diarrhö, Schwindel und Nausea sind möglicherweise Folge der Abtötung der Parasiten. Insbesondere bei rezenter Infektion und hoher Wurmlast kann es durch massive Freisetzung von Wurmantigenen in Folge der medikamentösen Wirkung zu einer akuten pseudoallergischen Reaktion mit Fieber und Urtikaria kommen, die einer symptomatischen Therapie mit Antihistaminika und Kortikosteroiden bedarf.

Bei der Behandlung eines ausgeprägten Katayama-Syndroms kann so ebenfalls eine kritische Zustandsverschlechterung eintreten. Gegebenenfalls ist eine gleichzeitige Gabe von Kortikosteroiden in hohen Dosen erforderlich, insbesondere wenn eine Beteiligung des ZNS vorliegt.

Da juvenile Schistosomen schlecht auf Praziquantel ansprechen, sollte die antiparasitäre Therapie der akuten Schistosomiasis je nach klinischer Situation nach 4–8 Wochen wiederholt werden.

Praziquantel galt in der Schwangerschaft wegen unzureichender Erfahrungen als kontraindiziert. Andererseits kann die Schistosomiasis negative Auswirkungen auf die Mutter und den Fötus haben. Ein Expertenkomitee der WHO hat sich daher darauf verständigt, dass die Schwangerschaft nach dem 1. Trimenon keine Kontraindikation für die Behandlung mit Praziquantel darstellt. Für Kleinkinder steht mittlerweile Praziquantelsaft zur Verfügung.

Da Praziquantel die Schistosomeneier nicht abtötet, kann der Therapieerfolg durch Verlaufskontrollen erst nach der Ausscheidung aller viablen Eier, also frühestens nach 6 Wochen festgestellt werden. So könnten zwischenzeitlich juvenile Würmer geschlechtsreif werden und erneut Eier ausscheiden und eine „Resistenz" gegen Praziquantel vortäuschen. In solchen Fällen erwiesen sich die nach einer Behandlung gereiften Adulten als weiterhin Praziquantel-sensibel.

Unzweifelhafte Resistenzen gegen Praziquantel wurden bisher aus Endemiegebieten jedoch nicht beschrieben, obwohl es seit etwa 40 Jahren eingesetzt wird. Jedoch konnten experimentell Schistosomen-Stämme gezüchtet werden, die gegenüber erhöhten Dosen von Praziquantel empfindlich waren. Daher muss in Anbetracht der unzureichenden Transmissionskontrolle und zunehmenden massenhaften Verabreichung von Praziquantel die Gefahr einer Entwicklung praziquantelresistenter Schistosomenstämme in Betracht gezogen werden. Die Entwicklung neuer Medikamente, um bei Auftauchen einer möglicherweise echten Resistenz gegen Praziquantel gewappnet zu sein, stellt eine Priorität in der Forschung dar.

Oxamniquin

Oxamniquin (Mansil®) ist nur gegen *S. mansoni* wirksam, hat aber seit Einführung von Praziquantel erheblich an Bedeutung verloren. Es wird in einer einmaligen oralen Dosis von 15–20 mg/kg verabreicht mit einer Heilungsrate von 70–100 %. Bei Infektionen, die außerhalb von Südamerika oder Westafrika erworben wurden, ist eine höhere Dosierung von 60 mg/kg in 3–4 Dosen über 2 Tage verteilt empfehlenswert. Als mögliche Nebenwirkungen werden vorübergehendes Fieber und selten auch Halluzinationen und Krampfanfälle beobachtet. Bei Schwangeren ist Oxamniquin kontraindiziert. Von Patienten, die mehrfach mit Oxamniquin behandelt waren, wurden resistente *S.-mansoni*-Adulte isoliert. Angesichts der möglichen Resistenzentwicklung gegen Praziquantel behält Oxamniquin seine Bedeutung. Jedoch ist seine kommerzielle Verfügbarkeit nicht mehr gesichert.

Metrifonat

Das nur gegen *S. haematobium* wirksame Metrifonat (Bilarcil®) wird derzeit nicht mehr hergestellt. Es wurde in einer oralen Einmaldosis von 7,5 mg/kg gegeben und in wöchentlichen Abständen 2-mal wiederholt (Heilungsraten 40–90 %). Es wurde aufgrund seiner guten Verträglichkeit und der niedrigen Kosten häufig bei Massenbehandlungen im Rahmen von Bekämpfungsprogrammen eingesetzt.

Artemisinine

Artemisinine wurden erstmals in China als wirksam gegen Schistosomula und juvenile Schistosomen von *S. japonicum* erkannt. Im Gegensatz zu Praziquantel, sind vor allem unreife Schistosomen und weniger adulte Würmer empfindlich. Therapeutisch führte Artesunat in einer Dosis von 8 × 50 mg/d über 5 Tage zu einer Wirksamkeit von unter 50 % bei *S.-haematobium*-Infektionen. Deutlich höhere Raten konnten aus ungeklärten Gründen bei Artesunat-Sulfadoxin-Pyrimethamin-Kombinationstherapien erreicht werden. In bestimmten Situationen, v. a. Gebieten mit hohem Reinfektions-Risiko wurde die Kombination von Artesunat mit Praziquantel diskutiert und in China die prophylaktische Gabe von Artemisinin gelegentlich propagiert. Artesunat sollte allerdings nicht in malariaendemischen Gebieten als Anthelminthikum wegen der Gefahr der Plasmodien-Resistenzentwicklung verabreicht werden. Auch ist es in der Schwangerschaft formell kontraindiziert.

Mefloquin

Mefloquin hat ebenfalls eine schistomizide Wirkung, die derzeit in Feldstudien erforscht wird.

> Keine der antiparasitär wirksamen Substanzen hat eine ovizide Wirkung. Für Therapiekontrollen muss daher berücksichtigt werden, dass vitale Eier auch bei parasitologischer Heilung noch bis zu 6 Wochen nach Behandlung nachweisbar sein können.

Sonstige Therapien

Die Zerkariendermatitis ist mit topischen Antihistaminika bzw. Kortikosteroiden leicht beherrschbar. Bei bedrohlich verlaufendem Katayama-Syndrom ist eine kurzfristige hochdosierte Kortikosteroidgabe erforderlich. Bei der Behandlung der Neuroschistosomiasis muss ebenfalls eine begleitende Kortikoidtherapie, ggf. auch eine antikonvulsive Therapie erfolgen.

Die fortgeschrittene obstruktive Uropathie kann eine chirurgische Entfernung stenosierender oder obstruierender Läsionen erforderlich machen. Beim Blasenkarzinom ist die frühzeitige Diagnose und Resektion entscheidend. Bei inoperablen Fällen wurden verschiedene Chemotherapien wie Epidoxorubicin/Vincristin im Wechsel mit Etoposide und Ifosfamid erprobt. Vesikovaginale Fisteln und Hydrozele können sich auch nach antiparasitärer Therapie zurückbilden, bedürfen aber mitunter der chirurgischen Versorgung. Andererseits ist bei vesikovaginalen Fisteln anderer Genese (z. B. posttraumatisch) und gleichzeitiger Schistosomiasis eine antiparasitäre Therapie erforderlich, um die postoperative Abheilung zu ermöglichen.

Bei akut lebensbedrohlicher Ösophagusvarizenblutung sind stabilisierende Sofortmaßnahmen (Gabe vasoaktiver Substanzen, Ballontamponade, endoskopische Gummibandligatur, Sklerotherapie, TIPS) erforderlich. Der Einsatz von Betablockern zur Prävention von Rezidivblutungen hat sich nicht bewährt. Invasiv-radiologische Methoden (transjugulärer intrahepatischer portosystemischer Stent = TIPS) wurden in entsprechend ausgerüsteten Zentren durchgeführt, sind in Ländern mit eingeschränkten Ressourcen aber meist nicht verfügbar. Splenektomie und Shuntoperationen sollten nur für Fälle mit rezidivierenden und sonst nicht behandelbaren Blutungen reserviert bleiben.

Prognose

Mit den hochwirksamen Medikamenten zur antiparasitären Therapie der Schistosomiasis, insbesondere Praziquantel, ist die Prognose sehr gut, solange noch keine ausgeprägten Schädigungen vorliegen. Auch weit fortgeschrittene Veränderungen können sich wesentlich zurückbilden. Bei Patienten mit ausgeprägten Blasenwandveränderungen und obstruktiver Uropathie kann häufig eine vollständige Rückbildung allein nach medikamentöser Therapie beobachtet werden. Bei Nichtrückbildung eines Blasenpolyps und einer Hämaturie muss der Verdacht auf ein Blasenkarzinom gestellt werden. Ähnlich ist auch bei der intestinalen *S.-mansoni*-Infektion die weitgehende oder vollständige Rückbildung einer Polyposis des Kolons, selbst wenn diese ausgeprägt ist, noch möglich. Bei früher Behandlung der hepatolienalen Schistosomiasis kommt es zu einer signifikanten Regression der Veränderungen der Leber und der Milz, selbst wenn Reinfektionen weiter stattfinden. Bereits 2 Praziquantelbehandlungen im Abstand von mind. 6 Wochen können das Risiko der Entwicklung einer fortschreitenden Leberfibrose selbst bei fortbestehender Reexposition verringern. Auch Patienten mit weit fortgeschrittenen Stadien der chronischen Schistosomiasis sollte eine antiparasitäre Therapie niemals vorenthalten werden, selbst wenn der Nachweis einer Eiausscheidung im Spätstadium besonders schwierig ist. Insbesondere vor operativen Maßnahmen bei obstruktiver Uropathie und dekompensierter portaler Hypertension sollte nach Möglichkeit abgewartet werden, ob eine signifikante Besserung bereits nach konservativer Therapie eintritt. Bevor eine Splenektomie vorgenommen wird, sollten Koexpositionen mit Malaria bedacht und vorbeugende Impfungen zur Vorbeugung des OPSI (overwhelming pneumococcical infection syndrome-)Syndroms durchgeführt werden.

Prophylaxe und Bekämpfung

Die individuelle Prophylaxe beruht auf der **Expositionsprophylaxe,** d. h. der Vermeidung von Kontakt mit kontaminiertem Süßwasser. In Endemiegebieten sind alle natürlichen und künstlichen Gewässer (Seen, Bewässerungssysteme, Reisfelder, Sümpfe, Flüsse, Wasserfälle) als potenziell verseucht anzusehen. Das Baden, Durchwaten, Waschen oder Trinken von solchem Wasser sollte konsequent vermieden werden.

Zerkarien werden in Brauch- oder Trinkwasser durch Chlorierung, Erhitzen oder Filtrierung abgetötet. Leitungswasser ist sicher. Durch Stehenlassen von möglicherweise kontaminiertem Wasser (natürlich ohne Schnecken) sind die Zerkarien nach spätestens 3 Tagen abgestorben. Bei Laborunfällen tötet die umgehende Benetzung der Haut mit 70-prozentigem Alkohol oder Methanol noch nicht eingedrungene Zerkarien sofort ab. In jedem Fall ist zu beachten, dass Zerkarien sich an jeder Stelle des Körpers anheften und bereits in wenigen Minuten in die Haut eingedrungen sein können. Nachträgliche Maßnahmen wie intensives Abtrocknen, Waschen oder Desinfizieren sind dann nicht mehr wirksam und eine medikamentöse Prophylaxe nicht möglich. Die **Schneckenbekämpfung** kann zur Reduktion lokal und/oder saisonal begrenzter Übertragungsherde eingesetzt werden. Die Anwendung von Molluskiziden erfordert eine häufige Wiederholung, ist teuer und ökologisch bedenklich (Toxizität für Fische und Amphibien). Alternativ bzw. hinzu kommen pflanzliche, Kompetitor-Schnecken, sterilisierte *Biomphalaria*-Schnecken und Prädatoren wie Süßwasserkrebse oder -fische zum Einsatz. Änderungen des Schneckenhabitats beinhalten Entfernung der Vegetation oder Zementierung von Bewässerungskanälen oder Beschleunigung des Wasserflusses.

Abgesehen von Touristen stellt die Schistosomiasis eine der häufigsten sogenannten vernachlässigten Tropenerkrankungen unter Migranten und Flüchtlingen aus den Endemiegebieten dar. Die entsprechende Diagnostik sollte daher in jedem Fall in medizinische Screening-Programme mitaufgenommen werden. Zudem können Klimawandel und Migration an sich Änderungen der Epidemiologie der Schistosomiasis zur Folge haben, wie im Jahr 2013 auf der Insel Korsika geschehen. Für **Bekämpfungsprogramme** (MDA) ist die **Chemotherapie** seit der Einführung von Praziquantel zunehmend zur wichtigsten Komponente geworden. Bei entsprechend hoher Prävalenz in einer endemischen Region kann die Behandlung der gesamten betroffenen Bevölkerungsgruppe (**Massenbehandlungen** von Kindern und Jugendlichen im Schul- und Vorschulalter) effektiv und kostengünstig sein. Dabei sind parasitologische Untersuchungen nur zur Feststellung der Prävalenz erforderlich. Dass allerdings auch Nichtinfizierte mitbehandelt werden, ist angesichts der sehr geringen Risiken für Nebenwirkungen von Praziquantel ethisch vertretbar und von der WHO empfohlen.

Bei der **selektiven Bevölkerungsbehandlung** werden alle parasitologisch positiven Einwohner oder bestimmte Altersklassen der Kinder behandelt. Diese Strategie kann bei moderater Durchseuchung der Bevölkerung kostengünstig sein. Allerdings sind ihre Machbarkeit und Wirksamkeit durch die für die Diagnostik erforderlichen Ressourcen und die Empfindlichkeit der angewendeten Methoden begrenzt. Der Einsatz von **standardisierten Fragebögen** in Schulen, bei denen Kinder und Jugendliche nach Auftreten einer Makrohämaturie befragt werden, hilft, Hochendemiegebiete zu identifizieren, ohne das Gesundheitswesen zu belasten. Zur Diagnose der *S.-haematobium*-Infektion stehen mit dem Mikrohämaturie-Nachweis durch Teststreifen und der Urin-Mikrofiltration relativ kostengünstige Screening- und Nachweismethoden zur Verfügung, die für die intestinalen Bilharziosen jedoch nicht anwendbar sind. Prognostisch werden daher auch zunehmend die POC-Tests sowie vereinfachte und kostengünstige PCR-Verfahren, die auch breit angewendet werden können, zum Einsatz kommen und den betroffenen Ländern zur Verfügung stehen, nicht hingegen eine prophylaktische Impfung in absehbarer Zeit.

Die Therapie auf Bevölkerungsebene, vor allem unterstützt durch die Arbeit der **WHO** (**NTD Roadmap 2030** mit dem Ziel, die Schistosomiasis in so vielen Regionen wie möglich als Public-Health-Problem bis 2030 zu eliminieren), verfolgt einen integrierten Ansatz zur Bekämpfung der NTD, um die limitierten Ressourcen möglichst effektiv zu nutzen. Dazu gehören die Koordination der Strategien von MDA und präventiver Chemotherapie mit kooperierenden Zentren und Partnern aus Hochschul- und Forschungseinrichtungen, dem Privatsektor, Nichtregierungsorganisationen, internationalen Entwicklungsorganisationen und anderen Organisationen der Vereinten Nationen. Entscheidend für eine nachhaltige Wirkung solcher Programme sind Bildung und Gesundheitserziehung (Benutzung von Toiletten statt Defäkation in Gewässer) sowie die Schaffung eines kontinuierlichen, örtlichen Zugangs der Betroffenen zu Praziquantel (z. B. über Health-Care-Zentren), zu sauberem Wasser und adäquaten Sanitäreinrichtungen (WASH), auch um die Kontamination der Gewässer zu verringern.

Dieses Buchkapitel ist Prof. Andreas Ruppel von der Universität Heidelberg, dem ursprünglichen Koautor dieses Buchkapitels, gewidmet.

LITERATUR

Anisuzzaman, Frahm S, Prodjinotho UF, Bhattacharjee S, Verschoor A, Prazeres da Costa C. Host-Specific Serum Factors Control the Development and Survival of *Schistosoma mansoni*. Front Immunol 2021; 12: 635622.

Bergquist R, Utzinger J, Keiser J. Controlling schistosomiasis with praziquantel: How much longer without a viable alternative? Infect Dis Poverty 2017; 6(1): 7.

Colley DG, Andros TS, Campbell CH. Schistosomiasis is more prevalent than previously thought: what does it mean for public health goals, policies, strategies, guidelines and intervention programs? Infectious Diseases of Poverty 2017; 6: 63.

Corstjens PLAM, de Dood CJ, Knopp S et al. Circulating Anodic Antigen (CAA): A Highly Sensitive Diagnostic Biomarker to Detect Active *Schistosoma* Infections-Improvement and Use during SCORE. Am J Trop Med Hyg 2020; 103(1_Suppl): 50–57.
El-Scheich T, Holtfreter MC, Ekamp H et al. The WHO-ultrasonography protocol for assessing hepatic morbidity due to Schistosoma mansoni. Acceptance and evolution over 12 years. Parasitol Res 2014; 113(11): 3915–25. Erratum corrige: Parasitol Res 2015; 114(1): 347.
Faust CL, Osakunor DNM, Downs JA et al. Schistosomiasis Control: Leave No Age Group Behind. Trends Parasitol 2020; 36(7): 582–591.
Lacorcia M, Prazeres da Costa CU. Maternal Schistosomiasis: Immunomodulatory Effects With Lasting Impact on Allergy and Vaccine Responses. Front Immunol 2018; 18(9): 2960.
Langenberg MCC, Hoogerwerf MA, Janse JJ et al. Katayama Syndrome Without Schistosoma mansoni Eggs. Ann Intern Med 2019; 170(10): 732–733.
McManus DP et al. Schistosomiasis-from immunopathology to vaccines. Semin Immunopatho 2020; 42(3): 355–371.
Moné H, Holtfreter MC, Allienne JF et al. Introgressive hybridizations of Schistosoma haematobium by Schistosoma bovis at the origin of the first case report of schistosomiasis in Corsica (France, Europe). Parasitol Res 2015; 114(11): 4127–33.
Mutapi F, Maizels R, Fenwick A, Woolhouse M. Human schistosomiasis in the post mass drug administration era. Lancet Infect Dis 2017; 17(2): e42-e48.
Niamey Working Group. (2000) Ultrasound in Schistosomiasis. A practical guide to the standardized use of ultrasonography for the assessment of schistosomiasis-related morbidity. Hrsg. J. Richter, C. Hatz, G. Campagne, J. Jenkins World Health Organization/TDR/STR/SCH/WHO-Dokument: 1–49. www.who.int/publications/i/item/TDR-STR-SCH-00.1.
Pointier JP, Jourdane J. Biological control of the snail hosts of schistosomiasis in areas of low transmission: the example of the Carribean area. Acta Tropica 2000; 77: 53–60.
Richter J, Bode JG, Blondin D et al. Portal hypertension in advanced portal fibrosis due to *Schistosoma mansoni:* management and treatment with a transjugular intrahepatic porto-systemic shunt. Lancet Infect Dis 2015; 15(6): 731–737.
Richter J, Lux J, Reinecke P, Müller-Mattheis V. Of flukes and fistulae. Lancet 2008; 371: 1308.
Richter J. The impact of chemotherapy on the morbidity due to schistosomiasis. Acta Tropica 2003; 86: 161–183.
Steinmann P, Keiser J, Bos R, Tanner M, Utzinger J. Schistosomiasis and water resources development: systematic review, meta-analysis, and estimated of people at risk. Lancet Infectious Diseases 2006; 6: 411–425.
Stensgaard AS, Vounatsou P, Sengupta ME, Utzinger J. Schistosomes, snails and climate change: Current trends and future expectations. Acta Trop. 2019; 190: 257–268.
Vejzagić N, Prodjinotho UF, El-Khafif N et al. Identification of hit compounds with anti-schistosomal activity on in vitro generated juvenile worms in cell-free medium. PLoS Negl Trop Dis 2021; 25.

INTERNETQUELLEN

WHO (A road map for neglected tropical diseases 2021–2030): www.who.int/publications/i/item/9789240010352.
WHO (female genital schistosomiasis pocket atlas): https://iris.who.int/bitstream/handle/10665/180863/9789241509299_eng.pdf?sequence=1.

6.2.3 Erkrankungen durch Leberegel

Gerd-Dieter Burchard, Thomas Löscher†

Einleitung

Trematodeninfektionen der Leber werden überwiegend durch den weltweit vorkommenden großen Leberegel *Fasciola hepatica* und die vor allem in Ost- und Südostasien häufigen kleinen Leberegel der Gattungen *Clonorchis* und *Opisthorchis* verursacht. Daneben kommen nur selten und sporadisch Infektionen durch einige andere Leberegel vor (➤ Tab. 6.2). Von der WHO werden die im Folgenden beschriebenen Trematodeninfektionen als eine NTD (neglected tropical disease), nämlich „foodborne trematodiases", zusammengefasst.

Fascioliasis

Das Wichtigste in Kürze

Die Fascioliasis ist eine bei Pflanzenfressern verbreitete Zoonose. Der Mensch wird vorwiegend durch den Genuss von mit Metazerkarien behafteten (Wasser-)Pflanzen infiziert. Durch Besiedlung der Gallengänge oder ektope Lokalisationen können akute oder chronische Krankheitszustände entstehen (Micic et al. 2020).

Erreger und Übertragung

Erreger der Fascioliasis sind *Fasciola hepatica* (großer Leberegel) und *Fasciola gigantica* (Riesenleberegel). Das Aussehen der hermaphroditischen Egel ist blattförmig, sie können bis zu 4 cm *(Fasciola hepatica)* bzw. 7,5 cm *(Fasciola gigantica)* lang und etwa 1 cm breit werden (➤ Abb. 6.11).

Neben dem dornenbehafteten Tegument und einem deutlich ausgeprägten Kopfzapfen fallen die beiden Saugnäpfe an der Basis sowie an der Spitze des Egels auf. Die adulten Würmer finden sich in den Gallengängen des Endwirts, wo sie Eier produzieren, die mit dem Gallensaft in den Darm gelangen und schließlich mit den Fäzes ausgeschieden werden. Die Eier sind über Monate überlebensfähig. Gelangen sie ins Wasser, entwickelt sich nach 1 bis 2 Wochen ein **Mirazidium (Wimpernlarve),** das nach dem Schlüpfen in amphibische oder **aquatische Schnecken** (Zwischenwirte), z. B. der Gattung *Lymnaea,* eindringt. Nach mehreren Zwischenstadien entstehen innerhalb von etwa 2 Monaten bis zu 2.000 Zerkarien (Schwanzlarven), die sich nach dem aktiven Verlassen der Schnecken an Wasser- und

Tab. 6.2 Seltene hepatische Trematodeninfektionen (Cabeza-Barrera et al. 2011, Chai und Jung 2022, Ogawa et al. 2019)

Erreger	Vorkommen	Infektionsquelle	Klinik	Diagnostik	Therapie
Dicrocoelium dendriticum, D. hospes (kleiner Leberegel, Lanzettegel)	• Weltweit • Echte Infektionen sind selten, meist handelt es sich um Pseudoinfektionen (bei Verzehr von eihaltiger Tierleber)	Metazerkarienhaltige Ameisen	Asymptomatisch oder oligosymptomatisch, bei stärkerem Befall wie Clonorchiasis	Einachweis in Stuhl oder Gallensaft	Praziquantel
Metorchis conjunctus, H. bilis, M. orientalis	Nordamerika, Russland, Ostasien	Süßwasserfische	Abdominelle Schmerzen, Fieber, Eosinophilie	Einachweis in Stuhl oder Gallensaft	Praziquantel
Eurytrema pancreaticum	Südostasien	Metazerkarienhaltige Heuschrecken	Biliäre oder Oberbauchbeschwerden	Einachweis in Stuhl oder Gallensaft	Praziquantel

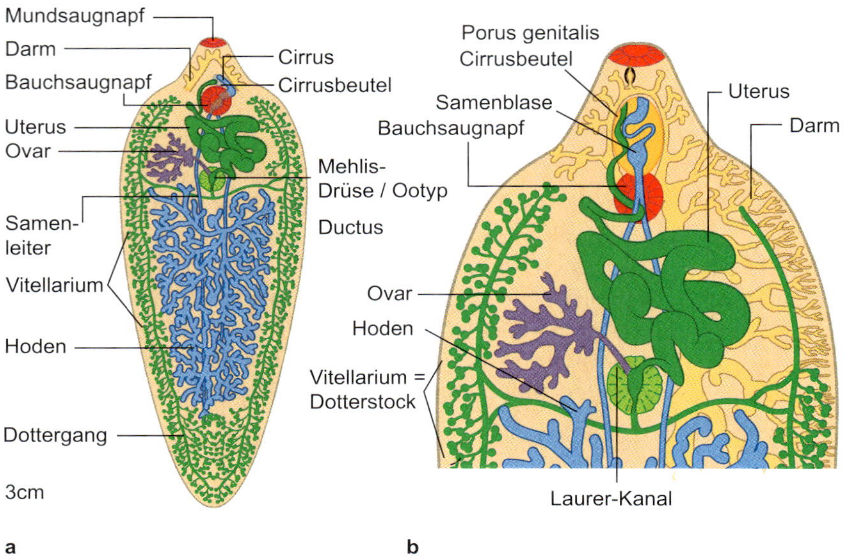

Abb. 6.11 *Fasciola hepatica* (großer Leberegel): a) Gesamtansicht (Dotterstöcke in der Mitte nicht dargestellt), b) Ansicht des vorderen Drittels (Dotterstock nur links, Darm nur rechts eingezeichnet) [P1537, L138]

Uferpflanzen anheften. Beim Enzystieren verlieren die Metazerkarien ihren Schwanz und sind nach etwa 24 Stunden infektiös. Sie sind nun ca. 1 mm groß, sehr widerstandsfähig und bleiben über Monate infektionstüchtig. Durch Ingestion der Metazerkarien infiziert sich der Endwirt. Im Duodenum schlüpfen die Larven aus der Zystenhülle, durchdringen die Darmwand, wandern aktiv durch die freie Bauchhöhle und dringen durchschnittlich 2 bis 6 Tage nach Ingestion der Metazerkarien durch die Leberkapsel ins Leberparenchym ein. Schließlich wandern die heranwachsenden Egel in die großen und mittelgroßen Gallengänge ein und beginnen nach ca. 3 Monaten mit der Eiproduktion. Die adulten Egel können mehrere Jahre alt werden.

Epidemiologie

Die Fascioliasis ist bei Nutztieren (Rinder, Schafe, Ziegen, Schweine, Esel), aber auch bei Wildtieren (Ratten) weltweit verbreitet. Im Gegensatz zu *Fasciola hepatica* kommt *Fasciola gigantica* in geografisch begrenzten Gebieten vor (Caravedo und Cabada 2020).

Durch den Genuss roher Pflanzen (Brunnenkresse etc.), das Trinken metazerkarienhaltigen Wassers oder das Kauen von Grashalmen wird der Mensch infiziert. Entsprechend treten Infektionen oft als Gruppen- oder Familieninfektionen auf und zeigen wegen der limitierenden Verbreitung des Zwischenwirts (Schnecken) sowie wegen der lokalen Ernährungsgewohnheiten ein ungleichmäßiges Verteilungsmuster. Schätzungen der weltweiten Prävalenz schwanken erheblich zwischen 2,4 und über 15 Millionen infizierten Menschen. Diese sind vor allem in Gebieten mit entsprechenden Ernährungsgewohnheiten verbreitet wie im Nildelta, in Peru, Bolivien, Kuba, Frankreich oder im Nahen Osten. Immundiagnostische Studien fanden hohe Prävalenzen von 50 % und mehr in Teilen Perus und Boliviens. Sporadische Fälle werden zudem in zahlreichen anderen Ländern beobachtet.

Pathogenese und Immunologie

Die natürlichen Endwirte von *F. hepatica* sind Wiederkäuer, beim Menschen dagegen stirbt ein Teil der juvenilen Egel im Leberparenchym ab und hinterlässt Abszesse, die mit nekrotischem Material und Eosinophilen gefüllt sind. Oft bilden sich diese Abszesse zurück und fibrosieren, jedoch können sich durch eingeschleppte Bakterien eitrige Abszesse bilden. Eine Eosinophilie im peripheren Blut ist in der Wanderungsphase häufig. Vor allem während der Frühphase der Infektion reguliert der Egel das Immunsystem des Wirts durch Freisetzung exkretorisch-sekretorischer Substanzen herunter. Während dieser frühen Infektionsphase scheint es zu einer starken Zytokinantwort der $CD4^+$-Th-Helferzellen zu kommen. Möglicherweise wird durch solchermaßen reduzierte IFN-γ-Produktion und ausbleibende oder reduzierte Makrophagenaktivierung eine Immuntoleranz gegenüber den frühen Entwicklungsstadien des Egels erreicht. Durch die Unterdrückung einer effektiven Th1-Immunantwort kann zudem das Risiko einer meist bakteriellen Koinfektion steigen.

Klinik

Klinisch lassen sich 2 Stadien der Infektion unterscheiden. Das akute **hepatische Stadium** (hepatic parenchymal phase) folgt aus der Penetration der Leberkapsel sowie der Migration innerhalb des Leberparenchyms. Etwa 1 bis 3 Monate nach Ingestion der Metazerkarien kommt es bei vielen Patienten zu der klassischen Symptomtrias **Eosinophilie, Fieber und Schmerzen** im rechten oberen Abdominalquadranten. Diese Symptome können begleitet werden von subkapsulären Leberhämatomen, Hepatomegalie, Urtikaria und Hypergammaglobulinämie, bei schweren Verläufen mit Gewichtsverlust und Anämie. In der Bildgebung finden sich nach Kontrastmittelgabe evtl. mehrere abszessähnliche Läsionen (➤ Abb. 6.12) und oft subkapsulär gelegene, ggf. gangartige Strukturen (migration tracks). Auch eine Verdickung der Leberkapsel sowie subkapsuläre Leberhämatome können beobachtet werden (Patel et al. 2016).

Selten kommt es zu Wanderungen einzelner Egel zu ektopen, d. h. außerhalb der Leber gelegenen Lokalisationen (z. B. in Pleura, Herzbeutel oder Pankreas). Dies kann zu organspezifischen Symptomen wie Pleuritis oder Perikarditis, granulomatösen Entzündungen oder kleinen Abszessen des betroffenen Organs führen. Aberrante Prä-

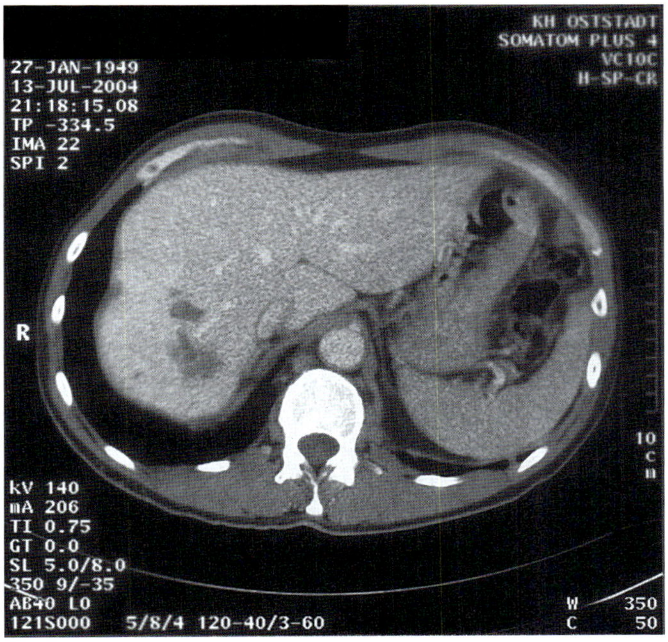

Abb. 6.12 Computertomografisch nachweisbare, unscharf begrenzte Areale im rechten Leberlappen bei Fascioliasis im hepatischen Stadium [P1537]

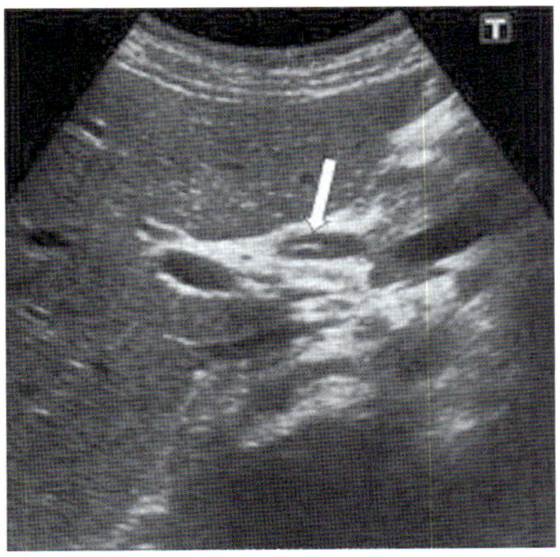

Abb. 6.13 Nachweis von *Fasciola hepatica* (Pfeil) im Ultraschallbild [P1537]

adulte können auch in der Haut wandern (meist im Abdomenbereich) unter dem Bild eines tiefen subkutanen Larva-migrans-Syndroms.

Das zweite, **biliäre Stadium** (ductal phase) ist gekennzeichnet von milderer Symptomatik wie intermittierenden Abdominalschmerzen, selten begleitet von einer Cholangitis. Im Routinelabor können sich eine Eosinophilie sowie Merkmale einer Cholestase zeigen. Bei extrem starkem Befall kann es zu einer fortschreitenden Fibrosierung der Leber bis hin zur Zirrhose kommen (Machiado et al. 2016). Ultrasonografisch findet sich eine unregelmäßige Verdickung der Gallengänge durch Hypertrophie und Hyperplasie mit periduktaler Fibrose. Im chronischen Stadium sind die sonografischen Befunde weniger eindrucksvoll. Vermiforme Strukturen können u. a. in der Gallenblase sichtbar sein und sind gelegentlich schwer von Steinen abzugrenzen (➤ Abb. 6.13).

Diagnostik

Die Eier können mikroskopisch im Stuhl oder Gallensaft nachgewiesen werden. Die 130–160 × 60–90 µm großen Eier (*F. gigantica:* 160–190 × 70–90 µm) sind hellbraun gefärbt, besitzen einen Deckel und sind bei der Ablage noch unembryoniert (➤ Abb. 6.14).

Zum Nachweis der im Stuhl oft nur spärlich vorhandenen Eier sind ggf. mehrfach wiederholte Untersuchungen und Anreicherungsverfahren wie die MIF-Konzentration oder noch besser isotonische Sedimentationsverfahren größerer Stuhlmengen zu empfehlen (➤ Kap. 12). Werden Eier zufällig im Stuhl gefunden, muss eine Scheininfektion nach dem Genuss infizierter Leber von Schlachttieren durch wiederholte Untersuchung und leberfreie Diät ausgeschlossen werden.

Bei negativen Stuhluntersuchungsergebnissen sollte bei entsprechendem Verdacht auch **Galle** untersucht werden. Diese sollte möglichst nach choleretischer Stimulation (Magnesiumsulfat, Cholezystokinin) endoskopisch oder über eine Duodenalsonde gewonnen werden. Nach Zentrifugation der gesamten gewonnenen Menge sollte das Sediment quantitativ mikroskopisch durchgemustert werden. Bei intrahepatischen Zysten oder Abszessen ohne Abfluss sowie bei aberranter Lokalisation können Eier nur mittels **Punktion** nachgewiesen werden. Gelegentlich werden Adulte bei der endoskopischen retrograden Cholangiografie (ERC) oder Gallenwegsoperationen geborgen (➤ Abb. 6.15). Diese können anhand ihrer Anatomie differenziert werden.

Serologische Untersuchungen (ELISA, IFT u. a.) sind vor allem im akuten Stadium der Erkrankung, wenn aufgrund der Präpatenzzeit eine Eiausscheidung noch fehlt, und bei ektoper Lokalisation hilfreich. Kreuzrektionen mit anderen Trematodeninfektionen (z. B. Schistosomiasis) müssen berücksichtigt werden. Durch Verwendung gereinigter Antigene (z. B. exkretorisch-sekretorische Antigene) und mittels Immunoblot können diese weitgehend vermieden bzw. abgegrenzt werden. Im akuten Stadium lassen sich häufig auch zirkulierende Antigene im Serum nachweisen, bei patenten Infektionen im chronischen Stadium können Koproantigene im Stuhl nachgewiesen werden.

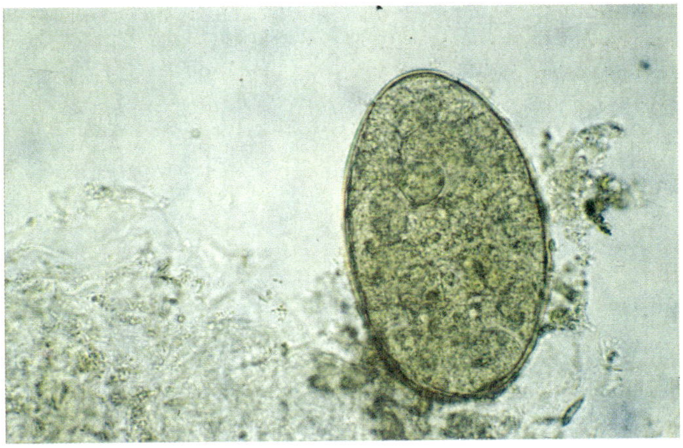

Abb. 6.14 Ei von *Fasciola hepatica* [P1537]

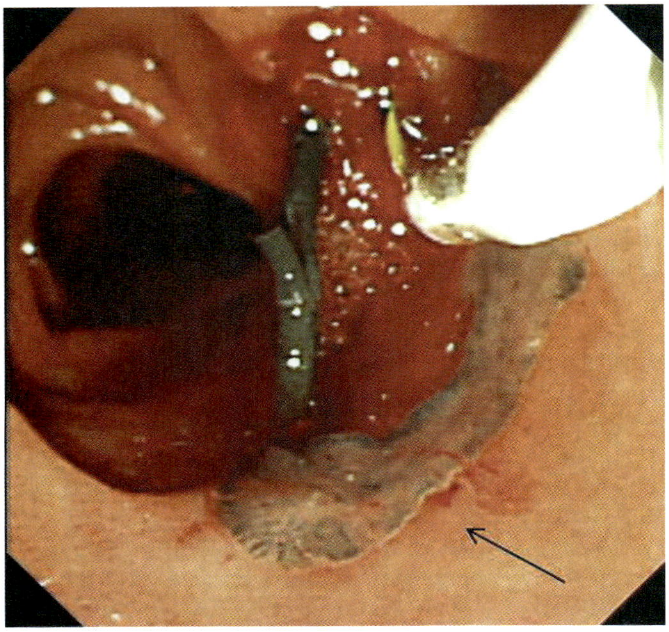

Abb. 6.15 Extraktion einer lebenden *Fasciola hepatica* nach Sphinkterotomie via ERCP (© 2014, Silverchair Publisher) [H542-001]

6

Differenzialdiagnose

Im hepatischen Stadium umfasst die Differenzialdiagnose Amöbenleberabszesse und bakterielle Leberabszesse – an eine Fasciolisis ist insbesondere bei Eosinophilie und entsprechender Expositionsanamnese zu denken.

Therapie

Anders als bei den meisten Trematoden ist Praziquantel bei Fascioliasis nicht ausreichend wirksam. Therapie der Wahl ist **Triclabendazol** (Gandhi et al. 2019). Für die Behandlung des Menschen werden 2 × 10 mg/kg KG im Abstand von 12 Stunden empfohlen (mit einer fettreichen Mahlzeit). Es gilt die erweiterte Aufklärungspflicht, da das Medikament für den Zweck der *Fasciola*-Behandlung des Menschen in Deutschland (anders als etwa in Frankreich) nicht registriert ist. Schwindel, Zephalgien, Fieber und Abdominalschmerzen sind bekannte Nebenwirkungen. Resistenz gegen Triclabendazol beim Menschen ist selten (Marcos et al. 2021). Mittel zweiter Wahl ist Nitazoxanid.

Nach ERCP mit Papillotomie kann der Leberegel eventuell aus dem Gallengang entfernt werden (➤ Abb. 6.15).

Bekämpfung und Prävention

Der Genuss nicht ausreichend erhitzter Wasser- und Uferpflanzen sollte vermieden werden. Bekämpfungsmaßnahmen beruhen auf Vermeidung und Behandlung der Infektionen bei Nutztieren, auch durch neue Impfungen. Zudem kommen Molluskizide und andere Methoden zur Schneckenbekämpfung zum Einsatz.

Reisemedizinische Bedeutung

Eine Fascioliasis wird von Reisenden (und Migranten) verhältnismäßig häufig importiert. Insbesondere bei Leberabszessen ist neben Amöbenleberabszess und pyogenem Abszess an eine Fascioliasis zu denken (Keyhan-Ashrafi et al. 2014, Salzer und Schmiedel 2015).

Clonorchiasis und Opisthorchiasis

Das Wichtigste in Kürze

Infektionen mit den kleinen Leberegeln *Clonorchis sinensis* (chinesischer Leberegel), *Opisthorchis felineus* und *Opisthorchis viverrini* (Katzenleberegel) sind vor allem in Ostasien, aber auch in Osteuropa häufig. Die Leberegel sind in den Gallengängen des Menschen zu finden. Der Befall kann zu chronischen Krankheitserscheinungen sowie zum Gallengangkarzinom führen.

Erreger und Übertragung

Die zwittrigen Adulten der beiden eng miteinander verwandten Gattungen *Clonorchis* und *Opisthorchis* (Familie Opisthorchiidae) sind dünne, 10–25 mm lange und bis zu 5 mm breite, lanzettförmige Egel von braunrötlicher Farbe und glatter Oberfläche (➤ Abb. 6.16). Sie besitzen einen oralen und einen kleineren ventralen Saugnapf und können anhand der unterschiedlichen Form und Lage von Testes, Ovarien und Vitellarien (Dotterstöcken) differenziert werden.

Die Adultwürmer leben in den Gallengängen von Menschen und zahlreichen fischfressenden Säugetieren und produzieren eine große

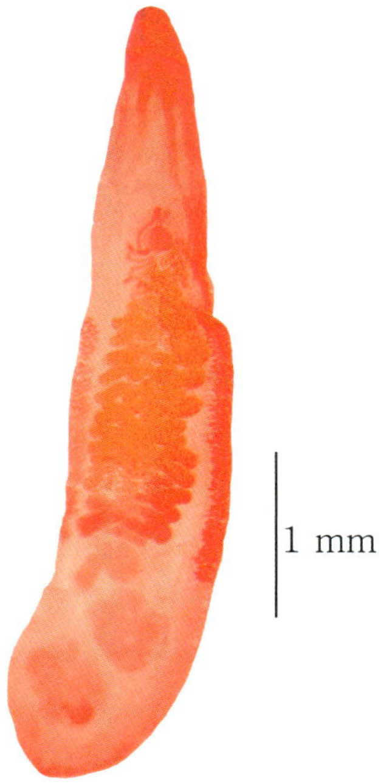

Abb. 6.16 Adultwurm von *Opisthorchis felinus* [E444-003]

Zahl meist schon embryonierter Eier (1.000–3.000 pro Tag), die mit dem Stuhl ausgeschieden werden. Gelangen sie ins Wasser, werden die Eier von **Wasserschnecken** aufgenommen, die als erster Zwischenwirt geeignet sind. Im Darm der Schnecke schlüpft aus den kleinen, gedeckelten Eiern ein Mirazidium, das ins Gewebe der Schnecke eindringt und sich rasch zu einer Sporozyste umwandelt, die sich über mehrere Redienstadien zu mehreren tausend **Zerkarien** entwickelt. Diese verlassen die Schnecke nach 3 bis 4 Wochen und dringen aktiv in verschiedene Süßwasserfische oder -krabben ein, wo sie sich unter der Haut oder im Muskelfleisch als **Metazerkarien** enzystieren.

Eine große Zahl **karpfenartiger Fische** (Cypriniden) und anderer Süßwasserfische sowie einige **Süßwasserkrabben** sind als zweiter Zwischenwirt geeignet. Viele hundert bis tausend der etwa 120 × 140 µm großen infektionsfähigen Metazerkarien können in einem einzelnen Fisch enthalten sein. Verzehrt der Endwirt rohen bzw. ungenügend erhitzten Fisch, schlüpfen die juvenilen Egel im Dünndarm, wandern aktiv und gegen den Strom der Gallenflüssigkeit durch die Ampulla Vateri und heften sich an das **Epithel der Gallengänge.** Etwa 4 bis 6 Wochen nach der Aufnahme der Metazerkarien beginnen die adulten Egel in den Gallenwegen mit der Eiproduktion. Bei schwerer Infektion kann die Leber eines Patienten 1.500 oder mehr Egel enthalten. Die kleinen Leberegel können im Menschen mehrere Jahrzehnte alt werden.

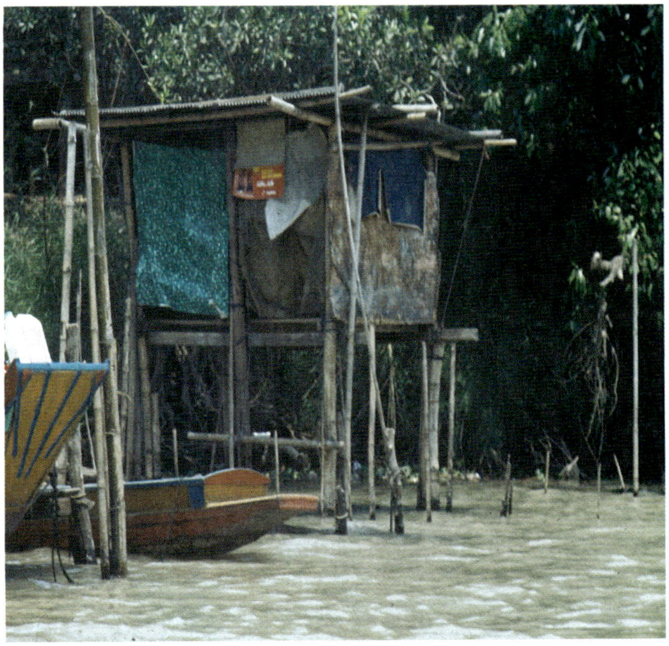

Abb. 6.17 Toiletten, die Fischgewässer kontaminieren, unterhalten den Zyklus von *Opisthorchis viverrini.* [P1540]

Epidemiologie

Geografische Verbreitung

Schätzungsweise 15 Millionen Menschen sind mit *C. sinensis* infiziert, davon etwa 13 Millionen in China und je 1 Million in Korea und Thailand (Qian et al. 2016, Na et al. 2020).

O. viverrini ist häufig in Südostasien (Thailand, Laos, Vietnam, Kambodscha), ebenfalls mit Prävalenzen von deutlich über 80 %. *O. felineus* ist vor allem in Sibirien sowie anderen Teilen der ehemaligen Sowjetunion und Osteuropas (Kasachstan, Ukraine) endemisch. Im Westen Sibiriens kommen Prävalenzen bis 85 % vor (Pakharukova und Mordvinov 2022). Gelegentlich werden Fälle aus Süd- und Zentraleuropa bekannt. In Italien gab es von 2003 bis 2011 mehrere kleine Ausbrüche von *O.-felineus*-Infektionen mit insgesamt 211 Personen durch den Verzehr von rohem Filet der Schleie *(T. tinca)* aus 2 Seen namens Bolsena und Bracciano. Durch die zunehmende Migration ist von steigenden Prävalenzen auch in nicht endemischen Ländern auszugehen (Lübbert und Schneitler 2016).

Übertragungs- und Verbreitungsfaktoren

Reservoir sind der Mensch und zahlreiche fischfressende Säugetiere wie Feliden, Kaniden, Wieselartige, Nager u. a. Der Mensch ist vor allem in Regionen mit hoher Prävalenz das wichtigste Reservoir; in einigen Gebieten spielen Hunde und Katzen eine wesentliche Rolle. Von großer Bedeutung ist das Ausmaß der Kontamination von Fischgewässern mit menschlichen oder tierischen Fäkalien (➤ Abb. 6.17).

Die **Infektion des Menschen** wird durch den Verzehr roher oder unzureichend erhitzter Süßwasserfische oder -krabben erworben. Zahlreiche als Speisefische beliebte Arten sind als zweiter Zwischenwirt geeignet. Geeignete Zwischenwirtsschnecken sind in den Endemiegebieten fast in allen Gewässern in großer Zahl vorhanden. Entscheidend für die Infektion des Menschen sind jedoch bestimmte Ernährungsgewohnheiten wie die Vorliebe für **rohe oder nicht vollständig durchgekochte oder durchgebratene Fischgerichte.** In Gebieten mit hoher, zum Teil über 90-prozentiger Prävalenz sind derartige Gerichte ein fester Bestandteil der Ernährung und werden von einem Großteil der Bevölkerung regelmäßig gegessen. Regionale Beispiele sind Koi Pla, ein Gericht aus rohem, gehacktem Fisch, eingelegt in eine Brühe aus Salz und Gewürzen, in Nordostthailand, Yu shun Chuk, ein Salat aus rohen Fischstreifen in Südchina, oder gesalzener Rohfisch in Westsibirien. Auch Pökeln, Räuchern und Trocknen von Fisch sind keine zuverlässigen Methoden, um die Metazerkarien abzutöten.

Entsprechend den für die Infektion verantwortlichen Ernährungsgewohnheiten ist die Infektionsrate bei Kindern gering. Durch ständige Re- und Superinfektion steigt die Infektionsstärke langsam an und erreicht erst im dritten oder vierten Lebensjahrzehnt ihr Maximum. Die Krankheitserscheinungen des chronischen Stadiums manifestieren sich daher meist erst im mittleren Lebensalter (Fürst et al. 2012).

Pathogenese und Immunologie

Im Endwirt besiedeln die kleinen Leberegel die **extra- und intrahepatischen Gallenwege** einschließlich der **Gallenblase** sowie gelegentlich das **Pankreas.** Histopathologisch findet sich eine Hyperplasie und Metaplasie der Gallenwegsepithelien mit initialer Entzündungsreaktion und nachfolgender periduktaler Fibrose. Bei ausgeprägten und langanhaltenden Infektionen können sich multiple zystische Erweiterungen der Gallenwege entwickeln, die sowohl zu perlschnurartig aufgetriebenen intrahepatischen Gallengängen als auch zur Bildung großer Zysten führen können. Die Gallenblase kann vergrößert sein und Adultwürmer, Gallengries (Sludge) oder stark visköse Galle enthalten, wodurch es zu einer partiellen oder intermittierenden Obstruktion des Ductus cysticus kommen kann. Das sonstige Lebergewebe und das Pfortadersystem sind weniger betroffen. Bei hoher Wurmlast über lange Zeiträume ist jedoch die Entstehung einer Leberfibrose oder Zirrhose möglich. Adultwürmer im Ductus pancreaticus führen zu chronischer Entzündung, Dilatation und Fibrosierung.

Von besonderer Bedeutung ist der epidemiologische Zusammenhang zwischen einer Infektion mit kleinen Leberegeln und **Gallengangkarzinomen** (Präkanzerose). Untersuchungen in Thailand zeigten eine 5- bis 6-fach höhere Inzidenz von Cholangiokarzinomen in endemischen gegenüber nicht endemischen Regionen. Fallkontrollstudien ergaben bei schweren Infektionen ein 15-faches Risiko gegenüber nicht infizierten Personen. Ob die Entzündungsreaktion der Gallengangsepithelien und des umgebenden Gewebes und die resultierende Freisetzung freier Radikale sowie Stickstoffmonoxid (NO) zu Erbgutveränderungen führen oder ob andere Mechanismen bzw. multiple Faktoren für die Karzinogenese verantwortlich sind, ist offen.

Als Reaktion auf die Infektion kommt es zu einer systemischen und lokalen Sekretion von Immunglobulinen. Im Serum der Patienten finden sich oft erhöhte Titer von IgM, IgG und IgE, spezifisch für den jeweiligen Egel. Auch die Eosinophilen im Differenzialblutbild sind oft erhöht. Mittels im Tegument lokalisierter antioxidanzienproduzierender Enzyme vermag es der Egel, sich vor chemischen und immunologischen Attacken zu schützen.

6

Klinik

Abhängig von Wurmlast und Dauer der Infektion variiert die klinische Präsentation. Meist verläuft die Infektion primär chronisch. Ein **akutes Stadium** manifestiert sich nur, wenn gleichzeitig oder kurz hintereinander eine größere Zahl von Metazerkarien aufgenommen wurde. Etwa 1 bis 4 Wochen nach dem Genuss von massiv befallenem Fisch können Fieber, epigastrische oder rechtsseitige Oberbauchbeschwerden und Durchfälle auftreten, manchmal ein intermittierender Ikterus. Lymphadenopathie, Arthralgien, Urtikaria und variable Exantheme sind mögliche Begleitsymptome. Die Leber ist vergrößert, und meist besteht eine Leukozytose mit Eosinophilie.

Im **chronischen Stadium** kommt es, abhängig von der Infektionsstärke, nur bei einem Teil der infizierten Personen zu Krankheitserscheinungen. Uncharakteristische Symptome bei leichteren Infektionen (< 100 Egel) sind Meteorismus und Verdauungsstörungen. Bei stärkerem Befall (> 100 Egel) können variables Fieber, eine zunehmende Hepatomegalie und abdominelle Schmerzen auftreten, die meist im rechten Oberbauch und im Epigastrium lokalisiert sind. Typisch ist auch das Auftreten von Episoden kolikartiger Schmerzen im Epigastrium oder im rechten Oberbauch. Vor allem bei *C.-sinensis*-Infektionen tritt häufig eine Cholelithiasis auf, in der Gallenblase finden sich Sludge oder Steine, und es treten gehäuft aszendierende bakterielle Infektionen auf (Cholangitiden, Cholezystitiden). Ein Befall des Ductus pancreaticus kann mit leichter bis schwerer Pankreatitis und Abszessbildung einhergehen.

Schwere Infektionen (> 1.000 Egel, Ausscheidung von mehr als 10.000 Eiern pro Gramm Stuhl) gehen zudem mit Gewichtsverlust, intermittierendem Ikterus und wechselnden Diarrhöen einher. Häufig finden sich zystische Erweiterungen der Gallengänge mit intrahepatischen Konkrementen und Begünstigung von Leberabszessen, die tödlich verlaufen können. Schwere, unbehandelte Infektionen können nach Jahren zur Leberfibrose oder Zirrhose mit portaler Hypertension führen.

Im chronischen Stadium besteht nur bei einem Teil der Patienten eine Bluteosinophilie; abhängig von der Schwere der Infektion und zusätzlichen Komplikationen können pathologische Veränderungen der Cholestaseparameter und Entzündungszeichen (CRP, Leukozytose) vorliegen.

Gallengangkarzinome präsentieren sich klinisch oft durch Ikterus mit oder ohne Fieber, Gewichtsverlust oder infektiöse Komplikationen wie Cholangitis, Cholezystitis oder gallige Peritonitis. Sie können nach Jahren auftreten und sind prognostisch ungünstig.

Diagnostik

Im **akuten Stadium** ist die Diagnose schwierig, da meist noch keine Eier ausgeschieden werden. Hier helfen Anamnese inklusive Nahrungsmittelanamnese, Eosinophilie sowie Bildgebung und Serologie bei der Diagnosefindung (s. u.).

In der **chronischen Phase** ist die Diagnose meist über den Einachweis im Stuhl möglich. Die sehr kleinen (20–30 × 15 µm) gelbbraunen Eier (➤ Abb. 6.18) besitzen einen Deckel und sind aufgrund ihrer deutlichen Schulterung unterhalb des Deckels und einer fortsatzartigen Verdickung der Eischale gegenüber dem Deckel von den ansonsten ähnlichen Eiern der kleinen Darmegel zu unterscheiden. Im Inneren ist das bereits entwickelte Mirazidium zu erkennen.

Eine morphologische Unterscheidung zwischen den verschiedenen *Clonorchis*-/Opisthorchis-Arten ist anhand der Eier nicht zuverlässig

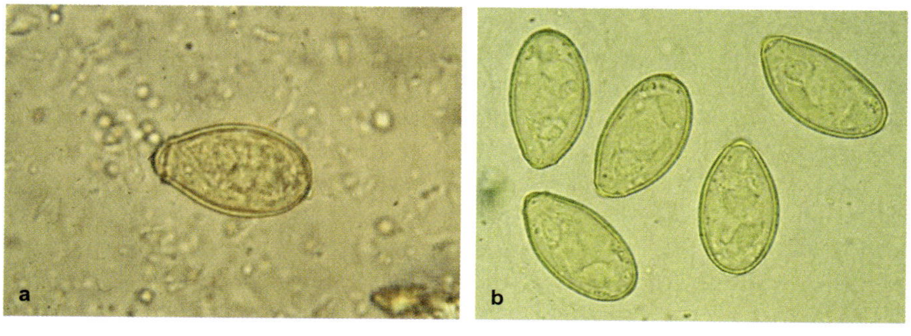

Abb. 6.18 Eier von kleinen Leberegeln [P1540]: a) Ei von *C. sinensis,* b) Eier von *O. felineus*

möglich, was für die Therapie jedoch keine Rolle spielt. Zur genauen Identifikation ist es erforderlich, die nach einer Behandlung abgehenden Adultwürmer zu sammeln. Bei ausgeprägtem Befall ist die Eiausscheidung so zahlreich, dass eine Diagnose nicht selten bereits im dünnen **Stuhlausstrich** gelingt. Bei geringer Eiausscheidung sind **Anreicherungsmethoden** mittels Sedimentation erforderlich (➤ Kap. 12). Eier können auch mittels Untersuchung von Gallensaft nachgewiesen werden, dies ist jedoch meist nicht notwendig.

Antikörper lassen sich bei den meisten Patienten mit verschiedenen serologischen Testverfahren nachweisen. In Anbetracht der relativ guten Sensitivität des Einachweises und der hohen Durchseuchung in den Endemiegebieten spielt die Immundiagnostik allerdings keine wesentliche Rolle. PCR-Methoden zum Nachweis im Stuhl und zur Differenzierung zwischen *C. sinensis* und *O. viverrini* sind beschrieben, zeigten bislang aber keinen Vorteil gegenüber der Stuhlanreicherung.

Die **Bildgebung** ist oft schon bei moderater Wurmlast auffällig und daher hilfreich. Sonografisch fallen periduktale Fibrose, unregelmäßige Erweiterung der Gallengänge sowie Gallensteine und eine Vergrößerung der Leber auf. Cholangiografisch können die Egel als ovale oder elliptische Fülldefekte innerhalb erweiterter Gallengänge dargestellt werden. Computertomografisch können die irregulär erweiterten Gallenwege ebenfalls dargestellt werden. Ein periduktales Enhancement lässt sich in der CT mit Kontrastmittel zeigen. Je nach Auflösung sind die genannten pathologischen Veränderungen in der Magnetresonanztomografie noch besser sichtbar.

Differenzialdiagnose

Im akuten Stadium muss an andere fieberhafte Erkrankungen mit abdominellen Schmerzen, Durchfällen und eosinophiler Leukozytose gedacht werden (Katayama-Syndrom, akute Paragonimiasis, Fascioliasis, Trichinose). Im chronischen Stadium sind andere intestinale Parasitosen, ein peptisches Ulkusleiden, eine Cholelithiasis, sklerosierende Cholangitis und das Caroli-Syndrom (idiopathische Gallengangsektasien) zu berücksichtigen. Bei pyogenen Komplikationen sollten eine Cholangitis oder Cholezystitis anderer Genese, ein Amöbenleberabszess oder Malignome der Leber ausgeschlossen werden. Dabei ist auf das gehäufte Auftreten von cholangiogenen Leberkarzinomen bei der Clonorchiasis/Opisthorchiasis zu achten.

Therapie

Behandlung der Wahl ist **Praziquantel** (Biltricide®) (Qian et al. 2022). Es werden an einem Tag 3 × 25 mg/kg KG oral verabreicht, an 2 aufeinanderfolgenden Tagen. Die Heilungsraten liegen deutlich oberhalb von 90 %, die unerwünschten Wirkungen (abdominelle Schmerzen, Diarrhö, Zephalgien, Schwindel) sind transienter und meist milder Natur. Die Einmalgabe von 40–50 mg/kg KG scheint der 3-maligen Gabe unterlegen zu sein, wird jedoch bei Massenbehandlungen in Endemiegebieten eingesetzt.

Albendazol (60–90 mg/kg KG pro Tag für 7 Tage) ist Therapie der zweiten Wahl. Komplikationen wie bakterielle Cholangitiden oder ein Gallengangkarzinom müssen entsprechend geltender Standards behandelt werden. Abflussstörungen der Gallenwege können eine interventionelle Herangehensweise (Endoskopie, perkutane Punktion, chirurgische Intervention) erzwingen.

Bekämpfung und Prävention

Die Infektion kann durch vollständiges Erhitzen (Kochen oder Braten) des Fisches zuverlässig vermieden werden. Einfrieren und Einlegen von Fischfilets in Salzlösung sind weniger zuverlässig, da sie von Temperatur bzw. von Salzkonzentration und Einlegedauer abhängig sind. Kontrollmaßnahmen auf Populationsebene schließen Massenbehandlungen, Verhinderung der Kontamination von Fischteichen und Flüssen mit menschlichen und tierischen Fäkalien, Bekämpfung der Schneckenpopulation sowie Maßnahmen der Gesundheitserziehung und Aufklärung über den Infektionsweg und die Vermeidung riskanter Ernährungsgewohnheiten ein.

LITERATUR

Ashrafi K, Bargues MD, O'Neill S, Mas-Coma S. Fascioliasis: a worldwide parasitic disease of importance in travel medicine, Travel Med Infect Dis. 2014 Nov-Dec;12(6 Pt A): 636–49.

Cabeza-Barrera I, Cabezas-Fernández T, Salas Coronas J, Vázquez Villegas J, Cobo F. Dicrocoelium dendriticum: an emerging spurious infection in a geographic area with a high level of immigration. Ann Trop Med Parasitol. 2011; 105(5): 403–6.

Caravedo MA, Cabada MM. Human Fascioliasis: Current Epidemiological Status and Strategies for Diagnosis, Treatment, and Control, Res Rep Trop Med. 2020 Nov 26;11: 149–158.

Chai JY, Jung BK. Epidemiology of Trematode Infections: An Update, Adv Exp Med Biol. 2019;1154: 359–409.

Chai JY, Jung BK. General overview of the current status of human foodborne trematodiasis, Parasitology. 2022 Sep;149(10): 1262–1285

Fürst, T, Keiser, J and Utzinger, J. Global burden of human food-borne trematodiasis: a systematic review and meta-analysis. The Lancet. Infectious Diseases 2012; 12: 210–221.

Gandhi P, Schmitt EK, Chen, CW et al. Triclabendazol in the treatment of human fascioliasis: a review. Trans R Soc Trop Med Hyg 2019; 113: 797–804.

Lübbert C, Schneitler S. Parasitic and infectious diseases of the biliary tract in migrants and international travelers, Expert Rev Gastroenterol Hepatol. 2016; 10(11): 1211–1225.

Machicado C, Machicado JD, Maco V, Terashima A, Marcos LA. Association of Fasciola hepatica Infection with Liver Fibrosis, Cirrhosis, and Cancer: A Systematic Review, PLoS Negl Trop Dis. 2016; 10(9): e0004962.

Marcos L, Maco V, Terashima A. Triclabendazole for the treatment of human fascioliasis and the threat of treatment failures, Expert Rev Anti Infect Ther. 2021 Jul;19(7): 817–823.

Micic D, Oto A, Charlton MR, Benoit JL, Siegler M. Hiding in the Water, N Engl J Med. 2020; 382(19): 1844–1849.

Na BK, Pak JH, Hong SJ. Clonorchis sinensis and clonorchiasis, Acta Trop. 2020; 203: 105309.

Ogawa H, Takehara Y, Naganawa S, Yamaguchi J, Nakaguro M. A case of human pancreatic eurytremiasis, Abdom Radiol (NY). 2019 Apr;44(4): 1213–1216.

Pakharukova, MY, Mordvinov, VA. Similarities and differences among the Opisthorchiidae liver flukes: insights from *Opisthorchis felineus*. Parasitology 2022; 16: 1–13.

Patel NU, Bang TJ, Dodd GD. CT findings of human Fasciola hepatica infection: case reports and review of the literature, Clin Imaging. 2016; 40(2): 251–5.

Qian MB, Patel C, Palmeirim MS, Wang X, Schindler C, Utzinger J et al. Efficacy of drugs against clonorchiasis and opisthorchiasis: a systematic review and network meta-analysis, Lancet Microbe. 2022; 3(8): e616–e624.

Qian MB, Utzinger J, Keiser J, Zhou XN. Clonorchiasis, Lancet. 2016; 387(10020): 800–10.

Salzer HJ, Schmiedel S. Fasciola hepatica in a German Traveler Returning from Thailand, J Travel Med. 2015; 22(4): 285–6.

INTERNETQUELLEN

CDC (Parasites): www.cdc.gov/parasites.

6.2.4 Intestinale Trematodeninfektionen

Gerd-Dieter Burchard, Thomas Löscher†

Intestinale Trematodeninfektionen kommen vor allem in Ostasien und Südostasien vor. Die Prävalenzen insbesondere in Südostasien scheinen zuzunehmen, u. a. wegen steigender Verbreitung der Aquakultur. Epidemiologisch und klinisch bedeutsam sind vor allem der große Darmegel *Fasciolopsis buski* und die kleinen Darmegel *Heterophyes heterophyes, Metagonimus yokogawai* und verschiedene *Echinostoma*-Arten. Daneben wurden über 100 weitere, vorwiegend zoonotisch verbreitete Arten beim Menschen beschrieben, davon einige mit gewisser regionaler epidemiologischer Bedeutung (➤ Tab. 6.3) (Chai und Jung 2020, Toledo et al. 2022).

Fasziolopsiasis

Erreger und Entwicklungszyklus

Der große Darmegel *Fasciolopsis buski* ist die größte beim Menschen vorkommende intestinale Trematodenart. Die zwittrigen Adulten sind längsoval, 2–10 cm lang, 1–3 cm breit und 1–3 mm dick. Sie leben im Dünndarm von Mensch und Schwein. Wenn die mit dem Stuhl ausgeschiedenen Eier in Wasser gelangen, entwickelt sich in jedem Ei innerhalb von 2 bis 10 Wochen eine **Wimpernlarve (Mirazidium),** die nach dem Schlüpfen aus der Eihülle in kleine **Süßwasserschnecken** eindringt und sich dort zur Sporozyste entwickelt. In dieser entstehen über weitere Entwicklungsstadien (Mutter-/Tochterredien) Ruderschwanzlarven (Zerkarien), die die Schnecke je nach Art 20 bis 100 Tage nach der Invasion der Mirazidien verlassen. Die zunächst frei im Wasser schwimmenden Zerkarien enzystieren sich bevorzugt an der Oberfläche verschiedener Wasserpflanzen zu Metazerkarien.

Nach der **Ingestion mit essbaren Pflanzen** exzystieren die Metazerkarien im Duodenum und reifen zu Adulten. Die Präpatenz bis zum Beginn der Eiausscheidung beträgt ca. 3 Monate; die Lebensdauer liegt bei etwa einem Jahr.

Epidemiologie

Die Infektion ist endemisch in China, Südostasien, Bangladesch und Indien. Sporadische Infektionen kommen auch in Japan, Malaysia und auf den Philippinen vor. Die Prävalenz ist in den meisten Regionen bei Kindern am höchsten.

Menschen und Schweine stellen das wesentliche Reservoir dar. Die Fasziolopsiasis des Menschen ist im Wesentlichen auf die endemischen Regionen begrenzt, in denen regelmäßig Süßwasserpflanzen gegessen werden.

Die Infektion des Menschen erfolgt durch den **Genuss roher Wasserpflanzen** wie der Wassernuss, Wasserdistel, Wasserbambus oder Brunnenkresse. Auch beim Aufbeißen oder Abschälen von diesen Pflanzen mit den Zähnen oder beim Zähnereinigen mit den Stengeln können die Metazerkarien verschluckt werden.

Pathogenese und Pathologie

Die Adulten haften mittels ihrer Saugnäpfe an der **Mukosa von Duodenum und Jejunum.** Bei stark ausgeprägten Infektionen findet sich auch ein Befall von Ileum und Kolon. Am Ort der Haftung entsteht eine Entzündungsreaktion mit kleinen oberflächlichen Ulzerationen, gelegentlich auch mit tiefen Erosionen und Hämorrhagien. Die Entzündung und möglicherweise toxische Sekretionsprodukte

Tab. 6.3 Seltene intestinale Trematodeninfektionen (Chai und Jung 2020, Toledo et al. 2022)

Art	Verbreitung	Infektionsquelle	Klinik	Diagnostik	Therapie
Gastrodiscoides hominis	Asien	Wasserpflanzen	Asymptomatisch oder Durchfälle	Einachweis im Stuhl**	Praziquantel
Gymnophalloides seoi	Korea	Austern	Asymptomatisch oder abdominelle Schmerzen, Durchfälle	Einachweis im Stuhl	Praziquantel
Haplorchis sp. (*H. taichui* u. a.)	Ost- und Südostasien, Ägypten	Süsswasserfische	Asymptomatisch oder abdominelle Schmerzen	Einachweis im Stuhl**	Praziquantel
Neodiplostomum seoulense	Korea, China	Schlangen, Frösche	Abdominelle Schmerzen, Durchfälle, Fieber, Bluteosinophilie	Einachweis im Stuhl	Praziquantel
Phaneropsolus bonnei	Thailand, Indonesien, Laos	Insekten, Insektenlarven*	Asymptomatisch oder abdominelle Schmerzen, Durchfälle	Einachweis im Stuhl**	Praziquantel
Caprimolgorchis molenkampi	Thailand, Laos	Insekten, Insektenlarven	Asymptomatisch oder abdominelle Schmerzen, Durchfälle	Einachweis im Stuhl**	Praziquantel
Plagiorchis sp.	Korea, Thailand, Philippinen, Japan, Indonesien	Insektenlarven*	Asymptomatisch oder abdominelle Schmerzen, Durchfälle	Einachweis im Stuhl**	Praziquantel
Nanophyetus salmincola, N. schickhobalowi	Nordamerika, Russland	Lachse, Süsswasserfische	Durchfälle, abdominelle Schmerzen, Nausea, Bluteosinophilie	Einachweis im Stuhl	Praziquantel, Niclosamid

* Akzidentelle Ingestion über Wasser und rohen Fisch
** Definitive Artdifferenzierung anhand der Adultwürmer (Stuhluntersuchung nach Therapie und Laxanziengabe)

der Egel verursachen eine Hypersekretion der Mukosa mit zum Teil ausgeprägter Schleimbildung. Bei ausgedehntem Befall kann es zu einer exsudativen Enteropathie mit enteralem Eiweißverlust und Malabsorption kommen.

Klinik

Die Mehrzahl der Infektionen ist leicht und asymptomatisch. Bei stärkeren Infektionen kommt es 2 bis 3 Monate nach der Aufnahme der Metazerkarien zu wechselnden **Durchfällen** und **krampfartigen abdominellen Schmerzen,** die vorwiegend im Epigastrium lokalisiert sind, häufig dem Nüchternschmerz peptischer Ulzera entsprechen und durch Nahrungsaufnahme gebessert werden. Die Stühle sind meist faulig-übelriechend und können unverdaute Nahrung enthalten. Bei mäßigem Befall können sich diese Symptome nach einigen Monaten trotz persistierender Infektion spontan zurückbilden.

Bei **schweren Infektionen** kann sich vor allem bei Kindern ein schwerwiegendes Krankheitsbild mit zunehmender Abmagerung, Malnutrition, Erbrechen, generalisierten Ödemen, Aszites und Ileus entwickeln. In Einzelfällen können extrem ausgeprägte Infektionen zu raschem Verfall mit Kachexie, Anasarka und schließlich zum Tod führen. Eine Eosinophilie und eine Leukozytose sind bei stärkeren Infektionen häufig nachweisbar.

Diagnostik

Die Diagnose beruht auf dem mikroskopischen Nachweis der gedeckelten Eier im Stuhl. Da diese meist reichlich ausgeschieden werden (ca. 20.000/Adultwurm/Tag), lassen sie sich oft auch ohne Anreicherungsverfahren nachweisen. Konzentrationsverfahren wie die MIF-Konzentration (➤ Kap. 12) erleichtern das Auffinden der Eier bei geringgradiger Infektion. Flotationsverfahren sind ungeeignet, da die Eier nicht flottieren und durch die hyperosmolare Salzlösung beschädigt werden.

Die ovalen *Fasciolopsis*-Eier sind relativ groß (130–40 × 80–85 µm), nicht embryoniert und enthalten farblose bis gelbbraune Ei- und Fettzellen (➤ Abb. 6.19). Der Deckel kann vor allem bei unreifen Eiern schwierig abzugrenzen sein.

Morphologisch sind die Eier nicht sicher von den Eiern von *Fasciola-* und *Echinostoma*-Arten zu unterscheiden. Die definitive Artbestimmung beruht auf der **Anatomie der Adulten.** Diese können gelegentlich vor allem bei schweren Infektionen im Stuhl, im Erbrochenen oder bei der Koloskopie aufgefunden werden. Adulte lassen sich zum Teil auch unter Therapie und gleichzeitiger Laxanziengabe im Stuhl isolieren. In der Praxis kann hierauf in der Regel jedoch verzichtet werden, da eine Fascioliasis meist klinisch, serologisch und aufgrund der Eiausscheidung in der Galle abzugrenzen ist und die Echinostomiasis identisch behandelt wird.

Immundiagnostische Verfahren sind nicht beschrieben. Artspezifische Sequenzen des 18S-rRNA-Gens können zur Artdifferenzierung eingesetzt werden.

Therapie und Prophylaxe

Mittel der Wahl ist **Praziquantel** in einer Einmaldosis von 25 mg/kg (Neumayr 2016).

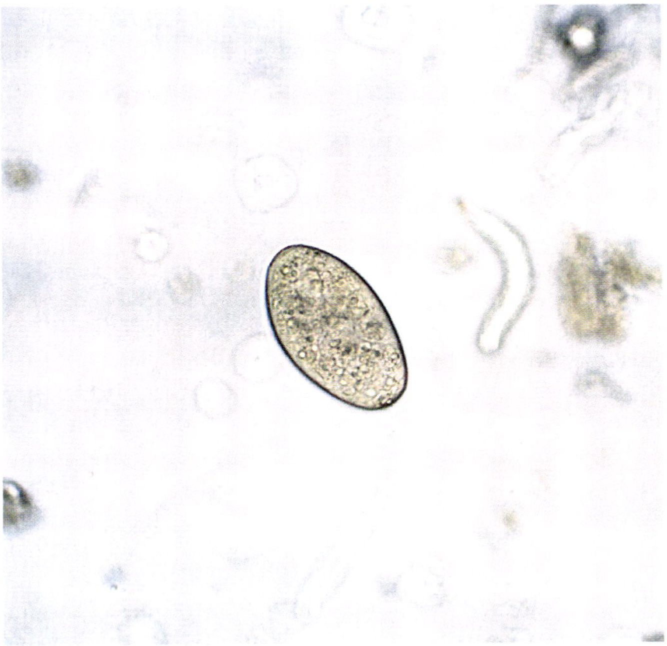

Abb. 6.19 Ei von *Fasciolopsis buski* im Stuhl [J794-013]

Die Prophylaxe besteht darin, den Verzehr roher Wasserpflanzen und ihrer Früchte zu vermeiden. Durch Überbrühen der Wassernüsse mit kochendem Wasser lassen sich Metazerkarien abtöten.

Heterophyiasis und Metagonimiasis

Erreger und Entwicklungszyklus

Die Familie Heterophyidae umfasst die Genera *Heterophyes, Metagonimus, Haplochis* u. a. Über 15 verschiedene Arten aus dieser Familie wurden bei Menschen gefunden. Am häufigsten sind die beiden Arten *Heterophyes heterophyes* und *Metagonimus yokogawai* – winzige, nur 1–2 mm lange zwittrige Egel –, die im **Dünndarm des Menschen und verschiedener fleischfressender Säugetiere und Vögel** vorkommen. Die Eier werden mit dem Stuhl ausgeschieden und gelangen ins Wasser. Erste Zwischenwirte sind verschiedene **Süß- und Brackwasserschnecken.** Die nach einer Vermehrung über ein Sporozysten- und ein Redienstadium aus der Schnecke schwärmenden Zerkarien können sich in zahlreichen verschiedenen Arten von Süß- und Brackwasserfischen enzystieren.

Nach Ingestion dieser Fische durch einen geeigneten Endwirt exzystieren die Metazerkarien im Dünndarm und wachsen in 1 bis 2 Wochen zu Adulten heran, die mit der Eiablage beginnen. Die Lebensdauer der Adulten beträgt nur wenige Monate.

Epidemiologie

Verbreitungsgebiete sind vor allem Ost- und Südostasien; *Heterophyes heterophyes* und andere *Heterophyes*-Arten treten zudem im Nildelta, im Mittleren Osten und an der Westküste von Indien auf; *Metagonimus yokogawai* kommt auch in Sibirien, Korea, Israel, Spanien und den Balkanländern vor. Die Infektion des Menschen entsteht beim Verzehr von rohem, gepökeltem oder mariniertem Fisch.

Pathogenese und Pathologie

Die Adulten verursachen an ihrer Anheftungsstelle an der Dünndarmmukosa eine entzündliche Reaktion und kleine Ulzerationen. *Heterophyes*-Arten können gelegentlich in die Mukosa einwandern, und es kommt zu einer granulomatös entzündlichen Umgebungsreaktion oder einer Enzystierung der Adulten und ihrer Eiablagerungen in der Dünndarmwand. Von dort können die Eier und sehr selten auch Adulte mit dem Blutstrom in andere Organe verschleppt werden und im Gehirn und im Myokard zu embolisch bedingten Eigranulomen führen.

Klinik

Leichtere Infektionen sind meist asymptomatisch. Bei starkem Befall kann es zu **schleimigen Durchfällen** kommen, zum Teil mit ausgeprägten abdominellen Schmerzen, besonders im Epigastrium, Übelkeit und Gewichtsabnahme. Bei hämatogener Verschleppung ins ZNS sind fokale neurologische Symptome mit Krampfanfällen und Hämorrhagien sowie eine transverse Myelitis möglich. Eine kardiale Beteiligung kann sich als zunehmende Herzinsuffizienz, endokarditische Klappenschädigung oder bei massiven koronaren Eiembolien als plötzlicher Herztod manifestieren.

Diagnostik

Die Diagnose beruht auf dem Nachweis der kleinen, ca. 30 × 15 µm großen, gedeckelten und **bereits Mirazidien enthaltenden Eier im Stuhl.** Eine Anreicherung mittels Sedimentationsverfahren (➤ Kap. 12) ist vor allem zum Nachweis schwächerer Infektionen zu empfehlen. Die Eier der verschiedenen Arten der Familie Heterophyidae können nicht voneinander unterschieden werden. Eine Artdifferenzierung ist nur möglich anhand der nach Therapie abgegangenen Adultwürmer. Dies ist in der Praxis jedoch nicht erforderlich, da alle Infektionen mit Heterophyidae identisch behandelt werden. Zudem ähneln die Eier denen der *Clonorchis*- und *Opisthorchis*-Arten (➤ Kap. 6.2.3). Die befruchteten Eier der kleinen Leberegel unterscheiden sich durch die deutliche Schulterung unterhalb des Deckels und die knopfartige Verdickung der Eischale gegenüber dem Deckel.

Methoden zum Antikörpernachweis (ELISA, Immunoblot) gegen *M.-yokogawai*-Antigene sind beschrieben. Sie stehen jedoch nicht allgemein zur Verfügung, und ihre Aussagekraft ist durch Kreuzreaktionen mit anderen Trematodeninfektionen eingeschränkt.

Therapie und Prognose

Praziquantel ist das Mittel der Wahl und zeigt in einer Einmaldosis von 25 mg/kg eine ausgezeichnete Wirkung mit hoher Heilungsrate. **Niclosamid** ist ebenfalls wirksam.

Die Prognose ist außer bei den extrem seltenen zerebralen und kardialen Beteiligungen gut.

Prophylaxe und Bekämpfung

Die individuelle Prophylaxe sowie die Bekämpfungsmaßnahmen beruhen auf der Vermeidung des Verzehrs von rohen und ungenügend gekochten Fischen bzw. auf entsprechender Aufklärung und Gesundheitserziehung.

Echinostomiasis

Erreger und Entwicklungszyklus

Die Echinostomiasis ist eine Infektion mit Darmegeln der Gattung *Echinostoma* und eng verwandter Gattungen. 23 verschiedene Arten wurden beim Menschen beschrieben. Die häufigsten Arten sind *Echinostoma ilocanum, E. lindoense, E. malayanum, E. revolutum* und *Hypoderaeum conoideum.* Die 3–10 mm langen Adulten sind häufige **Intestinalparasiten zahlreicher Wasservögel und Säugetiere.** Der Zyklus entspricht weitgehend dem bei Heterophyiasis (s. o.). Erste Zwischenwirte sind verschiedene **Wasserschnecken,** zweite Zwischenwirte sind verschiedene Süßwasserfische, Muscheln, Schnecken und Kaulquappen.

Epidemiologie

Die Echinostomiasis ist verbreitet in Südost- und Ostasien. Die Infektion des Menschen erfolgt durch den **Verzehr von rohen oder ungenügend gekochten Schnecken oder Fischen.** Rohe oder marinierte Schnecken (Pila) sind in den Endemiegebieten ein beliebtes Gericht.

Pathogenese und Klinik

Die Adulten haften an der **Dünndarmmukosa** fest und können entzündliche Veränderungen und kleine Ulzerationen verursachen. Symptome bestehen nur bei stark ausgeprägten Infektionen und umfassen uncharakteristische abdominelle Beschwerden, Meteorismus und leichte Durchfälle. Bei Kindern können stärkere Durchfälle, Bauchschmerzen, Anämie und Ödeme, ähnlich wie bei der Fasziolopsiasis (s. o.), auftreten.

Diagnostik, Therapie und Prophylaxe

Die 80–150 × 50–90 µm großen **ovalen Eier** (➤ Abb. 6.20) können im Stuhl nachgewiesen werden, ggf. nach Anreicherung.

Eine zuverlässige Artdifferenzierung anhand der Eier ist nicht möglich. Eine Unterscheidung von den Eiern von *Fasciolopsis buski* und *Fasciola*-Arten kann schwierig sein. Die Behandlung entspricht der bei der Fasziolopsiasis (s. o.).

Heilungsraten und Prognose sind gut. Prophylaxe und Bekämpfung basieren auf der Vermeidung des Verzehrs von rohen Schnecken und Fischen.

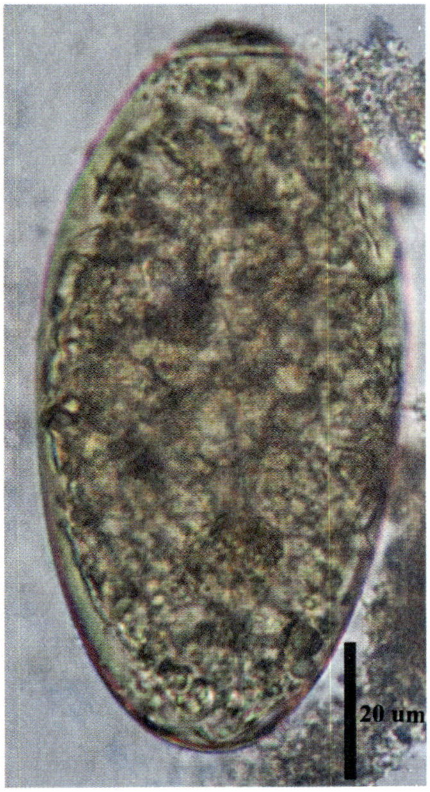

Abb. 6.20 Ei von *Echinostoma ilocanum* im Stuhl [E444-002]

LITERATUR

Chai JY, Jung BK. Foodborne intestinal flukes: A brief review of epidemiology and geographical distribution, Acta Trop. 2020; 201: 105210.

Neumayr A. Antiparasitic treatment recommendation. Swiss Tropical and Public Health Institute, 2016.

Toledo R, Álvarez-Izquierdo M, Esteban JG, Muñoz-Antoli C. Neglected food-borne trematodiases: echinostomiasis and gastrodiscoidiasis, Parasitology 2022; 149(10): 1319–1326.

INTERNETQUELLEN

CDC (Echinostomiasis): www.cdc.gov/dpdx/echinostomiasis/index.html.
CDC (Fasciolopsiasis): www.cdc.gov/dpdx/fasciolopsiasis/index.html.
CDC (Metagonimiasis): www.cdc.gov/dpdx/metagonimiasis/index.html.

6.2.5 Erkrankungen durch Lungenegel

Gerd-Dieter Burchard, Thomas Löscher†

Das Wichtigste in Kürze

Verschiedene Arten von Lungenegeln der Gattung *Paragonimus* sind zoonotisch verbreitet und aufgrund bestimmter Ernährungsgewohnheiten vor allem in Ostasien eine Ursache von Infektionen des Menschen, die vorwiegend zu chronischen Lungenerkrankungen, aber auch zu schwerwiegenden Erkrankungen anderer Organe, insbesondere des ZNS, führen können.

Erreger und Entwicklungszyklus

Von über 50 verschiedenen, gesicherten und taxonomisch fraglichen oder synonymen Spezies oder Subspezies der Gattung *Paragonimus* sind bislang etwa 10 als Krankheitserreger beim Menschen beschrieben (➤ Tab. 6.4). Die Unterscheidung der verschiedenen Arten beruht auf Lage und Form der Ovarien und auf der Genotypisierung, die taxonomische Einordnung ist im Fluss (Blair 2022).

Die Adulten sind fleischige, plump bohnenförmige Egel von 8–16 mm Länge, 4–8 mm Breite und 2–6 mm Dicke. Sie sind zwittrig, aber es kommt nicht zur Selbstbefruchtung (außer bei triploiden Formen von *P. westermani*). Sie haben einen subterminalen Mund- und einen etwa in Körpermitte liegenden Bauchsaugnapf. Das Tegument ist mit je nach Art unterschiedlich angeordneten Dornen besetzt.

Die Adulten leben in **Zysten der Lunge,** gelegentlich auch in anderen Organen, und produzieren Eier, die normalerweise mit dem Sputum ausgehustet oder verschluckt und mit dem Stuhl ausgeschieden werden. In Eiern, die in Süßgewässer gelangt sind, entwickelt sich innerhalb von ca. 3 Wochen ein Mirazidium, das nach dem Schlüpfen in eine geeignete **Zwischenwirtsschnecke** eindringt. Die nach einer Vermehrung über mehrere Redienstadien entstehenden Zerkarien verlassen die Schnecke und gelangen in **Süßwasserkrabben** oder **Krebse,** die als zweite Zwischenwirte dienen, und enzystieren sich als Metazerkarien im Muskelfleisch und verschiedenen Organen dieser Schalentiere. Wenn infizierte Krabben oder Krebse vom Menschen oder einem anderen geeigneten Endwirt roh gegessen werden, exzystieren sich die Metazerkarien im Duodenum, wandern durch die Darmwand in die Bauchhöhle und dringen in die Bauchwand oder in die Leber ein, wo sie in einem Zeitraum von 1 bis 2 Wochen zu jungen Adulten heranreifen. Sie wandern anschließend durch das Zwerchfell in den Pleuraspalt und dringen danach in die Lunge ein, wo sie innerhalb einer vom Wirt gebildeten Kapsel zu geschlechtsreifen Adulten heranwachsen und 8 bis 10 Wochen nach der Infektion mit der Eiablage beginnen. Die Lebensdauer der Adulten kann 10 bis 20 Jahre betragen. Die Mehrzahl stirbt jedoch innerhalb von wenigen Jahren ab.

Tab. 6.4 *Paragonimus*-Arten als Erreger von Infektionen und Erkrankungen beim Menschen (mod. nach Blair 2022)

Paragonimus species	Verbreitung
Paragonimus westermani	China, Taiwan, Japan, Laos, Korea, Kambodscha, Vietnam, Thailand, Myanmar, Philippinen, Papua-Neuguinea, Indonesien, Indien, Nepal, Pakistan, Ostrussland
P. skrjabini	China, Südostasien
P. miyazakii	Japan
P. heterotremus	China, Thailand, Laos, Vietnam, Indien
P. africanus	Westafrika
P. uterobilateralis	Westafrika
P. gondwanensis	Kamerun, Elfenbeinküste
P. mexicanus	Mexiko, Guatemala, Panama, Peru, Ecuador, Costa Rica
P. kellicotti	USA, Kanada

Epidemiologie

Geografische Verbreitung

Die Häufigkeit der Paragonimiasis ist nicht bekannt. Das bei Weitem wichtigste Verbreitungsgebiet ist **Ost- und Südostasien.** Ein zweites Verbreitungsgebiet in Afrika betrifft vorwiegend Westafrika. Ein drittes Verbreitungsgebiet besteht in Süd- und Mittelamerika in den Ländern Peru, Guatemala und Ecuador (Fälle auch in Kolumbien, Costa Rica und Mexiko).

In weiten Teilen Ostasiens, einschließlich China, wurde die Paragonimiasis allerdings in den letzten Jahren durch eine Kombination aus Maßnahmen der öffentlichen Gesundheit, veränderten Lebensstilen (mit zunehmendem Wohlstand essen weniger Menschen nicht ausreichend gekochte Krabben oder Krebse) und dem Verlust von Lebensräumen für Krabben/Schnecken weitgehend eliminiert. In Südkorea beispielsweise ist die menschliche Paragonimiasis fast verschwunden und zirkuliert nur noch in geringen Mengen in natürlichen Wirten.

Übertragungs- und Verbreitungsfaktoren

Vor allem Katzen, aber auch Hunde und eine große Zahl weiterer fleischfressender Tiere spielen als Reservoir und als Ursache der fäkalen Kontamination von Süßgewässern wahrscheinlich eine größere Rolle als der Mensch. Die Infektion des Menschen wird erworben durch den **Verzehr von rohen oder ungenügend gekochten Krabben und Krebsen.** Der Verzehr derartiger Gerichte entspricht meist den üblichen Ernährungsgewohnheiten in endemischen Gebieten. Zudem wird Saft von rohen Krabben und Krebsen in Japan und Korea sowie in einigen Gebieten Afrikas als Volksmedizin verwendet. Eine Infektion ist auch möglich durch eine Kontamination der Hände oder von Küchengeräten mit **Metazerkarien** bei der Verarbeitung von Krabben und Krebsgerichten vor dem Kochen. Metazerkarien können bis zu 3 Wochen nach ihrer Freisetzung aus toten oder verletzten Schalentieren im Wasser überleben, sodass möglicherweise eine Infektion über Trinkwasser erfolgen kann. Eine Übertragung ist auch möglich durch die Aufnahme unreifer Egel durch den **Genuss von rohem Fleisch paratenischer Wirte** wie Schwein, Wildschwein, Kaninchen und Huhn. Durch Hungersnöte kann es aufgrund einer Änderung der Ernährungsgewohnheiten zum endemischen Auftreten in Gebieten kommen, in denen Infektionen normalerweise nur zoonotisch verbreitet sind.

Pathogenese und Pathologie

Die juvenilen Adulten verursachen in der Lunge eine Entzündungsreaktion mit einem Infiltrat von Neutrophilen und Eosinophilen. Es kommt zu einer Nekrose des umgebenden Lungenparenchyms und zur Bildung einer dünnen Bindegewebskapsel. Diese **Wurmzysten** (➤ Abb. 6.21) sind etwa 1–4 cm groß und enthalten 1–3 (häufig 2) Adulte. Durch Ruptur der Wand eng benachbarter Zysten können auch größere Zysten entstehen. Nach Beginn der Eiausscheidung rupturiert oder fistelt die Zystenwand meist in das Bronchialsystem, und die Eier können mit dem Sputum abgehustet werden. In und um die Zysten liegen zahlreiche Eier, die zu einer granulomatösen Umgebungsreaktion führen (Eigranulome). Selten finden sich gleichzeitig mehr als 20 Zysten in der Lunge. Sie können in allen Regionen der Lunge auftreten, die peripheren (pleuranahen) Abschnitte im Mittel- und Unterfeld der rechten Lunge sind jedoch bevorzugt betroffen. Die Wurmzysten mit typischer schokoladenbrauner Farbe sind anfangs dünnwandig, später tritt eine zunehmende Fibrosierung und Wandverdickung auf. In manchen Zysten sterben die Würmer rasch ab, und es kommt zu einer vollständigen Fibrosierung zum Teil mit Verkalkung. Andere Zysten können mit oder ohne vitale Adulte über Jahre persistieren und zur Entstehung von Atelektasen, Bronchiektasen, chronischen Kavernen und bakteriellen Sekundärinfektionen führen.

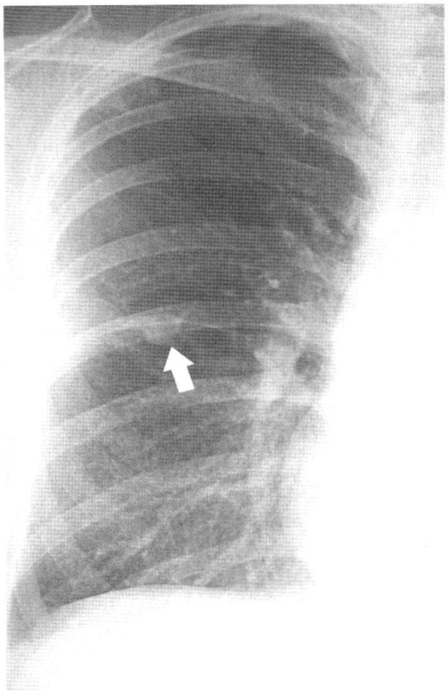

Abb. 6.21 Paragonimiasis: Wurmzysten im Röntgenbild des Thorax (courtesy of Dr. Kyung Soo Lee, Samsung Medical Center, Seoul, Korea) [G065]

Nicht selten kommt es zu einer Wanderung einzelner juveniler Würmer in andere Organe. Im betroffenen Gewebe entsteht eine entzündliche Umgebungsreaktion, die zu Granulomen und Abszessen, aber auch zur Bildung von Wurmzysten wie in der Lunge führen kann. Klinisch am bedeutsamsten ist die **Migration in das Gehirn.** Dabei ist die Okzipital- und Temporalregion bevorzugt betroffen. Die Größe der Läsionen liegt zwischen einigen Millimetern und mehreren Zentimetern. Andere häufigere ektope Lokalisationen finden sich im subkutanen Gewebe oder in der Bauchwand sowie in Peritoneum, Leber, Darmwand, Genitalorganen, Myo- und Perikard und Muskulatur. *P. skrjabini* siedelt nur subkutan und abdominal.

Als Reaktion auf die Infektion kommt es zu einer lokalen und systemischen Eosinophilie und zur Produktion von IgE- und IgG4-Antikörpern. Tierexperimentelle Befunde zeigen eine überwiegende Th2-Antwort. Die exkretorisch-sekretorischen Produkte der Adulten weisen eine ausgeprägte **Cysteinprotease-Aktivität** auf, der experimentell eine wesentliche Rolle bei der Migration durch Wirtsgewebe, bei der durch die Eosinophilen ausgelösten Entzündungsreaktion des Gewebes um die Würmer und bei der Modulation der wirtseigenen Immunantwort zukommt.

Klinik

Die Krankheitsbilder können unterschieden werden in ein akutes und ein chronisches Krankheitsstadium sowie andererseits in eine pulmonale und eine extrapulmonale Paragonimiasis.

Bei einem Teil der Patienten entwickelt sich während der Migrationsphase ein **akutes Krankheitsstadium.** Hierbei kommt es wenige Tage bis mehrere Wochen nach der Infektion zu Fieber, zum Teil mit Schüttelfrost, Nachtschweiß, Durchfällen, abdominellen und thorakalen Schmerzen, Husten und Dyspnoe. Zudem können eine Urtikaria und andere allergische Manifestationen auftreten. Die Symptome können mehrere Wochen anhalten und bilden sich in der Regel spontan zurück. Meist bestehen gleichzeitig eine Eosinophilie und eine mäßige Leukozytose. Bei der Mehrzahl der Patienten ist jedoch kein akutes Stadium aufgetreten oder erinnerlich.

Symptome des **chronischen Stadiums** manifestieren sich nach einigen Monaten, zum Teil erst nach Jahren. Leichte Infektionen können asymptomatisch verlaufen. Man kann zunächst pleurale Manifestationen, dann pulmonale Manifestationen (Ahn et al. 2021) unterscheiden. Pleurale Manifestationen sind Pleuraerguss (mit Eosinophilie, mit erhöhtem LDH und Protein, evtl. mit Eiern), seltener Pneumothorax oder Pleuraverdickung. Die pulmonalen Krankheitserscheinungen sind ähnlich wie bei einer chronischen Bronchitis oder bei Bronchiektasen. Leitsymptome sind chronischer Husten und ein typischerweise zäh-gelatinöses Sputum mit rostbrauner Farbe und häufig blutiger Tingierung. Der Husten ist anfangs meist trocken, später eher produktiv und tritt zum Teil in Hustenattacken auf. Das Sputum wird oft nur in geringen Mengen ausgehustet, eine Expektoration umfasst 0,5–5 ml. Periodische Hämoptysen sind häufig, vor allem bei fortgeschrittenen Erkrankungen, und werden zum Teil durch körperliche Belastung induziert. Bedrohliche Hämoptysen treten jedoch selten auf. Weitere Symptome sind Dyspnoe, thorakale Schmerzen, wechselndes Fieber, Schwäche und Gewichtsverlust. Bei den meisten Patienten ist das Allgemeinbefinden jedoch nicht wesentlich beeinträchtigt, solange keine Komplikationen wie Bronchopneumonie, Empyem oder Lungenabszess auftreten. Im Röntgenbild der Lunge finden sich anfangs oft tubuläre Strukturen (worm migration track), dann fleckförmige Infiltrate, später können ringförmige Verschattungen, noduläre Infiltrate, Atelektasen, Kavernenbildung sowie Verkalkungen dazukommen (➤ Abb. 6.21). Eine bessere Darstellung dieser kavernenartigen Hohlräume gelingt mittels Computertomografie (Seon et al. 2015). Kleinere, nicht fibrotische Zysten lassen sich zum Teil nur im kontrastmittelverstärkten CT darstellen.

Die wichtigsten extrapulmonalen Manifestationen sind zerebrale Paragonimiasis, Perikarderguss und hepatische Verlaufsform:

- Eine **zerebrale Paragonimiasis** tritt häufiger bei Kindern auf. Der Verlauf kann akut oder chronisch sein. Ein akuter Verlauf manifestiert sich unter dem Bild einer Meningoenzephalitis mit Fieber, Kopfschmerzen, Erbrechen, Sehstörungen, Lähmungen und Krampfanfällen (Kusner und King 1993, Chen 2013). Häufig liegen Hirndruckzeichen mit Stauungspapille sowie eine eosinophile Pleozytose vor. Gelegentlich kommt es zu Subarachnoidalblutungen oder intrakraniellen Blutungen. Todesfälle während des akuten Stadiums sind nicht selten. Ansonsten kommt es zur spontanen Besserung innerhalb von 1 bis 2 Monaten mit der Möglichkeit von Rückfällen innerhalb von 1 bis 2 Jahren. Bei chronischen Verläufen stehen Krampfanfälle und Lähmungen im Vordergrund. Im kontrastmittelverstärkten CT und im MRT sind typischerweise zunächst tubuläre Strukturen (tunnel sign), dann „traubenartige" Konglomerate multipler 1–3 cm großer, ringförmiger Läsionen (grape cluster), dann runde Verkalkungen (soap bubble) zu sehen (Xia et al. 2016, Du et al. 2022, Yu et al. 2021).
- Selten kann ein Perikarderguss auftreten, in Einzelfällen auch eine Herzbeuteltamponade (Wu et al. 2019). Bei der **hepatischen Paragonimiasis** entstehen Beschwerden durch Entzündung oder Abszessbildung um ektope Würmer in der Leber. Dies kann mit erheblichen Schmerzen einhergehen, bis zum Bild eines akuten Abdomens. In der Bildgebung finden sich Raumforderungen, die von Tumoren abgegrenzt werden müssen (Ye et al. 2017).
- Die **kutane Paragonimiasis** geht mit wandernden Knoten oder Schwellungen im subkutanen Gewebe einher, zum Teil mit Fieber und Bluteosinophilie. Dieses Symptom einer tiefen subkutanen Larva migrans wird besonders häufig in China bei Infektionen mit *P. skrjabini* und in Ecuador *(P. mexicanus)* beobachtet.

Diagnostik

Chronischer Husten mit gelatinösem, zum Teil blutig tingiertem Sputum legt zusammen mit dem Verzehr von rohen Krabben oder Krebsen in Endemiegebieten den Verdacht auf eine Paragonimiasis nahe. Auch im chronischen Stadium besteht meist eine Bluteosinophilie.

Die Diagnose beruht auf dem **Nachweis von Eiern oder Adulten.** Eier können im ungefärbten Sputum (bräunlich blutige Anteile bevorzugt untersuchen) oder im Stuhl (verschlucktes Sputum) sowie gelegentlich auch in Pleuraergüssen, Punktaten oder Biopsaten nachgewiesen werden. Das Sputum sollte ungefärbt untersucht werden. Die Eischalen sind säurefest, allerdings kann es zu einer Zerstörung der Eier durch die Ziehl-Neelsen-Färbung kommen (Ratsavong et al. 2016). Häufig sind im Sputum gleichzeitig Charcot-Leyden-Kristalle vorhanden. Bei spärlichem Befall, zähem bzw. schleimigem Sputum oder bei der Untersuchung größerer Sputummengen kann ein Konzentrationsverfahren den Nachweis erleichtern: Man vermischt das Sputum mit der gleichen Menge 10-prozentiger Kalilauge, nach ca. 15 Minuten Stehenlassen wird 10 Minuten bei 1.500 g zentrifugiert und das Sediment bei schwacher Vergrößerung durchgemustert.

Stuhlproben werden nach Anreicherung durch Sedimentationsverfahren untersucht (➤ Kap. 12). Die Ausscheidung ist oft nur spärlich und intermittierend. Die ovalen, relativ dickschaligen, dunkel- bis goldbraunen, häufig etwas asymmetrischen bzw. einseitig abgeplatteten Eier sind gedeckelt, zum Zeitpunkt der Ausscheidung in der Regel nicht embryoniert und je nach Art 65–120 × 40–65 µm groß (➤ Abb. 6.22). Im Unterschied zu den ähnlichen *Diphyllobothrium*-Eiern (➤ Kap. 6.3.5) zeigt der Deckel meist eine deutliche Schulterung und wirkt wie eingesunken. Die Eischale gegenüber dem Deckel ist verdickt, aber ohne den knopfförmigen Fortsatz

6

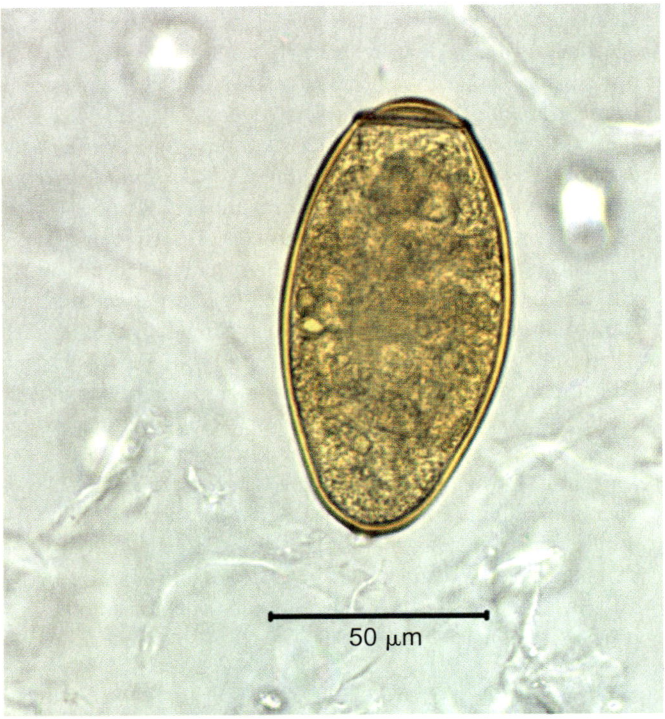

Abb. 6.22 Ei von *Paragonimus westermani* [O746]

der *Diphyllobothrium*-Eier. Eine zuverlässige Unterscheidung der verschiedenen *Paragonimus*-Arten anhand der Eimorphologie ist nicht möglich.

Schwierigkeiten können **„geschlossene Formen" der Paragonimiasis** bereiten, bei denen keine Eier nach außen gelangen (Lungenzysten ohne Anschluss an das Bronchialsystem, extrapulmonale Lokalisationen). Hier ist der Nachweis von Eiern oder Adulten nur durch eine Punktion bzw. Biopsie möglich. Im histologischen Präparat (HE- und PAS-Färbung) wird nach Anschnitten von Adulten, präadulten Larven und Eiern gesucht (Stufenschnitte). Zusätzlich sollte in Ausstrichen von unfixiertem Material mikroskopisch nach Eiern gesucht werden. Nicht nur die Wurmzysten in der Lunge, sondern auch im Gehirn enthalten häufig Eier im Gegensatz zur abdominalen und kutanen Paragonimiasis (unreife und wandernde Adulte). Während der Präpatenz und bei den extrapulmonalen Formen beruht die Diagnosestellung in der Regel nur auf der Serologie.

Es stehen verschiedene Testverfahren zum **Nachweis von Antikörpern zur** Verfügung (z. B. ELISA, KBR), die meist zwischen den verschiedenen *Paragonimus*-Arten kreuzreagieren. Die Sensitivität ist vor allem bei Verwendung homologer Antigene hoch (> 90 %). Kreuzreaktionen mit anderen Trematodeninfektionen kommen vor und lassen sich durch Verwendung gereinigter Antigene (z. B. exkretorisch-sekretorische Antigene) und mittels Immunoblot differenzieren. Bei zerebraler Beteiligung können Antikörper meist auch im Liquor nachgewiesen werden.

Verschiedene PCR- und DNA-Hybridisierungsmethoden wurden zur Genotypisierung und taxonomischen Klassifizierung eingesetzt sowie in Einzelfällen und bei experimentellen Infektionen auch zum Nachweis einer Eiausscheidung im Stuhl.

Differenzialdiagnose

Zu der umfangreichen Differenzialdiagnose gehören in erster Linie die **Lungentuberkulose** (wobei beide Erkrankungen auch gemeinsam auftreten können) und das Bronchialkarzinom; ferner weitere pulmonale Raumforderungen und eosinophile Lungeninfiltrate. In den Endemiegebieten ist die Paragonimiasis nicht selten ein Grund für das Übersehen einer gleichzeitigen Lungentuberkulose. Bei eosinophilen Pleuraergüssen ist an eine Paragonimiasis zu denken.

Bei zerebraler Paragonimiasis, die auch isoliert (ohne Lungenbeteiligung) auftreten kann, sind andere eosinophile Enzephalomeningitiden und Raumforderungen zu berücksichtigen wie zerebrale Schistosomiasis japonica, Gnathostomiasis, Angiostrongyliasis, Zystizerkose und Toxokariasis, aber auch Hirntumoren, Hirnabszesse und zerebrovaskuläre Erkrankungen.

Therapie und Prognose

Mittel der Wahl bei allen Formen der Paragonimiasis ist **Praziquantel,** das in einer Dosis von 3 × tgl. 25 mg/kg über 3 Tage gegeben wird. Die Heilungsrate liegt bei über 90 %. Nach dieser Behandlung kommt es bei den meisten Patienten zu einer Rückbildung der Expektoration und zu einem Sistieren der Eiausscheidung innerhalb von wenigen Wochen. Auch die radiologischen Veränderungen bilden sich innerhalb von einigen Monaten häufig völlig zurück. Nebenwirkungen sind meist geringfügig und vorübergehender Natur. Lediglich bei Patienten mit zerebraler Beteiligung wurden akute Verschlechterungen nach Therapie beobachtet, die möglicherweise auf einer akuten entzündlichen Reaktion nach der Abtötung von Adulten mit ektoper Lokalisation im ZNS beruhen. Durch eine gleichzeitige Gabe von Kortikosteroiden kann dies verhindert oder abgemildert werden.

Triclabendazol ist in einer Dosierung von 1 × tgl. 10 mg/kg über 1 bis 2 Tage (oder 5 mg/kg über 3 Tage) ebenfalls sehr gut wirksam.

Bekämpfung und Prophylaxe

Die persönliche Prophylaxe besteht darin, keine rohen oder ungenügend gekochten Krabben- oder Krebsgerichte zu essen, vor allem nicht in bekannten Endemiegebieten. Auch eine Marinierung und Pökelung ist keine Garantie für die Abtötung der Metazerkarien. Bei den Bekämpfungsmaßnahmen ist eine entsprechende Aufklärung und Gesundheitserziehung entscheidend. Allerdings ist es in einigen Gebieten sehr schwierig, eine Änderung der traditionellen Ernährungsgewohnheiten herbeizuführen.

LITERATUR

Ahn CS, Shin JW, Kim JG, Lee WY, Kang I, Im JG, Kong Y. Spectrum of pleuropulmonary paragonimiasis: An analysis of 685 cases diagnosed over 22 years, J Infect 2021; 82(1): 150–158.

Blair D. Lung flukes of the genus *Paragonimus:* ancient and re-emerging pathogens, Parasitology 2022; 149(10): 1286–1295.

Chen J, Chen Z, Lin J et al. Cerebral paragonimiasis: a retrospective analysis of 89 cases. Clin Neurol Neurosurg 2013; 115: 546–51.

Du J, Liu L, Fan H et al. Computed Tomography and Magnetic Resonance Imaging in the Diagnosis of Cerebral Paragonimiasis in Children, Front Neurol 2022; 13: 852334.
Kusner DJ, King CH. Cerebral paragonimiasis. Seminars in Neurology 1993: 13: 201–208.
Ratsavong K, Quet F, Nzabintwali F et al. Usefulness and limits of Ziehl-Neelsen staining to detect paragonimiasis in highly endemic tuberculosis areas. Parasite Epidemiol Control 2016; 2(1): 1–7.
Seon, Hyun Ju; Kim, Yu-Il; Lee, Jee Hyeon. Differential Chest Computed Tomography Findings of Pulmonary Parasite Infestation Between the Paragonimiasis and Nonparagonimiatic Parasite Infestation. Journal of Computer Assisted Tomography 2015; 39(6): 956–961.
Wu Y, Zhou Y, Jin X et al. Diagnosis and surgical management of pericardial effusion due to paragonimiasis. Int J Infect Dis 2019; 83: 102–108.
Xia Y, Chen J, Ju Y, You C. Characteristic CT and MR imaging findings of cerebral paragonimiasis. J Neuroradiol 2016; 43(3): 200–6.
Ye X, Xiong X, Cheng N, Lu J, Lin Y. Hepatic paragonimiasis: a single-center retrospective analysis of 32 cases in Mainland China. Gastroenterol Rep (Oxf). 2017; 5(4): 282–287.
Yu K, Zhang M. Teaching neuroimages: magnetic susceptibility-weighted imaging mapped the migratory route of a paragonimus in brain. Neurology 2021; 96: e2351–2.

INTERNETQUELLEN
CDC (Paragonimiasis): www.cdc.gov/dpdx/paragonimiasis/index.html.

6.3 Erkrankungen durch Zestoden

6.3.1 Einleitung

Dennis Tappe, Thomas Löscher†

Infektionen des Menschen durch Bandwürmer (Zestoden) sind nicht so häufig wie diejenigen durch Nematoden und Trematoden. Dennoch stellen sie in vielen Regionen ein bedeutsames Gesundheitsproblem dar. Sie können zu schwerwiegenden Erkrankungen des Menschen führen und haben zum Teil erhebliche veterinärmedizinische und ökonomische Bedeutung.

Der Lebens- und Vermehrungszyklus der Zestoden ist auf einen Wirtswechsel angewiesen. Dabei können ein oder zwei Zwischenwirte für die Entwicklung der Larvenstadien erforderlich sein, bevor es zur Ausbildung des adulten Stadiums mit geschlechtlicher Vermehrung im Endwirt kommt. Der Mensch kann durch Zestoden als Endwirt mit dem Adultstadium oder als Zwischenwirt mit dem Larvenstadium infiziert sein. Bei Infektionen mit *Taenia solium* und *Hymenolepis nana* kann der Mensch sowohl Zwischenwirt als auch Endwirt sein.

Zwerg-, Rinder-, Schweine- und Fischbandwurm sind die häufigsten intestinalen Zestodeninfektionen, bei denen der Mensch als Endwirt befallen ist.

> Die wichtigsten Zestodeninfektionen, die den Menschen als Zwischenwirt infizieren, sind die **Zystizerkose** (➤ Kap. 6.3.3) und die **Echinokokkose** (➤ Kap. 6.3.4).

Daneben gibt es eine Reihe seltener intestinaler und larvaler Zestodeninfektionen mit zoonotischer Verbreitung, bei denen der Mensch gelegentlich als Fehlwirt betroffen sein kann (➤ Kap. 6.3.5).

6.3.2 Taeniasis

Dennis Tappe, Gerd-Dieter Burchard, Thomas Löscher†

> Infektionen durch adulte Stadien des Schweinebandwurms *Taenia solium*, des Rinderbandwurms *T. saginata* und des ostasiatischen Bandwurms *T. asiatica* **betreffen nur den Menschen als Endwirt.** Bei *T. solium* kann der Mensch auch Zwischenwirt sein und das Zystizerkenstadium ausbilden (Zystizerkose ➤ Kap. 6.3.3).

Epidemiologie

T. solium zeigt eine fokale Verbreitung mit Prävalenzen von 10 % und mehr in Madagaskar und Ostafrika, 3 % in Mittel- und Südamerika und über 0,5 % in einigen Gebieten von Indien, China und Südostasien (Donadeu et al. 2022). Die Zahl infizierter Menschen ist nicht bekannt; verschiedene Schätzungen variieren erheblich zwischen 6 und 50 Millionen. In Mitteleuropa konnte der Schweinebandwurm mit Hilfe der Fleischbeschau eliminiert werden. Der Mensch wird unter schlechten hygienischen Bedingungen von Zystizerken befallen und somit zum Zwischenwirt (➤ Kap. 6.3.3).

T. saginata ist weltweit verbreitet. Es wird geschätzt, dass 40–60 Millionen Menschen infiziert sind. Hohe Prävalenzen bis zu 10 % finden sich in Zentral- und Ostafrika. Die Befallsrate bei Rindern liegt in Industrieländern meist unter 5 %, in einigen afrikanischen Regionen jedoch bei bis zu 80 %. Der Mensch kann hier nicht von Zystizerken befallen werden.

T. asiatica kommt in Taiwan, Korea, Indonesien, Vietnam und China vor. Molekulare Analysen zeigen eine Verwandtschaft zu *T. saginata*. Der Mensch kann hier ebenfalls nicht von Zystizerken befallen werden.

Die Infektion des Menschen hängt in erster Linie von individuellen und regionalen Ernährungsgewohnheiten ab, die den Verzehr von ungenügend gekochtem oder durchgebratenem Rind- oder Schweinefleisch umfassen.

Erreger und Entwicklungszyklus

Die weißgelblichen Adultwürmer kommen ausschließlich im Dünndarm des Menschen (Endwirt) vor. Der Kopf (Skolex), mit dem sie sich an der Darmwand festheften, hat 4 Saugnäpfe und ist nur bei *T. solium* mit Haken (Rostellum) bewaffnet (➤ Abb. 6.23a). Aus der Halsregion des Skolex bilden sich die **zwittrigen Bandwurmglieder (Proglottiden),** die Ovarien, Testes und einen Uterus enthalten. Nach ca. 2 Monaten bestehen die Adulten aus bis zu über 1.000 Bandwurmgliedern und sind 2–7 m *(T. solium)* bzw. 4–12 m *(T. saginata)* bzw. 4–8 m *(T. asiatica)* lang. Die länglichen, graviden terminalen Endglieder von *T. solium* sind ca. 9–12 × 5–7 mm groß, bei *T. saginata* und *T. asiatica* 15–20 × 4–7 mm (➤ Abb. 6.23b), und besitzen einen Uterus mit einer arttypischen Zahl von Seitenästen (s. u. „Diagnostik"), der bis über 50.000 Eier enthält. Die runden bis leicht ovalen, ca. 30–40 µm großen Eier der Tänienarten sind morphologisch nicht zu unterscheiden (➤ Abb. 6.23b). Sie enthalten eine Hakenlarve (Onkosphäre), sind lange lebensfähig und haben eine hohe Widerstandsfähigkeit gegenüber Chemikalien. Ein Adultwurm stößt pro Tag etwa 6–9 reife Proglottiden ab. Diese werden mit dem

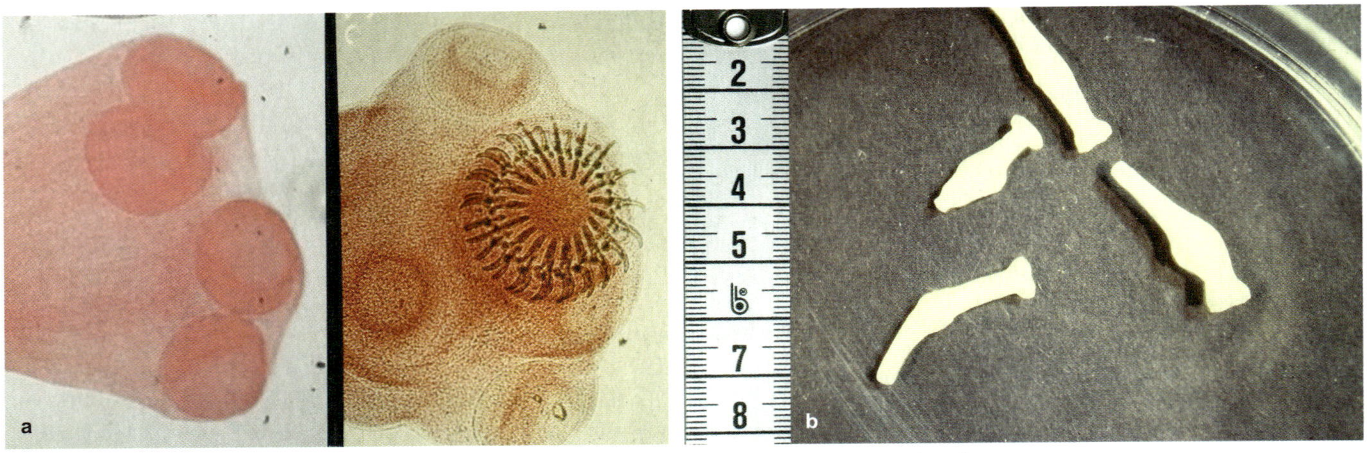

Abb. 6.23 a) Kopf von *Taenia saginata* (links) und *Taenia solium* (rechts), b) Proglottiden von *Taenia saginata* [J794]

Stuhl ausgeschieden. Glieder von *T. saginata* können auch aktiv durch den Anus wandern und werden in der Unterwäsche bemerkt.

Rinder *(T. saginata)* und **Schweine** (*T. solium* und *T. asiatica*) infizieren sich als **Zwischenwirt** durch die orale Aufnahme von Eiern oder graviden Proglottiden, bei Schweinen meist direkt (Koprophagie), bei Rindern eher über kontaminierte pflanzliche Nahrung. Im Magen oder Duodenum schlüpft die Onkosphäre aus dem Ei und penetriert die Dünndarmmukosa. Über den Blutstrom wird die Onkosphäre über den Körper verteilt und siedelt sich vor allem in der Kau-, Zungen-, Zwerchfell- und Herzmuskulatur an. Dort entsteht eine Finnenblase (Zystizerkus), die den invaginierten Skolex enthält und bei *T. saginata* 2–10 mm, bei *T. solium* 6–20 mm groß wird. Die Zystizerken von *T. asiatica* sind sehr klein (0,5–2 mm) und nicht in der Muskulatur, sondern in Leber, Lunge und Omentum von Schweinen lokalisiert. Die Zystizerken können über viele Jahre infektionstüchtig im tierischen Zwischenwirt persistieren.

Der Mensch infiziert sich als Endwirt durch den **Verzehr von infiziertem (finnigem), rohem oder ungenügend erhitztem Schweine- oder Rindfleisch.** Der Skolex stülpt sich nach Verdauung der Zystizerkuskapsel im Dünndarm aus und wächst innerhalb von 3 bis 4 Monaten zum Adultwurm heran. Von großer Bedeutung ist die Infektiosität der Eier von *T. solium* nicht nur für Schweine, sondern auch für zahlreiche andere Säugetiere (z. B. Hunde), insbesondere aber auch für den Menschen (Zystizerkose ➤ Kap. 6.3.3).

Der Entwicklungszyklus ist (exemplarisch für *T. solium*) in ➤ Abb. 6.24 dargestellt.

Pathogenese und Klinik

Meist liegt eine **Infektion des Dünndarms** mit nur einem Adultwurm vor, die Lebensdauer der meist 2–5 m langen Zestoden beträgt jedoch ca. 25 Jahre. Krankheitserscheinungen umfassen Obstipation und Stuhlunregelmäßigkeiten, perianalen Pruritus, abdominelle Schmerzen, Inappetenz und Gewichtsverlust, sind meist jedoch gering oder fehlen gänzlich. Sehr selten finden sich Proglottiden im Lumen der Appendix oder im Gallengang. Eine strenge Spezifität für den Zwischenwirt mit Ausbildung von Larvenstadien (Finnen oder Metazestoden) im Muskelfleisch der Tiere findet sich bei *T. saginata* für das Rind und bei *T. asiatica* für das Schwein.

Da bei *T. solium* diese ausgeprägte Spezifität nicht vorhanden ist, besteht bei enteraler Infektion mit dem Adultstadium dieser Zestoden das Risiko, sich oder andere zusätzlich durch die Eier zu infizieren; das resultierende Krankheitsbild ist die Zystizerkose (➤ Kap. 6.3.3).

Diagnostik

Die Infektion wird meist dadurch bemerkt, dass die **Bandwurmglieder** im Stuhl entdeckt werden. Sie werden vom Patienten meist als bandnudelartig beschrieben. Bei *T. saginata* wird häufiger ihre Eigenbeweglichkeit beobachtet. Die Proglottiden sollten in jedem Fall differenziert werden. Hierzu werden die Bandwurmglieder unter Beachtung der Infektionsgefahr (Handschuhe) in Wasser oder physiologischer Kochsalzlösung gesäubert und zur Zählung der Uterusäste zwischen zwei Objektträgern gequetscht (Lupe, Umkehrmikroskop). Die Zahl der Seitenäste beträgt bei *T. saginata* jederseits 18–32, bei *T. solium* 7–12 und bei *T. asiatica* 16–21. Bei fixierten oder schlecht erhaltenen Proglottiden können über die seitliche Genitalöffnung mittels einer feinen Kanüle etwas Tusche in den Uterus injiziert oder spezielle Färbungen (z. B. HE, Karmin) angewandt werden, um die Uterusäste besser darzustellen (➤ Abb. 6.25).

Die runden, ca. 25–35 µm großen **Tänieneier** haben eine dicke, radiär strukturierte Schale und enthalten eine Hakenlarve (Onkosphäre) mit 3 Paaren von kleinen Embryonalhäkchen (➤ Abb. 6.26), sind meist nur spärlich im Stuhl vorhanden und am ehesten mit Hilfe einer Anreicherung durch Sedimentationsverfahren nachweisbar. Da die Eier von *T. saginata* aufgrund ihrer klebrigen Oberfläche bei der Passage von Bandwurmgliedern häufig in der Perianalregion haften bleiben, stellt der Nachweis von Eiern mittels Analabklatschpräparat eine weitere Nachweismethode dar.

Antikörperuntersuchungen spielen für die Diagnostik der intestinalen Taeniasis keine Rolle. Methoden zum Nachweis von Kopro-Antigenen oder von *Taenia*-spezifischer DNA mittels Copro-PCR sind erfolgreich für diagnostische und epidemiologische Untersuchungen

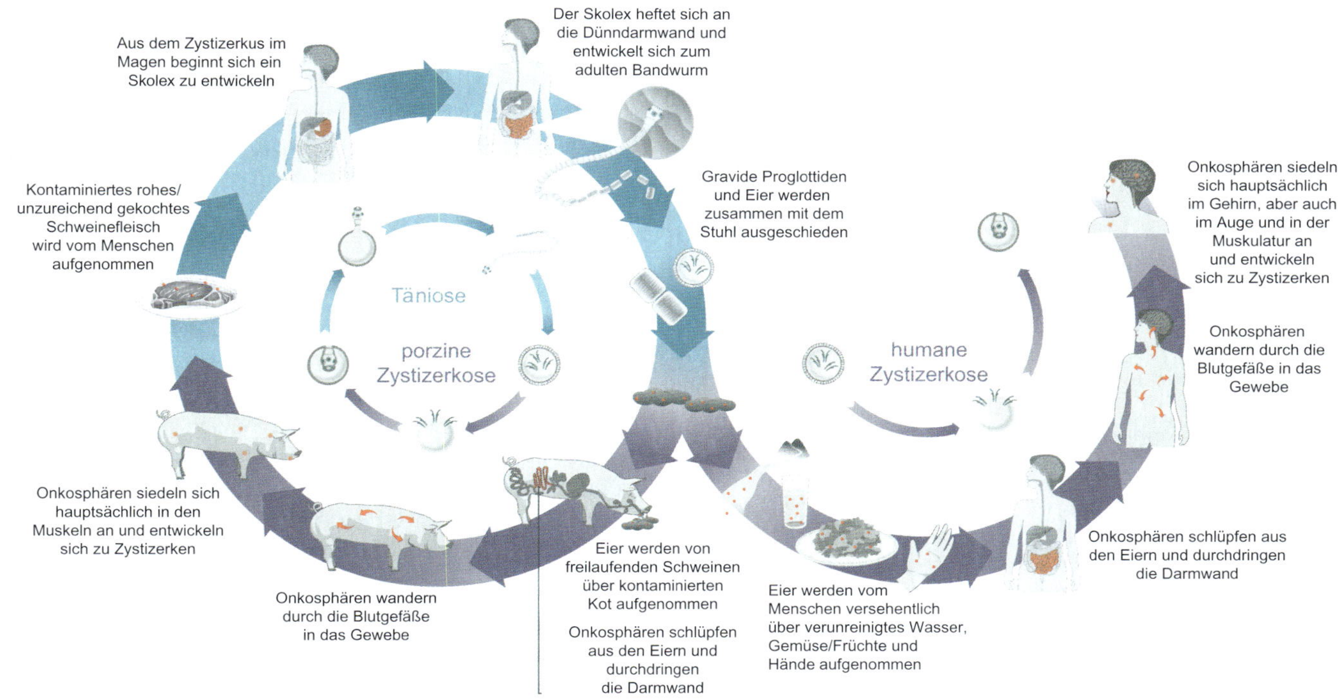

Abb. 6.24 Lebenszyklus des Schweinefinnenbandwurms *Taenia solium.* Blau unterlegt ist das Stadium des adulten Bandwurms (Mensch ist der Hauptwirt), lila unterlegt ist das Larvenstadium (Schwein ist Zwischenwirt und Mensch akzidenteller Zwischenwirt). Durch nicht ausreichendes Erhitzen von infiziertem Schweinefleisch gelangen Larven in den menschlichen Darm, wo sie schlüpfen und zum adulten Bandwurm heranreifen. Der Bandwurmträger scheidet Proglottiden, gefüllt mit Eiern, oder auch singuläre Eier zusammen mit den Fäzes aus, die dann vom Schwein durch Koprophagie oder vom Menschen, basierend auf mangelnder Hygiene, aufgenommen werden können. Aus den *T.-solium*-Eiern entwickeln sich über das Onkosphärenstadium die Larven (= Zystizerken), die sich beim Schwein v. a. in der Muskulatur und beim Menschen im Gehirn (= Neurozystizerkose [➤ Kap. 6.3.3]) einnisten. (© Andrea S. Winkler, Department of Neurology, Center for Global Health, Technical University of Munich, illustrated by NorArte Visual Sciences, 2021) [P1558]

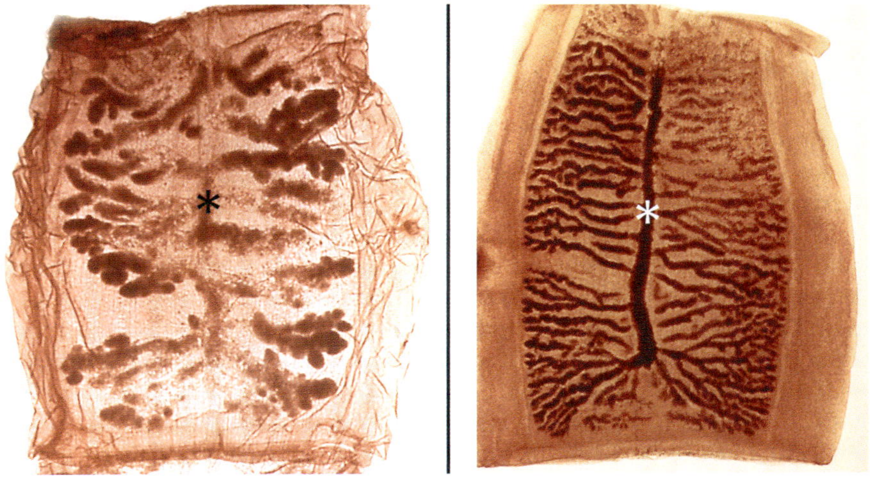

Abb. 6.25 Die Zahl der Seitenäste beträgt bei *T. saginata* (rechts) jederseits 18–32, bei *T. solium* (links) 7–12 und bei *T. asiatica* 16–21. Bei fixierten oder schlecht erhaltenen Proglottiden können über die seitliche Genitalöffnung mit einer feinen Kanüle etwas Tusche in den Uterus injiziert oder spezielle Färbungen (z. B. HE, Karmin) angewandt werden, um die Uterusäste besser darzustellen. [J794]

eingesetzt worden, wobei letztere auch eine Unterscheidung der 3 Tänienarten ermöglichen.

Therapie, Bekämpfung und Prävention

Therapeutikum der Wahl ist **Praziquantel** in einer einmaligen Dosis von 10 mg/kg KG. Die Heilungsraten sind sehr hoch (vor Praziquantel-Gabe sollte eine Neurozystizerkose [➤ Kap. 6.3.3] ausgeschlossen werden). Weniger gut wirksam sind Niclosamid (2 g p. o. als Einmaldosis) und Nitazoxanid (2 × 500 mg/d für 3 Tage).

Die **Prophylaxe** besteht im Vermeiden rohen Fleisches von Rind, Schwein und anderen Tieren (z. B. Hunden). Auch Einfrieren (mind. –18 °Celsius) für mind. 5 Tage tötet die Larvenstadien ab. Präventionsmaßnahmen umfassen die Verhinderung der Ausbringung menschlicher Fäkalien auf Weideflächen sowie eine konsequente Fleischbeschau.

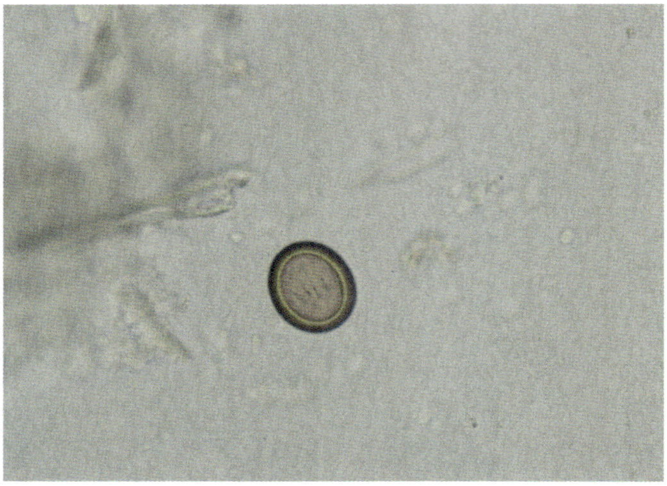

Abb. 6.26 Ei von *Taenia saginata* im Stuhl [E1422]

LITERATUR

Craig P, Ito A. Intestinal cestodes. Curr Opin Infect Dis 2007; 20: 524–532.

Donadeu M, Bote K, Gasimov E et al. WHO Taenia solium endemicity map – 2022 update. Weekly Epidem Rec 2022; 97: 169–172.

Schantz PM. Tapeworms (cestodiasis). Gastroenterol Clin North Am 1996; 25(3): 637–53.

INTERNETQUELLEN

CDC (Taeniasis): www.cdc.gov/dpdx/taeniasis.

WHO (Taeniasis/cysticercosi): www.who.int/news-room/fact-sheets/detail/taeniasis-cysticercosis.

6.3.3 (Neuro-)Zystizerkose

Andrea Sylvia Winkler

Epidemiologie

Die *Taenia-solium*-Zystizerkose ist eine Zoonose und wird durch **Larven des Schweinefinnenbandwurms** verursacht. Krankheitsrelevant ist vor allem die Zystizerkose im zentralen Nervensystem (= Neurozystizerkose, NCC), zudem können Augen, Muskeln, subkutanes Fettgewebe und selten auch innere Organe wie z. B. das Herz befallen werden. NCC ist die häufigste Helmintheninfektion des zentralen Nervensystems und in den meisten Ländern Lateinamerikas, Asiens und Subsahara-Afrikas endemisch. Besonders betroffen sind Regionen mit niedrigem Hygienestandard, fehlenden veterinärmedizinischen Kontrollen und freilaufenden Schweinen mit Zugang zu menschlichen Fäzes. NCC ist nicht nur eine der Hauptursachen für erworbene epileptische Anfälle/Epilepsie in Ländern mit niedrigem oder mittlerem Einkommen (LMIC, low-income or middle income countries), sondern wird auch in bisher nicht endemischen Ländern wie Europa und den USA aufgrund der Globalisierung und der Migration infizierter Menschen zunehmend beobachtet (Abraham et al. 2020, Stelzle et al. 2023). Eine Metaanalyse zur Prävalenz von NCC bei Menschen mit Epilepsie, die 12 Studien vor allem aus Lateinamerika, Indien und Subsahara-Afrika umfasste, ergab, dass NCC die Ursache bei fast 30 % der an Epilepsie leidenden Menschen war (Ndimubanzi et al. 2010). Zur Epidemiologie der NCC gibt es keine zuverlässigen Angaben, nicht zuletzt deswegen, weil die entsprechenden diagnostischen Möglichkeiten in LMIC beschränkt sind. Es wird aber von einigen Millionen Betroffenen ausgegangen (Winkler 2012, Winkler 2013).

Erreger und Übertragung

Der Mensch ist Hauptwirt und das Schwein Zwischenwirt (➤ Kap. 6.3.2). Zur Infektion beim Menschen als Endwirt kommt es durch Aufnahme der Larven (Zystizerken) beim **Verzehr von nicht ausreichend erhitztem Schweinefleisch** (Entwicklung des adulten Schweinefinnenbandwurms im menschlichen Darm). Bei oraler Aufnahme der Eier von *T. solium*, die von einem Träger des adulten Schweinefinnenbandwurms ausgeschieden werden, kann der Mensch als akzidenteller Zwischenwirt infiziert werden, mit Entwicklung des Larvenstadiums in verschiedenen Organen, insbesondere im menschlichen Gehirn als Neurozystizerkose (NCC). Die Ingestion von Eiern erfolgt meist über kontaminierte Nahrung und Wasser, seltener als direkte Schmierinfektion. *T.-solium*-Eier können auch durch Fliegen oder andere Insekten verschleppt werden. Besonders gefährdet ist der Bandwurmträger selbst durch eine **fäkal-orale Schmierinfektion (externe Autoinfektion).** Nicht selten kleben die Eier unter den Fingernägeln und werden dann bei der Zubereitung der Nahrung weitergegeben. Ein sehr seltener Übertragungsweg ist die interne Autoinfektion. Durch Hochwürgen von Proglottiden in den Magen werden Eier freigesetzt, aus denen dann die Hakenlarven (Onkosphären) schlüpfen können. Der Erkrankte ist in diesem Fall sowohl Träger des Adultstadiums (Taeniasis) wie auch des Larvenstadiums (Zystizerkose).

Pathogenese und Immunologie

Die nach Eiaufnahme im Dünndarm freigesetzten **Larven (Onkosphären)** penetrieren die Mukosa und werden hämatogen vor allem in Muskulatur, Subkutis und Gehirn verschleppt, wo sie sich innerhalb von 3 bis 4 Monaten zu 6–15 mm großen Zystizerken (= Metazestoden [2. Larvenstadium], bestehend aus Finnenblase mit einem einzelnen eingestülpten Skolex) entwickeln. Während subkutane und muskuläre Zystizerken ohne wesentliche pathogenetische Bedeutung sind, können zerebrale, spinale und okuläre Zystizerken über Raumforderung oder entzündliche Prozesse zu schwerwiegenden klinischen Symptomen/Zeichen führen.

Viable Neurozystizerken (**= vesikuläres Stadium**) verursachen meist nur geringe Symptome (➤ Abb. 6.27). Der Zwischenwirt kann die Metazestoden in der Regel im anfänglichen Stadium, das viele Jahre dauern kann, nicht eliminieren, da dessen Immunantwort durch Evasionsmechanismen des Parasiten abgeschwächt wird. Beim Absterben der Zystizerken kann es jedoch zu einer intensiven entzündlichen Reaktion kommen, oft mit perifokalem (selten generalisiertem) Hirnödem. In der Folge entwickelt sich eine granulomatöse Reaktion (**= kolloidales Stadium**) (➤ Abb. 6.27). Nicht selten werden hierbei erstmals neurologische Symptome/Zeichen bemerkt oder es kommt zu einer Verschlechterung bestehender Symptome/Zeichen. Danach kommt es zur Abtötung des Parasiten mit Kollaps der Zyste

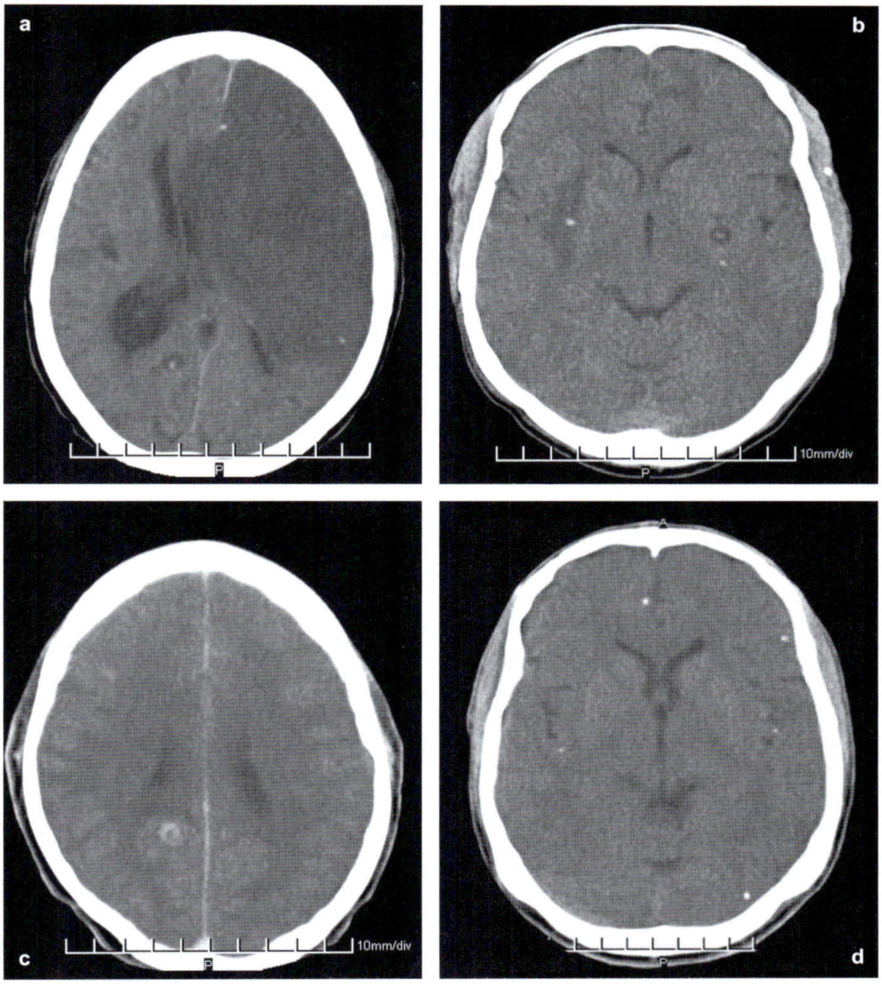

Abb. 6.27 Computertomografische Bilder von Patienten [P1558] mit:
a) Aktiver Neurozystizerkose, wobei sich die Läsionen in beiden Hemisphären befinden. Es zeigen sich Zysten mit und ohne zentrale Hyperdensität (= Skolex). Zudem findet sich eine ausgeprägte zerebrale Ischämie im Stromgebiet der A. cerebri anterior und media links, wahrscheinlich durch einen Verschluss der A. carotis interna links. Eine ursächliche Beitligung der Neurozystizerkose an der Genese ist nicht auszuschließen.
b) Gemischter Neurozystizerkose aus aktiven (= Zysten) und inaktiven (= Kalzifikationen) Läsionen. Interessanterweise findet sich ein Ödem um die Kalzifikation rechts temporal, weswegen die Bezeichnung „inaktiv" für Kalzifikationen auch als inkorrekt diskutiert wird. Außerdem ist eine extrakranielle Kalzifikation im M. temporalis links zu sehen.
c) Neurozystizerkose im Übergangsstadium. Zu sehen ist eine granulomatöse Läsion mit ringförmiger Kontrastmittelanreicherung okzipital rechts.
d) Inaktiver Neurozystizerkose mit typischen Kalzifikationen.

(**= granulonoduläres Stadium).** Die 3 genannten Stadien werden auch als **aktive NCC** bezeichnet. Oft bleibt anstelle der Zyste eine Kalzifikation zurück (= inaktive NCC; ➤ Abb. 6.27), sie kann jedoch auch ohne Narbenbildung abheilen. Kalzifikationen können die Ursache lebenslanger Epilepsie darstellen. Interessanterweise bleiben nicht alle Kalzifikationen inaktiv, und die Theorie eines intermittierenden Ödems, wahrscheinlich ausgelöst durch nicht komplett eliminierte parasitäre Bestandteile, mit einhergehender Verschlechterung der klinischen Symptomatik, gilt mittlerweile als etabliert (Nash 2012).

Klinik

Die Manifestationen der NCC sind sehr variabel und abhängig von der Größe, der Zahl, dem Entwicklungsstadium und der Lokalisation der Zystizerken wie auch der Immunkompetenz des Wirts. Es gibt Hinweise auf unterschiedliche klinische wie radiologische Manifestationen bei HIV-infizierten Patienten, verglichen mit HIV-negativen Kontrollen (Jewell et al. 2021). Generell wird zwischen parenchymatöser und extraparenchymatöser NCC unterschieden. Letztere betrifft den Subarachnoidalraum mit seinen Zisternen, das Ventrikelsystem, die Meningen und die extramedullären Strukturen des Spinalkanals. Die **okuläre Zystizerkose** manifestiert sich mit Schmerzen im Bereich der Orbita, Skotomen und Visusverlust.

Die **parenchymatöse NCC** mit einer oder mehreren Zystizerken ist vor allem durch epileptische Anfälle, Kopfschmerzen mit Crescendo-/Decrescendo-Symptomatik, Fokalneurologie – abhängig von der Lokalisation – und neuropsychiatrischer Symptomatik gekennzeichnet. Eine Zystizerkose-Enzephalitis mit zahlreichen parenchymatösen Herden und generalisiertem Hirnödem ist klinisch nicht von einer Enzephalitis anderer Genese zu unterscheiden und stellt einen lebensbedrohlichen Zustand dar (➤ Kap. 11.14).

Bei der **extraparenchymatösen intraventrikulären NCC** steht die Entwicklung eines obstruktiven Hydrozephalus im Vordergrund. Die Zystizerken treiben entweder frei im Ventrikel oder führen durch Anlagerung an die Ventrikelwand zur Ependymitis. Die subarachnoidal-basale NCC kann aufgrund chronischer Inflammation besonders hartnäckig sein; eine Arachnoiditis kann zu einer Liquormalabsorption mit Entwicklung eines kommunizierenden Hydrozephalus führen. Bei erhöhtem intrakraniellem Druck infolge eines Hydrozephalus (obstruktiv oder kommunizierend) kann es u. a. zu Kopfschmerzen, Übelkeit, Müdigkeit, Verschwommensehen, Gleichgewichts- und Konzentrationsstörungen sowie Gedächtniseinschränkungen kommen. Im Subarachnoidalraum kann es zudem zu Vaskulitiden und

Gefäßverschlüssen größerer Arterien mit nachfolgendem Schlaganfall kommen.

Bei spinaler Lokalisation ist im extramedullären Raum die radikuläre Symptomatik führend, ein intramedullärer Sitz kann zu einer Myelitis mit z. B. Paraparese führen (➤ Kap. 11.14). Zudem sollte bei zerebraler subarachnoidal-basaler NCC immer auch auf eine spinale Symptomatik geachtet werden, da beide überdurchschnittlich häufig assoziiert sind.

Diagnostik

Die Diagnose der NCC basiert hauptsächlich auf Bildgebung und Immundiagnose, welche in unterschiedlichem Ausmaß zur Verfügung stehen. Eine epidemiologische (Aufenthalt in Endemiegebieten) wie auch eine klinisch/neurologische Anamnese ist Grundvoraussetzung.

Der Stellenwert der Serologie ist nach wie vor umstritten. Die Wertigkeit hängt vor allem vom Erkrankungsstadium und der Lokalisation der Zysten ab. Es stehen Antigen/Antikörper-Enzymimmunoassay (ELISA) und Immunoblots zur Verfügung, wobei ein positiver Antigen-ELISA auf eine aktive Erkrankung mit lebensfähigen Zystizerken hinweist. Außerdem weist ein positiver Test nur auf eine Zystizerkose, aber nicht unbedingt auf eine NCC hin. Zusätzlich können Sensitivität und Spezifität je nach verwendetem Test erheblich variieren, und es bestehen Kreuzreaktionen vor allem mit *Echinococcus* spp.

Die Liquoranalyse von Patienten mit NCC kann je nach Krankheitsaktivität und Lokalisation der Läsionen eine mononukleäre Pleozytose und Eosinophilie aufweisen. Die Zellzahl übersteigt selten 100 Zellen/µl, Proteinwerte sind leicht erhöht, Glukosewerte sind in der Regel normal. DNA-basierte Methoden zur Diagnose von *T.-solium*-Zystizerkose sind derzeit nicht ausgereift und somit nicht routinemäßig im Einsatz.

Computertomografie (CT; ➤ Abb. 6.27) und Magnetresonanztomografie (MRT) sind die entscheidenden bildgebenden Verfahren, die eine klinische und/oder serologische Verdachtsdiagnose erhärten, die in LMIC jedoch nur selten zur Verfügung stehen. Sie dienen auch der prognostischen Beurteilung und dem Therapiemonitoring. Kalzifikationen werden besser im CT abgebildet, während intraventrikuläre und subarachnoidal-basale Zystizerken und Zystizerken im Hirnstamm besser im MRT dargestellt werden. Bei subarachnoidaler NCC sollte auch ein spinales MRT angefertigt werden (s. o.).

Bei gleichzeitiger disseminierter Zystizerkose kann die Infektion durch die Exstirpation zugänglicher (subkutaner) Zystizerken nachgewiesen werden. Ein Weichteilröntgen unterstützt bei Vorhandensein von Verkalkungsherden in der Muskulatur die Verdachtsdiagnose.

Okuläre Zystizerken können mittels Spaltlampenuntersuchung und Ophthalmoskopie bei Sitz in der vorderen oder hinteren Augenkammer diagnostiziert werden. Ophthalmoskopisch finden sich Ödeme, intraokuläre Blutungen, Chorioretinitis, Iridozyklitis und Ablatio retinae.

Die Ergebnisse der Bildgebung und der *T.-solium*-Zystizerkose-Serologie, aber auch epidemiologische, klinische, pathologische und therapeutische Kriterien werden entsprechend ihrer Bedeutung als „absolute", „major", „confirmatory" oder „minor" eingestuft und in den von Del Brutto et al. (2017) vorgeschlagenen Diagnosekriterien für NCC (definitiv oder wahrscheinlich) zusammengefasst.

Therapie

Behandelt wird nur die symptomatische NCC. Ungefähr 80 % der NCC-Fälle verlaufen asymptomatisch. Die Behandlung der NCC muss individualisiert erfolgen und auf das jeweilige Krankheitsstadium der betroffenen Patienten zugeschnitten werden. Hierbei sind die Lokalisation der Zysten, neurologische Symptome/Zeichen (epileptische Anfälle, Hydrozephalus), die Viabilität der Zysten sowie das Ausmaß der inflammatorischen Reaktion zu berücksichtigen. Bei inaktiver Infektion kann die symptomatische Behandlung mit Antikonvulsiva ausreichend sein.

> Eine anthelminthische Behandlung ist nicht angezeigt, wenn keine Hinweise auf viable Zystizerken vorliegen. Die anthelminthische Therapie mit Albendazol und/oder Praziquantel kommt nur bei Patienten mit aktiver NCC zum Einsatz. Bei ausgeprägter Entzündungsreaktion wie bei einer Enzephalitis, Arachnoiditis oder Ependymitis sind Anthelminthika jedoch kontraindiziert; hier werden hochdosierte Kortikosteroide empfohlen (Platten und Winkler 2023).

Praziquantel wird in einer Gesamtdosis von 50 mg/kg KG in 3 Einzeldosen und **Albendazol** in einer Gesamtdosis von 15 mg/kg KG in 2 Einzeldosen (zum Essen) für die Dauer von 10 bis 14 Tagen eingesetzt. Da unter dieser Therapie regelmäßig Exazerbationen der neurologischen Symptomatik auftreten, müssen zusätzlich **Kortikosteroide** während des gesamten Therapieverlaufs und möglichst schon 1 bis 2 Tage vor Therapiebeginn gegeben werden. Es wird eine Dosierung von Dexamethason zwischen anfangs 8–12 mg und dann titriert, entsprechend der Immunantwort, empfohlen, obwohl hierzu keine systematischen Studien vorliegen. Dies erfordert eine sorgfältige klinische Einzelfallentscheidung. Während der Behandlung auftretende oder bereits vorher bestandene epileptische Anfälle werden mit geeigneten Anfallssuppressiva, am ehesten Lamotrigin oder Levetiracetam (in LMIC auch Carbamazepin, Phenytoin oder Phenobarbital), für die Dauer der Behandlung oder, je nach Symptomatik, auch für die Zeit danach therapiert (Kommission Leitlinien der Deutschen Gesellschaft für Neurologie [DGN] 2023).

Neuere Daten belegen eine bessere Wirksamkeit einer **Kombinationsbehandlung mit Albendazol + Praziquantel bei parenchymatöser NCC** (in Kombination mit Kortikosteroiden); sie wird ab 3 parenchymatösen Läsionen empfohlen (White et al. 2018). Nebenwirkungen einer Kombinationstherapie sind derzeit nicht gut untersucht, es muss jedoch von einer verstärkt inflammatorischen Reaktion ausgegangen werden, weshalb Patienten während der gesamten Therapie hospitalisiert und fachkundig betreut werden müssen.

Im Gegensatz zu parenchymatöser NCC, die unabhängig von der durchgeführten Therapie meist gutartig verläuft, haben Patienten mit **extraparenchymatöser NCC** wegen anhaltender Inflammation ein hohes Risiko für eine chronisch-neurologische Symptomatik. Anthelminthika (zusammen mit Kortikosteroiden) müssen meist höher dosiert (cave: Anstieg der Leberenzyme bei Albendazol) und länger als bei parenchymatösen Läsionen gegeben werden. Zur Kombinationstherapie liegen bei extraparenchymatöser NCC noch keine Daten vor. Zudem können die operative Entfernung von Zysten oder interventionelle Maßnahmen bis zum ventrikuloperitonealen Shunt erforderlich werden. Intraventrikuläre Zysten können oft neuroendoskopisch entfernt werden.

Die Behandlung der okulären Zystizerkose unterscheidet sich je nach Lage der Zyste. In der Regel erfordern intraokulare Zysten einen chirurgischen Eingriff, da eine medikamentöse Therapie wegen Inflammation zu irreversiblen Schädigungen führen kann, während extraokulare Zysten oft gut auf eine medikamentöse Behandlung ansprechen (Pujari et al. 2022). Ihr Vorhandensein muss zudem vor Beginn einer NCC-Therapie mit Anthelminthika ausgeschlossen werden.

Die Letalität der symptomatischen NCC ist abhängig vom Setting und von der Erfahrung des medizinischen Personals wie auch von diagnostischen und therapeutischen Verfügbarkeiten. Bei manchen Patienten kann eine intensivmedizinische Überwachung nötig werden. Durch zügige Diagnostik, entsprechende Therapie und konsequente Nachbeobachtung mit bildgebenden Verfahren kann sich die Prognose wesentlich verbessern.

Für vertiefte Informationen zur Behandlung der NCC wird auf folgende Buchkapitel/Richtlinien/Internetquellen verwiesen: Platten und Winkler 2023, Abraham et al. 2021, White et al. 2018 sowie Richter und Winkler 2015.

Bekämpfung und Prävention

Die Bekämpfung und Prävention der *T.-solium*-Zystizerkose sollte als klassische, zu den vernachlässigten Tropenkrankheiten gehörende Zoonose unter One-Health-Gesichtspunkten angegangen werden. Die Aufklärung der Bevölkerung über die Erkrankung, ihre Verbindung zu epileptischen Anfällen/Epilepsie, deren Ursache oft noch auf übernatürliche Weise erklärt wird, Art und Weise der Schweinehaltung, Genuss von unzureichend erhitztem Schweinefleisch und fehlenden oder unzureichenden Sanitäranlagen und generell niedrigen Hygienestandards als Risikofaktoren ist von größter Bedeutung. Zudem müssen Schweinezucht wie auch -schlachtung kontrolliert und unter strenger veterinärmedizinischer Aufsicht erfolgen. Fleisch von erkrankten Schweinen darf auf keinen Fall verzehrt werden. Landwirte sollten für ihre Ausfälle entsprechend entschädigt werden. Es stehen Impfstoffe für Schweine zur Verfügung. Auch eine medikamentöse Behandlung erkrankter Tiere ist möglich. Zudem muss medizinisches Personal über die Behandlungsmöglichkeiten und die neuen Richtlinien zur Behandlung von NCC aufgeklärt werden (White et al. 2018, Abraham et al. 2021). Die Versorgung mit entsprechenden Medikamenten und letztendlich auch der Zugang zu bildgebenden Verfahren sollte sichergestellt werden.

Reisemedizinische Bedeutung

Bei Menschen mit entsprechender Symptomatik, die sich länger in Endemiegebieten aufhielten oder Kontakt zu einem Schweinefinnenbandwurmträger hatten, muss die Diagnostik zum Ausschluss einer NCC/Zystizerkose erfolgen. Reisende in Endemiegebiete sollten über Risikofaktoren wie mangelnde Hygiene im Vorfeld aufgeklärt werden. Eine Impfung steht nicht zur Verfügung.

LITERATUR

Abraham A, Carabin H, Bustos J, Garcia HH, Winkler AS (scientific review team) (2021). WHO Guidelines on management of Taenia solium neurocysticercosis. www.who.int/publications/i/item/9789240032231.

Abraham A, Schmidt V, Kaminski M et al. Epidemiology and surveillance of human (neuro)cysticercosis in Europe: is enhanced surveillance required? Trop Med Int Health 2020; 25(5): 566–578.

Del Brutto OH, Nash TE, White AC, Jr. et al. Revised diagnostic criteria for neurocysticercosis. J Neurol Sci 2017; 372: 202–210.

Jewell PD, Abraham A, Schmidt V et al. Neurocysticercosis and HIV/AIDS co-infection: A scoping review. Trop Med Int Health 2021; 26(10): 1140–1152.

Kommission Leitlinien der Deutschen Gesellschaft für Neurologie (DGN) in Zusammenarbeit mit der Deutschen Gesellschaft für Epileptologie (DGfE). Erster epileptischer Anfall und Epilepsien im Erwachsenenalter. 2023. AWMF-Registernummer 030/041. https://register.awmf.org/assets/guidelines/030-041l_S2k_Erster-epileptischer-Anfall-Epilepsien-Erwachsenenalter_2023-09.pdf.

Nash T. Edema surrounding calcified intracranial cysticerci: clinical manifestations, natural history, and treatment. Pathog Glob Health 2012; 106: 275–279.

Ndimubanzi PC, Carabin H, Budke CM et al. A systematic review of the frequency of neurocysticercosis with a focus on people with epilepsy. PLoS Negl Trop Dis 2010; 4: e870.

Platten M, Winkler AS. Tropenkrankheiten (inkl. Parasitosen). In: Diener HC, Gerloff C, Dieterich M, Endres M (Hrsg.). Therapie und Verlauf neurologischer Erkrankungen. 8. A. Stuttgart: Kohlhammer; 2023. p. 641 ff.

Pujari A, Bhaskaran K, Modaboyina S et al. Cysticercosis in Ophthalmology. Survey of Ophthalmology 2022; 67: 544–569.

Stelzle D, Abraham A, Kaminski M et al. Clinical characteristics and management of neurocysticercosis patients: a retrospective assessment of case reports from Europe. J Trav Med 2023; 30(1): taac102.

Stelzle D, Makasi C, Welte TM, Ruether C, Schmidt V, Gabriel S, Bottieau E, Fleury A, Ngowi BJ, Winkler AS; SOLID collaborators. Report of three patients with extensive neurocysticercosis in rural southern Tanzania: neurological, serological and neuroradiological findings. Journal of Medical Case Reports 2023; 17(1): 311.

White AC, Jr., Coyle CM, Rajshekhar V et al. Diagnosis and Treatment of Neurocysticercosis: 2017 Clinical Practice Guidelines by the Infectious Diseases Society of America (IDSA) and the American Society of Tropical Medicine and Hygiene (ASTMH). Am J Trop Med Hyg 2018; 98(4): 945–966.

Winkler AS. Neurocysticercosis in sub-Saharan Africa: a review of prevalence, clinical characteristics, diagnosis and management. Pathog Glob Health 2012; 106: 261–274.

Winkler AS. Epilepsy and neurocysticercosis in sub-Saharan Africa. In: Foyaca Sibat H (ed.). Novel aspects on cysticercosis and neurocysticercosis. London: InTech; 2013. p. 307–340.

Winkler AS, Richter R (WHO 2015). Landscape analysis: management of neurocysticercosis with emphasis on low- and middle-income countries: http://apps.who.int/iris/bitstream/10665/152896/1/WHO_HTM_NTD_NZD_2015.05_eng.pdf.

INTERNETQUELLEN

WHO (Neurozystizerkose): www.who.int/publications/i/item/9789240032231.

6.3.4 Echinokokkosen

Peter Kern, Marija Stojkovic, Beate Grüner

Einleitung

Die weltweit verbreitete Gattung *Echinococcus* spp. umfasst inzwischen 8 Spezies. Für den Lebenszyklus von *Echinococcus* spp. ist der Wirtswechsel obligat und für die Übertragung die Räuber-Beute-Beziehung charakteristisch. Endwirte sind Karnivore, in deren Darm die nur wenigen Millimeter langen Bandwürmer parasitieren. Die infektiösen Bandwurmeier werden von pflanzenfressenden Säugetieren aufgenommen. Es kommt zur vegetativen Vermehrung der Larve (Metazestode). Mit dem Verzehr befallener Organe durch den Endwirt schließt sich der Zyklus. Der Mensch kann als Fehlzwischenwirt erkranken, wenn infektiöse Eier mit Schmutz oder Wasser aufgenommen werden und sich dann das Larvengewebe in den inneren Organen etabliert.

E. granulosus sensu lato (s. l.) galt bislang als eigene Spezies und wird inzwischen weiter unterteilt in die medizinisch bedeutsame Art *E. granulosus sensu strictu (s. s.)* sowie in *E. felidis, E. equinus, E. ortleppi* und *E. canadensis.* In der nördlichen Hemisphäre ist *E. multilocularis* verbreitet, nur regional in Tibet dagegen *E. shiquicus. E. vogeli* und *E. oligarthra* sind nur in Südamerika nachweisbar. Die verschiedenen *Echinococcus*-Arten weisen erhebliche Unterschiede im Wirtsspektrum auf. Wachstumsformen der Metazestoden führen beim Menschen zu unterschiedlichen Krankheitsbildern hinsichtlich Symptomatik, Diagnostik, Therapie, Krankheitsverlauf und Prognose (➤ Abb. 6.28). Die summarische Betrachtung der „Echinokokkose" ist daher heute nicht mehr zeitgemäß.

Alveoläre Echinokokkose (AE)

Epidemiologie

Die geografische Verbreitung von *E. multilocularis* ist auf die **nördliche Hemisphäre** beschränkt. Genetische Untersuchungen belegen, dass 5 Haplotypen (Asien, Mongolei, Nordamerika und Europa) zirkulieren. Der asiatische Haplotyp ist in **Asien** (Japan, China, Mongolei, Sibirien) und in **Alaska** anzutreffen. *E. multilocularis* (Haplotypen Nordamerika N1 & N2) sind in den USA verbreitet, humane Infektionen aber absolute Rarität. Den europäischen Haplotyp findet man in Europa, aber seit Kurzem auch im Westen Kanadas und in Vermont (USA). Seit Mitte der 1990er Jahre wird eine Ausweitung des europäischen Endemiegebiets beobachtet. Von den geschätzten 18.235 AE-Neuerkrankungen pro Jahr entfallen über 91 % auf China, dessen Westen das Gebiet mit der höchsten Prävalenz weltweit darstellt. In Europa werden jährlich ca. 150 Neuerkrankungen diagnostiziert.

Erhöhte Aufmerksamkeit für die AE und verstärkte Fallfindung spielen vermutlich die Hauptrolle bei der Identifizierung neuer Endemiegebiete, die Zunahme der Parasitendichte scheint zweitrangig. Ein Anstieg humaner AE-Fälle ist allerdings zu erwarten. Gründe

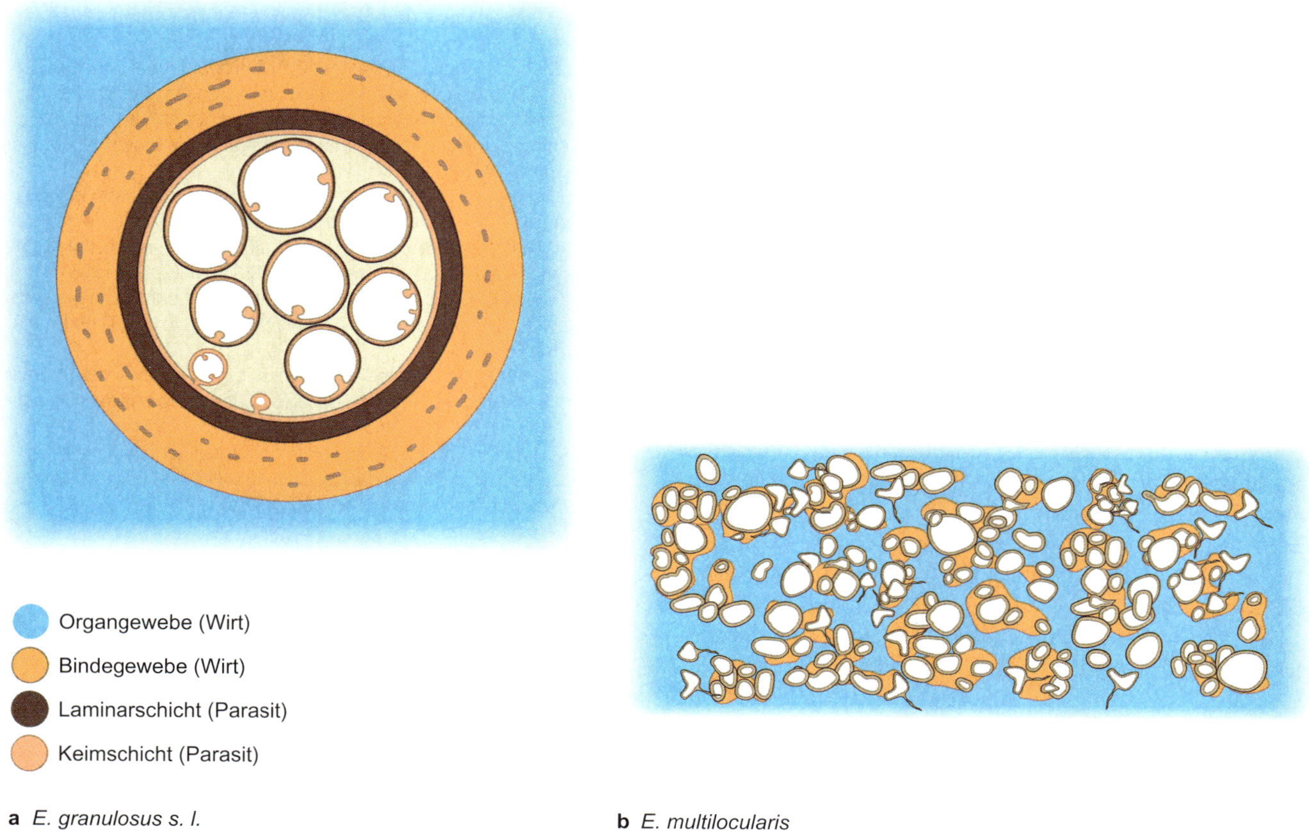

Abb. 6.28 Schematische Darstellung der grundlegenden Unterschiede im Wachstumsverhalten der Metazestode beim Menschen von a) *E. granulosus s. l.:* große, flüssigkeitsgefüllte Zyste, häufig mit Tochterzysten, Brutkapseln mit Protoskolizes; und von b) *E. multilocularis:* Labyrinth bestehend aus winzigen Bläschen (jeweils nur wenige Millimeter im Durchmesser, daher an Alveolen erinnernd); es werden keine oder nur vereinzelt Protoskolizes gebildet; Ausläufer der Keimschicht infiltrieren das Organgewebe, gelangen über Lymph- und Blutgefäße in andere Organe und setzen Metastasen. Zudem kennzeichnen Fibrose und Nekrose den Konglomerattumor. (mod. nach Thompson 2017) [P1585, L138]

hierfür sind die numerische Zunahme von Zwischen- und Endwirten, wodurch mehr empfängliche Personen exponiert werden. Zudem ist die Suszeptibilität für die Infektion durch den verbreiteten Einsatz immunsuppressiver Therapien erhöht. Die Urbanisierung spielt eine Rolle, da die typischen Wirtstiere zunehmend ihr Terrain in der Nähe des Menschen finden. Die AE bleibt dennoch in den meisten Regionen Europas eine seltene Erkrankung, gilt aber als die gefährlichste Humanparasitose der gemäßigten Klimazonen.

Meldepflicht nach IfSG

Dem RKI werden jährlich über 40–60 Neuerkrankungen gemeldet.

Erreger und Übertragung

Die adulten Würmer von *E. multilocularis* sind nur 3 mm lang (Kleiner Fuchsbandwurm) und parasitieren den Dünndarm des Fuchses oft zu Tausenden. Die Endglieder enthalten 200–1.000 reife Eier, die mit dem Kot ausgeschieden werden und in der Umwelt, vor allem im gemäßigten, feuchten Klima für Monate infektionstüchtig bleiben. Nagetiere nehmen die Eier bei der Futtersuche auf, die Hakenlarve (Onkosphäre) schlüpft im Dünndarm aus dem Ei, penetriert die Mukosa und gelangt auf dem Blutweg zum Zielort, wo sich das Metazestodenstadium etabliert. Durch exogenes Knospen entstehen neue Vesikel, was zu einem multilokulären Labyrinth miteinander verbundener Bläschen mit vielen Brutknospen führt. Der Wirt stirbt entweder an der Infektion oder wird zur leichten Beute. Nehmen suszeptible Endwirte das fertile Larvengewebe auf, schließt sich der Zyklus.

In Europa ist der Rotfuchs *(Vulpes vulpes)* der wichtigste Endwirt. Hunde und Katzen spielen eine untergeordnete Rolle. Mit zunehmendem Einzug infizierter Füchse in dicht besiedelte Gebiete hat sich auch ein urbaner Zyklus entwickelt, sodass infektiöse Eier vermehrt stadtnah zu finden sind. In China ist primär der synanthropische Zyklus zwischen Hund und Nager relevant.

Europäische Fallkontrollstudien zeigten als Hauptrisikofaktoren der AE die Haltung wildernder/freilaufender Hunde, den Beruf Landwirt, Gras kauen, Holz sammeln, berufliche Waldarbeiten sowie Gemüseanbau/Besitz eines Küchengartens. Der häufig erwähnte Verzehr von Waldfrüchten oder Pilzen konnte nicht als signifikanter Risikofaktor bestätigt werden, etwa 65 % der Risikofaktoren waren mit Tätigkeit in der Landwirtschaft assoziiert. Die AE ist anerkannte Berufserkrankung bei Landwirten in Deutschland.

Pathogenese und Immunologie

Der Mensch ist ein schlechter Wirt. Daher verläuft das Larvenwachstum langsamer als im geeigneten Zwischenwirt (Maus), und nur selten finden sich histologisch Brutknospen mit Protoskolizes. Die nur wenige Millimeter messenden **Vesikelschläuche** sind mit einer synzytialen Keimschicht ausgekleidet und werden von einer dünnen PAS-positiven Schicht umgeben. Diese schützt effektiv vor Attacken des Immunsystems und moduliert gleichzeitig die Immunantwort. Die mit einer gallertigen Substanz gefüllten Vesikel sind in dichtes bindegewebiges Stroma eingebettet. Die Fibrose führt neben der Zerstörung des Leberparenchyms auch zu Gallengangs- und Gefäßverschlüssen und zur Obstruktion der Vena cava inferior und ist damit der pathophysiologische Hintergrund von Cholestase, Cholangitis, portaler Hypertension und Budd-Chiari-Syndrom. Das Larvengeflecht proliferiert überwiegend am Außenrand. Durch Ablösung von Keimzellen und deren anschließende Verteilung über Blut- oder Lymphgefäße kommt es zur Metastasierung. Zentral treten regressive Veränderungen mit Ausbildung von großen Nekrosehöhlen auf.

Die natürliche und spezifische Immunantwort beim Menschen trägt entscheidend sowohl zum langsamen Verlauf als auch zur Immunpathologie bei. Eine **Th1-dominierte Immunantwort** ist protektiv und trägt in der Regel zur abortiven Infektion bei. Der Wechsel von einer initialen Th1- zu einer eher **Th2-dominierten Immunantwort** verhindert die Beseitigung der Infektion und ist mit einem chronisch-fortschreitenden Krankheitsverlauf assoziiert. Bei manifester AE sieht man oft ein gemischtes Th1/Th2-Profil mit einer starken Expansion regulatorischer T-Zellen und Produktion proinflammatorischer Zytokine im periparasitären Gewebe. Beinahe alle symptomatisch Erkrankten zeigen eine spezifische humorale IgG4-Antwort, gestützt durch die Th2-Typ-Antwort. Eine Beeinträchtigung der Th1-Immunantwort durch Immundefekte oder Biologika (z. B. TNF-α-Blocker) führt zu raschem und unkontrolliertem Larvenwachstum. Zudem scheint der genetische Hintergrund des Wirts eine prognostische Rolle für den Verlauf der AE zu spielen, so sind bestimmte HLA-Antigene mit dem Verlauf der Krankheit assoziiert.

Basierend auf epidemiologischen Untersuchungen ist davon auszugehen, dass viele Personen, die einer Infektion mit *E. multilocularis* ausgesetzt waren, resistent sind. Es kommt entweder zur Serokonversion ohne Ausbildung einer Leberläsion oder zum frühen Absterben des Metazestoden mit anschließender Verkalkung. Screenings zeigten bei bis zu 2 % der ländlichen Bevölkerung in Endemiegebieten positive Antikörperbefunde ohne klinische und bildgebende Hinweise für eine Leber-Echinokokkose.

Klinik

Die **Inkubationszeit** wird mit 5 bis 15 Jahren angenommen. Bei Immunsuppression kann diese auf Monate verkürzt sein. Das mittlere Erkrankungsalter liegt in Europa bei 50–60 Jahren, in China deutlich niedriger. Das Geschlechterverhältnis ist ausgeglichen. Die Leber ist nahezu immer (> 98 %) betroffen. Mehr als ein Drittel der Patienten zeigt ein Übergreifen auf Nachbarorgane oder Fernabsiedlungen.

Die Symptome sind abhängig von der Lage der Leberläsionen und deren Gefäßbezug, weniger von der Größe. Etwa 10 % der Erkrankten in Europa präsentieren sich erstmals mit Ikterus, Cholestase- oder Cholangitiszeichen, bei etwa 30 % wird die Diagnose zufällig im Rahmen einer abdominellen Bildgebung gestellt, andere berichten über Oberbauchbeschwerden, abdominelle Schmerzen, Gewichtsverlust oder Allgemeinsymptome. Bei Befall von Nachbarorganen oder bei Fernmetastasen äußern sich Symptome entsprechend dem betroffenen Organ. Ein ausschließlich extrahepatischer Befall ist selten.

Die WHO-IWGE hat in Anlehnung an die TNM-Klassifikation für Tumoren die PNM-Stadieneinteilung erarbeitet (online abrufbar bei Brunetti et al. 2010):

- (P): anatomische Lage und Ausdehnung der parasitären Leberläsion und deren Gefäßbezug
- (N): Fehlen oder Vorhandensein infiltrierter Nachbarorgane einschließlich der Lymphknoten
- (M): Fehlen oder Vorhandensein von Metastasen

Die Einteilung ermöglicht eine schematische Beschreibung der individuellen Krankheitslast bei Diagnosestellung und hat sich bei einer stadienadaptierten Therapieplanung großer Kohorten klinisch bewährt.

Diagnostik

Die Diagnosestellung der AE bedarf der Kombination aus anamnestischen Angaben mit Bildgebung und Immundiagnostik. Gemäß der WHO-IWGE ist die Diagnose einer AE anhand von 3 Kriterien zu gewichten (➤ Tab. 6.5).

Die **Ultraschalluntersuchung (US) der Leber** ist Screening-Methode der Wahl, bedarf jedoch eines erfahrenen Untersuchers, um AE-Läsionen zu erkennen und einzuordnen. Typischerweise findet man inhomogene, echoreiche Herde mit unscharfer Begrenzung, oft mit Schallschatten durch Verkalkungen. Neben dem häufigen „Sturm- und Hagelmuster" oder „hämangiomähnlichen" Herden können Pseudozysten mit echoreichem Rand und zentraler, echoarmer Nekrose dargestellt werden (Durchmesser häufig > 10 cm). Auch kleine „metastasenartige" Herde sind mögliche AE-Korrelate. Mittels kontrastverstärkten Ultraschalls kann der Verdacht auf AE bei fehlender Kontrastmittelaufnahme der Läsion erhärtet werden.

6

Bei verdächtigem Befund in der Bildgebung wird die **Echinokokken-Serologie** als Stufendiagnostik empfohlen. Kommerzielle Suchtests nutzen Rohantigene meist aus der Zystenflüssigkeit von *E. granulosus,* wodurch aufgrund der Antigenverwandtschaft sowohl AE als auch zystische Echinokokkose (cystic echinococcosis, CE) erfasst werden können. Die Sensitivität ist hoch, die Spezifität gering. Bestätigungstests erfolgen mit aufgereinigten bzw. rekombinanten Antigenen von *E. multilocularis:* Em2+, Em18 oder Em10. Damit wird eine Sensitivität von 90–100 % und eine Spezifität von über 95 % erreicht. Ein Western- bzw. Immunoblot ist bei unklarem Befund bzw. zur Bestätigung der Speziesdiagnose sinnvoll.

Tab. 6.5 WHO-IWGE-Falldefinition der alveolären Echinokokkose (AE) (nach Brunetti et al. 2010)

AE-Falldefinition	Konditionen	Therapieempfehlung
Possible (möglich)	Epidemiologie und positive Bildgebung *oder* Serologie	Nein, aber regelmäßiges Follow-up (US und Serologie)
Probable (hochwahrscheinlich)	Epidemiologie und positive Bildgebung *und* Serologie	Ja
Confirmed (bestätigt)	Epidemiologie und positive (Immun-)Histologie/Nukleinsäurenachweis aus klinischer Probe	Ja

Die diagnostische Punktion von Leberherden, die bildmorphologisch AE-verdächtig imponieren, jedoch seronegativ sind, ist möglich, eine ABZ-Vorbehandlung ist ratsam. Mittels Histopathologie unter Anwendung des monoklonalen Antikörpers Em2G11 bzw. Nukleinsäurenachweis kann die Verdachtsdiagnose AE gesichert und auch retrospektiv aus asservierten Gewebeproben gestellt werden.

Verdächtige Leberläsionen erfordern eine **Schnittbildgebung.** Die markanten, bildmorphologischen Besonderheiten werden in jeweiligen Klassifikationen (US, CT bzw. MRT) veranschaulicht (Übersicht online bei Kratzer et al. 2019). Im CT, welches zur Darstellung des Gefäßbezugs mit Kontrastmittel erfolgen sollte, sind die meisten AE-Läsionen gut darstellbar, da Verkalkungen charakteristisch sind. Komplett verkalkte Herde werden als wahrscheinliche „abortive" Infektion eingeordnet. Im MRT imponiert die vesikuläre Struktur am klarsten.

Anhand der Bildmorphologie von AE-Herden kann im Gegensatz zur ZE keine verlässliche Aussage zur **„Viabilität" der Larve** getroffen werden. Das [F^{18}-]FDG-PET gilt als Goldstandard zur Einschätzung der metabolischen Aktivität von AE-Läsionen; eine FDG-Mehrbelegung im Randbereich spiegelt die Entzündungsreaktion des Wirts entlang aktiver Proliferationszonen wider. Ein zentraler photopenischer Defekt korreliert mit nicht vaskularisiertem Gewebe. Das PET hat seinen Stellenwert im Primärstaging und bei der Verlaufskontrolle unter medikamentöser Therapie. Im MRT nachweisbare „Mikrovesikel" werden ebenfalls als Nachweis parasitärer Aktivität gewertet (➤ Tab. 6.6, ➤ Tab. 6.7).

Therapie

Eine Therapieindikation besteht immer bei gesicherter bzw. hochwahrscheinlicher AE. Hintergrund hierfür ist die hohe 10-Jahres-Letalität von über 90 % ohne Therapie im historischen Vergleich.

Für die Behandlung hat sich ein gestuftes Vorgehen bewährt, das die obligatorische Pharmakotherapie mit **Benzimidazolen,** die chirurgische Resektion der kompletten Läsion(en), ggf. gängige palliative Maßnahmen bei weit fortgeschrittener Erkrankung oder bei Komplikationen bis hin zur Lebertransplantation beinhaltet. Trotz aller Fortschritte in der Chirurgie besteht nur bei der Minderheit der Erkrankten primär ein kurativer Ansatz. Die medikamentöse Therapie wirkt parasitostatisch. Daher bleibt die AE für die meisten Patienten eine chronische Erkrankung mit langjähriger Therapieindikation und entsprechender Nachsorge.

Die Therapieplanung soll interdisziplinär erfolgen. Im PNM-Staging werden alle AE-Läsionen und – bei Verfügbarkeit – deren Aktivität im FDG-PET/CT erfasst. Orientierend ist bei umschriebenen Leberläsionen der PNM-Stadien I bis IIIa ein operatives Vorgehen in kurativer Absicht möglich, hingegen ist in den PNM-Stadien IIIb bis IV ein konservatives Vorgehen ratsam, ggf. unter Einbeziehung palliativer Maßnahmen. Vom Pathologen soll die Angabe zum Resektionsabstand gefordert werden: R0 (kein Residuum), R1 (mikroskopisches Residuum) und R2 (makroskopisches Residuum).

Albendazol (ABZ) ist das Mittel der Wahl, die Zieldosis wird mit 10–15 mg/kg/Tag in 2 geteilten Dosen angegeben. Im klinischen Alltag hat sich in den letzten Jahren ein Therapiebeginn mit der

Tab. 6.6 Patientin 1: Erstdiagnose einer alveolären Echinokokkose (AE) mit 32 Jahren

Leberläsion seit 7 Jahren als atypisches Hämangiom gedeutet. Langjährig abdominelle Beschwerden. Serologie positiv (Suchtest und Em2+). WHO-Stadium (➢ Tab. 6.5) P4N1M0 (Beteiligung V. cava inferior, Lymphknoten im Leberhilus), Falldefinition: „probable".
Therapieempfehlung: medikamentöse Dauertherapie mit Albendazol.
Extern: explorativ Laparotomie, keine kurative Resektion möglich. Status 7 Jahre nach Erstdiagnose: chronisch stabil unter Pharmakotherapie; Albendazol (ABZ) 2 × pausiert wegen Schwangerschaft und Stillzeit.

Ultraschall	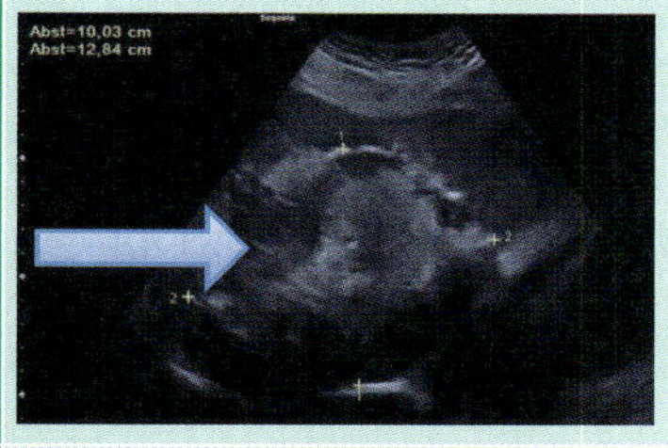	Unscharf abgrenzbarer Leberherd, echoreich mit echoarmen Anteilen („Sturm- und Hagelmuster") [T1488]
CT axial portalvenös	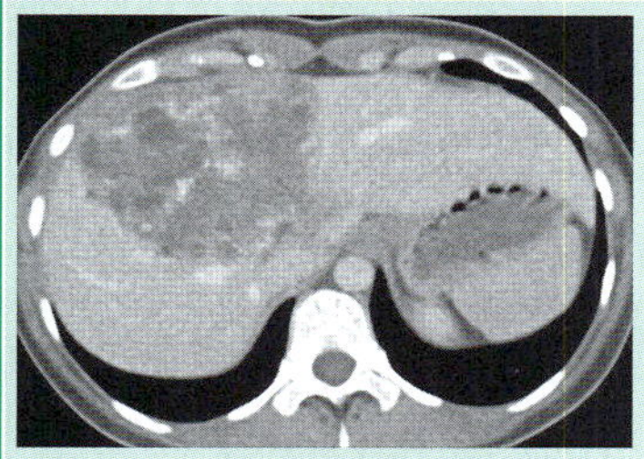	Hypodenser Herd nahe V. cava inferior, Lebersegmente IV/VII/VIII mit irregulärer Begrenzung und Verkalkungen [T1484]
PET-CT Fusion axial	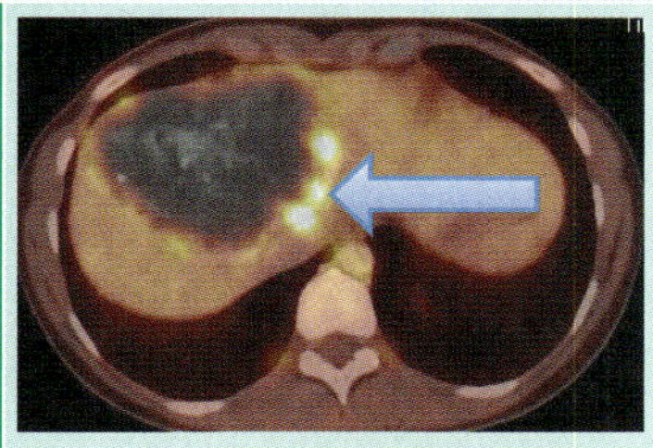	Nachweis der FDG-Mehrbelegung medial in Richtung Leberhilus und V. cava inferior [T1484]
MRT axial T2-Haste (bei Erstdiagnose)	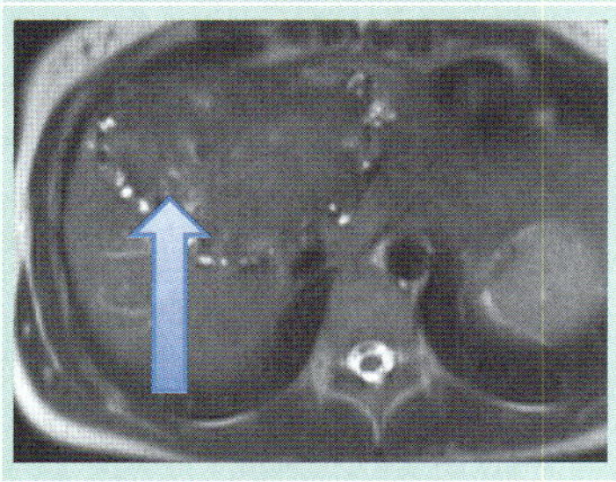	MRT mit Nachweis von Mikrovesikeln im Randbereich der AE-Läsion [T1479]
PET-MRT Fusion (5 J. nach Erstdiagnose)	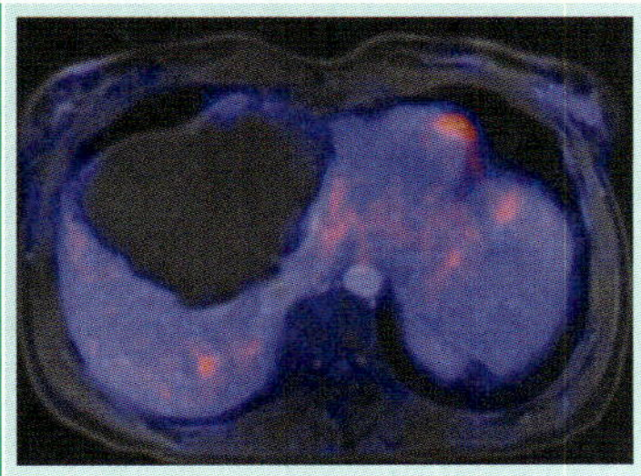	Im PET-MRT unter 4-jähriger ABZ-Therapie keine erkennbare FDG-Mehrbelegung, ebenfalls keine Mikrovesikel im MRT [T1479]

Tab. 6.7 Patient 2: Erstdiagnose einer alveolären Echinokokkose (AE) mit 40 Jahren

Zufallsbefund bei Abklärung einer Leberenzymerhöhung (gGT 150 U/l); im Ultraschall Leberherd links in Segment II/III.
WHO-Stadium (➢ Tab. 6.5) P2N0M0, Serologie positiv (Suchtest, Em2+, Immunoblot).
Therapie: Einleitung ABZ, Hemihepatektomie links, R0-Resektion mit 2 mm Abstand, WHO-Falldefinition „confirmed". Negative Serologie 1 Jahr post OP. Pharmakotherapie für 2 Jahre post OP. Status 10 Jahre nach ED: geheilt.

Ultraschall	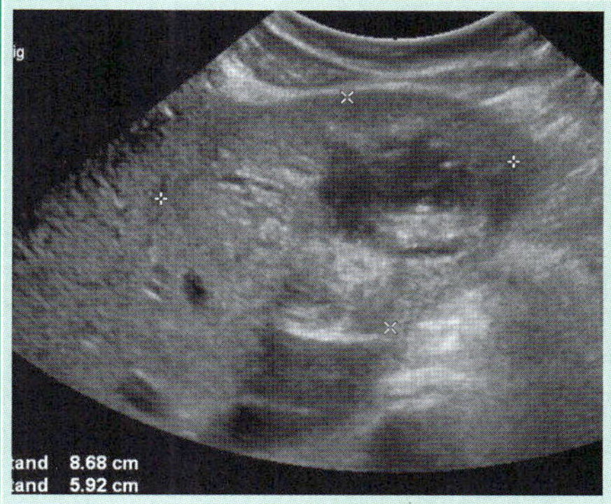	RF links polyzyklisch, unscharf abgrenzbar, unregelmäßig begrenzt, echoreich, inhomogen, zentral echoarm [T1488]
CT axial portalvenös	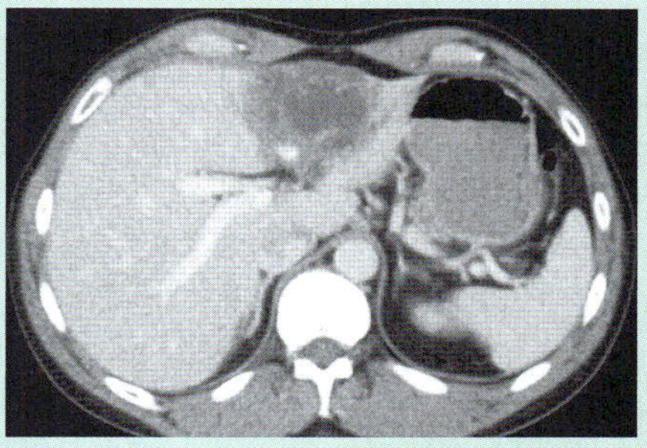	CT-grafisch 5 × 7 cm große hypodense Raumforderung im linken Leberlappen Segment II/III, unscharf berandet, polyzyklisch [T1484]
PET-CT Fusion axial	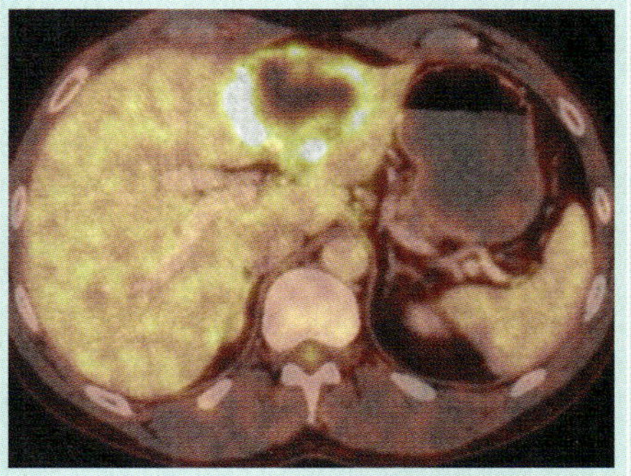	Deutliche FDG-Mehrbelegung im Randbereich der RF linkshepatisch, passend zu „aktiver" AE [T1484]
Leberresektat	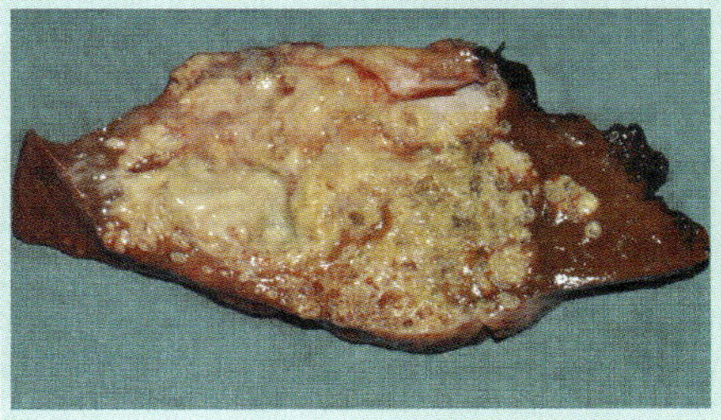	Hemihepatektomie links, R0-Resektion; Mindestabstand 2 mm [T1484]

6

halben Zieldosis, meist also 2 × 200 mg ABZ/Tag bewährt. Die Dosissteigerung sollte in Abhängigkeit von Toleranz und Plasmaspiegel erfolgen, und bei einem relevanten Teil der Patienten wird nicht die „Standarddosis" von 2 × 400 mg/Tag benötigt. Bei Choleastase und älteren Patienten insbesondere mit umfangreicher Komedikation wird explizit ein vorsichtiges Eindosieren unter Kontrolle der Laborparameter empfohlen.

Das pharmakologisch ungünstigere **Mebendazol** kommt in der Regel nur bei ABZ-Intoleranz zum Einsatz, hier beträgt die Zieldosis 40–50 mg/kg/Tag, verteilt auf 3 Dosen. Kommt MBZ wegen ABZ-Toxizität zum Einsatz, sollte vorsichtig eindosiert werden, z. B. mit 2 × 250 mg/Tag beginnend (unter engmaschiger Kontrolle von Transaminasen und Blutbild). Benzimidazole sind mit einer fetthaltigen Mahlzeit einzunehmen, um die Resorption zu verbessern. Nach etwa 4-wöchiger Behandlung ist die Bestimmung des Plasmaspiegels (ABZ-Sulfoxid als aktiver Metabolit) 4 Stunden nach Einnahme empfohlen. Zielspiegel ist 0,5–1,5 mg/l Albendazol-Sulfoxid für den 4-Stunden-Wert nach Einnahme der Medikation (mit einer Mahlzeit). Die Bestimmung des Medikamentenspiegels sollte mehrfach im ersten Therapiejahr und immer bei Hinweisen auf Toxizität oder fehlendes Therapieansprechen und bei Änderung der Komedikation erfolgen.

! CAVE

In den ersten Therapiewochen sind Laborkontrollen von Blutbild und Leberenzymwerten zur Erfassung möglicher Toxizität empfohlen. Sofern GPT/ALT > 5-fach über Norm ansteigen, soll ABZ pausiert und nach Normalisierung in reduzierter Dosis re-initiiert werden.

6

Weitere mögliche Nebenwirkungen sind gastrointestinale Beschwerden, Myelotoxizität und Alopezie. Die Einnahme von ABZ wird – entgegen der Angaben in der deutschen Fachinformation – als Dauertherapie empfohlen. Molekulare Zielstrukturen der Benzimidazole sind die *Echinococcus*-β-Tubuline des Zytoskeletts. Der parasitostatische Effekt wird erklärt durch die eingeschränkte Gewebepenetration des Wirkstoffs in die komplexe AE-Läsion und ggf. durch ABZ-resistente Tubuline. Mefloquin (inkl. Derivaten) sowie Proteinkinaseinhibitoren werden therapeutisches Potenzial beigemessen, klinische Daten liegen noch nicht vor.

Heilung ist nur durch **radikale (R0-)Resektion der parasitären Läsion(en)** zu erzielen. Postoperativ wird über 2 weitere Jahre medikamentös mit ABZ behandelt. Der bislang von der WHO-IWGE empfohlene Sicherheitsabstand von 2 cm ist in der Praxis meist nicht realisierbar. Neuere Daten zeigen, dass auch bei knapper R0- bzw. auch R1-Resektion hohe Heilungsraten zu erreichen sind, wenn postoperativ eine ABZ-Dauertherapie für mind. 2 Jahre erfolgt.

Die **palliative Resektion** im Sinne einer Reduktion des parasitären Gewebes ist nur in Ausnahmefällen bei Komplikationen empfohlen. Die Indikation zur **Lebertransplantation** kann bei schwerer Leberinsuffizienz, bei Budd-Chiari-Syndrom, sekundär-biliärer Zirrhose oder rezidivierender schwerer Cholangitis und fehlender lokaler Resektabilität erwogen werden, ist aber in Europa sehr selten indiziert.

Endoskopische Eingriffe zur Galleableitung sind zur Behandlung cholestatischer Komplikationen erforderlich, bei gutem Ansprechen auf ABZ wird ein anfangs benötigtes Stenting oft entbehrlich. Späte biliäre Komplikationen (> 3 Jahre nach Therapiebeginn) sind prognostisch ungünstig. Bei initialer Cholestase hingegen kann eine alleinige Pharmakotherapie zu deren Abklingen führen und auf eine endoskopische Intervention meist verzichtet werden. Bei Inoperabilität wird auch unter einer konsequent durchgeführten Pharmakotherapie eine langfristige Stabilisierung erreicht.

Follow-up

Folgende Kontrollen werden empfohlen: Blutbild und Transaminasen (1- bis 2-wöchentlich bis Woche 12, dann monatlich im 1. Jahr der Therapie), Bestimmung des Albendazolspiegels nach ca. einem Monat Therapie, und wiederholt alle 2 bis 3 Monate im 1. Therapiejahr, dann etwa halbjährlich und immer bei Änderungen im Therapieregime bzw. der Komedikation. Ultraschall einschließlich (Em18-)Serologie (halbjährlich), CT-/MRT-Schnittbild bzw. bei Verfügbarkeit PET-CT (nach 2 Jahren). Hinweise auf ein Ansprechen der Medikation sind: rückläufige oder verschwundene FDG-Mehrbelegungen im PET in Kombination mit einem Abfall des (Em18-)Antikörpertiters. Nach mehrjähriger ABZ-Behandlung und dokumentiertem Ansprechen kann die Möglichkeit einer strukturierten Therapiepause diskutiert werden. Voraussetzungen hierfür sind eine mind. 2-jährige ABZ-Therapie ohne klinische Komplikation, Negativität der spezifischen Serologie (Em18) bei fehlender FDG-Mehrbelegung im PET. Postoperativ sollen AE-Patienten für mind. 10 Jahre mittels Bildgebung und spezifischer Serologie überwacht werden. Nach kompletter Resektion von AE-Läsionen fallen (Em18-)Antikörper rasch ab; ein Wiederanstieg ist hinweisend auf ein mögliches Rezidiv und bedarf der Abklärung.

Bekämpfung und Prävention

Durch Hände- und Nahrungsmittelhygiene sowie durch hygienischen Umgang mit Haustieren kann das Ansteckungsrisiko reduziert werden. Haustiere sollten regelmäßig (alle 6 Wochen) entwurmt werden, zudem sind fuchssichere Zäune um Gemüsegärten sinnvoll. *E.-multilocularis*-Eier werden durch Erhitzen über 60 °Celsius oder tiefe Temperaturen von −80 ° Celsius abgetötet. Eine Beköderung von Fuchspopulationen mit Praziquantel ist effektiv, jedoch wiederholt erforderlich, teuer und kaum praktikabel. Ein Ultraschallscreening für Verwandte 1. Grades von AE-Patienten scheint sinnvoll.

Zystische Echinokokkose (CE)

Epidemiologie

E. granulosus s. l. ist weltweit mit Ausnahme der Antarktis verbreitet. Besonders betroffen sind ländliche Gebiete, in denen intensiv Schafzucht betrieben wird. Regionale Prävalenzen von 5–10 % werden aus China, Zentralasien, Südamerika, Nord- und Ostafrika und Australien berichtet. In Europa sind der mediterrane Raum sowie Osteuropa betroffen, bei jährlich bis zu 200.000 Neuerkrankungen. Nahezu alle CE-Erkrankungen in Deutschland sind „importiert" und betreffen Menschen, die sich in ihren „endemischen" Heimatländern infiziert haben und deren Erkrankung dann Jahre später diagnostiziert wurde.

Es besteht **Meldepflicht nach IfSG.** Dem RKI werden jährlich bis zu 100 Neuerkrankungen gemeldet.

Erreger und Übertragung (Zyklus)

Der Lebenszyklus des Hundebandwurms *(E. granulosus s. l.)* entspricht dem oben genannten von *E. multilocularis*, nur dass der adulte Wurm den Dünndarm überwiegend von Hunden parasitiert und dass die geeigneten Zwischenwirte meist freilebende und domestizierte Wiederkäuer sind. Der Mensch ist wiederum ein Fehlzwischenwirt. Es entwickelt sich eine von Wirtsbindegewebe umgebene, mit wasserklarer Flüssigkeit gefüllte **Zyste (Hydatide).** Man unterscheidet die Adventitia von der parasitären Zyste (Metazestode), die mit einer dicken Laminarschicht ummantelt und mit einem zarten Keimepithel ausgekleidet ist. Durch endogene Sprossung dieser Keimschicht bilden sich Brutkapseln mit infektionstüchtigen Protoskolizes (➤ Abb. 6.28).

Für den Menschen besteht die Infektionsgefahr überall dort, wo er in engem Kontakt mit Hunden lebt, die bei Hausschlachtungen mit befallenen Schlachtabfällen gefüttert werden. Die vom Endwirt ausgeschiedenen Eier sind infektiös. Schlechte hygienische Verhältnisse begünstigen die Infektion. Für die Epidemiologie der *E.-granulosus-s. l.*-Infektion des Menschen ist in erster Linie der **Hund-Schaf-Zyklus** von Bedeutung. Bei den weiteren *Echinococcus*-Arten finden sich erhebliche Unterschiede im Übertragungsmodus und in der Infektiosität für den Menschen. Die summarische Betrachtung der „Echinokokkose" ist daher heute nicht mehr zeitgemäß.

Pathogenese und Immunologie

Echinokokkenzysten wachsen verdrängend und können, je nach Organlokalisation, in seltenen Fällen sehr groß werden (≥ 30 cm Durchmesser). Eine besondere Bedeutung kommt der PAS-positiven Laminarschicht (laminated layer, LL) zu. Bleibt diese intakt, bleibt auch die Induktion einer humoralen Immunantwort aus. Die Serologie ist häufig negativ, und die Erkrankung kann nur anhand der charakteristischen Bildmorphologie in Ultraschall oder CT gestellt werden. Je nach Lokalisation, äußeren physikalischen Einwirkungen, medikamentöser Therapie oder mit zunehmendem Alter der Zyste kommt es zu Schädigungen, was teilweise oder gänzlich das Absterben des Parasiten induziert. Selbst stark regressiv veränderte Zysten mit Verkalkungen können viable Tochterzysten enthalten. Das morphologische Korrelat der Entwicklungs- und Degenerationsstufen spiegelt die Ultraschallklassifikation der CE wider (online abrufbar bei Brunetti et al. 2010).

Immunregulatorische Moleküle modulieren lokal und systemisch die zelluläre Immunantwort. Die Dominanz einer Th2-Typ-Reaktion sichert das langfristige Überleben der Metazestode. Bei einer ersten Ansiedlung findet sich noch eine starke Th1-Typ-Reaktion, die eine Etablierung verhindert und daher protektiv wirkt. Mit der raschen Ausbildung der LL ist die Metazestode allerdings geschützt und kann ungehindert expandieren.

Klinik

Die **Inkubationszeit** der CE reicht von wenigen Monaten bis zu Jahren. Alle Altersgruppen und beide Geschlechter sind gleichermaßen betroffen. Die klinische Symptomatik ist variabel und abhängig von Lokalisation (Organbefall), Ausdehnung und Wachstumsdynamik des Parasiten sowie von der Wirtsreaktion. Zysten von *E. granulosus s. l.* sind vorwiegend in der Leber und in der Lunge lokalisiert, sie können jedoch in nahezu sämtlichen Organen auftreten (Niere, Milz, Pankreas, Gehirn, Herz, Knochen u. a.). Dabei können auch mehrere Zysten in einem oder mehreren Organen vorhanden sein.

Bei Befall von Leber oder Lunge treten mit zunehmender Größe Beschwerden auf: abdominelle oder thorakale Schmerzen, Husten, Dyspnoe. Symptome können auch durch **Zysten-Komplikationen** hervorgerufen werden. Die häufigsten Komplikationen sind:

- **Zysto-biliäre Fisteln**: Entleerung von Zysteninhalt in die Gallenwege mit intermittierenden Koliken, konsekutiver Cholestase oder Cholangitis
- **Zysto-bronchiale Fisteln**: Zysteninhalt wird abgehustet, selten Asphyxie
- **Spontane oder traumatische Zystenruptur** mit allergischen Reaktionen bis zum anaphylaktischen Schock
- **Bakterielle Sekundärinfektion** (z. B. Leber- bzw. Lungenabszess), **Gefäßkompression** mit Thrombose oder **Gefäßarrosion** mit Embolisation von Zysteninhalt in vitale Organe, eine der schwersten Komplikationen der Erkrankung.

Diagnostik

Die diagnostische Abklärung zystischer Raumforderungen ruht auf 3 Säulen.

Die **Herkunft des Patienten** spielt eine wichtige Rolle, da die Wahrscheinlichkeit einer CE bei Herkunft aus einem Echinokokken-Endemiegebiet um ein Vielfaches steigt. Die **Diagnose** der CE kann bei Vorliegen pathognomonischer radiologischer Zeichen rein bildgebend gestellt werden. Die ultraschallbasierte **Klassifikation der WHO-IWGE** dient der Stadieneinteilung in aktive und inaktive Leberechinokokkose. Die Stadien haben folgende Charakteristika (CE für cystic echinococcosis) (➤ Abb. 6.29):

- CE1: unilokuläre Zyste mit liquidem Inhalt, häufig mit CE1-pathognomonischem „Doppelwand-Phänomen"
- CE2: multivesikuläre, septierte Zyste
- CE3a: Zyste mit liquidem Inhalt und pathognomonischem „Wasserlilienzeichen"
- CE3b: Unilokuläre Zyste mit Tochterzysten innerhalb einer muzinösen oder soliden Zystenmatrix
- CE4: Zyste mit solidem Inhalt mit pathognomonischen, kanalikulären Strukturen
- CE5: Zyste mit solidem Inhalt und verkalkter Zystenwand.

Paradigmatisch wird die Zystenmorphologie für die einzelnen Stadien im Ultraschall, CT und MRT gegenübergestellt, wobei das CT die charakteristischen Binnenstrukturen der CE-Zysten nicht zuverlässig abbildet (siehe Internetquelle Stojkovic et al. 2012).

Schließlich dient die serologische Untersuchung der Bestätigung des klinischen und bildgebenden Verdachts. Diese erfolgt zweistufig durch sensitiven Suchtest (ELISA) und spezifischen Bestätigungstest (Immunoblot). Eine negative Echinokokken-Serologie schließt eine CE nicht aus. Dies gilt insbesondere bei frühen (CE1) und weit fortgeschrittenen (CE4, CE5) Zystenstadien. Eine starke Antikörper-

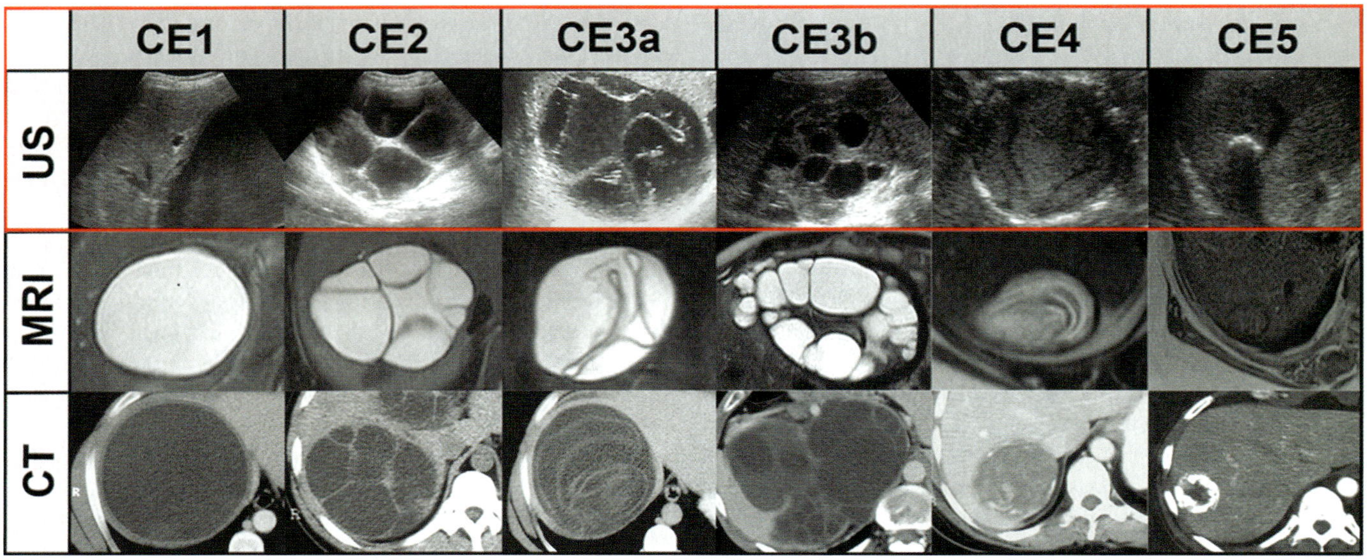

Abb. 6.29 Typische Befunde bei zystischer Echinokokkose. WHO-Stadien in US, MRT und CT. Im MRT können die US-Kriterien der CE besser als im CT reproduziert werden. [F1203-002] CE1: unilokuläre Zyste, das „Doppelwandzeichen" im US ist pathognomonisch. CE2: Zyste mit multiplen Tochterzysten („Honigwabenmuster"). CE3a: unilokuläre Zyste mit abgelöster parasitärer Zystenwand, das „Wasserlilienzeichen" ist pathognomonisch. CE3b: multiple Tochterzysten in solider Matrix. CE4: solide Zystenmatrix mit kanalikulären Strukturen, pathognomonisch. CE5: solide Zystenmatrix mit Verkalkung der Zystenwand.

antwort findet sich nach Zystenruptur (akzidentell, iatrogen bzw. nach medikamentöser oder operativer Behandlung). Zudem müssen serologische Kreuzreaktionen mit alveolärer Echinokokkose (s. o.), anderen Parasitosen und Malignomen beachtet werden. Gemäß WHO-IWGE kann die Falldefinition anhand von 3 Kriterien gewichtet werden (Brunetti et al. 2010) (➤ Tab. 6.5).

Therapie

Die stadienspezifische Therapie der unkomplizierten CE ist in Echinokokkose-Zentren gut etabliert. Prinzipiell bestehen 4 Optionen für das klinische Management.

Die **primäre Pharmakotherapie mit ABZ** ist bei CE1 und CE3a (Zystendurchmesser ≤ 6 cm) oder disseminierter CE indiziert. ABZ wird mit einer fettreichen Mahlzeit in einer Dosierung von 10–15 mg/kg KG in 2 Einzeldosen gegeben. Die Behandlung wird kontinuierlich – entgegen der Angaben in der deutschen Fachinformation – über 3 bis 6 Monate durchgeführt, unter regelmäßiger Kontrolle von Blutbild und Transaminasen (s. o. AE-Therapie). Ein Ansprechen auf die Therapie, d. h. Konsolidierung des Zysteninhalts und Übertritt in ein inaktives Stadium CE4 bzw. CE5 ist oft erst nach 6 bis 12 Monaten zu erwarten. Bei nicht vollständig in das Leberparenchym eingebetteten Zysten kann es durch die medikamentöse Schädigung der Metazestode zur **Zystenruptur** in die Peritonealhöhle kommen. Zudem können unter Therapie in seltenen Fällen zysto-biliäre Fisteln patent werden. Lungenzysten haben nur eine gering ausgebildete Adventitia. Daher führt die medikamentöse Schädigung der Metazestode zur Ruptur mit Etablierung von zysto-bronchialen Fisteln. Lungenzysten werden daher nur bei spezieller Indikationsstellung primär mit ABZ behandelt. Bei disseminierter Erkrankung sind oft wiederholte Therapiezyklen erforderlich, bei bestimmten Organmanifestationen (z. B. ZNS- oder Knochenbefall) kann eine Dauerbehandlung mit ABZ erforderlich sein.

Indikationen für die **chirurgische Therapie** sind Zysten, die Komplikationen aufweisen, die zur Kompression von Gefäßen oder Organen führen, Zysten in den Stadien CE2, CE3 sowie aktive Zysten mit einem Durchmesser > 10 cm. Es bestehen 2 chirurgische Herangehensweisen:

- Bei der **partiellen Zystektomie** wird die Zyste eröffnet und der Inhalt unter einer „Spillage"-Prophylaxe abgesaugt. Hierzu wird das OP-Feld zunächst mit in physiologischer NaCl-Lösung, dann mit in 20 % NaCl-getränkten Bauchtüchern (protoskolozide Wirkung) abgedeckt. Vor der Instillation von 20 % NaCl oder 95 % Alkohol muss das Vorliegen zysto-biliärer Fisteln sicher ausgeschlossen werden, da hierdurch eine toxische Cholangitis verursacht werden kann.
- Bei der **Resektion** wird die Zyste in toto entfernt, ohne diese zu eröffnen. Dies wird v. a. bei Zysten, die komplett von Leberparenchym umgeben sind und dadurch für die partielle Zystektomie nicht zugänglich sind, oder bei peripher gelegenen Zysten, welche ohne signifikanten Verlust an Leberparenchym reseziert werden können, durchgeführt.

Große Lungenzysten werden i. d. R. partiell, kleinere Zysten vollständig reseziert. Perioperativ erfolgt eine ABZ-Prophylaxe, die 1 bis 2 Tage vor OP begonnen und für einen Monat fortgeführt wird.

Beim **PAIR-Verfahren** (Puncture, Aspiration, Instillation, Reaspiration) wird nach Aspiration des Zysteninhalts 95 % Alkohol zur Sterilisierung des Zysteninhalts instilliert und nach 10–15 Minuten reaspiriert. Dieses Verfahren kann bei Zysten im Stadium CE1 und CE3a mit einem Durchmesser von < 10 cm angewendet werden. Es ist wichtig, vor Instillation des Alkohols zysto-biliäre Fisteln wegen der Gefahr der toxischen Cholangitis sicher auszuschließen. Auch hier erfolgt periinterventionell eine ABZ-Prophylaxe.

Die **perkutane Therapie** der Stadien CE2 und CE3 kommt in ausgewiesenen Expertenzentren mittels großkalibriger Kathetertechniken (z. B. MoCat) zum Einsatz.

Viele Zysten sind bei Diagnosestellung bereits in einem inaktiven Stadium CE4 oder CE5. Bei unkomplizierten Zysten in anatomisch unproblematischer Lage können Zysten, die spontan (ohne Pharmakotherapie) ein inaktives Zystenstadium erreicht haben, für die Dauer von 5 Jahren abwartend beobachtet werden (watch and wait).

Follow-up

Die Prognose der zystischen Echinokokkose ist im Allgemeinen gut, hängt jedoch von Zahl und Lokalisation der Zysten sowie den vorliegenden Sekundärveränderungen ab. Die Nachsorge nach medikamentöser Therapie sollte ab Erreichen eines stabilen, inaktiven Zystenstadiums für 10 Jahre fortgeführt werden. Nach chirurgischer Behandlung sollte die erste bildgebende Verlaufskontrolle 3 Monate postoperativ erfolgen, um Flüssigkeitskollektionen wie Biliome oder Serome zu dokumentieren, und um diese im Verlauf von Rezidiven unterscheiden zu können. Die Nachsorge nach chirurgischen Interventionen beträgt ebenfalls 10 Jahre. Verlaufskontrollen erfolgen in 6- bis 12-monatlichen Intervallen. Bei komplizierter oder disseminierter Erkrankung müssen individuelle Therapiekonzepte ausgearbeitet werden.

Bekämpfung und Prävention

Die Bekämpfungsmaßnahmen umfassen Aufklärung zur Verbesserung der Hygiene und die regelmäßige Entwurmung (Praziquantel) von Hunden sowie die sichere Beseitigung von Schlachtabfällen. Für Herdentiere ist eine Impfung mit EG95-Antigen in Argentinien und in Marokko zugelassen.

Migrantenmedizin

Bei Patienten mit Organzysten und Migrationshintergrund (Endemiegebiet) sollte die differenzialdiagnostische Abklärung immer in Zusammenarbeit mit einem spezialisierten Zentrum erfolgen.

LITERATUR

Brunetti E, Kern P, Vuitton DA. Writing Panel for the WHO-IWGE. Expert consensus for the diagnosis and treatment of cystic and alveolar echinococcosis in humans. Acta Trop 2010; 114(1): 1–16.

Kratzer W, Schmidberger J, Hillenbrand A et al. Alveoläre Echinokokkose: Eine Herausforderung für Diagnostik, Therapie und Klinisches Management. Epid Bull 2019; 41: 423–430.

Peters L, Burkert S, Grüner B. Parasites of the liver – epidemiology, diagnosis and clinical management in the European context. J Hepatol 2021; 75(1): 202–218.

Stojkovic M, Gottstein B, Weber TF, Junghanss T. Cystic, Alveolar and neotropical echinococcosis. In: Farrar J, Garcia PJ, Hotez T et al. (eds.). Manson's tropical diseases. 24th ed. Elsevier, 2023.

Stojkovic M, Rosenberger K, Kauczor HU, Junghanss T, Hosch W. Diagnosing and staging of cystic echinococcosis: how do CT and MRI perform in comparison to ultrasound? PLoS Negl Trop Dis 2012; 6(10): e1880.

Thompson RCA, Deplazes P, Lymbery AJ: Echinococcus and Echinococcosis, Part A and Part B. Adv Parasitol 2017; 95: 1–526 and 2017; 96: 1–406, respectively.

Weber TF, Mokry T, Stojkovic M. Echinococcoses. A Primer for Radiologists. Rofo 2023; 195(12): 1106–1121.

INTERNETQUELLEN

RKI (Infektionsepidemiologisches Jahrbuch meldepflichtiger Krankheiten für 2022): https://edoc.rki.de/handle/176904/11825.

WHO (Echinococcosis): www.who.int/health-topics/echinococcosis.

WHO (Manual on Echinococcosis in Humans and Animals: A Public Health Problem of Global Concern): https://apps.who.int/iris/handle/10665/42427.

6.3.5 Andere Zestodeninfektionen

Dennis Tappe, Thomas Löscher†

Diphyllobothriasis (Fischbandwurminfektion)

Das Wichtigste in Kürze

Der Fischbandwurm *Dibothriocephalus latus* (früher: *Diphyllobothrium latum;* Unterklasse Eucestoda, Ordnung Pseudophyllidea, Familie Diphyllobothriidae) ist der größte Bandwurm des Menschen. Die Infektion wird durch den Verzehr roher Fische erworben und kann zu einem Vitamin-B_{12}-Mangel mit perniziöser Anämie führen. Andere Arten der Gattung *Dibothriocephalus* sind vor allem unter Tieren verbreitet, können jedoch ebenfalls zu zoonotischen Infektionen beim Menschen führen.

Epidemiologie

Infektionen mit dem breiten Fischbandwurm *D. latus* kommen vor allem in Russland (v. a. Sibirien, Wolgamündung), an der östlichen Ostsee (Haff- und Boddengegenden, Baltikum, Skandinavien), im Donaudelta und in den letzten Jahren auch wieder vermehrt an den südalpinen Seen in Oberitalien, Frankreich und der Westschweiz vor, außerdem in der Mandschurei, Japan sowie seltener auch in Kanada und Nordamerika. Reservoir- und Endwirte sind neben dem Menschen zahlreiche fischfressende Tiere wie Hunde, Katzen und Bären. Die Infektion wird durch den **Genuss von rohen oder ungenügend gekochten bzw. ungenügend marinierten oder gesalzenen Fischen** erworben. Zahlreiche Süßwasser-, aber auch Meerwasserfische können infiziert sein. Infektionen des Menschen können auch außerhalb der Verbreitungsgebiete durch den Verzehr importierter Fische auftreten.

Mehr als 15 weitere Arten der Gattung *Dibothriocephalus* wurden beschrieben, die regional menschliche Infektionen verursachen, wie die kleinere und weniger pathogene Art *Adenocephalus pacificus* (früher: *Diphyllobothrium pacificum*), die zwischen Seefischen als Zwischenwirt und Robben als Endwirt zirkuliert und vor allem in Peru und Chile entlang der südamerikanischen Pazifikküste verbreitet ist. Weitere, häufiger beim Menschen beschriebene *Dibothriocephalus*-Arten sind *D. dendriticus* (Süßwasserfisch – Möwen-Zyklus) in allen subarktischen Regionen sowie *D. nihonkaiense* in Japan, Russland und Kanada (Lachsartige – Bären/Hunde-Zyklus).

Erreger und Entwicklungszyklus

Die Adulten von *D. latus* und verwandten Arten parasitieren im vorderen Dünndarm des Menschen und bei verschiedenen fischfressenden Land- oder Meeressäugern, manche Arten auch bei Vögeln. Die reifen **Adulten** von *D. latus* können beim Menschen aus 3.000–4.000 Bandwurmgliedern (Proglottiden) bestehen und eine Gesamtlänge von

8–12 m erreichen. Der **Bandwurmkopf** (Skolex) besitzt 2 längliche Sauggruben, die ihm zum Anheften an die Darmmukosa dienen. Die reifen endständigen Bandwurmglieder sind etwa 10–20 mm breit und 3–5 mm lang und besitzen einen sternförmigen Uterus (➤ Abb. 6.30). Die **Eier** werden aus einer eigenen Geburtsöffnung der Proglottide bereits im Darmtrakt abgegeben und mit dem Stuhl ausgeschieden. Sie sind ca. 60 × 40 µm groß und mit einem Deckel sowie einem gegenüberliegenden, kleinen knopfartigen Fortsatz der Schale versehen (➤ Abb. 6.31). Die Eier sind denen von digenen Trematoden sehr ähnlich.

Für die weitere Entwicklung müssen die Eier in Süß- oder Brackwasser gelangen, wo sie innerhalb von ca. 3 bis 4 Wochen heranreifen. Danach schlüpft eine Erstlarve (Korazidium), die vom ersten **Zwischenwirt** (winzige Kleinkrebse der Gattungen *Cyclops* oder *Diaptomus*) zur weiteren Entwicklung gefressen werden muss. Die Larve durchbohrt die Darmwand des Krebses und gelangt in die Leibeshöhle, wo sie sich zum **Prozerkoid** entwickelt. Wird der Krebs von einem Fisch aufgenommen, wandert das Prozerkoid in dessen Muskulatur und reift zum **Plerozerkoid** (Sparganum) heran. Werden die als zweiter Zwischenwirt dienenden Fische von Raubfischen aufgenommen, wandern die Plerozerkoide in den neuen Zwischenwirt, wodurch sich viele Larven ansammeln können (Stapelwirt). Solche nicht obligatorischen Zwischenwirte, in denen keine Weiterentwicklung des Larvenstadiums stattfindet, werden auch als **paratenische Wirte** bezeichnet.

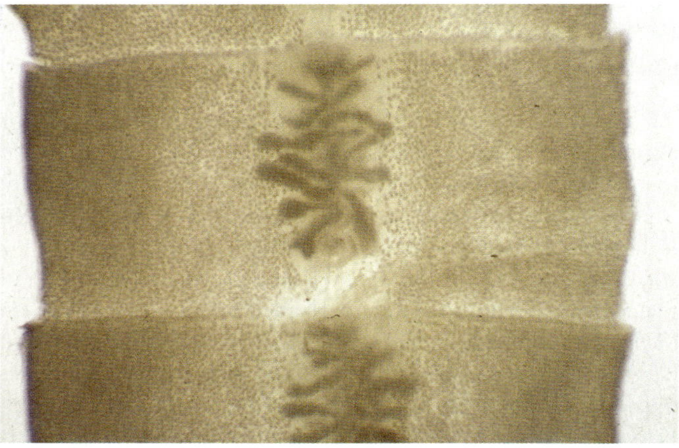

Abb. 6.30 Proglottide von *Dibothriocephalus latus* [P1540]

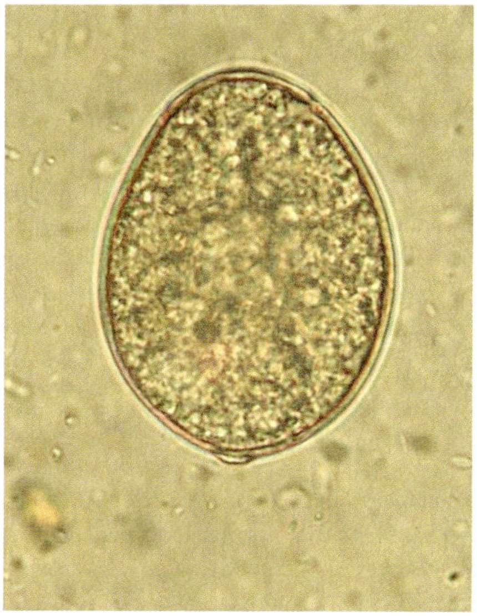

Abb. 6.31 Ei von *Dibothriocephalus latus* im Stuhl [P1540]

Werden mit Plerozerkoiden infizierte Fische roh oder ungenügend gekocht (z. B. Räucherfisch, Sushi, Sashimi, Ceviche) verzehrt, verbleibt das Plerozerkoid im Dünndarm und wächst extrem schnell zum **adulten Bandwurm** heran, der innerhalb von 18 bis 24 Tagen mit der Eiproduktion beginnt. Die Bandwürmer können viele Jahre leben und produzieren pro Tag bis zu einer Million Eier.

Pathogenese und Klinik

Meist ist nur ein Adultwurm vorhanden. Bei Mehrfachbefall kann es selten zu einer mechanischen Darmobstruktion kommen. Der Adultwurm nimmt selektiv Vitamin B_{12} auf. Dies schadet nicht, solange der Bandwurm im proximalen Dünndarm siedelt. Haftet er jedoch im Ileum, entzieht er dem Wirt so viel Vitamin B_{12}, dass es zu einer schweren perniziösen Anämie kommen kann. Die distale Besiedlung findet sich allerdings nur bei etwa 2 % der befallenen Personen.

Die Mehrzahl der Infektionen bleibt symptomlos. Gelegentlich bestehen uncharakteristische abdominelle Beschwerden, selten Diarrhöen. Auch unspezifische Allgemeinsymptome wie Müdigkeit, Benommenheit sowie allergische Symptome wurden in Einzelfällen beschrieben. Durch den kontinuierlichen Vitamin-B_{12}-Entzug aus der Nahrung kann es zu einer **perniziösen Anämie** kommen, insbesondere bei vorbestehendem Vitamin-B_{12}-Mangel. Bei etwa der Hälfte der Infizierten sind die Vitamin-B_{12}-Spiegel reduziert; eine wesentliche Anämie entwickelt sich jedoch nur bei einem kleineren Teil der Infizierten mit Blässe, Glossitis, Dyspnoe und Tachykardie. Im Blutbild findet sich neben der typischen megaloblastären Anämie gelegentlich auch eine Panzytopenie; eine periphere Eosinophilie besteht bei 5–10 % der Infizierten. Weiterhin können sich infolge des Vitamin-B_{12}-Mangels Parästhesien, sensible und motorische Störungen (funikuläre Myelose) entwickeln, sehr selten auch eine Atrophie des N. opticus. Neurologische Krankheitserscheinungen kommen gelegentlich auch ohne manifeste Anämie vor.

Diagnostik und Differenzialdiagnostik

Die Diagnose erfolgt durch den **Nachweis der großen gedeckelten Eier im Stuhl** (➤ Abb. 6.31). Da die Eiausscheidung wechselnd sein kann, sind Anreicherungsverfahren und ggf. wiederholte Untersuchungen empfehlenswert. Gelegentlich werden auch Bandwurmglieder einzeln oder in Ketten (Strobila) mit dem Stuhl ausgeschieden (➤ Abb. 6.30). Die Differenzierung der verschiedenen *Dibothriocephalus*-Arten anhand der Eier ist nicht möglich und aufgrund der Proglottiden-Morphologie schwierig. Die exakte Artbestimmung erfolgt molekularbiologisch, ist für die Therapie jedoch nicht erforderlich. Immundiagnostische Verfahren spielen keine Rolle.

Die Differenzialdiagnose umfasst andere intestinale Parasitosen sowie andere Ursachen einer Anämie bzw. eines Vitamin-B_{12}-Mangels.

Bei Diphyllobothriasis wird im Schilling-Test (mittlerweile obsolet) keine Normalisierung durch Zugabe von Intrinsic-Faktor erreicht.

Therapie, Prognose und Prophylaxe

Therapie der Wahl bei allen Infektionen mit *Dibothriocephalus*-Arten ist **Praziquantel** in einer Einmaldosis von 10 mg/kg mit Heilungsraten von annähernd 100 %. Ebenfalls wirksam ist **Niclosamid** in einer einmaligen Dosis von 2 g (Kinder im Alter von 2–6 Jahren: 1 g; < 2 Jahren: 500 mg) mit Heilungsraten bei *D. latus* von über 90 %. Niclosamid wird in Zystizerkose-Endemiegebieten zum Teil bevorzugt eingesetzt, um durch Praziquantel ausgelöste neurologische Reaktionen bei okkulter Neurozystizerkose zu vermeiden. Da der Skolex in seltenen Fällen eine Behandlung überleben kann, sind Stuhlkontrollen nach frühestens 3 bis 4 Wochen empfehlenswert.

Bei Vorliegen einer perniziösen Anämie ist die **Substitution mit Vitamin B_{12}** erforderlich. Es wird empfohlen, auch einen subklinischen Vitamin-B_{12}-Mangel auszugleichen. Die Prognose ist nach erfolgreicher Behandlung gut. Die Anämie bildet sich vollständig zurück, die neurologischen Symptome sind allerdings nicht immer reversibel.

Die Infektion lässt sich verhindern, wenn kein roher oder ungenügend gekochter Fisch gegessen wird oder wenn der Fisch für mind. 2 Tage bei –18 °Celsius vor dem Verzehr eingefroren wird.

Hymenolepiasis (Zwergbandwurminfektion)

Das Wichtigste in Kürze

Bei der Infektion mit dem Zwergbandwurm *Hymenolepis nana* (Syn. *Rodentolepis nana, Vampirolepis nana;* Unterklasse Eucestoda, Ordnung Cyclophyllidea, Familie Hymenolepididae) ist der Mensch sowohl als End- wie auch als Zwischenwirt befallen. Kinder infizieren sich besonders häufig und klagen über abdominelle Schmerzen, Blähungen und Durchfälle. Gelegentlich werden auch Infektionen durch *Hymenolepis diminuta,* eine vorwiegend bei Nagern (Ratten, Mäuse) vorkommende Art, beim Menschen beobachtet.

Epidemiologie

Der Zwergbandwurm ist der häufigste Bandwurm des Menschen und weltweit verbreitet, insbesondere in tropischen Regionen. Die Zahl der Infizierten wird auf mehr als 70 Millionen geschätzt. Die Prävalenz ist am höchsten bei Kindern und kann in einigen Gebieten 20 % erreichen. In Gemeinschaftseinrichtungen wie Waisenhäusern und Einrichtungen für Menschen mit geistiger Behinderung können regelrechte Epidemien auftreten.

Die Infektion erfolgt vor allem als **direkte fäkal-orale Schmierinfektion** von Mensch zu Mensch, da die Eier bereits bei der Ablage infektiös sind und im Freien nicht lange infektiös bleiben. Eine indirekte Übertragung durch fäkal kontaminierte Nahrungsmittel und Wasser ist jedoch nicht selten. Eine Infektion durch akzidentellen Verzehr der eigentlichen Zwischenwirte (Flöhe, Käfer) ist ebenfalls möglich, spielt aber wohl nur eine geringere Rolle.

Der Mensch ist das wesentliche Reservoir, jedoch scheinen auch einige an Nager adaptierte Stämme den Menschen infizieren zu können.

Erreger und Entwicklungszyklus

Die 1–6 cm langen und bis zu 1 mm breiten **Adulten** sind mit ihrem hakenbewehrten Kopf an der Dünndarmmukosa angeheftet und haben **bis zu 200 Proglottiden.** Die graviden Endglieder sind breiter als lang, sie desintegrieren bereits im Darm und setzen pro Segment 100 bis 200 Eier frei. Werden diese über direkte oder indirekte Schmierinfektion von anderen Menschen verschluckt, schlüpft die in den Eiern enthaltene Onkosphäre im Darm und dringt in eine Darmzotte ein, wo sie sich zum **Zystizerkoid** umwandelt. Nach 4 bis 6 Tagen verlässt die Zystizerkoidlarve die Darmwand und setzt mit der Ausbildung der Proglottidenkette (Strobila) die Entwicklung zum erwachsenen Wurm fort. Die Präpatenzzeit von der Infektion bis zum Beginn der Eiproduktion beträgt in diesem Fall etwa 3 bis 4 Wochen.

Werden mit dem Stuhl ausgeschiedene Eier von verschiedenen, als **Zwischenwirt** geeigneten Flöhen oder Getreidekäfern aufgenommen, entwickelt sich in diesen das Zystizerkoid. Werden die zystizerkoidhaltigen Arthropoden mit verschmutztem Mehl oder anderen Nahrungsmitteln vom Menschen verschluckt, wird die Larve frei und der Skolex siedelt sich im Duodenum des Endwirts an und beginnt mit der Ausbildung der Strobila. Die Präpatenzzeit ist in diesem Fall kürzer und die Eiausscheidung beginnt bereits 1 bis 2 Wochen nach Infektion.

Entscheidend für Ausmaß und Persistenz der Infektion ist jedoch die **Autoinfektion.** Dabei werden entweder die ausgeschiedenen Eier vom Endwirt selbst über eine direkte fäkal-orale Schmierinfektion wieder aufgenommen (exogene Autoinfektion) oder die in den Eiern enthaltene Onkosphäre schlüpft bereits im Darm, penetriert die Wand und entwickelt sich dort zum Zystizerkoid und dann weiter zum Adultwurm. Vor allem durch diese endogene Autoinfektion kann es zum Aufbau ausgeprägter Infektionen und zur jahrelangen Persistenz trotz der auf 4 bis 6 Wochen begrenzten Lebensdauer der Adultwürmer kommen.

Pathogenese, Pathologie und Klinik

Leichtere Infektionen sind in der Regel symptomlos. Durch die Autoinfektion kann jedoch besonders bei Kindern ein Massenbefall mit heftigen **Bauchkrämpfen, Durchfällen** und **Anorexie** entstehen. Dann liegt nicht selten eine mäßiggradige Eosinophilie vor, bei schwerem Befall auch eine **Anämie.**

Die Infektion wird durch den Ernährungszustand und eine zunehmende Immunität kontrolliert. So kommt es mit zunehmendem Alter häufig zu einer spontanen Abheilung oder zumindest zu einer Begrenzung der Autoinfektion. Infektionen bei Erwachsenen sind daher auch in Endemiegebieten weit seltener als bei Kindern.

Bei der seltenen Infektion mit *H. diminuta* wurden eine leichte Eosinophilie und geringgradige abdominelle Beschwerden beobachtet.

Diagnostik

Im Stuhl lassen sich die meist zahlreichen Eier einfach nachweisen. Bei leichten Infektionen können Anreicherungsverfahren hilfreich sein. Die ovalen bis kugeligen Eier von *H. nana* (➤ Abb. 6.32) sind

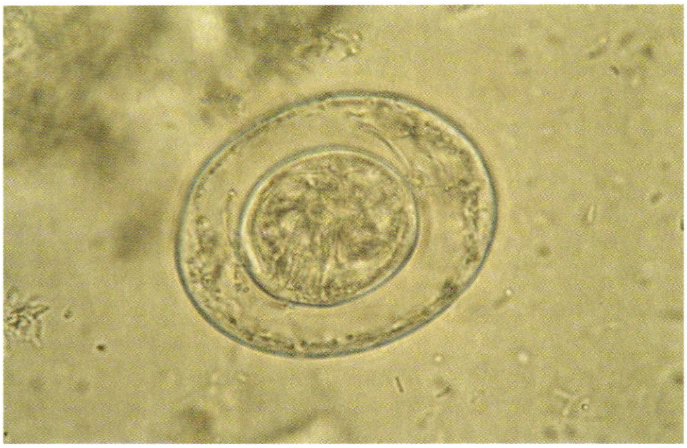

Abb. 6.32 Ei von *Hymenolepis nana* im Stuhl [P1540]

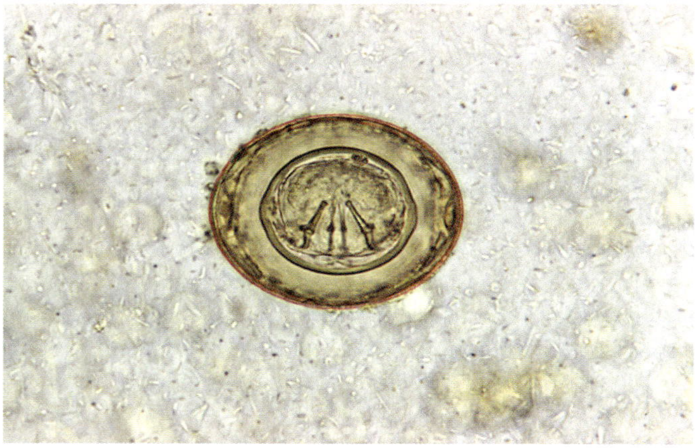

Abb. 6.33 Ei von *Hymenolepis diminuta* im Stuhl [J794-013]

40–50 µm groß und durchsichtig. Sie enthalten eine Hakenlarve (Onkosphäre mit 6 Embryonalhäkchen), die von einer hüllenartigen Embryophore umschlossen wird. Diese enthält mehrere, an 2 gegenüberliegenden, verdickten Polen entspringende Polfäden. Die Eier von *H. diminuta* sind etwas größer (65 × 75 µm) und ohne die Polfäden in der Embryophore (➤ Abb. 6.33). Gelegentlich sind auch Adultwürmer oder Proglottiden im Stuhl zu finden. Serologische Methoden spielen nur für epidemiologische Untersuchungen eine gewisse Rolle.

Therapie, Prophylaxe und Bekämpfung

Mittel der Wahl ist **Praziquantel** in einer Einmaldosis von 25 mg/kg KG. Trotz der Wirkung nicht nur gegen Adulte, sondern auch gegen die Zystizerkoide in der Darmwand ist es empfehlenswert, die Einmaldosis nach 10 bis 14 Tagen zu wiederholen, um hohe Heilungsraten (nahezu 100 %) zu erreichen. **Nitazoxanide** ist ebenfalls wirksam (Heilungsraten 75–85 %), in einer Dosierung von 2 × tgl. 500 mg über 3 Tage (Kinder im Alter von 4–11 Jahren: 2 × 200 mg tgl.; im Alter von 1–3 Jahren: 2 × 100 mg tgl.). **Niclosamid** wirkt nur gegen die Adulten, daher ist eine Behandlung über 7 Tage notwendig (1. Tag: 2 g; 2.–7. Tag: 1 g tgl.; Kinder im Alter von 2–5 Jahren: jeweils die halbe Dosis). Stuhluntersuchungen zur Therapiekontrolle sind nach frühestens 4 Wochen sinnvoll.

Bei der **Prävention** ist wie bei anderen fäkal-oral übertragbaren Infektionen die persönliche Hygiene einschließlich der Nahrungsmittel- und Wasserhygiene von größter Bedeutung. Bei Infektionen in Gemeinschaftseinrichtungen können die Untersuchung und ggf. Behandlung der gesamten Gruppe erforderlich sein. Massenbehandlungen mit Praziquantel oder Niclosamid können bei Populationen mit hoher Prävalenz durchgeführt werden und die Infektionsprävalenz in Verbindung mit Aufklärung und Maßnahmen zur Hygiene nachhaltig senken. In Zystizerkose-Endemiegebieten sollte hierbei eher Niclosamid als Praziquantel eingesetzt werden (➤ Kap. 6.3.3).

Dipylidiasis

Das Wichtigste in Kürze

Der Gurkenkernbandwurm *Dipylidium caninum* ist ein weltweit verbreiteter Bandwurm bei Hunden und Katzen, der zu sporadischen Infektion vor allem bei Kindern führt.

Epidemiologie

Ein Befall ist bei **Hunden und Katzen** sehr häufig. Eine Infektionsgefahr für den Menschen besteht vor allem bei enger Wohngemeinschaft mit diesen Tieren, insbesondere wenn diese stark von Flöhen oder Haarlingen befallen sind. Die Infektion des Menschen erfolgt durch die orale Aufnahme der Ektoparasiten, meist vom Fell der Haustiere. Infektionen finden sich bevorzugt bei Kindern und Kleinkindern.

Erreger und Entwicklungszyklus

Der Adultwurm von *D. caninum* ist 10–70 cm lang und 2–4 mm breit. Er parasitiert im Dünndarm und besteht aus bis zu 200 Gliedern. Die reifen terminalen Bandwurmglieder sind etwa 13 × 2 mm groß und von elliptischer, gurkenkernartiger Form. Sie sind angefüllt mit kapselartigen Eipaketen (➤ Abb. 6.34), die 10–30 Eier enthalten. Abgelöste Glieder sind eigenbeweglich und wandern aktiv aus dem Anus aus oder werden mit dem Stuhl ausgeschieden. Die Eier werden freigesetzt, wenn die Glieder eintrocknen. **Zwischenwirte** sind die Larvenstadien verschiedener Floharten und Mallophagen (Haarlinge, sog. Kieferläuse). Wenn die Eier von diesen aufgenommen werden, schlüpft eine Larve (Onkosphäre), die sich in der Körperhöhle des Zwischenwirts innerhalb von ca. 3 Wochen zu einem Zystizerkoid entwickelt. Wird ein befallener Floh vom Endwirt gefressen, stülpt sich der Skolex des Zystizerkoids im Dünndarm aus und wächst innerhalb von 2 bis 4 Wochen zum adulten Bandwurm heran.

Klinik

Die meisten Infektionen sind asymptomatisch. Uncharakteristische Beschwerden mit Verdauungsstörungen, Durchfällen, abdominellen Schmerzen und Analpruritus sind bei Kindern zu erwarten. Generalisierter Pruritus, Urtikaria, Gewichtsabnahme und Eosinophilie wurden in einigen Fällen beschrieben.

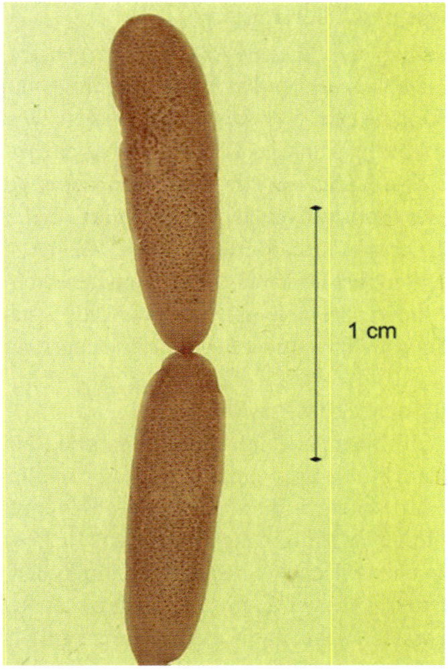

Abb. 6.34 Proglottiden von *Dipylidium caninum* (Karminfärbung) [P1540]

Diagnostik

Meist wird die Diagnose dadurch gestellt, dass die weißlichen, gurkenkernförmigen und zum Teil noch **eigenbeweglichen Bandwurmglieder** (➤ Abb. 6.34) **im Stuhl oder in den Windeln von Kleinkindern** entdeckt werden. Im Stuhl können auch Eipakete (➤ Abb. 6.35) nachweisbar sein, während die einzelnen ca. 40–50 µm großen Eier nur selten gefunden werden.

Therapie und Prophylaxe

Praziquantel ist das Mittel der Wahl in einer einmaligen Dosis von 10 mg/kg KG. **Niclosamid** wirkt ebenfalls zuverlässig in einer Einmaldosis von 2 g.

Prophylaktische Maßnahmen umfassen die Bekämpfung von Ektoparasiten und die regelmäßige Entwurmung von Hunden und Katzen.

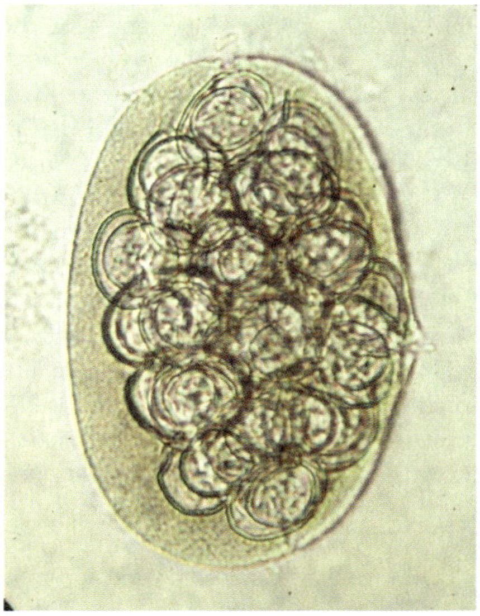

Abb. 6.35 Ei von *Dipylidium caninum* im Stuhl [P1540]

Seltene intestinale Zestodeninfektionen

Epidemiologie, Erreger und Entwicklungszyklen

Neben den hauptsächlich beim Menschen als Endwirt vorkommenden Zestodeninfektionen (Rinder-, Schweine-, Fisch- und Zwergbandwurm) und der Dipylidiasis gibt es eine Reihe zoonotischer Zestoden, bei denen der Mensch selten als Endwirt befallen sein kann. Diese gehören den Gattungen *Bertiella, Mesocestoides, Inermicapsifer* und *Raillietina* an (➤ Tab. 6.8). Unterscheidung und Taxonomie der einzelnen Arten sind noch nicht abgeschlossen. Auch die Epidemiologie menschlicher Infektionen ist weitgehend unklar. Während bei den meisten Arten nur wenige Einzelfälle berichtet wurden, sind bei anderen wie z. B. *Inermicapsifer madagascariensis* regional Hunderte von Fällen diagnostiziert worden.

Die **Länge der Adultwürmer im Darm der natürlichen Endwirte** erreicht je nach Art und Wirt bis zu 40 cm (bei *Mesocestoides* bis zu 100 cm). Die reifen Proglottiden sind breiter als lang und werden einzeln oder in Ketten (Strobila-Fragmente) mit dem Stuhl ausgeschieden, wo sie zum Teil durch ihre Eigenbeweglichkeit auffallen. Die meist erst außerhalb des Darms aus den Proglottiden freigesetzten Eier müssen

Tab. 6.8 Seltenere intestinale Zestodeninfektionen

	Bertiella studeri, B. mucronata	Mesocestoides lineatus, M. variabilis	Inermicapsifer madagascariensis	Raillietina spp. (R. celebensis u. a.)
Verbreitung	Lateinamerika, Asien, Afrika	Weltweit (menschliche Infektionen meist Ostasien und USA)	Subsahara-Afrika, Karibik	Weltweit
Natürliche Hauptwirte	Affen	Kaniden, Feliden, Marderartige u. a.	Nagetiere, Klippschliefer	Nagetiere, selten Affen
Zwischenwirte (ZW)	Hornmilben	• 1. ZW: unbekannt • 2. ZW: Säuger, Vögel, Reptilien u. a.	Unbekannt	Ameisen, Kakerlaken, Käfer u. a.
Adultwurm (Länge), Skolex-Charakteristika	20–40 cm, 4 Sauggruben, keine Haken	30–100 cm, 4 große Saugnäpfe, keine Haken	7–42 cm, 4 Saugnäpfe, keine Haken	10–50 cm, 4 runde Saugnäpfe, Rostellum
Proglottiden (Breite × Höhe)	6–15 × 1–3 mm, laterale Genitalpore	2,25 × 1,3 mm, zentrale Genitalpore	3 × 2,5 mm, mediane Genitalpore	3 × 3 mm, anteriore Genitalpore
Eier (Größe)	46 × 62 µm, deutliche Embryophore	40 × 30 µm, keine Eischale, dünne Embryophore	35 × 50 µm, in Eikapsel (8–15 Eier)	34–60 × 20–45 µm, spindelförmige Embryophore

zur weiteren Entwicklung von verschiedenen, als Zwischenwirt geeigneten Arthropoden (➤ Tab. 6.8) aufgenommen werden, in denen die Onkosphäre aus dem Ei schlüpft und sich zum Zystizerkoid entwickelt. Es wird angenommen, dass sich die **Endwirte** einschließlich des Menschen meist durch die orale Aufnahme zystizerkoidhaltiger Zwischenwirte infizieren (durch Verschlucken von Arthropoden bzw. von mit diesen kontaminierter Erde bzw. Nahrungsmitteln). Im Dünndarm des Endwirts stülpt sich der im Zystizerkoid enthaltene Skolex aus und wächst zum adulten Bandwurm heran. Bei *Mesocestoides* und *Inermicapsifer* ist der Zyklus jedoch nicht vollständig geklärt, und die ersten Zwischenwirte sind nicht bekannt. Bei *Mesocestoides* gibt es offensichtlich zweite Zwischenwirte (zahlreiche Säugetiere, Vögel, Reptilien und Amphibien), in denen sich wohl nach der Ingestion zystizerkoidhaltiger erster Zwischenwirte (am ehesten Arthropoden) ein zweites, als **Tetrathyridium** bezeichnetes Larvenstadium entwickelt, das ähnlich wie bei der Diphyllobothriasis (s. o.) einem sparganumartigen Plerozerkoid mit eingestülptem Bandwurmkopf entspricht. Werden von einem Endwirt bzw. auch vom Menschen rohes oder ungenügend erhitztes Fleisch oder Innereien von infizierten zweiten Zwischenwirten verzehrt, entwickelt sich im Darm aus dem Tetrathyridium der adulte Bandwurm.

Klinik, Diagnostik und Therapie

6

Betroffen sind in den Verbreitungsgebieten (➤ Tab. 6.8) vor allem Kinder. Die Mehrzahl der Infektionen ist asymptomatisch. In einigen Fällen wurde über Stuhlunregelmäßigkeiten (Diarrhöen), abdominelle Schmerzen, Inappetenz, Nausea und perianalen Pruritus berichtet. Meist fällt die Infektion durch die **Ausscheidung einzelner, beweglicher, reiskornartiger Proglottiden** oder auch Strobila mit dem Stuhl auf, seltener auch durch den Nachweis von Eiern im Stuhl (keine sichere Artdiagnose anhand der Eier).

Die **Diagnose** beruht auf der mikroskopischen Untersuchung der Proglottiden, für die eine Färbung (z. B. Karmin) empfehlenswert ist. Die Artdiagnose erfordert spezielle Kenntnisse und wird durch die nur selten mögliche Untersuchung des Bandwurmkopfes (Asservierung im Stuhl nach Therapie) erleichtert. Für eine exakte Artbestimmung ist die molekulare Analyse der Proglottiden empfehlenswert, mit Einsendung in 70 % Äthanol (idealerweise kein Formalin) an ein Referenzlabor.

Die Therapie der Wahl erfolgt mit **Praziquantel** in einer Einmaldosis von 10 mg/kg. Niclosamid ist nicht immer wirksam, Benzimidazole sind meist unwirksam.

Seltene larvale Zestodeninfektionen

Sparganose (Spirometrose)

Das Wichtigste in Kürze

Bei bestimmten Arten der weltweit vorkommenden Zestodengattung *Spirometra* (Diphyllobothriidea) können die Plerozerkoidlarven den Menschen als Fehlzwischenwirt befallen und rufen die Sparganose hervor. Die Larven entwickeln sich meist im subkutanen Bindegewebe und werden dann als Spargana bezeichnet, können aber auch das ZNS und andere Organe befallen.

Epidemiologie und Übertragung

Sparganosen durch verschiedene Arten von *Spirometra (S. mansoni, S. ranarum, S. mansonoides, S. erinacei, S. proliferum)* kommen in unterschiedlichen Regionen vor: *S. erinacei* in Südostasien, *S. mansonoides* in der Neuen Welt. Die Infektion des Menschen erfolgt am häufigsten durch **Trinken von Wasser, das mit larvenhaltigen Copepoden (winzige Kleinkrebse der Gattung Cyclops) kontaminiert ist.** Zudem kann die Infektion auch durch von **mit Plerozerkoiden befallenes Amphibien- (Frösche) oder Reptilienfleisch** ausgehen, wenn dieses roh oder ungenügend erhitzt verzehrt oder im Rahmen traditioneller Therapiemethoden zur Behandlung von Wunden oder Augenentzündungen verwendet wird.

Erreger und Entwicklungszyklus

Die Adulten sind Darmparasiten von Feliden und Kaniden, welche die Eier mit dem Stuhl ausscheiden. Im Wasser schlüpft aus diesen eine Erstlarve (Korazidium), die von Copepoden als erstem Zwischenwirt aufgenommen wird und sich in diesen zur Prozerkoidlarve entwickelt. Zweite Zwischenwirte, die sich durch den Verzehr der Krebse infizieren, sind vor allem Amphibien und Reptilien, zum Teil auch Süßwasserfische und Nager. In diesen entwickelt sich die Prozerkoidlarve weiter zur Plerozerkoidlarve (Sparganum). Der Zyklus ist vollständig, wenn die infizierten zweiten Zwischenwirte von Hunden oder Katzen gefressen werden, und sich in deren Darm aus der Plerozerkoidlarve der adulte Bandwurm entwickelt.

Pathogenese und Klinik

Im Menschen durchbohren die Larven die Darmwand und wandern durch diverse Organe. Sie können bis zu 30 cm lang werden. In Asien wurde auch eine direkte Einwanderung der Spargana in Wunden oder ins Auge bei der traditionellen Anwendung von „Umschlägen" mit rohem Amphibien- (Frösche) oder Reptilienfleisch auf Wunden und Augenentzündungen beschrieben.

Schmerzhafte Haut- und Bindehautschwellungen treten an den Stellen auf, an denen sich Spargana befinden. Auch eine subkutane Migration durch wandernde Spargana unter dem Bild einer „tiefen" **Larva migrans** ist möglich. Die Entzündungsreaktion kann unterschiedlich stark sein. Abgestorbene Spargana hinterlassen degenerierende oder nekrotisierende Läsionen. Die okuläre Sparganose kann sich mit Lidschwellung, gerötetem Auge, Tränenfluss, Juckreiz, Schmerzen und subkonjunktivalem Ödem manifestieren. Häufig besteht eine Bluteosinophilie. Die Bildgebung (CT, MRT) zeigt zum Teil eine intraorbitale Raumforderung. Die Larven können auch ins Gehirn gelangen und zu zerebralen Raumforderungen mit zum Teil schwerwiegenden neurologischen Manifestationen wie schwere Zephalgien, Krampfanfälle und Hemiparesen führen. Im CT zeigen sich dann Hypodensitäten der weißen Substanz, irreguläre kontrastmittelanreichernde Läsionen und kleine punktförmige Verkalkungen.

Diagnostik und Therapie

Diagnose und Therapie der Wahl ist meist die **Exstirpation des entzündlichen Weichteiltumors und des Sparganums.** Hinweise auf eine ZNS-Sparganose sind wandernde Läsionen in der Bildgebung und eine eosinophile Pleozytose. In einigen Verbreitungsgebieten (China) werden serodiagnostische Tests verwendet, deren Stellenwert jedoch unklar ist. Bei Verdacht auf ZNS-Sparganose ohne operative Zugänglichkeit wurde in einigen Fällen eine hochdosierte Praziquantel-Therapie (50 mg/kg/Tag über 10 Tage) mit mehrfacher Wiederholung bis zur Resolution der Veränderungen in der Bildgebung erfolgreich angewendet.

Coenurosis und seltene Zystizerkoseerreger

Die Infektion mit dem Larvenstadium (= Coenurus) verschiedener Bandwürmer der Gattung *Taenia* von Hunden und anderen Kaniden *(Taenia multiceps, T. serialis, T. brauni, T. glomerata)* kann zu zystischen **Raumforderungen im Gehirn** und zu **Ventrikelobstruktion** führen. Selten ist auch ein Befall anderer Organe berichtet (Auge, Muskulatur). Einzelfälle sind nahezu weltweit beschrieben, vorwiegend in Afrika. Diagnose und Therapie beruhen auf der chirurgischen Entfernung und dem histologischen Nachweis der typischen, multiplen Protoskolizes in der Coenurus-Zyste. Die Wirksamkeit von Praziquantel ist fraglich. Die Artdiagnose ist oft nur molekularbiologisch zu stellen.

Die Larvenstadien (Zystizerken) von *Taenia crassiceps* und *T. martis,* bei Füchsen und Hunden bzw. Marderartigen vorkommende Bandwürmer, wurden in Einzelfällen, z. T. bei immunkompromittierten Personen, in der nördlichen Hemisphäre als Ursache raumfordernder Läsionen in Subkutis, Muskulatur, Auge und dem ZNS beim Menschen gefunden. Bei *T.-crassiceps*-Zystizerken bilden sich durch exogene Sprossung große Mengen kleiner, bis 2 mm großer Zysten, die je einen typischen Protoskolex enthalten und sich als gallertige, fischlaichartige Masse bei der Inzision entleeren (➤ Abb. 6.36).

Diagnose und Therapie bestehen auch hier in der vollständigen chirurgischen Ausräumung, ggf. unterstützt durch die Gabe von Praziquantel und Albendazol, und der histologischen Untersuchung. Die Artdiagnose ist oft nur molekularbiologisch zu stellen.

LITERATUR

Heldwein K et al. Subcutaneous Taenia crassiceps infection in a patient with non-Hodgkin's lymphoma. Am J Trop Med Hyg 2006; 75: 108.

Koch T et al. Molecular diagnosis of human Taenia martis eye infection. Am J Trop Med Hyg 2016; 94(5): 1055–7.

Lescano AG, Zunt J. Other cestodes: sparganosis, coenurosis and Taenia crassiceps cysticercosis. Handb Clin Neurol 2013; 114: 335.

Sapp SH, Bradbury RS. The forgotten exotic tapeworms: a review of uncommon zoonotic Cyclophyllidea. Parasitology 2020; 147(5): 533–558.

INTERNETQUELLEN

Global Cestode Database (Tapeworm Species Search): www.tapewormdb.uconn.edu.

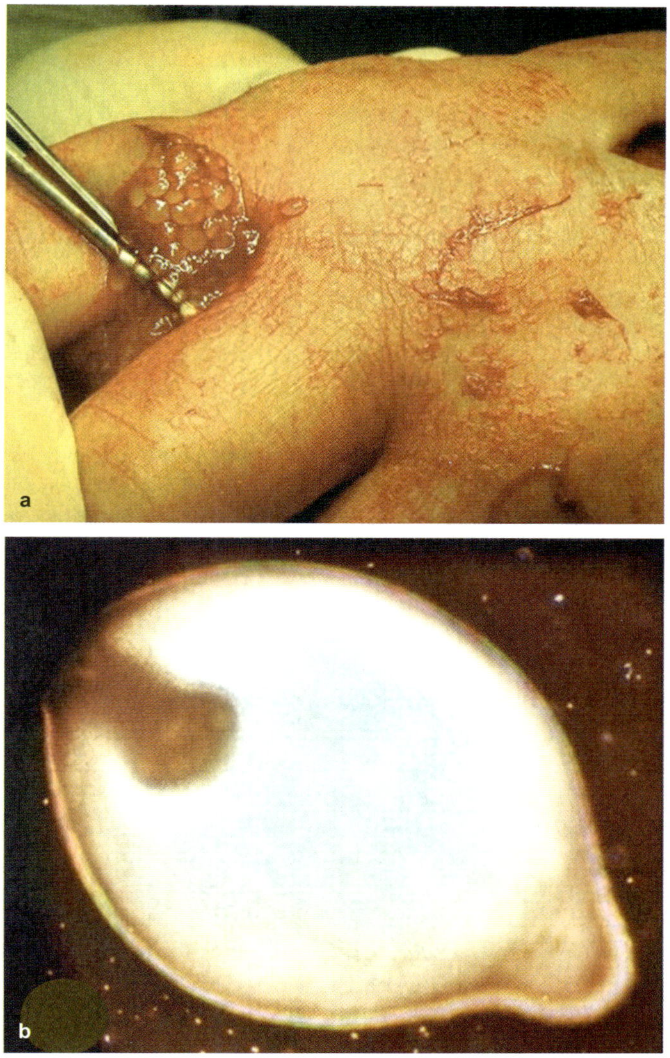

Abb. 6.36 Subkutane Zystizerkose: a) durch das Larvenstadium von *Taenia crassiceps* mit asexueller Sprossung nach extern (b) [P1540]

6.4 Intestinale Nematodeninfektionen

6.4.1 Einleitung

Gerd-Dieter Burchard, Thomas Löscher†

Infektionen durch intestinale Nematoden zählen weltweit zu den häufigsten Infektionen. Sie sind vor allem in tropischen LMIC (low and middle income countries) sehr verbreitet, insbesondere in Gebieten, in denen schlechte hygienische Bedingungen vorherrschen. Wichtigste Voraussetzungen für die Verbreitung sind die Umgebungskontamination mit menschlichen Fäkalien und der Kontakt der Bevölkerung mit fäkal kontaminierten Böden (Geohelminthen), Nahrungsmitteln und Wasser. Die Infektion erfolgt entweder durch die **orale Aufnahme infektiöser Eier oder Larven** oder durch das **Eindringen von Infektionslarven durch die Haut** (STH = soil-transmitted helminths).

Meist sind Prävalenz und Intensität der Infektion bei Kindern am höchsten. Im Allgemeinen ist die Intensität der Infektion bei der Mehrzahl der Infizierten gering, nur bei einem kleinen Teil liegt ein starker Befall vor. Dieser Teil der Bevölkerung ist nicht nur in besonderer Weise von den Krankheitserscheinungen betroffen, sondern stellt in vielen Fällen auch das epidemiologisch bedeutsame Reservoir und die wichtigste Verbreitungsquelle der Infektion dar. Die **Befallsstärke** wird in der Regel durch die Zahl eingedrungener Infektionsstadien bestimmt. Nur bei wenigen Nematodeninfektionen kommt es ohne Superinfektion zu einer echten Vermehrung durch **endogene oder exogene Autoinfektion** (z. B. Strongyloidiasis, intestinale Kapillariasis, Enterobiasis).

Die intestinalen Nematodeninfektionen können rein intestinal (z. B. Enterobiasis, Trichuriasis) oder mit einer initialen Gewebe-

Tab. 6.9 Lokalisation der Nematoden im Menschen

Larven und Adulte im Darm	*Enterobius vermicularis, Capillaria philippinensis, Ternidens deminutus, Trichuris trichiura, Trichostrongylus spp.*
Larven im Gewebe, Adulte im Darm	*Ascaris lumbricoides, Ancylostoma duodenale, Necator americanus, Strongyloides stercoralis, Oesophagostomum spp., Trichinella spp.*
Larven und Adulte im Gewebe	Filarien, *Capillaria hepatica, Angiostrongylus costaricensis*
Nur Larven oder Juvenile im Gewebe	*Angiostrongylus cantonensis, Anisakis* spp., *Pseudoterranova* spp., *Toxocara* spp., *Ancylostoma braziliense* und andere Hakenwürmer von Tieren, *Gnathostoma* spp.

wanderung (z. B. Askariasis, Hakenwurminfektion, Strongyloidiasis) verlaufen (➤ Tab. 6.9). Die adulten Nematoden im Darm können uncharakteristische **abdominelle Beschwerden** auslösen, bei stärkerem Befall auch **Blutverlust** und **Malnutrition.** Bei Kindern kann dies zu **Entwicklungsstörungen** (verzögertes Wachstum, neurokognitive Defizite) führen. Bei Infektionen mit einer Gewebephase bestehen häufig eine Bluteosinophilie und eine starke Vermehrung des IgE im Blut.

Die definitive **Diagnose** erfolgt meist durch den Nachweis von Eiern oder Larven im Stuhl. Bei einigen gewebsinvasiven Nematoden ist auch die Immundiagnostik bedeutsam.

6

Benzimidazolcarbamate (Albendazol und Mebendazol) erlauben meist eine gut wirksame und gut verträgliche Behandlung, alternativ kommen in LMIC auch **Pyrantelpamoat** und **Levamisol** zum Einsatz.

Bei der **Bekämpfung** sind hygienische Maßnahmen entscheidend, vor allem die sichere Entsorgung menschlicher Fäkalien, persönliche und Wasser/Nahrungsmittel-Hygiene sowie entsprechende Gesundheitserziehung. Dies kann bei einigen Infektionen durch Massenbehandlungs-Kampagnen ergänzt werden, die meist gegen mehrere STH wirksam sind und eine rasche Verringerung von Befallsstärke und Übertragungsintensität bewirken können.

6.4.2 Enterobiasis (Oxyuriasis)

Gerd-Dieter Burchard, Thomas Löscher†

Das Wichtigste in Kürze

Die weltweit sehr häufige Infektion mit dem Madenwurm (pinworm) *Enterobius vermicularis* kommt vor allem im Kindesalter vor und tritt oft als Gruppeninfektion auf. Häufigstes Symptom ist ein perianaler, insbesondere nachts auftretender Pruritus.

Erreger und Entwicklungszyklus

Die Infektion erfolgt durch das **Verschlucken der Eier.** Die Larve schlüpft im Duodenum und reift unter 2- bis 3-maliger Häutung heran, während sie durch den Dünndarm zum Zäkum wandert.

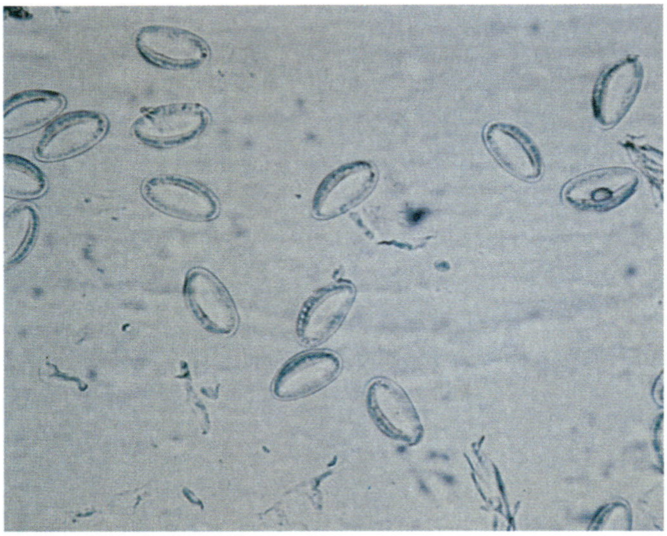

Abb. 6.37 Eier von *Enterobius vermicularis* im Klebestreifen-Abklatschpräparat [G1153]

Die erwachsenen Madenwürmer (Oxyuren) leben im Dickdarm des Menschen. Die weiblichen Adulten sind 8–13 mm lang, 0,3–0,5 mm dick und besitzen ein lang ausgezogenes spitzes Schwanzende. Die nur 2–5 mm langen Männchen sterben bald nach der Begattung ab. Die graviden weiblichen Adultwürmer beginnen in der Regel nach 3 bis 6 Wochen mit der Eiablage. Dazu wandern sie nachts durch den Analkanal, deponieren 5.000–15.000 Eier auf der perianalen Haut und sterben anschließend meist ab. Die farblosen ovalen, einseitig etwas abgeplatteten Eier sind 50–60 × 20–30 µm groß und besitzen eine durchscheinende, mehrschichtige Eischale mit klebriger Oberfläche (➤ Abb. 6.37). Die Eier sind bereits bei der Ablage embryoniert und erlangen nach wenigen Stunden der Oxygenierung außerhalb des Darms ihre Infektionstüchtigkeit, die sie meist innerhalb weniger Tage wieder verlieren. Unter günstigen, d. h. kühlen und feuchten Bedingungen, können die Eier jedoch 2 bis 3 Wochen infektiös bleiben, im Extremfall bis zu 2 Monaten.

Da die Eier im Gegensatz zu anderen intestinalen Nematodeninfektionen bereits kurz nach der Ablage infektiös sind und keine Reifungsphase in der Umgebung benötigen, ist eine **Autoinfektion** durch eine fäkal-orale Schmierinfektion des Infizierten möglich. Schließlich ist in Einzelfällen auch eine Retroinfektion beobachtet worden, bei der eine Larve auf der Perianalhaut schlüpft, durch den Anus zurückwandert und im Zäkum zum adulten Wurm heranreift. Eine derartige Reinvasion scheint jedoch ein seltenes Phänomen zu sein.

Epidemiologie

Geografische Verbreitung

Die Enterobiasis ist **weltweit in allen Klimazonen** verbreitet und kommt in allen Bevölkerungsschichten und Altersgruppen vor. Die Infektion ist im Allgemeinen häufiger in gemäßigten Klimazonen und in städtischen Gebieten (Friesen et al. 2019). Allerdings bestehen fokal auch in ländlichen Gebieten tropischer LMIC teilweise hohe Prävalenzen. Besonders häufig sind **Kinder im Alter von 4 bis 11 Jahren** betroffen.

Übertragungs- und Verbreitungsfaktoren

Der Mensch ist das einzige Reservoir; gelegentliche Infektionen bei Affen sind epidemiologisch ohne Bedeutung.

Die Übertragung erfolgt direkt als **fäkal-orale Schmierinfektion** oder über **mit Eiern kontaminierte Gegenstände und Nahrungsmittel.** Bei Kindern kommt es am ehesten direkt, z. B. durch Händeschütteln und Spielen oder über gemeinsame Spielsachen, zur Übertragung. Die Infektion kann auch beim Kontakt mit Unterwäsche, Schlafanzügen oder Bettwäsche von Infizierten erworben werden. Durch Eier im Staub von Kindergärten und Klassenzimmern oder durch das Aufschütteln von Bettwäsche können mehrere Familien- oder Gemeinschaftsmitglieder gleichzeitig infiziert werden.

Eine **Autoinfektion** ist vor allem bei Kindern häufig, z. B. durch die direkte Übertragung infektiöser Eier über die Hände (besonders unter den Fingernägeln) in den Mund, oft als Folge des nächtlichen Analpruritus.

> Durch ständige Autoinfektion oder Reinfektion, ausgehend von anderen infizierten Familien- bzw. Gemeinschaftsmitgliedern oder von Staubinfektionen, ist es möglich, dass die Infektion über einen langen Zeitraum aufrechterhalten wird.

Pathogenese und Immunologie

Die adulten Würmer halten sich bevorzugt im Zäkum sowie in den oberen Kolonabschnitten und im distalen Ileum auf. Bei ausgeprägten Infektionen können das gesamte Kolon und auch Dünndarmabschnitte betroffen sein. Folge der Anheftung des Vorderendes der Adulten an der Darmschleimhaut sind lediglich geringe entzündliche Reizungen und minimale Ulzerationen, die sich manchmal sekundär infizieren. Eine Invasion oder Obstruktion der Appendix kann zur akuten oder chronischen Entzündung führen.

Durch die Migration und die Sekrete der weiblichen Adultwürmer sowie durch die abgelegten Eier kommt es zu einer Reizung der Perianalhaut. Gelegentlich wandern Adulte in die Vagina, selten in Uterus, Eileiter oder sogar in die Peritonealhöhle oder die ableitenden Harnwege ein. Als Folge können entzündliche Reizungen oder granulomatöse Läsionen um Adulte oder abgelegte Eier entstehen. In Einzelfällen wurde über ektope Lokalisationen von hämatogen oder lymphogen verschleppten Eiern in Leber, Lunge oder anderen Organen berichtet.

Klinik

Die Mehrzahl der Infektionen ist leicht und asymptomatisch. Das häufigste Symptom auch bei leichteren Infektionen ist ein nächtlicher oder anhaltender **perianaler Pruritus,** der zusammen mit Kratzeffekten zu ekzematösen perianalen und perinealen Hautläsionen führen kann. Bakterielle Sekundärinfektionen sind dann nicht selten. Bei stärkeren Infektionen können uncharakteristische abdominelle Schmerzen, Durchfälle, Tenesmen und Nausea auftreten. Die Signifikanz zahlreicher weiterer Symptome, die der Enterobiasis zugeschrieben werden, wie Schlaflosigkeit, Konzentrationsstörungen, Nervosität, Unruhezustände, Appetitlosigkeit, Gewichtsabnahme u. a. ist fraglich.

Bei Frauen und Mädchen besteht oft auch ein Pruritus der Vulva. In seltenen Fällen entwickelt sich eine **Vulvovaginitis** mit Ausfluss. Insgesamt ist die Enterobiasis eine der häufigsten Ursachen einer Vulvovaginitis im Kindes- und Jugendalter. Weitere Komplikationen sind akute, subakute oder chronische bzw. chronisch rezidivierende Appendizitis, selten auch Endometritis, Salpingitis und peritoneale Reizungen oder Granulome.

Die hämatologischen und biochemischen Laborbefunde sind bei der Enterobiasis in der Regel unauffällig. Eine Bluteosinophilie und eine Vermehrung des Serum-IgE treten nur bei Komplikationen mit ektoper und gewebeinvasiver Lokalisation auf.

Diagnostik und Differenzialdiagnostik

Der Verdacht auf eine Enterobiasis ergibt sich vor allem bei perianalem Pruritus, juveniler Vulvovaginitis oder bei Infektionen in der Umgebung.

Bei Verdacht sollten die typischen Eier mittels **perianalem Abstrich bzw. Abklatschpräparat** gesucht werden (➤ Abb. 6.37). Hierzu wird ein Klebestreifen aus Klarsichtzellophan (z. B. Tesafilm) morgens nach dem Aufwachen vor dem Stuhlgang und vor dem Waschen mit der Klebeseite mehrmals auf die Perianalhaut (nicht in den Anus) angedrückt, evtl. mit Hilfe eines Spatels. Anschließend wird der Klebestreifen auf einen Objektträger geklebt (zur besseren Transparenz kann zuvor ein Tropfen Toluol aufgetropft werden) und bei ca. 100-facher Vergrößerung durchgemustert. Zum sicheren Ausschluss ist eine Wiederholung an bis zu 7 aufeinanderfolgenden Tagen empfehlenswert. Die parasitologische Stuhluntersuchung zeigt nur eine geringe Sensitivität. Gelegentlich können Eier auch im Urin oder in Vaginalabstrichen gefunden werden.

Eine Diagnose ist auch anhand der adulten Würmer möglich, wenn diese auf dem Stuhl, auf der Perianalhaut, bei der Proktoskopie oder der vaginalen Untersuchung entdeckt werden. Die Patienten müssen aufgefordert werden, diese Würmer zur Untersuchung zu bringen. Sie müssen von Artefakten und anderen Helminthen wie *Trichuris trichiura* (➤ Kap. 6.4.3) oder Bandwurmgliedern (➤ Kap. 6.3) unterschieden werden.

> Bei nachgewiesenen Infektionen sollten nach Möglichkeit sämtliche Mitglieder der Familie oder sonstiger Gemeinschaften untersucht werden, unabhängig vom Vorliegen von Symptomen.

Therapie

Zahlreiche Anthelminthika sind bereits in einer Einmaldosis wirksam. Mittel der Wahl sind **Mebendazol** 100 mg oder **Albendazol**

400 mg, bei Kindern unter 2 Jahren 14 mg/kg KG (Albendazol ist in Deutschland nicht für die Behandlung zugelassen, Off-Label-Use). Ebenfalls wirksam sind **Pyrvinium** und **Pyrantel Pamoate** (Neumayr 2016). Da die Wirkung gegen Larvenstadien gering ist und bereits abgelegte Eier nicht erfasst werden, sollte die Behandlung nach 2 bis 4 Wochen wiederholt werden (Rezidivprophylaxe). Bei Schwangeren sollte die Behandlung möglichst erst nach der Entbindung erfolgen; bei sehr ausgeprägter Symptomatik wird unter Risiko-Nutzen-Abwägung am ehesten Mebendazol empfohlen (geringe Resorption).

Wenn die Enterobiasis trotz mehrfach wiederholter Therapie persistiert bzw. rezidiviert, liegt meist eine **Gruppeninfektion** vor, bei der die Reinfektion bzw. Umgebungskontamination von anderen, nicht behandelten Gemeinschafts- bzw. Familienmitgliedern ausgeht. Dabei ist zu berücksichtigen, dass geringgradige Infektionen schwierig zu diagnostizieren sein können. In solchen Fällen kann die wiederholte simultane Behandlung aller Beteiligten indiziert sein, einschließlich derer, bei denen ein Nachweis der Infektion nicht gelang bzw. nicht erfolgte.

Bei **Vulvovaginitis** wird auch Ivermectin empfohlen (Off-Label-Use), Dosierung bei Erwachsenen sowie Kindern > 15 kg: 200 µg/kg KG, Wiederholung nach 14 und 28 Tagen.

Bekämpfung und Prävention

Zur Vermeidung einer Re- bzw. Autoinfektion ist vor allem bei Kindern auf Maßnahmen der persönlichen Hygiene wie konsequentes Händewaschen nach dem Stuhlgang, kurze Fingernägel, Tragen von Schlafanzug oder Unterwäsche während des Schlafes sowie Kochen der benutzten Unter- und Bettwäsche zu achten.

LITERATUR

Friesen J, Bergmann C, Neuber R et al. Detection of Enterobius vermicularis in greater Berlin, 2007–2017: seasonality and increased frequency of detection. Eur J Clin Microbiol Infect Dis 2019; 38(4): 719–723.

Leung AKC, Lam JM, Barankin B, Wong AHC, Leong KF, Hon KL. Pinworm (Enterobius Vermicularis) Infestation: An Updated Review, Curr Pediatr Rev. 2024 Jan 28. doi: 10.2174/011573396328350724011511255.

Neumayr A. Antiparasitic treatment recommendations. Hamburg: Tredition, 2016.

Wendt S, Trawinski H, Schubert S, Rodloff AC, Mössner J, Lübbert C. Diagnostik und Therapie des Madenwurmbefalls, Dtsch Arztebl Int 2019; 116: 213–9.

6.4.3 Trichuriasis

Elmar Saathoff, Thomas Löscher†

Das Wichtigste in Kürze

Die Trichuriasis wird verursacht durch den Peitschenwurm *Trichuris trichiura* (whipworm). Bei stärkerem Befall können die im Dickdarm parasitierenden adulten Würmer ein chronisches Krankheitsbild mit Durchfällen, Tenesmen, Anämie und Gewichtsverlust sowie Entwicklungsstörungen bei Kindern auslösen.

Epidemiologie

Geografische Verbreitung

Die Trichuriasis ist eine der häufigsten Nematodeninfektionen und tritt oft gleichzeitig mit anderen intestinalen Nematodeninfektionen auf, insbesondere gemeinsam mit der Askariasis (➤ Kap. 6.4.4). Es wird geschätzt, dass mehr als 500 Millionen Menschen infiziert sind. Aufgrund hygienischer und sozioökonomischer Bedingungen ist die Trichuriasis heute vor allem in den **wärmeren Klimazonen** verbreitet, sie kommt jedoch auch in gemäßigten Zonen vor. Die Prävalenz in tropischen LMIC liegt bei 20–80 %, in einigen Gebieten bei über 90 % (Else et al. 2020, Jourdan et al. 2018).

Übertragungs- und Verbreitungsfaktoren

Der Mensch ist der einzige natürliche Wirt; seltene Infektionen bei Affen sind epidemiologisch bedeutungslos. Infektionen des Menschen mit dem Schweinepeitschenwurm *Trichuris suis* sind zwar möglich, die Geschlechtsreife mit Eiproduktion wird jedoch nur selten erreicht. In Einzelfällen wurde auch *Trichuris vulpis,* ein Parasit von Hunden und anderen Kaniden, beim Menschen gefunden.

Die einzige Infektionsquelle ist die **Kontamination der Umgebung mit menschlichen Fäkalien.** Eine Übertragung direkt von Mensch zu Mensch ist nicht möglich, da die Eier nach ihrer Ablage erst im Freien reifen müssen. Die Kontamination von Böden mit infektiösen Eiern kann ein erhebliches Ausmaß erreichen. Die orale Aufnahme embryonierter Eier erfolgt in erster Linie über die Hände oder Gegenstände nach Kontakt mit kontaminierten Böden sowie über kontaminierte Nahrung. Die Infektion über verunreinigtes Trinkwasser scheint demgegenüber nur eine geringe Rolle zu spielen, da die Eier in Wasser rasch sedimentieren und absterben.

Ausgeprägte Infektionen bei Kindern werden besonders durch das Spielen auf fäkal stark kontaminierten Böden erworben. Die bei Kindern und in verschiedenen Kulturkreisen verbreitete Geophagie kann zu besonders schwerem Befall führen.

Trichuris-Eier sind im Vergleich zu denen von *Ascaris lumbricoides* (➤ Kap. 6.4.4) empfindlicher gegenüber Austrocknung, Kälte, UV-Strahlung und Immersion in Gewässern. Die Prävalenz der Trichuriasis ist daher in feuchtwarmen Gebieten meist ähnlich hoch wie die der Askariasis, in Regionen mit trockenem Klima oder mit kalten Jahreszeiten geringer.

In Endemiegebieten steigt die Prävalenz mit dem Beginn relevanter Exposition etwa ab dem 2. Lebensjahr rasch an. Die Intensität der Infektion erreicht ihr Maximum gewöhnlich zwischen dem 5. und 10. Lebensjahr, um anschließend langsam abzusinken (➤ Abb. 6.38). Es wird angenommen, dass sich mit dem Alter eine **Teilimmunität** entwickelt, sodass die Intensität bei Erwachsenen abnimmt, die Prävalenz bleibt bei kontinuierlicher Transmission jedoch hoch. Trotz hoher Prävalenz liegt auch im Kindesalter nur bei einem kleineren Teil der Infizierten (meist 5–15 %) ein ausgeprägter Befall vor.

Erreger und Entwicklungszyklus

Die 3–5 cm langen, weißlichen Adulten von *Trichuris trichiura* (Syn. *Trichocephalus dispar*) weisen ein peitschenartiges, fadenförmig ver-

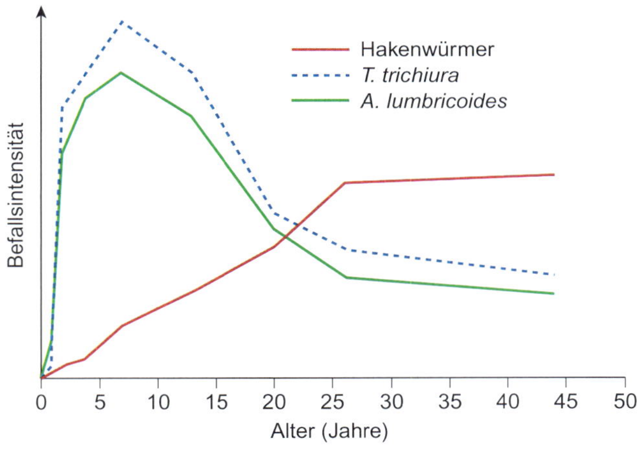

Abb. 6.38 Altersabhängigkeit der Prävalenz und Befallsintensität von Geohelminthen (nach Hotez et al. 2004) [L143]

dünntes Vorderende auf (➤ Abb. 6.39) mit einer wesentlich dickeren hinteren Körperhälfte, die die Intestinal- und Genitalorgane enthält und bei den Männchen spiralförmig eingerollt ist. Von jedem Weibchen werden pro Tag zwischen 2.000 und 20.000 Eier abgelegt. Dabei nimmt die Eiproduktion pro Wurm bei zunehmender Befallsstärke ab. Die Heranreifung einer infektionstüchtigen Larve im Ei dauert bei warmen und feuchten Außenbedingungen 2 bis 4 Wochen, bei kälteren Temperaturen wesentlich länger. Embryonierte Eier können mehrere Monate, unter günstigen Bedingungen (hohe Feuchtigkeit) sogar jahrelang infektionstüchtig bleiben.

Die Infektion erfolgt durch die **orale Aufnahme embryonierter Eier, meist über fäkal kontaminierte Nahrungsmittel.** Die Larve schlüpft im Dünndarm und macht wahrscheinlich eine erste etwa einwöchige Reifungsphase in der Dünndarmmukosa durch, bevor sie zu ihrer endgültigen Lokalisation darmabwärts ins Zökum wandert, wo ihre weitere Reifung intraepithelial erfolgt. Während das dünne Vorderende intraepithelial verbleibt, ragt das Hinterende der geschlechtsreifen Adulten in das Darmlumen. Die Präpatenz beträgt 2 bis 3 Monate. Die mittlere Lebensdauer der Adulten liegt bei 1 bis 3 Jahren, in Einzelfällen bei über 10 Jahren.

Pathogenese und Immunologie

Die adulten Würmer sind in erster Linie im Zökum und den oberen Kolonabschnitten lokalisiert. Bei stärkerem Befall sind zunehmend auch die distalen Kolonabschnitte bis zum Rektum und auch das terminale Ileum betroffen. Ab einem Befall von 100–200 Würmern ist mit klinischen Manifestationen zu rechnen. Schwerwiegende Krankheitserscheinungen treten im Allgemeinen erst bei Infektionen mit mehr als 500 Würmern auf. In Extremfällen können mehrere tausend Adulte vorhanden sein.

Das Vorderende der Adulten haftet in der Mukosa des Dickdarms und ist von einer Infiltration eosinophiler und monolymphozytärer Zellen umgeben. Zum Teil finden sich oberflächliche Epithelläsionen in diesem Bereich. Bei stärkerem Befall finden sich vermehrt Epithelläsionen, fokale neutrophile Infiltrationen und kleine petechiale oder subepitheliale Blutungen. Stellenweise kann es zur Kryptenhyperplasie und zur Verminderung der Becherzellen kommen; Kryptenabszesse wie bei der Colitis ulcerosa fehlen jedoch. In der Regel sind die Veränderungen auch bei starkem Befall auf die Mukosa beschränkt. Bei ausgeprägten Infektionen ist die Schleimhaut des gesamten Kolons und des terminalen Ileums betroffen. Vor allem im Rektumbereich kann es dann zu einer massiven ödematösen Verdickung der Schleimhaut kommen, zum Teil mit ausgeprägter Blutungsneigung.

Die bei schweren Infektionen häufige hypochrome Anämie beruht auf einer Kombination von intestinalen Blutungen und Malnutrition, fraglich auch auf der Ingestion von Blut durch die Adultwürmer, die auf ca. 5 µl pro Wurm täglich geschätzt wurde.

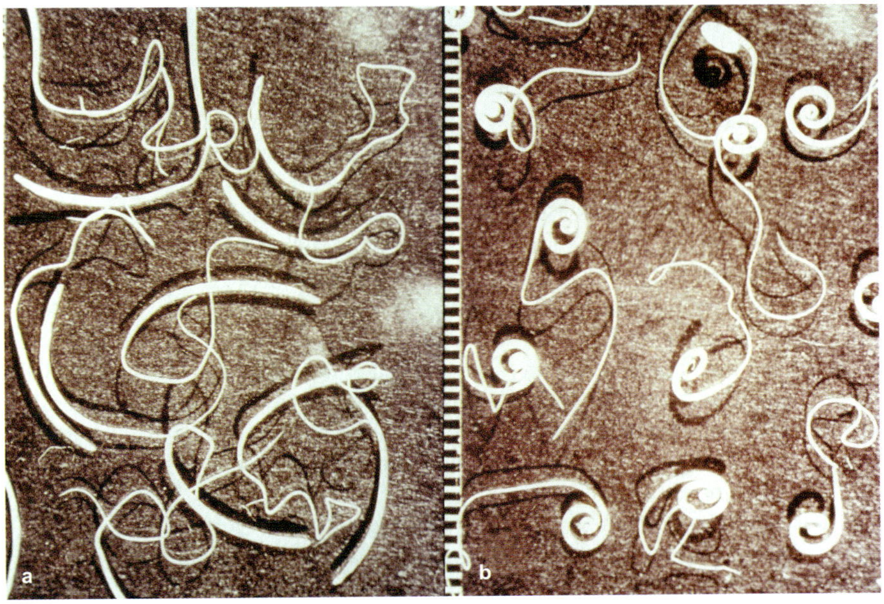

Abb. 6.39 Weibliche (a) und männliche (b) Adultwürmer von *Trichuris trichiura* [P1540]

6

Klinik

Die überwiegende Zahl der Infektionen ist asymptomatisch, oder es bestehen lediglich uncharakteristische abdominelle Beschwerden. Bei stärkerem Befall kann es zu **chronischen Durchfällen, Meteorismus, Übelkeit, intermittierendem Erbrechen, Anämie** und **Gewichtsverlust** kommen, insbesondere wenn gleichzeitig eine Askariasis oder Hakenwurminfektion vorliegt. Schmerzen im Epigastrium und in der Ileozökalregion sind häufig.

Bei Kindern mit intensivem Befall des gesamten Kolons kann sich ein **dysenterisches Syndrom** entwickeln, mit schleimig-blutigen Durchfällen und Tenesmen. Typisch ist ein schmerzhafter Stuhldrang auch bei leerer Ampulle des Rektums, wobei die reflektorische Peristaltik wohl durch die geschwollene Rektumschleimhaut ausgelöst wird. Dies führt nicht selten zu einem Prolaps des ödematös verdickten Rektums, der einer rektorektalen Intussuszeption entspricht und der im Gegensatz zum Rektumprolaps anderer Genese meist einfach bzw. spontan reponierbar ist. Manchmal liegt bei akuten Exazerbationen gleichzeitig eine Amöbiasis oder Shigellose vor; bedrohliche Verläufe sind dann nicht selten, ebenso wenn sich bereits eine fortgeschrittene Kachexie und/oder eine schwere Anämie entwickelt hat.

Zudem bestehen bei anhaltenden Infektionen im Kindesalter häufig chronische Zeichen der **Malnutrition** mit Wachstumsstörung und Entwicklungsverzögerung; dabei kommt es nicht selten zur Bildung von Trommelschlegelfingern. Seltenere Komplikationen sind die Invagination des Ileums oder höherer Kolonabschnitte und eine akute Appendizitis. Bei der Mehrzahl der Fälle liegt eine leichte bis mäßiggradige Bluteosinophilie vor, bei ausgeprägten Infektionen besteht meist eine Eisenmangelanämie.

Diagnostik und Differenzialdiagnostik

Die Diagnose beruht in der Regel auf dem **mikroskopischen Nachweis der typischen Eier im Stuhl.** Die ovalen ca. 50–55 × 20–25 µm großen Eier besitzen zwei typische pfropfartige Eipole, die dem Ei ein charakteristisches fassförmiges Aussehen verleihen (➤ Abb. 6.40). Vor allem die äußere Schicht der dreischichtigen Eischale ist durch Gallenfarbstoffe gelb- bis dunkelbraun gefärbt. Zum Nachweis geringgradiger Infektionen sind Anreicherungsverfahren (➤ Kap. 12) und mehrfache Untersuchungen empfehlenswert. Zur Erfassung der Befallsstärke eignet sich die Kato-Katz-Methode.

Mittlerweile stehen auch **PCR-Methoden zum Nachweis aus Stuhlproben** zur Verfügung (Phuphisut et al. 2014), die auch als Multiplex-PCR zur Erfassung mehrerer STH (soil-transmitted helminths) bzw. Geohelminthen (*Trichuris, Ascaris,* Hakenwürmer) für epidemiologische Zwecke (z. B. vor und nach Massenbehandlungen) eingesetzt werden.

Adulte Würmer können bei ausgeprägtem Befall und dysenterischen Krankheitsbildern auch bei der Kolo- bzw. Proktoskopie oder auf der prolabierten Rektumschleimhaut entdeckt werden, während sie im Stuhl nur selten zu sehen und dann vor allem von *Enterobius*-Adulten zu differenzieren sind.

Differenzialdiagnostisch ist an andere intestinale Wurminfektionen, insbesondere an Hakenwurminfektionen (➤ Kap. 6.4.5) zu denken. Bei dysenterischem Syndrom kann die Unterscheidung von

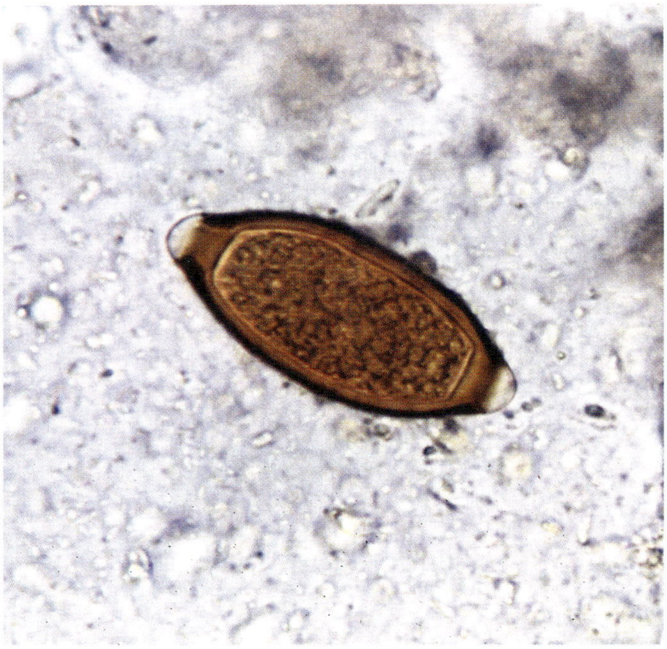

Abb. 6.40 Ei von *Trichuris trichiura* im Stuhl [J794-013]

chronisch-entzündlichen Darmerkrankungen wie Colitis ulcerosa oder Morbus Crohn allein aufgrund klinischer Kriterien schwierig oder unmöglich sein. Bei akuten Verläufen müssen auch Amöbendysenterie, Shigellosen, Balantidienruhr und andere enterale Infektionen berücksichtigt werden.

Therapie, Bekämpfung und Prävention

Wegen ungenügendem Heilungserfolg bei Behandlung mit einer Einzeldosis **Mebendazol** oder **Albendazol** (Moser, Schindler und Keiser 2017) ist eine mehrtägige Therapie mit 2 × 100 mg Mebendazol oder 1 × 400 mg Albendazol tgl. über insgesamt 3 Tage notwendig, um hohe Heilungsraten (80–90 %) zu erreichen.

Individuelle Prophylaxe und Bekämpfungsmaßnahmen entsprechen denen bei der Askariasis (➤ Kap. 6.4.4). Eine dauerhafte Reduktion oder gar Eradikation der Trichuriasis ist nur zu erreichen, wenn es gelingt, die Umgebungskontamination mit menschlichen Fäkalien und deren Verwendung als nicht vorbehandelter Dünger dauerhaft zu unterbinden. Durch Massenbehandlungskampagnen, die meist gegen mehrere STH wirksam sind (z. B. Albendazol/Ivermectin ➤ Kap. 6.4.5 [Hakenwurminfektion]) kann v. a. bei hoher Prävalenz eine rasche Verringerung von Befallsstärke und Übertragungsintensität erreicht werden (Andrews, Bogusch und Utzinger 2017; Buonfrate 2022). Bei der bei Massenbehandlung verwendeten Einmaldosierung ist die Kombination der Albendazol-Monotherapie überlegen.

LITERATUR

Andrews JR, Bogusch, II, Utzinger J. The benefits of mass deworming on health outcomes: new evidence synthesis, the debate persists. Lancet Glob Health 2017; 5: e4–e5.

Brooker S, Bethony J, Hotez PJ. Human hookworm infection in the 21st century. Adv Parasitol. 2004; 58: 197–288.
Buonfrate D. Alternative treatment strategies for trichuriasis. Lancet Infect Dis 2022; S1473.
Else KJ, Keiser J, Holland CV et al. Whipworm and roundworm infections. Nat Rev Dis Primers 2020; 6: 44.
Hotez PJ, Brooker S, Bethony JM et al. Hookworm Infection. N Engl J Med 2004; 351: 799–807.
Jourdan PM, Lamberton PHL, Fenwick A, Addiss DG. Soil-transmitted helminth infections. Lancet 2018, 391: 252–265.
Moser W, Schindler C, Keiser J. Efficacy of recommended drugs against soil transmitted helminths: systematic review and network meta-analysis. BMJ 2017; 358: j4307.
Phuphisut O, Yoonuan T, Sanguankiat S et al. Triplex polymerase chain reaction assay for detection of major soil-transmitted helminths, Ascaris lumbricoides, Trichuris trichiura, Necator americanus, in fecal samples. Southeast Asian J Trop Med Public Health 2014; 45: 267.

INTERNETQUELLEN
CDC (Trichuriasis): www.cdc.gov/dpdx/trichuriasis.
WHO (Bench Aids for the diagnosis of intestinal parasites): www.who.int/publications/i/item/9789241515344.
WHO (Preventive Chemotherapy to Control Soil-Transmitted Helminth Infections in At-Risk Population Groups): www.who.int/publications/i/item/9789241550116.

6.4.4 Askariasis

Elmar Saathoff, Thomas Löscher†

Das Wichtigste in Kürze

Die Askariasis ist eine Infektion mit dem menschlichen Spulwurm *Ascaris lumbricoides* (roundworm) sowie zum Teil auch mit dem Schweinespulwurm *A. suum.* Während der initialen Gewebewanderung können bei beiden Infektionen akute Krankheitserscheinungen mit Husten, Fieber und pulmonalen Infiltraten auftreten. Die chronische intestinale Infektion kann bei stärkerem Befall zu intestinalen Beschwerden und Malnutrition führen. Bedrohliche Komplikationen treten vor allem bei Kindern durch intestinale Obstruktion oder Einwanderung in die Gallenwege auf.

Epidemiologie

Geografische Verbreitung

Die Askariasis ist ubiquitär verbreitet und gehört zu den **Geohelminthen,** den über den Erdboden übertragenen Wurminfektionen (engl. STH = soil-transmitted helminths). Die Zahl der Infizierten wird auf 700–800 Millionen geschätzt (Holland et al. 2022). Die Verbreitung wird durch schlechte hygienische Verhältnisse, hohe Bevölkerungsdichte und feuchte Böden begünstigt. Betroffen sind vor allem Populationen mit niedrigem sozioökonomischem Standard. Die Prävalenz ist besonders hoch in Slumgebieten und ländlichen Regionen von LMIC. Sie erreicht regional 70–90 %, vor allem bei Kindern. Aufgrund unterschiedlicher klimatischer und ökologischer Bedingungen kann ein fokales oder saisonales Verteilungsmuster bestehen (Schüle et al. 2014). In Industrieländern liegt die Prävalenz heute meist unter 1 %. Die Zahl der Todesfälle durch Komplikationen der Askariasis wird auf ca. 10.000 pro Jahr geschätzt (De Silva, Chan und Bundy 1997).

Übertragungs- und Verbreitungsfaktoren

Der Mensch infiziert sich durch **orale Aufnahme embryonierter Eier.** Bei Kindern geschieht dies in erster Linie über die Hände beim Spielen auf Böden, die mit Fäkalien vom Menschen und zum Teil auch von Schweinen kontaminiert sind. Vor allem bei Kleinkindern spielt auch **Geophagie** eine Rolle. Bei Erwachsenen stehen Infektionen über kontaminierte Nahrungsmittel im Vordergrund (rohe Salate, Gemüse oder Obst), die mit fäkalienhaltiger Erde oder Abwasser verunreinigt sind. Meist ist dies die Folge der **Verwendung menschlicher oder auch tierischer (Schweine-)Fäkalien bzw. Abwasser als Dünger,** insbesondere wenn diese ohne Vorbehandlung als Kopfdüngung oder Berieselung ausgebracht werden. Die Infektion kann auch durch verunreinigtes Trinkwasser, eihaltige Erde oder Staub übertragen werden. Die Eier sind empfindlich gegen direkte Sonneneinstrahlung, hohe Temperaturen (> 40 °Celsius) und Austrocknung, ansonsten aber äußerst widerstandsfähig. In feuchter Erde können die Eier jahrelang infektiös bleiben.

In Gebieten mit intensiver und ganzjähriger Übertragung steigt die Prävalenz im 2. bis 3. Lebensjahr steil an und bleibt zwischen dem 4. und 14. Lebensjahr meist unverändert hoch. Die Intensität der Infektion ist bei Kindern am höchsten (➤ Abb. 6.38). Bei Erwachsenen sind Prävalenz und Intensität meist deutlich geringer. In Gebieten mit ausgeprägten Trockenperioden findet eine saisonale Übertragung meist nur während der feuchten Jahreszeiten statt.

Erreger

Ascaris lumbricoides – der menschliche Spulwurm – ist die größte intestinale Nematodenart des Menschen (➤ Abb. 6.41) und wurde ursprünglich als die einzige humanpathogene Spulwurmart vom

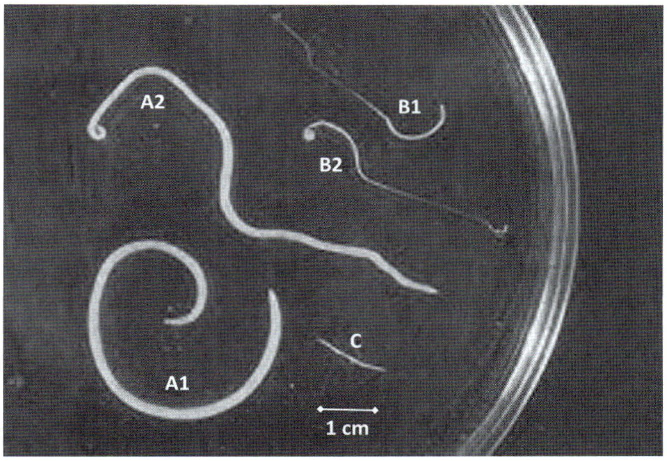

Abb. 6.41 Adultwürmer von *Ascaris lumbricoides* (A 1: weibliches Exemplar, A 2: männliches Exemplar); *Trichuris trichiura* (B 1 w., B 2 m.); *Enterobius vermicularis* (C: w.) [P1540]

Schweinespulwurm *Ascaris suum* unterschieden. Beide sind jedoch morphologisch nicht sicher zu differenzieren, und anhand experimenteller Infektionen konnte gezeigt werden, dass *A. suum* auch beim Menschen patente Infektionen verursachen kann (Zhou et al. 2022). Daher wurde davon ausgegangen, dass es sich um 2 Subspezies derselben Art mit hoher, aber nicht absoluter Wirtsspezifität handelt.

Neuere molekulargenetische Untersuchungen haben ergeben, dass *A. suum* regional häufig auch Infektionen beim Menschen verursacht und dass umgekehrt *A. lumbricoides* nicht selten zu patenten Infektionen bei Schweinen führt. Zudem wurden auch Hybride beider Subspezies bei Infektionen von Menschen wie Schweinen entdeckt (Zhou et al. 2022). Auch wenn die Unterscheidung von *A. suum* und *A. lumbricoides* für Klinik, Diagnostik und Therapie keine wesentliche Rolle spielt, ist **diese zoonotische Kreuzübertragung beider Subspezies zwischen Menschen und Schweinen** bedeutsam für Epidemiologie und Bekämpfung der Askariasis. Die zoonotische Übertragung ausgehend von Schweinen erklärt auch die sporadisch auftretenden humanen Askariasisfälle in Industrieländern außerhalb der Verbreitungsgebiete der menschlichen Askariasis.

Entwicklungszyklus

Die langen, zylindrisch runden Adultwürmer (Weibchen 20–35 cm lang und 3–6 mm dick, Männchen 15–30 cm lang und 2–4 mm dick) sind rötlich oder gelblich braun mit spitz zulaufenden Körperenden (➤ Abb. 6.41). Die fein quergerillte Kutikula ist durch den Turgor der Pseudozölomflüssigkeit prallelastisch gespannt, die beiden Exkretionskanäle sind über die ganze Länge als weißliche Längsstreifen erkennbar. Der Körper der weiblichen Würmer wird in erster Linie von den paarigen Ovarien und Uteri eingenommen, die mehrere Millionen Eier enthalten können.

Die Adulten parasitieren im **Dünndarm des Menschen.** Von jedem Weibchen werden täglich ca. 10.000 bis 200.000 Eier abgelegt, die mit dem Stuhl ausgeschieden werden. Etwa 15 % der Eier sind bei der Ablage unbefruchtet. Die Heranreifung zu infektiösen Zweitlarven dauert unter optimalen Bedingungen (30 °Celsius, hohe Feuchtigkeit) etwa 10 bis 14 Tage, bei niedrigen Temperaturen bis zu mehreren Monaten. Die Infektion erfolgt durch **orale Aufnahme von embryonierten Eiern.** Nach Andauung der Eihülle durch den Magensaft schlüpft die Zweitlarve im oberen Dünndarm und beginnt eine gewebeinvasive Wanderungsphase. Sie penetriert die Dünndarmmukosa und gelangt auf dem Blutweg über Leber und rechtes Herz zur Lunge, wo sie nach etwa 10 Tagen die Alveolarwand durchdringt und nach 1- bis 2-maliger Häutung als etwa 2 mm große Dritt- oder Viertlarve über die Trachea in den Ösophagus wandert, um schließlich im Dünndarm nach einer letzten Häutung zum Adultwurm heranzuwachsen. Die Präpatenzzeit von der Infektion bis zum Beginn der Eiablage beträgt 2 bis 2,5 Monate. Die Lebensdauer der Adulten liegt bei 1 bis 2 Jahren.

Pathogenese und Immunologie

Bei der Invasion der Darmmukosa und ihrer Passage durch die Leber lösen die Larven eine fokale granulomatöse Reaktion mit einer eosi-

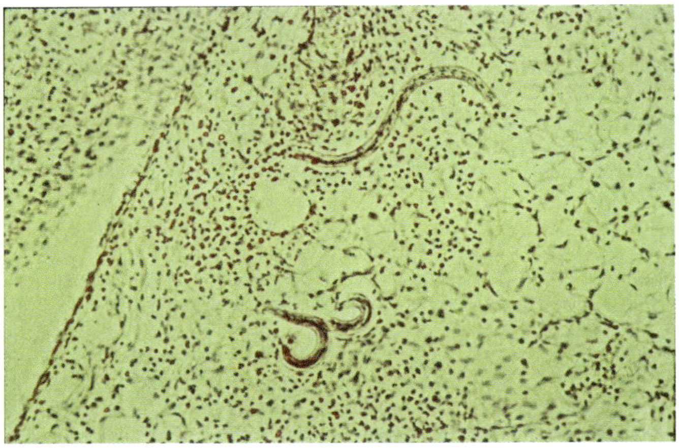

Abb. 6.42 Granulomatöse Reaktion mit Infiltration eosinophiler Granulozyten um *Ascaris*-Larven in der Lunge [P1540]

nophilen Infiltration aus, die in der Regel jedoch nicht zu fassbaren klinischen Erscheinungen führt. Diese können in der Lunge aber deutlich ausgeprägter sein, insbesondere bei gleichzeitiger Invasion zahlreicher Larven (➤ Abb. 6.42) und wenn eine Sensibilisierung des Wirtsorganismus vorliegt, wie sie bei wiederholter saisonaler Exposition gehäuft beobachtet wird. Es entwickeln sich dann eine seröse Exsudation in die Alveolen und eine peribronchiale entzündliche Infiltration, vorwiegend mit Eosinophilen. Vor allem um abgestorbene Larven findet man eosinophile Granulome. Gleichzeitig kann es zu einer gesteigerten Schleimsekretion und zu Bronchospasmen kommen.

Die adulten Würmer sind bevorzugt im Jejunum lokalisiert. Sie haften nicht fest an der Schleimhaut, sondern stützen sich lediglich gegen die Darmwand ab und bewegen sich spiralförmig vorwärts. Adulte, die in den Dickdarm gelangen, werden ausgeschieden; gelangen sie in den Magen, werden sie in der Regel erbrochen. Komplikationen beruhen auf ihrer Größe und ihrer Neigung zu Wanderungen, insbesondere in kleine Öffnungen wie in die Papilla Vateri oder die Appendix. Fieber, scharf gewürzte Speisen und bestimmte Medikamente scheinen die Migration zu begünstigen. Das Auftreten von Krankheitserscheinungen und Komplikationen hängt in erster Linie von der Befallsstärke ab. Bei der Mehrzahl der Infektionen sind nur wenige bis einige Dutzend Adulte vorhanden. Die Gefahr einer mechanischen Darmobstruktion ist vor allem bei Infektionen mit mehr als 100 Adulten gegeben, bei Kleinkindern bereits bei einer geringeren Anzahl (Jourdan et al. 2018).

Ein stärkerer Befall scheint insbesondere bei Kindern zu einer Malnutrition mit Eiweißmangel beizutragen. Allerdings liegen dann meist zusätzliche Faktoren wie geringe Eiweißzufuhr und weitere parasitäre Infektionen (insbesondere mit anderen STH) vor (Hall et al. 2008).

Von Infizierten werden spezifische Antikörper aller Immunglobulinklassen gegen Askarisantigene gebildet, vor allem solche der IgM-, IgG- und IgE-Klasse. Zudem kommt es häufig zu einer unspezifischen polyklonalen Aktivierung des IgE-Systems. Bei einigen Individuen entwickelt sich eine ausgeprägte Hypersensitivität gegen Askarisantigene. Eine protektive Immunität, die Re- oder Superinfektionen verhindert, entsteht nicht. Allerdings kann die Zahl der zur vollständigen Reifung gelangenden Infektionslarven durch die Immunantwort erheblich reduziert werden. Die Begrenzung der Infektionsintensität erfolgt dabei durch die Abtötung der Larven während der Leber- und Lungenpassage. Antikörperabhängige wie direkte zytotoxische Mechanismen scheinen hierbei eine wesentliche Rolle zu spielen (Jourdan et al. 2018).

Klinik

Etwa 10 bis 14 Tage nach der Infektion können sich während der Migrationsphase akute Krankheitserscheinungen einer **pulmonalen Askariasis** manifestieren (Löffler-Syndrom). Am häufigsten treten ein trockener Husten und subfebrile Temperaturen oder mäßiges Fieber auf (Jourdan et al. 2018). Weitere Symptome sind Dyspnoe und retrosternales Brennen. Gelegentlich kommt es auch zu hohem Fieber, Schüttelfrost, asthmoiden Hustenattacken, blutig tingiertem Sputum, urtikariellen Exanthemen oder angioneurotischen Ödemen. Häufig sind auskultatorisch trockene Rasselgeräusche zu hören. Radiologisch können weiche, unscharf begrenzte Infiltrate mit zum Teil rasch wechselnder Lokalisation (flüchtige Lungeninfiltrate) zu sehen sein (➤ Abb. 6.43). Meist besteht eine Bluteosinophilie. Alle Symptome klingen in der Regel spontan innerhalb von 1 bis 2 Wochen ab.

Die **intestinale Askariasis** führt bei leichten Infektionen meist zu keinen Symptomen. Ein stärkerer Befall kann mit uncharakteristischen gastrointestinalen Beschwerden einhergehen. Bei Kindern bestehen am ehesten abdominelle Schmerzen, die meist im Bereich des Nabels lokalisiert werden, bei Erwachsenen eher kolikartige oder einem peptischen Ulkusleiden ähnliche Schmerzen im Epigastrium (Jourdan et al. 2018).

Vor allem bei Kindern mit starkem Befall treten nicht selten ernsthafte **Komplikationen** auf (➤ Tab. 6.10). Am häufigsten sind **mechanische Obstruktionen durch Knäuel aus zahlreichen Adultwürmern,** die zu einem partiellen oder totalen Dünndarmileus führen, der meist im terminalen Ileum lokalisiert ist. Das Krankheitsbild beginnt typischerweise akut mit rezidivierenden kolikartigen Bauchschmerzen und Erbrechen. Bei der Untersuchung findet man ein geblähtes und schmerzhaftes Abdomen, hochgestellte Darmgeräusche und die radiologischen Zeichen des Dünndarmileus mit Spiegelbildung. Als weitere Komplikationen können sich Invagination, Volvulus, hämorrhagische Infarzierung von Darmabschnitten und Perforation entwickeln. Insgesamt stellt die Askariasis in vielen Ländern des Globalen Südens die häufigste Ursache intestinaler Obstruktionen dar (Jourdan et al. 2018).

Tab. 6.10 Komplikationen der Askariasis

Ursache	Komplikation
Durch Würmer im Magen-Darm-Kanal	Ileus, Volvulus, Adhäsionen, Perforation bei Ulzera, Penetration bei Nahtdehiszenz
Durch Würmer in Gallengängen und Pankreasgang	Cholezystitis, Ikterus, Cholangitis, Leberabszesse, Pankreatitis
Durch Wurmwanderung	Wanderung in das weibliche Genitale, Eindringen in Trachea und Bronchien (beim Erbrechen), Austritt am äußeren Gehörgang (durch Eustachio-Röhre), Austritt am Auge (durch Ductus nasolacrimalis), Austritt am Nabel (durch offenen Ductus omphaloentericus)
Durch Eier bzw. Larven	Granulomatöse Hepatitis

Eine andere, insbesondere bei Kindern und bei Patienten nach Cholezystektomie oder Papillotomie nicht seltene Komplikation ist die **biliäre Askariasis** durch Einwanderung von adulten Würmern in die Gallenwege (➤ Abb. 6.44), die zu Obstruktion, aszendierender Cholangitis und Leberabszessen führen kann. Häufigstes Symptom sind plötzlich beginnende, heftige Schmerzattacken im rechten Oberbauch, die zum Teil mit galligem Erbrechen einhergehen. Wenn keine spontane Ausstoßung erfolgt, können sich rasch Fieber und Ikterus entwickeln. Die Eiablage in den Gallenwegen und im Leberparenchym kann zu einer granulomatösen Hepatitis führen. Durch Einwandern in den Pankreasgang kann sich eine akute Pankreatitis entwickeln (Jourdan et al. 2018).

Weitere Komplikationen sind Appendizitis und bei vorbestehenden Ulzera oder nach Darmoperationen intestinale Perforation mit Peritonitis. Erbrochene adulte Würmer können selten auch in die Nasennebenhöhlen oder durch die Eustachio-Tube in das Mittelohr einwandern. Migration in die Trachea kann zu einem akuten Atemwegsverschluss führen. Ein Austritt aus dem Nabel bei persistierendem Ductus omphaloentericus wurde ebenfalls beschrieben.

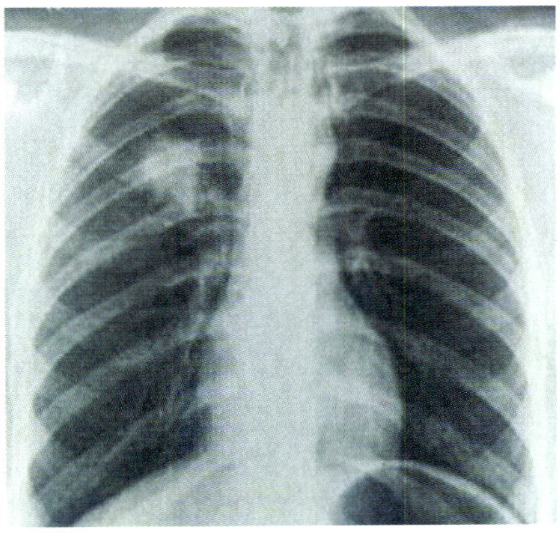

Abb. 6.43 Lungeninfiltrat durch die pulmonale Migration von *Ascaris*-Larven [P1540]

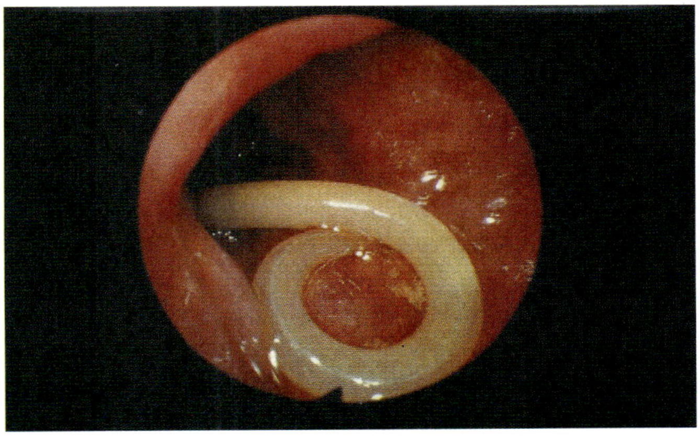

Abb. 6.44 *Ascaris*-Adultwurm in der Papilla Vateri (ERCP) [P1540]

6

Diagnostik

Die Diagnose der **intestinalen Askariasis** erfolgt durch den Nachweis der typischen, rundovalen 45–70 × 35–50 µm großen Eier (➤ Abb. 6.45) im Stuhl. Unbefruchtete Eier sind größer und länglicher (ca. 85–95 × 43–47 µm). Die Schale befruchteter wie unbefruchteter Eier ist meist von einer unregelmäßigen Eiweißschicht bedeckt und durch Gallepigmente goldbraun gefärbt.

Da die Eier sehr zahlreich im Stuhl ausgeschieden werden, sind sie oft bereits in einfachen Stuhlausstrichen zu entdecken. Bei schwächerem Befall können Anreicherungsmethoden wie Kato-Katz oder MIFC (➤ Kap. 12.1) erforderlich sein. In Stuhlproben, die erst nach mehreren Tagen untersucht werden, können zum Teil bereits embryonierte Eier mit Zweitlarven gefunden werden (➤ Abb. 6.45d). Zudem besteht – wie bei den anderen intestinalen Nematoden auch – die Möglichkeit der Diagnose mit Hilfe einer quantitativen Stuhl-PCR. Diese wird vor allem für epidemiologische Untersuchungen eingesetzt und ist wegen ihrer hohen Sensitivität auch bei geringem Befall hilfreich.

Nicht selten wird die Diagnose auch anhand von adulten Würmern gestellt, die anal oder oral ausgeschieden oder bei einer Gastroduodenoskopie entdeckt werden. Die Spulwürmer lassen sich auch bei CT- oder Röntgen-Kontrastuntersuchungen des Darms als Füllungsdefekte – z. T. mit kontrastiertem eigenem Verdauungskanal – sichtbar machen (➤ Abb. 6.46).

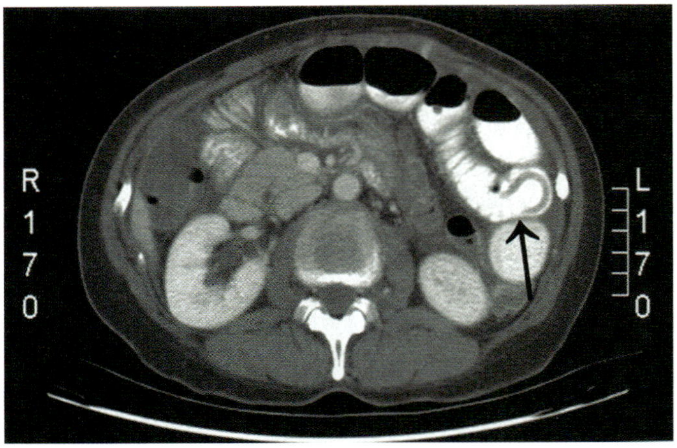

Abb. 6.46 Computertomografischer Nachweis eines *Ascaris*-Adultwurms im Darm [P1540]

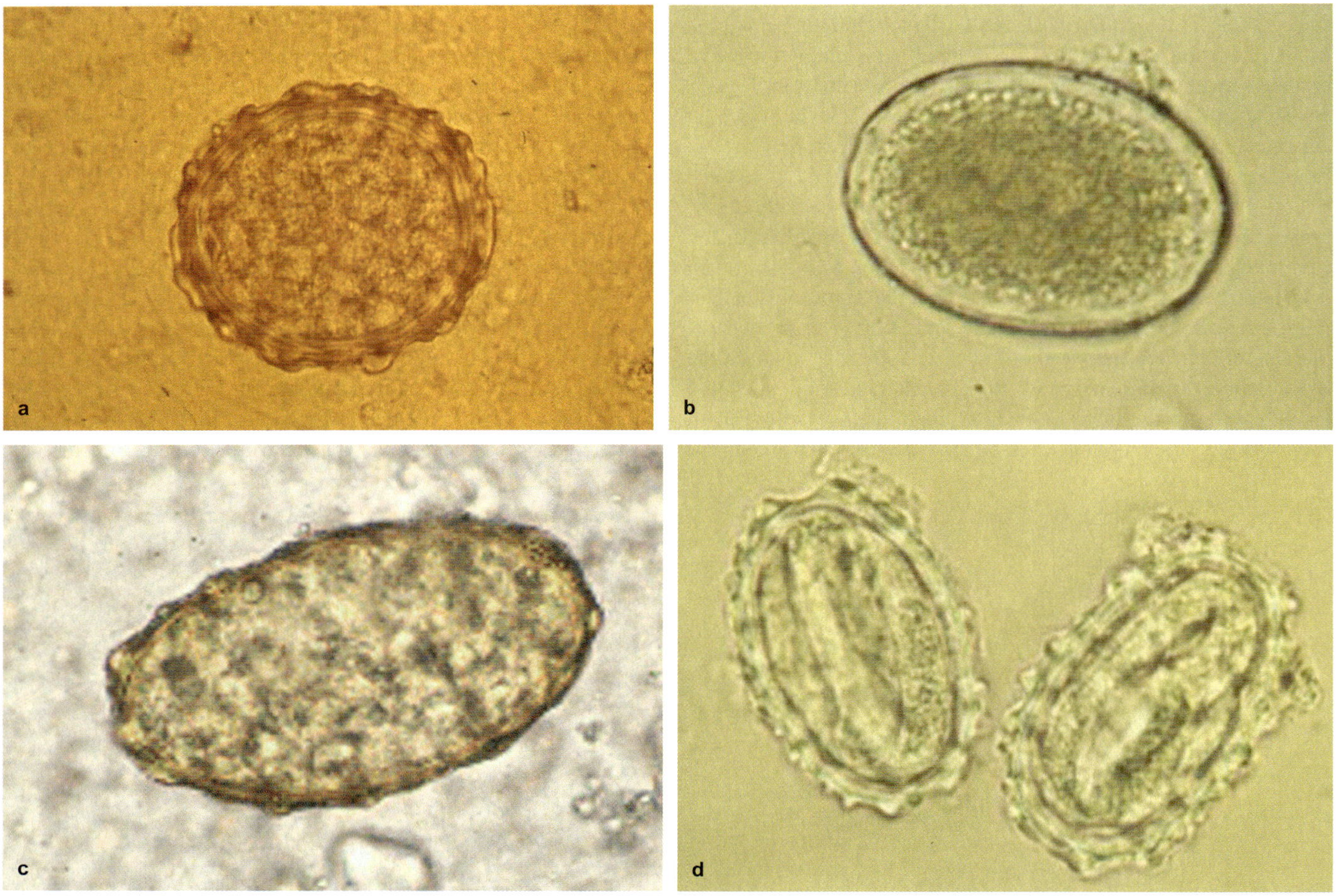

Abb. 6.45 Eier von *Ascaris* spp.: a) befruchtetes Ei mit Eiweißhülle (ca. 55 × 40 µm), b) ohne Eiweißhülle, c) unbefruchtetes Ei (ca. 90 × 45 µm), d) embryonierte Eier mit infektiöser Zweitlarve [P1540]

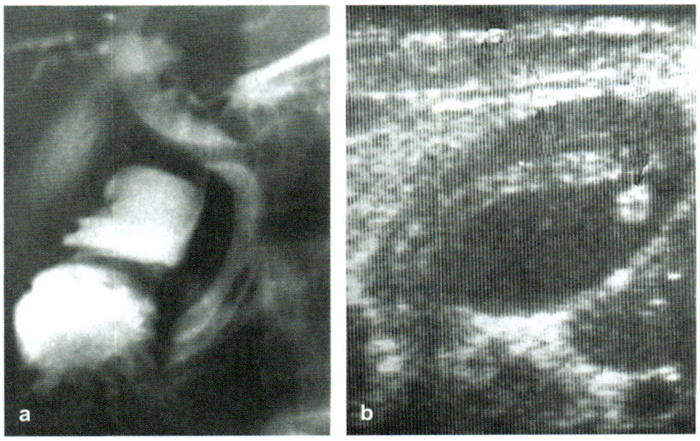

Abb. 6.47 Darstellung von *Ascaris*-Adultwürmern im Ductus choledochus mit Kontrastmittel (a) sowie längs und quer in der Gallenblase mit Ultraschall (b) [P1552]

Bei **pulmonaler Askariasis** während der Migrationsphase ist die Diagnose schwierig, wenn nicht gleichzeitig bereits ein intestinaler Befall vorliegt. Das Sputum enthält Eosinophile und Charcot-Leyden-Kristalle, gelegentlich können Larven im Sputum oder Magensaft gefunden werden. Ansonsten muss die Präpatenzzeit abgewartet werden. Eine Bluteosinophilie ist während der Migrationsphase häufig, insbesondere wenn Symptome einer pulmonalen Askariasis vorliegen. Sie klingt innerhalb einiger Wochen ab und ist bei chronischer intestinaler Askariasis meist nicht mehr vorhanden oder nur gering ausgeprägt.

Bei **biliärer oder pankreatischer Askariasis** kann man die Würmer in den bildgebenden Verfahren nachweisen, z. B. als Kontrastmittelaussparungen in der ERCP (➤ Abb. 6.47) oder als Doppelkontur in der Oberbauchsonografie.

Knäuel von Würmern können schwer zu diagnostizieren sein und mit Tumoren verwechselt werden. Endoskopische Untersuchungen können hier hilfreich sein (➤ Abb. 6.44).

Differenzialdiagnose

Die Differenzialdiagnose der pulmonalen Askariasis umfasst andere Helminthiasen mit pulmonaler Migrationsphase wie Hakenwurminfektionen, Strongyloidiasis, Toxokariasis oder Schistosomiasis, die tropische pulmonale Eosinophilie bei Filariosen sowie eosinophile Pneumonie und andere nicht infektiöse hypereosinophile Syndrome bei Vaskulitiden, Lymphomen und Hämoblastosen.

Die intestinale Askariasis ist von anderen intestinalen Parasitosen, von peptischen Läsionen des Magens oder Duodenums sowie von Gallenwegs- und Pankreaserkrankungen abzugrenzen (Jourdan et al. 2018).

Therapie

Mittel der Wahl zur Behandlung der intestinalen Askariasis sind die Benzimidazolcarbamate **Albendazol** und **Mebendazol.** Eine Einzeldosis von 400 mg Albendazol oder 500 mg Mebendazol zeigt Heilungsraten von 90–100 % (Moser et al. 2017). Bei der gleichzeitigen Mitbehandlung einer Trichuriasis (➤ Kap. 6.4.3) oder einer Hakenwurminfektion (➤ Kap. 6.4.5) ist eine Behandlung über 3 Tage (1 × 400 mg Albendazol bzw. 2 × 100 mg Mebendazol tgl.) vorzuziehen. Wegen teratogener und embryotoxischer Effekte im Tierversuch sollen beide Medikamente nicht im 1. Trimester einer Schwangerschaft gegeben werden. Andere Anthelminthika wie Piperazin, Ivermectin, Pyrantel, Levamisol, Nitaxozanid und Moxidectin sind ebenfalls wirksam (Moser, Schindler und Keiser 2017; Hürlimann, Hofmann und Keiser 2023). Falls eine Therapie bei Schwangeren nicht bis nach der Entbindung verschoben werden kann, wird am ehesten die Einmalgabe von Pyrantelpamoat (11 mg/kg bis max. 1 g) empfohlen (Moser, Schindler und Keiser 2017).

Alle Anthelminthika wirken nur gegen die adulten Würmer, nicht jedoch gegen die Larvenstadien während des pulmonalen Migrationsstadiums. Bei sehr ausgeprägten allergischen Symptomen während der pulmonalen Askariasis können Kortikosteroide versucht werden.

Zur Therapie der partiellen und kompletten intestinalen Obstruktion ➤ Kap. 11.3 (Chirurgie in den Tropen). Die Gallenwegsinvasion sollte zunächst konservativ mit Spasmolytika und einer Therapie wie bei der partiellen intestinalen Obstruktion behandelt werden, zusätzlich sollte, wenn möglich, die endoskopische Extraktion versucht werden (➤ Abb. 6.44). Nur bei Versagen dieser Maßnahmen ist eine chirurgische Intervention erforderlich.

Bekämpfung und Prävention

Die individuelle Prophylaxe besteht aus persönlicher Hygiene (Händewaschen nach Kontakt mit potenziell kontaminierten Böden) und der Vermeidung von rohen Nahrungsmitteln wie Gemüse, Salate und Obst, wenn die Möglichkeit einer Kontamination mit menschlichen oder tierischen Fäkalien besteht (Kopfdüngung, Berieselung mit Abwasser). Gründliches Waschen oder Schälen kann das Risiko zwar reduzieren, die sichere Abtötung von Askarideneiern erfordert jedoch Erhitzen auf mindestens 80 °Celsius oder besser Abkochen (Naidoo et al. 2018). Letzteres gilt auch für potenziell durch Erde bzw. fäkal verunreinigtes Wasser.

Gesundheitserziehung (Hygienemaßnahmen, Vermeidung der Defäkation im Freien, keine Spielflächen für Kinder auf potenziell fäkal kontaminierten Böden) sowie der Bau von Latrinen mit Anleitung und Überwachung ihrer hygienischen Benutzung und Sauberhaltung sind wichtige, durch die Gemeinden selbst durchführbare Maßnahmen. In den Verbreitungsgebieten sollten keine unbehandelten menschlichen oder tierischen (Schweine-)Fäkalien bzw. Abwasser als Dünger verwendet werden, insbesondere nicht als Kopfdüngung oder Berieselung. Eine Inaktivierung von *Ascaris*-Eiern in Gülle und Schweinemist ist zwar möglich (Erhitzen, Fermentierung, Kalk- oder Ammoniumbeigabe), aber umweltbelastend und bei Weitem zu kostenintensiv.

Durch **Massenbehandlungskampagnen** (mass drug administration, MDA), die meist gegen mehrere STH wirksam sind, kann insbesondere bei hoher Prävalenz eine rasche Verringerung von Befallsstärke und Übertragungsintensität erreicht werden (WHO 2021; Andrews, Bogoch und Utzinger 2017). Indikation für eine MDA und

Auswahl der geeigneten Medikamente richten sich nach den regional prädominanten Wurminfektionen und ihrer durch Screening-Untersuchungen festgestellten Prävalenz. In Regionen mit hoher Prävalenz von Askariasis und/oder Hakenwurminfektionen (➤ Kap. 6.4.5) werden bevorzugt Benzimidazole eingesetzt (400 mg Albendazol oder 500 mg Mebendazol jeweils als Einmaldosis oral für Kinder und nicht schwangere Erwachsene; WHO 2021). Die Heilungsraten bei der Askariasis erreichen 96–100 %, bei Hakenwurmbefall 72–80 % (Andrews, Bogoch und Utzinger 2017). In Regionen mit relevanter Prävalenz der Strongyloidiasis ist die zusätzliche Gabe von Ivermectin (200 µg/kg einmalig oral) zusätzlich zu Albendazol indiziert, da die Heilungsraten (bis 97 %) wesentlich höher sind als bei Benzimidazolen (WHO 2021; Andrews, Bogoch und Utzinger 2017). Auch bei der Trichuriasis lassen sich die Heilungsraten durch die Kombination von Albendazol mit Ivermectin deutlich verbessern. Die Kontraindikationen der einzelnen Anthelminthika sind zu beachten (z. B. Mindestalter, Schwangerschaft, Stillzeit, kein Ivermectin in Loiasis-Endemiegebieten). MDA gegen STH können auch mit MDA-Strategien gegen Schistosomiasis (➤ Kap. 6.2.2) und/oder Filariosen (➤ Kap. 6.6) kombiniert werden (WHO 2021).

Durch MDA-Programme wird weniger eine vollständige Heilung als eine nachhaltige Verringerung der Befallsstärke und damit der Morbidität und der Übertragungsintensität angestrebt (WHO 2021; Andrews, Bogoch und Utzinger 2017). Bei entsprechend hoher Prävalenz kann die wiederholte Behandlung der gesamten Population oder bestimmter Gruppen mit hoher Prävalenz und Infektionsintensität wie Kinder und Kleinkinder wirksam und kostengünstig sein. Auch bestimmte Berufsgruppen wie beispielsweise Minenarbeiter oder Teepflücker können zu den Risikogruppen zählen. Bei niedriger Prävalenz kann eine gezielte Behandlung der bei Screening-Untersuchungen festgestellten Infektionen sinnvoller sein.

Wiederholungen der MDA in 6- bis 12-monatigen Intervallen sollten nach Empfehlungen der „WHO-Roadmap for NTDs" auf der Prävalenz basieren (WHO 2021). Bei Populationen in Hochrisikogebieten (Prävalenzen von > 50 %) sollte eine erneute Behandlung nach ca. 6 Monaten erfolgen; bei Populationen in Gebieten mit mittlerem Risiko (Prävalenzen zwischen 20 und 50 %) nach ca. 12 Monaten, eine erneute MDA-Behandlung bei Prävalenzen von weniger als 20 % ist normalerweise nicht indiziert (WHO 2021; Andrews, Bogoch und Utzinger 2017).

Umfangreiche MDA-Programme können zu einem signifikanten Rückgang der Prävalenz und Krankheitslast durch STH führen. Für eine dauerhafte Reduktion oder gar Elimination von STH als Public-Health-Problem sind jedoch substanzielle Verbesserungen des Zugangs zu sauberem **Wa**sser, der **s**anitären Einrichtungen und der **H**ygiene (WASH) erforderlich, die der gesamten Population zur Verfügung stehen (WHO 2021).

> Reservoire für Reinfektionen, Umgebungskontamination und Persistenz in der Umwelt sind vor allem unbehandelte Populationen (WHO 2021). Dabei ist zu berücksichtigen, dass die Infektiosität embryonierter Eier Wochen (z. B. Hakenwürmer) bis zu Jahren (Askariasis) betragen kann.

Zoonotische Übertragung: Nachdem eine wechselseitige Übertragung von *Ascaris* spp. zwischen Mensch und Schwein in einigen Regionen häufiger vorkommt, ist die Bekämpfung der Askariasis bei Schweinen dort nicht nur für die Gesundheit der Schweinebestände bedeutsam, sondern auch für die Vermeidung zoonotischer Infektionen des Menschen. Neben der Überwachung der Bestände (Kotuntersuchung, Nachweis intestinaler Adultwürmer bei der Schlachtung, ggf. serologische Bestandsuntersuchung) beruhen Bekämpfung und Prävention vor allem auf hygienischen Maßnahmen wie regelmäßige Reinigung und Desinfektion der Stallungen sowie auf der Vermeidung von Einschleppungen in einen Bestand (Quarantäneställe, Entwurmung). Schweinemist sollte auf keinen Fall auf Flächen ausgebracht werden, die der Gewinnung von Schweinefutter dienen. Bei relevanten Befallsstärken kommt auch eine Bestandsentwurmung infrage, die auf der einmaligen, ggf. auch 1- bis 2-mal pro Jahr wiederholten Gabe von Anthelminthika beruht. Je nach Befall mit anderen Endoparasiten kommen hierfür vor allem Benzimidazole (z. B. Flubendazol, Fenbendazol), Avermectine oder Milbemycine in Frage (WHO 2021).

Zur Altersabhängigkeit der Prävalenz und Befallsintensität von Geohelminthen ➤ Abb. 6.38.

LITERATUR

Andrews JR, Bogoch II, Utzinger J. The benefits of mass deworming on health outcomes: new evidence synthesis, the debate persists. Lancet Glob Health 2017; 5: e4–e5.

De Silva NR, Chan MS, Bundy DA. Morbidity and mortality due to ascariasis: re-estimation and sensitivity analysis of global numbers at risk. Trop Med Int Health 1997; 2: 519.

Hall A, Hewitt G, Tuffrey V et al. A review and meta-analysis on the impact of intestinal worms on child growth and nutrition. Matern Child Nutr 2008; 4: 118–236.

Holland C, Sepidarkish M, Deslyper G et al. Global prevalence of Ascaris infection in humans (2010–2021): a systematic review and meta-analysis. Infect Dis Poverty 2022; 11: 113.

Hürlimann E, Hofmann D, Keiser J. Ivermectin and moxidectin against soil-transmitted helminth infections. Trends Parasitol 2023; 39: 272–284.

Jourdan PM, Lamberton PHL, Fenwick A, Addiss DG. Soil-transmitted helminth infections. Lancet 2018; 391: 252–265.

Moser W, Schindler C, Keiser J. Efficacy of recommended drugs against soil transmitted helminths: systematic review and network meta-analysis. BMJ 2017; 358: j4307.

Naidoo D, Appleton CC, Archer CE, Foutch GL. The inactivation of Ascaris suum eggs by short exposure to high temperatures. J Water Sanit Hyg Dev 2018; 9: 19–27.

Schüle SA, Clowes P, Kroidl I, Kowuor DO, Nsojo A, Mangu C, Riess H, Geldmacher C, Laubender RP, Mhina S, Maboko L, Löscher T, Hoelscher M, Saathoff E. Ascaris lumbricoides infection and its relation to environmental factors in the Mbeya region of Tanzania, a cross-sectional, population-based study. PLoS One 2014; 9: e92032.

WHO. Ending the neglect to attain the Sustainable Development Goals: A road map for neglected tropical diseases 2021–2030. 2021. www.who.int/publications/i/item/9789240010352.

Zhou C, Lei Y, Zhao S, Shi Q, Ouyang S, Wu X. Human-type and pig-type Ascaris hybrids found in pigs. Vet Parasitol 2022; 302: 109646.

INTERNETQUELLEN

CDC (Ascariasis): www.cdc.gov/dpdx/ascariasis.

WHO (Bench Aids for the diagnosis of intestinal parasites): www.who.int/publications/i/item/9789241515344.

WHO (Preventive Chemotherapy to Control Soil-Transmitted Helminth Infections in At-Risk Population Groups): www.who.int/publications/i/item/9789241550116.

6.4.5 Hakenwurminfektion

Elmar Saathoff, Thomas Löscher†

Das Wichtigste in Kürze

Die in warmen Ländern sehr häufigen Infektionen des Menschen mit Hakenwürmern werden vorwiegend durch die beiden Arten *Ancylostoma duodenale* und *Necator americanus* verursacht, seltener durch die bei Hunden und Katzen vorkommende Art *Ancylostoma ceylanicum.* Die chronische intestinale Infektion mit den im Dünndarm blutsaugenden adulten Würmern geht mit einem chronischen Blut- und Eiweißverlust einher, der abhängig von der Befallsstärke zu schweren chronischen Krankheitsbildern mit ausgeprägter Eisenmangelanämie (insbesondere bei Schwangeren und Kindern), allgemeiner Schwäche, Malnutrition, Ödemen sowie Entwicklungsstörungen vor allem bei Kindern führen kann.

Epidemiologie

Geografische Verbreitung

Hakenwurminfektionen sind **weltweit in tropischen und subtropischen Gebieten mit hohem Niederschlag** verbreitet, die Zahl der Infizierten wird auf 500–700 Millionen geschätzt (WHO 2023, Jourdan et al. 2018). Die Prävalenz beträgt in einigen Gebieten bis zu 90 %. *N. americanus* kommt weltweit vor, während *A. duodenale* vorwiegend in Südeuropa, Nordafrika, dem Mittleren und Fernen Osten sowie fokal in Südamerika gefunden wird. In vielen Gebieten kommen beide Spezies nebeneinander vor. *A. ceylanicum,* eine normalerweise bei Hunden, Katzen und anderen Karnivoren vorkommende Art, kann auch beim Menschen zu patenten intestinalen Infektionen führen, wobei die Zahl menschlicher Infektionen auf ca. 100 Millionen geschätzt wird, mit Verbreitung im indopazifischen Raum (Australien, Kambodscha, Malaysia, Thailand, Salomon-Inseln, Indonesien, Fidschi-Inseln, Taiwan) sowie in Indien, Sri Lanka, Südafrika und Madagaskar (Traub et al. 2021; Colella, Bradbury und Traub 2021). Die Differenzierung dieser Arten ist für klinische Belange einschließlich der Diagnostik und Therapie nicht bedeutsam. Aufgrund der zoonotischen Übertragung und Verbreitung von *A. ceylanicum* bestehen jedoch wesentliche Unterschiede bei der Bekämpfung (Colella, Bradbury und Traub 2021).

Ancylostoma braziliense und *Ancylostoma caninum* sind weitere, bei Hunden und Katzen vorkommende Hakenwürmer (Traub et al. 2021) und können beim Menschen eine Larva migrans (➤ Kap. 6.5) bzw. eine eosinophile Enteritis (s. u.) verursachen.

Übertragungs- und Verbreitungsfaktoren

Der Mensch ist das einzige Reservoir für *A. duodenale* und *N. americanus.* Entscheidend für die Verbreitung ist die **Umgebungskontamination mit menschlichen Fäkalien,** insbesondere durch die Defäkation im Freien. Auch die Düngung mit unbehandelten menschlichen Fäkalien und Abwässern spielt eine Rolle. Bei *A. ceylanicum* ist zudem die fäkale Umgebungskontamination durch infizierte Tiere wie Hunde und Katzen bedeutsam.

Aus den mit dem Stuhl abgelegten Eiern schlüpft im Boden oder in fäkal kontaminiertem Wasser oder Nahrung eine Larve, die sich zur filariformen Drittlarve (Infektionslarve) entwickelt. Die Infektion erfolgt meist durch die **perkutane Einwanderung der Larven,** aber auch durch das **Verschlucken von Larven mit Nahrung oder Wasser.** Die **aktive Penetration der Haut** erfolgt vorwiegend an den Füßen und im Knöchelbereich beim Barfußlaufen auf kontaminierten Böden. Dabei sind eine feuchte und schattige Umgebung und sandige, lockere Böden besonders geeignet.

Eier und Larven werden durch direkte Sonneneinstrahlung, Austrocknung und bei Temperaturen unter 10 °Celsius rasch abgetötet. In Gewässern oder im flüssigen Inhalt von Abortgruben können sich die Eier nicht weiterentwickeln.

Die Hakenwurminfektion beginnt in Endemiegebieten meist nach dem Säuglingsalter und befällt alle Altersklassen. Prävalenz und Infektionsintensität steigen im Kindesalter kontinuierlich an (im Unterschied zu Askariasis und Trichuriasis), um je nach Verhaltens- und Expositionsmustern bei Erwachsenen wieder abzufallen oder auf hohem Niveau zu persistieren (➤ Abb. 6.38). Wie bei den meisten intestinalen Nematodeninfektionen sind sozioökonomisch benachteiligte Bevölkerungsschichten am stärksten betroffen (Saathoff et al. 2005).

Erreger und Entwicklungszyklus

Die adulten Würmer von *N. americanus, A. duodenale* und *A. ceylanicum* sind kleine weißliche, in situ durch aufgenommenes Blut oft rötlich gefärbte Fadenwürmer (➤ Abb. 6.48). *A.-duodenale*-Männchen sind 8–11 mm lang, Weibchen 10–13 cm. *N. americanus* ist dünner und 1–2 mm kürzer; *A.-ceylanicum*-Adulte sind 6–10 mm lang.

Eine zuverlässige Unterscheidung ist anhand der Mundbucht (➤ Abb. 6.49) und der kaudalen Bursa der männlichen Adulten möglich. Die durchschnittliche Eiproduktion pro Weibchen liegt bei ca. 10.000 pro Tag für *N. americanus* und 20.000–30.000 für *A. duodenale.* Sie hängt jedoch von der Befallsstärke ab und ist bei stärkerem Befall niedriger. Die Eier embryonieren nach Ausscheidung mit dem Stuhl unter geeigneten Bedingungen innerhalb von 1 bis 2 Tagen.

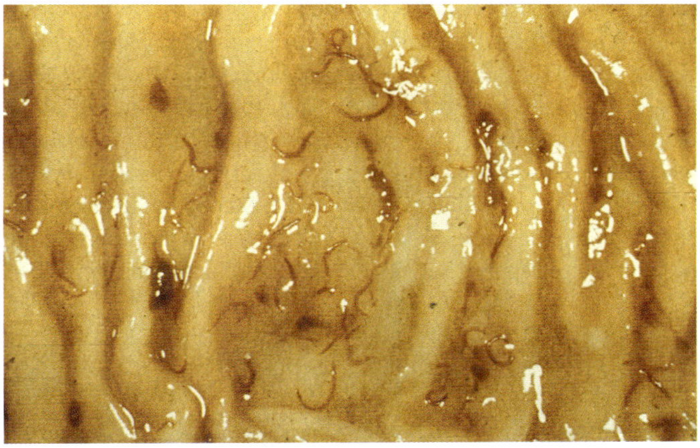

Abb. 6.48 An der Dünndarmwand haftende adulte Hakenwürmer [P1552]

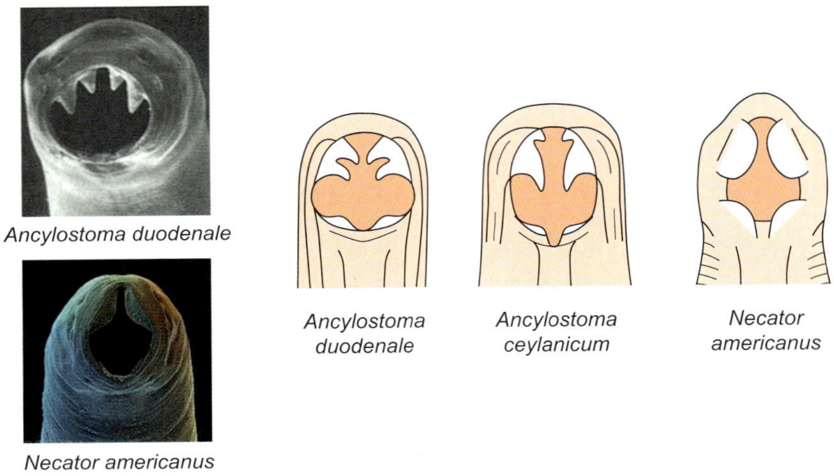

Abb. 6.49 Hakenwürmer: Unterscheidung der Adultwürmer anhand der Mundbucht [P1540, L143]

Danach schlüpft die etwa 300 µm lange Erstlarve, die sich von Kotbestandteilen und Bakterien ernährt. Nach zweimaliger Häutung entwickelt sie sich weiter zur infektiösen Drittlarve. Die gesamte Entwicklung dauert 5 bis 10 Tage, bei ungünstigen Bedingungen auch länger. Die etwa 600 µm lange **Infektionslarve** ist von der letzten, nicht abgestreiften Larvenhülle umgeben, die einen Schutz gegen Austrocknung darstellt. Obwohl sie keine Nahrung aufnimmt, kann sie, abhängig von den Bodenverhältnissen, bis zu mehreren Monaten überleben. Sie wandert bevorzugt vertikal nach oben und ist äußerst empfindlich gegen Eintrocknung. Auf feuchten Böden hält sie sich daher bevorzugt an der Oberfläche auf und kann auch an feuchten Pflanzen aufwärts wandern. Bei zunehmender Eintrocknung kann sie auch in tiefere Bodenschichten vordringen (bis zu 1 m Tiefe). Unter typischen tropischen Bedingungen mit periodischem Niederschlag und hohen Temperaturen sind die Energiereserven durch wiederholte vertikale Wanderung rasch erschöpft, und die Larven sterben innerhalb weniger Wochen ab.

Nach der perkutanen oder oralen Infektion des Menschen kommt es zu einer Gewebewanderung ähnlich wie bei der Askariasis. Die Larve erreicht mit dem Blutstrom über das rechte Herz die Lunge und durchbricht die Alveolarmembran. In den Alveolen erfolgt die Reifung zur Viertlarve, die über das Flimmerepithel von Bronchien und Trachea in den Rachen transportiert und verschluckt wird. Im Dünndarm reift sie nach nochmaliger Häutung zum Adultwurm heran. Die Präpatenzzeit liegt bei 40 bis 60 Tagen. Bei *A. duodenale* tritt gelegentlich eine verzögerte Entwicklung auf. Die Larven können entweder in der Muskulatur oder nach bereits vollendeter Gewebewanderung im Dünndarm über Monate, im Extremfall sogar mehrere Jahre persistieren, bevor sie ihre endgültige Wanderung und Entwicklung abschließen. Die Lebensdauer der adulten Würmer liegt bei durchschnittlich 4 bis 5 Jahren. Es sind jedoch Infektionen mit anhaltender Eiausscheidung bis zu 15 Jahre nach Verlassen von Endemiegebieten gesichert.

Pathogenese und Immunologie

Am Ort des Eindringens der Larve kann vor allem bei sensibilisierten Personen eine entzündliche Reaktion der Kutis, zum Teil auch der Subkutis mit einer neutrophilen und eosinophilen Infiltration entstehen.

Eine Infektion mit *A. duodenale* kann auch oral erfolgen, die Symptome durch die wandernden Larven (Übelkeit, Erbrechen, Pharynxreizung, Husten, Heiserkeit) werden in Japan auch als Wakana-Krankheit bezeichnet.

Die pulmonale Larvenwanderung geht mit einer eosinophilen und neutrophilen Infiltration im Bereich der alveolokapillären Membran einher, die insgesamt weit weniger ausgeprägt ist als bei der Askariasis.

Die heranreifenden Würmer und die Adulten parasitieren vorwiegend im Jejunum, bei schwerem Befall im gesamten Dünndarm. Sie heften sich mittels ihrer Zähne oder Schneideplatten fest an der Mukosa an, nehmen dabei einen Schleimhautpfropf fest in ihre Mundbucht auf, setzen gerinnungshemmende Substanzen frei und saugen Blut. An der Anheftungsstelle entstehen kleine Erosionen und Ulzerationen. Pathogenetisch entscheidend ist der **chronische Blut- und Eiweißverlust** durch die direkte Blutaufnahme der Adulten und durch Blutungen an der Anheftungsstelle. Der tägliche Blutverlust pro Wurm beträgt bei *A. duodenale* 0,1–0,5 ml, bei *N. americanus* 0,03–0,25 ml. Bei Kindern ist ab etwa 25–30 adulten Würmern von *A. duodenale* oder etwa 100 von *N. americanus* mit einer Anämie zu rechnen. Dabei spielen jedoch der allgemeine Ernährungszustand, das Ausmaß der Eisen- und Eiweißzufuhr mit der Nahrung, die Eisenreserven sowie der Verlust von Blut und Eiweiß durch zusätzliche Erkrankungen und Infektionen eine wesentliche Rolle.

Eine zuverlässige protektive Immunität entsteht nicht. Die Beobachtung, dass es im Erwachsenenalter trotz kontinuierlicher Transmission zu einer Abnahme der Befallsstärke kommt und die Reinfektionsrate nach Behandlung meist gering ist, deutet auf eine partielle Immunität hin.

Klinik

An der kutanen Eintrittsstelle, meist an den Füßen oder Händen, kann sich ein **stark juckendes Erythem** entwickeln, zum Teil mit kleinen geröteten Papeln (ground itch), gelegentlich auch mit Ödem,

Bläschenbildung und bakterieller Sekundärinfektion. Diese Erscheinungen bilden sich in der Regel innerhalb weniger Tage zurück.

Während der pulmonalen **Migrationsphase** kann sich bei besonders sensibilisierten Menschen und beim Eindringen von vielen Larven etwa 1 bis 2 Wochen nach der Infektion eine Pneumonitis mit trockenem Husten, Fieber und einer ausgeprägten Bluteosinophilie – zum Teil mit erheblicher Leukozytose – manifestieren.

Im **chronischen Stadium** sind die meisten Infektionen asymptomatisch. Bei Kleinkindern können jedoch auch leichtere Infektionen schwerwiegende Krankheitsbilder verursachen. Ein stärkerer Befall führt zu uncharakteristischen Oberbauchbeschwerden; es treten Inappetenz, Völlegefühl und epigastrische Schmerzen auf, die oft denen bei peptischen Ulzera entsprechen. Häufig bestehen Meteorismus, vermehrte Flatulenz und chronische Obstipation, bei schwerem Befall auch Durchfälle. Das Abdomen bei Kleinkindern ist oft erheblich aufgetrieben. Klinisch am bedeutsamsten ist die Entwicklung einer zunehmenden hypochromen und mikrozytären **Eisenmangelanämie,** die aufgrund ihrer langsamen Entwicklung und entsprechender Anpassung extreme Ausmaße annehmen kann, mit Hämoglobinwerten < 3 g/dl. Symptome sind Blässe von Haut und Schleimhäuten, Apathie, rasche Ermüdbarkeit und Belastungsdyspnoe. Durch den chronischen Eiweißverlust kommt es zu einer **Hypalbuminämie** mit Ödemen und Depigmentierungen der Haut und der Haare wie bei Kwashiorkor. Bei ausgeprägter Anämie besteht eine chronische Mehrbelastung des Herzens mit Ruhetachykardie und systolischen Strömungsgeräuschen, Palpitationen und thorakalen Schmerzen, Ruhedyspnoe, Hypotonie und Kollapszuständen. Die fortschreitende Hypertrophie und Dilatation geht mit einer chronisch progredienten Herzinsuffizienz und zum Teil mit einer Koronarinsuffizienz einher und kann schließlich zum Tod durch Herzversagen führen. Chronische Infektionen im Kindesalter sind häufig von Wachstumsstörungen begleitet. Außerdem kann die kognitive Entwicklung der Heranwachsenden dauerhaft eingeschränkt sein (Hall et al. 2008). Bei stärkeren Infektionen kommt es während der Schwangerschaft häufig zu einer raschen Verschlimmerung der Anämie mit signifikant erhöhter mütterlicher wie kindlicher Sterblichkeit.

Diagnostik

Die Diagnose beruht auf dem **Nachweis der Eier im Stuhl.** Die ovalen Eier haben eine dünne hyaline Schale und sind 50–60 × 40–45 µm groß (➤ Abb. 6.50).

Der dicke Stuhlausstrich nach Kato-Katz wird häufig bei bevölkerungsweiten Untersuchungen eingesetzt, bei geringem Befall sind Anreicherungsverfahren wie die Formol-Äther-Konzentration sensitiver (➤ Kap. 12). Die Eier der verschiedenen Arten sind morphologisch gleich, die Unterscheidung ist molekularbiologisch möglich (Stracke et al. 2019) sowie anhand der filariformen Larven, die mittels Koprokultur innerhalb von 5 bis 6 Tagen gezüchtet werden können.

Auch die adulten Würmer können für eine Differenzierung gewonnen werden, wenn der Stuhl nach der Verabreichung einer anthelminthischen Behandlung und eines Laxans gesiebt wird. Hakenwurmeier sind morphologisch nicht sicher von *Ternidens-deminutus-* und *Oesophagostomum*-Eiern (➤ Kap. 6.4.7) zu differenzieren. Wird der Stuhl

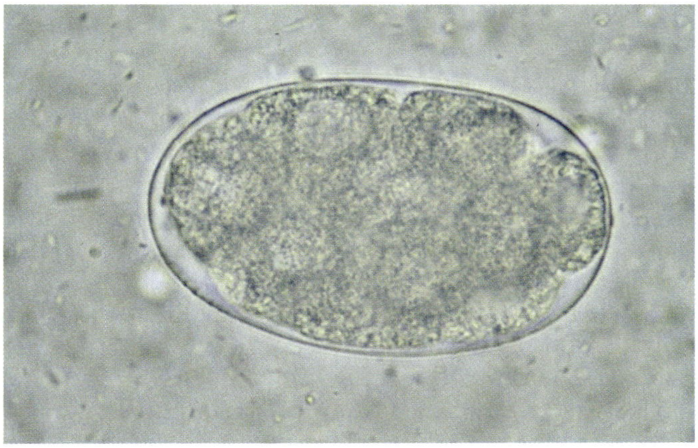

Abb. 6.50 Ei von *Ancylostoma duodenale* im Stuhl [P1540]

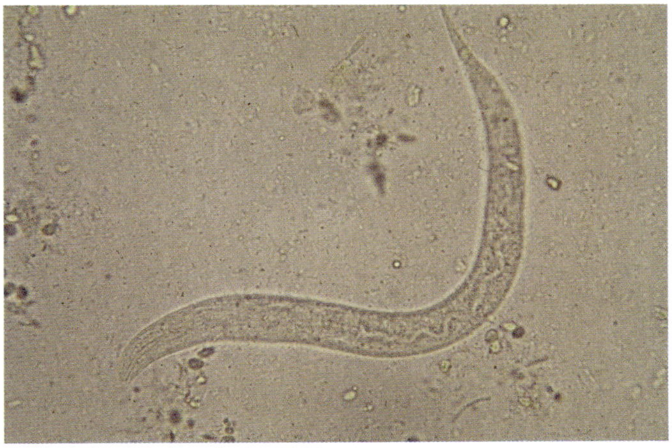

Abb. 6.51 Erstlarve von *Ancylostoma duodenale* im Stuhl [P1540]

erst nach mehreren Stunden untersucht, können die Hakenwurmlarven (➤ Abb. 6.51) aus den Eiern geschlüpft sein und müssen dann von *Strongyloides*-Larven abgegrenzt werden (➤ Kap. 6.4.6). Die Diagnose mit Hilfe quantitativer **Stuhl-PCR** ist hochgradig sensitiv und ermöglicht die Differenzierung der Hakenwurmarten (Stracke et al. 2019).

Im Stuhl lässt sich häufig **okkultes Blut** nachweisen. Oft liegt eine Bluteosinophilie vor, die vor allem während der Migrationsphase und noch einige Wochen danach sehr ausgeprägt sein kann.

Differenzialdiagnose

Hakenwurminfektionen sind abzugrenzen von anderen intestinalen Nematodeninfektionen, die häufig gleichzeitig bestehen, sowie von anderen mit intestinaler Symptomatik, Anämie und Eosinophilie einhergehenden Helminthiasen wie Schistosomiasis oder Fascioliasis. Hypalbuminämie und Ödeme finden sich auch bei Kwashiorkor und nephrotischem Syndrom. Eisenmangelanämien anderer Genese und Bleivergiftungen sind zu berücksichtigen. Malabsorptionssyndrome sind bei Hakenwurminfektion nicht typisch und sollten eine Suche nach Strongyloidiasis (➤ Kap. 6.4.6) veranlassen.

Therapie

Mittel der Wahl sind die Benzimidazole **Albendazol** und **Mebendazol** (Moser, Schindler und Keiser 2017). Recht zuverlässig wirksam ist eine Gabe von 1 × 400 mg Albendazol (ca. 80 % Heilung). Eine Einzeldosis Mebendazol scheint weniger wirksam zu sein, stattdessen sollten 2 × 100 mg Mebendazol tgl. über 3 Tage gegeben werden. Dies führt auch bei schwerem Befall zu annähernd 100-prozentigen Heilungsraten. Ebenfalls wirksam sind **Pyrantel** und die neueren Anthelminthika **Emodepsid** und **Tribendimidin** (Moser, Schindler und Keiser 2017; Andrews, Bogoch und Utzinger 2017). Ivermectin hat nur eine begrenzte Wirksamkeit.

Bei **Eisenmangelanämie** sind zusätzlich eine Eisensubstitution sowie vitamin- und eiweißreiche Kost erforderlich. Bei schwerer Anämie mit Hämoglobinwerten < 4–5 g/dl ist eine Bluttransfusion angezeigt, bevorzugt mit Erythrozytenkonzentrat. Bei Kleinkindern und Patienten in kritischem Zustand besteht hierbei die Gefahr einer akuten Volumenüberlastung; Transfusionen sollten daher besonders langsam und unter Kreislaufüberwachung erfolgen.

Bekämpfung und Prävention

Die individuelle Prophylaxe besteht in der Vermeidung von Barfußlaufen auf potenziell kontaminierten Böden. Zudem sollten keine ungekochten Nahrungsmittel verzehrt und kein unaufbereitetes Wasser getrunken werden, wenn eine fäkale Kontamination nicht auszuschließen ist. Die Bekämpfungsmaßnahmen entsprechen weitgehend denen bei der Askariasis (➤ Kap. 6.4.4). Regelmäßige Massenbehandlung von Schulkindern wird von der WHO empfohlen. Trotz jahrzehntelanger Bemühungen ist es bisher nicht gelungen, einen zulassungsreifen Impfstoff gegen Hakenwürmer zu entwickeln (Jourdan et al. 2018).

In Regionen mit Vorkommen von *A. ceylanicum* ist für die wirksame Bekämpfung eine **One-Health-Strategie** erforderlich, die die zoonotische Übertragung aufgrund der fäkalen Umgebungskontamination durch infizierte Hunde und Katzen mitberücksichtigt (Colella, Bradbury und Traub 2021). Diese umfasst neben den hygienischen Maßnahmen und der Vermeidung einer Defäkation dieser Tiere auf Böden, auf denen Kinder spielen oder über die barfuß gelaufen wird, die parasitologische Überwachung und regelmäßige anthelminthische Behandlung von Hunden und Katzen. Wirksam sind verschiedene Benzimidazole, Pyrantel, Emodepsid, Tribendimidin und Moxidectin. Die meisten Anthelminthika können auch topisch als Spot-on-Therapie eingesetzt werden, die sich auch für die regelmäßige Massenbehandlung eignet.

Eosinophile Enteritis durch Ancylostoma caninum

Die normalerweise bei Hunden vorkommende Hakenwurmart *Ancylostoma caninum* ist in warmen Ländern weitverbreitet und kann gelegentlich Ursache eines kutanen Larva-migrans-Syndroms beim Menschen sein (➤ Kap. 6.5). Zudem wurden vor allem in Australien unreife Adulte von *A. caninum* in der Darmwand von Patienten mit akuter eosinophiler Enteritis gefunden. Die Patienten klagen über akute oder rezidivierende Bauchschmerzen und Durchfallepisoden (z. T. blutig und/oder mit Teerstühlen) und zeigen meist eine deutliche Eosinophilie im peripheren Blut. Die Infektion des Menschen erfolgt sowohl durch perkutanes Einwandern der Larven bei Hautkontakt mit eihaltigem Hundekot wie auch durch Verschlucken von Larven (Prociva und Croese 1996).

Differenzialdiagnostisch kann das Bild eines Dünndarmileus oder einer akuten Appendizitis naheliegen. Bei Laparatomien und endoskopisch zeigt sich die Verdickung eines begrenzten Segments von Ileum oder Jejunum mit dem histologischen Bild einer tansmuralen Entzündung mit Ödem und eosinophilen Infiltraten. Häufig finden sich aphthöse Ulzerationen im terminalen Ileum, Zökum und/oder Kolon, die als Anheftungsstellen der Adultwürmer interpretiert werden (Prociva und Croese 1996).

Die **Diagnose** erfolgt durch das endoskopische Auffinden von Adulten oder Präadulten im Darmlumen oder im Schnittpräparat von Darmbiopsien. Bei der Stuhluntersuchung sind in der Regel keine Hakenwurmeier oder Larven nachweisbar, da die Infektionen wohl keine Patenz erreichen. In spezialisierten Laboren ist auch eine serologische Verdachtsdiagnose (Nachweis spezifischer Antikörper gegen exkretorisch-sekretorische Antigene von *A. caninum* im ELISA und/oder Immunoblot) möglich.

Eine **anthelminthische Therapie** mit 200 mg Mebendazol zeigt gute Ergebnisse (Prociva und Croese 1996), sodass diese in den Verbreitungsgebieten (insbesondere Queensland) auch probatorisch bei dem klinischen Bild einer eosinophilen Enteritis eingesetzt wird. Bei einigen Patienten kommt es zu Rezidiven, die gut auf eine erneute anthelminthische Therapie ansprechen und möglicherweise, ähnlich wie bei Hunden, auf der Reaktivierung von hypobiotisch in der Muskulatur persistierenden L3-Larven beruhen. Eine Therapie mit Albendazol oder Ivermectin erscheint günstiger, da hierbei relevante Gewebespiegel erreicht werden.

LITERATUR

Andrews JR, Bogoch II, Utzinger J. The benefits of mass deworming on health outcomes: new evidence synthesis, the debate persists. Lancet Glob Health 2017; 5: e4–e5.
Colella V, Bradbury R, Traub R. Ancylostoma ceylanicum. Trends Parasitol 2021; 37: 844–5.
Hall A, Hewitt G, Tuffrey V et al. A review and meta-analysis on the impact of intestinal worms on child growth and nutrition. Matern Child Nutr 2008, 4: 118–236.
Jourdan PM, Lamberton PHL, Fenwick A, Addiss DG. Soil-transmitted helminth infections. Lancet 2018, 391: 252–265.
Moser W, Schindler C, Keiser J. Efficacy of recommended drugs against soil transmitted helminths: systematic review and network meta-analysis. BMJ 2017; 358: j4307.
Prociva P, Croese J. Human enteric infection with Ancylostoma caninum: hookworms reappraised in the light of a „new" zoonosis. Acta Tropica 1996; 62: 23–44.
Saathoff E, Olsen A, Sharp B, Kvalsvig JD, Appleton CC, Kleinschmidt I. Ecologic covariates of hookworm infection and reinfection in rural Kwazulu-natal/south Africa: a geographic information system-based study. Am J Trop Med Hyg 2005; 72: 384.
Stracke K, Clarke N, Awburn CV et al. Development and validation of a multiplexed-tandem qPCR tool for diagnostics of human soil-transmitted helminth infections. PLoS Negl Trop Dis 2019; 13: e0007363.
Traub RJ, Zendejas-Heredia PA, Massetti L, Colella V. Zoonotic hookworms of dogs and cats – lessons from the past to inform current knowledge and future directions of research. Int J Parasitol 2021; 51: 1233–1241.

WHO. Fact sheet: Soil-transmitted helminth infections. 2023. www.who.int/news-room/fact-sheets/detail/soil-transmitted-helminth-infections.

INTERNETQUELLEN

CDC (Hookworm): www.cdc.gov/dpdx/hookworm.
WHO (Bench Aids for the diagnosis of intestinal parasites): www.who.int/publications/i/item/9789241515344.
WHO (Preventive Chemotherapy to Control Soil-Transmitted Helminth Infections in At-Risk Population Groups): www.who.int/publications/i/item/9789241550116.

6.4.6 Strongyloidiasis

Andreas Neumayr

Epidemiologie

Die Strongyloidiasis ist in den meisten tropischen und subtropischen, aber auch in gemäßigten Klimazonen der Welt, einschließlich Nordamerika und Teilen Europas, verbreitet. Schätzungen gehen von einer globalen Prävalenz von ca. 8 % und somit von ca. 600 Millionen Infizierten aus. Je nach sanitären Verhältnissen werden lokale Prävalenzraten von < 0,1 % bis über 40 % beobachtet.

Strongyloides spp. sind im Allgemeinen wirtsspezifisch, und *Strongyloides stercoralis* ist in erster Linie ein Parasit des Menschen. *S. stercoralis* wurde allerdings auch bei Affen und Haushunden nachgewiesen. Inwieweit Hunde ein Reservoir für humane Infektionen darstellen, ist bislang unklar.

Erreger und Übertragung

Die Strongyloidiasis (Syn. Anguillulosis) wird durch den zu den Nematoden gehörenden **Zwergfadenwurm** *S. stercoralis* verursacht. Die adulten Weibchen sind 2–2,5 mm lang und leben in den Krypten des oberen Dünndarms. Zur Eiablage wandern sie in die Schleimhaut ein und legen dort durch **Parthenogenese (Jungfernzeugung)** entstandene Eier. Aufgrund der Eiablage innerhalb der Schleimhaut sind diese im Stuhl nicht nachweisbar. Die geschlüpften 200–500 µm langen Larven wandern ins Darmlumen und werden mit dem Stuhl ausgeschieden. Die Larven entwickeln sich über 4 morphologisch unterscheidbare Larvenstadien (L1–4) zu Adulten. Die L1-Larven werden als **rhabditiforme Larven,** die für den Menschen infektiösen L3-Larven als **filariforme Larven** bezeichnet. Frisch geschlüpfte rhabditiforme Larven können 3 Entwicklungswege einschlagen (➤ Abb. 6.52):

1. **Exogen-parasitärer Zyklus**: Die im Stuhl ausgeschiedenen rhabditiformen Larven reifen im Boden zu infektiösen filariformen Larven heran. Diese können unter geeigneten Bedingungen im Boden viele Wochen überleben. Die Infektion erfolgt durch die Penetration intakter Haut, vorwiegend an den unteren Extremitäten, z. B. beim Barfußlaufen. Im Körper erreichen die Larven über Lymph- und Blutgefäße die Lunge, werden dann – analog zu *Ascaris*- oder Hakenwurmlarven – hochgehustet und verschluckt und erreichen schließlich den oberen Dünndarm. Hier reifen sie zu weiblichen Adulten heran.
2. **Autoinfektionszyklus (endogen-parasitärer Zyklus)**: Rhabditiforme Larven entwickeln sich noch während der Darmpassage zu infektiösen filariformen Larven und penetrieren die Schleimhaut oder, unmittelbar bei ihrer Ausscheidung, die Haut der Perianal- oder Gesäßregion. Anschließend erreichen sie, analog dem exogen-parasitären Zyklus, über Lymph- und Blutgefäße die Lunge und schließlich den Dünndarm.
3. **Exogen-nicht-parasitärer Zyklus**: Die im Stuhl ausgeschiedenen Larven reifen im Boden zu weiblichen und männlichen Adulten heran. Diese paaren sich und legen Eier, aus denen Larven schlüpfen, die sich wiederum zu Adulten entwickeln. Der freilebende Zyklus kann sich unbegrenzt fortsetzen oder über das L3-Stadium in den exogen-parasitären Zyklus wechseln.

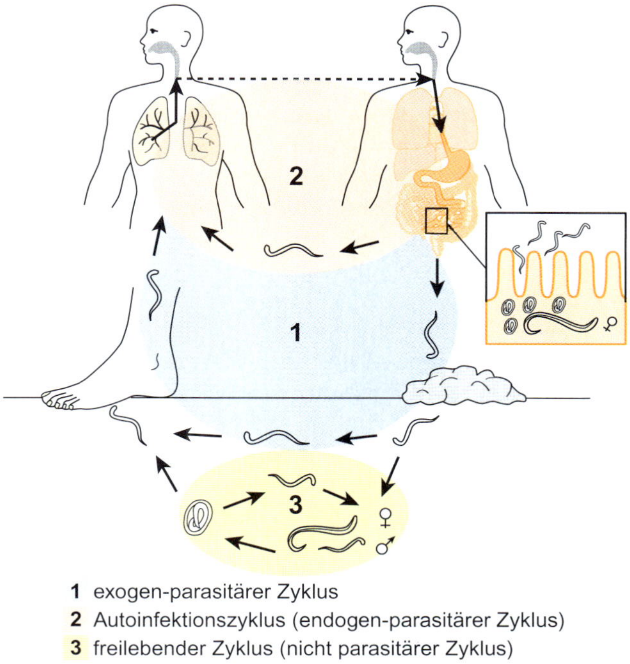

Abb. 6.52 Lebenszyklen von *Strongyloides stercoralis:* 1) exogen-parasitärer Zyklus, 2) Autoinfektionszyklus (endogen-parasitärer Zyklus), 3) exogen-nicht-parasitärer Zyklus [P1559, L143]

Pathogenese und Immunologie

Die Infektion beginnt mit der Hautpenetration der Larven. An der Invasionsstelle können petechiale Blutungen, starker Juckreiz und ein Ödem auftreten. Im Zuge der Lungenpassage der Larven können selbstlimitierende pulmonale Beschwerden auftreten. Diese reichen von asthmaähnlich bis zum Bild einer Bronchopneumonie. Radiologisch imponieren fleckige Infiltrate als Korrelat einer durch eingewanderte eosinophile Granulozyten vermittelten Hypersensitivitätsreaktion. Die pulmonale Symptomatik wird zusammen mit der begleitenden Bluteosinophilie als **Löffler-Syndrom** bezeichnet. Das Löffler-Syndrom ist nicht *Strongyloides*-spezifisch und wird auch bei der Lungenpassage von *Ascaris*- und Hackenwurmlarven beobachtet.

Die in der Mukosa des oberen Dünndarms verankerten Adulten führen zu einer Entzündungsreaktion, petechialen Blutungen und Ulzerationen im Bereich der Anheftungsstelle. Bei hoher Parasitenlast kommt es auch im unteren Dünndarm und im Dickdarm zu Läsionen und gelegentlich Perforationen.

Die humorale und zelluläre Immunantwort ist bei einem wesentlichen Teil der Infizierten nicht in der Lage, die Infektion zu eliminieren und eine protektive Immunität aufzubauen. Es kommt allerdings zu einer immunologischen Kontrolle, die den Grad der Autoinfektion und somit die Parasitenlast auf niedrigem Niveau hält.

Klinik

Die meisten Infektionen verlaufen asymptomatisch. Häufig wird die Diagnose im Rahmen der Abklärung einer unklaren Bluteosinophilie gestellt.

Bei den symptomatischen Infektionen dominiert die **unkomplizierte chronische Strongyloidiasis.** Diese äußert sich mit Schmerzen im Epigastrium und im rechten Oberbauch, Übelkeit und chronischem Durchfall. Begleitend treten 2 Arten von chronisch-rezidivierenden Hautausschlägen auf:

- **Larva currens**: linear bis serpingiöser, innerhalb weniger Stunden auftretender und verschwindender, juckender Ausschlag als Korrelat intrakutan wandernder Larven (Geschwindigkeit 5–15 cm/Stunde; ➢ Abb. 6.53). Prädilektionsstellen sind Körperstamm und Gesäß. Ihre Flüchtigkeit grenzt die Larva currens von anderen Gewebshelminthen ab, die sich mit einem „kutanen Larva-migrans-Syndrom" manifestieren (z. B. zoonotische Hakenwürmer, ➢ Kap. 6.4.5).
- **Urtikaria**: zurückzuführen auf die Gewebswanderung von Larven im Rahmen des Autoinfektionszyklus bei sensibilisierten Personen. Die regelmäßig auftretenden Urtikariaepisoden dauern jeweils 1 bis 2 Tage. Prädilektionsstellen sind Gesäß und Taille.

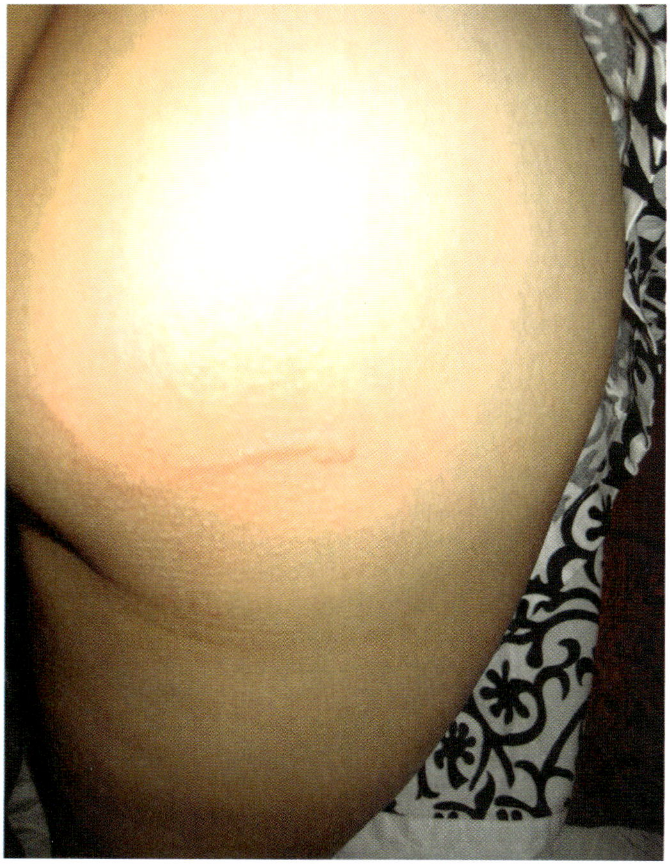

Abb. 6.53 Larva currens bei Strongyloidiasis [P1559]

Unterhalten durch einen auf niedrigem Niveau kontinuierlich ablaufenden Autoinfektionszyklus können Symptome über Jahrzehnte, ggf. lebenslang persistieren.

Bei zunehmender Parasitenlast aggravieren sich die Symptome, und es kommt zu einer **komplizierten Strongyloidiasis.** Hiervon betroffen sind insbesondere Patienten mit beeinträchtigter zellulärer Immunität, vor allem Patienten, die hochdosiert Steroide erhalten oder an einer HTLV1-Infektion leiden. Immunsuppressive Therapien von organtransplantierten und hämatoonkologischen Patienten, schwere Allgemeinerkrankungen, Mangel- bzw. Unterernährung sowie ein schlecht kontrollierter Diabetes mellitus stellen ebenfalls Risikofaktoren da. Eine HIV/AIDS-Erkrankung ist kein Risikofaktor.

Die schwersten Manifestationen einer komplizierten Strongyloidiasis sind das **Hyperinfektionssyndrom** und die **disseminierte Strongyloidiasis**:

- Hyperinfektionssyndrom: Eine ineffektive immunologische Kontrolle des Autoinfektionszyklus führt zur Entwicklung einer übermäßigen Parasitenlast. Das Infektionsgeschehen bleibt aber auf die im Rahmen des üblichen Migrationswegs der Larven betroffenen Organe (Darm, Haut, Lunge) beschränkt.
- Disseminierte Strongyloidiasis: Das Infektionsgeschehen betrifft auch Organe, die außerhalb des üblichen Migrationswegs der Larven liegen (z. B. Leber, Gehirn, Herz, Harnwege).

Im Zuge eines Hyperinfektionssyndroms bzw. einer disseminierten Strongyloidiasis werden zum Teil lebensbedrohliche **Komplikationen** beobachtet:

- Gastrointestinale Komplikationen beinhalten sprueähnliche Symptome mit Steatorrhö, malabsorptionsbedingtem Gewichtsverlust sowie eine Hypalbuminämie mit generalisierten Ödemen. Bei massiver Darmwandinvasion durch Larven werden ulzerierende bzw. nekrotisierende Enteritiden beobachtet. Gelegentlich treten Purpura der Bauchwand als Korrelat einer massiven Gewebsinvasion durch Larven auf.
- Pulmonale Komplikationen reichen von asthmaähnlich über schwere Pneumonien und alveoläre Hämorrhagien bis hin zur Ausbildung eines ARDS. Ein asthmaähnliches Bild kann zu einer Therapie mit Steroiden verleiten und die Situation verschlimmern.
- Die invasive Wanderung von Larven kann über die Translokation intestinaler Bakterien zu einer Bakteriämie, Sepsis, disseminierten intravasalen Gerinnung und Multiorganversagen führen. Am häufigsten werden Gram-negative Enterobakterien wie *Escherichia coli* und Gram-positive Kokken wie *Streptococcus bovis* beobachtet. Daher sollte bei *S.-bovis*-Bakteriämien, zusätzlich zur Suche nach einem intestinalen Malignom, auch immer eine Strongyloidiasis gesucht werden.

- Erreichen wandernde Larven das ZNS, können neurologische Symptome sowie eine pyogene Meningitis und Hirnabszesse auftreten.

Unbehandelt verläuft ein Hyperinfektionssyndrom bzw. eine disseminierte Strongyloidiasis meist tödlich. Die Sterblichkeit ist aber auch bei antiparasitär therapierten Patienten mit ca. 60 % sehr hoch.

! CAVE
Bei einem **Hyperinfektionssyndrom** bzw. einer **disseminierten Strongyloidiasis** kann eine Bluteosinophilie fehlen!

Als seltene Komplikationen einer Strongyloidiasis sind Glomerulonephritis, nephrotisches Syndrom, Endomyokardfibrose und Löffler-Endokarditis beschrieben.

Diagnostik

Zum Screening auf eine Strongyloidiasis empfiehlt sich ein Differenzialblutbild zur Beurteilung der Eosinophilenzahl sowie die Durchführung einer Serologie zum Nachweis *Strongyloides*-spezifischer Antikörper. Die Serologie zeigt bei Immunkompetenten eine ausreichend hohe Sensitivität. Bei Vorliegen einer ausgeprägten Immundefizienz ist die Sensitivität der Serologie eingeschränkt. Bezüglich der Spezifität sind Kreuzreaktionen bei Vorliegen von Helminthen-Koinfektionen zu bedenken (v. a. Filariosen).

Der Direktnachweis des Parasiten erfolgt durch den **Nachweis von Larven im Stuhl.** Da diese diskontinuierlich im Stuhl ausgeschieden werden und die Parasitenlast sehr niedrig sein kann, sollten Stuhluntersuchungen mehrfach durchgeführt und spezielle Anreicherungsverfahren verwendet werden. Am häufigsten werden die Baermann-Methode, die Agar-Platten-Methode und die Harada-Mori-Filterpapiermethode genutzt. Aufgrund der morphologischen Ähnlichkeit von *Strongyloides-*, Hakenwurm- und *Trichostrongylus*-Larven besteht Verwechslungsgefahr. Zunehmend etabliert sich auch der **PCR-Nachweis** von *Strongyloides*-DNA aus Stuhlproben. Insgesamt zeigen aber alle verfügbaren Direktnachweismethoden eine eingeschränkte Sensitivität (➤ Abb. 6.54). Daher empfiehlt es sich, neben der Wiederholung von Untersuchungen, verschiedene Nachweisverfahren zu kombinieren.

Zeigt sich die Stuhldiagnostik bei hohem Verdacht wiederholt negativ, kann der Nachweis von Larven oder Adulten in Duodenalbiopsien versucht werden. Bei Hyperinfektionssyndrom und disseminierter Strongyloidiasis sind Larven auch in Sputum, Bronchiallavagen, transbronchialen Biopsien und gelegentlich im Liquor nachweisbar.

Bei unklarer Bluteosinophilie sollte niederschwellig eine Strongyloidiasis gesucht werden.

- Vor Einleitung einer immunsuppressiven Therapie sollten Migranten aus Endemiegebieten und Reisende, die sich länger in Endemiegebieten aufgehalten haben, auf das Vorliegen einer Strongyloidiasis gescreent werden.
- Da alle Direktnachweisverfahren eine eingeschränkte Sensitivität aufweisen, sollten Stuhluntersuchungen wiederholt und verschiedene Diagnostikmethoden kombiniert werden.

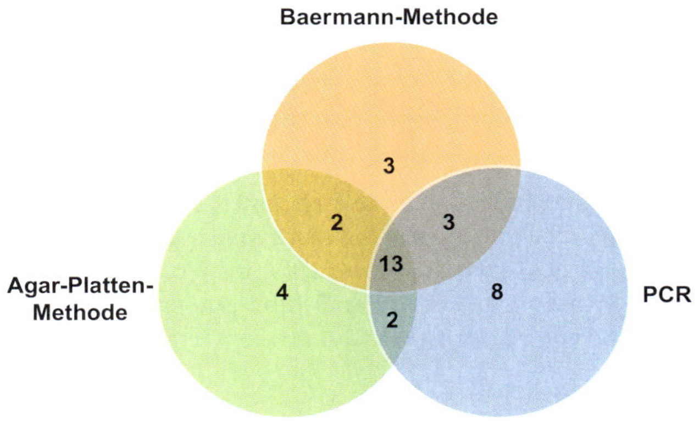

Abb. 6.54 Exemplarische Resultate der Testung von 35 mit *S. stercoralis* infizierten Personen, von denen jeweils 1 Stuhlprobe mit 3 verschiedenen Diagnostikmethoden untersucht wurde: Die Zahlen geben die Anzahl der mit der/den verschiedenen Methode(n) nachgewiesenen Infektionen an (Chankongsin et al. 2020, licensed under CC BY 4.0). [H543-001, L143]

- Bei Vorliegen einer Immunsuppression sollte bei Auftreten suggestiver Symptome zeitnah das Vorliegen einer Strongyloidiasis ausgeschlossen werden.

Differenzialdiagnostisch sind die Symptome einer Strongyloidiasis von anderen intestinalen Helmintheninfektionen sowie von einer Ulkuskrankheit, einer Pankreatitis oder einer chronisch-entzündlichen Darmerkrankung abzugrenzen. Bei Malabsorption ist an Giardiasis, Kryptosporidiose, Isosporiasis, intestinale Kapillariasis, tropische Sprue und nicht zuletzt an eine HIV-Infektion zu denken.

Bei wandernden Hauterscheinungen können andere Gewebshelminthen, die ein „kutanes Larva-migrans-Syndrom" verursachen, vorliegen.

Therapie

Medikament der Wahl ist **Ivermectin.** Bei asymptomatischer und unkomplizierter Strongyloidiasis wird meist empfohlen, mit Ivermectin in einer Dosierung von 200 µg/kg KG/Tag für 1 bis 2 Tage zu therapieren und diese Therapie nach 2 bis 3 Wochen zu wiederholen. Eine neuere Studie zeigt aber, dass eine Einzeldosis nicht weniger effektiv ist als 4 Dosen (Tage 0, 1, 15, 16) und beide Regimen identische Eradikationsraten um 85–86 % zeigen (Buonfrate et al. 2019).

Eine Alternative zu Ivermectin ist **Albendazol** (2 × 400 mg/Tag [KG < 60 kg: 15 mg/kg KG tgl. in 2 Dosen] über 7 Tage), wobei dieses weniger effektiv ist.

Ein **Hyperinfektionssyndrom** bzw. eine **disseminierte Strongyloidiasis** bedingt eine längere Therapie mit täglichen Ivermectin-Dosen. Man behandelt in diesen Fällen, bis die Symptome rückläufig sind und serielle Stuhluntersuchungen über mind. 2 Wochen negativ ausfallen. Ist bei schweren Verläufen die intestinale Resorption fraglich (z. B. bei paralytischem Ileus), kann off-label veterinärmedizinisches Ivermectin subkutan verabreicht werden. Bei therapierefraktärem Verlauf ohne bekannte Immundefizienz sollte eine HTLV-1-Infektion (➤ Kap. 2.3) ausgeschlossen werden. Muss eine immunsuppressive Therapie fortgeführt werden, kann nach erfolgreicher Therapie eine

6

prophylaktische Suppressionstherapie mit monatlichen Ivermectin-Dosen erwogen werden.

Die hohe Rate an Therapieversagen macht eine Überprüfung des Therapieerfolgs obligat. Stuhluntersuchungen spielen hierbei aufgrund ihrer eingeschränkten Sensitivität eine untergeordnete Rolle. Im kurzfristigen Verlauf reflektiert die Normalisierung der Bluteosinophilie das Therapieansprechen. Mittel- und langfristig (≥ 6–12 Monate) sollte der Therapieerfolg durch einen sinkenden Antikörpertiter dokumentiert werden. Dies setzt voraus, dass ein Baseline-Serum asserviert wird und Folgeseren mit diesem im **Paralleltest*** getestet werden können (*Titer sind nur bei identischem Testverfahren vergleichbar!).

Bekämpfung und Prävention

Die Prävention entspricht derjenigen bei der Hakenwurminfektion (➤ Kap. 6.4.5). Zur Vermeidung von Infektionen bei Labor- oder Krankenhauspersonal müssen Vorsichtsmaßnahmen (Handschuhe) gegen einen Kontakt mit larvenhaltigem Stuhl oder Sputum getroffen werden. Vor Einleitung einer immunsuppressiven Therapie sollte bei entsprechender Migrations- oder Reiseanamnese niederschwellig auf eine Strongyloidiasis gescreent werden.

Reisemedizinische Bedeutung

6

Die Strongyloidiasis wird gelegentlich bei Reiserückkehrern diagnostiziert und darf insbesondere bei Migranten aus Hochprävalenzländern nicht vergessen werden.

LITERATUR

Buonfrate D, Joaquin Salas-Coronas J, Muñoz J et al. Multiple-dose versus single-dose ivermectin for *Strongyloides stercoralis* infection (Strong Treat 1 to 4): a multicentre, open-label, phase 3, randomised controlled superiority trial. Lancet Infect Dis 2019; 19(11): 1181–1190.

Chankongsin S, Wampfler R, Ruf MT et al. *Strongyloides stercoralis* prevalence and diagnostics at Mahosot Hospital, Vientiane, Laos. Dis Pov 2020; 9(1): 133.

6.4.7 Andere intestinale Nematodeninfektionen

Gerd-Dieter Burchard, Thomas Löscher†

Trichostrongyliasis

Das Wichtigste in Kürze

Verschiedene bei Tieren, insbesondere bei Wiederkäuern, verbreitete *Trichostrongylus*-Arten sind die Ursache für weltweit auftretende Infektionen des Menschen, die zu gastrointestinalen Krankheitserscheinungen führen können.

Erreger und Entwicklungszyklus

Die 4–8 mm langen adulten Würmer parasitieren im Dünndarm. Die Eier werden mit dem Stuhl ausgeschieden. Nach der Embryonierung im Freien schlüpft nach 1 bis 2 Tagen eine Larve, die innerhalb von 2 bis 4 Tagen zur Infektionslarve reift. Diese wird oral aufgenommen und entwickelt sich im Darmtrakt ohne eine Gewebspassage zum adulten Wurm. Die Präpatenz liegt bei etwa 25 Tagen. Die beiden vorherrschenden Arten sind *Trichostrongylus colubriformis* und *T. orientalis.*

Epidemiologie

Es wird geschätzt, dass weltweit ca. 5 Millionen Menschen infiziert sind. Die höchsten Befallsraten werden im Mittleren Osten, Afrika und Südostasien gesehen, sehr hohe Prävalenzen im Iran (Ghanbarzadeh et al. 2019).

Die Infektion wird durch **rohe Nahrungsmittel** wie Salate oder Gemüse erworben, wenn diese mit larvenhaltigen Fäkalien von infizierten Tieren kontaminiert sind. Gelegentlich scheinen auch Infektionen als Folge einer Larvenpenetration durch die Haut möglich. Die Infektion zirkuliert zwischen Wiederkäuern und anderen Pflanzenfressern und wird meist beim Grasen aufgenommen.

Pathologie

Die Adulten im oberen Dünndarm verursachen eine Hyperämie und petechiale Blutungen im Bereich ihrer Anheftungsstelle an der Mukosa.

Klinik

Die meisten Infektionen sind leicht und asymptomatisch. Bei einem ausgeprägten Befall mit bis zu mehreren hundert Würmern können epigastrische Schmerzen, Übelkeit und wechselnde Durchfälle auftreten. Gelegentlich wurde über Anämien und Gallenwegsentzündungen als mögliche Komplikation bei starkem Befall berichtet.

Diagnostik und Therapie

Die Eier werden im Stuhl nachgewiesen. Da die Ausscheidung oft gering ist, sind Anreicherungsverfahren hilfreich. Die Eier ähneln denen von Hakenwürmern. Sie sind jedoch größer (75–90 × 40 µm), haben eine dickere Eischale und sind im frischen Stuhl weiter embryoniert (mind. 16-zelliges Morulastadium).

Therapeutisch sind **Mebendazol** oder **Albendazol** wirksam in einer Dosierung wie bei Hakenwurminfektion (➤ Kap. 6.4.5).

Ösophagostomiasis

Das Wichtigste in Kürze

Erkrankungen durch verschiedene *Oesophagostomum*-Arten, die normalerweise bei verschiedenen Tieren gefunden werden, sind gekennzeichnet durch knotig-tumoröse Veränderungen im Darmtrakt (Storey et al. 2000).

Erreger und Entwicklungszyklus

Affen, Wiederkäuer und Schweine sind häufig mit verschiedenen *Oesophagostomum*-Arten infiziert. Die meisten menschlichen Infektionen sind auf *O. bifurcum* zurückzuführen, seltener sind *O. stephanostomum* und *O. apiostomum.* Die Infektion erfolgt durch **orale Aufnahme der dritten Larven.** Diese dringen in die Darmwand ein. Bei einigen Spezies entwickeln sich manche dieser Larven schnell zu adulten Würmern, die ins Darmlumen zurückwandern, bei anderen Spezies entwickeln sich unreife Würmer, die sich in der Darmwand einkapseln. Einige Larven gelangen auch ins Omentum oder in die Bauchdecke. Adulte im Darmlumen produzieren Eier, die ausgeschieden werden; aus ihnen entwickeln sich in 5 bis 7 Tagen die infektiösen dritten Larven.

Epidemiologie

Die Infektion mit adulten Würmern kommt fast ausschließlich in Nord-Togo und in Nord-Ghana vor. Isolierte Fälle sind beschrieben aus Brunei, Malaysia, Indonesien und Brasilien. Die beim Menschen nur als Larven in der Darmwand vorkommenden Ösophagostomen sind vor allem aus Uganda und Nigeria bekannt, kommen aber auch in anderen tropischen Ländern vor (Ghai et al. 2014).

Pathologie und Klinik

Die eingekapselten Larven führen zu **knotigen Veränderungen am Darm,** oft in großer Zahl, selten zu intraabdominalen Abszessen oder subkutanen Zysten.

Klinisch imponieren epigastrische oder periumbilikale Raumforderungen. Diese entwickeln sich innerhalb weniger Wochen und sind meist schmerzhaft. In anderen Fällen führen Knoten in der Darmwand zu einer Ileussymptomatik oder zu Abszedierungen. Die knotigen Veränderungen in der Darmwand werden auch als Helminthome bezeichnet und müssen differenzialdiagnostisch von Kolonkarzinomen abgegrenzt werden.

Diagnostik und Therapie

Wenn sich die Larven zu adulten Würmern entwickeln, ist die Diagnose durch den Nachweis der Eier im Stuhl möglich. Alternativ kann eine PCR aus dem Stuhl erfolgen. Die Eier in frischen Stuhlproben sind nicht von Hakenwurmeiern zu differenzieren, zur Abgrenzung müssen Kulturen angelegt werden, in denen die charakteristischen Drittlarven schlüpfen. Entwickeln sich keine adulten Würmer, erfolgt die Diagnose durch den Nachweis der Larven in den exzidierten Knoten: Die Larven sind manchmal makroskopisch zu erkennen, der Nachweis in histologischen Schnitten kann sehr schwierig sein. Bei entsprechendem Verdacht können die Knoten im Kolon sonografisch oder mittels MRT detektiert werden.

Albendazol und **Pyrantel** sind wirksam gegen die Adulten im Darmlumen. Die Wirksamkeit gegen Larven in den Knoten ist unsicher, bei Komplikationen ist ggf. eine Operation erforderlich.

Ternidens-deminutus-Infektion

Ternidens deminutus ist ein Nematode, der vorwiegend bei nicht humanen Primaten in Afrika parasitiert, gelegentlich aber auch auf den Menschen übergehen kann (Bradbury et al. 2019). Die adulten Würmer halten sich vorwiegend im Ileum auf, die Männchen sind 9,5 mm, die Weibchen 14 mm lang. Die Würmer verursachen Ulzerationen, selten auch knotige Veränderungen wie bei Ösophagostomiasis (s. o.) und saugen Blut. Da meist nur wenige Würmer vorhanden sind, entwickeln sich im Allgemeinen keine auffälligen Krankheitserscheinungen. *T.-deminutus*-Eier ähneln sehr den Hakenwurmeiern, sie sind mit 85 × 40 µm allerdings geringfügig größer. Klinisch ist die Differenzierung eher belanglos, da *T.-deminutus*-Infektionen wie Hakenwurminfektionen behandelt werden (➤ Kap. 6.4.5).

Intestinale Kapillariasis

Das Wichtigste in Kürze

Die in einigen Gebieten Südostasiens vorkommende Infektion mit *Capillaria philippinensis* (auch: *Paracapillaria philippinensis*) wird durch den Verzehr von Fischen erworben. Durch endogene Autoinfektion ist eine starke intestinale Vermehrung der Parasiten möglich, die zu einer lebensbedrohlichen Enteritis führen kann.

Erreger und Entwicklungszyklus

Die Infektion erfolgt durch den **Verzehr roher oder ungenügend gekochter Süß- oder Brackwasserfische,** die Infektionslarven von *C. philippinensis* enthalten. Aus diesen entwickeln sich im Darm die kleinen weißlichen Adultwürmer (Weibchen 2–5,5 mm, Männchen 1,5–4 mm lang). Die weiblichen Adulten legen sowohl Eier wie Larven ab und beginnen damit etwa 2 Wochen nach der Infektion. Ein Teil der Larven verbleibt im Intestinaltrakt und reift innerhalb von 1 bis 2 Wochen zu einer neuen Generation von Adulten heran. Durch diese kontinuierliche endogene Autoinfektion kann es zu einer erheblichen Vermehrung der Befallsstärke ohne erneute Infektion kommen.

Infektionen des Menschen spielen epidemiologisch keine Rolle. Fischfressende Vögel stellen wahrscheinlich das natürliche Endwirtreservoir dar. Die Eier werden mit dem Stuhl ausgeschieden und embryonieren im Freien bzw. im Wasser innerhalb von 1 bis 2 Wochen. Wenn embryonierte Eier von Fischen aufgenommen werden, schlüpft die Larve, wandert in die Muskulatur der Fische und reift innerhalb von 3 Wochen zu einer für Endwirte infektiösen Larve heran.

Epidemiologie

Erkrankungen des Menschen traten bisher vor allem auf den Philippinen, in Thailand und Laos auf, zum Teil mit einer lokalen epidemischen Häufung. Fälle wurden auch in anderen asiatischen Ländern sowie in Ägypten beobachtet.

Pathogenese

In schweren Fällen können sowohl Adulte wie Larven in großer Zahl im Lumen und in den Krypten des Dünndarms zu finden sein. Es kommt zu einer Atrophie der Krypten, Schädigung des Mikrovillus-

Saums und zu einer Infiltration der Mukosa mit mononukleären Zellen. Die pathologischen Veränderungen sind am stärksten im Jejunum ausgeprägt.

Klinik

Abhängig von der Befallsstärke treten diffuse abdominelle Schmerzen und Durchfälle auf. Mit zunehmender Schwere der Infektion kommt es zu massiven voluminösen wässrigen **Diarrhöen** und einem enteralen **Eiweißverlustsyndrom.** Bei diesen Patienten entwickelt sich ein rascher Verfall mit Gewichtsverlust, Kachexie und Ödemen. Als Folge von Exsikkose und ausgeprägten Hypokaliämien entstehen Hypotonie, Tachykardie und Herzrhythmusstörungen. Letale Verläufe sind möglich.

Diagnostik und Differenzialdiagnostik

Die Diagnose beruht auf dem Nachweis von Eiern, Larven oder adulten Würmern im Stuhlausstrich oder nach Anreicherung, eventuell auch in Biopsien. Die 36–45 × 20 µm großen bipolaren Eier ähneln denen von Trichuris (➤ Kap. 6.4.3). Wiederholte Untersuchungen können erforderlich sein. Häufig findet sich eine Bluteosinophilie. Endoskopische Befunde sind unspezifisch (Limsrivilai et al. 2014). Die Differenzialdiagnose umfasst andere infektiöse Gastroenteritiden, Strongyloidiasis und Zöliakie.

6

Therapie, Bekämpfung und Prävention

Albendazol 400 mg 2 × tgl. für 10 Tage ist Mittel der Wahl, weil es sowohl gegen Adulte als auch gegen Larven wirksam ist (Neumayr 2016). In schweren Fällen ist eine supportive Behandlung mit Flüssigkeits-, Elektrolyt- und Eiweißersatz mitentscheidend. Die Prognose ist bei unbehandelten Fällen ernst. Die Letalität lag während epidemieartiger Ausbrüche bei über 5 %. Bei rechtzeitiger Behandlung heilt die Infektion jedoch in der Regel folgenlos aus.

Entscheidend für die **Prophylaxe** ist die Vermeidung des Verzehrs von rohen oder ungenügend gekochten Süß- und Brackwasserfischen.

LITERATUR

Bradbury RS. *Ternidens deminutus* Revisited: A Review of Human Infections with the False Hookworm. Trop Med Infect Dis 2019; 4(3): 106.

Ghai RR, Chapman CA, Omeja PA, Davies TJ, Goldberg TL. Nodule worm infection in humans and wild primates in Uganda: cryptic species in a newly identified region of human transmission. PLoS Negl Trop Dis 2014; 8(1): e2641.

Ghanbarzadeh L, Saraei M, Kia EB, Amini F, Sharifdini M. Clinical and haematological characteristics of human Trichostrongyliasis. J Helminthol 2019; 93(2): 149–153.

Limsrivilai J, Pongprasobchai S, Apisarnthanarak P, Manatsathit S. Intestinal capillariasis in the 21st century: clinical presentations and role of endoscopy and imaging. BMC Gastroenterol 2014; 14: 207.

Neumayr A: Antiparasitic treatment recommendations. Hamburg: Tredition, 2016.

Storey PA, Faile G, Hewitt E, Yelifari L, Polderman AM, Magnussen P. Clinical epidemiology and classification of human oesophagostomiasis. Trans R Soc Trop Med Hyg 2000; 94(2): 177–82.

INTERNETQUELLEN

CDC (Parasites): www.cdc.gov/parasites/index.html.

6.5 Larvale Nematodeninfektionen

6.5.1 Einleitung

Thomas Löscher†, Gerd-Dieter Burchard

Bei den larvalen Nematodeninfektionen handelt es sich um zoonotisch verbreitete Parasitosen, bei denen der Mensch als Fehl- oder Zufallswirt betroffen ist und keine Rolle bei der Verbreitung und Aufrechterhaltung des Infektionszyklus spielt.

Auch wenn ihre Bedeutung für die öffentliche Gesundheit eher gering ist, können sie im Einzelfall schwere Erkrankungen verursachen. Mit Ausnahme der Trichinellose und der Angiostrongyliasis costaricensis entwickeln sich die aufgenommenen Infektionslarven im Menschen nicht weiter. Vermehrungsstadien werden nicht ausgeschieden.

Die Krankheitserscheinungen entstehen durch die Migration der Larven in verschiedenen Geweben mit kutanen, subkutanen oder viszeralen Larva-migrans-Syndromen, bzw. durch die adulten Würmer bei Freisetzung von Eiern oder Larven ins Gewebe. Typisch ist die meist ausgeprägte granulomatöse Entzündungsreaktion, die von den nicht an den Menschen adaptierten Würmern verursacht wird. Schwerwiegende Krankheitsbilder werden dann ausgelöst, wenn empfindliche Strukturen oder Organe (z. B. ZNS, Augen) betroffen sind oder eine massive Invasion von Larven stattfindet (z. B. bei Trichinellose).

6.5.2 Trichinellose

Karsten Nöckler

Epidemiologie

Die Trichinellose ist eine **weltweit vorkommende, lebensmittelbedingte Zoonose.** Fleisch- und allesfressende Wildtiere gelten als Reservoir und auch Haustiere (insbesondere Hausschweine) können sich infizieren. Ursache der humanen Trichinellose ist der Verzehr von Fleisch infizierter Nutz- und Wildtiere, die nicht auf Trichinellen untersucht wurden oder deren Fleisch nicht einem geeigneten Inaktivierungsverfahren unterzogen wurde.

Mit einem Jahresmedian von 5–6 gemeldeten Fällen pro Jahr ist die Trichinellose in Deutschland eine seltene Erkrankung. Autochthone Trichinelloseausbrüche waren auf den Verzehr von Fleischprodukten (insbesondere Rohwurst) infizierter Schweine mit Freilandhaltung oder infizierter Wildschweine zurückzuführen (Mayer-Scholl et al. 2011).

Erreger und Übertragung

Die Erreger der Gattung *Trichinella* gehören zum Stamm der Nematoden. Der Entwicklungszyklus läuft ohne Außenweltphase ab. Bisher wurden 10 eigenständige Spezies *(T. spiralis, T. nativa, T. britovi, T. pseudospiralis, T. murrelli, T. nelsoni, T. papuae, T. zimbabwensis, T. patagoniensis, T. chanchalensis)* und 3 Genotypen (Genotyp T6, T8, T9), deren taxonomischer Status noch unklar ist, bei verschiedenen fleisch- und allesfressenden Tieren beschrieben. Mit Ausnahme von *T. pseudospiralis* (infiziert auch Vögel) sowie *T. zimbabwensis* und *T. patagoniensis* (beide infizieren auch Reptilien) wird bei allen anderen Spezies eine Kollagenkapsel um die Larve 1 (Länge 700–1.400 µm, Breite 20–30 µm) in der Muskelzelle des Wirts ausgebildet (Gottstein et al. 2009).

Der Erreger hat sich an bestimmte Wirtstiere und deren Lebensraum adaptiert. So überlebt die in der arktischen Region beheimatete Spezies *T. nativa* längere Gefriertemperaturen, die in Afrika vorkommende Spezies *T. nelsoni* zeigt eine höhere Tenazität gegenüber höheren Temperaturen und Fäulnisprozessen.

Der Entwicklungszyklus von *Trichinella* besteht aus der Darm-, Migrations- und Muskelphase und beginnt, wenn Fleisch mit der infektionsfähigen Larve 1 in den Magen eines neuen Wirts gelangt, durch die Magensaft freigesetzt wird und in das Gewebe des Dünndarms eindringt. Dort erfolgt die Entwicklung der adulten männlichen (Länge etwa 1.600 µm, Breite 40 µm) und weiblichen Larve (Länge bis 4.000 µm, Breite 60–90 µm). Etwa eine Woche post infectionem (p. i.) werden von einer begatteten weiblichen Larve bis zu 1.500 Nachkommen (Läge etwa 100 µm, Breite 6–7 µm) lebend geboren, welche dann als Wanderlarven über das Blut- und Lymphgefäßsystem die quergestreifte Muskulatur befallen.

Pathogenese und Immunologie

Alle *Trichinella*-Spezies und -Genotypen werden als pathogen für den Menschen angesehen. In der Darmphase kommt es beim Eindringen der Larve 1 in das Dünndarmgewebe zur Schädigung der Epithel- und Muskelzellen insbesondere der Darmzotten und zur eosinophilen Infiltration der Mukosa. Die von den weiblichen Larven ausgeschiedenen Wanderlarven können auf ihrem Weg zur quergestreiften Muskulatur über das Blut- und Lymphgefäßsystem auch in andere Organe eindringen, ohne sich in diesen zu enzystieren. Durch die Penetration der Herzmuskulatur kommt es zu entzündlichen Veränderungen mit zellulären Infiltrationen, Nekrosen und Narbenbildung. Der Befall des ZNS führt zu Vaskulitis und Perivaskulitis mit fokalen bis diffusen Läsionen.

Wenn die Wanderlarven die quergestreifte Muskulatur erreicht haben, dringen sie in die Muskelzelle ein, und durch Transformation des Zellstoffwechsels erfolgen die Enzystierung und die Entwicklung zur infektionsfähigen Larve 1 etwa 3 Wochen p. i. Im enzystierten Stadium (Hypobiose) nimmt die Larve 1 über die Kapselwand Nährstoffe aus dem Gewebe auf und gibt ihre Exkrete und Sekrete nach außen ab. Um die eingekapselten Larven zeigen sich histologisch starke Zellinfiltrate als Folge von Entzündungsreaktionen mit Hyperämie und Ödembildung (> Abb. 6.55). Die Lebensdauer der Larve 1 kann bei mehreren Jahren liegen, bis es zu einer Verkalkung kommt.

Die durch die Larvenstadien während der Darm-, Migrations- und Muskelphase verursachten invasiven Prozesse gehen einher mit komplexen inflammatorischen und allergischen Reaktionen unter Beteiligung zellulärer und humoraler Reaktionen wie Eosinophilie, mononukleären Zellen, Mastzellen, Interleukinen und Immunglobulinen.

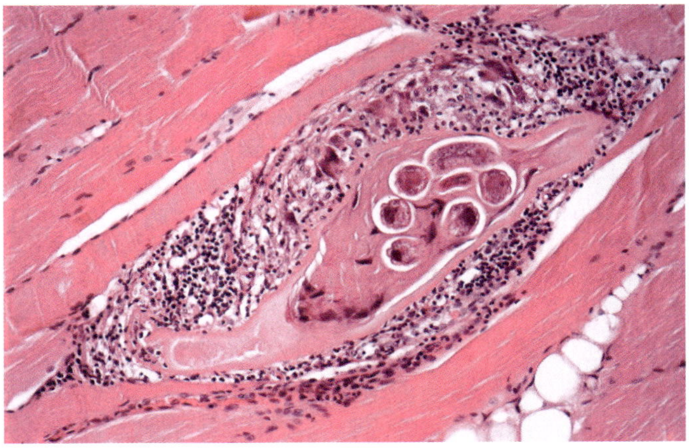

Abb. 6.55 Muskelbiopsie mit angeschnittener *Trichinella-spiralis*-Larve 1 in der Kollagenkapsel und umliegenden Zellinfiltraten (HE-Färbung) [P1582]

Klinik

Haus- und Wildtiere zeigen keinerlei Symptome nach einer Infektion mit Erregern der Gattung *Trichinella*, wohingegen es beim Menschen als sensiblem Fehlwirt schon bei einer geringen Dosis von 100–300 Trichinellen (Larve 1) zu einem klinisch ausgeprägten Krankheitsverlauf kommt.

Die Symptome der etwa einwöchigen **Darmphase** sind mit Durchfall, Bauchschmerz und Übelkeit unspezifisch für eine Trichinellose. Mit der anschließenden **Migrations- und Muskelphase** treten verstärkt Fieber, Abgeschlagenheit, lokale bis generalisierte Myalgien, Beschwerden im Kopfbereich wie periorbitale und Lidödeme, Schluckbeschwerden, Sehstörungen sowie Gliedmaßenödeme auf. Stark durchblutete Muskeln, wie die des Auges, werden bevorzugt befallen. Weitere mögliche Symptome sind Konjunktivitis, Petechien, Kopfschmerzen und trockener Husten. Die während der Wanderphase betroffenen Organe können von Komplikationen wie Myokarditis, Bronchopneumonie und Enzephalitis betroffen sein (Dupouy-Camet und Bruschi 2007). Die Mortalität der Trichinellose liegt unter 0,5 %.

Diagnostik

Nach der **Falldefinition des Robert Koch-Instituts** erfolgt die Diagnose der Trichinellose auf Grundlage

- des klinischen Bildes,
- des Erregernachweises und
- des epidemiologischen Zusammenhangs.

Von den 5 wesentlichen klinischen Kriterien Eosinophilie, Durchfall, Fieber, Muskelschmerzen und periorbitale Ödeme müssen mindestens 2 auftreten.

Direkt ist der Nachweis der Larve 1 in der Muskelbiopsie (geringe Sensitivität) möglich, wobei die Typisierung der *Trichinella*-Spezies bzw. des Genotyps im Speziallabor mit der Multiplex-PCR erfolgt.

Der indirekte Nachweis wird durch erhöhte spezifische IgM- oder IgG-Antikörpertiter im Blutserum mittels ELISA geführt. In der akuten Phase ist für IgM frühestens nach einer und für IgG2 bis 3 Wochen p. i. eine Serokonversion nachweisbar, welche bei einer geringen

Infektionsdosis deutlich verlängert ist. ELISA-Ergebnisse können mittels Western-Blot mit einer höheren Spezifität verifiziert werden. Typisch in der akuten Phase ist eine Erhöhung der Kreatinkinase durch Schädigung der Muskelzellen. **Differenzialdiagnostisch** sind andere Helmintheninfektionen (z. B. durch *Toxocara* spp., *Schistosoma* spp.), Autoimmunreaktionen oder auch allergische Reaktionen abzuklären.

Für die Bewertung der Anamnese betroffener Personen sind gemeinsame Expositionsquellen und der Verzehr von Fleischprodukten, in welchen Trichinellen nachgewiesen wurden, ein wichtiger Anhaltspunkt.

Therapie

Für die erfolgreiche Behandlung der Trichinellose ist eine frühzeitige Therapie entscheidend, da die dafür eingesetzten Benzimidazole ihre beste Wirkung im Darm haben und die in der Skelettmuskulatur enzystierten Larven kaum abgetötet werden (Faber at al. 2015).

Für die kausale Therapie wird **Mebendazol** in hohen Dosen über 14 Tage (tgl. 3 × 20 mg/kg KG) und bei Kindern **Albendazol** (tgl. 15 mg/kg KG) verabreicht. Bei Personen, die eine nachweisbare Exposition ohne Klinik hatten, wird innerhalb der ersten 7 Tage p. i. eine medikamentöse Prophylaxe mit Mebendazol über 5 Tage (tgl. 2 × 15 mg/kg KG) empfohlen. Bei starken Entzündungsreaktionen und ödematösen Prozessen erfolgt die symptomatische Therapie mit einer initial hochdosierten Gabe von Kortikosteroiden über 10 bis 15 Tage (z. B. 30–60 mg Prednisolon), zur Behandlung des Fiebers und der Muskelschmerzen werden Antipyretika bzw. Analgetika verabreicht.

6

Bekämpfung und Prävention

Bei Missachtung der Hygieneregeln wie das Verfüttern von Wildabfällen an Schweine und eine mangelhafte oder nicht durchgeführte Trichinenuntersuchung kann es zu Erkrankungsfällen und größeren Trichinelloseausbrüchen kommen.

Die Einhaltung der Hygieneregeln und die konsequente, systematische Trichinenuntersuchung sind bei den relevanten Nutz- und Wildtieren entscheidend für die Prävention von Erkrankungsfällen.

In den Mitgliedsländern der Europäischen Union werden die Schutzmaßnahmen gegen die Trichinellose in der Durchführungsverordnung (EU) 2015/1375 geregelt und gelten auch für den Handel mit Drittländern. Von der International Commission on Trichinellosis wurden Empfehlungen zur Überwachung der Trichinellose publiziert (www.trichinellosis.org/Guidelines.html).

Fleisch oder daraus hergestellte Produkte wie Hackfleisch oder Rohwurst sollten nur bei belegbarer Herkunft roh verzehrt werden. Durch Erhitzen werden Trichinellen wirksam abgetötet, wenn im Kern des Lebensmittels mindestens 70 °Celsius über 1 bis 2 Minuten erreicht werden. Eine sichere Abtötung der Trichinellen durch Gefrieren ist nur bei Schweinefleisch möglich, da in diesem die kälteresistente Spezies *T. nativa* nicht vorkommt. Durch Räuchern und Pökeln sind Trichinellen nicht sicher zu inaktivieren (Noeckler et al. 2019).

Reisemedizinische Bedeutung

Oft handelt es sich um im Ausland (z. B. Osteuropa) erworbene Erkrankungen nach dem Verzehr von Schweinefleischprodukten, die in Zusammenhang mit Hausschlachtungen ohne Trichinenuntersuchung stehen. Mitunter werden größere Mengen an Fleisch- und Wurstwaren bei der Rückreise nach Deutschland verbracht, welche dann durch die Lebensmittelüberwachungsbehörden sichergestellt werden müssen.

LITERATUR

Dupouy-Camet J, Bruschi F. Management and diagnosis of human trichinellosis. In: Dupouy-Camet J, Murrell KD (eds.). FAO/WHO/OIE Guidelines for the surveillance, management, prevention and control of trichinellosis. World Organization for Animal Health (OIE) Paris; 2007. p. 49–80.

Faber M, Schink S, Mayer-Scholl A, Ziesch C, Schönfelder R, Wichmann-Schauer H, Stark K, Nöckler K. Outbreak of trichinellosis due to wild boar meat and evaluation of the effectiveness of post exposure prophylaxis, Germany, 2013. Clin Infect Dis 2015; 60: e98–e104.

Gottstein B, Pozio E, Nöckler K. Epidemiology, diagnosis, treatment, and control of trichinellosis. Clin Microbiol Rev 2009; 22: 127–145.

Mayer-Scholl A, Reckinger S, Nöckler K. The sylvatic *Trichinella* cycle and its implications for *Trichinella* control in Germany. Berl Münch Tierärztl Wschr 2011; 124: 450–456.

Noeckler K, Pozio E, van der Giessen J, Hill DE, Gamble, HR. International Commission on Trichinellosis: Recommendations on post-harvest control of *Trichinella* in food animals. Food and Waterborne Parasitology 2019; 14: e00041.

6.5.3 Angiostrongylus cantonensis

Andreas Neumayr

Epidemiologie

Die durch die gewebsinvasiven Larven des Nematoden *A. cantonensis* verursachte **zerebrale Angiostrongyliasis (Neuroangiostrongyliasis)** ist außerhalb von Europa und Nordamerika die häufigste parasitäre Ursache einer eosinophilen Meningitis/Meningoenzephalitis bzw. eines „zerebralen Larva-migrans-Syndroms". Die Neuroangiostrongyliasis kommt v. a. in Südostasien (Thailand, Malaysia, Vietnam) und im pazifischen Raum (China, Taiwan, Japan, Indonesien, Philippinen, Papua-Neuguinea sowie Hawaii und verschiedene Pazifikinseln) vor. Fälle werden aber auch aus Australien, Neuseeland, Indien, Sri Lanka, Madagaskar, verschiedenen Inseln im Indischen Ozean sowie vereinzelt aus Japan, Ägypten, Elfenbeinküste, Kamerun, Südafrika, Puerto Rico, Kuba, Jamaika, Brasilien, Ecuador und den USA berichtet. Abhängig von Ernährungsgewohnheiten und jahreszeitlichen Schwankungen in der Verfügbarkeit der zur Infektion führenden Nahrungsmittel werden saisonale und familiäre Häufungen von Erkrankungen beobachtet.

Erreger und Übertragung

Die 2–3 cm langen Adulten von *A. cantonensis* parasitieren normalerweise die **Pulmonalarterien von Ratten.** Aus den von weiblichen Adulten gelegten Eiern schlüpfen Erstlarven, die in den Bronchialbaum penetrieren, hochgehustet, verschluckt und im Stuhl ausgeschieden werden. Zur weiteren Entwicklung müssen die ausgeschiedenen Larven von **Schnecken** aufgenommen werden, in denen sie zu infektiösen Drittlarven heranreifen. Werden Zwischenwirtschnecken von Ratten gefressen, dringen die Larven über die Darmmukosa in den Blutkreislauf ein und erreichen zunächst das ZNS, wo sie zu jungen Adulten heranreifen, und dann über den Subarachnoidalraum, Gehirn- und Jugularvenen und rechtes Herz schließlich die Lungenarterien der Ratte. Werden infektiöse Larven vom Fehlwirt Mensch aufgenommen, zeigen diese einen Tropismus für das ZNS, können sich aber dann nicht weiterentwickeln und sterben ab. Der Mensch infiziert sich durch den Verzehr von rohen Zwischenwirtschnecken oder paratenischen Wirten (**Stapelwirte;** z. B. Krebse, Krabben, Fische) sowie über mit Schneckenschleim oder durch zerfallende Zwischen- bzw. Stapelwirte verunreinigte Nahrungsmittel (Salate, Gemüse, Obst, gepresste Säfte) oder Wasser. In Stapelwirten können die Larven über lange Zeit persistieren und infektiös bleiben.

Pathogenese und Immunologie

Das Ausmaß der Symptome und Schädigungen wird von der Zahl der das ZNS erreichenden Larven bestimmt. Während lebende Larven und präadulte Würmer relativ geringe entzündliche oder mechanische Läsionen verursachen, führen absterbende unreife Adulte zu einer **granulomatösen Entzündungsreaktion** mit ausgeprägter eosinophiler Infiltration. Im Laufe der Infektion werden spezifische Antikörper gebildet, und es kommt zur Ausbildung einer zellvermittelten Immunreaktion, die möglicherweise mit einer beschleunigten Abtötung der Würmer assoziiert ist. Es entsteht jedoch keine protektive Immunität, Reinfektionen sind möglich.

Klinik

Die **Inkubationszeit** beträgt meist 1 bis 3 Wochen (Spannbreite 1 Tag bis mehr als 6 Wochen). Die intestinale Penetration und die folgende Blutstromdissemination bzw. Gewebswanderung der aufgenommenen Larven kann zu selbstlimitierenden gastrointestinalen Symptomen, Fieber, respiratorischen Symptomen, Juckreiz und Hautausschlag führen, gefolgt von einem asymptomatischen Intervall von Tagen bis Wochen, bevor sich die **neuroinvasive Phase** mit meningitischen bzw. meningoenzephalitischen Symptomen unterschiedlicher Ausprägung manifestiert. Leitsymptom sind die auf einen erhöhten Hirndruck zurückzuführenden Kopfschmerzen. Typisch sind asymmetrische, wandernde Parästhesien und brennende Dys- und Hyperästhesie an den Extremitäten und am Rumpf. Die meisten Infektionen verlaufen mild. Aufgrund des spontanen Absterbens der Larven sind die Symptome selbstlimitierend und klingen meist innerhalb von 1 bis 8 Wochen komplett ab. Verläufe mit persistierenden Kopfschmerzen und Parästhesien über Monate bis Jahre sind aber dokumentiert. Schwere Folgeschäden sind selten. Todesfälle sind selten und betreffen meist Kleinkinder.

Diagnostik

Die Verdachtsdiagnose fußt auf dem klinischen Bild, einer eosinophilen Liquorpleozytose (bei mäßig erhöhtem Eiweißgehalt, normaler oder leicht erniedrigter Glukose und meist erhöhtem Hirndruck) und einer suggestiven Expositionsanamnese, wobei Letztere nicht immer eruiert werden kann. Larven sind nur selten im Liquor nachweisbar (< 1 %), und nur ein Teil der Patienten weist eine Bluteosinophilie auf. Serologische Tests stehen zur Verfügung, aber die Interpretation ist nicht immer eindeutig, und die Serokonversion kann mehrere Wochen dauern. Der Nachweis parasitärer DNA im Liquor mittels PCR ist derzeit auf wenige Zentren beschränkt.

In der MRT können in den T2- und FLAIR-Bildern hyperintense Signale der Meningen sowie in den gadoliniumverstärkten T1-Bildern kleine, ggf. lineare parenchymatöse Läsionen imponieren. In der ersten Erkrankungswoche kann die MRT normal ausfallen. Bei myeloradikulären Symptomen sollte eine spinale MRT erfolgen. Die CT zeigt meist keine oder nur unspezifische Veränderungen.

Unter den parasitären **Differenzialdiagnosen** einer eosinophilen Meningitis bzw. eines zerebralen Larva-migrans-Syndroms sind v. a. Baylisascariasis, Gnathostomiasis, Paragonimiasis, Schistosomiasis, Toxocariasis, Trichinellose und Neurozystizerkose relevant.

Therapie

Die Therapie ist primär symptomatisch. Entlastende Liquorpunktionen (bei erwachsenen Patienten je 20–40 ml) verringern die durch erhöhten Liquordruck verursachten Kopfschmerzen. Der Einsatz von **Kortikosteroiden** verringert die Schwere der Kopfschmerzen und die Frequenz nötiger entlastender Punktionen.

Der Nutzen einer antiparasitären Therapie mit Albendazol wird kontrovers diskutiert. Konsens besteht hingegen, dass eine solche immer unter Kortikosteroidschutz verabreicht werden soll, da sonst durch das gleichzeitige Absterben eine verstärkte Inflammationsreaktion und somit eine Verschlimmerung der neurologischen Symptome auftreten kann. In der einzigen vorliegenden randomisiert-kontrollierten Studie zeigte Prednisolon + Albendazol im Vergleich zu Prednisolon allein keinen Benefit (Chotmongkol et al. 2009). Eine neuere systematische Literaturanalyse kommt allerdings zu dem Schluss, dass die große Mehrheit aller humanen und tierischen Daten für die Sicherheit und Wirksamkeit einer kombinierten Therapie mit Prednisolon + Albendazol spricht (Jacob et al. 2022).

Bekämpfung und Prävention

Die Vermeidung einer Infektion besteht primär darin, auf den Verzehr von potenziell infektiösen Nahrungsmitteln zu verzichten.

Reisemedizinische Bedeutung

Bei Reisenden kommen Infektionen gelegentlich, aber insgesamt selten vor. Die Infektionsquelle ist nicht immer nachvollziehbar.

LITERATUR
Ansdell V, Kramer KJ, McMillan JK et al. Guidelines for the diagnosis and treatment of neuroangiostrongyliasis: updated recommendations. Parasitology 2021; 148: 227–233.
Chotmongkol V, Kittimongkolma S, Niwattayakul K et al. Comparison of prednisolone plus albendazole with prednisolone alone for treatment of patients with eosinophilic meningitis. Am J Trop Med Hyg 2009; 81(3): 443.
Jacob J, Steel A, Lin Z et al. Clinical Efficacy and Safety of Albendazole and Other Benzimidazole Anthelmintics for Rat Lungworm Disease (Neuroangiostrongyliasis): A Systematic Analysis of Clinical Reports and Animal Studies. Clin Infect Dis. 2022; 74(7): 1293–1302.

6.5.4 Angiostrongylus costaricensis

Andreas Neumayr

Epidemiologie

Fallberichte der durch die gewebsinvasiven Larven des Nematoden *A. costaricensis* verursachten **abdominellen Angiostrongyliasis** werden aus den südlichen Regionen der USA, Mexiko, den meisten Ländern Mittel- und Südamerikas sowie von mehreren Karibikinseln gemeldet. Die meisten Fälle werden aus Costa Rica gemeldet. Die Erkrankung tritt v. a. bei Kindern zwischen 6 und 13 Jahren auf. Außerhalb Amerikas ist bislang nur ein einziger Fall einer abdominellen Angiostrongyliasis in der DR Kongo dokumentiert.

6

Erreger und Übertragung

Der Entwicklungszyklus von *A. costaricensis* ähnelt dem von *A. cantonensis* (➢ Kap. 6.5.3). Die 2–4 cm langen, adulten Würmer parasitieren die **ileozäkalen Mesenterialarterien von Ratten (Endwirt).** Die endovaskulär gelegten Eier embolisieren in die kapilläre Endstrombahn, wo die Larven schlüpfen und die Darmwand penetrieren. Diese Erstlarven werden mit dem Stuhl ausgeschieden und müssen zur weiteren Entwicklung in geeignete **Zwischenwirtschnecken** gelangen. In diesen entwickeln sie sich zu infektiöse Drittlarven. Werden infizierte Schnecken von einer Ratte gefressen, schließt sich der Kreislauf, wenn die von der Ratte aufgenommenen Drittlarven die Mesenterialarterien erreichen und sich dort zu Adulten entwickeln. Der Mensch ist ein Fehlwirt, der sich wohl hauptsächlich über den Verzehr von mit Schneckengewebe oder -schleim kontaminierten Nahrungsmitteln (Salate, Gemüse und möglicherweise Wasser) infiziert, da der Verzehr von Schnecken in den Endemiegebieten unübliche ist.

Pathogenese und Immunologie

Im menschlichen Fehlwirt durchlaufen die Larven ihre übliche Wanderung und können (im Gegensatz zu *A. cantonensis*) geschlechtsreif werden und Eier produzieren. Die Anwesenheit von adulten Würmern, Eiern und Erstlarven führt zu einer stark ausgeprägten Entzündung der Darmwand (eosinophile Enterokolitis). Die Eier und Larven werden in der Regel durch diese Wirtsreaktion abgetötet, sodass diese nicht im Stuhl ausgeschieden werden.

Klinik

Die **Inkubationszeit** der abdominellen Angiostrongyliasis ist unklar, wird aber auf 3 Wochen bis mehrere Monate geschätzt. Klinisch steht eine zum Teil stark ausgeprägte abdominelle Schmerzsymptomatik im Vordergrund, die – aufgrund der Prädilektion des Parasiten für die Ileozäkalregion – das Bild einer akuten Appendizitis imitiert (aufgrund des Altersgipfels der Erkrankung im Kindesalter eine häufige Fehldiagnose). Zusätzlich können Fieber, Übelkeit und Erbrechen auftreten. Die Symptome klingen meist durch das Absterben der Adulten innerhalb von 1 bis 2 Wochen spontan ab, können aber über Wochen und Monate rezidivieren. Gelegentlich treten Komplikationen wie Pseudotumorbildung im Ileozäkalbereich, Infarzierungen, Abszedierungen, Blutungen und Darmperforationen auf.

Diagnostik

Die Verdachtsdiagnose fußt in der Regel auf dem klinischen Bild, der begleitenden Bluteosinophilie sowie epidemiologischer Plausibilität. Stuhluntersuchungen sind aufgrund des Fehlens von Ei- oder Larvenausscheidung nicht hilfreich. Spezifische serologische Tests existieren, sind aber oft nicht verfügbar. Die definitive parasitologische Diagnose benötigt den Nachweis von Eiern oder Larven in Biopsien oder Resektaten. Histopathologisch ist eine granulomatöse Entzündungsreaktion mit eosinophilen Infiltraten und Vaskulitis charakteristisch.

Differenzialdiagnostisch ist u. a. an eine Anisakiasis, Toxocariasis, Strongyloidiasis, Enterobiasis, Trichuriasis und an eine *Ancylostoma-canium*-Infektion, aber auch an nicht infektiöse Ursachen zu denken.

Therapie

Die meisten Fälle verlaufen unkompliziert, und die spontane Ausheilung ohne Residuen ist die Regel. Anthelminthika haben sich in Studien nicht als wirksam erwiesen. Bei Auftreten von Komplikationen kann ein chirurgisches Vorgehen erforderlich werden. Schwere Verläufe mit Todesfolge sind die Ausnahme.

Bekämpfung und Prävention

Prophylaxe: Möglicherweise kontaminierte, ungekochte Nahrungsmittel sowie möglicherweise kontaminiertes Trinkwasser meiden.

Reisemedizinische Bedeutung

Die Inzidenz der abdominellen Angiostrongyliasis ist selbst in Endemiegebieten niedrig. Berichte von bestätigten Infektionen bei Reiserückkehrern fehlen bislang.

LITERATUR
Rojas A, Maldonado-Junior A, Mora J et al. Abdominal angiostrongyliasis in the Americas: fifty years since the discovery of a new metastrongylid species, *Angiostrongylus costaricensis*. Parasit Vectors 2021; 14(1): 374.

6.5.5 Anisakiasis

Gerd-Dieter Burchard

Erreger und Entwicklungszyklus

Larven verschiedener Wurmarten der Familie Anisakidae, die beim Verzehr roher Fische aufgenommen werden, können in die Magen- oder Darmwand eindringen und akute oder chronische gastrointestinale Krankheitsbilder verursachen.

Erkrankungen beim Menschen werden vorwiegend durch Würmer der Gattung *Anisakis,* vorwiegend durch die Art *A. simplex* (Heringswurm), manchmal durch *A. pegreffi* u. a. hervorgerufen. Seltener sind Infektionen durch *Pseudoterranova decipiens* (Kabeljauwurm) und andere Arten. Die Adultwürmer kommen im Intestinaltrakt von Meeressäugern (Wale, Delphine, Robben u. a.) vor. Aus den ins Meerwasser ausgeschiedenen Eiern schlüpfen Larven, die von Kleinkrebsen (Krill) aufgenommen werden und mit diesen in zahlreiche Seefische (Makrele, Hering, Kabeljau, Lachs, Sardine u. a.) sowie Tintenfische gelangen.

Die 1–3 cm langen infektiösen Drittlarven finden sich in Intestinaltrakt, Leibeshöhle und Muskulatur der Fische, die zur Weiterentwicklung von geeigneten Endwirten aufgenommen werden müssen. Der Mensch wird als Fehlwirt infiziert, in dem die Larven nicht zu fertilen Adulten heranreifen können.

Epidemiologie

Infektionen bei Seefischen sind weltweit verbreitet. Erkrankungen des Menschen werden jedoch vorwiegend dort beobachtet, wo häufig roher oder marinierter Fisch gegessen wird, wie in Japan, Spanien, Holland und an der amerikanischen Pazifikküste (Kanada, USA, Chile). Man schätzt, dass weltweit einige tausend Fälle pro Jahr vorkommen.

Pathogenese, Pathologie und Immunologie

Werden vitale Larven im Magen oder oberen Dünndarm aus dem verzehrten Fisch freigesetzt, werden sie meist mit dem Stuhl ausgeschieden, gelegentlich auch ausgehustet oder erbrochen. Einzelnen Larven kann es jedoch gelingen, in die Magen- oder Darmwand einzudringen. Ein Befall des Magens ist sowohl durch *A. simplex* wie durch *P. decipiens* möglich, während ein Befall von Dünndarm oder Zäkum vorwiegend durch *A. simplex* verursacht wird. Infektionen des Ösophagus und des Kolons sind selten.

Um eingedrungene Larven bildet sich eine Entzündung mit eosinophiler Infiltration. Es kann zu Schleimhautulzerationen kommen, selten sogar zu Perforationen. Gelegentlich können Larven die Magen- oder Darmwand passieren, in die Peritonealhöhle gelangen und selten in mesenteriale Lymphknoten, Pankreas, Leber oder Lunge einwandern. Die Larven sterben innerhalb von einigen Wochen spontan ab. Es kann sich jedoch um die in Magen- oder Darmwand oder anderen Organen verbleibenden Larven ein chronisch-entzündliches Infiltrat bilden, das zu großen entzündlichen Tumoren führen kann, die mit einer Einengung des Darmlumens einhergehen. Andererseits können die Larven auch eine IgE-vermittelte allergische Reaktion auslösen.

Klinik

Folgende Verlaufsformen treten auf:

- **Akutes Krankheitsbild** mit ausgeprägten abdominellen Schmerzen bis zum Bild des akuten Abdomens
- **Chronische Gastroenteritis** mit rezidivierenden abdominellen Schmerzen, Durchfällen und Passagestörungen über Wochen bis Monate
- **Allergische Reaktion** mit Urtikaria und Angioödemen bis zur Anaphylaxie

Bei der akuten Anisakiasis des Magens kommt es bereits kurz nach der Infektion (meist innerhalb von 1–12 Stunden) zu plötzlich beginnenden epigastrischen Schmerzen, Übelkeit und Erbrechen. Die akute intestinale Anisakiasis beginnt meist 2 bis 3 Tage, gelegentlich erst 1 bis 3 Wochen nach Infektion mit konstanten oder kolikartigen Schmerzen im Mittel- und Unterbauch, häufig im Ileozäkalbereich, zum Teil mit Durchfällen, Erbrechen und mäßiggradigem Fieber. In den meisten Fällen bilden sich die Symptome spontan zurück. Ein Übergang in die chronische Verlaufsform, zum Teil auch ohne akutes Stadium, ist jedoch möglich.

Diagnostik und Differenzialdiagnostik

Vor allem außerhalb der typischen Verbreitungsgebiete kann die klinische Verdachtsdiagnose Probleme bereiten. Bei akuter Erkrankung besteht oft eine Leukozytose, bei chronischen Verläufen zum Teil eine Eosinophilie.

Bei Verdacht auf akute Anisakiasis sollte möglichst rasch eine **Gastroduodenoskopie** durchgeführt werden, bei der die etwa 1–3 cm langen weißlichen Larven auf oder in der Mukosa sichtbar sein können.

Bei Dünndarmbefall sind die Larven jedoch endoskopisch meist nicht erreichbar. Bei akuter wie chronischer intestinaler Anisakiasis können in der Kontrastmitteldarstellung bzw. in der Computertomografie Wandveränderungen, Lumeneinengungen oder Passagestörungen, selten auch Aszites, darstellbar sein. Endoskopisch können sich Ulzerationen oder tumoröse Wandveränderungen zeigen.

Nicht selten wird die Diagnose eher zufällig in histologischen Schnittpräparaten von Resektaten oder Biopsaten bei operativen Eingriffen gestellt, die entweder wegen des klinischen Bildes eines akuten Abdomens oder wegen Verdacht eines tumorösen Prozesses durchgeführt wurden. Die diagnostische Wertigkeit serologischer Untersuchungen ist umstritten.

Therapie, Prognose und Prophylaxe

Eine spezifische anthelminthische Therapie ist nicht bekannt. Meist verläuft die Erkrankung selbstlimitierend. Bei akuter Anisakiasis des Magens und frühzeitiger Gastroskopie können die Larven oft endoskopisch entfernt werden. Bei Komplikationen wie Perforation, Peritonitis und Obstruktion kann eine chirurgische Intervention erforderlich sein.

Die Prophylaxe besteht in der Vermeidung von rohen Fischgerichten. Erhitzen (mind. 70 °Celsius) und Einfrieren (−20 °Celsius für mind. 24 Stunden) tötet die Larven ab. Räuchern, Pökeln und Marinieren sind nicht zuverlässig.

LITERATUR

Adroher-Auroux FJ, Benítez-Rodríguez R. Anisakiasis and Anisakis: An underdiagnosed emerging disease and its main etiological agents. Res Vet Sci 2020; 132: 535–545.

6.5.6 Toxocariasis (Toxokarose)

Herbert Auer

Toxocara canis (Hundespulwurm) und *Toxocara cati* (Katzenspulwurm) sind weltweit verbreitete und in geradezu jeder Population von Karnivoren (Canidae und Felidae) vorkommende Spulwürmer (Ascarididae) mit humanmedizinischer Bedeutung (Larva-migrans-visceralis-Syndrom sensu lato, LMV). *Toxocara pteropodis* (Spulwurm von Fledermäusen) hingegen ist nur ein einziges Mal beim Menschen bei einem Ausbruch eines „hepatischen Syndroms" (Palm Island mystery disease) beschrieben worden.

Epidemiologie

Metaanalysen über die Häufigkeit von *Toxocara*-Infektionen haben gezeigt, dass weltweit 11 % der 13 Millionen untersuchten Hunde und 17 % der 2 Millionen untersuchten Katzen die Darmparasiten aufwiesen, wobei die höchsten Durchseuchungsraten im östlichen Mittelemeerraum und in Afrika (*T. canis:* jeweils 19 %, *T. cati:* 22 % bzw. 43 %) erhoben wurden. In Mitteleuropa sind durchschnittlich 11 % der Hunde und 18 % der Katzen mit *Toxocara* sp. infiziert, wobei das Infektionspotenzial für den Menschen in Europa in den letzten Jahren deutlich angestiegen ist: Die Hunde- und die Katzenpopulationen sind von 75 Millionen bzw. 90 Millionen im Jahr 2012 auf 85 bzw. 104 Millionen angewachsen.

Öffentliche Park- und Freizeitanlagen haben global eine Umweltkontamination mit *Toxocara*-Eiern von 21 % ergeben, wie Untersuchungen von Bodenproben gezeigt haben.

Seroprävalenzuntersuchungen in der menschlichen Bevölkerung haben ergeben, dass 38 %, 34 %, 24 %, 23 %, 11 % und 8 % der Menschen in Afrika, Südostasien, im Westpazifik, in Amerika, Europa und im östlichen Mittelmeerraum spezifische Antikörper gegen *Toxocara*-Antigene aufweisen. Die globale Durchseuchungsrate beträgt 19 %, in manchen Ländern bis zu 44 % (in La Réunion 93 %). International und auch regional bestehen allerdings sehr unterschiedliche Infektionszahlen, die wiederum abhängig vom Klima (v. a. Tropen und Subtropen), vom Hygiene- und Sozialstatus, unterschiedlichen Verhaltensweisen (z. B. Haltung und Umgang mit Hunden und Katzen) und vielen anderen (lokalen) Einflüssen (z. B. Essensgewohnheiten) abhängig sind. In Mitteleuropa liegt die Seroprävalenz zwischen 4 und 8 % in der „Normalbevölkerung" und bei Landwirten, Schlachthausangestellten, Tierärzten und Jägern bei bis zu über 40 %.

Erreger und Übertragung

Der Mensch erwirbt eine Infektion mit *T. canis* und *T. cati* auf zweierlei Arten: zum einen durch **orale Aufnahme von infektionstüchtigen Eiern** über kontaminierte Lebensmittel, Hände (Schmutz- und Schmierinfektion), kontaminiertes Wasser und kontaminierten Erdboden, zum anderen durch **orale Aufnahme von infektionstüchtigen Larven** in rohem oder nicht gänzlich gegartem Fleisch (z. B. Schwein, Rind, Wild, Huhn, Truthahn etc.), sogar von infizierten Regenwürmern, Schnecken, Schaben, in den Verdauungstrakt des Menschen. Im Dünndarm schlüpft die L3-Larve aus dem Ei, bohrt sich in die Schleimhaut ein und gelangt hämatogen/lymphogen in die Leber, anschließend über den Pfortaderkreislauf in das rechte Herz, über die Pulmonalarterie in die Lunge und anschließend in das linke Herz, von wo aus sie über den großen Blutkreislauf in alle Organe des Menschen gelangen kann (➤ Abb. 6.56). Die Lebensdauer im Menschen kann mehrere Jahre betragen.

Pathogenese und Immunologie

Infektionen mit *Toxocara* sp. lösen im Menschen Entzündungsreaktionen hervor und sind vor allem durch Produktion von Th2-Zytokinen (IL-4, IL-5 und IL-13) charakterisiert; die Zahl der peripheren Eosinophilen sowie deren Degranulationsprodukte sind in der Regel erhöht, auch der Serum-IgE-Spiegel ist bei *Toxocara*-Infektionen (stark) erhöht. Parasitenspezifische IgE-Moleküle können hingegen meist erst einige Wochen nach der Infektion nachgewiesen werden. Spezifische IgG-Antikörper sind allerdings bereits nach wenigen Tagen im Serum nachweisbar. Die Wurmlarven sind aktiv-migrierend in der Lage, sich den um sie gebildeten Granulomen und damit der Immunabwehr und deren Werkzeugen (z. B. ADCC, ECP, MBP) zu entziehen. Monate nach der Infektion können die Eosinophilenspiegel wieder absinken.

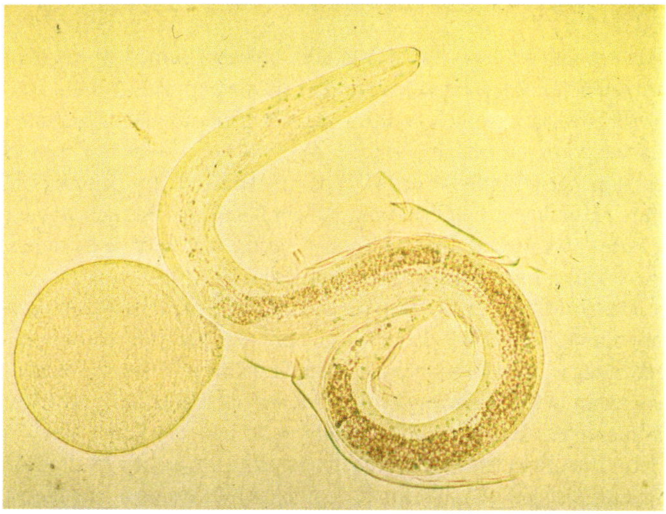

Abb. 6.56 Aus dem Ei (Durchmesser: 70 μm) ausgeschlüpfte L3-*Toxocara*-Larve (Länge: ca. 250 μm) [P1560]

Klinik

Die klinische Ausprägung von *Toxocara*-Infektionen des Menschen ist wesentlich von der Infektionsdosis und der Reaktivität des Immunsystems, möglicherweise auch von der *Toxocara*-Art abhängig (die meisten klinischen Beschreibungen basieren auf *T.-canis*-Infektionen, über *T.-cati*-Infektionen existieren nur wenige Daten). Vermutlich werden die meisten *Toxocara*-Infektionen nicht diagnostiziert, da sie asymptomatisch verlaufen. Andererseits ist mittlerweile bekannt, dass viele Menschen (vermutlich mehrere hunderttausend weltweit) an einer Toxokarose erkranken können. Der Terminus „Toxokarose" ist ein Sammelbegriff für mehrere klinische Syndrome: Das **okuläre Larva-migrans-Syndrom,** das durch Entzündungsreaktionen im gesamten Augapfel gekennzeichnet ist (z. B. Uveitis, Endophthalmitis, Visusverlust), und das klassische **Larva-migrans-visceralis-Syndrom** (Bauchschmerzen, rezidivierende Bronchitiden, Anorexie, Hepatomegalie, Leukozytose, Eosinophilie, gelegentlich Hypergammaglobulinämie, mitunter begleitet von verschiedenen Hautveränderungen wie z. B. Urtikaria, Prurigo, Pruritus oder auch arthritisartige Beschwerden). Die **inapparente Toxokarose** (covert toxocarosis) ist charakterisiert durch (milde) pulmonale, abdominale Symptome sowie Kopfschmerzen mit oder ohne Eosinophilie. Die **gemeine Toxokarose** (common toxocarosis) manifestiert sich vor allem durch Schwäche, Hautveränderungen, Bauchschmerzen, Eosinophilie und IgE-Erhöhung, die **Neurotoxokarose** durch Cephalaea, Krämpfe, Meningitis, Enzephalitis, Myelitis, zerebrale Vaskulitis und Paraparesen sowie die **kardiale Toxokarose** vor allem als Myokarditis, Endokarditis oder Perikarditis.

Ein Larva-migrans-visceralis-Syndrom sensu lato kann nicht nur durch *Toxocara*-Spezies, sondern auch durch *Ascaris suum* (Schweinespulwurm) hervorgerufen werden. Dieses kann durch ein spezielles *A.-suum*-Western-Blot-Verfahren diagnostiziert werden.

Diagnostik

Die Diagnose einer *Toxocara*-Infektion beruht auf dem Nachweis spezifischer (IgG-)Antikörper im Serum (heute mit Verwendung von exkretorisch-sekretorischem *Toxocara [canis-]*Antigen in einem ELISA und/oder Western-Blot-Verfahren). Allerdings wird durch den Antikörpernachweis im Serum ausschließlich ein Kontakt eines Infizierten mit dem Erreger dokumentiert.

Die Diagnose einer (symptomatischen) Toxokarose kann nur durch Zusammenschau von epidemiologischen (Reiseanamnese, regelmäßiger Aufenthalt im Freien, direkter oder indirekter Kontakt mit Hunden/Katzen, Erdboden, Geophagie, Pica-Syndrom), klinischen (Symptomatik, s. o.), labordiagnostischen Befunden (z. B. Eosinophilie, Leukozytose, Hypergammaglobulinämie) und vor allem dem deutlichen Nachweis spezifischer Antikörper im Serum (selten auch im Liquor cerebrospinalis, im Kammerwasser in der vorderen Augenkammer [in kompetenten Laboren]) gestellt werden.

Therapie

Klinisch asymptomatische *Toxocara*-Infektionen werden grundsätzlich nicht behandelt.

Klinisch manifeste Toxokarose-Fälle (LMV-Syndrom sensu lato) können mit den Benzimidazolderivaten **Albendazol** (Eskazole®, Zentel®), **Mebendazol** (Vermox®, Pantelmin®), allenfalls auch mit **Thiabendazol** (Minzolum®) behandelt werden, wobei Albendazol der Vorzug gegeben werden sollte. Die Tagesdosis beträgt 10 (bei körperlich stärkeren Personen) bis 15 mg/kg KG (bei mageren Menschen), wobei die Tabletteneinnahme während des Essens (mit einer fettreichen Diät) erfolgen soll. Auf Basis einer in Japan durchgeführten Langzeitstudie soll Albendazol 2 Monate eingenommen werden, unterbrochen von einer 2-wöchigen Therapiepause nach dem ersten Therapiemonat. Albendazol weist allerdings 2 wesentliche **Nebenwirkungen** auf, die bei der Therapieindikation berücksichtigt werden müssen; es ist teratogen (keine Therapie in der Schwangerschaft) und hepatotoxisch (regelmäßige Kontrolle der Leberfunktion während der Behandlung!). Kinder unter 2 Jahren sollen überhaupt nicht, Kinder unter 6 Jahren nur unter strenger Indikationsstellung mit Albendazol behandelt werden. Bei Patienten mit einem okulären Larva-migrans-Syndrom oder einer Neurotoxokarose soll begleitend zur Albendazoltherapie mit Kortikosteroiden (Verhinderung einer Überreaktivität des Immunsystems durch das Freiwerden von Parasiteneiweiß durch absterbende Wurmlarven) behandelt werden.

Bekämpfung und Prävention

Die effizienteste Methode, *Toxocara*-Infektionen zu verhindern, besteht in der Händehygiene (Händewaschen mit Seife) nach Haustier- und Erdbodenkontakt in der Umwelt. Desinfektionsmittel zur Abtötung der *Toxocara*-Eier stehen nicht zur Verfügung. Darüber hinaus stellt die regelmäßige Entwurmung von Haustieren eine weitere wichtige Präventionsmaßnahme dar.

- *Toxocara canis* und *T. cati* sind in (Mittel-)Europa weit verbreitete Parasiten von Kaniden und Feliden, die im Menschen ein Larva-migrans-visceralis-Syndrom sensu lato hervorrufen können.
- Das klinische Spektrum ist sehr breit gefächert und umfasst sowohl pulmonale, kardiale und intestinale Symptome als auch klinische Manifestationen der Haut, der Augen und des ZNS.
- Die Diagnostik einer *Toxocara*-Infektion bzw. einer Toxokarose basiert auf der klinischen Symptomatik, auf möglichen Blutbildveränderungen (z. B. Eosinophilie) und vor allem dem Nachweis spezifischer Antikörper.
- Eine anthelminthische Therapie ist in der Regel nur bei klinisch manifester Erkrankung indiziert. Als Anthelminthikum steht das Benzimidazolderivat Albendazol zur Verfügung. Bei Augen- oder ZNS-Manifestationen soll die Albendazoltherapie von einer Kortikosteroidbehandlung begleitet werden.
- Ein Larva-migrans-visceralis-Syndrom sensu lato kann auch von *Ascaris suum* (Schweinespulwurm) hervorgerufen werden.

LITERATUR

Auer H, Walochnik J. Clinical spectrum of toxocariasis. Adv Parasitol 2020; 109: 111–130.

Bowman DD. History of Toxocara and the associated larva migrans. Adv Parasitol 2020; 109: 17–38.

Ma G, Rostami A, Wang T, Hofmann A, Hotez PJ, Gasser RB. Global and regional seroprevalence estimates for human toxocariasis: A call for action. Adv Parasitol 2020; 109: 275–290.

6

Maciag L, Morgan ER, Holland C. Toxocara: time to let cati „out of bag". Trends Parasitol 2022; 38(4): 280–289.
Magnaval JF, Boushira E, Fillaux J. Therapy and Prevention for Human Toxocariasis. Microorganisms 2022; 10(2): 241–263.
Mazur-Melewska K, Wojciech Sluzewski AM, Figlerowic M. Clinical pathology of larval toxocariasis. Adv Parasitol 2020; 109: 154–164.
Rostami A, Riahi SM, Hofmann A et al. Global prevalence of Toxocara infection in dogs. Adv Parasitol 2020; 109: 561–583.
Rostami A, Sepidarish M, Wang T. et al. Global prevalence of Toxocara infection in cats. Adv Parasitol 2020; 109: 615–639.
Strube Ch, Raulf MK, Springer A, Waindok P, Auer H. Seroprevalence of human toxocarosis in Europe: A review and metaanalysis. Adv Parasitol 2020; 109: 375–418.

6.5.7 Gnathostomiasis

Martin Peter Grobusch

Das Wichtigste in Kürze

Die Gnathostomiasis beim Menschen ist eine Zoonose, die durch den Verzehr von ungegartem Süßwasserfisch, Schlangen-, Frosch- und Hühnerfleisch übertragen wird. Die Krankheitssymptome werden durch die Wanderung von L3-Larven von *Gnathostoma* spp. – von 12 Spezies können 5 den Menschen infizieren – verursacht; Hauptkrankheitsverursacher von menschlichen Infektionen ist *G. spinigerum.* In der überwiegenden Anzahl von Fällen manifestiert sich die Erkrankung als migrierende, schmerzhafte, rezidivierende subkutane Schwellungen (kutane Gnathostomiasis). Es können aber alle Gewebe und Organe des Körpers betroffen sein (viszerale Gnathostomiasis) und in seltenen Fällen, vor allem bei ZNS-Befall (Neurognathostomiasis), zu lebensbedrohlichen Verläufen führen.

6

Epidemiologie

Die Gnathostomiasis, lokal auch u. a. bildlich als „Shanghai-Rheumatismus" oder „Yangtse Kiang"-Ödem bezeichnet (Herman und Chiodini 2009), gilt als emerging global zoonosis (Liu et al. 2020). Ungefähr 5.000 Fälle sind bis dato weltweit gut dokumentiert, mit einer wahrscheinlich erheblichen Dunkelziffer in den Kernendemiegebieten. Außerhalb der Endemiegebiete (Süd-)Ostasiens (v. a. in Thailand und umliegenden Ländern; aber auch Fällen in Japan und China) und dem nordwestlichen Süd- sowie Mittelamerika (u. a. Kolumbien, Peru, Mexiko) (Grobusch et al. 2000, Liu et al. 2020) besteht ein kleiner Fokus im südlichen Afrika (Herman und Chiodini 2009); mit nur wenigen, aber zweifelsfrei beschriebenen Fällen bei Touristen aus Sambia, Simbabwe, Madagaskar, bei kürzlich bekannt gewordenen autochthonen Fällen in Madagaskar.

Im Hochendemiegebiet in Thailand wurden allein in Bangkok in 2 großen Krankenhäusern binnen 4 Jahren mehr als 800 Verdachtsfälle beurteilt; in einer anderen Serie wurden bei über 800 getesteten Verdachtsfällen in Bangkok mehr als 60 % seropositiv befundet. Eine Untersuchung von zum menschlichen Verzehr bestimmten Fischen und Fröschen auf Bangkoker Märkten förderten Infektionsraten von bis zu 100 % zutage. Bangkoker Straßenhunde wurden bis zu 3 % als mit Gnathostomiasis infiziert gefunden.

Ätiologie und Lebenszyklus

Die Gattung *Gnathostoma* spp. besteht aus Rundwürmern (Nematoden) der Ordnung Spirurida. Zwölf Spezies sind bekannt, worunter fünf das Potenzial zugesprochen wird, Menschen zu infizieren, insbesondere *G. spinigerum.* Menschen sind akzidentelle Wirte (Fehlwirte); das heißt, dass sie nicht nur keine Rolle in der Aufrechterhaltung des Lebenszyklus des Parasiten spielen, da sie im Menschen nicht ausreifen und sich daher auch nicht sexuell fortpflanzen können, sondern auch unbehandelt nach einer Wochen bis Jahre dauernden Sequenz von Latenz- und Migrationsphasen im Larvenstadium verbleibend absterben. Definitive Wirte von *Gnathostoma* spp. sind Canidae und Felidae inklusive Großkatzen; ursprünglich wurde Gnathostomiasis erstmals im 19. Jahrhundert bei der Obduktion eines Tigers im Londoner Zoo identifiziert.

Der Lebenszyklus und die verschiedenen Lebensstadien von *Gnathostoma* spp. sind in den Standardwerken der Tropenmedizin und Infektiologie und der aktuellen Literatur ausführlich beschrieben worden, beispielsweise von Herman und Chiodini (2009) oder Liu et al. (2020).

Adulte Würmer (in der Größe von bis zu ca. 55 mm Länge) leben in tumorartigen Magenwandveränderungen und entlassen Eier in den Magen-Darm-Trakt des Wirts. Nach der Eiausscheidung mittels Defäkation embryonieren die Parasiten in Süßwasser, um nach ca. einer Woche von einem ersten intermediären Wirt (vornehmlich dem Kleinkrebs *Cyclops* und anderen Kopffüßlern [Copepoden]) im frühen (L1) Larvenstadium aufgenommen zu werden. Hier entwickeln sich die Larven (von den Innereien des Wirts zehrend) zum L2-Larvenstadium. Nach Aufnahme von *Cyclops* durch zweite Intermediärwirte (Süßwasserfische, Frösche und andere Amphibien; auch Reptilien und Vögel inkl. Hühner) entwickeln sich die Parasiten zu L3-Larven weiter, penetrieren vom Magen-Darm-Trakt in umliegende Gewebe und enzystieren sich als infektiöse L3-Larven im Wirtsgewebe. Werden die zweiten Intermediärwirte zur Beute von Hunde- oder Katzenartigen, vollzieht sich der Lebenszyklus, indem die Parasiten – nach einer mehrwöchigen Wanderphase durch Leber und Abdominalhöhle – in den Magen zurück penetrieren, sich dort zu Adulten entwickeln und sexuell fortpflanzen.

Wird ungegartes oder rohes Fleisch von zweiten Intermediärwirten durch Menschen verzehrt, kommt es zur Erkrankung, die durch die Migration der im Durchschnitt ca. 3 mm langen L3-Larve (von *Gnathostoma spinigerum*) zustande kommt. Die Symptomatik mit zum Teil erheblichen Schmerzen und die Fähigkeit der Larve, sich bis zu 1 cm pro Tag unter erheblicher Gewebszerstörung fortzubewegen (im ZNS noch schneller, mit entsprechenden Folgen bis hin zum Tod), erschließt sich bei Betrachtung der L3-Larve unter dem Mikroskop. Bei speziesspezifischen morphologischen Unterschieden kennzeichnet *Gnathostoma* spp. am apikalen Ende ein mit 2 kieferartigen Hornplatten besetztes Mundstück; gefolgt durch mehrere zur Rotation befähigten zephalischen „Zahnkränzen" (Hakenreihen); zur Verstärkung der Mobilität ist das Kopfteil des Parasiten mit flüssigkeitsgefüllten Säcken ausgestattet, in denen Flüssigkeit hin- und herbewegt werden kann. Hier sei, bildlich gesprochen, der Vergleich mit einer äußerst effizienten „Tunnelvortriebsmaschine“ erlaubt.

Übertragung beim Menschen

Der hauptsächliche Übertragungsweg besteht in der **oralen Aufnahme von (enzystierten) Larven;** auch besteht die Möglichkeit der **Aufnahme von infizierten Copepoden (Kopffüßlern) mit dem Trinkwasser.** Eine direkte Übertragung von Mensch zu Mensch ist bei der in jedem Falle extrem seltenen diaplazentaren Übertragung bei einer hohen Parasitenlast der Mutter theoretisch denkbar (Liu et al. 2020); in der Literatur beschriebene Fälle sind nicht bekannt. Ein weiterer denkbarer, sehr seltener Infektionsweg ist das direkte Eindringen einer infektiösen Larve aus kontaminiertem Fleisch direkt in eine Wunde.

Pathogenese und Immunität

Die Krankheitssymptome werden durch eine Kombination von mechanischem Gewebsschaden und Entzündung durch die Absonderung von exkretorisch-sekretorischen Proteinen und die dadurch hervorgerufene Immunreaktion verursacht. Die resultierende, zelluläre (überwiegend eosinophile) und humorale, spezifische (v. a. IgG4) Immunantwort gegen *Gnathostoma*-crude-worm-Antigen führt nicht zur Destruktion der Larve, ermöglicht aber die serologische Diagnose.

Klinik

Die häufigste Manifestation der Erkrankung sind **intermittierende subkutane migrierende Schwellungen,** oft über Jahre rezidivierend vorkommend (kutane Gnathostomiasis) (Grobusch et al. 2000, Herman und Chiodini 2009, Liu et al. 2020). Allerdings kommen auch, deutlich seltener, Manifestationen in allen Organsystemen vor (viszerale oder intestinale Gnathostomiasis). Im Ausnahmefall sind (vor allem bei ZNS-Befall – Neurognathostomiasis; Katchanov et al. 2011) auch tödliche Verläufe beschrieben worden.

Kutane Gnathostomiasis

Die kutane Gnathostomiasis ist durch **schmerzhafte migrierende Schwellungen** (solitär oder auch multipel) in Kutis, Subkutis und tiefergelegenem Gewebe gekennzeichnet (➤ Abb. 6.57, ➤ Abb. 6.58), die mit bis zu Jahren dauernder Latenzperiode (wie durch Importfälle bekannt, bei denen eine Reinfektion ausgeschlossen werden konnte) und unbehandelt über Jahre hinweg auftreten können.

Die konkrete Symptomatik ist abhängig von der Gewebstiefe, in der die Larve migriert – je oberflächlicher, desto mehr ähnelt die Erscheinung der klassischen Larva migrans cutanea durch nicht humanen Hakenwurmbefall (z. B. durch *Ancylostoma braziliensis*); je tiefer unter der Haut, desto deutlicher tritt die klassische Präsentationsform der nodulären Pannikulitis in Erscheinung. Eine

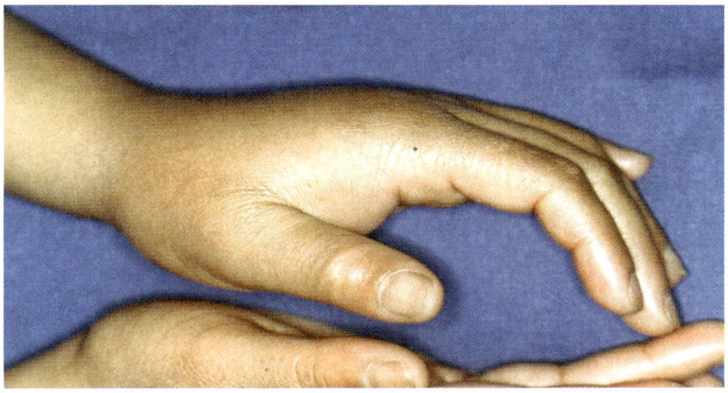

Abb. 6.57 Ausgeprägte, schmerzhafte Schwellung der linken Hand einer Patientin mit kutaner Gnathostomiasis bei Erstvorstellung [H574-001]

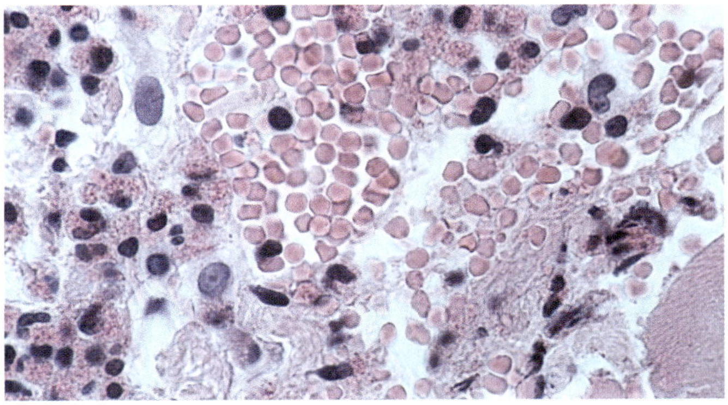

Abb. 6.58 Histologie der Biopsie aus der in ➤ Abb. 6.57 demonstrierten Läsion (H & E, × 1.000). Dichtes lymphohistiozytäres Infiltrat mit reichlich Eosinophilen in ödematösem subkutanem Gewebe, mit einem rupturierten Gefäß und Hämorrhagie (linke Bildhälfte). [H574-001]

fieberhafte Erkrankung und gastrointestinale Symptome werden insbesondere in der Frühphase der Erkrankung möglich, sind aber nicht die Regel.

Viszerale Gnathostomiasis

Migrierende Larven haben das Potenzial, auch tiefergelegene Gewebe – konkret: jedes tiefergelegene Gewebe und Organ – zu erreichen und zu penetrieren, wobei die determinierenden Faktoren für das jeweilige Migrationsverhalten nicht bekannt sind. In Gnathostomiasis-Endemiegebieten tätige Chirurgen oder Zahnärzte berichten nicht selten über anekdotische Begegnungen mit Larven, die unerwartet aus Bauchorganen, Wangenschleimhaut oder Zahnfleisch hervortreten.

Verschiedene, insgesamt aber seltene (im Vergleich zur kutanen Gnathostomiasis) Manifestationen der viszeralen Gnathostomiasis sind z. B. die pulmonale Gnathostomiasis mit einem pneumonischen Erscheinungsbild; die urogenitale Gnathostomiasis, die einer Schistosomiasis haematobium mit Hämaturie ähneln kann; okuläre und, besonders gefährlich, die ZNS- oder Neurognathostomiasis (Katchanov et al. 2011). Mehr als 250 Fälle sind in der Literatur beschrieben; Hauptmanifestationen sind Radikulomyelitiden und -enzephalitiden, Meningitis und Meningoenzephalitis sowie subarachnoidale und intrazerebrale Hämorrhagien. Wegen des weichen ZNS-Gewebes kann die Fortbewegungsgeschwindigkeit im ZNS frappierend schnell sein;

mit entsprechenden verwüstenden Läsionen (Katchanov et al. 2011) und möglichem letalem Verlauf.

Differenzialdiagnose

Die Differenzialdiagnose der migrierenden Schwellung nach Tropenaufenthalt ist kurz und beschränkt sich im Wesentlichen auf die „Kalabarschwellung" bei Loiasis (➢ Kap. 6.6.4) – wobei es praktisch keine Überlappung der Verbreitungsgebiete gibt. Des Weiteren ist die Gnathostomiasis im Gegensatz zur Kalabarschwellung schmerzhaft. Bei Migration unter der Haut ist die klassische Larva migrans cutanea die wichtigste Differenzialdiagnose. Bei enzephalitischem Verlauf und überlappendem Verbreitungsgebiet ist bei möglicher Neurognathostomiasis insbesondere die Angiostrongyliasis differenzialdiagnostisch zu erwägen (Herman und Chiodini 2009). Bei intestinaler Gnathostomiasis ist die viszerale Larva migrans (Toxocariasis) als mögliche alternative Diagnose zu berücksichtigen. Häufig als weitere Differenzialdiagnose genannt wird die Trichinellose, wobei hier insbesondere die frühe Krankheitsphase bei Parasitenevasion aus dem oberen Gastrointestinaltrakt mit einem systemischen febrilen Krankheitsbild und gastrointestinalen Beschwerden gleichen kann (bei der Trichinellose allerdings häufig, bei der Gnathostomiasis selten auftretend).

6

Diagnostik

Anamnestisch, klinisch und labortechnisch ergibt sich die klassische „diagnostische Triade" von **relevanter Nahrungsmittelexposition, migrierender, schmerzhafter Schwellung und Eosinophilie** (nebst IgE-Erhöhung) (Herman und Chiodini 2009, Liu 2020). In sehr seltenen Fällen besteht eine solche allerdings nicht – was die Stellung der Verdachtsdiagnose erschweren und somit deutlich verzögern kann.

Bei hautnah vermutetem Parasiten kann eine chirurgische Extraktion erwogen werden (Grobusch et al. 2020, Liu et al. 2020) – diese ist allerdings bei der wichtigsten Differenzialdiagnose, der Larva migrans cutanea, obsolet; bei Gelingen glückt jedoch neben der diagnostischen Beweisführung im Falle eines Einzelbefalls damit selbst die Therapie. Die zweifelsfreie morphologische Speziesidentifikation ist mühsam. Aus etwaigen histologischen Querschnitten ist diese nicht zu sicher zu stellen; auch in toto entfernte Larven ermöglichen die Gattungs-, aber nicht die sichere Spezieszuordnung.

Molekularbiologische Techniken finden insbesondere für taxonomische Studien Anwendung, haben aber keinen Platz in der diagnostischen Routine (Liu et al. 2020) – insofern dieser Begriff bei der Gnathostomiasis überhaupt sinnvoll anzuwenden ist, da serologische Methoden zur Detektion von Gesamt-IgG gegen *Gnathostoma*-Antigen (ELISA) und Gesamt-IgG und Subklassen-IgG gegen Crudeworm-Antigen von *G. spinigerum* (insbesondere IgG4 im Western-Blot) kompliziert und bedingt zuverlässig sind und routinemäßig nur in wenigen Spezialeinrichtungen wie an der Mahidol-Universität in Bangkok angeboten werden.

Die Zukunft der molekularen Diagnostik sowohl für Diagnostik und möglicherweise auch Therapie darf in der Proteomik vermutet werden (Liu et al. 2020).

Therapie

Die chirurgische Entfernung einer (einzelnen) Larve ist kurativ und diagnostischer Beweis zugleich, in den meisten Fällen aber nicht möglich (Grobusch et al. 2000). Alternative mechanische Methoden wie Ultraschallbehandlung oder Kälteapplikation gelten als wirkungslos. Verschiedene Anthelminthika sind mit wechselndem Erfolg experimentell angewendet worden, klinische Trials nach gängigen Standards gibt es nur wenige. Die beste Evidenz liegt für die Behandlung mit **Albendazol** vor, alternativ eignet sich **Ivermectin** (Grobusch et al. 2000, Herman und Chiodini 2009).

Empfohlene Dosierungen für Erwachsene sind Albendazol 400 mg per os 2 × tgl. über 21 Tage, oder Ivermectin 0,2 mg/kg KG 1 × tgl. über 2 Tage. Bei Kindern ist die empfohlene Dosierung für Albendazol 7,5 mg/kg KG 2 × tgl. über 21 Tage. Die Ivermectindosierung bei Kindern ist mit der bei Erwachsenen identisch. Eine ausführlichere Würdigung der genannten Pharmakotherapien findet sich bei Herman und Chiodini (2009). Keine der genannten Therapien ist zwingend erfolgreich. Insbesondere bei multiplem Befall sind wiederholte Behandlungen angezeigt – eine symptomatische antiinflammatorische und peripher analgetische Begleitmedikation bei Therapiebeginn ist zu erwägen.

Eine labortechnische Behandlungserfolgskontrolle besteht nicht; ein Abklingen der Akutsymptomatik und Ausbleiben eines Rezidivs (nur indiziert bei importierten Infektionen, nicht im Endemiegebiet mit dem Risiko der Reinfektion) können als positives Indiz gewertet werden. Während eine serologische Verlaufskontrolle nicht sinnvoll ist (nach erfolgter Behandlung ist ein für zumindest längere Zeit anhaltend positiv bleibender Titer zu erwarten), erscheint ein steiler Abfall von Eosinophilie (und ebenso IgE) unter Therapie als zumindest indikativ für einen Behandlungserfolg. Als Kuriosität in Einzelfallstudien, aber auch bei bis zu 20 % aller Behandelten in einer Behandlungsstudie, ist das Hervortreten von *Gnathostoma*-Larven bis direkt unter die Haut, und selbst das Austreten durch die Haut von Larven unter Albendazoltherapie beschrieben (Grobusch et al. 2000) (➢ Abb. 6.59).

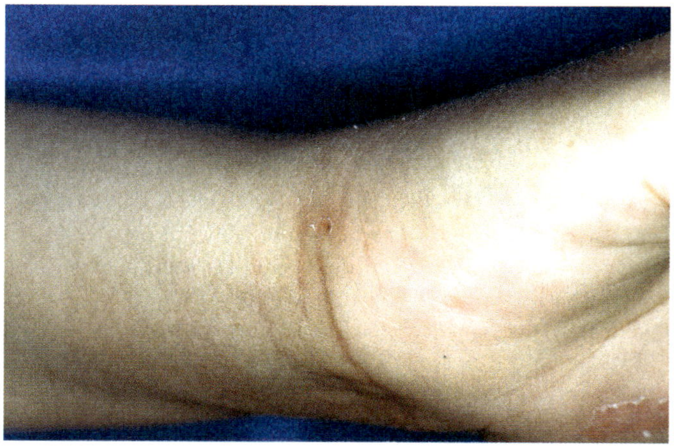

Abb. 6.59 „Austrittswunde" am linken Handgelenk einer Patientin am Tag nach der von ihr beobachteten Evasion einer L3-Larve von *Gnathostoma* spp. (vermutlich *G. spinigerum*) unter Albendazoltherapie [H574-001]

Management von erkrankten und ansteckungsverdächtigen Personen

Eine Behandlung, ggf. wiederholt, ist in der Regel erfolgreich. Bei unbehandelten Fällen kann die Symptomatik bis zu mehreren Jahren anhalten. Eine Ansteckungsgefahr von Mensch zu Mensch besteht nicht.

Prävention

Der Verzicht auf den Genuss von rohem/nicht durchgebratenem Fisch-, Amphibien- und Hühnerfleisch schützt vor Infektion. Entsprechend wirken Kochen, Durchbraten oder selbst Einfrieren bei −20 °Celsius für 3 bis 5 Tage des zum Verzehr bestimmten Tierprodukts als effektive Methoden zum Abtöten der Larven.

Beim Angebot von beispielsweise Ceviche (in Limonensaft mariniertem, rohem Fisch und Krustentieren) in Südamerika ist die individuelle Risikobewertung ausschlaggebend dafür, ob ein Verzehr gewagt werden sollte oder nicht.

Reisemedizinische Bedeutung

Als Importkrankheit ist die Gnathostomiasis einerseits eine relativ seltene Erkrankung (Grobusch et al. 2000), führt aber aufgrund des Seltenheitswerts zu einer anhaltend hohen Frequenz von reisemedizinischen Einzelfall- und Kleinserienberichten. Aus dem oben Gesagten ergibt sich, dass die Erkrankung bei zurückkehrenden Reisenden und Migranten in Betracht gezogen werden sollte, die sich mit lokalisierten (oder mehreren) intermittierenden, migrierend, oft äußerst schmerzhaften Schwellungen der Haut und Unterhautgewebe bei meist ausgeprägter Eosinophilie und einem Aufenthalt in einem der Endemiegebiete vorstellen – insbesondere wenn der Verzehr von rohen/nicht durchgegarten Nahrungsmitteln (Süßwasserfisch- und Frosch-, Schlangen-, Hühnerfleisch) nicht ausgeschlossen oder anamnestisch festzustellen ist (Grobusch et al. 2000).

LITERATUR

Grobusch MP, Bergmann F, Teichmann D, Klein E. Cutaneous gnathostomiasis in a woman from Bangladesh. Int J Infect Dis. 2000; 4(1): 51–4.
Herman JS, Chiodini PL. Gnathostomiasis, another emerging imported disease. Clin Microbiol Rev. 2009; 22(3): 484–92.
Katchanov J, Sawanyawisuth K, Chotmongkoi V, Nawa Y. Neurognathostomiasis, a neglected parasitosis of the central nervous system. Emerg Infect Dis. 2011; 17(7): 1174–80.
Liu GH, Sun MM, Elsheikha HM et al. Human gnathostomiasis: a neglected food-borne zoonosis. Parasit Vectors 2020; 13(1): 616.

6.6 Filariosen

6.6.1 Einleitung

Achim Hörauf, Marc P. Hübner

Das Wichtigste in Kürze

Filariosen sind Infektionen mit Gewebe bewohnenden Nematoden aus der Familie Onchocercidae, (Klasse: Nematoda; Ordnung: Spirurida), die durch blutsaugende Arthropoden übertragen werden (➤ Kap. 7.5). Die von den Weibchen geborenen Larven – **Mikrofilarien** (MF) – werden im Blut oder in der Haut gefunden (➤ Tab. 6.11, ➤ Tab. 6.12, ➤ Tab. 6.13). Die Blutmikrofilarien von *Wuchereria, Brugia* und *Loa loa* weisen ein periodisches Verhalten auf. Sie erscheinen entweder in der Nacht oder am Tag in der peripheren Zirkulation, während sie sich in der Zwischenzeit in der Lungenstrombahn aufhalten. Diese **Periodik** ist auf die Aktivitätsphase der jeweils übertragenden Vektoren abgestimmt.

Tab. 6.11 Filariosen des Menschen

Erreger	Geografische Verbreitung	Sitz der erwachsenen Filarien	Wichtige Krankheitszeichen	Zwischenwirte
Wuchereria bancrofti	In den meisten tropischen Ländern	Im Lymphsystem	Lymphangitis/-adenitis, Funikulitis, chylöse Ergüsse, Hydrozele, Elephantiasis	*Culex-*, *Anopheles-*, *Mansonia-* und *Aedes*-Arten
Brugia malayi	Südostasien, indisch-malaiischer Raum	Im Lymphsystem	Lymphangitis/-adenitis, Elephantiasis	*Mansonia-* und *Anopheles*-Arten
Brugia timori	Südostindonesien	Im Lymphsystem	Lymphangitis/-adenitis, Elephantiasis	*Anopheles barbirostris*
Loa loa	Afrikanisches Regenwaldgebiet (von Benin bis Gabun)	Wandert im Bindegewebe, besonders subkutan	flüchtige Hautschwellungen, zuweilen Filarien in der Augenbindehaut	*Chrysops*-Arten
Onchocerca volvulus	Tropisches Afrika; Grenzgebiet Venezuela/Brasilien	Im Subkutangewebe	Knoten unter der Haut, juckende Dermatitis, Augenentzündungen	*Simulium*-Arten
Mansonella perstans	Tropisches Afrika und Amerika	Peritoneal-, Pleural-, Perikardialhöhlen	Keine oder unspezifisch allergisch	*Culicoides*-Arten
Mansonella streptocerca	Tropisches Afrika	Bindegewebe der Haut	Dermatitis	*Culicoides*-Arten
Mansonella ozzardi	Süd- und Mittelamerika	Peritoneales Fett- und Bindegewebe, Peritonealhöhle	Keine oder unspezifisch allergisch	*Culicoides-* und *Simulium*-Arten

Tab. 6.12 Differenzialdiagnose der Mikrofilarien

Art	Zeit in peripherer Zirkulation	Länge bei Formaldehydfixierung [µm]	Merkmal Scheide	Kennzeichen im hämatoxylingefärbten „Dicken Tropfen"
Im Blut nachweisbare Arten				
Wuchereria bancrofti	Typische Form nachts, subperiodische Form mehr tagsüber	274–322	Große Formen mit Scheide	Lagerung in glatten Windungen; Kernsäule auffallend locker, Schwanzende kernfrei; kernfreier Kopfabschnitt kurz (0,5–1 Wurmbreite)
Brugia malayi	Nachts	240–298	Große Formen mit Scheide	Lagerung unregelmäßig; Kernsäule dicht, Schwanz hat am Ende und kurz vorher je eine kleine Anschwellung mit je 1 Kern; kernfreier Kopfabschnitt lang (etwa 2 Wurmbreiten)
Brugia timori	Nachts	Im Mittel 310	Große Formen mit Scheide	Kopfabschnitt lang (etwa 3 Wurmbreiten)
Loa loa	Tagsüber	280–330	Große Formen mit Scheide	Lagerung unregelmäßig; Kernsäule dicht; im Schwanz Kerne bis ans Ende; kernfreier Kopfabschnitt kurz
Mansonella ozzardi	Dauernd	Im Mittel 223	Kleine Formen ohne Scheide	Schwanzende spitz, letztes Stück kernfrei
Mansonella perstans	Dauernd	165–216	Kleine Formen ohne Scheide	Schwanzende stumpf mit Endknöpfchen, Kerne bis ans Ende, im Vorderende Kerne zweireihig
In der Haut nachweisbare Arten				
Onchocerca volvulus	–	308–337	Ohne Scheide	Ähnlich *W. bancrofti,* aber ohne Scheide; Schwanzende spitz und kernfrei
Mansonella streptocerca	–	180–240	Kleine Formen ohne Scheide	Ähnlich *M. perstans,* aber Schwanz hirtenstabähnlich gekrümmt und im Vorderende Kerne einreihig

Tab. 6.13 Merkmale zur Unterscheidung der in der Haut vorkommenden Mikrofilarien

Merkmal	Onchocerca volvulus	Mansonella streptocerca
Dicke	5–9 µm	3–5 µm
Pro Querschnitt	Oft 3 Kerne nebeneinander	Nur 2 Kerne nebeneinander
Vorderende	8–12 µm ohne Kerne	Nur 3–5 µm ohne Kerne
Hinterende	Spitz, 10–15 µm ohne Kerne	Stumpf, Kerne bis zum Ende, gebogen wie ein Hirtenstab
Länge (im Mittel)	Ca. 260–310 µm	Ca. 260 µm

Generelle Labordiagnostik

Die Labordiagnostik beruht auf der Serologie, dem Nachweis von **Mikrofilarien** (MF) im Blut bzw. in der Haut durch Mikroskopie und auch durch PCR/LAMP, sowie im Falle der Infektion mit *Wuchereria bancrofti* auf dem Nachweis des zirkulierenden Antigens in Blut, Plasma oder Serum (➤ Kap. 6.6.3).

➤ Tab. 6.12 gibt einen Überblick über Differenzialdiagnose der MF.

Immundiagnostik

- Infektionen mit Filarien gehen mit hohen Serumantikörpern gegen verschiedene Filarienantigene einher. Wegen der intensiven Kreuzreaktivität können beliebige Filarienantigene zum Nachweis von Antikörpern gegen alle Filarienarten verwendet werden. So eignen sich z. B. Rohextrakte der Nagetierfilarie *Acanthocheilonema viteae* zum Nachweis von Antikörpern gegen die verschiedenen menschenpathogenen Filarienarten mit hoher Sensitivität. Kreuzreaktionen auch mit *Strongyloides* und anderen Nematoden kommen vor.

Praxistipp

Die Serologie dient bei Reiserückkehrern aus den Tropen sowie Migranten als **Suchtest** vor der aufwendigeren parasitologischen Diagnostik, die sich bei negativem Ergebnis erübrigt.

- Bei der **Verlaufskontrolle nach Behandlung** sind signifikante Titerveränderungen erst nach Monaten zu erwarten. In Endemiegebieten ist die Serologie als Suchtest nicht hilfreich, hier stehen die Nachweise von MF und zirkulierendem Antigen (bei *W. bancrofti*) im Vordergrund.

Mikrofiliariennachweis

Bei hoher MF-Dichte (ab ca. 500 MF/ml) genügt die mikroskopische Betrachtung eines Tropfens Citratblut bei 80- bis 100-facher Vergrößerung. Eine Artunterscheidung ist damit nicht möglich; diese gelingt am besten im Dicken Tropfen mit der Delafield Methode (➤ Abb. 6.60), s. u. Bei niedriger Mikrofilarämie sind **Anreicherungsverfahren** anzuwenden:

- **Mikrohämatokrit**: Mehrere Hämatokritröhrchen werden zentrifugiert, dann in die Rille einer Blutkörperchenzählkammer gelegt. Bei mikroskopischer Betrachtung sieht man die sich be-

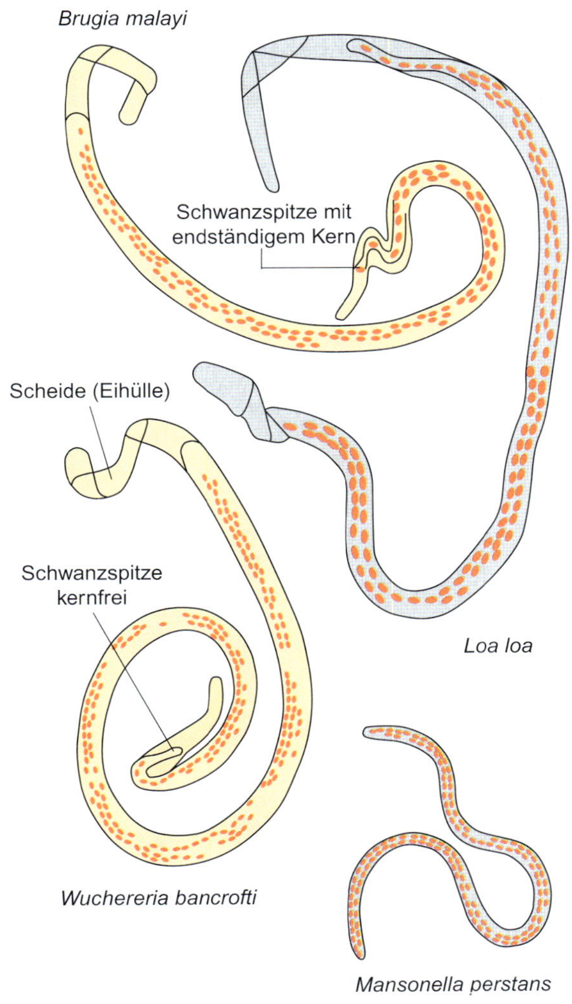

Abb. 6.60 Mikrofilarien aus menschlichem Blut [P1552, L143]

wegenden MF in der Schicht oberhalb der Blutkörperchensäule. Eine Artbestimmung ist nicht möglich.

- **Zentrifugation (Knott Test)**: 3 ml Citrat- oder EDTA-Blut werden mit 6 ml einer 2-prozentigen wässrigen Formalinlösung gemischt und 10 Minuten bei 3.000 UpM zentrifugiert. Das Sediment wird mit 1 Tropfen 0,1-prozentiger Methylenblaulösung (Merck 1283) aufgeschwemmt und mikroskopiert. Die Scheiden (Eihüllen) färben sich dabei nicht an.
- **Dicker Tropfen**: Sensitivität ca. 20 MF/ml. Er wird wie bei der Untersuchung auf Plasmodien aus Kapillarblut hergestellt und nach guter Lufttrocknung in Wasser oder physiologischer Kochsalzlösung enthämoglobinisiert. Nach erneutem Trocknen wird das Präparat 1 Minute mit Methanol fixiert, anschließend mit auf 56 °Celsius erwärmtem Delafield-Hämatoxylin (Merck 9252) gefärbt und danach mit Wasser abgespült.
- **Filtration**: 3–10 ml antikoaguliertes Blut werden mit dem gleichen Volumen Methylenblaulösung (Merck 1283) gemischt, 1 Stunde inkubiert und dann durch einen Polycarbonatfilter (3 µm Porengröße) gepresst. Nach mehrmaligem Nachspülen mit Wasser wird der Filter mit einer Pinzette entfernt und auf den Objektträger gelegt. Statt der Inkubation mit Methylenblau kann an dem Filter auch eine Färbung mit Delafield-Hämatoxylin durchgeführt werden.

Hautmikrofilarien werden durch Entnahme kleiner Epidermisstückchen mittels einer modifizierten ophthalmologischen Sklerastanze nach Holth oder Walser entnommen (➤ Abb. 6.70, ➤ Tab. 6.13).

Nachweis durch PCR und LAMP

In der Regel Real-Time-PCR mit Sonden zur Erhöhung der Spezifität. Mehrere „in-house-tests" sind beschrieben. In den letzten Jahren wurden zudem LAMP (loop-mediated isothermal amplification-) Tests etabliert, die eine zur PCR vergleichbare Sensitivität und Spezifität erreichen, aber bei gleichbleibender Temperatur im Heizblock oder Wasserbad und somit auch bei einfacherer Laborausstattung durchgeführt werden können; kommerzialisierte Verfahren gibt es derzeit nicht. Im Vergleich zur Mikroskopie von Blut-MF ohne Anreicherungsverfahren ist das PCR- bzw. LAMP-Verfahren sensitiver, aber auch hier muss theoretisch zumindest 1 MF im Untersuchungsmaterial vorliegen. Bei den Infektionen mit Blut-MF kann man durch die Anreicherungsverfahren die Sensitivität der Mikroskopie um den Faktor 100 und mehr steigern.

Therapie

Zur Behandlung von Filariosen steht nur eine geringe Anzahl an Medikamenten zur Verfügung. Dabei unterscheidet sich die Wirksamkeit der Medikamente für die verschiedenen Filarienarten und das Parasitenstadium (➤ Tab. 6.14). Medikamente, die gegen die Mikrofilarien gerichtet sind, werden als **mikrofilarizid** bezeichnet, Medikamente, die adulte Filarien abtöten, als **makrofilarizid.** Für mikrofilarizide Medikamente (z. B. Ivermectin oder Diethylcarbamazin, DEC) reicht oft eine einzelne Behandlung aus, um temporär die Mikrofilarien zu eliminieren. Für die Eliminierung der adulten Filarien stellt eine 4- bis 6-wöchige, tägliche Doxycyclin-Behandlung für Filarien mit *Wolbachia*-Endosymbionten (*Loa loa* besitzt diese nicht) die bislang zuverlässigste kurative Therapie dar.

Interaktion mit HIV/AIDS

Die Filariosen gehören nicht zu den opportunistischen Infektionen. Wurmlarven werden Antikörper-vermittelt durch Granulozyten und Makrophagen abgetötet, und anscheinend reicht eine B-Zell-Antwort, die vor dem Fehlen der T-Zellen induziert worden ist, auch weiterhin zur Produktion von ausreichend Antikörpern aus, wenngleich sich die Titer verringern. Die **üblichen Medikamente gegen Filarien wirken bei HIV-positiven Personen** nicht schlechter als bei HIV-negativen.

Reisemedizinische Bedeutung und Prophylaxe

Epidemiologische Untersuchungen legen nahe, dass sich mehr als 99 % der übertragenen infektiösen Larven nicht zu adulten Würmern entwickeln. Die Filariose gehört deshalb bei Touristen, die sich nur

Tab. 6.14 Medikamentenwirksamkeit gegen Mikrofilarien und adulte humanpathogene Filarien

Medikament	Stadium	Wuchereria bancrofti, Brugia spec.	Mansonella perstans	Mansonella streptocerca	Mansonella ozzardi	Onchocerca volvulus	Loa loa
DEC	Mikrofilarien	+++	+[a]	+++[a]	-	(+++[b])	(+++[b])
	Adulte	++[a]	-	+++[a]	-	(-)	(++?)
Ivermectin	Mikrofilarien	+++	-	+++	+++	+++	(+++[b])
	Adulte	-	?	?	?	-	?
Albendazol	Mikrofilarien	+/-	-	?	?	+/-	+
	Adulte	+/++[a]	-	?	?	+	+?
IDA-Triple-Therapie	Mikrofilarien	+++	?	?	?	+++[c]	(+++?[b, c])
	Adulte	+?	?	?	?	+	?
Moxidectin (+Albendazol)	Mikrofilarien	+++	?	?	?	+++	?
	Adulte	+	?	?	?	-/+	?
Doxycyclin	Mikrofilarien	-	-	-?	-?	-	-
	Adulte	+++[a]	+++[a]	-?	+++[a]?	+++[a]	-

- Keine Wirksamkeit; + geringe Wirksamkeit; ++ gute Wirksamkeit; +++ exzellente Wirksamkeit; ? nicht untersucht/bestätigt
IDA: Ivermectin-DEC-Albendazol-Triple-Therapie
[a] Mehrwöchige Therapie; bei Albendazol und Doxycyclin Off-Label-Use
[b] Kontraindikation wegen möglichen schweren okulären Nebenwirkungen (Onchozerkose) bzw. anaphylaktischen Reaktionen und Enzephalopathien bei *L.-loa*-Patienten mit hoher Mikrofilarämie (> 8.000 MF/ml bei IVM, > 2.000 MF/ml bei DEC)
[c] In klinischer Prüfung und bisher nur nach vorausgegangener IVM-Therapie zur Reduktion der okulären MF wegen möglicher schwerer okulärer Nebenwirkungen durch DEC

kurz in einem Endemiegebiet aufgehalten haben, zu den seltenen importierten Infektionen. Bei der Individualdiagnostik steht eine serologische Screeninguntersuchung an erster Stelle.

- Bei Touristen ist eine Serologie **frühestens 4 bis 6 Monate nach Aufenthalt** in einem Endemiegebiet sinnvoll.
- Sie sollte erfolgen bei Personen mit filariosetypischer Symptomatik (s. u.), **Bluteosinophilie** und einer **geografischen** sowie **Expositionsanamnese,** die an eine Filarieninfektion denken lässt.

Da wegen der langen Reifungsdauer der Würmer der Erregernachweis über lange Zeit nicht geführt werden kann, kann die Diagnostik u. U. Probleme bereiten.

In einer **Geosentinel**-Studie, die reisemedizinische Zentren in den USA und Europa umfasste, machten Filariosen < 1 % der dort gefundenen Erkrankungen aus. Bei der Mehrzahl der Fälle hatten sich die Erkrankten > 1 Monat im Endemiegebiet aufgehalten (Lipner et al. 2007).

Zur **Prophylaxe** sollte der Kontakt mit den Überträgermücken weitestgehend reduziert werden. **Doxycyclin** (Wirkungsweise ➤ Tab. 6.14) hemmt im Tierversuch die Entwicklung des infektiösen 3. Larvenstadiums zu Adultwürmern. Wenn eine Malariaprophylaxe mit Doxycyclin durchgeführt wird, ist es wahrscheinlich, dass sie auch gegen lymphatische Filariose und Onchozerkose wirksam ist.

LITERATUR

Lipner EM, Law MA, Barnett E et al. Filariasis in Travelers Presenting to the GeoSentinel Surveillance Network. PLoS Negl Trop Dis 2007; 1: e88.

6.6.2 Onchozerkose

Achim Hörauf, Marc P. Hübner

Das Wichtigste in Kürze

Die Onchozerkose des Menschen (Syn. Onchocerciasis, Flussblindheit) ist eine chronische Infektion mit der Filarie *Onchocerca volvulus* (Nematoda, Filarioidea) und wird durch Kriebelmücken (Simuliidae) übertragen.

Trotz erfolgreicher Programme zur Bekämpfung der Onchozerkose bleibt die Erkrankung wegen ihrer oft **schweren ophthalmologischen und dermatologischen** Symptomatik die wichtigste Filariose des Menschen in Afrika.

Onchozerkosebedingte Sichtbeeinträchtigung und Erblindung sowie Dermatitis sind weit verbreitet. Sie erhöhen signifikant das Mortalitätsrisiko der Bevölkerung und reduzieren die Erwerbsfähigkeit. Dies wird in Disability-adjusted Life Years (DALYs) gemessen und macht jährlich viele Millionen US-Dollar aus.

Epidemiologie

Laut der Global Burden of Disease Studie (Global Burden of Disease Study 2017) sind 21 Millionen Menschen mit *O. volvulus* infiziert. Über 99 % der Onchozerkosepatienten leben in 31 Ländern südlich der Sahara in Afrika. Weitere isolierte Herde mit Onchozerkose existieren in Lateinamerika und Jemen, wobei in der neuen Welt nur noch an der Grenze von Venezuela und Brasilien eine aktive Transmission erfolgt. Mexiko, Guatemala, Kolumbien und Ecuador sind weltweit die einzigen Länder, in denen die WHO die Eliminierung der Onchozerkose zertifizierte (WHO 2020).

In **hyperendemischen Gebieten** sind definitionsgemäß mehr als 60 % der Personen MF-Träger bzw. mehr als 40 % besitzen tastbare Onchozerkome.

Im Alter von 5 bis 9 Jahren sind dort bereits 50 % der Kinder und jenseits des 20. Lebensjahres nahezu alle Bewohner infiziert. Oft zeigt die Hälfte der Einwohner dieser Regionen onchozerkosebedingte Krankheitszeichen. Viele Erwachsene beherbergen bis zu 50 Adultwürmer und die **Mikrofilariendichten** erreichen mehr als 100 MF/mg Hautgewebe. Einschränkungen des Sehvermögens von bis zu 30 % der Infizierten sowie Erblindungsraten von teilweise über 10 % fanden sich vor Beginn der Onchozerkose-Kontrollprogramme in Westafrika (OCP, APOC, s. u.), und bestehen, wenn auch in geringerem Ausmaß, in den Wald- und Savannenregionen Zentralafrikas.

Das Vorkommen der Onchozerkose hängt von der Verbreitung der Simulien ab. Es ist demnach herdförmig um die Brutplätze gelegen; die maximale Reichweite der Simulien (sofern sie nicht durch Wind verfrachtet werden) beträgt 12 km. Abgesehen von hyperreaktiven Erkrankungsvarianten korreliert die Morbidität mit der Übertragungsintensität (jährliche Übertragungsrate) und der Expositionsdauer. Während der Onchozerkose-Bekämpfungsaktivitäten (s. u.) wurde die gute Adaptationsfähigkeit des Übertragungssystems deutlich, bei dem sich 10-fache Unterschiede in der Übertragungsintensität nicht nennenswert auf die Adultwurmlasten auswirken.

Ursache einer unterschiedlichen Häufigkeit der Krankheitszeichen in verschiedenen geografischen Gebieten können die unterschiedliche Lokalisation der Mückenstiche, aber auch genetische Faktoren bei Mensch und Parasit sein. Möglicherweise werden Immunität und Pathologie durch Koinfektionen mit anderen Erregern, vor allem Nematoden, und auch durch pränatale Exposition modifiziert.

Der Zusammenhang von geografischer Nähe zu Flüssen und dem Auftreten der Onchozerkose wurde von der Bevölkerung endemischer Gebiete schon seit Langem erkannt.

- Onchozerkose bedeutet für viele Regionen der Welt gravierende sozioökonomische Probleme.
- Die Krankheit hat zwar nur eine geringe Morbidität, aber einen hohen Verlust von Lebensqualität (DALYs).

Erreger und Übertragung

Die Übertragung der Onchozerkose erfolgt von Mensch zu Mensch durch **Kriebelmücken** der Gattung Simuliidae (➤ Kap. 7.5). Der Artenkomplex *Simulium damnosum* ist der Hauptvektor in den meisten endemischen Gebieten Afrikas, in Ost- und Zentralafrika überträgt zudem *S. neavei.* In dem einzig verbliebenen aktiven lokalen Herd in der Neuen Welt übertragen verschiedene *Simulium*-Arten die Onchozerkose an der Grenze von Venezuela und Brasilien.

Die Kriebelmücken sind aufgrund ihrer Bruteigenschaften an rasch fließendes Wasser der Bäche und Flüsse gebunden. Dadurch ist die Infektion im Wesentlichen auf die Bewohner der Flussgebiete beschränkt **(„Flussblindheit").**

Die 3–8 cm langen männlichen und die 20–50 cm langen weiblichen Adultwürmer (➤ Abb. 6.61) leben zusammengeknäuelt in überwiegend subkutanen Bindegewebsknoten, den **Onchozerkomen.** Während ihres durchschnittlich 10, maximal 14 Jahre dauernden Lebens produzieren sie Millionen von Nachkommen, die Mikrofilarien (MF). Diese sind 260–310 µm lang, ca. 8 µm dick und ungescheidet, d. h. sie werden nicht von einer Eihülle umgeben. Sie wandern vom Knoten in die obere Dermis, in der sie bis zu 2 Jahren leben. Einige MF können von der benachbarten Haut in das Augengewebe einwandern. Sterben sie ab, lösen sie im Gewebe Entzündungsreaktionen aus, die für die Erkrankungen (Visusverlust, Dermatitis) verantwortlich sind.

In geringer Anzahl gelangen MF in das Blut und können so viele Organe einschließlich des hinteren Augenabschnitts und des Liquor

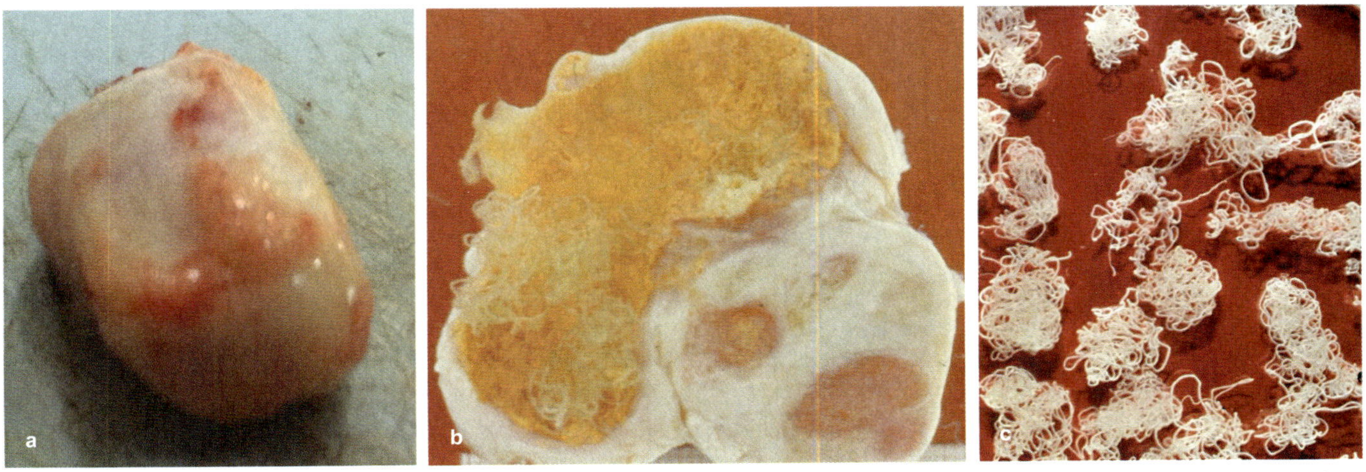

Abb. 6.61 Operativ entferntes Onchozerkom (a); Querschnitt durch ein Onchozerkom mit etlichen Würmern (b); mittels Kollagenasetechnik aus einem Onchozerkom isolierte weibliche Adultwürmer (c) [P1552]

cerebrospinalis erreichen. Gelegentlich können sie im Mutterleib von der Plazenta auf den Föten übergehen. Die MF von *O. volvulus* zeigen keine ausgeprägte zirkadiane Periodizität.

Werden lebende MF von den ausschließlich am Tag stechenden Simulienweibchen bei der Blutmahlzeit aus der Haut von Onchozerkosepatienten aufgenommen, so entwickelt sich ein Teil in Abhängigkeit von der Außentemperatur (18–35 °Celsius) in 6–12 Tagen in der Flugmuskulatur durch 2 Häutungen zum 3. Larvenstadium. Dieses **infektiöse Larvenstadium** kann beim erneuten Stich der Mücke wieder auf einen anderen Menschen übertragen werden. Nach 2 weiteren Häutungen im Menschen entwickeln sich im Laufe mehrerer Monate die **Adultwürmer.** Frühestens 10 Monate, oft mehrere Jahre nach der Infektion, beginnt die MF-Produktion. Der Mensch stellt den einzigen für die Transmission der Onchozerkose entscheidenden Wirt dar.

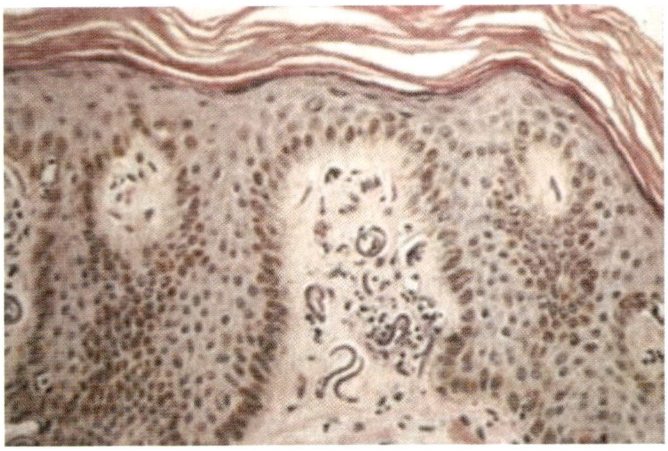

Abb. 6.62 Mikrofilarien von *Onchocerca volvulus* im Stratum papillare der Haut: Hyperkeratose, Akanthose. [P1552]

Pathogenese und Immunologie

Die adulten Filarien sind eingekapselt in Bindegewebsknoten (Onchozerkome), denen keine wesentliche pathogenetische Bedeutung zukommt.

- Die Pathologie der Onchozerkose wird durch die **MF** verursacht, die millionenfach freigesetzt werden.
- Vor allem degenerierende und tote MF induzieren Gewebereaktionen. Dies wird deutlich nach mikrofilarizider Behandlung.
- Aber auch ohne Behandlung sterben bei hohen MF-Dichten täglich mehr als 10.000 MF in der Haut ab.

- **Hyporeaktive bzw. generalisierte Onchozerkose**: Patienten mit mehr als 10 MF/mg Hautgewebe (auch 50–100 sind möglich) und geringen bis fehlenden mikro- und makroskopischen Hautveränderungen.
  - Filarien modulieren erfolgreich das Immunsystem und induzieren regulatorische Immunantworten, welche filarienspezifische und -unspezifische Immunreaktionen hemmen. **Suppression der zellulären und humoralen Immunantwort.**
  - Im peripheren Blut, aber auch innerhalb der Onchozerkome finden sich viele regulatorische T-Zellen und antiinflammatorische Zytokine wie IL-10 und TGFβ. Zudem wird IgG4 freigesetzt, welches nicht die antikörpervermittelte zelluläre Zytotoxizitätsreaktion (ADCC) induziert und an denselben Rezeptor wie IgE bindet. Dadurch wird die Immunantwort von Effektorzellen wie Neutrophilen, Eosinophilen und Makrophagen gegen lebende MF unterbunden. Vorwiegend degenerierte oder tote MF werden angegriffen.
  - Dermatohistologisch finden sich bei unbehandelten Patienten oft morphologisch intakte MF im Korium (➤ Abb. 6.62). Das umgebende diffuse zelluläre Infiltrat besteht aus Lymphozyten, Gewebsmakrophagen, Plasmazellen, Mastzellen und wenigen Eosinophilen.
  - Die humorale Immunsuppression ist während der Schwangerschaft von der Mutter auf den Fötus übertragbar und mag erklären, dass eine Onchozerkose bei Personen, die nicht im endemischen Gebiet geboren wurden (z. B. Reisende), oftmals heftiger verläuft.
  - Nach mikrofilarizider Therapie durch **Ivermectin** können MF keine immunmodulierenden exkretorisch-sekretorischen Proteine mehr freisetzen, wodurch es zur Reaktivierung der zellvermittelten Immunreaktion kommt.
- **Hyperreaktive Onchozerkose**: zahlenmäßig deutlich weniger Patienten mit niedriger oder fehlender Hautmikrofilariendichte und ausgeprägter Klinik. Die Erkrankungsvariante **„Sowda"** im Jemen und im Sudan veranschaulicht dies deutlich:
  - Starke Typ-2-Reaktion (hohe IL-4-, IL-5-, IL-13- und IgE-Werte und Eosinophilenzahlen) sowie ausgeprägte Th17-Antwort (Katawa et al. 2015). Regulatorische T-Zellen sind verringert und in den Onchozerkomen ist die Produktion immunsupprimierender Zytokine wie TGFβ gedrosselt. Eosinophile und neutrophile Granulozyten sowie Makrophagen greifen auch lebende MF an.
  - Bei der Freisetzung von gewebeschädigenden Zellprodukten durch Immunzellen werden nicht nur die MF, sondern auch das sie umgebene Wirtsgewebe geschädigt, so auch die elastischen und kollagenen Fasern in der Haut, gefolgt von **Atrophie** und **Fibrose.**
  - Die hyperreaktive Onchozerkose kommt familiär gehäuft vor. In Ghana und Guinea fand sich bei Sowda-Patienten eine Häufung eines Allels (single nucleotide polymorphism, SNP) im IL-13-Gen; ein SNP in der Promotor-Region von IL-10, der zu niedrigerer IL-10-Produktion führt, war assoziiert mit verstärkter zellulärer Immunität. Epidemiologisch ist IL-5 negativ assoziiert mit der MF-Dichte.

In hyperendemischen Gegenden, die mehrfach Massenchemotherapie mit Ivermectin erhielten, gibt es noch eine weitere „Form" der Onchozerkose, bei der Patienten Onchozerkome mit lebenden Adultwürmern aufweisen, MF-negativ sind und keine ausgeprägte Pathologie besitzen.

Nicht nur für neue Chemotherapieansätze, sondern auch immunologisch ist die Präsenz von **Endosymbionten** der Gattung *Wolbachia* in den Filarien von Bedeutung (➤ Abb. 6.63):

- Die Wolbachien sind essenziell für die Entwicklung, Fertilität und das Überleben der Filarien; werden die Wolbachien, z. B.

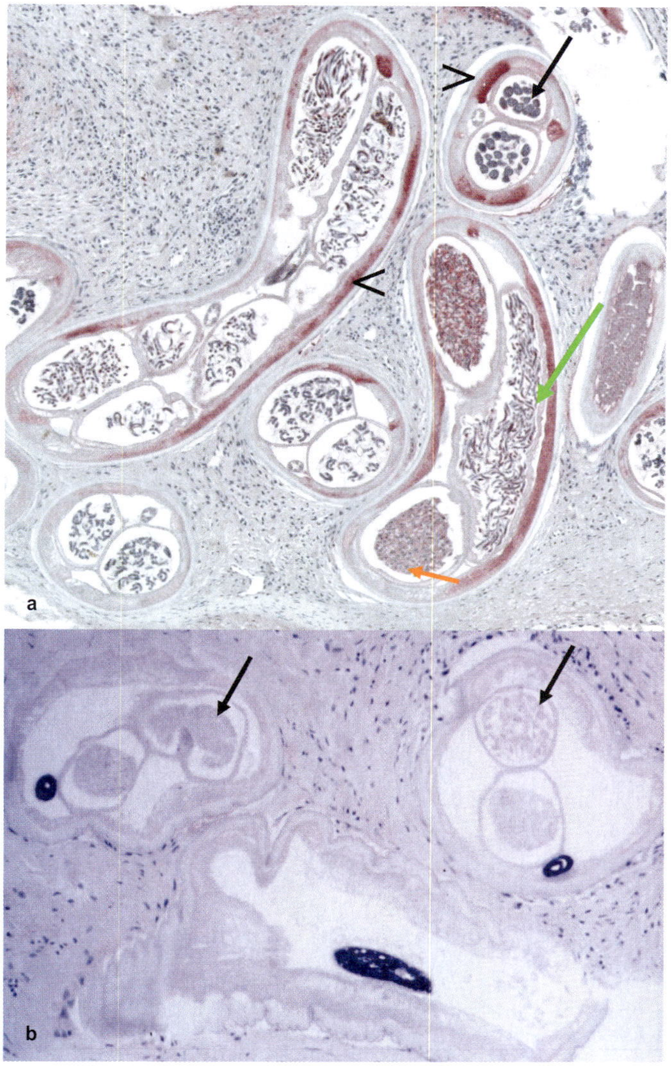

Abb. 6.63 Immunhistologie von Onchozerkomen. Die Wolbachien sind mit einem Antikörper gegen WSP (*Wolbachia* surface protein) angefärbt. Sie finden sich bei unbehandelten Onchozerkomen in der Hypodermis („Wand" des Wurmleibes; Pfeilspitzen) sowie den Oozyten (oranger Pfeil) und weiteren Embryonalstadien (z. B. Morulae, schwarzer Pfeil) bis hin zur Mikrofilarie (grüner Pfeil) (a). Nach Behandlung der Patienten mit Doxycyclin färben sich keine Wolbachien in den Würmern mehr an. Die Uteri der Weibchen enthalten nur degenerierte (schwarze Pfeile) oder gar keine Embryonen (b). Später sterben auch die Adultwürmer ab. [P1552]

durch Doxycyclintherapie (s. u.) depletiert, werden die Würmer unfruchtbar und sterben nach ca. 18–20 Monaten ab.

- Die Wolbachien induzieren eine über den Toll-like-Rezeptor 2 vermittelte innate Entzündungsantwort; das Auftreten von Neutrophilen im Knoten ist an die Präsenz von Wolbachien gebunden.
- Im Mausmodell sind die Wolbachien essenziell für die Ausbildung der Keratitis; sie sind wahrscheinlich auch beim Menschen an den Schäden der vorderen Augenkammer beteiligt.

Klinik

Die Onchozerkose führt im Wesentlichen zu 4 klinischen Manifestationen:

1. Onchozerkome: subkutane Knoten um die Adultwürmer
2. Onchodermatitis: Hautveränderungen
3. Sklerosierende Lymphadenitis
4. Augenveränderungen

Onchozerkome

Die sich um die Makrofilarien bildenden kirschkern- bis pflaumengroßen Bindegewebskapseln liegen häufig subkutan, meist gut tastbar oder sogar sichtbar (➤ Abb. 6.64). In Afrika sind sie vorwiegend über dem Beckenkamm, den Trochanteren, dem Kreuz- und Sitzbein und an der Knieinnenseite zu finden. Bei Kindern und in Mittel- und Südamerika treten die Knoten häufig im Kopf-, Schulter- und Thoraxbereich auf. Meist sind die Knoten über Knochen und Gelenken angeordnet, und oft sind mehrere miteinander verwachsen. Onchozerkome sind schmerzlos, überwiegend frei beweglich und können prallelastisch oder sehr hart sein. Gelegentlich, v. a. wenn Adultwürmer im Knoten absterben, können Onchozerkome perforieren. Die Knotenzahl nimmt mit dem Alter zu. Etliche Knoten sind nicht tastbar, weil sie in tieferen Gewebestrukturen zwischen den Muskeln oder an Knochen und Gelenken lokalisiert sind. Gewöhnlich enthalten die Onchozerkome eine oder mehrere verknäuelte adulte Filarien (➤ Abb. 6.61c), meist mehrere Weibchen und eine geringere Anzahl Männchen.

Hautveränderungen

Die Lokalisation der Hautveränderungen entspricht etwa der Verteilung der MF. So ist in Afrika vorwiegend die untere Körperhälfte

6

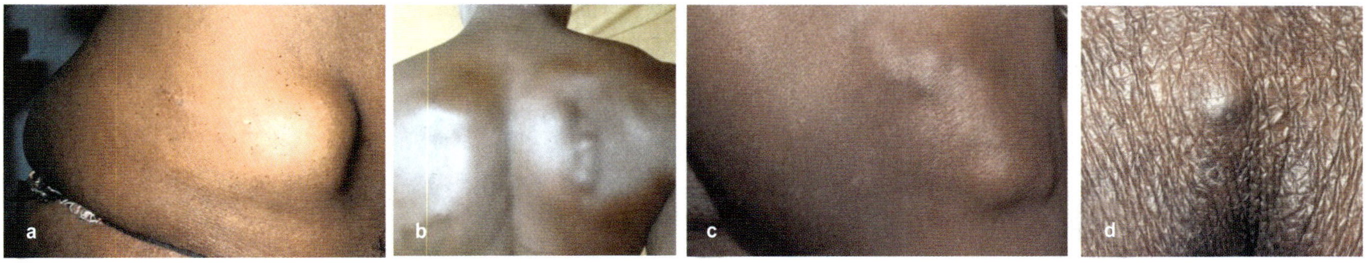

Abb. 6.64 Subkutane, schmerzfreie, gut verschiebliche Onchozerkome an der Crista iliaca (a), am Rücken (b), als Paket über dem rechten Trochanter (c) und über dem Os sacrum (d) mit darin enthaltenen adulten *Onchocerca-volvulus*-Filarien [P1552]

betroffen. Die Hautveränderungen werden unter dem Begriff **Onchodermatitis** zusammengefasst (siehe Kasten) (Murdoch et al. 1993, Murdoch et al. 2002).

Klinische Zeichen und Hauterscheinungen bei Onchozerkose

- Akute papuläre Onchodermatitis
- Chronische papuläre Onchodermatitis
- Lichenifizierte Onchodermatitis
- Atrophie der Haut (zu bewerten bei Patienten unter 50 Jahren)
- Depigmentation, vor allem am Schienbein (Leopardenhaut)
- Tastbare Onchozerkome (oder mit Ultraschall festgestellt)
- Lymphknotenschwellung (mehr als 1 cm Durchmesser)
- Hautfalten, vor allem an der Leiste (hanging groin)
- Lymphödem der Haut

Häufigstes Symptom ist **Juckreiz.** Dieser kann mild, aber auch sehr stark ausgeprägt sein, intermittierend auftreten oder permanent vorhanden sein und bleibt oft einziges klinisches Symptom der Onchozerkose.

Bei zunehmender Infektionsdauer manifestiert sich die Onchozerkose als **papulöse, schuppende** und **ödematöse Dermatitis** (➤ Abb. 6.65):

- Typisch sind **Depigmentierungen,** z. B. an den Schienbeinen (**„Leopardenhaut“,** ➤ Abb. 6.66).
- Diese Veränderungen sind oft begleitet von **Kratzeffekten,** die zu Exkoriationen und Sekundärinfektionen der Haut führen können.
- Außerdem kann sich eine **sekundäre Hautatrophie** entwickeln, bei der die Epidermis glänzend, brüchig und pergamentpapierähnlich erscheint.

Die besonders aus dem Jemen bekannte **hyperreaktive Form „Sowda“** ist meist auf eine Extremität oder einen Körperabschnitt beschränkt.

Die Dermatitis verläuft dabei schwerer, Ödem und Lichenifikation treten häufiger auf. Typischerweise findet sich eine Dunkelfärbung der Haut

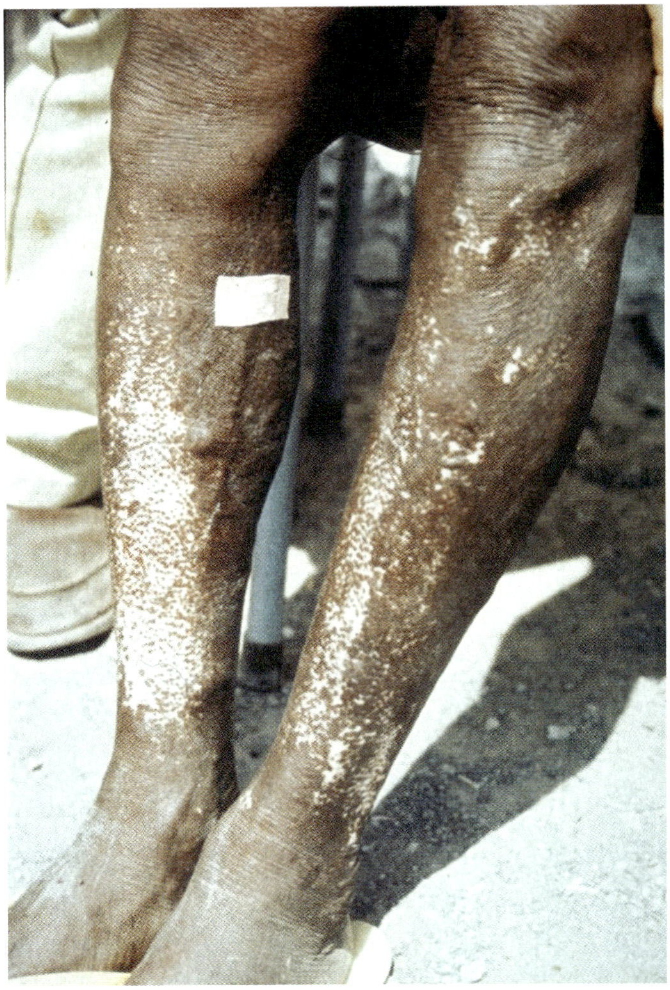

Abb. 6.66 Fleckige Depigmentation über dem Schienbein; um die Haarpapillen bleibt die Pigmentation oft erhalten („Leopardenhaut“) [P1552]

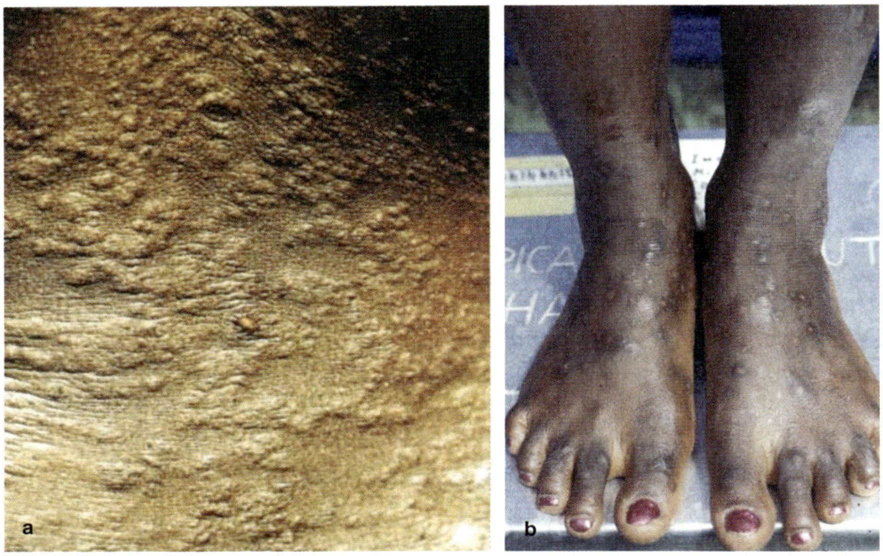

Abb. 6.65 Pustuläre (a) und papuläre Dermatitis (b) [P1552]

durch verstärkte Pigmentierung. Die regionalen Lymphknoten können sehr stark vergrößert sein, vor allem die femoralen. Histologisch zeigen sie eine Hyperplasie. Sowda findet sich auch in Afrika (➤ Abb. 6.67).

Zahlreiche Patienten entwickeln während mikrofilarizider Behandlung Juckreiz sowie ein papulöses oder papulourtikarielles Exanthem. Diese Komplikation ist nach dem Erstbeschreiber als **„Mazzotti-Reaktion"** benannt.

Lymphadenopathie

Abgestorbene und in ihrer Beweglichkeit durch Therapie veränderte MF werden auf lymphogenem Weg eliminiert. Sie können eine **regionale Lymphadenitis** verursachen, die zur Atrophie des lymphatischen Gewebes führt. Große, fibrosierte Lymphknotenpakete verursachen bei Elastizitätsverlust der darüberliegenden Haut die Bildung von **Hautfalten,** vor allem im Leistenbereich **(hanging groins).**

Augenläsionen

MF können aus der umgebenden Haut in die Augenstrukturen einwandern und den vorderen Augenabschnitt befallen. Auch Läsionen im Bereich des hinteren Augenabschnitts kommen vor. Untersuchungen mit der Spaltlampe zeigen oft lebende oder tote MF in der Kornea, der vorderen und hinteren Augenkammer und im Glaskörper (➤ Abb. 6.68).

Systemischer Befall

Über den Befall der inneren Organe bei Onchozerkose ist wenig bekannt. MF wurden in den Blutgefäßen von Leber, Niere, Milz und Lunge beobachtet. Auch im Nierenglomerulum, in Lungenalveolen und im Plexus chorioideus wurden MF entdeckt. Ebenso wurde bereits auf die Möglichkeit einer transplazentaren Übertragung von MF hingewiesen. Adultwürmer wurden bisher nicht in inneren Organen gefunden.

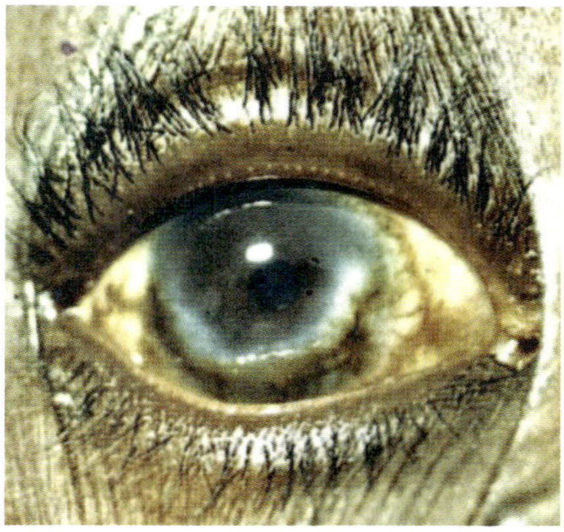

Abb. 6.68 Sklerosierende Keratitis, typischer Beginn von unten [P1552]

Onchozerkose-assoziierte Epilepsie, Nakalanga-Syndrom (Wachstumsarrest mit verzögerter sexueller Entwicklung) und **Nodding-Syndrom** (paroxysmales Nicken des Kopfes bei Kindern und jungen Erwachsenen) konnten noch nicht beweisend mit der Onchozerkose verknüpft werden, treten jedoch in einigen der Onchozerkose-endemischen Gebiete auf (Chesnais et al. 2018). Die mikrofilarizide Therapie mit Ivermectin konnte die Häufigkeit des Nodding-Syndroms und der Epilepsie verringern.

Diagnostik

Das Vorgehen bei Verdacht auf eine Onchozerkose ist in ➤ Abb. 6.69 dargestellt.

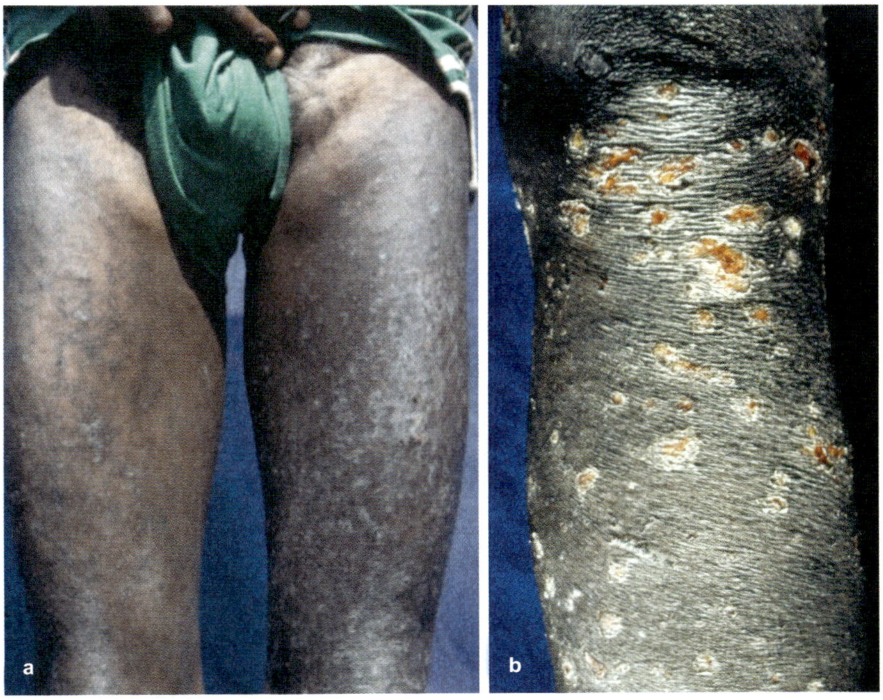

Abb. 6.67 Hyperreaktive Onchozerkose: asymmetrische, links betonte Dermatitis mit Hyperpigmentation und Vergrößerung des inguinalen Lymphknotens (a). Ausgeprägte papuläre Dermatitis mit Hautatrophie bei einem 13-jährigen Mädchen (b). [P1552]

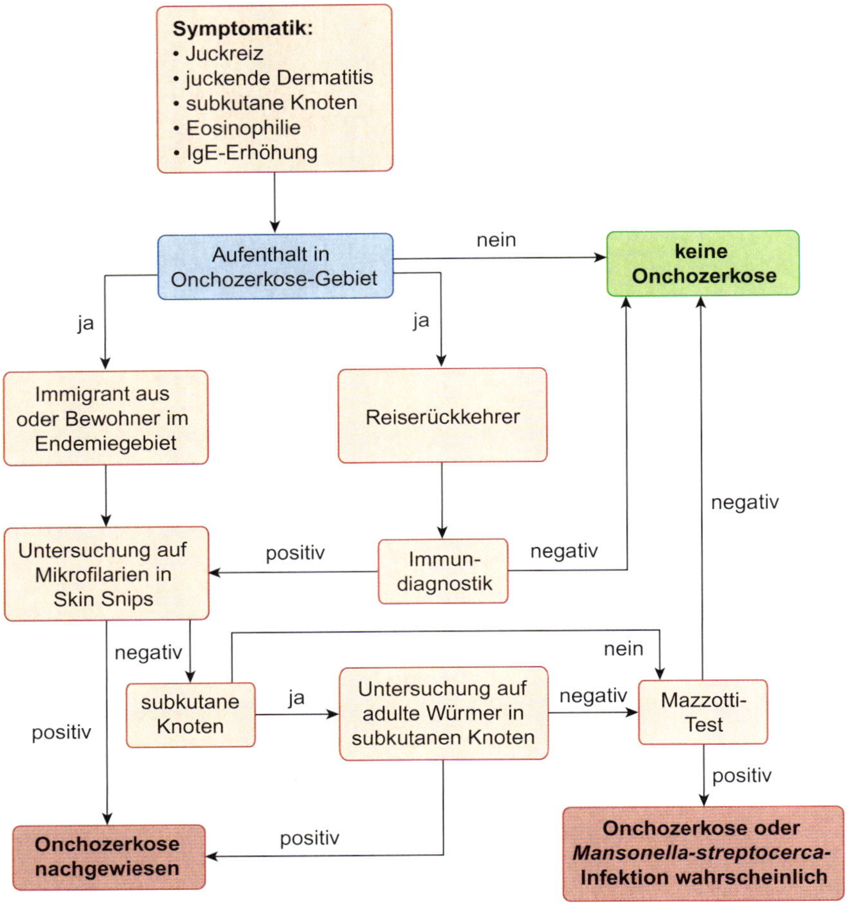

Abb. 6.69 Algorithmus für die Diagnose der Onchozerkose [P1552, P1583, L138]

- Für die sichere Diagnose ist der Nachweis von Mikro- oder Makrofilarien und ihre morphologische Identifikation erforderlich.
- Der MF-Nachweis ist prinzipiell erst nach der Präpatenzzeit von 10–30 Monaten nach der Infektion möglich.

Lichtmikroskopischer Erregernachweis aus der Hautprobe

Der MF-Nachweis gelingt meist in einer ca. 4 mm² großen Hautprobe **(Skin Snip).** Ohne Lokalanästhesie wird diese mit Hilfe einer modifizierten Sklerastanze (Typ Walser oder Holth, ➢ Abb. 6.70) entnommen.

Praxistipp

- Die Biopsie sollte die oberste Schicht des Koriums erfassen, wo sich die MF befinden (➢ Abb. 6.70), um nicht die tiefergelegenen größeren Blutgefäße mit einzubeziehen, da bei gleichzeitigem Vorliegen einer Blutfilariose dadurch ein falsch positives Ergebnis entstehen kann.
- Bevorzugte Entnahmestelle für Hautbiopsien in Afrika ist der Beckengürtel, ansonsten die Nähe der Knoten.
- Die Testempfindlichkeit lässt sich steigern durch Behandlung der Hautprobe mit 1-prozentiger Kollagenaselösung.

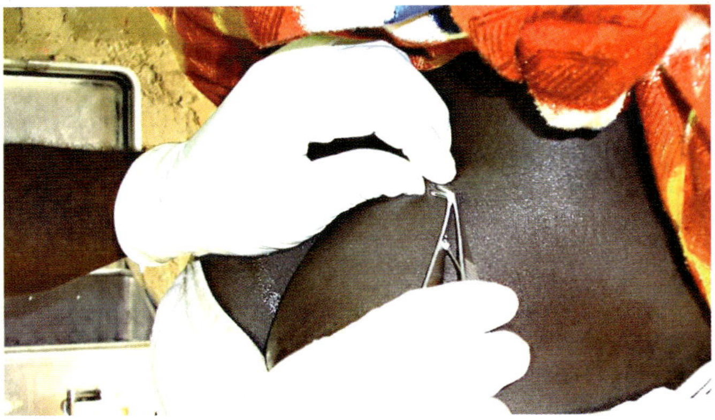

Abb. 6.70 Skin Snip mit einer Stanze nach Walser [P1552]

Die Biopsie wird in eine mit isotonischer Kochsalzlösung gefüllte Vertiefung einer Mikrotiterplatte gelegt, mit Tesafilm verschlossen, um einer Austrocknung vorzubeugen, und bei Zimmertemperatur gelagert. Frühestens nach 30 Minuten kann die Flüssigkeit auf ausgewanderte MF untersucht werden. Bevor die Probe negativ erklärt wird, sowie zur Bestimmung der MF-Dichte, sollte sie 24 Stunden inkubiert werden.

Die MF-Dichte als Anzahl der MF/mg Haut ist ein Maß für die Infektionsintensität: Bei ausgeprägter Infektion können sich > 100 MF/mg Hautprobe finden.

Vorausgesetzt, die Hautprobe wurde ohne größere Blutbeimengungen entnommen, müssen die entdeckten MF lediglich von den in einigen afrikanischen Regionen vorkommenden *Mansonella-streptocerca*-MF (➤ Kap. 6.6.5), die ebenfalls das Hautorgan bewohnen, unterschieden werden. Dazu färbt man die MF mit Giemsa- oder Hämatoxylinlösung an, um die typischen morphologischen Merkmale (Hirtenstab-ähnliches Schwanzende bei *M.-streptocerca*-MF) zu erkennen (➤ Tab. 6.13).

Mikrofiliariennachweis durch PCR und LAMP

Siehe ➤ Kap. 6.6.1, Abschnitt „Generelle Labordiagnostik".

Mazzotti-Test

Prinzip des Mazotti-Tests ist die Induktion von Juckreiz und Dermatitis bei MF-Trägern durch Abtötung von MF nach topischer Applikation von Diethylcarbamazin (DEC). 10 % DEC in Niveamilch wird hierbei auf Areale von ca. 10 × 10 cm aufgetragen. Bei MF-Trägern entwickelt sich im Verlauf von 24 bis 48 Stunden eine papulös-pustulöse Dermatitis, zuweilen mit Ödembildung. Dieser Test wird kaum mehr angewandt.

Makrofilariennachweis durch Nodulektomie

In den exstirpierten Onchozerkomen sind Makrofilarien nach dem Aufschneiden ohne Schwierigkeiten zu identifizieren. Die Befreiung der verknäuelten Würmer geschieht am besten durch Kollagenaseverdau der umgebenden Bindegewebskapsel (➤ Abb. 6.61c). Seit der Entwicklung makrofilarizider Therapien wird die Nodulektomie nicht mehr therapeutisch angewandt.

Immundiagnostik

O.-volvulus-spezifische Immuntests sind v. a. zur Testung von Reiserückkehrern geeignet. Ein käuflich erhältlicher Test zum Nachweis von IgG4-Antikörpern gegen das rekombinante Antigen Ov16 ist vorhanden. In der Routinediagnostik werden jedoch nach wie vor ganze Filarien (IFT) oder kommerzielle ELISA mit z. T. tierischen Filarienlysaten verwendet.

Differenzialdiagnose

Die Onchodermatitis ist abzugrenzen von Skabies, Hitzepickel, Kontaktdermatitis, Pyodermien und Lepra. Ferner kommen Verwechslungen mit Dermatomykosen, chronischen Ekzemen, Dermatitis bei HIV-Infektion und den Depigmentationen nach Verbrennungen und bei Treponematosen (Frambösie, Pinta) und Vitiligo vor. Die onchozerkosebedingte Hautatrophie ist ab dem 50. Lebensjahr wegen der altersbedingten Hautatrophie nicht verwertbar.

In die Differenzialdiagnose der Onchozerkome sind Lipome, Fibrome, vergrößerte Lymphknoten, Ganglien, Exostosen, Fremdkörpergranulome, Zystizerken sowie Talg- und Dermoidzysten einzuschließen. Einige dieser Erkrankungen können sonografisch von Onchozerkomen unterschieden werden; im Ultraschall können die adulten Filarien gelegentlich in zystischen Knotenanteilen durch Bewegung erkannt werden.

Die parasitologische Differenzialdiagnose betrifft die Unterscheidung der MF von *O. volvulus* und *Mansonella streptocerca,* die beide die Haut bewohnen.

Therapie

Im Wesentlichen stehen 2 chemotherapeutische Behandlungsprinzipien zur Verfügung: repetitive kurzzeitige mikrofilarizide und einmalige mehrwöchige makrofilarizide Chemotherapien.

Medikamentöse Therapie

Bei 5 Medikamenten, Ivermectin (IVM), Moxidectin, Doxycyclin, DEC und Suramin, ist die filarizide Wirkung erwiesen; wegen gefährlichen Nebenwirkungen der letzten beiden stehen aber nur die Mikrofilarizide IVM und Moxidectin sowie das Makrofilarizid Doxycyclin in der praktischen Anwendung.

Ivermectin

Ivermectin (Mectizan) gilt nach wie vor in Endemiegebieten bei anhaltender Übertragung als das Mittel der Wahl; es wirkt **mikrofilarizid.** Für seine Entdeckung wurde 2015 der Nobelpreis in Medizin vergeben. IVM ist ein semisynthetisches, makrozyklisches Lacton, welches die Motilität und Fertilität der Filarien hemmt. Somit werden keine MF mehr von adulten Filarienweibchen ausgeschieden. Außerdem wird vermutet, dass durch die Immobilisierung der MF in Haut und Knoten diese mit dem Lymphfluss in die regionalen Lymphknoten abtransportiert und durch ihre Unbeweglichkeit von Granulozyten und Makrophagen leichter angegriffen werden können. Diese immunologische Abwehrreaktion wird dadurch verstärkt, dass IVM die Freisetzung immunmodulierender exkretorisch-sekretorischer Proteine der MF inhibiert, wie mit *B.-malayi*-MF gezeigt wurde. Dies erklärt, warum IVM trotz seiner kurzen Halbwertszeit von nur 12 Stunden die langfristige Senkung der MF-Dichte in der Haut erreichen kann.

Die empfohlene orale **Einmaldosis von 150 µg/kg KG,** die in Halbjahres- bzw. Jahresabständen wiederholt werden soll, inhibiert für mehrere Monate die Reproduktionsfähigkeit der adulten Filarienweibchen und reduziert die MF-Reservoirs in Haut- und Augengewebe um 97 % (über 80 % bereits innerhalb von 2 Tagen). Bis zu einem Jahr nach Therapie bleibt die Hautmikrofilarienrate auf einem niedrigen Stand, steigt dann langsam wieder an. Theoretisch müsste IVM bis zum Absterben des letzten produktiven weiblichen Adultwurms verabreicht werden, dies wären 8–14 Jahre.

Mit Eliminierung der MF nach IVM verbessert sich der Immunstatus der Patienten deutlich.

Der Anstieg peripherer eosinophiler Granulozyten reflektiert eine **verstärkte antikörpervermittelte MF-Eliminierung.** Insgesamt wird nach MF-Elimination die zellvermittelte Immunantwort durch synergistische Wirkung zahlreicher Faktoren nachhaltig aktiviert und dadurch möglicherweise die MF-Dichte in der Haut langanhaltend supprimiert. Bei **Koinfektion mit HIV** ist IVM auch bei reduzierter CD4+-Zellzahl (solange diese über 200/µl bleibt) gut wirksam.

Behandlungsreaktionen korrelieren mit der MF-Dichte; ab 20–50 MF/mg können sie erheblich sein und zu Juckreiz, papulöser Dermatitis, Ödemen, Muskel- und Gelenkschmerzen sowie Fieber führen. Antipyretika und nicht-steroide, antiinflammatorische Medikamente bzw. Antihistaminika können die Nebenwirkungen lindern. Eine additive Wirkung von Albendazol konnte in kontrollierten Studien nicht belegt werden.

Da die MF nicht direkt im Auge abgetötet werden, finden sich die von **DEC bekannten entzündlichen Augenschäden** nach IVM nicht.

! CAVE
- IVM sollte nicht bei Kindern unter 5 Jahren bzw. unter 15 kg KG, während der Schwangerschaft und nicht während der ersten Woche des Stillens postpartal gegeben werden.
- Vorsicht ist bei Koinfektion mit *Loa loa* (➤ Kap. 6.6.4) geboten.

6

In vereinzelten Gegenden in Afrika wurde **suboptimale Wirksamkeit von IVM** beschrieben. Charakteristikum ist das rasche Wiederauftreten von MF in der Haut, auch bei Personen, die IVM schon über ein Jahrzehnt genommen hatten. Ob es sich hier um eine beginnende Resistenz gegen IVM handelt, wie sie gegenüber Helminthen in der Veterinärmedizin beschrieben ist, oder um eine Adaptation von *O. volvulus*, muss noch geklärt werden.

Moxidectin

Moxidectin ist seit 2018 von der FDA zur Behandlung der Onchozerkose zugelassen. Moxidectin ist wie IVM ein makrozyklisches Lacton, welches **mikrofilarizid** wirkt und die Embryogenese der adulten Filarien hemmt. Dabei werden die Hautmikrofilarien länger als bei IVM verringert. Studien zeigten (Opoku et al. 2018), dass ein Jahr nach Moxidectingabe nur 2 % der Onchozerkosepatienten detektierbare MF hatten, während es bei IVM 38 % waren. Im Auge waren selbst nach 18 Monaten bei 98 % der mit Moxidectin behandelten Patienten keine MF nachweisbar.

- Diese längere Wirkung von Moxidectin wird einem verstärkten embryostatischen Effekt zugeschrieben.
- Nach Modellrechnungen könnte eine jährliche Massenchemotherapie mit Moxidectin die bisherige halbjährliche Massenchemotherapie mit IVM ersetzen.

Nebenwirkungen nach Moxidectinbehandlung sind vergleichbar mit denen von IVM, es bestehen dieselben potenziellen Risiken bei der Behandlung von hochmikrofilarämischen *L.-loa*-Infizierten; die Behandlung von Kindern unter 12 Jahren ist (noch) nicht zugelassen.

! CAVE
- Im Gegensatz zu IVM, welches seit Jahrzehnten von Merck (MSD) kostenfrei zur Massenchemotherapie in Endemiegebieten der Onchozerkose zur Verfügung gestellt wird, gilt dies (noch) nicht für Moxidectin.
- Somit ist die breite Anwendung von Moxidectin in endemischen Gebieten erschwert.

Doxycyclin

Doxycyclin ist das bislang einzige gut verträgliche **makrofilarizide** Medikament für die Onchozerkose. Doxycyclin depletiert die obligat intrazellulären Bakterien der Gattung *Wolbachia* (Hoerauf et al. 2001). Eine Dosierung von 100 mg/Tag für 5 bis 6 Wochen bzw. 200 mg/Tag für 4 Wochen führt zur Sterilität der weiblichen Würmer und einer **permanenten Amikrofilaridermie** und ist dadurch der Wirkung von IVM und Moxidectin überlegen. Außerdem wirkt Doxycyclin auch in Gegenden, in denen suboptimale Wirkungen von IVM beschrieben wurden (Debrah et al. 2015). Der stärkste makrofilarizide Effekt wird durch eine tägliche Dosis von 200 mg Doxycyclin über 6 Wochen erreicht. Mit dieser Behandlung wurden in Studien über einen Zeitraum von 27 Monaten bis zu 70 % der weiblichen Adultwürmer abgetötet, wobei davon auszugehen ist, dass dieser Prozentsatz ohne die nachgewiesenen Neuinfektionen deutlich höher liegt.

Eine Behandlung der Onchozerkose mit Doxycyclin (100 mg täglich über 5–6 Wochen) verbunden mit 2 Einmaldosen Ivermectin am Ende der Doxycyclin-Behandlung und 3 Monate danach kann als Standardtherapie zur dauerhaften Entfernung der MF empfohlen werden.

Die zusätzliche Ivermectingabe führt dazu, dass bereits gebildete MF, die durch Doxycyclin nicht absterben, rasch reduziert werden. Doxycyclin verhindert dann die Neuproduktion und das Wiederauftreten der MF in der Haut, womit nach einem Therapiezyklus eine dauerhafte Verbesserung und schließlich ein Abheilen der Dermatitis erreicht werden kann.

! CAVE
- Kontraindikationen für Doxycyclin liegen bei Kindern unter 8 Jahren, Schwangerschaft und Stillen vor.
- Patienten, die im Endemiegebiet verbleiben und mit hoher Wahrscheinlichkeit neue Würmer erwerben, sollten wegen der langen Therapiedauer von Doxycyclin nur IVM, am besten in halbjährlichem Abstand, bzw. Moxidectin jährlich erhalten.

Fazit

Doxycyclin ist in seiner Effektivität dem IVM und Moxidectin überlegen und sollte deshalb entweder allein (bei Patienten ohne MF in der Haut, bzw. ohne Dermatitis) appliziert oder in Kombination mit IVM bzw. Moxidectin (bei MF in der Haut, sowie Dermatitis und/oder Augenbeteiligung) angewendet werden. Die WHO empfiehlt Doxycyclin zur individuellen Therapie, um letzte Infektionsherde in Brasilien und Venezuela zu bekämpfen (WHO 2019).

Neue makrofilarizide Kandidaten

Neue makrofilarizide Kandidaten, die kürzere **Behandlungsdauern von 2 Wochen oder weniger** ermöglichen sollen, werden derzeit in klinischen Studien getestet (Ehrens et al. 2022, Risch et al. 2024). In Phase-2-Studien in Onchozerkosepatienten befinden sich derzeit das Cyclooctadepsipeptid **Emodepsid,** welches gegen alle Stadien der Filarien sowie intestinale Helminthen (Hakenwürmer und *Trichuris trichiura*) wirkt. **Oxfendazol** ist ein Benzimidazol, welches bereits in Phase-1-Studien auf seine Verträglichkeit getestet wurde und welches im Tiermodell spezifisch gegen adulte Filarien wirkt. Somit werden keine MF-induzierten Nebenwirkungen bei der Oxfendazolbehandlung erwartet. Oxfendazol wird nun in Phase-2-Studien bei Patienten mit Onchozerkose, Loiasis, Mansonellosis und Trichuriasis getestet.

Prognose

In den Endemiegebieten werden exponierte Personen lebenslang infiziert. Chronisch zunehmende Augenschäden können zur Erblindung führen. Blindheit und unbehandelt hohe MF-Dichten bedingen eine Verkürzung der Lebenserwartung.

Bekämpfung und Prävention

Bekämpfungsprogramme der WHO

Da kein Erregerreservoir in Tieren existiert, gibt es prinzipiell zwei Ansatzpunkte der Bekämpfung:

- die Vektorkontrolle und
- die Reduktion der Infektion im Menschen.

Vektorkontrolle war der Ansatz beim **OCP** („Onchocerciasis Control Programme in West-Africa“ der WHO), welches von 1974–2002 in 11 Staaten der Savannenregion Westafrikas durchgeführt wurde. Seit Ende der 1980er Jahre wurde zusätzlich IVM als Massenchemotherapie eingesetzt und dadurch die Reduzierung des MF-Reservoirs in der Bevölkerung erreicht. Die Prävalenz der Onchozerkose ging in den OCP-Bereichen auf fast null zurück und schätzungsweise 60.000 Menschen wurden von Onchozerkose-bedingter Erblindung geschützt.

Im Anschluss an OCP gab es 2 Kontrollprogramme, das **OEPA** (Onchocerciasis Elimination Program in the Americas) und das **APOC** (African Programme for Onchocerciasis Control). Beide Programme arbeiteten mit dem Ansatz, durch IVM-Massenchemotherapie die MF-Trägerrate soweit wie möglich zu reduzieren und damit die Transmission möglichst zu unterbinden.

- OEPA startete 1992 mit dem erklärten Ziel, die **Onchozerkose** in 13 endemischen Regionen in 6 **mittel- und südamerikanischen Ländern zu eliminieren.** Dafür wurde zunächst eine jährliche, später halbjährliche, IVM-Verabreichung (150 µg/kg) vorgenommen. Die Coverage-Rate (Ziel > 85 %) wurde als entscheidender Faktor für den Erfolg des Programms gesehen. Vier der ursprünglich 6 endemischen Länder (Ecuador, Kolumbien, Guatemala und Mexiko) wurden mittlerweile von der WHO als onchozerkosefrei zertifiziert. Die zu behandelnde Population wurde um 95 % reduziert und seit Ende 2012 wurden keine neuen Fälle der Erblindung beschrieben. Für die verbliebenen letzten zwei endemischen Regionen in Südamerika wird seit 2019 Doxycyclin zusätzlich zu IVM eingesetzt.
- Das Ziel von APOC (1995–2015), das 20 Länder, vor allem in den Wald- und Savannengebieten Zentralafrikas, umfasste, war nicht die Elimination der Infektion, sondern die **Morbiditätskontrolle** (elimination of onchocerciasis as a public health problem). Hierfür wurden jährliche Massenchemotherapien in vorwiegend hyper- und mesoendemischen Gebieten durchgeführt. Obwohl geringe Coverage-Raten, politische Unruhen und fehlende Gelder für die Verteilung von IVM in einigen Ländern Probleme verursachten, konnten insgesamt über 17 Millionen DALYs (Disability-adjusted Life Years) durch APOC bis 2015 verhindert werden.
- Basierend auf diesem Erfolg wurde als neues Ziel die **Eliminierung der Onchozerkose** in der **WHO-Roadmap 2021–2030** verankert und umfasst nun auch die Intervention in hypoendemischen Gebieten. Das 2016 ins Leben gerufene **ESPEN**-Programm (Expanded Special Programme to Eliminate Neglected Tropical Diseases), welches auch die Elimination von Lymphatischer Filariose, intestinaler Helminthen (soil-transmitted helminths), Trachom und Schistosomiasis umfasst, wird vom WHO Regional Office Africa in Brazzaville koordiniert.

Laut Modellrechnungen ist mit den vorhandenen Interventionsmöglichkeiten die Eliminierung der Onchozerkose vor 2050 unwahrscheinlich. Neue Ansätze zur Vektorenkontrolle (Entfernen der Vegetation entlang der Flüsse) und neue makrofilarizide Medikamente mit kürzeren Behandlungsdauern könnten die Eliminierung der Onchozerkose beschleunigen.

LITERATUR

Chesnais CB, Nana-Djeunga HC, Njamnshi AK et al. The temporal relationship between onchocerciasis and epilepsy: a population-based cohort study. Lancet Infect Dis 2018; 18: 1278–1286.

Debrah AY, Specht S, Klarmann-Schulz U et al. Doxycycline Leads to Sterility and Enhanced Killing of Female Onchocerca volvulus Worms in an Area With Persistent Microfilaridermia After Repeated Ivermectin Treatment: A Randomized, Placebo-Controlled, Double-Blind Trial. Clin Infect Dis 2015; 61: 517–526.

Ehrens A, Hoerauf A, Hübner MP. Current perspective of new anti-Wolbachial and direct-acting macrofilaricidal drugs as treatment strategies for human filariasis. GMS infectious diseases 2022; 10: Doc02.

Global Burden of Disease Study 2017. Global, regional, and national incidence, prevalence, and years lived with disability for 354 diseases and injuries for 195 countries and territories, 1990–2017: a systematic analysis for the Global Burden of Disease Study 2017. Lancet 2018; 392(10159): 1789–1858.

Hoerauf A, Mand S, Adjei O et al. Depletion of *Wolbachia* endobacteria in *Onchocerca volvulus* by doxycycline and microfilaridermia after ivermectin treatment. Lancet 2001; 357: 1415–1416.

Katawa G, Layland LE, Debrah AY et al. Hyperreactive onchocerciasis is characterized by a combination of Th17-Th2 immune responses and reduced regulatory T cells. PLoS Negl Trop Dis 2015; 9(1): e3414.

Murdoch ME, Asuzu MC, Hagan M et al. Onchocerciasis: the clinical and epidemiological burden of skin disease in Africa. Ann Trop Med Parasitol 2002; 96: 283–296.

Murdoch ME, Hay RJ, Mackenzie CD et al. A clinical classification and grading system of the cutaneous changes in onchocerciasis. Brit J Derm 1993; 129: 260–269

Opoku NO, Bakajika DK, Kanza EM et al. Single dose moxidectin versus ivermectin for Onchocerca volvulus infection in Ghana, Liberia, and the Democratic Republic of the Congo: a randomised, controlled, double-blind phase 3 trial. Lancet 2018; 392(10154): 1207–16.

Risch F, Kazakov A, Specht S et al. The long and winding road towards new treatments against lymphatic filariasis and onchocerciasis. Trends Parasitol 2024; 40: 829–845.

WHO. Progress in eliminating onchocerciasis in the WHO Region of the Americas: doxycycline treatment as an end-game strategy. Weekly epidemiological report 2019; 37: 415–419.

WHO. Progress report on the elimination of human onchocerciasis, 2019–2020. Weekly epidemiological report 2020b; 95: 545–556.

INTERNETQUELLEN

WHO (Ending the neglect to attain the Sustainable Development Goals: A road map for neglected tropical diseases 2021–2030): www.who.int/publications/i/item/WHO-UCN-NTD-2020.01.

WHO (Onchocerciasis): www.who.int/news-room/fact-sheets/detail/onchocerciasis.

6.6.3 Lymphatische Filariose

Marc P. Hübner, Inge Kroidl, Achim Hörauf

Das Wichtigste in Kürze

Die Infektion mit den in Lymphknoten und Lymphgefäßen lebenden Filarienarten *Wuchereria bancrofti*, *Brugia malayi* und *Brugia timori* kann zu rezidivierenden entzündlichen Reaktionen im Lymphsystem mit Lymphendothelproliferation, Lymphdilatation, fibrotischem Umbau und schließlich Blockade mit chronischem Lymphödem bis zur **Elephantiasis** führen. Weitere Krankheitsmanifestationen sind **Hydrozele,** Chylurie u. a.

Geschätzte 657 Millionen Menschen in 39 Ländern der Tropen und Subtropen Asiens, Afrikas, des Westpazifiks, der Karibik und Südamerikas leben in Endemiegebieten und benötigen präventive Massenbehandlungen. Seit Beginn des WHO-Programms zur Eliminierung der lymphatischen Filariose im Jahr 2000 wurden über 9,7 Milliarden Behandlungen durchgeführt und die Zahl der Infizierten um 74 % reduziert. Etwa 51 Millionen Menschen sind infiziert, 90 % davon mit *Wuchereria bancrofti* (WHO 2024). Mehr als 40 Millionen der Infizierten haben Krankheitssymptome, wobei die Hydrozelen dominieren.

Wuchereria-bancrofti-Filariose

Epidemiologie

Der Mensch ist das einzige Erregerreservoir. Mikrofilarienrate und -dichte sind in einer Population mit der Intensität der Übertragung korreliert. Obwohl die Infektion meist in der frühen Kindheit erfolgt, ist die Mikrofilarienprävalenz bei kleinen Kindern niedrig, steigt ab dem 5. Lebensjahr an, erreicht zwischen dem 10. und 20. Lebensjahr ihren Gipfel und fällt dann wieder.

Die Prävalenz des von erwachsenen Würmern ausgeschiedenen zirkulierenden Filarienantigens (**circulating filarial antigen,** CFA) ist in etwa doppelt so hoch wie die Mikrofilarienprävalenz, d. h. ca. **50 % der Infektionen werden nicht patent.**

Für die lokal sehr unterschiedliche Übertragungsintensität sind die Eignung der jeweiligen Vektoren als Zwischenwirt und ihr Kontakt zum Menschen entscheidend, wobei biologische und sozioökonomische Faktoren zusammenwirken. So wird die lymphatische Filariose in Westafrika durch *Anopheles gambiae* übertragen, die nur in sauberem Wasser brüten kann, und findet sich deshalb eher in ländlichen Gebieten. Dies steht im Gegensatz zu Gebieten mit Übertragung durch *Culex* spp. (z. B. Indien), wo die Filariose auch in Städten vorkommt, da die Mücken auch in z. B. mit Fäkalien verunreinigtem Wasser brüten.

Erreger und Übertragung

Die 50–100 mm langen Weibchen und die etwa halb so großen Männchen liegen zusammengeknäuelt in den Sinus der Lymphknoten und den Lymphgefäßen, überwiegend der unteren Extremität und intraabdominal. Die etwa 300 µm langen, gescheideten (also noch mit der Eihülle versehenen) Mikrofilarien (MF) mit kernfreiem Schwanzstück zirkulieren überwiegend **nachtperiodisch** im peripheren Blut. Alle Wurmstadien enthalten bakterielle **Endosymbionten** der Gattung *Wolbachia,* welche beim adulten Weibchen essenziell für die Embryogenese sowie das Überleben sind.

Überträger sind in städtischen Gebieten *Culex*- und *Aedes*-Mücken, auf dem Land *Anopheles*-Arten. Östlich des 165. Meridians erscheinen die MF am Tag im peripheren Blut, außerdem in 2 isolierten Herden auf den Nikobaren. Überträger dieser tagsubperiodischen Varietäten sind *Aedes*-Arten.

Die Entwicklung im Überträger benötigt unter günstigen Bedingungen 10 bis 14 Tage; das dann 1.500 µm große 3. Larvenstadium (L3) wandert in die Stechborstenscheide, um beim Stechakt aktiv in die Stichwunde einzudringen. Die ersten MF erscheinen frühestens nach 7 Monaten, meist nach 1 bis 2 Jahren im Blut.

Die durchschnittliche Lebensdauer der Adulten wird mit 5 bis 7 Jahren angenommen, die Lebensdauer der MF mit 0,5 bis 2 Jahren.

Pathogenese und Immunologie

In Endemiegebieten kommen neben Personen mit chronischen Manifestationen sowie Lymphadenitis und Lymphangitis auch **asymptomatisch Infizierte** vor. Diese sind positiv für das Antigen des adulten Wurms (CFA), aber nur die Hälfte hat auch MF im Blut (patent), die restlichen sind „latent" infiziert (nur CFA-positiv). Auch in Hochendemiegebieten hat – anders als z. B. bei der Onchozerkose – die Mehrzahl der dort lebenden Menschen keine Anzeichen einer Infektion.

Die Mehrheit der Infizierten ist für mehrere Jahre asymptomatisch und zeigt eine **Immunsuppression** durch die Induktion von regulatorischen B- und T-Zellpopulationen, den antiinflammatorischen Zytokinen IL-10 und TGFβ, sowie IgG4, welches zwar Antigene bindet, diese aber nur schlecht an Effektorzellen wie Eosinophile und Makrophagen vermittelt (Ritter et al. 2019). Die Immunsuppression ist nicht ausschließlich filarienspezifisch, sondern hemmt auch die Immunantworten gegenüber anderen Erregern (z. B. Plasmodien, HIV; Kroidl et al. 2016) und Vakzinen (z. B. Tetanus, Tuberkulose). Es gibt zudem Hinweise, dass diese Immunmodulation protektiv gegenüber metabolischen Erkrankungen wie Diabetes und anderen Autoimmunerkrankungen ist (Berbudi et al. 2016).

Mit Verlust der Immuntoleranz gegenüber den Filarien kommt es zu verstärkten Th17- und proinflammatorischen Immunantworten, welche die adulten Würmer abtöten und dabei die Lymphgefäße schädigen können (Babu and Nutman 2014). Die Anwesenheit adulter Würmer sowie das spontane oder medikamenteninduzierte Absterben der adulten Würmer führen zu Immunreaktionen, welche eine antikörperabhängige zelluläre Zytotoxizitätsantwort (antibody-dependent cellular cytotoxicity, ADCC) mit Beteiligung von Eosinophilen und Makrophagen induzieren. Pathohistologisch findet sich eine stärkere entzündliche Reaktion mit Nekrosen und Granulombildung aus Makrophagen, Plasmazellen und Eosinophilen. Die Reste toter Würmer werden resorbiert oder verkalken.

Bei Patienten mit chronischen Lymphödemen sind meist weder MF noch das Filarienantigen CFA nachweisbar.

Unabhängig vom Mikrofilarienstatus und dem Vorhandensein klinischer Manifestationen tritt bei allen Patienten mit lebenden adulten Filarien eine zumindest leichte **Lymphangiektasie** (d. h. Dilatation der Lymphgefäße) auf. Die adulten Filarien und deren Produkte inkl. der *Wolbachia*-Endosymbionten induzieren die Produktion von Wirtsproteinen wie Wachstumsfaktoren für die Angiogenese und Lymphangiogenese (vascular endothelial growth factors, VEGF), Angiopoietin und Matrix-Metallo-Proteinasen (MMP), welche die Endothelzellproliferation induzieren. Nucleidpolymorphismen (SNP) in den genannten Genen der Angiogenese und Lymphangiogenese stellen genetische Risikofaktoren dar, welche die **familiäre Häufung** erklären können (Debrah et al. 2017). Die Stimulation der (Lymph-) Angiogenese führt, v. a. bei genetisch prädisponierten Infizierten, zunächst zur Lymphendothelproliferation und **Dilatation der Lymphgefäße.** Durch Beeinträchtigung der Klappenfunktion ist der Lymphfluss gestört. Langsam entwickelt sich ein (wegen des hydrostatischen Drucks beinbetontes) **Lymphödem.** Diese Veränderungen sind in frühen Stadien noch reversibel, durch zunehmende Obliteration und Fibrose kommt es aber schließlich zu irreversibler chronischer Lymphstauung. Auch schon in früherem Stadium erhöht die Lymphstauung die Anfälligkeit für bakterielle (v. a. Streptokokken) oder mykotische **Superinfektionen,** die ihrerseits **akute Dermatolymphangioadenitis (ADLA-)**Attacken auslösen und das Fortschreiten von chronischen Lymphödemen und Elefantiasis beschleunigen können.

Auch das Absterben der adulten Filarien (durch Chemotherapie oder natürlich) kann akute Entzündungsreaktionen in den Lymphgefäßen und -knoten hervorrufen und zur **akuten Filarien-Lymphangitis (AFL)** führen. Im Vergleich zu ADLA ist AFL weniger schwerwiegend und führt vorwiegend zu temporären Lymphödemen.

- Der **Krankheitsverlauf** ist oft **bei Immigranten rascher und heftiger** als bei im Endemiegebiet Geborenen; dies spricht für eine pränatal **erworbene Immuntoleranz.**
- Immigranten entwickeln meist keine Mikrofilarämie.

Die Immuntoleranz ist bei Patienten mit progredienter Schädigung des Lymphsystems beeinträchtigt, und noch mehr beim tropischen pulmonalen Eosinophiliesyndrom (TPE, s. u.). Bei TPE-Patienten kommt es zu einer überschießenden Immunantwort auf die MF in den Lungen, welche mit extrem erhöhter Eosinophilie (> 3.000 Zellen/mm^3 Blut) und erhöhten IgE-Werten einhergeht.

Klinik

Nicht alle Infizierten werden krank. Einige haben weder Symptome noch MF im Blut. Andere sind trotz z. T. hoher Mikrofilarämie (oft > 5.000 MF/ml Blut) ebenfalls klinisch unauffällig – abgesehen von einer erhöhter Eosinophilenzahl. Dieser Zustand kann manchmal lebenslang fortbestehen. Allerdings kann man bei einer Ultraschalluntersuchung der männlichen Skrotalregion oft subklinisch dilatierte Lymphgefäße – mit oder ohne Würmer – sehen, die über den Normaldurchmesser von 1 mm hinausgehen; diese lassen sich im gepulsten Doppler (pulse wave doppler, PWD) gut von kleinen Arterien und Venen abgrenzen (➤ Abb. 6.71, Videos sind zu finden bei Mand et al. 2003).

Akute Manifestationen: Filarienfieber

Die **Inkubationszeit** beträgt nach den Erfahrungen bei US-amerikanischen Truppen im pazifischen Einsatz in Endemiegebieten

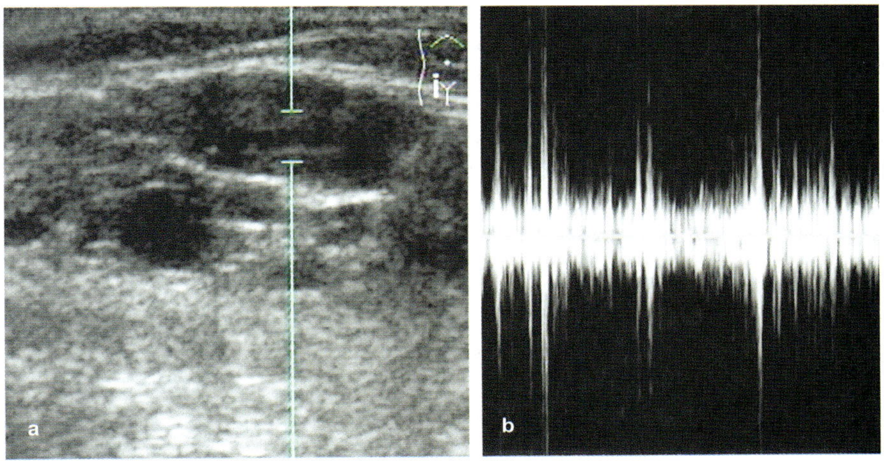

Abb. 6.71 Ultrasonografische Darstellung einer erweiterten Lymphbahn im Skrotum, in der zwischen den Justierungen des gepulsten Dopplers (grün) ein sich bewegender Wurm dargestellt ist (a), dessen unregelmäßige Bewegungsamplituden im gepulsten Doppler deutlich vom Puls eines kleinen Blutgefäßes zu unterscheiden sind (b). [P1552]

3 bis 16 Monate, in Einzelfällen auch nur wenige Wochen. Bei im Endemiegebiet Geborenen treten Symptome erst ab dem 2., meist um das 10. Lebensjahr auf.

Das **frühe Krankheitsstadium** ist durch rezidivierende, fieberhafte Attacken von **Lymphadenitis (ADLA), Lymphangitis (AFL),** Funikulitis, Epididymitis und Orchitis charakterisiert. Unter Frösteln, Fieber und Kopfschmerzen kommt es zu schmerzhafter Schwellung eines oder mehrerer Lymphknoten inguinal, axillär oder epitrochlear. Die sich anschließende Lymphangitis schreitet typischerweise zentrifugal fort. Das Lymphgefäß ist als schmerzhafter Strang tastbar, die Haut darüber gespannt, gerötet und geschwollen. An den distalen Abschnitten der betroffenen Extremität bildet sich ein Lymphödem, das nach Abklingen der Attacke wieder zurückgeht; danach schält sich die Haut.

! CAVE

Lymphadenitis tiefer abdominaler Lymphknoten kann ein akutes Abdomen vortäuschen.

Häufiger und besonders typisch für die *Wuchereria*-Infektion sind analoge Veränderungen an Lymphgefäßen des männlichen Genitales.

Eine **Funikulitis** beginnt mit Unterbauchschmerz und schmerzhafter Schwellung des Samenstrangs, die vom äußeren Leistenring nach unten fortschreitet. Nach mehrfachen Rezidiven kann der fibrös verdickte Samenstrang an eine inkarzerierte Hernie denken lassen. Die Nebenhoden sind geschwollen, weich und empfindlich, die Testikel von schwammiger, ödematöser Konsistenz. Oft ist das ganze Skrotum gerötet, heiß und geschwollen.

Die Attacken dauern wenige Tage bis 2 Wochen, machen den Patienten arbeitsunfähig und bettlägerig. Sie rezidivieren über viele Jahre unregelmäßig. Bei Immigranten hat die Krankheit eine raschere Progredienz.

Chronische Läsionen

Chronische Läsionen sind Folge der Lymphstauung nach jahrelangem Verlauf. Sie treten im Endemiegebiet kaum vor dem 15. Lebensjahr auf, bei Eingewanderten aber schon nach wenigen Jahren.

Variköse Lymphknoten imponieren als schwammige Tumoren und können bei Lokalisation in der Leiste Anlass zur Verwechslung mit einer Hernie geben.

Lymphvarizen (dilatierte und stark geschlängelte Lymphgefäße) treten bevorzugt an der Bauchhaut und an den Oberschenkeln hervor, können aber auch in den ableitenden Harnwegen bestehen. Fisteln sie bei Blockade des Ductus thoracicus in die ableitenden Harnwege, führen sie zu dem auffälligen Symptom der **Chylurie** (➤ Abb. 6.72): Ein milchig trüber, manchmal blutig tingierter Urin wird entleert, der bei Erkalten gerinnt und nicht selten MF enthält. Gelegentlich verursacht ein chylurisches Gerinnsel auch eine Miktionsbehinderung.

Beim **Lymphskrotum** ist die Skrotalhaut ödematös angeschwollen und weist oberflächliche, mit Flüssigkeit gefüllte Bläschen auf, die leicht verletzlich sind (➤ Abb. 6.73).

Hydrozele (➤ Abb. 6.74a) als Folge rezidivierender Lymphangitiden im Genitale ist die am häufigsten zu beobachtende Spätläsion in

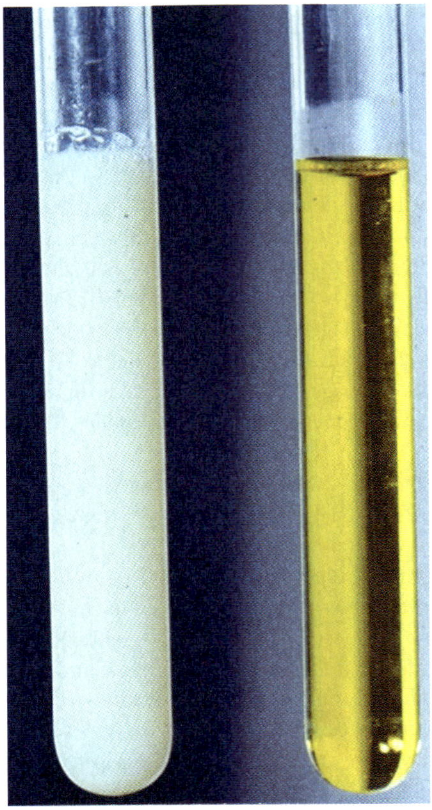

Abb. 6.72 Chylurie (links), im Vergleich zu normalem Urin (rechts) [P1552]

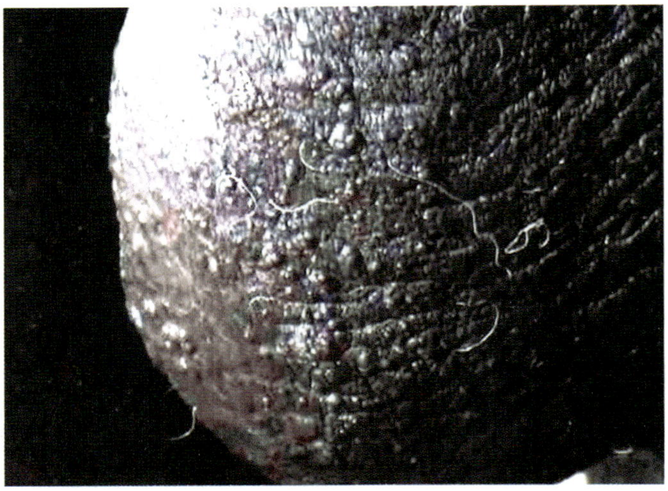

Abb. 6.73 Lymphskrotum mit verdickter Haut und Bläschen [P1552]

W.-bancrofti-Gebieten. Die Hydrozelenflüssigkeit hat eine strohgelbe Farbe und enthält oft MF. Bei der Ultraschalluntersuchung erscheint die Flüssigkeit echofrei (➤ Abb. 6.74b) – im Gegensatz zur Chylozele, bei der sich die Ansammlung von Chylus zwischen den Blättern der Tunica vaginalis als Reflexionen (flottierende Partikel) zeigt. Die Unterscheidung ist wegen der unterschiedlichen therapeutischen Konsequenzen wichtig. In hochendemischen Gebieten kann die Prävalenz von Hydrozele bei 12-Jährigen schon 5 % betragen, sie steigt mit dem Alter an.

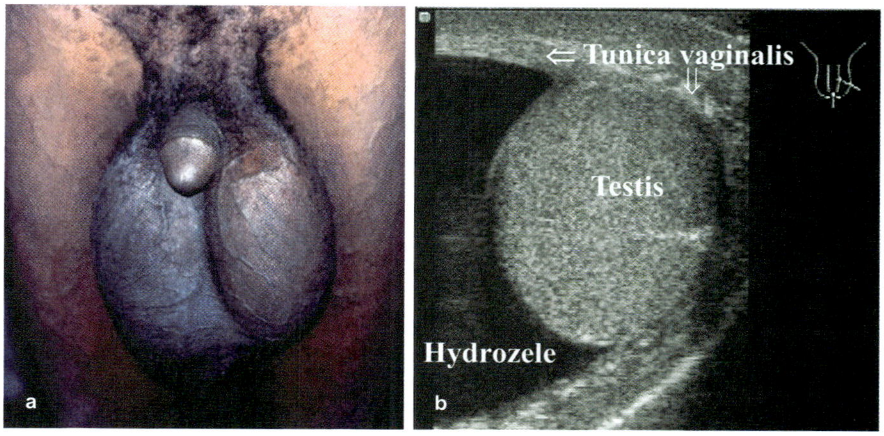

Abb. 6.74 Mittelgroße Hydrozele (Ghana) (a); im Ultraschall findet sich eine verdickte Tunica vaginalis, die Hydrozelenflüssigkeit enthält (b). [P1552]

Elephantiasis ist die extremste Form des chronischen Lymphödems infolge langjähriger Lymphgefäßdilatation mit Insuffizienz der Klappen in den Gefäßen, oder auch Blockade des Lymphabflusses durch Vernarbung nach Entzündung. Sie kommt bei ca. 4 % der Infizierten vor, es findet sich eine familiäre Häufung, was für eine genetische Disposition spricht. Betroffen sind vor allem die Beine (im Gegensatz zu *Brugia*-Infektionen auch der Oberschenkelbereich) und das Skrotum, selten Vulva, Mamma und Arme. Doppelseitiger Befall findet sich eher an den unteren Extremitäten. Zunächst handelt es sich noch um reversible, eindrückbare Ödeme mit glatter, gespannter Haut. Später kommt es zu zunehmender Fibrosierung, die Haut wird dick, derb, verrukös und bildet grobe Falten. Mazeration in den tiefen Furchen führt bei mangelhafter Pflege zu bakterieller Sekundärinfektion und **Geschwürbildung.** Der Umfang des Beins kann schließlich auf das 3-Fache anwachsen. Die Stadieneinteilung nach Dreyer (2002) bildet die Progredienz gut ab (➤ Abb. 6.75).

Auch eine Elephantiasis des Skrotums erreicht manchmal enorme Ausmaße, sodass der Penis in einem von der ausgezogenen und umgestülpten Vorhaut gebildeten Kanal liegt, durch den der Urin abfließt. Die Skrotalhaut ist verdickt, derb, grob gefeldert und verrukös verändert.

Diagnostik und Differenzialdiagnostik

Klinisches Bild und Exposition sind wegweisend. Die Symptome an Lymphknoten und Lymphgefäßen des frühen Stadiums sind sehr charakteristisch, vor allem wegen des rezidivierenden Verlaufs und des zentrifugalen Fortschreitens der Lymphangitis. Bei Funikulitis und Epididymitis muss eine bakterielle Ursache durch bakteriologische Untersuchung ausgeschlossen werden. Variköse Lymphknoten müssen von einer Hernie unterschieden werden. „Hanging groins" bei Onchozerkose sind vergrößerte Lymphknoten in Falten von atrophischer Haut.

Bei chronischem Lymphödem eines Europäers ist zunächst an andere Ursachen zu denken (angeboren, bakteriell, Tumoren, Bestrahlung). Eine nur die Beine betreffende, endemische Elephantiasis ist bei Barfußgängern in hochgelegenen Gebieten mit vulkanischem Gestein in ost- und westafrikanischen Ländern, Indien, Nepal und Ecuador bekannt **(Podokoniose).** Die Lymphbahnen werden dabei durch Aluminiumsilicatpartikel zerstört, die durch die Haut der Fußsohle eindringen und in die Lymphgefäße gelangen (Wanji et al. 2021).

Labordiagnostik

Eine erhöhte **Eosinophilenzahl** kann als Hinweis dienen, vor allem im Stadium der Frühsymptome; später ist sie oft normal.

In der Serodiagnostik können IgG4-basierende Antikörpertests mit rekombinanten Antigenen wie Bm14 und Wb123 verwendet werden, die eine bessere Spezifität als IgG-basierende Tests besitzen. Die Serologie wird außerhalb von Endemiegebieten für Reiserückkehrer als Suchtest verwendet; für Einheimische aus Endemiegebieten eignet sich die Serodiagnostik nicht, da diese oft spezifische Antikörper in Abwesenheit einer aktiven Infektion besitzen (z. B. nur Exposition).

Im Gegensatz zur *Brugia*-Filariose ist die derzeit sensitivere Methode zur Diagnose einer *W.-bancrofti*-Filariose nicht der Nachweis von MF, sondern die **Bestimmung von zirkulierendem Filarienantigen (circulating filarial antigen, CFA)** im Blut. CFA wird hauptsächlich von adulten Würmern sezerniert, auch wenn keine MF im Blut nachweisbar sind. In Endemiegebieten ist mit solchen okkulten Infektionen ähnlich häufig wie mit patenten Infektionen zu rechnen! CFA ist in Serum, Plasma oder Vollblut nachzuweisen, unterliegt keiner Periodizität und ist hitzestabil, ein für den Probentransport großer Vorteil. Zur CFA-Bestimmung gibt es kommerziell erhältliche Tests (TropBio® Og4C3 filariasis antigen ELISA bzw. Lateral-Flow-Test [FTS, Filariasis Test Strip] und seit Neuestem QFAT, Q Filariasis Antigen Test). Falsch positive Ergebnisse können vereinzelt bei *Loa-loa*-Patienten mit hohen Mikrofilarienlasten auftreten. Dies betrifft Endemiegebiete mit hoher *L.-loa*-Prävalenz in Zentralafrika, die jedoch wegen der unterschiedlichen Habitate der Vektoren (*Anopheles* bei der lymphatischen Filariose, *Chrysops* bei *L. loa*) meist geringe oder keine lymphatische Filariose-Endemizität vorweisen; somit sind Fehldiagnosen selten.

- Der Nachweis von zirkulierendem Filarienantigen CFA ist für die *W.-bancrofti*-Filariose weitgehend spezifisch.
- Er beweist das Vorliegen einer Infektion auch bei negativem Mikrofilarienbefund, was für die Interpretation einer lymphatischen Pathologie wichtig ist (s. u.).

6

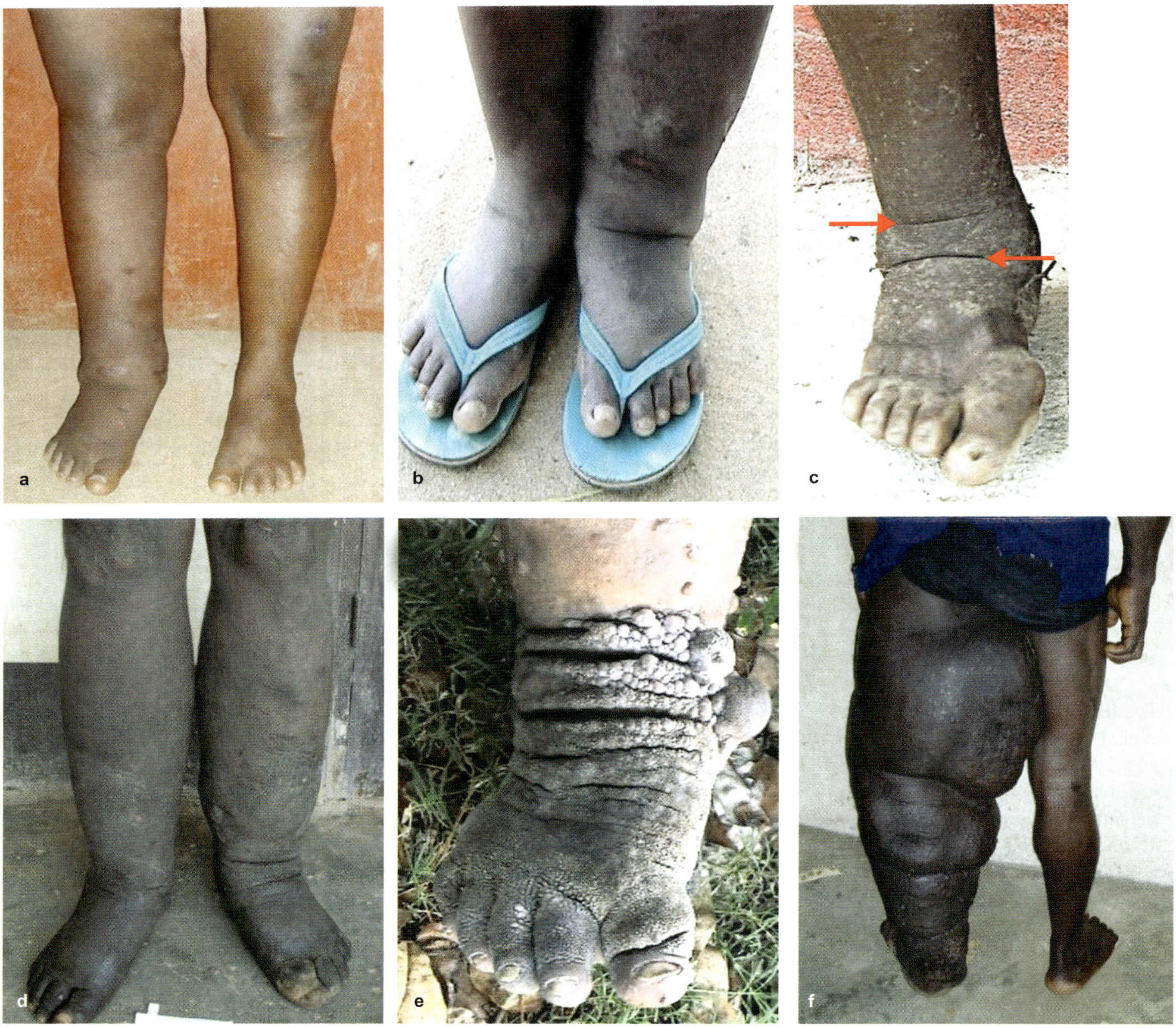

Abb. 6.75 Lymphödem, Stadieneinteilung nach Dreyer [P1552]: a) Stadium 1: Schwellung, die bei Hochlagern über Nacht verschwindet; Stadium 2: wie 1, nicht reversibel durch Hochlagern; b) Stadium 3: oberflächliche Hautfalten am Sprunggelenk; c) Stadium 4: teilweise verruköse Knoten; d) Stadium 5: tiefe Hautfalten; e) Stadium 6: „mossy lesions"; f) Stadium 7: gravierende Vergrößerung, die das Verrichten der täglichen Dinge unmöglich macht.

Mikrofilarien zur Bestimmung einer **patenten Infektion** können mittels Mikroskopie, PCR oder LAMP aus antikoaguliertem Blut nachgewiesen werden. Die Blutentnahme zum **Mikrofilariennachweis** muss je nach Endemiegebiet und Periodizität der MF erfolgen: Bei der weitaus häufigsten Microfilaremia nocturna sind die MF nachts im peripheren Blut zu finden, verschwinden aber während des Tages fast völlig (wahrscheinlich bleiben sie in den Kapillaren der Lunge und Milz) und sind dann nur bei sehr hohem Befall (meist > 1.000 MF/ml) nachweisbar.

Praxistipp

Die günstigste Zeit für die Blutentnahme liegt zwischen 21 und 3 Uhr, bei Übertragung durch *Aedes* dagegen zwischen 15 und 17 Uhr.

Mittels PCR oder LAMP aus EDTA-Blut oder von einem Anreicherungsfilter lässt sich in spezialisierten Laboren eine Speziesdiagnose durchführen.

Eine diagnostische Lymphknotenbiopsie wird wegen des Risikos einer Verschlechterung des Lymphabflusses nicht empfohlen.

Apparative Diagnostik

Während die Lymphangiografie und -szintigrafie Spezialkliniken vorbehalten sind, kann die **Ultraschalldiagnostik** mit einem tragbaren Gerät auch unter Feldbedingungen durchgeführt werden. Gesucht wird mittels einer 3–5 MHz-Sonde nach adulten Würmern, die sich in meist dilatierten Lymphbahnen bewegen. Zur Abgrenzung des Bewegungsmusters der Filarien (filarial dance sign, FDS [➤ Abb. 6.71a]) von dem Muster kleiner Gefäße mit rhythmischem Puls empfiehlt es sich, zusätzlich einen gepulsten Doppler (PWD) zu verwenden, der das Bewegungsmuster über die Zeit aufnimmt (➤ Abb. 6.71b). Beim Mann werden Wurmnester ab Ende der Pubertät regelhaft im Skrotalbereich nachgewiesen und sind, im Gegensatz zu *Brugia*-Infektionen, ortsständig. Bei Frauen wurden bei Untersuchungen, die die weiblichen Genitalorgane und das Lymphgefäßsystem der Extremitäten umfassten, FDS nur in ca. 40 % der Fälle gefunden.

Fazit

Keine der angegebenen Methoden kann mit 100 % Sensitivität eine Infektion nachweisen. Auch der Nachweis des CFA alleine hat, verglichen mit einer kombinierten Untersuchung aus Antigenbestimmung, Mikrofilariennachweis im Blut und der Ultraschalldiagnostik, nur eine Sensitivität von 80 %, die insbesondere bei Personen mit kurzer Expositionszeit noch geringer ausfallen kann.

Therapie

Man unterscheidet die **Massenchemotherapie** (mass drug administration, MDA) zur Unterbrechung der Transmission in Endemiegebieten von der **Individualtherapie.** Bei Ersterer wird eine suboptimale Wirkung (z. B. nur mikrofilarizid) zugunsten der Verabreichungsmöglichkeit in einer Einzeldosis einmal pro Jahr in Kauf genommen (MDA s. u. „Bekämpfung und Prävention").

Individualtherapie

Wegen der durch die adulten Würmer induzierten Pathologien sind rein mikrofilarizid wirkende Mittel wie Ivermectin zur Therapie der *W.-bancrofti*-Filariose nicht ausreichend, weil nicht kurativ. Die **Kombination** einer Einmalgabe von Ivermectin (200 µg/kg KG) mit Diethylcarbamazin (DEC, 6 mg/kg KG) und Albendazol (400 mg), IDA, reduziert die Mikrofilarienlast äquivalent zu einer Ivermectin-plus Albendazoltherapie von jährlicher Einmaldosis über 3 Jahre. Eine 12-tägige Gabe von DEC (6 mg/kg KG, einschleichend bei hoher Wurmlast) galt lange als Mittel der ersten Wahl.

Zur Milderung von **Nebenwirkungen** (Kopfschmerzen, Fieber; beim Absterben adulter Würmer Lymphangitis und Lymphknotenabszesse, bei Männern vorübergehende Bildung schmerzhafter Knoten im Skrotum) kann Betamethason gegeben werden. Die Nebenwirkungen sind hierbei abhängig von der Mikrofilarienlast. DEC führt zu einem Absterben von ca. 50 % der adulten Würmer; unklar ist, warum die überlebenden Würmer nach einer erneuten DEC-Therapie anscheinend nicht absterben (weiterhin FDS im Ultraschall).

- DEC ist wegen schweren Nebenwirkungen bei gleichzeitiger Onchozerkose kontraindiziert (➤ Kap. 6.6.1, ➤ Tab. 6.14).
- DEC und Ivermectin sind bei *L.-loa*-Patienten mit hohen Mikrofilarienlasten wegen möglicher schwerer Nebenwirkungen kontraindiziert.

Doxycyclin hat sich als erstes gut verträgliches, makrofilarizides Medikament erwiesen. Eine tägliche Dosierung mit 200 mg Doxycyclin für 4 Wochen oder, wie neuere Daten zeigen, mit 100 mg für 4 bis 5 Wochen depletiert die *Wolbachia*-Endosymbionten und führt zu einer permanenten Sterilisierung der adulten Filarien, zu der dadurch bedingten Eliminierung der MF und zum Absterben von 85 % der Adultwürmer (Debrah et al. 2011). Wegen der besseren Wirkung sollte Doxycyclin den Vorzug vor DEC erhalten, wenn eine Gabe von 4 Wochen verlässlich durchgeführt werden kann. Außerdem sterben die Würmer unter Doxycyclin nur langsam (über Monate) ab; deshalb kommt es nicht zu den von DEC bekannten Nebenwirkungen (Hoerauf et al. 2011).

Doxycyclin ist bei Schwangeren, stillenden Müttern und Kindern unter 8 Jahren kontraindiziert.

Ivermectin ist nicht adultizid und sollte deshalb nur bei Kontraindikationen gegen eines der o. g. Mittel sowie zusätzlich zu Doxycyclin bei Krankheitssymptomen gegeben werden, die eine rasche Reduktion von MF zwingend erfordern (z. B. TPE, s. u.).

Es wird erwartet, dass neue makrofilarizide Kandidaten, die derzeit für die Onchozerkose entwickelt werden (z. B. Emodepsid und Oxfendazol), ebenfalls gegen die Erreger der lymphatischen Filariose wirken und Behandlungen von 14 Tagen oder weniger ermöglichen (Ehrens et al. 2022, Risch et al. 2024).

Hydrozele und Elephantiasis des Skrotums bieten gute Erfolgsaussichten für eine **chirurgische Korrektur.** Bei Chylozelen ist wegen der Gefahr der Hodennekrose immer die Indikation zur Operation gegeben; deshalb ist eine Differenzialdiagnose wichtig. Im frühen Stadium eines chronischen Lymphödems der Extremitäten (bis Stadium 2 nach Dreyer) können Hochlagerung, Tragen von Stützstrümpfen und Lymphmassage Erleichterung bringen und bei konsequenter Anwendung das Fortschreiten verzögern. In späteren Stadien kann die Vermeidung von Sekundärinfektionen durch konsequente Hygiene (Waschen mit antiseptischen Seifen, Tragen von Schuhen) ADLA-Attacken reduzieren und dadurch die Progression aufhalten.

Wichtig sind Hautpflege und Behandlung bzw. Vorbeugung von bakterieller oder Pilzinfektion.

Doxycyclin (6 Wochen 200 mg/Tag, 1 Zyklus/Jahr) konnte in klinischen Studien die Progression der Lymphödeme in frühen Stadien aufhalten (Mand et al. 2012). Neuere Daten deuten jedoch darauf hin, dass bei Einhalten einer konsequenten Hygiene in meso- und hypoendemischen Endemiegebieten Doxycyclin nur einen geringen zusätzlichen positiven Effekt auf das Stoppen der Progression der Lymphödeme aufweist. Die Zahl der akuten ADLA-Attacken wurde jedoch in den ersten Monaten nach Doxycyclingabe reduziert (Ngenya et al. 2024).

Bekämpfung und Prävention

Individualprophylaxe in der Reisemedizin

Zur Individualprophylaxe eignen sich Repellentien und Schlafen unter dem Moskitonetz. Doxycyclin hemmt im Tierversuch die Entwicklung des infektiösen 3. Larvenstadiums zu Adultwürmern; wenn eine Prophylaxe mit Doxycyclin gegen Malaria angewendet wird, ist sie deshalb wahrscheinlich auch gegen die Erreger der lymphatischen Filariose wirksam.

Bekämpfungsprogramme

Bereits im Jahr 1997 hatte die World Health Assembly zur Elimination der lymphatischen Filariose als Public-Health-Problem aufgerufen, und 3 Jahre später wurde durch die WHO das „Global Programme to Eliminate Lymphatic Filariasis" (GPELF) gegründet (Ramaiah und Ottesen 2014). Ziel war die Elimination der lymphatischen Filariose durch Unterbrechung der Transmission in den endemischen Gebieten durch Elimination der Mikrofilarienträger. Hierfür wurde eine Partnerschaft aus den Gesundheitsministerien der endemischen Partnerländer, von WHO und Weltbank, den Donoren von Albendazol, Ivermectin und DEC (GSK, Merck) sowie einiger NGOs (z. B. Gates Foundation, USAID, AusAID, Arab Fund for Economic and Social Development) initiiert. Die Zahl der Infizierten wurde vor Beginn der globalen Behandlungen auf 120–200 Millionen geschätzt. Seit dem Jahr 2000 wurden über 9,7 Milliarden Behandlungen durchgeführt, über 943 Millionen Menschen in 71 Ländern erhielten mind. eine Therapie (MDA) (WHO 2024).

Seit dem Jahr 2000 ging die Bevölkerung, welche die MDA benötigt, um 58,6 % zurück; 20 Länder haben die lymphatische Filariose als Public-Health-Problem eliminiert (Bangladesch, Brasilien, Kambodscha, Cookinseln, Ägypten, Kiribati, Laos, Malediven, Malawi, Marshallinseln, Niue, Palau, Sri Lanka, Thailand, Togo, Tonga, Vanuata, Vietnam, Wallis, Futuna und Jemen), 14 weitere Länder sind in der Überwachungsphase nach mehrjähriger MDA.

Im Jahr 2018 waren noch 51 Millionen Menschen mit Erregern der lymphatischen Filariose infiziert. Die WHO Neglected Tropical Diseases Roadmap 2021–2030 hat sich für die lymphatische Filariose als Ziel gesetzt, dass alle 72 initial endemischen Länder post-MDA-Überwachungsprogramme implementiert haben und keine Massenbehandlungen mehr benötigt werden (WHO 2022). Stand 2024 benötigen 39 Länder weiterhin die MDA (WHO 2024).

Für die MDA wird von der WHO für Länder ohne endemische Onchozerkose seit 2018 eine **IDA-Triple-Therapie** aus Ivermectin (200 µg/kg KG), DEC (6 mg/kg KG) und Albendazol (400 mg) empfohlen (Weil et al. 2020), welche zwischen 2018 und 2021 bereits in 15 Ländern durchgeführt wurde. Zuvor wurde in Ländern ohne Endemizität für Onchozerkose eine Kombination von DEC (6 mg/kg) und Albendazol (400 mg) empfohlen. In Ländern, die koendemisch für die Onchozerkose sind, wird zu einer Kombination aus Ivermectin (200 µg/kg) und Albendazol (400 mg) geraten. Neue Klinische Studien zeigen jedoch, dass eine Kombination aus Moxidectin und Albendazol der IDA wohl gleichwertig ist und somit in Gegenden mit Onchozerkose-Koendemizität auf das DEC verzichtet werden kann. In Gegenden mit Koendemizität für *Loa loa* soll die lymphatische Filariose 2-mal pro Jahr mit 400 mg Albendazol behandelt werden. Es handelt sich bei der MDA aber um nicht kurative Behandlungen!

Als eines der Hauptprobleme für Verzögerungen bei der Elimination wird die systematische Non-Compliance gesehen, da für latent infizierte Personen ohne Krankheitssymptome eine Elimination der MF keine spürbaren Vorteile bringt; sie bleiben aber Überträger. Außerdem führt das Auftreten von Nebenwirkungen nach DEC durch das rasche Absterben der Würmer zu reduzierter Compliance. Deshalb wird man wahrscheinlich die MDA über einen längeren Zeitraum als 5 Jahre durchführen müssen.

Vektorkontrolle mit Insektiziden und die Beseitigung und Behandlung von Brutplätzen hat sich, z. T. als Nebeneffekt der Malariabekämpfung, in mehreren Ländern als wirksam erwiesen.

Brugia-Filariosen

Epidemiologie

Die Endemiegebiete von *B. malayi* liegen in Süd-, Südost- und Ostasien (östliches Indien, Malaysia, Indonesien außer Sumatra und Java) sowie im westlichen pazifischen Raum. Das Verbreitungsareal von *B. timori* ist auf die kleinen Sundainseln wie z. B. Timor, Alor und Flores beschränkt.

Erreger und Überträger

Die adulten Würmer sind etwas kleiner als *W. bancrofti*. Die gescheideten *B.-malayi*-Mikrofilarien sind an 2 einzelnen Kernen im Schwanzende erkennbar (➤ Kap. 6.6.1, ➤ Tab. 6.12). MF von *B. malayi* sind 220 µm (200–280 µm) lang und ca. 6 µm dick. Die häufigere nachtperiodische Form von *B. malayi* wird durch *Anopheles*- und *Mansonia*-Arten wohl nur von Mensch zu Mensch übertragen, während die subperiodische Form ein tierisches Reservoir in verschiedenen Affenarten hat und auch in Karnivoren wie z. B. Hauskatzen vorkommt. *Anopheles barbirostris* ist der einzige bekannte Vektor für *B. timori;* die *B.-timori*-Mikrofilarien sind etwa 310 µm lang und haben einen längeren, kernfreien Abschnitt am Kopfende.

Pathogenese und Immunologie

Sie stimmt weitgehend mit *W. bancrofti* überein (s. o.).

Klinik

Die Präpatenzperiode ist mit 3,5 Monaten eher kürzer als die klinische Inkubationszeit, die meist 8 bis 16 Monate dauert.

Frühe Manifestationen

Da sich die *Brugia*-spec.-Adulten im Gegensatz zu *W. bancrofti* nicht im Lymphsystem des Abdomens und des Genitales ansiedeln, beschränken sich die **rezidivierende Lymphangitis** und **Lymphadenitis** auf die **Extremitäten,** vor allem die Beine. Seltener sind die Arme, gelegentlich die Mammae betroffen, nie das Genitale. Bei *B. timori* kann zunächst eine Lymphadenitis in der Leiste beginnen, nach deren Abheilung weiter unten am Bein lokalisierte Lymphknoten erkranken. Nicht selten kommt es zur Abszedierung von Lymphknoten mit einem relativ sauberen Ulkus (➤ Abb. 6.76). Vorher bestehende Allgemeinsymptome pflegen dann zu sistieren.

Chronische Läsionen

Elephantiasis manifestiert sich meist an den Beinen unterhalb des Knies, manchmal an den Armen unterhalb des Ellenbogens, selten an einer Mamma. Der Beinumfang nimmt nur etwa um das Doppelte zu, die Konsistenz ist nicht so derb wie bei *W. bancrofti,* auch die Hautveränderungen sind meist nicht so ausgeprägt.

Hydrozelen kommen bei der *Brugia*-Filariose nicht vor.

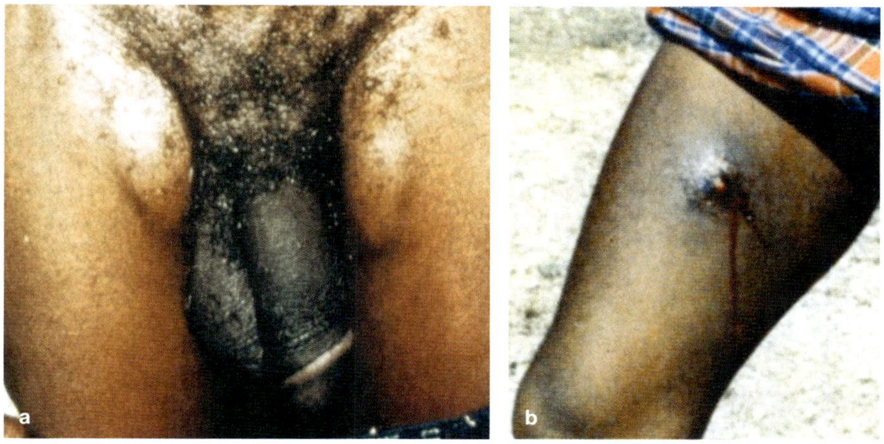

Abb. 6.76 Schwellung inguinaler Lymphknoten (a) und Abszedierung eines femoralen Lymphknotens bei akuter Lymphadenitis (b) [P1552]

Diagnostik und Differenzialdiagnostik

- Zirkulierendes Filarienantigen (CFA) lässt sich bei der *Brugia*-Filariose nicht nachweisen.
- Die Ultraschalldiagnostik ist ebenfalls eingeschränkt, da die Würmer beim Mann nicht in der Skrotalregion zu finden und bei beiden Geschlechtern nicht ortsstabil sind.

Damit bleibt für den Parasitennachweis nur die **Mikroskopie von MF aus dem Blut** (ggf. nach Anreicherung), wobei die Periodizität beachtet werden muss. PCR/LAMP und Filteranreicherung können die Sensitivität verbessern.

Die Serologie eignet sich zum Screening außerhalb von Endemiegebieten sowie bedingt zur Verlaufskontrolle nach Therapie, da spezifische IgG4-Antikörper in der Regel weniger als ein Jahr nach dem Ende einer Infektion nachweisbar sind. Ein Kartentest (ICT) mit rekombinanten BmR1 zum Nachweis von spezifischem IgG4 ist allein für *Brugia* spec. sensitiv, der Nachweis von spezifischen IgG4-Antikörpern mit dem rekombinanten Bm14-Antigen erkennt *W. bancrofti* und *Brugia*-Infektionen.

Therapie

Diethylcarbamazin (DEC) ist gut wirksam. Meist genügt eine Gesamtdosis von 36 mg/kg. Die Nebenwirkungen sind wahrscheinlich ähnlich wie bei der *W.-bancrofti*-Filariose durch die rasche Abtötung der adulten Würmer bedingt. Auch *B. malayi* und *B. timori* enthalten *Wolbachia*-Endosymbionten und sind einer Therapie mit **Doxycyclin** (100 mg/Tag für 6 Wochen wurde untersucht, vermutlich sind in Analogie zur lymphatischen Filariose durch *W. bancrofti* auch 5 Wochen ausreichend) zugänglich. Eine anschließende einmalige Gabe von DEC (6 mg/kg KG) und Albendazol (400 mg) führt zu einer schnelleren Eliminierung der MF, wobei die klassischen Nebenwirkungen der DEC-Therapie durch die vorherige Depletion der Wolbachien reduziert sind. Vergleichbar mit *W.-bancrofti*-Infektionen führt bei asymptomatischen *B.-timori*-Patienten eine einmalige Gabe der **IDA-Triple-Therapie** (Ivermectin [200 µg/kg KG] + DEC [6 mg/kg KG] + Albendazol [400 mg]) zu einer effektiveren Eliminierung der MF im Vergleich zur Kombination von DEC (6 mg/kg KG) + Albendazol (400 mg) (Supali et al. 2021).

Tropische pulmonale Eosinophilie oder okkulte Filariose

Das Wichtigste in Kürze

Die tropische pulmonale Eosinophilie (TPE) wird vorwiegend durch MF der lymphatischen Filarien hervorgerufen und ist gekennzeichnet durch eine **pulmonale Symptomatik** und eine **ausgeprägte Eosinophilie.** Diese ungewöhnliche Manifestation einer Filariose wurde erstmals in Indonesien beobachtet, kommt vor allem in Südostasien vor, ist aber auch aus Ostafrika und Brasilien bekannt.

Pathogenese und Immunologie

Die Krankheit wird auf eine überschießende Typ-2-Immunantwort gegen die MF zurückgeführt. MF werden durch die IgG- und IgE-vermittelte antikörperabhängige zelluläre Zytotoxizitätsreaktion (antibody-dependent cellular cytotoxicity, ADCC) in der Lunge zerstört, wodurch MF oft im peripheren Blut nicht nachweisbar sind. **Vergrößerte Lymphknoten** zeigen Follikel- und Pulpahyperplasie mit Ansammlungen von Eosinophilen, Makrophagen und Riesenzellen um degenerierte MF. Die Lungenalveolen sind von Eosinophilen durchsetzt, außerdem finden sich in Lungen, Leber und Milz bis 5 mm große eosinophile Granulome. Eosinophilengranula wie eosinophil-derived neuropeptide (EDN) und major basic protein (MBP) sind bei TPE-Patienten erhöht. Für MBP ist bekannt, dass es die bei Patienten mit TPE typischen **Lungenfibrosen** auslösen kann (Ehrens et al. 2022).

Klinik

Der Befall der Lungen äußert sich in Mattigkeit, Belastungsdyspnoe, Asthma, Husten mit zähem, mukopurulentem Auswurf, manchmal Bluthusten. Splenomegalie und nicht sehr hohes Fieber können hinzukommen, selten Perikarditis, eosinophile Pleuritis, in Einzelfällen neurologische Symptome. Bei langem Bestehen kommt es durch Fibrose zu meist obstruktiver, irreversibler Einschränkung der Lungenfunktion.

Diagnostik

Gesamt-IgE und filarienspezifische **IgE-Titer** sind immer sehr hoch. Obwohl Patienten mit TPE in der Regel **amikrofilarämisch** sind, kann die Diagnose einer *W.-bancrofti*-assoziierten TPE durch den Nachweis des zirkulierenden Filarienantigens (CFA) im Blut untermauert werden, während Diagnose oder Ausschluss einer *Brugia*-Filariose oft nicht sicher möglich sind.

Das häufigste Hinweissymptom ist die immer erhöhte, oft extrem hohe **Bluteosinophilie** (> 20 %).

Die **hohe Eosinophilie** erlaubt den Ausschluss von Tuberkulose und Asthma bronchiale. Eine Strongyloidiasis sowie die Migrationsphase von *Ascaris*- und Hakenwurminfektion müssen durch Stuhluntersuchungen ausgeschlossen werden, Toxocariasis durch Serologie. Röntgenologisch kann man bei etwa 20 % der Patienten disseminierte noduläre Infiltrate von 5 mm Durchmesser im Mittel- und Unterfeld oder vermehrte Streifenzeichnung sehen. Die charakteristischen histologischen Veränderungen lassen sich durch Lymphknoten- oder Lungenbiopsie feststellen.

Therapie

Diethylcarbamazin (DEC) (tgl. 6 mg/kg KG für 21 Tage) ist sehr wirksam, doch sind Rezidive nicht selten.

Doxycyclin führt bei ausreichender Dosierung zu einer *irreversiblen* Sterilisierung der weiblichen Filarien, hat allerdings keine direkte abtötende Wirkung auf MF. Doxycyclin kann aber Rezidive verhindern, vorausgesetzt der Patient exponiert sich nicht erneut einer Infektion. Wahrscheinlich eliminiert die Kombination aus Doxycyclin mit einem rasch mikrofilarizid wirkenden Mittel (DEC, Ivermectin) die MF und damit den Auslöser der TPE rasch und dauerhaft und kann deshalb Rezidive am besten verhindern (es gibt dazu keine Studien, da die TPE zu selten ist).

LITERATUR

Babu S, Nutman TB. Immunology of lymphatic filariasis. Parasite Immunol 2014; 36: 338–346.
Berbudi A, Ajendra J, Wardani AP, Hoerauf A, Hübner MP. Parasitic helminths and their beneficial impact on type 1 and type 2 diabetes. Diabetes Metab Res Rev 2016; 32: 238–250.
Debrah LB, Albers A, Debrah AY, Brockschmidt FF, Becker T, Herold C, Hofmann A, Osei-Mensah J, Mubarik Y, Frohlich H, Hoerauf A, Pfarr K. Single nucleotide polymorphisms in the angiogenic and lymphangiogenic pathways are associated with lymphedema caused by Wuchereria bancrofti. Human genomics 2017; 11: 26.
Debrah AY, Mand S, Marfo-Debrekyei Y, Batsa L, Albers A, Specht S, Klarmann U, Pfarr K, Adjei O, Hoerauf A. Macrofilaricidal Activity in Wuchereria bancrofti after 2 Weeks Treatment with a Combination of Rifampicin plus Doxycycline. J Parasitol Res 2011; 201617.
Ehrens A, Hoerauf A, Hübner MP. Current perspective of new anti-Wolbachial and direct-acting macrofilaricidal drugs as treatment strategies for human filariasis. GMS infectious diseases 2022; 10: Doc02.
Ehrens A, Hoerauf A, Hübner MP. Eosinophils in filarial infections: Inducers of protection or pathology? Front Immunol 2022; 13: 983812.
Hoerauf A, Pfarr K, Mand S, Debrah AY, Specht S. Filariasis in Africa – treatment challenges and prospects. Clin Microbiol Infect 2011; 17: 977–985.
Kroidl I, Saathoff E, Maganga L, Makunde WH, Hoerauf A, Geldmacher C, Clowes P, Maboko L, Hoelscher M. Effect of Wuchereria bancrofti infection on HIV incidence in southwest Tanzania: a prospective cohort study. Lancet 2016; 388(10054): 1912–192.
Mand S, Marfo-Debrekyei Y, Dittrich M, Fischer K, Adjei O, Hoerauf A. Animated documentation of the filaria dance sign (FDS) in bancroftian filariasis. Filaria J 2003; 2: 3.
Mand S, Debrah AY, Klarmann U, Batsa L, Marfo-Debrekyei Y, Kwarteng A, Specht S, Belda-Domene A, Fimmers R, Taylor M, Adjei O, Hoerauf A. Doxycycline improves filarial lymphedema independent of active filarial infection: a randomized controlled trial. Clin Infect Dis 2012; 55: 621–630.
Ngenya A et al. Efficacy of Intensified Hygiene Measures with or without the Addition of Doxycycline in the Management of Filarial Lymphedema: A Randomized Double-Blind, Placebo-Controlled Clinical Trial in Tanzania. Am J Trop Med Hyg 2024; 111: 33–51.
Ramaiah KD, Ottesen EA. Progress and impact of 13 years of the global programme to eliminate lymphatic filariasis on reducing the burden of filarial disease. PLoS Negl Trop Dis 2014; 8: e3319.
Risch F et al. 2024. The long and winding road towards new treatments against lymphatic filariasis and onchocerciasis. Trends Parasitol 2024; 40: 829–845.
Ritter M, Osei-Mensah J, Debrah LB, Kwarteng A, Mubarik Y, Debrah AY, Pfarr K, Hoerauf A, Layland LE. Wuchereria bancrofti-infected individuals harbor distinct IL-10-producing regulatory B and T cell subsets which are affected by anti-filarial treatment. PLoS Negl Trop Dis 2019; 13: e0007436.
Supali T, Djuardi Y, Christian M et al. An open label, randomized clinical trial to compare the tolerability and efficacy of ivermectin plus diethylcarbamazine and albendazole vs. diethylcarbamazine plus albendazole for treatment of brugian filariasis in Indonesia. PLoS Negl Trop Dis 2021; 15: e0009294.
Weil GJ, Jacobson JA, King JD. A triple-drug treatment regimen to accelerate elimination of lymphatic filariasis: From conception to delivery. International health 2020; 13: S60–s64.
WHO. Global programme to eliminate lymphatic filariasis: progress report, 2021. Weekly epidemiological report 2022; 97: 513–524.

INTERNETQUELLEN

MSD Manual (Lymphatische Filariose): www.msdmanuals.com/de/heim/infektionen/parasiteninfektionen-nematoden-fadenw%C3%BCrmer/lymphatische-filariose.
WHO (Lymphatic filariasis): www.who.int/news-room/fact-sheets/detail/lymphatic-filariasis.

6.6.4 Loiasis

Michael Ramharter

Das Wichtigste in Kürze

Der afrikanische Augenwurm (Syn. Loiasis, Infektion mit der Humanfilariose *Loa loa*) ist der autochthonen Bevölkerung aufgrund der pathognomonischen Symptome wie der subkonjunktivalen Augenwanderung schon seit Menschengedenken als Krankheit bekannt. In der westlichen Medizin ist die Erkrankung erst seit dem 18. Jahrhundert beschrieben, wobei es bis zu Beginn des 20. Jahrhunderts dauerte, bis alle wesentlichen Zusammenhänge zu Vektor, Symptomen und Parasitologie erfasst wurden. *L. loa* ist bis heute in den hochendemischen Gebieten Zentralafrikas eine der häufigsten Infektionserkrankungen der einheimischen Bevölkerung, doch ist sie im Gegensatz zur Flussblindheit (➤ Kap. 6.6.2) oder der lymphatischen Filariose (➤ Kap. 6.6.3) eine noch massiver vernachlässigte Tropenkrankheit, die – aus unserer Sicht unberechtigterweise – bisher nicht in die von der WHO definierte Liste der vernachlässigten Tropenkrankheiten aufgenommen wurde.

In den letzten Jahren wurde die klinische Bedeutung der Loiasis detailliert beschrieben, was zu einem verstärkten Interesse der medizinischen Forschung geführt hat. Neben der Krankheitslast durch die Loiasis selbst ist in Gebieten der Koendemizität mit *O. volvulus* oder *W. bancrofti* die Therapie und Bekämpfung dieser Humanfilariosen aufgrund potenziell schwerer Nebenwirkungen beim Einsatz von DEC oder Ivermectin erschwert.

Epidemiologie

Die Wanderfilarie *Loa loa* kommt **in weiten Teilen Zentralafrikas und Teilen Westafrikas** vor. Die Verbreitung scheint über die letzten Jahrzehnte insgesamt leicht rückläufig, was vor allem durch die veränderte Ökologie, durch Verstädterung und Rodung des Westafrikanischen Regenwaldes bedingt scheint. Die Hauptübertragung findet zwischen der Republik Benin im Westen, Uganda im Osten und Angola im Süden statt, wobei die höchsten Prävalenzen in Teilen der beiden Kongos und in Gabun zu beobachten sind. Die Transmission ist auch innerhalb der Länder höchst variabel. In Großstädten und verstädterten Gebieten findet zumeist keine relevante Übertragung statt, während in den entlegenen ländlichen Regenwald- und Savannengebieten die höchsten Inzidenzen verzeichnet werden, wo bis zu 75 % der Gesamtbevölkerung infiziert sind. Insgesamt geht man von rund 20 Millionen Infizierten und ca. 100–200 Millionen Menschen aus, die dem Risiko einer Infektion ausgesetzt sind. Innerhalb der Transmissionsgebiete steigt die Prävalenz vom Kindesalter progredient bis zum rund 20. Lebensjahr an. Die Loiasis betrifft daher überproportional die erwachsene ländliche Bevölkerung.

Erreger und Übertragung

Die Übertragung von *Loa loa* findet durch Bremsen der Gattung *Chrysops* (*C. silacea* und *C. dimidiata*) statt. Die **tagaktiven Bremsen** leben in den Baumkronen der Regenwälder. Sie werden durch menschliche Aktivitäten wie Waldarbeiten, Jagd, Ackerbau und insbesondere durch Holzfeuer angelockt, um einen schmerzhaften Stich zu setzen, bei dem die infektiösen L3-Larven übertragen werden. Diese entwickeln sich in weiterer Folge über mehrere Monate in adulte Würmer (Länge Weibchen: 5–7 cm, Männchen: 3–3,5 cm, ca. 0,5 mm dick), die im subkutanen Gewebe und an den Faszien entlang durch den Körper wandern. Die Lebensspanne der adulten Würmer dürfte bis ca. 15 Jahre betragen.

Die **Präpatenzzeit,** also die Zeit bis zum Auftreten der ersten Mikrofilarien im Blut, beträgt vermutlich mind. 5 bis 6 Monate. Jeder weibliche Wurm kann täglich mehrere zehntausend Mikrofilarien produzieren (~300 × 6–8 µm große Larven mit Scheide), die über die Lymphe in das periphere Blut wandern und dort in den warmen Tagesstunden zirkulieren. In der Nacht sind meist deutlich weniger Mikrofilarien im peripheren Blut zu beobachten. Man geht davon aus, dass sie stattdessen hauptsächlich im pulmonalen Stromgebiet verweilen, um so dem Abbau in der Milz zu entgehen. Infektiöse Mikrofilarien werden schließlich wieder aus dem peripheren Blut von *Chrysops* spp. aufgesogen, wo sich die Larven über etwa 10 Tage in wieder infektiöse L3-Larven entwickeln.

Pathogenese und Immunologie

Seit der Erstbeschreibung der Loiasis ist offensichtlich, dass die Infektion eine stark unterschiedliche klinische Penetranz zeigen kann. Während manche Infizierte keinerlei Beschwerden angeben, kommt es bei anderen zu bedeutenden, manchmal sogar lebensbedrohlichen Symptomen. Im Allgemeinen scheinen (wie bei anderen Filariosen auch) bei Reisenden aus Nicht-Endemiegebieten die Symptome stärker ausgeprägt zu sein als bei Einheimischen in Hochendemiegebieten, wobei auch bei Letzteren eine mitunter bedeutende Krankheitslast zu beobachten ist.

Die Immunologie der Infektion und Erkrankung ist bisher erst in wenigen Studien mit Menschen sowie in einigen Tiermodellen beschrieben worden. Hierbei wurden unspezifische polyklonale IgE- und erhöhte spezifische IgG4-Antworten mit einer Infektion assoziiert. Darüber hinaus zeigte sich eine unterschiedliche Reaktivität bei Menschen aus Endemiegebieten und Reiserückkehrern in Bezug auf die Th1- und Th2-Aktivierung. Hierbei wurde ein Spektrum von immunologisch hyporesponsiver und klinisch asymptomatischer Form bis zu hyperresponsiver und klinisch apparenter Reaktion beschrieben. Es wird auch vermutet, dass die Kontrolle der Mikrofilarienlast von einer effektiven Immunaktivierung abhängt.

Interessanterweise scheinen die Beschwerden der Loiasis – im Gegensatz zur Onchozerkose – vor allem durch adulte Würmer bzw. der getriggerten Immunantwort auf diese verursacht zu werden. Subjektive Symptome treten vor allem bei Patienten auf, die unter einer **migratorischen Loiasis** leiden – also anamnestisch eine Augenwanderung durchgemacht hatten. In dieser Gruppe treten auch die oben beschriebenen Allgemeinsymptome häufig auf. Dagegen sind Patienten mit Mikrofilarämie ohne Anamnese einer migratorischen Loiasis oftmals symptomlos oder oligosymptomatisch. Es scheint daher, dass migratorische Loiasis mit einer akzentuierten Immunantwort verbunden ist, die zu einer gewissen Kontrolle der Mikrofilariendichte und zu stark erhöhten Antikörperspiegeln führt, während bei Loiasis mit reiner Mikrofilarämie eine gewisse Immunmodulation zu einer Verminderung der Symptomatik beitragen könnte.

In hochendemischen Gebieten ist die Krankheitslast der Loiasis – vor allem durch die chronischen unspezifischen Symptome – mit der Krankheitslast anderer vernachlässigter Tropenkrankheiten zu vergleichen. Retrospektive Kohortenstudien zeigten des Weiteren, dass eine Hypermikrofilarämie der Loiasis mit einer Übersterblichkeit assoziiert ist.

Klinik

Die Wanderung der adulten Filarie verursacht verschiedene klinische Erscheinungsbilder. Zum Teil können adulte Würmer transient bei

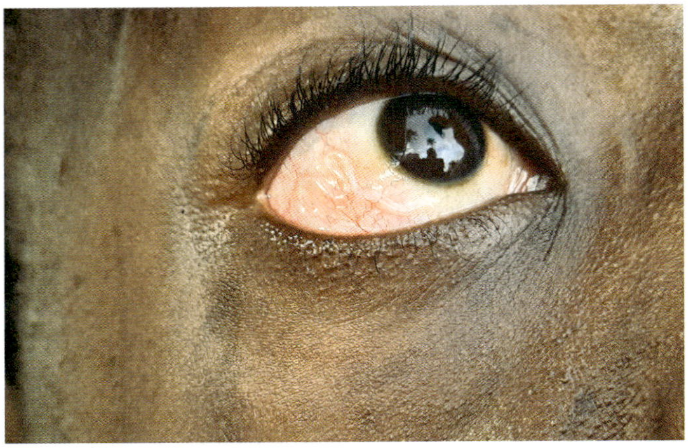

Abb. 6.77 Augenwurm während der subkonjunktivalen Wanderung [P1561]

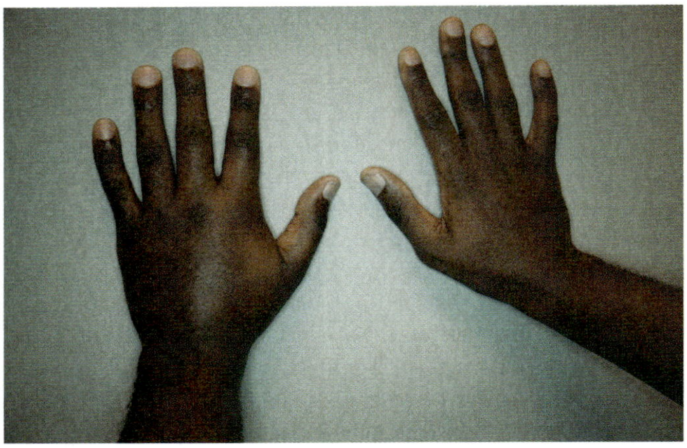

Abb. 6.78 Kalabarschwellung (Kamerun-Beule) [P1561]

der kutanen Wanderung beobachtet werden. Ebenso ist das **pathognomonische Bild des Augenwurms durch die Wanderung der Adulten** verursacht, das oftmals 1 bis 3 Tage (max. bis zu 7 Tage) anhält. Der adulte Wurm wandert hierbei subkonjunktival durch die Augenbindehaut (➤ Abb. 6.77). Dies führt meist zu massiven Schmerzen und einer Schwellung sowie Lichtempfindlichkeit des Patienten. In diesem Stadium ist der Wurm sichtbar und kann auch relativ komplikationslos entfernt werden. Die Augenwanderung verursacht in der Regel keine bleibenden Schäden, wenngleich selten Augenkomplikationen beschrieben sind, wenn der adulte Wurm in andere Teile des Auges einwandert und dann z. B. ein Glaukom verursachen kann.

Ebenso geht man davon aus, dass die Migration der adulten Würmer zum zweiten pathognomonischen Symptom führt: der **Kalabarschwellung** (**Kamerun-Beule,** ➤ Abb. 6.78). Hierbei handelt es sich um eine transiente Schwellung, die vor allem über den Gelenken der oberen (und seltener unteren) Extremitäten für meist 1 bis 3 Tage zu beobachten ist. Die Schwellung ist straff und nicht eindrückbar und zumeist mit Schmerzen und Juckreiz vergesellschaftet. Sie rezidiviert in unterschiedlicher Häufigkeit und hinterlässt keine bleibenden Schäden.

Eine weitere Manifestation der Wanderung der adulten Filarie ist die relativ seltene Wanderung durch oberflächliche Hautschichten

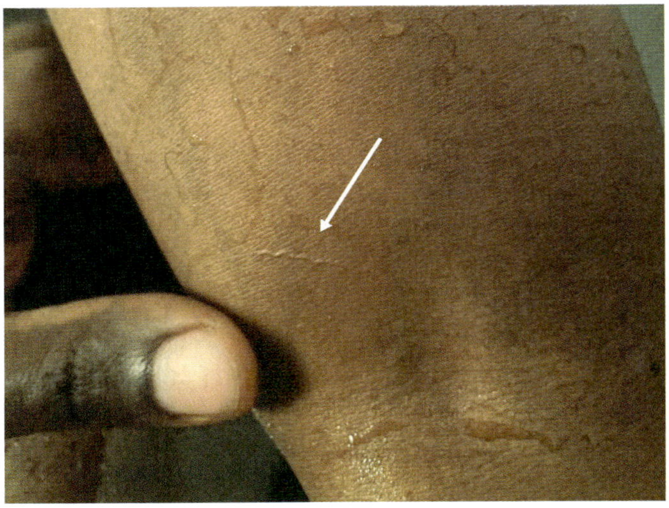

Abb. 6.79 Wanderung einer adulten Filarie durch oberflächliche Hautschichten [T1481]

(➤ Abb. 6.79). Diese Wanderung ist zumeist reizlos und verschwindet innerhalb weniger Stunden.

Eine Vielzahl **unspezifischer Beschwerden** ist mit der Loiasis assoziiert. Hierbei handelt es sich um Veränderungen des Allgemeinbefindens wie allgemeine Müdigkeit, wie auch allgemeiner Beschwerden wie Ganzkörperpruritus, Urtikaria, Myalgien, Arthralgien, transiente Kiefer- und Zahnschmerzen und zum Teil schwere Cephalaea.

Neben diesen unspezifischen und häufig vorkommenden Symptomen, gibt es eine Reihe von seltener beschriebenen, aber zumeist klinisch eindrücklich verlaufenden **Komplikationen.** Dies umfasst Arthritiden sowie transiente periphere Paresen wie auch schwerwiegende Komplikationen wie die Endomyokardfibrose, Lungenfibrose und eine spontan oder nach Therapie auftretende Enzephalitis. Diese kann in leichteren Fällen durch unspezifische neuropsychiatrische Veränderungen auffallen und in schwereren Fällen zu Koma und schweren neurologischen Folgeerscheinungen und bis zum Tod führen. Sonografisch und histopathologisch wurden granulomatöse Milzläsionen durch den Abbau von Mikrofilarien beschrieben. Auch das Auftreten von Nephropathien, Pleuraergüssen, Lungenfibrose, Aszites und Inflammation der reproduktiven Organe durch chronische Loiasis sind dokumentiert.

Differenzialdiagnostisch sind bei Augenwurmpassage vor allem die Dirofilariose und *Thelazia*-spp.-Infektionen wichtig, wobei auch andere Wurminfektionen des Auges beschrieben sind (*Wuchereria, Loaina, Angiostrongylus, Toxocara, Gnathostoma, Spirometra, Spargana* etc.). Kalabarschwellungen können durch eine Vielzahl entzündlicher Prozesse imitiert werden und auch durch spezifische Infektionen wie Mansonellose, Dirofilariose und andere, im Gewebe wandernde Helminthen verursacht werden.

Diagnostik

Die Loiasis kann entweder durch pathognomonische Symptome, direkten Erregernachweis oder indirekte (serologische) Nachweise diagnostiziert werden. Die Diagnose einer okkulten Loiasis, bei der definitionsgemäß eine Infektion mit zumindest einem adulten Wurm vorliegt, aber keine Mikrofilarien im Blut zu finden sind, ist nur indirekt möglich. Hierbei sind eine klare Exposition in einem Endemiegebiet und das Vorliegen typischer klinischer Symptome wie Augenwurmpassage oder Kalabarschwellung wegweisend. Diese Symptome sind meist von einer ausgeprägten Eosinophilie begleitet.

Indirekte serologische Nachweisverfahren mittels IgG-ELISA (oder spezifisch für IgG4-Subklasse) oder neuere Nachweisverfahren von Antikörpern gegen Ll-SXP-1-Antigen sind bei Reisenden gute diagnostische Hinweise, während sie bei der einheimischen Bevölkerung aufgrund der Kreuzreaktivität mit anderen Nematodeninfektionen zumeist von geringem Nutzen sind. Zudem können serologische Tests nicht sicher zwischen einer aktiven oder bereits durchgemachten Infektion unterscheiden.

Bei der **mikrofilarämen Loiasis** können die Mikrofilarien direkt im Blut nachgewiesen werden. Hierfür sind eine oder wiederholte Blutabnahmen um die Mittagszeit (10–14 Uhr) notwendig, da zu dieser Zeit die höchste Mikrofilarämie besteht. Blutproben können nativ oder mit Färbung (z. B. Hämatoxylin-Färbung) untersucht werden, wobei die Giemsa-Färbung oder Field-Schnellfärbung die Scheide nicht spezifisch darstellen. Konzentrationstechniken (Saponin-Lyse oder Filtrationstechniken) können die Sensitivität deutlich erhöhen, da so ein größeres Blutvolumen untersucht werden kann. Schließlich sind auch PCR- und LAMP-Protokolle zum molekularen Nachweis der *L.-loa*-Infektion beschrieben, die aber in der Routinediagnostik bisher wenig genutzt werden.

Da der Ausschluss einer **hypermikrofilarämen Loiasis** bei Massentherapieprogrammen zur Kontrolle der Onchozerkose von besonderer Bedeutung ist, wurde auch eine automatisierte Untersuchung von Blutproben mit einem Smartphone-basierten Apparat (LoaScope® bzw. NTDScope®) entwickelt. Dieser Apparat kann in solchen Programmen hypermikrofilaräme Patienten verlässlich identifizieren. Ob das LoaScope auch bei niedriger Mikrofilarämie zur Diagnose der Loiasis geeignet ist, ist bisher noch nicht ausreichend untersucht.

Therapie

- **DEC**: Diethylcarbamazin ist die Therapie der Wahl der Loiasis, da die Substanz eine starke mikro- und deutliche makrofilarizide Wirkung aufweist. Therapiezyklen von 21 Tagen (9 mg/kg/Tag aufgeteilt in 3 tägliche Dosen) weisen eine rund 50- bis 70-prozentige Heilungsrate auf. Bei Persistenz wird das Therapieregime ein- bis mehrfach wiederholt.
  - Aufgrund der raschen Aktivität von DEC gegen Mikrofilarien darf DEC nur bei Mikrofilarämie von unter 2.000 MF/ml eingesetzt werden, da insbesondere bei hoher Mikrofilarienlast mit bedeutenden und mitunter lebensbedrohlichen **Nebenwirkungen** gerechnet werden muss. Dies kann von Pruritus, Übelkeit und Angioödem bis zu Hämorrhagien, anaphylaktoiden Reaktionen, Enzephalopathie und akutem Nierenversagen reichen. Um dieses Risiko zu senken, kann insbesondere bei höheren Mikrofilarämien (> 1.000–2.000 MF/ml) eine einschleichende Dosierung von DEC verwendet werden (z. B. Tag 1: 1 mg/kg DEC; Tag 2–3: 1–2 mg/kg 3 × tgl.; ab Tag 4–21: 3 mg/kg 3 × tgl.). Auch der Einsatz von Kortikosteroiden zu Beginn der Therapie ist berichtet. Eine andere Herangehensweise bei hoher Mikrofilarämie ist die Senkung der Mikrofilarienlast unter 1.000 MF/ml durch Therapie mit Albendazol oder mechanischen Verfahren wie einer Apherese, bevor eine kurative DEC-Therapie initiiert wird.
  - Hervorzuheben ist der Ausschluss einer Koinfektion durch *Onchocerca volvulus* (➤ Kap. 6.6.2) vor DEC-Therapie, da dies zu massiven Reaktionen dieser häufig koendemischen Filariosen führen kann.
- **Albendazol** ist hauptsächlich embryostatisch und scheint bei längerer Therapiedauer auch einen makrofilariziden Effekt zu besitzen. Albendazol kann daher bei höherer Mikrofilarämie eingesetzt werden, um die Mikrofilarienlast schonend zu reduzieren. Allerdings sind auch bei Albendazoltherapie schwerwiegende Nebenwirkungen wie Enzephalitis beschrieben, sodass auch der Einsatz von Albendazol im Einzelfall sorgfältig erwogen werden muss. Hierfür wird 1–2 × 400 mg tgl. über einen Zeitraum von 3 bis 6 Wochen eingesetzt.
- **Ivermectin** hat eine potente mikrofilarizide Wirkung, die als Einzeldosistherapie (150 µg/kg) zu einer raschen und andauernden Reduktion der Mikrofilarienlast führt. Bei hoher Mikrofilarämie (> 8.000 MF/ml) wurde ein erhöhtes Risiko für das Auftreten von Enzephalitis beschrieben, sodass Ivermectin in diesen Fällen kontraindiziert ist. Aufgrund der fehlenden makrofilariziden Aktivität ist keine kurative Wirkung zu erwarten.

Darüber hinaus sind eine Vielzahl an Kombinationstherapien der oben genannten Medikamente beschrieben, die mit unterschiedlichem Erfolg eingesetzt werden.

Bekämpfung und Prävention

Die Vermeidung von Stichen durch Bremsen durch lange helle Kleidung ist die wichtigste Prävention der Loiasis. Herkömmliche Repellentien (insb. DEET) scheinen einen bedingten Schutz vor *Chrysops*-Stichen zu bieten, während andere Repellentien wie Icaridin nicht vor Bremsenstichen schützen. Eine wöchentliche Einnahme von 300 mg DEC hat sich als hocheffektiv in der Prävention der Loiasis erwiesen, ist aber nur in Einzelfällen bei außergewöhnlich hohem Risiko bei Langzeitaufenthalt in Hochtransmissionsgebieten gerechtfertigt.

> Nochmals ist darauf hinzuweisen, dass die Loiasis eine bedeutende Hürde für die individuelle Therapie und nationale Kontrollprogramme der Onchozerkose und der lymphatischen Filariose darstellt. Die Gaben von Ivermectin – wie in Onchozerkose-Kontrollprogrammen in Massentherapie durchgeführt – ist bei *L.-loa*-hochmikrofilarämen Personen kontraindiziert. Ebenso ist die Triple-Therapie der lymphatischen Filariose mit Ivermectin, DEC und Albendazol in Gebieten der Loiasis nicht ohne Ausschluss einer *L.-loa*-Infektion möglich. Daher sind diese Kontrollprogramme in koendemischen Gebieten nur durch „Test-and-not-treat"-Screening-Programme möglich.

Reisemedizinische Bedeutung

Insgesamt ist die Loiasis eine seltene Erkrankung bei Reisenden in die Tropen. Insbesondere bei Langzeitaufenthalten und besonders hoher Exposition in ländlichen Waldgebieten besteht aber ein relevantes Risiko, sodass die Loiasis in den letzten Jahren zur häufigsten importierten Humanfilariose geworden ist.

LITERATUR

Boussinesq M. Loiasis. Ann Trop Med Parasitol 2006; 100(8): 715–31.

Chesnais CB, Takougang I, Paguélé M, Pion SD, Boussinesq M. Excess mortality associated with loiasis: a retrospective population-based cohort study. Lancet Infect Dis 2017; 17(1): 108–116.

Kelly-Hope L, Paulo R, Thomas B, Brito M, Unnasch TR, Molyneux D. Loa loa vectors Chrysops spp.: perspectives on research, distribution, bionomics, and implications for elimination of lymphatic filariasis and onchocerciasis. Parasit Vectors 2017; 10(1): 172.

Metzger WG, Mordmüller B. Loa loa-does it deserve to be neglected? Lancet Infect Dis 2014; 14(4): 353–7.

Ramharter M, Butler J, Mombo-Ngoma G, Nordmann T, Davi SD, Zoleko Manego R. The African eye worm: current understanding of the epidemiology, clinical disease, and treatment of loiasis. Lancet Infect Dis. 2024; 24(3): e165–e178.

Veletzky L, Hergeth J, Stelzl DR, Mischlinger J, Manego RZ, Mombo-Ngoma G, McCall MBB, Adegnika AA, Agnandji ST, Metzger WG, Matsiegui PB, Lagler H, Mordmüller B, Budke C, Ramharter M. Burden of disease in Gabon caused by loiasis: a cross-sectional survey. Lancet Infect Dis 2020; 20(11): 1339–1346.

Zouré HG, Wanji S, Noma M, Amazigo UV, Diggle PJ, Tekle AH, Remme JH. The geographic distribution of Loa loa in Africa: results of large-scale implementation of the Rapid Assessment Procedure for Loiasis (RAPLOA). PLoS Negl Trop Dis 2011; 5(6): e1210.

6

6.6.5 Mansonellosen und Dirofilariosen

Marc P. Hübner, Achim Hörauf

Infektionen mit Mansonella-Arten

Im Gegensatz zu den anderen Filarieninfektionen können den *Mansonella*-Arten nur schlecht umschriebene Krankheitsbilder zugeordnet werden. Da sie keine gefährlichen oder zu Behinderung führenden Manifestationen verursachen, sind sie nicht gut erforscht.

Völlig symptomlose Infektionen sind bei Einheimischen der Endemiegebiete wesentlich häufiger als bei Zugereisten.

Die **Mikrofilarien** (MF) lassen sich gut von anderen Filarienspezies unterscheiden, da sie deutlich **kürzer** und **dünner** als bei den anderen Filarienarten sind und **keine Scheide** besitzen (➤ Kap. 6.6.1, ➤ Tab. 6.12).

Neben den bekannten humanpathogenen *Mansonella*-Arten *M. perstans, M. ozzardi* und *M. streptocerca* kommen auch zoonotische *Mansonella*-Infektionen vor. In Gabun wurde *Mansonella* sp. „DEUX" beschrieben, die eine neue zoonotische Spezies von *Mansonella* sp. darstellen könnte.

Mansonella perstans

Epidemiologie

M. perstans kommt in 33 afrikanischen Ländern West-, Ost- und Zentralafrikas, in Regionen Mittel- und Südamerikas sowie der Karibik vor. Es wird geschätzt, dass 114 Millionen Menschen infiziert sind. Somit stellt sie die **häufigste Filarieninfektion in Afrika** dar. Die Prävalenz nimmt mit dem Alter zu, wobei Männer häufiger infiziert sind.

Erreger und Übertragung

Die adulten Würmer leben in **serösen Höhlen,** im Perikard, den Mesenterien, im perirenalen und retroperitonealen Bindegewebe; gelegentlich wurden sie auch in subkutanen Zysten gefunden. Vermutlich wechseln sie, wie *Loa loa,* häufig ihren Aufenthaltsort. Die Weibchen sind 70–80 mm lang und 0,12 mm dick, die Männchen etwa halb so groß. Die etwa 200 µm langen, ungescheideten MF zirkulieren im Blut und haben einen deutlich hervortretenden terminalen Kern im stumpfen Hinterende. Die Mikrofilariendichte unterliegt subperiodischen Schwankungen, MF sind aber jederzeit im Blut nachweisbar. **Überträger sind Stechgnitzen** der Gattung *Culicoides.*

Klinik

Die Infektion ist nicht mit spezifischen klinischen Symptomen assoziiert. Wohl die meisten Infektionen bleiben **symptomlos,** vor allem bei Einheimischen. Die häufigsten Symptome sind **Pruritus, Urtikaria, subkutane Ödeme,** die Kalabarschwellungen (➤ Kap. 6.6.4) ähneln, außerdem Arthralgien mit intermittierenden Gelenkschwellungen und Fieber. Nicht selten sind, wohl durch wandernde Adulte hervorgerufene, abdominale Schmerzen, meist im rechten Oberbauch; die Leber ist manchmal deutlich geschwollen. Gelegentlich wurden auch **Pleuritis** und **Perikarditis,** sehr selten neurologische und psychische Symptome beschrieben, in einzelnen Fällen mit MF im Liquor.

Diagnostik

- Besteht bei den erwähnten Symptomen eine **Eosinophilie** und stammt der Patient aus Afrika oder Südamerika, liegt die klinische Verdachtsdiagnose nahe.
- Bei Herkunft des Patienten aus Afrika kommen differenzialdiagnostisch *Loa loa,* Onchozerkose und *M. streptocerca* in Betracht, bei Herkunft aus Südamerika *M. ozzardi,* u. U. auch Onchozerkose.

Die Eosinophilenzahl ist fast immer erhöht, auch treten erhöhte filarienspezifische IgG4-Werte auf. Die Diagnose wird generell über den Mikrofilariennachweis im Blut gestellt. Hierfür können Konzentrationstechniken wie Knott oder Filtration verwendet werden, wobei wegen der kleineren Mikrofilariengröße engmaschigere Membranen eingesetzt werden müssen (3 µm). Die MF unterscheiden sich von *M. ozzardi* (s. u.) durch den endständigen Kern im abgestumpften Hinterende, das bei *M. ozzardi* kernfrei und spitz ist. Die Serologie ist unspezifisch, kann aber den klinischen Verdacht stützen. Spezifische PCR- und LAMP-Assays zur Detektion von Mikrofilarien-DNA im Blut sind etabliert.

Therapie und Prophylaxe

Symptomlose Infektionen bedürfen nicht zwangsläufig einer Behandlung. Es muss jedoch in Betracht gezogen werden, dass die Immunmodulation durch die Manonsonellen Koinfektionen, Vakzineantworten und non-communicable diseases (NCD, nicht übertragbare Erkrankungen wie Diabetes und Krebs) beeinflussen können.

> Chemotherapien, die für die Massenbehandlungen der Onchozerkose und lymphatischen Filariose eingesetzt werden (➤ Kap. 6.6.2, ➤ Kap. 6.6.3), haben kaum einen Effekt auf die *M.-perstans*-Mikrofilarämie und somit keinen Einfluss auf die Transmission.

Diethylcarbamazin (200 mg 2 × tgl. für 21 Tage) bzw. **Mebendazol** (Vermox®, 100 mg 2 × tgl. für 28 Tage) reduzieren die Mikrofilarämie, wobei die Kombination beider Medikamente eine verbesserte Wirkung zeigt. *Wolbachia*-Endosymbionten wurden für *M. perstans* in West- und Zentralafrika nachgewiesen und kommen evtl. auch in *M. perstans* in Ostafrika vor. Eine Studie in Mali und Ghana zeigte, dass die Behandlung mit Doxycyclin (200 mg tgl. für 6 Wochen) die MF eliminiert.

Mit Oxfendazol wird ein selektiv makrofilarizider Pan-Nematoden-Kandidat in Phase-2-klinischen-Studien bei Patienten mit *M. perstans, L. loa, O. volvulus* und *T. trichiura* untersucht.

Wie bei allen vektorvermittelten Infektionen sollten als prophylaktische Maßnahme Repellentien als Schutz vor Mückenstichen verwendet werden.

Mansonella ozzardi

Epidemiologie

Die neuweltliche Filarie *M. ozzardi* kommt auf verschiedenen Inseln der Karibik, in bestimmten Regionen Mittelamerikas und im nördlichen Südamerika einschließlich Nordargentinien vor. Die Prävalenzen können sehr hoch sein und steigen mit dem Alter an, die Anzahl der infizierten Personen ist nicht bekannt.

Erreger und Übertragung

Die adulten Würmer halten sich im mesenterialen und retroperitonealen **Fett- und Bindegewebe** und in der **Peritonealhöhle** auf. Sie sind etwa halb so groß wie *M. perstans.* Die ca. 220 µm langen, ungescheideten MF haben ein zugespitztes, kernfreies Hinterende und zirkulieren **aperiodisch** im Blut. Gelegentlich können sie auch in einer Hautstanze (Skin Snip) angetroffen werden, sind aber wegen ihrer kleineren Größe mit denen von *Onchocerca* nicht zu verwechseln. **Überträger sind Stechmücken** der Gattungen *Simulium* und *Culicoides.*

Klinik

Die meisten Infektionen sind **asymptomatisch.** Beschriebene Symptome entsprechen weitgehend denen der *M.-perstans*-Infektion: **Pruritus, Prurigo, Urtikaria,** gelegentlich auch **subkutane Ödeme;** Kopfschmerzen und Fieber, abdominelle Beschwerden, Hepatomegalie, Arthralgien, manchmal auch inguinale Lymphadenopathie.

Diagnostik

Auch hier ergibt sich der klinische Verdacht bei entsprechenden Symptomen, insbesondere der Haut und des Abdomens, aus erhöhter **Eosinophilenzahl** und Herkunft aus einem Endemiegebiet. Die differenzialdiagnostische Abgrenzung von Onchozerkose und *M.-perstans*-Infektion ist durch den Mikrofilariennachweis in Blut oder Haut möglich. Spezifische PCR- und LAMP-Assays zur Detektion der MF-DNA sind etabliert.

Therapie und Prophylaxe

Eine Einmaldosis von **Ivermectin** (150 µg/kg) reduziert die Mikrofilarienlast langfristig, wohingegen Diethylcarbamazin wirkungslos ist. Da *M. ozzardi* Wolbachien besitzt, wird eine Wirksamkeit von Doxycyclin erwartet, die Bestätigung muss aber noch erfolgen.

Als Prophylaxe gilt der Schutz vor Mückenstichen durch Anwendung von Repellentien.

Mansonella streptocerca

Epidemiologie

Das Vorkommen von *M. streptocerca* ist auf den tropischen Regenwald West-, Zentral- und Ostafrikas, von der Elfenbeinküste über Uganda bis Angola, beschränkt. Die Anzahl der infizierten Personen ist nicht bekannt.

Erreger und Übertragung

Die adulten Würmer – das 27 mm lange Weibchen und das 17 mm lange Männchen – halten sich in der **Dermis** im Bereich von Thorax und Schultern auf, ebenso wie die 180–240 µm großen ungescheideten MF. Charakteristisches Merkmal der MF ist eine **hirtenstabähnliche Krümmung** des kernhaltigen Hinterendes. Der Hauptüberträger ist *Culicoides grahami.*

Klinik

Die Infektionen sind oft asymptomatisch. Die klinischen Manifestationen **ähneln** einer **milde verlaufenden Onchozerkose**: **Pruritus,** pruriginöse Effloreszenzen, manchmal papulovesikulös, außerdem **hypopigmentierte Flecken.** Oft ist die **Haut verdickt** (mit histologisch nachweisbarer Fibrose). Diese Hautveränderungen betreffen den oberen Thoraxbereich, die Schultern und Oberarme. Auch vergrößerte axilläre Lymphknoten von gummiartiger Konsistenz kommen vor. Vereinzelt wurden auch Augensymptome – Schmerzen und verschwommenes Sehen – beschrieben, doch führt die Infektion nicht zu schweren Augenschäden oder Erblindung.

Diagnostik

Nach dem klinischen Bild kann man an Onchozerkose und andere, nicht parasitäre, juckende **Dermatosen** denken.

> Für *M. streptocerca* typisch ist die Konzentration der Manifestationen auf **Thorax, Schultern und Oberarme.**

Die hypopigmentierten Maculae sind kleinflächiger und zahlreicher als bei Lepra und nicht hypästhetisch.

Die **Eosinophilenzahl** ist fast immer deutlich erhöht. Ungescheidete MF sind in Hautstanzen (Skin Snips) nachweisbar und zeigen die typische hirtenstabähnliche Krümmung. Die MF sind weniger aktiv als diejenigen von *Onchocerca,* sodass die Behandlung mit

Kollagenase sichere Ergebnisse bringt. Eine PCR zum Nachweis von MF in der Haut wurde beschrieben.

Der **Mazzotti-Test** fällt positiv aus. Nach topikaler Verabreichung von 50 mg Diethylcarbamazin kommt es nach einigen Stunden zu Hautrötung und zum Aufschießen von Prurigoknötchen. Im Gegensatz zur Onchozerkose werden dabei auch Adulte abgetötet, um die sich ausgedehnte papuläre Effloreszenzen bilden.

Therapie und Prophylaxe
Die **Diethylcarbamazin**-Behandlung mit 2–6 mg/kg KG für 21 Tage ist wirksam gegen MF und Adulte, sodass die Aussichten auf eine radikale Heilung sehr gut sind. Die Behandlung ruft oft eine vorübergehende Verschlimmerung von Pruritus und Urtikaria mit kutanen Knoten um die absterbenden adulten Filarien hervor. Kopfweh, Übelkeit, Fieber sowie Glieder- und Muskelschmerzen sind weitere Nebenwirkungen. Die Einmalgabe von **Ivermectin** (150 mg/kg) führt zu einer anhaltenden Reduktion der Mikrofilarienlast und ist mit ähnlichen Nebenwirkungen wie Diethylcarbamazin assoziiert.

Als Prophylaxe gilt der Schutz vor Mückenstichen durch Anwendung von Repellentien.

Dirofilariosen

Dirofilarien infizieren **hauptsächlich Hunde, Katzen** und **wilde Karnivoren.** Die Mikrofilarien (MF) zirkulieren im Blut und können über verschiedene Mückenspezies übertragen werden. Infektionen des Menschen mit den tierpathogenen Filarien sind selten und stellen für den Parasiten meist eine Sackgasse dar. Die Inzidenzen von *Dirofilaria-immitis-* und *Dirofilaria-repens-*Infektionen nehmen jedoch zu, wobei *D. repens* ein stärkeres zoonotisches Potenzial als *D. immitis* hat. Klinisch werden die Infektionen in **subkutane** und **pulmonale Dirofilariosen** unterteilt.

Epidemiologie

*D.-immitis-*Infektionen kommen weltweit in Nord- und Südamerika, Europa, Japan, Australien und v. a. den Tropen und Subtropen vor, wohingegen *D. repens* noch auf die Alte Welt mit Europa (v. a. Mittelmeerraum), Asien und Afrika beschränkt ist. Durch die steigenden Temperaturen und die damit verbundene Ausbreitung der asiatischen Tigermücke *(Aedes albopictus)* und anderen geeigneten Vektoren in Europa wurden **neue Endemiegebiete** für *D. repens* in Österreich, Deutschland, Osteuropa und dem Balkan identifiziert. Begünstigt wurde diese Ausbreitung auch durch das „Pet Travel Scheme" der EU aus dem Jahr 2000, wodurch Hunde – und somit auch *D. repens* und *D. immitis* – vereinfacht innerhalb der EU reisen bzw. importiert werden können. Ein weiteres Problem stellen nicht diagnostizierte Infektionen von Hunden dar, wodurch die Transmission der Dirofilarien ermöglicht wird.

> In der EU nehmen Infektionen von Touristen und Migranten aus endemischen Gebieten, aber auch autochthone Infektionen mit *D. repens* zu.

Die in Amerika vorkommenden *Dirofilaria tenuis, Dirofilaria ursi* und *Dirofilaria striata* werden in diesem Kapitel nicht behandelt.

Humane Infektionen mit *D. immitis* wurden vorwiegend in den USA (etwa 110 Infektionen in 50 Jahren), Japan (277 Fälle in 39 Jahren) und vereinzelt in Europa (25 Fälle in 37 Jahren) beschrieben. *D.-repens-*Infektionen des Menschen wurden über 3.500-mal in Europa dokumentiert (3.500 Fälle in 39 Jahren). Infektionen mit *Dirofilaria hongkongensis* kommen vermehrt als Zoonose des Menschen in Indien vor.

Erreger und Übertragung

Überträger von *D. repens* und *D. immitis* sind *Culex-*, *Anopheles-* und *Aedes-*Mücken, bei *D. immitis* zusätzlich *Mansonia-*Mücken. Der **Haushund** stellt das epidemiologisch entscheidende **Reservoir** für *D. repens* und *D. immitis* dar.

Die blutsaugenden Vektoren übertragen das infektiöse 3. Larvenstadium, das sich im karnivoren Endwirt zum Adulten entwickelt, welche **ungescheidete MF** produzieren, die im Blut zirkulieren. Im Hund hat *D. repens* eine lange Präpatenzzeit von 164 bis 239 Tagen. Die Adulten können bis zu 10 Jahre alt werden (durchschnittlich 2–4 Jahre). Im Menschen überlebt *D. repens* unbehandelt bis zu 1,5 Jahren.

Klink

Subkutane Dirofilariose
D. repens ruft die subkutane Dirofilariose hervor und wird beim Menschen zunächst als **wandernder Wurm** in der Subkutis oder in der Konjunktiva des Auges wahrgenommen, der nach Monaten einen knapp 1 cm großen **subkutanen Knoten** ausbilden kann. Die Knoten können zu lokalen Irritationen, Erythemen und Pruritus führen. Assoziierte Läsionen wurden an Stirn, Extremitäten, Thorax und Augenlidern beschrieben, können aber auch tieferliegende Gewebe betreffen (Nebenhoden, Samenkanal, weibliche Brust, Subkonjunktiva, Lungen, Abdominalhöhlen, Lymphknoten und Muskeln). Um degenerierte Würmer bilden sich Abszesse, später Granulome von Epitheloidzellen, Riesenzellen und Eosinophile, die sich klinisch als schmerzhafte, gerötete, manchmal wandernde subkutane Knoten **(tiefe Larva migrans)** manifestieren. In seltenen Fällen kann es durch *D. repens* induzierte Uveitis, Glaukome, Episkleritis und Retinaablösungen zum Visusverlust kommen.

In den meisten Fällen entwickeln sich **einzelne präpatente Adulte** von *D. repens* im Menschen. MF wurden nur vereinzelt bei humanen Infektionen, v. a. bei immunsupprimierten Patienten mit *D. repens* in Europa und Asien identifiziert.

Morphologisch ähnlich zu *D. repens* ist *Dirofilaria hongkongensis,* der vereinzelt subkutane Infektionen beim Menschen auslösen kann (Schroeder et al. 2023).

Pulmonale Dirofilariose
D. immitis induziert die pulmonale Dirofilariose. Die *D.-immitis-*Larven wandern im Menschen in die **pulmonalen Gefäße** und sterben dort ab, bevor sie das Adultstadium erreichen. Dadurch induzieren sie bei einigen Menschen einen Infarkt in der Lungenperipherie, mit granulomatöser Entzündung und zentraler Nekrose **(coin lesions),** die pulmonalen Tumoren ähnelt und durch eine Biopsie geklärt werden muss. Klinisch kann sich die pulmonale Dirofilariose mit

Unwohlsein, Fieber, Husten und blutigem Auswurf manifestieren, die meisten Infektionen sind jedoch **asymptomatisch.**

Gelegentlich findet sich *D. immitis* in Knoten außerhalb der Lunge.

Diagnostik

Die Diagnose einer *D.-repens*-Infektion bei Menschen erfolgt durch eine Biopsie oder operative Entfernung der Knoten, die Adultwürmer enthalten. Hinweisend sind **Larva migrans** bzw. **Knoten.** Eine Differenzialdiagnose ist für Reiserückkehrer bzw. Personen aus Afrika für *Loa loa* bzw. Onchozerkose notwendig.

Die meisten Infektionen mit *D. immitis* werden zufällig bei einer Röntgenaufnahme als umschriebener Rundherd **(coin lesion)** entdeckt und als Neoplasma gedeutet. Die korrekte Diagnose kann erst durch histologische Aufarbeitung von Biopsien oder Operationspräparaten gestellt werden. Oft tritt eine **leichte Eosinophilie** auf.

PCR-Methoden zur molekularbiologischen Diagnostik von *D.-repens-* und *D.-immitis*-Infektionen beim Menschen stehen zur Verfügung und sollten zur Bestätigung eingesetzt werden. Serologische Untersuchungen sind wenig aufschlussreich, da in Abwesenheit von MF diese Tests meist negativ ausfallen. *D.-hongkongensis*-Infektionen können von isolierten Würmern und Biopsien mittels molekularbiologischer Methoden identifiziert werden.

Therapie und Prophylaxe

Eine Therapie ist bei *D. immitis* meist **nicht notwendig,** da die Filarien in der Regel zum Zeitpunkt der Diagnose tot sind. Ebenso ist auch die Therapie von *D. repens* nicht notwendig, da die Filarien keine schweren Symptome verursachen und nach einiger Zeit absterben. Eine *D.-repens*-Infektion kann durch die operative Entfernung der Adultwurm enthaltenden Knoten oder durch die Isolierung der wandernden Würmer in der Konjunktiva kuriert werden. Die operative Entfernung von *D.-hongkongensis*-Adultwürmern ist vermutlich entsprechend kurativ. Subkutan wandernde Würmer können nicht genau lokalisiert werden, weshalb die Entfernung oft nicht gelingt.

Für *D. repens, D. hongkongensis* und *D. immitis* ist bekannt, dass sie endosymbiontische **Wolbachien** besitzen. Die Therapie mit **Doxycyclin** kann zur Behandlung der sehr seltenen Mikrofilarämie einer *D.-repens*-Infektion eingesetzt werden und eine operative Entfernung der adulten Würmer ersetzen. Die Behandlung mit Albendazol zusammen mit Doxycyclin induziert die Formierung von festen Knoten bei migrierenden *D. repens,* wodurch diese vereinfacht operativ entfernt werden können. Bei immunkompetenten Personen ist keine weitere Therapie notwendig.

Als Schutz vor Dirofilariosen des Menschen dienen Repellentien zur Vermeidung von Insektenstichen und die Reduzierung der Prävalenz von Dirofilariosen beim Hund. Für *D. immitis* kann die regelmäßige **prophylaktische Behandlung von Haushunden** mit makrozyklischen Laktonen (z. B. Ivermectin, Moxidectin, Milbemycin oxime) dienen, wobei **Resistenzen** für makrozyklische Laktone in den USA in den letzten Jahren zugenommen haben. Für *D.-repens*-MF sind nicht alle makrozyklischen Laktone wirksam. Moxidectin ist in den USA zur Prophylaxe bei Hunden zugelassen und muss für *D. repens* alle 4 Monate verabreicht werden. Aus Endemiegebieten importierte Hunde sollten durch einen Veterinär gründlich untersucht und ggf. chemotherapeutisch behandelt werden.

LITERATUR

Batsa Debrah L, Phillips RO, Pfarr K et al. The Efficacy of Doxycycline Treatment on *Mansonella perstans* Infection: An Open-Label, Randomized Trial in Ghana. Am J Trop Med Hyg 2019; 101: 84–92.

Capelli G, Genchi C, Baneth G et al. Recent advances on Dirofilaria repens in dogs and humans in Europe. Parasit Vectors 2018; 11: 663.

Ferreira MU, Crainey JL, Luz SLB. *Mansonella ozzardi.* Trends Parasitol 2021; 37: 90–91.

Genchi C, Kramer L. Subcutaneous dirofilariosis (Dirofilaria repens): an infection spreading throughout the old world. Parasit Vectors 2017; 10: 517.

Lechner AM, Gastager H, Kern JM, Wagner B, Tappe D. Case Report: Successful Treatment of a Patient with Microfilaremic Dirofilariasis Using Doxycycline. Am J Trop Med Hyg 2020; 102: 844–846.

Mediannikov O, Ranque S. Mansonellosis, the most neglected human filariasis. New microbes and new infections 2018; 26: S19–S22.

Saha BK, Bonnier A, Chong WH et al. Human Pulmonary Dirofilariasis: A Review for the Clinicians. The Am J Med Sci 2022; 363: 11–17.

Schroeder J, Rothe C, Hoerauf A, Kroidl I, Pfarr K, Hübner MP. First case of Dirofilaria hongkongensis infection in Germany presenting as a breast tumour. J Travel Med 2023; 30: 1–2.

Simonsen PE, Onapa AW, Asio SM. *Mansonella perstans* filariasis in Africa. Acta Trop 2011; 120(Suppl 1): S109–120.

Wanji S, Tayong DB, Layland LE et al. Update on the distribution of *Mansonella perstans* in the southern part of Cameroon: influence of ecological factors and mass drug administration with ivermectin. Parasit Vectors 2016; 9: 311.

INTERNETQUELLEN

CDC (Dirofilariasis): www.cdc.gov/dpdx/dirofilariasis/index.html.

CDC (Mansonellosis): www.cdc.gov/dpdx/mansonellosis/index.html.

e-WHORM (Eliminating worm infections): www.ewhorm.org/diseases/mansonellosis.

6.7 Drakunkulose

Inge Kroidl, Achim Hörauf

6.7.1 Epidemiologie

Die Infektion mit *Dracunculus medinensis* (Medinawurm, Guinea-worm, fil d'Avicenne), einem mit den Filarien verwandten gewebebewohnenden Nematoden, ist eine alte Geißel der Menschheit, die bereits in der Bibel (4. Mose, 21, 4–9) beim Zug des Volkes Israel durch die Wüste als Gottes Strafe gegen die Auflehnung des Volkes beschrieben wird, indem er „feurige Schlangen" schickte." Sie hat ihr heutiges Hauptverbreitungsgebiet nur noch in relativ wenigen **regenarmen Gebieten des tropischen Afrika.** Für die Übertragung geeignete Biotope sind flache, natürliche Tümpel, die sich in trockenen Gebieten zu Anfang der Regenzeit füllen oder in feuchteren Gebieten als Residuen periodischer Fließgewässer gegen Ende der Trockenzeit zurückbleiben, außerdem ungeschützte Brunnen, in die über die Füße vergossenes Wasser zurückfließen kann.

Durch Bekämpfungsmaßnahmen konnte die Inzidenz in den letzten Jahren stark gesenkt werden, von 3,5 Millionen Fällen in 21 afrikanischen und asiatischen Ländern im Jahr 1985 auf 15 Fälle im Jahr 2021 im Tschad, Mali, Südsudan und in Äthiopien (Hopkins et al. 2020). Die NGO des früheren US-Präsidenten Jimmy Carter (www.cartercenter.org/health/guinea_worm/index.html) war durch Aufklärungskampagnen und Bereitstellung von Geräten zur Trinkwasserfiltration (u. a. kleine Röhrchen mit Filtern) dabei federführend. Seit 2012 werden auch tierische Drakunkulosen untersucht, die hauptsächlich bei Hunden, aber auch bei Katzen und Affen gefunden werden (Boyce et al. 2020). Im Jahr 2019 wurden ca. 2.000 tierische Infektionen beschrieben, hauptsächlich bei Hunden aus dem Tschad. Genomanalysen lassen vermuten, dass die Infektionen bei Tieren und Menschen aus derselben Population stammen (Durrant et al. 202). Die Strategien der WHO zur Eradikation der Drakunkulose wurden daraufhin um die Therapie infizierter Tierpopulationen mit Flubendazol ergänzt. Die globale Eradikation von *Dracunculus medinensis* soll bis 2030 erreicht werden. Einige Frosch- und Fischarten können als paratenische Wirte dienen, bevor sie z. B. von Hunden gefressen werden. Im Tschad sind Haushunde und andere Tiere, die sich von diesen Fischen und Fröschen ernähren, auf diese Weise infiziert worden. Es ist jedoch nicht klar, inwieweit zoonotische Reservoire die Infektion des Menschen aufrechterhalten und das Ziel der globalen Eradikation von *D. medinensis* gefährden können.

6.7.2 Ätiologie und Übertragung

Die *D.-medinensis*-Weibchen werden 70–100 cm lang und 1,5–2,0 mm dick und gelangen subkutan in das **Unterhautfettgewebe der unteren Extremität,** seltener an andere Körperstellen. Die Männchen, die nur 1–4 cm lang und 0,4 mm dick werden, sterben nach der Paarung ab. Auf der Haut des Wirts bildet sich um das vordere Ende des Weibchens eine Blase (➤ Abb. 6.80a). Etwa 10 bis 14 Monate nach der Infektion durchbricht das trächtige Weibchen bei Wasserkontakt die Haut, rupturiert (➤ Abb. 6.80b) und entlässt bis zu 3 Millionen Larven des ersten Stadiums (650 × 20 µm). Die für den Menschen infektiösen Larven des dritten Stadiums sind circa 450 × 14 µm groß und entwickeln sich in den 2–4 mm großen Süßwasserkrebsen (Ruderfußkrebse, Copepoden) z. B. der Gattung *Cyclops,* die über Trinkwasser aufgenommen werden. Die Drakunkuluslarven durchbohren die menschliche Darmwand und gelangen durch die Bauchhöhle ins Subkutangewebe (Pellegrino et al. 2022).

6.7.3 Pathogenese und Immunologie

Die Freisetzung von Erstlarven im Gewebe durch vorzeitiges Absterben reifer Weibchen oder wenn ein durch unvorsichtige Extraktionsversuche abgerissener Wurm sich in den Wurmkanal zurückzieht, führt zu einer heftigen entzündlichen Reaktion mit Bildung eines sterilen Abszesses. Es entsteht keine Immunität durch die Infektion.

6.7.4 Klinik

Meist handelt es sich um eine Infektion mit einem oder zwei Würmern, in Einzelfällen wurden auch mehr als 20 beobachtet. Während der **Präpatenzzeit** von 8 bis 10 Monaten treten keine Beschwerden auf (Pellegrino et al. 2022). Als erstes sichtbares Krankheitszeichen entsteht über dem oberflächennahen Vorderende des Wurms eine **flüssigkeitsgefüllte Blase** (➤ Abb. 6.80a). Dies kann von Allgemeinsymptomen wie Fieber, Übelkeit, Erbrechen, Schwindel, Urtikaria, Dyspnoe oder Ödemen begleitet sein. Die Patienten verspüren an der betroffenen Extremität ein brennendes Gefühl und Juckreiz und suchen in einem Wasserbad Linderung. Die Blase reißt auf, wenn sie mit Wasser in Berührung kommt, und das Weibchen entlässt die Larven (➤ Abb. 6.80b). Nachdem alle Larven über einen Zeitraum von 2 bis 6 Wochen freigesetzt sind, sterben die weiblichen Würmer ab, und das Geschwür heilt in unkomplizierten Fällen ab. In mindestens 30 % der Fälle kommt es aber durch **bakterielle Sekundärinfektion** zur Phlegmone, die mehrwöchige Arbeitsunfähigkeit, u. U. in Gelenknähe Ankylosen oder Kontrakturen der Achilles- oder Kniesehnen zur Folge haben kann. Das Guineawurm-Ulkus kann auch Eintrittspforte für eine Tetanusinfektion werden. Seltene, ungewöhnliche Lokalisationen können zu ernsthaften Komplikationen führen: orbital zum Verlust des Auges, retroplazentar bei Schwangeren zu Blutungen, im Skrotum zu Epididymorchitis, in Gelenken zu Ankylose, im Vertebralkanal zu Paraplegie. Wurmsekrete und Larven werden gelegentlich schon im Wirtsgewebe abgesondert und verursachen dort toxisch-allergische Entzündungen, Arthritiden oder sterile Abszesse (Pellegrino et al. 2022).

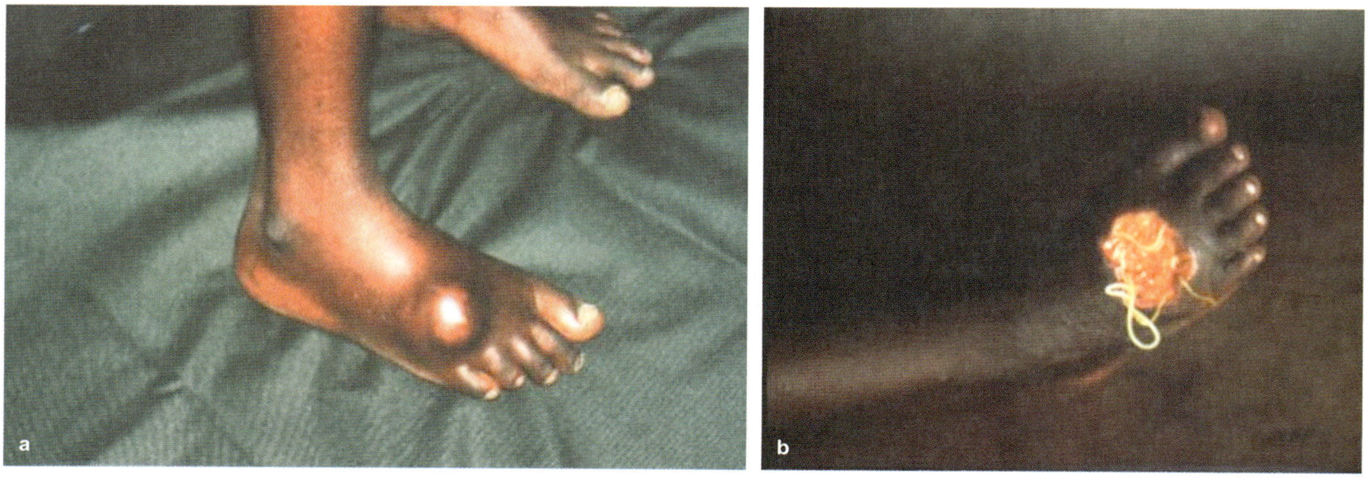

Abb. 6.80 Entzündliche Bulla über dem Hinterende des fertilen weiblichen Adultwurms von *Dracunculus medinensis* (a); nach Ruptur der Bulla: Ulzeration über dem Hinterende des Adultwurms [T1472]

6.7.5 Diagnostik

Das eindeutige klinische Bild bietet meist keine diagnostischen Schwierigkeiten. Aktive Larven können unter dem Mikroskop an ihrer charakteristischen, spitz zulaufenden Form erkannt werden. Die Serologie ist für die Diagnose nicht von praktischem Nutzen. Eine Eosinophilie tritt in den meisten Fällen auf. Verkalkte Würmer sind, im Gegensatz zu den lebenden, im Röntgenbild zu erkennen (Pellegrino et al. 2022).

6.7.6 Therapie

Beim traditionellen Verfahren wird nach einem kalten Wasserbad das heraustretende Stück des Wurms in ein gespaltenes Stäbchen geklemmt, vorsichtig wenige Zentimeter herausgezogen und aufgewickelt. Das Stäbchen wird dann mit Heftpflaster fixiert, das Ulkus mit einem Lokalantiseptikum behandelt und mit einem sterilen Verband abgedeckt. Unter täglicher Wiederholung der Prozedur kann so der Wurm in 2 bis 4 Wochen entfernt werden, doch kann er dabei abreißen, was zu einer heftigen entzündlichen Reaktion und häufig zu einer bakteriellen Sekundärinfektion führt (Glenshaw et al. 2009). Die Extraktion wird erleichtert durch gleichzeitige Chemotherapie mit Metronidazol (400 mg/Tag für 10–20 Tage). Gelegentlich lässt sich ein ganz oberflächlich liegender, sichtbarer und palpabler Wurm nach einer Inzision auf einmal entfernen. Phlegmonen und Abszesse müssen chirurgisch behandelt werden. Eine Tetanusimpfung wird empfohlen. Schmerzmittel werden zur symptomatischen Behandlung ebenfalls eingesetzt.

6.7.7 Prophylaxe

Bekämpfungsprogramme basieren auf Trinkwasserhygiene, Gesundheitserziehung, Case Management und Vektorkontrolle (Boyce 2020). Das systematische Filtern des Trinkwassers verhindert die Infektion, geeignet sind engmaschige Filter aus Kunststoffgewebe oder ein Nylonfilter (0,15 mm). Die Verunreinigung von Tümpeln und Brunnen lässt sich durch das Insektizid Temephos (Abate), das in einer den Wirkstoff langsam freisetzenden und für Menschen unschädlichen Zusammensetzung angewendet wird, beseitigen (Boyce 2020).

LITERATUR

Boyce MR, Carlin EP, Schermerhorn J, Standley CJ. A One Health Approach for Guinea Worm Disease Control: Scope and Opportunities. Trop Med Infect Dis 2020; 5(4): 159.

Durrant C, Thiele E A, Holroyd N et al. Population genomic evidence that human and animal infections in Africa come from the same populations of Dracunculus medinensis. PLoS Negl Trop Dis 2020; 14: e0008623.

Glenshaw M T, Roy S, Ruiz-Tiben E et al. Guinea worm disease outcomes in Ghana: determinants of broken worms. Am J Trop Med Hyg 2009; 81: 305–12.

Hopkins DR, Weiss AJ, Roy SL et al. Progress Toward Global Eradication of Dracunculiasis, January 2019-June 2020. MMWR Morb Mortal Wkly Rep 2020; 69: 1563–1568.

Pellegrino C, Patti G, Camporeale M et al. Guinea Worm Disease: A Neglected Diseases on the Verge of Eradication. Trop Med Infect Dis 2022; 7(11): 366.

INTERNETQUELLEN

WHO (Dracunculiasis, Guinea-worm disease): www.who.int/health-topics/dracunculiasis.

WHO (Fact sheet Dracunculiasis, Guinea-worm disease): www.who.int/newsroom/fact-sheets/detail/dracunculiasis-(guinea-worm-disease).

6.8 Infektionen durch Pentastomiden, Akanthozephaliden und Anneliden

Dennis Tappe

Das Wichtigste in Kürze

Pentastomiden (Zungenwürmer), Akanthozephaliden (Kratzer) und Anneliden (Ringelwürmer, z. B. Blutegel) sind wurmförmige Parasiten, die nicht mit den sonstigen parasitischen Helminthen (Nemathelminthen, Plathelminthen) verwandt sind. Sie parasitieren bei verschiedenen Tieren und können gelegentlich zu Infektionen und Erkrankungen beim Menschen führen. Während die Pentastomiden selten zum akzidentiellen permanenten Befall des Menschen führen (viszerale und okuläre Pentastomiasis [früher: Porozephalose]; viszerale und nasopharyngeale Linguatulose) und Infektionen durch Kratzer (Akanthozephaliden) eine Rarität sind, führt der deutlich häufigere Blutegelbefall zum passageren Anheften dieser Parasiten an die Haut oder Schleimhaut.

6.8.1 Erkrankungen durch Pentastomiden

Die Pentastomiden sind krustentier- und arthropodenähnliche Parasiten mit einer phylogenetischen Sonderstellung. Verschiedene Arten aus hauptsächlich den Gattungen *Armillifer* und *Linguatula* können beim Menschen als Fehlwirt zu Infektionen führen, wobei die meisten durch *Armillifer armillatus* und *Linguatula serrata* verursacht werden. Nur sehr selten werden andere Pentastomidengattungen (z. B. *Raillietiella* sp.) beim Menschen nachgewiesen (Tappe und Büttner 2009, Tappe et al. 2016).

Pentastomiasis

Die adulten, ca. 8–14 cm langen *Armillifer*-Arten parasitieren im Respirationstrakt großer tropischer **Schlangen** (Pythons, Kobras, große Vipern, Klapperschlangen), die als Endwirte fungieren. Die Männchen sind deutlich kleiner als die Weibchen; beide Geschlechter sind speziesspezifisch deutlich annuliert. Die mit respiratorischen Sekreten und Fäzes der Schlangen ausgeschiedenen infektiösen *Armillifer*-Eier werden oral von verschiedenen Säugern als Zwischenwirt (Nager, kleine Affen; akzidentiell der Mensch) aufgenommen. Die im Gastrointestinaltrakt schlüpfenden Larven enzystieren im Gewebe, wo sie sich mehrfach häuten (Nymphen).

Die **Infektion des Menschen** erfolgt oral aus mit Eiern kontaminiertem Schlangenfleisch (bush meat). Die eingekapselten, ebenfalls speziesspezifisch annulierten 0,9–2,3 cm großen Larven finden sich vor allem in Leber (parenchymatös und subkapsulär), Mesenterien,

Tab. 6.15 Verbreitung von Pentastomiden (Tappe und Büttner 2009, Tappe et al. 2016)

Gattung	Spezies	Vorkommen
Armillifer	*A. armillatus*	Westafrika
	A. grandis	Zentralafrika
	A. moniliformis	Südostasien
	A. agkistrodontis	Asien
Linguatula	*L. serrata*	Kosmopolitisch

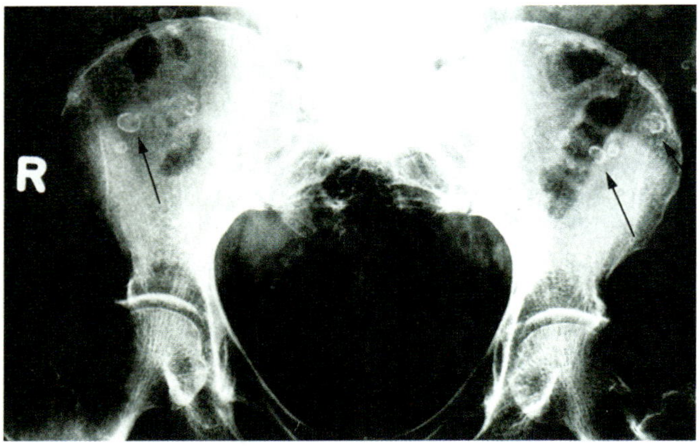

Abb. 6.81 Verkalkte *Armillifer*-Nymphen (Pfeile) im Beckenbereich mit typischen schalen- und hufeisenförmigen Verkalkungen bei einem nigerianischen Patienten [T1478]

Darmserosa, Lunge und Pleura. Theoretisch können alle Organe betroffen sein (viszerale Pentastomiasis), mit nur singulärem oder massenhaftem Vorhandensein der Nymphen. Sehr selten befinden sich singuläre Larven im Auge (okuläre Pentastomiasis). Die Infektionen verlaufen, mit Ausnahme des Augenbefalls, oft asymptomatisch. Gelegentlich können Schmerzen oder ein Ikterus auftreten sowie organspezifische Symptome aufgrund der durch die Nymphen verursachten raumfordernden und entzündlichen Veränderungen.

Die **Diagnose** erfolgt meist durch den radiologischen Nachweis der ca. 2 cm großen verkalkten Larven im Abdomen oder in der Pleura (➢ Abb. 6.81).

Die Parasiten befinden sich nicht in Muskeln und können daher von der Zystizerkose (➢ Kap. 6.3.3) abgegrenzt werden. In älteren Untersuchungen in West- und Zentralafrika sowie Südostasien wurden verkalkte Nymphen bei Autopsien in bis zu 10 % oder mehr der Fälle nachgewiesen. Pathologen und Radiologen müssen daher damit rechnen, zumindest gelegentlich auf *Armillifer*-infizierte Immigranten zu treffen. Eine definitive Diagnose von Gattung und Art ist möglich durch die PCR aus Gewebe oder durch parasitologische Untersuchung operativ entfernter Nymphen und Zählen der speziesspezifischen Annulationen. Eine Serologie existiert derzeit nicht.

Linguatulose

Adulte *Linguatula serrata,* bis zu 12 cm lange zungenförmige Parasiten, werden weltweit im Nasen-Rachen-Raum von Kaniden, insbesondere Hunden, als Endwirten nachgewiesen. Analog zu *Armillifer*-Arten sind die Männchen deutlich kleiner. Infektiöse Eier werden über den Respirations- und Intestinaltrakt der Kaniden ausgeschieden und von Säugetier-Zwischenwirten (insbesondere Ziegen und Schafe) oral aufgenommen. Auch hier enzystieren die Larven im Gewebe, nachdem sie aus den Eiern im Gastrointestinaltrakt geschlüpft sind. Die Nymphen messen 4–6 mm und weisen eine charakteristische gezackte Morphologie auf.

Beim Menschen kann eine viszerale oder eine nasopharyngeale Linguatulose auftreten. Zur viszeralen Form kommt es, wenn Eier mit dem Kot von Kaniden aufgenommen werden. Es entwickeln sich Larven, die in Leber, Lymphknoten und andere Organe gelangen können, auch ins Auge. Eine Schmerzsymptomatik tritt nur bei starkem Befall auf. Zur nasopharyngealen Linguatulose kommt es, wenn Larven mit der Leber von Schafen oder Ziegen aufgenommen werden. Diese heften sich an die Schleimhaut im Nasen-Rachen-Raum und führen zu Schluck-, Atembeschwerden, Nasenbluten und auch zu allergischen Symptomen mit Gesichtsödem. Das Krankheitsbild wird im Libanon auch als Halzoun, im Sudan als Marrara bezeichnet (Tappe und Büttner 2009, Tabaripour et al. 2021).

Therapie der Pentastomiasis und Linguatulose

Die Therapie (und häufig gleichzeitig die Diagnose) beruht auf der Entfernung der Parasiten bei nasopharyngealer Linguatulose bzw. der chirurgischen Exstirpation von Nymphen im Gewebe, insbesondere wenn diese entzündliche oder raumfordernde Veränderungen (z. B. im Auge) verursachen. Asymptomatische bzw. abgestorbene (verkalkte) Larven oder verkapselte Nymphen bedürfen meist keiner Behandlung. Eine antiparasitäre Chemotherapie ist nicht bekannt.

6.8.2 Akanthozephalose

Die Kratzwürmer sind ein eigener Stamm (Acanthocephala) von wurmförmigen, darmlosen und getrenntgeschlechtlichen Darmparasiten bei Säugern, Vögeln, Amphibien und Fischen als Endwirten und Arthropoden als Zwischenwirten. Infektionen beim Menschen sind selten und werden vor allem durch *Macracanthorhynchus hirudinaceus* (Riesen- oder Schweinekratzer) verursacht, ein Darmparasit von Haus- und Wildschweinen, der insbesondere in Gebieten mit Schweinezucht in offener Weidehaltung verbreitet ist (Asien, Lateinamerika). In einigen Fällen wurden auch Infektionen mit dem perlschnurartigen Rattenkratzer *(Moniliformis moniliformis)* beobachtet, einem weltweit bei Nagern verbreiteten Darmparasiten. In seltenen Einzelfällen wurde zudem über Infektionen mit anderen Akanthozephaliden berichtet.

Die weiblichen Adulten werden bei *M. hirudinaceus* bis 70 cm lang, bei *M. moniliformis* bis 25 cm. Sie bohren sich mit Hilfe ihres hakenbewehrten Rüssels (Proboscis) tief in die Dünndarmwand. Die in großer Zahl produzierten Eier werden von verschiedenen Käfern (Maikäfer, Laufkäfer, Rosenkäfer u. a.) und Küchenschaben aufgenommen, in denen sich das infektiöse Larvenstadium entwickelt.

Der Mensch infiziert sich durch den **Verzehr von larvenhaltigen Käfern oder Küchenschaben** bzw. deren Bestandteilen, die akzidentell mit Nahrungsmitteln oder Wasser aufgenommen werden. In einigen ländlichen Regionen Chinas wurde über häufigere Infektionen mit *M. hirudinaceus* bei Kindern berichtet, die lebende Käfer verzehren. Die Larven wachsen innerhalb weniger Wochen zu unreifen Adulten heran, die sich in die Darmwand bohren und gastrointestinale Symptome wie abdominelle Schmerzen, Durchfälle, Übelkeit und Erbrechen auslösen können, zum Teil mit Urtikaria, Ödemen und Eosinophilie (eosinophile Enteritis). In einigen Fällen manifestiert sich der Befall unter dem Bild eines akuten Abdomens, zum Teil mit einer vollständigen Wandperforation des Dünndarms.

Die **Diagnose** wird oft erst während einer Laparotomie gestellt, gelegentlich auch durch den Abgang von Adulten im Stuhl oder als Füllungsdefekt bei radiologischen Kontrastmitteluntersuchungen des Dünndarms. Wurmeier werden von den unreifen Adulten nicht ausgeschieden. Bei akutem Abdomen und Perforationen erfolgt die Therapie chirurgisch (DD: akute Appendizitis). Anthelminthika sind nur begrenzt wirksam.

6.8.3 Annelideninfektionen – Blutegelbefall (Hirudiniasis)

Die zu den Anneliden gehörenden Blutegel (*Hirudinae;* nicht zu verwechseln mit dem auch bei Trematoden verwendeten Begriff „Egel", ➤ Kap. 6.2.1) sind zwittrig und je nach Art zwischen 0,5 und 45 cm lang. Die meisten Arten sind Ektoparasiten, die an verschiedenen Wirbeltieren Blut saugen. Sie bestehen aus mehreren Segmenten, einem hinteren Saugnapf (Anheftung am Wirt) und einem vorderen Saugnapf um die Mundöffnung mit 3 Kiefern. Die Speicheldrüsen sezernieren anästhetische, vasodilatatorische und gerinnungshemmende Substanzen (z. B. Hirudin). Bei den auch am Menschen parasitierenden Arten ist zwischen terrestrischen (Landegel) und aquatischen Blutegeln (Süßwasseregel) zu unterscheiden.

Terrestrische Egel (Landegel)

Ihr Vorkommen ist begrenzt auf Regenwald- und Feuchtgebiete in Südostasien, auf den pazifischen Inseln, dem indischen Subkontinent und in Südamerika. Die auch am Menschen parasitierenden Arten der Gattung *Haemadipsa (H. zelanica, H. sylvestris, H. picta)* können mit ihren kräftigen Kiefern die Haut überall leicht penetrieren. Sie verursachen eine **ektoparasitische oder externe Hirudiniasis** und befallen meist die untere Extremität. Die Bissstelle ist schmerzlos und kann nach dem Abfallen noch lange nachbluten. Obwohl die Landegel nur relativ kurze Zeit (max. 2 Stunden) saugen, können sie erhebliche Mengen Blut aufnehmen und bei multiplem Befall ausgeprägte Anämien verursachen. Gelegentlich kommt es bei wiederholtem Blutegelbefall zu allergischen Reaktionen. Eine Übertragung von Infektionserregern durch Blutegel ist bislang nicht gesichert.

Beim mechanischen Entfernen der Egel können die Kiefer an der Bissstelle zurückbleiben und zu Ulzerationen führen oder bakterielle Sekundärinfektionen begünstigen. Es ist daher besser, den Egel zuvor durch Hitze (Streichholz, Zigarettenglut) oder Benetzen des Vorderendes an der Anheftungsstelle mit Salzlösung, Alkohol oder Essig zum Loslassen zu bewegen.

Zur **Prävention** sollten in den Verbreitungsgebieten bei Aufenthalten in der Nähe feuchter Vegetation und von Süßgewässern festes Schuhwerk und hautbedeckende Kleidung getragen werden. Auch die Anwendung von Repellentien (z. B. DEET) auf der Haut oder auf der Kleidung ist effektiv.

Aquatische Blutegel (Süßwasseregel)

Süßwasseregel kommen weltweit vor. Aufgrund ihrer schwach ausgebildeten Kiefer können die meisten Arten nicht an der Haut, sondern nur an Schleimhäuten saugen (Ausnahme: die medizinischen Blutegel *Hirudo medicinalis, H. verbana, Hirudinaria manillensis*). Insbesondere kleine, junge Egel können über Trinken von bzw. Kontakt zu kontaminiertem Süßwasser (Waschen, Baden, Schwimmen) in Mund und Nase gelangen und weiter in Nasopharynx, Epiglottis, Ösophagus, Larynx, Trachea und Bronchien wandern oder gelegentlich auch Konjunktiven, Vagina, Urethra, Harnblase oder Rektum befallen. Vor allem juvenile Egel können sich längerfristig an Schleimhäute anheften und Blutungen, lokale Reizung sowie mechanische Obstruktion verursachen, bevor sie das Adultstadium erreichen und abfallen.

Diese **endoparasitische oder interne Hirudiniasis** findet sich am häufigsten im Nasen-Rachen-Raum mit Schmerzen und Fremdkörpergefühl. Je nach Lokalisation kann sie zu Epistaxis, Hämoptysen, Hämatemesis, Hämaturie, Hämatochezie und erheblicher Anämie führen. Weitere mögliche Symptome sind Kopfschmerzen, Dysurie, Heiserkeit, Dysphagie, Dyspnoe oder gar Erstickungsanfälle. Häufigere, als Erreger einer internen Hirudiniasis des Menschen auftretende Arten sind der **Ross- oder Nilegel** *Limnatis nilotica* (Südeuropa, Nordafrika, Westasien), *L. maculosa* (Eurasien), *Dinobdella ferox* (Asien), *Myxobdella africana* (subsaharisches Afrika) und *Phytobdella catenifera* (Malaysia).

Diagnose und Therapie erfordern meist eine endoskopische Untersuchung und Entfernung. Durch Behandlung mit Lidocain, Kokain oder hyperosmolarer NaCl-Lösung können die oft sehr festsitzenden Egel zum Loslassen gebracht werden (Joslin et al. 2017).

Die **Prävention** beruht auf der Vermeidung von Trinken, Waschen oder Baden von bzw. in potenziell kontaminiertem Süßwasser oder auf dem Filtern bzw. Abkochen vor Verwendung als Trinkwasser.

LITERATUR

Joslin J, Biondich A, Walker K, Zanghi N. A Comprehensive review of hirudiniasis: From historic uses of leeches to modern treatments of their bites. Wilderness Environ Med 2017; 28(4): 355–361.

Tabaripour R, Keighobadi M, Sharifpour A et al. Global status of neglected human *Linguatula* infection: a systematic review of published case reports. Parasitol Res 2021; 120(9): 3045–3050.

Tappe D, Büttner DW. Diagnosis of human visceral pentastomiasis. PLoS Negl Trop Dis 2009; 5: e320.

Tappe D, Sulyok M, Riu T et al. Co-infections in visceral pentastomiasis, Democratic Republic of the Congo. Emerg Infect Dis 2016; 22(8): 1333–9.

KAPITEL

7 Erkrankungen durch Ektoparasiten

7.1 Myiasis

Hermann Feldmeier

7.1.1 Definition und Entomologie

Myiasis (gr. *myia* = Fliege) ist eine Infestation der Haut, von Hohlorganen oder des Auges durch Larven (Maden) unterschiedlicher Fliegenspezies, die sich von vitalem, abgestorbenem Gewebe bzw. von Körpersekreten ernähren. Bei einer **obligaten Myiasis** ist das Larvenstadium der Fliegenspezies auf vitales Gewebe eines Wirts angewiesen (z. B. Tumbu-Fliege, amerikanische Dasselfliege). Die fakultative Myiasis wird durch Larven von Fliegenspezies verursacht, die normalerweise ihre Eier in Aas oder Detritus ablegen. Die **fakultative Myiasis** entwickelt sich, wenn Wunden nicht oder inadäquat versorgt wurden. Alle Formen der Myiasis sind Zoonosen, der Mensch ist ein akzidenteller Wirt.

Die wichtigsten Gattungen parasitärer Fliegen sind *Calliphora, Cordylobia, Dermatobia, Lucilia, Musca, Oestrus, Sarcophaga* und *Wohlfahrtia.* Einige Gattungen sind weltweit verbreitet, andere kommen nur auf einem Kontinent, in einer geografischen Region oder einer bestimmten Klimazone vor. Die häufigsten Verursacher einer Myiasis beim Menschen sind *Dermatobia hominis* und *Cordylobia anthropophaga* (➤ Abb. 7.1, ➤ Abb. 7.2).

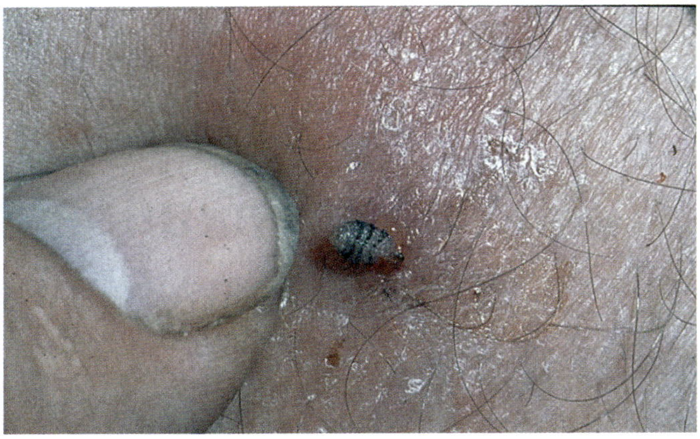

Abb. 7.2 Furunkulöse Hautläsion bei Myiasis durch *Dermatobia hominis* [P1552]

7.1.2 Epidemiologie

In den **Ländern des Globalen Südens** ist die Myiasis eine häufige Erkrankung, wenn Menschen in inadäquaten hygienischen Verhältnissen leben oder eine adäquate medizinische Versorgung von Wunden nicht gewährleistet ist (Jallow et al. 2024). Daten zu Prävalenz, Inzidenz oder Risikofaktoren sind aus keinem Endemiegebiet bekannt. Fallbeobachtungen deuten darauf hin, dass eine Myiasis der Vulva bzw. Vagina durch Sitzen auf dem Boden ohne Unterwäsche und mangelnde Genitalhygiene verursacht wird.

Touristen scheinen in den letzten Jahren zunehmend häufiger betroffen. Fallserien wurden aus tropen- und reisemedizinischen Institutionen in Großbritannien, Portugal, Italien, Israel und Chile berichtet. In einer französischen Studie war die Myiasis die vierthäufigste reiseassoziierte Infektionskrankheit. In der Mehrzahl der Fälle hatten die Patienten eine **furunkulöse Myiasis.** Aus Zentral- und Südamerika zurückkehrende Reisende waren überproportional häufig betroffen. Die typische furunkulöse Läsion (➤ Abb. 7.2) entwickelte sich 1 bis 6 Wochen nach Rückkehr aus dem Endemiegebiet. Bei Reisenden tritt die Myiasis sporadisch, bei mehreren Familienmitgliedern gleichzeitig oder bei mehreren Teilnehmern einer Reisegruppe gleichzeitig auf (Albano et al. 2023, Jallow et al. 2024).

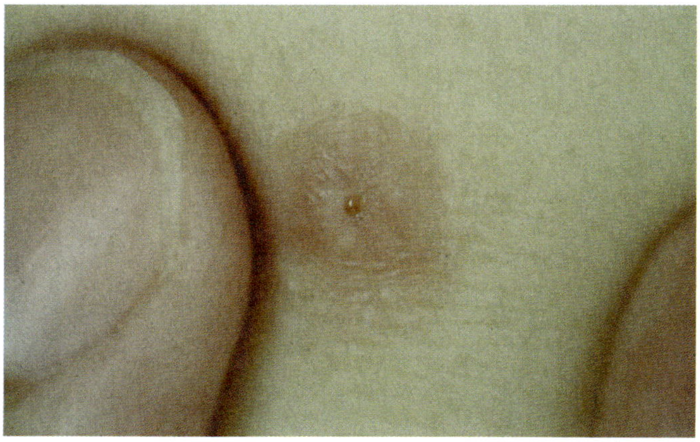

Abb. 7.1 Subkutane Myiasis durch *Cordylobia anthropophaga* (Tumbu-Fliege) [P1540]

Subkutane Myiasis

Die häufigsten Verursacher einer subkutanen Myiasis sind *Cordylobia anthropophaga* und *Dermatobia hominis.* Nach ihrem klinischen Erscheinungsbild wird die subkutane Myiasis in eine furunkulöse und eine wandernde Verlaufsform unterschieden (Rechtien, Kaufmann und Sticherling 2023).

Cordylobia anthropophaga

C. anthropophaga legt ihre Eier auf Textilien ab, die nach dem Waschen zum Trocknen auf den Boden gelegt wurden, oder auf Textilien, die mit Urin oder Kot verunreinigt sind. Werden die **kontaminierten Kleidungsstücke** angezogen, schlüpfen aus den Eiern Larven, die sich innerhalb weniger Minuten in die Haut einbohren. Dieser Vorgang ist schmerzlos und wird vom Patienten nicht bemerkt. Die topografische Verteilung der von *C. anthropophaga* verursachten Myiasis entspricht der von den kontaminieren Textilien bedeckten Hautfläche.

Die migratorische Myiasis ähnelt in ihrem Erscheinungsbild der kutanen Larva migrans. An der Penetrationsstelle entsteht eine 1–2 cm große derb-elastische Schwellung, die auf den ersten Blick einem Furunkel gleicht, jedoch nicht/wenig schmerzhaft ist. Ein charakteristisches Merkmal ist die zentrale Öffnung, über die die Larve atmet und Flüssigkeit ausgeschieden wird.

Dermatobia hominis

Der Lebenszyklus von *D. hominis* ist komplex: Von einer befruchteten weiblichen Fliege werden Eier im Flug auf das Abdomen einer Stechmücke festgeklebt. Die Stechmücke dient als Carrier, um die Eier auf den endgültigen Wirt zu transportieren. Während die Mücke Blut saugt, schlüpft die Larve von *D. hominis* und bohrt sich in die Haut des Wirts. Über einen Zeitraum von 5 bis 10 Wochen und 2 Entwicklungsstadien verlässt die L3-Larve die Kavität durch den Kanal, über den sie in die Haut eingedrungen ist. Die Larve fällt zu Boden und entwickelt sich dort über ein Puppenstadium zur **Dasselfliege.** Die Effloreszenzen sind typischerweise an unbedeckter Haut (Kopf, Arme, Beine). Die Patienten berichten, dass sich „etwas unter der Haut bewegt".

7.1.3 Diagnostik

Die Diagnose der subkutanen Myiasis ergibt sich aus der Reiseanamnese und dem charakteristischen klinischen Bild. Mittels Dermatoskop lässt sich in der Atemöffnung das gelbliche Hinterende der Larve erkennen (Chattopadhyay, Wang und Wei 2023). Im Ultraschall zeigt sich die Larve als hypointense, länglich geformte, sich bewegende Struktur (Albano et al. 2023; Papineni, Dieu und Rennie 2023). In Einzelfällen sind zahlreiche Larven in einem großen subkutanen Ödem eingeschlossen (Martinez-Lacalzada et al. 2024) oder imitieren eine hyperproliferative Hauterkrankung (Popovic Dragonjic et al. 2023).

7.1.4 Therapie

C. anthropophaga lässt sich exprimieren oder mit einer Pinzette extrahieren, wenn die Atemöffnung zuvor mit einigen Tropfen eines viskösen Öls (Paraffin- oder Dimeticonöl) verschlossen wurde. Die deutlich größeren Larven von *D. hominis* lassen sich meist nur chirurgisch entfernen (➤ Abb. 7.3). Über eine Heilung nach oraler Einnahme von Ivermectin wurde berichtet. Aussagefähige Studien fehlen allerdings.

Die **Entfernung von Larven** verlangt Erfahrung. Eine forcierte Extraktion mit einer chirurgischen Pinzette durch die Öffnung in der Haut ist nicht empfehlenswert, da das Hinterende der Larve mit Widerhaken besetzt ist. Die Injektion von Lidocain erleichtert die Extraktion. Der Tetanusimmunstatus muss überprüft werden.

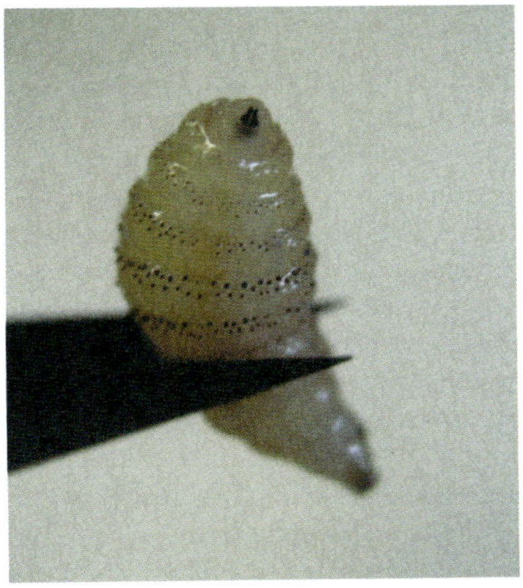

Abb. 7.3 Drittlarve von *Dermatobia hominis* nach Exstirpation [P1540]

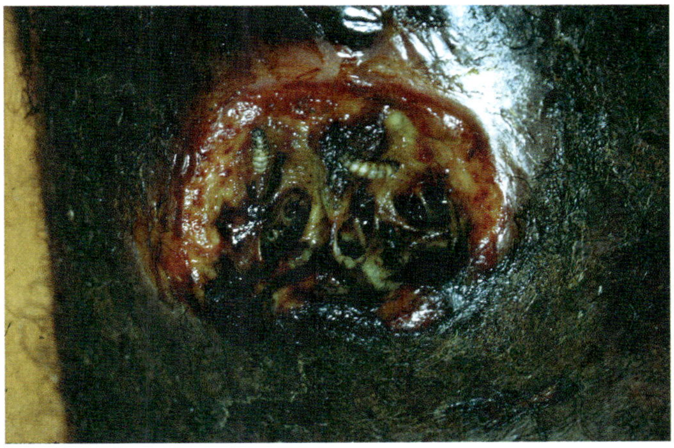

Abb. 7.4 Hautgeschwür bei Wundmyiasis [P1537]

Wundmyiasis

Bei der Wundmyiasis legen Fliegen Eier in **verschmutzte, eiternde, nekrotisierende Wunden** oder in chronische Hautulzera, die sich zu Larven entwickeln (➤ Abb. 7.4). Nicht adäquat versorgte Wunden, tiefe Traumata mit erheblicher Gewebszerstörung, die mit Sekreten oder getrocknetem Blut bedeckt sind, oder eiternde oder faulig riechende Wunden sind für die Fliegen attraktiv. Die Larven ernähren sich von nekrotischem Gewebe. Häufige Verursacher sind Larven von *Phaenacia sericata, Eristalis tenax, Phormia regina, Musca domestica* und Arten der Gattungen *Callipohora* und *Lucilia*. Bei massivem Befall können sich ausgedehnte Nekrosen mit tiefen Abszessen und nachfolgender Sepsis entwickeln.

Ophthalmomyiasis

Bei okularer Myiasis entwickeln sich Fliegenlarven im Bereich des äußeren oder inneren Auges. Häufigste Verursacher einer Ophthalmomyiasis externa mit eitriger Konjunktivitis ist *Oestrus ovis*. Selten wandern die Larven in das Augeninnere, durchdringen die Orbita und führen zu einem Gehirnabszess (Martinez-Rojano et al. 2023).

Urogenitale Myiasis

Larven der Latrinenfliege *Fannia scalaris* und andere Fliegenarten legen ihre Eier perianal oder in der Vulva ab. Von dort dringen die Larven in die Vagina bzw. über die Harnröhre in die Blase ein, mit der Folge einer schmerzhaften **Urethritis/Zystitis.** Betroffen sind vernachlässigte, chronisch kranke und bewegungseingeschränkte Patienten (Peruzzo et al. 2023).

Nasale Myiasis

Die häufigste Ursache ist die im tropischen Asien und in Afrika verbreitete Schraubenwurmfliege *Chrysomia bezziana*. Die Entfernung der Larve erfolgt mittels Nasenspekulum.

LITERATUR

Albano, C., Linares, G., Garbo, V et al. Imported cutaneous myiasis in a child and her father. Travel Medicine and Infectious Disease 2023; 56: 102670.

Chattopadhyay, A., Wang, J. F., Wei, M. L. Botfly myiasis after travel to Bolivia. Skin Health Dis 2023; 3(5): e253.

Jallow, B. J. J., Gassara, G., Bajinka, O et al. Human myiasis in Sub-Saharan Africa: A systematic review. PloS Neglected Tropical Diseases 2024; 18(3): e0012027.

Martinez-Lacalzada, M., Vera, I., Alvarez-Martinez et al. Scalp myiasis presenting as forehead edema in a returning traveller from Belize: A diagnostic challenge. Travel Medicine and Infectious Disease 2024; 58: 102661.

Martinez-Rojano, H., Huerta, H., Samano, R et al. Ophthalmomyiasis Externa and Importance of Risk Factors, Clinical Manifestations, and Diagnosis: Review of the Medical Literature. Diseases 2023; 11(4): 180.

Papineni, V., Dieu, S., Rennie, W. J. The Human Botfly "Bubbling Sign": Ultrasound Features of Cutaneous Furuncular Myiasis. Indian J Radiol Imaging 2023; 33(1): 121–123.

Peruzzo, N., Siegle, R., Tesche, R. D et al. Rat-tailed maggot urinary myiasis. J Travel Med 2023; 30(2): taad016.

Popovic Dragonjic, L., Jovic, A., Jankovic, I et al. Cordylobia anthropophaga Myiasis Mimicking Hyperproliferative Skin Disorder in Traveler Returning from Sub-Saharan Africa. Trop Med Infect Dis 2023; 8(11): 505.

Rechtien, L., Kaufmann, M., Sticherling, M. Extensive furuncular myiasis in a traveler returnee from Africa. J Eur Acad Dermatol Venereol 2023; 37(5): e590–592.

INTERNETQUELLEN

CDC (About Myiasis): www.cdc.gov/myiasis/about.

7.2 Tungiasis

Hermann Feldmeier

Das Wichtigste in Kürze

Die Tungiasis gehört zur Familie der vernachlässigten Tropenkrankheiten. Als einzige parasitäre Erkrankung wurde die Tungiasis nicht von der Alten in die Neue Welt verschleppt, sondern in umgekehrter Richtung. Vermutlich kam der Sandfloh *(Tunga penetrans)* im Jahr 1872 an Bord eines Schiffes von Rio de Janeiro nach Ambriz in Angola und breitete sich von dort entlang von Handelswegen und parallel zu militärischen Operationen im gesamten Afrika südlich der Sahara aus. Im Jahr 1895 erreichte *T. penetrans* die Ostküste Afrikas und kurze Zeit später auch Madagaskar.

Die Erstbeschreibung in deutscher Sprache stammt von dem deutschen Abenteurer Hans Staden von Homberg zu Hessen, der im 16. Jahrhundert mehrere Jahre bei den Tupinambá-Indianern in der Gegend des heutigen Rio de Janeiro lebte.

7.2.1 Epidemiologie

Die Tungiasis ist eine Zoonose mit einer breiten Palette von Wirten. Im menschlichen Umfeld sind Hunde, Katzen und Schweine die wichtigsten Erregerreservoire. In Südamerika ist *T. penetrans* in 26 Spezies nachgewiesen, darunter Affen, Tapire, Jaguare und Gürteltiere (Saboya-Diaz et al. 2022). Die Tungiasis kommt in Mittel- und Südamerika (von Mexiko bis Argentinien), auf einigen Inseln der Karibik und in nahezu allen Ländern Afrikas südlich der Sahara vor (Saboya-Diaz et al. 2022). Die Krankheit ist geografisch heterogen verteilt. Sie findet sich in Slums großer Städte, in traditionellen Fischerdörfern an der Küste und in unterentwickelten Gemeinden im Landesinneren.

Die **Prävalenz** kann in der Gesamtbevölkerung bis zu 60 %, bei Kindern bis zu 80 % betragen. Die altersspezifische Prävalenz folgt einer charakteristischen S-förmigen Kurve mit einem ersten Maximum bei Kindern im Alter von 6 bis 14 Jahren und einem zweiten bei älteren Menschen. In einer städtischen Armensiedlung in Nordostbrasilien hatten 100 % der Neuankömmlinge innerhalb einer Woche mind. einen penetrierten Sandfloh. Inzidenz und Intensität (gemessen an der Anzahl penetrierter Sandflöhe pro Woche) und Ausmaß der klinischen Pathologie sind eng korreliert (Feldmeier et al. 2006).

In Studien in Brasilien, Nigeria und Tansania wurden desolate Lebensbedingungen, Nichtvorhandensein von festem Fußboden, Analphabetismus bzw. niedriger Bildungsstand und Anwesenheit von Tieren auf dem Grundstück als **Risikofaktoren** identifiziert. Die Krankheitshäufigkeit schwankt über das Jahr mit einem Maximum in der trocken-heißen Jahreszeit. Treten auch während der Regenzeit neue Fälle auf, spricht das für eine Komplettierung des Lebenszyklus innerhalb des Hauses.

Die Tungiasis ist nicht nur eine armutassoziierte Erkrankung, sie perpetuiert Armut: Krankheitsbedingte Mobilitätseinschränkungen und eine schlechte Vermarktung von Nutztieren mit Tungiasis beeinträchtigen die Haushaltsökonomie in ohnehin einkommensschwachen Bevölkerungsgruppen.

7.2.2 Erreger und Übertragung

Die Tungiasis wird durch den weiblichen Sandfloh *T. penetrans* (in Südamerika auch durch *T. trimamillata*) verursacht. Im Gegensatz zu anderen Flohspezies, die nur temporäre Ektoparasiten sind, dringt *T. penetrans* permanent in die Haut des Wirts ein. Kurz nach der Penetration beginnt das Sandflohweibchen mit der Eiproduktion. Dabei hypertrophieren die mittleren Abdominalsegmente und erreichen nach etwa einer Woche die Größe einer Erbse (Neosomie). Die **Neosomie** wird durch eine extreme Vergrößerung der Intersegmentalhaut zwischen zweitem und drittem Abdominalsegment erreicht.

Über die 4 letzten Abdominalsegmente bleibt der Floh mit der Außenwelt in Kontakt. Eier und Exkremente werden über die als schwarzer Punkt imponierende Genital-After-Stigmen-Öffnung ausgeschieden. **Flohfäzes** ist ausgesprochen klebrig und bleibt in den umliegenden Hautpapillen haften. Er dient möglicherweise als Lockstoff, um weitere Weibchen zur Penetration an dieser Stelle zu bewegen. Die Fertilisation findet erst nach Penetration des weiblichen Flohs statt. Aus den Eiern entwickeln sich über 2 Larvenstadien und ein Puppenstadium adulte Flöhe. Im Inneren von Häusern ohne festen Fußboden wurden Larven in zwischen 2 und 5 cm Tiefe gefunden. Im Freien finden sich die Larven in etwas tieferen Bodenschichten.

Penetrierte Flöhe werden anhand der **Fortaleza-Klassifikation** in Stadien eingeteilt (Eisele et al. 2003). Der eigentliche Penetrationsprozess (Fortaleza-Stadium 1) ist nach etwa 3 Stunden abgeschlossen (➤ Abb. 7.5).

Das Fortaleza-Stadium 2 umfasst die Tage 1 bis 2 nach dem Eindringen des Flohs. Der eingebettete Sandfloh ist als runde, dunkelbraun bis schwarze Effloreszenz erkennbar und mit einem Erythem umgeben (➤ Abb. 7.6).

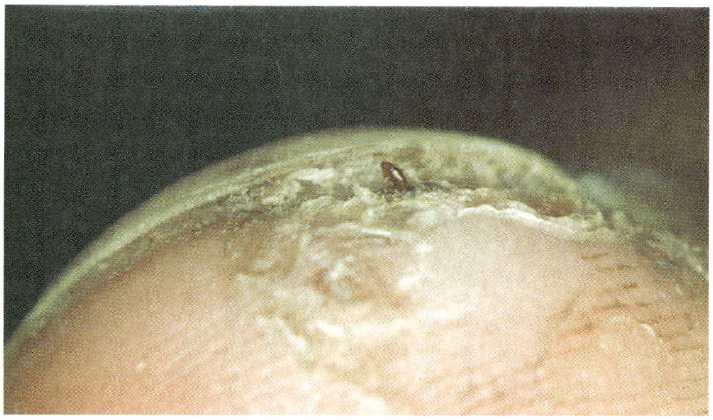

Abb. 7.5 Weiblicher Sandfloh penetriert das Stratum corneum (Fortaleza-Stadium 1). [P1577]

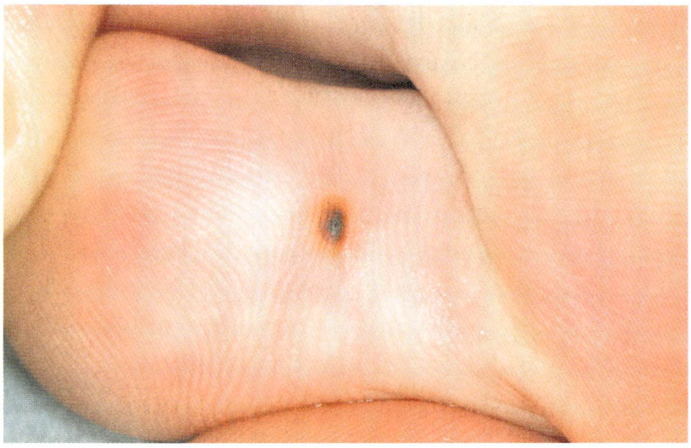

Abb. 7.6 Im Stratum corneum eingebetteter Sandfloh. Der zentrale schwarze Punkt sind die letzten Abdominalsegmente des Sandflohs (Stadium 2). [P1577]

Charakteristisch für das Stadium 3 ist die Expulsion von Eiern und die Produktion von Fäzes; es wird in 2 Unterstadien unterteilt: Stadium 3a beginnt 3 bis 5 Tage, Stadium 3b 6 bis 7 Tage nach der Penetration. Der in Stadium 3a sichtbare, weißlich-gelbe Hof entsteht dadurch, dass sich das Abdomen des Flohs um den Faktor 2.000 vergrößert hat und dadurch makroskopisch sichtbar wird (➤ Abb. 7.7). Die über dem Neosom liegende Epidermis wird durch die Volumenzunahme des Parasiten verdrängt und dadurch dünn. In Stadium 3b nimmt die Eiausscheidung und die Ausscheidung von Fäzes deutlich zu. Die Läsion verliert ihre feste Konsistenz und schrumpft. Von außen betrachtet sieht sie wie eine Mini-Caldera aus. Die Läsion färbt sich erst hellbraun, dann zunehmend dunkelbraun, und es bildet sich eine Kruste.

Das Stadium 4 beginnt etwa 3 Wochen nach Penetration. Im Stadium 4a schrumpft die Neosomie weiter, und die Läsion färbt sich tiefschwarz-braun (➤ Abb. 7.8). Der Parasit verliert allmählich seine Vitalzeichen. In Stadium 4b werden die Reste des Flohkörpers von Reparaturmechanismen der Haut metabolisiert und durch nachwachsende Epidermiszellen eliminiert. Ausgehend vom Stratum germinativum kommt es zur Regeneration der Epidermis.

In Stadium 5 bleibt eine kreisrunde, 5–10 mm große Vertiefung in der Hornhaut zurück, die über Monate persistiert und ein pathognomischer Hinweis auf eine durchgemachte Tungiasis ist (➤ Abb. 7.9).

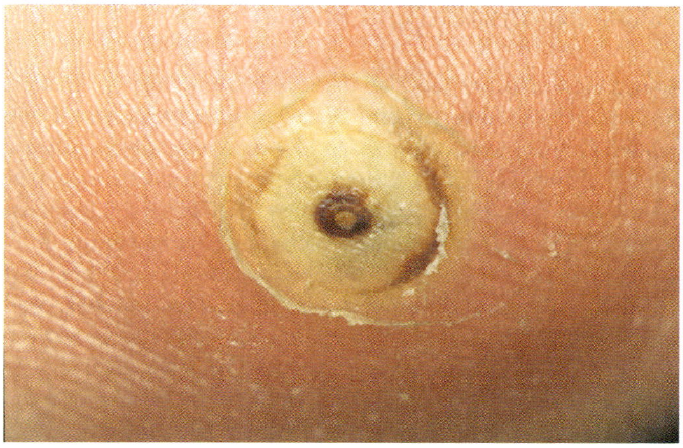

Abb. 7.7 Nahaufnahme von Stadium 3. Die Öffnung in der Haut entspricht dem Abdominalkonus des Sandflohs. Es liegt ein ausgeprägtes Erythem vor. [P1577]

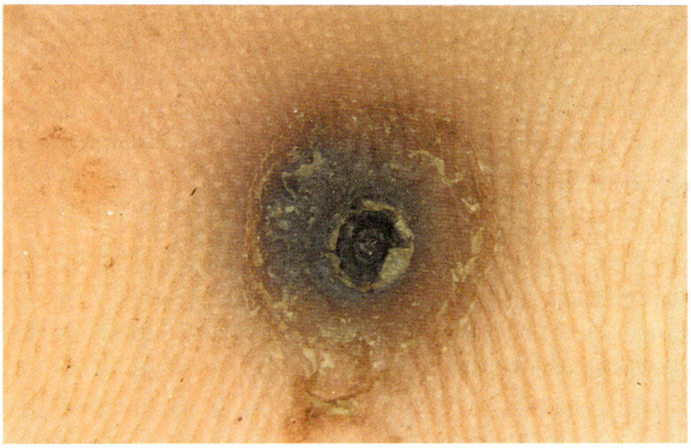

Abb. 7.8 Abgestorbener Sandfloh, mit einer bräunlich-schwarzen Kruste bedeckt (Stadium 4). [P1577]

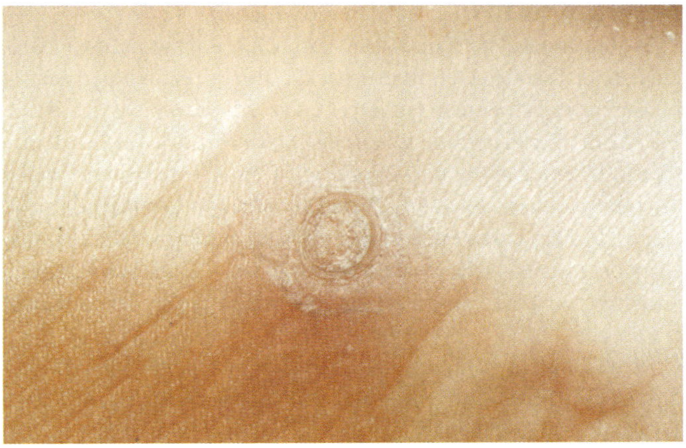

Abb. 7.9 Die zirkulare Impression in der Hornhaut zeigt an, wo der Sandfloh eingebettet war (Stadium 5). [P1577]

7

7.2.3 Pathogenese und Immunologie

Sobald ein weiblicher Sandfloh in die Epidermis eingedrungen ist, beginnt die **Neosomie,** an deren Ende aus einem weniger als 1 mm großen Floh ein tumorartiges Gebilde von der Größe einer Erbse entsteht. Über seine letzten Abdominalsegmente hat der eingebettete Sandfloh Kontakt mit der Außenwelt. Die Öffnung der Epidermis ist gleichzeitig eine Eintrittspforte für pathogene Mikroorganismen.

Der sich rasch vergrößernde, biologisch aktive Fremdkörper führt zu einer starken **Entzündung des umliegenden Gewebes.** Sind mehrere Sandflöhe nahezu zeitgleich oder nacheinander penetriert, bilden sich Läsionscluster mit einer stark ausgeprägten Entzündungsreaktion. Die Entzündung wird durch eine bakterielle Superinfektion weiter verstärkt. Bei brasilianischen Patienten ließen sich regelmäßig *Staphylococcus aureus,* Streptokokken und Gram-negative Bakterien nachweisen. Auch anaerobe Keime inklusive Clostridien wurden gefunden. Möglicherweise sind die Clostridien verantwortlich für Sepsis und Gangrän, Komplikationen der Tungiasis, die in historischen Berichten häufig erwähnt werden (Kehr et al. 2006).

Eine weitere Komponente der Entzündungsreaktion ist die Freisetzung von entzündungsfördernden Lipopolysacchariden aus *Wolbachia*-Bakterien, die als Endosymbionten in dem Parasiten leben. Proinflammatorische Zytokine lassen sich sowohl lokal wie auch im Blut nachweisen. Die Pathogenese chronischer Veränderungen wie Hyperkeratose, Fissuren, Ulzera, Hypertrophie des Nagelwalls und Nagel- bzw. Zehendeformation ist ungeklärt.

Histologisch finden sich um den in der Epidermis eingebetteten Floh Infiltrate aus neutrophilen und eosinophilen Granulozyten, Lymphozyten und Mastzellen sowie Hyperkeratose, Parakeratose und Akanthose (Feldmeier et al. 2004).

7.2.4 Klinik

In **Stadium 2** (➤ Kap. 7.2.2, ➤ Abb. 7.6) sind Juckreiz und Schmerzen bei mehr als 80 % der Patienten vorhanden.

In **Stadium 3a** (➤ Kap. 7.2.2, ➤ Abb. 7.7) empfinden die Patienten den wachsenden Floh als druckausübenden Fremdkörper, der mit pulsierenden Schmerzen einhergeht. Die Schmerzen werden durch Berührung der Penetrationsstelle verstärkt. Klinisch sind Erythem, Ödem, Überwärmung und Druckgefühl als Zeichen einer lokalen Entzündung charakteristisch. Die Klinik verstärkt sich in Stadium 3b weiter. Die Patienten haben mitunter sehr starke Schmerzen, insbesondere wenn – beispielsweise beim Gehen – Druck auf die Läsion ausgeübt wird. Es kommt zu einer Einschränkung der Mobilität (Eisele et al. 2003).

In **Stadium 3b** (➤ Kap. 7.2.2) verstärkt sich der Schmerz weiter und ist ein Hinweis auf eine bakterielle Superinfektion. Die starke Entzündungsreaktion geht mit einer Konzentrationszunahme proinflammatorischer Zytokine einher.

T. penetrans penetriert vor allem in die Haut der Füße und hier insbesondere an den Zehen. Etwa 94 % aller Läsionen befinden sich an den Füßen. Ektopische Lokalisationen finden sich am ganzen Körper, sind aber besonders häufig an den Händen. Eine extrem schwere Tungiasis mit mehreren Hundert penetrierten Sandflöhen kann sich zu einer lebensbedrohlichen Krankheit entwickeln (Miller et al. 2019).

Da es bis vor Kurzem keine zuverlässige medikamentöse Therapie gab, werden in Endemiegebieten scharfe, unsterile Instrumente wie Messer, Scheren, Nadeln oder Dorne benutzt, um den eingebetteten Parasiten zu entfernen. Diese Instrumente werden häufig nacheinander bei mehreren Personen eingesetzt. Da die Extraktion eines eingebetteten Sandflohs mit inadäquaten Instrumenten immer zu einer Blutung führt, können humane Papillomaviren, Hepatitis-B- und -C-Virus und möglicherweise auch HIV von einer Person auf eine andere übertragen werden.

7.2.5 Diagnostik

Die Diagnose der Tungiasis ist eine **Blickdiagnose** und wird ggf. durch eine Reiseanamnese bestätigt. Laboruntersuchungen sind nicht hilfreich. Die charakteristischen Beschwerden des Patienten – Juckreiz, lokaler Schmerz, Gefühl eines sich vergrößernden Fremdkörpers – bestärken die Verdachtsdiagnose. Zu unterscheiden sind ein superinfizierter Insektenstich, Fremdkörper oder Insektenstich sowie ein Panaritium.

7.2.6 Therapie

Versuche einer topischen Therapie mit anthelminthischen Substanzen zeigten keine zufriedenstellenden Ergebnisse. Ein neuer Therapieansatz zielt auf den Abdominalkonus des Parasiten, als Achillesferse, die mit der Außenwelt über eine winzige Öffnung (Durchmesser 200 bis 250 μm) in Verbindung steht, und über den Sauerstoff aufgenommen und Eier und Exkremente ausgeschieden werden. Nach einer topischen Applikation einer Mischung aus einem extrem niedrig- und einem mittel-viskösen **Dimeticonöl** (NYDA®) starben 78 % aller eingebetteten Flöhe innerhalb von 5 Tagen ab. Gleichzeitig ging die lokale Entzündungsreaktion signifikant zurück. Eine mehrfache, gezielte Applikation einiger Tropfen des Dimeticonöls auf den Abdominalkonus des eingebetteten Parasiten erhöht die Wirksamkeit auf 97 % (Nordin et al. 2017). Auch extrem schwere Formen von Tungiasis werden geheilt (McNeilly et al. 2024).

Da NYDA® völlig untoxisch ist, wird von einer chirurgischen Exstirpation des penetrierten Sandflohs abgeraten.

Der Tetanusimpfstatus ist zu überprüfen und ggf. eine Auffrischungsimpfung durchzuführen.

7.2.7 Bekämpfung und Prävention

Die 2-mal tägliche Applikation eines **Repellents auf Kokosölbasis** (Zanzarin®) auf den Fuß verhindert die Penetration von Sandflöhen. Selbst bei extrem hohen Expositionsdruck sinkt die Penetrationsrate auf null. Das Repellent ist in Deutschland nicht mehr im Handel. Vorbeugend kann Reisenden empfohlen werden, immer Strümpfe und geschlossene Schuhe zu tragen. Diese Maßnahme schützt allerdings nur bedingt und ist bei Reisen in den Tropen praktisch – insbesondere bei Kindern – nur schwer realisierbar.

Da die Tungiasis eine Zoonose mit einem breiten Wirtspektrum ist, kann nur über einen One-Health-Ansatz eine nachhaltige Reduktion von Prävalenz und Morbidität erreicht werden. In einer Landgemeinde in Nordostbrasilien führte die Einmalbehandlung aller Menschen und Tiere und das Aufbringen eines Kontaktinsektizids auf den Boden des Hofs nur zu einer vorübergehenden Reduktion der Prävalenz (Pilger et al. 2008).

LITERATUR

Eisele M, Van Marck E, Mehlhorn, H, Meckes, O, Franck, S, Feldmeier, H. Investigations on the biology, epidemiology, pathology and control of Tunga penetrans in Brazil: I. Natural history of tungiasis in man. Parasitol Res 2003; 90: 87–99.

Feldmeier H, Eisele M, Marck EV et al. Investigations on the biology, epidemiology, pathology and control of Tunga penetrans in Brazil. IV. Clinical and histopathology. Parasitol Res 2004; 94(4): 275–282.

Feldmeier H, Kehr J.D, Poggensee G, Heukelbach J. High exposure to Tunga penetrans (Linnaeus, 1785) correlates with intensity of infestation. Memorias do Instituto Oswaldo Cruz 2006; 101(1): 65–69.

Kehr JD, Heukelbach J, Mehlhorn H, Feldmeier H. Morbidity assessment in sand flea disease (tungiasis). Parasitology Research 2006; 100(2): 413–421.

McNeilly H, Mutebi F, Thielecke M, Reichert F, Banalyaki MB, Arono R, Feldmeier H. Management of very severe tungiasis cases through repeated community-based treatment with a dimeticone oil formula: A longitudinal study in a hyperendemic region in Uganda. Trop Med Int Health 2024; 29(4): 303–308.

Miller H, Ocampo J, Ayala A, Trujillo J, Feldmeier H. Very severe tungiasis in Amerindians in the Amazon lowland of Colombia: A case series. PloS Neglected Tropical Diseases 2019; 13(2): e0007068.

Nordin P, Thielecke M, Ngomi N, Mudanga GM, Krantz I, Feldmeier H. Treatment of tungiasis with a two-component dimeticone: a comparison between moistening the whole foot and directly targeting the embedded sand fleas. Tropical Medicine and Health 2017; 45: e6.

Pilger D, Schwalfenberg S, Heukelbach J, Witt L, Mencke N, Khakban A, Feldmeier H. Controlling tungiasis in an impoverished community: An intervention study. PloS Neglected Tropical Diseases 2008; 2(10): e324.

Saboya-Diaz MI, Nicholl, RS, Castellanos LG, Feldmeier H. Current Status of the Knowledge on the Epidemiology of Tungiasis in the Americas. [Estado actual del conocimiento sobre las características epidemiológicas de la tungiasis en la Región de las Américas]. Rev Panam Salud Publica 2022; (46). https://doi.org/10.26633/RPSP.2022.124.

INTERNETQUELLEN

CDC (Tungiasis): www.cdc.gov/dpdx/tungiasis/index.html.

7.3 Skabies

Hermann Feldmeier

7.3.1 Epidemiologie

In den **Ländern des Globalen Südens** ist die Skabies eine Massenerkrankung. Sie ist seit 2017 von der WHO als vernachlässigte Tropenkrankheit anerkannt. Anhand von Modellierungen wird die globale Punktprävalenz auf 100 bis 200 Millionen Fälle geschätzt, die Zahl jährlicher Neuinfestationen auf 455 Millionen. Prävalenzen auf Bevölkerungsebene variieren zwischen 0,2 und 74,4 %. Aus den Ländern des Globalen Südens werden konstant die höchsten Prävalenzen berichtet. Kinder und ältere Menschen sind die am häufigsten betroffenen Bevölkerungsgruppen. In den Altersgruppen der Kinder sind Waisenkinder, Straßenkinder und Schüler traditioneller Religionsschulen besonders vulnerabel, mit Prävalenzen bis zu 70 %. Zahlen aus Deutschland zeigen eine deutliche Zunahme von ambulant und stationär behandelter Skabies im letzten Jahrzehnt.

In **Mitteleuropa** kommt die Skabies als sporadische Erkrankung, als Kleinepidemie im familiären Umfeld oder in Form von Ausbrüchen vor. Bei familiären Kleinepidemien erkranken sowohl Erwachsene als auch Kinder. Größere Epidemien sind aus Einrichtungen für Kinder mit Behinderungen oder stationären Einrichtungen mit polymorbiden Langzeitpatienten bekannt. Meist geht die Epidemie von einer in der Einrichtung betreuten Person aus, die die Betreuer/das Pflegepersonal ansteckt. Vom Personal werden die Milben auf andere Heimbewohner und auf Familienangehörige übertragen.

7.3.2 Erreger und Übertragung

Die Krätzmilbe (*Sarcoptes scabiei* var. *hominis*) ist ein auf den Menschen spezialisierter, obligater Parasit. Sie gehört zu den Spinnentieren (Arachnida). Krätzmilben sind Astigmata und nehmen Sauerstoff nicht über Tracheen, sondern über die Haut auf. Die Sauerstoffaufnahme über Diffusion erklärt, warum der Parasit nicht tiefer als in das Stratum corneum eindringen kann.

Weibliche Skabiesmilben werden 0,30–0,50 mm groß, männliche Milben 0,20–0,30 mm. Nur weibliche Milben penetrieren in die Haut. Männliche Krätzmilben bleiben auf der Hautoberfläche und suchen nach unbefruchteten Weibchen. Die Begattung findet auf der Hautoberfläche statt. **Befruchtete Weibchen penetrieren in das Stratum corneum** und graben dort **tunnelförmige Gänge.** Bei heller Haut erscheinen die Gänge als dunkle, unregelmäßige, gewundene Linien. Der Penetrationsvorgang dauert zwischen 20 und 30 Minuten.

Aus den in den Gängen abgelegten Eiern schlüpfen nach 2 bis 3 Tagen **Larven,** die an die Hautoberfläche wandern und sich dort in Falten oder Haarfollikeln zu **Nymphen** und nach etwa 2 bis 3 Wochen zu geschlechtsreifen Milben entwickeln. Weibliche Krätzmilben leben zwischen 4 und 6 Wochen.

Die Infektiosität von Skabiesmilben ist umso geringer, je länger sie vom Wirt getrennt sind, und hängt von Luftfeuchtigkeit und Temperatur ab. Bei einer Raumtemperatur von 21 °Celsius und einer relativen Luftfeuchtigkeit von 40–80 % sind Skabiesmilben nicht länger als 48 Stunden infektiös. Bei 34 °Celsius Umgebungstemperatur überleben Milben bereits weniger als 24 Stunden, bei 50 °Celsius nicht länger als 10 Minuten. Sinkt die Umgebungstemperatur unter 16 °Celsius, sind die Milben in ihrer Bewegungsfähigkeit eingeschränkt und können nicht in die Epidermis eindringen.

In der Regel wird die Skabies durch **direkten Haut-zu-Haut-Kontakt** übertragen. Da sich Skabiesmilben nur langsam bewegen und sich an Geruch- und Temperaturgradienten orientieren, setzt eine Übertragung einen großflächigen, längeren und kontinuierlichen Haut-zu-Haut-Kontakt in der Größenordnung von 5 bis 10 Minuten voraus. Körperkontakte zwischen Kindern bzw. zwischen Kindern und Eltern, bei denen Krätzmilben übertragen werden können, sind Körperreinigung, Kuscheln, Spielen und gemeinsames Schlafen in einem Bett. In einer brasilianischen Armensiedlung mit einer Prävalenz der Skabies in der Bevölkerung von 9,8 % erfolgte die Übertragung der Milben nahezu ausschließlich durch Körperkontakt zwischen den Geschwisterkindern und zwischen Kleinkindern und Mutter (Feldmeier et al. 2009).

Eine Übertragung über Textilien wie Bettwäsche, Wolldecken, Unterwäsche oder Verbandsstoffe ist möglich, aber in der Realität (außer bei der Krustenskabies) wegen der rasch abnehmenden Infektiosität der Milben außerhalb der Haut, der in der Regel geringen Milbenzahl und der langsamen Fortbewegung der Milben selten. Das Transmissionsrisiko steigt mit der Anzahl der Milben auf der Haut des Patienten und ist sehr hoch bei der *Scabies crustosa* (**Krustenskabies,** disseminierte Skabies) mit Tausenden bis Millionen von Milben auf und in der Haut.

Die Anzahl der Milben akkumuliert über einige Monate, nimmt dann aber wieder ab; vermutlich bedingt durch die Entwicklung einer partiell protektiven Immunantwort und/oder dadurch, dass Milbengänge durch Kratzen zerstört und die Parasiten dabei mechanisch eliminiert werden. Bei Patienten mit Krustenskabies steigt die Zahl der Milben dagegen kontinuierlich an.

Da die Skabies in den Ländern des Globalen Südens weitverbreitet und mit einer erheblichen primären und sekundären Morbidität assoziiert ist, ist sie global für 0,21 % aller Disability-adjusted Life Years (DALYs) verantwortlich (Karimkhani et al. 2017).

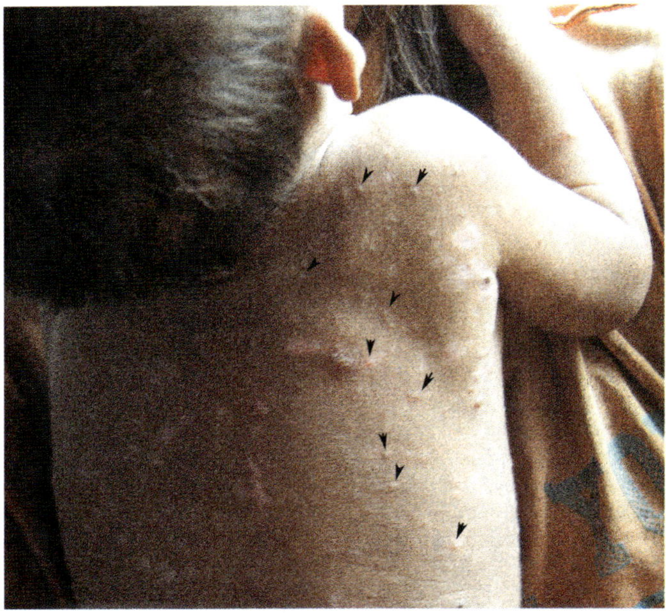

Abb. 7.10 Massiver Skabiesbefall bei einem Kind im Amazonastiefland. Die Pfeile zeigen Perlvesikel kürzlich penetrierter Milben an. [P1577]

7.3.3 Pathogenese und Immunologie

Stoffwechselprodukte von weiblichen Milben induzieren eine inflammatorische Immunantwort. Als Ausdruck einer zellvermittelten Immunantwort vom verzögerten Typ entwickeln sich Maculae, Bläschen und Papulovesikel, die – aufgrund des immer präsenten Juckreizes – vom Patienten exkoriiert werden. Die Immunantwort verursacht auch den charakteristischen, über die Effloreszenz hinausgehenden Pruritus. Durch Kratzeffekte, Verkrustung und Impetiginisierung entsteht im Laufe von Wochen ein vielfältiges morphologisches Bild. Eine **Superinfektion** mit Streptokokken ist häufig. Handelt es sich um Gruppe-A-Streptokokken, besteht das Risiko einer Poststreptokokken-Glomerulonephritis.

Eine mehrwöchige lokale Applikation von Kortikosteroiden macht aus einer zirkumskripten, klinisch banal erscheinenden Effloreszenz eine sich rasch ausbreitende Skabies.

7.3.4 Klinik

Die Effloreszenz beginnt mit Maculae, aus denen sich im Laufe der Zeit Papeln und Vesikel, später auch Noduli entwickeln (➤ Abb. 7.10). Die Effloreszenzen liegen einzeln oder in einem Cluster. Pathognomonisch sind die unregelmäßig gewundenen, wenige Millimeter bis einen Zentimeter langen Milbengänge, an deren Ende häufig eine kleine Aufwölbung zu sehen ist. Die Gänge sind allerdings in pigmentierter Haut oder durch Kratzeffekte häufig nicht erkennbar.

Skabiesmilben bevorzugen Hautareale mit verhältnismäßig hoher Temperatur und dünner Hornschicht. **Prädilektionsstellen** sind daher Interdigitalfalten der Hände und Füße, Ellenbogenstreckseiten, vordere Axillarfalten, Brustwarzenhof, Nabelregion, Gürtellinie, Gesäß, Analfalte, Perianalregion, Leisten, Knöchelregion, die inneren Fußränder und insbesondere der Penisschaft. Längliche Papeln am Penisschaft gelten als beweisend für eine Skabies. Kopf und Nacken, Palmae und Plantae bleiben meist ausgespart.

Bei **Kindern** sind die Füße, die Knöchel, der Genitalbereich, Kopfhaut und Gesicht signifikant häufiger, die anderen topografischen Lokalisationen dagegen ähnlich häufig betroffen wie bei älteren Patienten. Lymphadenopathien distal der betroffenen topografischen Region weisen auf eine bakterielle Superinfektion der Effloreszenzen (Impetiginisierung) hin. Pusteln und gelbliche Krusten sind charakteristisch für eine bakterielle Superinfektion mit *Staphylococcus aureus* oder Streptokokken.

Bei mehreren Patienten innerhalb einer Familie weisen Säuglinge und Kleinkinder oft die ausgeprägtesten Hautveränderungen auf (➤ Abb. 7.10). In dieser Altersgruppe ist das klinische Bild vielgestaltig und hat einen stärker exsudativen Charakter als in höherem Lebensalter. Häufig finden sich die Effloreszenzen im Gesicht und am Capillitium. Ein generalisiertes Exanthem ist nicht selten, eine bullöse Verlaufsform kommt vor. Das Allgemeinbefinden kann von Irritiertheit über Appetitlosigkeit bis hin zur Gedeihstörung variieren. Da der Juckreiz in der Nacht zunimmt, schlafen die Kinder schlecht. Bei älteren Kindern ist die Lebensqualität erheblich eingeschränkt.

Besteht die Skabies seit längerer Zeit, sind primäre (Maculae, Papeln, Vesikel) und sekundäre Läsionstypen (krustöse Papeln, Noduli, Exkoriationen) gleichzeitig vorhanden. Bei einer Erstinfestation erscheinen die ersten Symptome nach 2 bis 5 Wochen. Bei einer Reinfestation treten die ekzematösen Hautveränderungen bereits nach 1 bis 4 Tagen auf.

Die *Scabies crustosa* **(Krustenskabies, generalisierte Skabies)** ist eine Sonderform der Skabies, die bei immunsupprimierten und/oder polymorbiden Individuen vorkommt. Zugrunde liegt eine unkontrollierte Vermehrung der Milben, sodass häufig die gesamte Körperoberfläche betroffen ist und in einzelnen Hautarealen Tausende von Milben im Stratum corneum vorhanden sind. Das klinische Bild unterscheidet sich diametral von der gewöhnlichen Skabies und zeigt eine diffuse Hyperkeratose (auch palmo-plantar) und gelegentlich auch Krusten und Borken und einen Befall der Zehen- und Fingernägel. Bakterielle Superinfektionen mit generalisierter Lymphadenopathie sind häufig, und die Gefahr einer Sepsis nimmt zu. Der sonst typische Juckreiz ist wegen der verminderten zellulären Immunantwort bei *Scabies crustosa* gering oder kann gänzlich fehlen.

7.3.5 Diagnostik

Die International Alliance for the Control of Scabies hat Konsensus-Kriterien für die Diagnose der Skabies festgelegt (Engelman et al. 2020).

Konsensus-Kriterien für die Diagnose der Skabies

Eindeutige Diagnose einer Skabies

Nachweis einer Milbe, von Milbeneiern oder Kotballen mittels:

- Klassischer Dermatoskopie
- Digitaler Dermatoskopie
- Lichtmikroskopischer Untersuchung von Hautgeschabseln

Indirekter Nachweis einer Skabies

Präsenz von mind. 2 von 3 charakteristischen Symptomen:

- Milbengang
- Mehrere typische Effloreszenzen mit einer typischen Lokalisation
- Charakteristische Effloreszenz am Penis

Verdacht auf Skabies

Präsenz von Merkmalskombinationen:

- Mehrere typische Effloreszenzen mit einer typischen Lokalisation und intensivem Juckreiz
  oder
- Mehrere typische Effloreszenzen mit einer typischen Lokalisation und Skabies bei Kontaktpersonen
  oder
- Atypische Effloreszenzen mit einer atypischen Lokalisation und intensiver Juckreiz und Skabies bei Kontaktperson

In der Praxis sind intakte Milbengänge selten zu sehen. Sie sind durch Kratzeffekte, Verkrustung und bakterielle Superinfektion zerstört bzw. in pigmentierter Haut ohnehin nicht sichtbar. Deshalb wird mit einem 10-fach vergrößernden Dermatoskop nach dem **Deltaflügelzeichen** gesucht: Der pigmentierte vordere Teil der Milbe imponiert als dreieckige Kontur. Allerdings ist das Deltaflügelzeichen nur zu sehen, wenn der dorsale Teil der Milbe zur Hautoberfläche zeigt. In pigmentierter Haut ist das Deltaflügelzeichen generell nicht zu erkennen. Mithilfe eines digitalen **Auflichtmikroskops** (Vergrößerung 15–200-fach) lassen sich Milben und Eier auch in pigmentierter Haut erkennen (Miller et al. 2018) (➢ Abb. 7.11, ➢ Abb. 7.12).

In der digitalen Auflichtmikroskopie ist die Eintrittspforte der Milbe an einem perlmuttartig schimmernden Bläschen erkennbar (Perlvesikel, ➢ Abb. 7.13) und das Vorderende des Milbengangs durch den „Milbenhügel", einer Aufwölbung des Stratum corneum (Miller et al. 2018).

Auf der Ebene der primären Gesundheitsversorgung kann ein **Klebestreifentest,** ähnlich dem Verfahren zum Nachweis von Oxyureneiern, genutzt werden. Die Methode hat eine Sensitivität von rund 70 % und wird von Kindern gut toleriert (Walter et al. 2011).

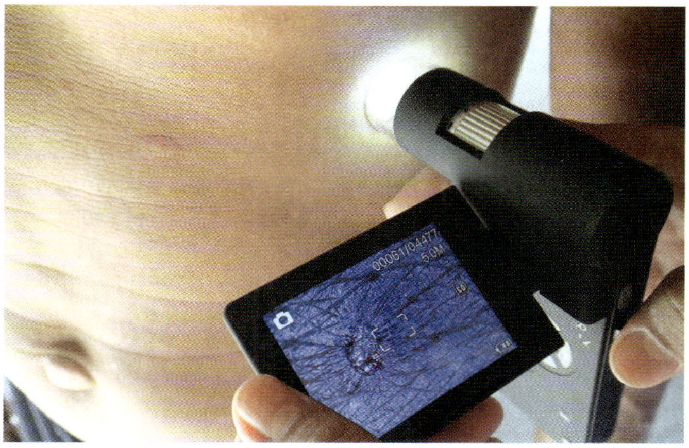

Abb. 7.11 Digitales Auflichtmikroskop zur Diagnose der Skabies in pigmentierter Haut [P1577]

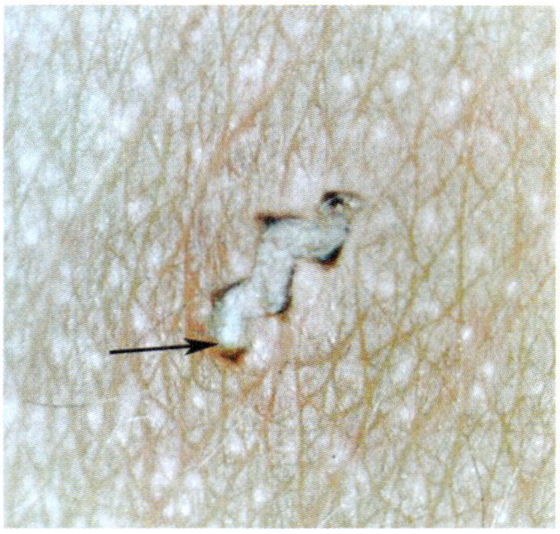

Abb. 7.12 Zickzackförmiger Milbengang; am Vorderende des Gangs eine *Sarcoptes*-Milbe (Pfeil) [P1577]

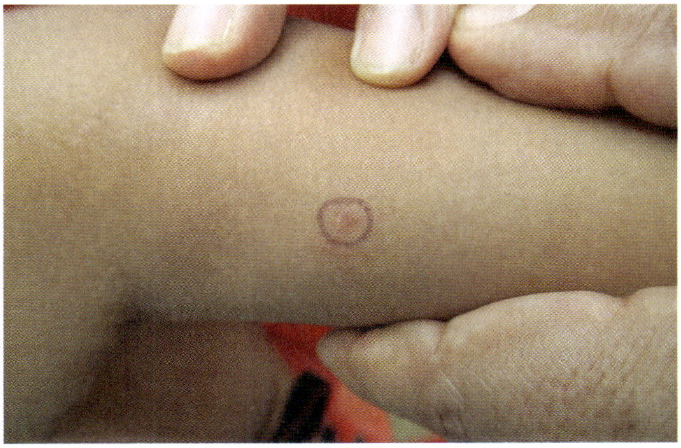

Abb. 7.13 Solitär liegendes Perlvesikel auf pigmentierter Haut [P1577]

7.3.6 Therapie

Permethrin

Permethrin gilt in Europa, unabhängig vom Lebensalter, als topisches Mittel der Wahl. Permethrin ist sowohl skabizid als auch ovizid. Eine Wiederholung der Behandlung nach 7 bis 14 Tagen wird empfohlen (Sunderkötter et al. 2016). Die Creme muss 12 Stunden einwirken. Es ist darauf zu achten, dass die Fingernägel gekürzt werden und auch die Kopfhaut behandelt wird. Für weitere 36 Stunden ist enger Hautkontakt zu vermeiden.

Weltweit gibt es Hinweise auf eine verminderte Wirksamkeit von Permethrin. Ob Anwendungsfehler, ein fehlerhaftes Fallmanagement mit der Folge einer Reinfestation oder eine Resistenz die Ursachen sind, ist nicht eindeutig geklärt (Sunderkötter et al. 2019).

Benzylbenzoat

Benzylbenzoat besitzt eine gute akarizide und ovizide Wirkung. Die 10-prozentige Präparation ist für Kinder ab dem vollendeten ersten Lebensjahr zugelassen, die 25-prozentige Emulsion ab dem Alter von 12 Jahren. Zur Behandlung wird die Emulsion an 3 aufeinanderfolgenden Tagen aufgetragen und erst am 4. Tag abgewaschen. Weil Benzylbenzoat kostengünstig ist, wird es in vielen Ländern des Globalen Südens eingesetzt.

Ivermectin oral

Die orale Therapie mit Ivermectin hat sich weltweit als Standardtherapie etabliert. Klinische Studien zeigen eine bessere Wirksamkeit als die von Benzylbenzoat. Die Dosierung beträgt 200 µg/kg mit einer Wiederholung nach 7 bis 14 Tagen. Der Therapieerfolg zeigt sich an einer Abnahme des Juckreizes, der juckreizinduzierten Schlafstörungen und der entzündlichen Hautveränderungen innerhalb einer Woche. Die Hersteller limitieren die Anwendung auf Kinder > 5 Jahren und > 15 kg. Gleichwohl wird in den Ländern des Globalen Südens Ivermectin auch bei jüngeren Kindern eingesetzt.

Praxistipp

Es sollen alle Personen, mit denen in den zurückliegenden 4 Wochen enger Körperkontakt bestand (auf jeden Fall alle Familienangehörigen) behandelt werden, selbst wenn sie asymptomatisch sind. Alle Kontaktpersonen werden synchron, also an demselben Tag wie der Patient behandelt.

Beim Nachweis von Streptokokken sind eine antibiotische Therapie und eine konsequente Nachbeobachtung zum Ausschluss einer Poststreptokokken-Glomerulonephritis erforderlich.

Hygienemaßnahmen

Vom Wirt getrennt bleiben Milben bei einer Temperatur von 21 °Celsius und 50–80 % relativer Luftfeuchtigkeit etwa 48 Stunden infektiös. Bei 34 °Celsius Umgebungstemperatur überleben Milben weniger als 24 Stunden. Wegen des potenziellen Infektionsrisikos durch kontaminierte Textilien wird eine Aufbewahrung für Kleidung, Bettwäsche oder andere eventuell kontaminierte Gegenstände wie Stofftiere für 48 bis 72 Stunden bei mind. 21 °Celsius und möglichst geringer Luftfeuchtigkeit empfohlen. Alternativ werden die Textilien für 10 Minuten bei ≥ 50 °Celsius in der Maschine gewaschen und anschließend wärmegetrocknet.

LITERATUR

Engelman D, Yoshizumi J, Ha, RJ et al. The 2020 International Alliance for the Control of Scabies. Consensus Criteria for the Diagnosis of Scabies. The British Journal of Dermatology 2020: 10.1111/bjd.18943.

Feldmeier H, Jackson A, Ariza L et al. The epidemiology of scabies in an impoverished community in rural Brazil: presence and severity of disease are associated with poor living conditions and illiteracy. J Am Acad Dermatol 2009; 60: 436–443.

Karimkhani C, Dellavalle RP, Coffeng LE et al. Global Skin Disease Morbidity and Mortality: An Update From the Global Burden of Disease Study 2013. JAMA Dermatol 2017; 153: 406–412.

Miller H, Trujillo-Trujillo J, Feldmeier H. In Situ Diagnosis of Scabies Using a Handheld Digital Microscope in Resource-Poor Settings – A Proof-of-Principle Study in the Amazon Lowland of Colombia. Tropical Medicine and Infectious Disease 2018; 3: 116.

Sunderkötter C, Aebischer A, Neufeld M, Loser C, Kreuter A, Bialek R, Hamm H, Feldmeier H. Zunahme von Skabies in Deutschland und Entwicklung resistenter Kratzemilben? Evidenz und Konsequenz. J Dtsch Dermatol Ges 2019; 17: 15–24.

Sunderkötter C, Feldmeier H, Fölster-Holst R et al. S1-Leitlinie zu Diagnostik und Therapie der Skabies. 2016. AWMF-Registernummer 013–052. https://register.awmf.org/de/leitlinien/detail/013-052.

Walter B, Heukelbach J, Fengler G, Worth C, Hengge U, Feldmeier H. Comparison of dermoscopy, skin scraping, and the adhesive tape test for the diagnosis of scabies in a resource-poor setting. Arch Dermatol 2011; 147: 468–473.

INTERNETQUELLEN

ILDS (International Alliance for the Control of Scabies): www.ilds.org/what-we-do/partnerships-and-networks/international-alliance-for-the-control-of-scabies.

7.4 Pedikulosen

Hermann Feldmeier

Das Wichtigste in Kürze

Kopf- und Kleiderläuse *(Pediculus humanus capitis, Pediculus humanus corporis)* infestieren den Menschen seit Zehntausenden von Jahren. *Pediculus humanus* wurde an Mumien von indianischen Ureinwohnern in Peru gefunden, die vor rund 3.000 Jahren in den Anden bestatten wurden, wie auch in Grabstätten in der Negev-Wüste ca. 4.000 v. Chr. Phylogenetisch besteht *Pediculus humanus* aus zahlreichen Kladen, die sich anhand mitochondrialer DNA unterscheiden lassen. *Pediculus humanus* und *Phthirus pubis* sind obligat blutsaugende Insekten. Sie können nicht fliegen, nicht springen, bewegen sich auf glatten Oberflächen unbeholfen und parasitieren ausschließlich den Menschen.

7.4.1 Pediculosis capitis

Epidemiologie

Kopfläuse kommen weltweit vor und infestieren im Wesentlichen Kinder und Personen, mit denen sie Kopf-zu-Kopf-Kontakt haben.

In Europa ist die Prävalenz der Pediculosis capitis in der Kinderpopulation niedrig. Daten aus Norwegen zeigten eine Punktprävalenz bei Schulkindern von 1,6 %. 6 % der Kinder hatten in den vorausgehenden 6 Monaten und etwa die Hälfte vor dem 12. Lebensjahr bereits einmal Kopfläuse gehabt. In den Ländern des Globalen Südens ist die Pediculosis capitis bei Kindern endemisch. Im ländlichen Afrika wurden Prävalenzen von bis zu 65 % beobachtet, in Armensiedlungen großer Städte in Brasilien und Peru betrug die Prävalenz bis zu 70 %. In den Ländern des Globalen Nordens zeigt die Inzidenz der Pediculosis capitis eine charakteristische saisonale Schwankung mit einem Maximum in den Monaten im Spätsommer und Herbst. In den Wintermonaten sinkt die Inzidenz, erreicht aber nie null.

Die Pediculosis capitis tritt in spatio-temporalen Clustern auf. Typisch sind Kleinepidemien in Spielgruppen, im Kindergarten oder in einer Schulklasse. In einer Familie sind häufig alle Kinder und nicht selten auch die Erwachsenen infestiert. Mädchen sind nahezu immer deutlich häufiger befallen als Jungen. In städtischen Armensiedlungen Südamerikas war die Präsenz der Pediculosis capitis positiv mit der Personendichte des Haushalts und negativ mit ökonomischen Merkmalen korreliert.

Beobachtungen in Großbritannien, Norwegen und Deutschland weisen darauf hin, dass Epidemien in Einrichtungen dann persistieren bzw. immer wieder neu aufflammen, wenn unerkannte, symptomlose Träger von Kopfläusen in der Familie, im Freundeskreis oder in der Einrichtung vorhanden sind.

Erreger und Übertragung

Im Gegensatz zu anderen Insekten machen Läuse nur eine inkomplette Metamorphose durch, es gibt weder ein Larven- noch ein Puppenstadium. Das aus dem Ei schlüpfende Nymphenstadium 1 sieht bereits wie eine erwachsene Laus aus, ist nur deutlich kleiner. 99 % der **Nymphen** schlüpfen innerhalb von 7 bis 9 Tagen; weniger als 0,1 % erst nach 10 Tagen. Therapeutika, die nicht auf Eier wirken, müssen deshalb nach 7 bis 9 Tagen erneut angewendet werden.

Kopfläuse benötigen alle 3 bis 4 Stunden Blut. Sie können außerhalb des menschlichen Kopfes nur kurze Zeit überleben. Fallen sie vom Kopf oder geraten sie beim Schlaf in die Bettwäsche, sind sie bereits nach wenigen Stunden so dehydriert, dass sie keinen Speichel mehr produzieren können. Ohne Speichel können sie keine antikoagulatorisch wirksamen Substanzen in eine Kapillare injizieren, also kein Blut aufnehmen. Dehydrierte Kopfläuse sind dementsprechend nicht infektiös.

Läuse atmen über ein simpel aufgebautes Atemwegssystem. Sie haben an jeder Längsseite sieben Atemöffnungen (Stigmen) mit einem Durchmesser von 10–16 µm, die in winzige Tracheen übergehen. Über die Tracheen werden die inneren Organe der Laus mit Sauerstoff versorgt und überschüssige Flüssigkeit in Form von Wasserdampf abgegeben.

Die Übertragung erfolgt durch **direkten Kontakt der Haare mehrerer Personen.** Liegen Haare aneinander, wandern Kopfläuse rasch von einem Kopf auf einen anderen. Besteht Kopfhaarkontakt über eine längere Zeit, beispielsweise wenn mehrere Kinder zusammen in einem Bett schlafen, wechseln Läuse in der Nacht mehrfach den Wirt. Das Erstellen von Gruppen-Selfies, bei denen die Haare der Fotografierten typischerweise über Minuten miteinander in Kontakt kommen, erklärt vermutlich das vermehrte Auftreten von Kopfläusen bei Teenagern. Neue In-vivo-Untersuchungen haben gezeigt, dass Kopfläuse auch durch **Haut-zu-Haut-Kontakt** von anderen Körperstellen übertragen werden können (Heukelbach et al. 2017).

Eine Übertragung durch Kopfbedeckungen, Bettwäsche, Handtücher, Bürsten, Kämme etc. ist theoretisch denkbar, spielt aber in der Praxis keine Rolle. Selbst bei schwer infestierten Kindern mit mehr als 100 Kopfläusen ließ sich nach dem Verlassen des Bettes nur in Einzelfällen eine vitale Kopflaus auf dem Kissen nachweisen.

Pathogenese

Um Blut aus Kapillaren saugen zu können, injizieren Läuse über ihren Speichel gerinnungshemmende Substanzen. Diese induzieren eine Immunantwort vom verzögerten Typ. Klinisch manifestiert sich die Immunreaktion in Form von erythematösen Papeln und Quaddeln, die intensiv jucken. Das durch den Juckreiz bedingte Kratzen führt zu Exkoriationen der Epidermis und Bildung von Krusten. Länger bestehende Kratzdefekte werden bakteriell besiedelt und führen zu regionalen Lymphadenopathien.

Läuse als Vektoren von Pathogenen

Die in der Mitte des 20. Jahrhunderts formulierte Hypothese, dass nur Kleiderläuse pathogene Bakterien übertragen, gilt als obsolet. Vermutlich können Kopfläuse dieselben Pathogene übertragen wie Kleiderläuse, unter anderem *Yersinia pestis* (Pest), *Rickettsia prowazekii* (Fleckfieber), *Borrelia recurrentis* (Läuserückfallfieber) und *Bartonella quintana* (Trench-Fieber) (Feldmeier 2021). Staphylokokken und Streptokokken besiedeln die häufigen Kratzexkoriationen und werden von Kopfläusen passiv verschleppt.

Klinik

Die **Trias aus juckender Kopfhaut, erythematösen Papeln und Quaddeln** ist charakteristisch. Symptome treten bei einer Erstinfestation nach 4 bis 6 Wochen auf, bei einer Reinfestation nach 24 bis 48 Stunden. Nur 14–36 % der Kinder mit Kopfläusen entwickeln Symptome. Schwere, über lange Zeit andauernde Infestationen führen zu Krustenbildung und Exfoliation der Kopfhaut.

Diagnostik

Die Methode der Wahl ist der Nachweis einer Kopflaus mittels systematischen Auskämmens der mit einer Haarspülung angefeuchteten Haare mit einem Läusekamm (➤ Abb. 7.14). Die Sensitivität des „feuchten Auskämmens“ beträgt 90,5 %, die der visuellen Inspektion 28,6 % (Jahnke et al. 2009).

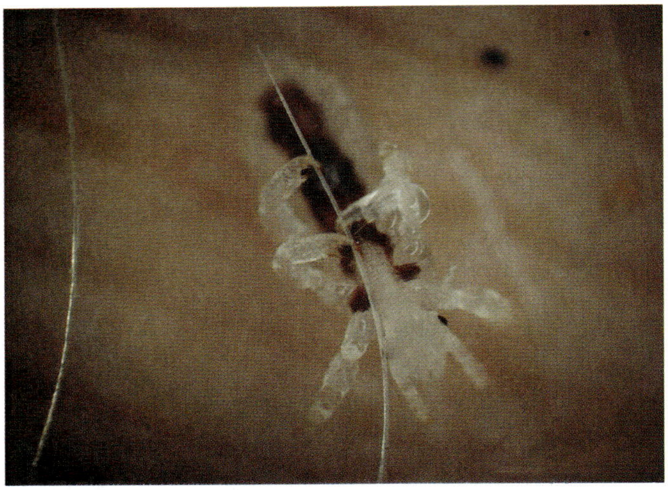

Abb. 7.14 Adulte Kopflaus nach dem Saugen von Blut (Aufnahme mit digitalem Auflichtmikroskop) [P1577]

Therapie

In den Ländern des Globalen Südens wird die Pediculosis capitis mit **Kontaktinsektiziden (z. B. Permethrin)** behandelt. In den Ländern des Globalen Nordens hat sich die Behandlung mit **Polydimethysiloxanen (Dimeticonöle)** als Standardtherapie durchgesetzt. Dimeticone sind Polymere mit unterschiedlicher Kettenlänge. Sie gelten als sicher untoxisch. Dimeticonöle mit einer geringen Oberflächenspannung können in kurzer Zeit mikroskopisch kleine Oberflächen komplett bedecken. Sie breiten sich über den Chitinkörper der Laus aus, dringen in sein Atemwegssystem ein und verdrängen den Sauerstoff, den der Parasit zum Atmen benötigt, bzw. interferieren mit der Abgabe von Wasserdampf. Das Wirkprinzip ist rein physikalisch.

7

In Deutschland sind diverse Dimeticonprodukte als Medizinprodukte auf dem Markt. Sie unterscheiden sich in der Kettenlänge des Polymers, der Dimeticonkonzentration und der Beimischung von Zusatzstoffen, allesamt Parameter, die die Wirksamkeit beeinflussen. Ein Dimeticonprodukt mit einer Mischung aus einem extrem niedrigviskösen und einem mittelviskösen Dimeticonöl wirkt auch auf Eier. Ein Produkt auf Mineralölbasis hat ebenfalls ein physikalisches Wirkprinzip.

Eine orale Behandlung mit **Ivermectin** (200 µg/kg) ist möglich, wird in der Praxis aber nur selten eingesetzt.

Bekämpfung und Prävention

Wird Ivermectin im Rahmen einer **Massenchemotherapie,** z. B. gegen die Skabies, eingesetzt, sinkt die Inzidenz der Pediculosis capitis. Bei Kindern, die in einer städtischen Armensiedlung in Brasilien lebten, verringerte eine Einmalbehandlung mit Ivermectin die Zahl der jährlichen Episoden einer Infestation mit Pediculosis capitis von 19 auf 14 bei Mädchen und von 15 auf 5 bei Jungen (Pilger et al. 2010).

7.4.2 Pediculus humanus corporis

Epidemiologie

Über Jahrhunderte nahm die Pediculosis corporis in Zeiten von Kriegen und politischer Instabilität epidemische Ausmaße an, wenn die hygienischen Bedingungen schlecht waren und Kleidung nicht regelmäßig gewaschen oder gewechselt werden konnte. Bis Anfang des 20. Jahrhunderts waren Kleiderläuse in rückständigen, ländlichen Gebieten Osteuropas weitverbreitet. Derzeit finden sich Kleiderläuse in den Ländern des Globalen Nordens ausschließlich in Bevölkerungsrandgruppen wie Obdachlosen und aus Afrika kommenden Flüchtlingen (Bonilla et al. 2014). In Afrika gibt es in Ruanda, Burundi und Äthiopien weiterhin Foci mit Pediculosis corporis. Dabei handelt es sich um marginalisierte, extrem arme Bevölkerungen, die in relativ kühlen Gegenden leben (Angelakis et al. 2011).

Erreger und Übertragung

Kopf- und Kleiderläuse haben sich vor einigen zehntausend Jahren in unterschiedliche Ökotypen aufgeteilt, vermutlich als unsere Vorfahren begannen, sich mehr und mehr mit Fellen und Textilien zu bedecken. Phylogenetisch werden Kopf- und Kleiderläuse unterschiedlichen Kladen zugeordnet, deren spatiale Verbreitung sich überlappt.

Kleiderläuse kleben die Eier in Unterwäsche, Strümpfe oder Gürtel. Sechs Tage später entwickelt sich das erste Nymphenstadium. Kleiderläuse saugen bis zu 5-mal pro Tag Blut. Nach dem Blutsaugen ziehen sie sich in körpernahe Textilien zurück. Für die Komplettierung des Lebenszyklus ist eine relative Luftfeuchtigkeit von 70–90 % und eine Temperatur von 29–32 °Celsius optimal. Kleiderläuse werden im Wesentlichen durch infestierte Kleidung oder kontaminierte Bettwäsche übertragen.

Pathogenese

Die Pathogenese ist identisch mit derjenigen von Pediculosis capitis (➤ Kap. 7.4.1).

Kleiderläuse als Vektoren von Pathogenen

Bakterielle Pathogene, die nachweislich von *Pediculus humanus corporis* übertragen werden können, sind in ➤ Tab. 7.1 zusammengefasst

Tab. 7.1 Von *Pediculus humanus corporis* übertragene Bakterien

Erreger	Krankheit
Rickettsia prowazekii	(Klassisches) Fleckfieber
Rickettsia typhi	Murines Fleckfieber
Bartonella quintana[1]	Wolhynisches Fieber, Endokarditis[2]
Borrelia recurrentis	Epidemisches Rückfallfieber, Läuserückfallfieber
Yersinia pestis	Pest
Francisella tularensis	Tularämie

[1] Früher *Rochalimaea quintana*
[2] Bei immundefizienten Personen auch chronische Bakteriämie und Angiomatosis

(Desenclos et al. 2011). Die Transmission der Erreger erfolgt über infektiösen Läusekot. Entweder dringen die Bakterien an Stellen mit Kratzexkoriationen in die Haut (und werden dann lymphogen oder hämatogen gestreut) oder die Ansteckung erfolgt über die Atemwege (wenn infektiöser Läusekot durch Ausschütteln von Kleidung in die Luft gelangt). Im Fall von *Borrelia recurrentis* kann die Infektion auch erfolgen, wenn eine Laus zerdrückt und der Kot über eine Hautexkoriation verteilt wird.

Klinik

Leitsymptom ist der **Pruritus.** Der intensive Juckreiz induziert Kratzen, die resultierenden Kratzexkoriationen sind Eintrittspforten für Staphylokokken und Streptokokken. Zerkratzte Papeln können zu punktförmigen Hämorrhagien führen. Manchmal steht das Bild einer papulösen Urtikaria im Vordergrund. Pathognomonisch sind **Maculae ceruleae,** blaue bis schiefergraue Flecken, die intradermale Mikroblutungen an Stellen anzeigen, an denen eine Laus Blut gesaugt hat. Bei lange bestehenden Infestationen entsteht durch ständiges Kratzen eine Lichenifikation im Wechsel mit hyperpigmentierten Hautarealen, ein dermatologisches Bild, das früher als Vagabundenhaut bezeichnet wurde. Der englische Begriff „feeling lousy" kennzeichnet diesen Symptomkomplex.

Diagnostik

Die Präsenz der charakteristischen Symptome ermöglicht zusammen mit einer Sozialanamnese/Reiseanamnese eine Verdachtsdiagnose. Die Verdachtsdiagnose wird bestätigt durch den Nachweis von adulten Läusen auf dem Körper und/oder Eiern in der Kleidung.

Therapie

Die Therapie kann topisch oder systemisch erfolgen. **Permethrin 5 %** gilt derzeit als Pedikulozid der Wahl. Als Alternative bietet sich eine systemische Behandlung mit **Ivermectin** an (200 µg/kg). Eine französische Studie zeigte eine Reduktion des Lausbefalls um 97 % nach 3 Gaben von Ivermectin im Abstand von einer Woche.

Unterwäsche, Kleidung, Bettwäsche, Decken etc. müssen entweder desinfiziert, chemisch gereinigt oder bei 65 °Celsius für 30 Minuten gewaschen werden. Materialien, die nicht chemisch gereinigt oder gewaschen werden können, können durch heißes Bügeln dekontaminiert werden.

7.4.3 Pediculosis pubis

Epidemiologie

Exakte Zahlen über Prävalenz und Inzidenz der Ektoparasitose liegen nicht vor. Die Erkrankung ist nicht meldepflichtig und wird aus Scham häufig verschwiegen. Anekdotische Berichte weisen auf eine Abnahme der Häufigkeit der Pediculosis pubis bei jungen Erwachsenen hin. Möglicherweise hängt das mit dem Trend einer kompletten Entfernung der Schamhaare aus sexuell-ästhetischen Gründen zusammen (Veraldi et al. 2018).

Der Ektoparasit findet sich auch in Bart- und Schnurrbarthaar, in den Achseln, an den Wimpern und Augenbrauen und sehr selten auch im Haupthaar. Bei stark behaarten Männern können auch die Haare am Rumpf befallen sein. Der Befall der Augenbrauen wird als *Phithiaris palpebrarum* bezeichnet. Eine *Phithiaris palpebrarum* bei Kindern kann ein Hinweis auf sexuellen Missbrauch sein (Ryan 2014). In LMIC (low and middle income countries) infizieren sich Neugeborene und Kleinkinder typischerweise, wenn sie unbekleidet mit ihren Eltern in einem Bett schlafen.

Erreger und Übertragung

Molekulargenetische Untersuchungen an Filzläusen des Gorillas *(Phthirus gorillae)* haben ergeben, dass sich die beiden Spezies *Phthirus pubis* und *Phthirus gorillae* vor etwa 3,3 Millionen Jahren aus einem gemeinsamen Vorfahren entwickelt haben. Die zahlreichen volkstümlichen/vulgären Bezeichnungen (Liebeskäfer, Sackratten, Beutelhirsche, Mastmatrosen, Rohrbienen etc.) deuten darauf hin, dass die Ektoparasitose seit Langem bekannt ist und mit Geschlechtsverkehr assoziiert wurde.

Die Filzlaus ist mit 0,8–1,2 mm deutlich kleiner als *Pediculus humanus* und hat **charakteristische Merkmale.** Das erste Beinpaar ist verkürzt. Die anderen Beinpaare mit den ausgeprägten Klauen sowie die zapfenartigen Auswüchse am Abdomen erinnern an eine Krabbe (deshalb im Englischen die Bezeichnung crab lice). Der nahezu quadratische Körper führt zu einer großen Spannbreite der Beinpaare, sodass sich der Ektoparasit gut an den relativ weit auseinanderstehenden Schamhaaren festklammern kann.

Filzläuse dringen mit ihren Mundwerkzeugen fest in die Epidermis ein und saugen über einen längeren Zeitraum Blut als Kopf- und Kleiderläuse. Das Intervall zwischen dem Blutsaugen beträgt bis zu 36 Stunden. Eier bleiben bei hoher Luftfeuchtigkeit und Temperatur bis zu 10 Tage vital. *Pediculus pubis*-Eier sind fest an Schamhaare zementiert. Sie lassen sich mit Hilfe eines Läusekamms nur schwer abstreifen. In feuchtwarmer Umgebung lassen sich noch 36 Stunden nach dem Gebrauch von Handtüchern durch infestierte Individuen vitale Filzläuse nachweisen.

Bei obdachlosen Amerikanern hatten 60 % der Infestierten Filzläuse nicht nur an Schamhaaren, sondern auch an anderen behaarten Körperstellen. Etwa 50 % der Infestierten schienen sich durch die Benutzung von Bettwäsche, Kleidung oder Handtüchern infiziert zu haben. Eine Übertragung durch die gemeinsame Benutzung von kontaminierten Toilettenbrillen ist nicht grundsätzlich auszuschließen.

Klinik

Das Leitsymptom ist ein **intensiver Juckreiz** von 2–3 mm großen Papeln. Beständiges Jucken führt zu Kratzexkoriationen und Sekundärinfektionen. Bestehen Sekundärinfektionen über längere Zeit, entwickelt sich eine regionale Lymphadenopathie. Ein pathognomonisches Zeichen sind Maculea caeruleae, blaue bis schiefergraue Flecken. Es handelt sich um Mikrohämorrhagien an den Stellen, an denen eine Laus Blut gesaugt hat. Die längere Dauer des Blutsaugens führt dazu, dass die Hautreaktionen stärker ausgeprägt sind als bei *Pediculus humanus.*

Diagnostik

Filzläuse sind an ihrem charakteristischen Körperbau leicht von *Pediculus humanus* zu unterscheiden (s. o. „Erreger und Übertragung"). In weißer Unterwäsche sind dunkle punktförmige Exkrementspuren ein zusätzlicher Hinweis. Die charakteristische Form der Eier ist ein diagnostisches Hilfsmittel, wenn bei der klinischen Untersuchung keine adulten Läuse gefunden werden. Im Gegensatz zu dem flachen Deckel an der Spitze des Kopflauseis, ist das Ei der Schamlaus kuppelförmig.

Etwa ein Drittel der Patienten mit einer *Pediculus pubis*-Infestation hat eine weitere sexuell übertragbare Krankheit. Bakterielle und virale sexuell übertragbare Krankheiten sind auszuschließen.

Therapie

Die Therapie erfolgt topisch mit **Kontaktinsektiziden (z. B. Permethrin).** Die bei Pediculosis capitis (➤ Kap. 7.4.1) wirksamen **Dimeticonprodukte** sind ebenfalls bei Filzlausbefall wirksam. **Ivermectin** oral wird in einer Dosis von 200 µg pro Kilogramm eingesetzt. Eine 2. Dosis nach 8 bis 10 Tagen wird empfohlen. Sexualpartner werden mitbehandelt, Bettwäsche, Handtücher und Unterwäsche müssen dekontaminiert werden.

7

Prävention

Reisende in die Länder des Globalen Südens sollten über das Risiko einer Pediculosis pubis aufgeklärt werden. Häufig besteht die irrige Meinung, dass die Benutzung eines Kondoms vor der Ektoparasitose schützt.

LITERATUR

Angelakis E, Diatta G, Trape JF, Richet H, Raoult D. Altitude-dependent Bartonella quintana Genotype C in Head Lice, Ethiopia. Emerging Infectious Diseases 2011; 17: 2357–2359.

Bonilla DL, Cole-Porse C, Kjemtrup A, Osikowicz L, Kosoy M. Risk factors for Human Lice and Bartonellosis among the Homeless, San Francisco, California, USA. Emerg Infect Dis 2014; 20: 1645–1651.

Desenclos JC, Laporte A, Brouqui P. Louse-borne infections in humans. Med Mal Infect 2011; 41: 295–300.

Feldmeier H. Typhus in the Warsaw Ghetto 1940–1942: how an epidemic increased exponentially, was abated and eventually disappeared. One Health & Implementation Research 2021; 2: 51–55.

Heukelbach J, Asenov A, Araujo Oliveira F. et al. Orientation of Head Lice on Human Hosts, and Consequences for Transmission of Pediculosis: The Head Lice Movement Studies. Trop Med Infect Dis 2017; 2(2): 11.

Jahnke C, Bauer E, Hengge U, Feldmeie, H. Accuracy of diagnosis of pediculosis capitis: visual inspection versus wet combing. Arch Dermatol 2009; 145: 309–313.

Pilger D, Heukelbach J, Khakban A, Araújo Sales de Oliveiera F, Fengler G, Feldmeier H. Household-wide ivermectin treatment for head lice in an impoverished community: randomized observer-blinded controlled trial. Bull Wrld Health Org 2010; 88: 90–96.

Ryan MF. Phthiriasis palpebrarum infection: a concern for child abuse. The Journal of Emergency Medicine 2014, 46: e159–162.

Veraldi S, Schianchi R, Ramoni S, Nazzaro G. Pubic hair removal and Phthirus pubis infestation. Int J STD & AIDS 2018; 29: 103–104.

INTERNETQUELLEN

CDC (Pediculosis): www.cdc.gov/dpdx/pediculosis.

7.5 Arthropoden als Überträger von Krankheitserregern

Andreas Krüger

7.5.1 Einleitung

Mehr als 1,5 Millionen Insektenarten wurden bisher beschrieben. Etwa 15.000 Arten entwickelten eine parasitische Lebensweise in Form von Blutsaugern und wurden damit zu Krankheitserregern oder Überträgern von Krankheitserregern. Mit ihnen befasst sich die **medizinische Entomologie.** Sie ist sehr eng mit der Tropenmedizin verknüpft, da die Erreger mehrerer der wichtigsten Tropenkrankheiten wie Malaria oder Dengue-Fieber ausschließlich durch bestimmte Insekten übertragen werden. Die wichtigsten Vektoren finden sich in den Insektenordnungen der Zweiflügler (Mücken und Fliegen), Flöhe, Läuse und Wanzen.

Im weiteren Sinne befasst sich die medizinische Entomologie mit dem gesamten Tierstamm der Arthropoden (Gliederfüßer, Gliedertiere), zu dem auch die Spinnentiere und Krebse zählen. Unter diesen finden sich ebenfalls Vektoren wie Milben, Zecken oder Ruderfußkrebse. Dieses Kapitel geht allerdings nicht näher auf Krebstiere ein, u. a., weil der *Dracunculus*-Wurm mittlerweile nahezu ausgerottet wurde. Ohnehin erlaubt dieses Kapitel nur einen groben Überblick über die bereits erwähnte Formenvielfalt. Für detailliertere Darstellungen sollten z. B. Kettle (1995), Lane und Crosskey (1993), Service (2001) oder Smith (1973) herangezogen werden.

Arthropoden erkennt man an ihrem gegliederten Körper, gegliederten Gliedmaßen und einem Außenskelett (Exoskelett), das Chitin enthält. Insektenkörper gliedern sich in die 3 Abschnitte Kopf, Brust (Thorax) und Hinterleib (Abdomen). Der Kopf trägt die Mundorgane (z. B. Stechrüssel bei Blutsaugern), die Komplexaugen sowie die Fühler (Antennen). Der Thorax trägt 3 Beinpaare und meist 2 Paar Flügel, die bei parasitischen Formen zurückgebildet oder verschwunden sein können. Das Abdomen ist immer deutlich segmentiert.

Die übrigen Arthropoden sind ungeflügelt. Bei den Spinnentieren ist der Körper in nur 2 Abschnitte gegliedert, den Kopf-Brust-Abschnitt (Cephalothorax) mit Mundorganen und 4 Beinpaaren und das Abdomen.

Der Begriff des **Überträgers (Vektor)** wird hier nur für solche Wirte verwendet, in deren Körper eine obligate Weiterentwicklung oder Vermehrung des Erregers stattfindet, bevor dieser übertragen werden kann. Man spricht dann auch von zyklischer Übertragung. Eine spezialisierte Form ist die transovarielle Übertragung, bei der die Ovarien des Vektors von den Pathogenen befallen werden und diese dann an die Tochtergeneration des Vektors weitergegeben werden. Somit wird der Vektor zum Reservoirwirt. Nicht berücksichtigt werden

Stamm Gliederfüßer (Arthropoda)
- **Unterstamm** Sechsfüßer (Hexapoda)
  - ☐ **Klasse** Insekten (Insecta)
    - **Unterklasse** Fluginsekten (Pterygota)
      - **Ordnung** Tierläuse (Phthiraptera)
        - **Unterordnung** Echte Tierläuse (Anoplura)
          - **Familie** Menschenläuse (Pediculidae)
          - **Familie** Filzläuse (Pthiridae)
      - **Ordnung** Schnabelkerfe (Hemiptera)
          - **Familie** Raubwanzen (Reduviidae)
            - **Unterfamilie** Triatominae
      - **Ordnung** Flöhe (Siphonaptera)
      - **Ordnung** Zweiflügler (Diptera)
        - **Unterordnung** Mücken (Nematocera)
          - **Familie** Stechmücken (Culicidae)
            - **Unterfamilie** Anophelinae
            - **Unterfamilie** Culicinae
          - **Familie** Kriebelmücken (Simuliidae)
          - **Familie** Gnitzen (Ceratopogonidae)
          - **Familie** Schmetterlingsmücken (Psychodidae)
            - **Unterfamilie** Sandmücken (Phlebotominae)
        - **Unterordnung** Fliegen (Brachycera)
          - **Familie** Bremsen (Tabanidae)
          - **Familie** Tsetsefliegen (Glossinidae)
- **Unterstamm** Kieferklauenträger (Chelicerata)
  - ☐ **Klasse** Spinnentiere (Arachnida)
    - **Unterklasse** Milben (Acari)
      - **Überordnung** Acariformes
        - **Ordnung** Trombidiformes
          - **Familie** Trombiculidae
          - **Familie** Pyemotidae
      - **Überordnung** Parasitiformes
        - **Ordnung** Mesostigmata
          - **Familie** Dermanyssidae
          - **Familie** Laelapidae
          - **Familie** Macronyssidae
        - **Ordnung** Zecken (Ixodida)
          - **Familie** Schildzecken (Ixodidae)
          - **Familie** Lederzecken (Argasidae)

Abb. 7.15 Klassifizierung der als Vektoren von Krankheitserregern des Menschen fungierenden Arthropoden [P1562, L138]

in diesem Kapitel mechanische bzw. azyklische Übertragungen z. B. durch Schaben oder Schmeißfliegen.

7.5.2 Systematik

Die älteste Disziplin in der Biologie ist die Systematik, die versucht, die enorme Formenvielfalt durch Erforschung der vielfältigen Lebensäußerungen (z. B. Ontogenese, Verhalten, biochemische und molekulargenetische Eigenschaften) besser zu verstehen. Dazu bedient man sich der Taxonomie, um jede Lebensform zu benennen und in ein System einzuordnen, das basierend auf abgestuften Merkmalskombinationen in einer hierarchischen Rangordnung von Kategorien (= Taxa bzw. Taxon) dargestellt wird. Die Klassifizierung in ➤ Abb. 7.15 enthält alle als Vektoren von Krankheitserregern des Menschen fungierenden Arthropoden-Taxa oberhalb der Artebene. Letztere – die biologische Art, bestehend aus lateinischen Gattungs- und Artnamen – ist die einzige real existierende Kategorie.

7.5.3 Insekten

Früher wurden Insekten aufgrund ihrer Metamorphose in 2 Gruppen aufgeteilt, die hier erwähnt gehören, da dies auch für die Epidemiologie der durch sie übertragenen Pathogene eine Rolle spielen kann. Die **Hemimetabola,** zu denen die Läuse und Wanzen zählen, verwandeln sich „unvollkommen“ über mehrere Juvenilstadien (Larven oder Nymphen) ohne Puppenstadium zum Adultus. Dies geht mit weitgehend identischer Lebensweise wie z. B. dem Blutsaugen bei allen Stadien einher. Demgegenüber durchlaufen **Holometabola** (z. B. Mücken) nach dem Larvenstadium immer über ein Puppenstadium eine „vollkommene“ Verwandlung bis hin zum Adultus. Bei solchen Vertretern spielen meist nur die Adulten, oft sogar nur deren Weibchen eine medizinische Rolle.

Menschenläuse (Phthiraptera)

Drei Lausarten, die Kopflaus *(Pediculus capitis),* die Kleiderlaus *(Pediculus humanus)* und die Filzlaus *(Pthirus pubis)* sind obligate Ektoparasiten des Menschen (➤ Kap. 7.4), die weltweit überall dort verbreitet sind, wo Menschen leben. Nur die Kleiderlaus (➤ Abb. 7.16) spielt eine bedeutsame Rolle als Vektor.

Läuse sind flügellos, grau gefärbt, haben stark ausgeprägte Fußklauen, besitzen stilettförmige, in Ruhe in die Kopfkapsel zurückgezogene Mundwerkzeuge und variieren in ihrer Größe zwischen 2,5 und 3,5 mm (Adulte). Die Eier der Läuse (Nissen) werden im Fall der Kopf- und Filzläuse an Haare und im Fall der Kleiderläuse an Nähte von Kleidung oder Bettzeug geklebt. Da aus den Nissen schon nach einigen Tagen junge Läuse schlüpfen, können Läusepopulationen schnell wachsen. Bei von Läusen befallenen Menschen können Juckreiz, gerötete Hautstellen, Läsionen und Quaddeln sowie ein starker Pruritus auftreten. Durch Kratzen der Bissstellen können Sekundärinfektionen auftreten.

Kleiderläuse leben in den Nähten von Kleidung oder Bettzeug und legen dort Eier ab. Mit der menschlichen Haut kommen sie normalerweise nur in Kontakt, wenn sie – im Schnitt einmal täglich – Blut saugen. Kleiderläuse sind die Hauptüberträger der Erreger des epidemischen **Fleckfiebers** *(Rickettsia prowazekii),* des Läuserückfallfiebers *(Borrelia recurrentis)* und des Wolhynischen Fiebers *(Bartonella quintana).* Daneben werden sowohl Kleider- als auch Kopfläuse zunehmend als potenzielle **Vektoren von Pest-Bakterien** *(Yersinia pestis)* diskutiert.

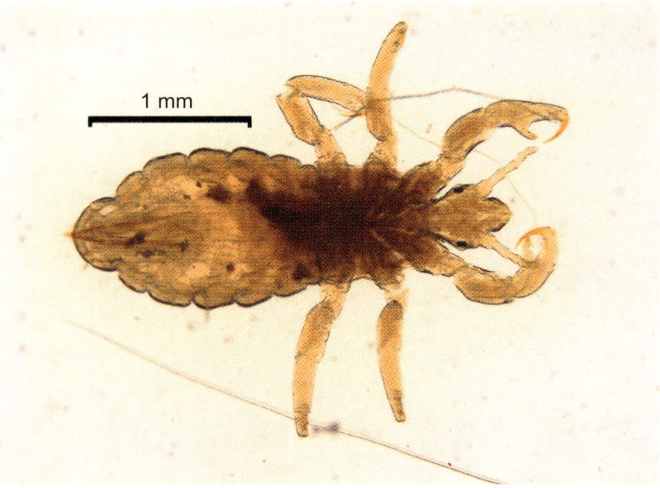

Abb. 7.16 Adulte Kleiderlaus *(P. humanus)* [P1562]

Für eine erfolgreiche Bekämpfung müssen sowohl die (hemimetabolen!) Läuse als auch ihre Nissen abgetötet und/oder entfernt werden. Kleiderläuse stellen immer eine Bedrohung dar, wenn sehr viele Menschen auf engem Raum unter unhygienischen Lebensbedingungen untergebracht sind, zum Beispiel nach Katastrophen und in Flüchtlingslagern. Unter diesen Bedingungen breiten sich Läuse schnell von befallenen auf nicht befallene Menschen aus, und falls das Fleckfieber (➤ Kap. 3.14.10) eingeschleppt wird, kann es zu einer Explosivepidemie kommen.

Wanzen (Heteroptera)

Von den über 40.000 bekannten Wanzenarten haben lediglich einige Arten aus den Familien Raubwanzen (Reduviidae) und Bettwanzen (Cimicidae) eine medizinische Relevanz, wobei Bettwanzen nicht als Vektoren fungieren. Nur etwa ein Dutzend Raubwanzenarten überträgt Parasiten auf den Menschen.

Echte Raubwanzen können schmerzhafte Stiche verursachen. Problematischer sind jedoch einige Arten der Unterfamilie Triatominae (kissing bugs, Triatomen), die Parasiten übertragen, die bei Menschen eine ernste und potenziell tödliche Krankheit hervorrufen: die **Chagas**-Krankheit oder amerikanische **Trypanosomiasis** (➤ Kap. 5.7). Der einzellige Erreger *Trypanosoma cruzi* weist einen zoonotischen Lebenszyklus auf und wurde in ca. 180 mittel- und südamerikanischen Säugetierarten nachgewiesen (nicht in Vögeln!). Der Mensch ist Zufallswirt. Die Übertragung erfolgt durch Ausscheidung im flüssigen Wanzenkot und anschließendem Eindringen über Schleimhäute, die Einstichstelle oder Kratzwunden. Wichtige Überträgerarten sind vor allem **Triatoma infestans,** die überwiegend peridomestisch lebt (d. h. im häuslichen Bereich) sowie *T. dimidiata* (➤ Abb. 7.17), *T. brasiliensis, Rhodnius prolixus* und *Panstrongylus megistus.* Die Unterfamilie Triatominae vereint über 130 Arten, von

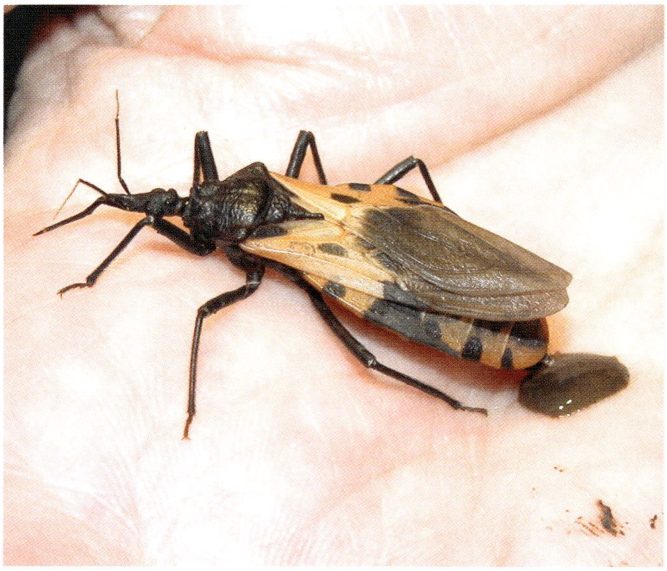

Abb. 7.17 *Triatoma dimidiata* bei der Blutmahlzeit. Am Abdomenende ist der potenziell infektiöse Kottropfen sichtbar. [P1562]

denen die Mehrzahl in der Neuen Welt vorkommt. Triatomen stechen obligatorisch, um eine Blutmahlzeit einzunehmen, wobei sich alle 5 Larvenstadien sowie die Adulten nur von Blut ernähren. Da ihr Stich relativ schmerzlos ist, können sie meist vom Wirt unbemerkt Blut saugen. Zu Verteidigungszwecken können sie jedoch auch einen schmerzhaften Stich verursachen. Triatomen stechen meistens nachts und üblicherweise im Bereich des Gesichtes **(kissing bugs).** Die Stichwunden sind typischerweise als Läsionen mit purpurfarbenen Einstichstellen erkennbar. Bei einigen Personen können lokale urtikarielle Reaktionen auf den Speichel der Wanze und akute systemische Reaktionen auftreten, einschließlich Schwellung (üblicherweise einseitig und als Romaña-Zeichen bekannt), Hypotonie, Juckreiz, Erbrechen, Kopfschmerzen und Bauchkrämpfen. Bei Frauen können auch Gebärmutterblutungen auftreten.

Bei Stichen von Triatomen umfasst die Behandlung kalte Kompressen und leichte Schmerzmittel zur Linderung des Juckreizes. Bei einer Überempfindlichkeit gegen die Stiche können gelegentlich starke allergische Reaktionen auftreten, die entsprechend behandelt werden.

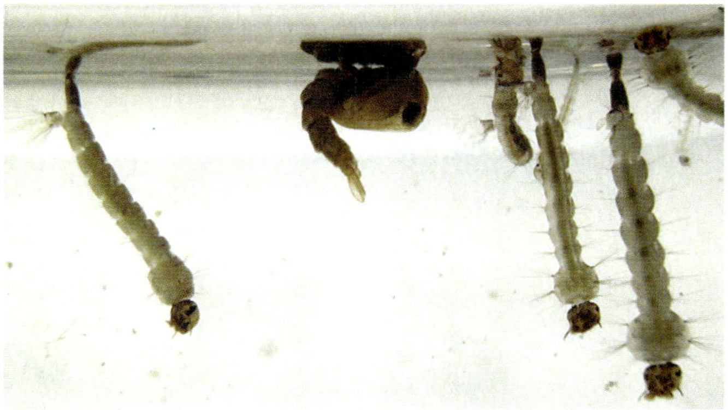

Abb. 7.18 An der Wasseroberfläche hängende Larven und eine Puppe von *Aedes aegypti* [P1562]

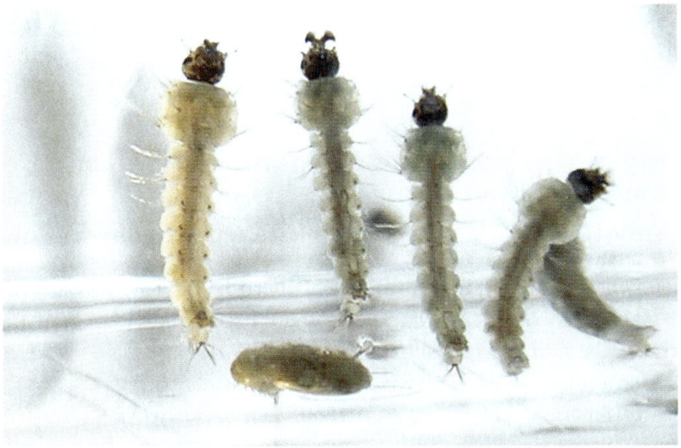

Abb. 7.19 Unter der Wasseroberfläche schwebende Larven und eine Puppe von *Anopheles* [P1562]

Fliegen und Mücken – Zweiflügler (Diptera)

Zweiflügler verursachen weltweit erhebliches menschliches Leid. Medizinisch lassen sie sich in 3 Gruppen einteilen:
- Fliegenmaden als Myiasis-Verursacher
- Stechend-saugende Ektoparasiten und/oder Vektoren
- Hygieneschädlinge

Im Folgenden werden nur die Vektoren näher besprochen, weiterführende Informationen sind in Becker et al. (2020) nachzulesen.

Stechmücken (Culicidae)

Stechmücken (engl. mosquitoes) sind für den Menschen weltweit die gefährlichsten Arthropoden. Sie sind nicht nur wegen ihrer Stiche lästig, sondern können auch zahlreiche Erreger auf den Menschen übertragen, die gefährliche und häufig sogar tödliche Krankheiten verursachen. Weltweit gibt es etwa 3.600 Arten von Stechmücken, aber nur ein Bruchteil davon ist humanmedizinisch relevant, denn die Mehrzahl ist zoophil bzw. zoophag, d. h. bevorzugt tierische Wirte. Die Familie unterteilt sich in die Unterfamilien Anophelinae (Malariamücken der Gattung *Anopheles*) und Culicinae (z. B. *Culex, Aedes*).

Im **Lebenszyklus** von Stechmücken treten 4 Stadien auf: Ei, Larve, Puppe und erwachsene Mücke (= Adultus bzw. Imago). Stechmückenlarven sind ausnahmslos aquatisch und leben meist in stehendem Frisch- oder Brackwasser. Stechmücken haben 4 Larvenstadien, deren Größe jeweils ständig zunimmt. Die Versorgung der Larven mit Luftsauerstoff erfolgt bei den meisten Gattungen durch ein am Ende des Abdomens befindliches Atemrohr (➤ Abb. 7.18), das durch die Wasseroberfläche nach oben gerichtet wird, während die Larve senkrecht mit dem Kopf nach unten an der Wasseroberfläche hängt. Lediglich die Larven von *Anopheles* haben statt eines Rohres eine Atemöffnung und müssen parallel zur Wasseroberfläche liegen, um Sauerstoff zu beziehen (➤ Abb. 7.19). Die meisten Stechmückenlarven ernähren sich von Mikroorganismen und organischem Material im Wasser.

Das normalerweise höchstens eine Woche dauernde Puppenstadium ist beweglich, jedoch erfolgt keine Nahrungsaufnahme. Die Puppen lassen sich aktiv in das Wasser „fallen", wenn sie gestört werden.

Wenn das Imagostadium an der Wasseroberfläche aus der Puppenhaut schlüpft (➤ Abb. 7.20), ist es bis zum Erreichen der Flugfähigkeit schutzlos Wind- und Wasserbewegungen, Räubern und anderen Faktoren ausgesetzt. Eine frisch geschlüpfte Imago muss für kurze Zeit auf der Wasseroberfläche ruhen, um trocknen zu können und all ihre Körperteile hart werden zu lassen. Die Länge der einzelnen Entwicklungsstadien hängt von Umweltbedingungen wie der Temperatur und spezifischen Merkmalen der jeweiligen Art ab. Der gesamte Lebenszyklus der meisten Arten dauert jedoch im Allgemeinen höchstens 14 Tage, die Lebensdauer der Adulten beträgt in den Tropen ca. 4 Wochen, in gemäßigten Klimaten teilweise mehrere Monate.

In den ersten Tagen nach dem Schlupf der Mücke erfolgt normalerweise noch keine Blutaufnahme und Paarung. Nur die Weibchen benötigen eine Blutmahlzeit und stechen Wirbeltiere – Warm- oder Kaltblüter – einschließlich Vögel, Reptilien und Amphibien. Zu den Reizen, die das Stechen und die Blutaufnahme beeinflussen, zählt ein „Cocktail" aus Kohlendioxid, Temperatur, Feuchtigkeit, Geruch, Farbe, Bewegung und anderen chemischen Signalen. Die Aufnahme einer proteinreichen Blutmahlzeit ist für die Eiproduktion notwendig.

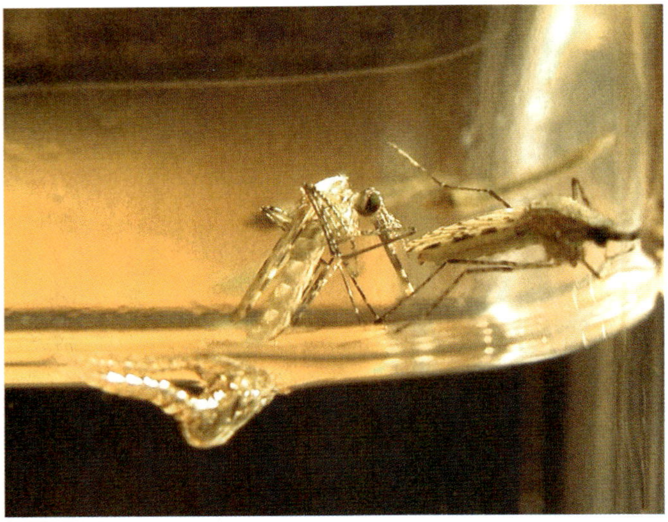

Abb. 7.20 Schlüpfende und frisch geschlüpfte *Anopheles.* Ebenfalls sichtbar die schwarzweiß gezeichneten Palpen und Flügel. [P1562]

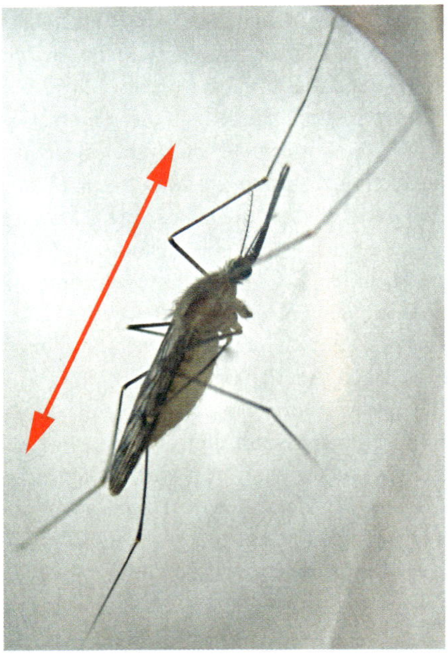

Abb. 7.21 *Anopheles*-Weibchen in Ruhestellung [P1562]

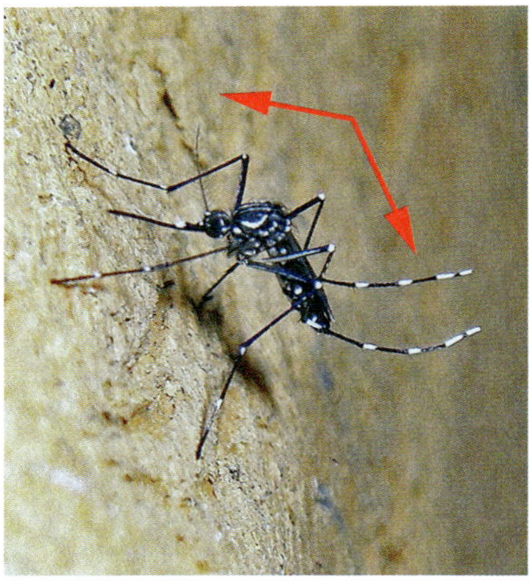

Abb. 7.22 *Aedes aegypti* in Ruhestellung. Die roten Pfeile verdeutlichen die abgewinkelte Körperhaltung. [P1562]

Sonst ernähren sich sowohl Männchen als auch Weibchen hauptsächlich von Nektar.

Anopheles

Anopheles-Mücken sind die einzigen Überträger der humanen **Malariaerreger,** aber nur etwa 50 der über 400 bekannten Arten übertragen die humanpathogenen *Plasmodium*-Parasiten. Dabei wird in vielen Endemiegebieten zwischen Primär- und Sekundärvektoren unterschieden. Außerdem sind die einzelnen Vektorspezies nicht gleichermaßen für alle *Plasmodium*-Spezies suszeptibel, während andererseits regional auch **Filarien** von bestimmten *Anopheles* übertragen werden. *Anopheles*-Larven sind in Süß- und Brackwassersumpfgebieten, Reisfeldern, grasbewachsenen Gräben, Ufern von Bächen und Flüssen sowie temporären Regenpfützen zu finden. Einige Arten vermehren sich in offenen, sonnenbeschienenen Wasserstellen, während andere an schattigen Brutplätzen in Wäldern zu finden sind. Adulte Weibchen unterscheiden sich von anderen Stechmücken durch die Taster (Palpen), die so lang wie ihr Stechrüssel sind (➤ Abb. 7.20, ➤ Abb. 7.21). Die meisten Arten besitzen charakteristisch schwarz-weiß gezeichnete Flügel. Zudem zeigen sie eine typische Ruhestellung, bei der ihr gesamter Körper in einer Linie schräg vom Untergrund gestellt ist (➤ Abb. 7.21, roter Pfeil). Die Nahrungsaufnahme der Adulten, insbesondere also das Blutsaugen der Weibchen, erfolgt nur nachts.

Aedes

Arten der Gattungen *Aedes* verursachen schmerzhafte und hartnäckige Stiche, und viele dieser Arten nehmen ihre Blutmahlzeit morgens oder bei Einbruch der Dunkelheit ein. Andere Arten sind tagaktiv, insbesondere an bewölkten Tagen und in schattigen Gebieten. Unter den *Aedes*-Stechmücken sind *Ae. (Stegomyia) aegypti* (Gelbfiebermücke) und *Ae. (Stegomyia) albopictus* (Asiatische Tigermücke) am bekanntesten, weil sie weltweit in subtropischen und tropischen Gebieten z. B. **Chikungunya-, Dengue-** und **Gelbfieberviren** übertragen. Beide vermehren sich in wassergefüllten Behältnissen oder nutzen kleine Wasseransammlungen in Baumlöchern sowie anderen natürlichen oder künstlichen Hohlräumen als Brutplätze. Dagegen brüten einige Arten z. B. der Untergattungen *Aedimorphus* und *Ochlerotatus* in Überschwemmungsgebieten, z. B. die „Rheinschnaken“ am Oberrhein. Zu diesen Vertretern zählen auch Vektoren u. a. von Rift-Tal-Fieber-Viren in Ost- und Südafrika.

Äußeres Erkennungsmerkmal vieler *Aedes*-Mücken ist die dunkle bis schwarze Grundfärbung, häufig in Verbindung mit weißen Zeichnungen. Ein zugespitztes Hinterleibsende hingegen ist gerade bei *Ae. aegypti* und *Ae. albopictus* weniger ausgeprägt als bei anderen *Aedes*-Arten. Im Gegensatz zu *Anopheles* zeigen alle Culicinae-Gattungen eine Ruhestellung, in der das Abdomen in einem leicht abgeknickten Winkel zum Vorderkörper gestellt ist (➤ Abb. 7.22, rote Pfeile).

Culex

Culex-Mücken greifen vorzugsweise in der Dämmerung und nach Einbruch der Dunkelheit an. Sie saugen an verschiedenen Säugetieren, aber Haus- und Wildvögel stellen üblicherweise ihre bevorzugten Wirte dar. Sie sind die Hauptüberträger von **Arboviren,** die eine Reihe gefährlicher **Enzephalitiden** verursachen (West-Nil-Virus, Japanische Enzephalitis u. a.) sowie von Rift-Tal-Fieber-Viren und von **Filarien** *(Wuchereria bancrofti). Culex*-Mücken entfernen sich nicht weit von ihren ursprünglichen Lebensräumen. Zur Rast und Nahrungsaufnahme dringen sie gern in Wohnungen von Menschen ein. Die erwachsenen Mücken können in gemäßigten Klimaten in den warmen Sommermonaten einige Wochen lang leben, aber die im Spätsommer auftretenden Weibchen suchen sich geschützte Stellen, an denen sie bis zum Frühjahr überwintern. *Culex*-Mücken vermehren sich in den verschiedensten aquatischen Lebensräumen, aber sie bevorzugen Wasser, das hochgradig organisch angereichert ist, einschließlich Abwässern. Die adulten Weibchen unterscheiden sich insbesondere von *Aedes*-Mücken durch das abgerundete Hinterleibsende und die unauffällige, bräunliche Körperfärbung. In gemäßigten Breiten ist die Hausmücke *Cx. pipiens* am häufigsten (einschließlich Unterarten), in wärmeren Regionen die Tropische Hausmücke *Cx. quinquefasciatus.*

Weitere relevante Gattungen sind *Mansonia* als Filariasis-Vektoren in Afrika und Asien sowie *Haemagogus* als Gelbfiebervektoren in Südamerika.

Sandmücken (Phlebotominae)

Die Weibchen dieser winzigen, ca. 2–4 mm großen Mücken, auch „Phlebotomen“ genannt (engl. sand flies), ernähren sich vom Blut verschiedenster Wirbeltiere, z. B. von Nagetieren und Reptilien, aber manche Arten saugen auch am Menschen (➢ Abb. 7.23). Ihr Stich ist kaum oder überhaupt nicht zu spüren. Zu den medizinisch wichtigen Gattungen zählen *Lutzomyia* in der Neuen Welt und *Phlebotomus* in der Alten Welt. Im Gegensatz zu Stechmücken kommen Phlebotomen praktisch ohne Wasser aus. Da sie zudem sehr wärmeliebend sind, bevorzugen sie eher trocken-heiße Habitate der Tropen und Subtropen. Typische Brut- und Rastplätze finden sich in den unterirdischen Bauten z. B. von Nagetieren sowie in Baumhöhlen oder sogar Termitenhügeln. Allerdings gibt es in feucht-tropischen Regionen durchaus auch echte Wald- sowie Höhlenarten.

Einige Phlebotomen übertragen die Erreger der **Leishmaniasis** (➢ Kap. 5.5) in weiten Teilen Mittel- und Südamerikas, im Mittelmeerraum, im Nahen Osten sowie Südasien, möglicherweise auch in Südostasien. Im Mittelmeerraum, in Nordafrika und im Nahen Osten übertragen sie auch **Sandmückenfieberviren** (*Phlebovirus;* z. B. Serotypen Neapel, Sizilien) und in Südamerika *Bartonella bacilliformis,* den Erreger des Oroya-Fiebers (➢ Kap. 3.16).

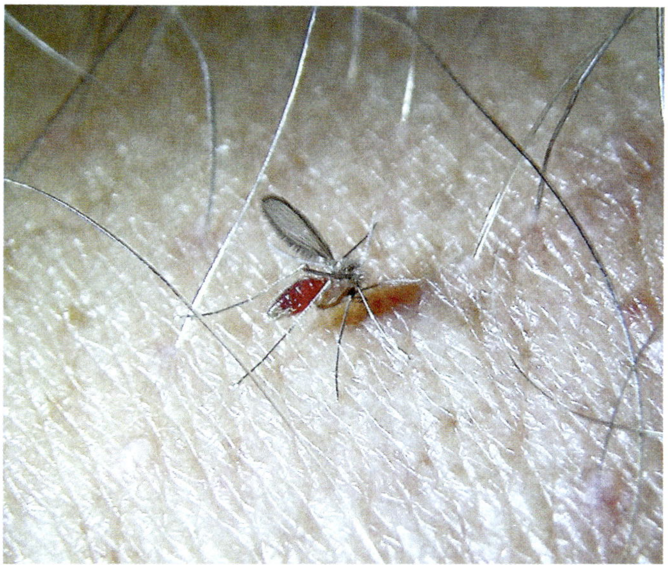

Abb. 7.23 Blutsaugende Sandmücke *(Phlebotomus).* Gut erkennbar ist die „Engelsflügel“-Haltung. [P1562]

Kriebelmücken (Simuliidae)

Diese kleinen (3–4 mm), dunklen Mücken sehen bucklig und fliegenähnlich aus („Buckelfliege“, auch „Simulien“ genannt; engl. „blackfly“; ➢ Abb. 7.24). Kriebelmücken sind auf der ganzen Welt weitverbreitet, aber die meisten Arten sind in den gemäßigten und nördlichen Regionen zu finden. Nur die weiblichen Simulien nehmen eine Blutmahlzeit ein, und ihre relativ kurzen, beißend-schneidenden Mundwerkzeuge verursachen **schmerzhafte Bisswunden** bzw. **Stiche,** die häufig mehrere Tage (oder Wochen) lang jucken. Die Nahrungsaufnahme erfolgt fast ausschließlich bei Tageslicht, aber sie konzentriert sich häufig auf den Morgen und Abend. Simulien treten häufig in großen Schwärmen auf, was sie zu einer ernsten Plage für Menschen, Vieh und Wildtiere macht.

Simulien können nicht nur schmerzhafte Stiche verursachen, sondern in Teilen Afrikas, des Jemens, Südmexikos sowie in Mittel- und Südamerika **Onchozerkose**-Parasiten auf Menschen übertragen (in der Neuen Welt sind sie mittlerweile nahezu ausgerottet). Der deutsche Name **Flussblindheit** (➢ Kap. 6.6.2) bezieht sich darauf, dass Simulien überwiegend an Flüssen auftreten. Ihre Larven und Puppen leben in schnell fließenden Gewässern, wo sie sich an die Oberfläche von Felsen, Pflanzen, großen Holzstücken oder sogar an andere Arthropoden anheften. Der Erreger der Krankheit, die anthroponotische Filarie *Onchocerca volvulus,* hat außer der obligaten

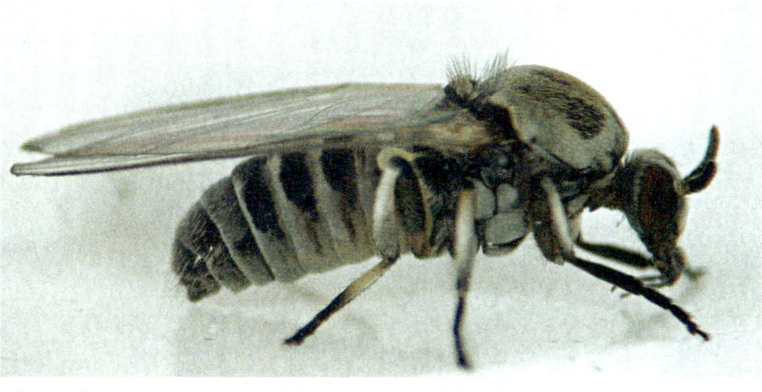

Abb. 7.24 Adultes Kriebelmücken-Weibchen *(Simulium).* Gut erkennbar sind die charakteristischen hörnchenförmigen Antennen und der gewölbte Thorax. [P1562]

Bindung an Simulien als Vektoren jedoch keinerlei Beziehung zu Flüssen. Als wichtigste Überträger gelten *Simulium damnosum* und *S. neavei,* die im subsaharischen Afrika vorkommen, wo ca. 99 % aller Infizierten zu finden sind. Mittlerweile zählt die Onchozerkose zu den vernachlässigten Krankheiten, deren Ausrottung angestrebt wird.

Simulien sind „Pool-Sauger", d. h. sie ritzen mit ihren kurzen, sägeartigen Mundwerkzeugen die Haut nur gerade so tief an, dass sich ein Tröpfchen bzw. Pool aus freiwerdendem Kapillarblut und Gewebsflüssigkeit bildet. In diesen gelangen die in der umliegenden Haut ausharrenden Mikrofilarien und können von der Mücke aufgenommen werden. Anschließend findet nach Transit der Mückendarmwand eine Wanderung durch die Thoraxmuskulatur statt, begleitet von einer Weiterentwicklung bis zur infektiösen Larve 3, die sich schließlich in den Mundwerkzeugen der Simulie einnistet. Dort verharrt sie bis zur nächsten Blutmahlzeit, während derer sie aktiv ausbricht und einen neuen Wirt infiziert (die Zyklen anderer Filarien verlaufen in anderen Vektoren ähnlich).

Gnitzen (Ceratopogonidae)

Vertreter der Familie Ceratopogonidae sind auch als Stechgnitzen (engl. punkies oder no-see-ums) bekannt. Von diesen sehr kleinen, nur etwa 1–2 mm großen Mücken kann eine enorme Belästigung ausgehen, und in manchen Gebieten stellen sie eine Gefahr als Vektoren dar. Da sie so klein sind, können sie Fenstergitter und normale Moskitonetze leicht durchdringen. Wenngleich die meisten Gnitzen Ektoparasiten anderer Insekten sind, ernähren sich die Weibchen einiger Arten wie z. B. der Gattungen *Culicoides* (~1.000 Arten, ➤ Abb. 7.25) und *Leptoconops* (~90 Arten) auch von menschlichem Blut. Gnitzen verursachen schmerzhafte Stiche, und diese rufen häufig lokale Reaktionen hervor, die sich zu einer Dermatitis mit Sekundärinfektion entwickeln können. *Leptoconops* sind typischerweise tagaktiv, während *Culicoides* tag- oder nachtaktiv sein können. *Culicoides* sind meist an ihren marmorierten Flügeln erkennbar. Da sie keinen großen Flugbereich haben, stechen sie meistens in der Nähe ihrer Brutstätten, bei denen es sich um sehr unterschiedliche aquatische und semiaquatische Lebensräume handeln kann.

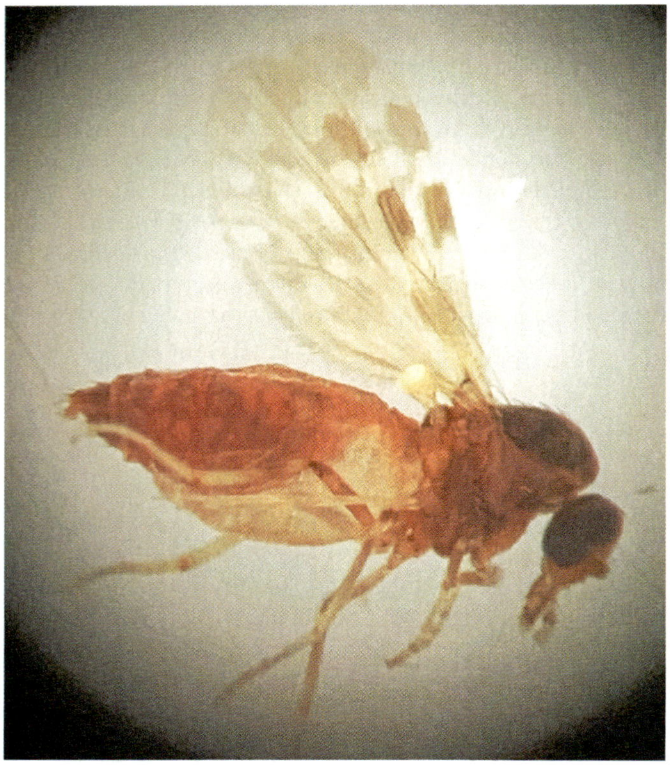

Abb. 7.25 Mikroskopische Aufnahme eines *Culicoides*-Weibchens [P1562]

Gnitzen sind die Vektoren einiger anthroponotischer Filarien der Gattung *Mansonella,* deren Infektion im Menschen nur milde Symptome hervorrufen (➤ Kap. 6.6.5). In Afrika sowie Mittel- und Südamerika sehr weit verbreitet, aber weitgehend vernachlässigt ist *M. perstans.* Daneben treten – seltener und regionaler – *M. streptocerca* in Zentralafrika sowie *M. ozzardi* in Südamerika auf. Als Fehlwirt kann der Mensch in Afrika wohl auch von der zoonotischen *M. rodhaini* befallen werden. Die Entwicklungszyklen der 3 erstgenannten Parasiten in den Gnitzen ähneln weitgehend denen anderer Filarien, z. B. *O. volvulus* in Kriebelmücken (s. o.).

Tsetsefliegen (Glossinidae)

Tsetsefliegen (Gattung *Glossina*) übertragen die einzelligen Erreger der Afrikanischen **Schlafkrankheit** (*Trypanosoma brucei* ssp. *gambiense* und *rhodesiense;* ➤ Kap. 5.6) und kommen ausschließlich in Afrika vor. Durch ihren lang nach vorn ragenden Stechrüssel, der etwa halb so lang ist wie ihr Körper, lassen sich Tsetse leicht von anderen in Afrika vorkommenden Stechfliegen unterscheiden (➤ Abb. 7.26). Erwachsene Weibchen legen keine Eier, sondern tragen eine einzige Larve in ihrem Hinterleib. Die voll entwickelte Larve wird lebend gebärt, bevor ihre Verpuppung erfolgt, für die sie sich in losen Erdboden oder Sand eingräbt.

Beide Geschlechter ernähren sich von Blut. Da die Fliegen ihre Opfer mittels visueller Signale finden, stechen sie ausschließlich bei Tageslicht. Tsetse lassen sich schwer bekämpfen, weil sie häufig auf große Gebiete verteilt und zudem sehr schnelle Flieger sind. Obwohl Tsetsefliegen in bestimmten Gebieten ausgerottet werden konnten,

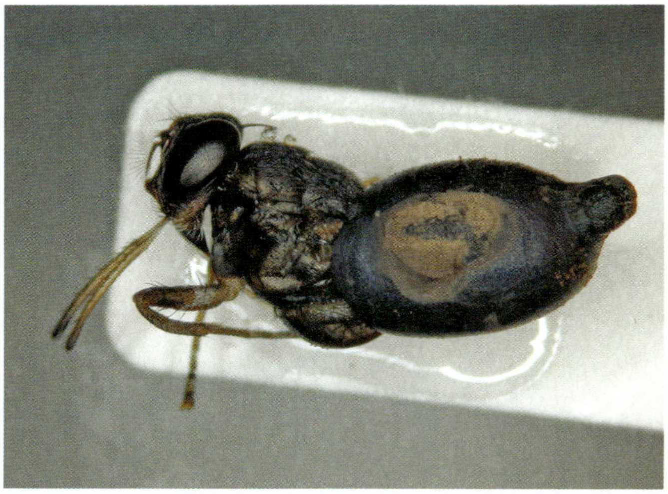

Abb. 7.26 Aus dem Puparium („Tönnchen") schlüpfende Tsetsefliege *(Glossina).* Gut erkennbar sind die langen Palpen des Stechrüssels. [P1562]

scheitert dies meistens auf lange Sicht, weil dann Fliegen aus anderen Gebieten wieder einwandern.

Bremsen (Tabanidae)

Bremsen sind weltweit in tropischen und gemäßigten Gebieten verbreitet. Zu den wichtigsten lästigen Vertretern zählen *Tabanus-* (Pferde-, Rinderbremsen), *Haematopota-* (Regenbremsen) und *Chrysops-* (Goldaugenbremsen-)Arten. Die räuberisch lebenden Larven kommen sowohl aquatisch oder semiaquatisch als auch terrestrisch vor. Adulte *Tabanus*-Bremsen können größer als 2 cm sein. Die Augen vieler Bremsen sind charakteristisch bunt-schillernd gemustert, was ein wichtiges Unterscheidungsmerkmal sein kann. Kennzeichnend für *Chrysops*-Arten sind aber die dunkel-bräunlich gezeichneten Flügel, während bei *Haematopota* die Flügel grau marmoriert sind und typischerweise dachartig über dem Hinterleib liegen (➤ Abb. 7.27). Bremsen sind gute und schnelle Flieger, ein potenzieller Wirt wird von ihnen aktiv verfolgt. Nur die Weibchen benötigen zur Versorgung ihrer Eier Blut und können dabei mit ihren beißend-schneidenden Mundwerkzeugen schmerzhafte Bisswunden verursachen. Die Nahrungsaufnahme erfolgt ausschließlich bei Tageslicht. Männliche Bremsen ernähren sich von Pollen und Nektar.

Obwohl Bremsen vorwiegend als Lästlinge und nicht als Überträger menschlicher Pathogene gelten, wurden einige Arten mit der Übertragung von Anthrax in Nordamerika in Verbindung gebracht. In Zentralafrika werden *Loa-loa*-Filarien – die Erreger der **Loiasis** („Augenwurm" oder „Wanderfilarie", ➤ Kap. 6.6.4) – obligat von *Chrysops*-Bremsen übertragen. Der Parasit ist weitgehend anthroponotisch, kann aber auch andere Primaten befallen.

Flöhe (Siphonaptera)

Flöhe sind flügellose, meist nur 2–4 mm große Ektoparasiten warmblütiger Wirbeltiere und kommen mit über 2.000 Arten weltweit vor. Zusätzlich zu den unangenehmen und schmerzhaften Stichen, die sie mit ihren stechend-saugenden Mundwerkzeugen verursachen, können einige Flöhe die Erreger gefährlicher Krankheiten auf Menschen übertragen wie zum Beispiel **Beulenpest,** endemisches bzw. murines sowie Floh-**Fleckfieber.** Flohstiche können Juckreiz und nesselsuchtartige Reaktionen hervorrufen. Durch Aufkratzen der Stiche können sich Sekundärinfektionen entwickeln, die u. U. eine ärztliche Behandlung erfordern.

Wenngleich die meisten Flöhe einen bestimmten Wirt bevorzugen, saugen viele von ihnen bei den unterschiedlichsten Tieren Blut und stechen, wenn sie hungrig sind, ohne Weiteres auch Menschen.

Weibliche Flöhe legen ihre Eier zwischen den Haaren von Tieren ab. Die Eier fallen dann im Tierbau oder Nest zu Boden, wo die Larven schlüpfen. Die Entwicklung der Larven dauert meist einige Wochen, und die aus den Puppen frisch geschlüpften Flöhe springen einfach auf vorbeikommende Wirtstiere. Wenn Menschen mit ihren Haustieren ihre Wohnungen verlassen oder sich ihre Katzen und Hunde länger andernorts aufhalten, kann sich in der Wohnung während ihrer Abwesenheit eine enorme Anzahl von erwachsenen Katzen- oder Hundeflöhen entwickeln. Diese Flöhe hatten keine Gelegenheit zu einer Blutmahlzeit, und wenn die Menschen zurückkehren, können sie von Hunderten hungriger Flöhe befallen werden.

Der **Pestfloh** (*Xenopsylla cheopis,* auch Orientalischer Rattenfloh; ➤ Abb. 7.28) verbringt normalerweise den größten Teil seines Lebens im erwachsenen Stadium auf Wander- und Hausratten. Wenn die Nager jedoch sterben, verlassen die Flöhe diese Wirte und stechen auch Menschen. Der Pestfloh ist der Hauptüberträger der **Pestbakterien** *(Yersinia pestis)* sowie von *Rickettsia typhi* und *R. felis,* den Erregern des murinen bzw. des Floh-Fleckfiebers (➤ Kap. 3.5, ➤ Kap. 3.14). Pestflöhe haben sich mit den Wander- und Hausratten weltweit ausgebreitet. Der Lebenszyklus variiert, aber üblicherweise wird er in 4 bis 8 Wochen abgeschlossen. Erwachsene Pestflöhe können je nach Temperatur und Luftfeuchtigkeit 2 bis 4 Wochen leben.

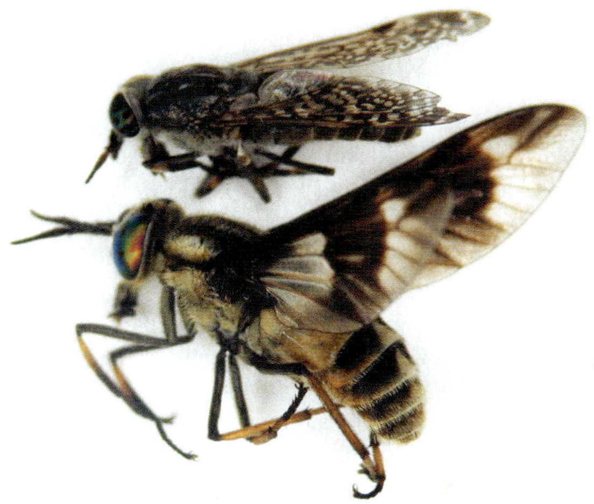

Abb. 7.27 *Haematopota* (Regenbremse, oben) und *Chrysops* (Goldaugenbremse, unten) [P1562]

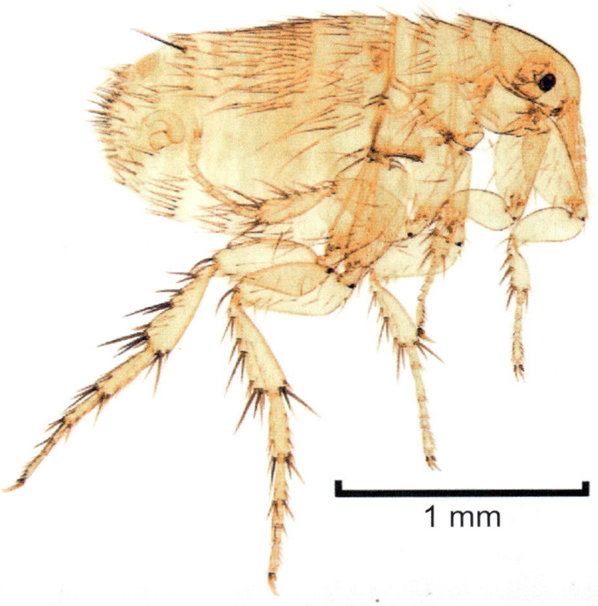

Abb. 7.28 Weibchen des Pestflohs *(Xenopsylla cheopis)* im mikroskopischen Präparat [P1562]

Der **Menschenfloh** *(Pulex irritans)* kam insbesondere früher zahlreich auf Bauernhöfen vor, vor allem in leerstehenden Schweineställen. Er ist in allen wärmeren Regionen der Welt verbreitet und befällt eine Vielzahl von Wirten. Bei experimentell mit **Pest** infizierten Menschenflöhen wurde nachgewiesen, dass sie in der Lage sind, die Bakterien zu übertragen.

Der **Nordische Rattenfloh** *(Nosopsyllus fasciatus)* ist in ganz Nordamerika und Europa bei Hausratten und Hausmäusen häufig zu finden. Die Art scheint gemäßigtes Klima zu bevorzugen und kommt in wärmeren Gebieten selten vor. Sie sticht zwar nicht ohne Weiteres Menschen, kann aber zumindest im zoonotischen Pestzyklus als Überträger fungieren.

7.5.4 Spinnentiere (Arachnida)

Milben (Acari)

Milben sind die größte Gruppe unter den Spinnentieren. Etwa 40.000 Arten sind bekannt, doch wird die Zahl weit höher geschätzt. Der Körper ist ungegliedert, wobei das Opisthosoma (hinterer Teil) sehr stark verkürzt ist. Die Pedipalpen (Taster) und die Chelizeren (Mundwerkzeuge) bilden zusammen ein vom Vorderkörper (Prosoma) abgesetztes Gnathosoma bzw. Capitulum („Köpfchen"). Das erste, freilebende Larvenstadium hat nur 3 Beinpaare. Das spinnentypische 4. Paar wird zwar embryonal angelegt, bildet sich aber vor dem Schlupf im Ei wieder zurück und erscheint erst wieder im Nymphenstadium. Milben haben sich viele Lebensräume erobert und sind entweder räuberisch lebend, Pflanzen- oder Detritusfresser, oder parasitisch an Pflanzen und Tieren. Nur wenige Arten haben sich zu Blutsaugern spezialisiert (Ausnahme: alle Zecken, s. u.). Milben können jedoch auch als Lästlinge und Hygieneschädlinge wichtig sein.

7

Herbst-, Ernte- oder Laufmilben (Trombiculidae)

Die im Englischen als „chiggers" bezeichneten Herbstmilben gehören zur Familie der Trombiculidae (ca. 1.200 Arten). Nur die **Larven** sind obligatorische Ektoparasiten, die Säugetiere als Wirte befallen. Adulte und Nymphen ernähren sich räuberisch von kleinen Wirbellosen und ihren Eiern sowie von organischen Stoffen. Das mikroskopisch kleine Larvenstadium (0,25 mm) ist ohne Mikroskop nicht erkennbar, aber die leuchtend rote, samtige, achtbeinige adulte Herbstmilbe ist mit bloßem Auge sichtbar (➤ Abb. 7.29). Sie können leicht mit harmlosen Milben wie z. B. Raub- und Spinnmilben verwechselt werden.

Herbstmilben kommen in wucherndem Gebüsch oder auf Grasflächen vor, insbesondere wenn es dort viele kleine Nagetiere gibt. Die Weibchen legen mehrere hundert Eier auf dem Boden ab, und da daraus Massen von Milbenlarven schlüpfen, kann es zu einem starken Befall von Wirten kommen. Die Larven kriechen aktiv bis zur Spitze von z. B. Grashalmen hinauf und warten auf einen vorbeikommenden Wirt. Menschen werden befallen, wenn sie sich ohne persönliche Schutzmaßnahmen in einen Lebensraum von Herbstmilben wagen. Herbstmilbenlarven saugen kein Blut, sondern Lymphe und vorverdautes Gewebe. Der durch Herbstmilben verursachte Hautausschlag (Trombidiose, **Milbendermatitis**) und der starke Juckreiz sind eine

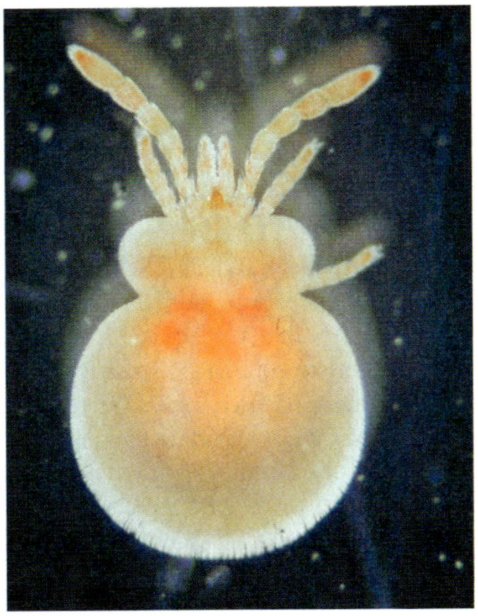

Abb. 7.29 Adulte *Leptotrombidium*-Laufmilbe [P1562]

allergische Reaktion auf den Speichel der Milben. Nachdem sich die Milbenlarve vollgesogen hat, fällt sie von ihrem Wirt ab.

Mehrere Gattungen mit zahlreichen Arten von Herbstmilben sind medizinisch von Bedeutung. Larven von *Eutrombicula* und *Neotrombicula* übertragen keine Krankheitserreger auf Menschen, sondern können durch ihre Stiche Reizungen, Dermatitis und starken Juckreiz verursachen. In Nordamerika und in Europa sind sie weit verbreitet. Im Gegensatz dazu übertragen die Larven von *Leptotrombidium* in Ost-, Südostasien und Teilen Australiens *Orientia tsutsugamushi* (Rickettsiales), den Erreger des Tsutsugamushi-Fiebers (**scrub typhus,** mite-borne typhus, ➤ Kap. 3.14). An der Stelle, an der sich eine infektiöse *Leptotrombidium*-Larve vollgesogen hat, bildet sich häufig eine nekrotische Läsion (Eschar).

Der natürliche Zyklus von *O. tsutsugamushi* verläuft transstadiell und transovariell in der Milbenpopulation, welche somit das eigentliche Reservoir dieser Zoonose ist. Naturherde existieren meist in Form kleiner „Milbeninseln", die sich im engen Umkreis von Nagerbauten finden. Als Biotope spielen vor allem Grenzzonen zwischen unterschiedlichen Vegetationszonen (fringe habitats) eine Rolle.

Andere medizinisch relevante Milben

Die **Hausmausmilbe** *(Liponyssoides sanguineus)* ist von medizinischer Bedeutung, weil sie die **Rickettsienpocken-Erreger** *(Rickettsia akari)* auf Menschen überträgt (➤ Kap. 3.14). Sie ist weltweit verbreitet und lebt normalerweise in Nestern von Nagetieren. Falls diese jedoch nicht vorhanden sind, befallen die Milben auch Menschen. In Habitaten, in denen Nager getötet wurden, verlassen die Milben die Kadaver, sammeln sich in der Nähe von Wärmequellen, wie z. B. heißen Rohren und Öfen, und suchen alternative Nahrungsquellen, einschließlich Menschen.

Zecken (Ixodida)

Zecken gehören zur Milben-Ordnung Parasitiformes und werden in 2 Familien eingeteilt: die Ixodidae oder **Schildzecken** (hard ticks) und die Argasidae oder **Lederzecken** (soft ticks). Schildzecken sind für eine Vielzahl zeckenübertragener Pathogene verantwortlich, während Lederzecken die Hauptüberträger von Rückfallfieber-Bakterien sind.

Namensgebend für die etwa 650 Arten umfassenden Schildzecken ist der Rückenschild (Scutum), der bei den Weibchen nur den Vorderkörper, bei den Männchen den gesamten Körper bedeckt. Wie alle Spinnentiere tragen auch Zecken 8 Beine, die Larven jedoch nur 6. Abgesehen davon, dass Zecken i. d. R. größer als Milben sind (Adulte bei der größten Art bis 3 cm lang, kleinste Milbe < 0,1 mm), kann man Zecken auch am **Haller-Organ** von Milben unterscheiden. Dieses Geruchssinnesorgan sitzt auf der Oberseite des letzten Vorderbeingliedes und ermöglicht es hungrigen Zecken, Wirtstiere in ihrer Umgebung mittels Wahrnehmung von z. B. Ammoniak, CO_2, Milchsäure oder Phenolen zu finden. Der Lebenszyklus von Schildzecken kann je nach Art unterschiedlich viele Wirtswechsel beinhalten, weshalb man auch von ein-, zwei- oder dreiwirtigen (die meisten) Arten spricht. Als Wirte dienen Reptilien, Vögel und Säugetiere. Im Unterschied zu Lederzecken kann eine weibliche Schildzecke nur einmal Eier legen (bis zu 15.000!) und stirbt danach.

Schildzecken sind humanmedizinisch von Bedeutung als Vektoren von **Arboviren** wie Frühsommer-Meningoenzephalitis- bzw. FSME-Virus, Kyasanur-Forest-Virus, Krim-Kongo-Hämorrhagisches-Fieber- bzw. CCHF-Virus oder Omsk-Hämorrhagisches-Fieber-Virus, **Rickettsien** (*R. rickettsii/conori/sibirica/australis/africae;* Zeckenbissfieber, tick-borne typhus), Ehrlichien (*Ehrlichia* sp. bzw. *Anaplasma* sp., humane Ehrlichiose bzw. granulozytäre Anaplasmose) und **Borrelien** (*Borrelia burgdorferi*-Komplex; Lyme-Borreliose). Wichtige Schildzecken-Gattungen (➤ Abb. 7.30, ➤ Abb. 7.31, ➤ Abb. 7.32) sind *Ixodes* (FSME, Lyme-Borreliose), *Amblyomma* (Rickettsien), *Hyalomma* (CCHF), *Dermacentor, Haemaphysalis* und *Rhipicephalus.* Daneben könnten Schildzecken auch eine Überträgerrolle für die Erreger der Tularämie *(Francisella tularensis)* sowie von Q-Fieber *(Coxiella burnetii)* spielen.

Aus der nur etwa 170 Arten zählenden Familie der **Lederzecken** hat nur die Gattung *Ornithodoros* eine medizinische Bedeutung. Die bräunliche Kutikula dieser Zecken ist ledrig-weich und mit feinen Warzen besetzt. Im Unterschied zu Schildzecken ist das Capitulum von oben nicht sichtbar (außer bei Larven), sodass nur die Beine

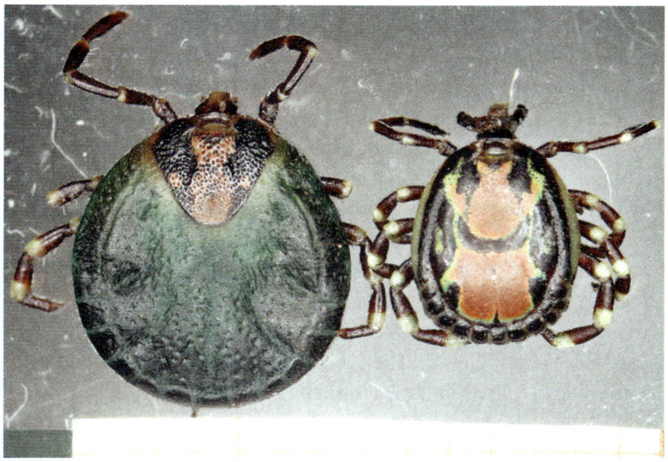

Abb. 7.31 Afrikanische Buntzecke *(Amblyomma variegatum):* links Weibchen, rechts Männchen [P1562]

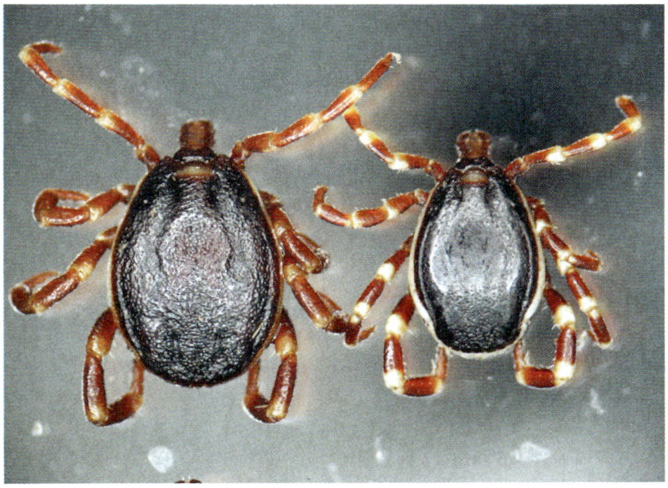

Abb. 7.32 Männchen von *Hyalomma rufipes* (links) und *H. truncatum* (rechts) [P1562]

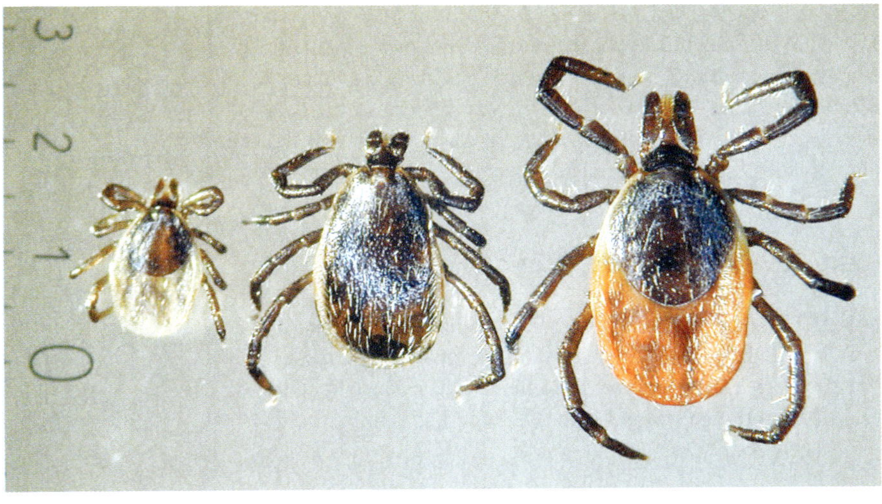

Abb. 7.30 Holzbock *(Ixodes ricinus):* links Nymphe, mittig Männchen, rechts Weibchen [P1562]

7

an den Seiten herausragen. Einige *Ornithodoros*-Arten parasitieren am Menschen und Haustieren, die afrikanische Rückfallfieberzecke *O. moubata* („Hauszecke") lebt dabei in Hütten und kommt nachts zum Saugen hervor. Eine weitere Besonderheit tritt während des Saugakts zutage: Aus 2 zwischen den vorderen Beinansätzen gelegenen Drüsen wird überschüssiges Wasser als „Coxalflüssigkeit" abgesondert. Darin können sich die Erreger des **Zeckenrückfallfiebers** (*Borrelia-duttoni*-Komplex) befinden, die dann passiv in die Stichwunde oder andere Hautläsionen eingerieben werden können. Die normale Übertragung geschieht jedoch beim Saugen mit dem Zeckenspeichel. Die Zecke ist Reservoir der transovariell übertragenen Borrelien. Weitere Lederzecken, die gelegentlich den Menschen zum Blutsaugen befallen, sind die Ohrenzecke *(Otobius megnini)* und die Tauben- oder Saumzecke *(Argas reflexus)*.

7.5.5 Vektorkontrolle und Bekämpfung

Adulte Stech- und Sandmücken sowie Gnitzen können durch die Behandlung von Innenräumen sowie von Schlupfwinkeln (u. a. Nagerbauten) mit **Residualinsektiziden** bekämpft werden. Gegen Triatomen werden Residualinsektizide auch in Wandfarben verwendet.

Persönlichen Schutzmaßnahmen gegen hämatophage Arthropoden wie die Expositionsprophylaxe, die Imprägnierung von Fliegengittern, Moskitonetzen und Kleidung mit Permethrin sowie die Verwendung von „Repellentien" auf der Haut kommen eine wachsende Bedeutung zu.

Stechmücken, Simulien und Gnitzen werden am besten durch eine Behandlung der Larven-Brutgewässer mit **Larviziden,** ggf. auch durch **Habitatmanagement** bekämpft (z. B. Vermeidung von Pfützen, Gräben), wenngleich Letzteres in großen Gebieten kaum praktikabel ist.

Bauliche Maßnahmen wie hohe Mauern und das Schottern bzw. Verdichten von Flächen sind sehr wirksam gegen Sandmücken, da damit einerseits deren Einflug (fliegen nur bis max. 1,5 m Höhe) und andererseits eine Nagerbesiedlung (d. h. das Graben von Gängen) verhindert werden kann.

In der integrierten Schädlingsbekämpfung werden häufig auch **biologische Kontrollmaßnahmen** angewendet. Dazu zählen z. B. aus dem Toxin von *Bacillus thuringiensis israelensis* (= Bti) bestehende Larvizide zur Stechmückenbekämpfung sowie das massenhafte Ausbringen künstlich sterilisierter männlicher Stechmücken oder Dasselfliegen *(Cochliomyia hominivorax)*. In jüngster Zeit wurde sogar mit der Ausbringung transgener Mücken begonnen, deren Gendefekt zur allmählichen Selbstausrottung gesamter Populationen führen soll.

Vektorspezifische Maßnahmen

- **Läuse**: Der Befall kann durch Waschen der Kleidung und Bettwäsche in heißer Waschlauge und durch strikte persönliche Hygiene bekämpft werden. Bei einem starken Befall kann jedoch die Anwendung von Insektiziden erforderlich sein.
- **Triatomen**: Residualinsektizide durch Aussprühen oder in Wandfarben; Verputzen der Hauswände, um Schlupfwinkel zu vermeiden. „Southern Cone Initiative": Hierdurch wurde die Übertragung durch *T. infestans* in Brasilien, Chile und Uruguay unterbrochen.
- **Tsetse**: Vermeidung und das richtige Tragen der Kleidung sind die besten Maßnahmen gegen Stiche. Tsetse lassen sich schwer bekämpfen, weil sie häufig auf große Gebiete verteilt und zudem sehr schnelle Flieger sind. Obwohl Tsetsefliegen in bestimmten Gebieten ausgerottet werden konnten, scheitert dies meistens auf lange Sicht, weil dann Fliegen aus anderen Gebieten wieder einwandern. Zu den wichtigsten lokalen Bekämpfungsmethoden zählt die Beseitigung schattiger Vegetation, unter der Larven abgelegt werden. Die Behandlung von Fliegenrastplätzen mit Residualinsektiziden und die Anwendung flüchtiger Aerosole zur Abtötung erwachsener Tsetse kann wirksam sein, aber derartige Anwendungen müssen in regelmäßigen Abständen wiederholt werden, um neu geschlüpfte Fliegen zu töten. Das Fangen der Fliegen mittels insektizidimprägnierter Fallen kann insbesondere auf lokaler Ebene effektiv sein.
- **Zecken**: Die beste Vorbeugung gegen Zeckenstiche besteht in der Lagekenntnis und Vermeidung. Wenn jedoch Zecken am Körper gefunden werden, sind sie fachgerecht und so schnell wie möglich zu entfernen (s. u.). Je länger eine Zecke am Körper haften bleibt, desto vollgesogener ist sie und desto eher kann sie Pathogene übertragen.
  Es gibt viele unzweckmäßige Methoden der Zeckenentfernung, zum Beispiel das Bedecken mit Vaseline, die Anwendung von Nagellack oder ähnlichen Chemikalien, das Abbrennen mit Feuer oder Streichhölzern und das Abtrennen durch verschiedene handelsübliche Geräte. Derartige Methoden können jedoch tatsächlich mehr schaden als nützen, funktionieren im Allgemeinen nicht wie beabsichtigt und sollten deshalb nicht angewendet werden.

Am besten geeignete Methode zur Zeckenentfernung

- Eine möglichst spitze Pinzette an der Stelle ansetzen, an der die Mundwerkzeuge der Zecke in die Haut eindringen.
- Mit einer gleichmäßigen, langsamen Bewegung die Zecke von der Haut wegziehen.
- Die Zecke nicht ruckartig herausziehen, quetschen, drücken oder durchstechen.
- Den Bereich um die Stichstelle desinfizieren.

LITERATUR

Becker N, Petrić D, Zgomba M et al. Mosquitoes: Identification, ecology and control. 3. A. Cham: Springer Nature Switzerland, 2020.
Kettle DS. Medical and veterinary entomology. 2. A. Wallingford: CABI Publishing, 1995.
Lane RP, Crosskey RW. Medical insects and arachnids. London: Chapman & Hall, 1993.
Service MW. The encyclopedia of arthropod-transmitted infections. Wallingford: CABI Publishing, 2001.
Smith GV. Insects and other arthropods of medical importance. London: The Trustees of the British Museum (Natural History), 1973.

KAPITEL

8 Nicht infektiöse Tropenkrankheiten

8.1 Anämien und Hämoglobinopathien

Lena Oevermann, Frank P. Mockenhaupt

Das Wichtigste in Kürze

Anämien sind in den Tropen sehr häufig. Die ubiquitären Mangelanämien sind dort oft stärker ausgeprägt und durch Malaria oder andere Infektionskrankheiten verschärft. Hinzu treten Hämoglobinopathien und Glukose-6-phosphat-Dehydrogenase-Mangel.

Definition: Anämie bezeichnet eine verringerte Hämoglobin (Hb-)Konzentration, Erythrozytenmasse oder Hb-Funktion, die letztlich zu einer Sauerstoffminderversorgung des Gewebes führen. Für die Definition sind Normwerte für Alter, Geschlecht und Schwangerschaft zu berücksichtigen (➤ Tab. 8.1). Zu beachten ist, dass diese Normwerte infolge genetischer Dispositionen z. B. bei Menschen aus Afrika unterschritten werden können, ohne pathologisch zu sein (Beutler und West 2005).

Klassifikation

Die morphologische Klassifikation der Anämien (z. B. mikrozytär-hypochrom) basiert auf der Untersuchung des peripheren Blutausstrichs. Dies erfasst die häufigen Mangelanämien orientierend und erbringt Hinweise auf erythrozytäre Besonderheiten (z. B. Sichelzellen). Die pathophysiologische Klassifizierung berücksichtigt die zugrunde liegende Störung (verringerte Erythrozytenbildung; gesteigerter Verlust). Alle Klassifikationen haben den Nachteil, dass sie der häufigen multifaktoriellen Genese bzw. Mischformen nicht Rechnung tragen können.

Epidemiologie

Risikogruppen für eine Anämie sind **Kinder im Alter unter 5 Jahren** (globale Prävalenz 2019: 40 %; Subsahara-Afrika: 60 %), **Schwangere** (37 %) und **Frauen im gebärfähigen Alter** (30 %). In der Gruppe der Frauen im gebärfähigen Alter besteht die größte Häufigkeit in Zentral- und Südasien (48 %), gefolgt von Subsahara-Afrika (41 %; Europa: 15 %) (WHO 2001, WHO 2021). Die Häufigkeit der Anämien variiert oft regional und jahreszeitlich (Nahrungsangebot, Malaria).

Tab. 8.1 Grenzwerte, unterhalb derer eine Anämie besteht (nach WHO 2001) [W798-019]

Alter bzw. Geschlecht	Hämoglobin (g/dl)	Hämatokrit (l/l)
Kinder, 6 Monate < 5 Jahre	11	0,33
Kinder, 5–11 Jahre	11,5	0,34
Kinder, 12–14 Jahre	12	0,36
Nicht schwangere Frauen (> 15 Jahre)	12	0,36
Schwangere Frauen	11	0,33
Männer (> 15 Jahre)	13	0,39

Weitere Einflussfaktoren sind klimatische Bedingungen, Höhenlage, Bodenbeschaffenheit, Anbaumethoden oder Viehzucht, traditionelle Gebräuche u. a.

In allen tropischen Regionen steht die **Anämie durch Eisenmangel** im Vordergrund, aber auch Folsäure- und Proteinmangel sind von Bedeutung. Der Beitrag von Infektionskrankheiten (z. B. Malaria) variiert wiederum regional. Gleiches gilt für Hämoglobinopathien und Enzymopathien.

8.1.1 Anämien durch Mangelernährung

Eisenmangelanämie

Pathogenese

Eisen ist ein essentielles Spurenelement und wird daher v. a. durch den Abbau gealterter Erythrozyten wiederverwendet. Das im menschlichen Körper enthaltene Eisen (Männer: 50 mg/kg, Frauen: 38 mg/kg) ist hauptsächlich an Hb gebunden; der Rest verteilt sich auf Myoglobin, Transferrin, Enzyme und Speichereisen (Ferritin, Hämosiderin). Für die Erythropoese werden ca. 20 mg/Tag benötigt. Die normale, tägliche Eisenausscheidung beträgt 1–2 mg. Dies entspricht in etwa der minimalen täglichen Resorption (Frauen im gebärfähigen Alter: 2 mg; Schwangere: 3 mg), die um das 3- bis 5-Fünffache gesteigert werden kann. Ein Eisenmangel entwickelt sich durch zu geringes Eisenangebot in der Nahrung, gestörte Resorption oder Blutverluste.

Nur etwa 10 % des angebotenen Eisens werden, hauptsächlich im Duodenum, resorbiert. Das Eisen wird in der wasserlöslichen 2-wertigen Ferroform leicht resorbiert; reduzierende Substanzen wie Ascorbinsäure und saurer pH verstärken dies. Die Bioverfügbarkeit in Form von Hämproteinen aus Fleisch und Fisch ist höher (20–25 %) als die von anorganischem Eisen aus pflanzlichen Nahrungsmitteln (3–8 %). Oxalate, Phosphate, Pflanzenfasern und v. a. Phytate beeinträchtigen die Resorption. In den Tropen enthalten die üblichen Nahrungsmittel zwar ausreichend Eisen, sind jedoch oft arm an Hämproteinen und reich an Pflanzenfasern und Phytaten.

Nach der Aufnahme des Eisens erfolgt in den Mukosazellen die Speicherung als Ferritin oder der durch Ferroportin vermittelte Export ins Plasma, wo Eisen an Transferrin gebunden zur Zielzelle transportiert wird. Hepcidin reguliert den Eisenstoffwechsel, indem es via Ferroportin den Eisentransport ins Plasma drosselt. Niedrige systemische Eisenspiegel führen zu einer verminderten Produktion von Hepcidin in der Leber, und zu einer gesteigerten Eisenresorption. Hohe Eisenspiegel sowie Entzündungsprozesse wirken entgegengesetzt (Pasricha et al. 2021).

Die Eisenspeicherform Ferritin ist ein wasserlöslicher Komplex, der v. a. in Leber, Milz, Darmschleimhaut, Knochenmark und retikuloendothelialem System vorkommt. In Letzterem findet sich auch das wasserunlösliche Hämosiderin. Beide können bei Eisenbedarf abgebaut werden.

Klinik

Das Krankheitsbild variiert mit Ausmaß und Dauer des Eisenmangels. Bei langdauerndem Eisenmangel (z. B. bei Ankylostomiasis) sind niedrigste Hb-Werte keine Seltenheit und werden oft erstaunlich gut toleriert. Eine reine Eisenmangelanämie ohne andere Zeichen einer Mangelernährung ist selten. Der Eisenmangel an sich kann zu einer beeinträchtigten kognitiven Leistung, Pica und erhöhter Infektanfälligkeit führen. Die Anämie führt letztlich zu Gewebshypoxie. Der Organismus reagiert mit beschleunigter Herzaktion, gesteigertem Schlagvolumen und einer Umverteilung mit verstärkter Durchblutung vital wichtiger Organe.

Die Patienten haben **blasse Schleimhäute** (**cave**: Konjunktivitis, Stomatitis) und klagen über Muskelschwäche, Ermüdbarkeit und herabgesetzte Leistungsfähigkeit. Kopfschmerzen, Parästhesien, Glossitis, Stomatitis, Mundwinkelrhagaden und Hohlnägel können auftreten. Dysphagie weist auf das Vollbild des **Plummer-Vinson-Syndroms** hin. Tachykardie, Belastungsdyspnoe und ein systolisches Herzgeräusch treten auf, in extremen Fällen Herzversagen (WHO 2021, Pasricha et al. 2021, Kilip et al. 2007).

Diagnostik und Differenzialdiagnostik

Hb- oder Hämatokritwert beschreiben den Schweregrad der Anämie. Charakteristisch sind Reduktionen von mittlerem Erythrozytenvolumen (MCV), mittlerem Erythrozytenhämoglobin (MCH) und mittlerer Erythrozyten-Hämoglobinkonzentration (MCHC).

Der Blutausstrich zeigt variable Ausmaße von Hypochromasie und Mikrozytose. Die Retikulozytenzahl ist vermindert. Anulozyten erscheinen als Hb-Ringe mit zentraler Aufhellung. Anisozytose und Poikilozytose sind häufig. Targetzellen kommen vor. Die Thrombozytenzahl ist, v. a. bei chronischen Blutungen, erhöht, die Leukozytenzahl normal. Infolge der häufigen Koinzidenz von Eisenmangel, Infektionskrankheiten und Entzündungsprozessen in den Tropen haben die Spiegel von Eisen, Transferrin und Ferritin eine eingeschränkte Aussagekraft. Die simultane Bestimmung des C-reaktiven Proteins kann hier helfen. Der lösliche Transferrinrezeptor und Zink-Protoporphyrin scheinen weniger anfällig gegenüber Verzerrungen durch Malaria und Entzündungen zu sein (Thomas 2020).

Ultima Ratio ist der Nachweis fehlenden Speichereisens im Knochenmarkausstrich. Ein chronischer Blutverlust (z. B. Menorrhagie, Hakenwurminfektion, bei Älteren auch gastrointestinale Tumoren) ist abzuklären.

Differenzialdiagnostisch müssen insbesondere die häufige α-Thalassämie (➤ Kap. 8.1.4) und die Anämie bei chronischen Entzündungen ausgeschlossen werden.

Therapie

Ein **chronischer Blutverlust** wird, soweit möglich, kausal behandelt, z. B. bei Hakenwurminfektion. Die symptomatische, orale **Eisensubstitution** bei unkomplizierter Anämie erfolgt mit 2-wertigem Eisensulfat (Kinder: 5 mg/kg KG/Tag; Erwachsene: 3 mg/kg KG/Tag) in täglicher Einmaldosis für mind. 3 Monate, d. h. bis zur Auffüllung der Speicher. Zusätzlich sollte **Folsäure** gegeben werden. Der Erfolg zeigt sich am Anstieg des Hb-Wertes (ca. 1 g/Woche) und der Retikulozyten (nach 1 Woche) sowie an der Normalisierung des Blutbildes. Als Nebenwirkungen können Schwarzfärbung des Stuhls und gastrointestinale Beschwerden auftreten. Eisenvergiftungen durch Unfälle (Kinder) können rasch zum Tod führen. Besteht die seltene Indikation für eine parenterale Eisentherapie (Malabsorption, schwere Nebenwirkungen der oralen Therapie), wird Eisen in der 3-wertigen Form als Eisendextran in der Regel intravenös gegeben. Mögliche Nebenwirkungen sind Arthralgien, Fieber und anaphylaktische Reaktionen. Letztere scheinen bei Eisengluconat oder -saccharose seltener zu sein (Kilip et al. 2007). Eine Transfusion kann in extremen Fällen sinnvoll sein.

Prävention

Ernährungsschulungen und die Anreicherung von Lebensmitteln (z. B. Mehl, Reis) mit Eisen sind hilfreich. Routinemäßige, orale Eisensupplementierung wird für Schwangere (60 mg/Tag) und Säuglinge mit niedrigem Geburtsgewicht (2 mg/kg KG/Tag, 2.–23. Lebensmonat) empfohlen. Bei einer Populationsprävalenz der Anämie von > 40 % erweitert sich die Indikation für zeitweilige Supplementierung auf Kinder, Frauen im gebärfähigen Alter sowie stillende Mütter (WHO 2001, Pasricha et al. 2001, Kilip et al. 2007).

Folsäuremangelanämie

Definition

Diese ebenfalls häufige Mangelanämie entsteht durch ein zu geringes Nahrungsangebot von Folsäure oder durch erhöhten Verbrauch bei chronisch-hämolytischen Anämien, Schwangerschaft und Stillzeit.

Epidemiologie

Die Prävalenz dieser Anämie in tropischen Ländern variiert sehr stark mit der Art der Nahrung und der Verfügbarkeit angereicherter Lebensmittel. Schwangere in Asien (10–70 %) leiden häufiger als in Afrika an einem Folsäuremangel.

Pathogenese

Der tägliche Folsäurebedarf ist altersabhängig und liegt zwischen 40 (Säuglinge) und 800 µg (Schwangere). Der Folsäurespeicher des Organismus reicht für etwa 4 Monate. Die meisten Nahrungsmittel, v. a. aber Leber und Blattgemüse, enthalten Folsäure. Folsäureverbindungen sind hitze- und UV-labil; bis zu 90 % werden durch Kochen zerstört. Bei tropischer Sprue ist die Umwandlung in eine resorbierbare Folsäureverbindung gestört. Gleiches gilt für einige Medikamente. Die folsäuremangelbedingte Störung der DNA-Bildung führt zu einer Kern-Zytoplasma-Reifungsdissoziation, d. h., die Hb-Entwicklung (Zytoplasma) in den Erythroblasten eilt der Reifung des Kerns voraus.

Klinik

Die **megaloblastäre Anämie** kann sehr ausgeprägt sein und geht mit den üblichen Zeichen der Blutarmut einher. Folsäuremangel bei Schwangeren erhöht das Risiko von **Neuralrohrdefekten.**

Diagnostik

Im Blutausstrich finden sich eine **makrozytäre Anämie,** Thrombozytopenie, Leukopenie, starke Anisozytose und Poikilozytose sowie erythrozytäre Einschlüsse (Howell-Jolly-Körperchen, Cabot-Ringe) und Makro-Ovalozyten. MCV und MCH sind erhöht. Bei schwerer Folsäureanämie fällt das MCV wieder ab, und kernhaltige Erythrozyten mit Kern-Zytoplasma-Reifungsdissoziation treten auf. Auffällig sind riesenstabkernige und hypersegmentierte Neutrophile. Das Knochenmark ist hyperplastisch.

Therapie

Neben der kausalen Therapie sollte eine orale **Folsäuresubstitution** (5 mg/Tag) über mind. 3 Monate erfolgen. Der Erfolg zeigt sich an der Normalisierung der neugebildeten Zellen und des Hb-Werts. Bei symptomatischen Patienten sollte, sofern verfügbar, initial eine intravenöse Substitution mit 5 mg/Tag angestrebt werden.

Prävention

Anreicherung von Lebensmitteln mit Folsäure; Folsäuresubstitution bei Schwangeren und chronischen hämolytischen Anämien.

Vitamin-B_{12}-Mangelanämie

Morphologisch gleicht sie der Folsäuremangelanämie. Vitamin-B_{12}-Mangel-Anämie ist in den Tropen selten bzw. schlecht dokumentiert und tritt am ehesten bei **tropischer Sprue,** extrem veganer Diät sowie selten bei Diphyllobothriasis auf. Aufgrund des enterohepatischen Kreislaufs reichen die Vitamin-B_{12}-Speicher für mehrere Jahre. Eine Vitamin-B_{12}-Malabsorption findet sich außer bei tropischer Sprue auch bei chronischen Entzündungen oder Resektion des Ileums sowie bei der seltenen perniziösen Anämie (Autoantikörper gegen Parietalzellen und/oder Intrinsic-Faktor).

Protein-Energie-Mangelanämie

Protein- und Energiemangel gehen häufig mit Eisen- und Folsäuremangel sowie mit verschiedensten Infektionen einher. Eine scharfe Abgrenzung lässt sich nur schwer durchführen. Die reine Protein-Energie-Mangel-Anämie ist normochrom und normozytär und bis mittelgradig schwer. Thrombozyten- und Leukozytenwerte sind normal. Die Therapie besteht in Eiweiß- und Kalorienzufuhr, Eisen- und Folsäuresubstitution und Behandlung der begleitenden Infektionen.

8.1.2 Anämien durch Protozoeninfektionen

Malaria

Anämie ist eine regelhafte Folge der Infektion mit Plasmodien. In den Endemiegebieten hängen Prävalenz und Ausmaß von einer Vielzahl von Faktoren ab, darunter Endemizität, Alter, Semiimmunität und genetische Disposition. Junge Kinder und Schwangere sind bevorzugt betroffen. Auch die häufigen, asymptomatischen Infektionen verursachen eine Hb-Reduktion. Die **schwere Anämie** (Hb < 5 g/dl) stellt in hochendemischen Gebieten die häufigste Manifestation der schweren Malaria dar. Sowohl akute Episoden als auch wiederholte oder chronische Infektionen können darin münden. Mehrere Faktoren sind für die Malaria-Anämie verantwortlich (➤ Tab. 8.2). Der parasitäre Befall der Erythrozyten führt zur intravaskulären Hämolyse oder Abbau in der Milz. Zudem werden für jeden befallenen Erythrozyten mehrere nicht befallene eliminiert. Hapten-Bindung, reduzierte Membranverformbarkeit und Komplementaktivierung scheinen daran beteiligt zu sein. Andererseits tritt auch „pitting" auf, d. h. die Entfernung des Parasiten aus dem Erythrozyten ohne dessen Lyse. Zur Zerstörung der Erythrozyten kommt eine reduzierte Neuproduktion. Die Erythropoese ist supprimiert und erholt sich auch bei kurativer Therapie erst nach einigen Wochen. Bei chronisch-rezidivierenden Infektionen werden im Knochenmark Dyserythropoese und Erythrophagozytose beobachtet. Für die Effekte am Knochenmark werden Störungen im Zytokingleichgewicht angeschuldigt (Menendez et al. 2000, Ekwall 2003). Die **unkomplizierte Malaria-Anämie** ist normochrom und normozytär; Folsäure- und Eisenmangel verändern jedoch häufig das Bild. Typisch ist die Verringerung der Thrombozytenzahl. Neben der antiparasitären Therapie sollte bei ausgeprägter Anämie Folsäure gegeben werden. Der Wert einer Eisensubstitution ist fraglich. Transfusionen sind bei schwerer Anämie oder Zeichen kardialer Dekompensation indiziert.

Tab. 8.2 Pathophysiologie der Malaria-Anämie (nach Menendez et al. 2000)

Verstärkte Erythrozytenzerstörung	• Lyse infizierter Erythrozyten/intravaskuläre Hämolyse • Extravaskuläre Phagozytose infizierter und nicht infizierter Erythrozyten – Reduzierte Erythrozytenverformbarkeit – Membranbindung von Parasitenbestandteilen – Komplementaktivierung (?) • Hypersplenismus/venöses Pooling • Autoimmunhämolyse, extravaskulär • Intramedulläre Hämolyse von Erythrozytenvorstufen
Verminderte Erythrozytenproduktion	• Entzündungsbedingte Knochenmarkhypoplasie • Supprimierte Erythropoese • Dyserythropoese • Zytokinungleichgewicht

Als **Schwarzwasserfieber** (➤ Kap. 5.2) wird eine seltene, akute, massive Hämolyse und Hämoglobinurie im Gefolge einer Chinintherapie bezeichnet. Die Ursache ist wahrscheinlich eine Chininsensibilisierung.

Beim **hyperreaktiven Malaria-Splenomegaliesyndrom (tropisches Splenomegaliesyndrom),** das nur in Endemiegebieten vorwiegend bei jungen Erwachsenen (Frauen:Männer 2:1) vorkommt (➤ Kap. 5.2), finden sich eine stark vergrößerte Milz, eine Hepatomegalie, erhöhte Malaria-Antikörpertiter, erhöhtes Serum-IgM und eine oft ausgeprägte Anämie. Langfristig kann sich ein malignes

Lymphom entwickeln. Ursache ist wahrscheinlich eine abnorme immunologische Reaktion auf häufige Malaria-Erkrankungen. Die Behandlung besteht in einer Langzeit-Chemoprophylaxe.

Viszerale Leishmaniasis (Kala-Azar)

Schwere Anämie, Thrombo- und Leukozytopenie gehören zur Klinik des Kala-Azar (➤ Kap. 5.5). Wesentliche Ursache ist der **sekundäre Hypersplenismus.** Die Milzgröße ist abhängig von der Dauer der Infektion und korreliert mit dem Grad der Panzytopenie. Die Anämie entsteht durch eine verringerte Erythrozytenüberlebenszeit, verstärkte Ansammlung von Erythrozyten in der Milz und Hämolyse. Wird die Milz aus anderen Gründen vor Beginn der Erkrankung exstirpiert, bleiben die Blutbildveränderungen gering. Die Anämie ist normochrom und normozytär. Die Panzytopenie nimmt im Verlauf zu. Das Knochenmark ist zunächst hyperplastisch; spät entwickeln sich Hypoplasie und Markfibrose. Erforderlich sind Folsäuresubstitution, bei Bedarf Eisensubstitution und ggf. Transfusion.

8.1.3 Hämoglobinopathien

Hämoglobin (Hb) besteht, außer in der Fetalperiode und in den ersten Lebensmonaten, überwiegend aus HbA (> 95 %). Minorkomponenten sind HbA_2 (≤ 3,0 %) und HbF (≤ 0,5 %). HbA wird aus dem Häm-Anteil und α- und zwei β-Globinketten gebildet. Hämoglobinopathien entstehen durch angeborene Strukturanomalien der Globinketten. Die häufigsten abnormen Hämoglobine sind HbS, HbC und HbE (Weatherall und Provan 2000).

Sichelzellkrankheit

Genetik und Epidemiologie

Der **molekulare Defekt des Sichelzellhämoglobins (HbS)** besteht im Austausch von Glutaminsäure durch Valin an Position 6 der β-Globinkette. Die Eltern von Patienten mit Sichelzellkrankheit (HbSS) sind nahezu ausschließlich asymptomatische, heterozygote Genträger (HbAS). HbA und HbS werden kodominant vererbt, 25 % der Nachkommen von Eltern mit HbAS haben HbSS. HbS ist häufig in Afrika südlich der Sahara; in einigen Regionen sind über 30 % der Bevölkerung heterozygot. Seltener tritt die Sichelzellkrankheit in Indien sowie auf der Arabischen Halbinsel auf, sehr selten im Mittelmeerraum und als seltene Erkrankung global auch in anderen Ländern. Heterozygotie vermittelt einen deutlichen Schutz gegen Malaria (s. u.).

Der Begriff „Sichelzellerkrankung" umfasst alle angeborenen Hb-Muster, bei denen das Sichelzellphänomen auftritt. Dazu zählen HbSS (schwere Manifestation), HbS/β^0-Thalassämie (schwer), HbSC (intermediär), HbS/β^+-Thalassämie (mild bis moderat), HbS/hereditäre Persistenz fötalen Hämoglobins (sehr mild), HbS/HbE (selten, sehr mild).

Pathogenese

Heterozygote (HbAS) produzieren ca. 60 % HbA und 40 % HbS, Homozygote vorwiegend HbS und in variablen Anteilen fötales Hb (HbF). Der zugrunde liegende pathophysiologische Prozess besteht in der Polymerisation von HbS-Molekülen zu starren linearen Strängen. Dies findet nur im desoxygenierten Zustand statt. Je länger anhaltend und ausgeprägter die Desoxygenierung ist, desto wahrscheinlicher und weniger reversibel ist der Vorgang. Die Polymerisation wird begünstigt durch hohe intrazelluläre HbS-Konzentration, verlangsamte Mikrozirkulation, niedrigen pH und zelluläre Dehydrierung; sie wird gedrosselt durch einen erhöhten Anteil anderer Hämoglobine (v. a. HbF) bzw. eine begleitende α-Thalassaemia minor. Die Erkrankungsschwere variiert erheblich; auf 5 % der Patienten entfallen 30 % der Krankenhausaufenthalte. Welche modifizierenden Faktoren (jenseits von HbF) dem zugrunde liegen, wird diskutiert (Ware et al. 2017).

Die starren HbS-Stränge verformen die Zelle in die **charakteristische Sichelzellform** (➤ Abb. 8.1). Die Sichelbildung findet beim Durchfluss durch die Kapillaren nach der Sauerstoffabgabe statt. Bis zu einem bestimmten Punkt ist der Vorgang reversibel, wird er überschritten, entsteht eine irreversible Sichelzelle. Diese bleibt in kleinsten Gefäßen stecken, erschwert oder verhindert den Durchfluss nachfolgender Zellen, die dann ebenfalls Sichelform annehmen und über die Stase zum Verschluss führen. Es entsteht ein Circulus vitiosus mit Gewebshypoxie und Infarzierung. Diese mechanistische Sicht der Stase erklärt nur einen Teil der komplexen Pathophysiologie der vasookklusiven Krisen. Ebenfalls beteiligt sind u. a. ein gestörter Tonus der Gefäßmuskulatur, eine per se gesteigerte endotheliale Adhäsion von Sichelzellen und Leukozyten, Bildung von Sichelzell-Leukozyten-Aggregaten, endotheliale Inflammation und Einwanderung von Neutrophilen sowie erythrozytäre Dehydrierung infolge von Membranschäden (Weatherall and Provan 2000). Sichelzellen werden vom Makrophagensystem als abnorm erkannt und abgebaut; die Lebensdauer der Erythrozyten ist stark verkürzt, und es resultiert eine **chronisch-hämolytische Anämie.** Heterozygote Anlageträger können unter extremen Bedingungen niedrigen Sauerstoffdrucks (z. B. Tiefseetauchen) symptomatisch werden.

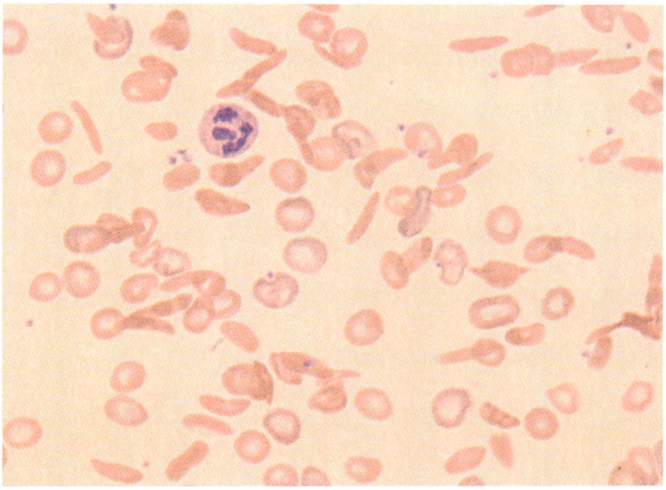

Abb. 8.1 Peripheres Blutbild bei Sichelzellkrise (HbSS) [T1483]

Klinik

Chronisch-hämolytische Anämie und **Gefäßverschlüsse (vasookklusive Krisen)** sind die Grundlagen der Symptomatik. In den ersten Lebensmonaten verhindert der hohe HbF-Anteil schwere Symptome, danach sind alle Lebensalter betroffen. Bei mangelhafter medizinischer Fürsorge sterben die meisten Kinder vor der Pubertät. In weiten Teilen Afrikas liegt die Lebenserwartung bei unter 30 Jahren, in den USA bei 42–48 (54) Jahren. Im „Normalzustand" sind die Patienten relativ wenig beeinträchtigt; der Hb-Wert liegt zwischen 5 und 10 g/dl und schwankt nur wenig. Die ersten Krankheitserscheinungen beginnen meist im 4. Lebensmonat. Sie nehmen in den folgenden Monaten rasch zu. Infektionen mit Pneumokokken, *H. influenzae*, Meningokokken, Salmonellen und Plasmodien sind häufig und oft schwer, weil die Milzfunktion eingeschränkt und die Opsonisierung gestört ist.

Ein **vermehrtes Sicheln der Erythrozyten** wird durch eine Verschlechterung der rheologischen Verhältnisse mit Erhöhung der intrazellulären Hb-Konzentration bei Azidose, Unterkühlung, Sauerstoffmangel und Dehydratation vor allem im Rahmen von Infektionen hervorgerufen.

Die entstehenden **Infarzierungen** können den gesamten Körper betreffen. Leitsymptom ist Schmerz.

Infektionen können darüber hinaus zu einem raschen Hb-Abfall führen (z. B. aplastische Krise bei Parvovirus-B19-Infektion).

Skelettsystem

Das Wachstum ist verzögert, Knochenveränderungen kommen vor. Die **Sichelzelldaktylitis (Hand-Fuß-Syndrom)** ist häufig die erste Manifestation im Säuglingsalter und durch eine stark schmerzhafte Schwellung der Hände und Füße gekennzeichnet, begleitet von lokalen Entzündungszeichen und Fieber. Ursächlich sind Gefäßverschlüsse der Metatarsal- und Metakarpalknochen. Gefäßverschlüsse können auch in anderen Knochen Nekrosen hervorrufen. Schwerwiegend sind Zerstörungen des Femur- und des Humeruskopfes, die bei etwa 10 % der Patienten auftreten. Nachfolgende **Osteomyelitiden** (meist *S. typhimurium,* seltener *E. coli, S. aureus*) bedingen ausgedehnte Zerstörungen, Fistelbildung, Osteosklerosierung und periostale Reaktionen. Nekrotische Markteile können durch eine **Lungenembolie** zum Tode führen.

Urogenitalsystem

Es kommt gehäuft zu **Pyelonephritiden** mit der Gefahr einer Sepsis. Typisch sind auch Papillennekrosen und Hämaturie. **Nephrotisches Syndrom** und **Nierenversagen** können im Verlauf entstehen. **Priapismus** durch Vasookklusion der Corpora cavernosa kann akut und rezidivierend auftreten und zu Impotenz führen.

Leber und Milz

Wiederholte Milzinfarkte führen schon bei Kindern zur **Autosplenektomie** mit erhöhter Infektanfälligkeit. Bei milder verlaufender Sichelzellkrankheit ist die Milz vergrößert, bei hämolytischen Krisen bis ins kleine Becken. Die Leber ist vergrößert, besonders nach hämolytischen Krisen, bei denen auch ein Ikterus sichtbar wird. Nahezu die Hälfte junger Erwachsener mit Sichelzellanämie hat **Gallensteine.**

Einen Notfall vor allem im Kleinkindalter stellt die **Sequestration** dar. Innerhalb von Stunden kann es durch Infektionen, Sauerstoffmangel, körperlichen Stress oder Kälte zu einer lebensbedrohlichen, massiven Ansammlung von Erythrozyten in verschiedenen inneren Organen kommen. Bei jüngeren Kindern ist besonders die Milz betroffen, bei älteren Kindern oder Erwachsenen infolge Autosplenektomie meist andere Organe.

Gastrointestinaltrakt

Abdominelle Krisen gehen mit dem Verschluss von Mesenterialgefäßen und reduzierter Peristaltik einher und imponieren als **akutes Abdomen.**

Zentralnervensystem und Auge

Fast 10 % der Patienten erleiden einen **Schlaganfall** – oft schon als Kleinkind – und davon zwei Drittel eine oder mehrere Wiederholungen. Häufig entwickelt sich eine vorübergehende Hemiplegie. Weitere ZNS-Komplikationen sind psychische Veränderungen, Krämpfe, Nervenlähmungen sowie vorübergehende oder bleibende Blindheit. Sehschwäche oder Blindheit können auch durch Gefäßverschlüsse der Retina entstehen (v. a. HbSC-Krankheit).

Lunge und Herz

Krisen, die die Lunge betreffen, werden als **akutes Thoraxsyndrom** bezeichnet. Dieses ist eine Haupttodesursache bei jungen Erwachsenen mit Sichelzellerkrankung und gekennzeichnet durch den röntgenologischen Nachweis neuer Lungeninfiltrate, Dyspnoe, Brustschmerzen, Fieber und Leukozytose. Wiederholtes Auftreten kann in pulmonaler Hypertonie münden. Vor allem im Erwachsenenalter tritt eine weitere lebensgefährliche und stark schmerzhafte **Sequestrationskrise** auf, die gleichzeitig Lunge, Leber und Mesenterialgefäßbereich erfassen kann (Girdle-Syndrom). Die Leber ist vergrößert, das Abdomen aufgetrieben und die Darmgeräusche vermindert.

Das Herz ist regelmäßig vergrößert. Funktionelle Herzgeräusche sind häufig. Die **Kardiomyopathie** ist die Folge der Anämie, der Gefäßverschlüsse, der pulmonalen Hypertonie und der Schädigung des Herzmuskels durch Hypoxie und Siderose.

Haut

Hautulzerationen treten an den Unterschenkeln und im Knöchelbereich auf.

Schwangerschaft

Die Fertilität der Frauen mit Sichelzellkrankheit ist normal, die der Männer vermindert. In der Schwangerschaft treten gehäuft Krisen, Pyelonephritiden und Knochennekrosen auf. Die Inzidenz von Fehl-, Früh- und Mangelgeburten ist erhöht.

Diagnostik

Die **Anämie** ist **normochrom und normozytär.** Im Blutausstrich (➤ Abb. 8.1) finden sich neben Anisozytose und Poikilozytose bereits im „Normalzustand" vereinzelt Sichelzellen. In einer Krise oder nach Zusatz reduzierender Substanzen zum Ausstrich (2 % Metabisulfit oder Dithionit; Sicheltest) ist ihre Zahl so hoch, dass die Diagnose leicht gestellt werden kann. Targetzellen kommen häufig vor, besonders bei der HbSC-Krankheit und der Sichelzell-β-Thalassämie. Die Retikulozyten- und Leukozytenzahlen (mäßige Linksverschiebung) sind stark erhöht, die Thrombozytenzahl ist leicht erhöht. Das Knochenmark zeigt verstärkte Erythropoese, bei Folsäuremangel Megaloblastose. Besonders nach akuter Hämolyse treten in der Peripherie kernhaltige Erythrozytenvorstufen auf. Die Hb-Elektrophorese zeigt 80–100 % HbS; molekularbiologische Nachweisverfahren stehen zur Verfügung.

Screening

In vielen verschiedenen Ländern, auch mit niedriger Erkrankungsprävalenz, konnte bereits ein **Neugeborenen-Screening** auf die Sichelzellkrankheit eingeführt werden (Daniel et al. 2019). Ziel ist die möglichst frühzeitige Diagnose und damit verbundene Komplikationsprävention durch Aufklärung von Patienten und Eltern und Einleitung von Primärmaßnahmen wie Penicillinprophylaxe, Milzpalpation und Impfungen. Obwohl die Sichelzellkrankheit in Deutschland als seltene Erkrankung gilt, konnte in einzelnen Pilotstudien der Nutzen eines Neugeborenen-Screenings auf Sichelzellkrankheit gezeigt werden (Lobitz et al. 2019, Lobitz et al. 2022; Internetquellen: Iqwig). Seit Oktober 2021 ist es verbindlich eingeführt worden. Jedes Neugeborene in Deutschland, das das Neugeborenen-Screening erhält, wird in diesem Rahmen auch auf die Sichelzellkrankheit getestet. Als Methoden kommen vor allem die HPLC und die Tandemmassenspektrometrie zum Einsatz (Lobitz et al. 2018). Diese Methoden weisen eine sehr hohe Spezifität und Sensitivität auf. Der Nachweis der Erkrankung wird über die Abwesenheit von HbA bei gleichzeitigem Nachweis von HbF und HbS geführt (Internetquellen: AWMF). Die Einführung eines Neugeborenen-Screenings in Ländern mit einer hohen Prävalenz der Sichelzellkrankheit (v. a. Subsahara-Afrika) ist unbedingt zu empfehlen und zum Teil schon in der Entwicklung. Die Einführung wird jedoch häufig durch diverse medizinische, politische, wirtschaftliche und kulturelle Aspekte erschwert (Osunko et al. 2022).

Therapie

Allgemein

Wesentlich sind die **Beratung und Betreuung von Patienten und Eltern in spezialisierten Zentren** (Ware et al. 2017). Einfache Maßnahmen wie z. B. Vermeidung von Unterkühlung und körperlicher Überanstrengung können Krisen verhindern. Die Infektionsprophylaxe umfasst die üblichen Impfungen der nationalen Impfprogramme sowie die gegen Pneumokokken, *H. influenzae,* Meningokokken und Influenza. Die Schutzwirkung ist in den ersten 5 Lebensjahren nicht optimal und wird durch eine Langzeitantibiotikaprophylaxe ergänzt (z. B. 2 × 125 mg Penicillin V tgl.). Eine **Folsäuresubstitution** ist unerlässlich (5 mg/Tag). In Endemiegebieten sollten neben Expositionsprophylaxe (Moskitonetz) eine dauerhafte **Malaria-Chemoprophylaxe** oder intermittierende präventive Therapie durchgeführt werden, die insbesondere bei Kindern nicht nur die Zahl der Malaria-Episoden, sondern auch Frequenz und Schwere von Sichelzellkrisen vermindern und die Hämoglobinwerte erhöhen (Oniyangi und Omari 2019).

Die **Knochenmarktransplantation** ist die einzige kausale Therapieoption, welche für die große Mehrheit der Patienten jedoch nicht verfügbar ist. Ein großes Problem besteht unter anderem in dem begrenzten Spenderpool. Gentherapeutische Ansätze sind bisher größtenteils zur funktionellen Korrektur (Gen-Addition und Gen-Editierung) in klinischen Studien vorhanden. **Hydroxyharnstoff** (Langzeittherapie mit 15–20 mg/kg KG/Tag; ggf. mehr unter Blutbildkontrolle) hat sich als Standardtherapeutikum etabliert. Es regt die Produktion von HbF an und vermindert Anzahl und Schwere der Krisen. Die Nebenwirkungen sind gering; es kann aber zu Knochenmarksuppression kommen, und eine Antikonzeption ist erforderlich. Bei erhöhter Schlaganfallgefahr kann der HbS-Anteil durch regelmäßige (Austausch-)Transfusionen reduziert werden. Dabei ist die Gefahr der Alloimmunisierung und Eisenüberladung zu beachten.

Neuere **medikamentöse Therapieoptionen** stehen durch gentherapeutische Ansätze zur Verfügung, die nicht auf die Sichelzellmutation selbst abzielen, sondern eine vermehrte Bildung von HbF bewirken sollen und damit als funktionell-korrigierend zu werten sind. Die FDA hat eine Lentivirus-basierte Gentherapie zugelassen, die EMA eine CRISPR/Cas-basierte Gentherapie (Casgevy®). Letztere hat in den Zulassungsstudien exzellente Ergebnisse erzielt und wird ab 2025 in ausgewählten Zentren auch in Deutschland eingesetzt werden können.

Akute Therapie

Der **Gefäßverschluss** durch gesichelte Zellen ist irreversibel. Es gilt, die rheologischen Verhältnisse zu verbessern und weitere Verschlüsse zu verhindern. Flüssigkeitszufuhr (ggf. parenteral), Erwärmung des betroffenen Gefäßbereichs, Ausgleich der Elektrolytverschiebungen und der Azidose werden empfohlen. Zur Schmerzbekämpfung müssen häufig Opioide gegeben werden (cave: Atemdepression, Sauerstoffminderversorgung). Eine **Austauschtransfusion** ist bei massiven Infarzierungen indiziert, u. a. bei zerebralen Verschlüssen mit größeren Ausfällen (z. B. Hemiplegie), akutem Thoraxsyndrom, ausgedehnten viszeralen Infarkten (Girdle-Syndrom) sowie ggf. vor und nach größeren Operationen. Bei einem Hb-Abfall unter 5 g/dl, bei aplastischen Krisen und Sequestrationskrisen mittlerer Schwere werden Transfusionen notwendig. Der Hb darf nicht über 10,5 g/dl angehoben werden, da sonst ein Hyperviskositätssyndrom droht.

Priapismus spricht oft auf eine konservative Therapie an (Bettruhe, Schmerzbekämpfung, parenterale Rehydratation, Wärmeapplikation, vasoaktive Substanzen wie Terbutalin oder Etilefrin). Bei schweren, dennoch anhaltenden Episoden (> 4 Stunden) besteht die Gefahr einer irreversiblen ischämischen Schädigung mit Fibrose der Corpora cavernosa und Impotenz. Dies erfordert eine rasche Intervention mit Punktion (weitlumige Kanüle) der Corpora cavernosa an der lateralen Penisbasis unter Lokal- oder Allgemeinanästhesie und Aspiration des viskösen Blutes und mehrfacher Spülung mit Adrenalin (1:1 Mio.) oder Etilefrin-haltiger physiologischer NaCl-Lösung bis zur Abschwellung.

Operation und Anästhesie

Präoperative Bluttransfusionen verbessern die Sauerstoffversorgung und verringern das Risiko einer Krise. Intraoperativ muss die Sauerstoffzufuhr erhöht sein. Prophylaktisch werden Antibiotika gegeben. Bei Unterschenkelgeschwüren, die unter konservativer Therapie (u. a.

Zinksulfatverbände) nicht abheilen, kann eine Hautverpflanzung unter Transfusionstherapie zum Erfolg führen.

Empfängnisverhütung und Schwangerschaft
Progesteronpräparate oder mechanische Antikonzeption sind vorzuziehen. Von vielen Zentren werden Bluttransfusionen während der Schwangerschaft und besonders in der Geburtsperiode empfohlen, um Krisen zu vermindern.

Hämoglobin C und Hämoglobin E

Es liegt ebenfalls ein Aminosäurenaustausch in den β-Globinketten vor. HbC findet sich häufig (> 20 %) im nördlichen Westafrika (Mali, Burkina Faso, Ghana). Heterozygote sind klinisch unauffällig. Homozygote Patienten haben eine milde **hämolytische Anämie.** Die Milz ist vergrößert. **Cholelithiasis** ist häufig. Selten kann es zu Krisen kommen. Im Blutausstrich finden sich massenhaft **Targetzellen.** HbE ist in Indien und Südostasien (bis zu 15 %) verbreitet. Auch bei HbE tritt eine milde hämolytische Anämie nur bei Homozygoten auf. Charakteristisch ist eine Hypochromasie.

8.1.4 Thalassämien

Die kodominant vererbten Thalassämien beruhen auf Störungen der Syntheserate der Hämoglobinketten. Die beiden wichtigsten Gruppen mit unterschiedlichen Krankheitsbildern sind die α- und β-Thalassämien (Taher, Weatherall und Cappellini 2018; Taher, Weatherall und Cappellini 2021).

α-Thalassämien

Genetik und Epidemiologie

Die α-Thalassämie ist die häufigste monogene Erbkrankheit. Der normale α-Globin-Genotyp ist durch ein Paar funktionell identischer α-Globin-Gene auf jedem Chromosom 16 charakterisiert (αα/αα). In der Regel durch Deletionen kommt es zum Verlust eines Gens (α^+-) oder beider Gene (α^0-Thalassämie) dieses Paars.

Die α^+-Thalassämie ist vom Mittelmeerraum bis zu den westpazifischen Inseln verbreitet, ebenso in Amerika. In Afrika erreicht sie Prävalenzen von bis zu 66 %, in Gebieten Südostasiens und Ozeaniens bis zu 80 % und mehr. Die α^+-Thalassämie unterliegt positiver Selektion durch die Malaria (s. u.). Die klinisch relevantere α^0-Thalassämie ist seltener; sie ist vom Mittelmeerraum bis nach Ostasien verbreitet, in Afrika aber praktisch nicht.

Pathogenese und Klinik

Die reduzierte Zahl von α-Globin-Genen bedingt eine **verminderte Produktion von α-Globin-Ketten.** Der relative Überschuss von γ- (Fetalperiode) und β-Globinen führt aber nicht zu deren Präzipitation in den Erythroblasten, sondern zur Bildung pathologischer, aber löslicher Hb-Tetramere, in der Fetalperiode Hb Bart's (γ_4) und postnatal HbH (β_4). Eine ineffektive Erythropoese ist nicht die Ursache der Anämie: Sowohl Hb Bart's als auch HbH sind relativ stabil. HbH kann jedoch bei gealterten Erythrozyten präzipitieren, Membranschäden und sekundär Hämolyse verursachen. Da zudem die Gesamtproduktion von Hb reduziert ist, entsteht eine hypochrome, mikrozytäre Erythrozytenpopulation. Die Sauerstoffaffinität von Hb Bart's und HbH ist so hoch, dass sie kaum eine Rolle beim Sauerstofftransport spielen. Die Nachweisbarkeit dieser Hämoglobine steigt mit zunehmender Erkrankungsschwere und ist altersabhängig, bei der milden α^+-Thalassämie ist sie jenseits der Neugeborenenperiode praktisch nicht gegeben.

Heterozygote α^+-Thalassämie (-α/αα)
Diese in Afrika sehr und in Südostasien extrem häufige Anlage verursacht keine Symptome. Spuren von Hb Bart's finden sich bei 50 % der Neugeborenen. MCH und MCV sind leicht erniedrigt, der Hb minimal oder gar nicht, die Erythrozytenzahl ist leicht erhöht.

Homozygote α^+- (-α/-α) und heterozygote α^0-Thalassämie (--/αα)
Sie tritt in Afrika und besonders in Südostasien auf und verursacht eine milde hypochrom-mikrozytäre Anämie bei wiederum erhöhter Erythrozytenzahl. Bei Neugeborenen findet sich bis zu 10 % Hb Bart's, bei Erwachsenen mit den gängigen Methoden jedoch kein HbH.

HbH-Krankheit (--/-α)
Die HbH-Krankheit entsteht, wenn ein Elternteil heterozygot für α^0-Thalassämie und das andere heterozygot für α^+-Thalassämie oder Hb Constant Spring (s. u.) ist. Sie tritt somit vorwiegend in Südostasien und seltener im Mittelmeerraum auf. Das klinische Bild ist das einer chronisch-hämolytischen Anämie variabler Ausprägung und reicht von leichter Anämie bis zu schweren Zuständen, vergleichbar der homozygoten β°-Thalassämie. Die Lebenserwartung ist entsprechend unterschiedlich. In schweren Fällen treten u. a. Hepatosplenomegalie, Gallensteine, Unterschenkelgeschwüre und Knochenveränderungen auf. Neugeborene weisen 10–40 % Hb Bart's, Erwachsene variable Anteile von HbH auf. Im Blutausstrich finden sich Mikrozytose, Hypochromasie, Targetzellen, Poikilozytose und, nach Inkubation mit Brillantkresylblau, zahlreiche Zellen mit HbH-Innenkörpern. Der Zustand verschlechtert sich durch Infektionen und oxidierende Substanzen (Arzneimittel).

Hb Bart's-Hydrops-fetalis-Syndrom (--/--)
Das Syndrom ist in Südostasien verbreitet. Bei dieser homozygoten α^0-Thalassämie findet keine α-Globin-Produktion statt. Der Fötus stirbt in utero, bei der Geburt oder in den ersten Lebensstunden. Das Hb besteht ganz vorwiegend aus Hb Bart's (γ_4); HbA und HbF werden nicht gebildet. Das klinische Bild entspricht dem der Rh-Inkompatibilität. Häufig treten Toxikose und Geburtskomplikationen auf.

Hb Constant Spring
Bei dieser α-Thalassämie werden verlängerte α-Ketten gebildet. Auch hier ist die Syntheserate verringert. Heterozygotie ist ohne Krankheitswert. Homozygote zeigen eine mittel- bis geringgradige Anämie, Splenomegalie und gelegentlich einen Subikterus. Das Blutbild ist meist unauffällig.

Diagnostik

Die **Hb-Elektrophorese** erbringt nur bei den schweren Formen Hinweise (s. o.). Zum Nachweis der milden α-Thalassämien und im Rahmen genetischer Beratung kommen molekularbiologische Verfahren zum Einsatz.

Therapie

Die α^+-Thalassämien und die heterozygoten α^0-Thalassämien sind nicht behandlungsbedürftig. Symptomatische Therapie, Bluttransfusionen, selten Splenektomie und eine Chelattherapie bei sekundärer Eisenüberladung kommen bei der HbH-Krankheit zum Einsatz. Das Hb Bart's-Hydrops-fetalis-Syndrom ist häufig Grund für einen Schwangerschaftsabbruch.

β-Thalassämien

Genetik und Epidemiologie

Die β-Thalassämien entstehen in der Regel durch Mutationen der β-Globin-Gene; mehr als 200 Varianten sind bekannt. Die Produktion der β-Ketten ist bei Homozygoten aufgehoben (β^0-) oder verringert (β^+-Thalassämie) (➤ Tab. 8.3). Die Variabilität der Krankheitsbilder gleichen Genotyps ist erheblich. Die Verbreitung der β-Thalassämie reicht vom Mittelmeerraum über Indien bis nach Südostasien. Südlich der Sahara kommt sie in Westafrika (v. a. Liberia) vor.

Pathogenese

Die α-Ketten werden in normaler Menge und damit im Überschuss gebildet. Da instabil, präzipitieren sie in den Erythroblasten des Knochenmarks, bilden Einschlusskörper, setzen Membranschäden und bedingen die Zerstörung der Erythrozytenvorstufen. Es resultiert eine ineffektive Erythropoese. Im peripheren Blut hämolysieren die Erythrozyten frühzeitig. Beteiligte Faktoren sind u. a. Membrandefekte und reduzierte Erythrozyten-Verformbarkeit. Zudem bewirkt die fehlende oder reduzierte β-Ketten-Produktion eine mangelhafte Hb-Synthese, d. h. eine **hypochrome Anämie.**

Tab. 8.3 β-Thalassämien (nach S1-Leitlinie Thalassämien, GPOH 2023)

Genotyp	Genetische Klassifizierung	Phänotyp
β/β	Normalbefund	Normal
β/β^0	Heterozygote β^0-Thalassämie	β-Thalassaemia minor
β/β^+	Heterozygote β^+-Thalassämie	Milde bis stumme β-Thalassaemia minor
β^+/β^+	Homozygote oder compound heterozygote β^+-Thalassämie	Variabel schwere β-Thalassämie, oft Thalassaemia intermedia, seltener Thalassaemia major
β^+/β^0	Compound heterozygote β^+/β^0-Thalassämien	Variabel schwere β-Thalassämie, oft Thalassaemia major, seltener Thalassaemia intermedia
β^0/β^0	Homozygote oder compound heterozygote β-Thalassämie	β-Thalassaemia major

Klinik und Diagnostik

Bei der homozygoten β^0- oder β^+-Thalassämie **(Thalassaemia major)** entwickelt sich rasch eine Anämie mit Hb-Werten von bis zu < 3 g/dl und Transfusionsbedürftigkeit bereits im 1. Lebensjahr. Der Folsäurebedarf ist stark erhöht. Die erhöhte Erythropoetinproduktion führt zu gesteigerter Erythropoese mit Ausweitung der Markräume. Die Folgen sind Knochendeformitäten (Facies thalassaemica), Frakturneigung und, röntgenologisch, das Bild eines **„Bürstenschädels"** (➤ Abb. 8.2).

Die oftmals extreme **Hepatosplenomegalie** kann zu Thrombo- und Leukozytopenie und dadurch zu Blutungen und, häufig tödlichen, Infektionen führen. Durch suffiziente **Transfusionen** (in den Tropen selten) können sich die beschriebenen Manifestationen verzögern oder ausbleiben. Gegen Ende der Kindheit kommt es dann jedoch durch die transfusionsbedingte Hämosiderose zu Leberzirrhose, Wachstumsverzögerung, Hypogonadismus, Diabetes mellitus und anderen endokrinen Störungen. Die häufigsten Ursachen für den Tod der jugendlichen Patienten sind die Hämosiderose des Myokards mit Herzversagen oder schwere Infektionen.

Der Blutausstrich zeigt eine **mikrozytär-hypochrome Anämie** mit Anisozytose, Poikilozytose, Hypochromasie, Targetzellen und basophiler Tüpfelung (➤ Abb. 8.3). In der Hb-Elektrophorese findet sich vermehrt HbF (50–90 %), im Knochenmark eine extrem gesteigerte Erythropoese.

Die heterozygoten β^0- und β^+-Thalassämien sind asymptomatisch **(Thalassaemia minor).** Die homozygote β^+/β^+-Thalassämie und Zwischenformen mit Restproduktion lassen sich als **Thalassaemia intermedia** einordnen. Das klinische Bild variiert nach Restproduktion der β-Globinketten stark. Meist steht die ineffektive Erythropoese im Vordergrund (➤ Tab. 8.3).

Therapie und Prävention

Prävention und Therapie der β-Thalassämie hängen direkt von den technischen und sozioökonomischen Bedingungen eines Landes

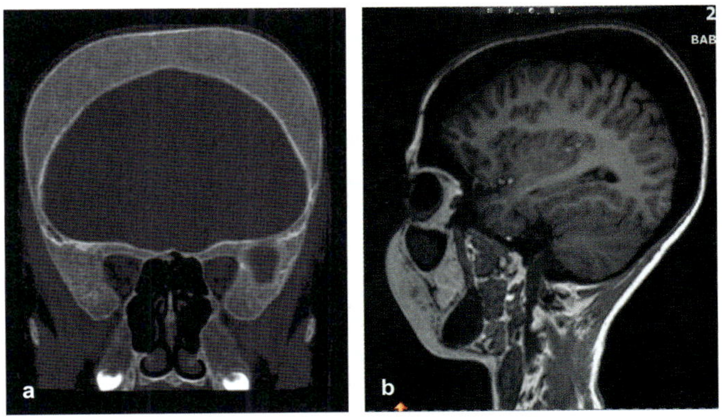

Abb. 8.2 Knochenveränderungen bei β-Thalassaemia major („Bürstenschädel"): a) CT, b) MRT [T1483]

8

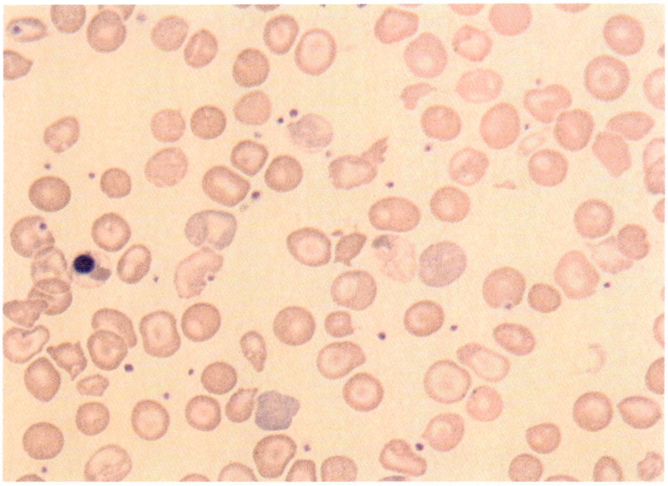

Abb. 8.3 Erythrozytenmorphologie bei β-Thalassaemia major: Anisozytose, Poikilozytose, Hypochromasie, Targetzellen, basophile Tüpfelung [T1483]

ab. Eine **genetische Beratung** heterozygoter Eltern sollte nach Feststellung der Anlage erfolgen, bzw. in der 15. oder 20. Schwangerschaftswoche der pränatale Nachweis der Thalassämie. Einzige kausale Therapie ist die **Knochenmarktransplantation.** Neue gentherapeutische Ansätze erreichen eine funktionelle Korrektur der Hämoglobinproduktion (Payen 2022).

Diese Maßnahmen übersteigen oft die Möglichkeiten eines LMIC. Daher bleibt nur die symptomatische Therapie, die jedoch meist nicht adäquat angeboten oder in Anspruch genommen wird. Im Vordergrund stehen Transfusionstherapie und **Verhinderung der Eisenüberladung durch Chelatbildner** wie das nur parenteral anwendbare Deferoxamin oder die oral wirksamen Deferipron und Deferasirox. Zusätzliche Gaben von Ascorbinsäure verstärken die Eisenausscheidung, sollten wegen der vermehrten Bildung freier Radikale bei Eisenüberladung jedoch erst nach Beginn der Chelattherapie erfolgen.

Bei **Hypersplenismus** kann eine Splenektomie durchgeführt werden. Zusätzliche Maßnahmen sind Folsäuresubstitution und stringente Prophylaxe (Impfungen) und Therapie von Infektionen insbesondere nach Splenektomie.

8.1.5 Glukose-6-phosphat-Dehydrogenase-Mangel

Das Wichtigste in Kürze

Der G6PD-Mangel gehört mit weltweit mehr als 400 Millionen Betroffenen zu den häufigsten Erbkrankheiten. Abhängig von der Schwere des Enzymdefekts sind die Patienten asymptomatisch, imponieren mit durch Medikamente, Favabohnen und Infektionen ausgelöste akute Anämien, oder es liegt eine chronisch-hämolytische Anämie vor. Neugeborenenikterus ist eine weitere Manifestation (Cappellini und Fiorelli 2008).

Genetik und Epidemiologie

Die G6PD ist x-chromosomal codiert. Daraus ergeben sich bei Männern 2 **hemi**zygote Genotypen mit normaler bzw. reduzierter Aktivität und bei Frauen 2 **homo**zygote (normal bzw. Enzymmangel) und ein heterozygoter Genotyp (intermediäre Aktivität). Infolge der zufälligen Inaktivierung eines X-Chromosoms haben heterozygote Frauen 2 Erythrozytenpopulationen, eine mit und die andere ohne Enzymdefekt.

Von den mehr als 300 G6PD-Varianten ist G6PD Typ B (normale Aktivität) auf allen Kontinenten die häufigste. G6PD Typ A, mit leicht verminderter Aktivität, aber ohne Krankheitswert, ist in Afrika verbreitet. Die häufigste Defizienzvariante ist G6PD A^- (geringer Enzymmangel) mit Prävalenzen von 25 % und mehr im tropischen Afrika. Auch bei Afroamerikanern, in Südeuropa und im Mittleren Osten tritt sie auf. Die häufigste Variante mit schwerem Enzymdefekt (G6PD Mediterranean) kommt im Mittelmeerraum, im Nahen und Mittleren Osten bis nach Pakistan und Indien vor. Weitere Enzymmangelvarianten sind in Südostasien verbreitet.

Pathogenese

Bei G6PD-Mangel wird im Erythrozyten weniger NADPH gebildet und sekundär weniger reduziertes Glutathion. Die Zelle wird anfälliger gegenüber „oxidativem Stress". Dieser wird durch Peroxide vermittelt (Infektionen, Medikamente), die zur Oxidation von Hb, Enzymen und Membranbestandteilen führen. Die irreversible Denaturierung des Hb zeigt sich an den typischen **Heinz-Innenkörpern.** Die oxidative Schädigung sowie die folgende intra- und extravaskuläre Hämolyse betreffen primär gealterte Erythrozyten, da jüngere noch ausreichende Enzymaktivität aufweisen.

Für die klinische Arbeit lassen sich 2 Formen des G6PD-Mangels voneinander abgrenzen: der seltene, schwerer Enzymdefekt (Aktivität meist < 1 %), der mit **chronischer Hämolyse** einhergeht, sowie eine zweite große Gruppe, bei der oxidativer Stress eine **akute Hämolyse** auslöst. Unter Normalbedingungen zeigen die Träger dieser Enzymvarianten keine Krankheitserscheinungen.

Klinik

Akute hämolytische Anämie

Akute hämolytische Krisen werden bei homo- und hemizygoten Patienten, seltener bei heterozygoten Genträgerinnen beobachtet. Viele Medikamente können dies verursachen. Als Auslöser gelten u. a. Primaquin, Tafenoquin, Sulfamethoxazol und andere Sulfonamide, Fluorchinolone wie Ciprofloxacin, Glibenclamid, Dapson, Nitrofurantoin, Nalixidinsäure, Cotrimoxazol und Naphthalin. Möglicherweise assoziiert sind u. a. Chloroquin, ASS und Chloramphenicol. Hämolyse ist jedoch nicht so häufig, wie zu erwarten wäre. Möglicherweise spielen Schwellendosen und zusätzliche Serum- und Erythrozytenfaktoren eine Rolle. Auch bei Genuss von Favabohnen und mediterranem G6PD-Mangel tritt nicht immer eine Hämolyse auf. Sie ist bei Kindern häufiger als bei Erwachsenen.

Die Hämolyse kann bereits nach wenigen Stunden einsetzen. Häufiger ist sie jedoch nach 1 bis 3 Tagen und oft so massiv, dass eine **Hämoglobinurie** und, seltener, ein Schockzustand auftritt.

Hämolysen können sich auch bei einer Reihe von Infektionen entwickeln. Wahrscheinlich kombiniert sich dabei der oxidative Stress der Infektion mit dem der Therapie.

Chronische hämolytische Anämie
G6PD-Varianten mit chronischer Hämolyse sind selten. Auch beim mediterranen G6PD-Mangel **(Favismus)** ist normalerweise keine chronische Hämolyse zu beobachten. Einzelne Patienten zeigen aus ungeklärten Gründen eine geringgradige Hämolyse. Meist wird die Krankheit bereits bei Neugeborenen, aber spätestens im Kindesalter während Infektionen oder nach Medikamenteneinnahme entdeckt. Nur selten ist die Anämie ausgeprägt. Die Milz ist vergrößert, und es findet sich eine Retikulozytose.

Neugeborenenikterus
Hyperbilirubinämie bei Neugeborenen in den Tropen ist sehr häufig mit einem G6PD-Mangel assoziiert. Die Hämolyse ist nicht sehr stark ausgeprägt, sodass ein Zusammenspiel von hepatischen – verringerte G6PD- und Glucuronyltransferase-Aktivität – und erythrozytären Faktoren angenommen wird.

Diagnostik und Differenzialdiagnostik

Die meisten Träger eines G6PD-Mangels sind im Normalzustand beschwerdefrei; Erythrozytenparameter und Blutausstrich sind unauffällig. Zeichen einer chronisch-hämolytischen Anämie finden sich nur selten. Bei akuter Hämolyse können Hämoglobinurie, Niereninsuffizienz und Kreislaufversagen auftreten. Die Retikulozytenzahl steigt kompensatorisch an. Im Blutausstrich fallen Erythrozyten mit Verdichtung und Ablösung des Hb von der Zellmembran auf. Die Enzymaktivität während der Hämolyse ist wenig aufschlussreich, da die irreführend hohe Aktivität der übrig gebliebenen jungen Zellen gemessen wird. Auch qualitative Nachweisverfahren sind nur im Normalzustand aussagekräftig. Definitive Methoden (Enzymelektrophorese, PCR u. a.) bleiben Speziallaboren vorbehalten.

Differenzialdiagnostisch ist von Bedeutung, dass Hämoglobinurie und akutes Nierenversagen auch bei Schwarzwasserfieber (➤ Kap. 8.1.2) beobachtet werden.

Therapie

Eine kausale Therapie besteht nicht. Setzt die Hämolyse ein, kann der Prozess nicht aufgehalten werden. Wichtig ist die Vermeidung von auslösenden Medikamenten, v. a. bei Infektionen. Bluttransfusionen werden beim G6PD-A⁻-Patienten selten, jedoch beim mediterranen G6PD-Mangel häufig notwendig. Bei Neugeborenen mit schwerer Hyperbilirubinämie werden neben Phototherapie oft Austauschtransfusionen erforderlich.

8.1.6 Malariahypothese

Ende der 1940er Jahre formulierte J. Haldane die Malariahypothese, wonach genetische, insbesondere erythrozytäre Varianten in Malariagebieten polymorphe Genfrequenzen erreichen, weil sie ihren Trägern einen relativen Schutz gegenüber der Malaria und damit einen Überlebensvorteil sowie eine höhere Fortpflanzungschance vermitteln. Bekannte Vertreter solcher protektiven Polymorphismen sind die Sichelzellanlage (HbAS), HbAC, α^+-Thalassämie und G6PD-Mangel. Die Thematik wird ausführlich im Kapitel über die Malaria (➤ Kap. 5.2) behandelt.

LITERATUR

Beutler E, West C. Hematologic differences between African-Americans and whites: the roles of iron deficiency and alpha-thalassemia on hemoglobin levels and mean corpuscular volume. Blood 2005; 106: 740–5.

Cappellini MD, Fiorelli G. Glucose-6-phosphate dehydrogenase deficiency. Lancet 2008; 371: 64–74.

Daniel Y, Elion J, Allaf B et al. Newborn Screening for Sickle Cell Disease in Europe. Int J Neonatal Screen. 2019; 5(1): 15.

Ekvall H. Malaria and anemia. Curr Opin Hematol 2003; 10: 108–16.

Gesellschaft für Pädiatrische Onkologie und Hämatologie (GOPH). S1-Leitlinie Thalassämien. Aktualisierung 01/2023. https://register.awmf.org/assets/guidelines/025-017l_S1_Thalassaemien_2023-02_1.pdf.

Killip S, Bennett JM, Chambers MD. Iron deficiency anemia. Am Fam Physician 2007; 75: 671–8.

Lobitz S, Frömmel C, Brose A et al. Simultaneous newborn screening for sickle cell disease, biotinidase deficiency, and hereditary tyrosinemia type 1 with an optimized tandem mass spectrometry protocol. Ann Hematol. 2022; 101(8): 1859–1860.

Lobitz S, Klein J, Brose A, Blankenstein O, Frömmel C. Newborn screening by tandem mass spectrometry confirms the high prevalence of sickle cell disease among German newborns. Ann Hematol. 2019; 98(1): 47–53.

Menendez C, Fleming AF, Alonso PL. Malaria-related anaemia. Parasitol Today 2000; 16: 469–76.

Oniyangi O, Omari AA. Malaria chemoprophylaxis in sickle cell disease. Cochrane Database Syst Rev 2019 Nov 4; 2019(11). doi: 10.1002/14651858.CD003489.pub2.

Osunkwo I, James J, El-Rassi F et al. Burden of disease, treatment utilization, and the impact on education and employment in patients with sickle cell disease: A comparative analysis of high- and low- to middle-income countries for the international Sickle Cell World Assessment Survey. Am J Hematol. 2022; 97(8): 1055–1064.

Pasricha SR, Tye-Din J, Muckenthaler MU, Swinkels DW. Iron deficiency. Lancet 2021; 397: 233–248.

Payen E. Efficacy and Safety of Gene Therapy for β-Thalassemia. N Engl J Med 2022; 386: 488–490.

Taher AT, Musallam KM, Cappellini MD. β-Thalassemias. N Engl J Med 2021; 384: 727–743.

Taher AT, Weatherall DJ, Cappellini MD. Thalassaemia. Lancet 2018; 391: 155–167.

Ware RE, de Montalembert M, Tshilolo L, Abboud MR. Sickle cell disease. Lancet 2017; 390: 311–323.

Weatherall DJ, Provan AB. Red cells I: inherited anaemias. Lancet 2000; 355: 1169–75.

WHO. Anaemia in women and children (Global Health Observatory). 2021. www.who.int/data/gho/data/themes/topics/anaemia_in_women_and_children.

WHO. Iron deficiency anaemia: assessment, prevention and control. A guide for programme managers. 2001 (Document WHO/NHD/01.3). https://cdn.who.int/media/docs/default-source/2021-dha-docs/ida_assessment_prevention_control.pdf?sfvrsn=fb8c459c_1&download=true.

INTERNETQUELLEN

AWMF (S2k-Leitlinie Sichelzellkrankheit): https://register.awmf.org/de/leitlinien/detail/025-016.

IQWiG (Screening auf Sichelzellkrankheit bei Neugeborenen): www.iqwig.de/download/s18-01_screening-auf-sichelzellkrankheit-bei-neugeborenen_abschlussbericht_v1-0.pdf.

8.2 Familiäres Mittelmeerfieber

Christian Timmann, Tilmann Kallinich

Das Wichtigste in Kürze

Familiäres Mittelmeerfieber (FMF) ist eine autoinflammatorische Erbkrankheit, die durch **Mutationen im „Mediterranean Fever"-Gen (MEFV)** verursacht wird. Klinisch charakterisiert ist es durch unregelmäßig rekurrierende, sich selbst limitierende, kurze Fieberschübe mit Zeichen von Serositis, Oligoarthritis, begleitenden Exanthemen und unbehandelt durch Ausbildung einer Amyloidose.

8.2.1 Epidemiologie

Bei Menschen mit Ursprung aus Populationen der Türkei, Armenien und Israel wurden hohe Frequenzen von krankheitserzeugenden MEFV-Mutationen gefunden. So wurde ein Verhältnis von Mutationsträgern zu Nichtbetroffenen von 1:5 bis 1:16 bei sephardischen Juden, 1:7 bei Armeniern und 1:10 bis 1:5 bei Türken beschrieben. Auch in der arabischen und georgischen Bevölkerung sind die Mutationen relativ häufig. Bei Italienern und Spaniern kommen sie gelegentlich vor, bei Nordeuropäern und Japanern sehr selten. Neben der Migration von betroffenen Populationen in vergangenen Jahrhunderten haben vermutlich auch die Diaspora der Juden und die historische Seidenstraße zu einer Verbreitung der Mutationen beigetragen. Initial wurde ein rezessiver Erbgang mit inkompletter Penetranz vorgeschlagen; d. h., nicht alle Träger der homozygoten (2 gleiche Mutationen) oder kombiniert (compound) heterozygoten (2 Allele mit unterschiedlichen Mutationen) Anlage erkranken. Darüber hinaus lässt sich bei bis zu 30 % der erkrankten Personen nur eine Mutation nachweisen. Auch gibt es Berichte über dominante Erbgänge. Zudem weisen Studien auf weitere, unbekannte Dispositionsgene hin. Zwillingsstudien legen nahe, dass der „Phänotyp" FMF im Verhältnis 6:1, 5:1 vom MEVF-Genotyp, vom genetischen Hintergrund anderer Gene und von Umweltfaktoren bestimmt wird. Neuere Betrachtungen zum Erbgang favorisieren daher ein oligogenes oder polygenes Modell der Vererbung.

8.2.2 Ätiologie

Ein Dispositionsgen wurde 1997 identifiziert und MEFV genannt. Inzwischen wurden ca. 400 Sequenzvarianten beschrieben, von denen 5 Mutationen sicher und 23 wahrscheinlich mit FMF assoziiert sind (Touitou et al. 2004). Die Vielzahl an häufigen Mutationen spricht dafür, dass ihre Persistenz durch Selektion begünstigt wurde, möglicherweise verleihen sie in heterozygoter Form einen gewissen Schutz vor einer bislang nicht sicher identifizierten Infektionskrankheit – so zeigten erste Ex-vivo-Analysen eine stärkere Immunantwort gegen *Yersinia pestis.* Es handelt sich überwiegend um **Missense-Mutationen,** die im Protein zum Austausch eines Aminosäurerests führen. Bei homozygotem oder compound heterozygotem Vorliegen der häufigen Mutationen M694V, M694I, M680I und V726A wurde über hohe Penetranz, schwere Krankheitsverläufe und ein hohes Risiko für Amyloidose berichtet. Für viele Mutationen ist es unklar oder umstritten, ob sie zur Entstehung der Krankheit beitragen, wie beispielsweise für E148Q; vermutlich haben sie eine geringe Penetranz, d. h., nicht alle Betroffenen erkranken. Solche Varianten werden als **Varianten unbestimmter Signifikanz (VUS)** klassifiziert. Weiterhin gibt es auch Missens-Mutationen wie R202Q ohne jeglichen Krankheitswert. Ein bekanntes weiteres Gen, dessen Varianten einen modifizierenden Einfluss auf die Schwere von FMF haben, ist das Interleukin-1-beta-Gen (IL-1β). Darüber hinaus geht Genotyp 1α/α des Serum-Amyloid-A-Proteins (SAA) mit einem deutlich erhöhten Risiko einer Nierenamyloidose einher.

8.2.3 Pathogenese

Das Protein Pyrin, das MEFV kodiert, wird überwiegend in Zellen mit Funktion im angeborenen Immunsystem exprimiert. Dazu zählen Granulozyten, Monozyten, dendritische Zellen, aber auch Serosa- und synoviale Fibroblasten – also Zelltypen, die an den Manifestationsorten von FMF vorkommen. Pyrin fungiert als Regulationsmolekül in einem makromolekularen Entzündungskomplex. Dieses **Pyrin-Inflammasom** ist ein intrazellulärer Sensor für Fremdkörper/Pathogene, der einerseits die Sekretion von proinflammatorischen Zytokinen (insbesondere IL-1β und IL-18) propagiert, andererseits an der Aktivierung eines inflammatorischen Zelltods beteiligt ist. Im Einklang mit den Vorstellungen zur Pathogenese sind Berichte, dass die basalen SAA- und C-reaktives Protein (CRP-)Serumkonzentrationen bei Patienten im Intervall und z. T. bei asymptomatischen heterozygoten MEFV-Mutationsträgern erhöht sein können und dass FMF das Risiko für einige andere inflammatorische Erkrankungen verstärkt.

8.2.4 Klinik

FMF ist durch kurze, bis zu 3-tägige Episoden von **Inflammation mit Fieber,** begleitender Polyserositis, Arthritis und einem erysipelähnlichen Exanthem charakterisiert. Es tritt in 80–90 % der Fälle vor dem 20. Lebensjahr auf. Die Fieberschübe entwickeln sich unregelmäßig, meist spontan, gelegentlich auch ausgelöst durch Infektionen, Stress, Menstruation oder körperliche Belastung. Sie dauern in der Regel weniger als 24 Stunden und werden meist von schmerzhaften Symptomen einer **Serositis** begleitet, die sich als Peritonitis wie ein akutes Abdomen (> 90 % der Fälle), als einseitige Pleuritis (< 50 %) und/oder als asymmetrische Monoarthritis der großen Gelenke (45–75 %) manifestiert. Seltener treten eine Sakroiliitis, Polyarthritiden kleiner Gelenke, eine Perikarditis, Myalgien, eine Beteiligung des Skrotums oder erysipelähnliche Hauteffloreszenzen auf, die meist an Unterschenkeln oder Fußrücken lokalisiert sind. Bei manchen Patienten und insbesondere im Kleinkindalter treten die Serositisepisoden ohne Fieber auf. Oft lässt sich auch im Intervall sonografisch eine leichte Vergrößerung von Leber und Milz darstellen.

Die **Amyloidose** betrifft initial in der Regel die Nieren und kann unbehandelt über ein nephrotisches Syndrom zur Urämie führen. Das Risiko beträgt bei unbehandelten Patienten bis zu 60 % innerhalb von 40 Lebensjahren. Eine terminale Niereninsuffizienz wurde nach jahrzehntelangem Verlauf, aber auch schon bei Kleinkindern beschrieben. Amyloidablagerungen mit entsprechenden Funktionsstörungen werden auch kardial, gastrointestinal, in endokrinen Drüsen, Milz, Ovar oder Hoden gefunden. Es wurde auch von einem klinischen Phänotyp II berichtet, bei dem sich eine Amyloidose ohne weitere Krankheitszeichen entwickelt.

8.2.5 Differenzialdiagnose

Bei Vorliegen einer typischen Klinik und Herkunft aus Ländern mit einer hohen Prävalenz des FMF lässt sich die klinische Diagnose eines FMF meist treffsicher stellen und durch eine molekulargenetische Diagnostik bestätigen. Insbesondere bei heterozygotem MEFV-Trägerstatus kann die Abgrenzung zum periodischen Fieber, aphthöser Stomatitis, Pharyngitis, zervikalem Adenitis-Syndrom (PFAPA) im Kindesalter schwierig sein. Bei untypischer Klinik, bei Herkunft aus Ländern mit einer geringen Prävalenz des FMF und bei uneindeutiger molekulargenetischer Diagnostik kann es indiziert sein, andere, sehr seltene monogene autoinflammatorische Syndrome wie beispielsweise das Mevalonat-Kinase-(MVK-)Defizienz/Hyper-IgD-Syndrom (HIDS), das TNF-Rezeptor-assoziierte periodische Syndrom (TRAPS), die Cryopyrin-assozierten periodischen Syndrome (CAPS) und das Yao-Syndrom (YAOS) abzugrenzen. Es ist zu betonen, dass beim akuten Schub eines FMF immer auch andere Differenzialdiagnosen wie z. B. eine Appendizitis, eine Pleuropneumonie, eine bakterielle Epididymitis oder ein Erysipel mit bedacht werden müssen. Ebenso sollten bei V. a. Nierenamyloidose andere Ursachen einer Proteinurie bzw. eines Nierenversagens abgegrenzt werden.

8.2.6 Diagnostik

Die Diagnose FMF kann bei Patienten mit entsprechenden Symptomen, Familienanamnese und ethnischer Zugehörigkeit klinisch gestellt werden. Es wurden Kataloge mit klinischen Diagnosekriterien aufgestellt, deren prädiktiver Wert allerdings dadurch eingeschränkt ist, dass diese für Populationen mit hoher FMF-Prävalenz entwickelt wurden. Die Auswertung eines internationalen Registers erbrachte **hochsensitive und -spezifische Klassifikationskriterien.** Auch wenn diese nicht für die Diagnosestellung entwickelt wurden, illustrieren sie gut die typische klinische Präsentation in Verbindung mit den zugrunde liegenden Genotypen (➤ Tab. 8.4).

Im Krankheitsschub finden sich unspezifische Entzündungszeichen wie Leukozytose mit Neutrophilie und Linksverschiebung, Erhöhung der Akute-Phase-Proteine wie des CRP und des SAA, die aber differenzialdiagnostisch nicht wegweisend sind. Der **molekulargenetischen Diagnostik** mit Sanger-Sequenzierung oder Einzelgen-NGS kommt ein hoher Stellenwert zu. Sie kann insbesondere bei Kindern und bei Patienten mit atypischer oder unvollständiger Symptomatik die Verdachtsdiagnose bestätigen.

Tab. 8.4 Klassifikation des familiären Mittelmeerfiebers (adaptiert nach Gattorno et al. 2019)

Klassifikationskriterien des FMF bei Vorliegen eines genetischen Befunds	Klassifikationskriterien des FMF ohne Vorliegen eines genetischen Befunds
Vorliegen eines bestätigenden Genotyps* und mind. eines der folgenden Kriterien: • Attackendauer 1–3 Tage • Arthritis • Brustschmerzen • Abdominelle Schmerzen Oder Vorliegen eines nicht bestätigenden Genotyps** und mind. 2 der folgenden Kriterien: • Attackendauer 1–3 Tage • Arthritis • Brustschmerzen • Abdominelle Schmerzen	Mind. 6 der 9 klinischen Kriterien zutreffend: • Aus dem östlichen Mittelmeerraum stammend • Attackendauer 1–3 Tage • Arthritis • Brustschmerzen • Abdominelle Schmerzen Und nicht vorliegend: • Aphthöse Stomatitis • Urtikarielles Exanthem • Makulopapulöses Exanthem • Schmerzhafte Lymphknoten
(Sensitivität 94 %, Spezifität 95 %)	(Sensitivität 91 %, Spezifität 92 %)

* Genotyp homozygot oder kombiniert heterozygot mit den gesichert pathogenen M694V-, M694I-, M680I- oder V726A-Mutationen entsprechend einem autosomal rezessiven Modell der Vererbung.
** Genotyp kombiniert heterozygot aus einer pathogenen und einer VUS oder zwei VUS oder nur einer pathogenen Mutation.

Es muss berücksichtigt werden, dass erstens die Krankheitsassoziation für viele seltene VUS noch unbekannt ist, dass zweitens die zu vermutende genetische Heterogenität bei FMF in einem Teil der Fälle eine genetische Diagnose noch nicht erlaubt und dass es drittens wegen inkompletter Penetranz auch Personen mit typischen FMF-Mutationen, aber ohne Krankheitszeichen gibt (Phänotyp III).

Bei dringendem klinischem Verdacht und in Anbetracht der relativ guten Wirksamkeit und Verträglichkeit von Colchizin kann auch eine mehrmonatige diagnostische, probatorische Therapie erwogen werden. Für die Diagnose ist deren Sensitivität hoch (90 %) bei sehr geringer Spezifität (15 %). Ein nephrotisches Syndrom mit Proteinurie von mehr als 0,5 g/Tag oder ein Anstieg renaler Retentionswerte spricht für eine schwere Nierenfunktionsstörung, verursacht durch eine fortgeschrittene Amyloidose. Im Frühstadium einer Nierenamyloidose ist oft nur eine Mikroalbuminurie von mehr als 20 mg/l auffällig. Die Diagnose kann durch Biopsie bestätigt werden.

8.2.7 Therapie

Colchizin lebenslang, täglich prophylaktisch eingenommen, ist das Medikament der Wahl. Seine Wirksamkeit und Sicherheit wurden in 4 randomisierten unabhängigen Studien belegt. Die empfohlene Dosis liegt bei 1–1,5 mg, bei Kindern je nach Körpergewicht 0,5–1,5 mg, und kann bei nicht ausreichender Wirksamkeit, je nach Verträglichkeit und Beobachtungzeit über 3 bis 6 Monate bis max. 3 mg (Erwachsenenalter) bzw. 2 mg (Kindes- und Jugendalter) gesteigert werden. Bei seltenen Unverträglichkeitszeichen wie Diarrhö, oder sehr seltenen Unverträglichkeitszeichen wie Transaminasenerhöhung, Leukopenie,

Myo-Neuropathie oder Exanthemen kann die Dosis temporär angepasst werden. Da die Colchizintherapie eine latente Laktoseintoleranz demaskiert, kann eine milchproduktfreie Diät die gastrointestinalen Beschwerden oft bessern. Da bei Behandelten keine statistisch signifikante Zunahme von teratogenen Schäden beobachtet wurde, soll bei Frauen und Männern im Fall von Kinderwunsch, bei Frauen in der Gravidität und während der Laktation die Therapie fortgesetzt werden. Komplette oder partielle Remissionen der Anfälle werden bei 65 % bzw. 30 % der Patienten erreicht, nur 5 % sprechen nicht an. Inwieweit mangelnde Therapieerfolge durch unregelmäßige Medikamenteneinnahme bedingt sind, ist ungeklärt, allerdings kann bereits das Auslassen von 1–2 Tagesdosen eine Episode provozieren. Auch bei partiellem Ansprechen wird ein guter Schutz vor Amyloidose erreicht.

Da ein Therapiebeginn während eines Anfalls diesen nur abschwächen und abkürzen kann, sollten ggf. **nichtsteroidale Antiphlogistika** wie Diclofenac eingesetzt und auf eine ausreichende Flüssigkeitszufuhr geachtet werden. Unter Colchizintherapie kann sich eine beginnende Proteinurie wieder bessern, die eingetretene Amyloidose bleibt aber unbeeinflusst. Da die Elimination des Colchizins sowohl renal als auch hepatisch (P-Glycoprotein-Transporter, CYP3A4) verläuft, sollten Organfunktionen und Interaktionen (wie mit Makroliden, Ketoconazol, Cyclosporin, Statinen, HIV-Proteaseinhibitoren, Grapefruit) berücksichtigt werden. Eine Erhöhung der Creatininkinase kann laborchemisch das erste Zeichen einer Intoxikation sein und sollte daher bei Colchizin-therapierten Patienten regelmäßig mitbestimmt werden.

! CAVE

Da die letale Dosis des Colchizins relativ niedrig ist (0,5 mg/kg KG) und neben der primären Giftelimination keine spezifische Detoxikationstherapie zur Verfügung steht, sollten Patienten und gegebenenfalls deren Eltern auf die Notwendigkeit des sorgfältigen Umgangs mit dem Medikament hingewiesen werden.

In Fällen einer unzureichenden Wirkung des Colchizins sind die beiden IL-1β-blockierenden Substanzen **Canakinumab** und **Anakinra** indiziert. Vor deren Einsatz ist es empfohlen, die Compliance des Patienten hinsichtlich der regelmäßigen Colchizineinnahme ausreichend zu überprüfen. Bisher ist es empfohlen, während einer IL-1β-Therapie die Colchizingaben fortzusetzen. Die Prognose der Patienten wird im Wesentlichen vom Auftreten der Amyloidose bestimmt. Bezüglich vieler weiterer Komplikationen und deren Behandlung wird auf die Fachliteratur verwiesen.

LITERATUR

Gattorno M, Hofer M, Federici S et al. Classification criteria for autoinflammatory recurrent fevers. Ann Rheum Dis 2019; 78(8): 1025–1032.

Touitou I, Lesage S, McDermott M et al. Infevers: an evolving mutation database for auto-inflammatory syndromes. Hum Mutat 2004; 24(3): 194–198.

Tufan A, Lachmann HJ. Familial Mediterranean fever, from pathogenesis to treatment: a contemporary review. Turk J Med Sci 2020; 50(SI-2): 1591–1610.

INTERNETQUELLEN

Infevers: https://infevers.umai-montpellier.fr.

OMIM (Online Catalog of Human Genes and Genetic Disorders): www.omim.org/entry/608107.

Orphanet (Rare Diseases): www.orpha.net.

8.3 Ernährungsstörungen

Michael-Bernhardt Krawinkel

8.3.1 Einleitung

Auch im 21. Jahrhundert haben über 800 Millionen Menschen weltweit nicht durchgängig ausreichend Zugang zu Nahrung. Sie leiden unter zeitweiser oder permanenter Nahrungsunsicherheit mit mehr oder weniger weitreichenden Folgen. Nahrung ist aber nicht die einzige Voraussetzung für Ernährungssicherheit (➤ Abb. 8.4). Kinder und Menschen im höheren Alter, Kranke und Menschen mit Behinderung brauchen Unterstützung, um in ausreichendem Umfang Nahrung aufnehmen zu können. Voraussetzung dafür ist eine **Fürsorgekapazität** in der Familie und in der Gemeinde. Unter Armutsbedingungen herrscht in der Regel nicht nur ein Mangel an Nahrungsmitteln, sondern auch ein Mangel an Fürsorge, weil alle Haushaltsmitglieder zum Einkommenserwerb oder zur Feldarbeit beitragen müssen. Durch Krankheit wird die Ernährungssicherheit ebenfalls gefährdet: Der Energie- und Nährstoffbedarf der erkrankten Menschen steigt, und sie fallen als Arbeitskräfte und Fürsorgende aus. Krankheitsbilder, die die arbeitsfähigen Menschen betreffen, wirken sich auf die Arbeits- und Produktivkraft massiv aus. Die Erfahrungen mit Tuberkulose und AIDS haben gezeigt, wie der Ernährungszustand unmittelbar durch Krankheit beeinträchtigt wird. So behindern Durchfallerkrankungen die Nährstoffaufnahme und -verwertung, Atemnot bei einem schweren Atemwegsinfekt macht die Nahrungsaufnahme unmöglich, Pertussis ist mit so häufigem Erbrechen assoziiert, dass die Familien mit dem Füttern nicht Schritt halten können, und anderes mehr.

Nicht als Ernährungsstörungen werden hier die ernährungsassoziierten Infektionen behandelt, obwohl sie insbesondere für die Entstehung von Diarrhöen größte Bedeutung haben. Implementierung von Maßnahmen der Nahrungsmittelhygiene ist eine der fortbestehenden Herausforderungen für die globale Ernährungssicherung.

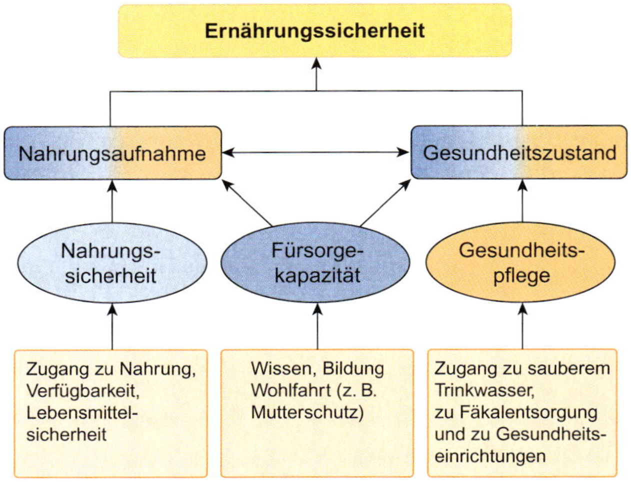

Abb. 8.4 Bedingungsgefüge der Ernährungssicherheit (mod. nach UNICEF 1998) [P1565, L143]

8.3.2 Globale Unterernährung

Der Begriff „globale Unterernährung" ersetzt die frühere Bezeichnung „Protein-Energie-Malnutrition", weil inzwischen klar geworden ist, dass nicht nur Eiweiß, sondern viele weitere Nährstoffe von Bedeutung sind. Als globale Unterernährung wird ein Zustand bezeichnet, in dem dem menschlichen Organismus Nährstoffe und Nahrungsenergie fehlen.

Bei der Feststellung von Mangelernährung in Populationen von Flüchtlingen oder Kindern spielt die **Anthropometrie** die Hauptrolle. Das Körpergewicht wird sowohl in Bezug auf das Alter als auch auf die Körperlänge beurteilt, dabei gibt der Bezug auf die Körperlänge Information über akute Veränderungen. Wachstumsverzögerung resultiert aus einer über längere Zeit bestehenden Mangelsituation. Im Kleinkindalter (zwischen 1 und 4 Jahren) kann auch der mittlere Oberarmumfang als Indikator für das Gedeihen der Kinder herangezogen werden. Dieses Maß wird auch bei Schwangeren verwendet, deren Körpergewicht durch Plazenta, Fötus, Amnionflüssigkeit und Ödemneigung als Ernährungsindikator verfälscht wird. Die WHO hat in einer multizentrischen Studie globale Referenzwerte für die Beurteilung von Länge und Gewicht im Kindesalter erarbeiten lassen, die weltweit angewendet werden. Sie beziehen sich auf Kinder, die nach WHO-Empfehlungen gestillt und bedarfsgerecht ernährt werden.

DEFINITION

Die anthropometrische Definition der Mangelernährung bezieht sich auf Gewicht und/oder Länge unterhalb von 2 Standardabweichungen des Messwerts vom alters- und geschlechtsbezogenen Referenzmedian. Schwere Mangelernährung ist als ein Wert unterhalb von 3 Standardabweichungen vom Median definiert.

Neben die anthropometrische Beurteilung des Ernährungszustands muss die körperliche Untersuchung mit Beurteilung der klinischen Symptome der Mangelernährung sowie ihrer vielfältigen gesundheitlichen Folgen treten.

In der klinischen Beurteilung der schweren Mangelernährung wird von den klinischen Bildern Marasmus und Kwashiorkor ausgegangen.

Marasmus

Marasmus ist gekennzeichnet durch **Auszehrung und wenig Unterhautfettgewebe.** Das reduzierte Fettgewebe ist nicht nur als Mangel an Energiereserven zu deuten; es fehlt auch als Wasserspeicher (hydratisiertes Fettgewebe) und als Wärmedämmung. Daher sind die Betroffenen extrem gefährdet durch Dehydratation und Auskühlung. Durch den Mangel an strukturellen Fettgewebsstrukturen kommt es nicht nur zur Dreiecksform des Gesichts und zum tieferen Einsinken des Augapfels in die Orbita, sondern auch zum Analprolaps, bei dem sich der Enddarm im Rahmen der Defäkation ausstülpt. Bei Wiederaufbau des perianalen Fettkörpers im kleinen Becken verschwindet dieser Befund. Der Schwund an Muskulatur und die Muskelhypotonie manifestieren sich in den verschmächtigten Extremitäten, und die Gelenke wirken aufgetrieben, obwohl sie nicht geschwollen sind. Das vorgewölbte Abdomen schwer mangelernährter Kinder kann durch hohe Wurmlast, Meteorismus, Hepatosplenomegalie, Aszites oder durch die Muskelhypotonie der Bauchdecken verursacht sein. Die Betroffenen sind wach und reagieren adäquat mit Hungeräußerung.

Kwashiorkor

Die Manifestation der schweren Mangelernährung als Kwashiorkor wurde erstmals 1935 von der englischen Ärztin Cicely Williams in Westafrika beschrieben. Sie unterschied das Krankheitsbild insbesondere von der Pellagra, stellte aber auch einige Übereinstimmungen fest. Kardinalsymptom neben der schweren Auszehrung sind die **Ödeme** und der **Aszites.** Über die Pathogenese gibt es bis heute Unsicherheiten. Die frühere Annahme, die Ödeme bei Kwashiorkor seien durch Eiweißmangel bedingt, ist nicht aufrechtzuerhalten; ausgeprägte Anämie und eine Peroxidation von Membranlipiden im Rahmen von stark erhöhtem oxidativem Stress sind für die Extravasation von Ödem- und Aszitesflüssigkeit verantwortlich. Generell sind eher Kinder im 2. und 3. Lebensjahr betroffen als Säuglinge oder ältere Patienten.

Weitere Symptome bei Kwashiorkor sind **Haut- und Haarveränderungen**: Das Haar ist depigmentiert oder rötlich, mehr oder weniger entkräuselt und schütter; die Haut zeigt Hypo- und Hyperpigmentierung sowie Abschilferungen und sekundäre Ulzerationen. Auffällig ist weiterhin eine cushingoide Facies – in der älteren Literatur als „moon face" beschrieben –, die aus einem endogenen Kortisolexzess resultiert. Die Kinder sind weinerlich oder hochgradig apathisch und nicht an Nahrungsaufnahme interessiert.

Neben der Symptomatologie ist es entscheidend dafür, den betroffenen Kindern nicht zu schaden, dass die pathophysiologischen Aspekte wahrgenommen werden; zu diesen zählen die feintropfige „fettige Degeneration" von Leber-, Myokard- und Muskelzellen. Das in den Vakuolen gespeicherte Fett kann nicht mobilisiert werden. Gleichzeitig führt diese Kardiomyopathie zu einer latenten oder manifesten Herzmuskelinsuffizienz, die bei zu hoher Flüssigkeits- oder Natriumzufuhr – auch bei Transfusionen – leicht dekompensiert. Gut dokumentiert ist die schwere Immundefizienz, die sowohl die humoralen als auch die zellulären Funktionen betrifft. Klinisch beeindruckend ist zum Beispiel das Verschwinden der vorher positiven Tuberkulinreaktion, die nach erfolgreicher Ernährungsrehabilitation wieder nachweisbar wird.

➤ Tab. 8.5 gibt einen Überblick über die Organsysteme, die von schwerer Unterernährung betroffen sein können.

Therapie

Bei der Behandlung der schweren Mangelernährung kommt einem strukturierten Vorgehen, das die pathophysiologischen Bedingungen berücksichtigt, vitale Bedeutung zu (➤ Abb. 8.5). Die WHO (2013) hat mit Experten ein Konzept ausgearbeitet, das differenziert auf die **Notfallsituation der ersten Tage** eingerichtet ist; die Probleme der Dehydratation, die Hypothermie und die Hypoglykämie stehen in dieser Phase im Vordergrund.

Weitere Behandlungsschritte richten sich auf die Infektionen, die nicht die charakteristische Symptomatik und Befunde zeigen. Während die

Tab. 8.5 Von schwerer Unterernährung betroffene Organsysteme des menschlichen Körpers (nach Bhutta et al. 2017)

Gehirn: Lethargie und Irritabilität, Entwicklungsstörungen, Inappetenz	**Leber**: herabgesetzte Syntheseleistung und Gallesekretion
Schilddrüse: Hypothyreose, verminderte Reaktion auf Kortisol und Wachstumshormon	**Pankreas**: verminderte Funktion der β-Zellen und der exokrinen Sekretion
Bronchien und Lunge: Infektionen der oberen und unteren Atemwege	**Magen-Darm-Trakt**: herabgesetzte Verdauungsleistung, verändertes Mikrobiom und Infektionen
Herz: latente oder manifeste Herzmuskelinsuffizienz	**Niere**: herabgesetzte glomeruläre und tubuläre Funktion
Milz: herabgesetzte Immunabwehr	**Haut**: Verlust der Schrankenfunktion für Infektionen

Areaktivität des Immunsystems zunächst verhindert, dass Fieber oder andere Entzündungssymptome auftreten, kommt es nach der ersten Stabilisierung der Kreislauf- und Ernährungssituation zu dramatischen Entzündungsprozessen, die dann oft auch durch die Antibiotikatherapie nicht zu beherrschen sind. Die überarbeiteten Leitlinien von 2023 adressieren auch die Prävention und die moderate Malnutrition (WHO 2023).

Die **Versorgung mit Mineralstoffen und Spurenelementen** muss verschiedenen Problemen Rechnung tragen: Zum einen gehen mit der Atrophie der Muskulatur große Mengen an Kalium und Magnesium verloren, zum anderen besteht insbesondere ein Mangel an Zink, Kupfer und Selen. Aufgrund der Herzinsuffizienz ist bei der Natriumzufuhr größte Vorsicht geboten.

Ein klinisch äußerst schwieriges Unterfangen ist die **Behandlung der ausgeprägten Anämie.** Transfusionen können nur als sehr langsame Infusion von Erythrozytenkonzentraten unter gleichzeitiger Diuretikamedikation durchgeführt werden.

Die Ernährung schwer mangelernährter Menschen – insbesondere solcher mit Ödemen und Aszites – wird erschwert durch eine ausgeprägte Zottenatrophie der Dünndarmschleimhaut, bei der sowohl die Verdauung als auch die Resorption herabgesetzt sind. Bei schwerer Mangelernährung mit Komplikationen bewährt sich zu Beginn die Gabe zahlreicher Portionen einer **stark verdünnten Milchnahrung** mit 75 kcal/100 ml gleichmäßig auf zahlreiche kleine Mahlzeiten über den Tag und die Nacht verteilt. Bei trinkunfähigen Patienten muss ggf. eine Ernährungssonde eingelegt werden. Wird diese Nahrung gut vertragen, kann schrittweise auf eine stärker konzentrierte flüssige Nahrung mit 100 kcal/100 ml umgesetzt werden; dabei wird der Milchanteil langsam erhöht. Bei diesen Ernährungskonzepten wird jeweils eine definierte Menge einer Mineralstoff-Spurenelement-Mischung zugegeben.

Wenn sich der Zustand der Patienten stabilisiert hat, und bei komplikationsfreier Unterernährung, können sie durch den rechtzeitigen Einsatz von nährstoff- und energiereichen Riegeln **(ready-to-use therapeutic foods, RUTF)** rehabilitiert werden. Dabei ist neben der Gabe der nährstoffreichen Riegel darauf zu achten, dass genügend sauberes Trinkwasser aufgenommen wird, damit die Osmolalität im Magen-Darm-Trakt nicht zu hoch und Diarrhö ausgelöst wird.

Während die am schwersten von Unterernährung betroffenen Patienten im Krankenhaus oder einer geeigneten Rehabilitationseinrichtung betreut werden müssen, können die meisten Patienten mit Marasmus ambulant im Rahmen eines Community-Malnutrition-Management (CMAM-)Konzepts behandelt werden. Dies gilt insbesondere auch für humanitäre Einsätze. Für die Erhaltung eines ausreichenden Ernährungszustands nach der Behandlung der schweren Mangelernährung ist es entscheidend, dass die Familien die Kinder so ernähren, dass sie genügend Nährstoffe und Nahrungsenergie aufnehmen können. Voraussetzung dafür sind sowohl geeignete Lebensmittel als auch entsprechendes Ernährungswissen.

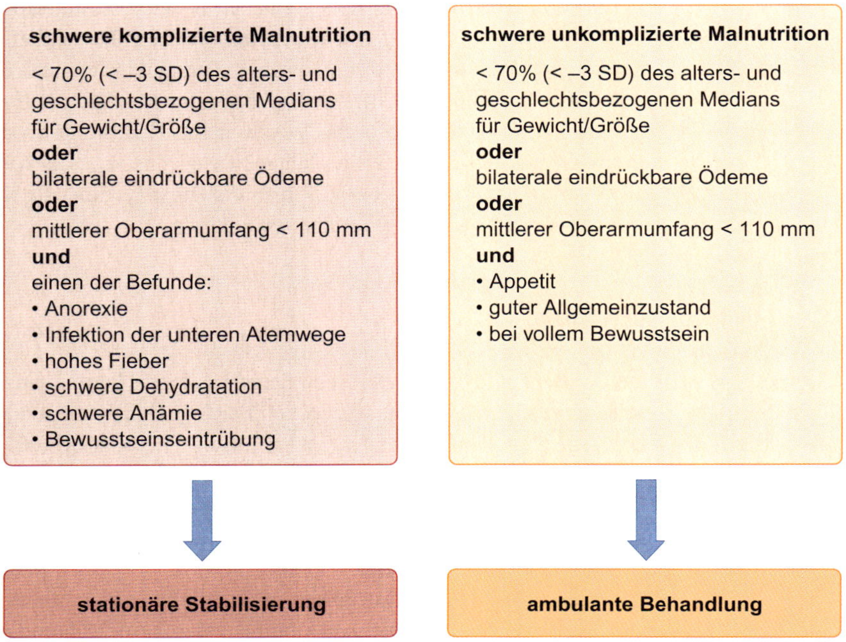

Abb. 8.5 Stratifizierung der Behandlung der schweren akuten Mangelernährung (mod. nach Collins und Sadler 2006) [H544-001, L143]

Der **Übergang von der Behandlung mit speziellen diätetischen Lebensmitteln auf Familienkost** ist eine Herausforderung, die bislang wenig untersucht wurde. Während generelle Leitlinien für die optimierte Ernährung aufgrund theoretischer Kenntnisse entwickelt werden können, ist es für die Ernährungsberatung unverzichtbar, die Verfügbarkeit lokal zugänglicher Lebensmittel unter den verschiedenen jahreszeitlichen Bedingungen zu kennen und mit den Zielgruppen durchführbare Ernährungskonzepte zu erarbeiten. Diese Konzepte basieren auf lokalen Nahrungssystemen und variieren naturgemäß stark zwischen ländlichen und städtischen Regionen sowie zwischen agroökologisch und kulturell unterschiedlichen Gebieten. Im Rahmen von trials of improved practices (TIPS) wird Ernährungsbildung, ausgehend von den lokalen Gegebenheiten und dem Nahrungsbedarf, gestaltet.

Neuere Studien zur Bedeutung der Mikrobiota des Intestinaltrakts deuten darauf hin, dass eine Abnahme von Bifidobakterien, *Ruminococcus, Faecalibacterium prausnitzii,* Laktobazillen und Eubakterien sowie eine Zunahme von *Bacteroides*-Bakterien, *Bilophila wadsworthia, Clostridioides inocuum, Enterobacter,* Streptokokken und *Escherichia*-Bakterien mit dem Auftreten von Unterernährung assoziiert sind. Inwieweit diese Erkenntnisse die Behandlung der schweren Mangelernährung verbessern können, ist derzeit (2024) nicht absehbar.

Prävention

Für die Prävention der Mangelernährung im Kindesalter kommt dem **Stillen,** am besten exklusiv für die ersten 6 Lebensmonate, die größte Bedeutung zu. Während mancherorts noch Vorbehalte dagegen bestehen, auch **Kolostrum** zu füttern, gilt wissenschaftlich begründet allgemein die Empfehlung, das Kind möglichst in der ersten Stunde nach der Geburt an die Brust anzulegen, um die Laktation zu stimulieren. Für den Erfolg des Stillens ist nicht nur die Menge der Muttermilch entscheidend, sondern auch das Anlegen und Halten des Kindes. Hierbei ist die Unterstützung durch Hebammen und stillerfahrene Mütter am besten geeignet, eventuelle Probleme zu lösen.

Infektionen sind das Hauptrisiko für nicht gestillte Säuglinge, deren Mortalität diejenige von gestillten Kindern bei Weitem überschreitet. Dabei sind nicht nur eine mit Mikroben kontaminierte Nahrung und die Verwendung nicht ausreichend gereinigter Trinkflaschen und -sauger von Bedeutung, sondern auch die besondere Stimulation des kindlichen Immunsystems durch Immunglobuline und Lymphozyten in der Muttermilch. Da die Mutter mit der Milch Nährstoffe an das Kind abgibt und die Brustdrüse die Konzentrationen weitgehend konstant hält, ist es wichtig, dass die Mutter selbst durch eine bedarfsgerechte Ernährung unterstützt wird.

Auch während der Periode der schrittweisen Gewöhnung des Kindes an die Familienkost ist es entscheidend, dass die Kost hygienisch einwandfrei zubereitet und leicht verdaulich ist, um den Teufelskreis aus Diarrhö und Mangelernährung zu vermeiden. Die Mahlzeitenfrequenz von Säuglingen und Kleinkindern muss dem relativ hohen Nährstoff- und Energiebedarf in der Phase schnellen Wachstums Rechnung tragen.

8.3.3 Mikronährstoffmangel – Vitamine und Spurenelemente

Von Mikronährstoffmangel spricht man bei Ernährungsstörungen, bei denen ein isolierter Mangel eines oder mehrerer einzelner Nährstoffe vorliegt. Solche Mikronährstoffmangel-Zustände können auch mit kalorischer Überversorgung assoziiert auftreten, d. h. bei Übergewichtigen und Adipösen. Hinsichtlich des Managements solcher Mangelzustände ist zwischen einem **Mangel,** der die unmittelbare Zufuhr des fehlenden Nährstoffs erfordert, und einem **suboptimalen Versorgungszustand** zu unterscheiden. Während z. B. Zinkmangel zu dem Krankheitsbild der Acrodermatitis enteropathica führt, ist ein suboptimaler Versorgungszustand mit einem schwereren Verlauf von Diarrhöen assoziiert. Gleiches gilt für die Folsäure: Ein Folsäuremangel verursacht eine Anämie, während eine suboptimale Versorgung mit dem Vitamin bei Schwangeren mit einem höheren Risiko für Myelomeningozele bei dem Embryo assoziiert ist.

Hinsichtlich des Managements von Mikronährstoffmangel wird zwischen dem präventiven und dem therapeutischen Vorgehen unterschieden. Bei der Therapie des Mangels steht dessen schnelle Beseitigung im Vordergrund; das kann bei einer Anämie je nach Schweregrad eine Transfusion oder eine orale oder parenterale Supplementierung sein. Bei Augensymptomen durch Vitamin-A-Mangel ist die Supplementierung alternativlos und muss möglichst schnell erfolgen, um eine weitere – eventuell irreversible Schädigung – zu vermeiden. In der Prävention gibt es unterschiedliche Herangehensweisen, die von einer verbesserten Nährstoffzufuhr durch die Nahrung, über eine Anreicherung eines Nährstoffs in einem Nahrungsmittel, bis zu einer bevölkerungsweiten Supplementierung reichen. Grundlage für eine verbesserte Nährstoffversorgung über die Nahrung ist die genaue Kenntnis der zu verschiedenen Jahreszeiten in verschiedenen Regionen zur Verfügung stehenden und erreichbaren Lebensmittel. Im Abgleich mit internationalen Zufuhrempfehlungen können dann angepasste Ernährungskonzepte entwickelt werden.

Jodmangel

Der weltweit am weitesten verbreitete einzelne Nährstoffmangel ist der Jodmangel, der sowohl Menschen in industrialisierten als auch in nicht industrialisierten Ländern betrifft. Aufgrund der Jodverarmung von Böden und Grundwasser durch Evaporation kann nicht ausreichend Jod mit der Nahrung aufgenommen werden. Die Fisch- und Krustazeenbestände der Weltmeere reichen nicht aus, damit die Weltbevölkerung ihren Jodbedarf durch Verzehr von Fisch und Meeresfrüchten decken könnte.

Jodmangel führt zu einer Reihe von unspezifischen und einigen spezifischen Symptomen. Unspezifische Folgen des Mangels sind z. B. Frösteln, trockene Haut, Obstipation, Konzentrationsschwäche. Aktuelle Folge einer Hypothyreose infolge von Jodmangel ist die Struma; hinzu kommen kalte und heiße Knoten sowie Schilddrüsenkarzinome, die sich auch wesentlich später entwickeln. Schwerer Jodmangel ist eine der häufigsten Ursachen einer Hirnschädigung während der fötalen und frühkindlichen Entwicklung; im Extremfall kommt es zu

Kretinismus mit schwerem Minderwuchs, deutlich stärker verbreitet sind Lern- und Gedächtnisstörungen.

Die Bekämpfung des Jodmangels erfolgt heute weltweit durch den Einsatz von **jodiertem Speisesalz** und – wo fortifiziertes Salz nicht für die Menschen zugänglich gemacht werden kann – mittels einiger Tropfen **Lugol-Lösung** in Trinkwasserbehälter in den Haushalten. Zahlreiche Studien haben den Nutzen der Jodzufuhr für die Entwicklung von Kindern und die Gesundheit der Bevölkerung gezeigt; dennoch halten sich wissenschaftlich unbegründete Vorbehalte gegen die Sicherung der Jodversorgung hartnäckig.

Vitamin-A-Mangel

Vitamin-A-Mangel ist neben dem Trachom eine der häufigsten Ursachen von Erblindung weltweit (➤ Kap. 11.12).

Vitamin A ist nach seiner Entdeckung zunächst als „antiinfektives Vitamin" charakterisiert worden. Vitamin-A-Mangel ist durch Einschränkungen der humoralen und zellulären Immunabwehr gekennzeichnet, die sich klinisch als erhöhte Suszeptibilität für Infektionen und schwerere Verläufe manifestieren. Programme, in denen bevölkerungsweit Vitamin A an Kinder ausgegeben wurde, haben die Kindersterblichkeit in Indien erheblich senken können.

Klinisch auffällig wird Vitamin-A-Mangel darüber hinaus am Auge, und zwar in zweifacher Hinsicht: Zunächst kommt es zur **Störung der Dunkeladaptation** und zu **Nachtblindheit** aufgrund einer unzureichenden Regeneration des Sehpurpurs. Diese Veränderungen sind mittels der Bestimmung der Schwelle der Lichtwahrnehmung spontan und nach Blendung objektivierbar. Auch die Zeit bis zur Dunkeladaptation kann gemessen werden. Einzelbestimmungen von Retinolkonzentrationen im Blut sind dagegen wenig aussagekräftig bezüglich des Versorgungsstatus, da Retinol überwiegend in der Leber gespeichert wird. Eine Alternative zu den aufwendigen Retinolbestimmungen mittels HPLC bietet die Untersuchung des Retinol-Bindungsproteins (RBP), das sehr gut mit dem Plasmaretinol korreliert und auch in Trockenblutproben auf Filterpapier mit einem ELISA gemessen werden kann.

Bei Fortbestehen des Mangels kommt es zu **Hornhautschäden,** zunächst Bitot-Flecken, dann Ulzerationen der Hornhaut und schließlich zur vollständigen Zerstörung zunächst der Kornea und schließlich des ganzen Auges. Gibt es klinische Zeichen eines Vitamin-A-Mangels, ist die Supplementierung des Vitamins die einzig vertretbare Maßnahme. Auch bei den in tropischen Ländern schwerer verlaufenden Masern ist gezeigt worden, dass die erkrankten Kinder von einer Vitamin-A-Gabe nach Diagnosestellung profitieren, selbst wenn sie keine Zeichen des Mangels aufweisen.

Da präformiertes Vitamin A nur durch Nahrungsmittel tierischen Ursprungs aufgenommen wird, sind **vegetarische und vegane Ernährung** mit einem erhöhten Risiko für den Mangel assoziiert, wenn nicht durch reichliche Aufnahme von **Betakarotin,** dem wichtigsten Präkursor für Vitamin A, ein Ausgleich geschaffen wird. Neben dem Gehalt an Betakarotin muss allerdings auch ein ausreichend großer Anteil von Fett oder Öl in der Kost enthalten sein, damit der lipophile Stoff aufgenommen werden kann. Andere pflanzliche Karotinoide haben überwiegend eine deutlich niedrigere Vitamin-A-Präkursorfunktion als Betakarotin.

In manchen natürlich vorkommenden Ölen ist bereits eine hohe Konzentration von Betakarotin vorhanden, sodass z. B. rotes Palmöl und andere einen Beitrag zur Vitamin-A-Versorgung im Rahmen der Ernährung leisten. Daneben bieten sich die dunkelgrünen Blattgemüse als Quellen für Betakarotin an; sie kommen überall auf der Welt mit Ausnahme von Wüstenregionen in großer Vielfalt als Wild- und Nutzpflanzen vor. Vielfältig zusammengesetzte Nahrung kann, unabhängig von wirtschaftlichen und infrastrukturellen Voraussetzungen, auch von Menschen genutzt werden, die nicht zuverlässig von externen Hilfen und Lieferungen erreicht werden. In der Prävention des Vitamin-A-Mangels kommen neben den Ernährungsprogrammen sowohl die regelmäßige Supplementierung als auch die Vitamin-A-Anreicherung von Öl- und Nahrungsfetten zur Anwendung. Die Züchtung von Nahrungspflanzen mit relativ hohem Betakarotingehalt hat sich bei den Süßkartoffeln mit orangem Stroma bewährt, während der „goldene Reis", der durch gentechnische Veränderung gewonnen wurde, keinen nennenswerten Beitrag zur Vitamin-A-Versorgung von Risikopopulationen geleistet hat.

Eisenmangel

Eisenmangel kann die Folge verminderter Aufnahme und erhöhter Verluste sein. Studien weisen darauf hin, dass Eisenverluste durch intestinale Parasitosen und *Schistosoma haematobium* so erheblich sind, dass sie nicht durch die Eisenaufnahme mit der Nahrung ausgeglichen werden können. Der Eisenbedarf von Frauen ist doppelt so hoch wie der von Männern; bei einer Bioverfügbarkeit von etwa 10 % müssen 10 bzw. 20 mg Eisen in der täglichen Kost enthalten sein. Eisenaufnahme aus Fleisch und Fisch ist leichter als aus pflanzlichen Quellen, da Eisen in Fleisch und Fisch in der Häm-Form zweiwertig vorliegt. Dreiwertiges pflanzliches Eisen muss in saurem Milieu reduziert werden. Daher kann die Bioverfügbarkeit von pflanzlichem Eisen durch gleichzeitigen Konsum von Ascorbinsäure gesteigert werden; gleichzeitig ist zu beachten, dass Ballaststoffe und Phytate sowie komplexbildende Substanzen die Eisenaufnahme erschweren.

Leitsymptom des Eisenmangels ist **Blässe und reduzierte Leistungsfähigkeit durch Anämie** (➤ Kap. 8.1.1). In schweren Fällen tritt eine dilatative Kardiomyopathie auf, da das selbst schlecht mit Sauerstoff versorgte Herz durch ein erhöhtes Minutenvolumen die Versorgung der anderen Organe und Gewebe kompensiert.

Als wesentliche Ursache von Anämie trägt Eisenmangel wesentlich zur Mütter- und Kindersterblichkeit in ressourcenarmen Ländern bei. Bei niedrigen Hämoglobinwerten reicht ein geringer weiterer Blutverlust im Rahmen einer Geburt aus, um ein Herzversagen auszulösen. Auch die Infektionsabwehr wird durch Eisenmangel herabgesetzt.

Während die Behandlung des Eisenmangels in der Beseitigung der Ursachen für Verluste und der Substitution besteht, gibt es für die Vorbeugung eine Vielfalt diätetischer Möglichkeiten. Dazu gehören sowohl eisenreiche, tierische und pflanzliche Nahrungsmittel als auch eine Kost, in der die Aufnahme von Eisen begünstigt wird. Bei der Supplementierung mit oralen Eisenpräparaten ist die schlechte gastrointestinale Verträglichkeit des am meisten verwendeten Eisensulfats zu berücksichtigen; es sollte nur nach Mahlzeiten eingenommen werden.

Weitere Mikronährstoff-Mangelkrankheiten

In den letzten Jahren wird zunehmend ein **Zinkmangel** als Mikronährstoffmangel beschrieben. Dabei handelt es sich nicht um das Krankheitsbild der Acrodermatitis enteropathica, sondern um einen primär asymptomatischen Zustand, der durch Zinkgaben günstig beeinflusst wird. Insbesondere Kinder mit Diarrhöen profitieren von einer Zinksupplementierung; dabei spielt wahrscheinlich die Beeinflussung des gastrointestinalen Mikrobioms eine wesentliche Rolle.

➤ Tab. 8.6 und ➤ Tab. 8.7 geben einen Überblick über einige Mikronährstoff-Mangelzustände. Wenn keine ausreichende Versorgung mit den entsprechenden Nährstoffen über die Kost zu erreichen ist, sind Nahrungsergänzungsmittel (Supplemente) und angereicherte (fortifizierte) Nahrungsmittel sowie „sprinkles" (Nährstoffkonzentrate zur Anreicherung fertiger Speisen) in Betracht zu ziehen.

Für die verschiedenen Mikronährstoffmangelzustände müssen jeweils lokal angepasste Präventions- und Behandlungsstrategien gefunden werden (➤ Abb. 8.6). Bei klinisch manifestem Vitamin-A-Mangel muss z. B. schnell supplementiert werden. Bei hakenwurmbedingter Anämie sind Anthelminthika und Hygiene angezeigt. Bei Jodmangel wird jodiertes Speisesalz angewendet. Und für die Prävention sind z. B. betacarotinreiche Gemüse von Bedeutung. Hier muss auch die Situation auf dem Land oder in der Stadt, in Slums oder Lagern berücksichtigt werden.

8.3.4 Fehlernährung

In vielen ressourcenarmen Ländern tritt neben die Probleme der Mangelernährung zunehmend eine Doppelbelastung durch kalorische Überernährung mit den Folgen von Adipositas, Diabetes mellitus Typ 2,

Tab. 8.6 Folgen von Vitaminmangel und Möglichkeiten diätetischer Prävention

Vitamin	Häufige Symptome und Folgen eines Mangels	Vorkommen in Lebensmitteln
Vitamin B_1 (Thiamin)	Herz-Kreislauf-Insuffizienz, Ödeme, Paresen, Laktatazidose mit Bewusstseinstrübung (bei gestillten Säuglingen Thiamin-unterversorgter Mütter oder bei Fehlen in Formelnahrung tritt Beriberi auf)	Bohnen, Erbsen, Haferflocken, Hefe, Hühnerfleisch, Kartoffeln, Macadamianüsse, Rindfleisch, Schweinefleisch, Sesam, Sojabohnen, Sonnenblumenkerne, Vollkorngetreide, Weizenkeime
Vitamin B_3 (Niacin)	Hautentzündung, Hyperpigmentierung der sonnenexponierten Stellen der Haut, Durchfall und Störungen des ZNS, (Pellagra)	Eier, Fisch, Geflügel, Gemüse, Kaffee, Leber, Milchprodukte, Obst, Pilze, Vollkornprodukte, Wild
Vitamin B_{12} (Cobalamin)	(Perniziöse) Anämie, Gang-, Seh- und Sprachstörung, Lähmungen, Verdauungs-, Resorptions- und Stoffwechselstörungen, Inappetenz, Fatigue, Irritabilität, Depression, Verwirrung,	Fleisch, Fisch, Krabben, Eier, Leber, Milch und Milchprodukte, Tofu, Hefe
Vitamin B_9 (Folsäure)	Thrombophilie, koronare Herzkrankheit, Apoplex, Risiko für konnatale Fehlbildungen, Glossitis, Depression, Fatigue	Bohnen, Rindfleisch, Gerste, Vollkorngetreide, brauner (nicht polierter) Reis, Hühnerfleisch, Datteln, dunkelgrüne Blattgemüse, Lammfleisch, Linsen, Leber, Milch, Orangen, Schweinefleisch, Karotten, Lachs, Thunfisch, Hefe
Vitamin C (Ascorbinsäure)	Nasen- und Zahnfleischbluten, Anämie, Dyspnoe, Infektanfälligkeit, Muskeldegeneration, Karies, Verdauungs- und Wundheilungsstörungen, Skorbut	Grüne Gemüse, Beeren, Zitrusfrüchte, Mango, Spargel, Brokkoli, Rinderleber, Rosenkohl, Blumenkohl, Paprika, Ananas, Radieschen, Spinat, Tomaten
Vitamin D (Calciferol)	Rachitis, Osteomalazie, Osteoporose, Infektionen, Herzrhythmusstörungen, Blässe, Schlafstörungen	Fetter Fisch, Butter, Milch und Milchprodukte, Eier, Pilze
Vitamin K (Menadion)	Koagulopathie, Thrombozytopenie, Osteoporose	Brokkoli, dunkelgrüne Blattgemüse, Kohlgemüse, Blumenkohl, Eigelb, Leber, Haferflocken, Gerste, Weizen

Tab. 8.7 Folgen von Spurenelementmangel und Möglichkeiten diätetischer Prävention

Spurenelement	Mögliche Symptome/Folgen eines Mangels	Vorkommen in Lebensmitteln
Kupfer	Knochenveränderungen, Dyspnoe, Hautulzera, fahle Haut- und Haarfarbe, Wundheilungsstörungen, Depression, Schwäche, Geschmacksverlust	Mandeln, Avocado, Bohnen, Gerste, Blumenkohl, Nüsse, Orangen, Erdnüsse, Rosinen, Pekannüsse, Gemüse, dunkelgrüne Blattgemüse, Radieschen, Sojabohnen Innereien, Lammfleisch, Lachs, Meeresfrüchte
Selen	Kardiomyopathie (Keshan-Krankheit), Gelenkknorpeldegeneration (Kaschin-Beck-Krankheit), Rhabdomyolyse, Muskeldystrophie, Dyspnoe	Fleisch und Fleischwaren, Fisch, Eier, Getreide, Nüsse, Hülsenfrüchte
Zink	Acrodermatitis enteropathica, Akne, Ekzem, brüchige Nägel und Haarspitzen, Lern- und Gedächtnisschwäche, Pubertas tarda, Fatigue, Verlust von Geruchs- und Geschmackssinn, Inappetenz, Wundheilungsstörung, Wachstumsverzögerung, Sterilität, Immundefizienz, Hepatopathie	Fisch, Fleisch, Geflügel, Leber, Eigelb, Meeresfrüchte, Vollkornprodukte, Pilze, Bohnen, Pekannüsse, Kürbiskerne, Sardinen, Sojabohnen, Weizenkeime

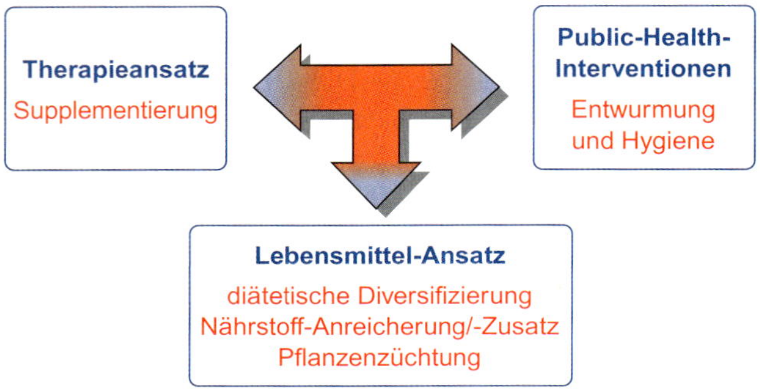

Abb. 8.6 Optionen zur Prävention von Mikronährstoffmangel [P1565, L143]

koronarer Herzkrankheit und Schlaganfall (➤ Kap. 11.7). Bereits 2003 starben weltweit genauso viele Menschen an den Folgen des Diabetes mellitus wie an AIDS. Todesfälle infolge von Diabetes mellitus konzentrieren sich in ressourcenarmen Ländern, wo Patienten keinen sicheren Zugang zu antidiabetischer Medikation und modernen Behandlungsregimen haben.

Adipositas

Die Rate adipöser Kinder nimmt in fast allen Ländern der Erde rasch zu. Die Entwicklung ist Folge der **Nutrition Transition,** bei der traditionelle Ernährungsmuster mit viel komplexen Kohlenhydraten und Ballaststoffen durch Fett-, Zucker- und eiweißreiche Kost abgelöst werden. Diese Veränderungen der Ernährung gehen einher mit einer Abnahme an körperlicher Aktivität sowohl als Mitursache als auch als Folge der Adipositas. Die Folgen dieser Adipositas (z. B. Fettleber, arterielle Hypertonie, Hypertriglyzeridämie) für den Verlauf der tropenspezifischen Infektionen sind noch weitgehend unbekannt (➤ Kap. 11.7).

Diabetes mellitus

Die Häufigkeitsverteilung von Typ-2- zu Typ-1-Diabetes mellitus ist in tropischen Ländern nicht anders als in Industrieländern, und die Patienten einer afrikanischen Diabetes-Ambulanz sind in gleicher Proportion übergewichtig und adipös wie in Europa. Angesichts der Probleme der Behandlung und Selbstbehandlung des Diabetes mellitus in ressourcenarmen Ländern ist die Prävention eine besondere Herausforderung. Sie stützt sich auf die Auswahl der Lebensmittel für eine Kost mit niedriger Energie- und hoher Nährstoffdichte. Besondere Bedeutung kommt den sekundären Pflanzeninhaltsstoffen, den Ballaststoffen und nicht zuletzt antidiabetisch wirksamen Komponenten von Nahrungspflanzen zu (➤ Kap. 11.7).

Herz-Kreislauf-Erkrankungen

Die Annahme, dass Myokardinfarkte und Schlaganfälle nur bei der affluenten Bevölkerung in Ländern des Globalen Südens vorkommen, ist falsch. Gerade Menschen in Armut mit geringer formaler Bildung haben kurz nach Überwindung von Nahrungsmangel ein besonderes Risiko für kardiovaskuläre Erkrankungen. Hinzu kommt in vielen Ländern des Globalen Südens ein erheblicher Anstieg des Tabakkonsums. Die Prävention dieser Krankheiten setzt auf die gleichen drei Säulen wie die Diabetes-Prävention und ist dadurch gekennzeichnet, dass Bildung und primäre Gesundheitspflege nicht zu trennen sind (➤ Kap. 11.5).

Karies

Neben den gravierenden adipositasassoziierten, ernährungsabhängigen Erkrankungen gewinnen auch lokalisierte Folgen von Fehlernährung in tropischen Ländern zunehmend an Bedeutung. Dazu gehört die Karies mit steigenden DMFT-Werten (**d**ecayed **m**issing **f**illed **t**eeths) in etlichen Ländern. Karies ist aber nicht nur eine Folge von Fehlernährung, sondern – bei zunehmender Lebenserwartung der Menschen – auch selbst Ursache von mangelnder Nahrungsaufnahme. Auch hierfür sind Lösungsstrategien wesentlich in der Prävention zu konzipieren, da die Rekonstruktion defektiver Zähne und Gebisse aufgrund zu hoher Kosten für die meisten Menschen in LMIC unerschwinglich ist.

Malignome

Mit der Nutrition Transition und steigender Lebenserwartung in zahlreichen Ländern steigt die Wahrscheinlichkeit für das Auftreten von Malignomen, die einen Ernährungsbezug aufweisen. Dies betrifft sowohl das Prostatakarzinom als auch die Malignome des Gastrointestinaltrakts und den Brustkrebs. Hinsichtlich der langfristigen Wirkungen von Ernährung und Fehlernährung gewinnt auch in Ländern des Globalen Südens der Eintrag von Organochlorverbindungen und Schwermetallen an Bedeutung für die Gesundheit (➤ Kap. 11.9).

LITERATUR

Anderson VP, Jack S, Monchy D et al. Co-existing micronutrient deficiencies among stunted Cambodian infants and toddlers. Asia Pac J Clin Nutr 2008; 17(1): 72–79.
Ashworth A. Efficacy and effectiveness of community-based treatment of severe malnutrition. Food Nutr Bull 2006; 27(3 Suppl): S24–48.
Avgerinos KI, Spyrou N, Mantzoros CS, Dalamaga M. Obesity and cancer risk: Emerging biological mechanisms and perspectives. Metabolism 2019; 92: 121–135.
Bhutta ZA, Berkley JA, Bandsma RHJ, Kerac M, Trehan I, Briend A. Severe childhood malnutrition. Nature Reviews Disease Primers 2017; 3: 17067.
Black RE, Allen LH, Bhutta ZA et al. Maternal and Child Undernutrition Study Group. Maternal and child undernutrition: global and regional exposures and health consequences. Lancet 2008; 371(9608): 243–60.
Collins S, Sadler K, Dent N et al. Key issues in the success of community-based management of severe malnutrition. Food Nutr Bull 2006; (3 Suppl): S49–82.
de Onis M, Garza C, Victora CG, Onyango AW, Frongillo EA, Martines J. The WHO Multicentre Growth Reference Study: planning, study design, and methodology. Food Nutr Bull 2004; 25(1 Suppl): S15–26.
Heseker H, Heseker B. Die Nährwerttabelle 2021/2022. 7. A. Wiesbaden: Umschau-Verlag, 2021.
Iddrisu I et al. Malnutrition and Gut Microbiota in Children. Nutrients 2021; 13: 2727.

Kassebaum NJ, Smith AGC, Bernabé E et al. Global, Regional, and National Prevalence, Incidence, and Disability-Adjusted Life Years for Oral Conditions for 195 Countries, 1990–2015: A Systematic Analysis for the Global Burden of Diseases, Injuries, and Risk Factors. J Dent Res 2017; 96(4): 380–387.
Li CY, Li XY, Shen L, Ji HF. Regulatory effects of transition metals supplementation/deficiency on the gut microbiota. Appl Microbiol Biotechnol 2021; 105(3): 1007–1015.
Linneman et al., Linneman Z, Matilsky D, Ndekha M et al. A large-scale operational study of home-based therapy with ready-to-use therapeutic food in childhood malnutrition in Malawi. Matern Child Nutr 2007; 3(3): 206–215.
Moreira RDS. Epidemiology of Dental Caries in the World, Oral Health Care – Pediatric, Research, Epidemiology and Clinical Practices (2012). www.intechopen.com/books/oral-health-care-pediatric-research-epidemiology-andclinical-practices/epidemiology-of-dental-caries-in-the-world.
Müller O, Krawinkel M. Malnutrition and health in developing countries. CMAJ 2005; 173(3): 279–286.
Popkin BM. Measuring the nutrition transition and its dynamics. Public Health Nutr 2021; 24(2): 318–320.
Prentice AM. The emerging epidemic of obesity in developing countries. Int J Epidemiol 2006; 35(1): 93–99.
Roth GA, Mensah GA, Johnson CO et al. Global Burden of Cardiovascular Diseases and Risk Factors, 1990–2019: Update from the GBD 2019 Study. J Am Coll Cardiol 2020; 76(25): 2982–3021.
Shapouri-Moghaddam A, Mohammadian S, Vazini H et al. Macrophage plasticity, polarization, and function in health and disease. J Cell Physiol 2018; 233(9): 6425–6440.
Tinajero MG, Malik VS. An Update on the Epidemiology of Type 2 Diabetes: A Global Perspective. Endocrinol Metab Clin North Am 2021; 50(3): 337–355.
UNICEF. The State of the World's Children. New York, USA: Oxford University Press, 1998.

INTERNETQUELLEN

WHO (Guideline on the prevention and management of wasting and nutritional oedema (acute malnutrition) in infants and children under 5 years): www.who.int/publications/i/item/9789240082830.
WHO (Guideline: updates on the management of severe acute malnutrition in infants and children): www.who.int/publications/i/item/9789241506328.

8.4 Vergiftungen durch Tiere

Thomas Junghanss, Mauro Bodio

8.4.1 Einleitung

Der Generaldirektor der WHO ist im Mai 2017 der Empfehlung der „WHO Strategic and Technical Advisory Group (STAG) for Neglected Tropical Diseases“ gefolgt, Schlangenbisse in die Liste der vernachlässigten Tropenerkrankungen (neglected tropical diseases, NTD) aufzunehmen. Damit war der Weg global gebahnt, die Prävention, notfallmedizinische Behandlung und Nachsorge für die zahllosen Menschen, die täglich zu Hause und bei der Arbeit mit einem Schlangenbiss rechnen müssen, zu verbessern.

Jedes Jahr erleiden nach jüngsten Schätzungen ca. 5 Millionen Menschen Schlangenbisse, zwischen 1,8 und 2,7 Millionen der Unfälle verlaufen schwer, ca. 100.000 Menschen sterben und weitere ca. 400.000 Menschen tragen permanente Behinderungen davon (z. B. Amputationen, Blindheit nach Speikobra-Unfällen, posttraumatische Störungen aufgrund der durch Schlangenbisse verursachten psychischen Belastungssituation). Am meisten sind junge Menschen, die in der Landwirtschaft arbeiten, und Kinder betroffen. Die heute zu Verfügung stehenden Daten unterschätzen das Problem, da sich der überwiegende Teil der Unfälle in ländlichen Armutsregionen ereignet. Etwa die Hälfte der weltweiten Todesfälle entfällt auf den indischen Subkontinent; die Lage auf dem afrikanischen Kontinent ist bis heute schlecht erfasst. Überleben und Schadensbegrenzung nach Schlangenbissen stellen höchste Anforderungen an die notfallmedizinische Versorgung; dies ist eine außerordentliche Herausforderung unter einfachen Lebens- und medizinischen Versorgungsbedingungen.

Die **WHO-„Roadmap“** der Aktivitäten zur Verminderung der Risiken, einen Schlangenbiss zu erleiden, und Verbesserung der Behandlung und Nachsorge wurde 2019 in Genf der Öffentlichkeit mit 4 Schwerpunkten vorgestellt:

- Stärkung des Engagements der betroffenen Bevölkerung
- Sicherstellung sicherer und wirksamer Therapie
- Stärkung der Gesundheitssysteme
- Verbesserung der Partnerschaften, der Koordination und der Ressourcen

Mit der Entscheidung, Schlangenbisse in die Liste der NTD aufzunehmen, besteht die Hoffnung, dass die vielen Menschen, die weltweit, insbesondere in ländlichen Armutsgebieten von dieser Gefahr betroffen sind, in den nächsten Jahrzehnten Unterstützung bei der Prävention und Behandlung erhalten. Die erfolgreiche Behandlung von Schlangenbissen, die – außer von der spezifischen Antivenintherapie – wesentlich von der notfallmedizinischen Versorgung abhängt (Transport, lebensrettende Sofortmaßnahmen wie endotracheale Intubation und Beatmung), fügt sich nahtlos in das Konzept des „Universal Health Coverage“ (UHC) ein. (Williams et al. 2019)

Gifttierunfälle, die durch Skorpione oder andere Gifttiergruppen (➤ Kap. 8.4.2) verursacht werden, warten noch auf mehr Beachtung. Vergiftungen durch den Verzehr von Meerestieren, insbesondere Fische, sind in reichen Ländern durch Lebensmittelkontrolle weitaus besser versorgt als in Ländern, die sich diese nicht leisten können.

In den hochindustrialisierten Regionen der Welt sind Gifttierunfälle zum „Freizeitproblem“ geworden, insbesondere auf Reisen beim Baden im Meer oder Essen toxinbelasteter Meerestiere (Fisch- und Muschelvergiftungen).

Qualität der Daten und Produkte (Antivenine)

Es fehlen sowohl Daten zur Epidemiologie der verschiedenen Kategorien der Gifttierunfälle als auch für Prävention und medizinische Versorgung von Patienten. Was in den letzten Jahrzehnten erfasst wurde, zeigt die typischen Charakteristika von orphan/neglected diseases und fällt zum größten Teil in die Evidenzkategorien III und IV[1].

Nicht nur die Verfügbarkeit – prinzipiell und verteilungsbedingt – und der Zugang, sondern auch die Qualität von Antiveninen – den spezifischen Therapeutika der durch aktiv giftige Tiere verursachten

[1] Evidenzkategorien: Ia) Metaanalysen randomisierter kontrollierter Studien; Ib) mind. 1 randomisierte kontrollierte Studie; IIa) mind. 1 kontrollierte Studie ohne Randomisierung; IIb) mind. 1 Studie mit quasi-experimentellem Design; III) nicht-experimentelle deskriptive Studien wie vergleichende Studien und Fall-Kontroll-Studien; IV) Berichte und Meinungen von Expertenausschüssen, klinische Erfahrungen respektierter Autoritäten des Fachgebiets.

Vergiftungen (insbesondere Schlangen, Skorpione und Spinnen) – weisen erhebliche Defizite auf. Ein großer Teil der Antivenine ist nicht nach GMP-Standards hergestellt und nicht ausreichend in klinischen Studien mit den zu fordernden Qualitätsstandards untersucht.

Die Bereitstellung von qualitativ hochwertigen Antiveninen in den erforderlichen Mengen ist einer der Schwerpunkte der von der WHO/NTD in der Snakebite Envenoming Roadmap erarbeiteten Maßnahmen. (Ainsworth et al. 2020, Potet et al. 2021)

Rahmenbedingungen von Gifttierunfällen

Die Rahmenbedingungen, unter denen sich Gifttierunfälle ereignen, bestimmen das diagnostisch-therapeutische Vorgehen:

- Die meisten Gifttierunfälle stellen medizinische Notfallsituationen dar.
- Gifttierunfälle ereignen sich oft weitab von medizinischen Versorgungseinrichtungen in infrastrukturell und ökonomisch benachteiligten Regionen.
- Es existiert keine universell anwendbare Erste-Hilfe-Methode – nicht einmal für Unfälle innerhalb einer Gifttiergruppe wie z. B. der terrestrischen Schlangen. Ein großer Teil der zahllosen propagierten Erste-Hilfe-Methoden ist potenziell oder nachgewiesenermaßen schädlich. Nur wenige Erste-Hilfe-Maßnahmen halten kritischer Betrachtung stand, kontrollierten klinischen Prüfungen wurden die wenigsten unterzogen. Die Verbreitung sinnvoller Erste-Hilfe-Methoden scheitert meist an den notwendigen Voraussetzungen für flächendeckende Ausbildungsprogramme oder am Mangel geeigneter Materialien (z. B. elastische Binden für Kompressionsverbände).
- Die Verursacher von Gifttierunfällen liegen in der Regel nicht zur Identifikation vor, in vielen Fällen sind sie von den Betroffenen nicht einmal gesehen worden. Sie müssen meist mit Hilfe indirekter, klinischer, geografischer und ökologischer Kriterien eingegrenzt werden. Dies ist insbesondere wichtig, wenn es um die Wahl der richtigen Antivenine zur spezifischen Behandlung geht.
- Gifttierunfälle (z. B. Schlangenbisse) resultieren nicht notwendigerweise in klinisch relevanten Vergiftungen. Diese Tatsache macht einen Kriterienkatalog erforderlich, mit dessen Hilfe der Eintritt einer Vergiftung erfasst, noch besser, prognostiziert werden kann, um die geeigneten symptomatischen und spezifischen Maßnahmen zeitgerecht und begründet einsetzen zu können.
- Mit wenigen Ausnahmen sind die heute zur Verfügung stehenden spezifischen Therapeutika (Antivenine) mit einem hohen, zum Teil schwerwiegenden Nebenwirkungsspektrum behaftet. Allein diese Tatsache fordert eindeutige Indikationen für die Antiveninverabreichung.
- Der Einsatz spezifischer Therapeutika (Antidote, Antivenine) setzt in vielen Fällen die Identifikation des Verursachers eines Gifttierunfalls voraus. Dies trifft vor allem für Regionen zu, in denen keine polyvalenten Antivenine zur Verfügung stehen, die sämtliche medizinisch bedeutsamen Vertreter einer Gifttiergruppe (z. B. Schlangen) abdecken.

Strategien zur Identifikation des Unfallverursachers

Weltweit sind über 1.000 Gifttierarten von klinischer Bedeutung. Sie sind in unterschiedlichen Klassen des Tierreichs zu finden. Diese Vielfalt überfordert jeden Kliniker, dennoch kommen behandelnde Ärzte nicht umhin, eine taxonomische Zuordnung zu leisten (Antiveninauswahl). Am häufigsten sind Ärzte damit konfrontiert, den Verursacher eines Gifttierunfalls identifizieren zu müssen, ohne dass das Gifttier für die Bestimmung zur Verfügung steht. Folgendes Vorgehen hat sich bewährt:

- **Schritt 1**: Bestimmung der Gifttiergruppen (➤ Abb. 8.7)
- **Schritt 2**: Selektion der geografisch infrage kommenden Gifttiere
- **Schritt 3**: Selektion nach ökologischen Kriterien (Habitat, Erscheinungsbild, Verhalten und Vergiftungsumstände) (➤ Abb. 8.8, ➤ Abb. 8.9)
- **Schritt 4**: Selektion nach verursacherspezifischen klinischen Vergiftungsmustern (➤ Tab. 8.8)

Steht das Gifttier zur Verfügung (seltener Fall), hängt es von den biologischen Kenntnissen der Ärzte bzw. der am Geschehen Beteiligten

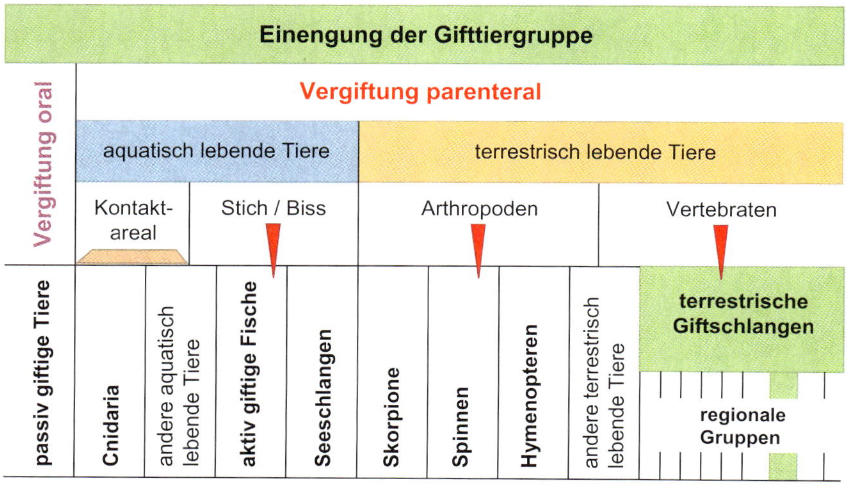

Abb. 8.7 Gifttiergruppenschema [P1580, P1581, L138]

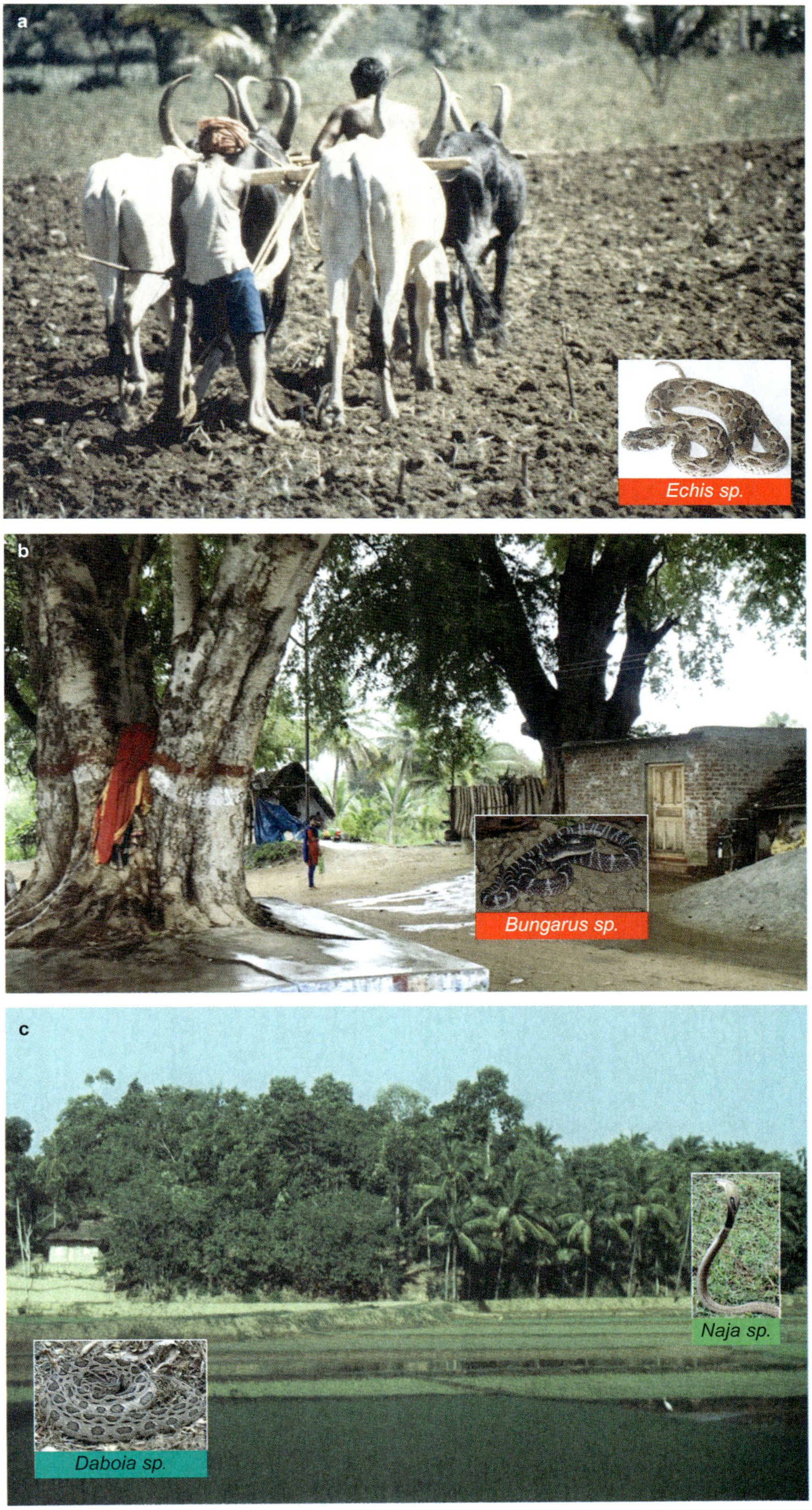

Abb. 8.8 Südostasiatische Habitate von
a) **Sandrasselotter** (*Echis* sp.) [O753]: trockene Gebiete, dort sehr häufig in landwirtschaftlichen Zonen, Unfälle bei der Feldarbeit;
b) **Krait** (*Bungarus* sp.) [P1580, P1581]: Wald, offene Landschaften, landwirtschaftliche Zonen, häufig in dicht besiedelten Gebieten. Bisse während der Nacht, häufig in den Häusern während des Schlafes;
c) **Kettenviper** (*Daboia* sp.) [O754]: offene Graslandschaften, Buschland, häufig in Reisfeldern; Unfälle sehr häufig bei Reisbauern. **Kobra** (*Naja* sp.) [O754]: Wald, offene Landschaften, landwirtschaftliche Zonen, häufig in dicht besiedelten Gebieten.

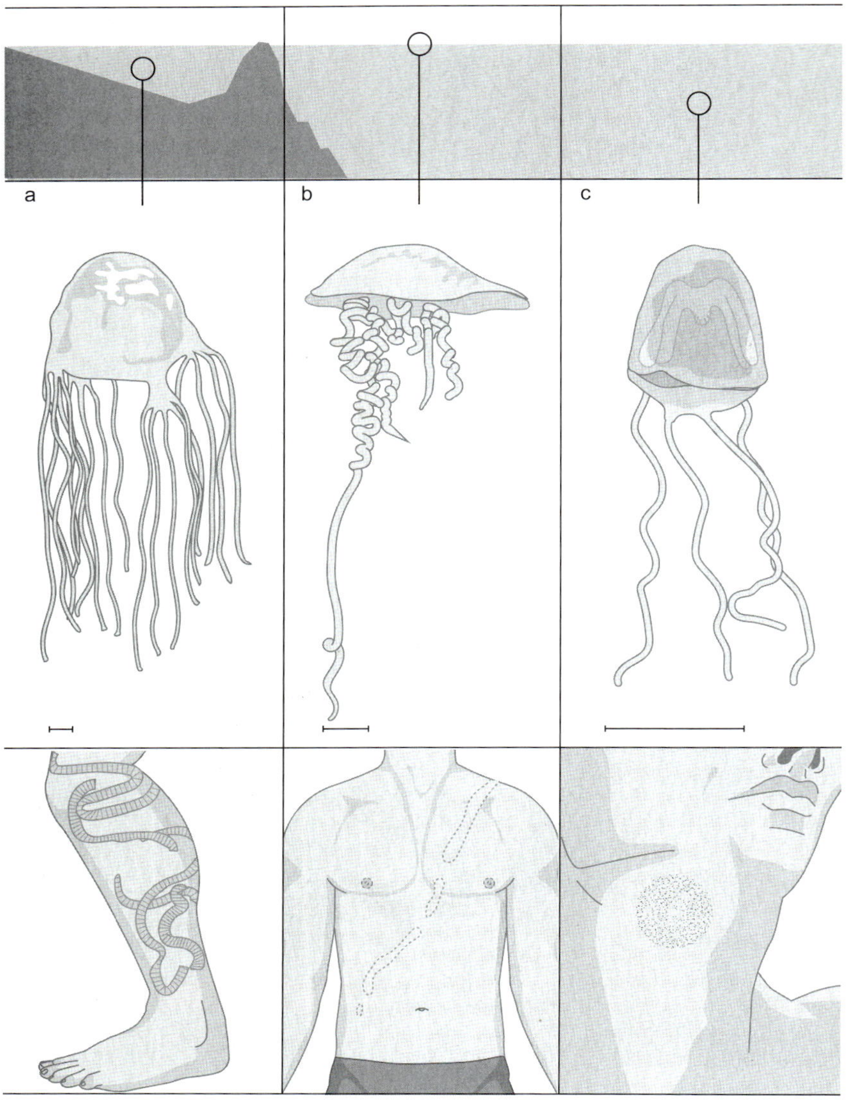

Abb. 8.9 Ökologische, morphologische und klinische Charakterisierung von gefährlichen Quallen im indoaustralischen Raum:
a) *Chironex fleckeri* lebt vor allem in den flachen Küstenzonen. Nach einer Nesselung bleiben typische Nesselabdrücke mit Strickleitermuster zurück.
b) *Physalia* sp. wird auf der Wasseroberfläche segelnd auch in die küstennahen Gebiete verdriftet. Der Tentakelabdruck ist peitschenartig.
c) *Carukia barnesi* ist eine daumengroße Qualle des offenen Wassers. Nach starken Stürmen kann sie auch auf die Innenseite des Riffs gelangen. Nesselungen erfolgen durch die Glocke und sind kaum sichtbar. Unfälle ereignen sich oft beim Tauchen, wo auch kleine, ungeschützte Hautareale (Hals, Gesicht) als Kontaktfläche genügen. [P1580, P1581, L138]

ab, ob die korrekte Bestimmung des Tiers gelingt. (Junghanss und Bodio 1996; www.vapaguide.info)

Gifttiergruppen

Die medizinisch relevanten Gifttiere werden in **9 Gifttiergruppen** eingeteilt (➤ Abb. 8.7): (a) passiv giftige Tiere, (b) Nesseltiere, (c) aktive giftige Fische, (d) Skorpione, (e) Spinnen, (f) Hymenopteren, (g) Seeschlangen, (h) terrestrische Schlangen, (i) diverse Gifttiere.

Innerhalb des Gifttiergruppenschemas lässt sich die Zahl der möglichen Unfallverursacher mit folgenden Fragen eingrenzen (Junghanss und Bodio 1996; www.vapaguide.info):

Wurde das Gift **oral** aufgenommen? → Vergiftung durch **passiv giftiges Tier**:

- Muscheln
- Schnecken
- Stachelhäuter (Seesterne, Seeigel, Seegurken)
- Krebstiere
- Pfeilschwanzkrebse
- Fische oder Fischeier
- Meeresschildkröten
- Wale und polare Säugetiere

Wurde das Gift **parenteral** verabreicht, d. h. durch eine äußere Verletzung (Biss, Stich)? → Vergiftung durch **aktiv giftiges Tier**:

- Hat die Vergiftung im **Süßwasser** stattgefunden?
  - Fische
  - Seeschlangen (selten)
  - Schnabeltier (nur Australien)
- Hat die Vergiftung im **Salz- oder Brackwasser** stattgefunden?
  - Liegt eine Verletzung durch **flächigen Kontakt/Schürfung** vor?
    - Schwämme
    - Nesseltiere (Quallen, Seeanemonen, Korallen, Federpolypen)
    - Borstenwürmer

Tab. 8.8 Klinik medizinisch wichtiger terrestrischer Giftschlangenbisse, systematisiert nach Gifteffekten

	Sofortige Gifteffekte	Lokale Gifteffekte	Hämostatische Gifteffekte	Neurologische Gifteffekte	Muskuläre Gifteffekte	Kardiale Gifteffekte	Renale Gifteffekte
Colubriden							
Dispholidus	X	(X)	X				
Rhabdophis		X	X				
Thelotornis		X	X				
Elapiden							
Acanthophis	X			X			
Bungarus				X			
Dendroaspis				X			
Micrurus				X			
Naja		X	X[1]	X		?[2]	
Notechis	X		X	X	X		
Ophiophagus		X		X			
Oxyuranus	X		X	X	X		
Pseudechis	X	X	(X)		X		
Pseudonaja	X		X	(X)			X
Viperiden							
Bitis	X	X	X			X	X
Causus	(X)	X	(X)		(X)		
Cerastes	(X)	X					
Daboia	X	X	X	X[3]	X[4]	X[5]	X
Echis	X	X	X				
Vipera	X	X		(X)		X	
Crotaliden							
Agkistrodon	(X)	X	(X)	X[6]	?[7]		
Bothrops	X	X	X		?[8]		X
Calloselasma		X	X			?	
Crotalus	X[9]	X[9]	X	X[10]	X[11]		?[12]
Deinagkistrodon		X	X				
Lachesis		X	X				
Trimeresurus	X	X	X				

[1] Nur berichtet von der afrikanischen Speikobra *(Naja nigricollis)*.
[2] Kann bei asiatischen Kobras vorkommen (*Naja* sp.).
[3] Nur von der Russel's Viper in Südindien und Sri Lanka und von einigen europäischen Vipernpopulationen berichtet.
[4] Nur von der Russel's Viper in Südindien und Sri Lanka berichtet.
[5] Nur von der asiatischen Russel's Viper *(Daboia russelli)* berichtet.
[6] Nur von *Agkistrodon blomhoffi* im Fernen Osten berichtet.
[7] Kann bei einigen Arten im Fernen Osten vorkommen.
[8] Kann bei der südamerikanischen *Bothrops moojeni* vorkommen.
[9] Wird nicht von der südamerikanischen Klapperschlange (*Crotalus durissus* ssp.) berichtet.
[10] Wird nur von der südamerikanischen Klapperschlange (*Crotalus durissus* ssp.) und von einer nordamerikanischen Klapperschlangenpopulation *(Crotalus scutulatus scutulatus)* berichtet.
[11] Wird nur von der südamerikanischen (*Crotalus durissus* ssp.) und der nordamerikanischen *(Crotalus horridus)* Klapperschlange berichtet.
[12] Kann bei der südamerikanischen Klapperschlange (*Crotalus durissus* ssp.) vorkommen.

- Liegt eine Verletzung durch **Stich/Biss** vor?
  - Conusschnecken
  - Oktopus
  - Stachelhäuter (Seesterne, Seeigel, Seegurken)
  - Fische
  - Seeschlangen
- Hat die Vergiftung an **Land** stattgefunden?
  - Skorpione
  - Spinnen
  - Zecken
  - Hundertfüßler
  - Hymenopteren (Bienen, Wespen, Ameisen u. a.)

- Schmetterlinge und Raupen
- Käfer
- Krustenechsen
- Giftschlangen (➤ Abb. 8.8)

Systematik der Gifteffekte

Folgende primäre Gifteffekte mit ihren jeweiligen klinischen Manifestationen lassen sich differenzieren:

- Unmittelbar nach dem Gifteintritt auftretende Gifteffekte, meist durch die giftinduzierte Freisetzung von Autakoiden ausgelöst, vor allem Histamin, Serotonin, Bradykinin. Es resultieren Erbrechen, Diarrhö, Urtikaria, generalisierte Ödeme, Hypotension.
- Lokal zytotoxische Gifteffekte (Schmerz, Rötung, Schwellung, Nekrose).
- Hämatotoxische Gifteffekte (vor allem Hämostasestörungen, selten Hämolyse).
- Neurologische Gifteffekte (Muskellähmung).
- Muskuläre Gifteffekte (Rhabdomyolyse).
- Kardiale Gifteffekte (z. B. Herzrhythmusstörungen).
- Renale Gifteffekte (z. B. tubuläre Nekrose).

„Typische" Vergiftungsmuster lassen sich auf Gattungs-, Art- und Unterartniveau, z. T. sogar auf der Ebene geografischer Varianten, beschreiben (➤ Tab. 8.8). Globale Zuordnungen wie z. B. „Elapiden verursachen Muskellähmungen" sind falsch. Lokalerscheinungen (Schwellung, Blasen, Einblutungen) weisen bei Schlangenarten, die systemische Vergiftungen hervorrufen, darauf hin, dass u. U. mit einer Generalisierung der Vergiftungserscheinungen zu rechnen ist. Es gibt jedoch Arten, bei denen systemische Vergiftungen völlig ohne lokale Warnzeichen ablaufen (z. B. Mambas, Kraits oder südamerikanische Korallenottern). (Junghanss und Bodio 1996; www.vapaguide.info)

Klinische Versorgung von Gifttierunfallopfern

Mit der Stratifizierung in die Interventionsebenen

- **Erste Hilfe** (erstbehandelnder Arzt [Gesundheitsposten]) – primary health care level (PHC) und
- **Krankenhaus** – secondary (SHC)/tertiary health care (THC) level

wird der klassischen Unterteilung medizinischer Maßnahmen gefolgt.

Antivenine

Ein Antivenin ist ein spezifisches Therapeutikum, das vergiftungsrelevante Komponenten tierischer Gifte neutralisiert. Es besteht aus Antikörpern, die bis heute meist durch Immunisierung von Tieren gewonnen werden. Traditionsgemäß sind dies Pferde, in letzter Zeit werden jedoch die Vorteile von Schafen für die Antikörpergewinnung erkannt. Antivenine unterscheiden sich stark in ihrer Wirksamkeit und Nebenwirkungsrate in Abhängigkeit vom Herstellungsverfahren. Bestimmende Faktoren sind u. a. die Tierart, die immunisiert wird, die Immunisierungstechnik, die Auswahl und die Aufbereitung des Giftes, das zur Immunisierung verwendet wird, die Aufbereitung der gewonnenen Antikörper, die Reinigungs- und die Konzentrierungsverfahren. Es gibt mono- und polyvalente Antivenine. Monovalente Antivenine sind gegen das Gift einer Art oder Unterart hergestellt, polyvalente gegen Gifte verschiedener Arten.

> Bei jedem Gifttierunfall muss die Frage geklärt werden, ob eine geeignete, wirksame spezifische Therapie – Antivenin – zur Verfügung steht, und ob dessen Einsatz indiziert ist.

Antivenine sind verfügbar zur Behandlung von Vergiftungen durch Schlangen, Skorpione, Spinnen, Nesseltiere (nur *Chironex fleckeri/ Chiropsalmus quadrigatus*), aktiv giftige Fische (in erster Linie Steinfische) und Zecken (nur *Ixodes holocyclus*).

Neuentwicklungen von Substanzen, die in die Vergiftungsabläufe eingreifen, werden verstärkt angegangen (z. B. small molecules). (Clare et al. 2021)

8.4.2 Die Gifttiergruppen mit ihren wichtigsten Vertretern im Detail

Passiv giftige Tiere

Biologie

Passiv giftige Tiere besitzen keine spezifischen Giftdrüsen, sondern tragen ihre Gifte verteilt in den Körpergeweben. Häufig sind verschiedene Arten eines Ökosystems, Fische und andere Organismen in einem Korallenriff, Träger chemisch identischer Toxine. Solche Gifte werden von einzelligen Organismen (meist Dinoflagellaten) produziert und reichern sich über die Nahrungskette an.

Klinisches Bild, Differenzialdiagnose und Therapie

Erbrechen, Diarrhö, Gefühlsstörungen, Paralyse, Herzrhythmusstörungen und arterielle Hypotension dominieren die Klinik dieser Vergiftungen. Das differenzialdiagnostische Problem der Abgrenzung zu anderen nahrungsmittelinduzierten Erkrankungen wie Lebensmittelvergiftungen, Norwalk-Virus-Gastroenteritis, Botulismus Typ E ist offensichtlich, um nur einige mit vergleichbar kurzen Intervallen zwischen oraler Aufnahme und Erkrankungsbeginn zu nennen. Auch sind Allergien gegenüber Meeresfrüchten abzugrenzen. Im Hinblick auf den Einsatz spezifischer Therapeutika müssen nur 2 Vergiftungen ätiologisch abgegrenzt werden: die Ciguatera- und die Scombroid-(Histamin-)Vergiftung (s. u.). Bei allen anderen, durch passiv giftige Tiere verursachten Vergiftungserscheinungen wird ausschließlich symptomatisch behandelt.

Erste Hilfe

Wie bei vielen oralen Vergiftungen werden nach wie vor Aktivkohle – bindet einige Toxine der Muschelvergiftungen –, induziertes Erbrechen und Laxanzien eingesetzt, um die Resorption der Toxine zu verringern. Ein Nutzen ist jedoch wenige Stunden nach Aufnahme der Toxine nicht mehr zu erwarten.

Prävention

Die von passiv giftigen Tieren angereicherten Gifte sind hitzestabil, d. h. Kochen und Braten entgiften nicht.

- Der Geschmack warnt nicht zuverlässig.
- Nur Fische essen, die vom Fang bis zum Verzehr konstant gekühlt wurden.
- Es ist nicht erkennbar, ob ein Fisch die für eine Ciguatera-Vergiftung verantwortlichen Gifte angereichert hat.
- Muschelvergiftungen treten vor allem in den wärmeren Monaten Mai bis Oktober auf, nach der Massenvermehrung gewisser Dinoflagellaten (red tides).

Ciguatera

Die Ciguatera-Vergiftung wird durch tropische Rifffische verursacht. Die Toxine stammen von Dinoflagellaten wie *Gambierdiscus toxicus* und werden in der Nahrungskette über herbivore Fische in karnivoren Speisefischen angereichert. Viele solcher Fischarten werden regelmäßig als Speisefische gefangen.

Diese Vergiftung beginnt mit gastrointestinalen Beschwerden (Erbrechen, Durchfall), an die sich neurologische Erscheinungen anschließen, insbesondere **Dysästhesien beim Berühren kalter Gegenstände.** Diese Gefühlsstörung gilt als relativ spezifisch. Nur die neurotoxische Muschelvergiftung verursacht vergleichbare Symptome.

Die frühe Gabe von **20-prozentigem Mannitol** wird seit 1988 zur Behandlung der Ciguatera-Vergiftung empfohlen. In Einzelfallbeschreibungen und beobachtenden Studien wurde eine Verbesserung der neurologischen Symptomatik, insbesondere der Sensibilitätsstörungen, beschrieben, sofern innerhalb von 72 Stunden therapiert wurde. In einer randomisierten Doppelblindstudie, die Mannitol mit Kochsalzlösung verglich, konnte jedoch kein positiver Effekt von Mannitol gezeigt werden. Die Wirksamkeit wird weiterhin unterschiedlich beurteilt. Sensibilitätsstörungen können über Monate anhalten. (Chinain et al. 2021)

Tetrodotoxin-Vergiftung

Zahlreiche tropische Fische aus der Gruppe der Tetraodontiformes können diese Vergiftung verursachen. Die berühmtesten Vertreter sind die Kugelfische. Als eigentliche Produzenten des Giftes Tetrodotoxin werden Bakterien vermutete, welche über die Nahrung aufgenommen werden. Der Fugu-Fisch, eine japanische Delikatesse, ist die bekannteste Tetrodotoxin-Quelle. Unprofessionell zubereitete Fugu-Fischmahlzeiten fordern immer wieder Todesopfer. (Isbister und Kiernan 2005)

Muschelvergiftungen

Muschelvergiftungen kommen in 4 verschiedenen Varianten vor: der gastrointestinalen, der neurotoxischen, der paralytischen und der amnestischen Form. Bei der paralytischen Muschelvergiftung ist eine Letalität von über 10 % verzeichnet worden. Diese Muschelvergiftung tritt meist saisonal auf, in den wärmeren Monaten von Mai bis Oktober. In dieser Zeit kommt es zu red tides, einer starken Vermehrung von Dinoflagellaten, die das für diese Vergiftung hauptsächlich verantwortliche **Saxitoxin** produzieren. (Isbister und Kiernan 2005)

Fischvergiftungen durch Histidin-Abbauprodukte

Fische mit rotem Muskelfleisch wie z. B. Tunfische und Makrelen können bei unsachgemäßer Lagerung/Kühlung giftig werden. Bakterien (z. B. *Proteus morgani*) auf der Haut dieser Fische wandeln muskuläres Histidin in Histamin und andere Toxine um.

Die **Scombroid-(Histamin-)Vergiftung** äußert sich in flushs (Erythem, Hitzewallung), die kurz (10 Minuten bis 2 Stunden) nach dem Essen auftreten.

Bei milden bis moderaten Vergiftungen ist die sofortige Gabe von H_1- (evtl. kombiniert mit H_2-)Rezeptorenblockern der Eckpfeiler der Behandlung – es gibt bisher jedoch keine randomisierte Doppelblindstudie, die den Vorteil eines bestimmten H_1-Rezeptorenblockers oder einer Kombination von Antihistaminika belegt. Die Vergiftungserscheinungen verschwinden oft innerhalb kurzer Zeit auch ohne spezifische Behandlung. Eine Rehydratationstherapie ist bei Erbrechen und Durchfall angezeigt. (Feng, Teuber und Gershwin 2016)

Aktiv giftige Tiere

Nesseltiere

Biologie

In der entwicklungsgeschichtlich alten Gruppe der Hohltiere besitzen die meisten Vertreter, nämlich die Nesseltiere, raffinierte Giftapparate in Form von Nesselkapseln (Nematozysten). Anemonen, Korallen und Quallen jagen mit ihrer Hilfe Beute und können sich damit auch verteidigen.

Korallen behaupten sich an ihren Wachstumsrändern ätzend gegen Konkurrenten, wenn es um die Ausdehnung von Siedlungsflächen geht. Unzählige dieser mikroskopisch kleinen, einzelligen Nesselkapseln lagern in den Tentakeln dieser Tiere. Sie sind mit einem Deckel verschlossen und explodieren bei Berührung mit unglaublicher Beschleunigung, um ihre Gifte über einen Giftschlauch ins Gewebe zu injizieren. Klinische Bedeutung besitzen vor allem **Quallen,** unter denen einige wie die Würfelquallen des Indopazifiks (*Chironex* sp., ➤ Abb. 8.9) innerhalb weniger Minuten nach Kontakt bereits lebensbedrohliche Vergiftungseffekte verursachen können.

Klinik

Korallen, Anemonen and viele Quallenarten verursachen bei Hautkontakt brennende Schmerzen und Erytheme. Bekannt sind die Nesselungen durch die Qualle *Pelagia noctiluca* im Mittelmeer (➤ Abb. 8.10). Nach symptomlosen Intervallen können die Hauterscheinungen mehrfach wieder aufflackern (➤ Abb. 8.10c). Einige Quallenarten im Pazifik, in der Karibik (Würfelquallen) und im Atlantik und Indopazifik (Portugiesische Galeere) verursachen schwere nekrotisierende lokale und systemische Vergiftungen (➤ Abb. 8.10d). In Australien wurden seit Registrierung über 70 Todesfälle gemeldet, die durch die **Würfelqualle** *Chironex fleckeri* verursacht wurden. Das Verbreitungsgebiet geht jedoch im indoaustralischen Raum weit über

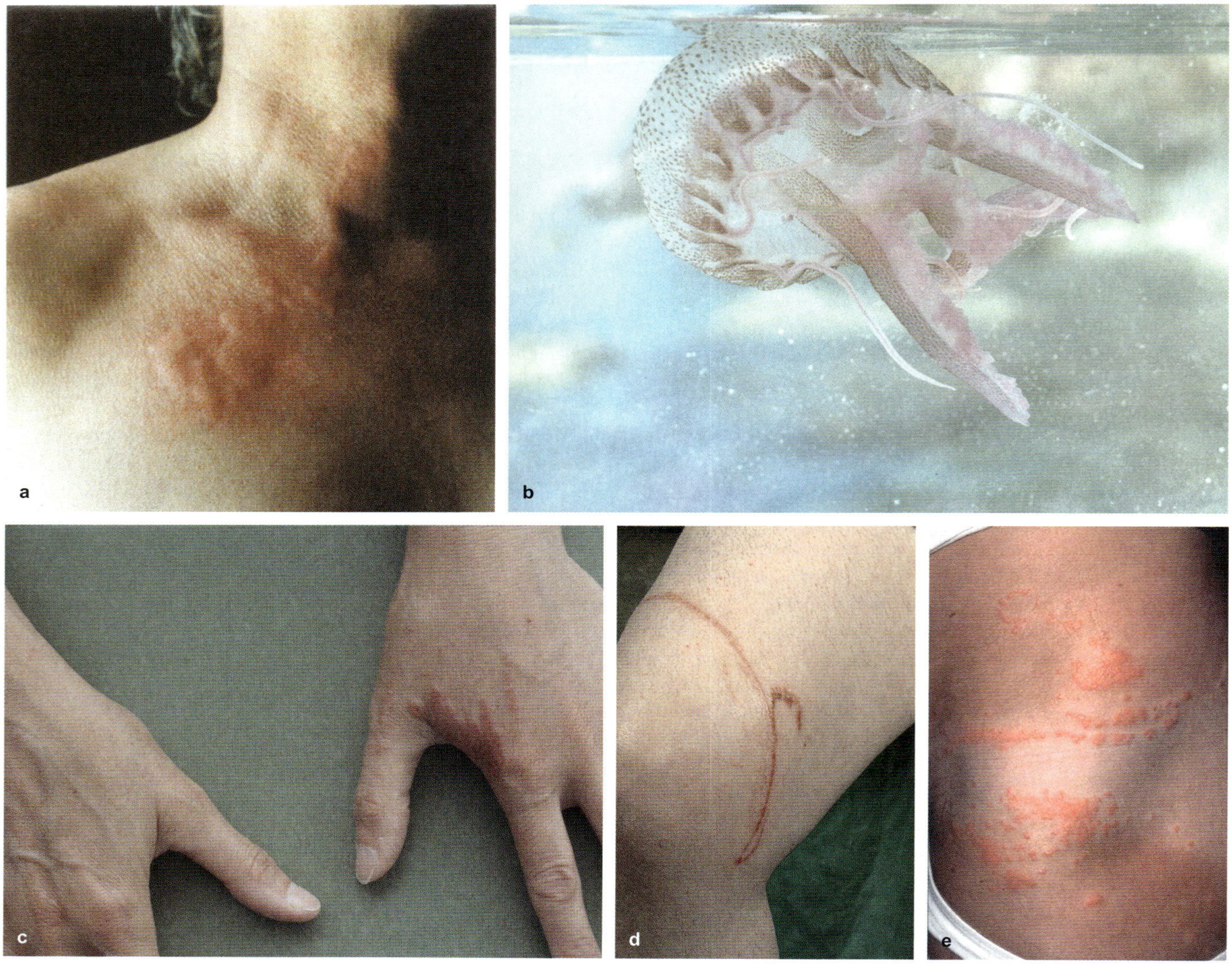

Abb. 8.10 Nesselung durch *Pelagia noctiluca* (a, b); „Flare up"-Reaktion, Prävention und Erste Hilfe 10 Tage nach Primärkontakt (c); Nesselung durch *Physalia physalis* (d) und *Linuche unguiculata* (e) (© 2006 by the Infectious Diseases Society of America) [H165-003]

die Küsten Australiens hinaus. Es werden z. B. zunehmend Fälle aus Thailand berichtet (Vente et al. 2022). Ebenfalls in Australien werden immer wieder schwere Vergiftungsfälle durch *Carukia barnesi* verursacht – das **Irukandji-Syndrom,** welches durch massive Freisetzung körpereigener Katecholamine verursacht wird. Beobachtungen aus der Karibik, Hawaii, Florida und Südostasien weisen darauf hin, dass auch andere kleine Würfelquallen das Irukandji-Syndrom hervorrufen können. Frühe Entwicklungsstadien der Qualle *Linuche unguiculata* verursachen einen unangenehm pruriden Hautausschlag (➤ Abb. 8.10e). Alle Nesseltiere können bei Reexposition allergische Sofortreaktionen (anaphylaktischer Schock) auslösen (Togias et al. 1985). Seeanemonen verursachen ebenfalls Hauterscheinungen.

Prävention und Erste Hilfe

In den Verbreitungsgebieten gefährlicher Quallen müssen beim Schwimmen oder Tauchen Schutzanzüge getragen werden (stinger suits, Tauchanzüge). Es gibt keine universell wirksamen Substanzen, mit denen Nesselkapseln inaktiviert werden können. Drei- bis 10-prozentiger Haushaltsessig wird in Australien erfolgreich bei Unfällen mit Würfelquallen eingesetzt, hat jedoch keinen Effekt bei vielen anderen Nesseltieren und kann bei einigen Quallenarten sogar die gegenteilige Wirkung entfalten und Nematozysten aktivieren. Auch bei Würfelquallen wurden Bedenken geäußert. In-vitro-Studien haben auch hier gegenteilige Effekte gezeigt. Die Entwicklung der Empfehlungen sollte über Internetlinks verfolgt werden. (McGee et al. 2023, s. a. Internetquellen am Kapitelende: ARC, ILSF, Queensland)

Aufgrund des schnellen Eintretens lebensgefährlicher Vergiftungserscheinungen (kardiorespiratorisches Versagen) – insbesondere bei Würfelquallen und Portugiesischen Galeeren (Nesselungen) – ist die Erste Hilfe am Strand durch Leihen beschränkt.

Therapie

Lokale Nesselungen bedürfen der Schmerzbehandlung, der Wundversorgung und Tetanusprophylaxe, wenn eine nekrotisierende Verletzung vorliegt. Bei schweren systemischen Vergiftungen ist die Behandlung mit Ausnahme von Unfällen mit Würfelquallen *(Chironex fleckeri/Chiropsalmus quadrigatus)*, für die ein Antivenin vorhanden ist, ausschließlich symptomatisch. Die Wirksamkeit dieses Antivenins ist jedoch auch nur für die Schmerzlinderung und möglicherweise eine Limitation des Hautschadens belegt. (Li et al. 2013, Togias et al. 1985, s. a. Internetquellen am Kapitelende: ARC, Welfare et al. 2014)

Aktiv giftige Fische

Biologie

Aktiv giftige Fische sind vor allem im Meer zu finden und leben dort in der Regel nahe der Küste. Die meisten von ihnen halten sich am Grund auf und schützen sich mit Giftstacheln gegen Angriffe von oben; gejagt wird mit diesen Giften nicht. Die Giftstacheln bestehen meist aus modifizierten Flossenstrahlen mit paarigen Giftdrüsen. Bei Skorpion-, Feuer- und Steinfischen befinden sie sich in der Rücken-, Bauch- und Analflosse. **Petermännchen** tragen, nebst den 3 kleinen Giftstacheln in der Rückenflosse, noch einen Stachel am Kiemendeckel. Sie sind wohl die häufigste Ursache für schmerzhafte Fischstiche an den Mittelmeer-Badeküsten. **Stechrochen** können massive, bis zu 30 cm lange Stacheln auf ihrem peitschenförmigen Schwanz tragen. Bei Berührung schnellt dieser reflexartig nach oben und vorne. Die großen Wunden, die daraus entstehen können, sind oft problematischer als die Vergiftung selbst. Verschiedene Stechrochenarten (*Potamotrygon* sp. u. a.) leben in Flüssen Südamerikas. Welse sind für giftige Fischstiche im Süßwasser verantwortlich.

Klinik

Die Stacheln aktiv giftiger Fische zerstören mechanisch das Gewebe, in das sie eindringen, dazu kommt der lokale nekrotisierende Effekt des Gifts, das in die Wunde eingebracht wird. Der Schmerz wird von den Unfallopfern als unerträglich beschrieben. Lange Stacheln können große Blutgefäße und Nerven verletzen. Einige Arten verursachen systemische Vergiftungen.

Prävention und Erste Hilfe

Aus der Lebensweise der aktiv giftigen Fische ergibt sich eine wichtige Präventionsmaßnahme: im Flachwasser der Küsten besser schwimmen als waten.

> **! CAVE**
> Bei der Zubereitung von Fisch in der Küche können nicht entfernte Giftstacheln zu schmerzhaften Vergiftungen führen.

Dem Eintauchen der verletzen Extremität in heißes Wasser (< 45 °Celsius) wird eine Wirksamkeit durch Hitzeinaktivierung des Gifts zugeschrieben. Allerdings funktioniert diese Methode in der Praxis kaum, da die Giftproteine in der Tiefe des Gewebes lagern, wo inaktivierende Temperaturen nicht erreicht werden, ohne massive Verbrennungen zu verursachen.

Therapie

Schmerzbehandlung, Wundversorgung und Tetanusprophylaxe sind die therapeutischen Optionen für alle Unfälle mit aktiv giftigen Fischen. Für die Schmerzbehandlung ist die Heißwasserbehandlung (s. o.) am effektivsten. Auch lokale Nervenblockade ist eine Option. Nur für Steinfischvergiftungen ist ein Antivenin verfügbar.

Die mechanische Gewebsverletzung, im Gewebe verbliebene Stacheln und Gewebsreste und das durch Gift zerstörte Gewebsareal bedürfen u. U. der chirurgischen Sanierung. Sekundäre bakterielle Infektionen (*Vibrio, Pseudomonas* etc.) sind häufig und müssen lokal desinfizierend bzw. systemisch antibiotisch behandelt werden. (Lehmann und Hardy 1993, Lin et al. 2021, Maillaud 2020)

Seeschlangen

Biologie

Fast alle der über 60 bekannten Seeschlangenarten leben an den warmen, korallenbewachsenen Küsten des Indopazifik, vom persischen Golf über Japan bis an die Westküste Neuseelands. Die pelagische Seeschlage *Pelamis platurus* wird im Plankton über weite Strecken des offenen Ozeans verdriftet und gelangt so zuweilen bis an die Pazifikküste Mittel- und Südamerikas oder an die Ostküste Afrikas. Einige Arten kommen auch in den Mündungsgebieten von Flüssen vor. Von 2 Seen auf den Solomonen und den Philippinen sind 2 Süßwasserarten bekannt.

Seeschlangen werden heute in die Familie der **Elapiden** eingeschlossen, denen beispielsweise auch Kobras, Mambas oder Korallenschlangen angehören. Wie alle echten Giftschlangen besitzen sie zuvorderst im Oberkiefer Giftzähne, allerdings bei den meisten Arten derart klein, sodass sie bei einem Verteidigungsbiss kaum die menschliche Haut durchdringen können. Seeschlangenbisse sind vor allem ein Berufsrisiko unter Fischern an den tropischen und subtropischen Küsten; beim unvorsichtigen Leeren der Netze verteidigen sich die sonst sanftmütigen Tiere mit einem Biss. Bei Badenden wurde nur äußerst selten über Unfälle berichtet.

Klinik

Das zentrale Problem ist die **Rhabdomyolyse.** Die Vergiftung beginnt mit Muskelschmerzen, gefolgt von schlaffen Lähmungen und Nierenversagen. In aller Regel gibt es keine lokalen Warnhinweise an der Bissstelle. Diese ist auch nicht sichtbar. Gut dokumentiert sind Unfälle mit *Enhydrina schistosa*. Einzelfallberichte über *Astrotia-stokesi*-Bisse weisen darauf hin, dass diese Art rein neurotoxische Giftwirkung besitzt.

Prävention und Erste Hilfe

Waten in flachem, trübem Wasser ist gefährlich, da man versehentlich auf die Seeschlangen treten kann. Fischer riskieren Bisse beim unvorsichtigen Leeren der Netze. Zusätzlich zur Immobilisierung des Patienten ist die Druck-Polster-Methode (Anker's pressure-pad method) geeignet, den systemischen Vergiftungseintritt zu verzögern. Ebenso Kompression mit elastischen Binden; hierbei muss jedoch beachtet werden, dass zu niedriger Druck unwirksam und zu hoher Druck schädlich ist, d. h., die Methode muss eingeübt sein. (Anker et al. 1983)

Therapie

Antivenin ist indiziert, sobald Zeichen einer systemischen Vergiftung erkennbar werden. Dialyse und künstliche Beatmung sind die wichtigsten symptomatischen Therapiemaßnahmen. (Dunson 1975; Johnston, Tasoulis und Isbister 2022)

Skorpione

Biologie

Skorpione sind den Spinnen verwandt und führen eine ausnahmslos nachtaktive Lebensweise. Tagsüber verstecken sie sich im Boden, unter Steinen oder Borken unter Kaktushecken oder in Mauerritzen. Einige Arten haben sich als Zivilisationsfolger gut im menschlichen Wohnbereich etabliert. In Mexiko sind gefährliche Skorpionstiche vor allem ein Problem in städtischen Zonen.

Skorpione verteidigen sich mit Stichen mittels ihres Telsons am Schwanzende. Systemische Skorpionvergiftungen sind vor allem mit Arten aus der Familie der Buthiden bekannt geworden, allen voran Vertreter der Gattungen *Centruroides* (südwestliche USA, Mexiko), *Tityus* (Brasilien, Trinidad), *Androctonus, Buthus, Leiurus, Nebo* (Nordafrika, Naher und Mittlerer Osten), *Hemiscorpius* (Iran, Irak, Baluchistan), *Parabuthus* (südliches Afrika) und *Mesobuthus* (indischer Subkontinent).

Klinik

Lokale Vergiftungserscheinungen sind Schmerzen, Erythem und Schwellung. Systemische Vergiftungen entwickeln sich in 2 Phasen. Zunächst herrschen cholinerge Effekte vor, Erbrechen, Schwitzen, Hypersalivation, Priapismus, Bradykardie und arterielle Hypotension. Darauf folgt die adrenerge Phase mit arterieller Hypertension, Tachykardie und Herzversagen. Hirnnerven und die neuromuskuläre Überleitung können ebenfalls betroffen sein. Es kann zu multifaktoriell verursachtem respiratorischem Versagen kommen, wobei die bronchiale Hypersekretion eine Komponente ist.

Prävention

Skorpione stechen vor allem, wenn sie gequetscht werden, d. h., wenn man nachts barfuß auf sie auftritt, oder wenn man morgens in Schuhe oder Kleider schlüpft, wohin sich Skorpione nach ihren nächtlichen Ausflügen zurückgezogen haben. Aus diesem Unfallhergang leiten sich die notwendigen Vorsichtsmaßnahmen ab.

> **! CAVE**
> Vorsicht bei krabbelnden Kindern in den gefährlichen Ländern.

Häuser können durch einen Sims aus glatten Kacheln vor dem Eindringen geschützt werden. Die Versiegelung von Hohlräumen in Wänden beseitigt typische Schlupfwinkel der nachtaktiven Tiere.

Therapie

Der Schmerz an der Stichstelle wird am besten mit Lokal- bzw. Regionalanästhesie kontrolliert. Wundversorgung und Tetanusprophylaxe sind wichtig. Es kann prinzipiell mit Antivenin, sofern dieses für die verursachende Art produziert wird und zur Verfügung steht, und/oder mit vasodilatatorischen Medikamenten (z. B. dem α_1-Blocker Prazosin) bei entsprechenden kardiovaskulären Befunden (Hypertension, frühes Lungenödem) behandelt werden. In Tunesien wurde Dobutamin bei Patienten mit schwerer kardiovaskulärer Dysfunktion (Schock, schweres Lungenödem) erfolgreich eingesetzt. (Amr et al. 2020, Bouaziz et al. 2020)

Spinnen

Biologie

Anders als Skorpione tragen Spinnen ihr Gift nicht am Hinterende des Körpers, sondern in Form von Giftklauen am Kopf. Damit erlegen sie meist übergroße und wehrhafte Beutetiere, und in vielen Fällen helfen die Gifte die Beuteorganismen vorzuverdauen. Verständlich ist deshalb, dass bei Verteidigungsbissen die proteolytische Aktivität der Gifte zu Nekrosen an der Bissstelle führen kann. Dieser „nekrotisierende Araneismus" wurde lange Zeit fälschlicherweise nur den Vergiftungen durch Brown Spiders (*Loxosceles* sp.) zugeschrieben. Heute geht man davon aus, dass viele Arten derartige lokale Vergiftungen hervorrufen können. Allerdings sind bei den meisten Spinnenarten die Giftklauen zu kurz, um die menschliche Haut zu durchdringen.

Systemische Vergiftungen sind vor allem bekannt nach Bissen von **Schwarzen Witwen** (*Latrodectus* sp., kosmopolitisch zwischen 50°N/45°S), **Kammspinnen** (*Phoneutria* sp., tropisches Südamerika) und **Trichterspinnen** der Gattung *Atrax* und *Hadronyche* (Südostaustralien).

Unfälle durch *Loxosceles* und *Latrodectus* sp. ereignen sich vor allem im Wohnbereich oder bei Aufenthalten im Freien (Camping).

Südamerikanische Vogelspinnenarten können zur Verteidigung Brennhaare ihres Hinterleibs mit Hilfe ihrer Beine abstreifen.

Klinik

Lokale Vergiftungserscheinungen treten in milder Form (Erythem und Schmerz) bei praktisch allen Spinnenbissen auf. Beim **nekrotisierenden Araneismus** können sich die Läsionen zu ausgeprägten, über Wochen nicht abheilenden Nekrosen entwickeln.

Als **neurotoxischer Araneismus** wird die systemische Verlaufsform der Vergiftungen durch Spinnenbisse bezeichnet, die bezüglich der Störungen des autonomen Nervensystems sehr viel Ähnlichkeit mit den systemischen Vergiftungen durch Skorpione hat (s. o.). Gelangen die Brennhaare von Vogelspinnen auf die Schleimhäute oder in die Augen, führt dies zu entzündlichen Reaktionen.

Prävention und Erste Hilfe

Wo sich Spinnen versteckt haben können: Aufmerksamkeit dafür, wo man hin fasst, und beim Anziehen von Schuhen etc. Erste-Hilfe-Maßnahmen wie bei Schlangenbissen (s. u.) wird bei Bissen australischer Trichterspinnen empfohlen.

Therapie

Wundversorgung und Tetanusprophylaxe sind wichtig. Die Behandlung der nekrotisierenden Spinnenbisse wird nach wie vor sehr kontrovers diskutiert. Bezüglich der Antiveninbehandlung systemischer Vergiftungen gibt es positive Berichte nach *Loxosceles*-, *Atrax*- und *Hadronyche*-Bissen. (Chang, Kaz Soong und Barnett 1991; Isbister et al. 2005; Nentwig, Pantini und Vetter 2017)

Hymenopteren (Bienen, Wespen, Ameisen)

Biologie

Zu der artenreichen Ordnung der Hautflügler (Hymenopteren) zählen u. a. Bienen, Hummeln, Wespen, Hornissen und Ameisen. Für die klinische Toxinologie sind vor allem die hochentwickelten sozialen Arten von Bedeutung. Nur noch ein Tier, nämlich die Königin, ist verantwortlich für die Nachzucht, bei allen anderen weiblichen Individuen eines Staates hat sich der ursprüngliche Legestachel zu einem Giftapparat weiterentwickelt. Damit können sich die Arbeiterinnen wehrhaft verteidigen. Bei einigen Ameisen wurde der Giftstachel wieder abgebaut. Sie beißen nun zur Verteidigung und spritzen irritierendes Gift aus dem Hinterleib in die Wunde.

Klinik

Einzelstiche verlaufen bei nicht sensibilisierten Personen unkompliziert, begleitet von Schmerzen, Rötung und Schwellung, es sei denn, der Stich erfolgte im Rachenraum (Erstickungsgefahr). Schwere systemische Vergiftungen mit ausgedehnten Schwellungen, die zu Flüssigkeitsverschiebungen und Hypovolämie führen, Hämolyse, neurologischen Ausfällen, Myolyse und Nierenversagen sind erst ab Hunderten oder gar Tausenden von Stichen zu erwarten.

Die hauptsächliche lebensgefährliche Bedrohung geht von **allergischen Sofortreaktionen** aus. Die Prävalenz schwerer Bienen- und Wespenallergien liegt im Prozentbereich.

Prävention und Erste Hilfe

Ist eine Bienen- und Wespenstichallergie bekannt, sollte ein Erste-Hilfe-Set (z. B. EpiPen) mitgeführt werden und die Selbstinjektion geübt sein. Personen mit schwerer Bienen- und Wespenstichallergie sollte die Hyposensibilisierung angeboten werden. Bienenstacheln müssen so schnell als möglich entfernt werden, da der Stechapparat auch nach Entfernen vom Hinterleib der Biene Gift pumpen kann.

Therapie

Adrenalin, Steroide und Antihistaminika sind die Eckpfeiler der Therapie schwerer allergischer Reaktionen. Am wichtigsten und lebensrettend ist dabei die sofortige Gabe von Adrenalin. (Cardona et al. 2020, França et al. 1994)

Landbewohnende Giftschlangen

Biologie

Giftschlangen besitzen einen hochentwickelten Giftapparat. Zwei Giftzähnen zuvorderst im Oberkiefer, ähnlich Injektionskanülen, sind mittels eines Giftkanals mit paarigen Giftdrüsen (ursprünglich Speicheldrüsen) hinter den Augen verbunden. Mit Hilfe von Muskeln um die Drüsen kann die Schlange bei einem Biss die Giftmenge dosieren, wobei ein großer Prozentsatz „trockene Bisse" ohne Giftinjektion sind. Vergiftungen können aber auch durch eine Reihe von Schlangen erfolgen, die nicht eigentlich zu den Giftschlangen gezählt werden. Viele Nattern (Colubriden) besitzen ebenfalls toxische Substanzen in ihrem Speichel. Trugnattern haben zusätzlich hinten im Oberkiefer verlängerte und zum Teil gefurchte Zähne. Vor allem Herpetologen, welche mit Schlangen arglos hantieren, riskieren, dass solche Arten unter kauenden Bewegungen ihr Gift ins Gewebe einmassieren.

Unter den echten Giftschlangen unterscheidet man die Giftnattern oder Elapiden (**Elapidae**: Seeschlangen, Kobras, Mambas, Kraits, Korallenottern usw.) von den Vipern und Grubenottern (**Viperidae**: z. B. Puffottern, Kettenvipern, Sandrasselottern, Klapperschlangen, Lanzenottern). Viperiden besitzen überlange Giftzähne, welche über einen beweglichen Maxillarknochen im Oberkiefer bei geschlossenem Mund zurückgeklappt werden können. Die Grubenottern (Crotalinae) stellen eine wichtige Unterfamilie innerhalb der Viperiden dar. Sie zeichnen sich durch das wärmeempfindliche Grubenorgan zwischen Auge und Nasenloch aus, mit dessen Hilfe sie bei Dunkelheit Beutetiere aufspüren können.

Klinik

Schlangengifte greifen praktisch in alle Organsysteme ein und bewirken eine Vielfalt von Symptomen und Befunden (Systematik der Gifteffekte ➤ Kap. 8.4.1).

Bei Bissen von Crotaliden, Viperiden und einigen Kobraarten signalisiert eine zunehmende Schwellung an der Bissstelle, dass eine relevante Menge Gift injiziert wurde und eine systemische Vergiftung droht. Dies gilt jedoch nicht für alle Schlangenbisse, z. B. nicht für Bisse von Kraits, Korallenschlangen und einigen australischen Elapiden. Gelangt das Gift von Speikobras in die Augen, kommt es zur chemischen Konjunktivitis und in schweren Fällen zur Hornhautulzeration und -perforation. Die verschiedenen, klinisch relevanten Gifteffekte der medizinisch wichtigsten terrestrischen Giftschlangen sind in ➤ Tab. 8.8 (➤ Kap. 8.4.1) dargestellt.

Prävention und Erste Hilfe

Hohe Schuhe und lange Hosen aus schwerem Material gehören ebenso zu den Vorsichtmaßnahmen in unübersichtlichem Gelände, wie das harte Auftreten (die meisten Schlangen fliehen bei Erschütterung des Bodens), eine Taschenlampe und eine Absicherung der Schlafstelle (z. B. mit einem Moskitonetz) bei Nacht.

Es gibt keine universell anwendbare Methode, die den Eintrag von Gift in die systemische Zirkulation sicher und ohne Schaden verzögert bzw. verhindert.

Alle Varianten von Stauungsverbänden können in Abhängigkeit vom angewandten Druck und der Retention lokal zytotoxischer Giftkomponenten schwere Schäden anrichten. Einschneiden der Bissstellen mit und ohne anschließendes Aussaugen, Elektroschocks, Instillation von Chemikalien und Kryotherapie sind ebenfalls völlig inakzeptabel.

Dagegen sind die Beruhigung und Ruhigstellung des Patienten, insbesondere der gebissenen Gliedmaßen, und der rasche Transport zu einer Gesundheitseinrichtung außerordentlich wichtig. Durch Fixieren einer zusammengefalteten Kompresse oder eines Stücks Stoff unter Druck (70 mmHg) mittels einer nicht elastischen Binde auf der Hautstelle, in die das Gift injiziert wurde, kann der Eintrag des Gifts in die systemische Zirkulation verhindert bzw. zumindest verzögert werden (Druck-Polster-Methode; Anker's pressure-pad method). Ebenso Kompression mit elastischen Binden; hierbei muss jedoch beachtet werden, dass zu niedriger Druck unwirksam und zu hoher Druck schädlich ist, d. h., die Methode muss eingeübt sein. Die sachgerechte Anwendung ist insbesondere in ressourcenarmen Ländern nicht einfach.

Therapie

Die Behandlung ist sowohl symptomatisch – lebensrettend bei der Erstversorgung – als auch bei gegebener Indikation so rasch wie möglich spezifisch, sofern ein wirksames Antivenin verfügbar ist. Antivenine werden jedoch für zahlreiche Vergiftungen entweder überhaupt nicht produziert oder stehen an den Orten, an denen sie am meisten gebraucht werden, nicht zur Verfügung, sind zu teuer oder von schlechter Qualität. Seit Jahrzehnten wird auf diesen Notstand hingewiesen, leider bis vor Kurzem mit wenig oder überhaupt keinem Erfolg. Die neue WHO/NTD-Initiative „snakebite envenoming" hat diesen Notstand zu einem der Hauptthemen und zu einer der Hauptaktivitäten gemacht.

Die Indikation für die Antiveningabe besteht bei Zeichen **systemischer Vergiftung**:

- Arterielle Hypotension und andere Zeichen autopharmakologischer Giftwirkung,
- Gerinnungsstörungen und spontanen Blutungen,
- Lähmungen,
- Rhabdomyolyse,
- kardiovaskuläre und
- Nierenfunktionsstörungen.

Bei **lokaler Giftwirkung** wird Antivenin empfohlen, wenn

- bekannt ist, dass das Gift lokale Nekrosen verursacht,
- eine Schwellung besteht, die mehr als die Hälfte der gebissenen Extremität betrifft,
- die Schwellung progredient ist oder
- der Biss an einem Finger oder Zeh erfolgt ist.

> Bei den meisten neurotoxischen Schlangenbissen kann mit Azetylcholinesterasehemmern Zeit bis zur definitiven Versorgung gewonnen werden. Nach einem Biss sollte immer mind. 24 Stunden beobachtet werden, da Vergiftungszeichen mit großer Verzögerung eintreten bzw. nach Antiveningabe wieder auftreten können.

Abgesehen von der Verfügbarkeit – prinzipiell oder aufgrund von Verteilungsengpässen – sind die Wahl des Antivenins und die Dosierung in vielen Regionen bis jetzt nur für sehr wenige Antivenine datenbasiert.

Patienten müssen unter Antiveningabe sehr gut überwacht werden, und das behandelnde medizinische Personal muss in der Lage sein, antivenininduzierte Nebenwirkungen, einschließlich des anaphylaktischen Schocks, zu beherrschen. Wegen anhaltender Resorption von Gift aus dem Bissareal muss oft nachdosiert werden.

Austestung im Hinblick auf zu erwartende Nebenwirkungen ist unzuverlässig und schädlich.

Prämedikation mit subkutan verabreichtem Adrenalin zeigte in einer Studie positive Resultate und wird mit wenigen Einschränkungen empfohlen.

Antivenininduzierte akute anaphylaktische oder **anaphylaktoide Reaktionen** treten meist 10 Minuten bis 2 Stunden nach Beginn der Applikation auf und werden nach den Richtlinien der Therapie allergischer Reaktionen behandelt. Die Serumkrankheit tritt dagegen nach 1 bis 3 Wochen auf und wird mit Steroiden und Antihistaminika therapiert.

Zusätzlich zur Antiveninbehandlung ist sehr oft eine **symptomatische Behandlung** erforderlich wie künstliche Beatmung über mehrere Tage bei neurotoxischen Schlangenbissvergiftungen und andere intensivmedizinische Maßnahmen. Sekundäre Wundinfektion, einschließlich Sepsis und Tetanus, sind zu beachten und vorzubeugen. Das Kompartmentsyndrom ist sehr selten und muss durch Kompartment-Druckmessung verifiziert sein.

Die symptomatische Behandlung ist bei schwerem Vergiftungsverlauf in ressourcenarmen Ländern ein ebenso großes Problem wie die mangelnde Verfügbarkeit von Antiveninen. (Anker et al. 1983; de Silva et al. 2011; Gutiérrez et al. 2017; Kasturiratne et al. 2008; McDiarmid, Campbell und Touré 1999; Warrell 2023)

LITERATUR

Ainsworth S, Menzies SK, Casewell NR, Harrison RA. An analysis of preclinical efficacy testing of antivenoms for sub-Saharan Africa: Inadequate independent scrutiny and poorquality reporting are barriers to improving snakebite treatment and management. PLoS Negl Trop Dis 2020; 14(8): e0008579.

Amr ZS, Abu Baker MA, Al-Saraireh M, Warrell DA. Scorpions and scorpion sting envenoming (scorpionism) in the Arab Countries of the Middle East. Toxicon 2020; 30: S0041-0101(20)30970-3.

Anker RL, Straffon WG, Loiselle DS et al. Snakebite. Comparison of three methods designed to delay uptake of ‚mock venom'. Aust Fam Physician 1983; 12(5): 365–8.

Bouaziz M, Ben Hamida C, Chelly H, Bahloul M, Kallel H. Dobutamine in the treatment of severe scorpion envenoming. Toxicon 2020; 30: 182:54–58. 195.

Cardona et al. World Allergy Organization Anaphylaxis Guidance 2020. World Allergy Organization Journal 2020; 13: 100472.

Chang PCT, Kaz Soong H, Barnett JM. Corneal penetration by tarantula hairs. Brit J Ophthalmol 1991; 75: 253–4.

Chinain M, Gatti CMI, Darius HTI, Quod J-P, Tester PA. Ciguatera poisonings: A global review of occurrences and trends. Harmful Algae 2021; 102: 101873.

Clare RH, Hall SR, Patel RN, Casewell NR. Small Molecule Drug Discovery for Neglected Tropical Snakebite. Trends Pharmacol Sci 2021; 42(5): 340–353.

De Silva HA, Pathmeswaran A, Ranasinha CD et al. Low-dose adrenaline, promethazine, and hydrocortisone in the prevention of acute adverse reactions to antivenom following snakebite: a randomised, double-blind, placebo-controlled trial. PLoS Med 2011; 8(5): e1000435.

Dunson WA. The biology of sea snakes. Baltimore: University Park Press; 1975. pp. 530.

Feng C, Teuber S, Gershwin ME. Histamine (Scombroid) Fish Poisoning: A Comprehensive Review. Clin Rev Allergy Immunol 2016; 50(1): 64–9.

França FOS, Benvenuti LA, Fan HW et al. Severe and fatal mass attacks by ‚killer' bees (Africanised honey bees – Apis mellifera scutellata) in Brazil: clinicopathological studies with measurement of serum venom concentrations. Q J Med 1994; 87: 269–82.

Gutiérrez JM, Calvete JJ, Habib AG et al. Snakebite envenoming. Nat Rev Dis Primers 2017; 3: 17063.

Isbister G, Kiernan MC. Neurotoxic marine poisoning. Lancet Neurology 2005; 4(4): 219–228.

Isbister G, White J, Currie BJ et al. Spider bites: addressing mythology and poor evidence. Am J Trop Med Hyg 2005; 72: 361–4.

Johnston C, Tasoulis T, Isbister GK. Australian Sea Snake Envenoming Causes Myotoxicity and Non-Specific Systemic Symptoms – Australian Snakebite Project (ASP-24) Frontiers in Pharmacology 2022. https://doi.org/10.3389/fphar.2022.816795.

Junghanss T, Bodio M. Notfallhandbuch Gifttiere. Stuttgart, New York: Thieme; 1996. pp 646.

Kasturiratne A, Wickremasinghe AR, de Silva N et al. Estimating the global burden of snakebite: A literature analysis and modelling based on regional estimates of envenoming and deaths. PLoS Med 2008; 5(11): e218.

Lehmann DF, Hardy JC. Stonefish envenomation. N Engl J Med 1993; 329: 510–511.

Li L, McGee RG, Isbister G, Webster AC. Interventions for the symptoms and signs resulting from jellyfish stings. Cochrane Database Syst Rev 2013; 2013(12): CD009688.

Lin YY, Chen CS, Lin IC et al. Man with Stingray Envenomation. Ann Emerg Med 2021; 78(6): 725–772.

McDiarmid RW, Campbell JA, Touré TA. Snake species of the world. Vol. 1. Herpetologists' League; 1999. pp. 511.

8

McGee RG, Webster AC, Lewis SR, Welsford M. Interventions for the symptoms and signs resulting from jellyfish stings. Cochrane Database of Systematic Reviews 2023; 6: CD009688.
Nentwig W, Pantini P, Vetter RS. Distribution and medical aspects of Loxosceles rufescens, one of the most invasive spiders of the world (Araneae: Sicariidae). Toxicon 2017; 132: 19–28.
Potet J, Beran D, Ray N et al. Access to antivenoms in the developing world: A multidisciplinary analysis. Toxicon X 2021; 12: 100086.
Togias AG, Burnett JW, Kagey-Sobotka A, Lichtenstein LM. Anaphylaxis after contact with a jellyfish. J Allergy Clin Immunol 1985; 75: 672–75.
Vente AA, Jaloux C, Moran JJ et al. Severe box jellyfish envenomation in 2 children. Travel Medicine and Infectious Disease 2022; 45: 102217.
Warrell DA. Venomous and Poisonous Animals. In: Farrar J, Garcia PJ, Hotez T, Junghanss T, Kang G, Laloo D (eds.). Manson's tropical diseases. 24th ed. Elsevier, 2023.
Williams DJ, Faiz MA, Abela-Ridder B et al. Strategy for a globally oordinated response to a priority neglected tropical disease: Snakebite envenoming. PLoS Negl Trop Dis 2019; 13(2): e0007059.

INTERNETQUELLEN

ANZGOR (Australian and New Zealand Committee on Resuscitation; Guidelines): www.anzcor.org.
ILSF (International Life Saving Federation; Position Statements): www.ilsf.org/position-statements-3.
Queensland (Marine Stingers): https://lifesaving.com.au/safety-info/marine-stingers.
Toxinfo Suisse (Antidot): www.toxinfo.ch/antidot.
VAPAGuide (Venomous and Poisonous Animals Guide): www.vapaguide.info.
WHO (Addressing antivenoms issues): www.who.int/activities/addressing-antivenoms-issues.
WHO (Snakebite envenoming): www.who.int/health-topics/snakebite#tab=tab_1.

8.5 Vergiftungen durch Pflanzen

Hinrich Sudeck

Poisons and Medicines are oftentimes the same substances given with different intentions.

P. Latham (1785–1875)

8.5.1 Einleitung

Die Vielfalt von Giftpflanzen, ihr Kontinente und Kulturgesellschaften übergreifendes Vorkommen und ihre vielfältige Nutzung machen den Reiz dieses komplexen Themas aus. Nicht nur in den Tropen, sondern auch in den Ländern der gemäßigten Klimaregionen spielen Pflanzen eine große Rolle in der traditionellen Medizin. Der Übergang vom Pflanzengift zum Medikament oder zum Nahrungsmittel war immer fließend. Es soll daher exemplarisch gezeigt werden, in welchem Kontext der tropenmedizinisch arbeitende Arzt mit einer Pflanzenvergiftung rechnen muss und welches die Grundlagen der Behandlung dieses manchmal schwer zu erkennenden (Not-)Falls sind.

8.5.2 Vorkommen und Häufigkeit von Pflanzenvergiftungen

Die Mehrzahl der Publikationen hat kasuistischen Charakter. Es finden sich Berichte aus einzelnen Regionen, Übersichten und wenige Metaanalysen aus den Vergiftungszentralen von europäischen, amerikanischen oder asiatischen Kliniken (Ghorani-Azam et al. 2018). Für Afrika ist die Datenlage mager, weil Giftzentralen weitgehend fehlen. Eine Übersicht findet sich bei Tagwirey et al. (2016).

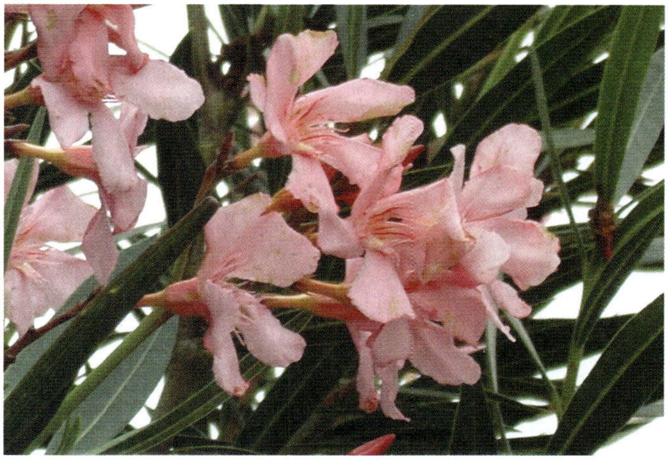

Abb. 8.11 Oleander [P1567]

Oft spielen tropische Pflanzen die Hauptrolle – aber nicht nur in den Tropen: Auf einem deutschen Krankenhausgelände waren 43 % der Grünpflanzen giftig und 58 % der meist tropischen Zierpflanzen im Inneren der Gebäude. Pflanzenvergiftungen waren in Deutschland in 2,3 % (Erwachsene) (Kinder: 15 %) der Fälle Grund für die Inanspruchnahme von Giftzentralen (Wendt et al. 2022).

In einer Untersuchung aus Delhi 2005 waren von 2.700 Vergiftungsfällen nur 1,7 % Pflanzenvergiftungen, davon waren in einem Drittel Kinder betroffen; betrachtet man nur die ländliche Bevölkerung, steigt der Prozentsatz auf 63 % (Srivastava et al. 2005). *Datura* und Gelber Oleander (*Thevetia,* ➢ Abb. 8.11) stehen an der Spitze (Pillay und Sasidharan 2019). In Sri Lanka waren es bei den hauptbetroffenen Kindern die Prachtlilie (*Gloriosa superba* L.) und *Ricinus communis.* Wenn auch weltweit etwa 750 Giftstoffe in 1.000 Pflanzen bekannt sind, so sind es doch nur ungefähr 40 Spezies, die zu schweren und letalen Vergiftungen führen. Nur bei einer kleinen Zahl von Pflanzen genügt schon die Aufnahme geringer Mengen der Bestandteile für schwere Vergiftungen, bei anderen müssen größere Mengen zum Beispiel als Zusatz zu Nahrungsbestandteilen verwendet werden, um eine Schädigung hervorzurufen; bei wieder anderen Pflanzen sind trotz bekannter Giftigkeit humane Intoxikationen kaum oder gar nicht aufgetreten. Auch der Giftgehalt von Pflanzen kann je nach Standort, Klima, Alter der Pflanze und Subspezies stark schwanken. Die Kenntnisse von Ärzten in Europa sind spärlich: Nur 10 % vorgezeigter Beeren und 17 % der Pflanzen konnten von medizinischem Personal korrekt als giftig identifiziert werden. Die Verbreitung von Pflanzenerkennungsapps könnte in Zukunft eine Verbesserung bringen.

8.5.3 Suizide und Kriminalität

Die leichte Verfügbarkeit von Pflanzengiften führt zu hohen Fallzahlen bei Suizidversuchen im asiatischen Raum. Nicht immer ist der Hintergrund der Symptomatik eindeutig zu erkennen: Die traditionell bedingte Stigmatisierung des Suizides in vielen Gesellschaften oder

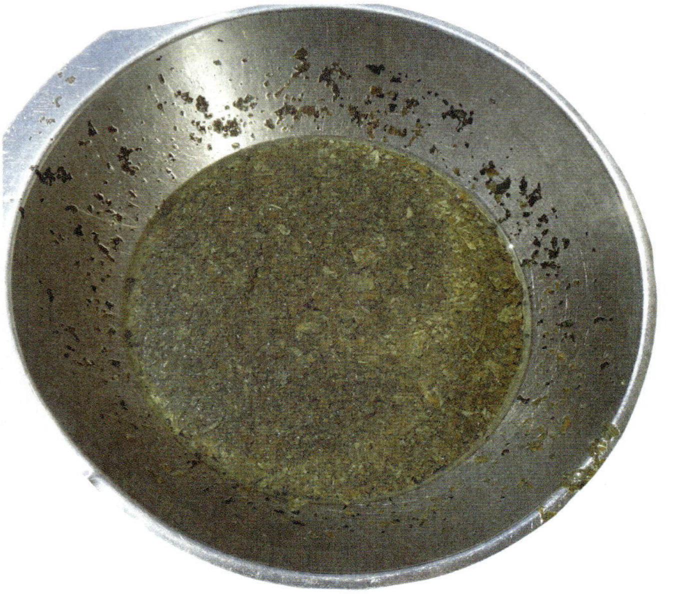

Abb. 8.12 Erbrochenes nach Vergiftungsversuch in suizidaler Absicht mit einer Blättermischung, vermutlich Neembaum *(Azadirachta indica)* [P1567]

aber der kriminelle Hintergrund einer Vergiftung führen zu einer lückenhaften Eigen- und Fremdanamnese und damit zu einer Verzögerung bei der Stellung der Diagnose.

Verdachtsmoment für eine Vergiftung durch Pflanzen muss das Erbrechen von Blättern oder Mageninhalt mit Pflanzenteilen/-resten sein (➤ Kap. 8.5.9, ➤ Abb. 8.12). Die Frage nach „concoctions" oder dem Gebrauch von „herbal medicine" gibt der begleitenden Familie die Möglichkeit, einen verpönten Suizidversuch oder gar einen vermuteten Mordversuch anders zu benennen. In moslemischen afrikanischen Gesellschaften ist der Suizid selten, es kommt hier eher durch die falsche Anwendung traditioneller Heilmittel oder durch Abortversuche bei vorehelicher Schwangerschaft zum Vergiftungsfall. In Marokko wurde in 20 % der Fälle von krimineller Vergiftungsabsicht ein Pflanzengift genutzt, genauso häufig wie ein Pestizid.

In Asien spielt ein familiärer Konflikt um die Mitgift oder die ungewollte Schwangerschaft die Hauptrolle als Motiv für einen Suizidversuch. In Hospitälern in Sri Lanka werden monatlich bis zu 100 junge Frauen mit Glykosidvergiftungen aufgenommen, die Letalität liegt bei bis zu 8 %.

Eine Sonderstellung nehmen die zur Abortinduktion genutzten Pflanzen ein, da es sich hierbei nicht immer primär um die Nutzung eines Giftes per se handelt, sondern um Vergiftungen mit schwerem Verlauf oder tödlichem Ausgang bei Fehldosierung oder Verwechslung. Zahlen aus Chile zeigen 86 Fälle in 13 Jahren und 30 verschiedene genutzte Pflanzen.

8.5.4 Bedeutung der Selbstmedikation und der traditionellen Medizin

Pflanzen, ihre Produkte oder auch Mischungen aus Pflanzen sind in vielen Kulturen ein fester Bestandteil der Selbstmedikation oder traditioneller Heilweisen. Nach Schätzungen der WHO wenden jährlich 4 Milliarden Menschen pflanzliche Präparate als First-Line-Therapie an. Dabei wird nicht nur versucht, Krankheiten oder gesundheitliche Beschwerden zu behandeln, sondern auch körperliche Attraktivität, Ruhm oder Erfolg zu gewinnen.

Taiwanesen begründen beispielsweise die Einnahme giftiger Palmfarnfrüchte *(Cycas)* mit folgenden Motiven:

- „Weil sie essbar sind" (70 %)
- „Für die Gesundheit" (10 %)
- „Krebsvorsorge" (10 %)
- „Für die Schönheit" (5 %)
- „Wegen Bauchweh" (5 %)

Beispiele für Vergiftungen durch traditionelle Pflanzenprodukte sind Betelnussvergiftungen in Indien und Taiwan, Strychninvergiftungen durch die Gewöhnliche Brechnuss *(Strychnos nux vomica)* in Hongkong und Vergiftungen durch Poleiminze *(Mentha pulegium)* mit der Folge schwerer Multiorganschäden bei der Verwechslung mit echter Minze in Asien und Europa oder bei Einsatz als Abtreibungsdroge (bei Vergiftungen durch Poleiminze kann N-Acetylcystein die Hepatotoxizität vermindern). Durch die chronische Verwendung von chinesischen Heiltees, denen versehentlich Osterluzei *(Aristolochia)* beigemengt wurde, kommt es zur berüchtigten **Aristolochia-Nephropathie,** Fußblatt (*Podophyllum*-)Extrakte führten auf diesem Weg ebenfalls zu Organschäden. In einer Studie aus den USA war der Gebrauch von Pflanzenpräparaten bei 35 % der Patienten (u. a. native Americans und asiatische Immigranten) mit fulminantem Leberversagen als alleiniger oder wesentlicher Risikofaktor nachzuweisen (Estes et al.2003).

Die Giftwirkung kann auf allergische oder direkte toxische Wirkungen, die zufällige Beimischung giftiger Pflanzenbestandteile, auf Verwechslung der Arten, Zumischung nicht pflanzlicher Produkte (Schwermetalle, Kortison, Herbizide, Insektizide) zurückzuführen sein und auch auf fehlerhafte Standards bei der Produktion. Etikettenangaben sind grundsätzlich unzuverlässig. Auch nicht mehr vollständig tradiertes Wissen um die Anwendung von traditionellen Heilmitteln kann zu Unglücksfällen führen.

Asiatische Bevölkerungsgruppen sind häufiger als andere betroffen, und Kinder bis zum 13. Lebensjahr sind aufgrund ihrer noch nicht voll ausgebildeten Enzymsysteme besonders gefährdet: Sie stellten in Thailand bis zu 70 % der Fälle von Pflanzenvergiftungen in den Jahren 2001 bis 2010 (Charuwan et al. 2015).

8.5.5 Wichtigste Substanzgruppen

Pflanzengifte bilden wenige organisch-biochemische Substanzgruppen:

- Alkaloide
- Glykoside
- Oxalate und Oxalsäure
- Proteine

Alkaloide

Etwa 6–10 % aller Pflanzenspezies enthalten Alkaloide, komplexe organische Stickstoffverbindungen mit meist bitterem Geschmack.

Sie stellen die wichtigsten Pflanzengifte dar. Bekannte Beispiele sind Colchizin, Nikotin, Solanin, Aconitin, Taxin, Kokain, Opiumalkaloide wie Morphin, Codein, Papaverin und andere. Weltweit die wichtigsten zu Alkaloidvergiftungen führenden Pflanzen sind:

- Gemeiner Stechapfel *(Datura)*
- Schwarzes Bilsenkraut *(Hyoscyamus niger)*
- Tollkirsche *(Atropa belladonna)*
- Eisenhut *(Aconitum)*
- Im Mittelmeerraum die Alraune *(Mandragora officinarum)*

Indolalkaloide

Es handelt sich um Betacarboline mit ZNS-Wirkungen. Eine Vergiftung ist auch bei uns möglich durch *Passiflora* (Passionsblume); vorwiegend in China durch Blätter und Früchte des Götterbaums (tree of heaven, *Ailanthus altissima*).

Quinolin- und Isoquinolinalkalkoide

Hierbei handelt es sich um eine heterogene Gruppe von Toxinen mit weiter Verbreitung. Bei uns bekannte Vertreter sind der Goldregen und der mexikanische Stachelmohn (*Argemone mexicana*, ➢ Kap. 8.5.6), der genau wie der auch in diese Gruppe gehörende Japanische Schnurbaum *(Sophora japonica)* von asiatischen Völkern als Droge verwendet wird.

Die Symptomatik besteht in Atemdepression oder Tachypnoe in Verbindung mit Agitiertheit oder Depression, Grand-mal-Anfällen, Koma, Muskelfaszikulationen und Blasenentleerungsstörungen. Da auch Vergiftungen mit einigen Mohnarten (Papaverspezies) in diese Gruppe fallen, sollte bei der Therapie die Gabe von Naloxon erwogen werden. Differenzialdiagnostisch ist eine Amphetaminvergiftung wichtig.

Opiumalkaloide

Vergiftungszeichen durch Opium und seine Abkömmlinge treten mit unterschiedlicher Latenz auf, die u. a. von der Art der Aufnahme abhängt: Orale Opiumaufnahme führt nach 2 bis 4 Stunden, nasal-inhalativer Abusus nach 15 Minuten zu typischen Symptomen. Nicht synthetisches Opium wird in der Regel inhaliert oder oral aufgenommen.

- **Symptomatik**: Bewusstseinsstörung mit Somnolenz, Koma, seltener auch euphorische oder depressive Zustände in Verbindung mit Atemdepression und Miosis. Krampfanfälle und ventrikuläre Rhythmusstörungen können hinzukommen. In schweren Fällen kann es zu hypertensiven Blutdruckwerten und zu Mydriasis kommen. Die gastrointestinale Transitzeit ist verlängert, Übelkeit und Erbrechen sind nur anfänglich vorhanden. Hypotension sollte den Verdacht auf eine Mischintoxikation wecken. Differenzialdiagnostisch kommen neben dem ketoazidotischen Koma vor allem andere Intoxikationen (Medikamente, Alkohol, Organophosphate), ZNS-Erkrankungen und auch Elektrolytentgleisungen infrage.
- **Therapie**: Die Gabe von **Aktivkohle** bei oraler Vergiftung sollte auch nach längerer Zeit noch erfolgen. Der klassische Opioidrezeptor-Antagonist ist immer noch **Naloxon,** das parenteral gegeben wird.

Pyrrolizidine

Pyrrolizidine führen durch die Metabolisierung über alkylierende Substanzen zu chronischen veno-okklusiven Lebererkrankungen, besonders im Zusammenhang mit traditionellen asiatischen Medikamentenmischungen. Die Pyrrolizidine sind in zahlreichen Schmetterlingsblütlern (Crotalaria), in Europa auch im Jakobskreuzkraut *(Senecium),* im gemeinen Beinwell *(Symphytum)* und in 2 weltweit verbreiteten Dost-Arten *(Eupatorium)* am häufigsten. Nicht selten sind Rückrufe von Kräuter- oder Teemischungen aufgrund der Beimengung von pyrrozilidinhaltigen Pflanzen.

Tropane

Atropin, Skopolamin und Hyoscyamin beeinflussen das autonome Nervensystem. Weltweit am häufigsten dürften diese Gifte durch Verwendung von *Datura* als Frucht, Blatt oder Beimengung zu anderen Drogen aufgenommen werden: Neben der Nutzung als Halluzinogen kommt es zur versehentlichen Beimengung zu Feldfrüchten, zur Nutzung bei der traditionellen Behandlung z. B. der Wehen bei mexikanischen Indigenen und zur Therapie des Asthmas in afrikanischen Kulturen beim Rauchen der Blätter. Kinder essen aus Neugier weltweit die stacheligen Früchte.

- **Symptomatik**: Diese setzt ca. 30 bis 60 Minuten nach Aufnahme ein, in der klassischen Konstellation einer **anticholinergen Vergiftung**: Schleimhauttrockenheit, Dysphagie, Urinverhalt, Sehstörungen und Tachykardie sind gefolgt von Hyperthermie, agitierter Verwirrtheit, Krämpfen und Koma. Bei der körperlichen Untersuchung sind Mydriasis und Zykloplegie nahezu obligat und langanhaltend, Störungen der Muskelkoordination häufig.
  Merkspruch im Englischen: red as a beet, dry as a bone, blind as a bat, mad as a hatter[2] and hot as a hare (knallrot, knochentrocken, blind wie eine Fledermaus, total verrückt).
- **Therapie**: Dekontamination des Gastrointestinaltrakts, supportive und symptomatische Maßnahmen, intensivmedizinisch, wenn möglich. Die Gabe von Physostigmin kann zu einer bedrohlichen cholinergen Krise führen und sollte nur als Mittel der letzten Wahl eingesetzt werden und nur, wenn die Art der Vergiftung gesichert ist.

Glykoside

Zyanogene Glykoside blockieren über die Freisetzung von HCN die mitochondriale Cytochromoxidase und führen so zu Laktatazidose und Blockade des aeroben Zellstoffwechsels. Kardial wirksame

[2] Der „Hatter" ist eine verhaltensauffällige Figur in L. Carrolls Roman „Alice in Wonderland". Die Hatter (Hutmacher) waren im 19. Jahrhundert durch ihren Beruf besonders von Quecksilbervergiftungen betroffen und zeigten daher zahlreiche Symptome.

Glykoside führen durch eine Hemmung der Natrium-Kalium-ATPase-Pumpe der Zellmembran zu einer schweren intrazellulären Elektrolytverschiebung mit resultierenden Rhythmusstörungen bis zum kompletten AV-Block. Neben den bekannten Fingerhüten *Digitalis lanata/purpurea* und dem auch in Europa häufigen klassischen Oleander *(Nerium oleander)* (➤ Kap. 8.5.2, ➤ Abb. 8.11) sind es in den Tropen vor allem der Gelbe Oleander *(Thevetia peruviana), Strophantus*-Arten, Aprikosenkerne und noch etwa 30 weitere, weit verbreitete Arten, die häufig zu Vergiftungen führen (Aronson 2013).

- **Symptomatik**: Komplexe Rhythmusstörungen in Verbindung mit nicht fokalen neurologischen Symptomen wie muskulärer Hypotonie, Areflexie, Ataxie, Delir, Krämpfen, Diarrhö und Erbrechen von Pflanzenresten sind typisch. Hyperkaliämie ist eine Indikation für die Gabe von Digitalis-Fab-Antikörpern. Hypokaliämie weist eher auf eine chronische Intoxikation hin, Hypomagnesiämie und Hyperkalzämie verstärken die Toxinwirkung.

Saponine sind pflanzliche Glykoside, die in Wasser kolloidale seifenartige Lösungen bilden. Sie kommen als Digitonin und Digonin als Begleiter der Digitalisglykoside vor und als Triterpensaponine in der Rosskastanie (Aescin), dem Efeu (Hederin) und dem Süßholz (Glyzyrrhizin). Sie werden nicht oral resorbiert, sondern müssen transkutan aufgenommen werden und führen dann bei Warmblütern zu ausgeprägter Hämolyse auch in geringer Konzentration.

- **Diagnostik**: Anamnese. Nachweis von Digoxin kann die Verdachtsdiagnose sichern, ein negativer Digoxinspiegel schließt aber die Vergiftung mit pflanzlichen Glykosiden *nicht* aus. Die Höhe des Spiegels ist bei diesen Intoxikationen nicht ausschlaggebend für die Einschätzung der Schwere der Vergiftung. An eine mögliche Schwangerschaft als Motiv für einen Suizidversuch sollte gedacht werden. Typische EKG-Veränderungen sind zu erwarten, spiegeln aber auch die Schwere der Vergiftung nicht wider.
- **Therapie**: Dekontamination des Gastrointestinaltrakts mit Kohle. Engmaschige Elektrolytkontrolle. Gabe von Fab-Antikörpern in hoher Dosierung (bis zu 400–800 mg) bei Vorliegen lebensbedrohlicher Zustände (Pillay und Sasidharan 2019). Überbrückende Gabe von Atropin, Phenytoin oder Xylocain. Transkutanes Pacing und Kardioversion möglichst erst 30 bis 60 Minuten nach Gabe der Antikörper. Magnesiumgabe bei intakter Nierenfunktion. Hämofiltration, Hämodialyse und forcierte Diurese sind ohne Einfluss auf die Intoxikation. Der sehr hohe Preis der in der Anwendung auch in „Tertiary-Care-Hospitälern" sicheren und effektiven Antikörper macht ihren Einsatz in nicht industrialisierten Ländern nahezu unmöglich.

Oxalate und Oxalsäure

Sie sind in allen Pflanzenteilen enthalten und können in hoher Konzentration auch in nadelartigen Strukturen (Raphiden) vorkommen, die bei Berührung die Haut und Schleimhaut penetrieren können. Pathophysiologisch kommt es zur irreversiblen Bindung von Kalzium und Bildung von unlöslichem Kalziumoxalat. Am häufigsten kommt es zu Vergiftungen durch *Philodendron, Dieffenbachia, Anthurium* und Calla-Pflanzen, die durch ihr dekoratives Aussehen auch außerhalb der Tropen häufig sind und die Aufmerksamkeit besonders von Kindern erregen.

- **Symptome**: Blutige Diarrhöen, Zyanose, Tetanie, Rhythmusstörungen und ZNS-Symptome bis hin zur zentralen Atemlähmung kommen vor. Passageres Nierenversagen ist häufig. Lokal wirken die Oxalate ätzend, schmerzauslösend und ödembildend. Daher sind Keratokonjunktivitiden, Hornhautschädigungen, lokale ödematös-entzündliche Reaktionen mit Nekrose, Blasenbildung und Erythem möglich.
- **Therapie**: Spülung, gastrointestinale Dekontamination mit Wasser und Zusatz von Kalziumglukonat oder Milch werden empfohlen, ferner Antihistaminika und schmerzstillende antientzündliche, symptomatische Behandlung.

Proteine

Pflanzliche Proteine kommen als Reserveeiweiße in den Samen vieler Pflanzen vor und dienen der Ernährung des Menschen. Bei mangelnder Hydrolysierung im Verdauungstrakt können insbesondere **Lektine** zu schweren gastrointestinalen Blutungen, Leberzellnekrosen und Endothelschäden führen. Als **Phytohämagglutinine** wirken sie agglutinierend auf menschliche Erythrozyten.

Rizin

Rizin, ein Glykoprotein, ist das Öl aus der Euphorbie *Ricinus communis* (Wunderbaum), das vorwiegend in Indien, Brasilien und China gewonnen wird. Das Gift, das auch in krimineller und terroristischer Absicht eingesetzt wurde, blockiert die intrazelluläre Proteinsynthese und ist vorwiegend in den Früchten enthalten. Der Verzehr von 1 bis 5 der gefleckten Samenkapseln ist tödlich für Kinder, bei Erwachsenen beträgt die Dosis etwa 20.

- **Symptome**: Nach oraler Aufnahme und Kauen kommt es innerhalb von 6 Stunden (bis zu 2 Tagen) zu einer schweren gastrointestinalen Symptomatik mit Diarrhö, Krämpfen, Blutungen, Rhabdomyolyse und Nekrose von Milz, Nieren und Leber. Nach Inhalation entwickelt sich ein ARDS-ähnliches Bild, teils mit Urtikaria.
- **Diagnostik**: In Speziallaboren ist der Nachweis aus Körpermaterialien möglich.
- **Therapie**: Rein symptomatisch mit gastrointestinaler Dekontamination, Volumengabe und Abführmaßnahmen. Intensivmaßnahmen, wenn möglich. Bei Inhalation kann laut Robert Koch-Institut als Off-Label-Use die Gabe von Doxycyclin in doppelter Standarddosis mit Dexamethason versucht werden. Kontaminierte Flächen können mit 0,5 % Chorbleiche gereinigt werden.

Curcin

Aus den – geröstet als essbar geltenden – Samen von *Jatropha curcas* (Purgiernuss, nicht zu verwechseln mit Brechnuss), die in Asien, Afrika und Amerika vermehrt auf ertragsschwachen Böden angebaut wird, da das Öl als Brennstoff genutzt wird, stammt das Curcin. In den Tropen werden die Samen auch als Fisch- oder Rattengift genutzt, ihre

Verwendung ist in der ayurvedischen Medizin verbreitet. Die Pflanze wurde traditionell als Abführmittel genutzt (purge nut).

- **Symptomatik**: Curcin führt besonders bei Kindern innerhalb von 30 Minuten nach Aufnahme zu Blähungen, Erbrechen, Schwindel, Bewusstlosigkeit, Kollaps und Tod. Durchfall kann trotz der traditionellen Bezeichnung fehlen (Singhal et al. 2013). Auf der Haut und den Schleimhäuten verursacht der Milchsaft eine Entzündungsreaktion. Fälle sind auch in Europa bei Immigranten dokumentiert (Langrand et al. 2015).
- **Therapie**: Rein symptomatisch mit gastrointestinaler Dekontamination, Gabe von Antazida oder Protonenpumpeninhibitoren. Wichtig ist bei Hypotonie die energische Volumengabe.

8.5.6 Lebensmittelvergiftungen

Große Ausbrüche von Vergiftungsfällen entstehen meist im Zusammenhang mit vergifteten Nahrungsmitteln. Ursache kann eine versehentliche Kontamination, kriminelle Absicht oder eine Verwechslung bzw. Streckung oder unsachgerechte Zubereitung von Lebensmitteln z. B. in Notzeiten sein.

Konzo

Konzo ist eine Vergiftung durch falsch aufbereitete Kassava in Asien, zentralafrikanischen Ländern und in Mosambik, kommt aber auch bei Immigranten in Europa vor. Hierbei kommt es zur Vergiftung durch die Euphorbiaceae *Manihot esculenta* und andere Spezies. Saisonale Faktoren und die Verkürzung des erforderlichen Waschungs- und Trocknungsprozesses führen zu einer **Anreicherung von Zyanidverbindungen** (vorwiegend Linamarin) aus der Wurzelrinde im Lebensmittel und damit zu einer Schädigung von Motoneuronen, die sich klinisch in einer spastischen Paraparese äußert, der abrupt einsetzende Schwäche, Tremor, Sehstörungen, Krämpfe, Sprachstörungen und Rückenschmerzen vorangehen. Bei chronischen Intoxikationen mit niedrigeren Zyaniddosen kommen Symptome der Mangelernährung und des verminderten Größenwachstums vor. Meist sind mehrere (jüngere, weibliche) Familienmitglieder betroffen, nur gestillte Kinder nicht. In Thailand war die Vergiftung in den Jahren 2001 bis 2010 die häufigste Todesursache bei vergifteten Kindern (Charuwan et al. 2015). Die Symptomatik bessert sich nach Beendigung der Giftzufuhr etwas. Dies und die fehlende Progredienz unterscheiden Konzo von der HTLV-1-assoziierten tropischen spastischen Paraparese.

Lathyrismus

Durch Genuss von *Lathyrus sativus,* einer Erbsenart, und verwandten Sorten in großer Menge und über längere Zeit kommt es zu einer Aufnahme von Beta-N-oxalyl-diamino-propionsäure, einem potenten Glutamatrezeptoragonisten. Klinisch entwickelt sich eine rein motorische, beinbetonte und **irreversible spastische (Para-) Parese** mit langsamem Beginn. Eine ähnliche Substanz aus dieser Pflanzengruppe führt durch Interaktion mit dem Kollagenstoffwechsel zu einem skelett- und bindegewebsbezogenen Krankheitsbild. In Afghanistan als **Gulran-Disease** oder Charmak bekannt ist eine akute, mit massiver Aszitesbildung (daher auch camel belly disease) und Leberfunktionsstörung einhergehende Pyrrolizidinvergiftung, die 2001 und 2008 zu vielen hundert Erkrankungen geführt hat. Ursache ist die Vermengung von Getreide mit einem Charmak genannten Unkraut (*Heliotropium*-Spezies) oder auch die Aufnahme von Ziegenmilch, nachdem die Ziegen Charmak gefressen hatten.

Therapie: Für beide Krankheitsbilder erfolgt die Behandlung symptomatisch.

Sanguinarin-Vergiftung, epidemic dropsy

Ebenfalls in die Gruppe der nahrungsmittelübertragenen Vergiftungen mit großen Fallzahlen gehört epidemic dropsy. Fast ausschließlich in Indien, Nepal, Fidji, Mauritius und Südafrika kam es zur kriminellen oder versehentlichen Kontamination von Senföl durch Sanguinarin aus *Argemone mexicana,* einem Unkraut. Das Krankheitsbild ist charakterisiert durch den Beginn mit gastrointestinalen Symptomen, gefolgt von Hautveränderungen, perianalem Pruritus, Myokarditis, Rechtsherzversagen und Hepatosplenomegalie. Eine Augenbeteiligung deutet auf die traditionelle Verwendung der Pflanze als Heilmittel gegen die Katarakt hin (altgriech. argema). Interessanterweise kann es auch zur Vergiftung durch die Haut kommen, wenn verseuchtes Öl zum Massieren verwendet wird.

- **Therapie**: Die Behandlung ist symptomatisch, Vitamingaben und die Zufuhr von Kalziumglukonat werden versucht.

Hypoglyzin-Vergiftung

In Jamaika und vor allem in Westafrika kommt es besonders in Hungerzeiten zum Verzehr von unreifen Früchten des nützlichen **Ackee-Baums** (*Blighia sapida,* benannt nach Kapitän Bligh von der „Bounty") und zur Vergiftung durch Hypoglyzin A/B mit akutem Erbrechen, Fieber, Tachykardie, Krämpfen und hypoglykämischem Koma durch komplexe Blockade der Glukoneogenese etwa 2 bis 3 Stunden nach der Aufnahme.

- **Therapie**: Schnelle Glukose- und Elektrolytzufuhr sind wichtige Maßnahmen neben der Gabe von Aktivkohle; die Zufuhr von Carnitin wird diskutiert.
- **Differenzialdiagnostisch** muss bei Hypoglykämie an eine Intoxikation durch Arten des Ginsengs *(Panax ginseng), Opuntia* und zahlreiche andere, auch in der traditionellen Diabetesbehandlung verwendete Pflanzen, gedacht werden. Hypoglyzin A oder seine Derivate sind im Urin nachweisbar.

8.5.7 Psychotrope Drogen als Gifte

Kava-Kava

Es handelt sich um eine besonders auf den Südpazifikinseln gebraute, populäre Rauschdroge aus Kava (Rauschpfeffer, *Piper methysticum*) mit anxiolytischer, muskelrelaxierender und sedierender Wirkung. Hepatotoxizität in Form von zentrolobulärer Nekrose ist die wichtigste Intoxikationsfolge, und Kava-Kava-Trinker haben ein erhöhtes Risiko, an Melioidose zu erkranken.

Khat

Khat ist eine in Ostafrika, Ägypten, im Jemen und zunehmend auch in Europa konsumierte Droge aus dem Kath-Strauch *(Catha edulis)*. Das lange Kauen und Im-Mund-Behalten der Blätter setzt das amphetaminähnliche Cathin frei sowie Cathinon und Norephedrin. Die berauschende Wirkung soll nicht zur physischen, wohl aber psychischen Abhängigkeit, zu Impotenz, Schlafstörungen und sozialen Verhaltensstörungen führen (zur Hepatotoxizität ➤ Kap. 11.6). Eine Überdosierung hat Erbrechen, Hypertonie, Kollaps und Rhythmusstörungen zur Folge. Enthaltenes Tannin führt zu Zahnschäden und Verstopfung, die Kontamination mit Herbiziden und Insektiziden erhöht das Risiko für Mund-, Speiseröhren- und Zungenkrebs.

Betel

Die zerkleinerte Betelnuss, Frucht der weit in Südostasien und Australien verbreiteten, auch in Ostafrika kultivierten Arecapalme *(Areca catechu)*, wird als Kaudroge in Verbindung mit ungelöschtem Kalk, Blättern des Betelpfeffers *(Piper betle)* und Aromastoffen von etwa 450 Millionen Menschen genutzt. Vorwiegend enthalten ist das Alkaloid Arecolin, das durch Kauen zum wirksamen Arecaidin wird, welches als muskarinerger Acetylcholin-Rezeptor-Agonist parasympathomimetisch auf das vegetative Nervensystem wirkt. Folgen sind Speichelfluss, Wohlbefinden und leichte Aktivitätssteigerung, dosisabhängig dann Übelkeit, starkes Schwitzen sowie Brennen im Mund- und Rachenraum. Die seltenen akuten Vergiftungsfälle zeigen Erbrechen, Bradykardie, Verwirrung, Krämpfe und Durchfall. Atem- oder Herzstillstand, auch Infarkte kommen vor. Die Behandlung ist symptomatisch. Bedeutsam ist die erhöhte Prävalenz von Präkanzerosen wie oraler Lichen planus, submuköse Fibrose und orale Leukoplakie bei Betelnutzern, insbesondere bei der (verbreiteten) Kombination mit Alkohol und (Kau-)Tabak. Der Konsum von Betelnuss ist assoziiert mit Mundhöhlenkrebs, auch mit Pharynx-, Ösophagus- und anderen Karzinomen.

Mad Honey

Als Mad Honey wird Honig bezeichnet, der aufgrund seines Gehalts an Grayanotoxinen (Andromedotoxin) vorwiegend im Schwarzmeerraum als Aphrodisiakum genutzt wird, aber auch in Brasilien, Japan, Korea und Nepal als Halluzinogen angewendet wird. Das Gift kommt aus den Blüten bestimmter Rhododendronarten, aus Azaleen und der Lorbeerrose *(Kalmia)*.

Therapie: Hypotonie und Rhythmusstörungen (AV-Blockaden) machen – selten – eine Behandlung mit Atropin nötig.

8.5.8 Pflanzendermatitis

Die Wirkung von Pflanzen auf die Haut kann mechanisch (Raphiden, ➤ Kap. 8.5.5), irritativ, phototoxisch, photoallergisch und allergisch sein. Typische Veränderungen der Haut sind Erythem, Blasenbildung oder auch Urtikaria nach Kontakt mit Pflanzenteilen wie Blättern, Saft, Harz, Früchten oder auch Pflanzenprodukten wie Lack. Auch eine aerogene Übertragung von toxisch oder allergisierend wirkenden Pflanzenteilen oder auch Sägemehl von Holzarten wie Teak, Mahagoni und Pinie ist krankheitsauslösend. Besonders *Toxicodendron*-Arten (früher *Rhus* = Giftefeu, Gifteiche), Euphorbien, aber auch Lilienarten, Orchideen und Mangofrüchte führen zu Hautreaktionen.

Therapie: Die Behandlung ist symptomatisch und dekontaminierend, bei *Toxicodendron*-Exposition wird 1 % Chlorbleiche empfohlen.

8.5.9 Vorgehen und Therapiemaßnahmen bei Verdacht auf Pflanzenvergiftungen

Die Anamneseerhebung unter Beachtung der oben genannten Zusammenhänge ist essenziell. In den Tropen wird man oft auf Mitteilungen von lokalen Mitarbeitern und auf das Erkennen von Verdachtsmomenten durch das Lernen von einheimischen Kollegen angewiesen sein.

Bei chronischen Vergiftungen fehlt dem Patienten oder seiner Familie oft das Bewusstsein für den ursächlichen Wirkmechanismus, daher muss nach längerfristiger Medikamenten- oder Pflanzenprodukteinnahme und nach bevorzugten Nahrungsmitteln gefragt werden.

Digitalkamera und Internetapps machen es heute möglich, erhaltene Pflanzenteile (z. B. aus Erbrochenem asservierte Samen oder Früchte oder in toto beim Patienten Aufgefundenes) schnell einem Toxikologen, Biologen oder Mykologen zur Beratung oder Identifikation vorzustellen. Die Schwere einer Vergiftung kann anhand von Scores (Wendt et al. 2022) definiert werden.

Allgemeinmaßnahmen sind:

- Intravenöser Zugang
- Flüssigkeitsgabe
- Ggf. Gabe von Antikonvulsiva und Antiemetika
- Monitoring von Blutdruck und Rhythmus, Elektrolyten, Glukose, Einfuhr und Ausfuhr
- Unterbringung von agitierten Patienten in ruhiger dunkler Umgebung
- Evtl. spezifische Antidotbehandlung

Schnelle primäre Dekontamination ist der beste Weg, schwere Vergiftungen zu verhindern. Ob nach peroraler Intoxikation eine primäre Giftentfernung durchgeführt werden sollte, bedarf stets der sorgfältigen Einzelfallprüfung. Ein routinemäßiger Einsatz von Magenentleerungsmaßnahmen, Aktivkohle und Laxanzien ist nicht indiziert (GIZ Nord).

Zum **Auslösen von Erbrechen** – nur beim bewusstseinsklaren Patienten (!) – wird nur Sirup Ipecacuanhae gegeben, die Dosis ist abhängig vom Alter des Patienten. Im Anschluss sollten die Patienten reichlich Flüssigkeit zu sich nehmen. Die Gabe von Ipecac wird von einigen Autoren heute als obsolet angesehen. Die American Academy of Clinical Toxicology hat 2013 zusammen mit der European Association of Poison Centres and Clinical Toxicologists ein differenziertes Statement zur Anwendung verfasst (Höjer et al. 2013).

Magenspülung: Es entspricht einem internationalen Konsensus, diese Maßnahme nur nach sorgfältiger Nutzen-Risiko-Abwägung und in der Regel nur innerhalb von 60 Minuten nach Ingestion durchzuführen. Die Evidenz für den Nutzen der Lavage ist schwach (Benson et al. 2013). Die Maßnahme sollte nur von erfahrenem Personal durchgeführt werden.

Die **Gabe von 1 mg Atropin i. m.** ist vorher oder aber bei Bradykardie möglich, sollte aber bei Verdacht auf eine Tropan-Alkaloid-Vergiftung (*Datura, Atropa belladonna, Hyoscyamus niger* u. a.) mit anticholinergem Syndrom unterbleiben.

Aktivkohle: möglichst innerhalb von 30 bis 60 Minuten nach Ingestion und in der Regel als Einmaldosis (Zellner et al. 2019). Bei Aufnahme von Drogen, die die Magenentleerung verzögern oder in unklaren Situationen (die in den Tropen eher die Regel sind) kann die Indikation großzügiger gestellt werden.

- **Erwachsenendosis**: 1 mg/kg oral oder über Sonde, wenn nötig gefolgt von 0,25–0,5 mg/kg nach 2 Stunden. Die primäre Gabe kann mit einem Laxans kombiniert werden.
- **Kinderdosis** ab dem 2. Lebensjahr: 0,5–1 mg/kg.

Eine **Kombination mit Glaubersalz oder Colestyramin** (Digitalisglykoside) kann sinnvoll sein. Die bei Atropinvergiftung typische Darmparalyse ist keine Kontraindikation. Eine wiederholte Gabe ist indiziert bei Giften, die einem enterohepatischen Kreislauf unterliegen.

Klar **kontraindiziert** ist Aktivkohle bei bewusstseinsgetrübten Patienten mit fehlendem Schluckreflex oder fehlender Kooperationsbereitschaft sowie bei anhaltendem Erbrechen und Magenblutung. Unter Umständen muss eine Sicherung der Atemwege durch Intubation vorangehen.

Absorption von Pflanzengiften durch Aktivkohle (nach Zellner et al. 2019)

- Aconitin (Eisenhut)
- Colchicin (Herbstzeitlose)
- Cucurbitacine (Triterpenoide, Kürbisgifte)
- Ergotamin (Mutterkornalkaloid)
- Nicotine (Tabakgifte)
- Rizin (Wunderbaum)
- Strychnin (z. B. aus Brechnuss, *Nux vomica*)
- Taxane (Diterpenoide, Eibensorten, auch außereuropäische)
- Digitalisglykoside (Fingerhut, Oleander und viele weitere)

Maßnahmen der **sekundären Giftelimination** wie forcierte Diurese, Hämodialyse, Hämoperfusion und Plasmapherese sind nur in wenigen Situationen indiziert. Rücksprache mit einer Giftinformationszentrale bzw. Konsultation einschlägiger Internetadressen sollte immer vorher erfolgen, sofern diese Maßnahmen überhaupt im Bereich des Möglichen liegen.

LITERATUR

Aronson JK. Plant Poisons. In: Farrar et al. (eds.). Manson's Tropical Diseases. 23rd ed. Elsevier, 2013. p. 1128–1150.

Benson BE, Hoppu K, Troutman WG et al. Position paper update: gastric lavage for gastrointestinal decontamination. Clinical Toxicology 2013; 51(3): 140–146.

Charuwan S, Tongpoo A, Wongvisavakorn S et al. Plant Poisoning in Thailand: A 10-Year Analysis from Ramathibodi Poison Center Southeast Asian J Trop Med Public Health 2015; 46(6): 1063–1076.

Estes JD, Stolpman D, Olyaei A et al. High Prevalence of Potentially Hepatotoxic Herbal Supplement Use in Patients With Fulminant Hepatic Failure. Arch Surg 2003; 138: 852–858.

Ghorani-Azam A, Sepahi S, Riahi-Zanjani B et al. Plant toxins and acute medicinal plant poisoning in children: A systematic literature review. J Res Med Sci 2018; 23: 26.

Höjer J, Troutman WG, Hoppu K et al. Position paper update: ipecac syrup for gastrointestinal decontamination; Clinical Toxicology 2013; 51(3): 134–139.

Langrand J, Médernach C, Schmitt C et al. Poisoning with Jatropha curcas: 24 cases reported to Paris and Marseille Poisons Centers. Bull Soc Pathol Exot 2015; 108(2): 139–43.

Pillay V, Sasidharan A. Oleander and Datura Poisoning: An Update Indian J Crit Care Med 2019; 23(Suppl 4): 250–S255.

Singhal K, Chavali K, Nangalu R, Chavan P. Absence of diarrhea in purge nut ingestion: A case series of eight children. J Ayurveda Integr Med 2013; 4(3): 176–180.

Srivastava A, Peshin SS, Kaleekal T, Gupta SK. An epidemiological study of poisoning cases reported to the National Poisons Information Centre. All India Institute of Medical Sciences, New Delhi. Hum Exp Toxicol 2005; 24(6): 279–85.

Tagwireyi D, Chingombe P, Khoza S, Maredza M. Pattern and Epidemiology of Poisoning in the East African Region: A Literature Review. J Toxicol 2016: 8789624.

Wendt S, Lübbert C, Begemann K, Prasa D, Franke H. Poisoning by plants. Dtsch Arztebl Int 2022; 119: 317–24.

Zellner T, Prasa D, Färber E et al. The use of activated charcoal to treat intoxications. Dtsch Arztebl Int 2019; 116: 311–7.

INTERNETQUELLEN

Bundesinstitut für Risikobewertung (BfR-App Vergiftungsunfälle bei Kindern, mit Abbildungen zahlreicher Giftpflanzen): www.bfr.bund.de/de/apps_vergiftungsunfaelle.html.

Giftinformationszentrum-Nord der Länder Bremen, Hamburg, Niedersachsen und Schleswig-Holstein (GIZ-Nord): www.giz-nord.de/cms.

The Horticultural Trades Association UK: https://hta.org.uk/poisonousplants.

II Epidemiologie und Globale Gesundheit (Global Health)

KAPITEL

9 Methoden der Globalen Gesundheit

9.1 Infektionsepidemiologie

Ralf Krumkamp, Eva Lorenz, Jürgen May

DEFINITION

Epidemiologie ist die Wissenschaft von der Verbreitung von Krankheiten und deren Risikofaktoren in Bevölkerungen, um die Planung von Gesundheitsdienstleistungen zu unterstützen und um Gesundheitspolitik zu informieren.

Die Grundprinzipien der Epidemiologie für die verschiedenen biomedizinischen Disziplinen unterscheiden sich untereinander nicht. Die Epidemiologie von Infektionskrankheiten, die Epidemiologie von chronischen Erkrankungen oder die Sozialepidemiologie wenden prinzipiell dieselben epidemiologischen Methoden an. So werden Fall-Kontroll-Studien oder Kohortenstudien zur Erforschung verschiedener Krankheitsursachen oder spezifischer Risikofaktoren angewandt. Die einzelnen Disziplinen haben jedoch besondere Methoden, die nur in ihren Gebieten zum Einsatz kommen. In der Infektionsepidemiologie werden mathematische Modelle zur Simulation einer Infektionsübertragung angewandt, und es gibt Analysen zur Untersuchung von Infektionsausbrüchen, die nur hier angewandt werden. In der Tropenmedizin sind traditionell Infektionskrankheiten von besonderer Bedeutung. Jedoch werden durch sich ändernde Lebensweisen und durch eine steigende Lebenserwartung chronische Erkrankungen auch in ressourcenarmen Regionen immer wichtiger.

Es gibt kein gesondertes Fachgebiet für die Epidemiologie der Tropenerkrankungen, jedoch einige Besonderheiten, die berücksichtigt werden müssen. Hierzu zählen die Bedingungen, unter denen Daten in einem Umfeld mit begrenzten Ressourcen gesammelt werden. In vielen Ländern des Globalen Südens sind geeignete diagnostische Methoden nur eingeschränkt verfügbar. Ein instabiles Stromnetz und eine schlechte Internetabdeckung sind weitere Umstände, die den Alltag erschweren. Dies stellt die medizinische Versorgung sowie die biomedizinische Forschung vor vielschichtige Herausforderungen. In epidemiologischen Studien führt dies oft zu Einschränkungen in der Datenqualität, was bei der Datenanalyse und in der Interpretation der Ergebnisse berücksichtigt werden muss. In diesem Kapitel möchten wir auf infektionsepidemiologische Grundlagen eingehen und dabei Beispiele aus der Tropenmedizin geben.

Die **Infektionsepidemiologie** untersucht, warum und wie sich Infektionskrankheiten in verschiedenen Bevölkerungsgruppen ausbreiten und welche Strategien eine Ausbreitung verhindern oder eindämmen können. Ein detailliertes Wissen über die Biologie eines Erregers und ein gutes Verständnis für den Verlauf einer Infektion sind wichtig, um Studien effektiv planen zu können. Die Interaktion zwischen Mensch, Tier, Erreger und Umwelt spielt in der Infektionsepidemiologie eine zentrale Rolle, was sie von der Epidemiologie chronischer Erkrankungen unterscheidet. Dort sind eher individuelle Risikofaktoren oder Umwelteinflüsse bei der Krankheitsentstehung von Bedeutung, wobei in der Infektionsepidemiologie das eigene Risiko nicht losgelöst vom Risiko des engeren Umfelds betrachtet werden kann. Das **Outcome,** also die Infektion einer Person, ist zugleich **Exposition,** die das Ansteckungsrisiko für weitere Personen bestimmt.

Die Infektionsepidemiologie ist ein fester Bestandteil des Öffentlichen Gesundheitsdienstes. Die systematische Erhebung und Analyse von routinemäßig gesammelten Daten über das Vorkommen relevanter Infektionserreger, die **Surveillance,** und die Untersuchung von Infektionsausbrüchen liefern wertvolle Daten zur Prävention und Kontrolle von Infektionskrankheiten. Diese Daten befähigen Gesundheitssysteme, schnell und angemessen auf aktuelle Infektionsgefahren reagieren zu können.

9.1.1 Ausbrüche, Epidemien und Pandemien

Die Ausbreitung einer Infektionskrankheit wird in verschiedene Kategorien eingeteilt:

- Von einer **Endemie** spricht man, wenn eine Krankheit in bestimmten Regionen oder Populationen regelmäßig auftritt, es allerdings zu keiner unerwarteten Krankheitshäufung kommt. Die Zahl der Erkrankungen bleibt über die Zeit konstant, und es werden kein schnelles Ansteigen und keine räumliche Häufung von Infektionen beobachtet. Malaria ist zum Beispiel in vielen Ländern Südamerikas, Afrikas und Asiens auf unterschiedlichem Niveau endemisch. Saisonale Faktoren können allerdings einen Fallanstieg verursachen, was zur lokalen Kumulation von Malariafällen führen kann.
- Bei einem **Cluster** kommt es zu einer lokal und zeitlich begrenzten Häufung von Fällen, die das zu erwartende Maß übertrifft. Oftmals gilt jedoch, dass das zu erwartende Maß an Fällen unbekannt ist und geschätzt werden muss. Eine Häufung von Salmonelleninfektionen, die auf eine gemeinsame Nahrungsquelle zurückzuführen ist, jedoch nicht zu weiteren sekundären Fällen führt, wird zum Beispiel als Cluster bezeichnet.
- Wenn die Zahl der Erkrankungen in einer bestimmten Region plötzlich und deutlich über das zu erwartende Maß steigt, spricht man von einem **Ausbruch.**
- Eine **Epidemie** beschreibt einen Ausbruch, der eine große geografische Fläche betrifft und von der Bevölkerung als Bedrohung wahrgenommen wird. 2014 bis 2016 trat in Guinea, Liberia und Sierra Leone die bis dato schwerste Ebola-Epidemie seit Entdeckung des Virus und erstmals in Westafrika auf. Es wurden offiziell 28.600 infizierte Personen und über 11.000 Todesfälle registriert (WHO 2016).
- Eine **Pandemie** erfüllt die Definition der Epidemie, hier breitet sich der Erreger allerdings über die Grenzen eines Landes oder auch eines Kontinents aus. Die erfolgreiche Kontrolle des Erregers ist von der Kooperation und einem konzertierten Vorgehen betroffener und gefährdeter Länder abhängig.

Epidemien und Pandemien können entstehen, wenn Krankheiten in ein Gebiet neu eingeführt werden (neu auftretende Infektionskrankheiten) oder sie dort lange nicht vorgekommen sind (wieder auftretende Infektionskrankheiten) (➤ Kap. 1.2). Die fehlende Immunität in einer Population begünstigt die großflächige Ausbreitung dieser Erkrankungen. Zoonosen, also Krankheiten, die von Tieren auf den Menschen übertragen werden, haben das Potenzial, Pandemien zu verursachen. Die SARS-CoV-1- und SARS-CoV-2-Pandemien sind hierfür bekannte Beispiele. Die dargestellten verschiedenen Ebenen der Krankheitsübertragung sind oft nicht eindeutig voneinander abzugrenzen. Zudem ist ein funktionierendes Surveillance-System, welches eine zeitnahe und möglichst vollständige Fallerfassung ermöglicht, eine zentrale Voraussetzung, um eine entsprechende Einteilung vornehmen zu können.

Die Epidemie- oder Pandemiekontrolle wird von der **WHO** koordiniert, falls ein gesellschaftliches Gesundheitsrisiko für Staaten über das betroffene Gebiete hinaus besteht und falls international abgestimmte Maßnahmen nötig sind, um eine Ausbreitung eindämmen zu können. Gesetzlich ist dieses Vorgehen in den Internationalen Gesundheitsrichtlinien (International Health Regulations, IHR) geregelt, in denen die „Gesundheitliche Notlage Internationaler Tragweite" (Public Health Emergency of International Concern, PHEIC) definiert ist (WHO 2005). Zum Beispiel wurden der Ebola-Ausbruch in Westafrika, der von 2014 bis 2016 grassierte, und der Zikavirus-Ausbruch in Süd- und Mittelamerika im Jahr 2016 als erste durch Stechmücken übertragbare Infektion, als PHEIC eingestuft. Diese Einstufung kann Staaten eine bessere internationale Unterstützung ermöglichen, sie kann aber auch die Souveränität der nationalen Gesundheitspolitik beeinflussen. PHEIC werden nicht leichtfertig ausgerufen, und eine internationale Expertengruppe, die zur Bewertung eines Gesundheitsnotstands einberufen wird, berät die Generaldirektion der WHO um zu entscheiden, wie eine aktuelle Lage eingestuft werden soll.

9.1.2 Maßzahlen der Infektionsausbreitung

Die Ausbreitung eines Erregers von Mensch zu Mensch, Tier zu Mensch oder über Vektoren lässt sich mathematisch beschreiben, indem Kontaktmuster, Übertragungswahrscheinlichkeiten und weitere übertragungsrelevante Faktoren in statistische Parameter übertragen werden. Im Folgen werden relevante Maßzahlen und deren Zusammenspiel dargestellt, die helfen, das Ausbreitungspotenzial einer Infektionskrankheit zu beschreiben.

Basisreproduktionszahl

Die Basisreproduktionszahl einer Infektion, als R_0 abgekürzt, ist die durchschnittliche Anzahl an Sekundärinfektionen, die auf einen infektiösen Indexfall zurückgehen, in einer vollständig suszeptiblen Population, in der keine krankheitsspezifischen Kontrollmaßnahmen durchgeführt werden. **Suszeptibilität** beschreibt die Empfänglichkeit einer Person für eine Infektionskrankheit. Eine Person, die sich mit einer Infektion anstecken kann und nicht durch Immunität, durch Impfung oder eine durchlebte Infektion geschützt ist, gilt als suszeptibel (Mikolajczyk 2009). ➤ Formel 9.1 stellt eine einfache R_0-Berechnung dar. D definiert die durchschnittliche Ansteckungsdauer (Dauer der Infektiosität), κ die durchschnittliche Anzahl effektiver Kontakte pro Tag (Kontakte, die geeignet sind, eine Infektion weiterzugeben) und q die Wahrscheinlichkeit, dass ein Kontakt zu einer Ansteckung führt. Hierbei handelt es sich um eine stark vereinfachte Formel, welche weitere Parameter sowie die Komplexität der verwendeten Parameter außer Acht lässt. Zum Beispiel kann sich die Ansteckungsdauer individuell stark unterscheiden und von zusätzlichen Faktoren wie Begleiterkrankungen oder Alter der infektiösen Person abhängen. Auch eine durchschnittliche Kontaktrate ist stark vereinfacht, da Kontakte sich regional, aber auch zwischen verschiedenen Altersgruppen oder Interessengruppen stark unterscheiden. Trotz dieser Einschränkungen verdeutlicht die Formel, welche Parameter für die Ausbreitung einer Infektion entscheidend sind. Nehmen wir saisonale Influenza als Rechenbeispiel, mit einer durchschnittlichen Ansteckungsdauer von 2 Tagen, mit 7 effektiven Kontakten pro Tag in städtischen Gegenden und einer Übertragungswahrscheinlichkeit bei Kontakt von 10 %. Hier ergibt sich ein R_0 von 1,4 ($R_0 = 2*7*0{,}1 = 1{,}4$) – eine infektiöse Person steckt also durchschnittlich 1,4 weitere Personen an. In der Praxis wird R_0 nicht über Formeln, wie hier dargestellt, berechnet, sondern aus Daten der Kontaktverfolgung während eines Ausbruchs oder aus Surveillance-Daten abgeleitet.

Damit sich eine Infektion in einer Population ausbreiten kann, muss R_0 über 1 liegen, sodass eine Person im Durchschnitt mehr als eine weitere Person ansteckt. Kommt es bei Infektionen mit $R_0 > 1$ zu einer unkontrollierten Ausbreitung innerhalb einer Population, führt dies zu einem epidemischen Wachstum. Bei einem Wert von $R_0 = 2$ würde eine Person 2 Personen infizieren, welche zusammen 4 weitere Infektionen verursachen, die wiederum zu 8 neuen Infektionen führen und so weiter. Unkontrolliertes Wachstum in einer suszeptiblen Population findet also immer exponentiell statt. Die ➤ Formel 9.1 bezieht sich auf Infektionen, die von Mensch zu Mensch übertragen werden. R_0 findet jedoch auch Anwendung bei Infektionskrankheiten mit anderen Übertragungswegen wie zum Beispiel Malaria als vektorübertragbare Infektion. Hier wird R_0 interpretiert als die zu erwartende Anzahl an Personen, die nach Auftreten einer infektiösen Person infiziert werden, in einer voll suszeptiblen Population. Weitere Parameter wie die Anzahl an infektiösen Moskitostichen pro Person pro Zeit (entomologische Inokulationsrate) sind für die Berechnung relevant (Dietz 1993). Wie oben dargestellt, basiert R_0 nicht nur auf infektionsrelevanten Eigenschaften einzelner Individuen, sondern auch auf Charakteristiken einer Bevölkerung, in der eine Übertrag stattfindet. Somit kann R_0 für die gleiche Infektion in verschiedenen Bevölkerungsgruppen unterschiedliche Werte annehmen. R_0 ist geeignet, um einfache Annahmen zur Infektionskontrolle zu treffen. Ein Wert von $R_0 = 1$ bedeutet, dass eine Person im Durchschnitt eine weitere Person ansteckt und die Anzahl neuer Fälle nicht ansteigt. Über R_0 können wir abschätzen, welcher Anteil einer Gesellschaft immun sein muss, damit ein solcher Zustand eintritt.

$$R_0 = D * \kappa * q \qquad \text{Formel 9.1}$$

$$HI = 1 - \frac{1}{R_0} \qquad \text{Formel 9.2}$$

$$VC = \frac{HI}{\varepsilon} \qquad \text{Formel 9.3}$$

Über die ➤ Formel 9.2 kann die Herdenimmunität (HI) berechnet werden, also der Anteil in einer Population, der immun sein muss, damit R_0 auf 1 gesenkt wird. Bleiben wir beim obigen Beispiel der Influenza. Es müssten 29 % ($HI = 1-1/1{,}4 = 29\,\%$) immun sein, damit eine infizierte Person im Durchschnitt nur eine weitere Person ansteckt. Bei der Formel steht die Impfung im Vordergrund. Allerdings spiegelt das Ergebnis die allgemeine Intensität von Kontrollmaßnahmen wider, die angewandt werden muss, damit es zu keinem

9

Fallanstieg kommt. Eine Reduzierung von Kontakten um 29 % oder die Reduktion der infektiösen Periode um 29 % würden R_0 ebenfalls auf 1 senken. Zur Bestimmung der Durchimpfungsrate (vaccine coverage, *VC*), d. h. des Anteils einer Bevölkerung, der geimpft sein muss, um einen Fallanstieg zu verhindern, wird die Formel um die Effizienz einer Impfung (ε) erweitert (➤ Formel 9.3). Unter der Annahme, dass eine Influenzaimpfung zu 80 % vor einer Ansteckung schützt, müssten 36 % (*VC* = 29 %/80 % = 36 %) in einer Bevölkerung geimpft sein, um einen Anstieg an Fällen zu verhindern (Fine 2011).

Auch die Formeln 2 und 3 müssen mit Vorsicht verwendet werden, da Zusammenhänge stark vereinfacht sind und die Komplexität der Infektionsdynamik nicht abgebildet wird. Es wird zum Beispiel von einer gleichmäßigen Infektionsausbreitung, homogenen Kontaktmustern und von einer gleichmäßigen Durchimpfung innerhalb einer Bevölkerung ausgegangen. Die Formeln bieten allerdings eine Hilfestellung bei der Einschätzung der Intensität, mit der Kontrollmaßnahmen durchgeführt werden müssen.

Zeitabhängige Reproduktionszahl

R_0 beschreibt das generelle Potenzial einer Infektion, sich in einer Population ausbreiten zu können. Aktuelle Infektionsdynamiken wie eine ansteigende natürliche Immunität durch genesene Personen oder implementierte Infektionskontrollmaßnahmen werden allerdings nicht berücksichtigt. Um die **aktuelle Ansteckungsrate** in einer Bevölkerung wiederzugeben, wird die zeitabhängige Reproduktionszahl (R_t), die auch als effektive Reproduktionszahl oder schlicht als Reproduktionszahl bezeichnet wird, berechnet. Hierbei handelt es sich um die durchschnittliche Anzahl an Personen, die ein Indexfall während der infektiösen Phase ansteckt, in einer Population, die aus Suszeptiblen und Immunen besteht, unter Berücksichtigung angewandter Infektionskontrollmaßnahmen. Zur Berechnung wird ein zusätzlicher Parameter, der die durchschnittliche Zeit der Infektionsübertragung misst, benötigt. Die meisten Infektionen können in eine Inkubationsphase (asymptomatische Phase) und eine symptomatische Phase eingeteilt werden. Zusätzlich wird die latente Phase (nicht infektiös) von der infektiösen Phase unterschieden. Die **Generationszeit (GZ)** beschreibt die Zeit zwischen dem Beginn der infektiösen Phase des Indexfalls und dem Beginn der infektiösen Phase im Sekundärfall. ➤ Abb. 9.1 verdeutlicht die Bedeutung der GZ für die Geschwindigkeit einer Transmission zwischen Personen.

➤ Abb. 9.1a repräsentiert eine Infektion mit R_0 = 2 und einer GZ von 2 Tagen. Nach einer Woche führt dieses Szenario zu 14 neuen Infektionen. ➤ Abb. 9.1b zeigt eine Infektion mit einer höheren Ansteckungsrate (R_0 = 3), allerdings einer längeren GZ von 3 Tagen. Nach einer Woche werden 12 neue Infektionen beobachtet. Die längere GZ führt dazu, dass sich die Infektion langsamer in einer Gesellschaft ausbreitet, auch wenn R_0 auf ein höheres Ansteckungspotenzial hinweist.

Da die GZ in der Realität schwer zu messen ist, wird sie über das serielle Intervall geschätzt, welches die Zeit zwischen Symptombeginn im Indexfall und Symptombeginn im Sekundärfall misst. Diese Phase ist klinisch zu beobachten und kann zum Beispiel aus Daten der Fallverfolgung ermittelt werden. In Deutschland ist der R_t-Wert von der SARS-CoV-2-Pandemie gut bekannt, der Wert wurde tagesaktuell von den Medien berichtet und von der Politik zur Planung von Infektionskontrollmaßnahmen aufgegriffen. Wie bei R_0 bedeutet ein Wert von über 1, dass ein Fall im Durchschnitt mehr als einen neuen Fall verursacht (ansteigender Trend); bei einem Wert von unter 1 kommt es zu einem Abflachen der Infektionskurve. Zur Berechnung von R_t benötigt man tagesaktuelle Inzidenzen und Angaben zur GZ der Infektion. Für eine Erkrankung mit einer GZ von 4 Tagen berechnet sich R_t als Quotient aus der Inzidenz zum Referenzzeitpunkt (I_t) und der Inzidenz, die 4 Tage zuvor gemessen wurde (➤ Formel 9.4). Um R_t zu berechnen, werden verlässliche und aktuelle Fallzahlen benötig (an der Heiden 2020). Ein funktionierendes Surveillance-System und verlässliche Ausbruchuntersuchung sind eine Vorrausetzung, um entsprechende Daten zu erhalten (➤ Kap. 9.2).

$$R_t = \frac{I_t}{I_{t-GZ}} \qquad \text{Formel 9.4}$$

Dispersion der Infektionsübertragung

Oben wurde dargestellt, dass $R_0 > 1$ sein muss, damit sich eine Infektion in einer Population ausbreiten kann. Hier gibt es allerdings Ausnahmen. Für MERS-CoV (Middle East Respiratory Syndrome Coronavirus) werden zum Beispiel R_0-Werte um 0,5 beschrieben (Kucharski 2015). Eine infizierte Person steckt also im Durchschnitt weniger als eine weitere Person an. Trotzdem kommt es regelmäßig zu großen Ausbrüchen. Im Jahr 2014 wurde zum Beispiel in Jeddah/Saudi Arabien ein Ausbruch mit 255 laborbestätigten Fällen beobachtet (Oboho 2015). Es gibt Infektionen, bei denen der durch-

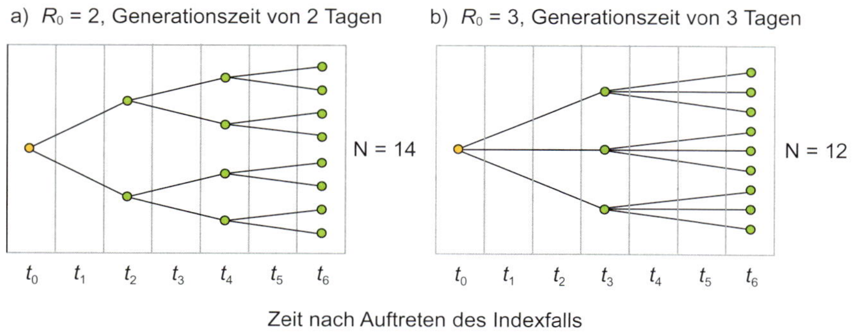

Abb. 9.1 Zusammenspiel von Basisreproduktionszahl und Generationszeit [P1566, L138]

schnittliche Wert der Sekundärinfektionen nicht aussagekräftig ist, da die Wahrscheinlichkeit, dass eine Person weitere Personen infiziert, individuell stark variiert. Diese Erkrankungen werden besonders über **Superspreader** (Personen, die überdurchschnittlich viele Sekundärinfektionen verursachen) oder **Superspreading-Events** (Ereignisse, an denen sich überdurchschnittlich viele Personen anstecken) übertragen. Einzelne Person stecken viele suszeptible Personen an, ein Großteil der weiteren Infizierten trägt allerdings kaum zum Transmissionsgeschehen bei. In solchen Fällen kann R_0 als Durchschnittswert unter 1 liegen, und es kommt trotzdem zu größeren Ausbrüchen. Diese Transmissionsmuster werden als Dispersion bezeichnet. Zur Bestimmung der ausbruchspezifischen Dispersion werden Daten der Kontaktnachverfolgung verwendet. Es wird ermittelt, wie viele Sekundärinfektionen auf einzelne Fälle zurückzuführen sind. Die Verteilung dieser Daten wird statistisch beurteilt, anhand der funktionalen Form einer negativen Binomialverteilung. Mittels der erhobenen Daten wird der *k*-Wert errechnet, der die Form dieser Datenverteilungen beschreibt (Lloyd-Smith 2005). Zum Verständnis zeigt ➤ Abb. 9.2 drei theoretische Ausbruchsszenarien mit je 25 Personen, verursacht durch einen Erreger mit einem R_0-Wert von 3. In jedem Szenario steckt also im Durchschnitt eine Person 3 weitere Person an. Die x-Achse zeigt die Anzahl an Sekundärinfektionen, die auf einen Fall zurückgehen, die y-Achse die Anzahl der beobachteten Fälle. ➤ Abb. 9.2a zeigt einen Ausbruch mit einem *k*-Wert von 0,1. Siebzehn der 25 Personen tragen nicht zum Infektionsgeschehen bei, eine Person verursacht allerdings 19 und eine weitere 33 Sekundärinfektionen. ➤ Abb. 9.2b veranschaulicht eine Verteilung mit einem *k*-Wert von 1. Hier stecken 9 Personen keine weitere Person an, 6 Personen stecken je 2 Personen an, und die maximal beobachtete Anzahl an Ansteckungen beträgt 13. Die Übertragung ist also weiterhin heterogen, es werden jedoch weniger Fälle mit einer extremen Anzahl an Sekundärinfektionen beobachtet. In ➤ Abb. 9.2c (mit einem *k*-Wert von 10) findet eine sehr gleichmäßige Übertragung statt.

Die meisten Infizierten stecken, wie über R_0 zu erwarten, 3 Personen an, die maximale Anzahl an Sekundärinfektionen beträgt 8. Als Richtwerte für *k* gelten: ein Wert von $k < 1$ deutet auf eine eher geclusterte Übertragung und ein Wert von $k > 5$ auf eine eher gleichmäßige Übertragung hin. So wie MERS-CoV-Ausbrüche, für die ein *k*-Wert von 0,3 geschätzt wurde (Kucharski 2015), wurden auch für Ebola-Ausbrüche niedrige *k*-Werte um 0,2 berechnet (Althaus 2015). Auch hier wird beobachtet, dass es einzelne Ereignisse gibt, an denen sich sehr viele Personen anstecken. Während der frühen Phase des Ebola-Ausbruchs im Jahr 2014 in Conakry/Guinea wurden zum Beispiel Beerdigungen und Krankenhäuser als Orte mit einem hohen Ansteckungsrisiko identifiziert. Effektive Kontrollmaßnahmen dieser Übertragungsereignisse brachten R_t auf $< 0{,}5$. Dies führte allerdings nicht zum vollständigen Erliegen des Ausbruchs. Eingebrachte Infektionen und vereinzelte lokale Infektionsketten führten zu weiteren Ausbruchswellen (Faye 2015).

> Die Basisreproduktionszahl, die zeitabhängige Reproduktionszahl, die Generationszeit und die Dispersion sind wichtige Maßzahlen, die das Potenzial einer Infektion, sich in einer Population auszubreiten, wiedergeben. Nur auf einen dieser Werte zu schauen, reicht nicht aus, um Ausbreitungsdynamiken einer Infektion für eine Bevölkerung einschätzen zu können.

9.1.3 Mathematisches Modellieren

Mathematische Modelle werden in der Infektionsepidemiologie angewandt, um die Ausbreitungsdynamik von Infektionen in Populationen darzustellen. Es handelt sich um eine vereinfachte Darstellung komplexer dynamischer Prozesse auf Populationsebene, basierend auf den Transmissionseigenschaften von Infektionskrankheiten sowie Kontakt- und Verhaltensmustern von Individuen. Modelle werden berechnet, um

- Mechanismen der Infektionsübertragung auf Populationsebene zu beschreiben,
- Annahmen zur Krankheitsausbreitung zu verifizieren,
- den Einfluss verschiedener Parameter und Prozesse zu verstehen, um einen Schwerpunkt auf relevante Infektionsdynamiken legen zu können,
- Szenarien zu betrachten, die aus praktischen oder ethischen Gesichtspunkten nicht empirisch untersucht werden können und
- die Wirkung von Interventionsmaßnahmen abzuschätzen und Empfehlungen für die Gesundheitspolitik geben zu können (Hesterbeek 1993).

Mathematische Modelle beschreiben dynamische Prozesse beliebiger Komplexität. Eines der ersten epidemischen Modelle wurde 1927 von William Ogilvy Kermack und Anderson Gray McKendrick entwickelt, zwei Medizinern, die sich intensiv mit der Mathematik der Malariaübertragung beschäftigten (Nachdruck: Kermack 1991). Hierbei handelt es sich um ein **Kompartiment-Modell,** welches über Differenzialgleichungen berechnet wird und heute als **SIR-Modell** (susceptible-infected-recovered/removed) bekannt ist. Diese Modelle veranschaulichen die Grundprinzipien der Modellierung von Infektionskrankheiten und finden auch heute noch Anwendung. In einem SIR-Modell gibt es die Gruppen „Suszeptible" (empfänglich für eine Infektion), „Infizierte" (aktuell infiziert und in der Lage, andere Personen anzustecken) und „Geheilte" oder „Verstorbene" (nicht mehr ansteckend und unempfänglich gegen eine weitere Ansteckung). Anhand der Modellgleichungen kann der zeitliche Verlauf eines Ausbruchs über den Wechsel von Bevölkerungsanteilen zwischen den SIR-Gruppen beschrieben werden. Suszeptible Personen können sich durch Kontakt mit aktuell infizierten Personen anstecken. Je höher der Anteil infizierter Personen in der gesamten Bevölkerung, desto höher ist der Anteil Suszeptibler, der sich ansteckt. Nach Ablauf der Infektiosität wechseln Infizierte in die Gruppe der Geheilten. Je größer der Anteil der Geheilten in der Population, desto geringer ist der Anteil suszeptibler Personen, die sich anstecken können, und der Ausbruch kommt zu einem natürlichen Ende. Dieses ist eines der einfachsten Infektionsmodelle. SIR-Modelle können strukturell erweitert werden, um zusätzliche Krankheitsphasen, Altersgruppen, geografische Verteilungen oder den Effekt von Kontrollmaßnahmen abzubilden.

Es gibt verschiedene komplexere Modellformen, welche auf den Grundprinzipien der SIR-Modelle beruhen. Im Folgenden möchten wir einige erwähnen, aber nicht vertiefend auf sie eingehen:

- **Modelle mit Vektorpopulation:** Kompartment-Modelle oder komplexere Modelle werden um eine Vektorpopulation erweitert, um die Ansteckungsdynamik zwischen Vektor und Wirt darzustellen. Bei der Zikavirus-Infektion oder der Malaria

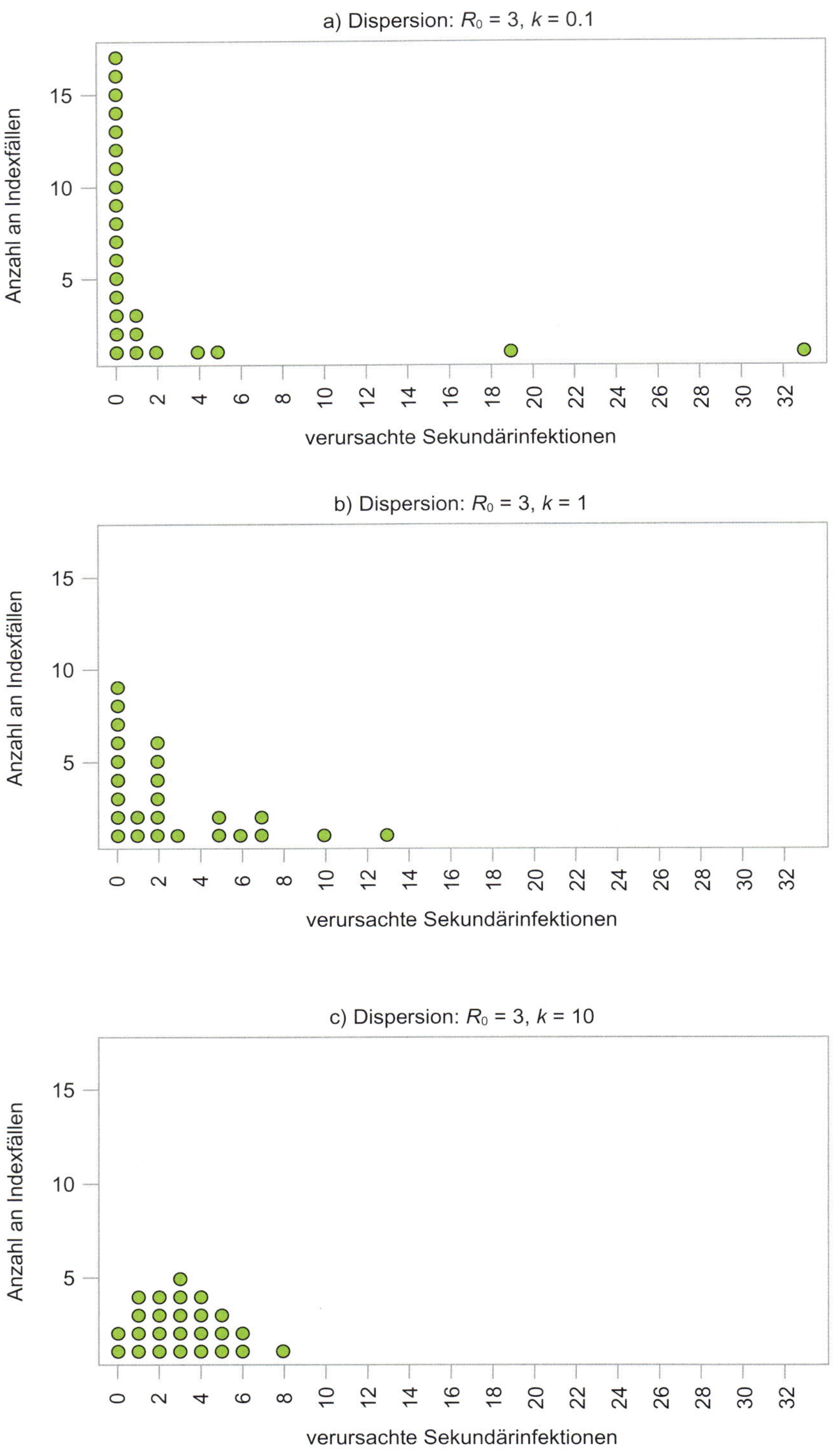

Abb. 9.2 Drei Ausbruchsszenarien mit unterschiedlicher Dispersion [P1566, L138]

werden Infektionen in einer Stechmückenpopulation und einer humanen Population modelliert, um die Übertragung zwischen den Gruppen abzubilden.

- **Netzwerkmodelle:** Klassische Kompartiment-Modelle basieren auf der Annahme, dass der Kontakt unter Individuen zufällig abläuft, doch diese Annahme ist für viele Fragestellungen unrealistisch. In Netzwerkmodellen wird eine Kontaktstruktur zwischen Individuen vorgegeben. Hierbei kann es sich um räumliche Muster oder um Kontaktdynamiken zwischen sozialen Gruppen handeln. Diese Modelle werden zum Beispiel zur Analyse von sexuell übertragbaren Infektionen oder zur Analyse der zeitlich-räumlichen Ausbreitung einer Infektion verwendet.

- **Agentenbasierte Modelle:** Dieses ist die komplexeste Modellform, welche individuelle Interaktionen innerhalb einer Population simuliert. Einzelne Individuen erhalten Parameter, basierend auf vordefinierten Verteilungen, die übertragungsrelevante Faktoren abbilden. Hierbei kann es sich um geografische Daten, Kontaktmuster, Verhaltensdaten oder Daten zur Suszeptibilität und Infektiosität handeln. Agentenbasierte Modelle sind besonders geeignet, um Auswirkungen von unterschiedlichem individuellem Verhalten darzustellen.

Bei der Kommunikation von Ergebnissen aus mathematischen Modellierungen ist es wichtig, die zugrunde liegenden Annahmen herauszustellen, auf denen ein Modell beruht, um eine kritische Bewertung und Interpretation der Ergebnisse zu ermöglichen. Modelle sind auf gute Parameterdaten angewiesen, die besonders bei neuen oder wenig erforschten Infektionskrankheiten unzureichend bekannt sind. Mathematische Modelle sind eine Methode der aktuellen Evidenzsynthese; wenn sich der Kenntnisstand zu einer Infektion ändert, muss dies bei der Interpretation der Ergebnisse oder bei der Verbesserung der Modelle berücksichtigt werden.

9.1.4 Ausbruchsuntersuchung

Ausbruchsuntersuchungen sind eine traditionelle und zentrale Aufgabe in der Infektionsepidemiologie, die meist vom Öffentlichen Gesundheitsdienst ausgeführt wird. Die Ziele einer Ausbruchsuntersuchung sind vielfältig. Am wichtigsten sind die Sammlung und Analyse von Daten, um schnell effektive Kontrollmaßnahmen durchführen zu können. Das Auftreten von Infektionskrankheiten ist zudem im öffentlichen Interesse, und es ist somit wichtig, Daten über potenzielle Risikofaktoren bereitzustellen. Eine Ausbruchsuntersuchung eignet sich zudem, um bestehende Präventionsprogramme zu evaluieren, ihre Funktionalität zu bewerten und um Empfehlungen für Verbesserungen zu geben. Die Ausbildung von Feldepidemiolog*innen, die in der Ausbruchsuntersuchung tätig sind, ist wichtig, um die Globale Gesundheit zu stärken. Über Feldepidemiologie-Trainingsprogramme finden instituts- und länderübergreifende Ausbildungen statt mit dem Ziel, Kompetenzen für die Entdeckung und Bekämpfung von Ausbrüchen zu stärken. In Europa unterstützen das European Centre for Disease Prevention and Control (ECDC) und in Afrika die Africa Centres for Disease Control and Prevention (Africa CDC) die Ausbildung von Feldepidemiolog*innen (Jones 2017).

Konzeptionell wird eine Ausbruchsuntersuchung in die folgenden Schritte eingeteilt, die in der Praxis auch in anderer Reihenfolge durchgeführt werden können (CDC 2016, Reingold 1998):

- Als erstes wird die Relevanz eines möglichen Ausbruchs beurteilt.
- Verdachtsdiagnosen werden, über das klinische Erscheinungsbild der Patient*innen und über valide Labormethoden, bestätigt.
- Falldefinitionen werden erstellt, basierend auf klinischen und diagnostischen Daten und auf Daten zum Zeitpunkt und Ort des Auftretens; oft werden Definitionen für Verdachtsfälle, wahrscheinliche Fälle und bestätigte Fälle erstellt.
- Es folgt eine erweiterte Fallsuche über medizinische Einrichtungen, diagnostische Labore und Fallbefragungen; Fälle werden befragt, wobei Daten zur Person, zum Krankheitsverlauf und zu möglichen Risikofaktoren von Interesse sind; diese werden in einer sogenannten **Linelist** gesammelt, was einem Datensatz mit den relevanten Fallinformationen entspricht.
- Die Daten werden deskriptiv ausgewertet, um Hypothesen zu generieren und um Informationen für eine weitere Datenerhebung zu erhalten.
- Hypothesen zur Ausbruchsursache werden erstellt und getestet; hierzu können weitere klinischen Daten, Labordaten oder zusätzliche Proben (z. B. Umwelt- oder Tierproben) gesammelt werden; zudem gibt es die Möglichkeit, epidemiologische Studien zur Quantifizierung von Risikofaktoren durchzuführen; gängige Studiendesigns hierfür sind Fall-Kontroll-Studien oder historische Kohortenstudien.
- Die Zusammenarbeit mit Akteuren aus der öffentlichen Gesundheit findet permanent statt, um zeitnah und effektiv Kontrollmaßnahmen umsetzten zu können.

Die Schritte einer Ausbruchsuntersuchung in Ländern des Globalen Südens unterscheiden sich prinzipiell nicht von Untersuchungen in industrialisierten Ländern. Es gibt allerdings Hindernisse, die eine Ausbruchsuntersuchung erschweren. Gesundheitsämter werden oft über behandelnde Ärzt*innen oder über diagnostizierende medizinische Labore auf ungewöhnliche Fälle oder eine mögliche Häufung von Fällen aufmerksam. Eingeschränkte diagnostische und labormedizinische Methoden führen allerdings dazu, dass erste Fälle oder Fallcluster nicht in Zusammenhang gebracht werden. Oft ist auch der Zugang zu Gesundheitsdienstleistungen eingeschränkt, sodass mögliche Fälle keinen Kontakt zum öffentlichen Gesundheitssystem haben und unbemerkt bleiben. In industrialisierten Ländern werden Informationen aus Surveillance-Systemen verwendet, um frühzeitig eine zeitliche und geografische Häufung von Fällen zu erkennen. Ländern mit schlecht ausgebauten Surveillance-Systemen stehen solche Daten nicht zur Verfügung. Die eingeschränkten Ressourcen erschweren zudem die Durchführung einer Ausbruchsuntersuchung. Die benötigten labordiagnostischen Methoden stehen oft nicht in dem erforderlichen Umfang zur Verfügung, um zeitnah die benötigte Anzahl an Untersuchungen leisten zu können. Auch ist für die Durchführung einer Ausbruchsuntersuchung, die Analyse der gesammelten Daten und die Interpretation der Ergebnisse gut ausgebildetes Personal erforderlich, welches in vielen Gegenden erst aufgebaut werden muss.

Besonders LMIC erleben einen starken Wandel durch die Globalisierung. Populationen wachsen und verdichten sich, Agrarwirtschaft und Nutztierhaltung werden ausgebaut, Lebensbereiche dehnen sich in zuvor unbewohnte Urwaldgebiete aus, und Reisetätigkeit sowie Migration nehmen zu. Dies erhöht nicht nur das Risiko für lokale Ausbrüche, sondern, falls sie zu spät erkannt werden, auch das Risiko für Epidemien und Pandemien. Somit ist die Verbesserung der lokalen Ausbruchskontrollkapazitäten von globalem Interesse. Es gibt innovative Systeme zur frühzeitigen Erkennung potenzieller Gesundheitsgefahren auf globaler Ebene. Hierbei handelt es sich um **eventbasierte Surveillance** wie das Global Public Health Intelligence Network (GPHIN). Systematisch werden verschiedene Informationsquellen wie Internetseiten, Diskussionsforen, Medienberichte und Onlinezeitungen nach ungewöhnlichen Krankheitsberichten oder

Gerüchten über Ausbrüche durchsucht. Auffällige Daten werden genauer analysiert und durch ein Expertenteam hinsichtlich ihrer Bedeutung untersucht (Mykhalovskiy 2006). Das Global Outbreak Response and Alert Network (GOARN), ein Zusammenschluss von mehr als 250 Partnerinstituten, koordiniert die Kontrolle globaler Gesundheitsgefahren und baut durch umfassende Trainingsprogramme Ressourcen zur lokalen Ausbruchskontrolle auf. Signale, die von GPHIN erfasst werden, sind hierbei ein zentraler Bestandteil, um mögliche Gefahren für die öffentliche Gesundheit schnell erkennen und bekämpfen zu können (Christensen 2021). Zudem gibt es Ansätze, mobile Laborkapazitäten aufzubauen und länderübergreifend zur Verfügung zu stellen. Das Mobile Laboratory Network der East African Community, finanziell unterstützt durch das Bundesministerium für wirtschaftliche Zusammenarbeit und Entwicklung, oder die EMLabs sind hierfür gute Beispiele. Mobil einsetzbare Labore können zur schnellen und umfassenden Labordiagnostik im Ausbruchsfall bereitgestellt werden wie während des Ebola-Ausbruchs in 2022/2023 in Uganda (Gehre 2022).

Krankheitsausbrüche sind die Realität in Ländern des Globalen Nordens und des Globalen Südens. Eine schnelle Erkennung und Analyse potenzieller Gefahren, klare Kommunikation mit der betroffenen Bevölkerung und mit internationalen Gesundheitsakteuren und eine effektive Umsetzung der Ausbruchskontrolle sind entscheidende Faktoren, um Gesundheitsgefahren effektiv, lokal und schnell bekämpfen zu können.

LITERATUR

Althaus CL. Ebola superspreading. Lancet Infect Dis 2015; 15(5): 507–8.

an der Heiden M, Hamouda O: Schätzung der aktuellen Entwicklung der SARS-CoV-2-Epidemie in Deutschland – Nowcasting. Epid Bull 2020; 17:10–16.

CDC. Investigating an Outbreak. 2016. https://archive.cdc.gov/www_cdc_gov/csels/dsepd/ss1978/lesson6/section2a.html.

Christensen R, Fisher D, Salmon S, Drury P, Effler P. Training for outbreak response through the Global Outbreak Alert and Response Network. BMC Med 2021; 19(1): 123.

Dietz K. The estimation of the basic reproduction number for infectious diseases. Stat Methods Med Res 1993; 2(1): 23–41.

Faye O, Boëlle PY, Heleze E et al. Chains of transmission and control of Ebola virus disease in Conakry, Guinea, in 2014: an observational study. Lancet Infect Dis 2015; 15(3): 320–6.

Fine P, Eames K, Heymann DL. „Herd immunity": a rough guide. Clin Infect Dis. 2011;52(7):911-6. doi: 10.1093/cid/cir007.

Gehre F, Lagu H, Achol E et al. The East African Community's mobile laboratory network's rapid response during the first 2 weeks of the Ebola Sudan virus disease (SVD) outbreak in Uganda and pandemic preparedness activities in South Sudan, Rwanda, Tanzania, Burundi, Kenya. BMJ Glob Health 2022; 7(12): e011073.

Jones DS, Dicker RC, Fontaine RE et al. Building Global Epidemiology and Response Capacity with Field Epidemiology Training Programs. Emerg Infect Dis 2017; 23(13): S158–65.

Kermack WO, McKendrick AG. Contributions to the mathematical theory of epidemics – I. 1927. Bull Math Biol 1991; 53(1–2): 33–55.

Kucharski AJ, Althaus CL. The role of superspreading in Middle East respiratory syndrome coronavirus (MERS-CoV) transmission. Euro Surveill 2015; 20(25): pii: 21167.

Lloyd-Smith JO, Schreiber SJ, Kopp PE, Getz WM. Superspreading and the effect of individual variation on disease emergence. Nature. 2005; 438(7066): 355-9.

Mikolajczyk R, Krumkamp R, Bornemann R, Ahmad A, Schwehm M, Duerr HP. Influenza – insights from mathematical modelling. Dtsch Arztebl Int 2009; 106(47): 777–82.

Mykhalovskiy E, Weir L. The Global Public Health Intelligence Network and early warning outbreak detection: a Canadian contribution to global public health. Can J Public Health 2006; 97(1): 42–4.

Oboho IK, Tomczyk SM, Al-Asmari AM et al. 2014 MERS-CoV outbreak in Jeddah – a link to health care facilities. N Engl J Med 2015; 372(9): 846–54.

Reingold AL. Outbreak investigations – a perspective. Emerg Infect Di. 1998;4(1): 21-7.

Roberts M, Heesterbeek H. Bluff your way in epidemic models. Trends Microbiol. 1993; 1(9): 343-8.

WHO. Ebola outbreak 2014–2016 – West Africa. 2016. www.who.int/emergencies/situations/ebola-outbreak-2014-2016-West-Africa.

WHO. International Health Regulations. 2005. www.who.int/health-topics/international-health-regulations#tab=tab_1.

9.2 Surveillance

Jürgen May, Juliane Bönecke

9.2.1 Gesundheits-Surveillance

Gesundheits-Surveillance beinhaltet traditionell die kontinuierliche und systematische Sammlung, Analyse, Interpretation und Verbreitung von gesundheitsrelevanten Daten. Sie ermöglicht die Erkennung von Krankheitsausbrüchen sowie die Beschreibung von Krankheitslasten, Risiken und Vulnerabilitäten, um Trends zu beobachten und über Interventionsstrategien zu informieren. Die gesammelten Daten umfassen unterschiedliche Beobachtungsfoci, z. B. Syndromkomplexe, Infektionen, Krebserkrankungen oder mentale Gesundheit. Damit ist Surveillance eine wesentliche Grundlage, um Akteur*innen der öffentlichen Gesundheit und Politik evidenzbasiert zu beraten. Seit ihren frühen Anfängen im 15./16. Jahrhundert im Zusammenhang mit der schwersten Pestepidemie in Europa unterliegen Datensammlung, -analyse und -verbreitung einem stetigen Wandel. So bringen ein erweitertes Gesundheitsverständnis, der technologische Fortschritt sowie die Digitalisierung neue Bedarfe, aber auch Lösungen zur Stärkung von Surveillance hervor.

Im Mai 2022 stellte die WHO u. a. als Reaktion auf die COVID-19-Pandemie ein neues Rahmenwerk zur Stärkung der globalen Architektur für die Vorbereitung, Prävention, Reaktion und Belastbarkeit gegenüber Gesundheitsnotfällen **(Health Emergency Preparedness, Response, and Resilience, HEPR)** vor. Eine von 5 zentralen Komponenten ist die Etablierung **kollaborativer Surveillance** (WHO 2022a, WHO 2022b). Neben der routinemäßigen Surveillance integriert der kollaborative Ansatz z. B. die Überwachung der Kapazitäten des Gesundheitssystems, laborbasierte Surveillance, auf ausgewählte Krankheiten spezialisierte Systeme sowie ergänzende Informationsquellen (z. B. soziale Medien), angewandt in einem gemeinsamen Kontext. Etablierte horizontale und vertikale Surveillance-Ansätze sollen dadurch nicht ersetzt, sondern durch die Kollaboration von Akteur*innen innerhalb und außerhalb des Gesundheitssektors verknüpft werden. Das Ziel ist die Verbesserung der Informationslage zu Gesundheitsereignissen als Basis evidenzbasierter Entscheidungsfindung (WHO 2023).

Das HEPR-Rahmenwerk prägt maßgeblich die Weiterentwicklung von Surveillance, auch im Anwendungsfeld der Tropenmedizin und der Globalen Gesundheit. In diesem Zusammenhang greift dieses Kapitel Entwicklungen von Surveillance für Infektionskrankheiten mit den Schwerpunkten integrierter, kontextverorteter sowie digitaler Ansätze auf.

9.2.2 Surveillance für Infektionskrankheiten

In den letzten Jahren haben sich Infektionskrankheiten weltweit zu einer immer größeren Bedrohung entwickelt, u. a. beeinflusst durch die voranschreitende globale Vernetzung, Urbanisierung und klimatische Veränderungen. Besonders betroffen sind Populationen und Regionen, die eine hohe Vulnerabilität gegenüber Ausbrüchen aufweisen (z. B. durch Komorbiditäten, Armut oder fehlende diagnostische und Versorgungskapazitäten). Die Ausbreitung von COVID-19 hat zudem gezeigt, wie schnell sich Krankheitserreger weltweit verbreiten können und wie wichtig eine robuste Krankheitsüberwachung ist, um frühzeitig Gegenmaßnahmen einzuleiten. Surveillance für Infektionskrankheiten beschreibt spezielle Überwachungssysteme, die das Auftreten und die Verbreitung von übertragbaren Krankheiten erfassen. Sie sammeln und analysieren Daten aus verschiedensten Quellen wie Krankenhäusern, Laboren und Gesundheitsämtern, um frühzeitig Infektionsausbrüche zu erkennen und Maßnahmen auf einer soliden Datenbasis durchzuführen. Darüber hinaus bieten sie die notwendige Datengrundlage, um die Wirksamkeit von Interventionen zu bewerten. Auf diese Weise erhalten Behörden wichtige Informationen über das Auftreten, Risikoprofile und die Dynamiken von Infektionskrankheiten, um auf Bedrohungslagen reagieren zu können (➤ Abb. 9.3).

Die internationalen Gesundheitsvorschriften **(International Health Regulations, IHR)** der WHO von 1969 regelten erstmals die Meldung von Infektionskrankheiten beim Menschen wie Cholera, Gelbfieber und Pest. Die überarbeiteten IHR aus dem Jahr 2005, die auf den ersten SARS-Ausbruch (Severe Acute Respiratory Syndrome) von 2002 bis 2004 reagierten, definierten Kriterien für die Beurteilung, ob ein Ereignis als Notfall von internationalem öffentlichem Interesse eingestuft werden sollte (Public Health Emergency of International Concern, PHEIC) (WHO 2005). Um diesen Ereignissen effektiv zu begegnen, gründete die WHO im Jahr 2000 das Globale Netzwerk zur Warnung und Reaktion bei Krankheitsausbrüchen (Global Outbreak Alert and Response Network, GOARN). Neben der Koordination von Reaktionsmaßnahmen ermöglicht GOARN einen raschen Daten- und Informationsaustausch weltweit. Fast zeitgleich initiierte das Africa Regional Office der WHO 1998 eine regionale Strategie zur Stärkung integrierter Krankheitsüberwachung in Subsahara-Afrika **(Integrated Disease Surveillance and Response, IDSR)** (Fall et al. 2019). Anlass war die hohe Krankheitslast durch neu und wieder auftretende Infektionskrankheiten.

Die aktuellen IDSR-Richtlinien, geprägt durch die IHR, gelten seit 2010 und haben das Ziel, bestehende vertikale Surveillance-Systeme zu integrieren und mit Daten des öffentlichen Gesundheitswesens zu verknüpfen.

Auch auf dem Gebiet der **Tiergesundheit** bestehen vergleichbare Bestrebungen. So richtete die World Organisation for Animal Health (WOAH) 2021 das World Animal Health Information System ein. Dieses umfasst eine Datenbank zur Berichterstattung und Verbreitung von Informationen über Tiergesundheit weltweit, aufbauend auf der 1924 errichteten Surveillance von tierischen Krankheitsausbrüchen.

Rückblickend haben sich kollaborative Surveillance-Strategien vor allem in Reaktion auf Ausbruchsereignisse von regionaler oder internationaler Tragweite entwickelt. Mit dem zunehmenden Bewusstsein für epidemische und pandemische Bedrohungen durch zoonotische Infektionskrankheiten (z. B. COVID-19, MPox, Middle East Respiratory Syndrome [MERS] oder West-Nil-Fieber) zeigt sich der Bedarf für kollaborative Surveillance mehr denn je. Systemische Gesundheitskonzepte, z. B. One Health, können ihre Entwicklung sinnvoll informieren.

One Health und Surveillance

Zoonotische Infektionskrankheiten, antimikrobielle Resistenzen (AMR), vektorübertragene Infektionskrankheiten sowie Kontaminanten in Lebensmitteln, Boden, Wasser und Luft erfordern einen integrierten Surveillance-Ansatz, der auch als **One-Health-Surveillance** bezeichnet wird. Drei grundlegende Merkmale sind für diese von Relevanz (Beispiele ➤ Tab. 9.1):

- Integration und/oder Triangulation von Daten an der Schnittstelle Mensch-Tier-Umwelt

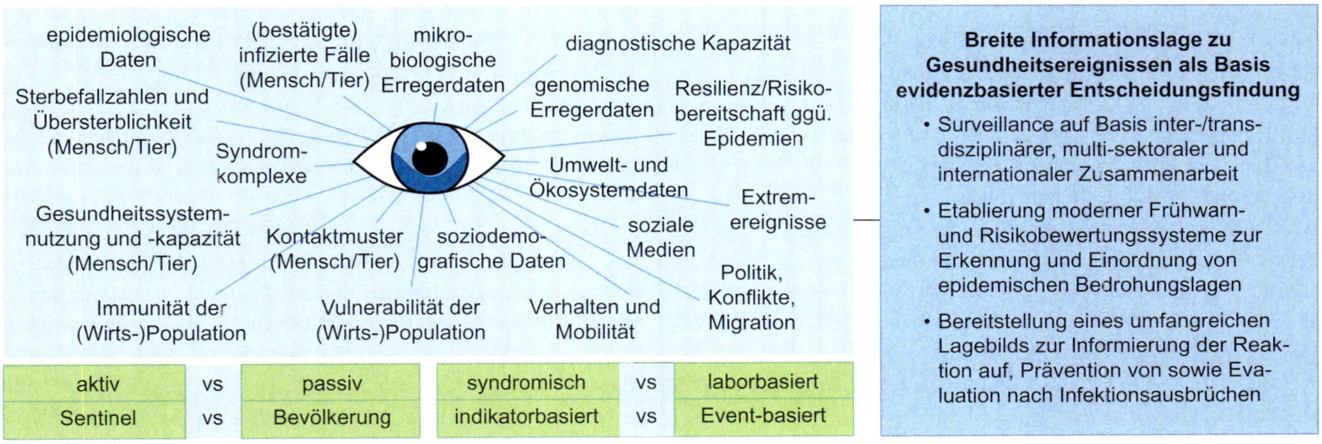

Abb. 9.3 Übersicht verschiedener Surveillance-Strategien für Infektionskrankheiten [P1568, L138]

Tab. 9.1 Beispiele für integrierte One-Health-Surveillance-Strategien

AMR-Surveillance	• Zusammenführung von Daten zu Resistenzen verschiedener bakterieller Spezies gegen Antibiotika und ihre Verwendung • Erfordert die Kooperation mehrerer Sektoren sowie die Harmonisierung der Datenerhebung, -analyse und -interpretation • Generiert wichtige Erkenntnisse für politische Entscheidungen, z. B. Einschränkung von Antibiotika im Sektor Tiergesundheit, um Wirksamkeit im Sektor menschliche Gesundheit zu schützen
Früherkennung von Zoonosen	• Überwachung von Krankheitsausbrüchen bei Tieren sowie frühzeitige Identifizierung von Krankheitssignalen, die auf eine Übertragung auf den Menschen hinweisen können, z. B. Überwachung von Influenza oder West-Nil-Virus bei Vögeln als Frühwarnsystem für mögliche menschliche Fälle • Bedarf einer koordinierten, transdisziplinären und multisektoralen Strategie, um speziesübergreifend Daten zu sammeln, zu analysieren und zu modellieren
Überwachung vektorübertragener Krankheiten	• Bei vektorübertragenen Krankheiten sind Überträger (z. B. Stechmücken, Zecken) und z. T. Reservoirtiere Teil des Übertragungszyklus • Aktivitäten umfassen die Identifizierung und Überwachung der Vektoren, die Krankheitsüberwachung bei Wirten (z. B. Wildtiere, Haustiere) sowie beim Menschen • Ergänzende meteorologische und Umweltdaten können die Bestimmung von Risikogebieten und die Antizipierung von Infektionsausbrüchen unterstützen

- Notwendigkeit inter-, transdisziplinärer und multisektoraler Zusammenarbeit
- Etablierung eines systembasierten Ansatzes

In den letzten Jahren hat One-Health-Surveillance zunehmend an Bedeutung gewonnen. Bestehende Systeme variieren dabei in ihren Zielen, Strukturen und ihrer Governance – von begrenzter sektorübergreifender Zusammenarbeit für spezifische Zwecke bis hin zu komplexen Programmen mit multiplen Integrationspunkten. Eine 2020 veröffentlichte Übersichtsarbeit identifizierte 41 Artikel zu nationalen One-Health-Surveillance-Ansätzen, hauptsächlich in Europa etabliert, vereinzelt aber auch in einkommensschwachen Ländern (Bordier et al. 2020). Fast die Hälfte der Systeme fußte auf einer sektorübergreifenden Zusammenarbeit in verschiedenen Phasen des Surveillance-Prozesses. Vorwiegend fokussierten sie die Prävention von Zoonosen (v. a. durch Nahrungsmittel oder Vektoren) sowie AMR. Lediglich zwei Artikel konzentrierten sich auf nicht übertragbare Gefahren wie Umweltkontaminanten. Primär wurden die Systeme vom öffentlichen Gesundheitssektor geleitet, Verbesserungen der Gesundheit von Tier und Umwelt waren dagegen sekundär. Vorherrschende Umweltbedingungen als relevante Einflussfaktoren für das Auftreten von Infektionskrankheiten wurden kaum adressiert oder fehlten gänzlich.

Obwohl nur wenige Studien den Mehrwert einer One-Health-Strategie im Vergleich zu unisektoraler Surveillance empirisch zeigen konnten, ist ihr Nutzen weitgehend anerkannt. Ihr Ansatz erlaubt beispielsweise eine koordinierte Krankheitsprävention, indem einerseits durch primäre Prävention Infektionsgeschehen frühzeitig beherrscht, andererseits schwere Erkrankungen oder Todesfälle durch sekundäre und tertiäre Prävention verhindert werden können. Integrierte Systeme nutzen zudem mehrere Datenquellen, wodurch ihre Sensitivität und Repräsentativität steigen. Durch die Stärkung von One-Health-Surveillance können zusätzlich anthropogene Veränderungen im sozioökologischen System überwacht werden, einschließlich des Auftretens, Übertretens (Spillover) und der Ausbreitung von Erregern. Dabei müssen Gesundheitsbedrohungen zukünftig verstärkt systemisch überwacht werden, um den Erhalt resilienter Ökosysteme und gesunder, gerechter sowie nachhaltiger Lebensräume zu unterstützen.

Surveillance im lokalen Kontext

Um eine frühzeitige Erkennung von gesundheitlichen Bedrohungen zu gewährleisten, muss Surveillance möglichst nahe an der Infektionsquelle ansetzen. Hierfür werden in Gemeinden platzierte Strategien sowie die Berücksichtigung lokaler Kontextfaktoren benötigt, innerhalb welcher Infektionsereignisse entstehen. Eine **Community-basierte Surveillance** ermöglicht die systematische Erfassung von Gesundheitsdaten auf Gemeindeebene. Vor allem in entlegenen oder benachteiligten Gebieten geben diese Ansätze wertvolle Einblicke in die Entwicklung von Krankheiten, z. B. durch das Melden von Krankheitsfällen oder Symptomen (bei Mensch und Tier) unter Beteiligung der Gemeinde, Umfragen zu Gesundheitsrisiken und -verhalten oder das Beobachten von Umweltfaktoren wie Luft- oder Wasserverschmutzung.

In den letzten Jahren wurden zudem neue Methoden zur Identifizierung von Krankheitserregern in Umweltmedien entwickelt, u. a. die **Abwasser-Surveillance.** Im Vergleich zu herkömmlichen Methoden ermöglicht sie zum einen eine flächendeckende Überwachung, da das Abwasser von ganzen Gemeinden oder an bestimmten kritischen Stellen (z. B. Schul- oder Schlachthofabwasser) analysiert werden kann. Dies unterstützt die frühzeitige Erkennung von Ausbrüchen, noch bevor sich erkrankte Personen an medizinische Einrichtungen wenden. Zum anderen ist Abwasser-Surveillance gänzlich anonym, da sie nicht auf individuelle Proben angewiesen ist. Dies kann auch die Akzeptanz von Surveillance in der Bevölkerung erhöhen. In Kombination können gemeindebasierte Ansätze ein effektives Frühwarnsystem darstellen und dabei unterstützen, Infektionsdynamiken in Gemeinden in Ergänzung zu traditioneller Surveillance zu überwachen.

Darüber hinaus spielen **kontextuelle Daten** eine entscheidende Rolle bei der Bewältigung von Infektionsausbrüchen, da sie dazu beitragen, die Reaktion gezielt und effizient zu gestalten, die Auswirkungen auf Gesundheit und Gesellschaft zu minimieren und das Verständnis für lokale Krankheitsdynamiken zu vertiefen. Zu relevanten Kontextdaten zählen z. B. Bevölkerungsdichte, Mobilität und soziale Interaktionen in der betroffenen Bevölkerung, lokale Wetter- und klimatische Bedingungen sowie Informationen zu zivilen Konflikten oder politischen Unruhen. Gerade für die Überwachung und Bewertung von lokalen Risiken sowie für die Priorisierung von Maßnahmen sind kontextuale Daten wichtig, erfordern jedoch eine enge multisektorale Zusammenarbeit über den Gesundheitsbereich hinaus.

Digitalisierung und technologischer Fortschritt

Die voranschreitende Digitalisierung bietet vielseitige Potenziale zur Stärkung integrierter sowie den Aufbau gemeindebasierter Surveillance, indem sie eine schnellere, effizientere und genauere Datenerfassung, -analyse und -kommunikation ermöglicht. Gleichzeitig bieten innovative Technologien und eine zunehmend offene Datenkultur Zugang zu neuartigen Daten(quellen), welche die traditionelle Gesundheitsüberwachung sinnvoll ergänzen und eine multisektorale Zusammenarbeit fördern können. Computergestützte Werkzeuge sowie Methoden der Datenwissenschaften helfen dabei, große Datensätze zu untersuchen (z. B. Multi-Omics-Daten via Bioinformatiktechniken) sowie strukturierte (quantitative) und unstrukturierte Daten (z. B. Texte, Bilder, Videos) für weiterführende Analysen zu synthetisieren. Hierdurch stehen Forschenden und Gesundheitsbehörden wertvolle Informationen in Echtzeit zur Verfügung, um Infektionsausbrüche besser zu erkennen und zu verstehen, Risiken und Bedrohungslagen vorauszusehen, effektive Maßnahmen zur Eindämmung und Prävention zu ergreifen und Ressourcen wie Impfstoffe und medizinische Versorgung effizient zu verteilen. In ➢ Tab. 9.2 sind ausgewählte Schlüsselbereiche dargestellt, in denen digitale sowie technologische Ansätze zum Tragen kommen.

Aus der Kombination verschiedener Methoden und der Zusammenführung von komplexen Datensätzen unterschiedlicher Herkunft können Erkenntnisse generiert werden, wie es ohne heutige Computerkapazitäten nicht möglich wäre. Allerdings sind gerade bei digitalen Strategien Datenschutz, ethische und rechtliche Fragen von Relevanz und müssen bei der Entwicklung und Implementierung neuartiger Technologien frühzeitig mitgedacht werden. Gleichzeitig sind Sicherheitsvorkehrungen zu treffen, um den Missbrauch von Daten und Informationssystemen zu verhindern. Eine enge Zusammenarbeit zwischen dem Gesundheits- und IT-Sektor sowie der Aufbau einer umfassenden Datenkompetenz auf allen Ebenen des Surveillance-Systems sind dafür zukünftig unverzichtbar.

Tab. 9.2 Digitale und technologische Ansätze in der Surveillance für Infektionskrankheiten

Echtzeit-Datenerfassung/-übermittlung	Digitale Technologien ermöglichen die Überwachung von Gesundheitsdaten in Echtzeit. Gesundheitsdienstleister, Labore und Einrichtungen können so schnell Informationen über Infektionsfälle erfassen und an zentrale Behörden übermitteln (z. B. SORMAS, Fähnrich et al. 2015).
Mobile Gesundheitsanwendungen	Mobile Apps und Plattformen ermöglichen es, Gesundheitsdaten durch Einbindung der Bevölkerung oder von Gesundheitshelfern in Gemeinden zu sammeln und zu teilen. Dies kann zur Überwachung von Symptomen, Kontaktverfolgung oder Meldung von Verdachtsfällen beitragen, auch im Kontext von One Health (z. B. AfyaData, Schmude et al. 2022).
Big Data, Datenanalyse und Künstliche Intelligenz (KI)	Die digitale Erfassung von Gesundheitsdaten erzeugt große Mengen an Informationen. Bioinformatische, Big-Data-Analysewerkzeuge und -algorithmen werden eingesetzt, um Muster und Trends in Daten zu erkennen, z. B. zur Identifizierung von Ausbrüchen, Unterstützung der Diagnose, Verfolgung von Übertragungswegen und Vorhersage von Szenarien.
Geospatial Analytics	Geografische Informationssysteme (GIS) und geospatiale Analysen ermöglichen die kartografische Darstellung von Infektionsdaten. Dies hilft bei der räumlichen Bewertung von Ausbrüchen und bei der Identifizierung von Hotspots, um einen effizienten Ressourceneinsatz zu gestalten.
Kommunikation und Aufklärung	Digitale Medien und soziale Plattformen spielen eine wichtige Rolle bei der Verbreitung von Gesundheitsinformationen und -empfehlungen. Sie können neben der Koordination von Reaktionsmaßnahmen auch für die Sensibilisierung und Aufklärung der Öffentlichkeit genutzt werden.

9.2.3 Implikationen und Ausblick

Die Integration von Gesundheitsdaten aus verschiedensten Quellen und Domänen birgt ein enormes Potenzial für die erfolgreiche Etablierung kollaborativer Surveillance, gestützt durch digitale und technologische Innovationen sowie die weltweite Stärkung diagnostischer Kapazitäten. Hiermit zeigt sich im Anwendungsfeld der öffentlichen sowie globalen Gesundheit erstmals die Möglichkeit, umfassende sowie dynamische Lagebilder zu Infektionsereignissen zu generieren, um Bedrohungen frühzeitig zu erkennen und auf Basis eines multisektoralen Diskurses effektiv zu reagieren. Digitale Technologien (v. a. mobile Applikationen) werden dabei zunehmend die Echtzeitüberwachung, Datenerfassung und -weiterleitung erleichtern, während computergestützte Methoden (insbesondere KI) neue Wege der Datenharmonisierung, -auswertung und -modellierung eröffnen.

Gleichzeitig ist eine verstärkte kontextuelle Verortung der Krankheitsüberwachung, -kontrolle und -prävention unverzichtbar. Dies bedeutet, dass die Krankheitsüberwachung nicht nur auf Daten, sondern auch auf den sozialen, ökologischen und demografischen Kontext angewiesen ist. Die Einbindung der Bevölkerung und die Berücksichtigung sozioökologischer Faktoren sind entscheidend, um letztlich effektive und maßgeschneiderte Maßnahmen zur Infektionskontrolle und -prävention umzusetzen.

LITERATUR

Bordier M, Uea-Anuwong T, Binot A, Hendrikx P, Goutard FL. Characteristics of One Health surveillance systems: A systematic literature review. Prev Vet Med 2020; 181:104560.

Fähnrich C, Denecke K, Adeoye OO et al. Surveillance and Outbreak Response Management System (SORMAS) to support the control of the Ebola virus disease outbreak in West Africa. Euro Surveill 2015; 20(12): 21071.

Fall IS, Rajatonirina S, Yahaya AA et al. Integrated Disease Surveillance and Response (IDSR) strategy: current status, challenges and perspectives for the future in Africa. BMJ Glob Health 2019; 4(4): e001427.

Schmude M, Salim N, Azadzoy H et al. Investigating the Potential for Clinical Decision Support in Sub-Saharan Africa with AFYA (Artificial Intelligence-

Based Assessment of Health Symptoms in Tanzania): Protocol for a Prospective, Observational Pilot Study. JMIR Res Protoc 2022; 11(6): e34298.
WHO. 10 proposals to build a safer world together – Strengthening the Global Architecture for Health Emergency Preparedness, Response and Resilience. 2022a. https://www.who.int/publications/m/item/10-proposals-to-build-a-safer-world-together---strengthening-the-global-architecture-for-health-emergency-preparedness--response-andresilience--white-paper-for-consultation--june-2022.
WHO. Defining collaborative surveillance: a core concept for strengthening the global architecture for health emergency preparedness, response, and resilience (HEPR). 2023. www.who.int/publications/i/item/9789240074064.
WHO. Global Outbreak Alert and Response Network (GOARN). 2022b. https://extranet.who.int/goarn.
WHO. International Health Regulations (3rd Edition). 2005. https://www.who.int/publications/i/item/9789241580496.

9.3 Global Health – klinische Studien

Claudia M. Denkinger, Verena Faehling

9.3.1 Einleitung

Global Health und darin angesiedelte klinische Forschung haben das Ziel einer Verbesserung und Gleichverteilung der Gesundheit von Menschen im globalen Kontext (Equity). Dabei stehen insbesondere Länder mit niedrigem und mittlerem Einkommen (low and middle income countries [LMIC], ➤ Kap. 1.1) mit einigen Besonderheiten und Herausforderungen im Fokus. Zentraler Aspekt ist hierbei die disproportionale Verteilung von Krankheitsrisiken, Krankheitslast sowie Forschungsressourcen.

Eine Vielzahl an Risikofaktoren für übertragbare und nicht übertragbare Krankheiten sind überproportional in LMIC vertreten (z. B. unsichere Wasserquellen, Luftverschmutzung, schwache Gesundheitssysteme) (GBD 2019 Risk Factors Collaborators 2020). Aus diesen Risiken leiten sich vielfältige, oft schwerwiegende Gesundheitsprobleme ab, wie z. B. in den Bereichen perinataler und Kindergesundheit (z. B. Mangelernährung) oder Infektionserkrankungen (z. B. Malaria oder Durchfallerkrankungen) (Farrar et al. 2014). Viele Infektionskrankheiten betreffen fast ausschließlich LMIC (z. B. Schistosomiasis, Filariose). Das Vernachlässigen solcher Krankheiten von Politik und Forschung mit daraus resultierender unzureichender Kontrolle wird mit dem Begriff „neglected tropical diseases" beschrieben (Guerrant 2011) (➤ Kap. 10.8).

Ursachen für eine Häufung dieser Krankheiten in den LMIC insbesondere der (Sub-)Tropen liegen nicht nur in der geografischen Lage, sondern vielmehr in einer Kombination aus zahlreichen und miteinander interagierenden sozioökonomischen Faktoren wie Armut (z. B. Tuberkulose), Mangel an (gesundheitlicher) Bildung (z. B. Kampagnen gegen sexuell übertragbare Erkrankungen) oder unzureichende hygienische Bedingungen (z. B. Hakenwurmerkrankung) (Farrar et al. 2014). Evidenzbasierte Gesundheitsinterventionen müssen daher alle relevanten Faktoren einbeziehen, und ein Studiendesign sollte mögliches Confounding (die Fehlinterpretation von kausalen Zusammenhängen, s. u.) berücksichtigen. Manche Erkenntnisse aus Ländern mit hohem Einkommen (high income countries, HIC) können nicht ohne Weiteres auf LMIC übertragen werden – so konnte beispielsweise eine geringere Serokonversionsrate von Kindern in LMIC nach oraler Polioimpfung festgestellt werden als in Industrieländern (Patriarca, Wright und John 1991).

Ein Idealfall für die Erforschung komplexer kausaler Verhältnisse stellt das Studiendesign der RCT (randomized controlled trials) dar. Trotz der beschriebenen hohen Krankheitslast in LMIC konnte in einer Untersuchung festgestellt werden, dass zwischen 2010 und 2019 nur 5 % aller RCT in Südasien durchgeführt wurden, wo 24 % der Weltbevölkerung leben, und nur 2 % der RCT in Subsahara-Afrika bei 15 % der Weltbevölkerung (Park et al. 2021a). Darüber hinaus zeigte sich in der globalen Zusammenschau klinischer Studien auch eine mangelnde Repräsentation von Krankheiten, die überproportional häufig Menschen in LMIC betreffen, beispielsweise HIV, Malaria und Tuberkulose (Marshall et al. 2021).

Eine wesentliche Ursache für die Disparität zwischen Krankheitslast und Forschungsfokus liegt in dem Finanzierungsdefizit. So liegen per definitionem in LMIC weniger finanzielle Ressourcen vor, und entsprechend können dort nicht ausreichend öffentliche Gelder zur Gesundheitsforschung aufgewendet werden (Farrar et al. 2014). Zudem besteht aufgrund mangelnder Profitaussichten wenig kommerzielles Interesse an Forschung. Stattdessen erfolgt die Finanzierung oftmals durch verschiedene private Stiftungen (z. B. Bill and Melinda Gates Stiftung), der WHO, Regierungsorganisationen von Industrieländern (z. B. Europäische Union oder Ministerien) oder Nichtregierungsorganisationen (NGOs). Häufige Folge, insbesondere in Anbetracht nationaler Unterschiede in u. a. ethischen und rechtlichen Rahmenbedingungen (Mtove et al. 2018), ist eine unzureichende Koordination von Forschungsvorhaben und eine entsprechende Fragmentierung mit zahlreichen kleinen Studien mit geringer statistischer Power (unzureichende statistische Aussagekraft aufgrund geringer Fallzahlen) (Park et al. 2021b). Vorwiegende Finanzierung durch internationale Akteure birgt somit das Risiko von ineffizientem oder fehl gerichtetem Fluss von Forschungsgeldern und wirkt zudem einem Empowerment (Selbstwirksamkeit) der betroffenen Länder entgegen.

Jenseits eines monetären Mangels können Forschungsvorhaben in LMIC strukturell limitiert sein: Routinedaten zu Gesundheitsstatus der Population sind oft nicht (ausreichend) vorhanden, z. B. durch Digitalisierungsrückstände oder die parallele Existenz von Gesundheitsstrukturen (privat vs. staatlich) (Farrar et al. 2014). Bei der Studienplanung erfolgt daher eine Abschätzung der Kennziffern oft durch die Zusammenschau verschiedener Quellen (z. B. nationale Surveillance-Daten, WHO-Meldedaten), deren Aussagekraft jedoch limitiert sein kann (Farrar et al. 2014). Entsprechende Annahmen bei Planung und Durchführung von klinischen Studien können dadurch fehlerhaft sein, was die adäquate Adressierung relevanter Probleme erschwert.

Auch stellen bei klinischer Forschung im Bereich der Globalen Gesundheit oftmals die Strukturschwäche in der Patientenversorgung (Diagnostik- und Therapiestandards) sowie der bestehenden Forschungsinfrastruktur und -expertise (capacity) eine Herausforderung dar. So ist z. B. meist die Implementierung von diagnostischen Methoden nötig, um Einschlusskriterien zu erfassen oder einen Studienendpunkt zu messen. Problematisch ist in dieser Hinsicht, dass die Finanzierung im Rahmen von Studien oft nur kurzfristig gesichert ist, was einen nachhaltigen Aufbau von Studien- und Gesundheitsinfrastruktur erschwert.

Bei der Forschung in LMIC ergeben sich auch ethische Implikationen. Die Studienpopulationen weisen oftmals eine besondere Vulnerabilität auf – z. B. kann die freie Willensbildung im Rahmen des Einwilligungsvorgangs (informed consent) eingeschränkt sein, wenn Studieninterventionen die einzige verfügbare Behandlungsoption darstellen; zudem stellen Aufklärung und Einwilligung je nach Bildungsstatus der Patient*innen eine Herausforderung dar (Farrar et al. 2014, Mtove et al. 2018, Koski und Nightingale 2001). Es besteht darüber hinaus je nach Studiendesign eine große Variabilität an Verfügbarkeit und Qualität von lokalen Institutionen zur Kontrolle ethischer Standards (z. B. Ethikkomitees). Eine Sicherstellung der Patientensicherheit muss durch Einhaltung der „Good Clinical Practice"-Standards (GCP nach der Deklaration von Helsinki, World Medical Association 2013) gewährleistet sein, was jedoch oft zusätzlichen personellen und finanziellen Aufwand bedeutet (Farrar et al. 2014).

Im globalen historischen Kontext klinischer Studien sollte auch der aktuellen Diskussion hinsichtlich Dekolonisation Rechnung getragen werden. Zumeist ist die Bevölkerung in LMIC in der Studienplanung oder -durchführung unterrepräsentiert (Vayoro et al. 2019), sodass eine Steuerung der Forschungsvorhaben in überwiegendem Maße von extern erfolgt. Für eine Veränderung dieser Verhältnisse ist eine ausreichende Entwicklung von Kapazität (capacity development) notwendig. Dies bedeutet, dass Maßnahmen im Bereich Global Health die Bevölkerung in LMIC dabei unterstützen sollten, lokale Gesundheitsprobleme eigenständig angehen zu können (Naal et al. 2020). Konkret bedeutet dies in Bezug auf klinische Forschung, die Länder in die Lage zu versetzen, Studien eigenständig zu planen, durchzuführen und regulatorisch zu begleiten, inklusive eines Systems der ethischen Bewertung.

Trotz oder gerade in Anbetracht zahlreicher Herausforderungen ist klinische Forschung im Bereich Globale Gesundheit essenziell, um die gesundheitliche Versorgung der Bevölkerung in LMIC nachhaltig zu verbessern und globale Gleichberechtigung zu erreichen. In der Praxis bestimmen Ressourcen und wissenschaftliche Fragestellung über die Auswahl aus verschiedenen Studiendesigns. Hierbei erfolgt eine grobe Einteilung in **Beobachtungsstudien** (zur Erfassung vorhandener Zustände, Assoziationen oder Entwicklungen in der Population) und **Interventionsstudien** (zur Messung des Effekts einer Maßnahme). Eine weitere Charakterisierung erfolgt anhand des zeitlichen Ablaufs mit Einteilung in **Querschnitt-Studien** (Datenerhebung zu einem bestimmten Zeitpunkt) und **Längsschnitt-Studien** (Beobachtung eines Zustandes über einen Zeitraum). Darüber hinaus können Studiendesigns auf vorhandene Daten aus der Vergangenheit (z. B. Krankenhausregister) zurückgreifen (retrospektives Format) oder neue Patienten einschließen (prospektiv).

Soll ein Rückschluss auf konkrete Effekte bestimmter Maßnahmen oder Risikofaktoren (Expositionen) erfolgen, ist unabhängig vom genauen zeitlichen Design der Einschluss einer Vergleichsgruppe im Sinne einer kontrollierten Studie nötig, um eine Analyse des Unterschieds zwischen Expositions- und Kontrollgruppe zu ermöglichen. Typische Effektmaße wären beispielsweise das relative Risiko (RR: Häufigkeit des Endpunkts in der Interventionsgruppe im Verhältnis zur Häufigkeit des Endpunkts in der Kontrollgruppe) bzw. die relative Risikoreduktion (1-RR) oder die Odds-Ratio (OR: Odds bei Exposition im Verhältnis zu Odds in der Kontrollgruppe; Odds bedeutet jeweils das Verhältnis aus Fällen zu Kontrollen in der Gruppe). Die OR bietet bei seltenen Endpunkten eine gute Approximation des relativen Risikos und wird insbesondere bei **Fall-Kontroll-Studien** verwendet.

Damit anhand der Studienergebnisse Rückschlüsse auf die Gesamtpopulation gezogen werden können, sollte die Studienpopulation die Zielpopulation in relevanten Punkten repräsentieren. Gemeinsame Herausforderung der Studientypen ist somit die Selektion einer repräsentativen und ausreichend großen Stichprobe (und ggf. Kontrollgruppe), um suffiziente statistische Aussagekraft zu ermöglichen. Zu bedenken ist hierbei auch der Aspekt der Stichprobengewinnung, der die Rekrutierung von Teilnehmer*innen unter praktischen Gesichtspunkten betrachtet – beispielsweise stellt sich die Frage, ob ein aktives Aufsuchen möglicher Proband*innen nötig ist (z. B. durch Melderegister und Zufallsauswahl) oder ob es bereits bestehende Möglichkeiten für Kontaktaufnahme und Einschluss in Studien gibt (z. B. Marktplatz, Patient*innen in einer Ambulanz).

Unabhängig vom Studientyp besteht zudem das Risiko, dass das Ergebnis einen kausalen Zusammenhang oder einen Zustand sowohl fälschlicherweise unterschätzen als auch überschätzen kann. Verschiedene Ursachen hierfür werden unter dem Begriff **„Systematischer Fehler" (Bias)** zusammengefasst. Einige wichtige Beispiele sind im Folgenden aufgeführt:

- **Selektionsbias:** suboptimale Probandenauswahl in Bezug auf Fragestellung aufgrund von Unterschieden zwischen Stichprobe und Zielpopulation (z. B. Ärzt*innen werden nach Rauchverhalten gefragt, die wahre Häufigkeit von Rauchen in der Bevölkerung wird unterschätzt)
- **Recall-Bias:** ungenaue Erinnerungen bei nachträglicher Befragung (z. B. Zahl von respiratorischen Infekten im letzten Jahr wird von Proband*innen im Fragebogen unterschätzt)
- **Interviewer-Bias/Versuchsleiter-Bias:** Studienpersonal kennt Gruppenzuordnung der Teilnehmer*innen, hierdurch Verzerrung von Ergebnissen (z. B. Prüfer*in stellt Fragen nach Nebenwirkung detaillierter bei Proband*innen mit experimenteller Therapie)
- **Versuchspersonen-Bias:** Proband*in kennt Gruppenzuteilung, hierdurch Verzerrung von Ergebnissen (z. B. Proband*in mit Placebotherapie verhält sich im Alltag vorsichtiger)

Neben systematischen Fehlern kann bei Studien zur Assoziation von Expositionen oder Maßnahmen mit bestimmten Endpunkten auch eine Verfälschung des Ergebnisses auftreten, wenn ein zusätzlicher Faktor besteht, der mit beiden Aspekten in Wechselwirkung steht (z. B. vermehrtes Auftreten von Malaria bei Barfußlaufen aufgrund der jeweiligen Korrelation der beiden Ereignisse mit einem niedrigen sozioökonomischen Status). Bekannte **Confounder** werden idealerweise methodisch verhindert (z. B. mögliche Confounder als Ausschlusskriterium) oder müssen erfasst und in der Auswertung statistisch herausgerechnet werden.

Übergeordnet spielt für alle Entscheidungen bei der Studienplanung der **Kostenfaktor** eine Rolle – so erfordern Experimentalstudien bei gleicher Stichprobengröße in der Regel mehr Ressourcen als Beobachtungsstudien, und ein prospektives Design ist mit höheren Kosten verbunden als ein retrospektives. Entsprechend erfolgt die Planung klinischer Studien – in Anbetracht der o. g. Limitationen insbesondere im Bereich Global Health – nicht immer nur anhand von Überlegungen zu einem idealen Design, sondern zu der höchstmöglichen Evidenz unter den gegebenen Möglichkeiten.

Grundsätzlich kommen je nach Fragestellung und Ressourcen verschiedene Studientypen in Frage (➤ Tab. 9.3).

Für ausführliche Erläuterungen zu Studientypen, Effektmaßen, systematischem Fehler und Confounding wird auf epidemiologische Lehrbücher verwiesen.

9.3.2 Beispiele

AQUAMAT-Studie

Seit dem Jahr 2000 wurden erhebliche Fortschritte in der Behandlung von Malaria tropica gemacht, insbesondere bei komplizierten Verläufen. So konnte gezeigt werden, dass das heute breit eingesetzte Malariamedikament Artesunat im Vergleich zum vorherigen Goldstandard Chinin die Mortalität von an schwerer Malaria tropica erkrankten Erwachsenen in Südostasien deutlich senkt (Dondorp et al. 2005). Um ausgehend von diesen Ergebnissen Artesunat mit Chinin in Hinblick auf die Wirksamkeit bei schwerer Malaria tropica bei afrikanischen Kindern zu vergleichen, wurde von 2005 bis 2010 von Dondorp et al. die AQUAMAT-Studie (African Quinine Artesunate Malaria Trial, Dondorp et al. 2010) durchgeführt.

In dieser randomisiert-kontrollierten multizentrischen (11 Zentren in 9 Ländern) Studie wurden im Studienzeitraum insgesamt 5.425 Kinder eingeschlossen, die mit schwerer Malaria tropica stationär aufgenommen wurden. Die Teilnehmer*innen wurden in 20er-Gruppen Block randomisiert – als Qualitätsmerkmal der Randomisierung zeigten sich zu Studienbeginn keine signifikanten Unterschiede der Gruppen in Hinblick auf Geschlecht, Alter, Komorbiditäten, Laborwerte und Komplikationen zum Zeitpunkt der Aufnahme. Die Gabe

Tab. 9.3 Überblick über Konzepte klinischer Studien

Studienform	Prinzip	Vorteile	Nachteile	Effektgröße	Beispiel
Experimentalstudien					
Randomisiert-kontrollierte Interventionsstudie	Zufällige Einteilung in Interventions- und Kontrollgruppe (individuell, als Block oder Cluster), ggf. Verblindung	• Rückschluss auf Interventionseffekt • Durch Randomisierung geringes Risiko für Bias und Confounding	• Aufwendig, teuer • Nicht geeignet für nicht beeinflussbare Interventionen • Interventionsrisiko ethisch zu bedenken	RR	Überleben mit/ohne Hinzufügen einer neuen Malariatherapie
Vorher-Nachher-Studie	Untersuchung einer Zielgröße vor und nach Einführen einer neuen Intervention, Untersuchung der Qualität einer diagnostischen Methode	• Rückschluss auf Interventionseffekt • Weniger ressourcenintensiv als Interventionsstudie • Alternative, wenn Randomisierung technisch/ethisch nicht möglich	• Höheres Risiko für Confounding und Bias als Interventionsstudie • Keine sichere Aussage über Kausalität	RR Sensitivität/Spezifität	Überleben vor/nach Einführen einer neuen Tuberkulosetherapie in einem Zentrum, Qualität eines neuen diagnostischen Tests
Beobachtungsstudien					
Querschnittsstudie	Untersuchung einer/mehrerer Kenngrößen zu einem Zeitpunkt	• Schnell • Geringer Aufwand	• Nur Prävalenz, nicht Inzidenz • Ungeeignet für kurze/seltene Expositionen	Prävalenz, Prävalenz-OR	Prävalenz von Mangelernährung in der Bevölkerung
Diagnostic-accuracy-Studie (Sonderfall einer Querschnittsstudie)	Untersuchung eines neuen diagnostischen Verfahrens im Vergleich zum Standard	• Aussage über Qualität des neuen Tests • Statistisch hochwertig	• U. U. hoher Aufwand	Sensitivität, Spezifität	Diagnostische Güte eines neuen Tests für Tuberkulose
Kohortenstudie	Rekrutierung einer Kohorte (und ggf. Kontrollgruppe) anhand des Vorliegens eines Rekrutierungsmerkmals und prospektive Beobachtung zur Erfassung von Endpunkten	• Geeignet für seltene und unbeeinflussbare Expositionen • Multiple Endpunkte erfassbar • Erfassung zeitlicher Abläufe zwischen Exposition und Outcome	• Hoher Zeit- und Kostenaufwand • Ungeeignet für seltene Endpunkte und lange Latenzen • Nur Aussage über Assoziation, nicht Kausalität	RR	Häufigkeit des Auftretens von Malaria in einer Kohorte von Dorfbewohnern über 1 Jahr, ggf. Vergleich mit Gruppe in einer Stadt
Fall-Kontroll-Studie	Zu einer bereits bestehenden Gruppe mit bestimmtem Outcome wird eine Kontrollgruppe gesucht und bzgl. Expositionsunterschieden untersucht	• Schnell • Wenig Aufwand • Geeignet für seltene Endpunkte und lange Latenzen • Betrachtung multipler, nicht beeinflussbarer und unbekannter Expositionen möglich	• Anfällig für Bias (insb. Recall-Bias) • Keine Aussage über zeitlichen Verlauf • Nur Aussage über Assoziation, nicht Kausalität	OR	Häufigkeit von Vorbehandlung bei Patient*innen mit/ohne multiresistente Tuberkulose

von Artesunat oder Chinin erfolgte parenteral zusätzlich zur supportiven Behandlung entsprechend den WHO-Richtlinien und wurde im Verlauf, soweit möglich, auf orales Artemether/Lumefantrin umgestellt. Aufgrund der unterschiedlichen Handhabung von Artesunat und Chinin war eine Verblindung nicht durchführbar; die Auswertung der Falldaten erfolgte jedoch ohne Kenntnis über die zugeordnete Gruppe. Als primärer Endpunkt diente die Krankenhausmortalität in der Intention-to-treat-Analyse, die bei Therapie mit Artesunat signifikant geringer ausfiel als in der Kontrollgruppe (8,5 % vs. 10,9 %, p = 0,0022, relative Risikoreduktion 22,5 %). Bei den sekundären Endpunkten fand sich zudem eine geringere Häufigkeit von Koma, Krampfanfällen und Hypoglykämien unter der Behandlung mit Artesunat, während sich keine Unterschiede in der Häufigkeit neurologischer Spätfolgen oder der Zeit bis zur Entlassung zeigten. Schwerwiegende Nebenwirkungen der Therapie mit Artesunat konnten nicht festgestellt werden.

Mit der inkompletten Verblindung hat die AQUAMAT-Studie eine gewisse Schwäche, da dies das Risiko für Bias (z. B. Versuchspersonen-Bias) erhöht. Die verblindete Auswertung von Falldaten wirkt jedoch zumindest einem zusätzlichen Beobachter-Bias entgegen. Darüber hinaus hat die Studie zahlreiche Stärken, insbesondere die hohe statistische Power aufgrund der hohen Probandenzahl, die enge Konfidenzintervalle der Zielgrößen ermöglicht. Zudem konnte nach Randomisierung die Vergleichbarkeit relevanter Charakteristika der Interventions- und Kontrollgruppe zum Zeitpunkt des Studieneinschlusses gezeigt werden, was ein geringes Confounding-Risiko erwarten lässt. Die statistische Auswertung erfolgte mit einer Intention-to-treat-Analyse, was ebenfalls für ein hohes Evidenzlevel spricht, da durch die Analyse aller eingeschlossenen Patienten am ehesten ein realitätsnahes Ergebnis vorliegt. Darüber hinaus zeigen sich keine relevanten Unterschiede in den Ergebnissen zwischen den verschiedenen Studienzentren (interne Konsistenz) oder zu Ergebnissen vorheriger Studien (externe Konsistenz). In der Zusammenschau besteht bei den Ergebnissen der AQUAMAT-Studie ein hohes Evidenzlevel für die Überlegenheit von Artesunat, infolgedessen dieses Medikament Chinin als Goldstandard in der Therapie der komplizierten Malaria tropica bei Kindern abgelöst hat.

Studiendesign Multizentrische, block-randomisierte, kontrollierte Open-label-Interventionsstudie.

Diagnostik-Studie Xpert MTB/RIF Ultra

Eine wesentliche Herausforderung bei der Verringerung der globalen Tuberkulose-Krankheitslast liegt in der Diagnose der Erkrankung und im Erkennen von Resistenzen gegen die Standardmedikation. Mit dem von der WHO empfohlenen Xpert-MTB/RIF-Test kann aus Sputum oder anderen Proben innerhalb weniger Stunden der molekulare Nachweis von Tuberkulosebakterien und ggf. einer vorliegenden Resistenz gegen Rifampicin geführt werden. Obwohl mit dieser Testplattform ein wesentlicher Fortschritt zur schnellen, sensitiven und spezifischen Diagnose der Tuberkulose erreicht wurde, zeigte sich in Subgruppenanalysen noch eine Schwäche bei Patient*innen mit HIV-Koinfektion oder niedriger Bakterienlast in Form einer unzureichenden Sensitivität (Steingart et al. 2014). Um auch diese Gruppen besser erfassen zu können, wurde der Test zum Xpert MTB/RIF Ultra weiterentwickelt, dessen Qualität 2016 von Dorman et al. mit einer großen diagnostischen Studie evaluiert wurde (Dorman et al. 2018).

Die Durchführung erfolgte an 10 Laboren in 8 Ländern, und es wurden prospektiv Sputa von insgesamt 2.368 Patient*innen gewonnen, die in den jeweiligen Ländern aufgrund von tuberkulosetypischen Symptomen Kontakt zum Gesundheitssystem suchten. Die Teilnehmer*innen wurden anhand der Anamnese in 2 Gruppen aufgeteilt: eine Gruppe ohne antituberkulöse Vorbehandlung innerhalb der letzten 6 Monate (geringes Risiko vorbestehender Resistenzen) zur reinen Falldetektion (n = 1.439) und, bei Vorbehandlung in den letzten 6 Monaten (Risikofaktor für Resistenzen), in eine zweite Gruppe zur Detektion von Resistenz gegen Rifampicin (n = 314); die übrigen Datensätze wurden aufgrund fehlender Proben oder unsicherer Ergebnisse vor Analyse ausgeschlossen. Es wurden mind. 3 Sputa an mind. 2 Tagen gewonnen und anschließend sowohl mit dem Xpert-MTB/RIF-Test und dem Xpert-MTB/RIF-Ultra-Test analysiert. Als Goldstandard erfolgten eine Mikroskopie auf säurefeste Stäbchen und eine Kultur auf Mykobakterien zur Einteilung der Patienten in tuberkulosepositiv und -negativ sowie bei Wachstum eine phänotypische Resistenztestung zur Einteilung in Rifampicin-resistente und -sensible Tuberkulose.

In der Auswertung zeigte sich eine überlegene Sensitivität des Xpert-MTB/RIF-Ultra-Tests gegenüber seiner Vorgängerversion in der Falldetektion sowohl bei der Gesamtheit der kulturpositiven Patient*innen (n = 462, 88 % vs. 83 %) als auch in den Subgruppen der mikroskopisch negativen Teilnehmer*innen (n = 137, 63 % vs. 46 %) und der HIV-positiven Patient*innen (n = 115, 90 % vs. 77 %). Die Spezifität war im Vergleich zum Xpert-Test leicht vermindert (96 % vs. 98 %). Im Hinblick auf die Detektion genotypischer Resistenzmarker lieferten beide Tests vergleichbare Ergebnisse (n = 175, Sensitivität 95 %, Spezifität 98 %).

Die Ergebnisse der Studie lassen keine direkten Rückschlüsse auf die Ursachen für die geringere Spezifität des Xpert-MTB/RIF-Ultra-Tests im Vergleich zum Xpert-MTB/RIF-Test zu, was jedoch eine Limitation für die Implementierung des Testverfahrens darstellen könnte. Darüber hinaus wäre für die Analyse kleinerer Subgruppen eine etwas höhere Fallzahl wünschenswert – insbesondere da ein Großteil der Patient*innen in der Gruppe zur Resistenzdetektion aus 4 der 8 beteiligten Länder stammte und sich lokale Resistenzprävalenzen und möglicherweise auch die molekularen Resistenzmechanismen unterscheiden können. Dennoch lieferte die Studie dank der insgesamt großen Stichprobe, dem multizentrischen und multinationalen Aufbau und dem direkten Vergleich der beiden Tests Argumente für die Verwendung des Xpert-MTB/RIF-Ultra-Tests, was die WHO 2017 zu einer entsprechenden Anpassung ihrer Empfehlung bewog.

Studiendesign Multizentrische, prospektive, diagnostische „Accuracy"-Studie.

Themba Lethu Clinical Cohort

Nach Einführung der cART (combined antiretroviral therapy) zur Therapie bei HIV-Infektion gab es zunächst wenige verlässliche Daten zur Langzeitprognose unter cART in LMIC wie Südafrika. Eine zwischen 2004 und 2008 von Sanne et al. durchgeführte Kohortenstudie an der Themba Lethu Clinic in Johannesburg (Sanne et al. 2009) befasste sich daher mit der Entwicklung klinischer, immunologischer und virologischer Parameter nach Beginn einer cART.

In die Kohorte wurden insgesamt 7.583 HIV-infizierte Patient*innen eingeschlossen, die im Studienzeitraum in dem Zentrum eine cART begannen; es ergab sich eine Follow-up-Zeit von insgesamt 161.000 Personenmonaten. Die Auswahl der cART wurde entsprechend den aktuellen Richtlinien für Erst- und Zweitlinientherapie sowie für Schwangerschaften ausgewählt. Während der Studie sollten Patient*innen monatliche cART-Rationen in zugewiesenen Apotheken abholen sowie an klinischen und laborchemischen Follow-up-Untersuchungen in einer Klinik nach 4 Monaten und anschließend alle 6 Monate teilnehmen. Bei Loss-to-Follow-up (Verstreichen eines Apotheken- oder Kliniktermins > 3 Monate) erfolgte eine aktive Nachverfolgung per Telefon oder persönlich zur Erfassung der Ursache.

Im Beobachtungszeitraum verstarben 5,1 % der Patient*innen und 16,1 % erschienen nicht zu Follow-up-Terminen, wobei jeweils ein Großteil der Ereignisse in das erste Jahr unter Therapie fiel. Das Risiko war bei niedriger initialer CD4-Zellzahl für beide Endpunkte erhöht, jedoch insbesondere im Hinblick auf Mortalität. Insgesamt fand sich jedoch eine im Vergleich zur vorherigen Erhebung hinsichtlich Therapie-Compliance hohe Rate dauerhafter Anbindung über den Studienzeitraum (82,8 % nach einem Jahr, 74,4 % nach 4 Jahren Therapie). Unter den Teilnehmer*innen mit Daten zu CD4-Zellzahl beim ersten Follow-up (74,3 %) zeigte sich im Schnitt (Mittelwert) ein Anstieg um 117 CD4-Zellen/µl, wobei dieser bei initial niedrigeren Zahlen tendenziell höher ausfiel. Im gleichen Zeitraum gelang bei 90,8 % der Patient*innen mit Erfassung der HIV-Kopienzahl in der PCR beim ersten Follow-up (69,8 %) eine Suppression unter 400 Kopien/ml. Ein erneuter Anstieg der Viruslast als Ausdruck eines möglichen Therapieversagens wurde im ersten Jahr bei 9,4 % beobachtet, was sich im Verlauf bis auf kumulativ 20,4 % nach 3 Jahren steigerte. Eine Umstellung auf die Zweitlinientherapie erfolgte insgesamt bei 10–13 % der Kohorte, meist aufgrund von erneutem und dauerhaftem Anstieg der Viruslast. Der Wechsel einer einzelnen Substanz wegen Toxizität oder Schwangerschaft war mit kumulativ 59,6 % nach 4 Jahren vergleichsweise häufig; die häufigsten erfassten Nebenwirkungen waren periphere Neuropathie, Laktatazidose und Lipodystrophie.

9

Trotz der aktiven Kontaktaufnahme und damit möglichst geringem Loss-to-Follow-up kann nicht ausgeschlossen werden, dass durch nicht registrierte Komplikationen oder Todesfälle die Gesamtmortalität oder -häufigkeit von Komplikationen unter der Therapie unterschätzt wurden. Zudem stützte sich die Studie wesentlich auf von den Kliniken erhobene Routinedaten, von denen nicht alle Parameter für jeden Patienten zu jedem Zeitpunkt erfasst wurden. Darüber hinaus liegt eine wesentliche Limitation der Studie im monozentrischen Design, was vermutlich durch die bestehende Infrastruktur einer großen Klinik mit vergleichsweise umfangreichen Ressourcen bedingt war. Die Übertragbarkeit der Ergebnisse auf Settings mit anderen lokalen Strukturen ist dadurch unklar. Die große Stichprobe, das standardisierte prospektive Design und eine robuste statistische Auswertung mittels Kaplan-Meier-Kurven sprechen jedoch insgesamt für eine hohe Aussagekraft der Ergebnisse. Somit weist die Studie trotz der Unvollständigkeit der Patientendaten insgesamt eine hohe Datenqualität bezüglich der Langzeitversorgung von Patient*innen mit HIV auf; Verbesserungsmöglichkeiten in der Patientenversorgung selbst konnten hieraus insbesondere für die ersten Therapiemonate abgeleitet werden. Weitere Erkenntnisse ergaben sich zur guten Langzeitverträglichkeit und somit zur Machbarkeit einer langen Anwendungsdauer der cART-Regime.

Studiendesign Monozentrische, prospektive Kohortenstudie, nicht kontrolliert.

9.3.3 Ausblick

Um die Effizienz und Ergebnisqualität von Forschungsvorhaben insbesondere im Bereich Global Health in Anbetracht limitierter Ressourcen zu verbessern, wurden verschiedene Ansätze entwickelt, die zunehmend Aufmerksamkeit erhalten.

Eine Möglichkeit stellt ein **adaptives Design klinischer Studien** dar (Lang 2011). Hierbei erfolgt eine Zwischenanalyse von zuvor definierten Kriterien und entsprechend eine Entscheidung über die Anpassung des Prüfplans, z. B. Veränderung der Stichprobengröße oder bevorzugte Randomisierung in einen Arm je nach vorläufigem Outcome. Erhoffte Vorteile sind eine insgesamt erhöhte Wahrscheinlichkeit, effektive Interventionen zu identifizieren, sowie eine Schonung von Ressourcen, da eine Studie bei fehlendem oder sehr deutlichem Effekt frühzeitig beendet werden kann. Dies bewirkt zudem ethische Vorteile, beispielsweise eine bevorzugte Zuordnung zur Studiengruppe mit der wirksameren Maßnahme oder eine Vermeidung von Nebenwirkungen durch vorzeitigen Studienabbruch bei nicht ausreichendem Interventionseffekt.

Eine weitere Option zur Steigerung der Effizienz klinischer Forschung ist die Verwendung von **Master-Protokollen** (Park et al. 2021b). Hierbei wird ein übergreifendes Studiendesign zur gleichzeitigen Evaluation verschiedener Interventionen verwendet, um klinische Studien flexibler und effizienter zu gestalten. In der Umsetzung können verschiedene Formate verwendet werden, z. B. unter Einsatz von mehr als 2 Interventionsgruppen oder sukzessives Testen verschiedener Interventionen im Rahmen der gleichen Studie. Bisher wurde dieses Format vor allem in Industrieländern verwendet (Park et al. 2021c), aber eine vermehrte Anwendung könnte insbesondere in LMIC der aktuellen Fragmentierung entgegenwirken und die klinische Forschung im Bereich Global Health nachhaltig verändern.

Selbst exzellent geplante und durchgeführte Studien können nicht garantieren, dass Studienergebnisse auch umgesetzt werden. Eine erfolgreiche Studie ist somit nicht gleichzusetzen mit dem Erreichen des eigentlichen Ziels: einer Verbesserung der Patientengesundheit. Ein relevanter Anteil der wissenschaftlich als zielführend eingestuften Interventionen wird in der Realität leider nicht der breiten (Ziel-)Bevölkerung zugänglich gemacht (Farrar et al. 2014). Dies resultiert z. B. aus finanziellen oder infrastrukturellen Limitationen zur Umsetzung (z. B. landesweites Einführen eines neuen Therapieschemas) oder aus Akzeptanzproblemen in der Bevölkerung. Studien sollten sich daher bereits in der Planungsphase mit der Frage nach Generalisierbarkeit, Übertragbarkeit auf andere Populationen und Nachhaltigkeit des Effekts befassen. Ein zentraler Baustein sowohl im Hinblick auf die Durchführung klinischer Studien als auch die Umsetzung ihrer Ergebnisse ist eine verbesserte Vermittlung von Ergebnissen und Forschungsvorhaben an Bevölkerung und Entscheidungsträger, um die relevantesten gesundheitlichen Herausforderungen im Bereich Global Health nachhaltig angehen zu können.

LITERATUR

Dondorp A et al. Artesunate versus quinine in the treatment of severe falciparum malaria in African children (AQUAMAT): an open-label, randomised trial. The Lancet 2010; 376: 1647–1657.

Dondorp A, Nosten F, Stepniewska K, Day N, White N; South East Asian Quinine Artesunate Malaria Trial (SEAQUAMAT) group. Artesunate versus quinine for treatment of severe falciparum malaria: a randomised trial. The Lancet 2005; 366: 717–725.

Dorman SE et al. Xpert MTB/RIF Ultra for detection of Mycobacterium tuberculosis and rifampicin resistance: a prospective multicentre diagnostic accuracy study. The Lancet Infectious Diseases 2018; 18: 76–84.

Dron L et al. The role and challenges of cluster randomised trials for global health. The Lancet Global Health 2021; 9: e701–e710.

Farrar J et al. Manson's Tropical diseases. 23rd ed. Philadelphia: Saunders, 2014.

GBD 2019 Risk Factors Collaborators. Global burden of 87 risk factors in 204 countries and territories, 1990–2019: a systematic analysis for the Global Burden of Disease Study 2019. The Lancet 2020; 396(10258): 1223–1249.

Guerrant RL. Tropical infectious diseases. Principles, pathogens and practice. 3rd ed. Philadelphia: Saunders, 2011. p.l.

Koski G, Nightingale SL. Research involving human subjects in developing countries. N Engl J Med 2001; 345: 136–138.

Lang T. Adaptive Trial Design: Could We Use This Approach to Improve Clinical Trials in the Field of Global Health? The American Journal of Tropical Medicine and Hygiene 2011; 85: 967–970.

Marshall IJ et al. State of the evidence: a survey of global disparities in clinical trials. BMJ global health 2021; 6: e00414.

Mtove G et al. Multiple-level stakeholder engagement in malaria clinical trials: addressing the challenges of conducting clinical research in resource-limited settings. Trials 2018; 19: 190.

Naal H, El Koussa M, El Hamouch M, Hneiny L, Saleh S. Evaluation of global health capacity building initiatives in low-and middle-income countries: A systematic review. Journal of global health 2020; 10: 20412.

Park JJH et al. Urgently seeking efficiency and sustainability of clinical trials in global health. The Lancet Global Health 2021a; 9: e681–e690.

Park JJH et al. Randomised trials at the level of the individual. The Lancet Global Health 2021b; 9: e691-e700.

Park JJH et al. How COVID-19 has fundamentally changed clinical research in global health. The Lancet Global Health 2021c; 9: e711–e720.

Patriarca PA, Wright PF, John TJ. Factors affecting the immunogenicity of oral poliovirus vaccine in developing countries: review. Reviews of infectious diseases 1991; 13: 926–939.

Sanne IM et al. Long term outcomes of antiretroviral therapy in a large HIV/AIDS care clinic in urban South Africa: a prospective cohort study. Journal of the International AIDS Society 2009; 12: 38.

Steingart KR et al. Xpert® MTB/RIF assay for pulmonary tuberculosis and rifampicin resistance in adults. The Cochrane database of systematic reviews 2014: CD009593.

Vanyoro KP, Hawkins K, Greenall M, Parry H, Keeru L. Local ownership of health policy and systems research in low-income and middle-income countries: a missing element in the uptake debate. BMJ Global Health 2019; 4: e00152.

World Medical Association. World Medical Association Declaration of Helsinki: ethical principles for medical research involving human subjects. JAMA 2013; 310: 2191–2194.

KAPITEL

10 Themen und Domänen der Globalen Gesundheit

10.1 Global Mental Health

Andrea Jobst-Heel, Wolfgang Krahl, Sandra Dehning

10.1.1 Einleitung

Global Mental Health (GMH) beschreibt die globalen Bestrebungen, psychisches Leid durch Prävention und Behandlung von psychischen Erkrankungen zu lindern, sowie psychische Gesundheit auf individueller und gesellschaftlicher Ebene zu stärken. Den Hintergrund für dieses Ziel bilden eine sich zunehmend globalisierende Welt sowie die Forderung nach einer Gleichbehandlung aller Menschen und nach dem Schutz ihrer Menschenrechte. Menschen mit psychischen Erkrankungen sind in Gesellschaften und Gesundheitssystemen Stigmatisierung, Diskriminierung und Menschenrechtsverletzungen ausgesetzt. Unter Einbezug der Politik möchte GMH eine kultursensible Versorgungslandschaft schaffen, in der die (lokalen) Bedürfnisse von Menschen mit psychischen Erkrankungen und deren Schutz Priorität erfahren. Der Begriff muss auch im Zusammenhang mit der Entwicklung des Begriffs „Global Health" (Globale Gesundheit) gesehen werden. Dieser weist 3 Dimensionen auf: sektorenübergreifendes Handeln, Aufbau von universell zugänglichen Gesundheitsdiensten und ein Fokus auf die gesellschaftlichen Ungleichheiten (Kickbusch 2014). Gesundheit muss demnach als soziales Projekt betrachtet werden, das mit politischer Verantwortung verbunden ist. Zudem kann Globale Gesundheit nur im komplexen Zusammenspiel zwischen und in Abhängigkeit von den Menschen und den Ökosystemen der Erde verstanden werden (One-Health-Ansatz). GMH beschreibt die Anwendung dieser Prinzipien auf den Bereich psychische Gesundheit und verfolgt einen multidisziplinären Ansatz, bei dem verschiedene Fachdisziplinen wie Medizin, Psychologie, Neurowissenschaften, Soziologie, Politik, Ökologie, Ökonomie und Anthropologie zusammenarbeiten. Die Veröffentlichung einer Reihe von Artikeln mit dem Schwerpunkt auf globale psychische Gesundheit 2007 und 2011 in der Zeitschrift The Lancet gaben dem Thema Auftrieb (Prince et al. 2007, Patel et al. 2011), allerdings bisher weniger in der Umsetzung von besseren Versorgungsstrukturen als in der Anzahl von Publikationen zu diesem Thema.

10.1.2 Definition psychische Gesundheit und psychische Erkrankung

Die WHO definiert **psychische Gesundheit** (mental health) als „einen Zustand des Wohlbefindens, in dem eine Person ihre Fähigkeiten ausschöpfen, die normalen Lebensbelastungen bewältigen, produktiv arbeiten und einen Beitrag zu ihrer Gemeinschaft leisten kann" (WHO 2022). Psychische Gesundheit ist dabei nicht als ein binärer Zustand von gesund oder psychisch erkrankt aufzufassen, sondern als ein Kontinuum zwischen psychischem Wohlbefinden und ausgeprägtem psychischen Leid. Individuelles Wohlbefinden ist nicht zwingend abhängig vom Vorliegen oder Nicht-Vorliegen einer psychischen Erkrankung, und psychische Gesundheit bedeutet mehr als das reine Nicht-Vorhandensein von Krankheitssymptomen. Neue Konzepte von Neurodiversität ordnen psychische Erkrankungen zudem im Spektrum des (normalen) Menschseins ein.

Die Definition von psychischer Gesundheit und psychischem Leid ist vor dem Hintergrund global sehr unterschiedlicher Kulturen und Traditionen mit multiplen Glaubenssystemen abhängig von sozialen Gegebenheiten sowie von lokalen Entstehungsmodellen psychischen Leids zu betrachten. Neben dem westlichen biopsychosozialen Entstehungsmodell existiert eine Vielzahl alternativer, traditionell geprägter und kulturspezifischer Erklärungsmodelle, die die Entstehung von psychischem Leid und von Symptomen wie Ängsten, Stimmungsschwankungen, Halluzinationen oder Wahn beispielsweise Dämonen, Geistern, Magie, übernatürlichen Kräften, Missgunst oder der Missachtung/Übertretung der Gesetze der Ahnen zuschreiben. Kultur und das Umfeld beeinflussen zudem Bewältigungsschemata, Behandlungsstrategien, Hilfesuchverhalten sowie Psychopathologie, Ausprägung und den Verlauf psychischer Erkrankungen (Gureje et al. 2020).

Psychische Erkrankungen zeigen sich meist durch eine Kombination aus belastenden Gedanken, Emotionen, Verhaltensweisen und zwischenmenschlichen Beziehungen. In der internationalen Klassifikation der Krankheiten (ICD-11) werden psychische Erkrankungen anhand ihrer Symptomausprägung kategorial klassifiziert (z. B. Depressionen, Angsterkrankungen, Psychosen, bipolare Erkrankungen, Zwangserkrankungen, Demenzen, Suchterkrankungen, Persönlichkeitsstörungen) – ohne konkreten Einbezug kultureller oder lokaler Unterschiede. GMH setzt sich für eine Berücksichtigung lokaler Entstehungsmodelle und kultureller Einflüsse bei der Etablierung neuer dimensionaler Diagnostik und von Behandlungssystemen ein. Die Entwicklung global anwendbarer Prinzipien für psychische Gesundheit ist hierbei nur unter Einbezug der lokalen und individuellen Perspektiven von Patient*innen und Angehörigen (Partizipation) und unter Berücksichtigung von Diversität und Minderheiten möglich. Eine Erweiterung des biopsychosozialen Entstehungs- und Behandlungsmodells um die individuellen soziokulturellen und spirituellen Traditionen erscheint notwendig (Atwoli, Muhia und Gitau 2022).

Als **psychische Erkrankung,** welche einer Behandlung bedarf, wird definiert, was Leid und Beeinträchtigung vitaler Funktionen oder des alltäglichen Lebens hervorruft und dadurch die soziale Teilhabe beeinträchtigt (Heinz und Liu 2022).

Eine Pathologisierung psychischer Diversität oder sozial unangepassten Verhaltens, welches lediglich von einer statistischen Norm abweicht, darf keinesfalls erfolgen.

10.1.3 Globale Krankheitsbelastung durch psychische Erkrankungen

Weltweit leiden fast eine Milliarde Menschen unter einer psychischen Erkrankung. Der überwiegende Anteil davon (mehr als 80 %) lebt in Ländern mit niedrigem und mittlerem Einkommen (low and middle income countries [LMIC]; frühere Definition: Entwicklungs- und Schwellenländer). Viele Menschen sind aufgrund ihrer psychischen Erkrankung stigmatisiert, mit Vorurteilen belegt und werden gesellschaftlich ausgegrenzt. Hierdurch kommt es zu gravierenden psychischen, physischen, sozialen und auch ökonomischen Folgeschäden (WHO 2022).

Die Weltbank und die WHO haben schon 1993 einen „Weltentwicklungsbericht – Investitionen in die Gesundheit" veröffentlicht.

Darin wurde versucht zu quantifizieren, in welchem Umfang durch Krankheiten und Verletzungen gesunde Lebensjahre eingebüßt werden. Als eine Maßeinheit für die mit einer Erkrankung gelebte und durch Tod verlorene Lebenszeit (burden of disease) wurde das **Disability-adjusted Life Year (DALY)** eingeführt. Demnach tragen psychische Erkrankungen weltweit aktuell über 14 % zur globalen Krankheitslast und deren Gesamtkosten bei.

In einer weitgehend globalisierten Welt des 21. Jahrhunderts wird Gesundheit, auch psychische Gesundheit, von zahlreichen Faktoren beeinflusst. Mit der Verlagerung der weltweiten globalen Gesundheitslast von ansteckenden zu nicht übertragbaren Krankheiten (non-communicable diseases, NCD) sind auch die Auswirkungen des Lebensstils wie ungesunde Ernährung, Bewegungsmangel, Tabak oder schädlicher Alkoholkonsum und anderer umweltbedingter Determinanten wie Urbanität und Armut auf die Gesundheit der Menschen in den Vordergrund gerückt (Koplan et al. 2009). Unsichere Arbeitsverhältnisse, geringe Bildungschancen, Fehl- und Mangelernährung, aktuelle Pandemien (COVID-19) sowie ein rascher Umbau von traditionellen Strukturen bedrohen psychisches Wohlbefinden und Gesundheit. Stressoren wie Rassismus, Diskriminierung und Ausgrenzung von Minderheiten, sexueller Missbrauch, soziale und wirtschaftliche Ungleichheit, Zwangsvertreibung und humanitäre Katastrophen vor dem Hintergrund gewaltvoller Konflikte, kriegerische Auseinandersetzungen oder durch Klimawandel bedingte Naturkatastrophen haben zudem negative Auswirkungen und erhöhen psychisches Leid. Menschen mit psychischen Erkrankungen sind darüber hinaus mit größerer Wahrscheinlichkeit mit anderen körperlichen Gesundheitsproblemen konfrontiert (z. B. HIV, Tuberkulose, andere nicht übertragbaren Krankheiten), die eine Frühsterblichkeit von 10 bis 20 Jahren verursachen (WHO 2022). Auch deshalb bedürfen sie einer besonderen Berücksichtigung in Gesundheitssystemen.

> Die zunehmenden Auswirkungen des Klimawandels sowie gesellschaftliche, ökonomische und infrastrukturelle Veränderungen führen global zu einer Zunahme multipler Stressoren für psychische Gesundheit.

Auswirkungen der COVID-19-Pandemie auf psychische Gesundheit

Die COVID-19-Pandemie hat weltweit die psychische Gesundheit von Menschen beeinträchtigt, und eine Reihe von Auswirkungen wie Angstzustände und Depressionen werden voraussichtlich weiter bestehen. Während der COVID-19-Pandemie war die Versorgung von Menschen mit schweren und chronischen psychischen Erkrankungen deutlich reduziert, auch waren therapeutische Interventionen für Menschen mit Suchterkrankungen eingeschränkt, obwohl der Konsum von psychoaktiven Substanzen während der Pandemie zunahm. Zu den verschiedenen Faktoren, die psychischen Stress erhöhten, zählten die Angst vor Ansteckung, soziale Isolation und Einsamkeit, Unsicherheit über die Zukunft, Zunahme von (häuslicher) Gewalt und ungünstigen zwischenmenschlichen Interaktionen sowie traumatische Erfahrungen im Zusammenhang mit einer Infektion oder Verlusten. Besonders vulnerable Gruppen in diesem Zusammenhang waren Kinder, Jugendliche und ältere Menschen sowie pädagogische und medizinische Fachkräfte.

10.1.4 Behandlungsoptionen psychischer Erkrankungen

Über viele Jahrtausende entwickelten Gesellschaften lokal unterschiedliche Wege und Ansätze, psychisches Leid zu lindern und zu behandeln. Ein großer Teil dieses traditionellen Wissens findet sich auch heute noch in religiösen, spirituellen und traditionellen Heilpraktiken und alternativmedizinischen Ansätzen (z. B. Traditionelle Chinesische Medizin oder Akupunktur). Die Behandlung psychischer Erkrankungen in psychiatrischen Versorgungssystemen ist demgegenüber jung und wurde in den letzten 150 Jahren insbesondere in westlichen Ländern entwickelt. Die heutige, in westlichen Ländern als modern aufgefasste Psychiatrie umfasst einen interdisziplinären, ganzheitlichen und multimodalen Therapieansatz mit Psychotherapie, Soziotherapie, Ergotherapie, Sport, Kunst- und Musiktherapie unter Einbezug von Familie und Sozialsystem sowie einer psychopharmakologischen Behandlung (z. B. mit Antidepressiva oder Antipsychotika). Partizipation der Patient*innen und eine gemeinsame Entscheidungsfindung sind hierbei ein Grundprinzip. GMH setzt sich dabei für einen kultur-, sprach- und gendersensiblen integrativen Behandlungsansatz zwischen traditionellen Heilmethoden und evidenzbasierter psycho- und pharmakotherapeutischer Behandlung ein. Dabei haben psychosoziale Interventionen unter Einbezug einer soziokulturellen und spirituellen Perspektive sowie der Erhalt psychischer Gesundheit im primärpräventiven Sinne einen großen Stellenwert.

10.1.5 Globale Versorgungslücke im Bereich psychische Gesundheit

Als die „Versorgungslücke im Bereich psychische Gesundheit“ (mental health treatment gap) wird die globale Unterversorgung von Menschen mit psychischen Erkrankungen definiert, die sich insbesondere auch durch die Versorgungssituation von Menschen in Ländern mit niedrigem und mittlerem Einkommen ergibt. Hierzu tragen bei (WHO 2022):

- Eingeschränkte finanzielle Ressourcen für den Gesundheitssektor global. Im Durchschnitt widmen Länder weltweit weniger als 2 % ihres Gesundheitsbudgets der psychischen Gesundheit.
- Fachkräftemangel.
- Einseitige Behandlungsoptionen (z. B. einseitig pharmakologisch) mit Vernachlässigung psychosozialer Interventionen und sozialer Unterstützungssysteme für Menschen mit psychischen Erkrankungen.
- Vielerorts niedrige Qualitätsstandards psychiatrischer Versorgung auch hinsichtlich Wahrung der Prinzipien für Menschenrechte.
- Informationslücke bezüglich globaler Daten zu psychischer Gesundheit, politischen Strategien, Gesetzgebungen und Versorgungsstrukturen.
- Wenig Priorisierung hinsichtlich Forschungsfinanzierung zu psychischer Gesundheit mit einem Ungleichgewicht zwischen Ländern mit niedrigem, mittlerem und hohem Einkommen sowie zwischen Grundlagen- und klinischer Forschung.

- Politische Strategien mit wenig Priorisierung psychischer Gesundheit oder wenig Priorisierung gemeindenaher vor institutionalisierter Behandlung.
- Mangel an rechtlichen Vorgaben zum Schutz der Menschenrechte von Menschen mit psychischen Erkrankungen.
- Nicht-Verfügbarkeit essenzieller psychotroper Medikamente.

Verschiedene Barrieren halten zudem Menschen global, aber insbesondere in Ländern mit niedrigem Einkommen, davon ab, Hilfe von psychiatrischen Einrichtungen in Anspruch zu nehmen. Hierzu zählen ein limitierter Zugang zu psychiatrischen Versorgungssystemen aufgrund einer Zentralisierung der lokalen Gesundheitsversorgung (weite und teure Anreisewege), Vermeidung psychiatrischer Institutionen aufgrund schlechter Qualität, schlechter Vorerfahrungen oder wenig Vertrauen in diese, Bevorzugung traditioneller oder religiöser Heilmethoden, zu wenig Aufklärung und Information, hohe (selbst zu tragende) Behandlungskosten (aufgrund mangelnder Integration psychischer Gesundheit in nationale Krankenversicherungssysteme) und befürchtete Stigmatisierung und Diskriminierung. Letzteres wird als eine der größten Barrieren, Hilfe in Anspruch zu nehmen, angenommen. Tatsächlich werden Menschen mit psychischen Erkrankungen in vielen Gesellschaften oftmals von ihren Familien versteckt und von der Gesellschaft ausgeschlossen. Auch die Familie und Angehörige werden mit gesellschaftlicher Ablehnung und Vorurteilen konfrontiert. Hierdurch sind insbesondere Menschen mit schweren und chronischen psychischen Erkrankungen von Obdachlosigkeit, (sexualisierter) Gewalt und anderen Menschenrechtsverletzungen wie Isolation oder Ein- und Wegsperren bedroht.

Personalressourcen

Ein großes Problem für die evidenzbasierte Behandlung von psychischen Erkrankungen sind die knappen Personalressourcen in Ländern mit niedrigem und mittlerem Einkommen im gesamten Gesundheitsbereich, besonders jedoch im Bereich der psychischen Gesundheit. In den letzten 10 Jahren ist zwar die Anzahl an medizinisch ausgebildeten Fachkräften wie Krankenpfleger*innen, Gesundheitsarbeiter*innen, nicht ärztlichen Kliniker*innen und Ärzt*innen durch gezielte Ausbildungsprogramme (z. B. Train-the-trainer-Ansätze) in vielen Ländern deutlich angestiegen. Dennoch findet psychische Gesundheit weiterhin zu wenig Priorisierung in der Ausbildung, und spezialisierte Fachkräfte wie Fachpflegende, psychiatrische Sozialarbeiter*innen, Psycholog*innen und Psychiater*innen sind in vielen Ländern knapp, sodass etwa die Hälfte der Weltbevölkerung in Ländern lebt, in denen ein Facharzt 200.000 Menschen versorgen müsste (WHO 2022). Noch knapper sind die Personalressourcen bei Gesundheitsarbeiter*innen wie Ergotherapeut*innen und Sozialarbeiter*innen, die für psychosoziale Interventionen und eine ganzheitliche Behandlung mit gelingender Rehabilitation unersetzlich sind. Niedrigschwellig zugängige psychosoziale Interventionen oder Psychotherapie bleiben dem Großteil der Bevölkerung in vielen Ländern mit niedrigem und mittlerem Einkommen dadurch vorenthalten. Auf Kinder und Jugendliche spezialisierte Fachkräfte sind in vielen Ländern niedrigen und mittleren Einkommens fast gänzlich nicht-existent. Die gezielte Abwerbung von qualifizierten Gesundheitskräften in Länder mit hohem Einkommen (Braindrain) wirkt sich hier zusätzlich negativ auf die Gesundheitssituation in den Herkunftsländern aus. So schätzte die Organisation für wirtschaftliche Zusammenarbeit und Entwicklung (OECD) bereits 2007, dass über die Hälfte der in Mosambik, Angola, Sierra Leone, Tansania, Liberia und den karibischen Ländern ausgebildeten Ärzt*innen in Ländern mit hohem Einkommen arbeiten – obwohl es in ihren Heimatländern gleichzeitig einen gravierenden Ärztemangel gibt.

Die Anzahl an traditionellen Heiler*innen ist demgegenüber in vielen Ländern mit niedrigem und mittlerem Einkommen hoch. Viele Menschen mit psychischen Erkrankungen, die dort leben, bevorzugen das Aufsuchen spiritueller oder religiöse Heiler*innen. So hat ein Großteil der Patient*innen mit psychischen Erkrankungen in Ländern mit niedrigem oder mittlerem Einkommen vor Aufnahme in eine psychiatrische Klinik oft bereits einen traditionellen Heilkundigen konsultiert.

Versorgung mit Psychopharmaka

Die WHO gibt seit Jahrzehnten eine Modellliste mit unentbehrlichen Medikamenten heraus, die den Mindestbedarf an Arzneimitteln für ein Gesundheitssystem aufzeigt und die wirksamsten, sichersten und kostengünstigsten Arzneimittel nennt. Oft sind essenzielle Psychopharmaka dieser Liste (z. B. Antipsychotika, Antidepressiva, Stimmungsstabilisatoren, Sedativa) zu wenig verfügbar und müssen von Patient*innen und deren Familien selbst bezahlt werden. Eine Überprüfung von 112 nationalen Listen essenzieller Arzneimittel ergab Ungleichheiten bei der Auflistung, Verfügbarkeit, Preisgestaltung und Erschwinglichkeit unentbehrlicher psychotroper Arzneimittel in Ländern mit niedrigem Einkommen (Todesco, Ostuzzi und Barbui 2022). Dabei zeigen Untersuchungen, dass eine gelungene Behandlung, beispielsweise einer schweren psychotischen Symptomatik, einen hohen Effekt auf die Entstigmatisierung von Menschen mit psychischen Erkrankungen hat. Bestimmte Psychopharmaka können zudem aufgrund nicht verfügbarer Labortests, die für die Überwachung schwerwiegender Nebenwirkungen notwendig sind, oft nicht angeboten werden.

10.1.6 Globale Strategien für psychische Gesundheit und für die Behandlung psychischer Erkrankungen

Empfehlungen der UN und WHO zu psychischer Gesundheit

Psychische Gesundheit wurde lange Zeit von Verantwortlichen im Gesundheitssektor, auch im Bereich öffentlicher Gesundheit, vernachlässigt. Obwohl die ersten Daten über psychische Gesundheit als Entwicklungsthema schon 1993 vorlagen, dauerte es bis 2010, bis es zur Erklärung der UN-Generalversammlung zur Globalen Gesundheit kam und psychische Gesundheitsprobleme als wesentliches, bislang am meisten vernachlässigtes Entwicklungsthema zum Erreichen der „Millenniums-Entwicklungsziele“ (Millennium Development Goals,

MDG) anerkannt wurden, welches enorme soziale und wirtschaftliche Kosten verursacht. Während die MDG (2000–2015) der UN jedoch noch keine Zielvorgaben für die psychische Gesundheit enthielten, hat sich das mit den nachhaltigen Entwicklungszielen (Sustainable Development Goals, SDG) (2015–2030) geändert. Von den insgesamt 17 Zielen richtet sich SDG 3 spezifisch auf ganzheitliche Gesundheit: „Ein gesundes Leben für alle Menschen jeden Alters gewährleisten und ihr Wohlergehen fördern".

In den Blickpunkt der Öffentlichkeit rückte das Thema „Globale Psychische Gesundheit" durch den Weltgesundheitsbericht der WHO im Jahr 2001 „Psychische Gesundheit: Neues Verständnis, neue Hoffnung" (WHO 2001). Demnach spielen psychische Erkrankungen sowohl gesundheitlich als auch gesundheitsökonomisch eine sehr viel größere Rolle, als bis dahin angenommen wurde. In dem Report wird aufgezeigt, dass psychische Erkrankungen durch kompetente therapeutische Interventionen auch in Ländern mit niedrigem Einkommen gut und preiswert zu behandeln sind. Es wird in dem Report immer wieder unterstrichen, dass psychische Gesundheit kein Privileg der Länder mit hohem Einkommen sein darf. Die damaligen Empfehlungen des Berichts gelten nach der WHO auch heute noch (siehe Kasten). Eine Zusammenarbeit mit traditionellen Heil- und Versorgungsystemen findet jedoch keine Erwähnung.

WHO-Empfehlungen zu psychischer Gesundheit (WHO 2001 und 2022)

1. Behandlung psychiatrischer Erkrankungen in primary health care (PHC)
2. Ausstattung der PHC-Zentren mit essenziellen Psychopharmaka
3. Gemeindenahe Behandlung
4. Öffentlichkeitsarbeit
5. Einbeziehung von Patient*innen, Kommune und Familien
6. Etablierung von Gesetzen und Programmen
7. Entwicklung von Personalressourcen
8. Zusammenarbeit mit anderen Bereichen
9. Monitoring
10. Forschung

Mehr als Jahrzehnte nach dem Weltgesundheitsbericht der WHO im Jahr 2001 und fast ein Jahrzehnt, nachdem sich die Welt zum Mental-Health-Aktionsplan verpflichtet hat, haben nur wenige Länder Innovationen und Fortschritte erlebt, insbesondere in Bezug auf Versorgungsstrukturen, die an lokale und kulturelle Bedürfnisse angepasst sind.

Von institutionalisierten zu gemeindenahen Versorgungsstrukturen

Die Psychiatrie im letzten Jahrhundert war geprägt von einer einseitig pharmakologischen Behandlung und Unterbringung von Menschen mit psychischen Erkrankungen in großen, teils geschlossenen Anstalten fernab der Bevölkerung. Aktuelle Bestrebungen der WHO fördern die Integration psychiatrischen Fachwissens in primäre medizinische Versorgungsstrukturen (primary health care, PHC) bzw. in alle Versorgungsebenen lokaler Gesundheitssysteme. Die Behandlung von Menschen mit psychischen Erkrankungen soll sozial integrativ in der Gemeinde unter Wahrung der Menschenrechte gestaltet werden (Heinz und Liu 2022). Hierzu gibt es inzwischen mehrere Initiativen der WHO. Dazu gehört das **mhGAP-Programm** (Mental Health Gap Action Programme), dessen erste Version 2010 veröffentlicht wurde, die zweite Version 6 Jahre später. Das mhGAP-Paket besteht aus Interventionen zur Prävention und Behandlung für verschiedene psychische Erkrankungsbilder wie Depression, Psychose, Suizidalität, Epilepsie, Demenz sowie Abhängigkeit von Alkohol und Drogen. Die WHO hat mhGAP zu ihrem „Flaggschiff"-Programm für psychische Gesundheit erklärt. Anwendung findet der „mhGAP Interventionsguide" bereits in vielen Ländern mit niedrigem und mittlerem Einkommen in der Ausbildung von Gesundheitskräften aus dem primären Versorgungssektor.

Derartige gemeindenahe Versorgungsstrukturen schaffen auch die Voraussetzung für eine dringend notwendige **Deinstitutionalisierung der Psychiatrie** mit dem Ziel optimaler Möglichkeiten der gemeindenahen psychosozialen Einbettung und Integration. Die Schaffung von Rehabilitationsprogrammen zur Förderung psychosozialer Genesung (recovery) ist dabei ein wichtiger Baustein. Psychosoziale Rehabilitation als wesentlicher Bestandteil einer psychischen Gesundheitsversorgung ist ein Prozess zur Wiederherstellung des Wohlbefindens und der sozialen und beruflichen Funktionsfähigkeit. Gelungene Rehabilitation kann für Menschen mit schweren und chronischen psychischen Erkrankungen Arbeitslosigkeit, Obdachlosigkeit, Armut und Ausgrenzung verhindern. Modelle für psychosoziale Rehabilitation mit Integration von Laienarbeiter*innen sind beispielsweise das Jyothi Nivas in Kerala (Indien) oder das Chittadhama-Haus im Bundesstaat Karnataka (Indien).

Gemeindearbeit und psychosoziale Interventionen

Neben der Integration der psychischen Gesundheitsversorgung in den primären Versorgungssektor erfährt die psychosoziale Gemeindearbeit (community based care) gegenwärtig eine Priorisierung im Bereich GMH. Dies beinhaltet Programme, die gezielt im Sinne eines „Bottom-up"-Ansatzes auf die Schulung von Laien oder Peers setzen, Aufklärungsarbeit und öffentliche Kampagnen leisten, Sozialarbeiter*innen einbeziehen (z. B. für Hausbesuche und Familienarbeit) und psychosoziale Interventionsprogramme schaffen. Dabei nutzt die psychosoziale Gemeindearbeit bestehende lokale und kulturelle Strukturen wie Schulen, Kirchen oder öffentliche Einrichtungen im Sinne eines integrativen Ansatzes und im Austausch mit lokalen traditionellen Versorgungssystemen. Ziele dieser gemeindebasierten Arbeit sind die Verringerung von Stigmatisierung gegenüber und von sozialem Ausschluss von Menschen mit psychischen Erkrankungen, Information zu psychischer Gesundheit mit Förderung von Hilfesuchverhalten und – im Sinne eines primärpräventiven Ansatzes – Förderung von Resilienz gegenüber täglichen Stressoren sowie die Verringerung von Vulnerabilität und damit eine positive Auswirkung auf das individuelle Wohlbefinden. Gut validierte Programme sind beispielsweise das „Health Activity Program" (HAP), eine kurze psychologische Behandlung bei Depression durch trainierte Laientherapeuten (Patel et al. 2017).

Die Integration psychiatrischen Fachwissens in primäre Gesundheitssysteme sowie die Stärkung niederschwellig zugänglicher psychosozialer Interventionen (Gemeindearbeit) sind wichtige Eckpfeiler von GMH, die auch einer Stigmatisierung und Diskriminierung von Menschen mit psychischen Erkrankungen entgegenwirken.

Zusammenarbeit zwischen traditionellen und biomedizinischen Versorgungssystemen

Traditionelle medizinische Heilmethoden sind ein wichtiger Bestandteil der Behandlung vieler Krankheiten, auch psychischer Erkrankungen, nicht nur in Ländern mit niedrigem und mittlerem Einkommen, sondern auch in Ländern mit hohem Einkommen. Lokale Entstehungsmodelle über psychische Erkrankungen prägen die traditionellen Behandlungsformen. In Afrika, Asien und Lateinamerika suchen Patient*innen mit psychischen Krankheitssymptomen häufig zuerst traditionelle Heiler*innen auf.

Bereits 1954 gab es erste Versuche, eine gemeindeorientierte Behandlung und Rehabilitation mit traditionellen Elementen in Afrika zu etablieren, entwickelt von Thomas Adeoye Lambo in Nigeria mit dem Aro-Village-System. Lambos Ziel war es, eine moderne Psychiatrie in die ursprüngliche Dorfgemeinschaft mit traditionellen Heilern zu integrieren, indem er Patient*innen eine moderne psychiatrische Versorgung vor Ort in einem vertrauten sozialen Umfeld anbot. Die Stärke dieses Ansatzes liegt in den in der Dorfgemeinschaft verfügbaren Ressourcen wie Flexibilität und Toleranz sowie in der Anerkennung des therapeutischen Werts der traditionellen Kulte, Tänze und Rituale.

70 Jahre später stehen traditionelle und biomedizinische Versorgungsmodelle in vielen Ländern weltweit weiterhin oft nahezu separiert nebeneinander. Einzelne neuere Projekte zeigen gelungene Kooperationen zwischen traditionellen Heilern und biomedizinisch ausgebildeten psychiatrischen Fachkräften wie beispielsweise ein Projekt in Äthiopien, bei dem religiöse Heiler zusammen mit Psychiatern an Plätzen für heiliges Wasser praktizieren und transformatives Lernen und Austausch gelebt werden (Baheretibeb et al. 2022).

Durch die Zusammenarbeit zwischen traditionellen und biomedizinischen Versorgungssystemen kann der Zugang zu evidenzbasierten Behandlungen, insbesondere für Menschen mit schweren und chronischen psychischen Erkrankungen, erhöht werden, Stigmatisierung reduziert und Menschenrechtsverletzungen entgegengewirkt werden.

Ansätze für Krisensituationen

Die Zunahme von klimabedingten Naturkatastrophen und gewaltvollen Auseinandersetzungen weltweit führt zu akuten Krisen- und Notfallsituationen für Gesellschaften. Derartige Krisensituationen bedürfen einer krisenorientierten Erstversorgung der Bevölkerung, oft auch durch externe Helfer. Das „Inter-Agency Standing Committee“ hat hierfür im Sinne eines gestuften Behandlungsansatzes (stepped care) eine psychosoziale Interventionspyramide entworfen, um den **4 Ebenen einer akuten Versorgung** Rechnung zu tragen („ISAC Guidelines on Mental Health and Psychosocial Support in Emergency Settings“). Hierzu gehören

- auf der basalen Ebene die Sicherstellung von lebensnotwendigen Ressourcen,
- auf zweiter Ebene Interventionen, die auf Gemeindeebene Resilienz fördern, Stress reduzieren, Familien- und soziale Unterstützungssysteme stärken und lokale Ressourcen aktivieren,
- auf dritter Ebene nicht spezialisierte psychosoziale Unterstützung und Behandlung durch den primären Gesundheitssektor,
- auf vierter Ebene die spezialisierte psychiatrische und psychotherapeutische Behandlung von Menschen mit schwereren psychischen Problemen.

Eine gelungene Unterstützung von Ländern und Gesellschaften in Krisensituationen durch externe Helfer muss kultursensibel erfolgen, unter Achtung der lokalen Bedürfnisse und traditionellen Ressourcen und unter Einbezug lokaler Experten.

Anwendung digitaler Technologien

Das Wachstum der mobilen Telekommunikation und der Internetzugang bieten neue Möglichkeiten, eine große Anzahl von Menschen mit psychischen Erkrankungen zu erreichen sowie psychisches Wohlergehen und Resilienz in der Bevölkerung zu fördern. Auch die gezielte Anwendung von Telemedizin zur Bekämpfung von Stigmatisierung, sozialer Ausgrenzung und rassistischen Stereotypisierungen kann positive Veränderungen bewirken. Seit Beginn der COVID-19-Pandemie spielen Therapien über das Internet eine wichtige Rolle bei der Behandlung psychischer Erkrankungen. Digitale Technologien bieten vielversprechende Werkzeuge und können psychische Gesundheitssysteme stärken, indem sie Möglichkeiten bieten, die Öffentlichkeit zu informieren und aufzuklären, Gesundheitspersonal zu schulen und zu unterstützen, Fernpflege anzubieten und Selbsthilfe zu ermöglichen. Auch der „mhGAP Interventionsguide“ der WHO ist bereits als App-Version erhältlich.

10.1.7 Besondere Gruppen

Kinder und Jugendliche

Länder mit niedrigem und mittlerem Einkommen sind unter anderem dadurch gekennzeichnet, dass der Bevölkerungsanteil an Kindern und Jugendlichen bis 18 Jahre fast 50 % beträgt. In Deutschland liegt der Prozentsatz bei 16,5 %. In vielerlei Hinsicht prägen die pränatale Umgebung und die frühe Kindheit unser Leben, zahlreiche psychische Erkrankungen bei Erwachsenen beginnen im Kindes- und Jugendalter. In der frühen Kindheit ermöglicht eine sichere, geborgene und liebevolle Umgebung die Voraussetzung für spätere psychische Gesundheit. Umgekehrt können negative Erfahrungen in der frühen Kindheit, einschließlich Gewalt, Vernachlässigung oder Tod eines geliebten Menschen, Armut, Rassismus, Diskriminierung und Mobbing sowie das Leben in einer durch Konflikte und Naturkatastrophen geprägten Umgebung die gesunde psychische

Entwicklung stören. Die COVID-19-Pandemie hat deutlich gezeigt, wie Umweltfaktoren die psychische Gesundheit von Kindern und Jugendlichen auch langfristig beeinträchtigen. Primärpräventive Ansätze sind dringend notwendig. Weltweit leidet jeder siebte 10- bis 19-Jährige an einer psychischen Erkrankung (wie Depressionen, Angstzustände oder Verhaltensprobleme), was 13 % der weltweiten Krankheitslast in dieser Altersgruppe ausmacht. Suizid ist die vierthäufigste Todesursache bei 15- bis 29-Jährigen.

Die Versorgungslücke im Bereich psychische Gesundheit ist in Ländern mit niedrigem und mittlerem Einkommen für Kinder und Jugendliche noch ausgeprägter als für Erwachsene, in einigen Ländern nicht existent. Insbesondere fehlt es an spezialisierten Fachkräften. Der „mhGAP Interventionsguide" der WHO beinhaltet seit der 2.0-Version zwar ein eigenes Modul zu psychischen und Verhaltensstörungen bei Kindern und Jugendlichen, jedoch ist eine Priorisierung der psychischen Gesundheit von Kindern- und Jugendlichen in politischen Strategien, beispielsweise durch Veränderungen und Unterstützungsstrukturen in Schulsystemen, dringend notwendig.

Menschen im Alter

Im Jahr 2020 gab es mehr Menschen im Alter von 60 Jahren und älter als Kinder unter 5 Jahren. Zwischen 2015 und 2050 wird sich der Anteil der Weltbevölkerung über 60 Jahre von 12 % auf 22 % nahezu verdoppeln. Aufgrund der sich verändernden Bevölkerungsstruktur und steigender Lebenserwartung werden im Jahr 2050 etwa 80 % der älteren Menschen in Ländern mit niedrigem und mittlerem Einkommen leben. Dadurch wird es neben zunehmenden körperlichen Erkrankungen auch zu einem Anstieg von Depressionen und Demenzerkrankungen kommen. Die Suizidmortalität älterer Menschen ist schon jetzt hoch und betrifft überproportional ältere Frauen in Ländern mit niedrigem und mittlerem Einkommen. Es werden in Zukunft weltweit dringend Versorgungssysteme für ältere Menschen benötigt, die neben den körperlichen Erkrankungen auch psychische Störungen einbeziehen und psychosoziale Unterstützungsstrukturen schaffen.

Menschen mit Migrationserfahrung

In den letzten Jahren ist eine zunehmende interne sowie globale Migrationswelle zu beobachten, die verschiedene Herausforderungen an GMH stellt. Bewaffnete Konflikte und Kriege in vielen Regionen der Welt, Armut, soziale Ungleichheit und Folgen des Klimawandels (z. B. Naturkatastrophen wie Dürren, Überschwemmungen, Stürme) führen zu Migrationsströmen in angrenzende Länder, wo viele Menschen dauerhaft in Flüchtlingscamps leben und multiplen Stressoren ausgesetzt sind, sowie in Länder höheren Einkommens, teils durch Zwangsmigration oder Vertreibung. Die Zahl an global zwangsvertriebenen Personen hat 2020 erstmalig die Schwelle von 80 Millionen überschritten. Negative und traumatische Erfahrungen vor, während und nach der Migration sowie Schwierigkeiten im Anpassungsprozess beeinträchtigen die psychische Gesundheit und gehen mit einem erhöhten Risiko für die Entwicklung von psychischen Erkrankungen wie Depressionen, Angsterkrankungen, Suizidalität, Psychosen und posttraumatischer Belastungsstörung einher.

In Deutschland hat gut jede vierte Person einen Migrationshintergrund. Das psychiatrische Versorgungssystem sollte den Herausforderungen Rechnung tragen. Eine kultursensible psychiatrische Versorgung von Menschen mit Migrationserfahrung ist dringend notwendig.

> Die psychiatrische Versorgung und Behandlung von Menschen mit Migrationserfahrung sollte kultursensibel erfolgen. Dabei sollen eine Übersetzung in die Muttersprache angeboten werden, kulturell und individuell adaptierte Erklärungsmodelle psychischer Erkrankungen mit einbezogen und auf kulturspezifische Stressoren und Symptome geachtet werden (➤ Kap. 11.15). Zudem gibt es Hinweise, dass Unterstützung durch lokale Netzwerke, religiöse Praktiken, traditionelle Heiler und kulturelle Traditionen die Genesung erleichtern.

Menschen in Ländern mit gewaltvollen Konflikten

Gesellschaften, die sich in einer Nachkriegssituation befinden oder in denen anhaltende gewaltvolle Konflikte vorherrschen, stehen vor besonderen Herausforderungen. Sie haben eine hohe Zahl an traumatisierten zivilen Opfern und Soldaten, bei denen eine erhöhte Vulnerabilität für die Entwicklung psychischer Erkrankungen inkl. posttraumatischer Belastungsstörung besteht. Die **Narrative Expositionstherapie für Nachkriegsgesellschaften NETfacts** (Koebach und Robjant 2021) beinhaltet neben einem individuellen Therapieangebot für Opfer und Täter die Gemeindearbeit an einem gemeinsamen Narrativ, um einer Kultur des Vergessens entgegenzuwirken und transgenerationale Heilung zu ermöglichen, wobei kulturelle Ausdrucksformen wie Tanz oder Theater mit einbezogen werden. NETfacts wurde bereits in verschiedenen Krisenregionen angewendet und validiert. Auch kleinere Projekte in Krisengebieten integrieren kulturelle Elemente wie lokale Sagen oder religiöse Inhalte in narratives Arbeiten (storytelling) mit der Gemeinde, um Erlebtes zu verarbeiten. Psychosoziale Angebote zur Förderung von Resilienz und zur Prävention psychischer Gesundheitsprobleme sind ebenso wichtig.

10.1.8 Kritik an Global Mental Health

Die biomedizinische Betonung in der globalen psychiatrischen Versorgung hat Kritik von einigen Expert*innen und Aktivist*innen auf sich gezogen, die sich für eine kulturelle Perspektive einsetzen. Diese Stimmen befürchten, dass biomedizinische Betrachtungen Vorrang vor indigenen Heilungs- und Genesungstraditionen haben, soziales Leiden dadurch medikalisiert und eine westlich orientierte Psychiatrie von pharmazeutischen Interventionen dominiert wird (Summerfield 2012). Sie sehen hierbei die Gefahr eines neokolonialistischen Vorgehens westlicher Länder. Die angelsächsische akademische Hegemonie spiegelt sich auch im Literaturverzeichnis des „World mental health report: transforming mental health for all" von 2022 wider, in dem fast ausnahmslos englischsprachige Journale und Bücher zitiert werden.

Die Unterstützung von Ländern mit niedrigem und mittlerem Einkommen ist weiterhin eine Priorität von GMH, dies jedoch verstanden als ein gegenseitiges transformatives Lernen, bei dem globale Forschungskooperationen als eine Chance für gemeinsame Kreativität und Innovation gesehen werden.

10.1.9 Schlussbetrachtung

Psychische Gesundheit, aber auch Krankheit entsteht aus der komplexen Interaktion zwischen biologischen, kulturellen, psychischen, sozialen und ökonomischen Faktoren und ist damit kein rein medizinisches Problem. Die zunehmende Globalisierung und die Auswirkungen des Klimawandels führen zu multiplen psychischen Stressoren und stellen besondere neue Herausforderungen an Gesundheitssysteme. Für Patient*innen und deren Angehörige und letztendlich auch für die Gesamtgesellschaft verursachen psychische Erkrankungen viel Leid und hohe Kosten. Umgekehrt trägt eine gute psychische Gesundheit dazu bei, dass Menschen umfassend gesund zum Wohl aller und zur Entwicklung ihrer Gesellschaften beitragen.

LITERATUR

Atwoli L, Muhia J, Gitau CW. From diversity to individualized care: Africa's contribution to psychiatry. World Psychiatry 2022; 21(3): 424–426.
Baheretibeb Y, Soklaridis S, Wondimagegn D, Martimianakis MAT, Law S. Transformative learning in the setting of religious healers: A case study of consultative mental health workshops with religious healers. Ethiopia Front Psychiatry 2022; 13: 897833.
Gureje O, Lewis-Fernandez R, Hall BJ, Reed GM. Cultural considerations in the classification of mental disorders: why and how in ICD-11. BMC Med 2020; 18(1): 25.
Heinz A, Liu S. Challenges and chances for mental health care in the 21st century. World Psychiatry 2022; 21(3): 423–424.
Kickbusch I. Geleitwort: das neue Paradigma der globalen Gesundheit. In: Razum O, Zeeb H. Müller O. Jahn A (Hrsg.). Global Health – Gesundheit und Gerechtigkeit. Bern: Hans Huber, 2014.
Koebach A, Robjant K. NETfacts: a community intervention integrating trauma treatment at the individual and collective level. Eur J Psychotraumatol 2021; 12(1): 1992962.
Koplan JP, Bond TC, Merson MH et al. Towards a common definition of global health. Lancet 2009; 373: 1993–5.
Patel V, Boyce N, Collins PY, Saxena S, Horton R. A renewed agenda for global mental health. Lancet 2011; 378(9801): 1441–2.
Patel V, Weobong B, Weiss HA et al. The Healthy Activity Program (HAP), a lay counsellor-delivered brief psychological treatment for severe depression, in primary care in India: a randomised controlled trial. Lancet 2017; 389(10065): 176–185.
Prince M, Patel V, Saxena S et al. No health without mental health. Lancet 2007; 370(9590): 859–77.
Todesco B, Ostuzzi G, Barbui C. Mapping the selection, availability, price and affordability of essential medicines for mental health conditions at a global level. Epidemiol Psychiatr Sci 2022; 19(31): e22.
Summerfield D. Afterword: against „global mental health". Transcult Psychiatry 2012; 49(3–4): 519–30.
WHO. The World Health Report 2001: Mental Health: New Understanding, New Hope. Geneva: WHO, 2001.
WHO. World mental health report: transforming mental health for all. Geneva: World Health Organisation, 2022.

INTERNETQUELLEN

Inter Agency Standing Committee (IASC Guidelines on Mental Health and Psychosocial Support in Emergency Settings, 2007): https://interagencystandingcommittee.org/iasc-task-force-mental-health-and-psychosocial-support-emergency-settings/iasc-guidelines-mental-health-and-psychosocial-support-emergency-settings-2007.
WHO (Comprehensive Mental Health Action Plan 2013–2030): www.who.int/publications/i/item/9789240031029?ua=1.
WHO (Mental Health Atlas 2020): www.who.int/publications/i/item/9789240036703.
WHO (mhGAP Intervention Guide. Version 2.0): www.who.int/publications/i/item/9789241549790.
WHO (One Health High-Level Expert Pane, OHHLEP): www.who.int/groups/one-health-high-level-expert-panel.
WHO (World mental health report: Transforming mental health for all): www.who.int/publications/i/item/9789240049338.

10.2 Frauen- und Müttergesundheit in LMIC

Gisela Schneider

10.2.1 Einleitung

Ein gesundes Leben für alle Menschen jeden Alters gewährleisten und ihr Wohlergehen fördern – dies ist ein erklärtes Ziel der Agenda 2030 für nachhaltige Entwicklung (UN 2024). Dabei steht auch die Gesundheit von Kindern, Mädchen und Frauen im Zentrum. Ziel ist es dabei, die Müttersterblichkeit auf unter 70 pro 100.000 Lebendgeburten zu senken (Koblinsky et al. 2016) und insbesondere vermeidbare Todesfälle bei Neugeborenen zu verhindern (WHO 2015). Dieses Kapitel gibt einen Überblick, was getan werden muss, um die Gesundheit von Frauen, Mädchen sowie Kindern, insbesondere Neugeborenen, in Ländern mit niedrigem und mittlerem Einkommen (LMIC) zu verbessern.

Hintergrund und Geschichte

Das Ziel des „Primary health care"-Konzeptes von 1978 war es, „Gesundheit für alle" zu ermöglichen (WHO 1978). Schon damals lag ein Schwerpunkt auf der Gesundheit von Müttern und Kindern. Mit der Ausbildung von traditionellen Hebammen (traditional birth attendants, TBA) und dem Zugang zur Schwangerenvorsorge auf Gemeindeebene wurden erste Schritte getan. 1987 rief die WHO das „Safe Motherhood Program" ins Leben, um die Versorgung von Schwangeren und Müttern zu verbessern. Aber erst als im Jahr 2000 im Rahmen der „Millenniums-Entwicklungsziele (MDG)" (WHO 2018a) der politische Wille da war, für diese Ziele Gelder einzusetzen und Länderprogramme entsprechend zu stärken, konnte die Müttersterblichkeit deutlich reduziert werden. Die Zeitschrift The Lancet berichtete 2016, dass die Müttersterblichkeit von 1990 bis 2015 um 44 % und die Kindersterblichkeit um die Hälfte zurückgegangen war (Lancet Executive Summary 2016).

Grundlage dieses Erfolgs war nicht nur die Stärkung der Gesundheitssysteme, sondern auch die Verbesserung der Rechte von Frauen und Kindern. Insbesondere die Stärkung der individuellen Rechte für sexuelle und reproduktive Gesundheit, die seit der „International Conference on Population and Development (ICDP)" in Kairo 1994 ins Zentrum rückten, führte zu einem menschenrechtsbasierten Ansatz, der inzwischen auch in der Agenda 2030 umgesetzt wird. Das

Recht auf sexuelle und reproduktive Gesundheit nimmt die Würde von Frauen und Mädchen in den Blick und gibt ihnen die Möglichkeit, frei zu entscheiden, ob, wann und wie oft sie schwanger werden möchten, wie sie sich effektiv vor sexuell übertragbaren Krankheiten inklusive HIV schützen können und dass sie keiner sexuellen Gewalt ausgesetzt werden dürfen.

Dieses Kapitel befasst sich schwerpunktmäßig mit der Gesundheit von Frauen und der Prävention vermeidbarer mütterlicher Todesfälle, sowie mit effektiven Interventionen für Neugeborene. Das Thema der Kindergesundheit kann hier nicht berücksichtigt werden und ebenso kann der größere Zusammenhang von sexueller und reproduktiver Gesundheit nur angedeutet werden. (UNPF 2019)

10.2.2 Müttergesundheit

Universeller Zugang für alle Frauen und Mädchen

Die Gesundheit von Frauen und Müttern ist in wirtschaftlich armen Ländern immer noch bedroht durch Armut, den fehlenden Zugang zu einer guten Ernährung und Bildung, sehr frühes Heiraten und den fehlenden Zugang zu Familienplanung oder Kondomen, um sich gegen Schwangerschaft und sexuell übertragbare Infektionen einschließlich HIV zu schützen. Gerade die COVID-19-Pandemie hat gezeigt, wie vulnerabel Frauen und Mädchen auch heute noch sind. So ist es weiterhin sehr wichtig, dass sexuelle und reproduktive Gesundheit als Menschenrecht angesehen wird und auch die Gesundheitsversorgung unter diesem Blickwinkel gesehen werden muss.

Vor der COVID-19-Pandemie lag die Müttersterblichkeit (maternal mortality rate, MMR) weltweit bei 233 Frauen pro 100.000 Lebendgeburten (WHO 2023). Dabei ist die Müttersterblichkeit in den 10 Ländern mit der höchsten Rate etwa 200-mal größer als in den 10 Ländern mit der niedrigsten Sterblichkeit (Lancet Executive Summary 2016). Etwa 50 % der globalen Müttersterblichkeit entfällt auf Krisengebiete und „Failed States". Das Ziel ist es, bis 2030 die Müttersterblichkeit auf weltweit 70 pro 100.000 Lebendgeburten zu senken, wobei es das Ziel auch ärmerer Länder sein sollte, dass die Müttersterblichkeit bis dahin nicht höher als 140 pro 100.000 Lebendgeburten ist.

Eine der wichtigsten Voraussetzungen für eine sichere Geburt ist die Begleitung durch eine ausgebildete Gesundheitsfachkraft (Lancet Executive Summary 2016). Auch wenn die Anzahl der Fachkräfte gestiegen ist, errechnet die UN, dass für das Erreichen von SDG 3 (Sustainable Development Goals) weltweit 18 Millionen Gesundheitsfachkräfte zusätzlich benötigt werden. In Ländern wie der DR Kongo, Tansania, Kenia und Äthiopien werden zahlenmäßig die meisten Kinder geboren, und es gibt weniger als 2 Fachkräfte für 1.000 Schwangerschaften (Lancet Executive Summary 2016).

Die Weltgesundheitsorganisation brachte seit 1987 viele Leitlinien zu Schwangerschaft und Geburt heraus, deren Validität und Praktikabilität in wissenschaftlichen Studien geprüft wurden. Daraus wurden evidenzbasierte Leitlinien entwickelt, die auch in wirtschaftlich armen Ländern bzw. Regionen gut angewendet werden können.

Ursachen der Müttersterblichkeit

Die direkten Ursachen für die hohe Müttersterblichkeit in wirtschaftlich armen Ländern sind vor allem Blutungen vor und nach der Geburt, zu den indirekten Ursachen gehören u. a. HIV-Infektionen, Diabetes, Anämien sowie Hypertension in der Schwangerschaft, Infektionen und Sepsis und die Komplikationen des Aborts. Embolien, die in entwickelten Ländern eine wichtige Rolle spielen, sind im Vergleich eher selten. Dagegen sind schwangerschaftsinduzierte Hypertension mit den entsprechenden Problemen in allen Regionen eine wesentliche Komplikation.

Die Ursachen für die Müttersterblichkeit sind in ➢ Abb. 10.1 dargestellt (Say et al. 2014).

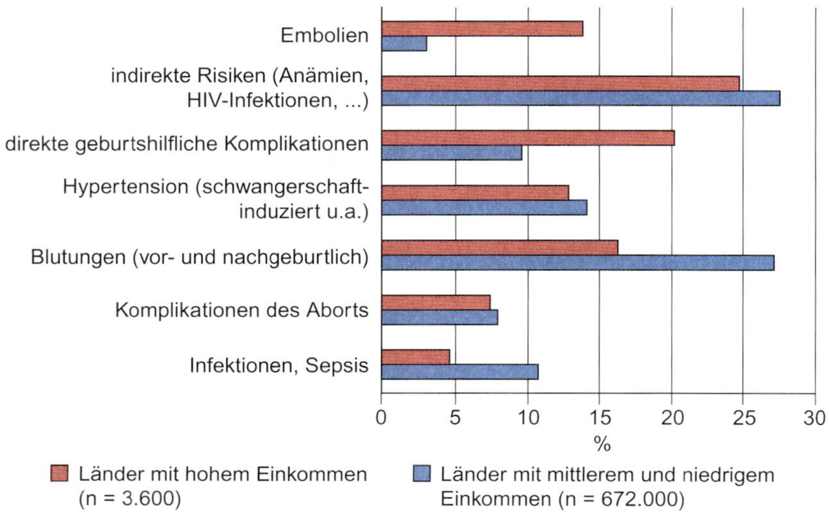

Abb. 10.1 Ursachen der Müttersterblichkeit in Ländern mit hohem Einkommen und in Länder mit niedrigem und mittlerem Einkommen (mod. nach Say et al. 2014) [P1592, L143]

Zugang zu einer guten geburtshilflichen Versorgung

Der Zugang zu einer guten geburtshilflichen Versorgung beginnt auf Community-Ebene und muss bis zum Referenzkrankenhaus gewährleistet sein. In der Community spielen Familien und die Community Health Worker eine wesentliche Rolle. Wichtig ist dabei, dass immer eine ausgebildete Fachkraft eine Geburt leiten sollte.

Die WHO hat Standards festgelegt, die eine **Basisversorgung** (basic emergency obstetric [neonatal] care, BEmONC) bzw. eine umfassende geburtshilfliche Versorgung (comprehensive emergency obstetric [neonatal] care, CEmOC) unterscheiden (Aduragbemi et al. 2020). Zur Basisversorgung gehören:

- Die normale vaginale Entbindung in einer hygienisch einwandfreien Umgebung in Begleitung einer ausgebildeten Fachkraft.

Dazu kommen:

- Der Zugang zu Uterotonika (Oxytocin oder Misoprostol) sowie Antikonvulsiva (insbesondere Magnesiumsulfat).
- Die Möglichkeit der manuellen Entfernung der Plazenta oder retinierter Produkte nach einem Abort oder einer Geburt.
- Die assistierte vaginale Entbindung mit Hilfe eines Vakuumextraktors.
- Neonatale Frühversorgung und Wiederbelebung.

Diese Interventionen werden in den meisten Ländern des Globalen Südens in Gesundheitszentren von Hebammen und/oder Geburtshelfern durchgeführt. Die Regelungen sind je nach Land unterschiedlich.

In Zentren der umfassenden geburtshilflichen Versorgung (CEmOC) gehört zusätzlich zu den oben genannten Interventionen:

- Die Durchführung eines elektiven oder notallmäßigen Kaiserschnitts.
- Die Möglichkeit von sicheren Bluttransfusionen.
- Umfassende Versorgung von Neu- und Frühgeborenen und deren Wiederbelebung.
- Sichere Infektions- und Komplikationsbehandlung bei schwierigen Fällen (z. B. Eklampsie, Sepsis, schwere Anämie).

In solchen Zentren muss mind. eine Ärztin/ein Arzt mit geburtshilflicher Erfahrung zur Verfügung stehen. In vielen, vor allem urbanen Zentren und Kliniken sind heute auch Fachärzte der Geburtshilfe und Gynäkologie zusammen mit Hebammen tätig.

Damit ein „continuum of care" gewährleistet wird, ist das Verlegungssystem von den Zentren der Primärversorgung in die Krankenhäuser und die Geburtshilfezentren enorm wichtig. Dabei ist auch diese Kette nur so stark wie ihr schwächstes Glied. Durch mobile Einsätze von Fachpersonal, gutes On-the-Job-Training und entsprechende Supervisionen kann es gelingen, eine flächendeckende umfassende Versorgung zu gewährleisten. Diese beginnt in den Dörfern, durch entsprechende Sensibilisierung und das Training von Community-Health-Personal. Sie muss sich dann in den Gesundheitszentren fortsetzen, wo die Vorsorgeuntersuchungen und normale Geburten stattfinden, sowie in Krankenhäusern und Zentren der spezialisierten geburtshilflich-gynäkologischen Versorgung.

Neben der Aus- und Weiterbildung von Personal ist das Transportwesen von großer Bedeutung. In Ländern mit unsicheren Transportsystemen, nächtlichen Ausgangssperren oder Gefahren spielen daher „maternity waiting homes", wo Frauen ab der 36. Woche in der Nähe eines Zentrums auf den Geburtstermin warten können, eine weitere wichtige Rolle, um die Müttersterblichkeit zu senken.

In den letzten Jahren ist zunehmend die Qualität des Umgangs von Gesundheitspersonal mit Frauen im Bereich der Geburtshilfe und Gynäkologie in den Blick geraten. Hier ist es notwendig, einen rechtsbasierten und kultursensiblen Ansatz zu etablieren, der die Würde jeder Frau und jedes Mädchens im Blick hat. Dazu erstellte die WHO eine Handreichung, die insbesondere auf die Notwendigkeit von Vertrauen, guter Kommunikation, Privatsphäre und Respekt gegenüber allen Beteiligten hinweist (WHO 2018b, Bohren et al. 2019).

Schwangerenvorsorge

Für eine gute Schwangerenvorsorge empfiehlt die WHO inzwischen **8 Vorsorgetermine** (WHO 2016). In den meisten Ländern des Globalen Südens registrieren sich mehr als 90 % der Frauen bei einer Vorsorgeeinrichtung. Allerdings sind die Qualität der Vorsorge sowie die Nachverfolgung sehr unterschiedlich. Idealerweise liegt der erste Termin im 1. Trimenon, zwei weitere zwischen der 16. und 28. Schwangerschaftswoche (SSW). Dazu wird zwischen der 24. und 26. SSW eine Ultraschalluntersuchung empfohlen, um das Alter des Fötus festzustellen, eine Mehrlingsschwangerschaft auszuschließen und die Lage der Plazenta zu dokumentieren. Dank kleiner, teilweise auch batteriebetriebener Geräte ist dies auch in abgelegenen ländlichen Regionen und bei mobilen Dorfeinsätzen möglich, sofern das Personal entsprechend ausgebildet ist. Im letzten Trimenon sind 4 bis 5 Vorsorgeuntersuchungen vorgesehen, um insbesondere die Entwicklung einer Gestose und anderer möglicher Komplikationen früh zu erkennen und zu behandeln.

Als evidenzbasierte Interventionen in der Schwangerschaft gelten Informationen zu guter Ernährung, Eisen- und Folsäuregabe, Tetanusimpfungen, die Malariaprävention (WHO 2022a), das Screening für sexuell übertragbare Erkrankungen einschließlich HIV, Blutzuckerkontrolle, die Behandlung der asymptomatischen Bakteriurie, sowie die Identifikation geburtshilflicher Risiken, insbesondere der Präeklampsie (WHO 2016).

Auf die besondere Versorgung von schwangeren Frauen, die mit HIV leben, sei verwiesen. Hier sind eine umfassende Beratung und der Zugang zu antiretroviraler Therapie von entscheidender Bedeutung, um die Gesundheit von Mutter und Kind zu sichern (WHO 2021; ➤ Kap. 2.2).

Inzwischen nehmen die indirekten Ursachen der Müttersterblichkeit deutlich zu. Die schnell wachsende Zahl an Diabetikerinnen und Frauen, die an anderen, nicht übertragbaren Erkrankungen (non-communicable diseases, NCD) leiden, sind von zunehmender Bedeutung. Deshalb ist ein Screening auf NCD in der Schwangerschaft sehr wichtig. Gesundheitsfachkräfte in der Primärversorgung müssen entsprechend geschult werden.

Hypertension und Eklampsie

Ein erhöhter Blutdruck in der Schwangerschaft – insbesondere schwangerschaftsinduziert – kann zu einer Präeklampsie bzw. einer Eklampsie führen (➤ Kap. 11.2). Die **Präeklampsie** ist eine systemische, durch die Plazenta induzierte Erkrankung, die über die Schädigung mütterlichen Endothels zu Bluthochdruck führt, was im Extremfall zu Krampfanfällen und einem Multiorganversagen führen kann (Chapell et al. 2021). Die Erkrankung der Plazenta führt zu Wachstumsstörungen des Kindes und kann im Extremfall eine Totgeburt verursachen. Mütterlicherseits ist die Erkrankung für ca. 14 % der Müttersterblichkeit verantwortlich, vor allem in wirtschaftlich armen Ländern.

Bei bestehender Präeklampsie muss unter Beachtung der Gesundheit von Mutter und Kind eine symptomatische Behandlung durchgeführt werden. Die einzige kurative Behandlung ist das Einleiten der Geburt. Die WHO hat Leitlinien festgelegt (WHO 2011), zu denen der Einsatz von Antihypertensiva sowie die vorbeugende Einnahme von Kalzium und niedrig dosiertem Aspirin (Roberge et al. 2017) bei Risikopatientinnen gehören. Den Zeitpunkt einer Geburtseinleitung zu bestimmen, ist Aufgabe von Geburtshelfer*innen in einem Zentrum der CEmOC, daher ist eine frühe Verlegung von Frauen mit Warnzeichen von großer Bedeutung.

Zu den weiteren Komplikationen der Präeklampsie gehören das HELLP-Syndrom sowie die **Eklampsie.** Bei Letzterer kommt es zu Krampfanfällen, die lebensbedrohende Folgen haben können. Um im Notfall reagieren zu können, sollte in allen Gesundheitseinrichtungen, die eine Basisversorgung der Geburtshilfe anbieten (BEmOC), Magnesiumsulfat verfügbar sein, das im Notfall auch vor der Verlegung betroffener Frauen in ein CemOC-Zentrum gegeben werden sollte, um damit die Überlebenschance der Mütter zu verbessern. Studien belegen, dass auch niedrig dosiertes Magnesiumsulfat Krampfanfälle verhindern kann (Padda et al. 2021). Die Sterblichkeit sowie die Entwicklung einer Eklampsie können durch den Einsatz von Magnesiumsulfat um bis zu 50 % reduziert werden.

Management von Blutungen

In einem Viertel aller Fälle sind Blutungen vor und nach der Geburt der Grund für die Müttersterblichkeit (➤ Kap. 11.2). Die beiden wichtigsten Ursachen der vorgeburtlichen Blutung in der Spätschwangerschaft sind eine Placenta praevia und die vorzeitige Plazentalösung. Für die Prävention ist eine gute Aufklärung der Frauen in der Schwangerenvorsorge sehr wichtig; ein effektives Transportsystem sollte sicherstellen, dass Frauen mit Blutungen schnell in ein Behandlungszentrum verlegt werden können.

Die Einführung einer kostenfreien Ultraschalluntersuchung im 2. Trimenon der Schwangerschaft ist eine weitere wichtige Maßnahme, um Risikofaktoren, insbesondere Fehllagen der Plazenta festzustellen und ggf. Frauen frühzeitig den Zugang zu einem „maternity waiting home" zu ermöglichen oder eine elektive Sectio zu planen und sicherzustellen (WHO 2016). Alle Frauen mit einer vorgeburtlichen Blutung sollten in einer Einrichtung entbinden, die den Kriterien eines CEmOC entspricht.

Zu den **Notfallinterventionen bei der vorzeitigen Plazentalösung** gehören: Schockprophylaxe; das Bereitstellen von Bluttransfusionen; die schnelle Entbindung, wenn noch Herztöne vorhanden sind; oder aber, wenn das Kind bereits tot ist, eine sichere Geburt in einem CEmOC-Zentrum.

Das Risiko einer **Blutung nach der Geburt** (postpartum hemorrhage, PPH) ist während der Schwangerschaft nicht vorhersehbar. Daher sollten alle Geburten von ausgebildeten Fachkräften geleitet werden und an einem Ort stattfinden, wo Uterotonika zur Verfügung stehen, um auf eine postpartale Blutung effektiv reagieren zu können. Um sie zu verhindern, ist das aktive Management der 3. Phase der Geburt essenziell, insbesondere die Gabe von Uterotonika direkt nach der Geburt des Kindes. Als Mittel der Wahl gilt Oxytocin. Der Einsatz des hitzestabilen Carbetocins ist ebenso möglich (Widmer et al. 2018), dieses ist jedoch teurer als Oxytocin und steht daher meist nicht zur Verfügung. Eine Alternative ist Misoprostol, das in einigen Ländern in ländlichen Regionen ohne Zugang zu Oxytocin eingesetzt wird. (Khatun 2017)

Direkte Geburtskomplikationen

Etwa 9,6 % aller mütterlichen Sterbefälle gehen auf direkte Geburtskomplikationen zurück (➤ Abb. 10.1). Dazu gehören z. B. das Schädel-Becken-Missverhältnis (cephalopelvic disproportion, CPD), Beckenendlagen, Querlagen und andere geburtshilfliche Komplikationen (Say et al. 2014).

Um geburtshilfliche Komplikationen frühzeitig zu erkennen, führte die WHO 1994 das **Partogramm** zur Überwachung des Geburtsfortschritts ein und hat es seither immer wieder evaluiert und modifiziert (Lavender et al. 2018). Im Partogramm werden sowohl mütterliche wie kindliche Parameter erhoben und der Geburtsverlauf dokumentiert.

Viele Länder in Subsahara-Afrika haben das Partogramm eingeführt. Die Erfahrung zeigt aber, dass dadurch die Qualität der Versorgung nur dann verbessert wird, wenn die Mitarbeitenden sehr gut geschult sind. In Bangladesch wurde in den letzten Jahren eine digitale Version des Partogramms eingeführt. Dadurch konnten die Nutzung erhöht und die Rate der Notkaiserschnitte gesenkt werden (Aminur 2019). Somit gehört das Partogramm in seiner modifizierten und vereinfachten Form zu einer kostengünstigen Intervention, die die Qualität der Versorgung von Frauen unter der Geburt verbessern kann. Für das Management von CPD und anderen Komplikationen wird auf die entsprechende Literatur verwiesen (Lavender et al. 2018, WHO 2022b).

Sepsis und Infektionen

Etwa jede zehnte Frau, die aufgrund von Geburtskomplikationen stirbt, stirbt an einer Infektion. Sehr häufig entwickelt sich eine Sepsis durch unhygienische Maßnahmen vor, während oder direkt nach der Geburt. Da der Zugang zu fließendem Wasser in wirtschaftlich armen Ländern oft ein Problem ist, werden Geburten in der Primärversorgung nicht selten ohne adäquate Hygiene- und Sterilisierungsmaßnahmen durchgeführt. Zu den wichtigsten Präventionsmaßnahmen gehören das regelmäßige Händewaschen, der Zugang zu fließendem Wasser im Kreißsaal und allen anderen Stationen, auf denen Mütter und Neugeborene versorgt werden, sowie der Zugang zu sanitären Anlagen. Nur etwa 50 % der Einrichtungen in wirtschaftlich armen Ländern haben diese Basisversorgung. Deshalb kommt der Verbesserungen der Infrastruktur, fortlaufenden Schulungen der Mitarbeitenden (z. B. zum Waschen der Hände und zum korrekten Gebrauch von Einmalhandschuhen) sowie einer adäquaten Versorgung mit entsprechenden Verbrauchsmaterialien und deren sicherer Entsorgung eine große Bedeutung zu.

Neben der primären Prävention von Infektionen durch eine verbesserte Hygiene empfiehlt die WHO den Gebrauch von Amoxicillin und Clavulansäure als einmalige Gabe nach einer operativen vaginalen Intervention, um eine Infektion zu verhindern. Bei einer Sectio wird das Antibiotikum vor der Operation gegeben. In diesem Zusammenhang wird auf das **Antibiotic Stewardship** verwiesen, das gerade in wirtschaftlich armen Ländern eine zunehmend wichtige Rolle spielt.

Management von Aborten

Etwa 8 % aller mütterlichen Todesfälle gehen auf einen Abort zurück (Say et al. 2014), 97 % aller Aborte erfolgen in wirtschaftlich armen Ländern, 45 % davon werden „unsafe" durchgeführt, also ohne die notwendige Hygiene, medizinische Maßnahmen und/oder ausgebildetes Personal. Dementsprechend haben sie ein hohes Risiko von Komplikationen bis hin zu Todesfällen.

Zu den wichtigsten Präventionsmaßnahmen gehören der umfassende Zugang zu valider Information und allen Methoden der Familienplanung sowie zu einem Gesundheitssystem, das entsprechende Interventionen sicher durchführen kann. Dazu hat die WHO in den letzten Jahren umfangreiche Leitlinien entwickelt (WHO 2023), die gerade in wirtschaftlich armen Ländern den Zugang verbessern können. Nachdem viele Länder diese Leitlinien umgesetzt haben, hat sich der Anteil der durch Aborte bedingten mütterlichen Todesfälle von 13 auf 8 % reduziert.

Voraussetzung ist jedoch, dass sich die Länder mit dem Thema der sexuellen und reproduktiven Gesundheit aktiv auseinandersetzen und eine gesetzliche Grundlage schaffen, die einen offenen Umgang damit ermöglicht. Dazu gehören der Diskurs an Schulen und Bildungseinrichtungen sowie die notwendige Ausrüstung und Ausbildung des Personals in den Gesundheitseinrichtungen. Ebenso spielen soziokulturelle Faktoren und auch die Religion eine sehr wichtige Rolle. Auch ist der gesellschaftliche Dialog notwendig, um reproduktive Gesundheit insbesondere bei Jugendlichen zu verbessern.

Seitdem „safe abortion care" von der WHO in die essenzielle Gesundheitsversorgung integriert wurde, hat das Thema einen hohen Stellenwert im Gesundheitssystem erhalten (WHO 2020).

Neben den Aborten spielt auch die Extrauteringravidität (EU) eine wichtige Rolle. Die weite Verbreitung von unbehandelten sexuellen Infektionen (z. B. Chlamydien) führt zu einer Zunahme der EU mit den z. T. lebensbedrohlichen Konsequenzen (Yusif et al. 2021). Daher ist es wichtig, bei allen Frauen im gebärfähigen Alter, die mit entsprechenden Symptomen (Unterbauchbeschwerden und/oder Blutungen) in der Primärversorgung gesehen werden, eine EU auszuschließen bzw. bei jeglichem Verdacht die Diagnostik und Therapie in einer entsprechend ausgestatten Einrichtung zu ermöglichen.

10.2.3 Die Gesundheit von Neugeborenen

Neben der Gesundheit der Mütter ist die Gesundheit der Neugeborenen ein weiterer wesentlicher Baustein einer guten essenziellen Gesundheitsversorgung. Etwa 50 % aller Kinder, die vor dem 5. Lebensjahr sterben, sterben in den ersten 28 Lebenstagen. Besonders gefährdet sind frühgeborene Kinder, Kinder mit niedrigem Geburtsgewicht oder Kinder, deren Mutter mit HIV lebt und nicht therapiert ist.

Zur **essenziellen Versorgung von gesunden Neugeborenen** gehören nach den Richtlinien der WHO (2023, 2020b):

- Warmhalten des Neugeborenen (Haut-Haut-Kontakt von Mutter und Kind).
- Die hygienische Versorgung der Nabelschnur.
- Exklusives Stillen, das direkt nach der Geburt beginnt.
- Eingehende Untersuchung des Neugeborenen direkt nach der Geburt (Geburtsgewicht, Anzeichen einer Frühgeburt, HIV-Status der Mutter, sichtbare Fehlbildungen).
- Prävention durch Immunisierung (z. B. BCG, Hepatitis B, Polio), Vitamin-K-Gabe und Augeninfektionsprophylaxe.

Gefährdete Neugeborene

Wenn Neugeborene nach der Geburt trotz Stimulation nicht atmen, sollte die Nabelschnur zügig durchtrennt, die Kinder gut abgetrocknet und dann mit positivem Druck beatmet werden. Das von der American Association for Pediatrics zusammen mit anderen entwickelte Schulungsprogramm „Helping Babies Breathe" ist ein wichtiger Beitrag, die Versorgung von Neugeborenen gerade in LMIC zu verbessern (American Academy of Pediatrics 2009). Es erklärt einfache Schritte, die das Überleben gefährdeter Neugeborener sicherstellt. Frühgeborene Kinder und Kinder, die sich in der Primärversorgung nicht schnell erholen, müssen in entsprechende Zentren (CEmONC) verlegt werden.

Nachsorge

Um die Versorgung von Neugeborenen zu verbessern, ist es wichtig, auch die Nachsorge in den ersten 28 Tagen in den Blick zu nehmen. Hier spielen die Familien eine zentrale Rolle, um Frühwarnzeichen von Erkrankungen, z. B. einer Sepsis, zu erkennen. Warnzeichen sind z. B. Ernährungsprobleme, Ikterus, nachlassende Aktivität oder Atemprobleme. Da die meisten Neugeborenen die ersten 7 Tage ganz im häuslichen Umfeld sind, ist es wichtig Angehörige entsprechend zu schulen. Angepasste Leitlinien für wirtschaftlich arme Länder wurden entwickelt und können von Community-Health-Workern angewendet werden.

Eine spezielle Versorgung brauchen Kinder, die zu früh oder mit einem reduzierten Gewicht (low birth weight, LBW) geboren werden. Kinder, deren Mütter HIV-positiv sind, benötigen ebenso eine umfassende Versorgung, insbesondere den Zugang zu einer präventiven Medikation und gute Aufklärung für das Stillen und die sichere Ernährung (➤ Kap. 2.2).

Je nach Situation und Land gibt es sehr unterschiedliche Voraussetzungen für die Versorgung von Neugeborenen. In urbanen Zentren und Universitätskliniken können Neu- und Frühgeborene umfassend neonatologisch versorgt werden, inklusive Sauerstoff und Beatmung. In vielen Gesundheitszentren ist nur eine Basisversorgung möglich, die, richtig angewandt, vielen Kindern das Leben sichern kann (siehe detaillierte Leitlinien der WHO).

10.2.4 Qualität für alle – angepasst an die lokale Situation

In den letzten 20 Jahren haben sich in vielen Ländern sowohl die Verfügbarkeit (coverage) als auch der Zugang (access) zur Versorgung im Bereich der Gesundheit von Müttern und Kindern sowie der reproduktiven Gesundheit deutlich verbessert. Um das Ziel des universellen Zugangs bis 2030 tatsächlich zu erreichen, sind aber noch große Anstrengungen erforderlich, insbesondere in wirtschaftlich armen Ländern.

Dabei ist es wichtig zu betonen, dass es in den Ländern und zwischen den Ländern sehr große Unterschiede gibt und die Prioritäten daher unterschiedlich gesetzt werden müssen. Koblinsky et al. fordern in ihrem Lancet-Artikel (2016) dazu auf, die Qualität der Versorgung, bezogen auf den lokalen Kontext, zu verbessern, gleiche Rechte für alle zu sichern und die Resilienz lokaler Gesundheitssysteme zu stärken.

Dazu muss das Recht auf sexuelle und reproduktive Gesundheit insbesondere für vulnerable Gruppen gesichert werden. Die Würde und Rechte von Frauen und Mädchen stehen dabei im Mittelpunkt. Jede Frau hat frei zu entscheiden, ob, wann und wie oft sie schwanger werden möchte und wie sie sich effektiv vor sexuell übertragbaren Krankheiten inklusive HIV schützen kann und keiner sexuellen Gewalt ausgesetzt wird.

Die Realität ist in vielen Gesellschaften eine andere. Daher ist ein menschenrechtsbasierter Ansatz auch in der Gesundheitsversorgung ebenso wichtig wie ein politischer und gesellschaftlicher Dialog, um die Probleme, die die Frauen- und Menschenrechte gefährden, anzugehen.

LITERATUR

American Academy of Pediatrics. Helping Babies breath; Facilitators Guide, Helping Babies Breath, 2009.

Banke-Thomas A, Balogun M, Wright O et.al. Reaching health facilities in situations of emergency: qualitative study capturing experiences of pregnant women in Africa's largest megacity. Reproductive Health 2020; 17: 145.

Chappell LC, Cluver CA, Kingdom J, Tong S. Pre-eclampsia. Te Lancet 2021; 398(10297): 341–54.

Koblinsky M, Moye CA, Calver C. Quality maternity care for every woman, everywhere: a call to action. Lancet 2016; 388(10057): 2307–20.

Lancet Executive Summary. Maternal Health. 2016. www.thelancet.com/pb/assets/raw/Lancet/stories/series/maternal-health-2016/mathealth2016-exec-summ.pdf.

Lavender T, Cuthbert A, Smyth RMD. Effect of partograph use on outcomes for women in spontaneous labour at term and their babies. Cochrane Database of Systematic Reviews. 2018;8(8), CD005461: 1–85.

Padda J, Khalid K, Colaco LB et al. Efficacy of Magnesium Sulfate on Maternal Mortality in Eclampsia. Cureus 2021; 13(8): e17322.

Rahman A, Begum T, Ashraf F et all. Feasibility and effectiveness of electronic vs. paper partograph on improving birth outcomes: A prospective crossover study Design. Plos One. 2019; 7;14(10): e022231.

Roberge S, Bujold E, Nicolaides KH. Aspirin for the prevention of preterm and term preeclampsia: systematic review and metaanalysis. American Journal of Obstetrics and Gynecology. 2018; 218(3):287–293e1.

Say L, Chou D, Gemmil A, Tunçalp Ö. GLobal Causes of Maternal Death, A WHO Systematic Analysis. Lancet Glob. Health 2014; 2: 323–333.

Wacker J, Rothe C, En-Nosse M. Lehrbuch für die klinische Arbeit: Globale Frauengesundheit Gynäkologie und Geburtshilfe unter weltweit verschiedenen Bedingungen, 2023.

WHO. Recommendations on antenatal care for a positive pregnancy experience. 2016. www.who.int/publications/i/item/9789241549912.

WHO. Trends in Maternal Mortality Estimates by WHO, UNICEF, UNFPA, World Bank Group and UNDESA/Population Division, 2023.

WHO. Updated recommendations on HIV prevention, infant diagnosis, antiretroviral initiation and monitoring. 2021. www.who.int/publications/i/item/9789240022232.

WHO. Updated WHO recommendations for malaria chemoprevention among children and pregnant women. 2022. www.who.int/news/item/03-06-2022-Updated-WHO-recommendations-for-malaria-chemoprevention-among-children-and-pregnant-women.

Widmer M, Piaggio G, Nguyen T et.al. Heat-Stable Carbetocin versus Oxytocin to Prevent Hemorrhage after Vaginal Birth. N Engl J Med 2018; 379:743–752.

Yusif Y, Newton SK, Osei FA. Ectopic pregnancies in low resource setting: a retrospective review of cases in Kumasi, Ghana. Int J Reprod Contracept Obstet Gynecol. 2021; 10(4): 1278–1283.

10.3 Ernährung und Gesundheit in LMIC

Antje Hebestreit

10.3.1 Einleitung

Wie und was wir essen, beeinflusst unseren Gesundheitsstatus, die körperliche und kognitive Entwicklung, unser Klima, unsere Umwelt und das Tierwohl (Willett et al. 2019). Um den Zugang zu einer gesundheitsförderlichen Ernährung für 10 Milliarden Menschen auf der Erde zu sichern, ohne den Planeten zu zerstören, wird empfohlen, den Verzehr tierischer Lebensmittel zugunsten pflanzlicher stark zu reduzieren; die Anpassung unserer Ernährung, der Lebensmittelproduktion und -verteilung ist diesbezüglich unerlässlich. Nur eine umfassende Umgestaltung des globalen Ernährungssystems wird es uns ermöglichen, bis 2050 alle Menschen auf der Welt nachhaltig und gesund zu ernähren und die derzeit 11 Millionen vorzeitigen Todesfälle durch ernährungs(mit)bedingte Erkrankungen zu verhindern (Commissions from the Lancet journals 2019).

Laut WHO ist mangelnde körperliche Aktivität zusammen mit einer einseitigen, unausgewogenen Ernährungsweise eines der größten globalen Gesundheitsrisiken (WHO 2023). Die Gründe für eine ungesunde Ernährung sind vielfältig. In Ländern mit niedrigem und mittlerem Einkommen (LMIC, ➤ Kap. 1.1) herrscht hohe Ernährungs- und Nahrungsunsicherheit, das heißt, der Zugang zu sicheren, bezahlbaren und ausreichenden Lebensmitteln ist oft nicht gegeben. Bewaffnete Konflikte, Klimakatastrophen oder auch Pandemien wie COVID-19 belasten die ohnehin fragile Situation zusätzlich.

„Zero hunger" ist eines der 17 Ziele für nachhaltige Entwicklung (Sustainable Development Goals, SDG) und betrifft auch jene Ziele, bei denen Wirtschaftswachstum, Gesundheit, weniger Ungleichheit, Klimaschutz und Nachhaltigkeit im Fokus stehen (https://sdgs.un.org/goals). Die SDG sind das Kernstück der Agenda 2030 für nachhaltige Entwicklung. Sie führen erstmalig neben Hungerbekämpfung eine nachhaltige Entwicklung und Armutsbekämpfung zusammen.

10.3.2 Indikatoren

Internationale und nationale Gesundheitsüberwachungssysteme erheben regelmäßig Ernährungsindikatoren. Diese dienen der Evaluation politischer und präventiver Maßnahmen und fördern somit langfristig die Ernährung und Gesundheit der Bevölkerung (WHO 2023).

- **Fehlernährung:** Der Oberbegriff umfasst eine – relativ zum Bedarf – ungenügende oder überhöhte Zufuhr von Nahrungsenergie, Makro- und Mikronährstoffen, welche eine Mangel-, Unter- oder Überernährung zur Folge haben kann.
- **Mangelernährung:** Als Mangelernährung werden klinisch relevante Mangelzustände bezeichnet, die durch eine verminderte Nahrungs- und Nährstoffaufnahme, Malabsorption und Maldigestion, eine erhöhte Proteinkatabolie oder Entzündungsgeschehen entstehen.
- **Unterernährung und Hunger** liegen vor, wenn die Nahrungsenergiezufuhr unter den für die Erreichung und Aufrechterhaltung eines gesunden Körpergewichts erforderlichen Empfehlungen liegt.
- **Überernährung und Übergewicht** sind das Resultat einer positiven Nahrungsenergiebilanz, die den Energiebedarf für die Erhaltung eines gesunden Körpergewichts übersteigt.
- **Krankheitslast:** Wird als die Summe der verlorenen gesunden Lebensjahre durch Sterblichkeit und Morbidität gemessen und mittels Disability-adjusted Life Years (DALY) beschrieben.

10.3.3 Fehlernährung

Eine vollwertige Ernährung ist für Wachstum, Entwicklung und Leistungsfähigkeit unerlässlich und fördert den Erhalt der Gesundheit während aller Lebensabschnitte. Sie ist charakterisiert durch ausreichend Flüssigkeit und einer dem Bedarf entsprechenden Nährstoff- und Energiezufuhr. Ist das nicht gegeben, steigt das Risiko einer Fehlernährung.

Die gesundheitlichen Folgen der Fehlernährung verursachen erhebliche wirtschaftliche Kosten durch steigende Gesundheitsausgaben, sinkende Produktivität und eine hohe Sterblichkeit. Der zusätzliche Druck auf die Gesundheitssysteme ist besonders für Länder mit geringem und mittlerem Einkommen belastend, da sie aufgrund der weitverbreiteten Infektionskrankheiten und der hohen Mutter-Kind-Sterblichkeit kaum Spielraum haben, dieser Entwicklung durch Präventionsmaßnahmen entgegenzuwirken (De Pee, Taren und Bloem 2017).

Die Fehlernährung, in erster Linie die Unterernährung, ist besonders schwerwiegend in frühen Entwicklungsphasen, denn ihre Folgen werden mit hoher Wahrscheinlichkeit die Gesundheit und Produktivität im Erwachsenenalter beeinträchtigen. Ein Schwerpunkt dieses Kapitels liegt daher auf der Mangelernährung bei schwangeren Frauen und Kindern unter 5 Jahren.

Unterernährung und Hunger

Die globale Ernährungskrise, mit der wir schon vor 2019 konfrontiert waren, hat sich weiter verschärft. Die Food and Agriculture Organization (FAO) schätzt, dass im Jahr 2023 zwischen 713 und 757 Millionen Menschen (8,9 % bzw. 9,4 % der Weltbevölkerung) von Unterernährung betroffen waren, etwa 20 % der Bevölkerung in Afrika, 8 % in Asien und 6 % in Lateinamerika und der Karibik. Während die meisten unterernährten Menschen der Welt in Asien leben, ist Afrika die Region, in der die Unterernährung am schnellsten zunimmt (FAO 2024). Gründe dafür sind **Konflikte,** die **Klimakrise,** ein weltweit **dysfunktionales Ernährungssystem** und die wirtschaftlichen Folgen der **COVID-19-Pandemie,** welche strukturelle Ungleichheiten weiter verschärfen (WHO 2022).

Die WHO unterscheidet 3 Formen der Unterernährung (WHO 2023): **Untergewicht** (underweight), **Wachstumsverzögerung** (stunting) und **Auszehrung** (wasting).

Untergewicht

Geschätzt sind weltweit ca. 101 Millionen (16 %) Kinder unter 5 Jahren untergewichtig. Dabei ist seit den 1990er Jahren ein Rückgang der Prävalenz von kindlichem Untergewicht zu beobachten, insbesondere Südasien und Subsahara-Afrika haben große Fortschritte erzielt. In Ostasien, Lateinamerika, Nordafrika und dem Nahen Osten konnten die Unterernährungsraten sogar mehr als halbiert werden.

> Als untergewichtig bezeichnet man Kinder unter 5 Jahren, deren Gewicht im Vergleich zum Alter mehr als 2 Standardabweichungen unter dem Medianwert der internationalen Referenzpopulation im Alter von 0 bis 59 Monaten liegt (WHO 2023).

Eine häufige Ursache sind **Durchfallerkrankungen,** die speziell bei unterernährten Kindern das Sterberisiko erhöhen. Durch schlechte Hygiene erfolgt die bakterielle Besiedlung des Dünndarms mit einer Anhäufung von Entzündungszellen. Durch diese werden die Darmzotten geschädigt, und durch die Malabsorption von Nährstoffen die Unterernährung verstärkt. Die Behandlung von Durchfallerkrankungen erfolgt in Form von oralen Rehydratationssalzen (oral rehydration solution, ORS), die als vorverpackte Trinklösungen verabreicht werden und Flüssigkeitsverluste im Körper ausgleichen. Die Trinklösung ist eine ausgewogene Mischung aus Glukose und Elektrolyten, die eine Flüssigkeitsresorption erleichtert, und so Dehydratation und der metabolischen Azidose entgegenwirkt.

Präventiv kann Untergewicht durch eine ausreichende Energie- und Nährstoffzufuhr, Maßnahmen für eine adäquate Hygiene und die Behandlung von Infektionen vermieden werden.

Stunting

Im Jahr 2020 waren weltweit 149 Millionen Kinder (22 %) zu klein für ihr Alter.

> Kinder unter 5 Jahren werden als wachstumsverzögert (stunted) eingestuft, wenn ihre Körpergröße im Verhältnis zum Alter mehr als 2 Standardabweichungen unter dem Median der internationalen Referenzpopulation im Alter von 0 bis 59 Monaten liegt (WHO 2023).

Im Gegensatz zu Auszehrung und Untergewicht gelten die Auswirkungen von stunting auf die kindliche Entwicklung als weitgehend irreversibel. Insbesondere ein frühes und andauerndes stunting, von 1 bis 6 Monaten bis zu 60 Monaten, ist mit einer verminderten kognitiven Entwicklung im Kindes- und Jugendalter verbunden. Für diese Entwicklung scheint ein Eisenmangel ebenso eine Rolle zu spielen wie ein geringer sozioökonomischer Status (Alam et al. 2020). Die verringerte kognitive und körperliche Entwicklung kann zu einer verminderten Erwerbsfähigkeit im Erwachsenenalter führen. Erwachsene gelten als zu klein, wenn ihre Körpergröße im unteren Quartil der länderspezifischen Referenz liegt (Wells et al. 2020).

Stunting ist ein Indikator für chronische Unterernährung und häufig das Ergebnis sich gegenseitig verstärkender Faktoren. Bedeutend sind u. a. die Nahrungsaufnahme der Mutter vor und während der Schwangerschaft, die Nahrungsaufnahme des Kindes (z. B. unzureichendes Stillen), das Wiederauftreten von Infektionskrankheiten aufgrund schlechter Hygiene und Wasserqualität.

Auszehrung

Im Jahr 2021 litten 45,4 Millionen Kinder unter Auszehrung, mit Hotspots in Subsahara-Afrika und in Südasien.

> Ein Kind unter 5 Jahren wird als ausgezehrt eingestuft, wenn sein Gewicht im Verhältnis zur Körpergröße mehr als 2 Standardabweichungen unter dem Medianwert der internationalen Referenzpopulation im Alter von 0 bis 59 Monaten liegt (WHO 2023).

Auszehrung äußert sich häufig in einem raschen Gewichtsverlust, der durch eine akute Nahrungsunterversorgung und/oder Durchfallerkrankungen ausgelöst wird. Langfristige Trends lassen sich dadurch nur schwer abschätzen. Dies gilt besonders für Krisenregionen mit geringer politischer Stabilität.

Die Risikofaktoren für diesen starken Gewichtsverlust sind Unter- oder Mangelernährung, verstärkt durch Infektionserkrankungen und Malabsorption. Daher kann die Auszehrung, im Gegensatz zum stunting, durch eine verbesserte Nahrungszufuhr, Maßnahmen der Gesundheitsfürsorge und die Behandlung von Infektionen behandelt werden.

Protein-Energie-Mangelernährung

Protein-Energie-Mangelernährung beschreibt Formen der Unterernährung, die auf eine Kombination aus Proteinmangel und Energiemangel zurückzuführen ist. In der klinischen Praxis berücksichtigen Systeme zur Klassifizierung der Protein-Energie-Mangelernährung zusätzlich die oben beschriebenen WHO-Klassifizierungen für Unterernährung (WHO 2023).

- **Marasmus** ist die Folge einer zu geringen Energiezufuhr über einen Zeitraum von Monaten bis zu einigen Jahren. Marasmus wird als hochgradige Auszehrung klassifiziert. Dies resultiert aus der physiologischen Anpassung des Körpers auf Hunger und ist durch eine Abnahme insbesondere der Muskeln und des subkutanen Fetts gekennzeichnet. Die Kinder sind abgemagert, wirken schwach und lethargisch. Häufig kommt es zu einer Hypotonie, Hypothermie oder Bradykardie.
- **Kwashiorkor** ist die Folge einer zu geringen Eiweiß-, aber nahezu ausreichenden Kalorienzufuhr. Er tritt vor allem dort auf, wo die Ernährung hauptsächlich aus stärkereichen Nahrungsmitteln besteht. Charakteristisch für Kwashiorkor sind Ödeme und niedrige Serumalbuminspiegel. Neben den Ödemen sind die klinischen Merkmale ein für das Alter fast normales Gewicht, Dermatosen, hypopigmentiertes Haar, ein aufgeblähter Bauch und Hepatomegalie.
- **Marasmatischer Kwashiorkor** ist eine Mischform aus Marasmus und Kwashiorkor. Charakteristisch ist das gleichzeitige Auftreten von Abmagerung und Ödemen. Betroffene haben häufig eine vergrößerte, tastbare Fettleber.

Mikronährstoffmangel

Im Gegensatz zur Protein-Energie-Unterernährung sind die gesundheitlichen Auswirkungen des Mikronährstoffmangels nicht immer akut sichtbar; daher wird er manchmal als „hidden hunger" bezeichnet. Obwohl jeder Mensch von einem Mikronährstoffmangel betroffen sein kann, sind Schwangere und Kinder weltweit am stärksten betroffen, besonders in Südasien, Südamerika und Subsahara-Afrika.

Ursachen können eine reduzierte Lebensmittelvielfalt sein oder ein höherer physiologischer Bedarf, z. B. durch Wachstum, körperliche Arbeit oder Krankheitslast. Die Global-Burden-of-Disease-Studie (GBD 2023) bringt Mikronährstoffmängel mit einer höheren Morbidität und Mortalität in Zusammenhang. Wenn der Mikronährstoffbedarf nicht allein durch die Nahrungsaufnahme gedeckt werden kann, gibt es 3 wichtige zusätzliche Strategien, die zur Behebung des Mangels eingesetzt werden können: Nahrungsergänzung, Nahrungsmittelanreicherung und Biofortifikation. **Nahrungsergänzung** (Supplementation) ist die Verabreichung von konzentrierten Mikronährstoffen in Tabletten-, Pulver- oder Flüssigform. **Lebensmittelanreicherung** ist der Zusatz kleiner Mengen von Mikronährstoffen zu Lebensmitteln, die häufig von der Allgemeinbevölkerung verzehrt werden. **Biofortifikation** beschreibt den Einsatz von agronomischen und pflanzenzüchterischen Ansätzen in der Landwirtschaft zur Erhöhung der Konzentration bestimmter Mikronährstoffe in Grundnahrungsmitteln.

> Im Vordergrund sollte immer die verbesserte Nahrungsmittelauswahl und -kombination stehen, kombiniert mit verbesserten Hygienemaßnahmen und der Förderung des Stillens mit Muttermilch.

Es ist ein weites Spektrum von Mikronährstoffmangelzuständen bekannt (➤ Tab. 10.1; s. a. ➤ Kap. 8.3); im Folgenden werden die global bedeutsamsten besprochen.

10.3.4 Überernährung und Übergewicht

Von **Überernährung** spricht man, wenn die Energiezufuhr anhaltend den Energiebedarf überschreitet. Überernährung kann zu Übergewicht und Adipositas führen.

Tab. 10.1 Mikronährstoffmangelzustände am Beispiel von Eisen, Jod und Vitamin A

Folgen	Ursache	Prophylaxe
Eisenmangel		
Eisenmangel und Eisenmangelanämie: • Reduzierter Sauerstofftransport im Blut • Komplikationen während Schwangerschaft und Geburt • Erhöhte Mutter-Kind-Sterblichkeit • Verminderte Arbeitskraft, hohe Erwerbseinbußen	• Eisenbedarf oder Eisenverluste werden durch Eisenzufuhr nicht ausgeglichen • Erhöhter Bedarf durch Wachstum und erhöhte Verluste, z. B. bei Säuglingen, Kleinkindern, Jugendlichen (Frauen) und Schwangeren Insbesondere bei Hakenwurmbefall oder Infektionen • In LMIC ist die Bioverfügbarkeit von Eisen in überwiegend pflanzlicher Kost gering	• **Vor/während der Schwangerschaft:** wöchentliche bzw. tägliche Einnahme von Eisen-Folat-Supplementen; cave: die Interaktion mit Sulfonamidpräparaten mindert die Wirksamkeit • **Säuglinge, Kleinkinder:** Speisenanreicherung von Beikost, regelmäßige Entwurmungen • **Gesamtbevölkerung, Haushalt:** Erhöhung der Bioverfügbarkeit durch Diversifizierung der Ernährung; Kaffee, Tee, Milch hemmen und Vitamin-C-haltige Lebensmittel fördern die Eisenaufnahme
Jodmangel		
• Komplikationen während Schwangerschaft, erhöhtes Risiko für Totgeburten, spontane Aborte, angeborene Fehlbildungen, geistige Behinderungen, Kretinismus • Herabgesetzte intellektuelle Leistungen • Hohe Erwerbseinbußen	Bei jodarmen Böden, Feldfrüchten und jodarmer Kost, z. B. in Gebirgsregionen, im Landesinneren	**Gesamtbevölkerung:** • Jodierung von Speisesalz • Jodierung von Futtermitteln in der Landwirtschaft
Vitamin-A-Mangel		
• Erhöhtes Risiko für Sehstörungen, Erblindung und Nachtblindheit • Kann bei schwerem Mangel dauerhaft werden • Erhöhte Mutter-Kind-Sterblichkeit	• Nicht ausreichendes Stillen mit Muttermilch • Resorptionsstörungen • Ernährung arm an: – Tierischen Produkten, z. B. Ei, Milch – Gelb-, orangefarbenen, dunkelgrünen Obst- und Gemüsesorten	• **Kinder:** mind. 2 ×/Jahr Vitamin-A-Supplemente • **Gesamtbevölkerung, Haushalt:** Diversifizierung der Ernährung, reich an: – Tierischen Produkten, z. B. Ei, Milch – Gelb-, orangefarbenen, dunkelgrünen Obst- und Gemüsesorten

Nach dem Klassifikationsschema der WHO ist ein **Erwachsener** mit einem Body-Mass-Index (BMI) von 25 kg/m² bis unter 30 kg/m² übergewichtig und einem BMI ab 30 kg/m² adipös.
Bei **Kindern und Jugendlichen** erfolgt die Einteilung mittels alters- und geschlechtsspezifischer Z-Scores: ab der 90. Perzentile ist ein Kind oder Jugendlicher übergewichtig, ab der 97. Perzentile adipös.

In den letzten Jahrzehnten hat die Prävalenz von Übergewicht und Adipositas und chronischen Krankheiten in vielen Ländern mit niedrigem und mittlerem Einkommen weiterhin beschleunigt zugenommen. Die Eindämmung von Infektionskrankheiten in Verbindung mit einem veränderten Lebensstil führte zu einer längeren Lebenserwartung und dem Auftreten chronischer Krankheiten als Haupttodesursache. Laut der Global-Burden-of-Disease-Studie starben im Jahr 2017 4,7 Millionen Menschen vorzeitig an den Folgen von Adipositas (GBD Study 2017, Diet Collaboration 2017). Insbesondere die rasche, ungeplante Verstädterung hat zu einer rapiden Änderung der Lebensgewohnheiten geführt und diesen Trend beschleunigt. Der zunehmend sitzende Lebensstil, kombiniert mit der ständigen Verfügbarkeit energiedichter Lebensmittel, führen durch die positive Energiebilanz langfristig zu Übergewicht oder Adipositas und erhöhen das Risiko für nicht übertragbare Krankheiten.

Der **Ernährungswandel (Nutrition Transition)** wird als globales Phänomen beobachtet, das sowohl die Bevölkerung in Industrieländern als auch die Länder mit niedrigem und mittlerem Einkommen in Asien, Lateinamerika, der Karibik, Afrika und dem Nahen Osten betrifft. Obgleich in Ländern mit niedrigem und mittlerem Einkommen Adipositas früher eher in der städtischen Oberschicht beobachtet wurde, verschiebt sich die Prävalenz seit einigen Jahren in die Mittel- und Unterschicht. Die Verlagerung der durch Adipositas ausgelösten sozialen und ökonomischen Belastung in die vulnerablen Gruppen beschleunigt die Entwicklung der sozialen Ungleichheit: Frauen und Personen mit niedrigem Bildungstand und Einkommen haben das höchste Adipositasrisiko (Ivers 2015) (➤ Abb. 10.2).

Jedes fünfte Kind und jede/jeder fünfte Jugendliche auf der Welt leiden an Übergewicht. Im Jahr 2016 lebte fast die Hälfte aller Kinder mit Übergewicht in Asien und ein Viertel in Afrika. Wenn sich die jüngsten Trends fortsetzen, wird erwartet, dass die weltweite Prävalenz von Übergewicht und Adipositas bei Kindern und Jugendlichen bald moderates und starkes Untergewicht übersteigen wird (NCD-RisC 2020).

Nicht übertragbare Krankheiten

Die lebenslange Manifestation der Mangelernährung erhöht das Risiko für nicht übertragbare Krankheiten, da eine verminderte Homöostase-Kapazität die hohe metabolische Belastung nicht mehr ausreichend regulieren kann (Wells et al. 2020). Nicht übertragbare Krankheiten (non-communicable diseases, NCD) sind chronische Krankheiten, die weder von Mensch zu Mensch übertragen noch durch akute Infektionen hervorgerufen werden, z. B. Diabetes mellitus Typ 2, Herz-Kreislauf-Erkrankungen, Atemwegserkrankungen oder Krebs (➤ Abb. 10.2).

2019 waren weltweit 41 Millionen Todesfälle und 255 Millionen DALYs auf diese Erkrankungen zurückzuführen. Schätzungen zufolge

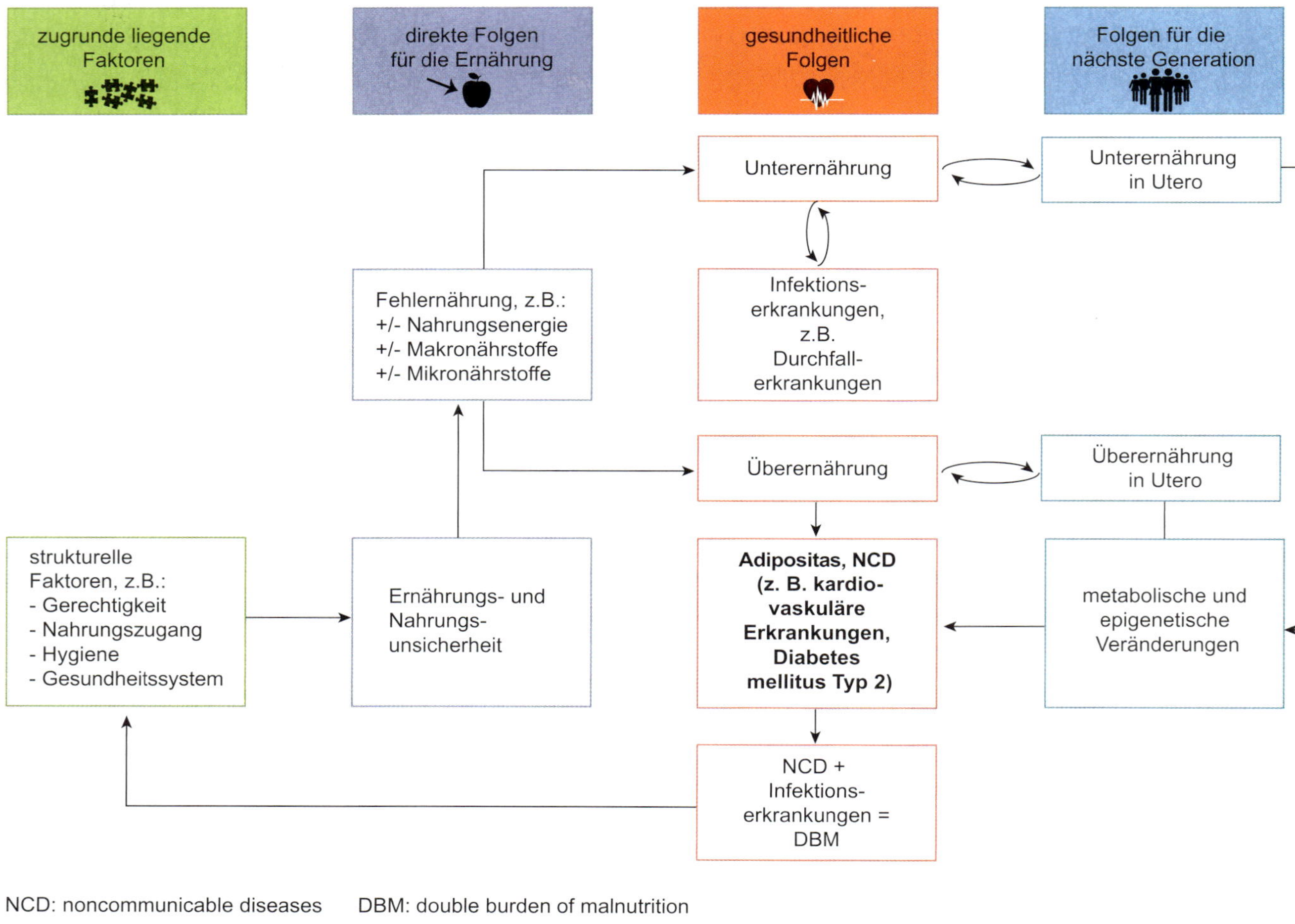

Abb. 10.2 Ernährungs- und Nahrungsunsicherheit und ihre generationenübergreifenden, gesundheitlichen Folgen [P1594, L138]

waren in Subsahara-Afrika 1 Million Todesfälle auf Herz-Kreislauf-Erkrankungen zurückzuführen (WHO 2023), einer Region, in der sich bis 2030 die Prävalenz von Herz-Kreislauf-Erkrankungen voraussichtlich verdoppeln wird. Die Zahl der Erwachsenen mit Diabetes hat sich seit 1980 weltweit fast vervierfacht, wobei die Zahl der Betroffenen in Ländern mit niedrigem und mittlerem Einkommen schneller zugenommen hat als in Ländern mit hohem Einkommen (NCD-RisC 2020).

Doppelbelastung der Fehlernährung

Doppelbelastung durch Unter- und Überernährung (double burden of malnutrition), ist charakterisiert durch das gleichzeitige Auftreten von unterschiedlichen Formen der nahrungsenergiebezogenen Fehlernährung und ihrer Folgeerkrankungen in einer Bevölkerung. Eine qualitative Bewertung ergänzt noch Mikronährstoffdefizite (triple burden of malnutrition). Vor allem Länder mit niedrigem und mittlerem Einkommen beobachten, dass sie oft in gleichen Gemeinschaften, in einer Familie (Kinder mit Untergewicht, Erwachsene mit Übergewicht) und sogar in einem Individuum auftreten kann (frühes Untergewicht, spätes Übergewicht/Adipositas) (Wells et al. 2020).

Die Forschung konzentriert sich auf die ersten 1.000 Lebenstage als wichtigstes Fenster für die Programmierung von Gesundheit und Krankheit: Nicht nur der Genotyp und der Lebensstil im Erwachsenenalter sind bekannte Risikofaktoren, sondern auch ein verzögertes oder beschleunigtes Wachstum im Säuglingsalter gehen mit einem höheren NCD-Risiko im Jugend- und Erwachsenenalter einher. Darum haben insbesondere Erwachsene, die stunted sind (➤ Kap. 10.3.3), ein größeres NCD-Risiko (Wells et al. 2020). Es wird vermutet, dass die weltweite Verschiebung hin zu einem adipösen Phänotyp durch das Zusammenspiel von Umwelt- und epigenetischen Faktoren verursacht wird, die ihren Ursprung in utero haben und durch transgenerationale Übertragung fortbestehen (Desai, Jellyman und Ross 2015). Daher werden viele Länder mit niedrigem und mittlerem Einkommen, in denen die Stunting-Prävalenz unter Kindern heute sehr hoch ist, und denen für die kommenden Jahrzehnte eine Zunahme der Nahrungsenergiezufuhr prognostiziert wird, höchstwahrscheinlich in Zukunft die Hauptlast der Adipositas- und NCD-Epidemie tragen. Diese **Syndemie nicht übertragbarer Krankheiten** (NCD-syndemic) ist das gleichzeitige Auftreten von mind. 2 Krankheiten oder ihrer Folgeerkrankungen (z. B. Unterernährung, Adipositas, NCD) in einer Bevölkerung. Sie verschärft die Krankheitslast der Bevölkerung durch die Wechselwirkungen biologischer Faktoren einerseits und sozialer Faktoren andererseits (Commissions from the Lancet journals 2019). Der Klimawandel und das Überschreiten der planetaren Belastbarkeitsgrenzen werden künftig erheblich zu einer Zunahme der Ernährungs- und Nahrungsunsicherheit beitragen und die gesundheitlichen Herausforderungen weltweit verschärfen (➤ Abb. 10.2).

LITERATUR

Alam MA, Richard SA, Fahim SM et al. Impact of early-onset persistent stunting on cognitive development at 5 years of age: Results from a multi-country cohort study. PLoS One 2020; 15(1): e0227839.
Commissions from the Lancet journals. The Global Syndemic of Obesity, Undernutrition, and Climate Change: The Lancet Commission report 2019. www.thelancet.com/commissions/global-syndemic.
De Pee S, Taren D, Bloem M (eds). Nutrition and Health in a Developing World. 3rd ed. ed. New York: Springer, 2017.
Desai M, Jellyman JK, Ross MG. Epigenomics, gestational programming and risk of metabolic syndrome. Int J Obes (Lond) 2015; 39(4): 633–41.
FAO. The State of Food Security and Nutrition in the World 2024 – Financing to end hunger, food insecurity and malnutrition in all its forms. 2024. www.fao.org/publications/fao-flagship-publications/the-state-of-food-security-and-nutrition-in-the-world/en.
GBD Study 2017 Diet Collaboration. Health effects of dietary risks in 195 countries, 1990–2017: a systematic analysis for the Global Burden of Disease Study 2017. Lancet 2019; 393(10184): 1958–72.
Global Burden of Disease (GBD). Global Burden of Disease Study. 2023. www.healthdata.org/gbd/2019.
Ivers LC (ed). Food Insecurity and Public Health. Boca Raton London New York: CRC Press, Taylor & Francis, 2015.
NCD Risk Factor Collaboration (NCD-RisC). NCD Risk Factor Collaboration. 2020. www.ncdrisc.org/index.html.
Wells JC, Sawaya AL, Wibaek R et al. The double burden of malnutrition: aetiological pathways and consequences for health. Lancet 2020; 395(10217): 75–88.
WHO. Child growth standards. 2023. www.who.int/tools/child-growth-standards.
WHO. The Global Health Observatory 2023. www.who.int/data/gho/data/themes.
Willett W, Rockström J, Loken B et al. Food in the Anthropocene: the EAT-Lancet Commission on healthy diets from sustainable food systems. Lancet 2019; 393(10170): 447–92.

INTERNETQUELLEN

United Nations (Global Sustainable Development Reports: United Nations). https://sdgs.un.org/goals.

10.4 Diagnostische Kapazitäten in LMIC

Andreas Müller

10.4.1 Einleitung

Im ambulanten Bereich der medizinischen Versorgung ist unter Berücksichtigung der personellen, finanziellen und infrastrukturellen Ressourcen in vielen Fällen eine empirische Behandlung auf der Grundlage von Vorkommens-Wahrscheinlichkeit, Anamnese, klinischer Symptomatik und Untersuchungsbefund möglich (Ganchi und Hardcastle 2023). Bei einer nicht adäquaten Behandlung besteht allerdings immer das Risiko, dass sich eine Infektion ungehindert ausweitet und zu einer schweren Erkrankung entwickelt. Dagegen kommt das adäquate Management von stationär eingewiesenen, häufig schwerkranken Patienten nicht ohne ein Mindestmaß an Labordiagnostik aus.

Die WHO hat erstmals 2018 eine Liste essenzieller **In-vitro-Diagnostik** als Orientierung und Referenz für nationale Gesundheitssysteme veröffentlicht (WHO 2021). In der aktuellen Fassung von 2020 nimmt ein Expertenkomitee Stellung zu 122 Testkategorien, die für Gesundheitssysteme weltweit als essenziell erachtet werden. Sie berücksichtigt sowohl allgemeine als auch krankheitsspezifische Tests und Screening-Tests für Bluttransfusionen. Die Liste enthält weiterführende Informationen zum Testformat, Verweise auf testspezifische WHO-Publikationen (Laborhandbücher) und Empfehlungen, für welche Versorgungsebene im Gesundheitssystem die Tests geeignet erscheinen. Sie hat jedoch keinen bindenden Charakter für Gesundheitssysteme und spiegelt in ihrem Umfang keinesfalls die existierenden Probleme der Gesundheitsinfrastruktur und Finanzierung in Ländern mit niedrigem und mittlerem Einkommen (low and middle income countries, LMIC) wider (Ward et al. 2021).

Das Gesundheitssystem ist in vielen LMIC hierarchisch strukturiert, z. B. beginnend mit einer einfachen Gesundheitsstation (Dispensary oder [Primary] Health Center) über das Distrikt- und Regionalkrankenhaus bis hin zu den nationalen Referenzkrankenhäusern. Letztere sind häufig Universitätskliniken. Die diagnostischen Möglichkeiten nehmen in der Regel mit dem jeweiligen Niveau der Versorgung zu. In vielen Ländern gibt es kein Krankenversicherungssystem, sodass der Zugang der Patienten zum höheren Versorgungsniveau häufig finanziellen Limitationen unterliegt. Die Kosten für spezifische Labordiagnostik können dabei durchaus über dem europäischen Preisniveau liegen. In größeren Städten bieten häufig auch private Labore ihre Dienste an. Es gibt mittlerweile vereinzelt auch überregionale Großlabore (z. B. Lancet Laboratories/Daressalam), die z. T. im Verbund mit ausländischen Partnern ein weites Spektrum an Untersuchungen anbieten.

10.4.2 Diagnostische Testverfahren

Point-of-Care-Tests (POCT)

In den letzten Jahren zeigte sich eine bemerkenswerte Entwicklung von anwenderfreundlichen Point-of-Care-Tests (POCT), die eine zügige, patientennahe Diagnostik erlauben. Im Idealfall ergibt sich daraus eine unmittelbare therapeutische Konsequenz für den Patienten, ein besserer Behandlungserfolg und auch eine Kosteneinsparung (Ganchi und Hardcastle 2023, Larkins und Thombare 2023).

Das heute am Markt verfügbare Angebot an POCT geht weit über konventionelle Streifentests und Kassettentests hinaus und erlaubt z. B. die bettseitige Bestimmung von Blutgasen, Gerinnungsparametern und kardiologischen Notfallmarkern. POCT arbeiten meist unabhängig vom Netzstrom und bieten insofern Vorteile für den Einsatz in abgelegenen Regionen ohne Stromversorgung. Die Hämoglobinbestimmung mittels Hb-Photometer (➤ Abb. 10.3) ist ein typischer POCT, der häufig in LMIC eingesetzt wird. Den evidenten Vorteilen stehen allerdings auch einige Nachteile gegenüber. Die Sensitivität und Spezifität der POCT liegen häufig unter dem der Standardverfahren, und der Vorteil der schnellen Verfügbarkeit ist mit teilweise

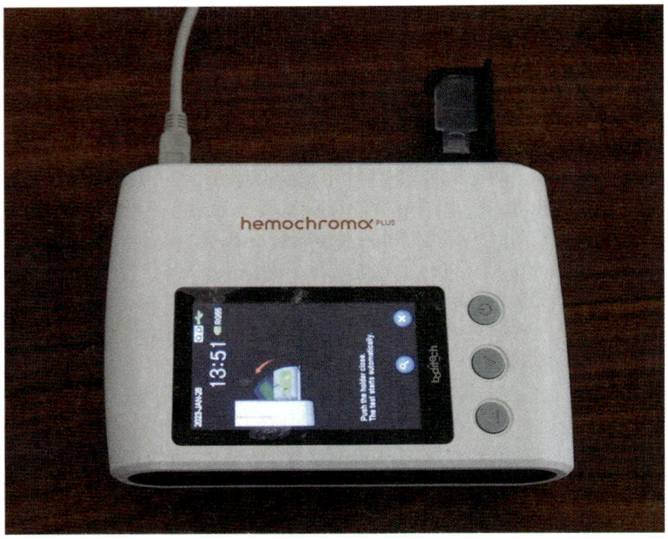

Abb. 10.3 Point-of-Care-Gerät zur Bestimmung des Gesamthämoglobins in einem Gesundheitszentrum in Tansania. Das Gerät arbeitet mit 15-µl-Einmalküvetten, Messbereich nach Herstellerangabe 5,0–25,6 g/dl. [P1555]

deutlich höheren Kosten pro Anwendung verbunden (Ganchi und Hardcastle 2023, Larkins und Thombare 2023). Weiterhin werden in der Regel plattformspezifische Verbrauchsmaterialien benötigt. Trotz des großen Spektrums der am Markt verfügbaren Point-of-Care-Tests werden sie daher nur in begrenztem Umfang in LMIC eingesetzt.

Hämoglobin und Blutbild

Die Bestimmung des Hämoglobingehalts gehört zu den Basisuntersuchungen, die auch auf dem Niveau der Basisgesundheitsversorgung möglich sein sollte. Hierfür werden heute in der Regel Kleinphotometer eingesetzt, die mit Einmalküvetten arbeiten (➤ Abb. 10.3). Verfügbarkeit der Verbrauchsmaterialen und regelmäßige Überprüfung der Messgenauigkeit mit Kontrolllösungen vorausgesetzt, liefern sie hinreichend genaue Ergebnisse. Weit verbreitet ist z. B. das HemoCue®-System.

Die mikroskopische Blutbildbestimmung erfordert bereits eine Laborgrundausstattung mit Mikroskop, Färbereagenzien und Zählkammer sowie trainiertes Laborpersonal; eine solche Ausstattung steht erst in höheren Versorgungsstufen zur Verfügung. Es zeichnet sich ein Wandel zugunsten automatischer Hämatologie-Analysegeräte (➤ Abb. 10.4) ab, die nach dem Coulter-Prinzip arbeiten. Sie haben den Vorteil des höheren Probendurchsatzes, aber den Nachteil der Abhängigkeit von spezifischen Verbrauchsmaterialen. Viele Geräte sind daher bereits nach kurzer Zeit mangels Reagenzien, Spülflüssigkeit oder Kalibrierungslösungen nicht mehr einsatzbereit.

Blutgruppenserologie und Testung auf durch Blut übertragbare Infektionserreger

Eine Blutgruppenbestimmung nach dem A/B/0-System und die Bestimmung des Rhesusfaktors sollten nach Empfehlung der WHO

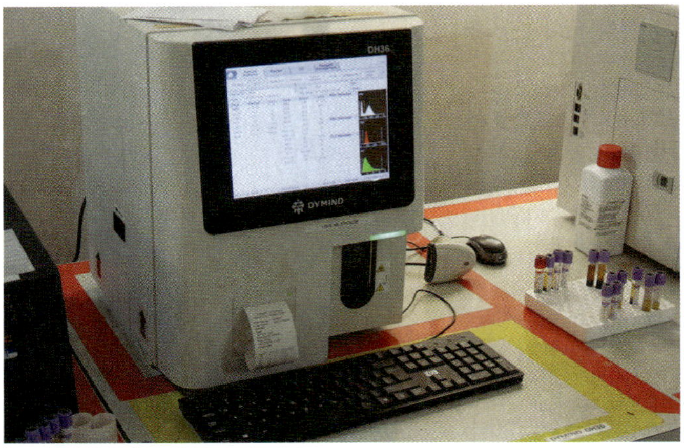

Abb. 10.4 Hämatologie-Analysator in einem Health Center in Tansania; maximaler Probendurchsatz nach Herstellerangabe 60 Proben/Stunde. [P1555]

auch in Gesundheitseinrichtungen ohne Labor mittels der Objektträger-Agglutination durchgeführt werden können (WHO 2021). In abgelegenen Regionen ohne Anbindung an eine Blutbank werden im Notfall nach wie vor Blutspenden von Verwandten eingesetzt, die zumindest eine basale Blutgruppenbestimmung erfordern.

Der Anteil an transfundierten Vollblutspenden anstelle von Erythrozytenkonzentraten spiegelt den Standard des Bluttransfusionswesens wider. Nach den Daten der „Global Data Base on Blood Safety" für 2018 lag dieser Anteil für die WHO-Region Afrika bei 28,3 %, für Südostasien bei 27,3 % und für die WHO-Region östlicher Mittelmeerraum bei 27,9 % im Vergleich zu Europa mit 0,4 % (WHO 2022). Aus dem Spektrum der potenziell durch eine Bluttransfusion übertragbaren Erreger sollte zumindest eine Testung aller Blutkonserven auf HIV, Hepatitis B, Hepatitis C und Syphilis erfolgen. Der Anteil an Blutspenden, die aufgrund eines positiven Befunds für eine transfusionsübertragbare Infektionserkrankung verworfen wurden, lag 2018 in Ländern mit niedrigem Einkommen im Median bei 5,8 % gegenüber 0,5 % in Ländern mit hohem Einkommen (WHO 2022). In 40 von 140 Ländern, die Daten zur Verfügung stellten, wurden Blutkonserven ausschließlich oder teilweise mit Schnelltests auf Infektionserreger getestet, obwohl dies nicht den Empfehlungen und geforderten Qualitätsstandards der WHO entspricht. Mangels verfügbarer Alternativen werden Schnelltests in diesem Anwendungsbereich überwiegend in LMIC verwendet.

Serumchemie

Die Bestimmung von z. B. Transaminasen, Bilirubin, Harnstoff, Kreatinin und Serumelektrolyten ist in der Regel an eine Einrichtung höherer Versorgungstufe gebunden. Für den gelegentlichen Einsatz bzw. für ein geringes Probenaufkommen bieten sich halbautomatische photometrische Systeme diverser Hersteller an (➤ Abb. 10.5). Für den Einsatz in LMIC erprobte Systeme werden z. B. von action medeor (https://medeor.de) angeboten. Vollautomatisierte Systeme werden zunehmend in Kliniken der höchsten Versorgungsstufe eingesetzt, stellen aber hohe Ansprüche an Wartung und Qualitätskontrolle.

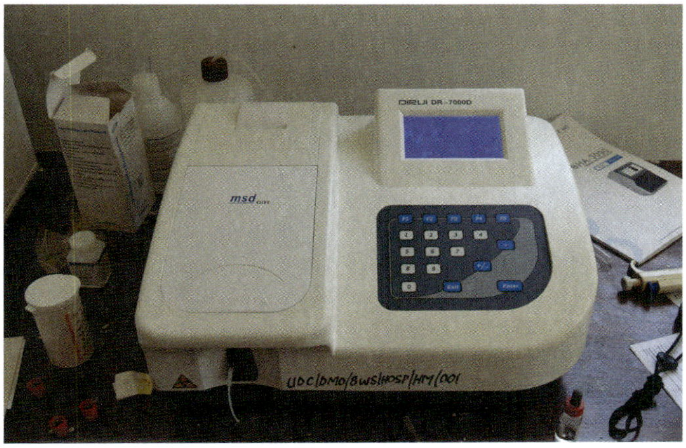

Abb. 10.5 Halbautomatischer Chemieanalysator in einem Gesundheitszentrum in Tansania zur Bestimmung von Leberenzymen, Nierenfunktionsparametern, Elektrolyten, Blutzucker, Blutfetten und Herzmuskelenzymen (je nach Testkit) [P1555]

Die Reagenzien sind häufig herstellerspezifisch, sodass der kontinuierliche Betrieb eine stabile Versorgungskette benötigt. Derartige Geräte sind daher nur bei einem adäquaten Probenaufkommen wirtschaftlich und sinnvoll.

Urindiagnostik

Weit verbreitet und preisgünstig ist die Anwendung von Urinteststreifen mit mehreren Parametern wie Leukozyten, Hämoglobin, Glukose, Eiweiß, Nitrit und Ketone. In der Regel erfolgt die Auswertung visuell durch Vergleich mit einer Farbskala, zunehmend aber auch untersucherunabhängig mittels kleiner Photometer. Während die Durchführung einfach und auf jeder Ebene des Gesundheitssystems realisierbar ist, erfordert die Interpretation des Befundes eine gewisse medizinische Qualifikation. Die mikroskopische Untersuchung des Urinsediments ist demgegenüber aufwendiger und erfordert neben der Laborausstattung (u. a. Mikroskop, Zentrifuge, Zählkammer) auch geschultes Laborpersonal. Die Mikroskopie des Urinsediments wird daher eher selten und bei speziellen klinischen Fragestellungen durchgeführt. Eine Besonderheit ist die Urinfiltration zum Nachweis der Eier von *Schistosoma haematobium*.

Mikrobiologische Diagnostik

Eine mikrobiologische Diagnostik ist aufgrund weltweit vorkommender und zunehmender Antibiotikaresistenzen unverzichtbar geworden und die Grundlage für den rationalen Einsatz von Antibiotika. Der Betrieb eines mikrobiologischen Labors erfordert neben einer erweiterten Laborausstattung (u. a. Brutschränke, ggf. Sicherheitswerkbank, Sterilisator/Autoklav) und der Versorgung mit Verbrauchsmaterialien (Blutkulturflaschen, Nährböden, Antibiotikatestblättchen) vor allem Laborpersonal mit einer mikrobiologischen Ausbildung. Die mikrobiologische Diagnostik ist daher in der Regel Krankenhäusern der höheren Versorgungsstufen vorbehalten.

Tuberkulosediagnostik

Das klassische Nachweisverfahren für die pulmonale Tuberkulose ist die mikroskopische Untersuchung von Sputumausstrichen nach vorheriger Ziehl-Neelsen-Färbung. Sie stellt auch heute noch in vielen LMIC das am häufigsten eingesetzte Diagnoseverfahren dar. Die Verwendung von Fluoreszenzfarbstoffen wie Auramin und der Einsatz von Mikroskopen mit UV-emittierenden Leuchtdioden als Lichtquelle konnten die Sensitivität der Mikroskopie verbessern. Molekulare Nachweismethoden haben jedoch die Tuberkulosediagnostik auch in LMIC revolutioniert. Sie bieten eine höhere Sensitivität bei hoher Spezifität insbesondere in klinisch herausfordernden Situationen wie der Tuberkulose im Kindesalter, bei zugrundeliegender HIV-Infektion oder extrapulmonaler TB. Weiterhin liefern gängige Plattformen zusätzlich eine Aussage zum eventuellen Vorliegen einer Rifampicin-Resistenz als Leitresistenz der MDR-TB (multiresistente Tuberkulose).

Das erste, bereits seit 2011 von der WHO empfohlene und am weitesten verbreitete molekulardiagnostische System, ist der GeneXpert® MTB/RIF (➤ Abb. 10.6). Es erlaubt den Nachweis von *Mycobacterium-tuberculosis* (MTb-)DNA einschließlich bestimmter eventuell vorhandener Resistenzmutationen direkt aus Sputum innerhalb von weniger als 2 Stunden. Im Handbuch der WHO zur Tuberkulose wird die Verwendung des Xpert MTB/RIF bei Verdacht auf TB sowohl im Kindes- als auch Erwachsenenalter als primäres diagnostisches Instrument empfohlen. Bei Kleinkindern, die häufig noch kein Sputum produzieren können, ist damit auch ein Nachweis von MTb-DNA im Stuhl möglich, was die patientenbelastende Gewinnung von transnasalem Aspirat oder Magensaft erübrigt.

Trotz der unbestreitbaren Vorzüge der molekularen Diagnostik stellt die Implementierung in LMIC u. a. aufgrund von finanziellen Ressourcen, Training des Personals und Wartung weiterhin eine Herausforderung dar (Brown, Leavy und Janceya 2021).

Virologische Diagnostik

Die virologische Diagnostik hat durch molekularbiologische Verfahren in den letzten Jahrzehnten eine Revolution erfahren. Die

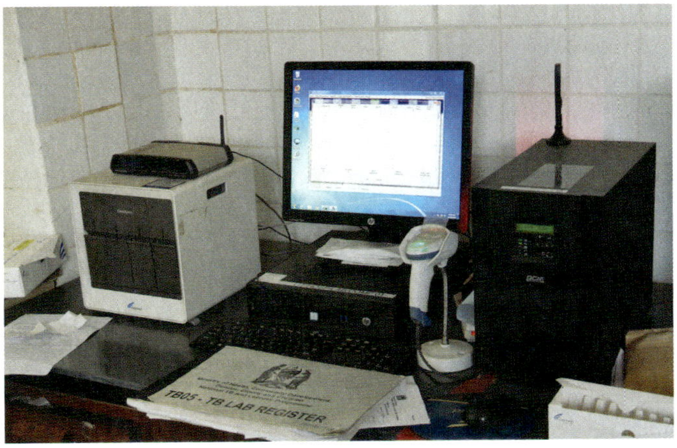

Abb. 10.6 GeneXpert®-System zur Tuberkulosediagnostik in einem Distriktkrankenhaus in Tansania [P1555]

10

dafür notwendigen Geräte und die Versorgung mit spezialisierten Reagenzien machen die virologische Diagnostik zu einer Domäne universitärer Einrichtungen oder von Referenzlaboren. Eine Ausnahme bilden Nachweissysteme auf der Basis von Schnelltests für den Antigen- und/oder Antikörpernachweis (z. B. HIV-Tests, Hepatitis B und C, Dengue) und PCR-Systeme, die mit Kassettensystemen arbeiten (z. B. GeneXpert®, ➤ Abb. 10.6). Letztere können mit überschaubarem Schulungsaufwand im Bedarfsfall auch in kleineren Gesundheitseinrichtungen betrieben werden. Ein Vorteil der PCR-Systeme auf Kassettenbasis ist ihre Flexibilität und Standardisierung, allerdings zu hohen Kosten pro Einzeltest. Testkassetten sind z. B. verfügbar für Tuberkulose, HIV-Viruslast, Hepatitis-B-Viruslast und Hepatitis C.

Parasitologische Diagnostik

Die parasitologische Diagnostik ist in LMIC nach wie vor eine Domäne der klassischen parasitologischen Verfahren und insbesondere der Mikroskopie. Das „Manual of basic techniques for a health laboratory" der WHO (s. u. Internetquellen) kann dafür als Referenz dienen. Die Mikroskopie von gefärbten Blutausstrichen und „Dicken Tropfen" ist für die Malariadiagnostik noch immer das Standardverfahren. Die Qualität der Ergebnisse ist, wie bei allen mikroskopischen Untersuchungen, stark von der Ausbildung und dem Engagement des Untersuchers abhängig. Aufgrund des geringeren Aufwands wird sie zunehmend von **Malariaschnelltests** verdrängt (➤ Abb. 10.7). Diese weisen parasitenspezifische Antigene (HRP-2, Histidin-Rich Protein 2) oder Enzyme (parasitenspezifische LDH) nach. Wie bei allen Schnelltests sind auch bei der Interpretation von Malariaschnelltests die Limitationen hinsichtlich Sensitivität und Spezifität zu berücksichtigen. Vor dem Hintergrund einer Zunahme an *Plasmodium-falciparum*-Stämmen mit einer Mutation des pfHRP2/3-Gens und dadurch verminderter Testsensitivität ist dies von besonderer Bedeutung (Zeleke et al. 2022). Grundsätzlich empfiehlt die WHO die Verwendung geprüfter (WHO-prequalified) Tests, die

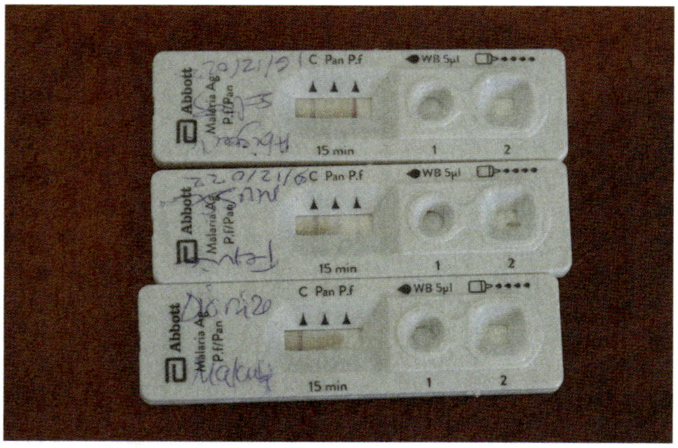

Abb. 10.7 Malariaschnelltests in einer Dispensary in Tansania. Kombinierter Nachweis der plasmodienspezifischen Laktatdehydrogenase (LDH) und des Histidin-Rich Protein 2 (HRP-2). Die oberen 2 Tests zeigen einen positiven Befund, der untere Test einen negativen Befund. [P1555]

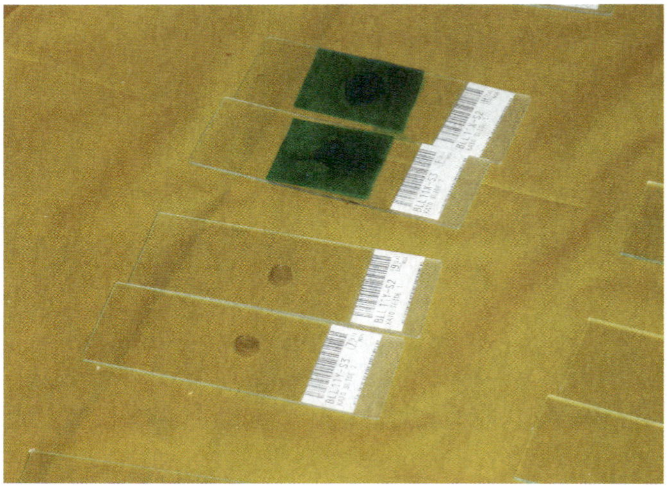

Abb. 10.8 Dicker Stuhlausstrich nach Kato-Katz. Zur Anfertigung wird eine definierte Stuhlmenge mit einem Zellophanstück abgedeckt, das in einer glycerinhaltigen Farbstofflösung getränkt ist. [P1555]

standardisierte Qualitätskriterien erfüllen. Eine aktuelle Liste kann auf einer Webseite der WHO abgerufen werden (s. u. Internetquellen).

Die Diagnostik **intestinaler Wurminfektionen** beruht in LMIC meist auf der Mikroskopie einfacher Stuhlaufschwemmungen und besitzt daher nur eine geringe Sensitivität. In diesen Präparaten können bei hoher Erregerdichte auch Protozoenzysten, wie z. B. von Amöben oder *Giardia lamblia,* nachgewiesen werden (WHO 2022). In Durchfallstühlen können im Feuchtpräparat gelegentlich auch die vegetativen Formen gefunden werden. Anreicherungsmethoden wie das SAF-Verfahren kommen aufgrund des deutlich höheren Aufwands selten zur Anwendung.

In epidemiologischen Studien wird für den Nachweis von Schistosomen- oder Hakenwurmeiern häufig der dicke Stuhlausstrich nach Kato-Katz eingesetzt, der einen semiquantitativen Nachweis erlaubt (➤ Abb. 10.8). Für zahlreiche klinisch relevante parasitäre Infektionen stehen im Rahmen wissenschaftlicher Studien auch Protokolle für den DNA-basierten Nachweis zur Verfügung. In der Routinediagnostik haben diese Methoden in LIMC bisher keinen Stellenwert.

In epidemiologischen Studien zur **Schistosomiasis** (➤ Kap. 6.2.2) hat sich in den letzten Jahren der Nachweis des im Urin ausgeschiedenen CCA (circulating cathodic antigen) etabliert, für den ein kommerzieller Kassettentest verfügbar ist (➤ Abb. 10.9). In endemischen Regionen zeigte er sich in der Sensitivität dem Nachweis in Stuhlausstrichen überlegen.

Schnelltests für die Infektionsdiagnostik

Das Angebot an Schnelltests für die Infektionsdiagnostik ist mittlerweile breit gefächert. Weitverbreitet in LMIC sind Schnelltests für Malaria, HBs-Antigen, Hepatitis-C-Antikörper, HIV-Antikörper, Syphilis und Dengue-Antigen/Antikörper. Für spezielle epidemiologische oder klinische Situationen stehen weitere Tests wie z. B. Schnelltests für Cholera, Westafrikanische Schlafkrankheit oder Kryptokokkenantigen zur Verfügung.

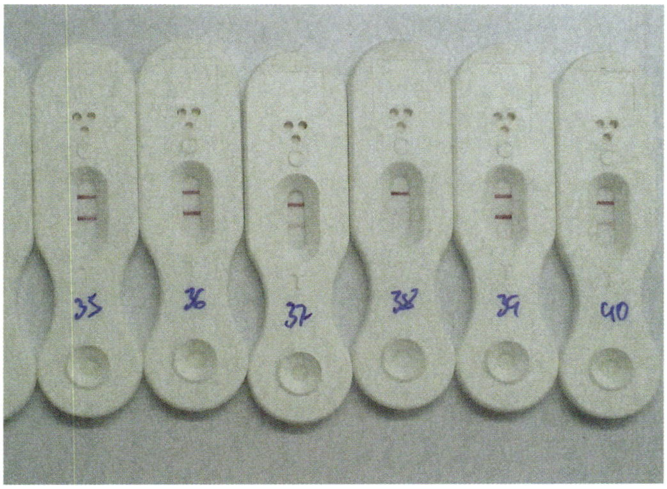

Abb. 10.9 Kassettentest zum Nachweis des zirkulierenden kathodischen Antigens (CCA) von Schistosomen im Urin im Rahmen einer epidemiologischen Studie. Test Nr. 38 ist negativ, die übrigen positiv. [P1555]

Histologie, Zytologie, Pathologie

Die Zahl an Pathologen und Laboratorien, die eine zytologische und histopathologische Untersuchung erlauben, ist in LMIC limitiert und in der Regel nur in großen Gesundheitseinrichtungen oder in Großstädten verfügbar. Falls ein Versand von Proben erforderlich ist, dauert es häufig sehr lange, bis ein Ergebnis vorliegt. Meist erfolgt eine Begutachtung allein aufgrund morphologischer Kriterien. Immunhistologische oder molekulargenetische Untersuchungen, z. B. zur Feindifferenzierung von Tumortypen, stehen nicht oder nur eingeschränkt zur Verfügung. Mit dem Aufbau von onkologischen Zentren zeichnet sich aber auch hier ein Wandel ab.

Molekularbiologische und immunologische Diagnostik

Eine adäquate Betreuung von Menschen, die mit einer HIV-Infektion leben, erfordert in regelmäßigen Abständen eine Kontrolle des Immunstatus anhand von $CD4^+$- und $CD8^+$-Zellen und die Bestimmung der Viruslast (➤ Kap. 2.2). An größeren Behandlungszentren steht diese Diagnostik heute in der Regel zur Verfügung. Die Möglichkeit einer genotypischen HIV-Resistenztestung ist jedoch die Ausnahme.

Endokrinologische Diagnostik

Schwangerschaftstests, die das humane Choriongonadotropin (beta-hCG) nachweisen, sind in LMIC in der Regel auch in Gesundheitseinrichtungen der unteren Versorgungsebene zu finden. Eine darüber hinausgehende endokrinologische Diagnostik, beginnend z. B. mit der Bestimmung der Schilddrüsenhormone, ist jedoch nur in größeren Krankenhäusern oder privaten Laboratorien zu erwarten.

Supranationale Referenzlabore

Für Erkrankungen mit epidemischem Potenzial wie hämorrhagische Fieber, MDR-Tuberkulose oder invasive Meningokokken-Erkrankungen, für die man zur Diagnosesicherung auf spezialisierte Diagnostik angewiesen ist, stehen überregionale Referenzlabore zur Verfügung. Beispiele sind das Institut Pasteur de Dakar und das Uganda Virus Research Institute in Entebbe. Für die Diagnostik der MDR/XDR-Tuberkulose koordiniert und unterstützt die WHO das Supranational Reference Laboratory Network (SRLN).

LITERATUR

Brown S, Leavy JE, Janceya J. Implementation of GeneXpert for TB Testing in Low- and Middle-Income Countries: A Systematic Review. Glob Health Sci Pract 2021; 9(3): 698–710.

Ganchi FA. Hardcastle, T. C. Role of Point-of-Care Diagnostics in Lower- and Middle-Income Countries and Austere Environments. Diagnostics 2023; 13: 1941.

Larkins MC, Thombare A. Point-of-Care Testing. [Updated 2023 May 29]. In: StatPearls [Internet]. Treasure Island (FL): StatPearls Publishing, 2024. www.ncbi.nlm.nih.gov/books/NBK592387.

Ward CL, Guo MZ, Amukele TK, Abdul-Karim A, Schroeder LF. Availability and Prices of WHO Essential Diagnostics in Laboratories in West Africa: A Landscape Survey of Diagnostic Testing in Northern Ghana. J Appl Lab Med 2021; 6(1): 51–62.

WHO. Global status report on blood safety and availability 2021. Geneva: World Health Organization, 2022a.

WHO. Operational handbook on tuberculosis. Module 5: Management of tuberculosis in children and adolescents. 2022b. www.who.int/publications/i/item/9789240046832.

WHO. The selection and use of essential in vitro diagnostics: report of the third meeting of the WHO Strategic Advisory Group of Experts on In Vitro Diagnostics, 2020 (including the third WHO model list of essential in vitro diagnostics). (WHO Technical Report Series, No. 1031). Geneva: World Health Organization, 2021.

WHO. Xpert MTB/RIF implementation manual World Health Organization. 2014. www.who.int/publications/i/item/9789241506700.

Zeleke AJ, Hailu A, Bayih AG et al. Plasmodium falciparum histidine-rich protein 2 and 3 genes deletion in global settings (2010–2021): a systematic review and meta-analysis. Malaria Journal 2022; 21: 26.

INTERNETQUELLEN

WHO (list of prequalified in vitro diagnostic products): https://extranet.who.int/prequal/vitro-diagnostics/prequalified/in-vitro-diagnostics.

WHO (manual of basic techniques for a health laboratory, 2nd ed.): https://apps.who.int/iris/handle/10665/42295?show=full.

10.5 Antimikrobielle Resistenzen als Problem der Globalen Gesundheit

Daniel Eibach

10.5.1 Einleitung

Antibiotikaresistenzen sind evolutionsbedingt ein natürlich auftretendes Phänomen und seit jeher in Bakterien und anderen Pathogenen nachweisbar. So wurden in 5.000 bis 30.000 Jahre alten Proben aus Permafrostböden Gene gefunden, die Resistenzen gegen diverse Antibiotika wie z. B. Penicilline, Tetrazykline, Aminoglykoside und Glykopeptide vermitteln können. Seit Beginn der Antibiotika-Ära hat der vermehrte Antibiotikaeinsatz sowie die Entwicklung neuer Antibiotika zu einer zunehmenden Selektion von mobilen genetischen Elementen geführt. Hierdurch entwickelte sich eine enorme Diversität und Kombination von multiplen antimikrobiellen Resistenzen in einzelnen Stämmen. Die Geschwindigkeit, mit der Antibiotikaresistenzen entstehen und sich global verbreiten, demonstriert die außerordentliche Anpassungsfähigkeit von Bakterien. Der weltweit zunehmende, schnelle Transport von Waren, Lebensmitteln, Tieren und Reisenden trägt zu dieser Entwicklung nicht unerheblich bei.

10.5.2 Epidemiologie von Antibiotikaresistenzen

Die Gefahr durch Antibiotikaresistenzen ist nicht auf Länder mit hohen Einkommen beschränkt, auch wenn der Antibiotikaverbrauch dort am höchsten ist. Es wird geschätzt, dass im Jahr 2050 allein in Afrika jährlich ca. 4,2 Millionen Todesfälle durch antimikrobielle Resistenzen, einschließlich Resistenzen gegen HIV-, Tuberkulose- und Malaria-Medikamente, verursacht werden (O'Neill 2014; ➤ Tab. 10.2). Damit hätte Afrika im Vergleich zu anderen Kontinenten die höchste durch Medikamentenresistenzen hervorgerufene Mortalitätsrate weltweit.

Die bisher größte und umfassendste Studie zur Krankheitslast von antimikrobiellen Resistenzen wurde im Jahr 2022 mit Daten aus 204 Regionen veröffentlicht (Antimicrobial Resistance Collaborators 2022). Die Studie zeigt, dass im Jahr 2019 mehr als 4,9 Millionen Todesfälle mit Antibiotikaresistenzen in Verbindung stehen – davon sind mehr als 1,2 Millionen Menschen unmittelbar an einer Infektion mit resistenten Bakterien verstorben. Mit anderen Worten: Würden alle antibiotikaresistenten Infektionen durch „keine antibiotikaresistente Infektion" ersetzt, hätten im Jahr 2019 mehr als 4,9 Millionen Todesfälle verhindert werden können. Würden alle antibiotikaresistenten Infektionen durch antibiotikasensible Infektionen ersetzt, wäre die Zahl der direkten Todesfälle um 1,2 Millionen vermindert. Unter den Infektionskrankheiten zählen damit Antibiotikaresistenzen zu einer der weltweit häufigsten Todesursachen. Rechnet man Resistenzen von Viren, Pilzen und Parasiten hinzu, ist von einer noch deutlich höheren Mortalität auszugehen.

Über 60 % aller Todesfälle durch Antibiotikaresistenzen sind auf **6 Bakterienspezies** zurückzuführen: *Escherichia coli, Staphylococcus aureus, Klebsiella pneumoniae, Streptococcus pneumoniae, Acinetobacter baumannii* und *Pseudomonas aeruginosa.* Das wichtigste Krankheitsbild bei resistenzbedingten Todesfällen sind Infektionen der unteren Atemwege.

Kinder haben ein besonders großes Risiko, an Infektionen mit antibiotikaresistenten Bakterien zu sterben. Jede 5. Person, die im Zusammenhang mit Antibiotikaresistenzen stirbt, ist ein Kind unter 5 Jahren. Zu beachten ist, dass über 99 % aller unter 5-Jährigen, die an Antibiotikaresistenzen sterben, in Ländern mit niedrigem oder mittlerem Einkommen leben, d. h., diese Todesfälle wären somit wahrscheinlich zum Großteil vermeidbar.

Länder in Afrika südlich der Sahara und in Südasien weisen weltweit die höchsten Todesraten durch Antibiotikaresistenzen auf. Im westlichen Subsahara-Afrika sterben doppelt so viele Menschen in Verbindung mit antibiotikaresistenten Erregern wie in Ländern mit hohem Einkommen – dies ist die höchste regionale Sterblichkeitsrate für Antibiotikaresistenzen weltweit.

Tab. 10.2 Mortalität aufgrund von Antibiotikaresistenzen (mod. nach Antimicrobial Resistance Collaborators 2022)

Region	Mortalität auf 100.000 Einwohner
Australien, Neuseeland	6,5
Ostasien	10,5
Nordafrika und Mittlerer Osten	11,2
Westeuropa	11,7
USA, Kanada	12,3
Zentrallateinamerika	13,0
Zentralasien	13,8
Südostasien	14,4
Lateinamerika (Tropen)	15,2
Lateinamerika (Anden)	15,9
Karibik	16,2
Japan, Südkorea, Singapur	16,5
Zentraleuropa	16,6
Ozeanien	17,0
Südliches Lateinamerika	18,6
Südliches Subsahara-Afrika	19,4
Osteuropa	19,9
Zentrales Subsahara-Afrika	20,7
Östliches Subsahara-Afrika	21,4
Südasien	21,5
Westliches Subsahara-Afrika	27,3

10.5.3 Herausforderungen im Globalen Süden

Humanmedizin

Die enorme Relevanz von Antibiotikaresistenzen im Globalen Süden ist einer Vielzahl von Faktoren geschuldet. Im Vordergrund steht die Häufigkeit von Infektionskrankheiten im Globalen Süden. So konzentriert sich der Großteil aller armutsbedingten Erkrankungen, welche vernachlässigte Tropenkrankheiten, HIV, TB und Malaria umfassen, auf ländliche Regionen Subsahara-Afrikas. Akute respiratorische Infektionen, gastrointestinale Infektionen und HIV/AIDS-assoziierte Erkrankungen sind meist behandelbare Infektionskrankheiten, welche jedoch wesentlich zur Mortalität in Subsahara-Afrika beitragen.

Eine genauere Differenzierung dieser Infektionskrankheiten in Erregergruppen (bakteriell, viral, parasitär oder mykotisch) oder sogar auf Speziesebene findet wegen unzureichender diagnostischer Laborkapazitäten – insbesondere in ländlichen Regionen, außerhalb der Hauptstädte – nicht statt. Somit werden die meisten infektiologischen Diagnosen anhand klinischer Untersuchung gestellt und empirisch antibiotisch behandelt. Dabei kommen hauptsächlich Breitbandantibiotika zum Einsatz, um möglichst viele differenzialdiagnostisch in Betracht kommende Erreger abzudecken. Insbesondere die

Abgrenzung einer schweren Malaria von einer bakteriellen Sepsis oder bakteriellen Meningitis ist ohne labordiagnostische Hilfsmittel schwierig, die falsche Therapieentscheidung aber in vielen Fällen fatal. So wird zum Beispiel von der WHO in ihren Malaria-Behandlungsrichtlinien empfohlen, in malariaendemischen Gebieten empirisch mit einer parenteralen Gabe eines Breitbandantibiotikums zusammen mit der Malariatherapie zu beginnen.

Es wird daher eine **flächendeckende Laborinfrastruktur** benötigt, die in der Lage ist, bakterielle Erregerdiagnostik sowie Resistenztestungen durchzuführen. Gleichzeitig muss Fachpersonal, insbesondere Ärzte mit infektiologischer Expertise, ausgebildet werden, die diese Laborergebnisse interpretieren und therapeutisch umsetzen können.

Auch aufgrund des Mangels an Diagnostiklaboren im Globalen Süden sind funktionierende Surveillance-Systeme für antimikrobielle Resistenzen nur unzureichend verfügbar. Neu entstandene Resistenzen können somit nicht entdeckt und die Ausbreitung bekannter Resistenzen nicht überwacht werden. Eine den lokalen Erreger- und Resistenzprävalenzen angepasste, empirische Antibiotikatherapie ist somit für behandelnde Ärzte und Tierärzte nicht möglich.

Zu einem unkontrollierbaren Antibiotikaverbrauch und unsachgemäßen Einsatz trägt auch der **unzureichende finanzielle und geografische Zugang zu Gesundheitseinrichtungen** bei. So sind für weite Teile der Bevölkerung, insbesondere in ländlichen Gebieten, Apotheken häufig erste Anlaufstellen bei gesundheitlichen Beschwerden. Im Vergleich zum Krankenhaus sind Apotheken meist schneller zu erreichen, berechnen keine Beratungsgebühren, haben kürzere Wartezeiten, und die Auswahl der Medikamente kann an das verfügbare Budget angepasst werden. In Kenia werden beispielsweise 65 % aller Antibiotika ohne ärztliche Verschreibung verkauft. Einmal erworben, werden armutsbedingt Antibiotika häufig unsachgemäß eingenommen. Beispiele hierfür sind vorzeitiges Beenden der Therapie bei Beschwerdebesserung, Teilen mit anderen Personen oder Verwahren der Medikamente für zukünftige Erkrankungen.

Kontrovers diskutiert werden auch falsche Anreizsysteme für die Verschreibung von Antibiotika. In vielen Regionen sind Ärzte oder auch Krankenhäuser Eigentümer von Apotheken und damit an hohen Medikamentenumsätzen stark interessiert. Einzelleistungsvergütung von Ärzten und finanzielle Anreize für die Verschreibung bestimmter Medikamente sind eine Herausforderung, wenn der Antibiotikaverbrauch reduziert werden soll.

In vielen Regionen begünstigt die freie Verfügbarkeit von Antibiotika ohne ärztliche Verschreibungspflichten eine übermäßige und unsachgemäße Nutzung dieser Medikamente. Auch wenn es wichtig ist, die gesetzlichen Voraussetzungen für eine restriktive Abgabe von Antibiotika zu schaffen, darf dies jedoch nicht dazu führen, dass weiten Teilen der Bevölkerung aufgrund ihres unzureichenden Zugangs zu Gesundheitseinrichtungen auch der Zugang zu überlebenswichtigen Medikamenten verwehrt bleibt.

Tiere und Umwelt

Der Lebensunterhalt des Großteils der in Armut lebenden Bevölkerung weltweit ist von Tierhaltung abhängig. Antimikrobielle Mittel werden in vielen Ländern zur Produktionssteigerung und zur Kompensation von Haltungsmängeln bei Tieren eingesetzt, da diese das Wachstum steigern, vor Krankheiten schützen und somit Kosten senken können. Zugleich sind Veterinärdienste und Tiergesundheitsdienstleistungen in vielen Ländern unzureichend verfügbar. Antimikrobielle Mittel werden daher ohne Diagnose und meist ohne professionellen Sachverstand verabreicht.

Hühnerfleisch wurde in den letzten Jahren als mögliche Quelle für **Extended-Spectrum-Betalaktamase (ESBL-)produzierende Bakterien** diskutiert. So wurden in europäischen Ländern wie Frankreich, den Niederlanden und Spanien über 90 % von Hühnerfleischproben positiv auf ESBL-produzierende *E. coli* getestet. Als Konsequenz hat die European Food Safety Agency (EFSA) den Nachweis von ESBL-produzierenden *E. coli* im Hühnerfleisch als signifikantes Gesundheitsrisiko deklariert. Aufgrund des unregulierten Antibiotikaeinsatzes sind zurzeit keine zuverlässigen Zahlen zum Antibiotikaverbrauch für die Tierhaltung aus dem Globalen Süden bekannt.

Aber nicht nur die direkte Übertragung von Antibiotikaresistenzgenen führt zu einer globalen Ausbreitung von Antibiotikaresistenzen. Auch der Kontakt zu Antibiotika und Antibiotikarückständen ist eine zunehmende Herausforderung. Viele antimikrobielle Substanzen und Arzneimittelrückstände gelangen durch die Landwirtschaft, über Krankenhausabwässer oder Abwässer von pharmazeutischen Produktionsanlagen in die Umwelt. Insbesondere im Globalen Süden, mit vielerorts unzureichenden Abwassersystemen, kommt die Bevölkerung und auch Tiere daher in Kontakt mit verunreinigten Böden und Gewässern.

10.5.4 Handlungsfelder

Die Akteure im Bereich der Internationalen Gesundheit sind in Gebieten der direkten und indirekten **Gesundheitsversorgung** aktiv. Zu den direkten Gebieten gehören Gesundheitsdienstleistungen beispielsweise im Sinne der Entsendung von Fachkräften im Rahmen humanitärer Projekte. Daneben sind auch die lokale **Ausbildung** von Fachkräften und Infrastrukturmaßnahmen zu nennen. Zu den indirekten Gebieten der Versorgung gehören die Durchführung von **Gesundheitsforschung,** die lokale Gestaltung der Forschungsagenda und die Befähigung von lokalen Forschenden. Im Bereich der **Gesundheitsökonomie** sind die Themen der Finanzierungsinstrumente (z. B. Kredite), aber auch Finanzierungsmodelle (Versicherungsmodelle, Steuermodelle, Gebührenmodelle) zu nennen. Durch **Advocacy** und Politikberatung wird versucht, auf Missstände hinzuweisen und Lösungsvorschläge einzubringen. Viele Akteure der Internationalen Gesundheit sind auch sektorenübergreifend tätig, z. B. in den Bereichen Wirtschaftsentwicklung, Landwirtschaft, Frauenförderung und Geschlechtergerechtigkeit, Sicherheit, Recht oder Umwelt und Klima (Merson 2005).

Nach Daten und Schätzungen des Global Humanitarian Assistance Report des Jahres 2022 wird von etwa 306 Millionen Menschen weltweit ausgegangen, die humanitären Beistandes bedürfen, 86 Millionen davon sind Geflüchtete (binnen und grenzüberschreitend). Der **United Nations High Commissioner for Refugees (UNHCR)** nennt zusätzlich im Oktober 2024 6,7 Millionen registrierte Geflüchtete, die infolge des Kriegs in der Ukraine das Land verlassen mussten (https://data.unhcr.org/en/situations/ukraine). Der Mittelfluss im Bereich der humanitären Hilfe wird auf etwa 31 Milliarden US-Dollar geschätzt, das Personalvolumen auf 570.000 Kräfte.

10.5.5 Politische Aktivitäten

Über die starke Zunahme von Antibiotikaresistenzen sowie den dringenden Bedarf an neuen Therapeutika, ebenso wie über einen adäquaten Umgang mit diesen wichtigen Wirkstoffen, wird inzwischen international auf höchsten politischen Ebenen diskutiert.

Im Jahr 2001 wurde von der WHO erstmals eine Strategie zur Eindämmung von Antibiotikaresistenzen erarbeitet, welche jedoch zu dieser Zeit auf wenig Resonanz stieß. Erst im Jahr 2015 wurde von der UN-Generalversammlung der Global Action Plan on Antimicrobial Resistance (GAP-AMR) verabschiedet (WHO 2015), welcher die Mitgliedsstaaten dazu auffordert, **nationale Aktionspläne zur Bekämpfung von Antibiotikaresistenzen** zu entwickeln. Fünf Punkte sollen als Basis für die nationale Strategien dienen:

1. Aus-, Weiter- und Fortbildung im Bereich antimikrobielle Resistenzen
2. Stärkung von Surveillance- und Forschungsaktivitäten
3. Verhindern von neuen Infektionen durch Präventions- und Kontrollmaßnahmen
4. Verbesserung des Antibiotikaeinsatzes bei Tieren und Menschen
5. Nachhaltige Stärkung für Investitionen in neue Therapeutika und Diagnostika

Obwohl inzwischen viele Länder nationale Aktionspläne entwickelt haben, fehlen für deren Umsetzung oft die Finanzierung und der politische Wille.

Im Rahmen des GAP-AMR wurde 2015 von der WHO das Global Antimicrobial Resistance Surveillance System (GLASS) zur Stärkung von Surveillance-Systemen ins Leben gerufen. Insbesondere in Ländern mit niedrigem und mittlerem Einkommen (LMIC) soll GLASS bei der schrittweisen Implementierung eines Surveillance-Systems für antimikrobielle Resistenzen helfen.

Die politische Erklärung zu Antibiotikaresistenzen, die von der UN-Generalversammlung im September 2016 angenommen wurde, war ein wichtiger Schritt der internationalen Gemeinschaft zur Stärkung des Kampfs gegen Antibiotikaresistenzen. In der Folge wurden z. B. die Inter-Agency Consultation Group (IACG) on AMR und die One Health Global Leaders Group on AMR als wichtige Foren eingerichtet. Die One Health Global Leaders Group on AMR setzt sich dafür ein, Antibiotikaresistenzen auf die globalen Gesundheits- und Entwicklungsagenden zu setzen. Darüber hinaus soll das Independent Panel on Evidence Against AMR (IPEA) die Mitgliedstaaten zu neuesten Erkenntnissen aus Wissenschaft und Forschung informiert halten und Empfehlungen aussprechen. Im September 2024 wurde erneut ein Treffen zu Antibiotikaresistenzen von der UN-Generalversammlung einberufen.

In den letzten Jahren sind Antibiotikaresistenzen ein wichtiges Thema aller G7- und G20-Präsidentschaften geworden, insbesondere die interdisziplinäre Zusammenarbeit unter Anwendung eines One-Health-Ansatzes erfährt große Aufmerksamkeit. Die **Quadripartite,** bestehend aus der Ernährungs- und Landwirtschaftsorganisation der Vereinten Nationen (FAO), der Weltorganisation für Tiergesundheit (WOAH), dem Umweltprogramm der Vereinten Nationen (UNEP) und der WHO, soll mit dem Quadripartite Joint Secretariat on AMR eine führende Rolle bei der globalen Koordinierung dieses One-Health-Ansatzes spielen.

Auf Wunsch der Mitgliedsstaaten entwickelte die WHO 2017 eine **Priorisierungsliste mit antibiotikaresistenten Pathogenen.** Diese Liste hat das Ziel, bei der Priorisierung von Forschungs- und Entwicklungsaktivitäten durch sowohl private als auch öffentliche Investoren zu helfen. Gleichzeitig sollen damit Forschungsprojekte und Bedürfnisse des öffentlichen Gesundheitssektors besser aufeinander abgestimmt werden.

Neben den gesundheitspolitischen Aspekten spielen ökonomische Bedenken eine große politische Rolle. In der Europäischen Union werden die durch antimikrobielle Resistenzen verursachten Kosten für das Gesundheitswesen und Produktionsausfälle auf 1,5 Milliarden Euro geschätzt. Die Weltbank hat zudem gewarnt, dass multiresistente Infektionen bis zum Jahr 2050 einen ebenso großen Schaden anrichten könnten wie die globale Finanzkrise des Jahres 2008. Auch die Sustainable Development Goals (SDG) der Vereinten Nationen, insbesondere das Ziel 3 „good health and well-being", sind in Gefahr, aufgrund der zunehmenden Resistenzentwicklung nicht erfüllt werden zu können.

10.5.6 Interventionsbedarf

Infektionsprävention

Eine der dringlichsten Aufgaben zur Bekämpfung von antimikrobiellen Resistenzen im Globalen Süden ist die **Infektionsprävention.** Dazu gehören die Infektionskontrolle und Hygiene innerhalb von Krankenhäusern, aber auch das Vermeiden von Infektionen durch Verbesserung der Wasserversorgung, der Lebensmittelhygiene und den Aufbau einer sanitären Infrastruktur.

Gleichermaßen sind Veterinärdienste und die **Infektionskontrolle bei Tieren** von großer Bedeutung. In der Tierhaltung und beim Tiertransport ist die konsequente Anwendung von Hygiene-, Tierschutz- und Biosicherheitsmaßnahmen notwendig. Dadurch werden der Infektionsdruck in der Tierumgebung, das Risiko einer Infektion und der Antibiotikaverbrauch verringert. Wichtigen Einfluss auf die Widerstandskraft gegenüber Erkrankungen hat auch die Tierernährung.

Eine wichtige Rolle bei der Infektionsprävention spielen **Impfungen.** Bereits zugelassene Impfstoffe müssen flächendeckend auch im Globalen Süden bereitgestellt und die Entwicklung neuer Impfstoffe vorangetrieben werden. Einerseits können Impfungen unmittelbar bakterielle Infektionen verhindern und somit den Antibiotikaverbrauch vermindern. Andererseits können andere fieberhafte Infekte durch virale oder parasitäre Infektionskrankheiten vermieden und somit unter Umständen auch eine empirische Therapie mit Breitbandantibiotika verhindert werden.

Antibiotikaverbrauch

Bei der Reduzierung des Antibiotikaverbrauchs haben **Antibiotic-Stewardship-Programme** gute Erfolge gezeigt. Bis heute sind solche Programme in wenigen Krankenhäusern des Globalen Südens flächendeckend implementiert. Jedoch gerade in Regionen mit einer geringen Anzahl an medizinischen Fachkräften sollte versucht werden, im Rahmen von Stewardship-Programmen die infektiologisch-mikrobiologische Expertise nicht nur bei ärztlichem Personal, sondern auch bei Pflegepersonal, Apothekern und Community Health Workern zu stärken.

Gleichzeitig muss der Zugang zu essenziellen Antibiotika, einschließlich Reserveantibiotika, und zu Gesundheitseinrichtungen allgemein verbessert werden. Hierbei spielt der Aufbau von sozialen Sicherungssystemen eine wichtige Rolle. Investitionen in die Entwicklungspipeline für neue Antibiotika müssen aufrechterhalten werden.

Diagnostik und Surveillance

In den Bereichen Diagnostik und Surveillance besteht dringender Handlungsbedarf, um die Ausbreitung von antimikrobiellen Resistenzen im Globalen Süden zu begrenzen. Die zeitnahe Diagnostik von Erregern und deren Resistenzen ist von entscheidender Bedeutung für den gezielten Einsatz antimikrobieller Substanzen. Leider ist der Nachweis von Infektionskrankheiten bis auf wenige Ausnahmen (z. B. Malaria, Tuberkulose, HIV), insbesondere in ländlichen Regionen, nur selten möglich. Hierzu müssten Labore die Möglichkeit bekommen, bakterielle Erreger zu kultivieren und Antibiotika-Empfindlichkeitstestungen durchzuführen. Neben der klassischen **Agardiffusionsmethode** sind in den letzten Jahren vermehrt **Schnelltests** auf den Markt gekommen, die Antibiotikaresistenzen detektieren können. Eine schnelle Bearbeitungszeit versprechen auch diverse **molekulare Nachweismethoden.** Die hierfür benötigte Ausstattung ist jedoch nur in seltenen Fällen vor Ort vorhanden. Auch Schnelltests, welche bestimmte Erregergruppen voneinander abgrenzen, würden die Differenzialdiagnose und die Entscheidung für die richtige empirische Therapie erleichtern. Vielversprechend sind Tests zur Abgrenzung bakterieller von nicht bakteriellen oder Plasmodien-Infektionen.

Aufgrund dieser eingeschränkten diagnostischen Möglichkeiten basiert unser Wissen zu antimikrobiellen Resistenzen im Globalen Süden hauptsächlich auf einzelnen Forschungsprojekten oder Untersuchungen an Reiserückkehrern. Nachhaltige nationale oder internationale Surveillance-Systeme, dem European Antimicrobial Resistance Surveillance Network entsprechend, sind jedoch in vielen Ländern bisher nicht etabliert.

LITERATUR

Antimicrobial Resistance Collaborators. Global burden of bacterial antimicrobial resistance in 2019: a systematic analysis. Lancet 2022; 399(10325): 629–655.

O'Neill J. Antimicrobial resistance: tackling a crisis for the health and wealth of nations. Review on antimicrobial resistance. Review on Antimicrobial Resistance 2014: 1–16.

WHO. Global Action Plan on Antimicrobial Resistance. 2015. www.who.int/publications/i/item/9789241509763.

10.6 Grundlagen der humanitären Hilfe und Entwicklungszusammenarbeit

Günter Fröschl, Gabriele Köhler

Dieses Kapitel möchte auf die Motivation, Konzepte und Probleme der internationalen Zusammenarbeit auf dem Feld der Gesundheitsversorgung eingehen. Wir gehen dabei von einem grundlegenden Recht auf Gesundheit aus. Da das gängige Vokabular in diesem internationalen Kontext vom Englischen geprägt ist, werden hier teilweise Anglizismen verwendet.

10.6.1 Geschichte des Feldes der Internationalen Gesundheit

Für eine Fachkraft, die im Bereich der Internationalen Gesundheit tätig ist, ist ein Verständnis des Gefüges der Akteure grundlegend wichtig. Es geht dabei um Fragen des Selbstverständnisses der **Tropenmedizin,** aber auch um die Abgrenzung zwischen den Feldern der **Internationalen Gesundheit (International Health: IH)** und der **Globalen Gesundheit (Global Health: GH).** Diese Gemengelage erklärt sich nicht zuletzt aus der geschichtlichen Entwicklung der genannten Felder.

Als Ausgangslage der Entwicklung der Internationalen Gesundheit können militärische Konflikte, aber auch Kolonisierungsakte der europäischen Mächte angesehen werden. Durch die industrielle Entwicklung im 18. und 19. Jahrhundert kam es zu einer sprunghaften Weiterentwicklung von Transportmitteln, aber auch von Waffensystemen, die das Ausmaß von nicht zuletzt auch zivilen Schäden bei kriegerischen Auseinandersetzungen verstärkten, aber auch die intensivierte Ausbeutung von Kolonialgebieten erst möglich machten.

Eine wichtige Beobachtung von Leid, das durch militärische Auseinandersetzungen verursacht wird, stammt von Henry Dunant, einem Schweizer Geschäftsmann, der die Folgen der Schlacht von Solferino von 1859 beschrieben hat und 1863 die Gründung einer Gesellschaft zum Schutze und zur Versorgung von Kriegsverwundeten herbeiführte; hieraus gingen das **Internationale Komitee vom Roten Kreuz (IKRK)** sowie die Abfassung der **Genfer Konventionen** hervor (www.icrc.org/en/who-we-are/history).

Zeitgleich kam es zu einer intensivierten Kolonialisierung der afrikanischen und asiatischen Kontinente. Interessenkonflikte führten bezüglich des afrikanischen Kontinents zu einer Absprache zwischen den europäischen Kolonialmächten im Rahmen der Kongo-Konferenz 1884 in Berlin. Ohne Berücksichtigung der Interessen ethnischer Gruppen wurden Grenzen zwischen den Interessensphären der Kolonisatoren gezogen.

Die Hochzeit der **Kolonialära** führte zur Begründung des Fachgebiets der Tropenmedizin sowie zur Etablierung der ersten großen Tropeninstitute in Europa. Hauptaugenmerk lag hierbei auf importierten Infektionskrankheiten. Die „Eingeborenenhygiene" konstatierte als Motivation den Erhalt der Arbeitskraft der lokalen Bevölkerung als Aktivum der kolonialen Wirtschaftsinteressen (Ruge und zur Verth 1912).

Die zwei Weltkriege der ersten Hälfte des 20. Jahrhunderts brachten neue Aspekte der Kriegsführung zum Vorschein, so einen überproportionalen Anteil von Zivilisten unter den bis zu 100 Millionen Todesopfern. Die Genfer Konventionen wurden um weitere Protokolle erweitert, die fortan auch den Schutz von Zivilisten berücksichtigten.

In der Zeit nach dem Zweiten Weltkrieg setzte eine Phase der Unabhängigkeitsbewegungen in Afrika und Asien ein. Mit der Gründung unabhängiger Nationen kam es auch zu Neugestaltungen von Gesundheitssystemen. Nach Ende der Marshall-Plan-Förderung der USA wurde in Deutschland die Kreditanstalt für Wiederaufbau als ein Förderinstrument für die **Entwicklungshilfe** eingesetzt, dies im Rahmen des 1961 gegründeten **Bundesministeriums für Wirtschaftliche Zusammenarbeit (später: „und Entwicklung"; BMZ)** (www.bmz.de/de/ministerium/geschichte). Im Konflikt der Ost-West-Blockstaaten wurde nun um die neu entstandenen Staaten gerungen, was zu Infrastruktur- und Sozialprojekten führte. Trotz der der „Entwicklung" und der Demokratie verpflichteten Unabhängigkeitsbewegungen im Globalen Süden entstanden zahlreiche neue Konflikte wie u. a. der Biafra-Konflikt in Nigeria. Er stellt aus heutiger Sicht den Tatbestand eines Genozids dar. Die vor Ort tätige Rotkreuzbewegung konnte aufgrund ihrer humanitären Prinzipien jedoch nicht offen auf die Menschenrechtsverletzungen hinweisen. Eine Gruppe französischer Rotkreuzmitarbeitender sah hierin einen vernachlässigten Aspekt der Hilfeleistung für die betroffene Bevölkerung und gründete 1971 die **Non-governmental organization (NGO)** Médecins Sans Frontières. Die Organisation behielt sich im Gegensatz zur Rotkreuzbewegung das Recht vor, für Betroffene im Fall von Menschenrechtsverletzungen sprechen zu können (témoignage) (www.msf.org/who-we-are). Das war einer der Anstöße für die Gründung **internationaler NGOs (iNGOs).**

In den 1990er Jahren kam eine Reihe neuer Themen wie zum Beispiel Globalisierung, Umweltzerstörung und Klimawandel, Entwicklung von Antibiotikaresistenzen, Zunahme nicht übertragbarer Erkrankungen, Verstädterung, oder Pandemien neuer und emergierender Krankheiten auf. Lösungsstrategien, die auf bilateralen Konstrukten beruhen, stellten sich als zu kurz greifend heraus. Globale Krisen bedürfen einer globalen Herangehensweise, einem Kernprinzip der **Globalen Gesundheit.** Die Wichtigkeit globaler Partnerschaften wurde sowohl in den Millennium Development Goals (MDG) als auch in den Sustainable Development Goals (SDG) der Vereinten Nationen unterstrichen. Dazu wird als zentraler Aspekt die Intersektoralität angesehen, relevant im Konzept der **One Health,** hier wird der Fokus auf die Schnittstellen zwischen Mensch, Tier und Umwelt gelegt. Der Begriff **Planetary Health** geht noch weiter und zieht die anthropogenen Makroveränderungen des Planeten Erde mit hinzu (https://sdgs.un.org/2030agenda).

➤ Abb. 10.10 stellt zentrale Bewegungen in Bereichen internationaler Gesundheit seit der industriellen Revolution bis heute dar.

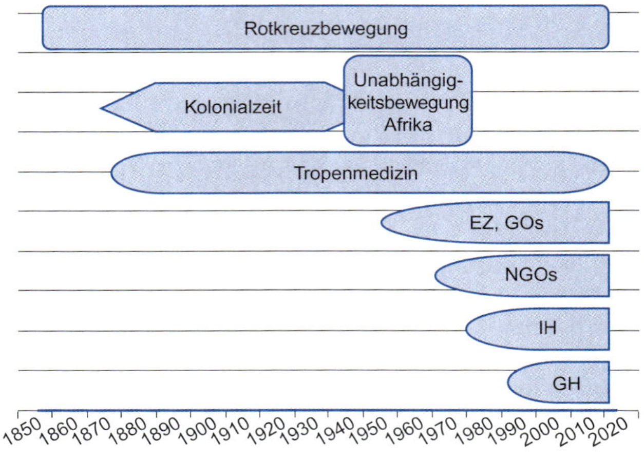

Abb. 10.10 Historische Entwicklung der internationalen Gesundheitszusammenarbeit [P1575, L143]

10.6.2 Begriffsbestimmungen zu International Health

Zur Abgrenzung der Begriffe Public, International und Global Health lehnen wir uns an die Definition von Koplan et al. (2009) an, wobei diese anhand von Transnationalität, Zielgruppen und Transdisziplinarität beschrieben werden (➤ Tab. 10.3).

International Health umfasst sowohl die klassische **humanitäre Hilfe** mit Fokus auf akute Krisen als auch die **Entwicklungszusammenarbeit** mit dem Ziel der Schaffung nachhaltiger Strukturen. Aufgrund von vermehrt protrahierten und chronischen Krisen kommt es zu zunehmender Unschärfe in der Abgrenzung zwischen den beiden Bereichen. Daneben hinaus gibt es eine Debatte um die historische Deutung der Begrifflichkeiten.

10.6.3 Prinzipien

Rechtliche Fragen in militärischen Konflikten werden durch verschiedene Rechtstexte bearbeitet. So umfasst das **humanitäre Völkerrecht** das Recht zum Krieg wie auch das Recht im Krieg. Dies hat für die Zeichnerstaaten bindenden Gesetzescharakter und wird in der Regel in nationale Gesetzgebung überführt. Aufgrund der Vulnerabilität und Schutzbedürftigkeit im Auftritt des Roten Kreuzes und später weiterer iNGOs wurden Handlungsprinzipien formuliert. Vorläufer war das IKRK, welches sich bis heute auf **humanitäre Prinzipien**

Tab. 10.3 Begriffsbestimmung zu Public, International und Global Health (modifziert nach Koplan et al. 2009)

	Public Health	International Health	Global Health
Transnationalität	Innerhalb von staatlichen Grenzen	Interventionen in Niedrigeinkommensländern, die von Hocheinkommensländern initiiert werden	Globale Kooperation bei der Bearbeitung global relevanter Probleme
Zielgruppen	Bevölkerung eines Staates	Begünstigte in ressourcenknappen Settings	Globale Bevölkerung
Transdisziplinarität	Öffentliche Gesundheit, aber unter Einbeziehung angrenzender Disziplinen	Kaum interdisziplinär, medizinisch geprägt	Stark multidisziplinär und intersektoral

beruft: Menschlichkeit, Unparteilichkeit, Neutralität, Unabhängigkeit, Freiwilligkeit, Einheit und Universalität. Eine internationale Initiative hat in den 1990er Jahren mit dem Sphere-Project eine Konvention zur Etablierung von Mindeststandards in der humanitären Hilfe geschaffen, hierbei beteiligt waren unter anderem das IKRK und das MSF (https://spherestandards.org).

10.6.4 Akteure

Die Handlungsfelder werden von einer Vielzahl von Agenden und Akteuren auf verschiedenen Ebenen bedient, die teilweise interagieren, aber auch konkurrieren.

Staatliche Akteure

Angesichts der Unabhängigkeit der meisten ehemaligen Kolonien gründeten viele Staaten im Globalen Norden während der 1960er Jahre Institutionen der Entwicklungszusammenarbeit. Sie sind bis heute Akteure auf der internationalen Ebene, mit eigenen bi- oder plurilateralen Programmen, und treten als Geber an multilaterale Institutionen wie die UN oder die Weltbank auf. Sie sind entweder als selbstständige Entwicklungs(hilfe)ministerien oder als Abteilungen der Außenministerien verfasst; beide Formate deuten darauf hin, dass sie primär im außen-, sicherheits- oder auch wirtschaftspolitischen Interesse des Geberlands handeln, auch wenn sie in ihren Mandaten und Programmen die Armutsbekämpfung und soziale Gerechtigkeit hervorheben (OECD 2018).

Beispiele für Entwicklungsagenturen, die historisch als Reaktion auf die Unabhängigkeit in vielen Ländern des Globalen Südens entstanden, sind die United States Agency for International Development (USAID), das Department for International Development (DFID) und das BMZ als Einrichtungen von drei der derzeit größten Geberländer.

Im Jahre 1961 wurde **USAID** in den USA gegründet mit dem expliziten Ziel, Absatzmärkte für die USA zu schaffen und einer weiteren Ausbreitung des Kommunismus entgegenzuwirken. USAID arbeitet heute u. a. in den Bereichen Gesundheit und humanitäre Hilfe. Bei der Globalen Gesundheit liegt das Augenmerk auf übertragbaren Krankheiten.

Das **DFID** (jetzt: Foreign, Commonwealth and Development Office) entstand 1964 im Vereinigten Königreich als Ministry of Overseas Development. Zu seinen derzeitigen Aufgabenbereichen gehören humanitäre Hilfe, Gesundheitspolitik im Kontext von Klimakrise und Naturkatastrophen sowie Gesundheitsforschung. In der Politikberatung vertritt das Office das Modell des National Health Service, also einer steuerfinanzierten Gesundheitsversorgung (Beveridge-Modell).

In Deutschland wurde 1961 das Bundesministerium für Wirtschaftliche Zusammenarbeit **(BMZ)** gegründet; der Name wurde 1963 um den Begriff der „Entwicklung" erweitert. Auch andere Ministerien wie das Auswärtige Amt oder das Bundesministerium für Bildung und Forschung sind in der Internationalen Gesundheit aktiv. Ein zentrales Prinzip der deutschen Politik im Bereich der Internationalen Gesundheit ist der Wandel durch Handel. Zu den Inhalten der Politikberatung gehört das deutsche Bismarck'sche Krankenversicherungsmodell. Verschiedene Regierungsorganisationen wurden als Durchführungsorganisationen gegründet, z. B. die Gesellschaft für Technische Zusammenarbeit oder die Kreditanstalt für Wiederaufbau. Als Förderinstrumente dienen unter anderem Ausschreibungen, die neben NGOs und iNGOs auch zunehmend akademische Einrichtungen zu involvieren versuchen, z. B. im Rahmen der Förderlinie „Hochschulexzellenz in der Entwicklungszusammenarbeit".

Weitere staatliche Akteure der Entwicklungszusammenarbeit

Auch in Niedrig- und Mitteleinkommensländern entstanden Formen der Entwicklungspolitik. China und Kuba, als Beispiele, betreiben seit den 1960er Jahren internationale Entwicklungszusammenarbeit im Bereich Gesundheit, mit der Ausbildung und Entsendung von Ärzten, entstanden aus einem sozialpolitischen Ethos des Zusammenhalts der „Entwicklungsländer" (Bandung-Konferenz) und im Kontext des Kalten Krieges. **China** verabschiedete 1964 eine Strategie zur Auslandshilfe, in der globalen Gesundheitszusammenarbeit ist das Land dennoch eher ein jüngerer Akteur. Die 2016 gegründete China International Development Cooperation Agency (CIDCA) ist hauptsächlich in der Rohstoff- und Infrastrukturentwicklung engagiert, geleitet von wirtschaftspolitischen und geopolitischen Interessen.

Nichtregierungsorganisationen

Nichtregierungsorganisationen (non-governmental organizations, NGOs) sind nicht kommerziell verfasst und durch Spenden oder eingeworbene Drittmittel finanziert. Dazu gehören nationale, in der Regel kleinere NGOs, die oft vor Ort in der unmittelbaren Versorgungsarbeit tätig sind. Die iNGOs sind in der Regel von der Personal- und Finanzausstattung her größere Organisationen. Mehr als **6.300 internationale NGOs** sind von den UN anerkannt (Konsultativstatus beim UN-Wirtschafts- und Sozialrat), von denen rund 90 explizit gesundheitspolitisch arbeiten (Stand 2022).

Zu den internationalen NGOs, die im Bereich Internationale Gesundheit engagiert sind, sind beispielsweise das Internationale Komitee vom Roten Kreuz oder Médecins Sans Frontières zu nennen. Daneben gibt es zahlreiche konfessionelle Organisationen **(faith based organizations)** wie zum Beispiel missio oder Brot für die Welt als christliche Organisationen. Die Islamic Relief Organisation konzentriert sich in ihrem humanitären Engagement auf Länder, die muslimisch geprägt sind. Das Gesundheitsprogramm des Aga Khan Development Network (AKDN) bietet sowohl Dienstleistungen als auch Ausbildungsprogramme in einkommensarmen Ländern an.

Multilaterale supranationale Entitäten

Das UN-System umfasst eine Vielzahl gesundheitspolitisch relevanter Sonderorganisationen. Dazu gehört die **WHO,** 1948 gegründet zum Erfahrungsaustausch und für die Koordinierung nationaler wie regionaler und internationaler Gesundheitspolitiken. Arbeitsschwerpunkte wurden aus der Zeit des Völkerbundes übernommen: Malaria, TB und andere übertragbare Krankheiten, Mütter- und Kindergesundheit, Ernährung und Sanitärwesen. Der **UNHCR** mit seinem Kommissariat ist seit 1950 für den Schutz und die Betreuung von Geflüchteten verantwortlich. **UNICEF,** 1946 als Nothilfefonds für Kinder gegründet, ist sowohl in humanitären Katastrophen als auch in der Entwicklungszusammenarbeit tätig, mit der verbindlichen Kinderrechtskonvention (1989) als normativer Grundlage. Die Weltbank (Bank for Reconstruction and Development) betreibt Länderprogramme in den Bereichen Politikberatung und Gesundheitsprogrammfinanzierung. Zu verschiedenen Themenschwerpunkten wurden weitere Sonderorganisationen der Vereinten Nationen gegründet (z.B. UNAIDS, UNFPA) (www.un.org/en/about-us/un-system).

Philanthropische Stiftungen

Seit den 1990er Jahren sind zahlreiche philanthropische Stiftungen entstanden. Wie die zivilgesellschaftlichen NGOs sind auch sie zumeist gemeinnützig konstituiert. Allerdings wird kritisiert, dass sie aus dem **Privatvermögen** von Industriellen und auch aus der Pharmaindustrie mitfinanziert werden und damit in ihrer Unabhängigkeit eingeschränkt sind. Ein Beispiel im Bereich der Gesundheitspolitik ist die Bill and Melinda Gates Foundation (www.gatesfoundation.org). Einzelne große Stiftungen sind an der Finanzierung von globalen Fonds und UN-Organisationen beteiligt.

Globale Fonds und Initiativen

Zur Bewältigung globaler Gesundheitsprobleme wurden Initiativen gegründet, die häufig öffentliche und private Geldgeber vereinen **(Public-Private Partnerships).** Sie sind zumeist vertikal und streng themenbezogen ausgerichtet. Ihr Ziel ist die Advocacy, das Zusammentragen von finanzieller Förderung und die Koordination von Forschung, Kapazitätsbildung und Implementierung. Beispielhaft zu nennen sind die Global Alliance for Vaccines and Immunization (GAVI) oder die Coalition for Epidemic Preparedness Innovations (CEPI).

Koordination

Die gesundheitspolitischen Akteure haben verschiedene Koordinationsgremien geschaffen. So gibt es für die OECD-Länder das **Development Assistance Committee** (DAC). Für die UN-Organisationen besteht auf nationaler Ebene das Resident Coordinator System mit dem UN Sustainable Development Cooperation Framework (UNSDG), welches auf Grundlage der SDG die Kooperationen abstimmt.

Für die humanitäre Hilfe gibt es seit 1992 das **Interagency Standing Committee.** Das United Nations Office for the Coordination of Humanitarian Affairs **(OCHA)** hat als zentrale Aufgabe die Koordination humanitärer Akteure in humanitären Einsatzgebieten übernommen.

10.6.5 Spannungsfelder

Fragmentierte Gesundheitspolitik

Das heterogene Spektrum der verschiedenen oben genannten Akteure hätte aufgrund des Konkurrenzgefüges das Potenzial, die Verhandlungsstärke von Empfängerländern und Qualitätsansprüche zu erhöhen. Aufgrund von Macht- und Einfluss-Asymmetrie, vor allem zugunsten der großen, teilweise auch privatwirtschaftlichen Akteure, kommt dies aber nicht zum Tragen. Selbst wichtige Entitäten wie die WHO oder UNAIDS werden an den Rand gedrängt, und kleinere Akteure konkurrieren gegeneinander um die gleichen knappen Ressourcen. Gleichzeitig kommt es zu einer Fragmentierung von gesundheitspolitischen Maßnahmen und einer Benachteiligung lokaler Interessen gegenüber den Agenden der Geberorganisationen. Darüber hinaus wird die zwischenstaatlich geführte Official Development Assistance **(ODA)** mit großvolumigen Geldströmen aus Hocheinkommensländern in Richtung Niedrigeinkommensländer dafür kritisiert, neue Abhängigkeiten zu schaffen.

Instrumentalisierung der Gesundheitspolitik

Internationale Gesundheitspolitik ist von nationalen **wirtschafts- und sicherheitspolitischen Interessen** geprägt, und humanitäre und entwicklungspolitische Zusammenarbeit wird bisweilen als **Soft Power** benutzt, um Zielländer für die Agenden der Geberländer zu gewinnen. Durch die zunehmende Abhängigkeit der globalen Gesundheitsagenda von privatwirtschaftlichen Quellen kommt es außerdem zu einer Verzerrung des Forschungs- und Handlungsinteresses in Richtung besonderer Krankheitsentitäten (Moyo 2010).

Postkoloniale Strukturen

Die meisten Institutionen der globalen Gesundheitspolitik haben nach wie vor ihren Sitz in Ländern des **Globalen Nordens,** werden von diesen Ländern finanziert und folgen deren Prioritäten. Viele Organisationen haben bis heute auch intern mit **patriarchalischen und kolonialistischen Strukturen** zu kämpfen. Als problematisch diskutiert wird hierbei der Anspruch der Überlegenheit von Wissenssystemen des Globalen Nordens vor indigenem Wissen. Dazu gehören auch Anwandlungen des Helfersyndroms **(white saviourism),** welches lokale Anliegen unberücksichtigt lässt. Darüber hinaus bestehen Vorwürfe bezüglich ausgeprägter Ungleichverteilung und Hierarchien in Status, Bezahlung oder auch Zugang zu Sicherheit zwischen lokalen und international rekrutierten Mitarbeitenden. Die Motivation der im humanitären Feld Tätigen wird als vielschichtig angesehen und umfasst neben altruistischen und wertebasierten Ansichten auch Aspekte der Selbstoptimierung, des Abenteuers und des Handelns unter eingeschränkter sozialer Kontrolle. Eine besondere Ausprägung ist hierbei die **sexuelle Ausbeutung** von lokalen Mitarbeitenden oder Begünstigten (Abimbola und Pai 2020).

Finanzierung

Geberländer tendieren stärker zur Bereitstellung von Mitteln im Rahmen von bilateralen Projekten, da diese besser kontrolliert und somit Verantwortlichkeit und Transparenz in der Nutzung von Steuergeldern leichter eingehalten werden können. Dadurch kommt es jedoch zu einer Unterfinanzierung von multilateralen, diversifizierten Systemen. Die **WHO** als supranationale Entität ist angesichts der multiplen Herausforderungen chronisch **unterfinanziert,** außerdem sind die teils zweckgebundenen Mittelzuweisungen problematisch, da sie das Gleichgewicht zwischen Bedarf und Investitionsplanung verzerren. Die immer häufigeren Public-Private Partnerships mit ihren vertikalen Fonds verändern die Priorisierung zusätzlich. Die WHO, konzipiert als Gremium aller Gesundheitsministerien mit deren Gesamtkompetenz für die Umsetzung des universellen Rechts auf Gesundheit, hatte für den Zeitraum von 2020 bis 2021 ein bewilligtes Budget von 9,4 Milliarden US-Dollar, wovon jedoch lediglich 1,5 Milliarden Dollar zur flexiblen Disposition der WHO standen, während der verbleibende Großteil des Budgets zweckgebunden war, oder sogar noch eingeworben werden musste. Im Vergleich dazu hatte die Bill and Melinda Gates Foundation 2021 ein Fördervolumen von 6,7 Milliarden Dollar, davon allein 1,6 Milliarden Dollar für ihr Gesundheitsprogramm. Als Konsequenz hat der private Finanzsektor großen Einfluss auf die globale Gesundheitspolitik.

Auch die gemeinnützigen Akteure der humanitären Hilfe sind zumeist chronisch unterfinanziert. Der heterogene Markt der privaten Spender wie auch der Einsatzgebiete führt zu einer verschärften Ressourcenkonkurrenz. Rekurrierende Kritikpunkte sind **mangelnde Transparenz, Planbarkeit** sowie **Überprüfbarkeit der Wirkung** in der Arbeit der Akteure der Internationalen Gesundheit.

Neue Risiken

Konflikte werden zunehmend hybrid geführt, die Abgrenzung zwischen „humanitären" und militärischen Interventionen wird durch die Parteien teils vorsätzlich verwässert. Zudem werden globale Standards zur Unversehrtheit von humanitären Mitarbeitenden missachtet. Damit werden humanitäre Missionen in Konfliktgebieten zusehends zu Hochrisikoeinsätzen.

Ausblick: Universal Health Coverage und Equity als globales Versprechen

Das **Recht auf Gesundheit,** seit 1948 in der **Allgemeinen Erklärung der Menschenrechte** verbrieft, wird für viele Menschen immer noch nicht erfüllt (www.un.org/en/about-us/universal-declaration-of-human-rights). Kinder- und Müttersterblichkeit sowie einzelne Tropenkrankheiten sind zwar in den letzten Jahrzehnten signifikant zurückgegangen. Dennoch steckt nach wie vor die Gesundheitsversorgung für vulnerable und ausgegrenzte Menschen – Frauen und LGBTIQ-Menschen, indigene Völker, Kinder und alte Menschen, Menschen mit Behinderung, Menschen, die in Einkommensarmut leben – auf niedrigem Niveau fest. Das Sustainable Development Goal 3 „Gesundheit" und der Anspruch, niemanden zurückzulassen, ist durch multiple, sich verschränkende und verstärkende Krisen bedroht. Immer häufigere gewaltsame Konflikte, menschengemachte Naturkatastrophen, der Verlust von Biodiversität, die Folgen der COVID-19- und anderer Pandemien, aber auch die sich verschärfenden Ungleichheiten beim Zugang zu Gesundheitsversorgung, im Privateinkommen und in Bezug auf politische Rechte, haben direkte und indirekte Auswirkungen auf die physische und mentale Gesundheit. Zunehmende Armut und Ernährungsunsicherheit zwingen viele Menschen zu Migration und Flucht.

Anstatt die strukturellen Ursachen der globalen Fehlversorgung und Ungleichverteilung anzugehen, ist die globale Gesundheitspolitik damit gegenwärtig lediglich symptomorientiert anzusehen.

Die Strategie zur nachhaltigen Transformation unserer Welt muss ganzheitlich aufgestellt sein, wie es die UN im Jahre 2015 zum einen in der 2030 Agenda for Sustainable Development und zum anderen im Abkommen der Pariser Klimakonferenz festgeschrieben haben (www.un.org/en/climatechange/paris-agreement). Nur wenn alle Akteure sektorenübergreifend und in allen politischen Strategien der nachhaltigen Weltentwicklung Priorität einräumen, kann das globale Ziel einer verteilungsgerechten und **universellen Gesundheitsversorgung** erreicht werden.

LITERATUR

Abimbola S, Pai M. Will global health survive its decolonisation? Lancet 2020; 396(10263): 1627–1628.

Koplan JP et al. Towards a common definition of global health. Lancet 2009; 373(9679): 1993–5.

Merson M. International Public Health: Diseases, Programs, Systems and Policies. 2nd ed. Sudbury: Jones & Bartlett Learning, 2005.

Moyo D. Dead Aid: Why Aid Is Not Working and How There Is a Better Way for Africa. Farrar: Straus and Giroux, 2010.

Organisation for Economic Cooperation and Development, Multilateral Development Finance. Multilateral Development Finance. Paris: OECD Publishing, 2018.

Ruge R, zur Verth M. Tropenkrankheiten und Tropenhygiene. Leipzig: Verlag: Werner Klinkhardt, 1912.

INTERNETQUELLEN

Bill and Melinda Gates Foundation: www.gatesfoundation.org.

BMZ (Die Geschichte des BMZ): www.bmz.de/de/ministerium/geschichte.

ICRC (Who We Are: History): www.icrc.org/en/who-we-are/history.

Médecins sans Frontières: www.msf.org/who-we-are.

Sphere (The Sphere Project): https://spherestandards.org.

UN (Paris Agreement 2015): www.un.org/en/climatechange/paris-agreement.

UN (Transforming our world: the 2030 Agenda for Sustainable Development): https://sdgs.un.org/2030agenda.

UN (United Nations System): www.un.org/en/about-us/un-system.

UN (Universal Declaration of Human Rights, 1948): www.un.org/en/about-us/universal-declaration-of-human-rights.

10.7 One Health in LMIC

Andrea Sylvia Winkler, John Amuasi, Jürgen May

10.7.1 Definition von One Health

One Health (OH) im weiteren Sinne bestand bereits vor der modernen Wissenschaft, wie wir sie kennen. Sie gewann mit der SARS-CoV-2-Pandemie an Bedeutung und wurde vor Kurzem zu einem politisch relevanten Thema. OH geht u. a. zurück auf Hippokrates und den heiligen Franziskus sowie in jüngerer Zeit auf Virchow und Schweitzer. Es liegt auf der Hand, dass OH, die auf der Verbundenheit und Abhängigkeit der Gesundheit von Mensch, Tier, Pflanze und Ökosystem beruht, ein zentrales Element allen indigenen Wissens und Handelns ist. Mit dem technischen und wirtschaftlichen Fortschritt haben wir das Wissen über diesen Bezug verloren (Amuasi et al. 2020). Tierärzte haben diese Verbindung vor etwa 50 bis 100 Jahren wiederentdeckt, wenn auch aus einer eher engen Perspektive der Zoonosen und ihrer Übertragung vom Tier auf den Menschen. Heutzutage ist das OH-Konzept weiter gefasst und schließt auch Pflanzen und die Umwelt ein. Zudem überschneidet sich das OH-Konzept mit anderen integrierten Gesundheitsansätzen wie Planetary Health and Ecohealth (Costanza 1992, Whitmee et al. 2015). Weitere Beispiele sind Gesundheit aus sozialer, ökonomischer, politischer und ökologischer Sicht (Gesundheitsdeterminanten), das Well-Being-Konzept, das mehr als nur die Abwesenheit von Krankheit bedeutet, und das Nachhaltigkeitskonzept innerhalb sozioökologischer Systeme.

Das Interesse an OH bleibt groß, nicht zuletzt wegen der SARS-CoV-2-Pandemie, und führte in letzter Zeit zur Gründung vieler OH-Initiativen. Zum ersten Mal in der Geschichte von internationalen Organisationen schlossen sich im Mai 2022 vier dieser Organisationen zur **Quadripartite** zusammen, um OH über die einzelnen Organisationen hinweg zu konzeptualisieren, operationalisieren, implementieren und institutionalisieren. Diese sind die Ernährungs- und Landwirtschaftsorganisation der Vereinten Nationen (FAO), die Weltgesundheitsorganisation (WHO), die Weltorganisation für Tiergesundheit (WOAH) und das Umweltprogramm der Vereinten Nation (UNEP). Als beratendes Organ wurde das One Health High Level Expert Panel (OHHLEP) bestellt, dessen Definition von OH mit entsprechenden Leitprinzipien derzeit allgemeine Zustimmung und Akzeptanz erfährt.

DEFINITION

„One Health ist ein integrierter, vereinheitlichender Ansatz, der darauf abzielt, die Gesundheit von Menschen, Tieren und Ökosystemen nachhaltig auszugleichen und zu optimieren. Er erkennt an, dass die Gesundheit von Menschen, Haus- und Wildtieren, Pflanzen und der Umwelt im weiteren Sinne (einschließlich der Ökosysteme) eng miteinander verbunden und voneinander abhängig ist. Der Ansatz mobilisiert mehrere Sektoren, Disziplinen und Gemeinschaften auf unterschiedlichen Ebenen der Gesellschaft, um gemeinsam das Wohlbefinden zu fördern und Gefahren für die Gesundheit und die Ökosysteme zu bekämpfen und gleichzeitig den kollektiven Bedarf an gesunden Lebensmitteln, Wasser, Energie und Luft zu decken, Maßnahmen gegen den Klimawandel zu ergreifen und zu einer nachhaltigen Entwicklung beizutragen." (OHHLEP 2022)

10.7.2 One Health auf unterschiedlichen Ebenen

OH kann überall und immer angewendet werden, sei es zuhause in der Familie, in der unmittelbaren regionalen Umgebung, auf nationaler oder globaler Ebene. Oft wird OH auch mit dem Begriff der Nachhaltigkeit gleichgesetzt oder geht fließend in diesen über, denn **Nachhaltigkeit** setzt die Betrachtung nicht nur der humanen Gesundheit (im Sinne von Abwesenheit von Krankheit), sondern auch das Wohlbefinden voraus, sowie die respektvolle Betrachtung und das Einbeziehen der tierischen und pflanzlichen Gesundheit wie auch der Gesundheit des gesamten Ökosystems. Nur so kann Nachhaltigkeit generiert werden.

Generell ist festzuhalten, dass OH-Herangehensweisen in Ländern mit niedrigem und mittlerem Einkommen (low and middle income countries, LMIC) im Allgemeinen weiter verbreitet sind, da sie viel politische Aufmerksamkeit und Unterstützung erhalten und somit besser implementiert werden können. Oft sind OH-Initiativen politisch sichtbar aufgehängt, z. B. das OH-Büro direkt unter dem Büro des Präsidenten, im Vergleich zu Ländern mit hohem Einkommen (high income countries, HIC), die mit dem OH-Begriff und dessen Positionierung noch eher am Anfang stehen. In HIC gibt es jedoch starke Bestrebungen, OH in unterschiedliche Strategien aufzunehmen, zu operationalisieren und auch konkreter zu definieren, wie z. B. in der EU-Strategie für Globale Gesundheit und der Strategie für Globale Gesundheit der Deutschen Bundesregierung. Für die EU ergeben sich aus ihrer Globalen Gesundheitsstrategie drei spezifische Handlungsfelder: Zoonosen, antimikrobielle Resistenzen (AMR) und Einbeziehung von Umweltagenturen. Auch auf Bundesebene werden AMR und Zoonosen als Prioritat genannt, aber auch auf ganzheitlichen Umgang mit Umwelt-, Klima- und Gesundheitsthemen gesetzt (Bayerlein und Villarreal Lizárraga 2023). Auf globaler Ebene ist zum einen das Zusammenspiel der Quadripartite zu nennen (s. o.), zum anderen die Verhandlung des Pandemieabkommens, um bei künftigen Epi-/Pandemien schneller und umfassender reagieren zu können. OH ist bei dieser Verhandlung relevant (Ruckert et al. 2021). Die genaue Verankerung von OH im Pandemieabkommen bleibt jedoch abzuwarten. Wichtig bei allen OH-Ansätzen sind die Integration in bestehende Vorhaben und Aktivitäten und die Vermeidung neuer, thematisch wie auch finanziell getrennter „Silos" in Gesellschaft, Politik und Forschung.

OH-Prinzipien

(Amuasi et al. 2020, OHHLEP 2022, Ruckert et al. 2021)

1. Gerechtigkeit (equity) inklusive soziopolitischer und multikultureller Parität (Stichwort: community empowerment) und sozioökologischem Equilibrium
2. Intersektionalität (Anerkennung der Tatsache, dass Ethnie, soziale Klasse, Geschlecht und andere soziale Identitäten zusammenwirken, um einige Gruppen anfälliger für die Auswirkungen von Erkrankungen zu machen)
3. Inter- und Transdisziplinarität, Intersektoralität und Multilateralismus
4. Ganzheitlichkeit, Integration (keine Schaffung neuer Silos) und Systemdenken
5. OH-Leadership, Stewardship (verantwortungsvolle Verwaltung von Ressourcen) und Governance

Neben der Wichtigkeit guter **OH-Governance** und **Leadership** (s. o.) in einem geeigneten politischen Mehrebenensystem muss auch die Frage nach einem geeigneten wirtschaftlichen System, das nicht auf unendliches Wachstum mit entsprechender Gewinnoptimierung ausgerichtet ist, gestellt werden. Der 2020 vom WHO-Generaldirektor ins Leben gerufene WHO Council on the Economics of Health For All spricht sich ausdrücklich dafür aus, Gesundheit und Wohlbefinden in den Mittelpunkt unseres Denkens und Handelns zu stellen und alle wirtschaftlichen Aktivitäten auf den Aufbau gesunder, gerechter, inklusiver, ausgewogener und nachhaltiger Gesellschaften auszurichten, während gleichzeitig bestehende wirtschaftliche Strukturen infrage gestellt werden (WHO 2021). One Health weist eine hohe Kongruenz mit diesem Bestreben auf.

Abgesehen von guter OH-Governance und von einer OH-freundlichen wirtschaftlichen Herangehensweise gibt es auch in der Wissenschaft Bestrebungen, OH in den Fokus zu rücken, z. B. durch Schaffung entsprechender Professuren (z. B. Gobal One Health), Integration von OH-Aspekten in unterschiedliche Curricula, nicht nur an Universitäten, sondern auch an Schulen, Kindergärten wie auch berufsbegleitend sowie Schaffung finanzieller Anreize durch den verpflichtenden Einschluss von OH-Ansätzen in der Wissenschaftsförderung.

10.7.3 One Health mit Fokus auf LMIC

LMIC stehen dem OH-Konzept positiver gegenüber und sind entsprechend besser ausgerüstet als HIC. Dies ist am ehesten dem Bedarf durch wiederkehrende Epidemien wie z. B. der Ebola-Erkrankung, aber auch durch endemische Krankheiten wie z. B. den vernachlässigten Tropenkrankheiten, wovon die meisten Zoonosen sind, geschuldet. Epidemien und Endemien sind derzeit ein Hauptanwendungsbereich des OH-Konzepts, vor allem in den Bereichen der Surveillance, Prävention und dem Management der Erkrankung bei Mensch, Tier und letztendlich dem gesamten Ökosystem. Ziel ist hierbei nicht nur die Prävention der Erkrankung beim Menschen, sondern bereits der Erkrankung bei Tieren, inklusive Wildtiere. Auch die Migration von Vektoren, wie z. B. der Tigermücke, und somit in einem sich wandelnden Ökosystem neu auftretende Erkrankungen stehen immer mehr im Fokus. Zudem besteht ein Zusammenhang zwischen bestimmten Umweltfaktoren (klimatischen Veränderungen, Verlust der Biodiversität, Landnutzungsänderungen inkl. Waldrodungen) und dem illegalen Handel von Wildtieren einerseits und dem vermehrten Auftreten von Zoonosen andererseits (Amuasi und Winkler 2022).

Durch Zerstörung von Ökosystemen, den Wildtierhandel, aber auch durch die rasant expansive Urbanisierung kommt es zu immer häufigeren Kontakten zwischen Menschen und Wildtieren, was eine **Übertragung (Spillover) von Pathogenen** begünstigt. Faktoren, die auf ein verändertes Transmissionsmuster von Pathogenen hinweisen, gilt es so früh wie möglich in einem One-Health-Ansatz zu identifizieren, was ein systemisches, interdisziplinäres, aber auch transdisziplinäres Herangehen nötig macht, bei dem betroffene Populationen im Fokus stehen und Teil der wissenschaftlichen Kollaborationen werden (community empowerment und citizen science). In Zusammenhang mit der Identifizierung begünstigender Umweltfaktoren für ein Spillover oder verändertes Transmissionsmuster wird oft von deep prevention oder upstream prevention gesprochen, im Vergleich zu downstream prevention, die sich mit der klassischen Krankheitsübertragung befasst (Vinuales et al. 2021).

Für Surveillance, up- oder downstream, sind sowohl der Aufbau von OH-Surveillance-Kapazitäten wie Laboratorien, Regularien und Policies erforderlich als auch innovative Technologien, die Risikofaktoren und Krankheitsereignisse bei Menschen und Tieren frühzeitig erkennen und diese Informationen über Systeme und Sektoren hinweg integrieren. Als Beispiel für **OH-Surveillance** mit integrativem Aufbau von Kapazitäten kann das von der Weltbank geförderte Projekt The Regional Disease Surveillance Systems Enhancement (REDISSE) in Westafrika genannt werden. Das Ziel von REDISSE ist es, den Aufbau nationaler und regionaler, sektorenübergreifender Kapazitäten für eine verstärkte gemeinsame Surveillance und Prävention in Westafrika voranzutreiben und im Notfall entsprechend zu reagieren. Länder, die Teil des REDISSE-Programms waren, waren auch während der SARS-CoV-2-Pandemie besser vorbereitet (World Bank 2020).

Das Zusammenarbeiten über die Disziplinen, Sektoren und letztendlich über die Ministerien hinweg stellt sich in **OH-Kollaborationen** oft als Herausforderung dar. Am Beispiel von Tollwut kann dies verdeutlicht werden: Investitionen für die Tollwut-Surveillance und Behandlung sind vor allem im Veterinärbereich nötig, z. B. durch Massenimpfprogramme von Hunden; dieser untersteht meist dem Landwirtschaftsministerium. Die Erfolge durch abgewendete Erkrankungen werden jedoch im humanen Gesundheitsbereich verzeichnet und somit dem Gesundheitsministerium gutgeschrieben. Dies kann zu Spannungen führen. Innovative Finanzierungsmodelle wie Funding-Pools für interministerielle Zusammenarbeit, aber auch angepasste nationale Policies, könnten OH-Kollaborationen vereinfachen.

Auch wenn das Augenmerk in der OH-Implementierung auf Infektionskrankheiten gerichtet ist, gibt es weitaus mehr Anwendungsbereiche wie z. B. **AMR,** die auch oder vor allem für LMIC relevant sind (GBD 2019, Antimicrobial Resistance Collaborators 2022). AMR, die ebenfalls einer ausgeklügelten und integrierten OH-Surveillance bedürfen, stellen sich in LMIC anders dar als in HIC. Es gibt Anhaltspunkte dafür, dass die Übertragung pathogener AMR-Bakterien aus der Umwelt oder von Fleischprodukten in die menschliche Bevölkerung sowohl durch ökologische Gegebenheiten als auch anhaltenden Infektionsdruck bedingt ist (Ikhimiukor et al. 2022). Zustände, die in vielen LMIC anzutreffen sind wie Proximität von Menschen und Tieren, nicht regulierter Vertrieb und Einsatz von Antibiotika von fragwürdiger Qualität im humanen Gesundheitsbereich und in der Tierhaltung, mangelhafte Sanitär- und Abwasserentsorgungsanlagen und Verwendung von Abwasser als Düngemittel, können die Übertragung von pathogenen AMR-Bakterien zwischen Mensch, Tier und Umwelt begünstigen und sind weniger prävalent in HIC. Hieraus ergeben sich Forderungen nach gezielten Studien, die die Verbreitung und Übertragung der pathogenen AMR-Bakterien zwischen den Kompartimenten – Mensch, Tier, Umwelt – in den unterschiedlichen geografischen Regionen genauer evaluieren, da dies Konsequenzen für AMR-Surveillance und Prävention wie auch für Behandlung von Infektionskrankheiten bei Mensch und Tier und angepasste Richtlinien und Policies sowohl in LMIC wie auch HIC hat.

Die Nützlichkeit und Vorteile des OH-Ansatzes haben bei den **non-communicable diseases (NCD, nicht übertragbare Erkrankungen)** eine derzeit noch weit unterschätzte Bedeutung. Durch die rasant zunehmende Lebenserwartung in den LMIC und den dadurch bedingten demografischen Wandel, zusammen mit der stetigen Urbanisierung und deren assoziierten Gesundheitsrisikofaktoren wie z. B. Luftverschmutzung und Bewegungsmangel, werden gefährliche Voraussetzungen für eine NCD-Pandemie in LMIC geschaffen. Hinzu kommen genetische Prädisposition für kardiovaskuläre Risikofaktoren wie Bluthochdruck und metabolisches Syndrom in den betroffenen Bevölkerungsgruppen, wie auch die Zunahme rauchender junger Erwachsener, die die Tabakindustrie als neuen Markt entdeckt hat und den sie offen wie auch verdeckt intensiv bewirbt, trotz aller Restriktionen, die für die öffentliche Bewerbung von Rauchen bestehen. Kardiovaskuläre und metabolische Erkrankungen wie auch neurologische und psychiatrische Erkrankungen verzeichnen in den letzten Jahren einen stärkeren Anstieg in den LMIC, verglichen mit den HIC, wobei die höchste Krankheitslast bei den MIC (Länder mit mittlerem Einkommen) liegt. Über 85 % der weltweiten vorzeitigen Todesfälle aufgrund von NCD treten in den LMIC auf (WHO 2022).

Die Entwicklung und der Verlauf von NCD werden nicht nur von biomedizinischen Faktoren bestimmt, sondern auch von sozialen, politischen, ökonomischen und ökologischen Gesundheitsdeterminanten wie z. B. Bildung, sozialer Status, Richtlinien und Policies sowie Umweltfaktoren, wobei der NCD-Prävention eine entscheidende Bedeutung zukommt. Zudem spielt gerade bei chronischen Erkrankungen die Funktionalität von Gesundheitssystemen wie Infrastruktur, allgemeine Gesundheitsabsicherung (universal health coverage) und Ausbildung von Gesundheitspersonal eine tragende Rolle. In LMIC sind Gesundheitssysteme oft wenig resistent gegen externe Einflüsse, was die SARS-CoV-2-Pandemie deutlich zu Tage brachte. Innovative Ansätze wie das Teilen von Ressourcen (z. B. Screening für NCD-Risikofaktoren über gut etablierte HIV/AIDS-Kliniken oder primäre Gesundheitsversorgungseinrichtungen), Digitalisierung der Gesundheitsaufklärung sowie unkonventionelle Aufgabenverteilung unter dem Gesundheitspersonal sind somit von äußerster Wichtigkeit. Zudem kommt dem Zugang zu ausreichend gesunder Ernährung eine zentrale NCD-Bedeutung zu, die auch einen starken OH-Aspekt aufweist, da es hier auf ausgeglichene Interaktion zwischen unterschiedlichen Systemen (Menschen, Tiere, Pflanzen und Umwelt) im Sinne nachhaltiger Nahrungssysteme auf lokaler und globaler Ebene ankommt (FAO 2018). Der OH-Ansatz im Bereich von Gesundheits- und Nahrungssystemen spiegelt sich in der OH-typischen inter-/transdisziplinären und intersektoralen wie auch systemischen Herangehensweise wider, basierend auf den weiter oben genannten OH-Prinzipien (➤ Kap. 10.7.2).

Die **Tiergesundheit** spielt nicht nur im Rahmen gesunder, proteinreicher Nahrung und der Übertragung von Krankheiten eine Rolle, sondern auch im Kontext der Haustiere, die in ärmeren Regionen zur Grundsicherung des Einkommens beitragen, in eher urbanen Zentren Menschen vor Einsamkeit schützen, was wiederum einen positiven Effekt auf kognitive Einschränkungen und Depression haben kann, oder ihre Besitzer zu mehr Bewegung einladen und somit auf einen entscheidenden Risikofaktor für NCD einwirken. Letztendlich ist für sinnvolle Bewegungen mit ihrem positiven Effekt auf NCD die entsprechende Umgebung vonnöten. Mehr innerurbane Grünflächen und eine Reduktion der Luftverschmutzung durch politische/ökonomische Entscheidungen, gerade in LMIC, würden zu einer weiteren Herabsetzung der NCD-Risikofaktoren beitragen und die allzu vernachlässigte Gesundheit unserer Umwelt in den Fokus rücken.

Zusammenfassend kann man Folgendes für **die Implementierung von OH in LMIC** festhalten:

1. Der Schwerpunkt des OH-Ansatzes liegt auf den **Infektionskrankheiten** im Sinne der Epidemie-/Pandemieprävention, weswegen manche LMIC im Vergleich zu HIC mit dem OH-Konzept besser vertraut sind und gut funktionierende OH-Strukturen (z. B. Surveillance-Plattformen), aber auch relevantes und kontextspezifisches OH-Wissen aufweisen.
2. Kapazitätsaufbau in der **Surveillance von Erkrankungen bei Mensch und Tier** und dem Auftreten von Pathogenen und deren Risikofaktoren ist von größter Bedeutung und erfordert Integration auf unterschiedlichen Ebenen sowie technische Innovation.
3. Ein OH-Ansatz fordert **Kollaboration auf interdisziplinärer, intersektoraler und interministerieller Ebene** und verlangt nach angepassten Koordinations- sowie Finanzierungsmechanismen.
4. Die Entwicklung von **AMR** in LMIC unterliegt wahrscheinlich anderen Rahmenbedingungen als in HIC durch z. B. stärkeren Infektionsdruck und ökologische Gegebenheiten mit Konsequenzen für die Behandlung von Infektionskrankheiten wie auch der Etablierung von Regularien und Policies.
5. Vor dem Hintergrund der **stark zunehmenden Häufigkeit von NCD in LMIC** kann der OH-Ansatz Mehrwert kreieren, vor allem im Bereich der Krankheitsprävention und Gesundheitssystemstärkung; dieser Mehrwert wird jedoch derzeit nicht ausgeschöpft.
6. Das Vorhandensein ausreichend **gesunder Nahrung** bedarf eines OH-Multisystem-Ansatzes und ist im Kontext rascher Urbanisierung in LMIC besonders relevant.
7. Umweltfaktoren wie **Klimawandel** und **Luftverschmutzung,** aber auch **Wildtierhandel** müssen im Rahmen des OH-Ansatzes mehr in den Fokus gerückt werden; dies gilt für Infektionskrankheiten genauso wie für AMR und NCD.
8. **OH muss auf unterschiedlichen Ebenen implementiert werden;** lokal in LMIC und HIC, aber auch auf regionaler und globaler Ebene über z. B. den Zusammenschluss mehrerer internationaler Organisationen zur Etablierung von OH-Richtlinien und Policies wie bereits im Rahmen der Quadripartite geschehen.

LITERATUR

Amuasi J, Lucas T, Horton R, Winkler AS. Reconnecting for our future: The Lancet One Health Commission. The Lancet 2020; 395(10235): 1469–1471.

Amuasi J, Winkler AS. Strengthening health and climate co-benefits. In: Kickbusch I, Kirton J, (eds.). Health: A Political Choice; Investing in Health for All; a Global Governance Project publication series. London (UK): GT Media Group Ltd.; 2022. p. 92–93.

Bayerlein M, Villarreal Lizárraga PA. One Health in der globalen Gesundheitsgovernance. Ausgestaltung und Umsetzung auf internationaler, europäischer und deutscher Ebene. SWP-Aktuell, A37, 2023. https://www.swp-berlin.org/publications/products/aktuell/2023A37_OneHealth.pdf.

Costanza R. Toward an Operational Definition of Ecosystem Health. In: Costanza R, Norton BG, Haskell BD, (eds.). Ecosystem Health: New Goals for Environmental Management. Washington, DC: Island Press; 1992. p. 239–256.

FAO. Sustainable Food Systems – Concept and Framework. 2018. www.fao.org/3/ca2079en/CA2079EN.pdf.

GBD 2019 Antimicrobial Resistance Collaborators. Global mortality associated with 33 bacterial pathogens in 2019: a systematic analysis for the Global Burden of Disease Study 2019. The Lancet 2022; 400(10369): 2221–2248.

Ikhimiukor OO, Odih EE, Donado-Godoy P, Okeke IN. A bottom-up view of antimicrobial resistance transmission in developing countries. Nat Microbiol 2022; 7(6): 757–765.

One Health High-Level Expert Panel (OHHLEP), Adisasmito WB, Almuhairi S, Behravesh CB, et al. One Health: A new definition for a sustainable and healthy future. PLoS Pathog 2022; 18(6): e1010537.

Ruckert A, Gonçalo das Neves C, Amuasi J, Hindmarch S, Brux C, Winkler AS, Carabin H. One Health as a Pillar for a Transformative Pandemic Treaty. The Policy Briefs series under the project on a pandemic treaty at the Global Health Centre, Graduate Institute of International and Development Studies, Geneva 2021. www.graduateinstitute.ch/sites/internet/files/2021-11/policybrief-onehealth-v3.pdf.
The World Bank. Epidemic preparedness and response. 2020. www.worldbank.org/en/results/2020/10/12/epidemic-preparedness-and-response.
Vinuales J, Moon S, Le Moli G, Burci GL. A global pandemic treaty should aim for deep prevention. The Lancet 2021; 397(10287): 1791–1792.
Whitmee S, Haines A, Beyrer C et al. Safeguarding human health in the Anthropocene epoch: report of The Rockefeller Foundation – Lancet Commission on planetary health. The Lancet 2015; 386(10007): 1973–2028.
WHO. Non-communicable diseases. Fact Sheet 2022. www.who.int/publications/i/item/9789241514620.
WHO. The WHO Council on the Economics of Health for All – Manifesto. 2021. www.who.int/groups/who-council-on-the-economics-of-health-for-all.

10.8 Vernachlässigte Tropenkrankheiten

Pia Rausche, Daniela Fusco, Jürgen May

10.8.1 Einleitung

Vernachlässigte Tropenkrankheiten (neglected tropical diseases, NTD) sind ausgewählte Krankheiten, welche meist, aber nicht ausschließlich in tropischen Klimazonen auftreten. Zurzeit werden 21 Infektionskrankheiten sowie Schlangenbissvergiftungen von der WHO zu den NTD gezählt. NTD sind eng verbunden mit Armut, die Betroffenen gehören oft zu Bevölkerungsgruppen ohne Zugang zu adäquater Gesundheitsversorgung. Meist haben sie keinen Zugang zu sauberem Trinkwasser, adäquater Sanitärstruktur und gesunder Ernährung. Insbesondere marginalisierte Bevölkerungsgruppen sind oft disproportional stark von vernachlässigten Tropenkrankheiten und ihren Folgen betroffen (Vanderslott 2020, WHO 2020).

Weltweit beeinflussen vernachlässigte Tropenkrankheiten mehr als 1,5 Milliarden Menschen in 149 Ländern, d. h. eine von sechs Personen auf dieser Welt ist von mind. einer NTD betroffen (Vanderslott 2020). Die von NTD verursachten chronischen Verläufe verschärfen soziale und ökonomische Notlagen, da sie die Erwerbsfähigkeit einschränken und so auch zu enormen volkswirtschaftlichen Verlusten führen. Diese Mehrfachbelastung stellt eine ernsthafte Belastung für das öffentliche Gesundheitssystem in bereits verarmten Bevölkerungen mit ohnehin mangelndem Zugang zur Gesundheitsversorgung dar und stürzt bereits ökonomisch herausgeforderte Nationen in eine Verschärfung von Gesundheitskosten und Armut.

Die globale Verbreitung der von NTD betroffenen Länder zeigt die enge Korrelation zur Armut (➤ Abb. 10.11).

Diese Krankheiten werden als „vernachlässigt" bezeichnet aufgrund der limitierten Investitionen für Krankheitskontrolle und der geringen Ressourcen, die für Forschung und Entwicklung zur Verfügung stehen, sowie wegen des insgesamt geringen Stellenwerts in der globalen Gesundheitspolitik. Obwohl sie 11 % der Krankheitslast weltweit ausmachen, war nur etwa 1 % der zwischen

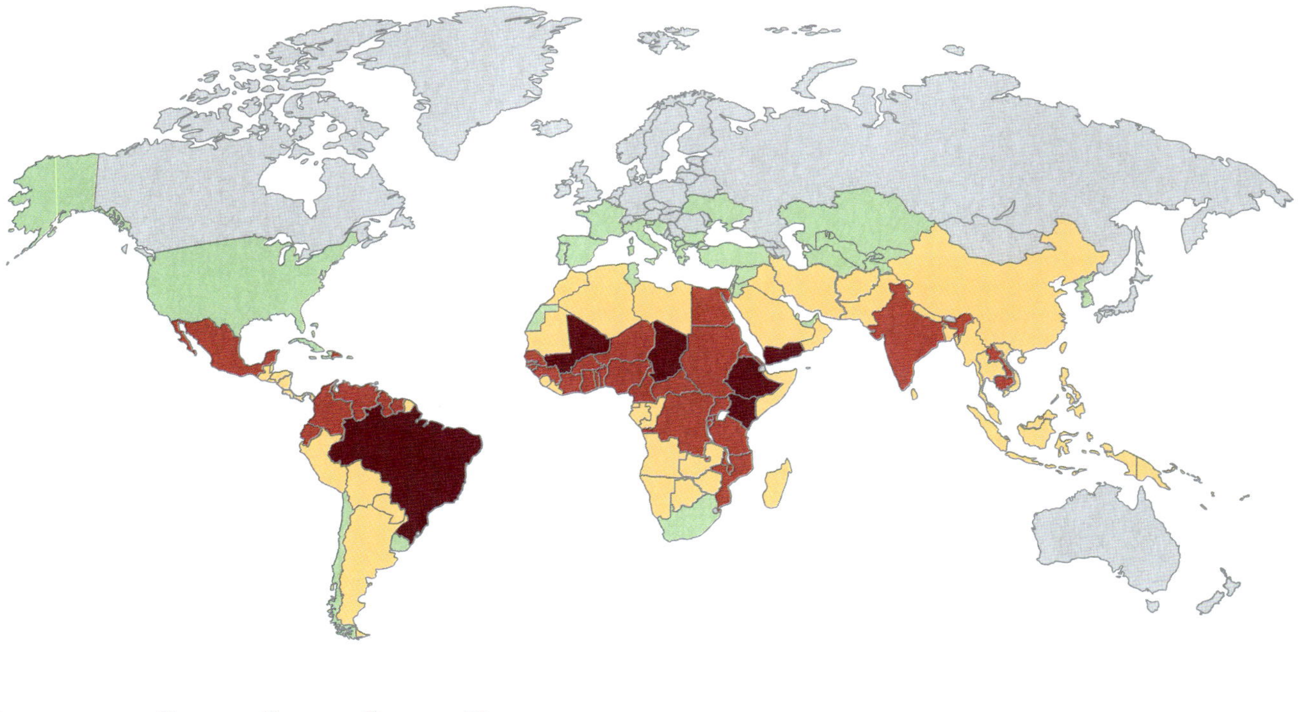

Abb. 10.11 Weltweite Verbreitung vernachlässigter Tropenkrankheiten (nach BNITM: Tropical diseases are neglected again, 2021) [X361, L138]

10

2000 und 2011 neu zugelassenen Therapeutika für die Behandlung von NTD bestimmt. Die weltweiten gesundheitspolitischen Ziele wurden durch die Vereinten Nationen bis 2015 in die Millennium Development Goals (MDG) aufgenommen und werden zurzeit in den **Sustainable Development Goals (SDG)** abgebildet. Trotz der durch NTD verursachten hohen Krankheitslast wird das Bewusstsein auf der globalen Gesundheitsagenda und in den betroffenen lokalen Gemeinschaften häufig von den drei durch den Global Fund abgedeckten Krankheiten HIV, Malaria und Tuberkulose in den Hintergrund gedrängt (Aya Pastrana et al. 2020, Casulli 2021). Und dies, obwohl die Maßnahmen zur Vorbeugung und Bekämpfung vernachlässigter Tropenkrankheiten zu denjenigen mit dem besten Kosten-Nutzen-Verhältnis in der globalen Gesundheitspolitik zählen, mit einem geschätzten Nettonutzen von etwa 25 US-Dollar pro in eine präventive Chemotherapie investiertem Dollar (Aya Pastrana et al. 2020, Casulli 2021).

Während die den vernachlässigten Tropenkrankheiten zugeschriebene **globale Krankheitslast** 47,9 Millionen verlorene gesunde Lebensjahre (DALYs) beträgt, zeigt sich mit einem Anteil von fast 40 % an den weltweiten Fällen die größte Krankheitslast in der afrikanischen Region. Darüber hinaus sind 78 % der afrikanischen Länder für mind. fünf der Krankheiten endemisch (Aya Pastrana et al. 2020, Expanded Special Project for Elimination of Neglected Tropical Diseases 2020).

Der Schwerpunkt dieses Kapitels liegt auf der politischen und globalen Dimension der NTD. Die medizinischen und epidemiologischen Merkmale der einzelnen Krankheiten und Pathogene werden in den entsprechenden Kapiteln abgehandelt. Im Rahmen dieses Kapitels werden insbesondere die Entwicklung und der Wandel des politischen Rahmens für vernachlässigte Tropenkrankheiten in den vergangenen 20 Jahren beschrieben.

10.8.2 Klassifizierung

Die Zuordnung einer Krankheit zu den vernachlässigten Tropenkrankheiten erfolgt durch die WHO mittels eines Konsultationsprozesses. Zum einen werden soziale Aspekte bei der Klassifizierung berücksichtigt: NTD stehen in einem engen Zusammenhang mit einem Kreislauf aus Armut, mangelnder Bildung und sozialer Stigmatisierung. Das zweite Element zur Definition als NTD bildet die geografische Lage mit der Hauptkrankheitslast in Ländern tropischen oder subtropischen Charakters. Eine weitere Gemeinsamkeit dieser Krankheitsgruppe ist ein geringer Anreiz für die Pharmaindustrie und öffentliche Geldgeber, Medikamente, Impfstoffe und Diagnostika zu entwickeln (DNDi 2022a). Vernachlässigte Tropenkrankheiten werden durch Infektionen mit Viren (➤ Kap. 2), Bakterien (➤ Kap. 3), Parasiten (➤ Kap. 5, ➤ Kap. 6, ➤ Kap. 7), Pilzen (➤ Kap. 4) und durch Intoxikation durch Schlangenbissvergiftungen (➤ Kap. 8.4) hervorgerufen. Oft sind bei der Verbreitung der Erreger Zwischenwirte oder Überträger (Vektoren) und Tierreservoire involviert. Die zugehörigen Krankheiten aus den Organisationsgruppen sind in ➤ Abb. 10.12 dargestellt.

Etwa 90 % aller Erkrankungsfälle sind durch fünf NTD verursacht: Trachom, lymphatische Filariose, Schistosomiasis, Flussblindheit sowie Geohelminthen.

Wie die Erregergruppen sind auch die Übertragungsmodi der NTD sehr unterschiedlich: durch Vektoren, durch Wasserkontakt, über Reservoirtiere, durch Bisse von Wirbeltieren, durch die orale Aufnahme von Wasser oder Nahrungsmitteln und aufgrund von Hygienemangel und direktem Kontakt mit Infizierten. Beim Buruli-Ulkus (➤ Kap. 3.20) ist der Infektionsweg bisher nicht geklärt. Ent-

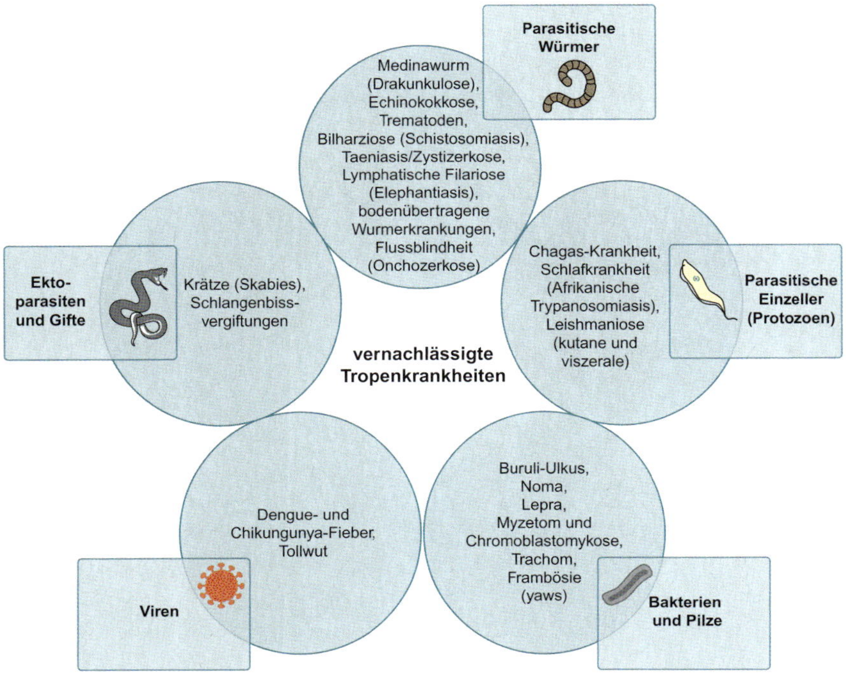

Abb. 10.12 Organisationsgruppen vernachlässigter Tropenkrankheiten (auf Basis WHO-Liste vernachlässigte Krankheiten) [P1574, L143]

10

sprechend unterscheiden sich die Kontrollmaßnahmen bei NTD: Bettnetze, Brutplatzsanierung und Einsatz von Insektiziden, saubere Trinkwasserversorgung, Verhinderung von Tierkontakten, verbesserte Hygiene und Isolierung und Behandlung von Infizierten. Zudem sind Impfprogramme für Menschen und Tiere bei einigen NTD sinnvoll, bei anderen je nach Endemizität Massenbehandlungen.

10.8.3 Geschichte

Angelehnt an die Deklaration von Alma-Ata und die Festlegung der grundlegenden, primären Gesundheitsversorgung begannen zu Beginn des aktuellen Jahrtausends die Bemühungen, einen formellen Rahmen für vernachlässigte Tropenkrankheiten zu schaffen. Nach einer Reihe von krankheitsspezifischen Resolutionen durch die WHO folgten die Millenniums-Entwicklungsziele (MDG) der UN im Jahre 2000. Im Rahmen dieser Ziele wurden vernachlässigte Tropenkrankheiten unter dem eher vagen Sammelbegriff „andere Krankheiten" im Rahmen des MDG 6 (to combat HIV-AIDS, malaria, and other diseases) erwähnt. Durch den Fokus des MDG 6 auf HIV/AIDS und Malaria wurden andere Tropenkrankheiten in den MDG in der Folge wenig beachtet: Während Programme zur Bekämpfung von HIV/AIDS und Malaria umfangreiche finanzielle Unterstützung erhielten, blieb dies bei anderen Tropenkrankheiten aus (Hotez et al. 2007). Um in dieser Situation die Kontrolle der vernachlässigten Infektionskrankheiten wieder in das Bewusstsein zu rufen, wurde 2003 die gemeinnützige **Drugs for Neglected Diseases initiative (DNDi)** als Product Development Partnership (PDP) geschaffen. Gegründet durch „Ärzte ohne Grenzen" mit einer Anschubfinanzierung durch den Friedensnobelpreis 1999 und internationaler Forschungseinrichtungen verfolgt DNDi das Ziel, neue und kostengünstige Behandlungen für diese vernachlässigten Krankheiten zur Verfügung zu stellen.

Aus der Bewegung von Wissenschaftlern, „anderen Krankheiten" der ärmsten Bevölkerungen und Gemeinschaften eine Plattform zu geben, entstand im Jahr 2005 eine erste Liste von 13 Krankheiten, welche im Open-Access-Journal PLoS Medicine veröffentlicht wurde. Diese Krankheiten wurden charakterisiert durch ihr beständig hohes Vorkommen unter armen Bevölkerungsgruppen sowie durch ihre geografische Lokalisation und ihre teilweise Koendemizität (Hotez et al. 2007, Molyneux et al. 2021). Diese Liste wurde von der WHO im selben Jahr adaptiert und auf 17 Krankheiten, später auf 19 Krankheiten und schließlich um die Schlangenbissvergiftungen erweitert. Im Jahr 2023 wurde Noma der Liste der NTD hinzugefügt. Gleichzeitig mit der Erstellung der ersten NTD-Liste bildete die WHO die erste Arbeitsgruppe zum Thema NTD im Jahr 2005.

Die Bündelung dieser Krankheiten in einer definierten, sichtbaren Gruppe war eine gemeinsame Anstrengung von Wissenschaftlern und Experten der öffentlichen Gesundheit, um a) Aufmerksamkeit zu generieren, b) die Forschungsförderung zu verstärken und c) die Behandlungsmöglichkeiten und Präventionsmaßnahmen zu verbessern. Die Etablierung eines klaren „Markennamens" und die Definition von Charakteristika ermöglichten es, einen Vergleich der Budgets zur Bekämpfung der NTD mit anderen Krankheiten anzustellen und Akteuren der internationalen Gesundheitspolitik zu präsentieren (Vanderslott 2020). Trotz der Vielfalt der Erreger bot die Klassifizierung einen Ausgangspunkt für eine gezielte und abgestimmte Strategie zur Bekämpfung von NTD.

Der erste „Global Plan to Combat Neglected Tropical Diseases" wurde 2007 von der WHO veröffentlicht. Den durch diese Strategie angestoßenen Bemühungen zur Entwicklung eines internationalen, integrativen politischen Rahmenkonzepts für vernachlässigte Tropenkrankheiten folgte im Jahr 2010 der „First WHO Report on NTDs". In diesem ersten WHO-Bericht findet sich zudem eine Analyse, inwieweit die verabschiedeten Resolutionen der Weltgesundheits-Versammlung (World Health Assembly, WHA) bezüglich vernachlässigter Tropenkrankheiten zu einer Erreichung der MDG beitragen und bildet daher die erste Zielüberprüfung in dem von der WHO gebildeten Rahmenwerk (Fürst et al. 2017). Die erste Dekade der politischen Aufmerksamkeit für NTD war vor allem von der Implementation präventiver Chemotherapien und deren Interessenvertretung geprägt (Molyneux et al. 2021).

10.8.4 Übersetzung von Forschung in Politik

Bis zum Jahr 2012 wurden zwar Kernstrategien zur Bekämpfung von vernachlässigten Tropenkrankheiten entwickelt, jedoch fehlten im Rahmenwerk der WHO bis dahin klare Zielsetzungen, die bei der Bekämpfung von NTD einen genauen Handlungsrahmen setzten. Diese Zielsetzungen erfolgten im Zuge des von der WHO veröffentlichten Rahmenpapiers „Accelerating Work to Overcome the Global Impact of Neglected Tropical Diseases – A Roadmap for Implementation" (WHO 2012).

Diese richtungsweisende Veröffentlichung definierte den nächsten Schritt der Bekämpfung von armutsbedingten und vernachlässigten Tropenkrankheiten bis zum Jahr 2020. Als übergeordnetes Ziel wurde die Stärkung der Kapazitäten zur Kontrolle von NTD beschlossen. Im Rahmen dieser ersten Roadmap wurden **5 Hauptstrategien für die Kontrolle der Krankheiten** definiert:

1. Verbesserter Zugang zu Medikamenten und Implementation von Chemotherapie mit Massenverabreichung
2. Intensiviertes Krankheitsmanagement
3. Kontrolle von Vektoren und Zwischenwirten
4. Integration von Veterinärmedizin an der Schnittstelle von Mensch und Tier
5. Verbesserung des Trinkwassers sowie der Sanitär- und Hygieneinfrastruktur

Auf Basis dieser Roadmap wurde im Januar 2012 die **Londoner Erklärung** mit dem Ziel verabschiedet, vernachlässigten Tropenkrankheiten Priorität auf der internationalen Gesundheitsagenda zu verschaffen und globale Kapazitäten zu vereinen. Unter den 22 Partnern befanden sich auf der Seite staatlicher Akteure unter anderem die United States Agency für International Development und das United Kingdom Department for International Development, auf der Seite der nicht staatlichen Akteure die Bill and Melinda Gates Foundation und die Weltbank sowie diverse pharmazeutische und medizinische Akteure wie unter anderem die Firmen Bayer, Merck KGaA oder Pfizer (Du et al. 2018). Die Londoner Erklärung forderte dazu auf, die beiden Hauptfaktoren für die Entstehung von NTD – Armut und Exposition – zu eliminieren. Es wurde das Ziel gesetzt,

Drakunkulose sowie lymphatische Filariose, Lepra, humane afrikanische Trypanosomiasis und Trachom auszurotten. Eine weitere Forderung war es, bis zum Jahr 2020 den Zugang zu und die Versorgung mit adäquaten Medikamenten und Interventionen zur Kontrolle der Schistosomiasis, bodenübertragener Helminthen, Chagas-Krankheit, Leishmaniasis und der Flussblindheit zu verbessern. Bis 2020 wurde für 10 Krankheiten, bei denen eine Massentherapie sinnvoll sein kann, entweder eine Kontrolle als „Problem der öffentlichen Gesundheit" oder die Elimination angestrebt.

Die Londoner Erklärung bildete einen Meilenstein in der Bewegung um NTD und war von elementarer Bedeutung für die Initiierung von sektorenübergreifenden Kontroll- und Eradikationsprogrammen. Die Förderung der Forschung, Zusammenarbeit und Koordination auf nationaler und internationaler Ebene durch private und öffentliche Institutionen wurde als Schwerpunkt definiert. Im Anschluss an die Londoner Erklärung zeigte sich ein gestärktes Bewusstsein für diese bisher vernachlässigten Krankheiten und resultierte in einer beträchtlichen Aufstockung der Ressourcen, der Finanzierung der Kontrollprogramme in endemischen Ländern und der Interessenvertretung. Im Anschluss an die Londoner Erklärung bildeten sich zur Bekämpfung von vernachlässigten Tropenkrankheiten zahlreiche Initiativen wie etwa „Uniting to Combat Neglected Tropical Diseases" und „The Neglected Tropical Diseases Support Center".

Nach dem Auslaufen der Millenniums-Entwicklungsziele und auf der Grundlage der bei ihrer Bewertung gewonnenen Erkenntnisse stellten die Vereinten Nationen im September 2015 eine neue Entwicklungsagenda vor, die **Sustainable Development Goals (SDG).** Die 17 Ziele sind von der zentralen Forderung begleitet, die gesamte Bevölkerung gerecht einzubeziehen („leave no one behind"). Die Agenda mit den auf das Jahr 2030 ausgerichteten Zielen betrachtet Gesundheit als entscheidend für die Zukunft unserer Welt (Ziel 3). Waren die vernachlässigten Tropenkrankheiten in den MDG noch nicht namentlich erwähnt, wurden sie in den SDG nun als Gesundheitspriorität betrachtet und deren Bekämpfung offiziell als Ziel für die allgemeine Verbesserung des Wohlergehens der Weltbevölkerung benannt (Fitzpatrick und Engels 2016, WHO 2020).

Das SDG-Ziel 3.8 hebt die Bedeutung von Forschung, Entwicklung und Implementation zur Bekämpfung von NTD hervor, um „universelle Gesundheitsversorgung" zu erreichen (universal health coverage, UHC). Dieses Ziel fordert „Zugang zu hochwertigen grundlegenden Gesundheitsdiensten und zu sicheren, wirksamen, hochwertigen und erschwinglichen grundlegenden Arzneimitteln und Impfstoffen für alle". Zudem sollen Medikamente zur Behandlung vernachlässigter Tropenkrankheiten auf der WHO-Modell-Liste der essenziellen Medikamente für eine Versorgung im Sinne einer UHC global zur Verfügung gestellt werden. Ein weiterer wichtiger Punkt der SDG ist der Zugang zur Sanitär- und Trinkwasserversorgung für alle, erwähnt in den Zielen 6.1 und 6.2 (Fitzpatrick und Engels 2016, WHO 2020).

Eine große Herausforderung bei der Bekämpfung und Prävention von NTD in der Vergangenheit, aber auch im kommenden Jahrzehnt ist der Mangel an ausreichenden und zuverlässigen Daten. Um die Beschaffung zuverlässiger Daten und die technische Unterstützung auf nationaler Ebene weiter zu fördern, wurde im April 2016 das erweiterte **Sonderprojekt zur Eradikation vernachlässigter Tropenkrankheiten (ESPEN)** mit dem Ziel ins Leben gerufen, die Bekämpfung der 5 endemischen NTD zu beschleunigen, welche durch Massenbehandlung bekämpft werden können: lymphatische Filariose, Onchozerkose, Schistosomiasis, bodenübertragene Helminthen und Trachom. Seit 2016 können jährlich mehr als eine Milliarde Menschen gegen diese NTD behandelt werden. Das ursprünglich bis 2020 finanzierte ESPEN-Programm, welches zur Linderung der Armut und zur Verbesserung der Lebensqualität in der afrikanischen Region beitragen sollte, wurde bis 2025 verlängert. Eine der wichtigsten Neuerungen in der ESPEN-Periode 2021–2025 ist das ESPEN-Datenportal, das die Datenlage zu NTD verbessern und den Zugang zu zuverlässigen Daten ermöglichen soll.

10.8.5 Errungenschaften und Misserfolge

Durch die erste WHO-Roadmap sowie die Londoner Erklärung wurde eine bedeutsame Ausweitung der Maßnahmen zur Kontrolle und Beseitigung vernachlässigter Tropenkrankheiten erreicht. Davon profitieren vor allem die von Armut betroffenen und marginalisierten Bevölkerungsgruppen dieser Welt. Rund 600 Millionen Menschen weniger benötigten im Jahr 2020 Interventionen gegen NTD im Vergleich zu 2010, während 42 Länder eine Eliminierung von mind. einer Krankheit erreichten (Elphick-Pooley et al. 2022). Einer der größten Erfolge seit der Londoner Erklärung stellt die Entwicklung verbesserter Therapien gegen Afrikanische Trypanosomiasis (➤ Kap. 5.6) und die weitgehende Eliminierung dieser Krankheit als Problem der öffentlichen Gesundheit mit weniger als 600 Fällen weltweit im Jahr 2020 dar. Im Jahr 2009 führte DNDi das Behandlungskonzept NECT (Nifurtimox-Eflornithin-Kombinationstherapie) ein, welches die Behandlungszeit verkürzte und Nebenwirkungen verringerte. Im Jahr 2019 konnte mit Fexinidazol eine einfache, oral verabreichbare Behandlung für nicht schwere Verläufe der Schlafkrankheit eingeführt werden.

Trotz erheblicher Fortschritte bei der Verringerung der globalen Krankheitslast durch NTD wurden jedoch viele der für 2020 gesetzten Ziele nicht erreicht. Verzögerungen in der Umsetzung der in der Londoner Erklärung definierten Ziele wurden unter anderem durch die Ebola- und Zika-Epidemie verursacht, welche eine Umverteilung der verfügbaren Ressourcen in Diagnostik und im Gesundheitswesen beanspruchten. Zudem blockierten bewaffnete Konflikte den Zugang zu Gebieten im Nahen Osten und Afrika, welche essenziell für die Ausrottung von Drakunkulose sind, und verursachten eine Ausbreitung der kutanen Leishmaniasis während des Bürgerkriegs in Syrien (Molyneux 2017). Zusätzlich wurden die Fortschritte bei der Bekämpfung von vernachlässigten Tropenkrankheiten zu Beginn der neuen Dekade durch den globalen Ausbruch von SARS-CoV-2 verlangsamt (Molyneux 2017, WHO 2020).

Als Reaktion in Linie mit den SDG und des „Thirteenth General Program of Work 2019–2023" der WHO wurde 2021 ein Nachfolger der Roadmap 2012 präsentiert, um die Aktivitäten – angestoßen durch die Roadmap 2012 und die Londoner Erklärung – zu beschleunigen sowie eine umfassendere und ehrgeizigere Agenda zu verabschieden: „Ending the Neglect to Attain the Sustainable Development Goals – A Roadmap for Neglected Tropical Diseases 2021–2030". Die zentralen Ziele der Roadmap 2021–2030 sind:

1. Die Reduzierung der Personen, welche eine Behandlung für vernachlässigte Tropenkrankheiten benötigen, um 90 %.

2. Die Reduzierung der verlorenen gesunden Lebensjahre (DALYs), verursacht durch vernachlässigte Tropenkrankheiten, um 75 %.
3. Die Ausrottung mind. einer NTD in mind. 100 Ländern.
4. Die Eradizierung von mind. zwei NTD.

Zusätzlich verfolgt die WHO-Roadmap NTD 2021–2030 zehn weitere interdisziplinäre Ziele, welche sich auf andere SDG-Ziele beziehen, wie den Zugang zu grundlegender Wasser-, Sanitär- und Hygieneversorgung in Gebieten, die endemisch für vernachlässigte Tropenkrankheiten sind.

Im Vergleich zu der vorherigen Roadmap gab es in der Roadmap 2021–2030 drei wesentliche strategische Veränderungen, um die genannten Ziele zu erreichen: Der Fokus soll nun mehr auf der Wirkung der Maßnahmen als auf den Prozessen liegen; die Lenkungshoheit der Maßnahmen soll mehr in den betroffenen Ländern liegen als von extern gesteuert werden; und der Ansatz soll vor allem integriert und sektorenübergreifend sowie nicht primär krankheitsspezifisch sein.

Als Nachfolger der Londoner Erklärung wurde 2022 die **Kigali-Erklärung** verabschiedet. Im Rahmen der Kigali-Erklärung wurden zusätzliche Stakeholder im Bereich vernachlässigte Tropenkrankheiten wie endemische und Geberländer, Nichtregierungsorganisationen, Universitäten und Forschungseinrichtungen zusammengebracht. Es soll ein Paradigmenwechsel gefördert werden, der die Eigenverantwortung der endemischen Länder für ihre Programme und den Ausbau der Gesundheitssysteme bis 2030 hervorhebt. Zudem wird die Bedeutung einer sektorenübergreifenden Zusammenarbeit zur Bekämpfung der Armut zugrunde liegender Faktoren betont, um eine nachhaltige Wirkung der Interventionen zu gewährleisten (Elphick-Pooley et al. 2022).

➤ Abb. 10.13 gibt einen zeitlichen Überblick über die Kernelemente der NTD-Politik.

10.8.6 Ausblick auf innovative Ansätze

Im Laufe der letzten zwei Dekaden wurden große Fortschritte bei der Bekämpfung der vernachlässigten Tropenkrankheiten erzielt. Dennoch werden innovative und neue Ansätze benötigt, um diese Fortschritte in Zeiten von Epidemien, weltweiten Krisen und globalem Klimawandel aufrechtzuerhalten. Ein wichtiges Konzept für die Entwicklung angepasster Strategien ist das integrative **One-Health-Konzept,** welches die interdisziplinäre Zusammenarbeit von Humanmedizin, Veterinärmedizin und Umwelt- sowie Klimawissenschaften verlangt. NTD zeigen Handlungsbedarf an jeder dieser Schnittstellen: bei mangelnder Hygiene, bei der Übertragung von Krankheiten durch Vektoren, bei verunreinigter Trinkwasserversorgung oder bei anderen Umweltproblemen. Dieses Zusammenspiel verschiedener Disziplinen kann auch durch den Einbezug von Laien in einem Citizen-Science-Ansatz befördert werden. Durch den Einbezug von Gemeinschaften in die Erfassung und Behandlung von NTD können Informationslücken geschlossen und Behandlungserfolge verbessert werden.

Erweiternd zu dem One-Health-Ansatz umfasst der **Planetary-Health-Ansatz** das Zusammenspiel und die Abhängigkeit von menschlicher Gesundheit mit umgreifenden Konzepten wie politischen, ökonomischen, ökologischen und sozialen Systemen.

Um mit diesen Strategien die Bekämpfung vernachlässigter Tropenkrankheiten voranzutreiben, ist die Betrachtung der unterschiedlichen Perspektiven notwendig, sowohl als interdisziplinärer Austausch unter etablierten Forschenden als auch in der Wertschätzung interdisziplinärer Ausbildung zukünftiger Wissenschaftler und Entscheidungsträger. Auf Interventionsebene birgt das aktive Mitgestalten und Einbeziehen von betroffenen Gemeinschaften in der Planung und Durchführung von Projekten und Studien großes Potenzial.

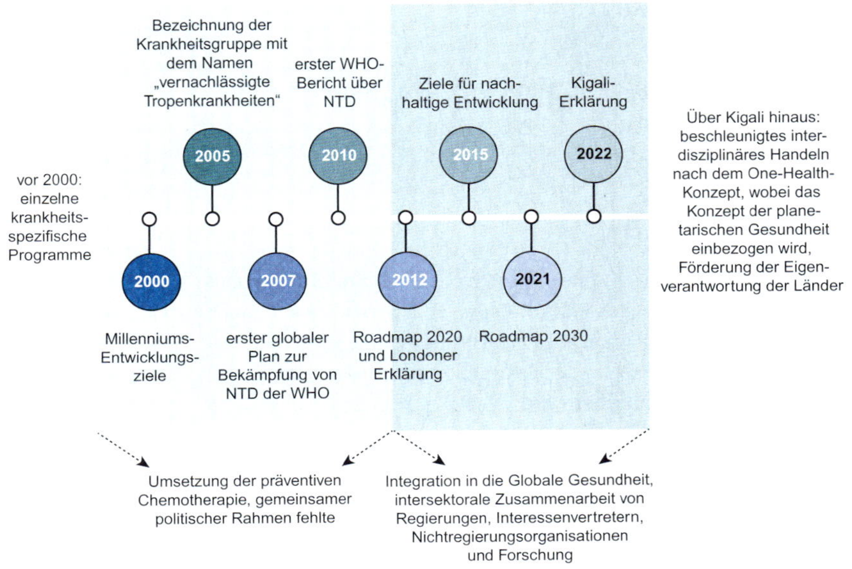

Abb. 10.13 Zeitstrahl der Kernelemente der NTD-Politik [P1574, L143]

LITERATUR

Aya Pastrana N, Beran D, Somerville C et al. The process of building the priority of neglected tropical diseases: A global policy analysis. PLOS Neglected Tropical Diseases 2020; 14(8): e0008498.

Casulli A. New global targets for NTDs in the WHO roadmap 2021–2030. PLOS Neglected Tropical Diseases 2021; 15(5): e0009373.

Drugs for Neglected Diseases initiative. Neglected tropical diseases – A global health emergency. 2022. https://dndi.org/diseases/neglected-tropical-diseases/?gclid=CjwKCAiAnZCdBhBmEiwA8nDQxb4-lqTDahqKDSPFLT4s_SkEf7qqKysHE2x8iBt3p8q3bv2WdihV3hoCPhcQAvD_BwE.

Drugs for Neglected Diseases initiative. Sleeping Sickness. 2022. https://dndi.org/diseases/sleeping-sickness/facts.

Du RY, Stanaway D, Hotez PJ. Could violent conflict derail the London Declaration on NTDs? PLOS Neglected Tropical Diseases 2018; 12(4): e0006136.

Elphick-Pooley T, Engels D; Uniting to Combat NTDs. World NTD Day 2022 and a new Kigali Declaration to galvanise commitment to end neglected tropical diseases. Infect Dis Poverty 11, 2 (2022). https://doi.org/10.1186/s40249-021-00932-2.

Fitzpatrick C, Engels D. Leaving no one behind: A neglected tropical disease indicator and tracers for the Sustainable Development Goals: Box 1. International Health 2016; 8(suppl 1): i15–i18.

Fürst T, Salari P, Llamas LM et al. Global health policy and neglected tropical diseases: Then, now, and in the years to come. PLOS Neglected Tropical Disease, 2017; 11(9): e0005759.

Hotez P J, Molyneux D H, Fenwick A et al. Control of Neglected Tropical Diseases. NEJM 2007; 357(10): 1018–1027.

Molyneux DH. The London Declaration on Neglected Tropical Diseases: 5 years on. Transactions of The Royal Society of Tropical Medicine and Hygiene 2017; 110(11): 623–625.

Molyneux DH, Asamoa-Bah A, Fenwick A et al. The history of the neglected tropical disease movement. Transactions of The Royal Society of Tropical Medicine and Hygiene 2021; 115(2): 169–175.

Molyneux DH, Hotez P J, Fenwick A. Rapid-Impact Interventions: How a Policy of Integrated Control for Africa's Neglected Tropical Diseases Could Benefit the Poor. PLoS Medicine 2005; 2(11): e336.

Vanderslott S. Neglected Tropical Diseases. Nature and Culture 2020; 15(1): 78–110.

WHO. Accelerating work to overcome the global impact of neglected tropical diseases – A roadmap for implementation. 2012. https://apps.who.int/iris/bitstream/handle/10665/70809/WHO_HTM_NTD_2012.1_eng.pdf?sequence=1&isAllowed=y.

WHO. Ending the neglect to attain the sustainable development goals: A road map for neglected tropical diseases 2021–2030. 2020. https://apps.who.int/iris/handle/10665/338565.

10.9 Gesundheitskommunikation in der Tropenmedizin

Cornelia Betsch[1]

10.9.1 Einleitung

Nach der Lektüre dieses Kapitels kennen Sie die Definition von evidenzbasierter Gesundheitskommunikation und wissen, dass sie auch in der Tropenmedizin von großer Bedeutung für die Kontrolle von Krankheiten ist. Sie wissen, welche psychologischen Einflussfaktoren relevant sind, um Gesundheitsverhalten zu verstehen. Sie kennen einige Beispiele der Gesundheitskommunikation: Kampagnen, Gespräche zwischen Ärzt*innen und Patient*innen und Möglichkeiten zur Korrektur von Falschinformationen. Sie kennen die Prinzipien evidenzbasierter Gesundheitskommunikation: Sie ist nutzerzentriert, zielgruppenspezifisch, verständlich sowie entscheidungs- und handlungsrelevant.

[1] Unter Mitarbeit von Lars Korn, Parichehr Shamsrizi, Lena Lehrer, Hellen L. Temme, Elisabeth D.C. Sievert und Frederike Taubert.

10.9.2 Evidenzbasierte Gesundheitskommunikation

Die beste Präventionsmaßnahme ist wirkungslos, wenn sie nicht genutzt wird. Schleppendem oder mangelhaftem Gesundheitsverhalten wird teilweise mit Regulierung von Verhalten begegnet, wie z. B. durch eine Gelbfieber-Impfpflicht, oder der Zugang zu Präventionsmaßnahmen wird erleichtert, z. B. durch das Verteilen von Bettnetzen als Malariaprophylaxe. Solche Maßnahmen können zwar bewirken, dass relevantes Gesundheitsverhalten gezeigt wird. Jedoch ist immer mindestens begleitende Kommunikation erforderlich, die den Nutzen der Regulierung oder Maßnahmen erläutert, die korrekte Anwendung der Maßnahme unterstützt und Gesundheitsverhalten über diese Maßnahmen hinaus motiviert und in den Einstellungen und den Werten der Menschen verankert.

Das Grundprinzip der evidenzbasierten Gesundheitskommunikation lautet: **Verhalten verstehen, um Verhalten zu verändern.** Damit steht der Empfänger der Gesundheitskommunikation an jeder Stelle des Prozesses im Mittelpunkt. **Verstehen** bezieht sich auf die genaue nutzer- und zielgruppenspezifische Analyse der Gründe für ein Gesundheitsverhalten. Zunächst gilt es, ein psychologisches Verständnis des Verhaltens zu entwickeln: Welche kognitiven, emotionalen, sozialen und externen Faktoren führen dazu, dass Personen rauchen, sich dem Impfen verweigern oder die Malariaprophylaxe nicht sachgemäß einnehmen? Welche Personengruppen sind davon besonders betroffen? Wesentliche Faktoren, die sich in Theorien und Empirie bewährt haben, werden in diesem Kapitel genauer beschrieben. Diese Stellschrauben können dann in Interventionen genutzt werden, um das Gesundheitsverhalten indirekt oder direkt zu **verändern.**

Wir betrachten in diesem Kapitel mit Blick auf Tropenmedizin vor allem zwei Formen: Erstens die mediatisierte Gesundheitskommunikation, die durch Medien erfolgt wie z. B. eine Kampagne mit dem Ziel, ein bestimmtes Gesundheitsverhalten zu fördern (s. u. Kasten „HIV-Prävention: ein Kampagnenbeispiel aus Sambia"). Zweitens betrachten wir die Kommunikation zwischen Ärzt*innen und Patient*innen, wie sie häufig in der tropenärztlichen Sprechstunde relevant ist (s. u. Kasten „Einblicke in die Grundlagen des Impfaufklärungsgesprächs"). Ein essenzieller Bestandteil der Kommunikation in beiden Kontexten ist es, Falschinformationen aufzuarbeiten und zu entkräften. Darauf gehen wir in einem dritten Teil ein (s. u. Kasten „Beispiel aus der Impfberatung"). Evidenzbasierte Gesundheitskommunikation als interdisziplinäres Forschungs- und Praxisfeld fragt, wie solche Interventionen möglichst effektiv gestaltet werden können.

Evidenzbasierung

Evidenzbasiert bedeutet, dass die besten verfügbaren empirischen Erkenntnisse aus sozial- und verhaltenswissenschaftlicher Forschung (meist Psychologie und Kommunikationswissenschaft) zusammengetragen und integriert werden, die dann in Kampagnen und Interventionen münden. Im September 2022 haben die europäischen Mitgliedstaaten der WHO eine Resolution verabschiedet, in der sie die „Berücksichtigung verhaltensbezogener und kultureller Erkenntnisse zur Förderung der Gesundheit“ beschlossen haben. Dort wird festgehalten, dass in Zukunft strukturelle und kommunikative Maßnahmen zur Gesundheitsförderung stärker auf diesen Forschungsergebnissen aufbauen und die Bereiche Forschung – Politik – Praxis stärker miteinander verbunden werden sollen.

Definition und Ziele der Gesundheitskommunikation

Aufgrund ihrer interdisziplinären Natur gibt es keine einheitliche **Definition** von Gesundheitskommunikation (Rossmann und Hastall 2019). Vielmehr gibt es den Minimalkonsens, dass Gesundheitskommunikation jede menschliche Interaktion umfasst, die sich mit dem Thema Gesundheit befasst. Im Bereich der „intentionalen“ (absichtsvoll durchgeführten) Gesundheitskommunikation steht allerdings meist die Frage im Zentrum, wie durch kommunikative Prozesse die Gesundheit, Gesundheitsversorgungsleistungen und Gesundheitsförderung beeinflusst werden können.

Ziel der Gesundheitskommunikation ist es, mit Hilfe von (zielgruppen-)spezifischen Informationen und Interventionen die Wahrnehmung gesundheitsbezogener Informationen (z. B. Risikofaktoren, Krankheiten) sowie Einstellungen, Überzeugungen und Verhaltensweisen von Menschen zu verändern. Gesundheitskommunikation hat den Anspruch, durch Kommunikationsmaßnahmen in der Prävention, Diagnostik und Therapie zu einer Verbesserung der Gesundheit auf individueller und auf Populationsebene beizutragen. Dabei wird in der Gesundheitskommunikation nicht notwendigerweise immer die Privatperson adressiert. Um Krankheitsrisiken zu reduzieren, ist es manchmal notwendig, dass politische Entscheidungsträger*innen auf institutioneller Ebene Entscheidungen zu Maßnahmen treffen. Gesundheitskommunikation kann also auch Sachinformationen als Entscheidungsgrundlage vermitteln.

10.9.3 Gesundheitskommunikation für die Kontrolle von Krankheiten

Durch den Eingriff des Menschen in die Umwelt zeichnen sich bereits jetzt vielfältige Folgen durch Klima- und Umweltveränderungen auf die menschliche Gesundheit ab, die in Zukunft noch zunehmen werden (Rocque et al. 2021). Phänomene wie das Auftreten neuer Infektionskrankheiten (emerging infectious diseases; ➤ Kap. 1.2), regionale Verschiebungen von Krankheiten oder Vektoren (z. B. West-Nil-Fieber in Europa, Verbreitung der Tigermücke) oder wachsende antimikrobielle Resistenzen werden Gesundheits- und Krisenkommunikation auch in der Tropenmedizin künftig immer wichtiger machen. Neben traditionellen epidemiologischen und mikrobiologischen Maßnahmen bedarf es Interventionen mit dem Ziel, Individuen Informationen zu vermitteln, auf deren Grundlage sie ihr Verhalten ändern können.

Verhalten verstehen: Einflussfaktoren auf Gesundheitsverhalten

Ob und inwiefern eine Person ein Gesundheitsverhalten zeigt, hängt von mehreren und miteinander in Bezug stehenden Einflussfaktoren ab. In der Literatur haben sich dazu eine Vielzahl von theoretischen Modellen bewährt, die sich in der Anzahl, Art und Beziehung der angeführten Variablen unterscheiden; jedoch gibt es auch größere inhaltliche Überschneidungen (z. B. Ajzen 1991, Rosenstock 1974, Witte 1992). Ohne auf die Theorien im Einzelnen einzugehen, werden im Folgenden wesentliche Einflussfaktoren genauer beschrieben; ➤ Abb. 10.14 gibt ein Beispiel anhand einer individuellen Impfentscheidung.

Einer der zentralen Einflussfaktoren auf Gesundheitsverhalten ist die **Risikowahrnehmung** – wird eine Gesundheitsbedrohung als schwerwiegend und wahrscheinlich eingeschätzt? Fühlt eine Person eine Bedrohung, ein affektives Risiko? Häufig hat das affektive im Vergleich zum kognitiven Risiko einen stärkeren Einfluss auf das Verhalten. Setzen jedoch „Furchtappelle“ zu stark auf das Auslösen von Furcht zum Erhöhen der Risikowahrnehmung, kann eine Abwehrmotivation entstehen. Die negativen Gefühle werden dann kontrolliert, anstatt die Bedrohung zu vermeiden – zum Beispiel, indem Risiken geleugnet werden oder der Absender der Kommunikation in Zweifel gezogen wird.

Der Einschätzung der Bedrohung steht die **Einschätzung der Bewältigungsressourcen** gegenüber: Kann das Gesundheitsverhalten den Schaden abwenden (**Nutzen;** bezogen auf eine Impfung: Effektivität der Impfung) und bin ich in der Lage, das Verhalten auszuführen, wenn ich das will **(Selbstwirksamkeit, Barrieren)?** Selbstwirksamkeit kann sich auch direkt auf Verhalten auswirken: Egal wie hoch die Handlungsbereitschaft ist, wenn eine Person ein Verhalten nicht ausführen kann, wird sie es auch nicht tun. Dies macht Selbstwirksamkeit zu einem zentralen Aspekt. Dem Gesundheitsverhalten stehen häufig auch **Kosten** gegenüber (finanzieller oder sozialer Art), die ein Gesundheitsverhalten weniger wahrscheinlich machen können.

Aus den genannten Faktoren resultiert psychologisch eine **Schutzmotivation.** Von der Höhe der Motivation hängt wiederum ab, ob diese in entsprechendes Schutzverhalten übersetzt wird. Äußere **Verhaltensanreize** können außerdem dazu führen, dass Gesundheitsverhalten attraktiver und wahrscheinlicher werden kann – dies können u. a. Empfehlungen von Gesundheitspersonal, sich bietende Gelegenheiten, finanzielle Anreize oder Strafen sein (Rosenstock 1974).

Zusätzlich stellen die **Einstellungen** einer Person einen wichtigen Einflussfaktor auf das Gesundheitsverhalten dar. Dabei sind jedoch übergeordnete Gesundheitseinstellungen (z. B. „Meine Gesundheit ist mir wichtig“) weniger relevant als jene, die das Verhalten direkt betreffen (z. B. „Impfungen sind des Teufels“). Negative Einstellungen senken z. B. die Wahrscheinlichkeit einer Impfung stark und schwächen den Wirkungspfad von der Risikowahrnehmung zur Impfung (Hollmeyer et al. 2009). Wie stark Einstellungen im Einzelfall Einfluss auf das Verhalten nehmen, scheint jedoch auch von der Art des Verhaltens selbst abzuhängen.

Da der Mensch ein soziales Wesen ist, spielen auch soziale Aspekte eine wichtige Rolle. So ist nicht nur der eigene Nutzen einer Maß-

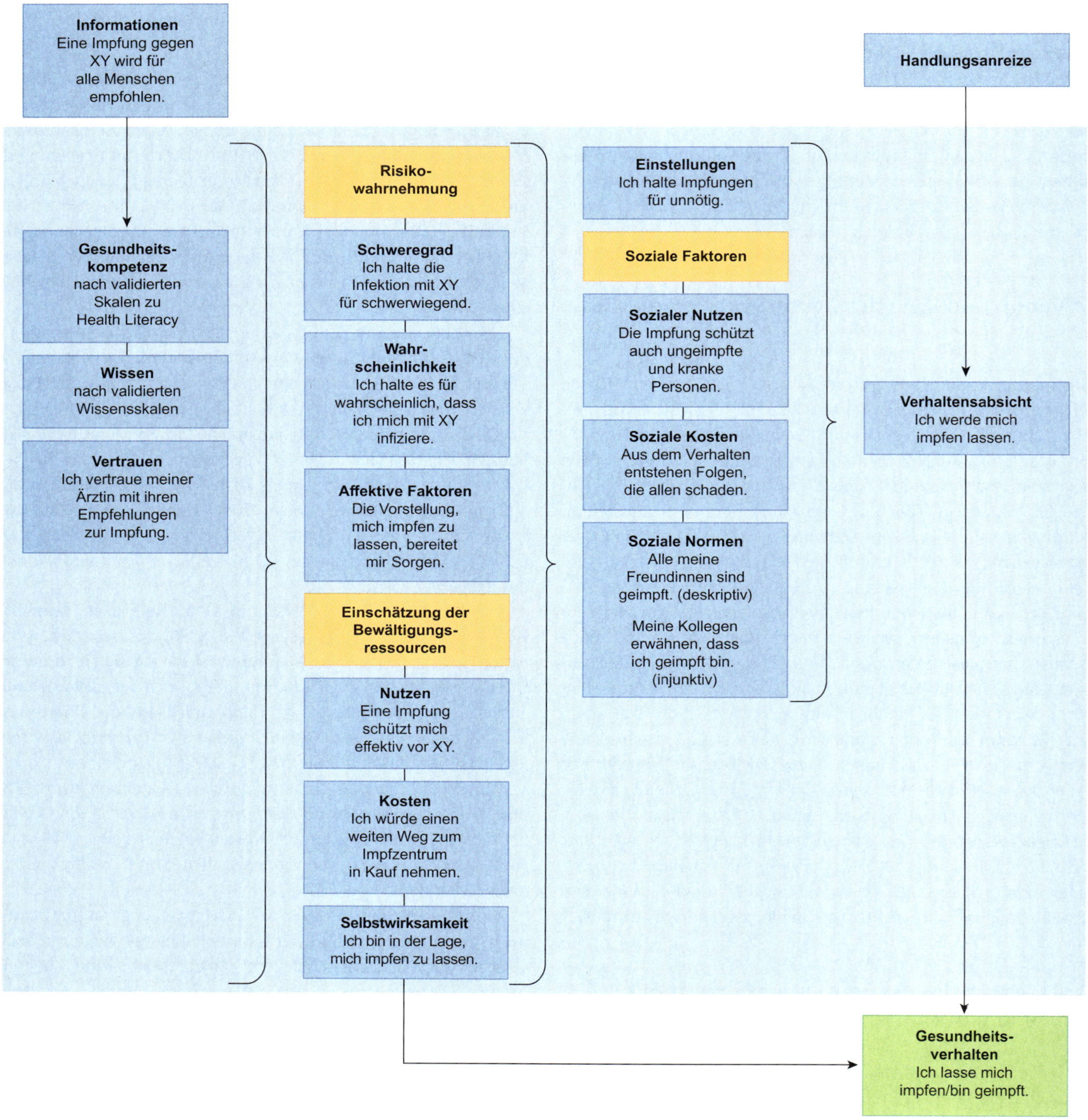

10

Abb. 10.14 Evidenzbasierte Gesundheitskommunikation: Interventionen der Gesundheitskommunikation adressieren die Einflussfaktoren des Gesundheitsverhaltens und verändern es so direkt oder indirekt. Hier wurden verschiedene theoretische Modelle zusammengefasst. [P1569, L138]

nahme (z. B. des Impfens) für die Entscheidung relevant, sondern auch der Nutzen für andere Menschen **(sozialer Nutzen).** Auch **soziale Normen,** die aufzeigen, was relevante Andere tun (deskriptive Norm) oder erwarten (injunktive Norm), haben einen Effekt. Je gesundheitsfreundlicher das Verhalten des Umfelds sowie dessen wahrgenommene Erwartungen an das eigene Gesundheitsverhalten sind, desto eher zeigt eine Person selbst das entsprechende Verhalten (Brewer 2021).

Oft ist es ein Ziel von Gesundheitskommunikation, **Wissen** zu vermitteln, z. B. um die Einschätzung möglicher Bedrohungen und deren Bewältigung zu ermöglichen. Grundsätzlich lässt sich festhalten, dass höheres Wissen über Risiken und deren Bewältigung zu einer höheren Wahrscheinlichkeit führt, dass ein Gesundheitsverhalten umgesetzt wird. Jedoch zeigt sich, dass sich Menschen in der Fähigkeit unterscheiden, Gesundheitsinformationen richtig einzuordnen, sich im Gesundheitssystem zurechtzufinden und relevante Schlüsse daraus zu ziehen. Dieses grundlegende Verständnis wird als **Gesundheitskompetenz** bezeichnet (health literacy). Gesundheitsinformationen sollten daher maximal verständlich sein und immer darauf abzielen, auch Personen mit geringem Interesse und geringer Gesundheitskompetenz zu erreichen.

Der Faktor **Vertrauen** kommt ins Spiel, sobald Kommunikation stattfindet: Wie sehr vertraut der Rezipient dem Absender, z. B. in einer Pandemie? Hierbei zeigt die Forschung immer wieder, dass Ärzt*innen besonders relevant für Gesundheitskommunikation sind, da sie eine der vertrauenswürdigsten Quellen sind, gefolgt von klassischen Medien. Außerdem kann auch das Vertrauen in das Gesundheitssystem und die Absichten der Personen, die Entscheidungen über Notwendigkeit und Regularien treffen, relevant werden, wie häufig im Bereich des Impfens gezeigt wurde (MacDonald 2015).

Die genannten Faktoren stellen keine vollständige Liste der relevanten Einflussfaktoren dar, sondern können sich der Erklärung gesundheitsförderlicher sozial-kognitiver Prozesse nur annähern. In welcher Abfolge und Wechselwirkung die genannten Variablen ins Spiel kommen, welche darüber hinaus relevant sind und unter welchen Bedingungen sich Entscheidungen in reales Gesundheitsverhalten verwandeln, kann von Fall zu Fall variieren. Daher ist es notwendig, diese Aspekte vor der Gestaltung von Interventionen zu untersuchen.

Verhalten verändern: Interventionen der Gesundheitskommunikation

Um Interventionen zu designen, ist es zunächst wichtig, die Interventionsziele klar zu definieren, die Zielgruppe sehr genau zu bestimmen und zu kennen, auf der Basis theoretischer Modelle die relevanten Einflussfaktoren zu identifizieren und strategische Botschaften zu entwickeln, die darauf abzielen, die Einflussfaktoren und damit Verhalten zu verändern. Diese können dann auf Kanälen und mit Medien, die die Zielgruppe erreichen, verbreitet werden. Um möglichst viele Personen aus der Zielgruppe zu erreichen, werden Medientypen meist miteinander kombiniert. Hier kann je nach Thema, Ziel und Zielgruppe das ganze Spektrum zwischen interpersonaler Kommunikation und massenmedialer Verbreitung genutzt werden. Relevante Stakeholder – und dazu zählt auch die Zielgruppe selbst – sollten im ganzen Prozess der Interventionsgestaltung und -verbreitung beteiligt werden. Bevor Botschaften verbreitet werden, empfiehlt sich dringend die Vortestung mit der Zielgruppe; auch im weiteren Verlauf der Intervention sollte dauerhaft überwacht werden, ob die Ziele erreicht werden können.

Ziele von Interventionen: informierte Entscheidung unterstützen oder überzeugen

Gesundheitskommunikation kann unterschiedliche Interventionsziele haben, je nachdem, ob eine medizinische Entscheidungsfindung (z. B. für eine bestimmte Behandlungsmethode) unterstützt oder Gesundheitsförderung zur Prävention betrieben werden soll. Bei manchen medizinischen Entscheidungen gibt es keine objektiv beste Wahl, und die Bewertungen der Optionen hängen stark von den persönlichen Werten und Präferenzen der Patient*innen ab. Um hier informierte und unvoreingenommene Entscheidungsprozesse zu ermöglichen, sollten evidenzbasierte Informationen Patient*innen so unterstützen, dass sie nach dem Ansatz des **„shared decision making“** gemeinsam mit Ärzt*innen eine Entscheidung treffen können. Hierbei ist es das Ziel, die evidenzbasierten Informationen durch grafische oder computergestützte Entscheidungshilfen so aufzubereiten, dass Vorteile und Risiken ausgewogen dargestellt werden. Beispiele für die evidenzbasierte Aufbereitung von Gesundheitsinformationen als Entscheidungshilfe sind die **Faktenboxen** (www.hardingcenter.de/de/transfer-und-nutzen/faktenboxen). Sie sollen das Verständnis für medizinische Maßnahmen erhöhen, damit Patient*innen informiert entscheiden können, ob sie sich diesen unterziehen wollen.

Strategien der Gesundheitsförderung zielen hingegen darauf ab, den Empfänger zu gesunden Verhaltensweisen wie z. B. mehr Bewegung zu motivieren oder dazu, ungesunde Verhaltensweisen wie das Rauchen zu unterlassen. Informationen werden in diesem Fall so aufbereitet, dass das Zielverhalten attraktiver und wahrscheinlicher wird. Hierzu gibt es verschiedene Techniken, die manchmal auch als **„Social Marketing“** bezeichnet werden. Als eine Technik soll beispielhaft das **Framing** genannt werden, wobei entweder Vorzüge eines Verhaltens (**Gain Frames:** Welchen Gewinn kann ich durch Impfen erreichen?) oder Gefahren des Unterlassens dargestellt werden (**Loss Frames:** Welchen Verlust kann ich durch Impfen vermeiden?) (Gallagher und Updegraff 2012). Um solche Methoden der Gesundheitskommunikation ethisch vertreten zu können, ist der wissenschaftliche Konsens vorausgesetzt, dass die betreffenden Verhaltensweisen positiv auf die Gesundheit wirken.

Nicht intendierte Wirkungen und nicht intentionale Gesundheitskommunikation

Die bisherige Diskussion ging stets von intentionaler Gesundheitskommunikation aus. Das bedeutet, dass hinter der Kommunikation ein Absender steht, der die Intention hat, bestimmtes Gesundheitsverhalten zum Besseren zu verändern und dies dann auch wie gewünscht erreicht. Zum einen können geplante Kampagnen allerdings auch gegenteilige, nicht intendierte Effekte haben, weil sie einen Bumerangeffekt erzeugen. Psychologisch nennt man dies **Reaktanz** (Ärger). Reaktanz kann entstehen, wenn durch die Kommunikation eine Einschränkung der Freiheit oder ein plumper Überredungsversuch erlebt wird. Das hat zur Folge, dass dann häufig das gegenteilige Verhalten gezeigt wird. Zum anderen können aber auch Inhalte, die sich gar nicht vorrangig mit dem Thema Gesundheit beschäftigen, Auswirkungen auf Gesundheitsverhalten haben – positive wie negative. So zeigte beispielsweise eine Metaanalyse den Zusammenhang zwischen Medienkonsum und Körperbild- und Essstörungen auf. Allein bestimmten Inhalten ausgesetzt zu sein – seien das übermäßig schlanke, rauchende oder Junkfood-konsumierende Menschen – kann zur Normbildung und Verhaltensänderung führen. Diese nicht intendierten Wirkungen von intendierter und nicht intendierter Gesundheitskommunikation sind stets mitzubedenken.

Medien und Kanäle der Gesundheitskommunikation

Medien und Kanäle unterscheiden sich darin, wie groß ihre Reichweite ist, welche Zielgruppen erreicht werden können, in welcher Tiefe Informationen bereitgestellt werden können (z. B. eine 60-minütige Dokumentation im Fernsehen vs. ein 20-sekündiges Video auf der sozialen Medienplattform TikTok) und wie glaubwürdig die Medieninhalte wahrgenommen werden. Außerdem haben Medien auch das Potenzial, Themen zu setzen: Worüber in den Medien berichtet wird, kann auch das Denken und Handeln der Mediennutzer*innen mitbestimmen, was für Aufmerksamkeitskampagnen strategisch genutzt werden kann (Agenda Setting). Im Mittel haben klassische Medien wie Fernsehen und Radio immer noch eine vergleichsweise hohe Reichweite und werden von vielen als vertrauenswürdig angesehen. Hierbei kann es jedoch auch deutliche Unterschiede zwischen relevanten Zielgruppen geben; so zeigte sich beispielsweise, dass Personen, die sich nicht gegen Coronaviren haben impfen lassen, generell verschiedenste Informationsquellen weniger wichtig finden als geimpfte Personen. Außerdem finden sie z. B. soziale Medien und Videoformate wichtig, wohingegen Personen, die sich mindestens einmal haben impfen lassen, mehr Wert auf klassische Formate wie Nachrichtenportale oder öffentlich-rechtliche Medien legen.

e-/m-health

Seit geraumer Zeit sind auch e-health- (Online-Angebote) bzw. m-health-Angebote (digitale Angebote zur Gesundheitsförderung auf mobilen Endgeräten) in der Gesundheitskommunikation relevant. Mittels Apps können z. B. auch im Krisenfall schnell und einfach relevante Informationen verfügbar gemacht werden. Die aktuell bekannteste App ist vermutlich die Corona-Warn-App mit über 40 Millionen Downloads. M-health-Angebote können auch im Bereich der Tropenmedizin eingesetzt werden, z. B. als Erinnerung an die Einnahme von chemischer Malariaprophylaxe, im Krisenfall oder zum Vermitteln von Gesundheitswissen. In Ländern mit einer hohen Verbreitung von Mobiltelefonen werden so z. B. auch SMS verwendet, um vor Gesundheitsgefahren zu warnen (z. B. einem neuen Ebola-Ausbruch). Hier gibt es viele Möglichkeiten, jedoch zeigen Übersichtsarbeiten, dass gute Evaluationsstudien in diesem Bereich bisher rar sind und sich die tatsächliche Effektivität solcher Medien daher schwer beurteilen lässt.

Kanäle

Wichtig ist zu beachten, dass je nach kulturellem Kontext ganz unterschiedliche Kanäle der Gesundheitskommunikation relevant sein können. So ist es z. B. auf Sansibar Brauch, dass morgens die Wartenden vor Beginn der Sprechstunde über Gesundheitsthemen aufgeklärt werden. Außerdem sind möglicherweise ganz andere Stakeholder vertrauenswürdig – so kann der Einfluss religiöser Führungspersönlichkeiten, von Vorstehern in Dorfgemeinschaften oder traditionellen Heilern groß sein. Der Ansatz der evidenzbasierten Gesundheitskommunikation schließt ein, dass in dem jeweiligen Kontext, in dem eine Intervention stattfinden soll, auch die relevanten Kommunikatoren identifiziert und in den Prozess der Umsetzung der Intervention mit einbezogen werden.

Beispiel 1: Kampagnen

Gesundheitskampagnen sind ein typisches Mittel der **strategischen Gesundheitskommunikation.** Definiert werden Kampagnen als die Konzipierung, Durchführung und Evaluation zielgerichteter, systematischer und zielgruppenspezifischer Kommunikationsaktivitäten, unter der Verwendung verschiedener Kommunikationskanäle, um Wissen, Einstellung und Verhaltensweisen zu verändern. Gesundheitskampagnen adressieren eine Problemlage, aus der sich Kampagnenziele ableiten und relevante Zielgruppen bestimmen lassen (s. u. Kasten „HIV-Prävention: ein Kampagnenbeispiel aus Sambia“). Wie oben beschrieben, werden theoretische und datengestützte Wirkmodelle aufgestellt, die die relevanten Einflussfaktoren und Veränderungsmöglichkeiten identifizieren (z. B. fehlende Risikowahrnehmung, keine Selbstwirksamkeit beim Gebrauch von Kondomen) und daraus Ansätze für die Intervention aufzeigen.

HIV-Prävention: ein Kampagnenbeispiel aus Sambia

Obwohl wirksame Präventionsmaßnahmen gegen HIV verfügbar sind, hat der Subsahara-Raum eine der höchsten HIV-Prävalenzen weltweit, da unter anderem die Verwendung von HIV-verhindernden Verhütungsmitteln wie Kondomen immer noch zu gering ist. Daher wurden z. B. durch Gesundheitsorganisationen Anfang der 2000er Jahre in Sambia Kampagnen zur reproduktiven Gesundheit gestartet, die das Ziel hatten, sicheres Sexualverhalten zu fördern (Van Rossem und Meekers 2007). Aufgrund der hohen HIV-Prävalenz von Frauen und Männern in Sambia (~20 %) richteten sich die Kampagnen an alle Personen zwischen 15 und 59 Jahren. Um Wissen über den Gebrauch von Kondomen zu kommunizieren, wurden vor allem Massenmedien verwendet. Zielgruppenspezifische Radio- bzw. Fernsehsendungen informierten über soziale und gesundheitliche Themen, um die Aufmerksamkeit und die Risikowahrnehmung in der Bevölkerung zu erhöhen. So wurden unter anderem junge Erwachsene durch das Radioprogramm Club NTG (New Teen Generation) über HIV/AIDS, Teenagerschwangerschaften und über den Gebrauch von Kondomen aufgeklärt. Auch sprachliche Barrieren wurden berücksichtigt, indem Radioprogramme, die auf die Gesundheitsförderung und die Mobilisierung der Gemeinschaft fokussierten, in den verschiedene Hauptsprachen Sambias ausgestrahlt wurden. Um Diskriminierung und Stigmatisierung vorzubeugen, zielten Werbespots mit dem ehemaligen Präsidenten von Sambia darauf ab, HIV-bedingte Stigmatisierung zu entkräften und sexuelle Treue, Kondomgebrauch sowie freiwillige Tests und Beratung zu fördern.

Die Wirksamkeit von Kampagnen in den Massenmedien zur HIV-Prävention bzw. Kondombenutzung zeigt sich besonders in Ländern mit einem niedrigeren „Index der menschlichen Entwicklung" (Human Development Index, HDI), in denen der Bedarf an HIV-Prävention, z. B. durch eine Epidemie, am größten ist und weil sie vermutlich weniger Medienprogrammen und -inhalten ausgesetzt sind (LaCroix et al. 2014).

Beispiel 2: Gespräche zwischen Ärzt*innen und Patient*innen

Das ärztliche Beratungsgespräch (Beispiel siehe Kasten) stellt eine wichtige Informationsgrundlage bei medizinischen Entscheidungen dar. Hier bietet sich die Möglichkeit, in einem konkreten Gesprächsrahmen und in vertrauensvoller Atmosphäre konkret auf Aspekte einzugehen, die für die Patient*innen besonders wichtig sind. Das macht das ärztliche Beratungsgespräch insbesondere zu einem Raum für die **interpersonale Gesundheitskommunikation.** Aus diesem Grund wird diese Kommunikation als zentrale Stellschraube für eine qualitativ hochwertige und effektive Gesundheitsversorgung betrachtet.

Motivational Interviewing im Impfaufklärungsgespräch

Impfaufklärung im individuellen Gespräch kann eine Herausforderung sein, wenn z. B. Patient*innen dem Impfen gegenüber skeptisch sind oder Unsicherheiten durch Falschinformationen bestehen. Für die Gesprächspraxis eignet sich hier die Orientierung an der Motivational-Interviewing (MI-)Technik. Die Basis ist das Schaffen einer wertschätzenden und respektvollen Gesprächsatmosphäre, um die intrinsische Motivation der Patient*innen für eine Impfentscheidung zu stärken. Hierbei geht es nicht darum, Patient*innen zum Impfen zu überreden oder mittels Social-Marketing-Techniken zum Impfen zu bewegen, sondern um eine Exploration der zugrunde liegenden Ambivalenzen, damit Bedenken der Patient*innen gezielt adressiert und, wenn möglich, durch Rückgriff auf wissenschaftliche Evidenz gemindert werden können.

Im **Impf-Aufklärungsgespräch** gibt es vier Stufen. Zunächst wird eine vertrauensvolle Beziehung aufgebaut, um eine Diskussionsgrundlage zur thematischen Auseinandersetzung zu schaffen. Hier sollte auf offene Fragen zurückgegriffen werden („Was denken Sie über Impfungen?"). Im zweiten Schritt geht es darum, ein Verständnis für die wichtigsten Bedenken zu erhalten. Hierfür eignet sich aktives Zuhören. Im dritten Schritt erfolgt das Anbieten von Informationen, die auf die Bedenken aus dem vorherigen Schritt abgestimmt sind („Ich habe viel über die Krankheit gelernt in meiner Zeit als Ärztin. Darf ich Ihnen davon berichten?"). Es wird mit Anerkennung und Verständnis gearbeitet („Ich merke, dass es Ihnen wichtig ist, eine richtige Entscheidung zu treffen"). Im letzten Schritt wird zusammengefasst und die Entscheidungsautonomie der Patient*innen gewahrt („Möchten Sie jetzt entscheiden oder möchten Sie nochmal nachdenken?"). Die Wirkung der Motivational-Interviewing-Technik im Impfkontext wurde in verschiedenen Studien bestätigt und ist darauf zurückzuführen, dass der Fokus auf die Darbietung individueller Informationen und den Einbezug von individuellen Sorgen gerichtet ist. In Kanada werden solche Gespräche beispielsweise auf der Entbindungsstation von geschultem Personal geführt, was die Impfmüdigkeit deutlich reduziert (Gouvernement du Québec 2022).

Beispiel 3: Korrektur von Falschinformation

Falschinformationen über gesundheitliche Themen oder Interventionen sind eine Herausforderung für die Gesundheitskommunikation und können einen negativen Einfluss auf das Gesundheitsverhalten haben. Studien konnten beispielsweise zeigen, dass der Glaube an Falschinformationen mit einer geringeren Impfbereitschaft verbunden ist. In der Gesundheitskommunikation gibt es wissenschaftlich fundierte Ansätze, die zum einen verhindern sollen, dass sich Falschinformationen überhaupt verfestigen (Prebunking), und zum anderen bereits verankerte Falschinformationen entkräften wollen (Debunking). Hierbei ist es ratsam, evidenzbasierte Ansätze zu befolgen, um psychologische Nebenwirkungen wie Backfire-Effekte zu vermeiden. Von Backfire-Effekten spricht man, wenn der Glaube an eine Falschinformation nach deren Korrektur stärker ist. Das kann beispielsweise der Fall sein, wenn eine Korrektur dem Weltbild der Person widerspricht. Der folgende Kasten gibt ein Beispiel für das Debunking, das nach dem Muster des „Faktensandwiches" eine Falschinformation entkräftet.

Debunking eines Mythos zum Impfen am Beispiel des „Faktensandwiches", in dem ein Mythos durch Fakten gerahmt und aufgeklärt wird

- **Fakt: COVID-19-Impfstoffe haben keinen Einfluss auf Ihre Fruchtbarkeit**
- **Falschinformation:** „Die Impfung könnte mich unfruchtbar machen."
- **Erklärung:**
  - Die Falschinformation, dass ein COVID-19-Impfstoff Unfruchtbarkeit verursachen könnte, entstand in einem Blog, der seit Langem Verschwörungstheorien und Falschinformationen verbreitet.
  - Sie bezieht sich darauf, dass der Impfstoff den Körper dazu anregt, Abwehrmechanismen gegen ein Protein, das auf der Oberfläche des Virus sitzt, auszubilden. Laut der Falschinformation greifen diese Abwehrmechanismen ebenso einen Bauteil der Plazenta an.
  - Es ist richtig, dass ein Protein auf der Oberfläche des Coronavirus sitzt und diesem bei der Verbreitung hilft. Es ist deshalb wichtig, dass der Körper dieses Protein kennt und seine vorher ausgebildeten Immunzellen aktivieren kann, um dagegen anzugehen. Dafür sorgt die Impfung.
  - Die Falschinformation beruht nun darauf, dass es Überschneidungen zwischen einigen Komponenten des Proteins des Virus und denen eines Plazenta-Proteins gibt. Die Überschneidungen sind jedoch viel zu gering, um die Fruchtbarkeit zu beeinflussen oder eine derartige Kreuzreaktion überhaupt auszulösen. Außerdem gilt: Wenn das Virus mit der Fruchtbarkeit in Verbindung stünde, hätten sowohl die Impfung als auch eine überstandene COVID-19-Erkrankung diesen Effekt, da beide das Abwehrsystem gleichermaßen aktivieren. Auch nach überstandener Krankheit wurde jedoch kein Einfluss auf die Fruchtbarkeit beobachtet.
- **Fakt:** Ein Leitfaden, der von mehreren medizinischen Vereinigungen veröffentlicht wurde, bestätigt, dass es keine Beweise und keinen theoretischen Grund dafür gibt, dass einer der Impfstoffe die Fruchtbarkeit von Frauen oder Männern beeinträchtigen könnte. Die Impfung hilft sogar besonders in der Schwangerschaft gegen schwere Verläufe.

Besonders wichtig in der Tropenmedizin sind Falschinformationen über Medikamente wie die zur Malariaprophylaxe (oder über reisemedizinisch relevante Erkrankungen, die oftmals als harmloser wahrgenommen werden, als sie sind). Es könnte nützlich sein, auf solche Falschinformationen bereits im Rahmen einer reisemedizinischen Beratung einzugehen.

Zusammenfassung: Prinzipien von evidenzbasierter Gesundheitsinformation

Evidenzbasierte Gesundheitskommunikation ist a) **nutzerzentriert,** bezieht also die Bedürfnisse, individuellen Barrieren, Einflussfaktoren, Medienpräferenzen und Erreichbarkeiten der Zielgruppe mit ein, indem sie sie in allen Phasen der Gesundheitskommunikation inkludiert. Sie ist außerdem b) **zielgruppenspezifisch** und passt die Inhalte, Ausgestaltung, Medien und Kanäle an die Zielgruppe an und bietet die relevante Information c) **verständlich** und d) so aufbereitet, dass sie **entscheidungs- und handlungsrelevant** ist, also das Zielverhalten möglichst erleichtert und die Person in die Lage versetzt, selbst gesundheitsbewusst, wissenschaftsbasiert und selbstwirksam zu handeln. Professioneller Einsatz von Gesundheitskommunikation kann auch in der Tropenmedizin die Kontrolle von Krankheiten verbessern. Daher sollten Mediziner*innen bereits im Studium hierfür sensibilisiert werden.

Weiterführende Literatur

- Praktische Tipps zum Widerlegen von Falschinformationen: Lewandowsky et al. 2020.
- Webseite, die gängige Impfmythen widerlegt und Gesprächstipps gibt: https://jitsuvax.info/de.
- Umfassende Lehr- und Handbücher zur Gesundheitskommunikation: Reifegerste und Ort 2018, Rossmann und Hastall 2019, Wirtz et al. 2018.

LITERATUR
Ajzen I. The theory of planned behavior. Organizational behavior and human decision processes 1991; 50(2): 179–211.
Brewer N T. What Works to Increase Vaccination Uptake. Academic Pediatrics 2021; 21(4): S9–S16.
Gallagher K M, Updegraff J A. Health message framing effects on attitudes, intentions, and behavior: A meta-analytic review. Annals of Behavioral Medicine 2012; 43(1): 101–116.
Gouvernement du Québec. Motivational Interviewing in the Maternity Ward for the Immunization of Children (EMMIE) Program. 2022. www.quebec.ca/en/health/advice-and-prevention/vaccination/motivational-interviewing-in-maternity-for-the-immunization.
Hollmeyer H G, Hayden F, Poland G, Buchholz U. Influenza vaccination of health care workers in hospitals – A review of studies on attitudes and predictors. Vaccine 2009; 27(30): 3935–3944.
LaCroix J M, Snyder L B, Huedo-Medina T B, Johnson B T. Effectiveness of mass media interventions for HIV prevention, 1986–2013: A meta-analysis. JAIDS 2014; 66(Suppl 3): S329–340.
Lewandowsky S, Cook J, Lombardi D. Debunking Handbook 2020 [Data set]. Databrary. https://doi.org/10.17910/B7.1182.
MacDonald N E. SAGE Working Group on Vaccine Hesitancy. Vaccine hesitancy: Definition, scope and determinants. Vaccine 2015; 33(34): 4161–4164.
Reifegerste D, Ort A. Gesundheitskommunikation. Baden-Baden: Nomos Verlag, 2018.
Rocque R J, Beaudoin C, Ndjaboue R et al. Health effects of climate change: An overview of systematic reviews. BMJ Open 2021; 11(6): e046333.
Rosenstock I M. The Health Belief Model and Preventive Health Behavior. Health Education Monographs 1974; 2(4): 354–386.
Rossmann C, Hastall M R. Handbuch der Gesundheitskommunikation: Kommunikationswissenschaftliche Perspektiven. Wiesbaden: Springer VS, Springer Fachmedien, 2019.
Van Rossem R, Meekers D. The reach and impact of social marketing and reproductive health communication campaigns in Zambia. BMC Public Health 2007; 7(1): 352.
Wirtz M A, Kohlmann C-W, Salewski C. Psychologie in der Gesundheitsförderung. Hogrefe, 2018.
Witte K. Putting the fear back into fear appeals: The extended parallel process model. Communications Monographs 1992; 59(4): 329–349.

10.10 Gesundheitsökonomie in LMIC

Jan Priebe

10.10.1 Einleitung

Die Wirtschaftswissenschaft ist eine Sozialwissenschaft, die sich in erster Linie mit der Frage befasst, wie das Wohlergehen von Menschen und Ländern verbessert werden kann. Ein Großteil ihrer Arbeit wird durch den Umstand motiviert, dass die Ressourcen knapp sind und Einzelpersonen, Familien und Nationen daher schwierige Entscheidungen darüber treffen müssen, wie sie ihre Bedürfnisse und Wünsche erfüllen können. Die Wirtschaftswissenschaften untersuchen, wie diese Entscheidungen getroffen werden, bewerten die Ergebnisse anhand von Kriterien wie Effizienz, Gerechtigkeit und Stabilität und suchen nach alternativen Formen institutioneller Regelungen, die zu einem höheren Lebensstandard und einer wünschenswerteren Verteilung von Wohlstand und Wohlergehen führen könnten. Dabei stellen sich häufig drei Fragen:

- Welche Güter und Dienstleistungen sollen wir produzieren?
- Wie sollen wir sie produzieren?
- Wer soll sie empfangen?

Die Wirtschaftswissenschaften reichen vom ganz Kleinen bis zum ganz Großen. Die Lehre von den individuellen Entscheidungen wird als **Mikroökonomie bezeichnet.** Die Untersuchung der Wirtschaft als Ganzes wird als **Makroökonomie bezeichnet.** Ein Mikroökonom befasst sich mit den gesundheitsbedingten Schulden von Familien, während ein Makroökonom sich mit der Verschuldung von Staaten beschäftigt.

Da viele Aspekte des Lebens (zumindest indirekt) mit dem menschlichen Wohlergehen zusammenhängen, haben die Wirtschaftswissenschaften sich in den letzten 100 Jahren vieler verschiedener Disziplinen bedient, was zur Entstehung zahlreicher Unterzweige der Wirtschaftswissenschaften geführt hat, wie z. B. Bevölkerungsökonomie, Industrieökonomie, Stadtökonomie, politische Ökonomie, Agrarökonomie, Energieökonomie, Umweltökonomie, Familienökonomie, Bildungsökonomie, Arbeitsökonomie und Wohlfahrtsökonomie.

In diesem Zusammenhang ist die **Gesundheitsökonomie** der Teilbereich der Wirtschaftswissenschaften, der sich mit gesundheitsbezogenen Themen befasst. Sie gilt als eine recht junge Teildisziplin, deren Entstehung häufig auf die Arbeiten des Nobelpreisträgers Kenneth J. Arrow „Uncertainty and the Welfare Economics of Medical Care“ (Arrow 1963) und Michael Grossmans Artikel „On the Concept of Health Capital and the Demand for Health“ (Grossman 1972) zurückgeführt wird. Das Journal of Health Economics, die erste wirtschaftswissenschaftliche Publikation, die sich ausschließlich diesem Thema widmet, erschien erstmals 1982. Inzwischen gibt es eine große Zahl von Zeitschriften zu diesem Thema.

Um die Art der gesundheitsökonomischen Untersuchung zu veranschaulichen, betrachten wir beispielhaft die **Bereitstellung medizinischer Versorgung.** Die meisten Länder verfügen nicht über genügend Ärzte, Pflegepersonal, Krankenhäuser und medizinische Geräte, um jede Krankheit eines jeden Menschen nach bestem medizinischem Wissen zu behandeln. Die medizinische Versorgung muss deshalb rationiert werden. Die Haushalte müssen entscheiden, wie viel ihres Einkommens sie für medizinische Versorgung und Versicherungen ausgeben. Ärzte müssen entscheiden, wie viel Zeit sie ihren Patienten widmen und welche Tests oder Behandlungen sie verschreiben.

Das „Umfeld“ dieser Entscheidungen wird durch die Politik des Staates bestimmt, z. B. durch die verpflichtende Zertifizierung von Ärzten oder eine Impfpflicht gegen bestimmte Krankheiten. Auch die Merkmale der Marktteilnehmer beeinflussen das Umfeld: Wie gut sind die Verbraucher über die Prävention und Behandlung von Krankheiten informiert? Werden Krankenhäuser mit dem Ziel der Gewinnmaximierung geführt oder sind sie gemeinnützige Einrichtungen mit anderen Zielen? Wirtschaftswissenschaftler, die sich auf das Gesundheitswesen spezialisiert haben, untersuchen, wie diese Faktoren die Kosten, die Verfügbarkeit und die Verteilung der medizinischen Versorgung beeinflussen, und sie versuchen festzustellen, wie sich Veränderungen der Rahmenbedingungen – beispielsweise eine Erhöhung der staatlichen Zuschüsse für die präventive Versorgung – auf die Leistungsfähigkeit des Systems auswirken könnten. Im Folgenden gibt dieses Kapitel einen Überblick über

- die wichtigsten Konzepte, die das gesundheitsökonomische Denken leiten (➤ Kap. 10.10.2),
- häufige Missverständnisse über die Gesundheitsökonomie (➤ Kap. 10.10.3),

10

- konzeptionelle Überlegungen zur Gesundheitsökonomie in einem Land mit niedrigem und mittlerem Einkommen (low and middle income country [LMIC], früher: Entwicklungsland) (➤ Kap. 10.10.4) und
- Beispiele empirischer Forschung zur Gesundheitsökonomie in LMIC (➤ Kap. 10.10.5).

10.10.2 Wichtige Konzepte der Gesundheitsökonomie

Gesundheitsökonomen denken, denn das macht es einfacher, miteinander zu sprechen und sich gegenseitig zu verstehen. Im folgenden Abschnitt werden einige Kernkonzepte kurz vorgestellt, an denen sich Ökonomen orientieren.

Märkte In den Wirtschaftswissenschaften werden Märkte im weitesten Sinne definiert und umfassen die Zusammensetzung von Systemen, Institutionen, Verfahren, sozialen Beziehungen oder Infrastrukturen. Märkte spielen eine entscheidende Rolle bei der Ermöglichung einer effizienten und wohlfahrtsoptimalen Verteilung und Zuweisung von Ressourcen in einer Gesellschaft.

Angebot und Nachfrage Bei handelbaren Gütern und Dienstleistungen bilden die Märkte die Preise über das Angebot und die Nachfrage nach einer bestimmten Ware oder Dienstleistung. Das Verhältnis zwischen Angebot und Nachfrage nach Waren oder Dienstleistungen führt zur Preisbildung. Typische Szenarien sind: Wenn das Angebot steigt und die Nachfrage gleichbleibt, sinken die Preise. Wenn das Angebot konstant bleibt und die Nachfrage sinkt, werden die Preise fallen. Wenn das Angebot sinkt und die Nachfrage gleichbleibt, werden die Preise steigen. Wenn das Angebot konstant bleibt und die Nachfrage steigt, werden die Preise steigen.

Marktversagen Dieser Begriff steht für eine Situation, in der die Zuteilung von Waren und Dienstleistungen nicht effizient ist, was häufig zu einem Wohlfahrtsverlust für die Gesellschaft führt. Marktversagen hat seinen Ursprung oft in Szenarien, in denen das reine Eigeninteresse von Einzelpersonen oder Unternehmen zu ineffizienten Ergebnissen für die Gesellschaft führt. Marktversagen wird oft mit öffentlichen Gütern, zeitinkonsistenten Präferenzen, Informationsasymmetrien, nicht wettbewerbsfähigen Märkten, Prinzipal-Agent-Problemen oder externen Effekten in Verbindung gebracht. Häufig sind staatliche Eingriffe und eine Reihe politischer Instrumente (z. B. Informationskampagnen, Vorschriften und Mandate, Angebot öffentlicher Dienstleistungen) erforderlich, um Marktversagen zu beheben.

Beispiel 1: externe Effekte

Ein klassisches Beispiel für externe Effekte sind Güter wie Zigaretten (demerit goods). Zigarettenrauch verursacht nicht nur negative gesundheitliche Auswirkungen bei Rauchern, sondern auch bei denjenigen, die Zigaretten passiv konsumieren. Der Zigarettenkonsum hat also einen negativen Spillover oder eine Externalität auf Dritte, für die in der Regel kein direkter Ausgleich gezahlt wird. In diesem Zusammenhang sprechen Ökonomen von Marktineffizienzen, die zu einem geringeren gesellschaftlichen Wohlstand führen, weil die Raucher die Kosten, die sie anderen verursachen, nicht internalisieren.

Die politischen Entscheidungsträger haben sehr unterschiedliche Strategien angewandt, um dieses Problem zu lösen. Eine häufig angewandte Lösung besteht darin, zusätzliche Steuern auf den Zigarettenkonsum zu erheben, die in gewisser Weise den Schaden widerspiegeln, der anderen durch den Zigarettenkonsum entsteht. So spiegelt der für den Zigarettenkonsum gezahlte Preis nicht nur ein Gleichgewicht von Angebot und Nachfrage nach Zigaretten wider, sondern auch die zusätzlichen Kosten, die Raucher anderen verursachen.

Beispiel 2: Informationsasymmetrien

Informationsasymmetrie betrifft Situationen, in denen eine Partei über mehr oder bessere Informationen verfügt als die andere. Diese Asymmetrie kann zu einem Machtungleichgewicht bei Markttransaktionen führen, was aus gesellschaftlicher Sicht wohlfahrtsmindernde Transaktionen zur Folge haben kann. Ein typischer Fall in der Gesundheitsökonomie sind die „Vertrauensgüter" (credence goods), bei denen die Qualität einer Gesundheitsdienstleistung vom Patienten nicht beobachtet werden kann, was eine Bewertung ihres Nutzens erschwert. Beispiele für Vertrauensgüter sind die Verschreibung unnötiger medizinischer Verfahren. Zum Beispiel, wenn Zahnärzte oder traditionelle Heiler Behandlungen verschreiben, die keinen Nutzen für den Patienten haben (Gottschalk et al. 2020).

Im Fall von Informationsasymmetrien, die zu Marktineffizienzen führen, gibt es eine Reihe von politischen Instrumenten zur Korrektur von Machtungleichgewichten. So könnte die Regierung beispielsweise bestimmte Verfahren von der Finanzierung durch die öffentlichen Krankenversicherungen ausnehmen, was für die Anbieter einen Anreiz darstellt, sich auf relevante Leistungen zu konzentrieren, und den Patienten signalisiert, welche Leistungen für die Gesundheit wertvoll sind. Alternativ könnte die Regierung beschließen, Informationskampagnen durchzuführen, um Informationsasymmetrien zu beseitigen.

Beispiel 3: Prinzipal-Agent-Probleme

Prinzipal-Agent-Probleme beziehen sich auf den Interessen- und Prioritätenkonflikt, der entsteht, wenn eine Person oder Organisation (der Agent) im Namen einer anderen Person oder Organisation (dem Prinzipal) handelt. Das Problem verschärft sich im Kontext von Informations- (z. B. der Agent verfügt über bessere Informationen als der Auftraggeber) und Machtasymmetrien (z. B. dem Auftraggeber fehlen wirksame Mittel zur Bestrafung des Agenten). Häufige Beispiele für Prinzipal-Agenten-Probleme betreffen die Bereitstellung öffentlicher Gesundheitsdienste in ländlichen und abgelegenen Gebieten in vielen LMIC. Häufig erscheint das Gesundheitspersonal (die Agenten) nicht zur Arbeit, obwohl es vom Staat Gehälter und Bonuszahlungen erhält. Die öffentlichen Gesundheitsdienstleister handeln daher nicht im Interesse der Bevölkerung (des Auftraggebers). In solchen Kontexten fehlen der ländlichen Bevölkerung oft die Stimme und die Macht, um eine angemessene Bereitstellung von Gesundheitsdiensten durchzusetzen, da die Gesundheitsbürokratie und die Gesundheitsdienstleister von mächtigeren gesellschaftlichen Gruppen stammen. In Demokratien wird häufig davon ausgegangen, dass die Androhung von Wahlen die Politiker dazu veranlasst, im Interesse der Bevölkerung zu handeln, und dass die Politiker folglich dazu beitragen, dass die Gesundheitsdienstleister und die Bürokratie im Interesse der Bevölkerung handeln. Empirisch wird dieser Mechanismus jedoch in vielen Zusammenhängen infrage gestellt.

10.10.3 Häufige Missverständnisse über die Gesundheitsökonomie

Unter Studierenden aus nicht sozialwissenschaftlichen Disziplinen gibt es häufig bedauerliche Missverständnisse über die Arbeit von Gesundheitsökonomen. Im Folgenden möchten wir auf drei der häufigsten Missverständnisse eingehen.

Erstens gibt es den Irrglauben, dass Ökonomie (Volkswirtschaftslehre) nichts anderes als Buchhaltung ist. Es stimmt zwar, dass sowohl Buchhalter als auch Ökonomen Ergebnisse oft in Geldeinheiten ausdrücken wollen, aber die Motivation dafür ist völlig unterschiedlich. Während sich die Buchhaltung auf die Erstellung von Finanzstatistiken konzentriert, legen Wirtschaftswissenschaftler den Schwerpunkt auf die Interpretation solcher Daten, um besser zu verstehen, ob bestimmte Annahmen zutreffen, ob bestimmte Maßnahmen die beabsichtigte Wirkung erzielen, und um etwas über das Verhalten von Märkten und Akteuren zu erfahren.

Zweitens wird manchmal die Ansicht vertreten, dass sich Gesundheitsökonomen auf die finanziellen Aspekte von Gesundheitsmaßnahmen konzentrieren, während andere Komponenten wie die Auswirkungen medizinischer Verfahren und Gesundheitsmaßnahmen von anderen (z. B. Ärzten, Epidemiologen oder Public-Health-Experten) bestimmt werden. Im Gegensatz zu dieser Ansicht befassen sich Gesundheitsökonomen intensiv mit den damit verbundenen Auswirkungen und dem Nutzen, um die Motive, Triebkräfte und Irrtümer des menschlichen Verhaltens zu verstehen. Oft ermöglicht erst ein detailliertes Verständnis der Art und Weise, wie Ergebnisse erzielt werden, Einblicke in die Funktionsweise von Märkten und in die Frage, in welchen Kontexten staatliche Eingriffe erforderlich sind.

Ein dritter Punkt bezieht sich auf die Ansicht, dass „Gesundheit kein Geschäft" sei oder sein sollte. Manchmal wird von Fachleuten des Gesundheitswesens die Konzentration der Gesundheitsökonomen auf Zahlen, Effektivität und Effizienz fälschlicherweise als nachteilig für die Gleichheit und das Menschenrecht auf Zugang zur Gesundheitsversorgung für alle, unabhängig vom Einkommen, interpretiert. Tatsächlich liegen Gesundheitsökonomen solche Gerechtigkeitsanliegen sehr am Herzen, sie erkennen jedoch an, dass mit begrenzten Ressourcen oft nur bestimmte Arten und Zahlen von Gesundheitsmaßnahmen möglich sind. In diesem Zusammenhang versuchen Gesundheitsökonomen zu verstehen, wie die knappen Ressourcen sozial optimal verteilt werden können.

10.10.4 Gesundheitsökonomie in LMIC: konzeptionelle Überlegungen

Die Gesundheitsökonomie umfasst einheitliche Denkweisen, Grundsätze, Methoden und Instrumente, die auf Länder mit niedrigem und mittlerem Einkommen und Länder mit hohem Einkommen (HIC) gleichermaßen angewendet werden können. Allerdings müssen viele konzeptionelle Parameter an den Kontext der LMIC angepasst werden, und zwar in Bezug auf **vier Hauptkategorien:**

- Sozioökonomische und kulturelle Faktoren
- Fiskalpolitischer Spielraum
- Erbringung öffentlicher Dienstleistungen
- Umweltfaktoren

➢ Tab. 10.4 gibt eine Übersicht über Themen, die unter diese 4 Kategorien fallen.

Steuerliche und armutsbezogene Überlegungen

Obwohl alle vier in ➢ Tab. 10.4 genannten Kategorien von Bedeutung sind, neigen Ökonomen dazu, dem fiskalischen Spielraum und der

Tab. 10.4 Überblick über die Faktoren, die die gesundheitsökonomischen Politikempfehlungen beeinflussen

Kategorie		Beispiele
1	Sozioökonomische und soziokulturelle Faktoren	• Altersstruktur der Bevölkerung • Bildungsstand/Kenntnisse • Armutsinzidenz • Kulturelle und religiöse Normen • Stärkung der Rolle der Frau
2	Fiskalischer Spielraum der Regierung	• Steuereinnahmen • Sektorenübergreifende Ausgabenprioritäten • Grad der Dezentralisierung • Verfügbarkeit von natürlichen Ressourcen
3	Erbringung von öffentlichen und privaten Gesundheitsdienstleistungen	• Institutionelle Qualität • Strafverfolgung und Korruption • Humankapital im Gesundheitssektor • Überwachung der Erbringung öffentlicher Dienstleistungen
4	Umweltfaktoren	• Verbreitete Krankheiten • Klima und Wetter • Physische Infrastruktur • Verbreitung von Telefon und Internet

Organisation der finanziellen Anreize und Zahlungsstrukturen im Gesundheitssektor zusätzliche Aufmerksamkeit zu widmen. In diesem Zusammenhang ist zunächst festzustellen, dass Regierungen in LMIC über einen wesentlich geringeren fiskalischen Spielraum verfügen (z. B. aufgrund einer geringeren Wirtschaftsleistung und niedrigerer Steuereinnahmen). Daraus ergeben sich mindestens zwei direkte Auswirkungen: Erstens sind die Gesamtausgaben für Gesundheit (aus öffentlichen und privaten Quellen) in LMIC in absoluten Zahlen relativ niedrig. Zweitens sind die Gesundheitssysteme aus Sicht von Ländern mit hohem Einkommen (HIC) oft unterfinanziert. Aufgrund der geringeren Verfügbarkeit finanzieller Mittel können von privaten und öffentlichen Gesundheitsdienstleistern weniger Leistungen angeboten werden, während der Mangel an qualifiziertem Gesundheitspersonal sehr stark ausgeprägt ist.

➢ Abb. 10.15 zeigt die Entwicklung der Pro-Kopf-Gesundheitsausgaben in internationalen US-Dollars (bereinigt um Kaufkraftparitäten) für den Zeitraum 2000 bis 2019. Während die Gesundheitsausgaben in den Industrieländern in den letzten 20 Jahren drastisch gestiegen sind, was teilweise auf den relativ hohen Anteil der älteren Bevölkerung zurückzuführen ist, stagnieren die Gesundheitsausgaben in den LMIC auf einem viel niedrigeren Niveau (etwa $^1/60$ der Ausgaben in Industrieländern).

Ein großer Unterschied zwischen HIC und LMIC besteht außerdem in der Herkunft der Gesundheitsausgaben. Wie aus ➢ Abb. 10.16 hervorgeht, wird der Großteil der Ausgaben in den Industrieländern (fast 90 %) vom öffentlichen Sektor und damit von Abgaben und Steuern getragen. Im Gegensatz dazu belaufen sich die Beiträge der privaten, individuellen Ausgaben in LMIC auf fast 50 %. Folglich hängen der Gesundheitszustand des Einzelnen und seine Fähigkeit, Gesundheitsdienste in Anspruch zu nehmen, in LMIC viel stärker von Aspekten des Wohlstands auf Familien- und kommunaler Ebene

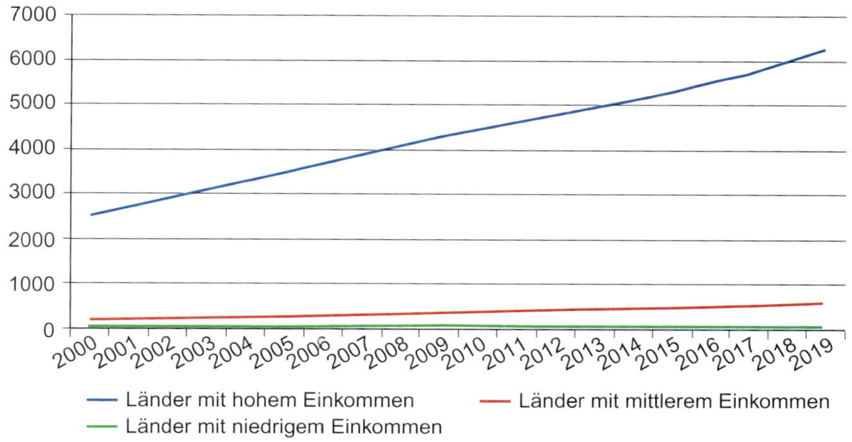

Abb. 10.15 Pro-Kopf-Gesundheitsausgaben (internationale USD in Kaufkraftparitäten) (mod. nach The World Bank licensed under CC BY 4.0) [W1318, L143]

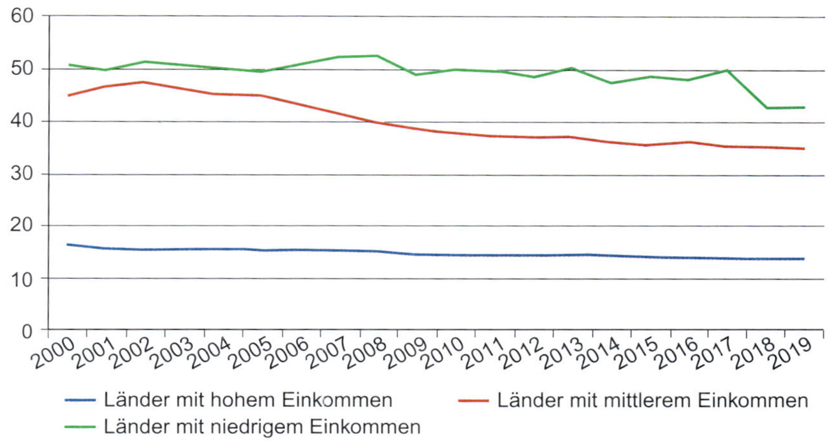

Abb. 10.16 Anteil privater Auslagen an den Gesamtausgaben von Gesundheitsbehandlungen (mod. nach The World Bank licensed under CC BY 4.0) [W1318, L143]

ab. Daher sind gesundheitliche Ungleichheiten entlang sozioökonomischer Gradienten (z. B. Armut, Bildung und Standort [ländlich vs. städtisch]) in LMIC relativ viel stärker ausgeprägt.

10.10.5 Gesundheitsökonomie in LMIC: empirische Forschung

In den letzten Jahrzehnten hat die empirische Gesundheitsökonomie in LMIC einen enormen Aufschwung erlebt. Ein Großteil dieser Zunahme an empirischen Veröffentlichungen ist auf die stark verbesserte Datenverfügbarkeit zurückzuführen, die sich aus nationalen Verwaltungsdaten, Haushaltserhebungen und geokodierten Umwelt- und Krankheitsinformationen ergibt.

Die Arbeit der Gesundheitsökonomen lässt sich grob in zwei, oft sehr unterschiedliche Gruppen einteilen. Die erste Gruppe umfasst die große Mehrheit der Akademiker und Professoren im Bereich der Wirtschaftswissenschaften. Diese Gruppe konzentriert sich auf ein besseres Verständnis der Auswirkungen von Gesundheitsmaßnahmen und der ihnen zugrunde liegenden Mechanismen. Ihre empirischen Strategien stützen sich häufig auf große quantitative Datensätze mit einem starken Schwerpunkt auf (quasi-)experimentelle Methoden zur Ermittlung kausaler Effekte. Die Mitglieder dieses Lagers veröffentlichen fast ausschließlich in rein ökonomischen Fachzeitschriften.

Die zweite Gruppe ist in der Regel am engsten mit dem Bereich der öffentlichen Gesundheit verbunden. Während Mitglieder dieser Gruppe in den wirtschaftswissenschaftlichen Fakultäten heutzutage selten sind, stellen sie die Mehrheit der Wirtschaftswissenschaftler in medizinischen, öffentlichen und globalen Gesundheitsinstituten. Methodisch gesehen konzentriert sich diese Gruppe häufig auf deskriptive Datenanalysen und Simulationen im Zusammenhang mit den Gesundheitskosten. Diese wissenschaftlichen Arbeiten werden in der Regel in Fachzeitschriften für Medizin und öffentliche Gesundheit veröffentlicht.

Wirkungsevaluierungen und ein Verständnis für die Mechanismen

Die überwiegende Mehrheit der wirtschaftswissenschaftlichen Forschung an Universitäten befasst sich mit der Bewertung der kausalen Auswirkungen von Interventionen und politischen Maßnahmen auf Gesundheitswissen, -verhalten und -ergebnisse. Ebenso untersuchen Ökonomen auf diesem Gebiet die Auswirkungen der Gesundheit auf eine Reihe anderer, gesellschaftlich relevanter Ergebnisse wie Wirtschaftswachstum, subjektives Wohlbefinden, Kriege und Konflikte sowie Bildung. In diesem Zusammenhang umfasst die Arbeit von Wirtschaftswissenschaftlern häufig die eigentliche Gestaltung, Erprobung und Bewertung von Interventionen.

Im Folgenden wird die wissenschaftliche Arbeit anhand von drei Beispielen veranschaulicht.

Beispiel 1: Entwurmungskampagnen im ländlichen Kenia

In einer Reihe von Artikeln des Nobelpreisträgers Michael Kremer (Baird et al. 2016, Miguel und Kremer 2004) werden die pädagogischen und wirtschaftlichen Auswirkungen einer Entwurmungsbehandlung – im Hinblick auf Haken-, Rund- und Peitschenwürmer (➤ Kap. 6) – im ländlichen Kenia erörtert, einem Gebiet, in dem die Bevölkerung unter einem hohen Maß an Wurminfektionen leidet. Die getestete Intervention basierte auf bestehenden WHO-Richtlinien und bestand darin, Schülern in Schulen mit hoher Geohelminthenprävalenz alle 6 Monate mit Albendazol und Schistosomiasis einmal jährlich mit Praziquantel zu behandeln. Anhand eines geclusterten randomisierten Kontrollversuchs (RCT) in 75 Grundschulen, an dem 30.000 Schüler teilnahmen, zeigen die Autoren, dass die Entwurmungsbehandlung kurzfristig (etwa 1 bis 2 Jahre nach Behandlungsbeginn) zu besseren Gesundheitsergebnissen und einem höheren Schulbesuch der Kinder und langfristig (nach 10 Jahren) zu einem höheren Bildungsniveau, einer besseren beruflichen Ausbildung und einem höheren Einkommens- und Konsumniveau führte. Die Arbeiten von Kremer bilden bis heute die Grundlage für die Empfehlungen der WHO zur Wirkung und Kosteneffizienz von Massenentwurmungskampagnen.

Beispiel 2: finanzielle Anreize und riskantes Sexualverhalten in Lesotho

In vielen gesundheitsökonomischen Artikeln wird versucht, die niedrigen HIV-Testraten in LMIC zu verstehen. Während sich die meisten Forschungsarbeiten in den Wirtschaftswissenschaften auf die Rolle von (Fehl-)Informationen bei der Beeinflussung von HIV-Testraten und riskanten Sexualpraktiken fokussiert haben (Gong 2015, Yang et al. 2023), beschäftigen sich andere Arbeiten vornehmlich damit, ob finanzielle Anreize zur Bekämpfung von HIV-Übertragungen eingesetzt werden können (Baird et al. 2012, Kohler und Thornton 2012). In diesem Zusammenhang wurde zwischen 2010 und 2013 die Studie von Björkman-Nyqvist et al. (2018) in 29 ländlichen Gemeinden in Lesotho durchgeführt. Die HIV-Rate bei Erwachsenen betrug 2010 ca. 23 %. Die Autoren untersuchten im Rahmen eines randomisierten Kontrollversuchs, inwieweit „Gesundheits-Lotterien" zu besseren Gesundheitsergebnissen führen können. Im Rahmen der Lotterien erhielten die Menschen in den behandelten Dörfern eine 1-Prozent-Chance auf einen Gewinn von 1.000 US-Dollar, wenn sie negativ auf 2 heilbare, sexuell übertragbare Krankheiten getestet wurden: Syphilis und Trichomoniasis. Die Autoren fanden heraus, dass die Intervention die HIV-Raten bei Erwachsenen um 21,4 % senkte, wobei der Rückgang bei Personen, die im Leben gerne Risiken eingehen, besonders ausgeprägt war.

10

Beispiel 3: Geschlechterungleichheit und Massenimpfkampagnen in Indien

In Debatten über die öffentliche Gesundheit wird häufig davon ausgegangen, dass ein besserer Zugang zu Gesundheitsdiensten (z. B. über eine Krankenversicherung, die Verfügbarkeit von Gesundheitszentren und medizinischem Personal in der Nachbarschaft) zu einer gerechteren und gleichmäßigeren Inanspruchnahme von Gesundheitsdiensten durch begünstigte und benachteiligte Gruppen in der Gesellschaft führen wird. Dass diese Annahme fragwürdig ist, zeigt Oster (2009), die untersucht, wie sich die Einführung von Massenimpfkampagnen für Kinder in den 2000er Jahren in Indien auf die Impfraten von Jungen (begünstigte Gruppe) und Mädchen (benachteiligte Gruppe) auswirkte. Vor diesen Impfkampagnen mussten die Haushalte für Kosten für die Impfungen selbst sowie hinsichtlich ihrer Zeit (Opportunitätskosten) und für die Fahrten zum Impfzentrum aufkommen. Mit der Abschaffung der Impfkosten im Rahmen dieser Kampagnen konnten sich viele Haushalte zum ersten Mal eine Impfung für ihre Kinder leisten. Allerdings stellten die Zeit- und Fahrtkosten für viele Haushalte nach wie vor eine große Hürde dar. Wie Oster zeigt, nutzten die Haushalte die Impfkampagnen häufig nur, um ihre Söhne impfen zu lassen, während der Zeit- und Fahrtaufwand für die Impfung von Mädchen als zu hoch angesehen wurde. Letztlich führten die Impfkampagnen zu einem starken Anstieg der geschlechtsspezifischen Unterschiede bei Kinderimpfungen.

Kosten

Wie oben beschrieben, befasst sich die zweite Gruppe von Gesundheitsökonomen häufig mit der Schätzung der Kosten für bestimmte Krankheiten, Behandlungen und Diagnosen. Die Ableitung genauer und umfassender Schätzungen der mit Krankheiten und medizinischen Behandlungen verbundenen Kosten ist von grundlegender Bedeutung für die Bewertung des optimalen Einsatzes von Ressourcen. ➤ Tab. 10.5 gibt einen Überblick über die Art der Kosten, die Gesundheitsökonomen in der Regel berücksichtigen.

Tab. 10.5 Kostenkategorien in gesundheitsökonomischen Kostenanalysen (adaptiert nach Jo 2014)

Typ	Beschreibung und Beispiele
Direkte Kosten	Direkte Kosten sind monetäre Kosten, die direkt mit der Prävention, Behandlung und Diagnose der Krankheit zusammenhängen. Dabei handelt es sich um Gebühren für Dienstleistungen wie medizinische Fachkräfte, Operationen, Krankenhausaufenthalte, diagnostische Tests (z. B. Röntgenaufnahmen), Krankenwagen und Medikamente. Die Kosten können vom Patienten selbst und/oder von der Öffentlichen Hand (z. B. der Krankenversicherung) getragen werden, wobei Letztere durch Steuern finanziert wird.
Indirekte Kosten	Indirekte Kosten sind monetäre Kosten, die jedoch nicht direkt mit der Behandlung der Krankheit zusammenhängen. Es handelt sich dabei um Geldverluste, die durch die Krankheit entstehen, vor allem, weil die Betroffenen zu krank sind, um zu arbeiten. Indirekte Kosten umfassen: • **Auf individueller Ebene:** – Einkommensverluste – Anstellung einer Person zur Erledigung von Haushaltsaufgaben – Reisekosten im Zusammenhang mit der Behandlung • **Auf gesellschaftlicher Ebene:** – Produktivitätsverluste am Arbeitsplatz – Verlust von Steuern – Menschen, die Kranke pflegen, ohne dafür bezahlt zu werden
Immaterielle Kosten	Immaterielle Kosten sind soziale, emotionale und menschliche Kosten, die nichts mit Geld zu tun haben und nicht messbar sind. Es geht um den Schmerz, die Trauer und den Stress, der damit verbunden ist, krank zu sein oder einen geliebten Menschen krank zu sehen. Sie umfassen den Verlust an Lebensqualität, die Teilnahme an gesellschaftlichen Veranstaltungen und das Selbstwertgefühl.

Evaluationstechniken, die Wirkungsmessungen und Kostenabschätzungen kombinieren

Im Bereich der Medizin und des öffentlichen Gesundheitswesens werden Wirtschaftswissenschaftler häufig damit beauftragt, monetäre Messgrößen bereitzustellen, die den Vergleich und die Einstufung alternativer Krankheiten und medizinischer Interventionen erleichtern. Im Folgenden werden die gängigsten Arten dieser Bewertungen vorgestellt und ihre wichtigsten Merkmale, Stärken und Schwächen skizziert. In ➤ Tab. 10.6 sind die drei gebräuchlichsten Arten von Analyseansätzen aufgeführt, obwohl es auch andere Ansätze wie die „Kostenminimierungsanalyse" und die „Kosten-Folge-Analyse" gibt.

Von den drei vorgestellten Analysetechniken ist die Kosten-Effektivitäts-Analyse (cost-effectiveness analysis) der am häufigsten angewandte und bekannteste Ansatz. Im Folgenden werden zwei Beispiele für diesen Ansatz angeführt.

Beispiel 1: Kosteneffektivität von Maßnahmen zur Malariabekämpfung

Es gibt eine Reihe von Malariabekämpfungsmaßnahmen wie a) mit Insektiziden behandelte Moskitonetze (ITN), b) das Besprühen von Innenräumen (IRS), c) die intermittierende präventive Behandlung (IPT) sowie diagnostische Tests und geeignete Behandlungen. Angesichts der Vielzahl von Umsetzungsoptionen ist es für politische Entscheidungsträger von Bedeutung zu wissen, welche der verschiedenen Maßnahmen ihr Ziel (z. B. die Vermeidung eines leichten oder schweren Malariafalls) zu den geringsten Kosten erreicht.
Bei der Überprüfung der direkten und indirekten Kosten der verschiedenen Malariabekämpfungsmaßnahmen zeigten White et al. (2011), dass ITN die geringsten Implementierungskosten in einem bestimmten Jahr haben (2009: ca. 2,20 USD), während andere Präventionsoptionen wesentlich teurer sind: IRS (2009: 6,70 USD) und IPT (2009: 4,03 USD). Im Gegensatz dazu waren die Kosten für die Erkennung (2009: ca. 5,83 USD) und Behandlung von Malaria erheblich. Die Schätzungen für die Behandlung von unkomplizierter Malaria (2009: 5,84 USD) und schwerer Malaria (2009:

Tab. 10.6 Arten gesundheitsökonomischer Kostenanalysen (adaptiert nach Turner et al. 2021)

Typ	Beschreibung	Kriterien für die Effizienz	Beispiele
Kosten-Effektivitäts-Analyse (cost-effectiveness analysis)	Form der vergleichenden Wirtschaftsanalyse, bei der 2 oder mehr Politikoptionen in Bezug auf ihre relativen Kosten und Ergebnisse bewertet werden, wobei die Ergebnisse in einer einzigen natürlichen Einheit gemessen werden (z. B. gewonnene Lebensjahre, vermiedene Krankheitsfälle).	Kosten-Effektivitäts-Analysen, die krankheits- oder programmspezifische Messgrößen verwenden, befassen sich häufig nur mit der Frage, wie die Ressourcen des Gesundheitswesens so eingesetzt werden können, dass ihr Ertrag für die Kosten maximiert wird. Sie betrachten also die technische Effizienz, d. h., sie ermitteln die Option, die bei gegebenen Kosten die maximale Gesundheitsversorgung bietet oder eine bestimmte Leistung zu minimalen Kosten erbringt.	• Nützlich, wenn ein Stakeholder an einer bestimmten Kennzahl interessiert ist und wenn man das Ergebnis nicht mit den Ergebnissen ganz anders gelagerter Interventionen vergleichen muss. • Beispiel: Der Vergleich verschiedener Malariainterventionen, bei denen Kosten in Einheiten von vermiedenen Malariafällen angegeben werden sollen.
Kosten-Nutzwert-Analyse (cost-utitlity analysis)	Die Kosten-Nutzwert-Analyse (spezielle Form der Kosten-Effektivitäts-Analyse) ist eine Form der vergleichenden wirtschaftlichen Analyse, die zwei oder mehr politische Alternativen im Hinblick auf ihre relativen Kosten und Ergebnisse bewertet, wobei die Ergebnisse durch ein allgemeines Maß für den Gesundheitszustand ausgedrückt werden, das sowohl die Auswirkungen auf die Sterblichkeit als auch auf die Morbidität berücksichtigt (z. B. qualitätsbereinigte Lebensjahre [QALYs] und um Behinderungen bereinigte Lebensjahre [DALYs]).	Können die optimale Allokation von Gesundheitsressourcen (z. B. Mix von Interventionen) in einer Weise berücksichtigen, die bei einem gegebenen Ausgabenniveau zu einem maximalen Gesundheitsgewinn führt. Auf diese Weise wird die Allokationseffizienz innerhalb des Gesundheitssektors berücksichtigt (d. h. es geht nur um quasi-allokative Bewertungen).	• Nützlich für gesundheitspolitische Entscheidungen beim direkten Vergleich verschiedener Gesundheitsmaßnahmen, die unter dasselbe Budget oder Leistungspaket fallen (z. B. bei der Prüfung der optimalen Zuweisung eines Gesundheitsbudgets). • Beispiel: Entscheidung, ob ein neuer Impfstoff oder eine neue Behandlung im Rahmen eines nationalen Gesundheitsleistungspakets angeboten werden sollte.
Kosten-Nutzen-Analyse (cost-benefit analysis)	Die Kosten-Nutzen-Analyse ist eine Form der vergleichenden Wirtschaftsanalyse, bei der zwei oder mehr politische Alternativen im Hinblick auf ihre relativen Kosten und Ergebnisse bewertet werden, wobei sowohl die Kosten als auch die Ergebnisse in Geld ausgedrückt werden. Grundsätzlich sollten die interventionsrelevanten Kosten und Ergebnisse auf der Grundlage der Präferenzen der Betroffenen bewertet werden.	Mit Hilfe von Kosten-Nutzen-Analysen kann die optimale Ressourcenallokation im weitesten Sinne untersucht werden, denn sobald der Nutzen in monetäre Größen umgerechnet wurde, kann der wirtschaftliche Nettonutzen verschiedener Aktivitäten verglichen werden (auch mit denen außerhalb des Gesundheitssektors). Sie kann daher die Allokationseffizienz über verschiedene Sektoren bzw. die gesamte Gesellschaft hinweg betrachten.	• Nützlich für sektorenübergreifende Vergleiche. Nützlich auch bei der Bewertung von Gesundheitspolitik/Interventionen, bei denen die Kennzahlen für die Gesundheitsergebnisse nicht geeignet sind, sowie in bestimmten komplexen Interventionskontexten. • Beispiel: die Betrachtung von Interventionen zur COVID-19-Bekämpfung sowohl im Hinblick auf gesundheitliche als auch auf nicht gesundheitliche Ergebnisse.

30,26 USD) unterschieden sich. Insgesamt kommen die Autoren zu dem Schluss, dass ITN in Gebieten mit hoher endemischer Malaria, in denen viele Menschen das ganze Jahr über an Malaria leiden, sehr kosteneffizient sind, was die vermiedenen Fälle und die um Behinderungen bereinigten Lebensjahre (DALYs) anbelangt.

Beispiel 2: Kosteneffektivität von Dengue-Impfstoffen

Im Jahr 2015 veröffentlichte die WHO die Wirksamkeitsraten aus zwei Phase-3-Studien zur Dengue-Impfung. Auf der Grundlage der veröffentlichten Daten wollten Gesundheitsökonomen bewerten, ob die massenhafte Verabreichung von Dengue-Impfstoffen unter bestimmten Szenarien kosteneffizient sein kann. Anhand von Daten aus 10 Dengue-Endemieländern zeigen Zeng et al. (2018), dass die Bereitstellung des Dengue-Impfstoffs etwa 20 USD pro Dosis kostet (in Preisen von 2015), während er im Durchschnitt Kosten von etwa 2,70 USD pro Kopf in einem bestimmten Jahr und Land einspart. Unter Berücksichtigung der Tatsache, dass sich die Wirkung eines Impfstoffs über mehrere Jahre erstreckt, zeigen die Autoren, dass die Massenverabreichung von Dengue-Impfstoffen in Regionen, in denen die Seroprävalenzrate der Bevölkerung über 70 % liegt, kosteneffizient zu sein scheint.

LITERATUR

Arrow K. Uncertainty and the Welfare Economics of Medical Care. The American Economic Review 1963; 53(5): 941–973.

Baird SJ, Garfein R S, McIntosh C T, Özler B. Effect of a cash transfer programme for schooling on prevalence of HIV and herpes simplex type 2 in Malawi: A cluster randomized trial. Lancet 2012; 379(9823): 1320–29.

Baird SJ, Hicks J H, Kremer M, Miguel E. Worms at Work: Long-run Impacts of a Child Health Investment. Quarterly Journal of Economics 2016; 131(4): 1637–1680.

Björkman-Nyqvist M, Corno L, de Walque D, Svensson J. Incentivizing Safer Sexual Behavior: Evidence from a Lottery Experiment on HIV Prevention. American Economic Journal: Applied Economics 2018; 10(3): 287–314.

Bleakley H. Health, human capital, and development. Annual Review of Economics. 2010; 2(1): 283–310.

Chaudhury N, Hammer J, Kremer M, Muralidharan K, Rogers F H. Missing in Action: Teacher and Health Worker Absence in Developing Countries. Journal of Economic Perspectives 2006; 20(1): 91–116.

Das J, Hammer J. Quality of primary care in low-income countries: Facts and economics. Annual Review of Economics 2014.

Gong E. HIV Testing and Risky Sexual Behaviour. Economic Journal 2015; 125: 32–60.

Gottschalk F, Mimra W, Waibel C. Health Services as Credence Goods: A Field Experiment.Economic Journal 2020; 130(629): 1346–1383.

Grossman M. On the concept of health capital and the demand for health. Journal of Political Economy 1972; 80(2): 223–255.

Jo C. Cost-of-illness studies: concepts, scopes, and methods. Clin Mol Hepatol 2014; 20(4): 327–37.

Kernick D P. Introduction to health economics for the medical practitioner. Postgrad Medical Journal 2003; 79: 147–50.

Kremer M, Glennerster R.Improving Health in Developing Countries, Handbook of Health Economics. Chapter Four: 201–315, Elsevier, 2011.

Marshall A. Principles of Economics. 1890.

Miguel E, Kremer M. Worms: Identifying Impacts on Education and Health in the Presence of Treatment Externalities. Econometrica 2004; 72: 159–217.

Oster E. Does increased access increase equality? Gender and child health investments in India. Journal of Development Economics 2009; 89(1): 62–76.

Turner H, Archer R, Downey L et al. An Introduction to the Main Types of Economic Evaluations Used for Informing Priority Setting and Resource Allocation in Healthcare: Key Features, Uses, and Limitations. Frontiers in Public Health 2021; 9: 722927.

White M T, Conteh L, Cibulski R. Costs and cost-effectiveness of malaria control interventions – a systematic review. Malaria Journal 2011; 10: 337.

World Bank. Health Economics in Development. World Bank, 2003.

World Bank. World Development Report 1993: Investing in Health. World Bank, 1993.

Yang D, Allen J, Mahumane A, Riddell J. Knowledge, stigma, and HIV testing: An analysis of a widespread HIV/AIDS program. Journal of Development Economics 2023; 160: 102958.

Young A. The gift of the dying. Quarterly Journal of Economics 2005; 120(2): 423–466.

Zeng W, Halasa-Rappel Y A, Baurin N, Coudeville L, Shepard D S. Cost-effectiveness of dengue vaccination in ten endemic countries. Vaccine 2018; 36(3): 413–420.

10.11 Medizinanthropologie des Globalen Südens

Sung-Joon Park

10.11.1 Einleitung

Dieses Kapitel befasst sich mit der Medizinanthropologie des Globalen Südens. Die Ethnologie oder auch die Sozial- und Kulturanthropologie[2], wie das Fach mittlerweile auch im deutschsprachigen Raum bezeichnet wird, hat sich früh für Fragen zu Gesundheit und Krankheit in sogenannten nicht-westlichen Gesellschaften interessiert. Aus einem allgemeinen Interesse hat sich die Medizinethnologie als eine Teildisziplin entwickelt, die sich mit Medizin, Gesundheit und Krankheit aus einer sozialwissenschaftlich-anthropologischen Perspektive beschäftigt. Die Epidemien und Pandemien der letzten Jahre – wie die HIV-Pandemie, Ebola-Ausbrüche oder die Covid-19-Pandemie – verdeutlichen, dass erfolgreiche Maßnahmen zur Prävention und Bekämpfung von Krankheiten auf ein sozialwissenschaftliches Verständnis der sozialen, ökonomischen und politischen Bedingungen angewiesen sind, unter denen Menschen leben.

Aus diesem Grund ist in den letzten Jahren das Interesse an der Medizinanthropologie stetig gewachsen. Wenzel Geissler und Richard Pool beginnen ihre Einführung „Medical Anthropology" (2005) mit der Feststellung, dass der medizinanthropologische Beitrag zu diesem sozialwissenschaftlichen Verständnis oft missverstanden wird. Insbesondere die geläufige Annahme, dass sich Anthropologen ausschließlich mit Kultur oder Kulturen befassen würden, produzierte besonders viele Missverständnisse, weil sie sowohl in der Medizinanthropologie als auch der Sozialanthropologie als überholt gilt (Pool und Geissler 2005).

Dieses Kapitel knüpft an diese Feststellung an und möchte drei Schwerpunkte hervorheben – Medizinpluralismus, Biosozialität und postkoloniale Medizinanthropologie –, um markante Entwicklungsschritte der Medizinanthropologie nachzuvollziehen. Weiterhin

[2] Es hat sich keine einheitliche Bezeichnung für diesen Teilbereich etabliert. Im angloamerikanischen Sprachraum wird durchgängig die Bezeichnung „Medical Anthropology" verwendet. In der deutschsprachigen Wissenschaftslandschaft hat sich die Bezeichnung „Medizinethnologie" eingebürgert, obschon Vertreter dieser Disziplin sich für „Medizinanthropologie" aussprechen. Für Medizinanthropologie spricht auch, dass sowohl Institute als auch der Verband der Ethnologie die Bezeichnung Ethnologie durch Sozialanthropologie und Kulturanthropologie ersetzt haben. In diesem Beitrag wird auch aus inhaltlichen Gründen die Bezeichnung „Anthropologie" für die Disziplin verwendet und entsprechend von der „Medizinanthropologie" oder der „Anthropologie der Medizin" gesprochen.

bieten diese drei Themen einen Einblick in die verschiedenen Facetten anthropologischer Perspektiven auf Krankheit, Gesundheit und Medizin. Als einer der größeren Teilbereiche der Anthropologie eröffnet die Medizinanthropologie vielseitige Perspektiven auf Medizin, Krankheit und Gesundheit: angewandt, historisch, vergleichend, interdisziplinär und kritisch. Vertreterinnen und Vertreter des Fachs sind oft der Idee einer engagierten Anthropologie (engaged anthropology) verpflichtet, die feministische, postkoloniale und posthumanistische Perspektive in öffentliche und wissenschaftliche Debatten über Geschlecht, Körper und Umwelt einbringt.

Dieses breite und vielseitige Spektrum kann in diesem Kapitel nicht abgebildet werden. Daher wird an dieser Stelle auf umfassendere deutschsprachige Einführungstexte (z. B. Dilger und Hadolt 2012, Greifeld 2013) als auch englischsprachige Einführungen hingewiesen (z. B. Pool und Geissler 2005, Singer et al. 2019, Lock und Nguyen 2010). Die hier ausgewählten Schwerpunkte und Themen sollen einen querschnittsartigen Überblick ermöglichen. Zunächst soll geklärt werden, was von Anthropologen unter einer anthropologischen Perspektive verstanden wird (➤ Kap. 10.11.2). Darauf aufbauend setzt sich der zweite Abschnitt mit dem Schwerpunkt des Medizinpluralismus auseinander (➤ Kap. 10.11.3). Der dritte Abschnitt zur Biosozialität soll verdeutlichen, wie diese pluralistische Perspektive in der Analyse der Ungleichheiten zwischen dem Globalen Norden und Süden zunehmend interdisziplinärer und kritischer wird (➤ Kap. 10.11.4). Der letzte Abschnitt befasst sich weiterführend mit den Potenzialen einer postkolonialen Perspektive auf Medizin, die für eine medizinanthropologische Forschung zu Vertrauen und Misstrauen fruchtbar gemacht werden kann (➤ Kap. 10.11.5).

10.11.2 Anthropologische Perspektive auf Medizin, Gesundheit und Krankheit

Die Medizinanthropologie wird oft als eine anthropologische Perspektive auf Medizin, Gesundheit und Krankheit definiert. Was eine anthropologische und genauer eine medizinethnologische Perspektive von anderen sozialwissenschaftlichen Perspektiven unterscheidet, ist nicht immer eindeutig. Medizinanthropologische Forschungsarbeiten haben einen regionalen Fokus, der in den letzten Jahrzehnten meist auf den Ländern des Globalen Südens lag. Doch dieser geografische Fokus gibt keine erschöpfende Antwort auf die Frage, was eine anthropologische Perspektive ist. Die anthropologische Perspektive definiert sich gerade durch ein überregionales Forschungsfeld, in der örtlich und zeitlich begrenzte Feldforschung in größere geografische und historische Kontexte eingebettet wird. Auch wenn ein Forschungsprojekt in einem Land stattfindet, z. B. in Uganda, ist diese Forschung durch eine regionale Expertise gerahmt, z. B. „Ostafrika". Die Definition einer anthropologischen Perspektive ist stets auch eine theoretische Frage. So kann je nach theoretischem Fokus der Forschung z. B. das Verhältnis von Konflikt und Gesundheit, einer Forschung in Uganda der „Region der großen Seen" zugeschrieben werden. In diesem Sinne ist eine anthropologische Perspektive oftmals auch eine vergleichende Perspektive, die sich mit Gemeinsamkeiten und Unterschieden in einer Region und zwischen Regionen befasst.

Wie oben bereits erwähnt, wird oft angenommen, dass der Kulturbegriff diese vergleichende Perspektive beschreibt. Gerade in der Medizinanthropologie hat der Kulturbegriff zu einer Entgegensetzung von evidenzbasierter Biomedizin und traditioneller Medizin geführt. So wurde die Ablehnung von wissenschaftlichen Evidenzen über die Ebola-Krankheit im Globalen Süden oft mit kulturellen Werten oder Deutungsschemata erklärt, die irreführend sind, wie der nächste Abschnitt zum Medizinpluralismus zeigen möchte.

Aus dieser Erfahrung hat sich eine anthropologische Perspektive entwickelt, welche die Annahmen prüft, mit denen Akteure die Welt in „moderne" und „traditionelle", „westliche" und „nicht westliche" Gesellschaften unterteilen, und die oft zur Bestätigung von wertenden Vor-Urteilen über rationale oder irrationale Überzeugungen dient. Wie in ➤ Kap. 10.11.5 gezeigt wird, ist das Misstrauen gegenüber Biomedizin weniger das Ergebnis von kulturellen Überzeugungen, sondern ein Mechanismus, mit wertenden Urteilen umzugehen.

Eine anthropologische Perspektive steht allerdings auch nicht für eine alternative Perspektive auf Krankheit, Gesundheit und Medizin. Sie lässt sich besser als eine **pluralistische Perspektive** verstehen (de Castro 1998), die danach strebt, über Einfach-Perspektiven hinauszugehen. Diese pluralistische Perspektive der Anthropologie ist unmittelbar mit der Methode der ethnografischen Feldforschung verbunden (Pool und Geissler 2005). Feldforschung bedeutet, vereinfacht gesprochen, eine lokale Sprache zu erlernen, Monate und Jahre an einem neuen Ort zu leben, und an diesem Ort am Alltagsleben teilzunehmen. Die Ethnografie ist eine Dokumentation dieser Feldforschung in Form eines Textes und anderer Medien (z. B. Film). In einer Ethnografie spiegeln oder, im besten Fall, kristallisieren sich die unterschiedlichsten Perspektiven, mit denen der anthropologische Beobachter während einer Feldforschung konfrontiert wird, in Form einer übersichtlichen Darstellung (Kramer 2005).

10.11.3 Medizinpluralismus

In der Medizinanthropologie stellt der Ansatz des Medizinpluralismus ein klassisches Beispiel für die pluralistische Perspektive dar. Medizinpluralistische Ansätze stellen fest, dass in Ländern des Globalen Südens, historisch gesehen, verschiedene medizinische Traditionen – biomedizinische, traditionelle und religiöse Traditionen der Medizin – gleichzeitig präsent sind (Leslie 1980). Aus der Perspektive der Akteure widersprechen sich diese Traditionen nicht. Vielmehr gehen sie bei der Wahl der Behandlung einer Erkrankung pragmatisch vor: Ein Akteur kann demnach sowohl eine traditionelle Heilerin als auch anschließend ein örtliches Krankenhaus aufsuchen. Pragmatisch bedeutet in diesem Fall, die bestmögliche Behandlung unter den gegebenen Bedingungen auszuwählen (Whyte 1997). Die verschiedenen Traditionen beeinflussen sich wechselseitig, sodass Medizin ein hybrides und synkretistisches Konstrukt ist (z. B. die Vermischung afrikanischer traditioneller Medizin und chinesischer oder ayurvedischer Medizin in Ostafrika [Hsu 2022]). Die medizinpluralistische und -synkretistische Perspektive auf Medizin ist nicht nur auf die Länder des Globalen Südens beschränkt. Medizinanthropologen gehen davon aus, dass die globale Zirkulation von Menschen, Wissen und Dingen weltweit zu einer Diversifizierung von Medizin beiträgt (Krause et al. 2012), die sich der Kontrolle von einzelnen Akteuren entzieht.

Der Ansatz des Medizinpluralismus ist für angewandte Medizinanthropologie äußerst relevant. Um ein aktuelles Beispiel zu nennen, bieten medizinpluralistische Ansätze für die Kontaktverfolgung von Ebola-Fällen eine akkuratere Beschreibung des Kontexts der Gesundheitsversorgung. Wenn ein Krankenhaus einen Patienten mit Verdacht auf eine Ebola-Erkrankung aufnimmt und diesen Verdacht durch eine Laboruntersuchung bestätigt, ist davon auszugehen, dass dieser Patient zunächst eine private Pharmazie aufgesucht hat, um sich selbst zu therapieren, oder zu Verwandten gezogen ist, um deren Hilfe in Anspruch zu nehmen. Möglicherweise hat der Patient oder die Patientin dort mit Hilfe der Verwandten eine private Klinik und einen traditionellen Heiler aufgesucht. Bei jeder dieser Etappen kann eine Übertragung in verschiedenen Richtungen stattgefunden haben. Oftmals vergehen aber Wochen, bis entlang dieser Etappen eine Warnung die zuständigen Behörden erreicht – zumeist erst, wenn eine größere Zahl von Patienten mit Ebola-typischen Symptomen in einem örtlichen Krankenhaus versterben. Oft wird dieser Kontext in der epidemiologischen Kontaktverfolgung ausgeblendet, der auf die charakteristischen Übertragungswege hinweist und dadurch zeigt, wie geografisch verteilte Infektionsherde miteinander verbunden sind.

Im Fall von Ebola-Ausbrüchen in afrikanischen Ländern zeigen medizinpluralistische Ansätze, dass Menschen bei der Suche nach der bestmöglichen Behandlung unter den gegebenen Bedingungen pragmatisch vorgehen (Park und Akello 2017): Was kostet eine Behandlung, wer kann am besten sagen was zu tun ist, und vor allem, was kann man selbst tun? Dieser Pragmatismus wird auch durch Erfahrungen bestimmt wie der Erfahrung, dass medizinische und emotionale Erwartungen von öffentlichen Krankenhäusern oftmals nicht erfüllt werden. Es handelt sich um eingespielte Routinen, die bei bestimmten Erkrankungen gut funktionieren, und bei anderen Krankheiten wie z. B. bei einer Infektion mit dem Ebolavirus, nicht funktionieren. Zu diesem Pragmatismus gehört auch, dass Menschen in den meisten Fällen schnell lernen und ihre Routinen ändern (Richards 2016).

10.11.4 Biosozialität und Globale Gesundheit

In den letzten Jahren äußerten Anthropologen verstärkt Bedenken, dass die ethnografische Feldforschung die anthropologische Perspektive nicht ausreichend definiere. Tim Ingold warnt regelrecht davor, das Fach auf die ethnografische Feldforschung zu reduzieren. In der Tat ist eine pluralistische Perspektive keine methodische, sondern eine theoretische Übereinkunft, die, wie in jeder wissenschaftlichen Disziplin, auf geteilten Überzeugungen beruht. Nach Ingold ist die anthropologische Perspektive eine „generous, open-ended, comparative, and yet critical inquiry into the conditions and possibilities of human life in the one world we all inhabit“ (Ingold 2017).

Die HIV-Pandemie hat maßgeblich zu dieser Verschiebung zu einer theoretisch-fundierten medizinanthropologischen Perspektive beigetragen. Im Anschluss an epidemiologische Evidenzen über den Zusammenhang zwischen sozioökonomischer Ungleichheit und Gesundheit hat sich die Medizinanthropologie verstärkt mit der Ungleichheit zwischen dem Globalen Norden und Süden befasst, die insbesondere durch die HIV-Pandemie sichtbar wird (Nguyen und Peschard 2003). Medizinanthropologen haben für die Analyse der Ungleichheit das Konzept der **Biosozialität** vorgeschlagen, um die Abhängigkeiten zwischen sozialen, ökonomischen und politischen Ungleichheiten und der ungleichen Verteilung von Krankheitslasten zu untersuchen. So betont der Mediziner und Anthropologe Paul Farmer, dass Viren neben einer biologischen Geschichte auch eine soziale Geschichte haben (Farmer 2004). In den Ländern des Globalen Südens ist die biosoziale Geschichte von HIV durch eine koloniale und postkoloniale Geschichte der strukturellen Gewalt geprägt, die sich in die Körper einschreibt und sich in messbarer Form als „bad health outcomes“ manifestiert (Farmer 2004).

Biosozialität hat sich als ein besonders fruchtbarer sozialtheoretischer Rahmen für eine medizinanthropologische Perspektive der Globalen Gesundheit (Global Health) erwiesen. Das Konzept der Biosozialität ergänzt die interdisziplinäre Auseinandersetzung mit Faktoren, welche die Gesundheit aller Menschen bestimmen (Farmer et al. 2013). Dabei richtet der Begriff der Biosozialität die Aufmerksamkeit auf die strukturelle Ungleichheit zwischen Ländern des Globalen Nordens und Südens durch soziale, politische und ökonomische Faktoren – „drive up the risk of ill health for some, while sparing others“, wie Farmer und seine Kollegen schreiben (Farmer et al. 2013). Diese kritische Perspektive umfasst daher auch eine Auseinandersetzung mit den Werten, Technologien und Modellen, mit denen nationale und internationale Akteure der Globalen Gesundheit arbeiten, die in der Praxis zu intendierten oder nicht intendierten Reproduktion von Ungleichheiten beitragen. Diese medizinanthropologische Kritik der Globalen Gesundheit betrachtet neben den offenkundigeren Faktoren der Ungleichheit auch ungleiche Machtbeziehungen zwischen Akteuren des Globalen Nordens und Südens, die als Forderungen nach einer Dekolonisierung der Globalen Gesundheit derzeit intensiv diskutiert werden (Hanefeld und Fischer 2021). Die Medizinanthropologie bietet hierfür ein umfassendes historisches Wissen über die koloniale und postkoloniale Geschichte der Medizin und Wissenschaft.

10.11.5 Postkoloniale Perspektiven der Globalen Gesundheit

Richard Horten, der Chefredakteur von The Lancet, betont, dass es neben den verschiedenen moralischen, wissenschaftlichen und politischen Argumenten für die weltweite Verbesserung der Gesundheit, der Globalen Gesundheit, auch um die Idee einer besseren Welt gehen muss, die über die Bekämpfung von Krankheiten hinausgeht (Horton 2018). Globale Gesundheit sei immer auch eine Auseinandersetzung mit „power and poverty, violence and exploitation, oppression and silence, and collusion and exclusion“ (Horton 2018). Man kann dieses Anliegen als eine Kultivierung eines **Gerechtigkeitssinns** (sense of justice) im Feld der Globalen Gesundheit verstehen. Eine wichtige intellektuelle Inspiration für diesen Gerechtigkeitssinn sind Frantz Fanons Arbeiten über die gesellschaftspolitischen Folgen des Kolonialismus, wie auch Horton betont. Fanon gilt als einer der wichtigsten philosophischen Vordenker der postkolonialen Kritik. Weniger bekannt ist die Tatsache, dass seine Kritik nicht nur durch seine biografischen Erfahrungen als „schwarzer" Mensch in der ehemaligen französischen Kolonie Martinique geprägt wurden (Lee 2015). Seine späteren Arbeiten reflektieren seine persönlichen Erfahrungen als praktizierender Psychiater mit den ungeheuren Gewaltverbrechen im algerischen Unabhängigkeitskrieg in den 1950er Jahren (Fanon 1956). Diese Reflexionen sind von enormer Bedeutung für die Entwicklung einer medizinanthropologischen Perspektive auf Vertrauen. Während Ebola-Ausbrüchen und der COVID-19-Pandemie wurden Vertrauen und Misstrauen aus verschiedenen Perspektiven problematisiert, ohne den Begriff Vertrauen genauer zu definieren, sodass Vertrauen mit Akzeptanz von wissenschaftlichen Fakten und Misstrauen mit einem Mangel an Wissen gleichgesetzt wurde.

Fanon stellt interessanterweise fest, dass Vertrauen nicht auf Wissen oder Misstrauen auf Unwissen basiert. Fanon sieht genau, dass Misstrauen eine Perspektive ist, welche die Wahrnehmung von etwas *als* etwas bestimmt. So wird in der kolonialen Situation Medizin als „Fortschritt" oder „Geschenk" wahrgenommen, die eine Perspektive der Kolonisatoren auf die kolonisierte Bevölkerung darstellt; umgekehrt ist diese Perspektive gerade die „Beleidigung" oder „Demütigung", durch die Medizin von der kolonisierten Bevölkerung als ein Werkzeug kolonialer Unterdrückung wahrgenommen wird (Fanon 1956).

Fanons wichtige Beobachtung ist, dass für eine koloniale Gesellschaft die Polarisierung der Perspektiven charakteristisch ist, die sich als gegenseitiges Misstrauen ausdrückt. Fanon betont, dass dieses Misstrauen tragisch ist, weil biomedizinischer Fortschritt grundsätzlich allen Menschen zugutekommt. Die Tragödie liegt darin, dass Misstrauen die Polarisierung verschärft. Die kolonisierte Bevölkerung kann nicht anders, als „westliche Medizin" abzulehnen, und umgekehrt verstärkt die Ablehnung die Vorurteile, mit denen Ärzte die Bevölkerung wahrnehmen. Der Soziologe Niklas Luhmann spricht von der inhärenten Tendenz des Misstrauens, sich selbst zu verstärken. Sowohl Vertrauen als auch Misstrauen verstärken sich, indem sie Aufmerksamkeit auf diejenigen Gegenstände und Ereignisse legen, die scheinbar zeigen, dass das Misstrauen gerechtfertigt ist (Luhmann 1968). Fanon beschreibt diese Steigerung des Misstrauens als eine zunehmende Radikalisierung der Gewalt. In den meisten postkolonialen Analysen der Medizin wird gezeigt, wie sich dieses Misstrauen und die Radikalisierung dieses Misstrauens tief in das kollektive Gedächtnis und in die Körper der Menschen einschreibt (Taussig 1991).

Fanons Analyse der Medizin bietet eine erstaunlich aktuelle Perspektive auf die soziale Dynamik von Misstrauen in Epidemien und Pandemien wie der COVID-19-Pandemie. Sie weist darauf hin, wie die kontroverse Wahrnehmung von Medizin durch historische Prozesse geprägt ist, die polarisierte Perspektiven auf die Gesellschaft hervorbringen. Diese Analyse scheint einen entmutigenden Ausblick auf die Möglichkeiten der Vertrauensbildung zu geben. Aber Fanons Analysen sind einem humanistischen Gerechtigkeitssinn verpflichtet. Fanon betont die Geschwindigkeit, mit der sich die Wahrnehmung von Medizin ändern kann, wenn Akteure ihr Schicksal selbst in die Hand nehmen. Dann „eignen sie sich die modernsten Formen der Technologie in einem außergewöhnlichen Tempo an" (Fanon 1956). Medizin wird dann als Mittel zur Realisierung einer kollektiven Imagination einer besseren Zukunft wahrgenommen. Diese und andere postkoloniale Geschichten der Medizin bieten keine Schablone für die Herstellung von Vertrauen in heutigen Epidemien. Was sie anbieten, sind – wie die bisher zitierten Autoren betonen – Inspirationen für die Kultivierung eines Gerechtigkeitssinns, der eine disziplinübergreifende Perspektive auf Gesundheit ermöglicht.

10.11.6 Schlussbetrachtung

Dieser Beitrag hat die pluralistische Perspektive der Medizinanthropologie vorgestellt, mit der diese Teildisziplin sozialwissenschaftliche Fragen zu Medizin, Gesundheit und Krankheit erforscht. Der Zweck der ethnografischen Feldforschung ist es, eine pluralistische Perspektive auf die gelebte Wirklichkeit der Menschen zu entwickeln. Feldforschung ist in diesem Sinne eine Praxis des Lernens (Ingold 2017), die versucht, durch die Teilnahme am Alltagsleben die verschiedenen Sichtweisen der Akteure auf die gelebte Wirklichkeit von Gesundheit und Krankheit zu verstehen. Die pluralistische Perspektive ist nicht nur eine wichtige methodische Herangehensweise, die wichtige Einsichten in den alltäglichen Umgang mit Krankheiten liefert, sondern sie konkurriert mit verschiedenen „Einfach-Perspektiven" auf diese gelebten Wirklichkeiten. Der Begriff der Biosozialität zeigt, wie die Medizinanthropologie vereinfachte Sichtweisen auf Epidemien und Pandemien im Globalen Süden kritisiert, welche die Folgen der Globalisierung ausblendet, die sich in Form von Armut und erhöhten Krankheitsrisiken manifestieren. Die pluralistische Perspektive lässt sich in diesem Sinne als ein humanistischer und postkolonialer Gerechtigkeitssinn verstehen (➤ Kap. 10.11.5), auf den sich sowohl Medizinanthropologen als auch prominente Vertreter der Globalen Gesundheit beziehen. Dieser Gerechtigkeitssinn zeigt, wie kontroverse Perspektiven auf Medizin entstehen, und darüber hinaus, wie sich Perspektiven ändern können und wie neue Perspektiven entstehen, sodass der Horizont interdisziplinärer Forschung zu Globaler Gesundheit erweitert wird.

LITERATUR

de Castro EV. Cosmological Deixis and Amerindian Perspectivism. The Journal of the Royal Anthropological Institute 1998; 4(3): 469–488.
Dilger H, Hadolt B. Medizinethnologie. In: Beer B and Fischer H (Hrsg.). Ethnologie: Einführung und Überblick. Berlin: Reimer; 2012. p. 309–329.
Fanon F. L' an V de la révolution algérienne. Paris: Editions La Découverte, 1956.
Farmer P. An Anthropology of Structural Violence. Current Anthropology 2004; 45(3): 305–325.
Farmer P, Kim JY, Kleinman A and Matthew B. Introduction: A Biosocial Approach to Global Health. In: Farmer P, Kim JY, Kleinman A. Matthew B. (eds.). Reimagining global health: An introduction. Berkeley: University of California Press; 2013. p. 1–15.
Greifeld K (ed.). Medizinethnologie. Eine Einführung. Dietrich Reimer Verlag, 2013.
Hanefeld J, Fischer HT. Global Health: Definition, Principles, and Drivers. In: Kickbusch I, Ganten D, Moeti M (eds.). Handbook of Global Health. Springer; 2021. p. 3–28.
Horton R. Offline: Frantz Fanon and the origins of global health. Lancet 2018; 392(10149): 720.
Hsu E. Chinese Medicine in East Africa: An Intimacy with Strangers. New York, Oxford: Berghahn Books, 2022.

Ingold T. Anthropology contra ethnography. HAU: Journal of Ethnographic Theory 2017; 7(1): 21–26.
Kramer F. Schriften zur Ethnologie. Frankfurt a. M: Suhrkamp, 2005.
Krause K, Alex G, Parkin D. Medical knowledge, therapeutic practice and processes of diversification. MMG Working Paper 2012; 12–11.
Lee CJ. Frantz Fanon: toward a revolutionary humanism. Ohio: Ohio University Press, 2015.
Leslie C. Medical pluralism in world perspective. Social Science & Medicine 1980; 14B(4): 191–195.
Lock M, Nguyen VK. An Anthropology of Biomedicine. Hoboken, New Jersey, Oxford: Wiley-Blackwell, 2010.
Luhmann N. Vertrauen: Ein Mechanismus der Reduktion sozialer Komplexität. 5. A. Konstanz: UVK, 2014.
Nguyen VK, Peschard K. Anthropology, Inequality, and Disease: A Review. Annual Review of Anthropology 2003; 32: 447–474.
Park SJ, Akello G. The oughtness of care: Fear, stress, and caregiving during the 2000–2001 Ebola outbreak in Gulu, Uganda. Social Science & Medicine 2017; 194: 60–66.
Pool R, Geissler W. Medical Anthropology. Berkshire: McGraw-Hill Education, 2005.
Richards P. Ebola: How a People's Science Helped End an Epidemic. New York: Zed Books, 2016.
Singer M et al. Introducing Medical Anthropology: A Discipline in Action. Landham: Rowman & Littlefield Publishers, 2019.
Taussig M. Shamanism, Colonialism, and the Wild Man. Chicago: University of Chicago Press, 1991.
Whyte SR. Questioning misfortune: the pragmatics of uncertainty in Eastern Uganda. Cambridge: Cambridge University Press, 1997.

10.12 Klimawandel und Infektionskrankheiten – eine Bedrohung für die Globale Gesundheit

Jürgen May

10.12.1 Einleitung

Der durch die Industrialisierung hervorgerufene Klimawandel gilt als eine der großen Herausforderungen und Bedrohungen für die humane Gesundheit und das Wohlergehen der Bevölkerung des 21. Jahrhunderts. Die Klimakrise wird voraussichtlich ohnehin gefährdete Gruppen besonders stark betreffen. Diese Veränderungen bedrohen die komplexen Beziehungen zwischen natürlichen und menschlichen Systemen und untergraben viele der sozialen Determinanten für Gesundheit. Dieses Zusammenspiel ist damit ein zentrales Thema von One Health und betrifft existenzielle Grundlagen, Ernährung, Sicherheit und Zugang zu effektiven Gesundheitsdiensten (Zinsstag et al. 2018). Der Klimawandel ist sowohl eine singuläre Gefahr für die Gesundheit als auch ein „Bedrohungs-Multiplikator". In vielen Gebieten haben extreme Klimaereignisse auch direkte und indirekte Auswirkungen auf die Gesundheitsinfrastruktur und die damit verbundenen Arbeitskräfte.

10

Laut dem Intergovernmental Panel on Climate Change (IPCC 2023) hat der Klimawandel in den letzten Jahren zu einer deutlichen Zunahme der Häufigkeit und Intensität von extremen Wetterereignissen geführt. Auch wenn der kausale Zusammenhang der Klimakrise für ein einzelnes Wetterereignis zumeist nicht klar ist, ist es zunehmend notwendig, sich auf solche Ereignisse vorzubereiten, darauf zu reagieren und gleichzeitig daran zu arbeiten, das rasante Tempo des Klimawandels zu verringern.

Laut dem 6. Sachstandsbericht des IPCC sind „gefährdete Bevölkerungsgruppen, die in der Vergangenheit am wenigsten zum aktuellen Klimawandel beigetragen haben, unverhältnismäßig stark betroffen" (IPCC 2023). Zu diesen Gruppen gehören Frauen, Kinder, ethnische Minderheiten, arme Bevölkerungen, Migranten und Vertriebene, ältere Menschen und Menschen mit gesundheitlichen Einschränkungen. Schätzungsweise 3,6 Milliarden Menschen leben bereits in Gebieten, die sehr anfällig für die Folgen der Klimakrise sind. Einkommensschwache und kleine Inselstaaten des Globalen Südens sind am stärksten betroffen. Zwischen 2010 und 2020 war die menschliche Sterblichkeit durch Überschwemmungen, Dürren und Stürme in gefährdeten Regionen 15-mal höher als in weniger gefährdeten Regionen (Lee et al. 2023).

Die Auswirkungen des Klimawandels auf Infektionskrankheiten sind in Ländern mit niedrigem und mittlerem Einkommen (LMIC) besonders gravierend (WHO 2021). Diese Länder sind meist weniger in der Lage, sich an die klimatischen Veränderungen anzupassen und die damit verbundenen Gesundheitsrisiken zu bewältigen. Es bedarf eines koordinierten Ansatzes und internationaler Zusammenarbeit, um die gesundheitlichen Herausforderungen abzumildern und die Widerstandsfähigkeit dieser Länder gegenüber den Auswirkungen des Klimawandels zu stärken. Länder mit schwachen Gesundheitssystemen werden die größten Schwierigkeiten haben, angemessen zu reagieren. Nur durch gemeinsame Anstrengungen kann sichergestellt werden, dass die globalen Gesundheitsziele erreicht und die am meisten gefährdeten Bevölkerungsgruppen geschützt werden.

Dieses Kapitel erläutert Mechanismen, durch die der Klimawandel die Ausbreitung von Infektionskrankheiten beeinflusst, und erörtert spezifische Herausforderungen und mögliche Lösungen.

10.12.2 Klimawandel und seine Auswirkungen auf die Umwelt

Der Klimawandel führt zu einer Reihe von Umweltveränderungen, die direkte und indirekte Auswirkungen auf die menschliche Gesundheit haben. Am deutlichsten spürbar sind ansteigende Temperaturen in vielen Regionen der Welt, was zu regionalen Hitzewellen und zu einem generell wärmeren Klima führt. Tatsächlich steigt seit 100 Jahren die durchschnittliche globale Temperatur, und ein weiterer Anstieg wird vorausgesehen (IPCC 2023). Die Temperaturveränderungen führen zu regional veränderten Niederschlagsmustern mit einer Tendenz zu extremeren Situationen, die zu Dürren, aber auch zu Überschwemmungen führen können. Generell werden häufiger extreme Wetterereignisse mit starken Stürmen und veränderten Saisonalitäten beobachtet. Durch das Schmelzen von Gletschern und Eiskappen steigt zusätzlich der Meeresspiegel, was Küstenregionen bedroht.

10.12.3 Auswirkungen auf Infektionskrankheiten

Laut einer systematischen Zusammenstellung von Publikationen wurden 58 % der menschlichen Infektionskrankheiten weltweit zu irgendeinem Zeitpunkt durch klimatische Gefahren verschlimmert (Mora et al. 2022). Dagegen wurden die Auswirkungen von etwa 16 % der Infektionskrankheiten zumindest zeitweise abgeschwächt. Empirische Untersuchungen ergaben 1.006 Pfade, auf denen klimatische Gefahren über verschiedene Übertragungsarten zu pathogenen Krankheiten führen (https://camilo-mora.github.io/Diseases). Die Autoren schlussfolgerten, dass die Anzahl der durch Klimagefahren verschlimmerten humanpathogenen Krankheiten und Übertragungswege inzwischen zu zahlreich für umfassende gesellschaftliche Anpassungen seien.

Die Veränderungen im Klima beeinflussen die Verbreitung und Häufigkeit von Infektionskrankheiten auf vielfältige Weise. Ein Anstieg der durchschnittlichen Temperaturen über größere Zeiträume ist nicht kontinuierlich und nicht überall auf der Welt gleichermaßen ausgeprägt. Einerseits wandeln sich Lebensbereiche von Übertragungsvektoren und Wirtstieren in der Fläche und in Höhenlagen. Andererseits verändert sich die Dauer von günstigen klimatischen Bedingungen von Erregern in Vektoren, sodass die Etablierung von eingeschleppten vektorübertragenen Infektionen wahrscheinlicher wird (Spillover).

Vektorübertragene Krankheiten

Der Klimawandel beeinflusst in vielfacher Weise Übertragungsvektoren und ihre Wirte (Gilbert 2021). Einerseits kann bei höheren Außentemperaturen die Transmission von Krankheitserregern durch eine verkürzte Entwicklungszeit von Larven und Puppen, durch einen verkürzten gonotrophischen Zyklus, häufigere Eiablage und höhere Stechfrequenz erhöht werden. Zum anderen werden die Erreger oft schneller repliziert und verkürzen ihre äußere Inkubationsdauer. Umgekehrt kann durch sehr hohe Temperaturen die Lebensdauer von Moskitos auch verkürzt werden.

Durch steigende Temperaturen und veränderte Niederschläge dehnen sich z. B. die Brutgebiete von *Anopheles*-Mücken, den Überträgern von Malariaparasiten, in vielen Regionen aus. Gebiete, die bisher zu kühl oder zu hoch gelegen waren, können dann für diese Mückenarten geeignet sein, was die Verbreitung von Malaria in neue Regionen ermöglicht. Dies wurde in hoch gelegenen Großstädten wie Addis Abeba, Nairobi oder Antananarivo beobachtet (World Malaria Report 2023; s. u. Kasten „Malaria und Klimawandel“). Mittlerweile weist die WHO auf die Klimakrise als eine der wesentlichen Herausforderungen für die globale Kontrolle der Malaria hin.

Aedes-Mücken, Überträger von Dengue-Fieber und Zika-Viren, vermehren sich bei wärmeren Temperaturen schneller. Der Klimawandel führt auch hier vielerorts zu einer Ausweitung der Verbreitungsgebiete dieser Mücken. Als Beispiel für die mögliche Ausbreitung vektorübertragener Infektionen kann die Entwicklung der Epidemiologie des **West-Nil-Virus** angeführt werden. Im Jahr 1999 wurden West-Nil-Viren vermutlich aus tropischen Regionen durch importierte infizierte Stechmücken in Nordamerika eingeschleppt, um sich, von Manhattan ausgehend, über die gesamten USA auszubreiten. Eine besondere meteorologische Konstellation in den Jahren 1999/2000 wurde für die Ausbreitung mitverantwortlich gemacht (Epstein 2001): Ein milder Winter 1998/1999 hatte ein besseres Überleben der adulten *Culex* bis ins Frühjahr ermöglicht; ein trockener warmer Frühsommer 1999 hatte dazu geführt, dass nährstoffreiches, organisches Material in den Brutstätten angereichert wurde, mückenfressende Tiere (Florfliegen, Marienkäfer) vermindert wurden, die Kanalisation weniger stark gespült wurde, sich in Flussbetten mehr stehendes Wasser bildete, sich Vögel als Reservoirtiere an den raren Wasserstellen dichter drängten und Viren rascher heranreiften; im feuchten Spätsommer entstanden dann wieder ausreichend neue Brutstellen. Ebenso wird die durch die Klimakrise bedingte Ausbreitung von Brutmöglichkeiten in Deutschland dafür mitverantwortlich gemacht, dass sich West-Nil-Fieber in Berlin, Brandenburg, Sachsen-Anhalt und Sachsen etablieren konnte.

Auch die durch Sandmücken übertragene **Leishmaniasis** kann sich durch veränderte Klimabedingungen in neuen Gebieten ausbreiten, da sich die Lebensräume der Mücken verschieben.

Auswirkungen auf die menschliche Immunität

Höhere Temperaturen und häufigere Hitzewellen können die menschliche Gesundheit auch direkt beeinträchtigen und die individuelle Resilienz gegenüber Infektionskrankheiten schwächen. Zum einen kann extreme Hitze zu Hitzestress und Dehydratation führen, was Menschen anfälliger für Infektionskrankheiten macht. Indirekt können klimabedingte Ernteausfälle und Nahrungsmittelknappheit zu Unterernährung führen, was ebenso einen bedeutenden Einfluss auf die Entwicklung adäquater Immunität gegen Infektionskrankheiten hat und das Risiko für Infektionen erhöht.

Sozioökonomische Auswirkungen

Die sozioökonomischen Bedingungen in LMIC verschärfen die Auswirkungen steigender Temperaturen auf Infektionskrankheiten. Diese Länder verfügen meist nicht über ausreichende Infrastruktur und Ressourcen, um effektiv auf die Gesundheitsrisiken durch die Klimakrise zu reagieren. Schlechte Wohnverhältnisse und begrenzter Zugang zu sauberem Wasser und sanitären Einrichtungen erhöhen das Risiko für Infektionskrankheiten. Klimabedingte Migration und schnelle Urbanisierung können die Ausbreitung von Infektionskrankheiten begünstigen, da Menschen an überfüllten Orten und oft unter unhygienischen Bedingungen leben.

Wasser- und lebensmittelübertragene Krankheiten

Veränderte Niederschlagsmuster und extreme Wetterereignisse beeinflussen die Qualität und Verfügbarkeit von Wasser und Lebensmitteln. Dürren und Überschwemmungen beeinträchtigen die Wasserversorgung und Hygiene, was zu einer Zunahme von gastrointestinalen Infektionen führt, welche besonders Kinder in LMIC stark betreffen. Verschmutztes Wasser und unzureichende sanitäre Einrichtungen, verschärft durch extreme Wetterereignisse, erhöhen das Risiko für Typhus und nicht typhoide Salmonellosen.

Ebenso können Überschwemmungen zu Überflutungen der Kanalisation, mithin zu Verunreinigung von Trink- und Gebrauchswasser und zu Choleraausbrüchen führen. Steigende Temperaturen begünstigen zudem das Wachstum des Choleraerregers *Vibrio cholerae*, was einen weiteren Faktor für das Auftreten und die Verbreitung von Choleraepidemien darstellt. Neben der Cholera sind auch weitere Erreger von Durchfallerkrankungen mit erhöhten Temperaturen und vermehrter Präzipitation assoziiert. Wie z. B. eine neuere Studie gezeigt hat, ist das Risiko einer **Shigellen-Infektion** in LMIC stark abhängig von Temperaturschwankungen und anderen klimatologischen Faktoren wie Windgeschwindigkeit, Luftfeuchtigkeit, Sonnenstrahlung und Bodenfeuchtigkeit. Das macht die Bedingungen in Afrika südlich der Sahara vielerorts besonders günstig für die Ausbreitung des Bakteriums (Badr et al. 2023).

Zoonotische Krankheiten

Der Klimawandel hat starken Einfluss auf die Lebensräume potenzieller Reservoirtiere zoonotischer Krankheiten. Steigende Temperaturen und veränderte Regenmuster beeinflussen die Populationen von Nagetieren (z. B. Vielzitzenmäuse, *Mastomys*), die das Lassavirus übertragen, und können somit das Risiko von Krankheitsausbrüchen erhöhen. Änderungen in der Landnutzung und Klimaveränderungen können den Kontakt zwischen Wildtieren und Menschen erhöhen, was beispielhaft das Risiko von Ebola-Ausbrüchen steigert.

Malaria und Klimawandel

Malaria ist ein Beispiel für eine armutsabhängige und vektorübertragene Infektionskrankheit, die in vielfacher Hinsicht von meteorologischen Bedingungen beeinflusst wird (World Malaria Report 2023). Klimaveränderungen können sowohl direkte als auch indirekte Effekte auf die Übertragung und Belastung durch Malariaerreger haben. Allerdings sind wissenschaftliche Daten über die langfristigen Auswirkungen des Klimawandels auf die Übertragung von Malariaerregern spärlich. Richtung und Ausmaß der Folgen dürften jedoch in den verschiedenen sozialen und ökologischen Systemen sowohl innerhalb als auch zwischen den Regionen variieren. Einige der aussagekräftigsten Daten, die über mehrere Jahrzehnte gesammelt wurden, zeigen, dass Klimaveränderungen zur Übertragung von Malariaerregern in afrikanischen Hochlandgebieten beigetragen haben, die zuvor malariafrei waren.

Der Klimawandel kann sich direkt auf die Transmission von Malariaparasiten auswirken, da sowohl der Erreger als auch die Moskitovektoren empfindlich auf Temperatur, Niederschlag und Feuchtigkeit reagieren. Die ideale Brut- und Überlebensrate von Moskitos liegt beispielsweise bei Temperaturen von 20–27 °Celsius. Die Folgen der Klimakrise auf die Malariaepidemiologie ist daher regional unterschiedlich. Während das Ansteigen der mittleren Temperatur auf über 28 °Celsius zu einer lokalen Reduktion der Vektorpopulationen führen kann, können eine leichte Erwärmung in zuvor kühleren, malariafreien Gebieten zu neu auftretenden Malariafällen führen, wie dies über mehrere Jahrzehnte in einigen afrikanischen Hochländern beobachtet wurde.

Ein Beispiel für die Anpassung von Malariavektoren an klimatische Bedingungen ist die Invasion von *An. stephensi* nach Ostafrika. Ursprünglich war diese *Anopheles*-Spezies in Teilen Asiens und auf der Arabischen Halbinsel beheimatet, wo sie ein wichtiger Malariavektor in ländlichen und städtischen Gebieten ist. Sie wurde erstmals 2012 in Dschibuti nachgewiesen und war an 2 aufeinanderfolgenden Malariaausbrüchen beteiligt. *An. stephensi* ist ein effizienter Vektor sowohl von *P.-falciparum*- als auch von *P.-vivax*-Parasiten, er brütet in von Menschen geschaffenen Wasserspeichern in städtischen Gebieten und passt sich schnell an die lokale Umgebung an. Diese Spezies überlebt auch extrem hohe Temperaturen während der Trockenzeit, wenn die Malariaübertragung normalerweise ein saisonales Tief erreicht.

Indirekte Auswirkungen des Klimawandels auf die Malariaübertragung können vielfältig sein: Der Zugang zu grundlegenden Gesundheitsdiensten kann durch Überschwemmungen erschwert werden; Versorgungsketten für wichtige Schutzmaßnahmen (z. B. imprägnierte Mückennetze [ITN], indoor spraying, Ausgabe intermittierender Chemoprophylaxe, Verteilung von Medikamenten) können unterbrochen werden; es kann zu Bevölkerungsverschiebungen kommen, da Menschen ohne Immunität in Malaria-Endemiegebiete ziehen; es kann zu zunehmender Ernährungsunsicherheit und Mangelernährung kommen, ein Risikofaktor für schwere Malaria bei Kleinkindern und Schwangeren.

Bei extremen Wetterbedingungen in Pakistan im Jahr 2022 schmolzen im Norden Gletscher und Flüsse, während die Erwärmung des Indischen Ozeans im Süden zu übermäßigen Regenfällen und Überschwemmungen führte. Nach den Überschwemmungen wurde das stehende Wasser zu einem idealen Nährboden für Moskitos, und die Malariafälle stiegen im Vergleich zu 2021 um das 5-Fache (2,1 Millionen zusätzliche Fälle im Jahr 2022). Außerdem zerstörten die Überschwemmungen die Infrastruktur und isolierten Millionen von Menschen von der Verkehrsanbindung, was den Zugang zu medizinischer Versorgung erschwerte und das Risiko von Krankheiten erhöhte (World Malaria Report 2023).

Für **den Aufbau integrierter und klimaresilienter Maßnahmen gegen Malaria** sind ganzheitliche Maßnahmen erforderlich, die die gesamte Gesellschaft einbeziehen. Von der WHO vorgeschlagene strategische, technische und operative Maßnahmen sind unter anderem:

- Aufbau von Partnerschaften, die die Malariabekämpfung mit Klimaschutzmaßnahmen verbinden. Es muss eine politische Verpflichtung zum Aufbau klimaresistenter und kohlenstoffarmer nachhaltiger Gesundheitssysteme erreicht werden.
- Dekarbonisierung der Gesundheitssysteme, um sie klimaresistenter und umweltverträglicher zu machen. Das Gesundheitswesen ist weltweit für fast 5 % der globalen Treibhausgasemissionen verantwortlich. Es besteht ein großes Potenzial, die Emissionen des Gesundheitssektors zu verringern, ohne die Qualität der Versorgung zu beeinträchtigen. Die Gesundheitssysteme sollten Dienstleistungen erbringen, die leistungsstark, kostengünstig und emissionsarm sind – auch in der Versorgungskette, die einen großen Anteil an den Kohlenstoffemissionen hat.
- Verlagerung des Entscheidungsfindungsprozesses von den globalen Gesundheitsinstitutionen zu den Akteuren in den Ländern und Gemeinden, um die Risiken und Chancen im Zusammenhang mit dem Klimawandel und der Gesundheit anzugehen. Eine solide, lokal geführte Entscheidungsfindung wird der Schlüssel zur Bewältigung der Auswirkungen des Klimawandels sein, z. B. durch eine bessere Anpassung der Maßnahmen, die Reaktion auf Epidemien, die Bereitstellung von Malaria-Kontrollmaßnahmen, die Stärkung der Gesundheitssysteme und sektorenübergreifende Maßnahmen.
- Verbesserung der Kenntnisse über den Zusammenhang zwischen Klimawandel und Gesundheit. Eine Kombination aus geringer Klimakompetenz bei Gesundheitsexperten und geringer Gesundheitsbildung bei Klimaexperten behindert die Diskussionen über die geeigneten Wege zur Reaktion auf die Wechselwirkungen zwischen Klimawandel und Gesundheit. Es besteht daher ein dringender Bedarf, das Wissen über den Zusammenhang zwischen Klimawandel und Gesundheit bei politischen Entscheidungsträgern auf allen Ebenen zu verbessern.

10.12.4 Besondere Herausforderungen in LMIC

Länder mit niedrigem und mittlerem Einkommen (LMIC) stehen vor besonderen Herausforderungen im Umgang mit den gesundheitlichen Auswirkungen des Klimawandels (IPCC 2023). Zugespitzt formulierte Kirk R. Smith im Jahr 2008: „Die Reichen werden ihre Welt als teurer, unbequemer, unangenehmer, zerrütteter und farbloser empfinden, im Allgemeinen unangenehmer und unberechenbarer, vielleicht sogar sehr viel unangenehmer. Die Armen werden sterben". Zum einen verfügen viele LMIC nicht über ausreichend entwickelte Gesundheitssysteme, um auf vermehrte Krankheitsausbrüche schnell und effektiv zu reagieren. Dies führt zu einer höheren Krankheitslast und Sterblichkeit. In vielen LMIC sind die Gesundheitssysteme unterfinanziert und haben Probleme, der zunehmenden endemischen Krankheitslast zu begegnen. Dazu gehören ein Mangel an medizinischem Personal, unzureichende Gesundheitseinrichtungen und ein begrenzter Zugang zu essenziellen Medikamenten und Impfstoffen.

Der Mangel an finanziellen und technischen Ressourcen in LMIC erschwert die Durchführung von Präventions- und Kontrollmaßnahmen wie den Zugang zu sauberem Wasser sowie die Durchführung von Gesundheitsaufklärungskampagnen. Eine verminderte sozioökonomische Resilienz durch Armut, schlechte Wohnverhältnisse und verminderte Bildungsmöglichkeiten verschärft wiederum die Anfälligkeit der Bevölkerung gegenüber den gesundheitlichen Auswirkungen klimatischer Veränderungen. Diese sozioökonomischen Faktoren tragen dazu bei, dass Infektionskrankheiten in LMIC häufiger und schwerwiegender sind und sein werden. Die finanziellen Beschränkungen beeinträchtigen auch die Fähigkeit, frühzeitig in Strategien zur Anpassung an Klimaveränderungen zu investieren. Außerdem macht die Abhängigkeit von klimasensiblen Sektoren wie der Landwirtschaft bestimmte Bevölkerungsgruppen anfälliger für Klimaschwankungen. In LMIC fehlt es meist an umfassenden Daten und Forschung zu den spezifischen Auswirkungen des Klimawandels auf Infektionskrankheiten. Dies erschwert die Entwicklung gezielter Maßnahmen und die wirksame Anpassung von Strategien im Bereich der öffentlichen Gesundheit weiter und verstärkt zudem Abhängigkeiten von Geldgebern und wohlhabenden Ländern.

Die Umwelt- und Gesundheitsfolgen bedrohen besonders in LMIC Grundrechte, einschließlich des Rechts auf Leben, auf Zugang zu sicherer Nahrung und Wasser, auf Gesundheit, Sicherheit, Unterkunft und Kultur (Levy 2015). Auf globaler Ebene verstärkt sich die ohnehin schon große Ungleichheit: Länder mit niedrigem Einkommen, die am wenigsten Treibhausgase produzieren, sind stärker vom Klimawandel betroffen als Länder mit hohem Einkommen, die wesentlich größere Mengen an Treibhausgasen produzieren, aber weniger unmittelbar betroffen sind.

Lösungsansätze und Maßnahmen

Um die gesundheitlichen Auswirkungen des Klimawandels in LMIC abzumildern, sind gezielte Maßnahmen und internationale Zusammenarbeit erforderlich. Zum einen müssen Gesundheitssysteme gestärkt werden. Dies ist entscheidend, um sich auf Krankheitsausbrüche vorzubereiten, sie zu verhindern und sie zu bekämpfen. Dazu gehören auch die Ausbildung von Gesundheitspersonal und der Zugang zu wichtigen Medikamenten und Impfstoffen. Hierzu sind auch eine kontinuierliche und verstärkte internationale Unterstützung und Zusammenarbeit notwendig. Denn der Klimawandel und seine gesundheitlichen Folgen müssen als globale Probleme betrachtet werden. Dies umfasst finanzielle Hilfe, den Austausch von Wissen und Technologien sowie die Zusammenarbeit in globalen Gesundheitsinitiativen. Die Entwicklung und Umsetzung von Anpassungsstrategien sind entscheidend, um die Resilienz gegenüber den Auswirkungen des Klimawandels zu stärken. Dazu gehören auch Maßnahmen wie der Bau von Infrastrukturen, die gegen extreme Wetterereignisse schützen, die Förderung von nachhaltiger Landwirtschaft und Wassermanagement. Die Sensibilisierung der Bevölkerung für die Risiken des Klimawandels und die Förderung von gesundheitsfördernden Verhaltensweisen sind wesentlich, um die Auswirkungen auf die öffentliche Gesundheit zu reduzieren. Aufklärungskampagnen können dazu beitragen, dass Menschen besser vorbereitet sind und sich an veränderte Umweltbedingungen anpassen können. Nicht zuletzt sind eine kontinuierliche Surveillance von Infektionskrankheiten und Forschung zu den Auswirkungen des Klimawandels auf Infektionen notwendig, um frühzeitige Warnsysteme zu entwickeln und effektive Präventionsstrategien zu implementieren.

Klimaindikatoren sind für die Vorhersage von Epidemien und für Frühwarnsysteme unerlässlich; solche Indikatoren können die nationale Bereitschaft zur Reaktion auf Ausbrüche verbessern. Die Integration des WHO-Frameworks für Klima und Gesundheit in die bestehenden Systeme zur Epidemievorbereitung und -bekämpfung ist in vielen Ländern ein sofort erreichbares Ziel. Nationale Kapazitäten für die Analyse und Nutzung von Klima- und Infektionsdaten sollten durch eine koordinierte Ausbildung von Fachleuten ausgebaut werden. Plattformen sollten die gemeinsame Arbeit zwischen diesen Fachleuten koordinieren. Die Zusammenarbeit mit den einschlägigen regionalen und globalen Institutionen wird für die Stärkung der nationalen Kapazitäten von wesentlicher Bedeutung sein.

Anpassungs- und Abmilderungsmaßnahmen, die zum Schutz der menschlichen Gesellschaft erforderlich sind, müssen so geplant werden, dass sie die Menschenrechte schützen, die soziale Gerechtigkeit fördern und vermeiden, dass neue Probleme entstehen oder bestehende Probleme für gefährdete Bevölkerungsgruppen verschlimmert werden. Klima- und Krankheitsinformationen müssen für die Entscheidungsfindung genutzt werden. Es müssen gezielte Anstrengungen unternommen werden, um Partnerschaften zwischen Klima- und Gesundheitsexperten und Interessenvertretern zu fördern, damit auf subnationaler Ebene maßgeschneiderte Pläne entwickelt werden können – auch für die Verhinderung von Epidemien. Investitionen in geeignete digitale Lösungen, einschließlich künstlicher Intelligenz, sind ein Schlüssel zu einer besseren Nutzung von Gesundheits- und Klimainformationen.

LITERATUR

Badr HS, Colston JM, Nguyen NH, Chen YT, Burnett E, Ali SA, Rayamajhi A, Satter SM, Van Trang N, Eibach D, Krumkamp R, May J et al. Spatiotemporal variation in risk of Shigella infection in childhood: a global risk mapping and prediction model using individual participant data. Lancet Glob Health 2023; 11(3): e373-e384.

Epstein PR. West Nile virus and the climate. J Urban Health. 2001; 78(2): 367–71.

Gilbert L. The Impacts of Climate Change on Ticks and Tick-Borne Disease Risk. Annual Review of Entomology 2021; 66:373–88.
IPCC. Climate Change 2023. Synthesis Report. Contribution of Working Groups I, II and III to the Sixth Assessment Report of the Intergovernmental Panel on Climate Change; 2023. IPCC, Geneva, Switzerland, pp. 35–115, doi: 10.59327/IPCC/AR6–9789291691647. www.ipcc.ch/report/ar6/syr/downloads/report/IPCC_AR6_SYR_LongerReport.pdf.
Lee H, Calvin K, Dasgupta D et al. Climate change 2023: synthesis report. Contribution of working groups I, II and III to the sixth assessment report of the intergovernmental panel on climate change. Geneva: Intergovernmental Panel on Climate Change; 2023. www.ipcc.ch/report/ar6/syr/downloads/report/IPCC_AR6_SYR_LongerReport.pdf.
Levy BS, Patz JA. Climate Change, Human Rights, and Social Justice. Ann Glob Health 2015; 81(3):310–22.
Mora C, McKenzie T, Gaw IM et al. Over half of known human pathogenic diseases can be aggravated by climate change. Nat Clim Chang 2022; 12(9): 869–875.
WHO. 2021 WHO health and climate change global survey report. 2021. https://iris.who.int/bitstream/handle/10665/348068/9789240038509-eng.pdf.
WHO. World Malaria Report 2023. 2023. www.who.int/teams/global-malaria-programme/reports/world-malaria-report-2023.
Zinsstag J, Crump L, Schelling E et al. Climate change and One Health. FEMS Microbiol Lett 2018; 365(11): fny085.

10.13 (Mega-)Urbanisierung und menschliche Gesundheit im Globalen Süden

Alexander Krämer, Carsten Butsch

10.13.1 Globale soziale Transformationen

Menschliche Gesundheit wird von Faktoren auf unterschiedlichen Skalen beeinflusst – beginnend beim Individuum und seinen (kulturell geprägten) Gesundheitspraktiken bis hin zu globalen Faktoren wie dem Klimawandel. Die unterschiedliche Kombination von Einflussfaktoren in verschiedenen Weltregionen führt zu sehr heterogenen Gesundheitsprofilen – global, aber auch auf lokaler Ebene. Diese Einflüsse verändern sich stetig und damit auch die Gesundheitsprofile von Bevölkerungen. Omran (1971) beschrieb dies in seinem Modell des **Epidemiologischen Übergangs** als einseitig gerichteten Prozess steigender Lebenserwartung bei einer Verschiebung des Krankheitspanoramas von Infektions- hin zu chronischen Erkrankungen. Die Beobachtung, dass gesellschaftliche Verwerfungen wie der Zusammenbruch der Sowjetunion oder pandemische Ereignisse wie die HIV/AIDS-Krise im subsaharischen Afrika dazu führen können, dass die Lebenserwartung sinkt, gab Anlass dazu, dass komplexere Modelle gesundheitlicher Übergänge (health transitions) entwickelt wurden.

Diese **Transitionen** (➤ Abb. 10.17) sind miteinander verschränkt: So stehen demografischer und epidemiologischer Wandel in enger Wechselbeziehung – z. B. bedingt die Alterung der Bevölkerung einen Anstieg der Last chronischer Erkrankungen –, und dies erfordert angepasste Leistungen des Gesundheitssystems. Demografischer Wandel bezeichnet dabei Veränderungen von Bevölkerungsstrukturen, die Ausdruck komplexer gesellschaftlicher Prozesse sind: Alterung als Folge veränderten generativen Verhaltens und höherer Lebenserwartung, neue Formen des Zusammenlebens. Für den Globalen Süden relevant sind vor allem Urbanisierung und damit einhergehend neue Haushaltsstrukturen, mit Auswirkungen auf Pflege etc., sowie Pluralisierung, u. a. durch Migrationsprozesse.

Global verschiebt sich das Risikospektrum für Krankheiten durch ein Bündel von Faktoren, unter anderem durch Mobilität, Urbanisierung, wachsende soziale Ungleichheit und Klimawandel. Daraus resultiert eine tendenzielle Konvergenz von Risikofaktoren und Krankheitslasten in HIC und LMIC.

Zweifellos sind diese globalen Transformationen nicht nur für die theoretischen Konzepte von Global Public Health, sondern auch für die Tropenmedizin von praktischer Relevanz, weil sich Erscheinungsbilder und Auftreten von Krankheiten mit ihnen verändern und die (Mega-)Urbanisierung und der Klimawandel neue epidemiologische Profile bedingen.

10.13.2 Zur Geschichte der (Mega-)Urbanisierung

Städte prägen menschliche Gesellschaften seit prähistorischer Zeit. Sie übernahmen wichtige kulturelle, religiöse, administrative, militärische, ökonomische und infrastrukturelle Funktionen. Mit dem Einsetzen der Industrialisierung in England verbreitete sich die städtische Lebensform zunächst in Europa und Nordamerika, verzögert in Südamerika und aktuell in Afrika und Asien. Urbanisierung bedeutet einen tiefgreifenden Wandel menschlicher Lebensweisen – mit vielfältigen Auswirkungen auf menschliche Gesundheit. Derzeit durchlaufen vor allem Gesellschaften in Afrika und Asien diesen fundamentalen Transformationsprozess (➤ Abb. 10.18).

Ein Extremprodukt der Urbanisierung sind **Megastädte,** die je nach Definition über 5 oder 10 Millionen Einwohner verfügen. Die Anzahl der Menschen, die in Städten mit über 5 Millionen Einwohnern leben, hat global zwischen 1970 und 2015 von 162 auf 773 Millionen zugenommen und wird 2035 ca. 1,35 Milliarden erreichen (UN DESA 2018). 2020 lebten 22 % der urbanen Bevölkerung (904 Mio. Menschen) in Städten dieser Größenordnung (UN DESA 2018).

Bis 2030 werden 66 Städte die Schwelle von 10 Millionen Einwohnern überschritten haben, ab denen die UN von „Megastädten“ spricht. Diese werden 15 % der globalen städtischen Bevölkerung beheimaten (UN DESA 2018). Von 34 Megastädten mit über 10 Millionen Einwohnern im Jahre 2020 lagen 28 in „less developed countries“, 2 in „least developed countries“ und 6 in „more developed regions“ (➤ Tab. 10.7).

Charakteristika von Megastädten

Die im Folgenden angesprochenen Merkmale und Dynamiken lassen sich teilweise auch auf städtische Agglomerationen mit weniger als 10 Millionen Einwohnern beziehen. Ebenso unterscheiden sich Megastädte in ihrer Charakteristik – zwischen Weltregionen, innerhalb einer bestimmten Region, innerhalb eines Landes. Mit Blick auf menschliche Gesundheit ist es wichtig, innerhalb von Städten eine differenzierte Sichtweise zu entwickeln: Die Lebensumstände von Menschen mit hohem Einkommen in Megastädten des Globalen Südens sind denen von Bevölkerungsgruppen im Globalen Norden

10

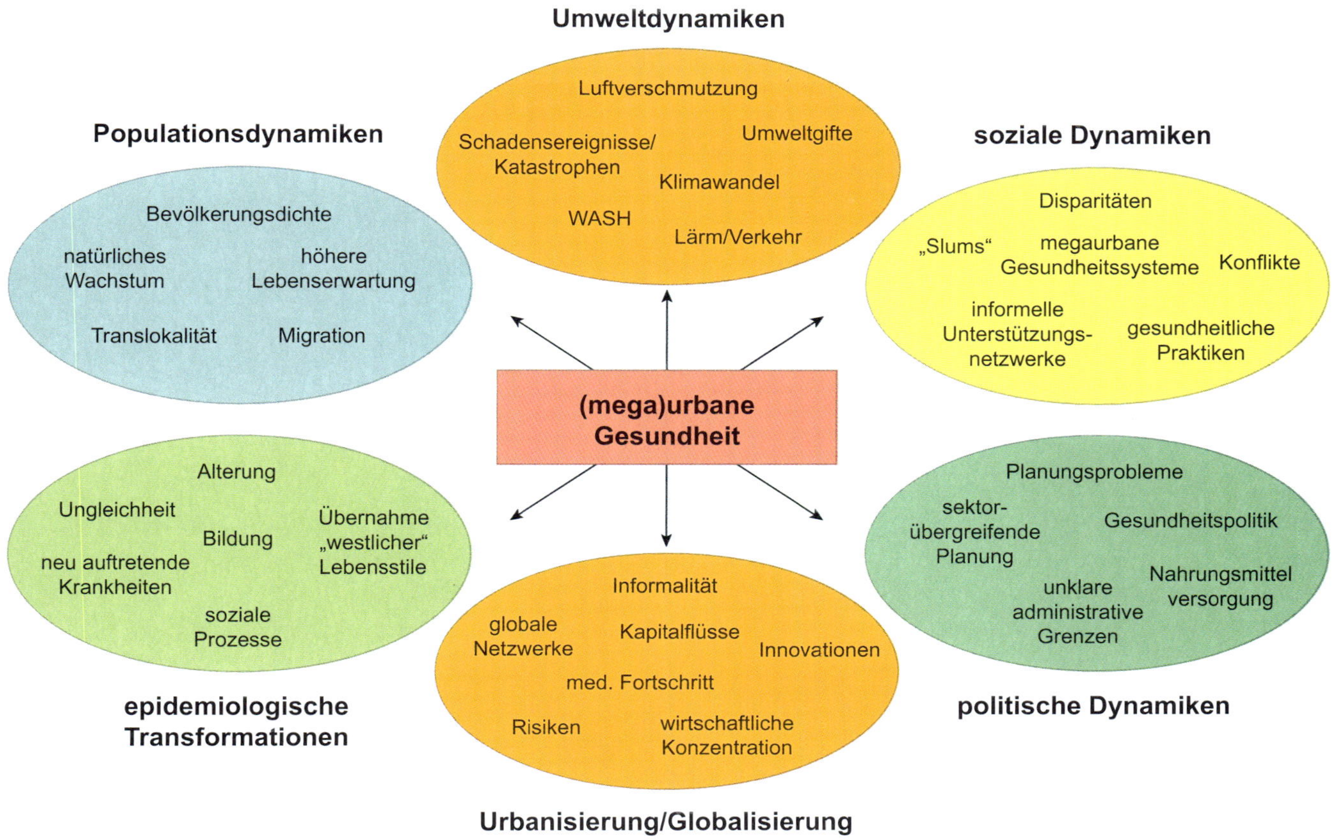

Abb. 10.17 Transitionen urbaner Gesundheit im Globalen Süden [P1563, M1448, L138]

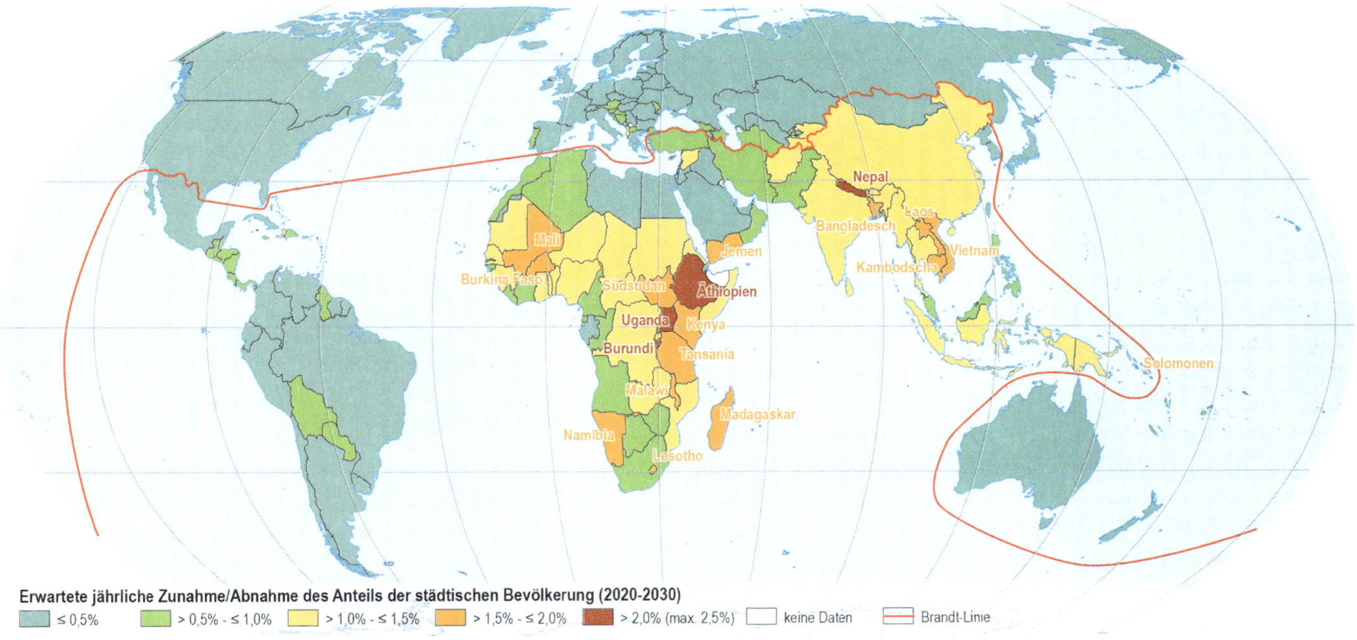

Abb. 10.18 Urbane Transformation im Zeitraum von 2020 bis 2030 (mod. nach UN 2018) [P1563, T1518]

Tab. 10.7 Megastädte weltweit in der zeitlichen Entwicklung (nach UN DESA 2018)

Region, Subregion, Ländergruppe	2000	2005	2010	2015	2020	Neue Megastädte 2020–2035
More developed regions	5	6	6	6	6	1
Less developed countries	11	14	19	23	28	13
Least developed countries	1	1	1	2	2	2
High income countries	4	5	5	5	5	2
Middle income countries	12	15	20	23	28	11
Low income countries	0	0	0	1	1	1
Afrika	1	1	2	3	3	2
Ostafrika	0	0	0	0	0	1
Zentralafrika	0	0	0	1	1	1
Nordafrika	1	1	1	1	1	0
Südliches Afrika	0	0	0	0	0	0
Westafrika	0	0	1	1	1	0
Asien	8	11	15	18	21	11
Ostasien	4	4	8	8	8	5
Zentralasien	0	0	0	0	0	0
Südasien	4	5	5	7	9	3
Südostasien	0	1	1	1	1	1
Westasien	0	1	1	1	1	1
Europa	1	2	2	2	2	1
Lateinamerika und Karibik	4	4	4	4	6	0
Karibik	0	0	0	0	0	0
Mittelamerika	1	1	1	1	1	0
Südamerika	3	3	3	3	5	0
Nordamerika	2	2	2	2	2	0
Ozeanien	0	0	0	0	0	0

ähnlicher als die ihrer direkten Nachbarn in informellen Siedlungen („Slums"). Obwohl es also keine eindeutigen Charakteristika für Norden und Süden, „entwickelte" und „Entwicklungsländer" gibt, existieren Merkmale, die sich für die Gesundheit von Megacity-Populationen günstig und solche, die sich ungünstig auswirken (Krämer et al. 2011).

Megastädte sind Schwerpunkte und Knotenpunkte der Globalisierung und oftmals die ökonomischen Kraftzentren. Häufig wird hier ein wesentlicher Anteil am Bruttoinlandsprodukt (BIP) eines Landes erwirtschaftet. Diese Konzentration von Kapital, Entscheidungsgewalt etc. wird als **„Primacy"** bezeichnet. Auch in technologischer und kultureller Hinsicht spielen Megastädte eine Vorreiterrolle, weil sich in ihnen das intellektuelle Potenzial für Innovationen konzentriert: Universitäten, Technologieparks etc. Diese Clusterung von intellektuellem Potenzial kann positiv auf Gesellschaft und kulturelle Entwicklungen wirken, etwa durch bessere Kommunikations- und Interaktions- sowie erweiterte Partizipationsmöglichkeiten. Weiterhin sind Städte Auslöser und Opfer von Klimawandel, nehmen aber auch eine Vorreiterrolle bei der Entwicklung innovativer Strategien gegen den Klimawandel oder bei entsprechenden Protesten ein („Fridays for Future").

Ein entscheidendes Merkmal des Megaurbanisierungsprozesses im Globalen Süden ist der hohe Grad an Informalität. Dies bedeutet, dass Strukturen und Praktiken außerhalb formell regulierter Bereiche entstehen. Dazu gehören:

- Informelle Siedlungen („Slums"), aber auch oft nicht genehmigte Bauvorhaben Wohlhabender
- Informelle Ökonomien mit teilweise sehr hoher Wirtschaftskraft
- Informelle Infrastrukturen

Informell ist nicht mit illegal gleichzusetzen und auch nicht mit strukturlos. Allerdings bedeutet Informalität häufig eine Schutzlosigkeit, da Behörden informelle Strukturen jederzeit auflösen können. Informelle Beschäftigung ist unter anderem dadurch gekennzeichnet, dass keine rechtlich abgesicherten Arbeitsverhältnisse existieren, was Ausbeutung, Menschenrechtsverletzungen und Korruption begünstigt.

Der hohe Grad an Informalität in verschiedenen Lebens- und Arbeitsbereichen ermöglicht eine „survival economy", die armen Bevölkerungsgruppen das Überleben sichert. Informalität stellt einen Weg dar, pragmatische Lösungen zu finden; diese Flexibilität zeigt sich auch im Gesundheitssystem (z. B. informelle medizinische Behandlung durch nicht formal examinierte Ärzte von Wanderarbeitern in China).

Die Urbanisierung basiert zu großen Teilen auf der komplexen Anziehungskraft, die außer Arbeits- und Bildungsangeboten noch vielfältige andere Faktoren umfasst (Gesundheitsversorgung, attraktive Unterhaltungsangebote, soziale Freiheiten etc.; Khan et al. 2013). Gleichwohl beinhaltet das Leben in Megastädten erhebliche gesundheitliche Risiken, die im Folgenden adressiert werden. Die Vulnerabilität bzw. Resilienz gegenüber diesen Risiken ist stark vom sozioökonomischen Status abhängig. Dies betrifft sowohl die Exposition gegenüber negativen Gesundheitseinflüssen sowie die entsprechenden Bewältigungsmöglichkeiten.

Populationsdynamiken

Das Bevölkerungswachstum der Städte des Globalen Südens geht auf natürliches Bevölkerungswachstum, Eingemeindungen, Migration und z. T. höhere Lebenserwartung zurück. Die beiden Erstgenannten werden häufig vernachlässigt, können aber durchaus einen hohen Anteil an den Bevölkerungsgewinnen ausmachen. **Migration** wird durch unterschiedliche Motive wie Arbeit, Bildung, Heirat, aber auch Flucht vor Krieg oder politischer Unterdrückung bedingt. Zusätzlich sind Städte Ziel von Gruppen, die aufgrund von Umweltveränderungen Migration als Anpassungsstrategie wählen oder kurzfristig vor Katastrophenereignissen fliehen (Butsch 2021). Dabei ist wichtig, dass es sich vielfach nicht um eine „Landflucht" handelt, sondern dass Menschen mitunter nur zeitweise in Städten leben, um die finanzielle Basis ihres Haushalts (im ländlichen Raum) zu diversifizieren. Dieses Phänomen wird als Translokalität bezeichnet. Migrantinnen und Migranten werden in der Literatur dabei zunehmend als transformative Akteure konzeptualisiert: Sie verbinden Ankunfts- und Herkunftsgesellschaften, tragen zu einem Austausch von Ideen und Konzepten bei und initiieren Finanzströme. In den Megastädten des Globalen Südens tragen sie wesentlich zum „medical pluralism" bei, indem sie eigene Behandlungsmethoden und Gesundheitskonzepte „mitbringen".

Ein wesentlicher Faktor für Stress und die Ausbreitung von Infektionskrankheiten aller Art ist die hohe Populationsdichte in vielen Megastädten. Auch hier gilt es zu differenzieren: Es gibt Megastädte mit niedriger Populationsdichte (z. B. Rhein-Ruhr) und solche mit hoher (z. B. Hongkong). Ebenfalls ist die Populationsdichte in Slums um ein Vielfaches höher als in den Wohngebieten der Mittel- und Oberschicht.

Umweltdynamiken

Die physische Umwelt in Megastädten ist häufig durch menschengemachte Prozesse und Strukturen überformt. Aufgrund der vielfach fehlenden Implementierung bestehender Umweltgesetze sind Megastädte häufig ungesunde Orte. Zu den größten Problemen gehört die **Luftverschmutzung** (z. B. Chen et al. 2020) mit der Folge von erhöhten Krankheitslasten durch kardiorespiratorische Erkrankungen. Dabei ist zwischen „Outdoor"- (durch Verkehr, Staub, Industrieemissionen etc.) und „Indoor"-Luftverschmutzung (durch die Verwendung von Feuerholz; ➤ Abb. 10.19) zu unterscheiden. Letztere betrifft vor allem Menschen in informellen Siedlungen, insbesondere Frauen.

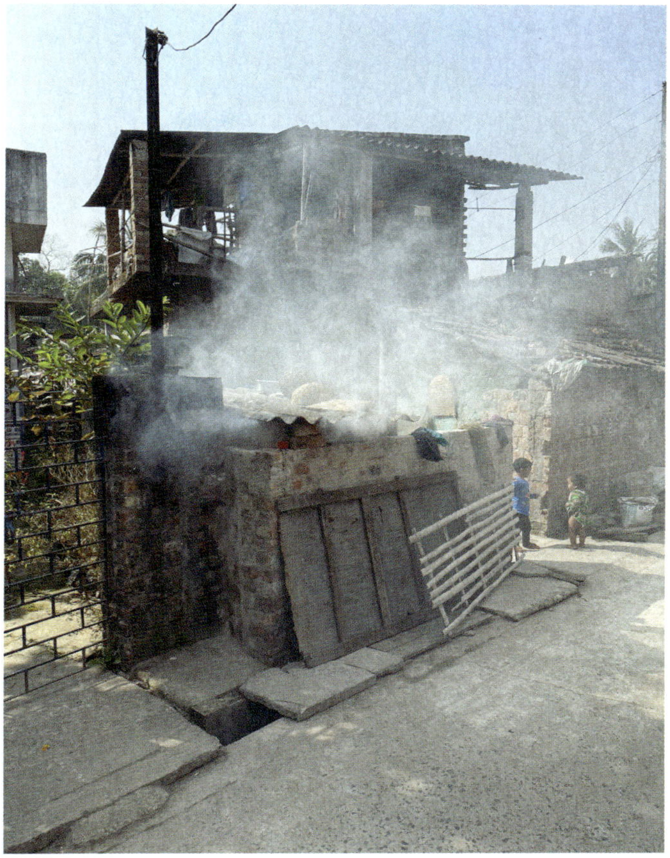

Abb. 10.19 „Indoor"-Luftverschmutzung: Der Rauch einer Kochstelle quillt aus dem Haus (Kolkata, Indien) [P1563]

Die Luftverschmutzung wird durch die zunehmende Verkehrsdichte erhöht. Diese ist eine Quelle von Unfällen und Verletzungen, vor allem dort, wo mangelnde Befolgung der Verkehrsregeln, der Betrieb unsicherer Fahrzeuge oder überfüllte öffentliche Verkehrsmittel zu einer hohen Verletzungsgefahr durch Verkehrsunfälle führen. Weiterhin ist der Verkehr oftmals eine Quelle von Lärm, der dauerhaften Stress auslösen und damit zum Anstieg nicht übertragbarer Erkrankungen beitragen kann.

Wasser und Böden sind ebenfalls vielfach stark belastet, u. a. durch fehlende Sanitäreinrichtungen (s. u.), die Ausleitung von Industrieabwässern, wilde Müllentsorgung, Leckagen in Deponien und Abwassersystemen etc., wodurch Menschen mit unterschiedlichen Pathogenen in Kontakt kommen, die kurzfristig gastrointestinale Infektionen und mittel- und langfristig Krebserkrankungen (Schwermetalle, Toxine) auslösen. Dies wird drastisch sichtbar, wenn man Kinder in verseuchten schmutzigen Tümpeln oder Wasserlachen spielen sieht (➤ Abb. 10.20), oder wenn urbane Landwirtschaft auf verseuchten Böden stattfindet.

Megastädte sind vulnerabel gegenüber Katastrophen (Butsch et al. 2016). Dabei wird zwischen Katastrophen menschlichen Ursprungs (Tech-Hazards), natürlichen Ursprungs (Na-Hazards) und komplexen Katastrophenereignissen wie der durch einen Tsunami ausgelösten Reaktorkatastrophe in Fukushima (NaTech-Ereignisse) unterschieden. Schadensereignisse wie Erdbeben, Erdrutsche,

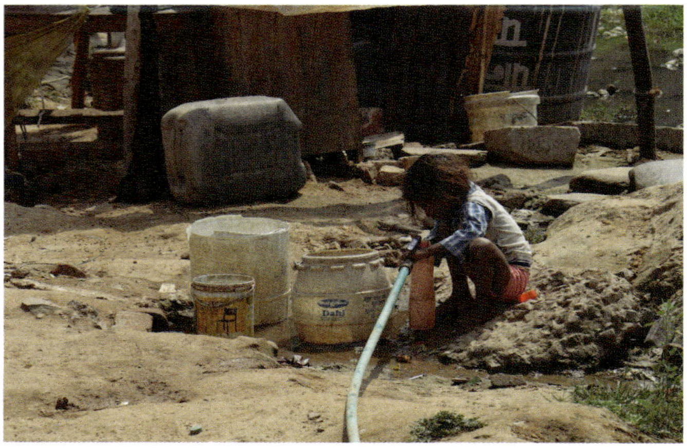

Abb. 10.20 Unsichere Wasserversorgung in einer Marginalsiedlung (Gurugram/Delhi, Indien) [P1563]

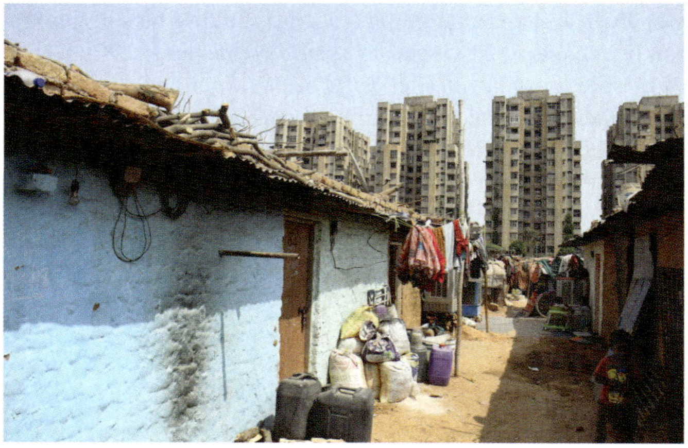

Abb. 10.21 Marginalsiedlung in Delhi (Indien) [P1563]

Vulkanausbrüche, Tsunamis, aber auch Kälteeinbrüche mit Frost, Schneefall und Lawinen können die Bevölkerung unmittelbar treffen und über Risikokaskaden, etwa die Störung der Infrastruktur, mittel- und langfristige Folgen, auch für die menschliche Gesundheit nach sich ziehen (Butsch et al. 2023). Zu den menschengemachten Tech-Hazards gehören die Gefahr der Explosion von Industrieanlagen (Bhopal, Seveso) mit der Freisetzung toxischer Gase, Staudammbrüche (Banqiao-Staudamm), Nuklearunfälle (Tschernobyl 1986) oder Terroranschläge (New York, 9/11). Zukünftig wird mit dem vermehrten Auftreten von Schadensereignissen durch die Folgen des Klimawandels (auch) für die Megastädte gerechnet, z. B. mit dem gehäuften Auftreten von Wirbelstürmen, Überschwemmungen durch Starkregenereignisse, Stürmen und Sturmfluten, die durch den Meeresspiegelanstieg begünstigt werden. Bereits jetzt manifestiert sich der Klimawandel in Form häufigerer und länger andauernder Hitzewellen („Hitzeinseln") mit erheblichen kardiorespiratorischen Lasten insbesondere für ältere Menschen und Kinder.

Soziale Dynamiken

Zu den wesentlichen Kennzeichen der Megastädte des Globalen Südens gehören **Marginalsiedlungen,** die durch sehr hohe Bevölkerungsdichte gekennzeichnet sind. Ihren deutlichsten Ausdruck finden sie in „Slums" (➤ Abb. 10.21, ➤ Tab. 10.8), die über folgende Kriterien definiert werden:

- Inadäquater Zugang zu Wasser
- Inadäquater Zugang zu Sanitär- und anderer Infrastruktur
- Strukturelle Defizite der Gebäude
- Überbelegung
- Nicht gesicherte Besitzverhältnisse

In manchen Megastädten machen Slums (shanty towns, Favelas, Kampungs usw., je nach regionalem Kontext) Wohnorte für mehr als die Hälfte der Bevölkerung aus. Darin zeigen sich auch erhebliche gesundheitliche Ungleichheiten. Sie verstärken soziale Fragmentierung, Desintegration und Deprivation, Disparitäten und sozioökonomische Polarisierung, die soziale Konflikte hervorrufen bzw. verstärken. Ein Indikator ist die Kindersterblichkeit, die in Slums zum Teil ca. 60 % höher ist als im nationalen Durchschnitt (Nairobi Slums 2012: 79,8/1.000; Kenia insgesamt 2014: 52 [Ezeh et al. 2017]).

Zugleich gibt es in Slums auch zahlreiche Beispiele informeller Unterstützungsnetzwerke und kreativer Lösungsansätze aus der Zivilgesellschaft heraus, etwa partizipative Krankenversicherungsmodelle.

Die Gesundheitssysteme der meisten Megastädte sind sehr heterogen, was Nutzer vor erhebliche Orientierungsprobleme stellt. Der entscheidende Faktor ist **medical pluralism.** Vereinfacht gesagt, sind in den meisten Megastädten des Globalen Südens eine rudimentäre öffentliche Gesundheitsversorgung, basierend auf den Prinzipien des PHC-Ansatzes (primary health care), und ein sehr diverses privates Gesundheitssystem zu finden. Die meisten staatlichen Gesundheitssysteme in den Ländern des Globalen Südens wurden konzipiert, um ländliche Bevölkerungen zu versorgen. In Städten finden sich daher in vielen Fällen nicht genügend Behandlungseinrichtungen, um die wachsende Zahl der Bevölkerung zu versorgen. Zudem sind diese Systeme auf eine Basisversorgung und vor allem auf die Behandlung von Infektionskrankheiten ausgerichtet. Für die Realitäten in den schnell wachsenden Städten wurden sie nicht konzipiert und es fehlt an finanziellen und personellen Ressourcen. In diese Lücke drängen in nahezu allen Ländern des Globalen Südens private Anbieter. Das Spektrum dieses privaten Systems reicht von ungelernten Heilern bis hin zu Krankenhäusern, die sehr aufwendige und kostspielige Behandlungen auf dem Stand moderner Wissenschaft und Technik anbieten. Vor allem armen Bevölkerungsgruppen, insbesondere Migranten, fällt es schwer, im Bedarfsfall adäquate Behandlungsoptionen zu realisieren – trotz des vermeintlich großen Angebots, das aber nicht für alle gleichermaßen zugänglich ist.

Politische Dynamiken (Infrastruktur, Planung, Steuerung)

Die meisten Megastädte erstrecken sich über mehrere administrative Einheiten. Dies sowie die dominierende Informalität bedingen erhebliche Steuerungs- und Regierungsprobleme. Die – oft fachlich guten – städtischen Entwicklungspläne werden häufig von der Realität eingeholt und zur Makulatur, bevor sie in Kraft treten. Dies mündet in ein unkontrolliertes, nicht nachhaltiges Wachstum der Städte. Zum Teil

Tab. 10.8 Bevölkerung in „Slums" in unterschiedlichen Weltregionen im zeitlichen Verlauf (nach UN-Habitat Urban Indicators Database 2020)

Region	Absolut im Jahr 2000 (in Tsd.)	% der urbanen Bevölkerung im Jahr 2000	Absolut im Jahr 2005 (in Tsd.)	% der urbanen Bevölkerung im Jahr 2005	Absolut im Jahr 2010 (in Tsd.)	% der urbanen Bevölkerung im Jahr 2010	Absolut im Jahr 2014 (in Tsd.)	% der urbanen Bevölkerung im Jahr 2014	Absolut im Jahr 2016 (in Tsd.)	% der urbanen Bevölkerung im Jahr 2016	Absolut im Jahr 2019 (in Tsd.)	% der urbanen Bevölkerung im Jahr 2019
Welt	817.221	28 %	853.740	26 %	925.965	24 %	928.063	23 %	1.003.083	24 %	1.033.545	24 %
Australien und Neuseeland	–	0 %	–	0 %	–	0 %	7	0 %	7	0 %	8	0 %
Europa und Nordamerika	764	0 %	787	0 %	820	0 %	833	0 %	842	0 %	1.022	0 %
Nord- und Westafrika	46.335	23 %	45.217	20 %	52.061	19 %	63.814	22 %	71.702	23 %	83.052	26 %
Lateinamerika und Karibik	115.148	29 %	111.311	26 %	113.942	24 %	104.652	21 %	112.602	21 %	114.207	21 %
Ost- und Südostasien	317.123	38 %	332.067	34 %	348.756	30 %	349.409	28 %	364.684	28 %	369.967	27 %
Zentral- und Südasien	205.317	56 %	276.925	54 %	212.024	52 %	302.697	50 %	333.890	49 %	351.810	48 %
Ozeanien (ohne Australien und Neuseeland)	468	24 %	514	24 %	572	24 %	602	24 %	648	24 %	670	24 %

fehlt in verschiedenen Sektoren eine funktionierende Infrastruktur (z. B. mangelhafte Planung der Gesundheitsversorgung, fehlender flächendeckender Zugang zu Trinkwasser). Diese „Governance"-Probleme werden durch Korruption mit Versiegen bzw. Abzweig der für die Planung bereitgestellten Finanzmittel verstärkt, zumal die Herausforderungen auch für die Politik in Anbetracht der drastischen Wachstumsdynamik mancher Megastädte erheblich sind.

Planungsdefizite betreffen auch die Versorgung mit Nahrungsmitteln, was durch eine neoliberale Wirtschafts- und Finanzwelt mitbedingt ist und durch die gegenwärtigen geopolitischen Konflikte noch wesentlich verstärkt wird. Planungsdefizite und ausbeuterisches Verhalten von Arbeitgebern bedingen zahlreiche Arbeitsunfälle durch unsichere Arbeitsplätze und ungesicherte Maschinen mit erheblichen numerischen Effekten für die Krankheitslast.

Besonders dramatisch sind die Planungsdefizite im Bereich WASH (water, sanitation, hygiene). Der fehlende Zugang zu Trinkwasser und Sanitärinfrastruktur, der in einigen Megastädten des Globalen Südens große Teile der Bevölkerung betrifft, ist einer der größten Treiber der Übersterblichkeit.

10.13.3 Globalisierung und Megapolisierung von Gesundheit/Krankheiten

Durch den zunehmenden internationalen Austausch von Menschen und von Waren werden über die internationalen Verkehrsknotenpunkte von Megastädten vermehrt Infektionen importiert und exportiert, was die Verbreitung von Epidemien begünstigt und zu Pandemien führen kann (HIV, SARS-CoV-1, MERS, SARS-CoV-2). Hinsichtlich der Risiken für chronische Erkrankungen lässt sich der Import von ganzen Risikoprofilen beobachten, indem der „westliche Lebensstil" in die Megastädte des Globalen Südens exportiert wurde. Durch die globale Konvergenz von Lebensstilen kommt es zu einem vermehrten Auftreten von chronischen Erkrankungen. Eine Erkrankung, die diesen Gesundheitsübergang verdeutlicht, ist der **Diabetes mellitus,** dessen Zunahme bei einem Teil der Diagnosen mit Bewegungsmangel und Fehlernährung erklärt werden kann. In Indien leiden 73 Millionen Menschen an Diabetes, was für viele arme Haushalte aufgrund der beschriebenen Defizite im Gesundheitssystem hohe dauerhafte Kosten bedeutet. Bis 2045 wird ein Anstieg auf 134 Millionen Patienten mit Diabetes erwartet (International Diabetes Federation 2017). Indien wird damit China (2017: 114 Mio., 2045: 120 Mio.) als das Land mit den meisten Diabetikern weltweit ablösen. Die Prävalenz chronischer Erkrankungen ist in Städten des Globalen Südens deutlich höher als in ländlichen Gebieten (Sani et al. 2022, Htet et al. 2016), allerdings geht der Unterschied zurück (Ranzani et al. 2022). Wesentlicher Risikofaktor ist der Bildungsstand, wobei im Globalen Süden ein hoher Bildungsstand mit einem höheren Risiko für kardiovaskuläre Risiken assoziiert war. Trotz geringerem Apriori-Risiko ist bei armen (eher schlecht gebildeten) Bevölkerungsgruppen die kardiovaskuläre Mortalität wegen schlechterer Gesundheitsversorgung nicht vermindert (Rosengren et al. 2019).

Dies geschieht bei einer insgesamt etwa gleichbleibenden Belastung durch Infektionskrankheiten, die in Ländern mit niedrigem Einkommen (LIC) immer noch dominieren. Diese „double burden of disease" wird zu einer „triple burden", wenn man die vermehrte Gefährdung von Megastädten im Globalen Süden durch WHO-Gruppe-3-Erkrankungen (Unfälle, Verletzungen: hier die Rolle von Kriegen und Klimawandelfolgen) berücksichtigt (IHME 2019).

Infektions- und Tropenkrankheiten

Infektionserreger werden entweder durch Tröpfchen oder über die Luft, Wasser bzw. Flüssigkeiten und Vektoren übertragen oder durch direkte Kontakte zwischen Menschen oder Mensch und Tier. Hinsichtlich der ersten Gruppe sind für die urbane Gesundheit besonders zu nennen: Tuberkulose, SARS-CoV-1, SARS-CoV-2, Vogelgrippe, Novel Influenza A/A1N1, Influenza und andere.

Für durch Wasser übertragene (water-borne) Infektionen werden hier explizit die Cholera und andere schwere Durchfallerkrankungen wie Typhus oder Salmonellosen genannt. Bei den durch Vektoren übertragenen Erkrankungen spielen Arbovirusinfektionen wie Dengue, Chikungunya, Zika und Gelbfieber auch in urbanen Agglomerationen eine zunehmende Rolle. Diese teils dramatische Ausbreitung ist mitbedingt durch ökologische Transformationen wie Rodungen, veränderte Landnutzung und allgemein die Mobilität und das aggressive Vordringen des Menschen in die Natur (Kraemer et al. 2019).

Außerdem stellt die Malaria eine große Quelle der allgemeinen Krankheitslast dar, wobei Fortschritte beim Zurückdrängen der Malaria wie auch anderer Infektionen (TB, HIV) durch die Fokussierung auf die Bekämpfung und Therapie der SARS-CoV-2-Infektionen und deren ökonomische Auswirkungen im Globalen Süden verlangsamt wurden (Hogan et al. 2020).

Hinsichtlich der durch direkte Kontakte zwischen Menschen oder Mensch und Tier hervorgerufenen Infektionen sind an dieser Stelle die sexuell übertragenen Erkrankungen durch erhöhte Kontaktraten wegen hoher Populationsdichte einschließlich Prostitution, und die Gefahr für die Übertragung der Tollwut von infizierten Tieren auf den Menschen zu nennen. Des Weiteren ist die Entwicklung von multiresistenten Erregern durch wahllosen Gebrauch von frei verkäuflichen Antibiotika zu nennen, was insbesondere im Globalen Süden eine Quelle von ambulant erworbenen oder nosokomialen Infektionen mit resistenten Erregern darstellt.

Strategische Lösungsempfehlungen

Die Vielfalt und Komplexität der Herausforderungen für die menschliche Gesundheit in Megastädten verbieten es, einfache Lösungsrezepte vorzuschlagen. Jedoch gibt es einige Aspekte – zum Teil hier verallgemeinernd dargestellt –, die prioritär zu adressieren sind. Der erste große Bereich betrifft städtische Umwelten: Stadtregierungen müssen finanziell, personell und legal befähigt werden, lebenswerte und gesunde Stadträume zu schaffen. Die Verhältnisprävention ist der wesentliche Schlüssel zur Verbesserung megaurbaner Gesundheit. Der zweite Bereich betrifft den Gesundheitssektor, dessen präventive und kurative Ressourcen auszubauen sind. Dabei ist es wichtig – im Sinne einer Wiederbelebung des Primary-health-care-Ansatzes –, möglichst viel Krankheitslast lokal aufzufangen. Hier könnten auch adaptierte Managementsysteme für die Behandlung von NCD (non-communicable diseases) entstehen, die in einer alternden Bevölkerung zunehmend an Bedeutung gewinnen. Der dritte Bereich bezieht sich auf den Bereich Wissen – die Datenbasis für differenzierte Analysen (mega)urbaner Gesundheit im Globalen Süden ist nicht ausreichend. Hier sind die Wissenschaft gefordert, neue Erhebungsinstrumente zu entwickeln, und lokale Regierungen, in deren Aufgabenbereich die Datenerhebung fallen muss. Der vierte Bereich betrifft die Einbettung urbaner Gesundheit in einen größeren regionalen, nationalen bzw. planetaren Zusammenhang. Dabei ist insbesondere die Verflechtung von ländlichem und städtischem Raum mit zu bedenken, da über die vielfältigen Austauschbeziehungen Wechselwirkungen zwischen menschlicher Gesundheit auf dem Land und in Städten bestehen.

Schließen möchten wir einen positiven Ausblick geben: Durch die hohe Prozessdynamik, das vorhandene Kapital und die hier konzentrierte Kreativität können die Metropolen des Globalen Südens zu Möglichkeitsräumen werden, in denen durch Experimente, Versuch und Irrtum neue Ansätze zur Verbesserung menschlicher Gesundheit entstehen.

10

LITERATUR

Butsch C. Klimaflüchtlinge gibt es nicht. Zur komplexen Wechselbeziehung von Umweltwandel und Migration. Universitas 2021; 76 (905): 24–35.

Butsch C et al. Gesundheitliche Auswirkungen von Extremwetterereignissen – Risikokaskaden im anthropogenen Klimawandel. Journal of Health Monitoring 2023; 8(S4): 35–60.

Butsch C, Follmann A, Rafflenbeul B. Stadtentwicklung im Globalen Süden. Geographische Rundschau 2021; 73(10): 4–9.

Butsch C, Kraas F, Sridharan N, Peters G. Risk Governance in the Megacity Mumbai/India – A Complex Adaptive System Perspective. Habitat International 2016; 54: 100–111.

Butsch C, Kroll M, Bork-Hüffer T. Megaurban Health in Countries of the Global South. In: Maggino F (ed.). Encyclopedia of Quality of Life and Well-Being Research. Cham: Springer International Publishing; 2022. p. 1–7.

Caldwell JC. Cultural and Social Factors Influencing Mortality Levels in Developing Countries. The Annals of the American Academy of Political and Social Science 1990; 510(1): 44–59.

Chen X, Jahn HJ, Ward TJ, Ho HC, Luo M, Engling G, Krämer A. Characteristics and determinants of personal exposure to PM2.5 mass and components in adult subjects in the megacity of Guangzhou, China. Atmospheric Environment 2020; 2020; 224: 117295.

Ezeh A, Oyebode O, Satterthwaite D et al. The History, Geography, and Sociology of Slums and the Health Problems of People Who Live in Slums. The Lancet 2017; 389(10068): 547–58.

Hogan AB. et al. Potential impact of the COVID-19 pandemic on HIV, tuberculosis, and malaria in low-income and middle-income countries: a modelling study. The Lancet Global Health 2020; 8(9): e1132–e1141.

Htet AS, Bjertness MB, Sherpa LY et al. Urban-rural differences in the prevalence of non-communicable diseases risk factors among 25–74 years old citizens in Yangon Region, Myanmar: a cross sectional study. BMC Public Health 2016; 16: 1225.

International Diabetes Federation. IDF Diabetes Atlas. 8th edition 2017. Brüssel, 2017.

Khan MMH, Zanuzdana A, Krämer A. Levels, trends and disparities in public health-related indicators among reproductive-age women in Bangladesh by urban-rural and richest-poorest groups, 1993–2011. PLoS One, 2013a; 8(9): e75261.

Kraemer MUG et al. Past and future spread of the arbovirus vectors Aedes aegypti and Aedes albopictus. Nature Microbiology 2019; 4: 854–863.

Krämer A, Khan MH, Jahn HJ. Public Health in Megacities and Urban Areas: A Conceptual Framework. In: Krämer A, Khan MH, Kraas F (eds.). Health in Megacities and Urban Areas. Heidelberg: Springer; 2011. p. 3–20.

Nsoesie EO, Kraemer MU, Golding N et al. Global distribution and environmental suitability for chikungunya virus, 1952 to 2015. Euro Surveill. 2016b; 21(20): pii=30234.

Omran AR. The Epidemiologic Transition: A Theory of the Epidemiology of Population Change. Milbank Quarterly 1971; 49(1): 509–38.

Ranzani OT, Kalra A, Di Girolamo C et al. Urban-rural differences in hypertension prevalence in low-income and middle-income countries, 1990–2020: A systematic review and meta-analysis. PLoS Med 2022; 9(8): e1004079.

Rosengren A, Smyth A, Rangarajan S et al. Socioeconomic status and risk of cardiovascular disease in 20 low-income, middle-income, and high-income countries: the Prospective Urban Rural Epidemiologic (PURE) study. The Lancet Global Health 2019; 7(6): e748–e760.
Sani RN, Connelly PJ, Toft M et al. Rural-urban difference in the prevalence of hypertension in West Africa: a systematic review and meta-analysis. J Hum Hypertens 2022. https://doi.org/10.1038/s41371-022-00688-8.
UN DESA. World Urbanization Prospects: The 2018 Revision, Online Edition. 2018. https://population.un.org/wup/Download.

INTERNETQUELLEN

Institute for Health Metrics and Evaluation (IHME, GBD Compare): https://vizhub.healthdata.org/gbd-compare/#0.

III Medizin in den Tropen

KAPITEL

11 Klinische Medizin in den Tropen

11.1 Pädiatrie

Sabine Bélard, Markus Hufnagel[1]

11.1.1 Globale Morbidität und Mortalität von Kindern

Über die vergangenen drei Dekaden konnte mit einem Rückgang um fast 60 % ein bedeutender Fortschritt bei der Verminderung der globalen Kindersterblichkeit verzeichnet werden. Für 2022 schätzte die WHO weltweit 4,9 Millionen Todesfälle bei Kindern unter 5 Jahren, 0,5 Millionen Todesfälle bei Kindern im Alter von 5–9 Jahren und 0,9 Millionen Todesfälle bei jungen Menschen zwischen 10 und 19 Jahren. Entsprechend erreichte 1 von 27 lebend geborenen Kindern das 5. Lebensjahr nicht.

Kinder in Subsahara-Afrika haben die höchsten Sterberaten. Die Regionen Subsahara-Afrika und Südostasien wiesen 2022 83 % der globalen Todesfälle bei Kindern unter 5 Jahren auf. Weltweit stellen Infektionserkrankungen mit Pneumonie, Diarrhö und Malaria sowie Frühgeburtlichkeit, peripartale Asphyxie, Geburtstraumata und angeborene Fehlbildungen die häufigsten Todesursachen bei Kindern unter 5 Jahren dar. Fast die Hälfte der Todesfälle bei Kindern unter 5 Jahren ist mit Unterernährung verbunden.

Der auf tropische Endemiegebiete begrenzten parasitären Infektionserkrankung Malaria kommt insbesondere in Subsahara-Afrika eine besondere Bedeutung in der Morbidität und Mortalität im Kindesalter zu; ➤ Kap. 5.2 stellt daher die Malaria gesondert dar. Darüber hinaus bleiben auch andere Infektionserkrankungen wie Masern (➤ Kap. 2.15) trotz Verfügbarkeit einer hochwirksamen Impfung weiterhin bedeutende pädiatrische Infektionserkrankungen in ressourcenlimitierten Ländern (RLC) (➤ Kap. 2).

Inhalte dieses Kapitels sind spezifische Themen der Pädiatrie, welchen in den Tropen eine besondere Bedeutung zukommt. Vorwiegend handelt es sich nicht um spezifisch tropenmedizinische Erkrankungen; vielmehr sind Ressourcenstruktur für Präventions- und Versorgungsmaßnahmen in den Tropen der Kontext für Häufigkeit, Schwere und Ausgang der Erkrankungen.

11.1.2 Neonatologie

Fast die Hälfte aller Todesfälle bei Kindern unter 5 Jahren sind im 1. Lebensmonat zu verzeichnen, drei Viertel der neonatalen Todesfälle ereignen sich in der 1. Lebenswoche. Die Neugeborenensterblichkeit ist mit 26 Todesfällen/1.000 Lebendgeburten in Subsahara-Afrika und 25 Todesfällen/1.000 Lebendgeburten im östlichen Mittelmeerraum am höchsten. Frühgeburtlichkeit, Geburtskomplikationen, Infektionen und Geburtsschäden stellen die häufigsten neonatalen Todesursachen dar. Neugeborene, welche im ersten Monat nach Geburt versterben, leiden oftmals an Zuständen oder Erkrankungen, die mit einem Versorgungsmangel bei oder unmittelbar nach Geburt bzw. in den ersten Lebenstagen zusammenhängen.

Überleben und Gesundheit von Neugeborenen kann durch Schwangerenvorsorge, qualifizierte Betreuung bei der Geburt und Geburtsnachsorge für Mutter und Kind sowie durch besondere Versorgung kleiner und kranker Neugeborener verbessert werden. Geburten in Gesundheitseinrichtungen und der dortige Verbleib von Mutter und Kind für 24 Stunden nach Geburt bieten die Möglichkeit der Grundversorgung des Neugeborenen sowie Neugeborene mit Risikofaktoren im kritischsten Zeitfenster zu erkennen und zu versorgen.

Wird das Kind komplikationslos aus klarem Fruchtwasser geboren, und erfolgt postpartal eine rasche Adaptation, sollte eine Grundversorgung des Neugeborenen mit Untersuchung auf Hinweise für schwerwiegende Gesundheitszustände oder für Bedarf an weiterer Versorgung (➤ Tab. 11.1), Wärmeschutz (z. B. Förderung von Hautkontakt zwischen Mutter und Kind), hygienischer Nabelpflege, frühem und ausschließlichem Stillen und präventiven Maßnahmen (z. B. BCG- oder Hepatitis-B-Impfung, Vitamin-K-Gabe, ggf. antiretrovirale Transmissionsprophylaxe) erfolgen. Die Familie des Neugeborenen sollte beraten werden, bei Bedarf schnell medizinische Hilfe aufzusuchen und das Kind rechtzeitig zu den empfohlenen Impfungen wiedervorzustellen. Der physiologische Gewichtsverlust von 5–10 % in den ersten Lebenstagen sollte bis zum 14. Lebenstag wieder ausgeglichen sein; Mengen der täglichen Flüssigkeits- bzw. Nahrungszufuhr in der 1. Lebenswoche sind in ➤ Tab. 11.2 aufgeführt.

Fünf bis 10 % der Neugeborenen haben bedeutende Schwierigkeiten in der postpartalen Adaptationsphase und benötigen medizinische Hilfe. Eine verzögerte postpartale Kreislaufadaptation kann zur **Asphyxie** führen. Die wichtigste und effektivste Maßnahme in der Neugeborenenreanimation ist die Ventilation. Bei persistierenden Apnoen oder inadäquaten Atembemühungen nach Freimachen der Atemwege und taktiler Stimulation oder einer Herzfrequenz < 100/min muss sofort mit einer Beutel-/Maskenbeatmung (Blähmanöver) reanimiert werden. Besteht der Verdacht auf eine Neugeboreneninfektion, sollte die Indikation zur antibiotischen Therapie großzügig und rasch gestellt werden. Die WHO publiziert regelmäßig Therapieempfehlungen bei Neugeboreneninfektionen (s. u. Internetquellen).

Frühgeborene (Definition ➤ Tab. 11.3) haben eine höhere Wahrscheinlichkeit für notwendige Reanimationsmaßnahmen und erleiden häufiger peripartale und postpartale Komplikationen. Je kürzer die Schwangerschaft und je leichter das Geburtsgewicht, desto höher ist das Risiko für Komplikationen. Überlebende Frühgeborene

Tab. 11.1 Charakteristika des gesunden und Alarmzeichen des kranken Neugeborenen

Charakteristika eines gesunden Neugeborenen bei Geburt	Alarmzeichen eines kranken Neugeborenen
• Atemfrequenz 30–60/min • Herzfrequenz > 100/min • Rosiges Hautkolorit • Körpertemperatur 36,5–37,5 °Celsius • Aktive, seitengleiche Bewegungen • Guter Saugreflex • Absetzen von Urin und Mekonium in den ersten 24 Stunden	• Tachypnoe (> 60/min) oder Einziehungen • Herzfrequenz < 100/min oder > 180/min • Ikterus in den ersten 24 Stunden • Körpertemperatur > 38 °Celsius oder < 36,5 °Celsius • Fehlende Bewegung oder nur bei Stimulation • Schlechtes Trinkverhalten • Krampfanfälle • Fehlbildungen

[1] Unter Mitarbeit von Sarah Kotsias-Konopelska.

11

Tab. 11.2 Tägliche Flüssigkeits- bzw. Nahrungszufuhr in der ersten Lebenswoche des reifen Neugeborenen

Lebenstag	1	2	3	4	5	6	7+
ml/kg KG Muttermilch/Flüssigkeitszufuhr	60	80	100	120	140	150	160+

Tab. 11.3 Wichtige Definitionen in der Neonatologie

Lebendgeburt	Lebenszeichen nach Entbindung vorhanden
Fehlgeburt	Gewicht < 500 g, keine Lebenszeichen
Totgeburt	Gewicht ≥ 500 g, keine Lebenszeichen
Reifes Neugeborenes	Geburt zwischen 37+0 und 41+6 Schwangerschaftswochen
Frühgeborenes	Geburt vor 37+0 (≤ 36+6) Schwangerschaftswochen
Neugeborenenperiode	Bis zum 28. Lebenstag
Low Birth Weight (LBW)	Geburtsgewicht < 2.500 g
Very Low Birth Weight (VLBW)	Geburtsgewicht < 1.500 g
Extreme Low Birth Weight (ELBW)	Geburtsgewicht < 1.000 g

haben ein höheres Risiko für lebenslange Behinderungen und eingeschränkte Lebensqualität. Die Vermeidung von Wärmeverlust z. B. durch Kangarooing (Tragen des Neugeborenen direkt am Körper der Mutter) und Unterstützung beim initialen Stillen (z. B. Ausdrücken der Brust und Muttermilchgabe per Becher oder Spritze) verbessern die Überlebenschancen.

11.1.3 Atemwegserkrankungen

Die meisten Atemwegserkrankungen im Kindesalter werden durch Infektionen verursacht. Therapie und Prognose der Atemwegserkrankungen unterscheiden sich vor allem nach Art des Erregers (viral, bakteriell, mykobakteriell, mykotisch), Lokalisation der Infektion (obere vs. untere Atemwege) und Schwere der Symptomatik.

Obere Atemwegsinfektionen sind in der Regel viraler Genese und können mit Fieber, Konjunktivitis, Rhinitis, Otitis, Pharyngitis und Husten einhergehen. Die nach 7 bis 14 Tagen selbstlimitierenden Beschwerden können bei Bedarf symptomatisch mit Antipyretika und Analgetika ambulant behandelt werden; eine antibiotische Therapie ist nicht indiziert. Bei persistierender Symptomatik kommen differenzialdiagnostisch u. a. Fremdkörperaspiration und allergische Atemwegserkrankungen in Betracht.

Untere Atemwegsinfektionen (Pneumonien) stellen die häufigste fatale Infektion bei Kindern unter 5 Jahren dar. Risikofaktoren für Pneumonien sind junges Alter, Immunsuppression sowie Exposition gegenüber Tabakrauch und Luftverunreinigung. Bedeutende virale Erreger sind das Respiratorische Synzytial-Virus (RSV) und Influenzaviren. Infolge der Impfungen ist der Anteil der Pneumonien durch *Streptococcus pneumoniae* und *Haemophilus influenzae* Kapseltyp b rückläufig. *Staphylococcus aureus* und *H. influenzae* non-typ b sind häufige bakterielle Pathogene bei Kindern in Ländern mit niedrigem bis mittlerem Einkommen; weitere relevante Pathogene sind *Bordetella pertussis, Klebsiella pneumoniae* und *Escherichia coli.* In Tuberkulose-Endemiegebieten gibt es eine Assoziation zwischen Pneumonie und kulturbestätigtem Nachweis von *Mycobacterium tuberculosis.* Pneumonie durch *Pneumocystis jirovecii* (früher: *P. carinii*, PCP) war die häufigste opportunistische Infektion bei unbehandelten HIV-infizierten Kindern.

Pneumonien gehen mit Fieber, Tachypnoe, anstoßender Atmung, Nasenflügeln und Einziehungen einher. Eine Pneumonie liegt bei einer Tachypnoe mit einer Atemfrequenz > 40/min bei Kindern zwischen 1 und 5 Jahren vor (2–12 Monate > 50/min.; jünger als 2 Monate > 60/min); Tachypnoe als wenig spezifisches Kriterium wird verwendet, um eine möglichst hohe Sensitivität in der Diagnose von Pneumonien sicherzustellen. Eine schwere Pneumonie liegt bei Husten oder Dyspnoe und mind. einem der folgenden Kriterien vor: zentrale Zyanose oder Sauerstoffsättigung < 90 % (Pulsoxymetrie), schwere Atemnot, Alarmzeichen wie Trinkschwäche, Lethargie, Bewusstlosigkeit oder Krampfanfälle. Röntgen-Thorax und Lungenultraschall können die Diagnose einer Pneumonie oder von Komplikationen wie Erguss oder Empyem bildgebend unterstützen.

Bei Kindern im Alter von 2 Monaten bis 5 Jahren ist Therapie der Wahl der unkomplizierten Pneumonie orales Amoxicillin, der komplizierten Pneumonie parenterales Ampicillin + Gentamicin. Bei älteren Kindern kann Doxycyclin alternativ zu Aminopenicillinen eingesetzt werden. Sauerstoffgabe und nichtinvasive Beatmung können die Therapie unterstützen. Bei Atemwegsobstruktion durch virale Erreger kommen schnellwirksame Bronchodilatatoren (bei obstruktiver Bronchitis, Bronchiolitis), Kortikosteroide (bei obstruktiver Bronchitis, Bronchiolitis, Pseudokrupp) und/oder Epinephrin-Inhalation (bei Pseudokrupp) zum Einsatz.

Zu den wichtigsten Atemwegserkrankungen in den Tropen gehört die **Tuberkulose (TB,** ➤ Kap. 3.17). Sie unterscheidet sich bei den Kindern von den Erwachsenen durch folgende Charakteristika:

- Erhöhte Suszeptibilität (v. a. < 5 Lebensjahre)
- Unterschiedliche klinische Präsentation
- Seltener Erregernachweis (durch geringere Bakterienlast [paucibazillär])
- Weniger Therapieoptionen und -evidenz

Die TB bei Kindern wird deshalb auch als „neglected among the neglected diseases" bezeichnet. 95 % der globalen TB-Fälle im Kindesalter treten in RLC auf. Vor allem Kinder unter 5 Lebensjahren, insbesondere Säuglinge, sind betroffen. Weitere Risikofaktoren neben dem Alter sind Malnutrition, HIV-Koinfektion und andere Formen der Immunsuppression sowie fehlender Schutz durch BCG-Impfung. Die meisten Kinder stecken sich durch Kontakte im unmittelbaren Umfeld an. Jede kindliche TB-Erkrankung sollte eine Umgebungsuntersuchung initiieren, soweit Ressourcen dies zulassen. Junge Kinder haben ein höheres Risiko für eine extrapulmonale TB (u. a. Miliar-TB, TB-Meningitis, Lymphknoten-TB). Eine bronchiale Obstruktion durch Lymphnotenvergrößerung ist eine typische Manifestation einer pulmonalen TB im Kindesalter.

Der **Erregernachweis** gelingt im Kindesalter seltener, da die Kinder kein oder wenig Sputum produzieren und die Bakterienlast um mehrere Log-Stufen niedriger ist. Damit sind Kinder auch weniger ansteckend als Erwachsene. Bei Kindern mit Zeichen und Beschwerden einer pulmonalen TB sollte der Xpert® MTB/RIF Ultra als initiale Diagnostik für den Nachweis von *M. tuberculosis* und Rifampicin-Resistenz aus Sputum, Nasopharyngealaspirat, Magensaft oder Stuhl angewendet werden. Alternativen zur Sputumdiagnostik sind ein induziertes Sputum nach Inhalation mit hypertoner NaCl-Lösung (1–30 % Positivrate) oder ein morgendlicher Magensaft (1–45 % Positivrate).

Die **Therapieempfehlungen** im Kindesalter sind nur durch wenige Studien evidenzbasiert. Eine unkomplizierte TB wird im Kindesalter bei Abwesenheit weiterer Risikofaktoren (z. B. Alter < 3 Monate oder schwere Unterernährung) für 2 Monate 3-fach (im Erwachsenenalter immer 4-fach, wie auch bei Kindern in Regionen mit hoher Prävalenz für HIV-Koinfektion und/oder Isoniazid-Resistenz) und für weitere 2 Monate 2-fach behandelt. Kinder, welche nicht die Kriterien für eine unkomplizierte TB erfüllen, werden mit dem 6-monatigen Standardregime behandelt oder länger entsprechend den Empfehlungen für extrapulmonale TB. Eine leitlinienbasierte Auswahl geeigneter Medikamente zur Therapie der medikamentenresistenten TB erhöht den Therapieerfolg und senkt das Risiko für den Erwerb weiterer Resistenzen. Kindgerechte Verabreichungsformen und Kombinationspräparate sollten bei der Behandlung der kindlichen TB bevorzugt werden, um die Therapie-Compliance zu erhöhen, sind jedoch nicht überall verfügbar. Für Details zur Therapie wird auf die aktuelle Leitlinie der WHO und geltende Leitlinien der nationalen TB-Programme verwiesen.

11.1.4 Durchfallerkrankungen

Akute Durchfallerkrankungen stellen die zweithäufigste Todesursache bei Kindern unter 5 Jahren dar. Ein Großteil der Durchfallerkrankungen kann durch sicheres Trinkwasser sowie ausreichend sanitäre Anlagen und Hygiene vermieden werden. Durchfallerkrankungen sind eine wichtige Ursache von Mangelernährung bei Kindern unter 5 Jahren.

Durchfall ist definiert als Absetzen von drei oder mehr ungeformten Stühlen pro Tag. Voll gestillte Säuglinge können jedoch mehrere ungeformte Stühle pro Tag absetzen, ohne dass es sich hierbei um eine pathologische Stuhlausscheidung handelt.

Tab. 11.5 Empfohlenes parenterales Flüssigkeitsregime

	Initial 30 ml/kg in …	Weitere Gabe 70 ml/kg in …
Alter < 12 Monate	1 Stunde	5 Stunden
Alter ≥ 12 Monate	30 Minuten	2,5 Stunden

Akute Durchfallerkrankungen können durch eine Vielzahl viraler, bakterieller und parasitologischer Erreger verursacht werden, die über verunreinigte Nahrungsmittel oder verunreinigtes Trinkwasser bzw. durch Schmierinfektion infolge mangelnder Hygiene übertragen werden. Die meisten Todesfälle durch Durchfallerkrankungen bei Kindern unter 5 Jahren sind auf Infektionen mit Rotavirus, *Cryptosporidium* spp. und *Shigella* spp. zurückzuführen. Erregerspezifische gastrointestinale Infektionen werden in ➤ Kap. 2.5 und ➤ Kap. 3.2 dargestellt.

Kinder sind besonders anfällig dafür, im Rahmen einer akuten Durchfallerkrankung eine schwere und lebensbedrohliche **Dehydratation** zu entwickeln. Der Verlust von Flüssigkeit und Elektrolyten erfolgt über dünne Stühle, Erbrechen, Schwitzen, Fieber, Urin und Atmung, und eine Dehydratation tritt ein, wenn die Verluste nicht ersetzt werden. Der Schweregrad der Dehydratation wird anhand klinischer Befunde bestimmt (➤ Tab. 11.4).

Die **Therapie der Dehydratation** umfasst grundsätzlich: Rehydratation, Zink-Supplementierung und Fortführung der oralen Nahrungszufuhr. Die Art der Rehydratation richtet sich nach dem Schweregrad der Dehydratation (➤ Tab. 11.4). Die parenterale Flüssigkeitsgabe sollte mit einer Ringer-Laktat-Lösung oder physiologischen Kochsalzlösung entsprechend dem in ➤ Tab. 11.5 aufgeführten Regime erfolgen. Für die orale Rehydratation kommen orale Rehydratationslösungen (ORS) zum Einsatz (➤ Tab. 11.6). Antibiotika sind nur bei blutiger Diarrhö (z. B. Shigellose), spezifischen Erregern (z. B. Amöben) oder in Ausnahmefällen indiziert.

11.1.5 Fiebererkrankungen

Kinder, v. a. im Vorschulalter, haben in ressourcenreichen Ländern im Durchschnitt 3–6 Fieberepisoden pro Jahr. In ressourcenarmen Ländern dürften die Raten höher liegen. Knapp die Hälfte der Vor-

Tab. 11.4 Schweregrade der Dehydratation (2 Kriterien müssen erfüllt sein) (nach WHO 2014) [W798-020]

	Schwere Dehydratation (> 10 % Verlust des KG)	Moderate Dehydratation (5–10 % Verlust des KG)	Geringe oder keine Dehydratation (< 5 % Verlust des KG)
Klinische Befunde	• Apathie, Bewusstlosigkeit • Halonierte Augen* • Schlechtes/kein Trinken • Stehende oder sehr langsam (> 2 Sek.) verstreichende Hautfalten*	• Unruhe, Irritabilität • Halonierte Augen • Durst, gieriges Trinken • Träge verstreichende Haufalten	Kein eindeutiger Befund für eine Dehydratation
Maßnahmen	Zunächst parenterale Rehydratation, gefolgt von oraler Rehydratation	Orale Rehydratation	Keine spezifische Rehydratationstherapie
	Zink-Supplementierung für 10–14 Tage: 10 mg/Tag bei Kindern < 6 Monate, 20 mg/Tag bei Kindern ≥ 6 Monate		
	Fortführung der oralen Nahrungszufuhr sobald wie möglich		

* Cave: Auch Kinder mit Marasmus können durch fehlendes Fettgewebe stehende Hautfalten und halonierte Augen aufzeigen.

Tab. 11.6 Empfohlene orale Rehydratationsvolumina für die orale Rehydratation in den ersten 4 Stunden

	Bis 4 Monate	4–12 Monate	12–24 Monate	2–5 Jahre
Gewicht	< 6 kg	6– < 10 kg	10– < 12 kg	12–19 kg
Milliliter	200–400	400–700	700–900	900–1.400

stellungen in Notfallambulanzen erfolgen wegen Fieber. In 10–15 % der Fälle steckt eine schwere bakterielle Infektion (SBI) dahinter. Die häufigsten Ursachen sind Pneumonien (40–50 %), Harnwegsinfektionen (25–45 %) und Sepsis bzw. Meningitis (1–2 %). Auch wenn banale virale fieberhafte Infekte die häufigsten Ursachen für Fieber sind, ist Fieber in den Tropen ein potenzieller Notfall, da u. a. folgende Erkrankungen vordringlich ausgeschlossen werden müssen:

- Sepsis
- Meningitis (➤ Kap. 2.13.2, ➤ Kap. 3.4)
- Malaria (➤ Kap. 5.2)
- Typhus (➤ Kap. 3.2)
- Seltener Rickettsiosen (➤ Kap. 3.14)
- Bei entsprechendem epidemiologischem Risiko virale hämorrhagische Fieber

Sepsis

Sepsis ist ein klinisches Syndrom als Folge einer dysregulierten Immunantwort auf eine Infektion (bakteriell, viral, fungal, parasitär). Für das Kindesalter gelten immer noch die Kriterien der International Pediatric Sepsis Consensus Conference aus dem Jahr 2005, die auf der Anwesenheit eines „systemic inflammatory response syndrome" (SIRS) basieren, Letzteres ausgelöst durch eine Infektion. Im Erwachsenenalter gelten seit 2016 die neuen Sepsis-3-Definitionen, die pädiatrische Anpassung steht noch aus. Stattdessen hat die Surviving Sepsis Campaign im Jahr 2020 eine neue Definition für den schweren Verlauf einer Sepsis (septischer Schock) im Kindesalter vorgeschlagen. Der **septische Schock** ist die Folge einer schweren Infektion mit kardiovaskulärer Dysfunktion (arterielle Hypotension, Notwendigkeit einer vasoaktiven Medikation, eingeschränkte Perfusion). Die arterielle Hypotension ist ein Spätzeichen der Sepsis im Kindesalter, sodass andere Warnzeichen einer kardialen Dysfunktion frühzeitig erkannt werden müssen. Dazu gehören Fieber > 40 °Celsius, Rigor, „toxisches" Erscheinungsbild, Zyanose oder Blässe, verlängerte Kapillarfüllungszeit (kühle oder schwitzige Extremitäten), Petechien, Dehydratation, Tachydyspnoe und Vigilanzminderungen oder Agitation. Risikofaktoren für die Entwicklung einer Sepsis sind junges Lebensalter (v. a. Neu- und Frühgeborene), Immunsuppression, Trauma, Verbrennungen, anatomische Anomalien des Gastro- oder Urogenitaltrakts und schwere Grunderkrankungen wie angeborene Herzfehler. Zur Sicherung der klinischen Diagnose Sepsis ist der Nachweis erhöhter systemischer Inflammationsmarker im Blut (CRP, Procalcitonin [PCT] oder IL-6 bei Neu- und Frühgeborenen) sowie laborchemischer Organfunktionsstörungen (Elektrolyt-, Blutzuckerentgleisungen, Anstieg von Laktat, Kreatinin/Harnstoff, GOT/GPT/gGT/Bilirubin und Aktivierung der Gerinnung) hilfreich. Zusätzlich soll immer ein Erregernachweis in mind. einer, besser aber mehreren Blutkulturen versucht werden. Weitere bakterielle Kulturen sind nach Ausgangsfokus indiziert. Bei Sepsisverdacht im Kindesalter muss zeitnah mit einer empirischen **antibiotischen Therapie** begonnen werden. Im Neugeborenen- und jungen Säuglingsalter sind Ampicillin oder Piperacillin + Aminoglykosid, im Kindesalter jenseits des 3. Lebensmonats ein Cephalosporin der Cefotaxim-Gruppe oder Piperacillin-Tazobactam Antibiotika der ersten Wahl. Bei septischem Schock ist eine maximal breite antibakterielle Therapie aus Carbapenem + Glykopeptid empfohlen. Eine zeitliche Verzögerung der initialen Antibiotikatherapie erhöht die Letalität (10–15 % jenseits des Neugeborenenalters). Die antimikrobielle Therapie wird durch eine Supportivtherapie (u. a. Volumengabe, vasoaktive Substanzen) und ggf. eine chirurgische Fokussanierung unterstützt.

Meningitis

Die Meningitis im Kindesalter zeigt nicht immer die klassische Trias aus Fieber, Kopfschmerzen und Nackensteifigkeit. V.a. bei Kindern unter 2 Jahren können Cephalgien und Opisthotonus fehlen. Aufgrund möglicher Komplikationen (Sepsis, Hirnabszess, Hörstörungen und Letalitätsraten bis 37 %) ist v. a. die bakterielle Meningitis gefürchtet. Neben Bakterien können auch Viren eine Hirnhautentzündung (v. a. in Kombination mit einer Enzephalitis; ➤ Tab. 11.7) sowie Parasiten (u. a. Toxoplasmose, Plasmodien, Amöben) auslösen.

Die klinischen Zeichen sind nicht immer verlässlich, sodass zur Diagnosesicherung eine Lumbalpunktion mit Untersuchung des Liquors notwendig wird. Eine Stauungspapille soll/kann nicht durch eine Fundoskopie oder ein erhöhter Hirndruck durch eine Notfallbildgebung ausgeschlossen werden.

Die Nutzung des **Bacterial Meningitis Scores** (positive Gram-Färbung des Liquorpräparats, absolute Neutrophilenzahl im Liquor > 1.000 Zellen/µl, Liquor-Protein > 80 mg/dl, absolute Neutrophilenzahl im Blut > 10.000 Zellen/µl, anamnestisch Krampfanfall) kann bei negativer Antwort auf alle Punkte eine bakterielle Meningitis zu 99 % ausschließen.
Ein erhöhter PCT-Wert > 1,2 ng/ml stützt den Verdacht auf eine bakterielle Genese.

Tab. 11.7 Häufigste Erreger der Meningitis im Kindesalter (inkl. Neugeborene) ohne Vorerkrankungen

	Bakteriell	Viral
Neugeborenenalter	Gruppe B-Streptokokken, *E. coli*, *H. influenzae* (v. a. Kapseltyp b), Listerien, *Treponema pallidum*	HSV
Säuglinge, Kleinkinder, Schulkinder, Jugendliche	Pneumokokken, Meningokokken (v. a. Gruppe A, B, C, W135, Y), *H. influenzae* (v. a. Kapseltyp b), *M.-tuberculosis*-Komplex, Leptospiren, *Treponema pallidum*, Mykoplasmen	Enteroviren, FSME, HSV, VZV, CMV, EBV, *Borrelia burgdorferi*, Masern-, Mumps-, Arbo-, HI-Virus

11

Ähnlich wie bei der Sepsis muss bei V. a. auf eine bakterielle Meningitis die erste Antibiotikagabe zeitnah erfolgen. **Antibiotika der Wahl** sind Cephalosporine der Cefotaxim-Gruppe. Bei Nichtverfügbarkeit von Cephalosporinen empfiehlt die WHO Penicillin oder Ampicillin und Chloramphenicol (bei älteren Kindern) bzw. Gentamicin (bei Säuglingen). Die zusätzliche Gabe von Dexamethason (erste Gabe möglichst vor antibiotischer Therapie) kann neurologische Komplikationen der bakteriellen Meningitis reduzieren. Ein Kind mit bakterieller Meningitis sollte idealerweise innerhalb von 6 Wochen einen **Hörtest** erhalten, um rechtzeitig die Notwendigkeit (in bis zu 30 % der Fälle) für die Implantation eines Cochlea-Implantats bzw. einer Hörgeräteversorgung zu überprüfen.

Bei Fieber mit Schonung einer Extremität und/oder lokaler Schmerzangabe bzw. Schwellung muss **differenzialdiagnostisch** an eine **bakterielle Arthritis, Osteomyelitis** oder **Pyomyositis** gedacht werden. Die Erreger gelangen fast ausschließlich hämatogen an den Ort der Infektion, Ausgangsfokus sind in erster Linie die Haut (Haupterreger: *S. aureus,* Gruppe-A-Streptokokken) und der Respirationstrakt (Haupterreger: *S. aureus,* Gruppe-A-Streptokokken, Pneumokokken, *H. influenzae, Kingella kingae*). Bei Neugeborenen können alle bakteriellen Erreger der Neugeborenensepsis/-meningitis (➤ Tab. 11.7) die Verursacher sein. Die klinische Verdachtsdiagnose sollte durch den Nachweis einer erhöhten Inflammation (BSG, CRP, PCT) im Labor (plus CK-Erhöhung bei Pyomyositis) und eine Bildgebung (Sonografie, Röntgen, MRT [alternativ CT bei Nichtverfügbarkeit und V. a. Osteomyelitis]) erhärtet werden.

Der **Erregernachweis** gelingt über Blutkulturen (bis 60 %), Gelenkpunktate (bis 60 %) oder Knochenbiopsate (bis 80 % positiv). Bei der empirischen antibiotischen Therapie ist eine gute Staphylokokkenwirksamkeit entscheidend für den Therapieerfolg. Eine chirurgische Fokussanierung ist bei bakterieller Arthritis, Abszessformation, Knochendestruktion oder Sequesterbildung zusätzlich zur antimikrobiellen Therapie angezeigt.

11.1.6 HIV/AIDS – pädiatrische Aspekte

HIV/AIDS bei Kindern unterscheidet sich in wesentlichen Aspekten (Übertragung, Klinik, Diagnostik und Therapie) von der Erkrankung im Erwachsenenalter (➤ Kap. 2.2). Die Übertragung im Kindesalter erfolgt in erster Linie (> 90 %) perinatal (mother-to-child-transmission, MTCT) oder health-care-associated (über kontaminierte Blutprodukte bzw. medizinisches Material) und seltener durch Geschlechtsverkehr (u. a. durch sexuellen Missbrauch) und Drogenabusus. Insofern kommt der **Prävention der perinatalen Übertragung** (prevention of mother-to-child-transmission, PMTCT) die größte Bedeutung zu.

> Das Risiko einer Übertragung des Virus von einer HIV-positiven Mutter auf das Neugeborene kann durch eine antiretrovirale Therapie (ART) der Mutter während der Schwangerschaft von 25–40 % auf unter 1 % reduziert werden.

Neben einer vaginalen Entbindung ist es heutzutage auch möglich, dass HIV-positive Mütter stillen, solange sie konsequent ihre ART einnehmen und die mütterliche HI-Viruslast negativ ist. Eine kindliche HIV-Infektion führt v. a. im Säuglingsalter unbehandelt zu einer raschen Progression mit einer Letalität von 35 % im 1. Lebensjahr. Deshalb ist eine frühzeitige HIV-Diagnose im Säuglingsalter und eine frühzeitige Therapieeinleitung prognostisch entscheidend.

Klinische Zeichen im Neugeborenen- und Kindesalter können variabel sein, wiederholte, persistierende bzw. opportunistische Infektionen, eine generalisierte Lymphadenopathie oder mangelnde Gewichtszunahme beim voll gestillten Säugling sollten an eine kindliche HIV-Infektion denken lassen. In dieser Lebensphase kann die HIV-Infektion nur über einen direkten HIV-Nachweis mittels PCR im Blut nachgewiesen werden. Mütterliche Antikörper sind postpartal für bis zu 18 Monate im Serum von pränatal exponierten Kindern nachweisbar. Normalwerte für CD4-Zellzahlen sind altersabhängig und unterscheiden sich bis zum Schulalter von den Normalwerten im Erwachsenenalter.

Zur **antiretroviralen Therapie** sind deutlich weniger Substanzen im Kindesalter zugelassen. Der oft bittere Geschmack einzelner Substanzen und die Nichtverfügbarkeit von oralen Suspensionen erschwert die Compliance v. a. bei jüngeren Kindern. Bezüglich der antiretroviralen Therapie im Kindesalter wird auf die WHO-Webseite verwiesen (s. u. Internetquellen).

11.1.7 Impfungen – pädiatrische Aspekte

Impfungen gehören zu den effektivsten Präventionsmaßnahmen in der Medizin, speziell in der Pädiatrie. Impfungen vermitteln einen Individualschutz (vor Erkrankungen und Komplikationen), können unter bestimmten Voraussetzungen Infektionserreger eradizieren (z. B. Pocken) und sind Ausdruck sozialer Verantwortung über die Vermittlung eines Gemeinschaftsschutzes für Nichtgeimpfte, wenn ausreichend hohe Impfraten (80–95 % je nach Infektionserreger) erreicht werden. Zusätzlich können Impfungen Antibiotikaresistenzen reduzieren (z. B. Pneumokokken) und zu Einsparungen im Gesundheitssystem führen. Die WHO formuliert aktualisierte Empfehlungen zu Routineimpfungen im Kindes- und Erwachsenenalter (s. u. Internetquellen). Entscheidend für den Erfolg eines Impfprogramms sind ausreichend hohe Impfraten und altersentsprechende Umsetzungen. Wichtige Impfprinzipien sind im folgenden Kasten zusammengefasst.

Wichtige Impfprinzipien im Kindesalter

- Jede Impfung zählt (eine unterbrochene Grundimmunisierung kann jederzeit fortgesetzt werden).
- Mindestabstände müssen eingehalten werden (zu große Impfabstände gefährden nicht den Impferfolg, setzen aber den Impfling länger der impfpräventablen Erkrankung aus).
- Nicht dokumentierte Impfungen gelten als nicht geimpft (internationalen gelben Impfausweis verwenden).
- Zwei Lebendimpfstoffe können am gleichen Tag oder im Abstand von 4 Wochen verabreicht werden (bei Totimpfungen müssen keine speziellen Abstände beachtet werden).
- Polysaccharidimpfstoffe sind in den ersten 2 Lebensjahren nicht immunogen und müssen durch Konjugatimpfstoffe ersetzt werden.
- Möglichst Kombinationsimpfstoffe verwenden (Reduktion von Adjuvanzien und anderen Impfstoffträgersubstanzen).
- In den ersten 3 Lebensjahren den M. vastus lateralis als Impfstelle verwenden (M. deltoideus erst ab 4 Lebensjahren ausreichend entwickelt, sodass sicher i. m. appliziert werden kann).

Aufgrund der besonderen Bedeutung von Impfungen für die Gesundheit von Kindern wurde 1974 das Expanded Programme on Immunization (EPI) von der WHO ins Leben gerufen. Ziel dieses Programms ist es, allen Kindern unabhängig von deren geografischer Heimat Zugang zu lebensrettenden Impfstoffen zu garantieren. Internationale Strukturen und Netzwerke wie die GAVI (Global Vaccine Alliance) stellen bedeutende finanzielle und logistische Ressourcen zur Verfügung, um den Zugang zu Impfstoffen im Globalen Süden sicherzustellen.

11.1.8 Antibiotikatherapie – pädiatrische Aspekte

Der Antibiotikaeinsatz rettet nicht nur in Ländern des Globalen Südens Leben. Ohne Antibiotika (AB) ist eine „Hightechmedizin" (z. B. Stammzelltransplantation) nicht möglich, und die Anzahl vermeidbarer Todesfälle durch den rechtzeitigen Einsatz von Antibiotika ist immer noch deutlich höher als die durch Infektionen mit resistenten Bakterien. Jede einzelne Antibiotikadosis induziert antimikrobielle Resistenzen (AMR) der humanen Standortflora. Der inadäquate Einsatz von Antibiotika ist, u. a. bedingt durch rezeptfreie Verfügbarkeit und mangelnde diagnostische Möglichkeiten, in Ländern des Globalen Südens oft höher als in anderen Regionen, die Rate an leitliniengerechter Antibiotikatherapie niedriger, entsprechend sind die AMR-Raten höher und das Risiko eines Therapieversagens einer inadäquaten empirischen Antibiotikatherapie größer.

Der Nachschub an neuen Antibiotika, die gegen resistente Bakterien wirksam sind, geht zurück, sodass mit den vorhandenen Antibiotika behutsam umgegangen werden muss. Diese Kenntnisse haben zur Entwicklung von **Antibiotic-Stewardship-Programmen** (ASP) geführt, die initial für die stationäre Medizin entwickelt wurden, aber zunehmend an Bedeutung in der ambulanten Medizin gewinnen, da der höchste AB-Verbrauch (ca. 90 %) dort erfolgt. Kernpunkte eines ASP sind:

- Korrekte Indikation
- Korrekte Auswahl
- Korrekte Dosierung
- Korrekte Dauer der initial empirisch auszuwählenden AB-Therapie (Details siehe Link unter Literatur)

Wichtige Inhalte eines ASP im Kindesalter sind im folgenden Kasten zusammengefasst.

Wichtige Prinzipien der Antibiotikatherapie im Kindesalter

- Unnötige Antibiotikatherapien vermeiden bzw. sofort beenden.
- Antibiotika so kurz wie möglich und vom Spektrum so schmal wie möglich verordnen.
- Antibiotika bei leichten selbstlimitierenden bakteriellen Erkrankungen bei Immunkompetenten vermeiden.
- In unklaren Situationen ohne Risikokonstellationen, wenn möglich, kurzfristige Kontrolle empfehlen (watch and wait).
- Topische AB (z. B. bei Haut- und Augeninfektionen) vermeiden.
- Dosis, Therapiedauer und Einnahmebedingungen (Bezug zu Mahlzeiten) auf Verordnung angeben.
- Wenn möglich, eher ein Penicillin- als ein Cephalosporin-Präparat einsetzen (höheres AMR-Potenzial bei Cephalosporinen).
- Makrolide mit langer Halbwertszeit (z. B. Azithromycin) vermeiden.

11.1.9 Malnutrition

Malnutrition umfasst in der Kinderheilkunde in den Tropen vor allem Unterernährung mit „Untergewicht" (zu geringes Gewicht für das Alter), „wasting" (zu geringes Gewicht für die Größe) und „stunting" (zu geringe Größe für das Alter) sowie nährstoffmangelassoziierte Mangelernährung (Mangel an Spurenelementen und Vitaminen). Unterernährung erhöht die Vulnerabilität von Kindern für Erkrankungen und Tod, fast die Hälfte (45 %) der kindlichen Todesfälle im Alter unter 5 Jahren ist mit Unterernährung assoziiert.

Wasting deutet auf einen kürzlichen schweren Gewichtsverlust zum Beispiel durch Nahrungsmangel oder durch eine Infektionserkrankung wie Durchfall hin. Stunting ist die Folge einer chronischen oder rezidivierenden Unterernährung, welche üblicherweise mit niedrigem sozioökonomischem Status, schlechter mütterlicher Gesundheit, häufigen Erkrankungen oder ungeeigneter Ernährung im frühen Kindesalter einhergeht und die körperliche und kognitive Entwicklung von Kindern beeinträchtigt. Untergewichtige Kinder können wasted, stunted oder beides sein. Mangel an Jod, Vitamin A und Eisen stellen bei Kindern in armen Ländern eine wichtige Gesundheitsgefährdung dar (➤ Kap. 8.3).

Eine Sonderform der Unterernährung stellt **Kwashiorkor** dar, eine akute Malnutrition, die sich durch das Vorhandensein generalisierter Ödeme auszeichnet. Das klinische Management dieser Kinder ist, insbesondere bezogen auf ihr Kreislaufsystem und mittels einer zurückhaltenden intravenösen Volumengabe, eine besondere Herausforderung.

Größte Behandlungserfolge der Unterernährung konnten durch frühe ambulante Erkennung und Therapie und durch Verwendung standardisierter Protokolle erreicht werden. Die wichtigsten Screening-Parameter der klinischen Untersuchung sind der MUAC (middle upper arm circumference) und der z-score (weight-for-length/height) und die damit verbundene Unterscheidung zwischen moderater und schwerer Unterernährung. Die Therapie basiert auf drei Phasen: Stabilisierung der Vitalfunktionen, Aufholen von Gewicht, psychosoziale Stimulation.

Im Themenbereich der „Malnutrition" wird zunehmend auch das Übergewicht als Mitverursacher von Mortalität und Morbidität im Kindesalter als relevant anerkannt (➤ Kap. 8.3).

11.1.10 Integrated Management of Childhood Illnesses (IMCI)

In Ländern mit hoher Kindersterblichkeit ist ein Großteil der pädiatrischen Vorstellungen auf einige wenige Erkrankungen zurückzuführen. Kinder, welche in RLC zur medizinischen Versorgung vorgestellt werden, leiden meist an mehreren Erkrankungen gleichzeitig. Die meisten kindlichen Todesfälle können durch effektive Maßnahmen, die auch in ressourcenschwachen Gegebenheiten implementiert werden können, vermieden werden. In Ermangelung diagnostischer Infrastruktur können klinische Algorithmen Gesundheitspersonal anleiten, eine qualitative Versorgung bei bestmöglicher Ressourcennutzung zu bieten. Die von WHO und UNICEF für diesen Kontext entworfene Strategie Integrated Management of Childhood Illnesses

(IMCI) hat zum Ziel, vermeidbare Kindersterblichkeit zu verringern, Krankheiten und Behinderungen zu minimieren und gesundes Gedeihen und gesunde Entwicklung von Kindern unter 5 Jahren zu fördern. Die Strategie umfasst präventive und kurative Ansätze und kann in Familien, Gemeinden und Gesundheitseinrichtungen umgesetzt werden. In ambulanten Gesundheitseinrichtungen fördert die IMCI-Strategie die genaue Feststellung der Erkrankungen, die Behandlung aller bedeutenden Krankheitszustände, die Beratung der Fürsorgenden und eine rasche Weiterleitung schwerkranker Neugeborener und Kinder. Die Implementierung der ICMI-Strategie erfordert eine umfassende Koordinierung zwischen Gesundheitsprogrammen und -strukturen auf nationaler und subnationaler Ebene und kann zu einer Reduktion der Kindersterblichkeit um 15 % beitragen.

11.1.11 Unfälle und chirurgische Grundversorgung

Verkehrs- und Ertrinkungsunfälle sowie Verbrennungen und Verbrühungen verursachen einen großen Anteil kindlicher Todesfälle sowie notfallmäßiger Vorstellungen. Das Kochen an offenen Feuerstellen ist eine Hauptunfallquelle für Verbrennungsunfälle. Nicht wenige Unfälle ziehen die Notwendigkeit einer chirurgischen Behandlung nach sich, die vielerorts aufgrund von Ressourcenknappheit nicht ausreichend bereitgestellt werden kann.

11.1.12 Migration

Bei aktuell steigenden Zahlen überregionaler Flüchtender und vor allem von Binnenflüchtender sowie zunehmendem verwehrtem Zugang für humanitäre Hilfsaktionen steigen die Zahlen der Kinder, die behandelbaren Krankheiten ausgesetzt sind, jedoch fehlenden Zugang zu medizinischer Versorgung haben und damit ein erhöhtes Morbiditäts- und Mortalitätsrisiko erleiden.

11.1.13 Klimawandel

Die Auswirkungen des Klimawandels auf die Gesundheit betreffen die ganze Weltbevölkerung, Kinder tragen jedoch laut WHO 93 % der gesamten „global burden of disease". Sie sind als abhängige Populationsgruppe durch Lebensraumrückgang, Nahrungsmittelverknappung und Auswirkungen des Klimawandels auf alle Organsysteme besonders betroffen. Beispielhaft sind die Effekte der Luftverschmutzung durch Industrie und häusliche Feuerstellen zu nennen, die rund 50 % aller Pneumonien im Kindesalter mitbedingen und zu 3,5–4 Millionen Todesfällen pro Jahr über alle Altersgruppen hinweg führen.

11.1.14 Kinder mit Behinderung

Kinder mit Behinderung in Ländern des Gloabeln Südens haben ein erhöhtes Morbiditätsrisiko und leben zugleich in einem Umfeld mit fehlender Infrastruktur für Integration und Rehabilitation von Menschen mit Behinderung. Die betroffenen Kinder finden sich rasch in einer Abwärtsspirale aus fehlenden Versorgungsmöglichkeiten und fehlenden eigenen Ressourcen und haben dadurch ein zusätzlich erhöhtes Mortalitäts- und Morbiditätsrisiko.

LITERATUR

GBD Diarrhoeal Diseases Collaborators. Estimates of global, regional, and national morbidity, mortality, and aetiologies of diarrhoeal diseases: a systematic analysis for the Global Burden of Disease Study 2015. Lancet Infect Dis 2017; 17(9): 909–948.

WHO. Integrated Management of Childhood Illness (ICMI). Chart Booklet. 2014. https://cdn.who.int/media/docs/default-source/mca-documents/9789241506823_chartbook_eng.pdf?sfvrsn=cccea3a6_1&download=true.

INTERNETQUELLEN

WHO (Antibiotic AWaReness): www.who.int/publications/m/item/the-who-essential-medicines-list-antibiotic-book-improving-antibiotic-awareness.

WHO (global disability action plan 2014–2021): www.who.int/publications/i/item/who-global-disability-action-plan-2014-2021.

WHO (Globale Kindergesundheit): https://www.who.int/data/gho/data/themes/theme-details/GHO/child-health.

WHO (HIV/AIDS): www.who.int/teams/global-hiv-hepatitis-and-stis-programmes/hiv/treatment/treatment-and-care-in-children-and-adolescents.

WHO (Impfungen): www.who.int/teams/immunization-vaccines-and-biologicals.

WHO (Klimawandel): www.who.int/health-topics/climate-change#tab=tab_1.

WHO (Newborn infections): www.who.int/teams/maternal-newborn-child-adolescent-health-and-ageing/newborn-health/newborn-infections.

WHO (Newborn mortality): www.who.int/news-room/fact-sheets/detail/levels-and-trends-in-child-mortality-report-2021#:~:text=Most%20neonatal%20deaths%20(75%25),most%20neonatal%20deaths%20in%202019.

WHO (Pneumonie): www.who.int/news-room/fact-sheets/detail/pneumonia.

WHO (Tuberkulose): www.who.int/news-room/fact-sheets/detail/tuberculosis.

11.2 Geburtshilfe und Gynäkologie

Jürgen Wacker, Eva J. Kantelhardt

11.2.1 Frauengesundheit und die Entwicklung der Weltbevölkerung

Im November 2022 hat die Weltbevölkerung nach Berechnungen der Vereinten Nationen die 8-Milliarden-Marke erreicht.

Nach Schätzungen der UN sollen 2037 9 Milliarden auf der Erde leben und 2058 10 Milliarden. Dieses Wachstum führt zu einer Vielzahl von Fragestellungen wie der Verträglichkeit des Bevölkerungswachstums mit der Ökologie des Planeten, der Ernährungssicherheit, der gerechten Verteilung von Ressourcen und dem fortschreitenden Klimawandel. Pointiert kann festgestellt werden, dass das Bevölkerungswachstum direkt oder indirekt auf beinahe alle wesentlichen Zukunftsfragen der Menschheit einen entscheidenden Einfluss hat und haben wird.

Das Bevölkerungswachstum in verschiedenen Weltregionen ist sehr unterschiedlich verteilt. Während Teile Europas und Asiens mit einem Bevölkerungsrückgang konfrontiert sind, sind in einigen Ländern im subsaharischen Afrika die weltweit höchsten Wachstumsraten mit einer durchschnittlichen Geburtenrate von mehr als 5 Kindern pro Frau zu finden. Doch hier ist es über die letzten Jahrzehnte mehrheitlich zu einem dramatischen Umbruch in der Demografie gekommen, der durch wachsenden Wohlstand und formale Ausbildung zu einem Rückgang der Geburtenraten geführt hat.

Die Frauengesundheit ist global gesehen neben anderen Pathologien vor allem durch die **Müttersterblichkeit** determiniert. Die Müttersterblichkeit ist einer der Gesundheitsindikatoren, die am stärksten zwischen Industrieländern und Ländern des Globalen Südens divergieren. Dies ist einerseits auf die Anzahl der geborenen Kinder pro Frau und andererseits auf die Qualität des Gesundheitssystems zurückzuführen. Eine Reduktion der Geburtenrate ist daher nicht eine bloße Reduktion der Anzahl der Geburten in geburtenreichen Regionen dieser Erde, sondern betrifft vielmehr direkt die Gesundheit der oft jungen Mütter und deren Recht auf Selbstbestimmung. Familienplanung (➤ Kap. 11.2.5) rettet Leben. Durch die Verhinderung ungewollter Schwangerschaften sowie durch Verlängerung des Abstands zwischen Geburt und erneuter Konzeption kann moderne Familienplanung die mütterliche und kindliche Mortalität senken (Häusler et al. 2023).

Lange wurde in der Diskussion um die Weiterentwicklung der Entwicklungszusammenarbeit und der Frauengesundheit die Bedeutung der selbstbestimmten Familienplanung unterschätzt.

Im folgenden Kapitel gehen wir auf die **mütterliche Mortalität** (➤ Kap. 11.2.2), deren **Ursachen,** die Behandlung **ausgewählter geburtshilflicher Notfälle** (➤ Kap. 11.2.3), die **selbstbestimmte Familienplanung** und **die Female Genital Mutilation als wesentliche Themen der Frauengesundheit in den Tropen** (➤ Kap. 11.2.5) ein.

11.2.2 Mütterliche Mortalität

Sterbefälle während der Schwangerschaft, der Geburt und den 6 Wochen des Wochenbetts bezeichnen mütterliche Sterbefälle. Er gibt **3 Indikatoren,** die man unterscheiden sollte, auch wenn dies in einigen Sprachen wie der deutschen Sprache schwierig ist, weil Rate und Ratio nicht unterschieden werden. Im Prinzip bezieht sich eine „Rate" auf Todesfälle innerhalb eines Zeitraums – während eine Ratio ein einfacher Quotient ist (Hanson und Said 2023).

Die **Müttersterberate,** die Zahl der Todesfälle während Schwangerschaft, Geburt und Wochenbett auf 100.000 Lebendgeburten am gleichen Ort und zur gleichen Zeit (**maternal mortality ratio,** MMR) ist der am meisten genutzte Indikator. Diese Messung beschreibt das Risiko einer Frau, wenn sie schwanger ist, zu sterben.

Es gibt eine weitere **Müttersterberate,** die ebenfalls die Todesfälle während Schwangerschaft, Geburt und Wochenbett misst, aber diese auf 100.000 Frauen im gebärfähigen Alter bezieht (**maternal mortality rate,** MM-rate). Diese Rate misst das Risiko, schwanger zu werden *und* im Verlauf von Schwangerschaft, Geburt und Wochenbett zu sterben. **Demnach sinkt diese Rate oft schnell, wenn Familienplanung die Zahl der Schwangerschaften pro Frau verringert.**

Eine dritte Messung ist das **Lebensrisiko,** welches das Risiko einer 15-Jährigen, im Laufe von Schwangerschaft, Geburt und Wochenbett zu sterben, angibt. Auch dies misst die Zahl der Schwangerschaften wie auch das Risiko, während Schwangerschaft, Geburt und Wochenbett zu sterben.

Alle Müttersterblichkeitsdaten sind grobe Schätzungen, deshalb werden sie mit dem „Unsicherheitsintervall" veröffentlicht (Hanson und Said 2023). Es ist also wichtig, Müttersterbefälle immer als Schätzungen und nie als absolute gültige Zahlen zu sehen (Hanson 2011).

Historisch gesehen, kam es zwischen 1990 und 2015 zu einem Rückgang der Müttersterblichkeit um 44 %, was eine dramatische Verbesserung, aber dennoch weit unter den Millennium-Entwicklungszielen von 75 % Reduktion geblieben ist. 99 % der Todesfälle finden in Ländern mit niedrigem oder mittlerem Einkommen statt. Insgesamt 66 % der Todesfälle fielen auf Afrika südlich der Sahara. Die Zentralafrikanische Republik, der Tschad, Nigeria, Südsudan, Somalia, Liberia, Burundi – alles Länder mit großer innenpolitischer Instabilität – hatten die höchsten Müttersterblichkeitsraten mit mehr als 700 auf 100.000 Lebendgeburten (WHO et al. 2015).

Die Strategien zur Verbesserung des Zugangs von schwangeren Frauen zu ausgebildeten medizinischen Fachkräften hatten aber durchaus Erfolg: Die Zahl der Entbindungen unter Begleitung von ausgebildeten Fachkräften begann um das Jahr 2010 steil zu steigen, wenngleich es weiterhin Herausforderungen in der technischen und medizinischen Infrastruktur der Einrichtungen gibt. Montagu et al. (2017) errechneten, dass Geburten in Gesundheitseinrichtungen im ländlichen Afrika zwischen ungefähr 2005 und 2015 durchschnittlich um 15 % zugenommen hatten. Einige ländliche Gegenden wie zum Beispiel das südliche Tansania zeigten sogar eine Verdopplung, eine Zunahme von 40 % auf 80 % aller Geburten in Gesundheitseinrichtungen (Hanson et al. 2015).

Im Jahr 2017, dem letzten Jahr, für welches Daten vorliegen (März 2023), starben 295.000 Frauen (Unsicherheitsintervall [UI]: 279.000 zu 340.000) während der Schwangerschaft, Geburt oder im Wochenbett. Die globale Müttersterblichkeitsrate wurde auf 211 von 100.000 Lebendgeburten im Jahr 2017 geschätzt – mit sehr großen regionalen Unterschieden: Afrika hatte südlich der Sahara 2017 eine Müttersterblichkeitsrate von 542 (UI: 498 zu 649). Im Vergleich: Die Subregion Südliches Asien hatte eine Rate von 157 auf 100.000 Geburten. Dies war ein Rückgang von 384 auf 157 in den 17 Jahren seit 2000; eine Verbesserung von 5,3 % pro Jahr (WHO et al. 2019).

In absoluten Zahlen haben Nigeria und Indien die meisten Müttersterbefälle zu verzeichnen, ungefähr ein Drittel aller weltweiten Sterbefälle: 67.000 bzw. 35.000 Fälle fanden nach Schätzungen in diesen beiden Ländern im Jahr 2017 statt (WHO et al. 2019).

Das globale Risiko eines 15-jährigen Mädchens während der Schwangerschaft, Geburt und im Wochenbett zu sterben, ist zwischen den Jahren 2000 und 2017 von 1 unter 100 auf 1 Todesfall unter 190 Mädchen gesunken.

Auch heutzutage haben Frauen in den ärmsten Ländern der Welt ein 300-mal höheres Risiko, an den Folgen von Schwangerschaft und Geburt zu sterben als Frauen in Ländern mit hohem Einkommen. In keinem Bereich der Gesundheitsversorgung ist die Kluft zwischen reichen und armen Weltregionen so groß wie bei der medizinischen Versorgung von werdenden Müttern (Wacker und Kantelhardt 2010).

Ursachen der mütterlichen Mortalität

Jeder mütterliche Tod ist eine Tragödie, ein enormer Verlust für die Familie, die Gemeinschaft und die Gesellschaft, denn – wie es oft plakativ beschrieben wird – die Zukunft der Gesellschaften und Nationen dieser Erde liegt zu einem Großteil in den Händen der Frauen. Nicht nur deswegen muss Müttergesundheit als Menschenrecht angesehen werden, und deren Verbesserung stellt einen integralen Bestandteil der Millenniums-Entwicklungsziele der UN dar (Wacker et al. 2023).

Die Hauptursachen von Müttersterblichkeit sind Blutungen vor und nach der Geburt (27 % der Sterbefälle), hypertensive Erkrankungen (14 %), Sepsis (11 %) und Aborte (Fehlgeburten und Schwangerschaftsabbrüche, 8 %), schwangerschaftsassoziierte Embolien (3 %) und andere direkte Ursachen der Schwangerschaft (10 %). Dazu kommen sogenannte indirekte Ursachen wie Malaria, HIV-Infektionen oder Anämie.

Während Vorerkrankungen, oftmals wegen einem höheren Alter der Mutter, in reicheren Ländern eine größere Rolle spielen, sind die Hauptursachen der Muttersterblichkeit global gesehen weitgehend unverändert Blutungen (Hanson und Said 2023).

In den meisten Studien über die Ursachen mütterlicher Todesfälle wird auf die zugrunde liegenden mütterlichen Erkrankungen hingewiesen. Bereits 2006 stellten Forscher der London School of Hygiene and Tropical Medicine fest, dass in Ländern des Globalen Südens jährlich bis zu 80.000 Gebärende während der Geburt sterben, weil sie keinen Zugang zu einer Klinik haben, in der sicher eine Sectio caesarea durchgeführt werden kann. Umgekehrt weisen Kliniken im ländlichen Raum Afrikas eine deutlich erhöhte Sectio-Mortalität auf (Wacker 2010).

Um diese durch Armut bedingte mütterliche Mortalität durch einen medizinisch notwendigen Eingriff zu beseitigen, müssen mehr geburtshilfliche Einrichtungen eingerichtet werden, die über eine geeignete Ausstattung und über ein gut ausgebildetes medizinisches Team in Kreißsaal und OP verfügen (Wacker 2010).

Eines der UN-Millenniums-Entwicklungsziele war die Reduktion der Müttersterblichkeit um 75 % (Vergleich 1990 und 2015). Bis 2015 war die Zahl der Todesfälle aber im Durchschnitt nur um 2,5 % pro Jahr gesunken – erforderlich wären 5,5 % pro Jahr gewesen. Besonders im Afrika südlich der Sahara gab es bis 2010, mit Ausnahme von Burkina Faso, keinen großen Rückgang der mütterlichen Mortalität (Hill 2007, Wacker 2010). Andere Länder konnten die geforderte Reduktion der Müttersterblichkeit um 75 % erreichen, darunter Ägypten, Honduras, Malaysia, Sri Lanka, Thailand und Teile von Bangladesch (Chowdhury 2007). Entscheidend zur Verringerung der Müttersterblichkeit ist die Gewährleistung fachgerechter Betreuung unter der Geburt (Hebamme, Krankenschwester oder Arzt), der geburtshilflichen Notfallbehandlung und das Angebot reproduktiver Dienste (Familienplanung, Aufklärung usw.).

11.2.3 Behandlung ausgewählter Notfälle in Schwangerschaft und unter der Geburt

Blutungen nach der Geburt

Blutungen nach der Geburt des Kindes (postpartale Hämorrhagie, PPH) stehen an erster Stelle der Ursachen mütterlicher Todesfälle. Ihre Häufigkeit wird durch die Anzahl der Kinder pro Frau und die Zunahme vaginal operativer Eingriffe/Sectio caesarea erhöht.

Definition der PPH

- Blutverlust > 500 ml nach vaginaler Geburt
- Blutverlust > 1.000 ml bei Sectio caesarea
- Laut WHO: PPH liegt bei einem Blutverlust > 500 ml unabhängig vom Geburtsmodus vor
- Atonische Blutung liegt vor bei fehlender Uteruskontraktion nach der Geburt und nach Ausschluss anderer Blutungsursachen wie Uterusruptur, Zervix- oder Vaginalriss

Diagnostik und Maßnahmen bei PPH

- Palpation von Uterus (Uterusstand und Kontraktilität)
- Inspektion von Labien, Vagina und Zervix zum Ausschluss einer Geburtsverletzung
- Lösung der Plazenta (Feststellung durch **Küstner-Zeichen**: bei noch nicht gelöster Plazenta zieht sich die Nabelschnur zurück, wenn der Uterus nach kranial bewegt wird!)
- Legen eines großvolumigen Zugangs
- Lagerung der Patientin im Querbett
- Beginn der medikamentösen Therapie mit Uterotonika (Oxytocin bzw. Misoprostol)
- Möglichst genaues Abschätzen des Blutverlusts (cave: bei vaginalen Geburten wird der Blutverlust oft unterschätzt!); Objektivieren des Blutverlusts durch Wiegen der Tücher
- Ursache der Blutung anhand der **„vier Ts“** feststellen:
  - **Tonus (Atonie?)**
  - **Trauma (Geburtsverletzung)**
  - **Tissue (Plazentareste? Lösung?)**
  - **Thrombin (Verbrauchskoagulopathie?)**
- Volumensubstitution
- Verabreichung von Tranexamsäure
- Kreuzblut; Bluttransfusion
- Operative Intervention, falls konservative Maßnahmen nicht greifen

Atonische Nachblutung

Die Uterusatonie stellt mit 67–80 % die häufigste Ursache der PPH dar. Postpartal steigt zunächst der Fundus uteri an, und die Gebärmutter tastet sich weich oberhalb des Nabels. Die Blutung tritt häufig schwallartig auf (Welker 2020).

Maßnahmen und Therapie

- Harnblase entleeren
- Reiben des Uterus (dadurch wird eine endogene Prostaglandinbildung angeregt)
- Manuelle Kompression des Uterus, z. B. Handgriff nach Hamilton (Uteruskompression mit dem Hamilton-Handgriff: Die äußere Hand drückt den Uterus kräftig gegen die rechte innere Hand in der Scheide) oder Credé-Handgriff
- Ursachensuche: Plazentarest? Geburtsverletzung? Ruptur?

Uterustamponade

- Durch intrauterine Ballonsysteme (z. B. Kondomballon-Tamponade; hierbei bleibt eine persistierende Blutung erkennbar) oder intrauterinen Tamponadestreifen
- Behandlung der PPH, Stabilisierung der Patientin bis zur Durchführung weiterer Maßnahmen
- Kompression des Myometriums, dadurch Verringerung der Blutung
- Zusätzliche vaginale Tamponade, Blasenkatheter, Intensivüberwachung
- Entfernung der intrauterinen Tamponade nach 24 Stunden!

Chirurgische Maßnahmen

- Uteruskompressionsnähte bei Laparotomie
- Uterine Devaskularisation (Ligatur der A. uterina)
- Postpartale Hysterektomie als Ultima Ratio!

Präeklampsie/Eklampsie und andere hypertensive Erkrankungen

Hypertensive Schwangerschaftserkrankungen sind je nach Studie für ca. 10–15 % der Müttersterblichkeit verantwortlich, 90 % dieser Frauen sterben jedoch in armen Ländern (Wacker et al. 2023). Die Erkrankung betrifft vor allem junge oder ältere Erstgebärende. Die Ursache ihrer Entstehung ist komplex und nicht vollständig geklärt, man weiß aber, dass sowohl **endogene als auch exogene Faktoren** eine Rolle bei der Entstehung dieser Erkrankung spielen. In den letzten Jahren wurde ein Ungleichgewicht zwischen Angiogenese und Antiangiogenese als wesentlicher Faktor in der Ursachenkette der Präeklampsie beschrieben.

DEFINITION

Präeklampsie und Einteilung der hypertensiven Erkrankungen in der Schwangerschaft

(Nach International Society of Hypertension in Pregnancy [ISSHP], zitiert bei Wacker 2020):

- Gestationshypertonie
- Präeklampsie: Hypertonie und Proteinurie mit/ohne Ödeme
- Schwere Verlaufsformen der Präeklampsie: HELLP-Syndrom und Eklampsie
- Chronische Hypertonie
- Pfropfpräeklampsie
- Sonstige hypertensive Komplikationen
- Andere Erkrankungen mit hypertensiven Komplikationen (z. B. Kollagenosen, Hyperthyreosen)

Leitsymptome

Eine Präeklampsie besteht bei jedem (auch vorbestehendem) **erhöhtem Blutdruck > 140/90 mm Hg** in der Schwangerschaft mit mind. einer neu aufgetretenen **Organmanifestation**:

- **Renal**:
  - Proteinurie > 300 mg/d/l
  - Protein/Kreatinin > 30 mg/mmol
  - Serumkreatinin > 0,90 mg/dl (79,6 µmol/l)
  - Oligurie < 80 ml/4 h
- **Hepatisch**:
  - Oberbauchschmerzen
  - Erhöhung der Transaminasen (2-fach über den Referenzwerten)
- **Neurologische Auffälligkeiten**:
  - Kopfschmerzen
  - Sehstörungen, Visusstörungen bis zur Blindheit
  - Hyperreflexie, Kloni
  - Konvulsionen (Eklampsie)
  - Apoplex
- **Pulmonal**:
  - Respiratorische Insuffizienz
  - Pleuraerguss
  - Lungenödem

Geburtshilfliches Management

Eine **stationäre Einweisung** in eine geburtshilfliche Abteilung ist bei Vorliegen der folgenden Befunde notwendig:

- Blutdruckerhöhung > 160/100 mmHg
- Rasche Gewichtszunahme (mehr als 1 kg/Woche, Gesichtsödeme), durch Flüssigkeitsretention bedingt
- Pathologischer Quotient sFlt-1/PIGF > 85 bzw. > 110
- Klinische Manifestation bzw. Prodromalsymptome wie unklare Oberbauchschmerzen, Kopfschmerzen, Augenflimmern etc.
- Hinweise auf eine fötale Bedrohung (abnehmende Kindsbewegungen, auffälliges CTG, pathologische Doppleruntersuchung, intrauterine Wachstumsretardierung [IUGR], Oligohydramnion)
- Mangelnde Compliance für eine ambulante Betreuung
- Therapie der schweren Hypertonie und der Eklampsie in der Schwangerschaft und unter der Geburt

Therapie

Ziele der Behandlung einer Präeklampsie sind die Vermeidung mütterlicher Komplikationen durch Hypertonie, Blutgerinnungsstörungen und eines eklamptischen Anfalls sowie die Vermeidung kindlicher Komplikationen und die Folgen der Frühgeburtlichkeit.

! CAVE

Für die Senkung des Bluthochdrucks gilt: **not too fast and not too far!** (Antihypertensiva ➤ Tab. 11.8). Dies bedeutet für die klinische Praxis:

- Um die kindliche Blutversorgung nicht zu gefährden: **Blutdruck nicht mehr als 10 % des systolischen Ausgangswerts pro Stunde und nicht unter 140 mmHg senken!**

Vorgehen bei hypertensiver Krise/Eklampsie in der Schwangerschaft und unter der Geburt:

- **Urapidil i. v.; initial 6,25 mg** langsam über 2 Minuten injizieren.
- Danach 3–24 mg/Stunde mit NaCl-Perfusor.
- **Magnesiumsulfat i. v.: Initial 4–6 g in 50 ml in 15 bis 20 Minuten als Kurzinfusion.**
- Erhaltungsdosis 1–2 g/Stunde.

Des Weiteren ist je nach Gestationsalter eine frühzeitige Entbindung als mögliche Option des Managements einer therapieresistenten

Tab. 11.8 Medikamentöse antihypertensive Akuttherapie: Substanzen und Dosierung

Medikament	Dosierungsschema	Anmerkung
Urapidil	Initial 6,25 mg langsam i. v. (2 Minuten), danach 3–24 mg/h (über Perfusor)	Bessere Verträglichkeit und Steuerbarkeit
Labetalol	Initial 50 mg langsam i. v. (1–3 Minuten), evtl. Wiederholung (Perfusor: 120 mg/h)	Österreich, Schweiz
Nifedipin	Initial 5 mg p. o., ggf. Wiederholung nach 20 Minuten	–
Dihydralazin	• Initial 5 mg i. v. (über 2 Minuten), danach 2–20 mg/Stunde (über Perfusor) oder • 5 mg alle 20 Minuten	Wirkeintritt nach 3–5 Minuten, z. T. erst nach 20 Minuten (v. a. bei Bolusgabe, und dann häufig überschießend)

Quelle: nachS2k-Leitlinie Hypertensive Erkrankungen in der Schwangerschaft (HES): Diagnostik und Therapie. DGGG, OEGGG und SGGGG 2024

Hypertonie in der Schwangerschaft anzustreben. Laut WHO sind folgende Empfehlungen zu berücksichtigen:

- **Vor der 37. SSW** → Überwachung (RR, Proteinurie, IUGR). Bei vorzeitigen Wehen: keine Tokolyse!
- **Nach 37. SSW** → Geburtseinleitung bei entsprechender Zervixreifung (oder falls sich Zustand von Mutter/Kind verschlechtert, z. B. IUGR).

Schwere Präeklampsie: Entbindung innerhalb von 24 Stunden, entweder vaginal oder per Sectio (je nach Zervixeröffnung, SSW und Zustand des Kindes).

➢ Tab. 11.8 zeigt die alternativen Antihypertensiva zur Behandlung der Hypertonie in der Schwangerschaft.

Geburtsverletzungen und vesikovaginale Fisteln (VVF)

Auch bei bester Betreuung der Gebärenden können Geburtsverletzungen entstehen. Bei mehr als der Hälfte aller vaginal Gebärenden kommt es zu einer Verletzung im Vulva- und Dammbereich. Die Chance, dass Damm und Vagina intakt bleiben, hängt von verschiedenen Faktoren ab. Bis zum Durchtritt des vorangehenden Teils lässt sie sich auch nicht korrekt einschätzen. Je nach Beschaffenheit des mütterlichen Gewebes und in Abhängigkeit vom Geburtsverlauf kann es immer zu Verletzungen des weichen Geburtsweges kommen (Wacker et al. 2023).

Folgende Faktoren entscheiden mit (Wacker et al. 2023):

- Größe und Form des kindlichen Kopfes, insbesondere bei Einstellungsanomalien
- Durchtrittstempo des kindlichen Kopfes
- Form des Schambogens
- Höhe des Damms
- Elastizität des Dammgewebes
- Geburtsposition der Mutter
- Psychische Situation der Mutter

Das Alter der Mutter, die Körpergröße, ihre geografische Herkunft und genetische Dispositionen sind Einflussfaktoren, die unveränderbar sind. Nach Schätzungen kommt es weltweit jährlich bei 10–20 Millionen Frauen zu geburtsassoziierten Langzeitkomplikationen, zu denen höhergradige Dammrisse, vesikovaginale Fisteln und der Uterusprolaps gehören. Nach Ahmed et al. (2014) erleiden pro mütterlichem Todesfall ca. 20–30 Frauen eine schwere geburtsassoziierte Langzeitkomplikation oder Morbidität. Fisteln treten vor allem in Gebieten auf, wo nur ein unzureichendes Basisgesundheitssystem gewährleistet ist.

Es gilt für die Zukunft, dass sich die geburtshilflichen Bemühungen neben der Senkung der immer noch hohen mütterlichen Mortalität im verstärkten Maße der mütterlichen Morbidität, dem Leiden und dem Schicksal der „unlucky survivors" unter den Müttern widmen.

Dammriss

Gemäß der Einteilung und Versorgung der höhergradigen Dammrisse III./IV. Grades nach vaginaler Geburt (AWMF 2023), spricht man von einem **höhergradigen Dammriss (DR),** wenn zumindest der M. sphincter ani externus verletzt ist:

- Dammriss III: Sphincter verletzt, Rektumwand intakt
- Dammriss IV: Sphincter verletzt, Rektum eröffnet

Der DR III wird unterteilt in:

- IIIa: weniger als 50 % der Muskeldicke des M. sphincter ani externus zerrissen
- IIIb: mehr als 50 % der Muskeldicke des M. sphincter ani externus zerrissen
- IIIc: M. sphincter ani externus und internus zerrissen

Versorgung von Zervix- und Scheidenriss

- Desinfektion des äußeren Genitales und Setzen einer Lokal- bzw. Pudendusanästhesie
- Einführen breiter Spekula durch eine Assistenzperson
- Identifikation des oberen Wundrandes (bei Zervixriss Fassen der Muttermundslippe mit Fasszange und eventuell Setzen einer ersten Naht, um den oberen Wundwinkel herunterzuziehen und besser einsehbar zu machen)
- Versorgung der Wundränder durch Einzelknopfnähte mit Beginn am oberen Wundrand
- **Cave**: Rektumverletzung ausschließen

Operative Versorgung vesikovaginaler Fisteln

Die operative Versorgung der vesikovaginalen Fistel steht im Ruf, anspruchsvoll und technisch schwierig zu sein. Auch die erfahrensten „Fistelchirurgen" können nicht jede Fistel verschließen; sie weisen Erfolgsraten zwischen 90 % und 95 % auf, wobei bei etwa 10 % der Eingriffe 2 oder 3 Operationen zum definitiven Fistelverschluss notwendig sind (Wacker et al. 2023).

Bei etwa 25 % der vesikovaginalen Fisteln handelt es sich allerdings um einfache Fisteln, die jeder erfahrene Gynäkologe oder Chirurg behandeln kann, wenn er einen entsprechenden Workshop – am besten

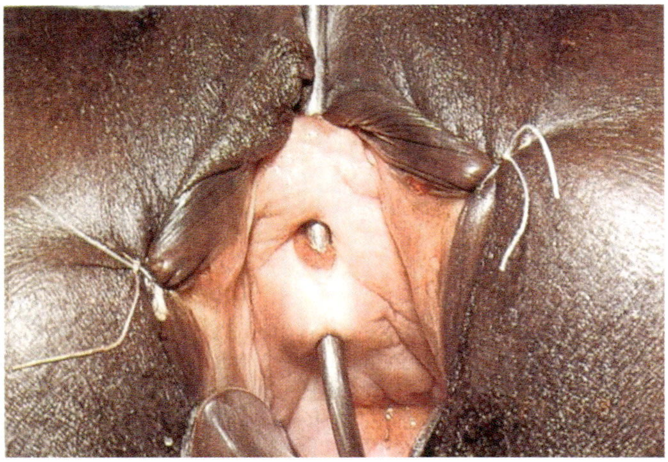

Abb. 11.1 Multiple Fisteln zwischen Urethra/Harnblase und der Vagina [M1137]

in einem afrikanischen Land – unter fachkundiger Leitung besucht hat (Wacker et al. 2009).

➢ Abb. 11.1 zeigt eine kleine vesikovaginale Fistel (VVF), die nach vorherigem Training jeder in den Tropen arbeitende operativ tätige Arzt beherrschen sollte.

Im Folgenden werden einige **operative Prinzipien der Fistelchirurgie** dargestellt:

- Bei der Auswahl der Instrumente und deren Anwendung bei den Operationen werden den oft einfachen Bedingungen der jeweiligen Krankenhäuser Rechnung getragen.
- Folgende Instrumente haben sich bewährt: Allis-Klemmen statt Kocher-Klemmen; Präparationsschere (z. B. Metzenbaumschere); selbsthaltendes Auvard-Spekulum, Pinzetten, Gefäßklemmen, Skalpell und Metallsonde. Die Metallkathetersonde (Beniquet) dient zum Ausschluss von Blasensteinen und zur Beurteilung der Länge der Urethra.
- Vor Beginn der Operation müssen folgende anatomische Voraussetzungen geklärt werden: Festlegung der Lokalisation und der Größe der Fistel, Bestimmung der Entfernung zwischen äußerer Urethraöffnung und distalem Rand der Fistel; Bestimmung zwischen proximalem Fistelrand und Zervix.
- Anästhesie: Spinalanästhesie mit hyperbarem Bupivacain ist in der Regel ausreichend und wirkt für die Dauer der Operation.
- Vor Beginn der Präparation Unterspritzen der Gewebeschichten mit physiologischer Kochsalzlösung; die posteriore Dissektion wird fortgeführt, bis mind. 1 cm Abstand hinter dem Fistelrand mobilisiert sind. Danach erfolgt die anteriore Dissektion.
- Der Verschluss der Fistelränder beginnt mit dem Vorlegen zweier Ecknähte. Der Verschluss der Fistelränder erfolgt durch eine einschichtige, einstülpende (die Blasenmukosa nicht mitfassende) Naht im Abstand von 4 mm mit resorbierbarem Nahtmaterial.
- Am Ende der Operation wird die Dichtigkeit des Fistelverschlusses durch eine Auffüllung der Blase mit Blaulösung überprüft. Danach werden die vaginalen Wundränder mit Einzelknopfnähten versorgt.

11.2.4 Operative Geburtshilfe

Treten im Rahmen und im Verlauf einer Geburt Unregelmäßigkeiten bei Mutter oder Kind auf, besteht bei vollständig eröffnetem Muttermund und ausreichend tief stehendem Kopf die Möglichkeit einer operativ-vaginalen Entbindung.
Die folgenden Voraussetzungen müssen vorliegen:

- Der kindliche Kopf muss zangengerecht (Beckenmitte bis Beckenausgang, die Pfeilnaht ausrotiert) stehen.
- Der Muttermund muss vollständig eröffnet sein.
- Die Fruchtblase muss gesprungen sein.
- Es darf kein Missverhältnis zwischen kindlichem Kopf und mütterlichem Becken bestehen.
- Das Kind muss leben.

Folgende Indikationen sind neben der fachlichen Kompetenz des Arztes die Voraussetzung zur Durchführung einer Forzepsextraktion:

- Drohende kindliche Asphyxie.
- Frühgeburt (hier ist eine Vakuumextraktion kontraindiziert).
- Sekundäre Wehenschwäche trotz Oxytocininfusion bei protrahierterem Geburtsverlauf in der Austreibungsphase.
- Unmöglichkeit vonseiten der Mutter, aktiv mitzupressen (Präeklampsie, Herzvitium, Z. n. Hirnoperation etc.).

Bezüglich der konkreten Durchführung vaginal operativer Eingriffe verweisen wir auf die genauen Darstellungen in Wacker 2020, Wacker 2021 und Wacker et al. 2020.

Sectio caesarea

Die Sectio caesarea ist die häufigste Notfalloperation weltweit.

- Primäre Sectio caesarea vor Wehentätigkeit und vor Blasensprung
- Sekundäre Sectio caesarea: während der Geburt aus mütterlicher oder kindlicher Indikation

Eine Sectio caesarea ist ein medizinisch zu begründender Eingriff und daher nach sorgfältiger medizinischer Indikationsstellung durchzuführen.

Für eine Sectio caesarea bestehen mütterliche, kindliche und gemischte Indikationen.

Mütterliche Indikationen

- Rupturgefahr (übermäßig lang dauernde Geburt)
- Eklamptischer Anfall
- Starke vaginale Blutungen
- Beginnende Infektion
- Missverhältnis zwischen kindlichem Kopf und mütterlichem Becken

Kindliche Indikationen

- Drohende kindliche Asphyxie
- Nabelschnurvorfall
- Übermäßig lang dauernde Geburt
- Plazentainsuffizienz

Gemischte Indikationen

- Querlage bzw. Schräglage
- Placenta praevia
- Vorzeitige Plazentalösung
- Absolutes Missverhältnis

Heute existieren für die meisten abdominalen Operationen alternative, endoskopische oder robotergestützte Interventionen.

Das Resultat unserer Überlegungen zur Optimierung der einzelnen Operationsschritte einer Sectio caesarea ist die **„Misgav-Ladach-Sectiomethode"**. Sie hat sich als ein Operationsverfahren erwiesen, das mit wenigen, einfachen, optimierten Schritten viel bessere Ergebnisse erzielt als die bisher jahrzehntelang verwendeten traditionellen Methoden. Zusammen mit dem Inaugurator der Misgav-Ladach-Sectiotechnik, Michael Stark, haben wir in zahlreichen Artikeln und Buchkapiteln die praktische und konkrete Durchführung dieser einfach zu lernenden Operationstechnik beschrieben. Stellvertretend für alle übrigen Publikationen wird an dieser Stelle auf die neueste Darstellung dieser Operationsmethode hingewiesen (Stark, Wacker und Lindert 2023).

Geburtsstillstand

Aktive Wehentätigkeit im Rahmen des Geburtsprozesses, die länger als 24 Stunden und zum Teil über mehrere Tage andauert, wird als „obstructed labour" oder Geburtsstillstand bezeichnet. Diese häufige Geburtskomplikation ist mit einem hohen Risiko eines fötalen Schadens vergesellschaftet. Ebenso stellt der Geburtsstillstand ein hohes Risiko für das Auftreten uteriner Ruptur, Infektionen mit sekundärer Sepsis sowie gynäkologischer Fistelbildungen dar. Die Identifikation des Geburtsstillstandes kann mittels Aufzeichnung der Wehentätigkeit (Partogramm) relativ einfach erfolgen. Die systematische Verwendung von Partogrammen hilft, die Indikation einer Geburtseinleitung bzw. Sectio caesarea zeitgerecht zu stellen und so die mütterliche und fötale Sterblichkeit zu senken.

11.2.5 Gynäkologie

Selbstbestimmte Familienplanung

Familienplanung rettet Leben. Durch die Verhinderung ungewollter Schwangerschaften sowie durch Verlängerung des Abstands zwischen Geburt und erneuter Konzeption kann moderne Familienplanung die mütterliche und kindliche Mortalität senken (Häusler et al. 2023). In den vergangenen 20 Jahren konnte allein durch die Verringerung ungeplanter Schwangerschaften sowie durch die Reduktion von Risikoschwangerschaften die Anzahl mütterlicher Todesfälle in Ländern mit niedrigem und mittlerem Einkommen (LMCI) um 40 % gesenkt werden (Cleland et al. 2012, Mbizvo und Phillips 2014). Der Anteil an Frauen, die ein modernes Verhütungsmittel nutzen, hat sich zeitgleich in den letzten 50 Jahren verdoppelt und liegt aktuell bei fast 60 %. Dennoch haben weltweit gemäß des Weltbevölkerungsberichts der Vereinten Nationen immer noch bis zu 217 Millionen Frauen einen ungedeckten Bedarf an moderner Kontrazeption und nur jede zweite Frau kann selbstbestimmt über ihre körperliche Unversehrtheit und sexuelle Gesundheit entscheiden. Auffallend ist hierbei, dass Frauen eher auf die Verwendung von Verhütungsmitteln Einfluss haben, als „nein" zu Sex sagen zu können (UNFPA, Bevölkerungsfonds der Vereinten Nationen 2021).

Selbstbestimmte Familienplanung erlaubt neben gesundheitlichen Aspekten eine zunehmende Emanzipation der Frau. Stand 2024 genießen Frauen weltweit nur 75 % der gesetzlichen Rechte, die Männern zustehen (UNFPA, Bevölkerungsfonds der Vereinten Nationen 2021). Die rechtliche und wirtschaftliche Benachteiligung von Frauen mindert deren finanzielle und gesellschaftliche Unabhängigkeit und somit ihre Möglichkeit, eigenständig über Themen wie Sexualität, Verhütung und Gesundheitsversorgung zu entscheiden. In besonderem Maße sind hierbei jugendliche Mädchen gefährdet, vor allem wenn diese nicht verheiratet sind, denn Familienplanung ist in vielen Ländern auch heutzutage ausschließlich Ehepaaren vorbehalten. Sexuelle Beziehungen außerhalb der Ehe werden nicht anerkannt, was zu illegalen und riskanten Schwangerschaftsabbrüchen führt. Darüber hinaus besteht in der Altersgruppe Schwangerer unter 20 Jahren eine signifikant höhere Müttersterblichkeit. Die Geburtenrate unter Jugendlichen ist allerdings über die letzten Jahrzehnte weltweit rückläufig, es bestehen jedoch große regionale Unterschiede. So entfallen 95 % der Geburten unter Heranwachsenden auf Länder des Globalen Südens. Im Besonderen ist hierbei die Subsahara-Region betroffen mit jährlich etwa 100 Geburten je 1.000 Frauen in der Altersgruppe der 15- bis 19-Jährigen (UNFPA, Bevölkerungsfonds der Vereinten Nationen 2017).

➤ Tab. 11.9 zeigt die wichtigsten Fakten zur selbstbestimmten Familienplanung auf einen Blick.

Die weltweit eingesetzten Methoden zur Familienplanung

Der wichtigste Schritt zur Verhinderung ungewollter Schwangerschaften ist der Einsatz eines Verhütungsmittels. 2012 betrafen knapp 20 % aller Frauen ohne Kontrazeption über 60 % aller ungewollten Schwangerschaften. Der Wechsel zu einer Verhütungsmethode mit höherer kontrazeptiver Wirksamkeit ist ebenfalls von Bedeutung. Lang wirksame reversible Kontrazeptiva können hierbei aufgrund eines geringeren Anwenderfehlers als sicherer betrachtet werden. Letzteres fällt vor allem im Vergleich mit dem Kondom sowie oralen Verhütungsmitteln ins Gewicht. Die „Pille" beispielsweise hat im Mittel eine Wirksamkeit von 99,7 % bei perfekter Anwendung, jedoch werden bei typischer Anwendung, d. h. unter Berücksichtigung von Einnahmefehlern wie dem „Vergessen der Pille", jährlich 9 % der Frauen ungewollt schwanger (Trussell 2011).

Weltweit bestehen deutliche Unterschiede nicht nur die kontrazeptive Prävalenz betreffend, sondern auch die Verteilung der Verhütungsmethoden. Während in westlichen Industrieländern sowie in einigen nordafrikanischen Ländern die „Pille" und das Kondom die häufigsten Verhütungsmittel sind, ist in Südasien, Lateinamerika und den Karibikländern die weibliche Sterilisation die beliebteste Methode. In Zentral- und Westasien sind intrauterine Verhütungsmethoden (v. a. die Kupferspirale) am weitesten verbreitet. Lang wirk-

Tab. 11.9 Selbstbestimmte Familienplanung – wichtige Fakten auf einen Blick (nach Cleland et al. 2012, Häusler et al. 2023)

Die breitere Verwendung moderner Kontrazeptiva ist für 75 % der Fertilitätsabnahme in LMCI in den letzten 6 Jahrzehnten verantwortlich.	Dies führt zu einer deutlichen Verringerung der Müttersterblichkeit durch Familienplanung. Beispielhaft konnte diese im Zeitraum von 1990 bis 2008 um 40 % gesenkt werden.
Im Jahr 2024 waren weltweit 257 Mio. Frauen ohne Zugang zu moderner Familienplanung.	Wenn Frauen in armen Ländern und Migrantinnen in reicheren Ländern, die eine Schwangerschaft verhindern wollen, Zugang zu Verhütungsmitteln hätten, würde die Zahl der mütterlichen Todesfälle um bis zu 30 % abnehmen.
2024 fanden 19 Mio. Schwangerschaftsabbrüche unter unsicheren Bedingungen statt, 97 % davon in armen Ländern.	Diese Schwangerschaftsabbrüche überleben 13 % der Frauen nicht. Das sind 2.470.000 Todesfälle, die durch den Gebrauch moderner Kontrazeptiva vermeidbar gewesen wären.
Die mütterliche Sterblichkeit ist höher bei jugendlichen Müttern insb. vor dem 15. Lebensjahr, bei älteren Schwangeren, bei Mehrgebärenden (> 4 Kinder) sowie rascher Schwangerschaftsfolge unter 18 Monaten.	Durch die Verwendung moderner Verhütungsmittel können Risikoschwangerschaften reduziert und die mütterliche Sterblichkeit gesenkt werden: um 4,8 Todesfälle pro 100.000 Geburten für jeden Prozentpunkt Zunahme der Nutzung moderner Kontrazeptiva.
Die Gefahr für Frühgeburtlichkeit und kindliche Mangelentwicklung sowie für ein niedriges Geburtsgewicht steigt signifikant bei einem Schwangerschaftsintervall unter 18 Monaten.	Durch Verlängerung des Schwangerschaftsintervalls auf 2 Jahre verringert sich in armen Ländern das Risiko für Tod im Säuglingsalter (< 1 Jahr) um 10 % und das für Kinder zwischen dem 1. und 4. Lebensjahr um 21 %.
Stand 2021 verfügen Frauen weltweit nur über 75 % der Rechte, die Männern zustehen. Bedingt durch häufigere Schulabbrüche unter jugendlichen Schwangeren nimmt deren wirtschaftliche Marginalisierung und finanzielle Abhängigkeit zu.	Selbstbestimmte Familienplanung ermöglicht es Frauen, zumindest teilweise über ihren Körper zu bestimmen, und führt damit zur Gleichstellung der Geschlechter.

same hormonelle Methoden wie Depotgestagene werden vornehmlich in der Subsahara-Region und Südostasien verwendet. Insgesamt fällt auf, dass in LMIC eine geringere Auswahl an verschiedenen Methoden der Familienplanung besteht und somit weniger Alternativen geboten werden. Dies senkt die kontrazeptive Prävalenz zusätzlich und führt zu häufigeren Abbrüchen der Verhütungsmethode ohne Wechsel auf ein anderes Verhütungsmittel.

Großes Potenzial zur Vermeidung von Risikoschwangerschaften aufgrund einer raschen Schwangerschaftsfolge oder von Multiparität bietet die Einlage eines **Kupfer-Intrauterinpessars** unmittelbar nach Geburt **(Post-partum-IUP, PPIUP).** Damit sich der mütterliche Körper von der Schwangerschaft erholen kann, sollte der Abstand zwischen Geburt und erneuter Konzeption mindestens 18 Monate betragen. Ein kürzeres Schwangerschaftsintervall birgt zahlreiche Risiken wie das Auftreten einer Muttermundschwäche mit Frühgeburtlichkeit oder einer Uterusruptur bei Zustand nach Kaiserschnitt. Zudem kommt es bei sehr rasch aufeinanderfolgenden Kindern häufiger zur Mangelentwicklung (Cleland et al. 2012). Aus diesem Grund bedarf es nach der Entbindung zunächst einer sicheren Verhütungsmethode. Hierfür bietet sich das PPIUP an: Eingesetzt wird die Kupferspirale TCu 380A, welche von der FDA für 10 Jahre zugelassen wurde, in mehreren Studien jedoch eine nachgewiesene Wirksamkeit von mindestens 12 Jahren besitzt. Kupferspiralen entfalten ihre kontrazeptive Wirkung vor allem über spermizide Effekte sowie eine sterile Entzündung in der Gebärmutter (Bahamondes et al. 2020). Dabei ist das Kupfer-IUP, abgesehen vom Kondom, das einzige von der WHO unmittelbar postpartal zugelassene moderne Verhütungsmittel für stillende Mütter. Die Einlage eines Kupfer-IUP innerhalb von 48 Stunden nach Geburt ermöglicht die Initiierung einer zuverlässigen Verhütungsmethode im Rahmen der stationären oder ambulanten peripartalen Betreuung. Hierdurch wird den Betroffenen ein zusätzlicher Arztbesuch erspart, was nachweislich die Compliance erhöht. Durch eine spezielle Insertionstechnik erfolgt die Einlage hoch fundal, um so das Risiko einer Ausstoßung des IUPs möglichst gering zu halten (Jhpiego Corporation 2010). Die Expulsionsraten lagen nach 6 Wochen zwischen 1,7 und 3,7 % und waren somit vergleichbar mit denen beim Einsetzen zu einem späteren Zeitpunkt (Pfitzer et al. 2015). Celen et al. (2004) beschreiben bei einem Nachbeobachtungszeitraum von 12 Monaten eine durchschnittliche Expulsionsrate von 12,3 % bei dennoch sehr hoher Anwenderzufriedenheit. Die Infektionsrate, welche im Mittel bei 1 % lag, ist beim PPIUP nicht erhöht. Auch kommt es nach aktuellem Wissensstand nicht zum gehäuften Auftreten uteriner Perforationen (Kapp und Curtis 2009). Limitationen der Kupferspirale sind vor allem darin begründet, dass sie keinen Schutz vor sexuell übertragbaren Krankheiten bietet. Zudem kommt es unter der Kupferspirale häufig zu Blutungsstörungen wie Hyper- und Dysmenorrhö (Ali et al. 2019).

Ohne Verhütungsberatung fällt die Wahl eines geeigneten Kontrazeptivums schwer. Selbstbestimmte Familienplanung und damit auch Verhütungsberatung sind Menschenrechte. Diese gilt es konsequent umzusetzen, um die Gesundheit und das Wohlergehen von Millionen Frauen und Mädchen zu schützen und darüber hinaus ihre Gleichberechtigung voranzutreiben. An dieser Stelle kann nicht auf alle Methoden zur Familienplanung und Kontrazeption eingegangen werden. Deshalb wird auf den aktuellen Beitrag von Häusler et al. (2023) verwiesen, der ausführlich auf weitere Methoden der Familienplanung eingeht.

Schwangerschaftsabbruch

Die medizinisch sichere Terminierung von Frühschwangerschaften aufgrund medizinischer Indikation, sozialer oder anderwärtiger Gründe ist weltweit ein für Frauen bedeutendes und gesellschaftlich oftmals kontroverses Gesundheitsthema. Die Verfügbarkeit und Akzeptanz sicherer Schwangerschaftsabbrüche sind national und regional durch eine Vielzahl kultureller, rechtlicher, religiöser und sozialer Faktoren bestimmt. In Regionen, in denen es keinen Zugang zu medizinisch sicheren Schwangerschaftsabbrüchen gibt, kommt es oft zu einer Häufung von komplikativen Verläufen nicht fachgerecht durchgeführter Schwangerschaftsabbrüche, was nicht zuletzt bei der Differenzialdiagnose gynäkologischer oder internistischer Vorstellungen bedacht werden muss.

Für Ärzte, die in den Ländern des Globalen Südens tätig sind, ist es daher notwendig, sich über die rechtlichen Voraussetzungen und den gesellschaftlichen Umgang medikamentöser und interventioneller Schwangerschaftsabbrüche und deren akzeptierte Indikationen zu informieren, um einerseits persönlich eine Haltung zu diesem Thema entwickeln zu können und andererseits keine rechtlichen Konsequenzen ärztlichen Handelns befürchten zu müssen.

Female Genital Mutilation (FGM)

FGM ist ein globales Problem. Die UN und WHO nennen aktuelle Zahlen von mindestens 200 Millionen betroffenen Mädchen und Frauen in 32 Ländern weltweit. Die Zahlen beruhen auf groß angelegten repräsentativen Umfragen. Es wird jedoch davon ausgegangen, dass die tatsächliche Zahl der Betroffenen wesentlich höher ist. Andere Quellen gehen davon aus, dass in mindestens 60 weiteren Ländern aller Kontinente FGM praktiziert wird (EndFGM European Network 2020). Die Länder mit den höchsten Prävalenzzahlen liegen in Afrika und Asien, z. B. Somalia (ca. 97–99 %), Gambia (ca. 75 %), Indonesien (ca. 50 % der unter 12-Jährigen) (UNICEF 2024). In Europa und Ländern des Globalen Nordens leben durch die globalen Migrationsbewegungen immer mehr von FGM betroffene Mädchen und Frauen (Momoh et al. 2001, Wacker 2020). In Deutschland leben nach aktueller Dunkelzifferstatistik ca. 80.000 Betroffene.

Es ist wichtig zu beachten, dass FGM kein rein afrikanisches Problem ist. Auch in Ländern, die nicht primär mit FGM assoziiert werden wie z. B. Kolumbien, Sri Lanka, Dagestan und die Malediven wird FGM praktiziert (Plan International 2018, EndFGM European Network 2020). Ebenso sollte stets differenziert die jeweilige Region oder ethnische Zugehörigkeit im jeweiligen Land berücksichtigt werden: Im Nordirak und in Kurdistan kommt FGM mit 38 % relativ häufig vor, im übrigen Land mit 1 % jedoch fast gar nicht (En-Nosse und Wacker 2023).

Auf die vorgegebenen Gründe bzw. Rechtfertigungen zur Durchführung von FGM sind wir an anderer Stelle ausführlich eingegangen (Wacker et al. 2013, Wacker et al. 2015).

Die WHO definiert **4 verschiedene FGM-Typen, jeweils mit Subformen.** WHO **Typ I** (Entfernung der Klitorisspitze mit oder ohne Präputium) und **Typ II** (Entfernung der Labien mit oder ohne Entfernung von Klitorisspitze/Präputium) kommen weltweit am häufigsten vor. Typ I und auch Typ II können manchmal äußerst schwierig zu erkennen sein und werden schnell übersehen, wenn nicht explizit an FGM gedacht wird (En-Nosse et al. 2022). **Typ III** (Infibulation, Entfernung der Labien mit oder ohne Entfernung der Klitorisspitze/Präputium und nahezu vollständiger Verschluss des Genitals) kommt mit etwa 30 % seltener vor (WHO 2018). In Somalia kommt Typ III beispielsweise fast ausschließlich vor.

Nicht immer lässt sich eine FGM einem einzelnen Typ zuordnen. Es kann auch zu fließenden Übergängen und Mischformen kommen.

Eine **Defibulation muss bei Patientinnen, bei denen eine Infibulation („pharaonische Beschneidung“ FGM III)** durchgeführt wurde, auf jeden Fall – sei es in der Schwangerschaft zwischen der 20. und 30. SSW oder unter der Geburt – durchgeführt werden. Hinsichtlich der Aussagen über mögliche Komplikationen bei Frauen nach Genitalbeschneidung unter der Geburt gibt es widersprüchliche Studienergebnisse. Unklar bleibt, ob die höheren Komplikationsraten bei Frauen nach weiblicher Genitalbeschneidung an der Beschneidung selbst oder am niedrigeren sozioökonomischen Status liegen. Zumindest ist ein Zusammenhang zwischen verlängerter Austreibungsperiode und narbigen Veränderungen nach FGM möglich. Eine gute Kenntnis des Problems der weiblichen Genitalbeschneidung und eine klare eigene Haltung dazu sollte eine selbstverständliche Voraussetzung vor einer Tätigkeit in Ländern mit praktizierter FGM sein. Die operativen Schritte einer Defibulationsoperation haben wir an anderer Stelle genau beschrieben (Wacker und Zerm 2020).

LITERATUR

Ahmed S, Tuncalp (2014) Burden of obstetric fistula: from measurement to action. Lancet Glob Health 3 : e243–e244.
Ali M, Folz R, Farron M. Expanding choice and access in contraception: an assessment of intrauterine contraception policies in low and middle-income countries. BMC Public Health 2019; 19(1): 1707.
AWMF. S2k-Leitlinie Hypertensive Erkrankungen in der Schwangerschaft (HES): Diagnostik und Therapie. AWMF-Registernummer 015-018. 2024. https://register.awmf.org/de/leitlinien/detail/015-018.
AWMF. S2k-Leitlinie Management von Dammrissen III. und IV. Grades nach vaginaler Geburt. AWMF-Registernummer 015-079. 2020. https://register.awmf.org/de/leitlinien/detail/015-079.
Celen S, Möröy P, Sucak A, Aktulay A, Danişman N. Clinical outcomes of early postplacental insertion of intrauterine contraceptive devices. Contraception 2004; 69(4): 279–282.
Cleland J, Conde-Agudelo A, Peterson H, Ross J, Tsui A. Contraception and health. Lancet 2012; 380(9837): 149–156.
En-Nosse M, Wacker J. Female Genital Mutilation. In: Wacker J, Rothe C, En-Nosse (Hrsg.). Globale Frauengesundheit. Heidelberg: Springer Nature, 2023.
Gray GE, Saloojee H. Breast Feeding, Antiretroviral Prophylaxis, and HIV. N Engl J Med 2008; 359(2): 189–191.
Häusler L, Saidane Z, Zanré Y, Wacker J. Über die selbstbestimmte Familienplanung von Frauen in armen und von Migrantinnen in reichen Ländern. In: Wacker J, Rothe C, En-Nosse (Hrsg.). Globale Frauengesundheit. Heidelberg: Springer Nature, 2023.
Hanson C. Documentation for Data on Maternal Mortality. Historical information compiled for 14 countries (up to 200 years). 2014. www.gapminder.org/documentation/documentation/gapdoc010.pdf.
Hanson C, Manzi F, Mkumbo E et al. Effectiveness of a Home-Based Counselling Strategy on Neonatal Care and Survival: A Cluster-Randomised Trial in Six Districts of Rural Southern Tanzania. PLoS Med 2015; 12(9): e1001881.
Mbizvo MT, Phillips SJ. Family planning: choices and challenges for developing countries. Best Pract Res Clin Obstet Gynaecol 2014; 28(6): 931–943.
Montagu D, Sudhinaraset M, Diamond-Smith N et al. Where women go to deliver: understanding the changing landscape of childbirth in Africa and Asia. Health Policy Plan 2017; 32(8): 1146–1152.
Terre des Femmes. Dunkelzifferstatistik zu weiblicher Genitalverstümmelung in Deutschland. 2020. https://frauenrechte.de/unsere-arbeit/weibliche-genitalverstuemmelung/unser-engagement/dunkelzifferstatistik-zu-fgm-in-deutschland.
UNICEF. Female genital mutilation (FGM). 2024. https://data.unicef.org/topic/child-protection/female-genital-mutilation.
Wacker J. Female Genital Schistosomiasis und ihre Folgen. gyne 2015; 08: 7–8.

Wacker J, Baldé MD, Bastert G. Obstretrics Unplugged – Manual for Conditions of Limited Resources; 3.ed. Printhouse Heidelberg; Regionalverlag 2020.
Wacker J, Nikiéma P, Kaboré E, Tiemasse AS, Thieba B, Zanré Y. Häufigkeit und Versorgung von Geburtsverletzungen in Afrika. Coloproctology. 2020. https://colab.ws/articles/10.1007%2Fs00053-020-00458-5.
Wacker J, Nwaeburu L, N'Diaye (2023) Die Behandlung der Präeklampsie in armen und reichen Ländern. In: Wacker J, Rothe C, En-Nosse (Hrsg.). Globale Frauengesundheit. Heidelberg: Springer Nature, 2023.
Wacker J, Sillem M, Bastert G, Beckmann MW. Therapiehandbuch Gynäkologie und Geburtshilfe. Heidelberg: Springer, 2020.
WHO, UNICEF, UNFPA, World Bank Group, and United Nations. Trends in Maternal Mortality: 1990–2015. Estimates by WHO, UNICEF, UNFPA, World Bank Group and the United Nations Population Division. 2015. https://iris.who.int/bitstream/handle/10665/193994/WHO_RHR_15.23_eng.pdf.

INTERNETQUELLEN
WHO (Beyond the Numbers. Reviewing maternal deaths and complications to make pregnancy safer): https://iris.who.int/bitstream/handle/10665/42984/9241591838.pdf.

11.3 Chirurgie

Philipp Langenscheidt

11.3.1 Die Rolle der Chirurgie im tropischen Kontext

Die wesentliche Herausforderung für die Chirurgie in tropischen Regionen bzw. in Ländern mit niedrigem bzw. mittlerem Einkommen (LMIC) besteht in der Anpassung an die schwierigen infrastrukturellen, wirtschaftlichen, technologischen und sozialen Bedingungen in den Ländern mit sehr niedrigem Einkommen sowie in der Berücksichtigung der kulturellen Eigenheiten. Dies betrifft insbesondere die folgenden Bereiche:

- **Soziales und infrastrukturelles Umfeld**: Die Verteilung der wirtschaftlichen und sozialen Ressourcen führt in den meisten LMIC zu einem sehr heterogenen Bild mit erheblichen Unterschieden zwischen städtischen und ländlichen Bereichen. In Hinblick auf die operative Versorgung bedeutet dies ein Nebeneinander von modernen, personell und materiell gut ausgestatteten Einrichtungen, die, häufig auf privatwirtschaftlicher Basis arbeitend, nur für eine Minderheit der Bevölkerung zugänglich sind. Im Gegensatz dazu findet sich eine eklatante Unterversorgung in vielen peripheren Regionen, in denen adäquate Einrichtungen für die Bevölkerung mit den üblichen Transportmitteln kaum erreichbar sind (➤ Abb. 11.2).
- **Standard in den operativen Einrichtungen**: Krankenhäuser mit Spezialabteilungen und ausgebildeten Fachärzten für die verschiedenen Disziplinen sind die Ausnahme und werden in vielen Ländern von weniger als 1 % der Bevölkerung erreicht. Üblich sind Hospitäler, die mit einigen wenigen Ärzten besetzt sind und ein breites Spektrum der operativen und konservativen Medizin abzudecken haben. Kennzeichnend für diese Einrichtungen ist der Mangel an Ressourcen aller Art, insbesondere an Verbrauchsmaterialien wie Medikamente, Röntgenfilme, Infusionslösungen, Gipsbinden usw. Die Möglichkeiten der Anästhesie und der postoperativen Überwachung sind limitiert, der hygienische Standard meist niedrig und die Einsatzbereitschaft durch personelle oder materielle Engpässe eingeschränkt. Dennoch findet in vielen Ländern die weit überwiegende Zahl operativer Eingriffe in solchen Einrichtungen statt. Sie sollen im Rahmen des Distriktkonzeptes der WHO auch auf lange Sicht den Hauptanteil an der chirurgischen Versorgung der Bevölkerung gewährleisten.

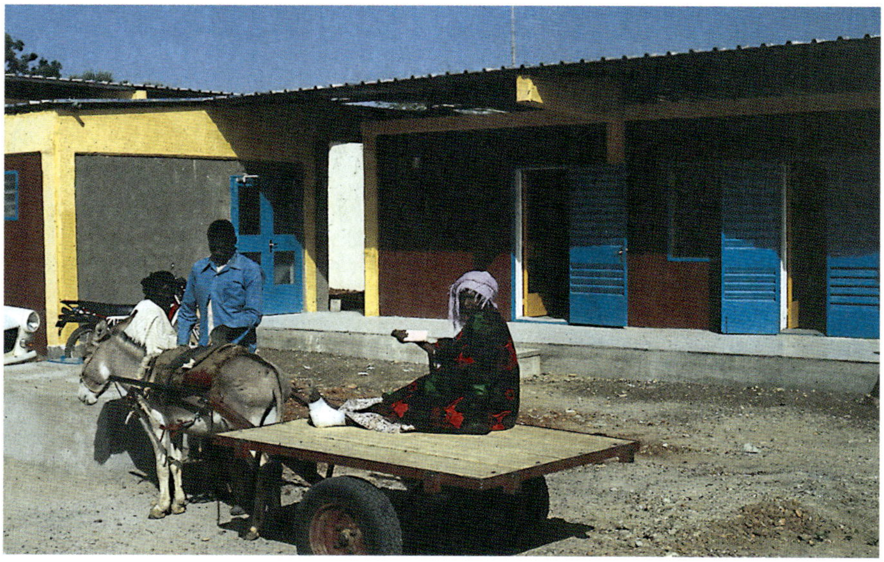

Abb. 11.2 Ein nicht unüblicher Krankentransport in der Sahelzone [P1593]

Bedarf an chirurgischer Behandlung und Strategien zur Verbesserung der Versorgungssituation

Da gesicherte Zahlen über die Verbreitung „chirurgischer" Erkrankungen in tropischen Regionen fehlen, kann das Ausmaß des Versorgungsdefizits nur geschätzt werden. Eine solche Schätzung, basierend auf unterschiedlichen Kriterien (Shrime et al. 2015, Bickler et al. 2015, Debas et al. 2006), kommt zu folgenden Kernthesen (Meara 2015):

- 5 Milliarden Menschen weltweit haben keinen adäquaten Zugang zu sicherer und bezahlbarer chirurgischer Versorgung.
- Weltweit werden zusätzliche 143 Millionen chirurgische Eingriffe benötigt, um Leben zu erhalten bzw. Versehrtheit zu vermeiden.
- 33 Millionen Menschen werden jährlich mit katastrophalen Kosten für ihre chirurgische Behandlung konfrontiert.

Die ökonomischen Folgen dieser Defizite, die überwiegend LMIC betreffen, übersteigen bei Weitem die potenziellen Kosten der Bereitstellung einer suffizienten chirurgischen Infrastruktur (Alkire 2015).

Da die chirurgische Versorgung bei limitiertem Budget einerseits mit Maßnahmen der primären Gesundheitsversorgung konkurriert, andererseits im Vergleich zu diesen höhere Investitions- und Unterhaltungskosten erfordert, kann eine Verbesserung mittelfristig nur durch die bestmögliche Ausschöpfung der vorhandenen Ressourcen erreicht werden. Dies bedeutet:

- Ein angemessenes Spektrum an angebotenen Leistungen, insbesondere in Hinblick auf Gewährleistung lebensrettender Notfalleingriffe.
- Anwendung einfacher, kostengünstiger und risikoarmer Verfahren.
- Wann immer möglich sollten konservative Methoden bevorzugt werden.
- Anästhesieverfahren und Operationstechnik sollten sich an einem einfachen, überschaubaren und sicheren Standard orientierten.
- Die verwendeten Materialien sollten, soweit möglich, aus lokaler Produktion stammen bzw. lokal erhältlich sein (➤ Tab. 11.10).

Tab. 11.10 Beispiele für angepasste Materialien unter einfachen Bedingungen

Material	Lokale Alternative	Verwendung
Nahtmaterial	Sterilisierte Angelschnur	Hautnaht
Arbeitskleidung	Baumwollstoff vom Markt vor Ort schneidern lassen	Bereichskleidung im OP
Adhäsivfolien	Kompressen mit Tischlerleim fixieren	Postoperativer Wundverband
Fixateur externe (➤ Abb. 11.3)	Holzrahmen aus Besenstielen	Stabilisierung offener Frakturen
Heimlich-Ventil	Wasserschloss aus leeren Infusionsflaschen	Thoraxdrainage (➤ Abb. 11.4)

Hinsichtlich der Ausbildung des chirurgischen Teams ist eine Konzentration auf die zu erwartenden operativen Anforderungen aus den verschiedenen Fachgebieten wünschenswert und notwendig. Studien bezüglich des erforderlichen Angebots an operativer Behandlung in Krankenhäusern der Grundversorgung (first-level hospitals) haben drei **„Bellwether procedures" (Leitprozeduren)** identifiziert, deren fachgerechte Ausführung in einem hohen Maß mit einer suffizienten chirurgischen Versorgung korreliert (O'Neill et al. 2016): Kaiserschnitt, Laparotomie und die Behandlung offener Frakturen. Der Anspruch an das erforderliche Spektrum überschreitet somit die Grenzen der konventionellen Fachgebiete, verzichtet jedoch auf eine übermäßige Spezialisierung.

Chirurgische Pathologie in den Tropen

Einige klassische Tropenkrankheiten besitzen insofern einen chirurgischen Aspekt, als die Erkrankung selbst oder ihre Folgeerscheinungen einer sinnvollen operativen Behandlung zugänglich

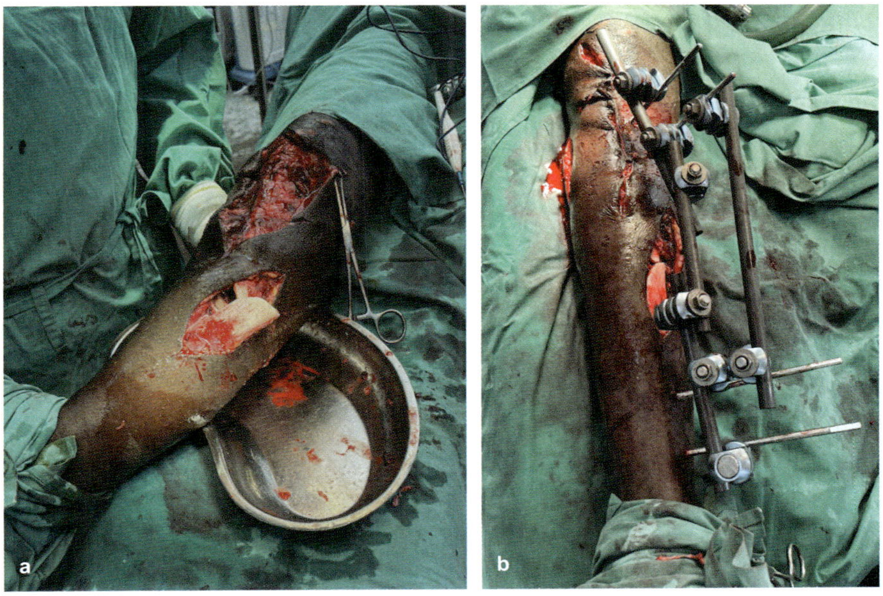

Abb. 11.3 Offene Unterschenkelfraktur mit erheblichem Weichteildefekt (a). Der Fixateur externe ist ein adäquates Instrument zur Stabilisierung komplexer Frakturen, auch unter einfachen Bedingungen (b). [T1517]

11

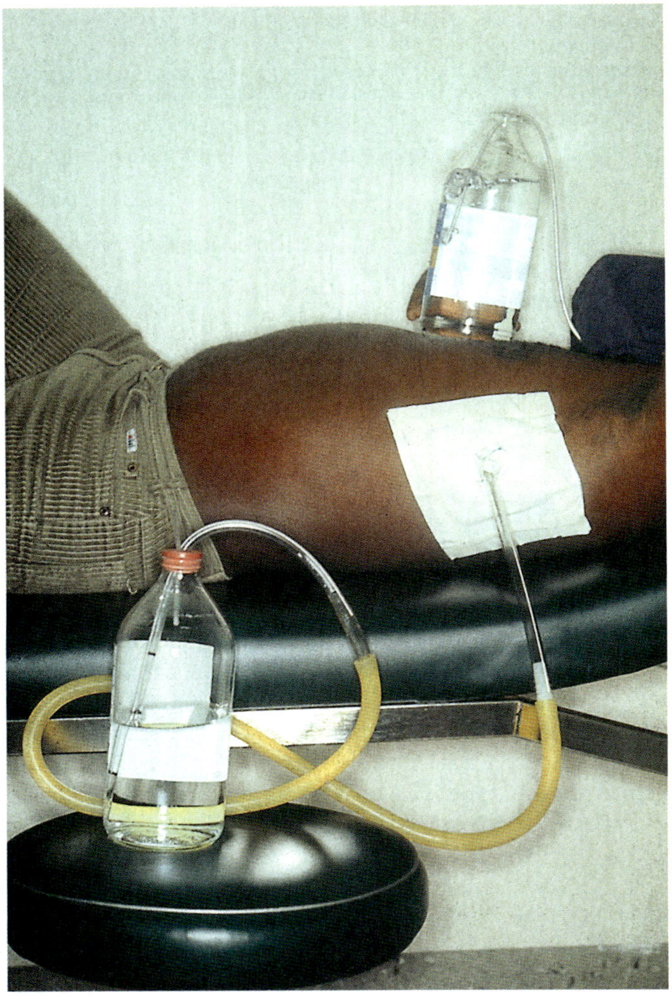

Abb. 11.4 Thoraxdrainage mit einfachem Wasserschloss [P1593]

sind, z. B. bei der Elephantiasis der unteren Extremitäten oder des Skrotums infolge einer Verlegung der Lymphbahnen bei *W.-bancrofti*-Infektion, beim tropischen Ulkus, Echinokokkuszysten der Leber, der Chagas-Krankheit oder septischen oder auch malignen Folgeerscheinungen der Lepra. Andere, klassisch chirurgische Erkrankungen – wie z. B. Hernien, das kolorektale Karzinom, das komplizierte Magenulkus, die Appendizitis, Volvulus oder Invagination – zeigen in vielen tropischen Regionen ein epidemiologisches Verteilungsmuster, das sich erheblich von dem der nördlichen Hemisphäre unterscheidet. Des Weiteren spielt die Multimorbidität bei der Beurteilung einer chirurgischen Akutsituation eine wichtige Rolle: Insbesondere intestinale Parasitosen, Malaria, Tuberkulose, Syphilis und HIV-Infektion werden häufig bei chirurgischen Patienten angetroffen und beeinflussen den Verlauf ihrer Erkrankung und die Wahl der angebrachten Therapie.

Entscheidend für eine suffiziente Diagnostik ist die Kenntnis der regionalen Prävalenzen, die hinsichtlich einzelner Krankheitsbilder extrem unterschiedlich sein kann. In diesem Kontext empfiehlt es sich dringend, die Expertise des einheimischen medizinischen Personals adäquat einzubeziehen (listen to your local nurse).

11.3.2 Spezielle chirurgische Krankheitsbilder

Akutes Abdomen

Definition und Ätiologie

Es handelt sich um einen akut lebensbedrohlichen Zustand mit dem Leitsymptom Bauchschmerz. Die Ursache kann intraabdominell (Perforation, Peritonitis, Abszess, Obstruktion) oder extraabdominell (Retroperitoneum, Nieren, Harnleiter, Intoxikation, Zirkulationsstörungen, Myokardischämie) liegen.

Pathogenese

Eine **Peritonitis** kann primär hämatogen, sekundär infolge einer Hohlorganperforation oder auch in Verbindung mit einem intraabdominellen septischen Herd wie z. B. einer venerischen tuboovariellen Gonokokkeninfektion (pelvic inflammatory disease) auftreten.

Darmperforationen können bei Infektionen auftreten wie Typhus abdominalis (s. u.), Zytomegalievirus-Infektion bei AIDS oder intestinale Tuberkulose, aber auch traumatisch infolge penetrierender Verletzungen. Einer zunehmenden Urbanisierung und dem damit verbundenen Lebensstil folgt die steigende Inzidenz der in Industrieländern vorherrschenden Perforationsursachen wie Kolonkarzinom oder Divertikulitis.

Der mit Abstand häufigste Auslöser eines akuten Abdomens **obstruktiver Genese** ist die inkarzerierte Leistenhernie. Dünndarm- und Sigmavolvulus sind Erkrankungen, von denen in verschiedenen tropischen Regionen (Nigeria, Sudan, Äthiopien) im Gegensatz zu den Industriestaaten auch jüngere Patienten betroffen sind. Als Ursache wird ein elongiertes Mesenterium bzw. Mesokolon vermutet. Die zökokolische Invagination, die in gemäßigten Klimazonen praktisch nur bei Säuglingen und Kindern vorkommt, wurde in Westafrika auch bei Erwachsenen als regional häufige Ursache eines Darmverschlusses beobachtet.

Die **Perforation eines Hohlorgans** führt über die direkte Kontamination der Bauchhöhle, die andauernde massive Obstruktion über den Mechanismus der bakteriellen Durchwanderung zur Ausbildung einer Peritonitis. Unbehandelt führt diese über die Freisetzung von bakteriellen Endo- und Exotoxinen sowie Zytokinen durch immunkompetente Zellen zu der mit Schock und Multiorganversagen einhergehenden Peritonitiskrankheit.

Unter den extraabdominellen Ursachen des akuten Abdomens ist im Kontext tropischer LMIC an die Möglichkeit der Intoxikation durch traditionelle Medikamente zu denken. Auch eine Sichelzellkrise kann infolge einer intestinalen Minderperfusion mit einer schweren abdominellen Symptomatik einhergehen.

Klinik und Diagnostik

Ziel der Diagnostik ist die schnelle und präzise Einschätzung des Ausmaßes der vitalen Bedrohung mit dem Ziel der unverzüglichen Einleitung stützender Maßnahmen und, nach Stabilisierung des Patienten, der Abklärung der Ursache.

Die wichtigsten und unter einfachen Bedingungen oft einzig verfügbaren Instrumente sind **Anamnese und klinischer Befund.** Zu eruieren sind Dauer des Krankheitszustands und des Transports, Art der initialen Symptome sowie eventuelle Vorbehandlung durch traditionelle Heiler. Hilfreich ist dabei die Unterstützung durch einheimische Übersetzer. Die genaue Registrierung der Vitalfunktionen (Bewusstsein, Atemtiefe, Atemfrequenz, Herzfrequenz, Blutdruck, Urinausscheidung) erlaubt die Beurteilung der Schwere des Krankheitsbildes. Nach Einleitung von Sofortmaßnahmen – i. v. Rehydratation, evtl. Analgesie, Magensonde, Urinkatheter, Sauerstoffsonde – erfolgt die Palpation und Auskultation des Abdomens sowie die Prüfung der Bruchpforten. Abwehrspannung, Dauerschmerz und Druckdolenz sowie fehlende Darmgeräusche weisen auf eine Perforation, Distension, Hyperperistaltik hin, krampfartige Schmerzen auf ein mechanisches Hindernis.

Labor: Im Hinblick auf eine eventuell anstehende Operation sollten neben der Leukozytenkonzentration auch der Hb-Wert sowie die Blutgruppe bestimmt werden. Bei nicht durchführbarem HIV-Test muss jeder Patient als potenziell infiziert angesehen werden. **Röntgen**: Die Abdomenübersicht kann durch den Nachweis freier Luft bei Hohlorganperforation für das weitere Vorgehen richtungsweisend sein. Die **Sonografie** erlaubt den Nachweis freier intraabdomineller Flüssigkeit oder intraparenchymatöser Abszesse – z. B. von Milz oder Leber, Raumforderungen im kleinen Becken, Harnstau usw.

Therapie

Wichtig ist die korrekte Einschätzung des Flüssigkeitsbedarfs gerade bei länger bestehender Obstruktion.

Praktikable Faustregel: Blutdruckabfall um 30 mmHg nach dem Aufsetzen: 3.000 ml Flüssigkeitsdefizit, Darmstrangulation über 6 Tage bedeutet ca. 6.000 ml Verlust.
Die Substitution sollte zügig, aber dosiert erfolgen: Ein Drittel innerhalb von 4 Stunden, den Rest über 18 Stunden.

Nach Durchführung der Erstmaßnahmen zur Restitution der Vitalfunktionen muss die Entscheidung für oder gegen eine **Notfalllaparotomie** von der wahrscheinlichen Ursache des Krankheitsbildes abhängig gemacht werden. Massiver Peritonismus oder freie Luft in der Abdomenübersicht sind wichtige Kriterien für ein sofortiges operatives Vorgehen. Deutliche Besserung des Patienten nach Durchführung der Erstmaßnahmen rechtfertigt, unter andauerndem klinischem Monitoring, einen Aufschub. Das Ziel der Laparotomie ist die Abklärung und Beseitigung des Fokus. Je nach Organ und Ausmaß des Befunds wird dabei eine Entfernung (Gallenblase, Appendix), Resektion (Darm) oder Übernähung erforderlich. Bei schwerer Peritonitis, aber auch bei typhusinduzierter Darmperforation hat sich, neben der systemischen Antibiose, die geplante Relaparotomie nach 24 bis 48 Stunden in Verbindung mit einer Abdominallavage mit isotoner kristalliner Lösung bewährt.

Darmresektionen, besonders unter schwierigen Bedingungen, machen mitunter die Anlage eines künstlichen Darmausgangs erforderlich. Hierbei sollte beachtet werden, dass einerseits für die Versorgung in vielen Gebieten unüberwindliche logistische und finanzielle Hürden bestehen, andererseits die soziale Akzeptanz sehr gering sein kann. Chirurgisch-technisch sollte daher auf eine ausreichende Prominenz des Stomas im Sinne einer sicheren Beutelversorgung geachtet werden. Die Methode der Irrigation, d. h. der retrograden Darmspülung mittels Katheter, verringert die Entleerungsfrequenz und damit den Versorgungsaufwand. Eine möglichst frühzeitige Rückverlagerung ist ebenfalls hilfreich.

Typhus abdominalis

Definition und Ätiologie

Perforation der Dünndarmwand als Komplikation eines Typhus abdominalis (selten auch Paratyphus) infolge transmural penetrierender Ulzerationen der intestinalen Schleimhaut, die multipel und metachron auftreten können.

Epidemiologie

Bei weltweiter Verbreitung der Erreger *Salmonella* Typhi bzw. *S.* Paratyphi A–C korreliert die Inzidenz (➤ Kap. 3.2) stark mit den lokalen hygienischen Verhältnissen. Betroffen sind vor allem Gebiete in Afrika, Südasien und Südamerika. Die Häufigkeit von Perforationsereignissen variiert regional erheblich. Schätzungen liegen bei 1–4 % aller Typhuserkrankungen (Njarekkattuvalappil et al. 2021).

Pathogenese

Die zentrale Rolle für die Perforation spielen die als Peyer-Plaques bezeichneten lymphatischen Strukturen der Darmwand des terminalen Jejunums und Ileums. In diesen kontramesenterial in der Schleimhaut gelegenen Konvoluten kommt es zu einer Erregerinvasion mit Nekrose derselben und folgender transmuraler Ulzeration. Typisch ist das Fehlen einer Abdeckung des Defekts durch das Omentum majus. Der ungehinderte Austritt von Darminhalt führt zu einer generalisierten Peritonitis und Ausbildung intraabdomineller Abszesse.

Klinik und Diagnose

Zur Perforation kommt es oft erst nach längerem, zum Teil mehrwöchigem Krankheitsverlauf. Leitsymptom der Perforation ist das akute Abdomen mit massiven Bauchschmerzen, Abwehrspannung und geblähtem Abdomen. Die Patienten wirken schwerkrank, septisch, u. U. dehydriert. Anamnestisch wird meist ein längerer fieberhafter Krankheitsverlauf angegeben. Die Verdachtsdiagnose basiert auf dem klinischen Befund. Ultraschall und Abdomenübersichtsaufnahme im Stehen oder Linksseitenlage zeigen freie intraabdominelle Luft. Der Nachweis von *Salmonella* Typhi (oder selten *S.* Paratyphi) in der Blutkultur (zum Teil auch in der Stuhlkultur) ist meist möglich und Voraussetzung für die Resistenztestung, kann aber für die Therapieentscheidung oft nicht abgewartet werden.

Therapie und Prognose

Die Behandlung ist grundsätzlich chirurgisch im Sinne einer sofortigen **Laparotomie,** ggf. nach kurzzeitiger Kreislaufstabilisierung.

Die begleitende **Antibiotikagabe** berücksichtig die regionale Resistenzlage. Resistenzen sind weitverbreitet (➤ Kap. 3.2.1). Als First-Line-Substanz wird Ofloflaxin und Enoxacin empfohlen. Ziel der operativen Maßnahme ist der Verschluss sämtlicher Darmdefekte, sei es als einfache Übernähung bei ansonsten intakter Darmwand, Exzision des Defekts oder Darmresektion mit oder ohne Anastomose und bei Bedarf Anlage eines Stomas. Bei ausgedehnten Defekten und unsicheren Verhältnissen können auch mehrere Stomata angelegt werden. Sämtliches infektiöses bzw. eitriges Material ist zu entfernen. Zum Abschluss erfolgt eine ausgiebige abdominelle Lavage mit mehreren Litern einer isotonen Flüssigkeit. Je nach Befund sollte auch eine programmierte Relaparotomie nach 24 bis 48 Stunden in Betracht gezogen werden.

Die **Letalität** ist in erheblichem Maße vom Zeitpunkt der chirurgischen Sanierung sowie der zur Verfügung stehenden medizinischen Infrastruktur abhängig. Sie liegt je nach äußeren Bedingungen zwischen 2 und 56 %, bei Ausbildung enterokutaner Fisteln bei bis zu 67 % (Contini 2017).

Reisemedizinische Bedeutung

Grundsätzlich besteht das Risiko einer Salmonelleninfektion in allen Gebieten mit schwierigen hygienischen Bedingungen. Näheres zur Prophylaxe und Impfschutz ➤ Kap. 13.3.

Askaridenileus

Definition

Darmverschluss infolge einer massiven Besiedlung des Dünndarms mit erwachsenen Spulwürmern *(Ascaris lumbricoides).*

Epidemiologie und Pathogenese

Die Inzidenz korreliert eng mit der Prävalenz von Askarideninfektionen (➤ Kap. 6.4.4), d. h. vor allem in heißen, feucht-tropischen Regionen. Voraussetzung ist ein massiver Befall, wobei lebendige Parasiten aufgrund ihrer Motilität in der Regel nur zu einem partiellen Darmverschluss mit Restpassage führen. Ein kompletter Ileus ist eher die Folge einer durch eine anthelminthische Therapie ausgelösten Verklumpung abgestorbener Wurmkonglomerate im Dünndarm.

Klinik

Symptomatik des partiellen Darmverschlusses: intermittierende Bauchschmerzen, evtl. einmaliges Erbrechen bei gutem Allgemeinzustand. Die Palpation des Abdomens zeigt eine mobile Resistenz mit wechselnder Lokalisation. Bei komplettem Verschluss kommt es zu einer progredienten Verschlechterung des Allgemeinzustands mit Zeichen der Dehydratation, konstantem Bauchschmerz, wiederholtem Erbrechen und einem distendierten Abdomen. Radiologisch sind die Parasitenkonglomerate erkennbar, im Fall des kompletten Ileus zeigen sich Spiegel und stehende Darmschlingen.

Therapie

Bei **partiellem Verschluss** symptomatische Therapie mit i. v. Flüssigkeitsersatz, Spasmolytika und Magensonde; die antiparasitäre Chemotherapie (➤ Kap. 6.4.4) sollte erst bei Symptomfreiheit erfolgen. Bei **komplettem Darmverschluss** ist die Laparotomie unumgänglich (➤ Abb. 11.5a). Die Wiederherstellung der Passage erfolgt durch vorsichtiges Ausstreichen der Parasiten über die Ileozökalklappe in das Kolon (➤ Abb. 11.5b). Eine Eröffnung des Darms sollte vermieden werden (Hefny, Saadeldin und Abu-Zidan 2009).

Volvulus

Definition und Epidemiologie

Torsion intraperitonealer Darmanteile, meist Dünndarm, Kolon sigmoideum oder Zökum, um einen in der Peritonealwurzel gelegenen Fußpunkt. Gehäuftes Vorkommen im Sudan, Nigeria, Ruanda und Ghana.

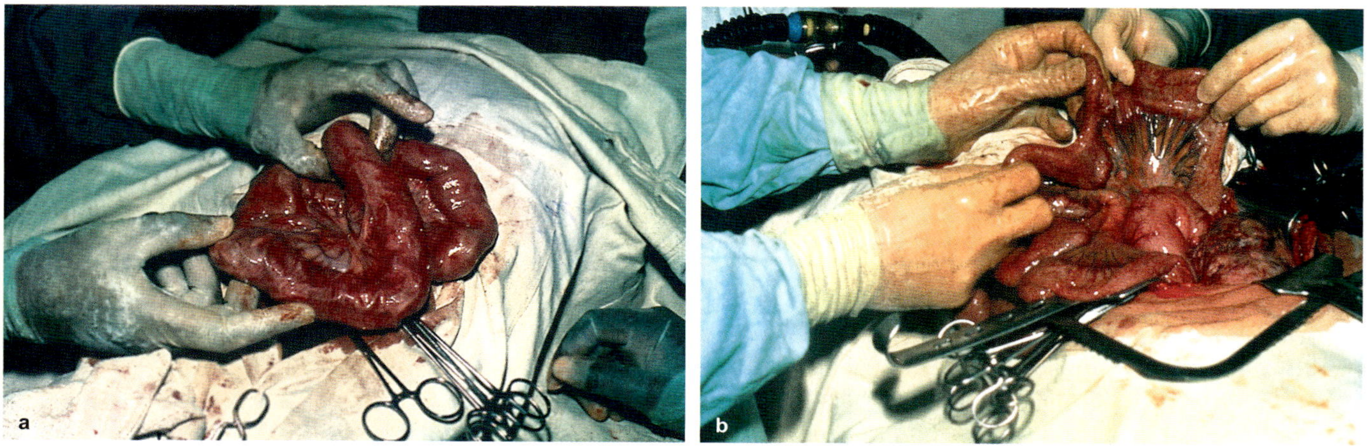

Abb. 11.5 Askaridenileus: a) Der Dünndarm ist komplett mit einem Konglomerat abgestorbener Spulwürmer ausgefüllt; b) die Askariden werden vorsichtig und ohne Eröffnung des Darmes in Richtung Kolon „ausgemolken". [T1514]

Ätiologie und Klinik

Voraussetzung für die Entstehung eines Volvulus ist eine womöglich nutritiv (Ballaststoffe) bedingte Elongation des Mesos in Verbindung mit einer verwachsungsbedingten Fixierung am Fußpunkt der Darmschlinge. Unterschieden wird zwischen einem subakuten, häufig rezidivierenden, und einem akuten Volvulus. Bei der subakuten Form handelt es sich um eine Obstruktion des Darmlumens mit entsprechender Symptomatik. Die akute Form ist Folge einer durch die Kompression des Gefäßstiels bedingten schweren Durchblutungsstörung mit rasch einsetzender Gangrän und Peritonitis. Hier stehen der heftige initiale Bauchschmerz und die zügige Verschlechterung des Allgemeinzustands im Vordergrund.

Diagnostik

Bei der **subakuten Form** des Volvulus ist das Abdomen gebläht, die Darmgeräusche zunächst klingend, später spärlich. Perkutorisch findet sich der auf einen gasgefüllten Hohlraum hinweisende tympanitische Klopfschall. Radiologisch zeigt sich die stehende, geblähte Darmschlinge in Verbindung mit den Verdichtungen im Bereich des Fußpunkts.

Im Falle einer **drohenden oder manifesten Darmischämie** findet sich das klassische Bild des akuten Abdomens mit heftigem Bauchschmerz, Peritonismus, Tachykardie, Hyperventilation und Hypotonie.

Differenzialdiagnose

Darmverschluss anderer Genese, Invagination, Bridenileus, Darmparalyse, z. B. nach Einnahme lokaler Medikamente.

Therapie

Bei **subakutem Volvulus des Sigmas** kann eine koloskopische Derotation versucht werden, unter einfachen Bedingungen könnten auch Einläufe über ein Darmrohr zur Entlastung führen. Allerdings sollte dem Patienten, gerade in Regionen mit mangelhafter chirurgischer Versorgung, die elektive Sigmaresektion empfohlen werden, da ansonsten das Risiko eines Rezidivs mit Gangrän oder Durchwanderungsperitonitis fortbesteht (Raveenthiran et al. 2010).

Bei Verdacht auf eine **manifeste oder drohende Ischämie** ist die sofortige Laparotomie indiziert (➤ Abb. 11.6). Sollte sich der Verdacht bestätigen, erfolgt die Darmresektion, je nach Lage mit oder ohne passageres Stoma. Wichtig ist hierbei, zunächst eine Minilaparotomie durchzuführen, über welche das Sigma durch Nadelpunktion entlastet, d. h. dekomprimiert wird, da bei plötzlichem Verlust der Bauchwandspannung der massiv geblähte Darm einreißen und die Bauchhöhle mit Kot kontaminieren kann.

Hernien

Definition

Vorwölbung von Peritoneum (Bruchsack) und intraabdominellen Strukturen (Bruchinhalt) durch eine präformierte oder erworbene

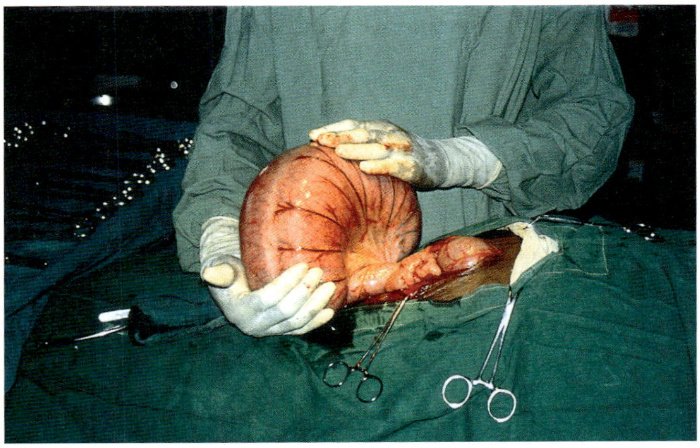

Abb. 11.6 Volvulus: Eine um den Mesokolonansatz rotierte, stark distendierte, aber vitale Sigmaschlinge [T1513]

Öffnung der Bauchwand (Bruchpforte). Das Spektrum reicht von kaum wahrnehmbaren Befunden bis hin zu monströsem Ausmaß mit der Verlagerung von Kolon, Dünndarm und sogar Magenanteilen in den Bruchsack (Riesenhernien).

Epidemiologie

Die mit Abstand häufigste Bruchform im subsaharischen Afrika ist die **Leistenhernie** (Yeboah und Abantanga 2012, Matovu et al. 2020). Genaue Daten zur Prävalenz in einzelnen Regionen liegen nicht vor, Schätzungen stützen sich auf ältere Studien bzw. klinische Daten. Für Tansania wurde eine Prävalenz von 15 pro 100.000 Einwohner angegeben. Männer sind 4-mal häufiger betroffen als Frauen. **Nabelhernien** finden sich bei über 80 % der Neugeborenen im subsaharischen Afrika.

Ätiologie

Indirekte Hernien entstehen durch ausbleibende Okklusion des Processus vaginalis, direkte durch erworbene Defekte der Bauchwand. Als Prädisposition werden sowohl ernährungsbedingte als auch genetische Faktoren diskutiert. Für letztere Annahme spricht u. a. das häufige Vorkommen der **Basoga-Hernie** bei Angehörigen der gleichnamigen Ethnie in Westuganda: Als Bruchpforte imponiert ein Defekt in der Falx inguinalis, einem straffen Band medial des Leistenkanals. Dünndarminkarzerationen sind häufig und betreffen meist nur die kontra-mesenteriale Darmwand (Richter-Hernie). Die Häufigkeit kindlicher Nabelhernien wird auf eine Kombination von konstitutionellen und nutritiven Faktoren zurückgeführt.

Pathogenese und Klinik

Klassische Leistenbrüche nehmen unbehandelt im Verlauf an Größe zu und können groteske Ausmaße erreichen (➤ Abb. 11.7), im Extremfall verlagert sich der gesamte mobile Inhalt der Bauchhöhle in den Bruchsack (Riesenhernien). Lebensbedrohlich ist die Inkarzeration, wenn der prolabierte Darm durch die Bruchpforte stranguliert und die Durchblutung kompromittiert wird. Im Gegensatz dazu kommt es bei kindlichen Nabelhernien in den meisten Fällen zu einem Spontanverschluss in den ersten 5 Lebensjahren.

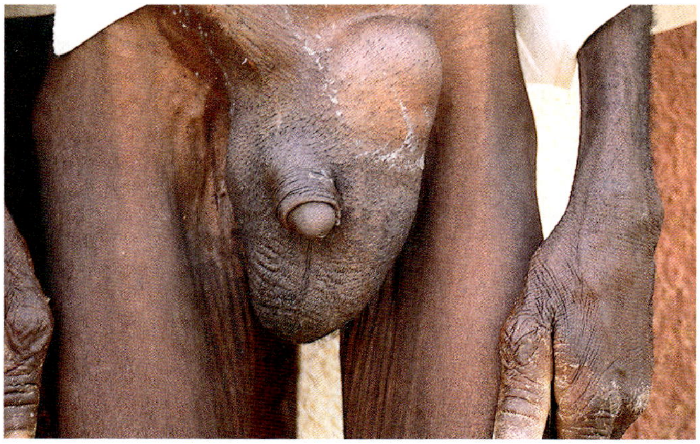

Abb. 11.7 Große, irreponible Leistenhernie – ein häufiger Befund im subsaharischen Afrika [P1593]

Diagnostik und Differenzialdiagnose

Lokaler Schmerz ist ein häufiges, aber nicht obligates Frühsymptom. Die Inspektion zeigt die asymmetrische, oft einseitige Vorwölbung am äußeren Leistenring. Die Bruchpforte kann am entspannten Patienten digital palpiert oder sonografisch dargestellt werden. Bei kleinen bzw. uneindeutigen Befunden ist differenzialdiagnostisch an Zerrungen, Insertionstendopathie der Adduktoren, Orchitis und Funikulitis zu denken. Große Befunde können mittels Diaphanie von Hydrozelen unterschieden werden.

Therapie

Die Indikation zur elektiven Hernienoperation besteht bei lokalen Beschwerden bzw. auch als Inkarzerationsprophylaxe. Die inkarzerierte Hernie stellt einen Notfall dar. Die Versorgung sollte umgehend bzw. innerhalb von Stunden erfolgen. Bei fehlenden Operations- bzw. Evakuationsmöglichkeiten kann ein konservativer Versuch der manuellen Reposition unternommen werden, unter Vermeidung ausgedehnter, das lokale Ödem fördernder Manipulationen. Alternativ bzw. bei Misserfolg: Flüssigkeitssubstitution, Analgesie, lokale Kühlung und Hochlagerung der unteren Körperhälfte.

Als Standardoperationsmethode gilt der **spannungsfreie Bruchlückenverschluss,** offen chirurgisch (Lichtenstein) oder laparoskopisch. Das besondere Problem der Riesenhernien ist der Verlust des Heimatrechts der im Bruchsack befindlichen Strukturen aufgrund der durch Muskelretraktion bedingten Verkleinerung der Bauchhöhle. Unter günstigen Bedingungen kann diese pneumatisch durch CO_2-Insufflation gedehnt werden. In der Notfallsituation: Zusätzliche mediale Laparotomie, Reposition des Bruchinhalts über die Bruchpforte, Bruchlückenverschluss inguinal und Verschluss der vorderen Bauchwand mittels Netzplastik, Verwendung von Bruchsackanteilen oder Skrotalhaut, oder auch unter Verzicht auf die Fasziennaht mit sekundärem Verschluss der so entstandenen iatrogenen Narbenhernie nach einigen Wochen. Eine Darmresektion aus „Platzgründen“ sollte vermieden werden.

Unkomplizierte Nabelhernien bei Kindern verschließen sich in der Regel spontan und sollten daher grundsätzlich nicht vor dem 5. Lebensjahr operiert werden, und auch dann nur, wenn sie symptomatisch sind bzw. wenn es – was sehr selten geschieht – zu einer Inkarzeration kommt (Zens et al. 2017).

11

11.3.3 Septische Chirurgie

Septische Wunden

Septische Wunden stellen in Anbetracht der allgemeinen Lebensbedingungen und der eingeschränkten medizinischen Versorgung ein häufiges Problem dar. Nicht selten haben die Patienten tagelange Fußmärsche zu bewältigen, bevor sie eine Erstversorgung ihrer Wunde erreichen können. Auch in größeren Krankenhäusern dauert es wegen des großen Andrangs manchmal Tage, bis eine ordnungsgemäße Behandlung erfolgen kann.

Versorgungsprinzip

Die verschiedenen Formen von Wundinfektionen und deren Behandlung fasst ➢ Tab. 11.11 zusammen. Die Therapie infizierter Wunden basiert auf Wundsäuberung, Desinfektion mit adäquaten Agenzien (➢ Tab. 11.12) und konsequentem Débridement. Alles infizierte, minderdurchblutete und nekrotische Gewebe muss entfernt werden. In aller Regel sollte ein primärer Wundverschluss vermieden werden. Günstig ist die Auffüllung von infizierten Defekten mit vitalem Gewebe in Form gestielter Muskellappen.

Bei **Infektionen am Knochen** sollte ebenfalls alles nekrotische Material entfernt werden. Der entstandene Defekt muss gemuldet oder mit Muskel aufgefüllt werden.

Gelegentlich finden sich in sekundär heilenden Wunden nach einigen Behandlungstagen Fliegenlarven. Es wird empfohlen, auf eine Entfernung derselben zu verzichten, da sie durch den Verzehr von nekrotischem und potenziell infiziertem Gewebe eine wichtige Rolle bei der Wundheilung spielen können. Gesundes Gewebe wird nicht angegriffen. Dieses Prinzip wird unter der Bezeichnung **Biochirurgie** auch unter modernen Versorgungsverhältnissen mit Erfolg angewendet.

Abszesse

Definition

Der Begriff des Abszesses bezeichnet eine eitrige Infektion in einer mit einer Membran umgebenen, nicht präformierten, sondern durch Gewebeeinschmelzung entstandenen Körperhöhle.

Epidemiologie

Die Häufigkeit von Abszessen durch ubiquitäre Keime korreliert mit feuchtheißem Klima sowie niedrigen sozialen und hygienischen Standards. In ländlichen Regionen wird die Entstehung durch die Exposition infolge häufiger Bagatellverletzungen und Insektenstiche, im urbanen Umfeld durch die zum Teil sehr hohe HIV-Prävalenz gefördert.

Ätiologie

Als Erreger werden mit abnehmender Häufigkeit Staphylokokken, Streptokokken, *E. coli,* aber auch Anaerobier gefunden. Spezifisch für tropische Regionen sind Organabszesse durch *Salmonella* Typhi (Milz), *Entamoeba histolytica* (Leber) oder „kalte Abszesse" im Zusammenhang mit der extrapulmonalen Tuberkulose.

Pathogenese

Typischerweise entstehen dermale bzw. subkutane Abszesse am Ort der Eintrittspforte des Erregers, meist kleinere Hautläsionen an exponierter Stelle, aufgekratzte Insektenstiche, aber auch über Haarfollikel (Follikulitis) und Schweißdrüsen. Außer durch direkte Inokulation können Erreger auf dem Blut- oder Lymphweg zum Manifestationsort

Tab. 11.11 Formen der Wundinfektion

Ausmaß	Symptome		Behandlung
Low Grade [T1517]	Rötung (Glanz-Splendor), Wärme	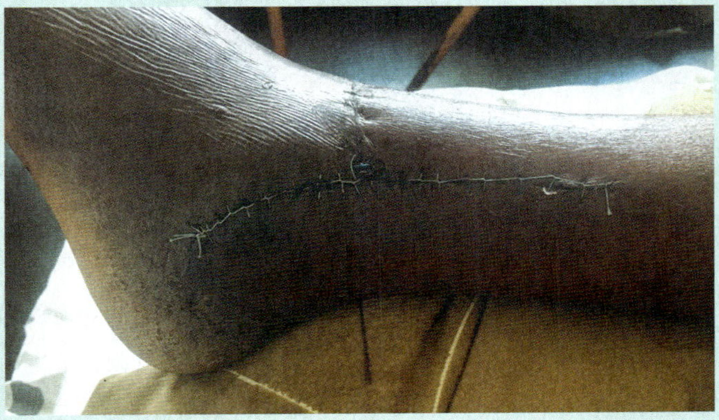	Ruhigstellung, Kühlung
Abszedierung [P1593]	Schwellung, Schmerz, Rötung, Wärme	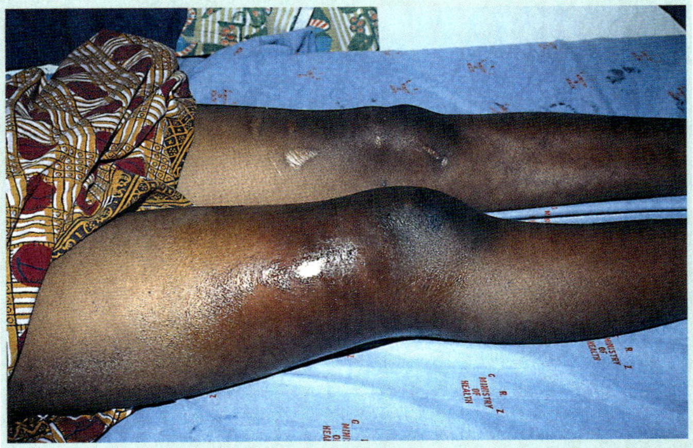	Inzision, Drainage
Phlegmone P1593	Schmerz, diffuse Schwellung	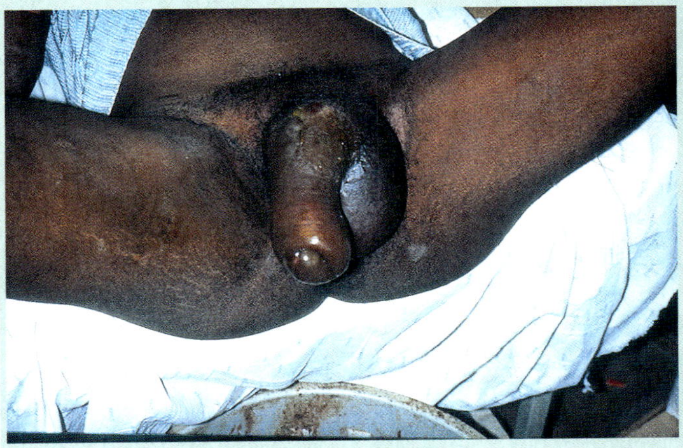	Inzision, Kühlung, Ruhigstellung, Antibiose

Tab. 11.11 Formen der Wundinfektion (*Forts.*)

Ausmaß	Symptome		Behandlung
Nekrotisierende Entzündung [P1593]	Gewebeuntergang	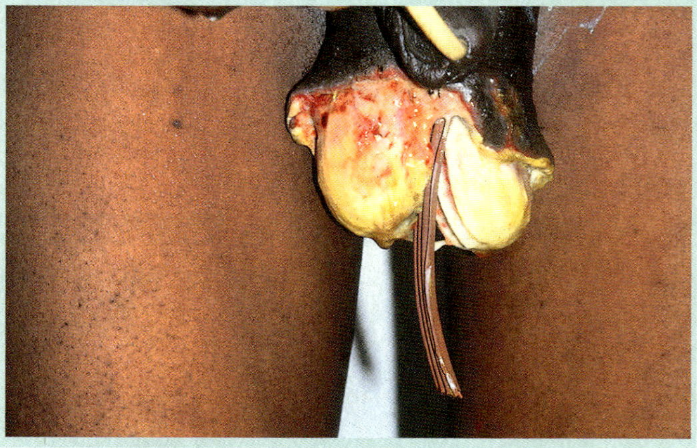	Débridement
Nekrotisierende Fasziitis [P1593]	Foudroyanter Gewebeuntergang, Ausbreitung entlang der Faszien	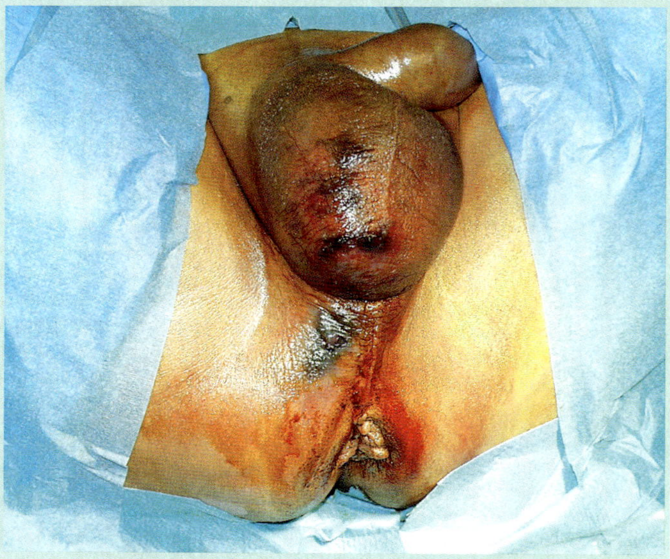	Radikale Exzision allen infizierten Gewebes

Tab. 11.12 Desinfizienzien

Substanz	Spektrum	Vorteile	Nachteile	Anwendung
Octenidin	Bakterien, Pilze, (Viren)	Schnelle und lang andauernde Wirkung	Wirkungseinschränkung durch Eiweiß	Akute Wunden
Povidon-Jod	Bakterien, Pilze Protozoen, (Viren, Sporen)	Schnelle Wirkung	Wirkungseinschränkung durch Blut und Eiweiß	Akute Wunden
Polihexanid	Bakterien, Pilze	Gut verträglich	Langsame Wirkung	Chronische Wunden
Taurolin	Bakterien	Gut verträglich	Sehr langsame Wirkung	Chronische Wunden
Ethanol 70 %	Bakterien, Pilze, Viren, Protozoen	Verfügbarkeit	Brennen	Akute Wunden, OP

gelangen. Förderlich wirkt eine lokale oder generalisierte Abwehrschwäche. Durch die lokale Entzündungsreaktion in Form einer Invasion von Neutrophilen bildet sich eine fibröse Membran, die eine Barriere für Makrophagen, Komplement und Antikörper einerseits und Antibiotika andererseits darstellt.

Klinik

Prädilektionsstellen sind für Mikrotraumen exponierte Körperregionen (Hände, Füße) sowie Areale mit hoher Dichte an Drüsen (Axilla, Leiste, perianal). Vorboten für die Abszessbildung sind eine schmerzhafte Rötung, der eine lokale Induration folgt, bevor diese mit Ausbildung einer fluktuierenden Schwellung das Bild des ausgereiften Abszesses komplettiert. Später kommt es zu Nekrosen im Bereich der Epidermis mit Spontanperforation und Abszessentleerung. Als systemische Reaktionen treten Fieber, Krankheitsgefühl und Leukozytose auf. Vor allem bei Abwehrschwäche und bei fehlender Therapie kann es zu einer Sepsis kommen.

Diagnostik

Die Diagnose oberflächlicher Abszesse erfolgt klinisch auf der Basis der klassischen Zeichen: Schwellung (Tumor), Schmerz (Dolor), Überwärmung (Calor) und Rötung (Rubor), die sich im Fall dunkler Hautfarbe als Glanz (Splendor) manifestiert. Im Zweifel oder bei unzugänglicher Lokalisation hilft die Sonografie. Einfach, effektiv und letztlich für die eitrige Einschmelzung beweisend ist die Probepunktion mit Aspiration des Eiters.

Differenzialdiagnose

Nicht entzündliche Raumforderungen wie Tumoren oder Hämatome. Infektionen ohne Membranbildung (Phlegmone), Parasitenbefall (Drakunkulose, Myiasis, Sandfloh, Larva migrans, kutane Leishmaniasis).

Therapie

Im Frühstadium kann die Einschmelzung mitunter durch lokale (Fusidinsäure) oder systemische Antibiose verhindert werden. Die klassische Behandlung des manifesten Abszesses ist die breite chirurgische Inzision mit Entfernung des nekrotischen Gewebes (Débridement), Drainage oder Tamponade und offener Wundbehandlung. Im Fall rezidivierender Schweißdrüsenabszesse ist die radikale Entfernung des gesamten Drüsenkörpers erforderlich.

Prognose und Prävention

Suffizient behandelte Abszesse heilen in der Regel folgenlos aus. Bei Prädisposition (Immunschwäche, Hyper-IgE-Ämie) sind Rezidive häufig. Die Prävention besteht in der Expositionsvermeidung durch angemessene Kleidung, Schuhwerk, Insektenschutz und der adäquaten Therapie traumatischer Hautläsionen (Desinfektion etc.).

Reisemedizinische Bedeutung

Europäer sind für Weichteilinfektionen während einer Tropenreise in dem Maße empfänglich, in dem sie sich den spezifischen Risiken aussetzen.

Tropische Pyomyositis

Definition und Ätiologie

Es handelt sich um eine abszedierende Einschmelzung insbesondere größerer Skelettmuskeln infolge einer wahrscheinlich hämatogenen bakteriellen Infektion des quergestreiften Muskels. Als Erreger wird in 70–90 % *Staphylococcus aureus* nachgewiesen, seltener Streptokokken, Hämophilus, Bacteroides und andere Bakterien. Eine Eintrittspforte kann meist nicht festgestellt werden.

Epidemiologie

Die tropische Pyomyositis bevorzugt feuchtheiße Klimazonen. Sie wird in allen tropischen Regionen angetroffen, allerdings mit erheblichen Unterschieden hinsichtlich der regionalen Prävalenz. Die höchste Inzidenz wurde in Uganda und den Solomon-Inseln mit ca. 4 Neuerkrankungen pro 1.000 Einwohner und Jahr beobachtet, in den gemäßigten Klimazonen sporadisch meist in Verbindung mit Immunsuppression.

Pathogenese

Postuliert wird eine passagere Bakteriämie durch virulente Erreger. Der gesunde Muskel ist gegenüber bakteriellen Infektionen vergleichsweise resistent, was auf einen Mangel an dem für das mikrobielle Wachstum erforderlichen freien Eisen durch Bindung an Myoglobin zurückgeführt wird. Als Ursache für die erhöhte Empfänglichkeit der Muskulatur wird daher eine lokale oder systemische Resistenzminderung durch virale Myositis, Filarienbefall, Hyper-IgE-Ämie, Vitaminmangel oder lokales Trauma diskutiert. Obwohl die Pyomyositis in Afrika seit Anfang des 20. Jahrhunderts bekannt ist, ist die Erkrankung heute vor allem in Regionen mit hoher HIV-Durchseuchung anzutreffen. In einer Serie von 70 Pyomyositisfällen in Lusaka/Sambia waren 70 % der Betroffenen HIV-positiv – im Vergleich zu 30 % unter den Traumapatienten.

Krankheitsbild

Die Erkrankung beginnt uni- oder multifokal in dem betroffenen Muskel mit einem Infiltrat, gefolgt von Ödem und Gewebsnekrose mit Eiterbildung.

Klinisch unterscheidet man **3 Stadien**: Das Invasionsstadium, gekennzeichnet durch schmerzhafte Induration des betroffenen Muskels, das nach 10 bis 14 Tagen in ein Suppurationsstadium mit Ausbildung eines intramuskulären Abszesses mit den klassischen Zeichen von Calor, Dolor, Tumor, Rubor (Splendor) und Functio laesa übergeht (➤ Abb. 11.8a). Unbehandelt entwickelt sich nach Monaten das Spätstadium mit kalten Abszessen ohne akute Entzündungszeichen, Auszehrung und Kachexie. Die Temperatur und Leukozyten sind während des Invasions- und Suppurationsstadiums meist nur mäßig erhöht. Komplizierte, auch letale Verläufe mit Endokarditis oder metastatischen Hirnabszessen wurden beobachtet.

Diagnostik und Differenzialdiagnose

Die Diagnose beruht auf dem klinischen Befund, Ultraschall und Probepunktion. Differenzialdiagnostisch sind Weichteiltumoren, suprafasziale Abszesse und die hämatogene Osteomyelitis (s. u.) abzugrenzen.

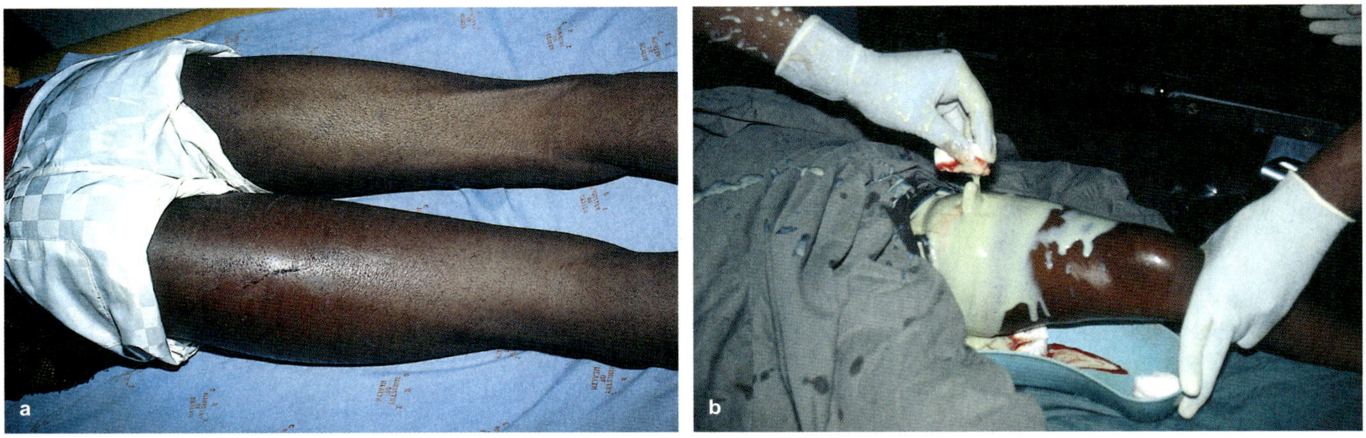

Abb. 11.8 Tropische Pyomyositis der dorsalen Oberschenkelmuskulatur (a), nach Inzision entleeren sich große Mengen Eiter aus der Abszesshöhle (b) [P1593]

Therapie und Prognose

Im Invasionsstadium kann eine systemische Antibiose erfolgreich sein. Im Suppurationsstadium ist die sofortige, großzügige chirurgische Inzision und Drainage die Behandlung der Wahl (➤ Abb. 11.8b). Die funktionellen Spätergebnisse sind nach adäquater Behandlung sehr gut. Rezidive sind bei HIV-negativen Personen selten.

Bekämpfung und Prävention

Bisher liegen keine sinnvollen präventiven Konzepte vor. Ein möglicher Ansatz könnte die konsequente Eradikation der nasalen *Staphylococcus-aureus*-Kolonisation bei Risikogruppen darstellen.

Reisemedizinische Bedeutung

Die Erkrankung wurde bei Reisenden in den Tropen nur in wenigen Einzelfällen (meist bei Immunsuppression) beobachtet.

Hämatogene Osteomyelitis

Definition und Ätiologie

Als hämatogene Osteomyelitis wird die Infektion eines Knochens als Folge einer passageren Bakteriämie ohne das Vorhandensein einer direkten Eintrittspforte bezeichnet, welche durch eine Vielzahl von Mikroorganismen ausgelöst werden kann. Am häufigsten wird *Staphylococcus aureus* angetroffen, gefolgt von Strepto- und Pneumokokken. Typischer Erreger bei Sichelzellanämie ist *Salmonella* Typhi. Als spezifische Infektion tritt die hämatogene Osteomyelitis als Manifestation der extrapulmonalen Tuberkulose sowie bei Lues und Lepra auf.

Epidemiologie

Betroffen sind meist die langen Röhrenknochen von Säuglingen, Kindern und Jugendlichen, nur ausnahmsweise bei sonst gesunden Erwachsenen. Die Erkrankung ist nicht an tropische Regionen gebunden, tritt aber vorwiegend zusammen mit Armut und Mangelernährung auf.

Pathogenese

Auslösender Mechanismus ist die **hämatogene Streuung von Keimen aus einem septischen Fokus** (Zähne, Tonsillen, Mittelohr, Nabel) in Kombination mit einer herabgesetzten Immunkompetenz infolge Mangelernährung, Sichelzellanämie oder HIV-Infektion. Die Absiedlung der Erreger erfolgt in den Zonen hoher Vaskulationsdichte (Epi-, Metaphysen). Die Ausbreitung erfolgt subperiostal, in Markraum, Gelenke und/oder umgebende Weichteile mit konsekutiver Fistelung. Mikroembolien bzw. septische Thrombosen der knochenversorgenden Gefäße führen zur Sequesterbildung.

Krankheitsbild

Leitsymptome der akuten hämatogenen Osteomyelitis sind Schmerzen, hohes Fieber, Schwellung und Funktionseinschränkung der betroffenen Extremität in Verbindung mit schwerem Krankheitsgefühl und Leukozytose. Die Erkrankung kann nach Überwindung des akuten Stadiums zum Stillstand kommen oder in eine chronische Osteomyelitis übergehen, die von Zerstörung der Wachstumszonen mit erheblichen Fehlbildungen, Fistelbildung (➤ Abb. 11.9), rezidivierenden Abszessen und Gelenkdestruktion gekennzeichnet ist.

Diagnostik und Differenzialdiagnose

Die Diagnose beruht auf dem klinischen Befund, dem bakteriologischen Abstrich inkl. TB-Testung sowie der Bildgebung durch Ultraschall (periostale Elevation), konventionellem Röntgen (Sequester) oder Computertomografie. Die Erkrankung ist einerseits von dem zumeist schmerzlosen, schleichenden und ohne vergleichbare Entzündungsreaktion einhergehenden Osteosarkom und andererseits von der nur die Weichteile betreffenden Pyomyositis (s. o.) abzugrenzen.

Therapie

Zu unterscheiden ist die Behandlungsstrategie im Akutstadium von derjenigen der chronischen Osteomyelitis. Zunächst steht die Ruhigstellung, Entnahme von Blutkulturen und lokalem bakteriologischem Abstrich mit einer zunächst breiten, dann dem Ergebnis der Bakte-

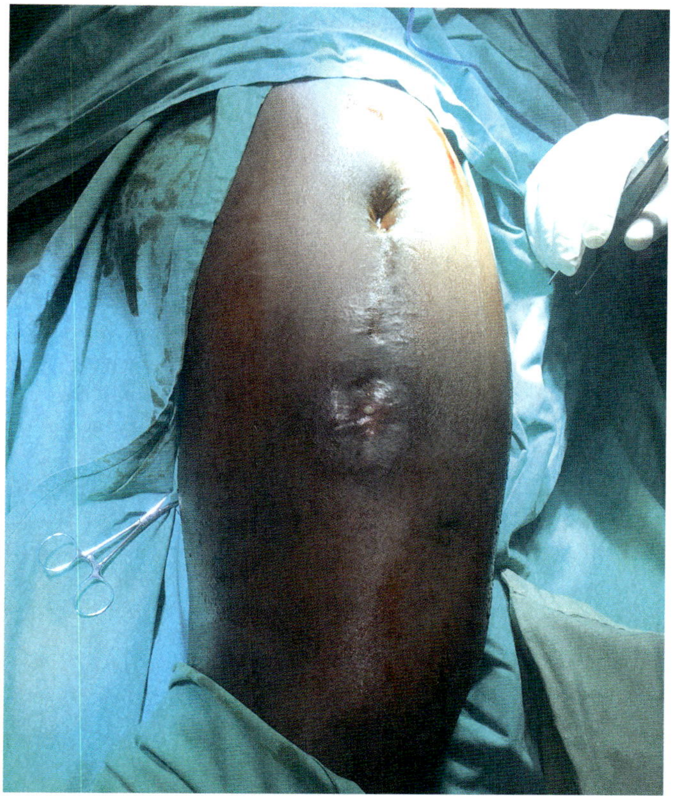

Abb. 11.9 Kutane Fisteln mit putrider Sezernation bei chronischer Osteomyelitis [T1517]

riologie (Resistenztestung) angepassten intravenösen Antibiotikagabe an. Eiterbildung erfordert die sofortige chirurgische Entlastung mit Débridement und Drainage.

Bei ausbleibendem Erfolg oder Ausbildung von Sequestern und Fisteln ist eine chirurgische Herdsanierung mit Entfernung allen infizierten bzw. abgestorbenen Knochen- und Weichteilmaterials angezeigt. Die Rekonstruktion erfordert häufig die Verwendung autologer Spongiosa zum Ersatz der Knochendefekte und u. U. gestielte oder freie Lappenplastiken zur Deckung der Weichteildefekte. Die Stabilisierung des Knochens erfolgt mittels konventioneller externer Fixation bzw. mit der im Prinzip verwandten, aber kostengünstigeren Ilizarov-Methode (Geurts et al. 2017).

Prognose und Prävention

Die Ausheilungsraten sind bei **suffizienter und konsequenter Therapie im Akutstadium** mit bis zu 95 % sehr gut. Die chronische Osteomyelitis ist insbesondere unter den Bedingungen tropischer LMIC letztlich eine lebenslange Begleiterin, wobei selbst bei vorübergehender Symptomfreiheit Rezidive die Regel sind. Sekundäre Gelenkdestruktionen, pathologische Frakturen und Auszehrung durch die chronische Infektion bestimmen das Schicksal der Betroffenen.

Prävention und Bekämpfung der akuten Osteomyelitis sind an die Verbesserung der allgemeinen Lebensumstände und die der chronischen an die infrastrukturellen Voraussetzungen für eine rasche und effiziente Behandlung im Frühstadium gebunden.

Reisemedizinische Bedeutung

Über eine besondere Gefährdung tropenreisender Kinder oder Jugendlicher hinsichtlich der hämatogenen Osteomyelitis liegen keine Erkenntnisse vor.

Knochen- und Gelenktuberkulose

Definition und Ätiologie

Bei der Knochen- und Gelenktuberkulose handelt es sich um eine extrapulmonale Manifestation der TB-Erkrankung durch *Mycobacterium tuberculosis* (selten durch *M. bovis*), die hämatogen von einem präexistenten, meist pulmonalen Herd aus gestreut wird und zu lokaler Destruktion der betroffenen Strukturen führt.

Epidemiologie

Die Tuberkulose ist in Afrika die häufigste opportunistische Infektion bei Patienten mit AIDS und somit eng an die jeweilige HIV-Prävalenz gekoppelt. Die Knochentuberkulose befällt in ca. 50 % der Fälle die Wirbelkörper, während Hüfte und Knie Prädilektionsstellen für den Gelenkbefall darstellen.

Pathogenese

Der auf dem Verlust intakter T-Lymphozyten beruhende Immundefekt macht Patienten mit HIV-Infektion extrem empfänglich für die Erkrankung. Die Wirbelaffektion beginnt als granulomatöser Fokus nahe der Deckplatte, von wo sie nach Knochendestruktion auf die benachbarte Bandscheibe übergreift und zu einer Sequestrierung führt. Die Folge ist ein Wirbelkörpereinbruch mit Kyphosierung. Im weiteren Verlauf formiert sich ein kalter Abszess im umgebenden Gewebe und im Spinalkanal. In den Gelenken bildet sich eine subchondrale Infektion mit Destruktion des Knorpels, chronischer Synovitis und Zerstörung der Gelenkoberfläche.

Klinik

Der Beginn der Erkrankung ist schleichend. Nachtschweiß, Mattigkeit und Rückenschmerzen sind erste Zeichen des spinalen Befalls; Schwellung, Schmerz und Steifigkeit des artikulären Befalls. Druckschmerz, Erguss und Überwärmung sowie Lymphknotenschwellung folgen. Das Risiko neurologischer Ausfälle bis hin zur Paraplegie infolge einer Kompression des Rückenmarks ist bei thorakaler Destruktion höher als bei lumbalem Befall. Die Gibbusbildung erfolgt nach jahrelangem, chronisch-rezidivierendem Verlauf. Senkungsabszesse mit retroperitonealer Ausbreitung und Fistelbildung komplettieren das fortgeschrittene Erkrankungsstadium.

Diagnostik und Differenzialdiagnose

Häufig besteht eine Assoziation mit einer fortgeschrittenen HIV-Infektion (erniedrigte T-Helferzellzahl, Gewichtsabnahme, Anämie etc.). Das Röntgenbild zeigt zunächst subchondrale Erosionen, später ausgedehnte, „Rattenfraß"-ähnliche Osteolysen bzw. die Zerstörung benachbarter Wirbelkörper und Bandscheiben mit Ausbildung der Kyphose. Der definitive Nachweis basiert auf dem Erregernachweis, wobei in der Regel die Darstellung säurefester Stäbchen in der Ziehl-Neelsen-Färbung, seltener die Kultur auf Spezialnährböden oder die PCR herangezogen wird. Der Tuberkulintest spielt bei der Diagnose keine Rolle.

Differenzialdiagnostisch sind Osteomyelitis, septische Arthritis, Traumen, Tumoren und Sichelzellanämie abzugrenzen.

Therapie

Bei fehlenden neurologischen Ausfällen ist die Behandlung streng konservativ entsprechend den geltenden Therapieschemata für die Tuberkulose (➢ Kap. 3.17), vorzugsweise als Vierfachtherapie mit Isoniazid, Rifampicin, Pyrazinamid und Ethambutol. Die operative Entlastung des Spinalkanals ist bei drohender oder beginnender Paraplegie indiziert. Die Stabilisierung der Wirbelsäule bzw. Aufrichtung derselben zur Korrektur der Kyphose in Verbindung mit Spongiosa- oder Zementersatz des Wirbelkörpers kann in entsprechenden Zentren nach Ausheilung der Infektion vorgenommen werden. Bei dauerhaft schmerzhafter Gelenkdestruktion kann eine Arthrodese die Lebensqualität verbessern.

Prognose und Prävention

Die Prognose wird bei HIV-positiven Patienten durch die Grundkrankheit und den Erfolg der antiretroviralen Therapie (➢ Kap. 2.2) mitbestimmt und ist ansonsten abhängig von dem Ausmaß der stattgehabten Destruktionen und der Wirksamkeit der antituberkulösen Therapie, deren Umsetzung häufig durch fehlende Infrastruktur, Ressourcen oder mangelnde Compliance limitiert wird. Die Prävention beruht auf der Risikovermeidung, Früherkennung und rechtzeitiger Therapie der HIV-Infektion und der Lungentuberkulose.

Traumatologie

Unfallverletzungen haben sich in dem vergangenen Jahrzehnt in LMIC zur siebthäufigsten Todesart entwickelt (World Health Statistics 2021). Von 1990 bis zum Jahr 2020 haben Verletzungen als Ursache von bleibenden Gesundheitsstörungen einen Zuwachs von mehr als 1.000 % erfahren. Als Unfallursachen wurden von verschiedenen afrikanischen Ländern sehr unterschiedliche Häufigkeiten berichtet. Die statistischen Angaben sind dabei stets mit Vorbehalt zu werten. Beispielsweise waren in Südafrika im Jahr 2018 Traumata infolge externer Gewalt oder Unfällen für 11,8 % der Todesfälle verantwortlich. In Simbabwe waren 15 % der häufigsten Todesursachen unfallbedingt, ähnliche Zahlen liegen aus anderen afrikanischen Ländern vor.

Diagnostik

Die Diagnostik basiert im Wesentlichen auf der klinischen Untersuchung. Die typischen Frakturzeichen sind Schwellung, pathologische Beweglichkeit evtl. mit Krepitation und schmerzhafte Einschränkung der normalen Gelenkbeweglichkeit. Zur weiteren Abklärung steht in Distriktkrankenhäusern meist nur ein Röntgengerät zur Verfügung, mit dem Nativaufnahmen angefertigt werden können. Wegen der Knappheit an Filmmaterial sollten nur Aufnahmen mit tatsächlicher klinischer Relevanz und therapeutischer Konsequenz angeordnet werden.

! CAVE

Sowohl der **äußere wie innere Blutverlust** müssen abgeschätzt und beachtet werden. Frakturen der großen Röhrenknochen (Femur!) können erhebliche innere Blutverluste mit hämodynamischen Folgen bewirken (Vorsicht besonders bei Kindern!). Viele Patienten in Afrika leiden bereits prätraumatisch unter chronischer Anämie (Parasiten, Malaria, Sichelzellanämie etc.), sodass sich auch kleinere Blutverluste fatal auswirken können. Eine funktionierende Blutbank findet sich in der Regel nur in größeren Krankenhäusern, wobei auch dort ein hohes Übertragungsrisiko für HIV oder Hepatitis besteht. Es muss daher alles unternommen werden, um weiteren Blutverlust zu vermeiden.

Frakturen

Frakturen sollten aufgrund der meist heiklen hygienischen Bedingungen, wann immer möglich, konservativ behandelt werden. Es gelten die klassischen Prinzipien der Reposition, Retention und Mobilisation.

Für eine Retention können verschiedene konservative Techniken angewendet werden. Das Spektrum reicht von der einfachen Gipsschiene, transkutaner Kirschner-Draht-Fixation, K-Draht- oder Steinmann-Pin-Extension bis zum Transfixationsgips. Im Einzelnen sind die Standardmethoden für die jeweiligen Frakturtypen aus ➢ Tab. 11.13 ersichtlich.

Tab. 11.13 Konservative Standardtechniken der Frakturbehandlung

Diagnose	Reposition	Retention	Alternative	Dauer	Komplikationen
Fingerbruch	Extension in Oberarmleitungsanästhesie	Fingergips mit Extension nach Böhler	–	4 Wochen	Rotationsfehler
Mittelhandfraktur	Extension in Oberarmleitungsanästhesie	Fingergips mit Extension; Spickung	Kirschner-Draht-Spickung	4 Wochen	Rotationsfehler
Distale Radiusfraktur	Reposition in Bruchspaltanästhesie	Unterarmgips	Spickung, Transfixationsgips	5 Wochen	Radiusverkürzung, Gelenkfehlstellung
Unterarmschaftfraktur	Reposition in Vollnarkose	Oberarmgips in Supination	–	6 Wochen	Pseudarthrose

Tab. 11.14 Reposition und Ruhigstellung nach Luxationen

Gelenk	Repositionstechnik	Retention	Dauer
Finger	Axialer Zug	2-Finger-Gipsschiene	2 Wochen
Hand	Axialer Zug	Dorsale Gipslonguette	3 Wochen
Ellenbogen	Zug und Beugung	90°-Tutor	3 Wochen
Schulter	• Hippokrates (Ferse in Axilla) • Arlt (Arm über Stuhllehne) • Kocher (Anteversion, Außenrotation)	Desault	5 Tage
Zehe	Axialer Zug	Pflasterzügel zum Nachbarzeh	3 Wochen
Oberes Sprunggelenk	Axialer Zug (cave: meist mit Fraktur)	Unterschenkelgips	6 Wochen

Eine gute Alternative bei Defekt- oder Trümmerbrüchen, aber auch bei offenen Frakturen mit großen Weichteildefekten stellt die Verwendung eines **Fixateurs externe** dar (➤ Abb. 11.3). Dieser erlaubt eine stabile Retention, ohne dass die Fraktur freigelegt bzw. Ostesynthesematerial in den Frakturbereich eingebracht wird. Unter sehr einfachen Bedingungen kann ein Fixateur auch mit einem lokal hergestellten Holzrahmen hilfreich sein.

Luxationen

Gelenknahe Frakturen können mit Luxationen gepaart sein. Häufig treten Luxationen jedoch isoliert auf. Es ist stets wünschenswert, vor Repositionsmaßnahmen ein Nativröntgenbild anzufertigen, was wegen der ungünstigen Umstände jedoch nicht immer möglich ist. Es ist auf jeden Fall vorteilhaft, sich die Standardtechniken der Reposition für die einzelnen Gelenke einzuprägen (➤ Tab. 11.14). Grundsätzlich gilt, dass – genau wie bei den Frakturen – eine Extension nicht schaden kann. Bei manchen Gelenken muss zusätzlich die luxierende Bewegung in umgekehrter Richtung zurückvollzogen werden. Bei erfolgreicher Reposition kommt es schließlich zum typischen Zurückschnappen des Gelenks in seine orthograde Position. Der Patient ist sofort schmerzfrei und das Gelenk wieder passiv frei beweglich. Wird dieses Ergebnis nicht erzielt, liegt der Verdacht auf Interposition von Weichteilen oder einer gleichzeitig vorhandenen Fraktur nahe. In solchen Fällen ist ein offenes Vorgehen unumgänglich. Nach gelungener Reposition empfiehlt sich stets eine vorübergehende Ruhigstellung, allerdings nur etwa halb so lang wie bei Frakturen. Danach muss mobilisiert werden, um eine Kapselschrumpfung und Einsteifung zu vermeiden.

Verbrennungen

Hauptsächlich durch offene Feuerstellen erleiden sowohl Kinder als auch Erwachsene in LMIC häufig Verbrennungen. Die Beurteilung des Schweregrads richtet sich nach der Ausdehnung und dem Grad der Schädigung (1: Rötung, 2: Rötung und Blasenbildung, 3: Nekrose). Therapeutisch gilt es, die lokale Situation und bei ausgedehntem thermischem Trauma die **Verbrennungskrankheit** zu beherrschen. Die Einschätzung des Ausmaßes basiert auf der Neunerregel. Erforderlich sind sowohl lokale Maßnahmen (sofortige Kühlung, später Gerbung, Débridement, plastische Deckung, Kontrakturprophylaxe und -beseitigung) als auch systemische (Infusionen zum Elektrolyt- und Eiweißausgleich, Kalorienzufuhr, Schmerztherapie). Eine sekundäre Deckung der Hautläsionen ist v. a. an der Beugeseite der großen Gelenke erforderlich, um spätere Bewegungseinschränkung durch Kontrakturen (➤ Abb. 11.10) zu verhindern. Die verschiedenen Techniken (Vollhaut, Spalthaut, Meshgraft, Reverdin-Läppchen) lassen sich auch unter einfachen Bedingungen in örtlicher Betäubung realisieren.

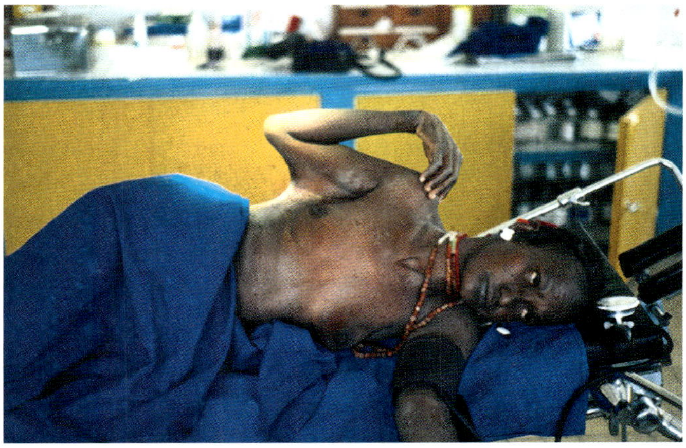

Abb. 11.10 Kontraktur mit erheblicher Bewegungseinschränkung im Schultergelenk nach Verbrennung [P1593]

LITERATUR

Alkire BC, Shrime MG, Dare AJ, Vincent JR, Meara JG. Global economic consequences of selected surgical diseases: a modelling study. Lancet Glob Health 2015; 3 (Global Surgery special issue): S21–27.

Bickler SW, Weiser TG, Kassebaum N et al. Global burden of surgical conditions. In: Debas HT, Donkor P, Gawande A et al. (eds.). Disease control priorities, 3rd ed., vol 1. Essential surgery. Washington, DC: World Bank, 2015. p. 9–40.

Birkhold M, Coulibaly Y, Coulibaly O et al. Morbidity and Mortality of Typhoid Intestinal Perforation Among Children in Sub-Saharan Africa 1995–2019: A Scoping Review. World J Surg 2020; 44: 2892–2902.

Contini S. Typhoid intestinal perforation in developing countries: Still unavoidable deaths? World J Gastroenterol 2017; 23(11): 1925–1931.

Debas H, Gosselin R, McCord C, Thind A. Surgery. In: Jamison DT, Breman JG, Measham AR et al. (eds.). Washington, DC: World Bank, 2006.

Geurts J, Hohnen A, Vranken T, Moh P. Treatment strategies for chronic osteomyelitis in low- and middle-income contries: systematic review. Trop Med Int Health 2017; 22(9): 1054–1062.

Hefny AF, Saadeldin YA, Abu-Zidan FM. Management algorithm for intestinal obstruction due to ascariasis: a case report and review of the literature. Turk J Trauma Emerg Surg 2009; 15(3): 301–305.
Matovu A, Nordin P, Wladis A, Ajiko MM, Löfgren J. Groin hernia surgery in Uganda: Caseloads and pratices at hospitals operation with the publicly funded heathcare sector. World J Surg 2020; 44(10): 3277–3283.
Meara JG, Leather AJM, Hagander L et al. Global surgery 2030: evidence and solutions for achieving health, welfare, and economic development. Lancet 2015; 386: 569–624.
Njarekkattuvalappil SK, Thomas M, Kapil A et al. Ileal perforation and enteric fever: implications for burden of disease estimation. J Infect Dis 2021; 15 (224 Suppl 5): 522–528.
O'Neill KM, Greenberg SL, Cherian M et al. Bellwether Procedures for Monitoring and Planning Essential Surgical Care in Low- and Middle-Income Countries: Caesarean Delivery, Laparotomy, and Treatment of Open Fractures. World J Surg 2016; 40(11): 2611–2619.
Raveenthiran V, Madiba TE, Atamanalp SS, De U. Volvulus of the sigmoid colon. Colorectal Dis 2010; 12(7 Online): e1–17.
Shaye DA, Winters R, Rabbels J et al. Noma Surgery. Laryngoscope 2019; 129(1): 96–99.
Shrime MG, Bickler WS, Alkire BC, Mock A. Global burden of surgical disease: an estimation from the provider perspective. Lancet Glob Health 2015; 3: S8–9.
Yeboah O, Abantanga F. Inguinal hernia disease in Africa: A common but neglected surgical condition. West Afr J Med 2012; 30(2): 77–83.
Zens T, Nichol PF, Cartmill R, Kohler J. Management of asymmptomatic perdiadric umbilical hernias: a systematic review. J Pediatr Surg 2017; 52(11): 1723–173.

11.4 Pulmonale Erkrankungen

Thomas Zoller

11.4.1 Atemwegs- und Lungenerkrankungen in der Globalen Gesundheit

Atemwegs- und Lungenerkrankungen machen einen großen Teil der täglichen klinischen Arbeit in den Tropen aus. Symptome wie akute und chronische Dyspnoe, Husten mit und ohne Auswurf bis hin zur Behandlung thorakaler Traumata prägen den Alltag der klinischen pneumologischen Medizin in den Tropen.
Die häufigsten Krankheitsbilder auf diesem Gebiet sind:

- Pneumonie einschließlich Pleuraergüsse, Pleuraempyem und Lungenabszess (➤ Kap. 11.4.2)
- Tuberkulose einschließlich posttuberkulöser Lungenerkrankung (➤ Kap. 11.4.5)
- Asthma bronchiale (➤ Kap. 11.4.3)
- Chronische Bronchitis und chronisch-obstruktive Bronchitis (COPD, ➤ Kap. 11.4.4)
- Bronchiektasen (➤ Kap. 11.4.6)
- Pneumothorax
- Thoraxverletzungen aller Art einschließlich Hämatothorax

Im Folgenden werden einige Aspekte der genannten Krankheitsbilder unter Berücksichtigung der klinischen Praxis in den Tropen beschrieben. Im Vordergrund stehen die beiden obstruktiven Lungenerkrankungen Asthma bronchiale und COPD, da diese in tropischen Ländern mindestens ebenso verbreitet sind wie in industrialisierten Ländern und dort oft entweder weit unterdiagnostiziert oder fälschlicherweise diagnostiziert werden, jedoch mit einer hohen Morbidität und Mortalität einhergehen.

11.4.2 Pneumonie

Die Behandlung der Pneumonie ist ähnlich der in industrialisierten Ländern, allerdings sind die bei der ambulant erworbenen Pneumonie am häufigsten vorkommenden Erreger in tropischen Ländern nicht gut bekannt. Diese sind nur für die Pneumonie bei Kindern unter 5 Jahren gut untersucht, nicht jedoch für die Pneumonie bei Erwachsenen, wofür ausreichende epidemiologische und mikrobiologische Daten, gewonnen aus großen und repräsentativen Populationen, fehlen. Es ist davon auszugehen, dass auch dort die Pneumonie neben *H. influenzae* am häufigsten durch *S. pneumoniae* hervorgerufen wird; verfügbare Daten aus kleineren Studien in Subsahara-Afrika deuten jedoch auf einen höheren Anteil von *S. aureus* und Gram-negativer Erreger wie *K. pneumoniae* und *P. aeruginosa* hin. Im Allgemeinen und auch insbesondere bei Gram-negativen Erregern muss, stark abhängig von den lokalen Gegebenheiten, mit einer höheren Rate an **Resistenzen gegenüber Standardantibiotika** gerechnet werden. Ferner ist in der Praxis in tropischen Ländern so gut wie immer der **Ausschluss einer Tuberkulose** erforderlich. Hierfür steht mittlerweile in den meisten Ländern das GeneXpert®/RIF-System als molekulares, hochsensitives und spezifisches Testverfahren zur Verfügung. Weitere fungale und virale Erreger der ambulant erworbenen Pneumonie sind deutlich seltener. Die unkomplizierte bakterielle, ambulant erworbene Pneumonie sollte sowohl für HIV-negative wie auch für HIV-positive Patienten primär mit einem Aminopenicillin wie z. B. Amoxicillin behandelt werden. Je nach Schweregrad und weiterem Verlauf kann die initiale oder folgende Therapie um ein Makrolid und Penicilline mit Betalaktamase-Inhibitor erweitert werden, um Staphylokokken, Legionellen, Mykoplasmen oder andere Gram-negative Erreger mit zu behandeln.

Die **klinische Präsentation** der Pneumonie in Zusammenhang mit einem Pleuraerguss oder einem Pleuraempyem ist häufig; Erfahrungen in der Drainagebehandlung von Ergüssen und Empyemen sind hilfreich. Durch die weite Verfügbarkeit der Point-of-Care-Sonografie und durch die Verwendung klein- bis mittellumiger Drainagen, welche in Seldinger-Technik eingebracht werden können, kann das Management von Pleuraergüssen und Empyemen hinsichtlich der Anlage und Entfernung ohne chirurgische Techniken deutlich vereinfacht werden. Mit Ausnahme des Hämatothorax ist damit eine Thorakotomie und das Einbringen einer großlumigen Drainage einschließlich des chirurgischen Wundmanagements weitgehend obsolet.

11.4.3 Asthma bronchiale

Das Asthma bronchiale ist eine Erkrankung, die in allen Teilen der Welt anzutreffen ist und erhebliche Einschränkungen der Lebensqualität insbesondere bei jungen Menschen verursacht. Sie ist definiert durch eine chronische Entzündung der Atemwege, die im Verlauf eine reversible oder teilreversible Bronchialobstruktion mit variabler Einschränkung der Ventilation der Lunge hervorruft. Diese kann sowohl durch endogene wie auch durch exogene Faktoren (allergische und nicht allergische Triggerfaktoren) hervorgerufen werden und hält lebenslang an.

Die zentrale Leitlinie für das Management des Asthma bronchiale wird von der Global Initiative for Asthma (GINA) herausgegeben. Die Leitlinie weicht in einigen Punkten von der deutschen Leitlinie ab, um der weltweiten Anwendbarkeit Rechnung zu tragen. Ebenfalls sei auf das WHO Package for Essential Noncommunicable Disease Interventions verwiesen, das praktische Hinweise zur Primärversorgung des Asthmas und anderer nicht übertragbarer Erkrankungen in Kontext von LMIC gibt.

Ein in der Jugend und im frühen Erwachsenenalter nicht ausreichend behandeltes Asthma führt zu langfristigen Schäden an der Lunge. Insbesondere bei jungen Menschen in Subsahara-Afrika ist die Diagnose und eine anschließende effektive Behandlung daher von größter Bedeutung für die Erhaltung der Arbeitskraft sowie zur Verhinderung von frühzeitiger Belastungseinschränkung und Invalidität.

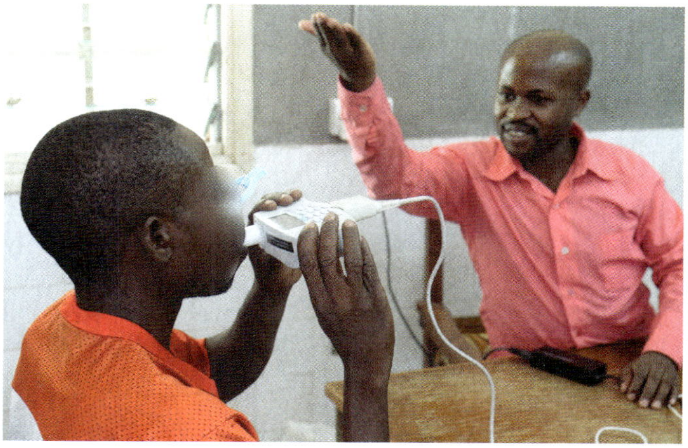

Abb. 11.11 Durchführung einer Spirometrie mit mobilem Spirometer [O749]

Epidemiologie

Die Prävalenz ist bei Kindern in der Regel höher als bei Erwachsenen. In Europa erkranken ca. 10–15 % der Kinder an Asthma, und das Asthma bronchiale stellt die häufigste chronische Erkrankung bei Kindern dar. Bei Erwachsenen liegt die Prävalenz bei ca. 5–7 % in der Bevölkerung. Die Prävalenz muss in tropischen Ländern als vergleichbar hoch angenommen werden. Aufgrund meist fehlender Diagnosestellung wird sie in der Realität jedoch stark unterschätzt. Wenn die Morbidität jedoch in verlorenen gesunden Lebensjahren (Disability-adjusted Life Years, DALYs) gemessen wird, zeigt sich in vielen Ländern in Subsahara-Afrika aufgrund der immer noch unzureichenden diagnostischen und therapeutischen Möglichkeiten eine um ein Vielfaches erhöhte Krankheitslast für Asthma im Vergleich zu industrialisierten Ländern.

Symptomatik und Diagnose

Das Stellen einer korrekten Diagnose ist die zentrale Herausforderung bei der Behandlung von Asthma in Ländern des Globalen Südens.

Grundsätzlich wird die Diagnose durch das **Vorliegen einer typischen Symptomkonstellation** und den **Nachweis einer variablen Atemwegsobstruktion** in der Spirometrie gestellt (➤ Abb. 11.11). Letztere wird üblicherweise durch Inhalation von Bronchodilatatoren und Wiederholung der Messung nachgewiesen.

Typische Symptome

Ohne weitere technische Möglichkeiten können folgende Befunde bzw. Symptome die Diagnosefindung unterstützen:

- **Erhöhte Wahrscheinlichkeit für Asthma**:
  - Vorhandensein von mehr als einem der unten genannten Symptome
  - Symptome sind nachts schlechter als tagsüber
  - Variabilität der Symptome über die Zeit und im Schweregrad
  - Auslösbarkeit durch typische Trigger (z. B. virale Infekte, Belastung, Allergenexposition, starke Gerüche, Staubinhalation)
- **Erniedrigte Wahrscheinlichkeit für Asthma**:
  - Isolierter Husten ohne weitere Atemwegssymptome
  - Chronische Sputumproduktion
  - Atemnot mit Schwindel oder peripheren Parästhesien
  - Stridor bei forcierter Inspiration

Weiterhin können die Familien- und Allergieanamnese, die Expositionsanamnese gegenüber Zigarettenrauch oder arbeitsplatzbedingten inhalativen Noxen und das Alter der Erstmanifestation weitere Zusatzinformationen ergeben, welche die Diagnosestellung unterstützen.

Spirometrie

Der Schlüssel zur Diagnostik obstruktiver Lungenerkrankungen ist die Spirometrie (➤ Abb. 11.11); laut Leitlinie der GINA muss hiermit zuerst eine Obstruktion (d. h. FEV1/FVC < 0,75) nachgewiesen werden. Danach muss in einem zweiten Schritt die Variabilität der Atemwegsobstruktion nachgewiesen werden.

In der Praxis liegt die Herausforderung bei der Durchführung in Ländern des Globalen Südens vor allem in der qualitätsgesicherten Durchführung der Spirometrie. Hierbei liegt die Schwierigkeit insbesondere bei der korrekten Untersuchungsdurchführung, der Erkennung von nicht aussagekräftigen Untersuchungen und in der sicheren Interpretation der Befunde.

Erfahrungsgemäß müssen ärztliches Personal und Assistenzpersonal zu Beginn intensiv geschult und anschließend über mehrere Monate in der Anwendung der Spirometrie und Interpretation der Befunde intensiv unterstützt und begleitet werden, bevor die Untersuchungen und die Interpretation der Befunde den gemeinsamen Qualitätskriterien der European Respiratory Society bzw. der American Thoracic Society entsprechen.

Diagnostik

Die Diagnose eines Asthma bronchiale kann auf folgende Art und Weise gestellt werden:

- Nachweis einer pulmonalen Obstruktion (FEV1/FVC < 0,75 bzw. lower limit of normal, LLN) in der Spirometrie
  und zusätzlich Vorliegen von mind. einem der folgenden Kriterien:

11

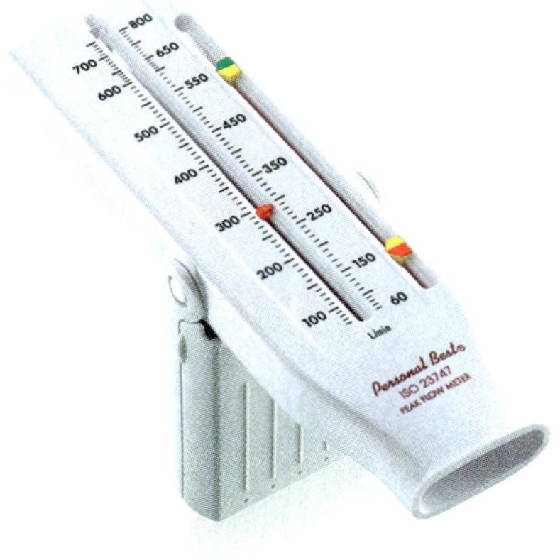

Abb. 11.12 Peak-Flow-Meter [U106]

1. Verbesserung der FEV1 um mind. 200 ml und mind. 12 % nach Inhalation eines Bronchodilatators (i. d. R. Salbutamol). Die Inhalation des Bronchodilatators sollte über einen Spacer erfolgen.
2. Verbesserung der spirometrisch gemessenen FEV1 um mind. 200 ml und mind. 12 % nach 4 Wochen regelmäßiger Inhalation eines Kortikoids.
3. Bestimmung des exspiratorischen Spitzenflusses mittels eines Peak-Flow-Meters (➤ Abb. 11.12) und Wiederholung der Messung 10 bis 15 Minuten nach Bronchospasmolyse mit Salbutamol. Bei verbessertem Spitzenfluss (peak flow) von mind. 20 % ist das Vorliegen eines Asthma bronchiale wahrscheinlich.
4. Variabilität des peak exspiratory flow (PEF): mind. 10 % tägliche Variabilität (Kinder 13 %) im peak flow über 2 Wochen beobachtet.[2]
5. Signifikante Verbesserung der FEV1 (Kriterien siehe 1.) nach antiinflammatorischer Behandlung (z. B. inhalative Glukokortikoide) über 4 Wochen.

Bei weiter bestehendem Verdacht und persistierenden klinischen Symptomen ist bei initial negativer Diagnostik eine Reevaluation des Patienten im Intervall von einigen Wochen sinnvoll.

Diagnosestellung in LMIC ohne Verfügbarkeit der Spirometrie

Da in LMIC eine qualitätsgesicherte Spirometrie häufig nicht verfügbar ist, kann bei klinischem Verdacht hilfsweise die **Messung des PEF** zum Einsatz kommen, um zumindest die Variabilität der Atemwegsobstruktion nachzuweisen. Hierbei kann z. B. die klinische Symptomatik und der PEF 2 × täglich jeweils vor und 2 Wochen nach Einleitung einer probatorischen Therapie mit Antiobstruktiva und einem inhalativen Steroid – ggf. ergänzt um eine orale Steroidtherapie – aufgezeichnet werden. Dieses Vorgehen wird u. a. im WHO Package for Essential Noncommunicable Disease Interventions empfohlen. Hierbei ist auch zu beachten, dass eine negative Diagnostik mittels PEF ein Asthma nicht sicher ausschließen kann und ggf. im Intervall wiederholt werden muss.

Obwohl es aufgrund mangelnder Verfügbarkeit der o. g. diagnostischen Methodik in Ländern des Globalen Südens häufig praktiziert wird, ist der Therapiebeginn ohne vorherige eindeutige Diagnosestellung und nur aufgrund klinischer Symptomatik sehr problematisch, da es nach Einleitung einer Behandlung – insbesondere bei inhalativer Steroidtherapie – kaum noch möglich ist, die diagnostischen Kriterien anzuwenden.

Bestimmung des Schweregrads

Ziel der Behandlung des Asthma bronchiale ist, eine Symptomkontrolle zu erreichen und die Belastungsfähigkeit im Alltag so weit wie möglich wiederherzustellen. Für die Behandlung und die weitere Behandlungsführung muss zum einen der Grad der Symptomkontrolle und zum anderen die Wahrscheinlichkeit künftiger Verschlechterungen bzw. Exazerbationen abgeschätzt werden.

Die Symptomkontrolle wird primär retrospektiv über einen zurückliegenden Zeitraum von 2 bis 3 Monaten erfasst. Hierbei sind insbesondere tägliche und nächtliche Symptome und der Gebrauch von Bronchodilatatoren zu erfragen. Das Risiko künftiger Exazerbationen wird neben dem Schweregrad zusätzlich durch Erfassung der Exazerbationsanamnese auch durch die Beurteilung der Therapieadhärenz, der Inhalationstechnik, des sozioökonomischen Umfelds und der Komorbiditäten ermittelt. Weiterhin ist die regelmäßige Bestimmung der FEV1 mittels Spirometrie oder alternativ des PEF – ggf. durch den Patienten selbst – wichtig für die Beurteilung.

Therapie

Management

Das Management des diagnostizierten Asthma bronchiale besteht grundsätzlich aus dem sich wiederholenden Zyklus **Review – Assess – Adjust**:

- **Review**: Evaluation von Symptomen, Exazerbationsanamnese, Nebenwirkungen von Medikamenten, Ergebnisse der Spirometrie und Lebensqualität
- **Assess**: Beeinflussung von Risikofaktoren, Evaluation von Komorbiditäten, Überprüfung der Inhalationstechnik, Evaluation von persönlichen Therapiezielen der Patienten, evtl. erneute Überprüfung der Diagnosestellung
- **Adjust**: Behandlung von Risikofaktoren und Komorbiditäten, nicht pharmakologische Interventionen, Modifikation der antiobstruktiven Therapie, Patientenschulung

Diese systematische Reevaluation des Patienten sollte bei jeder Vorstellung erfolgen. Danach sollten ggf. die Therapieziele neu ausgerichtet und die Behandlung angepasst werden.

[2] Zweimal tägliche Messung. Berechnung gemäß GINA: Differenz der täglichen Werte/Mittelwert der täglichen Werte × 100. Der Mittelwert dieses Werts wird über 1 bis 2 Wochen ermittelt. Beträgt die Variabilität > 10 % bei Erwachsenen bzw. > 13 % bei Kindern kann die Variabilität der Atemwegsobstruktion nachgewiesen werden.

Medikamentöse Behandlung

Die Stufentherapie bei Asthma bronchiale wurde in den letzten Jahren grundlegend verändert. Kernpunkt der aktuellen Therapieempfehlung ist zum einen die **antiinflammatorische Therapie** in jedem Therapiestadium, wohingegen eine alleinige bronchodilatatorische Therapie, welche früher die erste Therapiestufe bildete, verlassen wurde. Eine zweite Neuerung ist die **Einführung langwirksamer Bronchodilatatoren in einem der beiden möglichen Schemata, ebenfalls bereits in der ersten Stufe.**

Die Therapieschemata unterscheiden 2 Typen von Medikamenten:

- **Controller** reduzieren und kontrollieren die bronchiale Entzündung und senken insbesondere das Risiko erneuter Exazerbationen (inhalative Kortikosteroide, ICS).
- **Reliever** führen zu kurzfristiger Bronchodilatation und dienen der Behandlung akuter Symptome (Bronchodilatatoren, ggf. kombiniert mit ICS).

Die GINA-Empfehlungen für die **initiale Therapie** bei Erwachsenen und Jugendlichen beinhalten 2 mögliche Pfade der Stufentherapie (NVL Asthma analog zu GINA-Empfehlungen in ➤ Tab. 11.15, ➤ Tab. 11.16). Je nachdem, welche Art der Therapie als Reliever (LABA + niedrig dosiertes ICS *oder* SABA) gewählt wird, kann die erste Therapie entsprechend dem klinischen Schweregrad ausgewählt werden.

Im Hinblick auf den Einsatz in ressourcenärmeren Ländern sollten hier neben Aspekten der Patientenpräferenz und -adhärenz auch Aspekte der lokalen Verfügbarkeit und des Preises berücksichtigt werden, um eine dauerhafte Behandlung ohne Unterbrechungen zu gewährleisten.

Salbutamol, Budesonid und die Kombination aus Budesonid und Formoterol sind in der WHO-Liste der essenziellen Medikamente enthalten.

Nach Einleitung der o. g. initialen Therapie sollte eine stabile Phase über 3 Monate erreicht und abgewartet werden. Ggf. ist die Therapieintensität wiederholt anzupassen, bis dieses Ziel erreicht wird. Bei guter Kontrolle der Erkrankung kann die Intensität der Therapie nach unten angepasst werden (step down) mit dem Ziel, z. B. die minimal erforderliche Steroiddosis zur guten Kontrolle der Symptomatik zu finden. Sollte eine klinische Verschlechterung eintreten, muss die Therapie erneut angepasst werden (step up).

Wahl des Inhalatortyps und Verwendung von Spacern

Grundsätzlich werden Druckgas-Dosierinhalatoren (pressurized metered dose inhalers, pMDI) und Pulverinhalatoren (dry powder inhaler, DPI) unterschieden.

Pulverinhalatoren haben grundsätzlich den Vorteil, dass der Wirkstoff nur aus dem Inhalator austritt, wenn durch den Patienten ein ausreichender Luftstrom während der Inhalation aufgebaut wurde, um das Medikament in den Bronchien zu deponieren. Eine Koordination zwischen Inspiration und Auslösung des Inhalators ist nicht erforderlich. Manche Pulverinhalatoren haben jedoch einen hohen Innenwiderstand, sodass bei Patienten mit schlechter Lungenfunktion die Inspirationskraft nicht ausreicht, um das Pulver aus dem Inhalator herauszulösen.

Bei **Druckgas-Dosierinhalatoren** ist das Hauptproblem die korrekte Durchführung des Atemmanövers; insbesondere die aufeinander abgestimmte Auslösung und anschließende Inspiration. Auch hier kommt es bei älteren Patienten häufig zu Koordinationsproblemen, oder die Handkraft ist nicht mehr ausreichend, um die Druckgasflasche zur Auslösung herunterzudrücken. Das Problem der Koordination kann durch Verwendung eines Spacers, der nach Auslösung die Inhalation des Medikaments über mehrere Atemzüge hinweg erlaubt, verhindert werden.

Tab. 11.15 Behandlung mit LABA + ICS als Reliever (mod. nach NVL Asthma Version 5.0. 2024) [W867-012]

Stufe 1–2	Stufe 3	Stufe 4	Stufe 5
Symptome an < 4–5 Tagen/Woche	Symptome an den meisten Tagen oder Aufwachen aus dem Schlaf mind. 1 ×/Woche	Tägliche Symptome oder Aufwachen aus dem Schlaf mind. 1 ×/Woche	Falls Stufe 4 nicht ausreichend
Niedrig dosiertes ICS + Formoterol bei Bedarf	Niedrig dosiertes ICS regelmäßig	Mittlere ICS-Dosis regelmäßig	• Zusätzlich LAMA • Ggf. hochdosiertes ICS
Bedarfstherapie: niedrig dosiertes ICS + Formoterol			
ICS: inhalative Kortikosteroide; SABA: kurz wirksamer Bronchodilatator (short acting beta antagonist); LABA: langwirksamer Bronchodilatator (long acting beta antagonist); LAMA: langwirksames Anticholinergikum (long acting muscarinic antagonist)			

Tab. 11.16 Behandlung mit SABA als Reliever (mod. nach NVL Asthma Version 5.0. 2024) [W867-012]

Stufe 1	Stufe 2	Stufe 3	Stufe 4	Stufe 5
Symptome < 2 ×/Monat	Symptome ≥ 2 ×/Monat, jedoch < 4–5 Tage/Woche	Symptome an den meisten Tagen oder Aufwachen mit Beschwerden ≥ 1 ×/Woche	Tägliche Symptome oder Aufwachen mit Beschwerden ≥ 1 ×/Woche oder reduzierte Lungenfunktion	Falls Stufe 4 nicht ausreichend
Niedrig dosiertes ICS bei Einnahme von SABA	Niedrig dosiertes ICS regelmäßig	Niedrig dosiertes ICS + LABA regelmäßig	Mittel- bis hochdosierte ICS + LABA	• Zusätzlich LAMA • Ggf. hochdosiertes ICS + LABA
Bedarfstherapie: SABA				
ICS: inhalative Kortikosteroide; SABA: kurz wirksamer Bronchodilatator (short acting beta antagonist); LABA: langwirksamer Bronchodilatator (long acting beta antagonist); LAMA: langwirksames Anticholinergikum (long acting muscarinic antagonist)				

Die Bedeutung der regelmäßigen Überprüfung der Inhalationstechnik – einschließlich der Patienten, die schon länger in Behandlung sind – kann nicht unterschätzt werden. Bei schlechter Koordinationsfähigkeit der Patienten sollten auch Inhalationshilfen wie z. B. Spacer großzügig eingesetzt und in die Schulung eingebunden werden.

Vermeidung von Risikofaktoren und Selbstmanagement der Patienten

Risikofaktoren für Exazerbationen sind z. B. ein solches Ereignis in den letzten 12 Monaten, aktives oder passives Rauchen, FEV1 < 60 % trotz Behandlung, Übergewicht, psychologische oder sozioökonomische Probleme oder Allergenexposition. Diese Risikofaktoren sollten systematisch identifiziert und alle Möglichkeiten – ggf. unter Einbeziehung der Angehörigen oder weiterer Fachdisziplinen – zu deren Reduktion oder Vermeidung ausgeschöpft werden.

Patienten sollen darüber hinaus lernen, Frühsymptome einer Exazerbation rechtzeitig zu erkennen und dann ggf. selbst ihre Therapie anzupassen und Triggerfaktoren kennenzulernen und zu vermeiden. Auch sollen Patienten verstehen, ab welchem Schweregrad der Beschwerden ärztliche Hilfe in Anspruch genommen werden sollte.

11.4.4 Chronische Bronchitis und chronisch-obstruktive Lungenerkrankung (COPD)

Die chronisch-obstruktive Lungenerkrankung COPD ist definiert als eine dauerhafte und fortschreitende Einschränkung der pulmonalen Ventilation durch Obstruktion der Atemwege, einhergehend mit typischer klinischer Symptomatik. Sie wird durch eine chronische Entzündung der Atemwege als wesentlichem pathophysiologischem Mechanismus hervorgerufen; dieser wird wiederum vorwiegend durch inhalative Noxen ausgelöst, wobei patientenindividuelle Faktoren – die bislang noch nicht ausreichend verstanden sind – die Ausprägung und den Schweregrad der Erkrankung stark beeinflussen. Auch ist mittlerweile erwiesen, dass eine durchgemachte Tuberkulose als protrahiert verlaufende pulmonale Infektion ein Risikofaktor für eine chronische Atemwegsobstruktion ist.

Typische Manifestationen der COPD sind die chronische Atemwegsobstruktion, die Hyper- und Dyskrinie der Atemwege, die Ventilationsstörung einschließlich der Gasaustauschstörung, die pulmonale Hypertonie und vor allem wiederkehrende Exazerbationen. Auch rücken systemische Effekte der COPD – wahrscheinlich ausgelöst durch chronische Inflammation der Atemwege – wie z. B. Kachexie und die Verschlechterung von Komorbiditäten wie Herz-Kreislauf-Erkrankungen oder Diabetes zunehmend in den Blick. Typische klinische Ausprägungen der Erkrankung sind die chronische Bronchitis und das Lungenemphysem, welche jedoch nicht bei allen Patienten vorliegen. Exazerbationen und Schweregrad bzw. Verlauf der Komorbiditäten bestimmen häufig die Krankheitslast und den weiteren Verlauf der Erkrankung.

Die Global Initiative for Chronic Obstructive Lung Disease (GOLD) gibt eine weltweit gültige und jährlich aktualisierte Leitlinie zur Diagnostik und Therapie der COPD heraus (www.goldcopd.org).

Epidemiologie

Die COPD ist in allen Bevölkerungen der Welt zu finden und stellt gemäß den Angaben der WHO die dritthäufigste Todesursache weltweit dar. Diese Einordnung ändert sich auch nicht wesentlich, wenn Daten aus Ländern verschiedener Einkommensgruppen separat betrachtet werden; mit Ausnahme der Länder mit niedrigstem Einkommen findet sich die COPD in Ländern mit niedrigem bis mittlerem und mittlerem bis höherem Einkommen auf Platz 4 bzw. 3 der Liste mit den häufigsten Todesursachen.

Gemäß den Daten der „Global Burden of Disease"-Studie versterben aufgrund der COPD weltweit über 6 Millionen Menschen pro Jahr. Während in industrialisierten Ländern das aktive und passive Zigarettenrauchen der prädominante Risikofaktor für die Entwicklung einer COPD ist, tragen in Ländern mit niedrigem und mittlerem Einkommen vor allem arbeitsplatzbedingte Faktoren (z. B. Exposition gegenüber Staub) und Umweltfaktoren wie z. B. die Luftverschmutzung in Städten oder im häuslichen Umfeld (➤ Kap. 11.4.7) in relevantem Maß zur Entstehung der COPD bei. Letztgenannte Faktoren sind ebenfalls klar mit dem sozialen Status bzw. Armut als Risikofaktor assoziiert.

Symptomatik und Diagnostik

Die Indikation zur Untersuchung auf COPD besteht bei erwachsenen Patienten vor allem bei der folgenden Konstellation aus Symptomen und Risikofaktoren:

- Atemnot bzw. Kurzatmigkeit bei Belastung
- Chronischer Husten mit oder ohne Sputumproduktion
- Aktueller oder früherer Nikotinabusus (aktiv oder passiv) und/oder Exposition gegenüber inhalativen Noxen am Arbeitsplatz, im häuslichen Umfeld oder in der Umwelt

Besteht aufgrund der genannten Kriterien ein Verdacht auf eine COPD muss zur Diagnosestellung eine Spirometrie einschließlich eines Bronchospasmolysetests durchgeführt werden (➤ Kap. 11.4.3); für die Anwendung der spirometrischen Kriterien ist nur die Post-Bronchodilatator-Spirometrie relevant.

Die spirometrische Diagnose einer Obstruktion als definierendes Kriterium der COPD wird primär anhand des Tiffeneau-Index FEV1/FVC < 0,7 nach Bronchospasmolyse gestellt.
Bei der Erstdiagnostik einer COPD ist zur Abgrenzung vom Asthma bronchiale immer auch das Ansprechen einer Obstruktion auf den Bronchospasmolysetest zu beurteilen.

Die GOLD-Leitlinie verwendet aus Gründen der Vereinfachung und universellen Anwendbarkeit weltweit bewusst eine starre Grenze des Tiffeneau-Index von < 0,7 FEV1/FVC zur Beurteilung der Obstruktion. Es sollte jedoch berücksichtigt werden, dass der Normwert des Tiffeneau-Index (FEV1/FVC) altersabhängig ist und mit zunehmendem Alter abfällt. Aus diesem Grund empfehlen die Leitlinien der europäischen und der US-amerikanischen Fachgesellschaften die Verwendung des **lower limit of normal (LLN)** als Referenz zur Beurteilung, ob eine Obstruktion vorliegt oder nicht. Das LLN wird anhand einer altersangepassten Referenzpopulation ermittelt. Bei Verwendung des starren Grenzwerts nach GOLD sollte daher berücksichtigt werden, dass insbesondere ältere Menschen das Kriterium des Tiffeneau-Index erfüllen, obwohl gemäß einer altersentsprechenden Referenzpopulation (LLN) keine Obstruktion vorliegt. Sofern verfügbar, sollte daher immer das LLN als zusätzliches Kriterium zur Beurteilung der pulmonalen Obstruktion herangezogen werden.

Klassifikation

Wenn anhand der Symptomatik und der Spirometrie (Nachweis der persistierenden Obstruktion nach Bronchospasmolyse) die diagnostischen Kriterien für eine COPD erfüllt sind, wird der **Schweregrad der pulmonalen Obstruktion** anhand der folgenden ➤ Tab. 11.17 ermittelt.

Der spirometrische Schweregrad der Obstruktion korreliert jedoch nur schlecht mit der klinischen Schwere der Erkrankung. Daher wird im Anschluss die **klinische Symptomatik** anhand des COPD-Assessment-Tests (CAT) oder – vereinfacht – anhand der modifizierten MRC-Tabelle ermittelt (➤ Tab. 11.18).

Schließlich wird das Risiko künftiger Exazerbationen vereinfacht anhand des Auftretens und der Frequenz bisheriger Exazerbationen beurteilt.

Therapie

Die Behandlung der COPD konzentriert sich zum einen auf die **Verbesserung der Symptomatik** sowie auf die **Verringerung des Risikos künftiger Exazerbationen** als Treiber der Krankheitsprogression. Teil der nicht medikamentösen Behandlungsstrategie ist daher z. B. die – falls vorhanden – Beendigung des Tabakkonsums, oder die Suche nach vermeidbaren Quellen für Luftverschmutzung am Arbeitsplatz oder im häuslichen Bereich. Ebenso sollte der Impfschutz gegen Pneumokokken und Pertussis möglichst komplettiert werden. Die Behandlung häufig bestehender Komorbiditäten sollte optimiert werden und bei Kachexie auch Möglichkeiten zur Verbesserung der Ernährung ausgeschöpft werden.

Das **Exazerbationsrisiko** wird anhand der Anamnese eingeschätzt: Ein erhöhtes Re-Exazerbationsrisiko besteht bei ≥ 1 stationär (= schwere) oder ≥ 2 ambulant (mit einem Antibiotikum und/oder einem systemischen Kortikosteroid) behandelten Exazerbationen pro Jahr. Daraus ergeben sich nach GOLD (2025) drei COPD-Risikogruppen:

- **Risikogruppe A**: Symptome: mMRC 0–1, CAT < 10; Exazerbation: 0–1 moderate Exazerbationen ohne Krankenhausbehandlung in der Anamnese
- **Risikogruppe B**: Symptome: mMRC ≥ 2, CAT ≥ 10; Exazerbation: 0–1 moderate Exazerbationen ohne Krankenhausbehandlung in der Anamnese
- **Risikogruppe E**: Exazerbation: ≥ 2 moderate Exazerbationen oder ≥ 1 krankenhauspflichtige Exazerbation in der Anamnese unabhängig vom Grad der Dyspnoe

Die initiale Behandlung der stabilen Erkrankung richtet sich nach den Kriterien der Exazerbationshistorie und der klinischen Symptomatik (mMRC, ➤ Tab. 11.18). In **Gruppe A** kann sowohl ein kurz- wie auch ein langwirksamer Bronchodilatator gewählt werden, allerdings sollte nach Möglichkeit immer ein langwirksames Medikament gewählt werden. In der **Gruppe B** sollte nach Möglichkeit eine duale Bronchodilatation mittels LAMA und LABA erfolgen (Abkürzungen ➤ Tab. 11.18). Sollte nur die Behandlung mit einer der beiden Substanzen möglich sein, gibt es keine Evidenz für die Bevorzugung einer der beiden Medikamentengruppen. In **Gruppe E** sollte die Behandlung ebenfalls mit einer Kombination aus LABA und LAMA erfolgen. Bei Eosinophilen ≥ 300/µl sollte eine zusätzliche Medikation mit einem inhalativen Steroid (ICS) erfolgen.

Grundsätzlich ist zu entscheiden, ob eine Behandlung mit einem **inhalativen Steroid (ICS)** erfolgen soll oder nicht. Insbesondere Patienten, die häufige, durch Infekte hervorgerufene Exazerbationen haben, oder bei welchen zusätzlich ein Asthma bronchiale besteht, profitieren von einer ICS-Therapie. ICS erhöhen jedoch die Häufigkeit von Pneumonien; daher sollte ihr Einsatz sorgfältig abgewogen werden. Die Kriterien für die Indikationsstellung zur ICS-Therapie finden sich in ➤ Tab. 11.19.

Je nach Symptomatik sollte die Therapie angepasst werden; analog zum Vorgehen beim Asthma bronchiale (➤ Kap. 11.4.3) sollte die Therapie vereinfacht (step down) oder erweitert (step up) werden; unter Umständen ist auch eine Tripel-Therapie mit LAMA + LABA + ICS zu erwägen. Eine längerfristige Therapie mit oralen Steroiden ist obsolet.

Sofern verfügbar sollte bei schwerer Erkrankung eine Rehabilitation, eine Langzeit-Sauerstofftherapie und nicht zuletzt eine Therapie unter palliativen Gesichtspunkten mit symptomorientierter Behandlung der Dyspnoe z. B. mit Morphin erwogen werden.

Tab. 11.17 Schweregrad der Atemwegsobstruktion (FEV1)© 2024, 2025 Global Initiative for Chronic Obstructive Lung Disease, Inc. [W1137-003]

GOLD 1	Mild	FEV1 ≥ 80 %
GOLD 2	Moderat	50 % ≤ FEV1 ≤ 80 %
GOLD 3	Schwer	30 % ≤ FEV1 ≤ 50 %
GOLD 4	Sehr schwer	FEV1 < 30 %
Bei Patienten mit FEV1/FVC < 0,7		

Tab. 11.18 Modifizierte MRC-Dyspnoe-Skala (nach ATS News 1982; 8: 12–16) [F759-007]

mMRC-Dyspnoe-Schweregrad	Symptome
0	Luftnot bei schweren Anstrengungen
1	Luftnot bei schnellem Gehen in der Ebene oder bei leichtem Anstieg
2	Langsameres Gehen in der Ebene als Gleichaltrige aufgrund von Luftnot oder Notwendigkeit von Pausen zum Atemholen
3	Luftnot bei Gehstrecke um 100 m oder nach einigen Minuten
4	Luftnot, die verhindert, das Haus zu verlassen, oder Luftnot beim An-/Ausziehen

Tab. 11.19 Empfehlung zur Gabe inhalativer Steroide (ICS) bei COPD (Agusti et al. 2018, reproduced with permission of the © ERS 2025) [H166-003]

ICS empfohlen	ICS zu erwägen	ICS nicht empfohlen
Hospitalisierungen aufgrund Exazerbationen der COPD	1 moderate Exazerbation der COPD/Jahr	Rezidivierende Pneumonien
≥ 2 Exazerbationen der COPD/Jahr	Eosinophilie 100–300/µl	Eosinophilie ≤ 100/µl
Eosinophilie ≥ 300/µl	–	Zurückliegende mykobakterielle Infektionen
Asthma bronchiale	–	–

Exazerbationen der COPD

Die Exazerbation der COPD ist definiert als eine akute Verschlechterung der Symptome, die eine zusätzliche Behandlung erfordert. Die Exazerbation wird häufig, aber nicht immer durch einen bakteriellen oder viralen Infekt ausgelöst. Zur Behandlung der akuten Exazerbation der COPD werden vorrangig **kurz wirksame Bronchodilatatoren** wie z. B. Salbutamol eingesetzt; hierbei wird die Gabe von Salbutamol bevorzugt, und Iptratropium nur ergänzend eingesetzt. Zusätzlich ist bei relevanter Symptomatik auch die Gabe oraler Steroide (z. B. 40 mg Prednisolonäquivalent) über 5 bis 7 Tage indiziert. Die Gabe von Methylxanthinen wie z. B. Theophyllin ist obsolet.

Die Indikation zur **antibiotischen Therapie** richtet sich nach dem Leitsymptom des eitrigen Sputums. Ist kein eitriges Sputum nachweisbar, sollte nur bei klinisch schwerer Exazerbation mit respiratorischer Insuffizienz antibiotisch behandelt werden. Zur antibiotischen Therapie kommen Aminopenicilline mit Betalaktamase-Inhibitor, Tetrazykline oder Makrolide in Betracht. Bei schwerer struktureller Lungenerkrankung und/oder Vorhandensein von Bronchiektasen sollte ggf. eine Therapie mit Wirksamkeit gegen *Pseudomonas* ssp. erwogen werden.

11.4.5 Posttuberkulöse Lungenerkrankung

Die posttuberkulöse Lungenerkrankung (post-tuberculous lung disease, PTLD) ist ein Syndrom aus verschiedenen Pathologien der Lunge:

- **Chronische pulmonale Obstruktion**: Patienten nach durchgemachter Tuberkulose haben ein erhöhtes Risiko, eine chronische pulmonale Obstruktion im Sinne einer COPD zu entwickeln.
- **Bronchiektasen** verursachen chronischen Husten und Auswurf und sind häufiger Ausgangspunkt rezidivierender bronchialer und pulmonaler Infekte mit Bakterien und Aspergillen. Klinisch häufige Ursache von Hämoptysen.
- **Parenchymschäden**: kavernöse Läsionen der Lunge mit erhöhtem Risiko einer *Aspergillus*-Infektion.
- **Fibrotische Veränderungen**: Diffuse interstitielle oder fokale fibrotische Veränderungen, welche zu Restriktion und Funktionseinschränkung der Lunge führen.
- **Pleuraschwarten** können zu pulmonaler Restriktion führen.
- **Pulmonale Hypertonie** führt zu Einschränkung der kardiopulmonalen Belastbarkeit.

Die genannten Manifestationen der PTLD führen häufig zu chronischen Symptomen, Verlust an Lungenfunktion, häufigerer Krankenhausaufnahme und zu erhöhter Mortalität. Als Komplikation der pulmonalen Veränderungen können in seltenen Fällen schwere und häufig unmittelbar letale pulmonale Blutungen auftreten.

Ca. 10 % aller Tuberkuloseinfektionen in LMIC betreffen Kinder < 15 Jahren, hiervon betreffen 60 % aller Infektionen Kinder < 5 Jahren. Es wird davon ausgegangen, dass eine frühe Tuberkuloseinfektion mit entsprechenden Folgen der PTLD erheblichen negativen Einfluss auf die Entwicklung und Reifung der Lunge bis zum Höhepunkt im Alter von 20 Jahren hat und deutliche funktionelle Defizite zurückbleiben.

11.4.6 Bronchiektasen

Bronchiektasen (hier: erworbene Bronchiektasen) sind irreversible Erweiterungen eines Bronchus, welche im Hinblick auf die Epidemiologie in tropischen Ländern am häufigsten durch Schädigung der Bronchialwand entstehen und durch Infektionen der Bronchien hervorgerufen werden. Auch durch Zug des umgebenden Lungenparenchyms wie z. B. durch posttuberkulöse Fibrose und Vernarbung von außen auf den Bronchus können Bronchiektasen entstehen. Auch ca. 30–50 % der Patienten mit fortgeschrittener COPD weisen Bronchiektasen auf. Da Bronchiektasen Teil des Post-TB-Syndroms sind, ist die Prävalenz in tropischen Ländern hoch.

Durch Bronchiektasen kommt es zur Einschränkung der Sekretclearance und hierdurch zur Kolonisation der Atemwege mit Erregern, die Ausgangspunkt erneuter Infekte sind, insbesondere durch bakterielle wie auch fungale Erreger (v. a. durch Aspergillen). Hierdurch werden sie zum Ausgangspunkt chronischer bronchialer Infekte, Pneumonien oder von Lungenabszessen. Klinisch gehen Bronchiektasen mit chronischem Auswurf und Hämoptysen einher.

Für die Diagnostik in LMIC steht häufig nur die genaue Anamnese (rezidivierende Infekte mit produktivem Sputum insb. am Morgen) zur Verfügung. Im Röntgen-Thorax können Bronchiektasen häufig nicht eindeutig identifiziert werden, dies ist meist nur mittels Computertomografie möglich. Durch die Kardinalsymptome Husten und Auswurf werden Patienten mit Bronchiektasen in tropischen Ländern häufig fälschlich als Patienten mit Tuberkulose bzw. rezidivierender Tuberkulose behandelt.

Das Management von Patienten mit Bronchiektasen in tropischen Ländern konzentriert sich auf die **Behandlung florider Infekte** und auf die **Prävention durch Unterstützung der Sekretclearance und der Sekretverflüssigung;** dies kann durch einfache Maßnahmen wie ausreichende Flüssigkeitszufuhr, Inhalation von (ggf. hypertoner) Kochsalzlösung und Maßnahmen der physikalischen Therapie zur Unterstützung der Expektoration (Atemtherapie, Verwendung von oszillierenden PEEP-Devices wie Flutter, Acapella oder Cornet) erfolgen. Daneben sollten Impfungen gegen Pneumokokken und

Influenza durchgeführt und Grunderkrankungen wie eine COPD oder Komorbiditäten optimal behandelt werden.

11.4.7 Luftverschmutzung

Die Luftverschmutzung sowohl in der Außenluft und besonders in Innenräumen ist ein großes und nach wie vor unterschätztes Problem im Globalen Süden. Weltweit sind ca. 2,6 Milliarden Menschen im häuslichen Bereich Abgasen durch Verbrennung von Brennstoffen aus Holz, Kohle und anderen Materialien ausgesetzt. Die chronische Belastung im Haushalt durch Inhalation von partikulären Substanzen führt zu chronischer Bronchitis, chronischer obstruktiver Bronchitis mit entsprechenden Symptomen und auch zu Herz-Kreislauf-Erkrankungen. Besonders problematisch ist, dass die Exposition gegenüber diesen inhalierbaren Noxen bereits im Mutterleib beginnt. Es gibt Hinweise darauf, dass die Exposition gegenüber Luftverschmutzung schon die Lungenentwicklung des ungeborenen Kindes beeinträchtigt. Ebenfalls nicht zu unterschätzen ist die häusliche Belastung durch Kohlenmonoxid. Eine Studie aus Tansania konnte sowohl in einer urbanen wie auch einer ländlichen Bevölkerung zeigen, dass die Teilnehmenden im Durchschnitt einen Anteil von 9 % Kohlenmonoxid CO-Hb im Blut aufwiesen, wobei 9,5 % der Teilnehmenden einen Anteil von > 20 % CO-Hb aufwiesen. Die Folgen einer chronischen Kohlenmonoxidvergiftung in großen Teilen der Bevölkerung in tropischen Ländern im Hinblick auf Herz-Kreislauf-Erkrankungen und neurokognitive Beeinträchtigungen werden wahrscheinlich noch unterschätzt.

LITERATUR

Agusti A, Fabbri LM, Singh D et al. Inhaled corticosteroids in COPD: friend or foe? Eur Respir J 2018; 52: 1801219.

Allwood BW, Byrne A, Meghji J, Rachow A, van der Zalm MM, Schoch OD. Post-Tuberculosis Lung Disease: Clinical Review of an Under-Recognised Global Challenge. Respiration 2021; 100: 751–63.

Binegdie AB, Meme H, Sony AE et al. Chronic respiratory disease in adult outpatients in three African countries: a cross-sectional study. Int J Tuberc Lung Dis 2022; 26(1):18–25.

Brooks SM. Task force on surveillance for respiratory hazards in the occupational setting. Surveillance for respiratory hazards. ATS News 1982; 8: 12–16.

Graham BL, Steenbruggen I, Miller MR et al. Standardization of Spirometry 2019 Update. An Official American Thoracic Society and European Respiratory Society Technical Statement. Am J Respir Crit Care Med. 2019; 200: e70–88.

Mortimer K, de Oca MM, Salvi S et al. Household air pollution and COPD: cause and effect or confounding by other aspects of poverty? Int J Tuberc Lung Dis 2022; 26(3): 206–216.

Nationale Versorgungsleitlinie Asthma, Version 5. 2024. AWMF-Registernummer nvl-002. https://register.awmf.org/assets/guidelines/nvl-002l_S3_Asthma_2024-08.pdf.

Soriano JB, Abajobir AA, Abate KH et al. Global, regional, and national deaths, prevalence, disability-adjusted life years, and years lived with disability for chronic obstructive pulmonary disease and asthma, 1990–2015: a systematic analysis for the Global Burden of Disease Study 2015. The Lancet Respiratory Medicine 2017; 5: 691–706.

To T, Stanojevic S, Moores G et al. Global asthma prevalence in adults: findings from the cross-sectional world health survey. To et al. BMC Public Health 2012, 12: 204.

WHO package of essential noncommunicable (PEN) disease interventions for primary health care. Geneva: World Health Organization; 2020. www.who.int/publications/i/item/9789240009226.

INTERNETQUELLEN

Global Initiative for Asthma Management and Prevention (Global Strategy for Asthma Management and Prevention, update 2024): www.ginasthma.org.

Global Initiative for Chronic Obstructive Lung Disease (About GOLD): www.goldcopd.org.

11.5 Kardiale Erkrankungen

Heiko Becher, Gerd-Dieter Burchard

11.5.1 Epidemiologie

Dieses Kapitel gibt einen Überblick über die Epidemiologie kardiovaskulärer Erkrankungen mit Schwerpunkt auf dem afrikanischen Kontinent. Es liegen zu diesem Thema eine Reihe von Publikationen vor, von denen der Review von Keates et al. (2017) und die Publikation von Roth et al. (2020) aus der „Global Burden of Disease"-Studie zum Thema kardiovaskuläre Erkrankungen besonders hervorzuheben sind.

Demografische Charakteristika

Der afrikanische Kontinent wurde lange Zeit primär in Bezug auf übertragbare Erkrankungen wie Malaria, AIDS, Dengue-Fieber oder Tuberkulose betrachtet. Chronische Erkrankungen wurden lange Zeit als ein untergeordnetes Problem angesehen. Der **demografische Wandel** hat sich aber, insbesondere in den letzten beiden Jahrzehnten, in Afrika mit einem stark ansteigenden Anteil an Personen über 65 Jahren deutlich bemerkbar gemacht. Die afrikanische Bevölkerung ist in den letzten Jahrzehnten, bedingt durch eine steigende Lebenserwartung und stark gesunkene Kindersterblichkeit, und trotz sinkender Geburtenrate, stark gewachsen. Gemäß den Angaben der UN wuchs die Bevölkerung im Zeitraum von 2000 bis 2021 von 811 Millionen auf 1,37 Milliarden. Die Prognose geht von einem linearen Anstieg bis 2,5 Milliarden im Jahr 2050 aus. Bedingt durch eine sinkende Kindersterblichkeit und eine ebenfalls leicht sinkende Geburtenrate steigt das mittlere Alter in der Bevölkerung von 18,3 auf 19,7 Jahre. Damit ist Afrika immer noch der Kontinent mit der mit Abstand jüngsten Bevölkerung.

Als Folge des demografischen Wandels, kombiniert mit verbesserten Behandlungsmöglichkeiten für viele Infektionserkrankungen, und einer sich verändernden Verteilung von Risikofaktoren haben Herz-Kreislauf-Krankheiten stark zugenommen. Zu der Gruppe der kardialen Erkrankungen gehören verschiedene Krankheiten, dazu zählen im engeren Sinn die arterielle Hypertonie, die periphere arterielle Verschlusskrankheit (pAVK), das chronische Koronarsyndrom (KHK), der Herzinfarkt und der Schlaganfall. In diesem Kapitel betrachten wir vornehmlich die Krankheiten mit dem ICD-10-Code I20–I25 (ischämische Herzkrankheiten), darunter als häufigste Todesursache den akuten Myokardinfarkt.

Mortalität

Angaben zur krankheitsspezifischen Mortalität sind unter Berücksichtigung der Validität der berichteten Todesursachen zu beurteilen. In weiten Teilen Afrikas liegen keine verlässlichen Zahlen vor.

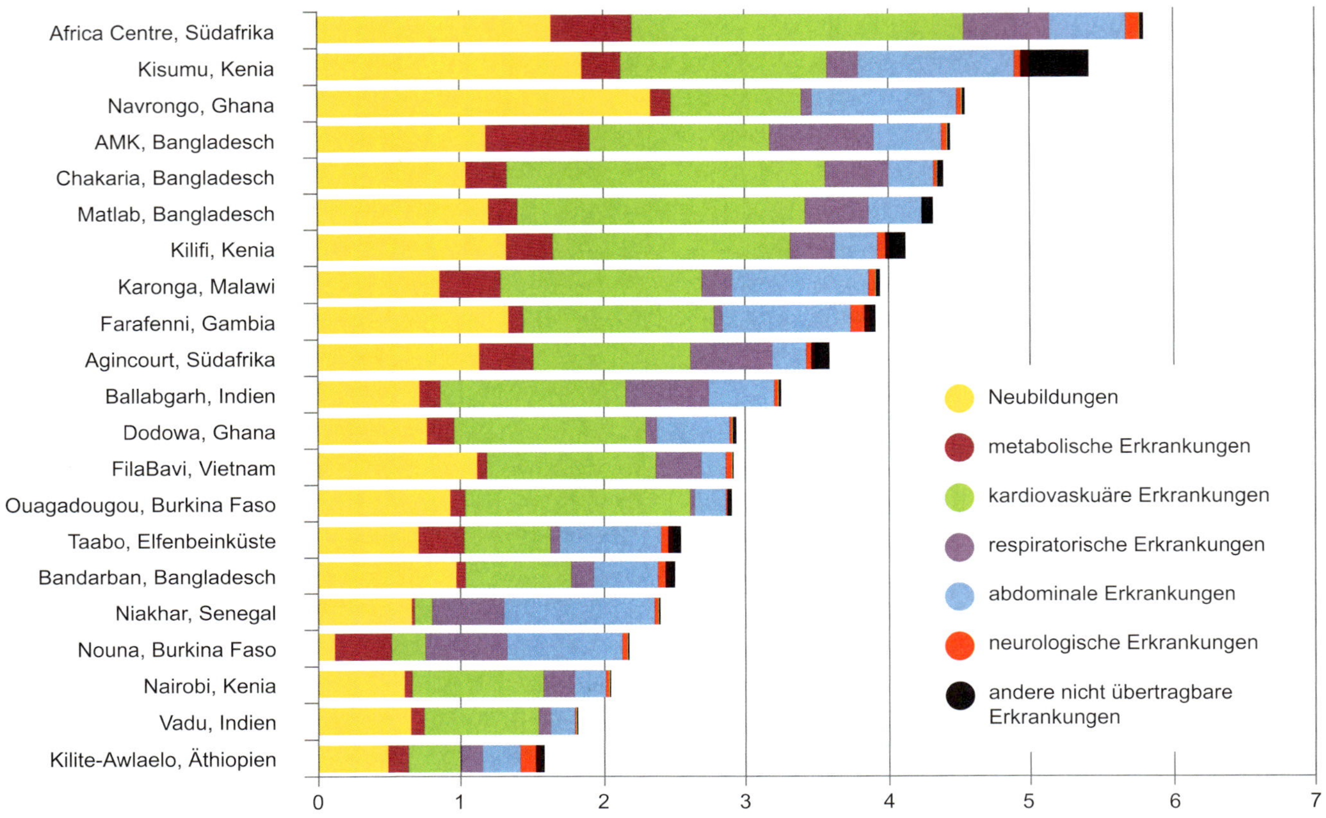

Abb. 11.13 Alters-, zeit- und geschlechtsstandardisierte Sterblichkeitsraten pro 1.000 Personenjahre bei Erwachsenen (15 Jahre und älter) in 21 INDEPTH-HDSS-Standorten in Afrika und Asien, aufgeschlüsselt nach Unterkategorie der nicht übertragbaren Krankheiten (angelehnt an www.indepth-network.org) [P1570, L138]

Herz-Kreislauf-Erkrankungen sind weltweit die Todesursache Nummer eins: Jährlich sterben mehr Menschen an Herz-Kreislauf-Erkrankungen als an jeder anderen Ursache. Im Jahr 2021 starben schätzungsweise 17,9 Millionen Menschen an Herz-Kreislauf-Erkrankungen, was 31 % aller Todesfälle weltweit entspricht. Von diesen Todesfällen waren schätzungsweise 7,4 Millionen auf eine koronare Herzkrankheit und 6,7 Millionen auf einen Schlaganfall zurückzuführen. Mehr als drei Viertel der Todesfälle durch Herz-Kreislauf-Erkrankungen ereignen sich in Ländern mit niedrigem und mittlerem Einkommen. (WHO Africa 2022)

Im Jahr 2017 waren allein in den afrikanischen Ländern südlich der Sahara fast 1 Million Todesfälle auf eine Herz-Kreislauf-Erkrankung (cardiovascular disease, CVD) zurückzuführen, was 5,5 % aller CVD-bedingten Todesfälle weltweit und 11,3 % aller Todesfälle in Afrika ausmachte (Fomonyuy Yuyun et al. 2020). CVD-bedingte Todesfälle machten 38 % aller nicht übertragbaren Todesfälle in Afrika aus, was die wachsende Bedrohung sowohl durch nicht übertragbare Krankheiten als auch durch CVD widerspiegelt. Die Gesamtzahl der CVD-bedingten Todesfälle hat sich seit 1990 fast verdoppelt, wobei die Sterblichkeit bei Frauen um mehr als 10 % höher ist als bei Männern.

Eine globale Initiative zur Verbesserung der Datenlage von Gesundheitsdaten in Afrika stellt das INDETH-Netzwerk dar. In 14 Ländern Subsahara-Afrikas und einigen asiatischen Ländern sind ausgewählte Populationen unter demografischer Surveillance. In ➢ Abb. 11.13 sind die alters- und geschlechtsstandardisierten Mortalitätsraten für Personen über 15 Jahren für nicht übertragbare Krankheiten (pro 1.000 Personenjahre) für die Jahre 2006 bis 2014 dargestellt. Es zeigt sich, dass bis zu zwei Drittel aller Todesfälle den kardiovaskulären Erkrankungen zugerechnet werden können (➢ Abb. 11.13). Die Zahl der Apoplexe nimmt zu (GBD Global Stroke Collaborators 2021).

Die umfangreichsten Daten zu nicht übertragbaren Krankheiten aller Länder von Subsahara-Afrika findet man in Südafrika. Im Bericht aus dem Jahr 2021 werden die Todesfälle des Jahres 2018 analysiert (Department of Statistics South Africa 2021). Auch in Südafrika wird nur bei einem kleinen Teil der Todesfälle die Todesursache durch eine Autopsie bestätigt, daher sind auch hier die berichteten Zahlen mit Vorsicht zu interpretieren. Die Gruppe der kardiovaskulären Erkrankungen stellt demnach mit 18,9 % die größte Gruppe dar, gefolgt von infektiösen und parasitären Erkrankungen mit 16,6 %. Der Anteil der CVD ist steigend gegenüber den zwei Jahren zuvor.

11.5.2 Risikofaktoren

Zahlreiche Risikofaktoren für CVD sind wohlbekannt. Die relevantesten sind Rauchen, Bluthochdruck, Diabetes, Hyperlipidämie, mangelnde körperliche Aktivität und Übergewicht. Weniger relevant, wenn auch nicht völlig unbedeutend für die Entstehung von CVD, sind nach gegenwärtigem Kenntnisstand genetische Faktoren. Die Ergebnisse aus epidemiologischen Studien in Ländern mit hohem

Einkommen mit vornehmlich Studienpopulationen anderer Ethnien können daher für afrikanische Populationen übernommen werden. Im Folgenden werden diese Faktoren und der Kenntnisstand in Bezug auf die Prävalenz in Afrika näher beschrieben (Yuhun et al. 2020).

Rauchen

Tabakrauchen ist einer der Hauptverursacher der weltweiten Krankheitslast, insbesondere von Herz-Kreislauf-Erkrankungen. Die WHO-Daten über die Prävalenz des Tabakrauchens, die für 29 afrikanische Länder vorliegen, zeigen ein unterschiedliches Muster des Tabakkonsums auf dem Kontinent (WHO 2018). So gaben beispielsweise 45–50 % der erwachsenen Bevölkerung in Marokko und Ägypten, 43–44 % in Kamerun und der Republik Kongo und 44–60 % in Mauritius und Sierra Leone an, Tabak zu konsumieren. In Äthiopien und Ghana hingegen war die Prävalenz des Rauchens geringer (9 % bzw. 13 %). Die Prävalenz des Rauchens ist bei Männern in Afrika durchweg deutlich höher als bei Frauen (Winkler et al. 2015). Die absolute Zahl der Raucher allein in den afrikanischen Ländern südlich der Sahara wird bis 2030 voraussichtlich um fast das 1,5-Fache auf über 200 Millionen Menschen ansteigen, wobei auch die Prävalenz des Rauchens unter Jugendlichen zunimmt (Jha und Chaloupka 2000).

Bluthochdruck

Bluthochdruck ist eine der Hauptursachen für Herz-Kreislauf-Erkrankungen in Afrika (NCD-RisC NRFC 2017). Eine systematische Überprüfung von 33 Studien aus 15 afrikanischen Ländern südlich der Sahara ergab für den Zeitraum von 1999 bis 2013 eine Prävalenz von 15–70 % für Bluthochdruck (Addo et al. 2007). Nach aktuellen Schätzungen der WHO scheint sich die Prävalenz des Bluthochdrucks in allen afrikanischen Regionen in Richtung des oberen Endes der historischen Zahlen zu bewegen (typischerweise 35–45 % der Erwachsenen) und wird in absehbarer Zukunft einen wesentlichen Beitrag zu hochgradig vermeidbaren CVD-Ereignissen leisten. Im Beitrag von Ataklte et al. (2015) wird das Ausmaß von nicht diagnostiziertem Bluthochdruck in Subsahara-Afrika im Rahmen einer Metaanalyse untersucht. 33 Surveys mit insgesamt 110.414 Teilnehmern wurden eingeschlossen. Die geschätzte Prävalenz von Bluthochdruck im mittleren Alter der Teilnehmer von 30, 40, 50 und 60 Jahren betrug 16 %, 26 %, 35 % bzw. 44 %. Von den Personen mit Bluthochdruck hatten nur zwischen 7 % und 56 % im Vorfeld Kenntnis von dieser Diagnose. Die Studie zeigte somit eine hohe Prävalenz von Bluthochdruck sowie einen niedrigen Prozentsatz der Diagnosen. Dies unterstreicht die Notwendigkeit der Umsetzung rechtzeitiger und angemessener Strategien zur Diagnose, Kontrolle und Prävention.

Hypercholesterinämie

Die WHO schätzt die weltweite Prävalenz der Hypercholesterinämie (Gesamtcholesterin > 5 mmol/l) bei Männern und Frauen auf 37 % bzw. 40 %, wobei sich in den letzten 25 Jahren kaum etwas geändert hat. In der Vergangenheit galten die Lipidprofile afrikanischer Menschen als weitgehend günstig, was auf die traditionelle Lebensweise mit viel Bewegung und fettarmer Ernährung zurückzuführen war, die zu einer geringen Rate an atherosklerotischen Erkrankungen führte. Obwohl der Anteil der Personen im Alter von ≥ 25 Jahren mit Hypercholesterinämie in zahlreichen westafrikanischen Ländern (z. B. Nigeria und Sierra Leone) im Vergleich zum weltweiten Durchschnitt relativ niedrig ist (15–20 %), liegt der Anteil der Hypercholesterinämie bei den Bewohnern nordafrikanischer Länder (z. B. Tunesien und Ägypten) eher bei 45 %. Im übrigen Afrika liegt die Prävalenz typischerweise zwischen 20 % und 35 % der Bevölkerung, wobei Frauen durchweg höhere Werte aufweisen. Abgesehen vom Gesamtcholesterin gibt es nur wenige Daten über das Lipidprofil von Menschen in Afrika. Eine Metaanalyse aus mehreren Studien in Nigeria ergab eine hohe Prävalenz von 38 % (Adeloye et al. 2020).

Andere Risikofaktoren

Weitere relevante Risikofaktoren für CVD sind Übergewicht und Diabetes mellitus (Prävalenzen ➤ Kap. 11.7).

In ➤ Tab. 11.20 sind die aktuellen Schätzungen der Prävalenzen der wichtigsten Risikofaktoren in Subsahara-Afrika im Vergleich zu den Prävalenzen in Westeuropa, Nordamerika und weltweit zusammengefasst (Yuyun et al. 2020). Über die aktuellen Prävalenzen hinaus sind die Trends für die Abschätzung der Entwicklung der CVD-Todesfälle von besonderer Bedeutung. Während relevante Risikofaktoren, insbesondere Rauchen, in Ländern mit hohem Einkommen eine allgemein sinkende Tendenz aufweisen, gilt dies nicht für Afrika, wo nicht zuletzt aufgrund massiver Anstrengungen der Tabakindustrie ein eher steigender Trend zu verzeichnen ist (NCD Countdown 2030 Collaborators 2018).

11.5.3 Primäre Prävention

In den kommenden Jahrzehnten werden Prävalenz und Mortalität von Herz-Kreislauf-Erkrankungen in Afrika massiv zunehmen, hauptsächlich bedingt durch das Bevölkerungswachstum, den demografischen Wandel und zum Teil durch steigende Prävalenzen relevanter Risikofaktoren. Bedingt durch die aufgezeigte mangelnde Datenlage sind Prognosen äußerst schwierig und lassen sich nur angenähert auf der Basis von vorhandenen Daten zur Prävalenz der wichtigsten Risikofaktoren abschätzen. Unbestritten ist, dass die Prävention von nicht übertragbaren Krankheiten in Zukunft in Afrika einen größeren Stellenwert bekommen wird und bekommen muss (WHO 2022).

11.5.4 Klinik

Wie oben ausgeführt, spielen Herz-Kreislauf-Krankheiten, insbesondere die arterielle Hypertonie, die periphere arterielle Verschlusskrankheit (pAVK), das chronische Koronarsyndrom (KHK), der Herzinfarkt und der Schlaganfall eine zunehmend große Rolle. Für den in den Tropen tätigen Arzt ist aber auch wichtig, dass dort

Tab. 11.20 Prävalenz kardiovaskulärer Risikofaktoren in Subsahara-Afrika (SSA) im Vergleich zu Ländern mit hohem Einkommen und weltweit (nach Yuyun et al. 2020)

CVD-Risikofaktoren	SSA	Westeuropa	Nordamerika	Global
Rauchen	• Gesamt 10 % • Männer 18 % • Frauen 2,3 %	• Gesamt 30 % • Männer 38 % • Frauen 21 %	• Gesamt 14–21 % • Männer 16–24 % • Frauen 11–18 %	• Gesamt 15 % • Männer 25 % • Frauen 5 %
Bluthochdruck	• 30 s%* • < 40 % Diagnose bekannt • < 35 % behandelt • < 10–20 % kontrolliert	• 20 s%* • 60–70 % Diagnose bekannt • 50 % behandelt • 30–40 % kontrolliert	• 20 s%* • > 80 % Diagnose bekannt • > 70 % behandelt • 55–66 % kontrolliert	• Männer 24 %* • Frauen 20 %*
Diabetes mellitus	*GBD (alle Altersgruppen):* • Gesamt 3,5 % • Männer 3,7 % • Frauen 3,3 %	*GBD (alle Altersgruppen):* • Gesamt 10,2 % • Männer 11,1 % • Frauen 9,3 %	*GBD (alle Altersgruppen):* • Gesamt 9,9 % • Männer 10,9 % • Frauen 8,9 %	*GBD (alle Altersgruppen):* • Gesamt 6,5 % • Männer 6,7 % • Frauen 6,2 %
	NCD RFC ≥ 18 Jahre: • Männer 7,1 % • Frauen 7,1 %	*NCD RFC ≥ 18 Jahre:* • Männer 6–8 % • Frauen 3–6 %	*NCD RFC ≥ 18 Jahre:* • Männer 6–8 % • Frauen 5–6 %	*NCD RFC ≥ 18 Jahre:* • Gesamt 8,5 % • Männer 9,0 % • Frauen 7,9 %
Hyperlipidämie ≥ 18 – ≥ 20 Jahre	Gesamt 25 %	Gesamt 40–60 %	Gesamt 40–45 %	• Gesamt 39 % • Männer 37 % • Frauen 40 %
Mangelnde körperliche Aktivität	• Gesamt 22 % • Männer 18 % • Frauen 26 %	• Gesamt 29 % • Männer 26 % • Frauen 32 %	• Gesamt 30–40 % • Männer 25–31 % • Frauen 31–41 %	• Gesamt 27 % • Männer 23 % • Frauen 32 %
Übergewicht	• Männer 1–15 % • Frauen 2–40 %	• Männer 12–22 % • Frauen 18–25 %	• Männer 20–30 % • Frauen 21–35 %	• Gesamt 12 %

* Altersstandardisierte Prävalenzrate; SSA: Subsahara-Afrika; GBD: Global Burden of Disease (2017); HTN: Hypertension; NCD RFC: Non-communicable disease Risk Factor Collaboration, systematic review (2014).

differenzialdiagnostisch ebenfalls andere Grundkrankheiten zu erwägen sind, z. B. eine kardiale Beteiligung bei HIV-Infektion und gelegentlich eine spezifische parasitäre Erkrankung. Beispielsweise ist bei einem Patienten mit Herzinsuffizienz in ländlichen Gebieten Boliviens auch an die Chagas-Krankheit, in Uganda an eine Endomyokardfibrose und in Indien an rheumatische Klappenfehler zu denken. Im Folgenden werden kurz die wichtigsten Erkrankungen aufgeführt.

Rheumatische Herzkrankheit

Das akute rheumatische Fieber (ARF) resultiert aus einer Autoimmunantwort nach einer Infektion mit Streptokokken der Gruppe A (Peters et al. 2020). Die Patienten bilden kreuzreagierende Antikörper, die einerseits mit verschiedenen Antigenen der A-Streptokokken, andererseits mit bestimmten Gewebeelementen in Gelenken, Myokard, Endokard, Gefäßintima und Haut reagieren. Als Komplikation kann daher eine rheumatische Herzkrankheit (RHD) auftreten.

Die Häufigkeit des rheumatischen Fiebers bzw. der rheumatischen Herzkrankheit scheint insbesondere von den hygienischen Verhältnissen abhängig zu sein. Die Prävalenz ist in allen tropischen Ländern hoch (Abdu et al. 2024), laut WHO sterben pro Jahr fast 300.000 Menschen in LMIC an einer RHD.

Kriterien zur Diagnose des rheumatischen Fiebers wurden 1944 von Jones aufgestellt. Spätere Modifikationen (Gewitz et al. 2015) erhöhten die Spezifität, verringerten aber die Sensitivität – was für Regionen mit hohen Prävalenzen evtl. nachteilig sein könnte (verpasste Diagnose und damit fehlende Prophylaxe gravierender als Überdiagnose). Die WHO hat weniger stringente Kriterien zur Diagnose des rezidivierenden ARF aufgestellt.

Tritt im Verlauf eines ARF oder bei Patienten mit durchgemachtem ARF ein neues (systolisches oder diastolisches) Herzgeräusch auf, besteht der Verdacht auf eine Mitbeteiligung der Herzklappen am rheumatischen Prozess.

Wenn möglich sollte die Diagnose echokardiografisch überprüft werden, es lassen sich so einerseits funktionelle Strömungsgeräusche und angeborene Herzfehler ausschließen, andererseits auch subklinische Verläufe nachweisen.

Infektiöse Endokarditiden

Die infektiöse Endokarditis ist eine meist durch Bakterien verursachte Infektion der Herzinnenhaut (insb. des valvulären Endokards) und des Endothels der herznahen Gefäße. Erreger sind Viridans-Streptokokken, *Streptococcus bovis,* Staphylokokken u. a. In tropischen Ländern häufiger sind Q-Fieber und Brucellose. In Einzelfällen wird eine Endokarditis durch tropische Pilze beobachtet.

Q-Fieber-Endokarditis

Auf eine Q-Fieber-Endokarditis deuten hin: Hepatosplenomegalie oder Hepatitis, Thrombozytopenie und Hypergammaglobulinämie. Fieber fehlt meist. Häufig lässt sich anamnestisch ein Kontakt mit Huftieren erfragen. Der Verlauf ist meist chronisch. In etwa 50 % der Fälle sind die Aortenklappen, in 30 % die Mitralklappen und in 10 % beide Klappen betroffen, häufig sind vorgeschädigte Klappen befallen.

Brucellose-Endokarditis

Am häufigsten ist die Aortenklappe betroffen, seltener die Mitralklappe. Häufig kommt es zu Aneurysmen des Sinus Valsalvae. An eine Brucellen-Endokarditis ist insbesondere zu denken bei Immigranten aus dem Mittelmeerraum und aus dem Vorderen Orient, bei gleichzeitiger Gelenkbeteiligung.

Myokarditis

Bei der Myokarditis handelt es sich um eine akute oder chronische Inflammationsreaktion des Myokards diverser Genese, die in unterschiedlichem Umfang Kardiomyozyten, interstitielles und perivaskuläres Bindegewebe sowie koronare Arteriolen, Kapillaren und in einigen Fällen sogar die epikardialen Koronararterien einbezieht (Basso 2022).

Als Ursache einer Myokarditis kommen u. a. eine Reihe von Infektionskrankheiten infrage (➢ Tab. 11.21), insofern kommt eine Myokarditis in LMIC häufig vor.

Kardiomyopathien

Kardiomyopathien (KMP) stellen eine breit gefächerte Gruppe von Erkrankungen dar, deren wesentliches Merkmal eine krankhafte Veränderung des Herzmuskels ist.

Tab. 11.21 Ursachen der infektiösen Myokarditis

Viren (➢ Kap. 2)	Kardiotrope Viren: Adenoviren, Coxsackieviren
	Vaskulotrope Viren: Parvovirus B19
	Kardiotoxische Viren: Hepatitis-C-Virus, HI-Virus, Influenza
	Lymphotrope Viren: CMV, EBV, HHV-6
	Arboviren: v. a. Dengue-Virus
	ACE-2-trope kardiotoxische Viren: SARS-CoV-2
Bakterien (➢ Kap. 3)	Staphylo-, Strepto-, Pneumo-, Meningo-, Gonokokken, Borreliose, Mykobakterien, Chlamydien, Mykoplasmen, Legionellen, Salmonellen, Rickettsien, Corynebakterien, Leptospiren
Pilze (➢ Kap. 4)	*Aspergillus, Candida, Cryptococcus* (v. a. bei HIV-Koinfektion)
Protozoen (➢ Kap. 5)	*Trypanosoma cruzi, Trypanosoma b. gambiense* und *rhodesiense, Toxoplasma gondii,* Plasmodien
Würmer (➢ Kap. 6)	Trichinen, *Toxocara,* Echinokokken

Dilatative KMP

Die dilatative Kardiomyopathie ist definiert durch eine Erweiterung vor allem des linken Ventrikels mit eingeschränkter systolischer Pumpfunktion. Die dilatative Kardiomyopathie kommt häufig im subsaharischen Afrika vor und ist für etwa 20 % der Fälle mit Herzversagen verantwortlich (Agbor et al. 2018). Wahrscheinlich münden zahlreiche ätiologisch und pathogenetisch unterschiedliche Erkrankungen in das Endstadium einer dilatativen Kardiomyopathie, die Ursachen sind also heterogen. Häufig scheint in den Tropen die dilatative KMP Folge einer akuten Virusmyokarditis (s. o.) zu sein.

Restriktive KMP

Bei der restriktiven KMP kommt es zu einer subendokardialen Fibrose der Kammern. Im Vordergrund steht daher die gestörte diastolische Funktion, wegen Einbeziehung des Klappenrings (besonders häufig ist das hintere linke Mitralsegel mitbetroffen) oft mit gleichzeitiger AV-Klappen-Insuffizienz. Wegen der Bindegewebsvermehrung spricht man auch von einer **Endomyokardfibrose** (EMF; ➢ Abb. 11.14). Funktionell ist die restriktive Kardiomyopathie durch ein kleines enddiastolisches Ventrikelvolumen mit Füllungsbehinderung gekennzeichnet.

Die Endomyokardfibrose kommt in den feuchtheißen Tropen häufiger vor (Duraes et al. 2020). Klinisch kommt es zu einer meist rasch progredienten Herzinsuffizienz, meist linkskardial oder beidseits, seltener (ca. 10 %) rechtskardial. Charakteristisch ist Aszites ohne wesentliche periphere Ödeme.

An eine **Endomyokardfibrose** ist bei Patienten mit Herzinsuffizienz zu denken, wenn röntgenologisch keine Vergrößerung des Herzens nachweisbar ist.

Die restriktive Kardiomyopathie kommt in den Tropen häufig vor. In Europa weisen Patienten mit einer Hypereosinophilie (z. B. im Rahmen einer Polyarteriitis nodosa oder bei Eosinophilenleukämien) oft eine Beteiligung des Herzmuskels auf. Da die in den Tropen häufigen Wurmkrankheiten oft zu hohen Eosinophilien führen, lag es nahe, hierin die

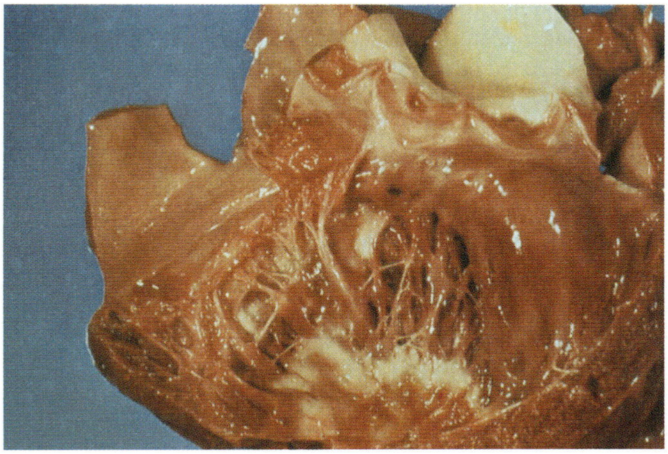

Abb. 11.14 Endomyokardfibrose (Autopsiepräparat) [P1537]

Ursache für die hohe Prävalenz der Endomyokardfibrose zu sehen. Es gibt jedoch epidemiologische Studien, in denen kein Zusammenhang zwischen Eosinophilie und Häufigkeit einer Endomyokardfibrose festgestellt wurde. Andere Hypothesen, die sich nicht belegen ließen: erhöhte Serotoninzufuhr durch Bananen, erhöhter Gehalt von Cerium im Boden, Cassava in der Nahrung, Magnesiummangel. Zusammenfassend ist festzustellen, dass die Ursache der Endomyokardfibrose nicht bekannt ist.

Perikarditiden

Während in gemäßigten Zonen virale Erreger häufig sind (Parvovirus B19, Enterovirus, Adenovirus, Epstein-Barr-Virus, Zytomegalievirus, Influenza-Virus, HHV 6, Hepatitis-B-Virus), sind in den Tropen eitrige Entzündungen des Perikards sehr häufig. In der Regel tritt die Erkrankung als Folge einer hämatogenen Aussaat oder Ausbreitung per continuitatem von Nachbarschaftsinfektionen auf. In den Tropen kommt es häufig im Rahmen einer Bronchopneumonie oder einer Osteomyelitis zu einer purulenten Perikarditis. Der häufigste Erreger einer eitrigen Perikarditis in den Tropen ist *Staphylococcus aureus*. Daneben ist immer an eine tuberkulöse Perikarditis zu denken, die mit dem Anstieg der Zahl der AIDS-Fälle zugenommen hat.

HIV-assoziierte kardiale Erkrankungen

Kardiovaskuläre Erkrankungen bei HIV-positiven Patienten sind häufig (➤ Tab. 11.22). Nach der Umsetzung von HIV-Kontrollprogrammen hat insbesondere Afrika in den letzten 10 Jahren einen starken Anstieg des Zugangs zur HIV-Behandlung erlebt, was zu einer Zunahme der Lebensdauer von Menschen mit HIV geführt hat. Aufgrund dieser Langlebigkeit sind Herz-Kreislauf-Erkrankungen (CVD), bösartige Nicht-AIDS-Erkrankungen und Lebererkrankungen die Haupttodesursachen bei Menschen mit HIV in Afrika.

11.5.5 Kardiale Beteiligung bei parasitären Tropenkrankheiten

Bei der Differenzialdiagnose kardialer Erkrankungen in den Tropen ist es wichtig, daran zu denken, dass auch parasitäre Erkrankungen eine Herzbeteiligung aufweisen können (Nunes et al. 2017, Mishra et al. 2023; ➤ Tab. 11.23).

Tab. 11.22 Kardiale Erkrankungen bei HIV-infizierten Patienten

Perikardiale Erkrankungen	• Perikarderguss, -tamponade • Perikarditis (viral, bakteriell, mykobakteriell) • Neoplasien (Kaposi-Sarkom, Lymphome; ➤ Abb. 11.15)
Myokardiale Erkrankungen	• Dilatative Kardiomyopathie • Myokarditis • Medikamentennebenwirkung (v. a. nukleosidische RTI) • Neoplasien (Kaposi-Sarkom, Lymphome)
Endokardiale Erkrankungen	• Infektiöse Endokarditis • Nicht bakterielle thrombotische Endokarditis

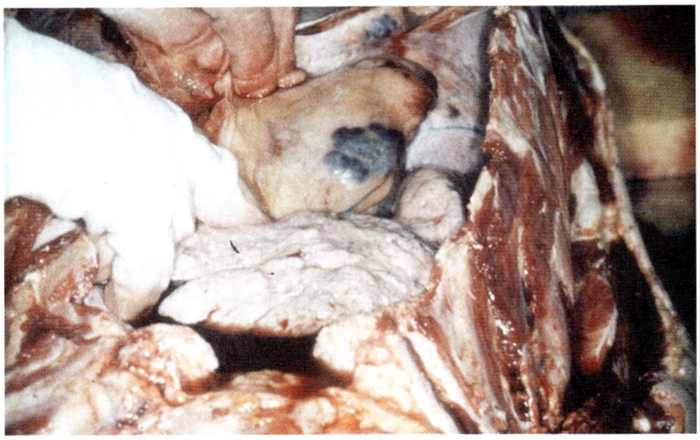

Abb. 11.15 Kaposi-Sarkom des Perikards [P1537]

Tab. 11.23 Kardiale Beteiligung bei parasitären Erkrankungen (nach Nunes et al. 2017, Holm et al. 2021, Mishra et al. 2023, Bumann et al. 2024, Sabino et al. 2024)

	Kardiale Manifestationen
Erkrankungen durch Protozoen (➤ Kap. 5)	
Amerikanische Trypanosomiasis (Chagas-Krankheit)	• Akute Phase: selten Myokarditis, häufiger unspezifische EKG-Veränderungen • Chronische Phase: dilatative Kardiomyopathie, Arrhythmien, apikale Aneurysmen, Thromboembolien, plötzlicher Herztod
Afrikanische Trypanosomiasis (Schlafkrankheit)	• Stadium 1: Myokarditis, Erregungsrückbildungsstörungen im EKG • Stadium 2: selten Pankarditis
Leishmaniasis	Kardiotoxizität bei Therapie mit Antimon-Präparaten
Amöbiasis	Selten Ruptur eines Amöbenleberabszesses ins Perikard
Malaria	Myokarditis, Perikarditis, Arrhythmien
Erkrankungen durch Helminthen (➤ Kap. 6)	
Schistosomiasis	Cor pulmonale bei pulmonaler Hypertension
Paragonimiasis	Perikarderguss
Zystizerkose	Selten multiple Zystizerki im Myokard, dann Arrhythmien und Blockbilder
Echinokokkose	Beteiligung des Herzens in etwa 0,5–2 % der *Echinococcus-granulosus*-Fälle; Zysten intramyokardial, subendokardial, perikardial. Präkordiale oder retrosternale Brustschmerzen nach intraperikardialer Zystenruptur und akuter Perikarditis. Erregungsausbreitungsstörungen oder Tachykardien durch Zysten im Septum. Akute Herzbeuteltamponade als Folge einer intraperikardialen Zystenruptur. Plötzlicher Herztod durch anaphylaktische Reaktion und Kreislaufkollaps nach intrakavitärer Zystenruptur.
Trichinose	Eosinophile Myokarditis. Unspezifische Erregungsrückbildungsstörungen oder Perikarderguss. In Einzelfällen schwere Verläufe mit Todesfolge nach Einleitung der anthelminthischen Therapie.
Toxocariasis	In schweren Fällen Endomyokarditis

11

LITERATUR

Abdu SM, Kassaw AB, Tareke AA et al. Prevalence and pattern of rheumatic valvular heart disease in Africa: Systematic review and meta-analysis, 2015–2023, population based studies. PLoS One 2024; 19(7): e0302636.
Addo J, Smeeth L, Leon DA. Hypertension in sub-saharan Africa: a systematic review. Hypertension 2007; 50: 1012–1018.
Adeloye D, Abaa DQ, Owolabi EO et al. Prevalence of hypercholesterolemia in Nigeria: a systematic review and meta-analysis. Public Health. 2020; 178: 167–178.
Agbor VN, Essouma M, Ntusi NAB, Nyaga UF, Bigna JJ, Noubiap JJ. Heart failure in sub-Saharan Africa: A contemporaneous systematic review and meta-analysis. Int J Cardiol 2018; 257: 207–215.
Ataklte F, Erqou S, Kaptoge S, Taye B, Echouffo-Tcheugui JB, Kengne AP. Burden of undiagnosed hypertension in sub-saharan Africa: a systematic review and meta-analysis. Hypertension 2015; 65(2): 291–8.
Basso C. Myocarditis. New Engl J Med 2022; 387: 1488–500.
Bumann S, Kuenzli E, Lissandrin R et al. Cardiac cystic echinococcosis-A systematic review and analysis of the literature. PLoS Negl Trop Dis 2024; 18(5): e0012183.
Department of Statistics South Africa. Mortality and causes of death in South Africa: Findings from death notification. 2021. www.statssa.gov.za/?page_id=1854&PPN=P0309.3&SCH=7923.
Duraes AR, de Souza Lima Bitar Y, Roever L, Neto MG. Endomyocardial fibrosis: past, present, and future. Heart Fail Rev 2020; 25(5): 725–730.
GBD 2019 Stroke Collaborators. Global, regional, and national burden of stroke and its risk factors, 1990–2019: a systematic analysis for the Global Burden of Disease Study 2019. Lancet Neurol 2021; 20(10): 795–820.
Gewitz M, Baltimore R, Tani L et al. Revision of the Jones Criteria for the Diagnosis of Acute Rheumatic Fever in the Era of Doppler Echocardiography: A Scientific Statement From the American Heart Association. Circulation 2015; 131: 1806–1818.
Holm AE, Gomes LC, Marinho CRF et al. Prevalence of Cardiovascular Complications in Malaria: A Systematic Review and Meta-Analysis. Am J Trop Med Hyg 2021; 104(5): 1643–1650.
Jha P, Chaloupka FJ. The economics of global tobacco control. BMJ 2000; 321(7257): 358–61.
Keates AK, Mocumbi AO, Ntsekhe M, Sliwa K, Stewart S. Cardiovascular disease in Africa: epidemiological profile and challenges. Nat Rev Cardiol 2017; 14(5): 273–293.
Mbanze I, Spracklen TF, Jessen N et al. Heart failure in low-income and middle-income countries. Heart 2025; 111: 341–351.
Mensah GA, Roth GA, Sampson UK. Mortality and Causes of Death Collaborators; Mortality from cardiovascular diseases in sub-Saharan Africa, 1990–2013: a systematic analysis of data from the Global Burden of Disease Study 2013. Cardiovasc J Afr 2015; 26(2 Suppl 1): S6–10.
Mishra A, Ete T, Fanai V, Malviya A. A review on cardiac manifestation of parasitic infection. Trop Parasitol 2023; 13(1): 8–15.
NCD Countdown 2030 Collaborators. NCD Countdown 2030: worldwide trends in non-communicable disease mortality and progress towards Sustainable Development Goal target 3.4. Lancet 2018; 392(10152): 1072–1088.
NCD-RisC NRFC. Worldwide trends in blood pressure from 1975 to 2015: A pooled analysis of 1479 population-based measurement studies with 19.1 million participants. Lancet 2017; 389(10064): 37–55.
Nunes MC, Guimarães Júnior MH, Diamantino AC, Gelape CL, Ferrari TC. Cardiac manifestations of parasitic diseases. Heart 2017; 103(9): 651–658.
Roth GA, Mensah GA, Johnson CO et al; GBD-NHLBI-JACC Global Burden of Cardiovascular Diseases Writing Group. Global Burden of Cardiovascular Diseases and Risk Factors, 1990–2019: Update From the GBD 2019 Study. J Am Coll Cardiol 2020; 76(25): 2982–3021.
Sabino EC, Nunes MCP, Blum J, Molina I, Ribeiro ALP. Cardiac involvement in Chagas disease and African trypanosomiasis. Nat Rev Cardiol 2024; 21(12): 865–879.
Winkler V, Lan Y, Becher H. Tobacco prevention policies in west-African countries and their effects on smoking prevalence. BMC Public Health 2015; 15: 1216.
WHO. Global report on trends in prevalence of tobacco smoking 2000–2025, second edition. Geneva: World Health Organization, 2018.
WHO. Toolkit for developing a multisectoral action plan for noncommunicable diseases. Module 5. Evaluating the implementation of a multisectoral action plan. Geneva: World Health Organization, 2022.
WHO Africa. Cardiovascular diseases. 2022: www.afro.who.int/health-topics/cardiovascular-diseases.
Yuyun MF, Sliwa K, Kengne AP, Mocumbi AO, Bukhman G. Cardiovascular Diseases in Sub-Saharan Africa Compared to High-Income Countries: An Epidemiological Perspective. Glob Heart 2020; 15(1): 15.

INTERNETQUELLEN

WHO (cardiovascular diseases, CVDs): www.who.int/news-room/fact-sheets/detail/cardiovascular-diseases-(cvds).

11.6 Hepatologie und Gastroenterologie

Torsten Feldt

Erkrankungen des Magen-Darm-Trakts und der Leber gehören zu den häufigsten medizinischen Problemen in tropischen Ländern mit mittlerem oder niedrigem Einkommen (LMIC). Das Spektrum der Erkrankungen unterscheidet sich dabei wesentlich von dem in westlichen Industrieländern (HIC), aber verlässliche Informationen zu Epidemiologie, Ätiologie und klinischem Verlauf sind für viele Krankheitsbilder unzureichend. Gleichzeitig sind in LMIC die Ressourcen für Diagnostik und Therapie besonders limitiert. In diesem Kapitel werden einige ausgewählte Krankheitsbilder und Aspekte mit besonderer Bedeutung für die Tropenmedizin beschrieben.

11.6.1 Hepatologie

Epidemiologie

Chronische Lebererkrankungen tragen wesentlich zur weltweiten Morbidität und Mortalität bei, wobei LMIC einen wesentlichen Teil der Krankheitslast tragen. Im Jahr 2017 gab es weltweit schätzungsweise etwa 123 Millionen Fälle von Leberzirrhose, davon 10,6 Millionen Fälle von dekompensierter Zirrhose. Dies bedeutet einen enormen Anstieg seit 1990, als 71 Millionen Fälle mit 5,2 Millionen dekompensierten Fällen berichtet wurden. Chronische Infektionen mit dem Hepatitis-B-Virus (HBV), dem Hepatitis-C-Virus (HCV), alkoholbedingte Lebererkrankungen (ALD) und nichtalkoholische Fettlebererkrankungen (NAFLD) sind dabei die Hauptursachen für chronische Lebererkrankungen (GBD 2017 Cirrhosis Collaborators 2020, Paik et al. 2020, Devarbhavi et al. 2023).

Chronische Hepatitis und Leberzirrhose

Pathophysiologie und Ätiologie

Etwa 2 Millionen Menschen sterben jährlich an Lebererkrankungen (bei ca. 57 Mio. Todesfällen insgesamt), wovon bei etwa 75 % Komplikationen einer Leberzirrhose ursächlich sind. Die Leberzirrhose, als Endstadium der chronischen Lebererkrankungen, entsteht durch eine anhaltende Entzündungsreaktion des Leberparenchyms, die zu Umbauprozessen mit einer reaktiven Vermehrung von Bindegewebe (Fibrosierung) führt. Über Jahre wird bei diesem Prozess die normale Läppchen- und Gefäßarchitektur der Leber weitgehend durch Narbengewebe ersetzt. Im Gegensatz zur Leberfibrose ist die Zirrhose weitgehend irreversibel.

Die zugrunde liegende chronische Entzündung kann durch eine Vielzahl unterschiedlicher infektiöser, metabolischer und toxischer Einflussfaktoren ausgelöst werden, wobei sich Spektrum und Bedeutung der jeweiligen Ursachen chronischer Lebererkrankungen regional erheblich unterscheiden. In den westlichen Industrienationen sind ALD, HCV und, im Verlauf deutlich zunehmend, die NAFLD die wichtigsten Ursachen. Dagegen sind in LMIC chronische HBV-Infektionen und ALD für den größten Teil der chronischen Lebererkrankungen verantwortlich.

Dabei spielt die HBV-Infektion in der Tropenmedizin eine besonders wichtige Rolle. Nach Schätzungen der WHO lebten im Jahr 2022 weltweit 254 Millionen Menschen mit einer chronischen HBV-Infektion und 1,1 Millionen starben an deren Folgen (WHO 2024). Vor allem in einigen Regionen in West- und Zentralafrika sowie in Südostasien sind mehr als 10 % der Bevölkerung HBsAg-positiv. Einzelheiten zu den viralen Hepatitiden werden in ➤ Kap. 2.4 beschrieben.

Alkoholbedingte Lebererkrankungen (ALD) sind weltweit für ein Viertel aller mit Lebererkrankungen assoziierten Todesfälle verantwortlich und liegen damit hinter HBV und HCV an dritter Stelle. Regionen mit einem niedrigen soziodemografischen Index in Lateinamerika, Asien und Subsahara-Afrika (SSA) weisen dabei die höchsten altersstandardisierten Sterblichkeitsraten durch alkoholbedingte Lebererkrankungen auf (Zhang et al. 2022). In diesen Regionen werden alkoholische Getränke häufig inoffiziell hergestellt, sodass der tatsächliche Alkoholkonsum und die alkoholbedingte Krankheitslast möglicherweise noch unterschätzt werden.

Überernährung und Bewegungsmangel haben in den vergangenen Jahren zu einer starken Zunahme der **nichtalkoholischen Fettlebererkrankungen (NAFLD)** und der **nichtalkoholischen Fettleberentzündung (NASH)** geführt, die damit zu den führenden Ursachen chronischer Lebererkrankungen in HIC zählen. Im Jahr 2023 wurde eine neue Nomenklatur für Fettlebererkrankungen eingeführt, die den Begriff NAFLD durch MASLD (metabolic dysfunction-associated steatotic liver disease) ersetzt. Da die Definitionen nicht deckungsgleich sind, wird hier die alte Nomenklatur beibehalten. Es wird geschätzt, dass die weltweite Prävalenz der NAFLD bei Erwachsenen bei etwa 25–30 % liegt, wobei eine Zunahme von mehr als 50 % in den vergangenen 3 Jahrzehnten beobachtet wurde. Die NASH war bei einer weltweiten Prävalenz von 5–7 % für etwa 9 % der zirrhosebedingten Todesfälle im Jahr 2019 verantwortlich. Die höchste Prävalenz der NAFLD wird aus dem Mittleren Osten und Nordafrika (42 %), Lateinamerika (35 %) und Asien (31 %) berichtet. Für SSA liegen nur wenige Daten vor, es wird geschätzt, dass die Prävalenz bei etwa 14 % liegt, ebenfalls mit deutlich steigender Tendenz (Spearman et al. 2021, Henry et al. 2022, Devarbhavi et al. 2023).

Einige weitere Faktoren spielen in bestimmten tropischen Regionen eine wichtige Rolle wie beispielsweise die Aflatoxinexposition, die alimentäre Eisenüberladung oder der Konsum von Khat.

Die **alimentäre Aflatoxinexposition** gehört in SSA und Asien zu den wichtigsten Ursachen von chronischen Lebererkrankungen und vor allem von hepatozellulären Karzinomen (HCC). Es wird geschätzt, dass weltweit 4 Milliarden Menschen betroffen sind und dass in den betroffenen Regionen 17 % der HCC auf eine Aflatoxinexposition zurückzuführen sind.

Aflatoxine sind Mykotoxine, die von *Aspergillus*-Spezies (v. a. *A. flavus*, *A. parasiticus*) produziert werden und sich bei unsachgemäßer Trocknung und Lagerung in Grundnahrungsmitteln (z. B. Mais, Erdnüsse und Hirse) anreichern.

Vor allem das **Aflatoxin B1 (AFB1)** ist ein starkes Hepatotoxin und Hepatokarzinogen. Es kann akute und chronische Hepatitis sowie Zirrhose verursachen und vermittelt ein stark erhöhtes HCC-Risiko. Auch andere Organe wie z. B. ZNS, Niere oder Immunsystem können geschädigt werden. Aflatoxin B1 hat weiterhin eine teratogene Wirkung und führt bei Kindern zu Entwicklungsstörungen. Auch kommt es immer wieder zu akuten Massenvergiftungen mit Hunderten von Toten. Vor allem bei gleichzeitig bestehender HBV-Infektion erhöht eine chronische AFB1-Exposition das HCC-Risiko dramatisch (Williams et al. 2004, Liu et al. 2012).

Auch der **Konsum von Khat** *(Catha edulis)*, einer Pflanze mit psychoaktiver Wirkung, kann akute und chronische Leberschäden verursachen. Der Konsum als Freizeitdroge ist vor allem in Ostafrika und im Nahen Osten verbreitet. Studien aus Regionen mit hohem Khatkonsum haben eine auffällige Häufung von Zirrhosen ungeklärter Ursache gefunden, die histologisch Merkmale einer toxischen Hepatitis aufweisen. Die Mechanismen der Leberschädigung sind allerdings noch nicht aufgeklärt (Pinzano-Bandera et al. 2022).

In einigen Regionen im südlichen und zentralen Afrika ist der Konsum von traditionell in Eisenbehältern produziertem Bier mit hohem Gehalt an bioverfügbarem Eisen mit einem erhöhten Risiko für die Entwicklung einer chronischen Lebererkrankung und eines HCC assoziiert. Diese Erkrankung wird als **African dietary iron overload** bezeichnet. Neben der Höhe und Dauer der Exposition wird vermutet, dass neben Alkohol als Kofaktor auch genetische Faktoren eine wichtige Rolle spielen (Kew et al. 2014).

Eine Sonderrolle spielt die **hepatolienale Schistosomiasis,** bei der sich durch eine periportale Fibrose ohne zirrhotischen Umbau des Leberparenchyms eine portale Hypertension entwickelt (➤ Kap. 6.2.2).

Für eine Reihe von weniger häufigen Ursachen chronischer Lebererkrankungen fehlen in tropischen LMIC weitgehend systematisch erhobene epidemiologische Daten. Dazu gehören beispielsweise die Autoimmunhepatitis, die primär sklerosierende Cholangitis (PSC) sowie genetisch bedingte Stoffwechselerkrankungen wie z. B. die Hämochromatose und der Morbus Wilson. Die regionale Krankheitslast wird außerdem wesentlich durch die Qualität und Verfügbarkeit von medizinischer Versorgung mitbestimmt.

Klinik der Leberzirrhose

Der fortschreitende Umbauprozess des Leberparenchyms bis hin zur Leberzirrhose kann über lange Zeit symptomlos bleiben, weshalb die Diagnose oft erst in fortgeschrittenen Stadien gestellt wird. Nach

meist unspezifischen Symptomen wie Müdigkeit, Leistungsminderung, Druck- oder Völlegefühl im Oberbauch manifestieren sich im Stadium der Dekompensation u. a. Störungen der Synthesefunktion (z. B. Albumin, Gerinnungsfaktoren), der Ausscheidungs- und Entgiftungsfunktion (z. B. Ammoniak) sowie die portale Hypertension (z. B. Varizenblutung). Dabei ist die Leberzirrhose als Multisystemerkrankung anzusehen, die ein hohes Risiko für klinische Komplikationen und Tod bedingt.
Zu den **betroffenen Organsystemen** gehören insbesondere:

- Blutgerinnung (Blutungsneigung)
- ZNS (hepatische Enzephalopathie)
- Niere (hepatorenales Syndrom)
- Immunsystem (Infektanfälligkeit, erhöhte bakterielle Translokation, systemische Inflammation)
- Kardiovaskuläres System (hyperdyname Zirkulation, zirrhotische Kardiomyopathie)
- Lunge (hepatopulmonales Syndrom)
- Muskuloskelettales System (Sarkopenie, Osteoporose)
- Endokrines System (veränderter Hormonstoffwechsel)

Mit dem einfach anwendbaren **Child-Pugh-Score** (➤ Tab. 11.24) lässt sich die Leberzirrhose in Schweregrade einteilen und damit das Mortalitätsrisiko abschätzen. Nach dem ermittelten Punktwert wird die Zirrhose in 3 Schweregrade eingeteilt: A (5–6 Punkte), B (7–9 Punkte) und C (10–15 Punkte). Die 1-Jahres-Überlebenswahrscheinlichkeit beträgt in HIC in Stadium A annähernd 100 %, in Stadium B 80 % und in Stadium C 45 %.

So vielfältig, wie die Störungen von Organfunktionen sind, sind auch die klinischen Zeichen fortgeschrittener Lebererkrankungen. Zusammen mit der Anamnese kann daher die gründliche klinische Untersuchung schon wesentlich zu einer frühzeitigen Diagnose beitragen.

Klinische Zeichen der fortgeschrittenen Lebererkrankungen umfassen (➤ Abb. 11.16):

- Ikterus (Haut- bzw. Sklerenikterus)
- Leberhautzeichen (Palmarerythem [➤ Abb. 11.16a], Spider naevi, Weißnägel, Kratzeffloreszenzen)
- Dupuytren-Kontraktur (palmare Fibromatose)
- Distendiertes Abdomen (Aszites, ➤ Abb. 11.16b)
- Caput medusae (sichtbar erweiterte Abdominalvenen, ➤ Abb. 11.16c)
- Blutungszeichen (Gerinnungsstörungen)
- Unterschenkelödeme (Albuminmangel)
- Gynäkomastie und Hypogonadie (gestörter Hormonmetabolismus, ➤ Abb. 11.16d)
- Asterixis/Flapping Tremor (hepatische Enzephalopathie)

Tab. 11.24 Stadieneinteilung der Leberzirrhose nach Child-Pugh

Befund	1 Punkt	2 Punkte	3 Punkte
Bilirubin (mg/dl)	< 2	2–3	> 3
Albumin (g/l)	> 3,5	2,8–3,5	< 2,8
INR (alternativ Quick-Wert)	< 1,7 (> 70 %)	1,7–2,2 (40–70 %)	> 2,2 (< 40 %)
Aszites	Fehlt	Leicht	Stark
Hepatische Enzephalopathie	Fehlt	Gering	Manifest

Diagnostik der Leberfibrose und Leberzirrhose

Die Entwicklung einer Leberfibrose ist ein entscheidender Faktor für den klinischen Verlauf einer chronischen Lebererkrankung, der Schweregrad korreliert über alle Ätiologien mit der Prognose. Die Festlegung des Fibrosegrades erfolgt dabei klassischerweise histopathologisch anhand verschiedener Klassifikationssysteme. Die Diagnostik erfolgt heute jedoch zunehmend mit nichtinvasiven Verfahren, z. B. durch die Bestimmung der Lebersteifigkeit mittels der Leberelastografie (z. B. Fibroscan®), oder durch laborbasierte Fibrose-Scores wie z. B. den Aspartat-Aminotransferase-zu-Plättchen-Index (APRI) oder den FIB-4-Index (EASL 2021). Vor allem in LMIC ermöglichen diese Verfahren ein einfaches Screening auf und auch die Diagnose von chronischen Lebererkrankungen. In Studien in Äthiopien hatte der APRI eine Sensitivität von 75 % und eine Spezifität von 95 % für die Diagnose von Zirrhose bei Patienten mit HCV, dagegen konnte der von der WHO empfohlene APRI-Grenzwert für die Diagnose einer Leberzirrhose (> 2) weniger als die Hälfte der Personen mit Indikation für eine HBV-Therapie identifizieren (Spearman et al. 2022). Daher besteht die Notwendigkeit, die nichtinvasiven Tests in den jeweiligen Regionen mit unterschiedlichem ätiologischem Spektrum zu validieren. Bildgebende Verfahren wie US, CT und MRT erlauben erst in fortgeschrittenen Stadien den sicheren Nachweis einer Leberzirrhose. Vor allem der (Doppler-)US ist aber in Gesundheitszentren in LMIC häufig verfügbar und kosteneffizient, liefert wichtige Hinweise auf chronische Lebererkrankungen und erlaubt die Darstellung von Leberdurchblutung, Zeichen der portalen Hypertension (z. B. erweiterte Pfortader, Splenomegalie) und von Komplikationen (Aszites, hepatische Raumforderung).

Management der Leberzirrhose und wichtiger Komplikationen

Grundsätzlich muss die Ursache der chronischen Leberschädigung identifiziert und eliminiert werden, um einen Progress zu verhindern oder sogar eine gewisse Rückbildung zu erreichen. In HIC gehören zur initialen Diagnostik u. a. eine (Duplex-)Sonografie (Leberdurchblutung, Ausschluss eines HCC), eine Hepatitisserologie (Anti-HBs, Anti-HBc, HBsAg und Anti-HCV; s. a. ➤ Kap. 2.4), der Ausschluss einer Autoimmunhepatitis (Serumelektrophorese, ANA, Anti-SMA, p-ANCA, SLA-AK, Anti-LKM), PBC (AMA-M2, IgM), einer PSC (pANCA, ANA), einer Hämochromatose (Eisen i. S., Ferritin, Transferrinsättigung) sowie eines Morbus Wilson (Kupfer in Serum und Urin, Coeruloplasmin im Serum).

Wichtige Allgemeinmaßnahmen sind die strikte Vermeidung von Noxen (Alkohol, Medikamente) und ggf. Lebensstiländerungen (z. B. NAFLD), eine ausreichende Kalorien- und Eiweißzufuhr (mind. 1,0 g Protein/kg KG pro Tag) sowie die Substitution von Vitamin B_1 bei Alkoholabusus. Darüber hinaus gilt es, die Komplikationen der Leberzirrhose frühzeitig zu erkennen und zu behandeln, von denen die wichtigsten hier kurz beschrieben werden.

Zu den klinisch bedeutsamen Manifestationen gehören Aszites und die spontan bakterielle Peritonitis (SBP), die gastroösophageale Varizenblutung, die hepatische Enzephalopathie (HE) und das

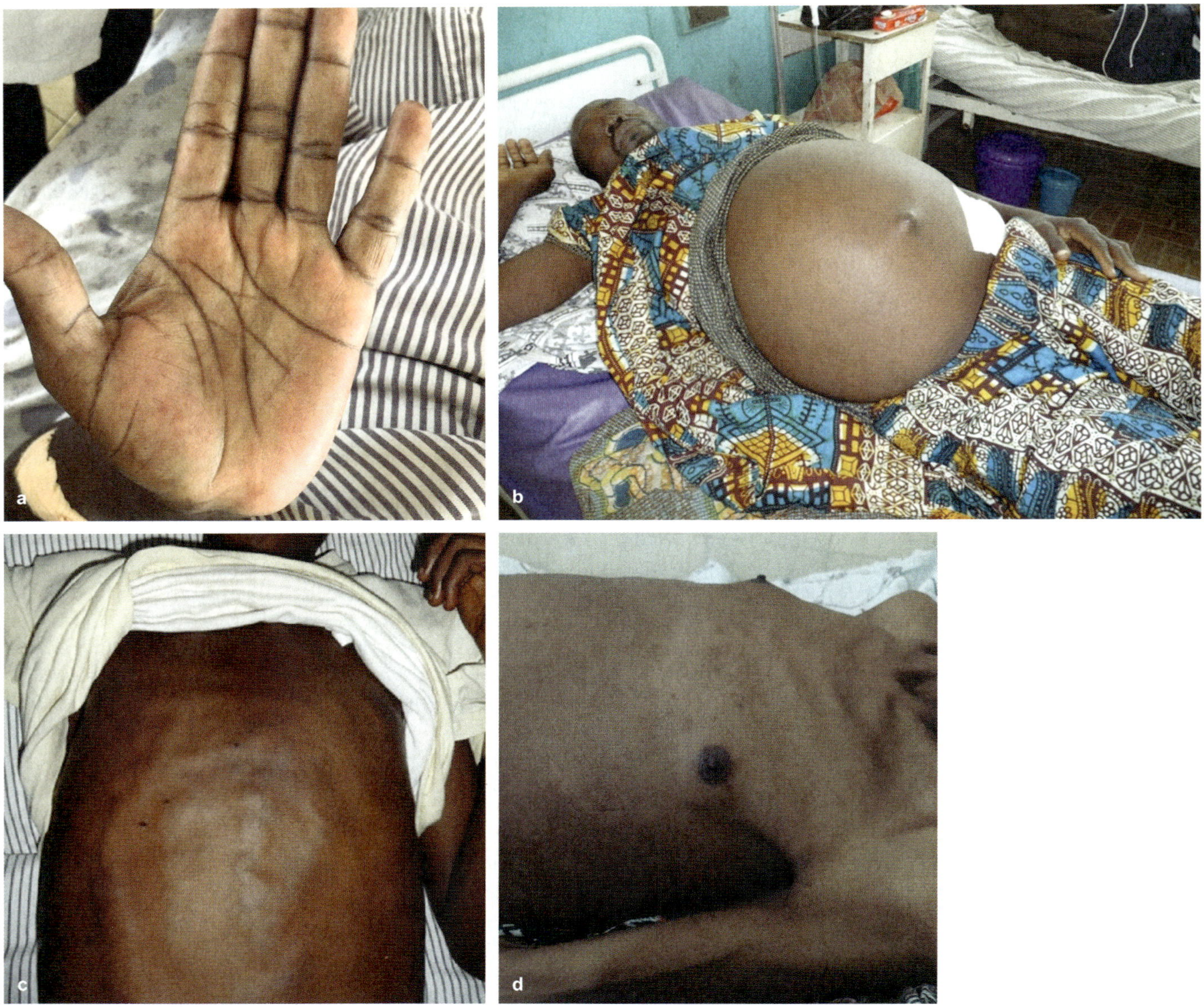

Abb. 11.16 Klinische Zeichen fortgeschrittener Lebererkrankungen: a) Palmarerythem bei Leberzirrhose [T1490], b) distendiertes Abdomen bei ausgeprägtem Aszites [M1450], c) erweiterte Abdominalvenen bei einem jungen Mann mit fortgeschrittener Leberzirrhose und HCC [M1450], d) Kachexie und Gynäkomastie bei Leberzirrhose [T1476]

hepatozelluläre Karzinom (HCC). Diese Komplikationen sind, insbesondere in Regionen mit limitierten medizinischen Ressourcen, mit einer hohen Mortalität vergesellschaftet und beeinträchtigen die Lebensqualität der Betroffenen.

Aszites

Aszites ist das häufigste Zeichen der Dekompensation einer Leberzirrhose. Der portal-hypertensive Aszites bei Leberzirrhose ist ein Transsudat, wobei pathophysiologisch eine Hypervolämie und Vasodilatation im Splanchnikusgebiet sowie ein verminderter kolloidosmotischer Druck durch Hypalbuminämie ursächlich sind. Klinisch fällt oft eine Distension des Abdomens mit Gewichtszunahme auf (➤ Abb. 11.16b), zusätzlich können abdominelles Völlegefühl oder Schmerzen sowie Hernien auftreten. Die Sonografie erlaubt den zuverlässigen Nachweis geringer Mengen Aszites, mit klinischen Untersuchungsmethoden lassen sich nur größere Mengen von Aszites nachweisen. Jeder neu diagnostizierte Aszites sollte diagnostisch punktiert und labordiagnostisch, mikrobiologisch und zytologisch untersucht werden, um eine maligne Erkrankung oder eine SBP auszuschließen. Zur Differenzierung der Ursache ist die Bestimmung des **Serum-Aszites-Albumin-Gradienten (SAAG)** hilfreich. Dafür werden am gleichen Tag Albumin in Serum und Aszites gemessen und die Differenz berechnet. Ist der SAAG > 1,1 g/dl, handelt es sich um ein Transsudat, und eine portale Hypertension ist als Ursache des Aszites wahrscheinlich. Ist der SAAG < 1,1 g/dl, handelt es sich um ein Exsudat, und es muss nach anderen Ursachen (z. B. Entzündung, Tumor) gesucht werden.

Aszites bei Leberzirrhose spricht in der Regel gut auf eine **diuretische Therapie** mit einem Aldosteronantagonisten an (z. B. Spironolacton, Startdosis 100 mg tgl., max. 400 mg tgl.), ggf. in Kombination mit einem Schleifendiuretikum (z. B. Furosemid, Startdosis 20–40 mg tgl., Maximaldosis 160 mg tgl.). Eine effektive Therapie mit Diuretika wird allerdings häufig durch eine Verschlechterung der Nierenfunktion oder einer HE (s. u.) sowie durch eine Hyponatriämie limitiert, häufig sind zur Entlastung wiederholte Parazentesen erforderlich. Bei therapierefraktärem Aszites sind in HIC eine Lebertransplantation oder die Anlage eines transjugulären intrahepatischen portosystemischen Shunts (TIPS) Therapieoptionen, die allerdings in LMIC in der Regel nicht verfügbar sind (Gerbes et al. 2019).

Spontan bakterielle Peritonitis (SBP)

Vor allem bei neuem oder zunehmendem Aszites muss immer auch an eine SBP gedacht werden, die vorliegt, wenn im Aszites mehr als 250 neutrophile Granulozyten/ml vorhanden sind. Die Krankenhausmortalität einer ersten SBP-Episode ist erheblich und liegt je nach Begleiterkrankungen bei 10–50 %. Bei ambulant erworbener unkomplizierter SBP wird eine empirische antibiotische Therapie mit einem Cephalosporin der Gruppe 3a (z. B. Ceftriaxon) empfohlen. Bei hohen Resistenzraten vor allem in SSA, aber auch anderen LMIC, sind andere Antibiotikaoptionen nur selten verfügbar. Dies gilt auch für die Gabe von Albumin zur Prävention eines hepatorenalen Syndroms (Gerbes et al. 2019).

Ösophagusvarizenblutung

Ösophagusvarizenblutungen sind, vor allem wenn endoskopische Therapieoptionen nicht zur Verfügung stehen, mit einer hohen Mortalität behaftet. Ösophagusvarizen sind bei etwa der Hälfte der Patienten mit dekompensierter Zirrhose vorhanden, gastrale Varizen sind wesentlich seltener. Der Nachweis von Varizen und die Einschätzung hinsichtlich des Blutungsrisikos erfolgt in der Gastroskopie. Bei hohem Blutungsrisiko sollte eine medikamentöse (nicht selektiver Betablocker, z. B. Carvedilol) oder, wenn verfügbar, endoskopische (Gummibandligatur) Prophylaxe erfolgen. Eine Ösophagusvarizenblutung ist ein medizinscher Notfall, Therapieoptionen wie z. B. die Gabe von Vasokonstriktoren (z. B. Terlipressin) oder endoskopische Interventionen (z. B. Gummibandligatur) stehen in tropischen LMIC jedoch nur selten zur Verfügung.

Hepatische Enzephalopathie (HE)

Die HE ist ein prinzipiell reversibles neuropsychiatrisches Krankheitsbild, bei dem es durch eine verminderte Kapazität zur Ammoniakentgiftung, Entzündungsmediatoren und reaktive Sauerstoff- und Stickstoff-Spezies zu einer Störung der Astrozytenfunktion und der glioneuralen Kommunikation kommt. Die HE äußert sich klinisch durch eine zunehmende psychomotorische Verlangsamung bis hin zum Koma sowie durch ein breites Spektrum intellektueller, emotionaler, kognitiver, psychischer und motorischer Störungen. Auslöser, die zur klinischen Manifestation führen, sind häufig Infekte (z. B. SBP), gastrointestinale Blutungen, Hypovolämie, Fasten (Katabolie), Elektrolytstörungen und Medikamente (z. B. Benzodiazepine, Diuretika). Die Diagnose der manifesten HE erfolgt anhand des klinischen Bildes. Bei subklinischer oder milder Ausprägung kann die Diagnose mit psychometrischen Tests erfolgen.

Die wichtigste Maßnahme bei HE ist die Behebung von auslösenden Faktoren (z. B. Blutstillung, Infektbehandlung). Die Energiezufuhr sollte bei 30–35 kcal/kg KG, die Eiweißzufuhr bei 1,2–1,5 g/kg KG täglich liegen. Eine Verminderung der Ammoniakaufnahme über den Darm kann durch Gabe von Lactulose (bei schweren Fällen auch als Einlauf) erreicht werden. Bei unzureichender Wirksamkeit können Ornithinaspartat zur Optimierung des Abbaus von Ammoniak oder das kaum resorbierbare Antibiotikum Rifaximin gegeben werden (Gerbes et al. 2019).

Hepatozelluläres Karzinom (HCC)

Das HCC ist eine gefürchtete Komplikation der Leberzirrhose und eine der häufigsten Krebsarten weltweit, mit etwa 1 Million neu aufgetretenen HCC und 250.000 Todesfällen pro Jahr. Weltweit ist das HCC damit die sechsthäufigste Krebserkrankung, bei der Sterblichkeit steht es sogar an dritter Stelle. Dabei zeigen Inzidenz und Risikofaktoren deutliche geografische Unterschiede. LMIC, insbesondere in SSA und Asien, tragen mit etwa 80 % der weltweiten Fälle den Hauptteil der Krankheitslast. In diesen Regionen tritt das HCC, u. a. bedingt durch die vertikale Transmission von HBV, in einem jüngeren Alter auf und hat damit auch bedeutende sozioökonomische Folgen. HBV, Alkohol und Aflatoxinexposition sind in diesen Regionen die wichtigsten Ursachen, wohingegen dies in Europa und den USA HCV, Alkohol und die NASH sind. Weltweit verursacht HBV über die Hälfte der HCC und ist damit die wichtigste Ursache. Im Trend nimmt die Bedeutung der viralen Hepatitiden allerdings durch die HBV-Impfung von Neugeborenen und den vermehrten globalen Zugang zu wirksamen Behandlungen ab, dagegen ist die NASH die am schnellsten zunehmende HCC-Ursache. Obwohl eine Leberzirrhose der wichtigste Risikofaktor für ein HCC ist, tritt insbesondere ein Teil der HBV-, NASH- und Aflatoxin-assoziierten HCC in nicht zirrhotischen Lebern auf (McGlynn et al. 2021, Spearman et al. 2022).

Wie die Leberzirrhose selbst verursacht auch das HCC in frühen Stadien keine spezifischen Beschwerden und wird daher oft erst in fortgeschrittenen Stadien diagnostiziert. Ultraschall ist die am besten geeignete Methode für HCC-Screening und Früherkennung (➤ Abb. 11.17a). Die Qualität der Sonografie ist allerdings stark von der Expertise des Untersuchers und vom verwendeten Gerät abhängig, die Sensitivität kann durch Kombination mit einer AFP-Bestimmung erhöht werden. Wird eine Leberläsion festgestellt, ist in der Regel eine weitere Charakterisierung mit kontrastmittelgestützten Methoden erforderlich. Die in den Leitlinien empfohlene Methode der Wahl ist dabei das MRT, allerdings sind MRT und auch CT in LMIC kaum verfügbar, sodass die Kontrastmittelsonografie (CEUS) eine wichtige Alternative darstellt.

Für die Therapie des HCC steht heute in HIC eine breite Palette von Optionen zur Verfügung (AWMF 2022, Vogel und Martinelli 2021; ➤ Abb. 11.18). Abhängig von Tumorausdehnung, Leberfunktion und Allgemeinzustand kommen in frühen und intermediären Stadien (Barcelona Clinic Liver Cancer Staging Classification, BCLC) 0–B in

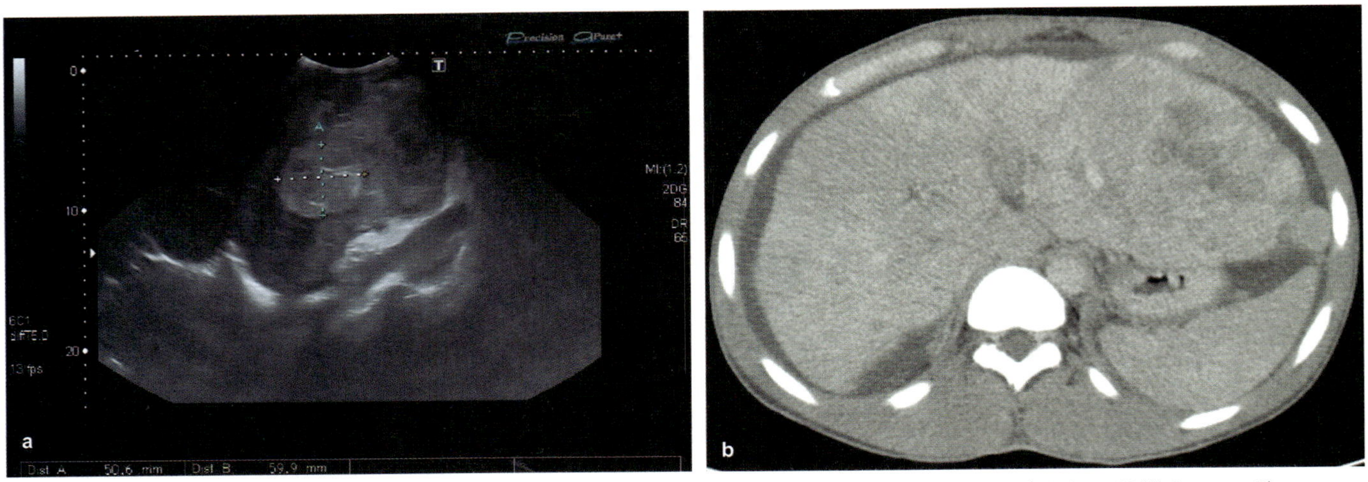

Abb. 11.17 Sonografie (a) [T1493] und CT (b) [T1492] der Leber mit Zirrhose, Aszites und multifokalem HCC; Erstdiagnose bei einem 19-jährigen, aus Ghana stammenden Patienten mit HBV-Infektion, der 2 Wochen nach der Diagnose verstarb.

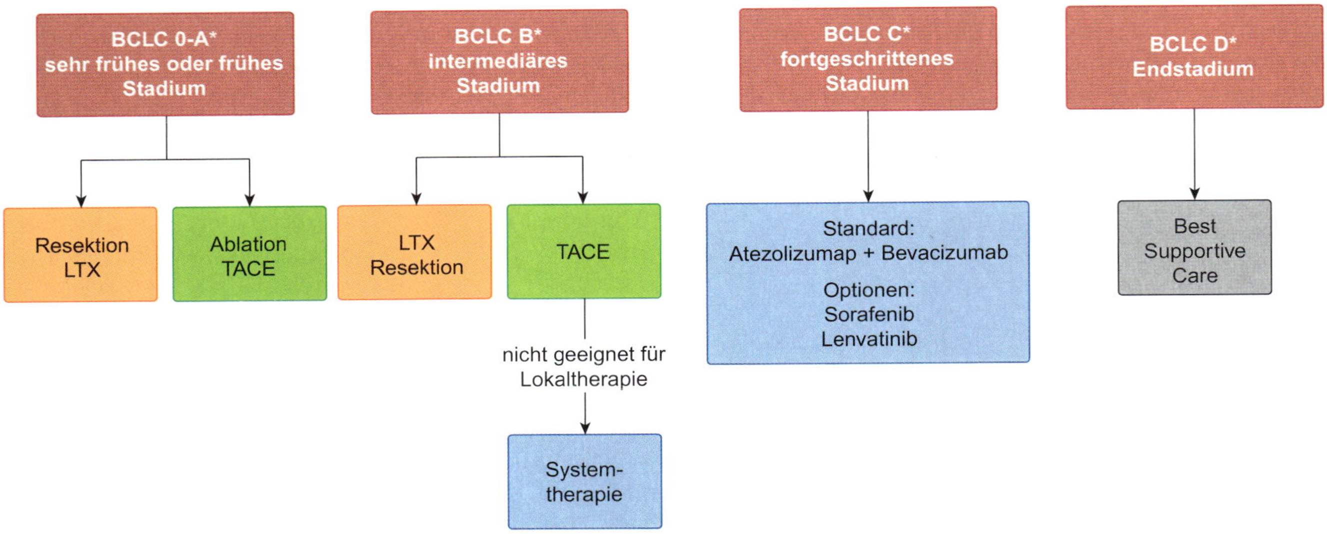

Abb. 11.18 Therapieoptionen des HCC. [F689-007, L143]
BSC: Best Supportive Care; BCLC: Barcelona Clinic Liver Cancer Staging Classification; LTX: Lebertransplantation; TACE: transarterielle Chemoembolisation

erster Linie die chirurgische Resektion, eine Lebertransplantation (LTX), lokal ablative Verfahren und die transarterielle Chemoembolisation (TACE) zum Einsatz. Die LTX ist mit dem besten Gesamtüberleben verbunden, jedoch nur in HIC verfügbar. In fortgeschrittenen Stadien (BCLC C) kommen nur noch systemische Therapien zum Einsatz. Im Endstadium (BCLC D) kann (auch in HIC) nur noch eine palliative symptomorientierte Therapie angeboten werden. In LMIC sind Screening-Programme für Risikopopulationen nur selten implementiert, in SSA werden nur etwa 5 % der HCC in frühen Stadien (BCLC 0–B) diagnostiziert, und in 1 % der Fälle wird ein kurativer Behandlungsansatz verfolgt. Dementsprechend schlecht ist die Prognose des HCC in SSA, mit einer durchschnittlichen Überlebenszeit von 2,5 Monaten nach Diagnosestellung (Spearman et al. 2022).

Die oben beschriebenen Therapieformen erfordern ein hohes Maß an Expertise und Infrastruktur, eine Implementierung in ressourcenlimitierten Gesundheitssystemen ist eine Herausforderung. Bei den lokal ablativen Verfahren kommt als kostengünstige und einfach anzuwendende Alternative zur Lokaltherapie früher HCC in LMIC die perkutane Ethanolinjektion (PEI) in Betracht. Obwohl die PEI der RFA unterlegen ist, konnten bei kleinen Läsionen (< 20 mm) gute Ergebnisse hinsichtlich des 5-Jahres-Überlebens erreicht werden (Pompili et al. 2015). Dass die erfolgreiche Implementierung von Surveillance- und multimodalen Therapieangeboten in LMIC möglich ist, konnte in Ägypten eindrucksvoll gezeigt werden (Ezzat, Eltabbakh und El Kassas 2021).

Obwohl hier nur eine kleine Auswahl der vielfältigen Komplikationen der Leberzirrhose aufgeführt ist, wird deutlich, dass das klinische Management idealerweise in einem Leberzentrum mit interdisziplinärer Expertise erfolgen sollte und vor allem bei limitierten medizinischen Ressourcen eine Herausforderung darstellt. Daher kommt der Prävention chronischer Lebererkrankungen und der entsprechenden Komplikationen in LMIC eine entscheidende Rolle zu.

Prävention und Bekämpfung von Leberkrankheiten

Maßnahmen der Primärprävention bestehen in der konsequenten Umsetzung der WHO-Empfehlungen für HBV-Impfprogramme mit Beginn der HBV-Impfserie bei der Geburt, der Implementierung von Screening- und Therapieprogrammen für virale Hepatitiden und andere chronische Lebererkrankungen, sowie in Interventionen zur Reduktion der Alkohol- und Aflatoxin-B1-Exposition. In der Sekundärprävention können HCC-Früherkennungsprogramme bei Risikopopulationen effektiv sein, die jedoch letztlich nur in Kombination mit verfügbaren Therapiemöglichkeiten sinnvoll sind.

11.6.2 Gastroenterologie

Epidemiologie und Verfügbarkeit gastroenterologischer Diagnostik

Gastrointestinale Beschwerden und Erkrankungen gehören zu den häufigsten Gesundheitsstörungen in tropischen LMIC, die Verfügbarkeit von gastroenterologischer Fachexpertise und Endoskopie ist jedoch äußerst limitiert. Dies gilt insbesondere für SSA, wo es in den meisten Ländern weniger als einen Arzt pro 10.000 Einwohner gibt und meist nur wenige oder keine Gastroenterologen oder Pathologen (Watermeyer et al. 2022b). Nach einer aktuellen Erhebung in Ostafrika steht bei hohem Bedarf nur ein funktionierendes Gastroskop für 400.000 bis 1,3 Millionen Einwohner zur Verfügung. Die wenigen vorhandenen Ressourcen werden genutzt, um lebensbedrohliche Komplikationen einer fortgeschrittenen Krankheit zu stabilisieren, und nicht, um frühe und gut behandelbare Erkrankungen zu diagnostizieren und zu therapieren (Mwachiro et al. 2021).

Eine andere Folge der Unterversorgung ist die unzureichende Datenlage zu Epidemiologie und Pathogenese wichtiger gastroenterologischer Krankheitsbilder. Einige Erkrankungen (z. B. Varizenblutungen und Ösophaguskarzinome) sind in LMIC deutlich häufiger als in HIC. Obwohl beispielsweise die Inzidenz der gastroösophagealen Refluxkrankheit und der chronisch-entzündlichen Darmerkrankungen u. a. mit der alternden Gesellschaft und den Ernährungsgewohnheiten in HIC assoziiert sind und diese Erkrankungen in LMIC vergleichsweise selten sind, ist der Trend auch in LMIC ansteigend. Durch die limitierten diagnostischen und therapeutischen Möglichkeiten ist von einer Unterdiagnose und von einer schlechteren Prognose im Vergleich zu HIC auszugehen.

Für die Reduktion der Krankheitslast durch gastrointestinale Erkrankungen ist daher vor allem der langfristige Aufbau von Expertise erforderlich, parallel auch der technischen Infrastruktur für diagnostische und interventionelle Endoskopie. Hierbei werden auch innovative technische Lösungen benötigt, die den nachhaltigen Aufbau von Endoskopieeinheiten und die Wartung der Geräte zu günstigeren Kosten in LMIC erlaubt. Am Beispiel des Ösophaguskarzinoms konnte gezeigt werden, dass der Aufbau von komplexen und interdisziplinären Behandlungskapazitäten in LMIC gelingen kann (Mwachiro et al. 2022).

Im Folgenden werden beispielhaft einige Besonderheiten ausgewählter gastroenterologischer Krankheitsbilder und Herausforderungen dargestellt, die in den Tropen von Bedeutung sind.

Tumoren des Gastrointestinaltrakts

Ösophaguskarzinome gehören zu den häufigsten Tumorerkrankungen weltweit und waren mit 545.000 Todesfällen im Jahr 2020 die sechsthäufigste tumorbedingte Todesursache. Die höchsten Inzidenzen sind in Ostasien und in einem Korridor im Osten Afrikas, der sich von Äthiopien bis nach Südafrika erstreckt, zu verzeichnen, wobei in diesen Regionen vorwiegend Plattenepithelkarzinome auftreten. Neben Rauchen und Alkoholkonsum werden u. a. eine genetische Prädisposition, der Konsum heißer Speisen und Getränke sowie Opiumkonsum und Luftverschmutzung als Risikofaktoren diskutiert. In Ostafrika könnte zudem die regional verbreitete Zahnfluorose in Kombination mit schlechter Mundhygiene eine Rolle spielen (Morgan et al. 2022). In Südamerika ist der Megaösophagus bei Chagas-Krankheit (➤ Kap. 5.7) mit einem erhöhten Risiko für ein Ösophaguskarzinom assoziiert.

Die Diagnose wird meist in späten Stadien gestellt, und insbesondere in LMIC sind Behandlungsoptionen und Prognose ausgesprochen schlecht (Mwachiro et al. 2022). Die Inzidenz des **kolorektalen Karzinoms** ist in tropischen LMIC im Vergleich zu HIC bisher vergleichsweise gering. Während Inzidenz und Mortalität in HIC, u. a. durch die Einführung von Screening- und Früherkennungsprogrammen stabilisiert bzw. gesenkt werden konnte, ist in vielen LMIC ein deutlicher Anstieg zu verzeichnen, bedingt durch Änderung von Lebensstil und Ernährung bei zunehmendem Einkommen und Urbanisierung. Für das **Magenkarzinom** findet sich die höchste Inzidenz in Ostasien und eine geringere Inzidenz in Europa, den USA und SSA, mit jeweils in etwa vergleichbaren Zahlen. Hierbei spielt die unterschiedliche regionale Bedeutung der verschiedenen Risikofaktoren eine Rolle, von denen die *Helicobacter-pylori*-Infektion als wichtigster Risikofaktor in LMIC am häufigsten ist (s. u.), wohingegen z. B. Übergewicht in HIC eine größere Rolle spielt.

Chronisch-entzündliche Darmerkrankungen

Wenn man die chronisch-entzündlichen Darmerkrankungen (CED) Morbus Crohn und Colitis ulcerosa als wichtige Differenzialdiagnosen chronischer Diarrhöen betrachtet, werden einige Besonderheiten für die Betreuung gastroenterologischer Erkrankungen in tropischen LMIC deutlich. Die CED gelten in LMIC und insbesondere in SSA als selten, allerdings weisen die wenigen verfügbaren Berichte auf eine steigende Inzidenz hin (Watermeyer et al. 2022a). Obwohl die Belastung für das Gesundheitssystem gering ist, sind die Konsequenzen für die Betroffenen und deren Familien oft viel schwerwiegender als in HIC. Koloskopie und Gastroduodenoskopie sind entscheidende Untersuchungen, aber häufig nicht verfügbar. Die Diagnose der CED in LMIC wird zusätzlich durch die mangelnde Kenntnis des Krankheitsbildes bei den Behandelnden und durch die hohe Prävalenz von Infektionserkrankungen mit ähnlichem Erscheinungsbild wie Amöbenkolitis, Darmbilharziose, Strongyloidiasis und intestinale Tuberkulose (TBC) erschwert und verzögert. Dagegen birgt die immunsuppressive Therapie einer CED erhebliche Risiken, wenn z. B. eine (latente oder aktive) TBC, eine Strongyloidiasis, eine Amöbenkolitis oder eine HBV-Infektion übersehen werden. Wird die Diagnose einer

CED gestellt, sind die limitierte Verfügbarkeit von Medikamenten (z. B. Mesalazin, Azathioprin) und von ressourcenadaptierten Leitlinien weitere Herausforderungen.

Das Verständnis von Pathophysiologie und Risikofaktoren ist entscheidend, um entsprechende Präventions- und Therapiestrategien zu entwickeln. Für die unterschiedliche Häufigkeit und klinische Präsentation der CED werden (ebenso wie bei anderen gastrointestinalen Erkrankungen) Ernährung, Umweltfaktoren, genetische Faktoren und das Mikrobiom als wichtige Faktoren diskutiert.

Helicobacter pylori

Die *Helicobacter-pylori*-Infektion gehört zu den häufigsten bakteriellen Infektionskrankheiten weltweit und verursacht u. a. chronisch aktive Gastritis, gastroduodenale Ulkuskrankheit und Magenkarzinome. Die Infektionsrate korreliert negativ mit dem sozioökonomischen Status, die höchsten Infektionsraten finden sich in LMIC in Asien und in SSA, wo bis zu 90 % der Bevölkerung als Kinder und Jugendliche infiziert werden (Setshedi und Watermeyer 2022). Obwohl *H. pylori* der wichtigste Risikofaktor für Magenkarzinome ist, ist die Prävalenz des Magenkarzinoms in SSA vergleichsweise gering, was für eine geringere Pathogenität der *H.-pylori*-Infektion in SSA spricht. Obwohl die Mechanismen nicht verstanden sind, wird – neben genetischen Faktoren – dem Erwerb der Infektion in jungem Alter und bakteriellen Faktoren eine mögliche antiinflammatorische Immunmodulation zugesprochen, die vor allem zusammen mit intestinalen Helmintheninfektionen relevant ist. Der geringeren Rate von gastrointestinalen Komplikationen der *H.-pylori*-Infektion in LMIC steht eine Assoziation mit Entwicklungsstörungen bei Kindern, Eisenmangelanämie sowie mit Darminfektionen und Durchfallerkrankungen gegenüber.

Tropische Sprue

Bei der Abklärung von chronischen Diarrhöen mit Malabsorption gehört auch die tropische Sprue zur Differenzialdiagnose, die durch Diarrhö und Malabsorption (u. a. von Folsäure und Vitamin B_{12}) gekennzeichnet ist und die klassischerweise zu einer megaloblastären Anämie führt. Sie tritt bei Personen auf, die in tropischen Regionen v. a. in der Karibik, Indien und in Südostasien leben, oder dort länger (> 1 Monat) gereist sind. In Indien gehört sie, zusammen mit der Zöliakie und verschiedenen Darminfektionen, zu den häufigsten Ursachen eines Malabsorptionssyndroms (Ghoshal et al. 2014). Obwohl Ätiologie und Pathogenese noch nicht aufgeklärt sind, wird vermutet, dass es durch eine chronische Infektion des Dünndarms mit toxinproduzierenden Stämmen coliformer Bakterien zu einer Entzündung und Schädigung der Dünndarmmukosa mit Abflachung der Villi kommt. Als Therapie werden eine Antibiotikatherapie mit Tetrazyklinen über 3 bis 6 Monate und eine Substitution von Folsäure und Vitamin B_{12} empfohlen. Häufig tritt die Erkrankung in der Folge einer akuten Gastroenteritis auf, sodass es Überschneidungen zum postinfektiösen Reizdarmsyndrom gibt, das nach akuter infektiöser Gastroenteritis bei etwa 10 % der Betroffenen auftritt.

LITERATUR

Alatise OI, Dare AJ, Akinyemi PA et al. Colorectal cancer screening with fecal immunochemical testing: a community-based, cross-sectional study in average-risk individuals in Nigeria. Lancet Glob Health 2022; 10(7): e1012–e1022.

Alema ON, Martin DO, Okello TR. Endoscopic findings in upper gastrointestinal bleeding patients at Lacor hospital, northern Uganda. Afr Health Sci 2012; 12(4): 518–21.

AWMF 0000 (Leitlinienprogramm Onkologie, Deutsche Krebsgesellschaft, Deutsche Krebshilfe). Diagnostik und Therapie des Hepatozellulären Karzinoms und biliärer Karzinome. AWMF-Registernummer 032/053OL. www.leitlinienprogramm-onkologie.de/leitlinien/hcc-und-biliaere-karzinome.

European Association for the Study of the Liver (EASL). EASL Clinical Practice Guidelines on non-invasive tests for evaluation of liver disease severity and prognosis – 2021 update. J Hepatol 2021; 75(3): 659–689.

Ezzat R, Eltabbakh M, El Kassas M. Unique situation of hepatocellular carcinoma in Egypt: A review of epidemiology and control measures. World J Gastrointest Oncol 2021; 13(12): 1919–1938.

GBD 2017 Cirrhosis Collaborators. The global, regional, and national burden of cirrhosis by cause in 195 countries and territories, 1990–2017: a systematic analysis for the Global Burden of Disease Study 2017. Lancet Gastroenterol Hepatol 2020; 5(3): 245–266.

Gerbes AL, Labenz J, Appenroth B et al. Aktualisierte S2k-Leitlinie der Deutschen Gesellschaft für Gastroenterologie, Verdauungs- und Stoffwechselkrankheiten (DGVS). Komplikationen der Leberzirrhose. Z Gastroenterol 2019; 57: 611–680.

Ghoshal UC, Srivastava D, Verma A, Ghoshal U. Tropical sprue in 2014: the new face of an old disease. Curr Gastroenterol Rep 2014; 16(6): 391.

Götz M, Anders M, Biecker E et al. S2k-Leitlinie Gastrointestinale Blutung. Z Gastroenterol 2017; 55: 883–936.

Gullickson C, Goodman M, Joko-Fru YW et al. Colorectal cancer survival in sub-Saharan Africa by age, stage at diagnosis, and human development index: a population-based registry study. Int J Cancer 2021; 149: 1553–63.

Henry L, Paik J, Younossi ZM. Review article: the epidemiologic burden of non-alcoholic fatty liver disease across the world. Aliment Pharmacol Ther. 2022; 56(6): 942–956.

Kew MC. Hepatic iron overload and hepatocellular carcinoma. Liver Cancer 2014; 3(1): 31–40.

Liu Y, Chung-Chou H, Marsh GM, Wu F. Population Attributable Risk of Aflatoxin-Related Liver Cancer: Systematic Review and Meta-Analysis. Eur J Cancer 2012; 48(14): 2125–2136.

Mbiine R, Nakanwagi C, Kituuka O. High rates of gastroesophageal cancers in patients with dyspepsia undergoing upper gastrointestinal endoscopy in Uganda. Endosc Int Open 2021; 9(7): E997–E1000.

McGlynn KA, Petrick JL, El-Serag HB. Epidemiology of Hepatocellular Carcinoma. Hepatology 2021; 73 (Suppl 1): 4–13.

Morgan E, Soerjomataram I, Rumgay H et al. The Global Landscape of Esophageal Squamous Cell Carcinoma and Esophageal Adenocarcinoma Incidence and Mortality in 2020 and Projections to 2040: New Estimates From GLOBOCAN 2020. Gastroenterology 2022; 163(3): 649–658.e2.

Mwachiro M, Topazian HM, Kayamba V et al. Gastrointestinal endoscopy capacity in Eastern Africa. Endosc Int Open 2021; 9(11): E1827–E1836.

Mwachiro M, White R. Management of Esophageal Cancer Treatment in Resource-Limited Settings. Thorac Surg Clin 2022; 32(3): 397–404.

Paik JM, Golabi P, Younossi Y, Mishra A, Younossi ZM. Changes in the Global Burden of Chronic Liver Diseases From 2012 to 2017: The Growing Impact of NAFLD. Hepatology 2020; 72(5): 1605–1616.

Pinazo-Bandera JM, García-Cortés M, Segovia-Zafra A, Lucena MI, Andrade RJ. Recreational Drugs and the Risk of Hepatocellular Carcinoma. Cancers (Basel) 2022; 14(21): 5395.

Pompili M, De Matthaeis N, Saviano A et al. Single hepatocellular carcinoma smaller than 2 cm: are ethanol injection and radiofrequency ablation equally effective? Anticancer Res 2015; 35(1): 325–332.

Pugh RN, Murray-Lyon IM, Dawson JL, Pietroni MC, Williams R. Transection of the oesophagus for bleeding oesophageal varices. Br J Surg 1973; 60(8): 646–649.

Shetsedi M, Watermeyer G. The impact of Helicobacter pylori and intestinal helminth infections on gastric adenocarcinoma and inflammatory bowel disease in Sub-Saharan Africa. Front Med (Lausanne) 2022; 9: 1013779.
Spearman CW, Afihene M, Betiku O et al. Epidemiology, risk factors, social determinants of health, and current management for non-alcoholic fatty liver disease in sub-Saharan Africa. Lancet Gastroenterol Hepatol 2021; 6(12): 1036–1046.
Spearman CW, Dusheiko G, Jonas E et al. Hepatocellular carcinoma: measures to improve the outlook in sub-Saharan Africa. Lancet Gastroenterol Hepatol 2022; 7(11): 1036–1048.
Vogel A, Martinelli E. Updated treatment recommendations for hepatocellular carcinoma (HCC) from the ESMO Clinical Practice Guidelines. Ann Oncol 2021; 32(6): 801–805.
Watermeyer G, Awuku Y, Fredericks E et al. Inflammatory bowel disease in sub-Saharan Africa 2. Challenges in the management of inflammatory bowel disease in sub-Saharan Africa. Lancet Gastroenterol Hepatol 2022b; 7: 962–72.
Watermeyer G, Katsidzira L, Setshedi M et al. Inflammatory bowel disease in sub-Saharan Africa: epidemiology, risk factors, and challenges in diagnosis. Lancet Gastroenterol Hepatol. 2022a; 7(10): 952–961.
WHO. Hepatitis B Fact Sheet. 2024: www.who.int/news-room/fact-sheets/detail/hepatitis-b.
Williams JH, Phillips TD, Jolly PE, Stiles JK, Jolly CM, Aggarwal D. Human aflatoxicosis in developing countries: a review of toxicology, exposure, potential health consequences, and interventions. Am J Clin Nutr 2004; 80(5): 1106–22.
Zhang X, Zhang X, Liu M, Zhu L, He Z. Global, regional, and national burden of cirrhosis and other chronic liver diseases due to alcohol use, 1990–2019: a systematic analysis for the Global Burden of Disease study 2019. BMC Gastroenterol 2022; 22(1): 484.

INTERNETQUELLEN
WHO (global hepatitis report 2024): www.who.int/publications/i/item/9789240091672.

11.7 Diabetes, Fettstoffwechselstörungen und Adipositas

Ina Danquah

11.7.1 Diabetes mellitus

Epidemiologie

Der Großteil aller Fälle mit Diabetes mellitus (90 %) wird durch **Typ-2-Diabetes** bestimmt (ADA 2014). Diese Form der Erkrankung ist charakterisiert durch Insulinresistenz und ein daraus resultierendes, relatives Insulindefizit. Das heißt, Muskel-, Fett- und Lebergewebe reagieren nicht auf einen steigenden Insulinspiegel bei erhöhtem Blutzucker (≥ 110 mg/dl), sodass die Aufnahme des Zuckers aus dem Blut behindert ist. Als Folge bleibt der Blutzuckerspiegel hoch; die Betazellen der Bauchspeicheldrüse schütten noch mehr Insulin aus, um dieser Situation entgegenzuwirken. Anhaltende Insulinresistenz, erhöhter Blutzucker und Kompensation durch die Bauchspeicheldrüse führen schließlich zur Dysfunktion der Betazellen. Charakteristisch für Typ-2-Diabetes sind Übergewicht und Auftreten ab der vierten Lebensdekade, weshalb diese Form des Diabetes mellitus oft als „Altersdiabetes" bezeichnet wird. Der Schwangerschaftsdiabetes wird häufig zur Gruppe des Typ-2-Diabetes gezählt, da auch hier eine Insulinresistenz ausgebildet wird. Frauen, die während der Schwangerschaft schon einmal Diabetes mellitus entwickelt haben, tragen ein 40 % erhöhtes Risiko, im späteren Leben einen Typ-2-Diabetes zu entwickeln.

Typ-1-Diabetes bildet die zweitgrößte Gruppe des Diabetes mellitus (9 %). Bei dieser Form handelt es sich um ein absolutes Insulindefizit, welches durch eine Dysfunktion der Betazellen hervorgerufen wird. Nach nahrungsbedingter Erhöhung des Blutzuckers können die Zellen der Peripherie (Muskel, Fettgewebe) und der Leber aufgrund der fehlenden Insulinausschüttung den Zucker im Blut nicht aufnehmen. Der Blutzuckerspiegel bleibt hoch, wenn kein externes Insulin zugeführt wird. Ein schlankes Erscheinungsbild und Auftreten im Kindes- und Jugendalter sind charakteristisch für diese Form des Diabetes mellitus.

Weiterhin gibt es eine kleine, heterogene Gruppe von Diabetes mellitus, die durch unterschiedliche Faktoren bedingt ist:

- Genetische Defekte der Betazellfunktion (Maturity Onset Diabetes of the Young, MODY)
- Genetische Defekte der Insulinwirkung
- Erkrankungen der Bauchspeicheldrüse (z. B. Entzündung der Bauchspeicheldrüse, Bauchspeicheldrüsenkrebs)
- Endokrinopathien (gestörter Hormonhaushalt)
- Medikamenteninduzierte Dysfunktion der Bauchspeicheldrüse
- Infektionskrankheiten (z. B. Zytomegalovirus)
- Seltene Formen von immunvermitteltem Diabetes mellitus (z. B. Anti-Insulin-Rezeptor-Antikörper)
- Andere genetische Erkrankungen, die mit Diabetes mellitus zusammenhängen (z. B. Down Syndrom)

Drei von vier Patient*innen mit Diabetes mellitus leben in Ländern des Globalen Südens; diese Regionen verzeichnen die höchsten Zuwachsraten für Diabetes mellitus weltweit. Schon jetzt leben bereits 24 Millionen Menschen mit dieser Erkrankung in Subsahara-Afrika, gefolgt von den Ländern Zentral- und Südamerikas mit 32 Millionen, dem Mittleren Osten und Nordafrika mit 73 Millionen, Südostasien mit 90 Millionen und der Region des Westlichen Pazifiks mit 206 Millionen (IDF 2021). ➤ Tab. 11.25 zeigt die aktuelle und zukünftige geschätzte Verbreitung des Diabetes mellitus in den Regionen des Globalen Südens.

Aktuelle Zahlen zur Häufigkeit diabetischer Komplikationen im Globalen Süden bezeugen, dass ein Großteil der Patient*innen mit Typ-2-Diabetes erst durch die Eskalation der Folgeerkrankungen entdeckt werden. Mikrovaskuläre Komplikationen treten weitaus häufiger auf als makrovaskuläre Folgeerkrankungen. So betragen die Prävalenzen von Retinopathie 12 %, von Nephropathie 15 % und von Neuropathie 16 %. Im Gegensatz dazu liegen die Häufigkeiten für ischämische Herzkrankheit bei 10 %, gefolgt von 6 % für periphere Arterienerkrankung und 2 % für Schlaganfall (Aikaeli et al. 2022).

Ätiologie und Risikofaktoren

Während für den Globalen Norden Subgruppen des Typ-2-Diabetes diskutiert werden (Ahlqvist et al. 2018), treten im Globalen Süden atypische Formen des Diabetes mellitus auf, die bei Prävention und Therapie berücksichtigt werden sollten. ➤ Tab. 11.26 vergleicht mangelernährungsassoziierten Diabetes mellitus (MRDM) und Ketosis-prone Diabetes mellitus mit den konventionellen Formen Typ-1 und Typ-2. Bis zu 20 % der Fälle mit Diabetes mellitus im Globalen Süden weisen eine dieser atypischen Formen auf (Bavuma et al. 2019).

Tab. 11.25 Verbreitung von Diabetes mellitus im Globalen Süden (nach IDF Diabetes Atlas, 2021)

Region	Prävalenz bei Erwachsenen (%)	Zunahme bis 2045	Anteil nicht diagnostiziert (%)
Subsahara-Afrika	4,5	Auf 55 Mio. (129 %)	54
Zentral- und Südamerika	9,1	Auf 49 Mio. (153 %)	33
Mittlerer Osten und Nordafrika	16,7	Auf 136 Mio. (186 %)	33
Südostasien	9,1	Auf 151 Mio. (168 %)	50
Westlicher Pazifik	12,5	Auf 260 Mio. (126 %)	55

Tab. 11.26 Atypische Formen des Diabetes mellitus in Ländern des Globalen Südens (mod. nach Bavuma et al. 2019, licensed under CC BY 4.0 Int.) [F1217]

Charakteristika	Assoziiert mit Mangelernährung (MRDM)		Ketosis-prone	Typ 1	Typ 2
Subtypen	Proteinmangel, pankreatischer Diabetes (PDPD)	Fibrös-verkalkter, pankreatischer Diabetes (FCPD)	–	–	–
Beginn/Alter	3. Dekade oder frühes Erwachsenenalter (≤ 30 Jahre)	4. Dekade oder frühes Erwachsenenalter	3. bis 4. Dekade	Meist < 18 Jahre	Hauptsächlich 4. Dekade
Familiäre Diabetesvorgeschichte	Selten	Selten	Häufig	Durchschnittlich	Häufig
Mangelernährung in der Kindheit	Häufig	Häufig	–	–	–
Body-Mass-Index (BMI)	Niedrig	Sehr niedrig	Normal oder adipös	Normal	Normal oder adipös
Hyperglykämie bei Diagnose	Stark	Stark	Stark	Moderat	Moderat
Chronischer Oberbauchschmerz	Nein	Ja	Nein	Nein	Nein
Ketonkörper im Urin ohne Insulintherapie	Abwesend	Abwesend	Anwesend, ohne Auslöser	Anwesend, oft mit Auslösern	Abwesend
Insulinabhängigkeit	Zu Beginn	Zu Beginn	Zu Beginn ja; insulinunabhängig nach einiger Zeit	Zu Beginn	Erst nach Jahren
Kalzifizierung, Gallensteine, oder verkleinerte Bauchspeicheldrüse	Abwesend	Anwesend	Abwesend	Abwesend	Abwesend
Betazellfunktion	Eingeschränkt	Eingeschränkt	Erhalten; verbessert nach Stabilisierung der Blutglukose	Eingeschränkt	Erhalten; verschlechtert mit Erkrankungsdauer
Exokrines Bauchspeicheldrüsendefizit	Selten	Häufig	Abwesend	Abwesend	Abwesend

Um Besonderheiten der Risikofaktoren für Diabetes mellitus in den Tropen aufzuzeigen, ist es nötig, unterschiedliche Ebenen der Krankheitsentstehung zu betrachten. Dazu zählen die individuelle, die interpersonelle, die umweltbedingte und die systemische Ebene. Im folgenden Kasten sind einige tropenspezifische Risikofaktoren für die größte Erkrankungsgruppe (Typ-2-Diabetes) beschrieben.

Tropenspezifische Risikofaktoren für Typ-2-Diabetes

Individuelle Risikofaktoren

- **Stress**: Durch Urbanisierung entstehen Veränderungen des sozioökonomischen Status und psychosozialer Stress, die zur Ausschüttung von Stresshormonen und Entzündungsfaktoren führen. Diese begünstigen die Entstehung von Typ-2-Diabetes.
- **Ernährung**: Rasche ökonomische Entwicklung und Urbanisierung führen zu Veränderungen des Ernährungsverhaltens (Nutrition Transition), ausgehend von einer traditionell pflanzenbasierten Ernährungsweise mit hohen Kohlenhydrat- und Ballaststoffanteilen hin zu einer fett- und zuckerreichen modernisierten Ernährungsweise.
- **Lebensstil**: Weitere Faktoren eines ungesunden Lebensstils werden durch schnellen ökonomischen Aufstieg und Urbanisierung begünstigt. Dazu zählen Rauchen, Alkoholkonsum und körperliche Inaktivität.
- **Fettverteilung**: Übergewicht und Adipositas sind auch bei Bevölkerungsgruppen des Globalen Südens mit Typ-2-Diabetes assoziiert. Jedoch sind hier besondere Fettverteilungen zu berücksichtigen. Frauen aus Subsahara-Afrika können durch die Ansammlung protektiven, glutealen Fettgewebes ein höheres Maß an Fettmasse tolerieren als Frauen aus anderen Regionen und als Männer aus Subsahara-Afrika.

Demgegenüber tendieren Frauen aus Südostasien dazu, viszerales Fettgewebe im Bauchraum anzusammeln. Dieses Fett ist hoch mobil und daher metabolisch bedenklicher als subkutanes Fett.

Interpersonelle Risikofaktoren

- **Körperwahrnehmung**: Einstellungen zu und Wahrnehmungen von Körperformen und -gewicht sind kulturell geprägt und können vor dem Hintergrund steigender Adipositasprävalenzen zum Risikoprofil für Typ-2-Diabetes beitragen. So sind Übergewicht und Adipositas in einigen Bevölkerungsgruppen Subsahara-Afrikas verbunden mit sozialem Status, Fertilität und Schönheit. Schlankheit kann negativ besetzt sein aufgrund der Assoziation mit Infektionskrankheiten (z. B. HIV/AIDS).
- **Frühkindliche Erfahrungen**: Unterernährung und einige Infektionskrankheiten (z. B. Malaria) in den ersten 1.000 Tagen des Lebens können zur Entwicklung von Typ-2-Diabetes im Erwachsenenalter beitragen.

Umweltbedingte Risikofaktoren

- **Umwelt- und Luftverschmutzung**: Direkte Beeinträchtigung der Betazellfunktion oder hervorgerufen durch Entzündungsprozesse. Fehlende oder mangelhafte Abfallentsorgung führen zu einer erhöhten Belastung mit Industriechemikalien und Schwermetallen. Die verbreitete Nutzung veralteter Kraftfahrzeuge erhöht die Abgaskonzentration in der Luft. Auch Lebensmitteltoxine (z. B. Zyanide aus stärkehaltigen Knollen) können Organschäden hervorrufen.
- **Ernährungsumgebung**: Stabiler Zugang zu gesunden, günstigen und geschmackvollen Lebensmitteln (Ernährungssicherheit) ist in vielen ländlichen und urbanen Regionen des Globalen Südens problematisch; das erschwert die Prävention von Typ-2-Diabetes. Erhöhte Lebensmittelpreise, die Aufnahme hochprozessierter Lebensmittel und die Beeinträchtigung der lokalen Ernten durch den Klimawandel sind nur einige Faktoren, die zur Ernährungsunsicherheit beitragen.
- **Infektionskrankheiten**: Malaria ist eine der häufigsten Tropenkrankheiten und betrifft hauptsächlich Kinder unter 5 Jahren und schwangere Frauen. Der Malariaerreger (*Plasmodium* spp.) ist für seinen Stoffwechsel auf externen Zucker angewiesen. In-vitro-Studien, epidemiologische Befunde und klinische Beobachtungen legen nahe, dass Infektionen mit *Plasmodium* spp. den Blutzuckerwert nennenswert beeinflussen. Weitere Erreger, die im Verdacht stehen, Typ-2-Diabetes zu verursachen, sind Hepatitis C, Röteln und Mumps sowie eine Entzündung des Kieferknochens (Parodontitis). Typ-1-Diabetes kann ausgelöst werden durch Enteroviren 68–71, Echoviren, Polioviren und Coxsackieviren. Auch SARS-CoV-2 erhöht die Risiken für Typ-1- und Typ-2-Diabetes um jeweils 50 % und 70 %.

Systemische Risikofaktoren

- **Gesundheitssysteme**: Bislang hatten Gesundheitssysteme im Globalen Süden einen Schwerpunkt auf Infektionskrankheiten und Mutter-Kind-Gesundheit. Abgesehen von Impfprogrammen und Schwangerschaftsvorsorge sind die Maßnahmen und Ressourcen daher auf akute Behandlung und Heilung ausgerichtet. Chronische Krankheiten wie Typ-2-Diabetes bedürfen jedoch präventiver Maßnahmen und eines langfristigen Managements, um mit der Krankheit gut leben zu können und Folgeerkrankungen vorzubeugen. Dafür müssen personelle, infrastrukturelle und finanzielle Ressourcen sowie integrierte Konzepte geschaffen werden.
- **Ernährungssysteme**: Neben der direkten Ernährungsumgebung in Familie und Nachbarschaft bestimmen weitere Faktoren des Ernährungssystems die Nahrungsauswahl. Unzureichende Lebensmittelkennzeichnung (Zutaten, Nährwerte, Gesundheit, Anbau, Handel), weitreichende Werbung für ungesunde Lebensmittel (z. B. zuckergesüßte Getränke, alkoholische Getränke) und fehlende, evidenzbasierte Ernährungsbildung tragen zur Ausbildung einer Lebensumgebung bei, die die Entstehung von Typ-2-Diabetes begünstigt.

Diagnostik

Diagnostische Besonderheiten für Diabetes mellitus in den Tropen auf der Grundlage von **glykosyliertem Hämoglobin (HbA1c)** ergeben sich durch die weite Verbreitung von Erythrozytenvarianten und Erkrankungen, die die Lebensdauer von Erythrozyten beeinflussen. Die HbA1c-Werte bei Menschen aus Subsahara-Afrika sind durchschnittlich höher als bei Europäern (Cohen et al. 2010, Hinzmann et al. 2012, Florkowski 2013). Diese Unterschiede bleiben auch bestehen, wenn für demografische, sozioökonomische, anthropometrische und behandlungsspezifische Faktoren kontrolliert wurde (Herman et al. 2012). Bei schwarzhäutigen Erwachsenen in Südafrika konnte beobachtet werden, dass sowohl die Sensitivität als auch die Spezifität des HbA1c für die Bestimmung von Prädiabetes niedrig waren (Zemlin et al. 2015). Daher wurde vorgeschlagen, den Grenzwert für die Diagnose „Typ-2-Diabetes" bei Menschen aus Subsahara-Afrika von ≥ 6,5 % auf ≥ 6,0 % zu senken (Hird et al. 2018). Mögliche Einflussfaktoren auf den HbA1c bei diesen Bevölkerungsgruppen umfassen eine spezifische Kinetik des Glukosetransports über die Erythrozytenmembran, genetisch bedingte Veränderungen im Glykierungsprozess und interindividuelle Variation der Lebensdauer von Erythrozyten (Hinzmann et al. 2012). Die weite Verbreitung von Hämoglobinopathien erschwert zudem die Diagnostik von Typ-2-Diabetes anhand des HbA1c-Werts. Laut WHO tragen 5,2 % der Weltbevölkerung eine strukturelle Veränderung des Hämoglobinmoleküls (Klonoff 2020). So beeinträchtigt Sichelzellanlage (HbAS/AC) die Bestimmung von HbA1c mittels konventioneller Laborverfahren wie Immunoassays und high-performance liquid chromatography (HPLC) (Hinzmann et al. 2012). Wenn die Lebensdauer der Erythrozyten durch Hämoglobinopathien (α^+-Thalassämie, Glukose-6-phosphat-Dehydrogenase [G6PD-]Mangel) und bei Malariainfektion verkürzt wird, sinkt der HbA1c-Wert. Besteht eine Eisenmangelanämie, kann der HbA1c um 2 Prozentpunkte ansteigen (Hinzmann et al. 2012). Es empfiehlt sich also eine Bestimmung des Eisenspiegels (Ferritin, löslicher Transferrin-Rezeptor, C-reaktives Protein) und Untersuchung auf mögliche Hämoglobinvarianten bei Menschen aus Subsahara-Afrika und Asien, um den HbA1c-Wert abschließend zu beurteilen.

Weiterhin scheinen die üblichen Tests auf **Autoantikörper** bei Menschen aus Subsahara-Afrika wenig Aufschluss über den Diabetes-Typ zu geben. Die Autoantikörper gegen Gamma-Glutamylsäure-Dekarboxylase-65 (GAD65Ab) und gegen Zink-Transporter-8 (ZnT8Ab) werden im Globalen Norden herangezogen, um Typ-1-Diabetes (autoimmun) von Typ-2-Diabetes zu unterscheiden. Bei afrikanischen Bevölkerungen zeigen sich jedoch gleiche Antikörperkonzentrationen bei Menschen mit und ohne Diabetes mellitus (Hampe et al. 2020). Die Gründe dafür sind noch unklar. Eine hohe Prävalenz von Infektionskrankheiten könnte dabei eine Rolle spielen.

Management und Therapie

Für einen gut eingestellten Blutzucker und zur Vermeidung von diabetischen Spätfolgen sind regelmäßige **Blutzucker-Selbstkon-**

trollen unerlässlich. Die Verfügbarkeit entsprechender **Testmöglichkeiten** ist jedoch in vielen Ländern des Globalen Südens stark eingeschränkt. Nur 49,5 % aller Patient*innen in Subsahara-Afrika haben Zugang zu Blutzuckermessgeräten und nur 24,6 % zu HbA1c-Messungen (Kibirige et al. 2022). Ähnliches gilt für die Verfügbarkeit von **blutzuckersenkenden Medikamenten.** Lediglich 23,1 % der Patient*innen mit Diabetes mellitus in Subsahara-Afrika haben Zugang zu intermediär wirkendem Insulin, gefolgt von 33,5 % mit Zugang zu kurz wirkendem Insulin und 49,4 % mit Zugang zu vorgemischtem Insulin. Für orale Antidiabetika sind die Zahlen nur wenig besser: Glibenclamide (Sulfonylharnstoffe) und Metformin (Biguanid) stehen lediglich für jeweils 55,9 % und 47,0 % der Patient*innen mit Typ-2-Diabetes in Afrika bereit. Gleichzeitig sind die Kosten für blutzuckersenkende Medikamente ruinös für Patient*innen im Globalen Süden. Unter der Annahme des niedrigsten Einkommens eines Beamten in Subsahara-Afrika muss ein Patient/eine Patientin ein Wochengehalt für kurz wirkendes Insulin oder für vorgemischtes Insulin und ein Viertagesgehalt für intermediär wirkendes Insulin aufwenden. Die Kosten für Glibenclamide und Metformin sind vergleichbar mit einem Tages- bzw. Zweitagesgehalt (Kibirige et al. 2022).

Weiterhin sind bei der medikamentösen Therapie des Diabetes mellitus in Ländern des Globalen Südens ethnische Besonderheiten in der Substanzauswahl zu berücksichtigen. Für die pharmakologischen Details sollte die Fachliteratur zu Rate gezogen werden. Die aus der Praxis bekannten Unterschiede bei der Wirksamkeit von blutzuckersenkenden Medikamenten sind im folgenden Kasten dargestellt (Şat et al. 2019).

Ethnische Unterschiede in der Wirksamkeit von blutzuckersenkenden Medikamenten

Typ-1-Diabetes

Bevölkerungsgruppen in Asien zeigen eine geringere Absenkung des HbA1c nach Therapie mit **Insulin** (Glargin). Es gibt jedoch keine Unterschiede zwischen Asiaten und Nicht-Asiaten bei der Absenkung des postprandialen und Nüchternblutzuckers.

Typ-2-Diabetes

Der am häufigsten verwendete Wirkstoff zur Blutzuckersenkung **Metformin** zeigt bei Asiaten eine geringere Wirksamkeit infolge häufig auftretender genetischer Polymorphismen. Im Gegensatz dazu zeigen **DPP-4-Hemmer** eine höhere Wirksamkeit bei asiatischen Bevölkerungsgruppen als bei Nicht-Asiaten. Ähnliches wird auch für die Wirksamkeit von **GLP-1-Analoga** beschrieben. Sie scheinen den HbA1c-Wert bei Menschen in Asien stärker zu senken als bei nicht asiatischen Patient*innen. Das gilt jedoch nicht für die GLP-1-Analoga Dulaglutid und Semaglutid, die ähnlich gute Wirksamkeiten für die Absenkung des HbA1c aufweisen. Letztlich zeigen **SGLT-2-Hemmer** und **Alpha-Glukosidase-Hemmer** (Arkabose) weder bei Patient*innen in Asien noch bei Patient*innen in Afrika verminderte Wirksamkeiten.

11.7.2 Fettstoffwechselstörungen

Epidemiologie

Fettstoffwechselstörungen äußern sich als Dyslipidämien, die definiert sind als krankhaft veränderte Serumwerte für Gesamtcholesterol, Low-Density-Lipoprotein (LDL-)Cholesterol, High-Density-Lipoprotein (HDL-)Cholesterol und Triglyzeride. Weltweit tragen Dyslipidämien erheblich zur Entstehung kardiovaskulärer Erkrankungen und zu vorzeitigem Versterben bei. Erhöhte Serumkonzentrationen von Gesamtcholesterol waren im Jahr 2016 verantwortlich für 4,4 Millionen Todesfälle und 93,8 Millionen DALYs (Disability-adjusted Life Years = krankheitskorrigierte Lebensjahre) (GBD 2017). Die meistgenutzten Grenzwerte zur Diagnose von Dyslipidämien sind in ➤ Tab. 11.27 zusammengefasst. In Subsahara-Afrika beträgt die Prävalenz von Hypercholesterinämie 25,5 %, von erniedrigtem HDL-Cholesterol 37,4 %, von erhöhtem LDL-Cholesterol 28,6 % und von Hypertriglyzeridämie 17,0 % (Noubiap et al. 2018).

Ätiologie und Risikofaktoren

Dyslipidämien können genetisch determiniert sein oder sekundär entstehen, z. B. durch Diabetes mellitus, Adipositas oder ungesunden Lebensstil. Am häufigsten entstehen Dyslipidämien durch sekundäre Faktoren (Pirillo et al. 2021).

Genetik (familiäre Hypercholesterinämie) Schätzungsweise sind weltweit 34 Millionen Menschen von familiärer Hypercholesterinämie betroffen (ca. 0,2 %), und nur 10 % davon wissen um ihre Erkrankung. Familiäre Hypercholesterinämie tritt häufiger bei „Gründerpopulationen" auf, d. h., wenn die Bevölkerung eines Landes durch eine kleine Gruppe Einwanderer geprägt ist, die diese genetische Veränderung eingeführt haben. Dies ist beispielsweise so bei Afrikaans, Juden und Indern in Südafrika sowie bei Tunesiern, christlichen Libanesen, Isländern und Finnen. Bei diesen Bevölkerungsgruppen haben 0,25–1,5 % eine familiäre Hypercholesterinämie. Aufgrund genetischer Polymorphismen in einem oder mehreren Genen, deren Produkte für die Regulation und Eliminierung des Cholesterols verantwortlich sind, kommt es zu einer Akkumulation von LDL-Cholesterol. Die Folgen sind Anlagerung der LDL-Partikel an die Blutgefäßwand (Plaques), Ausbildung von Atherosklerose und schließlich Schlaganfall und Herzinfarkt. Eine neuere Studie bei 751 Patient*innen mit homozygoter Hypercholesterinämie aus 38 Ländern zeigt, dass diese Personen bereits im Alter von 12 Jahren eine Hypercholesterinämie aufweisen. Aufgrund der limitierten Diagnostik und Behandlung in den Ländern des Globalen Südens erleiden sie durchschnittlich schon in ihrem 25. Lebensjahr den ersten Schlaganfall oder Herzinfarkt (World Heart Federation 2022).

Tab. 11.27 Grenzwerte für die Definition von Dyslipidämien (nach Noubiap et al. 2018)

Dyslipidämie	Gesamtcholesterol	HDL-Cholesterol	LDL-Cholesterol	Triglyzeride
Grenzwert (mmol/l)	≥ 5,2	< 1,0	≥ 3,3	≥ 1,7

Krankheiten und Medikamente Erkrankungen, die eine Fettstoffwechselstörung hervorrufen können, sind Hyperthyreoidismus, Leber- und Nierenerkrankungen und schlecht eingestellter Diabetes mellitus. Eine Reihe von Medikamenten zur Behandlung hormoneller Störungen und chronischer Erkrankungen können ebenfalls Dyslipidämien auslösen. Dazu zählen Kortikosteroide, androgene Steroide, Progesterone, Thiaziddiuretika, Betablocker, Retinsäure-Derivate und orale Östrogene. Menschen mit Typ-2-Diabetes im Globalen Süden sind häufiger von mikrovaskulären Folgeerkrankungen betroffen als Patient*innen im Globalen Norden (➤ Kap. 11.7.1). Diese höhere Prävalenz von Nierendysfunktion in den Tropen befeuert das Risiko für die Ausbildung von Dyslipidämien.

Lebensstil In vielen Regionen des Globalen Südens vergesellschaftete sich der rasche ökonomische Wandel mit drastischen Veränderungen des Ernährungsverhaltens und anderer Lebensstilfaktoren wie Rauchen, Alkoholkonsum, körperliche Inaktivität, unregelmäßige Schlafmuster und erhöhter Konsum digitaler Medien (Pirillo et al. 2021). In ➤ Kap. 11.7.3 wird auf die Folgen der veränderten Lebensbedingungen und Ernährungsweisen, z. B. Adipositas und Dyslipidämien, eingegangen.

Therapie

Eine aktuelle Analyse von Daten aus 35 Ländern des Globalen Südens konstatiert, dass nur 43 % der Patient*innen mit Hypertriglyzeridämie und nur 47 % der Erwachsenen mit erhöhtem LDL-Cholesterol jemals Messungen ihrer Blutfettwerte erhalten haben. In diesen Ländern ist die Situation bei der Behandlung von Dyslipidämien desolat: Nur ein Drittel aller Patient*innen mit Dyslipidämie wissen von ihrer Erkrankung, etwas weniger als ein Drittel wird ärztlich behandelt. Lediglich jeder Fünfte ist gut medikamentös eingestellt. Die Versorgungssituation stellt sich in Südamerika besser dar als in Asien und Afrika; soziodemografische Faktoren beeinflussen den Zugang und die Inanspruchnahme. Ältere Personen, Frauen und Menschen mit höherem Bildungsgrad erhalten häufiger die entsprechende Diagnostik und Therapie. Die labordiagnostischen Untersuchungen werden meist bei Personen durchgeführt, die weitere Symptome des metabolischen Syndroms aufweisen, z. B. Adipositas und Bluthochdruck (Marcus et al. 2021).

11.7.3 Adipositas

Epidemiologie

Adipositas ist definiert als erhöhter Körpermasseindex (Body-Mass-Index, BMI), der berechnet wird aus Körpergewicht (in kg) geteilt durch Körpergröße zum Quadrat (in m^2). Adipositas liegt bei einem BMI ab 30,0 kg/m^2 vor. Obwohl sich die Häufigkeiten von Adipositas stark zwischen einzelnen Bevölkerungsgruppen unterscheiden, haben nahezu alle Weltregionen einen Zuwachs in den letzten Jahrzehnten erfahren. Weltweit beträgt die Prävalenz von Adipositas bei Erwachsenen 13 % (WHO 2018). Die Zahlen fallen im Globalen Norden 10-fach höher aus als im Globalen Süden. In den USA hatte im Jahr 2016 bereits mehr als ein Drittel der Erwachsenenbevölkerung Adipositas. Hingegen waren nur 3,9 % der Erwachsenen in Indien von Adipositas betroffen. Bei indigenen Bevölkerungsgruppen der pazifischen Inselstaaten haben 2 von 3 Erwachsenen Adipositas – die höchste Prävalenz weltweit. Die niedrigsten Prävalenzen werden bei Erwachsenen in Japan, Südkorea und Singapur verzeichnet. Auffällig sind die Prävalenzunterschiede für Adipositas zwischen Männern und Frauen. Im Globalen Norden ist der Anteil an Männern mit Adipositas höher als der Anteil an Frauen. Das ist im Globalen Süden umgekehrt. Tatsächlich haben bis zu zwei Drittel der Frauen in Subsahara-Afrika einen BMI ≥ 30 kg/m^2.

Aufgrund der raschen ökonomischen Entwicklung und den dadurch veränderten Lebensstilen in vielen Ländern des Globalen Südens stiegen die Häufigkeiten für Übergewicht (BMI 25,0–29,9 kg/m^2) und Adipositas (BMI ≥ 30 kg/m^2) in den letzten Dekaden erheblich. Gleichzeitig blieben die Prävalenzen von Untergewicht und Mangelernährung in den meisten Ländern des Globalen Südens hinter den Erwartungen der Ziele für Nachhaltige Entwicklung zurück (Sustainable Development Goals, SDG). Das SDG 2 „Zero Hunger“ gibt aus, bis zum Jahr 2025 den Anteil an chronischer Unterernährung im Vergleich zum Jahr 2012 um 40 % gesenkt zu haben. Nicht zuletzt durch die Verschlechterung der Ernährungssicherheit und des erschwerten Zugangs zur Gesundheitsversorgung während der COVID-19-Pandemie haben die Anstrengungen zur Erreichung des SDG 2 ihre Wirkung nicht entfaltet. Als Konsequenz sehen sich die Bevölkerungen in Südamerika, Subsahara-Afrika und Südostasien einer Doppelbelastung mit Übergewicht/Adipositas und Unterernährung/Mangelernährung gegenüber.

Doppelbelastung bedeutet nicht nur das gleichzeitige Auftreten innerhalb einer Bevölkerung oder innerhalb von Familien, sondern sogar bei einzelnen Personen. Besonders brisant ist die **Kombination aus Adipositas und Mikronährstoffmangel;** sie wird als versteckter Hunger **(hidden hunger)** bezeichnet. Der Zustand beschreibt die unzureichende Versorgung mit Mineralstoffen und Vitaminen. Die betroffenen Personen wirken augenscheinlich wohlgenährt; jedoch weisen sie typische Manifestationen von Eisen-, Folsäure-, Zink- und/oder Vitamin-A-Mangel auf, z. B. Müdigkeit, Konzentrationsschwäche und Infektanfälligkeit. In Kombination mit Adipositas bildet der hidden hunger einen gefährlichen Nährboden für chronische Krankheiten wie Typ-2-Diabetes, Bluthochdruck, Osteoporose und Krebserkrankungen.

Ätiologie und Risikofaktoren

Grundsätzlich wird Adipositas durch ein Ungleichgewicht von Energiezufuhr und Energieverbrauch verursacht. Das kann sowohl schleichend über die Dauer von mehreren Jahren, als auch sprunghaft durch rasche Änderung der beiden Parameter (Zufuhr und Verbrauch) geschehen. In besonderen Lebensphasen wie Schwangerschaft, Wachstum, erhöhter körperlicher Aktivität und Krankheit wird der Energiebedarf gesteigert; bei gleichbleibender Energiezufuhr würde eine negative Energiebilanz entstehen. Demgegenüber führt ein gesenkter Energiebedarf – bei reduzierter körperlicher Aktivität oder durch Verlangsamung des Stoffwechsels im Alter – zur Ausbildung einer positiven Energiebilanz, wenn die Zufuhr gleichbleibt.

Weltweit sind daher **Lebensstilfaktoren** verantwortlich für die Entstehung von Adipositas: Eine energiedichte und ballaststoffarme Ernährung, körperliche Inaktivität, Rauchen und Konsum alkoholischer Getränke tragen maßgeblich zur globalen Last von Adipositas bei. Als Folge rascher ökonomischer Entwicklung und Urbanisierung in den letzten 4 Dekaden wurden in den Ländern des Globalen Südens ungesunde Lebensstile begünstigt. Bereits in den 1990er Jahren prägte Berry Popkin den Begriff „Nutrition Transition" – eine stufenweise Veränderung der Ernährungsgewohnheiten (Popkin 1993), die im Globalen Süden zur Ausbildung hoher Adipositasraten führt. ➢ Abb. 11.19 beschreibt die unterschiedlichen Stufen der Nutrition Transition; Länder des Globalen Südens befinden sich auf den Stufen 3 (ländlich) und 4 (urban).

Auch **soziokulturelle Besonderheiten** tragen zu den hohen Adipositasraten in den Tropen bei. So schätzen Erwachsene aus Subsahara-Afrika das Körpergewicht von Frauen anders ein als Afroamerikaner*innen oder weiße US-Amerikaner*innen. ➢ Abb. 11.20 verdeutlicht, dass ein Maß an Schlankheit bei Frauen, welches für Menschen aus Gambia gerade noch akzeptabel ist, bereits als übergewichtig für Afroamerikaner*innen und weiße US-Amerikaner*innen gilt. Auch Normalgewicht bei Frauen wird unterschiedlich wahrgenommen: Was von Frauen in Gambia als normales weibliches Gewicht angesehen wird, bezeichnen Männer und Frauen anderer ethnischer Gruppen als gerade noch akzeptables Übergewicht. Die Ursachen sind vielschichtig. Ein gewisses Maß an Körperfülle wird mit Wohlstand, Bildung und sozialem Aufstieg verbunden. Besonders bei Frauen wird Übergewicht mit Gesundheit, Schönheit und Fruchtbarkeit assoziiert. In Ländern, die hohe Prävalenzen für Infektionskrankheiten aufweisen (z. B. HIV/AIDS, Tuberkulose) steht Schlankheit für Erkrankung und ist daher negativ besetzt. Körperliche Aktivität ist bei bestimmten Bevölkerungsgruppen verpönt; der Konsum von Obst wird teilweise als „Essen, das nicht satt macht" abgetan. Diese Einstellungen können zur Verbreitung von Übergewicht und Adipositas beitragen (Fall 2001).

Da einige dieser Risikofaktoren besonders bei Frauen zum Tragen kommen, liefern sie Erklärungsansätze für die geschlechtsspezifische Häufigkeit von Adipositas in Ländern des Globalen Südens. Neben den Einstellungen zu Körperfülle zeichnen auch physiologische Faktoren verantwortlich. Dazu zählen schwangerschaftsbedingte Gewichtszunahme bei häufigeren Schwangerschaften, hormonelle Signalwege im Stoffwechsel und unterschiedliche Beeinflussung durch frühkindliche Erfahrungen.

Zur **Entstehung von Adipositas in tropischen Ländern** führen weiterhin:

- Genetische und epigenetische Faktoren, z. B. Appetitregulation durch Leptin.
- Frühkindliche Unterernährung, z. B. Anämie in der Schwangerschaft.

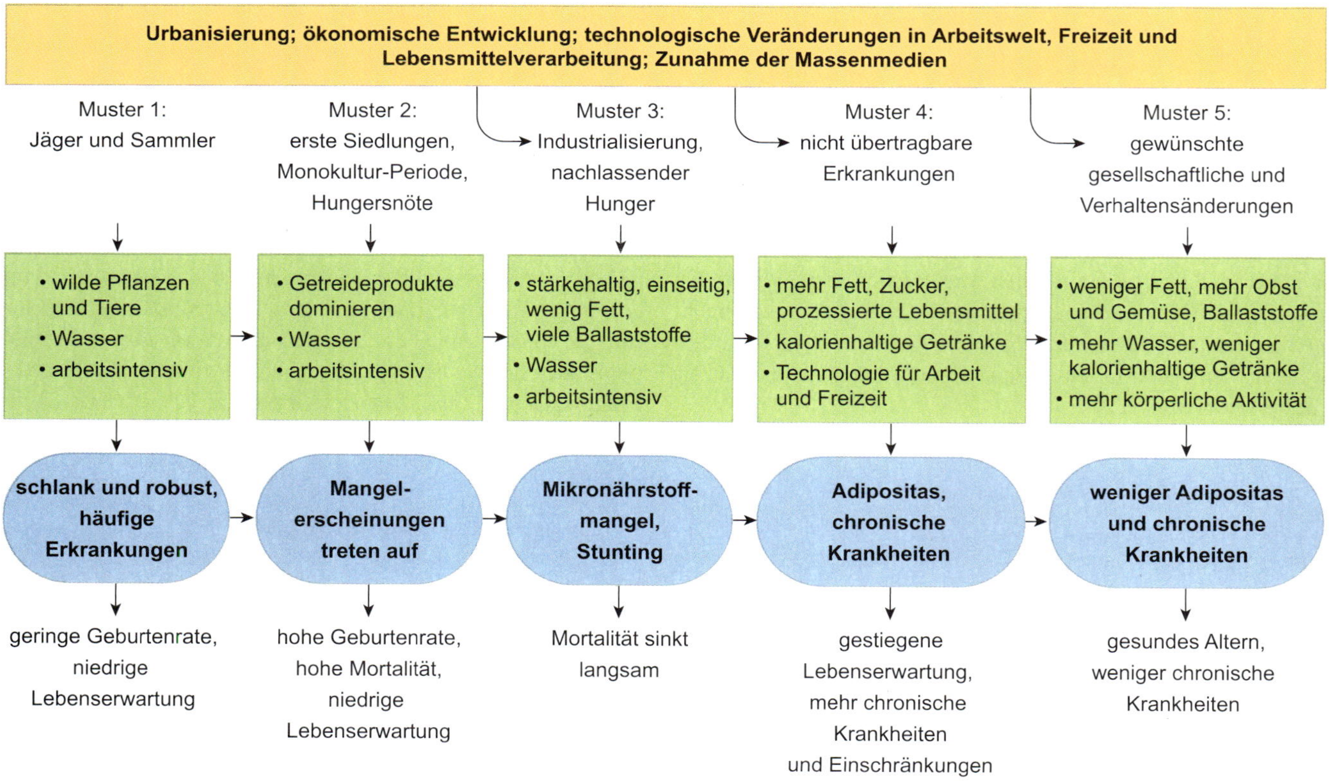

Abb. 11.19 Stufenweise Veränderungen der Ernährungsgewohnheiten (Nutrition Transition) als Risikofaktor für Adipositas im Globalen Süden (mod. nach Popkin 1993) [F1209, L138]

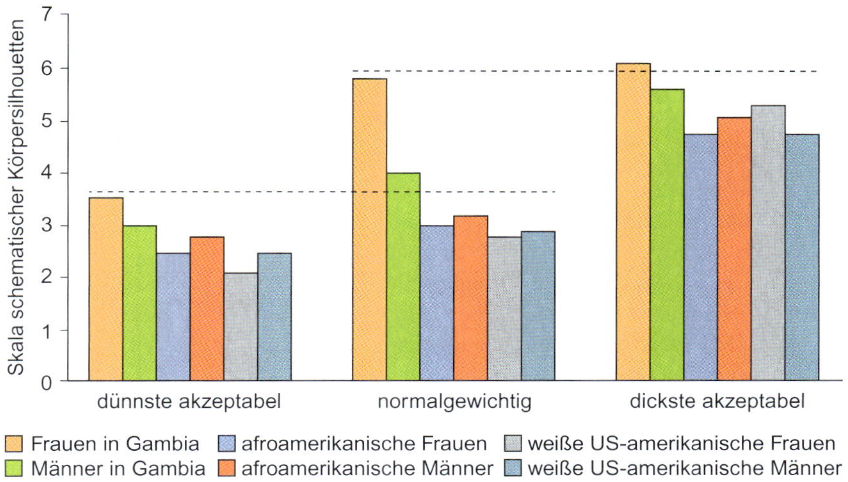

Abb. 11.20 Wahrnehmung von Körpergewicht bei Frauen und Männern aus Gambia, bei Afroamerikaner*innen und bei weißen US-Amerikaner*innen (mod. nach Siervo et al. 2006) [F1210, L143]

- Ernährungsprogramme, die schnelle Gewichtszunahme im Kindesalter beabsichtigen.
- Infektionen, die Veränderungen des Darmmikrobioms verursachen.
- Exposition gegenüber Chemikalien, Düngemitteln, Insektiziden (z. B. Organochloride, Bisphenyle).
- Chronischer Stress, der Kortisolausschüttung und Entzündungsreaktionen hervorruft.
- Schlafmangel, der Appetit und Verlangen nach süßen und fettreichen Lebensmitteln steigert.

Diagnostik

Die internationalen **Grenzwerte für BMI** zur Definition von Adipositas (s. o. „Epidemiologie") wurden anhand von Risiken für kardiovaskuläre Krankheiten bei europäischen Bevölkerungsgruppen festgelegt. Die Beziehungen zwischen Anthropometrie und Körperfett variieren jedoch erheblich zwischen unterschiedlichen Bevölkerungsgruppen. Bei jungen afroamerikanischen Männern wurde beispielsweise gezeigt, dass sie trotz BMI ≥ 30 kg/m^2 keine erhöhte Körperfettmasse aufweisen. Hingegen scheinen die gängigen BMI-Grenzwerte die Körperfettmasse bei asiatischen Bevölkerungsgruppen zu unterschätzen. Tatsächlich wird für die Definition von Adipositas in China und Japan ein BMI-Grenzwert von ≥ 28 kg/m^2 und für Indien ≥ 27 kg/m^2 genutzt. Bislang ist die Datenlage jedoch unzureichend, um auch für andere ethnische Gruppen spezifische Grenzwerte festzulegen (Ford et al. 2017).

Der BMI eignet sich zur groben Abschätzung eines erhöhten kardiovaskulären Risikos. Jedoch ist dieses anthropometrische Maß nicht geeignet, die **Körperfettverteilung** und -funktion einzuschätzen. Aus diesem Grund nutzt man weitere anthropometrische Maße, um abdominelle oder zentrale Adipositas abzuschätzen. Im Bauchraum gelagertes Fettgewebe (viszeral) und in den Stoffwechselorganen vorhandenes Fett (ektopisch) sind metabolisch mobiler als das unter der Haut gelegene Fettgewebe (subkutan). Viszerales und ektopisches Fett sind demnach gesundheitlich bedenklicher. Für ihre Abschätzung werden **Taillenumfang, Taille-Hüft-Verhältnis und Taille-Körpergröße-Verhältnis** herangezogen. Die Körperfettverteilung ist nicht nur geschlechtsspezifisch, sondern richtet sich auch nach der Bevölkerungsgruppe. Erwachsene in Indien neigen dazu, das Körperfett eher viszeral und seltener subkutan anzulagern. Das erklärt teilweise ihr erhöhtes Risiko für kardiovaskuläre und metabolische Krankheiten schon ab einem BMI von 27 kg/m^2. Vor diesem Hintergrund empfiehlt die Internationale Diabetes Föderation (IDF) für Männer aus Asien einen niedrigeren Grenzwert als für europäische Männer (IDF 2006). Im Vergleich dazu neigen besonders Frauen in Subsahara-Afrika zur Einlagerung von subkutanem Fettgewebe um die Hüften, an den Oberschenkeln und am Gesäß (femo-gluteal). Sie sind dadurch in der Lage, höhere BMI-Werte als andere Bevölkerungsgruppen metabolisch zu tolerieren. Außerdem scheinen Erwachsene in Subsahara-Afrika ein geringeres Risiko zu tragen, das ektopische Körperfett einzulagern. Erst ab einem bestimmten Maß an Körperfett wird dieses auch zwischen den Organen eingelagert. Jedoch lässt die Datenlage für afrikanische Bevölkerungsgruppen keine abschließende Neubewertung der Grenzwerte zu. Daher werden weiterhin die für Europa geltenden Abschätzungen verwendet (IDF 2006). ➤ Tab. 11.28 fasst die ethnisch-spezifischen Grenzwerte für BMI und Taillenumfang zusammen.

Prävention und Therapie

Bei **Adipositasprävention** wird grundsätzlich unterschieden zwischen Maßnahmen der Verhaltensprävention, die das Individuum adressieren, und der Verhältnisprävention, die auf die Lebensumwelt abzielen. Für Verhaltensprävention werden meist edukative Strategien herangezogen, die im Rahmen von Routineuntersuchungen (z. B. Schwangerschaftsvorsorge, Schuleingangsuntersuchungen, Impftermine) appliziert werden. Neuere Maßnahmen für Einzelpersonen umfassen smartphonebasierte Apps, die gesunde Lebensstile fördern, und die ärztliche Verordnung körperlicher Aktivität für Menschen mit Übergewicht (25,0 ≤ BMI < 30,0 kg/m^2). Im Globalen Süden mangelt es jedoch an politischer Verankerung dieser Maßnahmen im Gesund-

Tab. 11.28 Anthropometrische Maße für generelle und abdominelle/zentrale Adipositas (nach IDF 2006)

Anthropometrisches Maß	Europa	Asien	Afrika
BMI	≥ 30 kg/m²	≥ 27 kg/m²	≥ 30 kg/m²
Taillenumfang	Männer ≥ 94 cm	Männer ≥ 90 cm	Männer ≥ 94 cm
	Frauen ≥ 80 cm	Frauen ≥ 80 cm	Frauen ≥ 80 cm
Taille-Hüft-Verhältnis	Männer ≥ 0,90	Männer ≥ 0,90	Männer ≥ 0,90
	Frauen ≥ 0,85	Frauen ≥ 0,85	Frauen ≥ 0,85

heitssystem, einschließlich der Ausbildung des Gesundheitspersonals und entsprechender Präventionsleitfäden für den klinischen Alltag.

Vor dem Hintergrund der oben genannten Doppelbelastung mit Unterernährung und Adipositas (s. o. „Epidemiologie") wurden in den meisten Ländern des Globalen Südens politische Maßnahmen ergriffen, die auf Verhältnisprävention und Gesundheitsförderung abzielen. Solche Maßnahmen umfassen nationale Ernährungsempfehlungen, Lebensmittelkennzeichnungen, Speisekartenbeschriftung in Restaurants, Besteuerung ungesunder Lebensmittel (z. B. zuckerhaltige Getränke), Aufklärungskampagnen in Massenmedien, Gesundheits- und Aktivitätsprogramme am Arbeitsplatz, Infrastruktur zur Unterstützung körperlicher Aktivität im Alltag (z. B. Fahrradwege), gesunde Speisenversorgung und Sportprogramme an Schulen, Regulierung von Lebensmittelwerbung für ungesunde Produkte und veränderte Rezepturen von Lebensmitteln. In Südafrika wurden einige dieser Präventionsmaßnahmen seit 2013 eingeführt. Die Besteuerung ungesunder Lebensmittel zeigte dabei den schnellsten und kosteneffektivsten Effekt auf die Adipositaslast, gefolgt von Lebensmittelkennzeichnungen, Programmen am Arbeitsplatz, Kampagnen in Massenmedien, Werberegulationen und Schulprogrammen (MoH Südafrika 2015). Ernährungsprogramme in Schulen wurden in den meisten Ländern des Globalen Südens schon seit den 1980er Jahren aufgelegt. Obwohl sie ursprünglich zur Bekämpfung von Unterernährung ins Leben gerufen wurden, leistet das Schulessen einen wichtigen Beitrag zur Prävention von Übergewicht und Adipositas in diesen Weltregionen.

Für die **Behandlung von Adipositas** wurde lange ein BMI-zentrierter Ansatz verfolgt, der seit 2020 durch eine Herangehensweise ersetzt wurde, welche Adipositas-Begleiterkrankungen in den Vordergrund rückt (Yumuk et al. 2015). Es wird ein **5-Stufen-Modell** genutzt, bei dem die Stigmatisierung von Personen mit Adipositas – auch durch das Gesundheitspersonal – anerkannt und bewusst einbezogen wird.

Schritt 1 Adipositas korrekt ansprechen: Die Patient*innen werden gefragt, ob das Gesundheitspersonal mit ihm/ihr über das Körpergewicht bzw. Behandlungsstrategien reden darf. Dieser Schritt ist sehr wichtig, aber ungewöhnlich. Bei anderen Erkrankungen würde die Ärztin oder der Arzt nicht nach der Erlaubnis zur Behandlung fragen. Dabei sollte respektiert werden, wenn die Patient*innen eine Behandlung ablehnen.

Schritt 2 Risikofaktoren und mögliche Ursachen der Gewichtszunahme identifizieren: Nach Zustimmung durch die Patient*innen wird eine umfängliche Erhebung von Risikofaktoren und Begleiterkrankungen durchgeführt. Dazu zählen anthropometrische Messungen (BMI, Taillenumfang), Anamnese (Gewichtszunahme, Komplikationen, Behandlungsbarrieren), körperliche Untersuchungen und Laboruntersuchungen (Blutdruck, Blutzucker, Blutfettwerte) und schließlich die Einordnung des Adipositasschweregrads anhand dokumentierter Begleiterkrankungen nach dem Edmonton Obesity Staging System (Grade 0 bis 4; Sharma und Kushner 2009).

Schritt 3 Empfehlungen aussprechen: Im nächsten Schritt sollten dann Behandlungsoptionen aufgezeigt und diskutiert werden. Diese bestehen aus medizinischer Ernährungstherapie, körperlicher Aktivität und weiterführenden, unterstützenden Therapien. Letztere sind psychologische, pharmakologische und chirurgische Ansätze. ➤ Abb. 11.21 zeigt schematisch die Maßnahmen zur Behandlung von Adipositas in Abhängigkeit vom Schweregrad.

Schritt 4 Ziele vereinbaren: Im Anschluss soll Einigkeit zwischen Gesundheitspersonal und Patient*innen erlangt werden über realistische, nachhaltige und gewünschte Zielsetzungen für die Verhaltensänderungen und die Gewichtsabnahme. Es geht darum, einen

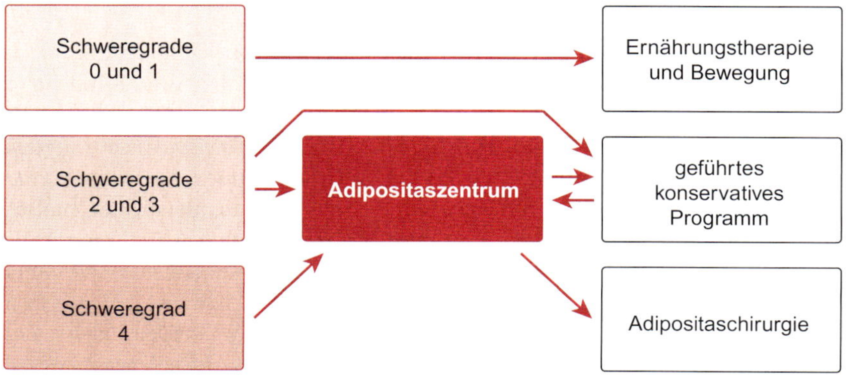

Abb. 11.21 Maßnahmen zur Behandlung von Adipositas in Abhängigkeit vom Schweregrad gemäß Edmonton Obesity Staging System (EOSS) (mod. nach Sharma und Kushner 2009) [H583-001, L143]

persönlichen Aktionsplan zu erstellen, der die Lebenswirklichkeit der Patient*innen berücksichtigt.

Schritt 5 Unterstützung geben: Im letzten Schritt sollen persönliche Risikofaktoren und mögliche Barrieren gemeinsam identifiziert werden, die dann von einem interdisziplinären Behandlungsteam adressiert werden. Entscheidend ist die regelmäßige und zeitnahe Wiedervorstellung der Patient*innen beim behandelnden Gesundheitspersonal.

Tatsächlich wird Adipositas von Akteuren im Gesundheitssystem zwar beobachtet, aber zu selten adressiert. Eine Umfrage der Europäischen Gesellschaft zur Erforschung von Adipositas (EASO 2021) hat bei Befragten aus 22 Ländern ergeben, dass es zu wenig spezialisierte Adipositaskliniken gibt und im niedergelassenen Bereich Adipositas kaum als Erkrankung behandelt wird. Medikamentöse Begleittherapie und bariatrische Chirurgie werden nur vereinzelt angeboten. Im Globalen Süden ist die Lage noch dramatischer. Das Gesundheitspersonal wurde dort hauptsächlich für kurative Maßnahmen ausgebildet, und die Gesundheitseinrichtungen sind für die Behandlung von Menschen mit Adipositas oft unzureichend ausgestattet. Adipositaszentren fehlen in fast allen Ländern des Globalen Südens.

LITERATUR

Ahlqvist E, Storm P, Käräjämäki A et al. Novel subgroups of adult-onset diabetes and their association with outcomes: a data-driven cluster analysis of six variables. Lancet Diab Endocrinol 2018; 6(5): 361–369.

Aikaeli F, Njim T, Gissing S et al. Prevalence of microvascular and macrovascular complications of diabetes in newly diagnosed type 2 diabetes in low-and-middle-income countries: A systematic review and meta-analysis. PLoS Global Public Health 2022; 2(6): e0000599.

American Diabetes Association (ADA). Diagnosis and classification of diabetes mellitus. Diabetes Care 2014; 37(S1): S81–S90.

Bavuma C, Sahabandu D, Musafiri S, Danquah I, McQuillan R, Wild S. Atypical forms of diabetes mellitus in Africans and other non-European ethnic populations in low- and middle-income countries: a systematic literature review. J Glob Health 2019; 9(2): 020401.

Cohen RM, Haggerty S, Herman WH. HbA1c for the diagnosis of diabetes and prediabetes: Is it time for a mid-course correction? J Clin Endocrinol Metab 2010; 95(12): 5203–5206.

Global Burden of Disease (GBD) 2016 DALYs and HALE Collaborators. Global, regional, and national disability-adjusted life-years (DALYs) for 333 diseases and injuries and healthy life expectancy (HALE) for 195 countries and territories, 1990–2016: a systematic analysis for the Global Burden of Disease Study 2016. Lancet 2017; 390: 1260–344.

Fall C. Non-industrialized countries and affluence. Br Med Bull 2001; 60: 33–50.

Florkowski C. HbA as a diagnostic test for diabetes mellitus – reviewing the evidence. Clin Biochem Rev 2013; 34: 75–84.

Ford ND, Patel SA, Venkat Narayan KM. Obesity in Low- and Middle-Income Countries: Burden, Drivers, and Emerging Challenges. Ann Rev Public Health 2017; 38: 145–164.

Hampe CS, Sahabandu D, Kaiser V et al. Geographic location determines beta-cell autoimmunity among adult Ghanaians: Findings from the RODAM study. Immun Inflamm Dis 2020; 8: 299–309.

Herman WH, Cohen RM. Racial and ethnic differences in the relationship between HbA1c and blood glucose: Implications for the diagnosis of diabetes. J Clin Endocrinol Metab 2012; 97: 1067–1072.

Hinzmann R, Schlaeger C, Tran CT. What do we need beyond hemoglobin A1c to get the complete picture of glycemia in people with diabetes? Int J Med Sci 2012; 9: 665–681.

Hird TR, Pirie FJ, Esterhuizen TM et al. Burden of diabetes and first evidence for the utility of HbA1c for diagnosis and detcteion of diabetes in urban black South Africans: The Durban Diabetes Study. PLoS One 2016; 11(8): e0161966.

International Diabetes Federation (IDF). IDF Diabetes Atlas, 10th ed. Brussels, Belgium, 2021.

International Diabetes Federation (IDF). The IDF consensus worldwide definition of the metabolic syndrome. Brussels, Belgium, 2006.

Kibirige D, Olum R, Kyazze AP, Bongomin F, Sanya RE. Availability and affordability of essential medicines and diagnostic tests for diabetes mellitus in Africa. Trop Med Int Health 2022; 27: 942–960.

Klonoff DC. Hemoglobinopathies and Hemoglobin A1c in Diabetes Mellitus. J Diab Sci Technol 2020; 14(1): 3–7.

Marcus ME, Ebert C, Geldsetzer P et al. Unmet need for hypercholesterolemia care in 35 low- and middle-income countries: A cross-sectional study of nationally representative surveys. PLoS Med 2021; 18(19): e1003841.

Ministry of Health (MoH) of the Republic of South Africa. Strategy for the prevention and control of obesity in South Africa. Pretoria, Republic of South Africa: 2015. https://extranet.who.int/ncdccs/Data/ZAF_B10_National%20Strategy%20for%20prevention%20and%20Control%20of%20Obesity%204%20August.pdf.

Noubiap JJ, Bigna JJ, Nansseu JR et al. Prevalence of dyslipidaemia among adults in Africa: a systematic review and meta-analysis. Lancet Glob Health 2018; 6: e998–1007.

Pirillo A, Casula M, Olmastroni E, Norata GD, Catapano AL. Global epidemiology of dyslipidaemias. Nature Rev Cardiol 2021; 18: 689–700.

Popkin BM. Nutritional Patterns and Transition. Popul Develop Rev 1993; 19(1): 138–157.

Şat S, Aydinkoç-Tuzcu K, Berger F et al. Diabetes und Migration. Diab Stoffw 2022; 17(S02): S411–S431.

Sharma A, Kushner R. A proposed clinical staging system for obesity. Int J Obes 2009; 33(3): 289–295.

Siervo M, Grey P, Nyan OA, Prentice AM. A pilot study on body image, attractiveness and body size in Gambians living in an urban community. Eating Weight Disord 2006; 11(2): 100–109.

WHO. Obesity and overweight (Fact Sheet). 2021. www.who.int/en/news-room/fact-sheets/detail/obesity-and-overweight.

World Heart Federation (WHF). Familial Hypercholesterolemia – Country Mapping Survey. 2022. https://world-heart-federation.org/resource/familial-hypercholesterolemia-country-mapping-survey-preliminary-analysis.

Yumuk V, Tsigos C, Fried M et al. European Guidelines for Obesity Management in Adults. Obes Facts 2015; 8(6): 402–424.

Zemlin AE, Matsha TE, Kengne AP, Erasmus RT. Derivation and validation of an HbA1c optimal cutoff for diagnosing prediabetes in a South African mixed ancestry population. Clinica Chimica Acta 2015; 488: 215–219.

11.8 Nephrologie und Urologie

Jochen Ehrich

11.8.1 Geografische Nephrologie und Urologie

Genetische Faktoren, Alter, Umwelt (Infektionen, Klima, Naturkatastrophen) sowie sozioökonomische Faktoren (Gesundheitsversorgungssysteme, Armut, Hygiene, Wassermangel) beeinflussen weltweit die Risiken, an akuten oder chronischen Krankheiten der Nieren und ableitenden Harnwege zu erkranken. Zu den nierenschädlichen Umweltfaktoren gehören neben Infektionen und toxischen Faktoren (Pflanzen, Tiere, Gifte, Chemikalien, Abfallprodukte der Industrie) große Hitze und Wassermangel. Pädiatrische Nephrologie und Urologie spielen aufgrund des hohen Anteils an Kindern in der Bevölkerung eine große klinische Rolle (Esezobor et al. 2021, Banerjee et al. 2022).

Der Befund, dass gesunde schwarzhäutige Menschen im Mittel höhere Serumkreatininwerte als weißhäutige aufwiesen, führte zu der

Hypothese, dass schwarzhäutige Menschen mehr Muskelmasse und einen anderen Kreatinin-Metabolismus haben könnten. Rasse ist allerdings kein Surrogat für genetische Variation. Die Kategorie Rasse setzt sich aus multiplen Faktoren der Vorfahren zusammen und beinhaltet kulturelle, umweltbedingte und soziale Faktoren. Wenn nephrologische Algorithmen, die auf mathematischen Gleichungen wie der Schätzung der glomerulären Filtrationsrate (eGFR) ausschließlich in Abhängigkeit von der Hautfarbe beruhen würden, dann beinhaltete dies das Risiko einer Unterschätzung von sozialen und geografischen Faktoren. In der Nephrologie wird dieser Gedanke unterschiedlicher Normwerte verschiedener Bevölkerungsgruppen bei der Beurteilung von Laborergebnissen der Nierenfunktionen zwar diskutiert, aber die Probleme sind nicht gelöst. Es handelt sich dabei nicht nur um eine laborchemische Herausforderung, sondern um eine praktische klinische Problematik. Würden beispielsweise Afroamerikaner bei Messung der GFR systematisch einem weniger ausgeprägten Stadium der chronischen Niereninsuffizienz als weiße Amerikaner zugeordnet, müssten sie länger auf den Erhalt eines Nierentransplantats warten. Wünschenswert sind nephrologische Labormethoden, die kostengünstig auf allen Kontinenten bei allen Menschen unter den verschiedensten äußeren Bedingungen und bei unterschiedlichsten Grunderkrankungen angewandt werden können, d. h., unterschiedliche Formeln zur Berechnung der eGFR sollte man nicht anwenden.

11.8.2 Nephro-urologische Syndrome in den Tropen

Nephro-urologische Syndrome wie das nephrotische oder nephritische Syndrom (NoS und NiS) wurden 1. ätiologisch, 2. klinisch, 3. genetisch, 4. pathophysiologisch und 5. therapeutisch in immer mehr Unterformen differenziert, sodass therapeutische Maßnahmen in Form von Kombinationstherapien gezielter mit verschiedenen Immunsuppressiva für einzelne Subtypen des NoS eingesetzt werden konnten, oder in Einzelfällen als nicht indiziert oder gefährlich identifiziert wurden (Ehrich et al. 2008). Dabei spielten zunehmend Immunsuppressiva und Antikörper gegen Pathomechanismen eine therapeutische Rolle. Da diese Therapien immer noch sehr kostenintensiv sind, stehen sie der Bevölkerung in den meisten wirtschaftlich schwachen Ländern noch nicht zur Verfügung. Außerdem müssten diese Therapien durch Zulassungsstudien in tropischen Ländern abgesichert werden, um ihre Nebenwirkungsrisiken in Ländern mit einer hohen Rate endemischer Infektionen zu erfassen. Bei antibiotischen Behandlungen von bakteriellen Nieren- und Harnwegserkrankungen muss dagegen in den Tropen beachtet werden, dass antibiotikaresistente Keime aufgrund zu kurzer oder ungezielter antibiotischer Therapien häufiger auftreten als in Industrienationen. **Akutes Nierenversagen (ANV) und chronische Niereninsuffizienz (CNI)** sind die größten diagnostischen und therapeutischen Herausforderungen in den Tropen (Pais und Wightman 2022, Schaefer et al. 2021). **Urologische Erkrankungen** wie Steinleiden und Tumoren finden sich regional in unterschiedlichen Formen und Häufigkeiten. Harntransportstörungen sind in Ländern mit einer endemischen Verbreitung von Schistosoma haematobium häufiger sowie bei Mädchen und Frauen nach Beschneidung.

11.8.3 Nieren-/Harnwegserkrankungen und Tropenkrankheiten – Kausalität oder lediglich Assoziation?

In der Mitte des 20. Jahrhunderts versuchten Nephrologen und Epidemiologen, die Auswirkungen tropischer Infektionen auf die Nierenbeteiligung in Afrika und Südamerika durch klinische Feldforschung zu erfassen. Der Nachweis von Immunkomplex-Glomerulonephritiden stellt auch heute noch die Basis für kausale Korrelationen von Infektionen und Nierenfunktionsstörungen in Übersichtsartikeln und Lehrbüchern der Tropenmedizin dar. Allerdings gelang es nur selten, die Antigene der Parasiten in den Glomeruli nachzuweisen.

> Eine Korrelation von **akuter Tropenkrankheit** und passagerer Proteinurie, Hämaturie und ANV erscheint aufgrund der Reversibilität der pathologischen Nierenbefunde nach Heilung der Tropenkrankheit plausibel.

Allerdings ist bei Tropenkrankheiten mit Komorbiditäten und Multiorganversagen (z. B. Malaria) ein ANV durch eine komplexe Pathogenese der Nierenbeteiligung wahrscheinlicher als eine monokausale und direkte, erregerbedingte Ursache.

> Die Korrelation von **chronischer Proteinurie, Hämaturie und CNI** mit einer Tropenkrankheit und ANV erfordert dagegen eine kritische Neubetrachtung mittels zeitgemäßer molekularbiologischer und -genetischer Studien. Für zahlreiche Tropeninfektion liegen derzeit hierzu noch keine vollständigen Ergebnisse vor, sodass vor allem bei **chronischen Nierenerkrankungen** keine abschließende Beurteilung des Anteils tropischer Infektionen an der Prävalenz von Proteinurie, Hämaturie, NiS, NoS und CNI gegeben werden kann.

Zukünftige Studien müssen die Wissenslücken der **geografische Nephropathologie** hereditärer und erworbener Erkrankungen in den verschiedenen Kontinenten schließen. Erst dann ließe sich klären, wie und in welchem Maße tropische Infektionen und bestimmte Gendefekte und -polymorphismen die völker- und altersspezifischen Empfänglichkeiten für Nierenerkrankungen beeinflussen und damit die Epidemiologie der Nierenerkrankungen in den verschiedenen Kontinenten und Regionen erklären. Beispielsweise laufen einige Nierenerkrankungen wie die fokale Glomerulosklerose und die Lupusnephritis bei Afrikanern schwerer ab als bei Europäern. Bei Asiaten verläuft dagegen die Lupusnephritis milder. Auch das Ansprechen auf immunsuppressive Therapien kann bei einzelnen Bevölkerungsgruppen unterschiedlich sein. Das Ansprechen des NoS auf Immunsuppressiva war bei Südafrikanern indischer Abstammung besser als bei Menschen aus Subsahara-Afrika (Ehrich und Eke 2006).

11.8.4 Diagnostische Tropennephrologie und -urologie

Bei Patienten mit komplizierten Krankheitsbildern und bei wissenschaftlichen Fragestellungen bestehen auch im Feld die Möglichkeiten, Ratschläge von ausgewiesenen Experten aus internationalen Nephrologie-Netzwerken über das Internet zu erhalten (z. B. https://lists.uchicago.edu/web/info/pedneph). Unzweifelhaft sind aber bei

11

Arbeiten im Feld die diagnostischen Möglichkeiten von Tropenmedizinern bei Nierenerkrankungen begrenzt. Mikroskopie des Urins, Teststreifen und transportable Ultraschalldiagnostik (beispielsweise mit Kopplung des Ultraschallkopfs an das Mobiltelefon) gehören zu den wertvollsten Techniken der Tropenmediziner im Feld. Das nephrologische Labor ist im Feld auf eine „Point of Care"-Basisausstattung zu begrenzen (siehe Kasten), und die Logistik der Serumtransporte in ein regionales Krankenhaus oder Labor ist herzustellen.

Das nephrologische Feldlabor (Point of Care)

1. Transportabler Generator
2. Mikroskop mit Neubauer-Zählkammern (1 µl Quadrat) und vielen Deckgläschen
3. Urinteststreifen (Glas immer verschlossen halten)
4. Automatisches Blutdruckmessgerät mit mehreren Manschettengrößen
5. Transportables Ultraschallgerät mit Ausdruck der Befunde auf Papier zur Dokumentation
6. Genaue Personenwaage für Verlaufsmessungen des Körpergewichts bei Über- oder Unterwässerung
7. Logistik des Bluttransports zur externen Messung von Elektrolyten und Kreatinin
8. Laptop mit externer Festplatte für Kommunikation und Sicherung der Datendokumentation

11.8.5 Nierenbeteiligung bei tropenspezifischen Erkrankungen

Nierenbeteiligung bei parasitären Erkrankungen

Malaria

Milde renale Symptome können bei allen Formen der Malariainfektionen auftreten und beinhalten Proteinurie, Hämoglobinurie, Erythrozyturie und Störungen des Elektrolyt- und Wasserhaushalts, die in der Regel nach erfolgreicher Malariabehandlung reversibel sind (➤ Kap. 5.2). Das **Plasmodium-falciparum-induzierte Nierenversagen (PF-ANV)** ist für Tropenreisende von besonderer Bedeutung, da es bei 30–40 % aller nicht immunen Erwachsenen mit einer hohen Parasitämie auftreten kann. Bei Erwachsenen, die in Malaria-Endemiegebieten längere Zeit leben und bei Patienten mit niedrigen Parasitämien wurde PF-ANV seltener beschrieben. Ohne Dialysebehandlung kann das PF-ANV zur zentralen Todesursache durch Hyperkaliämie, Überwässerung und Azotämie mit Harnstoffwerten über 40 mmol/l werden. Bei Kindern mit *P.-falciparum-Infektionen* wurde das Auftreten eines PF-ANV ebenfalls beobachtet, allerdings stand bei ihnen die zerebrale Manifestation klinisch im Vordergrund, und der Hirntod war die Haupttodesursache. Das Auftreten eines PF-ANV ist ein prognostisch ungünstiges Zeichen. Tödliche Verläufe können auch nach Beseitigung der Parasitämie beobachtet werden. Bei einer zeitgerechten Hämodialyse oder Peritonealdialyse ist die Prognose des PF-ANV günstig und das Auftreten eines chronischen Nierenversagens selten. Infektionen mit *P. vivax* und *P. ovale* führen sehr selten zu einem akuten Nierenversagen.

Die Ätiopathogenese und molekularbiologische Kaskade der malariainduzierten Nierendysfunktion sind multifaktoriell und nicht vollständig aufgeklärt. Es handelt sich um ein hämoglobinurisch-urämisches Syndrom ohne thrombotische Mikroangiopathie in den Glomeruli. Prärenale und intrarenale Faktoren wie Dehydratation, Hypoxie, Schock, Hyperbilirubinämie, intravaskuläre Hämolyse, Hyperparasitämie und andere Faktoren stehen im Verdacht. Im Gegensatz zur zerebralen Malaria, bei der die Obstruktion der Gehirnkapillaren durch Zytoadhärenz der Schizonten erklärt wird, sind die Gefäße in den Nieren nicht durch Parasiten verstopft. Nierenbiopsien zeigten akute tubuläre Nekrose, tubuläre interstitielle Nephritis und glomeruläre Veränderungen mit mesangialer Proliferation und Immunkomplex-Ablagerung. Zusammenfassend lässt sich sagen, dass das PF-ANV dem akuten Nierenversagen von Patienten mit jeder Art von Multiorganversagen, bakterieller Sepsis oder schwerer COVID-19 ähnelt.

Eine Prophylaxe des PF-ANV ist nur durch eine frühzeitige Antimalariatherapie möglich. Patienten mit bereits bestehender Oligurie, Hyperkaliämie und Azotämie sollten notfallmäßig und ohne jeglichen Zeitverlust mit laufender, intravenöser Antimalariatherapie auf eine Intensivstation mit Dialysemöglichkeit verlegt und dort weiterbehandelt werden, um ein drohendes Lungenödem und andere Komplikationen zu vermeiden.

Schwarzwasserfieber ist eine besonders schwer verlaufende, aber selten gewordene Form der akuten Nierenkomplikationen im Sinne eines hämoglobinurisch-urämischen Nierenversagens nach Einnahme von Antimalariamedikamenten. Schwarzwasserfieber war nach dem Ersatz von Chinin durch Chloroquin nahezu verschwunden und wurde erst im letzten Jahrzehnt wieder beobachtet und scheint auf die Einnahme von Chinin und verwandte Moleküle zurückgeführt werden zu können. Eine seltene Ursache des PF-ANV ist die Rhabdomyolyse mit exzessiven hohen Aktivitäten der Kreatinphosphokinase.

Hyponatriämien wurden bei Malaria häufig beschrieben. Ursachen sind intestinale Natriumverluste und starkes Schwitzen bei dehydrierten Patienten oder iatrogene Überwässerung bei niereninsuffizienten Patienten. Inwieweit bei zerebraler Malaria zusätzlich das **Syndrom der inadäquaten ADH-Sekretion** oder ein zerebrales Salzverlustsyndrom eine wesentliche Rolle spielen, ist durch die Datenlage nicht eindeutig geklärt. Zahlreiche Studien haben gezeigt, dass ein niedriger Serumnatriumspiegel ein negativer prognostischer Indikator für die Gesamtmortalität bei Patienten mit Tropenkrankheiten sein kann (Tannor et al. 2020). Hyponatriämie bei Malaria sollte aber nicht als sicheres Zeichen für eine ungünstige Prognose gewertet werden.

Das Konzept des *P.-malariae*-induzierten steroidresistenten NoS **(MQNoS)** in Afrika beruht lediglich auf klinischen und epidemiologischen Untersuchungen (Ehrich und Eke 2006). Seit 1975 sind die Berichte über das Auftreten eines MQNoS in der Literatur äußerst selten geworden (Doe et al. 2006). Obwohl nicht mit letzter Sicherheit ausgeschlossen werden kann, dass durch einen verbesserten Ernährungszustand und durch eine bessere Antimalariatherapie die Anzahl der Fälle mit MQNoS zurückgegangen ist, erscheint es derzeit sehr plausibel, die Theorie eines MQNoS grundsätzlich infrage zu stellen. In diesem Zusammenhang muss auch bezweifelt werden, dass der Mitte der 1970er Jahre eingeführte Begriff einer **„Tropical Nephropathy"** weiterhin anwendbar ist. Es steht außer Frage, dass nephrotische Syndrome bei Kindern und Erwachsenen häufiger in den Tropen als in gemäßigten klimatischen Zonen vorkommen. Auch der Anteil steroidresistenter NoS-Syndrome ist in Afrika deutlich höher als der Anteil steroidsensibler Formen. Ätiologisch handelt es sich hierbei sowohl um primäre als auch um sekundäre Formen, von denen Letztere durch Hepatitis-B-Virus oder HI-Virus ausgelöst werden können.

Die **Therapie des steroidresistenten NoS** stellt in Afrika eine besondere Herausforderung dar, da viele immunsuppressive Substanzen nicht ausreichend wirksam sind oder aus Kostengründen nicht zur Verfügung stehen und zusätzlich ein erhöhtes Infektionsrisiko für die Patienten mit sich bringen. Bei allen Patienten mit einem NoS sollte zunächst die Steroidsensibilität durch eine 4-wöchige kontinuierliche Prednisontherapie geprüft werden und bei ihrem Versagen eine Nierenbiopsie in einem nephrologischen Zentrum erfolgen. Indikationen zu erweiterten immunsuppressiven Therapien müssen durch Nephrologen in Abhängigkeit von den Nierenbiopsiebefunden gestellt werden (Vester et al. 2022). Bei Nichteintreten einer Remission des NoS gehen die zugrunde liegenden Glomerulonephritiden unbehandelt innerhalb weniger Jahre in eine terminale Niereninsuffizienz über. Seit einigen Jahren stehen Dialyse und Nierentransplantation an zentralen Orten der Tropen zur Verfügung. Wohlhabende Patienten aus tropischen Ländern suchen auch in Ländern mit höherem Einkommen Hilfe.

Leishmaniasis

Zahlreiche Nierenfunktionsstörungen wurden bei **viszeraler Leishmaniasis** (**Kala-Azar,** ➤ Kap. 5.5) beschrieben und bestanden in passagerer Proteinurie, Hämaturie, NiS, NoS und ANV. Histologisch konnten sowohl glomerulonephritische Läsionen sowie tubulointerstitielle Nephritis und eine renale Amyloidose nachgewiesen werden. Grundsätzlich sind bei der Behandlung aller Leishmaniasen die nephrotoxischen Nebenwirkungen von Amphotericin B, Antimonpräparaten und Pentamidin zu beachten.

Trypanosomiasis

Eine Nierenbeteiligung bei **Schlafkrankheit** (➤ Kap. 5.6) durch afrikanische *Trypanosoma brucei gambiense* und *rhodesiense* des Menschen ist selten. Es gibt jedoch einen interessanten Zusammenhang zwischen Trypanosomiasis und nephrologischen Befunden (Kruzel-Davila und Skorecki 2017). Afrikaner und Afroamerikaner sind deutlich anfälliger für fokal segmentale Glomerulosklerose (FSGS) und für Bluthochdruck als weiße Amerikaner. Im Laufe der genetischen Forschungen wurden bei einem Genom-Assoziations-Scan bei Patienten mit FSGS 2 Variationen im APOL1-Gen (mit den Bezeichnungen G1 und G2) identifiziert, die mit der FSGS korrelierten. Eine Populationsanalyse ergab, dass die G1- und G2-Varianten in Chromosomen afrikanischer Individuen vorhanden waren, nicht aber in Chromosomen europäischer, japanischer oder chinesischer Individuen. Dies führte zu der Vermutung, dass Afrikaner durch diese Varianten einen Selektionsvorteil für ein anderes Lebensrisiko erhalten hatten, d. h. gegenüber Malariainfektionen, also ähnlich dem Selektionsvorteil der Sichelzellpatienten. Man fand heraus, dass die APOL1-Varianten Trypanosomen abtöten können. Daraus wurde gefolgert, dass durch diese Genvarianten die Anfälligkeit für Nierenerkrankungen und arteriellen Hypertonus erhöht sein könnte. Damit eröffnen diese Befunde ein neues Kapitel der genetischen Nierendiagnostik in tropischen Ländern.

Schistosomiasis

Schistosoma haematobium ist Auslöser der urogenitalen Schistosomiasis (➤ Kap. 6.2.2). Die adulten *S.-haematobium*-Würmer leben im venösen System des perivesikalen Plexus, und die Eier gelangen über die Harnblasenwand in den Urin. Die betroffenen Organe sind Blase, Ureteren, Nieren, aber auch die genitalen Organe. Die Penetration der Eier durch die ableitenden Harnwege wird von Entzündungsreaktionen gefolgt, die sich durch Dysurie und Makrohämaturie, seltener durch Blasenentleerungsstörungen wie Inkontinenz oder Enuresis klinisch auswirken. **Erythrozyturie, Leukozyturie und Proteinurie korrelieren eng mit dem Ausmaß der Eiausscheidung.** Da die Eiausscheidung einem zirkadianen Rhythmus mit einer maximalen Eiausscheidung um die Mittagszeit folgt, findet sich auch für die Erythrozyturie, Leukozyturie und Proteinurie ein zirkadianer Rhythmus. Bei hoher Eiausscheidung können mittägliche Urinproben eine sehr hohe postrenale Proteinurie von mehreren Gramm Eiweiß pro Liter aufweisen. Dieser Eiweißverlust führt aber nicht zum NoS. Ultrasonografisch finden sich in der Harnblase eine Blasenwandverdickung über 5 mm bei gefüllter Blase mit und ohne Kalzifikationen sowie mit und ohne vesikale Polypen, die am ureterovesikalen Übergang zur Obstruktion führen können. Am oberen Harntrakt finden sich bei schweren Infektionen Megaureteren und Hydronephrose. Eine Zystoskopie ist zur Diagnosestellung bei unkomplizierten Verläufen nicht indiziert. Bei Patienten mit persistierender Hydronephrose nach ausreichender antiparasitärer Behandlung kann die Durchführung eines Miktionszystureterogramms und einer nuklearmedizinischen Bestimmung der seitengetrennten Clearance indiziert sein, um das Ausmaß der Funktionsstörungen zu bestimmen. Bei Kindern sind ein persistierender vesikoureteraler Reflux und eine einseitige Nierendysfunktion sehr selten.

Da die Intensität von Infektionen mit *S. haematobium* bei Schulkindern am höchsten ist, ist die urologische Morbidität bei dieser Altersgruppe am stärksten. Durch eine antiparasitäre Therapie mit Praziquantel konnten mehr als 90 % der Betroffenen kuriert werden; 4 Monate nach Therapie waren Eiausscheidung, Erythrozyturie, Leukozyturie und Proteinurie verschwunden. Aufgrund der sehr häufigen Reinfektionen nach einmaliger Therapie kommt es im weiteren Leben bei Erwachsenen zu eher milden Verläufen mit einer Eiausscheidung von weniger als 50 Eiern pro 10 ml und milder Erythrozyturie. Das Auftreten von obstruktiven Uropathien bei Erwachsenen mit milder Eiausscheidung und der Übergang in ein chronisches Nierenversagen waren selten.

Die Assoziation von bakteriellen Harnwegsinfekten und Pyelonephritiden (z. B. Salmonellen) wurde beschrieben und muss beachtet werden, wenn nach antiparasitärer Therapie die Leukozyturie nicht verschwindet.

> Die *S.-haematobium*-Infektion ist eine leicht zu diagnostizierende und zu therapierende urologisch-nephrologische Erkrankung. In der Mehrzahl der Fälle kann eine komplette Ausheilung erzielt werden, und die morphologischen Komplikationen sind reversibel. Allerdings ist bei Personen in Endemiegebieten die Reinfektionsrate hoch, sodass wiederholte Behandlungszyklen erforderlich werden können. Longitudinaluntersuchungen bei Personen in Endemiegebieten müssen klären, inwieweit es auch nach vielen Jahren noch zu einer Spätmorbidität kommen kann. Die Assoziation eines NoS mit *S. haematobium* wurde zwar von einigen Autoren beschrieben, der kausale Zusammenhang konnte jedoch noch nicht bewiesen werden.

Bei durch *Schistosoma mansoni* ausgelöster hepatosplenischer Schistosomiasis (➤ Kap. 6.2.2) wurden wiederholt Fälle eines **steroidresistenten nephrotischen Syndroms** beschrieben. Obwohl das pathogenetische Konzept einer Immunkomplex-Glomerulonephritis auch heute noch in Übersichtsarbeiten, insbesondere aus Südamerika, favorisiert und durch weitere Immunmechanismen ergänzt wird, bestehen Zweifel an ihrer Korrektheit (Duarte al. 2020). In eigenen Untersuchungen an mehreren tausend sudanesischen Kindern und Erwachsenen mit *Schistosoma-mansoni*-Monoinfektion oder mit Schistosomiasis-Mischinfektion konnte unsere eigene Arbeitsgruppe dagegen keinen einzigen gesicherten Fall einer Schistosomiasis-induzierten Glomerulonephritis diagnostizieren. Denkbar ist, dass Schistosomiasis-Antigene in vorgeschädigten glomerulären Strukturen des Mesangiums abgelagert werden können (nichtimmunologisches „Trapping"), ohne jedoch glomeruläre Entzündungsreaktionen auszulösen. Folgt man dieser Hypothese, würden primäre, d. h. unterschiedliche idiopathische Glomerulopathien wie z. B. die Minimalläsion oder die membranöse Glomerulopathie lediglich zusätzlich mit sekundär abgelagerten Schistosomiasis-Antigendepots belastet werden. Ob dieser Prozess zu einer Verschlechterung der Prognose des nephritischen oder nephrotischen Syndroms beitragen kann, ist jedoch unklar. Es besteht kein Konsens über die Prävalenz der Nierenbeteiligung bei Schistosomiasis, da sie nicht nur je nach untersuchter Serie und geografischen Faktoren variierte, sondern auch die verschiedenen pathologischen Schädigungsmuster in den Glomeruli nicht gut zu erklären waren.

Eine *Schistosoma-haematobium*-Infektion ist mit einem Blasenkarzinom assoziiert. Bei Männern gehören Funikulitis, Epididymitis, Granulome der Samenblasen, Hoden- und Prostataläsionen zur Differenzialdiagnose von Hämatospermie und Unfruchtbarkeit. Im Gegensatz zum Blasenkarzinom ist die Assoziation von Prostatakarzinom und Schistosomiasis unklar (Figueiredo et al. 2017). Unfruchtbarkeit bei Frauen wurde mit dem Wohnsitz in Gebieten mit hoher *S.-haematobium*-Prävalenz in Verbindung gebracht und nicht mit der Prävalenz von *S. mansoni*. Dies deutet darauf hin, dass die Assoziation mit den tubalen oder anderen urogenitalen Schäden von *S. haematobium* zusammenhängt (Woodall und Kramer 2018). Aufgrund klinischer Befunde und pathophysiologischer sowie immunologischer Daten ist es denkbar, dass *S. haematobium* des Gebärmutterhalses und der Vagina nicht nur die Infektion mit Erregern von sexuell übertragbaren Krankheiten erleichtert, sondern auch den natürlichen Verlauf solcher Infektionen verändert. Zwei Infektionserreger sind in diesem Zusammenhang von besonderem Interesse: das Humane Immundefizienz-Virus und die onkogenen humanen Papillomaviren.

Nematoden

- **Askariasis** (➤ Kap. 6.4.4): *Ascaris lumbricoides* kann aufgrund einer tubulointerstitiellen Nephritis zu einem akuten nephritischen Syndrom führen.
- **Strongyloidiasis** (➤ Kap. 6.4.6): *Strongyloides* wurde wiederholt in Einzelfällen als Auslöser eines nephrotischen Syndroms mit glomerulären Minimalläsionen beschrieben.
- **Filariosen** (➤ Kap. 6.6): Eine Nierenbeteiligung ist bei *Wuchereria bancrofti* selten. Chylurie ist ein bekanntes Phänomen.
- **Onchozerkose** (➤ Kap. 6.6.2): Bei mit *Onchocerca volvulus* infizierten Personen konnten glomeruläre und tubuläre Dysfunktionen mit Proteinurie nachgewiesen werden, die teilweise auf die Ivermectinbehandlung zurückgeführt wurden.

Nierenbeteiligung bei bakteriellen Tropenkrankheiten

Die **Leptospirose** (➤ Kap. 3.11) führt zu einer tubulointerstitiellen Nephritis mit ANV, das nach adäquater antibiotischer Therapie reversibel ist. Die anikterische Phase dauert in der Regel etwa eine Woche, und ihr Abklingen fällt mit dem Auftreten des Weil-Syndroms (Trias Gelbsucht, hämorrhagische Erscheinungen und ANV) zusammen. Subklinische Verläufe der Nierenbeteiligung sind tubuläre Proteinurie und Leukozyturie. Die rasche Diagnose und frühzeitige Therapie mit Penizillin oder Cephalosporinen sind bei der Behandlung von Patienten mit Leptospirose entscheidend. Inwieweit die antibiotische Therapie nach Manifestation noch positiven Einfluss auf den Verlauf der Nierenbeteiligung nehmen kann, ist unklar (Galdino et al. 2020). Ein frühzeitiger Therapiebeginn verbessert die Prognose des ANV.

Das **postinfektiöse akute nephritische Syndrom (NiS)** wie die **Poststreptokokken-Glomerulonephritis (PSGN)** ist in Ländern mit niedrigem und mittlerem Einkommen (LMIC) vor allem bei Kindern eine häufige Ursache für ANV, das endemisch in Gruppen auftreten kann. Die Aufnahme auf eine Intensivstation und eine akute Dialyse können erforderlich werden. PSGN ist bei jungen Erwachsenen selten, tritt aber bei älteren Menschen wieder häufiger auf als im mittleren Erwachsenenalter. Die akute PSGN tritt spontan oder in Gruppen von Patienten häufiger in LMIC als in Europa auf. Nach Überstehen der PSGN mit ANV ist die Nierenprognose für Kinder günstig, und eine CNI ist im Gegensatz zu betroffenen Erwachsenen sehr selten. Die akute PSGN kann durch die frühzeitige Penizillinbehandlung einer Hautinfektion oder Angina tonsillaris mit nephritigenen Streptokokken der Gruppe A verhindert werden, d. h. durch die **Therapie vor Manifestation des NiS.** Entsprechend kann die Ausbreitung der PSGN durch antibiotische Prophylaxe des gefährdeten Personenkreises sowie durch die rasche Therapie der Patienten mit PSGN eingeschränkt werden. Die Entscheidung für eine Antibiotikatherapie bei Impetigo ist auch ohne Antibiogramm leicht zu fällen, weil die durch Staphylokokken und Streptokokken ausgelösten Hautinfektionen in jedem Fall antibiotisch behandelt werden sollten. Bei manifester PSGN sind die Steuerung des Wasser- und Elektrolythaushalts und des arteriellen Hypertonus für den Ausgang entscheidend. Immunsuppressive Therapien sind nicht indiziert. Eine Dialyseindikation besteht bei Überwässerung, Hyperkaliämie, Harnstoffanstieg über 40 mmol/l und medikamentös nicht beherrschbarem Hypertonus. Die Prognose der PSGN ist im Kindesalter gut, bei Erwachsenen schlecht.

Das postenteritische **hämolytisch-urämische Syndrom** mit Anämie, Thrombozytopenie und Urämie ist eine bekannte Komplikation bei Shigatoxin bildenden **Shigellen** und bedarf bei Anurie einer raschen Dialysetherapie. Das diarrhöinduzierte **HUS nach Infektion mit enterohämorrhagischen** *Escherichia coli* (**EHEC,** ➤ Kap. 3.2) ist in nicht tropischen Ländern bei Kindern die häufigste Ursache eines ANV und kann sogar endemisch ganze Gruppen von Patienten betreffen, wenn sie sich durch kontaminierte Speisen infiziert haben. In Argentinien ist das HUS aufgrund der großen Zahl von symptomlosen Rindern endemisch. In Afrika wurde das HUS nur in Einzelfällen mit Wildtieren in Verbindung gebracht und wahrscheinlich aufgrund fehlender labordiagnostischer Möglichkeiten zu selten diagnostiziert. Eine akute Peritonealdialyse verhindert beim HUS extrarenale Komplikationen und verbessert die Langzeitprognose. Übergänge in eine chronische Niereninsuffizienz sind nicht selten. Differenzialdiagnostisch ist an malariainduziertes ANV zu denken, bei dem ebenfalls die Leitsymptome Anämie, Thrombozytopenie und Urämie auftreten. Das dehydratationsinduzierte ANV bei kindlicher Diarrhö ist leicht vom HUS zu differenzieren.

! CAVE
Das **HUS** ist ein Notfall, bei dem die Patienten sofort in ein Krankenhaus verlegt werden müssen.

Obwohl es sich bei **Tetanus** (➤ Kap. 3.8) um eine vermeidbare Krankheit handelt, ist er in LMIC nach wie vor ein großes Problem für die öffentliche Gesundheit. ANV ist eine komplexe, wenn auch pathophysiologisch nicht sehr gut beschriebene Komplikation des Tetanus, die in einem Drittel der Fälle auftritt.

Bei der **Lepra vom lepromatösen Typ** (➤ Kap. 3.19) sind Glomerulonephritiden relativ häufig beschrieben worden, eine renale Amyloidose dagegen selten.

In Gebieten, in denen **Brucellose** (➤ Kap. 3.13) endemisch ist, kann diese Infektion mit Hämaturie, Proteinurie und Nierenversagen einhergehen. Allerdings müssen die beobachteten Nierenzeichen nicht immer kausal durch Brucellose verursacht sein.

Ein mit bakterieller Harnwegsinfektion vereinbares klinisches Bild, begleitet von Leukozyturie und negativen Urinkulturen (sterile Leukozyturie), deutet auf eine **Nierentuberkulose** (➤ Kap. 3.17) hin. Patienten mit diesen Befunden wurden häufig zunächst mehreren erfolglosen Behandlungen mit Antibiotika unterzogen, bevor eine Tuberkulose der Nieren und Harnwege in Erwägung gezogen wurde. Die große Mehrheit der Patienten war asymptomatisch (Lima et al. 2020).

Nierenbeteiligung bei viralen Tropenkrankheiten

Gelbfieber

Gelbfieber (➤ Kap. 2.8.2) kann ein hepatorenales Syndrom hervorrufen. Die Nierenfunktionsstörung tritt in der Regel zwischen dem 5. und 7. Tag der Erkrankung auf und äußert sich durch Oligurie, Proteinurie und Kreatininanstieg. Die Sterblichkeit ist in diesem Stadium hoch. Der Mechanismus der Nierenschädigung ist nur unzureichend erforscht. Bei Patienten mit ANV sollten ein guter Hydratationsstatus und eine angemessene hämodynamische Unterstützung aufrechterhalten werden. Wie bei anderen Ursachen eines ANV ist der Einsatz von Diuretika umstritten. Bei Verschlechterung der Nierenfunktion ist eine Nierenersatztherapie durch Peritonealdialyse oder Hämodialyse indiziert.

! CAVE
Die Patienten müssen sofort in ein Krankenhaus verlegt werden.

Dengue-Fieber

Nierenmanifestationen bei Patienten mit Dengue-Virusinfektion (➤ Kap. 2.8.3) sind relativ häufig und meist leicht ausgeprägt. Einige Patienten können jedoch schwerere Nierenschäden entwickeln, die zu einer akuten Nierenschädigung führen. Hyponatriämie ist die am häufigsten nachweisbare Elektrolytanomalie bei Dengue. Proteinurie und Hämaturie sind die häufigsten Urinauffälligkeiten. Die Proteinurie ist selbstlimitierend und von kurzer Dauer. ANV ist eine häufig beschriebene Komplikation und kann die Morbidität und Mortalität von Patienten mit Dengue-Fieber erheblich beeinflussen. Älteres Alter, männliches Geschlecht, gastrointestinale Blutungen, Anämie, Hypalbuminämie, verlängerte Prothrombinzeit und erhöhte Leberenzyme korrelierten mit einem höheren Risiko für ANV. Die Pathomechanismen des ANV sind multifaktoriell. Die langfristigen Auswirkungen des ANV auf die Nierenfunktion bei Patienten mit Dengue müssen noch geklärt werden.

Hantavirus-Infektionen

Hantavirus-Infektionen (➤ Kap. 2.10.1) kommen weltweit vor (Syn. hämorrhagisches Fieber mit renalem Syndrom, Koreanisches hämorrhagisches Fieber) und lösen ein akutes, vorwiegend **nicht anurisches Nierenversagen** bei histologisch tubulointerstitieller Nephritis aus. Die Nierenphase ist durch eine tubuläre Proteinurie, Hämaturie und Kreatininanstieg gekennzeichnet. Der Blutdruck ist normal oder steigt auf hypertensive Werte. Die Nierenfunktion bessert sich bei den überlebenden Patienten in der Regel nach 3 bis 10 Tagen, ein Übergang in eine chronische Niereninsuffizienz ist selten.

Nierenbeteiligung bei Sichelzellanämie

Die Nieren können bei Patienten mit Sichelzellanämie in vielfacher Form betroffen sein: Urinkonzentrierungsdefekte mit und ohne renalem Kaliumverlust, isolierte Hämaturie, Hämaturie mit Papillennekrose oder Niereninfarkt, Proteinurie mit Übergang in ein therapieresistentes nephrotisches Syndrom bei fokal segmentaler Glomerulosklerose, sowie akutes und chronisches Nierenversagen (➤ Kap. 8.1).

Gifttiere und Nierenschäden

Zahlreiche Schlangen- und andere Tiergifte können direkt (z. B. Mesangiolyse durch das Gift der japanischen Habu-Schlange) oder indirekt (z. B. durch Rhabdomyolyse) zu Nierenschäden mit akutem Nierenversagen führen (➤ Kap. 8.4).

11.8.6 Differenzialdiagnose des akuten Nierenversagens (ANV) in den Tropen

Das ANV in ländlichen Gebieten der Tropen stellt eines der größten diagnostischen und therapeutischen Probleme der Tropenmedizin dar. Die bei der ambulanten Versorgung diagnostizierten ANV unterscheiden sich hinsichtlich des Spektrums der Ursachen deutlich vom ANV in Ländern mit gemäßigtem Klima. Ätiologie und Erscheinungsbild des ANV spiegeln die ethnische Zugehörigkeit, sozioökonomische Faktoren, klimatische und ökologische Merkmale in tropischen Ländern wider. Bakterielle Infektionen mit Streptokokken, Leptospiren und Tetanus

11

oder virale Infektionen wie Gelbfieber, Hepatitis, HIV, Corona, Flaviviren, Hantaviren sowie Durchfallerkrankungen spielen eine wichtige Rolle. Weitere Hauptursachen sind Vergiftungen durch Tiere (Schlangen, Bienen, *Loxosceles*-Spinnen, *Lonomia*-Raupen), traditionelle Heilkräuter oder Chemikalien (Farben), oder septische Schwangerschaftskomplikationen. Diese Faktoren stehen in Zusammenhang mit niedrigem Einkommen, schlechter Hygiene oder schlechtem Zugang zu medizinischer Behandlung sowie mit sozialen oder kulturellen Praktiken wie der Verwendung traditioneller pflanzlicher Arzneimittel, die wiederum zu verzögerten ärztlichen Behandlungen beitragen. Endemische Ausbrüche von gemeinschaftlich erworbenem ANV sind möglich.

Bei dem im Krankenhaus im Rahmen sekundärer und tertiärer Versorgung aufgetretenen ANV gelten für die Tropen ebenfalls die in gemäßigten Zonen beschriebenen prärenalen, intrarenalen und postrenalen Ursachen.

DEFINITION

Folgende Definitionen des ANV bei Erwachsenen haben sich je nach Situation und Vorbefunden ergänzend bewährt:
- **RIFLE**: Anstieg des Serumkreatininwerts um das 1,5-Fache.
- **AKIN**: Anstieg des Serumkreatininwerts ≥ 0,3 mg/dl oder Anstieg ≥ 150–200% des Ausgangswerts innerhalb von 48 Stunden.
- **KDIGO**: Anstieg des Serumkreatininwerts um ≥ 0,3 mg/dl innerhalb von 48 Stunden oder auf das ≥ 1,5-Fache des Ausgangswerts, bekannt oder mutmaßlich aufgetreten innerhalb der letzten 7 Tage.

11.8.7 Chronische Niereninsuffizienz und Nierenersatztherapie in den Tropen

Weltweit nimmt die Mortalität durch chronische Niereninsuffizienz aufgrund der Zunahme von Adipositas, Diabetes mellitus Typ 2 und arteriellem Hypertonus zu (➤ Kap. 11.7). Auch in LMIC steigt die Zahl der Personen, die eine Nierenersatztherapie (NET) benötigen. Da ein enger Zusammenhang von Bruttosozialprodukt und Verfügbarkeit von Dialyse und Transplantation besteht, wird die Mehrzahl der Menschen aus Ländern mit geringer Wirtschaftskraft keiner NET zugeführt. Es sind daher verstärkte Anstrengungen nötig, um durch frühe Interventionsmaßnahmen die Zunahme von schweren Nierenerkrankungen in tropischen Ländern einzuschränken.

11.8.8 Nierentransplantation und Tropenkrankheiten

Zahlreiche Publikationen beschreiben komplizierte Verläufe von Tropenkrankheiten wie Malaria, Leishmaniasis, Trypanosomiasis, Askariasis und Strongyloidiasis bei nierentransplantierten Personen in Endemiegebieten und bei transplantierten Tropenreisenden. Die Infektionswege waren: 1. Transmission mit dem Transplantat, 2. Aktivierung von stummen Infektionen und 3. De-novo-Infektionen. Die klinischen Symptome bestanden in prolongiertem Fieber und kompliziertem Verlauf der Tropenkrankheit, da die immunsuppressiven Therapien mit der Infektabwehr interferierten. Bei der Behandlung der Tropenkrankheiten sind die In-vivo-Interaktionen der antiparasitären Medikamente mit den Immunsuppressiva zu beachten, um Unter- oder Überdosierungen zu vermeiden. Reiseimpfungen und Chemoprophylaxe von nierentransplantierten Personen sollten zeitgerecht vor dem Reiseantritt mit den Tropen- und Transplantationszentren abgesprochen werden.

11.8.9 Nieren- und Blasensteine

Urolithiasis ist ein Problem, das in den Tropen wie auch in den meisten westlichen Ländern allgemein zunimmt. **Blasensteine** sind in den meisten Ländern des endemischen „Blasensteingürtels“ mit der allmählichen Verbesserung des Ernährungsniveaus zurückgegangen. Mit steigendem Lebensstandard, insbesondere in den städtischen Gebieten der wohlhabenden LMIC, nimmt jedoch die Häufigkeit von **Steinen der oberen Harnwege** bei Erwachsenen zu. Die Art der gebildeten Steine hängt hauptsächlich von der Zusammensetzung des Urins ab, die wiederum die Art der Ernährung in den betreffenden Ländern widerspiegelt. Der Hauptfaktor, der zur Bildung von Blasensteinen bei Kindern führt, ist eine nährstoffarme Ernährung, die wenig tierisches Eiweiß, Kalzium und Phosphat, aber viel Getreide enthält und säurebildend ist. Dies führt zur Bildung von Urin mit einem relativ hohen Gehalt an Ammonium- und Urationen und folglich zur Bildung von Ammonium-Säure-Urat-Kristallen und Steinen. In Ländern, in denen außerdem viel Oxalat aus lokalen Blättern und Gemüsesorten aufgenommen wird, ist der Oxalatgehalt im Urin erhöht, sodass die Ammonium-Säure-Urat-Steine oft auch Kalzium-Oxalat enthalten. Das Steinproblem in den Tropen wird durch das geringe Urinvolumen verschärft, das in einigen Gebieten durch schlechtes Trinkwasser, das chronischen Durchfall verursacht, und in anderen durch das heiße Klima und den Flüssigkeitsverlust über die Haut entsteht. Wird die Ernährung in diesen Ländern verbessert, weicht die Bildung von Blasensteinen der Bildung von Steinen der oberen Harnwege, die aus Kalziumoxalat bestehen, oft gemischt mit Kalziumphosphat oder Harnsäure, wie sie in den meisten westlichen Ländern vorkommen. Idealerweise sollten alle Patienten mit Nieren- oder Blasensteinen einer umfassenden infektiologischen und metabolischen Untersuchung unterzogen werden, um die Erkrankung als metabolische, infektiöse oder idiopathische Steinerkrankung einzustufen. Bei Kindern liegt je nach Region zur Hälfte eine idiopathische, also nicht weiter differenzierbare Form vor, bei einem Drittel eine der vielen metabolischen Ursachen wie Hyperkalzurie, Hyperoxalurie, Zystinurie, Purinmetabolismusstörungen und Harnsäuresteine und bei einem Fünftel HWI mit und ohne Harnwegsanomalien (Issler et al. 2017).

Für alle Regionen der Welt gilt, dass die Häufigkeit von Steinleiden bei Kindern, Jugendlichen und Erwachsenen zunimmt. Daher ist die Kenntnis regionaler Unterschiede notwendig, um bei Patienten mit einem Nierenstein die richtigen Ursachen zu finden. Der sozioökonomische Faktor spielt eine prädisponierende Rolle, d. h., je niedriger der Status desto mehr Blasen- oder Uratsteine, je höher der Status, desto mehr Kalziumoxalatsteine. Die Bedeutung der Ernährungsgewohnheiten und des Klimas bei der Entstehung von Nierensteinen verdeutlicht die wichtige Rolle, die Tropenmediziner bei der diätetischen Beratung ihrer Patienten im Hinblick auf eine angemessene Ernährung und Flüssigkeitszufuhr spielen. Die Prävention ist kostengünstiger und schmerzloser als urologische Therapien.

LITERATUR

Banerjee S, Kamath N, Antwi S, Bonilla-Felix M. Paediatric nephrology in under-resourced areas. Pediatr Nephrol2022; 37:959–972.

Doe JY, Funk M, Mengel M, Doehring E, Ehrich JHH. Nephrotic syndrome in African children: lack of evidence for „tropical nephrotic syndrome"? Nephrol Dial Transplant 2006;21:672–676.

Duarte DB, Daher EF, Pinheiro ME, Oliveira MJC. Schistosomiasis mansoni-Associated kidney disease. In:Bezerra da Silva G, De Francesco Daher E, Barro E (eds). Tropical Nephrology. Springer; 2020. p. 113–130.

Ehrich J, Eke FU. Malaria-induced renal damage: facts and myths. Pediatr Nephrol 2006; 22: 626–637.

Ehrich J, Schiffer M, Pape L. Corticosteroid-resistant nephrotic syndrome with focal and segmental glomerulosclerosis: an update of treatment options for children. Paediatr Drugs 2008;10(1):9–22.

Esezobor CI, Alakaloko AE, Admani B et al.Paediatric Nephrology in Africa. Curr Pediatr Rep 2021; 9:134–141.

Figueiredo JC, Richter J, Borja N et al. Prostate adenocarcinoma associated with prostatic infection due to Schistosoma haematobium. Case report and systematic review. Parasitol Res 2015; 114:351–358.

Galdino GS, Silva GB, Daher EF. Leptospirosis and Weil's syndrome. In:Bezerra da Silva G, De Francesco Daher E, Barro E (eds). Tropical Nephrology. Springer; 2020. p. 263–276.

Issler N, Dufek S, Kleta R et al. Epidemiology of paediatric renal stone disease: a 22-year single centre experience in the UK. BMC Nephrology 2017; 18: 136.

Kruzel-Davila E, Skorecki K. The double-edged sword of evolution. eLife 2017; 6: e29056.

Lima RSA, Silva Junior GB, Barros E, Daher EF. Renal Tuberculosis. In:Bezerra da Silva G, De Francesco Daher E, Barro E (eds). Tropical Nephrology. Springer; 2020. p. 299–308.

Pais P, Wightman A. Addressing the ethical challenges of providing kidney failure care for children: A global stance. Frontiers in Pediatrics 2022; 10: 842783.

Schaefer F, Borzych-Duzalka D, Azocar M et al. Impact of global economic disparities on practices and outcome of chronic peritoneal dialysis in children: Insights from the international pediatric peritoneal dialysis network registry. Peritoneal Dial 2021; 37: 399–409.

Tannor EK, Agyei M, Tannor AY, Ofori A, Akumiah E, Boateng YA. Hyponatraemia as a Predictor of Mortality in Medical Admissions in Ghana: A Comparative Study. Int J Nephrol 2020: 3145843.

11.9 Onkologie

Oliver Henke, Eva J. Kantelhardt

11.9.1 Epidemiologie

Das globale Problem der Krebserkrankungen

Krebserkrankungen stellen für die Gesundheitssysteme weltweit größte Herausforderungen dar. 2020 gab es über 19 Millionen Neuerkrankungen und fast 10 Millionen krebsbedingte Todesfälle. Mit 7 Millionen traten die weitaus meisten Todesfälle in Ländern mit niedrigem und mittlerem Einkommen (LMIC) auf, die in ihrer Mehrzahl in den tropischen und subtropischen Regionen liegen (Ferlay et al. 2022). Bezogen auf die Bevölkerungszahl haben Länder mit hohem Einkommen (HIC) zwar eine höhere Krebsinzidenz, allerdings verweisen insbesondere die Mortalitätsraten auf deutliche Unterschiede. So sind beispielsweise die Inzidenzen für das Mamma- und Prostatakarzinom in HIC 2,3- bzw. 3,6-mal höher als in LMIC, jedoch sind die bevölkerungsbezogenen Mortalitätsraten in LMIC 1,4-mal höher für das Mammakarzinom und in etwa gleich für das Prostatakarzinom (➤ Abb. 11.22). Die Wahrscheinlichkeit, eine Krebserkrankung zu überleben, ist also in den Tropen deutlich geringer, in Ostafrika beispielsweise tragen Frauen das weltweit höchste Risiko, an einer Krebserkrankung zu versterben.

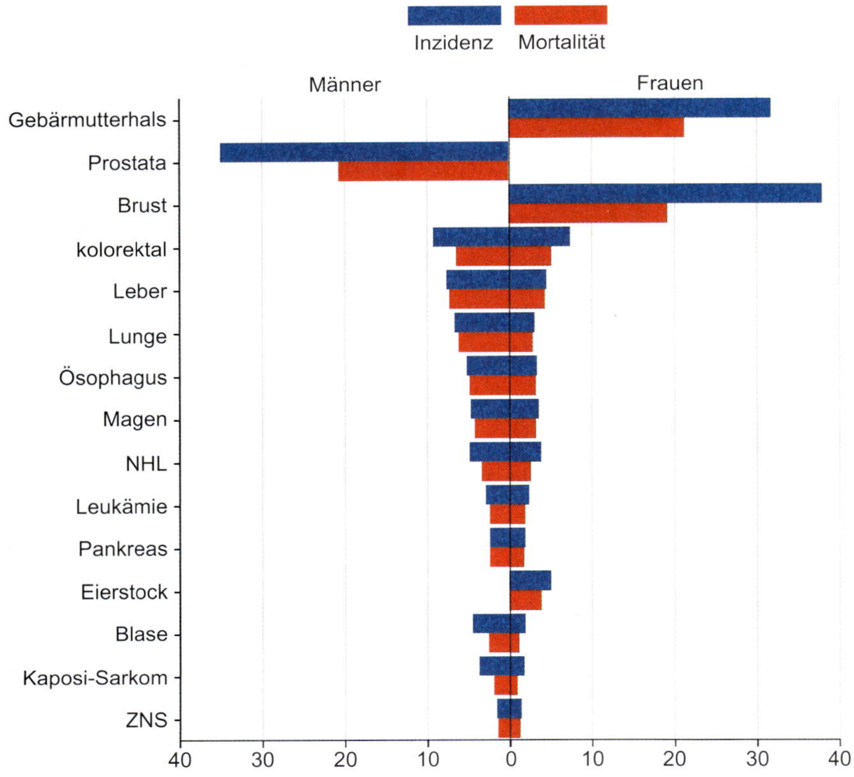

Abb. 11.22 Altersbereinigte Inzidenzen/Mortalitäten (pro 100.000) in der WHO-Region AFRO für Männer und Frauen 2022 (WHO – International Agency for Research on Cancer, IARC) [W798-004]

Die Gründe hierfür sind vielfältig. Neben den sozioökonomischen Gründen, mit einer insgesamt schlechteren Gesundheitsversorgung in den wirtschaftlich schwächeren Ländern, spielen auch kulturelle und genetische Faktoren eine Rolle.

Spezifische Ursachen: Infektionen

Infektionserreger sind eine häufige Ursache für Krebs in Afrika, die Bevölkerung ist mehr betroffen als in anderen Regionen der Welt. Insgesamt wird fast ein Viertel der Krebserkrankungen in Afrika (258.500 Fälle im Jahr 2018) durch Infektionserreger verursacht (Parkin et al. 2020). Der Prozentsatz ist höher für Subsahara-Afrika (SSA, 28,7 %) und für Frauen in SSA, für die schätzungsweise mehr als ein Drittel aller Krebserkrankungen (34,1 %) infektionsbedingt sind. Da es sich um potenziell vermeidbare Krebserkrankungen handelt, ist das Wissen um diese Erreger für die Krebsbekämpfung, insbesondere für Impfungen und andere Strategien zur Infektionsprävention, von großer Bedeutung.

Infektionen sind ursächlich für relevante Anteile der folgenden Diagnosen verantwortlich (➤ Abb. 11.23): Mundhöhle (ICD-10 Codes C00–06), Oropharynx (C09–10), Magen (C16), Anus (C21), Leber (C22), Larynx (C32), Kaposi-Sarkom (KS; C46), Vulva (C51), Vagina (C52), Zervix uteri (C53), Penis (C60), Blase (C67), Hodgkin-Lymphom (HL; C81), Non-Hodgkin-Lymphom (NHL; C82–86, C96) sowie Plattenepithelkarzinom der Bindehaut (SCCC), Burkitt-Lymphom (BL), primäre Magenlymphome (PGL) und nicht kardiale Magenkarzinome (NCGC). Als onkogene Agenzien sind von der International Agency for Research on Cancer (IARC) folgende Infektionen definiert: Hepatitis-B- und Hepatitis-C-Viren (HBV, HCV), humane Papillomaviren (HPV), Epstein-Barr-Virus (EBV), KS-Herpesvirus (KSHV, auch bekannt als HHV-8), Humanes Immundefizienz-Virus (HIV-1), humanes T-Zell-lymphotropes Virus (HTLV-1) sowie *Helicobacter pylori* und *Schistosoma haematobium*.

Die wichtigsten krebsverursachenden Infektionserreger sind die humanen Papillomaviren, die für 12,1 % der Krebserkrankungen in Afrika (15,4 % in SSA) verantwortlich sind, wobei die meisten Fälle Frauen betreffen (aufgrund der Verbindung mit Gebärmutterhalskrebs). HPV ist die Ursache von 25,4 % aller Krebserkrankungen bei Frauen in SSA. KSHV (HHV-8) ist der zweithäufigste Krebserreger – 4,1 % aller Krebsfälle in SSA (mit fast doppelt so vielen Fällen bei Männern wie bei Frauen). Hepatitis B und C verursachen 2,9 % der Krebserkrankungen in Afrika (2,7 % in SSA), *H. pylori* verursacht etwa die gleiche Anzahl in SSA (2,7 %) und in Afrika (2,7 %).

In einigen Fällen tragen mehrere Infektionen zu den Krebserkrankungen bei. Das ist vor allem bei HIV zu beachten, welches bekanntermaßen das Risiko für einige Krebserkrankungen erhöht. Das erhöhte Risiko ist jedoch indirekt, da die Wirkung anderer Infektionserreger durch Immunsuppression verstärkt wird, z. B. beim Zervixkarzinom.

Impfungen als Primärprävention sind hervorragend geeignet, die Krankheitslast zu senken. Dies konnte zum Beispiel bei Leberkrebs bewiesen werden. Die **Impfung gegen HBV** ist seit den 1980er Jahren verfügbar, und ihre Wirksamkeit bei der Verringerung des Leberkrebsrisikos wurde in den Generationen, die seit der Einführung der Impfung (1984) geboren wurden, in Taiwan nachgewiesen. Die WHO schätzt, dass die Durchimpfungsrate gegen Hepatitis B bei Einjährigen in der afrikanischen Region (entspricht in etwa SSA) im Jahr 2017 bei 72 % lag. Somit kann von einer zukünftigen Reduktion der Anzahl von Patienten mit Leberkrebs ausgegangen werden. Auch eine **Impfung gegen HPV** als wichtigster Erreger hat sich als sicher und wirksam gezeigt. Sie verringert die Inzidenz von HPV-Typen, die mit dem Impfstoff in Verbindung stehen, und präkanzeröse Läsionen der Zervix. Die Einführung der Impfung ist eine größere Herausforderung – abgesehen von Kostenerwägungen ist die Einführung von Impfprogrammen bei heranwachsenden Mädchen erschwert, und auch durch kulturelle Herausforderungen (Impfung gegen eine sexuell übertragene Erkrankung bei jungen Mädchen) eingeschränkt. Die Umsetzung erfolgte bisher schrittweise, obwohl mehrere afrikanische Länder nationale Programme einführten. Ein Rückgang der Inzidenz invasiver Krebserkrankungen wird erst viele Jahre nach der Einführung der Impfung eintreten, da zwischen der chronischen Infektion mit HPV und dem Auftreten von Malignität eine lange Latenzzeit liegt.

11.9.2 Onkologisches Management

Chemotherapie und Radiotherapie

Die Ausstattung mit Bestrahlungseinheiten ist in den tropischen Ländern grundsätzlich unzureichend. In der Hälfte der afrikanischen Länder gibt es keine Bestrahlungseinheiten und auch in Lateinamerika erfüllt nur Uruguay die Empfehlung der Internationalen Atomenergiebehörde (IAEA) von einer Megavolt-Maschine (z. B. Linearbeschleuniger) pro 250.000 Einwohner. In Asien zeichnet sich ein sehr heterogenes Bild mit einem deutlichen Zuwachs an Bestrahlungseinheiten in den letzten Jahren ab, jedoch fehlen insgesamt noch rund 5.000 Bestrahlungseinheiten in den Ländern des Globalen Südens.

In der WHO List of Essential Medicines waren im Jahr 2022 257 antineoplastische und immunmodulatorische Medikamente gegen maligne Erkrankungen gelistet. Dabei handelt es sich um klassische Zytostatika, (anti-)hormonelle Medikamente, aber zunehmend auch um „targeted therapies" mit einem nachgewiesenen hohen Einfluss auf das Überleben, wie beispielsweise Imatinib (Indikationen: chronische myeloische Leukämie, gastrointestinale Stromatumoren und Philadelphia-Chromosom-positive akute lymphoblastische Leukämie) oder Bortezomib (Multiples Myelom).

Dennoch spiegeln sich diese Medikamente zu einem Großteil nicht in den Essential Medicine Lists vieler LMIC wider. Außerdem unterliegt die Preisgestaltung einer großen Varianz mit teilweise höheren Preisen in LMIC als in HIC. Das macht die Verfügbarkeit insbesondere moderner Medikamente für Krebspatienten in vielen Ländern schwierig. Private Krankenhäuser haben dabei oftmals eine bessere Verfügbarkeit als staatliche Krankenhäuser, was die soziale Ungleichheit bei der Krebsbehandlung verstärkt.

Dennoch ist ein deutlicher Trend zu einer besseren Versorgung in LMIC festzustellen, was an der steigenden Anzahl von National Cancer Control Strategies und damit auch an einem vermehrten Interesse vieler Pharmaunternehmen an diesen Märkten liegt, mit Eröffnung von Logistikzentren und Plänen zum Bau eigener Produktionsstätten.

Eine Auswahl der Medikamente der WHO Model List of Essential Medicines findet sich in ➤ Tab. 11.29 mit Prozentangabe, wie viele Länder dieses Medikament in ihrer jeweiligen List of Essential

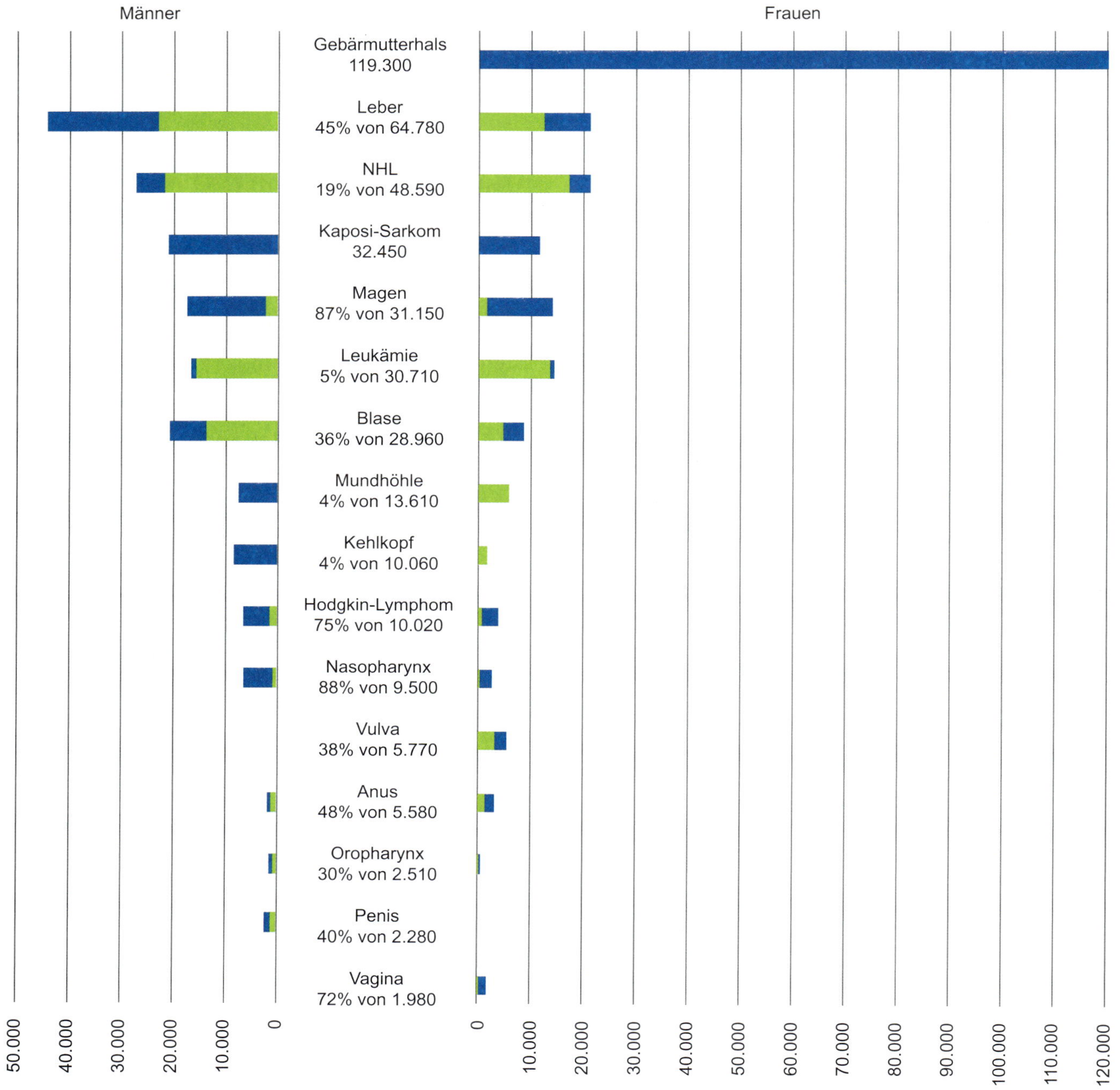

Abb. 11.23 Anzahl der Fälle der 16 infektionsbedingten Krebsarten in Afrika, mit Angabe (blau) des Anteils der durch Infektionserreger verursachten Krebsarten. Die zentrale Legende zeigt die Gesamtzahl der Fälle in Afrika im Jahr 2018 und den prozentualen Anteil, der durch Infektionserreger verursacht wurde (mod. nach Parkin et al. 2020). [F1211, L138]

Medicines gelistet haben. Dabei fällt der Unterschied zwischen den klassischen Zytostatika (blau hinterlegt) und den Antikörpern bzw. targeted therapies auf (gelb hinterlegt).

Das National Comprehensive Cancer Network (NCCN) veröffentlicht seit einigen Jahren auf seiner Webseite die Harmonized Guidelines für Subsahara-Afrika, um angepasste Diagnostik- und Therapieschemata für LMIC anzubieten: www.nccn.org/global/what-we-do/harmonized-guidelines.

Palliativmedizin

Fast 80 % der Krebserkrankungen in LMIC werden in den fortgeschrittenen Stadien III und IV diagnostiziert. Ohne multimodale Therapiekonzepte sind diese Patienten in aller Regel nicht mehr heilbar. Aus diesem Grund stellt die Palliativmedizin gerade in den Tropen eine unverzichtbare Säule der Krebsbehandlung dar. Hier gilt noch mehr als in heilbaren Stadien, dass ökonomisch katastrophale

Tab. 11.29 Auswahl von Medikamenten aus der WHO List of Essential Medicines (Robertson et al. 2016)

Medikamente	Verfügbarkeit in %	Verfügbarkeit absolut	Indikationen (Beispiele)
Methotrexat	95,0	128	Mamma-Ca, Harnblasen-Ca, ALL, Sarkome, Trophoblastentumoren
Cyclophosphamid	89,0	120	Mamma-Ca, NHL
Tamoxifen	83,0	112	Mamma-Ca
Vincristin	82,0	111	NHL, ALL, Sarkome
5-Fluorouracil	81,0	109	Mamma-Ca, gastrointestinale Tumoren
Doxorubicin	73,0	99	Mamma-Ca, NHL, Kaposi-Sarkome, Harnblasen-Ca
Cisplatin	72,0	97	Bronchial-Ca, Kopf-Hals-Tumoren, Ovarial-Ca, Osteosarkome
Bleomycin	70,0	94	Hodgkin-Lymphom, Kaposi-Sarkom
Chlorambucil	62,0	84	Chronisch lymphatische Leukämie
Rituximab	25,0	34	NHL
Trastuzumab	19,0	26	Mamma-Ca, Magen-Ca
Imatinib	30,0	40	CML, GIST
Gefitinib	7,0	9	Bronchial Ca

Daten aus 135 Ländern verfügbar
Ca = Karzinom; ALL = akute lymphoblastische Leukämie; NHL = Non-Hodgkin-Lymphome; CML = chronische myeloische Leukämie; GIST = gastrointestinaler Stromatumor

Geldausgaben der betroffenen Patienten und ihrer Familien vermieden werden müssen. Hierzu wird eine offene Aufklärung über die Prognose benötigt, was in vielen tropischen Ländern ein kulturelles Tabu darstellt.

Palliative Netzwerke entstanden in der Zeit der HIV/AIDS-Epidemie in vielen LMIC vor Einführung der antiretroviralen Therapie. Häusliche Pflege, Beratung, Familienbetreuung und symptomatische Therapie sind daher nicht unbekannt, insbesondere in dem von HIV am meisten betroffenen Kontinent Afrika. Jedoch wurden die Finanzierungen der Palliativprojekte über die Jahre mit der Einführung der HIV-Medikamente stetig gekürzt. Dennoch ist das Fundament der Palliativbetreuung weiterhin vorhanden und wird zunehmend durch den Fokus auf nicht übertragbare Erkrankungen wieder reaktiviert. Das vornehmliche Ziel der Schmerzbekämpfung wird dabei allerdings in vielen LMIC durch einen Mangel an Morphin und unnötigen gesetzlichen Restriktionen der Regierungen vieler Länder erschwert.

76 % aller Menschen, die eine palliativmedizinische Versorgung benötigen, leben heutzutage in LMIC. In Afrika hatten im Jahr 2015 jedoch gerade einmal 5 % der Bedürftigen Zugang zu palliativmedizinischer Versorgung, und nur 7 % des weltweit verfügbaren Morphins wird in LMIC konsumiert. Dabei handelt es sich überwiegend um nicht retardierte orale **Morphinmedikamente.** Schnellwirksames Morphin, Morphinpflaster und andere Formulierungen sind selten verfügbar. Eine Bestandsaufnahme der ESMO (European Society of Medical Oncology) in 81 Ländern, die 87 % der Weltbevölkerung repräsentieren, fand heraus, dass 80 % der Krebspatienten im terminalen Stadium an moderaten oder starken Schmerzen aufgrund des mangelnden Zugangs zu Medikamenten leiden. Dabei sind gerade diese palliativen Basismedikamente kostengünstig in der Herstellung sowie einfach und sicher in der Verabreichung.

Die palliativmedizinische Versorgung, und dabei insbesondere die häusliche Betreuung, bedeutet für viele Patienten vor allem auch die Überwindung eines Stigmas. Sichtbare Tumoren, Entstellungen und übel riechende Ulzerationen gelten auch heute noch in meisten Ländern der LMIC als Zeichen eines Fluchs oder einer übernatürlichen Bestrafung. Die Patienten werden aus Scham von ihren Angehörigen versteckt, und der Weg ins Krankenhaus wird vermieden. **Gesundheitshelfer (Community Health Worker),** die die Basisarbeit der Palliativmedizin leisten, stellen den Kontakt mit der Außenwelt wieder her, bringen schmerzlindernde Medikamente, stehen den Patienten und Angehörigen beratend zur Seite und können auch zur Aufklärung über Krebs und andere Erkrankungen beitragen. Gleichzeitig sind sie das Bindeglied zum Krankenhaus.

11.9.3 Klinische Onkologie

Der folgende Abschnitt fokussiert auf Tumorentitäten, die hauptsächlich in den Tropen vorkommen und selten in Deutschland im klinischen Alltag anzutreffen sind (Burkitt-Lymphom und Kaposi-Sarkom), und auf die häufigsten Tumoren, die die Hauptlast aller Krebserkrankungen, vor allem im tropischen Afrika, darstellen (Mamma- und Zervixkarzinom).

Burkitt-Lymphom

Das Burkitt-Lymphom gehört zu der Gruppe der Non-Hodgkin-Lymphome (NHL) und stellt eine klinisch aggressive Entität der B-Zell-Lymphome dar. Gemessen an der Zellteilungsrate ist das Burkitt-Lymphom (BL) eine der am schnellsten wachsenden Tumorerkrankungen. Während das BL bei Erwachsenen sehr selten vorkommt (rund 2 % aller NHL), ist es im Kindesalter eine vergleichsweise häufige Entität. In SSA stellt das BL 50 % aller NHL bei Kindern unter 14 Jahren dar. Die höchste Rate findet sich bei Jungen zwischen 5 und 9 Jahren in Subsahara-Afrika mit 1,1 Fälle auf 100.000. Jungen sind mit rund zwei Drittel der Erkrankungsfälle häufiger als Mädchen betroffen (Hämmerl et al. 2019).

Bei den Burkitt-Lymphomen wird zwischen der endemischen, der sporadischen und der immundefektassoziierten Variante unterschieden.

In den Ländern in Subsahara-Afrika findet sich fast ausschließlich die endemische Variante bei Kindern, die immer mit dem Epstein-Barr-Virus (EBV) assoziiert ist. Dabei findet sich entweder EBV-DNA oder EBV nuclear antigen in den Tumorzellen, während dies bei den sporadischen und Immundefekt-assoziierten BL seltener der Fall ist. Als Kofaktor des endemischen BL spielt *Plasmodium falciparum*, der Erreger der Malaria, eine wichtige Rolle. Während die Durchseuchung mit EBV in ganz Afrika hoch ist, korrelieren die endemischen BL-Gebiete mit den hyper- und holoendemischen Malariagebieten. Der Mechanismus ist nicht vollständig verstanden, jedoch spielt die Aktivierung der activation-induced cytidine deaminase (AID) eine Rolle, die von *Plasmodium falciparum* induziert wird und zu c-MYC-Translokation führt, der charakteristischen onkogenen Mutation des endemischen BL.

Die **Diagnostik des BL** sollte immer dem Goldstandard einer Biopsie mit Histopathologie und Immunhistochemie (CD20, CD45, Ki-67, CD3, CD10, BCL2, BCL6, TdT) bzw. Durchflusszytometrie folgen. Dies ist jedoch in einigen Fällen unter den Gegebenheiten tropischer Länder nicht möglich, sodass nicht selten lediglich eine Zytologie zur Diagnosesicherung herangezogen wird. Möglich wird dies durch die typische zytomorphologische Charakteristik der BL (➤ Abb. 11.24), dennoch sollte dies auch in den Tropen die absolute Ausnahme bleiben.

Die **Stadieneinteilung** (Staging) des pädiatrischen BL folgt dem International Pediatric NHL Staging System (IPNHLSS, ➤ Tab. 11.30) und benötigt eine Bildgebung sowie Knochenmark- und Lumbalpunktion. Diesem Standard kann in den meisten großen Krankenhäusern in tropischen Ländern gefolgt werden. Dennoch sollte bei klinischem Verdacht auf ein BL die Diagnostik nicht zu einer Verzögerung der Therapieeinleitung führen. Entscheidend für die Therapieplanung ist die Risikoklassifikation in group A, B oder C, wobei jede ZNS- oder Knochenmarkbeteiligung (über 25 %) group C und resezierte Stadien I/II group A zugeteilt werden. Alle anderen Konstellationen entsprechen group B. Erwachsene Patienten mit einem BL werden nach dem Ann-Arbor-Staging-System klassifiziert.

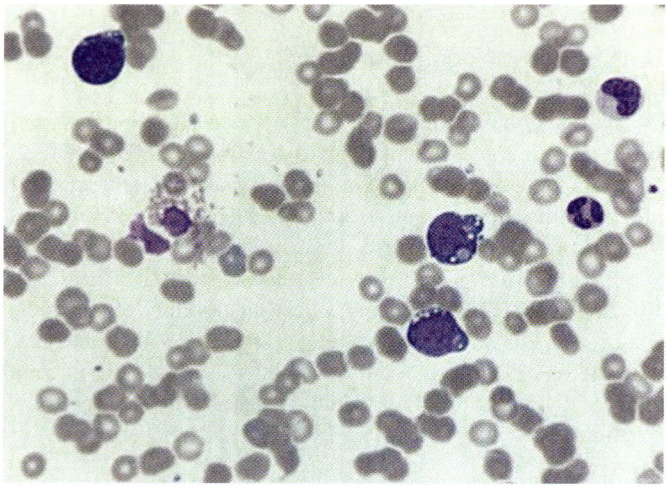

Abb. 11.24 Typische Zytomorphologie einer Burkitt-Lymphomzelle: mittelgroße Zellen mit blastärem Kernchromatin und Vakuolen im tief-basophilen Zytoplasma; rechts im Bild 2 Granulozyten. [O751]

Tab. 11.30 International Pediatric Non-Hodgkin Lymphoma Staging System (IPNHLSS) [F774-015]

Stage I	Ein einzelner Tumor, der sich nicht im Mediastinum oder Abdomen befindet (N; EN; B oder S: EN-B, EN-S)
Stage II	• Ein extranodaler Tumor mit regionalem nodalem Befall • Zwei oder mehr nodale Manifestationen auf derselben Seite des Zwerchfells • Ein vollständig resektabler primär abdominell gastrointestinaler Tumor (üblicherweise ileozäkal lokalisiert) mit oder ohne einen lokalen mesenterialen Lymphknotenbefall (bei malignem Aszites oder Ausdehnung des Tumors bis an die benachbarten Organe sollte dies als Stadium III betrachtet werden).
Stage III	• Zwei oder mehr extranodale Manifestationen (inklusive EN-B oder EN-S) oberhalb und/oder unterhalb des Zwerchfells • Zwei oder mehr nodale Manifestationen oberhalb und/oder unterhalb des Zwerchfells • Alle intrathorakalen Manifestationen (Mediastinum, Hilus, Lunge, Pleura, Thymus) • Abdominelle oder retroperitoneale Manifestationen, inkl. Lokalisation in Leber, Milz, Niere und/oder Ovar unabhängig vom Resektionsstatus (Ausnahme: ein vollständig resektabler primär abdominell gastrointestinaler Tumor [üblicherweise ileozäkal lokalisiert] mit oder ohne einen lokalen mesenterialen Lymphknotenbefall) • Alle paraspinalen oder epiduralen Manifestationen unabhängig von anderen Lokalisationen • Eine einzelne Knochenmanifestation mit begleitendem extranodalem Befall und/oder Befall von nicht regionalen Lymphknoten
Stage IV	• Sämtliche zuvor genannten Manifestationen mit zusätzlichem Befall des ZNS (Stadium IV ZNS), des Knochenmarks (Stadium IV BM) oder ZNS und Knochenmark (Stadium IV kombiniert) mit Diagnose basierend auf konventionellen Methoden

B: Knochen; BM: Knochenmark; EN: extranodal; N: nodal; S: Haut

Die **systemische Chemotherapie** ist das Rückgrat der BL-Behandlung und wird in jeder Risikokonstellation durchgeführt. Dabei sind Heilungsraten deutlich über 90 % in den wirtschaftlich entwickelten Ländern üblich. Verschiedene Therapieprotokolle finden dabei Anwendung, die im Wesentlichen dieselben Zytostatika beinhalten: Cyclophosphamid, Vincristin, Anthrazyklin und Cytarabin. Methotrexat ist als intrathekale Gabe Bestandteil aller Protokolle und in einigen Therapieprotokollen als systemische Hochdosisgabe vorgesehen (Davies et al. 2020). Jedoch ist Letzteres aufgrund der Notwendigkeit der engmaschigen Kontrolle der Toxizität und der Serum-Spiegelbestimmung in den Tropen häufig nicht möglich. Weniger komplexe Therapieschemata mit den verfügbaren und günstigen Zytostatika konnten in Subsahara-Afrika 1-Jahres-Überlebensraten von über 60 % erreichen, allerdings mit häufigen Rezidiven und raschem Abfall der Überlebensraten auf 30 % nach einem weiteren Jahr (Ozuah et al. 2020). Dennoch darf nicht übersehen werden, dass zunehmend mehr Zentren in den Tropen den internationalen Leitlinien folgen und damit vergleichbare Ergebnisse wie im Globalen Norden erzielen.

Die Hinzunahme des CD20-Antikörpers **Rituximab** hat noch einmal zu einem besseren Gesamtüberleben in Europa und Nordamerika geführt. Für tropische Länder fehlen allerdings ausreichend valide Daten über den Einsatz von Rituximab bei BL. Während beispielsweise in Malawi erfolgreich das Überleben bei aggressiven NHL gesteigert werden konnte (Kimani et al. 2021), hat eine Single Centre Studie aus Indien eine erhöhte Sterblichkeit unter den Kindern mit BL nach CD20-Antikörpertherapie gezeigt (Srinivasan et al. 2020). Unstrittig ist dabei die Effektivität des Antikörpers, jedoch kann die erhöhte Rate an infektiologischen Komplikationen durch die B-Zell-Depletion gerade in den Tropen ein ernstes Problem darstellen und den zusätzlichen Benefit umkehren.

Es muss sichergestellt sein, dass infektiöse Komplikationen zu jeder Zeit durch eine ausreichende Ausstattung mit Breitbandantibiotika, GCSF (granulocytes colony stimulating factor) und der Sicherstellung des Zugangs zu diesen Medikamenten behandelt werden können. Auch ist der Ausschluss einer Hepatitis B durch Bestimmung des HBsAg zwingend notwendig sowie die quantitative Viruslast bei positivem Ergebnis.

Eine zusätzliche HIV-Infektion bei Patienten mit BL ist keine Kontraindikation für eine – auch intensive – systemische Therapie. Eine CD4-Zahl über 50/μl sollte jedoch vorliegen, und das Monitoring auf infektiöse Komplikationen muss noch engmaschiger kontrolliert werden.

Durch die hohe Wachstumsrate des Tumors und des sehr guten Ansprechens auf die Therapie muss bei Therapieeinleitung immer mit einem Tumorlyse-Syndrom gerechnet werden, das mit Hyperkaliämie, Hyperurikämie, Hypokalzämie und konsekutivem Nierenversagen einhergehen kann. Dies gilt für Behandlungen in den Tropen mit in der Regel weit fortgeschrittenen Stadien umso mehr. Daher ist die Gabe von Allopurinol im ersten Therapiemonat sowie eine ausreichende Hydrierung vor und nach der Chemotherapie notwendig. Bei sehr großen Tumormassen sollte eine Vorphase vorgeschaltet werden. Hierzu eignen sich grundsätzlich Kortikosteroide und niedrig dosiertes Cyclophosphamid. Aufgrund der zusätzlichen Immunsuppression unter Steroiden hat der Autor dieses Kapitels mit Cyclophosphamid bessere Erfahrungen gemacht.

Hepatom

➢ Kap. 11.6.1

Mundhöhlenkrebs durch Betelnusskonsum

➢ Kap. 8.5

Kaposi-Sarkom

Rund drei Viertel der weltweit über 34.000 Kaposi-Sarkome (KS) werden in Afrika diagnostiziert. Das KS geht von lymphatischen Endothelzellen aus und tritt meist multilokulär als bläulich livide, auf dunkler Haut oft schwarze Makulae, Plaques oder Knoten auf. Dabei sind die Haut der (distalen) Extremitäten und die Schleimhäute des Magen-Darm-Trakts am häufigsten betroffen, aber auch das lymphatische System und die inneren Organe können betroffen sein.
Das KS wird in die folgenden **Subtypen** unterteilt:

- das klassische (sporadische) KS,
- das endemische (afrikanische) KS,
- das iatrogen immunsuppressiv bedingte KS,
- das epidemische oder AIDS-assoziierte KS und
- KS bei Männern, die Sex mit Männern haben (MSM), ohne HIV-Infektion.

Alle Subtypen des KS sind mit dem **humanen Herpesvirus 8 (HHV-8)** assoziiert. Das klassische KS tritt oft bei älteren Männern auf, mit einer höheren Inzidenz in Südosteuropa, während das iatrogen immunsuppressiv bedingte KS hauptsächlich bei organtransplantierten Menschen auftritt. Diese haben ein bis zu 500-fach erhöhtes Risiko für die Entwicklung eines KS. Das vermehrte Auftreten von KS bei HIV-negativen MSM in HHV-8-Niedrigprävalenzgebieten wurde in den letzten Jahren vermehrt beobachtet und führte schließlich zur Definition dieses fünften Subtyps.

Ein allgemein akzeptiertes Staging-System fehlt für das KS, deshalb wird oft pragmatisch zwischen einer **lokalisierten** (➢ Abb. 11.25) und **disseminierten Form** unterschieden (Benajiba et al. 2021).

Für das **AIDS-assoziierte KS** gibt es seit den späten 1990er Jahren ein Staging-System, das Tumor (T), Immunsystem (I) und systemische Beteiligung (S) kennt:

- T0 (lokalisierter Tumor) und T1 (Ulzerationen, Ödeme, extensive orale KS-Manifestation und/oder Organbefall),
- I0 (CD4-Zellzahl gleich oder größer 150/μl) und I1 (unter 150/μl) und
- S0 (keine systemische Erkrankung, keine B-Symptome, guter Performance-Status, keine opportunistischen Erkrankungen) und S1 (opportunistische Infektionen, B-Symptome, schlechter Performance-Status, weitere HIV-assoziierte Erkrankungen).

Einige Therapieleitlinien und Lehrbücher ziehen dieses Staging-System auch für die nicht AIDS-assoziierten KS mit entsprechenden Adaptationen heran.

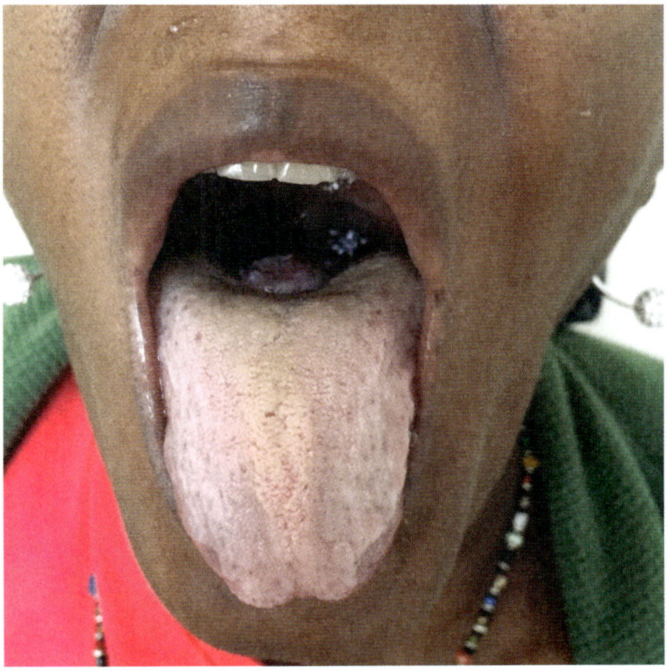

Abb. 11.25 Patientin mit HIV-assoziiertem Kaposi-Sarkom im Rachen [P1578]

Im tropischen Afrika ist die Prävalenz des HHV-8 insgesamt hoch und damit sind das endemische und – bedingt durch eine ebenfalls vergleichsweise hohe HIV-Prävalenz – das epidemische KS vorherrschend. Im Weiteren konzentriert sich dieses Kapitel auf diese beiden Subtypen.

Epidemisches AIDS-assoziiertes Kaposi-Sarkom

Die HIV-HHV8-Koinfektion kann in allen Stadien der Immunsuppression zur Entwicklung eines KS führen. Wenngleich sie häufiger bei Patienten mit niedriger CD4-Zahl auftritt, können auch Patienten mit guter Einstellung unter ART (antiretrovirale Therapie) betroffen sein. Fehlende Therapieadhärenz, fehlende kontinuierliche Versorgung mit ART und vermutlich auch die hohe Rate an weiteren infektiösen Erkrankungen (die die Ansteckung und Kontrolle von HHV8 erschweren) sind Gründe für die immer noch hohe Inzidenz des AIDS-assoziierten KS.

Die konsequente Einstellung mit ART ist die Hauptsäule der KS-Therapie und führt oft zu einer vollständigen Remission. Das Erreichen der Remission kann allerdings mehrere Monate in Anspruch nehmen, sodass bei symptomatischen Patienten eine zusätzliche Chemotherapie indiziert sein kann (Krown et al. 2020).

Die bevorzugten Zytostatika bei dieser Indikation sind Paclitaxel und pegyliertes liposomales Doxorubicin. Letzteres ist in LMIC meist nicht verfügbar, sodass **Kombinationstherapien mit Bleomycin, Vincristin und nicht pegyliertem Doxorubicin** (als Mono- oder Kombinationstherapien) üblich sind. Einer 2020 publizierten Studie zufolge, der einzigen multizentrischen Studie aus mehreren LMIC, ist die intravenöse Monotherapie mit Paclitaxel der oralen Therapie mit Etoposid und der Kombinationstherapie mit Bleomycin und Vincristin überlegen. Dabei waren die Nebenwirkungen in allen 3 Gruppen vergleichbar.

Die Anzahl an Therapiezyklen richtet sich individuell nach dem Ansprechen und beträgt maximal 6 Zyklen.

Endemisches (afrikanisches) Kaposi-Sarkom

Grundsätzlich richtet sich auch beim endemischen KS die Behandlung nach der Symptomatik, Anzahl und Lokalisation der Läsionen sowie der Progression des KS. Patienten mit mehreren asymptomatischen, langsam progredienten und nicht disseminierten KS sollten zunächst beobachtet werden, während solitäre oberflächliche Läsionen lokal mit Exzision, Kryotherapie oder intraläsionaler Chemotherapie behandelt werden können. Regional begrenzte, exulzerierende KS sprechen zudem sehr gut auf Bestrahlung an.

Disseminierte KS und ein Organbefall sollten immer systemisch behandelt werden, die Ansprechraten liegen bei bis zu 80 %, jedoch kann die Therapie nicht als kurativ betrachtet werden, da nahezu alle Patienten nach mehreren Monaten oder Jahren ein Rezidiv erleiden. Es gilt daher immer, eine Abwägung zwischen dem Benefit und der Belastung einer Therapie zu treffen.

Ähnlich wie beim AIDS-assoziierten KS lautet die **Therapieempfehlung,** pegyliertes liposomales Doxorubicin oder Paclitaxel einzusetzen oder eine Mono- oder Kombinationstherapie aus Bleomycin, Etoposid, Vincristin und nicht liposomalem Doxorubicin. Die früher übliche Dreifachkombination aus Doxorubicin, Bleomycin und Vincristin wird heute nicht mehr empfohlen. Im Fall eines späten Rezidivs kann die Erstlinientherapie wiederholt werden, bei frühem (< 3 Monaten) Rezidiv oder refraktärem KS sollte eine andere Monotherapie der zuvor genannten Zytostatika in Erwägung gezogen werden.

Gynäkologische Tumoren

In fast allen LMIC stehen das Mamma- und Zervixkarzinom an erster Stelle der Karzinom-Neuerkrankungen bei Frauen. Trotz bekannter effektiver Maßnahmen zur Behandlung gibt es weltweit sehr große Unterschiede in den Überlebensraten (➤ Kap. 11.9.1, ➤ Abb. 11.22). Mangelndes Screening und Früherkennung, späte Stadien der Erkrankung und das Fehlen einer leitliniengerechten Therapie führen zu unnötigen Todesfällen.

Mammakarzinom

Das Mammakarzinom ist nicht nur in LMIC, sondern auch weltweit die häufigste Krebserkrankung bei Frauen. Es kann meistens wirksam behandelt werden, wenn es frühzeitig erkannt wird. Frauen mit Mammakarzinom in Afrika stellen sich oft aufgrund von falschen Informationen, Überzeugungen und Unzulänglichkeiten des Gesundheitssystems erst in einem späten Stadium vor (➤ Abb. 11.26). Fehl-

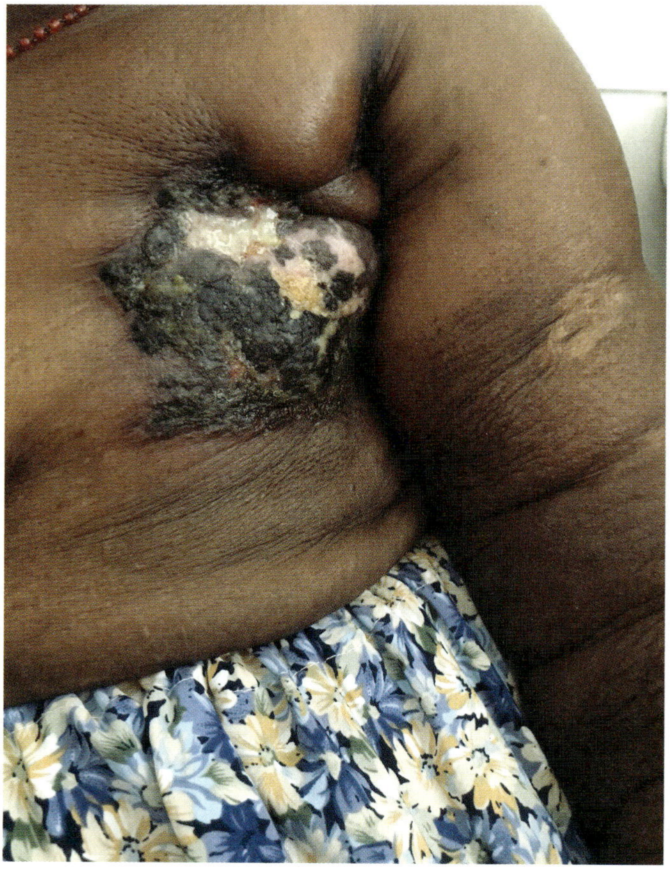

Abb. 11.26 Patientin mit Mammakarzinom [P1578]

diagnosen, lange Wartezeiten, Verzögerungen bei der Überweisung und unzureichende Behandlung führen zu kurzen Überlebenszeiten. Eine frühzeitige Diagnose durch die Sensibilisierung der Frauen für die Brust und sachkundiges Gesundheitspersonal sind neben klaren Patientenpfaden und der leitliniengerechten Behandlung in Krebszentren Schlüsselelemente zur Verbesserung der Überlebensrate.

Generell sind für wirksame nationale **Früherkennungsprogramme** eine Sensibilisierung der Bevölkerung, eine ausreichende Nachfrage nach Früherkennungsuntersuchungen, eine angemessene Abdeckung und Qualität der Früherkennungsdienste, geeignete Verknüpfungen zwischen Früherkennungs- und Behandlungseinrichtungen sowie eine angemessene Nachsorge der Frauen erforderlich (Foerster et al. 2022). Aufgrund der sehr jungen Bevölkerung in den meisten LMIC und der geringen Verfügbarkeit von Radiologen wird von der WHO die klinische Tastuntersuchung der Mamma als Früherkennung empfohlen, Mammografiescreening wäre zu aufwendig und bei jungen Frauen nicht sinnvoll (Anderson et al. 2021).

Die WHO hat 2021 eine globale Initiative zur Verbesserung der Versorgung des Mammakarzinoms initiiert – 2,5 Millionen Todesfälle sollen bis 2030 verhindert werden: www.who.int/initiatives/global-breast-cancer-initiative.

Lange Wartezeiten auf die Operation verschlechtern die Prognose. Zur Verbesserung des Zugangs zu und der Qualität der chirurgischen Versorgung wurde die Global Surgery Foundation gegründet. Das Konzept wurde 2016 im Anschluss an die Lancet Commission on Global Surgery im Jahr 2015 und die World Health Assembly-Resolution 68.15 initiiert, in der die Stärkung der chirurgischen Notfallversorgung und Anästhesie als Bestandteil der allgemeinen Gesundheitsversorgung gefordert wird. So werden z. B. Allgemeinchirurgen in der Brustchirurgie geschult, um auf Ebene der regionalen Krankenhäuser Therapie anbieten zu können.

Die **Dezentralisierung der systemischen Therapie** erscheint beim Mammakarzinom möglich (Getachew et al. 2022). Endokrine Therapie ist einfach zu verabreichen, hat wenig Nebenwirkungen und ist kosteneffektiv. Tamoxifen kann nach adäquater Diagnostik und Indikationsstellung gut an peripheren Krankenhäusern der Basisversorgung angeboten werden. Die ambulante Gabe einer anthrazyklin- und ggf. taxanhaltigen Chemotherapie kann ebenfalls in einem Tumorboard indiziert und dann anschließend in einem regionalen Krankenhaus mit entsprechendem Labor oder in einer privaten Klinik appliziert werden. Die Schulung und Einführung einer Cancer Nurse an kleineren Einrichtungen erleichtert die Patientennavigation, verbessert die Adhärenz und ermöglicht direkte Kommunikationswege mit onkologischen Zentren.

Zervixkarzinom

In den letzten Jahren wurden weltweit Anstrengungen unternommen, um die Prävention und Bekämpfung von Zervixkarzinomen umfassender zu gestalten. Im Jahr 2013 entwickelte die WHO einen globalen Aktionsplan 2013–2020 für die Prävention und Kontrolle von NCD (non-communicable diseases) mit wichtigen Leitlinien für die NCD-Prävention und -Kontrolle, dazu gehören auch Leitlinien für Gebärmutterhalskrebsscreening und HPV-Impfung (WHO 2016).

Im Mai 2019 wurde eine WHO-Strategie zur „Eliminierung des Zervixkarzinoms" ausgearbeitet: https://www.who.int/initiatives/cervical-cancer-elimination-initiative.

Die groß angelegten nationalen Strategien der WHO zur Vorbeugung und Bekämpfung des Zervixkarzinoms umfassen Impfung gegen das Humane Papillomavirus (HPV), Screening, Diagnose, Behandlung und Palliativmedizin. Der **Zugang zu HPV-Impfstoffen** ist allerdings bisher nicht in allen Ländern etabliert und auf bestimmte Bevölkerungsgruppen beschränkt (Black und Richmond 2018). Die Infektion mit 2 HPV-Stämmen – den Typen 16 und 18 – verursacht fast 70 % der Gebärmutterhalskrebserkrankungen und präkanzerösen Läsionen. Mit dem nonavalenten Impfstoff können bis zu 90 % aller Karzinome verhindert werden. Die schulische Impfung gegen HPV (im Alter von 12 Jahren) wurde in einigen Ländern schon eingeführt und wird die jungen Mädchen letztlich vor dem Zervixkarzinom schützen. Die Wirkung der Impfungen wird sich erst in 20 Jahren zeigen.

Gleichzeitig müssen **Screening-Programme für erwachsene Frauen** gestartet werden. Screening ermöglicht die Erkennung asymptomatischer präkanzeröser Läsionen, sodass eine angemessene Diagnose, Behandlung und Nachsorge erfolgen kann, um ein mögliches Entstehen des Karzinoms zu verhindern. Umfassende Krebsprogramme gehen auch auf die Bedürfnisse derjenigen ein, die unheilbar erkrankt sind, indem sie eine angemessene Palliativversorgung anbieten. Screening-Dienste werden derzeit in vielen LMIC nach dem von der WHO empfohlenen Ansatz „Screenen, Diagnostizieren und Behandeln" unter Verwendung der visuellen Inspektion mit Essigsäure (VIA) durchgeführt (Denny et al. 2005). Da diese Methode sehr untersucherabhängig ist und die Qualität somit sehr schwankt, hat die WHO mittlerweile empfohlen, einen „Präzisionstest" einzusetzen. Ein primäres Screening auf High-risk-HPV-Typen erscheint sinnvoll, muss aber bei hohem Anteil positiv gescreenter Frauen von einem Triage-Test gefolgt werden. Dieser Triage-Test muss Frauen mit höhergeradigen Läsionen (HSIL) identifizieren, die weitere Therapie erfordern. Bisher gibt es keinen Konsens bezüglich des genauen Screening-Algorithmus. Die Mehrheit der Frauen, die beim Screening positiv getestet werden, können durch Kryotherapie oder elektrochirurgische Schlingenentfernung (LEEP) wirksam behandelt werden. Diese „Screenen, Diagnostizieren und Behandeln"-Methode stellt sicher, dass die Behandlung bald nach der Diagnose fortgesetzt wird, und verringert das Risiko, dass Frauen nicht vollständig behandelt werden.

Bei diagnostiziertem invasivem Zervixkarzinom stehen die radikale Operation bzw. die Radiochemotherapie im Vordergrund. Hier sind onkologische Zentren mit geschulten Gynäkoonkologen, Strahlentherapeuten und gut ausgestatteter Einrichtung erforderlich.

LITERATUR

Anderson BO, Ilbawi AM, Fidarova E et al. The Global Breast Cancer Initiative: a strategic collaboration to strengthen health care for non-communicable diseases. Lancet Oncol 2021; 22(5): 578–581.

Benajiba L, Lambert J, La Selva R et al. Systemic Treatment Initiation in Classical and Endemic Kaposi's Sarcoma: Risk Factors and Global Multi-State Modelling in a Monocentric Cohort Study. Cancers (Basel) 2021; 13(11): 2519.

Black E, Richmond R. Prevention of cervical cancer in sub-Saharan Africa: the advantages and challenges of HPV vaccination. Vaccines (Basel) 2018; 6(3): 61.
Davies K, Barth M, Armenian S et al. Pediatric Aggressive Mature B-Cell Lymphomas, Version 2.2020, NCCN Clinical Practice Guidelines in Oncology. J Natl Compr Canc Netw 2020; 18(8): 1105–1123.
Denny L, Kuhn L, De Souza M, Pollack AE, Dupree W, Wright TC Jr. Screen-and-treat approaches for cervical cancer prevention in low-resource settings: a randomized controlled trial. JAMA 2005; 294(17): 2173–81.
Ferlay J, Ervik M, Lam F et al. Global cancer observatory: cancer today. Lyon, France: International Agency for Research on Cancer, 2018. https://gco.iarc.fr/today.
Foerster M, McCormack V, Anderson BO et al. Treatment guideline concordance, initiation, and abandonment in patients with non-metastatic breast cancer from the African Breast Cancer-Disparities in Outcomes (ABC-DO) cohort in sub-Saharan Africa: a prospective cohort study. Lancet Oncol 2022; 23(6): 729–738.
Getachew S, Addissie A, Seife E et al. Breast Nurse Intervention to Improve Adherence to Endocrine Therapy Among Breast Cancer Patients in South Ethiopia. Oncologist 2022; 27(8): e650–e660.
Hämmerl L, Colombet M, Rochford R, Ogwang DM, Parkin DM. The burden of Burkitt lymphoma in Africa. Infect Agent Cancer 2019; 14: 17.
IARC. IARC monographs on the evaluation of carcinogenic risks to humans, vol. 100 B, bio-logical agents. IARC: Lyon, 2012.
Kimani S, Painschab MS, Kaimila B, Kasonkanji E et al. Safety and efficacy of rituximab in patients with diffuse large B-cell lymphoma in Malawi: a prospective, single-arm, non-randomised phase 1/2 clinical trial. Lancet Glob Health 2021; 9(7): e1008–e1016.
Krown SE, Moser CB, MacPhail P et al. Treatment of advanced AIDS-associated Kaposi sarcoma in resource-limited settings: a three-arm, open-label, randomised, non-inferiority trial. Lancet 2020; 395(10231): 1195–1207.
Ozuah NW, Lubega J, Allen CE, El-Mallawany NK. Five decades of low intensity and low survival: adapting intensified regimens to cure pediatric Burkitt lymphoma in Africa. Blood Adv 2020; 4(16): 4007–4019.
Parkin DM, Hämmerl L, Ferlay J, Kantelhardt EJ. Cancer in Africa 2018: The role of infections. Int J Cancer 2020; 146(8): 2089–2103.
Robertson J, Barr R, Shulman LN, Forte GB, Magrini N. Essential medicines for cancer: WHO recommendations and national priorities. Bull World Health Organ 2016 ;94(10): 735–742.
Srinivasan S, Roy Moulik N, Kc A et al. Increased toxicities in children with Burkitt lymphoma treated with rituximab: Experience from a tertiary cancer center in India. Pediatr Blood Cancer 2020;67(11): e28682.

INTERNETQUELLEN

NCC (Sub-Saharan Africa – Guidelines for Treatment of Cancer by Type): www.nccn.org/global/what-we-do/harmonized-guidelines.
WHO (Cervical Cancer Elimination Initiative): www.who.int/initiatives/cervical-cancer-elimination-initiative.
WHO (The Global Breast Cancer Initiative): www.who.int/initiatives/global-breast-cancer-initiative.

11.10 Dermatologie

Wilfried Schmeller, Christoph Bendick

11.10.1 Einleitung

In tropischen Ländern haben Dermatosen in Bezug auf die Morbidität – nach Malaria, gastrointestinalen und bronchopulmonalen Erkrankungen – eine große Bedeutung (Flohr und Hay 2021). Prinzipiell kann man zwischen tropenspezifischen und tropentypischen Hauterkrankungen unterscheiden:

- **Tropenspezifische Krankheiten** entstehen überwiegend durch lokal auftretende infektiöse Ursachen und werden oft über Vektoren verbreitet. Einige werden in diesem Kapitel aufgeführt, weitere werden an anderer Stelle in diesem Buch abgehandelt.
- **Tropentypische Dermatosen** kommen auch im europäischen Klima und Kulturkreis vor, dort jedoch bei Weitem nicht so häufig bzw. so ausgeprägt; aufgrund ihrer Bedeutung werden einige hier besprochen.

Die für die klinische Diagnostik entscheidenden **Effloreszenzen** imponieren bei Menschen mit dunkler Haut oft anders als bei Menschen mit weißer Haut. Dies ist nicht nur Folge verschiedener Hautfarben, sondern auch stärker ausgeprägter Bindegewebsreaktionen (Iwuala und Taylor 2022). Das oliv-gelbliche Kolorit vieler Asiaten und Südamerikaner sowie das braun-schwarze der Afrikaner und Ur-Australier ist meist umso dunkler, je näher die jeweilige Volksgruppe am Äquator lebt. Entscheidend sind Zahl, Größe und Form der Melanosomen sowie deren Verteilung in den Melanozyten. Während auf weißer Haut das Erythem die auffälligste Farbveränderung ist, sind Rottöne auf der melaninreicheren dunklen Haut schlecht erkennbar; ein tiefes Rot erscheint dort grau oder schwarz. Demgegenüber haben auf farbiger Haut Hypo- und Depigmentierungen eine große Bedeutung. So verursacht die Vitiligo nicht nur ein stark belastendes kosmetisches, sondern auch ein relevantes medizinisches Problem: Der fehlende UV-Schutz des Pigments führt zum vermehrten Auftreten von Plattenepithelkarzinomen, die ansonsten auf dunkler Haut seltener sind. Auch Melanome finden sich bei Menschen mit dunkler Haut fast ausschließlich an wenig pigmentierten Arealen wie Handflächen und Fußsohlen. Hyperpigmentierungen sind häufig; oft sind sie Folge von Ekzemen oder von Akne und für die Betroffenen unter Umständen belastender als die ursprüngliche entzündliche Läsion.

Ferner weisen Menschen mit dunkler Haut eine stärkere Bindegewebsreaktion als Folge einer erhöhten Fibroblastenaktivität auf, was zu verstärkter **Keloidbildung** nach unterschiedlichsten Traumen führen kann. Auch besteht eine Neigung zum vermehrten Auftreten von Papeln, z. B. bei Ekzemen. Follikel in schwarzer Haut weisen eine erhöhte Reaktionsbereitschaft auf, welche sich unter anderem in einer verstärkten Komedonenbildung (Akne) äußert. Zusätzlich ist die Haarstruktur unterschiedlich: Während bei Menschen mit weißer Haut dünne gerade oder wellenförmige Haare weitgehend senkrecht zur Hautoberfläche stehen, verlassen bei Menschen mit dunkler Haut dickere gerade oder spiralförmige Haare die Haut in einem spitzen Winkel. Dadurch können spezifische Dermatosen wie Pseudofolliculitis barbae (Pili incarnati) und Folliculitis keloidalis nuchae entstehen.

Weil **Schuppen** auf dunklerer Haut deutlicher sichtbar sind, wirkt diese bei Trockenheit und Schuppung aschfarben; auf weißer Haut ist dies wegen des helleren Kolorits meist nicht so auffällig. Da vor allem in Afrika eine glänzende Haut als schön empfunden wird, werden häufig fettende Externa wie Öle und Vaseline angewandt, was wiederum zu typischen Dermatosen (Pomadenakne, chronische Unterschenkelfollikulitis) führen kann.

Wo der Lebensstandard in den Tropen hoch ist, sind Art, Zahl und Erscheinungsbild der Dermatosen ähnlich wie in westlichen Industrienationen; dies betrifft besonders kosmetisch und allergisch induzierte Veränderungen. Die Lebensbedingungen vieler Menschen in Ländern mit niedrigem und mittlerem Einkommen (LMIC) sind jedoch von Armut, Übervölkerung und schlechter Hygiene gekennzeichnet. Die „Tropendermatosen" sind daher nicht nur von klimatischen, sondern insbesondere von sozioökonomischen Faktoren abhängig. Dermatologie in den Tropen ist oftmals eine Dermatologie der Armut. Typisch für viele Betroffene sind fehlende oder unzureichende Möglichkeiten der qualifizierten medizinischen Betreuung. Somit stellen sich Patienten häufig erst in einem späten Krankheitsstadium mit z. T. sehr ausgeprägten Befunden vor. Dies betrifft neben chronisch verlaufenden Dermatosen vor allem maligne Tumoren der Haut. Da die Erhebung einer korrekten Anamnese mitunter schwierig sein kann, kommt dem morphologischen Befund für die Diagnosestellung eine große Bedeutung zu. Das dem Europäer vertraute klinische Bild ist oft durch bakterielle und mykotische Superinfektionen verändert. Hinzu kommen mitunter irritative oder toxische Reaktionen aufgrund vorausgegangener traditioneller Heilversuche (local/traditional medicine). Auch Krankheitsgefühl, Juckreiz, Brennen und Schmerzen werden bei Angehörigen verschiedener Ethnien unterschiedlich erlebt. Bezüglich der Therapie sind die Möglichkeiten vorwiegend aus finanziellen, aber auch aus Gründen der Verfügbarkeit mancher Medikamente oft extrem beschränkt. Die insbesondere in ländlichen Gebieten verbreitete Versorgung im Rahmen des Primary-Health-Care-Konzepts durch ausgebildete Gemeindehelfer (Community Health Worker) ermöglicht meist nur eine begrenzte Therapie mit wenigen Basismedikamenten.

Durch die Ausbreitung der **HIV-Infektion** auf allen Kontinenten ist die Bedeutung von Dermatosen deutlich gestiegen. Insbesondere in den Tropen sind HIV-bedingte Hautveränderungen wie Zoster, Kaposi-Sarkom, seborrhoisches Ekzem und Prurigo sowie Schleimhautveränderungen in Form der oralen Kandidose oder der oralen Haarleukoplakie häufig die ersten Symptome der Immundefizienz. Im Rahmen dieses Buchs wird innerhalb eines separaten Kapitels auf die Manifestationen der HIV-Infektion hingewiesen (➤ Kap. 2.2).

Die sich schnell auf allen Kontinenten verbreitende **SARS-CoV-2-Infektion** stellte die Dermatologen vor neue Herausforderungen. Wie bei anderen viralen Infektionen manifestieren sich an der Haut oftmals eher unspezifische Veränderungen in Form morbilliformer Exantheme, makulärer Erytheme, Urtikaria, vesikulärer und papulosquamöser Ausschläge sowie retikularer Purpura und akraler Pseudo-Pernionen. Auch hierauf wird im entsprechenden Kapitel detailliert eingegangen (➤ Kap. 2.14.2).

Im Jahr 2022 kam es vorwiegend bei Männern, die Sex mit Männern haben (MSM), zu einem weltweiten Ausbruch von **Mpox** (früher: Affenpocken), ausgelöst durch das Mpox-Virus (monkeypox virus, MPXV), ein behülltes DNA-Virus aus der Gattung Orthopoxvirus. Die Erkrankung ist endemisch in West- und Zentralafrika. An der Haut findet sich initial ein gesichtsbetontes Exanthem, welches in der Folge auf den Rumpf übergreift. Im Laufe von 2 bis 4 Wochen entwickeln sich Papeln, Vesikel und Pusteln, welche teils unter Narbenbildung abheilen. Das Krankheitsbild ähnelt dem der Pocken, verläuft aber in der Regel deutlich blander (➤ Kap. 2.7).

11.10.2 Bakterielle Erkrankungen

Impetigo contagiosa

Syn. Eitergrind, Borkenflechte
impetere (lat.) anfallen, angreifen

Mittels Schmierinfektion übertragene oberflächliche Hautinfektion; überwiegend durch *Staphylococcus aureus* (auch durch Gentamicin- sowie Methicillin-resistente *S.-aureus* [MRSA-]Stämme), seltener durch *Streptococcus pyogenes* hervorgerufen.

Impetigo contagiosa ist weitverbreitet, häufig endemisch, tritt vorwiegend bei Kindern und bei schlechter Abwehrlage auf. Inkubationszeit: einige Tage. Die Hautveränderungen sind, v. a. durch Autoinokulation, rasch progredient.

Klinik Vorwiegend im Gesicht, aber auch an den Extremitäten finden sich stecknadelkopf- bis erbsengroße, gespannte, dünnwandige und von einem entzündlichen Hof umgebene Bläschen. Diese platzen so schnell, dass man meist nur münzförmige, erosive und gerötete Herde mit typischen honiggelben oder bräunlichen Krusten sieht (➤ Abb. 11.27); unter Umständen schmerzhafte Lymphadenitis, in schweren Fällen Fieber. Wichtige Komplikationen: Sepsis, postinfektiöse Glomerulonephritis (Impetigonephritis).

Als eine Sonderform der Impetigo mit tiefer Ulzeration wird, vor allem in Regionen mit tropischem Klima, das **Ecthyma simplex** angesehen, welches meist an den unteren Extremitäten auftritt. Dieser wie ausgestanzt wirkende Substanzdefekt zeigt eine langsame Heilungstendenz. Generell wird der Begriff Ecthyma auch für Ulzerationen anderer Ätiologie verwendet.

Diagnostik Klinisch. Ausstrichpräparat (Gram-Färbung), Kultur.

Differenzialdiagnosen Herpes simplex, bullöse Insektenstichreaktionen.

Therapie

- Nach Krustenlösung Antibiotika lokal (Fusidinsäure, Gentamicin), ggf. Antiseptika (Chinosol, Clioquinol, Povidon-Jod, Polyhexanid, Silbersulfadiazin) in Form wässriger Lösungen, Emulsionen oder Cremes.

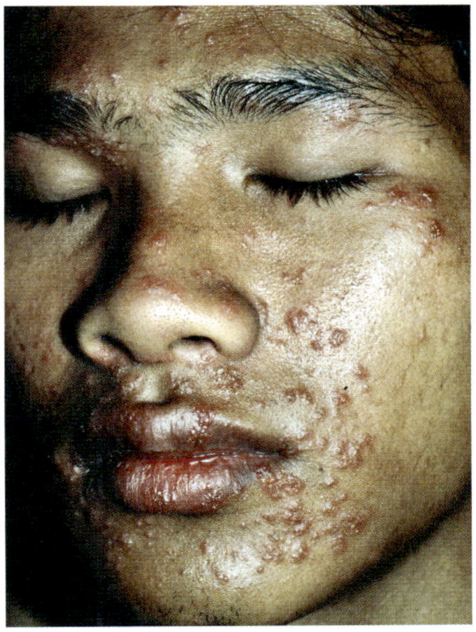

Abb. 11.27 Impetigo contagiosa [M1138]

- Bei ausgeprägterem Verlauf und Allgemeinerscheinungen systemisch Cephalosporine wie Cefalexin, Cefazolin, Cefotaxim oder Ceftriaxon; alternativ penizillinasefeste Penizilline oder Clarithromycin.
- Körperhygiene beachten, Fingernägel kurz schneiden.

Folliculitis sclerotisans nuchae

Syn. Folliculitis keloidalis nuchae, Acne keloidalis nuchae

Chronisch-fibrosierende Follikulitis im Nackenbereich mit irreversiblem Haarverlust und wulstartiger Keloidbildung, fast ausschließlich bei jüngeren Männern in Subsahara-Afrika, möglicherweise ausgelöst durch eine initiale Staphylokokken-Follikulitis nach Rasur oder Haarschnitt.

Klinik An der Nackenhaargrenze entwickeln sich aus follikulären Papeln und Pusteln unregelmäßige Plaques und keloidartige Platten (➤ Abb. 11.28). Die Haut spannt, glänzt und weist eine Pseudopélade (Alopezie durch Atrophie) auf. An einigen Stellen pinselartig hervortretende Büschelhaare aus erhalten gebliebenen Follikeln; oft tiefe epithelausgekleidete Fistelgänge. Vereinzelt Juckreiz oder Brennen. Chronischer Verlauf über Jahre.

Differenzialdiagnosen Folliculitis et perifolliculitis capitis abscendens et suffodiens, Tinea capitis profunda, Keloid.

Therapie Sehr schwierig. In frühen Stadien desinfizierende Externa (z. B. Polyhexanid, Povidon-Jod); systemisch Versuch mit Tetrazyklinen oder Isotretinoin über Wochen; bei hypertrophen Narben Kortikosteroide intrafokal, evtl. in Kombination mit operativen Maßnahmen und Kryotherapie. Häufig Rezidive.

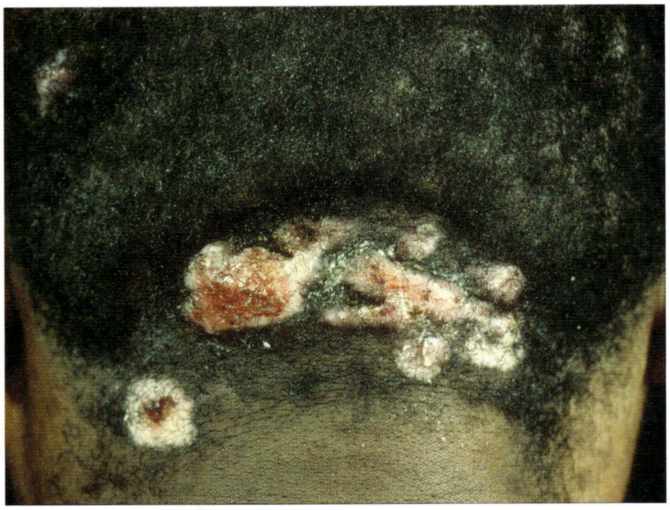

Abb. 11.28 Folliculitis sclerotisans nuchae [M881]

Folliculitis et perifolliculitis capitis abscedens et suffodiens

Syn. profunde dekalvitierende Follikulitis, dissecting cellulitis of the scalp
suffodere (lat.) untergraben; *decalvare* (lat.) abscheren, entfernen

Chronisch-suppurative Entzündung der Kopfhaut mit Abszessen, Fisteln und konsekutiver Atrophie; vorwiegend bei jungen Männern dunkler Hautfarbe. Typisch sind (histologisch epithelausgekleidete) Tunnelsysteme als Folge tiefer Follikulitiden und Perifollikulitiden sowie Büschelhaare (Mündung mehrerer Terminalhaarfollikel in einen gemeinsamen weiten Infundibulumkanal). Meist sekundäre Besiedlung mit Gram-negativen Keimen. Gilt als seltenes Teilsymptom einer Acne conglobata am Kapillitium.

Klinik Am behaarten Kopf Papeln, Pusteln und abszedierende Knoten sowie Granulome. Putride Sekretion und narbige Zerstörung der Kopfhaut durch weitgehend schmerzlose Nekrosen; „mottenzerfressenes" Aussehen mit persistierender kleinfleckiger Alopezie. Chronischer Verlauf, in einigen Fällen Entwicklung einer sekundären Amyloidose.

Differenzialdiagnosen Folliculitis sclerotisans nuchae, Tinea capitis profunda.

Therapie

- Unbefriedigend. Versuch mit Isotretinoin (0,5 mg/kg KG/Tag) über Wochen. Antibiotika nach Resistogramm, evtl. in Kombination mit kurzfristiger Kortikosteroidgabe. Falls erforderlich plastisch-chirurgische Maßnahmen.
- Ausschluss eines Diabetes mellitus.

Chronische Unterschenkelfollikulitis

Syn. Sycosis cruris, Dermatitis cruris pustulosa et atrophicans
sukon (gr.) Schwellung ähnlich einer Feige

Vorwiegend an den Beinen auftretende, chronische superfizielle Follikulitis, meist bei Jugendlichen und jungen Erwachsenen in den Tropen. Ätiologie unklar, oftmals in Verbindung mit Applikation ölig/fettiger Externa auftretend. *Staphylococcus aureus* wurde wiederholt nachgewiesen.

Klinik Multipel auftretende, gelegentlich juckende, follikulär orientierte Papeln und Pusteln, fast ausschließlich an den unteren Extremitäten. Verlauf chronisch-rezidivierend über Jahre, Abheilung mit atrophischen Narben.

Differenzialdiagnose Ostiofollikulitis.

Therapie Undankbar. Antibiotika systemisch, möglichst nach Resistenzbestimmung.

Pseudofolliculitis barbae

Syn. Pili incarnati, Pili recurvate

Einwachsen gekrümmter Haare mit sekundärer follikulärer Pyodermie und entzündlicher Fremdkörperreaktion; Vorkommen meist bei dunkel pigmentierten Männern mit starkem Bartwuchs.

Klinik An den seitlichen Wangen und submandibulär, bei beiden Geschlechtern – allerdings selten – auch an Kapillitium oder Mons pubis follikulär gebundene Papeln. Zunächst Rötung und Pusteln, später postinflammatorische Hyperpigmentierung und Komedonen; gelegentlich Juckreiz. Verlauf chronisch.

Differenzialdiagnosen Candida- oder Gram-negative Follikulitis, Acne papulo-pustulosa.

Therapie Umstellung von Nass- auf Trockenrasur, da dadurch die Haare nicht so kurz abgeschnitten werden und ihre Rekurvation außerhalb der Follikelostien erfolgen kann. Freilegen einwachsender Haare mit einer Pinzette. Vitamin-A-Säure-Schälbehandlung, erythromycinhaltige Lösungen bei Sekundärinfektion. Beste Prophylaxe im Gesichtsbereich: einen Bart wachsen lassen.

Rhinosklerom

Durch das Gram-negative Stäbchenbakterium *Klebsiella pneumoniae* ssp. *rhinoscleromatis* verursachte, chronisch-granulomatöse Erkrankung von Nase, Mundschleimhaut und oberem Respirationstrakt. Obwohl der Erreger weltweit verbreitet ist, wird die Krankheit fast nur in den Tropen (Zentral- und Südamerika, Afrika, China, Indien, Indonesien) beobachtet. Übertragung von Mensch zu Mensch mittels Tröpfchen- oder Schmierinfektion. Typischerweise im Alter von 10 bis 30 Jahren auftretend, vermehrt bei Frauen.

Klinik Beginn unspezifisch mit chronischer Rhinitis; später fötide Nasensekretion und Krustenbildung mit Verstopfung sowie Trockenheit von Nase und Rachen. Entwicklung entzündlicher Infiltrationen im Schleimhautbereich mit harten Granulationen und Knotenbildungen sowie Schwellung der Nase (sog. Tapirnase). Im Verlauf Sklerosierung mit Schrumpfung und Destruktion der umgebenden Haut, Knorpel- und teilweise auch Knochenregion (➤ Abb. 11.29). Befall von Larynx, Trachea und Bronchien möglich.

Diagnostik Kultur auf MacConkey-Agar, Histologie (Immunperoxidase-Technik, Nachweis von Mikulicz-Zellen = Histiozyten mit Schleim und Bakterien), ggf. Tierversuch (Mäuse); CT, MRT.

Differenzialdiagnosen Aktinomykose, mukokutane Leishmaniasis, Blastomykose, Parakokzidioidomykose, Lues III, Lepra, maligne Tumoren, lethal midline-granuloma, Granulomatose mit Polyangiitis (früher: Wegener-Granulomatose).

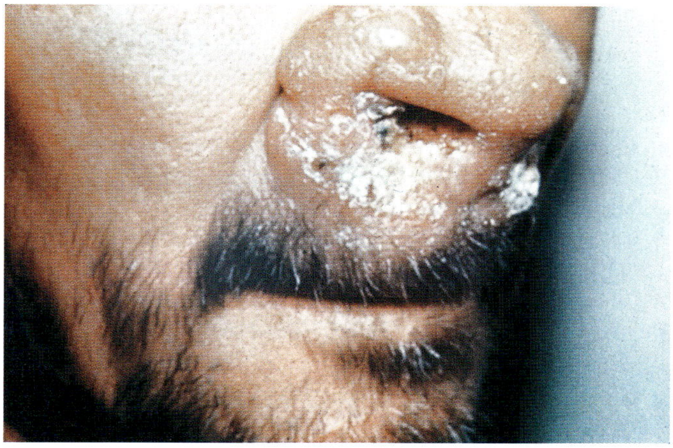

Abb. 11.29 Rhinosklerom (Courtesy Steven Binnick, MD.) [G1003-002]

Therapie

- Extern: glukokortikoidhaltige Sprays, feuchte Umschläge mit antiseptischen Zusätzen.
- Intern: Ciprofloxacin 250–500 mg 2 × tgl. über Wochen bis Monate. Alternativ Trimethoprim-Sulfamethoxazol und Tetrazykline; eingesetzt werden ferner Streptomycin und Cephalosporine der dritten Generation, oft in Kombination. Bei Therapieresistenz auch Clofazimin.
- Ggf. plastisch-chirurgische Maßnahmen oder CO_2-Laser; Tracheotomie bei Larynxobstruktion.
- Rezidive sind häufig, eine enge Überwachung des Patienten mit regelmäßigen zytologischen Abstrichen der nasalen Mukosa ist daher erforderlich.

Schwimmbadgranulom

Syn. Aquariumgranulom, fish tank granuloma

Lokalisierte Infektion der Haut mit atypischen Mykobakterien (meist *Mycobacterium marinum*); oft nach Bagatellverletzung beim Schwimmen (z. B. Kratzer an Korallen oder Kontakt mit Fischen/Meeresfrüchten) bzw. nach Verletzungen mit exotischen Tieren (z. B. in Aquarien/Terrarien). Inkubationszeit: 2 bis 6 Wochen.

Klinik

- Meist an den kühlen Akren einzeln oder multipel auftretende livide, flache Knoten mit verruköser Oberfläche. Gelegentlich Ulzeration und Ausbildung von Knoten im Verlauf der ableitenden Lymphgefäße („sporotrichoide" Anordnung). Spontane Abheilung nach Jahren möglich.
- Ein Befall von Knochenmark und inneren Organen bei schwer immunsupprimierten Personen wurde beschrieben.

Diagnostik Kultur, Histologie, PCR.

Differenzialdiagnosen Tuberculosis cutis verrucosa, Sporotrichose, Chromomykose, Leishmaniasis, Lues III. Atypische Mykobakteriosen durch *M. kansasii, M. szulgai, M. gordonea, M. ulcerans* (Buruli-Ulkus).

Therapie

- Kombination von Clarithromycin (2 × 500 mg/Tag) und Rifampicin (1 × 600 mg/Tag). Alternativ: Kombination von Doxycyclin (2 × 100 mg/Tag) und Clarithromycin (2 × 500 mg/Tag) oder Doxycyclin und Sulfamethoxazol/Trimethoprim (2 × 800/160 mg/Tag). Auch andere Kombinationen (Streptomycin, Ethambutol, Isoniazid, Ciprofloxacin) wurden beschrieben.
- Grundsätzlich sollte die Therapie 4 bis 8 Wochen über die klinische Erscheinungsfreiheit hinaus erfolgen. Behandlungszeiten bis zu 2 Jahren wurden angegeben. Bei kleinen Herden ggf. Exzision, Kürettage oder Kryotherapie.

Tuberculosis cutis colliquativa

Syn. Skrofuloderm, tuberkulöses Gumma
scrofula (lat.) Halsdrüsengeschwulst

Überwiegend von tuberkulösen Herden hautnaher Organe (meist Lymphknoten) sich per continuitatem ausbreitende Tuberkulose der Subkutis mit Einschmelzung. In tropischen Ländern häufig bei immunsupprimierten Personen.

Klinik Typischerweise am Hals ein- oder beidseitig zunächst derbe, subkutane Knoten, die später mit der Umgebung verbacken und teigig werden; nach Monaten Einschmelzung mit Perforationen und Fisteln, aus denen sich wässrig-eitriges oder käsiges Material entleert (➤ Abb. 11.30). Verlauf chronisch mit Entwicklung fortschreitender, unterminierter Ulzerationen. Abheilung mit oft wie gestrickt wirkenden hypertrophen oder atrophen Narben.

Diagnostik Kultur des Erregers *Mycobacterium tuberculosis* aus Eiter oder Gewebematerial, Nachweis säurefester Stäbchen, allgemeine TB-Diagnostik (➤ Kap. 3.17).

Differenzialdiagnosen Chronisch vegetierende Pyodermie, Gumma(ta) bei Lues und Frambösie, Sporotrichose, Aktinomykose, Acne conglobata, Acne inversa, Katzenkratzkrankheit.

Therapie Behandlung der immer gleichzeitig bestehenden systemischen Tuberkulose mit Mehrfachkombinationen entsprechend den jeweiligen nationalen Richtlinien unter Einsatz von Isoniazid, Rifampicin, Pyrazinamid und Ethambutol. Zusätzlich Inzision abszedierender Herde, evtl. Lymphadenektomie und Drainage von Fisteln. Antiseptika lokal.

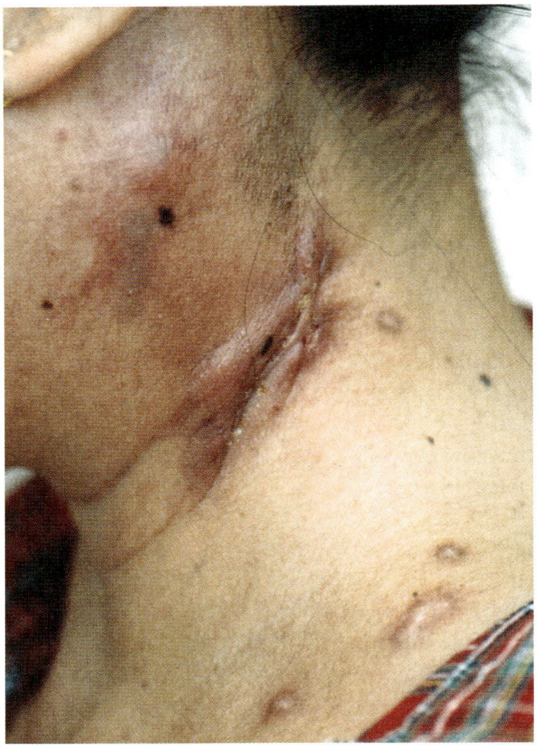

Abb. 11.30 Tuberculosis cutis colliquativa [M1138]

Ulcus tropicum

Syn. tropisch phagedänisches Ulkus
phagedaena (gr.) um sich fressendes krebsartiges Geschwür

Vorwiegend in tropischen Ländern vorkommende, schnell wachsende und zur Chronizität neigende Ulzeration, überwiegend bei Kindern und Jugendlichen. Der Begriff Ulcus tropicum ist eine Sammelbezeichnung für in den Tropen auftretende Ulzerationen unterschiedlicher Ätiologie. Oft handelt es sich um eine synergistische Infektion mit dem Anaerobier *Fusobacterium ulcerans* und Staphylo- bzw. Streptokokken. Prädisponierend sind feuchtheißes Klima, niedriger Lebensstandard und schlechter Ernährungszustand.

Klinik Lokalisation meist am unbedeckten Unterschenkel. Beginn nach Bagatellverletzung mit einer Papel oder Pustel, die nekrotisch wird; daraus entsteht eine scharf begrenzte, schnell wachsende Ulzeration (➤ Abb. 11.31). Die umgebende Haut kann geschwollen sein. In fortgeschrittenen Stadien unter Umständen freiliegende Sehnen und Knochen. Die Abheilung erfolgt über Monate bis Jahre. Als späte Komplikation kann ein Plattenepithelkarzinom auftreten.

Diagnostik Abstrich, Kultur.

Differenzialdiagnosen

- Buruli-Ulkus (durch *Mycobacterium ulcerans*): Es entsteht wohl primär subkutan und ist durch weit unterminierte Ränder und eine auffallende Schmerzlosigkeit gekennzeichnet (➤ Kap. 3.20).
- Weitere in den Tropen auftretende, infektiös bedingte Ulzerationen finden sich bei kutaner Leishmaniasis, Tuberkulose, Frambösie, subkutanen Mykosen und Drakunkulose. Zudem sollten nicht infektiöse Ursachen ausgeschlossen werden wie Ulcus cruris bei chronischer Veneninsuffizienz, arterieller Verschluss-

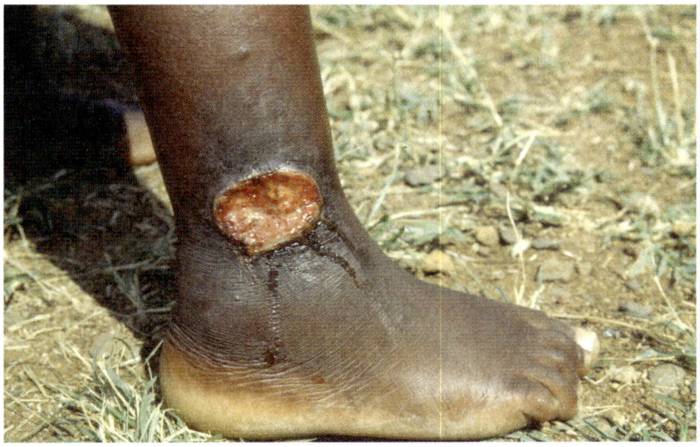

Abb. 11.31 Ulcus tropicum [M881]

krankheit, Diabetes mellitus und Pyoderma gangraenosum sowie Ulzera als Folge einer Sichelzellanämie.

Therapie Lokaltherapie mit Wundreinigung und Verbänden. In frühen Stadien Antibiotika (Erythromycin, Cephalosporine), evtl. plastisch-chirurgische Maßnahmen. Vorbeugung von Verletzungen durch Tragen von Schuhen und langen Hosen.

Noma

Syn. Cancrum oris, Wasserkrebs, Stomatitis gangraenosa, orofaziale Gangrän; s. a. ➤ Kap. 11.3 (Chirurgie)
nome (gr.) Weide, Umsichgreifen

Vor allem bei unterernährten immungeschwächten Kindern in den Tropen, besonders im subsaharischen Afrika auftretende, großflächige und tiefe Ulzeration im Gesicht; ausgelöst durch Fusobakterien, Streptokokken, Staphylokokken, *Actinomyces* spp., *Prevotella intermedia* und *Borrelia vincentii.* Oft Assoziation mit schlechter Mundhygiene und konsumierenden Erkrankungen wie Masern, Tuberkulose, HIV.

Klinik Beginn mit Wangenödem und nekrotisierender Stomatitis. Dann im Gesichtsbereich akut auftretende und chronisch verlaufende, mutilierende Ulzeration mit ausgeprägter Gewebszerstörung und Freilegung von Knorpel- und Knochenstrukturen (➤ Abb. 11.32). Sekundär Pneumonie, Enzephalitis, Sepsis. Unbehandelt in bis zu 80–90 % der Fälle tödlich.

Diagnostik Klinisch. Erregernachweis.

Differenzialdiagnosen Frambösie im Stadium III (Gangosa), Lymphome.

Therapie Verbesserung der körperlichen Gesamtsituation mit Ausgleich von Ernährungs-, Vitamin/Mineral- und Flüssigkeitsdefizit. Therapie begleitender Erkrankungen. Antibiotika, möglichst nach Resistenztestung. Plastisch-chirurgische Maßnahmen.

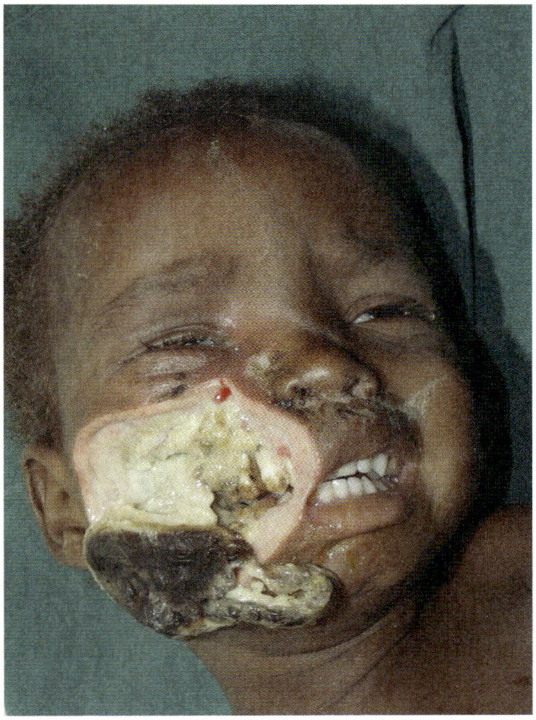

Abb. 11.32 Noma [T1477]

Nicht-venerische Treponematosen

➤ Kap. 3.12

11.10.3 Mykosen

Pityriasis versicolor

Syn. Tinea versicolor, Kleieflechte
pituron (gr.) Kleie; *versicolor* (lat.) verschiedenfarbig

Oberflächliche, nicht oder kaum entzündliche Mykose durch Hefen der Gattung *Malassezia.* Die im Follikel lebenden, normalerweise harmlosen Saprophyten scheiden als Stoffwechselprodukt Porphyrine aus, die im Wood-Licht (UVA) gelb-orange fluoreszieren. Die Dermatose ist vor allem im feuchtheißen Klima der Tropen – insbesondere bei jungen Erwachsenen – sehr häufig.

Klinik Meist am oberen Rumpf und an den Oberarmen scharf begrenzte, runde bis ovale, teils konfluierende Flecken (➤ Abb. 11.33). Auf heller Haut erscheinen die Herde oft schmutzig gelb oder rotbräunlich (Pityriasis versicolor rubra), auf dunkler Haut weiß-grau (Pityriasis versicolor alba). Die Oberfläche ist glatt oder weist eine kleieförmige Schuppung auf; diese wird durch Streichen über die Herde deutlich sichtbar (Hobelspan-Phänomen). Selten mäßiger Pruritus. Ein ausgeprägter und therapieresistenter Befall kann bei Immunsuppression (z. B. Diabetes mellitus, HIV-Infektion) auftreten.

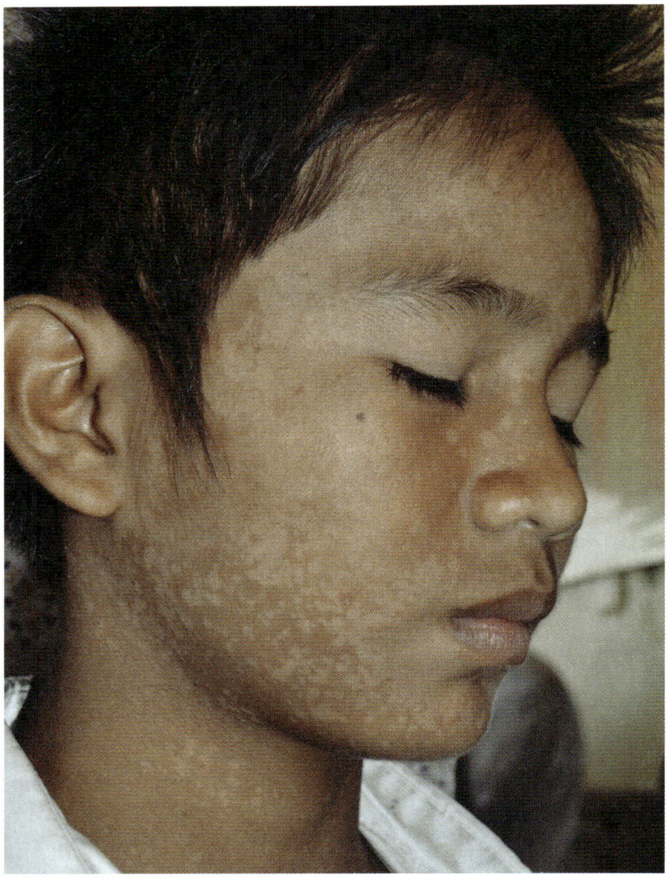

Abb. 11.33 Pityriasis versicolor [M1138]

Dabei kommt es häufig zur *Malassezia-* (früher: *Pityrosporum-*) Follikulitis.

Diagnostik Klinisch, Wood-Licht, Nativpräparat (Tesafilm-Abriss).

Differenzialdiagnosen Pityriasis rosea, Pityriasis alba, Vitiligo, Lepra indeterminata.

Therapie

- Topisch: Azol-Antimykotika in Form von Cremes oder Shampoos, Ciclopiroxolamin-Lösung, Salizylsäure-Spiritus (2–5 %), Selendisulfit. Wichtig ist die Behandlung des behaarten Kopfes, da von den Follikeln Rezidive ausgehen können.
- In schweren Fällen und bei Rezidiven systemisch: Itraconazol (200 mg/Tag für 5–7 Tage) oder Fluconazol (50 mg/Tag für 2–4 Wochen). Terbinafin ist nicht wirksam. Auch nach erfolgreicher Therapie (Verschwinden des Hobelspan-Phänomens) bleiben betroffene Stellen bis zur Repigmentierung durch Sonnenexposition blass.

Tinea capitis superficialis

Syn. Trichophytia superficialis

Mykose des Kopfes durch in der Hornschicht und im Follikel lokalisierte Dermatophyten. Es handelt sich um anthropophile Pilze (Übertragung von Mensch zu Mensch), z. B. *Microsporum audouinii,* oder um zoophile Erreger (Übertragung von Tier zu Mensch) wie *Trichopyhton verrucosum* oder *Microsporum canis.* Häufiges Auftreten in Ländern mit niedrigem Lebensstandard, vor allem in Kindergärten und Schulen. Nach der Pubertät selten.

Klinik Am Kapillitium umschriebene runde, teilweise haarlos erscheinende Herde mit meist feiner weißlicher oder grauer Schuppung, oft „wie mit Mehl bestäubt". Die Haare sind kurz über dem Haarboden abgebrochen. Anthropophile Pilze führen meist zu nur gering entzündlicher Reaktion des umgebenden Bindegewebes (aphlegmasische Form); zoophile Pilze verursachen eine stärkere Entzündung mit Rötung und Pusteln (phlegmasische Form).

Diagnostik Klinisch. Nativpräparat, Kultur.

Differenzialdiagnosen Psoriasis capitis, seborrhoisches Kopfekzem, Alopecia areata, Pseudopélade.

Therapie

- Systemisch Antimykotika: Allylamine (Terbinafin) oder Azole (Itraconazol oder Fluconazol) über 4 bis 8 Wochen, auf jeden Fall bis zum negativen Pilzbefund (Nativpräparat und Kultur). Zusätzlich Ciclopiroxolamin lokal (gesamtes Kapillitium) und/oder antimykotische Shampoos. Bei fehlender Therapie meist spontane Rückbildung bis zur Pubertät. Mitbehandlung erkrankter Kontaktpersonen beim Nachweis antropophiler Erreger bzw. erkrankter Tiere bei zoophilen Erregern.
- Das in den Tropen weiterhin viel verwendete Griseofulvin wurde in Deutschland 2018 vom Markt genommen. Einsatz von Itraconazol, Terbinafin und Fluconazol bei Kindern nur im Off-Label-Use.

Tinea capitis profunda

Syn. Kerion Celsi
kerion (gr.) Honigwabe; Celsus, Aulus Cornelius (um 25 vor bis 50 nach Chr.) römischer Enzyklopädist und Medizinschriftsteller

Tiefe Mykose des behaarten Kopfes, meist durch zoophile Pilze, die eine stark entzündliche Reaktion des perifollikulären Bindegewebes hervorrufen. Betroffen sind Kinder oder immunsupprimierte Erwachsene.

Klinik Am Kapillitium flächenhaft-entzündliche Infiltrationen mit Pusteln; später Ausbildung von abszess- und furunkelartigen Strukturen mit putrider Sekretion. Meist Lymphknotenschwellung

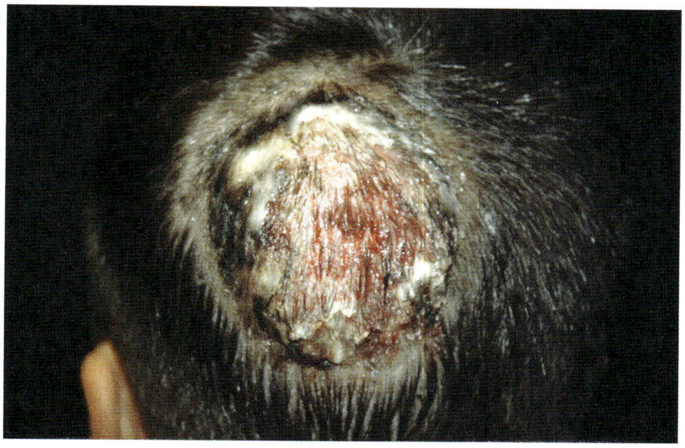

Abb. 11.34 Tinea capitis profunda [M1138]

nuchal, evtl. Fieber und Kopfschmerzen. Unbehandelt protrahiert-rezidivierender Verlauf über Jahre. Bei unzureichender/verzögerter Therapie Abheilung mit Zerstörung der Follikel und narbiger Alopezie (Pseudopélade) (➤ Abb. 11.34).

Diagnostik Klinisch. Nativpräparat, Kultur von ausgezogenen Haaren.

Differenzialdiagnosen Karbunkel, Phlegmone.

Therapie Systemisch und lokal wie bei Tinea capitis superficialis bis zum Nachweis von negativer Kultur und negativem Nativpräparat. Systemische Antibiose bei bakterieller Superinfektion.

Favus

Syn. Tinea favosa
favus (lat.) Honigwabe

Vorwiegend bei Säuglingen und Kleinkindern auftretende seltene Sonderform einer Tinea capitis mit typischen Schuppenkrusten; Abheilung mit narbiger Alopezie. Erreger: *Trichophyton schoenleinii.* Übertragung von Mensch zu Mensch: geringe Kontagiosität. Endemisches Auftreten überwiegend in Südosteuropa und im Nahen Osten, aber auch in Russland, Asien, Afrika und Südamerika. Begünstigt durch schlechte hygienische Verhältnisse.

Klinik Am Kapillitium zunächst Rötung mit grau-weißen Schuppen, dann Auftreten schwefelgelber schild- oder schüsselförmiger Skutula (lat. *scutulum* = Schildchen). Diese entwickeln sich um die Haarfollikel und schließen einen oder mehrere Haarschäfte mit ein; Letztere sind reichlich mit Myzel durchsetzt. Vergrößerung der Herde mit Haarausfall und zentraler Abheilung unter Atrophie. Exsudation mit Krustenbildung und bakterielle Superinfektion führen zu einem unangenehmen käsigen oder an Mäuseurin erinnernden Geruch. Vereinzelt auch Befall der Nägel (Onychomycosis favosa).

Diagnostik Klinisch aufgrund von Skutula und Geruch; Nativpräparat, Kultur. Grau-grüne Fluoreszenz im Wood-Licht.

Differenzialdiagnosen Kerion Celsi, Psoriasis capitis, tiefe Follikulitiden.

Therapie
- Wie bei Tinea capitis superficialis (s. o.). Bei fehlender Therapie keine Abheilung.
- Die Erkrankung ist in Deutschland meldepflichtig.

Tinea imbricata

Syn. Tinea circinata tropicalis
imbricatus (lat.) überlappend

Sonderform einer chronisch verlaufenden Tinea corporis mit Befall der epidermalen Hornschicht durch den antropophilen Dermatophyten *Trichophyton concentricum.* Vorkommen in schwül-heißen ländlichen Gegenden im Westpazifik, in Vietnam, Indien und Südamerika.

Klinik An Rumpf und Extremitäten multiple, teils konfluierende konzentrische Ringe mit scharfer, teilweise polyzyklischer Begrenzung und schuppendem Rand, oft ohne zentrale Abheilung. Ausgeprägter Juckreiz, teilweise Lichenifikation.

Diagnostik Klinisch aufgrund der typischen Morphe. Nativpräparat, Kultur.

Therapie Lokal Breitspektrumantimykotika wie Azolpräparate, Ciclopiroxolamin oder Terbinafin. Die in vielen LMIC verbreitete Whitfield-Salbe (3 % Salizylsäure und 6 % Benzoesäure in Vaseline) wirkt keratolytisch und geringfügig antiseptisch; sie ist bei umschriebenen Herden ebenfalls wirksam. Bei großflächigem Befall systemisch Itraconazol (200 mg/Tag für 1 Woche) oder Terbinafin (250 mg/Tag für 4 Wochen).

Tinea nigra

Syn. Keratomycosis nigricans palmaris/plantaris

Durch die Hefe *Hortaea werneckii* (Syn. *Cladosporium werneckii, Exophiala werneckii, Phaeoannellomyces werneckii*) hervorgerufene, meist palmar oder plantar auftretende Mykose in Form dunkler Flecken. Überwiegend in tropischen Ländern (Mittel- und Südamerika, Afrika), meist bei Kindern und Jugendlichen weiblichen Geschlechts.

Klinik Bei Europäern an Handflächen oder Fußsohlen, bei Tropenbewohnern auch an Fingern, Zehen, Nacken und Thorax auftretende Makulae ohne Schuppung. Langsam an Größe zunehmend, peripher stärker pigmentiert, zunächst hellbraun, später braun-schwarz. Normalerweise symptomlos, selten Juckreiz. Die Farbe entsteht durch ein von den Pilzen gebildetes melanoides Pigment.

Diagnostik Nativpräparat, Kultur, Histologie (PAS-Färbung).

Differenzialdiagnosen Naevus spilus, Nävuszellnävus, akrolentiginöses Melanom, postinflammatorische Hyperpigmentierung.

Therapie Lokal Breitspektrumantimykotika wie Azolpräparate, Ciclopiroxolamin oder Terbinafin für 2 bis 3 Wochen; Whitfield-Salbe (s. o. „Tinea imbricata“).

11.10.4 Erkrankungen durch Protozoen und Helminthen

Kutane und mukokutane Leishmaniasis

➤ Kap. 5.5

Larva migrans cutanea

Syn. creeping eruption

Infektion der Haut durch perkutane Invasion von Larven verschiedener, meist tierpathogener Nematoden. Dazu gehören vorwiegend die Hakenwürmer *Ancylostoma braziliense* und *Ancylostoma caninum*, Erstere bei Hunden und Katzen, Letztere nur bei Hunden auftretend. Auftreten weltweit, bevorzugt in tropischen und subtropischen Gebieten. Die Kontamination erfolgt häufig durch Kontakt mit Tierfäkalien, z. B. an verschmutzten Stränden.

Klinik Häufige Eintrittsstellen der Larven sind Füße, Hände und Gesäß. Dort entwickeln sich nach einigen Tagen stark juckende, erythematöse Papeln, gefolgt von serpiginös konfigurierten Gängen. Die Larve bewegt sich pro Tag Millimeter bis Zentimeter vorwärts, sie sitzt 1–2 cm vor dem sichtbaren Gang-Ende. Die entzündliche Infiltration entlang der Migrationsstrecke persistiert Tage bis Wochen.

Diagnostik Klinisch; Larvennachweis meist nicht möglich.

Differenzialdiagnosen Impetigo contagiosa, Skabies, Myiasis, Larva currens.

Therapie
- Systemisch Albendazol 400–800 mg/Tag über 3 Tage. Alternativ Ivermectin als Einmaldosis 200 µg/kg KG (Off-Label-Use).
- Da der Mensch im engeren Sinn ein Fehlwirt ist, tritt nach einigen Monaten Spontanheilung ein.

11.10.5 Erkrankungen durch Ektoparasiten

Skabies

Syn. Krätze; s. a. ➤ Kap. 7.3
scaber (lat.) rau, unsauber, räudig; *scabere* (lat.) kratzen, reiben

Durch die Krätzmilbe *Sarcoptes scabiei* var. *hominis* verursachte, stark juckende Dermatose mit intraepidermal gelegenen Gängen und exkoriierten Papeln, welche Ausdruck einer allergischen Reaktion des Organismus auf die Milbeninfektion sind. Die Übertragung erfolgt durch engen körperlichen Kontakt. Klinische Erscheinungen treten beim Erstbefall nach Wochen, bei wiederholtem Kontakt – aufgrund der Sensibilisierung – nach Tagen auf. Weit verbreitet in tropischen Ländern, v. a. unter sozioökonomisch unterprivilegierten Verhältnissen.

Klinik Leitsymptom ist starker Juckreiz mit nächtlicher Betonung. Bevorzugt an Interdigitalräumen, Handgelenken, Mamillen und in der Genitalregion finden sich Papeln, Exkoriationen und kommaförmige, gangartige Strukturen; unter Umständen ist am Gang-Ende die weibliche Milbe als dunkler Punkt erkennbar. Befall des Kopfes und der Handflächen bei Kleinkindern und immunsupprimierten Personen möglich. Nach langem Bestehen oft Impetiginisierung, Ekzematisation und Hyperpigmentierung. Bei massivem Befund ausgeprägte psoriasiforme Krustenbildung (Borkenkrätze, Scabies crustosa).

Diagnostik Klinisch. Milbennachweis (Lupe, Auflichtmikroskop). Juckreiz (v. a. nächtlich) bei Kontaktpersonen erfragen.

Differenzialdiagnosen Ekzem, Prurigo; bei Superinfektion: chronisch-vegetierende Pyodermie.

Therapie
- Äußerlich Permethrin 5 %-Creme einmalig für 8 bis 12 Stunden vom Unterkiefer abwärts bei Erwachsenen und Kindern über 3 Jahren, bei Säuglingen Permethrin 2,5 %. Mittel der zweiten Wahl: Benzylbenzoat-Emulsion (25 % bei Erwachsenen, 10 % bei Kindern) über 3 Nächte.
- Alternativ, besonders bei massivem Befall oder in Gemeinschaftseinrichtungen, Ivermectin 200 µg/kg KG als Einmaldosis oral auf nüchternen Magen; bei Kindern unter 5 Jahren 150 µg/kg KG. Da Ivermectin nicht ovozid ist, kann es erforderlich werden, die Behandlung nach 14 Tagen zu wiederholen. Bei Ekzematisation anschließend kortikosteroidhaltige Externa. Falls erforderlich Antihistaminika oder Antiseptika bzw. Antibiotika. Wechsel von Körper- und Bettwäsche. Außerhalb der Haut überleben die Milben nur 2 bis 4 Tage. Entscheidend ist die gleichzeitige Behandlung aller Kontaktpersonen.
- Das Auftreten stark juckender postskabiöser Papeln, oft am männlichen Genitale, erfordert die Applikation potenter Kortikoide lokal oder intrafokal.
- Die Skabies ist eine der von der WHO definierten neglected tropical diseases (NTD).

Tungiasis

Syn. Sandflohbefall, jigger; s. a. ➤ Kap. 7.2

Eindringen und Einnisten des begatteten weiblichen Sandflohs *Tunga penetrans* in die Haut. Der Floh saugt an dermalen Blutgefäßen und

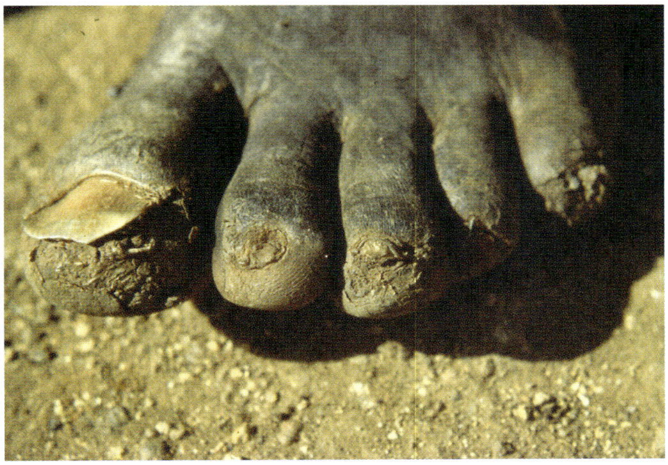

Abb. 11.35 Tungiasis [M881]

atmet durch das nach außen zeigende Hinterteil; er verbleibt dort etwa 2 Wochen und stirbt nach dem Ausstoßen der Eier ab. Vorkommen auf trockenen, sandigen Böden im tropischen Afrika, in Mittel- und Südamerika sowie auf dem indischen Subkontinent. Betroffen sind überwiegend Barfüßige.

Klinik An den Fußsohlen, insbesondere in der weichen Haut der Zehenzwischenräume und unter den Fußnägeln, selten an den Händen oder in der Genitoanalregion finden sich bis erbsengroße Knoten mit Exkoriationen und Krusten (➤ Abb. 11.35). Meist bestehen Juckreiz und Schmerzen. Komplikationen sind Sekundärinfektionen wie Abszesse oder Tetanus.

Diagnostik Klinisch. Nachweis von Anteilen des Flohs und von Eiern bei Inzision bzw. Ausräumung der Knoten.

Differenzialdiagnosen Chronisch vegetierende Pyodermie, Furunkel, Myiasis.

Therapie Entfernung des Flohs mittels Nadel, Pinzette, Kürettage oder Exzision. Lokal Antiseptika, bei eitriger Sekundärinfektion Antibiotika systemisch; Tetanusimpfung. Prophylaxe durch Tragen von Schuhen und Reinigen von Fußböden.

11.10.6 Erkrankungen anderer Ursachen

Acropustulosis infantilis

Syn. infantile Akropustulose

Seltene, aber typische Erkrankung mit akral gelegenen sterilen Pusteln ungeklärter Ursache (persistierende Immunreaktion nach Skabies?), fast ausschließlich bei Kleinkindern.

Klinik Kleine Papeln und Pusteln, überwiegend an Handflächen und Fußsohlen, gelegentlich an Unterarmen und Unterschenkeln, selten an Kopf und Rumpf. Meist ein bis zwei Wochen persistierend. Spontane Abheilung unter Krustenbildung, evtl. mit Collerette-artiger Schuppung. Die Erkrankung tritt meist innerhalb der ersten 4 Lebensmonate auf. Rezidive in mehrwöchigen Intervallen bis zum 2. oder 3. Lebensjahr, danach endgültige Abheilung.

Diagnostik Klinisch. Kulturell sterile Pusteln mit histologischem Nachweis eosinophiler und neutrophiler Granulozyten. Skabies-Ausschluss.

Differenzialdiagnosen Skabies, Erythema toxicum neonatorum, dyshidrotisches Ekzem, Psoriasis pustulosa, akute Insektenstichreaktion.

Therapie Unbefriedigend. Lokal Zinklotio; bei Juckreiz mit Zusatz von Polidocanol oder systemisch Antihistaminika. Schwach potente Kortikosteroide bei starker Ausprägung.

Ainhum

Syn. Dactylolysis spontanea
ainhum bedeutet in der Sprache der schwarzen Nagos Brasiliens „Fissur" und ist möglicherweise auch verwandt mit dem Begriff *ayun* (Säge) der nigerianischen Yoruba.

Progressive Ein- oder Abschnürung von Zehen – seltener von Fingern – durch Fibrose. Vorkommen sporadisch, überwiegend bei barfüßigen Erwachsenen zwischen 30 und 50 Jahren in Afrika, selten in Asien. Ursache unbekannt, ein Zusammenhang mit häufigen Traumata wird vermutet.

Klinik An der fünften Zehe ein- oder beidseitig, selten an anderen Zehen oder an den Fingern, schmerzhafte Fissur im Beugenbereich (Stadium I); allmählich Entwicklung einer ringförmigen Fibrose (➤ Abb. 11.36) und später einer flachen Ulzeration (Stadium II) mit Einbeziehung des Knochens (Stadium III). Hängt die Zehe nur noch an einem dünnen Strang, folgt bald eine Spontanamputation (Stadium IV). Häufig Mazeration und Sekundärinfektion im Fissurbereich sowie Ödem im distalen Anteil.

Diagnostik Klinisch, Röntgen.

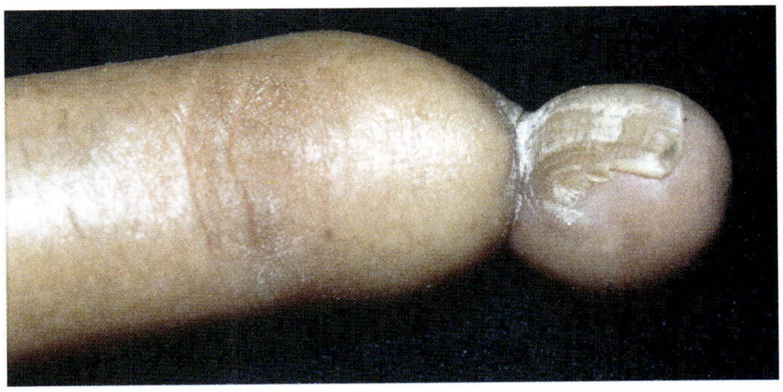

Abb. 11.36 Ainhum [M1138]

Differenzialdiagnose Pseudoainhum: Einschnürungen bei bekannter Ursache (Lepra, zirkumskripte Sklerodermie, Keratodermie).

Therapie
- Frühzeitig Inzision im Bereich der zirkulären Fibrose mit Z-Plastik; ein dauerhaftes Aufhalten der Veränderungen ist in der Regel nicht möglich, daher ist schließlich oft eine Amputation notwendig. Vermeidung bzw. Behandlung von Sekundärinfektionen.
- Kontrolle von Angehörigen, da die Erkrankung familiär gehäuft auftreten kann.

Keloid

Syn. Wulstnarbe
Keloid (gr.) Krebsschere

Umschriebene, benigne Bindegewebsvermehrung der Haut als Folge von Traumen. Im Gegensatz zur hypertrophen Narbe dehnt sich das Keloid über die ursprüngliche Hautläsion aus. Auftreten meist bei jungen Erwachsenen, besonders nach Akne, Verbrennungen, Verätzungen, Operationen oder ausgedehnten Exkoriationen mit bakterieller Wundinfektion. Die Veränderungen treten posttraumatisch nach Wochen bis Monaten, gelegentlich auch spontan auf. Häufig bei dunkelhäutigen Afrikanern und Asiaten. In Afrika werden Keloide auch als Stammes- oder Schönheitsmerkmal beigebracht.

Klinik Bevorzugt an Ohrläppchen, Sternalregion, Schultern und Rumpf zunächst hellrote bis hautfarbene, später meist blasse oder hyperpigmentierte, tropfen-, wulst- oder plattenartige Herde mit z. T. scherenartigen Ausläufern. Durch Verlust von Hautrelief, Talgdrüsen und Haaren entsteht eine spiegelnde, mitunter von Teleangiektasien durchzogene Oberfläche. Nach Erreichen einer gewissen Größe Stagnation des Wachstums. Bei starker Ausprägung im Gelenkbereich Einschränkung der Beweglichkeit möglich (dermatogene Kontraktur). Druck- und Spontanschmerz werden beobachtet. Die kosmetische Beeinträchtigung kann erheblich sein.

Diagnostik Klinisch.

Differenzialdiagnosen Hypertrophe Narbe, Histiozytom, Dermatofibrosarcoma protuberans.

Therapie Frühzeitig Druckverbände, Silikon-Gelfolie. Bei milden Formen Versuch mit Salbenbehandlung (Allantoin/Heparin/Zwiebelextrakt). Bei ausgeprägter Manifestation intraläsionale Kortikosteroidinjektionen, Kryotherapie, CO_2-Laser. Röntgenweichstrahlbehandlung bei sonst therapieresistenten Fällen. Zurückhaltung mit Exzisionen, da oft größere Rezidive entstehen.

Lichen planus actinicus

Syn. Lichen tropicalis

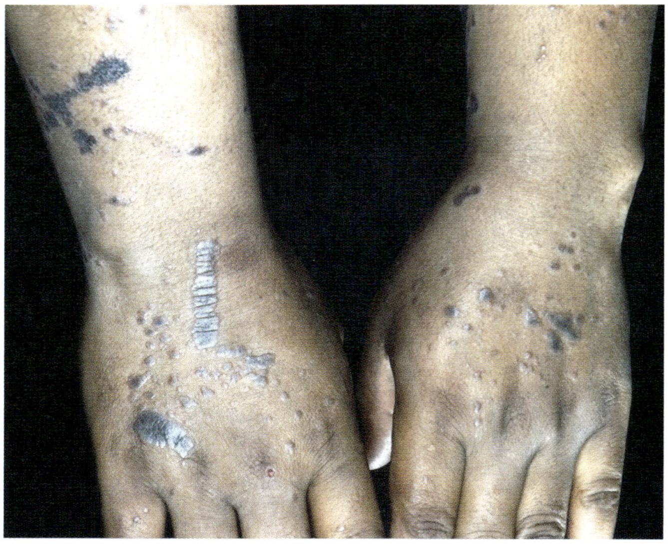

Abb. 11.37 Lichen planus actinicus [M1138]

Lichtinduzierte Sonderform eines Lichen planus, einer chronisch-entzündlichen papulösen Dermatose unbekannter Ätiologie; selbstlimitierender Verlauf. Vorkommen bei dunkelhäutigen Kindern und jungen Erwachsenen in Tropen und Subtropen.

Klinik Überwiegend an sonnenexponierter Haut (Gesicht, oberer Rumpf, Handrücken, Unterlippe) juckende, polygonale, evtl. konfluierende dunkle Papeln in anulärer und nummulärer Anordnung (➤ Abb. 11.37). Abheilung mit deutlicher Hyperpigmentierung. An den Lippen feine, netzförmige, weißliche Streifung (Wickham-Phänomen).

Diagnostik Klinik, Histologie.

Differenzialdiagnosen Lichenoides Arzneiexanthem, Lichen simplex chronicus, Lues II.

Therapie Lichtschutz. Lokal Kortikosteroide, Teerpräparate. Bei starkem Juckreiz systemisch Antihistaminika.

Pellagra

Syn. Vitamin-B_3-Mangel, Niacin-Mangel-Krankheit
pellis (lat.) Haut; *agrein* (gr.) nehmen, ergreifen

Systemerkrankung durch Mangel an Niacin (Nikotinsäure, Vitamin B_3) und anderen Faktoren des Vitamin-B-Komplexes (B_2, B_6), charakterisiert durch Dermatitis, Diarrhö und Demenz (die „drei Ds“). Häufig in Regionen, wo die Bevölkerung hauptsächlich von Mais lebt; dieser enthält wenig Tryptophan, welches als Substrat für Niacin benötig wird. Vorkommen auch nach Einnahme von Medikamenten (INH, Antibiotika), bei Resorptionsstörungen (chronische Alkoholkrankheit, Enteritis) und bei angeborenen Störungen des Tryptophan-Metabolismus (Hartnup-Syndrom).

Klinik

- Vor allem an sonnenexponierten Arealen symmetrisch angeordnete Rötungen mit Juckreiz oder Brennen, welche sich nach wiederholter UV-Exposition blau-rot oder bräunlich rot färben und eine randständige, dem Zentrum zugekehrte Schuppenkrause (Collerette) aufweisen. Später können scharf begrenzte Hyperpigmentierungen auftreten (➤ Abb. 11.38). Besonders typisch sind Veränderungen im Bereich des Dekolletés (Casal-Halsband). Schleimhautläsionen in Form von Stomatitis und Glossitis mit trockenen Lippen und hochroter, brennender Zunge. Abortive Formen mit ekzemartigen Erscheinungen an Hand- und Fußrücken werden als Pellagroid bezeichnet.
- Bei der voll ausgeprägten Pellagra bestehen zusätzlich gastrointestinale Beschwerden mit Bauchschmerzen und Diarrhö sowie neurologische Erscheinungen in Form peripherer Polyneuropathien, Depressionen, Demenz und Enzephalopathie. Anhaltender Vitamin-B-Mangel kann zum Tod führen („viertes D": death).

Diagnostik Klinisch. Verminderung der Methylnicotinamid- und Pyridonspiegel im Urin.

Differenzialdiagnosen Dermatitis solaris, photoallergische/phototoxische Reaktion, polymorphe Lichtdermatose, Kontaktekzem, atopisches Ekzem, Porphyria cutanea tarda, Lupus erythematodes, Arzneimittelreaktion. Kwashiorkor, Pyridoxin-, Riboflavin-, Vitamin-B_{12}-Defizienz.

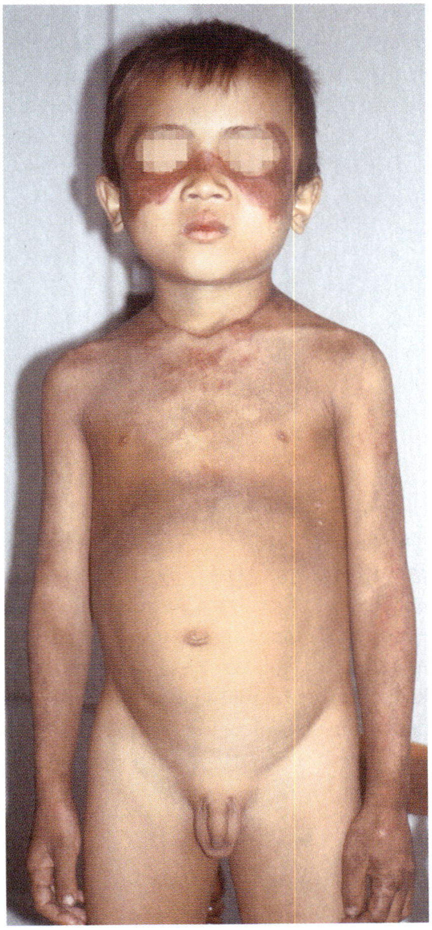

Abb. 11.38 Pellagra [M1138]

Therapie Nikotinsäureamid (Niacinamid) oral 50 bis 500 mg/Tag oder – bei ausgeprägten Fällen – intravenös (50–200 mg/Tag); dazu Eiweiß- und Vitamin-B-reiche Kost (Fleisch, Fisch, Eier, Milch, Hülsenfrüchte, Nüsse). Meist besteht ein genereller Vitaminmangel, der entsprechend substituiert werden sollte. Lichtschutz.

Pityriasis alba

Syn. Pityriasis simplex, Pseudoleucoderma atopicum
pituron (gr.) Kleie

Minimalvariante eines atopischen Ekzems mit hypopigmentierten Herden, vorwiegend im Gesicht, gelegentlich auch an Oberarmen bei Kindern und jungen Erwachsenen.

Klinik Solitär oder multipel auftretende, umschriebene, meist leicht schuppende Makulae. Deutlichere Ausprägung auf stärker pigmentierter Haut. Symptomarmer Verlauf, häufig Rezidive.

Diagnostik Klinisch.

Differenzialdiagnosen Vitiligo, Pityriasis versicolor, indeterminierte Lepra.

Therapie Aufklärung, pflegende Maßnahmen.

Podokoniose

Syn. nicht filariöse endemische Elephantiasis
podos (gr.) Fuß; *konion* (gr.) Staub

Die Erkrankung entsteht durch die Passage siliziumhaltiger Mikropartikel durch die Haut barfüßig laufender Menschen. Vorkommen in vulkanischen Gegenden mit hohem Gehalt an Laterit im Boden (red soil), vorwiegend in Hochländern über 1.000 Meter in Afrika, Mittelamerika und Indien. Regional hohe Prävalenzen; in Äthiopien z. B. etwa 6 % der Landbevölkerung. Die Silikatpartikel penetrieren in das subkutane Gewebe, gelangen in Lymphgefäße und Lymphknoten von Fuß und Unterschenkel und führen dort zu Obstruktionen. Die entstehenden chronischen Ödeme bewirken eine ausgeprägte Kollagenbildung mit Volumenvermehrung und Fibrose.

Klinik Beginnend im Teenageralter mit Juckreiz und nächtlichen Schmerzen, vorwiegend im Fuß und Knöchelbereich (burning/itchy leg), nach proximal ansteigend. Danach Auftreten von Ödemen sowie kutan-subkutanen Indurationen und Knoten beidseits, oft asymmetrisch. Wechsel akuter und chronischer Episoden. Lymphadenitis femoral und inguinal. In späten Stadien massive Beinvolumenvergrößerung (Elephantiasis) mit Hyperpigmentierung, Pachydermie und verrukösen Hautveränderungen (big/mossy foot).

11

Diagnostik Klinisch.

Differenzialdiagnose Sekundäres Lymphödem anderer Ätiologie, z. B. durch Filarien.

Therapie Beinhochlagerung in frühen Stadien. Entstauung und Auflockerung der Fibrosen mit manueller Lymphdrainage; Kompressionsverbände. Später evtl. chirurgische Entfernung überschüssigen Gewebes (Knoten, Hautlappen). Bei Superinfektion Antibiotika systemisch. Entscheidend ist die Vorbeugung durch Tragen von Socken und geschlossenen Schuhen.

Miliaria

Syn. Dermatitis hidrotica, Hitzepickel, prickly heat

Hitzebedingte Hautreaktion mit Bläschen und Papeln als Folge einer Abflussstörung in den Ausführungsgängen ekkriner Schweißdrüsen. Häufig in feuchtheißem Klima, vor allem bei eng anliegender, die Verdunstung behindernder Kleidung (Okklusiveffekt). Frühgeborene und Säuglinge sind vermehrt betroffen.

Klinik Vor allem an bedeckten Körperteilen plötzliches Auftreten von Papulovesikeln. Bei Verschluss der Schweißdrüsenausführungsgänge in der Hornschicht mit klarer Flüssigkeit gefüllte, nicht juckende Bläschen, die schnell platzen (Miliaria cristallina). Bei Verschluss in der unteren Epidermis oder in der oberen Dermis juckende oder brennende, stecknadelkopfgroße, intensiv rote Knötchen, auf denen sich sekundär Bläschen entwickeln können (Miliaria rubra und Miliaria profunda). Nach Abkühlung Rückbildung der Symptomatik meist innerhalb weniger Tage. Selten persistierende Verläufe.

Diagnostik Klinisch.

Differenzialdiagnosen Arzneimittelreaktion, virale Exantheme.

Therapie
- Leichte Kleidung, Vermeidung von Schwitzen, Aufenthalt in klimatisierten Räumen, kühlende Bäder, Calamine (Zinkoxid) als Lotion oder Puder.
- Systemisch Antihistaminika bei anhaltendem Juckreiz. Bei Europäern in den Tropen mit wiederholtem Auftreten ggf. Rückkehr in ein kühleres Klima.

Pemphigus foliaceus brasiliensis

Syn. endemischer Pemphigus foliaceus, Fogo selvagem
fogo (port.) Feuer; *selvagem* (port.) wild

Autoimmunerkrankung mit Antikörpern gegen Desmoglein 1, einem Protein, welches in die Zellmembran eingebaut wird und an der Festigkeit von Zell-Zell-Kontakten beteiligt ist.

Typisch ist ein brennendes Gefühl an der Haut. Endemisch in schwül-heißen ländlichen Regionen Südamerikas, vor allem Brasiliens mit bis zu 5 % Prävalenz. Auftreten vor dem 30. Lebensjahr, bevorzugt bei Kindern und jungen Erwachsenen, wohl familiäre Häufung. Verlauf über Monate und Jahre.

Klinik Vorwiegend an Gesicht und Rumpf (seborrhoische Areale) brennende, klare oder gelbliche, flache, konfluierende und leicht verletzliche Blasen. Schnell Ausbildung flächenhafter Erosionen und Krusten; evtl. Fieber und Arthralgien. Lokalisierter und generalisierter Befall bis zur Erythrodermie möglich, Schleimhäute sind jedoch nie involviert.

Diagnostik Nikolski-Zeichen I (Epidermis tangential abschiebbar) und II (Druck auf Blasen bewirkt Ausbreitung nach lateral) positiv. Histologie: subkorneale Blasenbildung. Zytologie des Blasenausstrichs (Tzanck-Test): Nachweis akantholytischer Keratinozyten. Immunhistologie: IgG4-Autoantikörper gegen Desmoglein 1.

Differenzialdiagnosen
- Lokalisiert: Lupus erythematodes chronicus discoides.
- Generalisiert: Pemphigus vulgaris, medikamentös induzierter Pemphigus, Erythema multiforme.

Therapie
- Lokal: kortikosteroid- und antibiotikahaltige Cremes.
- Systemisch: nach Tuberkulose-Ausschluss hochdosiert Kortikosteroide; nach Sistieren der Blasenbildung absteigende Dosen täglich über Wochen bis Monate. Zusätzlich Immunsuppressiva wie Azathioprin, Cyclophosphamid oder Mycophenolat-Mofetil. Antibiose bei Sekundärinfektionen.

Vitiligo

Syn. Weißfleckenkrankheit
Etymologie unklar. *Vitium* (lat.) Fehler, Defekt; *vitellus* (lat.) Kalb (mit schwarz-weißem Fell)

Häufige erworbene Hypo- und/oder Depigmentierung von Haut und Haaren ohne Nachweis struktureller Hautveränderungen. Ätiologie unklar; teilweise familiäre Häufung. Vermutet werden Autoimmunmechanismen mit Blockierung bzw. Destruktion der Melanozyten. Vereinzelt Assoziation mit anderen Autoimmunerkrankungen wie Alopecia areata, Diabetes mellitus, Hyper- bzw. Hypothyreose oder perniziöser Anämie. Der fehlende UV-Schutz des Pigments führt zu einer etwa 30-fachen Erniedrigung der minimalen Erythemdosis. Dadurch kann es – insbesondere in den Tropen – nach Jahren zum vermehrten Auftreten von Basalzell- und Plattenepithelkarzinomen kommen.

Klinik
- Beginn meist in der Adoleszenz oder im frühen Erwachsenenalter mit multiplen scharf begrenzten, oft symmetrisch auftretenden weißen Herden. Neben den Prädilektionsstellen Akren und Geni-

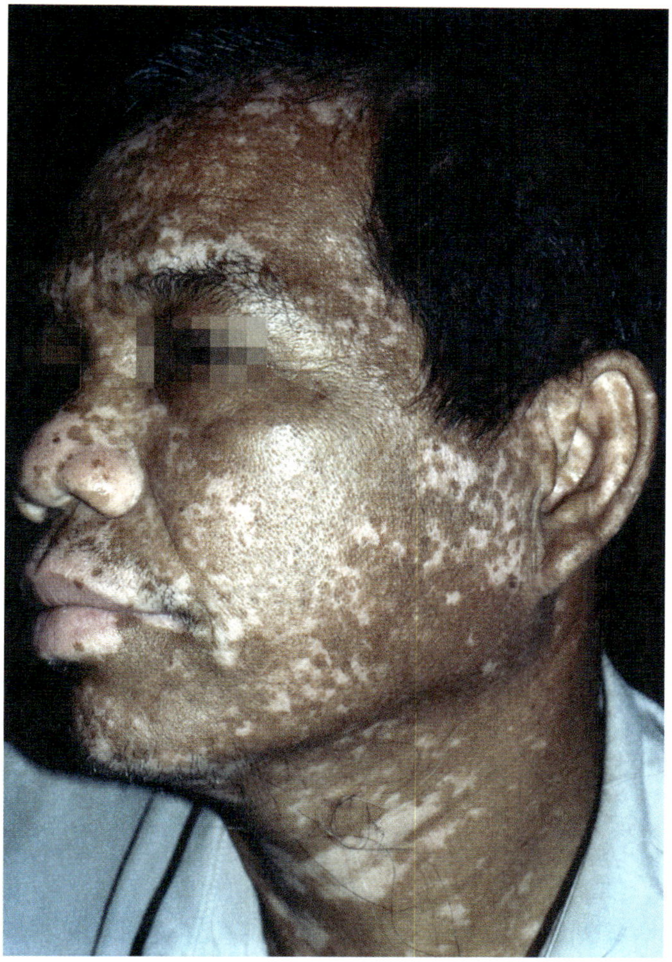

Abb. 11.39 Vitiligo [M1138]

tale ist häufig das Gesicht betroffen (➤ Abb. 11.39), manchmal in Kombination mit weißen Haarsträhnen (Poliosis). Unterschieden werden fokale, segmentale und generalisierte Formen mit Befall des gesamten Integuments. Der Verlauf ist nicht vorhersehbar, er kann reversibel oder schubweise bzw. chronisch-progredient sein. Repigmentierung erfolgt von den Follikeln aus.

- Das Auftreten einer Vitiligo kann bei dunkelhäutigen Menschen ein erhebliches ästhetisches Problem mit Stigmatisierung und sozialem Rückzug darstellen. Zu bedenken ist außerdem die klinische Ähnlichkeit von Vitiligoflecken und frühen Lepraläsionen, was in endemischen Gebieten vielfach zu massiver Beunruhigung des Patienten führt.

Diagnostik Klinisch, Histologie.

Differenzialdiagnosen Postinflammatorische Hypo- bzw. Depigmentierung, Naevus anaemicus, Pityriasis alba, Pityriasis versicolor var. alba, indeterminierte Lepra, Onchozerkose, Lichen sclerosus et atrophicus, zirkumskripte Sklerodermie, Syphilis Stadium II.

Therapie Konsequenter Lichtschutz. Spontanheilung bei etwa einem Drittel der Fälle. UVB-Phototherapie oder PUVA-Photochemotherapie (UVA mit Psoralen). Bei kleinen Läsionen potente Kortikosteroide extern. Alternativ, v. a. in kortikosteroidsensiblen Arealen, Calcineurin-Inhibitoren wie Tacrolimus und Pimecrolimus (Off-Label-Use). Camouflage.

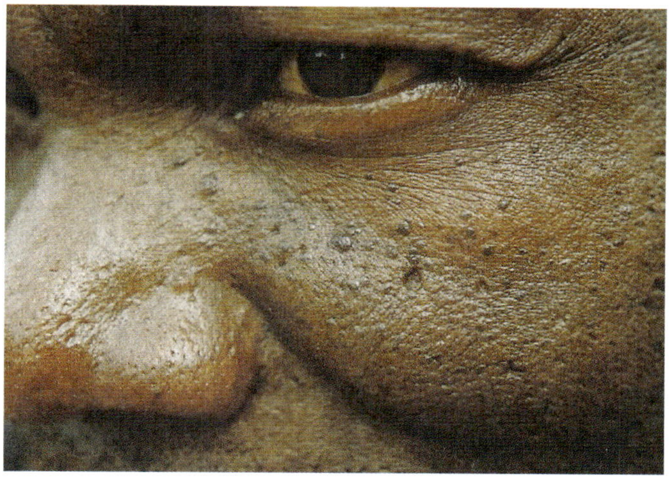

Abb. 11.40 Dermatosis papulosa nigra [M881]

11.10.7 Tumoren

Dermatosis papulosa nigra

Umschriebene Epidermishyperplasien mit flacher oder warziger Oberfläche. Sonderform seborrhoischer Keratosen bei Menschen mit schwarzer Haut und bei Asiaten. Häufiger Befund, vermehrt bei Frauen. Familiäres Auftreten.

Klinik Multiple, symmetrisch angeordnete kleine braun-schwarze Papeln, vorwiegend im oberen Wangenbereich (➤ Abb. 11.40). Histologisch identisch mit seborrhoischen Keratosen, allerdings schon im frühen Erwachsenenalter auftretend.

Diagnostik Klinisch.

Differenzialdiagnose Melanozytische Naevi.

Therapie Falls gewünscht: Kürettage, Kryotherapie, Laser. Cave: Hyperpigmentierung.

Basalzellkarzinom (Basaliom)

Vom Stratum basale der Epidermis und des Follikels ausgehender häufiger Tumor mit invasivem und destruktivem Wachstum ohne Metastasierungstendenz. Morbidität abhängig von Hauttyp, genetischer Disposition und Sonnenbestrahlung. Dementsprechend vermehrtes Auftreten bei Vitiligo, Xeroderma pigmentosum und Albinismus. In LMIC spielt auch chronische Arsenexposition (Trinkwasser) eine Rolle.

Klinik Lokalisation überwiegend am Kopf, seltener an Rumpf und Extremitäten. Auftreten in unterschiedlichen Variationen: Bei der knotigen Form (solides Basaliom) besteht ein halbkugeliges, derbes Knötchen mit glatter Oberfläche, perlmuttartigem Glanz und Teleangiektasien im Randbereich. In medizinisch unterversorgten Gebieten häufig schwere Formen nach monate- bis jahrelangem Wachstum mit zentraler Ulzeration und Zerstörung der Umgebung (Ulcus rodens) bzw. des darunter liegenden knorpeligen oder knöchernen Gewebes (Ulcus terebrans). Beim superfiziellen Basaliom (Rumpfhautbasaliom) finden sich braun-rote, leicht infiltrierte, nummuläre, erythematosquamöse Herde, die an Psoriasisläsionen erinnern können. Bedeutsam ist ferner die zikatrisierende Form (sklerodermiformes Basaliom), die intrakutan infiltrierend wächst und daher klinisch oft erst spät erkannt wird. Zusätzlich kommen pigmentierte und zystische Formen vor.

Diagnostik Klinisch, Histologie.

Differenzialdiagnosen

- Solides Basaliom: seborrhoische Keratose, dermaler Naevus, Talgdrüsenhyperplasie, Keratoakanthom.
- Rumpfhautbasaliom: Morbus Bowen, Morbus Paget, initiale Psoriasis vulgaris, nummuläres Ekzem.
- Sklerodermiformes Basaliom: Narbe, Lichen sclerosus et atrophicus.

Therapie Exzision, möglichst mit histologischer Schnittrandkontrolle. Superfizielle Basaliome: lokale Immuntherapie mit Imiquimod, lokale zytostatische Therapie mit 5-Fluorouracil. Kürettage, Kryotherapie, Laser oder photodynamische Therapie (PDT). Bei fortgeschrittenen Formen evtl. Inhibition des Hedgehog-Signalwegs (PD-1-Inhibitoren).

Spinozelluläres Karzinom (Plattenepithelkarzinom)

Vom Stratum spinosum der Epidermis bzw. des Epithels ausgehender maligner Tumor. Ätiologisch bedeutsam sind langjährige Traumen physikalischer, mechanischer und chemischer Natur (z. B. Verbrennungsnarben, UV-Licht, Röntgenstrahlen, tropische Ulzera, Teer). Im Genitoanalbereich spielen chronische HPV-Infektionen (Condylomata acuminata, bowenoide Papulose) eine Rolle. Auch chronisch-entzündliche Erkrankungen wie diskoider Lupus erythematodes, Pigmentstörungen wie Albinismus und Vitiligo sowie Xeroderma pigmentosum sind prädisponierende Faktoren.

Klinik Überwiegend an sonnenexponierter Haut und im Bereich der Übergangsschleimhäute oral und genitoanal derbe, oft verruköse, hautfarbene oder rote Knoten mit nicht heilenden Ulzerationen und später geschwürigem Zerfall (➤ Abb. 11.41). Beginn als horizontal wachsendes Carcinoma in situ, oft mit umschriebenen Keratosen, später Übergang in eine noduläre Form mit vertikalem, lokal destruierendem Wachstum und lympho- bzw. hämatogener Metastasierung.

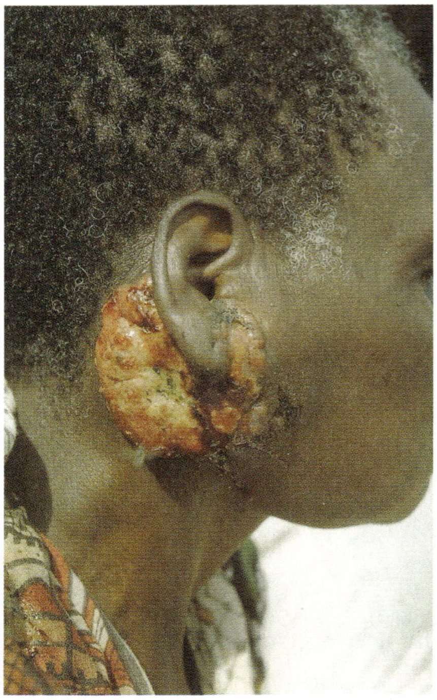

Abb. 11.41 Spinozelluläres Karzinom [M881]

Differenzialdiagnosen Keratoakanthom, Basalzellkarzinom, amelanotisches Melanom, Adnextumoren; ferner entzündliche Prozesse wie subkutane Mykosen, Tuberculosis cutis verrucosa/colliquativa. Schleimhäute: Leukoplakie.

Therapie Exzision, möglichst mit histologischer Schnittrandkontrolle. Je nach Befund Lymphadenektomie. Kryotherapie kommt für In-situ-Karzinome infrage. Bei älteren, nicht operationsfähigen Patienten Radiatio. In lokal fortgeschrittenen Fällen sowie bei Metastasen evtl. Immuncheckpoint-Inhibitoren.

Malignes Melanom

Melanome sind hochgradig maligne Tumoren der Melanozyten, gekennzeichnet durch oft schnelles Wachstum und – abhängig von Eindringtiefe und Tumordicke – frühzeitige lympho- und hämatogene Metastasierung. Entstehung meist de novo, seltener im Bereich größerer kongenitaler bzw. dysplastischer Nävi.

In Europa am häufigsten sind das primär noduläre Melanom (PNM; vorwiegend vertikale Wachstumsrichtung) und das superfiziell spreitende Melanom (SSM; vorwiegend horizontale Wachstumsrichtung). Amelanotische (hautfarbene) Formen kommen ebenfalls vor. Ätiologisch spielen familiäre Disposition und UV-Exposition eine Rolle. Bei Asiaten und Menschen mit schwarzer Haut sind Melanome seltener und entwickeln sich zu 70 % an wenig pigmentierten Arealen wie Handflächen, Fußsohlen und subungual (akrolentiginöses Melanom, ALM).

Klinik des ALM An Palmae und Plantae inhomogen pigmentierter Fleck mit braunen, blauen, grauen und schwarzen Farbanteilen. Horizontales, später vertikales Wachstum mit Infiltration der

Dermis und zunehmenden knotigen, schuppenden Anteilen, Erosion, Ulzeration und Blutung. Bei Nagelbefall subungual streifenförmige Melanoynchie, häufig begleitet von periungualer Hyperpigmentierung (Hutchinson-Zeichen). Später dunkle Verfärbung des Nagels mit Destruktion der Nagelplatte.

Differenzialdiagnosen Nävuszellnävus, blauer Nävus, thrombosiertes Hämangiom, Angiokeratom.

Therapie Exzision bis zur Muskelfaszie mit einem Sicherheitsabstand von 1–2 cm. Abhängig vom histologischen Befund (maximaler vertikaler Tumordurchmesser) Entfernung der Wächterlymphknoten. Je nach Krankheitsstadium Interferonbehandlung, in Einzelfällen Radiatio. Bei Fernmetastasen neuerdings Kinase-Hemmstoffe bzw. Immuncheckpoint-Inhibitoren. Amputation bei subungualen Tumoren.

LITERATUR

Aguh C, Okoye G. Fundamentals of Ethnic Hair. New York: Springer, 2016.
Alexis A, Barbosa VH. Skin of Color: A Practical Guide to Dermatologic Diagnosis and Treatment. New York: Springer, 2014.
Bendick C. Besonderheiten der nichtweißen Haut. In: Plewig G, Ruzicka T, Kaufmann R, Hertl M (Hrsg.). Braun-Falco's Dermatologie, Venerologie und Allergologie. 7. A. Heidelberg: Springer, 2018. p. 1621–36.
Chua SH, Goh CL, NG SK. The Asian Skin. A Reference Colour Atlas of Dermatology and Venereology. 2nd ed. McGraw-Hill Education, 2013.
Dadzie OE, Petit A, Alexis AF. Ethnic Dermatology: Principles and Practice. New Jersey: Wiley-Blackwell, 2013.
Donkor CMYA, Aryee-Boi J, Osazuwa, IR, Afflu FK, Alexis AF. Atlas of Dermatological Conditions in Populations of African Ancestry. Cham, Switzerland: Springer, 2021.
Flohr C, Hay R: Putting the burden of skin diseases on the global map. Br J Dermatol 2021; 184(2): 189–90.
Halder RM. Dermatology and Dermatological Therapy of Pigmented Skin. Boca Raton: CRC Press, 2005.
Hees Cv, Naafs B. Common Skin Diseases in Africa. An Illustrated Guide. 2017. https://www.africanskindiseases.org.
Iwuala C, Taylor SC: Structural and functional differences in skin of colour. Clin Exp Dermatol 2022; 47(2): 247–50.
Jablonski NG. Living Color: The Biological and Social Meaning of Skin Color. Reprint edition. California: University of California Press, 2014.
Jackson-Richards D, Pandya AG. Dermatology Atlas for Skin of Color. New York: Springer, 2014.
Kelly AP, Taylor SC, Lim HC, Serrano AMA. Taylor and Kelly's Dermatology for Skin of Color, 2nd ed. New York: McGraw-Hill Medical, 2015.
Khumalo NP, Thiers BH. African Skin and Hair Disorders. An Issue of Dermatologic Clinics. Amsterdam: Elsevier, 2014.
Kinai M. Dark Skin Dermatology Color Atlas: Clinical Dermatology. CreateSpace Independent Publishing, 2012.
Montagna W, Prota G, Kennedy JA. Black Skin: Structure and Function. Massachusetts: Academic Press Inc., 1993.
Orfanos CE, Zouboulis CC, Assaf C. Pigmented Ethnic Skin and Imported Dermatoses: A Text Atlas. Cham, Switzerland: Springer, 2018.
Schaller KF. Colour Atlas of Tropical Dermatology and Venereology. Berlin, Heidelberg: Springer, 2013.
Schmeller W, Bendick C, Stingl P. Dermatosen aus drei Kontinenten. Bildatlas der vergleichenden Dermatologie. Stuttgart, New York: Schattauer, 2005.
Tyring SK, Lupi O, Hengge UR. Tropical Dermatology. 2nd ed. Churchill Livingstone, China: Elsevier, 2017.

INTERNETQUELLEN

Dermatology Atlas (Derma-Atlas, Brasilien): www.atlasdermatologico.com.br.
DermNet (Derma-Atlas, international): https://dermnetnz.org.
Deutsches Netzwerk gegen vernachlässigte Tropenkrankheiten: https://dntds.de.
International Foundation for Dermatology: www.ilds.org.
International League of Dermatological Societys: https://ilds.org.
International Society for Dermatology in the Tropics: www.tropendermatologie.de.
International Society of Dermatology: www.intsocderm.org.
Medscape (Dermatologie-Lehrbuch, international): https://emedicine.medscape.com/dermatology.
Regional Dermatology Training Centre, Moshi, Tansania: https://rdtcmoshi.wordpress.com.
Skin of Color Society: https://skinofcolorsociety.org.

11.11 Sexuell übertragbare Krankheiten

Christoph Bendick

11.11.1 Einleitung

Infektionskrankheiten, welche in der Regel durch sexuellen Kontakt übertragen werden, bezeichnet man als **genitale Kontaktinfektionen** oder **sexuell übertragbare Infektionen** (sexually transmitted infections, STI). Es handelt sich um eine nicht streng abgegrenzte Gruppe von Erkrankungen, deren Bedeutung über die Venerologie hinaus bis weit in den Bereich von Dermatologie, Infektiologie, Neurologie, Pädiatrie, Gynäkologie und Urologie reicht.

Geschlechtskrankheiten im traditionellen Verständnis umfassen Syphilis, Ulcus molle, Gonorrhö und das Lymphogranuloma inguinale. Eine allgemeine **Meldepflicht** für diese Erkrankungen besteht in Deutschland nicht mehr, ausgenommen für Syphilis, deren Nachweis von Laboratorien nach § 7 IfSG nicht namentlich gemeldet werden muss. Die bakteriellen Infektionen Ulcus molle, Granuloma inguinale (Donovanose) und Lymphogranuloma inguinale (welches sich mit der Gruppe der klassischen Geschlechtskrankheiten überschneidet) werden als tropische Geschlechtskrankheiten bezeichnet.

Heute wird die Gruppe der STI breiter gefasst: Zu den oben genannten treten *Chlamydia* (Serotypen D–K)-, *Mycoplasma*- und *Ureaplasma*-Infektion; HIV-, HPV- und HSV-2-Infektion, Hepatitis B und C; Trichomoniasis, Phthiriasis (Pediculosis pubis), Skabies und Candidiasis. Diese Erkrankungen können im Rahmen der sexuellen Aktivität, aber auch auf anderem Weg erworben werden.

Weltweit infizieren sich täglich mehr als eine Million Menschen mit einer Geschlechtskrankheit, wobei trotz gewisser regionaler Unterschiede Chlamydieninfektionen, Gonorrhö, Trichomoniasis und Syphilis im Vordergrund stehen (WHO 2024).

Das Verständnis sexuell übertragbarer Infektionen hat sich in den vergangenen Jahren durch verbesserte Diagnostik und eine umfassendere Vorstellung von der Pathogenität mancher Erreger deutlich erweitert. Auch wenn in den Tropen nicht immer das vollständige Spektrum diagnostischer und therapeutischer Möglichkeiten zur Verfügung steht, haben sich vielerorts die Verhältnisse durch Anwendung neuer technologischer Optionen wie z. B. Telemedizin und virtuelle Konsultationen wesentlich verbessert.

Gemeinsam ist allen Geschlechtskrankheiten die Beziehung zur sexuellen Aktivität, was sie über den unmittelbaren medizinischen Kontext hinaus auch zu einem sozialen und psychologischen Problem machen kann, insbesondere in Gesellschaften, in denen Sexualität überhaupt tabuisiert ist oder wo das von einer engen gesellschaftlichen Norm abweichende sexuelle Verhalten (z. B. Homosexualität, Analverkehr, orogenitale Kontakte) abgelehnt wird oder strafbar sein kann. Die Ächtung von Menschen mit einer Geschlechtskrankheit kann trotz umfangreicher Aufklärungsprogramme vor allem in traditionellen Gemeinschaften immer noch erheblich sein.

Ganz allgemein findet man eine vermehrte Inzidenz sexuell übertragbarer Infektionen bei Minoritäten und in Populationen mit geringerem sozioökonomischem Status, welche, nicht selten von der Mehrheitsgesellschaft marginalisiert, vielfach nur unzureichenden Zugang zu Bildung, Aufklärung und adäquater medizinischer Versorgung haben.

In Ländern mit niedrigem und mittlerem Einkommen (LMIC) kann der Verlauf sexuell übertragbarer Infektionen durch späte und unzureichende Diagnostik, fehlerhafte Therapie, inkompetentes Management komplexerer Krankheitsbilder und das Auftreten mitunter gravierender Spätfolgen gekennzeichnet sein. In Situationen, in denen eine präzise Diagnostik infolge einer bescheidenen medizinischen Infrastruktur, beispielsweise in entlegeneren Einrichtungen der Primärversorgung, nicht möglich ist, empfiehlt sich der **„syndromorientierte Ansatz" (syndromic approach),** eine an Symptomatik und lokalen Gegebenheiten orientierte standardisierte Therapie aufgrund bestimmter Leitsymptome (➤ Tab. 11.31, ➤ Tab. 11.33). Dieser Zugang mag vor allem Gesundheitspersonal, das geschult ist, einer Therapie eingehende diagnostische Maßnahmen vorzuschalten, unbefriedigend erscheinen, jedoch führt der Versuch der weiteren Differenzierung eines klinischen Befunds selbst bei Erfahrenen nicht selten zu Fehldiagnosen und zum Übersehen weiterer Erkrankungen; so leiden Menschen mit einer Geschlechtskrankheit aufgrund ihres Risikoverhaltens oftmals gleichzeitig unter mehreren sexuell übertragbaren Infektionen (WHO 2021). Darüber hinaus weisen manche Labormethoden, z. B. der mikroskopische Nachweis von Gonokokken, in den Händen wenig Erfahrener eine nur geringe Sensitivität und Spezifität auf.
Zusammenfassend zeichnet sich der syndromorientierte Ansatz durch folgende **Vorteile** aus (nach Altini und Coetzee 2005):
- Geringerer Zeitaufwand für Personal und Patienten und damit erhöhte Akzeptanz
- Vermeidung routinemäßiger vaginaler Untersuchungen (durch männliches Personal) und damit Abbau der Hemmschwelle für Patientinnen
- Hohe Sensitivität bei symptomatischen Patienten
- Therapeutische Abdeckung von Mischinfektionen
- Behandlung ohne Verzögerung durch das Abwarten von Laborergebnissen schon bei Erstvorstellung
- Anwendung auch in technisch und personell bescheiden ausgestatteten medizinischen Einrichtungen
- Kosten- und zeitintensive Überweisungen in ein Krankenhaus lediglich bei therapieresistenten Fällen
- Primär hohe Heilungsraten bei korrekter Medikamentenauswahl und adäquaten Nachkontrollen
- Verminderte Ausbreitung sexuell übertragbarer Infektionen

Dem gegenüber stehen die potenziellen **Nachteile** von:
- Überdiagnose und therapeutischer Überversorgung mit folgenden Risiken:
  - Resistenzentwicklung
  - Medikamentennebenwirkungen
  - Tendenziell höheren Arzneikosten
  - Untauglichkeit bei asymptomatischen Infektionen

Auch ist die Beobachtung eines vaginalen Fluors nicht immer konsistent mit dem Vorliegen einer Gonokokken- oder Chlamydieninfektion.

11

In ihrem Bestreben, STI als Problem der öffentlichen Gesundheit zu kontrollieren, hat die WHO „Global Health Targets for 2030" formuliert (WHO 2016):
- 90 % Verminderung der *Treponema-pallidum*-Inzidenz (Referenzwert 2018)
- 90 % Verminderung der *Neisseria-gonorrhoeae*-Inzidenz (Referenzwert 2018)
- 50 oder weniger Fälle von kongenitaler Syphilis/100.000 Lebendgeburten (Referenzwert 2018) in 80 % aller Staaten
- 90 % HPV-Geimpfte auf nationaler Ebene und wenigstens 80 % in jeder Verwaltungseinheit in Ländern, welche die HPV-Impfung im nationalen Impfprogramm führen

➤ Tab. 11.31 gibt einen Überblick über Leitsymptome genitaler Erkrankungen.

Unter dem Oberbegriff **„genital-ulzerative Erkrankungen"** (genital ulcer disease [GUD]; ➤ Tab. 11.32) werden alle auf sexuellem Weg erworbenen Erkrankungen zusammengefasst, welche mit einer Ulzeration der Haut bzw. der Schleimhaut des Genitales einhergehen. Neben ihrem unmittelbaren Krankheitswert haben sie besondere Bedeutung als Risiko vor allem für die aktive und passive HIV-Transmission, aber auch anderer sexuell übertragener Infektionen. Die Häufigkeit genital-ulzerativer Erkrankungen variiert entsprechend geografischer, medizinischer und kultureller Gegebenheiten erheblich.

Für die Verhütung und Kontrolle aller STI gilt, dass der Verzicht auf potenziell riskante Sexualpraktiken und konsequente Kondombenutzung das Risiko einer Infektion erheblich minimieren. Eine schnelle und adäquate Therapie dient neben der individuellen Heilung und der Verhütung teils gravierender Spätfolgen auch dem Schutz von Sexualpartnern. Keine der aufgeführten Erkrankungen hinterlässt eine dauerhafte Immunität.

Der verbreiteten Ansicht, zirkumzidierte Männer seien bei einer Reihe von STI einem verminderten Infektionsrisiko ausgesetzt und sprächen besser auf therapeutische Maßnahmen an, wurde in einer umfangreichen Metaanalyse aus dem Jahr 2013 widersprochen (Van Howe 2013). Studien zur Frage, ob die Zirkumzision das Risiko des Erwerbs einer STI für Sexualpartner mindert, liefern uneinheitliche Ergebnisse.

Tab. 11.31 Leitsymptome genitaler Erkrankungen

Leitsymptom			
Erkrankung	Urethritis und Fluor	Genitale Ulzera	Genitale Tumoren
	Gonorrhö (➤ Kap. 11.11.2)	Lymphogranuloma inguinale (➤ Kap. 11.11.4)	Condylomata plana
	Chlamydien-Urethritis (➤ Kap. 11.11.9)	Herpes genitalis (➤ Kap. 11.11.8)	Verrucae vulgares, Condylomata acuminata, bowenoide Papulose
	Mykoplasmen-Urethritis	Granuloma inguinale (➤ Kap. 11.11.3)	Mollusca contagiosa
	Ureaplasma-Urethritis	Syphilis (➤ Kap. 11.11.5)	Morbus Bowen
	Trichomoniasis	Ulcus molle (➤ Kap. 11.11.6)	Malignome

Tab. 11.32 Differenzialdiagnose genital-ulzerativer Erkrankungen (genital ulcerative disease, GUD)

	Herpes genitalis	Lymphogranuloma inguinale	Granuloma inguinale	Syphilis	Ulcus molle
Ätiologie	*Herpes simplex* Typ 2 (und 1)	*Chlamydia trachomatis* Serotypen L1, L2, L3	*Calymmatobacterium granulomatis*	*Treponema pallidum*	*Haemophilus ducreyi*
Inkubationszeit	3–7 (1–25) Tage	7–10 (3–21) Tage	8–80 Tage	21–28 (9–90) Tage	3–7 (–30) Tage
Primärläsion	Gruppierte Bläschen	Bläschen oder Papel	Papeln und Knoten	Ulkus	Papeln
Spätes Stadium	Verkrustung	Ulzera, genitorektales Syndrom	Ulzero-granulomatöse Läsionen	Exanthem, Condylomata lata u. a.	Ulzera
Lymphadenopathie	Fehlt	Unilateral schmerzhaft	Bei Superinfektion (Pseudobubonen)	Uni- oder bilateral schmerzlos	Unilateral schmerzhaft
Meldepflicht	Nein	Nein	Nein	Nicht namentlich durch Laboratorien	Nein

Auf den folgenden Seiten werden in erster Linie die klassischen und tropischen Geschlechtskrankheiten abgehandelt. Da die sexuelle Übertragung des *Herpes-simplex*-Virus und des Humanen Papillomvirus sowie die Infektion mit *Chlamydia trachomatis* der Serotypen D–K weltweit erheblich an Bedeutung zugenommen haben, werden auch die entsprechenden Krankheitsbilder dargestellt. Die Konsequenzen des Vorliegens einer HIV-Infektion für Verlauf und Therapie der besprochenen Erkrankungen werden in ➤ Kap. 2.2 berücksichtigt.

Therapeutische Empfehlungen beruhen in erster Linie auf Angaben der CDC (Workowski et al. 2021) und decken Standardsituationen ab. Angaben zur Therapie bei Schwangeren, Säuglingen, Kindern, adipösen Personen, Partnern Erkrankter, Patienten mit Immundefizienz, spezifischen Allergien oder komplexeren Situationen von Antibiotikaresistenz sind der spezialisierten Literatur zu entnehmen.

11.11.2 Gonorrhö

Das Wichtigste in Kürze

Die Gonorrhö (Tripper, gonorrhoea, clap) ist eine akut auftretende Kontaktinfektion der Schleimhäute. Am häufigsten betroffen sind Urethra, Endozervix, Rektum, Pharynx und Konjunktiven.

Epidemiologie

Gonorrhö ist nahezu weltweit die am häufigsten übertragene STI. Junge Erwachsene sind am stärksten betroffen. In Südafrika zum Beispiel lag die Prävalenz 2018 bei beiden Geschlechtern in der Altersgruppe zwischen 15 und 24 Jahren bei 4,6 %. Die Dunkelziffer ist, bedingt durch ein teils nicht vorhandenes, teils unzuverlässiges Meldewesen, in vielen LMIC, auch durch mangelhafte Diagnostik, hoch.

Ätiologie

Die Erkrankung wird durch den Gram-negativen aeroben oxidasepositiven Diplokokkus *Neisseria gonorrhoeae* (Neisser 1879) verursacht. Der Mensch ist der einzige Wirt.

Infektionsmodus

Die Infektion erfolgt durch direkte Inokulation im Rahmen des Sexualverkehrs oder als Schmierinfektion bei der Blenorrhoea gonorrhoica neonatorum. Die Inkubationszeit beträgt 4–7 (2–10) Tage.

Klinik

Typisch ist die eitrige Entzündung am Ort der Infektion mit Schmerzen und Brennen, beim Mann besonders im Bereich des distalen Anteils der Urethra, häufig mit Pollakisurie. Bei Frauen kommt es zudem zu Schmerzhaftigkeit und Blutungsneigung der Vaginalschleimhaut und mukopurulentem Fluor; dagegen tritt Dysurie oftmals in den Hintergrund.

Die Anzahl asymptomatischer Verläufe wird mit 10–30 %, bei rektaler und pharyngealer Gonorrhö auch deutlich darüber, sehr uneinheitlich angegeben. Hieraus resultiert ein wichtiges Infektionsreservoir.

Komplikationen/Varianten

Männer Postinflammatorische Striktur der Urethra. Bei aufsteigender Infektion kann es zum Befall der Cowper-Drüsen, zu **Prostatitis, Epididymitis** und **Orchitis** (ggf. mit **Infertilität**) kommen.

Frauen **Bartholini-Abszess, Salpingitis, Endometritis,** Tubenruptur mit **Peritonitis,** in der Folge ektopische Schwangerschaft und/oder **Infertilität. Pelvic Inflammatory Disease (PID)** mit meist langsamer Progression und diffusen abdominalen Schmerzen, Dyspareunie und atypischen Blutungen; gelegentlich auch als akutes Abdomen.

Die **disseminierte Gonokokken-Infektion (DGI)** 2 bis 3 Wochen nach Primärinfektion infolge hämatogener Ausbreitung des Erregers geht mit Fieber, Polyarthralgie und einzeln oder in Gruppen über kleinen Gelenken stehenden (Papulo-)Pusteln einher. Häufig kommt es auch zur septischen **Monoarthritis** oder asymmetrischen **Oligoarthritis,** bevorzugt im Bereich der großen Gelenke (Knie, Knöchel, Ellenbogen, Schulter), wobei Allgemeinsymptome fehlen können. Weitere Komplikationen sind Perihepatitis (Fitz-Hugh-Curtis-Syndrom), Endokarditis, Myoperikarditis und Meningitis.

Die **Gonokokkenophthalmie** des Neugeborenen **(Blenorrhoea gonorrhoica neonatorum)** nach perinataler Übertragung durch eine infizierte Mutter tritt 2 bis 5 Tage post partum als vorwiegend beidseitige eitrige Konjunktivitis auf, die unbehandelt häufig zur Erblindung führt. Die **Ophthalmoblenorrhoea adultorum** (meist Folge einer Autoinokulation über die Finger) manifestiert sich als akute eitrige Blepharitis und Konjunktivitis mit Gefahr des raschen Fortschreitens hin zu Korneaperforation und Panophthalmitis mit konsekutiver Erblindung.

Diagnostik

Gram- oder Methylenblau-gefärbtes Ausstrichpräparat (➤ Abb. 11.42) von der Urethra symptomatischer Männer (Sensitivität und Spezifität > 95 %). Bei Frauen ist die mikroskopische Diagnostik obsolet.

Die Kultur auf Selektivmedien (Thayer-Martin) zeichnet sich durch bessere Sensitivität und Spezifität aus; sie ist aus Abstrichmaterial von Urethra, Zervix, Pharynx und Rektum, nicht jedoch Urin möglich.

NAT eigenen sich für alle Untersuchungsmaterialien, auch als kombinierter Nachweis von Gonokokken und Chlamydien. Sie sind sensitiver als die Kultur.

- DGI: wiederholte Kultur von Blut und Synovialflüssigkeit.
- PID: Ultraschall, Pelviskopie mit Materialentnahme.

Gonorrhö bei Kindern ist hochverdächtig auf **sexuellen Missbrauch,** weitere Untersuchungen müssen veranlasst werden.

Differenzialdiagnose

Candidiasis, Harnwegsinfektionen anderer Ätiologie (Chlamydien, Mykoplasmen, Trichomonaden, Streptokokken, HSV), Zervizitis durch Chlamydien, Mykoplasmen, HSV. Epididymitis und Orchitis durch andere bakterielle oder virale (z. B. Mumps) Erreger. DGI: septische/reaktive Arthritis.

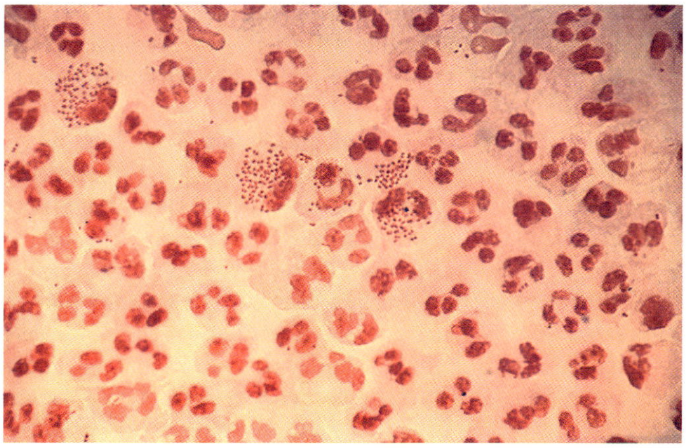

Abb. 11.42 Gram-negative Diplokokken *(Neisseria gonorrhoeae)* aus dem Urethralabstrich eines an Gonorrhö erkrankten Patienten (Gram-Färbung) [P1540]

Therapie

- Unkomplizierte Gonokokkeninfektion von Urethra, Pharynx, Zervix und Rektum:
  - Ceftriaxon 500 mg i. m. (1 g i. m. bei Ophthalmoblenorrhoea adultorum) als Einmaldosis
- Alternativ:
  - Cefixim 800 mg p. o. als Einmaldosis
  - Gentamicin 240 mg i. m. + Azithromycin 2 g p. o. als Einmaldosis

Wenn gleichzeitig eine Chlamydieninfektion nachgewiesen wurde bzw. nicht ausgeschlossen werden kann, zusätzlich Doxyzyklin 2 × 100 mg/Tag p. o. für 7 Tage.

Kompliziertere Krankheitsverläufe wie bei DGI und PID können die stationäre Aufnahme des Patienten sowie komplexere Therapieschemata erforderlich machen.

N. gonorrhoeae hat in den letzten Jahrzehnten gegen eine Vielzahl eingesetzter Antibiotika Resistenzen entwickelt. Erregeridentifikation mit Empfindlichkeitsbestimmung sollte daher möglichst durchgeführt werden.

Prävention und Kontrolle

Kontrolle 4 Wochen nach Therapie mittels Kultur und NAT.

Die Applikation von Silbernitrat in die Augen des Neugeborenen (Credé-Prophylaxe) wird heute in Deutschland routinemäßig nicht mehr durchgeführt.

Reisemedizinische Aspekte

Resistenzmuster variieren je nach Gegend, in der die Infektion erworben wurde, beispielsweise sind aus Asien in den letzten Jahren Resistenzen gegen Cephalosporine der Gruppe 3 und Azithromycin bekannt geworden. Eine gezielte Reiseanamnese und ggf. angepasste Therapie sind daher indiziert.

11.11.3 Granuloma inguinale

Das Wichtigste in Kürze

Das Granuloma inguinale (Granuloma venereum, Donovanose) ist eine bakteriell verursachte chronisch-progressiv und destruktiv verlaufende Infektion des Genitales und angrenzender Regionen.

Epidemiologie

In Ländern mit hohem Einkommen (HIC) heutzutage seltene, in Papua-Neuguinea, der Karibik, Südindien, Südafrika, Südostasien, Nordostbrasilien und bei australischen Ureinwohnern endemische Erkrankung, wenngleich präzise epidemiologische Daten nicht vorliegen. Insgesamt scheint die Prävalenz weltweit abzunehmen, beispielsweise wurden sinkende Zahlen aus Südafrika berichtet (Muller und Kularatne 2020).

Ätiologie

Erreger ist das Gram-negative, sich vorwiegend intrazellulär vermehrende pleomorphe Stäbchen *Klebsiella granulomatis*, bis 1999 *Calymmatobacterium granulomatis* (Aragão und Vianna 1913) genannt.

Infektionsmodus

Im Rahmen des Sexualverkehrs übertragene Erkrankung von eher niedriger Infektiosität. Wenige Fälle von oral-fäkaler Ansteckung und perinataler Übertragung sind bekannt. Die Inkubationszeit ist mit 7 bis 80 (in Einzelfällen: 1 bis 360) Tagen außerordentlich variabel.

Klinik

Am häufigsten ist die **ulzerovegetative Verlaufsform**: Primäre Manifestation sind hier entzündliche, juckende, subkutane Papeln und Knoten am Genitale (seltener perineal, inguinal, sehr selten oral), welche sich durch Autoinokulation oder direkte Ausbreitung langsam zu ausgedehnten Plaques umwandeln (➤ Abb. 11.43). Diese imponieren als schmerzlose, leicht verletzliche, granulomatöse Läsionen mit „Rindfleisch"-rotem, sauberem Grund und prominentem Rand. Weniger häufig ist die hypertrophe oder verrukös proliferative Form mit Ausbildung umfangreicher vegetierender Tumoren, klinisch an Condylomata acuminata erinnernd.

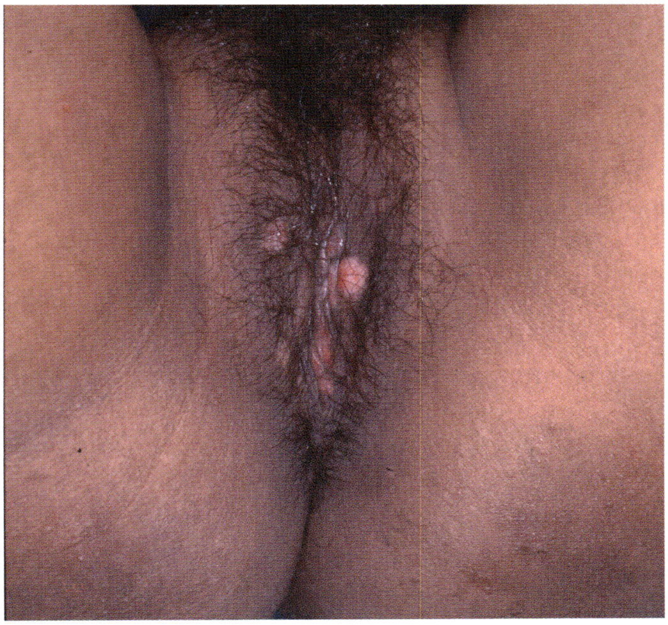

Abb. 11.43 Granuloma inguinale: granulomatöse Knoten [M1138]

Fieber und Arthralgien kommen als Prodromi und in der frühen Krankheitsphase vor, in späteren Stadien können schlechtes Allgemeinbefinden, Fieber und Anämie dominieren.

Komplikationen/Varianten

Häufig Vernarbung mit Bildung von Stenosen an Urethra, Vagina und Anus, Lymphstau und Pseudo-Elephantiasis des Genitales; Superinfektion und Nekrose mit Schwellung (gelegentlich Einschmelzung) lokaler Lymphknoten mit weiterer Plaquebildung. Die maligne Umwandlung kommt bei ca. einem von 400 Patienten vor – ob sie ursächlich dem Granuloma inguinale oder einer gleichzeitigen HPV-Infektion geschuldet ist, wird diskutiert (Arora et al. 2016). Tödlich kann die hämatogene Ausbreitung in Milz, Lunge, Leber, Knochen und Orbita verlaufen.

Frauen Beteiligung der Zervix. Aggressiverer Verlauf in der Schwangerschaft.

Der Krankheitsverlauf bei HIV-positiven Patienten kann protrahiert sein.

Diagnostik

Intrazellulär gelegene **Donovan-Körperchen** im nach Wright-Giemsa (bzw. Warthin-Starry oder Leishman) gefärbten Gewebsausstrich von Biopsie- oder Curettagematerial, Biopsie und feingewebliche Untersuchung (➤ Abb. 11.44). Die Kultur von *Klebsiella granulomatis* ist schwierig und spezialisierten Laboratorien vorbehalten. Serologische Verfahren stehen nicht zur Verfügung. NAT sind bislang nur in Speziallaboratorien durchführbar.

Differenzialdiagnose

Frühe Läsionen Condylomata acuminata, Condylomata lata, Mykobakteriosen.

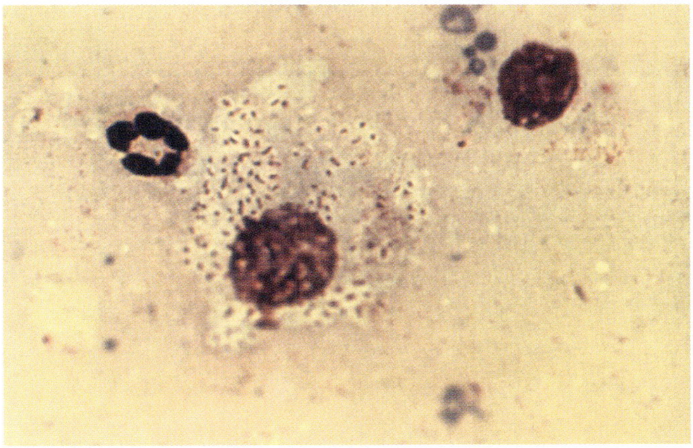

Abb. 11.44 Granuloma inguinale, Donovan-Körperchen [J794-017]

Späte Läsionen Lymphogranuloma inguinale, kutane Amöbiasis, Plattenepithelkarzinom.

Therapie

- Azithromycin 1 x 1 g/Woche p. o. oder 500 mg/Tag p. o.
- Alternativ: Doxyzyklin 2 × 100 mg/Tag p. o., Cotrimoxazol 2 × 960 mg/Tag p. o. oder Erythromycin 4 × 500 mg/Tag p. o.

Alle Therapieschemata gelten für mind. 3 Wochen bzw. bis zur Rückbildung aller Läsionen.

Wie bei allen sexuell übertragbaren Infektionen, die mit Ulkusbildung einhergehen (GUD), kommen Mehrfachinfektionen (v. a. mit Syphilis) vor. In diesen Fällen ist für die Therapieentscheidung ggf. der syndromorientierte Ansatz (➤ Tab. 11.33) vorzuziehen.

Genitale Elephantiasis und Deformierungen der Anogenitalregion infolge von Strikturen erfordern mitunter eine chirurgische Korrektur.

Prävention und Kontrolle

Gesundheitserziehung im Hinblick auf Genitalhygiene.

Reisemedizinische Aspekte

Gezielte Anamnese bei sexuell aktiven Reiserückkehrern mit genitalen Ulzera, insbesondere aus Endemiegebieten. Folgezustände der akuten Erkrankung können eine differenzialdiagnostische Herausforderung darstellen.

11.11.4 Lymphogranuloma inguinale

Das Wichtigste in Kürze

Die auch als Lymphogranuloma venereum (engl. strumous bubo/tropical bubo/climatic bubo; frz. Maladie de Durand-Nicolas-Favre) bezeichnete genitale Kontaktinfektion verläuft in Stadien und kann im Spätstadium zu schwerwiegenden Komplikationen im Bereich der Geschlechts- und Ausscheidungsorgane führen.

Epidemiologie

In Europa, Nordamerika und Australien ist das Lymphogranuloma inguinale (LGI) eine seltene, in Ost- und Westafrika, Indien, Südostasien, Südamerika und der Karibik häufigere Erkrankung. Männer sind deutlich mehr betroffen als Frauen, präzise epidemiologische Daten liegen jedoch nicht vor. Seit 2003 hat es in westlichen Ländern mehrere Cluster LGI-verursachter Proktitisfälle unter Männern, die Sex mit Männern haben (MSM), gegeben. Das Auftreten der Erkrankung in dieser Gruppe wurde mit ausgeprägterem sexuellem Risikoverhalten, extensiveren Sexualkontakten und Drogengebrauch erklärt. Ein weiteres Risiko ergibt sich aus der Praxis, vor Analverkehr zur Reinigung des Enddarms Einläufe zu verabreichen, welche die Integrität der Mukosa beeinträchtigen.

Ätiologie

Die Erkrankung, welche 1913 von Durand, Nicolas und Favre als klinische und pathologische Entität beschrieben wurde, wird von dem strikt humanpathogenen, obligat intrazellulären Gram-negativen Erreger *Chlamydia trachomatis* (Halberstädter und von Prowazek 1907) verursacht. Es sind ausschließlich die Serotypen L1, L2 und L3 involviert, welche über ein größeres virulentes und invasives Potenzial als die Serovare A–K verfügen. Eine bei MSM in Amsterdam nachgewiesene Variante wurde als L2b bezeichnet.

Infektionsmodus

Direkte Inokulation im Rahmen des Sexualverkehrs. *Chlamydia trachomatis* kann Schleimhäute, nicht aber die intakte Haut durchdringen. Sehr selten kommt die nicht sexuelle Übertragung vor. Die Inkubationszeit beträgt 7–10 (3–21) Tage.

Klinik

Unbehandelt verläuft die Erkrankung in **3 Stadien**:

Stadium I (Veränderungen am Ort der Infektion) Es entsteht ein schmerzloses Bläschen, eine herpetiforme Gruppe von Bläschen oder eine Papel, bei Männern meist an Glans penis oder Präputium,

Tab. 11.33 Syndromorientierter Ansatz bei sexuell übertragbaren Infektionen (vereinfacht)

Symptom	Therapie gegen			
Frauen mit Abdominalschmerzen	Gonorrhö	Chlamydien	Bakterielle Infektionen	
Frauen mit Fluor vaginalis und Zervizitis	Gonorrhö	Chlamydien		
Frauen mit Fluor vaginalis und Vaginitis	Trichomoniasis	Candidiasis		
Männer mit Fluor urethralis	Gonorrhö	Chlamydien		
Männer mit geschwollenem Skrotum	Gonorrhö	Chlamydien		
Patienten mit inguinalen Bubonen	Lymphogranuloma inguinale	Ulcus molle		
Patienten mit genitalen Ulzera	Syphilis	Ulcus molle	Herpes genitalis	Granuloma inguinale

bei Frauen an Vulva, Vagina oder Zervix. Wegen ihrer Lokalisation werden Läsionen von Frauen in diesem Stadium oft nicht bemerkt. Die Hautveränderung exulzeriert später und heilt nach 1 bis 2 Wochen ab. Im Falle einer Primärläsion in der Urethra kommt es zur Urethritis. Selten sieht man eine strangartige Lymphangitis des dorsalen Penis.

Stadium II (Befall der regionalen Lymphknoten) Nach 2 bis 6 Wochen (bis zu 6 Monaten) tritt unter allgemeinem Krankheitsgefühl und Fieber eine meist einseitige schmerzhafte Schwellung der inguinalen Lymphknoten auf (Bubonen). In charakteristischen Fällen (ca. 20 % der betroffenen Männer) erkennt man eine Furche durch das zwischen inguinalem und femoralem Lymphknoten liegende Poupart-Band, welches die geschwollenen Lymphknoten einschnürt (Furchenzeichen, groove sign). Die darüber liegende Haut ist gerötet und mit der Unterlage verbacken. Schließlich schmilzt der hochentzündliche Bubo unter Fistulation und Höhlenbildung ein (Bubonenbildung). Mitunter wird das Stadium II von kutanen Manifestationen wie Erythema multiforme, skarlatiniformes Exanthem, Urtikaria und Erythema nodosum begleitet. Unbehandelt können die Chlamydien in die Lymphknoten des kleinen Beckens aufsteigen und von hier aus eine Beteiligung von Augen, Gelenken und inneren Organen in Gang setzen.

Stadium III (genitoanaler Symptomenkomplex) Unbehandelt setzt nach 5 bis 10 Jahren eine das Rektum und die Genitoanalregion befallende, granulomatöse Entzündung ein, welche mit Abszessen, Infiltraten, Fisteln und Ulzera einhergeht. Eine Blockade des Lymph- und venösen Abflusses aus der Perianalregion führt zu „Lymphorrhoiden", morphologisch an externe Hämorrhoiden erinnernde Gebilde. Narben, Lymphödeme (genitale Elephantiasis, ➤ Abb. 11.45) und Superinfektionen treten hinzu und können u. a. zur Destruktion der Urethra durch Granulombildung und/oder Narbenstenose führen.

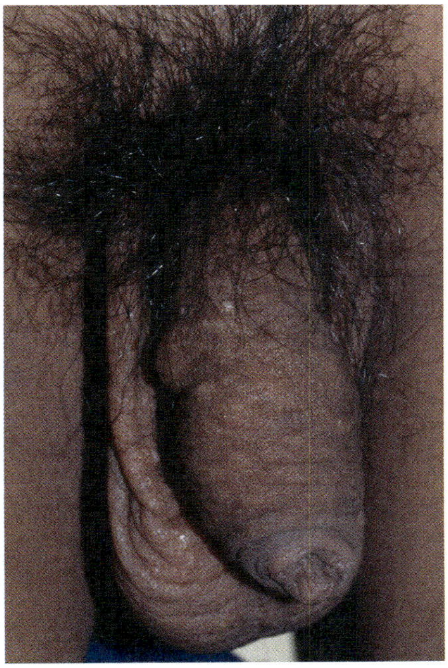

Abb. 11.45 Lymphogranuloma inguinale: Stadium III, Lymphödem [M1138]

Symptome der chronischen Proktitis bzw. Proktokolitis umfassen zunächst analen Pruritus, blutigen mukopurulenten rektalen Ausfluss, rektale Schmerzen und Tenesmen. Später treten eine Verengung des Darmlumens bis zur kompletten Stenose, Konstipation, bleistiftdicke Stühle, Fieber und Gewichtsverlust hinzu. Letztlich kann es – teils nach jahrzehntelangem Krankheitsprozess – zum Tod des Patienten durch Darmperforation mit konsekutiver Peritonitis kommen.

Komplikationen/Varianten

Primärproktitis nach Ansteckung nach Analverkehr. Befall von Mund und Pharynx nach Oralverkehr. Esthiomène (Elephantiasis) durch primäre Lymphangitis des Penis, des Skrotums und vor allem der Vulva mit chronischem Ödem, schmerzhafter Ulkusbildung und Verlust physiologischer Funktionen. Rektovaginale Fisteln. Maligne Transformation, v. a. im Stadium III.

Konjunktivitis durch Autoinokulation; Arthritis, Hepatomegalie; Perikarditis, Pneumonie und Meningoenzephalitis stellen seltene Komplikationen dar.

Diagnostik

NAT. Die Kultur aus oralen, zervikalen, rektalen und Lymphknotenmaterial ist zuverlässig, aber zeit- und kostenaufwendig. Die Serologie spielt wegen mangelnder Spezifität eine untergeordnete Rolle. Der früher übliche Frei-Test ist heute obsolet.

Differenzialdiagnose

Stadium I Herpes genitalis, Ulcus molle, Granuloma inguinale; Urethritis und Proktitis anderer Genese.

Stadium II Syphilis, Herpes genitalis, Ulcus molle, Inguinalhernie; seltener Tuberkulose, Katzenkratzkrankheit, Tularämie, Morbus Hodgkin.

Stadium III Tuberkulose, Aktinomykose, Morbus Crohn, Hidradenitis suppurativa, Plattenepithelkarzinom. Lymphödem/Esthiomène: Filariasis.

Therapie

- Mittel erster Wahl: Doxyzyklin 2 × 100 mg/Tag p. p.
- Mittel zweiter Wahl: Erythromycin 4 × 500 mg/Tag p. o. oder Azithromycin 1 g p. o. 1 ×/Woche

Die standardisierte Behandlungsdauer beträgt unabhängig vom Krankheitsstadium 21 Tage, wobei entsprechend klinischem Befund kürzere und deutlich längere Regime möglich sind.

Aspiration fluktuierender Lymphknoten, Inzision von Abszessen, plastisch-chirurgische Maßnahmen.

Prävention und Kontrolle

LGI ist stark assoziiert mit niedrigem sozioökonomischem Status und Sexarbeit. Erkrankte Personen sollten auch auf das Vorliegen anderer Geschlechtskrankheiten getestet werden. Regelmäßige Kontrollen über ein Jahr nach Therapieende.

Reisemedizinische Aspekte

Proktokolitis bei Heimkehrern aus Endemiegebieten sollte bei entsprechender Sexualanamnese Anlass zu spezifischer Diagnostik geben.

11.11.5 Syphilis

Das Wichtigste in Kürze

Die Syphilis (Lues [venerea], harter Schanker, Morbus Schaudinn) ist eine systemische, in Stadien verlaufende, in erster Linie sexuell erworbene und potenziell lebensbedrohende Infektion.

Epidemiologie

Weltweit verbreitete Infektion mit 6,3 Millionen Neuerkrankungen im Jahr 2019. Die Mehrheit der Syphilisfälle betrifft das subsaharische Afrika sowie Süd- und Südostasien. Steigende Erkrankungszahlen sind jedoch ein globales Problem, wobei MSM eine etwa 15-mal höhere Prävalenz aufweisen als die Allgemeinbevölkerung (Tsuboi et al. 2021).

Ätiologie

Syphilis wird durch die Spirochäte *Treponema pallidum* (Schaudinn und Hoffmann 1905) verursacht.

Infektionsmodus

Direkte Inokulation, in der Regel im Rahmen des Sexualverkehrs. Voraussetzung für die Infektion ist der Kontakt mit treponemenhaltigen Läsionen, daher sind nur erodierte bzw. ulzerierte Läsionen der Haut und/oder der Schleimhäute bei der Frühsyphilis infektiös. Die hämatogene diaplazentare Übertragung führt zur **Syphilis connata.** Infektionen im Rahmen von Transfusionen spielen in HIC keine Rolle mehr, auch in LMIC sind sie durch routinemäßiges Screening der Blutkonserven selten geworden.

11

Klinik

Es werden 3, durch Latenzphasen unterbrochene, Stadien unterschieden. Man spricht auch von Früh- (infektiöser) und Spät- (nicht infektiöser) Syphilis.

Stadium I In Abhängigkeit von der Menge des Inokulats entwickelt sich nach 21–28 (9–90) Tagen eine schmerzlose Papel, die sich innerhalb einer Woche in ein induriertes Ulkus (Ulcus durum, harter Schanker), den **Primäraffekt,** umwandelt. Der Primäraffekt ist meist an den externen Genitalien, seltener perianal, rektal, intraoral oder an den Lippen lokalisiert. Bei Frauen können auch Vaginalkanal und die Zervix betroffen sein. Meist tritt gleichzeitig eine uni- oder bilaterale regionale Lymphadenopathie auf; die Lymphknoten sind derb, beweglich und schmerzlos. Auch ohne Therapie heilt der Primäraffekt nach 3 bis 7 Wochen ab.

Stadium II Entwickelt sich 4 bis 10 Wochen nach Erscheinen des Primäraffektes und ist durch eine Vielzahl möglicher Manifestationen gekennzeichnet. Am häufigsten findet sich ein generalisiertes, nicht juckendes **Exanthem** (Erstexanthem: makulös; Rezidivexanthem: makulös, papulös oder seltener pustulös, ➤ Abb. 11.46), welches Gesicht, Stamm, Extremitäten und Schleimhäute betrifft. Papulöse Läsionen finden sich vor allem an Palmae und Plantae (Clavi syphilitici, ➤ Abb. 11.47), im Gesicht und am Haaransatz (Corona veneris), wo sie unter dem Bild des Leukoderms abheilen.

In Intertrigines können sich **Condylomata lata,** beetartig wachsende, feuchte Hautveränderungen mit extrem hohem Gehalt an Treponemen entwickeln. Schmerzlose, erhabene, fibrinbedeckte Läsionen (Plaques muqueuses) treten an Mundschleimhaut, Zunge, Lippen, Vulva, Vagina und Glans penis auf. Im frühen Stadium II kommt

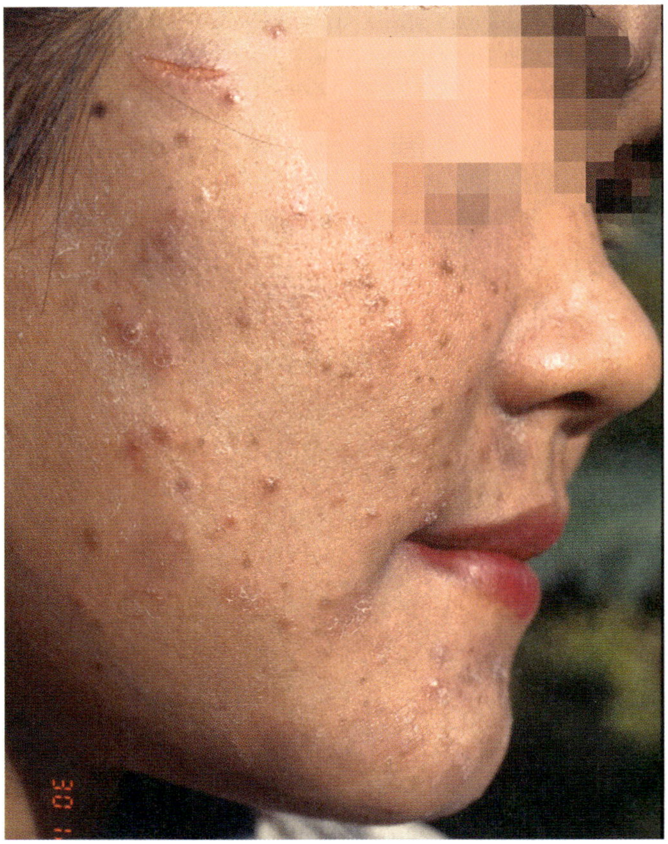

Abb. 11.46 Syphilis Stadium II: Rezidivexanthem [M1138]

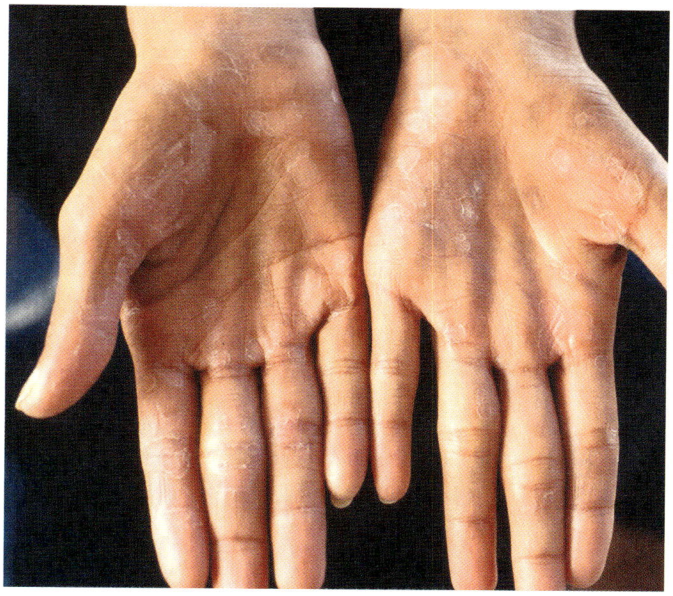

Abb. 11.47 Syphilis Stadium II: syphilitische Clavi [M1138]

es gelegentlich zum diffusen Effluvium, im späten Stadium II eher zu lokalisiertem Haarausfall. In der Regel treten eine generalisierte Lymphadenopathie sowie konstitutionelle Symptome wie Fieber, allgemeines Krankheitsgefühl, Schluckbeschwerden, Kopfschmerz, Muskel-, Knochen-, Gelenkschmerzen und Gewichtsabnahme auf. Hinzu kommen Hepatomegalie, beschleunigte Blutsenkung und Leukozytose. Alle diese Erscheinungen bilden sich auch ohne Behandlung zurück.

Die Erkrankung tritt nun in das **Stadium der Latenz (Lues latens)** ein, wobei man die Früh- von der Spätlatenz abgrenzt: Bis zu einem Jahr nach Infektion liegt bei fehlenden klinischen Befunden eine früh latente Syphilis, danach eine spät latente Syphilis vor.

Stadium III Nach einem Jahr bis Jahrzehnte dauernden chronisch-entzündlichen Geschehen erreichen etwa 40 % der unbehandelten Patienten das Stadium III, das durch das Vorliegen einer positiven Serologie und Vorhandensein von Krankheitssymptomen bei Infektion vor mehr als 2 Jahren definiert ist. Hierbei können unterschiedliche Organsysteme betroffen sein.

Im Rahmen der **benignen Spätsyphilis** sieht man an der Haut Syphilide, plattenartig knotige, serpiginös konfigurierte Läsionen mit Neigung zu Ulzeration und Vernarbung. Gummata manifestieren sich in Form destruierender granulomatöser Veränderungen, welche primär an Haut, Schleimhäuten und Knochen lokalisiert sind, grundsätzlich aber jedes Organ betreffen können. Die **Spätsyphilis der Knochen** ist meist durch das Auftreten von Periostitis mit konsekutiver Osteolyse, mitunter auch Perforation des harten Gaumens („Wolfsrachen“) charakterisiert. Die **kardiovaskuläre Syphilis** geht mit Endarteritis der Aorta und konsekutiver Medianekrose, Aortitis und Aneurysmabildung einher. Die **Lues cerebrospinalis** manifestiert sich als syphilitische Meningitis, vaskuläre Neurosyphilis oder parenchymatöse Neurosyphilis. Bei der syphilitischen Meningitis treten Kopfschmerzen, Nausea und Erbrechen sowie Photophobie auf. Die vaskuläre Neurosyphilis resultiert aus einer progressiven Endarteritis, welche die Gefäße von Gehirn, Meningen und Rückenmark betrifft und zu ischämischen Insulten führen kann. Kennzeichen der direkten Invasion von *T. pallidum* in das Gewebe des ZNS ist die parenchymatöse Neurosyphilis, welche sich klinisch als Tabes dorsalis oder progressive Paralyse manifestieren kann. Charakteristische Zeichen der Tabes dorsalis sind einschießende brennende Schmerzen, vor allem in den Extremitäten, Pupillen- und Koordinationsstörungen, Inkontinenz, Parästhesien, neurotrophische Störungen und Verlust des Gefühls für Körperhaltung, Vibration und Temperatur. Im Rahmen der progressiven Paralyse kann neben Hirnnervensymptomen und epileptischen Anfällen ein organisches Psychosyndrom mit teils erheblichen kognitiven und intellektuellen Einbußen eintreten. Tabes dorsalis und progressive Paralyse werden mitunter auch als **quartäre Syphilis** bezeichnet.

Komplikationen/Varianten

Der Primäraffekt kann sich auch atypisch als Papel, welche sich nicht in ein Ulkus umwandelt, manifestieren. Bei gleichzeitiger Infektion mit *H. ducreyi* spricht man **von Ulcus mixtum.** Neuere Untersuchungen belegen, dass neurosyphilitische Manifestationen bereits innerhalb des ersten Infektionsjahres auftreten können. Kopfschmerz, Meningismus, Lichtscheu, Verwirrung, Eintrübung und/oder Krampfanfälle sind Symptome der früh auftretenden Syphilis-Meningitis. Tinnitus, Schwindel und Hörminderung deuten auf eine frühe Otosyphilis und Störungen des Sehvermögens auf eine okuläre Beteiligung hin (Quilter et al. 2021).

Im Stadium II kommt es selten zu gastrointestinalen Beschwerden, Hepatitis, Glomerulonephritis, Hirnnervenläsionen und einer Neuritis nervi optici. Ein beschleunigter und aggressiver Krankheitsverlauf **(Lues maligna)** ist bei immundefizienten Personen bekannt, bei denen es auch zu atypischen Seroreaktionen kommen kann.

Diagnostik

Eine kulturelle Anzüchtung von *T. pallidum* ist bislang nur unter experimentellen Bedingungen auf Zellkulturen möglich. Bei der direkten Untersuchung (welche sofortige Diagnose, Behandlungsindikation und ggf. Partneridentifizierung erlaubt) wird Reizsekret aus dem Ulkus des Primäraffekts oder von nässenden Effloreszenzen (Condylomata lata) des Sekundärstadiums gewonnen und in der Dunkelfeldmikroskopie untersucht. Zeitaufwendiger kann der Erregernachweis auch mittels NAT erbracht werden (DSTIG 2021). Beim serologischen Antikörpernachweis werden

- Treponemenunspezifische (VDRL, RPRL) und
- Treponemenspezifische (TPHA, TPLA, TPPA, FTA-ABS, IgM-FTA-ABS, 19S-IgM-FTA, ELISA, IgG- und IgM-Western-Blot)

Reaktionen eingesetzt. Sie kommen je nach Indikation (Screening, Diagnostik früher/später/latenter Krankheitsphasen) in unterschiedlicher Kombination zur Anwendung.

Syphilis-Schnelltests (Point of Care) sind im Hinblick auf Sensitivität und Spezifität konventionellen Suchtests vergleichbar.

TPPA/TPHA und FTA können über viele Jahre oder lebenslang positiv bleiben; per se stellt die Reaktivität dieser Tests bei vorausgegangener behandelter Syphilis daher keine Behandlungsindikation dar.

Bei Migranten ist ggf. zu beachten, dass eine positive Lues-Serologie eventuell auf eine früher durchgemachte Frambösie zurückzuführen ist.

Differenzialdiagnose

Die Vielfalt der Krankheitserscheinungen in den verschiedenen Phasen der Infektion hat der Syphilis das Attribut des „großen Imitators" eingetragen. Im Folgenden werden die wesentlichen Differenzialdiagnosen im Bereich der Haut und Schleimhäute aufgeführt; das Vorliegen einer kardiovaskulären oder Neurosyphilis erweitert das zu berücksichtigende Spektrum noch einmal ganz wesentlich.

Stadium I Genitoanal: Herpes genitalis, Ulcus molle, Lymphogranuloma inguinale, Granuloma inguinale, Trauma, Karzinom. Extragenital: Aphthen, Angina Plaut-Vincenti, Karzinom.

Stadium II Pityriasis rosea, Psoriasis vulgaris, Arzneiexanthem, disseminierter Lichen ruber planus, virales Exanthem. Genitoanal: Condylomata acuminata, Lichen ruber. Kapillitium: Haarausfall anderer Ursachen. Gesicht: seborrhoisches Ekzem. Mundschleimhaut: Lichen ruber planus, Aphthen, Leukoplakie, chronisch-diskoider Lupus erythematodes. Palmae und Plantae: Psoriasis inversa, Clavi, Verrucae.

Stadium III Psoriasis vulgaris, Lupus vulgaris, tuberkuloide Lepra.

Therapie

- **Frühsyphilis**:
  - Benzathinpenizillin G 2,4 Mio. IE i. m. als Einmaldosis
  - Alternativ: Doxyzyklin 2 × 100 mg/Tag p. o. über 14 Tage oder Ceftriaxon 2 gr/Tag als Kurzinfusion über 10 Tage
- **Spätsyphilis und unklare Krankheitsdauer**:
  - Benzathinpenizillin G 2,4 Mio. IE i. m. 1 × wöchentlich für 3 aufeinander folgende Wochen
  - Alternativ: Doxyzyklin 2 × 100 mg/Tag p. o. über 28 Tage oder Ceftriaxon 2 g/Tag als Kurzinfusion über 14 Tage
- **Neurosyphilis**:
  - Penizillin G in kristalloider Lösung 4 × 6, 5 × 5 oder 3 × 10 Mio. IE i. v. über 14 Tage
  - Alternativ: Doxyzyklin 2 × 100 mg/Tag p. o. über 28 Tage oder Ceftriaxon 2 g/Tag als Kurzinfusion über 14 Tage

Bei Patienten mit Penizillinallergie kann die spezifische Hyposensibilisierung in Betracht gezogen werden.

Die durch Unwohlsein, Fieber, Schüttelfrost, Kopf- und Muskelschmerzen gekennzeichnete **Jarisch-Herxheimer-Reaktion** infolge rapider Bakteriolyse mit Freisetzung von Endotoxinen kann durch Gabe von Prednisolon 1 mg/kg KG p. o. 30 bis 60 Minuten vor der ersten Antibiotikagabe mitigiert werden.

Prävention und Kontrolle

Patienten mit anderen sexuell übertragbaren Infektionen oder mit unklarem generalisiertem Exanthem sollte die Syphilis-Serologie empfohlen werden; umgekehrt ist Patienten mit Syphilis ein STI-Screening inkl. HIV-Test nahezulegen. Serologische Kontrollen (VDRL, TPPA/TPHA, SPHA) nach Therapie im Abstand von 3, 6 und 12 Monaten, engmaschiger bei HIV-infizierten Personen und Schwangeren.

Reisemedizinische Aspekte

Unklare Hautveränderungen und unspezifische neurologische bzw. Allgemeinsymptome sollten insbesondere bei Reisenden mit Sexualanamnese Anlass zur Durchführung adäquater Syphilisdiagnostik geben.

11.11.6 Ulcus molle

Das Wichtigste in Kürze

Ulcus molle (weicher Schanker, engl. chancroid, frz. chancre mou) ist eine hochkontagiöse, primär sexuell übertragbare Erkrankung mit Ausbildung genitaler Ulzera.

Epidemiologie

In westlichen Ländern selten (z. B. 7 Fälle 2017 in den USA), in Afrika, Süd- und Südostasien, Lateinamerika und der Karibik häufiger. Zuverlässige Daten sind hier mangels spezifischer Diagnostik, unzureichenden Meldewesens und der Therapie der Erkrankung im Rahmen des syndromorientierten Ansatzes (➤ Tab. 11.33) kaum zu erheben. Ulcus molle ist eine Erkrankung ärmerer und unterprivilegierter Bevölkerungsschichten und kommt vor allem in Regionen mit schlechter medizinischer Infrastruktur vor. Ein bedeutsames Infektionsreservoir sind infizierte, aber symptomlose Frauen, insbesondere im Bereich der Sexarbeit.

Ätiologie

Die Erkrankung wird von dem ausschließlich humanpathogenen Gram-negativen Kokkobazillus *Haemophilus ducreyi* (Ducrey 1889) verursacht. Der Erreger produziert ein potentes Zytotoxin, welches als ursächlich sowohl für die Ausbildung wie auch für die langsame Heilungstendenz der Ulzera gilt.

Infektionsmodus

Direkte Inokulation im Rahmen des Sexualverkehrs, begünstigt durch Mikrotraumen. Die Inkubationszeit beträgt 3–7 (–30) Tage.

Klinik

An der Eintrittsstelle des Erregers (Männer: Präputium, Frenulum, Sulcus coronarius; Frauen: Vulva, Zervix, Perianalregion) entstehen Papeln. Diese wandeln sich nach Tagen bis wenigen Wochen zu Pusteln und weichen scharf begrenzten, in der Größe variablen (meist 1–2 cm), sehr schmerzhaften Ulzera mit unterminierten Rändern, deren Grund von schmierig grauem Material bedeckt ist und leicht blutet (➤ Abb. 11.48). Die Läsionen heilen unbehandelt nach Wochen bis Monaten ab, jedoch können durch Autoinokulation weitere Ulzera (kissing ulcers) entstehen, welche in der Regel auf die Anogenitalregion begrenzt sind; extragenitale Läsionen sind rar.

Bei etwa 50 % der unbehandelten infizierten Personen kommt es Tage bis Wochen nach deren Abheilung zur ausgeprägten, meist einseitigen Lymphadenopathie. Die Lymphknoten sind vergrößert, schmerzhaft und miteinander verbacken. Nicht selten erfolgt die eitrige Einschmelzung (Bubo; ➤ Abb. 11.49) mit Durchbruch der Abszesshöhle und konsekutiver Ausbildung eines Ulkus, welches dem Primärgeschwür des Ulcus molle ähnelt.

Dieser Krankheitsverlauf ist typisch für Männer, bei Frauen sind die Symptome aufgrund wenig schmerzhafter intravaginaler und zervikaler Läsionen uncharakteristischer und treten als Dysurie, Dyspareunie und Fluor in Erscheinung. Schmerzhafte Defäkation oder rektale Blutungen können bei beiden Geschlechtern nach Analverkehr auftreten. Fieber und schlechtes Allgemeinbefinden kommen vor, fehlen aber meist.

Komplikationen/Varianten

Phimose, Paraphimose, purulente Urethritis, Urethralfisteln. Durchbruch von Bubonen mit Fistelbildung und narbigen Strikturen. In den letzten Jahren wurde zunehmend die Bedeutung von *H. ducreyi* für die Ausbildung auch nicht sexuell erworbener extragenitaler Geschwüre erkannt (Gonzáles-Beiras et al. 2016).

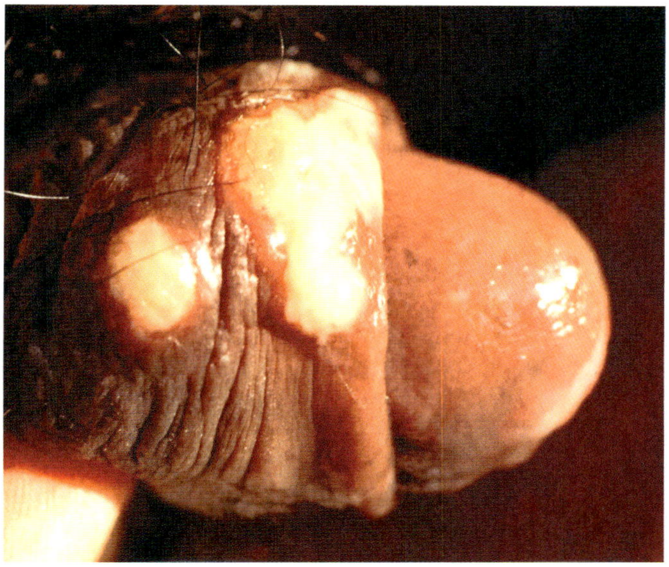

Abb. 11.48 Ulcus molle: Ulzera [M1138]

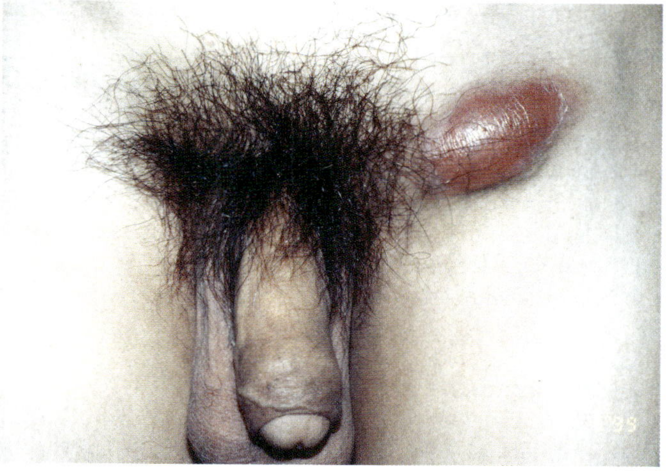

Abb. 11.49 Ulcus molle: Bubo [M1138]

Diagnostik

Im Abstrichpräparat vom Ulkusrand (Gram- oder Methylgrün-Pyronion-Färbung) erkennt man lediglich in etwa einem Drittel der Fälle die für *H. ducreyi* pathognomonischen fischzugartigen Strukturen mit bipolarer („Sicherheitsnadel") Anfärbung. Eine wesentlich höhere Sensitivität weist die technisch anspruchsvolle Kultur auf Nairobi- oder Müller-Hinton-Agar auf. Diagnostischer Standard ist heute die PCR. Koinfektionen mit anderen GUD sind häufig, genitale Ulzera sollten daher stets Anlass zu weiterer STI-Diagnostik geben. Die Multiplex-PCR (M-PCR) weist gleichzeitig DNA von *H. ducreyi, T. pallidum* sowie HSV-1 und HSV-2 nach.

Differenzialdiagnose

Im frühen Stadium: Syphilis. Im späten Stadium: Granuloma inguinale, Lymphogranuloma inguinale. In allen Stadien sollte eine *Herpes-simplex*-Infektion ausgeschlossen werden. Auch nicht infektiöse Ursachen genitaler Ulzerationen wie Morbus Crohn oder Morbus Behçet müssen in Erwägung gezogen werden.

Therapie

- Azithromycin 1 g p. o. als Einmaldosis
- Alternativ: Ceftriaxon 250 mg i. m. als Einmaldosis, Erythromycin 3 × 500 mg/Tag p. o. für 7 Tage oder Ciprofloxacin 2 × 500 mg/Tag p. o. für 3 Tage

Es erfolgt eine Aspiration oder Inzision fluktuierender Lymphknoten unter antibiotischer Abdeckung.

Wegen des häufigen gleichzeitigen Vorliegens weiterer sexuell übertragbarer Infektionen empfiehlt sich unter Umständen der syndromic approch (➤ Tab. 11.33).

Prävention und Kontrolle

Kontrolluntersuchung 7 Tage nach Therapieende. Patienten mit HIV-Infektion reagieren auf die Therapie oft weniger zuverlässig. Sexuelle Kontaktpersonen in den 10 Tagen vor Krankheitsbeginn sollten unabhängig vom Vorliegen von Krankheitssymptomen mitbehandelt werden. Ulcus molle ist eng assoziiert mit häufigem Partnerwechsel, wie er für die Sexarbeit typisch ist. Die regelmäßige Untersuchung und, wenn nötig, Therapie von Sexarbeiterinnen und Sexarbeitern ist daher eine präventive Maßnahme von hoher Effizienz.

Reisemedizinische Aspekte

Ulcus molle wird gelegentlich von Tropenreisenden eingeschleppt, das Vorliegen insbesondere schmerzhafter genitaler Ulzera sollte daher den Verdacht auf die Erkrankung wecken.

11.11.7 HPV-Infektion

Das Wichtigste in Kürze

Die Infektion mit Humanen Papillomviren (HPV) ist verantwortlich für die Entwicklung von Condylomata acuminata (Feigwarzen, Genitalwarzen; engl. venereal/genital warts, frz. crête de coq), welche an feuchtwarmen Lokalisationen des Körpers, vorzugsweise anogenital, auftreten.

Epidemiologie

Präzise Zahlen zur globalen Prävalenz der HPV-Infektion existieren nicht. Schätzungen variieren erheblich; sie besagen, dass 1–2 % der sexuell aktiven Bevölkerung unter sichtbaren Condylomata acuminata leiden und 5–10 % subklinische HPV-assoziierte Läsionen, die in der Regel nicht diagnostiziert werden, im Anogenitalbereich aufweisen. Das Risiko, im Laufe des Lebens eine HPV-Infektion durchzumachen, wird auf 70–80 % der sexuell aktiven Bevölkerung beziffert. Einigkeit besteht dahingehend, dass die Prävalenz der HPV-Infektion weltweit zunimmt.

Ätiologie

Mehr als 200 HPV-Typen sind mittlerweile bekannt. Die International Agency for Research on Cancer (IARC) der WHO stuft derzeit die HPV-Typen 6, 18, 31, 33, 35, 39, 45, 51, 52, 56, 58, 59, 68, 73 und 82 als sicher karzinogen ein. Condylomata acuminata werden meist von den Niedrigrisiko-Typen 6 und 11, seltener von den Hochrisiko-Typen 16 und 18 verursacht. Auch Mischformen kommen vor.

Infektionsmodus

Direkte Inokulation beim Kontakt von Mensch zu Mensch, in der Regel im Rahmen des Sexualverkehrs. Die Inkubationszeit beträgt wenige Wochen bis zu 8 Monaten, vereinzelt auch Jahre. Bei wie vielen Patienten es zur Persistenz von HPV auch ohne akute klinische Manifestationen kommt, ist nicht genau bekannt.

Klinik

Die Lokalisation von Condylomata acuminata wird vom Modus des sexuellen Kontakts determiniert. Beim Mann sind Läsionen meist an Glans, Penisschaft, Meatus urethrae, Skrotum und perianal lokalisiert, bei Frauen finden sie sich an Vulva, Labia minora, Perineum und perianal. Seltener betroffen sind Rektum, Oberschenkel und Mons pubis sowie Zervix und Vagina. Condylomata acuminata an Lippen, Zunge und Mundschleimhaut sind beschrieben, aber nicht häufig.

Morphologisch handelt es sich meist um hautfarbene oder rötliche, weiche, blumenkohlartige Tumoren, welche zu größeren papillomatösen plattenartigen Wucherungen heranwachsen können. Auch derbverruköse Formen vom klinischen Typ der Verruca vulgaris kommen vor. Läsionen, welche flach und hyperpigmentiert imponieren, sind meist typisch für die bowenoide Papulose.

Komplikationen/Varianten

Gelegentlich, insbesondere bei Immunsuppression, kommt es zur Entwicklung von **Riesenkondylomen (Buschke-Löwenstein)** mit invasiv-destruierendem Wachstum.

Die Infektion mit HPV 16/18 ist mit einem erhöhten Risiko von Penis-, Vulva-, Anal- sowie Karzinomen im Oropharyngealbereich assoziiert. Die Infektion der Zervix mit Hochrisiko-HPV-Typen erhöht die Wahrscheinlichkeit der Entwicklung von **Zervixkarzinomen.** Es kommt zu (HSIL, high grade squamous intraepidermal lesions), die als intraepitheliale Neoplasien Grad 2 bis 3 klassifiziert werden und als Carcinoma in situ gelten. Das Zervixkarzinom und seine Vorstufen sind die weltweit am häufigsten durch Hochrisiko-HPV hervorgerufenen Erkrankungen (➤ Kap. 11.9). Auch die **bowenoide Papulose** ist als HSIL in der Regel mit HPV 16/18 assoziiert.

Im Gefolge orogenitaler Kontakte entstehen gelegentlich **Larynxpapillome.** Diese können auch bei Neugeborenen nach perinataler Transmission auftreten.

Diagnostik

In der Mehrzahl der Fälle erfolgt die Diagnose klinisch. In Zweifelsfällen, insbesondere bei Verdacht auf Malignität, feingewebliche Untersuchung, ggf. mit HPV-Typisierung. Condylomata acuminata der Zervix erfordern Kolposkopie und Zytologie, solche des Analkanals Proktoskopie und hochauflösende Anoskopie. Bei Läsionen im Bereich des Meatus und der Fossa navicularis wird die endourethrale Untersuchung empfohlen, um die intraurethrale HPV-Tumorausdehnung zu beurteilen. HPV-assoziierte anogenitale Läsionen gehen mit einem erhöhten Risiko des Erwerbs anderer STI wie Syphilis, Gonorrhö, Hepatitis B/C, HIV und Chlamydien einher. Entsprechende Diagnostik sollte daher empfohlen werden.

Differenzialdiagnose

Akrochordone, Condylomata lata, Lichen nitidus, Marisken, Mollusca contagiosa, Papillae coronae glandis, Plattenepithelkarzinom, seborrhoische Keratosen.

Orale Läsionen: Fokale epitheliale Hyperplasie (Heck).

Therapie

Es ist keine Therapieform bekannt, welche HPV vollständig eliminieren kann.

Zur Anwendung kommen **topische Präparate** (nicht alle sind gleichermaßen für jede Lokalisation geeignet):

- Podophyllotoxin 0,15 % als Creme oder Lösung
- Imiquimod 5 % Gel
  Magistralrezeptur von Suppositorien mit 5 % Imiquimod (Therapieoption bei perianalen Kondylomen)
- Polyphenon (Catechin-Extrakt aus den Blättern des grünen Tees) 10 % Salbe
- Trichloressigsäure 85 % (durch den Arzt, die Substanz ist sehr aggressiv)

Chirurgische Verfahren:

- Abtragung mittels Kürettage, Scherenschlag, Skalpell
- Elektrokoagulation (cave: Strikturen, insb. im Bereich von Meatus urethrae und Introitus vaginae)
- CO_2-, YAG- oder Dioden-Laser
- Kryotherapie

Die unterschiedlichen Therapiemethoden weisen Rezidivraten bis zu 50 % nach einem Jahr auf.

Zervikale Präkanzerosen können mittels Konisation entfernt werden. Die Therapie HPV-assoziierter Karzinome besteht in chirurgischer Entfernung und/oder Strahlen- bzw. Chemotherapie, je nach Tumorlokalisation und -ausdehnung.

Prävention und Kontrolle

Konsequente, unter Umständen langjährige Nachkontrollen wegen hohen Rezidivrisikos. Immunsupprimierte HPV-infizierte Frauen bedürfen regelmäßiger kolposkopischer und zytologischer Kontrolle.

In Deutschland sind gegenwärtig **3 HPV-Vakzinen** zugelassen:

- Cervarix®, wirksam gegen HPV 16 und 18
- Gardasil®, wirksam gegen HPV 6, 11, 16, 18
- Gardasil 9®, wirksam gegen HPV 6, 11, 16, 18, 31, 33, 45, 52, 58

Die aktuelle Empfehlung der STIKO geht dahin, Personen zwischen 9 und 14 Jahren (spätestens bis 17 für versäumte Impfdosen) möglichst vor dem ersten Sexualkontakt zu impfen (STIKO 2022).

Das Auftreten von Condylomata acuminata bei Kindern unter 14 Jahren sollte den Verdacht auf **sexuellen Missbrauch** wecken und entsprechende Konsequenzen initiieren.

Reisemedizinische Aspekte

Bei Sexualkontakten in LMIC ist zu bedenken, dass finanzielle Verhältnisse und mangelnde Gesundheitserziehung eines Großteils der Bevölkerung weder eine HPV-Impfung noch kompetente Diagnostik und Therapie HPV-bedingter Erkrankungen erlauben. Vor Infektion bieten Kondome aufgrund des HPV-Infektionswegs keinen sicheren Schutz.

11.11.8 Mukokutane HSV-Infektion

Das Wichtigste in Kürze

Der genitale Herpes simplex (genital herpes) bezeichnet eine sexuell erworbene, meist durch HSV-2 verursachte, chronische virale Infektion mit den Manifestationen Vulvovaginitis, Balanoposthitis, Proktitis und Urethritis. Seltener ist der Befall des Pharynx.

Epidemiologie

Infektionsraten sind in den vergangenen 20 Jahren kontinuierlich angestiegen (Schiffer und Corey 2015), laut Schätzungen der WHO waren 2016 weltweit ca. 500 Millionen Menschen HSV-2-infiziert. Hinsichtlich symptomloser Verläufe sind die Angaben sehr uneinheitlich, sie liegen zwischen 20 und 60 %. In den USA, Europa und Afrika gilt der genitale Herpes als die häufigste Ursache genitaler Ulzerationen.

Ätiologie

Die Erkrankung wird vom obligat humanpathogenen **Herpes-simplex-Virus (HSV)** , einem doppelsträngigen DNA-Virus aus der Familie der *Herpesviridae* verursacht (➤ Kap. 2.6). HSV-2 verursacht die Mehrheit aller genitalen Läsionen.

Infektionsmodus

HSV-1 wird in der Regel über infektiösen Speichel bzw. Kontakt mit Läsionen übertragen, HSV-2 ist mehrheitlich auf sexuellem Weg erworben. Wohl bedingt durch die zunehmende Praxis orogenitaler Kontakte ist, vor allem unter Jüngeren und MSM, eine deutliche Zunahme HIV-1-bedingter genitaler Infektionen sowie HIV-2-ausgelöster Pharyngitiden zu beobachten. Die Inkubationsperiode beträgt 3–7 (2–14) Tage. Gleichzeitig aszendiert das Virus in die Lumbal- und Sakralganglien, wo es lebenslang persistiert. Betroffene werden zu einem geringeren Prozentsatz latente Virusträger, die Mehrheit erfährt Reaktivierungen (HSV-2 rezidiviert häufiger als HSV-1), deren Häufigkeit zwischen wenigen Episoden im Leben bis hin zu mehrfachem Auftreten pro Monat schwankt. Auch latente Virusträger stellen aufgrund periodischer Virusvermehrung ohne klinische Symptome eine wichtige Infektionsquelle dar.

Klinik

Man unterscheidet zwischen Primärinfektion, Reaktivierung und Reinfektion.

Primärinfektion Die Primärinfektion verläuft in zwei Drittel der Fälle symptomlos, ansonsten treten im Bereich des Genitaltrakts juckend-brennende, gruppierte Bläschen auf erythematösem Grund auf, welche sich eitrig eintrüben, platzen und verkrusten. Der gesamte Verlauf ist zeitlich variabel und beträgt bei immunkompetenten Personen 5–15 Tage. Etwa 10 % der Patienten entwickeln, meist in der 2. Krankheitswoche, auch Läsionen an der benachbarten Haut (Gesäß, Leiste, Oberschenkel). In etwa 50 % wird die Erkrankung von Fieber, Kopfschmerzen, schlechtem Allgemeinbefinden und Muskelschmerzen begleitet. Selten treten neurologische Erscheinungen wie aseptische Meningitis und Radikulomyelitis hinzu.

Reaktivierung Bei der Reaktivierung bewirken exogene (z. B. UV-Licht, Trauma) oder endogene (z. B. Menstruation, Fieber) Faktoren eine erneute Virussynthese und ein Deszendieren der Viren von den Ganglien an ihren Zielort. Es kann bei einem Rezidiv bleiben oder es kann zum **chronisch-rezidivierenden Herpes simplex** mit zahlreichen Krankheitsepisoden kommen – ein für die Patienten und ihre Partner überaus belastender Zustand.

Reinfektion Wegen der nur inkompletten Immunität ist die Reinfektion bei erneuter HSV-Exposition möglich.

Krankheitsbilder

Bei Frauen tritt eine herpetische Vulvovaginitis mit Schwellung, Rötung und mehr oder minder zahlreichen schmerzhaften Bläschen auf. Dysurie und Hämaturie sind Ausdruck des Befalls von Harnröhre und Harnblase. Krankheitszeichen des Zervixbefalls sind mukopurulenter Fluor und kolposkopisch sichtbare Ulzerationen. Allgemeinerscheinungen sind häufig.

Bei Männern kommt es meist zu einem milderen Verlauf mit Rötung und Bläschenbildung an Penisschaft, Glans und Präputium, selten zu Allgemeinerscheinungen. Auch hier kann die Urethra mit der o. a. Symptomatik betroffen sein.

Bei beiden Geschlechtern kann Analverkehr mit einem infizierten Partner zur **herpetischen Proktitis** mit Bläschen, Ulzerationen, mukös-blutigem Ausfluss und Schwellung der Analregion führen. Hinzu treten oftmals Fieber, schmerzhafte Tenesmen und Stuhlverhaltung.

Die **Herpes-Pharyngitis** ist gekennzeichnet durch intraorale Bläschen, welche schnell rupturieren und ulzerieren. Schmerzen, Fieber, Unwohlsein und erschwerte Nahrungsaufnahme treten hinzu.

Die Zeichen für eine Virusausscheidung bei symptomlosen Patienten sind eher unspezifisch und können sich als grippeartige Erscheinungen mit Abgeschlagenheit und ziehenden Missempfindungen im Genital- und Perianalbereich manifestieren.

Komplikationen/Varianten

Superinfektion mit *Candida* tritt insbesondere bei Frauen im Stadium der Ulzeration von Bläschen auf, während die bakterielle Superinfektion eher selten ist.

Bei immunsupprimierten Personen (insb. solchen mit gestörter T-Zell-Funktion), organtransplantierten Personen, Patienten mit konsumierenden Erkrankungen und bei Unterernährung kann es – auch im Rahmen von Reaktivierungen – zur Dissemination mit ausgedehnten Läsionen **(Herpes simplex vegetans)** und erheblicher Allgemeinsymptomatik kommen. In dieser Patientengruppe sieht man auch anhaltend nicht heilende Ulzera mit Nekrosebildung sowie generalisierte Verläufe.

Bei Vorliegen eines floriden Herpes genitalis bei Gebärenden kann das Neugeborene an einem – in der Regel durch HIV-2 verursachten – Herpes simplex neonatorum erkranken. Lokalisiert kutane, disseminierte und systemische Verlaufsformen kommen vor, letztere mit hoher Mortalität.

Diagnostik

Nicht immer ist das klinische Bild typisch. In Zweifelsfällen, bei immunsupprimierten Personen und atypischen Verläufen kommt Virusanzucht in der Gewebekultur oder der sensitivere Nachweis von Virusgenom mittels NAT (inkl. Virustypisierung) zur Anwendung. Der Antigennachweis mittels direkter Immunfluoreszenz (Ausstrich vom Blasengrund) wird wegen unzureichender Sensitivität nicht mehr empfohlen. Serologische Verfahren sind wegen der in der Bevölkerung hohen Seroprävalenz weniger bei Reaktivierungen und Reinfektionen, wohl aber zur Diagnostik der Primärinfektion geeignet. Der **Tzanck-Test** mit dem Nachweis multinuklearer Riesenzellen kommt unter Gegebenheiten zum Einsatz, in denen andere diagnostische Möglichkeiten nicht bestehen. Die Untersuchung vermag nicht zwischen HIV-1 und HIV-2 sowie dem Varicella-Zoster-Virus (VZV) zu unterscheiden.

Differenzialdiagnose

Abortiver Zoster, Zytomegalievirus-Infektion; Pyodermie, Syphilis, Ulcus molle, Granuloma inguinale, Lymphogranuloma inguinale; blasenbildendes Kontaktekzem; Morbus Behçet.

Die Herpes-simplex-Infektion stellt nicht selten den Auslöser für ein Erythema exsudativum multiforme dar.

Therapie

Es ist keine Therapieform bekannt, welche HSV vollständig eliminieren kann.

- **Primärinfektion und schwere Verläufe**:
  - Aciclovir 3 × 400 mg/Tag p. o., Valaciclovir 2 × 1.000 mg/Tag p. o. oder Famciclovir 3 × 250 mg p. o. über 7 bis 10 Tage
- **Rezidive**:
  - Aciclovir 2 × 200 mg/Tag p. o. über 5 bis 10 Tage oder Aciclovir 3 × 800 mg/Tag p. o. über 2 Tage

- Alternativ: Valaciclovir 2 × 500 mg/Tag p. o. über 3 Tage oder Valaciclovir 1.000 mg/Tag p. o. über 5 Tage
- Famciclovir 1.000 mg p. o. als Einmaldosis oder 2 × 125 mg/Tag p. o. über 5 Tage

- **Häufige Reaktivierungen**:
  - Aciclovir 2 × 400 mg/Tag p. o., Valaciclovir 500–1.000 mg/Tag p. o. oder Famciclovir 2 × 250 mg/Tag p. o. über Monate bis Jahre
- **Supportiv**:
  - Sitzbäder, Schüttellotionen, topische Lokalanästhetika, Analgetika. Aciclovir-Creme ist bei sehr früher Anwendung mäßig wirksam.

Prävention und Kontrolle

Kondome schützen wegen der lokal ausgedehnten Virusreplikation nur bedingt vor Infektion. Die häufige Ansteckung von Sexualpartnern durch symptomlose Virusträger erschwert eine wirksame Prävention, was u. a. die weltweit hohe HSV-Prävalenz bedingt. Tenofovir 1 % Gel perikoital vermag das Risiko einer HIV-2-Infektion bei Frauen zu vermindern (Abdool et al. 2015).

Reisemedizinische Aspekte

Bei Personen mit besonders unter Stress, Orts- und Klimawechsel auftretenden Reaktivierungen kann vor und während der Reise eine medikamentöse antivirale Prophylaxe (s. o.) in Erwägung gezogen werden.

11.11.9 Genitale Chlamydieninfektion

Das Wichtigste in Kürze

Die Infektion mit *Chlamydia trachomatis* der Serovare A–K ist eine bei beiden Geschlechtern häufige STI. Unbehandelt kann sie, insbesondere bei Frauen, zu ernsten, teils irreversiblen Schädigungen der Reproduktionsorgane führen.

Epidemiologie

Die Infektionsraten sind in den vergangenen Jahren kontinuierlich angestiegen, betroffen sind vor allem sexuell aktive Personen beiderlei Geschlechts unter 25 Jahren. Laut Schätzungen der WHO infizieren sich pro Jahr weltweit ca. 100 Millionen Menschen mit *Chlamydia trachomatis,* in Deutschland etwa 300.000. Die Anzahl asymptomatischer Verläufe ist hoch, bei Frauen verlaufen bis zu 80 %, bei Männern bis zu 50 % der chlamydienbedingten Genitalinfektionen klinisch unbemerkt.

Ätiologie

Die Erkrankung wird von dem strikt humanpathogenen, obligat intrazellulären Gram-negativen Erreger *Chlamydia trachomatis* (Halberstädter und von Prowazek 1907) verursacht. Anders als beim Lymphogranuloma inguinale sind ausschließlich die Serovare A–K involviert.

Infektionsmodus

Chlamydia trachomatis wird als genitale Kontaktinfektion nahezu ausschließlich auf sexuellem Weg erworben. Bei infizierten Gebärenden ist auch die perinatale Infektion des Neugeborenen möglich. Die Inkubationsperiode beträgt 7 bis 21 Tage. Asymptomatische Träger stellen eine wichtige Quelle der Verbreitung des Erregers dar.

Klinik

Bei Frauen manifestiert sich die Infektion in der Regel zunächst an der Zervikalschleimhaut mit Produktion von eitrig-fötidem Fluor. Später ggf. Befall von Urethra mit Dys- und Pollakisurie, Bartholin-Drüsen, Endometrium, Tuben und/oder Peritonealraum (PID), einhergehend mit Abdominalbeschwerden, Fluor und Blutungen.

Bei Männern steht die Urethritis mit Druckgefühl, Schmerzen, Ausfluss und Dysurie im Vordergrund.

Je nach Art des Sexualkontakts kann sich die Infektion auch als Proktitis oder Pharyngitis manifestieren. Die Inzidenz der Chlamydien-Pharyngitis ist auch bei entsprechender Exposition gering, klinisch tritt sie kaum in Erscheinung.

Bei infizierten Schwangeren kommt es in 60–70 % der Fälle zur Infektion des Neugeborenen mit der Konsequenz von Konjunktivitis, seltener Otitis media. Die Aspiration erregerhaltigen Vaginalsekrets kann zu einer schweren Pneumonie führen.

Komplikationen/Varianten

Bei Frauen können im späteren Verlauf der Erkrankung Salpingitis, Endometritis und Perihepatitis (Fitz-Hugh-Curtis-Syndrom) auftreten. Die durch die Salpingitis auftretenden Verklebungen und narbigen Strikturen beeinträchtigen mitunter die Funktion der Tuben mit erhöhtem Risiko extrauteriner Schwangerschaften und sekundärer Sterilität. Darüber hinaus gibt es Hinweise für das Auftreten von Frühgeburten, vorzeitigem Blasensprung, kindlichem Untergewicht und anderen Schwangerschaftskomplikationen.

Chlamydien können die Nebenhoden infizieren, was zur Entwicklung einer schmerzhaften Epididymitis führt. Auch die Prostata kann betroffen sein; die Chlamydien-Prostatitis wird als eine Ursache männlicher Sterilität diskutiert.

Die okulogenitale Schmierinfektion resultiert in Konjunktivitis (Schwimmbadkonjunktivitis) mit Produktion schleimigen Sekrets und Rötung der Augen.

Etwa 3 Wochen nach der akuten Chlamydieninfektion kann es zur Arthritis vor allem in Knie-, Sprung und Zehengelenken kommen, gelegentlich entwickelt sich auch ein urethro-okulo-synoviales Syndrom.

Diagnostik

Der direkte Erregernachweis entweder mittels NAT aus Abstrichmaterial und Urin (hohe Sensitivität und Spezifität) oder per Anzucht in der Zellkultur aus Zervix-, Urethra-, Rektum- oder Konjunktivalabstrichen ist die diagnostische Methode der Wahl.

Der Antigennachweis (ELISA oder direkte Immunfluoreszenz) weist eine niedrige Sensitivität und Spezifität auf. Schnelltests gelten als unsicher. Auch die Komplementbindungsreaktion (KBR) wird wegen mangelnder Standardisierbarkeit nicht mehr empfohlen.

Koinfektionen mit Gonokokken sind mit 15 % aller männlichen chlamydieninfizierten Patienten häufig, entsprechende Diagnostik ist daher zu veranlassen. Auch das Vorliegen anderer STI, insbesondere HIV, sollte ausgeschlossen werden.

Die Bezeichnung nicht gonorrhoische Urethritis (NGU) ist heute ebenso wie die postgonorrhoische Urethritis (PGU) obsolet. Sie stammt aus der Periode, in der nur die Gonokokkeninfektion als Ursache einer Urethritis in Betracht kam, Gonokokken dann aber nicht nachgewiesen wurden.

Differenzialdiagnose

- Bakterielle Vaginose, Trichomoniasis, *Mycoplasma-genitalium-* und *Ureaplasma*-Infektion, Gonorrhö.
- Prostatitis, Epididymitis sowie Salpingitis und PID anderer Ätiologie.

Therapie

- Doxyzyklin 2 × 100 mg p. o. über 7 Tage.
- Alternativ: Levofloxacin 500 mg/Tag p. o. über 7 Tage oder Azithromycin 1.000 mg p. o. als Einmaldosis.

Prävention und Kontrolle

Kontrolle bei anhaltenden Beschwerden, ansonsten 3 Monate nach Therapie. Die wiederholte Infektion bei Frauen erhöht das Risiko der Entwicklung einer PID. Eine wirksame Prävention wird durch die hohe Rate symptomloser Infizierter erschwert.

LITERATUR

Abdool Karim SS, Abdool Karim Q, Kharsany ABM et al. Tenofovir Gel for the Prevention of Herpes Simplex Virus Type 2 Infection. N Engl J Med 2015; 373: 530–9.
Altini L, Coetzee D. Syndromic Management of Sexually Transmitted Infections. CME 2005; 23(2): 62–66.
Arora AK, Kumaran MS, Narang T et al. Donovanosis and squamous cell carcinoma: The relationship conundrum! Int J STD AIDS 2016; 28(4): 411–14.
Bendick C. Sexuell übertragbare Infektionen in den Tropen. Hautarzt 2018; 69: 945–959.
Cristaudo A, Orsini D. Neisseria gonorrhoeae Infections. In: Cristaudo A, Giuliani M (eds.) Sexually Transmitted Infections. Advances in Understanding and Management. Springer, 2020.
Deutsche STI-Gesellschaft (DSTIG). Diagnostik und Therapie der Gonorrhoe. AWMF S2k-Leitlinie: Registernummer 059–004. https://register.awmf.org/de/leitlinien/detail/059-004.
Deutsche STI-Gesellschaft (DSTIG). Diagnostik und Therapie der Syphilis. Aktualisierung S2k 2021, Version 1.1. Addendum 1/21. www.awmf.org/uploads/tx_szleitlinien/059-002l_S2k_Diagnostik_Therapie_Syphilis_2021_06.pdf.
Gonzáles-Beiras C, Marks M, Chen CY et al. Epidemiology of Haemophilus ducreyi Infections. Emerg Infect Dis 2016; 22(1): 1–8.
Hinkle Bachmann L (eds.). Sexually Transmitted Infections in HIV-Infected Adults and Special Populations. A Clinical Guide. Springer, 2017.
Muller EE, Kularatne R. The changing epidemiology of genital ulcer disease in South Africa: has donovanosis been eliminated? Sex Transm Infect 2020; 96(8): 596–600.
Quilter LAS, de Voux A, Amiya RM et al. Prevalence of Self-reported Neurologic and Ocular Symptoms in Early Syphilis Cases. Clin Infect Dis 2021; 72(6): 961–967.
Satter EK. Granuloma Inguinale (Donovanosis). https://emedicine.medscape.com/article/1052617-overview.
Schiffer J, Corey L. Herpes Simplex Virus. In: Mandell Gl, Bennett JE, Dolin R (eds.). Principles and Practice of Infectious Diseases. Vol. 2. Pennsylvania: Elsevier; 2015. p. 1713–30.
Ständige Impfkommission (STIKO). Empfehlungen der Ständigen Impfkommission (STIKO) beim Robert Koch-Institut 2022. Epid Bull 2022; 4: 3–66.
Tsuboi M, Evans J, Davies EP et al. Prevalence of syphilis among men who have sex with men: a global systematic review and meta-analysis from 2000–20. Lancet Glob Health 2021; 9(8): e1110–e1118.
Van Howe RS. Sexually Transmitted Infections and Male Circumcision: A Systematic Review and Meta-Analysis. ISRN Urology, Volume 20, 2013. http://dx.doi.org/10.1155/2013/109846.
WHO. Guidelines for the Management of Symptomatic Sexually Transmitted Infections. Genf, 2021.
WHO. Sexually transmitted infections (STIs). 2024. www.who.int/news-room/fact-sheets/detail/sexually-transmitted-infections-(stis).
Workowski KA, Bachmann LH, Chan PA et al. Sexually Transmitted Infections Treatment Guidelines, 2021. MMWR Recomm Rep 2021 https://www.cdc.gov/std/treatment-guidelines/STI-Guidelines-2021.pdf.

INTERNETQUELLEN

American Sexually Transmitted Diseases Association: www.astda.org.
CDC (Sexually Transmitted Infections [STIs]): www.cdc.gov/std.
Deutsche STI-Gesellschaft, Gesellschaft zur Förderung der sexuellen Gesundheit: http://www.dstdg.de.
European Academy of Dermatology and Venereology: https://eadv.org.
International Society for Sexually Transmitted Diseases Research: www.isstdr.org.
RKI (Sexuell und durch Blut übertragbare Infektionen, STI): www.rki.de/DE/Themen/Infektionskrankheiten/Sexuell-und-durch-Blut-uebertragene-Krankheiten/sexuell-und-durch-blut-uebertragene-krankheiten.html.

11.12 Ophthalmologie

Ulrich C. Schaller

11.12.1 Einleitung

Die Inzidenz von Blindheit ging in den Industrienationen seit Ende des 19. Jahrhunderts stetig zurück. Gleichzeitig zu Neuerungen in der Ophthalmologie änderte sich auch die Lebensweise der Menschen im Globalen Norden mit verbesserter persönlicher und kommunaler Hygiene und leichtem Zugang zu sauberem Wasser (Klauss und Schaller 2004).

Persönliche und Dorfhygiene in Ländern des Globalen Südens verbessern sich hingegen nur langsam, ausreichendes und sauberes Wasser bleibt oft die Ausnahme, sodass Infektionskrankheiten weiterhin häufig auftreten und häufigere Ursache von Blindheit sind als in Ländern des Globalen Nordens. Auch Erblindungen im Kindes- und Jugendalter treten durch Infektionskrankheiten häufig auf. Demgegenüber spielen im Globalen Norden die Alters- und Degenerationserkrankungen die größte Rolle als Erblindungsursache.

Durch die berufliche Globalisierung und private Reisetätigkeiten haben sich auch die Reiseziele in den letzten Jahrzehnten deutlich verändert. Doch nicht in allen Ländern und Regionen können Augenärzte sofort aufgesucht werden (Nentwich et al. 2016, Schaller et al. 2013). Auch für uns selbstverständliche Augenmedikamente sind nicht überall erhältlich.

Man kann zwischen tropentypischen und tropenspezifischen Augenerkrankungen unterscheiden:

- **Tropenspezifische Augenerkrankungen** entstehen überwiegend durch lokal auftretende infektiöse Ursachen und werden oft über Vektoren verbreitet.
- **Tropentypische Augenerkrankungen** kommen auch in Ländern des Globalen Nordens und gemäßigtem Klima vor, dort allerdings nicht so häufig oder so ausgeprägt. Aufgrund ihrer Bedeutung werden einige hier besprochen.

11.12.2 Katarakt

Epidemiologie

Zu den tropentypischen Augenkrankheiten zählt die Katarakt aufgrund der meist fortgeschrittenen Ausprägung und ihrer Häufigkeit. Die Katarakt ist immer noch die weltweit häufigste Erblindungsursache (17,6 Mio. Blinde) (Burton et al. 2021, Philippin et al. 2024). Die Pathogenese der senilen Katarakt konnte bisher nicht vollständig geklärt werden. Auffällig ist, dass die **senile Katarakt** in verschiedenen Bevölkerungsgruppen unterschiedlich häufig und in unterschiedlichem Lebensalter auftritt. Im Kataraktgürtel in Asien und in Teilen Afrikas tritt die Katarakt etwa 10 Jahre früher als in gemäßigten Zonen auf, was die Annahme nahelegt, dass Umwelteinflüsse eine Rolle spielen. Genetische Faktoren scheiden nach derzeitiger Kenntnis aus.

Risikofaktoren

Die Inzidenz der senilen Katarakt steigt mit dem Alter. Fast 50 % der Bevölkerung der USA über 75 Jahre zeigt eine Katarakt, die Vergleichszahl für Indien beträgt 82 %. Katarakt tritt bei Frauen häufiger auf als bei Männern, wofür es keine Erklärung gibt. Bei Diabetikern wird eine Katarakt häufiger und in jüngerem Lebensalter beobachtet als bei Nichtdiabetikern. Ionisierende Strahlen und Mikrowellen rufen Katarakte hervor. Als Risikofaktoren für das frühe und häufige Entstehen der Katarakte in tropischen Ländern werden UV-Licht, Ernährung und Krisen von Dehydrierung diskutiert. In Indien wurden Katarakte häufiger beobachtet bei Menschen in schlechtem Ernährungszustand, mit geringem Geburtsgewicht, geringer Körpergröße und niedrigem sozioökonomischem Status. Die Erforschung der Risikofaktoren der Kataraktbildung ist von großer Bedeutung, da ein Hinausschieben des Kataraktalters um 10 Jahre die Zahl der notwendigen Kataraktoperationen halbieren könnte. 1966 war die Katarakt Ursache von 22,6 % der Erblindungen in England, 1985 in Norwegen nur noch für 2,5 %. Solange eine Prävention der senilen Katarakt nicht möglich ist, müssen auch in Ländern mit niedrigem und mittlerem Einkommen (LMIC) Möglichkeiten geschaffen werden, die notwendige Zahl von Kataraktoperationen durchzuführen.

Kataraktchirurgie

Die Kataraktoperation stellt einen der häufigsten chirurgischen Eingriffe in der Medizin überhaupt dar. Die Kataraktextraktion ist sehr standardisiert, sicher, schnell, kostengünstig und in über 95 % der Fälle erfolgreich, wenn keine weiteren Augenkrankheiten vorliegen. Es gelingt somit fast immer, Blinden das Sehvermögen zurückzugeben. Dies gilt vor allem für LMIC, da die Katarakt hier meist erst in weit fortgeschrittenem Stadium operiert wird, d. h., wenn beide Augen erblindet sind. Neben dem individuellen Schicksal der Erblindung ist die Katarakt auch von großer sozioökonomischer Bedeutung. In tropischen Ländern werden Menschen im 5. und 6. Lebensjahrzehnt betroffen, die Ernährer einer vielköpfigen Familie sind und ihre Arbeit wegen der Erblindung nicht mehr verrichten können (➤ Abb. 11.50).

Techniken der Kataraktoperation

Bei der Operationstechnik der intrakapsulären Karaktextraktion (ICCE) wird die eingetrübte Linse angefroren und im Ganzen entfernt. Dieses Verfahren wird zunehmend seltener angewendet, da eine Starbrille zur Korrektur der fehlenden natürlichen Linse verwendet werden muss.

Die mittlerweile auch in tropischen Ländern häufigste Operationstechnik beim Entfernen der eingetrübten Linse ist die **extrakapsuläre Karaktextraktion (ECCE).** Der hintere Anteil der Linsenkapsel bleibt bei dieser Technik erhalten. Der trübe Linseninhalt wird aus dem Kapselsack entfernt. Dies geschieht entweder mit Ultraschall im Rahmen der „Linsenkernverflüssigung“ (Phakoemulsifikation) oder

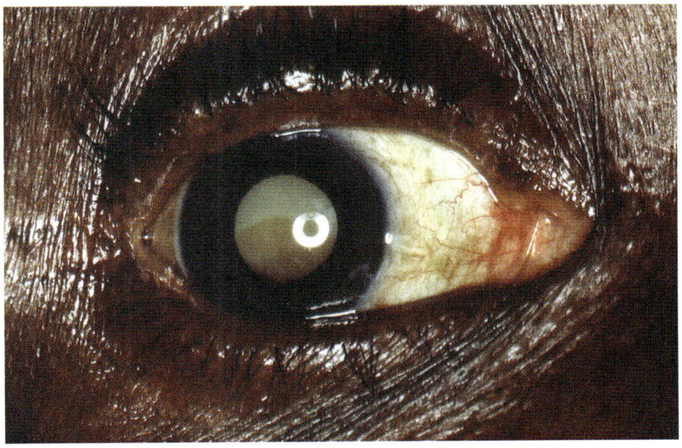

Abb. 11.50 Hypermature Cataracta Morgagni mit Verflüssigung der Linsenrinde und Absinken des braunen Linsenkerns innerhalb der Linsenkapsel nach unten [P1576]

durch die Expression des Kerns und das anschließende Absaugen der Linsenrinde.

Die Akzeptanz der Kataraktoperation durch die Patienten wurde mit der Implantation einer Kunstlinse in das Auge deutlich erhöht, da eine bessere Sehqualität resultierte. Die Operation wird bei Erwachsenen in Lokalanästhesie durchgeführt.

Unbehandelt kommt es bei einer fortgeschrittenen Katarakt durch Quellen, Ruptur und Spontanluxation der Linse zu Komplikationen wie Sekundärglaukom und phakolytischen Reaktionen im Auge bis hin zur irreversiblen Erblindung.

Aus einigen Ländern wie China, Indien, Äthiopien wird noch heute von „Starstechern" berichtet, traditionellen Heilern, die Katarakte durch Reklination behandeln, jedoch ist die Rate der postoperativen Komplikationen, z. B. durch Uveitis und Glaukom, außerordentlich hoch.

11.12.3 Glaukom

Epidemiologie

In Regionen ohne Trachom, Onchozerkose und Lepra wie in Teilen Lateinamerikas und Asiens ist das Glaukom nach der Katarakt die zweithäufigste Erblindungsursache. Das Glaukom verdient Erwähnung, da es in LMIC häufiger durch tropentypische Verläufe aber auch tropenspezifische Erkrankungen zur Erblindung führt als in Ländern mit hohem Einkommen (HIC) (Steinmetz et al. 2021, Philippin et al. 2024).

Die Grundformen des Glaukoms sind in LMIC identisch mit denen in HIC: kongenitales Glaukom, primäres und sekundäres Glaukom lassen sich unterscheiden. Die Häufigkeit der verschiedenen Formen des primären Glaukoms zeigt geografisch starke Unterschiede: Während in Europa das Verhältnis Glaucoma chronicum simplex zu Winkelblockglaukom 4:1 beträgt, ist diese Rate in Afrika 6–8:1, in Asien aber nur 1:1. Dies erklärt sich durch den unterschiedlichen anatomischen Bau und vermehrte Pigmentierung des vorderen Augenabschnitts in unterschiedlichen ethnischen Gruppen.

Im Gegensatz zu HIC, wo die Diagnose meist über den erhöhten intraokulären Druck und einen auffälligen Sehnervenbefund gestellt wird, führen in LMIC erst Sehverlust und die fortgeschrittene Exkavation der Papille zur Diagnose. Ein chronisches Glaukom verläuft über lange Zeit ohne subjektive Beschwerden und ohne Verlust des Sehvermögens, daher suchen Patienten in tropischen Ländern ärztlichen Rat oft erst bei Erblindung eines Auges und hochgradigem Sehverlust am Partnerauge. Da die Optikusatrophie irreversibel ist, kann nur versucht werden, das Restsehvermögen zu erhalten.

Auch für das **kongenitale Glaukom** (Schaller 2002) gilt, dass die Therapie meist zu spät einsetzt, sodass ein Sehverlust bleibt (➤ Abb. 11.51).

11

Im Bereich der **Sekundärglaukome** unterscheidet sich die Pathogenese in LMIC von der in HIC: Während in Letzteren Sekundärglaukome durch Neovaskularisation der Iris und Kammerwinkels bei Diabetes mellitus und Gefäßverschlüssen überwiegen, herrschen in tropischen Ländern Sekundärglaukome durch quellende Linsen

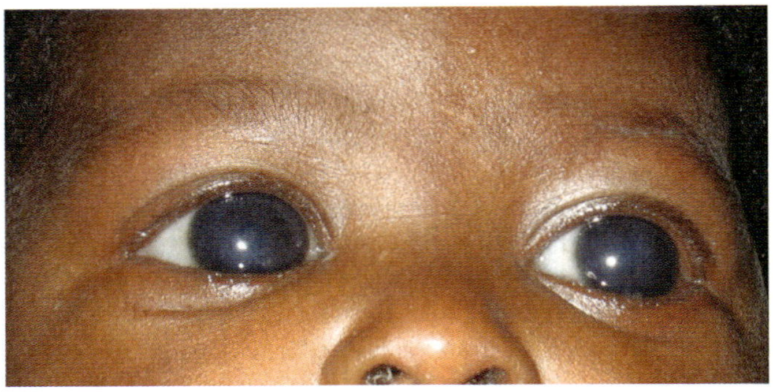

Abb. 11.51 Buphthalmus bei kongenitalem Glaukom [P1576]

bei nicht operierter Katarakt und bei Uveitis z. B. bei Onchozerkose oder Lepra vor.

Prophylaxe und Therapie

Eine Prävention des primären Glaukoms ist nicht möglich, allein die Früherkennung hilft, die Sehkraft zu erhalten. Wesentliche Erkennungszeichen sind ein erhöhter intraokularer Druck und eine beginnende glaukomatöse Optikusatrophie.

Eine konsequente, langdauernde medikamentöse Therapie lässt sich unter den Bedingungen der meisten LMIC, speziell im ländlichen Bereich, meist nicht durchführen. Die Zuverlässigkeit der regelmäßigen Tropfenanwendung durch den Patienten bei Glaukom beträgt in Europa nur 60 %, in LMIC ist sie weitaus schlechter, abhängig von logistischen Problemen und Kosten für die Tropfen. Aus diesen Gründen sollte nicht gezögert werden, frühzeitig zu operieren. Bei Winkelblockglaukom genügt häufig die Iridektomie, bei Glaucoma chronicum simplex ist eine fistulierende Operation erforderlich. Zur Reduktion der Kammerwasserproduktion kann alternativ auch eine CPC (Cyclo-Photokoagulation) des Ziliarkörpers oder eine selektive Lasertrabekuloplastik (SLT) des Trabekelmaschenwerks durchgeführt werden (Philippin et al. 2024).

11.12.4 Diabetische Retinopathie

Insbesondere die diabetische Retinopathie wird in den nächsten Jahren aufgrund einer verbesserten Ernährungssituation in einigen LMIC zunehmende Bedeutung erlangen, da die Zahl von Menschen mit Diabetes stark ansteigt (Vujosevic et al. 2020). Die diabetische Retinopathie ist die häufigste mikroangiopathische Komplikation des Diabetes mellitus (➤ Kap. 11.7). Aktuell ist die diabetische Retinopathie für etwa 5 % aller Erblindungen weltweit verantwortlich.

Von entscheidender Bedeutung für den Erhalt eines guten Visus bei den betroffenen Personen ist die rechtzeitige Diagnose einer diabetischen Retinopathie. Da Laserbehandlungen oder gar glaskörperchirurgische Eingriffe in tropischen Ländern auf wenige Zentren beschränkt sind, gilt es, in Zusammenarbeit mit den internistischen Kollegen eine gute Blutzucker- und Blutdruckeinstellung zu erreichen, um das Entstehen oder Fortschreiten der Retinopathie möglichst lange zu verzögern.

11.12.5 Weitere Augenerkrankungen in den Tropen

UV-Licht-induzierte Augenerkrankungen

Mehrere Augenkrankheiten werden mit dem intensiveren und länger einwirkenden UV-Licht in den Tropen und Subtropen in Zusammenhang gebracht. Hierzu gehören gleichermaßen Erkrankungen des Auges und der Adnexe.

Lidtumoren

Maligne Melanome und Basaliome der Lidhaut werden häufiger in Regionen mit intensiver Sonneneinstrahlung beobachtet. Dies gilt jedoch nicht für Afrikaner, die offenbar durch die Hautpigmentierung geschützt sind. Es sei an dieser Stelle angemerkt, dass maligne Melanome der Iris und Aderhaut bei Afrikanern praktisch nicht vorkommen. Araber zeigen eine hohe Rate von Lidbasaliomen, ebenso Europäer, die in tropischen Regionen leben.

Pterygium

Die ungleiche Häufigkeit von Pterygien in unterschiedlichen geografischen Regionen hat schon seit längerer Zeit das Interesse der Ophthalmologen geweckt. Als Risikofaktoren für die Entstehung des Pterygiums werden Sonnenlicht, Staub, Rauch, Wind, trockene Luft und Trachom genannt. In seltenen Fällen sind Pterygien beiderseits so ausgeprägt, dass Erblindung resultiert.

Aktinische Keratopathie

Die aktinische Keratopathie (Syn. Labrador-Keratopathie, droplet keratopathy, climatic keratopathy, solar keratopathy) wird in Regionen mit besonders hoher Sonnenlichteinstrahlung beobachtet, vor allem in Labrador und bei Salzarbeitern am Roten Meer. Das Auge ist durch Braue, Lider und Wimpern gut gegen von oben einfallendes Licht geschützt; dies gilt nicht für vom Boden reflektiertes Licht. Die Reflexion ist besonders stark bei Schnee, Salz und weißem Sand. Der lichtexponierte Teil der Hornhaut zeigt oberflächliche weiße Trübungen, Zysten und feine Einlagerungen, die an Öltropfen erinnern.

UV-Makulopathie

Beim Betrachten einer Sonnenfinsternis mit ungeschütztem Auge kommt es durch das Fokussieren der Strahlen auf der Netzhaut ähnlich einer Licht- oder Laserkoagulation zu Verbrennungen im Bereich der Makula. Eine dauerhafte Makulaschädigung kann resultieren.

Senile Makuladegeneration

Die heute häufigste Erblindungsursache in HIC, die senile Makuladegeneration, wird ebenfalls mit der lang andauernden Einstrahlung von Sonnenlicht auf die Netzhaut in Zusammenhang gebracht. Hohe Lebenserwartung und Aphakie im höheren Lebensalter können als begünstigende Faktoren angesehen werden.

11.12.6 Tumoren

Nach vorliegenden Zahlen ist die Inzidenz des **Retinoblastoms** (➢ Abb. 11.52) in den Tropen nicht höher als im gemäßigten Klima. Die hohe Zahl der beobachteten Retinoblastome erklärt sich durch den hohen Bevölkerungsanteil an Kindern. Die betroffenen Kinder kommen erst spät in Behandlung, sodass das oder die betroffene(n) Auge(n) nicht zu erhalten sind, und meistens auch das Leben der Kinder nicht zu retten ist. Von 99 Augen mit Retinoblastom in Kenia mussten 96 enukleiert werden. Bei Früherkennung kann das Auge durch Therapie mit Licht- und Laserstrahlen, Röntgenstrahlen und Chemotherapie erhalten werden (Honavar et al. 2017).

Neben dem Retinoblastom wird bei Kindern in Äquatorialafrika das von der Maxilla oder Mandibula ausgehende **Burkitt-Lymphom** beobachtet, das in die Orbita erwachsen und eine Protrusio bulbi hervorrufen kann. Kombinierte Chemo- und Radiotherapie können zur Ausheilung führen (➢ Kap. 11.9.3).

In Afrika finden sich im Erwachsenenalter häufiger Plattenepithelkarzinome von Lid- und Bindehaut als Basalzellkarzinome. Das **Plattenepithelkarzinom der Bindehaut** (➢ Abb. 11.53) scheint

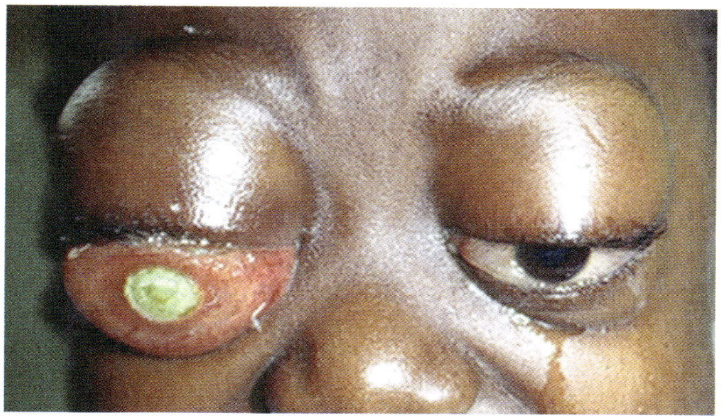

Abb. 11.52 Beidseitiges Retinoblastom mit massiver Aussaat in Orbita und Exophthalmus [P1576]

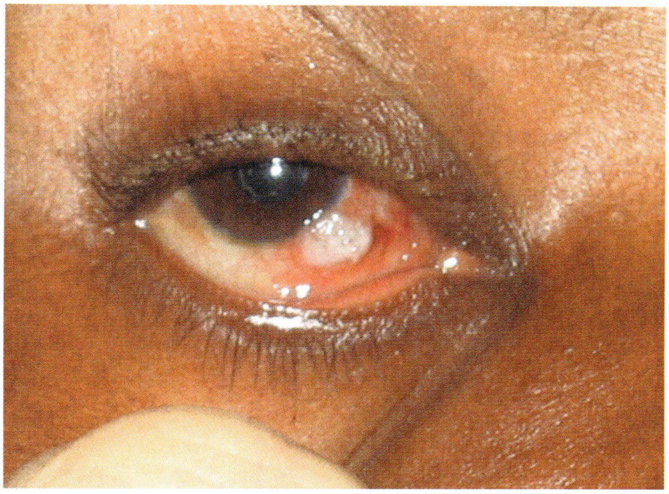

Abb. 11.53 Plattenepithelkarzinom der Bindehaut bei einer Patientin mit AIDS [P1576]

mittlerweile eine eindeutig mit HIV assoziierte Erkrankung zu sein (Odds-Ratio 11–13), welche vorwiegend in Subsahara-Afrika gefunden wird. Weitere Risikofaktoren sind eine Epstein-Barr-Virus (EBV-) Infektion, intensive Exposition gegenüber UV-Licht, männliches Geschlecht und höheres Alter.

Der Operationserfolg richtet sich nach Ausmaß des Tumors bei Behandlungsbeginn.

Wie oben erwähnt, werden bei Afrikanern praktisch keine Melanome der Iris und Chorioidea gesehen.

11.12.7 Trauma

Kleinere Traumen, die die Hornhaut verletzen, sowie Bulbusperforationen haben in LMIC eine schlechtere Prognose als in HIC, da eine höhere Wahrscheinlichkeit der Superinfektion besteht und die adäquate Therapie und Wundversorgung häufig erst Tage nach der Verletzung möglich sind. Entsprechend hoch ist die Rate an Endophthalmitiden nach perforierenden Verletzungen. Auffällig ist der hohe Anteil an Kindern im Alter von 1 bis 10 Jahren bei den perforierenden Verletzungen, der höher liegt als ihr Bevölkerungsanteil. Häufigste Verletzungsursache bei Kindern sind Stöcke, Äste und Dornen, die in ein Auge eindringen (Schaller 2005).

11.12.8 Refraktionsanomalien, Amblyopie

Unkorrigierte Refraktionsfehler sind die häufigste Ursache für mittelschwere bis hochgradige Sehbehinderungen weltweit. Bei 6–8 % der Bevölkerung in LMIC, die an hochgradiger Sehschwäche und einem Refraktionsfehler litten, wurde dieser aus Mangel an Brillen nicht korrigiert. Ähnliches gilt für die Amblyopie, die sich bei Refraktionsfehlern und Strabismus entwickelt, falls dies in der Kindheit nicht erkannt und therapiert wurde (Philippin et al. 2024).

11.12.9 Sichelzellanämie

Im Verlauf einer Sichelzellanämie (➤ Kap. 8.1) kann es zu einseitigen oder beiderseitigen Neovaskularisationen der Netzhaut kommen. Rezidivierende Glaskörperblutungen führen zu einer temporären Herabsetzung des Sehvermögens. Nach neueren Untersuchungen ist eine Licht- oder Laserkoagulation nicht indiziert, da sich die proliferierten Gefäße spontan zurückbilden. Glaskörperblutungen hinterlassen nur selten bleibende Sehschäden (Do und Rodger 2017).

11.12.10 Xerophthalmie

Epidemiologie und Ätiologie

Vitamin-A-Mangel bei Kleinkindern zwischen Abstillen und 3. bis 4. Lebensjahr wird vor allem in Asien – Indien, Bangladesch, Indonesien, Philippinen – beobachtet, kommt aber auch in einer großen Zahl afrikanischer Länder, in Brasilien und Haiti vor. Insbesondere die direkte Vitamin-A-Supplementation, die mind. einmal jährlich über eine hochdosierte Vitamin-A-Kapsel gegeben wird, erwies sich als erfolgreich (James et al. 2017).

Für Kinder in LMIC bilden Beta-Carotine die wesentliche Vitamin-A-Quelle, tierisches Vitamin A steht nur selten zur Verfügung.

Enteritis und massiver Befall mit intestinalen Würmern können die Vitaminresorption über den Darm behindern, Eiweißmangel den Transport im Körper. Fieberhafte Erkrankungen wie Masern und Malaria erhöhen den Vitamin-A-Bedarf. Die genannten Faktoren führen bei Kleinkindern schnell zu einem Absinken von verfügbarem Vitamin A unter kritische Werte.

Vitamin A wird für den Aufbau von Rhodopsin, Haut und Schleimhaut benötigt. Vitamin-A-Mangel führt zu Funktionsverlust und Schäden der Netzhaut sowie Austrocknung und Keratose von Haut und Schleimhaut. Die Schleimhautveränderungen lassen sich besonders deutlich an der Bindehaut beobachten.

Klinik der Augenveränderungen bei Vitamin-A-Mangel

Nachtblindheit ist häufig das erste Zeichen eines chronischen Vitamin-A-Mangels.

Xerose der Bindehaut und **Bitot-Flecken** (➤ Abb. 11.54) müssen nicht immer Zeichen eines bestehenden Vitamin-A-Mangels sein, sondern bleiben häufig lange nach Normalisierung des Vitamin-A-Haushalts bestehen. Ein Alarmzeichen ist jedoch die ausgedehnte Xerose der Bindehaut, vor allem im nasalen Bereich. Bitot-Flecken stellen Bereiche lokalisierter Bindehautkeratose temporal des Limbus dar, das schaumige Aussehen wird durch Saprophyten wie Xerosebazillus hervorgerufen.

Das Hornhautulkus bei Xerophthalmie ist im Vergleich zum bakteriellen Ulkus durch die fehlende Begleitreaktion von Hornhaut und Bindehaut gekennzeichnet. Es handelt sich um eine lokalisierte Hornhautnekrose. Die zunächst kleinen Ulzera können die Hornhaut penetrieren und zu einer Descemetozele führen. Ohne rasche Vitamin-A-Gabe vergrößern sich die Ulzera, eine bakterielle Super-

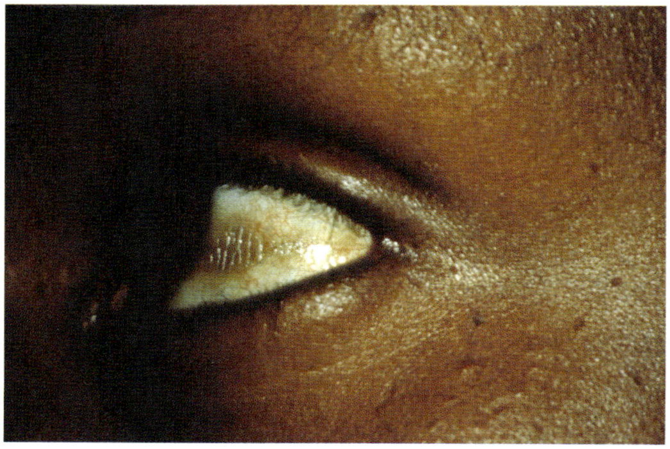

Abb. 11.54 Bitot-Fleck bei Vitamin-A-Mangel [P1576]

infektion kommt hinzu. Die Keratomalazie erfasst schnell die gesamte Hornhaut und führt durch Verlust der Vorderkammer und Endophthalmitis zur Erblindung.

Prophylaxe und Therapie

Als wesentliche Präventionsmaßnahme ist das ausreichende Angebot von Eiweiß, Kalorien und Vitamin A in der Nahrung erkannt worden.

Gleichbedeutend mit der Erhöhung des Vitamin-A-Angebots ist die Reduzierung des Vitamin-A-Verbrauchs durch Infektionskrankheiten bzw. Mangelabsorption durch Enteritis. Durch Masernimpfung, frühe Therapie von Pneumonie und Malaria sowie Rehydrierung bei Enteritis wird das Auftreten von Augenschäden drastisch verringert. Vitamin-A-Mangel stellt nicht ein rein ophthalmologisches, sondern allgemeinmedizinisches und pädiatrisches Problem dar (Philippin et al. 2024).

Bei Auftreten von Augenveränderungen verhilft die orale Gabe von 200.000 IE Vitamin A zum raschen Rückgang innerhalb weniger Tage. Dies gilt für Nachtblindheit, Xerose der Hornhaut und teilweise Xerose der Bindehaut. Nach Vitamin-A-Gabe kommt es zum Abheilen von Hornhautulzera, teilweise auch zum Sistieren der Keratomalazie, jedoch unter Zurücklassung von Hornhautnarben. Bei Befall des Hornhautzentrums resultiert ein permanenter Visusverlust.

11.12.11 Chlamydienerkrankungen des Auges

Chlamydia trachomatis verursacht an den Augen unterschiedliche Erkrankungen, die sich im klinischen Bild ähneln, jedoch in Übertragungsweg und Schweregrad unterscheiden. Chlamydien (➤ Kap. 11.11.9) sind spezialisierte Gram-negative Bakterien, die sich im Zytoplasma von Epithelzellen in Form von Retikularkörperchen vermehren, die in ihrer Gesamtheit in einer Zelle den Einschlusskörper bilden. Retikularkörper sind nicht infektiös und können nicht außerhalb der Zelle leben. Extrazellulär treten sie in Form des Elementarkörperchens auf, das nicht vermehrungsfähig ist, aber extrazellulär überleben und damit neue Zellen infizieren kann. Ein Vermehrungszyklus der Chlamydien dauert etwa 48 Stunden, was teilweise die langsame Entwicklung der klinischen Symptomatik erklärt.

Trachom

Ätiologie und Epidemiologie

Das Trachom wird durch *Chlamydia trachomatis* (Serotyp A–C) verursacht und stellt weltweit eine der häufigsten Augenkrankheiten und eine der häufigsten infektiösen Erblindungsursachen dar (WHO 2019, Schönfeld und Klauss 2022).

Das Trachom ist eine Krankheit der Armut und schlechten Hygiene und verschwindet mit Verstädterung und Verbesserung der ökonomischen Verhältnisse. Im vergangenen Jahrhundert stellte das Trachom auch in Nordeuropa und Nordamerika ein Gesundheitsproblem dar, ging aber allein durch den verbesserten Lebensstandard, nicht durch medizinische Maßnahmen zurück. Schwere Formen des Trachoms finden sich heute in trockenheißen Gebieten Afrikas, in Nordafrika, Arabien, Teilen Indiens und Südostasiens sowie in kleinen Gebieten in Südamerika, Australien und auf pazifischen Inseln. In feuchtheißen Gebieten wie den Küstenbereichen Äquatorialafrikas tritt die schwere Form des Trachoms nicht auf.

Klinik

Es wird zwischen der schweren Form des Trachoms, das zur Erblindung führen kann (blinding trachoma) und einer leichteren Form, die nicht zur Erblindung führt (nonblinding trachoma), unterschieden. Das Trachom ist eine chronische Entzündung von Bindehaut und Hornhaut, die zur Narbenbildung in der Bindehaut und zur Vaskularisation der Hornhaut führt.

Die Ausbreitung des Trachoms wird durch folgende Faktoren begünstigt: Trockenheit, heißes Klima, staubige Luft, Wassermangel, schlechte persönliche, Familien- und Dorfhygiene, hohe Fliegenpopulation, hohe Kinderzahlen in den einzelnen Familien mit kurzem Geburtsintervall.

Entscheidend für den Verlauf der Erkrankung ist die Zahl der Reinfektionen mit Chlamydien und der Superinfektion mit Eitererregern. Die Übertragung erfolgt durch direkten oder indirekten Kontakt mit infektiösem Material durch Hände, Kleidung und Tücher sowie durch Hausfliegen. Der höchste Durchseuchungsgrad findet sich bei Kindern zwischen 1 und 5 Jahren. Es kommt zu häufigen Reinfektionen zwischen Kindern und Müttern, weshalb mehr Frauen als Männer erblinden. Mit Eintritt in die Schule nimmt die Zahl der aktiven Infektionen ab, die Erkrankung geht in das chronische Stadium über oder heilt spontan aus. Wesentlich für den Verlauf der Erkrankung sind Verfügbarkeit und Gebrauch von sauberem Wasser zum Waschen des Gesichts. Trachom ist definiert als eine chronische follikuläre Konjunktivitis (➤ Abb. 11.55), die zu Bindehautvernarbung und oberflächlicher Vaskularisation (Pannus) der Hornhaut führt. Vor allem Lymphfollikel unter der Oberlidbindehaut sind für das Trachom charakteristisch. Gleichzeitig tritt immer eine papilläre Hypertrophie der Bindehaut auf, die so ausgeprägt sein kann, dass die

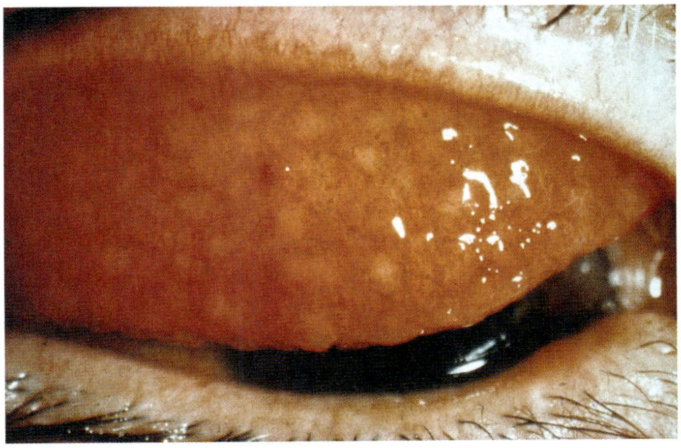

Abb. 11.55 Follikel am ektropionierten Oberlid bei Trachom [P1576]

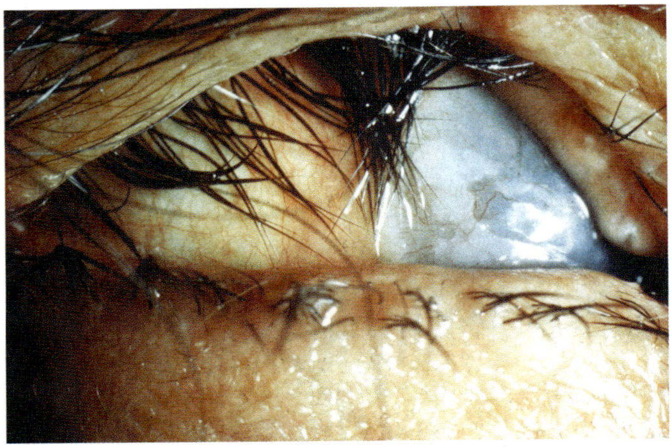

Abb. 11.56 Ausgeprägtes Narbenentropium mit massiver Trichiasis und Hornhautleukom [P1576]

Follikel überdeckt und damit nicht sichtbar sind. Die Papillen können ebenfalls die normale Gefäßstruktur der Bindehaut verdecken.

Im Verlauf der Krankheit über Monate lassen die akuten Entzündungszeichen nach, und es kommt zu zunehmender Vernarbung von Bindehaut und Tarsus, die wiederum zu **Trichiasis, Narbenentropium** (➤ Abb. 11.56) und **Lidverkürzung** führen kann. In späten Stadien werden auch Bindehautxerose und Kanalikulusstenosen beobachtet. Am Limbus treten Lymphfollikel auf, die nach Vernarbung die charakteristischen Herbert's pits hinterlassen. Die Hornhaut ist durch Pannusbildung und Keratitis punctata beteiligt. Durch Trichiasis und Entropium kommt es zu Hornhautulzera. Zur Diagnosestellung muss die Oberlidbindehaut untersucht werden, d. h. das Oberlid ektropioniert werden (Schönfeld und Klauss 2022).

1987 wurde eine aktuelle Einteilung für das Trachom eingeführt. Hierbei wird nach 5 trachomtypischen Zeichen gesucht: TF = Trachomfollikel, TI = Trachominflammation, TS = trachomatöse Narbenbildung (scarring), TT = Trachomtrichiasis, CO = Hornhauttrübung (corneal opacity).

Prophylaxe und Therapie

Dem Trachom vorzubeugen ist einfacher, als es zu behandeln. Hierzu ist persönliche und Familienhygiene ausreichend. Es ist jedoch sauberes Wasser erforderlich, das in ausreichender Menge nicht allen Menschen in LMIC zur Verfügung steht (Philippin et al. 2024).

Für die **Therapie** eignen sich lokal applizierte Antibiotika, v. a. Tetrazyklin-Augensalbe 1 %. Es sind bisher keine Resistenzen gegen Tetrazyklin bekannt. Neben Tetrazyklin sind Erythromycin und Sulfonamide sowie Gyrasehemmer wirksam; Erythromycin ist jedoch teurer und weniger verbreitet als Tetrazyklin; Sulfonamide sollten wegen der Allergiegefahr nicht verwendet werden. Andere, häufig in der Ophthalmologie lokal angewandte Antibiotika wie Chloramphenicol und Gentamycin sind gegen Chlamydien in vivo nicht wirksam. Auch Penicillin ist nicht geeignet. Die lokale Behandlung wird über 20 Tage fortgesetzt mit mind. 3-mal täglicher Applikation.

Infektiöses Trachom kann auch mit einer Einzeldosis Azithromycin in über 90 % geheilt werden.

Das Auftreten von Trichiasis und Entropium sollte frühzeitig entdeckt werden, ehe es zu einem bleibenden Hornhautschaden kommt. Zur Operation des Oberlidentropiums und der Trichiasis steht je nach Schweregrad eine größere Zahl von Methoden zur Verfügung.

Zwischen Ersterkrankung und Erblindung liegen in den meisten Fällen mehrere Jahrzehnte, sodass für präventive und kurative Maßnahmen genügend Zeit bleibt, um Erblindung zu vermeiden.

Reisenden drohen durch eine meist einmalige Infektion keine bleibenden Schäden.

Paratrachom

Unter dem Begriff Paratrachom werden Erkrankungen zusammengefasst, die durch *Chlamydia trachomatis* (Serotyp D–K) verursacht und durch genitookuläre Schmierinfektion übertragen werden.

Die chlamydienbedingte genitookulär übertragene Keratokonjunktivitis des Erwachsenen ähnelt in den ersten Wochen dem endemischen Trachom (s. o.), verläuft aber weniger heftig und bleibt häufig für längere Zeit einseitig. Der mildere Verlauf wird über die fehlende Reinfektion und Superinfektion erklärt. Mehr als 90 % der Patientinnen mit kulturpositiven Chlamydieninfektionen des Auges zeigen auch genitalen Befall. Aus diesem Grund ist eine systemische Therapie mit Tetrazyklin oder bei schwangeren Frauen ein Makrolidantibiotikum für 7 Tage angezeigt.

Ophthalmia neonatorum

Neben Gonokokken ist *Chlamydia trachomatis* (Serotyp D–K) weltweit der häufigste Erreger einer Ophthalmia neonatorum (➤ Abb. 11.57). Die Differenzialdiagnose zu einer gonokokkenbedingten Infektion kann nur über den Erregernachweis erfolgen, da sich das klinische Bild oft sehr ähnelt und verwechselt werden kann. In der Regel treten jedoch die Symptome bei einer Chlamydieninfektion später auf (7–14 Tage post partum) und sind weniger massiv. Lymphfollikel treten bei Säuglingen noch nicht auf. Hornhautbeteiligung und Erblindung sind seltener als bei Gonoblenorrhö. Es können auch Mischinfektionen mit Gonokokken und Chlamydien vorkommen. Die Therapie der Chla-

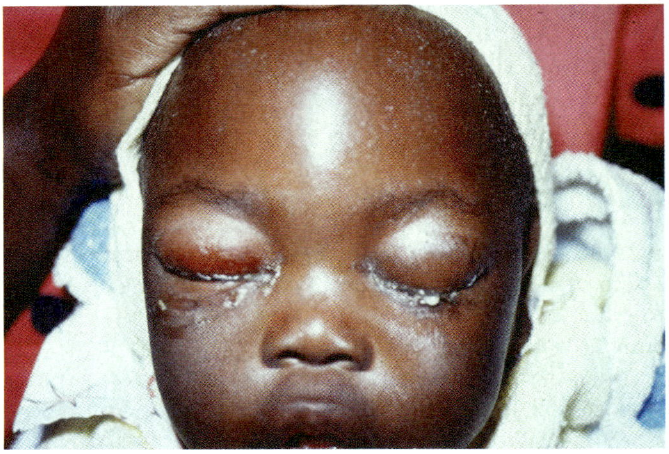

Abb. 11.57 Beidseitige Ophthalmia neonatorum durch Gonokokken [P1576]

mydieninfektion des Neugeborenen besteht in der systemischen Gabe von Erythromycin-Saft und -Augentropfen (Schaller und Klauss 2001).

11.12.12 Filariosen

Onchozerkose

Epidemiologie und Ätiologie

Zur Parasitologie, Epidemiologie und Hautveränderungen ➤ Kap. 6.6.

In endemischen Gebieten erfolgt die Infektion im Kindesalter, bereits mit 4 Jahren lassen sich Mikrofilarien in der Hautbiopsie nachweisen. Erblindung tritt früh im 2. bis 4. Lebensjahrzehnt ein. Das **klinische Bild** hängt von der Intensität der Infektion ab und damit von der Gesamtzahl der im Laufe des Lebens inokulierten Infektionslarven, der daraus entstehenden Adultwürmer und der Zahl der von diesen produzierten Mikrofilarien. Die Onchozerkose ist eine kumulative Erkrankung. Aus diesem Grund ist das Risiko einer Augenbeteiligung für Touristen gering. Die Mikrofilarien bewegen sich in den oberflächlichen Hautschichten, um von den Übertägermücken (Simulien) wieder aufgenommen werden zu können. Sie orientieren sich in der Haut an Temperatur- und Lichtunterschieden. Die Augen werden über die Lidhaut und Konjunktiva erreicht, möglicherweise der Sehnerv auch über den Liquor cerebrospinalis.

Zur **Diagnostik** ist es nicht erforderlich, die Hautbiopsie in der Nähe des Auges – äußerer Kanthus oder Bindehaut – zu entnehmen, um einen Hinweis auf okuläre Beteiligung zu erhalten, hierzu genügen die Ergebnisse der Biopsien aus der Haut über Beckenkamm, Gesäß, Rücken oder Wade (➤ Kap. 6.6). Mikrofilarien lassen sich mit Hilfe der Spaltlampe in der Hornhaut und in der Vorderkammer nachweisen. Vor der Untersuchung sollte der Patient 2 Minuten lang im Sitzen den Kopf zwischen die Knie beugen, wodurch die Zahl der in der Vorderkammer sichtbaren Mikrofilarien erhöht wird (Philippin et al. 2024).

Augenveränderungen bei Onchozerkose

Intraokulare Mikrofilarien

Frühestes Zeichen einer okulären Beteiligung bei Onchozerkose ist das Auftreten von lebenden oder abgestorbenen Mikrofilarien in Hornhaut, Vorderkammer, Linse, Glaskörper oder Netzhaut. Am einfachsten werden mit Hilfe der Spaltlampe im regredienten Licht lebende Mikrofilarien in der Vorderkammer erkannt. Die Mikrofilarien schwimmen schnell mit heftigen Bewegungen durch das Kammerwasser. In der Hornhaut lassen sich lebende Mikrofilarien nur schwer nachweisen, da sie fast transparent sind. Abgestorbene Mikrofilarien, gestreckt und weißlicher, sind besser sichtbar. Selten werden Mikrofilarien in hinteren Augenabschnitten gesehen.

Keratitis punctata

Punktförmige, schlecht abgegrenzte subepitheliale oder stromale Trübungen der Hornhaut werden durch tote Mikrofilarien hervorgerufen. Um jede einzelne Mikrofilarie bildet sich eine Ansammlung von Lymphozyten und eosinophilen Zellen, die sich nach Auflösung der Mikrofilarie ohne Narbe zurückbildet. Die Keratitis punctata wird in besonders ausgeprägter Form nach Therapie mit Diethylcarbamazin (DEC) beobachtet, weshalb DEC nicht angewendet werden darf, wenn okuläre Mikrofilarien vorhanden sind.

Sklerosierende Keratitis

Die sklerosierende Keratitis stellt eine der wesentlichen Erblindungsursachen bei Onchozerkose dar. Vom Limbus bei 3 und 9 Uhr ausgehend, trübt sich die Hornhaut langsam ein, zunächst in Form eines Bogens entlang dem Limbus von 3 bis 9 Uhr (Keratitis semilunaris), später der gesamten Hornhaut. Neben den Trübungen im Bereich der Bowman-Membran, die durch zelluläre Infiltrate hervorgerufen werden, lassen sich häufig zahlreiche lebende Mikrofilarien in Hornhaut und Vorderkammer nachweisen.

Iridozyklitis

Die Iridozyklitis bei Onchozerkose zeigt unterschiedliche Schweregrade. Bei chronischem Bestehen einer massiven Iridozyklitis kommt es zur Ausbildung von hinteren Synechien, gelegentlich Seclusio pupillae, Katarakta complicata und Sekundärglaukom.

Chorioretinitis

Frühe Veränderungen am Augenhintergrund lassen sich nur mit Hilfe der Fluoreszenzangiografie nachweisen. Es finden sich Pigmentverschiebungen im Pigmentepithel der Retina, Drusenbildung, Vaskulitis und selten aktive Herde einer Chorioretinitis. Frühe Veränderungen lassen sich meist temporal der Makula nachweisen. Im weiteren Verlauf kommt es zu einer Atrophie von Netzhaut und Aderhaut, die sich spät in Form von großen pigmentierten und depigmentierten Narben manifestiert. Es ist nach wie vor nicht geklärt, welchen Anteil lebende Mikrofilarien an der Entstehung der Fundusveränderungen haben.

Optikusneuritis und Optikusatrophie

Patienten mit Augenbeteiligung bei Onchozerkose zeigen eine auffällig hohe Inzidenz von Optikusneuritis und Optikusatrophie. Als Entstehungsmechanismen kommen der direkte Befall des Sehnerven und seiner Scheiden mit Mikrofilarien sowie eine Atrophie durch Netzhautatrophie und Glaukom in Betracht. Autoimmunmechanismen werden ebenfalls diskutiert.

Wesentliche Erblindungsursachen in Zusammenhang mit Onchozerkose sind die sklerosierende Keratitis, Chorioretinitis und Optikusatrophie.

Prophylaxe und Therapie

Mit der Kombination von Ivermectin (zukünftig auch Moxidectin) als mikrofilarizide Medikamente und Vektorkontrolle stehen heute geeignete Möglichkeiten für eine Onchozerkosebekämpfung zur Verfügung, die in der Lage sind, Blindheit als Folge der Onchozerkose weitgehend auszuschalten (➤ Kap. 6.6.2).

Daher liegt heute der Schwerpunkt der Bekämpfungsprogramme auf der **Massenbehandlung mit Ivermectin** (➤ Kap. 6.6.2), mit der es gelingt, die Mikrofilarienzahl in Haut und Auge nach einmaliger oraler Gabe über 1 bis 2 Jahre drastisch zu senken. Im Gegensatz zum DEC tritt die Mazotti-Reaktion sehr schwach oder nicht auf (Burton et al. 2021).

Für eine kurative Behandlung braucht man ein Makrofilarizid, um den Behandlungszeitraum abzukürzen, da Mikrofilarizide über mehr als ein Jahrzehnt eingenommen werden müssen, solange adulte Würmer überleben. Eine neue Therapiemöglichkeit ist durch die Abtötung der für die Fertilität der Adultwürmer erforderlichen Wolbachien (bakterielle Endosymbionten der Makrofilarien) mit Doxycyclin gegeben (Kluxen und Hörauf 2007; weitere Literatur ➢ Kap. 6.6.2). Die Mindesttherapiedauer beträgt allerdings 4 Wochen, weshalb internationale Medikamentenentwicklungsprogramme zum Ziel haben, Zweitgenerations-Antiwolbachia zu entwickeln, die den Effekt von Doxycyclin bereits in 14 Tagen erzielen.

Loiasis

Die *Loa-loa*-Filarie ist in den Regenwäldern West- und Zentralafrikas verbreitet (➢ Kap. 6.6.4). Im Gegensatz zur Onchozerkose kommt es bei der Loiasis nur ausnahmsweise zu bleibenden Augenschäden und Sehverlust. Die wandernden Adultwürmer (Makrofilarien) können unter der Bindehaut, in Lidern, Orbita und selten intraokular auftreten (➢ Abb. 11.58). Die Parasiten rufen Juckreiz, Schwellung und Reizung des befallenen Gewebes hervor. Nur bei intraokularem Befall kommt es zu einer Herabsetzung des Sehvermögens. Therapeutisch kommen Chemotherapie mit DEC (➢ Kap. 6.6.4) und chirurgische Entfernung der adulten Filarien infrage. Patienten mit gleichzeitiger Onchozerkose und Loiasis können bei Ivermectin-Massentherapie schwere allergische Komplikationen entwickeln (Whittaker et al. 2018).

Loa-loa-Wurm, der unter Lokalanästhesie lebend und komplett aus dem subkonjunktivalen Gewebe entfernt werden konnte [P1576, M589].

https://else4.de/58u

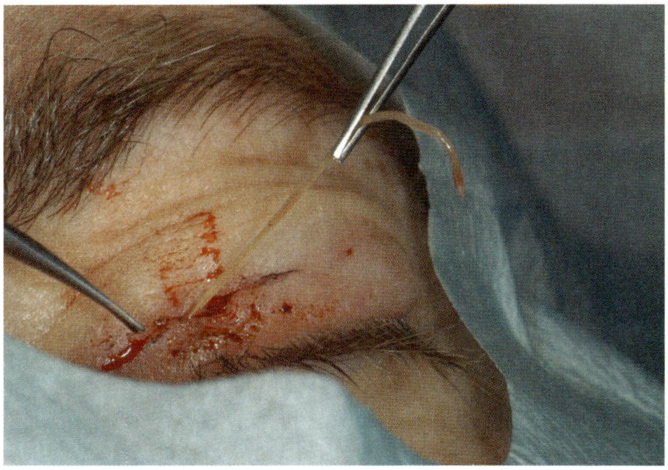

Abb. 11.58 *Loa-loa*-Infektion bei einem Entwicklungshelfer nach jahrelangem Tropenaufenthalt [P1576]

11.12.13 Lepra

Zur Pathogenese, Epidemiologie, Prävention und Therapie der Lepra ➢ Kap. 3.19.

Lepra verursacht eine große Zahl von Veränderungen im Augenbereich und führt unbehandelt häufig zur Erblindung. Über 70 % der Leprapatienten weisen eine Augenbeteiligung auf, die bei allen Lepratypen auftreten kann.

Wiederholt wurde beobachtet, dass die lepromatöse Lepra eher intraokuläre Veränderungen wie Uveitis hervorruft, die tuberkuloide Lepra dagegen Erkrankungen des äußeren Auges wie Lagophthalmus und Keratitis (Nepal und Shrestha 2004).

Augenveränderungen bei Lepra

Braue und Lider

Verlust von Brauenhaaren ist ein häufiges und frühes Zeichen einer Lepra. Eine Madarosis (Verlust von Wimpern) beginnt am Unterlid und befällt das Oberlid später.

Die Lähmung des Nervus facialis führt zu einem mangelnden Lidschluss (Lagophthalmus), zu Keratitis e lagophthalmo, Hornhautulzera und Hornhautleukomen. Eine Hornhautschädigung wird bei Lähmung des Nervus trigeminus und Austrocknung des Auges durch Tränendrüsenbefall noch zusätzlich verstärkt. Neben Chemotherapie kann die chirurgische Korrektion des Unterlidentropiums erforderlich werden. Hierzu stehen verschiedene Verfahren wie partielle Tarsorrhaphie, Tarsalzungenfixation am äußeren Kanthus und Implantation von Anteilen des M. temporalis in die Lider zur Verfügung. Eine Keratitis e lagophthalmo muss als Notfallsituation angesehen werden, da die Hornhaut in kürzester Zeit ulzerieren kann.

Bindehaut und Hornhaut

Als frühes Zeichen einer Lepra wird die Verdickung der Hornhautnerven beobachtet. Entlang der Nerven in die Hornhaut einwandernde Bazillen verursachen eine zunächst avaskuläre Keratitis; kleinere Herde von Makrophagen, Lymphozyten und *Mycobacterium leprae* konfluieren; die hinzukommende Vaskularisation gibt das Bild des leprösen Pannus. Eine Kombination mit trachomatösen Veränderungen in trachomendemischen Gebieten ist häufig. Leprome der Hornhaut entstehen vor allem entlang des Limbus und können selten bis in die optische Achse hineinreichen und eine Sehverschlechterung hervorrufen. Die interstitielle Keratitis bei Lepra führt zu Verlust des Sehvermögens durch Befall des Hornhautzentrums. Keratitis e lagophthalmo kann rasch zu Hornhautulzera, Spontanperforation des Bulbus und Verlust des Auges führen.

Sklera und Uvea

Episkleritis, Skleritis und Uveitis können Zeichen einer Invasion des Gewebes mit *Mycobacterium leprae* oder Zeichen einer Immunreaktion sein. Verschiedene Schweregrade und akute sowie chronische

Formen werden beobachtet. Bei der akuten Form der Iridozyklitis kommt es zu Hypopyon- und Synechienbildung. Demgegenüber führt die chronische Form zu Irisatrophie und ausgeprägter Miosis. Die pathognomonischen Irisperlen treten unabhängig von einer Uveitis auf. Als Komplikationen der Iridozyklitis werden Glaukom und Cataracta complicata gesehen, beide erfordern eine chirurgische Intervention.

Prophylaxe und Therapie

Bei einer großen Zahl von Patienten mit Lepra ist die Vorbeugung vor Augenbeteiligung möglich. Dies erfordert eine Kombination von medikamentöser Therapie (➤ Kap. 3.19) und ggf. chirurgischen Maßnahmen. Zusätzlich zur systemischen Therapie kann die lokale Anwendung von Antibiotika bei Konjunktivitis und Keratitis oder Kortikosteroiden bei Uveitis angezeigt sein. Die chirurgischen Maßnahmen zur Erhaltung oder Wiederherstellung der Sehfunktion ergeben sich aus den eingetretenen Veränderungen: Korrektur der Lidfehlstellungen, Glaukomoperation oder eine Kataraktextraktion. Wesentlich ist die wiederholte ophthalmologische Untersuchung, um Frühschäden zu erkennen.

11.12.14 Tuberkulose

Zur Pathogenese, Epidemiologie, Prävention und Therapie der Tuberkulose (TB) ➤ Kap. 3.17.

Die okuläre Tuberkulose ist eine klinische Erkrankung, die durch *Mycobacterium tuberculosis* verursacht wird. Sie hat verschiedene Übertragungswege und kann praktisch jedes Augengewebe infizieren. Ähnlich wie die Fähigkeit der Syphilis, verschiedene Hauterkrankungen zu imitieren (➤ Kap. 11.11.5), sollte an TB als „der große Nachahmer" okulärer Pathologien gedacht werden.

Für die okuläre Tuberkulose wurden 3 Krankheitsmodi beschrieben:

- **Direkte Augeninfektion** aus einer exogenen Quelle, z. B. Kontakt mit den Lidern oder der Bindehaut (primäre okuläre TB) (Albert und Raven 2016, Testi et al. 2020).
- **Hämatogene Ausbreitung** von *M. tuberculosis* aus einem pulmonalen Fokus oder extrapulmonalen Ort (sekundäre okuläre TB). Die hämatogene Ausbreitung von TB von pulmonalen oder extrapulmonalen Stellen betrifft am häufigsten den Aderhauttrakt, der aus Iris und Ziliarkörper (anterior) und der Choroidea (posterior) besteht (Agrawal et al. 2017).
- **Hypersensitivitätsreaktion** in Strukturen des Auges nach Exposition gegenüber TB-Antigenen. Hypersensitivitätsreaktionen, die das Auge betreffen wie die phlyktänuläre Erkrankung (➤ Abb. 11.59) oder die Eales-Erkrankung (Morbus Eales) (➤ Abb. 11.60) werden als Ergebnis einer immunologischen Reaktion auf nicht lebensfähige TB-Organismen im Augengewebe vermutet. Der pathophysiologische Mechanismus ist bisher schlecht verstanden.

Die häufigste Form der Augenbeteiligung ist die hämatogene Ausbreitung einer pulmonalen TB. Die Aussaat kann von einer primären Infektion oder der Reaktivierung einer ruhenden Läsion erfolgen (Albert und Raven 2016).

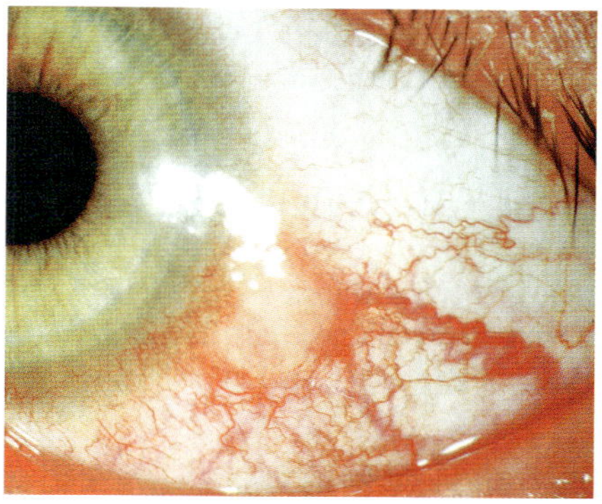

Abb. 11.59 Die Keratoconjunctivitis phlyktaenulosa der Horn- und Bindehaut des Auges, die durch eine Immunreaktion gegen Erregerantigene z. B. bei Tuberkulose ausgelöst wird. [E1420]

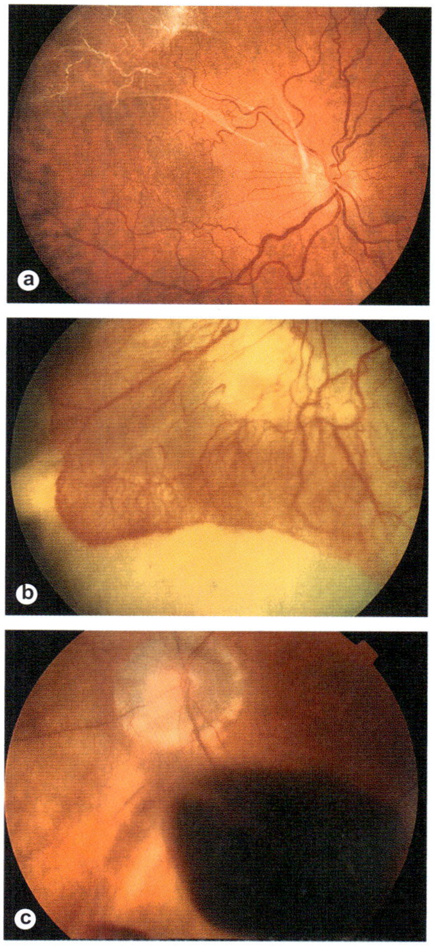

Abb. 11.60 Okuläre Tuberkulose, Morbus Eales: a) periphere Gefäßeinscheidungen und Okklusion, b) periphere Neovaskularisation, c) Blutungen aus Neovaskularisationen [E282-008]

Epidemiologie

Die geschätzten Fälle von okulärer TB lagen in den USA unter 1 %, in China bei 4 %, in Italien bei 6 % und in Saudi-Arabien bei 16 %.

Bei Patienten mit Uveitis in Nordindien wurden von 1996 bis 2001 9,86 % der Fälle durch TB verursacht. Eine prospektive Fallserie von

126 japanischen Patienten mit Uveitis von 1998 bis 2000 ergab, dass 7,9 % auf intraokulare TB zurückzuführen waren (Testi et al. 2020).

Symptome bei Augenbeteiligung

Okuläre TB ist ein großer Nachahmer verschiedener Augenpathologien. Die im Folgenden genannten sind klinische Anzeichen einer okulären TB, die nach der anatomischen Lokalisation beschrieben werden.

Extraokuläre Tuberkulose

Orbita Die Beteiligung der Orbita ist bei Kindern am häufigsten. Die Patienten können eine Proptosis des Augapfels, Lidödeme, Kopfschmerzen, Epistaxis, verminderte Sehschärfe, Gesichtsfeldstörungen, Chemosis der Bindehaut, Marcus-Gunn-Pupille oder eine vermehrte Epiphora zeigen.

Lider Die Beteiligung der Augenlider ist auch bei Kindern am häufigsten. Eine Lid-TB kann als Lupus vulgaris mit rötlich braunen „Apfelgelee"-Knötchen erscheinen. Eine Lidbeteiligung kann aber auch als Lidabszess, chronische Blepharitis oder atypisches Chalazion auftreten.

Tränendrüse Die TB-Beteiligung präsentiert sich als symptomatische Dakryoadenitis, die sich nicht von anderen bakteriellen Infektionen unterscheiden lässt.

Bindehaut Die primäre tuberkulöse Konjunktivitis ist eine chronische Erkrankung, die schließlich zu Narbenbildung führt. Die Patienten präsentieren sich mit roten Augen, Unwohlsein und mukopurulentem Sekret mit regionaler Lymphadenopathie.

Hornhaut Sie kann als phlyktänuläre Keratokonjunktivitis (ein entzündlicher Knoten am Limbus) oder interstitielle Keratitis auftreten. Phlyktäne sind eine Hypersensitivitätsreaktion auf TB-Antigen und können die Epithelien erodieren und Photophobie, Rötung und vermehrte Epiphora verursachen (➤ Abb. 11.59). Die tuberkulöse interstitielle Keratitis präsentiert sich als unilaterales, sektorales, peripheres Stromainfiltrat mit Vaskularisierung.

Sklera Die tuberkulöse Skleritis ist außerhalb des Kontextes der aktiven systemischen TB schwer zu diagnostizieren. Eine tuberkulöse Skleritis ist normalerweise chronisch, reagiert nicht auf entzündungshemmende Behandlungen, kann nekrotisierend sein und tritt normalerweise anterior auf; eine Beteiligung der hinteren Sklera ist selten.

Intraokuläre Tuberkulose

Vordere Uveitis Sie ist normalerweise granulomatös, kann als Irisgranulome mit breitbasigen hinteren Synechien und Koeppe- und Busacca-Knötchen sowie Mutton-Fat-Keratokonjunktivitis an der hinteren Oberfläche der Hornhaut und/oder als komplizierte Katarakte auftreten. Bei Kindern kann eine Bandkeratopathie auftreten.

Intermediäre Uveitis Sie präsentiert sich normalerweise zusammen mit einer unilateralen oder bilateralen posterioren Uveitis.

Posteriore Uveitis Es handelt sich um die häufigste Manifestation einer okulären Tuberkulose. Häufige Muster umfassen einen einzelnen Tuberkel, multiple Tuberkel und miliare Choroidtuberkel bis hin zur multifokalen Choroiditis. Tuberkel sind weiß-gelbe Knötchen, die typischerweise im hinteren Pol liegen. In der Regel sind weniger als 5 Tuberkel vorhanden, es können aber auch bis zu 50 oder 60 sein. Nicht zusammenhängende, multifokale Läsionen einer Choroiditis können auch zu einer diffusen, zusammenhängenden Läsion führen, die als serpiginöse Läsion bezeichnet wird. Diese Läsion ähnelt der serpiginösen Choroiditis (multifokale serpiginöse Choroiditis); im Gegensatz zur klassischen serpiginösen Choroiditis erstreckt sie sich nicht bis zur Papille und neigt dazu, die Fovea zu verschonen. Im Glaskörper zeigen sich bei tuberkulöser serpiginöser Choroiditis in der Regel Entzündungszeichen, während bei der serpiginösen Choroiditis keine Glaskörperreaktion zu sehen ist.

Retina Die TB der Netzhaut ist fast immer eine Folge der choroidalen Ausbreitung. Selten tritt eine hämatogene Ausbreitung vor der Choroidea auf. Netzhautläsionen können in Form von einzelnen Tuberkeln, subretinalen Abszessen oder diffuser Retinitis auftreten. Die okklusive retinale Vaskulitis (Morbus Eales, ➤ Abb. 11.60) kann aufgrund einer retinalen Ischämie zu Neovaskularisationen führen.

Eine exsudative retinale hämorrhagische Periphlebitis mit Uveitis legt den Verdacht auf intraokulare TB nahe.

Sehnerv Eine Optikusneuropathie entwickelt sich entweder durch eine direkte TB-Infektion oder durch eine Überempfindlichkeitsreaktion auf den infektiösen Erreger. Sie kann sich als Tuberkel des Sehnervs, Papillitis oder Papillenödem präsentieren.

Endophthalmitis Tuberkulöse subretinale Abszesse können in den Glaskörperraum platzen und hierdurch eine Endophthalmitis oder Panophthalmitis verursachen.

Bewertung

Aufgrund der verschiedenen Manifestationen der okulären Tuberkulose ist eine klinische Diagnose äußerst herausfordernd. Die Diagnosestellung einer okulären TB beginnt mit einer vollständigen Anamnese, körperlichen Untersuchung und Fundoskopie. Die okuläre TB sollte durch folgende Maßnahmen untersucht werden:

- Vorwärtskammerwasser und Glaskörperaspirate können für molekulare Diagnostik mittels Polymerasekettenreaktion (PCR) verwendet werden. Dies wird aufgrund besserer Genauigkeit und schnellerer Testergebnisse im Vergleich zur Kultur immer mehr zur bevorzugten Methode. Eine Fall-Kontroll-Studie mit 22 Patienten mit bekannter TB-Uveitis zeigte eine Sensitivität von 77,2 % und eine Spezifität von 92,1 % für die PCR-Detektion von *M. tuberculosis* in Kammerwasser- und Glaskörperaspiraten (Testi et al. 2020).
- In den meisten Fällen macht die Beteiligung des intraokularen Gewebes eine Biopsie zu einem riskanten Eingriff. In den

seltenen Fällen einer äußeren Erkrankung oder Beteiligung des vorderen Segments kann eine Biopsie zur histopathologischen Analyse entnommen werden.

Behandlung/Management

Im Allgemeinen ist die Behandlung der okulären Tuberkulose die gleiche wie bei pulmonaler TB (➤ Kap. 3.17). Lokale oder systemische Steroide werden gegeben, um die Schädigung durch granulomatöse Entzündungen sowie eine verzögerte Überempfindlichkeitsreaktion auf TB-Antigene zu verhindern. Steroide müssen mit der antituberkulösen Therapie (ATT) sorgfältig abgestimmt werden.

Toxizität der Tuberkulostatika

Es ist wichtig zu beachten, dass ATT-Medikamente mit okulären Nebenwirkungen verbunden sind. Ethambutol verursacht dosisabhängige okuläre Toxizität, z. B. Optikusneuritis, Photophobie, Parese der extraokularen Muskeln, Rot-Grün-Dyschromatopsie, zentrale Skotome und Papillenödem. Patienten, die Dosen über 15 mg/kg/Tag erhalten, benötigen alle 4 Wochen eine augenärztliche Untersuchung. Die Symptome, die auftreten können, verschwinden in der Regel innerhalb von 3 bis 12 Monaten.

11.12.15 Vektorübertragene Infektionserreger und Reiseinfektionen

Dengue-Fieber

Zur Pathogenese, Epidemiologie, Prävention und Therapie ➤ Kap. 2.8.3.

Bisher war man der Auffassung, dass die Augenbeteiligung bei Dengue-Fieber eher selten ist. Es wird aber zunehmend über Patienten mit Augensymptomatik berichtet. Die Prävalenz von Augenbeteiligungen wird mit 7–40 % angegeben. Die tatsächliche Prävalenz wird wahrscheinlich nicht vollkommen erfasst, da die meisten Patienten über keine signifikanten Seheinschränkungen berichten, solange das zentrale Sehen nicht betroffen ist (Schaller et al. 2020).

Die Beteiligung kann einseitig oder beidseitig sein. Das Intervall zwischen Auftreten des Fiebers und der Augenbeteiligung liegt zwischen 2 Tagen und 5 Monaten.

Veränderungen des vorderen Augenabschnitts

Bei bis zu 40 % aller Patienten mit Dengue-Fieber tritt ein Hyposphagma auf. Es ist die häufigste Augenbeteiligung. Die Ursache ist eine deutliche Thrombozytopenie. Diese kann auch für andere Blutungen wie Glaskörper- und Netzhautblutungen, Ekchymosen der Lider, suprachoroidale Blutungen oder selten Orbitablutungen ursächlich sein.

Bei 7 % der Patienten tritt eine anteriore Uveitis auf. Diese kann bis zu 4 Monate nach Abheilung der systemischen Erkrankung auftreten. Die Patienten berichten über beidseitige Augenschmerzen, Rötung und Photophobie. Ziliare Injektionen, Vorderkammerzellen und Hornhautpräzipitate sind in unterschiedlicher Ausprägung nachweisbar.

Selten wurde über eine Keratitis und Skleritis berichtet.

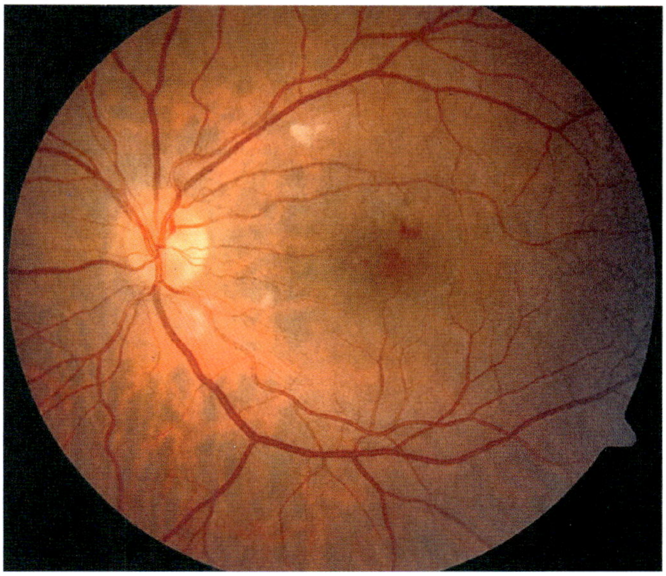

Abb. 11.61 Cotton-Wool-Herde und retinale Blutungen bei Dengue-Fieber [P1576]

Veränderungen des hinteren Augenabschnitts

Die Veränderungen des hinteren Augenabschnitts bei Dengue-Fieber sind sehr vielfältig, dazu gehören z. B. Cotton-Wool-Herde und retinale Blutungen (➤ Abb. 11.61).

Eine **Dengue-Makulopathie** ist die vorherrschende Veränderung und wird bei bis zu 10 % aller stationär behandelten Patienten gefunden. Die Veränderung tritt meist bilateral auf und wird typischerweise 2 bis 4 Wochen nach Beginn des Fiebers beobachtet. Patienten berichten über eine zunehmende Sehverschlechterung und Entwicklung eines zentralen Skotoms.

Eine **Foveolitis** hat die schlechteste Prognose. Sie ist eine einzigartige Entität bei Dengue-Fieber, die ophthalmoskopisch als gut umschriebene gelb-orange Läsion in der zentralen Fovea imponiert und mit einer fokalen Disruption der äußeren neurosensorischen Retina und dem Inneren/Außensegment im OCT korrespondiert.

Trotz spontaner Visusverbesserung berichten Patienten noch nach 2 Jahren über parazentrale Skotome.

Gelegentlich wurde auch eine **akute makuläre Neuroretinopathie** (AMN) beobachtet. Die betroffenen Patienten zeigten auch noch nach 6 Monaten persistierende Skotome (Schaller et al. 2020).

Weitere vektorübertragene Krankheitsbilder mit Augenbeteiligung

Krankheitsbilder wie Chikungunya-Fieber, West-Nil-Virus-Infektionen oder Rickettsiosen traten bislang überwiegend in tropischen Klimazonen auf, breiten sich jedoch zunehmend weltweit aus und führen zu einer erheblichen Morbidität und Mortalität (Pleyer et al. 2016).

Klinisch wird über ein breites Spektrum ophthalmologischer Veränderungen berichtet, die häufig den hinteren Augenabschnitt betreffen. Bei Patienten, die in endemischen Regionen leben oder aus diesen Gebieten zurückkehren, müssen daher diese Infektionen bei der Differenzialdiagnose von Retinitis, Chorioretinitis, retinaler Vaskulitis und Optikusschädigung berücksichtigt werden.

Da diese Infektionen durch Arthropoden übertragen werden und oft spezifische Behandlungsmöglichkeiten fehlen, kommt der Prävention eine zumindest gleich hohe Bedeutung wie der raschen Diagnostik und Behandlung zu.

11.12.16 Konjunktivitis

Neben dem Trachom als Sonderform der bakteriellen Konjunktivitis (➤ Kap. 11.12.11) ist auch auf die allergische Konjunktivitis und die hämorrhagische Konjunktivitis hinzuweisen.

Allergische Konjunktivitis

Allergische Konjunktivitiden in ihrer tarsalen und limbalen Form werden in den Tropen weit häufiger beobachtet als in gemäßigtem Klima. Betroffen sind vor allem Kinder bis zu 10 Jahren. Durch die exzessive papilläre Hypertrophie der tarsalen Bindehaut kann es zu bleibenden Hornhautschäden kommen.

Hämorrhagische Konjunktivitis

In den Subtropen treten bisweilen Epidemien einer hämorrhagischen Konjunktivitis auf, die durch Viren hervorgerufen wird. Die akute hämorrhagische Konjunktivitis (AHK) ist eine extrem ansteckende Erkrankung, deren Symptome unvermittelt einsetzen und schnell fortschreiten. Sie tritt vor allem dort auf, wo Menschen unter mangelnden hygienischen Bedingungen leben. Der wichtigste Erreger der AHK ist Enterovirus 70, aber auch Coxsackievirus A24, Adenoviren und das Epstein-Barr-Virus können diese Erkrankung auslösen (Schaller 2023). Die AHK ist eine selbstlimitierende Erkrankung, die spontan abheilt und mit symptomatischer Therapie eine gute Prognose hat. Sie führt weltweit regelmäßig zu Ausbrüchen. Diese wurden z. B. aus der Karibik, den USA, Westafrika, China, Taiwan, Japan, Ägypten und Brasilien berichtet (Rong et al. 2004). Bei einigen Epidemien erkrankten nur wenige tausend Patienten, während bei anderen Ausbrüchen weit über 200.000 Patienten gleichzeitig an einer AHK erkrankten. Daher kann ein AHK-Ausbruch wegen Produktionsverlust und Belastungen für die oft schlecht ausgestatteten Gesundheitssysteme einen enormen Einfluss auf die lokale Wirtschaft in jeder Region haben.

Charakteristische Symptome, die jedoch nicht notwendigerweise von Beginn an bestehen, sind Augenschmerzen, Rötung der Augen, Epiphora, Photophobie und Chemosis. Diesen Beschwerden geht zuweilen eine Sinusitis voraus, auch konjunktivale Petechien können anfänglich auftreten. Zu den konjunktivalen Petechien kommen subkonjunktivale Blutungen, eine follikuläre Konjunktivitis und Lidödeme hinzu (➤ Abb. 11.62).

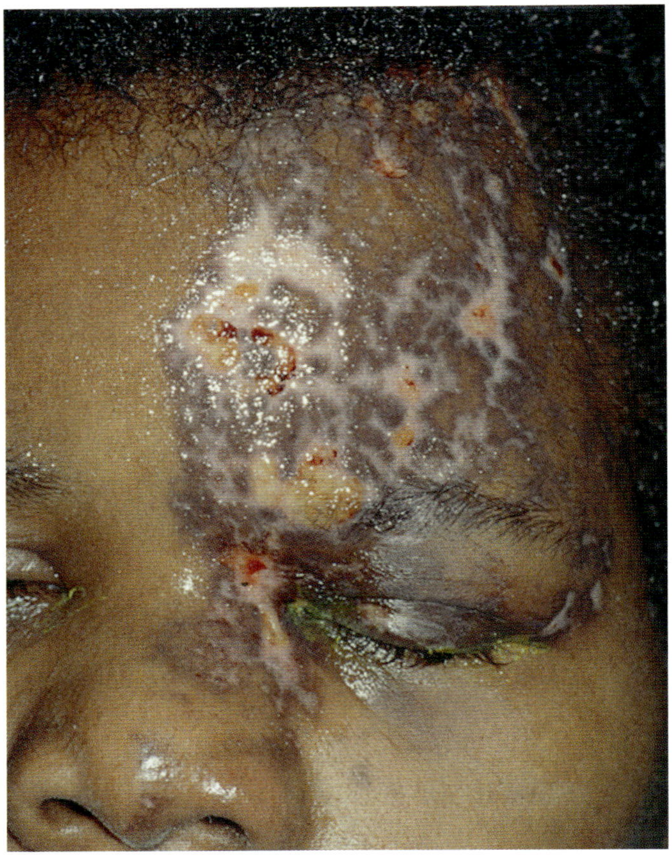

Abb. 11.62 Zoster ophthalmicus bei einer Patientin mit AIDS [G802]

Eine spezifische Therapie steht nicht zur Verfügung, bleibende Schäden entstehen nur bei Superinfektionen.

Mpox

Mpox (früher: Affenpocken) werden ausgelöst durch das Mpox-Virus (monkeypox virus, MPXV), ein behülltes DNA-Virus aus der Gattung Orthopoxvirus. Das Virus ist verwandt mit den klassischen humanen Pockenviren (Variola, smallpox) und mit den ebenfalls als Zoonose bekannten Kuhpockenviren (➤ Kap. 2.7).

Mpox ist mit mehreren okulären Manifestationen assoziiert. Angesichts aktueller Mpox-Ausbrüche müssen sich Gesundheitsdienstleister, insbesondere Augenärzte und Optometristen, dieser okulären Manifestationen bewusst sein (Zong et al. 2023).

Ophthalmische Manifestationen von Mpox

Das häufigste okuläre Symptom einer MPXV-Infektion ist ihr charakteristischer Hautausschlag in der periorbitalen Region.

Lid- und Bindehautbeteiligung

Lid- und Bindehautbeteiligung sind häufige okuläre klinische Manifestationen einer MPXV-Infektion. Die Bindehautentzündung (➤ Abb. 11.63) aufgrund einer MPXV-Infektion kann sich als

11

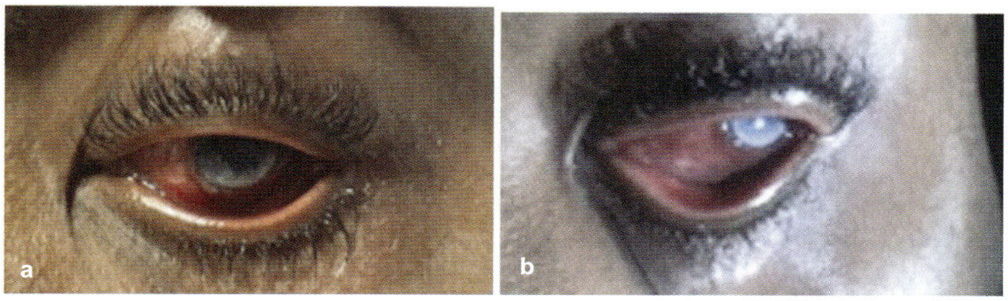

Abb. 11.63 Konjunktivitis und korneale Trübung bei Patient 1 (a) und Patient 2 (b) im Rahmen einer Mpox-Infektion [H575-001]

Bindehautgeschwüre, disseminierte blasenbildende oder papulöse Bindehautläsionen, follikuläre Bindehautreaktionen und pseudomembranöse/subkonjunktivale Knoten manifestieren.

Hornhautbeteiligung

Eine Hornhautinfektion ist die schwerwiegendste Komplikation der okularen Beteiligung bei Mpox und kann zu dauerhaftem Sehverlust und Hornhautnarben führen (➤ Abb. 11.63). Hornhautinfektionen sind allerdings eine relativ seltene Komplikation einer MPXV-Infektion. Es wird darüber diskutiert, ob die Ursache der Hornhautsymptome bei Mpox-Fällen eine MPXV-Infektion oder eine sekundäre bakterielle Infektion ist. Die Schwere der Hornhautinfektionen bei Patienten mit Mpox variiert stark. Es können Hornhautvertiefungen, Narben oder Ulzerationen auftreten und schließlich zu schweren Augenschäden, Hornhauttrübungen oder sogar dauerhafter Blindheit führen.

Bisher liegen für Mpox noch keine Berichte über weitere Komplikationen wie das Auftreten einer Retinitis, Chorioretinitis, akkommodative Lähmung, Optikusneuritis, Lähmung der äußeren Augenmuskeln, eitrige Dakryozystitis, retrobulbäre Blutungen mit Proptosis, Ankyloblepharon und Lagophthalmus mit Expositionskeratitis vor. Diese Komplikationen wurden in der Vergangenheit bei Fällen von Pocken beschrieben.

Diagnosestellung

Zur sicheren Diagnosestellung eignen sich konjunktivale Abstriche und die Untersuchung der Flüssigkeit aus Lidbläschen von an Mpox erkrankten Patienten mittels PCR. Dies ermöglicht eine präzise Analyse von kleinen Mengen an Augenproben.

> Wichtig zu beachten ist, dass die virale Last in konjunktivalen und okularen Sekreten in Studien ähnlich hoch ist wie in kutanen Läsionen. Dieser Befund legt nahe, dass eine Übertragung von MPXV durch okulären Kontakt möglich ist, und verdeutlicht daher die Notwendigkeit, dass das Gesundheitspersonal bei der ophthalmologischen Untersuchung von Patienten mit einer MPXV-Infektion angemessene persönliche Schutzmaßnahmen ergreift.

Behandlung von Mpox-Virus-Augeninfektionen

Die meisten okulären Mpox-Fälle verlaufen mild und selbstlimitierend. Bis heute gibt es keine Standardbehandlung für MPXV-Infektionen, außer unterstützender Pflege und symptomatischer Behandlung (Lanzl und Spinner 2023).

Die Verwendung von Steroidaugentropfen zur Kontrolle der okulären Entzündung bei Patienten mit Mpox wird kontrovers diskutiert. Die Anwendung von Tränenersatzmitteln hat sich als wirksam erwiesen, um Hornhautinfektionen bei Patienten mit Pocken zu verhindern. Diese Maßnahmen können auch für die Behandlung von Patienten mit Mpox, die Hornhauterkrankungen entwickeln, wirksam sein.

Beziehung zwischen Impfung und okulären Symptomen

Die Ausrottung der Pocken und die Einstellung der Pockenimpfung haben vermutlich einen ökologischen Nischenbereich für die Immunität gegen Mpox geschaffen. Im Bereich der Augenheilkunde scheint eine frühere Pockenimpfung immer noch wirksam bei der Verhinderung von Augeninfektionen mit Mpox zu sein. In einer Studie konnte gezeigt werden, dass nur 7 % der gegen Pocken geimpften Patienten eine Konjunktivitis und Blepharitis entwickelten, im Gegensatz hierzu entwickelten 30 % der Patienten ohne Pockenimpfung okuläre Symptome.

Prävention und Kontrolle nosokomialer Infektionen

Da MPXV durch engen Kontakt mit infizierten Personen, kontaminierten Gegenständen, Tröpfchenübertragung und potenziell durch okulare Sekrete übertragen werden kann, ist es notwendig, dass Augenärzte Maßnahmen zur Verhinderung nosokomialer MPXV-Infektionen ergreifen. Für Personen, die mit MPXV infiziert sind, sind regelmäßige Händereinigung und Desinfektion erforderlich. Gleichzeitig sollte der Kontakt mit den Augen bei aktiven Hautläsionen vermieden werden. Das Tragen von Kontaktlinsen wird in keiner Phase der Infektion empfohlen. Für Augenärzte müssen neben dem Selbstschutz mit geeigneter persönlicher Schutzausrüstung bei der Behandlung von bestätigten oder vermuteten Fällen von Mpox auch wiederverwendbare ophthalmologische Geräte wie Spaltlampen, ophthalmologische Linsen und indirekte Untersuchungsbrillen streng gemäß den örtlichen Richtlinien zur Infektionskontrolle desinfiziert werden.

Schlussfolgerungen

Angesichts des weiterhin rapiden Anstiegs der Mpox-Fälle und des Anteils an Fällen mit okulärer Beteiligung sollten Augenärzte Mpox als Differenzialdiagnose bei der Untersuchung in Betracht ziehen. Angesichts des potenziellen Risikos einer Übertragung von MPXV durch Kontakt mit okularen Sekreten muss das Gesundheitspersonal bei der Durchführung von Augenuntersuchungen bei Patienten mit MPXV-Infektion angemessene persönliche Schutzmaßnahmen ergreifen.

11.12.17 Parasitäre Erkrankungen des Auges

Malaria

Zur Pathogenese, Epidemiologie, Prävention und Therapie der Malaria ➤ Kap. 5.2.

Durch Anämie und Mikrozirkulationsstörungen kann es v. a. bei komplizierter *Falciparum*-Malaria zu Netzhautblutungen kommen; selten ist eine Neuritis nervi optici im Verlauf einer Malaria. In Zusammenhang mit **Chloroquin** als Malariaprophylaxe traten Hornhautveränderungen und Makulopathien auf. Die Einlagerungen von Chloroquin in die Hornhaut sind nach Absetzen reversibel, die Netzhautveränderungen jedoch nicht. Als kritische Grenze gilt die Einnahme von 100 g Chloroquinbase kumulativ. Elektrookulogramm und Prüfung des Blaugelb-Farbsehens sind die sensibelsten Indikatoren für einen frühen Schaden.

Unter der Einnahme von **Mefloquin** (Lariam®) werden Nebenwirkungen wie „Verschwommensehen", Katarakt, Netzhauterkrankungen und Optikusneuropathie beschrieben, die während oder nach der Behandlung mit Latenz auftreten können (Adamcova et al. 2015). Es wird immer wieder berichtet, dass die Augenkomplikationen oft nur sehr langsam abklingen oder bleibende Folgeschäden hinterlassen können. Dies auch vor dem Hintergrund, dass das Arzneimittel überwiegend von gesunden Reisenden prophylaktisch eingenommen wird. Daher wird ein solches Potenzial monatelang anhaltender oder irreversibler Schadwirkungen, die die Lebensqualität stark beeinträchtigen können, intensiv diskutiert.

Unter der Einnahme von **Atovaquon/Proguanilhydrochlorid** (Malarone®) wurden im Rahmen schwerer allergischer Nebenwirkungen Schwellungen der Augenlider beschrieben.

Leishmaniasis

Viszerale Leishmaniasis

Von allen Leishmaniasisformen sind bisher bei **Kala-Azar** am häufigsten okuläre Veränderungen beschrieben worden (➤ Kap. 5.5). Die Augen können durch lymphatische sowie hämatogene Erregeraussaat betroffen sein (Guillaume et al. 2021).

An den Lidern wurden Lidödeme beschrieben, an der Bindehaut Xerose, subkonjunktivale Blutungen sowie ausgeprägte Blässe. Die Ursache subkonjunktivaler Blutungen bei Patienten in Therapie könnte eine emetische Nebenwirkung der Antimonpräparate sein. Die blasse Farbe der Konjunktiva ist anämiebedingt.

Kutane Leishmaniasis

Die Augenbeteiligung bei kutaner Leishmaniasis wird auf 2–5 % bzw. auf 7 % geschätzt. Außer durch lymphogene und hämatogene Disseminierung ist das Auge durch kontinuierliche Ausbreitung der Ulzerationen zu Adnexen und vorderen Augenabschnitten betroffen. Andererseits können sich Augenläsionen durch Autoinokulation mit den Fingern der Patienten ergeben.

Die Lider sind bei der kutanen Leishmaniasis am häufigsten betroffen. An den Lidern beobachtete Veränderungen sind Ödem, nekrotisierende Blepharitis, Destruktion im Tarsusbereich, Erosion, Ulzeration und sekundäre bakterielle Infektion, Vernarbung, Liddeformation und Ektropium (➤ Abb. 11.64).

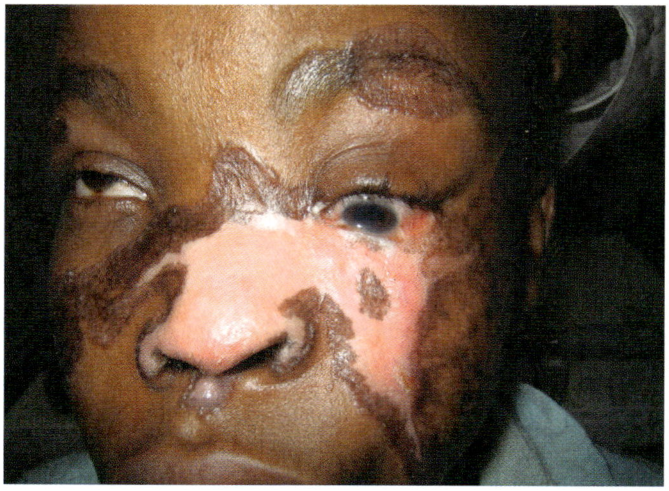

Abb. 11.64 Kutane Leishmaniasis mit Lidbeteiligung [P1576]

Oft wird bei derartigen Läsionen die Leishmaniasis als zugrunde liegende Infektion nicht erkannt; die Differenzialdiagnose umfasst Tumoren, Zysten, Chalazion und Dakrozystitiden.

Mukokutane Leishmaniasis

Die okuläre Beteiligung bei mukokutaner Leishmaniasis wird auf 10–20 % geschätzt. Hier können die Parasiten außer durch kontinuierliche Ausbreitung bzw. Autoinokulation zusätzlich von Läsionen des Nasenrachenraums aus über die Tränenwege in das Auge gelangen. Von den Patienten geschilderte Symptome sind Schmerzen, Epiphora und Photophobie.

Bei mukokutaner Leishmaniasis wurden häufig Lidödeme mit Beteiligung des Tarsus durch Narbenbildung beschrieben. Die Bindehaut, welche am häufigsten bei direkter Ausdehnung kutaner Läsionen betroffen ist, zeigte teils trachomähnliche Follikel sowie scharf begrenzte, avaskuläre Knoten an der palpebralen Konjunktiva. Des Weiteren bildeten sich papulonekrotisierende, ulzerative Läsionen. Diese Läsionen können so destruierend sein, dass sie zum Verlust des Auges führen.

Weitere parasitäre Erkrankungen des Auges

Die Liste weiterer, am oder im Auge beobachteter Parasiten ist lang. Wegen ihrer regionalen Bedeutung zu erwähnen sind Echinokokkuszysten der Orbita, die zu massiver Protusio bulbi und Optikuskompression führen können. Die operative Entfernung der Zyste ist Therapie der Wahl.

Zystizerkuszysten subkonjunktival und intraokulär sind in den Endemiegebieten keine Seltenheit und werden operativ entfernt. Gelegentlich werden auch Larven oder Präadulte von *Ancylostoma, Ascaris,* Dirofilarien, *Dracunculus medinensis, Gnathostoma, Thelazia, Toxocara canis* und *Wuchereria bancrofti* im Auge und dessen Adnexen gefunden.

11.12.18 Augenbeteiligung bei HIV-Infektion und AIDS

Zur Pathogenese, Epidemiologie, Prävention und Therapie von HIV und AIDS ➤ Kap. 2.2.

In zahlreichen LMIC ist eine antiretrovirale Therapie noch nicht für alle Patienten zugänglich. Durch den Mangel in der medizinischen Grundversorgung und vielfache Begleitinfektionen, aber auch aufgrund weltweiter Unterschiede in der Durchseuchung zeigen sich deutliche Unterschiede bei der Häufigkeit von Augenbeteiligungen im Vergleich zu den HIC, in denen z. B. die **Zytomegalievirus (CMV-) Retinitis** bis zur Einführung von HAART eine der häufigsten HIV-assoziierten opportunistischen Infektionen darstellte. Die CMV-Retinitis tritt generell gehäuft erst bei einer CD4-Zellzahl von unter 100/µl, noch häufiger unter 50/µl auf. Dieses Stadium des Immundefekts wird jedoch bei Patienten in LMIC seltener erreicht, da sie meist vorher an anderen Infektionen wie der Tuberkulose sterben. Daher verwundert es nicht, dass in den vorhandenen afrikanischen Statistiken eine CMV-Retinitis-Rate von unter 5 % bei AIDS-Patienten angegeben wird, während diese in Teilen Asiens ähnlich hoch ist wie in HIC, möglicherweise sogar noch höher. Von 100 HIV-infizierten Personen aus Bangkok/Thailand mit okulären Symptomen wiesen 42 % eine CMV-Retinitis auf. Bisher waren aus Indien nur Einzelberichte über das Auftreten der CMV-Retinitis vorhanden. In einer aktuellen Studie wird eine Inzidenz von 17 % berichtet.

Im Vergleich zu HIC spielen der **Zoster ophthalmicus** (➤ Abb. 11.62) und das virusinduzierte Bindehautkarzinom eine bedeutendere Rolle im subsaharischen Afrika. Der Zoster ophthalmicus gilt hier als Marker für das Vorliegen einer HIV-Infektion bei Patienten unter 50 Jahren. Häufig geht der Zoster ophthalmicus mit einem deutlichen Visusverlust einher. Die Behandlungsmöglichkeiten mit Aciclovir systemisch sind sehr reduziert, da das Medikament wegen der damit verbundenen Kosten oft nicht zur Verfügung steht.

Das aus Afrika häufig berichtete **Bindehautkarzinom** (➤ Abb. 11.53) bei Patienten mit AIDS stellt eine Besonderheit der Pathologie in Afrika dar und kann durch Vorschäden der Bindehaut nach Infektionskrankheiten wie Trachom und die Häufigkeit von HSV und HPV sowie UV-Licht erklärt werden (Kestelyn 1990).

Die Toxoplasmose-Durchseuchung (Prävalenz von *Toxoplasma-gondii*-Antikörpern) variiert geografisch stark in Afrika. Dies spielt möglicherweise eine Rolle bei der regional sehr unterschiedlich ansteigenden Inzidenz der Uveitis. Auffällig ist die Häufigkeit der Toxoplasmose-Chorioretinitis in Brasilien, erklärbar durch die hohe Durchseuchung der Gesamtbevölkerung.

Vor allem aus Afrika wurden Augenbeteiligungen bei *Cryptococcus*-Infektionen des ZNS und durch Kaposi-Sarkome berichtet. Als weitere, nicht opportunistische Infektionen mit besonderer Häufigkeit bei HIV-Infektion sind Molluscum contagiosum und HPV-Papillome zu erwähnen.

Entscheidend für den Verlauf der Augeninfektionen ist die Möglichkeit einer frühen Diagnose und gezielten Therapie. Viele LMIC befinden sich bezüglich der HIV-Therapie noch heute in einem Stadium der medizinischen Versorgung, das demjenigen Mitte der 1980er Jahre in HIC entspricht, als z. B. noch keine Therapie gegen die CMV-Retinitis entwickelt war. Heute lässt sich die Mehrzahl der Augeninfektionen gut behandeln, jedoch sind die Therapien kostspielig und der Erfolg auch abhängig vom allgemeinen Immunstatus des Patienten bzw. dem Erfolg einer antiretroviralen Therapie (Peters et al. 2020).

LITERATUR

Adamcova M, Schaerer MT, Bercaru I et al. Eye disorders reported with the use of mefloquine (Lariam®) chemoprophylaxis – A drug safety database analysis. Travel Med Infect Dis 2015; 13(5): 400–8.

Agrawal R, Gunasekeran DV, Grant R et al. Clinical features and outcomes of patients with tubercular uveitis treated with antitubercular therapy in the Collaborative Ocular Tuberculosis Study (COTS)-1. JAMA Ophthalmol 2017; 135: 1318–27.

Albert DM, Raven ML. Ocular Tuberculosis. Microbiol Spectr. 2016 Nov;4(6):10.

Burton MJ, Ramke J, Arques AP et al. The Lancet Global Health Commission on Global Eye Health: vision beyond 2020. Lancet Glob Health 2021; 9(4): e489–e551.

Do BK, Rodger DC. Sickle cell disease and the eye. Curr Opin Ophthalmol 2017; 28(6): 623–628.

GBD 2019 Blindness and Vision Impairment Collaborators; Vision Loss Expert Group of the Global Burden of Disease Study. Lancet Glob Health 2021; 9(2): e144–e160.

Honavar SG; Manjandavida FP, Reddy VAP. Orbital retinoblastoma. An update. Indian J Ophthalmol 2017; 65: 435–442.

Jakob E, Regina M, Mackensen F. Okuläre Tuberkulose – Diagnostik und Therapie. Z. prakt. Augenheilkd. 2009;30: 509–522.

Kestelyn P. Ocular problems in AIDS. Int Ophthalmol 1990; 14(3): 165–72.

Klauss VU, Schaller C. Tropenophthalmologie – Prävention und Therapie. Vision 2020 – das Recht auf Sehen. Ophthalmologe 2004; 101(7): 741–63.

Kluxen G, Horauf A. Okuläre Onchozerkose: Wolbachien haben eine Schlüsselrolle. Ophthalmologe 2007; 104(10): 860–5.

Lanzl I, Spinner C. Beidseitige Bindehautentzündung (Konjunktivitis) im Verlauf einer Affenpockeninfektion. Dtsch Arztebl Int 2023; 120: 487.

Mignot G, Bhattacharya Y, Reddy A. Ocular Leishmaniasis – A systematic review. Indian J Ophthalmol 2021; 69(5): 1052–1060.

Nentwich MM, Pleyer U, Schaller UC, Klauß V. Internationale Ophthalmologie und Reisemedizin. Ophthalmologe 2016; 113(1): 83–94.

Nepal B, Shrestha UD. Ocular findings in leprosy patients in Nepal in the era of multidrug therapy. Am J Ophthalmol 2004; 137(5): 888–92.

Peters RPH, Kestelyn PG, Zierhut M, Kempen JH. The Changing Global Epidemic of HIV and Ocular Disease. Ocul Immunol Inflamm 2020; 28(7): 1007–1014.

Philippin H, Morny EKA, Heinrich SP. Globale Ophthalmologie Aktueller Stand. Ophthalmologie 2024; 121(2): 157–170.

Pleyer U, Klauß V, Wilking H, Nentwich MM. Tropenophthalmologie Intraokulare Entzündungen bei „neuen" Infektionserregern und Reiseinfektionen. Ophthalmologe 2016; 113(1): 35–46.

Rong L, Yuxing C, Hao L, Xihui H, Fang Z. Epidemiological trends and sociodemographic factors associated with acute hemorrhagic conjunctivitis in mainland China from 2004 to 2018. Virol J 2022; 19: 34.

Schaller U. Blindheit bei Kindern im Kontext von „Vision 2020-The Right to Sight". Z prakt Augenheilkd 2005; 26: 394–396.

Schaller UC. Akute hämorrhagische Konjunktivitis. Z prakt Augenheilkd. 2023; 44: 147–150.

Schaller UC, Klauss V. Is Crede's prophylaxis for ophthalmia neonatorum still valid? Bull World Health Organ 2001; 79(3): 262–3.

Schaller UC, Klauss V, Nentwich MM, Schulze-Schwering M. Augenärztliche Reisemedizin. Z. prakt. Augenheilkd. 2013; 34: 79–84.

Schaller UC, Schulze-Schwering M, Thurau S, Klauss VF. Augenbeteiligung bei Dengue-Fieber. Z prakt Augenheilkd. 2020; 41: 357–367.

Schönfeld CL, Klauss V. Trachom und andere Chlamydieninfektionen des Auges. Z prakt Augenheilkd 2022; 43: 177–186.

Steinmetz JD, Bourne RRA, Briant PS et al. Causes of blindness and vision impairment in 2020 and trends over 30 years, and prevalence of avoidable

blindness in relation to VISION 2020: the Right to Sight: an analysis for the Global Burden of Disease Study. Lancet Glob Health 2021; 9(2): e144–e160.
Testi I, Agrawal R, Mehta S et al. Ocular tuberculosis. Where are we today? Indian J Ophthal 2020; 68(9):1808–1817.
Vujosevic S, Aldington SJ, Silva P et al. Screening for diabetic retinopathy: new perspectives and challenges. Lancet Diabetes Endocrino. 2020; 8(4): 337–347.
Whittaker C, Walker M, Pion SDS et al. The Population Biology and Transmission Dynamics of Loa loa. Trends Parasitol 2018; 34(4) :335–350.
Wirth JP, Nicolai Petry, Sherry A et al. Vitamin A Supplementation Programs and Country-Level Evidence of Vitamin A Deficiency. Nutrients 2017; 9(3): 190.
WHO. WHO Alliance for the Global Elimination of Trachoma by 2020: progress report. 2019. Geneva, Switzerland, 2020.
Zong Y, Kamoi K, Zhang J, Yang M, Ohno-Matsui K. Mpox (Monkeypox) and the Eye: Ocular Manifestation, Diagnosis, Treatment and Vaccination. Viruses 2023; 15(3): 616.

11.13 Umwelttoxikologie

Thomas Fenner

11.13.1 Umwelttoxikologische Belastungen

Die von Menschen verursachten Umweltschäden nehmen in einigen Regionen katastrophale Ausmaße an und wachsen sich in der Summe zu globalen Problemen aus. Die **Umweltmedizin (Environmental Health)** wird daher an Bedeutung gewinnen müssen. Folgende Beispiele sollen verdeutlichen, wie in kurzer Zeit sehr große Bevölkerungsgruppen oder auch ganze touristische Regionen betroffen sein können:

- Die **Belastung des Trinkwassers mit Arsen** in Bangladesch und den benachbarten Ländern ist die bisher folgenschwerste durch Menschen verursachte Massenvergiftung (Rahman et al. 2018). Siebzig Millionen Menschen in Bangladesch trinken Wasser mit mehr als 10 µg Arsen pro Liter, bei etwa 30 Millionen enthält das Trinkwasser aus Bohrbrunnen mehr als 50 µg Arsen pro Liter. Bereits Arsenkonzentrationen von weniger als 10 µg pro Liter im Trinkwasser verursachen nach einigen Jahren erhebliche Gesundheitsstörungen. Die landwirtschaftliche Nutzung arsenhaltigen Wassers führt zur weiteren Aufnahme von Arsen durch die Nutzpflanzen, v. a. durch Reis, der dort bereits mit anderen Metallen und Pestiziden belastet ist. Nach jahrzehntelangem Gebrauch arsenhaltigen Wassers entwickeln sich Hautveränderungen (Melanose, Keratose), Anämie und Karzinome der Haut, Lunge oder Niere; außerdem kommt es zu Schwangerschaftserkrankungen und Totgeburten. Die sozioökonomischen Auswirkungen (mütterliche Gesundheit, Kindererkrankungen, Karzinommortalität) sind bisher nicht abschätzbar.
- Zwischen 1981 und 1993 wurde auf den Inseln Martinique und Guadeloupe das Pestizid **Chlordécone,** eine organische Chlorverbindung, gegen Bananenschädlinge eingesetzt (Maudouit und Rochoy 2019). Seit 1979 war bekannt, dass es sich hierbei um ein krebsauslösendes Mittel handelt. Sein Gebrauch wurde 1990 auf dem Festland Frankreichs verboten, zwei Jahre später auch auf den Inseln, wo es aber vermutlich weiterhin lange Zeit illegal genutzt wurde. 1999 berichteten Studien erstmals über hundertfach über dem oberen Grenzwert liegende Konzentrationen von Chlordécone im Grundwasser. Bei Untersuchungen im Jahr 2005 wiesen 99 % des Trinkwassers hohe Schadstoffkonzentrationen auf. Chlordécone gelangte in die Nahrungskette und wird dort nicht organisch abgebaut. Heute findet es sich in hoher Konzentration in Gemüsen und auch in Nutztieren. Chlordécone wirkt schädlich auf Leber- und Nierenzellen, es hemmt die Spermaproduktion, führt zu Schwangerschaftskomplikationen und steht im Verdacht, mit der Entstehung von Prostatakarzinomen korreliert zu sein.
- Ein neueres Beispiel ist der Umgang mit den 50 Millionen Tonnen **Elektroschrott,** die, statt einem Recyclingprozess, der Entsorgung in Ländern des Globalen Südens zugeführt werden, um dort auf Deponien entsorgt zu werden. Dabei wurden bei der Weiterverwertung gesundheitsschädigende Dibenzo-p-dixine, Dibenzofurane (PCDD/Fs) und Biphenyle (PCB) bei Arbeitern auf der größten Schrottdeponie in Agbogbloshie in Ghana nachgewiesen. (Wittsiepe et al. 2015)

Umweltverschmutzung ist für etwa 9 Millionen Todesfälle jährlich verantwortlich (Fuller et al. 2022). Mehr als 400.000 Menschen sterben in der EU jährlich vorzeitig an den Folgen von Luftverschmutzung (Europäische Umweltagentur 2020).

Besonders relevant sind **anorganische Stoffe** wie Blei, Quecksilber, Arsen, Cadmium, Stäube unterschiedlicher Zusammensetzung, Asbest und organische Substanzen wie polychlorierte Biphenyle (PCB), Vinylchlorid, DDT oder Pentachlorphenol (PCP) und Pyrethroide. Asbest wurde in vielen Ländern mit niedrigem und mittlerem Einkommen (LMIC) als billige Hausbedeckung verwendet; hohe Belastungen finden sich weiterhin in der Umgebung von Entsorgungsanlagen.

Der Umfang der Gefahren, die von künstlichen Umweltgiften ausgehen, ist bisher nicht umfassend untersucht. Ausmaß und Häufigkeit einer Krankheit hängen von der Dosis eines einzelnen Schadstoffs und der Kombination verschiedener Gifte ab. Der Grad der Gefährdung, die von einer bestimmten Menge ausgeht, ist von Gift zu Gift sehr unterschiedlich. Die komplexen Wechselwirkungen verschiedener Giftkombinationen sind meist völlig unbekannt. Für Schadstoffe und ionisierende Strahlen, die chronische Folgen wie Krebs oder Erbschäden auslösen, lässt sich kein „sicherer" Grenzwert festlegen, unterhalb dessen keine Gesundheitsgefährdung besteht.

Auch Bewohner ländlicher und bewaldeter Regionen können in ihrer Gesundheit durch Umweltbelastungen erheblich beeinträchtigt sein. Bis heute werden in Vietnam Kinder mit Fehlbildungen geboren, deren Mütter in Regionen leben, die mit Agent Orange (dioxinhaltig) besprüht wurden. In Kolumbien wurde im Kampf gegen Drogenanbau in Bürgerkriegsregionen mehr Entlaubungsmittel eingesetzt als während des Vietnamkriegs. Ein anderes Risiko geht von illegalen Gold- und Mineraliensuchern aus, die große Mengen von Erde freispülen, Aufschwemmungen mit Quecksilber versetzen, in dem sich Gold löst, und die Abwässer in Flüsse leiten. Zahlreiche Flussläufe sind in der Folge mit Quecksilber belastet, das über die Nahrungskette wiederum die Bevölkerungsgruppen erreicht, die von Fisch leben. In sozial wenig entwickelten Regionen werden zudem unkontrolliert Pestizide eingesetzt, die besonders preiswert, aber sehr toxisch sind. Studienergebnisse über regionale Belastungssituationen sind in den meisten Fällen nicht bekannt. Ein weiteres Risiko ergibt sich aus Kriegs- und Bürgerkriegsereignissen (Landschaftszerstörung, Landminenverlegung, zurückgelassene oder verschossene, z. T. noch strahlende uranhaltige Munition).

Etwa ein Drittel der Weltbevölkerung verbrennt organisches Material (oft gemischt mit kleineren Mengen von Hausmüll) zum Kochen, Heizen oder zur Beleuchtung. Dabei wird häufig die Innenraumluft stark mit Ruß und anderen Schwebestoffen belastet. Bereits in der Lunge der etwa 5.300 Jahre alten Tiroler Gletschermumie (Ötzi) wurden erhebliche Mengen an Sedimentationen als Folge der Einatmung des Rauchs offener Feuer nachgewiesen. Die **Rauchbelastung in Innenräumen** ist assoziiert mit der Inzidenz respiratorischer Infekte (inkl. Pneumonie und Tuberkulose), mit chronisch-obstruktiven Lungenerkrankungen, niedrigem Geburtsgewicht und einer allgemein erhöhten Erkrankungsrate bei Kindern und Erwachsen (Morakinyo und Mokgobu 2023). Folgeerkrankungen betreffen insbesondere Kleinkinder, Schwangere und Erwachsene, die rauchen.

Ein weiteres Problem ist die unkontrollierte Aufnahme von **Mikroplastik,** deren Langzeitfolgen beim Menschen noch völlig ungeklärt sind (Campanale et al. 2020). Im Durchschnitt werden pro Woche je nach Wohnort und Lebensgewohnheiten 5 g Plastik aufgenommen.

Wichtige Beispiele zur Klinik von wichtigen Schadstoffen finden sich in ➤ Tab. 11.34.

11.13.2 Unklare chronische Krankheitserscheinungen nach Auslandsaufenthalt

Der Verdacht auf eine toxikologische Belastung ist bei einem langen Aufenthalt in gefährdeten Regionen insbesondere bei Personen mit Migrationshintergrund, die aus schwierigen Lebensbedingungen kommen, naheliegend. Die Begründung eines solchen Verdachts gestaltet sich aber meist langwierig und unergiebig, da meist zahlreiche, für sich allein kompensierbare Noxen gleichzeitig und über lange Zeiträume zusammenwirken. Derzeit sind über 12 Millionen chemische Verbindungen bekannt. Monokausale Zusammenhänge der Schadenswirkung eines einzigen Stoffs sind meist auf Unfall- oder Katastrophenereignisse beschränkt. Oft angeschuldigte „Multiple Chemikaliensyndrome" (MCS) können meist nicht verifiziert werden, Überlagerungen mit Stress (Beispiel Golf-War-Syndrom) oder psychischen Symptomen sind häufig. Die Betroffenen stehen unter erheblichem Leidensdruck, da eine eindeutige Ursache ihres Problems oft nicht gefunden werden kann, die Behandlung von Begleitsymptomen wie Infektionsanfälligkeit keine langfristige Besserung bewirkt und die ersehnte Heilung letztlich ausbleibt. Die verursachende Noxe bleibt gerade nach Auslandsaufenthalten unentdeckt.

Tab. 11.34 Beispiele zur Klinik von Schadstoffen

Arsen (As)	
Eigenschaften	Phosphorähnlich, Einbau in Enzyme, die ihre Funktionsfähigkeit verlieren. Tödliche Dosis 60–70 mg, chronische Schädigung bei Exposition von mehr als 5–10 µg/l Trinkwasser.
Vorkommen	Trinkwasser aus oberflächlichen Leitern (Ausspülung aus Arsenkies), Düngemittel, Insekten- und Rattengifte, Kiesauswaschung bei Metallgewinnung (Bergbau), Industrieabgase, Elektronikmüll
Symptome	• Bei akuter Vergiftung: Erbrechen, abdominale Schmerzen, blutige Diarrhö, später zentralnervöse Symptome, Koma, Nierenversagen. • Bei chronischer Belastung: Hormondysregulation, abdominale Schmerzen, Verdopplung des Risikos für Spontanabort, Totgeburt und Neugeborenenmortalität, Hyper- und Depigmentierung, Melanose, Hyperkeratose, ggf. auch Diabetes und kardiovaskuläre Störungen wie Hypertonie, Extremitätengangrän (black foot disease) und Krebs (dermatologisch, nephrologisch, hämatologisch). Fehlernährung wirkt krankheitsbeschleunigend.
Diagnostik	Akut im Urin, bei chronischer Exposition: Haare, Nägel
Behandlung	• Akut: Erbrechen auslösen, Infusionen mit Chelatbildnern (DMPS, Dimercaprol u. a.), Hämodialyse, Austauschtransfusion. • Bei chronischer Belastung über Jahre ist keine ursächliche Behandlung möglich.
Blei (Pb)	
Eigenschaften	Kohlenstoffähnlich, Einbau in Strukturen (Knochen u. a.); zulässiger Grenzwert im Trinkwasser: 40 µg/l
Vorkommen	Bleiglanz, Bleioxid, Bleiweiß, Bleiacetat (schmeckt süß), Bleitetraethyl (Antiklopfmittel), Industrie- und Autoabgase: Bleistaub, Akkus, Farben, Rohre
Symptome	• Akute Vergiftung: Symptome variierend von langsam bis plötzlich. Meist ganzer Körper betroffen, insb. Nervensystem, Gastrointestinaltrakt und das blutbildende System. Blässe (Anämie), Stimmungslabilität, metallischer Geschmack, Verdauungsstörungen, Spasmen (Bleikolik), Schmerzen, Paralyse (lead palsy), Fallhand; in der Schwangerschaft: Schädigung der Hirnentwicklung, Abort; bei Kindern: Blind- und Taubheit, Gehirnschäden. • Chronische Vergiftung: Klinik unspektakulär: Entwicklungsverzögerung (frühe Hirnentwicklung besonders gefährdet), neuropsychiatrische, gastrointestinale, hämatologische, endokrinologische Symptome, Hochdruck (Niere), Störung des Kalzium- und Vitamin-D-Stoffwechsel.
Diagnostik	Urin (Test nach Gabe von Chelatbildnern)
Behandlung	Die Ausscheidung kann durch Einnahme von Chelatbildnern (DMPS, Penicillamine, Ca-EDTA) beschleunigt werden.
Quecksilber (Hg)	
Eigenschaften	Bei Raumtemperatur flüssiges Metall mit niedrigem Dampfdruck
Vorkommen	Thermometer, Legierungen, Adjuvanzien, Elektroden, Pestizide; Anreicherung in der Nahrungskette z. B. bei Fischen

Tab. 11.34 Beispiele zur Klinik von Schadstoffen (*Forts.*)

Symptome	• Akute Vergiftung: Hg wird überwiegend über die Lunge, aber ggf. auch über Mund, Magen und Darm aufgenommen. Die Inhalation von Quecksilberdampf (z. B. bei der Goldgewinnung) führt zur Lungenschädigung (kritisch ist 1 mg Quecksilber pro Kubikmeter Luft): Husten, Atemnot, ulzerierende Bronchitis, interstitielle Pneumonie und teilweise Passage der Blut-Hirn-Schranke. Kleinkinder sind besonders gefährdet. Bei der oralen Aufnahme von anorganischen Quecksilbersalzen finden sich Metallgeschmack, vermehrter Speichelfluss (Hypersalivation), Verätzungen des gesamten Magen-Darm-Trakts, Erbrechen und Durchfälle. Schwere Elektrolytverschiebungen: Schock und akutes Nierenversagen oder langfristig zentralnervöse Krankheitsfolgen. • Chronische Vergiftung: – Mad hatter: Bei Arbeitern, die mit Hg-gebeizten Fellen und Filz hantierten, kommt es zu Tremor (beginnend mit feinschlägigem Fingerzittern), krankhaft gesteigerter Erregbarkeit, Entzündung der Schleimhaut der Zahnbögen (Gingivitis). – Zentralnervensystem: Beeinträchtigung von Kurzzeitgedächtnis, Koordinationsfähigkeit. – Sensorisches System: Störungen des Farbsehens, Gesichtsfeldeinschränkung, Hörverlust, Tastsinn; peripheres Nervensystem. – Eine Glomerulonephritis entsteht durch Ablagerung von Immunkomplexen. – An der Haut kommt es zu Sensibilisierung, Ausschlägen und allergischen Reaktionen. – Bei amalgamverarbeitenden Zahnärztinnen kann die Fruchtbarkeit beeinträchtigt sein. – Chronische Intoxikationen sind bei Kindern besonders gefährlich, da das Kleinkindgehirn sehr empfindlich gegenüber einer Hg-Aufnahme ist. Es entstehen schwere Krankheitsbilder mit der Symptomatik zerebral, vegetativ, dermatologisch (Feer-Neurose, Morbus Selter-Swift-Feer, Akrodynie, pink disease). Dabei besteht Hypotonie (motorisch) plus Übererregbarkeit (sensorisch), Apathie, Muskel- und Gliederschmerzen, unlustiges, mürrisches, jammervolles Verhalten, Appetitverlust, Gewichtsabnahme, symmetrische Rötung von Nase, Händen, Füßen, nächtliche Schlafstörungen, tagsüber Somnolenz, vermehrtes Schwitzen, ausgeprägter Juckreiz, Blutdruckerhöhung, Lichtscheu; später: Verweigerung von Gehen, Stehen und Sitzen, verzögerte Sprachentwicklung, Hörverlust.
Diagnostik	Urin (Test nach Gabe von Chelatbildnern)
Behandlung	Die Ausscheidung kann durch Einnahme von Chelatbildnern (DMPS, Penicillamine, Ca-EDTA) beschleunigt werden.
Fettlösliche Gifte	
Eigenschaften	Verbleiben sehr lange oder auch lebenslang im Körper. Aufnahmemenge über Jahre nur in Nano- oder Pikogramm von Pentachlorphenol (PCP), Hexachlorcyclohexan, DDT, Pyrethroiden (hohe Haftfähigkeit an Partikeln), Formaldehyd u. a.; über den Atemtrakt kommt es zu einer hohen Anreicherung der fettlöslichen Moleküle in allen Kompartimenten und vielen Organen. Die Wirkung wird durch andere Stoffe wie Psychopharmaka verstärkt.
Vorkommen	Pestizide, Insektizide, Lösungsmittel
Symptome	• Schleichende klinische Beschwerden: Infektanfälligkeit, chronische Infektionen, psychische Störungen, Müdigkeit, Abgeschlagenheit, Antriebsarmut, diffuse Schmerzen, Parästhesien, Vergesslichkeit, Unverträglichkeiten, Allergieneigungen, Hautprobleme, hormonelle Störungen, Haarausfall. Bei Abmagerungskuren oder schwerer Krankheit können die Stoffe aus dem Fettgewebe mobilisiert werden und wieder in höheren Konzentrationen in die Blutbahn gelangen. Je nach Schadstoffkonzentration des aufgenommenen Gifts müssen die Krankheitserscheinungen nicht akut erkennbar, sondern können auch sehr schwach ausgebildet sein, das Immunsystem stören (Infektanfälligkeit) oder auch nur das Allgemeinbefinden betreffen. • Alkohol fördert die Speicherung und Aufnahme fettlöslicher Substanzen und steigert die leberschädigende Wirkung von chlorierten Kohlenwasserstoffen. • Die Anwendung von DDT wurde wegen seiner hohen Bioakkumulation durch Fettlöslichkeit in den 1970er Jahren verboten, wird jetzt aber wieder von der WHO im Rahmen der Malariabekämpfung empfohlen. Mögliche Fertilitätsschädigungen bei Frauen durch DDT, PCB, GCH, TCDD erklären sich durch östrogenartig wirksame Isomere und Störungen des Hormonhaushalts, Gonadotropinsekretion und Steroidhaushaltstörungen durch Cytochrom P450 Enzym mit verstärkter Metabolisierung der Hormone.
Diagnostik	Urin, Serum, Sekrete, Muttermilch
Behandlung	Keine; Abmagerungskuren führen zu einer erhöhten Anflutung der Schadstoffe

11.13.3 Nachweismöglichkeiten

Allgemein

Nachgewiesen werden Einzelsubstanzen, deren Belastung im Vordergrund des Krankheitsbildes stehen könnte:

- **Blut und Serum**: Pestizide, Lösungsmittel, nicht gebundenes Metall, Spurenelemente. Der Lymphozytentransformationstest (LTT) ist ein Laborverfahren zum Nachweis spezifischer T-Lymphozyten, bei allergischen Reaktionen vom verzögerten Typ auf Metalle, komplexe chemische Verbindungen und Pestizide (IgG).
- **Urin**: Ausscheidungsraten, Metaboliten von Stoffen, die aus dem Blut schnell eliminiert werden, Schwermetalle. DMPS-Test (mobilisierte Ausscheidung durch Chelatbildner).
- **Gewebe**: lipophile Schadstoffe bei Langzeitexposition, keine Routinemethode!
- **Raumluft**: flüchtige Stoffe wie Pestizide, Formaldehyd, Schwebstoffe, Gase, Pilzsporen.
- **Hausstaub**: Belastung der Luft durch Holzschutzmittel, aromatische Kohlenwasserstoffe, Pyrethroide, Schwermetalle.
- **Haare**: z. B. Ablagerungen von Arsen, Quecksilber bei chronischer Aufnahme (cave: äußerliche Kontamination vs. echte Aufnahme im Nachweisverfahren).
- **Quecksilber (Amalgam)**: Blut, Serum, Kaugummitest (Abrieb), hohe Schwankungsbreite, nicht standardisiert, Kernspintomografie (Ablagerungen), Röntgen (versteckte Depots z. B. im Kiefer).

Ergänzende Spezialdiagnostik

- Antioxidanzien: Selen, Zink, Spiegel der Vitamine D und E, B_6 und B_{12} sowie Folsäure
- Pestizide: gezielt PCP, PCB, HCH, Pyrethroide und andere in der Region eingesetzte Pestizide, PCB
- Schwermetalle wie Arsen, Cadmium, Blei, Quecksilber

Differenzialdiagnose bzw. Ausmaß der Organbeteiligung

- **Immunstatus**: T4/T8, großes Blutbild, ANA, gewebespezifische Antikörper, IGE, RAST-Tests
- **Leberfunktion**: Transaminasen, Cholinesterase
- **Nierenschäden**: Elektrolyte, Harnstoff, Kreatinin
- **Darm**: IgA, Alpha-1-Antitrypsin, PMN-Elastase oder Calprotectin, DD: Ausschluss von Parasiten
- **Infektionen**: Keimbesiedlung, spezifische Antikörper gegen Infektionserreger
- **Hormonell**: TSH, T4, evtl. Prolaktin, Tryptophan, Serotonin
- **Nervenstörungen**: Vitamin-B-Komplex, Gangliosidantikörper, PCP, HCH-Ausschluss
- **Genetik**: genetische Dispositionseinschränkung der Glutathion-S-Transferase (GST) und Superoxiddismutase (SOD)

Renale Ausscheidung

Die Ausscheidung von Metallen erfolgt in der Niere nicht gleichzeitig, sondern, bei gleichzeitigem Vorhandensein der Elemente im Blut, in folgender Reihenfolge: Zink, Selen, Kupfer, Arsen, Quecksilber, Blei, Eisen, Cadmium, Nickel, Chrom. Wenn die Konzentrationen von Kalzium, Eisen und Cadmium erhöht sind oder bei einer forcierten Ausscheidung von Blei oder Arsen kann ein Zinkmangel entstehen. Zink ist ein natürlicher Bestandteil von etwa 200 Enzymen, die beteiligt sind an Protein-Kohlenhydrat-, Lipid-, Alkoholstoffwechsel, Epitheldifferenzierung, Zellproliferation, Stabilisierung von Membranen, Komplexbildung von Peptidhormonen (Insulin), Rezeptorbindung des Insulins, Bildung von Testosteron, DNA- und RNA-Synthese, Freisetzung des Retinolkomplexes aus der Leber, Blutbildung und Immunsystem.

11.13.4 Belastete Arzneimittel

Die WHO schätzt, dass 25 % bis örtlich sogar 50 % der Arzneimittel in vielen Ländern Afrikas und Südostasiens gefälscht oder unbrauchbar sind. Zahlreiche Medikamente sind zudem bei mangelhafter Produktionskontrolle mit Schadstoffen verunreinigt und können bei Export weltweit zu Vergiftungserscheinungen führen (Beispiele aus dem Jahr 2008: Heparin oder Zahnpasta aus unterschiedlichen Herkunftsländern mit mangelhafter oder ungeregelter Produktionskontrolle).

In **Pflanzenpräparaten** können Schwermetallverbindungen enthalten sein, die ggf. zu chronischen Erkrankungen führen, z. B. wenn die Kräuterpräparate in Bleikesseln hergestellt wurden. Die Umwelt Indiens und Chinas ist zudem in vielen Regionen stark mit Quecksilber, Blei oder Arsen belastet, sodass diese Giftstoffe auch von Heilkräutern aufgenommen werden. Der Heilkräuteranbau findet zudem meist in ländlichen Gegenden auf kleinen Bauernhöfen statt, auf denen oft sehr billige und giftigste Pflanzenschutzmittel eingesetzt werden. Bis die Heilkräuter vom Feld in den Handel gelangen, durchqueren sie zahlreiche Zwischenstationen, die eine einheitliche Qualitätskontrolle erschweren. Bei Routineuntersuchungen in Europa überschreiten die Schwermetallbelastungen importierter Pflanzenpräparate für Ayurveda oder TCM aus Südostasien die zulässige Höchstgrenze oft um das Tausendfache.

Zum Teil werden Medikamente z. B. im Rahmen der **ayurvedischen Rasa-shastra-Alchemie** (Kombination von Kräutern mit Metallen, Mineralien, Halbedelsteinpulver) mit toxischen Konzentrationen von Schwermetallen versetzt. Vor allem bei längerfristiger Einnahme wurden zahlreiche Fälle von Schwermetallvergiftungen mitgeteilt (Schilling et al. 2004). Meist handelt es sich um Bleivergiftungen (abdominelle Koliken, Anämie, basophile Tüpfelung der Erythrozyten, Hepatotoxizität, Nephrotoxizität, Neurotoxizität). Eine Untersuchung in den USA zeigte bei 20 % von über das Internet erworbenen Ayurveda-Medikamenten Belastungen mit Blei, Arsen oder Quecksilber; zum Teil in hohen, toxikologisch relevanten Konzentrationen (Saper et al. 2008).

Auch die **Verlagerung der Antibiotikaherstellung** nach Indien und China führt in einzelnen Regionen zu einer erheblichen Zunahme multiresistenter Gram-negativer Keime. Über die vermehrte unkontrollierte Einnahme von Antibiotika und die Einleitung von Antibiotika ins Trinkwasser kommt es darüber hinaus zu einem erheblichen Eintrag der multiresistenten Keime in die Nahrungsketten (Hanna et al. 2023).

11.13.5 Reisemedizin

Schäden durch Umweltgifte erfordern in der Regel einen langen Expositionszeitraum. Kurzurlauber sind also möglicherweise weniger betroffen. Gefährdeter sind Reisende, die aus beruflichen Gründen lange Zeit im Ausland verbringen, stark gefährdet sind Personen mit Migrationshintergrund aus Armutsregionen (Vilcassim et al. 2021).

Schadstoffbelastungen, mit denen Reisende und insbesondere Kinder konfrontiert werden können:

- **Luft**: Schwefelverbindungen, CO, Ozon, Feinstaub. Smog vom kalt-feuchten London-Typ enthält besonders viele gelöste Schwebstoffe, während beim heiß-trockenen Los Angeles-Typ die Ozonbelastung im Vordergrund steht. Diese Schadstoffe werden meist unmittelbar wahrgenommen, sodass die Großstadt oder Industrieregion vorzeitig verlassen werden kann.
- **Wasser**: Arsen, Pestizide. Im Wasser lösliche Gifte sind meist geschmacksneutral.
- **Nahrung**: Pestizide, Schwermetalle (Pb, Zn, Cr), radioaktive Isotope.
- **Räume**: Aerosole mit Pestiziden, haftende Insektizide (DDT), Anstriche, Dämmmaterial, Baustoffe.

Empfehlungen vor der Reise: Bei der Reiseplanung müssen Umweltbelastungen, die zu erwarten sind, berücksichtigt werden. Zum Beispiel können

- sich Touristen bei der Planung über die Umweltsituation des Reiselandes informieren, Reiseziele wählen, bei denen die Umweltbelastungen gering erscheinen, den Aufenthalt in Megastädten relativ kurz halten, Industrieregionen meiden, bei Nahrungsmitteln, pflanzlichen Arzneimitteln und Trinkwasser auf die Herkunft der Produkte achten;
- sich Berufsreisende Unterkünfte in angenehmen Wohnlagen suchen und ggf. prüfen, ob eine gemeinsame Ausreise mit der Familie vertretbar ist.

Empfehlungen während der Reise:

- Kinder besonders beaufsichtigen (Bleifarbe schmeckt süß!) und Spielplätze kritisch auswählen: Sandkisten können je nach Herkunft des Inhalts stark belastet sein.
- Bei merklicher Zunahme von Stressreaktionen (Lärm, Verkehrsdichte, Smog) sollte der Aufenthaltsort gewechselt werden.
- Wasser sollte nur aus sicheren Quellen getrunken werden. Beispiel: verpacktes Wasser aus Tiefbrunnen, kein abgekochtes Oberflächenwasser.
- Die Auswahl der Nahrungsmittel sollte kritisch sein. Verbindliche Empfehlungen sind hier nicht möglich, da, wie auch in Europa, besonders schöne Gemüse- und Obstsorten erhebliche Konzentrationen von Spritzmitteln aufweisen können.
- Vorsicht beim Arzneimittelkauf im Ausland. Pflanzliche Produkte können örtlich erheblich schadstoffbelastet sein, z. B. wenn sie in traditionellen Bleigefäßen hergestellt wurden oder wenn es ich um Ayurveda-Medikamente handelt, die mit Schwermetallen versetzt wurden.

Empfehlungen nach der Reise: Bei unklaren Krankheitsbildern nach der Reise muss an die Möglichkeit von Schadstoffeinflüssen gedacht werden.

LITERATUR

Campanale C, Massarelli C, Savino I, Locaputo V, Uricchio VF. A Detailed Review Study on Potential Effects of Microplastics and Additives of Concern on Human Health. Int J Environ Res Public Health 2020; 17(4): 1212.
Europäische Umweltagentur: Die Umwelt in Europa – Zustand und Ausblick 2020. www.eea.europa.eu/de/publications/die-umwelt-in-europa-zustand.
Fuller R, Landrigan PJ, Balakrishnan K et al. Pollution and health: a progress update, Lancet Planet Health 2022; 6(6): e535–e547.
Hanna N, Tamhankar AJ, Stålsby Lundborg C. Antibiotic concentrations and antibiotic resistance in aquatic environments of the WHO Western Pacific and South-East Asia regions: a systematic review and probabilistic environmental hazard assessment Lancet Planet Health 2023; 7(1): e45–e54.
Maudouit M, Rochoy M. Revue systématique de l'impact du chlordécone sur la santé humaine aux Antilles françaises. Therapie 2019; 74(6): 611–625.
Morakinyo OM, Mokgobu MI. Indoor Household Exposures and Associated Morbidity and Mortality Outcomes in Children and Adults in South Africa. Int J Environ Res Public Health 2022; 19(15): 9471.
Rahman MA, Rahman A, Khan MZK, Renzaho AMN., Human health risks and socio-economic perspectives of arsenic exposure in Bangladesh: A scoping review. Ecotoxicol Environ Saf 2018; 150: 335–343.
Saper RB, Phillips RS, Sehgal A et al. Lead, mercury, and arsenic in US- and Indian-manufactured Ayurvedic medicines sold via the Internet. JAMA 2008; 300: 915–923.
Schilling U, Mück R, Heidemann E. Bleiintoxikation durch Einnahme ayurvedischer Arzneimittel. Med Klin 2004; 99: 476–480.
Vilcassim MJR, Callahan AE, Zierold KM. Travelling to polluted cities: a systematic review on the harm of air pollution on international travellers' health. J Travel Med 2021; 28(4): taab055.
Wittsiepe J, Fobil JN, Till H, Burchard GD, Wilhelm M, Feldt T. Levels of polychlorinated dibenzo-p-dioxins, dibenzofurans (PCDD/Fs) and biphenyls (PCBs) in blood of informal e-waste recycling workers from Agbogbloshie, Ghana, and controls. Environ Int 2015; 79: 65–73.

INTERNETQUELLEN

Pure Earth (Liste der Regionen mit stärkster Umweltbelastung): www.pureearth.org.
Umweltbundesamt: www.umweltbundesamt.de.
UN Environmental Programme (Ökologisches Programm der Vereinten Nationen): www.unep.org.
WHO (Healthy Environments for Children Alliance): www.who.int/initiatives/healthy-environments-for-children-alliance.
World Resources Institute (Institut zur Umweltforschung): www.wri.org.
WWF (Flüsse mit stärkster Belastung): www.panda.org/freshwater.

11.14 Neurologie

Andrea Sylvia Winkler, Tamara M. Welte

11.14.1 Einleitung

Im Jahr 2021 litten **43 % der globalen Bevölkerung** an neurologischen Erkrankungen (GBD 2024). Sie sind die häufigste Ursache für Morbidität und Behinderung und die zweithäufigste Todesursache weltweit. **Die führenden Krankheitsbilder sind Schlaganfall, neonatale Enzephalopathie, Migräne, Alzheimer-Erkrankung und andere Demenzen, diabetische Neuropathie, Meningitis, Epilepsie, neurologische Komplikationen als Folge von Frühgeburt, Autismus-Spektrum-Störung und Tumoren des Nervensystems.** Insgesamt weisen jedoch sowohl die Verteilung der Krankheitslast als auch die Bedeutung einzelner Erkrankungen hohe regionale und sozioökonomische Unterschiede auf.

> Über 80 % der neurologischen Krankheitslast liegt in Ländern mit niedrigem und mittlerem Einkommen (LMIC) (GBD 2024).
> Die klassische **Tropenneurologie, welche zunehmend im Kontext einer globalen Neurologie eingeordnet wird,** behandelt vor allem Infektionen sowie umweltassoziierte, ernährungs- und genetisch bedingte Erkrankungen des zentralen und peripheren Nervensystems. Zusätzlich liegt der Fokus auf besonderen Ursachen, Vorkommen und Verläufen neurologischer Erkrankungen im Zusammenhang mit den sozialen, sozioökonomischen, kulturellen und klimatischen Bedingungen von LMIC.

In der Differenzialdiagnose einer **akuten bzw. subakuten Bewusstseinsstörung** stehen an erster Stelle primär zerebrale Ursachen wie zerebrale Malaria, viral bedingte Enzephalitiden oder Meningitiden. Es sind unter tropischen wie auch LMIC-Gegebenheiten aber auch Intoxikationen, Störungen des Wasser- und Elektrolythaushalts, eine Sepsis oder eine Exsikkose-assoziierte Sinusvenenthrombose zu berücksichtigen.

Ein **akutes zerebrales fokalneurologisches Defizit,** ebenso wie eine **spinale Symptomatik,** werden in den Tropen und in LMIC häufig durch geografisch-, kulturell- und armutsassoziierte raumfordernde Prozesse wie z. B. Granulome, Abszesse und parasitäre Zysten verursacht. Jedoch sind auch Tumoren, Metastasen und zerebrovaskuläre Prozesse zu beachten. Speziell der Schlaganfall ist vor allem in Ländern mit mittlerem Einkommen auf dem Vormarsch.

Extrapyramidale Syndrome sind in tropischen Ländern generell eher selten, allerdings können sie z. B. im Rahmen einer Arbovirose-assoziierten akuten Enzephalitis als führendes Symptom auftreten.

Insgesamt müssen im tropischen Kontext auch Ätiologien neurologischer Symptome Berücksichtigung finden, welche beispielsweise in Europa und Nordamerika kaum mehr eine Rolle spielen, z. B. Mangelerscheinungen (auch parasitosenbedingt), regionale psychotrope bzw. toxische Substanzen oder Umweltbelastungen (z. B. Curare- oder Manganintoxikation und Fluorosen) oder auch in weiten Teilen der Welt als „ausgerottet" geltende Infektionen (z. B. Poliomyelitis oder Lepra).

Zudem sind **akute und chronische Psychosen** sowie **Epilepsien** und **Neuropathien** in den Tropen und LMIC deutlich häufiger infektiös bedingt (z. B. Neurozystizerkose, zerebrale Malaria, Neurosyphilis, HIV-Enzephalopathie bzw. HIV-assoziierte opportunistische Infektionen, Schlafkrankheit, virale Enzephalitiden und hauptsächlich bakterielle Meningitiden). Während die Inzidenz der klassischen bakteriellen **Meningitiden** in den letzten Jahren eher gesunken ist, kam es vermehrt zu Ausbrüchen neuer (Meningo-)Enzephalitis-verursachender Erreger (z. B. Ebola- und Zikavirus).

Seit einigen Jahren gewinnen jedoch auch in der Tropenmedizin und in der Globalen Gesundheit **nicht übertragbare Krankheiten** (non-communicable diseases, NCD) zunehmend an Bedeutung. Dies liegt zum einen an einer besseren Diagnosestellung, zum anderen an der Zunahme der Lebenserwartung auch in LMIC und einer Angleichung des Lebensstils an „moderne" Gewohnheiten. So sind bei einem **akuten fokalneurologischen Defizit** auch in den Tropen und LMIC an eine zerebrale Ischämie oder intrakranielle Blutung (ICB) im Kontext klassischer Risikofaktoren wie Bluthochdruck und Hypercholesterinämie zu denken und primär- sowie sekundärprophylaktische Maßnahmen zu berücksichtigen. Speziell zu berücksichtigende Risikofaktoren eines Schlaganfalls sind die Sichelzellanämie, die Exsikkose, aber auch die Neurozystizerkose.

Zudem werden auch **neurodegenerative Erkrankungen** wie z. B. Demenzen zunehmend häufiger beobachtet. Trotz weiterhin niedriger Prävalenz und Inzidenz haben in den letzten Jahren auch Fälle von Multipler Sklerose in tropischer Umgebung zugenommen (Heine et al. 2020). Vor allem bei jungen Menschen mit zerebralem und/oder spinalem fokalneurologischem Defizit (Sehstörungen, Hypästhesien, Gangstörung) sollte diese Differenzialdiagnose daher erwogen werden.

> Klassische tropenneurologische und LMIC-assoziierte neurologische Erkrankungen und Krankheitsursachen gewinnen seit einigen Jahren durch den Klimawandel und die damit einhergehende Erderwärmung sowie durch Zunahme der Mobilität der Bevölkerung auch im Globalen Norden und damit auch in Europa an Relevanz. (➤ Kap. 10.12)

Insbesondere bei neurologischen Erkrankungen können durch eine **frühestmögliche Diagnosestellung und zielgerichtete Therapie** die Mortalität und Morbidität drastisch reduziert werden und oft langdauerndes Siechtum, wirtschaftlicher Abstieg und soziale Ausgrenzung verhindert werden. Für den überwiegenden Teil der ländlichen Bevölkerung in LMIC stehen moderne neurologische Diagnoseverfahren und Therapien jedoch nicht zur Verfügung. Die Gründe dafür liegen zum einen in der falschen Einordnung der Symptomatik (z. B. bei Epilepsie), vor allem aber auch in fehlenden Infrastrukturen (geschultes Fachpersonal, laborchemische und bildgebende Diagnostik, Verfügbarkeit von Medikamenten und intensivmedizinischen Behandlungen). In Afrika stehen im Median nur 0,04 Neurologen pro 100.000 Einwohner zur Verfügung, in Europa dagegen ca. 7 pro 100.000 (WHO/WFN 2017). Der im Mai 2022 verabschiedete **Intersectoral Global Action Plan on Epilepsy and Other Neurological Disorders (IGAP)** der WHO soll Abhilfe schaffen und hat das Ziel, die Sterblichkeit, Morbidität, Behinderung und Stigmatisierung von Menschen mit neurologischen Erkrankungen mit Fokus auf LMIC zu verringern und deren Lebensqualität zu verbessern. Um das IGAP-Ziel bis 2031 zu erreichen, schlägt der Aktionsplan 5 strategische Ziele vor, die nicht nur auf eine integrierte und personenzentrierte Versorgung über den gesamten Lebenszyklus ausgerichtet sind, sondern auch präventive Maßnahmen einschließen, wobei der Schwerpunkt auf evidenz- und menschrechtsbasierten Herangehensweisen liegt (WHO IGAP, s. u. Interquellen).

> Neurologische Algorithmen sollen dem in LMIC tätigen medizinischen Personal die richtigen differenzialdiagnostischen Überlegungen, die entscheidenden weiterführenden diagnostischen Schritte und die rechtzeitige Einleitung therapeutischer Maßnahmen ermöglichen.

Anhand von **neurologischen Leitsymptomen** werden im Folgenden neurologische Syndrome und entsprechende Differenzialdiagnosen vorgestellt. Großer Wert wird auf die Verwendbarkeit der Algorithmen auch unter einfachen medizinischen Bedingungen bzw. angesichts fehlender „üblicher" neurodiagnostischer Einrichtungen gelegt. Therapeutische Empfehlungen werden nur dann entsprechend eingearbeitet bzw. explizit dargelegt, wenn sie neurologiespezifisch sind und in keinem anderen Abschnitt des Buchs besprochen werden.

Folgende Leitsymptome werden dargestellt:

- Quantitative Bewusstseinsstörung (➤ Kap. 11.14.2)
- Meningismus/meningeales Syndrom (➤ Kap. 11.14.3)
- Zerebrales fokalneurologisches Defizit (➤ Kap. 11.14.4)
- Kopfschmerz (➤ Kap. 11.14.5)
- Qualitative Bewusstseinsstörung (➤ Kap. 11.14.6)
- Epileptische Anfälle und Epilepsie (➤ Kap. 11.14.7)
- Spinale Symptomatik (➤ Kap. 11.14.8)
- Neuromuskuläre Symptomatik (➤ Kap. 11.14.9)
- Polyneuropathie (➤ Kap. 11.14.10)
- Extrapyramidale Symptomatik (➤ Kap. 11.14.11)

11.14.2 Quantitative Bewusstseinsstörung

> **Zeichen:** Somnolenz, Sopor und Koma.

Bewusstseinsstörungen im Sinne von Delir, Psychose und Demenz werden unter dem Punkt „Qualitative Bewusstseinsstörung" behandelt (➤ Kap. 11.14.6).

- Bei einer akuten/subakuten Bewusstseinsstörung müssen grundsätzlich neben primären ZNS-Pathologien auch nicht zerebrale Ursachen in Betracht gezogen werden.
- Sowohl postiktal als auch im Rahmen eines persistierenden (non-konvulsiven) Status epilepticus können epileptische Anfälle maßgeblich an einer persistierenden Vigilanzminderung beteiligt sein.

Epileptische Anfälle können sowohl akut symptomatisch bei primär zerebralen und nicht zerebralen Ätiologien auftreten, als auch im Rahmen einer zugrunde liegenden Epilepsie.

Grundsätzliche Differenzialdiagnosen

- **Primär zerebrale Pathologie**:
  - Schädel-Hirn-Trauma
  - Infektion: Meningitis, Enzephalitis
  - Infektiöse Raumforderungen: Abszesse, Empyeme, Granulome, Zysten
  - Tumor: primäre ZNS-Tumoren, Metastasen
  - Blutung/Ischämie: intrazerebrale und subarachnoidale Blutungen (ICB/SAB), Sub-/Epiduralhämatome, zerebrale Ischämie, Sinusvenenthrombose
  - Hydrozephalus/Liquorabflussstörungen (z. B. bei Raumforderung, Z. n. SAB)
  - Epileptischer Anfall (akut symptomatisch oder bei Epilepsie)
  - Seltene Ursachen: z. B. akute demyelinisierende Enzephalomyelitis (ADEM)
- **Primär nicht zerebrale Pathologie**:
  - Metabolisch (z. B. Hypo-/Hyperglykämie bei Diabetes mellitus)
  - Wasser-/Elektrolythaushalt (z. B. Hyponatriämie)
  - Endokrin (z. B. Hypo-/Hyperthyreose)
  - Systemische Infektionen/Sepsis
  - Intoxikation
  - Kreislaufstörung/Hypoxie (z. B. bei Herzinfarkt, Lungenembolie)
  - Psychiatrische Störung

Die Sicherung der Vitalparameter ist Grundvoraussetzung vor jedem weiteren diagnostischen Schritt.

Klinisch detektierte pathologische Atemmuster (z. B. Cheyne-Stokes, Kußmaul) können auch diagnostisch hilfreich sein. Eine erste Einordnung und Quantifizierung der Bewusstseinsstörung kann durch die Erhebung der Glasgow Coma Scale (GCS) erreicht werden. Zusätzlich können eine gute (Fremd-)Anamnese (Vorerkrankungen, Vormedikation, initiale Beobachtungen) sowie eine genauere körperliche Untersuchung (insb. Okulo- und Pupillomotorik sowie Funduskopie, Pyramidenbahnzeichen) gute Hinweise auf die zugrunde liegende Ätiologie geben.

Ein eventuell vorhandener Meningismus kann beim komatösen Patienten verschwinden.

Eine Blickwendung, diskrete Myoklonien oder ein Hippus pupillae können subtile klinische Hinweise auf einen non-konvulsiven Status epilepticus sein.

Die **weitere Diagnostik** ist letztlich abhängig von den vorhandenen Ressourcen. Eine zerebrale Bildgebung ist, sofern verfügbar, bei allen komatösen Patienten indiziert.

Zudem sollte eine Erhebung grundlegender Blutparameter erfolgen; in manchen Fällen ist eine Lumbalpunktion sinnvoll (cave: Hirndruck, ➢ Kap. 11.14.3).

Letztlich ist nur mittels Elektroenzephalografie (EEG) ein nonkonvulsiver Status epilepticus auszuschließen.

Praxistipp

Bei fehlender EEG-Kapazität und inkonklusiver sonstiger Diagnostik ist auch eine probatorische Status-Therapie mit Benzodiazepinen und einer anfallssuppressiven Medikation (ASM) gerechtfertigt.

Ein EEG kann nicht nur eine mögliche epileptische Genese bestätigen oder ausschließen, sondern auch z. B. Hinweise auf eine fokale zerebrale Dysfunktion liefern, dies ist insbesondere bei fehlender Möglichkeit zur zerebralen Bildgebung hilfreich.

Im Folgenden werden die typischsten Ursachen für eine akute Bewusstseinsstörung und eventuelle Besonderheiten in speziellen Konstellationen genannt.

Akute/subakute Bewusstseinsstörung ohne Begleitsymptomatik („Sleep like"-Koma)

- Schädel-Hirn-Trauma
- Zerebrale Hypoxie/Anoxie
- Metabolische/endokrine/Elektrolytstörung, Exsikkose, Intoxikation
- Intrakranielle/intraventrikuläre Raumforderung (v. a. mit akutem Verschlusshydrozephalus)
- Spontane Subarachnoidalblutung (SAB)
- Postiktal oder non-konvulsiver Status epilepticus
- Pseudokoma (z. B. Locked-in-Syndrom, akinetischer Mutismus)
- Psychogenes Koma, psychogener Stupor

➢ Abb. 11.65 zeigt das diagnostische Vorgehen bei Bewusstseinsstörung mit Fieber.

Akute Bewusstseinsstörung + Fieber + Hautveränderungen

- Bakterielle Meningitis, insb. Meningokokkenmeningitis + Meningokokkensepsis, evtl. Pest (Bubonen), Anthrax
- Septische Herdenzephalitis (z. B. Endocarditis lenta)
- Rickettsiosen
- Salmonellose (Roseolen eher selten)
- Virale ZNS-Infektionen (insb. hämorrhagische Arbovirosen, Lassa-Fieber, Junin-Fieber, Hantavirus-Infektion, Machupo-Virus-Fieber, Ebola-Fieber, Marburg-Fieber)

Akute Bewusstseinsstörung + Fieber + epileptischer Anfall

- Meningitis/Meningoenzephalitis/Enzephalitis jeder Ätiologie
- Zerebrale Malaria
- Hirnabszess, subdurales/epidurales Empyem

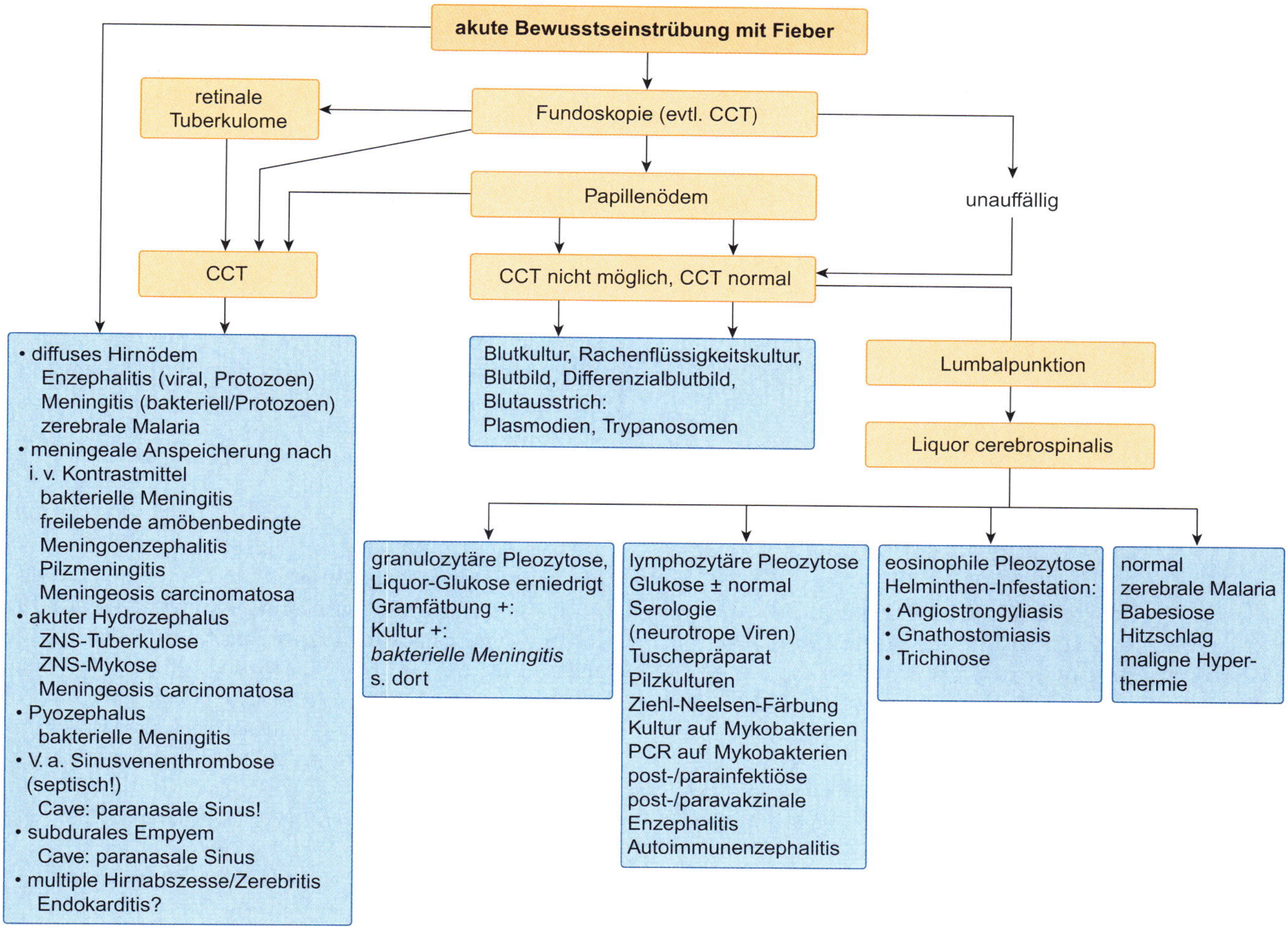

Abb. 11.65 Diagnostisches Vorgehen bei akuter Bewusstseinstrübung mit Fieber (mit freundlicher Genehmigung von E. Schmutzhard) [T714, L143]
CCT: kraniale Computertomografie; PCR: Polymerase-Kettenreaktion; ZNS: Zentralnervensystem

- Septische Sinusvenenthrombose
- Hitzschlag
- In seltenen Fällen: maligne Hyperthermie

Akute Bewusstseinsstörung + epileptischer Anfall (ohne Fieber)

- Akutes Schädel-Hirn-Trauma
- Vitamin-B_1-Mangel, Nikotinamidmangel
- Virale/nicht bakterielle Meningitis
- Spontane SAB
- Bei persistierender Bewusstseinsstörung: postiktal/konvulsiver/non-konvulsiver Status epilepticus
  Insbesondere bei fokaler oder fokal zu bilateraler Anfallssemiologie:
  - Sub-/Epiduralhämatom/ICB/Ischämie
  - Sinusvenenthrombose, auch Exsikkose-assoziiert
  - Hirnabszess, subdurales/epidurales Empyem
  - Enzephalitis, speziell Herdenzephalitis (z. B. HSV)
  - Raumforderungen jeglicher Natur: Metastasen, primäre Hirntumoren, Tumoren der Meningen
  - Granulomatöse ZNS-Erkrankungen (Tuberkulom, Kryptokokkom, Toxoplasmose, Brucellose usw.)
  - Zystische ZNS-Erkrankungen (Neurozystizerkose, Paragonimiasis, Echinokokkose usw.)

Akute Bewusstseinsstörung + zerebrales fokalneurologisches Defizit

Siehe auch ➢ Kap. 11.14.4.

- Zerebrale Ischämie
- Sinusvenenthrombose
- Intrakranielle Blutung, subdurales/epidurales Hämatom
- Enzephalitis
- Raumforderung (infektiös und nicht infektiös)
- Pontine Myelinolyse
- Wernicke-Enzephalopathie

Akute Bewusstseinsstörung mit meningealem Syndrom

Siehe auch ➢ Kap. 11.14.3.

- Meningitis, seltener Enzephalitis mit meningealer Beteiligung (s. u.)
- SAB
- Akuter Verschlusshydrozephalus

11.14.3 Meningismus/meningeales Syndrom

Zeichen: reflektorische Nackensteifigkeit bei Anteflexion des Kopfes. Kernig-, Brudzinski- und Lasègue-Zeichen sind meist positiv.

Eine **Lumbalpunktion** liefert häufig wertvolle diagnostische Hinweise, insbesondere zur Bestätigung oder zum Ausschluss einer bakteriellen Meningitis (➤ Kap. 3.4) oder einer SAB (Liquor blutig oder xanthochrom).

! CAVE

Bei Vorhandensein klinischer Zeichen eines Hirndrucks (Bewusstseinsstörung) oder fokalneurologischer Symptome muss vor einer Lumbalpunktion eine zerebrale Bildgebung erfolgen, um raumfordernde Prozesse mit potenzieller transtentorieller oder transforamineller lebensbedrohlicher Herniation auszuschließen!

Bei fehlender Möglichkeit zur kraniellen Bildgebung kann eine Funduskopie durch Nachweis eines Papillenödems einen Hinweis auf einen erhöhten Hirndruck geben, jedoch schließt eine unauffällige Funduskopie einen erhöhten Hirndruck nicht mit letzter Sicherheit aus!

Der Verdacht auf eine ZNS-Infektion ist so lange aufrechtzuerhalten, wie er durch weitere diagnostische Schritte (v. a. Lumbalpunktion) oder durch andere Erklärungen (Intoxikation, Medikamente, Drogen, Stoffwechselentgleisung, Hitzschlag, Schädel-Hirn-Trauma, SAB usw.) nicht widerlegt worden ist.

- **Meningismus ohne Fieber**:
  - Spontane SAB, rupturiertes Aneurysma, selten: mykotisches Aneurysma; in Teilen Südostasiens, sehr selten in Mittelamerika: Gnathostomiasis
  - Akuter Verschlusshydrozephalus (insb. intraventrikuläre Raumforderung)
  - Lokale Affektion im Bereich der Nackenmuskulatur (oberes Zervikalsyndrom, Stiffneck-Syndrom), cave: Klimaanlage
  - Tetanus
  - Dissektion der A. vertebralis (häufig auch nach Bagatelltrauma!)
- **Meningismus mit Fieber**: Bei ausgeprägtem Meningismus mit Fieber ist mit großer Wahrscheinlichkeit von einer bakteriellen Meningitis auszugehen (➤ Kap. 3.4). Zum allgemeinen diagnostischen Vorgehen bei V. a. bakterielle Meningitis ➤ Kap. 3.4.7.
  - Geringgradig bis mäßiggradig ausgeprägter Meningismus deutet eher auf eine virale bzw. nicht bakterielle Meningitis oder eine Enzephalitis mit meningealer Beteiligung (Meningoenzephalitis) hin.
  - Zusätzliche Hinweise auf eine virale Genese: biphasischer Verlauf mit vorausgehenden Myalgien, Arthralgien, Halsschmerzen, Kopfschmerzen oder Diarrhöen

Meningitis/Enzephalitis global

- Meningitis, Enzephalitis und Tetanus sind die einzigen neurologischen Krankheitsbilder mit global rückläufiger Krankheitslast und Mortalität.
- Trotz Impfbemühungen sind Inzidenz und Mortalität in LMIC weiterhin hoch.
- Meningitis stellt den sechststärksten Beitrag zur globalen neurologischen Krankheitslast dar (GBD 2024).

Im Folgenden werden die wichtigsten Aspekte in Bezug auf virale bzw. nicht klassisch bakterielle Meningitiden und Enzephalitiden bzw. ähnliche Syndrome dargestellt. Folgende Artikel bieten außerdem eine gute Übersicht zum Thema (virale) ZNS-Infektionen: Abdullahi et al. 2020, Ranawaka 2022, Schmutzhard 2016, Silva et al. 2017, Steiner et al. 2010.

Meningeales/enzephalitisches Syndrom

Das Krankheitsbild einer akuten Infektion des zentralen Nervensystems hängt davon ab, welche neuralen Zellen affiziert sind.

Eine **lymphozytäre Meningitis mit Beschränkung der Affektion auf Meningen und ependymale Oberflächen** verursacht folgende Symptome:

- Kopfschmerz
- Fieber
- Nackensteifigkeit (meist mild)
- Geringe Photophobie
- Vorangegangene allgemeine Symptome
- Liquor-Pleozytose (lymphozytär)

Bei einer **Enzephalitis mit Affektion des Gehirnparenchyms** stehen meist Symptome einer Funktionsstörung des Gehirns im Vordergrund:

- Bewusstseinsstörung (Somnolenz, Sopor, Koma)
- Neuropsychologische Störungen, insb. Verhaltensstörungen, kognitive Störungen, mnestische Störungen, paranoid-halluzinatorische Erscheinungen
- Zerebrale fokalneurologische Defizite (z. B. Aphasie, Hemiparese, Hemihypästhesie)
- Extrapyramidalmotorische Symptome wie Tremor, Rigor (z. T. führendes Symptom bei Arbovirosen!)
- Hirnstammsymptome wie optomotorische Symptome, nukleäre Hirnnervenläsionen, bulbäre Symptome, Pyramidenläsionen
- Vegetative Störungen
- Epileptische Anfälle
- Zeichen eines erhöhten intrakraniellen Drucks

Meningitis/Enzephalitis und Differenzialdiagnosen

Die Begriffe Meningitis und Enzephalitis können ätiologisch und pathogenetisch heterogene neurologische Syndrome beschreiben, die akut, subakut oder chronisch verlaufen können.

- Eine **primäre Meningitis/Enzephalitis** ist durch die direkte Invasion des Erregers in das Gehirn gekennzeichnet.
- Eine **sekundäre Enzephalitis** (postinfektiöse ZNS-Affektion) entwickelt sich als immunologische Antwort bzw. Fehlreaktion auf eine häufig „banale“, meist virale Infektion.

In seltenen Fällen kommt es zu postinfektiösen Enzephalitiden bzw. Enzephalomyelitiden, denen ein akuter demyelinisierender Prozess (acute demyelinating encephalomyelitis, ADEM) zugrunde liegt. Diese potenziell letal verlaufende Erkrankung tritt hauptsächlich nach Infektionen mit Influenzavirus, Varizella-Zoster-Virus, Masern- und Mumpsviren sowie gelegentlich im Anschluss an eine *Mycoplasma*- oder Legionellen-Infektion auf.

Bei **Kindern** involvieren postinfektiöse toxische Enzephalopathien nicht selten schwerpunktmäßig das Zerebellum.

- Systemische Infektionen können mit **Enzephalopathien** einhergehen, die klinisch schwer von einer akuten/subakuten Enzephalitis unterscheidbar sind.
- In der Differenzialdiagnostik einer Meningitis/Enzephalitis müssen auch **andere, nicht infektiöse, entzündliche und nicht entzündliche ZNS-Erkrankungen** berücksichtigt werden (siehe Kasten).

Differenzialdiagnosen der viralen Enzephalitis

Nicht infektiöse, entzündliche ZNS-Erkrankungen
- Behçet-Erkrankung/Neuro-Behçet
- Lupus erythematodes
- Sjögren-Syndrom
- Mollaret-Meningitis
- Kawasaki-Erkrankung (Meningovaskulitis)
- Neurosarkoidose
- Chemische Meningitis

Nicht infektiöse, nicht entzündliche ZNS-Erkrankungen
- Sinusvenenthrombose
- Spontane Subarachnoidalblutung
- Spontane intrazerebrale Blutung
- Schädel-Hirn-Trauma
- Status epilepticus
- Hitzschlag
- Intoxikationen
- Nichtsteroidale antiinflammatorische Medikamente
- Carbamazepin
- 7S-Immunglobuline
- Meningeosis carcinomatosa

Auch **bakterielle Toxine** können schwere zentralnervöse Funktionsstörungen verursachen (z. B. Tetanus, Botulismus).

Autoimmun-Enzephalitiden stellen seit einigen Jahren eine zunehmend wichtige behandelbare Differenzialdiagnose dar, wobei im tropischen und LMIC-Kontext hierzu bislang keine ausreichenden Daten existieren.

Erreger und Epidemiologie

Die eine primäre Enzephalitis oder Meningitis verursachenden Erreger/pathogenen Agenzien umfassen neben Viren auch Prionen, Rickettsien, Mykoplasmen und Bakterien sowie Pilze, Protozoen und Helminthen (siehe Kasten)

Differenzialdiagnosen der viralen Enzephalitis

Infektiöse, nicht virale ZNS-Erkrankungen
- Rickettsiosen
- Syphilis (Meningovaskulitis)
- Leptospirose
- Lyme-Borreliose
- *Mycoplasma-pneumoniae*-Infektion
- Katzenkratzkrankheit
- Listeriose
- Brucellose
- ZNS-Tuberkulose
- Salmonellose
- Whipple-Erkrankung
- Beginnende bakterielle Meningitis (Status bacillosus)
- Epidurales/subdurales Empyem
- Anbehandelte bakterielle Meningitis
- Septische Herdenzephalitis bei Endokarditis
- Hirnabszess
- Pilzinfektionen
- Parasitäre Infektionen
  - Toxoplasmose
  - Zystizerkose
  - Trichinose
  - Trypanosomiasis
  - Malaria tropica (zerebrale Malaria)
  - *Entamoeba-histolytica*-Hirnabszesse
  - *Naegleria*-Amöbiasis
  - *Acanthamoeba*-Amöbiasis

Ca. 90 % aller viral bedingten akuten Meningitiden, Meningoenzephalitiden sowie Enzephalitiden werden durch Enteroviren (zwei Drittel) oder Arboviren (ein Drittel) verursacht.

Die Japanische Enzephalitis und Tollwut stellen in tropischen Ländern die häufigste Ursache für eine tödlich verlaufende Enzephalitis dar.

Arboviren sind die Hauptursache von schwer verlaufenden Enzephalitiden weltweit, allerdings zeichnen sie sich auch durch eine besonders hohe Rate von asymptomatischen Infektionen aus, bei denen max. eine milde systemische fieberhafte Erkrankung oder eine virale Meningitis das klinische Bild bestimmen. Das Spektrum viraler Enzephalitiden schließt außerdem hämorrhagische Fieber wie Lassa-Fieber, Junin-Fieber, Hantavirus-Infektion, Machupo-Virus-Fieber, Ebola-Fieber und Marburg-Fieber ein.

Bei ca. 50 % der Patienten mit einer Enzephalitis oder (lymphozytären) Meningitis kann der Erreger nicht oder nur sehr spät identifiziert werden.

Epidemiologisches Wissen, gepaart mit der Kenntnis spezieller allgemeinmedizinischer und/oder spezifischer, klinisch-neurologischer Präsentationsmuster, kann helfen, die Verdachtsdiagnose erregerspezifisch einzugrenzen und einen rechtzeitigen spezifischen Therapiebeginn bzw. die Einleitung prophylaktischer Maßnahmen zu ermöglichen. Epidemiologische Besonderheiten einiger Meningitis/Enzephalitis auslösenden viralen Erreger werden z. B. in dem Übersichtsartikel von Abdullahi et al. (2020) behandelt.

Anamnestische Daten sowie die Kenntnis der systemischen Symptome erlauben in vielen Fällen die verdachtsweise Eingrenzung des Erregerspektrums (➤ Tab. 11.35, ➤ Tab. 11.36).

Bei V. a. eine bestehende Immunsuppression, z. B. durch eine HIV-Infektion, sollten auch atypische/opportunistische Erreger Berücksichtigung finden.

Bei einer viralen Infektion kann auch der spezifische **lokalisatorische Neurotropismus** bestimmter Viren diagnostisch richtungsweisend sein (➤ Tab. 11.37).

11

Tab. 11.35 Anamnestische Parameter, die auf eine spezifische Ursache einer akuten Enzephalitis/Meningitis hinweisen

Anamnese	Erkrankung
Saisonale Verteilung	• Arbovirosen (Zecken-, Moskitoaktivitäten) • Mumps-Meningitis (Frühjahr) • Enterovirusinfektion (Sommer und Herbst)
Reiseanamnese	• Exotische Viruserkrankungen, Arbovirosen • Rickettsiosen
Kleinepidemien (z. B. in Familien)	Enterovirusinfektion
Freizeitaktivitäten	Arbovirosen, *Leptospira*-spp.-Infektionen, *Naegleria*-Infektionen
Tierexpositionen, -bisse	Rabies, lymphozytäre Choriomeningitis, Tetanus

Tab. 11.36 Systemische Krankheitszeichen bzw. andere Organmanifestationen, die eine ätiologische Eingrenzung einer akuten Enzephalitis/Meningitis erlauben

Systemische Krankheitszeichen	Erreger
Exanthem	Meningokokken, Masern-, Varicella-Zoster-, Röteln-, Enteroviren, humanes Herpesvirus 6, Rickettsien, *Borrelia burgdorferi*
Herpangina	Coxsackieviren
Lymphadenopathie	Zytomegalievirus, Epstein-Barr-Virus, HIV, *Brucella* spp., afrikanische Trypanosomen, *Bartonella henselae*
Pneumonie	Adenoviren, Influenzaviren
Parotitis (und/oder Orchitis)	Mumpsvirus, lymphozytäres Choriomeningitis-Virus

Tab. 11.37 Selektive Vulnerabilität bestimmter ZNS-Regionen für virale Invasion (mod. nach Nath 2003, Roos 2006)

Virus	ZNS-Lokalisation
Herpes-simplex-Virus 1	Temporobasal und medial, frontobasal
Varicella-Zoster-Virus	Intrakranielle Blutgefäße (Vaskulitis)
Varicella-Zoster-Virus (postinfektiös)	Weiße Substanz des Zerebellums, Hirnstamm
Zytomegalievirus	Ependymale und subependymale Zellen, Glia und Neurone
Epstein-Barr-Virus	Intrakranielle Blutgefäße (Vaskulitis)
Lassa-Virus	Plexus choroideus
Japanisches Enzephalitisvirus	Hirnstamm, Basalganglien
FSME-Virus	Basalganglien, Hirnnerven
Rabiesvirus	Hippocampus, Zerebellum, Hirnstamm (insb. Mesenzephalon)
Mumpsvirus	Plexus choroideus, ependymale Zellen
Polyomavirus (bei immunkompromittierten Personen)	Subkortikale weiße Substanz, Oligodendrozyten
Poliomyelitisviren	Vorderhornzellen des Rückenmarks sowie Hirnnervenkerne im Hirnstamm

Diagnostik

Serologische Untersuchungen helfen dabei, generell zwischen bakteriell versus viral zu unterscheiden.

Bei den meisten viralen Meningitiden/Enzephalitiden ist Procalcitonin (PCT) negativ, und es findet sich eine lymphozytäre Leukopenie (außer Herpes simplex: meist deutliche Leukozytose).

Bei infektiöser **Mononukleose** ist ein „buntes Blutbild“ typisch. In Einzelfällen kann auch eine Thrombozytopenie, insbesondere bei hämorrhagischer Begleitsymptomatik, gefunden werden. Bei **Mumps** findet sich regelmäßig eine Erhöhung der Serum- und Harnamylasen.

Die **Liquorbefunde** bei viraler Meningitis/Enzephalitis sind häufig unspezifisch, sie dienen vor allem zum Ausschluss einer bakteriellen Genese.

- **Zellzahl**: bei Enzephalitis meist < 1.000/3 Zellen pro mm^3, bei Meningoenzephalitis/Meningitis bis zu 3.000/3 Zellen pro mm^3
- **Glukose und Lactat**: meist unverändert
- **Albumin**: selten > 100 mg/dl, außer bei hämorrhagischer, nekrotisierender Komponente
- **Besonderheiten**: hohe, auch granulozytäre Pleozytose bei Eastern-equine-Enzephalitis; z. T. hohe Zahl von Erythrozyten bei hämorrhagisch akzentuierten bzw. nekrotisierenden Enzephalitiden; Eosinophilie z. T. auch in der Initialphase einer viralen Meningoenzephalitis (ansonsten eher V. a. Parasiten-/Helminthenätiologie)

Der definitive Beweis einer viralen Meningitis/Meningoenzephalitis/Enzephalitis durch dezidierten **Erregernachweis** gelingt in der Akutphase selten. Die virale Erregerdiagnostik dient vor allem dazu, eine Herpes-simplex-Virusinfektion zu bestätigen oder auszuschließen, um so das weitere Vorgehen hinsichtlich einer Therapie mit Aciclovir zu planen.

Vor allem aus epidemiologischen Gründen besitzt jedoch auch die Identifikation anderer viraler Erreger weiterhin eine große Wertigkeit. Früherer Goldstandard zur Virusisolation war die Zellkultur. Heute hat sich die Polymerasekettenreaktion (PCR) zum Nachweis viraler DNA- bzw. RNA-Abschnitte aus dem Liquor oder aus anderen Körperflüssigkeiten etabliert.

Die PCR kann zu falsch positiven Diagnosen führen und fälschlicherweise latente Virus-DNA, die mit der aktuellen Krankheitssituation nicht in Bezug steht, im Liquor nachweisen.

Der Nachweis intrathekal produzierter virusspezifischer Antikörper (Liquor- und Serumproben parallel abnehmen!) erlaubt ebenfalls die ätiologische Sicherung der Diagnose, insbesondere wenn innerhalb von 10 bis 14 Tagen nach Krankheitsbeginn ein mind. 3- bis 4-facher Titeranstieg im Liquor nachzuweisen ist.

Die **Elektroenzephalografie (EEG)** zeigt bei einer viralen Meningitis meist keine gravierenden Auffälligkeiten, eine Enzephalitis hingegen führt meist zu schweren diffusen enzephalopathischen Veränderungen mit zum Teil generalisierten periodischen Entladungen (generalized periodic discharges, GPD) und triphasischen Wellen, bei Herdenzephalitis häufig auch regionale Funktionsstörungen. Bei Herpes-simplex-Enzephalitis zeigen sich im EEG häufig einseitige periodische Entladungen (lateralized periodic discharges, LPD). Interiktale epilepsietypische Potentiale zeigen sich bei Fehlen von klinischen Anfällen eher selten und sind dann auch nicht therapiebedürftig.

Computer- und/oder kernspintomografische Untersuchungen (CT/MRT) dienen vor allem dem Ausschluss anderer Ätiologien, insbesondere raumfordernder entzündlicher Prozesse wie Hirnabszesse oder septische Herdenzephalitis. Allerdings können bei Herpes-simplex-Enzephalitis recht charakteristische Signalintensitätsanhebungen (MRT) bzw. hypodense Veränderungen (CT) in temporopolaren, temporobasalen und temporomesialen sowie frontobasalen Hirnabschnitten auftreten.

Die **transkranielle Dopplersonografie** kann insbesondere bei vaskulitischen Begleitprozessen (z. B. Epstein-Barr-Virus-Infektion) charakteristische Flussgeschwindigkeitserhöhungen zeigen.

Eine Hirnbiospie wird nur noch in Ausnahmefällen durchgeführt.

Therapie

Für viele virale ZNS-Infektionen existiert keine spezifische Therapie.

> Bei jedem Patienten, der die klinische Symptomatik einer Meningoenzephalitis zeigt, ist eine Ex-juvantibus-Therapie mit **Aciclovir** (10 mg/kg KG alle 8 Stunden i. v.) einzuleiten.

Bis zum Ausschluss einer bakteriellen Genese sollte außerdem eine kalkulierte antibakterielle Initialtherapie erwogen werden.

- Die **virale Meningitis** ist meist eine benigne, letztlich selbstlimitierende Erkrankung ohne wesentliche spezifische Mortalität.
- Die **virale Enzephalitis** dagegen ist eine wesentlich schwerere, potenziell lebensbedrohliche Erkrankung.

> Jeder Patient mit einer Enzephalitis sollte aufgrund des Risikos zur Entwicklung eines Hirnödems klinisch engmaschig überwacht werden und bestenfalls lückenlos am Monitor sein.

Bei Hirndrucksymptomatik ist eine rasche **intensivmedizinische Betreuung** mit Sicherstellung der Vitalfunktionen und Einleitung antiödematöser Maßnahmen indiziert (siehe Fachliteratur).

Ein routinemäßiger Einsatz von **Kortikosteroiden** ist, außer bei postinfektiöser Enzephalomyelitis (ADEM) und V. a. Autoimmun-Enzephalitis, nicht indiziert.

Ein einzelner, akut symptomatischer epileptischer Anfall rechtfertigt nicht die Einleitung einer anfallssuppressiven Therapie. Bei Auftreten von mehreren Anfällen oder eines Status epilepticus ist allerdings eine **anfallssuppressive Behandlung** (passager) indiziert.

Zu den **präventiven Maßnahmen** gehören Dezimierung von Vektoren, Expositionsprophylaxe und Immunisierung. Insektizide Maßnahmen gegen Vektoren versprechen nur bei urbanen Herden in der unmittelbaren Nähe menschlicher Behausungen bzw. bei gezielten Aktionen in menschenbevölkerten Tälern und Flussniederungen Aussicht auf Erfolg.

Eine Reihe von spezifischen **Impfstoffen** wurde gegen enzephalitogene Arboviren entwickelt, die teilweise in den Verbreitungsgebieten bzw. als Reiseimpfung im Handel erhältlich sind (➤ Kap. 13.3).

11.14.4 Akutes zerebrales fokalneurologisches Defizit

> **Symptome und Zeichen:** v. a. Hemiparese, Hemihypästhesie, Aphasie, Hemianopsie, Hirnstammsymptomatik und zerebelläre Symptomatik.

Wichtigste Ursachen für ein nicht traumatisch bedingtes, akutes fokalneurologisches Defizit sind **zerebrale Ischämien und intrakranielle Blutungen,** welche auch in den Tropen und LMIC zunehmend im Kontext klassischer zerebrovaskulärer Risikofaktoren (Bluthochdruck, Hyperlipidämie, Diabetes, Adipositas) vorkommen.

Insbesondere in tropischer Umgebung spielen jedoch auch weiterhin **infektiös-entzündliche** (Enzephalitis, Subduralempyem) sowie geografisch, kulturell und armutsassoziierte **raumfordernde Prozesse** wie z. B. Granulome, Abszesse und parasitäre Zysten eine Rolle. Zudem sind lokale Besonderheiten zu berücksichtigen.

Ein **jugendlicher Schlaganfall** in Südamerika ist am häufigsten auf eine mit *Trypanosoma cruzi* assoziierte Myokarditis/Kardiomyopathie mit sekundär kardiogener Embolisation zurückzuführen (Schmutzhard and Helbok 2014).

Generell kommen außerdem **Tumoren** und **Toddsche Paresen** nach symptomatischem, häufig fokal eingeleitetem **epileptischem Anfall** und in seltenen Fällen auch eine **Sinusvenenthrombose** als Ursache für ein akutes fokalneurologisches Defizit infrage.

Die klinische Manifestation erlaubt dabei häufig eindeutige Lokalisationsrückschlüsse. Risikofaktoren, anamnestische Hinweise, allgemeine Begleitsymptome sowie Zusatzuntersuchungen erlauben die differenzialdiagnostische Aufarbeitung. Informationen zu weiterführender Diagnostik und Therapie sind den neurologischen Fachbüchern zu entnehmen.

> **Schlaganfall global**
>
> - Schlaganfälle tragen am stärksten zur globalen neurologischen Krankheitslast bei (GBD 2024).
> - Während in Ländern mit hohem Einkommen die Inzidenz und Mortalität von Schlaganfällen abnimmt, liegt mittlerweile nahezu 90 % der Krankheitslast in LMIC.
> - Auffällig sind höhere Raten von hämorrhagischen Schlaganfällen sowie ein jüngeres Manifestationsalter (Johnson et al. 2016).

Eine besondere Herausforderung in der Akutbehandlung sowie für die Einleitung einer leitliniengerechten Sekundärprophylaxe stellt die stellenweise **mangelnde Verfügbarkeit zerebraler Bildgebung** mit konsekutiv fehlender Möglichkeit zur Differenzierung zwischen ischämischem und hämorrhagischem Schlaganfall dar. Aktuelle Daten favorisieren in diesen Fällen ein **moderates Blutdruckmanagement in den ersten 48 bis 72 Stunden** mit Vermeidung von extremer Hyper- und Hypotension. Bei Schlaganfällen unklarer Ätiologie scheint außerdem unter gewissen Umständen die **empirische Behandlung mit Aspirin** vertretbar, da so möglicherweise eine signifikante Reduktion von Re-Ischämien und assoziierter Mortalität erreicht werden kann (Prust et al. 2022).

Der Implementierung von spezialisierten Stroke Units und Versorgungsnetzwerken sowie Aspekten der Prävention und Rehabilitation wird in den nächsten Jahren auch in LMIC eine zunehmende Bedeutung zukommen.

11.14.5 Kopfschmerz

Primäre Kopfschmerzen: v. a. Migräne und Spannungskopfschmerzen, seltener Clusterkopfschmerz.
Warnhinweise auf das Vorliegen einer **sekundären,** (akut) behandlungsbedürftigen Kopfschmerzursache: **Red and Orange Flags** (Do et al. 2019).

Kopfschmerz global

- Migräne: drittstärkster Beitrag zur globalen neurologischen Krankheitslast (GBD 2024)
- Hohe Prävalenz primärer Kopfschmerzen auch in tropischen Gebieten und LMIC

Akuter Kopfschmerz

Akute Kopfschmerzen können bei allen **primären Kopfschmerzformen** auftreten.

Mögliche (zusätzliche) Auslöser einer akuten Kopfschmerzattacke in tropischem Kontext: Zeitverschiebung, Jet lag, abrupter Klimawechsel, ungewohnte Essgewohnheiten, Schlafentzug sowie psychische Faktoren.

Wichtige Differenzialdiagnosen:

- Meningitis-/enzephalitisbedingte Kopfschmerzen
- Plötzlich auftretende Kopfschmerzen im Rahmen einer SAB
- Kopfschmerzen bei Sinusvenenthrombosen (häufiger aufgrund von Exsikkose und entsprechender klimatischer Belastung)
- Hitzeassoziierte Erkrankungen (Sonnenstich-Insolationsmeningismus, Hitzschlag [Hitzehyperpyrexie, Hitzekollaps])
- Spontane intrakranielle Hypotension (DD: postpunktioneller Kopfschmerz)

Chronischer Kopfschmerz

Wichtigste akut behandlungsbedürftige Differenzialdiagnosen eines chronischen Kopfschmerzes sind:

- Expansive, raumfordernd wirkende intrakranielle Prozesse (Tumoren, Zysten, insb. extraparenchymale Neurozystizerkose [➤ Kap. 6.3.3], Granulome usw.)
- Chronisch-entzündliche Prozesse mit evtl. konsekutiver Hydrozephalusentwicklung (z. B. tuberkulöse, basale Meningitis)
- Seltener Sinusvenenthrombosen

Chronischer Kopfschmerz kann auch Ausdruck eines Spannungskopfschmerzes auf der Basis physischer und/oder psychischer Überlastung sein.

Sonstige: Kopfschmerzen durch Übergebrauch von Schmerz- oder Migränemitteln, idiopathische intrakranielle Hypertension.

11.14.6 Qualitative Bewusstseinsstörung

Im Gegensatz zu den quantitativen Bewusstseinsstörungen (➤ Kap. 11.14.2) werden kognitive, affektive und psychomotorische Störungen sowie Wahrnehmungsstörungen, wie sie z. B. im Rahmen eines Delirs, einer Psychose oder einer Demenz auftreten, als **qualitative Bewusstseinsstörungen** bezeichnet.

Sie können **primär psychiatrisch** bedingt sein (z. B. Psychose oder Wahn bei Schizophrenie oder Depression, ➤ Kap. 11.15), generell und insbesondere im tropischen Kontext müssen jedoch **organische Ursachen** ausgeschlossen werden.

Bei akutem Auftreten und zusätzlichen allgemeinen oder organspezifischen Begleitsymptomen (Fieber, quantitative Bewusstseinsstörung, fokalneurologische Defizite): strukturelle Abklärung mit Ausschluss einer Enzephalitis, Meningitis oder eines raumfordernden Prozesses!

In den Tropen sind zudem eine **zerebrale Malaria** und andere regional vorkommende Infektionen wie z. B. die **afrikanische Trypanosomiasis** bedeutsam. **Epileptische Anfälle** können sowohl iktal als auch postiktal Verwirrtheitszustände hervorrufen. Zusätzlich ist hier der **Absencenstatus** als etwas seltenere Differenzialdiagnose zu nennen.

Auch bei schleichendem Beginn und chronischem Verlauf finden sich in den Tropen und LMIC neben langsam fortschreitenden raumfordernden Prozessen gehäuft infektiöse Ursachen wie HIV-Enzephalopathie, Neurosyphilis oder eine chronische Meningoenzephalitis (z. B. Trypanosomiasis), seltener auch eine Creutzfeldt-Jakob-Erkrankung.

Auch typische **neurodegenerative, demenzielle Erkrankungen** (Alzheimer-Demenz, Multiinfarktdemenz) mit potenziell deliranter Symptomatik sind in tropischem Kontext aufgrund des steigenden Lebensalters zunehmend zu berücksichtigen (Akinyemi et al. 2022).

Demenz global

- Demenz stellt den viertstärksten Beitrag zur globalen neurologischen Krankheitslast dar (GBD 2024).
- Daten in den Tropen und LMIC sind sehr lückenhaft und es existiert kaum medizinische Infrastruktur.

Leitsymptome der Demenz sind Gedächtnisstörungen, initial das Kurzzeit-, letztlich auch das Langzeitgedächtnis betreffend. Zudem können weitere Beeinträchtigungen der höheren Hirnleistungsfunktionen hinzukommen, aber auch paranoid-halluzinatorische Symptome, Depression, manische und wahnhafte Zustandsbilder auftreten.

Differenzialdiagnosen von Psychosen und Demenzen: v. a. organisches Psychosyndrom z. B. infektiöser oder metabolischer Genese, Intoxikationen sowie Substanzmissbrauch (z. B. auch von hierzulande unbekannten psychotropen Substanzen). Auch in tropischen Ländern und LMIC ist die Alkoholerkrankung weit verbreitet, außerdem haben Opiate und Kokain ein sehr großes Abhängigkeitspotenzial.

11.14.7 Epileptische Anfälle und Epilepsie

Epileptische Anfälle können auch bei Menschen ohne zugrunde liegende Epilepsie unprovoziert (spontan) oder provoziert bzw. akut symptomatisch (z. B. bei Alkoholentzug, im Rahmen einer Meningitis oder eines Schlaganfalls) auftreten.

Ca. 5–10 % der Bevölkerung erleiden einmal im Leben einen epileptischen Anfall.

Wichtig sind hier vor allem die Identifikation und ggf. Behandlung potenzieller auslösender Ursachen, eine dauerhafte anfallssuppressive Therapie ist in diesen Fällen normalerweise nicht notwendig.

DEFINITION

Epilepsie

(gemäß ILAE, s. u. Internetquellen)

- Mind. 2 unprovozierte epileptische Anfälle im Abstand von 24 Stunden *oder*
- 1 unprovozierter Anfall mit Hinweisen auf ein erhöhtes Wiederholungsrisiko (z. B. epilepsietypische Veränderungen im EEG oder eine potenziell ursächliche zerebrale Läsion in der Bildgebung)

Bei diesen Patienten ist eine dauerhafte anfallssuppressive Therapie indiziert!

Sistiert ein epileptischer Anfall nicht spontan, oder ereignen sich mehrere Anfälle in Folge, ohne dass der Patient sein Bewusstsein wiedererlangt, spricht man von einem **Status epilepticus.** Die Therapie ist den entsprechenden Leitlinien zu entnehmen. Die wichtige Bedeutung des non-konvulsiven Status epilepticus in der Differenzialdiagnose von Bewusstseinsstörungen ist im entsprechenden Kapitel dargelegt (➤ Kap. 11.14.2, ➤ Kap. 11.14.6).

Im Allgemeinen kann zwischen primär generalisierten/idiopathischen Epilepsien und fokalen/strukturellen Epilepsien unterschieden werden.

Ca. 25 % aller Epilepsien beruhen auf vermeidbaren Ursachen (z. B. Schlaganfall, Trauma), wobei dieser Anteil aufgrund der **doppelten Belastung durch infektiöse und nicht infektiöse Ursachen in den Tropen und LMIC** vermutlich noch höher liegt (WHO 2019). Aktuelle Analysen legen außerdem eine ebenfalls erhöhte Rate genetischer Epilepsien in diesen Regionen nahe. Weltweit bleibt jedoch bei etwa 50 % der Epilepsien die Ätiologie ungeklärt.

In tropischen Ländern sind Schädel-Hirn-Traumen (inkl. Geburtstraumen) die häufigste Ursache für eine Epilepsie, gefolgt von infektiösen Prozessen (Enzephalitis, Hirnabszesse, Zysten usw.).

Insbesondere die **Neurozystizerkose** (➤ Kap. 6.3.3) ist in einigen Regionen (z. B. Indien, Süd- und Mittelamerika, nach neueren Daten auch Subsahara-Afrika) eine der führenden Ursachen für Epilepsie und birgt sowohl diagnostische als auch therapeutische Herausforderungen (Owolabi et al. 2020, Rajshekhar 2016, Winkler 2012).

Weitere, **seltenere infektiöse Ursachen** einer Epilepsie in den Tropen sind die Schistosomiasis (insb. *S.-japonicum*-Infektionen) und zerebrale Beteiligung bei Echinokokkose, Paragonimiasis, Amöbiasis (Hirnabszess) und Toxocariasis.

Auch Epilepsien infolge eines Schlaganfalls werden aufgrund der steigenden Inzidenz in den Tropen und LMIC zunehmend häufiger beobachtet.

Epileptische Anfälle bei immunkompromittierten Personen (v. a. bei Patienten mit HIV/AIDS) lassen vor allem an zerebrale Toxoplasmose, primäre ZNS-Lymphome und die progressive multifokale Leukenzephalopathie (PML) denken.

Eine Sonderstellung nimmt das **„nodding syndrome"** ein, welches in ländlichen Regionen Subsahara-Afrikas vorkommt (Abd-Elfarag et al. 2021, Kegele et al. 2024, Mazumder et al. 2022, Metanmo et al. 2024, Winkler et al. 2008).

Grundsätzlich sollte bei epileptischen Anfällen, vor allem wenn sie erstmals im Erwachsenenalter auftreten und/oder Hinweise auf einen fokalen Anfallsursprung aufweisen, eine strukturelle Abklärung mittels zerebraler Bildgebung (CT und/oder MRT, falls verfügbar), EEG und evtl. einer Liquoruntersuchung erfolgen.

Fokale Anfallssymptome können sowohl bewusst erlebte Sensationen (z. B. epigastrisch, gustatorisch, akustisch, visuell, autonom, kognitiv) oder fokale motorische Phänomene (z. B. Kloni, Dystonien) als auch nicht bewusst erlebte Episoden mit z. B. Innehalten oder Automatismen sein (gemäß ILAE, s. u. Internetquellen). **Lateralisierende/lokalisierende Zeichen** umfassen außerdem Version und postiktale fokalneurologische Defizite (Rosenow et al. 2001). Wichtig ist in diesem Zusammenhang eine dezidierte Eigen- und Fremdanamnese. In Ländern mit limitierten Ressourcen kann eine adaptierte Anfallsklassifikation hilfreich sein, um Entscheidungen bzgl. der weiteren Diagnostik und des Prozederes bei bestimmten Patientengruppen zu treffen (Winkler et al. 2007).

Wichtige **Differenzialdiagnosen epileptischer Anfälle** sind Synkopen, Herzrhythmusstörungen sowie nicht epileptische, psychogene Anfälle.

Epilepsie global

- Epilepsie stellt den siebtstärksten Beitrag zur globalen neurologischen Krankheitslast dar (GBD 2024).
- > 50 Millionen Menschen weltweit leiden an Epilepsie, davon leben 80 % in LMIC (WHO 2019).
- 70 % der Patienten könnten mit geeigneter anfallssuppressiver Medikation anfallsfrei werden.
- Leider erhalten > 75 % der Patienten in LMIC keine adäquate Therapie.

In der aktuellen Version der WHO Model List of Essential Medicines (s. u. Internetquellen) werden nun auch **Anfallssuppressiva** gelistet, darunter sogar modernere Substanzen wie z. B. Lamotrigin. Am häufigsten wird in LMIC jedoch weiterhin das kostengünstige Phenobarbital eingesetzt, gefolgt von Phenytoin, Carbamazepin und Valproat, welche bereits deutlich teurer sind.

Auch wenn in vielen Ländern anfallssuppressive Medikamente bereits staatlich finanziert werden, ist die (zuverlässige) Verfügbarkeit aus logistischen Gründen weiterhin häufig eingeschränkt (WHO 2019).

Epilepsiechirurgie als gute Therapieoption bei strukturellen Epilepsien ist bislang ebenfalls nur an vereinzelten Standorten verfügbar (Kissani et al. 2021).

11.14.8 Spinale Symptomatik

Akute spinale Symptomatik

Differenzialdiagnosen:

- Infektiös-entzündliche Prozesse (Myelitis) (Silva et al. 2017)
- Nicht infektiöse entzündliche Prozesse (Vaskulitiden, Autoimmunerkrankungen wie z. B. Multiple Sklerose)
- Vaskulär-ischämische Erkrankungen (A.-spinalis-anterior-Syndrom)
- Dekompensation raumfordernder spinaler Prozesse

Eine Myelitis kann direkt oder indirekt erregerassoziiert bedingt sein. Die Differenzierung ist im Hinblick auf die unterschiedliche Therapie essenziell.

Poliomyelitisviren und andere Enteroviren, seltener auch Arboviren (Zika-Virus, West-Nil-Virus, ➤ Kap. 2.8.4, ➤ Kap. 2.8.5) verursachen eine schwerpunktmäßig die Vorderhornzellen betreffende **Myelitis** mit schlaffen Paresen. Es zeigt sich meist eine mäßiggradige Pleozytose mit intrathekalen spezifischen IgG- und IgM-Antikörpern. Eine akut oder subakut auftretende Myelitis kann auch durch Varicella-Zoster-Virus, Herpes-simplex-Virus 1/2, Epstein-Barr-Virus, Zytomegalie-Virus, Borrelien, *Treponema pallidum* sowie tuberkuloide Myobakterien verursacht werden, sowie gelegentlich als granulomatöse Myelitis bei einer Schistosomiasis (meist *S.-mansoni*-Infektion, ➤ Kap. 6.2.2), Neurozystizerkose (➤ Kap. 6.3.3), Gnathostomiasis und Larva migrans visceralis auftreten (➤ Kap. 6.5). Bei der Tollwut (➤ Kap. 2.16) kann es sowohl zu einer aszendierenden Myelitis mit aufsteigenden Lähmungen wie zu einem Befall der Vorderhornzellen mit schlaffer Lähmung kommen.

Eine **Querschnittsmyelitis** als postinfektiöse oder postvakzinale Komplikation wird durch eine Vielzahl von viralen, teilweise aber auch bakteriellen Erregern getriggert. Hier liegen meist anamnestische Hinweise vor (Mumps, Masern, Röteln, *Mycoplasma-pneumoniae*-Infektion usw., Zustand nach aktiver Immunisierung).

Typische Befunde: Kernspintomografie mit Myelitis (den gesamten Durchmesser des Myelons involvierend) und Liquor mit geringer Pleozytose – meist < 100 plasmazelluläre Zellelemente/mm^3, ggf. intrathekale IgG-, IgM- und IgA-Produktion.

! CAVE

Eine postinfektiöse/postvakzinale Querschnittsmyelitis sollte so rasch wie möglich mit hochdosierten Steroiden behandelt werden, bei Nichtansprechen ist eine Plasmapherese zu diskutieren.

Langzeitschäden sind bei spinaler Symptomatik häufig zu erwarten (schlaffe Lähmungen, Querschnittslähmung, Blasenstörung usw.).

Subakute bis chronische spinale Symptomatik

Differenzialdiagnosen:
- Raumfordernde spinale Prozesse
- Myelopathien (Silva et al. 2017)
- Myelosen

Raumfordernde spinale Prozesse wie z. B. subdurale spinale Abszesse, Spondylodiszitis, Granulome, Zysten verursachen eine extramedulläre spinale Symptomatik, die durch raumfordernde Wirkung im Spinalkanal und Kompression des Myelons gekennzeichnet ist und häufig eine bis zur Läsion subakut aufsteigende sensible Querschnittsymptomatik und Paraparese zeigt.

Mit retroviralen Infektionen (HIV 1/2 sowie humanes T-lymphotropes Virus [HTLV] 1/2) assoziierte Myelopathien (tropische spastische Paraparese [HTLV-1-assoziierte Myelopathie, Román 2023]) sowie durch Mangel- oder Fehlernährung verursachte Myelopathien (z. B. Lathyrismus [Woldeamanuel et al. 2012], Konzo [Tylleskär et al. 1992]) führen zu einer klinisch schwer differenzierbaren Symptomatik von Pyramidenbahnläsion und evtl. Hinterstrangläsion. Vitamin-B$_{12}$- und Folsäuremangel (z. B. durch Infestation mit *Diphyllobothrium latum* [Fischbandwurm]) führen subakut bis chronisch zur funikulären Myelose. Bei übermäßiger Fluorexposition (Fluorose, Indien) kann es zu hochgradigen Vertebrostenosen kommen.

11.14.9 Neuromuskuläre Symptomatik

Myasthenia gravis ist weltweit verbreitet. Myopathien und Myositiden sind in tropischem Kontext häufig infektiös oder HIV-assoziiert, jedoch existieren auch primär autoimmun entzündliche Formen (Chinniah and Mody 2021). Eine Sonderform ist die Pyomyositis (Habeych et al. 2020). Zusätzlich können neuromuskulär wirksame toxische Substanzen (z. B. Curare) regional oder lokal von Bedeutung sein.

11.14.10 Polyneuropathiesyndrom

Ursachen für eine akute/subakute oder chronische Polyneuropathie bzw. eine Mononeuritis multiplex sind:
- Toxisch (z. B. Alkohol)
- Akut entzündlich (z. B. Guillain-Barré-Syndrom, gehäuft nach *Campylobacter*-Enteritis und bei HIV-infizierten Personen, auch Zika-Virus-assoziiert)
- Infektiös (z. B. Lepra, Borreliose, Diphtherie)
- Nutritiv bedingte Läsionen des peripheren Nervensystems

Periphere Paresen mit Tonusreduktion, Hypo- bis Areflexie, sich rasch entwickelnder Atrophie und entsprechender Sensibilitätsstörung (handschuhförmiges bzw. sockenförmiges Verteilungsmuster der Sensibilitätsstörung) sind die führende Symptomatik eines Polyneuropathiesyndroms.

Eine **Liquoruntersuchung** kann akut infektiöse (Zellzahlerhöhung) oder nicht infektiöse entzündliche (zytoalbuminäre Dissoziation) Ursachen ausschließen. Elektroneurografie und Elektromyografie objektiveren, sofern verfügbar, den klinisch-neurologischen Befund. In seltenen Fällen ist eine N.-suralis-Biopsie hilfreich.

Die Ausschaltung des toxischen oder infektiösen Agens einerseits, Supplementierung von Vitaminen aus der B-Gruppe bzw. die Korrektur der entsprechenden nutritiven Komponente sowie eine Plasmapherese bzw. eine Immunglobulintherapie beim Guillain-Barré-Syndrom sind die adäquaten Therapieempfehlungen.

11.14.11 Extrapyramidale Symptomatik

Ein idiopathisches Parkinson-Syndrom ist in den Tropen sehr selten. Eine symptomatische Parkinson-Symptomatik wird (post-)enzephalitisch (v. a. bei Arbovirosen), nach Hypoxien und Intoxikationen gesehen. Letzteren zuzurechnen sind die chronische Manganintoxikation und die Guam's Disease (Parkinson-Symptomatik, amyotrophe Lateralsklerose und Demenz) (Steele and McGeer 2008).

11

LITERATUR

Abd-Elfarag GOE, Edridge AWD, Spijker R, Sebit MB, van Hensbroek MB. Nodding Syndrome: A Scoping Review. Trop Med Infect Dis 2021;6(4): 211.
Abdullahi AM, Sarmast ST, Singh R. Molecular Biology and Epidemiology of Neurotropic Viruses. Cureus 2020; 12(8): e9674.
Akinyemi RO, Yaria J, Ojagbemi A et al. Dementia in Africa: Current evidence, knowledge gaps, and future directions. Alzheimer's & Dementia 2022; 18(4): 790–809.
Chinniah KJ, Mody GM. The spectrum of idiopathic inflammatory myopathies in South Africa. Clin Rheumatol 2021; 40(4): 1437–46.
Do TP, Remmers A, Schytz HW et al. Red and orange flags for secondary headaches in clinical practice: SNNOOP10 list. Neurology 2019; 92(3): 134–44.
GBD 2021 Nervous System Disorders Collaborators. Global, regional, and national burden of disorders affecting the nervous system, 1990–2021: a systematic analysis for the Global Burden of Disease Study 2021. The Lancet 2024; 23(4): 344–381.
Habeych ME, Trinh T, Crum-Cianflone NF. Purulent infectious myositis (formerly tropical pyomyositis). J Neurol Sci 2020; 413: 116767.
Heine M, Maartens D, Hanekom S, Derman W. Multiple Sclerosis in sub-Saharan Africa – a scoping review. Mult Scler Relat Disord 2020; 42: 102133.
Johnson W, Onuma O, Owolabi M, Sachdev S. Stroke: a global response is needed. Bull World Health Organ 2016; 94(9): 634–634A.
Kegele J, Wagner T, Kowenski T et al. Long-term clinical course and treatment outcomes of individuals with Nodding Syndrome. J Neurol Sci 2024; 457: 122893.
Kissani N, Nafia S, El Khiat A et al. Epilepsy surgery in Africa: state of the art and challenges. Epilepsy Behav 2021; 118: 107910.
Mazumder R, Lagoro DK, Nariai H et al. Ictal Electroencephalographic Characteristics of Nodding Syndrome: A Comparative Case-Series from South Sudan, Tanzania, and Uganda. Ann Neurol 2022; 92(1):75–80.
Metanmo S, Dossa D, Ahmat DN, Winkler AS, Boumediene F. Mapping, Associated Factors, and Pathophysiology of Nodding Syndrome in Africa: A Systematic Review. Neuroepidemiology 2024; 58(2): 92–119.
Nath A, Berger JR. Clinical neurovirology. New York: Dekker, 2003.
Owolabi LF, Adamu B, Jibo AM, Owolabi SD, Imam AI, Alhaji ID. Neurocysticercosis in people with epilepsy in Sub-Saharan Africa: A systematic review and meta-analysis of the prevalence and strength of association. Seizure 2020; 76: 1–11.
Prust ML, Saylor D, Zimba S et al. Inpatient Management of Acute Stroke of Unknown Type in Resource-Limited Settings. Stroke 2022; 53(3): e108–e17.
Rajshekhar V. Neurocysticercosis: Diagnostic problems & current therapeutic strategies. Indian J Med Res 2016; 144(3): 319–26.
Ranawaka UK. Emerging tropical neurological infections. Clinical Medicine 2022; 22(1): 18.
Román GC. Tropical spastic paraparesis. Handb Clin Neurol 2023; 196: 149–56.
Roos KL. Viral meningitis and encephalitis. In: Noseworthy JA (ed.). Neurological therapeutics. Principals and practice. Vol. 1. 2nd ed. Oxon, UK: Informa Health Care; 2006. p. 995–101.
Rosenow F, Hamer HM, Knake S et al. Lateralisierende und lokalisierende Anfallssymptome. Bedeutung und Anwendung in der klinischen Praxis. Der Nervenarzt 2001; 72(10): 743–9.
Schmutzhard E. Infektionen des ZNS. Medizinische Mikrobiologie und Infektiologie 2016: 827–38.
Schmutzhard E, Helbok R. Rickettsiae, protozoa, and opisthokonta/metazoa. Handb Clin Neurol 2014; 121: 1403–43.
Silva GS, Richards GA, Baker T, Amin PR. Encephalitis and myelitis in tropical countries: Report from the Task Force on Tropical Diseases by the World Federation of Societies of Intensive and Critical Care Medicine. J Crit Care 2017;4 2:355–9.
Steele JC, McGeer PL. The ALS/PDC syndrome of Guam and the cycad hypothesis. Neurology 2008; 70(21): 1984–90.
Steiner I, Budka H, Chaudhuri A et al. Viral meningoencephalitis: a review of diagnostic methods and guidelines for management. Eur J Neurol 2010; 17(8): 999–e57.
Tylleskär T, Banea M, Bikangi N. Cassava cyanogens and konzo, an upper motoneuron disease found in Africa. Lancet 1992; 339(8787): 208–11.
WHO. Epilepsy: a public health imperative. 2019. www.who.int/publications/i/item/epilepsy-a-public-health-imperative.
Winkler AS. Neurocysticercosis in sub-Saharan Africa: a review of prevalence, clinical characteristics, diagnosis, and management. Pathog Glob Health 2012; 106(5): 261–74.
Winkler AS, Friedrich K, König R et al. The head nodding syndrome – clinical classification and possible causes. Epilepsia 2008; 49(12): 2008–15.
Winkler AS, Schaffert M, Schmutzhard E. Epilepsy in resource poor countries – suggestion of an adjusted classification. Epilepsia 2007; 48(5): 1029–30.
Woldeamanuel YW, Hassan A, Zenebe G. Neurolathyrism: two Ethiopian case reports and review of the literature. J Neurol 2012; 259(7): 1263–8.

INTERNETQUELLEN

International League Against Epilepsy (ILAE) (Current Definitions and Classifications): www.ilae.org/guidelines/definition-and-classification.
WHO (Intersectoral Global Action Plan on Epilepsy and Other Neurological Disorders, IGAP): www.who.int/publications/i/item/9789240076624.
WHO (Model Lists of Essential Medicines): www.who.int/groups/expert-committee-on-selection-and-use-of-essential-medicines/essential-medicines-lists.
WHO/WFN (Atlas on country resources for neurological disorders): www.who.int/publications/i/item/9789241565509.
World Federation of Neurology (WFN): www.wfneurology.org.

11.15 Transkulturelle Psychiatrie

Thomas Stompe, Kristina M. Ritter

11.15.1 Einleitung

Im Zeitalter der Globalisierung und der weltweiten Migrationsbewegungen gewinnt die kulturvergleichende Psychiatrie an praktischer Bedeutung. Die transkulturell-psychiatrische Forschung definiert sich durch folgende Schwerpunktsetzungen:

- **Pathogenese psychischer Erkrankungen**:
  - Kommen sämtliche psychischen Krankheiten in allen Kulturen vor oder sind manche Krankheiten auf eine Kultur beschränkt?
  - Gibt es Kulturen mit (signifikant) weniger psychischen Störungen?
  - Kann Kultur krank machen?
  - Kann Kultur vor Krankheit schützen?
  - Gibt es den „Kulturschock"? Wenn ja, wann ist er pathogen?
  - Welche Rolle spielen Arbeitsmigration, Flucht oder Vertreibung bei der Genese und bei der Ausgestaltung psychischer Störungen?
- **Pathoplastik psychischer Erkrankungen**:
  - Sehen die Symptome psychischer Krankheiten in allen Kulturen gleich aus?
  - In welcher Weise formt eine bestimmte Kultur das Symptombild von Krankheiten?
  - Erlaubt die Erforschung kulturell gestalteter Symptome Rückschlüsse auf die ideologische (theologische/politische/…) Prägung einer Gesellschaft?
- **Reaktion des Kranken auf seine Krankheit**:
  - Subjektive Krankheitskonzepte: Diese sind hochgradig kulturell determiniert, sehr wichtig für das Verständnis zwischen Arzt und Patient und können von magisch-religiösen, über

östlich-physiologische (Viersäftellehre etc.) zu neurobiologischen oder Konfliktmodellen reichen.
  - In manchen Kulturen setzt sich der Kranke intellektuell-rationalisierend mit seinem Erleben auseinander, in anderen mystisch-religiös, in anderen regredierend bis zum katatonen Stupor.
- **Reaktion der Gesellschaft auf die psychische Krankheit**:
  - Der Einfluss von Kultur auf Diagnostik, Therapie und auf das Schicksal psychisch kranker Menschen in den jeweiligen Gesellschaften.
  - Dort, wo die transkulturelle Psychiatrie ethnomedizinisch bzw. ethnopsychotherapeutisch orientiert ist, forscht sie auch auf dem Gebiet der kulturspezifischen Therapieformen. Sie versucht die gewonnenen Erkenntnisse auf deren Anwendbarkeit in anderen Kulturmilieus zu prüfen.

In den letzten Jahrzehnten wurden nahezu flächendeckend epidemiologische Eckdaten aller wichtigen psychiatrischen Erkrankungen erhoben (WHO 2021). Einige Erkrankungen wie chronisch verlaufende Schizophrenien oder Anorexia nervosa, die in westlichen Kulturen durchaus häufig anzutreffen sind, kommen in tropischen Ländern kaum vor, andere wiederum wie kurz andauernde, hochakute Psychosen (Bouffées délirantes) und verschiedene dissoziative Störungen sind in traditionellen Ländern viel häufiger als in Europa. In der Psychiatrie hat sich ein bio-psycho-soziokulturelles Erkrankungsmodell durchgesetzt, das von einer komplexen Interaktion verschiedenster Faktoren ausgeht (➢ Abb. 11.66).

Erlebnisinhalte sind ganz entscheidend durch die Kultur bestimmt. So etwa entspricht die optische Halluzination von Zwergen bei Trypanosomiasis ethnischen Überlieferungen in Ghana (Kaiser und Weaver 2019).

11.15.2 Psychische Erkrankungen

Ein Schwerpunkt der Erörterungen der Krankheitsbilder wird im Folgenden auf Störungsbilder gelegt, die häufig in tropischen Regionen anzutreffen sind. Eine nicht zu unterschätzende Schwierigkeit bei der Diagnose und der Therapie psychischer Erkrankungen von Patienten im oder aus dem Globalen Süden sind die „Idioms of Distress“ (Nichter 2022; ➢ Kap. 11.15.8).

Organische einschließlich symptomatischer psychischer Störungen

Darunter werden psychische Krankheiten mit nachweisbarer Ätiologie subsumiert, die zu einer Hirnfunktionsstörung und psychischen Symptomen führen. Die Funktionsstörung kann primär sein wie bei Krankheiten, Verletzungen oder Störungen, die das Gehirn direkt oder in besonderem Maße betreffen; oder sekundär wie bei systemischen Krankheiten oder Störungen, die das Gehirn als eines von vielen anderen Organen oder Körpersystemen betreffen. Viele dieser Erkrankungen wie etwa vaskuläre Demenzen sind ubiquitär anzutreffen, andere wiederum wie Psychosen durch Malariainfektion sind vorwiegend auf tropische Zonen beschränkt.

Malaria tropica

Siehe auch ➢ Kap. 5.2.

Die Malaria tropica ist eine häufige und wichtige Ursache einer akuten Enzephalopathie in den Tropen. Zumeist zeigen sich die Patienten als erregt, ruhelos und redselig. Neben neurologischen Bildern wie rasch einsetzender Bewusstseinstrübung, epileptischen Anfällen, zentralen Lähmungen und extrapyramidalen Bewegungsstörungen kommen bei der zerebralen Malaria auch rein psychiatrische Syndrome wie asthenisch-hypochondrische Verhaltensweisen oder produktiv-psychotische Symptome vor.

Afrikanische Trypanosomiasis (Schlafkrankheit)

Siehe auch ➢ Kap. 5.6.

Im meningoenzephalitischen Stadium der Schlafkrankheit können neben diversen neurologischen Symptomen oft auch psychiatrische Probleme im Vordergrund stehen, sodass oft primär Psychosen oder

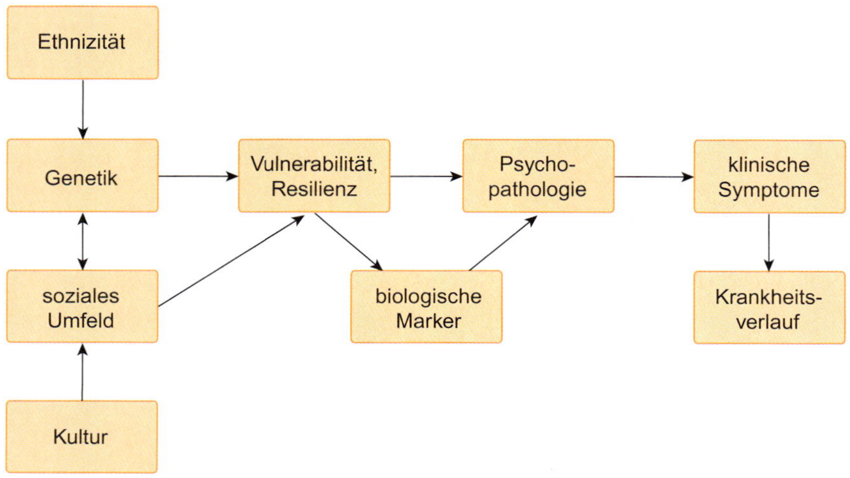

Abb. 11.66 Heuristisches Modell der Kultur-Biologie-Interaktion in der Pathogenese psychischer Erkrankungen [L143]

kriminelles Verhalten vermutet werden. Es können sich Störungen der Affektivität mit Labilität, Indifferenz, Aggression, asozialem Verhalten finden, andererseits auch Formen mit Konfusion und/oder Demenz mit stereotypem Verhalten (Weiss 1994). Im weiteren Verlauf dominieren Benommenheit und Schläfrigkeit das klinische Bild. Die *Trypanosoma-rhodesiense*-Infektion verläuft rascher als die *T.-gambiense*-Infektion und führt häufiger zu deliranten Krankheitsbildern. Letztlich muss bei jeder unklaren psychiatrischen Symptomatik bei entsprechender Anamnese und Fieber an eine Schlafkrankheit gedacht werden.

Filariosen

Siehe auch ➤ Kap. 6.6.
Bei einer **Loiasis** können bei hohen Mikrofilariendichten im Blut nach schnell wirksamer antiparasitärer Therapie Enzephalopathien auftreten. Es kommt zu Agitiertheit, euphorischer oder gedrückter Stimmung, Halluzinationen und Wahnvorstellungen. Bei hohen Mikrofilariendichten sollte die Therapie daher stationär durchgeführt werden.

Tropenspezifische Viren und Pilze

Siehe auch ➤ Kap. 2, ➤ Kap. 4.
Eine Vielzahl tropischer Viren kann zu Enzephalitiden und Meningitiden führen (➤ Kap. 11.14). Bei diesen Erkrankungen können neuropsychologische Störungen mit Verhaltensstörungen, kognitiven Störungen, mnestischen Störungen oder paranoid-halluzinatorischen Erscheinungen im Vordergrund stehen.

Eine **Kryptokokken-Meningitis** – insbesondere bei Patienten mit HIV – kann zu neuropsychologischen Störungen mit Halluzinationen führen.

HIV-Infektion

Siehe auch ➤ Kap. 2.2.
Patienten, die an AIDS leiden, können eine subakut bis chronisch-progrediente, durch kognitive, motorische und Verhaltensauffälligkeiten gekennzeichnete Erkrankung entwickeln. Diese HIV-1-assoziierte Enzephalopathie führt zu Konzentrationsschwäche, Vergesslichkeit und Verlangsamung des formalen Denkens, zu Apathie, reduzierter Spontaneität und sozialem Rückzug sowie zu Depressionen und maniformen Entgleisungen. Auch im Rahmen opportunistischer generalisierter Infektionen können bei zerebralem Befall immer wieder akute psychotische Zustandsbilder mit optischen Halluzinationen und flüchtigen Wahnideen auftreten.

11.15.3 Psychische und Verhaltensstörungen durch psychotrope Substanzen

Nahezu alle psychotropen Substanzen, die in unserem Kulturbereich gängig sind, sind auch in tropischen Ländern bekannt und führen dort zu ähnlichem Missbrauchs- und Abhängigkeitsverhalten. Daneben existiert allerdings eine Fülle von vor allem halluzinogen wirksamen Pflanzen wie etwa *Desfontainia spinosa* (Kolumbien) oder das aus der *Banisteriopsis-caapi*-Liane gewonnene Ayahuasca (Ecuador, Brasilien), die vor allem rituell eingesetzt werden. Zu Kava-Kava und Khat ➤ Kap. 8.5.

11.15.4 Schizophrenie

Die schizophrenen Störungen sind im Allgemeinen durch charakteristische Störungen des Denkens und der Wahrnehmung sowie einen inadäquaten oder verflachten Affekt gekennzeichnet. Bewusstseinsklarheit und intellektuelle Fähigkeiten sind in der Regel nicht beeinträchtigt, obwohl sich im Laufe der Zeit gewisse kognitive Defizite entwickeln können. Die wichtigsten psychopathologischen Phänomene sind Gedankenlautwerden, Gedankeneingebung oder Gedankenentzug, Gedankenausbreitung, Wahnwahrnehmung, Kontrollwahn, Beeinflussungswahn oder das Gefühl des Gemachten, Stimmen, die in der dritten Person den Patienten kommentieren oder über ihn sprechen, Denkstörungen und Negativsymptome.

Ursprünglich wurde von einer ungewöhnlich homogenen Inzidenz und Prävalenz der Schizophrenie ausgegangen. Spätere Metaanalysen ergaben allerdings Unterschiede zwischen Ländern mit hohem Einkommen (HIC) und Ländern mit niedrigem und mittlerem Einkommen (LMIC) (Saha et al. 2005). Die Lebenszeitprävalenz in HIC beträgt im Durchschnitt 3,3/1.000 Einwohner, in LMIC dagegen nur 2,6. In traditionellen Stammesgesellschaften sind die chronisch verlaufenden Formen der Schizophrenie noch wesentlich seltener. Studien in LMIC ergaben, dass die Erkrankung in traditionellen Gesellschaften einen deutlich besseren Verlauf nimmt als in HIC. Auch die Symptomatik unterscheidet sich zum Teil deutlich. Die bereits von Eugen Bleuler zu Beginn des 20. Jahrhunderts beschriebenen Grundtypen der Schizophrenie, d h. die paranoide Schizophrenie, die Katatonie, die Hebephrenie und die Schizophrenia simplex, sind in allen Kulturen, wenn auch in unterschiedlicher Verteilung, anzutreffen. Die International Pilot Study of Schizophrenia (Jablensky et al. 1992) zeigte eine deutlich höhere Prävalenz der katatonen Schizophrenie in LMIC wie Indien (22 %), Kolumbien (13 %) und Nigeria (8,3 %), verglichen mit HIC wie Dänemark (3,8 %), England (3 %) oder USA (1 %). Deutliche kulturelle Unterschiede bestehen bezüglich psychotischer Symptome wie Wahn und Halluzinationen. In afrikanischen Ländern findet man häufig Patienten mit optischen Halluzinationen und flüchtigen Wahnideen, in Europa hingegen häufiger Kranke mit einem systematisierten Wahn (Pfeiffer 1994).

11.15.5 Affektive Störungen

Diese Gruppe enthält Störungsbilder wie Depression, Manie oder bipolare affektive Erkrankungen, deren Hauptsymptome in einer Veränderung der Stimmung, der Affektivität und des Antriebs bestehen. Dieser Stimmungswechsel wird meist von einer Veränderung des allgemeinen Aktivitätsniveaus begleitet. Schwere Depressionen (Major Depression) sind in LMIC eher selten, bipolare affektive Erkrankungen und reine Manien häufiger zu finden.

Die tatsächliche Häufigkeit von schweren Depressionen wird allerdings durch die Tatsache verschleiert, dass Patienten mit einer Depression in LMIC ihre Verstimmung häufig ausschließlich als körperliche Erkrankung erleben. Depressionen sind weniger intensiv und anhaltend als in Europa. Auch in der Symptomatik gibt es auffallende Unterschiede. In traditionellen Kulturen tritt der traurige Affekt manchmal gegenüber einer dysphorischen Stimmung zurück, Schuldideen werden seltener, somatische Beschwerden und hypochondrische Ideen häufiger geäußert.

11.15.6 Neurotische, Belastungs- und somatoforme Störungen

Unter Neurosen versteht man schlecht angepasste Verhaltensmuster als Antwort auf eine belastende Situation. In diese heterogene Gruppe fallen Störungsbilder wie dissoziative Phänomene, Konversionssyndrome, Zwangs- und Angsterkrankungen. Diese psychoreaktiven Störungen sind – soweit einschlägige Berichte vorliegen – weltweit anzutreffen. Es finden sich allerdings in verschiedenen Gesellschaften deutliche Unterschiede in Zahl und Ausprägung dieser Störungen.

Angststörungen

Angststörungen werden in Panikstörung, generalisierte Angststörung und Phobien unterteilt. Panikstörung und generalisierte Angststörung sind im Gegensatz zu den Phobien nicht objekt- oder situationsgebunden. Während Panikattacken anfallsartig auftreten, ist die generalisierte Angststörung durch dauerhafte übertriebene Befürchtungen charakterisiert. Die durchschnittliche Lebenszeitprävalenz für Panikstörung beträgt 1,5–3,5 %. Kulturelle Modelle beeinflussen die Präsentation der Angstsymptomatik. Während Patienten in Europa häufig glauben, einen Herzinfarkt zu erleiden, berichten Patienten mit Panikattacken in Qatar typischerweise über Angst vor dem Leben nach dem Tod und nicht über Angst vor dem Sterben per se. In Nigeria dagegen wird meist über Hitzegefühle im Kopf oder über Parasiten oder Würmer, die im Kopf kriechen, berichtet. Angststörungen sind in allen Kulturen anzutreffen. Von einigen Wildbeuterkulturen sind ausgeprägte panikartige Angstreaktionen bekannt. Das bekannteste Beispiel dafür ist die Kajak-Angst der Inuits. Die Prävalenz der generalisierten Angststörung beträgt weltweit zwischen 2,5 und 6,4 %, ohne nennenswerte kulturelle Variationen. Phobien werden in einfache Phobien (Lebenszeitprävalenz: 4–13 %), Sozialphobie (7–9 %) und Agoraphobie (6–10 %) eingeteilt. Bei traditionsbestimmten Bauernkulturen gehören phobische und auch zwanghafte Züge weitgehend zum Normalbild der Gesellschaft. Sozialen Phobien kommt in ostasiatischen Ländern, vor allem in Japan und Korea, eine hohe Bedeutung zu. In Europa werden soziale Ängste eher „egozentrisch" erlebt, d. h., der Patient befürchtet, in einem ungünstigen Licht zu erscheinen. In Ostasien hingegen überwiegt die „altruistische" Variante. Dabei wird gefürchtet, dem Gegenüber durch den eigenen Anblick oder Geruch zur Last zu fallen (Pfeiffer 1994).

Zwangserkrankungen

In westlichen Gesellschaften beträgt die Lebenszeitprävalenz durchschnittlich 2,3 %. Ähnliche Werte finden sich auch in traditionellen Gesellschaften. Unterschiedlich ist allerdings die Häufigkeitsverteilung der gängigen Zwangsgedanken über Symmetrie, Verunreinigung, Ansteckung, Einhaltung religiöser Gebote und Riten, Blasphemie, aber auch von Zwangshandlungen wie Kontrollzwang, Zählzwang, Waschzwang etc. Im islamischen Kulturbereich etwa dominieren religiöse Zwangsgedanken und -handlungen das Krankheitsbild.

Dissoziative Störungen

Während in Europa die Prävalenz von Konversionssymptomen und dissoziativen Störungsbildern wie dissoziative Amnesie, dissoziative Fugue oder multiple Persönlichkeit in den Jahrzehnten nach den Beschreibungen der Hysterie durch Charcot und Freud kontinuierlich gesunken ist, sind diese klinischen Bilder in Subsahara-Afrika, im Mittleren Osten, in Südostasien und Südamerika überaus häufig anzutreffen. Eine Sonderstellung nehmen die Trance und Besessenheitszustände ein, die fast ausschließlich in traditionellen Kulturen verbreitet sind.

Anpassungsstörungen und posttraumatische Belastungsstörungen

Bewaffnete Konflikte in verschiedenen Regionen der Welt haben in den letzten Jahren zu einem Anstieg von Anpassungsstörungen und vor allem von posttraumatischen Belastungsstörungen (PTBS) geführt. Eine PTBS entwickelt sich nach einem erheblichen Trauma mit einer Latenz von Wochen bis Monaten. Charakteristisch ist das wiederholte und unwillkürliche Durchleben des Traumas in sich aufdrängenden Erinnerungen oder Albträumen, was zu ähnlichen psychischen und körperlichen Reaktionen wie beim konkreten Ereignis führt. Regelhaft kommt es zu einem emotionalen und sozialen Rückzug mit Teilnahmslosigkeit gegenüber der Umgebung, einer Anhedonie und einem ausgeprägten Vermeidungsverhalten Situationen gegenüber, die Erinnerungen an das Trauma wachrufen könnten. Außerdem tritt für gewöhnlich eine vegetative Übererregtheit mit Vigilanzsteigerung, übermäßiger Schreckhaftigkeit und Schlafstörungen auf.

11.15.7 Persönlichkeits- und Verhaltensstörungen

Persönlichkeitsstörungen sind dauerhafte innere Erfahrungsmuster, die von den gebräuchlichen sozialen Normen in affektiven und kognitiven Aspekten sowie in der zwischenmenschlichen Beziehungsgestaltung abweichen. Diese Abweichungen manifestieren sich in einer Unflexibilität und Unangepasstheit in vielen persönlichen und sozialen Situationen. Man unterscheidet heute paranoide, schizoide, schizotype, dissoziale, emotional instabile (Borderline), histrionische, anankastische, ängstlich vermeidende, abhängige und narzisstische Persönlichkeitsstörungen. Da Persönlichkeit ein hochgradig kulturell geprägtes Konzept ist, sind epidemiologische Untersuchungen zu Persönlichkeitsstörungen mit erheblichen methodischen Problemen behaftet.

11.15.8 Idioms of Distress

Idioms of Distress (Kaiser und Weaver 2019, Nichter 2022) sind sozial und kulturell bedeutsame Formen von Metaphern oder Handlungsweisen, um Distress auszudrücken bzw. damit umzugehen. In Worte gekleidet, können damit vergangene traumatische Erfahrungen ebenso wie aktuelle Stressoren wie Ärger, Machtlosigkeit, soziale Benachteiligung und Unsicherheit verarbeitet werden. Negative Erfahrungen, die von leichtem Stress bis zu schweren Leidenszuständen von Individuen, aber auch von Gruppen reichen können, können dadurch kommuniziert werden. In manchen Fällen sind sie eine kulturell und interpersonell effektive Weise, um mit Distress umzugehen, in anderen Fällen sind sie Ausdruck relevanter psychischer Störungen. Viele der uns geläufigen psychischen Krankheitsbilder werden in anderen Kulturen nicht als solche betrachtet oder werden als körperliche Erkrankungen aufgefasst. Über andere wird wiederum ein für unser westliches Denken fremdartiges semantisches Netzwerk an Bedeutungen gelegt. Dies führt dazu, dass die Verständigung mit Migranten über Diagnose und Therapie schwierig sein kann. Dabei ist außerdem zu beachten, dass Minoritäten genauso wie Mehrheitsgesellschaften keine homogenen Einheiten sind. Überall gibt es Mitglieder, die westlichen Vorstellungen näherstehen oder solche, die traditionellen Denk- und Vorstellungsmustern folgen. In den letzten 20 Jahren gab es viele innovative Forschungsbemühungen, transkulturelle Überschneidungen und Differenzen emischer und etischer Konzepte der Psychiatrie zu untersuchen (Affleck et al. 2022, Backe et al. 2021, Lichtenberg et al. 2022, Punski-Hoogervorst et al. 2022, Wahid et al. 2022, Yoder et al. 2021). Zahlreiche Untersuchungen zeigten außerdem, dass in außereuropäischen Ländern manchmal mehrere, in der westlichen Medizin beschriebene psychische Störungsbilder unter einen kulturspezifischen Terminus zusammengezogen, dann wiederum ein Krankheitsbild in mehrere distinkt voneinander getrennte unterteilt wird. Indische Frauen beschreiben etwa die psychosomatischen Folgen geschlechtsspezifischer Gewalt als „Ich gab einen Stein in mein Herz“ (Patel et al. 2022), in Nepal beschrieben Menschen, die nach westlicher Klassifikation unter einer PTBS litten, verschiedene Formen spezifischer und unspezifischer Ängste: *Dar* ist eine spezifische Angst, ein kurzdauernder Schrecken vor einer Schlange oder einem Geist, *Traas* einer Panik, *Bhaya* würde am ehesten dem Gefühl vor einer Prüfung entsprechen, *Pir* einer konstanten, generalisierten Angst und *piDaa* einem schweren Leidenszustand (Kohrt et al. 2010). Damit verbunden sind manchmal kulturgebundene Krankheitskonzepte. Wenn dazu noch kulturspezifische Behandlungsformen treten, spricht man von kulturgebundenen oder kulturspezifischen Syndromen.

11.15.9 Kulturgebundene Syndrome („culture-bound syndromes")

Kulturgebundene Syndrome sind mentale Zustände oder psychische Syndrome, deren Manifestationen eng mit kulturellen Faktoren einer spezifischen Gesellschaft verbunden sind. Es sind deutlich mehr als 100 dieser Syndrome aus allen Teilen der Welt beschrieben worden (Pfeiffer 1994). Während die psychiatrische Fachwelt in der Zeit zwischen 1890 und 1970 davon ausgegangen ist, dass es sich dabei um eigenständige, atypische exotische Erkrankungen handelt, hat sich in den letzten Jahrzehnten die Ansicht durchgesetzt, dass diese Syndrome durchaus in verschiedenen Kulturen in ähnlicher Form vorkommen können und dass verschiedene kulturelle Erscheinungsformen auf ähnlichen strukturellen und psychodynamischen Bedingungen beruhen. Trotzdem verleihen die kulturspezifischen Verarbeitungsformen diesen Syndromen eine Phänomenologie, die von uns geläufigen psychischen Erkrankungen erheblich abweicht. In der Folge werden einige der wichtigsten und bekanntesten kulturgebundenen Syndrome beschrieben.

Amok-Syndrom

Das Amok-Syndrom wurde zuerst in Malaysia beschrieben, vergleichbare Erscheinungen hat es wohl zu allen Zeiten kulturübergreifend gegeben. Es lassen sich 5 Stadien unterscheiden:

1. Vorstadium mit Milieuschwierigkeiten; oft neurasthenische Beschwerden.
2. Oft belangloser Vorfall, der zur Dekompensation eines bereits länger bestehenden Spannungszustandes führt.
3. Verschiebung der Bewusstseinslage, Empfindung von Wut in unerträglichem Maß.
4. Bewegungssturm mit wahllosem Angriff auf Menschen und Tiere.
5. Zum Abschluss tiefer Schlaf oder stuporöser Zustand.

Für die Zeit des Amoks (4.) wird zumeist Amnesie angegeben.

Latah

Auf Java bezeichnet Latah eine Neigung zu flüchtigen psychoreaktiven Bewusstseinsveränderungen. Es lassen sich eine mimetische Form mit Echolalie, Echopraxie sowie Befehlsautomatie und eine impulsive Form mit überschießendem Schreckverhalten, verbaler und tätlicher Abwehr unterscheiden. Beschrieben werden auch kollektive Formen. Feldforschungen berichten über Latah-artige Reaktionen bei den Ainus, in Sibirien, bei den Lappen oder im Yemen.

Suoyang, Koro

Die chinesische Bezeichnung „Suoyang“ bedeutet das Verschwinden des Yang-Prinzips der männlichen Lebenskraft, konkretisiert erlebt als Rückzug des Penis in die Leibeshöhle. Beherrscht zumeist von panischer Angst sind die Betroffenen üblicherweise selbstunsichere, geistig wenig differenzierte junge Männer, denen das Vertrauen in die eigene Männlichkeit fehlt und die sich häufig den Herausforderungen des Erwachsenenlebens nicht gewachsen fühlen. Es kann zu einem endemischen Auftreten kommen. Berichte darüber gibt es aus China, Südostasien und Nigeria.

Susto

Vor allem in Lateinamerika, aber auch im Fernen Osten ist die Vorstellung verbreitet, dass ein Schreck zu einem Seelenverlust führen kann. Diese Vorstellung basiert auf der Idee, dass der Mensch aus einem materialistischen Organismus und einer immateriellen Seele besteht, die nur locker miteinander verbunden sind. Nach Auffassung indigener Bevölkerungsgruppen wird die Seele dabei von Geistern in Besitz genommen. Opferrituale sind erforderlich, um die Seele wiederzufinden und die Geister freundlich zu stimmen.

Zar-Kult

Die Zar sind Geister, die von den Menschen, vorwiegend Frauen, Besitz ergreifen können. Die von ihnen Befallenen zeigen meist unbestimmte körperliche Beschwerden, Störungen der Fertilität, aber auch psychische Beeinträchtigungen wie Apathie und hysteriforme Anfälle. Die Besessenheit kann bis zum Tod führen. Geheilt werden kann die Betroffene durch eine Heilkundige, die selbst von einem Zar-Geist besessen ist, doch mit ihrem Geist in Übereinstimmung gekommen ist. Die „Geheilte" wird in die Kultusgemeinschaft aufgenommen. Verbreitet ist der Zar-Kult in Äthiopien und im Sudan. Ähnliche kultische Erscheinungen sind über ganz Nordafrika verbreitet.

11.15.10 Behandlung psychischer Erkrankungen

In allen Regionen der Welt basiert die Behandlung psychisch kranker Menschen auf biologischen und psychotherapeutischen Strategien. Bereits in Wildbeuterkulturen werden aus Pflanzen gewonnene Alkaloide als Medizin eingesetzt. In ekstatischen Ritualen, in die für gewöhnlich die Familie eingebunden wird, erfolgt ein Ausagieren von Konflikten und Spannungen. Heute existieren in den meisten LMIC traditionelle Medizinsysteme und moderne westlich orientierte Behandlungsformen nebeneinander. Bestimmte Wirkprinzipien sind auf der ganzen Welt identisch, bei manchen zeigen sich jedoch ethnische und kulturelle Unterschiede.

Psychopharmakologie

Die psychopharmakologische Behandlung von Patienten in Ländern des Globalen Südens entspricht inzwischen weitgehend den Standards in den Industrienationen. Psychotische Zustandsbilder und Manien werden mit typischen (Haloperidol) oder atypischen (Risperidon, Olanzapin) Antipsychotika, depressive Zustandsbilder, Angsterkrankungen, Zwangsstörungen und PTBS vorwiegend mit Antidepressiva der 2. und 3. Generation (Fluoxetin, Sertralin oder Venlafaxin) behandelt. Zur Prophylaxe von affektiven Episoden bei bipolaren Erkrankungen kommen Mood-Stabilizer (Lithium, Carbamazepin oder Valproat) zur Anwendung. Akute Angst- und Erregungszustände erfordern den vorübergehenden Einsatz von Tranquilizern (z. B. Lorazepam oder Diazepam). Zu beachten ist allerdings, dass die Wirkung der Medikamente sowohl kulturellen als auch pharmakogenetischen Einflüssen unterliegt. Kulturell bedingte Krankheitskonzepte beeinflussen ganz entscheidend die medikamentöse Compliance. Aber auch die Ernährungsgewohnheiten spielen eine Rolle. Ein wichtiger Faktor ist die Pharmakokinetik der Psychopharmaka. Variationen des Metabolismus sind eine häufige Ursache der ethnischen Unterschiede der Medikamentenresponse. Vor allem von den Cytochrom-P450-Enzymen (und innerhalb dieser Gruppe CYP2D6) existieren zahlreiche Polymorphismen, die in verschiedenen Populationen in unterschiedlicher Häufigkeit vorliegen (➤ Tab. 11.38).

Betroffen ist eine Vielzahl von Psychopharmaka, etwa Antipsychotika wie Aripiprazol, Clozapin, Flupentixol, Haloperidol, Levomepromazin, Olanzapin, Perazin, Perphenazin, Pimozid, Risperidon, Thioridazin und Zuclopenthixol und nahezu alle trizyklischen Antidepressiva (Amitryptilin, Clomipramin, Desipramin, Doxepin, Imipramin) oder selektive Serotonin-Wiederaufnahmehemmer (Citalopram, Fluoxetin, Fluvoxamin, Paroxetin, Sertralin), aber auch die neue Generation von Antidepressiva wie Mirtazapin, Venlafaxin und Nefazodon.

Auch andere Enzymsysteme wie etwa COMT liegen in polymorpher Form vor. Die daraus resultierenden Abbauraten erfordern eine Dosisanpassung vor allem von Antidepressiva und Antipsychotika.

Psychotherapie

Wenngleich es gilt, sich vor Verallgemeinerungen zu hüten, sollte man bei der Psychotherapie mit Patienten aus traditionellen Kulturen einige Grundsätze beachten (➤ Tab. 11.39).

Im Umgang mit Migranten oder bei Tätigkeiten im Ausland werden Therapeuten häufig mit ungewöhnlichen Krankheitskonzepten wie dem Glauben an eine übernatürliche Krankheitsursache konfrontiert.

Tab. 11.38 Polymorphe Varianten der CYP2D6-Allele und ihre globale Verteilung

			Allel-Frequenzen (%)			
Allelvarianten	Mutation	Konsequenz	Kaukasier	Asiaten	Menschen aus Subsahara-Afrika	Menschen aus Saudi-Arabien
CYP2D6*2xn	Genduplikation	Gesteigerte Enzymaktivität	1–5	0–2	2	10–29
CYP2D6*4	Splicing	Inaktives Enzym	12–21	1	2	1–4
CYP2D6*5	Gendeletion	Kein Enzym	2–7	6	4	1–3
CYP2D6*10	Punktmutation	Instabiles Enzym	1–2	50–70	6	3–9
CYP2D6*17	Punktmutation	Veränderte Affinität	0	0	20–35	3–9

Tab. 11.39 Grundprinzipien der Behandlung in „modernen" und „traditionellen" Gesellschaften

Modern	Traditionell
Introspektion und Erinnern	Projektion und Ausagieren (Katharsis)
Ganzwerden	Abspalten (z. B. Austreibung der Dämonen)
Individuation, Emanzipation	Integration in die Gemeinschaft
Patientenzentriert	Einbeziehung der Familie
Klientenaktiv	Klientenpassiv
Hilfe zur Selbsthilfe	Heileraktiv

Es ist eine häufig schwere Aufgabe, diese Konzepte aufzugreifen, in diesem Denkschema therapeutisch zu arbeiten und mit dem Patienten eine gemeinsame Handlungsebene zu erarbeiten. Der cartesianische Leib-Seele-Dualismus hat das Menschenbild der westlichen Gesellschaft entscheidend geprägt. Das östliche Denken kennt diesen Dualismus nicht und ist durch eine Suche nach der Harmonie und durch einen holistischen Standpunkt geprägt. Körper und Geist sind nicht kategorial unterschieden, sondern verschiedene Betrachtungsweisen der ganzen Person. Aus der westlichen Perspektive heraus neigen asiatische und afrikanische Patienten dazu, psychologische Probleme zu somatisieren. Umgekehrt erscheint es aus nicht westlicher Perspektive so, als psychologisierten Angehörige westlicher Kulturen somatische Probleme. Um einen therapeutischen Zugang zu Patienten aus fremden Kulturen zu finden, sind Wissen um den kulturellen Hintergrund, kulturelle Sensibilität und Empathie dringend erforderlich.

LITERATUR

Affleck W, Thamotharampillai U, Hinton D. Walking Corpse Syndrome: A trauma-related idiom of distress amongst Sri Lankan Tamils. Transcult Psychiatry 2022; 59(4): 448–460.

Backe EL, Bosire EN, Kim AW, Mendenhall E. „Thinking Too Much": A Systematic Review of the Idiom of Distress in Sub-Saharan Africa. Cult Med Psychiatry 2021; 45(4): 655–682.

Kaiser BN, Jo Weaver L. Culture-bound syndromes, idioms of distress, and cultural concepts of distress: New directions for an old concept in psychological anthropology. Transcult Psychiatry 2019; 56(4): 589–598.

Kohrt BA, Hruschka DJ. Nepali concepts of psychological trauma: the role of idioms of distress, ethnopsychology and ethnophysiology in alleviating suffering and preventing stigma. Cult Med Psychiatry 2010; 34(2): 322–52.

Lichtenberg AA, Shi M, Joseph K, Kaiser BN, Katz CL. Understanding mental distress in Arcahaie, Haiti: Heterogeneous uses of idioms of distress in communicating psychological suffering. Transcult Psychiatry 2022; 59(4): 479–491.

Nichter M. From idioms of distress, concern, and care to moral distress leading to moral injury in the time of Covid. Transcult Psychiatry 2022; 59(4): 551–567.

Patel AR, Kovacevic M, Hinton D, Newman E. „I put a stone on my heart and kept going": An explanatory model of how distress is generated and regulated among Indian women from slums reporting gender-based violence. Transcult Psychiatry 2022; 59(4): 522–538.

Pfeiffer WM. Transkulturelle Psychiatrie. 2. A. Stuttgart: Thieme, 1994.

Punski-Hoogervorst JL, Rhuggenaath SN, Blom JD. Belief in Brua among psychiatric patients from Aruba, Bonaire, and Curaçao: Results from an explorative study in the Netherlands. Transcult Psychiatry 2022; 59(3): 249–262.

Saha S, Chant D, Welhalm J et al. A systematic review of the prevalence of schizophrenia. PLoS Medicine 2005; 2: 413–433.

Wahid SS, Sarker M, Arafat ASME, Apu AR, Kohrt BA. Tension and Other Idioms of Distress Among Slum Dwelling Young Men: A Qualitative Study of Depression in Urban Bangladesh. Cult Med Psychiatry 2022; 46(2): 531–563.

Weiss MG. Parasitic Diseases and Psychiatric Illness. Can J Psychiatry 1994; 39: 623–8.

WHO. Mental Health Atlas 2020. 2021. www.who.int/publications/i/item/9789240036703.

Yoder HNC, de Jong JTVM, Tol WA, Duncan JA, Bayoh A, Reis R. Child witchcraft confessions as an idiom of distress in Sierra Leone; results of a rapid qualitative inquiry and recommendations for mental health interventions. Child Adolesc Psychiatry Ment Health 2021; 15(1): 18.

KAPITEL

12 Spezielle parasitologische Labordiagnostik unter einfachen Bedingungen

Gisela Bretzel

12.1 Einleitung

Positive wie negative Vorhersagewerte einer nur auf klinischen Kriterien basierenden Diagnostik sind bei den meisten Tropenkrankheiten niedrig. Laboruntersuchungen helfen, exakte Diagnosen zu stellen, und ermöglichen damit die gezielte Behandlung zahlreicher schwerwiegender Erkrankungen wie beispielsweise Malaria, viszeraler Leishmaniasis oder Trypanosomiasis. Labordiagnostik trägt somit entscheidend zur Qualität, Effizienz und Rentabilität der medizinischen Grundversorgung bei.

Laboratorien sind wesentliche Bestandteile auch der Gesundheitssysteme von Ländern mit niedrigem und mittlerem Einkommen (LMIC). Während periphere Laboratorien oft nur einfache Laboruntersuchungen durchführen, sollten auf Distrikt- oder Regionalebene angesiedelte Laboratorien über ein Testspektrum verfügen, das die in der Region hauptsächlich vorkommenden tropenmedizinisch relevanten Erkrankungen abdeckt. Bei der Auswahl der Methoden sind allerdings personelle und technische Ausstattung sowie finanzielle Ressourcen zu berücksichtigen, die den Einsatz vieler, in Ländern des Globalen Nordens routinemäßig durchgeführter Untersuchungen in LMIC schwierig oder unmöglich machen. Einige LMIC haben dies erkannt und steuern Finanzmittel bei, um z. B. klinische Chemie mit Qualitätskontrollen durchzuführen und auch in peripheren kleinen Krankenhäusern die nötigen Wartungsarbeiten durch (nationale) Rahmenverträge mit den Herstellern zu gewährleisten.

In diesem Kapitel wird der Fokus auf die Beschreibung der wichtigsten Methoden der für die Tropenmedizin besonders bedeutsamen parasitologischen Labordiagnostik gelegt, die zum größten Teil auch unter einfachen Bedingungen in endemischen Regionen durchführbar sind (Cheesborough 1998).

Zu vielen Methoden existieren Modifikationen, die hier nicht im Einzelnen aufgeführt werden können. Für weiterführende Informationen wird auf die Diagnostikabteilungen der Tropeninstitute, Fachbücher (Garcia 2016, Wilcke und Heymann 2019, Spencer und Monroe 1982), Veröffentlichungen der WHO (WHO 1991, WHO 2021), AWMF-Leitlinien (AWMF 2021) oder die Webseite der Division of Parasitic Diseases and Malaria der CDC (s. u. Internetquellen) verwiesen. Weitere Hinweise zum diagnostischen Vorgehen bei den einzelnen Erkrankungen finden sich in den entsprechenden Kapiteln.

12.1.1 Laborausrüstung

Wichtigste Voraussetzung zum Direktnachweis tropenmedizinisch relevanter Erreger aus diversen humanen Untersuchungsmaterialien ist das Vorhandensein eines binokularen **Mikroskops.** Das Mikroskop muss (neben 10×- und 40×-Objektiven) mit einem 100×-Ölimmersions-Objektiv ausgerüstet sein und sollte in peripheren und Distriktlaboratorien über eine effektive Tageslichtspiegel- und/oder Batterielampen-Einrichtung verfügen (am besten beides), um auch unabhängig von der Stromversorgung arbeiten zu können. Unbedingt erforderlich ist außerdem ein Okularmikrometer (runde Glasplatte mit Mikrometereinteilung zur Einlage in ein Okular) für die Längenmessung, das anhand eines Objektmikrometers (Objektträger mit Mikrometerskala) für jedes Mikroskop und alle seine Objektive einzeln kalibriert werden muss. Die Umrechnungsskala muss am Mikroskop oder Arbeitsplatz angebracht sein.

Für viele Untersuchungen werden zusätzlich Zentrifugen (Standardzentrifuge, Hämatokritzentrifuge), Kühlschrank, Brutschrank, Wasserbad sowie diverse Kleingeräte (z. B. Analysenwaage, beheizbarer Magnetrührer, Absaugpumpe) benötigt. Bei entsprechender Ausstattung sind diese Untersuchungen auch in Distriktlaboren durchführbar, sofern eine entsprechende **Stromversorgung** (ggf. Stromaggregat, Solarstromanlage, 12-Volt-Autobatterien zur Überbrückung von Stromausfällen) gewährleistet ist. Die regelmäßige **Wartung** aller Geräte sowie die Sicherstellung des **Nachschubs** von Verbrauchs- und Kleinmaterial in ausreichender Menge sind von essenzieller Bedeutung. Auch die Versorgung bzw. Selbstversorgung mit destilliertem und entionisiertem **Wasser** (Destilliereinrichtung, Ionenaustauscher) muss gewährleistet sein. Abgekochtes und filtriertes Regenwasser ist nur ein Notbehelf zur Überbrückung von Mangelsituationen und kann destilliertes oder entionisiertes Wasser für viele Zwecke nicht ersetzen.

12.1.2 Sicherheit und Verhalten im Labor

In Anbetracht der Infektionsgefährdung durch HIV, Hepatitiserreger und andere Pathogene müssen unbedingt **Sicherheitsmaßnahmen** eingehalten werden.
In jedem Labor müssen genaue und verständliche schriftliche **Sicherheitsvorschriften** vorhanden sein. Schwangere sind nicht zu beschäftigen.

In Deutschland werden die Sicherheitsaspekte durch die Biostoffverordnung und zugehörige Technische Richtlinien für den Umgang mit biologischen Arbeitsstoffen (TRBAs) (s. u. Internetquellen), international durch Biosafety Manuals beispielsweise der WHO (2004) oder des US-Departments of Health and Human Services (2020) geregelt und umfassen folgende Bereiche:

- Generelle Sicherheitsregeln
- Arbeitsanweisungen für alle angewandten Methoden und Geräte inkl. Wartungspläne für alle sicherheitsrelevanten Geräte
- Risikogruppen- und Schutzstufenzuordnung der biologischen Arbeitsstoffe
- Technische Schutzmaßnahmen und persönliche Schutzausrüstung
- Vorschriften und Maßnahmen zu Desinfektion und Entsorgung
- Anweisungen zu Gebrauch und Lagerung von Chemikalien und Reagenzien
- Verhalten bei Laborunfällen

Vor Antritt einer Tätigkeit im Laborbereich muss eine vollständige Einweisung in alle Sicherheitsmaßnamen erfolgen. Kenntnisstand und Befolgung von Sicherheitsvorschriften müssen kontinuierlich aufgefrischt und überprüft werden. Verantwortlich hierfür sind Laborleitung und Krankenhausleitung.

Die wichtigsten Grundregeln im Laborbereich

- Nur die dort Beschäftigten haben Zutritt zu den Arbeitsbereichen, für Besucher ist eine Zugangsregelung erforderlich.
- Essen, Trinken und Rauchen sind untersagt.
- Es ist stets Schutzkleidung zu tragen.
- Bei allen Arbeiten mit biologischen oder chemischen Materialien sind stets Schutzhandschuhe zu tragen, ggf. auch Schutzbrille, Mundschutz oder Gesichtsschutz.
- Nicht nur Blut- oder Serumproben, sondern alle biologischen Materialien (Stuhl, Urin, Sputum, Liquor, Punktate, Biopsate usw.) sind als potenziell infektiös zu betrachten.
- Die Bearbeitung von Proben darf nur an den dafür vorgesehenen Arbeitsplätzen erfolgen.
- Die Arbeitsflächen müssen am Ende jedes Arbeitstages desinfiziert und gereinigt werden, sowie unverzüglich nach jeder Kontamination mit biologischem Material.
- Beim Verlassen des Laborbereichs sind die Hände zu desinfizieren und zu waschen und die Schutzkleidung abzulegen.
- Pipettieren mit dem Mund ist verboten.
- Alle „spitzen" Gegenstände (Nadeln, Skalpelle, gebrochene Glaswaren usw.) sind in geeigneten Containern zu entsorgen.
- Adäquate und funktionierende Erste-Hilfe-Einrichtungen (Verbandskasten, Augendusche usw.) müssen vorhanden sein und funktionieren, ein Erste-Hilfe-Plan und in Erster Hilfe ausgebildetes Personal müssen im Laborbereich vorhanden/anwesend sein.
- Bei Verletzungen (Nadelstich o. Ä.) oder Kontamination von Haut bzw. Schleimhaut mit biologischem oder chemischem Material sind die betroffenen Stellen unverzüglich mit reichlich Wasser und Seife zu waschen bzw. ist eine Augendusche mit reichlich Wasser anzuwenden.
- Aufgrund der vielen Infektionsrisiken dürfen Schwangere nicht beschäftigt werden.

Wegen der hohen Kosten von in Ländern des Globalen Nordens kommerziell erhältlichen Hände- und Flächendesinfektionsmitteln werden in LMIC teilweise auch noch folgende **Substanzen zur Desinfektion** eingesetzt: 70–80-prozentige wässrige Ethanol- oder Isopropanollösung (Hände- und Flächendesinfektion), 1-prozentige Phenollösung, 0,5–1-prozentige Natriumhypochloritlösung, 1-prozentiges Formaldehyd und 2-prozentiges Glutaral (Flächendesinfektion).

Eine **Dekontamination und Entsorgung von infektiösem Abfall** erfolgen durch Autoklavierung, Sterilisation, geeignete Desinfektion oder Verbrennung. Eine Desinfektion (z. B. von kontaminierten Glaswaren und Objektträgern) ist möglich durch mind. 30-minütiges Einlegen in geeignete Desinfektionsmittellösungen oder täglich frisch zubereitete Hypochloritlösung (weitergehende Information s. u. Literaturverzeichnis).

12.1.3 Qualitätskontrolle

Eine kontinuierliche **interne und externe Qualitätskontrolle** ist eine entscheidende Voraussetzung, um einen guten Standard zu erreichen und zu erhalten und um Fehler zu erkennen und zu beheben. So sind bei Färbungen beispielsweise **Kontrollpräparate** mitzuführen, um die Qualität der Färbung kontinuierlich zu überprüfen.

Die diagnostische Ausbeute der tropenmedizinisch-parasitologischen Labordiagnostik wird von der korrekten Durchführung der Methoden bestimmt. So müssen genaue **Arbeitsanweisungen** für alle angewandten Methoden und Geräte vorliegen, deren richtige Befolgung kontinuierlich überwacht werden muss. Da auch die **Zeit,** die für die Durchmusterung von Präparaten aufgewandt wird, eine entscheidende Rolle spielt, sind Mindestzeiten bzw. Mindestzahl von Gesichtsfeldern pro Präparat oder auszuwertende Materialmenge (z. B. Anzahl der von Anreicherungen anzufertigenden Präparate) in der Arbeitsanweisung genau anzugeben.

Von besonderer Bedeutung ist eine exakte, uniforme und immer sofort zu erstellende **Dokumentation.**

Alle Proben mit zugehörigen Anforderungsformularen (benötigte Angaben: vollständiger Patientenname, Arzt/Station/Krankenhaus, Datum und Zeitpunkt der Abnahme, Art und Herkunft des Materials, Verdachtsdiagnosen und Art der angeforderten Untersuchungen) müssen bereits beim Eintreffen im Labor eine unmissverständliche und unverwechselbare Labornummer erhalten. Alle Untersuchungsergebnisse sind unverzüglich in einem Laborbuch zu protokollieren und der anfordernden Stelle schriftlich, bei dringlichen Befunden sofort mündlich bzw. telefonisch, mitzuteilen. Prä- und postanalytische Dokumentation und Prozeduren müssen in die Qualitätskontrolle einbezogen werden.

Für eine Reihe von Untersuchungen stehen nationale oder internationale **Ringversuchsprogramme** zur Verfügung, die Teilnahme an diesen Programmen ist in Deutschland verpflichtend.

Von allen mit den durchgeführten Methoden beim untersuchten Patientengut diagnostizierbaren Erregern sollten **Referenzpräparate** (Dauerpräparate) für Aus- und Weiterbildung und den direkten Vergleich mit erhobenen Befunden vorliegen.

12.2 Blutuntersuchungen

Parasitologische Blutuntersuchungen sind essenziell zum Nachweis von **Plasmodien, Trypanosomen** und **Mikrofilarien.**

Gelegentlich können auch **Leishmanien,** bestimmte bakterielle Pathogene (insb. **Rückfallfieber-Borrelien**), selten **Babesien, Toxoplasmen** und **Trichinenlarven** nachgewiesen werden.

Einfache Methoden wie **Blutausstrich** und **Dicker Tropfen** sollten auch in peripheren Gesundheitseinrichtungen tropischer LMIC stets verfügbar sein. Auf der Ebene von Distrikt- und Regionalkrankenhäusern sollten je nach Vorkommen entsprechender Krankheiten zudem weitere, empfindlichere Methoden zum Nachweis von Blutparasiten durchgeführt werden (z. B. Mikrohämatokritmethode, Mikrofilarien-Anreicherung durch Hämolyse). Noch effektivere Methoden wie Membranfiltration, QBC-Methode oder Ionenaustauschchromatografie für den Trypanosomennachweis sind in der Regel nur in gut ausgestatteten Laboratorien großer, beispielsweise universitärer Krankenhäuser oder im Rahmen spezieller Programme oder Studien verfügbar.

12.2.1 Frischpräparat (Nativblut)

Ein Tropfen (10–15 µl) Blut, das möglichst mit Heparin, EDTA oder Natriumcitrat als Antikoagulans versetzt wurde, wird sofort nach der Abnahme auf einen Objektträger gegeben, mit einem Deckglas bedeckt und unverzüglich mit dem Mikroskop untersucht. Bereits bei schwacher Vergrößerung (ca. 100x) können **Mikrofilarien** an ihrer Beweglichkeit erkannt werden, **Trypanosomen** werden bei mittlerer Vergrößerung (ca. 400x) gesucht und fallen vor allem durch die Bewegung der sie umgebenden Erythrozyten auf.

Diese Methode ist nur bei höherer Parasitendichte im Blut erfolgversprechend; definitive Identifizierung und Differenzierung müssen im gefärbten Präparat erfolgen.

12.2.2 Blutausstrich und Dicker Tropfen

Für die Färbung von Blutparasiten **(Plasmodien, Mikrofilarien, Trypanosomen, Leishmanien)** sind verschiedene **Romanowsky-Färbungen** (Methylenfarbstoffe + Eosin; z. B. Färbung nach Giemsa, Wright, Leishman, May-Grünwald) geeignet. Eine robuste Färbung mit guten Ergebnissen ist die nach Giemsa. Die Giemsa-Stammlösung ist ergiebig und kostengünstig und kann – gut verschlossen, lichtgeschützt (dunkle Flasche) und bei Umgebungstemperatur aufbewahrt – lange verwendet werden. Die Flasche ist nach Entnahme mit sauberer und trockener Pipette stets sofort zu verschließen (stark hygroskopisch). Gelangt aus der Luft oder von feuchten Pipetten Wasser in die Stammlösung, fallen die schlecht wasserlöslichen Farbstoffe zunehmend aus, und die Lösung wird schnell unbrauchbar.

Praxistipp

Giemsa-Stammlösung

Die Giemsa-Stammlösung kann folgendermaßen selbst hergestellt werden:

- 3,8 g Giemsa-Azur-Eosin-Methylenblau-Farbstoffmischung mit 250 ml absolutem Methanol mischen (ggf. Glaskugeln zugeben),
- 250 ml wasserfreies Glycerin zugeben und erneut mischen (schütteln),
- 2 bis 3 Tage stehen lassen und wiederholt schütteln.

Im Hinblick auf Reproduzierbarkeit und Qualität der Färbungen sind kommerzielle Produkte empfehlenswert.

Färbelösung nach Giemsa

Die Färbelösung (Gebrauchslösung) nach Giemsa wird arbeitstäglich aus der Stammlösung wie folgt frisch hergestellt:

- Giemsa-Stammlösung guter Qualität 1:20 (bei manchen Qualitäten 1:10 bis 1:30, ggf. ausprobieren) mit gepuffertem (pH 7,2), destilliertem oder entionisiertem (notfalls auch nur filtriertem, aber gepuffertem) Wasser verdünnen und filtrieren.
- Gut geeignet ist z. B. der Phosphatpuffer nach Weise (0,49 g KH_2PO_4 + 1,14 g Na_2HPO_4; auf 1 l Aqua bidest, Puffer-Tbl. für 1 l sind kommerziell erhältlich); der pH-Wert (7,2) muss täglich mit ausreichend empfindlichem Indikatorpapier oder pH-Meter kontrolliert und ggf. korrigiert werden.

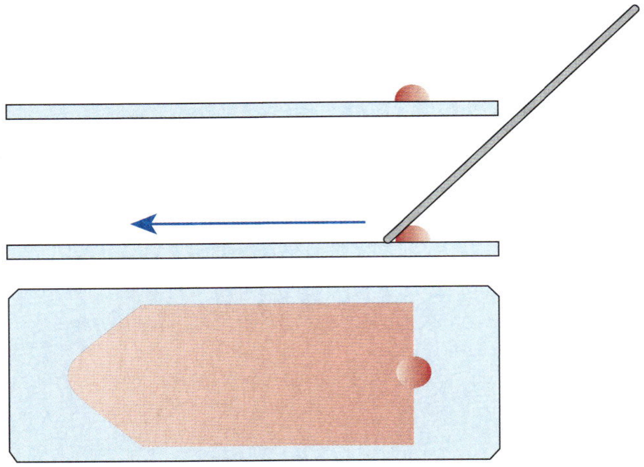

Abb. 12.1 Anfertigung des Blutausstrichs für die parasitologische Blutuntersuchung (der Ausstrich sollte auf dem Objektträger zungenförmig verlaufen) [P1540, L143]

Blutausstrich

Vorgehen

1. Ein kleiner Tropfen (ca. 5 µl) Blut wird auf einen Objektträger gegeben (ca. 1 cm vom Seitenrand) und mit der kurzen Kante eines zweiten Objektträgers, der in einem Winkel von ca. 45° angesetzt wird, ausgestrichen (➤ Abb. 12.1).
2. Ausstrich vollständig an der Luft trocknen lassen.
3. Fixierung in absolutem Methanol durch Eintauchen (Küvette oder Container) oder Überschichten (einige Sekunden reichen aus, nicht länger als 3 Minuten in Methanol stehen lassen).
4. Färbung mit **Giemsa-Lösung** (Eintauchen oder Überschichten) für 15 bis 30 Minuten (evtl. bis 45 Minuten, je nach Qualität und Konzentration der Giemsa-Lösung, ggf. ausprobieren).
5. Waschen mit Wasser (mit Spritzflasche oder in Küvette).
6. Vollständig an der Luft trocknen lassen und mikroskopieren.

Bei schwacher Vergrößerung (ca. 100x) wird das Ende des Ausstrichs, wo die Erythrozyten einzeln nebeneinander liegen, eingestellt und fokussiert. Der Hintergrund sollte sauber und frei von Verunreinigungen oder Farbniederschlägen sein, die Erythrozyten blass grau-rosa gefärbt und die Neutrophilen dunkelviolette Kerne und gut abgrenzbare Granula zeigen.

Mikrofilarien bei schwacher Vergrößerung (ca. 100x), **Plasmodien** und **Trypanosomen** bei mittlerer (ca. 400x) und anschließend bei 1.000-facher Vergrößerung (Ölimmersion) suchen und ggf. differenzieren. Die Unterscheidungskriterien der 5 humanpathogenen Plasmodienarten *(P. falciparum, P. vivax, P. ovale, P. malariae, P. knowlesi)* sind in ➤ Kap. 5.2 (➤ Tab. 5.1) zu finden. Das Zytoplasma von Blutparasiten sollte sich bläulich und das Chromatin (Kerne, Kinetoplasten) rot darstellen. Howell-Jolly-Körperchen (Kernreste von Erythrozyten) färben sich dunkelblau.

Dicker Tropfen

Die Färbung erfolgt ebenfalls nach **Giemsa** (oder nach Field, s. u.). Der wesentliche Unterschied besteht in Aufbringen und Untersuchung einer 10- bis 20-fach dickeren Schicht als beim Blutausstrich.

Beim Dicken Tropfen darf nach der Trocknung **keine Fixierung** erfolgen.

Die dicke Erythrozytenschicht hämolysiert bei Kontakt mit Aqua dest oder der hypotonen wässrigen Färbelösung.

Entscheidender **Vorteil** des Dicken Tropfens ist der Anreicherungseffekt der Parasiten aufgrund der höheren Blutmenge pro Gesichtsfeld im Vergleich zum Blutausstrich (10- bis 20-facher Anreicherungseffekt).

Nachteile sind die anfälligere Methodik und vor allem die hämolysebedingte deutlich erschwerte Beurteilbarkeit insbesondere für Ungeübte (im Gegensatz zum Ausstrich können morphologische Merkmale der Erythrozyten nicht zur Speziesdifferenzierung herangezogen werden).

Die Sensitivität bei der Erkennung von Plasmodien liegt bei 10–50 Trophozoiten/µl; damit ist der Dicke Tropfen ca. 20- bis 40-fach sensitiver als der Blutausstrich.

Vorgehen

1. Ein Tropfen frisches Blut (ca. 10–15 µl, bzw. 2–3 kleine Tropfen) wird auf einen Objektträger gegeben und mit der Ecke eines zweiten Objektträgers (bzw. mit Kanüle, Plastikstäbchen o. Ä.) verrührt (dient zur besseren Haftung des Bluts am Objektträger) und auf etwa 1 cm^2 ausgebreitet (➤ Abb. 12.2); gedruckte Schrift sollte durch die Blutschicht noch lesbar sein.
2. Vollständig an der Luft trocknen lassen (waagrechte Position!); dies dauert mind. 30 Minuten, in feuchtwarmem Klima oft länger (bis 8 Stunden bzw. über Nacht); ggf. Unterstützung durch Ventilator, Föhn, Inkubator (keine Hitze, da sonst Hitzefixation möglich!).
3. Färbung mit Giemsa-Lösung (Eintauchen oder Überschichten) für 15 bis 30 Minuten (evtl. bis 45 Minuten, je nach Qualität und Konzentration der Giemsa-Lösung, ggf. ausprobieren).
4. Die Färbelösung vorsichtig (!) abkippen bzw. aus der Küvette entnehmen.
5. Objektträger in vertikaler Position vollständig trocknen lassen und mikroskopieren.

Folgende **Modifikationen** einzelner Schritte sind möglich:

- **Hämolyse des getrockneten Dicken Tropfens vor der Färbung mit Aqua dest.**
  Vorteil: weniger Reste hämolysierter Erythrozyten und damit klarerer Hintergrund, anschließend kann vor der Färbung auch eine Fixation (mit Methanol) erfolgen oder fixierende Färbelösungen angewandt werden.
- **Vorsichtiges Abspülen oder Waschen mit Wasser nach der Färbung.**
  Vorteil: klarerer Hintergrund und Entfernung von Farbresten.

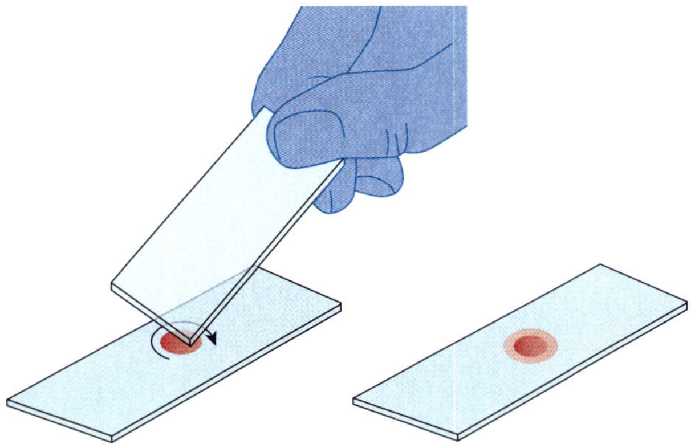

Abb. 12.2 Anfertigung des Dicken Tropfens [P1540, L143]

Die Nachteile der genannten Modifikationen bestehen im erhöhten Risiko des partiellen oder vollständigen Abschwemmens des Dicken Tropfens.

Bei schwacher Vergrößerung (ca. 100x) wird die gefärbte Schicht eingestellt und fokussiert. Bei richtiger Färbung stellen sich die Kerne der Leukozyten kräftig dunkelviolett dar, der Hintergrund sollte frei von Verunreinigungen oder Farbniederschlägen sein und grau-rosa gefleckt durch die Reste der hämolysierten Erythrozyten.

Mikrofilarien werden bei schwacher Vergrößerung (ca. 100x), **Plasmodien** und **Trypanosomen** bei mittlerer (ca. 400x) und anschließend bei 1.000-facher Vergrößerung (Ölimmersion) gesucht. Eine Differenzierung der verschiedenen Malariaerreger ist nur eingeschränkt möglich (v. a. für Ungeübte), insbesondere bei niedriger Parasitämie gelingt eine eindeutige Differenzierung (inkl. Abklärung einer Doppel- oder Mehrfachinfektion) oft nur im Blutausstrich.

Anmerkungen zu Blutausstrich und Dickem Tropfen

- Die Objektträger müssen sauber und fettfrei sein (ansonsten Beeinträchtigung der Färbung, schlechtes Anhaften des Bluts, Abschwemmen des Dicken Tropfens).
- Am besten eignet sich frisches Nativblut für die Anfertigung von Ausstrich und Dickem Tropfen (etwas höhere Parasitämie von Plasmodien im Kapillarblut); in antikoagulierten Proben (z. B. EDTA-Blut) desintegrieren Trypanosomen innerhalb weniger Stunden, Plasmodien nach 1 bis 3 Tagen; antikoaguliertes Blut trocknet langsamer, löst sich beim Dicken Tropfen leichter ab und ergibt schlechtere Färbungen.
- Es darf nicht zu viel Blut verwendet werden (zu dicke Ausstriche und Dicke Tropfen), der Ausstrich muss noch auf dem Objektträger zungenförmig auslaufen, damit für die Durchmusterung ein Bereich zur Verfügung steht, wo die Erythrozyten einzeln nebeneinander liegen (➤ Abb. 12.1).
- Es sollten stets mehrere (2–3) Ausstriche und Dicke Tropfen angefertigt bzw. an das Labor geschickt werden (wenn möglich zusätzlich EDTA-Blut), da vor allem bei Dicken Tropfen immer die Möglichkeit besteht, dass die Färbung nicht gelingt (z. B. durch vollständiges Abschwemmen des Dicken Tropfens).
- Die Objektträger können auf einer einfachen Färbebank (waagrechte Position) über einem Waschbecken durch Überschichten gefärbt werden, bei täglicher Verarbeitung vieler Objektträger sind Küvetten vorteilhafter, dabei können jedoch von parasitenreichen Präparaten (v. a. Dicke Tropfen) Parasiten auf negative Präparate „überwandern" und zu falsch positiven Diagnosen führen, die Färbelösung in der Küvette muss daher nach positiven Präparaten gewechselt werden.
- Methanol zur Fixierung muss wasserfrei sein (ansonsten Veränderung der Erythrozyten, schlechte Färbung).

- Die Giemsa-Färbelösung sollte stets frisch neu angesetzt werden.
- Es empfiehlt sich grundsätzlich die Anwendung des 4-Augen-Prinzips, also eine Untersuchung der Präparate durch 2 Personen.

Häufig werden in peripheren Gesundheitseinrichtungen tropischer LMIC nur Dicke Tropfen angefertigt und untersucht. Am besten ist jedoch die gleichzeitige Anfertigung von Dickem Tropfen und Blutausstrich. Dies ist auch auf einem einzigen Objektträger möglich (➤ Abb. 12.3). Vor der Färbung wird dann nur der mit dem Ausstrich bedeckte Teil des Objektträgers durch kurzes Eintauchen in Methanol fixiert (darauf achten, dass Methanol oder Methanoldämpfe nicht auf den Dicken Tropfen gelangen, da er ansonsten fixiert und somit unbrauchbar wird). Allerdings muss mit der Färbung gewartet werden, bis auch der Dicke Tropfen vollständig getrocknet ist. In dringlichen Fällen (z. B. V. a. schwere Malaria) wird daher zuerst ein Blutausstrich gefärbt und durchgemustert; bei negativem Ergebnis wird dann der Dicke Tropfen gefärbt und ausgewertet.

Schnellfärbungen (z. B. Färbung nach Field, Diff-Quik-Färbung) ermöglichen eine Färbung von Blutpräparaten innerhalb weniger Minuten (Reduktion der reinen Färbezeit, die Zeit für das Trocknen der Präparate bleibt unverändert!).

Kommerziell erhältliche Färbekits bestehen aus gebrauchsfertigen Färbelösungen (Färbung nach Field: Lösung A, Lösung B; Diff-Quik-Färbung: Fixierlösung, Färbelösung I, Färbelösung II). Die Qualität der Schnellfärbungen entspricht den Standardmethoden, sie sind jedoch erheblich kostenintensiver.

Für die **Anwendung der kommerziellen Färbungen** ist zu beachten, dass bei der Färbung von Ausstrichen nach Field eine Verdünnung der Färbelösung B erforderlich ist. Sollen Dicke Tropfen mit Diff-Quik gefärbt werden, muss (analog zur oben beschriebenen Herstellung des Dicken Tropfens) der Fixationsschritt entfallen.

Weiterhin unterscheiden sich bei beiden Methoden Applikationsart und Einwirkzeiten der Färbelösungen für verschiedene Präparate. Während Ausstriche bei der Färbung nach Field für 1 Minute mit beiden Färbelösungen überschichtet werden, wird der Dicke Tropfen zuerst in Färbelösung A, dann in Färbelösung B eingetaucht. Die Diff-Quik-Färbung von Ausstrichen besteht in kurzzeitigem Eintauchen des Präparats in Färbelösung 1 (etwa 10 Sekunden) und Färbelösung 2 (etwa 30 Sekunden), während für die Färbung von dicken Tropfen Einwirkzeiten von 1 bzw. 1,5 Minuten empfohlen werden.

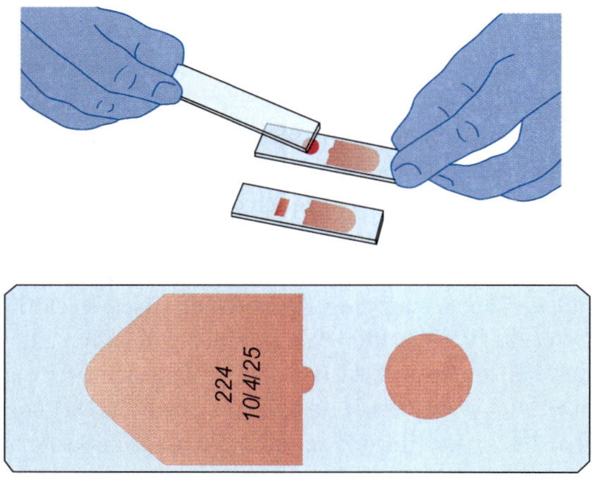

Abb. 12.3 Blutausstrich und Dicker Tropfen auf demselben Objektträger [P1540, L143]

12.2.3 Mikrohämatokritmethode

Diese Methode setzt voraus, dass eine Hämatokritzentrifuge bzw. eine hochtourige Zentrifuge mit Hämatokriteinsatz vorhanden ist. Sie dient zur Anreicherung von **Trypanosomen** (*T. brucei* ssp. und *T. cruzi*) und **Mikrofilarien.** Im Bereich der leukozytenreichen Grenzschicht (Buffy Coat, „Lederhäutchen") zwischen Plasma und Blutzellen werden zudem auch **Plasmodien, Leishmanien** und **Spirochäten** (z. B. Rückfallfieber-Borrelien) angereichert.

Vorgehen

1. Zwei mit Heparin, EDTA oder Natriumcitrat als Antikoagulans vorbeschichtete bzw. benetzte Hämatokritkapillaren werden zu etwa drei Viertel mit Blut (z. B. Kapillarblut aus Fingerbeere) gefüllt und mit Kitt oder Hitze (kleine Flamme) verschlossen.
2. Zentrifugation in einer geeigneten Zentrifuge (s. o.) 5 Minuten bei 10.000× g (die beiden Kapillaren gegenüberliegend einsetzen).
3. Nach der Zentrifugation wird die Kapillare auf einen Objektträger gelegt und an beiden Enden mit Klebstreifen fixiert (➤ Abb. 12.4).
4. Die Grenzschicht zwischen Blutzellen und Plasma (besonders das Plasma direkt vor dem Buffy Coat) wird zunächst bei schwacher (100x) dann bei mittlerer (ca. 400x) Vergrößerung auf bewegliche Parasiten (Mikrofilarien, Trypanosomen) untersucht.

Es ist möglich, die Kapillare im Grenzbereich (Plasma direkt vor dem Buffy Coat) mit einer Ampullensäge anzuritzen und aufzubrechen, den Buffy Coat samt angrenzender Plasma- und Erythrozytenschicht auf mehrere Objektträger auszutupfen, wie einen Blutausstrich anzufärben (s. o.) und zu untersuchen. Aufgrund des hohen Verletzungs- und Infektionsrisikos kann diese Methode jedoch nicht für die Routineanwendung empfohlen werden.

Ist keine Hämatokritzentrifuge vorhanden, kann auch ein Röhrchen mit antikoaguliertem Blut in einer Zentrifuge bei 1.000× g für 10 Minuten (oder langsamer und dafür länger) zentrifugiert werden, bis eine klare Trennung in sedimentierte Erythrozyten und Plasma mit dazwischenliegendem Buffy Coat erreicht ist. Aus dem Buffy Coat (Entnahme mit Kapillarpipette) werden mehrere Frischpräparate und gefärbte Ausstriche angefertigt (s. o.).

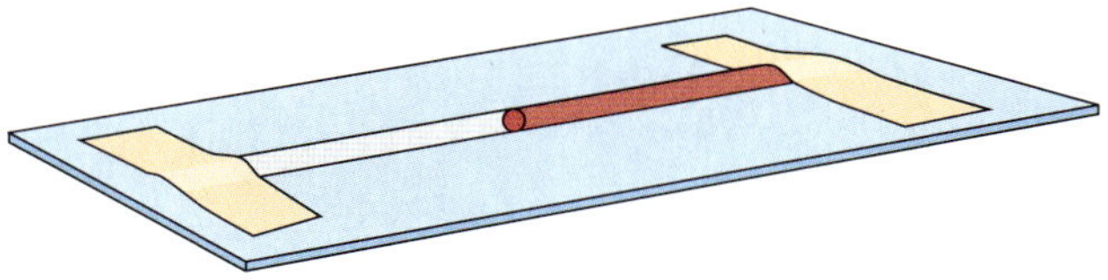

Abb. 12.4 Mikrohämatokrit-Methode: Befestigung der Hämatokritkapillare nach der Zentrifugation [P1540, L143]

12.2.4 QBC-Methode

Dieses kommerziell erhältliche System (derzeit QBC Malaria-Diagnosesystem®) erlaubt den Nachweis von **Plasmodien** mit einer Sensitivität, die mindestens so hoch oder höher ist als die des Dicken Tropfens. Zudem können auch **Trypanosomen, Mikrofilarien, Babesien, Rückfallfieber-Borrelien** und **Leptospiren** nachgewiesen werden.

Bei der quantitativen Buffy-Coat-(QBC-)Analyse werden in einem dünnwandigen, Antikoagulanzien-beschichteten Hämatokritröhrchen die leukozytenreiche Grenzschicht (Buffy Coat) und die angrenzenden Erythrozyten durch einen Floater (kleiner beweglicher Kunstoffzylinder) zu einer dünnen, mikroskopisch gut beurteilbaren Schicht gespreizt, die der Innenwand des Röhrchens anliegt. Zudem ist das Röhrchen mit Acridinorange beschichtet, einem Farbstoff der an die DNA und RNA auch von Parasiten oder Bakterien bindet und bei Anregung durch eine Fluoreszenzlichtquelle geeigneter Wellenlänge grünlich (DNA der Kerne) und rötlich (RNA im Zytoplasma) fluoresziert.

Die Auswertung des Hämatokritröhrchens nach Zentrifugation in einer Mikrohämatokrit-Zentrifuge (12.000× g, 5 Minuten) erfolgt mit einem Fluoreszenzmikroskop oder einem Mikroskop für weißes Licht mit ParaViewer-Röhrchenhalter und ParaLens AdvanceTM-LED-Fluoreszenzmikroskopaufsatz (beide Becton Dicinson). Für die Suche nach Plasmodien wird der Bereich der an den Buffy Coat angrenzenden Erythrozyten mit einem 50× Ölimmersionsobjektiv durchgemustert. Mikrofilarien (Untersuchung mit 10–20× Objektiv), Trypanosomen und Spirochäten finden sich im Bereich von Buffy Coat und angrenzendem Plasma und fallen durch ihre z. T. noch erhaltene Beweglichkeit auf.

Vor allem bei Ungeübten sind falsch positive wie falsch negative Befunde nicht selten. Auch für Geübte ist nur eine orientierende Verdachtsdiagnose möglich; definitive Identifizierung, Artdifferenzierung und Quantifizierung erfordern zusätzliche Methoden (Blutausstrich, Dicker Tropfen, Mikrohämatokritmethode u. a.).

Die Kosten für Ausrüstung und Verbrauchsmaterial sind für die meisten Gesundheitseinrichtungen tropischer LMIC zu hoch.

12.2.5 Mikrofilarienanreicherungen

Anreicherung modifiziert nach Knott

1 ml frisches, antikoaguliertes Blut wird zu 10 ml 2-prozentigem Formalin in Zentrifugenröhrchen gegeben, gut vermischt und für 2 Minuten bei 500 g zentrifugiert (Blut- und entsprechende Formalinmenge können variiert werden).

Um eine vollständige Hämolyse zu erreichen, empfiehlt sich die Zugabe von Essigsäure, z. B. nach folgendem Protokoll:

- 5 ml 37-prozentiges Formaldehyd (entspricht 100 % Formalin) werden zu 95 ml Aqua dest gegeben (5-prozentige Formalinlösung).
- 5 ml des Gemisches werden verworfen und 5 ml 96-prozentige Essigsäure zugegeben.
- Anschließend erfolgt die tropfenweise Zugabe von 3–5 ml Blut unter Schwenken.
- Das Gemisch wird mindestens 8 Stunden bzw. über Nacht im Dunkeln stehen gelassen und am folgenden Tag zentrifugiert.

Nach Dekantieren des Überstandes wird das gesamte Sediment (je 1 Tropfen) auf Objektträger aufgebracht. Das Sediment kann anschließend nativ bei 100× und 400× Vergrößerung untersucht werden, zusätzlich können Dicke Tropfen hergestellt und wie oben beschrieben angefärbt (z. B. mit Giemsa) und mikroskopiert werden.

Anreicherung durch Hämolyse

Um die Beweglichkeit der Mikrofilarien für die Untersuchung zu erhalten, ist es möglich, statt Formalin eine 1-prozentige Saponinlösung (in 0,9 % NaCl) zu verwenden (auch bei Verwendung von Aqua dest bleiben die Mikrofilarien motil, die Hämolyse ist jedoch nicht vollständig):

- 5 ml frisches antikoaguliertes Blut werden zu 5 ml einer 1-prozentigen Saponinlösung (in 0,9 % NaCl) gegeben.
- 10 bis 15 Minuten bis zur vollständigen Hämolyse stehen lassen, dann 10 Minuten bei 1.400× g (oder 20 Minuten bei 600× g) zentrifugieren.

Anreicherung durch Membranfiltration

Hierbei wird hämolysiertes Blut durch einen Membranfilter aus Kunststoff mit einem Porendurchmesser von 3–5 µm gefiltert. Der Filter kann anschließend auf einem Objektträger untersucht und auch gefärbt werden.

Vorgehen

1. Ein runder Polycarbonatfilter (z. B. Sartorius, Nucleopore) mit einem Durchmesser von 25 mm (Objektträgerbreite) und einer Porengröße von 5 µm (für *Mansonella* spp. besser 3 µm) wird in einen entsprechenden Filterhalter (z. B. Swinnex®) mit Luer-Lock-Anschlüssen eingelegt.
2. 10 ml Hämolysat (Saponin-NaCl oder Aqua dest, s. o.) werden in eine Spritze (möglichst mit Luer-Lock-Konus) aufgezogen und langsam durch den Filterhalter gepresst (➤ Abb. 12.5), die gefilterte Lösung muss separat aufgefangen und vor der Entsorgung desinfiziert werden.
3. Anschließend werden 10 ml 0,9-prozentige NaCl oder Aqua bidest durch den Filter gepresst, dann ca. 10 ml Luft; alternativ kann mit einer Wasserstrahlpumpe abgesaugt werden (an der Unterseite des Membranfilters!).
4. Der Filterhalter wird aufgeschraubt und der Filter mit einer Pinzette vorsichtig entfernt, waagrecht und faltenfrei auf einen Objektträger gelegt.
5. Auf den Filter wird ein Tropfen 0,9-prozentige NaCl gegeben und mit einem Deckglas abgedeckt.
6. Bei schwacher Vergrößerung (ca. 100x) wird die gesamte Filteroberfläche durchgemustert.
7. Werden motile Mikrofilarien entdeckt, können sie bei stärkerer Vergrößerung (ca. 400x) und ggf. nach Zugabe von 1-prozentiger Methylenblaulösung (von der Seite unter das Deckglas laufen lassen) differenziert werden.

Die Methode ergibt eine effektive Anreicherung von Mikrofilarien blutparasitischer Arten (*Wuchereria, Brugia, Loa, Mansonella*-Arten) aus

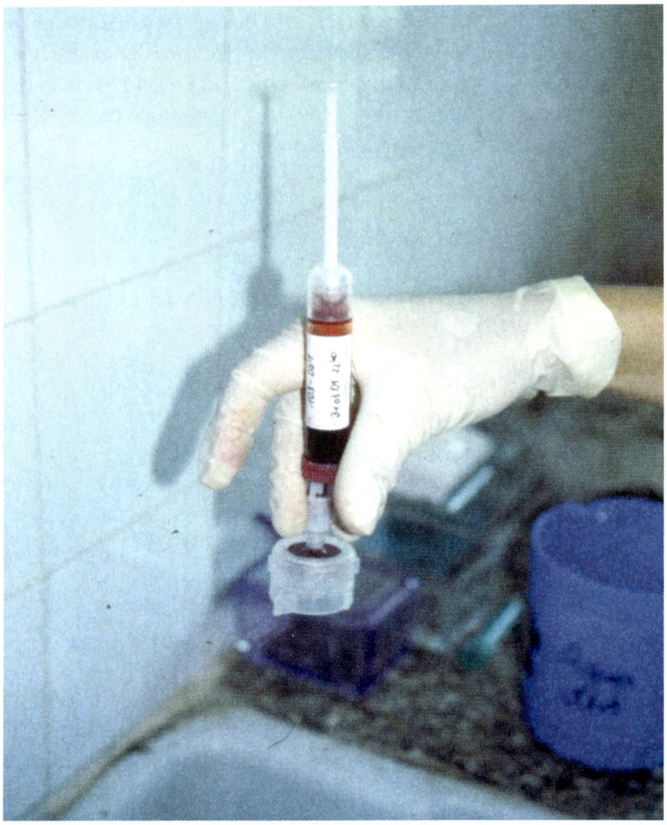

Abb. 12.5 Membranfiltration von EDTA-Blut zur Filarienanreicherung. Die Porengröße des Filters muss den Durchtritt von Blutzellen gewährleisten (z. B. 5 µm). [P1552]

einem größeren Blutvolumen, wenn die Mikrofilariendichte niedrig ist (z. B. 1–10/ml); auch Trichinenlarven im Blut (akutes Stadium) können nachgewiesen werden. Der optimale Zeitpunkt der Blutabnahme bei den verschiedenen Filariosen ist zu beachten (➤ Kap. 6.6).

Es existieren zahlreiche **Modifikationen** dieser Methode wie Hämolyse durch Aqua dest, Teepol o. a. Detergenzien; Filterung von nicht hämolysiertem Blut (Gefahr der Verstopfung des Filters) und Verwendung kleinerer oder größerer Blutmengen (1–20 ml) oder kleinerer Membranfilter (13- und 16-mm-Filter), die rascher durchgemustert werden können. Die Filter können sowohl direkt im Filterhalter oder auch auf dem Deckglas fixiert (Methanol) und gefärbt werden (Methylenblau, Giemsa, Delafield u. a.). Die Hämatoxylinfärbung nach Delafield (➤ Kap. 6.6) ermöglicht die Darstellung von Kernen (blau) und Scheiden (blau-grau) pathogener Mikrofilarienspezies.

12.2.6 Trypanosomenanreicherung

Eine frühzeitige Diagnose der Schlafkrankheit (➤ Kap. 5.6) ist oft schwierig, da die Anzeichen und Symptome im ersten Stadium unspezifisch und die diagnostischen Maßnahmen unempfindlich sind. Für die Diagnose muss das Vorhandensein des Parasiten in einer Körperflüssigkeit bestätigt werden. Bei *T. b. gambiense* kann es schwierig sein, Trypomastigoten in Routine-Blutausstrichen nachzuweisen, da die Parasitämie-Werte in der Regel niedrig und variabel sind. Der klassische Ansatz zur Diagnose einer *T.-b.-gambiense*-Infektion ist der lichtmikroskopische Nachweis des Parasiten in einem Lymphknotenaspirat (i. d. R. aus einem posterioren Lymphknoten am Hals).

Zum Nachweis aus Blut bedient man sich verschiedener Anreicherungsverfahren.

Miniatur-Ionenaustauschchromatografie

Die Miniatur-Ionenaustauschchromatografie (mini anion exchange centrifugation technique, mAECT) ist eine der effektivsten Methoden zur Anreicherung von *Trypanosoma brucei* spp. aus Blut. Sie beruht auf unterschiedlicher Oberflächenladung von Trypanosomen und Blutzellen bei bestimmtem pH und Ionenstärke, bei der die Blutzellen an geeignetes Ionenaustauschmaterial (DEAEC s. u.) binden, während Trypanosomen mit Puffer aus der Chromatografiesäule eluieren.

Testkits können über zwei mit Unterstützung der WHO etablierte Produktionsstätten bezogen werden (Projet de Recherches Cliniques sur la Trypanosomiase [PRCT], Daloa, Elfenbeinküste; Institut National de Recherche Biomédicale [INRB], Kinshasa, DR Kongo).

Für die Chromatografie ist ein spezieller Phosphatpuffer mit Glukose erforderlich.

Andere Anreicherungsverfahren

Weitere Methoden zur Anreicherung von **Trypanosomen** (*T. brucei* ssp., *T. cruzi*) sind die Tripel-Zentrifugation und die Konzentration nach Strout. Zudem sind für die Anreicherung von Mikrofilarien und Trypanosomen verschiedene Methoden der Gradienten-Zentrifugation (z. B. mit Ficoll-Hypaque) beschrieben.

Bei der **Tripel-Zentrifugation** werden ca. 10 ml (oder mehr) antikoaguliertes Blut 10 Minuten bei 300× g zentrifugiert, Überstand und Buffy Coat anschließend nochmals 10 Minuten bei 500× g, und davon der Überstand 10 Minuten bei 900× g (oder 20 Minuten bei 600× g); das Sediment der letzten Zentrifugation wird quantitativ untersucht (mehrere Frischpräparate und gefärbte Ausstriche).

Bei der **Konzentrationsmethode nach Strout** (bes. geeignet für *T. cruzi*) wird etwa 10 ml Blut ohne Antikoagulanzien abgenommen und sofort in ein Zentrifugenröhrchen mit einem Holzstäbchen gegeben. Nach der spontanen Gerinnung wird der am Holzstäbchen haftende Blutkuchen entfernt und das Röhrchen zur Sedimentation der restlichen Blutzellen 10 Minuten bei 300× g zentrifugiert. Das Serum wird abpipettiert und nochmals 20 Minuten bei 600× g zentrifugiert und das Sediment quantitativ untersucht (mehrere Frischpräparate und gefärbte Ausstriche).

12.3 Liquoruntersuchungen

Die parasitologische Liquoruntersuchung ist vor allem bedeutsam für den Nachweis von Trypanosomen bei Schlafkrankheit.

Selten können auch *Naegleria, Acanthamoeba,* Mikrofilarien (*Loa loa* u. a.), Larven von *Angiostrongylus cantonensis* sowie bei immunkompromittierten Personen (z. B. Patienten mit AIDS) Toxoplasmen, Larven von *Strongyloides stercoralis* und Mikrosporidien im Liquor nachgewiesen werden.

Liquor sollte bei der Abnahme (5–10 ml bei Erwachsenen) in zwei Röhrchen gesammelt und sofort verarbeitet werden:
- Ein Röhrchen für die Zellzählung und biochemische Untersuchungen (bakterielle Meningitis ➤ Kap. 3.4)
- Ein steriles Röhrchen für die mikrobiologische Untersuchung

Makroskopische Beurteilung

- Klar
- Xanthochrom (gelblich)
- Blutig
- Trüb (vermutlich stark erhöhte Zellzahl, „eitrig")

Xanthochromie spricht für zurückliegende Blutung; blutiger Liquor wird zentrifugiert (klarer Überstand spricht eher für punktionsbedingte Blutung, xanthochromer Überstand für primär bluthaltigen Liquor [z. B. Subarachnoidalblutung]).

Spontane Gerinnselbildung **(Spinnwebgerinnsel)** weckt den Verdacht auf Meningitis tuberculosa: Gerinnsel vorsichtig mit Drahtöse entnehmen, auf Objektträger bringen, trocknen lassen, fixieren und nach Ziehl-Neelsen (➤ Kap. 12.6) färben.

Mikrobiologische Untersuchung

Trüber Liquor kann direkt ohne vorherige Zentrifugation untersucht werden; ansonsten wird das Sediment nach Zentrifugation (5 bis 10 Minuten bei 1.500× g) weiterverarbeitet, Überstand ggf. für weitere biochemische und/oder serologische Untersuchungen aufbewahren, Sediment gut resuspendieren.

Mikroskopische Direktuntersuchung

Der rasche Verlust der Motilität und der Zerfall der Erregerzellen erfordert die umgehende mikroskopische Untersuchung nach der Punktion.

Einen Tropfen auf Objektträger geben, mit Deckglas abdecken und bei 400× Vergrößerung durchmustern. Trypanosomen und *Naegleria* spp. können an ihrer aktiven Motilität erkannt werden (umgehende Untersuchung nach Punktion wegen raschem Verlust an Motilität und Zerfall). Zudem können Leukozyten, Erythrozyten, Bakterien und Hefesporen beobachtet werden. Bei Verdacht auf Kryptokokkose (➤ Kap. 4.4) Beimischung von Tusche. Selten sind Mikrofilarien (*Loa loa, Onchocerca volvulus* u. a.) oder Nematodenlarven (s. o.) im Liquor nachweisbar.

Doppelzentrifugation zur Anreicherung von Trypanosomen

Bei Verdacht auf bzw. zum Ausschluss einer ZNS-Beteiligung bei Afrikanischer Trypanosomiasis und negativem Befund bei der Durchmusterung des Liquorsediments ist diese Methode indiziert, die in Felduntersuchungen eine mind. doppelt so hohe Sensitivität zeigte.

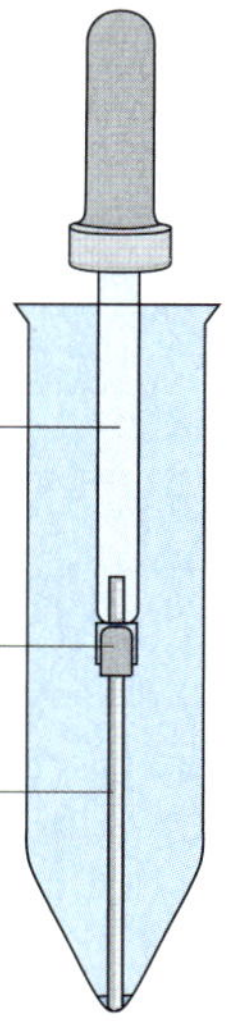

Abb. 12.6 Doppelzentrifugation zur Trypanosomenanreicherung im Liquor [P1540, L143]

Vorgehen
1. 6–8 ml frisch gewonnener Liquor werden in einem Zentrifugenröhrchen mit spitz zulaufendem Boden 10 Minuten bei 850× g zentrifugiert.
2. Der Überstand wird in ein anderes Röhrchen dekantiert (ggf. für andere Untersuchungen verwenden).
3. Mit Hilfe einer Gummistopfen-Pipette wird das Sediment (quantitativ) in eine oder mehrere Hämatokritkapillaren aufgesaugt (➤ Abb. 12.6), die mit Hitze (kleine Flamme) verschlossen werden; dabei ist darauf zu achten, dass die Kapillare nicht vollständig gefüllt und am trockenen (flüssigkeitsfreien) Ende ohne Erhitzung des Liquors verschlossen wird.
4. Die Kapillare wird anschließend 1 Minute bei 13.000–15.000× g in einer Mikrohämatokrit-Zentrifuge zentrifugiert.
5. Innerhalb von 15 Minuten wird das verschlossene Ende der Kapillare bei ca. 200- bis 300-facher Vergrößerung auf bewegliche Trypanosomen untersucht.

Auch bei Felduntersuchungen unter einfachen Bedingungen sollte zusätzlich stets die Zellzahl und der Proteingehalt des Liquors bestimmt werden (➤ Kap. 5.6).

12.4 Stuhluntersuchungen

Parasitologische Stuhluntersuchungen gehören in der Tropenmedizin zu den häufigsten Standarduntersuchungen des Labors. Dies gilt sowohl für die **Individualdiagnostik** einer großen Zahl von Parasitosen als auch für **epidemiologische Untersuchungen,** die in tropischen LMIC wesentliche Grundlage für Indikation und Verlaufskontrolle von Bekämpfungs- und Interventionsprogrammen darstellen.

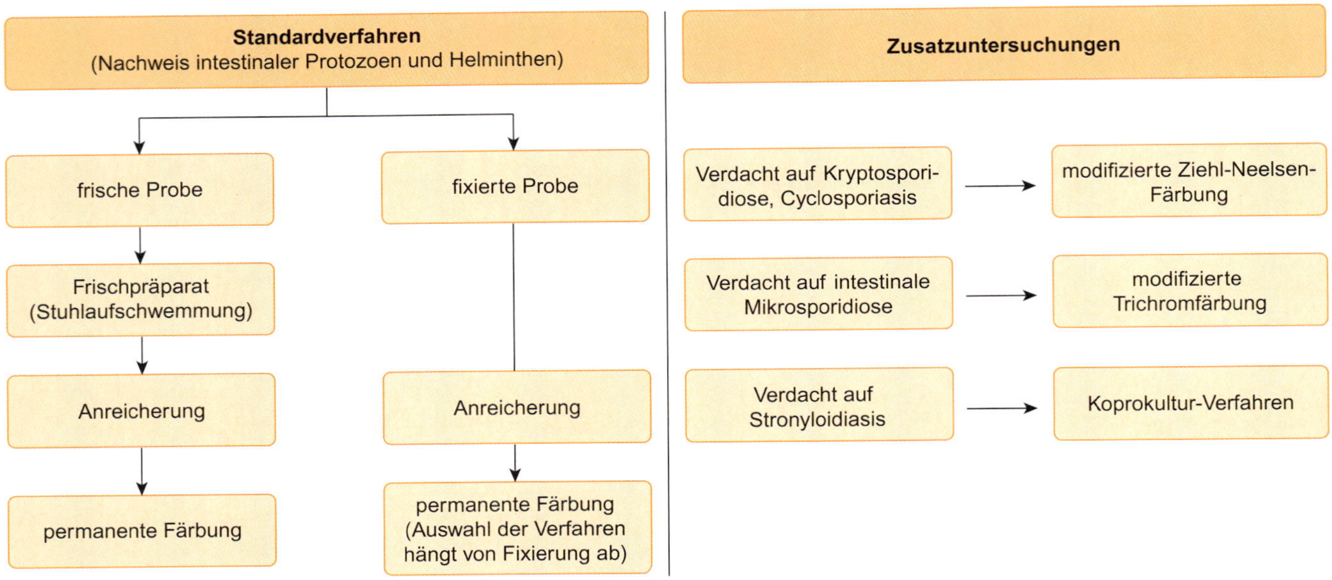

Abb. 12.7 Untersuchungsgang bei der parasitologischen Stuhluntersuchung [P1540, L143]

Mit den verschiedenen Methoden der parasitologischen Stuhluntersuchung lassen sich **Trophozoiten, Zysten** und **Oozysten von Protozoen** sowie **Eier, Larven** und gelegentlich auch **Adultwürmer von Helminthen** nachweisen.

- Im **Frischpräparat** (Nativpräparat) erleichtert die Motilität der Trophozoiten ihr Auffinden und ihre Differenzierung.
- Für den Erhalt von Trophozoiten in Proben, die nicht frisch untersucht werden können, ist eine **Fixierung** der Probe erforderlich (nicht für Zysten und Wurmeier/-larven).
- Für die Differenzierung von Protozoen sowie für das Auffinden von Trophozoiten in fixierten Proben sind **Färbungen** hilfreich.
- Der Nachweis von Kryptosporidien, Mikrosporidien und *Cyclospora* erfordert spezielle Färbungen.
- **Anreicherungsmethoden** sind notwendig zum Nachweis von Protozoenzysten und Wurmeiern/-larven, die in geringerer Menge im Stuhl vorhanden sind.

12.4.1 Untersuchungsgang

Der Untersuchungsgang hängt ab von der Indikation (Krankheitsverdacht, Screening-Untersuchung), Art und Spektrum der zu bestimmenden Intestinalparasiten und vor allem von den im Labor verfügbaren bzw. möglichen Untersuchungstechniken:

- Unter einfachen Bedingungen (Mikroskop vorhanden, jedoch keine Stromversorgung oder Zentrifuge) sind Frischpräparat (Stuhlaufschwemmung), dicker Stuhlausstrich nach Kato-Katz und Anreicherung durch einfache Sedimentation oder Flotation (ohne Zentrifuge) möglich.
- In gut ausgerüsteten Laboren können zusätzlich effektivere Anreicherungsverfahren (Sedimentations- und Flotationsverfahren) und verschiedene Färbemethoden durchgeführt werden.

Praxistipp

Am geeignetsten ist die gleichzeitige Untersuchung (➤ Abb. 12.7) von Frischpräparat, Anreicherung und gefärbtem Ausstrich. Bei entsprechender Indikation bzw. Verdacht werden zusätzliche Untersuchungen durchgeführt:
- Spezielle Färbungen für Kokzidien (Kryptosporidiose, Cyclosporiasis), Mikrosporidien
- Spezielle Anreicherungsmethoden für Wurmlarven (Verdacht auf Strongyloidiasis)

12.4.2 Probengewinnung

Für epidemiologische Untersuchungen kann die Untersuchung einer einmaligen Probe ausreichen, für die Individualdiagnostik ist die Untersuchung von **mind. 3 Proben** von verschiedenen Tagen zu empfehlen.

- Antibiotika und Bariumsulfat interferieren mit der Ausscheidung der Parasiten und verringern die Sensitivität der Untersuchung.
- Proben, die ölige Substanzen (z. B. paraffinhaltige Laxanzien), Bariumsulfat, Urin oder zugesetztes Wasser enthalten, sind ungeeignet.

12.4.3 Transport und Fixierung

Unfixierte Stuhlproben sollten weder eingefroren noch höheren Temperaturen ausgesetzt werden. Raum- oder Kühlschranktemperatur (5–25 °Celsius) ist am besten geeignet für die (möglichst kurze) Zwischenlagerung. Beweglichkeit und intakte Struktur vegetativer Formen sind nur im frischen Material bis max. eine Stunde nach Absetzen des Stuhlgangs zu erkennen. Ist diese Möglichkeit nicht gegeben, sollte die Probe so schnell wie möglich fixiert werden, damit wenigstens die Struktur der Trophozoiten erhalten bleibt. Die

Fixierung verhindert zudem das Überwuchern von Pilzen und die Weiterentwicklung einiger Helminthenspezies zur infektiösen Phase.

Als Fixierungsmittel sind geeignet: Formalin, Merthiolat-Jod-Formalin (MIF, auch als quecksilberfreie Lösung erhältlich), Natriumazetat-Essigsäure-Formalin (SAF) und Polyvinylalkohol (PVA). Die Wahl des Fixierungsmittels ist abhängig von den im Labor angewandten Verfahren für Färbungen und Anreicherungen.

12.4.4 Fixationslösungen

Formalin-Fixationslösung

In einer Konzentration von 5 % ist Formalin die klassische Fixierungslösung für Zysten und bei 10 % für Helmintheneier und Larven. Die 10-prozentige gepufferte Lösung wirkt nicht nur konservierend, sie tötet in den meisten Fällen auch Helmintheneier ab.

10-prozentige Formalin-Fixationslösung

- 100 ml Formaldehyd 37 % (Formalin)
- 900 ml 0,85-prozentige NaCl-Lösung
- 0,78 g Na_2HPO_4 und 0,02 g NaH_2PO_4 (trocken mischen und zugeben)

Merthiolat-Jod-Formalin (MIF-)Lösung

Diese Lösung ist eines der besten Konservierungsmittel für Parasiten im Stuhl und in anderen Materialien; durch ihren Jodgehalt färbt sie Protozoenzysten und Wurmeier zudem leicht an. Sie eignet sich sowohl für die direkte Untersuchung (daher auch für die Arbeit unter Feldbedingungen) wie für die sehr effektive MIFC-Anreicherung (Merthiolat-Iodine-Formalin-Concentration). Klassischerweise enthält die MIF-Lösung Thiomersal, was hinsichtlich der Toxizität problematisch ist und deshalb weitgehend durch die SAF-Lösung (s. u.) ersetzt wird.

MIF-Lösung

- 40 ml Thiomersal (Merthiolattinktur 1:1.000)
- 5 ml Formalin (Formaldehyd 37 %)
- 1 ml Glycerin
- 50 ml Aqua dest

In dunkler Flasche aufbewahren (haltbar ca. 6 Monate).
Vor dem Gebrauch 9,4 ml dieser Lösung mit 0,6 ml Lugol-Lösung (s. u.) mischen und etwa 1 g (ca. bohnengroße Menge) Stuhlprobe zugeben. Die Probe gut verrühren und über Nacht sedimentieren lassen. Untersucht wird der Bodensatz (Spencer und Monroe 1982).

Wird die MIF-Lösung nicht zur langfristigen Konservierung (z. B. bei der Herstellung von Dauerpräparaten) gebraucht, ist derzeit z. B. folgende Modifikation einer quecksilberfreien Stammlösung möglich.

Quecksilberfreie MIF-Stammlösung

- 1 g Ethanolamin
- 0,28 g Ethylendiamin
- 8 g Natriumchlorid
- 2,65 g Di-Natrium-Tetraborat-Dekahydrat
- in 1 l Aqua dest

Gebrauchslösung

- 2.000 ml Stammlösung
- 250 ml Formalin
- 50 ml Glycerin
- 1.500 ml Aqua dest

Natriumazetat-Essigsäure-Formalin (SAF-)Lösung

Die quecksilberfreie SAF (Sodium-Acetate-Formalin-)Lösung wird zunehmend als Ersatz für die MIF-Lösung verwendet. Die SAF-Fixierung ist kompatibel mit verschiedenen Färbemethoden (s. u.) sowie mit den meisten koproimmunologischen Untersuchungen (Koproantigen-ELISAs).

SAF-Lösung

- 1,5 g Natriumazetat
- 2,0 ml Eisessig
- 4,0 ml Formalin (37-prozentiges Formaldehyd)
- 92,0 ml Aqua dest

Ein gewisses Problem ist die schlechtere Haftung der Probe auf dem Objektträger während der Färbung. Dies kann vermieden werden, wenn man vor dem Ausstreichen etwas Albuminlösung (s. u.) als „Klebstoff" auf den Objektträger gibt oder mit der Probe vermischt.

Zur Herstellung der Albuminsuspension (Mayers Albumin) werden gleiche Volumina von Glycerin und Eiklar vermischt. Ein Tropfen der fixierten Stuhlprobe wird mit einem Tropfen Albuminsuspension versetzt, auf einen Objektträger ausgestrichen, dann 30 Minuten trocknen gelassen.

Polyvinylalkohol (PVA-)Fixationslösung

PVA ist ein synthetisches, wasserlösliches Polymer von Vinylalkohol, das in Pulverform verfügbar ist. Die wässrige Lösung von PVA ist lange stabil, und die Viskosität ist durch die Konzentration und den Polymerisationsgrad von PVA modulierbar. Es wird als Einbettungsmaterial in histologischen Verfahren verwendet und haftet gut auf glatten Oberflächen wie z. B. auf Objektträgern.

Die Kombination von PVA und Schaudinns Reagenz (gesättigte wässrige $HgCl_2$-Lösung) ergibt ein Fixierungsmittel, das Trophozoiten am besten fixiert, gut auf dem Objektträger haftet und mit allen Färbungen kompatibel ist. Allerdings sind koproimmunologische Untersuchungen durch diese Fixierung ausgeschlossen.

Problematisch sind Arbeitsplatzbelastung und Entsorgung des toxischen Quecksilberchlorids.

PVA-Fixierungsmittel

- 10,0 g PVA
- 62,5 ml Ethanol 95 %
- 125,0 ml gesättigte wässrige Lösung von $HgCl_2$
- 10,0 ml Eisessig
- 3,0 ml Glycerin

Vorgehen

1. PVA über Nacht quellen lassen.
2. Auf 75 °Celsius erwärmen und die Mischung schwenken, bis sie homogen und leicht milchig wird.
3. Wässrige Stuhlproben mischt man im Verhältnis 3 Teile PVA zu 1 Teil Probe.

Lugol-Lösung (Stammlösung 5 %)

- 10,0 g Kaliumjodid
- 5,0 g Jodkristalle
- 100,0 ml Aqua dest
- In einer dunklen Flasche mit Glasverschluss bei Zimmertemperatur lagern. Die Lösung muss kräftig braun sein, sonst ist sie zu verwerfen.
- Kurz vor dem Gebrauch 1:5 mit Aqua dest verdünnen.

12.4.5 Nachweismethoden

Makroskopische Beurteilung

Die Stuhlprobe kann wässrig, breiig, ungeformt (weich) oder geformt sein; sie kann Blut und/oder Schleim enthalten. Adultwürmer und Wurmsegmente (z. B. Bandwurmglieder) können meist bereits makroskopisch erkannt und sollen lupenmikroskopisch differenziert werden.

Praxistipp

- Je ungeformter die Probe, desto größer ist die Wahrscheinlichkeit, dass sie vegetative Formen (Trophozoiten) enteropathogener Protozoen enthält.
- Sind in der Probe frisches Blut und Schleim mit bloßem Auge zu erkennen, kann dies ein Hinweis auf den Befall mit *Entamoeba histolytica* sein; die blutig-schleimigen Partien sind für die Untersuchung zu bevorzugen und zuerst zu untersuchen.
- Oozysten von Kokzidien und Sporen von Mikrosporidien findet man am ehesten im wässrigen Stuhl.

Mikroskopisches Frischpräparat

Eine kleine, stecknadelkopfgroße (ca. 2–5 mg) Menge frischer Stuhl (geformt oder ungeformt) und ein Tropfen isotone Kochsalzlösung (am besten auf 37 °Celsius vorgewärmt) werden mit einem Holz- oder Kunststoffstäbchen auf einem Objektträger verrührt, mit einem Deckglas bedeckt und zunächst bei stärkerer Abblendung bei geringer Vergrößerung (ca. 100x) vollständig und mäanderförmig durchgemustert. Dann wird bei ca. 400× Vergrößerung jede verdächtige Struktur untersucht. Bewegliche Organismen wie **Trophozoiten** werden gut sichtbar, einschließlich ihrer Zellstruktur.

Es sollen mindestens 2–3 Proben von verschiedenen Stellen des Materials untersucht werden (bevorzugt Blut- oder Schleimauflagerungen).

Vor allem wenn unbewegliche Organismen wie **Protozoenzysten** vorhanden sind, ist eine **Anfärbung** hilfreich. Diese geschieht mit einer jodhaltigen Lösung (z. B. Lugol-Lösung). Die Probe wird zusätzlich mit einem Tropfen verdünnter (z. B. 1 %) Lugol-Lösung verrührt und sofort untersucht: Das Zytoplasma färbt sich goldgelb, das Glykogen braun, die Kerne bleiben hell. Diese zarte Färbung erlaubt eine bessere Identifikation der sehr durchsichtigen Organismen, führt jedoch zur Immobilisation und Abtötung von Trophozoiten.

In dieser einfachen Stuhlaufschwemmung lassen sich neben Trophozoiten (bei frischer Untersuchung) und Zysten von Protozoen auch Wurmeier und -larven identifizieren, allerdings nur bei starkem Befall. Zahlreiche intestinale Parasitosen werden nicht oder nur mit unzureichender diagnostischer Ausbeute erfasst.

Wegen der geringen Sensitivität der einfachen Stuhlaufschwemmung sollten auch im Labor peripherer Gesundheitseinrichtungen tropischer LMIC zusätzlich einfache Anreicherungsmethoden verfügbar sein.

Kato-Katz-Methode

Dies ist eine einfache, aber effiziente Methode für den Nachweis und die Quantifizierung von **Wurmeiern** (insbesondere Eier von *Schistosoma mansoni, S. intercalatum, S. japonicum* und *S. mekongi*). Sie wird von der WHO empfohlen und ist als Kit für Felduntersuchungen verfügbar (Sterlitech Cooperation, nicht CE-zertifiziert) (WHO 1991).

Vorgehen

1. Mind. einen Tag vor der Untersuchung wird eine ausreichende Menge von ca. 2,5 × 2,5 cm großen Zellophanstückchen (40–50 µm dickes Haushaltszellophan) in einer Glycerin-Malachitgrün-Lösung (100 ml Glycerin + 100 ml Aqua dest + 1 ml einer 3-prozentigen wässrigen Malachitgrün- oder Methylenblaulösung) eingeweicht.
2. Eine erbsengroße Menge der Stuhlprobe wird mit einem kleinen Spatel aus Holz oder Kunststoff durch ein als Sieb dienendes Metall- oder Kunststoffnetz (Maschenweite ca. 0,2 mm) gedrückt, um größere Stuhlpartikel zu beseitigen.
3. Die im Kit gelieferte Schablone, in die ein Loch gestanzt ist, wird auf einen Objektträger gelegt.
4. Die Lochstanze wird vollständig mit dem gesiebten Stuhlmaterial gefüllt.
5. Die Schablone wird vorsichtig entfernt, auf dem Objektträger verbleibt eine definierte Menge der Probe (abhängig von Lochgröße/Dicke der Schablone: 9 mm/1 mm: 50 mg Stuhl; 6 mm/1,5 mm: 41,7 mg Stuhl; 6 mm/0,5 mm: 20 mg Stuhl).
6. Die Probe wird mit einem in Glycerin-Malachitgrün eingeweichtem Zellophanstückchen bedeckt, umgedreht und auf einem anderen Objektträger liegengelassen, bis sich die Probe durch das Gewicht des Objektträgers gleichmäßig ausgebreitet hat.
7. Der Objektträger wird vorsichtig seitwärts vom unteren Objektträger entfernt.
8. Die Probe wird nach 15 Minuten *und* am nächsten Tag bei schwacher Vergrößerung (100x) durchgemustert.

Schistosomeneier sind nach 24 Stunden optimal sichtbar, Hakenwurmeier müssen bereits innerhalb von 30 Minuten nach Anfertigung des Präparats untersucht werden, da sie nur für kurze Zeit zu sehen sind, *Ascaris*- und

Trichuris-Eier sind jederzeit gut erkennbar. Die Wurmeier sind leicht angefärbt, und der Hintergrund ist hell. Die Präparate eignen sich auch für den Versand (Schistosomen-, *Ascaris*-, und *Trichuris*-Eier bleiben für Monate sichtbar) und für eine **quantitative Schätzung des Wurmbefalls** (die Anzahl der im gesamten Präparat zu sehenden Eier einer Spezies mit 24 multipliziert ergibt die Zahl der Eier pro Gramm Stuhl).

Im Internet finden sich auch Video-Anleitungen für die Methode (s. u. Internetquellen).

12.4.6 Anreicherungsverfahren

Anreicherungen sind auf zwei Arten möglich:
1. durch **Sedimentation** oder
2. durch **Flotation** in konzentrierten Salzlösungen.

Steht **keine Zentrifuge** zur Verfügung, kann eine **einfache Sedimentation** oder **Flotation** versucht werden. Dazu wird eine bohnengroße Menge (0,5–1 g) Stuhl entweder in 0,9 % NaCl oder in gesättigter Kochsalzlösung (je 10–15 ml) möglichst gründlich suspendiert und durch Gaze in ein Röhrchen filtriert (s. u. „Formalin-Äther-Konzentration"). Nach ca. 20 Minuten werden mit einer Pipette einige Tropfen des Sediments (bei 0,9-prozentiger NaCl) oder mit einer Öse einige Tropfen von der Oberfläche (bei gesättigter NaCl-Lösung) entnommen und mikroskopisch untersucht (s. u.).

Steht eine **Zentrifuge** zur Verfügung, können aufwendigere **Anreicherungsverfahren** durchgeführt werden, die eine wesentlich sensitivere Diagnostik ermöglichen (s. u.). Bei der **Sedimentationsmethode** werden **Eier, Larven und Protozoen** konzentriert, wobei der Anteil an Detritus im Sediment größer ist als bei der Flotation. Bei der **Flotationsmethode** sammeln sich **Zysten, Oozysten** und **Eier** einiger Helminthen (s. u.) sehr sauber auf der **Oberfläche** einer konzentrierten Salzlösung mit hohem spezifischem Gewicht an.

Praxistipp
- Bevorzugte Methode ist die Sedimentationsmethode mittels Formalin-Äther-Konzentration (Erfassung der meisten Intestinalparasiten).
- Die höchste Sensitivität erreicht man durch eine Kombination von Sedimentation und Flotation.

Formalin-Äther-Konzentration

Dieses Standardverfahren der Anreicherung mittels Sedimentation eignet sich sowohl für unfixierte als auch für fixierte Proben. Für die Anreicherung kann 5- bis 10-prozentiges Formalin, besser jedoch MIF-Lösung (MIF-Konzentration) oder die umweltverträglichere (quecksilberfreie) SAF-Lösung verwendet werden (➤ Kap. 12.4.4). Für die Entfettung ist Äther am besten geeignet (Voraussetzung: explosionsgeschützte Aufbewahrung im Kühlschrank), alternativ kann Ethylacetat (weniger explosionsgefährlich, aber ebenfalls leicht brennbar) verwendet werden.

Vorgehen
1. Ca. 0,5–1 g (etwa erbsengroße Menge) der Probe mit 9 ml SAF- (oder MIF-)Lösung mischen, mit Holzstäbchen zu einer homogenen Mischung verrühren und 30 Minuten fixieren lassen (oder bereits fixierte Probe verwenden).
2. Die gesamte Probe durch 2 Schichten angefeuchteter Gaze in einem Trichter in ein 12–15 ml Zentrifugenröhrchen filtrieren.
3. Das Röhrchen mit 2–3 ml gekühltem Diethyläther oder Ethylacetat auffüllen, verschließen und gut mischen (Durchführung möglichst im Abzug!), bis keine Ätherschicht mehr sichtbar ist.
4. 1 Minute bei 750–1.000× g (möglichst gekühlt bei 10 °Celsius) zentrifugieren.
5. Nach der Zentrifugation sind 4 Schichten zu sehen: der Bodensatz (Sediment), die Formalin-, SAF- (oder MIF-)Schicht, der Detrituspfropf und schließlich die Äther/Ethylacetatschicht (➤ Abb. 12.8).
6. Detrituspfropf mit einem Holzstäbchen lösen, und den gesamten Überstand (Ätherschicht, Detrituspfropf, MIF-Schicht) in separates Abfallgefäß dekantieren.
7. Das verbleibende Sediment durch Schütteln oder mit einer gläsernen Pasteurpipette resuspendieren, einen größeren und einen kleineren Tropfen auf einen Objektträger geben, mit einem Deckglas abdecken und quantitativ bei schwacher Vergrößerung (ca. 100x) mikroskopieren.

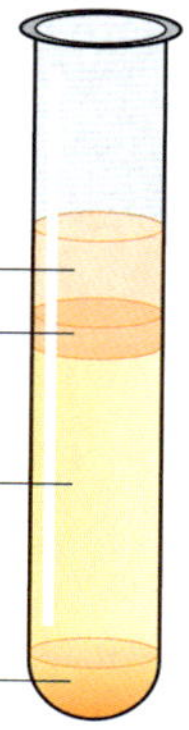

Abb. 12.8 Anreicherungsverfahren: Schichtung nach der Zentrifugation bei der Sedimentationsmethode (MIF-/SAF-Konzentration) [P1540, L143]

Zum Nachweis von **Oozysten** der Gattungen **Isospora, Cryptosporidium** und **Cyclospora** empfiehlt sich folgende Modifikation der Formalin-Äther-Konzentration:

Schritt 1.–3. wie oben.

4. Zentrifugation bei 300–400× g für 1 Minute.
5. Überführen der vollständigen Flüssigkeitssäule unterhalb der Detritusschicht mittels Pipette in ein zweites Zentrifugenröhrchen.
6. Auffüllen des Röhrchens mit Formalin.
7. Zentrifugation bei 750–100× g für 5 bis 10 Minuten.
8. Dekantieren des Überstandes.

Wurmeier aller intestinalen Helminthen (Beispiele ➤ Abb. 12.9) und die Zysten intestinaler Protozoen (➤ Abb. 12.15) werden je nach eingesetzter Stuhlmenge und Effektivität der Durchführung im Vergleich zum Frischpräparat (Stuhlaufschwemmung) um den Faktor 10–50 angereichert. Die Anreicherung von Wurmlarven (z. B. *Strongyloides*-Larven) ist meist wenig effektiv.

Flotationsmethode

Die Flotation erfolgt unter Verwendung einer 33-prozentigen Zinksulfatlösung mit einem hohen spezifischen Gewicht von 1,18.

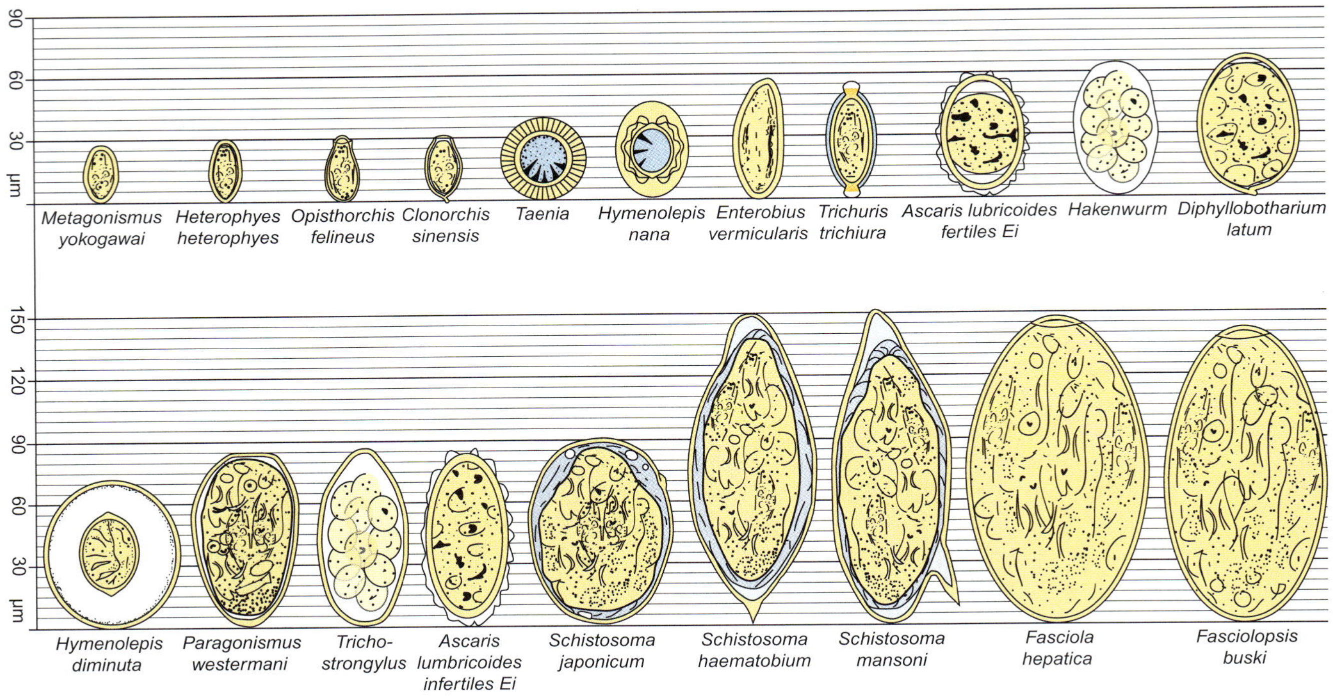

Abb. 12.9 Eier von wichtigen humanpathogenen Helminthen im Größenvergleich [P1540, L143]

Zinksulfatlösung (33 % w/v)

- 330 g Zinksulfat
- 670 Aqua dest

Vorgehen

1. Ein Zentrifugenröhrchen wird zu einem Viertel mit Zinksulfatlösung gefüllt.
2. Es wird etwa 0,5–1 g Stuhl zugegeben.
3. Das Röhrchen wird mit Zinksulfatlösung aufgefüllt und gut gemischt.
4. Die Probe wird, wie oben beschrieben, durch Gaze in einem Trichter in ein neues Zentrifugenröhrchen filtriert.
5. Das Zentrifugenröhrchen wird bis zum Rand mit Zinksulfatlösung aufgefüllt und mit einem Deckglas blasenfrei abgedeckt.
6. Die Suspension wird für 30 bis 45 Minuten in aufrechter Position stehen gelassen.
7. Das Deckglas wird abgenommen, auf einen Objektträger gelegt und bei niedriger und mittlerer Vergrößerung mikroskopiert.

Die Methode ist zum Nachweis von Protozoenzysten (z. B. *Giardia lamblia, Entamoeba histolytica/dispar*) sowie von Eiern der Spezies *Trichuris trichiura, Opisthorchis* und *Clonorchis* geeignet.

Kombination von Flotation und Sedimentation

Vorgehen

Schritt 1.–4. wie oben, Auffüllen des Zentrifugenröhrchens bis 0,5 cm unter den Rand.

5. Zentrifugieren für 2 Minuten bei 500× g. Zwei Schichten sind nun sichtbar; das Sediment und darüber der Zinksulfatüberstand.

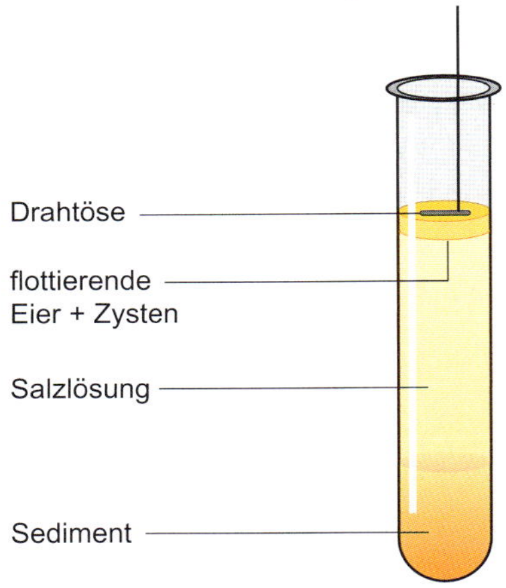

Abb. 12.10 Anreicherungsverfahren: Schichtung nach der Zentrifugation bei der Flotationsmethode [P1540, L143]

6. Ohne das Röhrchen von der Zentrifuge zu entfernen, einen Tropfen von der Oberfläche abnehmen und auf einen Objektträger bringen, am besten mit einer abgebogenen Öse, die nicht eingetaucht wird, sondern nur die Oberfläche berührt (➤ Abb. 12.10).
7. Mehrere Tropfen quantitativ bei schwacher Vergrößerung (ca. 100x) mikroskopieren.
8. Anschließend auch eine Probe vom Bodensatz entnehmen und untersuchen, die Entnahme muss innerhalb von 5 Minuten erfolgen, da die konzentrierte Salzlösung eine zunehmende Deformation von Eiern und Zysten verursacht.

Zysten von Protozoen (z. B. *Giardia lamblia, Entamoeba histolytica, E. dispar*) und Eier aller intestinalen Nematoden und der meisten intestinalen Zestoden kann man auf der Oberfläche finden. Eier mit einem Operculum dagegen (Trematoden) versinken in den Bodensatz: diese Eier springen wegen der Konzentration der Lösung auf und saugen sich mit Flüssigkeit voll.

Anreicherung von Wurmlarven (Koprokultur-Methoden)

Baermann-Methode

Diese Methode beruht auf der Tendenz der Larven, aus dem Stuhl zu wandern.

Vorgehen

1. Ein Glastrichter (Durchmesser mind. 10 cm), dessen Auslauf mit einem weichen abgeklemmten Gummischlauch verschlossen ist, wird an einem Stativ befestigt.
2. Auf den Trichter werden eine feste Drahtgaze und 2 Schichten Stoffgaze gelegt (➤ Abb. 12.11).
3. Der Trichter wird bis zu der Stoffgaze mit lauwarmem Wasser aufgefüllt.
4. 10–20 g frische Stuhlprobe wird auf die Stoffgaze verteilt.
5. Die Probe wird über Nacht stehengelassen.
6. Am nächsten Tag werden etwa 10 ml Flüssigkeit aus dem Schlauch in ein Zentrifugenröhrchen abgelassen und 2 Minuten bei 500× g zentrifugiert.
7. Das Sediment wird quantitativ bei schwacher Vergrößerung (100x) untersucht.

Aufgrund der großen Probenmenge bietet die Methode eine gute Empfindlichkeit zum Nachweis von *Strongyloides*-Larven. Die Helminthenspezies (*Strongyloides,* Hakenwürmer, *Trichostrongylus*) kann anhand der intakten, lebenden Larven bestimmt werden.

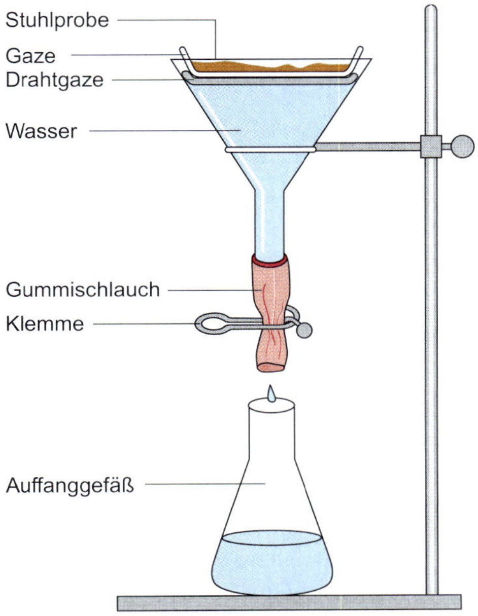

Abb. 12.11 Baermann-Methode [P1540, L143]

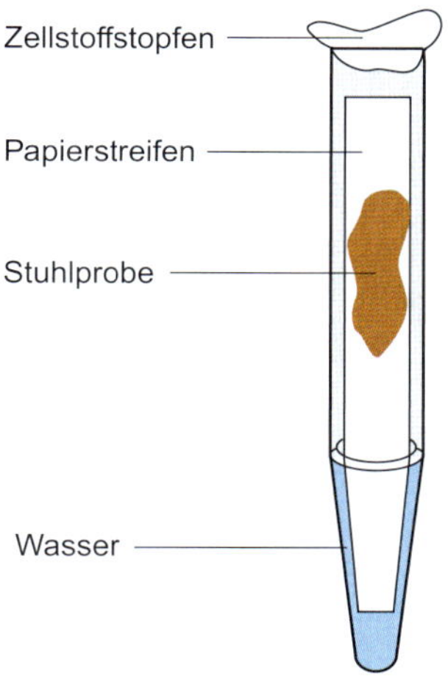

Abb. 12.12 Harada-Mori-Filterpapiermethode [P1540, L143]

Harada-Mori-Filterpapiermethode

Auch bei diesem Verfahren wird das Wanderverhalten der Larven ausgenützt.

Vorgehen

1. 1–2 g Stuhlprobe wird auf mehreren dünnen (1 × 10 cm) Filterpapierstreifen ausgestrichen, dabei wird nur das mittlere Drittel des Papierstreifens bestrichen.
2. Jeweils ca. 3 ml Aqua dest wird in 15 ml Zentrifugenröhrchen (Durchmesser 1,5 cm) gegeben.
3. Streifen werden so in das Röhrchen gesetzt, dass sich die Probe etwa 1 cm über dem Wasserniveau befindet (➤ Abb. 12.12).
4. Die Röhrchen werden bis zu 10 Tage bei Raumtemperatur stehengelassen, täglich wird mind. einmal Wasser nachgefüllt.
5. Täglich wird eine kleine Wassermenge vom Boden entnommen und mikroskopisch (schwache Vergrößerung, 100 ×) nach Larven untersucht.

Larven von *Strongyloides stercoralis,* Hakenwürmern und *Trichostrongylus* spp. sind mit dieser Methode nachweisbar.

12.4.7 Färbemethoden

Gefärbte Stuhlausstriche ermöglichen eine definitive Artbestimmung der **Trophozoiten und Zysten von Protozoen,** die im Frischpräparat und im Sediment der Anreicherungen oft schwierig ist (insb. für Ungeübte). Für Nachweis und Darstellung von Wurmeiern und Larven sind die Färbungen wenig geeignet (Methode der Wahl: Anreicherungen, ➤ Kap. 12.4.6).

Eisenhämatoxylinfärbung

Die Eisenhämatoxylinfärbung frischer Proben ergibt sehr gute Präparate, ist allerdings zeitaufwendig. Zur Fixierung frischer Stuhlpräparate werden quecksilberhaltige Fixative verwendet, z. B. Fixationslösung nach Schaudinn (auch als kommerzielles Produkt erhältlich) oder Sublimatalkohol.

Schaudinns Fixativ

- 600 ml gesättigte wässrige Lösung von $HgCl_2$
- Ethanol 95 %
- Unmittelbar vor Gebrauch auf 100 ml Fixativ 5 ml Eisessig zugeben.

Gesättigte wässrige Sublimatlösung (modifiziertes Schaudinn-Reagenz)

- 150 g Quecksilber(II)chlorid
- 2.500 ml Aqua dest (auf Heizplatte zum Kochen bringen und $HgCl_2$ einrühren)

Sublimatalkohol

- 150 ml Sublimatlösung
- 70 ml 99–100 % Isopropanol oder Ethanol

Auch SAF- und PVA-fixierte Proben können mit dieser Methode gefärbt werden.

Viele Modifikationen der ursprünglichen Färbung nach Heidenhain wurden entwickelt; hier wird eine Modifikation der Methode nach Granz und Ziegler (1976) beschrieben.

Jod-Alkohol

- 1 ml Jodtinktur (1N)
- Ca. 200 ml 70-prozentiges Ethanol oder 70-prozentiges Isopropanol
- Vor dem Gebrauch Jodtinktur mit 70-prozentigem Ethanol so verdünnen, dass eine braune Farbe (cognacfarben) entsteht.

4-prozentige wässrige Eisenalaunlösung

- 4 g kristallines Eisenammoniumalaun (Ammoniumeisen(III)sulfat Dodecahydrat)
- 100 ml Aqua dest

2-prozentige wässrige Eisenalaunlösung

- 4-prozentige Eisenalaunlösung zu gleichen Teilen mit Aqua dest verdünnen.

1-prozentige Hämatoxylinlösung

- 1 g Hämatoxylin
- 10 ml 96-prozentiges Ethanol
- 90 ml Aqua dest
- Hämatoxylin in 96-prozentigem Ethanol lösen, 90 ml Aqua dest zugeben, die Lösung muss vor Gebrauch 1 bis 2 Monate lang zur „Reifung" unter Luftzufuhr in offener Flasche lichtgeschützt stehengelassen werden.

Vorgehen

1. Einen dünnen Ausstrich herstellen und noch feucht in Schaudinns Fixativ oder Sublimatalkohol 10 bis 20 Minuten fixieren (werden andere Fixative verwendet, die Ausstriche von PVA-fixierten Proben gut trocknen lassen und SAF-fixierte Proben auf einen mit Albumin beschichteten Objektträger ausstreichen und die Färbung erst von Punkt 2 an beginnen).
2. Präparat 10 bis 20 Minuten in die Jodalkohollösung einstellen, um Quecksilber zu entfernen.
3. Präparat 15 bis 30 Minuten in 70-prozentiges Ethanol stellen, um überschüssiges Jod zu entfernen und zu härten.
4. Präparat in Aqua dest oder fließendem Leitungswasser spülen, bis die Objektträger schlierenfrei sind.
5. Präparat 45 bis 60 Minuten in 4-prozentigem Eisenalaun beizen (die Lösung darf nur einmal benutzt werden).
6. Präparat in fließendem Leitungswasser spülen, bis das Wasser klar erscheint.
7. 45 bis 60 Minuten in 1-prozentiger Hämatoxylinlösung färben (die Lösung kann filtriert und wiederverwendet werden).
8. 3,5 bis 4,5 Minuten zur Differenzierung in 2-prozentige Eisenalaunlösung einstellen (die Lösung darf nur einmal benutzt werden).
9. 20 bis 30 Minuten in Leitungswasser wässern zur vollständigen Entfernung des Eisenalauns.
10. 5 bis 10 Minuten zur Entwässerung in 70-prozentiges Ethanol stellen.
11. 5 bis 10 Minuten zur Entwässerung in 95-prozentiges Ethanol stellen.
12. 5 bis 10 Minuten zur Entwässerung in 99-prozentiges Ethanol stellen.
13. 5 bis 10 Minuten in Xylol (oder ProTaqs® Clear o. Ä.) stellen und diese Prozedur mit frischem Xylol (oder ProTaqs® Clear o. Ä.) wiederholen.
14. Objektträger abtropfen lassen und nicht ganz trocken eindecken (Eukitt® o. Ä.).

Die morphologischen Details der **Trophozoiten und Zysten von Intestinalprotozoen** sind bei gelungener Färbung gut sichtbar und ermöglichen eine zuverlässige Differenzierung (➤ Abb. 12.13, ➤ Abb. 12.14, ➤ Abb. 12.15). Diese Färbung ist für Sporen von Mikrosporidien und Oozysten von Kokzidien nicht geeignet.

Trichromfärbung

Diese Färbemethode ist sowohl für die Färbung frischer als auch PVA-fixierter Proben geeignet und wird zunehmend als Ersatz für das Eisenhämatoxylinverfahren eingesetzt. Sie bietet eine fast ebenso gute Qualität der Präparate und ist weniger zeitaufwendig (Garcia 2016).

Trichrom-Färbelösung

- 6 g Chromotrop 2R
- 3 g Lichtgrün SF
- 0,7 g Phosphorwolframsäure
- 1 ml Eisessig
- 100 ml Aqua dest
- Trockensubstanzen mit Eisessig gut vermischen und 30 Minuten bei Raumtemperatur reifen lassen, dann Aqua dest hinzufügen.

Weitere Reagenzien

- Jod-Alkohol
- Angesäuerter Alkohol (0,5 ml Eisessig, 99,5 ml 90-prozentiges Ethanol)
- Schaudinns Fixativ (s. o.)

Vorgehen

1. Frische Proben dünn ausstreichen und noch feucht in Schaudinns Fixativ 3 bis 15 Minuten fixieren. Die Ausstriche PVA-fixierter Proben jedoch gut trocknen lassen und von Punkt 2 an weiterverarbeiten. SAF- und MIF-fixierte Proben sind nicht so gut für diese Färbung geeignet.

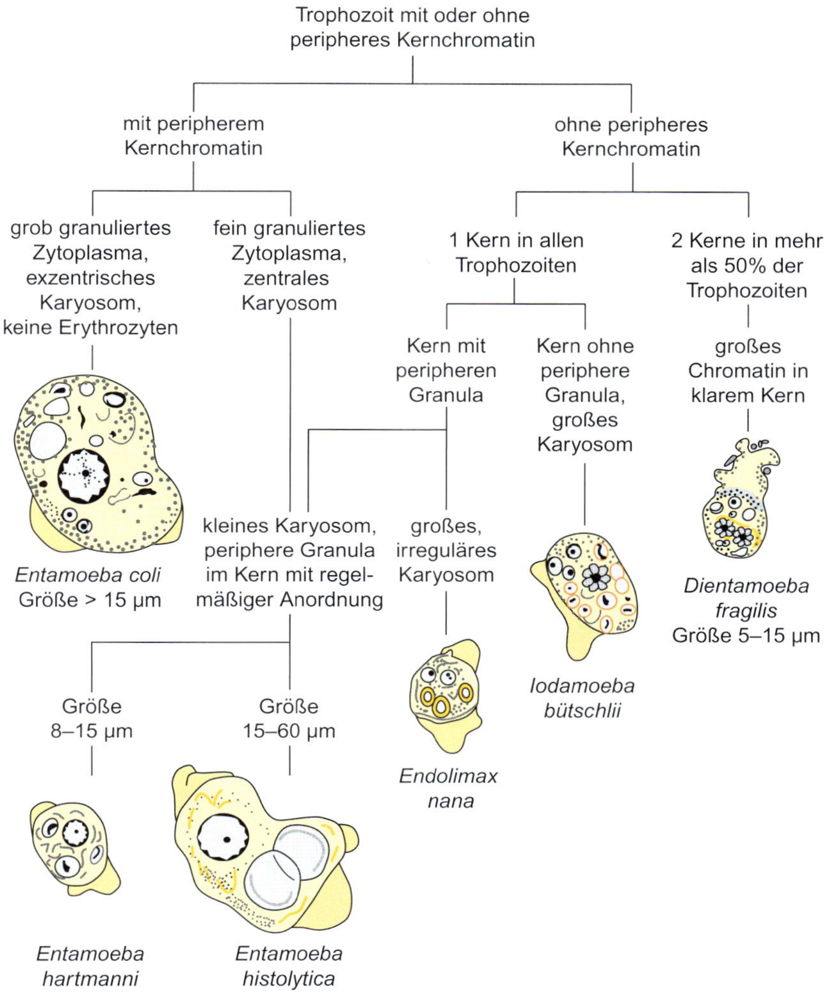

Abb. 12.13 Flussdiagramm für die Identifikation von Trophozoiten intestinaler Amöben in gefärbten Stuhlausstrichen [W798-012, L143]

2. 1 Minute (5 bis 10 Minuten für die PVA-fixierten Proben) in die Jodalkohollösung stellen.
3. 5 Minuten in 70-prozentiges Ethanol stellen.
4. 5 Minuten in 70-prozentiges Ethanol stellen und mit frischem Ethanol wiederholen.
5. 10 Minuten in Trichromlösung stellen.
6. 1 bis 3 Sekunden in angesäuerten Alkohol tauchen und auf einem Löschpapier gut abtropfen.
7. Mehrmals in 95-prozentiges Ethanol tauchen und zweimal je 3 Minuten in frisches 95-prozentiges Ethanol stellen.
8. 5 bis 10 Minuten in Xylol stellen, kurz antrocknen lassen, anschließend für weitere 5 bis 10 Minuten in frisches Xylol stellen.
9. Objektträger noch feucht eindecken (überschüssiges Xylol abtropfen lassen) und untersuchen.

Kerne, chromatoide Körper, Chromatin, Erythrozyten und Bakterien färben sich rot, das Zytoplasma blaugrün und der Hintergrund und die Hefepilze grün.

Trophozoiten und **Zysten von Protozoen** sind gut zu differenzieren (➤ Abb. 12.13, ➤ Abb. 12.14, ➤ Abb. 12.15), auch Pilze und Gewebezellen sind sichtbar. **Oozysten** von *Cryptosporidium* und *Cyclospora* können identifiziert werden. Nicht geeignet ist die Methode für Wurmeier, Larven und Oozysten von *Isospora belli.*

Spezielle Färbungen

Karbolfuchsin-Färbung (modifizierte Ziehl-Neelsen-Färbung)

Die ursprüngliche Färbung nach Ziehl-Neelsen für säurefeste Bakterien hat sich in modifizierter Form auch für den Nachweis von Infektionen mit **intestinalen Kokzidien** *(Cryptosporidium, Cyclospora, Isospora)* bewährt, die sich mit den sonst üblichen Methoden und Färbungen der parasitologischen Stuhluntersuchung nicht darstellen lassen. Hier wird die **modifizierte Kinyoun-Methode** (Kaltfärbung) beschrieben.

Karbolfuchsinlösung

Lösung A
- 4 g basisches Fuchsin
- 20 ml 95-prozentiges Ethanol

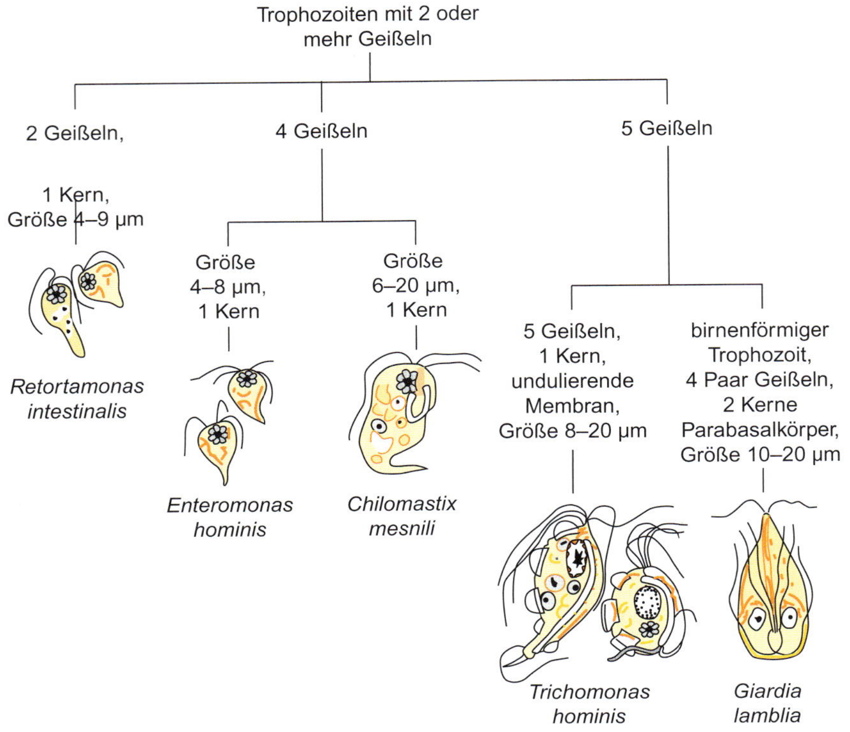

Abb. 12.14 Flussdiagramm für die Identifikation von Trophozoiten intestinaler Flagellaten in gefärbten Stuhlausstrichen [W798-012, L143]

Lösung B
- 8 g Phenol
- 100 ml Aqua dest
- Lösung A + B mischen (Haltbarkeit bei Raumtemperatur ca. 1 Jahr)

Verdünnte Schwefelsäure
- 1 ml konzentrierte Schwefelsäure
- 99 ml Aqua dest
- Haltbarkeit bei Raumtemperatur ca. 1 Jahr

Alternativ 1 % Salzsäure-Alkohol
- 1 ml konzentrierte Salzsäure
- 99 ml 95-prozentiges Ethanol

Loeffler alkalisches Methylenblau
- 0,3 g Methylenblau
- 30 ml 95-prozentiges Ethanol
- 100 ml 0,01-prozentige Kaliumhydroxidlösung (Haltbarkeit bei Raumtemperatur ca. 1 Jahr)

Vorgehen
1. Einen dünnen Ausstrich aus der frischen Probe herstellen und trocknen lassen.
2. 1 Minute in absolutem Methanol fixieren.
3. 5 Minuten mit Karbolfuchsinlösung (kalt) färben.
4. Mit Wasser gründlich spülen.
5. Mit verdünnter Schwefelsäure oder 1 % HCl-Alkohol 2 Minuten, bzw. bis keine Farbwolken mehr abgehen, entfärben.
6. Mit Wasser spülen (evtl. vorher 5 Sekunden mit 50 % Ethanol spülen).
7. 1 Minute mit Methylenblau gegenfärben.
8. Mit Wasser spülen und trocknen lassen.
9. Bei mittlerer Vergrößerung (ca. 400 ×) durchmustern.

Die **Oozysten** von *Cryptosporidium parvum, Cyclospora cayetanensis* und *Isospora belli* sind rosa bis purpur gefärbt gegen einen blauen Hintergrund (➤ Kap. 5.10). Ein Teil der Oozysten (insb. bei *C. cayetanensis*) entfärbt sich wieder bei der Differenzierung und erscheint optisch leer.

Modifizierte Trichromfärbung nach Weber

Diese Methode eignet sich für den Nachweis von **Mikrosporidien,** deren Sporen eine sehr dicke und fast farbundurchlässige Zellwand aufweisen. Mit hohen Konzentrationen des Farbstoffs Chromotrop 2R lassen sich die Sporen jedoch gut färben (Weber et al. 1992).

Modifizierte Trichromlösung
- 6,0 g Chromotrop 2R
- 0,15 g Echtgrün
- 0,7 g Phosphorwolframsäure
- 3,0 ml Eisessig
- 100 ml Aqua dest
- Die Trockensubstanzen mit Eisessig gut vermischen und 30 Minuten bei Raumtemperatur reifen lassen. Anschließend in Aqua dest auflösen.

Die Lösung ist auch gebrauchsfertig als kommerzielles Produkt erhältlich (Trichrome Stain LG Solution).

Vorgehen
1. Mit ca. 10 µl frischer oder fixierter (SAF, MIF, 10-prozentiges Formalin) Probe einen dünnen Ausstrich anfertigen und trocknen lassen.
2. 5 Minuten in absolutem Methanol fixieren und trocknen lassen.

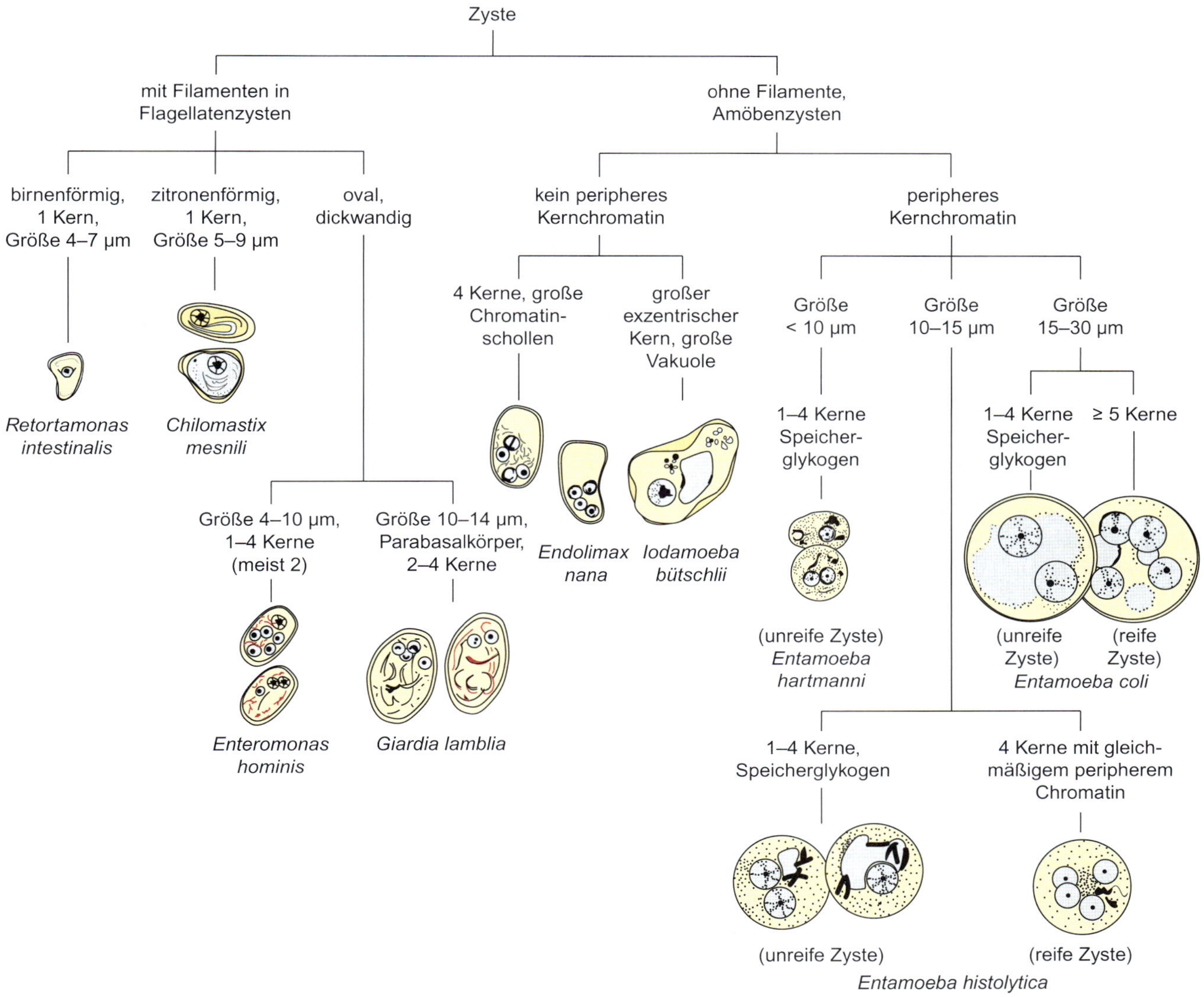

Abb. 12.15 Flussdiagramm für die Identifikation von Zysten intestinaler Amöben und Flagellaten in gefärbten Stuhlausstrichen [W798-012, L143]

3. 90 Minuten in Trichromlösung färben.
4. 10 Sekunden mit saurer Alkohollösung (995,5 ml 90-prozentiges Ethanol + 4,5 ml 96-prozentige Essigsäure) spülen.
5. Mehrmals in 95-prozentiges Ethanol tauchen.
6. 5 Minuten in frisches 95-prozentiges Ethanol stellen.
7. 10 Minuten in 100-prozentiges Ethanol stellen.
8. 10 Minuten in Xylol (oder ProTaqs® Clear o. Ä.) stellen.
9. Objektträger abtropfen lassen und noch feucht eindecken.

Die Sporen färben sich rosarot gegen einen grünen Hintergrund. Die meisten Bakterien und kleine Detritusfragmente färben sich grün. Einige Bakterien färben sich allerdings auch rot, aber anhand der Innenstrukturen sind die Sporen meist gut zu unterscheiden (➤ Kap. 5.10).

12.5 Urinuntersuchungen

Die parasitologische Urinuntersuchung dient in erster Linie zur Diagnostik der urogenitalen Schistosomiasis (Blasenbilharziose, Nachweis der Eier von *Schistosoma haematobium*; ➤ Kap. 6.2.2).

Im Urin können auch **Trophozoiten** von *Trichomonas vaginalis* nachgewiesen werden; wesentlich sensitiver gelingt dies jedoch in Ausfluss oder Abstrichen von Urethra und Vagina. Selten kommen im Urin auch **Mikrofilarien** von *Wuchereria bancrofti* und von *Onchocerca volvulus* vor. Bei immunkompromittierten Personen können auch Mikrosporidien im Urin nachweisbar sein.

Geeignete Proben

Während man für die Harnuntersuchung üblicherweise Mittelstrahlurin verwendet, ist zum Nachweis von Schistosomeneiern die letzte Harnportion besser geeignet. Um die Mittagszeit (10–14 Uhr) gesammelter Urin ist günstiger (Zeit der höchsten Eiausscheidung); körperliche Aktivität begünstigt zudem die Eiablösung von der Blasenschleimhaut (exercise urine). Am sensitivsten ist die Anreicherung aus Sammelurin, der über ca. 24 Stunden gesammelt wurde. Zudem ist zu empfehlen, mind. 3 Proben von verschiedenen Tagen zu untersuchen.

Makroskopische Harnuntersuchung

Der Urin kann blutig tingiert (Hämaturie), schaumig-trüb (Proteinurie), dunkel (Bilirubinurie, Hämoglobinurie) oder trüb bis milchig (Chylurie, Lymphurie) sein. Bei der urogenitalen Schistosomiasis bestehen häufig Mikrohämaturie und Proteinurie (Schnellteststreifen); eine Makrohämaturie liegt meist nur bei schweren und fortgeschrittenen Erkrankungen vor.

Anreicherung der Schistosomeneier durch Sedimentation

Vorgehen

1. Mind. 50 ml der letzten Harnportion wird aufgeschüttelt und in ein konisches Gefäß (Zentrifugenröhrchen aus Glas) gegeben (zu ca. ¾ mit Probe befüllen).
2. Die Probe mind. 1 Stunde sedimentieren lassen.
3. Der Überstand wird verworfen und das abgesetzte Material bei nicht mehr als 2.000× g für 2 Minuten zentrifugiert (notfalls Handzentrifuge).
4. Das Sediment wird ohne weitere Verarbeitung mikroskopisch untersucht.

Die gleiche Prozedur eignet sich auch für Sammelurin mit Verwendung großer bzw. mehrerer Spitzgläser.

Anreicherung durch Membranfiltration

Dies ist eine quantitative, von der WHO empfohlene Methode, die auch bei epidemiologischen Untersuchungen angewendet werden kann.

Vorgehen

1. Runden Membranfilter (13, 16 oder 25 mm Durchmesser) aus Polycarbonat (Sartorius, Nucleopore u. a.) oder Nylon (Nytrel u. a.) mit einer Porengröße von 12–20 µm (evtl. auch Papierfilter, z. B. Whatman Nr. 1 oder 541) in einen entsprechenden Filterhalter mit Luer-Lock-Anschlüssen (z. B. Swinnex®, Millipore) einlegen.
2. Einen Trichter durch einen passenden Gummischlauch mit dem zuführenden Luer-Lock-Anschluss des Filterhalters verbinden, an den abführenden Luer-Lock-Anschluss einen festwandigen (nicht kollabierenden) Schlauch (z. B. Spiralschlauch) befestigen und diesen an Wasserstrahl- oder Saugpumpe anschließen.
3. Je nach Filtergröße 50–200 ml Urinprobe (s. o.) über den Trichter durch den Filter laufen lassen (unterstützen durch Saugvakuum) und anschließend mit Wasser spülen; Verstopfungen des Filters lassen sich meist durch Spülen mit 10-prozentiger HCl beheben; bei kleinen Probenmengen (10 ml) kann die Prozedur vereinfacht werden, indem man statt Trichter und Saugvorrichtung eine 10–20 ml Spritze mit Luer-Lock-Anschluss verwendet, mit der die Urinprobe durch den Filter gepresst wird.
4. Filter vorsichtig aus dem Filterhalter entnehmen und auf Objektträger legen.
5. Die gesamte Filterfläche bei schwacher Vergrößerung (80–100x) durchmustern; die Eier können mit einem Tropfen Lugol-Lösung orange gefärbt werden, oder der Hintergrund kann mit einem Tropfen 0,5-prozentigem Trypanblau gefärbt werden, damit sich die farblosen Eier optisch besser abheben.

Die Ausscheidung von Eiern kann mehrere Monate, selbst Jahre nach Therapie der Schistosomiasis anhalten. Um den Erfolg der Behandlung zu prüfen, ist es hilfreich, die vitalen von den nicht vitalen Eiern zu unterscheiden.

Vitalitätsnachweis der Schistosomeneier

Geübte Untersucher können die Eier mit reifen und vitalen Larven von den anderen unterscheiden: Das vitale Ei ist mit einer transparenten Masse gefüllt, und die Bewegung der Larve und der inneren Organe kann wahrgenommen werden. Dagegen ist der Inhalt der Eier, die eine abgestorbene Larve enthalten, geschrumpft, und die unbefruchteten oder verkalkten Eier sind kleiner und dunkel.

Die klassische Vitalfärbung erfolgt mit 0,5-prozentiger Trypanblaulösung. Bei dieser Färbung bleiben die vitalen Eier farblos, die avitalen färben sich blau bis violett an. Zusätzlich gibt es die Kongorotfärbung (1-prozentiges Kongorot). Mit ihr färben sich die im Ei enthaltenen lebenden Larven hellblau, die toten Larven rot, die unreifen Larven bleiben farblos.

Mirazidienschlüpfversuch

Zur eindeutigen Differenzierung zwischen einer floriden und einer geheilten Infektion eignet sich die traditionelle von Fülleborn beschriebene Methode.

Vorgehen

1. 10 ml Urin bei max. 2.000× g für 3 Minuten zentrifugieren.
2. 9 ml des Überstandes entfernen und durch 5 ml abgekochtes und auf 18–35 °Celsius abgekühltes Wassers ersetzen.
3. Das Röhrchen unter einer Lichtquelle stehenlassen.
4. In ca. stündlichen Intervallen (bis zu 6 Stunden) das Schlüpfen der Mirazidien überwachen, indem man mit dem bloßen Auge oder mit einer Lupe das Röhrchen bevorzugt im Bereich unterhalb des Flüssigkeitsspiegels gegen einen dunklen Hintergrund nach kleinen, weißen, sich rasch bewegenden Organismen durchmustert.

Ist der Mirazidienschlüpfversuch nicht sofort durchführbar, kann man den Überstand durch 0,9-prozentiges NaCl ersetzen und die Suspension bei 5 °Celsius über Nacht lagern. Diese Salzkonzentration verhindert das Schlüpfen, schädigt aber nicht die Eier. Am nächsten Tag die physiologische Kochsalzlösung wieder durch Wasser ersetzen und wie oben beschrieben weiterverarbeiten.

Der Mirazidienschlüpfversuch weist auch eine gute diagnostische Sensitivität auf, wenn das Sediment eines mehrfach gewaschenen Sammelurins (s. o.) oder das mehrfach gewaschene Sediment einer Stuhlanreicherung durch einfache Sedimentation (s. o.) von einer größeren Stuhlprobe (5–20 g) in die o. a. Untersuchung eingesetzt wird.

> Wichtig ist, dass für die vorangehenden Waschvorgänge 0,9-prozentige NaCl-Lösung verwendet wird, um ein vorzeitiges Schlüpfen der Mirazidien zu verhindern.

Fixierung und Anfärbung der Mirazidien

Nach Abschluss des Mirazidienschlüpfversuchs 2 ml Ethanol (oder Methanol) und einige Tropfen Eosinlösung zugeben und gründlich mischen; anschließend 3 Minuten bei max. 2.000× g zentrifugieren.

Die Mirazidien sind rötlich gefärbt; zusätzlich kann man die Relation zwischen geöffneten und ungeöffneten Eiern abschätzen. Dabei ist jedoch zu berücksichtigen, dass selbst aus vitalen Eiern nur 40–80 % der Larven schlüpfen.

12.6 Sputumuntersuchungen

Im Vordergrund der Sputumuntersuchungen im Labor in tropischen LMIC steht die Tuberkulosediagnostik und der Nachweis bakterieller Pathogene bei akuter Pneumonie.

Parasitologische Untersuchungen spielen demgegenüber nur eine geringe Rolle und betreffen am ehesten den Nachweis von *Paragonimus*-Eiern in den Endemiegebieten der Lungenegelinfektion (➤ Kap. 6.2.5) sowie die Diagnostik der vorwiegend bei Patienten mit AIDS auftretenden *Pneumocystis-jirovecii*-Pneumonie (➤ Kap. 2.2). Hinsichtlich der speziellen Färbungen zum Nachweis von *P. jirovecii,* ein Erreger der taxonomisch mittlerweile zu den Pilzen gezählt wird, wird auf die entsprechende Literatur verwiesen (Garcia 2016). Gelegentlich können im Sputum auch Larven von *Ascaris lumbricoides* oder **Hakenwürmern** sowie **Trophozoiten** von *Trichomonas tenax* und *Entamoeba gingivalis* nachweisbar sein, selten auch **Häkchen** von *Echinococcus granulosus* sowie bei immunkompromittierten Personen auch **Larven** von *Strongyloides stercoralis.*

> **Praxistipp**
>
> - Bei der Untersuchung von Sputum ist darauf zu achten, dass es sich tatsächlich um Auswurf aus den unteren Atemwegen handelt und nicht um Speichel.
> - Geeignetes Sputum ist meist eitrig oder schleimig-eitrig, z. T. blutig tingiert und enthält vermehrt Leukozyten (> 10 Leukozyten pro Epithelzelle).
> - Kinder sind meist nicht in der Lage, Sputum zu produzieren. Hier ist die Untersuchung von Magensaft oft aussagekräftiger.

Nachweis von Paragonimus-Eiern

Vorgehen

1. Zähes oder schleimiges Sputum mit der gleichen Menge 10-prozentiger Kalilauge vermischen.
2. Nach ca. 10 Minuten Stehenlassen 10 Minuten bei 1.500× g zentrifugieren.
3. Sediment bei schwacher Vergrößerung (ca. 100x) quantitativ durchmustern.

In der Ziehl-Neelsen-Färbung fallen *Paragonimus*-Eier durch eine kräftige Rotfärbung auf. Da sie jedoch häufig durch die Färbung beschädigt werden, ist eine separate Untersuchung empfehlenswert.

12.7 Hautproben

Untersuchung von Hautproben auf Mikrofilarien

Mikrofilarien von *Onchocerca volvulus* und *Mansonella streptocerca* können mit verschiedenen Methoden in Hautproben nachgewiesen werden (➤ Kap. 6.6). Am besten gelingt der Nachweis mit einer **Sklerastanze** vom Typ Holth oder Walser. Die Stanzen haben den Vorteil, dass bei Anwendung mit mittlerem Druck nur die oberen Schichten der Dermis zusammen mit der Epidermis abgegriffen werden und der Eintrag von Blut (mit der Folge von Fehldiagnosen durch Blut-Mikrofilarien) vermieden wird. Die Hautstanze wird in eine 96-Loch-Mikrotiterplatte in 0,9 % NaCL-Lösung gelegt und bis zu 24 Stunden aufbewahrt, um den Mikrofilarien die Auswanderung aus dem Hautstück zu ermöglichen. Die Flüssigkeit wird dann mit einer Pipette auf einen Objektträger gegeben und bei 100× Vergrößerung (10× Objektiv, 10× Okular) mikroskopiert. Wenn keine Stanzen vorhanden sind, werden die Hautproben oberflächlich mit einem **Skalpell** entnommen, in ein Zentrifugenröhrchen mit 1 ml physiologischer Kochsalzlösung gegeben und für mind. 4 Stunden bei Raumtemperatur stehengelassen. Nach Entfernen der Hautprobe wird das Röhrchen bei 500–1.000× g für 5 Minuten zentrifugiert. Der Überstand wird dekantiert, das Sediment wird auf einen Objektträger aufgebracht und bei 100× Vergrößerung auf Mikrofilarien untersucht.

Sollten keine Mikrofilarien nachweisbar sein, werden die Skin Snips erneut in 1 ml NaCl aufgenommen und über Nacht bei Raumtemperatur inkubiert (man kann auch gleich für 24 Stunden inkubieren; hierdurch wird bei niedriger Mikrofilariendichte die erste Untersuchung gespart).

Falls im Ausnahmefall keine Zentrifuge vorhanden ist, wird die Hautprobe in einem Tropfen 0,9-prozentiger NaCl-Lösung auf einen Objektträger (am besten mit uhrglasförmiger Vertiefung) aufgebracht, mit einem Deckglas bedeckt, 30 Minuten stehengelassen und anschließend mikroskopiert. Bei negativem Ergebnis wird für weitere 4 Stunden in NaCl inkubiert und erneut mikroskopiert.

12.8 Immundiagnostik

Für zahlreiche Parasiteninfektionen stehen klassische immundiagnostische Methoden (z. B. Immunfluoreszenz, ELISA, Immunoblot, Agglutinationstests) zum Nachweis entsprechender Serumantikörper oder Antigene (z. B. Koproantigennachweis bei Kokzidiose, Amöbiasis und Giardiasis; ELISA, basierend auf mono- oder polyklonalen Antikörpern, die spezifisch mit Oberflächenstrukturen oder gelösten Parasitenproteinen reagieren) sowie immunchromatografische Schnelltests (Lateral Flow Assays) zum Antigen- (z. B. Nachweis zirkulierender Plasmodienantigene HRP-2, p-LDH; *Wuchereria bancrofti*) oder Antikörpernachweis (z. B. Afrikanische Trypanosomiasis, Schistosomiasis, Toxoplasmose) zur Verfügung.

Für die meisten Erreger existieren mittlerweile kommerzielle, CE-zertifizierte Testsysteme, für einige Erreger sind nach wie vor in Speziallaboratorien durchgeführte laboratory developed tests (LDT; in-house-tests) in Gebrauch (Labor-Leistungsverzeichnisse s. u. Internetquellen).

Einige dieser immundiagnostischen Verfahren (z. B. card agglutination trypanosomiasis test [CATT], immunchromatografische Schnelltests) sind robust und feldtauglich, sodass sie auch unter einfachen Bedingungen der Labore peripherer Gesundheitseinrichtungen in tropischen LMIC angewendet werden können. In Zusammenarbeit mit der Foundation for Innovative Diagnostics (FIND) und den CDC evaluiert und veröffentlicht die WHO regelmäßig die Leistungsfähigkeit einer Auswahl weltweit in Gebrauch befindlicher Malariaschnelltests (WHO, FIND, CDC 2018).

Von besonderer, häufig richtungsweisender Bedeutung ist die **Serodiagnostik** bei parasitären Erkrankungen, bei denen ein direkter Erregernachweis schwierig bzw. nicht möglich ist oder auf invasive Verfahren zur Gewinnung geeigneten Untersuchungsmaterials zurückgegriffen werden muss. Wichtige Beispiele sind die extraintestinale Amöbiasis (Amöbenleberabszess), chronische Stadien der Chagas-Krankheit und der Afrikanischen Trypanosomiasis (Schlafkrankheit), viszerale und mukokutane Leishmaniasis, Toxoplasmose, Echinokokkose und Zystizerkose.

Aussagekräftig ist die Serologie hauptsächlich bei Personen, die nicht aus Endemiegebieten stammen; im Gegensatz dazu kann bei Personen, die jahrelang in Endemiegebieten leben oder gelebt haben, eine Seroreaktion durch häufige frühere Expositionen bestehen, obwohl sie nicht oder nicht mehr infiziert sind. Vor allem bei Reiserückkehrern, die sich nicht jahrelang in einem Endemiegebiet aufgehalten haben, bietet die Serodiagnostik die Möglichkeit, den Behandlungserfolg durch Titerabfall zu kontrollieren (siehe bei den einzelnen Kapiteln in diesem Buch). Besonders gut untersucht ist das für die Toxoplasmose (➤ Kap. 5.4), wo (v. a. in der Schwangerschaft bei vorher seronegativen Patientinnen) zwischen einer Erstinfektion mit Gefährdung des Fötus und einer früheren Infektion unterschieden werden muss.

Auch bei geringgradigen Infektionen und während der Frühphase oder Präpatenzzeit verschiedener Parasitosen kann die Immundiagnostik entscheidende Hinweise geben (z. B. bei Filariosen, Schistosomiasis, Paragonimiasis, Fascioliasis, Trichinose). Der „Arbeitskreis Blut" des Bundesministeriums für Gesundheit empfiehlt derzeit als Voraussetzung für Bluttransfusionen für spendewillige Personen, die entweder länger als 6 Monate in endemischen Gebieten gelebt haben oder dort geboren wurden, nach einer Rückstellzeit von 3 Jahren eine Antikörpertestung auf Malaria. Fällt der Antikörpertest positiv aus, werden die Personen nicht zur Spende zugelassen. In den Endemiegebieten der Chagas-Krankheit (sowie dort, wohin Personen aus Chagas-Endemiegebieten häufig migrieren, z. B. in den USA oder im spanischsprechenden Europa) ist das serologische Blutbank-Screening hinsichtlich *T.-cruzi*-Infektionen von großer Bedeutung.

Molekularbiologische Methoden

Nukleinsäureamplifikationsverfahren zum Nachweis von Parasiten auf der Basis der Polymerasekettenreaktion (PCR) wurden in den letzten Jahren stetig weiterentwickelt. Für die wichtigsten humanpathogenen Protozoen und für viele Helminthen stehen heute validierte **PCR-Protokolle** (oft Real-Time-qPCR) zur Verfügung, die anderen Testverfahren im Hinblick auf Sensitivität, Spezifität und Präzision in der Regel überlegen sind. So können z. B. auch akute *Schistosoma*-Infektionen vor der Eiausscheidung durch DNA-Nachweis im Blut erfolgen. Stuhluntersuchungen auf Larven von *Strongyloides stercoralis* sind mit molekularbiologischen Methoden technisch einfacher zu bewerkstelligen als mit der aufwendigen Larven-Migrationsmethode; auch ist der Stuhl nicht so empfindlich gegenüber Transportzeiten. Für einige Parasiten wurden kommerzielle, CE-zertifizierte Kits etabliert (z. B. Amöben, Kryptosporidien, Lamblien, Babesien, Plasmodien, Leishmanien und Trypanosomen [Chagas-Krankheit]). Helminthen werden in der Regel mittels LDT in spezialisierten Laboren nachgewiesen (s. u. Internetquellen; ➤ Kap. 6).

Aufgrund der Kosten, der nötigen apparativen Ausstattung, der Komplexität von Protokollen und Arbeitsschritten und der damit verbundenen Anforderungen an die Qualifikation des Laborpersonals wird die molekularbiologische Diagnostik im Bereich der Parasitologie nur in wenigen spezialisierten Laboratorien durchgeführt. Im Gegensatz dazu steht seit einigen Jahren mit der **loop-mediated isothermal amplification (LAMP)** eine Nukleinsäureamplifikationstechnik zur Verfügung, die sich ohne aufwendiges Equipment und nach kurzer Einarbeitung des Laborpersonals auch direkt am Point-of Care in dezentralen Laboren durchführen lässt. LDT-LAMP-Formate detektieren z. B. Trypanosomen, Leishmanien, Schistosomen und zahlreiche andere Helminthen, kommerzielle LAMP-Assays existieren derzeit für Leishmaniasis und Malaria (Loopamp®, Illumigene®).

Indikationen für eine PCR sind der begründete Verdacht auf eine Parasiteninfektion bei negativer Mikroskopie oder Speziesdifferenzierungen bei fehlender morphologischer Diskriminierung (z. B. *E. histolytica* versus *E. dispar*, Leishmanien).

LITERATUR

AWMF. S1-Leitlinie Diagnostik und Therapie der Malaria (Februar 2021). AWMF-Registernummer 042-001. https://register.awmf.org/de/leitlinien/detail/042-001.

Biomedical Laboratories (BMBL). 6th Edition. Atlanta, 2020.

Cheesborough M. District Laboratory Practice in Tropical Countries. Part 1. Cambridge: Cambridge University Press, 1998.

Garcia LS. Diagnostic Medical Parasitology. 6th ed. Washington: ASM Press, 2016.

Granz W, Ziegler K. Tropenkrankheiten – Grundlagen und Klinik. Leipzig: Johann Ambrosius Barth, 1976.

Lejon V, Büscher P, Nzoumbou-Boko R et al. The separation of trypanosomes from blood by anion exchange chromatography: From Sheila Lanham's discovery 50 years ago to a gold standard for sleeping sickness diagnosis. PLoS Negl Trop Dis 2019; 13(2): e0007051.

Spencer FM, Monroe LS. The Color Atlas of Intestinal Parasites. 2nd Edition. Springfield: Charles C. Thomas, 1982.

U. S. Department of Health and Human Services, Public Health Service, Centers for Disease Control and Prevention, National Institutes of Health. Biosafety in Microbiological and Wilcke BW, Heymann DL (eds.). Control of Communicable Diseases: Laboratory Practice. Washington: American Public Health Association, 2019.

Weber R, Bryan RT, Owen RL et al. Improved light-microscopical detection of microsporidia spores in stool and duodenal aspirates. N Engl J Med 1992, 326: 161–166.

WHO. Basic Laboratory Methods in Medical Parasitology. Geneva: World Health Organization, 1991.

WHO. Biosafety Manual. 4th Edition. Geneva: World Health Organization, 2004.

WHO. Malaria Programme. 2021. www.who.int/teams/global-malaria-programme/case-management/diagnosis.

WHO, FIND, CDC. Malaria rapid diagnostic test performance. Results of WHO product testing of malaria RDTs: Round 8 (2016–2018). Geneva: World Health Organization, 2018.

INTERNETQUELLEN

BNITM (Leistungsverzeichnis): www.bnitm.de/fileadmin/media/Labordiagnostik/Diagnostik/leistungsverzeichnis_juni_2024.pdf.

CDC (DPDX-Laboratory Identification of Parasites of Public Health Concern): www.cdc.gov/dpdx/index.html.

FIND (Foundation for Innovative New Diagnostics): https://www.finddx.org.

LMU Klinikum (Liste der Untersuchungsverfahren): https://cdn.lmu-klinikum.de/1958ad585d019e22/86eebbf0d197/Liste-der-Untersuchungsverfahren-Stand-25.07.2024.pdf.

Parasitology University Malaya (Kato–Katz technique): www.youtube.com/watch?v=QMDBbh5WgQw.

TRBA 250 Biologische Arbeitsstoffe im Gesundheitswesen und in der Wohlfahrtspflege. Technische Regel für Biologische Arbeitsstoffe (Ausgabe: März 2014). www.baua.de/DE/Angebote/Rechtstexte-und-Technische-Regeln/Regelwerk/TRBA/TRBA-250.html Verordnung über Sicherheit und Gesundheitsschutz bei Tätigkeiten mit Biologischen Arbeitsstoffen (Biostoffverordnung – BioStoffV). Biostoffverordnung vom 15. Juli 2013 (BGBl. I S. 2514), die zuletzt durch Artikel 1 der Verordnung vom 21. Juli 2021 (BGBl. I S. 3115) geändert worden ist. www.gesetze-im-internet.de/biostoffv_2013.

Universitätsklinikum Bonn (Leistungsverzeichnis): www.microbiology-bonn.de/fileadmin/Files_for_distribution/Leistungsverzeichnis_Parasitologie_25.05.2022.pdf.

IV Reise-, Arbeits- und Migrationsmedizin

IV

KAPITEL

13 Reisemedizinische Gesundheitsberatung

13.1 Gesundheitsrisiken bei Fernreisen

Karl-Heinz Herbinger, Gerd-Dieter Burchard

Während einer Fernreise in den Tropen- oder Subtropen, also während einer „Tropenreise", steigt das Risiko an, zu erkranken oder medizinische Hilfe in Anspruch nehmen zu müssen.

13.1.1 Epidemiologische Grundlagen

Die Risikobewertung für Reisende umfasst im Allgemeinen folgende Fragestellungen (Leder et al. 2015):

- Wie hoch ist das Risiko für Reisende (für ein bestimmtes Reiseziel) zu erkranken?
  Deren Bestimmung erfordert lediglich die Zahl der erkrankten Reisenden und die Gesamtzahl aller Reisenden. In der Epidemiologie wird dieses Risiko mit der kumulativen Inzidenz oder cumulative incidence (CI) oder incidence proportion oder incidence risk ausgedrückt.
- Welche Faktoren haben Reisende (für ein bestimmtes Reiseziel), die das Risiko zu erkranken verändern könnten?
  Faktoren, die das Erkrankungsrisiko erhöhen, nennt man Risikofaktoren. Faktoren, die das Erkrankungsrisiko verringern, nennt man protektive Faktoren. Reisende, die einen bestimmten Faktor tragen, sind „exponiert". Deren Bestimmung erfordert die Zahl der erkrankten Reisenden mit einer bestimmten Exposition und die Zahl der erkrankten Reisenden ohne diese Exposition. In der Epidemiologie wird dieses Risiko mit dem relativen Risiko oder relative risk oder risk ratio (RR) oder mit dem Chancenverhältnis oder odds ratio (OR) ausgedrückt.
- Wie lassen sich die Risiken durch Interventionen wie Impfungen und andere Prophylaxemaßnahmen beeinflussen?
  Interventionen sind Faktoren, die das Risiko zu erkranken verändern. Aus ethischen Gründen sollten nur Interventionen durchgeführt werden, die das Risiko zu erkranken verringern. Interventionen sind somit in der Regel protektive Faktoren. Deren Bestimmung erfordert die Zahl der erkrankten Reisenden mit einer bestimmten Exposition (hier handelt es sich um eine Intervention) und die Zahl der erkrankten Reisenden ohne diese Exposition (hier fehlt diese Intervention).
  In der Epidemiologie wird dieses Risiko mit dem relativen Risiko oder relative risk oder risk ratio (RR) oder mit dem Chancenverhältnis oder odds ratio (OR) ausgedrückt.
- Wie nehmen Reisende das Risiko wahr, während ihrer Reise zu erkranken? Wie hoch ist ihr Risikoverhalten während der Reise und ihre Toleranz, gegebenenfalls während der Reise zu erkranken? Wie hoch ist die Wahrscheinlichkeit, dass Reisende angebotene prophylaktische Interventionen annehmen oder ablehnen?

In der Epidemiologie der Reisemedizin ist die **kumulative Inzidenz** oder cumulative incidence (CI) oder incidence proportion oder incidence risk das Verhältnis der Anzahl der Reisenden, die erkrankt sind, aus der Gesamtzahl aller Reisenden (in ein bestimmtes Reiseziel). Die kumulative Inzidenz ist somit eine Proportion und kann in Prozent ausgedrückt werden. Ein Problem ist, dass die Gesamtzahl der Reisenden oft nicht bekannt ist. Schätzungen zur Anzahl von Reisenden liefert z. B. die World Tourism Organization bzw. zur Anzahl von Fluggästen die International Air Transport Association. Bei der kumulativen Inzidenz ist nicht berücksichtigt, wie lange die Reisenden unterwegs waren.

In der Epidemiologie der Reisemedizin wird bei der kumulativen Inzidenz die Reisedauer berücksichtigt, indem man entweder die Inzidenzrate oder incidence rate (IR) oder incidence density (ID) angibt. Die Inzidenzrate ist das Verhältnis der Anzahl der Reisenden, die erkrankt sind, aus der „Personenzeit" aller Reisenden. Bei der Inzidenzrate (incidence rate, IR) weisen die beobachteten Reisenden die gleichen Beobachtungszeiten auf. Bei der incidence density (ID) kann die Beobachtungszeit der Reisenden unterschiedlich sein. Hierbei wird die „Personenzeit" einfach addiert. Die „Personenzeit" ist die Gesamtreisedauer aller beobachteten Reisenden. Je nach Fragestellung können für die „Personenzeit" unterschiedliche Einheiten verwendet werden: „Personentage", „Personenwochen", „Personenmonate" etc. Aus praktischen Gründen zur besseren Vergleichbarkeit wird die Einheit „Personenmonate" bevorzugt. Die Anzahl der beobachteten Reisenden und die Dauer der einzelnen Reisen geht aus der „Personenzeit" nicht hervor: Beispielsweise bedeutet „12 Personenmonate", dass gegebenenfalls 12 Reisende jeweils 1 Monat auf Reisen waren (12 Personen × 1 Monat = 12 Personenmonate) oder dass gegebenenfalls 2 Reisende jeweils 6 Monate auf Reisen waren (2 Personen × 6 Monate = 12 Personenmonate) oder dass gegebenenfalls 1 Reisender 1 Monat (1 Person × 1 Monat = 1 Personenmonat), 2 Reisende jeweils 2 Monate (2 Personen × 2 Monate = 4 Personenmonate) und ein vierter Reisender 7 Monate auf Reisen waren (1 Person × 7 Monate = 7 Personenmonate).

In der Epidemiologie der Reisemedizin ist das **relative Risiko** oder relative risk oder risk ratio (RR) das Verhältnis der kumulativen Inzidenz für exponierte Reisende zur kumulativen Inzidenz für nicht exponierte Reisende. Die kumulative Inzidenz für eine bestimmte Erkrankung wird üblicherweise im Rahmen von Kohortenstudien gemessen. Beim relativen Risiko ist nicht berücksichtigt, wie lange die Reisenden unterwegs waren.

In der Epidemiologie der Reisemedizin wird beim relativen Risiko die Reisedauer berücksichtigt, indem man die relative Rate oder incidence rate ratio (IRR) oder incidence ratio angibt. Die relative Rate ist das Verhältnis der Inzidenzrate der exponierten Reisenden zur Inzidenzrate der nicht exponierten Reisenden.

In der Epidemiologie der Reisemedizin kommt auch die **odds ratio of disease** zur Anwendung. In der allgemeinen Epidemiologie ist dies das Verhältnis odds ratio of disease in exposed zur odds ratio of disease in unexposed. In der Reisemedizin entspräche die odds ratio of disease in exposed dem Verhältnis des Risikos für Reisende zu erkranken innerhalb der exponierten Reisenden. Die odds ratio of disease in unexposed entspräche hierbei dem Verhältnis des Risikos für Reisende zu erkranken innerhalb der nicht exponierten Reisenden.

Die kumulative Inzidenz, die Inzidenzrate, das relative Risiko, die relative Rate und die odds ratio of disease sind epidemiologische Maßzahlen bei **Kohortenstudien.** Der Vorteil der Kohortenstudien liegt darin, dass sie weitgehend exakte Daten zum Risiko für Reisende zu erkranken liefern. Da aber die meisten reiseassoziierten Erkrankungen sehr selten sind, ist der Einsatz von Kohortenstudien stark limitiert. In der Reisemedizin müsste man eine sehr große Anzahl von Reisenden über einen möglichst langen Zeitraum beobachten. Der Nachteil der Kohortenstudien liegt also darin, dass diese sehr aufwendig sind.

In der Reisemedizin werden meistens **Fall-Kontroll-Studien** angewendet. Der Vorteil der Fall-Kontroll-Studien liegt darin, dass sie deutlich weniger aufwendig sind. Bei Fall-Kontroll-Studien wird primär nach Fällen (z. B. Patienten mit einer bestimmten reiseassoziierten Erkrankung) gesucht, womit Daten zu bestimmten Erkrankungen bereits vorliegen. Die Anzahl der zu untersuchenden Reisenden ist bei Fall-Kontroll-Studien deutlich geringer als bei Kohortenstudien. Der Nachteil der Fall-Kontroll-Studien liegt darin, geeignete Kontrollen zu finden. Die Expositionsprävalenz, das relative Risiko der Exposition und die odds ratio of exposure sind epidemiologische Maßzahlen bei Fall-Kontroll-Studien.

In der Epidemiologie der Reisemedizin ist die **Expositionsprävalenz** oder exposure prevalence (EP) das Verhältnis der Anzahl der Reisenden, die exponiert waren, aus der Gesamtzahl aller Reisenden, die (an einer bestimmten Erkrankung) erkrankt sind (Fälle) bzw. nicht erkrankt sind (Kontrollen). Die Expositionsprävalenz ist somit eine Proportion und kann in Prozent ausgedrückt werden. Ein Problem besteht darin, eine ausreichend hohe Anzahl passender Kontrollen zu finden. Bei der Expositionsprävalenz ist nicht berücksichtigt, wie lange die Reisenden unterwegs waren.

In der Epidemiologie der Reisemedizin ist das **relative Risiko der Exposition** oder relative risk of exposure oder exposure prevalence ratio das Verhältnis der Expositionsprävalenz für erkrankte Reisende zur Expositionsprävalenz für nicht erkrankte Reisende. Das relative Risiko der Exposition für eine bestimmte Erkrankung wird im Rahmen von Fall-Kontroll-Studien gemessen. Beim relativen Risiko der Exposition ist nicht berücksichtigt, wie lange die Reisenden unterwegs waren.

In der Epidemiologie der Reisemedizin kommt auch die **odds ratio of exposure** zur Anwendung. In der allgemeinen Epidemiologie ist dies das Verhältnis odds ratio of exposure in cases zur odds ratio of exposure in controls. In der Reisemedizin entspräche die odds ratio of exposure dem Verhältnis odds ratio of exposure in cases (das Verhältnis des Risikos, exponiert gewesen zu sein, innerhalb der Fälle) zur odds ratio of exposure in controls (das Verhältnis des Risikos, exponiert gewesen zu sein, innerhalb der Kontrollen).

Genauere Daten zu weltweit vorkommenden reiseassoziierten Erkrankungen sind schwer verfügbar. Einige Netzwerke veröffentlichen aber regelmäßig diesbezügliche Daten (siehe z. B. Gossner et al. 2023):

- GeoSentinel (Surveillance-Netzwerk der International Society of Travel Medicine, ISTM)
- ProMED (Program for Monitoring Emerging Diseases)
- WHO (Weltgesundheitsorganisation)
- ECDC (European Center for Disease Prevention and Control)
- TropNet (European Network for Tropical Medicine and Travel Health)
- RKI (Robert Koch-Institut)
- TESSy (The European Surveillance System)

13.1.2 Allgemeine Morbidität und Mortalität auf Reisen

Etwa 50 % aller Tropenreisenden geben an, während der Reise gesundheitliche Beschwerden gehabt zu haben. Ca. 8 % davon benötigten ärztliche Hilfe. Ca. 5 % davon waren für eine kürzere oder längere Zeit bettlägerig. Ca. 1 % aller rückgekehrter Tropenreisender waren nach der Reise zumindest für einen oder mehrere Tage arbeitsunfähig. Ca. 0,3 % der Tropenreisenden mussten währen der Reise ein Krankenhaus aufsuchen. Bei ca. 0,05 % war ein Rücktransport per Flugzeug in ihr Heimatland nötig.

Das Risiko, während einer Tropenreise zu versterben, wird auf ca. 0,001 % (einer von 100.000) geschätzt. Die mit Abstand häufigsten Todesursachen bei Fernreisenden sind Unfälle und kardiovaskuläre Erkrankungen, diese sind für ca. 60–90 % aller Todesfälle verantwortlich.

> Jüngere Fernreisende versterben am häufigsten an Unfällen (insb. Verkehrsunfällen), ältere Fernreisende haben hingegen ein erhöhtes Risiko für einen tödlichen Herz- oder Hirninfarkt.

Der Anteil jener Fernreisender, die an einer akuten Infektionserkrankung versterben, wird auf unter 5 % geschätzt. Wenn ein Reisender an einer Infektionserkrankung verstirbt, dann am häufigsten an einer Malaria (Leder et al. 2013). Krankheiten mit potenziell lebensbedrohlichen Verläufen bei Reisenden sind außerdem Typhus und Leptospirose (Jensenius et al. 2013). Todesfälle an Dengue-Fieber sind sehr selten. Zuverlässige Zahlen über Infektionserkrankungen mit langer Latenz (z. B. HIV- oder Hepatitis-B-Infektionen) liegen für Migranten vor (Barnett et al. 2023), nicht jedoch für Reisende.

Studien zu importierten Erkrankungen

Über Erkrankungen, die bei Tropenreisenden während bzw. meist nach einer Reise diagnostiziert wurden, liegt eine Vielzahl von Studien vor. Zum Teil handelt es sich um retrospektive Auswertungen einzelner Zentren mit Angabe der proportionate morbidity. Daneben gibt es größere Auswertungen von internationalen Surveillance-Netzwerken. Das größte Netzwerk ist **GeoSentinel** (Global Surveillance Network of the International Society of Travel Medicine [ISTM] in partnership with the US Centers for Disease Control and Prevention [CDC]), bestehend aus spezialisierten Kliniken für Reise- und Tropenmedizin weltweit. Hier werden alle Daten von Reisenden, die sich dort krank vorstellen, gesammelt und anonymisiert an die CDC gemeldet, zurzeit gibt es Datensätze von etwa 400.000 Reisenden. **EuroTravNet** ist das europäische Subnetzwerk von GeoSentinel und sammelt Daten zu reisebedingten Krankheiten, die nach Europa importiert werden, **CanTravNet** sammelt diese Daten für Kanada.

Beispiele für umfangreiche Auswertungen einzelner Institutionen sind für Deutschland die Studien aus der Ambulanz des Tropeninstituts München (Herbinger et al. 2016), Beispiele für Auswertungen von Netzwerken sind z. B. die Ergebnisse von GeoSentinel-Kliniken in den USA (Brown et al. 2023) und in Europa (Grobusch et al. 2020). Die wichtigsten Ergebnisse aus diesen Studien werden im Folgenden beispielhaft genannt.

Von 35.638 Patienten, die sich in den Jahren 1999 bis 2015 in der reisemedizinischen Ambulanz der Universität München vorgestellt haben und deren Reisedestinationen genau bekannt waren, hat sich der Großteil der Patienten zuvor in Asien (43,9 %), in Afrika (31,9 %) und in Lateinamerika (17,5 %) aufgehalten. Die anderen Destinationen Westeuropa (3,0 %), Osteuropa (1,5 %), Ozeanien (1,5 %) und Angloamerika (0,8 %) waren seltener repräsentiert. Die häufigsten genannten Reiseländer in Asien waren Indien (11,1 %), Thailand (10,6 %), Indonesien (4,4 %), Sri Lanka (2,3 %) und Vietnam (2,0 %), jene für Afrika waren Ägypten (3,9 %), Südafrika (3,2 %), Kenia (2,9 %), Tansania (2,9 %) und Ghana (2,1 %); für Lateinamerika Brasilien (2,9 %), Mexiko (2,1 %) und die Dominikanische Republik (1,9 %). Die am häufigsten festgestellten Beschwerden waren Diarrhö (30,7 %), Fieber (21,7 %), Hauterscheinungen (18,5 %), Blähungen (16,3 %), Kopfschmerzen (15,8 %), Übelkeit (14,8 %), Gliederschmerzen (9,4 %), Atemwegsbeschwerden (5,5 %), Erbrechen (3,8 %), neurologische Beschwerden (2,9 %), kardiale Beschwerden (2,6 %), Harnwegsbeschwerden (2,4 %), genitale Beschwerden (0,9 %) und psychische Beschwerden (0,8 %). Mehrfachnennungen von Beschwerden waren häufig. Berücksichtigt man ausschließlich Reisen in Lateinamerika, Afrika und Asien (also Regionen mit vor allem tropischen und subtropischen Gebieten bzw. Gebieten mit eingeschränkten hygienischen Bedingungen), war die Häufigkeit der Symptome wie folgt: Diarrhö (38,3 %), Fieber (28,5 %), Hauterscheinungen (22,1 %), Übelkeit (18,0 %) und Gliederschmerzen (11,8 %).

Unter den in die Vereinigten Staaten zurückgekehrten Reisenden (Brown et al. 2023) betrafen von 11.987 Diagnosen die häufigsten das Magen-Darm-System (5.173; 43,2 %). Die häufigsten Diagnosen waren akuter Durchfall (16,9 %), virales Syndrom (4,9 %) und Reizdarmsyndrom (4,1 %).

In der EuroTravNet-Studie wurden die Daten von 103.739 erkrankten Reisenden ausgewertet, darunter 11.239 (10,8 %) Migranten, 89.620 (86,4 %) Patienten, die nach der Reise behandelt wurden, und 2.880 (2,8 %) während und nach der Reise. Malaria tropica gehörte mit 5.254 Fällen (5,1 % aller Patienten) zu den am häufigsten diagnostizierten Erkrankungen und war die häufigste Todesursache. Die Exposition gegenüber Tieren, die eine Tollwut-Postexpositionsprophylaxe erforderten, stieg von 0,7 % (1998–2002) auf 3,6 % (2013–2018). Der Anteil der Patienten mit saisonaler Grippe stieg von null in den Jahren 1998 bis 2002 auf 0,9 % in den Jahren 2013 bis 2018. Es gab 44 Fälle von viralem hämorrhagischem Fieber, die meisten davon in den letzten Jahren. Die Zahl der Arbovirusinfektionen stieg deutlich an.

Reiseassoziierte gastrointestinale Beschwerden

Die **Reisediarrhö** (➤ Kap. 13.5) ist die häufigste Gesundheitsstörung bei Fernreisen. Das höchste Risiko besteht in Afrika und Asien (Stürchler 2023), man rechnet mit einer Inzidenz von 30–70 % in 2 Wochen, in anderen Regionen mit 8–15 %. Man geht von weltweit etwa 40 Millionen Erkrankungen pro Jahr aus.

Ein wichtiger Risikofaktor sind die hygienischen Verhältnisse im Zielland. Zunehmendes Alter bietet einen Schutz vor Reisediarrhö (möglicherweise, da das zunehmende Alter mit höheren Unterkunftsstandards und weniger abenteuerlichen Aktivitäten in Verbindung steht). Das Risiko, an einer Reisediarrhö zu erkranken, ist am Anfang einer Tropenreise am höchsten (Carroll et al. 2024).

Zu den Erregern einer Reisediarrhö wird auf ➤ Kap. 13.5 verwiesen. Erkrankungen durch Protozoen sind bei Reisenden eher selten (Weitzel et al. 2024).

Reiseassoziiertes Fieber

Patienten, die sich in einer reisemedizinischen Ambulanz vorstellen, weisen in ca. 20–30 % febrile Temperaturen auf, wobei die Diversität der Ursachen sehr groß ist. Häufig kann ein ursächlicher spezifischer Erreger bei Fieber unter Reiserückkehrern nicht nachgewiesen werden, wobei potenziell tödliche Infektionen, insbesondere eine Malaria tropica, in jedem Fall frühzeitig ausgeschlossen werden müssen (Gossner et al. 2023; ➤ Kap. 16.1).

Bei der Differenzialdiagnose hilft insbesondere die Berücksichtigung der geografisch-endemischen Verbreitung tropenspezifischer und tropentypischer Erkrankungen. In der oben genannten Studie unter Reiserückkehrern der Universität München waren 6 % aller febrilen Erkrankungen auf Dengue-Fieber zurückzuführen, wobei sich der Großteil dieser Reiserückkehrer zuvor in Südostasien und Lateinamerika aufgehalten hatte. Ca. 2 % dieser Patienten litt unter Malaria, insbesondere Malaria tropica, wobei fast alle diese Patienten im subsaharischen Afrika gereist waren. Des Weiteren litten ca. 2 % an einer Rickettsiose, die vor allem unter Reisenden aus dem südlichen Afrika zu finden war. Typhus und Paratyphus verursachten 0,1 % aller febrilen Erkrankungen, wobei diese Reisenden zuvor in Südasien gewesen waren. In einer prospektiven Studie über die Ursachen von 1.842 Fieberepisoden am Institut für Tropenmedizin und am Universitätsklinikum Antwerpen wurden bei etwa 40 % der Patienten tropische Infektionskrankheiten als Hauptursache für Fieber identifiziert, wobei Malaria, Dengue-Fieber und Rickettsien-Infektionen am häufigsten festgestellt wurden.

Das Risiko für ein virales hämorrhagisches Fieber ist bei Reisenden zwar sehr gering; bei entsprechender Symptomatik muss die Erkrankung aufgrund ihres schnellen und lebensbedrohlichen Verlaufs aber sofort ausgeschlossen werden (➤ Kap. 16.1, ➤ Kap. 16.7). Von 1969 bis 2019 wurden insgesamt 36 primäre und 2 sekundäre Fälle eines importierten Lassa-Fiebers in Europa und den USA publiziert (Wolf et al. 2020). Ebola- und Marburg-Fieber wurden nur in Einzelfällen importiert – aber auch bei Einreise aus Ebola-Gebieten bleibt die Malaria bei Fieber die häufigste Diagnose.

Reiseassoziierte Hauterscheinungen

Von 34.162 erkrankten Patienten, die sich in der reisemedizinischen Ambulanz der Universität München vorgestellt hatten, waren in 12,2 % der Fälle Hauterscheinungen der Grund der Konsultation (Herbinger et al. 2011). Die 10 am häufigsten diagnostizierten spezifischen Hautkrankheiten waren Insektenstiche (17 %, Südeuropa), kutane Larva migrans (8 %, Asien und Lateinamerika), kutane Leishmaniasis (2,4 %, Mittelmeerraum/Naher Osten) und Dengue-Fieber (1,5 %,

Asien), Rickettsiosen (1,3 %, südliches Afrika), Myiasis (0,8 %, Mittelamerika), Filariosen (0,7 %, Afrika), Zeckenstiche (0,6 %, Mittel-/Osteuropa), Schistosomiasis (0,6 %, Afrika) und Tungiasis (0,6 %, Afrika). Reisende in Afrika südlich der Sahara hatten das höchste relative Risiko, an Hauterkrankungen zu erkranken. Vergleichbare Daten wurden von anderen Zentren berichtet.

Impfpräventable Erkrankungen

Daten zum Risiko für impfpräventable Erkrankungen bei Reisenden sind wichtig in Hinblick auf eventuelle Prophylaxemaßnahmen (Steffen, Chen und Leggat 2023). Die Inzidenzen für eher leicht verlaufende Erkrankungen wie Influenza und Dengue liegen bei höher als 1 Fall pro 1.000 Reisende pro Monat, die Inzidenzen einiger potenziell lebensbedrohlich verlaufender Infektionen deutlich niedriger (➤ Abb. 13.1).

Cholera Das Erkrankungsrisiko für Reisende ist sehr gering. In einer Übersichtsarbeit wurden in den Jahren 1990 bis 2018 weltweit lediglich 156 reiseassoziierte Fälle in nicht endemischen Ländern registriert. Insbesondere bei Langzeitaufenthalten, in Ausbruchssituationen und bei Katastrophenhelfern kann das Risiko erhöht sein.

Dengue-Fieber Insgesamt hängt das Risiko vom Reiseziel, der Jahreszeit und der Dauer der Reise sowie von den Aktivitäten während der Reise ab. Serokonversionsraten schwanken zwischen < 1 % und > 20 %. Die Inzidenzrate für symptomatisches Dengue liegt bei 0,7 % (Steffen, Chen und Leggat 2023). Schweres Dengue-Fieber und Todesfälle sind aber bei Reisenden sehr selten, sie treten eher bei Besuchern von Freunden und Verwandten (visiting friends and relatives, VFR) auf.

FSME Über das FSME-Risiko für Reisende liegen wenig Daten vor, da in Endemiegebieten auftretende Fälle häufig nicht als importiert erkannt werden. Auf der Grundlage von nur 4 Fällen von FSME bei israelischen Reisenden wurde in einer Studie eine durchschnittliche Inzidenzrate von 11/100.000 „Personenmonaten" errechnet. Da diese Rate in der gleichen Größenordnung liegt wie die jährliche Inzidenzrate (IR) der lokalen Bevölkerung in den baltischen Staaten, handelt es sich höchstwahrscheinlich um eine Überschätzung (Steffen, Chen und Leggat 2023).

Gelbfieber Gelbfiebererkrankungen bei Reisenden und im Ausland arbeitenden Personen (Expatriates) sind seit Einführung der Impfung sehr selten, in den letzten Jahren wurden lediglich Einzelfälle bei Reisenden berichtet.

Hepatitis A Das Hepatitis-A-Risiko für Reisende hat in den letzten Jahren deutlich abgenommen. So ist die IR bei europäischen Reisenden im Zeitraum von 2009 bis 2015 für Afrika von 1/300 auf 1/16.000 gesunken, bei schwedischen Reisenden nach Afrika lag die IR von 2009 bis 2013 bei 9,9/100.000, die Raten für Asien lagen bei 2,5 und 2,9, für Lateinamerika bei 0,9 und 1,1 und insgesamt (einschließlich Europa, Nordamerika, Ozeanien) bei 0,6 bis 1,1/100.000 pm. In einer niederländischen Studie ging die Erkrankungsrate von 7,5 im Zeitraum 2003 bis 2005 auf 3,5/100.000 Reisende im Zeitraum 2009 bis 2011 zurück (Steffen, Chen und Leggat 2023).

Influenza Mehrere Umfragen vor der COVID-19-Pandemie haben gezeigt, dass nicht geimpfte Reisende zu einem beliebigen Reiseziel zu jeder Jahreszeit eine IR von etwa 10/1.000 aufweisen (Steffen, Chen und Leggat 2023).

Japanische Enzephalitis Das Risiko für Reisende ist äußerst gering. Aufgrund der geringen Fallzahlen gibt es in der Literatur stark differierende Angaben zur Inzidenz bei Reisenden aus Nicht-Endemiegebieten. Insgesamt wird von etwa 1 JEV-Infektion/1.000.000 Reisende ausgegangen. Als Risikofaktoren für eine JEV-Infektion gelten neben einer Reise während der Übertragungszeit und einem Aufenthalt in ländlichen Gebieten bzw. in der Nähe von Reisfeldern und Schweinezuchtbetrieben auch der Aufenthalt im Freien und fehlendes Auftragen von Repellentien oder keine Benutzung von Mückennetzen.

Meningokokken-Erkrankung Ältere Studien haben das Risiko für eine invasive Meningokokken-Erkrankung auf Reisen mit < 1/Million eingeschätzt – damit nicht höher als bei einem Aufenthalt zu Hause. Es gibt keine Daten, die einen Anstieg der IR in den letzten Jahren zeigt.

Tollwut Der letzte Fall in Deutschland wurde 2007 dokumentiert. Laut dem ECDC wurden zwischen 2006 und 2019 insgesamt 18 reiseassoziierte Fälle weltweit reisender Europäer gemeldet. Zwischen 1990 und 2019 wurden insgesamt 83 Tollwutfälle bei Reisenden gemeldet, im Zeitraum von 2004 bis 2019 waren es 3,5 Fälle pro Jahr. Zur Häufigkeit von Tierbissen auf Reisen ➤ Kap. 2.16.

Typhus In Abhängigkeit von Aufenthaltsort und hygienischen Bedingungen wurde das Risiko für Reisende, an Typhus zu erkranken, auf 1–30 Fälle/100.000 Reisende geschätzt, wobei es in den letzten Jahren aufgrund von Verbesserungen der hygienischen Bedingungen in vielen Destinationen zu einem deutlichen Rückgang des Risikos kam. Am höchsten ist das Risiko in Südasien (Pakistan, Indien, Nepal, Bangladesch), gefolgt von Afrika und einigen Pazifikinseln.

LITERATUR

Angelo KM, Smith T, Camprubí-Ferrer D et al. Epidemiological and clinical characteristics of patients with monkeypox in the GeoSentinel Network: a cross-sectional study. Lancet Infect Dis 2023; 23(2): 196–206.

Barnett ED, Wheelock AB, MacLeod WB et al. Infections with long latency in international refugees, immigrants, and migrants seen at GeoSentinel sites, 2016–2018. Travel Med Infect Di. 2023; 56: 102653.

Brown AB, Miller C, Hamer DH et al. Travel-Related Diagnoses Among U.S. Nonmigrant Travelers or Migrants Presenting to U.S. GeoSentinel Sites – GeoSentinel Network, 2012–2021. MMWR Surveill Summ 2023; 72(7): 1–22.

Carroll SC, Castellanos ME, Stevenson RA, Henning L. Incidence and risk factors for travellers' diarrhoea among short-term international adult travellers from high-income countries: a systematic review with meta-analysis of cohort studies. J Travel Med 2024; 15: taae008.

Gossner CM, Hallmaier-Wacker L, Briet O et al. Arthropod-borne diseases among travellers arriving in Europe from Africa, 2015 to 2019. Euro Surveill 2023; 28(7): 2200270.

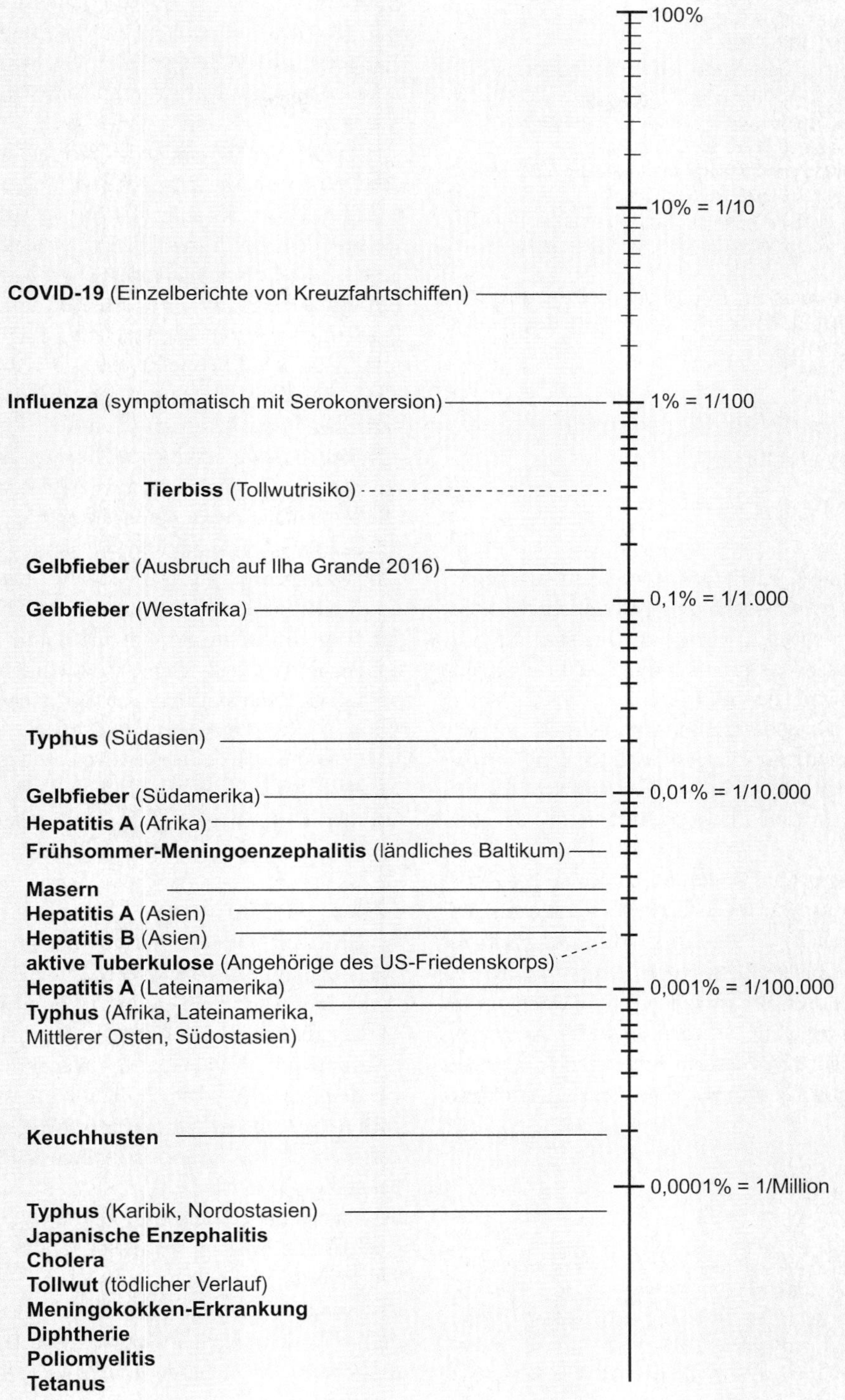

Abb. 13.1 Monatliche Inzidenzrate für impfpräventable Infektionskrankheiten bei nicht immunen Reisenden (Steffen, Chen und Leggat 2023) [E1401-001, L138]

Grobusch MP, Weld L, Goorhuis A et al. Travel-related infections presenting in Europe: A 20-year analysis of EuroTravNet surveillance data. Lancet Reg Health Eur 2020; 1: 100001.

Herbinger KH, Alberer M, Berens-Riha N et al. Spectrum of Imported Infectious Diseases: A Comparative Prevalence Study of 16,817 German Travelers and 977 Immigrants from the Tropics and Subtropics. Am J Trop Med Hyg 2016; 94(4): 757–766.

Herbinger KH, Siess C, Nothdurft HD, von Sonnenburg F, Löscher T. Skin disorders among travellers returning from tropical and non-tropical countries consulting a travel medicine clinic. Trop Med Int Health 2011; 16(11): 1457–1464.

Jensenius M, Han PV, Schlagenhauf P et al. Acute and potentially life-threatening tropical diseases in western travelers – a GeoSentinel multicenter study, 1996–2011. Am J Trop Med Hyg 2013; 88(2): 397–404.

Leder K, Steffen R, Cramer JP, Greenaway C. Risk assessment in travel medicine: how to obtain, interpret, and use risk data for informing pre-travel advice. J Travel Med 2015; 22(1):13–20.
Leder K, Torresi J, Libman MD et al. GeoSentinel surveillance of illness in returned travelers, 2007–2011. Ann Intern Med 2013; 158(6): 456–468.
Steffen R, Chen LH, Leggat PA. Travel vaccines-priorities determined by incidence and impact. J Travel Med 2023; 30(7): taad085.
Stürchler D. Infections transmitted via the faecal-oral route: a simple score for a global risk map. J Travel Med 2023; 30(6): taad069.
Weitzel T, Brown A, Libman M et al. Intestinal protozoa in returning travellers: a GeoSentinel analysis from 2007 to 2019. J Travel Med 2024; 21: taae010.
Wolf T, Ellwanger R, Goetsch U, Wetzstein N, Gottschalk R. Fifty years of imported Lassa fever: a systematic review of primary and secondary cases. J Travel Med 2020; 27(4): taaa035.

13.2 Reisemedizinische Beratung

Burkhard Rieke, Alfred Lennart Bissinger

13.2.1 Einleitung

Die reisemedizinische Beratung hat die Aufgabe, die im Zusammenhang mit einer geplanten Reise absehbaren Gesundheitsrisiken zu benennen und soweit wie möglich zu verringern. Diese Gesundheitsrisiken können die Reisenden, das geplante Aktivitätsspektrum und die Besonderheiten der Reiseländer betreffen.

- **Reisende**: Alter, Lebenssituation, Gesundheitszustand.
- **Geplantes Aktivitätsspektrum**: Umfasst berufliche und private Aktivitäten und Vorlieben und reicht vom Unfallschutz über das Tauchen bis hin zu sozialem Engagement für benachteiligte Gruppen.
- **Besonderheiten der bereisten Länder**: Klima, Risiko für Naturkatastrophen, Krankheitsspektrum, Sicherheits- und Rechtslage.

Die inhaltlich dabei zu berücksichtigenden Themen werden in den jeweiligen Kapiteln dieses Buchs angesprochen. Dieses Kapitel versucht, die formalen Abläufe und Voraussetzungen für die Beratung zu benennen, wobei das Missverhältnis zwischen den Inhalten einerseits und der für die Beratung aufzuwendenden Arbeitszeit andererseits eine kluge Auswahl und möglichst ein gestuftes Vorgehen erfordern.

13.2.2 Voraussetzungen

Im Folgenden ist immer eine zulässige und registrierte Praxis oder Institutsambulanz gemeint. Der Vertragspartner des Klienten muss eindeutig benannt sein und auf die Entscheidungen im Einzelfall prägend Einfluss nehmen können, wie dies zur Erbringung freiberuflicher Leistungen erforderlich ist (sog. Prägetheorie). Eine Anschrift, eine arztrechtlich statthafte Beschilderung und eine Haftpflichtversicherung sind weitere Voraussetzungen.

Komplikationen angebotener Maßnahmen (v. a. allergische Reaktionen auf Impfungen) müssen nach Ausstattung und Kompetenz beherrschbar sein. Sofern Medikamente, insbesondere Impfstoffe, für die Verwendung in der Reisemedizin gelagert werden, ist eine temperaturgeführte, zumindest durch ein Minimum-Maximum-Thermometer überwachte Kühlung innerhalb des Bandes von 2–8 °Celsius erforderlich, ebenso eine Überwachung der Haltbarkeitsdaten. Besser sind eine kontinuierliche Registrierung und Dokumentation der Temperatur über „Logger". Auf die getrennte Aufbewahrung von kassenrechtlich und privatrechtlich beschafften Impfstoffen ist strikt zu achten.

Angaben des Reisenden, mitgebrachte und erhobene Befunde, durchgeführte Maßnahmen und nachfolgende Abrechnungen müssen nach derzeitigem Stand für 10 Jahre nach der letzten Eintragung archiviert werden, was die regelmäßige Sicherung von EDV-Daten ebenso umfasst wie die Einhaltung der Schweigepflicht und die Wahrung der Privatsphäre. Es bleibt abzuwarten, ob die im Zusammenhang mit der Pandemie für Apotheken geschaffene Möglichkeit, gegen Influenza und SARS-CoV-2 zu impfen, eine Ausweitungsdynamik entfaltet und ob die Rahmenbedingungen den oben genannten Voraussetzungen ärztlichen Handelns entsprechen.

Fachlich ist für den konkret beratenden Arzt zu fordern, dass er zuvor eine reisemedizinische Fortbildung nach dem Curriculum „Reisemedizinische Gesundheitsberatung" der Bundesärztekammer (BÄK 2020) durchlaufen hat. Diese sollte nach den begründeten Empfehlungen von Fachgesellschaften wie der DFR (Deutsche Fachgesellschaft für Reisemedizin) oder der DTG (Deutsche Gesellschaft für Tropenmedizin, Reisemedizin und Globale Gesundheit) alle 2 Jahre aktualisiert werden. Trotzdem – und auch bei Nutzung von Beratungs-Handbüchern – muss sichergestellt sein, dass zwischenzeitliche Aktualisierungen und Ausbruchsmeldungen, aber auch Rote-Hand-Briefe dem jeweils konkret Beratenden dokumentierbar zur Verfügung stehen. Bei Nutzung eines EDV-Beratungssystems erfordert dies in der Regel eine Online-Version.

13.2.3 Anmeldung

Die Anmeldung kann telefonisch oder elektronisch erfolgen, wobei im Fall der Onlineanmeldung Terminvergabeprogramme genutzt werden können, die nach entsprechenden Vorgaben nur bestimmte Korridore oder jede Lücke im Kalender für Beratungstermine verwenden. Die relativ langen Beratungsgespräche erlauben oft keine „offene Sprechstunde". Ohnehin geht es um mehr als eine reine Terminbuchung. Einige Parameter wie Reiseziel und -dauer, die Personenzahl sowie das Abreisedatum und der Reiseanlass sollten bereits erfragt werden. Gelegentlich wird dabei deutlich, dass eigentlich eine arbeitsmedizinische Pflichtvorsorgeuntersuchung, eine Tauchsport-Tauglichkeitsuntersuchung und/oder die Erfüllung von Visumsanforderungen des Ziellandes gewünscht werden. Auch kann und sollte im Anmeldungskontakt geklärt werden, in welcher Sprache die Beratung ablaufen soll (und ob diese Sprache von einem Berater angeboten wird). Nach Möglichkeit sollten bis zur Abreise mind. 4 bis eher 6 Wochen Zeit bleiben, um etwa einen wirksamen Impfschutz rechtzeitig aufbauen zu können.

Die Bedeutung der Kontaktaufnahme für die Weitergabe von Informationen und Anforderungen sollte nicht unterschätzt werden. Hinweise zum Auffinden der Beratungsstelle, zum Ablauf des Termins und zu nötigen Unterlagen wie Versichertenkarte, Impf- und Allergieausweis, Dokumenten zu Vorerkrankungen oder Zahlungsmitteln können direkt gegeben werden. Die möglichen Kosten der Beratung und z. B. von Impfstoffen sollten – ggf. auch auf einer Webseite – deutlich angesprochen werden, um Unklarheiten und spätere Diskussionen zu vermeiden. Wird ein Anamneseformular genutzt, kann dies vorab per Mail oder Download übermittelt werden, was später viel Zeit spart.

13.2.4 Beratungstermin

Die zu beratende(n) Person(en) identifizieren sich über die Versichertenkarte(n) oder mit dem Ausweis, sofern sie nicht ohnehin bekannt sind. Mitgebrachte Unterlagen werden zusortiert, evtl. gescannt oder kopiert, ein Fragebogen zu den Reiseplänen und der gesundheitlichen Situation ausgegeben und der Impfausweis entgegengenommen. In vielen Beratungsstellen werten die MFAs den Impfausweis bereits aus, zumindest hinsichtlich der reiseunabhängig empfohlenen Impfungen. Dies darf nicht dazu führen, dass die Beratung als solche aus der ärztlichen Zuständigkeit herausdriftet und sich die Rollen von Beratung und Assistenz „umkehren". Zwar ist die reisemedizinische Beratung in einigen (nord-)europäischen Ländern oft Sache speziell ausgebildeter Pflegekräfte, doch muss dann auch die zugehörige Verantwortung getragen und zuvor definiert werden, wann bei komplexeren Fällen deren Zuständigkeit endet.

Vertragsverhältnis

Soweit noch nicht am Telefon oder online vorbereitet, ist eingangs zu klären, in wessen Auftrag die ärztlichen Beratungsleistungen erbracht werden.

Private Urlaubsreise

- **Gesetzlich Krankenversicherte**:
  - Bei einer privaten (Urlaubs-)Reise ist der Reisende selbst Kostenträger, der in diesem Zusammenhang ja kein Patient ist. Reisemedizinische Beratung ist keine Leistung der gesetzlichen Krankenversicherung. Zwar erstatten einige Krankenkassen die Kosten der Beratungs- oder auch der reisemedizinisch indizierten Impfleistungen, doch tun sie das dann – einseitig zugesagt und nicht auf Dauer zugesichert – als Satzungsleistung. In diesen Fällen sind die zugesagten Leistungen mit separaten Leistungsnummern belegt und werden von der kassenzugelassenen Praxis mit der Quartalsabrechnung gegenüber der Kassenärztlichen Vereinigung geltend gemacht. Als Satzungsleistung übernommen werden vielfach auch die Kosten einer Beratung zur medikamentösen Malariaprophylaxe, meist aber nicht die generelle Beratungsleistung an sich.
  - Auch kommen Erstattungs- oder Zuschussverfahren vor, wenn sich Reisende vor der Reise beraten lassen. In der Praxis oder Beratungsstelle ist dann jedoch die Gebührenordnung für Ärzte (GOÄ) (s. u. Internetquellen) zugrunde zu legen, sofern der Fall einer KV-Abrechnung nicht vorliegt. Dazu muss nach § 18 Abs. 8 des Bundesmantelvertrages Ärzte (s. u. Internetquellen) ein schriftlicher Auftrag vorliegen, der spätestens jetzt fixiert werden sollte.
- **Privat Versicherte**: Die private Krankenversicherung ist eine Krankheitskostenversicherung. Damit sind Präventionsleistungen nicht eigentlicher Gegenstand des Versicherungsvertrags. Allerdings werden Präventionsleistungen im GKV-Umfang oft auch von den privaten Versicherungen übernommen, um sich nicht dem Vorwurf einer Unterlegenheit des Schutzes auszusetzen. Dies bedeutet meist die Übernahme der reiseunabhängig indizierten Impfungen und eines Beratungsgesprächs. Für Reiseimpfungen kann die Übernahme nicht garantiert werden. Ob einzelne Versicherungsunternehmen Kulanzzusagen machen, kann der ausführende Arzt meist ohnehin nicht beurteilen, da ihm die spätere Erstattungsentscheidung ja nicht bekannt wird. Der privatärztliche Behandlungsvertrag ist rein zweiseitig und umfasst nicht die Erfüllung von Anforderungen oder Einschränkungen, die der Versicherte mit seinem Unternehmen vereinbart hat.
- **Dienstliche Reisen**:
  - Ist die Reise durch einen Arbeitgeber veranlasst, ist dieser primär auch der Kostenträger. Er ist dann jedoch auch frei in der Wahl seines Vertragspartners. Dies könnte etwa ein ohnehin im Betrieb tätiger Arbeitsmediziner sein. Ein Wahlrecht des reisenden Arbeitnehmers besteht insofern erst einmal nicht. Es ist daher außerhalb einer ohnehin bestehenden Zusammenarbeit zwischen Reisemediziner und Betrieb bei solchen Beratungsterminen eine Kostenübernahmebestätigung des Arbeitgebers einzuholen, die dann ein Vertragsverhältnis zugunsten des Arbeitnehmers begründet.
    Einfacher ist es, wenn es einen Rahmenvertrag zwischen Betrieb und Beratungsstelle gibt, der die Vorstellung und Beratung von dienstlich reisenden Mitarbeitern regelt. Hierbei können auch andere Vergütungsmodelle außerhalb der GOÄ zum Tragen kommen, da die GOÄ nur im direkten Patienten-/Klientenkontakt verpflichtend anzuwenden ist.
  - Schwieriger verhält es sich, wenn der Arbeitgeber nicht in Deutschland ansässig ist oder das Vertragsverhältnis erst mit oder nach der Ausreise zustande kommt, oft mit der expliziten oder impliziten Anforderung, „fix und fertig" vorbereitet anzutreten. Hier muss man dem Reisenden das Kostenrisiko auferlegen und ihn auf die Sinnhaftigkeit einer Kostenübernahme durch den Arbeitgeber hinweisen, auch wenn es dafür in seinem Arbeitsvertrag keine Grundlage geben mag. Man sieht dabei deutlich, wie die Anstellung über ausländische Tochterunternehmen zu beträchtlichen Einsparungen bei den Lohnnebenkosten führt.
  - Ist der Reisende in Deutschland GKV-versichert und im Ausland beruflich oder im Rahmen eines verpflichtenden Studienaufenthalts tätig, bietet der § 11 Abs. 3 der Schutzimpfungsrichtlinie (SIR) (G-BA 2024) einen Kostenübernahmeanspruch zulasten der GKV. Diese Regelung hilft beispielsweise auch Soloselbständigen wie Journalisten, Autoren, Fotografen und Kameraleuten, die projektbezogene Verträge erhalten oder eigene Projekte realisieren – wenn sie GKV-versichert sind. Sie bezieht sich ausschließlich auf Impfungen.

Diese Grundlagen des Behandlungsvertrags zu klären und präsent zu halten, ist eine besondere Herausforderung der reisemedizinischen Beratung, da es nicht nur um die Erstberatung selbst, sondern auch um die Folgekontakte in gleicher Sache geht und sich die Anspruchsgrundlagen dann noch kombinieren können. So kann bei einer Beratung für eine dienstliche Afrikareise auffallen, dass eine durch eine private Südostasienreise zuvor veranlasste Impfserie abgeschlossen werden sollte oder eine Impfung des Standardprogramms fehlt. Fehler sind kostenträchtig, zumal die Gebühren für die ärztliche Leistung meist klein gegenüber den Materialkosten sind.

Klärung des Reisevorhabens und der Gesundheitssituation

Meist wird durch formularmäßige Abfrage eine Klärung des Reisevorhabens eingeleitet. Dabei geht es um den Verlauf der Reise mit jeweiligen Aufenthaltsdauern und Reiseaktivitäten. Es ist evident, dass eine „Rucksackreise" mit oft nicht vorausgeplanten, einfachen Unterkünften und Verpflegung an kleinen Straßenständen ein anderes Risiko beinhaltet als eine kurze Geschäftsreise mit Taxitransfer zwischen Flughafen, Hotel und besuchter Firma, auch wenn beide Reisende z. B. „nach Indien" fahren. Die falsche Vorstellung, dass das Reiseland allein über die Prophylaxemaßnahmen entscheidet, ist immer noch weitverbreitet. Die Frage nach dem genauen Reiseablauf innerhalb eines Landes und ggf. den Höhenangaben dazu überrascht viele Reisende. Auch nach Trekking, Tauchen, eigenem Fahren von PKW oder Motorrädern sollte man ebenso fragen wie nach der Reise in einer Gruppe und nach der Reiseerfahrung unter vergleichbaren Bedingungen, da dies jeweils zu weiteren Inhalten und zu einer unterschiedlichen Intensität der Berücksichtigung grundlegender Themen führt. Alleinreisen, Langzeitaufenthalte und charakteristische Reiseziele können und sollten Anlass sein, das Thema sexueller Aktivitäten unterwegs taktvoll aufzubringen. Sabbaticals mit nur anfangs klaren Reisezielen, lange Segeltörns oder expeditionsartige Touren sind ebenso herausfordernd wie der Einjahresaufenthalt eines noch „weltfremden" 19-Jährigen in Brasilien, um dort in einem Kinderheim zu arbeiten.

Bei der Klärung der gesundheitlichen Situation geht es um Grunderkrankungen und eine laufende Medikation, zumal wenn sie immunsuppressiv ist. Allergien, eine bestehende oder geplante Schwangerschaft, ein Krampfleiden oder eine Thrombophilie sind ebenso von Bedeutung wie die Abhängigkeit von medizinischer Infrastruktur. Dieser letzte Punkt kann, insbesondere bei Langzeitaufenthalten, von der Dialyse über die Schrittmacherkontrolle oder die Reparatur einer Insulinpumpe, die Bestimmung der Helferzellzahl oder die Frage nach der Durchführung einer qualifizierten Tumornachsorge sehr unterschiedliche Aspekte aufwerfen (➤ Kap. 13.11).

Eine eventuelle Wartezeit vor dem konkreten Beratungsgespräch kann sinnvoll gestaltet werden, wenn für Standardberatungsinhalte Merkblätter zur Verfügung stehen. Natürlich ist es besser, wenn diese passgenau für die Situation des konkreten Reisenden ausgegeben werden, statt zur Selbstbedienung auszuliegen.

Beratungsgespräch

Im Gespräch, das auf den o. g. inhaltlichen Grundlagen aufbaut, ist eine hohe Informationsmenge in kurz bemessener Zeit zu transferieren. Voraussetzung ist ein ruhiger Raum ohne ständige Störungen, eine gemeinsame Sprache und eine zielgruppengerechte Detailtiefe. Oft sind Prioritäten zu setzen und Kompromisse zu finden, gerade bei „Last-minute"-Vorstellungen. In anderen Fällen kann es nötig sein, für Folgekontakte eine Fortsetzung des Beratungsgesprächs zu planen. Verbreitungskarten relevanter Erkrankungen, Fotos von Vektoren, die unterwegs erkannt werden sollten (etwa *Stegomyia/Aedes aegypti* oder Glossinen) und eine Internetverbindung für den Fall einer erforderlichen Recherche sind Standard. Formulare für die Mitnahme von Medikamenten, zur Attestierung von gesundheitlichen Visumanforderungen etc. müssen verfügbar sein. Epidemiemeldungen und ein Nachschlagewerk wie die jährlich aktualisierten Handbücher oder Impfempfehlungen (STIKO und DTG 2025, Rothe 2024) helfen gerade bei begrenzten Erfahrungen des Beraters sehr. Das gemeinsame Bedienen eines Computerprogramms, das auf Knopfdruck die Maßnahmen vorgibt, ist dagegen ein Zerrbild der reisemedizinischen Beratung – und anfällig für die Einflussnahme von Herstellerfirmen auf die Algorithmen.

Ohnehin ist die reisemedizinische Beratung keine Impfberatung. Zwar hat dieses Thema inhaltlich, kostenmäßig und – für den zu Beratenden anschließend – auch erlebnismäßig einiges Gewicht, es wäre jedoch nicht sachgerecht, nur über die Zusammenstellung des Impfschutzes und eine eventuelle Malariamedikation zu sprechen. Gerade die Abwehr nicht durch Impfung verhinderbarer Erkrankungen, die Lebensmittelhygiene oder die Sicherheits- und Rechtslage im Land sind Themen, die ein viel höheres Potenzial zur Aufrechterhaltung der Gesundheit während der Reise haben.

Zwar ist es üblich, dass gemeinsam Reisende auch gemeinsam zur Beratung erscheinen, doch kann auf ein privates Vertrauensverhältnis nicht schon aus der Tatsache einer gemeinsamen Reise geschlossen werden. Dies ist bei der Erwähnung von Vorerkrankungen zu beachten, wenn etwa Arbeitskollegen gemeinsam auf eine Baustelle fahren wollen oder Trainingspartner zum Kilimandscharo. Einzeltermine müssen dann möglich sein.

Im Zusammenhang mit der COVID-19-Pandemie hat auch das Thema der Videoberatung Bedeutung und Popularität gewonnen. Arztrechtlich ist ein persönlicher Erstkontakt Voraussetzung für eine Videoberatung. Das verhindert das breite Angebot einer Beratung über das Internet. Es kommt hinzu, dass die Fülle von Interaktionen im persönlichen Gespräch, vom Bemerken einer Unsicherheit über das Vorzeigen alter Impfausweise auf dem Handy, nicht gänzlich auf ein Videosystem transferierbar erscheinen. Auch setzt eine Videoberatung voraus, dass ein Dritter die empfohlenen Maßnahmen umsetzt, ggf. ohne den Fall neu aufzurollen, und dann rechtlich für die Interventionen verantwortlich ist. Andererseits kann man sich durchaus Situationen vorstellen, in denen ein internetbasierter Videoberatungskontakt der einzig mögliche ist, etwa bei der Betreuung von Mitarbeitern im Ausland, die in ein anderes Land weiterreisen sollen.

In besonderen Fällen kann es darüber hinaus zu einer Gruppenberatung kommen. Diese betrifft alle gemeinsam interessierenden Themen und muss durch eine individuelle Beratung ergänzt werden, die dann deutlich schneller ablaufen kann. Solche Settings können sich beispielsweise bei Klassenfahrten, Kulturreisen eines Bildungszentrums oder Vorbereitungskursen für Fachkräfte der Entwicklungszusammenarbeit ergeben.

Dokumentation empfohlener Vorbereitungsmaßnahmen und Zeitplan

Die im Gespräch erwähnten Gesundheitsgefahren und empfohlenen Vorbereitungsmaßnahmen sollten auf einem Formular oder am Monitor stichpunktartig in einer Form dokumentiert werden, die verhindert, dass später Vorwürfe erhoben werden und außerdem nachweist, dass nicht nur Impfungen thematisiert wurden. Gerade dann, wenn dem ärztlichen Rat nicht gefolgt wird, ist es später unter Umständen wichtig, auf die getroffenen Aussagen verweisen zu können. Dies kann auch durch Markieren von Textstellen in einer ausgegebenen Standardinformation oder durch Ankreuzen angesprochener Beratungsthemen erfolgen.

Für die Zeit bis zur Abreise und ggf. auch darüber hinaus sollte sich im Gespräch eine akzeptierte Abfolge von Maßnahmen ergeben, die vielleicht einen oder zwei weitere Termine vor der Abreise vorsieht. Diese können anschließend zeitlich genau geplant werden. Es kann auch sein, dass nur ein Minimalprogramm verwirklicht werden kann, wenn die Abreise bereits wenige Tage nach der Erstberatung erfolgt. Dann ist eine entsprechende Anmerkung auf dem Beratungsformular sinnvoll.

Wie bei jedem präventiven Arztkontakt ist auch bei der reisemedizinischen Beratung die Überprüfung des reiseunabhängigen Impfschutzes nach den Empfehlungen der STIKO vorrangig. Seltene Gefahren am Reiseziel zu bekämpfen, wenn wesentliche Punkte des „heimischen" Impfschutzes nicht mehr up to date sind, ist eine falsche Prioritätensetzung. Hier sind Beratungsstellen im Vorteil, die zulasten der gesetzlichen Krankenversicherungen impfen können. Immer wieder sieht man Impfausweise mit umfangreichen Reiseschutzimpfungen, die z. B. über betriebsärztliche Stellen durchgeführt wurden, während die altersentsprechenden reiseunabhängigen Impfungen fehlen. In solchen Fällen sollte darauf geachtet werden, dem Reisenden gegenüber nicht den Eindruck zu erwecken, es sei „alles erledigt".

13.2.5 Durchführung von Impfungen

Siehe auch ➤ Kap. 13.3

Zur Vermeidung der Erwähnung von Selbstverständlichkeiten wird auf die entsprechenden Abschnitte der STIKO-Empfehlungen verwiesen (STIKO 2025). Zum Einverständnis und zur Durchführung ergeben sich hier keine Abweichungen. Problematisch ist die Verwendung von Impfstoffen, die der Reisende selbst mitgebracht und für eine nicht feststellbare Dauer gelagert hat. Einerseits besteht die nachvollziehbare Erwartung, die Kosten für den Impfstoff nicht sinnlos ausgegeben zu haben, andererseits kann die impfende Praxis eine planmäßige Wirksamkeit nicht garantieren, gerade bei Lebendimpfstoffen oder bei evtl. zwischenzeitlich eingefrorenen Suspensionen. In einigen Fällen kann man den Reisenden an die Stelle zurückverweisen, die das Impfstoffrezept ausgestellt hat. Anderenfalls ist zu überlegen, ob man unversehrt erscheinende Totimpfstoffe verabreicht und dokumentiert, dass für die volle Wirksamkeit nicht garantiert werden kann.

Elemente der Impfleistung gemäß Bundesärztekammer

- Information über Nutzen der Impfung
- Hinweis auf typische Nebenwirkungen
- (Impf-)Anamnese: Allergien gegen Impfstoffbestandteile?
- Ausschluss von Kontraindikationen
- Durchführung der Impfung
- Information über Verhaltensmaßnahmen nach Impfung
- Information über Wiederholungs- und Auffrischimpfungen
- Dokumentation einschließlich Chargennummer

Bei Reisenden unter gerinnungshemmender Medikation hat sich seit der SARS-CoV-2-Impfkampagne mit den verpflichtend i. m. zu gebenden mRNA-Impfstoffen die Methode durchgesetzt, die für vorrangig i. m. zu gebende Impfstoffe auch zuvor schon favorisiert wurde: i. m.-Gabe mit feiner Nadel und anschließender Kompression der Injektionsstelle für mehrere Minuten durch den Geimpften.

Rezepte für reiseassoziierte Gesundheitsstörungen

Für reiseassoziierte Gesundheitsstörungen werden bei der Beratung möglicherweise Rezepte ausgestellt. Dies können Medikamente zur Vorbeugung oder zur Notfall-Selbsttherapie einer Malaria sein, aber auch solche gegen Durchfallepisoden, Höhenkrankheit oder Kinetose. Da es sich dabei nicht um die Behandlung aktuell vorliegender Erkrankungen handelt, gehören sie nicht in die Zuständigkeit der jeweiligen Krankenversicherung, sofern diese nicht die Malariaprophylaxe als Satzungsleistung ausnahmsweise vorsieht. Diese Unzuständigkeit kann sich dann ändern, wenn es um konkrete Diagnosen und deren absehbare Komplikationsmöglichkeiten geht, etwa Allergien oder mögliche Attacken einer bekannten Migräne. Doch auch hier gibt es Grenzen. Ein GKV-Rezept bezieht sich auf ein Quartal. Somit kann nicht mit mehreren Großpackungen die fortgesetzte antihypertensive oder -diabetische Medikation für eine Überwinterung in Thailand zulasten der GKV rezeptiert werden.

Abrechnung

Eine Reiseberatung ist im Normalfall nach den Regeln der **Gebührenordnung für Ärzte (GOÄ)** abzurechnen, die zum Zeitpunkt der Abfassung dieses Beitrags auf ihren 30. Geburtstag ohne jede Erhöhung zugeht – sie ist von 1996. Dies bedeutet unter anderem, dass die Gesprächsleistungen nach Nr. 3 für ein ausführliches Gespräch auffällig niedrig dotiert und zudem nicht mit einer der Impf-„Ziffern" kombinierbar sind. Eine Analogberechnung nach Nr. 34 ist juristisch angreifbar, da dies die Nichterwähnung der tatsächlich erbrachten Leistung in der GOÄ voraussetzt – die Beratung über 10 Minuten Dauer aber ist erwähnt. Will man eine Steigerung von mehr als dem 3,5-fachen Satz vornehmen, muss dies vorab mit dem Reisenden verabredet sein. Zwischen 2,3-fachem und 3,5-fachem Satz muss eine schriftliche Begründung für die besondere Schwierigkeit der Leistungserbringung im konkreten Einzelfall gegeben werden.

Die **Impfleistungen nach GOÄ-Nr. 375 und 377** umfassen die oben im Textkasten angegebenen Teilleistungen. Daher kann als

Gesprächsleistung nur gewertet werden, was nicht konkret zu einer im weiteren Verlauf gegebenen Impfung gehört – ein weiterer Grund für die Dokumentation anderer, nicht auf eine Impfung bezogener Gesprächsthemen.

Werden die **reisemedizinischen Impfstoffe** von der Praxis oder Beratungsstelle beschafft, können sie nach § 10 GOÄ als Auslagen in Rechnung gestellt werden. Dies muss betragsgleich geschehen, was durch Beifügung des Beschaffungsbelegs nach § 12 Abs. 2 für Kosten jenseits von 25 Euro nachgewiesen werden muss. Die Berechnung von Pauschalen ist unzulässig (§ 10), die Berechnung eines Aufschlags für Beschaffung, Lagerung, Verfallsrisiko etc. kann nach der „Infektionstheorie" zur Gewerblichkeit der gesamten Umsätze der Praxis oder Beratungsstelle führen.

Von der Abrechnung nach GOÄ sind die Leistungen ausgenommen, auf die gegenüber einer gesetzlichen Krankenversicherung Anspruch besteht – und solche, die von dieser als Satzungsleistungen zugesagt wurden und über die jeweilige KV abgerechnet werden. Dafür gibt es einen separaten Gebührenziffernbereich. Auch Arbeitsmediziner und Betriebsärzte haben mit dem Präventionsgesetz ohne eigene Kassenzulassung die Möglichkeit, nicht reisebezogene Impfleistungen zulasten der Kassen durchzuführen, auch wenn allein die organisatorische Abwicklung einen nennenswerten Teil des Honorars kostet.

Im Auftrag eines Dritten, etwa eines Arbeitgebers, erbrachte Leistungen können unter andere Abrechnungsmodalitäten fallen, etwa einen Rahmenvertrag mit darin vereinbartem Stundensatz für die ärztliche Tätigkeit.

LITERATUR

Bundesärztekammer (BÄK). Strukturierte curriculare Fortbildung „Reisemedizinische Gesundheitsberatung". 2. Auflage in der Fassung vom 23.09.2022. www.bundesaerztekammer.de/fileadmin/user_upload/BAEK/Themen/Aus-Fort-Weiterbildung/Fortbildung/BAEK-Curricula/BAEK-Curriculum_Reisemedizinische_Gesundheitsberatung.pdf.

Gemeinsamer Bundesausschuss (G-BA). Richtlinie des Gemeinsamen Bundesausschusses über Schutzimpfungen nach § 20i Absatz 1 SGB V (Schutzimpfungs-Richtlinie/SI-RL) in der Fassung vom 21. Juni 2007/18. Oktober 2007, veröffentlicht im Bundesanzeiger 2007, Nr. 224 (S. 8 154) vom 30. November 2007 in Kraft getreten am 1. Juli 2007, zuletzt geändert am 3. September 2024, veröffentlicht im Bundesanzeiger (BAnz AT 26.09.2024 B5), in Kraft getreten am 27. September 2024. www.g-ba.de/downloads/62-492-3582/SI-RL_2024-09-03_iK-2024-09-27_AT-26-09-2024-B5.pdf.

Rothe C et al. Reiseimpfungen – Hinweise und Empfehlungen. Flugmedizin Tropenmedizin Reisemedizin 2024; 31(02): 54–86.

Ständige Impfkommission (STIKO). Empfehlungen der Ständigen Impfkommission beim Robert Koch-Institut 2025. Epid Bull 2025; 4 vom 23.1.2025. www.rki.de/DE/Aktuelles/Publikationen/Epidemiologisches-Bulletin/2025/04_25.pdf?__blob=publicationFile&v=7.

Ständige Impfkommission (STIKO) und Deutsche Gesellschaft für Tropenmedizin, Reisemedizin und Globale Gesundheit (DTG). Empfehlungen der Ständigen Impfkommission (STIKO) und der Deutschen Gesellschaft für Tropenmedizin, Reisemedizin und Globale Gesundheit e.V. (DTG) zu Reiseimpfungen. Epid Bull 2025; 14: 1–206.

INTERNETQUELLEN

Gebührenordnung für Ärzte (GOÄ) in der Fassung der Bekanntmachung vom 9. Februar 1996 (BGBl. I S. 210), die zuletzt durch Artikel 1 der Verordnung vom 21. Oktober 2019 (BGBl. I S. 1470) geändert worden ist. www.gesetze-im-internet.de/go__1982.

Kassenärztliche Bundesvereinigung. Bundesmantelvertrag Ärzte vom 1. Januar 2024. www.kbv.de/media/sp/BMV-Aerzte.pdf.

13.3 Reisemedizinische Impfungen

Kerstin Kling, Camilla Rothe

13.3.1 Reiseimpfberatung

Die Reiseimpfberatung bietet eine gute Gelegenheit, den allgemeinen Impfstatus zu überprüfen und gegebenenfalls zu ergänzen. Auch für eine Auslandsreise sollte eine Grundimmunisierung gegen Masern, Mumps, Röteln, Tetanus, Diphtherie, Pertussis und Poliomyelitis bestehen. Je nach Reiseland können außerdem Auffrischimpfungen notwendig werden, z. B. gegen Poliomyelitis.

Um die Risiken für die Reisenden für einzelne impfpräventable Erkrankungen bewerten zu können, ist es wichtig, neben dem Reiseland möglichst viele Details zur Route, der Reisezeit, -dauer und -art zu erfragen sowie die individuellen Reiseerfahrungen und das Risikoverhalten zu berücksichtigen. Damit kann das Risiko einer Exposition gegenüber einer mücken- oder fäkal-oral übertragbaren Erkrankung besser eingeschätzt werden. Besondere Sorgfalt erfordert die Beratung von Kleinkindern, Schwangeren, Stillenden, älteren Personen, Personen mit Vorerkrankungen (v. a. einer bestehenden Immundefizienz), Personen mit Langzeitaufenthalt, Katastrophenhelfer*innen und Personen, die ihre Freunde und Verwandten im Ausland besuchen (visiting friends and relatives, VFR). Weitere Informationen zu diesen Gruppen s. a. ➤ Kap. 13.10 und ➤ Kap. 13.11.

> Vor der Verabreichung von Impfstoffen sollten bei allen Reisenden folgende Punkte erfragt werden: Allergien, frühere Reaktionen auf Impfstoffe (z. B. anaphylaktischer Schock), Vorerkrankungen oder akute Erkrankung, Medikamente, bei Frauen im gebärfähigen Alter zusätzlich Schwangerschaft oder Stillzeit.

Bei Reiseimpfungen ist grundsätzlich zu unterschieden, ob eine Nachweispflicht für eine Impfung besteht oder ob eine Impfung zwar empfohlen wird, eine Einreise aber auch ohne diese Impfung möglich wäre. Beispiele für Impfungen, ohne deren Nachweis eine Ein- bzw. Ausreise verwehrt werden kann, sind die Impfung gegen Gelbfieber, Meningokokken, Polio und (selten) Masern.

Unter Berücksichtigung der jeweiligen Einreisevorschriften des Reiselandes und evtl. individueller Gegenanzeigen gegen Impfstoffe kann zusammen mit dem/der Reisenden die Auswahl der empfohlenen Impfungen erfolgen.

Für Deutschland geltende Standard-, Indikations- und berufsspezifische Impfempfehlungen werden regelmäßig aktualisiert und von der Ständigen Impfkommission (STIKO) im Epidemiologischen Bulletin jeweils im Januar eines Jahres publiziert (STIKO 2025). Deshalb werden im Folgenden nur Impfungen besprochen, die zusätzlich spezifisch für eine Reise empfohlen werden können. Weiterführende Informationen zu Krankheitserregern, Klinik und Therapie finden sich in den jeweiligen Abschnitten in ➤ Kap. 2 und ➤ Kap. 3.

13.3.2 Reiseimpfungen

Bei allen Impfstoffen gilt, dass für die ärztliche Aufklärung die Informationen aus den Fachinformationen verbindlich sind. Kein Impfstoff darf verabreicht werden, wenn eine schwere Überempfindlichkeitsreaktion gegen einen im Impfstoff enthaltenen Bestandteil nachgewiesen wurde.

Allen Impfungen ist gemeinsam, dass ihre Anwendung bei akuter behandlungsbedürftiger Erkrankung oder schwerer, mit Fieber einhergehender Erkrankung auf einen späteren Zeitpunkt verschoben werden soll.
Im Folgenden werden bei der Besprechung der einzelnen Impfungen daher nur bekannte spezifische Besonderheiten bei der Anwendung des jeweiligen Impfstoffs genannt, die über allgemeine Vorsichtsmaßnahmen hinausgehen.

Die Sicherheit von Reiseimpfungen ist in zahlreichen Studien untersucht. Totimpfstoffe gelten als gut verträglich. Sehr häufige und häufige unerwünschte Arzneimittelwirkungen umfassen bei Kindern und Erwachsenen das auch bei anderen Totimpfstoffen bekannte Spektrum: z. B. Lokalreaktionen an der Injektionsstelle, Kopfschmerzen, Bauchschmerzen, -krämpfe, Diarrhö, Unwohlsein, Myalgie, Müdigkeit, Übelkeit, Erbrechen, verminderter Appetit. Im Folgenden wird deshalb nur auf die unerwünschten Arzneimittelwirkungen bei Lebendimpfstoffen wie z. B. gegen Dengue, Gelbfieber und Typhus eingegangen, wobei für den oralen Lebendimpfstoff gegen Typhus eine parenterale Alternative zur Verfügung steht. Auch wenn gegen Gelbfieber inaktivierte Impfstoffe in der Entwicklung sind, gibt es derzeit keine zugelassene Alternative zum lebend-attenuierten Impfstoff.

Cholera

Indikation Eine generelle Empfehlung für Reisende besteht nicht. Die Impfung wird nur in Ausnahmefällen empfohlen wie bei Reisen in Cholera-Epidemiegebiete ohne gesicherten Zugang zu Trinkwasser, bei längerfristiger Tätigkeit in Cholera-Epidemiegebieten und beim Einsatz als Katastrophenhelfer*in (zu Klinik, Diagnostik und Therapie ➤ Kap. 3.3).

Impfstoffe und Impfschemata Derzeit sind in Deutschland 2 oral zu verabreichende Impfstoffe für eine Anwendung ab 2 Jahren zugelassen: Der inaktivierte Impfstoff Dukoral®[1] (➤ Tab. 13.1; enthält inaktivierte Cholerabakterien der Serogruppe O1 und die rekombinant hergestellte, immunogene, nicht toxische Bindungsuntereinheit des Choleratoxins) und der rekombinante Lebendimpfstoff Vaxchora® (➤ Tab. 13.2; basiert auf einem *V.-cholerae*-Stamm Serogruppe O1, genetisch verändert mit einer Deletion des ctxA-Gens).

Wirksamkeit

- Dukoral: Studien aus Endemiegebieten zeigten eine 60- bis 86-prozentige Schutzrate in den ersten 6 Monaten nach Impfung, wobei nur begrenzte Daten für Personen ≥ 65 Jahre vorliegen.
- Vaxchora: In klinischen Studien (nicht an Reisenden) wurden Schutzraten von 80 % zum Zeitpunkt 90 Tage nach Impfung bei Personen zwischen 18 und 45 Jahren beschrieben.

Tab. 13.1 Impfschemata Dukoral

Kinder im Alter von ≥ 2–5 Jahren	**Grundimmunisierung**	3 Impfstoffdosen mit einem Mindestabstand von 1 Woche zwischen den Impfstoffdosen
	Auffrischimpfung	< 6 Monaten genügt eine einzelne Impfstoffdosis zur Auffrischung, außerhalb dieses Zeitfensters müsste die Grundimmunisierung wiederholt werden*
Kinder ab dem Alter von ≥ 6 Jahren, Jugendliche und Erwachsene	**Grundimmunisierung**	2 Impfstoffdosen im Abstand von 1–6 Wochen
	Auffrischimpfung	< 2 Jahren genügt eine einzelne Impfstoffdosis zur Auffrischung, außerhalb dieses Zeitfensters müsste die Grundimmunisierung wiederholt werden*

Einnahme mit einer Natriumhydrogencarbonat-Pufferlösung. Eine Stunde vor und nach der Impfung sollte auf den Verzehr von Nahrungsmitteln und Getränken und die Einnahme von Arzneimitteln verzichtet werden. Die Immunisierung soll 1 Woche vor potentieller Exposition gegenüber *V. cholerae* O1 abgeschlossen sein. Bei gleichzeitiger Indikation sollten Typhoral L Kapseln und Dukoral mit mind. 1 Stunde Abstand verabreicht werden.
* Zu wiederholten Auffrischungsdosen wurden keine Daten hinsichtlich der klinischen Wirksamkeit erstellt. Die immunologischen Daten und die Daten über die Dauer des Impfschutzes legen jedoch nahe, dass bei Erwachsenen nach einem Zeitraum von maximal 2 Jahren und bei Kindern im Alter von 2 bis unter 6 Jahren nach einem Zeitraum von max. 6 Monaten seit der letzten Impfung eine einzelne Auffrischungsimpfung gegeben werden sollte.

Tab. 13.2 Impfschema Vaxchora

Kinder ab dem Alter von ≥ 2 Jahren, Jugendliche und Erwachsene	**Grundimmunisierung**	Einmalige orale Einnahme einer Impfstoffdosis spätestens 10 Tage vor potenzieller Exposition
	Auffrischimpfung	Derzeit noch keine Herstellerangabe zum Zeitpunkt einer Auffrischimpfung verfügbar

Eine Stunde vor und nach der Impfung sollte auf den Verzehr von Nahrungsmitteln und Getränken verzichtet werden; zur gleichzeitigen Einnahme von Arzneimitteln s. Fachinformation.

Anwendung in Schwangerschaft und Stillzeit

- Dukoral: Der Impfstoff kann in der Schwangerschaft und Stillzeit nach Risiko-Nutzen-Abwägung angewendet werden.
- Vaxchora: Da nicht bekannt ist, ob Vaxchora systemisch aufgenommen wird, sollte eine Anwendung während der Schwangerschaft und Stillzeit gut abgewogen werden.

Besonderheiten Es liegt nicht genügend Evidenz dafür vor, dass der Impfstoff Dukoral eine Reisediarrhö durch enterotoxische *E. coli* (ETEC) verhindert, weshalb der Impfstoff Reisenden nicht empfohlen wird, um sie vor einer Reisediarrhö zu schützen. Für Vaxchora wurde eine mögliche Kreuzprotektion für ETEC nicht untersucht.

[1] In diesem Kapitel werden wegen der besseren Lesbarkeit geschützte Warennamen (Warenzeichen) nur bei der ersten Erwähnung gesetzt.

Dengue-Fieber

Indikation Dengue ist weltweit die häufigste durch Vektoren übertragene Krankheit (➤ Kap. 2.8.3). Sie ist in tropischen und subtropischen Gebieten Mittel- und Südamerikas, Afrikas, des Mittleren Ostens, Asiens und auf den pazifischen Inseln endemisch, darüber hinaus zeigt sich auch eine Ausbreitung in bisher nicht endemische Gebiete (➤ Abb. 13.2). Nach Angaben von GeoSentinel ist das Dengue-Virus (DENV) die häufigste tropenspezifische Ursache für Fieber bei Reiserückkehrern aus vielen Teilen der Welt. Schwere Verläufe bzw. Todesfälle sind bei Reisenden aber sehr selten.

Es existieren 4 epidemiologisch relevante DENV-Serotypen (DENV-1 bis DENV-4), die in einer Region zeitgleich mit unterschiedlicher Dominanz zirkulieren können. Die erste Infektion ruft eine langanhaltende (vermutlich meist lebenslange) Immunität gegen den entsprechenden Serotyp hervor, erzeugt aber gegen die anderen Serotypen keinen dauerhaften Schutz.

Das höchste Risiko für schwere Verläufe besteht bei einer Zweitinfektion mit einem anderen Serotyp nach mehr als 18 Monaten. Hierfür werden in erster Linie infektionsverstärkende Antikörper (antibody-dependent enhancement, ADE) verantwortlich gemacht, neben möglichen viralen und genetischen Faktoren und evtl. bestehenden Vorerkrankungen.

Impfstoff und Impfschema Für Reisende steht mit Qdenga® seit Anfang 2023 der erste Reiseimpfstoff zur Prävention von Dengue für Personen ab 4 Jahren zur Verfügung. Der tetravalente attenuierte Lebendimpfstoff basiert auf dem genetischen DENV-2-Rückgrat und 3 chimären, gentechnisch veränderten Viren mit den Prämembran- und Hüllgenen von DENV-1, DENV-3 und DENV-4. **Dosierung**: 2 × 0,5 ml subkutan im Abstand von 3 Monaten. Zu evtl. notwendigen Auffrischimpfungen gibt es derzeit noch keine Daten.

Wirksamkeit In einer großen, randomisierten placebokontrollierten Studie an Kindern und Jugendlichen in Endemiegebieten (TIDES-Studie) minderte die Impfung während eines 4,5-jährigen Beobachtungszeitraums die Rate symptomatischer Dengue-Infektionen um 61 % (von 8,2 % auf 3,3 %) und die Rate der Krankenhausaufnahmen um 84 % (von 2,1 % auf 0,3 %). Der Schutz war höher bei Personen, die bereits Dengue durchgemacht haben (Seropositive) im Vergleich zu Personen ohne vorherige Dengue-Infektion (Seronegative, Dengue-Naive). Eine Wirksamkeit gegen DENV-3- bzw. DENV-4-assoziiertes virologisch bestätigtes Dengue bei Dengue-Naiven konnte in den Studien nicht festgestellt werden. Eine Wirksamkeit gegen schweres Dengue konnte aufgrund der in den Studien aufgetretenen kleinen Fallzahlen von schwerem Dengue nicht gezeigt werden. Die Übertragbarkeit der Wirksamkeitsdaten von Kindern und Jugendlichen in Endemieländern auf erwachsene Reisende ist nur eingeschränkt möglich. Es gibt Immunobridging-Studien, die allerdings bei fehlendem Cut-off für Schutz vor Dengue den klinischen Wirksamkeitsdaten unterlegen sind.

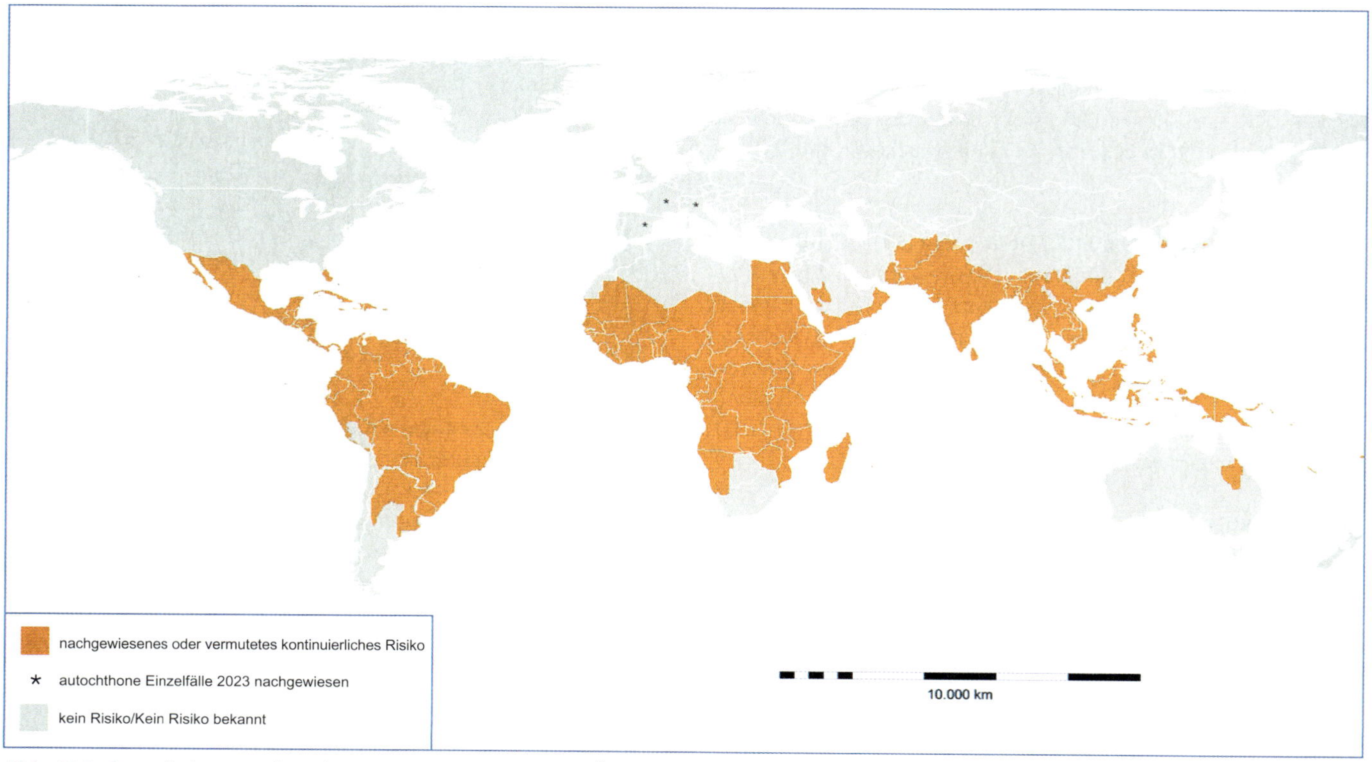

Abb. 13.2 Geografische Darstellung des Risikos einer kontinuierlichen Übertragung von Dengue-Viren. Mit einer Übertragung > 2.000 m Höhe ist nicht zu rechnen. Aufgrund einer dynamischen Virusausbreitung und lückenhafter Surveillance-Systeme kann diese Karte nur einen orientierenden Überblick geben. [P1335]

Sicherheit Die Impfung gegen Dengue mit dem Impfstoff Qdenga als Reiseimpfung wird für Personen empfohlen, die in der Vergangenheit eine labordiagnostisch gesicherte Dengue-Virus-Infektion durchgemacht haben, in ein Dengue-Endemiegebiet reisen und dort ein erhöhtes Expositionsrisiko haben (z. B. längerer Aufenthalt, aktuelles Ausbruchsgeschehen). Vor Ausreise sollte eine vollständige Impfserie durchgeführt werden, d. h. 2 Impfstoffdosen im Mindestabstand von 3 Monaten (Kling et al. 2023).

Die Datenlage für Personen, die in der Vergangenheit keine Dengue-Virus-Infektion durchgemacht haben („Dengue-Naive"), ist limitiert. Gegenwärtig (Stand Mai 2025) kann für diese Personen keine Impfempfehlung abgegeben werden.

Zusätzlich zu den erwarteten Nebenwirkungen wie z. B. Schmerzen an der Injektionsstelle, Kopfschmerzen, Myalgie, Unwohlsein und Fieber wurde bei 49 % der Studienteilnehmenden ohne vorherige Dengue-Infektion eine Impfvirämie festgestellt, die symptomatisch einer Dengue-Infektion ähnelt. In einer Post-Marketing-Studie aus Brasilien wurde eine leicht erhöhte Anaphylaxierate von 63,1 Fällen/1 Million Impfstoffdosen beobachtet (Beobachtungszeitraum März 2023 bis März 2024) (Percio et al. 2024). Der Impfstoff ist bei Personen mit angeborener oder erworbener Immundefizienz, Schwangeren und Stillenden kontraindiziert.

Frühsommer-Meningoenzephalitis (FSME) bzw. tick-borne encephalitis (TBE)

Indikation Bei Reisen in Endemiegebiete und Zeckenexposition, wobei Outdooraktivitäten wie Wandern, Campen, Angeln, Mountainbiken das Infektionsrisiko erhöhen. Die beiden zugelassenen Impfstoffe schützen gegen folgende Tick-borne-encephalitis-Virus (TBEV-)Subtypen: Europäischer Subtyp (ruft die auch in Deutschland vorkommende Frühsommer-Meningoenzephalitis [FSME] hervor), Sibirischer Subtyp (Uralgebiet, auch Baltikum, Ukraine) und Fernöstlicher Subtyp (Russland und bewaldete Regionen Chinas und Japans). Die TBE durch den Fernöstlichen Subtyp verläuft häufig schwer und ist mit einer höheren Letalität assoziiert (➤ Kap. 2.8.6). Zur geografischen Verbreitung der TBE ➤ Abb. 13.3.

Impfstoffe und Impfschemata In Deutschland sind 2 parenterale Impfstoffe zugelassen: FSME Immun® und Encepur®, die beide jeweils in einer Formulierung für Kinder und Erwachsene erhältlich sind (cave: FSME Immun 0,25 ml Junior ist von ≥ 1–15 Jahren zugelassen, Encepur Kinder von ≥ 1–11 Jahren). Nach Möglichkeit sollte die Grundimmunisierung mit dem gleichen Impfstoff durchgeführt werden, der jeweils andere Impfstoff kann bei einem Lieferengpass innerhalb der Serie zur Grundimmunisierung und bei Auffrisch-

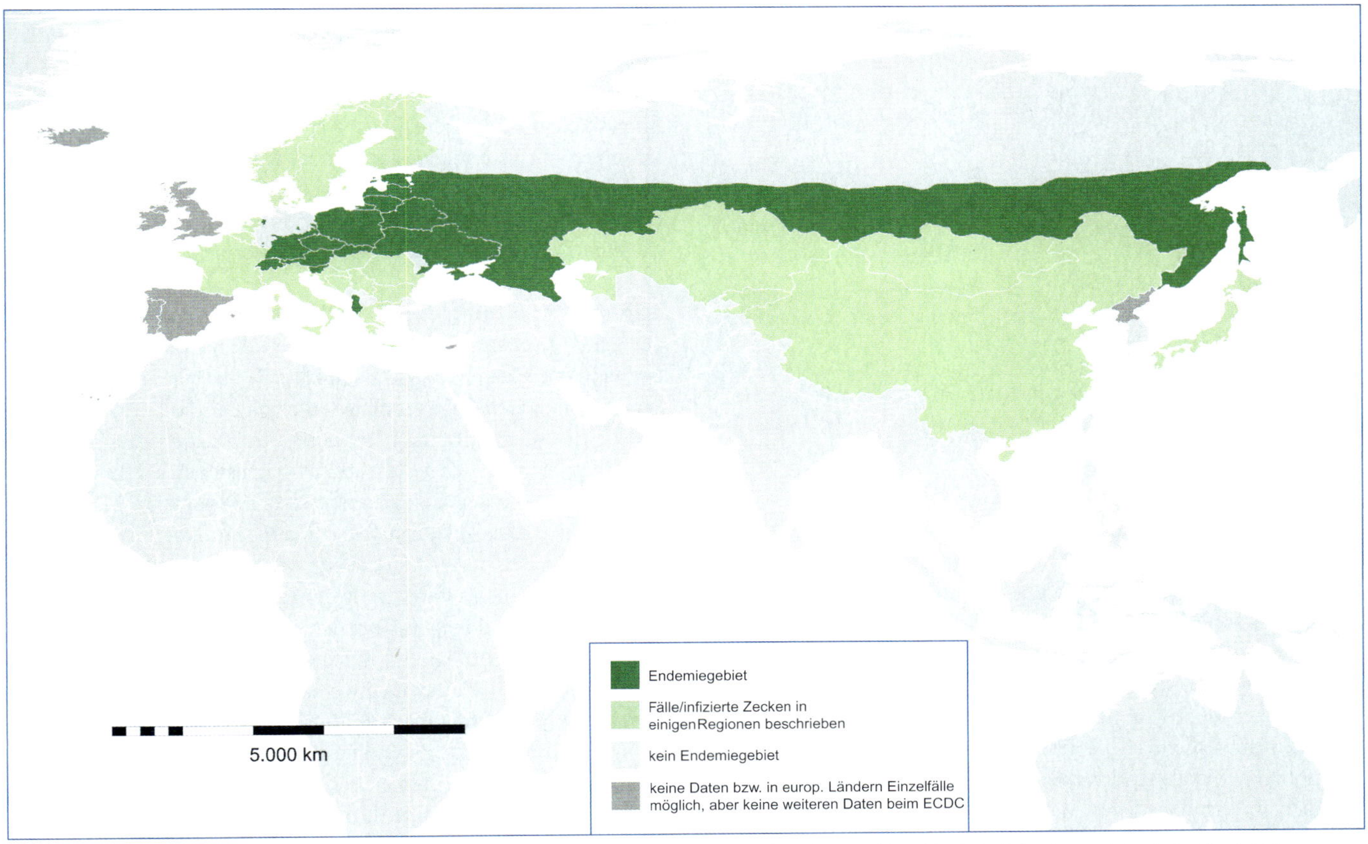

Abb. 13.3 Geografische Verbreitung der TBE (tick-borne encephalitis). In den Ländern, die als Endemiegebiete (dunkelgrün) gekennzeichnet sind, besteht im ganzen Land ein Infektionsrisiko bei entsprechender Exposition. In den (hellgrün gekennzeichneten) Ländern wurden Einzelfälle/infizierte Zecken in einigen Regionen beschrieben. Ausnahmen bestehen in Deutschland (detaillierte Darstellung der aktuellen Endemiegebiete aufgrund guter Datenlage) und Russland (Fokussierung auf die Endemiegebiete in den gemäßigten Regionen des Landes). [P1335]

Tab. 13.3 Impfschemata für die FSME-Impfung

Grundimmunisierungsschemata (konventionell)*	Encepur	0/14 Tage**bzw. 1–3 Monate/9–12 Monate (nach 2. Impfstoffdosis)
	FSME Immun	0/1–3 Monate/5–12 Monate (nach 2. Impfstoffdosis)
Schnellimpfschema zur Grundimmunisierung*	Encepur	0/7 Tage/21 Tage (14 Tage Mindestabstand zwischen 2. und 3. Impfstoffdosis)
	FSME Immun	0/14 Tage/5–12 Monate (nach 2. Impfstoffdosis)
Auffrischimpfungen*	Encepur	**Auffrischimpfungen nach Grundimmunisierung durch konventionelles Schema**: 1. Auffrischimpfung 3 Jahre nach 3. Impfstoffdosis der Grundimmunisierung < 50 Jahre: weitere Auffrischimpfungen alle 5 Jahre ≥ 50 Jahre: weitere Auffrischimpfungen alle 3 Jahre **Auffrischimpfungen nach Grundimmunisierung durch Schnellimpfschema**: 1. Auffrischimpfung 12–18 Monate nach 3. Impfstoffdosis der Grundimmunisierung Alle weiteren Auffrischimpfungen wie bei Auffrischimpfungen nach konventionellem Schema
	FSME Immun	1. Auffrischimpfung 3 Jahre nach 3. Impfstoffdosis der Grundimmunisierung < 60 Jahre: weitere Auffrischimpfungen alle 5 Jahre ≥ 60 Jahre: weitere Auffrischimpfungen alle 3 Jahre

* Altersentsprechenden Impfstoff verwenden: Encepur Kinder (≥ 1–11 Jahre), FSME Immun 0,25 ml Junior (≥ 1–15 Jahre), Details s. Fachinformationen der jeweiligen Impfstoffe.
** Das konventionelle Schema mit dem Abstand von mind. 1 Monat (statt 14 Tagen) zwischen der 1. und 2. Impfstoffdosis ist das bevorzugte Impfschema bei Personen, die einem kontinuierlichen Infektionsrisiko ausgesetzt sind, s. a. Fachinformationen Encepur Kinder und Encepur Erwachsene.

impfungen eingesetzt werden (➤ Tab. 13.3). Jede Impfstoffdosis einer einmal begonnenen Grundimmunisierung zählt, auch eine mehrere Jahre unterbrochene Grundimmunisierung muss nicht neu begonnen werden.

Wirksamkeit Sowohl nach abgeschlossener Grundimmunisierung als auch nach Auffrischimpfung(en) beträgt die Schutzrate > 96 %, wenn den empfohlenen Schemata gefolgt wird; auch bei Anwendung mit größeren Impfabständen zwischen den einzelnen Impfstoffdosen bestehen ähnlich hohe Schutzraten. Impfdurchbrüche sind selten.

Anwendung in Schwangerschaft und Stillzeit Eine Anwendung in der Schwangerschaft und Stillzeit unterliegt einer strengen Indikationsstellung.

Besonderheiten Aufgrund einer nachlassenden Leistungsfähigkeit des Immunsystems im Alter (Immunoseneszenz) wird in manchen Ländern ein Impfschema mit einer zusätzlichen Impfstoffdosis bei der Grundimmunisierung angewendet, z. B. ab einem Alter ≥ 60 Jahre in Schweden: 0, 1, 3, 12 Monate (Impfabstände im Verhältnis zur 1. Impfstoffdosis). Auch bei Patient*innen mit Immundefizienz kann dieses Schema diskutiert werden.

Gelbfieber

Indikation Einige Länder fordern den Nachweis einer Gelbfieberimpfung bei Einreise bzw. bei einem Transit aus bestimmten Ländern. Die WHO-Liste jener Länder, in denen die Gefahr einer Gelbfieberübertagung bzw. eine Nachweispflicht bei Einreise besteht (➤ Abb. 13.4), wurde in der Ländertabelle der Empfehlungen der STIKO und der DTG zu Reiseimpfungen umgesetzt, die einmal alle 2 Jahre aktualisiert wird (STIKO und DTG 2025). Auch wenn die Einreise in einige gelbfieberendemische Länder oder Regionen eines Landes ohne den Impfnachweis möglich ist, empfiehlt sich zum eigenen Schutz eine Gelbfieberimpfung (➤ Kap. 2.8.2). Das Risiko ist in den beiden endemischen Weltregionen Afrika und Lateinamerika unterschiedlich. Ungefähr 90 % der Krankheitslast trägt Afrika, hier ist die Ansteckungsrate pro Mückenstich ca. 20- bis 30-mal höher als in Lateinamerika. In Lateinamerika sind am häufigsten ungeimpfte junge Männer betroffen, die durch ihre Arbeit in Waldgebieten exponiert sind. Gemäß Schätzungen der CDC beträgt das Risiko für Erkrankung bzw. Tod an Gelbfieber für jeweils 2-wöchige Aufenthalte in Endemieregionen Afrikas 50:100.000 bzw. 10:100.000 Reisende. Für Lateinamerika wird das Risiko für die gleiche Reisedauer von 2 Wochen mit 5:100.000 bzw. 1:100.000 Reisende um den Faktor 10 geringer eingeschätzt (cave: starke Schwankungen zwischen einzelnen Ländern).

Impfstoff und Impfschema Ab dem Alter von 6 Monaten ist der Lebendimpfstoff Stamaril® zugelassen, der den attenuierten Gelbfiebervirusstamm 17D-204 enthält. Die Gabe darf nur in staatlich zugelassenen Gelbfieberimpfstellen erfolgen, die Dokumentation erfolgt im internationalen Impfausweis. Wegen eines erhöhten Enzephalitisrisikos wird die Impfung frühestens ab dem Alter von 9 Monaten empfohlen, die Zulassung ab dem Alter von 6 Monaten ermöglicht eine Risiko-Nutzen-Entscheidung bei Säuglingen zwischen 6 und 8 Monaten in Ausnahmefällen wie z. B. bei einem Gelbfieberausbruch. Die meist subkutan verabreichte Impfung sollte mind. 10 Tage vor Exposition gegenüber dem Gelbfiebervirus erfolgen (i. m.-Gabe ist alternativ möglich). Bei erneuter Exposition wird von der STIKO seit August 2022 einmalig eine Auffrischimpfung empfohlen, sofern 10 Jahre oder mehr seit der Erstimpfung vergangen sind. Nach erfolgter 2. Impfstoffdosis sind keine weiteren Auffrischimpfungen notwendig. Besonderheiten gibt es bei folgenden Personengruppen: Schwangere, Personen mit Immundefizienz und Kinder, Details siehe STIKO-DTG-Empfehlungen (2025) und wissenschaftliche Begründung zur Gelbfieberauffrischimpfung (Kling et al. 2022). Bei jeder Impfberatung sollte in Bezug auf die Gelbfieberimpfung zu einer weiteren Reiseimpfberatung vor erneuter Exposition geraten werden,

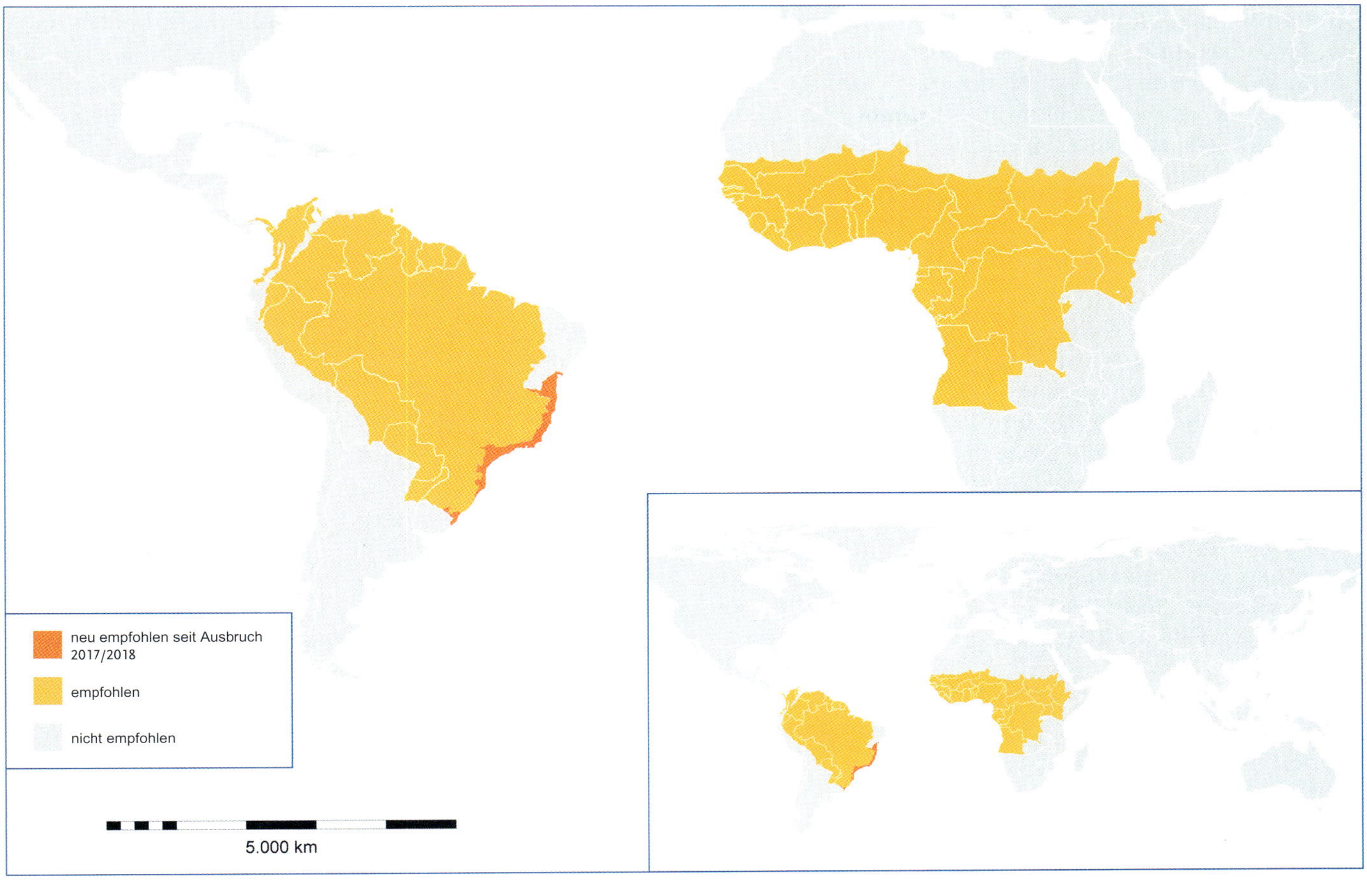

Abb. 13.4 Geografische Verbreitung des Gelbfiebervirus mit entsprechender Impfempfehlung [P1335]

um das Risiko einer Infektion und eine mögliche Empfehlung einer Auffrischimpfung zu diskutieren.

Wirksamkeit Da es keine Untersuchungen am Menschen mit klinischen Endpunkten zur Wirksamkeit gibt, leiten sich die Angaben zur Wirksamkeit aus Studien mit Nachweis neutralisierender Antikörper ab, die als Surrogat für Schutz weltweit anerkannt sind. Innerhalb von 30 Tagen nach Impfung liegt das primäre Impfansprechen bei gesunden Individuen bei nahezu 100 % (zwischen 80–100 % innerhalb der ersten 10 Tage). Die gute Wirksamkeit der Gelbfieberimpfung wird zusätzlich untermauert u. a. durch rasche Beendigung der Viruszirkulation nach Massenimpfungen bei Ausbrüchen und den Schutz geimpfter, nicht humaner Primaten bei Infektionen mit letalen Gelbfieber-Infektionsdosen.

Kritisch zu sehen ist hingegen die Bewertung der wenigen dokumentierten Impfdurchbrüche als Argument für die lebenslange Wirksamkeit, da die Surveillance und die Labordiagnostik von Impfdurchbrüchen in den Endemiegebieten meist noch unzuverlässig ist und Impfnachweise oftmals fehlen (v. a. in Afrika mit der größeren Krankheitslast).

Eine Koadministration mit Totimpfstoffen ist ohne Einschränkung der Wirksamkeit möglich. Bei gleichzeitiger Impfung gegen Masern, Mumps und Röteln wurde in einigen Studien eine verminderte Schutzwirkung vermutet. Das strategisch beratende Expert*innen-Komitee der WHO (SAGE) kam in einer Aufarbeitung der verfügbaren Evidenz 2013 zu dem Schluss, dass eine Koadministration trotz evtl. niedrigerer einzelner Antikörperantworten verantwortet werden kann. Lebendimpfstoffe können also simultan oder separat im Abstand von mind. 28 Tagen verabreicht werden.

Sicherheit Bei Kindern und Erwachsenen sind folgende unerwünschte Arzneimittelwirkungen sehr häufig (≥ 1/10): Kopfschmerz, Myalgie und Schmerzen bzw. Empfindlichkeit an der Injektionsstelle, bei Kindern/Jugendlichen zusätzlich Appetitverlust, Benommenheit, Reizbarkeit und Weinen und bei Kleinkindern Erbrechen und Fieber. Die Häufigkeit schwerer allergischer Reaktionen (z. B. Anaphylaxien) bewegt sich im Bereich anderer Impfstoffe: ca. 1 bis 10 Fälle auf 1 Million Impfstoffdosen.

Die Viruszucht erfolgt auf Hühnerembryonen, eine Hühnereiweißallergie wird in den Fachinformationen als Gegenanzeige genannt.

Fast ausschließlich bei Erstimpfung können zwei sehr seltene, schwere unerwünschte Arzneimittelwirkungen auftreten: die Gelbfieber-vakzineassoziierte neurologische Erkrankung (yellow fever-vaccine associated neurotropic disease, YEL-AND) und die YF-vakzineassoziierte viszerale Erkrankung (yellow fever-vaccine associated viscerotropic disease, YEL-AVD). Die **YEL-AND** kann sich klinisch als (Meningo-)Enzephalitis darstellen, andere mögliche Manifestationsformen sind akute disseminierte Enzephalomyelitis

(ADEM), Myelitis, Guillain-Barré-Syndrom, Ataxie oder Optikusneuritis. Die meisten Betroffenen erholen sich ohne Komplikationen. Durchschnittlich treten die Symptome nach 11 Tagen auf (Spanne 1–20 Tage). In seltenen Fällen können sich neurologische Defizite einen Monat nach Impfung manifestieren. Die **YEL-AVD** kann klinisch einer Gelbfiebererkrankung ähneln mit einer Letalität von bis zu 60 %. Die Symptome beginnen durchschnittlich 5 Tage nach Impfstoffgabe (Spanne 2–20 Tage). In ihrer heutigen Form wurden diese beiden Erkrankungsbilder 2001 definiert, die Meldedaten betragen je nach Quelle: YEL-AND ca. 0,5–1,1:100.000 Impfstoffdosen, YEL-AVD ca. 0,1–0,5:100.000 Impfstoffdosen. Altersadjustierte Schätzungen geben für Personen ≥ 60 Jahren für beide Erkrankungsbilder erhöhte Melderaten bei Erstimpfung an, weshalb bei älteren Personen eine kritische Risiko-Nutzen-Abwägung vor der Impfung erfolgen muss.

Nach ca. 850 Millionen verimpften Dosen seit den 1930er Jahren und ausgewerteten Sicherheitsberichten mehrerer Länder gilt die Impfung gegen Gelbfieber als eine der sichersten Impfungen, wenn die Gegenanzeigen beachtet werden. Die wichtigsten Gegenanzeigen sind im folgenden Kasten aufgelistet, ausführlichere Informationen finden sich in den Empfehlungen der STIKO und der DTG zu Reiseimpfungen (STIKO und DTG 2025).

Wichtigste Gegenanzeigen einer Gelbfieberimpfung

- Alter < 6 Monate
- Überempfindlichkeit gegen den Wirkstoff oder einen der in der Fachinformation genannten sonstigen Bestandteile
- Bestätigte Hühnereiweißallergie
- Schwere Überempfindlichkeitsreaktionen auf vorangegangene Gelbfieberimpfungen
- Schwere unerwünschte Arzneimittelreaktionen nach Gelbfieberimpfung bei Verwandten 1. Grades
- Symptomatische HIV-Infektion und HIV-Infektion mit $CD4^+$-T-Zellzahl < 200/µl und/oder nicht supprimierter Viruslast
- Immundefizienz (kongenital, erworben oder therapeutisch/iatrogen)
- Thymuserkrankungen inkl. Thymom und Myasthenia gravis

Eine **Schwangerschaft** stellt eine relative Kontraindikation für eine Gelbfieberimpfung dar. Falls eine Exposition nicht vermieden werden kann, ist eine Verabreichung in der Schwangerschaft nach sorgfältiger Risiko-Nutzen-Abwägung möglich. Das Impfvirus kann in die Muttermilch übergehen. Daher muss eine Impfung bei **Stillenden** mit Säuglingen < 6 Monaten unterbleiben und sollte auch bei älteren Kindern vermieden werden.

Besonderheiten Die WHO hatte 2013 entschieden, dass eine Gelbfieberimpfstoffdosis bei den meisten Personen für einen lebenslangen Schutz gegen Gelbfieber ausreicht. Schwangere, Personen mit bestimmten Formen einer Immundefizienz (z. B. Personen mit HIV) und Kinder, die ihre 2. Impfstoffdosis vor dem 2. Lebensjahr erhalten hatten, sollten weiterhin eine Auffrischimpfung vor erneuter Virusexposition erhalten. Die neue Regelung wurde 2016 in den Internationalen Gesundheitsvorschriften (International Health Regulations, IHR) bezüglich der Gültigkeit von Impfbescheinigungen angepasst. Die wissenschaftliche Grundlage dieser Entscheidung wurde vielfach kritisiert und die Notwendigkeit von Auffrischimpfungen wird international immer noch diskutiert. Die STIKO hat 2020/2021 einen systematischen Review mit Metaanalyse zur Schutzdauer nach einer und mehreren Gelbfieberimpfstoffdosen durchgeführt. Die Analyse ergab, dass die Datenlage für einen lebenslangen Schutz einer einzelnen Impfstoffdosis nicht ausreichend ist. In der Folge hat sich die STIKO für eine Auffrischimpfung bei Reisenden ausgesprochen. Diese Empfehlung der Auffrischimpfung zielt auf den individuellen Schutz der Reisenden ab, die Regelungen der IHR bleiben davon unberührt. Das bedeutet, dass eine Einreise mit dem Nachweis (auch nur) einer (einzigen) mind. 10 Tage zuvor verabreichten Impfstoffdosis nicht verwehrt werden darf.

Bei medizinischer Kontraindikation oder wenn kein Infektionsrisiko besteht und gleichzeitig ein Impfnachweis gefordert wird, kann in Ausnahmefällen durch eine Gelbfieberimpfstelle eine **Impfbefreiung** ausgestellt werden, ein „exemption certificate" mit zeitlicher Begrenzung (Formulierung z. B.: „Ms./Mr. … cannot be vaccinated against yellow fever for medical reasons.").

! CAVE

Länder mit Nachweispflicht müssen diese Impfbefreiung nicht anerkennen und können die Einreise verweigern.

Nach Gelbfieberimpfung darf für 4 Wochen kein Blut gespendet werden. Übertragungen des Impfvirus mittels Blut- oder Organspende mit Verursachung einer Erkrankung bei immunsupprimierten Spendern wurden beschrieben.

Hepatitis A

Indikation Eine Infektion mit Hepatitis-A-Viren gehört nach der Influenza zu den am häufigsten auf Reisen erworbenen Infektionen (➤ Kap. 2.4.1). Auch wenn das Risiko für Reisende in den letzten Jahren deutlich abgenommen hat, ist die Hepatitis A noch in vielen Ländern endemisch, außerdem sind lokale Ausbrüche einer Hepatitis A im Urlaubsland möglich. Kleinkinder erkranken zwar selten schwer, können aber aufgrund der längeren Ausscheidung für Ausbrüche außerhalb des Endemiegebiets sorgen. Somit schützt die Impfung neben den Reisenden auch die Bevölkerung in Deutschland und damit vulnerable Personen. Eine serologische Bestimmung von Antikörpern gegen Hepatitis A kann vor einer geplanten Impfung in Ausnahmefällen hilfreich sein, wenn z. B. jemand in einem Endemieland aufgewachsen oder vor 1950 geboren ist und anamnestisch eine „Gelbsucht" hatte. Beim Nachweis von Antikörpern in entsprechender Höhe kann auf eine Impfung verzichtet werden, da eine durchgemachte Infektion eine lebenslange Immunität hinterlässt. ➤ Abb. 13.5 zeigt die geografische Verteilung der Länder mit Impfindikation für Hepatitis A.

Impfstoffe und Impfschemata Seit Mitte der 1990er Jahre sind inaktivierte Impfstoffe zur intramuskulären Gabe im Einsatz. Sie stehen sowohl in einer monovalenten Formulierung als auch in Kombination mit Hepatitis B zur Verfügung (➤ Tab. 13.4, ➤ Tab. 13.5).

Wirksamkeit Schutzraten aus Studien in Endemieländern liegen zwischen 95 und 100 % ca. einen Monat nach Gabe der 1. Impfstoffdosis eines monovalenten Impfstoffs.

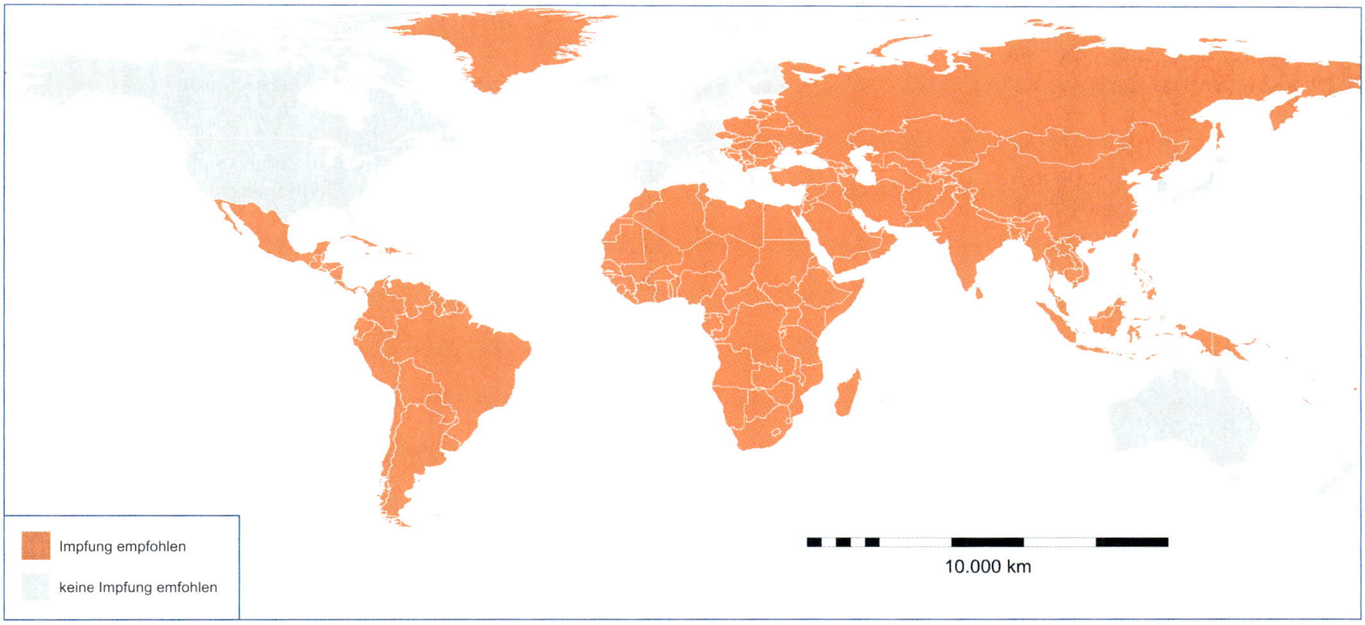

Abb. 13.5 Geografische Darstellung der Länder mit einer Impfindikation für Hepatitis A [P1335]

Tab. 13.4 Impfschemata für monovalente Hepatitis-A-Impfstoffe

Alter ≥ 1 Jahr	Havrix 720 Kinder (bis < 15 Jahre)	**Grundimmunisierung**: 2 Impfstoffdosen im Abstand von 6–12 Monaten
	VAQTA Kinder 25E/0,5 ml (bis < 18 Jahre)	**Grundimmunisierung**: 2 Impfstoffdosen im Abstand von 6–18 Monaten
Alter ≥ 15 Jahre, Erwachsene	Havrix® 1440 (für Alter ≥ 15 Jahre)	**Grundimmunisierung**: 2 Impfstoffdosen im Abstand von 6–12 Monaten
	AVAXIM® (für Alter ≥ 16 Jahre)	**Grundimmunisierung**: 2 Impfstoffdosen, 2. Impfstoffdosis möglichst < 6–12 Monate nach 1. Impfstoffdosis, jedoch < 36 Monate nach 1. Impfstoffdosis
	VAQTA® 50E/1 ml (für Alter ≥ 18 Jahre)	**Grundimmunisierung**: 2 Impfstoffdosen im Abstand von 6–18 Monaten

Aufgrund der Inkubationszeit ist bei einem Abreisezeitpunkt nach der 1. Impfstoffdosis ein Schutz vor einer reiseassoziierten Erkrankung gegeben, Dauer ca. 6 Monate. **Erst nach der 2. Impfstoffdosis ist die Grundimmunisierung abgeschlossen.** Cave: Die Fachinformationen definieren eine Impfstoffdosis als Grundimmunisierung und die 2. Impfstoffdosis als Auffrischimpfung; die STIKO definiert 2 Impfstoffdosen als Grundimmunisierung und potenzielle weitere Impfstoffdosen als Auffrischimpfungen.
Die Notwendigkeit einer **Auffrischimpfung** nach Abschluss der Grundimmunisierung wird kontrovers diskutiert.

Häufige Fehler bei der Hepatitis-A-Impfung

Wichtig für einen Schutz auf der Reise ist, dass vor Abreise entweder eine Impfstoffdosis eines monovalenten Impfstoffs oder aber 2 Impfstoffdosen eines Kombinationsimpfstoffs mit Hepatitis B verabreicht werden (s. u.). Eine Impfstoffdosis eines Kombinationsimpfstoffs mit Hepatitis B enthält nur die halbe Antigenmenge Hepatitis A und ist für einen Schutz nicht ausreichend, weder für Hepatitis A noch für Hepatitis B.

Tab. 13.5 Impfschemata für Kombinationsimpfstoffe mit Hepatitis-A-Komponente (Schnellimpfschema im Ausnahmefall)

Alter ≥ 1 bis < 16 Jahre	Twinrix® Kinder (Kombinationsimpfstoff mit Hepatitis B)	**Grundimmunisierung**: 3 Impfstoffdosen im Schema 0, 1, 6 Monate*
Alter ≥ 16 bis < 18 Jahre	Twinrix Erwachsene (Kombinationsimpfstoff mit Hepatitis B)	**Grundimmunisierung**: 3 Impfstoffdosen im Schema 0, 1, 6 Monate*
Erwachsene	Twinrix Erwachsene (Kombinationsimpfstoff mit Hepatitis B)	**Grundimmunisierung**: 3 Impfstoffdosen im Schema 0, 1, 6 Monate* **Alternativ Schnellimpfschema**: 4 Impfstoffdosen im Schema 0, 7, 21 Tage, 12 Monate*

Ein Impfschutz gegen Hepatitis A besteht bei der Verwendung des Kombinationsimpfstoffs gegen Hepatitis A und B aufgrund der niedrigen Antigenmenge erst nach der 2. Impfstoffdosis. Für einen **Langzeitschutz** sind je nach verwendetem Schema 1 bzw. 2 weitere Impfstoffdosen notwendig. Die Notwendigkeit einer **Auffrischimpfung** nach Abschluss der Grundimmunisierung wird kontrovers diskutiert.
* Impfabstände bezogen auf die Gabe der 1. Impfstoffdosis

Die vollständige Grundimmunisierung besteht aus 2 Impfstoffdosen eines monovalenten Impfstoffs oder – je nach angewendetem Schema – aus 3 oder 4 Impfstoffdosen eines Kombinationsimpfstoffs. Langzeitstudien zeigten eine Schutzdauer von 15 bis 20 Jahren bei gesunden Personen nach 2 Impfstoffdosen (0, 6 Monate), während Modellierstudien schätzen, dass der Impfschutz sogar bis zu 30 bis 40 Jahre bei mehr als 90 % der gesunden Personen anhalten könnte. Aktuell wird bei Immunkompetenz keine Auffrischimpfung nach korrekt durchgeführter Grundimmunisierung empfohlen.

Anwendung in Schwangerschaft und Stillzeit Eine Anwendung in der Schwangerschaft und Stillzeit sollte nur nach sorgfältiger Risiko-Nutzen-Abwägung erfolgen (Ausnahme: AVAXIM kann in der Stillzeit gegeben werden).

Besonderheiten Eine Impfstoffdosis eines monovalenten Impfstoffs am Abreisetag kann auch noch dann vor einer Erkrankung schützen, wenn man sich zu Beginn der Reise infiziert, da die Hepatitis A eine lange Inkubationszeit hat. Selbst die postexpositionelle Impfung mit monovalenten Impfstoffen innerhalb von 14 Tagen nach Exposition kann eine Erkrankung noch verhindern.

Hepatitis B

Indikation In der Impfsprechstunde kann bei der individuellen Prüfung bereits reiseunabhängig eine Impfindikation bestehen, z. B. durch eine entsprechende Erkrankung, den Beruf oder das Freizeitverhalten (s. STIKO-Empfehlungen [STIKO 2025]). Bei Reisen in hoch- und mittelendemische Gebiete (HBsAg-Prävalenz > 2 %, ➤ Kap. 2.4.2) wird die Impfung bei folgenden Risikofaktoren empfohlen: (berufliche) Tätigkeit mit Exposition, längere Aufenthalte (> 4 Wochen), geplante (ungeschützte) sexuelle Kontakte mit Fremden, geplanter Kontakt zum lokalen Gesundheitswesen (z. B. Operation). Eine Orientierung bietet die Ländertabelle in den Empfehlungen der STIKO zu Reiseimpfungen (STIKO und DTG 2025).

Eine serologische Überprüfung des Impferfolgs ist außerhalb der in den STIKO-Empfehlungen genannten Indikationsgruppen nicht generell indiziert, kann aber im Einzelfall erwogen werden und sollte in diesem Fall im Impfausweis dokumentiert werden.

Impfstoffe und Impfschemata In Deutschland zugelassen sind die inaktivierten monovalenten Impfstoffe Engerix®-B, HBVAXPRO®, Heplisav B® und Fendrix®. Seit 2022 ist außerdem der gegen 3 Antigene gerichtete Impfstoff PreHevbri® zugelassen. Verschiedene Antigendosierungen ermöglichen eine Impfung von Kindern, Erwachsenen oder auch Patient*innen mit einer erwartbar reduzierten Impfantwort wie z. B. Dialysepatient*innen. Daneben gibt es Kombinationsimpfstoffe mit weiteren Impfantigenen wie z. B. Hepatitis A oder Tetanus-Diphtherie-Pertussis-Polio-*Haemophilus influenzae*-Typ b im 6-fach-Impfstoff, wobei Letzterer vor allem in der Grundimmunisierung von Säuglingen angewendet wird. Alle genannten Impfstoffe sind zur intramuskulären Gabe bestimmt. Impfschemata für Hepatitis-A-/Hepatitis-B-Kombinationsimpfstoffe ➤ Tab. 13.6 und ➤ Tab. 13.7.

Wirksamkeit Die Wirksamkeit der Impfung ist gut untersucht. Neben der Ausbildung einer humoralen Immunität mit Serokonversionsraten zwischen 88 und 95 % nach abgeschlossener Grundimmunisierung induziert die Impfung einen zellulären Schutz. In der Literatur finden sich keine Fälle von chronischen Hepatitis-B-Infektionen nach regelrechter Grundimmunisierung, selbst wenn das Impfansprechen nicht bei 100 % liegt.

Anwendung in Schwangerschaft und Stillzeit Eine Anwendung in der Schwangerschaft und Stillzeit sollte nur nach sorgfältiger Risiko-Nutzen-Abwägung erfolgen.

Tab. 13.6 Impfschemata für monovalente Hepatitis-B-Impfstoffe (Schnellimpfschemata im Ausnahmefall)

Kinder, Jugendliche bis < 16 Jahre	Engerix-B Kinder HBVAXPRO 5 µg	**Konventionelles Schema:** 3 Impfstoffdosen im Schema 0, 1, 6 Monate* **Schnellimpfschema:** 4 Impfstoffdosen im Schema 0, 1, 2, 12 Monate*
Jugendliche ≥ 16 Jahre, Erwachsene	Engerix-B Erwachsene HBVAXPRO 10 µg	**Konventionelles Schema:** 3 Impfstoffdosen im Schema 0, 1, 6 Monate* **Schnellimpfschema:** 4 Impfstoffdosen im Schema 0, 1, 2, 12 Monate*
Erwachsene (≥ 18. Lebensjahr)	Engerix-B Erwachsene	**Konventionelles Schema:** 3 Impfstoffdosen im Schema 0, 1, 6 Monate* **Schnellimpfschema (alternativ zum oben angegeben Schnellimpfschema):** 4 Impfstoffdosen im Schema 0, 7, 21 Tage, 12 Monate*
	Heplisav B	2 Impfstoffdosen im Schema 0, 1 Monat
	PreHevbri**	3 Impfstoffdosen im Schema 0, 1, 6 Monate*

* Impfabstände bezogen auf die Gabe der 1. Impfstoffdosis.Grundimmunisierung bei Säuglingen: Als Komponente pädiatrischer Kombinationsimpfstoffe wird die Hepatitis-B-Impfung meist nach dem 2+1-Schema im Alter von 2, 4 und 11 Monaten gegeben (früher 3+1-Schema: im Alter 2, 3, 4 und 11–14 Monaten). Auffrischimpfungen: bei Reisenden in der Regel nicht notwendig.
** Einsatz bei Non-Respondern möglich, z. B. bei Immundefizienz.

Tab. 13.7 Impfschemata für Kombinationsimpfstoffe mit Hepatitis-B-Komponente (Schnellimpfschema im Ausnahmefall)

Alter ≥ 1 bis < 16 Jahre	Twinrix Kinder (Kombinationsimpfstoff mit Hepatitis A)	**Grundimmunisierung:** 3 Impfstoffdosen im Schema 0, 1, 6 Monate*
Alter ≥ 16 bis < 18 Jahre	Twinrix Erwachsene (Kombinationsimpfstoff mit Hepatitis A)	**Grundimmunisierung:** 3 Impfstoffdosen im Schema 0, 1, 6 Monate*
Erwachsene	Twinrix Erwachsene (Kombinationsimpfstoff mit Hepatitis B)	**Grundimmunisierung:** 3 Impfstoffdosen im Schema 0, 1, 6 Monate* **Alternativ Schnellimpfschema:** 4 Impfstoffdosen im Schema 0, 7, 21 Tage, 12 Monate*

Dialysepflichtigkeit oder andere Vorerkrankungen mit Immundefizienz: Hier gelten abweichende Impfschemata mit ggf. höher dosierten Impfstoffen. **Auffrischimpfungen:** bei Reisenden in der Regel nicht notwendig.
* Impfabstände bezogen auf die Gabe der 1. Impfstoffdosis

Besonderheiten Nach der letzten Impfstoffdosis besteht eine 4-wöchige Sperre zur Blutspende (um falsch positive HBs-Ag-Laborbefunde beim Empfänger zu verhindern).

Influenza (saisonal)

Indikation Die Impfung wird allen Reisenden empfohlen, die auch in Deutschland eine Indikation für eine Impfung im Herbst haben

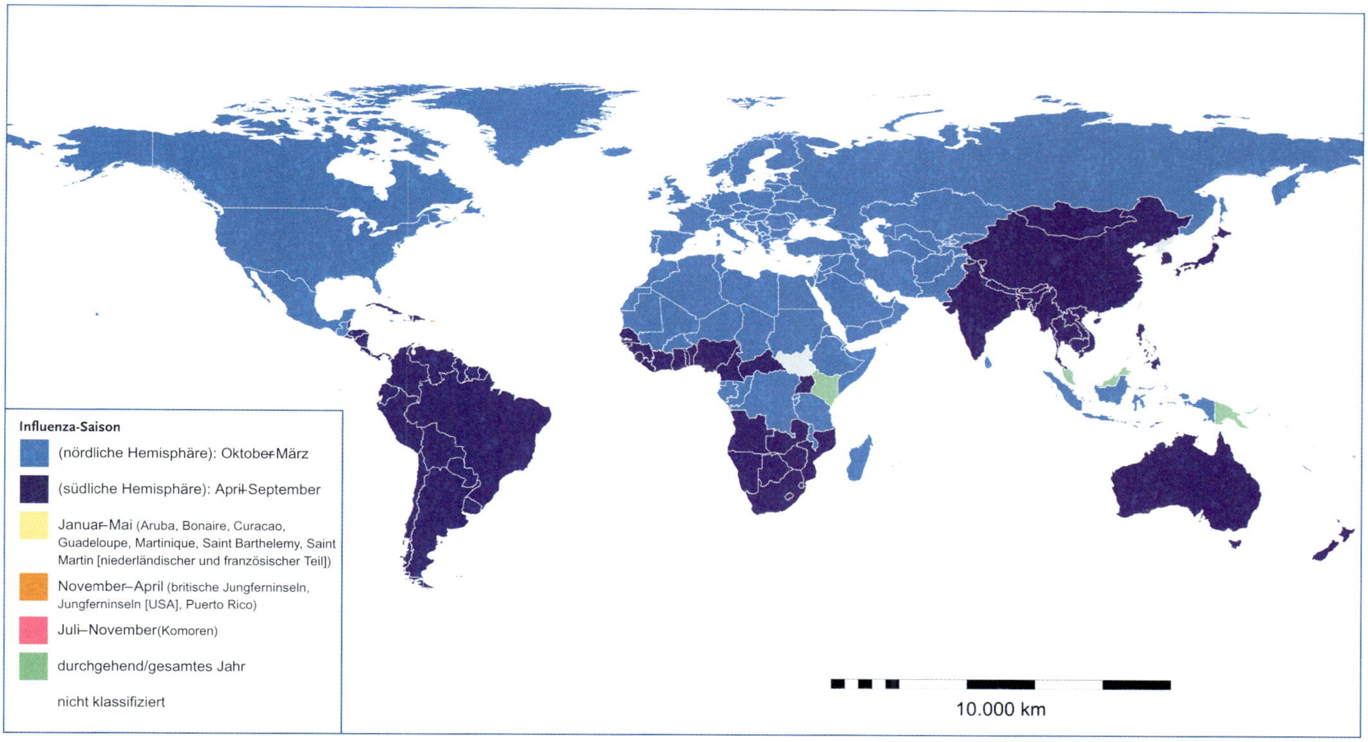

Abb. 13.6 Influenzasaisonalität in den Ländern (nach Kakoullis et al. 2023). Länderspezifische Angaben finden sich bei Kakoullis et al. (2023). Kakoullis et al. weisen auf 2 Gebiete hin, die eine andere Influenzasaisonalität aufweisen als die sie umgebenden Länder: In einigen Ländern Westafrikas gibt es eine Saisonalität wie in der südlichen Hemisphäre, in einigen Ländern Äquatorialafrikas eine Saisonalität wie in der nördlichen Hemisphäre. Einzelne Inseln im indisch-australischen Archipel, die teilweise zu Indonesien und zu anderen Nationen gezählt werden (Papua-Neuguinea, Malaysia, Brunei und Timor-Leste), weisen unterschiedliche Influenzasaisonalitäten auf. Die Influenza ist die häufigste impfpräventable Infektion auf Reisen. [E1401-002]

(s. STIKO-Empfehlungen [STIKO 2025]). Dazu gehören Personen ≥ 60 Jahren und Personen mit einer entsprechenden Grunderkrankung ab dem Alter von 6 Monaten sowie Schwangere ab dem 2. Trimenon (bei Schwangeren mit Grunderkrankung bereits ab dem 1. Trimenon).

Die Saisonalität der Influenza ist auf der ganzen Welt unterschiedlich und erreicht ihren Höhepunkt im Allgemeinen zwischen Oktober und April auf der Nordhalbkugel und zwischen April und Oktober in gemäßigten Klimazonen der Südhalbkugel (➤ Abb. 13.6). In den Tropen ist die Saisonalität weitaus variabler, in manchen sub- oder tropischen Ländern können Viren saisonal 2- bis 3-mal pro Jahr oder sogar ganzjährig zirkulieren.

Wenn die Reise zeitlich mit der Influenzasaison in Deutschland zusammenfällt, kann mit dem aktuell in Deutschland empfohlenen Impfstoff geimpft werden. Bei einer Reise in eine Influenzasaison auf der Südhalbkugel sollte eine Impfung vor Ort durchgeführt werden, um einen optimierten Schutz vor den dort zirkulierenden Viren zu erreichen. Es muss berücksichtigt werden, dass der Schutz erst 10 bis 14 Tage nach Impfung voll ausgebildet ist.

Impfstoffe und Impfschemata Die Impfstoffe werden jedes Jahr an die zirkulierenden Viren angepasst. Die WHO hat im September 2023 den Wechsel von quadrivalenten zu trivalenten Influenza-Impfstoffen ohne B/Yamagata-Linie empfohlen. Die STIKO hat ihre Influenza-Impfempfehlung angepasst und empfiehlt die Verwendung von inaktivierten Influenza-Impfstoffen oder attenuierten Influenza-Lebendimpfstoffen mit jeweils von der WHO empfohlener Antigenkombination.

Bis auf den lebend-attenuierten nasal verabreichten Influenzaimpfstoff (LAIV) sind die Influenzaimpfstoffe inaktiviert und werden intramuskulär verabreicht. Während LAIV nur bei Kindern und Jugendlichen im Alter von 2–17 Jahren angewendet werden kann, steht für Personen ≥ 60 Jahren ein inaktivierter quadrivalenter Hochdosisimpfstoff zur Verfügung (➤ Tab. 13.8).

Wirksamkeit Die Wirksamkeit hängt von der Antigenabdeckung der jeweiligen Impfstoffe und den individuellen Influenza-Antigenkontakten vorausgegangener Influenzaepisoden ab und schwankt daher von Jahr zu Jahr und von Person zu Person. Eine Berechnung der CDC für die Verhinderung laborbestätigter ärztlicher Konsultationen ergab eine Wirksamkeit in den Jahren von 2009 bis 2019 für alle Altersgruppen zwischen 20 und 60 % (Median: 48 %).

Anwendung in Schwangerschaft und Stillzeit Die inaktivierten Impfstoffe können während der Schwangerschaft und Stillzeit eingesetzt werden.

Japanische Enzephalitis

Indikation Ein Infektionsrisiko besteht grundsätzlich bei einer Reise in ein Endemiegebiet (➤ Abb. 13.7) während der Übertragungszeit. Reisen in aktuelle Ausbruchsgebiete, eine Langzeitreise (> 4 Wochen) bzw. wiederholte Kurzzeitreisen, (nächtlicher) Aufent-

Tab. 13.8 Impfschemata für die jährliche Immunisierung gegen Influenza (bei entsprechender Indikation)

Kinder < 9 Jahre (Zulassungsalter der jeweiligen Fachinformation beachten)	Influenza-Impfstoff zur i. m.-Applikation	Erstmalige Impfung im Alter < 9 Jahre: 2 Impfstoffdosen* (i. m.) im Abstand von mind. 4 Wochen	Alle späteren Impfungen oder erstmalige Impfung ≥ 9 Jahre: 1 Impfstoffdosis* i. m./Saison
Kinder und Jugendliche ≥ 2 bis < 18 Jahre	Attenuierter Lebendimpfstoff (LAIV) zur nasalen Applikation	Erstmalige Impfung im Alter < 9 Jahre: 2 Impfstoffdosen (LAIV) im Abstand von mind. 4 Wochen	Alle späteren Impfungen oder erstmalige Impfung ≥ 9 Jahre: 1 Impfstoffdosis LAIV/Saison
Erwachsene ≥ 18 bis < 60 Jahre	Influenza-Impfstoff zur i. m.-Applikation	–	1 Impfstoffdosis* i. m./Saison
Erwachsene ≥ 60 Jahre	Hochdosis oder MF-59 adjuvantierter Influenzaimpfstoff zur i. m.-Applikation	–	1 Impfstoffdosis eines Hochdosis-Influenzaimpfstoffs i. m./Saison

i. m.: intramuskulär; LAIV: attenuierter Influenza-Lebendimpfstoff; * inaktivierter Influenza-Impfstoff („konventionell")

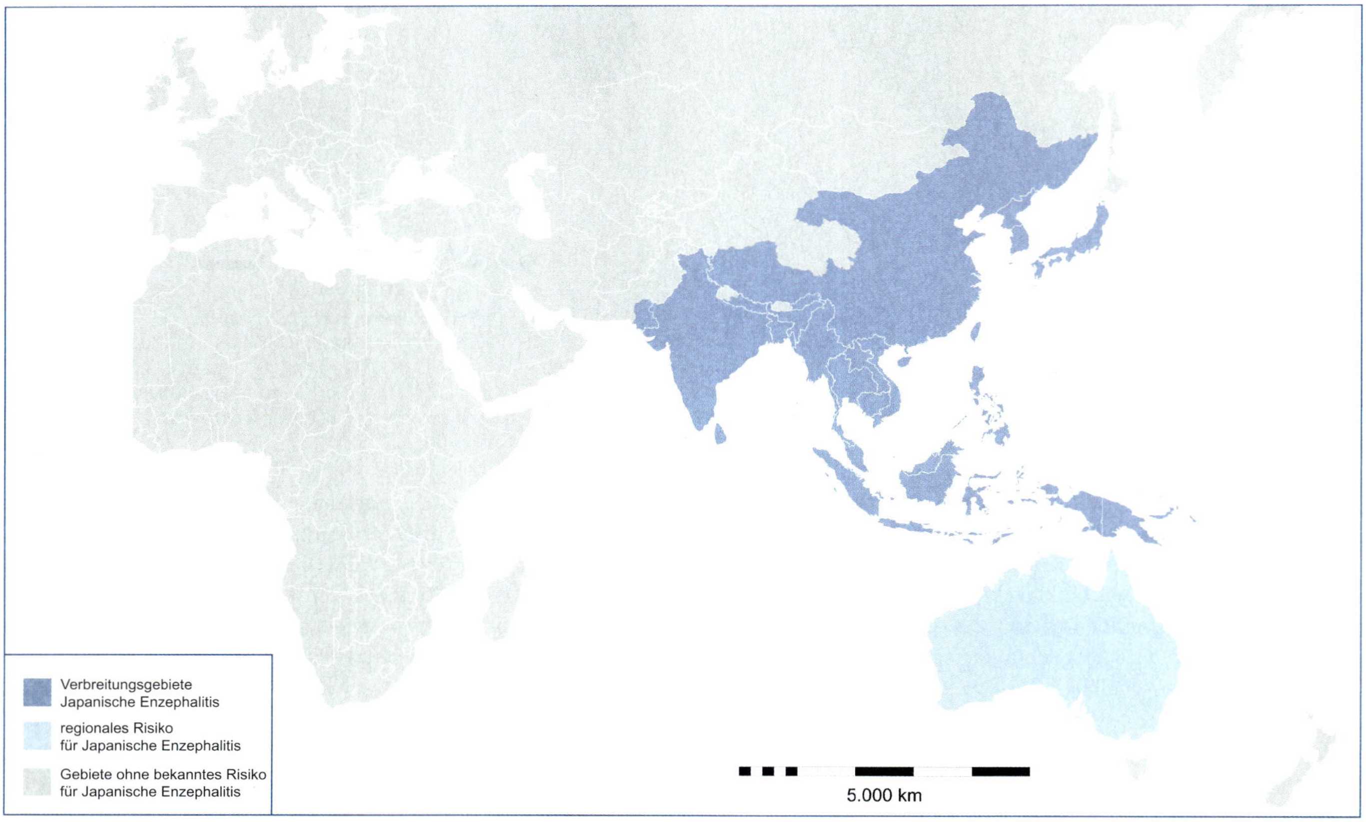

Abb. 13.7 Geografische Verbreitung des Japanische-Enzephalitis-Virus [P1335]

halt im Freien, keine Benutzung von Repellentien und Mückennetzen sowie der Aufenthalt in der Nähe der Vektoren (Stechmücken), die sich bei Reisfeldern und in der Nähe von Schweinezucht aufhalten, sind mit einem erhöhten Risiko verbunden (➤ Kap. 2.8.7). Während früher die Schweinezucht auf ländliche Gebiete begrenzt war, gibt es inzwischen auch ein Risiko in vorstädtischen oder periurbanen Gebieten.

Impfstoff und Impfschemata In Deutschland ist der inaktivierte adjuvantierte Impfstoff IXIARO® zugelassen (➤ Tab. 13.9).

Wirksamkeit Nach abgeschlossener Grundimmunisierung zeigten sich folgende Seroprotektionsraten: Erwachsene 93–100 %, Kinder > 95 %, Personen > 65 Jahren 65 %. Bei Koadministration mit anderen Impfstoffen lag die Rate bei fast 100 %. In einigen Studien wurde beobachtet, dass eine Immunität gegen andere Flaviviren, z. B. nach einer Impfung gegen TBE (s. o.), die Impfantwort gegen Japanische-Enzephalitis-Viren steigern kann.

Anwendung in Schwangerschaft und Stillzeit Eine Anwendung in Schwangerschaft und Stillzeit ist zu vermeiden, da hierfür nicht genügend Daten vorliegen.

Besonderheiten Seit März 2022 wurde ein Ausbruch Japanischer Enzephalitis in Australien gemeldet mit dem Fokus auf den Südosten des Landes (Victoria, südliches Queensland und New South Wales,

Tab. 13.9 Impfschemata für IXIARO

	Grundimmunisierung	Auffrischimpfungen
Kinder ≥ 2 Monate bis < 3 Jahre	2 Impfstoffdosen à 0,25 ml im Abstand von 4 Wochen*	**1. Auffrischimpfung**: Eine Impfstoffdosis 12–24 Monate nach Grundimmunisierung **2. Auffrischimpfung**: Eine Impfstoffdosis 10 Jahre nach 1. Auffrischimpfung**
Kinder ≥ 3 Jahre, Jugendliche bis < 18 Jahre	2 Impfstoffdosen à 0,5 ml im Abstand von 4 Wochen	
Erwachsene ≥ 18 bis ≤ 65 Jahre	**Konventionelles Schema**: 2 Impfstoffdosen à 0,5 ml im Abstand von 4 Wochen	
	Schnellimpfschema: 2 Impfstoffdosen à 0,5 ml im Abstand von 7 Tagen	
Erwachsene > 65 Jahre	2 Impfstoffdosen à 0,5 ml im Abstand von 4 Wochen	**1. Auffrischimpfung**: ggf. < 12–24 Monaten, je nach Exposition **2. Auffrischimpfung***

* Hälfte der Impfstoffdosis muss verworfen werden.
** Für Kinder bzw. Jugendliche von ≥ 2 Monaten bis < 18 Jahre wurde nach der 1. Auffrischimpfung 1 Jahr nach der Grundimmunisierung keine Langzeitseroprotektion über 2 Jahre hinaus ermittelt.
*** Die Dauer der Seroprotektion nach einer Auffrischimpfung bei älteren Personen ist nicht bekannt; bei erneuter oder fortgesetzter Exposition müssen im Einzelfall wiederholte Auffrischimpfungen in Betracht gezogen werden.

insbesondere auch Murray-Valley-Region). Man muss in ganz Australien mit anhaltender möglicher Übertragung rechnen.

Meningokokkenerkrankung

Indikation Das Risiko für Reisende für eine invasive Meningokokkenerkrankung ist insgesamt sehr gering.

Eine Impfung mit dem ACWY-Konjugatimpfstoff wird für Reisende in Länder mit epidemischem Vorkommen empfohlen. Epidemien finden vor allem in Ländern des afrikanischen Meningitisgürtels statt. In dieser Region treten in der Trockenzeit (ca. Dezember bis Juni) regelmäßig Ausbrüche mit invasiven Meningokokkenerkrankungen auf.

Innerhalb dieser Länder kann es regionale und zeitliche Schwankungen des Infektionsrisikos geben: Risikoregionen für invasive Meningokokkenerkrankungen sind in der Regel die Gebiete, die im Sahel liegen oder daran angrenzen, z. B. der Norden von Ghana, Togo, Benin und Nigeria.

Ein erhöhtes Risiko für Reisende ist insbesondere dann gegeben, wenn ein enger Kontakt zur einheimischen Bevölkerung zu erwarten ist. Dies ist der Fall bei Langzeitaufenthalten, Freiwilligendiensten und Praktika, beruflichen Reisen oder beim Besuch von Freunden und Verwandten (VFR). Situativ besteht ein Risiko bei Teilnahme an Massenveranstaltungen inklusive Hochzeiten und Begräbnisfeiern sowie beim Besuch von Kinderheimen, Kindergärten und Schulen.

Katastrophenhelfer*innen bei Einsätzen in Katastrophengebieten und – je nach Expositionsrisiko – ggf. auch medizinisches Personal und Entwicklungshelfer*innen sollten eine Impfung gegen Meningokokken der Serogruppen ACWY und B erhalten. Reisende sollten bei Aufenthalten in Regionen mit aktuellen Ausbrüchen an invasiven Erkrankungen durch Meningokokken entsprechend der Impfempfehlungen für die einheimische Bevölkerung gegen den entsprechenden Serotyp geimpft werden.

Säuglinge, Kinder und Jugendliche sollten bei Reisen mit Impfindikation, insbesondere vor Langzeitaufenthalten, anstelle der monovalenten Standardimpfung gegen Meningokokken der Serogruppe C gegen die Gruppen ACWY bzw. B geimpft werden, je nach Empfehlung der Zielländer.

Schüler*innen und Studierende sollten vor Langzeitaufenthalten im Ausland gemäß der Impfempfehlungen der Zielländer geimpft werden. Für europäische Länder sind diese Schemata auf den Seiten des ECDC zu finden (https://vaccine-schedule.ecdc.europa.eu). Hinweise finden sich zudem auf der Website der WHO (s. u. Internetquellen). Auch Hochschulen und Universitäten können Impfvorgaben machen.

Impfstoffe und Impfschemata Im reisemedizinischen Kontext spielen der quadrivalente Impfstoff gegen Meningokokken der Serogruppen ACWY und der monovalente Impfstoff gegen Meningokokken der Serogruppe B eine Rolle.

Der monovalente Konjugatimpfstoff gegen Meningokokken C gehört zu den STIKO-Standardimpfungen für Kinder und hat keine reisemedizinische Bedeutung. Bei absehbaren Reisen mit Kindern in Gebieten mit einer Impfindikation für Meningokokken ACWY sollte der quadrivalente Impfstoff anstelle des monovalenten verabreicht werden (s. o.).

- **Meningokokken-ACWY-Konjugatimpfstoffe**: In Deutschland sind 3 Impfstoffe gegen Meningokokken der Serogruppen ACWY zugelassen (➤ Tab. 13.10).
- **Impfstoffe gegen B-Meningokokken**: In Deutschland sind 2 Impfstoffe gegen Meningokokken der Serogruppe B zugelassen. Sie unterscheiden sich in ihrer Zusammensetzung, dem Zulassungsalter und den Impfschemata (➤ Tab. 13.11).
  Die Impfstoffe beruhen auf immunogenen Oberflächenproteinen. Der Impfstoff Bexsero® enthält 4 rekombinante Antigenkomponenten (4CMenB), Trumenba® enthält lipidiertes Faktor-H-Bindungsprotein (fHbp).
  Aufgrund ihrer Unterschiedlichkeit dürfen die Vakzine nicht innerhalb einer Impfserie gegeneinander ausgetauscht werden.

Wirksamkeit Serologische Studien an Kindern und Jugendlichen zeigen eine gute Wirksamkeit der Impfstoffe gegen invasive Meningokokken (Serogruppen ACWY und B). Impfkampagnen mit dem Konjugatimpfstoff gegen Meningokokken der Serogruppe A haben im afrikanischen Meningitisgürtel quasi zu einer Eradikation der A-Meningokokken in allen Altersgruppen geführt.

Die Wirksamkeit bei der Impfung gegen Meningokokken B variiert in Abhängigkeit von Lebensalter, Impfstoff, Impfschema und regionalen Unterschieden hinsichtlich der prävalenten Meningokokken-B-Stämme.

Tab. 13.10 Impfschemata der Meningokokken-ACWY-Konjugatimpfstoffe

Alter	Impfstoff	Grundimmunisierung	Auffrischimpfung
Säuglinge ≥ 6 Wochen bis < 6 Monate	Nimenrix®	2 Impfstoffdosen im Abstand von 2 Monaten	Grundimmunisierung im Alter von ≥ 6 Wochen bis < 12 Monaten: Eine Impfstoffdosis im Alter von 12 Monaten; Mindestabstand von 2 Monaten zur vorangegangenen Impfstoffdosis Grundimmunisierung im Alter von ≥ 12 Monaten: Eine Impfstoffdosis im 10-Jahres-Abstand zur letzten Impfstoffdosis
Säuglinge ≥ 6 Monate, Kinder, Jugendliche und Erwachsene	Nimenrix	Eine Impfstoffdosis	
Kleinkinder ≥ 12 Monate, Kinder, Jugendliche und Erwachsene	MenQuadfi®	Eine Impfstoffdosis	Eine Impfstoffdosis im 5-Jahres-Abstand zur letzten Impfstoffdosis*
Kinder ≥ 2 Jahre, Jugendliche, Erwachsene	Menveo®	Eine Impfstoffdosis	Eine Impfstoffdosis im 5-Jahres-Abstand zur letzten Impfstoffdosis*

* Auffrischimpfungen sind nicht bei allen Altersklassen in den Fachinformationen der Impfstoffe definiert: Der 5-Jahres-Abstand zur letzten Impfstoffdosis beruht auf Expert*innenkonsens und wird auch von vielen nationalen Impfkommissionen/Expert*innen derart empfohlen.

Tab. 13.11 Impfschemata für die Grundimmunisierung mit Meningokokken-B-Impfstoffen

Säuglinge ≥ 2 bis < 24 Monate	Bexsero	Siehe Fachinformation (3 Altersklassen, 4 mögliche Impfschemata)
Kinder ≥ 2 Jahre, Jugendliche, Erwachsene	Bexsero	2 Impfstoffdosen im Mindestabstand von 1 Monat
Kinder ≥ 10 Jahre, Jugendliche, Erwachsene	Trumenba	2-Dosen-Schema: 2 Impfstoffdosen im Mindestabstand von 6 Monaten
		3-Dosen-Schema: 3 Impfstoffdosen im Schema 0, 1, 5 Monate (Mindestabstand 4 Monate zwischen 2. und 3. Impfstoffdosis)

Zeitpunkte für Auffrischimpfungen wurden bislang nicht in den Fachinformationen der Impfstoffe definiert. Bei fortbestehendem Risiko soll eine Auffrischimpfung im 5-Jahresabstand zur letzten Impfstoffdosis in Betracht gezogen werden.

Anwendung in Schwangerschaft und Stillzeit Eine Anwendung in der Schwangerschaft und Stillzeit kann nach sorgfältiger Risiko-Nutzen-Abwägung erfolgen. Die Impfung sollte Schwangeren nicht vorenthalten werden, wenn ein deutliches Risiko einer Meningokokkeninfektion besteht. Menveo kann in der Stillzeit angewendet werden, da ein Schaden für den Säugling durch in der Muttermilch ausgeschiedene Antikörper unwahrscheinlich erscheint.

Besonderheiten Für Reisende zu Hadsch und Umrah nach Mekka besteht gegenwärtig (Dezember 2024) für Kinder ab einem Jahr und für Erwachsene eine Nachweispflicht der Impfung gegen Meningokokken der Serogruppen ACWY. Die Impfung ist mind. 10 Tage vor Einreise nach Saudi-Arabien zu verabreichen. Für die in Deutschland verwendeten Konjugatimpfstoffe kann eine Gültigkeitsdauer von 5 Jahren im Impfausweis eingetragen werden. Die Dokumentation soll in englischer Sprache auf der Seite des Impfpasses erfolgen, die für internationale Bescheinigungen vorgesehen ist (z. B. meningococcal quadrivalent conjugate vaccine).

Poliomyelitis

Indikation Für Deutschland wird von der STIKO bei reifgeborenen Säuglingen eine vollständige Grundimmunisierung mit 3 Impfstoffdosen nach dem 2+1-Schema (im Alter von 2, 4 und 11 Monaten) sowie eine einmalige Auffrischimpfung zwischen 9 und 16 Jahren mit einem inaktivierten parenteralen Impfstoff (IPV) empfohlen.

Eine Indikation zur Auffrischimpfung besteht bei Reisen in Gebiete mit aktiver Wildtyp-Polioviruszirkulation alle 10 Jahre, bei längeren Aufenthalten ggf. in kürzeren Abständen. Eine Indikation zur Auffrischimpfung kann bei Reisen in Gebiete mit dem Vorkommen von zirkulierenden impfstoffabgeleiteten Polioviren (cVDPV) bestehen. Infektionen mit cVDPV können grundsätzlich die gleichen klinischen Folgen haben wie Infektionen mit den Wildviren (WPV).

Von den ursprünglich 3 WPV-Stämmen zirkuliert nur noch WPV Typ 1. Die anderen beiden (WPV Typ 2 und WPV Typ 3) wurden bereits 2015 bzw. 2019 eradiziert. Durch WPV1 verursachte Erkrankungen werden noch aus Pakistan und Afghanistan gemeldet (Stand Dezember 2024).

Im Globalen Süden ist die orale Lebendimpfung gegen Polio noch weit verbreitet. Wenn der orale Lebendimpfstoff (OPV) in Ländern mit einer geringen Durchimpfungsrate und schlechter Umwelthygiene verabreicht wird, können durch Ausscheidung und Verbreitung von cVDPV auch länderübergreifende Infektketten entstehen. Diese können auch in Länder eingetragen werden, die nur noch mit IPV impfen, wie das Geschehen im Winter 2024/2025 in Europa gezeigt hat. Da OPV2 besonders oft zu cVDPV führte und WPV2 bereits ausgerottet ist, wurde OPV2 im April 2016 weltweit aus dem oralen Impfstoff entfernt. Der orale Impfstoff ist seither somit bivalent – cVDPV2 zirkuliert aber noch. Zum Einsatz bei Ausbrüchen mit cVDPV2 wurde ein neuer, genetisch stabilerer Impfstoff entwickelt (nOPV2), der wesentlich weniger anfällig für Rückmutationen ist als OPV1 und OPV3.

Neben Ländern, die für WPV1 und cVDPV endemisch sind (➤ Kap. 2.13.1), werden gefährdete Länder definiert, in denen sich Polioviren aufgrund einer mangelhaften Surveillance unbemerkt weiterverbreiten könnten, sodass vorhandene Fälle nicht detektiert oder gemeldet werden. Dies sind Länder mit einer niedrigen Durchimpfungsrate in der Bevölkerung und mangelnder Umwelthygiene, oftmals im Kontext politischer Instabilität, kriegerischer Konflikte, wiederholter Naturkatastrophen und einem dysfunktionalen Gesundheitssystem.

Die sich ständig ändernde epidemiologische Situation wird von der WHO im 3-Monatsrhythmus aktualisiert, wobei in 3 Kategorien polioendemische und vulnerable Länder gelistet werden. Eine Umsetzung in einer Karte findet sich in den Empfehlungen der STIKO und der DTG zu Reiseimpfungen und auf der Webseite des Auswärtigen Amts. Wöchentlich aktualisierte Informationen zu Ländern, in denen WPV1 und cVDPV nachgewiesen wurden, finden sich auf der Webseite der Global Polio Eradication Initiative (GPEI).

Für Polio-Auffrischimpfungen gibt es bei Reisen in Länder mit WPV1-, cVDPV1- und cVDPV3-Zirkulation eine Nachweispflicht bei Ausreise (WHO-Kategorie 1): Wer sich > 4 Wochen in einem dieser Länder aufgehalten hat, muss nachweisen, dass er mind. 4 Wochen und max. 1 Jahr zuvor eine Polio-Impfstoffdosis bekommen hat. Bei Ländern mit Zirkulation von cVDPV2 werden Auffrischimpfungen bei Aufenthalten > 4 Wochen empfohlen (WHO-Kategorie 2). Bei Reisen in Länder mit WPV1-Zirkulation < 4 Wochen wird nach 10 Jahren eine Auffrischimpfung empfohlen, in Hinblick auf Länder mit cVDPV-Zirkulation gibt es diesbezüglich unterschiedliche Empfehlungen. Bei Reisen in Länder, die als vulnerabel eingestuft werden oder in denen das Gesundheitssystem zusammengebrochen ist, kann eine Impfung erwogen werden.

Die Impfung soll auf der ersten Seite des internationalen Impfpasses eingetragen werden. Bei fehlendem gültigem Impfnachweis kann die Ausreise verweigert werden oder eine Zwangsimpfung am Flughafen durchgeführt werden.

Bei Reisenden mit komplexen Reiserouten ist zudem zu beachten, dass einige Länder bei Einreise aus bestimmten Polio-endemischen Ländern einen Polio-Impfnachweis verlangen.

Informationen hierzu finden sich in der Länderliste der WHO sowie in der Ländertabelle der Empfehlungen der STIKO und der DTG zu Reiseimpfungen (2025) und in den Reiseimpfungen der STIKO-App.

Impfstoffe und Impfschemata In Deutschland wird seit 1998 nur noch der trivalente Totimpfstoff IPV verwendet. Eine impfstoffassoziierte paralytische Poliomyelitis (VAPP), wie sie nach Impfung mit einem oralen Lebendimpfstoff auftreten kann, wird durch den IPV-Impfstoff nicht verursacht. IPV schützt gegen alle 3 WPV-Stämme bzw. die korrespondierenden cVDPV 1–3. Zusätzlich gibt es Kombinationsimpfstoffe z. B. mit Tetanus und Diphtherie, die eine IPV-Komponente enthalten (➤ Tab. 13.12).

OPV ist in Deutschland nicht mehr verfügbar; Menschen, die mit OPV grundimmunisiert worden sind, können mit IPV aufgefrischt werden.

Wirksamkeit Der IPV-Impfstoff führt in nahezu 100 % der Fälle zu einer Serokonversion und schützt die Geimpften zuverlässig vor einer Erkrankung. Eine mukosale Immunität, die auch die Ausscheidung von WPV1 oder cVDPV verhindert, ist jedoch nur kurz nach der Impfung gegeben.

Anwendung in Schwangerschaft und Stillzeit Eine Anwendung in der Schwangerschaft und Stillzeit sollte nur nach sorgfältiger Risiko-Nutzen-Abwägung erfolgen. Die Auswirkungen der Impfung während der Stillzeit wurden nicht untersucht, allerdings ist die Stillzeit nicht als Gegenanzeige festgelegt.

Tab. 13.12 Impfschemata Poliomyelitis (monovalenter Impfstoff)

Grundimmunisierung und Auffrischimpfung Kinder ≥ 2 Monate	Gemäß Impfkalender der STIKO
Grundimmunisierung und Auffrischimpfung Erwachsene	**3 Impfstoffdosen und eine Auffrischimpfung*** Mindestabstand zwischen 1. und 2. Impfstoffdosis: 1 Monat Mindestabstand zwischen 2. und 3. Impfstoffdosis: 6 Monate** Einmalige Auffrischimpfung mit einer Impfstoffdosis

* Weitere Auffrischimpfungen für alle Altersgruppen können je nach geplanter Reise und aktueller Epidemiologie der Polioviren notwendig werden.
** In den Fachinformationen werden andere Mindestabstände zwischen der 2. und 3. Impfstoffdosis angegeben.

Besonderheiten Eine Polioimpfung im reisemedizinischen Kontext dient nicht nur dem individuellen Schutz der Reisenden, sondern auch dem Schutz der Bevölkerung in Deutschland. Sie wird daher von der STIKO als „Indikationsimpfung" (I) klassifiziert. Es besteht somit Erstattungspflicht für die gesetzlichen Krankenkassen.

Tollwut

Für die reisemedizinische Beratung ist die präexpositionelle Tollwutimpfung (PrEP) von Bedeutung (Postexpositionsprophylaxe [PEP] ➤ Kap. 2.16).

Indikation Tierkontakte mit potenziellem Tollwutrisiko sind ein häufiges Problem auf Reisen. Hierzu zählen Kratz- und Bisswunden und Schleimhautkontakt mit Speichel von Säugetieren. Die postexpositionelle medizinische Versorgung vor Ort ist in vielen Ländern der Welt problematisch. Insbesondere Anti-Rabies-Immunglobulin ist in den meisten tropischen und subtropischen Ländern nicht verfügbar. Eine Tollwutimpfung sollte vor Reisen in Gebiete mit endemischer Hundetollwut daher großzügig angeboten werden. Ca. 99 % der menschlichen Tollwutfälle werden durch Hunde und andere Caniden übertragen. Infektionen nach Affenbiss und Fledermausbiss sind äußerst selten. ➤ Abb. 13.8 stellt das weltweite Risiko für eine durch Hunde übertragene Infektion mit dem Tollwutvirus dar.

Impfstoffe und Impfschemata In Deutschland stehen zwei Totimpfstoffe aus inaktivierten Rabiesviren zur Immunisierung gegen Tollwut zur Verfügung: Rabipur® ist in gereinigten Hühnerfibroblastenzellen hergestellt, Verorab® wird in Verozellen gezüchtet. Beide Impfstoffe können innerhalb einer prä- oder postexpositionellen Impfserie gegeneinander ausgetauscht werden (➤ Tab. 13.13).

Die Grundimmunisierung besteht laut STIKO-Empfehlungen aus 3 Impfstoffdosen, die an den Tagen 0, 7 und 21–28 verabreicht werden sollen (konventionelles Schema).

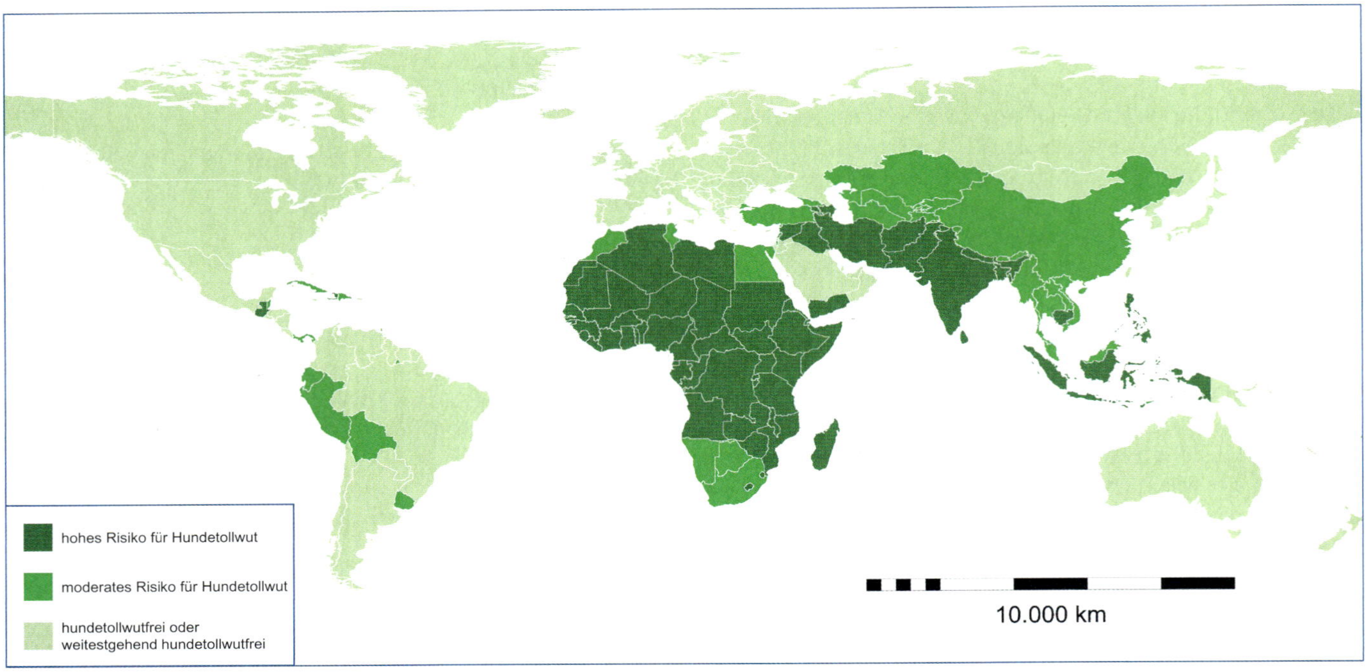

Abb. 13.8 Risiko für eine durch Hunde übertragene Infektion mit dem Tollwutvirus weltweit. Da 99 % der humanen Tollwutfälle durch Hunde übertragen werden, wurde in dieser Abbildung bewusst auf die Darstellung der Wildtier- und (weltweiten) Fledermaustollwut verzichtet. Das Risiko für eine durch Hunde übertragene Infektion mit dem Tollwutvirus wird in den im hellsten Grün gekennzeichneten Ländern als so gering eingeschätzt, dass für eine Reise in diese Länder keine generelle PrEP empfohlen werden kann. Dies bedeutet dennoch, dass im Falle einer Exposition mit einem Risiko für eine Tollwutvirusübertragung (Biss-/Kratzverletzung durch Säugetiere) in allen Ländern außerhalb von Westeuropa, Australien und Ozeanien eine PEP in Betracht gezogen werden muss. Weltweit gilt, dass die Einleitung einer PEP bei relevanter Exposition gegenüber einer Fledermaus notwendig wird. [P1335]

Tab. 13.13 Impfschemata zur präexpositionellen Impfung (PrEP) mit Tollwutimpfstoffen

Personengruppe	Impfstoff	Grundimmunisierung	Auffrischimpfung
Kinder ab Geburt, Jugendliche, Erwachsene	Rabipur	**Konventionelles Schema**: 3 Impfstoffdosen: 0, 7, 21–28 Tage* **Alternativ bei Immunkompetenz**: 2 Impfstoffdosen: 0, 7 Tage	Laut Fachinformation Auffrischimpfungen alle 2 bis 5 Jahre beim konventionellen Schema**
Immunkompetente Erwachsene ≥ 18 bis < 65 Jahre	Rabipur	**Schnellimpfschema**: 3 Impfstoffdosen: 0, 3, 7 Tage*	Laut Fachinformation Zeitpunkt für Auffrischimpfungen bisher nicht festgelegt**
Kinder ab Geburt, Jugendliche, Erwachsene	Verorab	**Konventionelles Schema**: 3 Impfstoffdosen: 0, 7, 21–28 Tage* **Alternativ bei Immunkompetenz**: 2 Impfstoffdosen: 0, 7 Tage	Laut Fachinformation werden Auffrischimpfungen auf Grundlage des Expositionsrisikos sowie serologischer Tests zum Nachweis Tollwutvirus-neutralisierender Antikörper (≥ 0,5 I. E./ml) festgelegt**

Daten für Verorab und den bisher eingesetzten Tollwut-Impfstoff (HDC) inaktiviert haben gezeigt, dass ein Jahr nach Anwendung eines aus 2 Impfstoffdosen bestehenden PrEP-Schemas eine Boosterfähigkeit durch 2 Impfstoffdosen besteht. Daher ist bei einer Exposition innerhalb des 1. Jahres eine PEP mit 2 Impfstoffdosen (d 0, 3) ausreichend. Bei Personen mit einer PrEP mit 2 Dosen Tollwut-Impfstoff sollte nach einem Mindestabstand von 1 Jahr eine 3. Impfstoffdosis verabreicht werden. Wenn diese 3. Impfstoffdosis nicht gegeben wurde, gibt es derzeit keine Daten für eine Boosterfähigkeit mit 2 Impfstoffdosen im Falle einer Exposition und notwendiger PEP. Bei einer Indikation zur PEP ist eine Gabe von Immunglobulinen nicht erforderlich, wenn als PrEP 2 oder mehr Impfstoffdosen verabreicht worden waren.

* Impfabstände bezogen auf die Gabe der 1. Impfstoffdosis

** Die STIKO geht davon aus, dass eine aus 3 Impfstoffdosen bestehende Grundimmunisierung eine ausreichende Boosterfähigkeit bei Reisenden bewirkt und im Falle einer Exposition die Durchführung einer PEP, bestehend aus 2 Impfstoffdosen (d 0, 3), ausreichend ist. Eine Immunglobulingabe ist jedoch nicht erforderlich. Laut Fachinformation sind die Zeitpunkte für Auffrischimpfungen nach dem aus 2 Impfstoffdosen bestehenden Schema bisher nicht festgelegt.

Die WHO empfiehlt seit 2018 für Immunkompetente ein verkürztes Schema mit nur 2 Impfungen (Tag 0 und 7). Dieses Schema ist für beide in Deutschland vertriebenen Tollwutimpfstoffe zugelassen.

Reguläre Auffrischimpfungen werden nach dem Erhalt einer Grundimmunisierung mit 3 Impfstoffdosen für Reisende nicht mehr empfohlen (s. u.). Nach einem relevanten Tierkontakt muss jedoch auch bei Geimpften unverzüglich eine Postexpositionsprophylaxe (PEP) erfolgen (➤ Kap. 2.16).

Wirksamkeit Die genannten modernen Tollwutimpfstoffe induzieren eine langwirksame Immunität gegen das klassische Tollwutvirus

(RABV), welches für den Menschen die größte Bedeutung hat. Zudem schützen die Impfstoffe auch vor verwandten Lyssaviren in derselben Phylogruppe I. Nicht sicher wirksam schützen die Impfstoffe gegen Fledermaus-Lyssaviren der Phylogruppe II oder III, wobei menschliche Infektionen mit diesen Viren sehr selten sind (➤ Kap. 2.16).

Anwendung in Schwangerschaft und Stillzeit Eine Anwendung in der Schwangerschaft und Stillzeit sollte nur nach sorgfältiger Risiko-Nutzen-Abwägung erfolgen. Für die Verabreichung einer PEP nach Tierkontakt gilt keine Beschränkung, da Rabies tödlich ist und es keine spezifische Therapie gibt.

Besonderheiten Bei Immundefizienz kann die Immunantwort nach der präexpositionellen Tollwutschutzimpfung (und nach der PEP) eingeschränkt sein. Verkürzte Impfschemata wie z. B. das WHO-Impfschema präexpositionell (s. o.) werden daher nicht empfohlen. Serologische Antikörperkontrollen können über das Ansprechen der Impfung Aufschluss geben.

Typhus

Indikation Im internationalen Reiseverkehr werden die meisten Typhusinfektionen in Südasien erworben (➤ Kap. 3.2.1). Zugleich haben sich in dieser Region auch Stämme von *Salmonella* Typhi mit extensiver Antibiotikaresistenz entwickelt. Reisende nach Süd- und Zentralasien (Indien, Nepal, Bangladesch, Pakistan, Afghanistan) sollten daher unabhängig vom Reisestil gegen Typhus geimpft werden.

Eine Typhusimpfung sollte zudem vor Reisen unter einfachen Reise-, Aufenthalts- und Arbeitsbedingungen erwogen werden (z. B. Trekking, Hilfseinsätze), sofern die Reise in ein endemisches Gebiet mit geringem Hygienestandard in Asien, Afrika oder Mittel- und Südamerika geht. Dies gilt insbesondere bei einem aktuellen Ausbruchsgeschehen oder bei Katastrophensituationen.

Auch vor Langzeitaufenthalten in endemischen Gebieten, insbesondere unter einfachen Aufenthaltsbedingungen (z. B. im Rahmen eines Freiwilligendienstes) sollte eine Typhusimpfung erfolgen.

Personen mit Migrationshintergrund und insbesondere deren Kinder, die in ihre Herkunftsländer reisen, sollten gegen Typhus geimpft werden.

Impfstoffe und Impfschemata In Deutschland stehen derzeit 2 monovalente Impfstoffe zur Verfügung: ein oraler Lebendimpfstoff und ein parenteraler Totimpfstoff (➤ Tab. 13.14).

Der orale Lebendimpfstoff (Typhoral® L Kapseln) enthält einen attenuierten Stamm von *S.* Typhi (Ty21a). Der parenterale Totimpfstoff ist eine Polysaccharidvakzine, die das Vi-Antigen von *S.* Typhi enthält. Typhoral L Kapseln können mit anderen Lebendimpfstoffen kombiniert werden (Gelbfieber, Cholera-Lebendvakzine). Bei angeborener oder erworbener Immundefizienz ist der orale Typhusimpfstoff kontraindiziert.

Wirksamkeit Die Impfstoffwirksamkeit beider in Deutschland verfügbarer Impfstoffe ist insgesamt unbefriedigend und von vergleichsweise kurzer Dauer. Die Studienergebnisse basieren auf Feldstudien in Endemiegebieten, Studiendaten von Reisenden fehlen. Für den oralen Lebendimpfstoff ergibt sich laut einer Cochrane-Metaanalyse eine Wirksamkeit von 50 % gegenüber *S.* Typhi. Für den Totimpfstoff wird eine Wirksamkeit von 55–69 % gegenüber *S.* Typhi angegeben; der Impfschutz ließ über den Nachbeobachtungszeitraum von 3 Jahren nach. Beide Impfstoffe sind nicht gegen enteritische Salmonellen wirksam.

Anwendung in Schwangerschaft und Stillzeit Eine Anwendung in der Schwangerschaft und Stillzeit sollte nur nach sorgfältiger Risiko-Nutzen-Abwägung erfolgen; generell ist der Totimpfstoff dem Lebendimpfstoff vorzuziehen.

Besonderheiten Reisende sollten aufgrund der eingeschränkten Wirksamkeit der Typhusimpfung auf die Notwendigkeit einer Wasser- und Nahrungsmittelhygiene hingewiesen werden.

Geimpfte können nach einer Infektion auch in Abwesenheit von klinischen Symptomen zu Typhusausscheidern werden.

Keiner der Impfstoffe kann bei Kindern < 2 Jahre verabreicht werden. Vor diesem Hintergrund ist die Entwicklung von Konjugatimpfstoffen wichtig. Bei diesen Vakzinen wird das Vi-Antigen an ein Protein konjugiert, z. B. an Tetanus-Toxoid. Konjugatvakzine können bereits ab einem Alter von 6 Monaten verabreicht werden. In großen Feldstudien an Kindern und Jugendlichen in Endemiegebieten zeigte sich eine Vakzinewirksamkeit von ca. 80–85 % bei guter Verträglichkeit. Ein solcher Impfstoff ist in Deutschland aber bislang weder zugelassen noch verfügbar.

13.3.3 Reisende mit besonderen Risiken

- Kinder sowie Schwangere und Stillende ➤ Kap. 13.10
- Reisende mit Vorerkrankungen: ➤ Kap. 13.11

Tab. 13.14 Impfschemata von Typhoral L Kapseln und Typhim Vi®

Personengruppe	Impfstoff	Grundimmunisierung	Auffrischimpfungen/Ergänzungen
Kinder ≥ 5 Jahre, Jugendliche, Erwachsene	Typhoral L Kapseln	Je eine Kapsel am 1., 3. und 5. Tag oral*; Abschluss mind. 10 Tage vor Reise	Jährliche Wiederimpfung nach gleichem Schema**
Kinder ≥ 2 Jahre, Jugendliche, Erwachsene	Typhim Vi	Eine Impfstoffdosis i. m. mind. 14 Tage vor Reise	**Erneutes/Fortgesetztes Expositionsrisiko**: Wiederimpfung 3 Jahre nach der letzten Impfung

* Einnahme mind. 1 Stunde vor dem Essen unzerkaut. Bei gleichzeitiger Indikation sollten Typhoral L Kapseln und Dukoral mit mind. 1 Stunde Abstand verabreicht werden. Einnahme ≥ 72 Stunden vor und nach einer Antibiotikabehandlung möglich. Gleichzeitige Malaria-Chemoprophylaxe: mit Atovaquone/Proguanil möglich, bei Doxycyclin sollte zwischen der letzten Impfstoffdosis von Typhoral L Kapseln und dem Beginn der Malariaprophylaxe ein Intervall von mind. 3 Tagen liegen.
** Abweichend von der Fachinformation, da die Zulassungsstudien in Endemieländern durchgeführt wurden. Bei fortgesetztem Expositionsrisiko durch ständigen Aufenthalt in Typhus-Gebieten: Erneute Impfung im Abstand von 3 Jahren zur letzten Impfung.

Ältere Personen

- Ältere Personen sollten alle von der STIKO empfohlenen Standardimpfungen erhalten (z. B. Impfungen gegen Pneumokokken, Herpes zoster und jährliche Influenzaimpfung bei allen Personen ≥ 60 Jahre).
- Gelbfieberimpfung: Ein Lebensalter über 60 Jahre wird als möglicher Risikofaktor für das Auftreten einer schweren unerwünschten Arzneimittelwirkung gesehen. Ab dem Alter von 60 Jahren gilt es, das Risiko einer schwer verlaufenden Gelbfiebererkrankung mit potenziell tödlichem Ausgang gegen das erhöhte Risiko von schweren unerwünschten Arzneimittelwirkungen einschließlich Todesfällen abzuwägen (➤ Kap. 13.3.2).
- Zu Auffrischimpfungen gegen Hepatitis A gibt es noch nicht genügend Evidenz für eine Impfempfehlung, ggf. kann eine serologische Bestimmung des Antikörperstatus bei einer Impfentscheidung unterstützen.

Personen mit Langzeitaufenthalt

- Bei einem Langzeitaufenthalt von ca. 4 Wochen oder länger steigt das Infektionsrisiko durch die längere Expositionszeit (gilt auch bei wiederholten Kurzzeitreisen), sodass die Indikation gegen Impfungen wie z. B. Meningokokkenerkrankungen, Japanische Enzephalitis oder Tollwut breiter gestellt werden kann.
- Bei beruflich Reisenden ist der Arbeitgeber zur Durchführung beruflich indizierter Impfungen gesetzlich verpflichtet.
- Bei einem Schüler*innen- oder Studierendenaufenthalt sollten zusätzlich zu den Empfehlungen der STIKO und der DTG zu Reiseimpfungen (STIKO und DTG 2025) auch Impfungen gemäß der im Gastland bestehenden Empfehlungen durchgeführt werden, z. B. gegen die jeweils empfohlenen Meningokokkenserogruppen.

Katastrophenhelfer*innen, Helfer*innen aus der Entwicklungshilfe

- Zu Katastrophenhelfer*innen zählen freiwillige und berufsmäßige Helfer*innen, oft medizinisches Personal.
- Bestmöglicher Infektionsschutz aufgrund eines erhöhten Risikos im Einsatzland ist wichtig; wenn die medizinische Versorgung zusammengebrochen ist, sollte das Risiko für impfpräventable Erkrankungen im Vorfeld minimiert werden.
- Verabreichung aller je nach Einsatzort(en) indizierten Impfungen (sofern keine Gegenanzeigen wie z. B. Allergien oder eine Immundefizienz bestehen).

Personen, die Freunde und Verwandte im Ausland besuchen (visiting friends and relatives, VFR)

- **Gelbfieber**: Prüfung, ob und im positiven Fall wann bereits eine Impfung erfolgt ist.
- **Hepatitis A**: Erwachsene VFR haben evtl. eine Hepatitis A durchgemacht, in diesen Fällen sollte eine serologische Testung vor geplanter Impfung (Kosten-Nutzen-Abwägung) erwogen werden. In Deutschland aufgewachsene Kinder sollten geimpft werden.
- **Japanische Enzephalitis**: Daten über das Erkrankungsrisiko bei VFR im Vergleich zu anderen Reisenden liegen nicht vor. Ggf. prüfen, ob im Rahmen von Routineimpfprogrammen im jeweiligen Endemieland bereits eine Impfung erfolgt ist.
- **Meningokokkenerkrankung**: Impfindikation breiter stellen aufgrund des erhöhten Risikos durch engen Kontakt mit der lokalen Bevölkerung.
- **Tollwut**: Indikation für präexpositionelle Impfung breiter stellen aufgrund des erhöhten Risikos für eine Infektion durch vermehrten Kontakt mit Tieren im Vergleich zu Touristen.
- **Typhus**: VFR haben ein erhöhtes Infektionsrisiko (häufiger Verzehr lokaler Gerichte). Auch bei Kurzreisen ist eine Impfung zu diskutieren, insbesondere bei Reisen auf den indischen Subkontinent.

LITERATUR

Kakoullis L, Steffen R, Osterhaus A et al. Influenza: seasonality and travel-related considerations. J Travel Med 2023; 30(5): taad102.

Kling K, Bogdan C, Domingo C et al. STIKO-Empfehlung zur Gelbfieber-Auffrischimpfung vor Reisen in Endemiegebiete und für exponiertes Laborpersonal. Epid Bull 2022; 32: 3–35.

Kling K, Külper-Schiek W, Schmidt-Chanasit J et al. STIKO-Empfehlung und wissenschaftliche Begründung der STIKO zur Impfung gegen Dengue mit dem Impfstoff Qdenga. Epid Bull 2023; 48: 3–43.

Percio J, Kobayashi CD, Silva RMA et al. Safety signal detected: Anaphylaxis after attenuated dengue vaccine (TAK-003) – Brazil, march 1, 2023 – march 11, 2024. Vaccine. 2024; 42(26): 126407.

Ständige Impfkommission (STIKO). Empfehlungen der Ständigen Impfkommission beim Robert Koch-Institut 2025. Epid Bull 2025; 4: 1–75. www.rki.de/DE/Aktuelles/Publikationen/Epidemiologisches-Bulletin/2025/04_25.pdf?__blob=publicationFile&v=7.

Ständige Impfkommission und Deutsche Gesellschaft für Tropenmedizin, Reisemedizin und Globale Gesundheit e.V. unter besonderer Mitarbeit von Kling K, Külper- Schiek W, Boecken et al. Empfehlungen der Ständigen Impfkommission (STIKO) und der Deutschen Gesellschaft für Tropenmedizin, Reisemedizin und Globale Gesundheit e.V. (DTG) zu Reiseimpfungen. Epid Bull 2025;14: 1–212. www.rki.de/DE/Aktuelles/Publikationen/Epidemiologisches-Bulletin/2025/14_25.pdf?__blob=publicationFile&v=3.

INTERNETQUELLEN

WHO (vaccination schedule): https://immunizationdata.who.int/global/wiise-detail-page/vaccination-schedule-for-country_name.

13.4 Malariaprophylaxe

Carsten Köhler, Eva-Maria Neurohr

13.4.1 Allgemeine Hinweise

Die hier aufgeführten Empfehlungen zur Malariaprophylaxe beruhen auf den Empfehlungen des Ständigen Ausschusses für Reisemedizin (StAR) der Deutschen Gesellschaft für Tropenmedizin, Reisemedizin und Globale Gesundheit (DTG). Dieser erarbeitet jährlich aktualisierte Empfehlungen zur Malariaprophylaxe, welche unter www.dtg.org einsehbar sind.

Prinzipien der Malariaprophylaxe

Malaria ist eine bedrohliche Infektionserkrankung, welche binnen weniger Tage nach Beginn der Symptome tödlich verlaufen kann. Damit ist die Malaria bei Reiserückkehrern aus den Tropen und Subtropen bei unklaren Krankheitssymptomen eine der wichtigsten Differenzialdiagnosen. Um Reisende effektiv vor der Malaria zu schützen, ist vor Reiseantritt eine eingehende Beratung über das individuelle Malariarisiko und, abhängig davon, eine individuell angepasste Malariaprophylaxe empfohlen.

Das **Malariarisiko** wird durch folgende Faktoren bestimmt:

- Inzidenz der Malaria im Reiseland und die Reiseroute
- Aufenthaltsdauer und Reisestil des Reisenden
- Jahreszeit (bei saisonaler Übertragung)

Die **Schwere der Erkrankung** ist im Wesentlichen abhängig von folgenden Faktoren:

- Plasmodienspezies
- Vorliegen bzw. Fehlen einer Teilimmunität gegen Malaria beim Reisenden
- Zeitspanne bis zur Einleitung einer wirksamen antiparasitären Therapie
- Individuelle Faktoren (Vorerkrankungen, Alter, Schwangerschaft u. a.)

Empfehlungen, die für alle Reisenden gleichermaßen gelten, sind aufgrund individueller Unterschiede nur begrenzt möglich. Dennoch können grundlegende Hinweise eine hilfreiche Grundlage für die Reiseberatung bieten. **Wesentliche Maßnahmen zum Schutz vor Malaria** sind:

- Vermeidung von Insektenstichen (Expositionsprophylaxe zum Schutz vor Infektion).
- Medikamentöse Vorbeugung (Chemoprophylaxe zum Schutz vor Erkrankung) in Gebieten mit hohem Malariarisiko.
- Notfallmäßige Selbstbehandlung (NSB zur Behandlung einer Erkrankung) in Gebieten mit mittlerem Malariarisiko, wenn keine unmittelbare Diagnostik und adäquate Therapie durchgeführt werden kann.

Auch die konsequente Befolgung sämtlicher hier genannter Empfehlungen bietet keinen absolut sicheren Schutz vor einer Malaria. Jedoch können diese Maßnahmen das Infektions- und Erkrankungsrisiko erheblich senken.

13.4.2 Expositionsprophylaxe

Die konsequente Vermeidung von Stichen durch die dämmerungs- und nachtaktiven *Anopheles*-Mücken ist zur Senkung des Malariarisikos von großer Bedeutung – auch wenn eine medikamentöse Malariaprophylaxe eingenommen wird. In den meisten tropischen und subtropischen Gebieten besteht zudem die Infektionsgefahr mit Arboviren (z. B. Dengue-, Chikungunya-, Zika- und Gelbfieber-Virus; ➤ Kap. 2), die durch tagaktive *Aedes*-Mücken übertragen werden können. Auch hierfür ist die Expositionsprophylaxe sinnvoll.

Ein effektiver Mückenschutz ist in den meisten tropischen und subtropischen Gebieten sowohl am Tag als auch in der Nacht essenziell.

Wichtige **Maßnahmen zum Schutz vor Insektenstichen** sind:

- Tragen von hautbedeckender, bevorzugt heller und ggf. imprägnierter Kleidung.
- Einreiben unbedeckter Haut mit Repellentien.
- Aufenthalt in mückensicheren Räumen (Klimaanlage, Mückengitter).
- Verwendung von (imprägnierten) Moskitonetzen zum Schutz vor Mückenstichen im Schlaf.

Die Kombination von imprägnierter Kleidung und einem korrekt applizierten Repellent bietet einen guten Schutz gegen Mückenstiche. Auch bei Säuglingen und Kleinkindern ist eine Expositionsprophylaxe sehr effektiv durchführbar.

Repellentien auf chemischer Basis

DEET

DEET (N,N-Diethyl-m-toluamid) ist seit Jahrzehnten der Goldstandard unter den Repellentien. Die Konzentration korreliert mit der Wirkdauer, wobei kein linearer Zusammenhang besteht.

Als optimal für Aufenthalte in Malariagebieten gelten Produkte mit einer DEET-Konzentration von 30–50 %.

DEET gilt als sicher und ist auf der Haut gut verträglich. Es greift jedoch bestimmte Materialien an (z. B. Plastik, Viskose, Elastan, bemalte bzw. lackierte Oberflächen).

In Deutschland variiert das Zulassungsalter in Abhängigkeit vom Produkt und der Wirkstoffkonzentration und liegt bei mind. 2 Jahren (siehe Fachinformation). Eine Off-Label-Anwendung von DEET 20–50 % kann bei Kindern im Alter von 2 bis 23 vollendeten Lebensmonaten bei Reisen in Malariagebiete erwogen werden. Dies entspricht den internationalen Empfehlungen. Zu beachten ist, dass das Repellent bei Kleinkindern so aufgetragen wird, dass eine orale Aufnahme möglichst vermieden wird.

DEET kann in der Schwangerschaft und Stillzeit angewendet werden (Details zur Anwendung bei Kindern, Schwangeren und Stillenden ➤ Kap. 13.4.5).

Icaridin

Icaridin (Syn. Picaridin, Saltidin) ist seit über 20 Jahren in Europa im Einsatz. In einer Konzentration von ≥ 20 % hat Icaridin eine ähnliche Wirksamkeit wie DEET und ist dabei gut verträglich. Anders als DEET greift Icaridin keine Materialien wie Plastik etc. an. Aufgrund der geringeren Hautirritabilität wird es häufig für Kleinkinder verwendet.

Zur Malariaprävention sollte eine Konzentration von 20 % Icaridin nicht unterschritten werden.

IR3535

IR3535 (Ethylbutylacetylaminopropionat, EBAAP) ist, anders als DEET und Icaridin, gegen *Anopheles*-Mücken kürzer wirksam als gegen *Aedes*- und *Culex*-Mücken. Es ist deshalb zum Einsatz in Malariagebieten zweite Wahl.

Repellentien auf pflanzlicher Basis

Die Mehrzahl der Repellentien auf pflanzlicher Basis ist den Produkten auf chemischer Basis unterlegen. Hauptproblem ist die kurze Wirkdauer der oft sehr flüchtigen Substanzen.

Öl des Zitroneneukalyptus (PMD)

Von den pflanzlichen Repellentien ist das Öl des Zitroneneukalyptus (*Corymbia citriodora;* Citriodiol, Citriodora, p-menthan-3,8-diol [PMD]) das wirksamste (Lup, Hatz und Schlagenhauf 2013). Es ist das einzige auf pflanzlichen Inhaltsstoffen basierende Repellent, welches als effektiv bewertet wird. Citriodiol kann allerdings signifikante Haut- und Augenirritationen sowie allergische Reaktionen verursachen und sollte daher bei Kleinkindern eher vermieden werden.

Als Repellent ungeeignete Substanzen

Obwohl immer wieder angeführt, bietet die Einnahme von Knoblauch oder Vitamin-B_{12}-Präparaten keinen Schutz vor Insektenstichen. Armbänder oder Aufkleber als Mückenschutz sind wirkungslos, sie entfalten keine Fernwirkung.

Korrekte Anwendung von Repellentien

Die Repellentien müssen auf die gesamte unbedeckte, exponierte Haut (einschließlich z. B. Knöchelbereich, Nacken) aufgebracht werden. Kontakt zu Schleimhäuten und Wunden ist zu vermeiden. Die Schutzdauer hängt von zahlreichen Faktoren ab wie z. B. Wirkstoff und Wirkstoffkonzentration, Temperatur, Luftfeuchtigkeit und Schwitzen.

> Bei fortbestehender Exposition sollte nach 4 bis 6 Stunden eine erneute Anwendung erfolgen.

DEET senkt die Wirksamkeit von **Sonnenschutzprodukten.** Der Schutzfaktor muss entsprechend angepasst werden. Für tropische Malariagebiete empfiehlt sich ein Sonnenschutzfaktor von 30–50.

> Bei gleichzeitiger Notwendigkeit eines Sonnenschutzes ist das Repellent 20 bis 30 Minuten nach dem Sonnenschutzmittel aufzutragen.

Moskitonetze

Für den Individualschutz von Reisenden ist insbesondere die mechanische Barrierefunktion von Moskitonetzen von Bedeutung. Feinmaschigere Netze bieten zusätzlichen Schutz vor kleinen Mücken wie z. B. Phlebotomen (Sandmücken), durch die u. a. die kutane und viszerale Leishmaniasis übertragen werden können. Mit zunehmender Maschenzahl nimmt allerdings auch die Luftzirkulation unter dem Netz ab.

13.4.3 Chemoprophylaxe

Eine regelmäßige Chemoprophylaxe ist bei Reisen in Malariagebiete mit hohem Übertragungsrisiko (insb. Subsahara-Afrika, wenige Gebiete Asiens, Ozeaniens und Lateinamerikas) grundsätzlich empfehlenswert und kann das Erkrankungsrisiko wesentlich reduzieren. Die konkrete Empfehlung muss anhand des genauen Reiseziels, der Reisezeit, der Dauer der Reise und des Reisestils sowie unter Berücksichtigung individueller Faktoren und Gegenanzeigen durch den Tropen- oder Reisemediziner erfolgen.

Medikamente zur Chemoprophylaxe und Behandlung der Malaria mit reisemedizinischer Bedeutung

Angaben zur genauen Dosierung, zu weiteren Nebenwirkungen und Wechselwirkungen der im Folgenden vorgestellten Medikamente sind jeweils der Fachinformation zu entnehmen. Zur Anwendung bei besonderen Personengruppen ➤ Kap. 13.4.5.

Atovaquon/Proguanil

Die fixe Kombination aus Atovaquon und Proguanil (AP) kann sowohl zur Prophylaxe als auch zur Therapie unkomplizierter Infektionen (allerdings in unterschiedlicher Dosierung) durch *P. falciparum* und aller anderen Malariaformen eingesetzt werden. Die Einnahme erfolgt einmal täglich mit einer fetthaltigen Mahlzeit.

Nebenwirkungen Übelkeit, Verdauungsstörungen und Kopfschmerzen sind meist leicht und nur von kurzer Dauer. Selten werden Nebenwirkungen aus dem psychovegetativen Bereich wie Herzklopfen, Schwindel, Schlaflosigkeit, ungewöhnliche Träume und Depressionen beobachtet.

Wechselwirkungen Tetrazykline, Rifampicin, Rifabutin, Metoclopramid und geboostete Proteaseinhibitoren können zu einer signifikanten Reduktion der Atovaquon-Plasmakonzentration führen. Proguanil kann die Wirkung von Cumarinderivaten verstärken. Eine INR-Kontrolle unter der Einnahme von AP vor Reiseantritt ist empfehlenswert.

Doxycyclin

Doxycyclin kann zur Chemoprophylaxe eingesetzt werden, wobei es in Deutschland für diese Indikation nicht zugelassen ist. Die WHO, zahlreiche Länder (z. B. Schweiz, Vereinigtes Königreich, USA) und seit 2003 die DTG empfehlen Doxycyclin aufgrund guter Wirksamkeit und Verträglichkeit allerdings zur Chemoprophylaxe. Formal besteht in Deutschland somit ein „Off-Label-Use" für diese Indikation und erfordert bei der Anwendung eine entsprechende Aufklärung und Dokumentation.

Doxycyclin wird in 2 verschiedenen galenischen Formen produziert, als Monohydrat ($1H_2O$) und Hyclat (HCl).

Doxycyclin-Monohydrat sollte dem Hyclat bevorzugt werden, da es bei gleicher Wirksamkeit weniger gastrointestinale Nebenwirkungen verursacht. Die Einnahme sollte mit reichlich Flüssigkeit und vorzugsweise zu oder kurz nach einer Mahlzeit erfolgen, um Ösophagusirritationen und Übelkeit zu vermeiden.

Nebenwirkungen Möglich sind fototoxische Reaktionen: längeres Sonnenbaden sollte vermieden werden. Doxycyclin ist somit eher ungeeignet für primäre Strand- und Badeurlaube.

Kontraindikationen Kinder unter 8 Jahren, Schwangere und Stillende. Das fruchtschädigende Potenzial betrifft im Wesentlichen das 2. und 3. Schwangerschaftstrimenon.

Die zeitgleiche Einnahme von Milchprodukten sollte vermieden werden, da die gleichzeitige Einnahme von Tetrazyklinen und zweiwertigen Metallionen (z. B. Kalzium) zur Bildung stabiler Chelatkomplexe führt, die wesentlich schlechter resorbiert werden.

Mefloquin

Mefloquin kann in Gebieten mit hohem Malariarisiko zur Prophylaxe eingesetzt werden. Im Jahr 2013 wurde ein Rote-Hand-Brief veröffentlicht, in dem darauf hingewiesen wurde, dass Mefloquin aufgrund seines Nebenwirkungsprofils nur noch verschrieben werden sollte, wenn zuvor eine Checkliste zur Abfrage möglicher Kontraindikationen ausgefüllt und dem Reisenden ein Patientenpass ausgehändigt wurde (Roche Pharma 2013). Eine Vorlage für eine Checkliste und einen Patientenpass ist im Internet veröffentlicht (s. u. Internetquellen). Mefloquin ist auch therapeutisch wirksam. Aufgrund des ungünstigen Nebenwirkungsprofils und der besser verträglichen Alternativen wird Mefloquin aber nicht mehr zur Notfallselbstbehandlung (NSB) der Malaria empfohlen.

Mefloquin ist in Deutschland nicht mehr auf dem Markt. Die EMA-Zulassung besteht jedoch weiter. Mefloquinhaltige Präparate können z. B. durch auf Arzneimittelimporte spezialisierte „internationale" Apotheken importiert werden.

Aufgrund seines Nebenwirkungsprofils und der zunehmenden Komplexität der Verordnung und Beschaffung hat Mefloquin in den letzten Jahren an Stellenwert verloren. Es gibt jedoch einige Personengruppen, für die das Medikament Vorteile bringt:

- **Kinder und Langzeitreisende**: einfache Anwendung durch einfaches Einnahmeregime (einmal wöchentlich).
- **Schwangere**: Medikament der Wahl und das einzige in Deutschland verwendete Malariamedikament, welches in der Schwangerschaft zur Malariaprophylaxe zugelassen ist.

Nebenwirkungen Vor allem im psychovegetativen Bereich (z. B. Albträume, depressive Verstimmung), selten auch epileptische Anfälle und psychotische Symptome, in Abhängigkeit von der persönlichen Disposition und Dosis. Sehstörungen sind möglich.

! CAVE
Falls psychische Symptome wie akute Angstzustände, Depressionen, Unruhe oder Verwirrtheitszustände auftreten, ist das Arzneimittel unverzüglich abzusetzen und durch eine alternative Medikation zu ersetzen.

Kontraindikationen

Mefloquin ist bei allen psychiatrischen und vielen neurologischen Erkrankungen kontraindiziert.

Mefloquin ist zudem kontraindiziert bei

- Reisenden mit Aktivitäten, die eine ungestörte Aufmerksamkeit, räumliche Orientierung und Feinmotorik erfordern,
- Patienten mit Erregungsleitungsstörungen am Herzen sowie Kombination mit Substanzen mit QTc-Intervall-verlängerndem Potential,
- Patienten mit beeinträchtigter Leberfunktion,
- Eigenanamnese für „Schwarzwasserfieber" (Malaria mit ausgeprägter Hämolyse, ➤ Kap. 5.2).

Wenn es zu Nebenwirkungen kommt, treten diese meist nach der 1. bis 2. Einnahme auf. Bei erstmaliger Anwendung sollte daher bereits 3 Wochen vor der Abreise mit der Einnahme begonnen werden.

Wenn möglich, sollte 2 bis 3 Wochen nach Einnahmebeginn im Rahmen eines zweiten Arzt-Patienten-Kontakts die Verträglichkeit überprüft werden. Bei erwiesener Unverträglichkeit sollte künftig auf die Einnahme des Mittels verzichtet werden. Mefloquin hat eine nur eingeschränkte Effektivität gegen die *P.-falciparum*-Malaria in Südostasien und sollte daher für diese Regionen nicht zur Prophylaxe oder Therapie eingesetzt werden.

Artemisinin-Kombinationspräparate

Artemisinin-Kombinationspräparate (ACT) sind ausschließlich zur Therapie inkl. der notfallmäßigen Selbstbehandlung der Malaria zugelassen und gelten weltweit als Goldstandard in der Therapie der *P.-falciparum*-Malaria. **Zur Malariaprophylaxe sind ACT aufgrund der kurzen Halbwertszeit der Artemisinin-Komponente nicht geeignet.**

In Teilen von Südostasien (Kambodscha, Vietnam, Laos, Thailand, Myanmar) besteht eine klinisch relevante Resistenz gegenüber den eingesetzten Kombinationspräparaten. Daher werden ACT für einige Länder Südostasiens nicht mehr zur NSB empfohlen, sondern stattdessen AP. Vermehrt wird auch über Mutationen mit verminderter Empfindlichkeit gegenüber ACT bei afrikanischen Isolaten berichtet (Balikagala et al. 2021, WHO 2023).

Prophylaxe der P.-vivax-/P.-ovale-Malaria (Malaria tertiana)

Die Malaria-Chemoprophylaxe bei Reisenden soll in erster Linie eine *P.-falciparum*-Malaria verhindern, da diese am häufigsten vorkommt und rasch zu lebensbedrohlichen Verläufen führt. Eine Malaria tertiana (*P. vivax*, *P. ovale*) führt deutlich seltener zu komplizierten Verläufen bzw. Todesfällen. Bei der Malaria tertiana können Erregerstadien in der Leber persistieren (Hypnozoiten) und nach einem variablen Intervall von Wochen bis Jahren zu Rezidiven führen. Atovaquon/Proguanil, Doxycyclin und Mefloquin können die Entwicklung von Hypnozoiten nicht verhindern. Trotz regelrecht eingenommener Chemoprophylaxe sind spätere Rezidive möglich. **Primaquin** und **Tafenoquin** sind Substanzen, die Hypnozoiten abtöten. Sie sind geeignet für die kausale Prophylaxe und für die Rezidivprophylaxe von *P.-vivax-* und *P.-ovale-*Malaria. Beide Medikamente sind in Deutschland nicht zugelassen. Primaquin kann aber über internationale Apotheken bezogen werden. Vor der Gabe muss ein Glukose-6-Phosphat-Dehydrogenase-Mangel (G6PD-Mangel) ausgeschlossen werden. Dies limitiert den praktischen Nutzen der Medikamente zur kausalen Prophylaxe.

Primaquin Wirkt sowohl auf die Leberschizonten als auch auf die Hypnozoiten von *P. vivax* und *P. ovale*. In Deutschland wird Primaquin zur Hypnozoiteneradikation und somit zur abschließenden Behandlung einer Malaria tertiana eingesetzt.

Tafenoquin Ist mit Primaquin chemisch verwandt. Es wird beispielsweise in den USA und Australien zur Prophylaxe aller Malariaformen sowie zur Hypnozoiteneradikation bei einer Malaria tertiana eingesetzt.

! CAVE

Vor der Anwendung von Primaquin und Tafenoquin muss ein G6PD-Mangel ausgeschlossen werden. Andernfalls kann die Anwendung zu einer schweren Hämolyse führen.

Chloroquin

Chloroquin ist ein Medikament mit überwiegend historischer Bedeutung. Es hat zurzeit in der Prophylaxe und Therapie der *P.-falciparum-*Malaria aufgrund von andauernder/fortbestehender Resistenzverbreitung keinen Stellenwert mehr.

Nicht zur Prophylaxe geeignete Maßnahmen

Artemisininhaltige Teeaufgüsse sind zur Malariaprophylaxe nicht geeignet (s. o. „Artemisinin-Kombinationspräparate") und können Reisende aufgrund des ungenügenden Schutzes in lebensbedrohliche Situationen bringen.

Erbrechen nach Chemoprophylaxe

Zum Vorgehen bei Erbrechen nach Einnahme der Chemoprophylaxe wird auf die Empfehlungen der jeweiligen Fachinformation und des StAR/DTG verwiesen. Bei wiederholtem Erbrechen, das auf die Einnahme des Medikaments zurückgeführt wird, sollte eine Alternative in Betracht gezogen werden.

Gewichtsadaptation

Bei übergewichtigen Reisenden empfiehlt es sich, die Dosierung für alle Präparate individuell anzupassen. Hierzu wird auf die Empfehlungen der jeweiligen Fachinformation und des StAR/DTG verwiesen.

13.4.4 Klinik der Malaria und notfallmäßige Selbstbehandlung

Reisende in Malariagebiete sollten ein Fieberthermometer mit sich führen und bei Krankheitsgefühl die Temperatur messen.

Die Symptome einer Malaria sind unspezifisch. Meist treten Fieber, schweres Krankheitsgefühl, Schüttelfrost sowie Kopf- und Gliederschmerzen auf. Aufgrund der unspezifischen Symptomatik kann jedoch die Diagnose „Malaria" klinisch weder sicher gestellt noch sicher ausgeschlossen werden. Dies ist nur durch den Nachweis bzw. den Ausschluss des Vorhandenseins von Plasmodien im Blut möglich. Die Zeit zwischen der Ersteinreise in ein Malariagebiet und dem Auftreten von Symptomen einer *P.-falciparum-*Malaria beträgt mind. 6 Tage (AWMF 2021).

Jedes unklare Fieber ab dem 7. Tag nach erstmaligem Betreten eines Malariagebiets ist bis zum Beweis des Gegenteils malariaverdächtig.

Längere Inkubationszeiten (z. B. bei vorhandener Semiimmunität, ineffektiver Chemoprophylaxe) sind bei allen Malariaformen möglich.

Jedes Fieber bis 4 Monate nach Exposition soll als Malariaverdacht behandelt werden.

Episoden von Malaria tertiana und quartana können noch später auftreten, Malaria tertiana aufgrund der Ausbildung von Hypnozoiten auch trotz einer korrekt durchgeführten Prophylaxe.

Bei jedem Malariaverdacht sollte ggf. noch im Reiseland, unabhängig von einem Schnelltestergebnis, sofort ein Arzt aufgesucht werden.

Verhalten im Erkrankungsfall und notfallmäßige Selbstbehandlung

Bei Reisen in Gebiete mit mittlerem Malariarisiko wird eine konsequente Expositionsprophylaxe empfohlen. Eine kontinuierliche Malaria-Chemoprophylaxe ist nicht notwendig. In Einzelfällen kann eine notfallmäßige Selbstbehandlung (NSB) verordnet werden, sofern sich Reisende in abgelegenen Regionen aufhalten. Als „abgelegen" werden Regionen definiert, die mehr als 48 Stunden von der nächsten medizinischen Einrichtung mit Möglichkeiten zur Malariadiagnostik und -therapie entfernt sind. Diese Situation dürfte nur auf einen geringen Anteil der Reisenden zutreffen.

Eine NSB entspricht einer N1-Packung von entweder Atovaquon/Proguanil oder Artemether/Lumefantrin.

Die Kriterien zur Empfehlung einer NSB wurden in den Empfehlungen des StAR/DTG überarbeitet und deutlich eingeschränkt. In weiten Teilen der touristischen Regionen Südostasiens und Lateinamerikas besteht eine zunehmend gute medizinische Versorgung was eine NSB erübrigt. Außerdem hat sich in mehreren Studien und Metaanalysen gezeigt, dass Reisende Schwierigkeiten haben, die NSB-Kriterien korrekt umzusetzen (Ferrara et al. 2018). Reisende sollen nachdrücklich angewiesen werden, bei Fieber primär und ohne Verzögerung ärztliche Hilfe aufzusuchen, ungeachtet dessen, ob sie sich in einem Gebiet mit hohem, mittlerem oder geringem Malariarisiko aufhalten oder eine medikamentöse Prophylaxe einnehmen.

Bei Auftreten von Fieber (≥ 38 °Celsius axillär, 38,5 °Celsius aurikulär) soll umgehend ein Arzt aufgesucht werden.

Falls keine medizinische Versorgung innerhalb von 48 Stunden verfügbar ist und das Fieber oder die Fieberepisoden länger als 24 Stunden anhalten, sollte die NSB durchgeführt und ein Arzt aufgesucht werden. Das 24-stündige Abwarten soll verhindern, dass eine kurze limitierte Fieberepisode anderer Genese unnötigerweise mit Malariamedikamenten behandelt wird. Angaben zur Dosierung der NSB sind den Empfehlungen des StAR/DTG oder der Fachinformation zu entnehmen.

Eine ärztliche Kontrolle ist trotz durchgeführter NSB in jedem Fall dringend notwendig, um die Diagnose zu bestätigen, die Wirksamkeit der Behandlung zu überprüfen und evtl. bestehende fieberhafte Differenzialdiagnosen nicht zu übersehen.

Zu beachten ist, dass in diesen Regionen auch andere Infektionserkrankungen für Fieberepisoden verantwortlich sein können, sodass auch Differenzialdiagnosen abgeklärt werden sollten und bei Bedarf die Malariadiagnostik wiederholt werden kann.

Empfehlungen zur Malariaprophylaxe nach Reisegebieten

Risikoeinschätzung

Allen Reisenden in tropische und subtropische Regionen wird eine konsequente Expositionsprophylaxe empfohlen (➤ Kap. 13.4.2). Für die Chemoprophylaxe werden zur Abschätzung des Malariarisikos vom StAR/DTG folgende epidemiologischen Richtwerte angewendet, woraus sich die entsprechenden Handlungsempfehlungen ableiten (WHO 2022).

Handlungsempfehlungen zur Malariaprophylaxe

Bei geringem Risiko wird lediglich eine Expositionsprophylaxe empfohlen.

- > 0 – ≤ 1 autochthone Fälle einer *P.-falciparum-* oder *P. vivax*-Malaria auf 1.000 Einwohner

Bei mittlerem Risiko wird eine Expositionsprophylaxe empfohlen. Die NSB wird dann empfohlen, wenn eine medizinische Versorgung nicht binnen 48 Stunden erreichbar ist.

- > 1–10 autochthone Fälle einer *P.-falciparum*-Malaria auf 1.000 Einwohner oder
- > 10 autochthone Fälle einer *P.-vivax*-Malaria auf 1.000 Einwohner

Bei hohem Risiko wird eine Expositions- und Chemoprophylaxe empfohlen.

- > 10 autochthone Fälle einer *P-falciparum*-Malaria auf 1.000 Einwohner

Ein alleiniges hohes Risiko für eine *P.-vivax*-Malaria ist kein Anlass für eine Chemoprophylaxe. Diese Empfehlung basiert auf 2 Überlegungen: In aller Regel ist bei einer *P.-vivax*-Malaria von einem nicht lebensbedrohlichen Verlauf auszugehen. Des Weiteren ist in Deutschland kein Medikament zugelassen, welches eine *P.-vivax*-Malaria verhindern kann (➤ Kap. 13.4.3).

Länderspezifische Empfehlungen zur Malariaprophylaxe

Als Orientierungshilfe für die Beratung werden die Empfehlungen des StAR/DTG in einer alphabetisch geordneten Länderliste angegeben und grafisch in einer Weltkarte sowie in Regionalkarten verdeutlicht (Rothe et al. 2024). Im Einzelfall können bei Reisenden individuell abweichende Empfehlungen notwendig werden (z. B. Aufenthalt nur in malariafreien Großstädten oder in Höhenlagen, Aufenthalt von nur wenigen Tagen Dauer, Unverträglichkeiten, Vorerkrankungen). Bei Reisenden mit erhöhtem Expositionsrisiko für Malaria (z. B. VFR, Langzeitreisende) und bei Reisenden mit erhöhtem Komplikationsrisiko durch eine Malariaerkrankung (z. B. Schwangere, Säuglinge und Kinder < 5 Jahren, ältere Reisende, Personen mit komplexer Komorbidität) sollte ein Tropenmediziner oder ein erfahrener Reisemediziner zur Beratung hinzugezogen werden.

Die Beschreibung der regionalen Besonderheiten des Malariavorkommens stellt eine Momentaufnahme in einem dynamischen Geschehen dar.

Zeitnahe Aktualisierungen der Malariaepidemiologie und ggf. Anpassung der Empfehlungen erfolgen auf verschiedenen Internetseiten, z. B.:

- www.dtg.org (→ Empfehlungen und Leitlinien → Empfehlungen → Malariaempfehlungen → Länderinformationen)
- www.auswaertiges-amt.de (→ Sicher Reisen → Ihr Reiseland)
- www.who.int (→ Health topics → All topics → T → Travel and health)

13.4.5 Malariaprophylaxe für besondere Personengruppen

Kinder

Malariavorbeugung bei Kindern besteht zunächst aus einer konsequenten Expositionsprophylaxe:

- Mückengitter an Fenstern und Türen
- Moskitonetze über Betten und Spielflächen
- Repellentien für Haut und Kleidung

Besonderheiten bei der Verwendung von Repellentien bei Kindern

Eine systemische Resorption der Repellentien bei großflächigem Auftragen auf die Haut kann nicht ausgeschlossen werden. Das vom Hersteller angegebene Mindestalter ist zu beachten. Eine Off-Label-Anwendung von DEET 20–50 % bei Kindern im Alter von 2 bis 23 vollendeten Lebensmonaten sollte bei Reisen in Malariagebiete erwogen werden.

Repellentien sollen nur durch die Eltern mit der Hand auf gesunde und intakte Haut und nicht auf Schleimhäute aufgetragen werden. Keinesfalls sollen Repellentien in das Gesicht gesprüht werden. Bei kleinen Kindern sollen die Hände ausgespart werden, da diese häufig in den Mund gesteckt und abgeleckt werden. Bei längerem Aufenthalt in einem mückensicheren Raum (z. B. vor dem Zubettgehen) empfiehlt es sich, die Repellentien mit Wasser und Seife abzuwaschen.

Chemoprophylaxe bei Kindern

Die überwiegende Mehrheit aller Todesfälle durch *P.-falciparum*-Malaria betreffen Kinder unter 5 Jahren, die in afrikanischen Endemiegebieten leben. Die Datenlage zu Malariainfektionen bei Reisenden dieser Altersgruppe ist noch unzureichend. Dennoch gilt: **Von Urlaubsreisen in Malariahochrisikogebiete rät der StAR/DTG Familien mit Kindern < 5 Jahren grundsätzlich ab.**

Lässt sich ein Aufenthalt in einem Malariahochrisikogebiet nicht vermeiden, soll zusätzlich zur Expositionsprophylaxe auch eine Chemoprophylaxe erfolgen.

> Die Konzentration des Medikaments in der Muttermilch einer stillenden Mutter unter Chemoprophylaxe ist nicht ausreichend, um einen Schutz beim Säugling zu gewährleisten.
> Voll gestillte Säuglinge benötigen eine eigene Malaria-Chemoprophylaxe.

Angaben zur gewichtsadaptierten Dosierung von Medikamenten zur Malariaprophylaxe bei Kindern und Jugendlichen sind der Fachinformation oder den Empfehlungen des StAR/DTG zu entnehmen. Die regelmäßige und korrekte Einnahme der Prophylaxe sollte auch bei älteren Kindern durch die Eltern überwacht werden.

Atovaquon/Proguanil Ab 11 kg KG zur Prophylaxe der Malaria zugelassen. Die Anwendung bei einem KG < 11 kg entspricht in Deutschland einem Off-Label-Use. Tabletten können zerstoßen und mit Nahrung oder einem Milchgetränk vermischt werden.

Mefloquin Ab 5 kg KG zur Prophylaxe der Malaria zugelassen. Einfache Anwendung einmal wöchentlich. Auch bei Kindern besteht das Risiko neuropsychiatrischer Nebenwirkungen, es gelten die gleichen Handlungsempfehlungen wie bei Erwachsenen (➤ Kap. 13.4.4). Tabletten können zur Einnahme zerdrückt und in etwas Flüssigkeit suspendiert werden.

> Insbesondere bei älteren Kindern und Jugendlichen, bei denen eine tägliche Tabletteneinnahme schon gut möglich ist, sollte bei fehlenden Kontraindikationen eine Prophylaxe mit Atovaquon/Proguanil bevorzugt werden.

Doxycyclin Ab 8 Jahren zugelassen – nicht früher wegen möglichen Nebenwirkungen auf Zahnreifung und Knochenbildung. Doxycyclin-Tabletten sollen nicht gemörsert werden.

Schwangere und Stillende

Eine Malaria in der Schwangerschaft kann schwerwiegender verlaufen als bei nicht schwangeren Frauen und stellt ein hohes Risiko für Mutter und Kind dar.

> Schwangeren sollte dazu geraten werden, Reisen in Malariaendemiegebiete zu vermeiden.
> Ist der Aufenthalt in der Schwangerschaft in einem Malariaendemiegebiet unumgänglich, muss eine konsequente Expositions- und Chemoprophylaxe durchgeführt werden.

Eine Empfehlung, ab wann eine stillende Mutter mit ihrem Kind in ein Malariagebiet reisen kann, lässt sich nicht allgemein abgeben. Der StAR/DTG empfiehlt grundsätzlich, auf Reisen mit Kindern < 5 Jahren in Malariahochrisikogebiete zu verzichten (s. o.).

Eine **konsequente Expositionsprophylaxe** ist dringend anzuraten. Dabei sollen Repellentien bei stillenden Müttern nicht auf den Bereich der Brüste aufgetragen werden. Vor dem Stillen sind die Hände zu waschen.

Eine **medikamentöse Malariaprophylaxe** ist bei Schwangeren unter Vorbehalt möglich. Für keines der im Folgenden genannten Malariamedikamente besteht jedoch Gewissheit in Bezug auf seine Unbedenklichkeit bei der Anwendung während der Schwangerschaft. Daher ist in jedem Einzelfall eine strenge Risiko-Nutzen-Abwägung durch einen erfahrenen Arzt erforderlich.

Mefloquin Wird ab dem 1. Trimenon der Schwangerschaft für die Prophylaxe empfohlen, wenn der Aufenthalt in Malariaendemiegebieten unumgänglich ist. Die Erfahrungen mit der Anwendung von Mefloquin zur Malariaprophylaxe bei mehreren tausend Schwangeren zeigen keinen Hinweis auf ein erhöhtes Risiko für fruchtschädigende Wirkungen.

Atovaquon/Proguanil Bisher liegen keine ausreichenden Daten zur Anwendung während der Schwangerschaft und Stillzeit vor. Ggf. Anwendung unter strenger Risikoabwägung.

Doxycyclin Kontraindiziert in der Schwangerschaft und in der Stillzeit. In Studien mit über 1.000 ausgewerteten Schwangerschaften zeigten sich keine Hinweise auf ein erhöhtes Fehlbildungsrisiko nach der Anwendung von Tetrazyklinen in der Frühschwangerschaft (1. Trimenon; embryotox 2023). Diese Informationen sind bedeutsam für die Beratung von Frauen, die unter einer Malariaprophylaxe mit Doxycyclin schwanger werden (UK Health Security Agency 2022).

Eine NSB wird Schwangeren nicht empfohlen.

> Schwangeren wird auch für Gebiete mit mittlerem Risiko („NSB" auf den Länderkarten und Tabellen des StAR/DTG) eine Malaria-Chemoprophylaxe empfohlen.

Personen mit langen oder häufigen Tropenaufenthalten

Eine ausführliche und individuelle tropenmedizinische Beratung ist für alle unten aufgeführten Personengruppen erforderlich. Das Malariarisiko wird dabei anhand folgender Parameter abgeschätzt:

- Geplante Tätigkeit
- Genaues Aufenthaltsgebiet, einschließlich regionaler Reisepläne

- Aufenthaltsdauer
- Unterbringung
- Jahreszeit
- Plasmodienspezies und Resistenzsituation
- Vorerkrankungen
- Lebensalter

Anhand der mit der Reise verbundenen Absichten, Aufenthaltsorte und Tätigkeiten und dem damit einhergehenden Malariarisiko lassen sich die im Folgenden genannten Personengruppen mit längeren Tropenaufenthalten unterscheiden.

Migranten aus Endemiegebieten und ihre Familien

Migranten aus Malariagebieten und deren Kinder, die in ihre Heimatländer reisen (VFR) bedürfen einer besonderen Aufklärung und Beratung, da sie einen großen Anteil der importierten Malariafälle nach Deutschland ausmachen.

Selten ist bekannt, dass die in der Kindheit erworbene Teilimmunität gegen Malaria durch Aufenthalte außerhalb des Malariaendemiegebiets zurückgeht. Zudem wird die reale Infektionsgefährdung häufig nicht wahrgenommen. Es wird oft übersehen, dass die **in Deutschland geborenen Kinder keine Teilimmunität haben,** und somit besonders gefährdet sind, bei Reisen in ein Malariaendemiegebiet an einer Malaria schwer zu erkranken.

Empfehlung Malariaprophylaxe entsprechend den länderspezifischen StAR/DTG-Empfehlungen. **Das Thema Malariaprophylaxe für geplante Reisen sollte auch bei hausärztlichen und pädiatrischen Routinebesuchen thematisiert werden.** Die aktive Information über potenziell qualitativ minderwertige Antimalariamittel im Zielland sollte erfolgen.

Häufige kurze Aufenthalte in Hochrisikogebieten

„Kurzzeitreisende" sind Reisende mit häufigen, kurzen Reisen (**< 4 Wochen)** in Malariagebiete, auch wenn sie kumulativ längere Zeit pro Jahr exponiert sind.

Empfehlung Malariaprophylaxe entsprechend den länderspezifischen StAR/DTG-Empfehlungen.

Langzeitreisende

Langzeitreisende sind Reisende, die **länger als 4 Wochen** unterwegs sind (Rucksacktouristen, Weltreisende, beruflich Reisende), wobei die Dauer, ab der von einer Langzeitreise gesprochen wird, in der Literatur variabel ist. Oft halten sich diese Personen an wechselnden Standorten mit potenziell hohem Expositionsrisiko auf (abendliche Aufenthalte im Freien, moskitounsichere Unterkunft). Oft liegen keine oder geringe Kenntnisse über die lokale Malariasituation und die medizinischen Diagnostik- und Behandlungsmöglichkeiten vor.

Empfehlung Malariaprophylaxe entsprechend den länderspezifischen StAR/DTG-Empfehlungen.

Auslandstätige

Auslandstätige sind u. a. Entsandte, Expatriates und ihre Familien oder Teilnehmer von Programmen wie z. B. des Bundesfreiwilligendienstes oder von Weltwärts, die **mehr als 3 Monate** in Malariaregionen leben. In der Regel sind sie ortsfest und an eine feste Infrastruktur gebunden. Die Umgebung kann insektensicher eingerichtet werden (z. B. Einbau von Mückengittern, Moskitonetze). Mit der Zeit liegen Erfahrungen über das lokale und saisonale Malariavorkommen sowie Kenntnisse über die Diagnostik- und Behandlungsmöglichkeiten am Ort vor. Teilnehmer in Freiwilligenprogrammen sind oft jünger, sorgloser und auslandsunerfahrener. Sie werden zudem oft nicht mit reisemedizinischer Fachkenntnis versorgt, sodass sie kumulativ das höchste Malariarisiko haben.

Empfehlung Malariaprophylaxe entsprechend den länderspezifischen StAR/DTG-Empfehlungen.
Oft wird jedoch eine Langzeitchemoprophylaxe abgelehnt oder nach einer gewissen Zeit aus anderen Gründen nicht mehr eingenommen. Bei der Beratung empfiehlt sich zur Risikominimierung ein abgestuftes Vorgehen. Wesentliche Kriterien sind dabei die Qualität und Verfügbarkeit der medizinischen Versorgung vor Ort sowie das individuelle, tatsächliche Expositionsrisiko.

In Gebieten mit hohem Malariarisiko ist eine Chemoprophylaxe zumindest in folgenden Situationen empfohlen:

- Nach Ersteinreise
- Während der Hauptübertragungszeiten
- Bei Reisen mit eingeschränktem Moskitoschutz und abseits medizinischer Versorgungsmöglichkeiten

Zusätzlich gilt die Mitgabe von Medikamenten für eine NSB sowie der sichere Umgang mit ihnen neben der Expositionsprophylaxe als absolutes Minimum einer Malariavorsorge. Für ausführlichere Informationen wird auf die Empfehlungen des StAR/DTG verwiesen.

Die Beschaffung von Medikamenten zur Malariaprophylaxe und -therapie im tropischen Ausland wird aufgrund eines hohen Anteils an gefälschten Medikamenten (fake drugs) oder Medikamenten von unzureichender Qualität (substandard drugs) auf dem dortigen Markt grundsätzlich nicht empfohlen.

Erfahrung bei der Langzeiteinnahme von Malariamedikamenten

Atovaquon/Proguanil Geeignet zur Langzeiteinnahme. Keine zeitliche Beschränkung der Einnahmedauer zur Malariaprophylaxe.

Doxycyclin Kann für mind. 2 Jahre sicher eingesetzt werden, ggf. auch länger. Es liegt ein Erfahrungsschatz von Langzeitanwendungen über Monate bis Jahre vor (z. B. Therapien der Akne und der Q-Fieber-Endokarditis). Mögliche limitierende Faktoren sind Hautreaktionen, Fototoxizität und das gehäufte Auftreten von Vaginalmykosen.

Mefloquin Keine Akkumulation auch bei längerer Einnahme. Es kann, falls gut verträglich, für bis zu 3 Jahre verabreicht werden. Bei Langzeiteinnahme Kontrolle der Leberwerte sowie augenärztliche Kontrollen empfohlen (seltenes Auftreten von Sehstörungen).

Reisende mit Vorerkrankungen

Reisende mit komplexen Vorerkrankungen sollten durch einen Spezialisten in Tropen- und/oder Reisemedizin beraten werden. Für Dosierungshinweise, Nebenwirkungen und Wechselwirkungen ist die jeweils aktuelle Fachinformation entscheidend.

Niereninsuffizienz

Atovaquon/Proguanil Kontraindiziert bei Kreatininclearance < 30 ml/Minute und bei Patienten unter Dialyse. Keine Dosisanpassung bei Patienten mit leichten bis mittelschweren Nierenfunktionsstörungen.

Mefloquin und Doxycyclin Keine Dosisanpassung bei Patienten unter Dialyse oder mit Kreatininclearance < 30 ml/Minute nötig. Mefloquineinnahme möglichst nach der Dialyse.

Artemether/Lumefantrin Bei schwerer Nierenfunktionseinschränkung nur mit Vorsicht und unter Überwachung von EKG und Kaliumspiegel anzuwenden.

Leberkrankheiten

Insgesamt liegen nur wenige Daten zum Metabolismus der Malariamedikamente bei Patienten mit Leberkrankheiten vor.

Bei schweren Leberkrankheiten (entsprechend Child-Pugh-Stadium C) sind alle Medikamente zur Malariaprophylaxe kontraindiziert, und es sollte von Reisen in Malariarisikogebiete abgeraten werden.

Atovaquon/Proguanil und Doxycyclin Anwendung zur Prophylaxe bei leichter bis moderater Leberfunktionsstörung (Child-Pugh A und B) möglich.

Atovaquon/Proguanil und Artemether/Lumefantrin Anwendung zur NSB bei leichter bis moderater Leberfunktionsstörung (Child-Pugh A und B) möglich.

Mefloquin Anwendung nur bei nicht beeinträchtigter Leberfunktion möglich. Ansonsten verzögerte Elimination mit erhöhtem Risiko für Nebenwirkungen.

In allen Fällen ist die gleichzeitige Gabe von anderen potenziell hepatotoxischen Medikamenten (z. B. Paracetamol) zu vermeiden.

Herzkrankheiten

Atovaquon/Proguanil Keine Einschränkungen bei Reisenden mit kardialen Vorerkrankungen.

Doxycyclin Keine Einschränkungen bei Reisenden mit kardialen Vorerkrankungen.

Artemether/Lumefantrin Kontraindiziert bei:

- Herzerkrankungen mit Herzrhythmusstörungen oder klinisch relevanter Bradykardie.
- Herzinsuffizienz mit verringerter linksventrikulärer Auswurffraktion.
- Elektrolytstörungen.
- Patienten mit plötzlichem Herztod in der Familienanamnese.
- Verlängerung des QTc-Intervalls im EKG (angeboren oder erworben).
- Gleichzeitiger Anwendung von Arzneimitteln mit QTc-verlängerndem Potenzial (Antiarrhythmika der Klassen IA und III, Neuroleptika, Antidepressiva, bestimmte Antibiotika u. a.).
- Gleichzeitiger Anwendung von Metoprolol, Imipramin, Amitriptylin oder Clomipramin (Interaktion am Cytochrom CYP2D6).

Mefloquin Kontraindiziert bei:

- Signifikanten Erregungsleitungsstörungen.
- Gleichzeitiger Therapie mit Klasse-IA-Antiarrhythmika (chinidinartige Natriumkanal-Blocker, z. B. Chinidin, Procainamid, Ajmalin).

Antikoagulation

Cumarine Proguanil, Doxycyclin und Mefloquin können die Wirkung von Cumarinderivaten verstärken.

Reisende, die auf Cumarine eingestellt sind, sollten ihren INR-Wert vor Beginn der Chemoprophylaxe messen und eine Woche nach Beginn der Einnahme vor Reisebeginn kontrollieren, um ggf. die Dosis anpassen zu können.

Neue bzw. direkte orale Antikoagulanzien (NOAK, DOAK) Bisher liegen nur wenige Daten zur Sicherheit bei gleichzeitiger Einnahme einer Malaria-Chemoprophylaxe vor. Für weitere Informationen wird auf den StAR/DTG verwiesen.

Niedermolekulares Heparin Es bestehen keine Wechselwirkungen zwischen Medikamenten zur Malariaprophylaxe und niedermolekularem Heparin.

Immunsuppression/-modulation und Asplenie

Die Empfehlungen zur Malariaprophylaxe für Patienten mit immunsuppressiver bzw. immunmodulatorischer Therapie unterscheiden sich nicht von den Empfehlungen für gesunde Reisende.

Bei Reisenden mit Asplenie ist eine Infektion mit *P. falciparum* in jedem Fall als besonders gefährdend zu werten. Auch für die anderen Malariaformen besteht ein erhöhtes Komplikationsrisiko. Eine konsequente Malariaprophylaxe ist bei nicht vermeidbaren Reisen in Malariagebiete somit essenziell.

Die Malariaprophylaxe sollte in Absprache mit dem behandelnden Arzt erfolgen. Eine reisemedizinische Beratung in einer tropenmedizinischen Einrichtung wird dringend empfohlen.

Folgende Wechselwirkungen mit Immunsuppressiva/-modulatoren sind zu beachten:

- **Doxycyclin** und **Mefloquin** können zur Spiegelerhöhung von Calcineurininhibitoren (Cyclosporin A, Pimecrolimus, Tacrolimus) führen.
- Für **Atovaquon/Proguanil** liegen keine Daten vor.

HIV-Infektion

> Bei der Verordnung von Malariamedikamenten bei Patienten unter antiretroviraler Therapie muss eine Überprüfung auf mögliche Medikamenteninteraktionen erfolgen, z. B. auf der Webseite der Universität Liverpool (www.hiv-druginteractions.org).

Das geringste Potenzial für Interaktionen besteht bei der gleichzeitigen Anwendung von Doxycyclin. Für weitere Informationen wird auf den StAR/DTG verwiesen.

Epilepsie

Atovaquon/Proguanil Anwendung bei Patienten mit Epilepsie möglich.

Doxycyclin Anwendung bei Patienten mit Epilepsie möglich. Dosiserhöhung auf 200 mg/Tag erwägen bei gleichzeitiger Therapie mit Enzyminduktoren wie Phenytoin, Carbamazepin und Barbituraten, die zu einer verkürzten Doxycyclin-Halbwertszeit führen.

Mefloquin Kontraindiziert bei Personen mit bekannter Epilepsie und bei Personen mit Verwandten mit idiopathischer Epilepsie.

13.4.6 Impfstoffe gegen Malaria

Es gibt 3 prinzipielle Ansatzpunkte für die Impfstoffentwicklung. Diese betreffen die unterschiedlichen Entwicklungsstadien der Plasmodien:

- Impfung gegen präerythrozytäre Parasitenstadien: Immunisierung gegen die Parasiten auf dem Weg von der Einstichstelle in die Leber und während ihres Aufenthalts in der Leber.
- Impfung gegen erythrozytäre Parasitenstadien: Immunisierung gegen Stadien, die sich im Blut asexuell zyklisch vermehren.
- Transmissionsblockierende Impfung: Immunisierung gegen sexuelle Stadien der Parasiten (Gametozyten).

In **Multi-Stadium-Impfstoffen** werden Impfantigene aus verschiedenen Stadien kombiniert. Eine Sonderrolle nehmen Plazentaimpfstoffe und DNA-Vakzine ein.

Eine weitere Unterscheidung ist die Einteilung in Untereinheitenimpfstoffe (subunit vaccines) und Ganzzellimpfstoffe.

RTS,S/AS01 (Mosquirix) 2021 hat die WHO die breite Anwendung von RTS,S/AS01 (Mosquirix®) für Kinder in Ländern mit mittlerer bis hoher Malariatransmission empfohlen (WHO 2024). Dies ist ein präerythrozytärer Untereinheitenimpfstoff (subunit vaccine) gegen *P. falciparum* mit einer mäßigen Wirksamkeit von ca. 30 % gegen eine unkomplizierte Malaria bei Kindern von 5 bis 17 Monaten. Für die reisemedizinische Praxis ist RTS,S/AS01 wegen seiner geringen Wirksamkeit nicht geeignet.

R21/Matrix M Ein weiterer präerythrozytärer Impfstoff, der 2023 von der WHO präqualifiziert wurde und inzwischen routinemäßig in einigen afrikanischen Ländern eingesetzt wird (WHO 2024).

Ganzzellsporozoiten Ein anderer präerythrozytärer Ansatz ist die Impfung mit Ganzzellsporozoiten. Hierbei handelt es sich um röntgenbestrahlte, chemoattenuierte oder genetisch veränderte, ganze *P.-falciparum*-Sporozoiten (PfSPZ), die intravenös injiziert werden. Die Schutzraten sind bei Evaluierung mittels experimenteller Malariainfektionen (controlled human malaria infection, CHMI) hoch. Auch in Endemiegebieten sind die ersten Feldversuche mit Ganzzellsporozoiten durchgeführt worden und haben bei Kleinkindern bisher keine ausreichenden Schutzraten erzielt. Die Impfung wird intravenös verabreicht.

DNA- und RNA-Vakzine gegen Malaria sind noch in der frühen Entwicklung, sodass noch keine abschließende Einschätzung möglich ist.

Die Anwendung von parenteral verabreichten, **monoklonalen Antikörpern** zur Malariaprophylaxe wird erprobt und scheint bisher sehr vielversprechend.

Von insgesamt etwa 70 Impfstoffkandidaten ist bisher noch keiner für die Anwendung in der Reisemedizin zugelassen.

Checkliste für die Malariaberatung

- Anamnese zur Person:
  - Vorerkrankungen:
    - Kontraindikationen für Malariamedikamente?
    - Dosisanpassung notwendig?
  - Medikamentenanamnese
- Anamnese zur Reise:
  - Wann, wohin, wie lange, wozu (Verwandtenbesuch, beruflich, Tourismus etc.)
  - Geplante Aktivitäten (z. B. Tauchen)
- Von Reise abraten:
  - Schwangeren
  - Kindern < 5 Jahren
  - Patienten mit Asplenie
  - Patienten mit schwerer Leberfunktionsstörung (Child-Pugh C)
- Information zum individuellen Malariarisiko und zur Prävention
- Informationen zur Expositionsprophylaxe: Repellentien, Moskitonetze, Kleidung
- Informationen zur Chemoprophylaxe:
  - Einnahmeregime:
    - Start und Ende der Prophylaxe
    - Regelmäßige Einnahme
    - Einnahme in Bezug auf die Mahlzeit
    - Verhalten im Fall von Erbrechen
    - Verhalten bei Auftreten von Nebenwirkungen
  - Überprüfen von möglichen Medikamenteninteraktionen
    - INR-Kontrolle vor Abreise unter Einnahme der Malariaprophylaxe
    - Blutzuckerkontrolle unter Einnahme der Malariaprophylaxe
  - Auch gestillte Säuglinge benötigen ihre eigene Chemoprophylaxe
- Verhalten im Erkrankungsfall während und nach der Reise
  - Information, dass Malaria trotz durchgeführter Chemoprophylaxe auftreten kann
  - Information über Malariasymptome
  - Fieberthermometer mitnehmen
  - Bei Krankheitsgefühl Temperatur messen, bei Fieber Malariadiagnostik veranlassen
  - Bei Verordnung einer NSB korrekte Einnahme erläutern
  - Im Falle einer NSB auf dennoch notwendigen Arztbesuch hinweisen
- Auch nach dem Aufenthalt in einem Malariagebiet ist das Auftreten einer Malaria möglich
- Ggf. schriftliches Informationsmaterial mitgeben

LITERATUR

AWMF. S1-Leitlinie Diagnostik und Therapie der Malaria. AWMF-Registernummer 042-001. 2021. https://register.awmf.org/de/leitlinien/detail/042-001.

Balikagala B, Fukuda N, Ikeda M et al. Evidence of Artemisinin-Resistant Malaria in Africa. N Engl J Med 2021; 385(13): 1163–1171.

Datoo MS, Natama HM, Somé A et al. Efficacy and immunogenicity of R21/Matrix-M vaccine against clinical malaria after 2 years' follow-up in children in Burkina Faso: a phase 1/2b randomised controlled trial. Lancet Infect Dis 2022; 22(12): 1728–1736.

Embryotox – Arzneimittelsicherheit in Schwangerschaft und Stillzeit: Doxycyclin. 2023. www.embryotox.de/arzneimittel/details/ansicht/medikament/doxycyclin.

Ferrara P, Masuet-Aumatell C, Agüero F, Ramon-Torrell JM. The use of stand-by emergency treatment (SBET) for malaria in travellers: A systematic review and meta-analysis of observational studies. J Infect 2018; 77(6): 455–462.

Lupi E, Hatz C, Schlagenhauf P. The efficacy of repellents against Aedes, Anopheles, Culex and Ixodes spp. – a literature review. Travel Med Infect Dis 2013; 11(6): 374–411.

Pharmazeutische Zeitung: Malaria: Malarone jetzt auch zur Langzeitprophylaxe. 2012. www.pharmazeutische-zeitung.de/index.php?id=43689.

Roche Pharma AG. Rote-Hand-Brief zu Lariam® (Mefloquin). 2013. www.akdae.de/fileadmin/user_upload/akdae/Arzneimittelsicherheit/RHB/Archiv/2013/20130910.pdf.

Rothe C, Veit O, Rosenbusch D et al. Empfehlungen zur Malariaprophylaxe. Flugmedizin Tropenmedizin Reisemedizin 2024; 31(4): 165–206.UK Health Security Agency. Guidelines for malaria prevention in travellers from the UK. 2022. UK Health Security Agency. www.gov.uk/government/publications/malaria-prevention-guidelines-for-travellers-from-the-uk.

WHO Malaria Threats Map: tracking the spread of biological threats to malaria. 2023. www.who.int/teams/global-malaria-programme/surveillance/malaria-threats-map.

WHO Malaria vaccine: WHO position paper. 2024. www.who.int/publications/i/item/who-wer-9919-225-248.

WHO. World malaria report 2022. www.who.int/teams/global-malaria-programme/reports/world-malaria-report-2022.

INTERNETQUELLEN

Cheplapharm (Checkliste und Patientenpass für die Verschreibung von Lariam®): www.cheplapharm.com/en/produkte/educational-material/lariamr.

Deutsche Gesellschaft für Tropenmedizin, Reisemedizin und Globale Gesundheit (DTG): www.dtg.org.

HIV Drug Interactions (Interaction Checker): www.hiv-druginteractions.org.

13.5 Reisediarrhö

Gerd-Dieter Burchard, Thomas Weinke

13.5.1 Einleitung

Mehr als 100 Millionen Menschen aus dem Globalen Norden reisen jedes Jahr in die Tropen und Subtropen – und setzen sich damit dem Risiko einer Reisediarrhö aus. Diese ist die häufigste Gesundheitsstörung bei internationalen Reisenden. In Hochrisikoregionen wie dem tropischen Afrika und Südostasien rechnet man mit einer Inzidenz von 30–70 % in 2 Wochen, in anderen Regionen mit 8–15 %. Man geht von weltweit etwa 40 Millionen Erkrankungen pro Jahr aus.

13.5.2 Risikofaktoren

Unter Jugendlichen und jungen Erwachsenen kann eine überdurchschnittlich hohe Inzidenz beobachtet werden, möglicherweise durch den größeren Verzehr von potenziell risikoreichen Nahrungsmitteln und dadurch eine höhere Aufnahme pathogener Keime. Männer und Frauen sind gleich häufig betroffen. Umweltfaktoren, die eine Rolle spielen, sind vor allem die hygienischen Verhältnisse. Belegt ist, dass Reisende ohne Magensäurebarriere (z. B. Einnahme von Protonenpumpenhemmern) vermehrt gefährdet sind.

13.5.3 Ätiologie

Die Ätiologie der Erkrankung kann bakterieller, viraler, parasitärer, toxischer oder anderer Genese sein. Es wurde eine Vielzahl epidemiologischer Studien mit sehr unterschiedlichen Methoden zum Erregernachweis publiziert (Jiang und DuPont 2017, Ashbaugh et al. 2020, Lääveri et al. 2021, Fernandez et al. 2022). Zu beachten ist, dass häufig mehrere Erreger nachgewiesen werden.

Studien mit Untersuchungen zum Erregernachweis bei einer Kontrollgruppe ohne Reisediarrhö liegen kaum vor. In einer Studie bei Reisenden in Nepal wurden auch bei den Kontrollen in 44 % der Fälle pathogene Erreger nachgewiesen (Murphy et al. 2019).

In 80–90 % der Fälle sind **Bakterien** für die Reisediarrhö verantwortlich. Generell sind enterotoxinbildende *E.-coli*-Stämme (ETEC) und andere pathogene *E.-coli*-Stämme (EAEC, EIEC) häufige Erreger einer Reisediarrhö. Shigellen spielen eine Rolle insbesondere in Südostasien (Muzembo et al. 2023), ebenso *Campylobacter* (➤ Kap. 3.2). Seltene Erreger von milden Durchfallerkrankungen sind *Aeromonas* spp. und *Plesiomonas shigelloides*. Die Spezies *Arcobacter butzleri* wurde in Einzelfällen als Erreger einer Reisediarrhö gefunden, erwähnenswert ist, dass *Arcobacter*-Stämme in Thailand oft Azithromycin-resistent und Ciprofloxacin-sensibel sind. Weiterhin wurden enterotoxigene *Bacteroides fragilis* (ETBF) als Ursache einer Reisediarrhö beschrieben. *Tropheryma whipplei* wurde in Einzelfällen bei Mekka-Pilgern mit Diarrhö nachgewiesen (López-Vélez et al. 2022).

Noroviren sind weltweit häufig und verursachen oft eine akute Gastroenteritis auf Reisen (Alberer et al. 2023). Norovirusausbrüche sind auf Kreuzfahrtschiffen mehrfach beschrieben worden. Zu beachten ist, dass die Übertragung nicht nur durch direkten Kontakt mit Ausscheidungen von erkrankten Personen oder über kontaminierte Nahrungsmittel erfolgt, sondern auch durch Tröpfcheninfektion (Aerosolbildung beim Erbrechen). **Rotaviren** spielen demgegenüber in der Reisemedizin nur eine geringe Rolle. Verschiedene andere Viren können Diarrhöerreger sein, z. B. Adenoviren, Sapovirus und Astrovirus, spielen aber insgesamt keine wesentliche Rolle.

Entamoeba histolytica kann zu blutig-schleimigen Diarrhöen führen. Bei Reisenden ist eine Amöbenruhr selten, sollte aber andererseits nicht übersehen werden, da Komplikationen wie toxisches Megakolon oder Darmperforationen möglich sind ebenso wie ein Amöbenleberabszess als Spätkomplikation (➤ Kap. 5.8). An Protozoen wie z. B. *Giardia lamblia*, Kryptosporidien oder *Cyclospora cayetanensis* muss man insbesondere bei chronischen Diarrhöen oder bei Reizdarmsymptomatik nach einer Reisediarrhö denken (➤ Kap. 5.10). Andere Protozoen werden nur selten als Erreger bei einer Reisediarrhö nachgewiesen. Helminthen spielen als Erreger einer akuten Diarrhö meist keine Rolle – bei unklarer Kolitis muss aber gelegentlich an eine Schistosomiasis gedacht werden, bei Diarrhö mit hoher Eosinophilie auch an eine Strongyloidiasis.

13.5.4 Komplikationen

DEFINITION

Die akute Reisediarrhö wird meist so definiert, dass innerhalb von 24 Stunden 3 oder mehr flüssige Stühle abgesetzt werden.

Andere Beurteilungsparameter wie Stuhlvolumen sind eher von akademischem Interesse. Die Durchfälle können von Bauchkrämpfen, Nausea, Erbrechen oder Fieber begleitet sein. Dauern die Symptome länger als 14 bzw. 28 Tage an, spricht man von persistierender bzw. chronischer Diarrhö. Konsequenz einer akuten Reisediarrhö kann sein, dass die Reise nicht fortgesetzt werden kann oder die Reiseroute geändert werden muss.

Mögliche Komplikationen einer Reisediarrhö sind eine postinfektiöse Arthritis (manchmal in Kombination mit Konjunktivitis und Urethritis) sowie ein Guillain-Barré-Syndrom (GBS). Reaktive Arthritiden treten insbesondere nach Shigelleninfektionen auf, GBS nach *Campylobacter*-Infektionen.

Nach akuter Reisediarrhö kann eine Vielzahl von Beschwerden wie Durchfälle, Obstipation, Bauchschmerzen und Meteorismus für längere Zeit kontinuierlich oder intermittierend bestehen bleiben. Ein Teil der Patienten erfüllt die Kriterien für ein Reizdarmsyndrom (post infective irritable bowel syndrome, PI-IBS). Unabhängige Risikofaktoren für ein PI-IBS sind weibliches Geschlecht, frühere Angstzustände oder Depression, Fieber oder Gewichtsverlust während der akuten Erkrankung sowie parasitäre Erkrankungen (Chan et al. 2023, España-Cueto et al. 2023).

Als Komplikation einer Salmonellen-Enteritis können Cholezystitis, Endokarditis, Meningitis, Perikarditis, Pneumonie, Pyodermie oder Pyelonephritis auftreten, vor allem bei älteren und geschwächten Personen. In seltenen Fällen kann sich auch ein septischer Verlauf mit hohem Fieber und lebensbedrohlicher Allgemeinsymptomatik entwickeln.

Reisende sind bei ihrer Rückkehr ins Heimatland oft asymptomatisch mit ESBL-Bildnern im Darm kolonisiert. Das Risiko für eine Kolonisation mit multiresistenten Gram-negativen Bakterien (MRGN) ist von folgenden Faktoren abhängig: dem Reiseland, dem Vorliegen einer Reisediarrhö, dem Einsatz von Antibiotika und einer Hospitalisierung im Reiseland (Brown et al. 2023).

Veränderungen des Mikrobioms nach einer Reisediarrhö sind beschrieben, ihre Bedeutung ist aber unklar (Adler et al. 2022).

13.5.5 Diagnostik

Da die überwiegende Mehrzahl der Episoden von Reisediarrhö spontan innerhalb von 3 bis 5 Tagen sistiert, sind die meisten an einer Reisediarrhö Erkrankten nach Rückkehr bereits wieder beschwerdefrei. Eine Nachuntersuchung (z. B. „Stuhlkultur") ist bei diesen Personen in der Regel nicht erforderlich.

Besteht noch eine Diarrhö, muss zwischen einer unkomplizierten wässrigen und einer komplizierten Diarrhö unterschieden werden, weiterhin zwischen einer akuten und einer persistierenden Diarrhö.

Bei einer **akuten, unkomplizierten wässrigen Diarrhö** ist zunächst keine Diagnostik, insbesondere auch keine mikrobiologische Diagnostik erforderlich. Nur bei einer Diarrhödauer von mehr als 1 Woche sollte eine mikrobiologische Stuhluntersuchung auf Salmonellen, Shigellen und *Campylobacter* erfolgen. Manchmal sind auch Stuhlmarker (z. B. Calprotectin) hilfreich, um entzündliche von nicht entzündlichen Darmkrankheiten zu differenzieren, oder um die Schwere des Krankheitsbildes einzuschätzen.

In folgenden Fällen ist eine **sofortige Diagnostik** indiziert:

- Schlechter Allgemeinzustand des Patienten, bei Komorbiditäten (z. B. Tumorleiden, immunsuppressive Therapie, Niereninsuffizienz), bei besonderen Personengruppen wie Säuglingen, Senioren, Schwangeren:
  - Stuhldiagnostik auf Salmonellen, Shigellen und *Campylobacter*
  - Parasitologische Diagnostik auf *Entamoeba histolytica* (nach Möglichkeit mittels PCR)
- Bei Gruppenerkrankungen bzw. Ausbrüchen: zusätzlich Diagnostik auf Noroviren
- Blutig-schleimige Durchfälle:
  - Stuhldiagnostik auf Salmonellen, Shigellen und *Campylobacter*
  - Parasitologische Diagnostik auf *Entamoeba histolytica* (nach Möglichkeit mittels PCR)
  - Blutbild und Entzündungsparameter
- Durchfall mit Fieber:
  - Stuhldiagnostik auf Salmonellen, Shigellen und *Campylobacter*
  - Parasitologische Diagnostik auf *Entamoeba histolytica* (nach Möglichkeit mittels PCR)
  - Blutbild und Entzündungsparameter
  - Malariadiagnostik (bei Einreise aus Endemiegebieten)
- Durchfall mit Eosinophilie: parasitologische Diagnostik auf *Strongyloides stercoralis, Cystoisospora belli*
- Persistierende Diarrhö:
  - Stuhldiagnostik auf Salmonellen, Shigellen und *Campylobacter*
  - Parasitologische Diagnostik auf *Entamoeba histolytica* (nach Möglichkeit mittels PCR)
  - Parasitologische Diagnostik auf *Giardia lamblia,* Kryptosporidien, *Cyclospora cayetanensis*
  - Koloskopie
  - (Auch an andere Erkrankungen wie Zöliakie oder die Erstmanifestation einer chronisch-entzündlichen Darmerkrankung denken!)
- Vorausgehende Antibiotikatherapie: zusätzlich Diagnostik auf *Clostridioides difficile*
- Bei Patienten mit Immundefekt: zusätzlich Diagnostik auf Yersinien, Mykobakterien, Kryptosporidien, *Cystoisospora belli,* Mikrosporidien, *Strongyloides stercoralis*

13.5.6 Therapie

Eine orale Rehydrationsbehandlung ist grundsätzlich indiziert.

Bei blutig-schleimigen Diarrhöen und bei fieberhaften Diarrhöen oder bei Personen mit Risikofaktoren für einen schweren Verlauf (immunsupprimierte Personen, onkologische und ältere Patienten) sollte eine empirische Antibiotikatherapie verordnet werden.

Azithromycin ist derzeit die beste Wahl in Hinblick auf die generelle Resistenzsituation der häufigsten Erreger (1.000 mg als Einmaldosis oder 1× 500 mg/Tag über 3 Tage). Es ist wirksam gegen ETEC, *Campylobacter, Shigella, Salmonella* und *V. cholerae.* Azithromycin kann auch Kindern gegeben werden. Es besteht wie bei anderen Makroliden die Möglichkeit von erhöhten Digoxinspiegeln, peripheren Gefäßspasmen und Sensibilitätsstörungen bei gleichzeitiger Gabe von Ergotamin sowie verstärkter Triazolamwirkung. Mineralische Antazida sollten nicht gleichzeitig gegeben werden.

Bei Erregernachweis wird eine spezifische Therapie nach Antibiogramm durchgeführt. Zur antiparasitären Therapie bei *Entamoeba histolytica,* anderen Protozoen und *Strongyloides* ➢ Kap. 5 und ➢ Kap. 6.

13.5.7 Selbstmanagement während der Reise

Reisende sollten über die Möglichkeiten einer Selbsttherapie während der Reise informiert werden.

> Eine Rehydrationstherapie ist bei schweren Durchfällen immer indiziert.

Bei unkomplizierten Durchfällen können **Motilitätshemmer** eingesetzt werden. Loperamid ist am besten untersucht und daher das Mittel der Wahl (initial 4 mg, dann 2 mg nach jedem ungeformten Stuhl, die tägliche Dosis von 16 mg soll nicht überschritten werden). Motilitätshemmer führen möglicherweise dazu, dass Enteropathogene längere Zeit im Darmlumen verbleiben – dies ist bei unkomplizierten Diarrhöen aber irrelevant für den Reisenden, für diesen ist die Dauer der wässrigen Stuhlentleerungen das Hauptproblem. Kinder unter 2 Jahren und Schwangere dürfen nicht mit loperamidhaltigen Arzneimitteln behandelt werden. Bei fieberhaften Durchfallepisoden sollte der Einsatz (jedenfalls ohne gleichzeitige Antibiotikagabe) unterbleiben. Motilitätshemmer sind kontraindiziert bei Patienten mit blutiger Diarrhö, beim akuten Schub einer Colitis ulcerosa und bei Durchfällen, die nach einer Antibiotikagabe auftreten. Bei Niereninsuffizienz ist keine Dosisanpassung notwendig.

Reisende in Hochrisikogebiete können ein Antibiotikum zur eventuellen Selbsttherapie mitführen, wenn voraussichtlich im Krankheitsfall kein Arzt aufgesucht werden kann. Zur **ungezielten antibiotischen Therapie** (wenn kein Erregernachweis möglich ist) werden Rifaximin, Rifamycin oder Azithromycin empfohlen (➢ Tab. 13.15). Meist wird empfohlen, die antibiotische Therapie nach dem dritten Durchfall zu beginnen – möglicherweise ist ein früherer Beginn aber vorteilhaft (z. B. in Hinblick auf die Prävention eines PI-IBS). Zusammenfassend ist am ehesten zu empfehlen, Azithromycin ggf. zur Selbsttherapie mitzugeben, da die Resistenzlage am günstigsten ist und da Azithromycin auch bei Dysenterie eingesetzt werden kann.

Tab. 13.15 Dosierung von Antibiotika zur Selbsttherapie während der Reise

Rifaximin	• 3× 200 mg für 3 Tage • Alternativ 2 × 400 mg für 3 Tage
Rifamycin	2× 200 mg morgens und 2× 200 mg abends für 3 Tage
Azithromycin	• 1 × 1.000 mg als Einzeldosis • Alternativ 2 × 500 g für 3 Tage

Es ist zu bedenken, dass die ungezielte Selbsttherapie mit Antibiotika während der Reise Probleme mit sich bringen kann:

- Antibiotika haben Nebenwirkungen.
- Die Diagnose anderer schwerer Erkrankungen kann verzögert werden. Beispielsweise könnten Durchfall und Fieber in Malariaendemiegebieten auf eine Malaria zurückzuführen sein. Blutige Diarrhöen können auch Ausdruck einer Amöbenruhr sein – ein später auftretender Amöbenleberabszess wird nicht verhindert.
- Einige Antibiotika könnten eine Erkrankung durch Shigatoxinproduzierende *E. coli* (STEC) verschlimmern und ein hämolytisch-urämisches Syndrom auslösen.
- Bei enterischen Infektionen durch enteritische Salmonellen könnte die Ausscheidungsdauer verlängert werden.
- In Einzelfällen kann die Prädisposition für eine *C.-difficile*-Kolitis erhöht werden.

13.5.8 Prävention

Die Reiseberatung zur Prophylaxe der Reisediarrhö sollte folgende Informationen enthalten: Bedeutung und Häufigkeit der Reisediarrhö, Betonung der Nahrungsmittelhygiene, individuelle Risikofaktoren und das Herausstellen der Primärtherapie mit oraler Rehydration. Zur Nachhaltigkeit der vermittelten Empfehlung sollten schriftliche Informationen mitgegeben werden.

Probiotika

Eine Empfehlung für den prophylaktischen Einsatz von Probiotika kann evidenzbasiert nicht gegeben werden.

Chemoprophylaxe

Viele verschiedene Antibiotika haben eine Effektivität zur Verhinderung von Durchfallerkrankungen gezeigt. Dennoch wird ein genereller oder breiter prophylaktischer Einsatz von Antibiotika bei gesunden Reisenden nicht empfohlen. Die Gründe gegen eine Chemoprophylaxe sind potenzielle Nebenwirkungen, die Induktion von Resistenzen, das Gefühl einer falschen Sicherheit beim Reisenden und die möglicherweise erschwerte Nachfolgetherapie.

Eine regelmäßige (d. h. tägliche) Chemoprophylaxe mit Antibiotika kann nur in wenigen Ausnahmesituationen erwogen werden und muss sehr genau mit dem Reisenden besprochen werden. Die Reisedauer sollte dabei 2 bis 3 Wochen nicht überschreiten. Mögliche Risikokonstellationen können mit folgenden Reisenden diskutiert werden:

- Immunsuppression (z. B. AIDS)
- Patienten mit chronisch-entzündlichen Darmkrankheiten
- Fehlende Magensaftbarriere

Empfohlen werden Rifaximin oder Rifamycin.

Immunprophylaxe

Die B-Untereinheit von *V. cholerae* (CTB) ist antigenetisch und biochemisch ähnlich dem hitzelabilen Toxon von ETEC. Ein auch in Deutschland zugelassener oraler Impfstoff (Dukoral®; ➢ Kap. 13.3.2) aus inaktivierten Choleravibrionen sowie der gentechnologisch hergestellten Choleratoxin-Untereinheit-B (WC/rBS) schützt daher partiell gegen eine Reisediarrhö – allerdings in so geringem Ausmaß, dass diese Impfung gegen Reisediarrhö bestenfalls Risikogruppen zu empfehlen ist.

LITERATUR

Adler AV, Ciccotti HR, Trivitt SJH, Watson RCJ, Riddle MS. What's new in travellers' diarrhoea: updates on epidemiology, diagnostics, treatment and long-term consequences. J Travel Med 2022; 29(1): taab099.

Alberer M, Moe CL, Hatz C et al. Norovirus acute gastroenteritis among US and European travellers to areas of moderate to high risk of travellers' diarrhoea: a prospective cohort study. J Travel Med 2023; 31(7): taad051.

Ashbaugh HR, Early JM, Johnson ME et al. A prospective observational study describing severity of acquired diarrhea among U.S. military and Western travelers participating in the Global Travelers' Diarrhea Study. Travel Med Infect Dis. 2021; 43: 102139.

AWMF. S2k-Leitlinie Gastrointestinale Infektionen. 2023. AWMF-Registernummer: 021–024. https://register.awmf.org/de/leitlinien/detail/021-024.

Brown DG, Worby CJ, Pender MA et al. Development of a prediction model for the acquisition of extended spectrum beta-lactam-resistant organisms in U.S. international travellers. J Travel Med 2023; 30(6): taad028.

Chan J, Best N, Ward M et al. Post-infectious irritable bowel syndrome after intercontinental travel: a prospective multicentre study. J Travel Med 2023; 30(6): taad101.

España-Cueto S, Oliveira-Souto I, Salvador F et al. Post-infectious irritable bowel syndrome following a diagnosis of traveller's diarrhoea: a comprehensive characterization of clinical and laboratory parameters. J Travel Med 2023; 30(6): taad030.

Fernandez V, Ahmed SM, Graves MC et al. Incidence Rate and Risk Factors Associated with Travelers' Diarrhea in International Travelers Departing from Utah, USA. Am J Trop Med Hyg. 2022; 107(4) :898–903.

Jiang ZD, DuPont HL. Etiology of travellers' diarrhea. J Travel Med 2017; 24(suppl 1): S13–S16.

Lääveri T, Antikainen J, Mero S et al. Bacterial, viral and parasitic pathogens analysed by qPCR: Findings from a prospective study of travellers' diarrhoea. Travel Med Infect Dis 2021; 40: 101957.

López-Vélez R, Lebens M, Bundy L, Barriga J, Steffen R. Bacterial travellers' diarrhoea: A narrative review of literature published over the past 10 years. Travel Med Infect Dis 2022; 47: 102293.

Murphy H, Bodhidatta L, Sornsakrin S et al. Traveler's diarrhea in Nepal-changes in etiology and antimicrobial resistance. J Travel Med 2019; 26(8): taz054.

Muzembo BA, Kitahara K, Mitra D et al. Burden of Shigella in South Asia: a systematic review and meta-analysis. J Travel Med 2023; 30(1): taac132.

Riddle MS, Connor BA, Beeching NJ et al. Guidelines for the prevention and treatment of travelers' diarrhea: a graded expert panel report. J Travel Med 2017; 24(suppl 1): S57–S74.

INTERNETQUELLEN

CDC (Travelers' Diarrhea, Yellow Book 2024): www.nc.cdc.gov/travel/yellowbook/2024/preparing/travelers-diarrhea.

13.6 Flugreisemedizin und Kinetosen

Jörg Siedenburg

13.6.1 Einleitung

Fast alle Fernreisen sind Flugreisen. Die Reisenden sind damit besonderen physiologischen Bedingungen ausgesetzt. Die wissenschaftlichen Grundlagen sind insbesondere zur Beurteilung der Flugreisetauglichkeit, der Repatriierung, für den Umgang mit kontagiösen Reisenden, Flugangst, Zeitverschiebung und Kinetosen wichtig.

Nahezu jeder Fernreisende und auch ein großer Teil der übrigen Reisenden benutzen das Verkehrsflugzeug als Transportmittel. Ferntourismus und Flugreisen wiesen in den letzten Jahren starke Wachstumsraten auf. Die Anzahl der Flugreisenden versiebenfachte sich seit den 1960er Jahren. Die SARS-CoV-2-Pandemie und der Krieg in der Ukraine haben allerdings zu Wirtschaftseinbrüchen geführt und die bisherigen Wachstumsprognosen gedämpft. Mit dem zunehmenden Anteil von Senioren an der Bevölkerung und hohen Einkommen in dieser Gruppe bereisen diese auch vermehrt exotische Reiseziele. Auch Personen mit Vorerkrankungen treten vermehrt Flug- und Fernreisen an.

Flugmedizinisches Hintergrundwissen wird in der reisemedizinischen Praxis immer wichtiger. Vorerkrankte Personen sind dahingehend zu beraten, ob und wenn ja, welche Art der Reise für sie geeignet ist. Insbesondere ist festzustellen, ob diese Patienten für eine Flugreise gesundheitlich geeignet sind (➢ Kap. 13.6.9). Weiterhin kann es erforderlich werden, am Urlaubsort erkrankte oder verunfallte Reisende zu repatriieren (➢ Kap. 13.6.10). Der Reisemediziner ist häufig der erste Ansprechpartner für Angehörige. Bei kontagiösen Erkrankungen verbietet sich hingegen ein Transport im Verkehrsflugzeug (➢ Kap. 13.6.11). Repatriierungen – also der Rücktransport erkrankter Reisender in ihr Heimatland – werden meist von Rettungsflug- und Assistance-Diensten durchgeführt. Flugangst betrifft nicht wenige Reisende, psychologische Techniken können Abhilfe schaffen. Ferner sind Hinweise auf den Einfluss der Zeitverschiebung auf die Medikamenteneinnahme und das Wohlbefinden der Reisenden wichtig (➢ Kap. 13.6.7). Kinetosen können bei Seereisen, seltener bei Flugreisen und Fahrten mit Kraftfahrzeugen auftreten. Die Möglichkeiten für Vorbeugung und Behandlung werden diskutiert (➢ Kap. 13.6.12).

13.6.2 Grundlagen – physiologisches Milieu an Bord von Flugzeugen

Höhen- und flugphysiologische Gegebenheiten sind für die Flugmedizin relevant. Im Folgenden werden insbesondere die reisemedizinisch wichtigen Aspekte der Flugphysiologie diskutiert. Die Umweltbedingungen an Bord eines Passagierflugzeugs unterscheiden sich in vieler Hinsicht von denen in Meereshöhe und haben vielfältige Einflüsse auf den gesunden und kranken Organismus.

Zusammensetzung der Luft und Gasgesetze

Die **Zusammensetzung der Luft** verändert sich bis in große Höhen nicht, sie setzt sich, vereinfacht gesagt, aus 78 % Stickstoff (N_2), 21 %

Sauerstoff (O_2), 0,03 % Kohlendioxid (CO_2), Rest Edelgase zusammen. Mit zunehmender Höhe vermindern sich Lufttemperatur und Umgebungsdruck. Der Luftdruck halbiert sich etwa alle 5.500 m (3.000 m = 2/3, 5.500 m = ½, 8.100 m= ⅓ des Luftdrucks am Boden).

Das besondere physiologische Milieu in Luftfahrzeugen wird durch die Eigenschaften von Gasen geprägt, die in den **Gasgesetzen** beschrieben werden: Das Volumen eines Gases verhält sich umgekehrt proportional zum Druck des Gases (bei konstanter Temperatur). Bei Zunahme des Umgebungsdrucks vermindert, bei Abnahme vergrößert sich das Volumen (Boyle-Mariotte-Gesetz). Der Effekt ist bei feuchten Gasen (gesättigt mit Wasserdampf) stärker als bei trockenen. In einem Gasgemisch (z. B. Luft) ist der Gesamtdruck gleich der Summe der Teildrücke. Hierbei entspricht der Teildruck eines Gases seinem prozentualen Anteil an dem Gasgemisch (Dalton-Gesetz). Die Menge eines Gases in Lösung ist proportional zum Druck des Gases über dieser Flüssigkeit (Henry-Gesetz). Flüssige und gasförmige Stoffe diffundieren von Orten hoher zu Orten niedriger Konzentration, bis ein Gleichgewicht erreicht ist, unterschiedliche Stoffphasen durchmischen sich bei der Diffusion. Die Diffusionsgeschwindigkeit ist nach dem Graham- und Fick-Gesetz abhängig u. a. von Konzentrationsdifferenz, Löslichkeit der Stoffe, Diffusionsstrecke, Stärke der Grenzmembranen und der zur Verfügung stehenden Diffusionsfläche.

Sauerstoff und Atmung

Bei der Atmung wird Außenluft über die Atemwege in die Alveolen transportiert, wo Sauerstoff an den roten Blutfarbstoff abgegeben wird. Über das arterielle Blut gelangt der Sauerstoff zu den Zellen. Das venöse Blut transportiert das von den Zellen abgegebene **Kohlendioxid** wiederum zu den Lungenkapillaren, wo es in die Alveolen abgegeben wird. Auf dem Weg von der Außenluft bis zur Zelle verringert sich der Sauerstoffpartialdruck (pO_2; **Diffusionsgefälle**): Durch die Anfeuchtung der Atemluft bei der Nasenpassage wird die Atemluft mit Wasserdampf gesättigt, der Partialdruck des Wassers bewirkt eine Abnahme des Partialdrucks der Gase und damit des Partialdrucks des Sauerstoffs; die Vermischung mit Restluft im Respirationstrakt und dem ins Alveolenlumen abgegebenen CO_2 bewirkt eine weitere Abnahme; Vermischungseffekte durch funktionelle Shunts etc. führen im Blut zu einem weiteren Abfall bis hin zur Zelle. Das Diffusionsgefälle bewirkt den gerichteten Transport von Sauerstoff in die eine und Kohlendioxid in die andere Richtung. Bei Verminderung des Außendrucks mit zunehmender Höhe verringert sich der pO_2. Das Diffusionsgefälle und damit die Diffusion nehmen mit zunehmender Höhe ab. Schließlich werden Höhen erreicht, in denen eine ausreichende Sauerstoffversorgung der Zelle nicht mehr gewährleistet ist.

Sauerstoff wird reversibel an das Hämoglobin gebunden. Der Zusammenhang zwischen **Sauerstoffpartialdruck** und **Sauerstoffsättigung** (SO_2) wird durch die in ihrem oberen und unteren Teil abgeflacht und in ihrem mittleren Teil steil verlaufende **Sauerstoffbindungskurve** (➤ Abb. 13.9) beschrieben. Bei insgesamt hohen pO_2-Werten haben Veränderungen des pO_2 kaum Auswirkungen auf die Sauerstoffsättigung. Ab einem pO_2 von ca. 60 mm Hg verursachen hingegen bereits geringe Verschiebungen des pO_2 starke Veränderungen der Sättigung. Durch Veränderungen von pH, pCO_2 und Temperatur verlagert sich die Bindungskurve bei einem Anstieg dieser Größen nach rechts (bei gleichem pO_2 resultiert eine niedrigere Sauerstoffsättigung), bei einem Abfall nach links (bei gleichem pO_2 resultiert eine höhere Sauerstoffsättigung). Fieber führt durch Erhöhung der Körpertemperatur zu Rechtsverlagerung der Bindungskurve und damit zu geringerer Sauerstoffsättigung und verminderter Hypoxietoleranz.

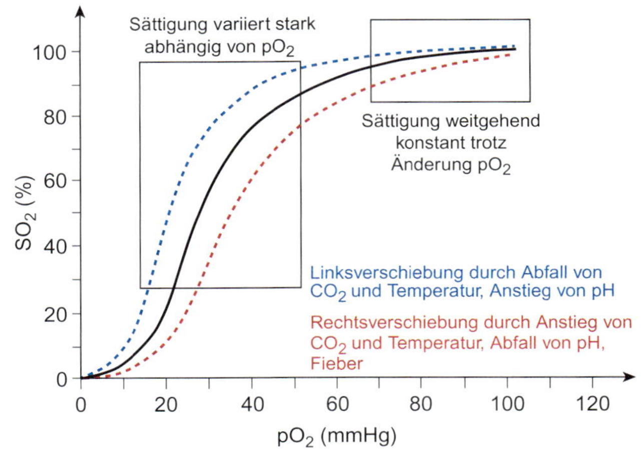

Abb. 13.9 Sauerstoffbindungskurve und deren Verschiebung durch äußere Einflüsse. Im flachen Bereich der Kurve bleibt die Sauerstoffsättigung trotz Veränderungen der pO_2 weitgehend konstant, im steilen Bereich variiert die Sättigung stark in Abhängigkeit vom pO_2. Durch verschiedene äußere Einflüsse kann die Kurve nach rechts oder links verlagert werden. Dies hat Einfluss auf die Sauerstoffaufnahme durch das Hb in der Lunge und die Sauerstoffabgabe an der Zelle. [P1571, L143]

13.6.3 Hypoxie bei erniedrigtem Umgebungsdruck (hypobare Hypoxie)

Hypoxie ist ein Zustand von zu geringem O_2-Bestand; das arterielle p_aO_2 ist reduziert. Eine **hypoxische Hypoxie** kann außer durch ein solch erniedrigtes Sauerstoffangebot der Atemluft auch durch einen verschlechterten Gasaustausch in der Lunge (z. B. durch Verdickung der Grenzmembranen bei chronisch-obstruktiven Lungenerkrankungen oder Verminderung der Diffusionsflächen bei Emphysem, Pneumothorax, Atelektasen, Pneumonie) verursacht werden. Bei Höhenexposition handelt es sich um den Sonderfall einer **hypobarischen Hypoxie.** Bei Abnahme des Luftdrucks verringert sich der pO_2, es kommt zu einer Hypoxie mit vielfältigen physiologischen Veränderungen: Steigerung von Atemfrequenz und -tiefe, lokale oder generalisierte Vasodilatation, Zunahme des Herzminutenvolumens, Vasokonstriktion im Lungenstrombett und Verminderung des physiologischen Shunts und damit verminderte Durchblutung schlecht ventilierter Lungenabschnitte und verstärkte Rechtsherzbelastung (Euler-Liljestrand-Mechanismus).

Druckkabine von Passagierflugzeugen

Die Reiseflughöhen von Passagierflugzeugen liegen zwischen 10.000 und 12.000 m. Hier finden sich Temperaturen von –56 °Celsius, Luftdruck und Sauerstoffpartialdruck betragen nur noch ca. etwa ein Viertel der Werte in Meereshöhe. Nur durch Sauerstoffatmung und Erhöhung des Atemgasdrucks ist ein Überleben möglich. In modernen Flugzeugen gewährleisten dies **Druckkabinen** mit einem Druck, wie er einer Höhe von etwa 1.600–2.400 m **(Kabinendruckhöhe)** entsprechen würde. Die Triebwerke liefern hierbei komprimierte und erhitzte Luft, die dann über Druck- und Temperaturminderer (Packs) und durch eine Klimaanlage auf behagliche Temperaturen und Druck eingestellt wird (➤ Abb. 13.10).

Bei einer Kabinendruckhöhe von 2.400 m vermindert sich der Umgebungsdruck in der Flugzeugkabine im Vergleich zur Meereshöhe um ca. 25 % und die Sauerstoffsättigung von 97 % auf ca. 92 % (bei Gesunden). Zwischen dem Kabinendruck und dem Außendruck herrscht ein Differenzdruck (max. Differenzdruck 8,25 PSI [pound per square inch] oder 0,55 bar entsprechend 5,5 t/m²), der auch der Differenz zwischen Kabinendruckhöhe des Flugzeugs und der tatsächlichen Druckhöhe entspricht, in der es fliegt (➤ Abb. 13.11).

Wenn sich bei Tauchgängen unter erhöhtem Umgebungsdruck Inertgase wie Stickstoff verstärkt im Gewebe gelöst haben, kann es bei weiterer Druckabnahme beim Fliegen oder plötzlichem Druckabfall bei größeren Flughöhen zu einer Entsättigung dieser Gase kommen (Druckfall- oder Dekompressionskrankheit durch Bildung von Gasblasen und Verlegung von Kapillaren).

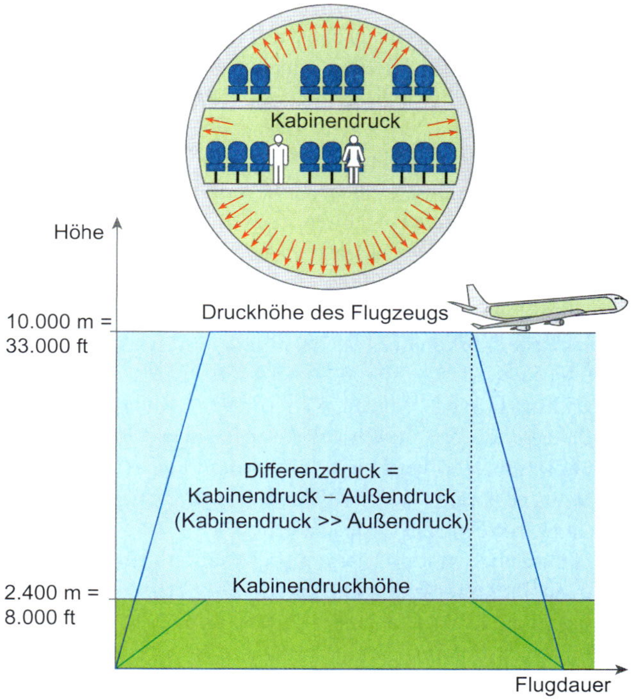

Abb. 13.11 Verlauf von tatsächlicher Druckhöhe und Kabinendruckhöhe bei Flügen von Verkehrsflugzeugen [P1571, L143]

13.6.4 Luftqualität

Die **Belüftung der Druckkabine** über eine Klimaanlage liefert die Frischluft an den Oberkanten der Kabine an, die Luft fließt laminar senkrecht nach unten und wird am Boden seitwärts wieder aus der Kabine gesaugt. Die über einer bestimmten Sitzreihe eintretende Luft verlässt die Kabine wieder an der gleichen Sitzreihe, sodass Querschnittssegmente der Flugzeugkabine belüftet werden und sich horizontale Luftbewegungen (also in Längs- oder Querrichtung) allenfalls in minimalem Umfang finden (➤ Abb. 13.11). Es finden ca. 20–30 Luftwechsel pro Stunde statt (zum Vergleich in Privathäusern 1–2, öffentlichen Gebäuden 5, klimatisierten Büroräumen ca. 12, Operationssälen 20). Alle 2–3 Minuten wird die Kabinenluft vollständig ausgetauscht.

Luftfeuchtigkeit bezeichnet den Wassergehalt von Luft. Direkt proportional zur Temperatur kann Luft eine unterschiedliche Wassermenge aufnehmen. Da die Luft in der Höhe sehr kalt ist, finden sich nur sehr geringe Anteile von Wasserdampf (geringe absolute Luft-

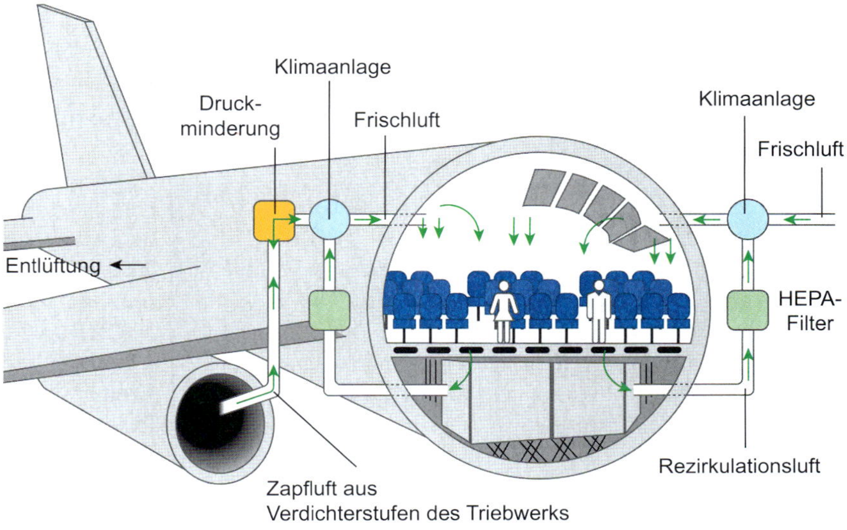

Abb. 13.10 Vereinfachtes Belüftungsschema eines Verkehrsflugzeugs [P1571, L143]

feuchtigkeit). Wenn Luft erwärmt wird, könnte sie mehr Feuchtigkeit aufnehmen, bis hin zu einem temperaturabhängigen Maximum (max. Luftfeuchtigkeit). Für den Organismus und das Wohlbefinden ist hingegen die relative Luftfeuchtigkeit entscheidend (Quotient aus absoluter und maximaler Luftfeuchtigkeit). Da die kalte Außenluft nur eine sehr geringe absolute Luftfeuchtigkeit hat und dann stark erwärmt wird (maximale, theoretisch mögliche Luftfeuchtigkeit wird größer) ist die relative Luftfeuchtigkeit mit nur 5–15 % extrem niedrig, und die Luft wird als sehr trocken empfunden (behagliche Luftfeuchtigkeit wird bei ca. 60 % empfunden). Über Atmung und Schleimhäute geht deshalb viel Flüssigkeit verloren. Daher ist auf eine **ausreichende Trinkmenge** (ca. 250 ml/Stunde) zu achten.

Ein Teil der Luft (ca. 40–50 %) wird rezirkuliert, aufgrund des von den Insassen abgegebenen Wasserdampfs erhöht sich die Luftfeuchtigkeit etwas. Die der Frischluft wieder zugesetzte Kabinenluft **(Rezirkulationsluft)** wird über Vorfilter und hocheffiziente HEPA (high efficiency particulate air-)Filter gereinigt. Partikel und Mikroorganismen werden vollständig entfernt.

Die **CO_2-Konzentration** hängt von der Zahl der Personen in einem Raum und ihrer physischen Aktivität, der Größe des Raums und der Luftwechselrate ab. Die Grenzwerte (2.500 ppm nach ASHRAE [American Society of Heating, Refrigerating and Air-Condition], einem wichtigen Normengeber) werden aufgrund der häufigen Luftwechsel nicht erreicht.

Aus der schützenden Ozonschicht der Atmosphäre ragen fingerförmige Zonen messbarer **Ozonkonzentration** in Flughöhen hinunter, Reizerscheinungen bei den Flugzeuginsassen wären möglich, werden jedoch durch Katalysatoren (ozone converter zwischen Triebwerken und Luftaufbereitung) verhindert.

13.6.5 Auswirkungen des Kabinenmilieus auf gesunde und kranke Personen

Wirkung von Luftdruckveränderung auf eingeschlossene Gase

Dem Gesetz von Boyle-Mariotte entsprechend dehnen sich eingeschlossene Gase bei Abnahme des Umgebungsdrucks aus, die in Körperhöhlen eingeschlossene Luft (Nasennebenhöhlen, Mittelohr, Darmgase, Lunge, aber auch Pneumothorax oder Pneumoperitoneum) nimmt entsprechend an Volumen zu. Umgekehrt verhält es sich beim Abstieg mit zunehmender Zunahme des Umgebungsdrucks und Volumenabnahme der eingeschlossenen Gase.

Das durch das Trommelfell gegen den äußeren Gehörgang abgedichtete **Mittelohr** wird über die Eustachio-Röhre belüftet. Beim Aufstieg (Abnahme Umgebungsdruck → Zunahme Gasvolumen) öffnet sich alle 150–300 m durch den erhöhten Druck im Mittelohr der Verschluss der Tube, kleine Luftpakete werden abgegeben, und es findet somit ein Druckausgleich statt. Dies kann durch Kaubewegungen, Gähnen oder Schlucken unterstützt werden. Gleiches gilt für den Abstieg (Zunahme Umgebungsdruck → Abnahme Gasvolumen). Der Druckgradient ist in Bodennähe am größten. Ist ein spontaner Druckausgleich nicht möglich, können ein Valsalva-Manöver (Pressdruck im Nasen-Rachen-Raum bei geschlossener Stimmritze) oder ein Frenzel-Manöver (Schluckbewegung bei gleichzeitigem Pressdruck im Nasen-Rachen-Raum) Abhilfe schaffen. Analog gestaltet sich der Druckausgleich in **Nasennebenhöhlen (NNH)** und **Lungen,** wo stets offene Verbindungen zur Umgebung bestehen. Auch bei gesunden **Zähnen** treten im Regelfall keine Beschwerden auf. Erst bei kranker Zahnpulpa bzw. mangelhaft ausgeführten Füllungen kann es beim Aufstieg durch Veränderungen der Durchblutung der Pulpa zu Schmerzen kommen **(Barodontalgie).** Im **Magen-Darm-Trakt** dehnen sich die Darmgase, die sich bei der Verdauung bilden, bei Abnahme des Außendrucks aus. Deshalb sind blähende Speisen und Getränke (z. B. kohlensäurehaltige Getränke) vor und während Flügen zu vermeiden. Nach Darmoperationen sollte aus den gleichen Gründen ein Flug bis zur vollständigen Ausheilung unterbleiben (zwischen 10 Tagen nach Appendektomie und 6 Wochen nach Darmresektion).

Bereits banale Infekte oder Heuschnupfen können im Nasen-Rachen-Raum zu Schleimhautschwellungen führen und einen Druckausgleich im Bereich von Mittelohr und NNH verhindern; es kommt zum **Barotrauma.** Die engeren Lumina bei Kleinkindern sind besonders anfällig (Siedenburg 2018). Meist kommt es erst beim Abstieg zu Problemen: Der relative Unterdruck im Mittelohr führt bei fehlendem Druckausgleich zu einem **Unterdruckbarotrauma.** Ab einer Druckdifferenz von 7 bis 8 kPa ist ein aktiver Druckausgleich nicht mehr möglich, da die Druckdifferenz den Tubenverschluss verstärkt. Je nach der herrschenden Druckdifferenz finden sich zunächst starke Schmerzen, schließlich kommt es zu Schleimhautödemen und Einblutungen in Mittelohr und NNH (**Barotitis media** bzw. **Barosinusitis**). Bei einem Differenzdruck von 6,4 kPa kommt es zu Schwindel, bei 50–70 kPa zur **Trommelfellruptur,** was beim Fliegen unwahrscheinlich ist, beim Tauchen hingegen häufiger vorkommen kann (➤ Kap. 13.7).

Bei Auftreten von Symptomen könnten ein Wiederaufstieg und anschließend langsamerer Abstieg hilfreich sein, was allenfalls in Kleinflugzeugen zu realisieren ist.

Nach Flügen im Anschluss an einen **Tauchgang** kann es verstärkt zum Ausperlen von Stickstoffbläschen und Provokation einer Dekompressionskrankheit kommen. Die Schweregrade reichen von eher harmlosen Hautveränderungen **(Taucherflöhe)** über Gelenk- (bends) und pulmonale Symptome (chokes) bis zu schweren und potenziell lebensbedrohlichen neurologischen Ausfallerscheinungen (➤ Kap. 13.7). Um dies zu vermeiden, sollte nach Tauchgängen für mind. 24 Stunden nicht geflogen werden, nach dekompressionspflichtigen Tauchgängen sollte die Karenzzeit noch länger sein (abhängig von Tauchtabelle oder Tauchcomputer).

Thromboserisiko

Mehrstündige Immobilität in sitzender Körperhaltung führt neben Ödementwicklung der unteren Extremität zu Strömungsverlangsamung in den Beinvenen, durch stark angewinkelte Ober- und Unterschenkel sogar vorübergehend zu teilweisen oder völligen Venenverschlüssen. Dies kann die Entstehung einer **tiefen Beinvenenthrombose** begünstigen, die unter Umständen erst einige Tage nach der Reise klinisch manifest wird und dann nicht mehr ohne Weiteres mit der Reise in Zusammenhang gebracht wird. Bei Flugreisen kommen milde Hypoxie und geringe Luftfeuchtigkeit (Begünstigung einer Exsikkose) als beitragende Faktoren hinzu.

Es sind einige flugreiseassoziierte Fälle zum Teil mit tödlich verlaufenen **Lungenembolien** aufgetreten, die auch erhebliche Medienaufmerksamkeit erreichten. Auch wenn im Einzelfall häufig andere bzw. zusätzliche Risiken vorliegen (Übergewicht, orale Kontrazeptiva oder Östrogene, Rauchen, genetisch bedingte und erworbene thrombophile Faktoren), zeigten einige, allerdings nicht alle, Fall-Kontroll-Studien ein erhöhtes Thromboserisiko nach Langstreckenflügen. Metanalysen verschiedener Studien ergaben eine 1,2- bis 2,8-fache Risikoerhöhung (Chandra et al. 2009).

Zur Prävention empfiehl sich für alle Reisende die regelmäßige Betätigung der Wadenmuskelpumpe durch isometrische Kontraktion. Weiterhin sollten die Reisenden bei längeren Flugreisen von Zeit zu Zeit ihren Sitzplatz verlassen und die Gelenke der unteren Extremitäten durchbewegen. Zudem ist auf eine ausreichende Flüssigkeitszufuhr (ca. 250 ml/Stunde) und die Vermeidung kohlensäurehaltiger und alkoholischer Getränke sowie blähender Speisen zu achten. Bei Risikopatienten oder bekannter **Thromboseneigung** sind zusätzlich Kompressionsstrümpfe und ggf. die Gabe niedermolekularer Heparine vor dem Abflug indiziert (Chamnanchanunt und Rojnuckarin 2018).

13.6.6 Flugangst

Flugangst (Aviophobie, Aerophobie) ist ein weitverbreitetes Phänomen, 10–20 % der Bevölkerung sollen betroffen sein. Sie gehört zu den spezifischen und situationsbezogenen Phobien und ähnelt in mancher Hinsicht der Klaustrophobie. Insbesondere bei Personen, die auf das Verkehrsmittel Flugzeug angewiesen sind, kann Flugangst zu schwerwiegenden beruflichen Problemen führen und erhebliche wirtschaftliche Schäden nach sich ziehen.

Oftmals wird versucht, die Flugangst durch Sedativa oder Alkoholgenuss zu „betäuben", was letztlich nur zu erneuten Frustrationserlebnissen und Perpetuierung der Flugangst führt oder sogar zu aggressiven Entgleisungen während des Fluges. Lediglich die einmalige Einnahme von Lorazepam wird von einigen Autoren empfohlen. Selbstbeschäftigung durch Lesen, Gespräche mit Sitznachbarn, Musik und Filme aus dem Unterhaltungsprogramm, Schreiben oder andere Aktivitäten können zur Ablenkung dienen. Angenehme Phantasievorstellungen und Versuche, sichtbar entspannte Personen in der Umgebung als Vorbilder nachzuahmen, sollen ebenfalls hilfreich sein. In der Akutsituation sollten sich Betroffene eine Farbe, Situationen und/oder eine Umgebung vergegenwärtigen, die sie mit angenehmen Gefühlen assoziieren. Wenn es gelingt, das Gefühl der Entspannung mit bestimmten Signalen zu assoziieren, kann allein schon die Vorstellung dieses Signals zur Entspannung führen. Weiterhin können Entspannungstechniken angewendet werden, die zuvor trainiert worden sind (Atemübungen, autogenes Training, progressive Muskelrelaxation). Bibliotherapie (das selbstständige Studieren von Selbsthilfeliteratur) ist ein erfolgreicher Ansatz. Als langfristig orientierte Maßnahmen werden eine Reihe von psychologischen Trainingsmaßnahmen wie Flugangstseminare angeboten. Diese führen in mehr als 90 % der Fälle zum Erfolg und verfolgen einen rationalen Ansatz zum Abbau von Ängsten. Hintergrund ist wie bei anderen Angststörungen die Exposition gegenüber dem angstauslösenden Reiz, jeweils in Verbindung mit Entspannungsverfahren. Auch virtuelle Welten werden im Rahmen der Konfrontationstherapie eingesetzt.

13.6.7 Zeitverschiebung

Bei einer Erdumrundung würden Reisende 24 Zeitzonen durchqueren, jeweils alle 15 Längengrade unterscheidet sich die Ortszeit um jeweils eine Stunde. Bei transmeridionalen Reisen, also Reisen nach Osten oder Westen mit Überquerung mehrerer Zeitzonen kommt es somit zu einer Zeitverschiebung. Hierbei wird die Uhr bei Reisen nach Osten jeweils vorgestellt (sie zeigt danach eine spätere Uhrzeit an), bei Reisen nach Westen umgekehrt (die Uhr zeigt anschließend eine frühere Zeit an). Aus Praktikabilitätsgründen folgen die Grenzen der Zeitzonen nicht immer den Meridianen, sondern oft auch geografischen oder politischen Grenzen.

Ein Großteil sich wiederholender physiologischer Vorgänge ist auf einen **Tag-Nacht-Rhythmus** mit einer Phasendauer von ca. 24 Stunden eingestellt **(zirkadianer Rhythmus).** Physische und psychische Leistungsfähigkeit, Vigilanz etc. folgen ebenfalls einem zirkadianen Rhythmus. Anatomisches Substrat der „inneren Uhr" ist eine Region im Hypothalamus (Nucleus suprachiasmaticus, SCN). Die Netzhaut des Auges, das Ganglion cervicale superius und die Epiphyse (Ausschüttung von Melatonin, Maximum nachts, wird durch Lichtexposition supprimiert) gehören zu einem komplexen Regelsystem. Äußere Zeitgeber (z. B. Tag-Nacht-Verlauf, Schlaf-Wach-Verhalten) synchronisieren den natürlicherweise (ohne exogene Zeitgeber) meist ca. 25 Stunden dauernden Zyklus auf eine ca. 24-stündige Phasendauer.

Jetlag ist eine Störung von Leistungsfähigkeit und Befindlichkeit nach schnellen Reisen über mehrere Zeitzonen. Bei Überfliegen mehrerer Zeitzonen ergibt sich sowohl eine Desynchronisation zwischen innerer Uhr und externen Zeitgebern (entsprechend der Ortszeit am Zielort) als auch eine innere Dissoziation (die verschiedenen internen Zyklen laufen nicht mehr synchron, da sie sich unterschiedlich schnell wieder an die neue Ortszeit anpassen). Symptome sind subjektiv, es kommt insbesondere zu Schlafstörungen (Insomnien), Müdigkeit, Erschöpfung am Tage und Störungen der Verdauungsfunktionen, objektiv verminderter Leistungsfähigkeit und psychischen Veränderungen wie Gereiztheit und Depression. Ausmaß und Auftreten des Jetlags sind von individueller Disposition, aktueller Kondition, dem Ausmaß und der Richtung der Zeitverschiebung sowie der Beanspruchung am Zielort abhängig. Flüge in westlicher Richtung werden besser toleriert als solche in Ostrichtung, da die Verlängerung des Tages bei der Westrichtung der Dauer des natürlichen Zyklus eher entgegenkommt. Die Resynchronisationsdauer hängt vom Ausmaß der Zeitverschiebung ab (Faustregeln: ca. 2 Tage, um die Hälfte der Zeitverschiebung bzw. 1 Tag, um ca. 90 Minuten bei West- und 60 Minuten bei Ostflügen auszugleichen).

Zur **Optimierung der Resynchronisation** werden bewusste Ernährung empfohlen (Kohlenhydrate machen müde: Tryptophan → Serotonin → schlaffördernd, Eiweiß hingegen macht wach: Tyrosin → Adrenalin → Wachheit gefördert), Einsatz externer Zeitgeber (Mahlzeiten, soziale Kontakte, mentale und physische sowie turnusmäßige Aktivitäten während des Tagesablaufs, Tageslicht → Spaziergang oder sportliche Aktivitäten an der Sonne), Vermeidung größerer physischer Belastungen am Ankunftstag, ggf. Voradaptation an Ortszeit des Zielorts bereits zu Hause oder auf dem Flug (auf Flug nach Westen den Tag verlängern und nicht schlafen, auf Flügen nach Osten durch

Schlafen eine verkürzte Nacht einschieben). Unterstützend ist eine optimierte Schlafhygiene: vermeiden schwerer Mahlzeiten vor dem Schlafengehen, bestimmte Schlafrituale einhalten, keine laute Musik oder Fernsehen vor dem Einschlafen, kein Tagschlaf, regelmäßiges Schlafengehen und Aufstehen. Auch Entspannungstechniken wie autogenes Training oder progressive Muskelrelaxation sind hilfreich.

Von der Benutzung von Hypnotika (Schlafmitteln) wird allgemein abgeraten, kurzwirksame Hypnotika wie Zopiclon (Zopiclon®) oder Zolpidem (z. B. Stilnox®) können ggf. als Einschlafhilfe für max. 2 Tage eingesetzt werden. Die Einnahme von Melatonin (ca. 1–3 mg um ca. 23 Uhr über 4 bis 5 Tage bei Westflügen, bei Ostflügen ca. 19 Uhr) ist in der Wirkung fraglich.

13.6.8 Medikamenteneinnahme

Allgemein sollte eine medikamentöse Therapie vor einer geplanten Reise optimiert werden, jeweils für die Dauer der Reise ausreichende Mengen an Medikamenten sollten auf Handgepäck und Hauptreisegepäck verteilt werden, eine Liste der aktuellen Medikation (Bezeichnung der Generika und der entsprechenden Dosierung in mg) sollte dem Patienten möglichst in Landessprache, zumindest aber in Englisch mitgegeben werden. Bei der Einnahme ist die Zeitverschiebung zu beachten. Allgemein gilt, dass langwirksame, einen ausreichenden Wirkstoffspiegel gewährleistende Präparate zu bevorzugen sind. Bei **Substitutionstherapie mit Glukokortikoiden** ist bei Reisen nach Westen die Hälfte der Dosis über 5 Tage zusätzlich zu verordnen. **Orale Kontrazeptiva** sind umso sicherer, je höher der Östrogenanteil ist. Keinen Einfluss hat die Zeitverschiebung bei Hormonimplantaten oder NUVA-Ringen. Diese haben weiterhin den Vorteil, dass bei Reisediarrhö (immerhin ca. ein Drittel aller Reisenden leidet darunter) kein Wirkspiegelabfall auftritt.

Bei **Diabetikern** ist die Zeitverschiebung zu beachten. Bei Flügen nach Westen verlängert sich der Tag, der Insulinbedarf steigt, umgekehrt ist es bei Flügen nach Osten. Die entsprechende Anpassung kann durch verschiedene Systeme von Faustregeln errechnet werden. Bei Einnahme oraler Antidiabetika muss die Dosierung bei Ostflügen reduziert werden. Allgemein sollte der Blutzucker auf Reisen etwas großzügiger eingestellt werden (Reisestress und vermehrte körperliche Belastungen berücksichtigen). Rechtzeitig vor dem Flug kann eine entsprechende Diät bei den meisten Fluggesellschaften geordert werden (Siedenburg 2016).

13.6.9 Empfehlungen zur Flugreisetauglichkeit

Die Besonderheiten des flugphysiologischen Milieus im Inneren der Flugzeugkabine – insbesondere die milde Hypoxie (➤ Kap. 13.6.3) – werden aufgrund der ausreichenden homöostatischen Reaktionsbreite von Gesunden toleriert, können aber die Adaptationsmechanismen von Kranken überfordern. So können etwa Patienten mit Ventilationsstörungen oder gestörtem Sauerstofftransfer ebenso wie Patienten mit einer Anämie durch die Verminderung des pO_2 hypoxisch werden. Die Koronarreserve kann sich bei Koronarinsuffizienz bis in den kritischen Bereich vermindern. Außerdem kommt es bei Hypoxie zu einer Erhöhung des Drucks in der Lungenstrombahn, was der Gesunde toleriert, nicht jedoch der Patient mit vorbestehender pulmonaler Hypertonie oder mit einer Herzinsuffizienz (Coker et al. 2022).

> Bei der Beurteilung der Flugreisetauglichkeit gilt es, eventuellen Gesundheitsschäden oder der Verschlechterung einer Vorerkrankung während der Flugreise vorzubeugen. Ein evtl. Infektionsrisiko und Gefährdung Mitreisender und der Crew sind auszuschließen. Es ist erforderlich, dass der Patient den Passagiersitz mit aufrechter Rückenlehne, wie es bei Start und Landung unabdingbar ist, benutzen und sich an Bord selbst versorgen kann (Essen und Trinken, Toilette, Erreichen des Sitzplatzes).

Bei Infekten der oberen Luftwege und allergischen Schleimhautveränderungen oder Ileus ist die Gasausdehnung beim Steigflug zu berücksichtigen. Während im Steigflug im Bereich von Sinus und Paukenhöhle in der Regel keine Probleme zu erwarten sind, kann die Druckzunahme beim Sinkflug hingegen im Bereich der Nasennebenhöhlen und des Mittelohres zu einem **Barotrauma** führen. Im Notfall können z. B. xylametazolinhaltige Nasensprays (ca. 20 Minuten vor der Landung) helfen, bei bekannter Störung des Druckausgleichs sollte von einem Flug abgesehen werden.

Zur Beurteilung der Flugreisetauglichkeit bei einigen wichtigen und häufigen Krankheitsbildern wird auf ➤ Tab. 13.16 und die Empfehlungen verschiedener Fachgesellschaften und Fluggesellschaften verwiesen. Die letztendliche Entscheidung über die Flugreisetauglichkeit bei Passagieren mit Vorerkrankungen trifft ein von der jeweiligen Fluggesellschaft benannter Mediziner.

13.6.10 Lufttransport von Kranken

Neben **Hubschraubern** für den Primär- oder Sekundärtransport auf Kurzstrecken werden für den Krankentransport über längere Distanzen **Flächenflugzeuge** (Ambulanz- und Linienflugzeuge) eingesetzt. Für die Mittelstrecke, insbesondere bei Intensiv- oder Risikopatienten bieten sich **Ambulanzflugzeuge** an, die von Flugrettungsdiensten wie z. B. der Deutschen Rettungsflugwacht oder dem ADAC betrieben werden. Auf Langstrecken sind Linienflugzeuge aufgrund kürzerer Flugzeiten, Sicherheit, Betreuungskomfort und Kosten vorteilhafter. Für den Weg zu Flugzeug oder Sitzplatz können auf den Flughäfen auf vorherige Anforderung **Rollstühle** bereitgestellt werden, an Bord von Langstreckenflugzeugen werden die Patienten mit einem bordeigenen Rollstuhl zu ihrem Sitzplatz gebracht. **Sitzender Transport,** je nach Art der Behinderung mit oder ohne Begleitperson, und **Stretcher-Transport** mit einer in Flugzeuglängsrichtung installierten Krankentrage sind bei einigen Fluggesellschaften möglich. Zusätzlich stehen Vakuummatratze und **Sauerstoffversorgung** zur Verfügung. Für die intermittierende O_2-Gabe bieten sich Sauerstofflaschen an, bei ununterbrochener Gabe von 4 l/Minute Kapazität von ca. 120 bis 150 Minuten, unter Verwendung eines Demand-Ventils auch für die Dauer eines Langstreckenflugs.

Das für den Transport intensivpflichtiger Patienten entwickelte **PTC (Patient Transport Compartment),** in dem auch intensiv- und beatmungspflichtige Patienten transportiert werden konnten, wird von der Lufthansa aus wirtschaftlichen Gründen nicht mehr angeboten.

Tab. 13.16 Flugreisetauglichkeit bei ausgewählten Krankheitsbildern (keine Flugreisetauglichkeit für die nachfolgend genannten Zeiträume bzw. zu beachtende Gesichtspunkte)

Infektionskrankheiten	
Allgemein	• Im akuten Stadium nicht flugreisetauglich • Bei akuter Kontagiosität nicht flugreisetauglich (z. B. Varizellen, Meningitis, Hepatitis A)
Herz-Kreislauf-Erkrankungen	
Chronisches Koronarsyndrom	
• CCS* (keine Beschwerden)	Keine Einschränkung
• II (Beschwerden bei 30–100 W)	Im Allgemeinen flugreisetauglich
• III (bei 50 W über 1 min)	Bedingt flugreisetauglich, O_2
• IV (in Ruhe)	Ausnahmsweise flugreisetauglich, ärztliche Begleitung, O_2
• Instabile Angina pectoris	Keine Flugreisetauglichkeit
Myokardinfarkt	6 Wochen
• Unkompliziert/leicht	Ggf. 10 Tage (nach Rücksprache mit behandelndem Kardiologen)
• Schwer	10 Wochen (wenn ohne Begleitung)
Herzinsuffizienz	
• NYHA I (keine Beschwerden)	Keine Einschränkung
• NYHA II (Beschwerden bei stärkerer körperlicher Belastung)	Im Allgemeinen flugreisetauglich
• NYHA III (Beschwerden bei leichter körperlicher Belastung)	Bedingt flugreisetauglich, O_2
• NYHA IV (Beschwerden in Ruhe)	Nur ausnahmsweise flugreisetauglich, sofern ärztliche Begleitung und O_2
• Dekompensiert	Keine Flugreisetauglichkeit
Pulmonale Erkrankungen (Mindestanforderungen: VK = 3 l, FEV1 = 70 %, SO_2 = 85 %, pO_2 =70 mm Hg, bei Unterschreiten ggf. unter O_2 möglich)	
Respiratorische Partial- oder Globalinsuffizienz, schwere COPD, Cor pulmonale, Emphysem (Ruhe-Dyspnoe, -Zyanose)	Nicht flugreisetauglich: • Wenn während des Flugs O_2-Gabe > 4 l/min erforderlich • Wenn unter 4 l/min O_2 pO_2 < 70 mm Hg • Wenn bei pathologischem pCO_2 (> 45 mm Hg) unter O_2-Gabe Zunahme des pCO_2 > 5 mm Hg • Bei O_2-Dauertherapie > 3 l bereits am Boden
Asthma bronchiale	Je nach Klinik, Medikamente im Handgepäck 48 Stunden nach Anfall
Infektexazerbation	Nicht flugreisetauglich
Pneumothorax	6 Wochen (Lunge vollständig entfaltet?)
Rezidivierender Spontanpneumothorax	6–8 Wochen (Lunge vollständig entfaltet?)
Schlafapnoe	Flugreisetauglich im Wachzustand, Langstreckenflüge vermeiden, da CPAP während des Fluges nicht möglich
Pneumonie	Nicht flugreisetauglich, bis Fieberfreiheit **und** CRP-Normalisierung
Lungenembolie	
• Mikroembolie oder leichte Embolie	2 Wochen, flugreisetauglich, wenn Quick/INR stabil im therapeutischen Bereich für 2 Tage/eingestellt auf NOAK
• Mittelgradige bis schwere Embolie	3–4 Wochen, flugreisetauglich, wenn keine respiratorische Insuffizienz und Quick/INR stabil im therapeutischen Bereich für 2 Tage/eingestellt auf NOAK
HNO	
Akute Otitis media	Nicht flugreisetauglich, anschließend Flugreisetauglichkeit bei intaktem Druckausgleich (Valsalva)
Akute Sinusitis	Nicht flugreisetauglich, anschließend Flugreisetauglichkeit bei ausreichender Belüftung NNH
Operationen im Mittelohrbereich	10 Tage
• Tonsillektomie	7 Tage bei Kindern, 3 Wochen bei Erwachsenen (höheres Nachblutungsrisiko)
Neurologische Erkrankungen	
Apoplektischer Insult (ischämisch)	10 Tage bis 6 Wochen nach Primärereignis, je nach Klinik verbleibende Hemiparese mind. 14 Tage (ggf. O_2 permanent/intermittierend)
• Rezidivierend	Keine Flugreisetauglichkeit
• Apoplektischer Insult (hämorrhagisch)	In der Regel keine Flugreisetauglichkeit

Tab. 13.16 Flugreisetauglichkeit bei ausgewählten Krankheitsbildern (keine Flugreisetauglichkeit für die nachfolgend genannten Zeiträume bzw. zu beachtende Gesichtspunkte) (*Forts.*)

SDH/EDH (subdurales oder epidurales Hämatom), **SAB** (konservativ)	6 Wochen (danach Arztbegleitung bis 3 Monate)
Subarachnoidalblutung	10 Tage (Coiling) bzw. 6 Wochen (Trepanation) (danach Arztbegleitung bis 3 Monate)
Intrazerebrale Blutung	10 Tage (wenn keine Massenwirkung)
Neurochirurgische Operationen	Cave: „trapped gases" bei intrakraniellen Eingriffen
• Intrazerebrale Eingriffe	Mind. 10 Tage, intrazerebral keine Luft, keine Krampfanfälle
• Pneumenzephalus (z. B. Liquorfistel)	Keine Flugreisetauglichkeit
• Trepanation	6 Wochen
• Tumorexstirpation	6–12 Monate
• Angioplastiken	6–12 Monate
• Hirnbasisaneurysma	
– Clipping	6 Wochen
– Coiling	7 Tage
Psychiatrische Erkrankungen	
Psychose	Arztbegleitung, möglichst Facharzt, ggf. nötige Medikation griffbereit zur Injektion, zusätzlich erfahrenes, körperlich kräftiges Pflegepersonal
• Wenn Entäußerungen nicht auszuschließen	Keine Flugreisetauglichkeit
Neurosen	Abhängig von Klinik
• Wenn Entäußerungen nicht auszuschließen	Keine Flugreisetauglichkeit
Schwangerschaft	
Unkomplizierte Schwangerschaft	Bei komplikationslosem Verlauf bis zur 36. SSW Flug ohne Einschränkungen möglich
Komplizierte Schwangerschaft (anamnestisch Früh-, Mangel-, Fehl-, Totgeburt, Zwillingsschwangerschaft etc.)	Bis zur 32. SSW flugreisetauglich bzw. nur Kurzstrecke (Rücksprache Gynäkologe)
Risikoschwangerschaft (Placenta praevia, habituelle Neigung zu Frühabort etc.)	Keine Flugreisetauglichkeit
Letzter Monat	Nur Kurzstrecke (Rücksprache Gynäkologe)
Neugeborene	7 Tage (mind. 48 Stunden), wenn komplikationslose Geburt
Frühgeborene	Keine Flugreisetauglichkeit, Flugreisetauglichkeit erst 6 Monate nach dem errechneten Termin (Reife, Pädiater)
Sonstiges	
Koliken (bei Nephrolithiasis, Cholezystolithiasis)	Kein Flug im akuten Stadium
Entzündliche Zahnveränderungen	Im akuten Stadium Gefahr der Barodontalgie
Antikoagulation	Problemlos, wenn INR/Quick stabil
Koloskopie	2 Tage
• Polypektomie	3 Tage (Nachblutung? Perforation?)
Gastroskopie	2 Tage
• Nach Probenentnahme	3 Tage (Nachblutung? Perforation?)
Tumorerkrankungen	Abhängig von Klinik und evtl. funktionellen Einschränkungen (Herz-Kreislauf, Lunge)
Behinderungen	Individuelle Entscheidung, abhängig von Klinik: • Uneingeschränkte Flugreisetauglichkeit, wenn Patient ohne fremde Hilfe essen, Toilette benutzen, Sitzplatz erreichen und verlassen kann • Ansonsten ggf. flugreisetauglich, wenn Vorkehrungen wie Extrasitz, Stretcher, Begleitperson, begleitender Arzt etc.
Tauchen	24 Stunden, bei dekompressionspflichtigen Tauchgängen ggf. länger (➤ Kap. 13.7)

* CCS: Canadian Cardiovascular Society

13.6.11 Kontagiöse Erkrankungen und Flugreisen

Verschiedene Mechanismen verhindern eine Infektionsübertragung an Bord von Verkehrsflugzeugen: extrem niedrige Luftfeuchtigkeit, ein laminar airflow und fast ausschließlich senkrechter Luftstrom bei der Belüftung der Flugzeugkabine, häufige Luftwechsel (alle 2–3 Minuten wird die Kabinenluft vollkommen ausgetauscht), Reinigung der Rezirkulationsluft mittels HEPA-Filtern. In zahlreichen Studien konnte nachgewiesen werden, dass nach Flügen kontagiöser Passagiere und Besatzungsmitglieder nur in Ausnahmefällen eine Infektionsübertragung zu verzeichnen war. Diese eher seltenen Fälle waren durch direkten Kontakt mit Sitznachbarn, zum Teil wohl auch durch Kontakte untereinander noch auf dem Flughafen bedingt (Harding 1994). Die Übertragung von Krankheitserregern durch die Klimaanlage oder von einem Passagier auf andere über die Kabinenluft ist somit weitgehend ausgeschlossen (Siedenburg 2006).

Das Risiko einer Infektionsübertragung ist wesentlich geringer als in anderen Verkehrsmitteln, zu Hause oder in öffentlichen Gebäuden. Im Rahmen der **SARS-CoV-2-Pandemie** wurden zwar Übertragungen in Verbindung mit Flugreisen beschrieben. Diese in der Größenordnung von Hunderten Übertragungen sind aber mit Hunderten von Millionen Flugreisen während dieser Zeit ins Verhältnis zu setzen, sodass das Risiko einer Übertragung tatsächlich minimal war. Es wird zudem davon ausgegangen, dass Übertragungen nicht auf den Aufenthalt an Bord an sich zurückzuführen sind, sondern viel eher auf Gedrängebildungen im Rahmen von Sicherheitskontrollen, Check-in-Vorgängen, Fahrten mit Zubringerbussen, Betreten und Verlassen des Flugzeugs oder Verstauen und Entnehmen des Handgepäcks. Auch nach Aufhebung offizieller Vorgaben ist das Tragen einer FFP-2-Maske neben Abstandhalten und Vermeiden von Gedränge und Menschenansammlungen eine günstige und hochwirksame Maßnahme, um sich vor Infektionen in Verbindung mit Flug- und sonstigen Reisen zu schützen.

Internationale und nationale Vorschriften verbieten den Lufttransport infektiöser Personen. Derzeit ist ein Transport hochkontagiöser Patienten kommerziell nicht darstellbar. In pandemischen Zeiten ist bei nicht hochkontagiösen Erkrankungen jedoch ein Transport in Isolationsmodulen möglich, die bei verschiedenen Anbietern verfügbar sind. Auf Langstrecken ergeben sich leicht Kosten im Bereich von 100.000 Euro, die damit noch deutlich über den Kosten für Ambulanzflüge liegen. Entsprechende Versicherungen sollten deshalb von allen Reisenden abgeschlossen werden.

13.6.12 Kinetosen (Seekrankheit, Luftkrankheit)

Kinetosen (motion sickness) sind Störungen des Wohlbefindens, die in Verbindung mit oder als Reaktion auf ungewohnte Bewegungsreize auftreten (Koch et al. 2018). Sie entstehen sowohl in der Luft- und Raumfahrt als auch in der Seefahrt oder im Straßenverkehr sowie bei anderen realen oder simulierten Bewegungsreizen. Bei Reisen im Bus kommt es bei 30 %, im PKW bei 20 %, in der Eisenbahn bei 10 % und im Verkehrsflugzeug bei 1,6 % der Reisenden zur Kinetose. Ca. 20 % der Bevölkerung gelten als anfällig. Letztlich kann aber bei jedem Individuum eine Kinetose ausgelöst werden, wenn die auslösenden Reize ausreichend stark sind. Nur bei einem Ausfall des Vestibularorgans besteht Resistenz gegen Kinetosen. Die Empfindlichkeit ist vermehrt bei jüngeren Individuen (besonders Kinder zwischen 6 und 12 Jahren), Frauen (insbesondere während Schwangerschaft und Menstruation), bei bekannter Migräne und hängt auch von ethnischen (besonders bei Chinesen und allgemein Asiaten) und genetischen Faktoren ab (ca. 50 % sollen genetisch beeinflusst sein) (Reavley et al. 2006). Weniger anfällig sind ältere Menschen, die Empfindlichkeit soll nach dem 50. Lebensjahr wegen abnehmender Empfindlichkeit der beteiligten Sinnesorgane abnehmen.

Kinetosen werden durch ungewohnte starke Reize des **Vestibularapparats** verursacht, zur Entstehung gibt es verschiedene Theorien. Vereinfacht kommt es durch wirkliche oder scheinbare Bewegungsreize, deren Muster ungewohnt ist, sowie Differenzen (mismatch) zwischen den Sinneseindrücken der verschiedenen kinästhetischen Kanäle wie optischem Eindruck, dem des Vestibularorgans und Propriozeption zur Kinetose (Störsignal-Theorie bzw. sensory conflict theory oder neural mismatch theory). Gefördert wird das Auftreten durch psychische Faktoren, visuelle Reize, unangenehme Gerüche, Lärm, Hypoxie, Alkohol, verzögert oder gar verhindert hingegen durch aktive körperliche oder geistige Betätigung, etwa durch ablenkende Gespräche, Ansehen von Filmen und Lesen. Das Auftreten ist abhängig von Anfälligkeit, Anpassungsfähigkeit und der Erhaltung der Anpassung. Nach einer interindividuell unterschiedlichen Gewöhnungszeit tritt (z. B. bei Seeleuten) keine Kinetose mehr auf bzw. lassen die Symptome bei den meisten Betroffenen bei andauerndem Bewegungsreiz nach und sistieren schließlich. In der Pathogenese wird auch Vasopressin diskutiert, dessen Ausschüttung bei Personen mit Kinetose erhöht ist.

Symptome sind Unbehagen, Druckgefühl im Bauchraum, Schwindel, perioral beginnende Blässe, evtl. Gähnen oder Cephalgien, Müdigkeit. Es folgen kalter Schweiß, vermehrter Speichelfluss, Geruchsempfindlichkeit, Kopfschmerz und schließlich Nausea (Übelkeit), Würgereiz, Erbrechen und motorische Koordinationsstörungen, Antriebs- und Konzentrationsverlust bis hin zu Apathie und Vernichtungsangst. Die kognitive und psychomotorische Leistungsfähigkeit nimmt ab. Symptomatik, Geschwindigkeit des Auftretens und die Intensität des auslösenden Reizes sind interindividuell verschieden.

Zur **Prophylaxe** sollten bekannte Auslöser wie etwa Lesen während des Autofahrens, von der Bewegungsrichtung abweichende Blickrichtung, Fixierung von Objekten außerhalb des Fahrzeugs oder Flugzeuges, Kopfdrehungen bei nicht geradliniger Bewegung vermieden werden. Bei Schiffsreisen sollte man sich mittschiffs, in unteren Decks oder an der frischen Luft aufhalten, bei Flugreisen in Höhe der Tragflächen in der Rumpfmitte, bei Busreisen vorne im Bus, wo am wenigsten Bewegungsreize zu erwarten sind. Körperliche Ruhe, stabilisierter Blick auf den Horizont (wegen der visuellen Dominanz, beim Autofahren in Fahrtrichtung), Meiden körperlicher Anstrengungen, kleine kohlenhydratreiche Mahlzeiten, Meiden von Alkohol und Fruchtsäften, ausreichende Flüssigkeitszufuhr und Coca-Cola können hilfreich sein. Insbesondere bei antizipatorischer Genese im Sinne eines Noceboeffekts sind Entspannungstraining und mentales Training hilfreich. Desensibilisierung durch kontinuierlich gesteigerte Bewegungsreize, die dem Auslöser der Störung in Art und Ausmaß immer ähnlicher werden, sind wichtige physiologische Verfahren. Auch Kreislauf- und Expositionstraining (z. B. mit dem Rhönrad oder kardanisch aufgehängten Trainingsgeräten) wurden erfolgreich eingesetzt. Medikamentös ist die Verwendung von **Antihistaminika**

(Diphenhydramin, z. B. Reisedragee EuRho®, Reisegold®; Dimenhydrinat, z. B. Vomex A® – als Prophylaxe bei der israelischen Luftwaffe 3 Tbl.), **Anticholinergika** (Scopolamin TTS® Membranpflaster ca. 6–8 Stunden vor Reiseantritt), **Cinnarizin in Kombination mit Dimenhydrinat** (20 mg/40 mg), nur in Extremfällen **Psychopharmaka** (Promethazin, z. B. Atosil® 20–30 mg; Levopromazin, z. B. Neurocil®) möglich. Hochdosiertes Vitamin C (2 mg Einmaldosis) soll hilfreich sein. Auch Meclozin, B-Vitamine und als alternative Präparate Tee aus Ingwerwurzelextrakten, Pyridoxin und *Cocculus*-haltige Präparate werden beschrieben, ohne dass es klare Evidenzen gibt. Metoclopramid und Ondansetron sowie andere hochwirksame Antiemetika aus der Gruppe der 5-HT3-Antagonisten (z. B. Ondansetron) werden hingegen nicht empfohlen (Koch et al. 2018). Bei akuter Kinetose können Liegen, Stabilisierung des Kopfes, Blick auf den natürlichen Horizont, ggf. Schließen der Augen und frische Luft Linderung bringen.

LITERATUR

Chamnanchanunt S, Rojnuckarin P. Direct anticoagulants and travel-related venous thromboembolism. Open Med (Wars) 2018; 13: 575–582.
Coker RK, Armstrong A, Church AC et al. BTS Clinical Statement on air travel for passengers with respiratory disease. Thorax 2022; 77: 329–350.
Elwood HH, Space DR. The airplane cabin environment – Issues pertaining to flight attendant comfort. Boeing, 2002.
Harding RM. Cabin Air Quality in aircraft. BMJ 1994; 308: 427–428.
Koch A, Cascorbi I, Westhofen M et al. The neurophysiology and treatment of motion sickness. Dtsch Arztebl Int 2018, 115: 687–96.
Koch A, Cascorbi I, Westhofen M et al. See- und Reisekrankheit. Dtsch Arztebl Int 2018; 115: 687–9.
Reavley CM, Golding JF, Cherkees LF et al. Genetic influences on motion sickness susceptibility in adult women: a classical twin study. Av Sp Environ Med 2006; 11: 1148–1152.
Siedenburg J. Diabetes und Flugreisen. Diabetes aktuell 2016; 14;2: 83–90.
Siedenburg J. Flugreisen bei Kindern. Kinder- und Jugendmedizin 2018; 18(6): 428–438.
Siedenburg J. Kompendium Flugmedizin und Flugreisemedizin. 4. A. Deutsche Akademie für Flug- und Reisemedizin, 2003.
Siedenburg J. Kompendium Flug- und Reisemedizin. Norderstedt. Books on Demand, 2010.
Siedenburg J. Kontagiöse Fluggäste und Infektionsschutz. Flug- und Reisemed 2006; 13: 15–17.

INTERNETQUELLEN

Aerospace Medical Association: www.asma.org.
CDC (Deep Vein Thrombosis & Pulmonary Embolism): www.nc.cdc.gov/travel/yellowbook/2024/air-land-sea/deep-vein-thrombosis-and-pulmonary-embolism.
UK Civil Aviation Authority (Guidance for health professional): www.caa.co.uk/passengers-and-public/passenger-guidance/health-guidance/guidance-for-health-professionals.

13.7 Tauchmedizin

Kay Tetzlaff

13.7.1 Einleitung

Die faszinierende Unterwasserwelt mit oft kristallklarem und angenehm warmem Wasser der Tropen laden zum Tauchen ein und können unvergessliche Erlebnisse bescheren. Daher sind das Schnorcheln und auch das Tauchen mit autonomen Presslufttauchgeräten (self contained underwater breathing apparatus, SCUBA) beliebte Freizeitaktivitäten auf Urlaubsreisen in den Tropen.

Um diese Aktivitäten sicher genießen zu können, sollte ein gewisses Maß an körperlicher Fitness bestehen und eine Tauchausbildung absolviert worden sein. Häufig wird erst am Urlaubsort die spontane Entscheidung gefasst, (auch) tauchen zu wollen. Die veränderten Umgebungsbedingungen unter Wasser verlangen eine besondere Einschätzung möglicher medizinischer Risiken, welche durch physiologische Besonderheiten unter Wasser sowie durch die Akklimatisation nach der Flugreise beeinflusst werden. Diese Risiken sollte der tropen- und reisemedizinisch beratende Arzt kennen, da insbesondere eine zunehmende Zahl von Sporttauchern im fortgeschrittenen Lebensalter und mit vorbestehenden medizinischen Risikofaktoren taucht. Schnorchler und Taucher sollten entsprechende Vorsichtsmaßnahmen beachten und die gesundheitlichen Risiken kennen.

Der Tauchmedizin kommt daher im Rahmen der reise- und tropenmedizinischen Beratung eine besondere Rolle zu, um insbesondere medizinische Risikofaktoren vor der Aufnahme von Tauchaktivitäten zu evaluieren. Dieses Kapitel gibt einen Einblick in die Physiologie und adressiert mögliche medizinische Risiken beim Schnorcheln und Tauchen mit und ohne Presslufttauchgerät. Außerdem werden die notwendigen psychischen und physischen Voraussetzungen erläutert, um sicher tauchen zu können.

13.7.2 Ausbildung

Mangelnde Ausbildung, technische Defekte und Überschätzung der eigenen physischen und psychischen Fähigkeiten sind für den Großteil der glücklicherweise relativ seltenen schweren und tödlichen Unfälle beim Tauchen verantwortlich (Tillmans 2021). Daher kommt einer guten Tauchausbildung ein wichtiger Stellenwert hinsichtlich der Tauchsicherheit zu. Idealerweise hat der Taucher diese Ausbildung bereits im Heimatland absolviert, denn in Deutschland hat die Sporttauchausbildung einen hohen Standard. Bei einer Schulung am Urlaubsort in den Tropen sollte sich ein Tauchkandidat möglichst vorab bei Vereinen und Verbänden nach der Qualität der Ausbildung erkundigen. Leider finden sich in tropischen Urlaubsdestinationen immer noch Tauchanbieter, welche weder den Nachweis einer Tauchausbildung noch ein medizinisches Fitnessattest zum Tauchen verlangen. Demgegenüber kann in bestimmten tropischen Regionen, wie es zum Beispiel in Australien der Fall ist, der Nachweis entsprechender Zertifikate gesetzlich für das Sporttauchen vorgeschrieben sein. In diesem Falle werden das Vorhandensein und die Gültigkeit geprüft und gegebenenfalls müssen sie vor Ort erworben werden.

13.7.3 Physiologische Veränderungen unter Wasser

Immersion

Beim Eintauchen (Immersion) ins Wasser bewirkt der hydrostatische Druck eine Umverteilung von etwa einem Liter Blut aus den Beinvenen in die thorakalen Gefäße mit nachfolgender Zunahme des enddiastolischen Volumens im rechten Ventrikel, des pulmonalkapillären Verschlussdrucks und des pulmonalarteriellen Mitteldrucks. Diese hämodynamischen Veränderungen, die durch periphere Vasokonstriktion bei Auskühlung noch verstärkt werden können, führen bei vorgeschädigtem Herzen zu einer relevanten Volumenbelastung.

Der Körper kühlt auch im warmen tropischen Wasser durch die vielfach höhere Wärmeleitung von Wasser im Vergleich zur Luft aus (s. u. „Physikalische Eigenschaften des Wassers").

Beim Tauchen in der Tiefe herrschen deutlich niedrigere Wassertemperaturen als an der Wasseroberfläche, sodass gegebenenfalls eine periphere Vasokonstriktion die kardiale Volumenbelastung verstärken kann. Infolge des physiologischen Tauchreflexes kommt es beim Eintauchen ins Wasser zur Bradykardie. Die atriale Volumenbelastung bedingt die Aktivierung des atrialen natriuretischen Peptids mit der Folge einer erhöhten Diurese („Taucherdiurese"). Pulmonale Effekte der thorakalen Blutvolumenzunahme sind eine leichte Verminderung der statischen und dynamischen Lungenvolumina sowie der Lungendehnbarkeit.

Umgebungsdruck

Die subjektiv am deutlichsten wahrnehmbare Veränderung unter Wasser ist die rapide Erhöhung des Umgebungsdrucks beim Abtauchen bzw. die Abnahme beim Auftauchen. Der Umgebungsdruck beträgt auf Meereshöhe etwa 1.000 mbar (1 bar). Pro 10 m Wassertiefe nimmt der hydrostatische Druck jeweils um 1 bar zu, sodass sich in 10 m Wassertiefe der Umgebungsdruck bereits verdoppelt (1 bar Wasserdruck + 1 bar Luftdruck = 2 bar Gesamtdruck; ➤ Tab. 13.17).

Entsprechend den physikalischen Gesetzmäßigkeiten idealer Gase führt eine Erhöhung des Umgebungsdrucks zur Kompression eines gegebenen Gasvolumens. Beispielsweise reduziert sich das Volumen eines Gases beim Abtauchen auf 10 m Wassertiefe auf die Hälfte. Hinsichtlich gasgefüllter Kavitäten des Körpers wie z. B. der Paukenhöhle des Mittelohrs entsteht daher ein relativer Unterdruck, der durch willkürliche Belüftung (z. B. durch ein Valsalva-Manöver) ausgeglichen werden muss. Geschieht das nicht, kommt es zum Barotrauma, also einer druckbedingten Schädigung. **Barotraumen des Trommelfells** gehören zu den mit Abstand häufigsten Ursachen für Zwischenfälle beim Tauchen.

Beim Tauchen mit Atemgerät atmet der SCUBA-Taucher üblicherweise Luft, die in Druckflaschen komprimiert mitgeführt wird und über ein System von Druckminderern die Atmung unter Wasser gestattet. Die Erhöhung des Umgebungsdrucks führt zu einer Erhöhung der Atemgaspartialdrucke in der Inspirationsluft. In einer Wassertiefe von 10 m verdoppelt sich der inspiratorische Sauerstoffpartialdruck (pO_2) mit der Folge eines Anstiegs des Anteils an frei gelöstem O_2 im Plasma, da das Hämoglobin bereits unter normalen Bedingungen weitgehend mit O_2 gesättigt ist. In 40 m Wassertiefe entspricht der pO_2 (5 bar × 0,21) demjenigen von reiner Sauerstoffatmung unter normalen atmosphärischen Bedingungen.

Als wesentliche Gaskomponente der Luft erhöht sich auch der inspiratorische **Stickstoffpartialdruck (pN_2),** sodass beim SCUBA-Tauchen Stickstoffmoleküle in die Körpergewebe diffundieren. Die gelöste Gasmenge ist proportional zum pN_2 und von der Expositionszeit und der Temperatur abhängig. Reduziert sich während des Auftauchens (Dekompression) der Umgebungsdruck, ist der pN_2 in den Körpergeweben höher als in der Ausatemluft. Der in Lösung gegangene N_2 ist entsprechend dem Konzentrationsgefälle bestrebt, mit dem venösen Blut aus den Geweben zur Lunge zu gelangen und dort abgeatmet zu werden. Dabei entstehen „Mikrogasblasen", die in der Regel keine Beschwerden machen, wenn sie nicht in zu großer Zahl anfallen und keine anatomischen oder funktionellen Kurzschlüsse zum arteriellen Blutkreislauf vorliegen. Je tiefer getaucht wird, umso größer ist die Gefahr, dass sich Gasblasen formieren, und umso länger braucht der Körper, um diese durch venösen Rücktransport und Diffusion in den Alveolarraum zu eliminieren. Bei zu raschem Auftauchen kann es daher in Abhängigkeit vom Grad der Stickstoffaufsättigung der Körpergewebe zur Gasblasenbildung mit nachfolgender gesundheitlicher Störung kommen (**Dekompressionskrankheit,** ➤ Kap. 13.7.4).

Physikalische Eigenschaften des Wassers

Wegen der größeren Wärme- und Kälteleitfähigkeit von Wasser im Vergleich zur Luft ist der Körper beim Schnorcheln und Tauchen schnelleren und größeren Temperaturveränderungen unterworfen. Die beschleunigte Ableitung von Körperwärme durch direkte Molekülbewegung (Konduktion) und Strömungsbewegung (Konvektion) sowie über die Atmung (Evaporation) führen dazu, dass man im Wasser bereits nach relativ kurzer Zeit friert, auch bei komfortablen Wassertemperaturen von z. B. 20 °Celsius. Beim Tauchen kommt hinzu, dass das Sonnenlicht an der Wasseroberfläche stark reflektiert und fraktioniert wird, sodass sich die wärmende Wirkung unter der Wasseroberfläche deutlich abschwächt und die Wassertemperatur schon in wenigen Metern Tiefe deutlich niedriger ist als noch knapp unter der Oberfläche. Daher sollte auch in tropischen Regionen immer auf ausreichende Isolation durch Nasstauchanzüge Wert gelegt werden.

Tab. 13.17 Äquivalente von Wassertiefe, Umgebungsdruck, Teildrucken von O_2 und N_2 bei Luftatmung und einem gegebenen Gasvolumen

Tiefe (m)	Umgebungsdruck (bar)	Sauerstoffpartialdruck (bar)	Stickstoffpartialdruck (bar)	Gasvolumen (l)
0	1	0,21	0,79	1
10	2	0,42	1,58	½
20	3	0,63	2,37	⅓
30	4	0,84	3,16	¼
40	5	1,05	3,95	⅕

Allerdings kann es bei Anstrengungen mit angelegtem Tauchanzug/Tauchausrüstung vor dem Tauchgang und auch während extremer Anstrengung, z. B. Schnorcheln mit angelegter Tauchausrüstung bei Strömung und unruhigem Wasser, zu Wärmestau und konsekutivem Hitzekollaps kommen.

13.7.4 Unfälle und Zwischenfälle beim Tauchen

Unfälle und Zwischenfälle beim Tauchen können multifaktoriell bedingt sein durch Barotraumen beim Abtauchen (während der Kompression), Gasintoxikationen während des Tauchgangs (Phase der Isopression) oder Schädigungen durch zusätzliches Gas im Körper beim Auftauchen, also der Dekompression (Klingmann, Muth und Tetzlaff 2019). Letzteres kann entweder in Form von Luft durch Einreißen der Lunge nach einer Überdehnung **(Barotrauma der Lunge)** oder durch Bildung von Stickstoffblasen infolge zu schneller Druckreduktion **(Dekompressionserkrankung)** entstehen (s. u. „Pathophysiologie und Symptomatik"). Diese Dekompressionsunfälle zählen zu den schwersten und daher gefürchteten Tauchunfällen.

Epidemiologie von Dekompressionsunfällen

Im Durchschnitt kommt es alle 2.500 Tauchgänge zu einem Dekompressionsunfall, wobei die Inzidenz in hohem Maß abhängt von den beobachteten Populationen und deren Tauchverhalten (Klingmann, Muth und Tetzlaff 2019). Damit ist die Unfallinzidenz im Vergleich zu anderen Extremsportarten zwar niedrig, jedoch ist die Mortalität mit etwa einem fatalen Unfall pro 50.000 Tauchgänge relativ hoch.

Pathophysiologie und Symptomatik

Pulmonales Barotrauma

Beim Auftauchen besteht die Möglichkeit, dass die sich ausdehnende Luft in den Lungen nicht schnell genug ausgeatmet wird und es zu einer Überdehnung der Lunge kommt mit der Folge eines Einrisses von Lungenbläschen oder kleinsten Bronchien. Das Risiko ist erhöht bei schneller Aufstiegsgeschwindigkeit im Rahmen von Notaufstiegen; aber auch regionäre Ursachen in den Atemwegen können die Ausatmung behindern wie z. B. bronchiale Obstruktionen bei Lungenemphysem, Bronchitis oder Asthma. Es kann auch die ganze Lunge betroffen sein bei einem Stimmritzenkrampf, welcher eventuell durch Angstreaktionen oder nach Kaltwasseraspiration reflektorisch auftreten kann. Tierexperimentelle Untersuchungen haben gezeigt, dass Druckgradienten zwischen dem Druck in den Lungenbläschen und dem Druck im Pleuraspalt von nur 70 mmHg (entsprechend knapp einem Meter Wassersäule) ausreichen können, um zum Einriss zu führen (Tetzlaff 2023). Klinisch können entsprechend der Lokalisation des Lungenrisses und dem konsekutiven Entweichen der Luft ein **Mediastinalemphysem,** gegebenenfalls mit Hautemphysem, ein **Pneumothorax** und eine **arterielle Gasembolie** unterschieden werden, wobei diese klinischen Entitäten oft kombiniert vorliegen.

Im Falle der Gasembolie steht eine Stroke-like-Symptomatik mit Halbseitenlähmung im Vordergrund, da die Embolie vorzugsweise zerebrale Gefäße okkludiert. Diese zerebrale Gasembolie ist mit einer hohen Morbidität und Mortalität assoziiert (Muth und Shank 2000).

Dekompressionserkrankung

Eine Dekompressionserkrankung (decompression sickness, DCS) liegt vor, wenn während oder nach der Dekompression Beschwerden auftreten, die durch Stickstoffblasen verursacht werden. Klinisch werden eine milde Form (DCS I), die keine lebenswichtigen Organe und Funktionen wie Zentralnervensystem, Atmung und Kreislauf betrifft, von einer schwereren Form mit neurologischer Symptomatik (DCS II) unterschieden. Die Beschwerden sind sehr unspezifisch und umfassen eine große Spanne von milden Missempfindungen vornehmlich im Bereich beider Beine und Arme über verminderte Sensibilität und Gefühllosigkeit bis hin zur Querschnittslähmung. Je nach Schweregrad der DCS II treten die Symptome innerhalb von wenigen Stunden nach dem Tauchgang auf und werden intensiver, wenn keine Behandlung erfolgt. Im Unterschied zur arteriellen Gasembolie nach Lungenüberdehnung (s. o.) sind die Beschwerden typischerweise eher beidseitig vorhanden und Bewusstlosigkeit oder Krampfanfälle seltener, und sie treten später auf.

Kompliziert wird die Pathophysiologie der DCS durch die Möglichkeit des Übertritts von Stickstoffgasblasen vom venösen ins arterielle System, z. B. durch Shunts. Diese Blasen können dann im arteriellen System zur Gasembolie führen. Die wahrscheinlichste Ursache für Shunts bei einem nennenswerten Teil der Taucher ist ein funktionell **offenes Foramen ovale,** welches sich bei etwa 25 % der erwachsenen Bevölkerung findet. Große kontrollierte Studien konnten einen Zusammenhang zwischen dem Vorhandensein eines offenen Foramen und der Häufigkeit von DCS sowie dem Nachweis von ischämischen Hirnläsionen finden (Knauth et al. 1997, Torti et al. 2004).

Tiefenrausch

Eine zweite wesentliche Wirkung der Erhöhung des p_iN_2 liegt in der bekannten narkotischen Potenz von Stickstoff. Ab Wassertiefen von 30 m ist mit dem Einsetzen von einem Alkoholrausch ähnelnden Symptomen zu rechnen, die in ihrer Intensität mit steigender Wassertiefe zunehmen und bis zur Bewusstlosigkeit führen können. Diese Symptome sind komplett reversibel und lassen sich in ihrer Wirkung durch Druckverminderung (Verringerung der Wassertiefe) wieder abschwächen bzw. eliminieren. Problematisch ist allerdings, dass beginnende kognitive Beeinträchtigungen von Tauchern nur schwer wahrgenommen werden und damit das individuelle Risiko unterschätzt wird. Von professionellen Sporttauchverbänden wird daher weltweit eine Begrenzung der maximalen Tauchtiefe mit Luft als Atemgas auf 30–40 m Tiefe angeraten.

Immersionslungenödem

Eine erst seit wenigen Jahren bekannte Ursache von Tauchunfällen bzw. Zwischenfällen ist das Immersionslungenödem, welches bei Tauchern erstmals beschrieben wurde (Wilmshurst et al. 1989), aber in ähnlicher Form bei Triathleten, Schnorchlern, Kampfschwimmern und auch beim Aquajogging auftreten kann. Es handelt sich nicht um einen Dekompressionsunfall; allerdings kann die Symptomatik bei Tauchern unspezifisch sein und nicht immer klar von einem Dekompressionsunfall abgegrenzt werden. Die klinische Präsentation und Diagnostik entsprechen derjenigen des nicht tauchbedingten Lungenödems mit Auftreten von Dyspnoe, Husten und gegebenenfalls Hämoptysen bereits während des Tauchgangs bzw. der jeweiligen körperlichen Aktivität im Wasser und dem therapeutischen Ansprechen auf Sauerstoffgabe und Gabe von Diuretika. Pathophysiologisch steht die vermehrte rechtskardiale Volumenbelastung infolge Immersion im Vordergrund, wobei verschiedene Faktoren wie extreme körperliche Anstrengung, Kälte, erhöhte Atemwiderstände beim Tauchen sowie weitere Faktoren als ursächlich für das Auftreten auch bei scheinbar herzgesunden Personen beschrieben wurden (Tetzlaff, Swenson und Bärtsch 2022). In experimentellen Studien wurde berichtet, dass bei betroffenen Personen eine latente pulmonalarterielle Mitteldruckerhöhung und ein überproportionaler Anstieg des Mitteldrucks bei Belastung unter Immersionsbedingungen nachweisbar waren (Moon et al. 2016).

Diagnostik und Therapie

Diagnostisch wegweisend sind bei Tauchunfällen die Eigen- bzw. Fremdanamnese mit dem Nachweis eines zeitlichen Zusammenhangs zwischen dem Auftreten der Symptome und dem Tauchgang, wobei das Tauchgangsprofil wichtige ätiologische Hinweise liefern kann. Da der Therapieerfolg bei Dekompressionsunfällen unmittelbar von der Zeit bis zum Beginn therapeutischer Maßnahmen abhängt (Longphre et al. 2007), ist eine weiterführende Diagnostik zunächst zurückzustellen und kann gegebenenfalls nach erfolgter Druckkammerbehandlung ergänzt werden. Da die Konsequenz sowohl der arteriellen Gasembolie als auch der Dekompressionskrankheit das pathologische Vorhandensein von Gas in Körpergeweben bzw. den Blutgefäßen ist, ist vordringliches Ziel der Therapie, das Gas zu eliminieren und die Schäden der Minderversorgung mit Sauerstoff zu begrenzen. Die moderne Behandlung von Dekompressionsunfällen umfasst die Atmung von 100 % Sauerstoff und die Rekompression (AWMF 2022). Letztere Maßnahme dient entgegen früherer Vorstellungen nach heutiger Kenntnis weniger einer echten Rekompression von Gasblasen, sondern der Verabreichung von Sauerstoff unter einem höheren Umgebungsdruck **(hyperbare Oxygenierung).** In den meisten Fällen ist ein Transport des verunfallten Tauchers zur nächstgelegenen Druckkammer notwendig, möglichst unter fortgesetzter Sauerstoffgabe.

13.7.5 Medizinische Fitness für das Tauchen

Wer einen Urlaub plant, der extreme bzw. besondere Belastungen mit sich bringen kann (z. B. das Sporttauchen in tropischen Gewässern), sollte sich zuvor medizinisch untersuchen lassen, um eventuell bestehende körperliche Risikofaktoren auszuschließen. Dieser Gesundheitscheck, im Falle des Tauchens auch „Tauchtauglichkeitsuntersuchung“ genannt, ist allerdings in Deutschland nicht gesetzlich vorgeschrieben. Allerdings kann im Falle eines Tauchunfalls eine Unfallversicherung bei Nichtvorliegen eines ärztlichen Gesundheitsattests den Versicherungsschutz versagen, was im Falle einer notwendigen Druckkammerbehandlung und Repatriierung hohe persönliche Kosten zur Folge haben kann.

Untersuchung

Der Umfang eines Fitnesschecks und die Qualifikation des untersuchenden Arztes sind nicht gesetzlich vorgeschrieben; allerdings erklärt der untersuchende Arzt mit seinem Attest, dass er die Untersuchung nach bestem Wissen und entsprechend den einschlägigen Empfehlungen durchgeführt hat. In Deutschland und Österreich haben die Gesellschaft für Tauch- und Überdruckmedizin (GTÜM) bzw. die Österreichische Gesellschaft für Tauch und Hyperbarmedizin (ÖGTH) sowie in der Schweiz die Schweizerische Gesellschaft für Unterwasser- und Hyperbarmedizin (SUHMS) entsprechende Empfehlungen für die Tauchtauglichkeit von Sporttauchern herausgegeben, mit Vordrucken für Untersuchungsformulare und Atteste (s. u. Internetquellen).

Zur **Tauchtauglichkeitsuntersuchung** gehören die Befragung zur Krankheitsgeschichte sowie eine körperliche Untersuchung. Neben der allgemeinen körperlichen Untersuchung sind die Untersuchung der Bruchpforten sowie die sorgfältige Prüfung und Dokumentation des Reflexstatus inklusive des Pupillenstatus wichtig. Beides kann bei Verdacht auf einen Tauchunfall bei der Entscheidungsfindung hilfreich sein. Ebenfalls wichtig ist die Inspektion der Ohren einschließlich der Spiegelung der Trommelfelle. Ergeben sich hieraus Auffälligkeiten, ist eine konsiliarische HNO-fachärztliche Untersuchung zu empfehlen. Mit apparativen Untersuchungen sollen eine Ruhelungenfunktionsmessung mit Bestimmung der Lungenvolumina und möglichst auch Parameter der forcierten Ausatmung (exspiratorische Flusswerte) erhoben werden. Des Weiteren ist ein Ruhe-EKG zur Prüfung der Funktion des Herzens durchzuführen. Bei kardiovaskulären Beschwerden oder Vorerkrankungen und unabhängig davon bei allen Tauchkandidaten ab dem 40. Lebensjahr wird die Durchführung einer Belastungsuntersuchung mit EKG, zum Beispiel auf dem Fahrradergometer, empfohlen, da insbesondere erhöhtes Lebensalter und kardiovaskuläre Erkrankungen nachgewiesene Risikofaktoren für schwere Tauchunfälle darstellen (Tillmans 2021; Klingmann, Muth und Tetzlaff 2019).

Kriterien für die Tauchtauglichkeit

Die Tauchkandidaten müssen selbstständig schwimmfähig sowie kommunikationsfähig sein. Zudem sollte eine geistige Reife bestehen, die die erforderliche Eigenverantwortlichkeit gewährleistet.

Wenn auch keine überdurchschnittlichen körperlichen und geistigen Voraussetzungen zur Ausübung des Tauchsports notwendig sind, sollte eine gewisse gesundheitliche Fitness bestehen, um insbesondere plötzlichen unerwarteten physischen und/oder psychischen Belastungssituationen entsprechen zu können. Eine Einschränkung

13

kognitiver Leistungen und/oder eine Panikreaktion unter Wasser bringen prinzipiell die Gefahr des Ertrinkens mit sich.

Spezielle Risiken beim Sporttauchen ergeben sich aus dem Verständnis der physiologischen und gegebenenfalls pathophysiologischen Effekte von Immersion und den Besonderheiten von Gasen unter den Bedingungen eines sich ändernden Umgebungsdrucks (s. a. ➤ Tab. 13.17).

! CAVE

Generell sind jegliche Störungen der Aufmerksamkeit und des Bewusstseins ein Ausschlussgrund des Tauchens, da sie unter Wasser lebensgefährlich sind.

Des Weiteren sind Erkrankungen auszuschließen, die die Gefahr eines Barotraumas erhöhen oder/und die kardiovaskuläre Leistungsfähigkeit einschränken. Akute Infektionen, insbesondere im HNO-Bereich, schließen ebenfalls das Tauchen aus. ➤ Tab. 13.18 gibt einen Überblick auf die wichtigsten Kontraindikationen für das SCUBA-Tauchen.

Tab. 13.18 Wichtigste Kontraindikationen für das SCUBA-Tauchen

Hals, Nase und Ohren	Chronische Mittelohrentzündung, Cholesteatom, Zustand nach Radikaloperation, Stapedektomie oder Tympanoplastik Typ II und III, Riss des runden oder ovalen Fensters, Laryngozele, doppelseitige Rekurrensparese, chronisch-rezidivierender Tubenmittelohrkatarrh
Lunge und Atemwege	Obstruktive oder restriktive Ventilationsstörungen, entzündliche oder fibrosierende Lungenparenchymerkrankungen, anamnestischer Spontanpneumothorax, Zysten, Emphysemblasen, Bronchiektasen, unkontrolliertes Asthma bronchiale
Herz-Kreislauf	Z. n. Herzinfarkt mit persistierender Symptomatik, Herzrhythmusstörungen mit Gefahr einer Synkope, hämodynamisch relevante Herz(klappen)fehler, Aorteninsuffizienz II und höher, Zustand nach Herzklappenersatz, Aortenaneurysma, dilatative Kardiomyopathie mit eingeschränkter Ejektionsfraktion, hypertrophe Kardiomyopathien mit Obstruktion des Ausflusstrakts und/oder Rhythmusstörungen, Cor pulmonale, Herzinsuffizienz
Endokrinologie und Stoffwechsel	Insulintherapie < 12 Monate oder Einstellung mit oralen Antidiabetika < 6 Monate, Insulintherapie mit suboptimaler Blutzuckereinstellung und Hypoglykämien, diabetische Folgeerkrankungen mit Beeinträchtigung der Leistungsfähigkeit oder Neuropathien, rezidivierende Hypoglykämien, manifeste Hyper- oder Hypothyreose, unbehandelter Hyper- oder Hypoparathyreoidismus, unbehandelter Hyperaldosteronismus, unbehandelter Morbus Cushing
Nervensystem	Akute bakterielle und virale Infektionen, zerebrovaskuläre Erkrankungen mit Folgeerscheinungen, Epilepsie, Myasthenia gravis, Multiple Sklerose im akuten Schub, Stirnhirnschäden mit Frontalhirnsyndrom, Temporallappenschäden mit -ausfällen, Okzipitallappenschäden mit Störungen des Sehzentrums, organische Demenz, Erkrankung des zentralen Nervensystems mit erheblichem permanentem Defektzustand
Psyche	Posttraumatisches Stresssyndrom, schizophrene Psychosen, schwere bipolare Störungen, endogene Depression, Manie, Psychopathiesyndrome, temporo-basales Syndrom, Neurosen, Phobien, Suchtkrankheiten, Demenz, chronische Intoxikationen, Hyperventilationssyndrom
Augen	Akute bakterielle und virale Infektionen, Sehschärfe des besseren Auges mit und ohne Korrektion < 0,5, enger Kammerwinkel, Weitwinkelglaukom mit Sehnervenschaden, fortgeschrittene Angiopathien

13.7.6 Spezielle reisemedizinische Aspekte

Beim Tauchen in tropischen oder subtropischen Regionen sind insbesondere klimatische Faktoren und Belastungen einer Flugreise zu berücksichtigen. So sollte bei Flugreisen nach der Ankunft nicht unmittelbar getaucht werden, da die trockene Luft im Flugzeug nach längerer Flugdauer zur nennenswerten Austrocknung von Schleimhäuten insbesondere im Nasen-Rachen-Raum mit möglicher nachfolgender Entzündung führen kann, sodass Druckausgleichsprobleme beim Tauchen möglich sind (➤ Kap. 13.6). Noch wichtiger ist der Ausgleich des bei längeren Flügen auftretenden Flüssigkeitsverlustes, da Hypovolämie ein Risikofaktor für das Auftreten einer Dekompressionserkrankung ist (Freiberger 2002). Auch Klima- und Zeitzonenwechsel verlangen ggf. eine Anpassungsphase, um fit zum Tauchen zu sein. Noch wichtiger ist die Beachtung eines tauchfreien Intervalls zwischen dem letzten Urlaubstauchgang und dem Rückflug. Eine erhöhte Restmenge an Stickstoff in den Körpergeweben kann zur Blasenbildung im Körper führen, da der Kabineninnendruck auf Reiseflughöhe etwa einem Umgebungsdruck von 2.700 m Höhe entspricht und somit eine weitere Dekompression darstellt. Bei Wiederholungstauchgängen oder dekompressionspflichtigen Tauchgängen sollte daher mind. 24 Stunden vor dem Rückflug nicht mehr getaucht werden.

Medikamente können eine Kontraindikation zum Tauchen darstellen, wenn sie z. B. zentralnervöse Nebenwirkungen aufweisen. Generell gilt, dass bei Einnahme von Medikamenten, welche die Fahrtüchtigkeit einschränken, auch nicht getaucht werden darf.

Medikamente können unter den Bedingungen eines erhöhten Umgebungsdrucks eine Veränderung, Abschwächung oder Verstärkung der erwarteten Wirkung zeigen und müssen daher individuell eingeschätzt werden.

Speziell für Tropenreisen relevant ist eine Chemoprophylaxe bei Reisen in Malariagebiete mit hohem Übertragungspotenzial. **Mefloquin** ist wegen möglicher neuropsychiatrischer und psychomotorischer Nebenwirkungen bei Tauchern im Allgemeinen kontraindiziert. Eine Prophylaxe mit Atovaquon/Proguanil ist bei Tauchern möglich (sofern es unter der Einnahme nicht zu einer Benommenheit kommt, was selten möglich ist).

LITERATUR

AWMF. S2k-Leitlinie Tauchunfall 2022–2027, AWMF-Registernummer 072-001. 2022. https://register.awmf.org/assets/guidelines/072-001l_S2k_Tauchunfall_2023-03.pdf.

Freiberger JJ, Denoble PJ, Pieper CF, Uguccioni DM, Pollock NW, Vann RD. The relative risk of decompression sickness during and after air travel following diving. Aviat Space Environ Med 2002; 73: 980–4.

Gesellschaft für Tauch- und Überdruckmedizin (GTÜM), Österreichische Gesellschaft für Tauch- und Hyperbarmedizin (ÖGTH). Checkliste Tauchtauglichkeit. 2. A. Stuttgart: Gentner, 2014.
Klingmann C, Muth CM, Tetzlaff K (Hrsg.). Moderne Tauchmedizin. Handbuch für Tauchlehrer, Taucher und Ärzte. 3. A. Stuttgart: Gentner, 2019.
Knauth M, Ries S, Pohimann S et al. Cohort study of multiple brain lesions in sport divers: role of a patent foramen ovale. Br Med J 1997; 314: 701–705.
Longphre JM, Denoble PJ, Moon RE, Vann RD, Freiberger JJ. First aid normobaric oxygen for the treatment of recreational diving injuries. Undersea Hyperb Med 2007; 34 :43–9.
Moon RE, Martina SD, Peacher DF et al. Swimming-induced pulmonary edema: pathophysiology and risk reduction with sildenafil. Circulation 2016; 133: 988–996.
Muth CM, Shank ES. Gas embolism. N Engl J Med 2000; 342: 476–482.
Tetzlaff K. Pulmonary Physiology and Medicine of Diving. Semin Respir Crit Care Med 2023; 44: 705–718.
Tetzlaff K, Swenson ER, Bärtsch P. An update on environment-induced pulmonary edema – „When the lungs leak under water and in thin air". Front Physiol 2022; 13: 1007316.
Tillmans F (ed.). DAN Annual Diving Report 2020 Edition. A report on 2018 diving fatalities, injuries, and incidents. Divers Alert Network, Durham (NC), 2021.
Torti SR, Billinger M, Schwerzmann M et al. Risk of decompression illness among 230 divers in relation to the presence and size of patent foramen ovale. Eur Heart J 2004; 25: 1014–20.
Wilmshurst PT, Nuri M, Crother A, Webb-Peploe NM. Cold-induced pulmonary oedema in scuba-divers and swimmers and subsequent development of hypertension. Lancet 1989; 1: 62–5.

INTERNETQUELLEN
Gesellschaft für Tauch- und Überdruckmedizin (Informationen zur Tauchtauglichkeit): www.gtuem.org/tauchtauglichkeit/sh-20.html.
Österreichische Gesellschaft für Tauch- und Hyperbarmedizin (ÖGTH, Downloads): https://oegth.at/60/downloads.
Swiss Underwater and Hyperbaric Medical Society (SUHMS, Ärztliches Zeugnis): https://suhms.org/wordpress/wp-content/uploads/2016/11/attestm.pdf.

13.8 Berg- und Höhenmedizin

Rainald Fischer

13.8.1 Einleitung

Die Höhenmedizin stellt einen kleinen, aber wichtigen Teil der Reisemedizin dar. Neben der Tatsache, dass über 140 Millionen Menschen weltweit in Höhen über 2.500 m leben und die höchsten Behausungen in Höhen über 6.000 m vorzufinden sind, hat in den letzten 20 Jahren die Zahl derjenigen, die im Rahmen von Trekking- oder Expeditionsreisen hochgelegene Regionen und die höchsten Gebirge dieser Welt aufsuchen, immer weiter zugenommen.

Es gibt viele Reiseziele (La Paz 3.510 m, Lhasa 3.650 m, aber auch viele höher gelegene Alpengebiete oder Skistationen in den Rocky Mountains), welche von immer mehr Reisenden aufgesucht werden und deren Höhe über dem Meeresspiegel ein Problem darstellen kann. Darüber hinaus führt die Reiselust insbesondere der älteren Generationen dazu, dass immer mehr Menschen mit pulmonalen oder kardialen Vorerkrankungen Reiseziele über 2.500 m aufsuchen.

Dieses Kapitel gibt einen Überblick über die physiologischen Bedingungen, die einem Höhenaufenthalt zugrunde liegen, über die Behandlung und Prävention der typischen Höhenkrankheiten sowie die Risiken durch Kälteexposition.

13.8.2 Physikalische und physiologische Veränderungen in der Höhe

Durch die Verminderung des Atmosphärendrucks mit zunehmender Höhe kommt es zu einer Verminderung des **Sauerstoffpartialdrucks.** Er beträgt in einer Höhe von 5.500 m Höhe nur noch die Hälfte des Drucks auf Seehöhe, auf einer Höhe von etwa 8.500 m nur noch ein Drittel. Dies variiert nach Jahreszeit und geografischer Lage, so ist z. B. der Atmosphärendruck in Polnähe deutlich niedriger als in Äquatornähe.

Die Hypoxie führt einerseits zu **kurzfristigen Kompensationsreaktionen** und andererseits zu langsamen Veränderungen, welche letztlich die **Akklimatisation** bewirken.

Die kurzfristigen Reaktionen des Körpers sind Hyperventilation (dadurch Verminderung des alveolären CO-Partialdrucks und Erhöhung des alveolären Sauerstoffpartialdrucks), Anstieg des pulmonalarteriellen Drucks (dadurch Verminderung der pulmonalen Shunts) und Verschiebung der Sauerstoffverbindungskurve nach links durch die respiratorische Alkalose.

Langfristige Akklimatisationsvorgänge betreffen insbesondere die Zunahme der Sauerstoffträger durch die Erythropoese, welche bereits nach wenigen Stunden Höhenaufenthalt einsetzt. Weiter kommt es zu einem Remodeling der pulmonalen Strombahn, welche dem erhöhten pulmonal-arteriellen Druck besser standhält.

Entscheidend ist, dass ab einer Höhe von 2.500 m eine Akklimatisation für einen längerfristigen Aufenthalt typischerweise immer notwendig ist, in Höhen unter dieser **Schwellenhöhe** reichen die kurzfristigen Reaktionen des Körpers für eine ausreichende Oxygenierung aus. Allerdings gilt dies nicht für Patienten mit pulmonalen oder kardialen Vorerkrankungen. Bei diesen Patienten können bereits Höhen unter 2.000 m ein Problem darstellen (Berger et al. 2020).

13.8.3 Akklimatisation

Don't go too high too fast.

Dieser entscheidende Leitspruch gilt für alle Phasen der Höhenakklimatisation. Akklimatisation bedeutet, dem Körper ausreichend Zeit zu geben, mit der Umgebungshypoxie zurechtzukommen. Der menschliche Organismus kann sich für Höhen bis etwa 5.500 m vollständig akklimatisieren, wenn er ausreichend Zeit dafür hat.

Faustregel: Oberhalb der Schwellenhöhe von 2.500 m sollten für jeweils weitere 1.000 Hm Schlafhöhengewinn etwa 4 bis 6 Tage gerechnet werden. Die tägliche Schlafhöhe sollte um nicht mehr als 300–400 m pro Tag gesteigert werden. Die Höhe, die dabei tagsüber erreicht wird, kann allerdings deutlich darüber liegen. Weiterhin sollte versucht werden, nach jeweils 1.000 m Höhengewinn einen weiteren Ruhetag einzulegen (Luks et al. 2019).

Allerdings ist diese langsame Form der Akklimatisation häufig nicht mit den kurzen Urlaubszeiten und Urlaubswünschen zu vereinbaren. Daher treten insbesondere bei Gruppenreisen in größeren Höhen bei einem hohen Prozentsatz der Teilnehmer Symptome der akuten

Bergkrankheit auf. Wünschenswert wäre es daher, wenn die Reiseroute so flexibel gewählt werden kann, dass bei starken Symptomen eine entsprechende Ruhepause möglich ist.

Solange der Höhengewinn beschwerdefrei geschieht, kann er fortgesetzt werden. Treten jedoch Beschwerden im Sinne von Höhenkrankheiten auf (➤ Kap. 13.8.4), sollte unbedingt auf der erreichten Höhe pausiert werden oder im Zweifel bis zur letzten, beschwerdefreien Höhe abgestiegen werden.

13.8.4 Höhenkrankheiten

DEFINITION

Der Begriff Höhenkrankheit stellt den gemeinsamen Nenner dar für Syndrome, welche bei nicht akklimatisierten Reisenden kurz nach dem Aufstieg in Höhen über 2.500 m auftreten können. Sie können aber auch bei Reisenden auftreten, die z. B. in einer Höhe von 3.500 m akklimatisiert sind und dann rasch in Höhen von über 5.000 m aufsteigen.

Der Begriff Höhenkrankheit beinhaltet die mehr zerebralen Syndrome der akuten Höhenkrankheit (acut mountain sickness, AMS) sowie des Höhenhirnödems (high altitude cerebral edema, HACE) und das pulmonale Syndrom des Höhenlungenödems (high altitude pulmonary edema, HAPE). Die Erkrankungen HACE und HAPE kommen wesentlich seltener vor als die akute Bergkrankheit, sind aber unbehandelt mit einer Letalität von 30–50 % behaftet (Luks 2017).

Epidemiologie

Wichtigste Ursachen für die Entwicklung der akuten Höhenkrankheit sind die Geschwindigkeit des Aufstiegs, die erreichte Schlafhöhe sowie die individuelle Empfindlichkeit (Schneider 2002). Relevante Symptome der akuten Bergkrankheit treten in der Regel nur in **Höhen über 2.500 m** auf. Zwischen 1.500 und 2.500 m Höhe kommt es meist zu milderen Symptomen oder zu Symptomen bei Patienten mit entsprechenden, insbesondere pulmonalen Vorerkrankungen. Die Inzidenz der AMS nimmt in Höhen von 2.500 m mit einer Häufigkeit von 2 % (alpine Regionen) auf über 50 % bei Trekkern in der Mount-Everest-Region zu. Werden die Menschen direkt in Höhen über 3.500 m geflogen, liegt die AMS-Häufigkeit bei 84 %. Am Gipfel des Kilimandscharo haben ebenfalls über 80 % aller Bergsteiger eine akute Bergkrankheit. Weitere Risikofaktoren sind bereits stattgehabte Höhenkrankheiten in der Vorgeschichte, insbesondere ein früher durchgemachtes Höhenlungenödem und das Leben in Höhen unter 900 m Seehöhe. Wer bei Ankunft in der neuen Höhe eine besonders niedrige Sauerstoffsättigung aufweist, ist stärker gefährdet. Das Geschlecht, körperliche Fitness oder jugendliches Alter spielen keine Rolle (Berger, Sareban und Bartsch 2020).

Akute Bergkrankheit (AMS) und Höhenhirnödem (HACE)

Die akute Bergkrankheit ist durch unspezifische Symptome und fehlende klinische Untersuchungsbefunde gekennzeichnet. Sie beginnt etwa 6 bis 12 Stunden nach Ankunft in der Höhe. Die wesentlichen Symptome sind im folgenden Kasten zusammengefasst (Roach et al. 2018).

Symptome der akuten Bergkrankheit (absteigende Häufigkeit)

- Kopfschmerzen
- Appetitlosigkeit
- Übelkeit
- Schlaflosigkeit
- Schwindel
- Erbrechen

Allerdings müssen nicht all diese Symptome vorhanden sein. Das Hauptsymptom sind Kopfschmerzen, eine akute Bergkrankheit ohne Kopfschmerzen ist unwahrscheinlich. Sollten bereits pathologische neurologische oder respiratorische Symptome erhebbar sein, wäre dies ein Hinweis auf eine Progression zu HACE oder HAPE.

Durch die unspezifischen Symptome kann eine akute Bergkrankheit leicht verkannt werden, daher ist es notwendig, dass in der Höhe primär eine Höhenkrankheit ausgeschlossen wird, bevor die Symptome auf eine andere Ursache zurückgeführt werden.

Das Höhenhirnödem stellt eine eigenständige Erkrankung dar, allerdings tritt sie oft zusammen mit bzw. im Verlauf einer schweren Höhenkrankheit und oft mit einem Höhenlungenödem auf (Hackett et al. 2004).

Wesentliches Symptom (s. a. Kasten) des Höhenhirnödems ist die Ataxie, welche z. B. durch Gehen auf einem geraden Strich überprüft werden kann. Weiterhin kann es zu einem zunehmenden Bewusstseinsverlust, zu Halluzinationen, Wahrnehmungsstörungen und schließlich zum Koma kommen.

Symptome des Höhenhirnödems (HACE)

- Ataxie
- Schwerste Kopfschmerzen
- Übelkeit, Erbrechen
- Halluzinationen
- Vernunftwidriges Verhalten
- Bewusstseinsstörungen
- Koma

Pathophysiologie von AMS und HACE

Der exakte Mechanismus, der zur Entstehung der akuten Bergkrankheit führt, ist noch nicht ganz klar. Ursache könnte auch sein, dass unter dem Syndrom der akuten Höhenkrankheit letztlich drei verschiedene Erkrankungen subsummiert wurden, die dann auch unterschiedliche Ursachen haben (Berger et al. 2020).

Wesentlicher Faktor ist die rasch einsetzende Hypoxie, die neben einer Zunahme des Gehirnvolumens zu einem verminderten Abstrom über die Gehirnvenen führt. Dazu kommt eine Aktivierung des Trigeminussystems mit entsprechenden Schmerzreizen. Beim Fortbestehen der Hypoxie steht erst das vasogene Hirnödem im Vordergrund, das letztlich die Symptome des HACE auslöst, gefolgt vom zytotoxischen Hirnödem, das schließlich im Wesentlichen die Mortalität bedingt (Hackett 2004).

Prävention und Therapie der akuten Bergkrankheit und des Höhenhirnödems

Siehe auch ➤ Tab. 13.19.

> Entscheidend für die Vermeidung der Entstehung von AMS, HACE und HAPE ist eine ausreichende und langsame Akklimatisation an die Höhe (Luks 2017).

Mit Symptomen der akuten Bergkrankheit sollte nicht weiter aufgestiegen werden. Denn es besteht die Möglichkeit, dass sich aus einer akuten Bergkrankheit entweder ein Höhenhirnödem oder ein Höhenlungenödem entwickelt.

Aufgrund dieses Konflikts zwischen Urlaubswünschen und notwendiger Akklimatisationszeit wird häufig auf pharmakologische Hilfen zurückgegriffen (Luks et al. 2019). Wesentliches Medikament hierfür ist **Azetazolamid** (Diamox®), welches in Dosierungen zwischen 125–500 mg 2 × tgl. eingenommen wird. Empfohlen wird die Einnahme dieser Medikation mind. 1 Tag vor Beginn des Höhenaufenthalts. Azetazolamid führt über die Hemmung der Carboanhydrase in der Niere zu einer metabolischen Azidose und in der Folge zu einer zunehmenden Hyperventilation, welche die sonst entstehende Hypoxämie mildert. Da Azetazolamid nur zu einer Hyperventilation führt, solange es eingenommen wird, sollte es während des gesamten Höhenaufenthalts eingenommen werden, um einen Rebound-Effekt zu vermeiden. Wer bereits nach wenigen Tagen Aufenthalt in der Höhe dieses Medikament absetzt, läuft Gefahr, erneut Symptome der akuten Bergkrankheit zu erleiden. Allerdings kann dann je nach Symptomatik die Einnahme wieder begonnen werden. Eine Entscheidung darüber muss letztlich jeder für sich selbst treffen. Wesentliche Nebenwirkung der Einnahme von Azetazolamid ist eine Parästhesie in den Extremitäten sowie der unangenehme Geschmack von kohlensäurehaltigen Getränken, da auch die Carboanhydrase im Mund gehemmt wird.

Ein weiteres wirksames Medikament ist **Dexamethason** in einer Dosis von 8 mg/Tag in 2–3 Einzeldosen. Allerdings erscheint es aufgrund der typischen Nebenwirkung der Steroidmedikation für eine Prävention aus unserer Sicht nicht geeignet.

Tab. 13.19 Prävention und Behandlung der Höhenkrankheiten

Erkrankung	Prävention	Therapie
Akute Bergkrankheit	• Langsamer Aufstieg • Acetazolamid 125–250 mg 2 × tgl.	• Milde Symptome: abwarten, Ibuprofen • Starke Symptome: Abstieg um mind. 500 Hm, Acetazolamid 2 × 250 mg, ggf. Dexamethason 4–8 mg bis 3 × tgl.
Höhenhirnödem	Langsamer Aufstieg, insb. kein weiterer Aufstieg mit Symptomen der akuten Bergkrankheit	Abstieg um mind. 1.000 Hm, Dexamethason 3 × 8 mg, ggf. Acetazolamid 2 × 250 mg
Höhenlungenödem	• Langsamer Aufstieg • Bei prädisponierten Personen Nifedipin 20 mg ret. 2 × tgl.	Abstieg um mind. 1.000 Hm, Nifedipin 20 ret. 3 × tgl., ggf. Sildenafil 50 mg 2–3 × tgl.

Zur **Behandlung der akuten Bergkrankheit** sollte in milden Fällen ein Ruhetag eingelegt oder ein Abstieg um mind. 500 Höhenmeter vorgenommen werden. Dies ist in der Regel ausreichend, um die Symptomatik vollständig zum Verschwinden zu bringen. Sollte der Abstieg nicht möglich oder nur über einen weiteren Zwischenaufstieg zu erreichen sein, sollte neben der Einnahme von Azetazolamid in einer Dosis von 250 mg 2 × tgl. noch vorsorglich Dexamethason in einer Dosierung von 4 mg alle 6 Stunden eingenommen werden (Luks 2019). Dies dient insbesondere dem Zweck, eine Progression in das Höhenhirnödem zu verhindern. Sofern vorhanden, sollte zusätzlich Sauerstoff gegeben oder mittels eines tragbaren Überdrucksacks (z. B. Certec Bag) eine Erhöhung des Atmosphärendrucks erzielt werden.

Wenn bereits ein **Höhenhirnödem** vorliegt, muss unbedingt neben dem möglichst passiven Abstieg (zur Vermeidung weiterer Gewebshypoxie) Sauerstoff gegeben, Dexamethason und Azetazolamid verabreicht und wenn möglich auch der Einsatz der tragbaren hyperbaren Kammer erwogen werden.

! CAVE
Das Höhenhirnödem ist eine potenziell tödliche Erkrankung. Nur durch eine rasche und suffiziente Therapie kann das Überleben gewährleistet werden.

Höhenlungenödem

Symptomatik

Das Höhenlungenödem tritt typischerweise in den ersten 2 bis 4 Tagen nach Erreichen von Höhen über 2.500 m auf, insbesondere bei raschem Aufstieg. Das Höhenlungenödem muss nicht immer mit der akuten Bergkrankheit vergesellschaftet sein. Die Risikofaktoren sind dieselben wie für die akute Bergkrankheit und das Höhenhirnödem, möglicherweise sind auch respiratorische Infekte prädisponierend.

Die **Warnsymptome** des Höhenlungenödems sind plötzlicher Leistungsabfall, zunehmende Dyspnoe bei Belastung, trockener Husten und Tachykardie sowie Tachypnoe. Im weiteren Verlauf kommt es zu einer zunehmenden Zyanose, auskultatorisch zu Rasselgeräuschen, später Distanzrasseln und schließlich zu schaumigem, später blutig-schaumigem Auswurf (siehe Kasten). Fieber bis zu einer Temperatur von knapp über 38 °Celsius ist häufig, allerdings nicht diagnostisch (Luks 2017).

Symptome des Höhenlungenödems

- Plötzlicher Leistungsabfall
- Belastungsdyspnoe
- Später: Ruhedyspnoe
- Zyanose
- Initial trockener Husten
- Später: Husten mit blutig-schaumigem Auswurf
- Feinblasige Rasselgeräusche
- Später: Distanzrasseln
- Tachykardie

Pathophysiologie

Das Höhenlungenödem ist ein nicht kardiogenes Lungenödem und durch einen übersteigerten pulmonal-arteriellen Druck als Folge des

Hypoxiereizes bedingt. Offenbar kommt es insbesondere bei prädisponierten Patienten durch die Hypoxie zu einem übersteigerten Anstieg im Bereich des pulmonalen Gefäßbetts, letztlich zu einer Zunahme der endothelialen Scherkräfte und schließlich zu einem Leck im Bereich der alveolär-kapillären Membran. Dies führt zur Exsudation von Plasma in die Alveolen. Die dadurch zunehmende Hypoxie führt zu einem weiteren Anstieg des pulmonal-arteriellen Drucks und dadurch letztlich in einen Teufelskreis.

Der erhöhte Druckanstieg im Bereich der alveolären Mikrovaskulatur ist vermutlich insbesondere bedingt durch eine inhomogene, überschießende hypoxische pulmonale Vasokonstriktion, die in Gebieten mit hoher Perfusion zu einem erhöhten Kapillar- und Pulmonalarteriendruck mit Austritt von Flüssigkeit aus den Lungengefäßen führt. Eine zusätzliche pulmonalvaskuläre Drucksteigerung resultiert aus einer hypoxischen Venokonstriktion.

Ein vorhergehender Infekt der Atemwege kann die Entstehung eines Höhenlungenödems triggern, ist hierfür aber nicht ursächlich.

Prävention und Behandlung des Höhenlungenödems

Siehe auch ➤ Tab. 13.19.
Analog zu den vorher beschriebenen Akklimatisationsmechanismen besteht die sicherste Methode zur Vermeidung des Höhenlungenödems in der langsamen Akklimatisation. Patienten mit einem Höhenlungenödem in der Vorgeschichte können durch die Einnahme von retardiertem Nifedipin oral 20 mg alle 8 Stunden das Risiko für die Entstehung eines Höhenlungenödems vermindern (Bärtsch et al. 1991). Weiterhin besteht diese Möglichkeit auch durch die Inhalation von retardierten β2-Agonisten, welche die alveoläre Flüssigkeitsclearance verbessern. In Untersuchungen zeigten sich auch Phosphodiesterase-5-Inhibitoren (wie z. B. Sildenafil oder Tadalafil) sowie hochdosiertes Kortison (Dexamethason 3 × 8 mg/Tag) wirksam in der Prävention des Höhenlungenödems (Maggiorini et al. 2006).

> Entscheidend in der Therapie des Höhenlungenödems ist das rasche Erkennen dieser Erkrankung und der sofortige Abstieg um mind. 1.000 Hm. Wenn möglich sollte zusätzlich Sauerstoff gegeben werden und/oder der Patient in eine tragbare Überdruckkammer (Certec bag) verbracht werden. Körperliche Anstrengung ist zu vermeiden, ein passiver Abtransport ist immer sinnvoll.

Therapeutisch kann die Gabe von 10 mg Nifedepin, gefolgt von 20–30 mg Nifedepin retardiert akut eine rasche Senkung des pulmonal-arteriellen Drucks bewirken und damit zu einer schnellen klinischen Verbesserung führen (Bärtsch et al. 1991). Die neuen Phosphodiesterase-5-Inhibitoren (wie z. B. Sildenafil oder Tadalafil) sind bisher noch nicht in der Therapie des HAPE geprüft worden, dürften aber genauso wirksam sein. Allerdings sollte bedacht werden, dass eine wesentliche Nebenwirkung der Kopfschmerz ist, der dann möglicherweise nicht von einem beginnenden Hirnödem differenziert werden kann.

Zusammenfassung

Entscheidend in der Prävention und Behandlung der akuten Höhenkrankheiten sind neben der Diagnose die Verminderung der Hypoxie, sei es durch Medikation, Zufuhr von Sauerstoff oder am einfachsten durch einen raschen Abstieg.

In den 5 goldenen Regeln der Himalayan Rescue Association kommen diese einfachen Grundsätze zum Ausdruck (siehe Kasten).

> **Himalyan Rescue Association Nepal**
>
> 1. Jeder kann höhenkrank werden, aber niemand muss daran sterben (auch wenn er sich zum Sterben fühlt).
> 2. Jede Gesundheitsstörung in der Höhe muss so lange als Höhenkrankheit gelten, solange nicht das Gegenteil bewiesen ist.
> 3. Bei Symptomen von Höhenkrankheit ist jeder weitere Aufstieg zu vermeiden.
> 4. Wenn die Symptome zunehmen, muss sofort abgestiegen werden.
> 5. Personen mit akuter Bergkrankheit dürfen niemals alleine gelassen werden.
>
> (s. u. Internetquellen)

13.8.5 Weitere typische höhenbedingte Gesundheitsstörungen

Periphere Unterhautödeme

Periphere Unterhautödeme sind in mittleren und großen Höhen häufig, typischerweise eher bei Frauen als bei Männern. An sich ist diese Störung harmlos, kommt jedoch bei Patienten mit akuter Bergkrankheit in der Regel 4-mal so häufig vor. Die peripheren Unterhautödeme gelten daher als Warnzeichen.

Betroffen sind meist Gesicht, Augenlider, Hände, Knöchelregionen und Vorfüße. Ursache sind möglicherweise, ähnlich dem Höhenhirnödem (➤ Kap. 13.8.4), eine erhöhte Permeabilität im Bereich der Kapillaren. Wichtig ist die Differenzierung zu einseitig auftretenden Schwellungen wie Erfrierungen, Verletzungen oder einer Thrombose. Therapeutisch ist die Einnahme von niedrig dosiertem Furosemid möglich. Allerdings stellen periphere Höhenödeme ohne Symptome der akuten Bergkrankheit kein Hindernis für einen weiteren Aufstieg dar.

Höhenbedingte Retinablutungen (high altitude retinal hemorrhage, HARH)

Höhenbedingte Retinablutungen sind in Höhen oberhalb von 5.000 m bei 50–80 % aller Höhenbergsteiger beschrieben. Insbesondere treten sie bei Menschen auf, welche erstmals in große Höhen vorstoßen (Mullner-Eidenbock et al. 2000). Analog zu den peripheren Höhenödemen bzw. zum Höhenhirnödem dürfte auch hier eine vermehrte Permeabilität im Bereich der retinalen Gefäße ursächlich sein. Möglicherweise führt auch der erhöhte intrakranielle bzw. intraokulare Druck durch Anstrengung oder Pressatmung bei Höhenreizhusten zu diesen Blutungen. Sehstörungen werden in der Regel nicht berichtet, da die Blutungen meist in der Peripherie des Gesichtsfeldes auftreten. In etwa 2 % der Fälle kommt es jedoch zu einer Blutung im Bereich der Makula, dann wird über einen deutlichen Visusverlust (bis auf 10 %) mit einer rötlichen Verschattung des Gesichtsfeldes berichtet.

Höhenreizhusten

Der Höhenreizhusten ist in großen und extremen Höhen ein häufiger Begleiter der Bergsteiger. Ursächlich ist vermutlich neben häufigen Infekten der oberen Atemwege eine durch die Hypoxie hervorgerufene Ventilationssteigerung und Schleimhautaustrocknung durch die trockene Luft sowie die nicht ausreichende Anfeuchtung der Atemluft. Möglicherweise spielt auch ein subklinisches Lungenödem eine Rolle.

Der Höhenreizhusten ist zwar nicht lebensbedrohlich, kann allerdings durch die gestörte nächtliche Erholung bei Husten und den gesteigerten pulmonal-arteriellen Druck auch zu einem Höhenlungenödem (➢ Kap. 13.8.4) führen.

Entscheidend für die Therapie des Höhenreizhustens ist die Prophylaxe. Wichtig ist die Vermeidung der Austrocknung der Schleimhäute, z. B. durch ein Tuch oder einen Schal vor dem Mund, bzw. der Versuch einer konsequenten Nasenatmung. Therapeutisch ist die Verabreichung von Antitussiva sinnvoll. Allerdings sollten keine Medikamente auf Codeinbasis verwendet werden, da diese die notwendige Hyperventilation verringern. Möglich sind z. B. Noscapin oder Clobutenol. Erfolgreich war auch die Einnahme von Ketotifen, einem Antihistaminikum, das auch stark antitussiv wirkt.

Schneeblindheit

Durch extreme UV-Strahlung kann es bereits nach wenigen Stunden zu einer Keratitis solaris kommen (Willmann 2015). Diese führt in der Regel nach 6 bis 12 Stunden der Exposition zu einem äußerst schmerzhaften Reizzustand der Augen, welcher in Einzelfällen sogar zu mehrtägiger Blindheit führt. Dauerschäden der Hornhaut sind nicht immer zu vermeiden. Entscheidend ist die Prävention mit bruchsicheren und UV-dichten Sonnenbrillen, welche über eine Abdeckung seitlich und unten verfügen, um die gefährliche Streustrahlung zu reduzieren. Eine Ersatzsonnenbrille muss immer mitgeführt werden.

Kälteschäden

Eine ausführliche Darstellung der Veränderungen durch Unterkühlung und Erfrierung übersteigt den Rahmen dieser kurzen Übersicht (Paal et al. 2022). Es soll hier nur darauf hingewiesen werden, dass eine allgemeine Unterkühlung insbesondere bei Lawinenunfällen oder bei Erschöpfungszuständen in großen Höhen auftritt. Dabei kommt es initial zu einer Erregungssteigerung mit Kältezittern und schneller Atmung und im weiteren Verlauf über eine Erregungsabnahme bei beginnendem Energiemangel zu einem allmählichen Nachlassen der Vitalzeichen bis hin zum allmählichen Kreislaufversagen und Tod.

Häufiger als die Gefahr der Unterkühlung ist beim Höhenbergsteigen die Entstehung von Erfrierungen der Extremitäten.

Erfrierung

Der Erfrierungsvorgang ist ein lokales Ereignis mit Eiskristallbildung, Zellschädigung und Zellnekrose. In der Regel kommt es zu ausgeprägten Durchblutungsstörungen in den angrenzenden Bereichen. Durch den Kältereiz vermindert sich der Blutfluss in die Peripherie, was zu lokalen Thrombosen und damit letztlich zur fehlenden Wärmezufuhr in den Extremitäten führt. Entscheidend für die Entstehung von Erfrierung ist der **„Windchill“**, welcher bereits Temperaturen um die 0 °Celsius für den Körper deutlich kälter spürbar werden lässt.

Eine örtliche Erfrierung kann 3 Stadien erreichen. Wichtig ist, dass Grad und Ausmaß nie bei der frischen Erfrierung beurteilt werden können. Erfrierungen 2. und 3. Grades können initial einer Erfrierung 1. Grades gleichen. Das volle Ausmaß zeigt sich oft erst Tage und Wochen nach dem Ereignis.

Eine **Erfrierung 1. Grades** ist gekennzeichnet durch eine anhaltende Sensibilitätsstörung im Bereich der Extremität, einer leichten Schwellung, weißlichen Verfärbung sowie Rötung bei Wiedererwärmung. In der Regel kommt es nicht zu dauerhaften Schäden, gelegentlich bleibt eine lokale Kälteempfindlichkeit (Frostbeule) bestehen.

Eine **Erfrierung 2. Grades** ist gekennzeichnet durch eine Aufhebung der lokalen Perfusionsregulation, dadurch kommt es zu einem Gefühl der Wärme in der Extremität. Trotzdem kommt es zu einem Fortschreiten des Erfrierungsprozesses mit einer Verfärbung der Haut, Blasenbildung und Zellschädigung im Haut- und Unterhautgewebe.

Im weiteren Verlauf zeigen sich bei einer **Erfrierung 3. Grades** harte, zum Teil gefrorene Gewebeschichten, welche meist auch eine starke Schwellung mit vollständiger Gefühllosigkeit aufweisen. Bei Erfrierungen 3. Grades kommt es zu einer vollständigen Nekrose der Zellen und schließlich zur Demarkation des zerstörten Gewebes. Allerdings ist die Demarkationslinie erst Monate nach dem Ereignis sicher erkennbar, von Frühamputationen muss daher immer abgesehen werden.

Die **akute Therapie** von Erfrierungen besteht in der möglichst raschen Wärmezufuhr an der Extremität, wobei man versuchen sollte, die Körperteile in einem Wasserbad mit langsam ansteigender Temperatur zu erwärmen. Da dies häufig sehr schmerzhaft ist, sollten bei der Erwärmung starke Analgetika verabreicht werden. Wichtig ist bei der Erwärmung im Wasserbad, dass dieses nach 30 Minuten beendet wird, um eine Hautaufweichung und eine mögliche Offenlegung der Blasen zu verhindern. Im weiteren Verlauf sollte lediglich ein keimfreier trockener Watteverband angelegt werden. Unbedingt vermieden werden sollten die früher üblichen Maßnahmen wie Einreiben mit Schnee, Öffnen von Blasen oder Erwärmung mit dem Mund (wegen der Verdunstungskälte durch die Feuchtigkeit). Sinnvoll erscheint wahrscheinlich die Gabe von Heparin sowie von Fibrinolytika zur Verbesserung der lokalen Gewebedurchblutung. Kontrollierte Studien hierzu sind leider nicht verfügbar. Auch eine mögliche chirurgische Therapie im Reiseland sollte unbedingt vermieden werden.

LITERATUR

Bärtsch P, Maggiorini M, Ritter M, Noti C, Vock P, Oelz O. Prevention of high-altitude pulmonary edema by nifedipine. N Engl J Med 1991; 325: 1284–1289.

Berger MM, Sareban M, Bartsch P. Acute mountain sickness: Do different time courses point to different pathophysiological mechanisms? J Appl Physiol (1985) 2020; 128(4): 952–959.

Berger MM, Schiefer LM, Treff G, Sareban M, Swenson ER, Bartsch P. Acute High-Altitude Illness: Updated Principles of Pathophysiology, Prevention, and Treatment. Dtsch Z Sportmed 2020; 71: 267–274.

Hackett PH, Roach RC. High altitude cerebral edema. High Alt Med Biol 2004; 5(2): 136–46.

Luks AM, Auerbach PS, Freer L et al. Wilderness Medical Society Clinical Practice Guidelines for the Prevention and Treatment of Acute Altitude Illness: 2019 Update. Wilderness Environ Med. 2019: S3–S18.

Luks AM, Swenson ER, Bärtsch P. Acute high-altitude sickness. Eur Respir Rev 2017; 26(143): 160096.

Maggiorini M, Brunner-La Rocca HP, Peth S et al. Both tadalafil and dexamethasone may reduce the incidence of high-altitude pulmonary edema: a randomized trial. Ann Intern Med 2006; 145(7): 497–506.
Mullner-Eidenbock A, Rainer G, Strenn K, Zidek T. High-altitude retinopathy and retinal vascular dysregulation. Eye 2000; 14: 724–729.
Paal P, Pasquier M, Darocha T et al. Accidental Hypothermia: 2021 Update. Int J Environ Res Public Health 2022; 19(1): 501.
Roach RC, Hackett PH, Oelz, P et al. The 2018 Lake Louise Acute Mountain Sickness Score. High Alt Med Biol 2018; 19(1): 4–6.
Roach RC, Maes D, Sandoval D et al. Exercise exacerbates acute mountain sickness at simulated high altitude. J Appl Physiol 2000; 88(2): 581–585.
Schneider M, Bernasch D, Weymann J, Holle R, Bartsch P. Acute mountain sickness: influence of susceptibility, preexposure, and ascent rate. Med Sci Sports Exerc 2002; 34(12): 1886–1891.
Willmann G. Ultraviolet Keratitis: From the Pathophysiological Basis to Prevention and Clinical Management. High Alt Med Biol 2015; 16(4): 277–82.

INTERNETQUELLEN

Himalyan Rescue Association Nepal (Mountain Sickness and other Hazards in the Nepal Himalaya): www.himalayanrescue.org/assets/front/img/HRA_English_Broucher.pdf.

13.9 Wildnis- und Expeditionsmedizin

Fritz G. E. Holst

13.9.1 Einleitung

Die Wildnismedizin (WM) befasst sich mit medizinischen Aspekten, die durch menschliche Interaktion in extremer Umwelt entstehen. „Wildnis" im medizinischen Sinn kann definiert werden als abgelegene Gegend, die mit konventionellen Verkehrsmitteln nicht erreichbar und wo eine definitive medizinische Versorgung im Notfall nicht möglich ist. Dazu gehören Wüsten, Dschungel, alpiner Raum, Polargebiete und abgelegene Gebiete in den gemäßigten Zonen (Wald, Höhlen, Flüsse, Seen, Meere).

Kerngebiete der WM sind Rettungs- und Notfallmedizin unter erschwerten Bedingungen sowie Alpin- und Tropenmedizin. WM geht jedoch deutlich über die Aspekte der Ersten Hilfe in extremer Umgebung hinaus (Holst 2012). Durch die Zunahme von Outdooraktivitäten, extremen Wettersituationen, humanitären Noteinsätzen, Abenteuerreisen etc. ergeben sich weitere Felder (siehe Kasten).

Wesentliche Gebiete der Wildnismedizin

- Notfallmedizin unter erschwerten Bedingungen
- Alpinmedizin
- Wüstentrekking
- Dschungeltrekking
- Expeditionsmedizin
- Kälte- und hitzebedingte Erkrankungen
- Improvisation medizinischer Techniken
- Reisemedizinische Beratung bei Abenteuerreisen
- Such- und Bergungstechniken
- Verletzung durch Blitzschäden
- Maritime und terrestrische Gifttierverletzungen
- Medizinische Aspekte von Naturkatastrophen
- Unfälle im Wildwasser, bei Seekajak und Canyoning
- Unfälle bei Höhlenerkundung
- Tauchmedizin
- Überlebenstechniken
- Trinkwasseraufbereitung

Für eine ausreichende Versorgung von Patienten in der Wildnis ist neben gutem notfallmedizinischem Sachverstand die Kenntnis der dort prävalenten Erkrankungen wichtig.

Die spezifischen Fortbewegungsmöglichkeiten und Verhaltensmaßnahmen in der jeweiligen extremen Umgebung müssen bekannt sein. Dies wird idealerweise in Kursen direkt vor Ort erlernt: alpines Trekking inkl. Fortbewegung auf Gletschern und im Tiefschnee, Klettern am Seil, Kameltransport in der Wüste, Orientierung mit Kompass, Karte und GPS, Höhlenbegehungen, Kenter- und Schleppübungen mit Kajak, Aufbau eines Übernachtungsplatzes im Dschungel etc. Im deutschsprachigen Raum existiert dafür noch keine einheitliche Weiterbildung, die das gesamte Spektrum abbildet. In Teilbereichen werden von einigen medizinischen Gesellschaften und Vereinen Fortbildungen angeboten (s. u. Internetquellen).

In der Wildnismedizin ist ein wesentliches Element die Improvisation. Nach klinischer Diagnosestellung wird der Patient mit den wenigen zur Verfügung stehenden Hilfsmitteln bestmöglich versorgt (Leischker und Holst 2018). Möglicherweise kann dann die Tour unter weiterer Beobachtung des Patienten fortgesetzt werden. Ansonsten muss je nach Schwere der Erkrankung, Exotik der Umwelt und Kapazität der Mitreisenden entschieden werden, ob und wie durch improvisierten Transport eine Evakuierung möglich ist oder auf externe Hilfe gewartet werden muss (➤ Abb. 13.12).

In der **Expeditionsmedizin** liegt der Fokus auf der medizinischen Verantwortung einer Reisegruppe in einer spezifischen extremen Umwelt. Dazu gehört die Vorauswahl der Teilnehmer anhand spezieller Fragebögen, angepasst an die jeweilige Unternehmung. Dies umfasst auch Screening-Untersuchungen bei Teilnehmern > 40 Jahre zum

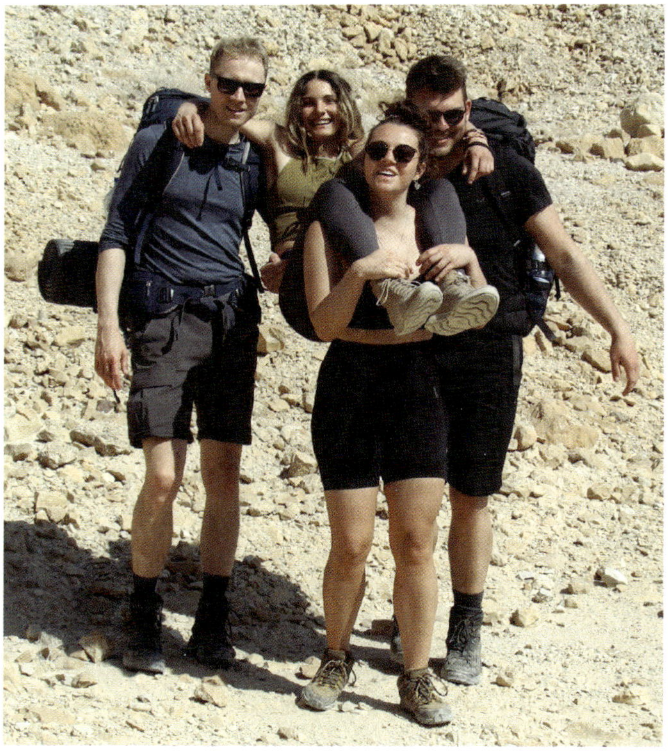

Abb. 13.12 Improvisierter Transport einer Patientin durch drei Personen in der Judäischen Steinwüste [K547]

Aufdecken latenter chronischer Erkrankungen. Das Ausmaß der Reiseapotheke wird bestimmt durch die jeweiligen expeditionsspezifischen prävalenten Erkrankungen und der dort häufig auftretenden Verletzungsmuster – zusätzlich zu der sonst üblichen Grundausstattung. Aufwendige Rettungsaktionen bei medizinischen Notfällen sind teuer, sodass versicherungsrechtliche Aspekte (Auslandskranken-, Assistance-Versicherung) in der Vorbereitung beachtet werden müssen. Lokale Kommunikationssysteme, Rettungsketten und Kompetenzlevel der im Reiseland befindlichen Krankenhäuser müssen bekannt sein. Mit Ausnahme von Extremsportarten (z. B. Trekking in extremen Höhen) sind schwere Erkrankungen bei Expeditionen selten (Lyon und Wiggins 2010).

Nachfolgend werden drei Kerngebiete der WM ausführlich dargestellt, die eng mit der Tropenmedizin verknüpft sind: Hitzeerkrankungen einschließlich Wasserhaushalt, Dschungel- und Wüstentrekking.

13.9.2 Hitzeerkrankungen

Hitzschlag und Hitzeerschöpfung

Von allen hitzebedingten Erkrankungen hat der **Hitzschlag** die größte Relevanz. Man unterscheidet zwei Formen: klassischer Hitzschlag und Anstrengungshitzschlag (Lipman et al. 2019). Der klassische Hitzschlag tritt vor allem bei älteren und/oder vorerkrankten Patienten mit passiver Exposition in der hohen Umgebungstemperatur auf. Der Anstrengungshitzschlag spielt eine Rolle bei jüngeren, häufig übermotivierten Personen während körperlicher Betätigung in warmer Umgebung, z. B. beim Trekking in der Wüste. Die gesteigerte körperliche Aktivität führt zu einer hohen endogenen Wärmeenergie, die angesichts der hohen Wärmebelastung der Umgebung nicht mehr ausreichend vom Körper abgeführt werden kann. Es resultiert ein deutlicher Anstieg der Körperkerntemperatur (meistens > 40 °Celsius) zusammen mit einer akuten Enzephalopathie (z. B. inadäquates Verhalten, epileptische Anfälle, Koma). Zusätzlich kann sich rasch ein Kreislaufschock ausbilden, der durch hohe Letalität (ca. 33 %) trotz intensivmedizinischer Therapie charakterisiert ist. Die Prognose ist direkt abhängig von Höhe und Dauer der Kerntemperatur.

Die Ersttherapie besteht aus sofortiger Beschattung, ausgiebiger Kaltwasser-Immersion des gesamten Körpers nach Entfernen der Kleidung, Zufächeln von Luft zur Erzeugung von Verdunstungskälte und Infusion von physiologischer Kochsalzlösung, falls vorhanden. Ziel ist die rasche Senkung der Kerntemperatur auf Werte um 39 °Celsius. Der Schweregrad eines Hitzschlags ist bei der initialen Diagnosestellung nicht absehbar. Daher ist eine rasche Evakuierung unter kontinuierlicher Kühlung in eine stationäre Einheit zur weiteren Überwachung insbesondere zur kontrollierten Senkung der Körperkerntemperatur notwendig. Antipyretika sind ineffektiv, können zum Leberversagen beitragen und sind daher kontraindiziert. Komplikationen im Verlauf sind persistierende zentralnervöse Störungen, Rhabdomyolyse, disseminierte intravasale Gerinnung, Nieren- und Leberversagen.

Die **Hitzeerschöpfung** ist charakterisiert durch eine Überlastung des Herz-Kreislauf-Systems infolge von Hitzestress und zusätzlicher aktiver körperlicher Belastung. Nicht selten liegt zusätzlich eine Dehydratation vor. Die Symptome sind Schwindel, Kopfschmerzen und ausgeprägte körperliche Schwäche. Klinisch werden eine Tachykardie, Hypotension, Hyperventilation und evtl. starkes Schwitzen beobachtet. Signifikante ZNS-Symptome sind nicht vorhanden. Die Körperkerntemperatur ist normal oder nur mäßig erhöht (selten > 39 °Celsius). Die Therapie besteht aus horizontaler Lagerung in schattiger und kühler Umgebung, oraler Flüssigkeitszufuhr, Hochlagerung der unteren Extremitäten und Kühlung. Letzteres ist weniger wichtig im Vergleich zum Hitzschlag, sollte jedoch bei erhöhter Kerntemperatur durchgeführt werden, da Übergänge in einen Hitzschlag vermieden werden müssen.

Leichtgradige Hitzeerkrankungen

- **Hitzeödeme** entstehen durch interstitielle Flüssigkeitsablagerung in den unteren Extremitäten infolge der Kombination von erhöhter Gefäßpermeabilität, hydrostatischem Druck und verstärkter kutaner Vasodilatation. Werden die Extremitäten hochgelagert, sind die Ödeme rasch rückläufig. Diuretika sind ineffektiv und können eine bestehende Dehydratation verschlechtern.
- **Hitzekrämpfe** sind charakterisiert durch schmerzhafte diffuse Kontraktionen großer Skelettmuskeln während körperlicher Anstrengung in der Hitze. Pathogenetisch wird eine Dehydratation, verbunden mit Elektrolytstörungen, diskutiert. Die Therapie besteht aus oraler Verabreichung isotoner oder hypertoner Elektrolytgetränke.
- **Hitzesynkope** beschreibt einen kurzen Bewusstseinsverlust beim Stehen in warmer Umgebung infolge peripherer Vasodilatation und orthostatisch bedingter Umverteilung des Blutvolumens. Dies tritt meist bei älteren, nicht akklimatisierten Patienten auf. Die Symptomatik ist rasch reversibel nach Ausruhen in schattiger Umgebung, Hochlagerung der unteren Extremitäten und oraler Flüssigkeitszufuhr. Zusätzlich vorliegende kardiovaskuläre Erkrankungen müssen evtl. ausgeschlossen werden.

Prophylaxe von Hitzeerkrankungen

Der Prophylaxe von schweren Hitzeerkrankungen kommt ein hoher Stellenwert zu, da in der Wildnis die therapeutischen Möglichkeiten eingeschränkt sind. Hierzu müssen Risikofaktoren erkannt und bei der Reiseberatung thematisiert werden: schlechte körperliche Fitness, Adipositas, Diabetes, Herz-Kreislauf-Erkrankungen, Alkohol- und Drogenabusus, diverse Medikamente (insb. Psychopharmaka, Diuretika, Antihistaminika, Betablocker, ASS), Übermotivation und Dehydratation. Eine eingeschränkte Schweißproduktion kann zu Hitzeerkrankungen disponieren. Insbesondere der Sonnenbrand führt zu einer verminderten Schweißmenge in den geschädigten Hautarealen über einen Zeitraum von bis zu 7 Tagen.

Die beste Vorbeugung ist eine **Hitzeakklimatisation.** Dies geschieht automatisch innerhalb der ersten 10 Tage kontinuierlicher

Exposition im heißen Klima. Durch eine Reihe physiologischer Mechanismen erfolgt eine effektivere Abgabe von Wärmeenergie, das bedeutet insbesondere die Expansion des effektiven Plasmavolumens, gesteigerte Hautperfusion, Ausdehnung der Schweißareale, Schwitzen schon bei niedrigeren Körperkerntemperaturen und höhere evaporative Wärmeabgabe infolge der Verminderung des NaCl-Gehalts im Schweiß. Eine partielle Akklimatisation kann bereits vor der Abreise durch 1 bis 2 Stunden aerobes Training über 10 bis 14 Tage in hoher Umgebungstemperatur (z. B. Fahrradergometrie in der Sauna) erreicht werden.

Wasserhaushalt

Die Kalkulation des Wasserverbrauchs während einer Trekkingtour ist schwierig, weil er von vielen und zum Teil schlecht berechenbaren Faktoren abhängt: Umgebungstemperatur, Windgeschwindigkeit, Luftfeuchtigkeit, Sonneneinstrahlung, Höhenmeter und Länge der zu bewältigenden Strecke, individuell unterschiedlichen Schweißmengen, Bekleidung und Body-Mass-Index.

Eine Reduktion des Wasserverbrauchs kann durch Verminderung der Schweißmenge erzielt werden. Dies wird beim Trekking erreicht durch längere Pause im Schatten während der heißesten Tageszeit, Vermeiden von Berganstiegen unter starker Sonneneinstrahlung und adäquater Kleidung. Getrunken wird nach Durstempfinden. Dadurch wird eine geringe Dehydratation in Kauf genommen. Durch salzhaltige Nahrungsmittel kann einer Verdünnungshyponatriämie, insbesondere einer exercise-associated hyponatremia (s. u.) vorgebeugt werden. Die Durstschwelle ist individuell unterschiedlich. Ältere Reisende neigen zu einer geringeren Flüssigkeitsaufnahme. Zur Feststellung eines ausreichenden Hydrationszustandes kann eine helle Urinfarbe als provisorischer Marker herangezogen werden. Eine akute Gastroenteritis führt rasch zur Dehydratation, weshalb während einer Trekkingtour nur keimarmes Wasser getrunken werden darf. Daher müssen leichte und platzsparende Wasseraufbereitungssysteme (z. B. Keramikfilter, Halogenierung) mitgeführt werden, wenn auf der Tour potenziell kontaminierte Wasserstellen aufgesucht werden (Tümpel in Wadis oder Quellen) (Holst 2011).

Hyponatriämie

Schwindel oder plötzliche Bewusstseinseinschränkung bei starker körperlicher Betätigung in warmer Umgebungstemperatur kann als Dehydratation oder Hitzschlag fehlgedeutet werden. Erst mit der Möglichkeit der Messung des Serumnatriums vor Ort als Schnelltest wird zunehmend häufiger als Ursache eine Hyponatriämie, assoziiert mit Hypervolämie (Verdünnungshyponatriämie), beobachtet. Eine deutsche Bezeichnung für die **„exercise-associated hyponatremia“ (EAH)** hat sich noch nicht durchgesetzt. EAH ist häufig bei längeren Trekkingtouren in heißer Umgebung. Die Diagnose in der Wildnis ist schwierig, da die Symptomatik ähnlich ist wie beim Hitzschlag bzw. bei der Hitzeerschöpfung (s. o.).

- **Leichte EAH**: Ist charakterisiert durch Schwäche, Kopfschmerzen, Gewichtszunahme, Übelkeit, Schwindel.
- **Schwere EAH**: Kann sich mit folgenden zusätzlichen Symptomen bemerkbar machen: Erbrechen, Ataxie, Verwirrtheit, Dyspnoe, Epilepsie, Bewusstseinsstörungen bis hin zum Koma. Die Körperkerntemperatur ist normal oder nur leichtgradig erhöht. Die Differenzialdiagnose zum Hitzschlag und zur Hitzeerschöpfung mit Dehydratation ist wichtig wegen deutlich unterschiedlicher Therapieregime. Für EAH und gegen Hitzeerkrankungen spricht: anamnestisch vermehrte Flüssigkeitsaufnahme, normale oder nur mäßig erhöhte Körperkerntemperatur, Gewichtszunahme, feuchte Schleimhäute, kein Durst.

Eine leichte EAH wird mit Flüssigkeitsrestriktion und oraler Verabreichung von Kochsalz in Form von Tütensuppen mit hohem Kochsalzgehalt behandelt. Eine schwere EAH wird durch Verabreichung von IV-Bolus (100 ml) hypertoner (3-prozentig) NaCl-Lösung therapiert. Dies kann 3-mal im Abstand von jeweils 10 Minuten wiederholt werden (Bennet et al. 2020).

13.9.3 Wüstentrekking

Typisch für Trockenwüsten sind geringer Niederschlag, starke Sonneneinstrahlung mit hoher Verdunstungsrate und sehr niedrige Vegetationsdichte. Das Klima ist trocken-heiß mit hoher Tag-Nacht-Temperaturamplitude. Ohne ortskundigen Führer sind gute Kenntnisse in Navigation mit Kompass und Landkarten, auch unabhängig von GPS-Geräten, essenziell. Wichtig sind aktuelle Informationen über Wasserstellen, Wettervorhersage, Kenntnis der lokalen Flora/Fauna und Kommunikationsmöglichkeiten (Otten 2017). Häufig besteht keine Mobilfunkabdeckung, sodass man im Notfall auf die Nutzung eines Satellitentelefons angewiesen ist. Für eine sichere Kommunikation muss eine direkte Sichtverbindung zum Satelliten bestehen. In tiefen Canyons in der Steinwüste ist daher vielfach keine Verbindung möglich, sodass man ggf. zunächst herausklettern muss.

Kamele

In der Sandwüste und vor allem in der Steinwüste ist man bei längeren Strecken auf das Kamel als Transportmittel angewiesen. Auch in Anwesenheit eines Kamelführers ist der Umgang mit diesen Tieren nicht ungefährlich. Zur Brunftzeit (Januar bis April) sind männliche Tiere latent aggressiv. Vor allem Stürze und Bissverletzungen kommen in diesem Zeitraum gehäuft vor.

In vielen Ländern der Arabischen Halbinsel sind Kamele *(Camelus dromedarius)* als Überträger des MERS-Coronavirus aufgetreten (➤ Kap. 2.14). Dies macht sich beim Kamel nur als wässrige Rhinitis bemerkbar. Der Mensch kann an einer Pneumonie mit hohen Mortalitätsraten erkranken. Der Kontakt zu kranken Kamelen und deren Ausscheidungen sollte daher in den Endemiegebieten vermieden werden.

Kleidung

Im heißen und trockenen Klima sind Gewebe mit hohem Lichtschutzfaktor und niedriger Wärmeisolation (z. B. Baumwolle) notwendig.

Idealerweise ist bei hoher Sonneneinstrahlung nur das Gesicht unbedeckt, welches durch Sonnencreme mit hohem Lichtschutzfaktor geschützt wird; leichte Kopfbedeckung und Sonnenbrille sind selbstverständlich. Wegen der nächtlichen, manchmal sehr deutlichen Abkühlung ist auch warme Kleidung erforderlich.

Gefahren in der Wüste

Wadis (ausgetrocknete Flussbetten) können gefährlich werden, wenn sie eine Berggegend drainieren, in der es viele Kilometer entfernt heftig regnet. Besonders in tief eingeschnittenen Wadis (Canyons) kann bei schönstem Wetter innerhalb von Sekunden eine Wasser- und Schlammlawine ein Entkommen unmöglich machen.

Sandstürme führen zu heftigen Reizungen an Auge, Nase und unbedeckter Haut und sind Auslöser von Atemwegsinfektionen. Auch wegen der deutlichen Sichtbehinderung ist ein Fortsetzen der Tour während eines Sturms nicht möglich.

Bei einer mehrtägigen Tour in der Steinwüste sind die Rucksäcke durch den Transport von Wasser, Essen und Schlafequipment erheblich schwerer als bei alpinen Touren mit Hüttenübernachtungen. Dies führt zu einer deutlichen Belastung der unteren Extremitäten mit Bildung von Hautblasen und der Neigung zu Sprunggelenksdistorsion. Weitere Verletzungsmuster in absteigender Häufigkeit sind: Sport-, Weichteil-, Kopfverletzungen, Luxationen und Frakturen (Holst 2012).

Gefährliche Fauna

In der Wüste kommen viele aktiv giftige Tiere vor: Giftschlangen, Skorpione, Spinnen und Krustenechsen (➤ Kap. 8.4). Wegen der eingeschränkten therapeutischen Möglichkeiten in der Wildnis steht die Prophylaxe im Vordergrund. Wüstentiere sind meist nachtaktiv und verbergen sich in Schuhen, Schlafsäcken, unter Steinen, Isomatten und in kleinen Höhlen. Vorsicht ist geboten bei der abendlichen Suche nach Feuerholz.

13.9.4 Dschungeltrekking

Tropische Regenwälder erstrecken sich auf beiden Äquatorseiten bis ungefähr zum 10. Breitengrad. Größere zusammenhängende Bereiche existieren noch im Amazonas- und Kongobecken sowie in Indonesien. Charakterisiert ist der tropische Regenwald durch das Fehlen von Frost, > 2 Meter Niederschlag pro Jahr, > 24 °Celsius Durchschnittstemperatur und eine hohe Luftfeuchtigkeit von > 70 % mit 1 bis 2 Regenzeiten pro Jahr. Die dadurch mögliche faszinierende Vielfalt an exotischer Flora und Fauna auf engstem Raum kann am besten durch mehrtägige Trekkingtouren mit einheimischen Führern bestaunt werden. Ohne Führer sind gute Navigationskenntnisse essenziell und Grundkenntnisse im Dschungelsurvival von Vorteil. Daten zu Erkrankungen während eines Dschungeltrekkings existieren nur wenige. Eine Studie aus dem Amazonas berichtet in absteigender Häufigkeit über Infekte der oberen Luftwege, Verletzungen, Insektenstiche, dermatologische Probleme und gastrointestinale Beschwerden.

Nässe

Die ständige Nässe ist ein wesentliches Problem und führt bei der Mehrzahl der Teilnehmer zu einer deutlichen Einschränkung des Wohlbefindens. Auch in der Trockenzeit ist man vor langanhaltenden Regenfällen nicht gefeit. Zumindest sind dann aber die Zufahrtsstraßen weniger aufgeweicht, sodass im Notfall Transporte mit dem Geländewagen möglich sind. Der permanente Insektenbefall, der schwere Gepäcktransport, der matschige unsichere Untergrund, die mühevolle Essenszubereitung, das unbequeme Übernachten und die mangelnde Hygiene sind zusätzliche Herausforderungen, die nicht jeder Trekkingteilnehmer humorvoll wegsteckt.

Wasserdichte Rucksäcke sind essenziell, um für die Nacht trockene Wäsche und Schlafsäcke parat zu haben. Am nächsten Morgen müssen dann wieder die nassen Sachen angezogen werden. Übernachtungsplätze werden mit der Machete vom Unterholz befreit, um Schlangen und Spinnen keinen Unterschlupf zu bieten. Ohne Hängematte hat man wenig Chancen, die Nacht ohne Störung zu überstehen. Idealerweise ist in die Hängematte ein Moskitonetz integriert und darüber ein Tarp gegen Regen gespannt. So haben Insekten, Fledermäuse, Schlangen und Spinnen nachts keine Angriffschancen.

Ein besonderes Augenmerk gehört dem Schuhwerk. Ideal gegen Schlangenbisse sind Wanderschuhe, die ein Drittel des Unterschenkels bedecken (Vietnam-style jungle boots). Eine Ausstattung mit wasserdichten Membranen ist nicht notwendig, da man ohnehin bei den zahlreichen Flussdurchquerungen häufig bis zu den Oberschenkeln/Hüften im Wasser steht. Wichtiger ist wegen des sumpfigen Untergrunds ein grobes, matsch-selbstreinigendes Profil. Idealerweise sind die Schuhe aus einem Material mit kurzer Trocknungszeit, da sie nachts unter die Hängematte gehängt werden (Walden 2017).

Vektor- und Malariaprophylaxe

Wer jemals nachts mit der Taschenlampe durch den Dschungel gewandert ist, wird sich der Bedeutung einer maximalen Vektorprophylaxe bewusst sein (➤ Kap. 5.2, ➤ Kap. 13.4). Chemische Repellentien und Insektizide sind allerdings in vereinzelten Naturparks in Mittelamerika verboten. Eine Stirnlampe ist außerhalb der Behausung unpraktisch, da die Wolke aus Moskitos um den Kopf sehr lästig ist. Bei der Malariaprophylaxe in Hochendemiegebieten bietet sich die Einnahme von Doxycyclin an, da dies auch gegen Leptospirose wirksam ist.

Bezüglich der **Schistosomiasis** wird auf die Ausführungen in ➤ Kap. 6.2.2 verwiesen. Beim Dschungeltrekking in Endemiegebieten (Zentralafrika, vereinzelte nordöstliche Gebiete im Amazonas) wird eine Diagnostik nach Rückkehr empfohlen.

Reiseapotheke

Zusätzlich zu den üblichen Medikamenten, Desinfektionsmitteln und Verbandsmaterialien für Reisen in die Wildnis wird für den tropischen Regenwald Folgendes empfohlen:

- Mupirocinsalbe wegen der Neigung zur Sekundärinfektion der häufig auftretenden Verletzungen durch scharfkantige Pflanzenteile oder durch die ungeübte Handhabung von Macheten.

- Lokalanästhetikum gegen die schmerzhaften Bisse der großen schwarzen Waldameisen (s. u.).
- Epinephrin-Autoinjektoren, wenn eine IgE-vermittelte Atopie gegen Insekten bekannt ist.
- Permethrincreme gegen Milben und Läuse bei Übernachtung in Dschungelcamps oder Dörfern der lokalen Bevölkerung.

Lästige/potenziell gefährliche Insekten

Einige Insekten im feuchtwarmen Regenwald haben eine besondere Bedeutung als Lästlinge oder sind sogar gefährlich (Erickson und Marquez 2017). Ausführliche Beschreibung, insbesondere zur Therapie ➢ Kap. 7.

Im brasilianischen südlichen Amazonas sind **Schmetterlingsraupen** der Spezies *Lonomia* prävalent. Bei Hautkontakt wird beim Abbrechen der Raupenhaare ein gerinnungsaktives Venom injiziert, welches zu einer disseminierten intravasalen Gerinnung, in Extremfällen zu zerebralen Blutungen führen kann.

Große tropische **Tausendfüßler** *(Spirobolus)* versprühen zur Selbstverteidigung ein Toxingemisch bis zu einer Reichweite von 80 Zentimetern. Dies resultiert in einer Dermatitis, die klinisch einer Verbrennung Grad I–II ähnelt.

Große schwarze nachtaktive **Waldameisen** *(Paraponera clavata)* injizieren beim Beißen ein Gift, das zu extremen lokalen Schmerzen und ggf. zu fieberhafter regionaler Lymphadenopathie führt.

Bei Bissen von **Feuerameisen** *(Solenopsis)* stehen klinisch pustuläre Hautreaktionen im Vordergrund, die häufig sekundär superinfiziert werden.

Fliegenmaden werden in Afrika durch Eier der Tumbufliege *(Cordylobia antropophaga)* auf kontaminierter Wäsche erworben. In Süd- und Mittelamerika sind es Moskitos, die von Dasselfliegen *(Dermatobia hominis)* mit Eiern „infiziert" wurden (➢ Kap. 7.1). Direkt nach Hautkontakt schlüpfen die Larven und bohren sich in die Subkutis. Innerhalb von 2 Wochen bildet sich eine juckende und schmerzhafte Hautschwellung mit einer zentralen Atemöffnung, aus der sich Sekret entleert.

Von **Milben** *(Eutrombicula alfreddugesi)* kann man im tropischen Sekundärwald beim Trekking in Amerika befallen werden. Typisch sind hämorrhagische Einstichstellen mit umgebendem Erythem und ein deutlicher Pruritus, der wochenlang anhalten kann, auch wenn die Lokalreaktion abgeklungen ist.

Sandflöhe *(Tunga penetrans)* werden durch Barfußlaufen oder unzureichendes Schuhwerk erworben (➢ Kap. 7.2). Meistens graben sich die Weibchen in den Zehenzwischenräumen oder entlang der Nägel in die Haut. Es entsteht eine papuläre, im Verlauf pustuläre schmerzhafte und juckende Läsion.

Giftschlangen

Beim touristischen Dschungeltrekking sind Giftschlangenbisse selten. Wegen des potenziell schwerwiegenden klinischen Verlaufs und den häufig mangelnden therapeutischen Möglichkeiten kommt der Prophylaxe und der Ersttherapie eine herausragende Bedeutung zu (➢ Kap. 8.4; Seifert, Armitage und Sanchez 2022). Ideal ist eine Begleitung durch einheimische Führer, die gezielt auf Giftschlangen aufmerksam machen. Schlangen sind nachtaktiv und finden sich häufig entlang von Wasserläufen und unter Totholz. Wichtig sind hohes Schuhwerk und eine Taschenlampe. Das Übernachten ist am sichersten in Hängematten mit integriertem Moskitonetz. Abfall oder Nahrungsreste im Camp locken Nagetiere und damit auch Schlangen an.

Bananenspinne

Die nachtaktive Bananenspinne *(Phoneutria)* versteckt sich tagsüber in den Fruchtständen der Bananenbäume. Das injizierte Toxingemisch ist schmerzhaft und führt häufig zu Allgemeinsymptomen wie Tachykardie, Hypertension und Übelkeit. In der Regel ist eine symptomatische Therapie ausreichend. Eine schnelle analgetische Wirkung wird durch Infiltration eines Lokalanästhetikums an der Bissstelle erzielt.

Krokodile

Angriffe durch Krokodile mit resultierenden Bissverletzungen sind selten. Insbesondere Kinder sind gefährdet, weil sie eher in das Beuteschema passen. Schwimmen bei Nacht oder in unbekannten Gewässern ist gefährlich. Angesichts der hohen Mortalität von Krokodilangriffen ist in Ufernähe immer Vorsicht geboten, insbesondere beim Aussteigen aus Kanus in sumpfigen Arealen.

Hunde

Häufig trifft man auf streunende, aggressive Hunde in der Nähe von Dschungelcamps oder Dörfern von Einheimischen. Wenn möglich, sollte sich der einheimische Führer um die Beruhigung kümmern. Wegen der Häufung potenzieller tollwutverdächtiger Hundebisse in tropischen Regenwaldzonen besteht bereits bei Kurzreisen die Indikation für eine präexpositionelle Vakzinierung (➢ Kap. 13.3).

Fledermäuse

Vampirfledermäuse *(Desmodontinae)* sind prävalent in Mittel- und Südamerika und können in sehr seltenen Fällen Tollwut übertragen. Sie ernähren sich normalerweise durch Blutsaugen an Säugetieren, insbesondere an Rindern. Die Tiere sind nachtaktiv, der Biss ist schmerzlos. Das Schlafen unter Moskitonetzen bietet ausreichenden Schutz.

Hirudiniasis

Blutsaugende Egel *(Hirudinae)* sind in tropischen Regenwaldzonen häufig (➢ Kap. 6.8). Meist saugen sie sich an den unteren Extremitäten fest. Die Wunde wird durch Absonderung von Antikoagulanzien offengehalten. Meistens verlässt der Egel nach 1 bis 2 Stunden die Haut und lässt eine kleine, über Stunden leicht blutende Wunde zurück. Prophylaktisch sind lange Hosen, eingeschlagen in Socken oder Gamaschen empfehlenswert. Die Egel werden bei Hautbefall vorsichtig mechanisch mit dem Fingernagel entfernt. Durch behutsames Vorgehen wird eine Regurgitation des Mageninhalts mit potenzieller Sekundärinfektion verhindert. Anschließend wird die Wunde gereinigt, desinfiziert und zur Blutstillung mit einem Tupfer abgedeckt. Als wesentliche Komplikation wird eine bakterielle Infektion durch *Aeromonas* spp. beschrieben (Joslin et al. 2017).

Weitere mehr oder weniger gefährliche Fauna

In Reiseberichten wird häufig über weitere potenziell gefährliche Fauna im Dschungel erzählt wie z. B. Zitteraal, Candiru, Piranha, Riesenschlange, Süßwasserrochen, Pfeilgiftfrosch. Die Wahrscheinlichkeit einer Begegnung mit dieser sehr exotischen Dschungelfauna ist beim touristischen Dschungeltrekking jedoch gering.

LITERATUR

Bennet BL, Hew-Butler T, Rosner MH et al. Wilderness medical society clinical practice guidelines for the management of exercise-associated hyponatremia: 2019 update. Wild & Env Med 2020; 31(1): 50–62.

Erickson TB, Marquez A. Arthropod Envenomation and Parasitism. In: Auerbach PS (ed). Wilderness Medicine. Philadelphia: Elsevier; 2017. p. 936–967.

Holst FGE. Medizinische Aspekte des Wüstentrekkings. FTR 2011; 18 (3): 123–127.

Holst FGE. Wilderness-Medizin. Med Welt 2012; 63(3): 119–124.

Joslin J, Biondich A, Walker K, Zanghi N. A comprehensive review of Hirudiniasis. Wild & Env Med 2017; 28 (4): 355–361.

Leischker A, Holst FGE. Notfallmedizin abseits schnell erreichbarer medizinischer Infrastruktur. Dtsch Med Wochenschr 2018; 143: 1–8.

Lipman GS, Gaudio FG, Eifling KP et al. Wilderness medical society clinical practice guidelines for prevention and treatment of Heat Illness: 2019 update. Wild & Env Med 2019; 30(4S): S33–S46.

Lyon RM, Wiggins CM. Expedition medicine-the risk of illness and injury. Wild & Env Med 2010; 21: 318–324.

Otten EJ. Desert travel and survival. In: Auerbach PS (ed.). Wilderness Medicine. Philadelphia: Elsevier; 2017. p. 1380–1389.

Seifert SA, Armitage JO, Sanchez EE. Snake Envenomation. New Engl J Med 2022; 386(1): 68–78.

Shaw MTW et al. Life and Death on the Amazonas: Illness and Injury to Travelers on a South American Expedition. J Travel Med 2003; 10: 268–71.

Walden JB. Jungle travel and survival. In: Auerbach PS (ed). Wilderness Medicine. Philadelphia: Elsevier; 2017.p. 1358–1380.

13.10 Besondere Gruppen von Reisenden (Schwangere, Kinder)

Burkhard Rieke

13.10.1 Schwangere

Unter reisemedizinischen Aspekten sind tropische Länder oft charakterisiert durch

- hohen Infektionsdruck und ein deutlich breiteres Spektrum an Krankheitserregern,
- eine zum Teil stark limitierte medizinische Infrastruktur, die vor allem in den Städten verfügbar ist,
- ein vielfach vor allem kurativ ausgerichtetes Medizinverständnis,
- lange Distanzen und praktisch fehlende Rettungsketten.

Die Schwangerschaft, selbst die „normale", kann andererseits für den Blickwinkel dieses Kapitels verstanden werden als Phase mit

- gesteigerter Immuntoleranz mit atypischem, oft späterem Auftreten von Fieber und anderen Entzündungszeichen,
- einer physiologischen Hyperkoagulabilität und, mit der Zeit, verminderter Beweglichkeit,
- einer objektiv erhöhten Vulnerabilität durch bestimmte Infekte und Medikamente,
- einer erheblichen Verunsicherung hinsichtlich dieser Aspekte, vor allem in der ersten, unter Umständen lange geplanten oder unter Schwierigkeiten entstandenen Schwangerschaft.

Es ist leicht ersichtlich, dass Schwangerschaft und tropisches Ambiente nicht gut zueinander passen. Je höher die Erwartungen der Schwangeren an Risikovermeidung und den jederzeit verfügbaren Zugang zu Gesundheitseinrichtungen mit höchsten medizinischen Standards, desto eher und klarer muss man von einem Aufenthalt in den Tropen abraten und sollte das in der Beratung auch entsprechend dokumentieren. Vor allem ist auch gezielt nach dem Vorteil zu fragen, der das Eingehen des Risikos rechtfertigt. Typisch sind folgende drei Konstellationen, in denen die Schwangere das Risiko der Tropenreise dennoch eingeht:

- Eintritt der Schwangerschaft zwischen Buchung und Abreise, oft verbunden mit der Einsicht, den langgehegten Wunsch nach einer bestimmten Tropenreise mit dem Eintritt in die Familienphase später nicht mehr realisieren zu können (somit meist frühe Erstschwangerschaft).
- Unaufschiebbarer Reiseanlass, etwa durch schwere Erkrankung oder Tod von Angehörigen im tropischen Herkunftsland (daher meist VFR-Reise, visiting friends and relatives).
- Schwangerschaftseintritt im Rahmen eines beruflich motivierten Langzeitaufenthalts in den Tropen, wobei die berufliche Veranlassung nicht immer bedeutet, dass die Schwangere in der Großstadt wohnt.

Klärung der Situation der Schwangerschaft

Von gynäkologischer Seite sollte im Vorfeld der eigentlichen Reiseentscheidung die Situation der Schwangerschaft beurteilt und der Schwangeren exakt vermittelt werden.

In der **Frühschwangerschaft** stehen Themen wie ein möglicher – auch spontaner – Abgang oder der Umgang mit Schwangerschaftsübelkeit im Vordergrund. Routinemäßige Untersuchungen wie HIV-, Röteln- und Blutgruppenserologie sollten vorliegen bzw. bei einer möglichen Bedeutung während der Reise vorgezogen werden. Blutungen sollten nicht vorgekommen oder auf einen harmlosen Grund ohne Wiederholungsrisiko zurückgeführt worden sein.

Im **2. Trimenon,** das unter Reiseaspekten zu bevorzugen ist, sollte die normale Entwicklung des Kindes ebenso feststehen wie eine unproblematische Position der Plazenta. Ödeme, eine Hypertonie, eine Proteinurie und ein Schwangerschaftsdiabetes sollten nicht vorliegen.

Im **3. Trimenon** geht es um die evtl. reisebedingt vorzuziehende Durchführung der Pertussis-Kombinationsimpfung (STIKO 2025), die Abschätzung eines Frühgeburtlichkeitsrisikos und den Ausschluss vorzeitiger Wehen. Eine Rhesus-Inkompatibilität sollte bekannt sein. Im Übrigen sind die Kriterien zu berücksichtigen, die bereits im Zusammenhang mit dem 2. Trimenon genannt wurden.

Nicht jede Schwangere ist präkonzeptionell gesund. Erkrankungen müssen auf ihre Reise- und insbesondere die Medikation auf ihre Schwangerschaftsverträglichkeit hin geprüft sein (www.embryotox.de).

Außerdem muss die Frage der vorzeitigen Entbindung und der Behandlung von Komplikationen im Gastland angesprochen werden. In vielen Fällen, insbesondere in ländlichen oder ressourcenlimitierten Gebieten der Tropen, muss mit Einbußen an Sicherheit für Mutter und Kind gerechnet und müssen diese Einbußen deutlich dargestellt und von der werdenden Mutter akzeptiert werden. Risiken und Hinweise sind unter anderem:

- fehlende Berücksichtigung einer eventuellen Schadwirkung auf das Ungeborene bei der Medikation,
- Länge von Rettungswegen und Qualität der Rettungskette,
- Einschränkungen der Beurteilbarkeit der Schwangerschaft wegen fehlender technischer oder Laborausstattung – und mitunter schon wegen hartnäckiger Stromausfälle,
- andersartiges geburtshilfliches Vorgehen (Zange, Längsinzision bei Sectio, „Kristellern", eingeschränkter Einsatz von Anästhesieverfahren),
- Qualität und Verfügbarkeit von Blut und Blutprodukten (z. B. für Anti-D-Prophylaxe),
- besondere Konsequenzen lokal verbreiteter Infektionserkrankungen in der Schwangerschaft wie Toxoplasmose, Malaria, Hepatitis E oder Zika-Virus-Infektion, aber auch von Helminthosen wegen fehlender sicherer Behandlungsoption in der Schwangerschaft,
- eher niedrigschwellige Verwendung einer Malariaprophylaxe, deren Verträglichkeit vor der Reise ausgetestet werden sollte, und der Hinweis auf die Kriterien von und das Verhalten bei Malariaverdacht unterwegs,
- Unterbleiben eines Vorsorge-Untersuchungsprogramms einschließlich des Tests auf konsequenzenreiche angeborene Erkrankungen, wie sie in Deutschland selbstverständlich sind (G-BA 2021).

Für eine reisemedizinisch aktive gynäkologische Praxis kann die Situation so oft vorkommen, dass es sich lohnen mag, diese Liste mit handschriftlichen Ergänzungsmöglichkeiten als Risikoinformation zur Unterschrift vorzulegen und in einer Kopie der Schwangeren mitzugeben.

> Auf die Durchführung der medikamentösen Malariaprophylaxe, wenn sie denn empfohlen wurde, sollte unmissverständlich hingewiesen werden (➤ Kap. 13.4). Diese darf nicht wegen allgemeiner Unpässlichkeiten beendet werden, die viel zu leicht der Prophylaxe angelastet werden.

Impfungen

Impfungen sind in der Schwangerschaft differenziert zu sehen (Rothe et al. 2024; ➤ Kap. 13.3):

- Sie sind im 1. Trimenon grundsätzlich zu vermeiden, da es bei einem spontanen Abgang der Schwangerschaft sonst eine gefährliche assoziative Nähe zur Impfung gibt, von der sich die betroffenen Frauen oft lange nicht lösen können.
- Sie können positiv indiziert sein wie die Impfungen gegen Influenza, SARS-CoV-2 und Pertussis – in vielen Ländern würde man vor allem die Tetanusimpfung in der Schwangerschaft auffrischen.
- Sie sind kritisch abzuwägen und den Infektions- und Impfrisiken gegenüberzustellen wie z. B. alle reisebedingten und reiseunabhängigen Totimpfstoffe.
- Sie können kontraindiziert sein wie z. B. alle systemischen Lebendimpfstoffe (Gelbfieber, MMR, Varizellen und ähnliche).

Zur 1937 entwickelten **Gelbfieberimpfung** (➤ Kap. 13.3) muss hinzugefügt werden, dass diese, lange bevor man sich Sorgen um die Schwangerschaftsverträglichkeit von medizinischen Maßnahmen machte, bereits zumindest im 2. und 3. Trimenon angewandt wurde und in einem Ausbruch auch weiterhin angewendet wird. Hier stehen nicht so sehr die Sorgen um das Ungeborene im Fokus, sondern die Frage nach der langfristigen Wirksamkeit. Daher ist für die Gruppe der erstmals in der Schwangerschaft geimpften Frauen schon seit Längerem die einmalige Wiederholung der Gelbfieberimpfung empfohlen (STIKO 2022). Dagegen sollten Stillende nicht gegen Gelbfieber geimpft werden, wenn das Kind noch unter 6 Monate alt ist und deswegen bei der Übertragung von lebenden Impfviren mit der Milch eine Enzephalitis erleiden kann (STIKO 2025, Rothe 2024).

Anderweitige Restriktionen

Der Vollständigkeit halber wird der Querverweis auf schwangerschaftsbezogene Aussagen anderer Kapitel gegeben, etwa auf die Flugreisetauglichkeit (➤ Kap. 13.6) oder die Kontraindikation für das Tauchen mit Druckgasflaschen (➤ Kap. 13.7). Für die Mitnahme von Schwangeren in Linienflugzeugen wird meist auf die IATA-Richtlinie verwiesen (IATA 2020), die ein maximales Schwangerschaftsalter von 35 + 6 vorgibt, doch wird diese Regel von 25 befragten Luftlinien erstaunlich oft durch eigene ersetzt (Adams 2021).

13.10.2 Kinder

Natürlich ist es ein Erlebnis von bleibendem Wert, wenn Kinder in Ostafrika Tiere in freier Wildbahn sehen, die sie sonst nur aus dem Fernsehen kennen. Je jünger die mitreisenden Kinder sind, desto geringer ist jedoch der Vorteil, den sie für ihre Sicht auf die Welt aus der Reise ziehen. Es gibt auch Reisegestaltungen, die sehr eindeutig an den Interessen der Erwachsenen orientiert sind, seien sie touristisch oder beruflich motiviert. In solchen Fällen muss das Interesse des Kindes in der reisemedizinischen Beratung formuliert werden. Hoher Infektionsdruck, fremdes Essen, Unfallgefahren und fehlendes heimisches Ambiente sind zu erwähnen, aber – je nach Alter – auch die sprachliche Isolation, in der die Kinder sich im Ausland evtl. wiederfinden. Die Gewichte verschieben sich bei Langzeitaufenthalten. Auch unabweisbare familiäre Verpflichtungen können ein Reisegrund sein, bei dem man die Kinder mitnehmen „muss“, besonders wenn ein oder beide Elternteil/e aus dem Zielland stammen.

Typische Gefahren für Kinder

Altersabhängig stehen für Kinder unterschiedliche Gefahren im Vordergrund. Vor allem in den ersten Lebensjahren ist der in wärmeren, erst recht in tropischen Ländern höhere **Infektionsdruck** zu nennen. Das raschere Verderben von Lebensmitteln, die zweifelhafte Trinkwasserqualität, aber auch die Infektion von Bagatellwunden, der Haut unter Windeln, durch Enge geförderte respiratorische Infekte und solche durch Vektoren sind hier zu nennen. Kinder erleiden auch häufiger **Tierbisse,** sei es durch aktives Interesse z. B. an Hunden und Katzen oder ungewollte Verletzungen z. B. durch Insekten oder Meerestiere. Hinzu kommen **Verletzungs- und Unfallgefahren,** gerade dann, wenn zu Hause bereits erlernte Verhaltensweisen im Straßenverkehr, im Umgang mit Elektrizität, dem Gasherd oder beim Erkunden der Umgebung im Ausland nicht ausreichend schützen. Gibt es – auch im Mietwagen – Kindersitze, Gurte? Hat das Flachdach, der Brunnen eine Absturzsicherung? Ist die Hauptsicherung aus Gründen der Bequemlichkeit überbrückt? Schaltet die Aufzug- oder Garagentür ab, wenn jemand eingeklemmt ist? Gibt es am Strand oder am Pool eine Wache, die Ausschau hält? Wer sagt verlässlich, welche Frucht essbar ist? Sicherheit hat sehr viele Aspekte, und es ist nicht leicht, den richtigen Weg zwischen dem ständigen Aussprechen von Verboten und einer ungerechtfertigten Leichtfertigkeit zu finden. Bei Langzeitaufenthalten kommt noch die ungewohnte Situation hinzu, dass sich auch Fünfjährige sprachlich oder in der Natur besser auskennen kann als die Eltern.

Klärung der gesundheitlichen Situation des Kindes

Die Erkrankungen des Kindes müssen bekannt und möglichst in einem Arztbrief oder anderen Befunddarstellungen beschrieben sein, ggf. auch mit Stadieneinteilung und der letzten Medikation. Eine solche Darstellung muss sprachlich im vorgesehenen Reiseland verständlich sein. Für Flugreisen ist in solchen Fällen das medical information form (MEDIF) nach IATA-Standard (CAA o. J.) auszufüllen. Weitere Informationen zu den einzelnen Krankheitsbildern finden sich in ➤ Kap. 13.11.

Versorgung am Reiseziel

Eine einheitliche Aussage ist angesichts der Unterschiedlichkeit der Verhältnisse nicht möglich. Unter den Rahmenbedingungen wirtschaftlich schwacher Tropenländer beispielsweise kann in der Hauptstadt erhältlich sein, was auf dem Lande utopisch ist. Vielfach können nur die Medikamente der WHO Essential Medicines List for Children (WHO 2023) erwartet werden, in ländlichen Gesundheitseinrichtungen ohne Unterstützung aus dem Ausland oft auch nicht. Schon Diätanforderungen bei einer ausgeprägten Neurodermitis können unerfüllbar sein. Erst recht können Einsatz, Wartung und Reparatur von Medizintechnik zu Schwierigkeiten führen, vom Vernebler bis zur Insulinpumpe. Die Machbarkeit einer Reise hängt unter solchen Umständen davon ab, wie wichtig und wie kontinuierlich erforderlich die Versorgung ist, wie die Komplikationshäufigkeit und Bedrohlichkeit einer Versorgungslücke einzuschätzen sind, und ob die Mitnahme von Medikamenten bei kurzen Reisen ausreicht.

Bei vorerkrankten Kindern geht es jedoch nicht nur um Lieferketten. Ebenso wichtig ist die klinische Versorgung im Fall von Exazerbationen und Komplikationen einer Grundkrankheit und um die Behandlung interkurrenter Erkrankungen. Einerseits hat zwar praktisch jedes Krankenhaus in den Tropen eine Pädiatrie, andererseits folgt man aber oft den eingespielten Routinen ohne allzu viel Individualisierung.

Impfungen

Indikationen ergeben sich aus dem reiseunabhängigen, alters- und ggf. krankheitsentsprechenden STIKO-Spektrum (STIKO 2025) einerseits und den reisespezifischen Risiken andererseits (➤ Kap. 13.3).

Die Impfungen gegen Hepatitis B, Meningokokken und Japanische Enzephalitis können dringender als beim Erwachsenen indiziert sein, da die Erkrankungen bei kleinen Kindern konsequenzenreicher sind. Bei der Tollwutimpfung ergibt sich die höhere Dringlichkeit aus dem unbefangeneren kindlichen Verhalten Tieren gegenüber. Die Impfung gegen Hepatitis A wird bei Vorschulkindern dagegen eher wegen der Folgen einer Infektiosität nach Rückkehr gegeben als wegen eines deutlichen Benefits für das Kind selbst.

Malariamedikation

Ist eine medikamentöse Malariaprophylaxe indiziert, kann deren regelmäßige Anwendung Kooperationsprobleme bereiten, die es zu überwinden gilt. An der besonderen Dringlichkeit der Chemoprophylaxe im Kindes- und vor allem im Kleinkindalter darf jedoch kein Zweifel aufkommen (➤ Kap. 5.2).

LITERATUR

Adams NB et al. Transportrichtlinien für Schwangere in Linienflugzeugen. Flugmedizin Tropenmedizin Reisemedizin 2021; 60: 295–300.

Civil Aviation Authority (CAA). MEDIF-Formular; o. J. www.caa.co.uk/media/mp3lmyyd/iata-medif-form.pdf.

Gemeinsamer Bundesausschuss der Ärzte und Krankenkassen (G-BA): Kinderrichtlinie, Bundesanzeiger AT 31.03.2021 B6. www.screening-dgns.de/Pdf/RichtlinienGesetze/Kinder-RL_2020-12-17_iK-2021-04-01.pdf.

International Air Transport Association (IATA). Medical Manual, 12th ed. Montreal/Geneva, 2020.

Rothe C et al. Reiseimpfungen – Hinweise und Empfehlungen. Flugmedizin Tropenmedizin Reisemedizin 2024; 31: 54–85.

Ständige Impfkommission (STIKO). Empfehlungen der Ständigen Impfkommission (STIKO) beim Robert Koch-Institut 2025. Epid Bull 2025; 4: 1–75. www.rki.de/DE/Aktuelles/Publikationen/Epidemiologisches-Bulletin/2025/04_25.pdf?__blob=publicationFile&v=7.

WHO. Model List of Essential Medicines for Children. 9th list. 2023. https://iris.who.int/bitstream/handle/10665/371091/WHO-MHP-HPS-EML-2023.03-eng.pdf?sequence=1.

13.11 Reisende mit Vorerkrankungen

Silja Bühler

13.11.1 Einleitung

Der medizinische Fortschritt ermöglicht es häufig Menschen mit Vorerkrankungen, ein aktives und beschwerdefreies Leben zu führen – dazu gehören auch Reisen in weit entfernte Länder. Reisen, so wie das alltägliche Leben, können Risiken bergen. Insbesondere bei Menschen mit Vorerkrankungen sollte dabei eine Einschätzung erfolgen, ob die Vorteile einer Reise die potenziellen Risiken überwiegen. Zudem bedarf es einer sorgfältigen individuellen Planung und Vorbereitung.

13.11.2 Reisevorbereitung

Vor der Reise sollte an die folgenden Punkte gedacht werden:

- Idealerweise sollte die Reisebuchung erst nach einer Konsultation eines reisemedizinischen Zentrums und des die Grunderkrankung behandelnden Spezialisten erfolgen, um Stornierungen zu vermeiden.
- Rechtzeitige Vorstellung (mind. 8–12 Wochen vor Abreise) bei einem reisemedizinisch spezialisierten Zentrum, um eine notwendige Beratung und erforderliche Impfungen durchzuführen. Gegebenenfalls muss eine Anpassung der Grundmedikation z. B. bei Einnahme einer Malariaprophylaxe vorgenommen werden.
- Abschluss einer Reisekrankenversicherung inkl. Rücktransport.
- Anlegen einer Liste mit medizinischen Ansprechpartnern im Reiseland, bei denen im Fall von medizinischen Komplikationen Hilfe gesucht werden kann.
- Medizinischer Notfallkontakt in der Heimat.
- Mitführen einer Diagnoseliste auf Englisch.
- Mitfuhrbescheinigung der Medikamente auf Englisch: Wirkstoffname und Handelsname.
- Mitführen des Medikationsplans auf Englisch.
- Bei Mitnahme von Medikamenten, die gekühlt gelagert werden müssen, vor Abreise die Lagerung während der Reise sowie an den Aufenthaltsorten klären.
- Ausreichend Medikation am besten in Originalpackung in Handgepäck mitführen (Medikamente könnten während des Flugs gebraucht werden und Reisekoffer können verspätet ankommen). Dabei neben der regelmäßig eingenommenen Medikation auch an Bedarfsmedikation denken. Zusatzration für mehrere Tage einplanen, da es zu ungeplanten Verzögerungen der Rückreise kommen kann.
- Die Reiseapotheke sollte auch mit dem behandelnden Arzt abgestimmte Möglichkeiten zur Prävention und zur akuten Selbstbehandlung von Komplikationen der Grunderkrankung enthalten.
- Sonnenschutz, insbesondere bei Immunsuppression.

Es wird empfohlen vor der Reise zu evaluieren, ob ein Patient mit einer chronischen Erkrankung flugtauglich ist (➤ Kap. 13.6).

13.11.3 Reisende mit kardiovaskulären Vorerkrankungen

Kardiale Ereignisse sind eine der häufigsten Todesursachen bei erwachsenen Reisenden und stellen die häufigste Ursache für eine medizinische Evakuierung dar (Vlot et al. 2022).

Impfungen

Patienten mit kardiovaskulären Erkrankungen sollten alle generell empfohlenen Standard-, Indikations- und Reiseimpfungen erhalten (➤ Kap. 13.3). Im Fall einer Antikoagulation können die meisten Impfstoffe auch subkutan (s. c.) verabreicht werden. Sollte der Impfstoff nicht für eine s. c. Gabe zugelassen sein, kann die Impfung auch intramuskulär (i. m.) erfolgen. Dabei empfiehlt sich die Verwendung einer feinen Injektionskanüle und eine anschließende Komprimierung der Einstichstelle (RKI). Die s. c. Injektion ist bei Tollwut- und Meningokokken-Impfstoffen nicht zugelassen.

Malariaprophylaxe

Artemether/Lumefantrin ist generell bei Herzerkrankungen kontraindiziert. Dies gilt auch für Patienten mit plötzlichem Herztod in der Familienanamnese oder einer Verlängerung des QTc-Intervalls im EKG. Zudem bestehen weitere Kontraindikationen aufgrund von Arzneimittelinteraktionen (z. B. bestimmte Antiarrhythmika, Neuroleptika, Antidepressiva, Antibiotika).

Mefloquin sollte bei signifikanten Erregungsleitungsstörungen oder bei gleichzeitiger Therapie mit bestimmten Antiarrhythmika vermieden werden.

Für **Atovaquon/Proguanil** oder **Doxycyclin** existieren keine Einschränkungen bei kardialen Vorerkrankungen.

Malariamedikation und Antikoagulation

Es besteht keine Interaktion zwischen Medikamenten zur Malariaprophylaxe und niedermolekularen **Heparinen.**

Doxycyclin, Mefloquin und Proguanil können die Wirkung von **Cumarinen** verstärken. Bei Reisenden, die Cumarine einnehmen, sollte der INR-Wert vor Beginn der Malaria-Chemoprophylaxe bestimmt und dann eine Woche nach Beginn der Einnahme (vor Reisebeginn) kontrolliert werden. Gegebenenfalls ist eine Dosisanpassung der Cumarine notwendig. Bei Absetzen der Malariamedikation muss die Cumarindosis ggf. wieder angepasst werden.

Bezüglich der gleichzeitigen Einnahme **direkter oraler Antikoagulanzien (DOAK)** und einer Malariaprophylaxe liegen bisher nur wenige Daten zur Sicherheit vor. Apixaban und Rivaroxaban werden im Wesentlichen über CYP3A4 metabolisiert und sind wie Dabigatran ein Substrat von P-Glykoprotein. Edoxaban wird nur zu einem kleinen Anteil über CPY3A4 metabolisiert und ist ebenfalls ein Substrat von P-Glykoprotein. Mefloquin ist auch Substrat von CYP3A4 und P-Glykoprotein und könnte die Blutungsneigung erhöhen. CYP3A4 kann durch Atovaquon leichtgradig gehemmt werden.

Höhenexposition (> 2.500 m)

Ähnlich wie beim Fliegen (➤ Kap. 13.6) können beim Besuch von Höhenlagen der niedrigere Luftdruck, die Lufttrockenheit und eine höhenbedingte Hypoxie bei akuter Exposition als Kreislaufstressoren wirken. Die physiologischen Anpassungen umfassen u. a. eine Vasokonstriktion der Lungenarterien, eine systemische Vasodilatation, eine Erhöhung der Herzfrequenz und des systolischen Blutdrucks.

Die European Society of Cardiology hat gemeinsam mit weiteren europäischen Gesellschaften die folgenden Empfehlungen für eine Höhenexposition formuliert (Parati et al. 2018).

Patienten mit Herzinsuffizienz

- **Alle Patienten mit Herzinsuffizienz**:
  - Sorgfältige Bewertung von Herzinsuffizienz-Komorbiditäten (z. B. pulmonale Hypertonie, Anämie, Schlafapnoe).
  - Herzinsuffizienz-Medikamente sorgfältig prüfen (insb. Diuretika, Kaliumergänzung und Betablocker). Wann immer möglich, sollten β1-selektive Betablocker gegenüber nicht selektiven Betablockern bevorzugt werden.
  - Langsamer Aufstieg wird empfohlen. Obwohl es keine genauen Daten zur empfohlenen Aufstiegsgeschwindigkeit gibt, ist es ratsam, die für gesunde Reisende empfohlene Geschwindigkeit (300–500 m/Tag über 2.500 m; ➤ Kap. 13.8) nicht zu überschreiten.
- **Stabile NYHA-I-II-Patienten**:
  - Können Höhen von bis zu 3.500 m sicher erreichen.
  - In der Höhe wird nur eine moderate körperliche Aktivität empfohlen.
- **Stabile NYHA-III-Patienten**:
  - Können Höhen von bis zu 3.000 m sicher erreichen.
  - In der Höhe wird nur leichte körperliche Aktivität empfohlen.
- **Instabilen Patienten/NYHA-IV-Patienten** wird von einer Höhenexposition abgeraten.

Patienten mit koronarer Herzerkrankung (KHK)

- **Alle KHK Patienten**:
  - Patienten sollten ihre vorbestehende Medikation bei Höhenexposition fortsetzen.
- **Patienten mit akutem Myokardinfarkt/nach einer Bypassoperation**:
  - Mind. 6 Monate nach einem unkomplizierten Myokardinfarkt sowie nach einer Revaskularisation mit einer Höhenexposition warten.
- **Nach Stenteinlage**:
  - Nach einer Koronarstenteinlage sollte mind. 6 bis 12 Monate mit einer Höhenexposition gewartet werden.
- **Patienten mit geringem Risiko (CCS[2] 0–I)**:
  - Sicherer Aufstieg bis 4.200 m möglich, leichte bis mäßige körperliche Anstrengung in der Höhe möglich.
- **KHK mit mittlerem Risiko (CCS II–III)**:
  - Vorsichtiger Aufstieg bis auf 2.500 m möglich, nur leichte körperliche Betätigung in der Höhe möglich.
- **KHK mit hohem Risiko (CCS IV)**:
  - Höhenexposition kontraindiziert.

[2] CCS: Canadian Cardiovascular Society.

13.11.4 Reisende mit respiratorischen Vorerkrankungen, insbesondere mit COPD und Asthma

Luftverschmutzung, Inhalationsallergene, unterschiedliche Luftdruckverhältnisse, körperliche Belastung und eine Exposition gegenüber infektiösen Erregern können eine vorbestehende COPD oder eine Asthmaerkrankung während einer Reise exazerbieren lassen. Stand-by-Medikation wie z. B. inhalative Bronchodilatatoren oder orale Kortikosteroide sollten Patienten daher immer mit sich führen.

Impfungen

Patienten mit chronischen Erkrankungen der Atmungsorgane sollten alle generell empfohlenen Standard-, Indikations- und Reiseimpfungen erhalten (➤ Kap. 13.3). Insbesondere sind die jährliche Influenza- und COVID-19-Impfung sowie die Pneumokokken- und die RSV-Impfung (in bestimmten Altersgruppen) empfohlen.

Höhenexposition (> 2.500 m)

Die hypobare Hypoxie und die Lufttrockenheit in Höhenlagen können sich negativ auf Patienten mit respiratorischen Erkrankungen auswirken. Um die Höhentauglichkeit abzuschätzen, kommen eine Reihe von Tests, abhängig von der zugrunde liegenden Erkrankung, zum Einsatz. Eine im Mai 2022 publizierte Übersichtsarbeit bietet hierfür eine gute Hilfestellung (Holthof et al. 2022).

13.11.5 Reisende mit Immundefizienz

Durch bessere Therapiemöglichkeiten der Grunderkrankungen (z. B. Immunsuppression bei rheumatischen Erkrankungen oder immunmodulatorische Therapie) können zunehmend auch immungeschwächte Personen Reisen in die Ferne unternehmen. Dabei gibt es folgende Besonderheiten zu beachten (Ehl et al. 2017, Wagner et al. 2019, Laws et al. 2020):

- Immungeschwächte Reisende können ein erhöhtes Infektionsrisiko auf Reisen haben, müssen deshalb besonders gut geschützt werden und sollten ggf. Stand-by Medikamente (z. B. Antibiotika) mit sich führen.
- Lebendimpfungen (insb. Gelbfieberimpfung) können aufgrund von Sicherheitsbedenken kontraindiziert sein. Dabei gilt es, aktuelle Empfehlungen zu beachten (s. u. Internetquellen). Die Reiseroute sollte insbesondere bzgl. Gelbfieber-Endemiegebieten besonders gut geplant und bei ungeschützten Reisenden möglicherweise die Reiseroute adaptiert werden.

- Totimpfstoffe können unter Immunsuppression weniger wirksam sein. Gegebenenfalls ist es indiziert, das Ansprechen von Impfungen durch eine serologische Kontrolle zu überprüfen. Neben den Standard- und Reiseimpfungen sind häufig Indikationsimpfungen (z. B. Pneumokokkenimpfung) indiziert.
- Keine Anwendung von Kurzimpfschemata.
- Medikamenteninteraktionen sind bei der Malariamedikation zu beachten.

13.11.6 Reisende mit Immunsuppression

Eine immunsuppressive Behandlung wird aufgrund verschiedener zugrunde liegender Erkrankungen eingenommen (z. B. bei Autoimmunerkrankungen des rheumatischen, gastroenterologischen, neurologischen Formenkreises, nach Organtransplantation, nach Stammzelltransplantation). Dazu gehören eine wachsende Anzahl von Medikamentenklassen: Kortikosteroide, Alkylanzien, Antimetabolite, Biologika etc.

Impfungen

Ein guter Impfschutz ist insbesondere in dieser Patientengruppe wichtig, da sie stärker als gesunde Reisende gefährdet ist, einen schweren Verlauf einer (impfpräventablen) Infektion zu erleiden. Eine reisemedizinische Beratung sollte immer dazu genutzt werden, auch Standard- und Indikationsimpfungen (z. B. Pneumokokken-, Meningokokken-, Influenza-, COVID-19-Impfung) zu komplettieren.

Lebendimpfungen sind häufig unter Immunsuppression kontraindiziert. In ➤ Tab. 13.20 sind Kontraindikationen sowie Zeitintervalle nach Pausieren/Absetzen eines Immunsuppressivums vor Applikation einer Lebendimpfung dargestellt. Dabei ist zu beachten, dass deutsche und internationale Empfehlungen voneinander abweichen können.

Totimpfstoffe (inkl. mRNA-Impfstoffe gegen COVID-19) dürfen ohne Bedenken appliziert werden. Es liegen keine Sicherheitsbedenken vor, allerdings kann der Impfschutz reduziert sein. Um das Ansprechen der Impfung zu kontrollieren, können serologische Kontrollen notwendig sein. Insbesondere bei einer neuen Impfung, die der Körper nie zuvor appliziert bekommen hat („Neo-Antigen"), wie z. B. die Hepatitis-A-Impfung, können zusätzliche Impfungen bzw. intensivere Impfschemata als bei Gesunden vor Abreise indiziert sein (Rosdahl et al. 2018).

Besonders bei Impfungen gegen die tödlich verlaufende **Tollwuterkrankung** ist eine sorgfältige Überprüfung des Impferfolgs vor der Reise indiziert. Eine Abkürzung/Reduktion des präexpositionellen Impfschemas/der Impfdosen von 3 bis 4 Wochen auf 1 Woche bzw. von 3 auf 2 Dosen ist kontraindiziert. Nach einer potenziellen Tollwutexposition ab Grad II soll die aktive Postexpositionsprophylaxe immer mit 5 Impfstoffdosen an den Tagen 0, 3, 7, 14 und 28 durchgeführt werden (konventionelles Essen-Schema), und es sollen serologische Kontrollen erfolgen. Zudem sollten bei immunsupprimierten Personen postexpositionell ab einer Grad-II-Exposition simultan immer Immunglobuline verabreicht werden.

Dass eine Postexpositionsprophylaxe nur mit Aktivimpfungen nicht ausreicht, zeigt z. B. der tragische Fall eines in Sansibar von einem Hund gebissenen Italieners. Der aufgrund einer Autoimmunerkrankung unter Kortikosteroidbehandlung stehende Mann war vor der Reise nicht geimpft worden, erhielt eine postexpositionelle Wundbehandlung und aktive Tollwutimpfungen, jedoch keine Immunglobuline, und verstarb an der Infektion (ProMed 2019).

Tab. 13.20 Kontraindikationen von Lebendimpfungen unter immunmodulatorischer oder immunsuppressiver Therapie und Mindestabstände zu vorangegangener immunmodulatorischer oder immunsuppressiver Therapie (mod. nach Rothe et al. 2025 und Fachinformationen); die Dosierungen beziehen sich auf die Dosierung bei Erwachsenen

Substanzklasse	Wirkstoff	Lebendimpfung möglich unter Therapie*	Notwendige Therapiepause vor Lebendimpfung
Kortikosteroide	Glukokortikoid Prednisonäquivalenzdosis < 20 mg/Tag oder lokale Therapie (z. B. topisch oder intraartikulär) oder Kurzzeittherapie (< 2 Wochen)	Ja	Keine
	Glukokortikoid Prednisonäquivalenzdosis ≥ 20 mg/Tag für ≥ 2 Wochen	Nein	> 2 Monate
B-Zell-depletierende Substanzen (anti-CD19/anti-CD20)	Inebilizumab	Nein	> 6 Monate[1]
	Obinutuzumab	Nein	[1]
	Ocrelizumab	Nein	Ca. 18 Monate nach Therapieende[1]
	Ofatumumab	Nein	Ca. 10 Monate nach Therapieende[1]
	Rituximab	Nein	> 12 Monate[1]
CD52-Rezeptor-Antagonist (T/B-Zelldepletion)	Alemtuzumab	Nein	> 12 Monate[2]
Inhibitor des B-Zell-Aktivierungsfaktors (BAFF), auch bekannt als B-Lymphozyten-Stimulator (BLyS)	Belimumab	Nein	> 3 Monate

Tab. 13.20 Kontraindikationen von Lebendimpfungen unter immunmodulatorischer oder immunsuppressiver Therapie und Mindestabstände zu vorangegangener immunmodulatorischer oder immunsuppressiver Therapie (mod. nach Rothe et al. 2025 und Fachinformationen); die Dosierungen beziehen sich auf die Dosierung bei Erwachsenen (*Forts.*)

Substanzklasse		Wirkstoff	Lebendimpfung möglich unter Therapie*	Notwendige Therapiepause vor Lebendimpfung
Substanzen, die gegen spezifische Zytokine wirken	Anti-TNF	Adalimumab	Nein	> 2 Monate
		Certolizumab	Nein	> 2 Monate
		Etanercept	Nein	> 2 Monate
		Golimumab	Nein	> 3 Monate
		Infliximab	Nein	> 3 Monate[10]
	Anti IFN-1R	Anifrolumab	Nein	Keine Daten
	Anti-IL-1	Anakinra	Nein	> 1 Monat
		Canakinumab	Nein	> 3 Monate
	Anti-IL-2	Daclizumab	Nein	> 4 Monate
	Anti-IL-2R	Basiliximab	Nein	Keine Daten
	Anti-IL-4/-IL-13	Dupilumab	Nein	Keine Daten[11]
	Anti-IL-5	Mepolizumab	Ja	Keine
		Benralizumab	Ja	Keine
	Anti-IL-6	Siltuximab	Nein	> 4 Monate (geschätzt, keine Herstellerangaben)
	Anti-IL-6R	Sarilumab	Nein	> 2 Monate
		Satralizumab	Nein	Keine Daten
		Tocilizumab	Nein	> 2 Monate
	Anti-IL-12 und -23	Ustekinumab	Nein	> 15 Wochen
	Anti-IL-13	Lebrikizumab	Nein	Keine Daten
		Tralokinumab	Nein	Keine Daten
	Anti-IL-17	Bimekizumab	Nein	Keine Daten
		Brodalumab	Nein	Keine Daten
		Ixekizumab	Nein	> 3 Monate
		Secukinumab	Nein	> 2 Monate
	Anti-IL-23	Guselkumab	Nein	> 3 Monate
		Risankizumab	Nein	> 21 Wochen
		Tildrakizumab	Nein	> 17 Wochen
Peripher wirksame B- und T-Zell-depletierende Substanzen		Dimethylfumarat	[3]	[4]
		Diroximelfumarat	[3]	[4]
		Fingolimod	Nein	> 2 Monate
		Leflunomid	Nein	> 6 Monate[5]
		Teriflunomid	Nein	> 6 Monate[5]
		Ozanimod	Nein	> 3 Monate
		Siponimod	Nein	> 1 Monat
Immunstimulanzien/-modulatoren		Glatirameracetat	[3, 6]	[3,6]
		Interferon beta	Ja	Keine
		Sulfasalazin[7]/Mesalazin	Ja	Keine[7]
		Mifamurtid	Nein	Keine Daten
Anti-IgE		Omalizumab	Ja	Keine
Zytostatika		Cyclophosphamid	Nein	> 3 Monate
		Mitoxantron	Nein	> 3 Monate
		Cladribin	Nein	> 1 Monat[2]

13

Tab. 13.20 Kontraindikationen von Lebendimpfungen unter immunmodulatorischer oder immunsuppressiver Therapie und Mindestabstände zu vorangegangener immunmodulatorischer oder immunsuppressiver Therapie (mod. nach Rothe et al. 2025 und Fachinformationen); die Dosierungen beziehen sich auf die Dosierung bei Erwachsenen (*Forts.*)

Substanzklasse	Wirkstoff	Lebendimpfung möglich unter Therapie*	Notwendige Therapiepause vor Lebendimpfung
Substanzen, die eine Organabstoßung verhindern (Calcineurininhibitoren, antiproliferativ wirksame Medikamente)	Azathioprin	Nein	> 3 Monate
	Belatacept	Nein	> 3 Monate
	Cyclosporin	Nein	> 3 Monate
	Voclosporin	Nein	Keine Daten
	6-Mercaptopurin	Nein	> 3 Monate
	Tacrolimus	Nein	> 3 Monate
	Everolimus	Nein	> 1 Monat
	Mycophenolat-Mofetil	Nein	> 2 Monate
	Methotrexat (Niedrigdosis < 0,4 mg/kg/Woche oder ≤ 20 mg/Woche)	Ja[8]	Keine[8]
	Methotrexat (Hochdosistherapie mit > 0,4 mg/kg/Woche oder > 20 mg/Woche)	Nein	> 2 Monate
T-Lymphozyten-Kostimulatoren-Inhibitor	Abatacept	Nein	> 3 Monate
Interaktionsinhibitor von VCAM-1 und Integrin α4ß1	Natalizumab	Nein	> 3 Monate
Intestinaler Integrin-Antagonist	Vedolizumab	Ja[9]	Keine
Januskinase (JAK-)Inhibitoren	Abrocitinib	Nein	Keine Daten
	Baracitinib	Nein	> 1 Monat
	Filgotinib	Nein	> 1 Monat
	Ritlecitinib	Nein	Keine Daten
	Tofacitinib	Nein	> 2 Monate
	Upadacitinib	Nein	[2]
	Abrocitinib	Nein	Keine Daten
	Deucravacitinib	Nein	> 1 Monat
Anti-PDE4	Apremilast	Nein	> 2 Wochen
Inhibitoren des terminalen Komplementproteins C5	Eculizumab	Ja	Keine
	Ravulizumab	Ja	Keine

* Kontraindikationen aufgrund der Grunderkrankung müssen zusätzlich beachtet werden.
[1] Impfung nur nach vollständiger Repletion der B-Zell-Werte.
[2] Impfungen frühestens nach B/T-Zell-Repletion.
[3] Laut Fachinformation keine Kontraindikation oder besonderen Warnhinweise für Lebendimpfstoffe während Therapie. Dennoch sollten Lebendimpfstoffe während der Therapie nur in Ausnahmefällen nach individueller Nutzen-Risiko-Abwägung verabreicht werden (Wechselwirkungen mit anderen Arzneimitteln in Fachinformation).
[4] Lebendimpfungen nach Normalisierung der Lymphozytenzahl.
[5] Nach Auswaschmaßnahmen (Colestyramin oder Aktivkohlepulver) evtl. auch früher.
[6] Die Gelbfieberimpfung sollte nicht verabreicht werden.
[7] Zwischen der Einnahme von Sulfasalazin und der Anwendung eines Typhuslebendimpfstoffs wird ein Abstand von mind. 24 Stunden empfohlen (Fachinformation).
[8] Bezieht sich nur auf die Impfstoffe gegen Masern, Mumps, Röteln (Priorix), Varizellen (Varilrix) und Masern, Mumps, Röteln, Varizellen (PriorixTetra). Andere Lebendimpfstoffe (inkl. Gelbfieberimpfung) sind kontraindiziert. In 2 kleineren Studien war bei niedriger Methotrexat-Dosis eine Gelbfieberimpfung sicher und führte zu vergleichbarer Seroprotektion (Buhler et al. 2020, Emi Aikawa et al. 2022).
[9] Orale Impfstoffe unter Vedolizumab unwirksam.
[10] Säuglinge, die in der Schwangerschaft gegenüber Infliximab exponiert waren, sollten bis 12 Monate nach Geburt keine Lebendimpfungen bekommen.
[11] Gelbfieberimpfung war nach Absetzen von Dupilumab in einer kleinen Studie im Endemiegebiet sicher (Wechsler 2021).

Infektionsschutz

Allen immunsupprimierten Personen sollte zu einem besonders guten Schutz vor Infektionskrankheiten geraten werden, dazu gehören folgende Empfehlungen:

- Gute Lebensmittelhygiene und großzügige Ausstattung mit einem Antibiotikum zur Selbsttherapie bei schwerer Diarrhö (z. B. Azithromycin; ➢ Kap. 13.5).
- Guter Mückenschutz zur Vermeidung von mückenübertragenen Infektionen.

- Vermeiden des Besuchs von Höhlen, um das Risiko von Pilzinfektionen zu minimieren (insb. bei Patienten nach Organ- oder Stammzelltransplantation).
- Es sollte vom Barfußgehen abgeraten und das Tragen von festen Schuhen empfohlen werden, um eine Infektion mit Würmern zu verhindern, deren Larven sich im Erdboden aufhalten und die Haut penetrieren können (z. B. *Strongyloides stercoralis;* ➤ Kap. 6.4).
- Vermeidung von Situationen mit erhöhtem Tuberkulose-Ansteckungsrisiko, insbesondere bei Patienten mit TNF-α-Blocker-Therapie.

Sonnenschutz

Patienten unter Immunsuppression haben ein erhöhtes Risiko für Hauttumoren und sollten deshalb einen besonders guten Sonnenschutz einhalten, inkl. Vermeiden der Mittagssonne, Tragen von Sonnenhüten und das Verwenden von Sonnenschutzcreme mit starkem UVA- und UVB-Schutzfaktor.

13.11.7 Patienten mit Asplenie

Personen mit einer funktionellen Asplenie oder Splenektomie haben ein erhöhtes Risiko für schwere Infektionen (Locatelli et al. 2022). Insbesondere kapseltragende Bakterien (Pneumokokken, Meningokokken, *Haemophilus influenzae*) können zu einer foudroyant verlaufenden Sepsis führen. Zudem besteht ein erhöhtes Risiko für einen schweren Verlauf bei bestimmten parasitären Infektionen (z. B. Malaria und Babesiose). Das Risiko für ein OPSI-Syndrom (overwhelming post-splenectomy infection) liegt bei 1–5 % im Laufe des Lebens und die Letalität bei 38–70 %. Den Reisenden muss erklärt werden, dass sie im Falle von Fieber sofortige medizinische Hilfe aufsuchen müssen. Ein Breitspektrum-Stand-by-Antibiotikum sollte großzügig verschrieben werden (BAG 2015, Laws et al. 2020).

Impfungen

Patienten mit Asplenie sollten, zusätzlich zu Standard- und Reiseimpfungen, Impfungen gegen Pneumokokken, Meningokokken ACWY und B sowie *Haemophilus influenzae* Typ B erhalten (➤ Kap. 13.3). Zudem ist die jährliche Influenzaimpfung indiziert, um bakteriellen Superinfektionen vorzubeugen. Eine Reiseberatung bietet eine gute Möglichkeit zur Komplettierung fehlender Impfungen. Genaue Impfschemata sind den Empfehlungen der Ständigen Impfkommission (STIKO, s. u. Internetquellen) zu entnehmen. Lebendimpfungen wie z. B. die Gelbfieberimpfung können bei Patienten mit Asplenie, bei fehlenden anderweitigen Kontraindikationen, gegeben werden.

Malariaprophylaxe

Da eine schwer verlaufende Malariainfektion eine große Gefahr für Personen mit Asplenie darstellt, sollten Reisende mit Asplenie über dieses Risiko aufgeklärt und Präventionsmaßnahmen wie rigoroser Mückenschutz mit den Reisenden besprochen werden. Zudem ist auf die strikte Adhärenz bei der Einnahme der Chemoprophylaxe hinzuweisen und die Indikation für eine Chemoprophylaxe sollte großzügig gestellt werden (➤ Kap. 13.4). Es sollte eine individuelle Nutzen-Risiko-Abwägung in Bezug auf die Notwendigkeit der Reise erfolgen.

13.11.8 Reisende mit HIV-Infektion

Die Anzahl an Reisen von Patienten mit HIV-Infektion in ferne Destinationen nimmt kontinuierlich zu, da die Morbidität und Mortalität dank der Behandlung mit antiretroviraler Therapie (ART) deutlich zurückgegangen ist (➤ Kap. 2.2). Vor einer Reise sollte immer eine Beratung in einem spezialisierten Zentrum erfolgen. Die Risiken für reiseassoziierte Erkrankungen hängen stark vom Immunstatus ab.

Als Faustregel gilt: Ab einer CD4-Zellzahl von 500/μl können Personen mit einer HIV-Infektion genauso wie gesunde Reisende behandelt werden. Bei einer CD4-Zellzahl von < 200/μl ist das Risiko reiseassoziierter Infektionen erhöht und das Ansprechen auf Impfungen eingeschränkt. Bei einer CD4-Zellzahl von < 200/μl empfiehlt es sich, die Reise bis nach der Immunrekonstitution (stabile CD4-Zellzahl ≥ 200/μl) zu verschieben. Generell sollte eine internationale Reise frühestens 3 Monate nach dem Beginn einer antiretroviralen Therapie empfohlen werden, um eine Immunrekonstitution abzuwarten.

HIV-positive Personen sollten die ART in ausreichender Menge im Handgepäck mitführen und eine Zusatzration für mehrere Tage einplanen.

Auf Reisen kann es häufig zu einer schlechteren Compliance in Bezug auf die ART kommen – sei es aufgrund von anderen Lebensgewohnheiten, der Zeitumstellung, ungenügender Medikamentenmenge oder aus Angst vor Stigmatisierung. Die Reisenden sollten unbedingt auf die Notwendigkeit einer regelmäßigen Fortführung der Medikation hingewiesen werden, um eine Resistenzbildung zu verhindern.

Infektionsschutz

In der Beratung sollte ein besonderer Fokus auf die Lebensmittelhygiene gelegt werden, um insbesondere die Infektion mit opportunistischen Erregern wie *Toxoplasma gondii, Isospora belli* und *Cryptosporidium parvum* vorzubeugen. Auch ein guter Mückenschutz ist essenziell, um Infektionen mit mückenübertragenen Erregern zu verhindern: Eine Malaria kann z. B. bei HIV-positiven Personen mit einer erhöhten Parasitämie und einem größeren Risiko für einen schweren Verlauf einhergehen; eine Leishmaniasis kann bei Patienten mit einer CD4-Zellzahl von < 200/μl zu einer opportunistischen Infektion führen. Zudem kann, insbesondere bei niedriger CD4-Zellzahl, ein erhöhtes Risiko für Pilzinfektionen bestehen (z. B. *Cryptococcus* spp.), Reaktivierungen können auch noch Jahre nach einer Exposition auftreten. Es empfiehlt sich, den Besuch von Höhlen zu vermeiden, um das Risiko von Pilzinfektionen zu minimieren.

Impfungen

Bei HIV-positiven Personen können die Impfantworten bei niedriger CD4-Zellzahl und nicht supprimierter Viruslast schwächer ausfallen und weniger lange anhalten als bei HIV-negativen Personen. Es ist aus diesem Grund sinnvoll, Impfungen bei einem guten Immunstatus zu verabreichen, um eine bestmögliche Immunantwort zu erzielen. Der zu erwartende Impferfolg wird bei CD4-Zahlen > 500/µl und supprimierter Viruslast als normal, bei 200–499/µl und supprimierter Viruslast als gut und bei < 200/µl als gering eingestuft. Bei Kindern gelten andere Grenzwerte. Bei geringen CD4-Zahlen empfiehlt die STIKO ggf. eine Anpassung des Impfschemas.

Bei einigen Impfungen wurde nach der Impfung eine vorübergehende leichte Erhöhung der Viruslast beobachtet. Da diese sich in der Regel nach 4 bis 6 Wochen normalisiert und nicht mit einer Krankheitsprogression assoziiert ist, stellt die transiente Erhöhung der Viruslast keine Begründung gegen eine Impfung dar.

Eine reisemedizinische Beratung sollte immer dazu genutzt werden, neben den Reiseimpfungen, die Standard- und Indikationsimpfungen von HIV-positiven Patienten zu komplettieren. Zu den Indikationsimpfungen gehören u. a. Impfungen gegen Influenza, COVID-19, Pneumokokken, Meningokokken, Herpes zoster (≥ 50 Jahre), Hepatitis B und Hepatitis A. Hepatitis A wird insbesondere für Männer, die Sex mit Männern haben (MSM) empfohlen, da Hepatitis A in dieser Community auch sexuell übertragen werden kann und in der Vergangenheit zu größeren Ausbrüchen geführt hat.

Virale Lebendimpfungen (inkl. **Gelbfieberimpfung**) sind bei einer symptomatischen HIV-Infektion und einem CD4-Zellstatus < 200/µl und/oder nicht supprimierter Viruslast kontraindiziert; bei Kindern gelten andere Grenzwerte. Bei Personen mit einer asymptomatischen HIV-Infektion, einer supprimierten Viruslast und CD4-Zellen ≥ 200/µl sind virale Lebendimpfungen (inkl. Gelbfieberimpfung) möglich. Personen, die zum Zeitpunkt der ersten Impfstoffdosis gegen Gelbfieber eine Immundefizienz hatten, sollen vor erneuter Exposition und bei fehlender Kontraindikation – unabhängig vom zeitlichen Abstand zur Erstimpfung – eine weitere Impfstoffdosis erhalten. Sofern nach der 2. Impfung ein erneutes oder fortgesetztes Expositionsrisiko besteht, muss individuell über die Verabreichung weiterer Impfstoffdosen entschieden werden.

Der **orale Lebendimpfstoff gegen Typhus** ist grundsätzlich bei einer HIV-Infektion kontraindiziert und sollte durch den parenteralen Totimpfstoff ersetzt werden. Die **Masernimpfung** kann ab einer CD4-Zellzahl von 200/µl verabreicht werden und ist bei HIV-infizierten Personen besonders empfohlen, da die Masernerkrankung bei Personen mit HIV-Infektion besonders schwer verlaufen kann.

Die **Tollwutimpfung** sollte analog zu der Empfehlung bei medikamentös immunsupprimierten Reisenden (s. o.) im klassischen Impfschema an den Tagen 0, 7 und 21 oder 28 erfolgen. Eine Verkürzung des Impfschemas sollte bei HIV-positiven Reisenden nicht zur Anwendung kommen. Eine Titerkontrolle 2 bis 4 Wochen nach Abschluss der Grundimmunisierung wird empfohlen. Wenn der Antikörperspiegel < 0,5 IE/ml liegt, ist die Gabe einer weiteren Dosis mit erneuter Messung des Antikörperspiegels indiziert.

Malariamedikation

Medikamenteninteraktionen zwischen der ART und einer Malariamedikation sollten im Vorfeld überprüft werden. Dazu eignet sich insbesondere die Webseite der University of Liverpool: www.hiv-druginteractions.org.

13.11.9 Reisende mit gastrointestinalen und hepatischen Vorerkrankungen

Eine reisemedizinische Beratung sollte auch in dieser Patientengruppe zur Komplettierung der Standard-, Indikations- und Reiseimpfungen (➤ Kap. 13.3) genutzt werden.

Patienten mit **verminderter Magensäureproduktion** (aufgrund einer Operation oder wegen eingenommener Medikation) können ein erhöhtes Risiko für gastrointestinale Infektionen haben, da der natürliche Verteidigungsmechanismus fehlt. Deshalb sollte auf eine besonders gute Lebensmittelhygiene geachtet werden und ggf. großzügig eine Typhusimpfung durchgeführt und ein Stand-by Antibiotikum verschrieben werden.

Reisenden mit **inflammatorischen Darmerkrankungen** (Morbus Crohn, Colitis ulcerosa) unter Immunsuppression können alle Totimpfstoffe gegeben werden. Orale Impfstoffe sind bei Vedolizumabeinnahme nicht wirksam; bei Lebendimpfungen ist auf Kontraindikationen zu achten (➤ Kap. 13.11.6, ➤ Tab. 13.20). Auch bei dieser Patientengruppe sollte eine besonders gute Lebensmittelhygiene empfohlen und großzügig ein Stand-by Antibiotikum verschrieben werden. Magen-Darm-Infektionen können zu einer Exazerbation der zugrunde liegenden Erkrankung führen. Durch eine ähnliche Symptomatik kann es schwierig sein zu unterscheiden, ob die Symptome ursächlich von der inflammatorischen Darmerkrankung oder von einem gastrointestinalen Infekt herrühren. Dies kann zu einer falschen Therapieentscheidung führen. Patienten mit aktiver Erkrankung (Blutung, Fieber, Ulzerationen etc.) sollte von einer Reise abgeraten werden. In der Literatur wird beschrieben, dass hypoxische Bedingungen (Flug, Höhenexposition > 2.500 m) zu einer Exazerbation der inflammatorischen Darmerkrankung führen kann (Vavricka et al. 2016).

Patienten mit **Lebererkrankungen** sollten die Indikations-/Reiseimpfungen gegen Hepatitis A und B erhalten (➤ Kap. 13.3). Bei der Malariamedikation ist auf Kontraindikationen zu achten; bei schwerer Lebererkrankung (Stadium Child C) sind alle Malariamedikamente kontraindiziert. Auch in dieser Patientengruppe sollte eine gute Lebensmittelhygiene empfohlen werden; insbesondere sollte auf den Verzehr von rohem Fisch und von Meeresfrüchten verzichtet werden, um eine Superinfektion mit Hepatitis-Viren zu verhindern.

13.11.10 Reisende mit Nierenerkrankungen und Dialyse

Patienten mit einer Niereninsuffizienz sollten vor der Reise alle notwendigen Standard-, Indikations- (inkl. Influenza, COVID-19 und

Pneumokokken) und Reiseimpfungen erhalten (Mathew et al. 2014). Eine noch nicht erfolgte Hepatitis-B-Impfserie sollte vor einer Reise abgeschlossen werden. Für Dialyse/Prädialyse-Patienten gibt es speziell zugelassene Impfstoffe. Bei Impfung mit einem nicht speziell für Dialysepatienten zugelassenen Impfstoff empfehlen einige Hersteller ein abweichendes Impfschema (siehe Fachinformation), da Impfungen bei Patienten mit chronischen Nierenerkrankungen weniger wirksam sein können.

Bei der **Malariamedikation** müssen Kontraindikationen beachtet werden. Atovaquon/Proguanil ist bei einer Kreatinin-Clearance von < 30 ml/Minute und bei Patienten unter Dialyse zur Prophylaxe kontraindiziert.

Ein gutes Flüssigkeitsmanagement ist bei Patienten mit Nierenerkrankungen entscheidend, da eine Dehydrierung eine Niereninsuffizienz verstärken kann. Aus diesem Grund ist es besonders wichtig, Durchfallerkrankungen zu verhindern bzw. rasch mit Flüssigkeitsersatz und ggf. einem Stand-by-Antibiotikum zu therapieren. Bei dem Antibiotikum können Dosisanpassungen notwendig sein.

Sollte auf der Reise eine Dialyse erfolgen, sollten hierfür weit im Voraus Vorbereitungen getroffen werden. Dazu gehört es herauszufinden, welche Dokumente in den Dialyseeinrichtungen vorgelegt werden müssen (z. B. HIV-Test), und zu eruieren, welche Infektionsschutzstandards in den jeweiligen Einrichtungen gelten. Reisende können sich z. B. auf der folgenden Webseite dazu informieren: http://globaldialysis.com.

13.11.11 Patienten mit neurologischen Erkrankungen

Impfungen

Bei **Myasthenia gravis** ist eine Gelbfieberimpfung kontraindiziert.

Man geht im Allgemeinen davon aus, dass Patienten mit **Multipler Sklerose** Totimpfstoffe außerhalb von Schüben verabreicht werden können. Der Nutzen einer Impfung übersteigt ihr Risiko, zumal Infektionen mit dem Wildvirus bei Patienten mit MS die Wahrscheinlichkeit eines Schubs erhöhen. Lebendimpfungen wie die MMR- und die Gelbfieberimpfung können grundsätzlich auch bei MS gegeben werden (Huttner et al. 2020). Bei bestehender immunsuppressiver oder immunmodulatorischer Therapie sind sie allerdings häufig kontraindiziert (➢ Kap. 13.11.6, ➢ Tab. 13.20).

Eine kleine Fallserie berichtete über eine Verschlechterung der MS-Symptome und Plaques bei 5 von 7 Patienten mit schubförmig remittierender MS, die eine Gelbfieberimpfung erhielten (Farez und Correale 2011). Im Gegensatz dazu konnten in 2 anderen Studien (Huttner et al. 2020, Papeix et al. 2021) keine Exazerbationen bei 55 Menschen mit MS festgestellt werden, die in verschiedenen Stadien ihrer Erkrankung eine Gelbfieberimpfung erhielten. Im Zweifel sollte die Entscheidung über die Gelbfieberimpfung in Absprache mit dem Neurologen des Patienten getroffen werden. Es sollten immer die Risiken und Vorteile einer Impfung ins Verhältnis zum Infektionsrisiko gestellt werden.

Für die aktuell in Deutschland zugelassenen Impfstoffe ist kein Zusammenhang zwischen einem **Guillain-Barré-Syndrom** und einer Impfung belegt. Dennoch wird empfohlen, bei einem zeitlichen Zusammenhang zwischen einer Impfstoffgabe und dem Auftreten oder der Exazerbation eines GBS den gleichen Impfstoff nicht erneut zu verabreichen.

Malariaprophylaxe

Bei **Myasthenia gravis** ist zu bedenken, dass Chloroquin und Mefloquin kontraindiziert sind.

Mefloquin ist generell bei **neuropsychiatrischen Erkrankungen** kontraindiziert. Bei Patienten mit **Krampfleiden** ist zu bedenken, dass Phenytoin, Carbamazepin und Barbiturate die Halbwertszeit von Doxycyclin verkürzen.

13.11.12 Diabetes mellitus

Typ-1- und Typ-2-Diabetiker haben ein erhöhtes Risiko für Infektionen bzw. für einen schwereren Verlauf von Infektionen. Insbesondere besteht ein erhöhtes Infektionsrisiko für Haut- und Weichteilinfektionen. Die erhöhte Anfälligkeit für Infektionen ist multifaktoriell bedingt.

Patienten mit einem Diabetes mellitus sollten vor der Reise alle notwendigen Standard-, Indikations- (inkl. Influenza, COVID-19 und Pneumokokken) und Reiseimpfungen erhalten. Generell gelten für Patienten mit Diabetes die gleichen Empfehlungen für Reiseimpfungen wie für Menschen ohne Vorerkrankung. Dabei ist davon auszugehen, dass die Immunogenität der Impfungen bei Patienten mit Diabetes derjenigen bei gesunden Personen entspricht (Kling et al. 2020, Zhou et al. 2021).

LITERATUR

Buhler S, Jaeger VK, Eperon G, Furrer H, Fux CA, Jansen S et al. Safety and immunogenicity of a primary yellow fever vaccination under low-dose methotrexate therapy – a prospective multi-centre pilot study. J Travel Med 2020; 27(6): taaa126.

Ehl S, Bogdan C, Niehues T et al. Impfen bei Immundefizienz: Anwendungshinweise zu den von der Ständigen Impfkommission empfohlenen Impfungen. (II) Impfen bei 1. Primären Immundefekterkrankungen und 2. HIV-Infektion. Bundesgesundheitsblatt Gesundheitsforschung Gesundheitsschutz. 2018; 61(8): 1034–1051.

Emi Aikawa N, Andrade Balbi V, Borba EF et al. Yellow fever vaccination in Brazil: Short-term safety and immunogenicity in juvenile autoimmune rheumatic diseases. Vaccine X 2022; 10: 100131.

Farez MF, Correale J. Yellow fever vaccination and increased relapse rate in travelers with multiple sclerosis. Arch Neurol. 2011; 68(10): 1267–71.

Holthof K, Bridevaux PO, Frésard I. Underlying lung disease and exposure to terrestrial moderate and high altitude: personalised risk assessment. BMC Pulm Med 2022; 22(1): 187.

Huttner A, Eperon G, Lascano A M et al. Risk of MS relapse after yellow fever vaccination: A self-controlled case series. Neurol Neuroimmunol Neuroinflamm 2020; 7(4): e726.

Kling K, Wichmann O, Burchard G. Reiseimpfungen für besondere Personengruppen, Bundesgesundheitsblatt Gesundheitsforschung Gesundheitsschutz 2020; 63(1): 85–92.

Laws HJ, Baumann U, Bogdan C et al. Impfen bei Immundefizienz. (III) Impfen bei hämatologischen und onkologischen Erkrankungen (antineoplastische Therapie, Stammzelltransplantation), Organtransplantation und Asplenie. Bundesgesundheitsblatt Gesundheitsforschung Gesundheitsschutz 2020; 63(5): 588–644.

Locatelli F, Corazza GR, Di Sabatino A. Asplenia and spleen hypofunction. Nat Rev Dis Primers 2022; 8(1): 71.

Martin C, Domingo C, Bottieau E et al. Immunogenicity and duration of protection after yellow fever vaccine in people living with human immunodeficiency virus: a systematic review. Clin Microbiol Infect 2021; 27(7): 958–67.

Mathew R, Mason D, Kennedy JS. Vaccination issues in patients with chronic kidney disease. Expert Rev Vaccines 2014; 13(2): 285–98.

Papeix C, Mazoyer J, Maillart E et al. Multiple sclerosis: Is there a risk of worsening after yellow fever vaccination? Multiple Sclerosis J. 2021; 27(14): 2280–3.

Parati G, Agostoni P, Basnyat B et al. Clinical recommendations for high altitude exposure of individuals with pre-existing cardiovascular conditions. Clinical recommendations for high altitude exposure of individuals with pre-existing cardiovascular conditions. Eur Heart J 2018; 39(17): 1546–1554.

ProMedMail. Todesfall Sansibar. Published Date: 2019-12-10 16:00:58 CET, Subject: PRO/AH/EDR> Rabies (55): Italy (AP) ex Tanzania (Zanzibar) human, immunocompromised, dog Archive Number: 20191210.6832827.

Rosdahl A, Herzog C, Frösner G et al. An extra priming dose of hepatitis A vaccine to adult patients with rheumatoid arthritis and drug induced immunosuppression – A prospective, open-label, multi-center study. Travel Med Infect Dis 2018; 21: 43–50.

Rothe C, Rosenbusch D, Bühler S et al. Reiseimpfungen. Hinweise und Empfehlungen. Flugmedizin, Tropenmedizin, Reisemedizin – FTR 2025; 32(02): 68–98.

Schweizerisches Bundesamt für Gesundheit. Prävention schwerer Infektionen bei anatomischer oder funktioneller Asplenie. Bull BAG 2015; 10: 155–162.

Vavricka SR, Rogler G, Biedermann L. High altitude journeys, flights and hypoxia: any role for disease flares in IBD patients? Digestive Diseases 2016; 34(1–2): 78–83.

Vlot JA, van Steenbergen JE, Luppino FS et al. Hospital-based care and/ or death followed by repatriation in Dutch travelers: The HAZARD study. Travel Med Infect Dis 2022; 49: 102329.

Wagner N, Assmus F, Arendt G et al. Impfen bei Immundefizienz. (IV) Impfen bei Autoimmunkrankheiten, bei anderen chronisch-entzündlichen Erkrankungen und unter immunmodulatorischer Therapie. Bundesgesundheitsblatt Gesundheitsforschung Gesundheitsschutz 2019; 62(4): 494–515.

Wechsler ME, Souza-Machado A, XU c et al. Preclinical and clinical experience with dupilumab on the correlates of live attenuated vaccines. J Allergy Clin Immunol Glob 2021; 1(1):9–15.

Zhou K, Lansang MC. Diabetes Mellitus and Infections. Last update June 2024. www.endotext.org/wp-content/uploads/pdfs/diabetes-mellitus-and-infections.pdf.

INTERNETQUELLEN

American College of Rheumatology (Vaccinations Guideline): https://rheumatology.org/vaccinations-guideline.

CDC (Immunocompromised Travelers): wwwnc.cdc.gov/travel/yellowbook/2024/additional-considerations/immunocompromised-travelers.

DTG (Malariaempfehlungen): www.dtg.org/index.php/empfehlungen-und-leitlinien/empfehlungen/malaria.html.

RKI (Impfen bei Blutungsneigung): www.rki.de/DE/Themen/Infektionskrankheiten/Impfen/Impfthemen-A-Z/G/Injektionsort_Tabelle.html.

RKI (Impfung bei Immunschwäche): www.rki.de/SharedDocs/FAQs/DE/Impfen/COVID-19/FAQ_Liste_Impfung_Immundefizienz.html.

RKI (Reiseimpfungen): www.rki.de/DE/Themen/Infektionskrankheiten/Impfen/Staendige-Impfkommission/Reiseimpfungen/reiseimpfungen-node.html.

STIKO (Empfehlungen der Ständigen Impfkommission beim Robert Koch-Institut) 2025. Epid Bull 2025; 4: 1–75. www.rki.de/DE/Aktuelles/Publikationen/Epidemiologisches-Bulletin/2025/04_25.pdf?__blob=-publicationFile&v=7.

Travel Health Pro (Immunosuppression): https://travelhealthpro.org.uk/factsheet/66/immunosuppression.

KAPITEL

14

Gerhard Boecken, Alexander Wex

Arbeitsmedizinische Vorsorge

14.1 Lebens- und Arbeitsbedingungen in gesundheitsgefährdenden Regionen

Zu den großen „Entsendern" in Deutschland zählen neben der Industrie einschließlich der Tourismusindustrie, dem Auswärtigen Amt und der Bundeswehr auch die staatlichen und nicht staatlichen Organisationen der Entwicklungs-, Wirtschafts- und Politikzusammenarbeit wie z. B. die Deutsche Gesellschaft für Internationale Zusammenarbeit (GIZ), die kirchlichen Programme (z. B. EED, AGEH), die politischen Stiftungen und die vielen Freiwilligenprogramme (u. a. Weltwärts, Kulturweit etc.) sowie die Hilfsorganisationen, seefahrendes Personal, Forscher und Journalisten. Entsprechend variieren die Lebens- und Arbeitsbedingungen in den gesundheitsgefährdenden Regionen innerhalb eines großen Spektrums, das von Botschaftsangehörigen in der Hauptstadt mit fast europäischen Lebensverhältnissen bis zu Helfern in einem Flüchtlingslager reicht.

Das Ausmaß der erforderlichen Umstellung an die ungewohnten klimatischen, hygienischen und kulturellen Bedingungen im Ausland wird im Vorfeld oft nicht ausreichend wahrgenommen: Unterschiedliche Kommunikationsstile, mangelnde Sprachkenntnisse, andere Höflichkeits- und Umgangsformen erschweren häufig den Start.

Hitze, Umweltverschmutzung, nicht endender Lärm, katastrophale Straßenverhältnisse, das Fehlen von modernen Kommunikationsmitteln in oft reizarmer Umgebung „im Busch" führen zu unerwarteten Belastungen. Das Leben in Camps (Baustellen, Bundeswehr) geht mit reduzierten Bewegungs- und Ablenkungsmöglichkeiten einher.

Der „Zauber der Fremde", die Freude an neuen Erfahrungen und Herausforderungen und vor allem greifbare Erfolge einer als sinnvoll erlebten Arbeit erleichtern dagegen die Eingewöhnung und helfen über schwierige Phasen hinweg. Berufstätige werden durch Hauspersonal und Kindermädchen entlastet, diese Personen stellen oft einen wichtigen Kontakt zur einheimischen Bevölkerung dar.

14.1.1 Klimaumstellung

Die Anpassung an verschiedene Klimazonen ist bei gesunden Personen eine Frage der Zeit, für Kinder ist sie erfahrungsgemäß kaum ein Problem. Viele Europäer erleben jedoch in heißen, schwülen Klimazonen eine herabgesetzte Leistungsfähigkeit. Zu tropischen Klimaproblemen ➤ Kap. 10.12.

14.1.2 Verkehrs- und Straßenverhältnisse

Die Qualität der Verkehrswege ist in den meisten Ländern mit niedrigem und mittlerem Einkommen (LMIC) sehr schlecht und der öffentliche Nahverkehr wenig entwickelt. Der Transportbedarf wird häufig durch Kleinunternehmer mit Minibussen, Mopeds und Taxis abgedeckt. Das Fahren in solchen Ländern bedeutet ein hohes Risiko (Wyler et al. 2022). Viele Fahrzeuge befinden sich in einem schlechten technischen Zustand. Mensch und Tier sind bei mangelnder Beleuchtung nachts kaum sichtbar. Das Fahrverhalten der Einheimischen, insbesondere die Risikobereitschaft und -wahrnehmung im Verkehr, weicht vom europäischen Fahrverhalten ab. Eine Umstellung von Rechts- auf Linksverkehr kann erschwerend hinzukommen. Unfallopfer haben, bedingt durch lange Transportzeiten ohne ausreichende medizinische Versorgung, auch bei weniger schweren Verletzungen deutlich geringere Überlebenschancen als in Europa. Durch defensives und vorausschauendes Fahren lassen sich viele Unfälle vermeiden. Erste-Hilfe-Kenntnisse sollten aufgefrischt und auf eine erweiterte Ausstattung der Fahrzeuge mit Verbandmaterial sollte geachtet werden.

14.1.3 Freizeit

An vielen Standorten bestehen deutlich geringere Möglichkeiten, die Freizeit und den Sport wie gewohnt zu gestalten. Das Familienleben und freundschaftliche Beziehungen mit gegenseitigen Besuchen finden eine stärkere Betonung, der Kontakt wird oft im vertrauten Rahmen des eigenen Kulturkreises gesucht. Ein Auslandsaufenthalt mit einem oft besseren Einkommen vermittelt leicht ein gesteigertes Freiheitsgefühl mit erhöhter Risikobereitschaft. Sport- und Freizeitunfälle sind deshalb relativ häufig. Erhöhter Alkoholgenuss durch andere Trinkgewohnheiten, gepaart mit hoher Arbeitsbelastung oder auch bei Langeweile, kann problematisch werden.

14.1.4 Sicherheitsprobleme

Im Vergleich zu Deutschland ist die Sicherheitslage in vielen LMIC schlechter. Eine brutale Alltagskriminalität mit Entführungen und bewaffneten Raubüberfällen kann zur Abschottung der reicheren Bevölkerungsschichten führen, zu denen im Ausland tätige Entsandte meist gehören.

In einem Putsch oder plötzlich ausbrechenden Unruhen sind Ausländer in der Regel nicht das direkte Ziel von Gewaltakten. Dennoch muss in solchen Situationen nicht einschätzbarer Bedrohung eine zeitweilige Ausreise in ein Nachbarland zur Risikominderung in Kauf genommen werden.

Aufbauhelfer in Nachkriegsländern werden durch verminte Gebiete gefährdet und arbeiten häufig mit schwer traumatisierten einheimischen Partnern. Soldaten, obwohl gut darauf vorbereitet und ausgebildet, erleben Gewalt und Terror aus nächster Nähe, sind selbst oder indirekt durch verwundete Kameraden betroffen. Hohe Einsatzfrequenzen insbesondere der knappen Spezialisten, eine Zunahme von Kampfeinsätzen und das Gefühl, nicht optimal ausgerüstet zu sein, belasten die Soldaten und beschäftigen die Wehrpsychiatrie.

Gezielte Informationen und Trainingskurse zum Umgang mit bedrohlichen Lagen sollten für bestimmte Gebiete zur Einsatzvorbereitung gehören.

14.1.5 Krankheiten

Das Krankheitsspektrum bei Langzeitaufenthalten ähnelt zunächst demjenigen bei Kurzzeitreisen, mit der Dauer der Exposition steigt das Risiko auch für seltenere Infektionskrankheiten (Chen et al. 2009, Chen et al. 2018, Lenti et al. 2012, Lim et al. 2021).

Studien zeigen, dass z. B. die Länge des Aufenthalts mit der Wahrscheinlichkeit des Auftretens einer **Malaria** korreliert und dieses

Risiko kumulativ ist (Toovey et al. 2007). Das Risiko, eine **Tuberkulose** zu akquirieren, gleicht sich in Hochprävalenzgebieten nach einigen Monaten Aufenthalt dem der einheimischen Bevölkerung an (Cobelens et al. 2000, Diefenbach-Elstob et al. 2021). Mit der Länge des Aufenthalts werden Prophylaxemaßnahmen vernachlässigt, die Wahrnehmung der Gefahren ändert sich. Dies zeigt sich im Absetzen einer Malariaprophylaxe, Schwimmen in Flüssen und Seen mit Schistosomiasis-Risiko oder der Verletzung von Hygieneregeln beim Essen.

Die **HIV/AIDS-Epidemie** verläuft in Afrika weitgehend ungebremst. Das Risiko ist bei beruflichem und nicht beruflichem Blut- und Schleimhautkontakt erheblich höher als in Europa. Für Entsandte im Gesundheitswesen muss der Zugang zu einer HIV-Postexpositionsprophylaxe gesichert sein. Es hat sich bewährt, fertig gepackte Medikamentensets mitzugeben. Für die Auswahl der Medikamente und Dosierungen gibt eine deutsch-österreichische Expertenkommission regelmäßig aktualisierte Empfehlungen (AWMF 2022). Eine umfassende Aufklärung vor Ausreise zur Gefährdung durch ungeschützten Sexualkontakt nicht nur mit der Risikopopulation und zu Schutzmaßnahmen ist insbesondere bei Soldaten und Alleinausreisenden erforderlich (Crawford et al. 2016). Auch das Ansteckungsrisiko für **Hepatitis B und C** ist erhöht und muss besprochen werden.

14.1.6 Medizinische Versorgung

Die Qualität der medizinischen Versorgung variiert von Land zu Land erheblich. In vielen Ländern besteht ein Netzwerk staatlicher Krankenhäuser unterschiedlicher Größe, die häufig in keinem guten Zustand sind und unter chronischem Mangel an Fachkräften, Ausstattung, Verbrauchsmaterialien und Medikamenten leiden. In den größeren Städten gibt es private Krankenhäuser und Praxiskliniken mit Belegbetten. Neben exzellenten, oft privaten Einrichtungen finden sich einfachere Institutionen, die zumindest eine Versorgung auf Hausarztniveau bieten und erste Anlaufstelle im Notfall sein können. Fachärzte sind meist im Regierungssystem angestellt und arbeiten in der Regel zusätzlich im privaten Sektor an unterschiedlichen Stellen. Ihre Erreichbarkeit ist dadurch erheblich eingeschränkt. Auf dem Land entspricht die Versorgung selten europäischen Standards.

> Nach der Einreise sollte sich jeder nach der nächsten akzeptablen medizinischen Einrichtung erkundigen und einen privaten Notfallplan aufstellen. Die deutschen Botschaften bieten häufig aktuelle Ärzte- und Krankenhauslisten.

Viele **Medikamente** sind außerhalb Europas frei verkäuflich und wesentlich preiswerter bei oft fragwürdiger Qualität durch unzureichende Transport- und Lagerbedingungen. Fälschungen sind häufig. Dauermedikamente sollten bis zum nächsten Heimaturlaub in ausreichender Menge mitgebracht werden. Auf die Notwendigkeit einer gut ausgestatteten Hausapotheke sollte hingewiesen werden.

Vor Ausreise muss die **Krankenversicherung** und die **Rückholung** geklärt bzw. arbeitsvertraglich geregelt werden. Da oft schon bei weniger schweren Erkrankungen ein Rückflug nach Deutschland zur Diagnostik und Therapieentscheidung erforderlich ist, sollte die Kostenübernahme vorab festgelegt werden. Die Kosten der Rückholung bei Arbeitsunfall/Berufskrankheit werden durch die Unfallversicherungsträger übernommen.

> Für private Unfälle/Erkrankungen auch außerhalb der eigentlichen Gastländer sowie für Familienangehörige ist der Abschluss einer Kranken- und Rückholversicherung dringend empfohlen.

14.1.7 Medizinische Notfälle

Hausbesuche werden in der Regel nicht durchgeführt, bei einer akuten Erkrankung muss der Patient zum Arzt gebracht werden. In den wenigsten Ländern gibt es ein funktionierendes Notfallrettungssystem, wenn überhaupt nur in den großen Städten und über private Dienstleister. Ambulanzen sind in schlechtem Zustand, nur mit unzureichender Ausrüstung und ausschließlich zum Transport ausgelegt. Notfallmaßnahmen bei Herzinfarkt z. B. mit Durchführung einer Thrombolyse, Behandlung von Schock, schweren Knochen- oder Organverletzungen, Ileus oder inneren Blutungen können nicht auf europäischem Standard durchgeführt werden. Diese unzureichende Versorgung ist ein häufiger Anlass zur medizinischen Evakuierung. Die dazu führenden Diagnosen sind vielfältig, im Vordergrund stehen Unfälle, internistische oder alterstypische Erkrankungen, in Westafrika auch komplizierte Malariaerkrankungen.

14.1.8 Psychische Belastungen

Ein Auslandseinsatz geht mit besonderen psychischen Belastungen einher. Allein durch das Leben in einer anderen Kultur, mit Verständigungsschwierigkeiten in einer Fremdsprache entsteht ein erhöhter **„Grundstress"**. Die Arbeit erfordert bei ungewohnten Bedingungen und anderen Spielregeln eine erhöhte Anpassungsleistung. Daneben nehmen die Ausgereisten häufig eine deutlich verantwortungsvollere Position als zu Hause ein. Ein Auslandseinsatz unterliegt erfahrungsgemäß einem Zyklus mit unterschiedlichen Belastungsphasen (Litsch et al. 2008):

- Bei der Ausreise erfordert der Umzug einen hohen Organisationsaufwand, die bisherige Arbeit muss beendet und der Abschied von Freunden und Verwandten bewältigt werden. Die Freude auf Neues ist vermischt mit Unsicherheit, vor allem, wenn für die Vorbereitung auf die veränderten Lebens- und Arbeitsbedingungen wenig Zeit zur Verfügung steht.
- Nach der Ankunft steht das Einleben des Einzelnen und der Familie in eine schwierigere Umgebung und in eine neue soziale Gruppe in einer fremden Sprache im Vordergrund. Gleichzeitig erfordert der Start in eine neue berufliche Aufgabe viel Kraft.
- Wenn nach einiger Zeit die Anfangseuphorie nachlässt, wird das Auseinanderklaffen von Erwartungen und der vorgefundenen Wirklichkeit im „Kulturschock" spürbar. Möglichst gute Wohnbedingungen und vertraute Gegenstände schaffen eine Rückzugsmöglichkeit und helfen, diesen Tiefpunkt zu überwinden, bis eine realistische Wahrnehmung der schönen und schwierigen Bedingungen eine erfüllte Zeit ermöglichen.
- Im Alltagsleben zeigen sich die normalen Familienprobleme z. B. bei der Einschulung und dem Heranwachsen der Kinder. Die

Paarbeziehung muss Verschiebungen aushalten: Mitausgereiste Partner finden oft keine Möglichkeit, ihren Beruf auszuüben und leiden an Bedeutungsverlust und Langeweile, während die arbeitenden Partner im Beruf tiefere Befriedigung, aber auch Machtkämpfe, Mobbing, Überstunden und Überforderung erleben. Alleinausreisende haben mit der Einsamkeit zu kämpfen.
- Die Anstrengung einer Rückkehr in die Heimat wird oft unterschätzt. Gerade nach jahrelangen Auslandsaufenthalten ist die Heimat fremd geworden, eine Reintegration für alle ist zu bewältigen (erneuter Kulturschock), und die Dagebliebenen zeigen vielfach wenig Verständnis oder Interesse an den Erlebnissen oder Entwicklungen. Der Wiedereinstieg in den Beruf kann große Probleme bereiten und sollte gut vorbereitet sein.

Zusätzlicher Stress entsteht durch außergewöhnliche Belastungen wie:
- Latente Bedrohung durch Kriminalität, soziale Spannungen, instabile ökonomische oder ökologische Situationen, Guerillatätigkeit.
- Unvorhergesehene Umstände wie Unruhen, Kampfhandlungen, Naturkatastrophen, Wirtschaftskrisen oder eine Pandemie, die auch zu Evakuierungen führen können.
- Persönliche Krisen (familiäre Krisen, schwere gesundheitliche Probleme, Verkehrsunfälle).
- Arbeit in Krisengebieten, in Nach- und Vorkriegssituationen (z. B. Bombenalarme, Miterleben von Entführungen, Misshandlungen, „Hausarrest" durch Sicherheitsvorkehrungen) sowie Hilfseinsätzen nach Naturkatastrophen.
- Zusammentreffen mit traumatisierten Menschen (z. B. mit Flüchtlingen, Menschen in Guerillagebieten, Exkombattanten, Kriegs-, Trauma- und Katastrophenfolgenopfern).

Professionelle Hilfen sind vor Ort selten verfügbar, schon gar nicht in der Muttersprache. Der Bedarf für eine psychologische Unterstützung vor, während und nach dem Einsatz ist bei vielen Entsendeorganisationen erkannt worden.

14.2 Rechtliche Grundlagen

14.2.1 Arbeitsschutz

Das deutsche Arbeitsschutzgesetz verpflichtet jeden Arbeitgeber, Maßnahmen zur Verhütung von arbeitsbedingten Gesundheitsgefahren und Unfällen bei der Arbeit zu ergreifen.

Dazu ist ein Regelwerk mit vielfältigen Handreichungen erstellt worden (www.baua.de), das auch im Ausland umgesetzt werden sollte.

Zu den wesentlichen Präventionsmaßnahmen bei einem Auslandseinsatz gehören eine angepasste Personalauswahl, eine Pflichtvorsorge oder Tauglichkeitsuntersuchung, die Vorbereitung auf die spezifische Situation und Aufgaben, eine angemessene persönliche Schutzausstattung und Immunisierung sowie eine Rückkehrerbetreuung.

In verletzungsträchtigen Arbeitssituationen (z. B. Baustellen, Ölplattformen, Bundeswehreinsätze) ist besonders auf eine möglichst gute Organisation aller Aspekte der Ersten Hilfe zu achten, die Transport- und Behandlungsmöglichkeiten von Verletzten und Erkrankten zu klären, eine Rettungskette zu etablieren sowie den Kostenträger im Vorfeld zu identifizieren.

14.2.2 Gesetzliche Unfallversicherung

Alle Personen, die in einem in Deutschland bestehenden Arbeits-, Dienst- oder Ausbildungsverhältnis stehen, sind über das **Sozialgesetzbuch VII** (SGB VII) durch die gesetzlichen Unfallversicherungsträger auch bei Entsendung ins Ausland gegen Arbeitsunfälle und Berufskrankheiten versichert. Die deutschen Unfallverhütungsvorschriften werden gleichsinnig angewandt, solange sie nicht denen des Gastlandes widersprechen. Diese „Ausstrahlung" der deutschen Sozialgesetzgebung ist in Abkommensstaaten (EU und weitere) zeitlich begrenzt, für die Tropen aber unbegrenzt gültig. Dies gilt analog auch z. B. für Entwicklungs- und Katastrophenhelfer, sofern ein Arbeitsvertrag nach deutschem Recht besteht.

Aufgabe der Träger der **gesetzlichen Unfallversicherung** ist es ebenfalls, arbeitsbedingte Gesundheitsschäden zu vermeiden. Sie beraten die Arbeitgeber bei allen Präventionsmaßnahmen. Nach Eintritt von Arbeits- und Wegeunfällen oder Berufskrankheiten sind sie verpflichtet, die Gesundheit und die Leistungsfähigkeit der Versicherten mit allen geeigneten Mitteln wiederherzustellen oder Einschränkungen z. B. durch Geldleistungen zu entschädigen. Durch die Leistungspflicht der Berufsgenossenschaften besteht andererseits auch für die entsendenden Unternehmen und Organisationen die Verpflichtung, alle Präventionsmaßnahmen nach dem Stand der Technik umzusetzen, um die im Schadensfall verpflichtenden Leistungen zu minimieren. Mitausreisende Familienangehörige sind in der gesetzlichen Unfallversicherung nicht mitversichert.

14.2.3 Arbeits- und Wegeunfall

Arbeitsunfälle sind von außen auf den Körper einwirkende Ereignisse, die in kausalem Zusammenhang mit der versicherten Tätigkeit stehen und zu einem Gesundheitsschaden oder zum Tod führen.
Als **Wegeunfälle** gelten Unfälle, die sich auf dem direkten Weg zur Arbeit ereignen.

Arbeits- und Wegeunfälle und deren Folgen unterliegen im Ausland den gleichen gesetzlichen Bestimmungen wie in Deutschland. Die Meldung an den Unfallversicherungsträger sollte so bald wie möglich mit einem formlosen Arztbericht oder auf dem üblichen Formular (D-Arztbericht) erfolgen.

14.2.4 Berufskrankheiten

Als Berufskrankheiten (BK) gelten Erkrankungen, die durch besondere Einwirkungen entstehen, denen nach wissenschaftlichen Erkenntnissen Arbeitnehmer durch ihre Arbeit in erheblich höherem Grad als die übrige Bevölkerung ausgesetzt sind.

Beschäftigte in den Tropen sind durch die allgemeinen Lebensbedingungen besonderen Gesundheitsgefahren ausgesetzt (Malariamücken stechen nicht nur während der Arbeitszeit), weshalb sich der Versicherungsschutz bezüglich BK auch auf die Freizeit erstreckt.

Die Meldung erfolgt an den Versicherungsträger nach den in Deutschland geltenden Regeln. Dieser prüft vor einer Anerkennung, ob ein besonderes Risiko unter den Bedingungen der individuellen Tätigkeit bestand und ob eine Kausalität zwischen der Erkrankung und der Arbeitstätigkeit nachzuweisen ist.

Vier BK-Nummern der **Berufskrankheitenverordnung (BKV)** sind im Rahmen eines Arbeitsaufenthalts in den Tropen oder Subtropen einschlägig: BK-Nr. 3101, 3102, 3104 und 5103. Merkblätter zu den Berufskrankheiten geben eine detaillierte Auskunft.

- Unter der **BK-Nr. 3101** sind Krankheiten gelistet, die von Mensch zu Mensch übertragbar sind wie z. B. Hepatitis B oder C. Sie sind vor allem bei Beschäftigten im Gesundheitsdienst, in der Wohlfahrtspflege oder in einem Laboratorium relevant. Auch bei anderen Tätigkeiten mit besonderer Ansteckungsgefahr wie bei einem Auslandseinsatz können diese Infektionen als Verdacht auf eine Berufskrankheit gemeldet werden. Hierbei sollten die bekannten zeitlichen Zusammenhänge zwischen Exposition, Infektion und Erkrankung mit der verursachenden Tätigkeit abgeglichen werden. Auch der Übertragungsweg und die Infektiosität des Erregers sind zu berücksichtigen.
- Unter der **BK-Nr. 3102** werden Infektionen erfasst, die von Tieren auf Menschen übertragen werden. Ein Infektionsrisiko kann insbesondere bei Personen vorliegen, die beruflichen Umgang mit Tieren und tierischen Produkten haben. Zoonosen sind gegebenenfalls nach Auslandsaufenthalt von Geschäftsreisenden, Entwicklungshelfern, Monteuren, Reiseleitern etc. als Krankheitsursachen in Betracht zu ziehen und abzuklären.
- Die **BK-Nr. 3104** erfasst Infektionen, die ausschließlich oder vorwiegend in den Tropen oder Subtropen erworben werden können, da ihre Erreger in Bezug auf Reservoir, Entwicklungszyklus oder Übertragungsmodus an tropisches Klima oder für die Tropen spezifische Umweltbedingungen gebunden sind. Das Fleckfieber wird hier besonders aufgeführt. Es kommt – wie einzelne andere gelistete Infektionen – auch außerhalb der Tropen und Subtropen vor.
- Die **BK-Nr. 5103** erfasst Plattenepithelkarzinome oder multiple aktinische Keratosen der Haut durch natürliche UV-Strahlung, die nach längeren Auslandsaufenthalten in Ländern mit hoher UV-Exposition auftreten und in Relation zu den Expositionszeiten anerkannt werden können.

Eine Meldepflicht (§ 202 SGB VII) ist bei einer Tropenkrankheit immer gegeben, besonders wenn die Gefahr besteht, dass sie zu einem späteren Zeitpunkt Auswirkungen auf den Gesundheitszustand des Versicherten haben könnte (z. B. Schistosomiasis, Malaria tertiana etc.).

14.3 Regelungen zur Betreuung vor, während und nach dem Auslandsaufenthalt

Eine medizinische Vorsorge ist vor jedem Auslandsaufenthalt in gesundheitsgefährdende Gebiete ratsam und für beruflich Reisende vorgeschrieben (Pflichtvorsorge). Für Beschäftigte, die in einem deutschen Arbeitsverhältnis ins Ausland entsandt werden, gelten Vorschriften für die medizinische Betreuung vor, während und nach dem Auslandsaufenthalt.

14.3.1 Arbeitsmedizinische Vorsorgeverordnung (ArbMedVV)

Ziel der Verordnung ist es, durch Maßnahmen der arbeitsmedizinischen Vorsorge arbeitsbedingte Erkrankungen einschließlich Berufskrankheiten frühzeitig zu erkennen und zu verhüten. Arbeitsmedizinische Vorsorge soll zugleich einen Beitrag zum Erhalt der Beschäftigungsfähigkeit leisten.

Der deutsche Arbeitgeber steht hier in der Verantwortung und hat auf der Grundlage einer Gefährdungsbeurteilung für eine angemessene arbeitsmedizinische Vorsorge zu sorgen. Bei der Gefährdungsbeurteilung soll sich der Arbeitgeber medizinisch-fachkundig beraten lassen.

Tätigkeiten in Tropen, Subtropen und sonstige Auslandsaufenthalte mit besonderen klimatischen Belastungen und Infektionsgefährdungen gelten als besonders gefährdende Tätigkeiten, sodass der Arbeitgeber vor Entsendung eine **Pflichtvorsorge** veranlassen muss. Der Hauptgrund hierfür sind zum einen die hohe Infektionsgefährdung und die Umwelt- und Klimabelastungen sowie vor allem die oft wesentlich schlechtere medizinische Versorgung im Gastland, die Menschen mit Vorerkrankungen einem deutlich erhöhten Risiko aussetzt.

Der Entsender hat im Rahmen seiner Fürsorgepflicht nicht nur für die regelmäßigen Vorsorgen zu sorgen, sondern auch gezielt Präventionsmaßnahmen anzubieten. Diese werden im Rahmen der regelmäßigen Gefährdungsbeurteilungen von Arbeitsplätzen im Ausland festgelegt. Dabei erkannte Gefährdungen sollten, wenn möglich, ausgeräumt werden. Wenn dies nicht möglich ist, sind organisatorische und gezielte persönliche Schutzmaßnahmen einzusetzen.

Die Vorsorge erfordert vom Arzt besonderes Fachwissen, Kenntnisse über die lokalen Lebensbedingungen und die typischen gesundheitlichen Gefährdungen und deren Prävention. Er muss sich die notwendigen Kenntnisse über die Arbeitsplatzverhältnisse, die Lebensumstände und die Infektionsepidemiologie verschaffen. Daher darf Pflichtvorsorge nur von Arbeits- und Betriebsmedizinern mit den erforderlichen Fachkenntnissen und Befugnissen sowie von Ärzten, die zur Führung der Zusatzbezeichnung „Tropenmedizin" berechtigt sind, durchgeführt werden.

Die Pflichtvorsorge muss vor Aufnahme der Tätigkeit und anschließend in regelmäßigen Abständen veranlasst werden. Der Arbeitgeber darf eine Tätigkeit im Ausland nur ausüben lassen, wenn die Beschäftigten an der Pflichtvorsorge nachweislich teilgenommen haben.

Die Beschäftigten werden individuell beraten, gegebenenfalls nach Einwilligung untersucht und über Schutzmaßnahmen im Ausland informiert. Dabei wird z. B. zu den besonderen klimatischen und gesundheitlichen Belastungen, den geeigneten Prophylaxemaßnahmen sowie der medizinischen Versorgung am vorgesehenen Tätigkeitsort informiert. Während des Auslandsaufenthalts müssen in definierten Abständen weitere Pflichtvorsorgen erfolgen. Nach Rückkehr soll dem Beschäftigten eine freiwillige Angebotsvorsorge ermöglicht werden.

Orientierungshilfen zu Untersuchungsinhalten und -umfang geben dem Arzt die Handlungsempfehlungen der Berufsgenossenschaften. Die Zeitpunkte und die definierten Abstände der Vorsorgen regelt die AMR 1.2 (➤ Kap. 14.3.4).

Eine Pflichtvorsorge ist keine Eignungsfeststellung für die Entsendung. Der Arbeitgeber erhält nach Abschluss der Vorsorge lediglich eine Bescheinigung, dass der Beschäftigte an der Pflichtvorsorge teilgenommen hat und wann die nächste Vorsorge stattfinden muss. Der Beschäftigte alleine entscheidet in diesem Kontext, ob er sich untersuchen lässt und die Gefährdungen durch einen Auslandsaufenthalt in Kauf nehmen will, die eine gegebenenfalls festgestellte gesundheitliche Einschränkung beim ihm bedingen könnten.

14.3.2 Eignungsfeststellung (Tropentauglichkeit)

In bestimmten Arbeitsverhältnissen und wenn ein berechtigtes Interesse des Arbeitgebers besteht, ist die Feststellung der gesundheitlichen Eignung (Tropentauglichkeit) erforderlich. Diese Eignungsfeststellung und deren Konsequenzen bedürfen als rechtlicher Grundlage einem Gesetz, einer Rechtsvorschrift oder einer individual- oder kollektivrechtlichen Vereinbarung wie z. B. einem Arbeits- oder Tarifvertrag oder einer betrieblichen Dienstvereinbarung. Beispiele hierfür sind das Entwicklungshelfergesetz, das Gesetz über den Auswärtigen Dienst, der Manteltarifvertrag der GIZ oder der Tarifvertrag für den öffentlichen Dienst im Ausland.

Im Unterschied zur Pflichtvorsorge sind hier die Beschäftigten nach schriftlicher Einwilligung zur Duldung der Eignungsfeststellung einschließlich einer Untersuchung verpflichtet.

Eine Eignung kann der Arbeitgeber im weiteren Arbeitsverhältnis auch überprüfen lassen, wenn Zweifel an der fortdauernden Tauglichkeit bestehen oder ein Wechsel der Tätigkeit beabsichtigt ist. Nach der Tauglichkeitsuntersuchung erhält der Arbeitgeber eine Mitteilung des Untersuchers mit einem Urteil. Dies gibt dem verantwortlichen Arbeitgeber Hinweise über die Verwendungsfähigkeit, ohne die ärztliche Schweigepflicht zu verletzen.

Im Gesundheitsdienst des Auswärtigen Amts wurden in einem 10-Jahres-Zeitraum (1998–2007) bei insgesamt 32.000 durchgeführten Untersuchungen eine Ausreise durchschnittlich in 24 % der Fälle nur unter Auflagen empfohlen und in nur 0,4 % der Fälle dauernde Bedenken ausgesprochen.

Aus medizinischer Sicht sollte auch die **Familie** mit beraten und gegebenenfalls untersucht werden, denn auch die Verschlimmerung bzw. Präsenz einer Erkrankung, eine Behinderung oder eine Entwicklungsstörung bei Angehörigen gefährdet den Einsatz des Beschäftigten. Für die Angehörigen der Diplomaten wird dies im Gesetz über den Auswärtigen Dienst (GAD) und für die Familien der Entwicklungshelfer im Entwicklungshelfergesetz festgeschrieben.

Unabhängig von den deutschen Vorschriften können zur Beantragung des Visums oder der Arbeitsgenehmigung Untersuchungen und Impfungen zwingend erforderlich sein. Dazu gehören z. B. HIV-Tests, Tuberkulosefreiheit z. B. über einen IGRA-Test oder die Gelbfieber-, Polio- und COVID-19-Impfung.

14.3.3 Handlungsempfehlungen durch die Berufsgenossenschaften (BG)

Die BG als Träger der gesetzlichen Unfallversicherung unterstützen die Arbeitgeber in ihren Aufgaben durch die Bereitstellung von Empfehlungen für arbeitsmedizinische Beratungen und Untersuchungen sowie von arbeitsmedizinischen Regeln (AMR).

Die Handlungsempfehlungen, ehemals als „Grundsätze" („G 35") bezeichnet, geben Hinweise und Durchführungsempfehlungen für die Ärzte zur Umsetzung der Vorgaben aus der ArbMedVV (➤ Kap. 14.3.1). In diesem Fall ist die Empfehlung „Arbeitsaufenthalt im Ausland unter besonderen klimatischen oder gesundheitlichen Belastungen" der DGUV als Leitlinie maßgeblich.

Für die arbeitsmedizinische Vorsorge im Kontext eines Auslandsaufenthalts und eine Tropentauglichkeitsuntersuchung können diese gleichen fachlichen Grundlagen der BG genutzt werden. Die Unterschiede bestehen im Wesentlichen in der Freiwilligkeit einer körperlichen Untersuchung bei der Vorsorge und der Mitteilung eines Urteils sowie die daraus folgenden Konsequenzen bei der Eignungsfeststellung.

14.3.4 Fristen

Grundlagen für die Festlegung der Fristen bei der Vorsorge ist die AMR 1.2. Eine erste Vorsorge muss innerhalb von 3 Monaten vor Aufnahme der Tätigkeit erfolgen, damit erforderliche Impfungen vorgenommen und eventuell nötige Behandlungen durchgeführt werden können. Die zweite Vorsorge muss spätestens 24 Monate und jede weitere spätestens 36 Monate nach der vorangegangenen Vorsorge veranlasst werden. Die Fristen sind zu verkürzen, wenn dies vom Arzt aus arbeitsmedizinischer Sicht für notwendig gehalten wird, z. B. unter Umständen bei Einsatz in Krisen- und Kriegsgebieten. Die Rückkehrervorsorge soll zwischen 6 Wochen und 3 Monaten nach der endgültigen Beendigung des Auslandsaufenthalts angeboten werden.

Für Tauglichkeitsuntersuchungen können die gleichen Fristen zugrunde gelegt werden. Hier kann auch eine vorzeitige Nachuntersuchung z. B. nach mehrwöchiger Erkrankung, die eine Beeinträchtigung der Leistungsfähigkeit befürchten lässt, auf Wunsch des Beschäftigten, der einen ursächlichen Zusammenhang zwischen seiner Erkrankung und seiner Tätigkeit am Arbeitsplatz vermutet, oder bei Wechsel in ein Land mit erheblich verschiedenen Lebensbedingungen erfolgen. Eine Tropenrückkehreruntersuchung erfolgt frühestens nach 6 Wochen.

14.4 Betreuung vor, während und nach dem Auslandsaufenthalt

14.4.1 Eingangsberatung auf Grundlage einer aktuellen Gefährdungsbeurteilung

Auf Grundlage der Gefährdungsbeurteilung sind individuell folgende Aspekte zu berücksichtigen und sollten bei der Eingangsberatung angesprochen werden:

- Anlass und Zweck der Vorsorge bzw. der Eignungsuntersuchung.
- Angaben zu Ort, Dauer und zu Art der geplanten Auslandstätigkeit liegen in der Regel im Vorsorgeauftrag oder in der Untersuchungsanforderung durch den Arbeitgeber vor, sollten aber individuell

noch einmal in Bezug auf den individuellen Arbeitsplatz und die Art der Tätigkeiten und Arbeitsanforderungen besprochen werden.
- Zu erwartende psychische und soziale Belastungen, z. B. Schlafqualität, soziales Gewaltpotenzial, individueller Lebensstil, Sprachkompetenz, Geschlechterrolle, kulturelles und religiöses Konfliktpotenzial.
- Zu erwartende Lebensbedingungen vor Ort (Unterbringung in Hotel, Camp, eigener Wohnung), Verpflegung (Essen im Restaurant, Kantine oder eigenem Haushalt), hygienische Besonderheiten (z. B. Trinkwasserversorgung, sanitäre Einrichtungen), belastende Umweltfaktoren (z. B. Luftqualität, Schwermetallbelastung), geografische Besonderheiten und Klima (z. B. Höhen, UV-Strahlung), persönliche Sicherheit (z. B. Kriminalität, Terrorgefahren), Unfallrisiken (z. B. Straßenverkehr) und Möglichkeiten der Freizeitgestaltung. Hieraus ergeben sich oft wichtige Hinweise für die zu erwartenden Belastungen.
- Frühere Auslandsaufenthalte und -tätigkeiten und Verträglichkeit von Umweltbedingungen wie z. B. Hitze, Schwüle, Höhe, Luftverschmutzung und Erfahrungen oder Krankheiten bei früheren Tropenaufenthalten sollten erfragt werden.
- Die zu erwartenden medizinischen Versorgungsmöglichkeiten und die Rettungskette einschließlich Medikamentenbeschaffung vor Ort.

14.4.2 Allgemeine Anamnese und individuelle Beratung

> Ziel ist es zu erkennen, ob gesundheitliche Vorbelastungen oder Erkrankungen bestehen, die unter den Arbeitsbedingungen und der Versorgungssituation im tropischen Ausland erst in Erscheinung treten oder verschlimmert werden können.

Ausdrücklich sollte nach Herz-Kreislauf-Krankheiten, Nieren- und Harnwegserkrankungen, Tuberkulose, Magen-Darm-Leber-Krankheiten, Allergien, regelmäßig eingenommenen Medikamenten, psychischen oder Suchtkrankheiten, körperlicher Leistungsfähigkeit und sportlicher Betätigung gefragt werden. Fragen zur Familienplanung, psychischen Belastbarkeit, zu Ernährungsgewohnheiten, sonstigen erfolgten Vorsorgeuntersuchungen, Familienanamnese, aktuellen Beschwerden und die Frage nach Behinderungen runden das Bild ab. Standardisierte Fragebögen haben sich hierfür bewährt. Der Impfstatus wird überprüft.

Auf Basis dieser Informationen folgt eine individuelle und spezifisch für den Einsatz abgestimmte Beratung. Mitausreisende Familienmitglieder sollten in die Beratung einbezogen werden.

Empfehlungen zu Maßnahmen zur allgemeinen Krankheitsverhütung und zum Erhalt von Wohlbefinden und Leistungsfähigkeit, sportlichem Ausgleich und Flüssigkeitsbedarf sind ebenso wichtig wie die Beratung zur Vermeidung von typischen Infektionen. Hier sind vor allem eine Malariaprophylaxe und Ergänzungsimpfungen, Verhütung von Durchfallkrankheiten, Wurminfektionen, Schistosomiasis und sexuell übertragbaren Erkrankungen und HIV-Infektion zu diskutieren.

Die rechtzeitige Konsultation eines Zahnarztes zur Sicherung eines intakten Gebisses vor einem längeren Auslandsaufenthalt sollte empfohlen und die Wichtigkeit alterstypischer Vorsorgeuntersuchungen wie z. B. Prostata-, Brust- oder Darmkrebsscreening insbesondere für Langzeitausreisende betont werden. Die Zusammensetzung einer Haus- bzw. Notfallapotheke sollte angesprochen werden.

Anschließend erfolgt eine Aufklärung über empfohlene körperliche und klinische Untersuchungen, unter besonderer Würdigung der im Rahmen der Anamnese vorgetragenen Beschwerden und vorgelegter Befunde.

Vor Entsendung in ein Krisengebiet kann ein Gespräch mit einem erfahrenen Krisenpsychologen hilfreich sein. Mit diesem Angebot haben die Tropenmediziner des Auswärtigen Amts und der GIZ gute Erfahrungen gemacht.

14.4.3 Ausreise- oder Erstuntersuchung

Untersuchungen

Willigt der Patient ein, sollte auch im Rahmen der Vorsorge nach ArbMedVV eine eingehende körperliche Untersuchung durchgeführt werden.

Zum empfohlenen Untersuchungsumfang gehören: Urinstatus (Mehrfachteststreifen), CRP, großes Blutbild, Gamma-GT, SGOT, SGPT, Kreatinin, Nüchternblutzucker, Gesamtcholesterin, HDL-C, LDL-C, Triglyceride und ein Ruhe-EKG. Ergänzend können Ferritin, TSH, HbA1c, HIV-Test (nach entsprechender Aufklärung und mit Einverständnis des Probanden), Hepatitisserologie (A, B, C), eine Ergometrie und ein Test der Lungenfunktion erfolgen. Sinnvoll können auch die Blutgruppenbestimmung sowie Suchtests für okkultes Blut bei Personen über 45 Jahren sein.

Die Indikation für ergänzende Untersuchungen (z. B. weitere Labortests, Röntgen oder Sonografie) wird durch Anamnese und klinische Befunde bestimmt. Die Abklärung von auffälligen Befunden sollte vor Ausreise erfolgen.

Entstehende Folgekosten sind nicht im Rahmen der Arbeitgeberleistung gedeckt, sondern müssen anderweitig, z. B. über die Krankenkassen abgerechnet werden.

Beurteilung

Die Bewertung, ob durch erhobene Befunde oder vorbestehende Erkrankungen bei einer Auslandstätigkeit besondere Risiken oder Gefährdungen für die Gesundheit entstehen können, ist relativ und hängt von vielen Faktoren ab. Allgemeingültige Aussagen zu bestimmten Erkrankungen und deren Risiken im Ausland sind schwierig zu treffen.

> Grundlage der Beurteilung ist immer die Frage, ob eine gesundheitliche Gefährdung besteht und falls ja, ob diese Gefährdung ausreichend zu mildern ist.

Einfluss auf das arbeitsmedizinische Urteil hat neben der medizinischen Abschätzung des Krankheitsverlaufs der Zugang zu medizinischer Versorgung am geplanten Einsatzort. Dabei ist es wichtig zu wissen, ob Kontrolluntersuchungen vor Ort erfolgen können, Komplikationen behandelbar und Notfallmedikamente verfügbar sind, die körperliche Leistungsfähigkeit im Rahmen einer Evakuierungsmaßnahme gewährleistet ist oder ein rascher Rücktransport erfolgen kann. Die Compliance des Patienten ist ein weiteres wesentliches Kriterium.

Der fachärztlichen Beurteilung folgen zwei verschiedene Handlungswege:

- Wurden im Rahmen der **arbeitsmedizinischen Pflichtvorsorge** pathologische Befunde erhoben, werden diese auf der Basis o. g. Abwägungen mit dem Patienten besprochen. Der Patient entscheidet, ob er bei Vorliegen von gefährdenden Vorerkrankungen nach ausführlicher Aufklärung das Risiko in Kauf nimmt und in den Auslandseinsatz geht. Sein Arbeitgeber erhält keine Beurteilung durch den untersuchenden Arzt, sondern lediglich eine Bescheinigung der Teilnahme an der Pflichtvorsorge. Der Arzt kann allerding die Fristen für die erneute Pflichtvorsorge verkürzen. Hält der Arzt aus medizinischen Gründen, die ausschließlich in der Person des Beschäftigten liegen, einen Tätigkeitswechsel für erforderlich, bedarf diese Mitteilung an den Arbeitgeber der Einwilligung des Beschäftigten.
- Im Rahmen einer **beauftragten Eignungsuntersuchung** erhält der Arbeitgeber eine Ergebnismitteilung. In vielen Fällen können Bedenken gegen einen Auslandsaufenthalt unter Auflagen zurückgestellt werden. Diese Bedingungen sind klar zu definieren und dem Arbeitgeber sowie dem Untersuchten auf der Bescheinigung mitzuteilen.

Folgende **Beurteilungsmuster** haben sich im Rahmen der Eignung bewährt:

- Gegen den vorgesehenen Aufenthalt bestehen „keine gesundheitlichen Bedenken", bei gesunden Personen ohne Einschränkungen.
- „Keine gesundheitlichen Bedenken unter bestimmten Voraussetzungen" bestehen z. B. bei Personen mit Erkrankungen, die am Einsatzort angemessen ärztlich betreut werden können und wenn die Gefahr einer Verschlimmerung nicht wahrscheinlich ist. Voraussetzungen können z. B. ärztliche Versorgung auf Facharztstandard, jährliche Kontrollen in Deutschland oder Aufenthalt nur in Höhenlagen unter 2.000 Metern sein.
- „Befristete gesundheitliche Bedenken" bestehen, wenn die Heilung einer festgestellten Erkrankung oder Verletzung in angemessener Frist zu erwarten ist.
- „Dauernde gesundheitliche Bedenken" bestehen bei Personen, die der ständigen ärztlichen Betreuung bedürfen, oder bei denen unter den Belastungen des Auslandsaufenthalts mit einer Verschlimmerung der Erkrankung zu rechnen ist. Dabei sind die Schwere der Erkrankung und die Behandlungs- und Evakuierungsmöglichkeiten am Einsatzort zu berücksichtigen.

14.4.4 Spezifische Prophylaxeempfehlungen

Viele Gesundheitsstörungen unterwegs können durch eine reisemedizinische Beratung verhindert werden (Pierre et al. 2013, Piyaphane et al. 2023). Impfungen und Malariaprophylaxe sind Bestandteil der arbeitsmedizinischen Vorsorge und den Beschäftigten anzubieten, soweit das Risiko einer Infektion tätigkeitsbedingt und im Vergleich zur Allgemeinbevölkerung erhöht ist und der betroffene Beschäftigte über keinen ausreichenden Immunschutz verfügt. Der Feststellung eines erhöhten Infektionsrisikos ist ein Vergleich zwischen der Häufigkeit der Infektion bei der Allgemeinbevölkerung im Aufenthaltsgebiet und derjenigen in Deutschland zugrunde zu legen. Zu beachten sind auch Risiken, die auf von Deutschland wesentlich abweichende Verhältnisse zurückzuführen sind (z. B. Stand der medizinischen Versorgung). Leitlinie für die Beratung sind die Empfehlungen der Deutschen Gesellschaft für Tropenmedizin, Reisemedizin und Globale Gesundheit (DTG).

Impfschutz

Der Umfang des notwendigen Impfschutzes unterscheidet sich von dem für Kurzzeitreisende. Die längere und intensivere Exposition gegenüber impfpräventablen Erkrankungen erfordert einen umfassenderen Schutz (Shepherd und Shoff 2014). So können im Rahmen von Langzeitaufenthalten oder besonderer Exposition z. B. zusätzlich Impfungen gegen Gelbfieber, Hepatitis B, Tollwut, Meningokokkenkrankheit, Typhus oder in Endemiegebieten auch gegen Japanische Enzephalitis, FSME oder Dengue-Fieber notwendig werden (➤ Kap. 13.3). Die Durchführung eines kompletten Impfprogramms vor Ausreise benötigt Zeit, weshalb ein rechtzeitiger Beginn wichtig ist. Der Umfang richtet sich nach dem Einsatzprofil und den möglichen Einsatzgebieten. Er kann bei zu erwartenden kurzen Vorwarnzeiten sehr umfassend sein (z. B. Impfprogramm der Bundeswehr, Mitarbeiter von Hilfs- und Katastrophenschutzorganisationen, Vielflieger). Die Kostenübernahme sollte geklärt werden.

Malariachemoprophylaxe

Die Empfehlungen zur Malariaprophylaxe mit Medikamenten (Chemoprophylaxe) werden jährlich neu durch die DTG festgelegt. Für Hochrisikogebiete wird darin zusätzlich zu einer adäquaten Expositionsprophylaxe eine Chemoprophylaxe unabhängig von der Dauer des Aufenthalts empfohlen (➤ Kap. 13.4).

Neben Chloroquin, welches zur Prophylaxe derzeit kaum noch indiziert ist, sind Mefloquin, Doxycyclin und die Kombination Atovaquon/Proguanil über längere Zeiträume eingenommen unter Beachtung der Kontraindikationen sicher und wirksam (Chen et al. 2006, Miauton und Genton 2020).

Obgleich Auslandstätige kumulativ das höchste Malariarisiko haben, lehnen sie häufig eine Langzeitchemoprophylaxe ab. Eine Akzeptanz von Prophylaxemaßnahmen und damit eine Risikominimierung kann jedoch durch eine pragmatische, an der realen lokalen Exposition und an der Erfahrungswelt der Beschäftigten adaptierte Beratung erreicht werden. Wenn im tropenmedizinischen Beratungsgespräch trotz eingehender Darstellung der Gefährdung keine Akzeptanz der in Hochrisikogebieten empfohlenen Langzeitchemoprophylaxe zu erreichen ist, empfiehlt die DTG zur Risikominderung bei der Beratung ein abgestuftes Vorgehen.

Wesentliche Grundlage für eine angepasste Prophylaxeempfehlung bei Langzeitexposition ist die Qualität und Verfügbarkeit der medizinischen Versorgung vor Ort, die individuelle, tatsächlich zu erwartende Exposition und vor allem die konsequente Ausschöpfung aller Maßnahmen zur Expositionsprophylaxe sowie eine adäquate Verhaltenssteuerung. Bei

Kindern und schwangeren Frauen wird jedoch nicht von der dringenden Empfehlung zu einer Dauerchemoprophylaxe abgewichen.

14.4.5 Rückkehrerbegutachtung

Den im Rahmen der ArbMedVV entsandten Beschäftigten ist während des Einsatzes entsprechend den Fristen eine Nachuntersuchung (Pflichtvorsorge) und am Ende der Tätigkeit eine Angebotsvorsorge zu ermöglichen. Letztere ist freiwillig. Der Arbeitgeber erhält keine Mitteilung darüber, ob sie wahrgenommen wurde oder nicht.

Bei im Rahmen der Eignung entsandten Rückkehrern erfolgt eine Rückkehreruntersuchung. Ziel ist es, im Ausland erworbene, möglicherweise noch latente Infektionen und andere Erkrankungen zu erkennen bzw. auszuschließen, und geäußerte Beschwerden abzuklären. Sie dient damit der individuellen Fürsorge, dem Schutz der Umgebung und der Erfassung von Berufskrankheiten.

Bei fortgesetztem Einsatz wird erneut geprüft, ob neue oder andere Gesundheitsgefährdungen hinzugekommen sind, und eine Beurteilung wie bei der Erstuntersuchung (➤ Kap. 14.4.1) abgegeben.

Ein sinnvoller Untersuchungsumfang wird durch das Spektrum der endemischen und häufigen (Tropen-)Krankheiten am Einsatzort bestimmt. Welche Screening-Untersuchungen im Einzelnen sinnvoll sind, wird bei Fehlen kontrollierter Studien different diskutiert.

Anamnese

Die genauen Lebensumstände im Ausland und die Erfahrungen damit sollten thematisiert werden, daneben die Reisedauer und Aufenthaltsorte im Land, die Klimaverträglichkeit sowie die Ernährungsgewohnheiten. Das augenblickliche Befinden, Verletzungen und Erkrankungen während der Einsatzzeit und deren bisherige Behandlung (z. B. Injektionen) sind zu erfragen. Es empfiehlt sich, auswärtige Diagnosen kritisch zu überprüfen. Fragen zu (ungeschütztem) Geschlechtsverkehr und den Sexualpartnern sowie nach Insektenstichen, Schlangen- oder Säugetierbissen oder dem Kontakt zu Kranken sollten nicht fehlen.

Untersuchung

Das Untersuchungsprogramm entspricht zunächst dem der Erstuntersuchung (➤ Kap. 14.4.1). Die Indikationen für zusätzliche Untersuchungen ergeben sich aus Anamnese, klinischem Befund und Laborergebnissen. An dieser Stelle wird nur das aus tropenmedizinischer Sicht wichtige Screening diskutiert.

Eine **parasitologische Stuhluntersuchung** auf Wurmeier und Protozoen ist generell zu empfehlen. Allerdings ist der Wert einer einmaligen Untersuchung bei asymptomatischen Personen gering, 3 Proben im zeitlichen Abstand erhöhen die Sensitivität des Verfahrens. Eine bakteriologische Stuhluntersuchung ist bei asymptomatischen Rückkehrern nicht sinnvoll.

Nach Aufenthalt in Schistosomiasis-Endemiegebieten sollte eine **Schistosomiasis-Serologie** veranlasst werden, auch wenn ein Süßwasserkontakt nicht erinnerlich ist.

Rückkehrern mit sexuellem Risikoverhalten bzw. solchen mit anderen Risiken durch Blutkontakt (Krankenhausaufenthalt, Arbeiten im medizinischen Bereich) sollte eine **HIV-Untersuchung** und ggf. eine **Hepatitis-B-/C-Serologie** angeboten werden.

Das Risiko einer Tuberkuloseinfektion kann in Hochendemiegebieten deutlich erhöht sein, hängt jedoch von der persönlichen Exposition ab. Die Indikationsstellung für die **TB-Diagnostik** und die Auswahl des Tests muss im Einzelfall entschieden werden, ebenso das weitere Vorgehen bei positivem Testausfall. Interferon-γ-release Assays (IGRA) können im Kontext der Rückkehrerdiagnostik eingesetzt werden.

Bei anamnestisch angegebener Malariaerkrankung kann eine **Bestimmung von Plasmodien-Antikörpern** veranlasst werden, v. a. wenn der Verdacht auf eine Berufskrankheit besteht. Bei Nachweis von Antikörpern gegen *P.-vivax*- oder *P.-ovale*-Antigen kann abhängig vom Zeitpunkt der Erkrankung sowie des weiteren Aufenthaltsortes des Patienten eine Behandlung mit Primaquin erwogen werden. Eine **Dengue-Serologie** bei zurückliegenden typischen Symptomen im Endemiegebiet sowie **Strongyloides-Antikörper** (in Hinblick auf eine künftige Immunsuppression) können sinnvoll sein.

Die Kostenübernahme für die weitere Abklärung und Behandlung von pathologischen Befunden erfolgt in der Regel nicht im Rahmen der Arbeitsmedizin, sondern z. B. über die zuständige Krankenkasse.

14.5 Besonderheiten bei Personen mit Vorerkrankungen oder chronischen Leiden

Die Beratung zu längeren Auslandsaufenthalten bei chronischen Erkrankungen ist eine Herausforderung (McCarthy und Burchard 2019). Bei vielen Erkrankungen gibt es keine Daten zum Einfluss des Klimas oder des Zusammenwirkens mit Tropenkrankheiten wie z. B. Malaria oder Dengue-Fieber. Daher ist oft eine Einzelfallentscheidung in Zusammenarbeit mit den jeweiligen Fachkollegen erforderlich, wobei ein Fragenkatalog hilfreich ist (siehe Kasten).

Wichtige Fragen bei der Beurteilung chronischer Erkrankungen

- Ist der Verlauf stabil, und damit einigermaßen vorhersehbar?
- Welche Kontrolluntersuchungen sind in welchen Abständen erforderlich?
- Was sind die Mindestanforderungen an die medizinische Versorgung im Gastland (z. B. allgemein- oder fachärztliche Versorgung, „westlicher Standard" [z. B. Möglichkeit einer Thrombolyse bei Herzinfarkt])?
- Ist eine Behandlung am Einsatzort durchführbar?
- Können ausreichend Medikamente mitgenommen bzw. beschafft werden?
- Sind Komplikationen durch Medikationen (z. B. Blutungen bei Einnahme von Cumarinen oder DOAK) behandelbar?
- Wie hoch ist das Risiko, eine typische Komplikation während der Einsatzzeit zu erleiden? Ist dafür ein „Notfallplan" abgesprochen?
- Führt die Behandlung zu einer höheren Infektgefährdung (z. B. Kortison)?
- Führt die Erkrankung selbst zu einer höheren Infektanfälligkeit?
- Sind die erforderlichen Impfungen und ggf. eine Malariachemoprophylaxe möglich?
- Ist der Patient zuverlässig? Kennen sich die Angehörigen aus?
- Ist ein rascher „Rückzug" in ein medizinisches Zentrum möglich?

14.5.1 Herz-Kreislauf-Erkrankungen

Siehe auch ➤ Kap. 11.5.
Ein Tropenaufenthalt belastet vor allem Herz und Kreislauf, weshalb die zusätzliche Gesundheitsgefährdung von Personen mit entsprechenden Erkrankungen genau geprüft werden muss. Gerade hier ist die Einschätzung des Risikos einer Verschlechterung durch die zu erwartenden Belastungen besonders wichtig. Der behandelnde Kardiologe sollte hierzu hinzugezogen werden. Daneben spielt in der Beurteilung die Verfügbarkeit einer medizinischen Behandlung mit ausreichendem Standard eine wesentliche Rolle, da bei Komplikationen innerhalb eines sehr kurzen Zeitraums richtig gehandelt werden muss. Da dies nur an wenigen Standorten gewährleistet ist, wird man bei dieser Patientengruppe häufig Bedenken gegen einen Einsatz aussprechen müssen.

Dazu gehören in der Regel Patienten mit einer behandlungsbedürftigen **Herzinsuffizienz** oder **kreislaufwirksamen Herzrhythmusstörungen.** Bei Patienten mit Herzschrittmacher müssen die Kontrollen eingehalten werden, Bedenken ergeben sich ggf. aus der Grundkrankheit. Die Prognose ist bei einem kompensierten Herzvitium wesentlich, die körperliche Belastbarkeit gibt die Grenzen der Einsatzfähigkeit vor, generell ist Zurückhaltung angebracht. Schwierig zu beurteilen sind Patienten mit **koronarer Herzkrankheit,** vor allem nach Eingriffen wie Stents oder ACVB, da zwar die Herzfunktion nicht eingeschränkt ist, jedoch weiterhin ein gewisses Herzinfarktrisiko besteht. Ein Aufenthalt in Höhenlagen ist oft nicht möglich. Eine **arterielle Hypertonie** ist keine Kontraindikation für einen Tropenaufenthalt, wenn sie gut eingestellt ist und bislang keine organischen Veränderungen verursacht hat.

14.5.2 Atemwegserkrankungen

Siehe auch ➤ Kap. 11.4.
Atemwegserkrankungen mit deutlicher Einschränkung der Lungenfunktion schließen einen Tropenaufenthalt meist schon wegen der mangelnden Flugtauglichkeit aus (➤ Kap. 13.6).

Da die **COPD** meist in höherem Lebensalter und mit zusätzlichen Erkrankungen auftritt, sind oft Bedenken gegen einen Einsatz auszusprechen. Auch bei Patienten mit **Asthma bronchiale** sind eine stabile medikamentöse Einstellung, Symptomfreiheit und eine gute Belastbarkeit vor Ausreise zu fordern. Es lässt sich nur schwer vorhersagen, ob am Einsatzort mit geringerem oder höherem Allergenkontakt zu rechnen ist. Als problematisch können sich vor allem Orte mit hoher Luftverschmutzung oder Staubbelastung erweisen. Auch die häufig genutzten Klimaanlagen (verschmutzte Filter, vermehrte Erkältungen) können zur Verschlechterung führen. Bei der Begutachtung restriktiver Lungenerkrankungen ist besonders das Ausmaß der entstandenen Funktionseinbuße zu berücksichtigen und bei immunsupprimierenden Therapien die Gefahr einer erhöhten Infektanfälligkeit. Hier bestehen meist Bedenken gegen einen Tropenaufenthalt.

14.5.3 Erkrankungen der Verdauungsorgane

Siehe auch ➤ Kap. 11.6.
Bei **chronisch-entzündlichen Darmerkrankungen** (Colitis ulcerosa, Morbus Crohn) müssen das deutlich höhere Risiko für Darminfektionen in den Tropen und damit die Gefahr einer Schubauslösung zu einer sehr restriktiven Beurteilung und meist zu dauernden Bedenken gegen die Entsendung führen. Nur bei leichteren und stabilen Verläufen und einer guten medizinischen Versorgung vor Ort mit Möglichkeit der Diagnostik und Therapie eines Schubs ist ein Einsatz denkbar. Bei einer ausgeprägten Symptomatik, bekannten Komplikationen im Schub und diffizilen Behandlungsschemata ist ein längerer Aufenthalt in den Tropen grundsätzlich nicht ratsam. **Gastrointestinale Ulzera** sollten vor Ausreise ausgeheilt sein. Die Erfahrung zeigt, dass in den Tropen das (Re-)Infektionsrisiko für *Helicobacter pylori* deutlich höher ist. Die Dauermedikation mit säurehemmenden Präparaten führt zu einer erhöhten Infektanfälligkeit. So sollten daher z. B. Patienten mit **Refluxkrankheit** gut über die erforderliche strenge Nahrungsmittelhygiene informiert werden und entsprechende Medikamente (Antibiotika, Elektrolyte) zur Selbstbehandlung verfügbar haben.

Intermittierend symptomatische **Gallensteine** sollten vor Ausreise saniert werden. Bei symptomlosen Steinleiden sollte die Behandlung einer akuten Verschlechterung innerhalb einer akzeptablen Zeit möglich sein, wenn man sich nicht für eine prophylaktische Cholezystektomie entscheiden will. Patienten mit einer **chronischen Pankreatitis** oder einer **chronisch-aktiven Hepatitis** sollten allenfalls in Gebiete mit guter medizinischer Versorgung entsandt werden, da Verschlechterungen und das Auftreten von Komplikationen kaum vorhersehbar sind. Das Weglassen von Auslösern wie z. B. Alkohol ist zu fordern und eine hohe Compliance sicherzustellen.

14.5.4 Nieren- und Harnwegserkrankungen

Siehe auch ➤ Kap. 11.8.

Patienten mit erfolgreich operierten Fehlbildungen, ohne Verletzungs- oder Erkrankungsfolgen im Urogenitaltrakt mit kontrollierter und restharnfreier Blasenentleerung können meist im Ausland eingesetzt werden. Dauernde gesundheitliche Bedenken bestehen dagegen bei Personen mit einer schweren **Nierenfunktionsstörung,** z. B. durch eine chronisch-entzündliche Nierenerkrankung, die eine Dialyse oder andauernde Flüssigkeitsrestriktion erfordert. Dasselbe gilt zumeist auch für überwachungsbedürftige Patienten mit eingeschränkter Gesamtclearance. Befristete gesundheitliche Bedenken bestehen bei **Nieren- oder Harnleitersteinen** unter laufender Therapie, vor allem solange noch auxiliäre Ableitungen wie Nierenfistelkatheter oder Harnleiterschienen in situ sind.

Tumoren des Urogenitaltrakts treten zunehmend im arbeitsfähigen Alter auf. Der oben angeführte Fragenkatalog muss auch hier beachtet werden. Eine Entsendung kommt erst nach Abschluss der Erstbehandlung und Rehabilitation in Betracht, dabei sollten weitere 3 Monate und die sichere Ausheilung einer therapiebedingten Myelodepression abgewartet werden. Im Anschluss daran ist als Bedingung zu stellen, dass die Nachuntersuchungen im vorgeschriebenen Rhythmus erfolgen können. Ob die Fortführung von längerfristigen

Behandlungen wie Hormontherapie bei Prostatakarzinomen oder die Instillationen bei oberflächlichen Urothelkarzinomen der Harnblase vor Ort möglich ist, muss im Einzelfall geklärt werden. Bei Personen mit metastasierten Tumoren ist ein Einsatz in den Tropen in der Regel nicht möglich.

Bei Patienten mit **supravesikalen Harnableitungen** wie Ileum-Conduits, kontinenten Pouches und Neoblasen muss die Bedingung gestellt werden, dass notwendige Hilfsmittel in ausreichender Anzahl mitgeführt oder bereitgestellt werden können. Bei Personen mit Inkontinenz oder Harnentleerungsstörungen mit Dauerkatheterisierung spielen auch soziale Überlegungen eine Rolle.

14.5.5 Diabetes mellitus

Siehe auch ➢ Kap. 11.7.
Der Diabetes mellitus stellt keine absolute Kontraindikation für einen Tropenaufenthalt mehr dar. Eine stabile medikamentöse Einstellung mit guter Schulung und Compliance des Patienten ist vor Ausreise jedoch immer zu fordern. Der Patient muss mit seiner Krankheit vertraut sein und seine Lebensführung darauf eingestellt haben. Die Selbstkontrolle von Harn- und Blutzucker mit Teststreifen sollte zuverlässig beherrscht werden. Bei CGM-Systemen (continuous glucose monitoring) und bei Insulinpumpen sollte mit dem behandelnden Diabetologen Kontakt aufgenommen werden. Die Versorgung mit den Therapeutika muss gewährleistet sein. Die Behandlung einer Stoffwechselentgleisung, v. a. einer Hyperglykämie z. B. durch eine Infektion, sollte vor Ort möglich sein. Bedenken bestehen für viele Standorte bei einem schweren, labilen Diabetes und beim Vorliegen sekundärer diabetogener Schäden insbesondere der Niere, der Augen und der Nerven.

14.5.6 Schilddrüsenerkrankungen

Patienten mit Hyper- oder Hypothyreose zeigen eine verminderte Hitzetoleranz, bei der Hyperthyreose kommt die vermehrte Herzbelastung durch die Grundumsatzerhöhung erschwerend hinzu. Eine bislang symptomlose Struma könnte eine latente Hyperthyreose durch autonome Adenome verbergen. Deshalb sollten Störungen der Schilddrüsenfunktion vor Ausreise behoben und ein Verdacht darauf abgeklärt sein.

14.5.7 Neurologische Erkrankungen

Siehe auch ➢ Kap. 11.14.
Bei **Anfallsleiden** bestehen in der Regel Bedenken gegen einen Arbeitseinsatz in den Tropen. Das Führen von Fahrzeugen stellt bei vielen Projekten eine wichtige Voraussetzung dar und kann dann limitiert sein (Voraussetzung: ein Jahr anfallsfrei). Schlafentzug, Fieber, Flackerlicht, Jetlag, Salzentzug, Dehydratation oder unregelmäßige Nahrungsaufnahme können einen Anfall auslösen, der sich im Extremfall zum Status epilepticus ausweiten kann. Interaktionen einer Dauermedikation mit z. B. Antibiotika zur Durchfallbehandlung oder die Kontraindikation zu einer Malariaprophylaxe mit Mefloquin sind zu berücksichtigen. Impfungen können einen Krampfanfall triggern. Patienten mit Krampfleiden sind deshalb in der Regel nur dort eingeschränkt einsetzbar, wo eine notfallmedizinische Betreuung gesichert ist.

Die Symptome einer **Multiplen Sklerose** verschlechtern sich deutlich bei tropischen Temperaturen (Uthoff-Phänomen) und zwar sowohl die neurologischen Zeichen als auch die häufig begleitende ausgeprägte Müdigkeit/Erschöpfung. Ein Tropenaufenthalt kann befürwortet werden, wenn die Betroffenen sich häufig in klimatisierten Räumen aufhalten können, ausreichend und kühl trinken und die üblichen Sonnenschutzempfehlungen (langärmelige Kleidung, Hut) berücksichtigen. Die Verordnung spezieller „Kühlwesten" für den Aufenthalt im Freien ist möglich.

Für Patienten mit **Morbus Parkinson** stellt sich die Frage einer Tropentauglichkeit selten, da die Erkrankung in der Regel erst im höheren Lebensalter auftritt. Problematischer als die Bewegungsstörung selbst können die begleitenden vegetativen Symptome wie Hypotonie, Schwindel oder Darmatonie sein, die unter tropischen Temperaturen deutlicher hervortreten können. Eine fachärztliche Versorgung vor Ort sollte möglich sein, da häufiger medikamentöse Änderungen/Anpassungen erforderlich sind.

Patienten mit **Migräne** kennen in der Regel ihre Anfallsauslöser und Triggerfaktoren gut und können diese angeben. Wenn Temperaturschwankungen, Hitze oder klimatisierte Räume auslösend wirken, bestehen Bedenken gegen eine Entsendung. Auch eine Malariaprophylaxe kann eine bestehende Migräne verschlechtern. Für Patienten mit seltenen Beschwerden, die medikamentös gut beherrschbar sind, besteht keine Einschränkung der Eignung.

14.5.8 Psychiatrische Erkrankungen

Siehe auch ➢ Kap. 11.15.

> Die Begutachtung von Patienten mit psychischen Erkrankungen für einen Tropeneinsatz ist ohne entsprechende Ausbildung schwierig. Im Zweifelsfall und bei bestehenden psychiatrischen Vorerkrankungen ist die **konsiliarische Untersuchung** durch einen Facharzt notwendig.

Psychiatrische Erkrankungen, die im vertrauten Umfeld stabil sind, können im Ausland leicht dekompensieren, wenn die stützenden Rahmenbedingungen wie Arbeitsroutine, Tagesablauf, Therapeut, vertraute Personen und Umgebung plötzlich fehlen. Auch wirken eine Vielzahl neuer und fremder Eindrücke wie Klima, Kultur, Sprache, Gewalt, Armut und Leid auf den Patienten ein.

Die Wichtigkeit auch von Fragen nach psychiatrischer Behandlung und Psychopharmakaeinnahme sowie nach Alkohol-/Drogenkonsum wurde bereits erwähnt. Allerdings besteht im Rahmen einer Vorsorgeuntersuchung gerade bei diesen Themen selten Offenheit. Blutspiegelbestimmungen (z. B. Benzodiazepine) oder ein Drogenschnelltest könnten zu höherer diagnostischer Sicherheit beitragen.

Ist der Fachärztemangel an sich in den Tropen gravierend, so gibt es noch weniger Neurologen oder Psychiater für eine Betreuung. Die Psychiatrie ist ein stark sprach- und kulturabhängiges Fachgebiet, weshalb eine Behandlung, insbesondere eine Psychotherapie, am Einsatzort meist nicht möglich ist. Daneben schließen viele Reisekranken- und Rückholversicherungen psychische Erkrankungen, ob vor Ausreise bekannt oder nicht, aus ihrer Leistungspflicht aus. Dies kann im Evakuierungsfall erhebliche finanzielle Belastungen für den Betroffenen bedeuten.

Dauernde Bedenken gegen einen Einsatz bestehen in der Regel bei Patienten mit organischen Störungen wegen der meist vorhandenen kognitiven Beeinträchtigung und der Progressionstendenz wie z. B. bei **demenziellen Syndromen.**

Die Eignung von Personen mit einer **Suchterkrankung** muss im Einzelfall sehr sorgfältig abgewogen werden: Eine aktuell bestehende Alkoholabhängigkeit oder Drogenkonsum schließen einen Einsatz aus. Nach erfolgter Therapie und andauernder Abstinenz kann dies wieder anders beurteilt werden. Der individuelle Einsatzort ist wie immer zu berücksichtigen, und in einem islamischen Umfeld kann eine Alkoholabstinenz leichter einzuhalten sein als in Asien oder Südamerika.

Bei **schizophrenen Psychosen** und **wahnhaften Störungen** bestehen stets Bedenken, auch außerhalb einer akuten Krankheitsphase. Bei jahrelangem rezidivfrei-stabilem Verlauf können im Einzelfall nach psychiatrischem Konsil die Bedenken unter der Voraussetzung einer fachärztlichen Versorgung vor Ort zurückgestellt werden. **Affektive Störungen** wie depressive, manische und manisch-depressive Syndrome haben auf die Lebenszeit hin gesehen ein ähnlich hohes Rezidivrisiko wie schizophrene Erkrankungen, weshalb ein langfristiger Tropeneinsatz kritisch zu betrachten ist.

Bei der sehr heterogenen Gruppe der neurotischen, Belastungs- und somatoformen Störungen ist eine allgemeine Aussage zum Tropeneinsatz nicht möglich. Das Gleiche gilt für die Gruppe der Verhaltensstörungen wie Anorexia nervosa und für Persönlichkeitsstörungen.

Eine **Malariaprophylaxe** mit Mefloquin ist bei psychisch erkrankten Personen grundsätzlich nicht möglich (➤ Kap. 13.4). Daneben besteht unter Therapie mit antidopaminergen und anticholinergen Substanzen die Gefahr von fatalen Hitzschlägen. Phenotiazine, trizyklische Antidepressiva und MAO-Hemmer können besonders in Kombination mit Dehydratation zu orthostatischen Störungen führen. Unter Therapie mit Neuroleptika kann die Photosensibilität der Haut stark erhöht sein, was zu schweren Sonnenbränden führen kann.

14.5.9 Hautkrankheiten

Siehe auch ➤ Kap. 11.10.

Neurodermitis und **Ichthyosis** neigen in einem sehr trockenen Klima zur Verschlechterung, während feuchtwarme Temperaturen eher günstig wirken; es kann allerdings mehrere Wochen dauern, bis ein Patient mit manifester Ichthyosis ausreichend schwitzen kann. Für stärkere körperliche Belastungen in heißen Klimata ist er daher nicht geeignet.

Psoriasis und **Akne,** adäquate Kleidung vorausgesetzt, können sich in Wärme und unter vermehrter Sonneneinwirkung bessern. Bei der Beurteilung einer Psoriasis vulgaris wird man sich nach der Ausdehnung und nach der Verlaufstendenz richten müssen. Bei Personen mit nur einzelnen, über lange Zeit stationären Herden kommt es in den Tropen sogar häufig zu einer Verbesserung des Krankheitsbildes. Patienten mit einer ausgeprägten Verlaufsform ohne Gelenkbefall sollten sich vor ihrer Entsendung in die Tropen intensiv hautärztlich schulen lassen. Nur so werden sie in der Lage sein, mit Mitteln der Selbstmedikation zur Abschuppung einen Krankheitsschub abzufangen. Sonne und Salzbäder, gegebenenfalls im Meer vor Ort, wirken zusätzlich unterstützend. Kranken mit einem ausgeprägten Gelenkbefall oder solchen, die an Psoriasis pustulosa leiden, sollte in der Regel von einem Einsatz abgeraten werden. Dies gilt auch, wenn Immunsuppressiva oder Biologicals notwendig sind, da unter diesen Langzeittherapien eine suffiziente Überwachung dringend erforderlich ist und nur selten gewährleistet werden kann.

Die **Lichtdermatosen** schließen ohne Zweifel einen Tropenaufenthalt aus. Zu bedenken ist auch, dass Medikamente wie Chloroquin, Sulfonamide und Tetrazykline auslösend oder verschlimmernd wirken können. Dies gilt jedoch nicht für die Mallorca-Akne, bei der es sich um eine milde akneiforme Variante einer polymorphen Lichtdermatose handelt.

Auch bei einem rein kutanen, chronisch-diskoiden **Lupus erythematodes** kommt es unter Sonneneinwirkung häufig zur Exazerbation. Man wird daher in der Regel von einem Tropenaufenthalt abraten müssen, insbesondere dann, wenn eine Behandlung mit Glukokortikosteroiden erforderlich ist.

Es ist eine alte Erfahrung, dass Dermatophytosen, insbesondere **Fußmykosen,** in feuchtwarmem Klima exazerbieren. Betroffen sind vor allem Personen, die aus beruflichen Gründen gezwungen sind, dem Klima unangemessene geschlossene Schuhe zu tragen. Eine Dermatophytose sollte deshalb vor der Ausreise saniert werden, gerade auch unter dem Gesichtspunkt, dass eine Zehenzwischenraummykose eine mögliche Eintrittspforte für lebensbedrohliche Streptokokkeninfektionen wie das Erysipel darstellt. Gleiches gilt auch für die durch den Pilz *Malassezia* hervorgerufene Pityriasis versicolor. Wenn diese nicht einige Wochen vor der Ausreise behandelt wird, kommt es in den Tropen unweigerlich zur Exazerbation und in Folge der Hemmung der Melaninsynthese zu kosmetisch störenden Hypopigmentierungen an den betroffenen Hautarealen.

14.5.10 Asplenie

Die intakte Funktion der Milz ist bedeutsam für die Abwehr gegen eine Reihe von bekapselten Bakterien sowie gegen Plasmodien und Babesien (Lenti et al. 2022). Vor allem während der ersten Jahre nach Splenektomie besteht ein deutlich erhöhtes Risiko für schwere septische Infektionen (overwhelming postsplenectomy infection, OPSI), insbesondere durch Pneumokokken, Meningokokken und *Haemophilus influenzae.* Auch bei Influenza treten gehäuft schwere Verläufe auf. Eine Infektion mit *P. falciparum* kann bei Asplenie schnell lebensbedrohlich verlaufen, auch für die anderen Malariaformen besteht ein erhöhtes Risiko für Komplikationen.

Wegen des potenziell erhöhten Risikos für schwere Verläufe und Todesfälle durch bakterielle Infektionen und möglicherweise auch durch eine Malaria ist eine besondere Vorsorge durch zusätzliche Impfungen (Pneumokokken, Meningokokken, *H. influenzae* Typ b, Influenza) und eine konsequente Malariaprophylaxe erforderlich.

Zudem sollte eine medizinische Versorgung zeitnah zur Verfügung stehen. Auch das Mitführen geeigneter Breitbandantibiotika (z. B. Penicilline, Cephalosporine, Chinolone) wird empfohlen (z. B. auch zum Einsatz bei Tierbissen). Beim Einsatz von Patienten mit Asplenie in Malaria-Hochrisikogebiete ist zu berücksichtigen, dass erfahrungsgemäß die Compliance für die in diesen Fällen besonders notwendige Dauerprophylaxe mit Malariamedikamenten bei Langzeitausreisenden über die Zeit nachlässt.

14.6 Kinder und Schwangere

Siehe auch ➤ Kap. 11.1, ➤ Kap. 11.2.

Kinder können sich ebenso gut an die verschiedenen Klimazonen anpassen wie Erwachsene. Es kommt extrem selten vor, dass bei Kindern Bedenken gegen einen Auslandsaufenthalt bestehen. Gesundheitsschäden entstehen selten, wenn bestimmte Grundregeln beachtet werden. Die Impfungen sollten nach dem Standardimpfkalender der STIKO auf aktuellem Stand sein. Die Kontaktaufnahme zu einem Kinderarzt vor Ort bald nach Einreise erleichtert die rasche Einleitung einer Behandlung bei Erkrankungen und erspart viel Aufregung. Die Mitnahme einer Hausapotheke mit Kinderpräparaten, v. a. von Antibiotika für häufige Kinderinfektionen, wird empfohlen und sollte mit dem betreuenden Kinderarzt in Deutschland abgestimmt sein. Vorsorgemaßnahmen wie Malariaprophylaxe (➤ Kap. 13.4) und Reiseimpfungen (➤ Kap. 13.3) mit ihren alterstypischen Beschränkungen müssen besprochen werden. Die Gesundheit eines mitausreisenden Säuglings sollte stabil sein und eine altersentsprechende Entwicklung zeigen, wenn möglich sollte die Grundimmunisierung zumindest begonnen, besser abgeschlossen sein.

Eine normal verlaufende **Gravidität** ist im Prinzip kein Hindernis für die Ausreise. Allerdings sollten Schwangere auf die erhöhte Gefährdung z. B. durch eine Malaria oder eine Infektion mit Hepatitis E hingewiesen werden (➤ Kap. 13.10). Kann ein Aufenthalt nicht vermieden werden, sollte eine Dauerprophylaxe mit Mefloquin dringend angeraten werden. Auch andere fieberhafte Erkrankungen können zu vorzeitigen Wehen führen oder einen komplizierten Verlauf nehmen. Standorte mit adäquater medizinischer Versorgung in tolerabler Entfernung sind zu bevorzugen, die Entbindung sollte in Zentren mit westlichem medizinischem Standard geplant werden oder nach einer rechtzeitigen Heimreise erfolgen.

LITERATUR

AWMF. Deutsch-Österreichische Leitlinie zur medikamentösen Postexpositionsprophylaxe (PEP) nach HIV-Exposition (Version 2022). AWMF-Registernummer 055/004, Klasse: S2k. https://register.awmf.org/assets/guidelines/055-004l_S2k_Medikamentoese-Postexpositionsprophylaxe-PEP-nach-HIV-Exposition_2022-06.pdf.

Chen LH, Leder K, Barbre KA et al. Business travel-associated illness: a GeoSentinel analysis, J Travel Med 2018; 25(1): 10.1093/jtm/tax097.

Chen LH, Wilson ME, Davis X et al. Illness in long-term travelers visiting GeoSentinel clinics. Emerg Infect Dis 2009; 15(11): 1773–82.

Chen LH, Wilson ME, Schlagenhauf P. Prevention of Malaria in Long-term Travelers. JAMA 2006; 296(18): 2234.

Cobelens FG, van Deutekom H, Draayer-Jansen IW et al. Risk of infection with Mycobacterium tuberculosis in travellers to areas of high tuberculosis endemicity, Lancet 2000; 356(9228): 461–5.

Crawford G, Lobo R, Brown G et al. HIV, Other Blood-Borne Viruses and Sexually Transmitted Infections amongst Expatriates and Travellers to Low- and Middle-Income Countries: A Systematic Review. Int J Environ Res Public Health 2016; 13(12): 1249.

Diefenbach-Elstob TR, Alabdulkarim B, Deb-Rinker P et al. Risk of latent and active tuberculosis infection in travellers: a systematic review and meta-analysis. Travel Med 2021; 28(1): taaa214.

Lenti MV, Luu S, Carsetti R, GeoSentinel Surveillance Network. Expatriates ill after travel: results from the Geosentinel Surveillance Network, BMC Infect Dis. 2012; 12: 386.

Lim PL, Han P, Chen LH et al. Expatriates ill after travel: Results from the GeoSentinel Surveillance Network. BMC Infect Dis 2012; 12(1): 386.

Litsch E, Novoa M. Wenn es mal nicht so rund läuft. Streß, Konflikt und Krise – Ein praktischer Ratgeber für den Auslandseinsatz. Eschborn, 2002.

Locatelli F, Corazza GR, Di Sabatino A. Asplenia and spleen hypofunction. Nat Rev Dis Primers 2022; 8(1): 71.

McCarthy A, Burchard G. The traveler with preexisting disease. In: Keystone et al. (eds). Travel Medicine. 4th ed. Elsevier, 2019.

Miauton A, Genton B. Séjours prolongés en zone endémique de malaria: quelles stratégies de prévention? Rev Med Suisse 2020; 16(693): 978–983.

Pierre CM, Lim PL, Hamer DH. Expatriates: special considerations in pretravel preparation, Curr Infect Dis Rep 2013; 15(4): 299–306.

Piyaphane W, Stoney RJ, Asgeirsson H et al. Health care seeking during travel: an analysis by the GeoSentinel surveillance network of travel medicine providers. J Travel Med 2023: taad002.

Shepherd SM, Shoff WH. Vaccination for the expatriate and long-term traveler. Expert Rev Vaccine. 2014; 13(6): 775–800.

Toovey S, Moerman F, van Gompel A. Special infectious disease risks of expatriates and long-term travelers in tropical countries. Part II: infections other than malaria. J Travel Med 2007; 14(1): 50–60.

Wyler BA, Young HM, Hargarten SW, Cahill JD. 74 Risk of deaths due to injuries in travellers: a systematic review. J Travel Med 2022; 29(5): taac0.

INTERNETQUELLEN

Auswärtiges Amt (Reisen und Gesundheit): www.auswaertiges-amt.de/de/reiseundsicherheit/reise-gesundheit.

Bundesanstalt für Arbeitsschutz und Arbeitsmedizin (baua): www.baua.de.

Bundesverwaltungsamt (Informationsstelle für Auswanderer und Auslandstätige): www.bva.bund.de.

DGUV (Berufskrankheitenliste): www.dguv.de/bk-info/allgemein/bk-liste/index.jsp.

DGUV (Gesetzliche Unfallversicherung bei Entsendung ins Ausland): https://publikationen.dguv.de/versicherungleistungen/versicherungsschutz/1918/gesetzliche-unfallversicherung-bei-entsendung-ins-ausland.

GIZ (Vorbereitungsstätte für Entwicklungszusammenarbeit): www.inwent.org/vez/index.de.shtml.

IATA (TravelCentre): www.iatatravelcentre.com/world.php.

VBG (Gesetzliche Unfallversicherung): www.vbg.de (Suche: Ausland).

KAPITEL

15 Migrantenmedizin und Tätigkeiten in multikulturellen Kontexten

15.1 Migration aus Perspektive der Epidemiologie und Versorgungsforschung

Katharina Wahedi, Kayvan Bozorgmehr

15.1.1 Einleitung

Migration und Migrationsbewegungen sind integraler Bestandteil der Menschheitsgeschichte, spätestens seit sich der Homo sapiens vor 50.000 bis 150.000 Jahren aus Ostafrika auf unterschiedlichen Routen zunächst nach Norden und von dort aus in alle Himmelsrichtungen verteilte. Menschliche Migration ist facettenreich und vielfältig und lässt sich definieren als vorübergehende oder **dauerhafte Veränderung des Lebensmittelpunkts bzw. Wohnorts** (BAMF 2021). Die medienbasierte Wahrnehmung in der Öffentlichkeit sowie der politische und gesellschaftliche Diskurs über Migration stellen häufig nur einen Ausschnitt der globalen Realität dar.

In diesem Kapitel werden die globalen Migrationsbewegungen sowie Migration nach Deutschland und Europa beschrieben und Migration als entscheidende Determinante von Gesundheit sowie die medizinische Versorgung von Migrant*innen in Deutschland beleuchtet.

15.1.2 Globale Migrationsbewegungen

Die Motive für Migration sind vielfältig, ebenso wie Dauer, Konditionen, Transportwege, Lebens- und Wohnbedingungen sowie die Freiwilligkeit der Entscheidung zu migrieren. Die Einordnung von Menschen in verschiedene Migrationskategorien verläuft einerseits entlang juristischer Begriffe, die sich aus nationalen oder internationalen Rechtsnormen ableiten, andererseits anhand gesellschaftlicher und umgangssprachlicher Kategorisierungsprozesse, die darauf abzielen, Phänomene unserer äußeren Umwelt zu verstehen, zu benennen oder einzuordnen. Häufig wird die Kategorienbildung jedoch der Komplexität von Migration nicht gerecht, da sich unterschiedliche Motive überlappen können. Zudem ist das Kontinuum zwischen Zwang und Freiwilligkeit nicht binär, und verschiedene Pull- und Push-Faktoren während eines langen, zumeist nicht linearen, Migrationsverlaufs können koexistieren und dynamische Veränderungen durchlaufen (Abubakar et al. 2018). Häufig ist eine Einteilung dennoch unumgänglich, um Migrationsbewegungen zu studieren, zu beschreiben und die Effekte von Migration auf Gesundheit zu untersuchen. Die Unterteilung von Migration, z. B. in Erwerbsmigration, Fluchtmigration, Familiennachzug und Migration zu Ausbildungszwecken, birgt jedoch auch immer die Gefahr einer Politisierung. So sind soziale Kategorisierungsprozesse nicht immer wertfrei und können auch dazu führen, zu einer „Ver-Anderung" (othering) beizutragen. Dabei werden Menschen kollektiv als substanziell „anders" definiert, und mit dem Ziel der eigenen Identitätsstiftung („wir" vs. „die Anderen") abwertend konnotiert (Grove and Zwi 2006).

Migration beginnt nicht erst mit dem Überschreiten einer Landesgrenze: Zahlenmäßig gibt es weitaus mehr Menschen, welche durch Konflikte und Naturkatastrophen *innerhalb* von Landesgrenzen vertrieben werden, als Asylsuchende und Geflüchtete. So schätzten die Vereinten Nationen die Zahl der innerhalb der Landesgrenzen Vertriebenen (internally displaced persons, IDP) 2023 auf 68,3 Millionen (UNHCR 2024). Werden hingegen Landesgrenzen überschritten, wird von internationaler Migration gesprochen. Weltweit zählten die Vereinten Nationen im Jahr 2024 304 Millionen internationale Migrant*innen, entsprechend 3,8 % der Weltbevölkerung (UNDESA 2024). Sowohl in absoluten Zahlen als auch in Anteilen der Weltbevölkerung sind dies die höchsten Zahlen der letzten 50 Jahre. Die eurozentrische Perspektive, dass der Großteil der internationalen Migration in Richtung Europa erfolgt, hält der Betrachtung der Fakten nicht Stand: Der Großteil globaler internationaler Migration findet zwischen Ländern mit niedrigem und mittlerem Einkommen *innerhalb* des afrikanischen, asiatischen sowie südamerikanischen Kontinents statt (Abel und Sander 2014).

Um Migrationsbewegungen zu erfassen, welche durch Verfolgung, Gewalt, Konflikte oder Menschenrechtsverletzungen begründet sind, hat sich in den letzten Jahren der Begriff der **„forced migration" (erzwungene Migration)** durchgesetzt. Je nach Aufenthaltsland und administrativ-legalem Status wird diese Gruppe von Migrant*innen im internationalen Kontext häufig als Geflüchtete oder Asylsuchende geführt, hierunter können aber auch Menschen ohne aufenthaltsrechtlichen Status fallen (auch als „Menschen ohne Papiere" bezeichnet). Gemäß den Vereinten Nationen sind 50 Millionen Menschen, also ca. 15 % der internationalen Migrant*innen, als international Vertriebene, d. h. Asylsuchende und Geflüchtete, einzuordnen (UNHCR 2024).

Herkunfts- und Zielländer unterliegen einem stetigen Wandel und sind abhängig von politischen Konflikten, Naturkatastrophen und Kriegen. Gemäß der UNHCR werden über 80 % der international Vertriebenen in Ländern mit niedrigem und mittlerem Einkommen aufgenommen. Während Deutschland in absoluten Zahlen zwar zu den 5 aufnahmestärksten Ländern zählt, relativiert sich die Aufnahmebereitschaft deutlich, wenn die Bevölkerungsstärke einbezogen wird.

15.1.3 Migration nach Deutschland und Europa

Das Migrationsgeschehen in Deutschland wird vor allem geprägt durch *innereuropäische* Wanderungsbewegungen. Mehr als zwei Drittel der Menschen, die nach Deutschland ziehen, kommen aus dem europäischen Ausland. Selbst wenn man die Migration innerhalb der europäischen Union abzieht, waren 2020 lediglich 20 % der nach Deutschland Migrierenden Schutzsuchende.

Auch hier bestätigt sich, dass die Zahl der gestellten Asylanträge sowie der Herkunftsländer dynamisch ist und vom globalen politischen Geschehen sowie Umwelt- und Klimakatastrophen geprägt ist: Im Jahr 2016 stieg die Zahl der Asylanträge im Rahmen des Syrienkriegs auf über 700.000 an, bis zum Jahr 2020 fiel die Anzahl der jährlichen Asylanträge jedoch wieder auf unter 100.000. Bedingt durch den Ukrainekrieg stiegen die Antragszahlen 2022 wieder an, zuletzt wurden im Jahr 2024 250.000 Asylanträge registriert (BAMF 2024).

Nicht erst seit dem Anwerben von Gastarbeiter*innen in den 1950er Jahren unter Konrad Adenauer ist Deutschland ein „Zuwanderungsland", ein Land, das kulturell von Zuwanderung geprägt ist und wirtschaftlich stark davon profitiert. So berechnet etwa das Institut der deutschen Wirtschaft, abhängig von Arbeitsmarktintegration und Bildungspolitik, eine mögliche Steigerung des Bruttoinlandsprodukts um bis zu 96 Milliarden Euro (IW 2016). Als Menschen mit „Migrationshintergrund" werden statistisch alle diejenigen erfasst, die mind. ein Elternteil haben, welches bei Geburt nicht die deutsche Staatsbürgerschafft besaß. Dies trifft in Deutschland aktuell auf über ein Viertel der Bevölkerung zu. Zwei Drittel sind selbst zugewandert und leben im Durchschnitt seit etwa 20 Jahren in Deutschland (BAMF 2021). Jedoch ist der „Migrationshintergrund" umstritten, vor allem wenn der Begriff auf Menschen in zweiter oder dritter Generation angewendet wird, die gegebenenfalls sogar die deutsche Staatsangehörigkeit besitzen. Daher empfiehlt die Fachkommission Integrationsfähigkeit mittlerweile, diesen Begriff abzulösen und für statistische Zwecke durch die Kategorie „Eingewanderte und ihre direkten Nachfahren" zu ersetzen.

15.1.4 Migration als soziale Determinante von Gesundheit

Soziale Determinanten von Gesundheit sind die Lebens- und Arbeitsumstände sowie das gesellschaftliche und familiäre Umfeld, in welchem ein Individuum aufwächst und lebt. Der Prozess der Migration stellt häufig einen radikalen Bruch auf allen Ebenen des sozialen und gesellschaftlichen Lebens dar und hat dadurch einen relevanten Effekt auf die Gesundheit. Die kurativ-medizinische Versorgung auf der Reise und im Ankunftsland ist nur einer von vielen Faktoren einer neuen Umwelt. Relevante Einflussfaktoren sind außerdem unterschiedliche Prävalenzmuster von Krankheiten, kulturelle und soziale Gewohnheiten und Risikoverhalten, Veränderungen des sozialen Status und der Arbeitsbedingungen.

Internationale Migrant*innen in Ländern mit hohem Einkommen haben häufig eine niedrigere Morbidität und Mortalität als die Bevölkerung des Ankunftslandes (Abubakar et al. 2018). Dieser „Healthy migrant"-Effekt wird häufig erklärt durch die (Selbst-) Selektion tendenziell gesunder Personen, denen Migration überhaupt möglich ist. Dieser Morbiditäts- und Mortalitätsvorteil von Migrant*innen gegenüber der Population des Ziellandes schwächt sich im Lauf der Zeit jedoch ab und kehrt sich, am ehesten erklärbar durch sozioökonomische Benachteiligung, ins Gegenteil (Razum 2006). Daten zur Gesundheit von Vertriebenen zeigen hingegen, dass die erzwungene Migration überwiegend negative Effekte auf die Gesundheit, insbesondere die mentale Gesundheit, hat. Diese Effekte betreffen überdurchschnittlich häufig unbegleitete Kinder, Frauen und andere Menschen, die besonders vulnerabel gegenüber Menschenhandel, Missbrauch und sexuelle Ausnutzung sind (Abubakar et al. 2018).

Auch in Deutschland gibt es Belege für die Auswirkungen sozioökonomischer Benachteiligung auf die Gesundheit von Migrant*innen. So fallen soziale Faktoren bei Menschen mit Migrationshintergrund stärker ins Gewicht, und sozioökonomisch bedingte gesundheitliche Ungleichheiten haben sich insbesondere in der älteren Population mit Migrationshintergrund in den letzten Dekaden stärker vergrößert als bei Menschen ohne Migrationshintergrund (Wulkotte und Bozorgmehr 2022).

15.1.5 Das Asylverfahren in Deutschland

Das Recht auf Asyl ist ein Menschenrecht, international festgehalten in der Charta der Menschenrechte von 1948 und der Genfer Flüchtlingskonvention von 1951.

In Deutschland ist das Recht auf politisches Asyl als Grundrecht im Grundgesetz (Artikel 16 a) festgelegt, relevanter ist in den meisten Fällen jedoch das Asylgesetz (AsylG). Neben dem Asylverfahren sowie den Rechten und Pflichten der Asylsuchenden legt dieses auch die möglichen Schutzformen fest. Jeder Einreisende ohne deutsche Staatsbürgerschaft hat das Recht, einen Antrag auf Asyl zu stellen. Dies geschieht beim Bundesamt für Migration und Flüchtlinge (BAMF) und wird über die zentralen Erstaufnahmen (EA) der Länder koordiniert. Das Asylverfahren ist mit zahlreichen Unsicherheiten für Betroffene verbunden, und sowohl Dauer als auch der Ausgang des Verfahrens haben massive gesundheitliche Konsequenzen für die Menschen.

15.1.6 Die medizinische Versorgung von Asylsuchenden in Deutschland

Die medizinische Versorgung von Asylsuchenden in Deutschland wird zwar in Grundzügen durch bundesweite Gesetze reglementiert, ist in ihrer Ausführung jedoch in den einzelnen Bundesländern und Landkreisen sehr unterschiedlich geregelt und stark fragmentiert. Welche Leistungen im Einzelfall abgedeckt sind, von wem sie erbracht werden und an wen sich die Asylsuchenden wenden müssen, hängt zudem von der Länge des Aufenthalts und dem Status des Asylantrags ab.

Hierbei unterschieden werden muss die individualmedizinische Versorgung, d. h. die Versorgung akuter Beschwerden oder Krankheitsbilder Einzelner, von der Erstuntersuchung und der mit der Aufnahme in einer Sammelunterkunft verbundenen „Gesundheitsuntersuchung" bzw. Screening-Untersuchungen, die bevölkerungsmedizinische Zwecke verfolgen.

Alle in einer Erstaufnahmeeinrichtung bzw. Sammelunterkunft lebenden Asylsuchenden müssen sich gemäß Infektionsschutzgesetz (IfSG) und Asylgesetz (AsylG) einer **„Gesundheitsuntersuchung"** (§ 62, AsylG) unterziehen, welche auch ein Screening auf Tuberkulose beinhaltet. Der weitere Inhalt der Gesundheitsuntersuchung wird durch die zuständige Landesgesundheitsbehörde festgelegt, dies kann z. B. eine körperliche Untersuchung, das Abfragen des Impfstatus oder Screening-Untersuchungen auf bestimmte infektiologische Erkrankungen (z. B. HIV, Lues, Parasitosen) beinhalten. Ein Vergleich der einzelnen Regelungen zeigte starke Unterschiede im Umfang der jeweils durchgeführten Untersuchungen (Wahedi et al. 2016). Bundeseinheitliche, evidenzbasierte und risikoadaptierte (z. B. basierend auf Herkunftsland, Alter, Exposition) Empfehlungen zum Inhalt der Gesundheitsuntersuchung existieren bislang nicht, sodass es große Unterschiede in den einzelnen Bundesländern gibt. Die Sinnhaftigkeit ungezielter Untersuchungen ist fraglich, so zeigte z. B. eine gesundheitsökonomische Studie aus dem Jahr 2015 eine sehr niedrige Fallfindungsrate einzelner Erkrankungen, verbunden mit sehr hohen Kosten pro gefundenem Fall (Bozorgmehr et al. 2017). Die Gesundheitsuntersuchung einschließlich des Röntgen-Thorax erfolgt bei Aufnahme in eine Aufnahmeeinrichtung zumeist durch Gesundheitsämter oder städtische Krankenhäuser. Die Kontinuität der Versorgung bei Verlegungen ist jedoch oft nicht gewährleistet.

Leistungen der **individualmedizinischen Versorgung** von Asylsuchenden sind bundesweit durch das Asylbewerberleistungsgesetz (AsylbLG § 4 und 6) festgelegt. Demnach ist die Behandlung „akuter Erkrankungen und Schmerzzustände" abgedeckt, „sowie sonstiger zur Genesung, zur Besserung oder zur Linderung von Krankheiten oder Krankheitsfolgen erforderlichen Leistungen". Ebenso abgedeckt werden Vorsorgeuntersuchungen für Schwangere sowie Schutzimpfungen. In der Praxis bedeutet dies, dass Asylsuchende beim lokal zuständigen Sozialamt einen Behandlungsschein beantragen müssen. Sachbearbeiter*innen entscheiden, ob das Ansuchen gerechtfertigt ist. Welche Untersuchungen oder Behandlungen konkret unter die Leistungen des AsylbLG fallen, ist jedoch in den seltensten Fällen festgelegt und unterliegt daher häufig dem Ermessen der zuständigen Mitarbeiter*innen der Sozialbehörde.

Nach 15 Monaten erhalten alle Asylsuchenden Anspruch auf den vollen Leistungsumfang der gesetzlichen Krankenkasse, zumeist durch die Ausgabe einer **Gesundheitskarte.** Auch hier bestehen große Unterschiede in der Interpretation und Umsetzung der Gesetze, nicht nur zwischen den Bundesländern, sondern auch innerhalb der einzelnen Landkreise. Seit Inkrafttreten des Asylverfahrensbeschleunigungsgesetzes 2015 können die Länder selbst entscheiden, ob eine elektronische Gesundheitskarte unmittelbar nach Ankunft ausgegeben wird oder erst nach einer Wartezeit von 18 Monaten. Ob, und in welchem Maße die Gesundheitsversorgung sich von dem Leistungsumfang der gesetzlichen Krankenkasse unterscheidet, wird in einer Rahmenvereinbarung zwischen Land und Krankenkasse festgehalten.

Einen Sonderfall stellt die **medizinische Versorgung in der Erstaufnahmeeinrichtung** dar: Bis 2015 wurde die medizinische Versorgung meist durch die in geografischer Nähe zu den Erstaufnahmeeinrichtungen liegenden niedergelassenen Ärzt*innen abgedeckt, hier galten die beschriebenen Regelungen des Zugangs mittels Gesundheitskarte oder Behandlungsschein. Seit dem starken Anstieg der Anzahl an Asylsuchenden 2015 und wegen der in den folgenden Jahren politisch gewollten Zentralisierung der Asylsuchenden in großen Erstaufnahmeeinrichtungen bestehen in vielen großen Erstaufnahmeeinrichtungen medizinische Sprechstunden direkt auf dem Gelände.

In der Praxis führen die aufgeführten Regelungen zu einer ausgeprägten Ungleichheit in der medizinischen Versorgung. Ob ein Behandlungsschein beantragt werden muss und wer nach welchen Kriterien entscheidet, ob dieser ausgestellt wird, hängt von den zuständigen Sachbearbeiter*innen, den lokalen Vergabekriterien für die Ausgabe der Gesundheitskarte, der Aufenthaltsdauer in Deutschland und der Unterbringung in einer zentralen Aufnahmestelle oder dezentraler kommunaler Unterbringung ab. Auch die gesetzlich vorgesehene Restriktion der medizinischen Versorgung ist aus humanitären Gründen nicht tragbar, führt zu einem hohen administrativen Aufwand und ist unökonomisch. Eine Studie auf Basis von Daten des Statistischen Bundesamts zeigte, dass ein eingeschränkter Zugang zur medizinischen Versorgung höhere Pro-Kopf-Kosten verursacht als die Gewährleistung aller Leistungen auf Basis der gesetzlichen Krankenkasse (Bozorgmehr und Razum 2015). Auch Zahlen der Behörde für Arbeit, Soziales, Familie und Integration der Stadt Hamburg belegten, dass nach Einführung der Gesundheitskarte für Asylsuchende die Kosten für medizinische Ausgaben gleichblieben, während administrative Kosten eingespart wurden (Burmester 2015). Darüber hinaus stehen viele versorgungsforschungsrelevante Fragen im Raum, wie die nach der Qualität der erbrachten Versorgung, nach der Effizienz, der Versorgungsbedarfe, des Versorgungszugangs sowie des Outcomes der Versorgung.

15.1.7 Medizinische Versorgung von Migrant*innen aus Ländern der Europäischen Union

Im Rahmen der Ausweitung der Arbeitnehmerfreizügigkeit auf Länder Osteuropas in den Jahren 2011 bis 2013 ist die Erwerbsmigration aus diesen Ländern (z. B. Rumänien, Bulgarien, Kroatien) deutlich angestiegen (➤ Kap. 15.1.3). Bei vorübergehendem Aufenthalt sollte die medizinische Versorgung über die europäische Krankenversicherungskarte und die Krankenkasse im Herkunftsland sichergestellt sein. Häufig besteht jedoch keine Krankenversicherung im Herkunftsland oder eine Krankenversicherungskarte ist nicht vorhanden. Für Migrant*innen in einem sozialversicherungspflichtigen Beschäftigungsverhältnis wird über dieses die Zugehörigkeit zur gesetzlichen Krankenversicherung in Deutschland ermöglicht. Ein solches Verhältnis besteht in vielen Fällen jedoch nicht, etwa bei temporärem Aufenthalt, während der Arbeitssuche, in Fällen der Schwarzarbeit oder in prekären Beschäftigungsverhältnissen, etwa als Tagelöhner*innen.

Der Abschluss einer freiwilligen privaten oder gesetzlichen Krankenversicherung ist finanziell häufig nicht möglich. Wenn rechtliche Grundlagen für mögliche Zugänge zur Gesundheitsversorgung jedoch nicht bekannt oder die entsprechenden Dokumente abhandengekommen sind, fällt es den Betroffenen schwer, ihre Ansprüche durchzusetzen.

Ärzte der Welt, eine in Deutschland tätige Hilfsorganisation, berichtete im Jahr 2021, dass mehr als die Hälfte der Patient*innen in ihren Anlaufstellen zur medizinischen Versorgung aus EU-Ländern stammen (open.med München 2021).

15.1.8 Die Versorgung von Menschen ohne Papiere

Eine weitestgehend in Migrations- und Gesundheitsstatistiken nicht erfasste Population sind Migrant*innen ohne regulären Aufenthaltsstatus, auch Illegalisierte oder „sans papiers" genannt. Einer vom BAMF zitierten Schätzung zufolge lebten 2014 zwischen 180.000 und 520.000 Migrant*innen ohne regulären Aufenthaltsstatus in Deutschland (BAMF 2015).

Gesetzlich steht diesen – analog dem Asylbewerberleistungsgesetz – die Versorgung akuter Krankheits- und Schmerzzustände zu (➤ Kap. 15.1.6). In der Praxis muss jedoch vor der Inanspruchnahme von medizinischer Behandlung ein Behandlungsschein beim Sozialamt beantragt werden. Das Sozialamt wiederum ist gemäß § 87 des Aufenthaltsgesetzes in der Pflicht, Menschen ohne regulären Aufenthaltsstatus bei der Ausländerbehörde zu melden. Faktisch verhindert daher die Angst vor Abschiebung häufig den regulären Arztbesuch. Eine Notfallversorgung über die Krankenhäuser und den Rettungsdienst muss zwar unabhängig vom Versicherungs- und Aufenthaltsstatus gewährt werden, medizinisches und administratives Personal der Krankenhäuser unterliegen der Schweigepflicht. Häufig gelingt es den Krankenhäusern jedoch nicht, die Bedürftigkeit der Patient*innen zu beweisen, um die entstandenen Kosten vom Sozialamt erstattet zu bekommen, sodass die Behandlung auf das Notwendigste beschränkt oder den Patient*innen privat in Rechnung gestellt wird (Offe et al. 2018).

Diese gesetzliche Situation wurde von in Deutschland tätigen zivilgesellschaftlichen Organisationen vielfach kritisiert, sowohl aus humanitären Gründen als auch aufgrund der Kollision mit dem im Europarecht (EU-Grundrechtecharta Art. 35) garantierten Recht auf ärztliche Versorgung. Einige Bundesländer bieten mittlerweile anonyme Behandlungsscheine an, um einen kurzfristigen und schnellen Zugang zum Gesundheitssystem zu ermöglichen, eine flächendeckende Umsetzung ist jedoch bislang nicht gewährleistet. Ein Überblick über die Ausgabestellen sowie Clearingstellen zur Beratung für einen langfristigen Zugang zur Gesundheitsversorgung findet sich auf der Website von BACK (https://anonymer-behandlungsschein.de).

15.1.9 Zusammenfassung

Die Motive für Migration sind vielfältig, ebenso wie Dauer, Konditionen, Transportwege, Lebens- und Wohnbedingungen sowie die Freiwilligkeit der Entscheidung zu migrieren. Alle diese Aspekte stellen – zusätzlich zu dem aufenthaltsrechtlichen Status und damit verknüpften Erwerbs- und Integrationsmöglichkeiten – wichtige soziale Determinanten von Gesundheit dar.

Die heterogene und in ihrer Zusammensetzung dynamische Gruppe der Asylsuchenden steht vor besonderen Herausforderungen bezüglich des Zugangs zu Gesundheitsversorgung: Das Asylverfahren ist mit zahlreichen Unsicherheiten verbunden, und sowohl Dauer als auch Ausgang des Verfahrens haben massive gesundheitliche Konsequenzen für die Menschen.

Ein Verständnis der zugrunde liegenden Strukturen, ebenso wie rechtliche und epidemiologische Besonderheiten sowie deren Effekte auf Gesundheit und den Zugang zu medizinischer Versorgung ist essenziell für Ärzt*innen, medizinisches Fachpersonal und andere Mitarbeitende in der Gesundheitsversorgung. Im Sinne der Anwaltschaft für Menschen in prekären Lebenslagen können Gesundheitsfachkräfte eine entscheidende Rolle spielen, um die Ansprüche und Rechte von Migrant*innen auf Gesundheitsversorgung zu realisieren, Missstände oder politisch motivierte Exklusion von medizinisch essenziellen Leistungen zu benennen, sowie Ungleichheiten zu identifizieren, sichtbar zu machen und evidenzbasierte Lösungen zur Verbesserung der Gesundheit und gesundheitlichen Versorgung von Migrant*innen zu erarbeiten.

LITERATUR

Abel GJ, Sander N. Quantifying Global International Migration Flows. Science 2014; 343: 1520–2.

Abubakar I, Aldridge RW, Devakumar D et al. The UCL-Lancet Commission on Migration and Health: the health of a world on the move. The Lancet 2018; 392: 2606–54.

Bundesamt für Migration und Flüchtlinge (BAMF). Das Bundesamt in Zahlen 2024: Asyl. www.bamf.de/SharedDocs/Anlagen/DE/Statistik/BundesamtinZahlen/bundesamt-in-zahlen-2024-asyl.pdf.

BAMF (Bundesamt für Migration und Flüchtlinge). Migrationsbericht 2020. 2021. www.bamf.de/DE/Themen/Forschung/Veroeffentlichungen/Migrationsbericht2020/migrationsbericht-2020-node.html.

Bozorgmehr K, Razum O. Effect of restricting access to health care on health expenditures among asylum-seekers and refugees: A quasi-experimental study in Germany, 1994–2013. PLoS One 2015; 10: 1994–2013.

Bozorgmehr K, Wahedi K, Noest S, Szecsenyi J, Razum O. Infectious disease screening in asylum seekers: range, coverage and economic evaluation in Germany, 2015. Euro Surveill 2017; 22(40): 16–00677.

Burmester F. Medizinische Versorgung der Leistungsberechtigten nach §§ 4 und 6 AsylbLG über eine Krankenkasse. Public Health Forum 2015; 23(2): 106–108.

Grove NJ, Zwi AB. Our health and theirs: Forced migration, othering, and public health. Social Science & Medicine 2006; 62: 1931–42.

Offe J, Dieterich A, Bozorgmehr K, Trabert G. Parallel report to the CESCR on the Right to Health for non-nationals. On the 6th Periodic Report of the Federal Republic of Germany on the Implementation of the International Covenant on Economic, Social and Cultural Rights; Prepared for the Committee on Economic, Social and Cultural Rights, 64th Session, 2018. https://archiv.ub.uni-heidelberg.de/volltextserver/33294/13/right_health_non-nationals_2018.pdf.

open.med München. Weil Gesundheitsversorgung ein Menschenrecht ist. 2021 www.aerztederwelt.org/file/28684/download?token=PCTJOMrz.

Razum O. Migration, Mortalitat und der Healthy-migrant-Effekt. In: Richter M, Hurrelmann K (eds.). Gesundheitliche Ungleichheit. Wiesbaden: VS Verlag für Sozialwissenschaften; 2006. p. 55–70.

United Nations High Commissioner for Refugees (UNHCR). Global Trends: Forced Displacement in 2023. Geneva: UNHCR, 2024. www.unhcr.org/global-trends-report-2023.

United Nations Department of Economic and Social Affairs (UNDESA). International Migrant Stock 2024. Excel dataset. 2024. www.un.org/development/desa/pd/content/international-migrant-stock.

Wahedi K, Biddle L, Jahn R et al. Medizinische Versorgung von Asylsuchenden in Erstaufnahmeeinrichtungen: Eine qualitative Bestandsaufnahme aus Versorgungsperspektive. Bundesgesundheitsbl 2020; 63: 1460–9.

Wahedi K, Nöst S, Bozorgmehr K. Die Gesundheitsuntersuchung von Asylsuchenden: Eine bundesweite Analyse der Regelungen in Deutschland. 2016. DOI:10.1007/s00103-016-2489-2.

Wulkotte E, Bozorgmehr K. Trends and Changes in Socio-Economic Inequality in Self-Rated Health among Migrants and Non-Migrants: Repeated Cross-Sectional Analysis of National Survey Data in Germany, 1995–2017. IJERPH 2022; 1: 1–2.

15.2 Psychische Folgen von Migration

Ingo Schäfer, Jutta Lindert

15.2.1 Einleitung

Psychische Gesundheit ist entscheidend für die erfolgreiche Integration von Migrant*innen in einem neuen Land. Empirische Informationen zur Epidemiologie der psychischen Gesundheit bei Migrant*innen sind jedoch nach wie vor spärlich. Studien zeigen, dass Migration ein Prozess ist, der sowohl positive als auch negative

Auswirkungen auf die psychische Gesundheit haben kann. Angesichts der Heterogenität der Studienergebnisse gibt dieses Kapitel einen Überblick über die Epidemiologie von Migration, Modelle des Zusammenhangs von Migration und psychischer Gesundheit sowie Daten zu psychischen Störungen bei Migrant*innen. Das Kapitel kann dabei nur einige Einblicke in den Zusammenhang zwischen Migration und psychischer Gesundheit geben.

15.2.2 Migration und Flucht als globales Phänomen

Die Vereinten Nationen definieren einen „internationalen Migranten" als jede Person, die das Land ihres gewöhnlichen Aufenthalts gewechselt hat, sei es freiwillig oder aufgrund von Zwang (IOM 2024). Die Zahl der Migrant*innen – der Flüchtlinge und Asylsuchenden, ausländischen Studierenden, Arbeitsmigrant*innen, zyklischen oder Saisonarbeiter*innen, Opfer von Menschenhandel, Migrant*innen ohne Papiere und transnationalen Familien – ist hoch. Im Jahr 2020 lebten 272 Millionen Menschen weltweit außerhalb ihres Geburtslandes (3,5 % der Weltbevölkerung; IOM 2024). Generell migrieren Menschen, um die Lebenschancen für sich selbst oder die Kinder zu verbessern, und erwarten einen Gewinn an Wohlbefinden für sich und ihre Familie durch die Migration. Obwohl häufig nach der Ursache der Migration z. B. zwischen Arbeitsmigrant*innen und Flüchtlingen unterschieden wird, ist die Unterscheidung schwierig, da sich Motive wie Flucht vor Gewalt und bewaffneten Auseinandersetzungen sowie die Möglichkeit, den eigenen Lebensunterhalt zu verdienen, überlappen können. Zum Verständnis des Zusammenhangs zwischen Migration und psychischer Gesundheit definieren wir Migrant*innen im Sinne der Definition der Vereinten Nationen und schließen alle ein, die das Land ihres gewöhnlichen Aufenthalts verlassen haben. Zum Verständnis des Zusammenhangs zwischen dem Prozess von Migration und psychischer Gesundheit sind eine Vielzahl von Theorien entwickelt worden, von denen die Akkulturationstheorie, die chronische Stresstheorie sowie die Resilienztheorie kurz skizziert werden (➤ Kap. 15.2.3).

15.2.3 Theorien des Zusammenhangs zwischen Migration und psychischer Gesundheit

Migration kann als kritisches Lebensereignis sowie als eine soziale Determinante von Gesundheit (➤ Kap. 15.1) verstanden werden, da Migrant*innen ihre gewohnte Umgebung und ihre gewohnten sozialen Beziehungen zurücklassen. Die individuellen Aufgaben während und nach der Migration unterscheiden sich jedoch sehr. Zum besseren Verständnis der möglichen Adaptionsprozesse sind eine Vielzahl von Theorien entwickelt worden.

Akkulturationstheorie

Laut der Akkulturationstheorie ist Akkulturation ein stressvolles Ereignis, das dann entsteht, wenn Vertreter*innen zweier unterschiedlicher Kulturen einen kontinuierlichen Kontakt haben, der zu Veränderungen der Kultur einer oder beider Gruppen führt. Diese Veränderungen umfassen unter anderem das Lernen neuer und das Verlernen gewohnter Verhaltensweisen. Für diesen Prozess der Akkulturation wurden vier verschiedene Strategien identifiziert: Assimilierung, Segregation, Integration und Marginalisierung (Berry 2001). Akkulturation führt gemäß dieser Theorie zu psychischen Störungen, während Assimilierung als die von der Mehrheitsgesellschaft am meisten akzeptierte Strategie eher mit psychischer Gesundheit und Wohlergehen bei Migrant*innen assoziiert ist. Diese Theorie fokussiert daher auf einen Zusammenhang zwischen kulturellen Prozessen und psychischer Gesundheit. Vernachlässigt werden jedoch andere potenziell stressreiche Ereignisse wie Erfahrungen von Gewalt vor und während der Migration und der Versuch, einen legalen Status im neuen Land zu erhalten.

Chronische Stresstheorie

Die chronische Stresstheorie bezieht mögliche belastende Erlebnisse im Lebensverlauf, also auch im Migrationsverlauf, ein. Ereignisse im Migrationsverlauf sind zum einen solche, mit denen Menschen auch unabhängig von der Migration konfrontiert werden können wie häusliche Gewalt, Armut oder Verlust von wichtigen Beziehungspersonen. Zum anderen zählen hierzu migrationsspezifische Ereignisse wie gewaltsame Konflikte im Heimatland oder Diskriminierung, finanzielle Schwierigkeiten oder nicht angemessene Wohnmöglichkeiten. Die Theorie des chronischen Stresses ähnelt daher der Theorie der sequenziellen Traumatisierung. Sequenzielle Traumatisierung bedeutet eine Serie von seelischen und körperlichen Verletzungen, die langfristig schwerwiegende Folgen für das Entstehen und den Verlauf psychischer Störungen haben kann (Keilson 1979). In beiden Theorien, der des chronischen Stresses und der der sequenziellen Traumatisierung, können Konflikte sowie fehlende Akzeptanz in der Aufnahmegesellschaft Gefühle von Unsicherheit und Wertlosigkeit hervorrufen. Die chronische Stresstheorie betont, das psychische Folgen von Migration Wechselwirkungen darstellen zwischen der Umwelt und den Menschen, die migriert sind. Die Theorie der sequenziellen Traumatisierung ist vielfach beachtet worden, allerdings fokussiert sie eher auf Flüchtlinge als auf Migrant*innen.

Resilienztheorie

Eine jüngere Theorie zu Bedingungsfaktoren der psychischen Gesundheit ist die Resilienztheorie. Resilienz als theoretisches Konzept hat sich seit ihrer ersten Konzeptualisierung verändert. Zunächst als individuelle Eigenschaft verstanden, wird Resilienz inzwischen als Interaktion zwischen individuellen Charakteristika und Charakteristika der Umwelt gesehen. Resilienz kann als Fähigkeit definiert werden, trotz schwerer Belastungen psychisch gesund zu bleiben oder gesund zu werden (Simich 2014). Da sich signifikante psychische Beeinträchtigungen nur bei einem kleinen Teil der Migrant*innen zeigen, bietet die Resilienztheorie eine Möglichkeit zu verstehen, welche Migrant*innen eher psychische Beeinträchtigungen entwickeln und welche Faktoren zu Resilienz und zu weniger psychischen Beeinträchtigungen beitragen können. Dem Bild des „traumatisierten Migranten", das

Migrant*innen auf Psychopathologie reduziert, stellt die Resilienztheorie den Blick auf Ressourcen entgegen. Ein wichtiger Aspekt auch bei klinischen Begegnungen ist daher, nicht nur auf die Vulnerabilität und belastende Lebensereignisse zu fokussieren, sondern auch Ressourcen (persönliche, gruppenbezogene) zu erkennen und diese zu fördern, da sich Resilienz durch ein Zusammenspiel persönlicher und umweltbezogener Schutzfaktoren entwickelt (Simich 2014).

15.2.4 Befunde zu psychischen Erkrankungen bei Migrant*innen

Allgemeine Befunde zu psychischen Erkrankungen

Wie oben erwähnt, existieren unterschiedliche Gruppen von „Migrant*innen", die bestimmten Risikofaktoren für psychische Erkrankungen, etwa Akkulturationsstress, in ähnlicher Weise ausgesetzt sein können, darüber hinaus jedoch spezifische weitere Belastungsfaktoren aufweisen, etwa belastende Erfahrungen vor Migration oder die aktuelle Bleibeperspektive. Dementsprechend heterogen ist die Befundlage zu psychischen Erkrankungen bei verschiedenen Gruppen von Migrant*innen, und es besteht ein Mangel an systematischen Untersuchungen im europäischen Raum, die diese Unterschiede berücksichtigen. Insgesamt hat sich gezeigt, dass die Prävalenz der am häufigsten untersuchten psychischen Erkrankungen wie der affektiven Störungen, Angststörungen und der posttraumatischen Belastungsstörung bei Migrant*innen in der Regel erhöht ist (Close et al. 2016). Dies betrifft auch seltenere Erkrankungen wie Psychosen. So betrug in einer bevölkerungsbasierten Untersuchung aus Schweden die Inzidenzrate von psychotischen Erkrankungen 38,5 pro 100.000 Personenjahren bei der in Schweden geborenen Bevölkerung, 80,4 bei Migrant*innen, die nicht zur Gruppe der Geflüchteten gehörten und 126,4 bei Geflüchteten (Hollander et al. 2016). Wo der **„Healthy migrant"-Effekt,** also niedrigere Raten psychischer Erkrankungen bei Migrant*innen, beschrieben wurde, scheint er sich im zeitlichen Verlauf zu relativieren, sodass zumindest in nachfolgenden Generationen eine schlechtere psychische Gesundheit zu beobachten war (Close et al. 2016).

Dies zeigte sich in Bezug auf **Suchterkrankungen** bereits in der Generation der selbst migrierten Personen. So fand sich in einer weiteren bevölkerungsbasierten Auswertung aus Schweden, dass Geflüchtete und Migrant*innen ohne Fluchthintergrund niedrigere Raten aller Substanzgebrauchsstörungen im Vergleich zu den in Schweden geborenen Personen hatten. Die Raten bei Migrant*innen näherten sich jedoch im Laufe der Zeit der Rate bei in Schweden geborenen Personen an (Harris et al. 2019). Gerade in Bezug auf die Versorgung psychischer Erkrankungen bestehen auch in europäischen Ländern bei Migrant*innen besonders große Defizite (Lebano et al. 2020).

Traumafolgestörungen

Bei Migrant*innen mit Fluchthintergrund tragen häufig schwere Belastungen, denen sie im Herkunftsland oder auf der Flucht ausgesetzt waren, zu psychischen Beschwerden bei. Dabei spielen besonders Kriegshandlungen eine Rolle, denen ein großer Teil der in den letzten Jahren nach Europa geflüchteten Menschen mittelbar oder unmittelbar ausgesetzt war. Kriege führen für die betroffene Bevölkerung in der Regel zu einer Kombination verschiedener, sich über einen längeren Zeitraum erstreckender Belastungen, die in vielen Fällen traumatischen Charakter haben. Den in der Regel bereits vor Beginn des Krieges auftretenden Spannungen und diffusen Bedrohungen der Allgemeinbevölkerung folgt oft das Miterleben von Gewalt, Verwundung und Tod. Häufig werden Betroffene auch selbst zum Ziel von Gewalt und mit Verschleppung, Misshandlung oder Tötung von Nahestehenden konfrontiert. So legte das Wissenschaftliche Institut der AOK eine Studie vor, in der mehr als drei Viertel aller Geflüchteten aus den Herkunftsländern Syrien, Irak und Afghanistan berichteten, unterschiedliche Formen von Gewalt erlebt zu haben, wobei Betroffene im Vergleich zu Geflüchteten ohne diese Erfahrungen mehr als doppelt so häufig unter körperlichen und psychischen Beschwerden litten (Schröder et al. 2018). Auch die Flucht selbst ist in der Regel mit zahlreichen Belastungen verbunden, von denen einige ebenfalls traumatischen Charakter annehmen können. So sind die Fluchtwege nach Europa nicht selten mit Gefahren für Leib und Leben verbunden. Ein Teil der Geflüchteten macht dabei Erfahrungen sexueller oder körperlicher Gewalt bis hin zu Folterungen, etwa nach Verhaftungen in Durchgangsländern. Zudem hat die staatliche Gewalt an Europas Außengrenzen in den vergangenen Jahren ein alarmierendes Ausmaß angenommen (UNHCR 2022).

Auch wenn es sich bei diesen Erfahrungen um besonders gravierende Belastungen handelt, müssen sie im Kontext weiterer Einflussfaktoren gesehen werden. So können Migrant*innen, die nach Kriegs- und Verfolgungserfahrungen in Behandlung kommen, schon vor diesen Erlebnissen biografischen Belastungen ausgesetzt gewesen sein. Dabei kann es sich um innerfamiliäre Gewalt oder Übergriffe außerhalb der Familie gehandelt haben, ein Aufwachsen in Armut oder Repressalien, denen die Familie bereits seit Längerem im Herkunftsland ausgesetzt war. Besonders bei Personengruppen, die unfreiwillig migriert sind, zeigt sich zudem, dass **„Postmigrationsstressoren"** hoch belastend sind und die Entwicklung psychischer Störungen maßgeblich beeinflussen. Dies betrifft etwa aufenthaltsrechtliche Aspekte einschließlich des Asylverfahrens selbst, die Art der Unterbringung, reduzierte soziale Netzwerke, Sprachschwierigkeiten, die fehlende Möglichkeit zu arbeiten oder Diskriminierungserfahrungen. So finden sich Zusammenhänge zwischen der Dauer des Asylverfahrens bzw. der Bleibeperspektive und der psychischen Verfassung sowie der Wirksamkeit therapeutischer Angebote.

Die Auswirkungen **kriegs- und fluchtassoziierter Traumatisierungen** umfassen sowohl somatische als auch psychische Erkrankungen. Prinzipiell zählen dazu alle oben genannten psychischen Störungen. Zudem treten chronische körperliche Beschwerden wie Schmerzsyndrome häufig auf. Zu den häufigsten psychischen Traumafolgen gehört neben Depressionen und Angststörungen die posttraumatische Belastungsstörung (PTBS). Gemäß der International Classification of Diseases (ICD-11) liegt der PTBS ein extrem bedrohliches oder entsetzliches Ereignis oder eine Serie von Ereignissen zugrunde. Beispiele sind Naturkatastrophen, Kampfhandlungen, sexuelle Gewalt oder der gewaltsame Tod einer nahestehenden Person. Die Symptomatik umfasst das Wiedererleben des Traumas, die Vermeidung von inneren oder äußeren Auslösereizen und das Gefühl einer anhaltenden Bedrohung (siehe Kasten).

Symptome der PTBS nach ICD-11 (WHO)

- Wiedererleben des traumatischen Erlebnisses in Form von lebhaften, sich aufdrängenden Erinnerungen, Rückblenden oder Albträumen. Wiedererleben kann über eine oder mehrere Sinnesmodalitäten erfolgen. Es wird typischerweise von starken Emotionen wie Angst oder Entsetzen und körperlichen Empfindungen begleitet.
- Vermeidung von Gedanken und Erinnerungen an das Ereignis oder Vermeidung von Aktivitäten, Situationen und Personen, die daran erinnern („Trigger").
- Gefühl einer anhaltenden Bedrohung, das sich z. B. durch erhöhte Wachsamkeit oder eine verstärkte Schreckreaktion auf Reize wie unerwartete Geräusche zeigt.

Besonders schwere und wiederholte Traumatisierungen können zu Beschwerden führen, die über die Symptome der PTBS hinausgehen. Um sie angemessen zu beschreiben, wurde in die ICD-11 die **komplexe posttraumatische Belastungsstörung (K-PTBS)** aufgenommen. Zumeist ist sie eine Folge wiederholter interpersoneller Gewalt, der sich die Betroffenen nur schwer oder überhaupt nicht entziehen können. Für die Diagnose einer K-PTBS muss dieselbe Symptomatik vorliegen, wie sie für die klassische PTBS definiert ist (s. o. Kasten). Sie umfasst das Wiedererleben des Traumas, die Vermeidung von inneren oder äußeren Auslösereizen sowie das Gefühl einer anhaltenden Bedrohung. Zudem muss je ein Symptom in drei weiteren Bereichen vorliegen. Sie werden als Störungen der Selbstorganisation bezeichnet: Störungen der Emotionsregulation, Annahmen von sich selbst als minderwertig, unterlegen oder wertlos sowie Schwierigkeiten, Beziehungen aufrechtzuerhalten oder sich anderen nahe zu fühlen.

Studien, die spezifisch Geflüchtete aus Kriegs- und Konfliktgebieten untersuchen, zeigen den massiven Einfluss von **Kriegstraumatisierungen** auf die psychische Gesundheit der Bevölkerung. So fand sich in einer Metaanalyse von 34 Studien eine Punktprävalenz der PTBS von 31 %, der Depression von 25 % und der generalisierten Angststörung von 14 % (Mesa-Vieira et al. 2022), was ein Vielfaches der Prävalenzen in den Ankunftsländern darstellt. So liegt etwa die 1-Monats-Prävalenz der PTBS in Deutschland zwischen 1,5 % und 2,3 %. Bei Geflüchteten, die Schutz vor Krieg und politischer Verfolgung suchen, finden sich auch besonders hohe Raten der K-PTBS. Bereits geflüchtete Menschen in der Allgemeinbevölkerung weisen eine Punktprävalenz der K-PTBS von 2,2 % bis 9,3 % auf. Bei Personen, die Behandlung für psychische Belastungen in Anspruch nehmen, beträgt die Prävalenz 16–38 %. In psychosozialen Behandlungszentren für Geflüchtete weisen in der Regel zwei Drittel der von PTBS Betroffenen aus Kriegsgebieten eine K-PTBS und nur ein Drittel eine klassische PTBS auf.

Implikationen für die Praxis

Die hohe Prävalenz psychischer Erkrankungen bei Migrant*innen legt nahe, dass in der Praxis ein systematisches Screening in Bezug auf diese Beschwerden und in Verdachtsfällen eine weitergehende Diagnostik, z. B. durch darauf spezialisierte Einrichtungen, erfolgen sollte. Entsprechende Screening-Instrumente orientieren sich oft an den häufigsten psychischen Erkrankungen (PTBS, Angst und Depression) und kombinieren Items zu den jeweiligen Störungsbildern. Ein Beispiel ist der **„Gesundheitsfragebogen für Patienten"** (PHQ; Spitzer et al. 1999) mit Modulen zu Depression (PHQ-9), Somatisierung (PHQ-15) und Angststörungen (GAD-7), der in mehreren Sprachen im Internet frei verfügbar ist. Der **„Refugee Health Screener"** (RHS-15; Hollifield et al. 2013) wurde speziell zur Erfassung der psychischen Belastung von geflüchteten Menschen entwickelt und ist ebenfalls im Internet frei verfügbar. Eine Diskussion spezieller Aspekte der interkulturellen psychologischen Testdiagnostik findet sich z. B. bei Böttche und Stammel (2019). Weiter sollten die Ursachen psychischer Belastungen im Rahmen von ärztlichen Untersuchungen Berücksichtigung finden. Besonders wichtig ist, dass die Folgen von Folter sorgfältig und objektiv dokumentiert werden, da sie eine hohe Bedeutung in asylrechtlichen Kontexten haben. Bereits vor längerer Zeit wurden dazu Standards wie das Istanbul-Protokoll zur ärztlichen und psychologischen Dokumentation der Folgen von Folter vorgelegt, die in der Praxis allerdings bislang zu selten umgesetzt werden (Furtmayr et al. 2014).

LITERATUR

Berry JW. A psychology of migration. Jour<nal of Social Issues 2001; 57: 615–631.

Böttche M, Stammel N. Screening und Psychodiagnostik. In: Maier T, Morina N, Schick M, Schnyder U (Hrsg.). Trauma – Flucht – Asyl. Ein interdisziplinäres Handbuch für Beratung, Betreuung und Behandlung. Göttingen: Hogrefe. p. 319–336.

Close, C, Kouvonen, A, Bosqui, T et al. The mental health and wellbeing of first generation migrants: a systematic-narrative review of reviews. Global Health 2016; 12(47). https://doi.org/10.1186/s12992-016-0187-3.

Furtmayr H, Schmolze B, Wenk-Ansohn M. Ärztliche Dokumentation von Folgen der Folter. Verpflichtung im Namen der Menschenrechte. Deutsches Ärzteblatt 2014; 111: 882–883.

Harris S, Dykxhoorn J, Hollander AC, Dalman C, Kirkbride JB. Substance use disorders in refugee and migrant groups in Sweden: A nationwide cohort study of 1.2 million people. PLoS Med 2019; 16(11): e1002944.

Hollander AC, Dal H, Lewis G, Magnusson C, Kirkbride JB, Dalman C. Refugee migration and risk of schizophrenia and other non-affective psychoses: cohort study of 1.3 million people in Sweden. BMJ 2016; 352: i1030.

Hollifield M, Verbillis-Kolp S, Farmer B et al. The Refugee Health Screener-15 (RHS-15): Development and validation of an instrument for anxiety, depression, and PTSD in refugees. General Hospital Psychiatry 2013; 35: 202–209.

IOM. World migration report 2024. New York: UN. https://worldmigrationreport.iom.int.

Keilson H. Sequentielle Traumatisierung bei Kindern: Untersuchung zum Schicksal jüdischer Kriegswaisen (psychosozial). Psychosozial Verlag, 2005.

Lebano A, Hamed S, Bradby H et al. Migrants' and refugees' health status and healthcare in Europe: a scoping literature review. BMC Public Health 2020; 20(1): 1039.

Mesa-Vieira C, Haas AD, Buitrago-Garcia D et al. Mental health of migrants with pre-migration exposure to armed conflict: a systematic review and meta-analysis. Lancet Public Health 2022; 7: e469–81.

Schröder H, Zok K, Faulbaum F. Gesundheit von Geflüchteten in Deutschland – Ergebnisse einer Befragung von Schutzsuchenden aus Syrien, Irak und Afghanistan. WIdO-monitor 2018; 15(1): 1–20.

Simich S, Andermann, L. Refuge and resilience. Promoting resilience and mental health among resettled refugees and forced migrants. New York: Springer, 2014.

Spitzer RL, Kroenke K, Williams JB. Validation and utility of a self-report version of PRIME-MD: The PHQ primary care study. JAMA 1999; 282: 1737–1744.

United Nations High Commissioner for Refugees (UNHCR). News Comment: UNHCR warns of increasing violence and human rights violations at

European borders. 21.02.2022. www.unhcr.org/news/news-releases/news-comment-unhcr-warns-increasing-violence-and-human-rights-violations.

INTERNETQUELLEN

Pathways to Wellness (Refugee Health Screener): www.refugeehealthta.org/wp-content/uploads/2012/09/RHS15_Packet_PathwaysToWellness-1.pdf.

15.3 Krankheiten bei Migrant*innen

15.3.1 Infektiöse Erkrankungen

Martin Alberer

Tuberkulose

Siehe auch ➤ Kap. 3.17.

Bezüglich der Infektionserkrankungen bei Migrant*innen nimmt die Tuberkulose einen besonderen Stellenwert ein. Migrant*innen stammen häufig aus Ländern, die teilweise eine deutlich höhere Tuberkuloseinzidenz aufweisen als die Zielländer. Viele Faktoren, die eine Migration als „Push-Faktoren" veranlassen können, wie z. B. schlechte soziale Verhältnisse, Arbeitslosigkeit, Armut, unzureichende Wohnbedingungen, schlechte medizinische Versorgung, begünstigen auch die Verbreitung der Tuberkulose. Daher findet sich eine Untersuchung auf Tuberkulose in vielen Screening-Programmen der aufnehmenden Länder (ECDC 2018). Die Tuberkuloseinfektion wird dabei von den zukünftigen Migrant*innen zumeist im Kindes- und Jugendalter erworben und kann sich in späteren, ungünstigen Lebenssituationen mit Einschränkungen der Funktion des Immunsystems von der latenten Form (latente Infektion mit *Mycobacterium tuberculosis,* LTBI) zu einer aktiven Tuberkuloseerkrankung entwickeln. Das höchste Risiko für eine solche Manifestation findet sich in den ersten 2 bis 5 Jahren nach Infektion (Dale et al. 2020).

Dabei besteht für die Migrant*innen nicht nur das Risiko der allgemeinen Inzidenz im Herkunftsland. Die Phase der Migration beinhaltet, vor allem für Migrant*innen unter schlechten Lebensbedingungen wie Flüchtlinge und Asylbewerber*innen, das Risiko, sich mit *M. tuberculosis* zu infizieren. Insbesondere der Aufenthalt in Massenunterkünften und Lagern, unzureichende Ernährung, physischer und psychischer Stress sowie eine unzureichende bzw. fehlende medizinische Versorgung sind als Risikofaktoren für den Erwerb einer Tuberkuloseinfektion, aber auch für den Progress von der latenten zur aktiven Form zu nennen (Kristensen et al. 2020). Daher ist es nicht verwunderlich, dass Migrant*innen einen hohen Prozentsatz der Tuberkulosefälle in Ländern mit einer niedrigen Tuberkuloseinzidenz ausmachen. Dieser Anteil kann mehr als 70 % der Tuberkulosefälle im Zielland betragen. Dabei sind Migrant*innen insgesamt eine heterogene Gruppe, bei der ein Teil einem höheren Risiko für eine Tuberkuloseinfektion und -erkrankung ausgesetzt ist. Insbesondere Flüchtlinge und Asylbewerber*innen, aber auch Migrant*innen mit dem Zweck der Familienzusammenführung, weisen aus oben genannten Gründen ein erhöhtes Risiko auf.

Dabei besteht auch in den Jahren nach Aufnahme im Zielland für Migrant*innen eine erhöhte Inzidenz für das Auftreten von Tuberkulose. In einer dänischen Studie zeigte sich zwar das höchste Risiko für Tuberkulose im ersten Jahr, nachdem ein permanenter Aufenthalt zugestanden wurde, ein erhöhtes Risiko fand sich aber noch nach einem Zeitraum von mehr als 10 Jahren Aufenthalt (Kristensen et al. 2020). Auch hier spielte das Herkunftsland eine wesentliche Rolle. So fanden sich viele Tuberkulosefälle bei Migrant*innen aus Subsahara-Afrika und aus Südostasien. Daher wäre es wichtig und notwendig, insbesondere Migrant*innen aus den jeweiligen Hochrisikopopulationen wie Flüchtlinge und Asylbewerber*innen, die aus Hochinzidenzgebieten stammen, nicht nur bei Einreise auf eine Tuberkuloseerkrankung zu untersuchen, sondern auch ein weiteres Screening-Programm über die nächsten Jahre ihres Aufenthalts im Zielland aufrechtzuerhalten. Zwar besteht gemäß den bisher vorliegenden Daten nur ein geringes Risiko für die Transmission von Tuberkulose von Migrant*innen auf die Population des Ziellandes, der relevante Anteil von Migrant*innen mit LTBI ist allerdings ein wichtiges Problem bezüglich der erfolgreichen Bekämpfung der Tuberkulose vor allem in den aufnehmenden Ländern mit einer niedrigen Tuberkuloseinzidenz und für die Erreichung des WHO-Ziels einer Eradikation der Tuberkulose.

Auch die Art der Tuberkuloseerkrankung (extrapulmonale oder pulmonale Form) kann bei den Migrant*innen je nach Herkunftsländern variieren und zu diagnostischen Herausforderungen führen. Insbesondere Migrant*innen aus Indien haben eine erhöhte Rate an **Lymphknotentuberkulose** gezeigt, wie es auch für das Ursprungsland typisch ist. Aber auch andere Formen einer extrapulmonalen Tuberkulose, die z. B. Knochen und Gelenke bzw. den Bauchraum oder den Verdauungstrakt betreffen, finden sich vermehrt, insbesondere bei Migrant*innen aus Subsahara-Afrika und Südostasien (Hayward et al. 2021). Zudem besteht aufgrund der Lebensumstände der Migrant*innen bzw. deren Herkunftsländern ein Risiko für das Auftreten einer **multidrug-resistant Tuberkulose (MDR-TB)**. Dabei zeigen Daten aus den Staaten der Europäischen Union/dem Europäischen Wirtschaftsraum (EU/EWR), dass mehr als 70 % der MDR-TB Fälle bei Migrant*innen auftreten, wobei ca. 50 % der MDR-TB Fälle bei Migrant*innen detektiert werden, die aus der europäischen Region der WHO mit Ausnahme der Staaten der EU/EAA stammen (Hargreaves et al. 2017). Die inadäquate und unregelmäßige Einnahme von Medikamenten, der Abbruch von Therapien und das unzureichende Wissen über die eigene Erkrankung und über das Risiko für das Auftreten von MDR-TB können die Entstehung von MDR-TB begünstigen.

> Daher ist es wichtig, Migrant*innen frühzeitig über das Risiko von Tuberkulose aufzuklären, ein risikostratifiziertes Screening durchzuführen und die Patient*innen einer adäquaten und konsequent durchgeführten Therapie zuzuführen.

Zudem ist es wichtig, die Entstehung eines Stigmas zu vermeiden und den Migrant*innen die Besorgnis bezüglich etwaiger Auswirkungen dieser Erkrankung auf ihren Aufenthaltsstatus zu nehmen. Nur wenn dies gelingt, kann eine erfolgreiche Eradikation der Tuberkulose vor allem in Niedriginzidenzländern gelingen. Schließlich ist es wichtig, ausreichende und umfassende Daten über das Auftreten von Tuberkulose bei Migrant*innen unter anderem bezüglich der Art der Migration, der Herkunftsländer und der Risikofaktoren im Migrationsverlauf zu sammeln, um die Screening-Angebote besser auf die unterschiedlichen Gruppen von Migrant*innen abstimmen zu können. Insbesondere die Detektion von Fällen der LTBI und die Erforschung von diagnostischen Verfahren, die eine Abschätzung des Risikos einer Reaktivierung ermöglichen, sowie Programme, die mittels Chemoprävention das Ausbrechen einer manifesten Tuberkulose verhindern, sind wichtige Maßnahmen zur Bekämpfung der Tuberkulose in dieser besonders gefährdeten Population.

HIV-Infektion und andere sexuell übertragbare Erkrankungen

Siehe auch ➤ Kap. 2.2, ➤ Kap. 11.11.
Sexuelle Gesundheit ist ein wichtiger Aspekt im Rahmen der Gesundheitsversorgung von Migrant*innen. Neben einem gegebenenfalls erhöhten Risiko für sexuell übertragbare Erkrankungen (STD) in Bezug auf die jeweiligen Herkunftsländer besteht insbesondere für Migrant*innen unter schwierigen Lebensbedingungen wie Flüchtlinge und Asylbewerber*innen das Risiko, dass sie im Zuge der Flucht einer erhöhten Gefährdung durch sexuell übertragbare Erkrankungen ausgesetzt sind, z. B. auch im Rahmen von sexuellen Gewalterfahrungen oder durch die schwierige sozioökonomische Situation mit beengten Lebensbedingungen in Lagern oder Sammelunterkünften (Nostlinger et al. 2022). Unzureichendes Wissen über STD bzw. die Furcht vor Stigma und negativen Auswirkungen auf den Migrationsprozess oder das Asylverfahren sowie die Priorisierung von anderen Problempunkten wie z. B. Unsicherheit bezüglich des Aufenthaltsstatus oder die schwierige soziale Situation in den Aufnahmeländern können dazu führen, dass STD erst spät detektiert und behandelt werden (Nostlinger et al. 2022). Dies birgt wiederum die Gefahr einer weiteren Transmission in den Aufnahmeländern sowie das Risiko für schwere und vermeidbare Verläufe der jeweiligen Erkrankungen für die Betroffenen. In manchen Ländern ist zwar ein Screening auf STD obligater Teil des Migrationsprozesses, aber auch hier muss darauf geachtet werden, dass neben dem Screening eine weitere, kontinuierliche Patientenbetreuung mit suffizienter Therapie und Nachkontrollen erfolgt.

Ein wesentlicher Punkt bezüglich STD bei Migrant*innen ist die **Infektion mit dem Humanen Immundefizienz-Virus (HIV).** Bei Betrachtung der Daten aus der Europäischen Union bzw. aus dem Europäischen Wirtschaftsraum (EU/EWR) zeigen Migrant*innen, verglichen mit der Allgemeinbevölkerung, eine höhere HIV-Krankheitslast. Im Jahr 2020 machten Migrant*innen in der EU/EWR 44 % der neu gestellten HIV-Diagnosen aus (ECDC 2021). Aufgegliedert nach Herkunftsregionen stammten 15 % der Migrant*innen mit HIV aus Ländern aus Subsahara-Afrika, 10 % aus Ländern in Lateinamerika und der Karibik sowie insgesamt 12 % aus Ländern in Zentral-, West- und Osteuropa außerhalb der EU/EWR. Je nach Aufnahmeland unterscheidet sich der Anteil von Migrant*innen an den neu diagnostizierten HIV-Infektionen und lag in unterschiedlichen Studien bei 27,4 % (Italien) bis 75 % (Schweden) (Castelli und Sulis 2017). Besonders vulnerable Gruppen sind dabei Migrant*innen aus hochendemischen Regionen (z. B. Subsahara-Afrika und Südostasien), Migrant*innen, die neu im Zielland angekommen sind, solche mit niedrigem Bildungsniveau oder mit irregulärem Aufenthaltsstatus sowie Migrant*innen, die zu den bekannten Risikogruppen gehören. Dabei zeigte sich die höchste HIV-Prävalenz mit 22 % bei Migranten der Gruppe der „men who have sex with men" (MSM) in einer Auswertung von Daten aus mehreren Ländern der EU/EWR. Untersucht man die Prävalenz bezogen auf die Herkunftsregionen, fand sich z. B. in Daten aus Belgien und Portugal bei Migrant*innen aus Subsahara-Afrika HIV bei 3,4–6 % der untersuchten Personen (Dias et al. 2019). Weibliches Geschlecht oder Zugehörigkeit zu einer Risikopopulation wie Sexarbeiter*innen resultieren in einer erhöhten Prävalenz. Daher zählen Migrant*innen neben MSM und Personen, die intravenöse Drogen benutzen, zu den relevanten Populationen bezüglich HIV in der EU/EWR. Neben einem erhöhten Risiko für das Vorhandensein einer HIV-Infektion zeigt sich bei Migrant*innen auch ein erhöhtes Risiko für eine späte Vorstellung mit einer eingeschränkten immunologischen Funktion (late presenter) (Nostlinger et al. 2022). Eine Herausforderung für die Migrant*innen bleibt hierbei der niederschwellige Zugang zur HIV-Testung und zur kontinuierlichen Weiterversorgung nach Diagnosestellung.

Bezüglich der Übertragung im Rahmen von Sexualkontakten zeigte sich zwar ein Rückgang der Übertragungen durch heterosexuelle Kontakte bei Migrant*innen im letzten Jahrzehnt, in Bezug auf MSM mit Migrationshintergrund stieg jedoch die Anzahl der Neuerkrankungen an. In einer Studie aus Frankreich hatten im Ausland geborene MSM ein erhöhtes HIV-Risiko, verglichen mit der jeweiligen Population in Frankreich. Dies zeigte sich auch für Personen mit i. v. Drogenabusus und heterosexuelle Frauen, die aus Subsahara-Afrika stammten (Marty et al. 2018). Ein besonderes Augenmerk ist hierbei auch auf den Erwerb der HIV-Infektion nach Ankunft in den Zielländern zu legen. Dabei fand sich in Untersuchungen aus dem Vereinigten Königreich, dass 33 % der Neuinfektionen mit HIV bei Migrant*innen aus Subsahara-Afrika nach Ankunft im Zielland erfolgten (Fakoya et al. 2015). Bei Migrant*innen mit i. v. Drogenabusus in Griechenland lag dieser Anteil bei 94,3 %. In einer Multicenterstudie mit Daten aus neuen westlichen europäischen Ländern fand sich insgesamt ein Anteil von 63 % (Alvarez-Del Arco et al. 2017).

Zu den weiteren relevanten sexuell übertragbaren Erkrankungen bei Migrant*innen zählen unter anderem Syphilis, Gonorrhö oder Hepatitis B. Dabei zeigte sich in Daten aus unterschiedlichen Studien eine Prävalenz für **Syphilis** bei Migrant*innen in einem Bereich von 1,5–4,8 %. Risikofaktoren waren männliches Geschlecht, Familienstand ledig und ein niedrigeres Bildungsniveau. Auch in den Screening-Daten von Flüchtlingen in den USA zeigt sich eine relevante Anzahl von Syphilisfällen (373 Fälle pro 100.000 Flüchtlinge) (Nyangoma et al. 2017). Bezüglich der Herkunftsregionen waren vor allem Flüchtlinge aus Afrika, Ostasien und aus dem pazifischen Raum betroffen. Zudem war höheres Alter ein Risikofaktor. Daten zur Gonorrhö aus verschiedenen Studien zeigten im Gegensatz dazu kein wesentlich erhöhtes Risiko bei Migrant*innen. Daten aus dem Flüchtlingsscreening in den USA ergaben z. B. mit 0,4 % eine ähnliche Prävalenz wie in der Allgemeinpopulation.

Virushepatitiden

Siehe auch ➤ Kap. 2.4.
Jedes Jahr kommt es weltweit zu ca. 1,3 Millionen Todesfällen im Rahmen von chronischen Virushepatitiden und deren Komplikationen wie z. B. hepatozelluläre Karzinome, Leberzirrhose sowie Leberversagen. Der Großteil dieser Todesfälle ist auf chronische Infektionen durch das

Hepatitis-B-Virus sowie durch das **Hepatitis-C-Virus** zurückzuführen. Bezüglich der Prävalenz dieser viralen Hepatitiden sind vor allem Länder in Asien und Subsahara-Afrika überproportional betroffen. Ein relevanter Teil der Flüchtlinge, Asylbewerber*innen und Migrant*innen, die nach Europa und nach Nordamerika einreisen, stammt aus diesen Regionen. Für das Jahr 2016 wurde z. B. geschätzt, dass ca. 53 % der Migrant*innen in der Europäischen Union aus Ländern mit mittlerer oder hoher Endemizität für Hepatitis B stammten (ECDC 2016). Die allgemeine Prävalenz für Hepatitis-B-Infektionen bei Migrant*innen in der EU, die aus hochendemischen Regionen kommen, wird mit 5 % (Prävalenz für HBsAg) angegeben. Im Gegensatz zur Gesamtgruppe der Migrant*innen zeigt sich in der Untergruppe von Flüchtlingen und Asylbewerber*innen eine erhöhte Prävalenz von 10 %. Im Vergleich dazu beträgt die allgemeine Prävalenz in der EU 1 %. Die Prävalenz für Anti-HCV-Antikörper bei Migrant*innen aus Endemiegebieten beträgt 2 %, verglichen mit 1 % in der Allgemeinbevölkerung (Falla et al. 2018). Auch hier stammen 79 % der erwachsenen Migrant*innen aus hochendemischen Ländern für Hepatitis C (ECDC 2016). Daher ist es nicht verwunderlich, dass vor allem in Niedrigprävalenzländern für Hepatitis B und/oder C Migrant*innen einen überproportionalen Anteil an den jeweiligen Hepatitisfällen haben und eine Risikopopulation für Komplikationen darstellen. Zudem bestehen in dieser Population oft ein mangelnder Wissensstand und eine unzureichende Sensibilisierung für diese Erkrankungen. Erschwerend kommt hinzu, dass sich ein wesentlicher Teil von 40–80 % der infizierten Personen der Erkrankung nicht bewusst ist, insbesondere aus dem Grund, dass die Erkrankungen über einen langen Zeitraum asymptomatisch bleiben (Ahmad et al. 2018). Zusätzliche Barrieren wie Unwissenheit über die Möglichkeit zur Therapie und deren Verfügbarkeit, bürokratische Hindernisse, Angst vor Stigma oder auch vor Abschiebung können den Zugang zu einer adäquaten und zeitnahen Therapie erschweren. Neue Ansätze sind daher notwendig, um diese besonders gefährdete Gruppe bezüglich der Gefahren einer Hepatitis-B- und Hepatitis-C-Infektion zu erreichen und Testungen umfassend durchführen zu können. Unterschiedliche Community-based-Ansätze, die Anwendung von Schnelltests oder von Point-of-Care-Testungen können hier hilfreich sein. Ein wichtiger Punkt ist zudem das Screening von Schwangeren (und zwar eher zu Beginn der Schwangerschaft), um eine vertikale Transmission von viralen Hepatitiden zu vermeiden. Zudem muss gewährleistet sein, dass die diagnostizierten Personen einen raschen, unkomplizierten und umfassend finanzierten Zugang zur Therapie ihrer Erkrankungen erhalten.

LITERATUR

Ahmad AA, Falla AM, Duffell E et al. Estimating the scale of chronic hepatitis B virus infection among migrants in EU/EEA countries. BMC Infect Dis 2018; 18(1): 34.

Alvarez-Del Arco D, Fakoya I, Thomadakis C et al. High levels of postmigration HIV acquisition within nine European countries. AIDS 2017; 31(14): 1979–1988.

Castelli F, Sulis G. Migration and infectious diseases. Clin Microbiol Infect 2017; 23(5): 283–289.

Dale KD, Trauer JM, Dodd PJ, Houben R, Denholm JT. Estimating Long-term Tuberculosis Reactivation Rates in Australian Migrants. Clin Infect Dis 2020; 70(10): 2111–2118.

Dias S, Gama A, Tavares AM et al. Are Opportunities Being Missed? Burden of HIV, STI and TB, and Unawareness of HIV among African Migrants. Int J Environ Res Public Health 2019; 16(15): 2710.

European Centre for Disease Prevetion and Control (ECDC). Public health guidance on screening and vaccination for infectious diseases in newly arrived migrants within the EU/EEA. Stockholm: ECDC, 2018.

European Centre for Disease Prevention and Control (ECDC)/WHO Regional Office for Europe. Epidemiological assessment of hepatitis B and C among migrants in the EU/EEA. Stockholm: ECDC, 2016.

European Centre for Disease Prevention and Control (ECDC)/WHO Regional Office for Europe. HIV/AIDS surveillance in Europe 2021–2020 data. Stockholm: ECDC, 2021.

Fakoya I, Alvarez-del Arco D, Woode-Owusu M et al. A systematic review of post-migration acquisition of HIV among migrants from countries with generalised HIV epidemics living in Europe: implications for effectively managing HIV prevention programmes and policy. BMC Public Health 2015; 15: 561.

Falla AM, Ahmad AA, Duffell E, Noori T, Veldhuijzen IK. Estimating the scale of chronic hepatitis C virus infection in the EU/EEA: a focus on migrants from anti-HCV endemic countries. BMC Infect Dis 2018; 18(1): 42.

Hargreaves S, Lonnroth K, Nellums LB et al. Multidrug-resistant tuberculosis and migration to Europe. Clin Microbiol Infect 2017; 23(3): 141–146.

Hayward SE, Rustage K, Nellums LB et al. Extrapulmonary tuberculosis among migrants in Europe, 1995 to 2017. Clin Microbiol Infect 2021; 27(9): 1347 e1341–1347 e1347.

Kristensen KL, Ravn P, Petersen JH et al. Long-term risk of tuberculosis among migrants according to migrant status: a cohort study. Int J Epidemiol 2020; 49(3): 776–785.

Marty L, Cazein F, Panjo H et al. Revealing geographical and population heterogeneity in HIV incidence, undiagnosed HIV prevalence and time to diagnosis to improve prevention and care: estimates for France. J Int AIDS Soc 2018; 21(3): e25100.

Nostlinger C, Cosaert T, Landeghem EV et al. HIV among migrants in precarious circumstances in the EU and European Economic Area. Lancet HIV 2022; 9(6): e428–e437.

Nyangoma EN, Olson CK, Painter JA et al. Syphilis Among U. S.-Bound Refugees, 2009–2013. J Immigr Minor Health 2017; 19(4): 835–842.

15.3.2 Nicht infektiöse Erkrankungen

Martin Alberer, Ina Danquah

Genetische Erkrankungen

Im Vergleich zu infektiologischen Erkrankungen und anderen, nicht übertragbaren Erkrankungen treten genetische Erkrankungen bei Migrant*innen zwar deutlich seltener auf, können allerdings zu schweren und teilweise lebensbedrohlichen Verläufen oder auch dauerhaften Schäden führen, wenn keine rechtzeitige Diagnostik und Therapie erfolgen. Dabei stellen Migrant*innen auch hier eine besondere Population dar, da sie oft aus Gebieten stammen, in denen Einflussfaktoren existieren, die ein vermehrtes Auftreten von bestimmten **genetischen Veränderungen (Varianten)** bedingen. Als Beispiele hierfür ist die Endemizität für Malaria zu nennen, die zu einem vermehrten Vorkommen von Hämoglobinopathien wie der Sichelzellkrankheit oder der Thalassämien sowie Enzymdefekten wie dem Glukose-6-phosphat-Dehydrogenase-Mangel führt (➤ Kap. 8.1).

Des Weiteren begünstigt eine **erhöhte Konsanguinitätsrate** das Auftreten von autosomal-rezessiv vererbten Erkrankungen. Dabei wird ein Anteil von 20–50 % von konsanguinen Eheschließungen in Bevölkerungsgruppen aus Afrika und Asien berichtet (Anwar, Khyatti und Hemminki 2014). Besonders betroffene Regionen sind Nordafrika, der Mittlere Osten und Westasien. Diese Regionen erstrecken sich gürtelförmig von Pakistan und Afghanistan bis nach Marokko

(Bittles und Black 2010). Vor allem arabische Länder weisen hohe Raten an konsanguinen Eheschließungen auf. Die Ursachen hierfür sind vielfältig und beinhalten unter anderem sozioökonomische, religiöse und kulturelle Gründe sowie die geografische Isolation von einzelnen Bevölkerungsgruppen. Dabei wird in diesen Populationen der Vorteil von konsanguinen Eheschließungen gegenüber möglichen Nachteilen, vor allem dem erhöhten Auftreten von genetischen Erkrankungen, als höher eingeschätzt. Häufig handelt es sich um Heiraten zwischen Cousin/Cousine 1. Grades, die bis zu 20–30 % aller Heiraten in manchen Bevölkerungsgruppen ausmachen (Bittles und Black 2010). Konsanguinen Partnerschaften kommen dabei häufiger bei niedrigerem Bildungsniveau, vor allem bei der Frau, einem niedrigen Heiratsalter, einem niedrigen sozioökonomischen Status und bei einer Eheschließung in ländlichen Regionen vor (Anwar, Khyatti und Hemminki 2014; Bittles und Black 2010).

Durch das Fehlen eines Neugeborenenscreenings in den meisten Ländern der Welt kann es zur Manifestation von genetisch bedingten Stoffwechselerkrankungen mit schweren Spätfolgen kommen, die durch eine frühzeitige Diagnose hätten behandelt und gegebenenfalls verhindert werden können. Beispiele sind unbehandelte Fälle von Phenylketonurie oder Biotinidasemangel bei Migrantenkindern (Schiergens et al. 2018).

Diabetes mellitus

Epidemiologie

Es ist bekannt, dass Menschen aus Süd- und Zentralamerika, Nord- und Subsahara-Afrika sowie Vorder-, Mittel- und Südasien weitaus häufiger und früher (5 bis 10 Jahre) an **Typ-2-Diabetes mellitus (T2D)** erkranken als die autochthone Bevölkerung in den Zielländern (Meeks et al. 2016). ➤ Abb. 15.1 zeigt, dass die T2D-Prävalenz bei ghanaischen Männern und Frauen in 3 europäischen Hauptstädten im Vergleich zur Prävalenz im Heimatland und in Deutschland deutlich höher liegt (Agyemang et al. 2016).

Bei Migrantengruppen aus Süd- und Zentralamerika in Europa liegt die T2D-Prävelenz um 30 % höher als bei der Durchschnittsbevölkerung (Meeks et al. 2016). Bei Menschen aus dem Mittleren Osten und Nordafrika beträgt die Prävalenz sogar das 3-Fache und bei Bevölkerungsgruppen aus Südasien das 4-Fache der autochthonen Bevölkerung. Die Prävalenzunterschiede für T2D sind geschlechtsspezifisch. So weisen türkeistämmige Frauen in Schweden eine 3-fach höhere Prävalenz auf als Frauen der Allgemeinbevölkerung. Das ist jedoch nicht für türkeistämmige Männer im Vergleich zu Männern schwedischer Herkunft zu beobachten. Ähnliches wurde auch für Migrantengruppen in den Niederlanden beschrieben (Snijder et al. 2017).

Prävalenzunterschiede zwischen Migrantengruppen und der einheimischen Bevölkerung zeigen sich auch bei diabetischen Komplikationen und Mortalität. Patienten mit T2D aus Asien, dem Nahen Osten und Subsahara-Afrika haben ein erhöhtes Risiko für mikrovaskuläre Komplikationen: Retinopathie, Nephropathie und periphere Neuropathie (Domínguez Armengol et al. 2021). Bei 30 Migrantengruppen in 7 europäischen Ländern waren die Mortalität bei Männern und Frauen um 90 % und um 120 % höher als im Vergleich zur einheimischen Bevölkerung (Vandenheede et al. 2012).

Bekannte Risikofaktoren für T2D bei Migrantengruppen sind erhöhtes Alter, weibliches Geschlecht (vs. männlich), niedrige Schulbildung (vs. hoch), hoher Berufsstand (vs. niedrig), lange Verweildauer in Deutschland (vs. kurz), Adipositas und ungesunde Ernährungsweise (Bonsu Osei et al. 2022). Neuere Befunde verweisen auf epigenetische Veränderungen und frühkindliche Einflüsse als Risikofaktoren für T2D bei Menschen mit eigener Migrationserfahrung (Danquah et al. 2019). Während der ersten 1.000 Tage im Leben eines Menschen – Empfängnis bis 2 Jahre – werden die Grundsteine für den Gesundheitszustand im Erwachsenenalter gelegt. Diese **„entwicklungsbedingte Programmierung“** kann das Ernährungsverhalten, die Entwicklung des Fettgewebes, die Konstitution der Bauchspeicheldrüse und die Ausbildung anderer metabolisch relevanter Organe beeinträchtigen. Frühzeitige Prävention auf individueller Ebene (Verhaltensprävention) und auf systemischer Ebene (Verhältnisprävention) sind daher besonders bei solchen Migrantengruppen wichtig, die rapide Veränderungen ihrer Lebensbedingungen erfahren haben.

Prävention

Für die individuelle und risikogruppenspezifische Prävention stehen **Diabetes-Risikotests** zur Verfügung, die es ermöglichen, das individuelle Erkrankungsrisiko für einen definierten Zeitraum abzuschät-

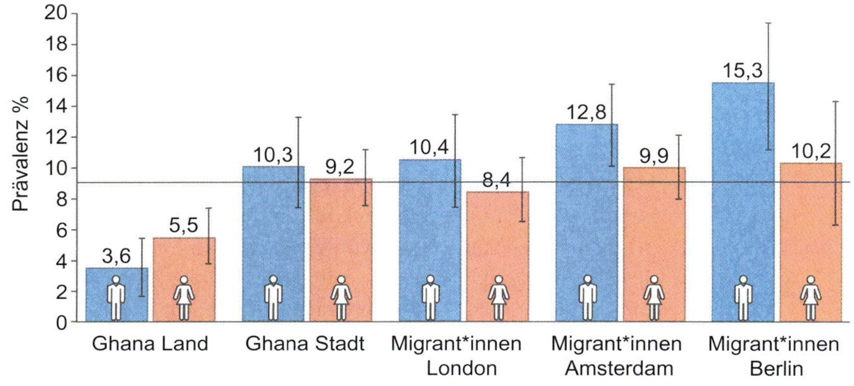

Abb. 15.1 Altersstandardisierte Prävalenz von Typ-2-Diabetes bei ghanaischen Erwachsenen (Fehlerbalken zeigen 95 % Konfidenzintervalle) im Vergleich zur Prävalenz bei Erwachsenen in einer europäischen Durchschnittsbevölkerung (graue Linie) (mod. nach Agyemang et al. 2016) [F524-002, L138]

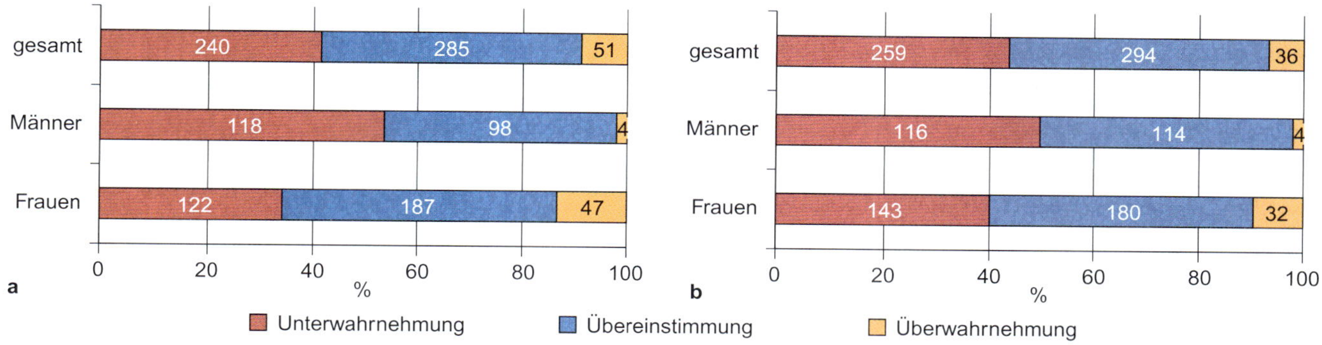

Abb. 15.2 Übereinstimmung von Body-Mass-Index (kg/m^2) mit der Wahrnehmung des Körpergewichts bei türkeistämmigen Migrant*innen in (a) Berlin n = 597 und (b) Essen n = 624 [P1572, L143]

zen. Die Deutsche Gesellschaft für Diabetes (DDG) empfiehlt 2 Risikoscores, die als Instrument für die Präzisionsprävention eingesetzt werden können (Nauck et al. 2020). Der am Deutschen Institut für Ernährungsforschung (DIfE) entwickelte Deutsche Diabetes-Risiko-Test® (DRT) wurde in Zusammenarbeit mit dem Robert Koch-Institut kulturell angepasst und steht in den Sprachen Englisch, Italienisch, Kroatisch, Türkisch und Arabisch zur Verfügung. Außerdem wird der FINDRISK häufig eingesetzt. Beide Risikoscores erfragen wichtige Lebensstilfaktoren, um das absolute Erkrankungsrisiko innerhalb der nächsten 5 Jahre abzuschätzen. Diese modifizierbaren Faktoren bilden die Grundlage für eine umfassende Lebensstilveränderung zur Prävention von T2D.

Bei Menschen mit Übergewicht oder Adipositas steht **Gewichtsverlust** an erster Stelle für T2D-Prävention. Dabei sollten verminderte Energiezufuhr mit erhöhtem Energieumsatz gekoppelt werden, d. h., eine pflanzenbasierte Ernährungsweise und körperliche Aktivität im Umfang von 5 Stunden pro Woche (Hauner et al. 2014). Für eine erfolgreiche Gewichtsverlustintervention sind sowohl das Wissen um Übergewicht als Risikofaktor als auch die kulturelle Anpassung der Intervention essenziell. Tatsächlich wurde bei Migrantengruppen gezeigt, dass sie ihr Körpergewicht häufiger unterschätzen und bei gleichem Gewicht wie europäische Bevölkerungsgruppen zufriedener damit sind (➤ Abb. 15.2).

Die DDG hat eine Vielzahl von kultursensiblen Materialien für Ernährungsschulungen bei Diabetes mellitus erstellt (Şat et al. 2019). Solche kulturell angepassten Interventionsstrategien zeigen eine hohe Akzeptanz bei Menschen aus Subsahara-Afrika, die in Deutschland leben.

Besonderheiten bei Diagnostik und Therapie

Der Migrationsstatus geht in vielen Fällen mit mangelnder Sprachkompetenz, Analphabetismus und niedrigem sozioökonomischem Status einher (Abubakar et al. 2018). Diese Faktoren bestimmen wiederum das Verständnis von Gesundheit und Krankheit sowie das Bewusstsein für Gesundheitsvorsorge, sodass der Zugang zu und die Inanspruchnahme von Präventions- und Behandlungsmaßnahmen für Migrantengruppen eingeschränkt sind (Abubakar et al. 2018). Neben den strukturellen Schwierigkeiten sollten auch biologische Besonderheiten bei der Diagnostik und Therapie berücksichtigt werden (➤ Kap. 11.7).

Tab. 15.1 Besonderheiten bei der Wahl von glukosesenkenden Medikamenten (nach Şat et al. 2019)

Substanz	Besonderheit
Alpha-Glukosidase-Hemmer (Acarbose)	Ähnliche Wirksamkeit bei Menschen aus Asien im Vergleich zu Menschen aus Europa
DPP-4-Hemmer	Stärkere Wirksamkeit bei Menschen aus Asien
GLP1-Analoga	Verstärkte Absenkung des HbA1c bei Menschen aus Asien
Insulin	Geringere Absenkung des HbA1c bei Menschen aus Asien im Vergleich zu Menschen aus Europa
Metformin	Verminderte Wirksamkeit bei Menschen aus Asien infolge genetischer Variation
SGLT2-Hemmer	Ähnliche Wirksamkeit bei Menschen aus Asien und Subsahara-Afrika im Vergleich zu Menschen aus Europa

Die oben erwähnten Barrieren für Zugang und Inanspruchnahme wirken sich auch nachteilig auf den Therapieverlauf und die Entwicklung von diabetischen Komplikationen aus. Die Ursachen für die frühe Entwicklung von – vorwiegend mikrovaskulären – Komplikationen sind multifaktoriell. Sie umfassen eine seltenere Verordnung der SGLT2-Inhibitoren für Migrantengruppen, unregelmäßige Inanspruchnahme ärztlicher Betreuung (Mathur et al. 2018) und eine seltenere Nutzung von konstanten Glukose-Monitoring-(CGM-)Systemen (Auzanneau et al. 2021). Auch bei der Substanzauswahl zeigen sich ethnische Besonderheiten, die bei der Behandlung von Migrantengruppen mit T2D zu berücksichtigen sind. ➤ Tab. 15.1 gibt einen Überblick über die Besonderheiten bei der Substanzwahl.

LITERATUR

Abubakar I, Aldridge RW, Devakumar D et al. The UCL-Lancet Commission on Migration and Health: the health of a world on the move. The Lancet 2018; 392(10164): 2606–2654.

Agyemang C, Meeks K, Beune E et al. Obesity and type 2 diabetes in sub-Saharan Africans – Is the burden in today's Africa similar to African migrants in Europe? The RODAM study. BMC Medicine 2016; 14: 166.

Anwar WA, Khyatti M, Hemminki K. Consanguinity and genetic diseases in North Africa and immigrants to Europe. Eur J Public Health 2014; 24 (Suppl 1): 57–63.

Auzanneau M, Rosenbauer J, Maier W et al. Heterogeneity of Access to Diabetes Technology Depending on Area Deprivation and Demographics

between 2016 and 2019 in Germany. Journal of Diabetes Science and Technology 2021; 15(5): 1059–1068.
Bittles AH, Black ML. Evolution in health and medicine Sackler colloquium: Consanguinity, human evolution, and complex diseases. Proc Natl Acad Sci USA 2010; 107 (Suppl 1): 1779–1786.
Bonsu Osei T, Mank I, Sorgho R et al. Aetiological research on the health of migrants living in Germany: a systematic literature review. BMJ Open 2022; 12(6): e058712.
Danquah I, Addo J, Boateng D et al. Early-life factors are associated with waist circumference and type 2 diabetes among Ghanaian adults: The RODAM Study. Sci Rep. 2019; 9(1): 10848.
Domínguez Armengol G, Hayfron-Benjamin CF, van den Born BJH, Galenkamp H, Agyemang C. Microvascular and macrovascular complications in type 2 diabetes in a multi-ethnic population based in Amsterdam. The HELIUS study. Primary Care Diabetes 2021; 15: 528–534.
Hauner H, Moss A, Berg A et al. Interdisziplinare Leitlinie der Qualität S3 zur „Prävention und Therapie der Adipositas". Adipositas-Ursachen Folgeerkrankungen Ther 2014; 8: 179–221.
Mathur R, Dreyer G, Yaqoob MM et al. Ethnic differences in the progression of chronic kidney disease and risk of death in a UK diabetic population: an observational cohort study. BMJ Open 2018; 8: e020145.
Meeks KA, Freitas-Da-Silva D, Adeyemo A et al. Disparities in type 2 diabetes prevalence among ethnic minority groups resident in Europe: a systematic review and meta-analysis. Intern Emerg Med 2016; 11(3): 327–40.
Nauck M, Gerdes C, Petersmann A, Müller-Wieland D et al. Definition, Klassifikation und Diagnostik des Diabetes mellitus: Update 2020. Diabetologie 2020; 15(Suppl 1): S9–S17.
Şat S, Aydinkoç-Tuzcu K, Berger F, Barakat A, Schindler K, Fasching P. Diabetes und Migration. Diabetologie und Stoffwechsel 2019; 14(S02): S306–S317.
Schiergens KA, Staudigl M, Borggraefe I, Maier EM. Neurological Sequelae due to Inborn Metabolic Diseases in Pediatric Refugees: Challenges in Treating the Untreated. Neuropediatrics 2018; 49(6): 363–368.
Snijder MB, Galenkamp H, Prins M et al. Cohort profile: teh Healthy Life in an Urban Setting (HELIUS) study in Amsterdam, The Netherlands. BMJ Open 2017; 7: e017873.
Vandenheede H, Deboosere P, Stirbu I et al. Migrant mortality from diabetes mellitus across Europe: the importance of socio-economic change. Eur J Epidemiol 2012; 27 (2): 109–117.

15.3.3 Besonderheiten bei Kindern mit Migrationshintergrund

Martin Alberer

Laut Angaben der International Organization for Migration (IOM) sind 14,6 % (41 Mio.) der 281 Millionen internationalen Migrant*innen im Kindes- und Jugendalter. In der Gruppe der Flüchtlinge und Asylbewerber*innen wird sogar ein Anteil von ca. 38 % angegeben (8 Mio. von 20,7 Mio. Flüchtlingen unter UNHCR-Mandat). Migrant*innen und Flüchtlinge im Kindes- und Jugendalter sind besonderen Risiken ausgesetzt und gehören zu einer besonders vulnerablen Gruppe. Schon durch die Missstände im Herkunftsland sind diese Kinder und Jugendlichen besonders betroffen. Eine unzureichende medizinische Versorgung durch das Fehlen bzw. den Zusammenbruch des Medizinsystems im Herkunftsland verhindert eine adäquate medizinische Vorsorge und die termingerechte Durchführung der empfohlenen Schutzimpfungen (Greenaway und Castelli 2019).

Traumatische Erfahrungen im Heimatland wie das Erleben von Kriegshandlungen oder der Tod von Freunden und Angehörigen können die Kinder und Jugendlichen belasten und zu psychischen Erkrankungen, vor allem posttraumatischen Belastungsstörungen, führen. Auch während der Flucht besteht ein erhöhtes Risiko für physische und psychische Gesundheitsschädigungen durch die schlechten Lebensbedingungen, das Fehlen einer adäquaten Medizinversorgung und das erhöhte Risiko von psychischen und physischen Gewalterfahrungen und Ausbeutung. Insbesondere **unbegleitete minderjährige Flüchtlinge** sind im besonderen Maße betroffen (Curtis, Thompson und Fairbrother 2018). Auch bei der Ankunft im Zielland können u. a. die dort herrschenden Bedingungen in den Flüchtlingsunterkünften, die Unsicherheit des eigenen Status, das Vorhandensein von Barrieren (z. B. Sprachbarriere, unbekanntes Medizinsystem), die Belastung durch die Ungewissheit über die Lebensumstände von Eltern und Verwandten zur Verschlechterung der psychischen und physischen Gesundheit führen. Zudem bedürfen die Kinder und Jugendlichen einer besonderen Fürsorge und Unterstützung, die in den jeweiligen Ankunftsländern nicht immer gegeben ist. Ein wichtiges Element der Resilienz gegenüber psychischen Erkrankungen wäre hierbei eine rasche und effektive Integration in das bestehende Sozialsystem, insbesondere auch die schulische Integration, was je nach Zielland unterschiedlich gehandhabt wird.

Häufige Erkrankungen

Bezüglich der Erkrankungen bei Migrant*innen und Flüchtlingen im Kindes- und Jugendalter, die bei Aufnahme im Zielland diagnostiziert werden, stehen vor allem Erkrankungen im Vordergrund, die auch bei der jeweiligen Alterspopulation im Zielland häufig auftreten: Atemwegsinfektionen, Hautinfektionen oder Infektionen des Magen-Darm-Trakts (Pohl et al. 2017). Auffällig ist der oft desolate Zahnstatus der Kinder und Jugendlichen. Zudem bringen die Kinder und Jugendlichen auch das epidemiologische Risiko der Infektionserkrankungen ihrer Herkunftsländer mit, kombiniert mit dem zusätzlichen Risiko des Erwerbs solcher Erkrankungen während der Flucht (Greenaway und Castelli 2019).

Hier ist insbesondere das **Tuberkuloserisiko** zu nennen, da in vielen Herkunftsländern die Prävalenz für diese Erkrankung im Vergleich zum Zielland erhöht ist. So zeigten Untersuchungen aus Schweden bei unbegleiteten minderjährigen Flüchtlingen und Asylbewerber*innen eine Prävalenz für latente Tuberkulose von bis zu über 30 %. Gerade durch die schlechten Lebensbedingungen während der Flucht und die belastende Situation nach Aufnahme im Zielland kann es zu einer Reaktivierung einer latenten Tuberkulose kommen. Dabei haben Kinder im Alter von unter 5 Jahren ein besonderes Risiko für das Auftreten der Erkrankung und auch für einen schweren Krankheitsverlauf, z. B. mit Beteiligung des ZNS oder einer disseminierten Verlaufsform. Ein frühzeitiges Screening und gegebenenfalls eine Behandlung sind daher in dieser Altersgruppe besonders wichtig.

Bezüglich **HIV** und **Hepatitis B und C** besteht ebenfalls ein erhöhtes Risiko des Erwerbs der Erkrankungen im Herkunftsland bei entsprechender epidemiologischer Lage z. B. durch vertikale Übertragungen oder unzureichende Hygiene im Bereich des Medizinsystems. Studien aus Deutschland, Italien und Kanada zeigten eine Prävalenz für HIV-Infektionen bei Migrantenkindern von 0,4–2 % (Shetty 2019). Die Prävalenz für Hepatitis B bei minderjährigen Flüchtlingen wird in verschiedenen Studien mit bis zu über 10 % angegeben (Kloning et al. 2018, Laukamp et al. 2019). In einer Studie mit unbegleiteten minderjährigen Flüchtlingen in Deutschland zeigte sich eine Prävalenz für Hepatitis B von 13,4 % für Flüchtlinge aus Subsahara-Afrika und von 6,4 % für Flüchtlinge aus Südostasien (Laukamp et al. 2019). Die durchschnittliche Prävalenz für Anti-HCV-Antikörper bei minderjährigen Flüchtlingen und Immigrant*innen aus relevanten Endemiegebieten wird mit 0,6 % angegeben (Greenaway et al. 2015). In einer Studie aus Deutschland fanden sich bei 1,5 % der unbegleiteten minderjährigen Flüchtlinge Hepatitis-C-Antikörper (Kloning et al. 2018).

Vorsorgeuntersuchungen

Ein wichtiger Punkt ist die Durchführung von Vorsorgeuntersuchungen z. B. zur Feststellung von Entwicklungsstörungen und zur Durchführung der notwendigen Schutzimpfungen. Bei Untersuchungen an geflüchteten Kindern und Jugendlichen hatten sich teilweise erhebliche Lücken bezüglich der empfohlenen Impfungen gezeigt. So benötigten 52,5 % der Flüchtlingskinder im griechisch-türkischen Grenzgebiet eine Impfung gegen Tetanus, Diphtherie und Pertussis (Eonomopoulou et al. 2017). In einer Studie aus Deutschland zeigte sich ein unzureichender oder fehlender Schutz gegenüber Tetanus bei 25 % der minderjährigen Flüchtlinge und Asylbewerber*innen und bei 45,9 % gegenüber Diphtherie. Auch bezüglich Masern, Mumps, Röteln und Varizellen zeigte sich in einer Studie aus Deutschland ein unzureichender oder fehlender Schutz bei 17,3 % bzw. 11,5 %, 1,9 % und 8,9 % in dieser Population. Diese Impflücken sind frühzeitig zu schließen, um Ausbrüche in Flüchtlingsunterkünften bzw. im Zielland zu verhindern.

Psychische Erkrankungen

Ein wesentlicher Punkt bei der Versorgung von geflüchteten Kindern und Jugendlichen ist die adäquate Detektion und frühzeitige Behandlung von psychischen Erkrankungen. Studien mit unbegleiteten minderjährigen Flüchtlingen zeigen eine Prävalenz für psychische Erkrankungen von bis zu 45 %, im Vordergrund stehen vor allem posttraumatische Belastungsstörungen, Depressionen, Angststörungen oder psychosomatische Erkrankungen. Hier ist eine frühzeitige Intervention notwendig, damit eine gelungene soziale Integration der geflüchteten Kinder und Jugendlichen im neuen Heimatland möglich werden kann.

LITERATUR

Abu-Shamsieh A, Maw S. Pediatric Care for Immigrant, Refugee, and Internationally Adopted Children. Pediatr Clin North Am 2022; 69(1): 153–170.

Curtis P, Thompson J, Fairbrother H. Migrant children within Europe: a systematic review of children's perspectives on their health experiences. Public Health 2018; 158: 71–85.

Eonomopoulou A, Pavli A, Stasinopoulou P, Giannopoulos LA, Tsiodras S. Migrant screening: Lessons learned from the migrant holding level at the Greek-Turkish borders. J Infect Public Health 2017; 10(2): 177–184.

Greenaway C, Castelli F. Infectious diseases at different stages of migration: an expert review. J Travel Med 2019; 26(2): taz007.

Greenaway C, Thu Ma A, Kloda LA et al. The Seroprevalence of Hepatitis C Antibodies in Immigrants and Refugees from Intermediate and High Endemic Countries: A Systematic Review and Meta-Analysis. PLoS One 2015; 10(11): e0141715.

Kloning T, Nowotny T, Alberer M, Hoelscher M, Hoffmann A, Froeschl G. Morbidity profile and sociodemographic characteristics of unaccompanied refugee minors seen by paediatric practices between October 2014 and February 2016 in Bavaria, Germany. BMC Public Health 2018; 18(1): 983.

Laukamp A, Prufer-Kramer L, Fischer F, Kramer A. Health of Syrian unaccompanied asylum seeking adolescents (UASA) at first medical examination in Germany in comparison to UASA from other world regions. BMC Int Health Hum Rights 2019; 19(1) :5.

Pohl C, Mack I, Schmitz T, Ritz N. The spectrum of care for pediatric refugees and asylum seekers at a tertiary health care facility in Switzerland in 2015. Eur J Pediatr 2017; 176(12): 1681–1687.

Shetty AK. Infectious Diseases among Refugee Children. Children (Basel) 2019; 6(12): 129.

15.3.4 Differenzialdiagnostische Besonderheiten

Gerd-Dieter Burchard

Differenzialdiagnose bei Fieber

Fieber bei Migrant*innen, das in den ersten Wochen nach Einreise auftritt, kann viele Ursachen haben. Die Abklärung erfolgt analog dem Vorgehen „Fieber bei Reisenden" (➤ Kap. 16.1).

Auch bei später auftretendem Fieber ist immer an eine **Malaria** (➤ Kap. 5.2) zu denken. Die Malaria tropica kann bei teilimmunen Personen bis etwa ein Jahr nach Verlassen des Endemiegebiets auftreten. Bei subfebrilen Temperaturen, insbesondere mit Nachtschweiß und Gewichtsabnahme, muss immer an eine **Tuberkulose** (auch extrapulmonal! ➤ Kap. 3.17) gedacht werden. Nicht nur Infektionskrankheiten kommen als Fieberursache in Frage, bei periodischem Fieber mit Bauch- oder Thoraxschmerzen kann bei Patient*innen aus dem östlichen Mittelmeergebiet ein familiäres Mittelmeerfieber vorliegen.

Differenzialdiagnose hämatologischer Erkrankungen

Anämie ist ein häufiges Symptom. Bei Migrant*innen ist zusätzlich zur Routinediagnostik zu veranlassen:

- Untersuchung auf Plasmodien.
- Parasitologische Stuhluntersuchung (Hakenwürmer).
- Hb-Elektrophorese zum Nachweis von Hämoglobinopathien.
- Bei unklarer Hämolyse ist an einen Glukose-6-phosphat-Dehydrogenase-Mangel zu denken.
- Folsäuremangel durch unzureichende Ernährung ist ebenfalls häufig.

Die Gesamtleukozytenzahl hat bei Migrant*innen aus Afrika niedrigere Normwerte (Fleming 1991, Hsieh 2007). Eine Eosinophilie kann ein Hinweis auf eine Wurminfektion sein.

Differenzialdiagnose der Splenomegalie

Splenomegalie bei Migrant*innen sollte an zwei Erkrankungen denken lassen, die man in Deutschland ansonsten nicht sieht: **hepato-**

Tab. 15.2 Differenzialdiagnose der Splenomegalie

Herkunft der Patient*innen, Hauptsymptome	Eventuelle Begleitsymptome	Verdachtsdiagnose
Herkunft aus Schistosomiasisgebiet	Periportale Fibrose der Leber	Hepatolienale Schistosomiasis (➤ Kap. 6.2.2)
Herkunft aus Malariagebiet	–	Hyperreactive malaria syndrome (➤ Kap. 5.2.5)
Fieber	Anämie	Malaria (➤ Kap. 5.2)
	Panzytopenie	Kala-Azar (➤ Kap. 5.5)
	Schmerzen im linken Oberbauch	Milzabszess
Anämie	Krisen	Hämoglobinopathien (Thalassämien, Sichelzellanämie), andere hämolytische Anämien (➤ Kap. 8.1)
Mit Leberkrankheit	–	Leberzirrhose, Pfortaderthrombose, Milzvenenthrombose
Mit Lymphknotenschwellungen	B-Symptomatik	Maligne Lymphome
Mit Tumorzeichen	Allgemeinsymptome	Chronische myeloische Leukämie, Osteomyelofibrose
Mit Gelenkschmerzen	Allgemeinsymptome, Multiorganbeteiligung	Lupus erythematodes

lienale Schistosomiasis und das **hyperreactive malaria syndrome** (HMS).

➤ Tab. 15.2 gibt einen Überblick über die Differenzialdiagnosen der Splenomegalie.

Differenzialdiagnose pulmonaler Symptome

Bei akuten Pneumonien kurz nach Einreise ist eine tropenspezifische Erregerdiagnostik im Allgemeinen nicht erforderlich. Wichtig ist, bei Verdacht auf **Lungentuberkulose** und negativer Mykobakteriendiagnostik zwei Erkrankungen zu bedenken: **Systemmykosen** (➤ Kap. 4.4) und eine **Lungenegelinfektion (Paragonimiasis,** ➤ Kap. 6.2.5). Es ist außerdem zu beachten, dass die Kombination von Lungentuberkulose und Histoplasmose nicht selten ist. Bei Herkunft aus Südostasien kann auch eine **Melioidose** (➤ Kap. 3.7) vorliegen. Bei asthmatischen Beschwerden mit hoher Eosinophilie ist bei Migrant*innen aus Südasien in seltenen Fällen an die **tropische pulmonale Eosinophilie (TPE)** zu denken. Grundsätzlich kann bei Pneumonien aus der Röntgen-Morphologie nur sehr bedingt auf die Ätiologie geschlossen werden. Erwähnenswert ist, dass bei Patienten mit Cor pulmonale bei entsprechender Herkunft aus den bekannten Endemiegebieten eine **Schistosomiasis** (➤ Kap. 6.2.2) ausgeschlossen werden sollte (obliterierende Arteriitis der Lunge durch ektope Eier).

Differenzialdiagnose kardialer Symptome

Migrant*innen aus Afrika zeigen gelegentlich Anomalien der Repolarisation in den präkordialen Ableitungen. Man sieht spitze, symmetrische T-Negativierungen in V1 bis V3 oder auch bis V6, bei anderen Patient*innen auch hohe spitze T-Wellen oder ST-Streckenhebungen. Diese EKG-Veränderungen haben wahrscheinlich keinen Krankheitswert, es sollten Verlaufskontrollen durchgeführt, aber keine invasiven Maßnahmen veranlasst werden. Grundsätzlich wurden bei epidemiologischen Untersuchungen höhere R-Zacken in den linksventrikulären Ableitungen und tiefere S-Zacken in den linksventrikulären Ableitungen bei Migrant*innen aus Afrika gefunden, unabhängig vom Blutdruck (Reddy 2008). Herzrhythmusstörungen und andere Zeichen einer chronischen Myokarditis bzw. Kardiomyopathie sollten bei aus Lateinamerika stammenden Migrant*innen an eine Chagas-Krankheit (➤ Kap. 5.7) denken lassen (Serologie).

Differenzialdiagnose gastrointestinaler und hepatobiliärer Symptome

Bei allen unklaren gastrointestinalen Beschwerden müssen intestinale **Protozoen** und **Helminthen** bedacht werden. Die Inkubationszeit bei der Amöbiasis (➤ Kap. 5.8) kann sehr lang sein. Bei akuter Kolitis muss daher immer eine Amöbiasis ausgeschlossen werden (insb. vor Kortikosteroidgabe bei Verdacht auf chronisch-entzündliche Darmkrankheit). Mögliche Ursachen einer Malabsorption sind Infektionen mit *Giardia lamblia* (➤ Kap. 5.10) und *Strongyloides stercoralis,* selten mit *Capillaria philippinensis* (➤ Kap. 6.4). Dysphagie bei Migranten aus Lateinamerika kann ein Hinweis auf eine **Chagas-Krankheit** sein (➤ Kap. 5.7).

Auch **nicht infektiöse Ursachen** kommen in Betracht. Eine Laktoseintoleranz hat bei Migrant*innen aus Afrika und Asien eine Prävalenz von 80–90 %, bei Migrant*innen aus dem arabischen Raum und aus Südeuropa 70 %, bei Nordeuropäern hingegen weniger als 10 %. Auch manifestiert sich die Laktoseintoleranz bei Migrantengruppen aus Afrika und Asien bereits in den ersten Lebensjahrzehnten und damit wesentlich früher als bei europäischen Vergleichskollektiven. Diagnostisch kann bei Verdacht auf Laktoseintoleranz ein Atemtest oder ein Gentest eingesetzt werden.

➤ Tab. 15.3 gibt einen Überblick über spezielle Differenzialdiagnosen bei gastroenterologischen Symptomen.

Bei Symptomen der Gallenwege ist immer zu bedenken, dass Würmer, insbesondere Spulwürmer und Leberegel, in den Gallenwegen parasitieren können (➤ Kap. 6.2).

Differenzialdiagnose bei ZNS-Symptomen

Bei unklarer neurologischer oder psychiatrischer Symptomatik ist bei Migrant*innen aus Afrika immer eine **Schlafkrankheit** (➤ Kap. 5.6) auszuschließen. Eine **zerebrale Malaria** (➤ Kap. 5.2) kann nicht übersehen werden, wenn bei jedem Fieber eine entsprechende Diagnostik eingeleitet wird. Bei unklaren zerebralen Raumforderungen ist immer auch an die Möglichkeit einer Helmintheninfektion

Tab. 15.3 Besondere Differenzialdiagnosen bei gastroenterologischen Symptomen von Migrant*innen

Herkunft der Patient*innen	Befund/Labor	Verdachtsdiagnose
Tropen und Subtropen	Stuhlunregelmäßigkeiten	Intestinale Protozoen und Helminthen (➢ Kap. 5, ➢ Kap. 6)
Schistosomiasisgebiet	Stuhlunregelmäßigkeiten	Darmbilharziose (➢ Kap. 6.2.2)
Zusätzliche Symptome	**Befund/Labor**	**Verdachtsdiagnose**
Entzündungszeichen	Subfebrile Temperaturen, druckdolenter Tumor ileozökal	Intestinale Tuberkulose (➢ Kap. 3.17)
	Blutig-schleimige Diarrhöen	Chronisch-entzündliche Darmerkrankung, Amöbenkolitis
	Bauchschmerzen, Teerstuhl	Histoplasmose (➢ Kap. 4.4)
	Immundefekt	Kokzidien (➢ Kap. 4.4)
Malabsorption	Gewichtsverlust, Anorexie, Ödeme	Tropische Sprue (➢ Kap. 8.1)
	Meteorismus, diffuse Beschwerden	Giardiasis (➢ Kap. 5.10)
	Eosinophilie	Strongyloidiasis (➢ Kap. 6.4.6)
	Immundefekt	Kryptosporidiose (➢ Kap. 5.10.2)
	Epigastrische Beschwerden	Chronische Pankreatitis
	Allgemeinsymptome, Gewichtsverlust	Immunoproliferative small intestinal disease
Symmetrische Hautveränderungen	Neurologische Symptome	Pellagra (➢ Kap. 8.3)

(➢ Kap. 6) zu denken. Migrant*innen aus den Tropen und Subtropen mit einer Late-onset-Epilepsie sind auf eine **Neurozystizerkose** (➢ Kap. 6.3.3) zu untersuchen.

LITERATUR

Boggild AK, Geduld J, Libman M et al. Spectrum of illness in migrants to Canada: sentinel surveillance through CanTravNet. J Travel Med. 2019; 26(2): tay117.

Buss I, Genton B, D'Acremont V. Aetiology of fever in returning travellers and migrants: a systematic review and meta-analysis. J Travel Med 2020; 27(8): taaa207.

Fleming AF. Haematologic diseases. In: Strickland GT (Hrsg.). Hunters Tropical Medicine, 7. A. WB Saunders; 1991. p. 57.

Fondoh VN et al. Haematological reference intervals for healthy adults in Bamenda, Cameroon. Afr J Lab Med 2020; 9(1): 1193.

Greenaway C, Castelli F. Infectious diseases at different stages of migration: an expert review. J Travel Med 2019; 26(2): taz007.

Hsieh MM, Everhart JE, Byrd-Holt DD et al. Prevalence of neutropenia in the US population: age, sex, smoking habits, and ethnic diefferences. Ann Intern Med 2007; 146: 486–92.

Macfarlane PW, Katibi IA, Hamde ST et al. Racial differences in the ECG – selected aspects, Electrocardio. 2014; 47: 809–14.

McCarthy AE, Weld LH, Barnett ED et al. GeoSentinel Surveillance Network. Spectrum of illness in international migrants seen at GeoSentinel clinics in 1997–2009, part 2: migrants resettled internationally and evaluated for specific health concerns. Clin Infect Dis 2013; 56(7): 925–33.

Merz LE, Story CM, Osei MA et al. Absolute Neutrophil Count by Duffy Status Among Healthy Black and African American Adults. Blood Adv 2022; 7(3): 317–320.

Reddy VK, Gapstur SM, Prineas R et al. Ethnic differences in ST height in the multiethnic study of atherosclesosis. Ann Noninvasive Electrocardiol 2008, 13: 341–51.

15.3.5 Screening-Untersuchungen

Martin Alberer, Gerd-Dieter Burchard

Allgemein

Die primäre Aufgabe des Screenings von Migrant*innen und Flüchtlingen ist meist die Verhinderung der Einschleppung von potenziell infektiösen Erkrankungen in das Zielland und somit die Vermeidung von deren Ausbreitung in der dortigen Population (Cinardo et al. 2022). Daher stehen vor allem klassische infektiologische Erkrankungen wie Tuberkulose, HIV oder Hepatitis B bzw. C im Vordergrund. Ein weiterer wichtiger Punkt ist die Überprüfung des Impfstatus, insbesondere im Kindes- und Jugendalter, um Impflücken bezüglich anderer infektiologisch relevanter und impfpräventabler Erkrankungen aufzudecken. Hier geht es ebenso vor allem um die Vermeidung von Ausbrüchen z. B. in Gemeinschaftsunterkünften oder in der Allgemeinbevölkerung des Ziellandes. Wichtige impfpräventable Erkrankungen sind z. B. Masern oder Varizellen. Zudem wird in manchen Ländern ein Screening auf sexuell übertragbare Erkrankungen wie z. B. Syphilis durchgeführt (ECDC 2018).

Neben dem Aspekt des Infektionsschutzes bezogen auf die Allgemeinheit oder die Bewohner*innen von Gemeinschaftsunterkünften ist ein zweiter Aspekt des Screenings die frühzeitige Detektion von Erkrankungen bei den einzelnen Migrant*innen, gegebenenfalls mit dem Vorteil der frühzeitigen Behandlung. Migrant*innen haben insbesondere das Risiko, dass behandelbare Infektionserkrankungen wie eine HIV-Infektion, eine Tuberkulose oder eine Hepatitiserkrankung zu spät diagnostiziert werden. Dies kann zu relevanten Spätschäden oder Komplikationen führen, die schlussendlich auch das Gesundheitssystem des Ziellandes und die Allgemeinheit belasten. Insbesondere im Kindesalter ist z. B. eine frühzeitige Detektion einer Tuberkuloseinfektion notwendig, um durch Therapie bzw. Chemoprävention schwere und lebensbedrohliche Verläufe verhindern zu können. Des Weiteren sind ein umfassendes Screening auf nicht übertragbare Erkrankungen wie Bluthochdruck oder Diabetes und umfassende Vorsorgeuntersuchungen bei Kindern und Jugendlichen zu nennen. Diese Punkte sind meist nicht im Fokus des Screenings von Flüchtlingen oder Migrant*innen, es könnte aber dadurch eine relevante Morbidität und Mortalität in dieser Population verhindert werden. Auch ein Screening auf psychische Erkrankungen wird üblicherweise bei Aufnahme in die Zielländer nicht generell durchgeführt, obwohl ein relevanter Teil, insbesondere von Flüchtlingen und Asylbewerber*innen, unter den psychischen Folgen von Ereignissen in den Herkunftsländern oder während der Flucht leiden.

In der Population von Migrant*innen, die von Screening-Untersuchungen erfasst wird, stehen in den meisten Ländern vor allem Flüchtlinge und Asylbewerber*innen im Fokus. Andere Migrantengruppen wie z. B. Arbeitsmigrant*innen oder Menschen, die im Zuge einer Familienzusammenführung einreisen, werden gegebenenfalls nur unvollständig von einem Screening erfasst. Dabei spielen neben dem Herkunftsland der Grund und die Bedingungen der Migration eine wesentliche Rolle bezüglich des Spektrums der zu erwartenden Erkrankungen und deren Häufigkeit.

In vielen Ländern sind die Screening-Untersuchungen, anders als von der WHO gefordert, zwingend erforderlich und nicht auf freiwilliger Basis. Im Allgemeinen werden aber Screening-Maßnahmen von Migrant*innen gut akzeptiert und auch als Beitrag zur Gesundheitsprävention bezüglich der aufnehmenden Gesellschaft gesehen. Allerdings besteht durch erzwungene Screening-Untersuchungen die Gefahr einer Stigmatisierung bestimmter Migrantengruppen, da der Eindruck erweckt werden kann, dass von diesen eine besondere Gefahr durch Einschleppung infektiologischer Erkrankungen ausgeht. Weitere Hindernisse der allgemeinen Akzeptanz und Durchführung von Screening-Maßnahmen und damit auch der Einleitung einer frühzeitigen Therapie sind unter anderem die Sprachbarrieren, bürokratische Hindernisse, mögliche Stigmata durch Detektion von Erkrankungen wie HIV oder Hepatitis, ein unterschiedliches Krankheitsverständnis im Vergleich zur Bevölkerung im Zielland und die Sorge, dass der Nachweis infektiologischer Erkrankungen negative Auswirkungen z. B. auf ein laufendes Asylverfahren haben könnte. Obwohl Maßnahmen eingeleitet wurden, um das Screening von Migrant*innen z. B. in Europa zu vereinheitlichen, variieren Umfang und Durchführung des Screenings auf Erkrankungen weiterhin teilweise erheblich zwischen den aufnehmenden Ländern.

Screening auf Tuberkulose

Siehe auch ➢ Kap. 3.17.

Tuberkulosefälle bei Personen, die im Ausland geboren sind, machen in europäischen Ländern mit einer niedrigen Inzidenz für Tuberkuloseerkrankungen (< 10 Fälle/100.000) einen relevanten Anteil der Tuberkuloseinfektionen aus. Bei der Durchführung des Tuberkulosescreenings existieren z. B. in Europa unterschiedliche Risikostratifizierungen bezüglich der Art und des Umfangs des Screenings. Bei der Initiierung des Screenings wird unter anderem die Inzidenz im jeweiligen Herkunftsland als Marker verwendet. Anhand des Alters werden dann unterschiedliche Screening-Verfahren wie z. B. die Durchführung einer Röntgen-Thorax-Untersuchung oder immunologische Verfahren wie der Tuberkulin-Hauttest oder ein Interferon-Gamma-Release-Assay (IGRA) einzeln oder in Kombination verwendet. Dabei kommen Methoden mit unterschiedlicher Sensitivität und Spezifität bezüglich der Detektion einer manifesten oder latenten Tuberkulose zum Einsatz. So liegen die Sensitivität und Spezifität einer Röntgen-Thorax-Untersuchung zur Feststellung einer aktiven Tuberkuloseerkrankung bei 98 % bzw. 75 % (Van't Hoog et al. 2013, Pinto et al. 2013, WHO 2013).

Für das Screening mittels **Tuberkulin-Hauttest** auf das Vorliegen einer latenten Tuberkulose werden eine Sensitivität und Spezifität von 79 % bzw. > 97 % angegeben (Kahwati et al. 2016; Pai, Zwerling und Menzies 2008). Ähnliche Werte werden für die immunologischen Verfahren der Detektion von latenter Tuberkulose angeführt. Beim Tuberkulin-Hauttest ist zu bedenken, dass es zu Kreuzreaktionen mit einer stattgefundenen Tuberkuloseimpfung im Kindesalter oder Infektionen mit nicht tuberkulösen Mykobakterien kommen kann. Dies ist bei der Beurteilung des Screenings zu beachten und schränkt dessen Aussagekraft mit einer Reduktion der Spezifität auf 59 % in BCG-geimpften Populationen ein (Pai, Zwerling und Menzies 2008). Der Tuberkulin-Hauttest wird allerdings bei Kindern unter 5 Jahren bevorzugt, da in dieser Altersgruppe häufiger falsch negative oder nicht verwertbare IGRA-Ergebnisse beobachtet wurden.

Andere Verfahren mit einer höheren Sensitivität bei der Detektion einer aktiven Tuberkuloseerkrankung wie z. B. eine **CT-Thoraxuntersuchung** werden aufgrund der höheren Kosten bzw. der Strahlenbelastung für das Individuum normalerweise nicht als First-Line-Screening-Verfahren verwendet, sondern dienen zur Bestätigung oder zum Ausschluss eines Verdachts auf eine Tuberkuloseerkrankung. Bei Auffälligkeiten in der Röntgen-Thorax-Untersuchung erfolgt üblicherweise eine weitere Abklärung auf eine aktive Tuberkuloseerkrankung einschließlich der Gewinnung einer Sputumkultur bezüglich *M. tuberculosis*.

> Um eine suffiziente Kontrolle der Tuberkulose in Niedriginzidenzgebieten zu gewährleisten und die WHO-End-TB-Strategie erfolgreich durchführen zu können, ist es notwendig, Fälle von latenter Tuberkulose frühzeitig zu entdecken und zu behandeln.

Migrant*innen mit latenter TB haben insbesondere in den ersten 2 bis 5 Jahren nach Einreise in das Zielland das Risiko, eine latente Tuberkuloseinfektion zu reaktivieren. Insbesondere bei Flüchtlingen und Asylbewerber*innen können die Umstände der Flucht wie schlechte Lebensbedingungen, unzureichende medizinische Versorgung sowie extreme physische und psychische Stresssituationen eine solche Reaktivierung zu fördern. Bei Hinweisen auf eine latente Tuberkuloseinfektion muss vor allem im Kindesalter eine aktive Tuberkulose mittels Bildgebung ausgeschlossen werden, da die Möglichkeit von schweren Krankheitsverläufen besteht. Die Kinder werden je nach Ergebnis der weiterführenden Abklärung einer Chemoprävention oder einer Therapie zugeführt. Obwohl die Wahrscheinlichkeit der Detektion einer aktiven Tuberkulose im Screening von vielen Faktoren abhängig ist (z. B. Grund der Migration, Zeitpunkt des Screenings), gilt grundsätzlich, dass mit steigender Inzidenz im Herkunftsland die Ausbeute an detektierten Fällen steigt. Somit verbessert sich die Kosteneffektivität, wenn vor allem Migrant*innen aus Hochprävalenzregionen ein Screening auf Tuberkulose erhalten (ECDC 2018). Zudem ist zu bedenken, dass vor allem bei Migrant*innen aus Ländern mit hohen Raten an Resistenzen bei der Tuberkulosetherapie eine suffiziente und rasche mikrobiologische Aufarbeitung zur frühzeitigen Detektion solcher Resistenzen erfolgen muss, um eine rasche und adäquate Therapie gewährleisten zu können.

Screening auf HIV

Siehe auch ➢ Kap. 2.2.

Die rasche Diagnose einer HIV-Infektion ist wichtig, um die Patient*innen frühzeitig einer effektiven Therapie zuführen und somit gravierende Spätfolgen vermeiden zu können. Geschätzte 15 % der Menschen mit einer HIV-Infektion in Europa sind sich ihres HIV-Status nicht bewusst (Pharris et al. 2016). HIV-Fälle bei Migrant*innen machen in Europa ca. 40 % der gemeldeten Fälle aus (ECDC 2021). Zu den Hochrisikoregionen gehört vor allem Subsahara-Afrika. Obwohl bei einem Teil der Migrant*innen die HIV-Infektion bereits im Heimatland erworben wurde, gibt es Hinweise darauf, dass ca. mehr als die Hälfte der neuen Infektionen bei Migrant*innen nach Ankunft in Europa entstehen. Die HIV-Testung ist sehr sensitiv und spezifisch und kann im Allgemeinen auch für die breite Masse der Migrant*innen gut durchgeführt werden. Probleme für ein breit angelegtes Screening sind der eingeschränkte Zugang zur Medizinversorgung und das mögliche Stigma einer HIV-Infektion. Dabei sollten alle Migrant*innen aus Hochprävalenzregionen für HIV-Infektionen (≥ 1 %) Zugang zu einem HIV Screening erhalten (ECDC 2018). Zudem ist es wichtig, weitere Risikopopulationen innerhalb der Migrantenpopulation (z. B. MSM, i. v.-Drogenkonsument*innen, Sexarbeiter*innen) mit einem HIV-Screening zu erfassen. Schwangere sollten in Übereinstimmung mit den nationalen Empfehlungen auf HIV untersucht werden.

Das Screening sollte immer an die Möglichkeit einer kostenfreien Behandlung und Nachkontrolle gebunden sein. Die Erfassung und rasche Therapie von HIV-infizierten Migrant*innen ist ein wichtiger Baustein zur Kontrolle der HIV-Situation in den jeweiligen aufnehmenden Ländern.

Screening auf Hepatitis B

Siehe auch ➤ Kap. 2.4.
Die chronische Hepatitis-B-Erkrankung ist in vielen Regionen der Welt weitverbreitet, vor allem in Afrika und Asien. Es wird geschätzt, dass ca. 53 % der im Ausland geborenen Menschen in der Europäischen Union aus einem Land mit einer mittleren bzw. hohen Endemizität für Hepatitis B stammen (WHO 2017). Die durchschnittliche Prävalenz für chronische Hepatitis B bei Migrant*innen in der EU, die aus einem solchen Land kommen, wird mit 5,5 % als deutlich höher angegeben, verglichen mit einer Prävalenz von 1,12 % in der Allgemeinbevölkerung der EU (ECDC 2016). Dabei zeigte sich auch ein Unterschied bezüglich der Art der Migration. Flüchtlinge oder Asylbewerber*innen hatten im Vergleich mit allen Migrant*innen eine höhere Prävalenz für chronische Hepatitis B (9,6 % vs. 5,1 %) (Rossi et al. 2012). Auch im Schwangerschaftsscreening in Ländern der EU zeigte sich eine 6-fach höhere Prävalenz für chronische Hepatitis B bei Migrantinnen im Gegensatz zu Frauen, die in der EU geboren wurden.

Die serologischen Tests, die zur Detektion einer chronischen Hepatitis B verwendet werden, zeigen eine hohe Sensitivität und Spezifität von jeweils > 98 % beim Nachweis des HBs-Antigens. Auch hier steigt die Kosteneffektivität des Screenings mit der Prävalenz für Hepatitis B in der jeweiligen Population von Migrant*innen. Für ein kosteneffektives Screening werden Prävalenzen von ≥ 2 % angegeben, ein Screening könnte aber auch schon bei einer Prävalenz von < 2 % kosteneffektiv sein. Auch hier kann eine flächendeckende Durchführung des Screenings auf Hepatitis B aufgrund von Angst vor Diskrimination, Stigma oder anderen sozialen Folgen behindert werden.

Bei Hepatitis B besteht die Möglichkeit einer Prävention durch einen verlässlichen **Impfschutz.** Allerdings verhindert die Impfung, wenn sie erst im Erwachsenenalter gegeben wird, nur noch einen geringen Teil der chronischen Hepatitis-B-Fälle, da im Erwachsenenalter nach einer akuten Hepatitis-B-Infektion nur weniger als 5 % der Fälle eine chronische Hepatitis-B-Erkrankung entwickeln. Daher wird die Kosteneffektivität einer Hepatitis-B-Impfung bei erwachsenen Migrant*innen angezweifelt.

Screening auf Hepatitis C

Siehe auch ➤ Kap. 2.4.
Chronische Hepatitis C ist eine führende Ursache für chronische Lebererkrankung in der EU. Da die Infektion meist asymptomatisch verläuft, bleiben die betroffenen Personen oft für lange Zeit ohne Diagnose und unbehandelt. Dies kann zum Auftreten einer fortgeschrittenen Erkrankung mit Zirrhose und Leberkarzinom führen. Durch die Möglichkeit einer effektiven Therapie mit direkt wirkenden antiviralen Medikamenten besteht die Chance auf eine frühzeitige Therapie und die Vermeidung von relevanten Spätfolgen einer Hepatitis-C-Virus (HCV-) Infektion. Migrant*innen aus Hepatitis-C-endemischen Ländern mit einer Anti-HCV-Prävalenz von ≥ 2 % sind eine besondere Risikogruppe für die Entwicklung von HCV-assoziierten Spätfolgen. Diese Gruppe macht einen überdurchschnittlichen Anteil an HCV-Fällen (14 %) in der Europäischen Union aus, und stellt in einigen europäischen Ländern mit einer niedrigen HCV-Prävalenz bis zur Hälfte aller Fälle mit chronischer Hepatitis C (ECDC 2016). Beispielsweise stammte 2016 ein Großteil der Migrant*innen, die in die EU kamen, aus HCV-endemischen Ländern. Eine frühzeitige Diagnose von HCV-Infektionen könnte zu einer Vermeidung einer relevanten Anzahl von chronischen Verläufen mit den entsprechenden Belastungen für das Individuum und die Gesundheitssysteme in den aufnehmenden Ländern führen.

Auch für die Hepatitis C stehen zuverlässige serologische Testungen zur Detektion von HCV-Antikörpern zur Verfügung. Diese weisen nach WHO-Angaben eine Sensitivität und Spezifität von 98 % bzw. 99 % auf (WHO 2017). Auch hier steigt die Kosteneffektivität des Screenings mit der zugrunde liegenden Prävalenz in den jeweiligen Herkunftsländern.

Vom ECDC wird, ebenso wie nach Angaben der WHO, ein Screening von Migrant*innen auf Hepatitis C ab einer Prävalenz von ≥ 2 % für Hepatitis C im jeweiligen Herkunftsland empfohlen (ECDC 2018).

Nach Detektion von Antikörpern wird eine nachfolgende Testung auf HCV-RNA gefordert. Zusätzlich sollte die Möglichkeit einer weiteren Betreuung und Therapie im Zielland zur Verfügung stehen.

Screening auf Schistosomiasis und Strongyloidiasis

Siehe auch ➤ Kap. 6.2.2, ➤ Kap. 6.4.6.
Die **Schistosomiasis** wird durch unterschiedliche Spezies von *Schistosoma* spp. hervorgerufen. Risikogebiete für den Erwerb dieser Erkrankung sind vor allem Afrika, Südamerika, der Mittlere Osten und Ostasien. Die Erkrankung wird durch Süßwasserkontakt

erworben und kann zu chronischen Veränderungen vor allem im Urogenitaltrakt, im Gastrointestinaltrakt sowie in der Leber führen. Aus der Infektion können Spätfolgen wie die Entwicklung eines Blasenkarzinoms oder einer Leberfibrose mit portaler Hypertension resultieren. Mit Praziquantel steht eine effektive, nebenwirkungsarme Therapie zur Verfügung. Epidemiologische Daten zeigen eine hohe Schistosomiasis-Prävalenz bei Migrant*innen (Guido et al. 2025). In einer Studie wurden Prävalenzen > 17 % für Migrant*innen aus Subsahara-Afrika angegeben (Beltrame et al. 2017). Da in vielen Regionen, in denen die Schistosomiasis endemisch ist, ein hoher Anteil der Bevölkerung infiziert ist und relevante Spätfolgen durch nicht detektierte und unbehandelte Erkrankungen drohen, erscheint ein Screening auf diese Erkrankung als relevant und sinnvoll. Zunächst kann ein serologisches Screening erfolgen, ergänzt durch parasitologische Untersuchungen (z. B. Urin, Stuhl).

Die **Strongyloidiasis** resultiert zwar bei vielen Menschen in einer asymptomatischen Infektion, aufgrund der Möglichkeit einer Autoinfektion kann diese jedoch für viele Jahre bis Jahrzehnte bestehen bleiben (Asundi et al. 2019). Im Rahmen einer neu aufgetretenen Immunsuppression kann ein lebensbedrohliches Hyperinfektionssyndrom auftreten. Daher ist es wichtig, Migrant*innen aus Risikogebieten vor Beginn einer immunsuppressiven Therapie auf das Vorliegen einer Strongyloidiasis zu testen. Das Screening erfolgt mittels Serologie und kann durch, allerdings aufwendige und beschränkt sensitive, parasitologische Untersuchungen ergänzt werden. Die Therapie erfolgt sicher und zuverlässig durch die Gabe von Ivermectin.

Bei der medikamentösen Behandlung der Schistosomiasis und der Strongyloidiasis muss darauf geachtet werden, dass bei der Gabe von Praziquantel bei den Patient*innen keine Zeichen für eine Neurozystizerkose vorliegen bzw. bei Ivermectin eine Loiasis ausgeschlossen wurde, wenn die Möglichkeit für eine solche Erkrankung besteht.

Screening auf Chagas-Krankheit (Amerikanische Trypanosomiasis)

Siehe auch ➤ Kap. 5.7.

Migrant*innen aus Lateinamerika haben das Risiko, an einer akuten oder chronischen *Trypanosoma-cruzi*-Infektion erkrankt zu sein. Ungefähr zwei Drittel entwickeln während der chronischen Infektionsphase keine Komplikationen, ungefähr ein Drittel der Infizierten erkrankt nach einem variablen Zeitraum bis hin zu mehreren Jahrzehnten mit einer Herz- oder einer Darmerkrankung. Ansteckungen, auch auf der Migrationsroute, sind über Vektoren möglich, aber auch über kontaminierte Säfte und Fleisch z. B. von Opossums oder Gürteltieren. Bei asymptomatischen Migrant*innen aus Lateinamerika kann daher ein Screening auf *T. cruzi* sinnvoll sein.

Bei Migrant*innen an der US-amerikanisch-mexikanischen Grenze wurde eine Seroprävalenz von 3,1 % festgestellt (Conners et al. 2017). In Spanien waren 6 % der Migrant*innen aus Lateinamerika mit *T. cruzi* infiziert (Velasco et al. 2020). Eine vertikale Transmission wird häufig beobachtet, z. B. bei 3,5 % der schwangeren Frauen außerhalb von Lateinamerika (Colombo et al. 2021). In einer Metaanalyse lag die Prävalenz einer Chagas-Krankheit bei Migranten aus Lateinamerika in nicht endemischen Ländern bei 3,5 % (Nepomuceno de Andrade et al. 2024).

Es wurden Empfehlungen zum Screening auf Chagas-Krankheit in den USA publiziert (Forsyth et al. 2022), ebenso in Spanien (Velasco et al. 2020). Die Empfehlungen sind nicht einheitlich. Man kann aber festhalten, dass folgende Personengruppen gescreent werden sollten (serologisch mit 2 Testverfahren):

- Schwangere aus Endemiegebieten; Frauen aus Endemiegebieten, die eine Schwangerschaft planen,
- Blut- und Organspender*innen aus Endemiegebieten.

Patient*innen aus Endemiegebieten mit Immundefekt oder vor geplanter Immunsuppression können gescreent werden.

LITERATUR

Asundi A, Beliavsky A, Liu XJ et al. Prevalence of strongyloidiasis and schistosomiasis among migrants: a systematic review and meta-analysis. Lancet Glob Health 2019; 7(2): e236-e248.

Cinardo P, Farrant O, Gunn K, Ward A, Eisen S, Longley N. Screening for neglected tropical diseases and other infections in refugee and asylum-seeker populations in the United Kingdom. Ther Adv Infect Dis 2022; 9: 20499361221116680.

Beltrame A, Buonfrate D, Gobbi F et al. The hidden epidemic of schistosomiasis in recent African immigrants and asylum seekers to Italy. Eur J Epidemiol 2017; 32(8): 733–735.

Colombo V, Giacomelli A, Casazza G et al. Trypanosoma cruzi infection in Latin American pregnant women living outside endemic countries and frequency of congenital transmission: a systematic review and meta-analysis. J Travel Med 2021; 28(1): taaa170.

Conners EE, Ordoñez TL, Cordon-Rosales C, Casanueva CF, Miranda SM, Brouwer KC. Chagas Disease Infection among Migrants at the Mexico/Guatemala Border. Am J Trop Med Hyg 2017; 97(4): 1134–1140.

European Centre for Disease Prevetion and Control (CDC). Public health guidance on screening and vaccination for infectious diseases in newly arrived migrants within the EU/EEA. Stockholm: ECDC, 2018.

European Centre for Disease Prevention and Control (CDC)/WHO Regional Office for Europe. Epidemiological assessment of hepatitis B and C among migrants inthe EU/EEA. Stockholm: ECDC, 2016.

European Centre for Disease Prevention and Control (CDC)/WHO Regional Office for Europe. HIV/AIDS surveillance in Europe 2021–2020 data. Stockholm: ECDC, 2021.

Forsyth CJ, Manne-Goehler J, Bern C et al. Recommendations for Screening and Diagnosis of Chagas Disease in the United States. J Infect Dis 2022; 225(9): 1601–1610.

Guido G, Frallonardo L, Cotugno S et al. Prevalence of neglected tropical diseases among migrants living in Europe: A systematic review and meta-analysis. Travel Med Infect Dis 2025; 64: 102823.

Kahwati LC, Feltner C, Halpern M et al. Primary Care Screening and Treatment for Latent Tuberculosis Infection in Adults: Evidence Report and Systematic Review for the US Preventive Services Task Force. JAMA 2016; 316(9): 970–983.

Nepomuceno de Andrade G, Bosch-Nicolau P, Nascimento BR et al. Prevalence of Chagas disease among Latin American immigrants in non-endemic countries: an updated systematic review and meta-analysis. Lancet Reg Health Eur 2024; 46: 101040.

Pai M, Zwerling A, Menzies D. Systematic review: T-cell-based assays for the diagnosis of latent tuberculosis infection: an update. Ann Intern Med 2008; 149(3):177–184.

Pharris A, Quinten C, Noori T et al. Estimating HIV incidence and number of undiagnosed individuals living with HIV in the European Union/European Economic Area, 2015. Euro Surveill 2016; 21(48): 30417.

Pinto LM, Pai M, Dheda K et al. Scoring systems using chest radiographic features for the diagnosis of pulmonary tuberculosis in adults: a systematic review. Eur Respir J 2013; 42(2): 480–494.

Rossi C, Shrier I, Marshall L et al. Seroprevalence of chronic hepatitis B virus infection and prior immunity in immigrants and refugees: a systematic review and meta-analysis. PLoS One 2012; 7(9): e44611.

Van't Hoog A, Langendam M, Mitchell E et al. A systematic review of the sensitivity and specificity of symptom-and chest-radiography screening for active pulmonary tuberculosis in HIV-negative persons and persons with unknown HIV status. Systematic Review #2 for WHO Document – Systematic screening for active tuberculosis: principles and recommendations. Genf, Schweiz: WHO, 2013.

Velasco M, Gimeno-Feliú LA, Molina I et al. Screening for *Trypanosoma cruzi* infection in immigrants and refugees: Systematic review and recommendations from the Spanish Society of Infectious Diseases and Clinical Microbiology. Euro Surveill 2020; 25(8): 1900393.

WHO. Guidelines on Hepatitis B and C testing. 2017. www.who.int/publications/i/item/9789241549981.

WHO. Systematic Screening for Active Tuberculosis: Principles & Recommendations. 2013. https://iris.who.int/bitstream/handle/10665/84971/9789241548601_eng.pdf.

15.4 Kulturelle Besonderheiten bei Migrant*innen

Gudrun Zimmermann

15.4.1 Kulturvergleichende medizinische Anthropologie

Einleitung

Begriffsbestimmung

- **Kulturalisierung** bedeutet, dass Menschen anderer Herkunft als Repräsentant*innen ihrer Nationalkultur angesehen und ihnen entsprechende stereotype gesundheits- und krankheitsbezogene Verhaltensweisen zugeschrieben werden. Um dies zu vermeiden, soll jede Person in ihrer Individualität mit ihrer persönlichen Krankengeschichte betrachtet werden.
- Beschreibungen von **kulturellen Einflüssen auf Gesundheit und Krankheit** bedeuten, dass es sich um *mögliche* Einflüsse und Entwicklungen handelt, die nicht pauschal auf alle Mitglieder einer Gesellschaft anzuwenden sind.
- **Transkulturelle Kompetenzen** bilden die Grundlage für eine kultursensible medizinische Versorgung. Dazu zählen Selbstreflexion, Empathie sowie Hintergrundwissen und Erfahrung.

Die „Medizinanthropologie" ist im deutschsprachigen Raum eine Subdisziplin der Ethnologie – auch bekannt als Medizinethnologie – oder auch der Sozial- oder Kulturanthropologie (➤ Kap. 10.11). Im Mittelpunkt der Wissenschaft stehen die Untersuchungen von Krankheit, Gesundheit und Heilung weltweit. Interdisziplinär werden medizinische und gesundheitsbezogene Phänomene und Praktiken im Umfeld ihrer sozialen, kulturellen, regionalen und spirituellen Umgebungen untersucht und Einflüsse von und Wirkungen auf menschliche und nicht menschliche Akteure analysiert. Methodisch tief verankert sind in der Medizinanthropologie die intensive Selbstreflexion über Begriffe, Theorien und Methoden sowie die selbstkritische Reflexion der Perspektive und der Rolle der forschenden Akteur*innen.

„Kulturvergleichend" meint in diesem und im folgenden Kapitel (➤ Kap. 15.4.2), dass mögliche kulturelle, soziale und regionale Phänomene, die in der international agierenden medizinischen Praxis erlebt werden, in ihrer Vielfältigkeit und Heterogenität dargestellt werden. Für die Behandlung einer internationalen Patientenklientel ist es für Mediziner*innen wichtig, Kenntnisse über relevante kulturelle, ethnische, religiöse, sozialökonomische und migrationsspezifische Hintergründe und Einflüsse auf das Gesundheits- und Krankheitsverständnis zu erlangen. Diese Kenntnisse helfen, einen Blick für andere Bedeutungssysteme zu bekommen und die eigenen kulturellen und medizinischen Selbstverständlichkeiten zu relativieren und zu hinterfragen (Hofmann 2020). Dieser reflexive Prozess, die wertfreie Betrachtung und der gleichwertige Umgang mit unterschiedlichen Bedürfnissen der zu Behandelnden wirkt der Gefahr der Stereotypisierung und Kulturalisierung entgegen, in deren Rahmen Menschen anderer Herkunft als Repräsentant*innen ihrer Nationalkultur angesehen und ihnen entsprechende stereotype gesundheits- und krankheitsbezogene Verhaltensweisen zugeschrieben werden. Zugrunde liegt dieser Herangehensweise eine Kulturdefinition, in der Kulturen nicht als geschlossene Systeme oder Kulturkreise angesehen werden, sondern Kultur als etwas Prozesshaftes, nicht Statisches betrachtet wird, das einen Menschen umgibt, und dass der Mensch auf die Kulturentwicklung Einfluss hat.

Dementsprechend sind die Einflüsse von Kultur, die auf Vorstellungen von Gesundheit, Krankheit und Behinderung wirken und die Krankheitserleben, Symptompräsentationen sowie Heilungs- und Therapieerwartungen flankieren, *möglich,* variieren aber gleichzeitig stark von Patient*in zu Patient*in.

Kulturell beeinflusste Gesundheits- und Krankheitsvorstellungen und Heilungserwartungen

Weltweit verbindet Menschen, dass es sich bei gesundheitsspezifischem Erleben wie Geburt und Familienbildung, (schwere) Krankheit, Sterben und Tod um hochsensible Lebensmomente handelt. Der Umgang mit und das Verhalten in diesen zunächst einmal gleichen (körperlichen) Situationen unterscheidet sich jedoch zum Teil erheblich. Gesundheits-, Krankheits- und Heilungskonzepte entwickelten sich regional mit den dort vorherrschenden Einflüssen der Natur, des Klimas, der religiösen und spirituellen Ausrichtung, der politischen und wissenschaftlichen Entwicklung u. v. m. Kolonialisierung, Missionierung, Globalisierung, Klimawandel und die Einführung von neuen Informationstechnologien wie des Internets hatten und haben weltweit weitreichende Auswirkungen auf Gesundheits-, Krankheits- und Heilungsvorstellungen.

Vorstellungen von Krankheit und Gesundheit werden in dem sozialen, regionalen, religiösen und Bildungsumfeld von Individuen erlernt und verinnerlicht. Im Rahmen der persönlichen Entwicklung und Veränderungen der äußeren Umgebungen verändern sich diese, kommen neue Vorstellungen hinzu oder bekannte verstetigen sich. Je nach Krankheitsvorstellung und Ursachenerklärungsmodell für die Krankheit entwickeln Patient*innen ihre Heilungsvorstellungen oder Therapieerwartungen (➤ Tab. 15.4). Dabei bedienen sich Patient*innen nicht grundsätzlich monokausaler Erklärungsmodelle und streben ggf. auch **Heilungskooperationen** an. Nicht selten werden schulmedizinische Diagnosemöglichkeiten und Therapien angefragt und parallel verschiedene traditionelle, spirituelle und/oder naturheilkundliche Behandlungspraktiken angewendet. Sowohl für

Tab. 15.4 Mögliche Gesundheits-, Krankheits- und Heilungsvorstellungen (nach Kleinman 1980, Kizilhan 2011, Kizilhan 2016)

Ursache	Erklärungsmodell	Heilung/Verhalten
Magisch-religiöse Vorstellungen	• Prüfung eines Gottes/einer höheren Macht • Strafe Gottes/einer höheren Macht • Der böse Blick • Das Wirken von Ahnenseelen/-geistern • Hexerei, Zauberei, Fluch • Abkehr von der Religion	• Religiöse Praktiken, z. B. Beten, Fasten und Speisegebote, Musik, Tanz, Trance, Askese, Gemeinschaft, Isolation, Ausschluss aus Gemeinschaften, Segnungen, Salbungen, Waschungen, Massagen, Ölungen, Pilgern, Rezitationen, Tragen von Amuletten und Schmuck, Körperbemalungen, Spenden, Zahlungen, Opfergaben
Schicksal	Vorbestimmtheit	Ergebenheit
Soziale Ursachen Das Brechen von Tabus/sozialen Regeln	• Familie, Umgebung, Konflikte • Isolation	• Verheiratung, Familienzusammenführung oder Ausschluss aus dem Familienverband, Konfliktklärung durch Familienverbände, individuelle Bestrafung • Religiöse Praktiken
Umweltursachen	Klima/Klimaveränderung	• Flucht, (Binnen-)Migration • Religiöse Praktiken
Stress	• Innerfamiliäre Belastung • Arbeitsbelastungen • Migration • Krieg und Katastrophen	• S. o. soziale und magisch-religiöse Ursachen • Arbeitswechsel oder Ausstieg aus der Arbeitswelt • Rückkehr • (Psycho-)Therapien

Patient*innen als auch für Behandelnde muss dies nicht im Widerspruch stehen, kann jedoch zu Konflikten oder zu unterschiedlichen Interessen im Therapieverlauf führen. Wird zwischen erkrankter und behandelnder Person offen darüber kommuniziert, kann eine Heilungskooperation entstehen. Manchmal verbergen beide Seiten die Pluralität ihrer Praktiken. Ärzt*innen, weil sie Angst haben, ihre Autorität zu verlieren, wenn sie ihren Patient*innen raten, einen Schamanen oder sogar sie selbst außerhalb ihrer beruflichen Sprechstunde aufzusuchen. Oder Patient*innen, die befürchten, ihre Beziehung zu speziellen Heiler*innen zu beeinträchtigen, wenn diese herausfinden, dass ihr Rat nicht befolgt wurde und eine Behandlung angewendet wird, die von ihnen als abergläubisch und lächerlich angesehen wird (Voss 2018, Schubert und Voss 2018).

Das Konzept der geteilten Verantwortung

Das Konzept der „Geteilten Verantwortung" hat sich in nordeuropäischen und angloamerikanischen Sprachräumen durchgesetzt – auch im buddhistischen Kontext hat es Gültigkeit. Patient*innen haben das Recht, so umfassend, wie sie es selbst wünschen, aufgeklärt zu werden. Aufgeklärte Patient*innen stimmen nicht einfach einem (palliativen) Behandlungsvorschlag des medizinischen Personals zu, sondern die behandelnden Personen und Patient*innen entwickeln gemeinsam einen Konsens über das weitere Vorgehen. Patient*innen übernehmen somit einen Teil der Verantwortung, und ihre Autonomie steht im Mittelpunkt (Verres 2013). Dieses Konzept ist nicht universell übertragbar.

In eher familien- oder soziozentriert ausgerichteten Gesellschaften *kann* das Konzept der „innerfamiliären Verantwortung" oder der stellvertretenden Entscheidung bestehen. Die Verantwortung für die Kommunikation über schwere Krankheitsverläufe oder das baldige Sterben wird in einem solchen Fall gemeinsam mit oder von den Angehörigen übernommen (➤ Kap. 15.4.2).

Die Rolle der Familie und sozialer Netze im Krankheitsprozess

Weltweit leben die meisten Menschen in **familien- oder soziozentrierten Gesellschaften,** in denen der Familienzusammenhalt und die enge soziale Vernetzung einen nicht infrage gestellten Wert bedeuten. In familienzentrierten Kulturen wird nicht einfach zwischen den Interessen von einzelnen Familienmitgliedern und denen der Familie unterschieden, da beide Aspekte für den Einzelnen ein und dasselbe sind. Im Krankheitsfall obliegt es in ausgeprägten soziozentrierten Gesellschaften der Familie, den erkrankten Angehörigen zu versorgen, ihn zu medizinischen Untersuchungen und in stationäre Einrichtungen zu begleiten und sich ggf. für den Angehörigen einzusetzen. Die Gesundheitsversorgung ist in Ländern mit familienorientierten Gesellschaftssystemen entsprechend auf die Familienversorgung ausgerichtet. Die Grundpflege einer erkrankten Person übernehmen Familienmitglieder, Essen wird gebracht und die erkrankte Person wird nicht alleine gelassen.

In **Gesellschaften, die eher individualistisch ausgerichtet sind,** stellen Unabhängigkeit und Autonomie einen wichtigen Wert für die meisten dort sozialisierten Menschen dar. Gesundheitssysteme und staatliche Einrichtungen sind entsprechend auf individuelle Behandlung und Unterstützungssysteme ausgerichtet (➤ Tab. 15.5).

Sorge, Pflege und gesundheitsunterstützende Begleitung finden auch dort häufig durch Familienangehörige oder nahestehende Bezugspersonen statt. Jedoch besteht der begleitende familiäre Kreis in der Regel nur aus einer oder wenigen weiteren Personen. Darüber hinaus gibt es aber ein breites Angebotsspektrum von Unterstützungsleistungen, die selbst gewählt werden können wie z. B. spezifische Beratungsstellen, Selbsthilfegruppen, palliative Begleitung und Hospize.

Mögliches Krankheitserleben und Symptompräsentation

Krankheitserleben und Symptompräsentationen im Krankheitsfall können ebenfalls kulturellen Einflüssen unterliegen. Auch die Sozialisation in eher familienzentrierten oder individualistisch ausgerichteten Gesellschaften hat eine Bedeutung für das Er- und Ausleben von Krankheit.

In **familienzentrierten Gesellschaften** *können* Krankheits- und Körpererleben sowie Erwartungen an Behandelnde folgende Präsentationsmuster aufweisen:

- Krankheit wird häufig ganzheitlich gesehen und erlebt. Der Mensch ist ganz krank, nicht nur ein einzelnes Organ. Daher

Tab. 15.5 Gesundheitsbezogene Unterschiede zwischen soziozentriert und individualistisch ausgerichteten Gesellschaften

Familien- oder soziozentriert	Individualistisch
Kinder lernen, in Wir-Begriffen zu denken.	Kinder lernen, in Ich-Begriffen zu denken.
Kranke Menschen sollen geschont werden, damit sie sich wieder gut erholen können. Sie sollen umsorgt werden und wenig selbst verrichten.	Kranke Menschen sollen möglichst schnell mobilisiert werden, damit sie sich wieder autonom versorgen können und hilfeunabhängig sind.
Kranke Menschen sollen vor schwerwiegenden Diagnosen/Entscheidungen geschont werden. Die Angehörigen sollen aufgeklärt werden und gemeinsam überlegen, wie viel sie dem kranken Menschen zumuten können.	Kranke Menschen sollen über alle Chancen, Risiken und Erwartungen im Rahmen des Krankheitsbildes aufgeklärt werden.
Viel Besuch und viel menschliche Wärme können den Heilungs- und Genesungsprozess fördern.[1]	Ruhe und Zurückgezogenheit können den Heilungs- und Genesungsprozess fördern.

werden Nebenbeschwerden häufig mit gleicher Intensität beschrieben – eine Konzentration auf den Haupterkrankungsherd gelingt manchmal nur sehr schwer. Äußerungen, wie „Ich bin ganz krank“ sind vor dem Hintergrund des ganzheitlichen Krankheitsverständnisses zu sehen.

- Krankheit wird als etwas erlebt, das von außen kommt und den gesamten Körper beeinträchtigt. Dass die Krankheitsursache im Inneren des Körpers liegen könnte, ist schwer vorstellbar. In einem solchen Fall kann es beispielsweise schwierig sein, den Patient*innen Stoffwechselkrankheiten oder psychische Erkrankungen zu erklären.
- Somatisierungen: Manchmal werden psychische Beschwerden somatisch erklärt: „Meine Schultern sind gefallen“ (Organchiffren) bedeutet, keine Energie, keine Kraft mehr zu haben. Psychische Konflikte können als Schwäche gesehen werden, die wiederum zu einer Ablehnung durch das Kollektiv führen kann (Die Person ist schwach und für das Kollektiv nicht zu gebrauchen.) Körperliche Beschwerden sind dagegen etwas „Sichtbares“ und werden als Krankheit akzeptiert. Erst der Körper, dann die Seele.
- Von Psychotherapeut*innen/Ärzt*innen werden Informationen über die Krankheit und Ratschläge auch in Form von Beratung und klaren Direktiven, was die erkrankte Person in der Behandlung zu machen hat (Medikation, Anwendungen, körperliche Untersuchung), erwartet.
- Die imaginäre Familie kann Teil der Einzelbehandlung sein. Beschwerden, mögliche Konflikte und Belastungen in der Einzelbehandlung werden häufig in Relation zur familiären Situation gestellt. Beispiel: „Mein Rückenschmerz führt dazu, dass ich nicht arbeiten kann und damit nicht in der Lage bin, meine Familie zu versorgen; meine Kinder verlieren den Respekt vor mir, wenn sie erfahren, dass ich zusätzlich eine Depression habe“ (Kizilhan 2011).
- Fatalistische Haltung: „Die Erkrankung war vorbestimmt“, deshalb findet keine aktive Beteiligung am Heilungsprozess bzw. an den Therapien statt, da auch die Heilung durch eine Macht von außen kommt. Entsprechend schwierig gestaltet es sich bei solch einer Haltung, Menschen für Präventionsangebote zu gewinnen.
- Passives Krankheitsverhalten: Nicht der Einzelne mit seinen persönlichen Merkmalen und eigenen Anteilen, sondern außerhalb des Individuums liegende Faktoren wie familiäre, berufliche oder soziale Bedingungen werden in hohem Maße verantwortlich gemacht. Beispiel: „Seit meine Tochter eine Beziehung zu einem Mann hat, ohne verheiratet zu sein, sind meine Schmerzen unerträglich geworden. Wenn Sie heiraten, dann muss ich mich in der Gemeinde nicht so schämen und die Schmerzen könnte ich besser aushalten“ (Kizilhan 2011).

Die Familie kann eine große Ressource für den Behandlungs- und Heilungsprozess für erkrankte Menschen sein. Im Einzelfall sollte gemeinsam mit den Patient*innen herausgearbeitet werden, in welchem Umfang, wie und wann Familienmitglieder den Therapie- und Heilungsprozess begleiten.

Praxistipp

- Körper-, Krankheits- und Heilungsvorstellungen sollten in der Anamnese aller zu behandelnden Patient*innen erhoben und in der Therapie, wenn möglich, berücksichtigt werden. Diese Informationen stellen eine wichtige Ressource für den Vertrauensaufbau zwischen Behandelnden und Patient*innen und für den Therapieverlauf dar. Dazu kann der Fragenkatalog von Arthur Kleinman (1980) genutzt werden:
  - Wie bezeichnen Sie Ihr Problem? Welchen Namen geben Sie Ihrer Krankheit?
  - Was denken Sie, ist die Ursache Ihres Problems?
  - Warum begann es zu dem Zeitpunkt, als es begann?
  - Was macht die Krankheit mit Ihnen? Wie funktioniert sie?
  - Wie schwerwiegend ist sie? Wird sie einen langen oder kurzen Verlauf haben?
  - Was befürchten Sie am meisten bei Ihrer Krankheit?
  - Was sind die Hauptprobleme, welche Ihnen die Krankheit beschert?
  - Welche Art der Behandlung sollten Sie erhalten? Welches sind die wichtigsten Resultate, die Sie von der Behandlung erhoffen?
- Für eine kompetente und qualitativ hochwertige Patient*innen-Betreuung sind **transkulturelle Kompetenzen** sehr wichtig (Domenig 2007). Dazu zählen:
  - Selbstreflexion: kritische Überprüfung der eigenen Haltung, der „persönlichen Kultur“ und des eigenen medizinischen Handelns.
  - Empathie: Die Fähigkeit, die besondere Situation von Patient*innen in dem aktuellen Kontext zu erfassen und zu verstehen.
  - Hintergrundwissen und Erfahrung: Kenntnisse über die Lebenswelt und das Krankheitsverständnis der zu Behandelnden erfahren und entsprechende Handlungsweisen (gemeinsam und mit Netzwerken) zu entwickeln.

[1] Die Autorin moderierte von 2017 bis 2019 gemeinsam mit Kolleginnen „Interkulturelle Gesprächskreise“ in Übergangswohnheimen für geflüchtete Menschen in Bremen im Rahmen des Projekts „Neues Leben in Bremen“ zum Thema „Gesundheit“. In allen Gesprächskreisen berichteten die Teilnehmenden aus Syrien, Afghanistan, Iran, Albanien, Gambia, Ghana, Guinea, Nigeria unisono, dass ein erkrankter Angehöriger unbedingt besucht werden muss. „Wenn ein Verwandter von uns ins Krankenhaus eingeliefert wird, werden alle aus unserer Familie per WhatsApp informiert und fahren los zur Klinik. Besuchen ist wichtig für uns!“, so schilderten viele Teilnehmende der Gesprächskreise die Besuchskultur in ihren Herkunftsländern.

15

15.4.2 Interkulturelle Kommunikation

Einleitung

- Interkulturelle Kommunikation ist **zwischenmenschliche Kommunikation.** Menschen, nicht Kulturen, kommunizieren miteinander.
- Grundlage für gelingende medizinische Kommunikation ist **Vertrauen.**
- Professionelles analoges oder **Dolmetschen** per Videoschaltung sind wichtige Hilfsmittel für eine qualitativ hochwertige Patient*innen-Versorgung. Sie bedürfen organisatorischer Vor- und Nachbereitungen.

15

Kommunikation begleitet jede medizinische Interaktion mit Patient*innen. Die erste Grundregel der Kommunikation nach Paul Watzlawick: „Man kann nicht *nicht* kommunizieren" hat im medizinischen Alltag eine besondere Bedeutung, da alle Kommunikationsbeteiligten direkt beim ersten Aufeinandertreffen Botschaften senden und entschlüsseln, die z. B. durch Auftreten, Mimik und Körperhaltung übermittelt werden. In Gesprächen müssen schwer verständliche Fakten und emotional belastende Informationen in kurzer Zeit an Patient*innen herangetragen werden. Dies geschieht meist in einem asymmetrischen Setting: Hohe Erwartungen seitens der Patient*innen an die behandelnde Person, Fachsprache auf der einen Seite, Laienverständnis auf der anderen Seite, emotionale Belastungen der erkrankten Person etc. treffen aufeinander. Dementsprechend vielschichtig ist Kommunikation (➤ Tab. 15.6).

Tab. 15.6 Die verschiedenen Arten der Kommunikation (nach El Hashash 2013, Yousefi 2014)

Kommunikationsart	Varianten
Verbal	• Schriftlich, mündlich, digital • Sprache (Mutter-, Gebärden-, Fremd-, Fachsprache etc.) • Worte, Begriffe, Sprichwörter, Metaphern, Redewendungen
Nonverbal	Gestik, Mimik, Taktilität, Körperhaltung, Nähe – Distanz, Auftreten, Habitus
Paraverbal	Lautstärke, Sprechtempo, Sprachrhythmus, Pausen, Akzent
Extraverbal	Zeit, räumliche Vorstellungen, Kleidung, Körpergeruch etc.

Interkulturelle Kommunikation ist zwischenmenschliche Kommunikation

Interkulturelle Kommunikation ist in erster Linie – wie jede Kommunikation – zwischenmenschliche Kommunikation. Menschen, nicht Kulturen, kommunizieren miteinander (Hoffmann 2020). Charakterisierend für Menschen weltweit ist ihre persönliche Zugehörigkeit zu verschiedenen sozialen Kollektiven und die unterschiedlichen Rollen, die sie im Kollektiv einnehmen. Wie aus ➤ Abb. 15.3 ersichtlich, können diese Rollen weltweit sehr ähnlich sein, die Erwartungen an die Rollen können sich jedoch, je nach Kollektiv, stark unterscheiden.

Die einzelnen Kollektive haben ihre eigene soziale Ordnung und Werteausrichtung, die Menschen im Laufe ihrer Biografie prägen und ihr Denken, Entscheiden, Handeln und die Kommunikation beeinflussen. Erleben Kommunikationspartner*innen im Austausch miteinander Fremdheit wegen unbekannter, nicht vertrauter Unterschiede, handelt es sich um eine interkulturelle Kommunikation. Gelingt es, unbekannte Differenzen wahrzunehmen, daraus bekannte Differenzen entstehen zu lassen und eine Art Normalität zu stiften, wird eine Grundlage für weitere gelingende Kommunikation und Interaktion geschaffen (Hoffmann 2020). Für den medizinischen Alltag bedeutet dies, Kenntnisse über unterschiedliche Gesundheits- und Krankheitskonzepte sowie deren Präsentation zu erlangen (➤ Kap. 15.4.1) und verschiedene Formen der interkulturellen Kommunikation zu kennen. Für die Arbeit in tropischen Ländern ist es für europäisches medizinisches Personal ratsam, sich mit den Besonderheiten der Sprache und Kommunikation des Ziellandes zu beschäftigen. Ebenso wichtig ist es, dieses „Sprachkulturwissen" zu reflektieren und die eigene Wahrnehmung in Hinblick auf Interpretation, Vergleiche und Bewertung zu hinterfragen.

Verschiedene Formen interkultureller Kommunikation

Verständigungsprozesse finden in interkulturellen Kommunikationssituationen in verschiedenen Formen statt. Sowohl die Sprache(n) als auch die Erwartungshaltungen der Kommunikationsteilnehmenden haben einen erheblichen Einfluss auf den Kommunikationsverlauf (El Hashash 2013).

- Verständigung zwischen Angehörigen verschiedener Subsoziokulturen: Kommunikation zwischen Angehörigen unterschied-

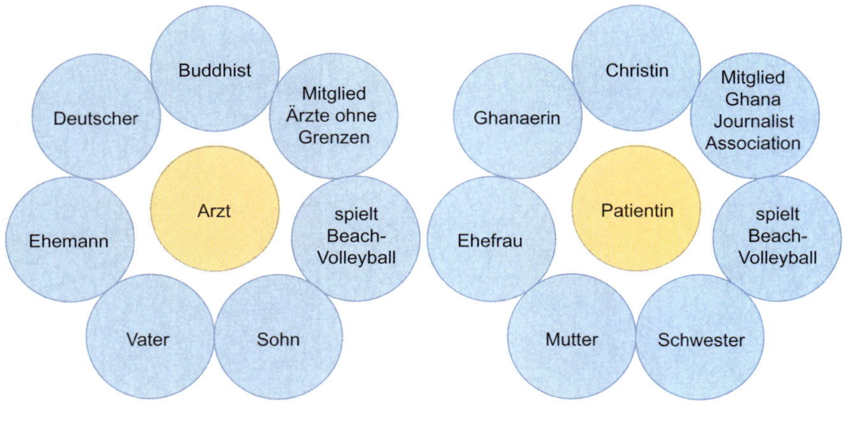

Abb. 15.3 Multicultural self – Rollenvielfalt und kulturelle Erwartungen [P1573, L138]

licher Generationen, Berufsgruppen, Bildungs- und sozialer Zuordnung etc.
- Verständigung mit derselben Muttersprache (Beispiel): Eine portugiesische Ärztin und eine brasilianische Patientin benutzen zwar dieselbe Sprache, Bedeutungen können aber kulturell verschieden sein.
- Verständigung mittels *einer* Fremdsprache (Beispiel): Ein deutscher Arzt klärt einen Patienten türkischer Herkunft, der in Deutschland lebt, in deutscher Sprache vor einer Operation auf. Der Arzt kommuniziert in seiner Muttersprache, für den Patienten ist Deutsch eine Fremdsprache.
- Verständigung mittels einer dritten Sprache (Beispiel): Eine deutsche Ärztin kommuniziert mit ihrem albanischen Kollegen auf Englisch. Die englische Sprache ist für beide eine Fremdsprache.
- Verständigung mit Hilfe von Dolmetschenden: Beide Kommunikationspartner*innen sind auf die dolmetschende Person angewiesen und müssen darauf vertrauen, dass die Übersetzungsleistung korrekt durchgeführt wird.
- Kommunikation zwischen Einheimischen und zugewanderten Menschen: asymmetrische Form von Kommunikation. Die Kommunikation ist in der Regel mit mehrfachen unterschiedlichen – häufig unbewussten – Erwartungen beiderseits belastet. Der einheimische Arzt erwartet z. B. – bewusst oder unbewusst – dass die zugewanderte Patientin das hiesige Gesundheitswesen und die hiesige Gesundheitskommunikation versteht. Die Patientin ihrerseits erwartet, dass ihr geholfen, ihr Leiden gelindert und ihr Krankheitskonzept (➤ Kap. 15.4.1) verstanden wird.

Besonderheiten der interkulturellen nonverbalen Kommunikation

Körpersprache impliziert das Zusammenspiel von persönlichem Aus- und Eindruck, von nonverbaler Kommunikation sowie deren Einbettung in einen spezifischen sozialen und kulturellen Kontext (Sollmann 2016). Im interkulturellen medizinischen Gespräch kommt der nonverbalen Kommunikation, vor allem wenn Sprachbarrieren vorhanden sind, eine besondere Bedeutung zu. In dieser Situation versuchen beide Gesprächspartner*innen, ihr Gegenüber anhand des Auftretens, der Mimik und Gestik zu dechiffrieren, um die Gesprächssituation einschätzen zu können.

Gesellschaftliche Zuschreibungen von körpersprachlichem Ausdruck zeigen sich besonders im Erstkontakt auf diesen Ebenen:
- Kleidung, Aussehen, äußere Merkmale
- Ausdruck von Grundaffekten (wie z. B. Trauer, Wut)
- Begrüßungs- und Kontaktverhalten
- Regelung von Nähe und Distanz
- Dominanz- und Revierverhalten

Kulturelle Unterschiede in der Bedeutung von Körperhaltung, Mimik, Gestik und in Begrüßungsritualen sind in ➤ Tab. 15.7 aufgeführt.

Kulturelle Einflüsse auf die medizinische Kommunikation

Verantwortungskonzepte

Die in ➤ Kap. 15.4.1 beschriebenen unterschiedlichen Verantwortungskonzepte spiegeln sich häufig in der Kommunikation von

Tab. 15.7 Beispiele für Unterschiede in der nonverbalen interkulturellen Kommunikation (nach Broszinsky-Schwabe 2011, Jung et al. 2022, El Hashash 2013)

Nonverbale Zeichen	Bedeutung
Begrüßungsrituale und die Körpersprache der Hände	
Händeschütteln, Hand geben, Verbeugung	• Das Händeschütteln war in Europa das gängige Begrüßungsritual zum Auftakt von medizinischen Gesprächen. Für viele Patient*innen steht das Händeschütteln beim Erstkontakt für Vertrauensaufbau und Aufbau von Nähe. Hygienebedingt ist dieses Ritual inzwischen im Gesundheitswesen untersagt. • In vielen Gesellschaften ist traditions- und religionsbedingt gegengeschlechtliches Händeschütteln unüblich. • In den meisten asiatischen Ländern erfolgt die Begrüßung durch eine leichte Verbeugung ohne Körperkontakt. • In vielen asiatischen und muslimischen Gesellschaften gilt die linke Hand als unrein, worauf bei der Begrüßung, beim Essen und beim Überreichen von Gegenständen zu achten ist.
Gestik	
Daumen hoch	• **Traditionell:** – Europa und Nordamerika: Geste für sehr gut – Syrien und Libanon: obszöne Geste – Afghanistan, Iran, Irak: Beschimpfung • **Aktuell:** Durch das „Liken" mit Daumen hoch in den digitalen Medien hat sich „Daumen hoch" zu einem universellen Symbol für „sehr gut" entwickelt.
Kopfbewegungen	• In Bulgarien, Teilen Albaniens und Griechenland bedeutet Kopfschütteln Zustimmung und Nicken „nein". Im übrigen Europa ist es umgekehrt. • In Indien, Nepal, Pakistan und Sri Lanka bedeutet Kopf-hin-und-herwiegen ein weiches „ja", eine Zustimmung. • Kopf-zurückwerfen bedeutet in arabischen Ländern und teilweise in der Türkei eine Geste des Verneinens.
Mimik	
Blickkontakt	• In vielen Gesellschaften Afrikas und Asiens bedeutet ein gesenkter Blick oder nur kurzer Augenkontakt Respekt, dauerhafter Blickkontakt gilt als unhöflich. • In Europa gilt der Blickkontakt in der Kommunikation als Respektsbekundung und Zeichen für zugewandte und aufmerksame Kommunikation.
Lächeln	• Lächeln beim Kommunikationsauftakt wird in den meisten Gesellschaften der Welt als Freundlichkeit aufgenommen. • In vielen Gesellschaften Asiens werden mit einem Lächeln eigene Emotionen überspielt, um andere Menschen nicht mit den eignen Emotionen zu belasten (z. B. bei Trauer).
Schweigen	
Redepausen	• In den USA, Deutschland, Südeuropa und arabischen Ländern sind längere Pausen in einem Gespräch eher unangenehm. • In Finnland, China, Korea und Japan wird Schweigen als Antwort akzeptiert. Schweigen ist gleichberechtigt mit Reden.

15

Behandelnden mit schwer erkrankten Patient*innen wider. In Gesellschaften, die eher familien- oder soziozentriert sind, kann das Konzept der innerfamiliären Verantwortung großen Einfluss auf Diagnosemitteilungen haben. Die Verantwortung für die Kommunikation über die Diagnose, den Krankheitsverlauf und bei infausten Diagnosen über das Sterben wird in einem solchen Fall gemeinsam mit oder von den Angehörigen übernommen. Somit ist das Verständnis von Wahrheit, individueller und familiärer Verantwortung sowie Autonomie an unterschiedliche kulturelle Perspektiven gekoppelt (➢ Tab. 15.8).

Direkte und indirekte Kommunikation

Verantwortungskonzepte zeigen sich auch in den unterschiedlichen Kommunikationsstilen der direkten und indirekten Kommunikation. Charakteristisch für einen **direkten Kommunikationsstil** ist, dass alle relevanten Informationen direkt an- und ausgesprochen werden. Es wird erwartet, dass gesagt wird, was man meint und meint, was man sagt. Deutsche Kommunikation ist in der Regel sehr direkt angelegt.

In der **indirekten Kommunikation** werden Sachverhalte eher umschrieben, um die Wirkung abzumildern. Auf die Gefühle der anderen Person soll Rücksicht genommen werden, emotionale Verletzungen oder Überforderungen sollen vermieden werden. Es gibt große Abstufungen in der Art der indirekten Kommunikation. Im Gesundheitsbereich kann es für Patient*innen mit Zuwanderungsgeschichte ungewohnt sein, wenn krankheitsrelevante und schambesetzte Themen direkt angesprochen werden. Die unter den Punkten „Respekt“ und „Harmonie“ in ➢ Tab. 15.9 angesprochenen Erwartungen und Verhaltensweisen stehen im Zusammenhang mit einem indirekten Kommunikationsstil.

Tab. 15.8 Mögliche Kommunikationsverantwortung in familienorientierten Gesellschaften (Zimmermann 2022)

Kommunikationsverlauf	Mögliche Bedeutung
Patient*in bespricht die Diagnose und Therapie- und Behandlungsmöglichkeiten gemeinsam mit der Familie, und sie treffen ggf. gemeinsame Entscheidungen.	Patient*in wird in Entscheidungsfragen zur Therapie von der Familie unterstützt. Eine erkrankte Person „lässt man nicht allein“.
Patient*in überträgt die Kommunikation mit dem ärztlichen Personal bewusst an (Familien-) Angehörige.	In Krisenzeiten kann die Verantwortung getrost an die Familie oder das soziale Netz übergeben werden. Der/die Patient*in muss sich nicht noch damit zusätzlich belasten.
Die Angehörigen wollen über die Diagnose, Prognose und mögliche Therapien umfänglich aufgeklärt werden und entscheiden, welche Details dem/der Patient*in mitgeteilt werden.	Schutz des/der Patienten/Patientin: Die menschliche Angst vor schweren Krankheitsphasen und ggf. vor dem Tod soll der erkrankten Person erspart bleiben.
Die Angehörigen entscheiden, wie und wie viel über Diagnose und Prognose mitgeteilt wird (Metaphern, Teilaspekte, Halbwahrheiten, Tabuisierung des Todes usw.).	Die Familienangehörigen sehen sich in der Pflicht, den/die Sterbende/n von allen Belastungen zu befreien.
Die Angehörigen übersetzen für den/die Patienten/Patientin und enthalten ihm/ihr die schlechte Prognose vor.	Schutz des/der Patienten/Patientin: Die menschliche Angst vor schweren Krankheitsphasen und ggf. vor dem Tod soll der erkrankten Person erspart bleiben.

Tab. 15.9 Interaktion bei der Behandlung von Patient*innen aus familienorientierten Gesellschaften (nach Kizilhan 2011)

Haltung	Mögliches Verhalten/Erwartung
Kontakt	Freundlich, zugewandt, wartend auf Anweisung und Vorgaben der Behandelnden
Hierarchie	Konzentriert auf Hierarchie und Status (Therapeut*in, Arzt/Ärztin) hat eine hohe hierarchische Position; weibliche Behandelnde können ggf. in der Hierarchiefolge tiefer eingestuft werden.
Respekt	Erwarten Intimität bei ausreichender Distanz und Einhaltung von kulturellen Regeln (z. B. Begrüßung).
Harmonie	In der Beziehung auf Harmonie bedacht. Konflikte und Auseinandersetzungen, Argumentationen werden eher vermieden. Möchten nicht bloßgestellt werden. Widersprechen möglicherweise nicht den Behandelnden, um deren Autorität nicht infrage zu stellen.
Ratschläge und klare Direktiven	Erwarten von der behandelnden Person Informationen über die Krankheit, Ratschläge auch in Form von Beratung und klare Direktiven, was er/sie in der Behandlung zu machen hat (Medikation, Massagen, körperliche Untersuchung).

Zusammenarbeit mit dolmetschenden Personen

In allen Gesprächsformaten zwischen medizinischem Personal und zu Versorgenden ist eine unmissverständliche und fehlerfreie Kommunikation notwendig. Kann nicht auf eine gemeinsame Drittsprache (z. B. Englisch) zurückgegriffen werden, müssen Dolmetscher*innen hinzugezogen werden.

Für alle medizinischen Gespräche ist es notwendig, dass professionelle Dolmetscher*innen, die über ein Studium oder eine Fachqualifikation für Sprach- und Kulturvermittlung verfügen, eingesetzt werden.

Auf Laiendolmetschende wie mehrsprachiges medizinisches Personal oder Angehörige sollte nur für die Übermittlung von organisatorischen oder weniger relevanten Informationen zurückgegriffen werden. Auf die Übersetzungsleistung von Kindern muss gänzlich verzichtet werden, um Kinder vor unzumutbarer Verantwortung zu schützen und den Anforderungen der Kinderrechtskonventionen gerecht zu werden.

Der Einsatz einer dolmetschenden Person – analog wie digital – hat Einfluss auf die Kommunikation. Darauf müssen sich beide Kommunikationsteilnehmenden einstellen. Dementsprechend sollte das Gespräch vorbereitet werden (Jung 2022, Weber et al. 2018).

- **Vorbereitung:**
  - Ort und Zeit für alle beteiligten Parteien planen und festlegen.
  - Bei Telefon- oder Videounterstützung die technischen Voraussetzungen prüfen.
  - Die dolmetschende Person über das Thema, die Fachbegriffe und das Ziel des Gesprächs informieren und darauf hinweisen, dass wortgetreu gedolmetscht werden soll.

  - Patient*in über die Unterstützung durch eine*n Dolmetscher*in informieren, Einverständnis einholen und über die Art und Weise der Übersetzung und den gedachten Ablauf des Gesprächs informieren.
  - Mitteilung über die Schweigepflicht der dolmetschenden Person.
- **Durchführung:**
  - Den Inhalt des Gesprächs ankündigen und die drei wichtigsten Punkte nennen.
  - Patient*in direkt ansprechen und ggf. kulturspezifisches Blickverhalten berücksichtigen.
  - Kurze und vollständige Sätze ohne Fremdwörter formulieren.
  - Unklarheiten, Anliegen und Emotionen ansprechen.
  - Die wichtigsten Punkte zusammenfassen.
  - Nach einzelnen Gesprächsabschnitten Patient*in bitten mitzuteilen, was verstanden wurde, um Missverständnisse auszuräumen (Teach-Back-Methode, s. u. Kasten „Praxistipp").
- **Nachbereitung:** Im Anschluss kurze Nachbetrachtung über den Verlauf des Gesprächs mit der dolmetschenden Person durchführen, gegenseitiges Feedback über den Gesprächsverlauf geben.

Praxistipp

Teach-Back-Methode
(www.teachbacktraining.org)
- Spreche mit einer zugewandten Sprache und Haltung.
- Kommuniziere mit zugewandter Körpersprache und stelle Augenkontakt her (ggf. nicht dauerhaft, z. B. bei Patient*innen, die aus kulturellen/religiösen Gründen keinen dauerhaften Augenkontakt herstellen können).
- Verwende „einfache Sprache": kurze Sätze, keine komplizierten Worte.
- Spreche langsamer, aber nicht lauter.
- Splitte deine Informationen und Nachrichten in kleine Portionen.
- Bitte den/die Patient*in nach jeder Informationsportion wiederzugeben, was verstanden wurde.
- Nutze keine beschämenden Fragen und nutze „offene Fragen" („W-Fragen"): wie, wann, wo, warum, womit …
- Betone, dass du dafür verantwortlich bist, dass der/die Patient*in die Informationen erhält und du deshalb rückfragen musst.
- Falls der/die Patient*in die Informationen nicht richtig zurückmelden kann, wiederhole deine Informationen und überprüfe das Verstehen erneut.
- Nutze gut verständliches Bild- und Informationsmaterial (falls vorhanden) zur Ergänzung.

Interkulturelle Kommunikation braucht Zeit, denn Sprachbarrieren abzubauen bzw. Hilfsmittel einzusetzen, fremde Deutungsmuster zu dechiffrieren, Ängsten und Unsicherheiten beruhigend zu begegnen, sollte in einem vertrauensvollen Setting stattfinden. Der Schlüssel zur gelingenden interkulturellen Kommunikation liegt in den persönlichen transkulturellen Kompetenzen, die weiter oben beschrieben sind (➤ Kap. 15.4.1, Kasten „Praxistipp").

Weiterführende Informationen siehe „Internetquellen".

LITERATUR

Broszinsky-Schwabe E. Interkulturelle Kommunikation Missverständnisse – Verständigung. Wiesbaden: VS Verlag, 2011.

Domenig D. Das Konzept der Transkulturellen Kompetenz. In: Domenig D (Hrsg.). Transkulturelle Kompetenz Lehrbuch für Pflege-, Gesundheits- und Sozialberufe. 2. A. Bern: Hans Huber, 2007.

El Hashash A. Interkulturelle Kommunikation Missverständnisse, Klärungen & Umgangsformen. Dietikon: IKM Institut, 2013.

Hoffmann E. Interkulturelle Gesprächsführung. Menschen begegnen einander nicht Kulturen. Wiesbaden: Springer, 2020.

Jung P, Langer T, Tošić R, Unseld A. Sprache und Kommunikation. In: Sieberer M, Jung P, Führmann F (Hrsg.). Migration und Gesundheit. Das wichtigste für Ärztinnen und Ärzte aller Fachrichtungen. München: Elsevier; 2022. p. 146–153.

Kizilhan JI. Zum psychotherapeutischen Arbeiten mit Migrantinnen und Migranten in der psychosomatisch-psychiatrischen Kliniken. Psychotherapeutenjournal 2011; 1: 21–27.

Kizilhan JI. Kulturelle Deutungen des Schmerzes in familienorientierten Gesellschaften. Der Schmerz 2016; 30: 346–350.

Kleinman A. Patient and healers in the context of culture. An exploration of the borderland between anthropology, medicine and psychiatry. Berkely: University of California Press, 1980.

Schubert C, Voss E. Beyond Dyadic Interactions. An Indroduction to the Thematic Issue on Healing Cooperations. Curare 2018; 41(1+2): 11–16.

Sollmann U. Einführung in die Körpersprache und nonverbale Kommunikation. 2. A. Heidelberg: Carl Auer System, 2016.

Verres, R Umgang mit lebensbedrohlichen Krankheiten in transkultureller Perspektive. In: Genkova P, Ringeisen T, Frederick T, Leong L (Hrsg.). Handbuch Stress und Kultur. Interkulturelle und kulturvergleichende Perspektive. Wiesbaden: Springer, 2013. p. 457–472.

Voss E. Fröhliche Wissenschaft Medizinanthropologie. Curare 2018; 41(1+2): 3–7.

Watzlawick P. Menschliche Kommunikation: Formen, Störungen, Paradoxien. Bern: Hogrefe, 2016.

Weber H et al. Dolmetschen für Patienten. Arbeitshilfe bessere Kommunikation. 2018. www.gqmg.de/media/redaktion/Publikationen/Arbeitshilfen/GQMG_ABK_03.2._Dolmetschen_fuer_Patienten_24.05.18.pdf.

Yousefi HR. Grundbegriffe der interkulturellen Kommunikation. München: UTB, 2014.

Zimmermann G. Sterben, Tod und Trauer transkulturell begleiten. In: Sieberer M, Jung P, Führmann F (Hrsg.). Migration und Gesundheit. Das Wichtigste für Ärztinnen und Ärzte aller Fachrichtungen. München: Elsevier; 2022. p 185–189.

INTERNETQUELLEN

Beauftragte der Bundesregierung für Migration, Flüchtlinge und Integration (Sprachmittlung im Gesundheitswesen): www.integrationsbeauftragte.de/ib-de/integrationsarbeit-in-den-bereichen/gesellschaft-und-teilhabe/sprachmittlung-im-gesundheitswesen-1865504.

Bundesverband der Dolmetscher und Übersetzer (Positionspapier Kinderdolmetschen). https://bdue.de/fileadmin/files/PDF/Positionspapiere/BDUe_PP_Kinderdolmetschen_2021.pdf.

BZGA (Infodienst Migration, Flucht und Gesundheit: Mehrsprachige Informations- und Materialangebote): https://infodienst.bzga.de/migration-flucht-und-gesundheit/materialien.

The Health Literacy Place (Chunk and Check): www.healthliteracyplace.org.uk/toolkit/techniques/chunk-and-check.

Übersetzungshilfen und -programme: Tip doc (www.setzer-verlag.com) (→ tip doc).

KAPITEL

16 Management und Differenzialdiagnostik importierter Erkrankungen

16.1 Fieber

Gerd-Dieter Burchard, Thomas Löscher†

16.1.1 Einleitung

Als Fieber gilt im Allgemeinen eine Erhöhung der rektal gemessenen Temperatur auf über 38,0 °Celsius (100,4 °Fahrenheit). Tympanische (Infrarot) oder sublinguale Messungen zeigen um 0,2–0,5 °Celsius niedrigere Werte.

Fieber ist ein häufiges Symptom bei Reisenden während und nach Tropenaufenthalten. Fieber ist ein unspezifisches Symptom und kann bei zahlreichen Erkrankungen auftreten. Während akute fieberhafte Erkrankungen (< 2 Wochen) weltweit überwiegend durch Infektionen bedingt sind, spielen bei chronisch-persistierenden oder rezidivierenden Fieberzuständen auch Neoplasien und entzündliche Erkrankungen nicht infektiöser Genese eine wichtige ätiologische Rolle.

In den vergangenen Jahren ist eine Reihe von großen Studien erschienen, in denen für die verschiedenen geografischen Regionen und für unterschiedliche Gruppen von Reisenden das Risiko für bestimmte Erkrankungen festgestellt wurde (Leder et al. 2013, Buss et al. 2020, Grobusch et al. 2020, Camprubí-Ferrer et al. 2022, Brown et al. 2023). Diese Arbeiten basieren insbesondere auf Sentinel-Netzwerken, in denen Daten von Erkrankungen bei Reisenden weltweit zusammengetragen werden. Ein Beispiel ist das GeoSentinel-Netzwerk, welches von der International Society for Travel Medicine und den CDC ins Leben gerufen wurde.

Tab. 16.1 Risikofaktoren für fieberhafte Erkrankungen

Risikofaktor	Erkrankung
Süßwasserkontakt	Schistosomiasis, Leptospirose, Melioidose
Tierkontakt, Tierbisse	Tollwut, MERS, Q-Fieber, Leptospirose, Pest, Tularämie, Brucellose, Ornithose, Anthrax, Hantavirus-Infektionen, Ebola-/Marburg-Fieber, Lassa-Fieber, Infektion mit Herpesvirus simiae (Affenbiss)
Aufenthalt in Tierparks in Ost-/Südafrika	Zeckenbissfieber
Genuss nicht pasteurisierter Milch	Brucellose, Salmonellose, Tuberkulose, Listeriose
Genuss roher Fische, von Krabben oder Krebsen	Clonorchiasis, Opisthorchiasis, Paragonimiasis
Ungekochtes Fleisch von Schweinen und anderen Tieren	Trichinose, Toxoplasmose
Ungeschützte Sexualkontakte	HIV-Infektion, Hepatitis B, Lues, Zika, Ebola-Fieber
Injektionen oder Transfusionen	HIV-Infektion, Hepatitis B und C, Malaria, Toxoplasmose, Chagas-Krankheit, Lues
Besuche in Höhlen	Histoplasmose, Kryptokokkose, Ebola-/Marburg-Fieber, Tollwut
Teilnahme an Massenveranstaltungen (z. B. Hadsch)	Respiratorische und gastrointestinale Infektionen
Kontakt mit Zecken, Milben oder Kleiderläusen	Krim-Kongo-Hämorrhagisches Fieber, FSME, Rickettsiosen, Rückfallfieber, Lyme-Borreliose, Babesiose, Tularämie, Ehrlichiosen

16.1.2 Allgemeine Differenzialdiagnose

Grundsätzlich müssen bei der Differenzialdiagnose von Fieber die im Folgenden genannten Punkte beachtet werden (Thwaites and Day 2017, Fink et al. 2018, Paquet al. 2022).

Bei der differenzialdiagnostischen Abklärung zunächst die häufig auftretenden Krankheiten bedenken, andererseits auch von Anfang an die seltenen, aber gefährlichen Erkrankungen denken.

- Die epidemiologischen Daten zeigen übereinstimmend, dass die Malaria eine der häufigsten Fieberursachen ist, ebenso unspezifische Virusinfektionen, Dengue-Fieber, Pneumonien und Harnwegsinfektionen. Es muss deshalb immer auch bedacht werden, dass bei Fieber nach Tropenaufenthalt nicht nur tropenspezifische Infektionskrankheiten, sondern auch ubiquitäre Infektionen oder nicht infektiöse Fieberursachen vorliegen können.
- Gefährliche Tropenkrankheiten, an die man denken muss, auch wenn der Patient noch in einem guten Allgemeinzustand ist, sind insbesondere die Malaria und die viralen hämorrhagischen Fieber, daneben auch die Leptospirose und der Amöbenleberabszess (Jensenius et al. 2013).

Die geografische Anamnese beachten, da nicht alle Krankheiten überall in den Tropen vorkommen.

- Die Frage „unde venis" setzt geoepidemiologische Kenntnisse voraus (Petersen et al. 2011). Die häufigste Fieberursache bei Rückkehrern aus dem subsaharischen Afrika ist z. B. die Malaria, während Dengue-Fieber bei Asienreisenden die häufigste Fieberursache ist. Aktuelle Änderungen der epidemiologischen Lage sind stets zu berücksichtigen.

Risikofaktoren für bestimmte Krankheiten erfragen.

- Erste Hinweise auf die Fieberursache lassen sich oft bereits aus der Anamnese gewinnen (➤ Tab. 16.1). Es sollte immer gefragt werden, ob Personen in der Umgebung des Patienten ähnliche Symptome gezeigt haben.
- Die Lebensumstände während des Tropenaufenthalts sind zu eruieren, z. B. ob der Patient unter Feldbedingungen im Land war oder als Geschäftsmann nur in der Stadt in einem guten Hotel mit Klimaanlage gewohnt und dieses kaum verlassen hat. Die Anamnese muss den Grad der Exposition abschätzen lassen. Eine unerlässliche Frage ist die nach prophylaktischen Maßnahmen wie Impfungen, Chemoprophylaxe oder Expositionsprophylaxe (Kleidung, Repellentien, Moskitonetze, Essgewohnheiten usw.).
- Kinder haben möglicherweise andere Risikofaktoren als Erwachsene (Scaggs Huang und Schlaudecker 2018, Knoll et al. 2021).

Den Fiebertyp erfragen.

- Allerdings ist das Fieberprofil nicht sehr hilfreich für die Differenzialdiagnose. Allgemein gilt, dass bei Infektionskrankheiten der zirkadiane Temperaturverlauf mit Höchstwerten am späten Nachmittag und Tiefstwerten in den frühen Morgenstunden häufig erhalten bleibt. Noch am ehesten ist rezidivierendes

Fieber zu verwerten, das bei Malaria, Rückfallfieber, Kala-Azar, Trypanosomiasis und Cholangitis vorkommt. Kontinuierliches Fieber findet sich beim Typhus abdominalis. Ein sattelförmiger Fiebertyp mit morgendlichen und abendlichen Temperaturanstiegen gilt als typisch für die Kala-Azar. Schüttelfröste als Ausdruck eines sehr raschen und hohen Fieberanstiegs sind immer verdächtig auf eine Bakteriämie bzw. Sepsis, aber auch ein charakteristisches Symptom bei der Malaria.

- Bei verschiedenen Infektionskrankheiten kann es zu einer Diskrepanz zwischen Temperaturhöhe und Pulsfrequenz kommen (Faget-Zeichen mit relativer Bradykardie), z. B. bei Typhus, Brucellose, Q-Fieber, Gelbfieber.

Die Inkubationszeiten beachten, einige Krankheiten haben maximale Inkubationszeiten, andere Krankheiten können auch noch nach Jahren symptomatisch werden.

- Aus der Kenntnis der Inkubationszeiten sind einige Schlüsse möglich: So kann eine Malaria frühestens 6 bis 7 Tage nach Exposition auftreten, Arbovirosen wie z. B. Dengue-Fieber oder Rickettsiosen können nicht später als 3 Wochen nach Rückkehr beginnen. Es muss berücksichtigt werden, dass die Inkubationszeiten nicht unerheblich variieren. Häufig wird auch ersten, leichten Symptomen von den Reisenden keine Bedeutung zugemessen (z. B. Zerkariendermatitis bei der Schistosomiasis, Trypanosomenschanker bei der Schlafkrankheit). Einige Tropenkrankheiten können monate- oder jahrelange Inkubationszeiten aufweisen (➤ Tab. 16.2).

Beachten, ob der Patient für bestimmte Erkrankungen prädisponiert ist, z. B. aufgrund eines bestehenden Immundefekts.

- Vorkrankheiten, die für Infektionskrankheiten prädisponieren können, sind z. B. fehlende Magensäurebarriere (gastrointestinale Infektionen), interne Prothesen, Defekte der Blut-Hirn-Schranke (z. B. prädisponiert eine Neurozystizerkose für eine Japanische Enzephalitis), Immundefekte inkl. HIV-Infektion. Reisende mit einer HIV-Infektion können nach einer Tropenreise insbesondere an opportunistischen Krankheitserregern (inkl. Tuberkulose) und an respiratorischen Infektionen erkranken (Bottieau et al. 2008). Vorbestehende Lungenkrankheiten oder Diabetes mellitus sind bei Reisenden häufig (Stienlauf et al. 2014).

Tab. 16.2 Typische Inkubationszeiten bei fieberhaften Infektionskrankheiten

Kurz (< 10 Tage)	• Arbovirosen • Rickettsiosen • Pest
Mittel (10 bis 21 Tage)	• Virale hämorrhagische Fieber inkl. Lassa-Fieber • Typhus • Tsutsugamushi-Fieber • Brucellose • Malaria, Schlafkrankheit
Lang (> 21 Tage)	• Akute HIV-Infektion • Tollwut • Virushepatitiden • Tuberkulose • Amöbenleberabszess • Kala-Azar • Malaria tertiana und quartana • Katayama-Fieber
Sehr lang (> Monate, Jahre)	• Malaria tertiana (Rezidive), Malaria quartana • Selten Amöbenleberabszess • Selten Melioidose

Fieber kann monosymptomatisch auftreten, oder es können Begleitsymptome vorliegen.

- Häufig vorkommende Begleitsymptome, welche das differenzialdiagnostische Vorgehen bestimmen, sind Exantheme und andere Hautveränderungen, Zeichen einer Leberbeteiligung, pulmonale Symptome, Lymphknotenschwellungen und Gelenksschmerzen.

Internationale Reisetätigkeit geht mit einem hohen Risiko für multiresistente Erreger (MRE) einher.

- Das MRE-Risiko ist bei fiebernden Reisenden zu bedenken, sowohl bei der Auswahl einer eventuellen empirischen Therapie als auch in Hinblick auf krankenhaushygienische Maßnahmen.

16

16.1.3 Stufendiagnostik in der Abklärung des Fiebers nach Tropenaufenthalt

Es ergibt sich ein strukturiertes Stufenschema zur Abklärung von Fieber nach Tropenaufenthalt, welches gegebenenfalls entsprechend den anamnestischen Angaben und der Begleitsymptomatik zu modifizieren ist (➤ Tab. 16.3).

Tab. 16.3 Stufendiagnostik in der Abklärung des Fiebers nach Tropenaufenthalt

1.	Ausschluss gefährlicher Erkrankungen	1.1	Virale hämorrhagische Fieber
		1.2	Malaria
2.	Diagnostisches Basisprogramm	2.1	Zur Erfassung der Schwere des Krankheitsbildes
		2.2	Zur Erfassung häufig importierter Erkrankungen
3.	Evtl. weiterführende Diagnostik entsprechend den Begleitsymptomen	3.1	Bei Fieber und Exanthem
		3.2	Bei Fieber und Zeichen einer Leberbeteiligung
		3.3	Bei Fieber und respiratorischen Symptomen
		3.4	Bei Fieber und Lymphknotenschwellungen
		3.5	Bei Fieber und Splenomegalie
		3.6	Bei Fieber und Gelenkschmerzen
		3.7	Bei Fieber und zerebraler Symptomatik
4.	Evtl. weiterführende Diagnostik auf seltenere monosymptomatische Infektionskrankheiten	4.1	Auf generalisierte Erkrankungen
		4.2	Auf lokalisierte Erkrankungen
5.	Evtl. weiterführende Diagnostik bei auffallenden Laborwerten in der Routinediagnostik		
6.	Evtl. Untersuchungen auf seltene und nicht infektiöse Fieberursachen		

16

16.1.4 Obligater Ausschluss gefährlicher Erkrankungen

Klinische Hinweise auf einen schweren Verlauf sind insbesondere eine hämorrhagische Diathese, Zyanose, Meningismus, Peritonismus, Oligurie/Anurie, akrale Nekrosen. Das **quick sequential organ function assessment (qSOFA)** ist ein klinisches Tool, um Patienten mit Infektionen, die vital gefährdet sind, rasch zu identifizieren – allerdings ist dieser Test nicht für Reiserückkehrer validiert.

Grundsätzlich muss man bei Fieber nach Tropenaufenthalt immer an eine übertragbare Infektion denken und sich überlegen, ob der Patient isoliert werden sollte (in erster Linie bei Diarrhö oder Erbrechen, bei respiratorischen Symptomen, bei Wundinfektionen, bei vorausgegangenem Krankenhausaufenthalt während der Reise).

Insbesondere als Tropenmediziner muss man damit rechnen, als erster Arzt einen Patienten mit einer **hochkontagiösen Erkrankung** zu sehen. Schwer verlaufende respiratorische Infektionen mit hoher Kontagiosität sind vor allem das Middle East Respiratory Syndrom (MERS) und die Lungenpest, außerdem eine aviäre Influenza. Wichtig ist es, ein virales hämorrhagisches Fieber (VHF) zu erkennen, hieran muss man insbesondere denken bei:

- Patienten, die Fieber haben und angeben, im Endemiegebiet – insbesondere in Afrika südlich der Sahara – Kontakt mit VHF-Patienten gehabt zu haben (z. B. bei medizinischem Personal),
- bei Patienten mit Affen- oder Fledermauskontakt in Endemiegebieten,
- Patienten mit Fieber und einer hämorrhagischen Diathese nach Aufenthalt im Endemiegebiet.

> Liegt die Rückkehr aus dem Endemiegebiet mehr als 3 Wochen zurück, kommt ein VHF nicht infrage. Bei Verdachtsfällen muss der Patient, soweit möglich, vor Ort isoliert und das zuständige Gesundheitsamt informiert werden. Das Gesundheitsamt muss den Transport des Patienten unter strikter Isolation in ein Behandlungszentrum organisieren. In Deutschland sind mehrere derartige Behandlungszentren vorhanden, diese sind Mitglieder der „Ständigen Arbeitsgemeinschaft der Kompetenz- und Behandlungszentren" (StAKoB) (➤ Kap. 16.7).

Bei jedem Fieber nach Aufenthalt in einem Malaria-Endemiegebiet muss an eine Malaria gedacht und sofort eine entsprechende Diagnostik eingeleitet werden (➤ Kap. 5.2).

16.1.5 Diagnostisches Basisprogramm

Wenn sich kein Anhalt für das Vorliegen eines viralen hämorrhagischen Fiebers ergibt und eine Malaria durch Blutuntersuchung ausgeschlossen ist bzw. aufgrund der geografischen Anamnese nicht infrage kommt, sind zunächst einige Routineuntersuchungen indiziert, mit denen zum einen die Schwere der Erkrankung festgelegt werden kann, zum anderen häufige Fieberursachen erfasst werden können (siehe Kasten). Häufige Ursachen für Fieber ohne lokale Symptome sind neben der Malaria das Dengue-Fieber sowie Typhus und Paratyphus.

Basisprogramm bei Fieber nach Ausschluss einer Malaria

- Körperlicher Untersuchungsbefund
- C-reaktives Protein (CRP), falls nicht verfügbar evtl. Blutsenkungsreaktion nach Westergren (BSG)
- Blutbild mit Differenzialbild und Thrombozyten
- Routinelabor: GOT, GPT, γ-GT, AP, Kreatinin (oder Cystatin C), LDH, Glukose
- Urinstatus
- Blutkulturen
- Ggf. Dengue-Schnelltest
- Apparative Untersuchungen: Röntgen-Thorax, EKG, Oberbauchsonografie

Die (evtl. wiederholte) **körperliche Untersuchung** soll eventuelle Begleitsymptome erfassen. So ist insbesondere zu achten auf:

- Hauterscheinungen (➤ Tab. 16.4, ➤ Kap. 16.1.6)
- Veränderungen der Schleimhäute
- Augenbefunde (z. B. Konjunktivitis, Hämorrhagien)
- Lymphknotenschwellungen
- Rasselgeräusche über den Lungen
- Herzgeräusch
- Thoraxkompressionsschmerz (Verdacht auf Leberabszess)
- Hepatomegalie
- Milzvergrößerung
- Resistenzen im Abdomen
- Gelenkschwellungen
- Neurologische Symptome (z. B. Nackensteifigkeit)

Eine relative Bradykardie gilt als typisch für Typhus, fehlt jedoch häufig und kommt auch bei vielen anderen Erkrankungen vor. Eine

Tab. 16.4 Wichtige Differenzialdiagnosen bei Fieber mit Hautveränderungen

Makulopapulös	Dengue-, Chikungunya-Fieber, Mononukleose, Zytomegalie, akute HIV-Infektion, Rickettsiosen, Rückfallfieber, Sandmückenfieber
Makulopapulös + Eschar	Zeckenbissfieber, Tsutsugamushi-Fieber
Makulöses Exanthem	Lues II
Papulae	Brucellose
Maculae, Papulae, Petechien	Leptospirose
Roseolen	Typhus abdominalis
Erythema chronicum migrans	Lyme-Borreliose
Erythema nodosum	Yersiniose, *Campylobacter*-Infektionen, Systemmykosen, Tuberkulose u. a.
Pusteln	Varizellen, Mpox
Pustula maligna	Anthrax
Flammende Hautrötung	Erysipel
Schanker, erythematös	Schlafkrankheit
Urtikaria	Katayama-Fieber, Trichinellose
Hautblutungen	Virale hämorrhagische Fieber, Meningokokkensepsis, Rocky-Mountain-Fleckfieber, Fleckfieber
Mikroembolien	Endokarditis

relative Tachykardie spricht für eine nicht infektiöse Ursache oder für toxinvermittelte Infektionen.

Laborchemisch werden zunächst Untersuchungen mit hoher Sensitivität und geringer Spezifität durchgeführt. Hohe Entzündungsparameter wie CRP oder BSG sprechen für das Vorliegen einer bakteriellen Erkrankung, auch beim Amöbenleberabszess sind BSG und CRP stark erhöht. Bei der Malaria sind BSG und CRP nicht so stark erhöht wie bei bakteriellen Infektionen, im Einzelfall ist eine Differenzierung aber nicht möglich. Wenn in Einzelfällen eine Malaria und eine virale Infektion differenzialdiagnostisch infrage kommen, kann als weiterer Parameter das Procalcitonin (PCT) bestimmt werden, das bei viralen Infektionen meist nicht erhöht ist. Blutkulturen sollen angelegt werden, insbesondere um einen Typhus abdominalis zu erfassen. Typhus wird relativ häufig importiert, die Symptomatik kann uncharakteristisch bzw. das Fieber kann monosymptomatisch sein (klassische Begleitsymptome wie Roseolen, relative Bradykardie, Aneosinophilie müssen nicht vorhanden sein), im Verlauf können rasch Komplikationen auftreten. Wenn Blutkulturen angelegt werden, sollte das mikrobiologische Labor gebeten werden, die Kulturen auch auf Brucellen zu untersuchen, also längere Zeit zu bebrüten. Brucellosen werden selten importiert, können aber auch monosymptomatische, nur mit Fieber einhergehende und dann chronische, komplizierte Verläufe aufweisen. Andererseits sind Blutkulturen auch zur Erkennung septischer Infektionen und einer bakteriellen Endokarditis erforderlich.

Eine **Röntgen-Thoraxuntersuchung** in 2 Ebenen ist obligat zum Ausschluss eines Infiltrats – ein unauffälliger körperlicher Untersuchungsbefund schließt eine Pneumonie nicht aus.

Ein **EGK** sollte routinemäßig angefertigt werden, um eine myokardiale Beteiligung, die bei verschiedenen Infektionskrankheiten auftreten kann, auszuschließen.

Die **Sonografie** wird zur Beurteilung der Bauchorgane eingesetzt, da die körperliche Untersuchung wenig zuverlässig ist. Sie ist insbesondere zum Ausschluss eines Amöbenleberabszesses (ALA) und zur Bestimmung der Milzgröße indiziert. Ein ALA ist meist mit Schmerzen im rechten oder linken Oberbauch oder mit einem Thoraxkompressionsschmerz verbunden, kann aber auch monosymptomatisch nur mit Fieber verlaufen. Eine Splenomegalie kann differenzialdiagnostische Hinweise liefern (➤ Kap. 16.1.6), ist andererseits bei der körperlichen Untersuchung nur bei massivem Ausmaß sicher nachzuweisen. Bei unklarem Fieber sollte daher die Milzgröße sonografisch bestimmt werden.

16.1.6 Weiterführende Diagnostik bei Begleitsymptomen

Fieber und Exanthem

Viele tropische Infektionskrankheiten gehen mit einem Exanthem einher (➤ Tab. 16.4). Bei einem makulopapulösen Exanthem sind Dengue-Fieber, Chikungunya-Fieber, Rickettsiosen und akute HIV-Infektion die wichtigsten Differenzialdiagnosen (Bopp et al. 2022). Arzneimittelreaktionen müssen immer bedacht werden. Auch nicht infektiöse Hautkrankheiten können zu Fieber führen, z. B. Erythema multiforme bei Arzneimittelfieber, Kollagenkrankheiten oder malignen Lymphomen; Schmetterlingserythem bei Lupus erythematodes; makulöse Exantheme bei Morbus Still; Erythema nodosum bei Sarkoidose; aphthös-ulzeröse Schleimhautveränderungen bei Morbus Behçet (s. a. ➤ Kap. 16.5).

Fieber und Zeichen einer Leberbeteiligung

Eine Leberbeteiligung kann sich äußern in einer diffusen Lebererkrankung mit erhöhten Transaminasen und eventuell einem Ikterus oder in einer lokalisierten Erkrankung mit einem Leberabszess (s. a. ➤ Kap. 16.3).

Hepatitiden werden häufig importiert (➤ Tab. 16.5). Fieber kann dabei bereits in der präikterischen Phase einer Hepatitis A auftreten. Sollten sich Hepatitis A und B nicht nachweisen lassen, sind Untersuchungen auf Hepatitis C und E indiziert (nach Ausschluss eines Verschlussikterus).

Eine biliäre Verlaufsform einer Malaria muss immer ausgeschlossen werden. Sie kann zu einer unspezifischen hepatozellulären Dysfunktion mit Dilatation der Sinusoide führen, evtl. mit Stase in den zentrolobulären Kapillaren sowie Hyperplasie und Pigmentspeicherung der Kupffer-Sternzellen. Ein leichter Ikterus kann als Folge der Hämolyse auftreten, mäßiggradige Transaminasenanstiege bis zum 10-Fachen des Normalwerts und Hyperbilirubinämie können aber auch Folge der direkten Leberschädigung sein. Auch die GGT kann hierbei leicht erhöht, das Serumalbumin erniedrigt und die Prothrombinzeit verlängert sein, ein hepatisches Koma tritt allerdings bei der Malaria nicht auf.

Bei Fieber, Zeichen einer Leberbeteiligung und Zeichen einer Nierenbeteiligung ist an Leptospirose (Morbus Weil) und Hanta-Fieber zu

Tab. 16.5 Untersuchungsprogramm bei Fieber mit Leberbeteiligung

Befund	Diagnostik
Hohe Transaminasen (Erstuntersuchung)	• Basisdiagnostik inkl. Dicker Tropfen • HAV-IgM, HBsAg und Anti-HBc
Erstuntersuchung ohne Befund	Serologie oder PCR: Hepatitis C, Hepatitis E
Leichte Transaminasenerhöhung (evtl. stufenweise Abklärung, geografische Anamnese beachten)	Serologie: Zytomegalie, EBV, HIV, Dengue, Rift-Valley-Fieber-Virus, Coxsackievirus, Chlamydiosen, Rickettsiosen, Q-Fieber, Brucellose, Legionellose, Leptospirose, Borreliose, Lues (typisch: hohe AP), Toxoplasmose
Granulomatöse Hepatitis	Untersuchungen auf Tuberkulose, Schistosomiasis, Toxocariasis, Brucellose, Histoplasmose, Q-Fieber, Kala-Azar
Zusätzlich Splenomegalie und Panzytopenie	• Knochenmark mikroskopisch und mittels PCR auf Leishmanien • Histoplasmose-Serologie (wenn Leishmaniasis-Diagnostik negativ)
Zusätzlich Nierenfunktionsstörung	Serologie, PCR: Leptospirose, Hanta-Fieber
Rezidivierendes Fieber	Blutuntersuchungen (Mikroskopie, ggf. PCR) auf Borrelien (Rückfallfieber)
Zusätzlich Hämorrhagien	An VHF und Leptospirose denken

bedenken. Beim Morbus Weil ist eine konjugierte Hyperbilirubinämie typisch. Bei Fieber, Ikterus und Hämorrhagien kommen ursächlich vor allem fulminante Virushepatitiden, Lassa-Fieber und andere hämorrhagische Fieber infrage.

Bei Nachweis einer intrahepatischen Raumforderung ist von einem Amöbenleberabszess oder einem bakteriellen Leberabszess (z. B. durch multiresistente hypervirulente *Klebsiella pneumoniae*) auszugehen und unverzüglich eine Therapie einzuleiten (➤ Kap. 16.3).

Fieber und respiratorische Symptome

Atemwegsinfekte werden sehr häufig importiert (➤ Kap. 16.4). Die Ursache sind oft virale Erkrankungen der oberen Luftwege, eine ätiologische Abklärung ist im Allgemeinen nicht erforderlich. In Studien bei Reisenden wurden meist Influenza-, Rhino-, Adeno- und RS-Viren gefunden, in den letzten Jahren zunehmend auch SARS-CoV-2. Bei unklarem Fieber sollte aber immer auch eine Röntgen-Thoraxuntersuchung veranlasst werden, um pulmonale Infiltrate auszuschließen. Häufige Erreger bei Pneumonien sind Adenoviren, Influenzaviren, *Mycoplasma pneumoniae, Haemophilus influenzae* und (evtl. penicillinresistente) *Streptococcus pneumoniae.* Bei unklaren Fällen sollten auch Q-Fieber und Systemmykosen (➤ Kap. 4.4) in die Differenzialdiagnose einbezogen werden; so wurden z. B. Histoplasmosen nach Besuch von Fledermaushöhlen beschrieben, an eine Kokzidioidomykose ist nach Aufenthalt in Gegenden mit trockenem Wüstenklima in Amerika zu denken. Bei tuberkuloseverdächtigen Symptomen und entsprechenden Röntgen-Bildern ist nach Aufenthalt in Südostasien differenzialdiagnostisch auch an eine Melioidose (➤ Kap. 3.7) zu denken. Bei einer Pneumonie nach Aufenthalt auf der Arabischen Halbinsel ist an MERS zu denken (➤ Kap. 2.14).

Fieber und Lymphknotenschwellungen

Generalisierte Lymphknoten (LK-)Schwellungen treten bei einer Vielzahl von viralen, bakteriellen und parasitären Infektionen auf und sind daher diagnostisch wenig wegweisend (➤ Tab. 16.6). Man gelangt aber häufig über eine Lymphknotenbiopsie rasch zur Diagnose.

Tab. 16.6 Untersuchungsprogramm bei Fieber mit generalisierten Lymphknotenschwellungen

Generalisierte LK-Schwellung	Serologie: Dengue-Fieber, Zytomegalie, Mononukleose, Toxoplasmose, Lues
Gleichzeitig Risikofaktoren für HIV-Infektion	Serologie HIV, evtl. HIV-PCR
Längerer Verlauf, febrile bis subfebrile Temperaturen	Serologie: Brucellose, Leishmaniasis (evtl. LK-Punktion), Systemmykosen (sehr selten)
Chronische Verläufe	Interferon-Gamma-Release-Assay auf Tuberkulose, LK-Punktion und Untersuchung auf *M. tuberculosis*
Vorwiegend nuchale LK nach Aufenthalt in Subsahara-Afrika	Untersuchungen auf Schlafkrankheit (sehr selten bei Reisenden)

Lokalisierte LK-Schwellungen mit Fieber finden sich bei pyogener Lymphadenitis (LK regional und schmerzhaft), Katzenkratzkrankheit (evtl. als okuloglanduläres Syndrom), Aktinomykose (LK meist zervikal, evtl. Fisteln und Eiterung mit Drusen), Rickettsiosen (mit Eschar), Pest (schmerzhafter meist inguinaler Bubo, extrem selten bei Reisenden).

Fieber und Splenomegalie

Eine Splenomegalie findet sich häufig bei infektiösen Systemerkrankungen (➤ Tab. 16.7). Wichtig ist es, bei jedem Patienten mit Fieber, (Hepato-)Splenomegalie und Panzytopenie an die viszerale Leishmaniasis (Kala-Azar) zu denken. Bei langanhaltendem Fieber unklarer Ursache ist auch die Tuberkulose eine wichtige Differenzialdiagnose. Bei der akuten Malaria des Nichtimmunen ist die Splenomegalie kein Frühsymptom, erst nach 1 bis 3 Wochen kommt es zur Milzvergrößerung. Bei Typhus ist die Milz meist ab der 2. Krankheitswoche palpabel.

Fieber und Gelenkschmerzen

Es ist zu unterscheiden zwischen einer pyogenen Arthritis und einer reaktiven Arthritis. Fieber und – häufig langanhaltende – Gelenkschmerzen sind charakteristisch beim häufig importierten Chikungunya-Fieber und anderen Alphavirusinfektionen wie dem selten importierten Ross-River-Fieber (➤ Kap. 2.12.2). Arthritiden können auch durch andere Grundleiden bedingt sein, z. B. bei entzündlichen Darmerkrankungen, Morbus Whipple, familiärem Mittelmeerfieber oder Löfgren-Syndrom.

Tab. 16.7 Untersuchungsprogramm bei Fieber und Splenomegalie

Alle Patienten	• Dicker Tropfen (auf Plasmodien und Borrelien) • Serologie: Dengue-Fieber, CMV, EBV, Lues • Blutkultur • Sonografie (Ausschluss Milzabszesse, z. B. bei Endokarditis, Tuberkulose, Melioidose)
Nach Aufenthalt in Subsahara-Afrika	Dicker Tropfen auch auf Trypanosomen
Gleichzeitig Risikofaktoren für HIV-Infektion	Serologie HIV, evtl. HIV-PCR
Wenn Erstdiagnostik negativ	Serologie: Q-Fieber, Brucellose
Gleichzeitig Hepatomegalie und Panzytopenie	• Knochenmark mikroskopisch und mittels PCR auf Leishmanien • Histoplasmose-Serologie (wenn Leishmaniasis-Diagnostik negativ)
Längerer Verlauf, febrile bis subfebrile Temperaturen	Serologie: Brucellose, Toxoplasmose, Interferon-Gamma-Release-Assay auf Tuberkulose
Herzgeräusch	Echokardiografie (Endokarditis)
Wenn Erstdiagnostik negativ	Knochenmarkuntersuchung: Ausschluss hämatologischer Erkrankungen

Fieber und zerebrale Symptomatik

In erster Linie ist an die **zerebrale Malaria** (➤ Kap. 5.2) zu denken. Nicht wenige letal verlaufene importierte Malariafälle sind darauf zurückzuführen, dass zerebrale Manifestationen der Malaria tropica als Apoplexien oder andere neurologische Krankheitsbilder interpretiert wurden (➤ Kap. 16.6).
Als weitere infektiöse Ursachen sind zu nennen:

- Meningoenzephalitis viraler oder bakterieller Genese
- Hirnabszess
- Typhus abdominalis
- Meningoenzephalitisches Stadium der Schlafkrankheit
- Pneumonie und andere schwere, z. B. septische Infektionen
- Zerebrale AIDS-Komplikationen (z. B. Toxoplasmose)

16.1.7 Weiterführende Diagnostik auf seltenere monosymptomatische Infektionskrankheiten

Bei unauffälliger Basisdiagnostik, insbesondere nach Ausschluss einer Malaria, eines Amöbenleberabszesses und eines Typhus abdominalis, und wenn keine richtungsweisenden Begleitsymptome vorliegen, sind diverse mikrobiologisch-serologische Untersuchungen auf Infektionskrankheiten indiziert, die monosymptomatisch nur mit Fieber verlaufen können. Gleichzeitig sollten Untersuchungen auf versteckte lokale Infektionen erfolgen.

Generalisierte Infektionen

Viele Infektionskrankheiten können monosymptomatisch mit Fieber einhergehen und sollten ausgeschlossen werden (➤ Tab. 16.8).

CMV- und EBV-Infektionen kommen auch in den Tropen vor und sind immer zu bedenken. Zu beachten ist, dass das akute Stadium einer HIV-Infektion monosymptomatisch mit Fieber einhergehen oder einer akuten Mononukleose ähneln kann. Chlamydiosen, Legionellosen, Yersiniosen, *Campylobacter*-Infektion, Lyme-Borreliose und Lues sind ubiquitäre bakterielle Infektionskrankheiten, die in tropischen oder subtropischen Ländern nicht wesentlich häufiger (oder seltener wie z. B. die Yersiniose) vorkommen als in Deutschland. Nicht selten importiert werden Leptospirosen. Rückfallfieber (insbesondere das Zeckenrückfallfieber durch *B. duttoni*) werden bei Touristen in Einzelfällen beschrieben. Bei Herkunft aus dem subsaharischen Afrika muss immer an eine Schlafkrankheit gedacht werden.

Tab. 16.8 Untersuchungen auf generalisierte Infektionskrankheiten nach negativer Basisdiagnostik

Wiederholung der Blut- und Stuhlkulturen	
Immundiagnostik	• CMV, EBV, HIV, Dengue • Chlamydiosen, Legionellose, Yersiniose, *Campylobacter*-Infektion, Leptospirose, Lues, Rickettsiosen, Q-Fieber, Borreliosen, Brucellosen, Melioidose, Lues • Histoplasmose • Toxoplasmose, Trypanosomiasis (wenn aus subsaharischem Afrika), Kala-Azar
Ausschluss Tuberkulose	
Knochenmarkuntersuchung	Leishmanien und *Histoplasma capsulatum,* bakteriologische Kultur (auch auf Brucellen)

Tab. 16.9 Beispiele für selten importierte Viruskrankheiten

Europa	Italien, Portugal	Sandmücken-Fieber (Pappataci-Fieber)
	Griechenland	Sandmücken-Fieber (Pappataci-Fieber), Krim-Kongo-Fieber, West-Nil-Fieber
	Balkan	Krim-Kongo-Fieber, Hanta-Fieber
	Zypern	Sandmücken-Fieber (Pappataci-Fieber)
Asien	China	Krim-Kongo-Fieber, Japanische Enzephalitis, Hanta-Fieber
	Thailand	Chikungunya-Fieber, Japanische Enzephalitis
	Indischer Ozean	Chikungunya-Fieber
	Pazifik	Ross-River-Fieber
Afrika	Ägypten	Sandmücken-Fieber (Pappataci-Fieber), Sindbis-, West-Nil-, Rift-Valley-Fieber
	Senegal	Rift-Valley-Fieber
	Namibia	West-Nil-Fieber
	Südafrika	West-Nil-, Sindbis-, Chikungunya-, Rift-Valley-Fieber
Amerika	Brasilien	Mayaro-Fieber, Oropouche-Fieber
	Venezuela	Venezolanische Pferdeenzephalitis

Außer mit Dengue-Fieber (➤ Kap. 16.1.6) ist auch mit anderen importierten Viruskrankheiten zu rechnen (Schunk et al. 2008). Die Viren kommen oft nur in begrenzten geografischen Regionen vor. Bei einigen Viruskrankheiten können Gelenksymptome, Hämorrhagien oder neurologische Symptome im Vordergrund stehen (➤ Tab. 16.9).

Lokalisierte Infektionskrankheiten

Lokalisierte Infektionen, die ein Fieber unklarer Ursache (FUU) hervorrufen, sind oft im Oberbauch oder im Becken lokalisiert. Auszuschließen sind insbesondere Leberabszesse, subphrenische und subhepatische Abszesse, intermittierende Obstruktionen der Gallenwege als Ursache einer Cholangitis, Divertikulitis, Nierenkarbunkel, perinephritische Abszesse, Pyelonephritis, Psoasabszesse, Prostatitis, peridontale Granulome sowie ein Morbus Whipple. Selten sind infizierte Aortenaneurysmen oder Implantatinfektionen. Eine subakute bakterielle Endokarditis ist häufig schwierig zu diagnostizieren. Multiple Abszesse in verschiedenen Organen können bei der Melioidose vorkommen.

Indiziert sind Echokardiografie (TTE, TEE), i. v.-Pyelogramm, Knochenszintigrafie, Computertomografie (inkl. Nasennebenhöhlen), Gastroskopie und Koloskopie, Bronchoskopie (z. B. bei Verdacht auf fieberhaft verlaufende exogen-allergische Alveolitis), gynäkologische Untersuchung, Mammografie, zahnärztliche Untersuchung, ggf. auch Kernspintomografie und PET-CT (Haidar und Singh 2022).

Knochenmarkbiopsien sind in Hinblick auf hämatologische Systemkrankheiten indiziert, sollen aber auch sorgfältig auf Leishmanien und *Histoplasma capsulatum* untersucht werden (auch bei negativer

Serologie). Weitere Indikationen sind Verdacht auf Miliartuberkulose, Lymphome oder metastasierende Karzinome. Eine Lumbalpunktion sollte bei FUU mit neuropsychiatrischen Begleitsymptomen immer durchgeführt werden, auch wenn diese relativ diskret ausgeprägt sind wie Kopfschmerzen, Rückenschmerzen oder Persönlichkeitsveränderungen. Eine Leberpunktion (evtl. mittels Minilaparotomie) führt oft zur Diagnose, auch wenn die Leberenzyme nur gering erhöht sind. Es sollten Untersuchungen des Leberpunktats auf Bakterien (insb. Mykobakterien) und Pilze erfolgen.

16.1.8 Weiterführende Diagnostik bei auffallenden Laborwerten

Rotes und weißes Blutbild inklusive Differenzialblutbild und Thrombozytenzahl sollten immer untersucht werden und geben oft wichtige differenzialdiagnostische Hinweise (s. a. ➢ Kap. 16.8).

Eine **Leukozytose** kann sprechen für: Amöbenleberabszess, bakterielle Infektionen im Allgemeinen, z. B. Sepsis, Cholangitis, Miliartuberkulose, rheumatisches Fieber. Eine Leukopenie findet man bei Typhus und Paratyphus, Brucellose, Viruskrankheiten, Malaria, Kala-Azar.

Eine **Thrombozytopenie** ist einerseits typisch für viele virale Infektionen, kommt andererseits aber auch bei der Malaria vor. Wenn bei entsprechender geografischer Anamnese bei einem fieberhaften Patienten eine Thrombozytopenie und ein erhöhtes indirektes Bilirubin vorliegen, ist der positive prädiktive Wert in Hinblick auf eine Malaria etwa 95 %. Eine Thrombozytopenie kann aber auch bei Trypanosomiasis vorliegen, ebenso bei bakteriellen Erkrankungen wie Sepsis, Leptospirose, Rückfallfieber-Borreliosen oder Rickettsiosen. Eine Thrombozytopenie im Rahmen einer Panzytopenie ist typisch für die viszerale Leishmaniasis.

In einer epidemiologischen Studie an Reisenden mit Fieber nach Tropenaufenthalt hatten 4 % ein mononukleoseähnliches Krankheitsbild (Bottieau et al. 2006). Die wichtigsten Differenzialdiagnosen bei Fieber und **Lymphozytose** (> 40 % im Differenzialblutbild) und/oder atypischer Lymphozytenmorphologie sind neben infektiöser Mononukleose und Zytomegalie die Toxoplasmose und eine akute HIV-Infektion. Klinisch sind diese Krankheitsbilder nicht zu differenzieren. Bei Verdacht auf lymphotrope Virusinfekte kann eine Bestimmung des T4/T8-Status oder des Neopterins hilfreich sein.

Fieber und hohe **Eosinophilie** nach Süßwasserkontakt in Afrika und in einigen Gegenden Südostasiens und Südamerikas sprechen am ehesten für ein Katayama-Fieber, das akute Stadium einer Schistosomiasis, hervorgerufen durch die Körperwanderung der heranwachsenden Schistosomen. Es ist gekennzeichnet durch hohes Fieber, Eosinophilie, manchmal Schüttelfrost, Kopfschmerzen und Husten, weitere Symptome können Urtikaria, Ödeme, Arthralgien oder Diarrhöen sein. Das Katayama-Fieber wird nicht selten von Touristen importiert. Eine weitere wichtige Differenzialdiagnose ist eine akute Fascioliasis.

16.1.9 Untersuchungen auf nicht infektiöse Fieberursachen

Nicht infektiöse Fieberursachen sind Autoimmun- bzw. Kollagenkrankheiten, granulomatöse Erkrankungen, Neoplasien (solide Tumoren, Hämoblastosen, Lymphome), metabolische und endokrine Störungen, rezidivierende Lungenembolien u. a. (Haidar und Sing 2022) Bei entsprechender Anamnese ist auch an das familiäre Mittelmeerfieber zu denken (➢ Kap. 8.2).

LITERATUR

Bopp L, Kreuter A, von Stebut E, Fabri M. Virusbedingte Exantheme nach Fernreisen. Hautarzt 2022; 73: 462–74.

Bottieau E, Clerinx J, Van den Enden E et al. Infectious mononucleosis-like syndromes in febrile travelers returning from the tropics. J Travel Med 2006; 13: 191–7.

Bottieau E, Florence E, Clerinx J et al. Fever after a stay in the tropics: clinical spectrum and outcome in HIV-infected travelers and migrants. J Acquir Immune Defic Syndr 2008; 48(5): 547–52.

Brown AB, Miller C, Hamer DH et al. Travel-Related Diagnoses Among U.S. Nonmigrant Travelers or Migrants Presenting to U.S. GeoSentinel Sites – GeoSentinel Network, 2012–2021. MMWR Surveill Summ 2023; 72(7): 1–22.

Buss I, Genton B, D'Acremont V. Aetiology of fever in returning travellers and migrants: a systematic review and meta-analysis. J Travel Med 2020; 27(8): taaa207.

Camprubí-Ferrer D, Cobuccio L, Van Den Broucke S et al. Causes of fever in returning travelers: a European multicenter prospective cohort study. J Travel Med 2022; 29(2): taac002.

Fink D, Wani RS, Johnston V. Fever in the returning traveller. BMJ 2018; 360: j5773.

Grobusch MP, Weld L, Goorhuis A et al. Travel-related infections presenting in Europe: A 20-year analysis of EuroTravNet surveillance data. Lancet Reg Health Eur 2020; 1: 100001.

Haidar G, Singh N. Fever of Unknown Origin. N Engl J Med 2022; 386(5): 463–477.

Jensenius M, Han PV, Schlagenhauf P et al. Acute and potentially life-threatening tropical diseases in western travelers – a GeoSentinel multicenter study, 1996–2011. Am J Trop Med Hyg 2013; 88(2): 397–404.

Knoll RL, Dennebaum MS. Fieber bei pädiatrischen Reiserückkehrern. Monatsschr Kinderheilkd 2021; 169(5): 426–431.

Leder K, Torresi J, Libman MD et al. GeoSentinel surveillance of illness in returned travelers, 2007–2011. Ann Intern Med 2013; 158(6): 456–68.

Paquet D, Jung L, Trawinski H, Wendt S, Lübbert C. Fever in the Returning Traveler. Dtsch Arztebl Int 2022; 119(22): 400–407.

Petersen, E, Chen LH, Schlagenhauf P. Infectious Diseases – a Geographical Guide. Wiley-Blackwell, 2011.

Scaggs Huang FA, Schlaudecker E. Fever in the Returning Traveler. Infect Dis Clin North Am 2018; 32(1): 163–188.

Schunk M, Bretzel G, Löscher T. Importierte Viruskrankheiten. Dtsch Med Wochenschr 2008; 133(50): 2621–34.

Thwaites GE, Day NPJ. Approach to Fever in the Returning Traveler. N Engl J Med. 2017; 376(6): 548–560.

Stienlauf S, Streltsin B, Meltzer E et al. Chronic illnesses in travelers to developing countries, Travel Med Infect Dis 2014; 12(6 Pt B): 757–63.

Warner JC, Hatziioanou D, Osborne JC, Bailey DJ, Brooks TJG, Semper AE. Infections in travellers returning to the UK: a retrospective analysis (2015–2020). J Travel Med 2023; 30(2): taad003.

INTERNETQUELLEN

CDC (Outbreak List): www.cdc.gov/outbreaks/index.html.

CDC (Public Health Management of People with Suspected or Confirmed VHF or High-Risk Exposures): www.cdc.gov/viral-hemorrhagic-fevers/php/public-health-strategy/people-with-suspected-or-confirmed-vhf-or-high-risk.html.

Fever Travel (Practice Guidelines for Evaluation of Fever in returning Travelers or Migrants): www.fevertravel.ch.

ProMED (Strategic Alliance to Improve Global Early Warning Systems for Infectious Diseases): https://promedmail.org.

Public Health England (Imported Fever Service, IFS): www.gov.uk/guidance/imported-fever-service-ifs.

Public Health England (Viral haemorrhagic fever: ACDP algorithm and guidance on management of patients): www.gov.uk/government/publications/viral-haemorrhagic-fever-algorithm-and-guidance-on-management-of-patients.
Travel Health Pro (formerly the National Travel Health Network and Centre, NathNaC): https://travelhealthpro.org.uk.
UK Health Security Agency (Guidance: High consequence infectious diseases (HCID)): www.gov.uk/guidance/high-consequence-infectious-diseases-hcid.

16.2 Durchfallerkrankungen

Emil C. Reisinger, Micha Löbermann

16.2.1 Einleitung

Gastrointestinale Beschwerden sind neben Fieber und Hautveränderungen nach einer Reise die häufigsten Beschwerden, die zu einer weiterführenden medizinischen Abklärung führen. Akute Gastroenteritiden, die durch typische Erreger einer Reisediarrhö verursacht werden, treten wegen der kurzen Inkubationszeit meist bereits während einer Reise auf und sind oft bis zur Rückkehr abgeklungen.

Zur weiterführenden Diagnostik bei Patienten mit gastrointestinalen Beschwerden ist es sinnvoll, die Symptome zu charakterisieren. Wichtig sind dabei die Fragen nach der Medikamentenanamnese, nach dem zeitlichen Verlauf der Symptome in Bezug auf die Reise, den Begleitbeschwerden wie Fieber oder Schmerzen, der Stuhlkonsistenz, -frequenz, oder Umgebungserkrankungen.

Es ist sinnvoll, zwischen akuten unkomplizierten, akuten komplizierten und chronischen Verlaufsformen der Diarrhö zu unterschieden. Bei einer **akuten Diarrhö** bestehen definitionsgemäß täglich 3 oder mehr ungeformte Stühle, wobei täglich meist mehr als 250 Gramm Stuhl mit verminderter Konsistenz (flüssiger Stuhl, Wassergehalt > 75 %) ausgeschieden wird. Blut- und Schleimbeimengungen bei Diarrhö werden als Dysenterie bezeichnet und sind häufig Hinweis auf eine enteroinvasive Infektion. Dauern Symptome länger als 14 Tage an, besteht eine **persistierende Diarrhö.** Als Folgezustand nach einer akuten reiseassoziierten Diarrhö treten bei 5–10 % der Betroffenen postinfektiöse Reizdarmbeschwerden auf.

Ursachen für Durchfallsymptome sind meist **Bakterien, Viren, Protozoen,** daneben kommen auch nicht übertragbare oder toxische Ursachen in Betracht. Neben den klassischen Erregern der Reisediarrhö (*S.-aureus-/B.-cereus*-Toxine, enterotoxinbildende *E. coli*) können auf Reisen auch andere Enteritiserreger (Salmonellen, Shigellen, *Campylobacter,* Yersinien, Noro-, Rotavirus, EIEC, EHEC u. a.) Diarrhöen auslösen. Protozoen wie Amöben, Lamblien, Kryptosporidien oder *Cyclospora* sind in einzelnen Studien bei bis zu 6 % der untersuchten Reiserückkehrer mit Durchfallsymptomen nachweisbar, dabei sind Lamblien und Kryptosporidien die häufigsten Erreger.

Infektionen mit Helminthen sind kaum verantwortlich für Durchfallerkrankungen nach Reisen. Dagegen können Medikamente wie beispielsweise eine Malariaprophylaxe, Nahrungsmittelumstellungen oder Zeitverschiebung sowie Intoxikationen (Arsen, Quecksilber, Giftpilze) zu Durchfällen führen. Insbesondere bei länger anhaltenden Beschwerden müssen auch Folgen einer akuten infektiösen Gastroenteritis in Betracht gezogen werden wie etwa eine neu aufgetretene Laktoseintoleranz/-malabsorption, ein postinfektiöses Reizdarmsyndrom oder eine bakterielle Fehlbesiedlung des Dünndarms. Letztendlich kann durch eine akute infektiöse Diarrhö auch eine vorbestehende Grunderkrankung wie eine chronisch-entzündliche Darmerkrankung, eine Zöliakie oder eine gallensäureassoziierte Diarrhö demaskiert oder getriggert werden.

Ist der Expositionszeitpunkt eingrenzbar, kann die **Inkubationsdauer** einen Hinweis auf die mögliche Ursache geben (➤ Tab. 16.10).

Neben klassischen infektiösen und nicht infektiösen Ursachen einer Durchfallsymptomatik können zahlreiche weitere Infektionen Durchfälle als Begleitsymptome verursachen und dadurch gelegentlich die eigentlich notwendige Diagnostik verzögern (➤ Tab. 16.11).

16.2.2 Indikation für Diagnostik

Eine akute unkomplizierte Diarrhö ist meist selbstlimitierend und bedarf in der Regel keiner spezifischen Behandlung, daher ist in diesen Fällen keine spezifische Diagnostik notwendig. In der Regel ist eine weiterführende Abklärung sinnvoll, wenn sich ein kom-

Tab. 16.10 Anhaltspunkte für Inkubationszeiten bei reiseassoziierten Durchfallerkrankungen

Inkubationszeit < 6 Stunden	Inkubationszeit < 24 Stunden	Inkubationszeit < 2 Tage	Inkubationszeit > 7 Tage
Bacillus-cereus-Toxin	*Clostridium-botulinum*-Toxin (12–36 Stunden)	*Aeromonas* spp. (1–2 Tage)	Adenoviren (8–10 Tage)
Intoxikation (z. B. Schwermetalle)	*Clostridium-perfringens*-Toxin	*Campylobacter jejuni/coli* (2–5 Tage)	*Cryptosporidium parvum, Cyclospora cayetanensis, Isospora belli* (1–12 Tage)
Staphylococcus-aureus-Toxin	Enterotoxinbildende *E. coli* (ETEC)	*Clostridioides difficile* (variabel)	*Dientamoeba fragilis*
–	Norovirus (6–50 Stunden)	*Listeria* spp. (6 Stunden – 6Tage)	*Entamoeba histolytica* (bis Monate)
–	*Salmonella enteritidis* (6–72 Stunden)	*Plesiomonas* spp. (1–2 Tage)	*Escherichia coli* (EIEC, EHEC, EPEC, EAEC) (3–4 Tage, selten 2–10 Tage)
–	*Vibrio cholerae* (2 Stunden – 5 Tage)	Rotavirus (1–3 Tage)	*Giardia lamblia* (3–25 Tage und länger)
–	–	*Salmonella* Paratyphi (1–10 Stunden)	*Salmonella* Typhi (8–14 Tage)
–	–	Sapovirus	*Yersinia enterocolitica, Y. pseudotuberculosis* (3–10 Tage)
–	–	*Shigella sonnei, S. flexneri, S. boydii, S. dysenteriae* (12–96 Stunden)	–
–	–	*Vibrio cholerae* (Stunden – 5 Tage)	–

Tab. 16.11 Auswahl systemischer Erkrankungen, die mit Durchfallsymptomen einhergehen können

Erkrankungsursache	Anteil an Betroffenen mit Durchfall (%)
Viren	
Mpox	6
Chikungunya-Fieber	10–18
Dengue-Fieber	26–37
Ebola	66–96[1]
Hantavirus-Infektion	25–40
Hepatitis A, B, C, E	Selten
HIV (akute Infektion)	Gelegentlich
Influenza (saisonal)	8–22
Influenza (aviär)	70
MERS-CoV	26
SARS-CoV-1	20–25
SARS-CoV-2	bis 50
Zika	13
Bakterien	
Bakteriämie	20–40
Borrelia hermsii	19
Borreliose	2
Brucellen	6–16
Ehrlichia spp.	10
Francisella tularensis	40
Legionellen	30[2]
Leptospiren	38
Meningokokken	18[3]
Pneumokokkensepsis	8
Pneumonie (ambulant erworben)	6
Rickettsia rickettsii	30–45
Yersinia pestis	23–51
Protozoen	
Plasmodium falciparum	5–38
Pilze	
Candida-spp.-Bakteriämie	Selten
Andere Ursachen	
Antibiotika	5–25
Atovaquon/Proguanil (prophylaktisch)	4
Atovaquon/Proguanil (therapeutisch)	10–18

[1] Ab 2.–6. Tag nach Symptombeginn; [2] altersabhängig, bei > 65 Jahren unter 5 %; [3] bei invasivem Verlauf, Diarrhö ist Risikofaktor für schweren Verlauf

plizierter Verlauf (Fieber > 24 Stunden oder mind. 2 Fieberepisoden, Blut-, Schleimbeimengungen, Verlauf > 5 Tage) abzeichnet. In manchen klinischen Situationen ist es allerdings durchaus sinnvoll, eine Erregerdiagnostik anzustreben, vor allem bei Menschen mit Komorbidität/Immunsuppression, schweren klinischen Verläufen (Exsikkose, Hypotonie, Tenesmen) oder der Notwendigkeit einer Hospitalisierung. Ist der Diarrhö eine Antibiotikatherapie oder ein Krankenhausaufenthalt vorausgegangen, ist ebenfalls zumeist eine diagnostische Abklärung sinnvoll. Bei einer Erkrankungshäufung ist daneben aus epidemiologischen Gründen eine Erregerdiagnostik angezeigt.

Wenn eine **empirische antibiotische Therapie** in Erwägung gezogen wird, sollte im Vorfeld, soweit möglich, eine Erregerdiagnostik eingeleitet werden, da eine zunehmende Zahl von Antibiotikaresistenzen bei bakteriellen Erregern von reiseassoziierten Durchfällen beobachtet wird.

Praxistipp

Bei Diarrhö und Fieber immer auch an **Malaria** oder **Bakteriämie/Sepsis** als Ursache denken. Deshalb soll bei oder nach Aufenthalt in einem Risikogebiet sofort eine Malariadiagnostik erfolgen und möglichst auch eine Blutkulturdiagnostik durchgeführt werden.

16.2.3 Diagnostik

Die **allgemeine Laboruntersuchung** beinhaltet meist Differenzialblutbild, CRP, ggf. PCT, Elektrolyte, Retentionsparameter, Leberfunktionsparameter, Laktat und Glukose, zudem kann symptomorientiert eine weiterführende Labordiagnostik sinnvoll sein.

Zur **mikrobiologischen Diagnostik** kommen die in ➤ Tab. 16.12 beschriebenen Optionen in Betracht.

Eine **molekularbiologische Diagnostik zur Stuhluntersuchung** (➤ Kap. 12.4) ist in vielen Laboren verfügbar, die entstehenden Kosten limitieren die Anwendung kaum noch. Der Vorteil der molekularbiologischen Diagnostik liegt in der raschen Verfügbarkeit und – bei der Anwendung von Multiplex-PCR – im deutlich geringeren Arbeitsaufwand im mikrobiologischen Labor. Im Vergleich zur Anwendung einer molekularbiologischen Diagnostik aus prinzipiell sterilen Materialien (Liquor, Endokard o. Ä.) muss das Ergebnis bei einer Stuhldiagnostik in viel stärkerem Maß auf die klinische Relevanz der Erregernachweise geprüft werden. Im Stuhl können beispielsweise enteroaggregative *E. coli* (EAEC) oder enteropathogene *E. coli* (EPEC) molekularbiologisch einfach nachgewiesen werden, sind allerdings in der Regel apathogen. Auch kann sich bei molekularbiologischen Nachweisen bakterieller Erreger die Indikation für eine zusätzliche kulturelle Diagnostik ergeben, um Resistenztestungen durchzuführen, da der Anteil an Antibiotikaresistenzen bei Durchfallerregern weltweit zunimmt.

Das Risiko einer Besiedlung mit **multiresistenten Gram-negativen Erregern (MRGN)** im Darm ist insbesondere bei Reisen in Regionen mit hoher Prävalenz (indischer Subkontinent, Südostasien), Durchfallepisoden während der Reise oder einem vorangegangenen Einsatz von Antibiotika höher. Im Rahmen der mikrobiologischen Diagnostik können gelegentlich MRGN im Stuhl nachgewiesen werden. Nachdem es sich bei den nachgewiesenen MRGN in der Regel um eine Besiedlung handelt und nicht um den Auslöser der vorliegenden Diarrhö, ist eine Ursachenabklärung der Diarrhö wegen der therapeutischen Konsequenzen wichtig.

➤ Tab. 16.13 zeigt das diagnostische Vorgehen bei Durchfallerkrankungen nach Reisen.

Tab. 16.12 Diagnostische Möglichkeiten bei Diarrhö

Diagnostik	Nachweismöglichkeit (Auswahl)	Indikation, Erkrankungssituation
Blutkulturen	Bakterien, Pilze	Fieber, blutige/schleimige Diarrhö
Mikroskopische Stuhldiagnostik	Parasiten (Protozoen, Helminthen, Helmintheneier)	Persistierende Diarrhö, akute komplizierte Diarrhö, • Initial: Amöben • Bei Immunsuppression oder initial erfolgloser Diagnostik: *Giardia lamblia*, Kryptosporidien, *Cyclospora* spp., Mikrosporidien, *Isospora belli*, Helminthen
Kulturelle Stuhldiagnostik	Salmonellen, Shigellen, *Campylobacter*, ggf. *E. coli*	• Vor geplanter antibiotischer Therapie • Komplizierte akute Diarrhö; persistierende Diarrhö
Molekularbiologische Stuhldiagnostik (Real-Time-PCR, Multiplex-PCR)	• Vielzahl verschiedener Erreger (Multiplex-PCR) • Gezielte PCR-Diagnostik z. B. bei *Giardia lamblia*, *Clostridoides difficile*	Komplizierte akute Diarrhö, persistierende Diarrhö (Einsatz von Multiplex-PCR soll kritisch bewertet werden, irrelevante Ergebnisse möglich)
Antigennachweise im Stuhl	U. a. *Clostridioides difficile*, *Entamoeba histolytica*, *Giardia lamblia*	Bei entsprechendem Verdacht bzw. zum Nachweis von Pathogenitätsfaktoren
Serologie	U. a. Yersinien, *Campylobacter*, *Giardia lamblia*	Meist eine Indikation bei Diarrhö; *Giardia*-Serologie ab 2. Woche bei 90 % der Betroffenen positiv
Mykobakterien	Stuhl, Blut, Bioptate: kombinierte mikroskopische, kulturelle und molekularbiologische Diagnostik	Bei V. a. extrapulmonale Infektion mit Mykobakterien

Tab. 16.13 Diagnostisches Vorgehen bei Durchfallerkrankung nach Reisen

Keine spezifische Diagnostik	Unkomplizierte Diarrhö mit selbstlimitierendem Verlauf
Weiterführende Diagnostik bei Hinweisen für schweren Verlauf oder Begleiterkrankungen	• Blutige Diarrhö • Fieber > 24 Stunden • Sepsis • Verschlechterung der Nierenfunktion • Indikation für stationäre Aufnahme • Immunsuppression • Persistierende Diarrhö • Vor geplanter antibiotischer Therapie • Tätigkeit in Gemeinschaftseinrichtungen oder Lebensmittelverarbeitung • Erkrankungshäufungen
Diagnostik	**Allgemeine Labordiagnostik**
	Malariadiagnostik bei vorangegangenem Aufenthalt in Risikogebiet
	Blutkulturen
	Erregerdiagnostik im Stuhl (2–3 Stuhlproben) • Basisdiagnostik: *Campylobacter*, Salmonellen, Shigellen, pathogene Amöben • Diagnostik bei persistierenden Durchfällen (> 14 Tage): *Entamoeba histolytica*, *Giardia lamblia*, Yersinien
	Weitere Diagnostik: • EHEC (bei entsprechender Symptomatik/Labor) • Enterotoxinbildende/pathogene *E. coli* (ETC, EAEC, EIEC) • *Clostridioides difficile* (bei Antibiotika bis 3 Monate vorher) • *Isospora belli*, *Cyclospora* sp., *Dientamoeba fragilis*, Helminthen, Mikrosporidien, Mykobakterien, Yersinien (bei Immunsuppression und bei persistierenden Symptomen mit unauffälliger Initialdiagnostik) • Tropische Sprue (bei entsprechender Klinik, ➤ Kap. 8.1)
Bildgebende Diagnostik	• Zur Abklärung der Ursache einer infektiösen Durchfallerkrankung nicht geeignet • Entsprechend der klinischen Situation kann bei der differenzialdiagnostischen Abklärung oder zum Ausschluss von Komplikationen eine bildgebende Diagnostik notwendig sein (z. B. Sonografie, Röntgen-Übersicht, CT/MRT des Abdomens, Röntgen-Thorax)

In der Regel ist eine **akute Diarrhö** ohne Gefahrenzeichen selbstlimitierend. Eine Diagnostik ist vor allem bei anhaltendem Fieber, Blut-/Schleimbeimengung und einem Verlauf von > 5 Tagen oder bedeutenden Komorbiditäten des Patienten sinnvoll. Die mikrobiologische Basisdiagnostik beinhaltet *Campylobacter*, Salmonellen, Shigellen und pathogene Amöben. Bei persistierender Diarrhö ist eine erweiterte Diagnostik notwendig.
Bei **chronischen Verläufen oder ausgeprägtem Krankheitsbild** können bildgebende Verfahren (Sonografie, konventionelle Radiologie, CT/MRT) frühzeitig Hinweise auf einen komplizierten Verlauf wie Ileus, Blutung, Abszedierung oder Hohlorganperforation geben. Eine endoskopische Diagnostik ist in der Akutsituation meist nicht wegweisend, allerdings ist sie bei chronischen Beschwerden ein wichtiges diagnostisches Mittel.

Nach IfSG ist der Nachweis bestimmter Erreger meldepflichtig. Meist erfolgt eine Meldung durch das Labor (z. B. *Campylobacter* sp., Salmonellen, *Yersinia enterocolitica*, EHEC, andere darmpathogene *E. coli*, Shigellen, *Giardia lamblia*, *Cryptosporidium* sp., Rota- und Noroviren). Bereits der Verdacht von Typhus, Paratyphus, Poliomyelitis und Cholera sowie Erkrankungshäufungen sind ebenfalls meldepflichtig, verantwortlich für diese Meldung ist der behandelnde Arzt. Vergleichbare Meldepflichten gelten in Österreich und in der Schweiz.

16.2.4 Therapie

Meist ist eine **symptomatische Therapie** bei der akuten Diarrhö ausreichend. Im Vordergrund steht der orale Flüssigkeits- und Elektrolytausgleich. Gelegentlich ist eine begleitende antiemetische Therapie sinnvoll, welche die Notwendigkeit parenteraler Flüssigkeits- und Elektrolytsubstitution verringert. Eine analgetische/spasmolytische Therapie nach dem WHO-Stufenschema kann mit Paracetamol, Metamizol, Opioiden und Butylscopolamin durchgeführt werden (➤ Kap. 13.5).

Eine **empirische, systemisch wirksame antibiotische Therapie** ist bei unkomplizierter akuter Diarrhö nicht sinnvoll und kann gelegentlich zu einer Verlängerung der Symptome führen, denn es herrscht oft eine unklare Resistenzsituation und die Risiken der Nebenwirkungen sind oft höher als der Nutzen. Eine antimikrobielle Therapie ist bei Diarrhö mit Gefahrenzeichen wie langanhaltendem Fieber, blutiger Diarrhö, Diarrhödauer > 5 Tage, Risikopatienten oder schwerem klinischen Verlauf angezeigt. Im Fall einer empirischen Therapie kann neben Azithromycin als Erstlinientherapie der Reisediarrhö auch eine orale Therapie mit einem nicht resorbierbaren Antibiotikum (Rifaximin, Rifamycin) in der Frühphase einer bakteriellen Diarrhö überlegt werden. Die Möglichkeiten einer **Selbsttherapie** während der Reise werden ausführlich in ➤ Kap. 13.5 beschrieben.

Bei **Diarrhö mit Fieber und/oder Blutabgängen** oder bei **Patienten mit Risiko für Komplikationen** wird eine empirische Therapie mit Azithromycin (Erwachsene 1 × 500 mg p. o. für 3 Tage oder 1.000 mg p. o. einmalig) empfohlen, dabei soll die Resistenzsituation im Reiseland berücksichtigt werden. Rifaximin oder Rifamycin eignen sich nicht zur Behandlung der Ursachen einer akuten komplizierten Diarrhö. Bei dem Verdacht auf eine Infektion mit Amöben und schwerem Krankheitsverlauf kann bereits vor Vorliegen der Ergebnisse der mikrobiologischen Diagnostik eine empirische Therapie mit Metronidazol (Erwachsene: 3 × 10 mg/kg/Tag [max. 3 × 800 mg] i. v. oder p. o. über 10 Tage) und anschließender Zystenelimination mit Paromomycin begonnen werden (➤ Kap. 13.5).

Bei komplizierten oder chronischen Verläufen ist eine **spezifische Therapie** in Abhängigkeit von der Ursache notwendig, die gezielten Behandlungen sind in den einzelnen Kapiteln zu den Erregern dargestellt (➤ Kap. 2 bis ➤ Kap. 6).

LITERATUR

Adler AV, Ciccotti HR, Trivit, SJH, Watson RCJ, Riddle MS. What's new in travellers' diarrhoea: updates on epidemiology, diagnostics, treatment and long-term consequences. J Travel Med 2022; 29: taab099.

AWMF. S3-Leitlinie Definition, Pathophysiologie, Diagnostik und Therapie des Reizdarmsyndroms. 2021. AWMF-Registernummer 021-016. https://register.awmf.org/assets/guidelines/021-016l_S3_Definition-Pathophysiologie-Diagnostik-Therapie-Reizdarmsyndroms_2022-02.pdf.

Grobusch MP, Weld L, Goorhuis A et al. Travel-related infections presenting in Europe: A 20-year analysis of EuroTravNet surveillance data. Lancet Regional Health – Europe 2021; 1: 100001.

Kantele A, Lääveri T. Extended-spectrum beta-lactamase-producing strains among diarrhoeagenic Escherichia coli-prospective traveller study with literature review. J Travel Med 2022; 29. doi:10.1093/jtm/taab042.

López-Vélez R, Lebens M, Bundy L, Barriga J, Steffen R. Bacterial travellers' diarrhoea: A narrative review of literature published over the past 10 years. Travel Med Inf Dis 2022; 44: 102293.

Manthey CF, Epple H-J, Keller K-M, Lübbert C, Posovszky C, Ramharter M et al. S2k-Leitlinie Gastrointestinale Infektionen der Deutschen Gesellschaft für Gastroenterologie, Verdauungs-und Stoffwechselkrankheiten (DGVS). Zeitschrift für Gastroenterologie 2024; 62(07): 1090–149.

Piyaphane W, Stoney RJ, Asgeirsson H et al. Healthcare seeking during travel: an analysis by the GeoSentinel surveillance network of travel medicine providers. J Travel Med 2023; 30(3): taad002.

Sridhar S, Turbett SE, Harris JB, LaRocque RC. Antimicrobial-resistant bacteria in international travelers. Curr Opinion Inf Dis 2021, 34: 423–431.

Voor In 't Holt AF, Mourik K, Beishuizen B et al. Acquisition of multidrug-resistant Enterobacterales during international travel: a systematic review of clinical and microbiological characteristics and meta-analyses of risk factors. Antimicrob Resist Infect Control 2020; 9: 71.

INTERNETQUELLEN

CDC (Travelers' Diarrhea): www.nc.cdc.gov/travel/yellowbook/2024/preparing/travelers-diarrhea.

RKI (Reiseassoziierte Infektionskrankheiten): www.rki.de/DE/Themen/Infektionskrankheiten/Infektionskrankheiten-A-Z/R/Reiseassoziierte-Infektionskrankheiten/reiseassoziiert-node.html.

WHO (Diarrhoea): www.who.int/health-topics/diarrhoea#tab=tab_1.

16.3 Hepatobiliäre Erkrankungen

Thomas Weinke, Gerd-Dieter Burchard

16.3.1 Einleitung

Aus tropenmedizinischer Sicht sollte bei einer hepatobiliären Erkrankung während oder nach einem Tropenaufenthalt insbesondere an eine infektiöse Genese gedacht werden. Beim klinischen Vorgehen müssen entsprechend einer Stufendiagnostik epidemiologische Aspekte und die Exposition, der klinische Untersuchungsbefund sowie Labor- und bildgebende Untersuchungsergebnisse zusammengeführt werden (Anand und Garg 2015, Chan et al. 2012, Paquet et al. 2022).

16.3.2 Transaminasenerhöhung mit Fieber

Zahlreiche systemische Infektionen gehen mit einer Leberbeteiligung einher und müssen bei Rückkehrern aus den Tropen mit Fieber (oder subfebrilen Temperaturen) differenzialdiagnostisch bedacht werden (s. a. ➤ Kap. 16.1). Häufig tritt auch ein Ikterus auf (➤ Tab. 16.14).

Bei Patienten mit deutlicher Transaminasenerhöhung sind zunächst **Virushepatitiden** auszuschließen (Balogun et al. 2022), stets ist auch an eine Hepatitis E zu denken (Nicolini et al. 2020). Begleithepatitiden durch Infektionen mit z. B. Epstein-Barr- oder Zytomegalieviren treten weltweit auf und werden auch bei Reisenden häufig nachgewiesen (Bottieau et al. 2006). Auch Dengue-Fieber ist nicht selten die Ursache einer fieberhaften Hepatopathie und kann in Einzelfällen mit hepatitistypischen Transaminasen einhergehen, führt aber nur sehr selten zu einem akuten Leberversagen. Bei viralen hämorrhagischen Fiebern besteht häufig eine ausgeprägte Begleithepatitis. Gelbfieber, Rift-Tal-Fieber und das hantavirusbedingte hämorrhagische Fieber mit renalem Syndrom können schwerste ikterische oder anikterische Hepatitiden auslösen (van Leeuwen et al. 2022).

In den Tropen können **bakterielle Erkrankungen** häufiger mit Leberbeteiligung einhergehen, deshalb sind bei unklaren Transaminasenerhöhungen serologische Untersuchungen auf Leptospirose, Q-Fieber und Brucellose indiziert, seltener sind Rückfallfieber durch

Tab. 16.14 Differenzialdiagnose Ikterus

Art des Ikterus	Verdachtsdiagnose	Symptome/Labor
Jeder Ikterus	Malaria	Fieber, evtl. Anämie
Prähepatischer Ikterus	Hämolytische Anämie	Indirektes Bilirubin leicht bis mäßig erhöht
	Hämolytisch-urämisches Syndrom	Hämolytische Anämie, Nierenversagen, Thrombozytopenie
	Zieve-Syndrom	Alkoholanamnese
	Bartonellose	Nur in Andentälern
Hepatischer Ikterus	• Akute Virushepatitis (z. B. Hep A–E, CMV, EBV, HIV, HSV, Parvovirus B19) • Selten: VHF	Unspezifische Prodromi Stuhl hell, Urin dunkel, Leber leicht druckdolent, GPT > GOT
	Typhus abdominalis	• Kontinua, evtl. Verwirrtheit • Oft GPT/LDH-Ratio < 4 bei Typhus (> 5 bei Hepatitis A)
	Lues II	Auffallend hohe AP
	Miliartuberkulose	Allgemeinsymptomatik
	Brucellose	Febris undulans, Myalgien, generalisierte Lymphknotenschwellung
	Rickettsiosen	Evtl. Eschar
	Rückfallfieber	Rekurrierendes Fieber, Exanthem, Petechien, Epistaxis, neurologische Störungen
	Q-Fieber	Oft typische Anamnese: Tierkontakte
	Leptospirose	Fieber, Myalgien, meningeale Reizung, hohe Leukozytose, Kreatininanstieg, Hämorrhagien
	Kala-Azar	Fieber, Hepatosplenomegalie, Panzytopenie
	Toxocariasis	Eosinophilie, andere Manifestationen
	Pyelophlebitis	Appendizitis, Divertikulitis
	Leberzirrhose	Hepatomegalie, Hautzeichen, evtl. Aszites und Ödeme, evtl. Splenomegalie, evtl. Hämatemesis
	Toxische Hepatitis	Entsprechende Anamnese (auch an traditionelle Medizin und Pflanzengifte denken!)
	Autoimmunhepatitis	ANA und/oder SMA oder LKM1
	Stauungsleber	Halsvenenstauung, Ödeme, Tachykardie
	Veno-occlusive disease	Oberbauchschmerz, Hepatomegalie, Aszites, sonografisch Stauung der Lebervenen
Hepatischer Ikterus mit Cholestasezeichen	Arzneimittelschaden	Anamnese
	Primär biliäre Cholangitis	Antimitochondriale Antikörper
	Fitz-Hugh-Curtis-Syndrom	Frauen mit pelvic inflammatory disease
	Schwangerschaftscholestase	HELLP-Syndrom
Posthepatischer Ikterus	Biliäre Askariasis	*Ascaris*-Eier im Stuhl
	Leberegelbefall	Eier in Stuhl oder Duodenalsaft Eosinophilie
	Choledocholithiasis	Schmerzen im Oberbauch, Übelkeit, Erbrechen, Abwehrspannung
	Bakterielle Cholangitis	Rechtsseitiger Oberbauchschmerz, Fieber, Leukozytose
	Tumoren der Gallenwege, Pankreastumor	Allmählicher Ikterus, schmerzlos, Gewichtsabnahme, acholischer Stuhl
	Primär sklerosierende Cholangitis (PSC)	Sehr unterschiedlich, GGT und AP hoch

Borrelien. Bei der Leptospirose ist eine konjugierte Hyperbilirubinämie typisch. Insbesondere bei hoher AP ist an eine Lues II zu denken. Typhus kann mit leichten Transaminasenerhöhungen einhergehen, in etwa 30 % der Fälle auch mit einem leichten Ikterus (El-Newehi et al. 1996).

Eine verkäsende granulomatöse Leberbeteiligung bei einer **Tuberkulose** ist Zeichen für eine fortgeschrittene disseminierte Verlaufsform. Vergrößerte Lymphknoten im Bereich des Leberhilus können selten zu einem obstruktiven Ikterus führen. Insbesondere bei Migranten ist es differenzialdiagnostisch entscheidend, bei entsprechender Exposition an diese seltene Manifestation einer extrapulmonalen Tuberkulose zu denken. Differenzialdiagnostisch kommen ansonsten bei hepatischen Granulomen eine Vielzahl anderer infektiöser Erkrankungen infrage (➤ Tab. 16.15).

Selbstverständlich muss bei unklaren Transaminasenerhöhungen mit Fieber immer eine **Malaria** ausgeschlossen werden. Ein leichter Ikterus kann eine Folge der Hämolyse sein, leichte Transaminasenanstiege bis zum 10-Fachen des Normalwerts und Hyperbilirubin können aber auch Folge der direkten Leberschädigung durch die Malaria sein.

16.3.3 Leberfibrose

Bei einer Leberfibrose ist bei Immigranten an eine **hepatolienale Schistosomiasis** zu denken. Das typische sonografische Zeichen ist die periportale Fibrose (➤ Abb. 16.1).

Zeichen der **portalen Hypertension** lassen sich ebenfalls sonografisch gut erfassen (kongestive Dilatation der Vena portae, Darstellung porto-

Tab. 16.15 Ursachen hepatischer Granulome

Infektiöse Ursache	**Bakterien**	Brucellose, Listeriose, Tuberkulose, atypische Mykobakterien (MAI), Rickettsiosen, Tularämie, Q-Fieber, Lues, Lepra lepromatosa, Tularämie, Melioidose, Aktinomykose, Katzenkratzkrankheit
	Parasiten	Schistosomiasis, Toxoplasmose, Toxocariasis, Kapillariasis, Porozephalose
	Pilze	Kryptokokkose, Histoplasmose, Kokzidioidomykose, Blastomykose
Malignome	Morbus Hodgkin, Non-Hodgkin-Lymphome, Nierenzellkarzinom	
Medikamentös induziert	Allopurinol, Carbamazepin, Hydralazin, Nitrofurantoin, Phenytoin, Procainamid, Chinidin, Sulfonamide	
Sonstige	Sarkoidose, primär biliäre Zirrhose (PBC), Morbus Whipple, chronisch-entzündliche Darmerkrankungen, Fremdkörper (Talkum), Berylliose, Granulomatose mit Polyangiitis (Wegener-Granulomatose)	

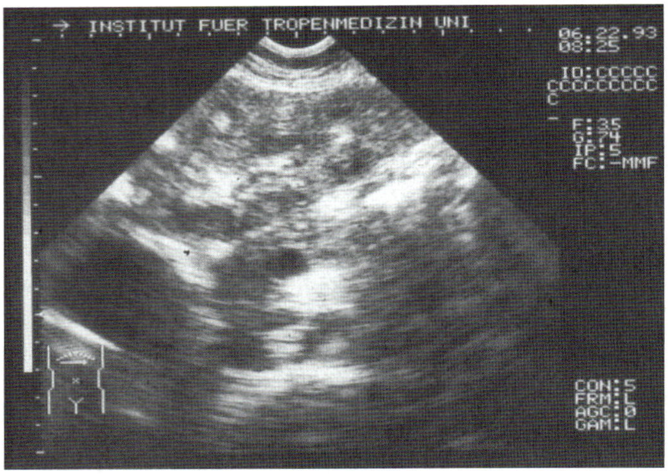

Abb. 16.1 Periportale Fibrose (Sonografie) [P1537]

systemischer Kollateralen, Splenomegalie). Im Gegensatz zu anderen fibrotischen Lebererkrankungen bleibt das Leberparenchym bei der Schistosomiasis weitgehend unbeteiligt. Bei *S.-japonicum*-Infektionen wurden ausgeprägtere Veränderungen des Leberparenchyms beschrieben, als typisch werden bandartige Strukturen angesehen, die der Leber ein fischschuppen- oder netzähnliches Aussehen verleihen. Entsprechende Veränderungen lassen sich auch computertomografisch nachweisen, typisch sind im CT feine Verkalkungen in der Leber (➤ Kap. 6.2.2).

Bei Aszites bei Migranten ist die **Peritonealtuberkulose** die wichtigste Differenzialdiagnose. Häufige Symptome der Peritoneal-TB sind abdominelle Schmerzen, Bauchumfangsvermehrung, Gewichtsverlust, subfebrile oder febrile Temperaturen, Nachtschweiß und bei ca. einem Fünftel der Patienten Diarrhö.

16.3.4 Intrahepatische Raumforderungen

Eine Reihe von Infektionen führen zu Raumforderungen in der Leber (➤ Tab. 16.16).

Bei Nachweis einer intrahepatischen Raumforderung bei Patienten mit Fieber ist von einem bakteriellen oder einem **Amöbenleberabszess** (ALA) auszugehen. Der ALA kann sich während einer bestehenden Amöbenkolitis oder zeitlich getrennt davon entwickeln, allerdings geht dem Abszess nur in 10–20 % der Fälle eine manifeste Kolitis voraus, die Anamnese einer kurz zurückliegenden Durchfallerkrankung wird also nur selten positiv beantwortet. Es kommt meist zu akutem Erkrankungsbeginn mit Fieber, Hepatomegalie und Schmerzen im rechten Oberbauch. Linksseitige Abszesse können differenzialdiagnostische Probleme bereiten, da sie auch mit retrosternalen oder präkordialen Schmerzen einhergehen können. Eine Beschleunigung der Blutsenkung, erhöhte Akute-Phase-Proteine und Leukozytose sind fast immer nachweisbar. **Pyogene Leberabszesse** treten häufiger multipel auf, gehen häufiger mit Ikterus, Sepsis oder Schock einher und verursachen seltener Schmerzen. Aufgrund der Pathogenese werden pyogene Abszesse eingeteilt in Abszesse biliärer Herkunft (Cholangitis bzw. biliäre Obstruktion), kryptogene Abszesse, durch hämatogene Streuungen via Pfortader oder Arteria hepatica bedingte Abszesse, Abszesse per continuitatem (Cholezystitis, subphrenischer oder perirenaler Abszess) und selten traumatische Abszesse (penetrierend, stumpf).

Bei Tropenrückkehrern muss insbesondere an Abszesse durch *Klebsiella pneumoniae* gedacht werden, da sich multiresistente hypervirulente *Klebsiella pneumoniae* (hvKP) in den letzten Jahren von Taiwan aus weltweit ausgebreitet haben und auch in den Tropen häufig vorkommen (Rossi et al. 2018). Bei Nachweis eines Leberabszesses

Tab. 16.16 Differenzialdiagnose hepatische Raumforderung

Zusätzliche Symptome	Verdachtsdiagnose	Symptome/Labor
Fieber	Amöbenleberabszess	Oberbauchschmerzen
	Bakterieller Leberabszess (z. B. Klebsiellen)	Oberbauchschmerzen
	Fasciola-hepatica-Infektion	Oberbauchschmerzen, Eosinophilie
	Melioidose	Oberbauchschmerzen, Herkunft aus Südostasien, meist viele kleine Abszesse (honeycomb pattern)
	Askariasis	Oberbauchschmerzen
Zeichen konsumierender Erkrankung	Hepatozelluläres Karzinom	Evtl. AFP erhöht
	Lebermetastasen	Tumorzeichen
	Alveoläre Echinokokkose	Unspezifische Symptome
	Aktinomykose	Entzündungszeichen
Ohne Nebensymptome	Zystische Echinokokkose	Evtl. Druck im Oberbauch
	Dysontogenetische Leberzysten	Asymptomatisch
	Kavernöses Hämangiom, Leberadenom, FNH	Evtl. unspezifische Symptome
	Tuberkulom	Evtl. unspezifische Symptome
	Syphilitisches Gumma	Evtl. unspezifische Symptome
	Pentastomiden	Evtl. unspezifische Symptome

nach Tropenaufenthalt muss daher zunächst an einen **Amöbenleberabszess und einen Klebsiellenabszess** gedacht werden. Daher wird die Therapie eingeleitet mit Metronidazol (wirksam gegen *Entamoeba histolytica,* aber auch gegen Anaerobier) und mit einem Breitbandantibiotikum (wirksam gegen hvKP) – erst wenn die Diagnose des ALA serologische bestätigt ist, kann auf das Breitbandantibiotikum verzichtet werden.

Insbesondere nach einer Südostasienreise ist bei vielen kleinen Leberabszessen (und oft gleichzeitigen Milzabszessen) auch an eine **Melioidose** zu denken (➤ Kap. 3.7).

Differenzialdiagnostisch muss bei Verdacht auf Leberabszess nach Tropenaufenthalt auch eine *Fasciola-hepatica*-Infektion bedacht werden. Im Rahmen des Invasionsstadiums einer **Fascioliasis** können verschiedene abszessähnliche, meist echoarme Raumforderungen sonografisch nachgewiesen werden (➤ Kap. 6.2.3). Dabei sind eine Eosinophilie und IgE-Vermehrung typisch. Auch die Abszessaspirate sind eosinophilenreich. Klinisch ist dieses akute Stadium gekennzeichnet durch Fieber, gastrointestinale Symptomatik, Leberschmerzen und urtikarielle Attacken, Ikterus mit Hepatomegalie und Aszites sowie pulmonale Infiltrate sind möglich. Eine Echinokokkose lässt sich im Allgemeinen problemlos aufgrund des fehlenden Fiebers und aufgrund der fehlenden Entzündungszeichen von einem Leberabszess abgrenzen.

16.3.5 Erkrankungen der Gallenwege

Bei Erkrankungen der Gallenwege, die nach einem Tropenaufenthalt mit Ikterus oder Cholangitis einhergehen, ist in seltenen Fällen an Leberegelinfektion (➤ Kap. 6.2.3) oder an eine Spulwurminfektion (➤ Kap. 6.4.4) zu denken. Die Diagnose der *Fasciola-hepatica*-Infektion erfolgt durch den Nachweis der Eier im Stuhl oder im Duodenalsaft, in einigen Fällen können die adulten Würmer auch in den bildgebenden Verfahren innerhalb der Gallenwege dargestellt werden. Bei Herkunft aus Südostasien muss an den chinesischen Leberegel *Clonorchis sinensis* und bei Herkunft aus Zentraleuropa und Nordasien auch an den Katzenleberegel *Opisthorchis* gedacht werden. Die Diagnose ergibt sich durch den Einachweis im Stuhl oder Gallensaft. Adulte Spulwürmer können aus dem Intestinaltrakt in die Gallenwege einwandern, auch sie sind häufig in den bildgebenden Verfahren darstellbar, ansonsten erfolgt die Diagnose durch den Einachweis im Stuhl.

16.3.6 Splenomegalie

Eine Milzvergrößerung ist ein häufiger Befund nach Tropenaufenthalt (Patel et al. 2017) und findet sich bei vielen Erkrankungen, die auch mit einer Hepatomegalie einhergehen. Die **Malaria** ist in Hochendemiegebieten die häufigste Ursache einer Splenomegalie. Während bei akuter Malariaerkrankung die Milz meist nur mäßig und vorübergehend vergrößert ist, kommt es nach vielfachen Infektionen und mit zunehmender Teilimmunität meist zu einer persistierenden Splenomegalie. Massive Milzvergrößerungen lassen vor allem an hyperreaktive Malaria-Splenomegalie (tropisches Splenomegaliesyndrom), viszerale Leishmaniasis, Hämoblastosen und maligne Lymphome denken. Eine Splenomegalie mit portaler Hypertension tritt bei Schistosomiasis, posthepatischer und alkoholischer Leberzirrhose, Budd-Chiari-Syndrom sowie zahlreichen weiteren chronischen Lebererkrankungen auf.

Singuläre oder multiple Milzabszesse sind in den Tropen häufig. Ursächlich sind zum Teil ubiquitäre Keime wie Streptokokken, Staphylokokken, Enterobakterien und Anaerobier als Folge septischer Absiedlungen, die durch Milzinfarkte (z. B. bei Patienten mit Sichelzellanämie oder tropischem Splenomegaliesyndrom) begünstigt werden. Mit regional unterschiedlicher Häufigkeit sind zudem Salmonelleninfektionen (*Salmonella* Typhi u. a.), Melioidose und disseminierte Tuberkulose (insb. bei HIV-infizierten Personen) bedeutsam.

Häufige Ursachen einer Splenomegalie bei fieberhaften Erkrankungen von aus tropischen Ländern zurückkehrenden Reisenden sind neben einer Malaria vor allem verschiedene ubiquitäre Virusinfektionen (infektiöse Mononukleose, Zytomegalie), Dengue-Fieber und andere Viruserkrankungen sowie akute Schistosomiasis und Typhus/Paratyphus. Seltenere Ursachen sind Rickettsiosen, viszerale Leishmaniasis, Leptospirose, Brucellose, Trypanosomiasis, Toxoplasmose (➤ Tab. 16.17).

Tab. 16.17 Differenzialdiagnose Splenomegalie

Art der Splenomegalie	Verdachtsdiagnose	Symptome/Labor
Mit Fieber[1]	Malaria	Evtl. Anämie, Organsymptome
	Kala-Azar	Panzytopenie
	Milzabszess	Schmerzen im linken Oberbauch
Mit Anämie	Thalassämien	–
	Sichelzellanämie[2]	Krisen
	Andere hämolytische Anämien	–
Mit Leberkrankheit	Hepatolienale Schistosomiasis	Wie bei Leberzirrhose
	Leberzirrhose	–
Mit Lymphknotenschwellungen	Maligne Lymphome	Evtl. B-Symptomatik
Mit Tumorzeichen	CML	Allgemeinsymptome
	Osteomyelofibrose	Knochenmark: Sicca-Punktion
Mit Gelenkschmerzen	Lupus erythematodes	Allgemeinsymptome, Arthralgien, Multiorganbeteiligung
Ohne Nebensymptome	Hyperreaktive Malariasyndrome	Evtl. unspezifische Symptome
	Echinokokkose	Evtl. unspezifische Symptome
	Pfortaderthrombose, Milzvenenthrombose	–

[1] Andere akute Infektionskrankheiten, die mit einer Splenomegalie einhergehen, sind Typhus abdominalis, akute bakterielle Endokarditis, CMV-Infektion, akute HIV-Infektion, Virushepatitis, Rickettsiosen, Ornithose, Schlafkrankheit; subakute Infektionskrankheiten mit Splenomegalie sind subakute bakterielle Endokarditis, Tuberkulose, Histoplasmose, Brucellose, Toxoplasmose, Lues II.
[2] Bei Sichelzellanämie im Verlauf andererseits auch eine Autosplenektomie möglich.

16.3.7 Pankreaserkrankungen

Bei einer akuten Pankreatitis nach Tropenaufenthalt ist zu bedenken, dass die Ursache selten darin liegen kann, dass ein adulter Spulwurm aus dem Darm in den Ductus wirsungianus gelangt ist (Hussein et al. 2020). Inwieweit es im Rahmen systemischer Infektionen zu einer Mitbeteiligung des Pankreas kommen kann, ist umstritten (Rawla et al. 2017). Echinokokkuszysten im Pankreas sind selten.

LITERATUR

Anand AC, Garg HK. Approach to clinical syndrome of jaundice and encephalopathy in tropics. J Clin Exp Hepatol 2015; 5(Suppl 1): S116–30.

Balogun O, Brown A, Angelo KM et al. Acute hepatitis A in international travellers: a GeoSentinel analysis, 2008–2020. J Travel Med 2022; 29(2): taac013.

Bottieau E, Clerinx J, Van den Enden E et al. Infectious mononucleosis-like syndromes in febrile travelers returning from the tropics. J Travel Med 2006; 13: 191–7.

Chan WW, Showler A, Boggild AK. Parasitic liver disease in travelers. Infect Dis Clin North Am 2012; 26(3): 755–80.

El-Newihi HM, Alamy ME, Reynolds TB. Salmonella hepatitis: analysis of 27 cases and comparison with acute viral hepatitis. Hepatology 1996; 24(3): 516–9.

Hussain T, Walizada K, Khan T, Khan R, Mushtaq Z. Ascaris Lumbricoides Infestation as an Unexpected Cause of Acute Pancreatitis. Cureus 2020; 12(12): e12103.

Nicolini LAP, Stoney RJ, Della Vecchia A et al. Travel-related hepatitis E: a two-decade GeoSentinel analysis. J Travel Med 2020; 27(7): taaa132.

Paquet D, Jung L, Trawinski H, Wendt S, Lübbert C. Fever in the Returning Traveler. Dtsch Arztebl Int 2022; 119(22): 400–407.

Patel PU, Sastry P, Jawad M. Splenomegaly in the returning traveller: a diagnostic workup, BMJ Case Rep 2017; 2017: bcr2016217523.

Rawla P, Bandaru SS, Vellipuram AR. Review of Infectious Etiology of Acute Pancreatitis. Gastroenterology Res 2017; 10(3): 153–158.

Rossi B, Gasperini ML, Leflon-Guibout V et al. Hypervirulent *Klebsiella pneumoniae* in cryptogenic liver abscesses, Paris, France. Emerg Infect Dis 2018; 24: 221–2.

van Leeuwen LPM, de Jong W, Doornekamp L, van Gorp ECM, Wismans PJ, Goeijenbier M. Exotic viral hepatitis: A review on epidemiology, pathogenesis, and treatment. J Hepatol 2022: S0168–8278(22)02930-0.

16

16.4 Kardiopulmonale Erkrankungen

Carlos Fritzsche, Emil C. Reisinger

16.4.1 Pulmonale Erkrankungen

Häufigkeit

Atemwegserkrankungen bzw. -symptome kommen häufig bei erkrankten Reiserückkehrern aus tropischen und subtropischen Gebieten vor. Die Prävalenz liegt bei 7–11 %, bei Reiserückkehrern mit Fieber liegt die Prävalenz von Atemwegsinfektionen sogar höher (14–24 %) (Jauréguiberry et al. 2011). Klinisch reicht das Spektrum von Infekten der oberen Atemwege mit Tonsillitis und Pharyngitis bis hin zu den unteren Atemwegen mit Pneumonie (Jauréguiberry et al. 2011, Gluckman 2008). Die Anamnese und klinische Untersuchung zeigen Symptome wie Fieber, Husten, Auswurf, Hämoptoe, Brustschmerzen, Gewichtsverlust und Nachtschweiß und geben entscheidende Hinweise zur differenzialdiagnostischen Abklärung. Röntgen und Untersuchung des Sputums auf Bakterien, säurefeste Stäbchen und Entzündungszellen sowie der Interferon-Release-Assay geben weitere diagnostische Hinweise.

Differenzialdiagnose der Pneumonien

Grundsätzlich ist bei Reiserückkehrern mit Pneumonie an die auch hier üblichen Erreger zu denken (Leder et al. 2003, Luna et al. 2007, Jain et al. 2015). Die klassischen Erreger der **typischen Pneumonie** sind auch hier Pneumokokken, *Haemophilus influenzae* und *Klebsiella pneumoniae.* Klinische Zeichen der typischen Pneumonie sind Fieber, teils eitriger Auswurf und Tachypnoe in Kombination mit feinblasigen Rasselgeräuschen bei der Auskultation, Leukozytose und deutlicher Erhöhung von CRP oder Procalcitonin.

Die Erreger der **atypischen oder interstitiellen Pneumonie** *(Legionella pneumophila, Mycoplasma pneumoniae, Chlamydia pneumoniae)* nahmen in den letzten Jahren an Häufigkeit zu. Klinisch imponieren mildes Fieber, geringer Husten und Auswurf, fehlende Rasselgeräusche, Allgemeinsymptome wie Kopf-, Muskel- und Gliederschmerzen, geringe Leukozytose und gering erhöhtes CRP.

Viren als Erreger von Atemwegserkrankungen bzw. Pneumonien bei Reiserückkehrern sind ebenso zu bedenken (Camps et al. 2008). So ist die **Influenza** in bis zu 5 % der Fälle die Ursache von Atemwegsinfektionen bei Reiserückkehrern (O'Brien 2001). Aber auch andere Viren wie das humane Metapneumovirus (hMPV) oder RSV und vor allem seit November 2019 das **SARS-CoV-2** sind zu beachten. Vor allem bei Menschen mit Risikofaktoren wie höheres Alter, kardiale Risikofaktoren oder Immunsuppression kann Sars-CoV-2 als Erreger von COVID-19 zu schwerwiegenden interstitiellen Pneumonien führen, die mit einer Krankenhausletalität von bis zu 15–20 % einhergehen. Neben der Pneumonie kann die COVID-19 Infektion auch zu einer massiven Lungenarterienembolie führen (Wiersinga et al. 2020).

Bei unklaren Pneumonien bei Reiserückkehrern ist immer an eine **Q-Fieber-Pneumonie** zu denken. Bei Herkunft aus Südostasien muss immer die – seltene – Möglichkeit einer **Melioidose** bedacht werden.

Insbesondere bei Migranten, aber auch bei Reisenden, ist bei unklarer pulmonaler Symptomatik immer die **Tuberkulose** zu berücksichtigen (➤ Kap. 3.17). Bei Gesundheitsmitarbeitern, die sich im Durchschnitt 6 Monate im Ausland aufhielten, liegt die Inzidenz der latenten Tuberkulose bei bis zu 4,3 % (Diefenbach-Elstob et al. 2021). Differenzialdiagnostisch zur Tuberkulose ist auch an Systemmykosen zu denken (➤ Kap. 4.4). Pilzinfektionen wie Histoplasmose, Kokzidioidomykose, Blastomykose, Kryptokokkose und Aspergillose können auch bei immungesunden Personen schwere Pneumonien mit Abszedierung, Kavernenbildung und dichten pneumonischen Infiltraten, die der Tuberkulose ähnlich sind, verursachen.

Atemwegserkrankungen im Rahmen von parasitären Erkrankungen

Bei Migranten aus endemischen Gebieten für *Wuchereria bancrofti* und *Brugia malayi* sollte bei Asthmasymptomatik oder bei Husten und einer ausgeprägten Eosinophilie an eine **tropische pulmonale Eosinophilie** gedacht werden. Gestützt wird die Diagnose durch die Eosinophilie, Filarien-Antikörper und den Nachweis von pulmonalen Infiltraten im Röntgenbild (➤ Kap. 6.6.3).

Einige **Helminthenlarven** (Hakenwürmer, *Ascaris lumbricoides, Strongyloides stercoralis,* Schistosomiasis) wandern während der Präpatenzzeit durch die Lunge und verursachen dort vorübergehende pulmonale Infiltrate mit Husten, Fieber, Luftnot und Hämoptoe. Im Rahmen einer Toxocariasis können pulmonale Symptome mit Husten, Bronchialspasmen und Infiltraten im Röntgenbild auftreten.

Die **Paragonimiasis** ist in ihren Verbreitungsgebieten eine häufige Ursache für Hämoptoe und muss bei Migranten bedacht werden, insbesondere bei Verdacht auf Tuberkulose, wenn die Untersuchungen auf säurefesten Stäbchen negativ ausfallen (Vijayan 2007) (➤ Kap. 6.2.5).

Bei chronischer **Chagas-Krankheit** (➤ Kap. 5.7) können selten pulmonale Manifestationen auftreten:

- Sekundär bei Megaösophagus: Aspirationspneumonien
- Lungenembolien sekundär bei Kardiomyopathie (bei etwa 75 % der Patienten)
- Direkt durch den Erreger: Megatrachea, Megabronchien und Bronchiektasen

Bei rezidivierender Aspirationspneumonie oder bei Symptomen wie bei Bronchiektasen muss daher bei Immigranten aus Lateinamerika auch an eine Chagas-Krankheit gedacht werden.

Auch wenn die **Malaria** typischerweise mit Fieber als dem häufigsten Symptom imponiert, können auch pulmonale Symptome auftreten. Diese reichen von Husten bis hin zu einem Lungenödem und ARDS bei der komplizierten Malaria tropica (Vijayan 2007).

Röntgen-Befunde

Die Ätiologie einer Pneumonie (➤ Tab. 16.18) ist aus der Röntgen-Morphologie nur bedingt ableitbar. Die Lobärpneumonie ist zwar meist durch Pneumokokken bedingt, aber auch andere Erreger können das radiologische Bild einer typischen Lobärpneumonie verursachen. Umgekehrt sind bei durch Pneumokokken verursachten Pneumonien Röntgen-Befunde wie bei atypischer Pneumonie möglich wie bilaterale, retikuläre oder diffuse Verschattungen, die sich nicht an Lappengrenzen halten.

Insbesondere bei Immigranten sind im Einzelfall auch seltenere Ursachen einer Verschattung zu bedenken (➤ Tab. 16.19).

16.4.2 Kardiale Erkrankungen

Kardiovaskuläre Erkrankungen spielen bei Reiserückkehrern im Vergleich zu den Atemwegserkrankungen (➤ Kap. 16.4.1) eine eher untergeordnete Rolle (Freedman et al. 2006).

Als nicht infektiöse Ursache für eine mögliche kardiale Erkrankung im Sinne einer akuten Rechtsherzbelastung ist die **Lungenarterienembolie (LAE)** zu nennen, die im Rahmen von Immobilisation nach langen Reisen auftreten kann und typischerweise mit Dyspnoe

Tab. 16.18 Ätiologie der ambulant erworbenen Pneumonie in verschiedenen Ländern

	Thailand	Indien	USA	Chile	Malawi	Sambia
	n = 64 (Poovieng et al. 2022)	n = 225 (Para et al. 2018)	n = 2.488 (Jain et al. 2015)	n = 356 (Luchsinger et al. 2013)	n = 459 (Aston et al. 2009)	n = 327 (Ziko et al. 2022)
S. pneumoniae	6,3 %	30,5 %	5 %	21,1 %	21,4 %	1,8 %
H. influenzae	6,1 %	–	–	0,8 %	–	1,8 %
M. catarrhalis	–	–	–	1,7 %	–	4,5 %
Legionella	–	17,5 %	10 %	5,07 %	–	–
Mycoplasma	–	7,2 %		9,0 %	1,3 %	–
Chlamydophila pneumoniae	–	5,5 %		7,9 %	0,4	–
S. aureus	9,4 %	5,2 %	2 %	2,2 %	0,4 %	1,8 %
Klebsiella pneumoniae	15,6 %	4,8 %	–	–	–	12,2 %
Mycobacterium tuberculosis	–	4,8 %	–	–	23,0 %	18,8 %
Pseudomonas aeroguinosa	10,1 %	3,1 %	–	–	–	7,2 %
Influenza-Virus	–	15,4 %	–	7,6 %	8,8 %	–
hMPV	–	–	13 %	11,5 %	2,0 %	–
RSV	–	–		13,5	1,8 %	–
Parainfluenzavirus	–	–		–	3,7 %	–
Coronavirus	–	–		5,6 %	6,8 %	–
Adenovirus	–	–		0,8 %	7,7 %	–

Tab. 16.19 Röntgen-Morphologie wichtiger tropentypischer Infektionen

Melioidose	Noduläre Infiltrate in den Oberlappen, auch Kavernen (Abszesse), gelegentlich disseminiert in allen Lungenfeldern
Q-Fieber	Charakteristische Verdichtung eines ganzen Segments, diffuse interstitielle Infiltrate sind selten
Brucellose	Perihiläre knotige Infiltrate, Lungenabszesse und Pleuraergüsse wurden beschrieben
Aktinomykose	Basiliäre Konsolidierung, evtl. Abszessbildung mit Fisteln; Pleura- und Rippenbeteiligung möglich
Nokardiose	Ähnlich Tuberkulose
Nordamerikanische Blastomykose	Infiltrate, im Vergleich zu Histoplasmose weniger Verkalkungen und Kavernenbildung
Parakozidioidomykose	Infiltrate ähnlich Tuberkulose
Kokzidioidomykose	Infiltrate meist nodulär mit und ohne zartwandige Kavernenbildung, oft subpleural, charakteristische 0,3–3 cm große Rundherde (coin lesions), z. T. verkalkend; häufig hiläre Lymphknotenvergrößerung
Histoplasmose	Infiltrate und Vergrößerung der regionalen mediastinalen Lymphknoten; bei der chronischen Form mit Lungenbeteiligung bilateral apikal Kavernen, Infiltrate oder Fibrosen; umschriebene Rundherde schwierig gegenüber Tuberkulose oder Malignomen abzugrenzen

16

und thorakalen Schmerzen einhergeht. Im Rahmen einer COVID-19-Infektion kann ebenso eine LAE auftreten, typischerweise ohne vorausgegangene Beinvenenthrombose.

Infektiöse kardiale Erkrankungen nach Reisen sind vielfältig. Die Krankheitsbilder reichen von infektiösen Endokarditiden, Myokarditiden bis hin zu Perikarditiden.

Bei **infektiösen Endokarditiden** sind nach Reisen in tropische Gebiete neben den üblichen bakteriellen Erregern wie *Staphylococcus aureus,* vergrünenden Streptokokken und Enterokokken vor allem an Brucellen und Coxiellen zu denken. Selten sind auch Pilze wie z. B. *Histoplasma capsulatum* oder andere tropische Pilze ursächlich (➤ Kap. 4.4). Diagnostisch sind Blutkulturen, serologische Untersuchungen bei Q-Fieber, Brucellen und Pilzen sowie eine Echokardiografie (wenn möglich transösophageal) unerlässlich.

Myokarditiden und **Perikarditiden** sind häufig viraler Genese. Aber auch hier sind tropische bzw. parasitäre Erreger differenzialdiagnostisch, insbesondere nach einer Reise in tropische Gebiete, in Betracht zu ziehen. Als Ursache für Myokarditiden sind u. a. Helminthenerkrankungen wie die Schistosomiasis oder Zystizerkose zu nennen, Dengue-Virus-Infektionen oder Parasiten wie die *Toxoplasma gondii.* Nach Rückkehr aus Süd- oder Mittelamerika ist vor allem auch an eine Chagas-Erkrankung zu denken, die bis hin zu einer Kardiomyopathie führen kann.

Weitere Erreger bzw. Erkrankungen, die eine kardiale Erkrankung bzw. Mitbeteiligung verursachen können, sind u. a. die afrikanische Trypanosomiasis, *Entamoeba histolytica* oder die Trichinellose.

LITERATUR

Aston SJ, Ho A, Jary H et al. Etiology and risk factors for mortality in an adult community-acquired pneumonia cohort in Malawi. Am J Resp Crit Care Med 2019; 3: 359–369.

Camps M, Vilella A, Marcos MA et al. Incidence of respiratory viruses among travelers with a febrile syndrome returning from tropical and subtropical areas. J Med Virol 2008; 80(4): 711–5.

Diefenbach-Elstob TR, Alabdulkarim B, Deb-Rinker P et al. Risk of latent and active tuberculosis infection in travellers: a systematic review and meta-analysis. J Travel Med 2021; 28(1): taaa214.

Freedman DO, Weld LH, Kozarsky PE et al. Spectrum of disease and relation to place of exposure among ill returned travelers. N Engl J Med 2006; 354(2): 119–30.

Gluckman SJ. Acute respiratory infections in a recently arrived traveler to your part of the world. Chest 2008; 134(1): 163–71.

Jain S, Self WH, Wunderink RG et al. Community-acquired pneumonia requiring hospitalization among U.S. adults. N Engl J Med 2015; 373: 415–427.

Jauréguiberry S, Boutolleau D, Grandsire E et al. Clinical and microbiological evaluation of travel-associated respiratory tract infections in travelers returning from countries affected by pandemic A (H1N1) 2009 influenza. J Travel Med 2012; 19: 22–27.

Leder K, Sundararajan V, Weld L et al. Respiratory tract infections in travelers: a review of the GeoSentinel surveillance network. Clin Infect Dis 2003; 36(4): 399–406.

Luchsinger V, Zuiz M, Zunino E et al. Community-acquired pneumonia in Chile: the clinical relevance in the detection of viruses and atypical bacteria: Thorax 2013; 68: 1000–1006.

Luna LK, Panning M, Grywna K, Pfefferle S, Drosten C. Spectrum of viruses and atypical bacteria in intercontinental air travelers with symptoms of acute respiratory infection. J Infect Dis 2007; 195(5): 675–9.

Para RA, Fomda BA, Jan RA, Shah S, Koul PA. Microbial etiology in hospitalized North Indian adults with community-acquired pneumonia. Lung India 2018; 35: 108–15.

Poovieng J, Sakboonyarat B, Nasomsong W. Bacterial etiology and mortality rate in community-acquired pneumonia, healthcare-associated pneumonia and hospital-acquired pneumonia in Thai university hospital. Scientific Reports 2022; 12: 9004.

Vijayan VK. How to diagnose and manage common parasitic pneumonias. Curr Opin Pulm Med 2007; 13(3): 218–24.

Wiersinga WJ, Rhodes A, Cheng AC, Peacxock SJ, Prescott HC. Pathophysiology, transmission, diagnosis, and treatment of coronavirus diseases 2019 (COVID-19): a review. JAMA 2020; 324(8): 782–793.

Ziko LM, Hoffmann TW, Fwoloshi S et al. Aetiology and prognosis of community-acquired pneumonia at the adult university teaching hospital in Zambia. Plos One 2022; 17: e0271449.

16.5 Dermatosen

Marcellus Fischer

16.5.1 Bedeutung importierter Dermatosen

Nach Durchfallerkrankungen (➤ Kap. 16.2) und systemischen fieberhaften Erkrankungen (➤ Kap. 16.1) stehen in der Reisemedizin dermatologische Krankheitsbilder während oder nach einem vorausgegangenen Tropenaufenthalt an dritter Stelle der Häufigkeit. Eine zwischen 1996 und 2006 weltweit an 31 infektions- und tropenmedizinischen Kliniken durchgeführte Multicenter-Metaanalyse bei erkrankten Reiserückkehrern, die im Rahmen des GeoSentinel-Surveillance-Network erfasst wurde, bestätigte erneut die Bedeutung dermatologischer Erkrankungen in der Reisemedizin. Insgesamt wurden in dieser Studie bei 18 % (4.594 Patienten) der erkrankten Reiserückkehrer Hautkrankheiten diagnostiziert (Ledermann et al. 2008). ➤ Tab. 16.20 zeigt die Verteilung der häufigsten Diagnosen.

Das Auftreten von Hautkrankheiten wird durch eine Vielzahl unterschiedlicher Faktoren begünstigt. Oberflächliche bakterielle und

Tab. 16.20 Häufigkeit verschiedener Diagnosen bei 4.742 erkrankten Reiserückkehrern mit dermatologischen Erkrankungen (nach Ledermann et al. 2008)

Diagnose	Häufigkeit (%)
Kutane Larva migrans	9,8
Insektenstiche	8,2
Hautabszesse	7,7
Superinfizierte Insektenstiche	6,8
Allergische Reaktion	5,5
Exanthem unklarer Genese	5,5
Hundebisse	4,3
Oberflächliche Mykosen	4,0
Kutane Leishmaniasis	3,3

mykotische Infektionen können sich unter tropischen Klimabedingungen bei hoher Luftfeuchtigkeit und verstärkter Transpiration auch bei immunkompetenten Patienten und Nicht-Diabetikern bedeutend schneller und ausgeprägter entwickeln als unter gemäßigten Klimabedingungen. Auch ohne vorangegangenen Aufenthalt im tropischen Regenwald kann die Haut in den Tropen Zielorgan für eine Vielzahl von Wurm- bzw. Wurmlarven-Infektionen werden wie etwa die häufig von Reisenden erworbene kutane Larva migrans. Jeder auf den ersten Blick gepflegte Badestrand bietet hierfür vielfältige Infektionsmöglichkeiten.

Intensive UV-Bestrahlung ohne ausreichenden Sonnenschutz verursacht primär heftige Sonnenbrände, aber nachgeordnet auch komplexe Krankheitsbilder wie das Bild der polymorphen Lichtdermatose, der Mallorca-Akne oder der Lichturtikaria. Verstärkt werden diese Reaktionen möglicherweise zusätzlich durch eine Vielzahl photosensibilisierender Medikamente. Vorausgegangener Pflanzenkontakt (Wiesengräserdermatitis) oder beispielsweise auch der Gebrauch von parfümhaltigen Körperlotionen (Berloque-Dermatitis) können unter tropischen Lichtverhältnissen zu bizarr konfigurierten phototoxischen Hautreaktionen führen, deren klinische Zuordnung aufgrund des zeitlich verzögerten Auftretens nicht immer eindeutig ist. Ihre Diagnostik erfordert in der Regel in der tropendermatologischen Spezialdiagnostik ein detektivisches Vorgehen.

Insektenstiche, die für sich allein schon hartnäckig persistieren und erheblichen Juckreiz auslösen können, sind häufig Eintrittspforte für schwere bakterielle Infektionen, die klinisch Erysipele, Furunkel, Karbunkel, Phlegmone und Abszesse hervorrufen können. Ferner sind Insektenstiche die Voraussetzung für vektorübertragene Tropendermatosen wie z. B. die durch die Sandmücken (Phlebotomen) übertragene kutane Leishmaniasis, mit der sich Touristen sowohl auf einer Finca im Landesinneren von Mallorca als auch während einer Brasilienrundreise in einer Dschungellodge im tropischen Regenwald in Amazonien infizieren können.

Andere klassische **Tropendermatosen** werden dagegen in der Reisemedizin nach einem Kurzzeitaufenthalt in den Tropen nur in Ausnahmefällen beobachtet. Hierzu zählen u. a. die in Südamerika vorkommenden tiefen Mykosen wie z. B. die Parakokzidioidomykose oder die Lobomykose, schwerste meist in Afrika vorkommende bakterielle Mischinfektionen wie Noma oder fulminant verlaufende Dermatopyomyositiden, die Filariosen wie die Onchozerkose mit ihren vielfältigen Hauterscheinungen oder das Buruli-Ulkus und die Lepra. Diese Krankheitsbilder werden – wenn überhaupt – eher bei Migranten diagnostiziert. Daher sollten sich der erstbehandelnde Allgemeinmediziner oder der Hautarzt keinesfalls verunsichern lassen und keine unwahrscheinlichen Arbeitsdiagnosen mit Nachdruck verfolgen, nur weil sich der Patient kurzzeitig in einer bestimmten Region aufgehalten hat, in der diese seltenen Tropendermatosen dem Lehrbuch nach endemisch vorkommen. Auch eine in der Tropical Disease Unit im Toronto Hospital zwischen 1986 und 1991 durchgeführte Studie zeigte bei 600 Patienten, dass die meisten in den Tropen oder im Anschluss an einen Tropenaufenthalt aufgetretenen Dermatosen keine klassischen Tropenkrankheiten waren, sondern superinfizierte Insektenstiche, Pyodermien und Ekzemleiden, die unter tropischen Klimabedingungen exazerbierten.

16.5.2 Anamnese

Vieles lässt sich bereits bei der Erhebung der Anamnese näher eingrenzen. Neben dem Reiseland, der exakten Reiseroute und -dauer, den Reisebedingungen (Rucksackreise oder Unterkunft in einem Luxushotel) und den Aktivitäten während der Reise sind folgende Fragen von Bedeutung und helfen ggf. auch ohne umfangreiche mikrobiologische, parasitologische oder serologische Diagnostik die differenzialdiagnostischen Überlegungen einzugrenzen:

- Haben Sie bereits in Ihrem Leben an einer Hautkrankheit wie z. B. Milchschorf oder Neurodermitis (Syn. atopisches oder endogenes Ekzem) gelitten?
- Sind jemals bei Ihnen Hautveränderungen an den Händen und Füßen in Form von kleinen Bläschen (Dyshidrosis) aufgetreten (➤ Tab. 16.21)?
- Welche Hautkrankheiten sind bei Ihren Eltern, Geschwistern oder ihren Kindern bekannt?
- Leiden Sie an einer Rhinoconjunctivitis allergica oder an einem allergischen Asthma? Waren Sie bereits einmal in hautärztlicher Behandlung?
- Sind mit den Hautveränderungen zeitgleich oder zuvor Fieber und/oder Lymphknotenschwellungen aufgetreten?
- Welche Medikamente haben Sie im Urlaubsland eingenommen?
- Welche Behandlungsversuche wurden bereits durchgeführt?
- Wie schnell sind die Hautveränderungen aufgetreten?
- Haben andere Mitreisende ähnliche Hautveränderungen entwickelt?
- Sind bei Ihnen Hautallergien bekannt?

Die nachfolgend erläuterten Krankheitsbilder sollten bei Dermatosen, die sich in den Tropen oder nach einem Tropenaufenthalt entwickelt haben, immer in die differenzialdiagnostischen Überlegungen einbezogen werden. Zur Differenzialdiagnose Exanthem und Fieber bei Rückkehrern aus den Tropen wird auf ➤ Kap. 16.1 verwiesen.

16.5.3 Ekzemleiden

Ekzeme Unter tropischen Klimabedingungen können sich Ekzeme klinisch erstmals manifestieren oder deutlich verschlechtern. Triggerfaktoren für die akute Exazerbation einer Neurodermitis constitu-

Tab. 16.21 Differenzialdiagnosen von Hautveränderungen an den Füßen nach Tropenaufenthalt

Erkrankung	Ätiologie	Lokalisation	Klinisches Erscheinungsbild	Inkubationszeit	Diagnostik	Therapie
Larva migrans cutanea	Infektion mit Hakenwürmern von Hunden und Katzen: *Ancylostoma brasiliensis, Ancylostoma canium*	Zehenzwischenräume, Zehen, Fußrücken, Fußsohle	Erythematöse, gewundene, schnurartige Gänge über mehrere cm	Wenige Tage	Klinisches Bild, typische Anamnese: Barfußlaufen an Stränden in den Tropen und Subtropen	Thiabendazolhaltige Externa (5 %–15 %) in Kombination mit Triamcinolonacetonid 0,1 % in Eucerin ad aqua, ggf. systemische Therapie mit Ivermectin 200 µg/kg einmalig oder Albendazol 2 × 400 mg über 3 Tage
Tungiasis	Infektion mit *Tunga-penetrans*-Weibchen (Sandflöhe)	Zehenzwischenräume, unter den Zehennägeln, an den Fußkanten	Gerötete Papel mit verhorntem, ringartigem Randwall und kleiner zentraler Öffnung	Erste Beschwerden nach einigen Tagen, Dauer etwa 3–4 Wochen	Mikroskopische Untersuchung des exzidierten Materials	• Exzision oder Kürettage • Antiseptische Behandlung
Dyshidrosis	• Meist atopisches oder genuines Fußekzem • Cave: einseitiger Befall ist für eine dyshidrosiforme Tinea pedis verdächtig	Zehenkanten und Zehenrücken, laterale und mediale Fußkanten	• Initial reiskorngroße, wasserklare Bläschen, später z. T. nässende Erosionen mit plaqueförmiger Schuppung, Pusteln, Hyperkeratosen und Rhagaden • Starker Juckreiz	Anamnestisch oft atopische Diathese, über Jahre rezidivierende Verläufe	• Mykologische Diagnostik (Nativpräparat + Kultur) zum Ausschluss einer Tinea • Epikutantestung zum Ausschluss eines allergischen Kontaktekzems (Typ-IV-Sensibilisierung)	• Glukokortikoidhaltige Externa der Klasse III oder IV • Pflege mit harnstoffhaltigen Externa • Zusätzlich adstringierende Maßnahmen, Iontophorese
Tinea pedis	Dermatophyten wie z. B. *Trichopython rubrum, T. mentagrophytes*	Zehenzwischenräume, Fußsohlen, Fußkanten	Mazeration in den Zehenzwischenräumen, Schuppung, Rhagaden	• Tinea: Wochen • Erysipel als Komplikation: Entwicklung innerhalb von Stunden	• Nativpräparat (Schuppen mit Kalilauge 15–30 % aufweichen) • Kultur (Beobachtung über 6 Wochen)	Externe Antimykotika, zusätzlich Behandlung mit Gerbstoffbädern
Gram-negativer Fußinfekt	Gram-negative Erreger, Mischinfektion	Zehenzwischenräume	• Starke Mazeration • Beißender Geruch	Einige Tage, oft ist eine Tinea oder Dyshidrosis vorausgegangen	• Bakteriologischer Abstrich • Zur DD mykologische Diagnostik	Systemische Antibiotikagabe, extern Gerbstoffe, 0,5 % Pyoktanin-Lösung, Mulleinlagen in den Zehenzwischenräumen
Keratoma sulcatum	Corynebakterien	Ferse, Großzehenballen, Fußsohle	Bis 3 mm große Hornschichtdefekte, Hyperhidrosis, penetrantbeißender Geruch	Tage	Klinik, bakteriologischer Abstrich	Erythromycin 2 % in 50 % Isopropylalkohol über 3 Wochen, Gerbstoffe

tionalis, eines dyshidrosiformen Hand- und Fußekzems oder eines mikrobiellen Ekzems in den Tropen sind Schweiß, enganliegende Kleidung, hohe mechanische Beanspruchung der Haut und gleichzeitig bestehende körperliche und psychische Belastung.

Klinisch sind beim Erwachsenen mit einer **Neurodermitis constitutionalis** überwiegend Ellenbeugen, Kniekehlen, Hals, Dekolleté und intertriginöse Areale befallen. Aufgrund des quälenden Juckreizes sind die Hautveränderungen häufig exkoriiert und sekundär impetiginisiert. Die bakterielle Superinfektion wird überwiegend durch *Staphylococcus aureus* hervorgerufen. Ebenfalls wird unter den Ekzemleiden in den Tropen bei bestehender atopischer Diathese, die bereits anamnestisch auch ohne weiterführende allergologische Diagnostik allein mit den oben aufgeführten Fragen bei der Anamneseerhebung ermittelt werden kann, das Auftreten eines mikrobiellen (Syn. nummulären) Ekzems beobachtet. Die Ätiologie des **mikrobiellen Ekzems** ist bisher nicht vollständig geklärt und kann nur zum Teil mit kontaktallergischen Mechanismen gegenüber Bakterienantigenen erklärt werden. Klinisch ist das mikrobielle Ekzem durch starken Juckreiz und münzgroße nummuläre, scharf abgegrenzte, erythematöse Herde gekennzeichnet, die am Körperstamm und an den Streckseiten der Extremitäten auftreten. Differenzialdiagnostisch werden diese Herde oft einer **Tinea corporis** zugeordnet und entsprechend anbehandelt. Die Arbeitsdiagnose einer Tinea corporis sollte immer dann kritisch infrage gestellt werden, wenn die Herde zeitgleich z. B. symmetrisch an den Extremitäten auftreten und sich innerhalb von Stunden oder nur wenigen Tagen entwickelt haben. Ähnliches gilt für das dyshidrosiforme Hand- und Fußekzem. Sofern eine mykologische Diagnostik vor Ort nicht möglich ist, spricht auch hier das zeitgleiche symmetrische Auftreten an Händen und/oder Füßen gegen die dyshidrosiforme Variante einer Tinea manuum et pedum (➢ Tab. 16.20).

Für die **Erstbehandlung** während der Reise empfiehlt sich bei allen Ekzemleiden eine lokale Kombinationsbehandlung, bestehend aus einem mittelstarken Glukokortikosteroid der Wirkstoffklasse II oder III in Verbindung mit einem Antibiotikum oder Antiseptikum wie z. B. Sulmycin-Celestan Creme® oder InfectoCortiSept®. Bei der Auswahl einer geeigneten Trägersubstanz sollte auf die Anwendung von stark fettenden Externa wie Salben oder Fettsalben bei der Ekzembehandlung in den Tropen grundsätzlich verzichtet werden, die durch ihre abdeckende Wirkung (Okklusiveffekt) den Hautbefund eher verschlechtern und bakterielle Superinfektionen begünstigen. Differenzialdiagnostisch sollte zusätzlich bei allen therapierefraktären Ekzemen im Bereich des Körperstammes, des Gluteal- und Genitalbereichs sowie der Fingerzwischenräume immer auch an eine Skabies (Krätze) gedacht werden; typisch ist hier der nächtliche Juckreiz (➢ Kap. 7.3).

Käferdermatitis Hierbei handelt es sich um ein akutes toxisches Kontaktekzem (beetle dermatitis), hervorgerufen durch die stark hautreizenden Toxine Paederin oder Cantharidin in der Körperflüssigkeit verschiedener Käferarten, die vorwiegend der Gattung *Paederus* (Blasenkäfer) und der Familie der Ölkäfer (Meloidae) angehören. Die toxinhaltige Hämolymphe oder Coelomflüssigkeit wird nicht nur beim Zerdrücken freigesetzt, sondern kann von den Käfern bei Gefahr auch aktiv abgesondert werden, z. B. beim Anfassen oder beim Abwischen der Käfer auf der Haut. Klinisch manifestiert sich die Käferdermatitis mit Blasen und Erosionen, die an Brandverletzungen erinnern und zum Teil eine streifige oder spritzerartige Verteilung auf den betroffenen Hautarealen zeigen. In der Regel heilen die schmerzhaften Hautläsionen nach 7 bis 10 Tagen ab, persistierende Hyperpigmentierungen sind möglich. Komplikationen wie bakterielle Sekundärinfektion oder Einreiben in das Auge mit akuter periorbitaler Dermatitis und Keratokonjunktivitis (Nairobi eye) können eine antibiotische und/oder antientzündliche Therapie (topische Steroide) erfordern.

Dermatitisverursachende Käfer sind weltweit in den Tropen verbreitet, kommen jedoch auch in gemäßigten Zonen vor wie beispielsweise Ölkäfer in den USA oder die *Paederus*-Art *Lytta vesicatoria* (Spanische Fliege) in Südeuropa. In einigen tropischen Regionen kommt es in manchen Jahren zu einer massenhaften Vermehrung mit epidemischem Auftreten der Käferdermatitis.

Miliaria rubra (Syn. Dermatitis hidrotica, Lichen tropicus, Hitzepickel) gehört ebenfalls zu den im feuchtwarmen Klima durch enganliegende Kleidung hervorgerufenen Krankheitsbildern. Ursächlich liegt dieser Dermatose, die klinisch einem Arzneimittelexanthem ähnelt, eine Verlegung der ekkrinen Schweißdrüsenausführungsgänge in der Tiefe der Epidermis (Stratum spinosum) zugrunde. Innerhalb von Stunden entwickeln sich am Körperstamm und in den intertriginösen Hautarealen gerötete, stecknadelkopfgroße Papeln, die mit einem brennenden Juckreiz einhergehen und in den intertriginösen Räumen flächenartig konfluieren und sekundär impetiginisieren können. Liegt der Verschluss des Ausführungsgangs weiter oberhalb in der Hornschicht, treten nur wasserklare, stecknadelkopfgroße Bläschen auf, die nicht jucken und schnell platzen (Miliaria cristallina). Therapeutisch helfen alkoholhaltige Lotionen wie z. B. Lotio zinci spirituosa, ggf. bei Superinfektion die systemische Behandlung mit einem Breitspektrumantibiotikum.

16.5.4 Bakterielle Infektionen

Neben den Ekzemleiden spielen bakterielle Infektionen in der Reisemedizin eine Rolle.

Follikulitis Ostiofollikulitiden sind oberflächliche, epidermale Infektionen der Haarfollikel, die durch Staphylokokken verursacht werden. Klinisch zeigen sich weißgelbliche follikulär gebundene Pusteln am Gesäß und an den Unterschenkeln infolge einer vorausgegangenen Rasur der Beinbehaarung. Eine Sonderform stellt bei Männern die Follikulitis im Bartbereich dar (Folliculitis barbae). Therapeutisch hilft die mehrmalige tägliche topische Anwendung von desinfizierenden Cremes und alkoholhaltigen Lösungen, die kommerziell auch als Kombinationspräparate mit Chloramphenicol- oder Erythromycinzusätzen angeboten werden, alternativ auch 10 % Salicylspiritus oder bei hartnäckigen und therapierefraktären Verläufen der systemische Einsatz von Breitspektrumantibiotika gemäß Antibiogramm.

Furunkel Der Furunkel imponiert anfangs als kleines, schmerzhaftes, gerötetes Knötchen, das sich innerhalb von Stunden vergrößert, schließlich fluktuiert und meist spontan unter Abfluss von gelblich rahmigem Eiter aufbricht. Die regionalen Lymphknoten sind geschwollen, fakultativ kann Fieber auftreten. Bakterielle Exotoxine wie das von einigen *Staphylococcus-aureus*-Stämmen produzierte Panton-Valentine-Leukozidin (PVL-Bildner) begünstigen das frühzeitige Auftreten von Nekrosen. Neben einer chirurgischen Inzisionsbehandlung und Säuberung der Wunde wird eine Lokaltherapie mit Antiseptika oder topischen Antibiotika empfohlen. In Abhängigkeit von der Lokalisation, Immunkompetenz und Allgemeinsymptomatik des Patienten ist ggf. auch der frühzeitige Einsatz von Breitspektrumantibiotika notwendig.

Bei **Furunkeln im Gesichtsbereich** besteht immer das lebensbedrohliche Risiko einer Thrombose des Sinus cavernosus, daher ist in diesen Fällen eine parenterale Antibiotikatherapie unter stationären Bedingungen indiziert.

Differenzialdiagnostisch muss in den Tropen oder nach einem Tropenaufenthalt eine **Myiasis** abgegrenzt werden (➢ Kap. 7.1). Bei genauerer Untersuchung ist oft in der Tiefe der zentralen Atemöffnung der furunkuloiden Läsion das Hinterende der Larve sichtbar.

Eine weitere mögliche Differenzialdiagnose ist bei zentraler Nekrose der Läsion und entsprechender Reiseanamnese ein Eschar (Syn. tache noire, schwarzer Fleck). Bei diesem klinischen Erscheinungsbild handelt es sich um eine lokal begrenzte nekrotisierende Vaskulitis, die durch Rickettsien nach vorausgegangener Übertragung durch einen Zeckenbiss hervorgerufen wird. Das Vollbild eines **„fièvre boutonneuse" (Zeckenstichfieber)** mit Fieber, Exanthem und Lymphadenopathie muss dabei nicht immer bestehen (➤ Kap. 3.14). Bei vorausgegangenem Aufenthalt in einem Endemiegebiet ist weiterhin jeder nicht abheilende Furunkel verdächtig für das Vorliegen einer kutanen **Leishmaniasis** (➤ Kap. 5.5).

Impetigo contagiosa Bei der Impetigo contagiosa handelt es sich um ein hochakutes, hochkontagiöses, durch Streptokokken der Gruppe A oder *Staphylococcus aureus* hervorgerufenes Krankheitsbild auf der Haut, das sich in den Tropen innerhalb von 2 Tagen entwickeln und in Gruppen endemieartig auftreten kann. Initial zeigen sich Blasen auf gerötetem Grund, die rasch platzen und dann klinisch als nässende Erosionen imponieren, die mit honiggelben Krusten bedeckt sind (➤ Abb. 16.2). Die Läsionen können am gesamten Integument auftreten, wobei durch Kratzen und der damit verbundenen Autoinokulation der Erreger immer neue Herde hinzukommen, die z. T. großflächig konfluieren können. Neben der mikrobiologischen Diagnostik (Abstrich von Blaseninhalt bzw. aus dem Blasengrund, Nasenabstrich) wird empfohlen, den Antistreptolysin-Titer zu bestimmen.

Therapeutisch ist in der Regel eine **systemische antibiotische Behandlung** notwendig. Hierfür eignet sich z. B. Oxacillin-Natrium, bei Penicillinallergie Erythromycin. Zusätzlich empfiehlt es sich, die honiggelben Krusten vorsichtig durch fett-feuchte Umschläge mit antibiotikahaltigen Salbenpräparaten in Verbindung mit Chinosollösung abzuweichen. Wenn die Läsionen bereits über das erosive Stadium hinausgehen und klinisch als ausgestanzte Ulzerationen imponieren, werden sie als **Ecthymata** bezeichnet. Für dieses Erkrankungsbild sind immundefiziente Patienten nach vorausgegangenen Insektenstichreaktionen mit sekundärer Impetiginisierung in den Tropen besonders anfällig.

16.5.5 Mykosen

Mykosen der Haut und Schleimhäute gehören ebenfalls zu den häufig an der Haut diagnostizierten Infektionskrankheiten. Oft als harmlose, oberflächliche Erkrankung verkannt, können sie eine Vielzahl von hartnäckigen Gesundheitsproblemen verursachen und unbehandelt schwere Komplikationen wie Erysipele, Lymphangitiden und Lymphödeme hervorrufen. Jeder Urlaub auch in einer gepflegten Hotelanlage in den Tropen oder Subtropen bietet vielfältige Möglichkeiten, sich mit erregerhaltigem Material (Hautschuppen, Haare) in gemeinschaftlich genutzten Sportanlagen, Fitness- und Wellnessbereichen zu infizieren. Tierkontakte im Urlaubsland (Hunde, Katzen, Pferde) stellen überwiegend für Kinder eine weitere Infektionsquelle für Dermatomykosen dar. Unter den Dermatomykosen, die in der Reisemedizin beobachtet werden, sind die durch Fadenpilze (Dermatophyten) hervorgerufene Tinea pedis und die durch *Malassezia furfur* verursachte Pityriasis versicolor von besonderer klinischer Relevanz.

Pityriasis versicolor Es handelt sich um eine Mykose, die durch den lipophilen Hefepilz *Malassezia furfur* hervorgerufen wird und nur die obersten Hautschichten (Stratum corneum) betrifft. Die Erkrankung ist in allen tropischen und subtropischen Klimazonen hochendemisch. Ihr Aufkommen wird wie bei allen Mykosen u. a. durch Adipositas, Diabetes mellitus und Hyperthyreose, aber auch schon durch das Tragen von enganliegender, aus Kunstfasern bestehender Sport- und Badebekleidung begünstigt. Alle diese Faktoren, die zu einer vermehrten Schweißbildung führen, schaffen ein feuchtwarmes und mit Lipiden angereichertes Mikromilieu und somit ideale Lebensbedingungen für den Erreger.

Klinisch zeigt sich die Pityriasis versicolor an den talgdrüsenreichen oberen Körperpartien (Brust und Rücken) anfangs mit runden bis ovalen, scharf begrenzten und teilweise konfluierenden rötlich bräunlichen Flecken mit typischer kleieförmiger weißlicher (pityriasiformer) Schuppung. Von dort breitet sich die Infektion im Verlauf auf die seitlichen Rumpfpartien, den Schultergürtel und die Oberarme oft landkartenförmig konfiguriert aus (➤ Abb. 16.3). *M. furfur* ist zusätzlich ein potenter Inhibitor der Melaninsynthese.

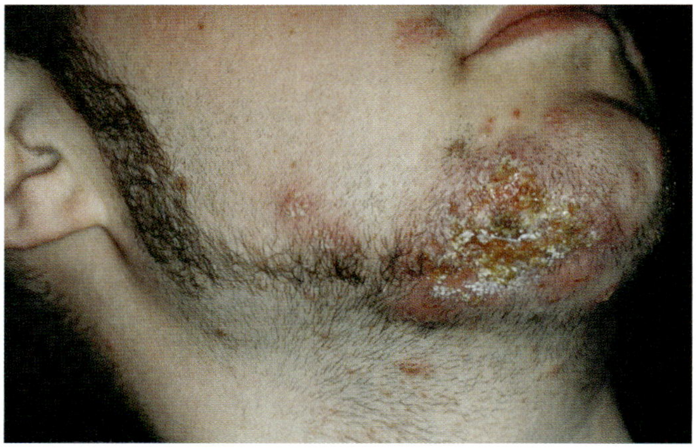

Abb. 16.2 Impetigo contagiosa: multiple, mit honiggelben Krusten bedeckte, nässende Infiltrate [P1544]

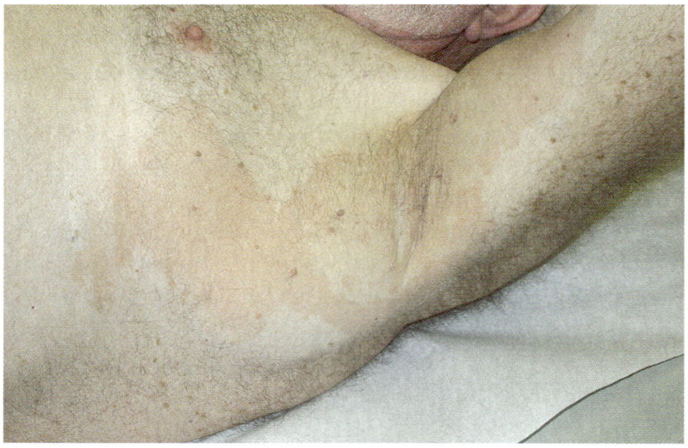

Abb. 16.3 Pityriasis versicolor: Brust, Rücken und Schulterbereich sind die klassischen Prädilektionsstellen der durch *Malassezia furfur* hervorgerufenen superfiziellen Mykose. [E730-004]

Daher erscheinen trotz Sonneneinstrahlung die Läsionen im Kontrast zur umgebenden gebräunten Haut weißlich und hypopigmentiert. Die Hautveränderungen verursachen bis auf einen geringen Juckreiz keine Beschwerden. Die Diagnostik stellt bei Tropenrückkehrern nach einem Kurzzeitaufenthalt in der Regel aufgrund des typischen klinischen Bildes keine Herausforderung dar.

Therapeutisch stehen zahlreiche Möglichkeiten von der Lokalbehandlung bis hin zur systemischen Therapie zur Verfügung. Für die **Lokalbehandlung** eignen sich zahlreiche antimykotische Externa wie z. B. Clotrimazol, Bifonazol, Ketoconazol und Econazol. Diese sind zum Teil auch als Shampoo oder Duschgel erhältlich. Prinzipiell sollte die Kopfhaut mitbehandelt werden. Sie ist ein Reservoir für *M. furfur*, von der Rezidive ausgehen können. Bei therapieresistenten oder sehr ausgedehnten Fällen kann alternativ (off-label) eine **systemische Therapie** mit z. B. Itraconazol (100 mg/Tag über 1–2 Wochen) erforderlich werden.

Tinea pedum Sie zählt zu den häufigsten Infektionskrankheiten des Menschen. Haupterreger ist *Trichophyton rubrum*. Prädisponierend für den Erwerb sind feuchtwarmes Klima und Hyperhidrose. Ideale Brutstätten in den Tropen sind nicht atmungsaktives Schuhwerk. Die Tinea pedum zeigt sich überwiegend zuerst in den Zehenzwischenräumen mit Rötung, Schuppung, Mazeration und Rhagaden. Besonders ist der 4. Zehenzwischenraum betroffen. Im weiteren Verlauf kann sich die Infektion auf die Fußsohlen, Fußkanten und den Fußrücken ausbreiten. An der Fußsohle und an den Fußkanten treten oft neben Rötung und Schuppung kleine, reiskorngroße, stark juckende Bläschen auf. Mögliche Differenzialdiagnosen sind ein dyshidrosiformes Fußekzem, eine Psoriasis plantaris oder ein Gram-negativer Fußinfekt. Das dyshidrosiforme Fußekzem bei Atopie und die Psoriasis pustulosa plantaris treten in der Regel zeitgleich an beiden Füßen auf (➤ Tab. 16.21). Ein beißend-penetranter Geruch kann differenzialdiagnostisch hinweisend auf einen Gram-negativen Fußinfekt oder auf ein Keratoma sulcatum sein, das durch Corynebakterien hervorgerufen wird.

Weiterhin sind selbst kleinste, durch die Pilzinfektion verursachte Mazerationen in den Zehenzwischenräumen ideale Eintrittspforten für Streptokokken, die innerhalb von Stunden zur Ausbildung eines Erysipels führen, das nicht nur bei Personen mit Diabetes lebensbedrohlich verlaufen kann. Bei der Behandlung der Tinea pedis ist in der Regel eine **Lokalbehandlung mit Antimykotika** in Cremeform (mit z. B. den Wirkstoffen Bifonazol, Clotrimazol, Terbinafin oder Ciclopiroxolamin) ausreichend, die adjuvant durch die Behandlung mit Gerbstoffbädern (z. B. Tannosynt®) ergänzt werden kann.

16.5.6 Parasitäre Erkrankungen

Bei nicht abheilenden Pyodermien muss differenzialdiagnostisch an eine **kutane Leishmaniasis** gedacht werden (➤ Kap. 5.5), auch hier hilft neben der notwendigen parasitologischen und mikrobiologischen Diagnostik die Anamnese weiter und erhärtet den Anfangsverdacht. Während sich Furunkel innerhalb von Stunden oder wenigen Tagen ausbilden, benötigt die Leishmaniasis dafür mehrere Wochen und ist in der Regel nicht schmerzhaft. Eine weitere, sehr häufig importierte Dermatose ist die **Larva migrans cutanea,** die klinisch durch ein serpiginöses Exanthem gekennzeichnet ist (➤ Kap. 6.5).

Bei Urtikaria mit Fieber und Eosinophilie muss an die Möglichkeit eines **Katayama-Syndroms** gedacht werden (➤ Kap. 6.2).

LITERATUR

Ansart S, Perez L, Jaureguiberry S, Danis M, Bricaire F, Caumes E. Spectrum of Dermatoses in 165 Travelers returning from the tropics with skin diseases. Am J Trop Med Hyg 2007; 76(1): 184–186.

Faber WR, Hay RJ, Naafs. Imported skin diseases. Elsevier, 2006.

Fischer M. Rickettsioses: Cutaneous findings frequently lead to diagnosis – a review. J Dtsch Dermatol Ges 2018; 16(12): 1459–1476.

Hellmich L. Exanthema after travel abroad. Hautarzt 2019; 70(11): 897–913.

Lederman ER, Weld LH, Elyazar IRF et al. Dermatologic conditions of the ill returned traveler: an analysis from GeoSentinel Surveillance Network. Int J Infect Dis 2008; 12: 593–602.

Monsel G, Caumes E. Recent developments in dermatological syndromes in returning travelers. Curr Opin Infect Dis 2008, 21: 495–499.

Rongisch R. Travel-associated infectious skin diseases. J Dtsch Dermatol Ges 2020; 18(7): 730–733. doi: 10.1111/ddg.14094. Epub 2020 Apr 28.

Schaller KF. Colour Atlas of Tropical Dermatology and Venerology. Berlin: Springer, 1994.

Schmeller W. Dermatosen aus drei Kontinenten – Bildatlas der vergleichenden Dermatologie. Stuttgart: Schattauer, 2004.

von Stebut E. Reisedermatosen. 5. A. Berlin, Heidelberg: Springer, 2015.

Wolfe MS. The Medical Clinics of North America. Travel Medicine. Vol 76 Nr. 6. Philadelphia: Saunders, 1992.

16.6 Erkrankungen des ZNS

Andrea Sylvia Winkler, Tamara M. Welte

16.6.1 Einleitung

Tropenneurologische und LMIC-assoziierte neurologische Erkrankungen und Krankheitsursachen haben in den letzten Jahren durch die wachsende Mobilität der Bevölkerung, aber auch durch den Klimawandel und die damit einhergehende Erderwärmung weltweit an Relevanz gewonnen. So sind z. B. Meningokokkenmeningitiden (➤ Kap. 3.4) durch die klimatischen Veränderungen und den sich weiter **ausdehnenden Meningitisgürtel Subsahara-Afrikas** in immer mehr Gebieten endemisch. Zu nennen ist hier außerdem die zunehmende Ausbreitung der Asiatischen Tigermücke in Europa als potenzieller Vektor für die Übertragung **neuer viraler tropischer Infektionen mit neurologischen Manifestationen** (z. B. Enzephalitis, Myelitis oder Neuropathien durch Zika-Virus, Chikungunya-Virus und Dengue-Virus; ➤ Kap. 2). (Maschke 2020, Ranawaka 2022)

Im Folgenden werden die wichtigsten importierten tropenneurologischen Erkrankungen genannt und eingeordnet. Für die häufigsten Erkrankungen werden relevante klinisch-neurologische Aspekte zusammengefasst. Am Ende des Kapitels findet sich eine tabellarische Übersicht über die verschiedenen Infektionserreger mit den wichtigsten therapeutischen Empfehlungen (➤ Tab. 16.22). Detaillierte Therapieempfehlungen sind den entsprechenden Kapiteln bzw. den entsprechenden aktuellen Leitlinien zu entnehmen.

> Bei allen neurologischen Symptomen und Zeichen im Kontext mit rezenter tropischer Reiseanamnese oder Migrationshintergrund müssen entsprechende ätiologische Besonderheiten, insbesondere infektiöser Natur, sowie prädisponierende Faktoren, z. B. Immunsuppression durch eine nicht oder unzureichend behandelte HIV-Erkrankung, Berücksichtigung finden.

16.6.2 Importierte tropenneurologische Erkrankungen

Parasitäre Infektionen

Siehe auch ➤ Tab. 16.22.

Als klassische importierte tropenneurologische Erkrankungen sind vor allem **parasitäre Infektionen** mit primärer oder sekundärer ZNS-Beteiligung zu nennen wie z. B. **Malaria** (➤ Kap. 5.2), **Toxoplasmose** (➤ Kap. 5.4) oder Wurmparasitosen (➤ Kap. 6). Letztere umfassen Nematoden (Fadenwürmer, z. B. Trichinellose, Toxocariasis, Angiostrongyliasis, Gnathostomiasis, Strongyloidiasis), Zestoden (Bandwürmer, z. B. **Neurozystizerkose, Echinokokkose**) und Trematoden (Saugwürmer, z. B. **Schistosomiasis,** Paragonimiasis). Relevant sind außerdem amöbenassoziierte Erkrankungen sowie die Trypanosomiasis (Schlafkrankheit, Chagas-Krankheit).

Zerebrale Malaria Wird meist durch Infektion mit *Plasmodium falciparum* (Malaria tropica, ➤ Kap. 5.2) verursacht, zeigt als führendes Symptom eine **Bewusstseinsstörung (diffuse Enzephalopathie)** sowie häufiger auch **epileptische Anfälle** – fokalneurologische Defizite sind selten. Eine Malaria-Retinopathie bestätigt eine zerebrale Verlaufsform. Ein rascher Therapiebeginn mit parenteralem Artesunat und eine intensivmedizinische Überwachung sind entscheidend für den Therapieerfolg (Albrecht-Schgoer et al. 2022). Neueste Empfehlungen zur Expositions- und Chemoprophylaxe der Malaria werden jährlich von der WHO, den CDC und der DTG veröffentlicht.

Zerebrale Toxoplasmose Manifestiert sich meist als **diffuse Enzephalitis** oder in Form von **multiplen Hirnabszessen,** seltener auch als akute Meningoenzephalitis oder Myelitis (➤ Kap. 5.4). Meist zeigt sich ein subakuter bis chronischer Verlauf mit Kopfschmerzen, Vigilanz-

16

Tab. 16.22 Parasitosen sowie ausgewählte bakterielle und virale Infektionen mit neurologischer Manifestation (adaptiert nach Platten und Winkler 2023) [E1440]

Erkrankung	Klinik	Diagnose	Therapie und Verlauf
Protozoen			
Zerebrale Malaria (meist *Plasmodium falciparum*) Vorkommen in Asien, Afrika, Mittlerer Osten, Zentral- und Südamerika; Übertragung durch *Anopheles*-Mücke (➤ Kap. 5.2)	Zerebrale Manifestationen spezifisch bei Malaria tropica (epileptische Anfälle, Koma)	Nachweis von Parasiten im Blutausstrich, Liquor und CT/MRI meist unauffällig	Mittel der Wahl ist parenterales Artesunat i. v. alle 12–24 Stunden und frühzeitiges Umstellen auf orale Medikation wie bei der unkomplizierten Malaria; Chinin i. v. nur mehr in Ausnahmefällen
Zerebrale Toxoplasmose *(Toxoplasma gondii)* Vorkommen weltweit; Übertragung durch rohes Fleisch, Katzenfäzes (➤ Kap. 5.4)	Meist subakute Enzephalitis durch Reaktivierung einer latenten Infektion bei abwehrgeschwächten Personen	Solitäre oder multiple ringförmig KM-aufnehmende Raumforderungen	Therapiebeginn bei Verdacht: Sulfadiazin (4–6 g/Tag) + Pyrimethamin (initial 200 mg, dann 75 mg/Tag) + Folinsäure (5–10 mg/Tag) für mind. 6 Wochen
Primäre Amöben-Meningoenzephalitis *(Naegleria fowleri)* Vorkommen weltweit; Übertragung durch freilebende Zysten/Trophozoiten in stehenden Gewässern (Visvesvara 2010) (➤ Kap. 5.9)	Akute, fulminante Meningitis 3–5 Tage nach Infektion mit rascher Bewusstseinstrübung	Liquor purulent, massive Pleozytose (vorwiegend polymorphkernige Granulozyten), mikroskopischer Nachweis beweglicher Amöben im Liquor-Nativpräparat	Keine gesicherte Therapie; Amphotericin B i. v. (evtl. liposomales Amphotericin B) (1,5 mg/kg/Tag für 2 Wochen) und i. th. (0,5 mg jeden 2. Tag), alternativ oder zusätzlich Miconazol i. v. (350 mg/m²/Tag) und i. th. (10 mg jeden 2. Tag)
Granulomatöse Amöben-Enzephalitis (*Acantamoeba*-Spezies, *Balamuthia mandrillaris*) Vorkommen weltweit; Übertragung durch freilebende Zysten/Trophozoiten in stehenden Gewässern (Visvesvara 2010) (➤ Kap. 5.9)	Subakuter bis chronischer Verlauf mit Kopfschmerzen, Bewusstseinstrübung, fokalen neurologischen Ausfällen und epileptischen Anfällen	• CT/MRT: meist multiple, nicht KM-aufnehmende intrazerebrale Raumforderungen • Liquor meist unergiebig ohne Erregernachweis • Diagnose durch Haut- oder Hirnbiopsie	Keine gesicherte Therapie; Pentamidine, Fluconazol, Flucytosin werden empfohlen
Sekundäre zerebrale Amöbiasis *(Entamoeba histolytica)* Vorkommen weltweit (v. a. Tropen), Übertragung durch Aufnahme von Zysten mit fäkal kontaminierter Nahrung (Campbell 1993) (➤ Kap. 5.8)	Meist asymptomatisch oder milde gastrointestinale Symptome (enterischer Verlauf), bei invasiver Form mit Leber- und Lungenabszessen in bis zu 10 % meist multiple Hirnabszesse, selten Meningitis	• CT/MRT: meist multiple Abszesse, v. a. frontal und in den Stammganglien • Liquor meist unergiebig • Serologie (ELISA, HA) • Nachweis von Leberabszessen (Sonografie, CT, evtl. Punktion)	Metronidazol 2 g/Tag für 2–4 Wochen, evtl. stereotaktische Aspiration solitärer raumfordernder Abszesse, Hirndrucksenkung mit Mannitol oder Dexamethason

Tab. 16.22 Parasitosen sowie ausgewählte bakterielle und virale Infektionen mit neurologischer Manifestation (adaptiert nach Platten und Winkler 2023) [E1440] (*Forts.*)

Erkrankung	Klinik	Diagnose	Therapie und Verlauf
Afrikanische Trypanosomiasis (Schlafkrankheit) (*Trypanosoma brucei gambiense* und *rhodesiense*) Vorkommen in Afrika südlich der Sahara; Übertragung durch Tse-Tse-Fliege (➤ Kap. 5.6)	Initial häufig asymptomatische Verlaufsform (1. Phase) (*T. b. gambiense:* Monate bis Jahre; *T. b. rhodesiense:* Wochen bis Monate), in der 2. Phase ZNS-Beteiligung mit Apathie, Somnolenz, verändertem Schlafmuster	• Parasitennachweis in Blut, Lymphknoten und Liquor • Serologie (ELISA) • EEG	• *T. b. gambiense:* – Fexinidazol oral ist Erstlinientherapie in Stadium I und nicht-schwerem Stadium II (Leukozytenzahl im Liquor < 100/μl) – Bei schwerem Stadium II (Leukozytenzahl im Liquor ≥ 100/μl): Nifurtimox-Eflornithin-Kombinationstherapie (NECT) – Für Patienten < 6 Jahren oder < 20 kg: Pentamidin i. m. (Stadium I) bzw. NECT (Stadium II mit Leukozytenzahl im Liquor > 5/μl und/oder Erregernachweis im Liquor) • *T. b. rhodesiense:* – Umgehende Therapieeinleitung dringend erforderlich! – Stadium I und II: Fexinidazol – Stadium II: Melarsoprol i. v. • Dosierungen siehe Guidelines der WHO (s. u. Internetquellen)
Amerikanische Trypanosomiasis (Chagas-Krankheit) (*Trypanosoma cruzi*) Vorkommen in Südamerika; Übertragung durch Fäzes von Raubwanzen (Barrett et al. 2011) (➤ Kap. 5.7)	Erythem an der Infektionsstelle (Chagom), chronische Verlaufsform mit gastrointestinalen Manifestationen (Megaösophagus, Megakolon, Kardiomyopathie), akute Verlaufsform mit systemischer Dissemination und Myokarditis, selten Meningoenzephalitis v. a. bei Kindern und abwehrgeschwächten Personen	• Parasitennachweis im Blut (evtl. Xenodiagnose) oder Liquor (PCR) • Serologie • CT/MRT häufig normal, selten multiple, ringförmig KM-aufnehmende zerebrale Läsionen	Benznidazol 5 mg/kg/Tag für 2 Monate, alternativ Nifurtimox 8–20 mg/kg/Tag p. o. für 3–4 Monate bei akuter und chronischer Verlaufsform
Nematoden (Fadenwürmer)			
Trichinellose (*Trichinella spiralis* und andere Spezies) Vorkommen weltweit; Übertragung durch rohes Fleisch (➤ Kap. 6.5.2)	Meist asymptomatisch, initial gastrointestinale Symptome (enterale Phase), abhängig von Erregerstamm und Zahl ingestierter Erreger systemische Dissemination (parenterale Phase) mit Myalgien, Petechien, Lungen- und Myokardbefall; Meningoenzephalitis in 10–24 % der Fälle	• Serologie (ELISA) • Liquor meist unergiebig • Bei Muskelbefall CK-Anstieg • CT/MRT: multiple, teilweise kalzifizierende, ringförmig KM-aufnehmende zerebrale Läsionen, häufig jedoch normal • Bei unergiebigen Befunden evtl. Muskelbiopsie	Albendazol 2 × 400 mg tgl. für 14 Tage (Alternative: Mebendazol)
Toxocariasis (*Toxocara canis*) Vorkommen weltweit; Übertragung durch Ingestion mit Wurmeiern kontaminierter Lebensmittel (Schurer et al. 2016) (➤ Kap. 6.5.6)	Meist asymptomatisch, bei hohen Inokulationsdosen viszerale und okuläre Verlaufsformen, selten ZNS-Befall in Form von eosinophiler Meningitis, Enzephalomyelitis oder Hirnabszessen	• CT/MRT: Marklagerläsionen • Serologie (ELISA)	• Albendazol 10 mg/kg/Tag für 5 Tage oder Mebendazol 20–25 mg/kg/Tag für 3 Wochen • Bei okulärer Beteiligung Steroide (Prednison) 1 mg/kg/Tag für 2–4 Wochen
Angiostrongyliasis (eosinophile Meningoenzephalitis) (*Angiostrongylus cantonensis*) Vorkommen in Südostasien, Neuguinea, pazifische Inseln, Australien; Übertragung durch Ingestion von Larven mit rohen Schnecken (➤ Kap. 6.5.3)	Häufig afebrile Meningitis mit Kopfschmerzen, Parästhesien, Hirnnervenausfällen	• Eosinophile Pleozytose im Liquor, selten direkter Erregernachweis • CT/MRT häufig normal	• Keine spezifische Therapie, ggf. symptomatische Behandlung mit Steroiden, meist Spontanremission • Bei schweren Verläufen Albendazol 800 mg/Tag für 3 Wochen oder Mebendazol 200 mg/Tag für 5 Tage

Tab. 16.22 Parasitosen sowie ausgewählte bakterielle und virale Infektionen mit neurologischer Manifestation (adaptiert nach Platten und Winkler 2023) [E1440] (*Forts.*)

Erkrankung	Klinik	Diagnose	Therapie und Verlauf
Gnathostomiasis (meist *Gnathostoma spinigerum*) Vorkommen weltweit (v. a. in Indien, China, Japan, Malaysia, Philippinen, Vietnam); Übertragung durch Ingestion von Larven mit rohem Fisch (➤ Kap. 6.5.7)	Kutane (Erytheme) und gastrointestinale Manifestationen; ZNS-Befall durch Penetration von Larven durch die Foramina intervertebralia, nachfolgend Radikulomyeloenzephalitis und subarachnoidale Blutungen mit typischem polyphasischem Verlauf	• In der zerebralen MRT häufig multiple Cluster von kleinen, rundlichen T2-hyperintensen Läsionen • Liquor häufig blutig oder xanthochrom mit eosinophiler Pleozytose • Biopsie subkutaner Läsionen • Serologische Tests bei den CDC in Atlanta, USA, verfügbar	• Resektion der Larven wird nicht empfohlen bei unklarer Evidenzlage zum Nutzen der Therapie • Empfohlen wird Albendazol (2 × 400 mg für 21 Tage) oder Ivermectin (200 µg/kg für 2 Tage) • Trotz erfolgreicher Therapie bleibende neurologische Defizite bei ca. 50 % der Patienten
Strongyloidiasis (*Strongyloides stercoralis*) Vorkommen weltweit; Übertragung durch Penetration der Zerkarien durch die Haut (➤ Kap. 6.4.6)	Meist chronischer Verlauf, häufig klinisch stumm oder mit gastrointestinalen Symptomen, selten Meningoenzephalitis (häufig mit bakterieller Begleitmeningitis) und Hirnabszesse im Rahmen einer systemischen Erregerdissemination bei abwehrgeschwächten Personen	• Nachweis von Zerkarien in Sputum, Urin, Stuhl, selten Liquor (Baermann-Test) • Serologie (ELISA) • CT/MRT: multiple zerebrale ringförmig KM-aufnehmende Läsionen	• Ivermectin (200 µg/kg) für 2 Tage bei unkomplizierter Infektion • Längere Regime bei Immunsuppression • Bei Hyperinfestation tägliche Therapie über mind. 2 Wochen sowie entsprechend den Ergebnissen der Stuhlbefunde • Therapiebeginn bei Verdacht: bei disseminierter Strongyloidiasis oder immunkompromittierten Patienten
Zestoden (Bandwürmer)			
Neurozystizerkose (*Taenia solium*) Vorkommen weltweit, endemisch in Lateinamerika, Zentral- und Südafrika, Asien, Portugal, Spanien und Osteuropa; Übertragung durch mit Wurmeiern kontaminierte Nahrung (➤ Kap. 6.3.3)	• Meist parenchymatöse, seltener ventrikuläre oder subarachnoidale Zysten mit Verschlusshydrozephalus • Häufigste klinische Manifestationen sind epileptische Anfälle und Kopfschmerzen	• CT/MRT: zystische intrakraniale Raumforderungen mit oder ohne Umgebungsreaktion (aktive Form) oder Verkalkungen (inaktive Form) • Serologie • Liquor bei parenchymatösen Läsionen unergiebig	• Bei parenchymatöser, inaktiver, symptomatischer Form: symptomatische Therapie (Neurozystizerkose Anfallssuppressiva) • Bei parenchymatöser, aktiver, symptomatischer Form: antiparasitäre Medikation immer zusammen mit Kortikosteroiden (!); Praziquantel 50 mg/kg/Tag oder Albendazol 15 mg/kg/Tag über 10–14 Tage, bei mehr als 2 Zysten Kombinationstherapie möglich (White et al. 2018); cave: Nebenwirkungsprofil bei Kombinationstherapie noch nicht ausreichend beschrieben; bei subarachnoidalen Formen: antiparasitäre und antiinflammatorische (Kortikosteroide) Therapie häufig länger und mit höheren Dosen nötig • Bei Verschlusshydrozephalus Shuntanlage, ggf. Zystenresektion/-aspiration • Bei subarachnoidalen Zysten mit Begleitarachnoiditis, Enzephalitis oder Ependymitis *keine* antiparasitäre Therapie, Steroide hochdosiert für > 4 Wochen
Echinokokkose (*Echinococcus granulosus*, selten *multilocularis*) Vorkommen weltweit, endemisch in Asien, Lateinamerika, Mittlerer Osten, Mittelmeerraum; Übertragung durch Aufnahme von Wurmeiern mit kontaminierter Nahrung (➤ Kap. 6.3.4)	In 2–5 % intrazerebrale Zysten mit Hirndrucksteigerung, fokalen neurologischen Ausfällen, epileptischen Anfällen	• CT/MRT: scharf begrenzte, meist solitäre, runde, zystische, liquorisodense Raumforderung (Durchmesser: mehrere Zentimeter) • Serologie • Eosinophilie, IgE-Erhöhung • Liquor unergiebig	• Vollständige operative Entfernung nach der Dowling-Methode mit hypertoner Kochsalzspülung (Du et al. 2021), bei Zystenruptur Gefahr der Aussaat und Anaphylaxie • Albendazol (10–15 mg/kg/Tag), alternativ Mebendazol (50 mg/kg/Tag) vor, während und nach der operativen Entfernung oder auch anstelle der operativen Therapie über Monate

16

Tab. 16.22 Parasitosen sowie ausgewählte bakterielle und virale Infektionen mit neurologischer Manifestation (adaptiert nach Platten und Winkler 2023) [E1440] (*Forts.*)

Erkrankung	Klinik	Diagnose	Therapie und Verlauf
Trematoden (Saugwürmer)			
Schistosomiasis (meist *Schistosoma mansoni* und *haematobium* und *japonicum*) Vorkommen in Afrika, Mittlerer Osten (*S. haematobium* und *mansoni*), Karibik, Südamerika *(S. mansoni),* China, Südostasien, Philippinen *(S. japonicum);* Übertragung durch Penetration der Zerkarien durch die Haut (➤ Kap. 6.2.2)	Initial Zerkariendermatitis, nachfolgend granulomatöse Entzündung von Darm, Leber und Blase, selten Befall von Hirn (2–5 %, S. *japonicum,* Meningoenzephalitis, Hirnabszesse) oder Rückenmark (*S. haematobium* und *mansoni,* transverse Myelitis, granulomatöse Entzündung von Konus und Kauda, Radikulitis)	• Eosinophilie • Nachweis von Wurmeiern in Urin und Stuhl • Serologie (ELISA) • CT/MRT: bei Hirnbefall multiple KM-aufnehmende Läsionen, bei Rückenmarkbefall diffuse KM-aufnehmende Konusauftreibung	• Therapiebeginn bei Verdacht: Praziquantel 40 mg/kg/Tag in 2 Einzeldosen für 1 Tag (*S. mansoni* und *haematobium*) bzw. 60 mg/kg/Tag in 3 Einzeldosen für 1 Tag *(S. japonicum),* evtl. in Kombination mit Steroiden (Prednison 60 mg/Tag oder Dexamethason 12–16 mg/Tag für 2 Wochen) • Bei Therapieversagen: Oxamniquin 20 mg/kg/Tag in 2 Einzeldosen für 1 Tag • Bei akuter Myelonkompression ggf. Laminektomie • Gute Prognose bei frühem Behandlungsbeginn
Paragonimiasis (meist *Paragonimus westermani*) Vorkommen in China, Korea, Japan, Taiwan, Philippinen, Südamerika, Afrika; Übertragung durch Aufnahme von Metazerkarien mit rohen Krabben und Krebsen (➤ Kap. 6.2.5)	Meist pulmonale Manifestation mit chronischer Verlaufsform (endemische Hämoptyse), in ca. 1 % Migration von Larven durch das Foramen magnum, nachfolgend Meningitis und zerebrale Abszesse mit epileptischen Anfällen, Kopfschmerzen, Sehstörungen	• CT/MRT: meist multiple zerebrale, traubenförmig KM-aufnehmende kalzifizierende Läsionen mit perifokalem Ödem • Liquor meist unergiebig • Nachweis von Wurmeiern in Sputum und Stuhl • Serologie (ELISA) • Ringschatten im Röntgen-Thorax	• Therapiebeginn bei Verdacht: Praziquantel 75 mg/Tag für 2–3 Tage, führt in 90–100 % zur Heilung • Alternative: Albendazol (10–15 mg/kg/Tag) für 2–4 Wochen • Unbehandelt hohe Letalität
Bakterien			
Neurosyphilis (Neurolues) (Spirochäte *Treponema pallidum*) Verbreitung v. a. Subsahara-Afrika und Südostasien, jedoch auch zunehmend wieder in China und Osteuropa; v. a. sexuelle Übertragung; neurologische Manifestationen sind in jedem Stadium nach Primärsyphilis möglich (➤ Kap. 3.12)	• Früh: Syphilitische Meningitis mit z. T. Hirnnervenläsionen, radikulären Ausfällen, meningovaskuläre Neurosyphilis: Endarteriitis mit zerebralen und spinalen Ischämien (cave: Endokarditis ausschließen!), Uveitis • Spät: Tabische (Tabes dorsalis), dorsale Radikuloganglionitis mit Reflexverlust, Pallanästhesie, Argyll-Robertson-Pupille, Miktionsstörung und einschießende Schmerzen (Beine, Abdomen) • Paralytische Neurosyphilis (Dementia paralytica), chronisch-progrediente Enzephalitis mit kognitiven Defiziten, Pupillenstörung, Zungentremor, epileptische Anfälle • Selten: Syphilitische Gummen (Granulome der Meningen an der Hirnkonvexität)	• Serologische Untersuchungen idem zur unkomplizierten Syphilis • Neurosyphilis wahrscheinlich bei zusätzlich Liquor mit gemischtzelliger/mononukleärer Pleozytose und erhöhtem Eiweiß und IgG, sicher bei Nachweis einer intrathekalen Ak-Produktion gegen *Treponema pallidum* (ITpA)	• Therapie der 1. Wahl: Penicillin G i. v. mit 4 × 6 Mio. IE/Tag über 14 Tage, alternativ Ceftriaxon (cave: Jarisch-Herxheimer-Reaktion); begleitend ggf. Anfallssuppressiva und neuropathisch wirksame Schmerzmittel • Beurteilung des Therapieerfolgs anhand der Liquorveränderungen (Kontrolle nach ca. 3–6 Monaten)
Zerebrale Tuberkulose (tuberkulöse Meningitis) (*Mycobacterium tuberculosis,* seltener *M. bovis, M. africanum*) Meist im Sekundärstadium der Tuberkulose als hämatogene Aussaat, v. a. bei HIV-infizierten Personen; Meldepflicht bei Krankheitsverdacht (➤ Kap. 3.17)	Ca. 3 % der Fälle, klinisch basale Meningitis (mit v. a. Hirnnervenausfällen, Begleitvaskulitis und Hydrozephalus), selten Tuberkulome oder Hirnabszesse	• Liquor: gemischte Pleozytose (< 1.000/µl), ggf. „Spinngewebsgerinnsel", Eiweiß und Lactat deutlich erhöht, Glukose im Verlauf erniedrigt • Cave: bei Immunsuppression teilweise unauffällig • Nachweis säurefester Stäbchen (Ziehl-Neelsen-Färbung) bzw. Erregernachweis mittels PCR	• Tuberkulostatische Kombinationstherapie (mind. 6 Monate, ➤ Kap. 3.17), adjuvant Vitamin B_6 (Polyneuropathie!), ggf. begleitend Kortikosteroide • Intensivmedizinische Therapie und ggf. Chirurgie (bei Hydrozephalus) • Letalität 20 %, in ca. 50 % bleibende Schäden • BCG-Impfung für Kinder in Ländern mit hoher Tuberkuloseinzidenz

16

Tab. 16.22 Parasitosen sowie ausgewählte bakterielle und virale Infektionen mit neurologischer Manifestation (adaptiert nach Platten und Winkler 2023) [E1440] (*Forts.*)

Erkrankung	Klinik	Diagnose	Therapie und Verlauf
Lepra *(Mycobacterium leprae)* Tröpfcheninfektion, Mensch einziges Reservoir, 95 % aller Neuerkrankungen in LMIC (v. a. Indien, Brasilien); lange Inkubationszeit (bis 30 Jahre)! (➤ Kap. 3.19)	• Betrifft stets periphere Nerven (Neuropathie), nie Gehirn oder Rückenmark • Typisch: Hautläsion + Sensibilitätsstörung/Anhidrose und verdickt tastbare Nerven • Frühform mit Ausheilung oder Übergang in tuberkuloide (bakterienarm, asymmetrisch) oder lepromatöse Lepra (bakterienreich, symmetrisch, destruktiv) bzw. Borderlineformen • Neurologisch im Verlauf auch Paresen (z. B. Krallenhand, Schwurhand, Fallhand, Fußheberparese, Fazialisparese, Erblindung)	• V. a. durch typische Klinik • Erregernachweis in (Schleim-)Haut, peripheren Nerven	• Effiziente Kombinationstherapie mit Rifampicin, Dapson, Clofazimin (Dauer 6–12 Monate) • Prophylaxe bei Kontaktpersonen: Rifampicin
Viren			
HTLV-1-assoziierte Myelopathie (tropische spastische Paraparese) (Humanes T-lymphotropes Virus, Retrovirus) Endemisch in Südwestjapan, karibische Inseln (inkl. Jamaika und Trinidad), Subsahara-Afrika (insb. Kamerun, Benin und Guinea-Bissau); Übertragung: transplazentar, Stillen, Bluttransfusion, Sexualkontakt (➤ Kap. 2.3)	• Spastische Paraparese • Andere HTLV-1-assoziierte Erkrankungen: adulte T-Zell-Leukämie, Uveitis, Dermatitis	Serologische Antikörper-Such und -Bestätigungstests, „positiv" bei Interaktion mit 2 oder mehr Genprodukt-Gruppen (gag, env, tax), ansonsten: „fraglich"	• Therapieversuch mit Anti-CCR4-monoklonalem-Antikörper Mogamulizumab möglich • Präventionsstrategien zur Vermeidung einer Übertragung durch Stillen, Blutkonserven und Geschlechtsverkehr • Vereinzelt Versuche mit antiretroviraler Therapie bzw. hochdosiert Kortikosteroiden
Poliomyelitis (Polioviren [Einzelstrang-RNA, Genus Enterovirus]) Mensch einziges Reservoir; Übertragung durch Schmierinfektion; Eradikation noch nicht erreicht, weiterhin endemisch in Afghanistan und Pakistan (www.polioeradication.org); Meldepflicht bereits bei Verdacht! Isolations-/Hygienemaßnahmen (➤ Kap. 2.13.1)	• Ca. 0,1–1 % akute schlaffe Lähmung (Morgenlähmung), v. a. Kleinkinder bis 5. Lebensjahr, jedoch auch nicht immune Erwachsene • > 90 % asymptomatisch, restliche meist abortive oder nicht paralytische Poliomyelitis, schwerer Verlauf mit höherem Manifestationsalter	• Virusnachweis mittels PCR • Kulturen, insbesondere Liquor; Stuhl/Rachenabstrich auch bei subklinischer Infektion positiv • Spinale MRT-Läsionen im Vorderhorn	Primärprophylaxe mittels Impfung: in poliofreien Ländern inaktivierte Poliovakzine (IPV), in LMIC weiterhin häufig orale attenuierte Lebendvakzine (OPV, einfache Handhabung, Stärkung der Herdenimmunität durch Ausscheidung der Impfviren)
Tollwut (Rabiesvirus [neurotropes RNA-Virus, Genus Lyssavirus]) Reservoir im Tierreich (Zoonose) primär Fledermäuse, Wirtstiere v. a. Hunde/Füchse; Übertragung durch Tierbisse, aber auch Kontakt mit kontaminiertem Material auf Schleimhäuten/nicht intakter Haut (➤ Kap. 2.16)	Nach teilweise langer Inkubationszeit Prodromalstadium mit nachfolgender enzephalitischer (typischer) oder paralytischer (atypischer) Verlaufsform, im weiteren Verlauf Koma, Letalität fast ausnahmslos 100 %	• Typische Klinik und Anamnese, RNA-Nachweis durch RT-PCR v. a. aus Speichel oder Rachensekret • Ak-Nachweis mittels EIA und Neutralisationstests, insb. im Liquor, sonstige Liquorbefunde meist unauffällig • Postmortale ZNS-Untersuchung mit Nachweis Virusantigen, histologisch Negri-Körperchen	Präexpositionelle bzw. postexpositionelle Immunisierung mittels unverzüglicher simultaner Aktiv- und Passivimpfung, in tropischen Ländern meist nicht verfügbar

Tab. 16.22 Parasitosen sowie ausgewählte bakterielle und virale Infektionen mit neurologischer Manifestation (adaptiert nach Platten und Winkler 2023) [E1440] (*Forts.*)

Erkrankung	Klinik	Diagnose	Therapie und Verlauf
Japanische Enzephalitis (*JE-Virus* [RNA-Virus, Verwandtschaft zu Flaviviren]) Reservoir v. a. Wasservögel und Schweine (Zoonose); Übertragung durch Stechmücken (v. a. der Gattung *Culex* und *Aedes*); Verbreitung von westpazifischen Inseln bis zur pakistanischen Ostgrenze und von Korea bis Neuguinea, assoziiert mit Reisanbau, Epidemien häufig nach Niederschlägen (➤ Kap. 2.8.7)	In Endemiegebieten v. a. Kleinkinder betroffen; 0,4–2 % der Erkrankten mit neurologischer Symptomatik; 2-wöchige Inkubationsphase mit grippeähnlicher Symptomatik, danach enzephalitisches Stadium u. a. mit epileptischen Anfällen, teilweise extrapyramidale Symptomatik	• Virusnachweis mit PCR aus Liquor/Blut (nur anfänglich möglich) • Bei Serologie cave: Kreuzreaktionen mit anderen Flaviviren	• Keine spezifische Behandlung, Sterblichkeit je nach intensivmedizinischen Möglichkeiten 5–60 %, bleibende neurologische Defizite und/oder Epilepsie bei ca. 50 % • Expositionsprophylaxe (Repellentien, Moskitonetze) • Primärprophylaxe mittels Impfung (in Europa inaktivierter Impfstoff)

Ak = Antikörper, CK = Kreatinkinase, CT = Computertomografie, EEG = Elektroenzephalografie, ELISA = Enzyme-linked Immunoabsorbent Assay, iTpA = intrathekal produzierte Antikörper, i. v. = intravenös, KM = Kontrastmittel, MRT = Magnetresonanztomografie, (RT) PCR = (reverse transcription) Polymerase Chain Reaction, RNA = Ribonukleinsäure, ZNS = Zentrales Nervensystem

minderung und Fieber über mehrere Wochen. Bei Hirnabszessen können entsprechend der Lokalisation fokalneurologische Defizite oder epileptische Anfälle auftreten. Eine Behandlung ist bei Patienten mit AIDS bereits bei entsprechendem Verdacht (Seropositivität, typische klinische und bildgebende Veränderungen) indiziert. **Differenzialdiagnosen**: Herpes-simplex-Enzephalitis, Pilzenzephalitis (z. B. Kryptokokkose [Kryptokokkom]), bakterieller Hirnabszess, Tuberkulose (Tuberkulom), Neurosyphilis (Gummen), progressive multifokale Leukenzephalopathie und Tumorerkrankungen (z. B. Lymphom, Metastasen). Zudem sind auch die septisch-embolische (Einschleppung von infektiösen Thromben bei Endokarditis) und die septisch-metastatische (meist im Rahmen einer bakteriellen Sepsis) Herdenzephalitis zu nennen. (Elsheikha Hany et al. 2020, Schlüter und Barragan 2019)

Neurozystizerkose Die Neurozystizerkose (➤ Kap. 6.3.3) ist eine der häufigsten Parasitosen des ZNS. Bei neuem Auftreten von **epileptischen Anfällen** und/oder **Kopfschmerzen** und vorherigem Aufenthalt in einem endemischen Gebiet muss eine Neurozystizerkose differenzialdiagnostisch berücksichtigt werden. Die zerebrale Bildgebung ist diagnostisch richtungsweisend. Die **parenchymatöse, aktive, symptomatische Neurozystizerkose** wird mittels antiparasitärer Medikation, einzeln oder in Kombination (bei mehr als 2 Zysten) und immer mit begleitenden Kortikosteroiden behandelt. Vorsicht ist bei der Kombination von antiparasitären Medikamenten geboten, da das Nebenwirkungsprofil noch nicht ausreichend bekannt ist. Bei der **parenchymatösen, inaktiven, symptomatischen Form** kommen je nach klinischem Erscheinungsbild symptomatische Therapeutika wie z. B. Anfallssuppressiva zum Einsatz. Bei ventrikulärer Neurozystizerkose werden häufig chirurgische Interventionen (Zystenexstirpation und/oder Shuntanlage) notwendig. Die subarachnoidal-zisternale Neurozystizerkose kann mit spinalen Läsionen und entsprechend einhergehenden neurologischen Symptomen und Zeichen vergesellschaftet sein und bedarf oft einer längerfristigen antiparasitären Therapie mit unterschiedlich hohen Dosen an Kortikosteroiden. Detaillierte Empfehlungen zur Therapie finden sich in den aktuellen WHO-Guidelines zum Management von Neurozystizerkose (Abraham et al. 2021) sowie in den Guidelines der Infectious Diseases Society of America (IDSA) und der American Society of Tropical Medicine and Hygiene (ASTMH). (White et al. 2018)

Zerebrale Echinokokkose Betrifft vor allem Kinder und präsentiert sich klinisch je nach Lokalisation der Zysten mit **Hirndrucksteigerung, fokalneurologischen** Defiziten oder **epileptischen Anfällen,** sehr selten auch mit spinaler Zystenbildung (➤ Kap. 6.3.4).

- Alveoläre Echinokokkose (*E. multilocularis,* Fuchsbandwurm): ZNS-Befall meist Folge eines lange bestehenden Leberbefalls
- Zystische Echinokokkose (*E. granulosus,* Hundebandwurm): primärer ZNS-Befall möglich

Die operative Entfernung der Zysten ist bislang die einzig kurative Therapie der zerebralen Echinokokkose, ist bei *E.-multilocularis*-Zysten aufgrund der fehlenden Wand und des invasiven Wachstums jedoch meist nicht komplett möglich. Eine medikamentöse Langzeitbehandlung ist bei inoperablen Zysten oder nach intraoperativer Zystenruptur (cave: anaphylaktische Reaktion und Zystenaussaat) indiziert. (Padayachy and Dattatraya 2018)

Schistosomiasis Die Schistosomiasis ist eine der häufigsten Wurmerkrankungen weltweit (➤ Kap. 6.2.2). Eine zentralnervöse Beteiligung ist jedoch selten und **häufig asymptomatisch.** Die verursachenden Erreger sind in ➤ Tab. 16.22 zu finden. Mögliche Manifestationen sind solitäre Granulome im unteren Rückenmark, seltener auch zerebral, sowie eine granulomatöse Enzephalitis. Selten kann es zu einer intrazerebralen Blutung kommen, die zu fokalneurologischen Defiziten und epileptischen Anfällen führen kann. Mit Praziquantel ist eine Heilung der zerebralen Schistosomiasis in den meisten Fällen möglich. (Carod Artal 2012)

Bakterielle/virale Infektionen

Siehe auch ➤ Tab. 16.22.

Im Rahmen importierter Erkrankungen durch Reiserückkehrer oder Migration müssen in der Differenzialdiagnose neurologischer Symptome auch **bakterielle und virale Infektionen** berücksichtigt werden, die in Europa seltener geworden sind (z. B. Syphilis und **Tuberkulose**) oder als eliminiert/ausgerottet gelten (z. B. Lepra, **Tollwut** oder **Polio**) (➤ Kap. 2, ➤ Kap. 3). Als wichtige virale tropische Erkrankung mit neurologischer Manifestation ist außerdem die durch das **Humane T-lymphotrope Virus (HTLV)-1/2 hervorgerufene Myelopathie** zu nennen (➤ Kap. 2.3).

Zerebrale Tuberkulose Tritt im Sekundärstadium der Tuberkulose (➤ Kap. 3.17), gehäuft bei HIV-infizierten Personen, auf und manifestiert sich meist subakut bis chronisch als tuberkulöse **basale Meningitis mit Hirnnervenausfällen, Arteriitis der großen Hirngefäße und Hydrozephalus,** teilweise auch mit neuropsychiatrischen Symptomen. Selten kommt es zur Bildung von Tuberkulomen oder Hirnabszessen mit entsprechender Klinik. Der Liquor kann bei immunsupprimierten Personen unauffällig sein, zeigt ansonsten häufig eine gemischte Pleozytose mit hohem Eiweiß und Lactat, die Gewinnung sollte vor Antibiotikatherapie erfolgen. **Differenzialdiagnosen**: u. a. Neurosyphilis, Meningitiden/Enzephalitiden anderer Genese (z. B. mykotische oder bakterielle Meningitis, virale Herdenzephalitis), Neuroborreliose, Sarkoidose. Aufgrund der hohen Letalität und Mortalität ist bereits bei entsprechendem Verdacht eine antibiotische Kombinationstherapie empfohlen. (Rock et al. 2008)

Tollwut Die Tollwut (➤ Kap. 2.16) wird durch das über Tierbisse übertragbare Rabiesvirus ausgelöst. Nach ein- bis zu mehrmonatiger Inkubationszeit kommt es zu einer Prodromalphase mit unspezifischen grippeartigen Symptomen oder Beschwerden an der meist schon verheilten Eintrittsstelle. Nachfolgend manifestiert sich die Erkrankung entweder klassisch **enzephalitisch** (Hyperaktivität, Spasmen, Aerophobie und Hydrophobie) oder **paralytisch** (Muskelschwäche der betroffenen Extremität, im weiteren Verlauf Tetraparese mit Sphinkterbeteiligung) mit nachfolgendem Koma. Der Verlauf ist fast immer tödlich. Eine wirksame Therapie existiert nicht. Wirksamsten Schutz bietet daher eine präexpositionelle Immunisierung mittels Aktivimpfung bzw. eine postexpositionelle Immunisierung mittels unverzüglicher simultaner Aktiv- und Passivimpfung, wobei diese in den Ländern des Globalen Südens häufig nicht zur Verfügung stehen. (Mahadevan et al. 2016)

Poliomyelitis Bei klinischer Manifestation zeigt die Poliomyelitis (➤ Kap. 2.13.1) typischerweise eine **akute schlaffe Lähmung bei erhaltener Sensibilität,** dies ist bei ca. 0,1–1 % der Infizierten der Fall. Bei ca. 50 % der Patienten bildet sich die Symptomatik nur unvollständig zurück. Bereits der Krankheitsverdacht ist in Deutschland meldepflichtig. **Differenzialdiagnosen**: u. a. akute schlaffe Myelitis (Murphy et al. 2021), Tollwut, FSME, Neuroborreliose und West-Nil-Fieber, bei der bulbären Verlaufsform v. a. die Diphtherie. Diagnostisch sollten umgehend Kulturen von Stuhlproben, Rachenabstrichen und Liquor angelegt werden, im Rahmen der Schnelldiagnostik kommt außerdem die PCR mit Sequenzierung zum Einsatz. Die Behandlung ist symptomatisch. Bis zur globalen Polioeradikation sollte auch in poliofreien Regionen eine Grundimmunisierung flächendeckend beibehalten werden.

Tropische spastische Paraparese (Humanes T-lymphotropes Virus (HTLV)-1 assoziierte Myelopathie) Verursacht eine Demyelinisierung der langen Bahnen im Rückenmark mit resultierender **spastischer Gangstörung, Parästhesien und Blasenstörung** (➤ Kap. 2.3). Wichtigste Differenzialdiagnose ist die Multiple Sklerose. Zusätzlich sollten eine spinale tumoröse oder infektiöse Raumforderung (Granulom, Abszess), eine funikuläre Myelose, eine hereditäre spastische Spinalparalyse sowie eine amyotrophe Lateralsklerose und ein parasagittales Meningeom ausgeschlossen werden. Eine wirksame Therapie oder eine Impfung existieren nicht. Wichtigste Maßnahmen umfassen Screenings von Blutspendern und Schwangeren (mit konsekutivem Verzicht auf Stillen bei infizierten Müttern zur Vermeidung einer Mutter-Kind-Übertragung) sowie geschützter Geschlechtsverkehr.

Enzephalitiden und Myelitiden Insgesamt weisen insbesondere Enzephalitiden und Myelitiden in tropischer Umgebung ein breites Spektrum infektiöser, viraler und nicht viraler Ursachen auf (➤ Kap. 11.14; Silva et al. 2017). In der Differenzialdiagnose viraler Enzephalitiden sind unter anderem die **Japanische Enzephalitis**, Nipah- und Hendra-Virus-Infektionen sowie viral-hämorrhagische Fieber wie Lassa-Fieber, Junin-Fieber, Hantavirus-Infektion, Machupo-Virus-Fieber, Ebola-Fieber und Marburg-Fieber zu nennen (➤ Kap. 2). Im Vordergrund steht die symptomatische Therapie, bei der Japanischen Enzephalitis existiert ein Impfstoff.

Ernährungs- und umweltbedingte Erkrankungen

Generell sind insbesondere bei Migrationsanamnese aus LMIC auch **Mangelerscheinungen** und **spezielle Umweltbelastungen** zu beachten (➤ Kap. 10.12).

LITERATUR

Abraham A, Carabin H, Bustos J, Garcia HH, Winkler AS (scientific review team) (2021). WHO Guidelines on management of Taenia solium neurocysticercosis. www.who.int/publications/i/item/9789240032231.

Albrecht-Schgoer K, Lackner P, Schmutzhard E, Baier G. Cerebral Malaria: Current Clinical and Immunological Aspects. Front Immunol 2022;13:863568.

Barrett MP, Vincent IM, Burchmore RJ, Kazibwe AJ, Matovu E. Drug resistance in human African trypanosomiasis. Future Microbiol 2011;6(9):1037–47.

Campbell S. Amebic brain abscess and meningoencephalis. Semin Neurol 1993;13(2):153–60.

Carod Artal FJ. Cerebral and spinal schistosomiasis. Curr Neurol Neurosci Rep 2012;12(6):666–74.

Du G, Li Y, Wu P, Wang X, Su R, Fan Y, Geng D. Diagnosis, treatment, and misdiagnosis analysis of 28 cases of central nervous system echinococcosis. Chin Neurosurg J 2021; 7: 30.

Elsheikha Hany M, Marra Christina M, Zhu X-Q. Epidemiology, Pathophysiology, Diagnosis, and Management of Cerebral Toxoplasmosis. Clinical Microbiology Reviews 2020;34(1):e00115–19.

Mahadevan A, Suja MS, Mani RS, Shankar SK. Perspectives in Diagnosis and Treatment of Rabies Viral Encephalitis: Insights from Pathogenesis. Neurotherapeutics 2016;13(3):477–92.

Maschke M. Diagnostik und Therapie neurologischer Reiseerkrankungen. DNP – Der Neurologe & Psychiater 2020;21(4):50-9.

Murphy OC, Messacar K, Benson L, Bove R, Carpenter JL, Crawford T, et al. Acute flaccid myelitis: cause, diagnosis, and management. The Lancet 2021;397(10271):334–46.

Padayachy LC, Dattatraya M. Hydatid disease (Echinococcus) of the central nervous system. Childs Nerv Syst 2018;34(10):1967–71.
Platten M, Winkler AS: Tropenkrankheiten (inkl. Parasitosen). In: Diener HD, Gerloff C, Dieterich M, Endres M. (Hrsg.): Therapie und Verlauf neurologischer Erkrankungen. 8. A, Stuttgart: Kohlhammer; 2023. pp. 641.
Ranawaka UK. Emerging tropical neurological infections. Clinical Medicine 2022;22(1):18.
Rock RB, Olin M, Baker CA, Molitor TW, Peterson PK. Central nervous system tuberculosis: pathogenesis and clinical aspects. Clin Microbiol Rev 2008;21(2):243–61, table of contents.
Schlüter D, Barragan A. Advances and Challenges in Understanding Cerebral Toxoplasmosis. Front Immunol 2019;10:242.
Schurer JM, Mosites E, Li C, Meschke S, Rabinowitz P. Community-based surveillance of zoonotic parasites in a ‚One Health' world: A systematic review. One Health 2016;2:166–74.
Silva GS, Richards GA, Baker T, Amin PR. Encephalitis and myelitis in tropical countries: Report from the Task Force on Tropical Diseases by the World Federation of Societies of Intensive and Critical Care Medicine. Journal of Critical Care 2017;42:355-9.
Visvesvara GS. Amebic meningoencephalitides and keratitis: challenges in diagnosis and treatment. Curr Opin Infect Dis 2010;23(6):590-4.
White AC, Jr., Coyle CM, Rajshekhar V, Singh G, Hauser WA, Mohanty A, et al. Diagnosis and Treatment of Neurocysticercosis: 2017 Clinical Practice Guidelines by the Infectious Diseases Society of America (IDSA) and the American Society of Tropical Medicine and Hygiene (ASTMH). Clinical Infectious Diseases 2018;66(8):e49-e75.

INTERNETQUELLEN

DTG (Empfehlungen): www.dtg.org/index.php/empfehlungen-und-leitlinien.html.
Polio Global Eradication Initiative: https://polioeradication.org.
WHO (Considerations for the use of anthelminthic therapy for the treatment of neurocysticercosis): www.who.int/publications/i/item/9789240068155.
WHO (Human African Trypanosomiasis [sleeping sickness]): www.who.int/health-topics/human-african-trypanosomiasis#tab=tab_3.

16.7 Vorgehen bei Verdacht auf Import hochpathogener Infektionserreger

Stefan Schmiedel, René Gottschalk

16.7.1 Einleitung

Hochpathogene Infektionserreger (HPI)[1] stellen die Öffentlichen Gesundheitsbehörden vor besondere Probleme: Bei jedem Fall, der in den letzten Jahrzehnten in Deutschland auftrat, waren die Gesundheitsbehörden in besonderer Weise involviert, da vielfältige Besonderheiten zu beachten sind, um das Risiko einer weiteren Ausbreitung zu minimieren.

Infektionserreger bewegen sich so schnell wie die Vektoren, die den Erreger transportieren. Im Fall von Infektionskrankheiten beim Menschen ist die Verbreitung per Schiff fast vollständig durch den Luftverkehr ersetzt worden. Heute ist eine weltweite schnelle Verbreitung durch Nonstop-Flüge und Verbindungen über wenige **„Point-of-Entry-Drehkreuze“** (zu denen u. a. auch der Flughafen Frankfurt gehört), an denen bis zu 50 % der Passagiere umsteigen, um an ihren endgültigen Bestimmungsort zu gelangen, leicht zu erreichen. Diese Drehkreuze sind somit Dreh- und Angelpunkte im internationalen Luftverkehr (Gottschalk 2024). Dennoch müssen auch **Fernbahnhöfe** und **Busbahnhöfe,** die grenzüberschreitenden Busverkehr abwickeln, ständig im Fokus der Gesundheitsbehörden liegen. Dies insbesondere deswegen, da es gerade bei den letztgenannten Verkehrsmitteln eine insgesamt höhere Wahrscheinlichkeit gibt, dass sie in der Zukunft als Eintrittsorte von Bedeutung sind. Als Eintrittsstellen für Infektionskrankheiten sind sie für das öffentliche Gesundheitswesen von besonderem Interesse. Mathematische Modelle zeigen, dass Reisebeschränkungen nur eine begrenzte Wirkung auf die Ausbreitung von Infektionskrankheiten haben. Um solche Maßnahmen zu entwickeln, ist es wichtig, die Übertragungsmuster von Infektionskrankheiten zu untersuchen und die Wirksamkeit früherer Maßnahmen der öffentlichen Gesundheitsbehörden zur Bekämpfung des verursachenden Erregers zu bewerten.

Insgesamt ist das Einschleppen hochpathogener Infektionserreger wie *Yersinia pestis* oder hämorrhagische Fieberviren (viral hemorrhagical fever, VHF) nach Deutschland sehr selten, aber letztlich nicht ganz auszuschließen.

Besonders hervorzuheben ist in dem Kontext der Einschleppung hochpathogener Infektionserreger der **Eigenschutz des Personals des Gesundheitssystems,** das mit den Betroffenen umgehen muss, da der Umgang mit Patienten sich in seinem gesamten Umfang als extrem herausfordernd darstellt (Kratz et al. 2019). Das Personal bedarf einer intensiven und beständigen Schulung, da Ansteckungen des Personals praktisch immer durch Fehler im Management und Unachtsamkeit mit den Patienten entstehen. Dies betrifft das Personal der öffentlichen Gesundheitsbehörden, die zumeist in Zusammenarbeit mit den Berufsfeuerwehren/Rettungsdiensten den Empfang und den Weitertransport der betreffenden Person zur definitiven Behandlungseinrichtung vornehmen, ebenso wie das Personal in den Behandlungseinrichtungen.

16.7.2 Risikoevaluierung begründeter Verdachtsfälle

Relevante hochpathogene Infektionserreger sind seuchenhygienisch besonders dann relevant, wenn ein Potenzial für eine Mensch-zu-Mensch-Übertragung besteht. Derzeit sind dies Erkrankungen wie die Pest und die hämorrhagischen Virusinfektionen durch Ebola-, Marburg-, Lassa-, Krim-Kongo- und lateinamerikanische Arenaviren, allerdings besteht insbesondere bei einigen Viren ein Potenzial für bisher noch unbekannte oder geringpathogene Erreger, die sich so verändern, dass sie als hochpathogen eingestuft werden müssen (z. B. als „emerging disease“ oder im Rahmen von Bioterrorismus).

Damit der Verdacht auf das Vorliegen einer Infektion mit einem importierten hochpathogenen Infektionserreger aufkommt, bedarf es einer erheblichen klinischen Wachsamkeit, denn gerade in der Frühphase solcher Erkrankungen bestehen oft keine oder nur mini-

[1] Die frühere Bezeichnung „hochinfektiöse Infektionskrankheiten“ wird hier zugunsten der Bezeichnung „hochpathogene Infektionserreger“ verlassen. Insbesondere die hämorrhagischen Fieber (Ebola-, Lassa-Fieber etc.) sind nicht hochansteckend, wohl aber sind die Krankheitserreger hochpathogen. Im internationalen Sprachgebrauch wird heute der Begriff high consequence infectious disease (HCID) benutzt, der – ebenso wie der im früheren Bundesseuchengesetz benutzte Terminus „gemeingefährliche Infektionskrankheit“ – die umfassende Problematik dieser Infektionskrankheiten besser beschreibt.

16

male Symptome. Bei Vorliegen eines Verdachtsfalles muss der Patient zunächst prophylaktisch isoliert werden.

Um begründete Verdachtsfälle von hochpathogenen Infektionen rasch und kompetent zu prüfen, wurden in Deutschland überregionale **Kompetenz- und Behandlungszentren** aufgebaut (s. u. Internetquellen). Bei Kontaktaufnahme prüft das Kompetenz- und/oder Behandlungszentrum anhand von Anamnese, Klinik, vorliegender Diagnostik (Differenzialdiagnostik), ob ein begründeter Verdachtsfall vorliegt, und veranlasst dann den Transport in ein spezialisiertes Behandlungszentrum sowie alle weitergehenden Maßnahmen.

Der Transport in eine Behandlungseinrichtung wird unter Isolationsbedingungen im Vollschutz meist gemeinsam durch Rettungsdienst (Feuerwehr), Öffentlichen Gesundheitsdienst (ÖGD) und Behandlungszentrum organisiert und durchgeführt. Da die Behandlungszentren überregional organisiert sind, muss häufig ein erheblicher zeitlicher Vorlauf in Kauf genommen werden. Grundsätzlich muss – wenn auch sehr selten – mit dem Auftreten einer Infektion mit einem hochpathogenen Erreger überall in Deutschland gerechnet werden. Eine Erstversorgung muss aber auch in **Einrichtungen der Regelversorgung** gewährleistet werden können. Dabei muss nach notwendigen lebensrettenden Sofortmaßnahmen zunächst das von dem Patienten ausgehende Risiko eingeschätzt werden. Der Verdacht auf eine Infektion mit einem HPI muss frühzeitig gestellt werden, um die notwendigen Schutzmaßnahmen ergreifen zu können.

Weiterhin ist das **Management des Transportmittels,** das den Patienten transportiert hat, von wesentlicher Bedeutung. Bis vor wenigen Jahren gab es keine Arbeitsanleitung für die Desinfektion von Flugzeugen, in der nachgewiesen wurde, dass zum einen die Infektionserreger ausreichend sicher reduziert wurden, zum anderen aber die Flugtauglichkeit des Flugzeugs nicht durch die Desinfektionsmaßnahmen beeinträchtigt wurde (Klaus et al. 2016).

Aus Sicht der öffentlichen Gesundheitsbehörden müssen beim Auftreten eines Falls einer hochpathogenen Infektion primär die folgenden Fragen unverzüglich beantwortet werden:

1. Ist die Art der Infektion/der Infektionserreger bekannt?
2. Aus welchem Land kommt der Patient?
3. Mit welchem Transportmittel ist eine gefahrlose Überführung möglich?
4. In welcher Stadt Deutschlands soll der Patient eintreffen und behandelt werden?
5. Wie kann der sowohl für die betroffenen Patienten, als auch für das Personal und die Bevölkerung gefahrlose Weitertransport des Patienten in eine möglichst nahegelegene geeignete Behandlungseinheit sichergestellt werden?

Zur Beantwortung der Fragen bedarf es im Regelfall der beständigen und professionellen Stabsarbeit, die die Beantwortung der einzelnen Punkte umfassend sicherstellt bzw. die die notwendigen Informationen beschaffen kann.

Die erste Frage nach dem Infektionserreger ist entscheidend für das weitere Vorgehen, da es aus Sicht der öffentlichen Gesundheitsbehörden prinzipiell nur 5 verschiedene Übertragungsmöglichkeiten von Infektionserregern auf Menschen gibt, die unterschiedliche Maßnahmen bedingen (Dickmann, Apfel und Gottschalk 2016).

➤ Abb. 16.4 verdeutlicht, dass es auch in Situationen, in denen eine direkte Mensch-zu-Mensch-Übertragung nicht möglich ist, dennoch zu einer Ausbreitung von Infektionserregern durch belebte oder unbelebte Vektoren kommen kann. Gleichwohl kann die Ausbreitung in der Regel mit relativ einfachen Maßnahmen verhindert werden. Dies ist anders bei Infektionserkrankungen, die von Mensch-zu-Mensch weitergegeben werden können. Aber auch hier gibt es Abstufungen, die in der Grafik durch Farben (von Grün nach Rot) dargestellt sind. Insbesondere viral-hämorrhagische Fieber sind durch den direkten Kontakt mit Körperflüssigkeiten und Sekreten der Patienten übertragbar. Das Management und die Behandlung lassen

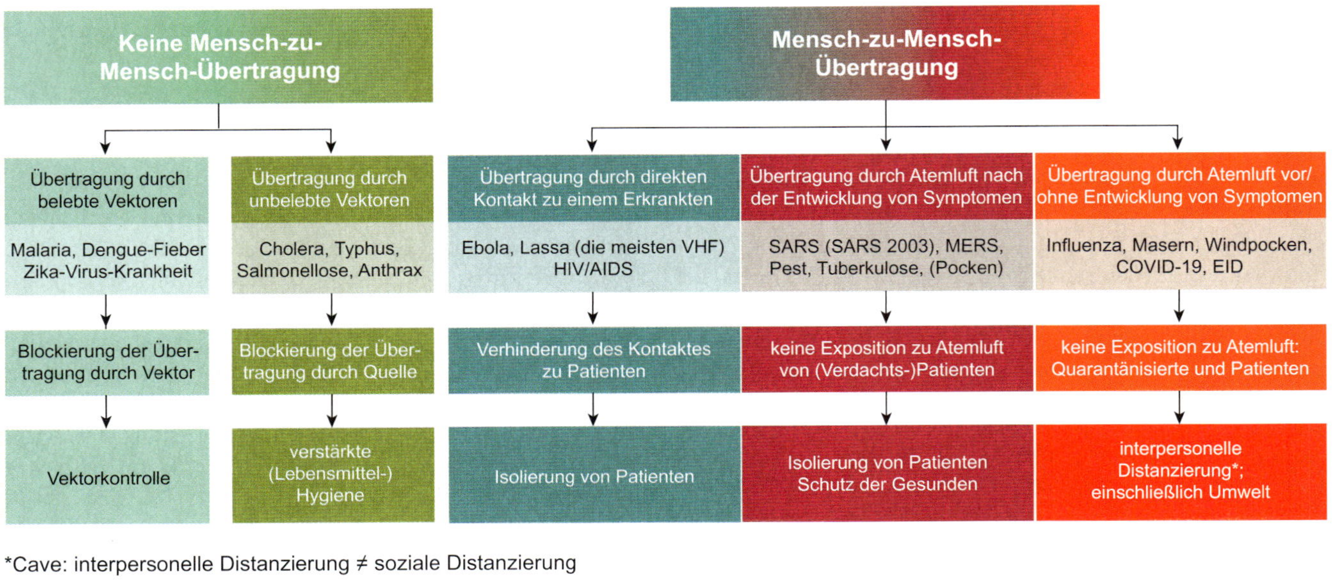

Abb. 16.4 Aktionsbasierte seuchenhygienische Maßnahmen des Öffentlichen Gesundheitsdienstes [P1564, L138]

sich in diesen Fällen durch entsprechendes Training des Personals und eine adäquate persönliche Schutzausrüstung sicher durchführen.

So hat es in Deutschland bislang keinen Fall einer Infektion in der gesamten Managementkette, also vom Empfang des Patienten beispielsweise am Flughafen als Point-of-Entry bis zur Behandlungseinheit bei geschultem und regelmäßig trainierendem Personal gegeben – dies ist anders bei nicht geschultem Personal (Lehmann et al. 2017).

Diese höchste Sicherheit wird durch den **Ständigen Arbeitskreis der Kompetenz- und Behandlungszentren für Krankheiten durch hochpathogene Erreger (STAKOB)** beim Robert Koch-Institut gewährleistet. Dieses Gremium, in dem Vertreter aller im Management von Infektionsbedrohungen eine Rolle spielenden Institutionen vertreten sind, sorgt für die korrekte Planung (s. u. Internetquellen):

- Wo soll der Fall (sofern es sich um einen ausländischen Fall handelt) ankommen?
- Wie soll der Weitertransport geregelt werden?
- Welche Behandlungseinheit (Sonderisolierstation), von denen es sieben in Deutschland gibt (Berlin, Düsseldorf, Frankfurt, Hamburg, Leipzig, München, Stuttgart), soll die Betreuung übernehmen?

Beispielsweise wurden im Jahr 2014 3 Patienten, die sich in Westafrika bei der Betreuung von Patienten mit Ebola-Fieber angesteckt hatten, in Hamburg, Frankfurt und Leipzig behandelt. Auch in Europa und weltweit sind bereits zunehmend besondere Behandlungseinrichtungen für diese besonderen Erkrankungen etabliert bzw. werden geschaffen (Grünewald 2015; Niebank 2024; Fusco, Brouqui und Ippolito 2018). In den deutschen Sonderisolierstationen sind bereits viele Patienten mit verschieden schwerwiegenden Infektionskrankheiten behandelt worden. Die Patienten profitierten erheblich von dieser spezialisierten Behandlung – die weitaus größte Zahl konnte die Stationen als geheilt verlassen.

Der straßengebundene Transport wird mittlerweile regelhaft von besonders ausgestatteten **Sonderisolierfahrzeugen** vorgenommen, die meist von den assoziierten Branddirektionen/Rettungsdiensten vorgehalten und gewartet werden. Das Personal zum Betreiben dieser spezialisierten Fahrzeuge benötigt ein besonderes und regelmäßiges Training. Die Konzepte, wie der Transport vorgenommen wird, sind von Bundesland zu Bundesland aber durchaus unterschiedlich.

Die Gefährdung der Weitergabe der Infektion insbesondere an das betreuende Personal nimmt deutlich zu, wenn der Infektionserreger durch die Atemluft weitergegeben werden kann (➤ Abb. 16.4). Dies ist besonders evident bei Erregern, die übertragbar sind, bevor es zu einer Symptomatik kommt, die die Patienten als möglicherweise infiziert erkennen lassen. Die Maßnahmen, die dann einzuleiten und einzuhalten sind, sind wesentlich eingreifender und auch belastender als bei der zuvor genannten Gruppe.

Da die öffentlichen Gesundheitsbehörden für den Bevölkerungsschutz verantwortlich sind, sind die **Gesundheitsämter** als ausführende Organe der im IfSG genannten möglichen Maßnahmen mit weitgehenden Rechten zur Eindämmung dieser Infektionsgefahren ausgestattet. Dies umfasst auch Rechte, die im Grundgesetz genannt sind (s. u. Internetquellen). So können durch die zuständigen Behörden die Grundrechte

- der körperlichen Unversehrtheit (Artikel 2, Abs. 2, Satz 1, GG),
- der Freiheit der Person (Artikel 2, Abs. 2, Satz 2, GG),
- der Versammlungsfreiheit (Artikel 8 GG),
- des Brief- und Postgeheimnisses (Artikel 10 GG),
- der Freizügigkeit (Artikel 11, Abs. 1, GG) und
- der Unverletzlichkeit der Wohnung (Artikel 13, Abs. 1, GG)

durch den zuständigen Amtsarzt eingeschränkt werden. Hierbei ist aber unbedingt zu beachten, dass diese Einschränkungen immer mit Augenmaß zu erfolgen haben und eventuell vorhandene Ermessensspielräume immer auszuschöpfen sind. Mit dem Wissen dieses Hintergrundes ergibt sich, dass die angewendeten Grundrechtseinschränkungen, neben dem erwähnten obligaten Nutzen eines eventuell vorhandenen Ermessensspielraums, legal, geeignet, erforderlich und angemessen sein müssen.

16.7.3 Management von Infektionsbedrohungen

Im Folgenden wird das Management von mit hochpathogenen Infektionserregern infizierten, ansteckungsverdächtigen und erkrankten Personen in einem Behandlungszentrum in Deutschland dargestellt.

Die **Anforderungen und Regularien** (z. B. Biostoffverordnung, TRBA 250: Technische Richtlinie Biologische Arbeitsstoffe) an ein Behandlungszentrum (Sonderisolierstation) in Deutschland sind extrem hoch. Eine 24-Stunden-Erreichbarkeit für die kompetente Beratung zu Verdachtsfällen muss ebenso gesichert sein wie allzeit funktionierende, sichere Alarmierungswege und Kooperation mit ÖGD, Infektionstransport, Rettungsleitstelle, Polizei, Probentransport, mikrobiologischem Labor (Sicherheitsstufe 4) sowie sofortige Verfügbarkeit von geschultem Personal im kurzfristig bereitstehenden Behandlungszentrum. Die Anforderungen an Praxiserfahrung im sicheren Umgang mit Schutzausrüstung und Isoliereinheit sind herausfordernd, der medizinische, pflegerische und technische Personalbedarf ist extrem hoch und die Vorhaltung solcher Zentren daher aufwendig und teuer. Die Kooperationen aller Beteiligten in einer **Task-Force (Infektionskrisenstab)** hat sich bewährt, Kontaktaufnahme mit den Kompetenz- und Behandlungszentren ist leicht möglich (s. u. Internetquellen).

Die in Deutschland üblichen Isolationsmaßnahmen sind in den Unterdruckräumen der **Sonderisolierstationen** für Personal und Patienten sehr sicher. Die **persönliche Schutzausrüstung,** die das Personal beim Transport und beim Einsatz in den Sonderisolierstationen benutzt, besteht aus respiratorgestützten Schutzanzügen, das Personal im Anzug atmet über einen HEPA-Filter (HEPA: high efficiency particulate air) gefilterte Luft. Die Infektionschutzausrüstung (PPE: personal protective equipment) schützt das Personal im Umgang mit infizierten Personen auch bei aersol- oder aerogener Übertragung sehr sicher, ist allerdings übungsintensiv.

Es existieren unterschiedliche **Desinfektions- und Dekontaminationskonzepte** im Umgang mit hochpathogenen Infektionserregern, geeignete Desinfektionsmittel und Verfahren werden vom RKI gelistet.

Eine spezifische **antiinfektive Therapie** und **antiinfektive Prophylaxen** stehen für einige Erreger in den STAKOB-Zentren zur Verfügung oder können durch die Zentren zeitnah bereitgestellt werden. Zur symptomatischen Therapie wird in allen deutschen

STAKOB-Zentren – neben kompletter medizinischer und mikrobiologischer Diagnostik – Therapie und Monitoring einschließlich intensivmedizinsicher Interventionen (maschinelle Beatmung, Dialyse) bereitgehalten.

Ergänzend ist zu erwähnen, dass in den tropischen Endemiegebieten ein sicheres Management von Patienten mit VHF oder Lungenpest auch unter einfacheren „barrier-nursing"-Bedingungen möglich ist. Auch dort wird in Managementzentren in abgegrenzten Bereichen Diagnostik, Separierung von Kontaktpersonen, Erkrankungsverdächtigen und Erkrankten in voneinander separierten Sonderisolierbereichen betrieben, während sich der öffentliche Gesundheitsdienst um Aufklärungsarbeit, Prävention und Kontaktpersonenermittlung bemüht. Einfache Schutzausrüstung wie Kittel, Gesichtsmaske, Einmalhandschuhe, Brille, Plastikschürze und Schuhe schützen das Personal hinreichend (WHO 2016).

LITERATUR

Dickmann P, Apfel F, Gottschalk R. Risk Communication and Generic Preparedness: From Agent-based to Action-based Planning – A Conceptual Framework. British Journal of Medicine & Medical Research 2016; 13(10): 1–5.

Fusco FM, Brouqui P, Ippolito G. Highly infectious diseases in the Mediterranean Sea area: Inventory of isolation capabilities and recommendations for appropriate isolation. New Microbes New Infect 2018; 26: S65–S73.

Gottschalk R. Infektionsschutz an Flughäfen. In: Roller G, Wildner M (Hrsg.). Lehrbuch Öffentliche Gesundheit. Bern: Hofgrefe, 2024.

Grünewald T, Ständiger Arbeitskreis der Kompetenz. Strukturelle Erfordernisse für das Management von Patienten mit hochkontagiösen, lebensbedrohlichen Erkrankungen – Update 2015. Bundesgesundheitsbl 2015; 58: 662–270.

Klaus J, Gnirs P, Hölterhoff S et al. Disinfection of aircraft: Appropriate disinfectants and standard operating procedures for highly infectious diseases. Bundesgesundheitsbl 2016; 59(12): 1544–1548.

Kratz T, Adini B, Stich A, Gottschalk R. Clinical Management of Patients Infected with Highly Pathogenic Microorganisms, In: Singh SK, Kuhn JK (eds.). Defense Against Biological Attacks. Defense Against Biological Attacks 2019; 31: 171–194.

Lehmann C, Kochanek M, Abdulla D et al. Control measures following a case of imported Lassa fever from Togo, North Rhine Westphalia, Germany, 2016. Euro Surveill. 2017; 22(39): 17–00088.

Niebank M, Brockmann S, Feldt T et al. The Role of High-Level Isolation Units in Response to High-Consequence and Emerging Infectious Diseases: Experience of the German STAKOB Network. Health Security 2024; 22(S1): S97–S103.

WHO. Clinical management of patients with viral haemorrhagic fever: a pocket guide for front-line health workers. interim emergency guidance for Country adaption. 2016. www.who.int/publications/i/item/9789241549608.

INTERNETQUELLEN

Infektionsschutzgesetz (IfSG): www.gesetze-im-internet.de/ifsg/IfSG.pdf.

RKI (Behandlungszentren in Deutschland für Patienten mit Krankheiten durch hochpathogene Erreger): www.rki.de/DE/Themen/Infektionskrankheiten/Biologische-Gefahren/STAKOB/Behandlungszentren/behandlungszentren-node.html.

RKI/STAKOB (Competence Centres in Germany): https://www.rki.de/EN/Topics/Infectious-diseases/Biological-threats/STAKOB/Competence-centres/competence-centres-node.html.

16.8 Diagnostische Bewertung von Veränderungen des Blutbildes

Karl-Heinz Herbinger

16.8.1 Einleitung

In diesem Kapitel werden Grundlagen zur diagnostischen Bewertung wichtiger pathologischer Blutbildveränderungen bei tropenspezifischen und tropentypischen Infektionskrankheiten vermittelt. Differenzialdiagnostisch wichtig sind vor allem

- Eine Anämie
- Veränderungen der Thrombozytenzahl
- Veränderungen der Gesamtzahl der Leukozyten und der verschiedenen weißen Zellreihen
- Insbesondere eine Eosinophilie

16.8.2 Anämie

Der Referenzbereich für die Erythrozyten (rote Blutkörperchen) liegt in der Regel zwischen 4,3 und 5,6 Millionen/µl (Männer) bzw. zwischen 4,0 und 5,4 Millionen/µl (Frauen).

Erhöhte Werte werden als **Erythrozytose** bezeichnet. Erniedrigte Werte werden **Erythrozytopenie** (oder Erythropenie) genannt. In der klinischen Medizin werden auch erniedrigte Werte für Hämoglobin (Referenzbereich in der Regel < 13,0 g/dl [Männer] bzw. < 12,0 g/dl [Frauen]) sowie für Hämatokrit (Referenzbereich in der Regel < 42 % [Männer] bzw. < 38 % [Frauen]) als **Anämie** bezeichnet.

Eine **Anämie** kann im Rahmen einer tropenspezifischen/tropentypischen Erkrankung auftreten durch:

- Blutbildungsstörungen
- Hämolyse von Erythrozyten
- Blutverluste durch blutsaugende Parasiten
- „Pooling" in der Milz
- Störungen des Eisenstoffwechsels (z. B. bei Infektanämie)

Häufig sind bei einer Erkrankung mehrere Pathomechanismen beteiligt.

Zu Anämien in den Tropen aufgrund einer Mangelernährung oder bei genetischen Erkrankungen wird auf ➤ Kap. 8.1 verwiesen.

Zur **Differenzierung der Art einer Anämie** sind folgende Befunde hilfreich: Erythrozytenmorphologie (MCV, MCH), Hb bzw. Hkt, Retikulozytenzahl, Hämolyseparameter (z. B. Laktatdehydrogenase, indirektes Bilirubin), klinisch-chemische Marker des Eisenstoffwechsels (z. B. Serumferritin, Transferrin, löslicher Transferrinrezeptor, abgeleitete Parameter wie Ferritinindex). In besonderen Fällen (z. B. bei aplastischer Anämie) kann eine Knochenmarksaspiration bzw. eine Punktion mit histopathologischer Untersuchung des Knochenmarks nötig sein.

Anämien durch Blutbildungsstörungen

Blutbildungsstörungen können z. B. bei Vitamin-B_{12}-Mangel auftreten, im Rahmen einer Infektion mit dem Fischbandwurm *(Diphylloboth-*

rium latum). Andererseits findet man bei der Malaria eine Dyserythropoese, für die Effekte am Knochenmark werden dabei Störungen im Zytokingleichgewicht verantwortlich gemacht. Bei Infektionen mit dem Parvovirus B19, aber auch bei anderen Virusinfektionen wie Hepatitiden kann es zu einer **aplastischen Anämie** durch Einwirkung auf Erythrozytenvorläuferzellen im Knochenmark kommen.

Hämolytische Anämien

Hämolytische Anämien kommen bei Infektionserkrankungen häufiger vor. Durch Freisetzung von Merozoiten aus infizierten Erythrozyten sowie durch den Abbau befallener Erythrozyten intravasal und in der Milz kommt es bei Malaria zur Hämolyse – gekennzeichnet durch verkürzte Erythrozytenüberlebenszeit mit Retikulozytose, erhöhter LDH und erhöhten Serumspiegeln indirekten Bilirubins. Allerdings spielen bei der Malaria auch andere Mechanismen eine Rolle, so kommt es durch immunologische Mechanismen auch zum Abbau nicht infizierter Erythrozyten, auch die Blutbildung im Knochenmark ist gehemmt (➤ Kap. 5.2). Auch bei schweren bakteriellen Infektionen wie dem durch *Bartonella bacilliformis* verursachten Oroya-Fieber (Carrión-Krankheit) oder bei *Clostridium-perfringens*-Sepsis kann es in der Akutphase zu schwerer Hämolyse kommen.

Blutverluste

Blutverluste und daraus resultierende schwere Eisenmangelanämien (hypochrom, mikrozytär mit erniedrigtem Serumferritin und pathologischem Ferritinindex) werden bei verschiedenen Wurminfektionen gesehen, z. B. beim Hakenwurmbefall und der Trichuriasis. Die Anämie bei Schistosomiasis ist u. a. durch die Erythrozyteningestion der Adultwürmer sowie durch Blutungen aus entzündlichen und ulzerativen Läsionen in Darm oder Blase verursacht.

Pooling in der Milz

Bei einigen Infektionen kommt es häufig zu einer Splenomegalie mit Pooling der Erythrozyten in der Milz, was zu einer – in der Regel normozytären und normochromen – Anämie führt. Da das Pooling auch Thrombozyten und Leukozyten betrifft, zeigt sich das hämatologische Bild einer Panzytopenie. Dieses Pooling findet man oft bei Erkrankungen durch Protozoen (hyperreaktive Malaria-Splenomegalie, viszerale Leishmaniasis), oft auch bei hepatolienaler Schistosomiasis und Histoplasmose, seltener bei viralen (Zytomegalie, Mononukleose) Infektionen.

Anämie bei chronischer Erkrankung

Bei chronischen Infektionen kann es zu Störungen des Eisenstoffwechsels mit vermindertem Serumeisen und Transferrin, jedoch erhöhtem Serumferritin kommen. Im Knochenmark finden sich Eiseneinschlüsse in den Makrophagen. Diese Infektanämie ist meist normozytär und normochrom. Sie findet sich bei lang andauernden bakteriellen (Lues, Tuberkulose, Lepra, Osteomyelitis, Endocarditis lenta), seltener bei viralen (HIV-) Infektionen.

16.8.3 Veränderungen der Thrombozytenzahl

Der Referenzbereich für die Thrombozyten (oder Blutplättchen) liegt in der Regel zwischen 150.000 und 400.000/µl (Männer und Frauen).

Erhöhte Werte werden als **Thrombozytose** bezeichnet. Erniedrigte Werte werden **Thrombozytopenie** (oder Thrombopenie) genannt, wobei erst bei einer Konzentration von weniger als 60.000/µl klinische Zeichen einer hämorrhagischen Diathese wie z. B. Petechien, Hämatome oder mukokutane Blutungen zu erwarten sind.

Eine **Thrombozytopenie** wird bei einer Reihe viraler Infektionen gesehen. Bakterielle Infektionen, die typischerweise mit einer Thrombozytopenie einhergehen, sind Rickettsiosen und Q-Fieber, Ehrlichiosen, Borreliosen, Leptospirosen, Brucellose, Infektionen mit *Escherichia* spp. (insb. das durch *E. coli* O157:H7 verursachte hämolytisch-urämische Syndrom). Eine Thrombozytopenie ist bei allen Malariaformen häufig, insbesondere bei nicht immunen Erwachsenen. Es handelt sich nicht um eine Verbrauchskoagulopathie, Pathomechanismen sind Pooling in der vergrößerten Milz, Verbrauch bei Endothelzelldefekten und Immunthrombozytopenie. Eine Thrombozytopenie im Rahmen einer Panzytopenie ist typisch für die viszerale Leishmaniasis. Andere parasitäre Erkrankungen mit Thrombozytopenie sind Babesiose und Trypanosomiasis.

Eine Thrombozytose spielt in der Differenzialdiagnose bei Reiserückkehrern keine wesentliche Rolle. So wurde im Rahmen einer Studie der Universität München unter 19.473 Reiserückkehrern (aus den Tropen und Subtropen) in 2,9 % eine Thrombozytose festgestellt – es wurde aber keine Assoziation mit einer reiseassoziierten, importierten Infektionskrankheit gesehen (Herbinger et al. 2012).

16.8.4 Veränderungen der Leukozyten

Veränderungen der Gesamtzahl der Leukozyten

Der Referenzbereich für die Leukozyten liegt in der Regel zwischen 4.000 und 10.000/µl (Männer und Frauen).

Erhöhte Werte werden als **Leukozytose** bezeichnet. Erniedrigte Werte werden **Leukozytopenie** (oder Leukopenie) genannt. Bei der Differenzierung im Blutausstrich können die Leukozyten des Weiteren in Granulozyten (Referenzbereich in der Regel 40–80 % aller Leukozyten), Lymphozyten (Referenzbereich in der Regel 17–47 % aller Leukozyten) und Monozyten (Referenzbereich in der Regel 4–13 %) eingeteilt werden (Differenzialblutbild).

Eine **Leukozytose** wird bei der Mehrzahl der bakteriellen (akuten und chronischen) Infektionen, insbesondere bei purulenten Infektionen gesehen, selten bei viralen (Herpes zoster) Infektionen. Auch beim Amöbenleberabszess kann es zu einer erheblichen Leukozytose kommen.

Eine **Leukozytopenie** wird bei einer Reihe von viralen (Influenza, Röteln, Masern, Parvovirus-B19-Infektionen, virale Hepatitiden) und bakteriellen (Typhus [wegen Aneosinophilie], Rickettsiosen, Ehrlichiosen, Miliartuberkulose, Brucellose) Infektionskrankheiten beschrieben.

Veränderungen der verschiedenen weißen Zellreihen

Granulozyten

Der Referenzbereich für die Granulozyten liegt in der Regel zwischen 1.900 und 7.700/µl (Männer und Frauen) bzw. 40–80 % (aller Leukozyten) im Differenzialblutbild.

Erhöhte Werte werden als absolute oder relative Granulozytose bezeichnet. Erniedrigte Werte werden als Granulozytopenie (oder Granulopenie) bezeichnet. Die Granulozyten können je nach ihrer fehlenden, basischen oder sauren Anfärbbarkeit in neutrophile, basophile und eosinophile Granulozyten eingeteilt werden (Differenzialblutbild). Die wichtigste Blutbildveränderung in der Tropenmedizin ist dabei die Eosinophilie (➤ Kap. 16.8.5).

Neutrophile Granulozyten

Der Referenzbereich für die neutrophilen Granulozyten liegt in der Regel zwischen 1.830 und 7.250/µl (Männer und Frauen) bzw. 40–75 % (aller Leukozyten) im Differenzialblutbild.

Erhöhte Werte werden als absolute oder relative **Neutrophilie** bezeichnet. Erniedrigte Werte werden absolute oder relative **Neutrozytopenie** (oder Neutropenie) genannt. Neutrophile Granulozyten können je nach Reifungszustand in (unreifere) stabkernige (Referenzbereich in der Regel 0–1 %) oder in (reifere) segmentkernige neutrophile Granulozyten eingeteilt werden. Eine **Neutrophilie** wird bei der Mehrzahl der bakteriellen (akuten und chronischen, insb. der purulenten) Infektionen gesehen, sehr selten bei viralen Infektionskrankheiten (z. B. Lassa-Fieber). Eine **Neutrozytopenie** wird bei einer Reihe von viralen (HIV-Infektionen), bakteriellen (Typhus, bei Beginn einer Vielzahl von schweren akuten Infektionen, Sepsis, Peritonitis) und mykotischen (bei Beginn von schweren akuten Infektionen, Sepsis, meist Fadenpilze) Infektionskrankheiten beschrieben.

Lymphozyten

Der Referenzbereich für die Lymphozyten liegt in der Regel zwischen 1.500 und 4.000/µl (Männer und Frauen) bzw. bei 17–47 % (aller Leukozyten) im Differenzialblutbild.

Erhöhte Werte werden als absolute oder relative **Lymphozytose** bezeichnet. Erniedrigte Werte werden als absolute oder relative **Lymphozytopenie** (oder Lymphopenie) bezeichnet. In der Literatur wird eine **Lymphozytose** bei einer Reihe viraler (virale Hepatitis, Influenza, Masern, Mumps, Röteln, Varizellen) und bakterieller (Syphilis, Brucellose, Pertussis) Infektionen beschrieben. Die **Lymphozytopenie** wird bei einer Reihe viraler (fortgeschrittene HIV-Infektion, Lassa-Fieber, Infektionen mit Spezies der Familie *Filoviridae*, Hantavirus-Infektionen, nach einer Influenza) und bakterieller (Typhus, Bakteriämie, Tuberkulose, insbesondere bei miliarer Tuberkulose) Infektionskrankheiten beschrieben (Herbinger et al. 2016).

Monozyten

Der Referenzbereich für die Monozyten liegt zwischen 90 und 600/µl (Männer und Frauen) bzw. bei 4–13 % (aller Leukozyten) im Differenzialblutbild.

Erhöhte Werte werden als absolute oder relative **Monozytose** bezeichnet. Erniedrigte Werte werden absolute oder relative **Monozytopenie** genannt. Eine **Monozytose** wird bei einer Reihe viraler (Masern, Röteln, Windpocken), bakterieller (bei mehreren chronischen Infektionen, insb. Tuberkulose und Syphilis, bakterielle Endokarditis), protozoärer (Leishmaniasis) und mykotischer (systemischer Histoplasmose) Infektionskrankheiten gefunden. Monozytosen können auch nach unterschiedlichen Infektionen als Zeichen der Rekonvaleszenz vorkommen. Eine **Monozytopenie** wird bei keiner tropenspezifischen oder -typischen Infektionskrankheit als typisch angesehen.

Basophile Granulozyten

Der Referenzbereich für die basophilen Granulozyten liegt in der Regel zwischen 20 und 80/µl (Männer und Frauen) bzw. bei 0–1 % (aller Leukozyten) im Differenzialblutbild.

Erhöhte Werte werden als absolute oder relative **Basophilie** bezeichnet. Die Basophilen spielen in der Differenzialdiagnose keine wesentliche Rolle (Mitre und Nutman 2003).

16.8.5 Eosinophilie

Die Diagnose „Eosinophilie" sollte nur bei Vorliegen einer erhöhten absoluten Eosinophilenzahl gestellt werden. Die Grenze liegt bei 450 Eosinophilen/µl Blut.

Die Bluteosinophilie ist ein häufiger Befund bei Reisenden und Migranten (O'Connell und Nutman 2015). Die Ursachen sind vielfältig und umfassen beispielsweise allergische Erkrankungen, Hauterkrankungen oder maligne Erkrankungen. Viele Medikamente können zudem eine Eosinophilie verursachen. Bei der Abklärung einer Eosinophilie ist somit immer auch an nicht parasitäre Ursachen zu denken und nach diesen zu fahnden – der positive prädiktive Wert in Hinblick auf eine Helmintheninfektion ist wegen der vielen anderen Ursachen gering.

Bei einer **neu aufgetretenen Eosinophilie nach Aufenthalt in den Tropen** ist eine **Wurminfektion (Helminthose)** die wahrscheinlichste Ursache (Schulte et al. 2002, Salzer et al. 2017; ➤ Kap. 6). Die Freiset-

Tab. 16.23 Abklärung einer asymptomatischen Eosinophilie

Eosinophile pro µl Blut	Empfohlenes Screening-Programm	Besonderheiten
< 1.500	• 3°× Stuhluntersuchung auf Wurmeier • Wenn negativ: Serologien auf *Strongyloides* und *Schistosoma* (wenn Patient aus Schistosomiasisgebiet)	Bei negativen Ergebnissen: Kontrolle nach 3 Monaten
≥ 1.500	• 3°× Stuhluntersuchung auf Wurmeier • 1°× Stuhluntersuchung nach Baermann auf *Strongyloides-stercoralis*-Larven • Serologie auf *Strongyloides, Schistosoma* (wenn Patient aus Schistosomiasisgebiet), *Fasciola* (wenn Patient nicht aus Schistosomiasisgebiet) und *Taenia* • EKG, Röntgen-Thorax, Abdomensonografie	• Wenn Patient aus Subsahara-Afrika: zusätzlich Filarienserologie • Bei negativen Ergebnissen: Überweisung an tropenmedizinische Einrichtung

zung von Wurmeiern im Gewebe, die Gewebewanderung invasiver Larven, aber auch das Absterben adulter Würmer kann zu hohen Eosinophilien führen. Abhängig von der geografischen und der Nahrungsmittelanamnese sind bestimmte Wurminfektionen wahrscheinlicher als andere. Die weitere Differenzialdiagnose richtet sich im Wesentlichen nach den Begleitsymptomen (Ehrhardt und Burchard 2008, Meltzer et al. 2008, Thakker et al. 2025), wie in ➤ Tab. 16.23 und ➤ Tab. 16.24 dargestellt. Auch die Zeitdauer der Eosinophilie kann einen Hinweis geben: Eine erhöhte Eosinophilenzahl über viele Monate deutet auf eine fortgesetzte Migration von Helminthen hin, z. B. bei Leber- und Lungenegelerkrankungen, Filarieninfektionen, viszeraler Larva migrans, Hakenwurminfektionen, Trichinellose (Mejia und Nutman 2012).

Eine Eosinophilie kann auch bei bestimmten Protozoeninfektionen (muskuläre Sarkozystose, Infektionen mit *Cystoisospora belli* oder *Dientamoeba fragilis*), bei bestimmten Mykosen (Kokzidioidomykose, seltener bei Parakokzidioidomykose, bei allergischer bronchopulmonaler Aspergillose, bei Basidiobolomykose) und bei Ektoparasitosen (Skabies) vorkommen.

Besonders hohe Eosinophilien müssen aber immer auch an hämatologische oder onkologische Ursachen denken lassen (Lam et al. 2021).

Der HIV-Status sollte bei allen Patienten mit Eosinophilie untersucht werden, da eine HIV-Infektion den Verdacht auf eosinophilie-assoziierte Krankheiten erhöht, die sonst bei immunkompetenten Patienten nicht auftreten (Chou und Serpa 2015).

Tab. 16.24 Abklärung von Eosinophilien mit Begleitsymptomen

Symptom	Untersuchung auf
Eosinophilie mit Fieber	
Jedes Fieber	Katayama-Syndrom, Kokzidioidomykose
Fieber mit Bauchschmerzen	Fascioliasis
Eosinophilie mit Hautveränderungen	
Knoten	Onchozerkose, Dirofilariose, Paragonimiasis, Fascioliasis, Trichinellose, Zystizerkose, Sparganose
Wandernde Hautschwellungen	Loiasis, Gnathostomiasis, Mansonellose
Serpiginöse Läsionen	Kutane Larva migrans, Strongyloidiasis
Gesichtsödem	Trichinellose
Eosinophilie mit respiratorischen Symptomen	
Dyspnoe, Husten, Keuchen	Löffler-Syndrom, tropische pulmonale Eosinophilie, akute Schistosomiasis
Hämoptysen	Paragonimiasis
Eosinophilie mit gastrointestinalen Symptomen	
Übelkeit, Erbrechen, Bauchschmerzen	Alle intestinalen Helminthen
Schmerzen im rechten Oberbauch	Fascioliasis, Clonorchiasis, Opisthorchiasis, Echinokokkose
Eosinophilie mit neurologischen oder Augensymptomen	
Nackensteife	Eosinophile Meningitis (z. B. *Angiostrongylus cantonensis*, Gnathostomiasis)
Kopfschmerzen, Krampfanfälle	Neurozystizerkose, Schistosomiasis, Echinokokkose, Trichinellose, Toxocariasis, Sparganose
Transverse Myelitis	Schistosomiasis
Myositis	Trichinellose, muskuläre Sarkozystose
Augensymptome	Onchozerkose, Loiasis, viszerale Larva migrans

LITERATUR

Chou A, Serpa JA. Eosinophilia in patients infected with human immunodeficiency virus. Curr HIV/AIDS Rep 2015; 12(3): 313–316.

Ehrhardt S, Burchard GD. Eosinophilie bei Tropenrückkehrern und Migranten. Dtsch Arztebl 2008; 105: 801–807.

Herbinger KH, Hanus I, Beissner M et al. Lymphocytosis and lymphopenia induced by imported infectious diseases: a controlled cross-sectional study of 17,229 diseased German travelers returning from the tropics and subtropics. Am J Trop Med Hyg 2016; 94(6): 1385–1391.

Herbinger KH, Schunk M, Nothdurft HD, von Sonnenburg F, Löscher T, Bretzel G. Comparative study on infection-induced thrombocytopenia among returned travellers. Infection 2012; 40(4): 373–379.

Lam BD, Hale AJ, Bullis SM, He Y, Khan S, Freed JA. A Retrospective Review of 193 Cases of Severe Eosinophilia in the Northeast United States. Am J Med 2021; 134(6): e374–e377.

Mejia R, Nutman TB. Evaluation and differential diagnosis of marked, persistent eosinophilia. Semin Hematol 2012; 49: 149–159.

Meltzer E, Percik R, Shatzkes J, Sidi Y, Schwartz E. Eosinophilia among returning travelers: a practical approach. Am J Trop Med Hyg 2008; 78(5): 702–709.

Mitre E, Nutman TB. Lack of basophilia in human parasitic infections. Am J Trop Med Hyg 2003; 69(1): 87–91.

Mitre E, Nutman TB. Lack of basophilia in human parasitic infections. Am J Trop Med Hyg 2003; 69(1): 87–91.

Salzer HJF, Rolling T, Vinnemeier CD et al. Helminthic infections in returning travelers and migrants with eosinophilia: Diagnostic value of medical history, eosinophil count and IgE. Travel Med Infect Dis 2017; 20: 49–55.

Schulte C, Krebs B, Jelinek T, Nothdurft HD, von Sonnenburg F, Löscher T. Diagnostic significance of blood eosinophilia in returning travelers. Clin Infect Dis 2002; 34(3): 407–411.

Thakker C, Warrell C, Barrett J et al. UK guidelines for the investigation and management of eosinophilia in returning travellers and migrants. J Infect 2025; 90: 106328.

Register

B

C

E

F

Q

R

T